KELLEY & FIRESTEIN'S

Textbook of Rheumatology

凯利风湿病学

凯利风湿病学

KELLEY & FIRESTEIN'S Textbook of Rheumatology

第 10 版·下卷

原　著　Gary S. Firestein

　　　　Ralph C. Budd

　　　　Sherine E. Gabriel

　　　　Iain B. McInnes

　　　　James R. O'Dell

主　审　施桂英

主　译　栗占国

副主译　左晓霞　朱　平

　　　　孙凌云　苏　茵

北京大学医学出版社

KAILI FENGSHIBINGXUE（DI 10 BAN）

图书在版编目（CIP）数据

凯利风湿病学：第 10 版 /（美）盖瑞·C·菲尔斯坦（Gary S.Firestein），（美）拉尔夫·C·巴德（Ralph C.Budd），（美）谢琳·E·加布里埃尔（Sherine E. Gabriel）原著；栗占国主译. —北京：北京大学医学出版社，2020.1（2021.12 重印）

书名原文：KELLEY & FIRESTEIN'S Textbook of Rheumatology

ISBN 978-7-5659-2123-0

Ⅰ. ①凯…　Ⅱ. ①盖… ②拉… ③谢… ④栗…　Ⅲ. ①风湿性疾病 - 诊疗　Ⅳ. ① R593.2

中国版本图书馆 CIP 数据核字（2019）第 271034 号

北京市版权局著作权合同登记号：图字：01-2019-7612

Elsevier (Singapore) Pte Ltd.
3 Killiney Road, #08-01 Winsland House I, Singapore 239519
Tel: (65) 6349-0200; Fax: (65) 6733-1817

ELSEVIER

凯利风湿病学（第 10 版）

主　　译：栗占国
出版发行：北京大学医学出版社
地　　址：（100191）北京市海淀区学院路 38 号　北京大学医学部院内
电　　话：发行部 010-82802230；图书邮购 010-82802495
网　　址：http：//www.pumpress.com.cn
E - m a i l：booksale@bjmu.edu.cn
印　　刷：北京金康利印刷有限公司
经　　销：新华书店
责任编辑：陈　奋　袁朝阳　　责任校对：靳新强　　责任印制：李　啸
开　　本：889 mm×1194 mm　1/16　　印张：147.75　　字数：4900 千字
版　　次：2020 年 1 月第 1 版　2021 年 12 月第 2 次印刷
书　　号：ISBN 978-7-5659-2123-0
定　　价：1100.00 元（上下卷）

版权所有，违者必究
（凡属质量问题请与本社发行部联系退换）

衷心感谢我的妻子 Linda 以及我们的孩子 David 和 Cathy，感谢他们的耐心和支持。同样，Winston、Humphrey 和 Punkin 三位编辑的帮助是功不可没的。

Gary S. Firestein

真诚致谢 Edward D. Harris，Jr. 的友情指导，同时感谢我妻子 Lenore、孩子 Graham 和 Laura 的支持。

Ralph C. Budd

感谢我生命中的三个男子：我亲爱的丈夫 Frank Cockerill 及我们两个优秀的儿子 Richard 和 Matthew，他们一直是我创作灵感、爱和骄傲的源泉。感谢我父母 Huda 和 Ezzat 的爱和一直的支持。

Sherine E. Gabriel

感激我的妻子 Karin 的包容、理解和爱，感谢我们出色而令人自豪的女儿 Megan 和 Rebecca 以及她们对我不断的启迪。

Iain B. McInnes

诚挚感谢我妻子 Deb 的容忍和爱，感谢激励我的优秀儿孙：Kim、Andy、Aiden、Jennie、Dan、Georgie、Niah、Scott、Melissa 和 Cecily。还要感谢我的同事们不遗余力的支持。

James R. O'Dell

风湿病学的各位共同主编向 Linda Lyons Firestein 表达最真诚的谢意，感谢她兢兢业业的工作，协助我们组织会议，盛情款待并贯穿始终。

几十年来，基于 Kelley 教授在风湿免疫学科的临床和教材方面的高瞻远瞩和才能，《凯利风湿病学》一直以其名字命名为荣。随着时间的推移，风湿免疫学科发展日新月异，《凯利风湿病学》也在不断更新，这归功于主编 Firestein 教授的远见卓识。各位共同主编认为，应该重命名这本教科书的第 10 版来纪念 Firestein 教授不可磨灭的贡献。

《凯利风湿病学》（第10版）
译校委员会

主　　审　施桂英

主　　译　栗占国

副 主 译　左晓霞　朱　平　孙凌云　苏　茵

委　　员　（按姓名汉语拼音排序）

鲍春德	毕黎琦	陈国强	陈进伟	陈　盛	陈同辛	程永静	崔刘福
崔　阳	达展云	戴　冽	戴生明	戴逸君	董凌莉	段　婷	方勇飞
冯学兵	高　扬	古洁若	关振鹏	郭建萍	何　菁	洪　楠	胡凡磊
黄慈波	纪立农	姜林娣	金　欧	靳洪涛	冷晓梅	李彩凤	李鸿斌
李　静	李　娟	李　龙	李　萍	李　芹	李　霞	李向培	李小峰
李兴福	李　洋	李永哲	李振彬	李志军	厉小梅	林剑浩	林金盈
林　进	林　玲	刘升云	刘万里	刘　霞	刘湘源	刘　栩	刘燕鹰
刘　毅	刘昱东	卢　昕	吕良敬	马　丽	梅轶芳	穆　荣	齐文成
邱晓彦	沈海丽	施春花	苏厚恒	苏　茵	孙尔维	孙凌云	孙铁铮
孙晓麟	陶　怡	田新平	王国春	王吉波	王美美	王　天	王晓非
王　轶	王永福	王友莲	王振刚	魏　蔚	吴东海	吴凤岐	吴华香
吴振彪	伍沪生	武丽君	向　阳	肖卫国	徐建华	许大康	许韩师
杨程德	杨　光	杨岫岩	姚海红	姚中强	叶　霜	叶志中	袁　云
詹　锋	张风肖	张建中	张莉芸	张明徽	张缪佳	张　文	张　晓
张晓辉	张志毅	赵　铖	赵东宝	赵金霞	赵文明	赵　义	郑文洁
郑祥雄	郑　毅	周　炜	周云杉	朱　平	邹和建	邹　强	左晓霞

主译助理　姚海红　薛佶萌

译校者名单

（按姓名汉语拼音排序）

鲍春德	上海交通大学医学院附属仁济医院	方勇飞	陆军军医大学第一附属医院
毕黎琦	吉林大学中日联谊医院	冯啸天	广东省人民医院
常志芳	内蒙古科技大学包头医学院第一附属医院	冯学兵	南京大学医学院附属鼓楼医院
陈国强	佛山市第一人民医院	冯 媛	空军医科大学西京医院
陈家丽	北京大学人民医院	付文艳	军事医学研究院毒物药物研究所
陈进伟	中南大学湘雅二医院	高乐女	陆军军医大学第一附属医院
陈 楠	首都医科大学附属北京同仁医院	高 娜	首都医科大学附属北京安贞医院
陈庆宁	中日友好医院	高 扬	北京协和医学院
陈 盛	上海交通大学医学院附属仁济医院	古洁若	中山大学附属第三医院
陈同辛	上海儿童医学中心	关振鹏	北京大学首钢医院
陈小青	福建医科大学附属第二医院	郭建萍	北京大学人民医院
陈晓翔	上海交通大学医学院附属仁济医院	郭 娟	首都医科大学附属北京天坛医院
陈泽鑫	广东省人民医院	郭慕瑶	中南大学湘雅医院
陈 哲	北京医院	郭 苇	北京大学人民医院
陈智勇	南京大学医学院附属鼓楼医院	郝传玺	北京大学人民医院
程永静	北京医院	何 菁	北京大学人民医院
崔刘福	开滦总医院	洪 楠	北京大学人民医院
崔少欣	河北医科大学第二医院	胡凡磊	北京大学人民医院
崔 阳	广东省人民医院	胡遂缘	北京大学人民医院
达展云	南通大学附属医院	黄慈波	北京医院
代思明	哈尔滨医科大学附属第一医院	黄 婧	中南大学湘雅医院
戴 冽	中山大学孙逸仙纪念医院	霍永宝	广州医科大学附属第二医院
戴生明	上海交通大学附属第六人民医院	纪立农	北京大学人民医院
戴晓敏	复旦大学附属中山医院	贾俊峰	空军医科大学西京医院
戴逸君	福建省立医院	姜林娣	复旦大学附属中山医院
丁 进	空军军医大学西京医院	蒋 莹	中南大学湘雅医院
董凌莉	华中科技大学同济医学院附属同济医院	金 欧	中山大学附属第三医院
杜 宇	上海交通大学附属第六人民医院	金月波	北京大学人民医院
段 婷	首都医科大学附属北京友谊医院	靳洪涛	河北医科大学第二医院
段宇晨	北京医院	孔纯玉	天津市第一中心医院

劳敏曦	中山大学附属第一医院	林书典	海南省人民医院
冷晓梅	北京协和医院	林舒缓	福建医科大学附属协和医院
李彩凤	首都医科大学附属北京儿童医院	刘琪	中山大学附属第三医院
李鸿斌	内蒙古医学院附属医院	刘蕊	南京医科大学第一附属医院
李洁	山东大学齐鲁医院	刘升云	郑州大学第一附属医院
李静	北京大学人民医院	刘思佳	中南大学湘雅医院
李娟	南方医科大学南方医院	刘万里	清华大学生命科学学院
李丽雅	中南大学湘雅医院	刘霞	中日友好医院
李龙	贵州医科大学附属医院	刘湘源	北京大学第三医院
李美玲	贵州医科大学第三附属医院	刘栩	北京大学人民医院
李敏	北京大学人民医院	刘燕鹰	北京大学人民医院
李牧原	中南大学湘雅医院	刘洋腾宇	中南大学湘雅医院
李娜	山西医科大学第二医院	刘毅	四川大学华西医院
李萍	吉林大学中日联谊医院	刘昱东	北京大学人民医院
李谦华	中山大学孙逸仙纪念医院	刘媛媛	兰州大学第二医院
李芹	云南省第一人民医院	刘铮	北京协和医院
李霞	大连医科大学	卢昕	中日友好医院
李向培	中国科学技术大学附属第一医院	陆超凡	北京协和医院
李小峰	山西医科大学第二医院	陆智敏	南通大学附属医院
李欣艺	北京大学第三医院	罗采南	新疆维吾尔自治区人民医院
李兴福	山东大学齐鲁医院	吕良敬	上海交通大学医学院附属仁济医院
李妍	首都医科大学附属北京儿童医院	吕星	天津医科大学总医院
李洋	哈尔滨医科大学附属第二医院	马丹	山西白求恩医院山西医学科学院
李业豪	南方医科大学第三附属医院	马慧云	北京大学人民医院
李懿莎	中南大学湘雅医院	马丽	中日友好医院
李永哲	北京协和医院	梅轶芳	哈尔滨医科大学附属第一医院
李蕴	首都医科大学基础医学院	缪金林	空军医科大学西京医院
李振彬	中国人民解放军白求恩国际和平医院	穆荣	北京大学人民医院
李志军	蚌埠医学院第一附属医院	齐海宇	首都医科大学附属北京友谊医院
厉小梅	中国科学技术大学附属第一医院	齐文成	天津市第一中心医院
栗占国	北京大学人民医院	邱晓彦	北京大学免疫学系
梁家铭	北京大学人民医院	任佳琦	北京大学第三医院
林剑浩	北京大学人民医院	任倩	北京大学人民医院
林金盈	广西壮族自治区人民医院	尚可	江西省人民医院
林进	浙江大学医学院附属第一医院	沈海丽	兰州大学第二医院
林玲	福建医科大学附属第二医院	施春花	江西省人民医院

施 青	东南大学附属中大医院	吴东海	中日友好医院
石 慧	上海交通大学附属瑞金医院	吴凤岐	首都儿科研究所附属儿童医院
宋 洋	上海交通大学医学院附属仁济医院	吴华香	浙江大学医学院附属第二医院
苏厚恒	青岛市市立医院	吴 思	南京大学医学院附属鼓楼医院
苏亚双	河北省人民医院	吴振彪	空军医科大学西京医院
苏 茵	北京大学人民医院	伍沪生	北京积水潭医院
孙尔维	南方医科大学第三附属医院	武丽君	新疆维吾尔自治区人民医院
孙芳芳	上海交通大学医学院附属仁济医院	夏 源	中国科学技术大学附属第一医院
孙凌云	南京大学医学院附属鼓楼医院	向 阳	湖北民族大学附属民大医院
孙铁铮	北京大学人民医院	肖卫国	中国医科大学附属第一医院
孙晓麟	北京大学人民医院	谢晓韵	中南大学湘雅医院
孙 兴	北京大学人民医院	徐建华	安徽医科大学第一附属医院
唐蕴荻	北京大学人民医院	徐京京	中国医科大学附属盛京医院
陶 怡	广州医科大学附属第二医院	徐立勤	浙江大学医学院附属第一医院
田新平	北京协和医院	徐胜前	安徽医科大学第一附属医院
王 革	青岛市市立医院	徐玥彤	首都医科大学附属北京朝阳医院
王国春	中日友好医院	许大康	上海交通大学医学院瑞金医院
王吉波	青岛大学附属医院	许韩师	中山大学附属第一医院
王 佳	中南大学湘雅二医院	薛佶萌	北京大学人民医院
王 锴	北京大学人民医院	严青然	上海交通大学医学院附属仁济医院
王美美	东南大学附属中大医院	颜淑敏	北京积水潭医院
王 平	北京大学人民医院	杨 冰	清华大学生命科学学院
王润词	哈佛大学 B&W Hospital	杨程德	上海交通大学附属瑞金医院
王世瑶	人民健康网	杨 帆	哈尔滨医科大学附属第二医院
王书雅	哈尔滨医科大学附属第一医院	杨 光	军事医学研究院毒物药物研究所
王 天	首都医科大学附属北京安贞医院	杨文浩	开滦总医院
王晓非	中国医科大学附属盛京医院	杨岫岩	中山大学附属第一医院
王 轶	兰州大学第二医院	姚海红	北京大学人民医院
王永福	内蒙古科技大学包头医学院第一附属医院	姚中强	北京大学第三医院
王友莲	江西省人民医院	叶 霜	上海交通大学医学院附属仁济医院
王振帆	北京大学人民医院	叶玉津	中山大学附属第一医院
王振刚	首都医科大学附属北京同仁医院	叶志中	深圳市福田区风湿病医院
王志强	中国人民解放军白求恩国际和平医院	于 蒙	北京大学免疫学系
魏 蔚	天津医科大学总医院	于奕奕	上海长海医院
温广东	北京大学人民医院	余旸戢	佛山市第一人民医院
巫世瑶	中南大学湘雅医院	俞 萌	北京大学第一医院

俞圣楠	四川大学华西医院	赵东宝	上海长海医院
郁 欣	北京协和医院	赵 华	四川大学华西医院
袁 云	北京大学第一医院	赵金霞	北京大学第三医院
曾芙蓉	中南大学湘雅医院	赵丽珂	北京医院
曾惠琼	深圳市福田区风湿病医院	赵萌萌	中国医科大学附属第一医院
曾巧珠	北京大学人民医院	赵天仪	复旦大学附属华山医院
翟 月	空军医科大学西京医院	赵文明	首都医科大学基础医学院
詹 锋	海南省人民医院	赵 义	首都医科大学宣武医院
张风肖	河北省人民医院	赵 莹	大连医科大学
张建中	北京大学人民医院	郑朝晖	空军医科大学西京医院
张俊梅	首都医科大学附属北京儿童医院	郑文洁	北京协和医院
张克石	北京大学首钢医院	郑祥雄	福建医科大学附属协和医院
张 葵	空军军医大学西京医院	郑 毅	首都医科大学附属北京朝阳医院
张 磊	郑州大学第一附属医院	周 炜	首都医科大学附属北京天坛医院
张莉芸	山西医学科学院白求恩医院	周亚欧	中南大学湘雅医院
张明徽	清华大学生命科学学院	周滢波	中国科学技术大学附属第一医院
张缪佳	南京医科大学第一附属医院	周 瀛	蚌埠医学院第一附属医院
张蜀澜	北京协和医院	周云杉	北京大学人民医院
张 文	北京协和医院	朱 佳	首都儿科研究所附属儿童医院
张 晓	广东省人民医院	朱佳宁	浙江大学医学院附属第二医院
张晓辉	北京大学人民医院	朱俊卿	南方医科大学南方医院
张晓莉	中南大学湘雅医院	朱 平	空军医科大学西京医院
张志毅	哈尔滨医科大学附属第一医院	邹和建	复旦大学附属华山医院
章 璐	中日友好医院	邹 强	成都医学院
赵 铖	广西医科大学第一附属医院	左晓霞	中南大学湘雅医院

Steven Abramson, MD
New York University Langone Medical Center
New York, New York
Pathogenesis of Osteoarthritis

KaiNan An, PhD
Emeritus Professor
Department of Orthopedic Surgery
Mayo Clinic
Rochester, Minnesota
Biomechanics

Felipe Andrade, MD, PhD
Associate Professor of Medicine
Department of Medicine
Division of Rheumatology
The Johns Hopkins University School of Medicine
Baltimore, Maryland
Autoantibodies in Rheumatoid Arthritis

Stacy P. Ardoin, MD, MS
Associate Professor of Adult and Pediatric Rheumatology
Ohio State University
Nationwide Children's Hospital
Columbus, Ohio
Pediatric Systemic Lupus Erythematosus, Juvenile Dermatomyositis, Scleroderma, and Vasculitis

Anne Barton, MBChB, MSc, PhD, FRCP
Professor of Rheumatology
Centre for Musculoskeletal Research
The University of Manchester
Manchester, United Kingdom
Genetics of Rheumatic Diseases

Robert P. Baughman, MD
Professor of Medicine
Department of Internal Medicine
University of Cincinnati
Cincinnati, Ohio
Sarcoidosis

Dorcas E. Beaton, BScOT, MSc, PhD
Scientist
Musculoskeletal Health and Outcomes Research
Li Ka Shing Knowledge Institute
St Michael's Hospital
Senior Scientist
Institute for Work and Health
Associate Professor
Institute of Health Policy Management and Evaluation
University of Toronto
Toronto, Ontario, Canada
Assessment of Health Outcomes

Helen M. Beere, PhD
Department of Immunology
St. Jude Children's Research Hospital
Memphis, Tennessee
Immunologic Repercussions of Cell Death

Javier Beltran, MD, FACR
Chairman
Department of Radiology
Maimonides Medical Center
Brooklyn, New York
Osteonecrosis

David Bending, PhD
University College London Institute of Child Health
London, United Kingdom
Etiology and Pathogenesis of Juvenile Idiopathic Arthritis

Robert M. Bennett, MD, FRCP, MACR
Professor of Medicine
Oregon Health and Science University
Portland, Oregon
Overlap Syndromes

Bonnie L. Bermas, MD
Director, Clinical Lupus Center
Department of Rheumatology
Brigham and Women's Hospital
Associate Professor of Medicine
Harvard Medical School
Boston, Masachusetts
Pregnancy and Rheumatic Diseases

George Bertsias, MD, PhD
Lecturer
Rheumatology, Clinical Immunology, and Allergy
University of Crete
Iraklio, Greece
Treatment of Systemic Lupus Erythematosus

Nina Bhardwaj, MD, PhD
Director, Immunotherapy
Hess Center for Science and Medicine
Professor of Medicine
Division of Hematology and Oncology
Tisch Cancer Institute
Icahn School of Medicine at Mount Sinai
New York, New York
Dendritic Cells: General Overview and Role in Autoimmunity

Johannes W.J. Bijlsma, MD, PhD
Professor
Rheumatology and Clinical Immunology
University Medical Center Utrecht
Utrecht, Netherlands
Glucocorticoid Therapy

Linda K. Bockenstedt, MD
Harold W. Jockers Professor of Medicine
Internal Medicine/Rheumatology
Yale University School of Medicine
New Haven, Connecticut
Lyme Disease

Maarten Boers, MSc, MD, PhD
Department of Epidemiology and Biostatistics
Amsterdam Rheumatology and Immunology Center
VU University Medical Center
Amsterdam, Netherlands
Assessment of Health Outcomes

Eric Boilard, PhD
Universite Laval
CHU de Quebec
Quebec, Canada
Platelets

Francesco Boin, MD
Associate Professor of Medicine
Director, UCSF Scleroderma Center
Division of Rheumatology
University of California, San Francisco
San Francisco, California
Clinical Features and Treatment of Scleroderma

Dimitrios T. Boumpas, MD, FACP
Professor of Internal Medicine
National and Kapodistrian University of Athens, Medical School
Professor of Internal Medicine
4th Department of Medicine
Attikon University Hospital
Affiliated Investigator
Immunobiology
Biomedical Research Foundation of the Academy of Athens
Athens, Greece
Affiliated Investigator
Developmental and Functional Biology
Institute of Molecular Biology and Biotechnology – FORTH
Iraklion, Greece
Treatment of Systemic Lupus Erythematosus

David L. Boyle, BA
Professor of Medicine
University of California, San Diego
La Jolla, California
Biologic Markers in Clinical Trials and Clinical Care

Sean Bradley, PhD
Research Fellow
Department of Medicine
Division of Rheumatology
Beth Israel Deaconess Medical Center
Harvard Medical School
Boston, Massachusetts
Principles of Signaling

Matthew Brown, MD, FRACP
Professor of Immunogenetics
Princess Alexandra Hospital
University of Queensland Diamantina Institute
Translational Research Institute
Brisbane, Queensland, Australia
Ankylosing Spondylitis

Maya Buch, MB CHB, PhD, MRCP
Leeds Institute of Rheumatic and Musculoskeletal Medicine
University of Leeds
Leeds, United Kingdom
Arthrocentesis and Injection of Joints and Soft Tissue

Christopher D. Buckley, MBBS, DPhil
Arthritis Research UK Professor of Rheumatology
Rheumatology Research Group
Institute of Inflammation and Ageing
University of Birmingham
Queen Elizabeth Hospital
Birmingham, United Kingdom
Fibroblasts and Fibroblast-like Synoviocytes

Ralph C. Budd, MD
Professor of Medicine and Microbiology and Molecular Genetics
Director, Vermont Center for Immunology and Infectious Diseases
University of Vermont College of Medicine Distinguished University Professor
The University of Vermont College of Medicine
Burlington, Vermont
T Lymphocytes
Amyloidosis

Nathalie Burg, MD
Instructor in Clinical Investigation
The Rockefeller University
New York, New York
Neutrophils

Christopher M. Burns, MD
Associate Professor of Medicine
Department of Medicine
Geisel School of Medicine at Dartmouth
Staff Rheumatologist
Dartmouth-Hitchcock Medical Center
Lebanon, New Hampshire
Clinical Features and Treatment of Gout

Amy C. Cannella, MD, MS
Associate Professor
University of Nebraska Medical Center
Veterans Affairs Medical Center
Omaha, Nebraska
Traditional DMARDS: Methotrexate, Leflunomide, Sulfasalazine, and Hydroxychloroquine and Combination Therapies
Clinical Features of Rheumatoid Arthritis

John D. Carter, MD
Professor of Medicine
Department of Internal Medicine
Division of Rheumatology
University of South Florida Morsani School of Medicine
Tampa, Florida
Undifferentiated Spondyloarthritis

Eliza F. Chakravarty, MD, MS
Associate Member
Arthritis and Clinical Immunology
Oklahoma Medical Research Foundation
Oklahoma City, Oklahoma
Musculoskeletal Syndromes in Malignancy

Soumya D. Chakravarty, MD, PhD, FACP, FACR
Assistant Professor in Rheumatology
Department of Medicine
Drexel University College of Medicine
Philadelphia, Pennsylvania
Arthritis Accompanying Endocrine and Metabolic Disorders

Christopher Chang, MD, PhD, MBA
Clinical Professor of Medicine
Associate Director, Allergy and Immunology Fellowship Program
Division of Rheumatology, Allergy, and Clinical Immunology
University of California, Davis
Davis, California
Osteonecrosis

Joseph S. Cheng, MD, MS
Director, Neurosurgery Spine Program
Department of Neurosurgery
Vanderbilt University
Nashville, Tennessee
Neck Pain

Christopher P. Chiodo, MD
Foot and Ankle Division Chief
Department of Orthopedic Surgery
Brigham and Women's Hospital
Boston, Massachusetts
Foot and Ankle Pain

Sharon Chung, MD, MAS
Assistant Professor in Residence
Division of Rheumatology
Department of Medicine
University of California, San Francisco
San Francisco, California
Anti-neutrophil Cytoplasmic Antibody–Associated Vasculitis

Leslie G. Cleland, MBBS, MD
Department of Medicine
University of Adelaide School of Medicine
Faculty of Health Sciences
Adelaide, South Australia, Australia
Nutrition and Rheumatic Diseases

Stanley Cohen, MD
Program Director
Rheumatology
Presbyterian Hospital
Clinical Professor
Internal Medicine
University of Texas Southwestern Medical School
Medical Director
Metroplex Clinical Research Center
Dallas, Texas
Novel Intra-cellular Targeting Agents in Rheumatic Disease

Robert A. Colbert, MD, PhD
Senior Investigator
National Institute of Arthritis, Musculoskeletal and Skin Diseases
National Institutes of Health
Bethesda, Maryland
Etiology and Pathogenesis of Spondyloarthritis

Paul P. Cook, MD
Professor of Medicine
Department of Medicine
Brody School of Medicine at East Carolina University
Greenville, North Carolina
Bacterial Arthritis

Joseph E. Craft, MD
Paul B. Beeson Professor of Medicine
Chief of Rheumatology
Professor of Immunobiology
Director, Investigative Medicine Program
Yale University School of Medicine
New Haven, Connecticut
Anti-nuclear Antibodies

Leslie J. Crofford, MD
Professor of Medicine
Director, Division of Rheumatology and Immunology
Vanderbilt University
Nashville, Tennessee
Fibromyalgia
Biology and Therapeutic Targeting of Prostanoids

Bruce N. Cronstein, MD
Paul R. Esserman Professor of Medicine
New York University School of Medicine
New York, New York
Acute Phase Reactants and the Concept of Inflammation

Mary K. Crow, MD
Joseph P. Routh Professor of Rheumatic Diseases in Medicine
Weill Cornell Medical College
Physician-in-Chief
Benjamin M. Rosen Chair in Immunology and Inflammation Research
Medicine and Research
Hospital for Special Surgery
New York, New York
Etiology and Pathogenesis of Systemic Lupus Erythematosus

Cynthia S. Crowson, MS
Associate Professor of Medicine
Assistant Professor of Biostatistics
Department of Health Sciences Research
Division of Rheumatology
Mayo Clinic
Rochester, Minnesota
Cardiovascular Risk in Inflammatory Rheumatic Disease

Kirsty L. Culley, PhD
Research Division
Hospital for Special Surgery
New York, New York
Cartilage and Chondrocytes

Gaye Cunnane, PhD, MB, FRCPI
Department of Medicine
Trinity College Dublin
Department of Rheumatology
St. James's Hospital
Dublin, Ireland
Relapsing Polychondritis
Hemachromatosis

Maria Dall'Era, MD
Associate Professor of Medicine
Division of Rheumatology
University of California, San Francisco
San Francisco, California
Clinical Features of Systemic Lupus Erythematosus

Erika Darrah, PhD
Assistant Professor of Medicine
Department of Medicine, Division of Rheumatology
The Johns Hopkins University School of Medicine
Baltimore, Maryland
Autoantibodies in Rheumatoid Arthritis

John M. Davis III, MD, MS
Associate Professor of Medicine
Division of Rheumatology
Department of Medicine
Mayo Clinic College of Medicine
Rochester, Minnesota
History and Physical Examination of the Musculoskeletal System

Cosimo De Bari, MD, PhD, FRCP
Musculoskeletal Research Program
Institute of Medical Sciences
University of Aberdeen
Aberdeen, United Kingdom
Regenerative Medicine and Tissue Engineering

Francesco Dell'Accio, MD, PhD, FRCP
Professor of Musculoskeletal Regenerative Medicine and Rheumatology
Queen Mary University of London
William Harvey Research Institute
London, United Kingdom
Regenerative Medicine and Tissue Engineering

Betty Diamond, MD
Autoimmune and Musculoskeletal Disease
The Feinstein Institute for Medical Research
Manhasset, New York
B Cells

Paul E. Di Cesare, MD
Carlsbad, California
Pathogenesis of Osteoarthritis

Rajiv Dixit, MD
Clinical Professor of Medicine
University of California, San Francisco
San Francisco, California
Director
Northern California Arthritis Center
Walnut Creek, California
Low Back Pain

Joost P.H. Drenth, MD, PhD
Professor of Gastroenterology
Department of Gastroenterology
Radboud University Medical Centre
Nijmegen, the Netherlands
Familial Autoinflammatory Syndromes

Michael L. Dustin, PhD
Professor
Nuffield Department of Orthopaedics, Rheumatology, and Musculoskeletal Sciences
University of Oxford
Kennedy Institute of Rheumatology
Oxford, United Kingdom
Research Professor
Pathology
New York University School of Medicine
New York, New York
Adaptive Immunity and Organization of Lymphoid Tissues

Hani S. El-Gabalawy, MD
Professor of Internal Medicine and Immunology
University of Manitoba
Winnipeg, Manitoba, Canada
Synovial Fluid Analyses, Synovial Biopsy, and Synovial Pathology

Musaab Elmamoun, MBBS, MRCPI
Clinical Research Fellow
Department of Rheumatology
St. Vincent's University Hospital
University College Dublin
Dublin, Ireland
Psoriatic Arthritis

Alan R. Erickson, MD
Associate Professor of Rheumatology
University of Nebraska
Omaha, Nebraska
Clinical Features of Rheumatoid Arthritis

Doruk Erkan, MD
Associate Physician-Scientist
Barbara Volcker Center
Hospital for Special Surgery
Weill Cornell Medicine
New York, New York
Anti-phospholipid Syndrome

Stephen Eyre, PhD
Senior Lecturer
Centre for Musculoskeletal Research
The University of Manchester
Manchester, United Kingdom
Genetics of Rheumatic Diseases

Antonis Fanouriakis, MD
Rheumatology and Clinical Immunology
Attikon University Hospital
Athens, Greece
Treatment of Systemic Lupus Erythematosus

David T. Felson, MD, MPH
Professor of Medicine and Epidemiology
Boston University School of Medicine
Boston, Masachusetts
Professor of Medicine and Public Health
University of Manchester
Manchester, Lancashire, United Kingdom
Treatment of Osteoarthritis

Max Field, MD, FRCP
Associate Academic (Retired)
Division of Immunology, Institute of Infection, Immunology, and Immunity
College of Medical, Veterinary, and Life Sciences
University of Glasgow
Glasgow, United Kingdom
Acute Monoarthritis

Andrew Filer, BSc, MBChB, PhD
Senior Lecturer
Institute of Inflammation and Ageing
The University of Birmingham
Honorary Consultant Rheumatologist
Department of Rheumatology
University Hospitals Birmingham NHS Foundation Trust
Birmingham, United Kingdom
Fibroblasts and Fibroblast-like Synoviocytes

Gary S. Firestein, MD
Distinguished Professor of Medicine
Dean and Associate Vice Chancellor, Translational Medicine
University of California, San Diego School of Medicine
La Jolla, California
Synovium
Etiology and Pathogenesis of Rheumatoid Arthritis

Felicity G. Fishman, MD
Assistant Professor
Department of Orthopaedics and Rehabilitation
Yale University School of Medicine
New Haven, Connecticut
Hand and Wrist Pain

Oliver FitzGerald, MD, FRCPI, FRCP(UK)
Newman Clinical Research Professor
Rheumatology
St. Vincent's University Hospital and Conway Institute
University College Dublin
Dublin, Ireland
Psoriatic Arthritis

John P. Flaherty, MD
Professor of Medicine
Northwestern University Feinberg School of Medicine
Chicago, Illinois
Mycobacterial Infections of Bones and Joints
Fungal Infections of Bones and Joints

César E. Fors Nieves, MD
Department of Medicine
Division of Rheumatology
New York University School of Medicine
New York, New York
Acute Phase Reactants and the Concept of Inflammation

Karen A. Fortner, PhD
Assistant Professor of Medicine
The University of Vermont College of Medicine
Burlington, Vermont
T Lymphocytes

Sherine E. Gabriel, MD, MSc
Professor and Dean
Rutgers Robert Wood Johnson Medical School
CEO, Robert Wood Johnson Medical Group
Emeritus Professor, Mayo Clinic
New Brunswick, New Jersey
Cardiovascular Risk in Inflammatory Rheumatic Disease

Philippe Gasque, PhD
Professor of Immunology
UM134 (PIMIT) and LICE-OI (CHU)
University of La Réunion
St. Denis, Réunion
Viral Arthritis

M. Eric Gershwin, MD, MACR, MACP
The Jack and Donald Chia Distinguished Professor of Medicine
Chief, Division of Rheumatology, Allergy, and Clinical Immunology
University of California, Davis
Davis, California
Osteonecrosis

Heather S. Gladue, DO
Assistant Professor of Internal Medicine
Division of Rheumatology
Emory University
Atlanta, Georgia
Inflammatory Diseases of Muscle and Other Myopathies

Mary B. Goldring, PhD
Senior Scientist, Research Division
Hospital for Special Surgery
Professor of Cell and Developmental Biology
Weill Cornell Graduate School of Medical Sciences
Weill Cornell Medical College
New York, New York
Biology of the Normal Joint
Cartilage and Chondrocytes

Steven R. Goldring, MD
Chief Scientific Officer Emeritus
Hospital for Special Surgery
Weill Cornell Medical College
New York, New York
Biology of the Normal Joint

Yvonne M. Golightly, PT, MS, PhD
Research Assistant Professor
Department of Epidemiology
Faculty Member
Thurston Arthritis Research Center
Injury Prevention Research Center
Human Movement Science Program
University of North Carolina at Chapel Hill
Chapel Hill, North Carolina
Clinical Research Methods in Rheumatic Disease

Stuart Goodman, MD, PhD, FRCSC, FACS, FBSE
Robert L. and Mary Ellenburg Professor of Surgery
Orthopaedic Surgery and (by courtesy) Bioengineering
Stanford University
Stanford, California
Hip and Knee Pain

Siamon Gordon, MB, ChB, PhD
Sir William Dunn School of Pathology
University of Oxford
Oxford, United Kingdom
Mononuclear Phagocytes

Walter Grassi, MD
Professor of Rheumatology
Clinica Reumatologica
Università Politecnica delle Marche
Ancona, Italy
Imaging in Rheumatic Disease

Douglas R. Green, PhD
Peter C. Doherty Endowed Chair of Immunology
Department of Immunology
St. Jude Children's Research Hospital
Memphis, Tennessee
Immunologic Repercussions of Cell Death

Adam Greenspan, MD, FACR
Professor of Radiology and Orthopedic Surgery
Section of Musculoskeletal Imaging
Department of Radiology
University of California, Davis School of Medicine
Sacramento, California
Osteonecrosis

Peter Gregersen, MD
Professor of Rheumatology
Robert S. Boas Center for Genomics and Human Genetics
The Feinstein Institute for Medical Research
Manhasset, New York
Genetics of Rheumatic Diseases

Christine Grimaldi, PhD
Boehringer Ingelheim Pharmaceuticals
Ridgefield, Connecticut
B Cells

Luiza Guilherme, PhD
Professor
Heart Institute (InCor)
School of Medicine, University of Sã Paulo
Institute for Immunology Investigation
National Institute for Science and Technology
Sã Paulo, Brazil
Rheumatic Fever and Post-streptococcal Arthritis

Rula A. Hajj-Ali, MD
Associate Professor
Cleveland Clinic Lerner College of Medicine
Cleveland, Ohio
Primary Angiitis of the Central Nervous System

Dominik R. Haudenschild, PhD
Associate Professor
Department of Orthopaedic Surgery
University of California, Davis
Sacramento, California
Pathogenesis of Osteoarthritis

David B. Hellmann, MD
Vice Dean and Chairman
Department of Medicine
The Johns Hopkins Bayview Medical Center
Baltimore, Maryland
Giant Cell Arteritis, Polymyalgia Rheumatica, and Takayasu's Arteritis

Rikard Holmdahl, MD, PhD
Professor of Medical Biochemistry and Biophysics
Karolinska Institutet
Stockholm, Sweden
Experimental Models for Rheumatoid Arthritis

Joyce J. Hsu, MD, MS
Clinical Associate Professor
Pediatric Rheumatology
Stanford University School of Medicine
Stanford, California
Clinical Features and Treatment of Juvenile Idiopathic Arthritis

James I. Huddleston III, MD
Associate Professor of Orthopaedic Surgery
Adult Reconstruction Service Chief
Department of Orthopaedic Surgery
Stanford University Medical Center
Stanford, California
Hip and Knee Pain

Alan P. Hudson, PhD
Professor Emeritus
Department of Immunology and Microbiology
Wayne State University School of Medicine
Detroit, Michigan
Undifferentiated Spondyloarthritis

Thomas W.J. Huizinga, MD, PhD
Professor of Rheumatology
Leiden University Medical Center
Leiden, Netherlands
Early Synovitis and Early Undifferentiated Arthritis

Gene G. Hunder, MS, MD
Professor Emeritus
Division of Rheumatology
Department of Medicine
Mayo Clinic College of Medicine
Rochester, Minnesota
History and Physical Examination of the Musculoskeletal System

Maura D. Iversen, BSc, MPH, DPT, SD, FNAP, FAPTA
Professor and Chair
Department of Physical Therapy, Movement, and Rehabilitation Sciences
Northeastern University
Senior Instructor
Department of Medicine
Harvard Medical School
Behavioral Scientist
Section of Clinical Sciences
Division of Rheumatology, Immunology, and Allergy
Brigham and Women's Hospital
Boston, Massachusetts
Introduction to Physical Medicine, Physical Therapy, and Rehabilitation

Johannes W.G. Jacobs, MD, PhD
Associate Professor
Rheumatology and Clinical Immunology
University Medical Center Utrecht
Utrecht, Netherlands
Glucocorticoid Therapy

Ho Jen, MDCM, FRCPC
Diagnostic Radiology and Nuclear Medicine
Associate Clinical Professor
Radiology and Diagnostic Imaging
University of Alberta
Edmonton, Alberta, Canada
Imaging in Rheumatic Disease

Joanne M. Jordan, MD, MPH
Joseph P. Archie, Jr., Eminent Professor of Medicine
Executive Associate Dean for Faculty Affairs and Leadership Development
Department of Medicine
Chief
Division of Rheumatology, Allergy, and Immunology
Director
Thurston Arthritis Research Center
University of North Carolina
Chapel Hill, North Carolina
Clinical Research Methods in Rheumatic Disease
Clinical Features of Osteoarthritis

Joseph L. Jorizzo, MD
Professor of Clinical Dermatology
Weill Cornell Medical College
New York, New York
Professor, Former, and Founding Chair
Department of Dermatology
Wake Forest University School of Medicine
Winston Salem, North Carolina
Behçt's Disease

Jorge Kalil, MD
Full Professor
Heart Institute (InCor)
Institute for Immunology Investigation
National Institute for Science and Technology
Clinical Immunology and Allergy
Department of Clinical Medicine
School of Medicine, University of Sã Paulo
Sã Paulo, Brazil
Rheumatic Fever and Post-streptococcal Arthritis

Kenton Kaufman, PhD, PE
Director
Biomechanics/Motion Analysis Laboratory
Mayo Clinic
Rochester, Minnesota
Biomechanics

William S. Kaufman, MD
Dermatology Associates, PA
Wilmington, North Carolina
Behçt's Disease

Arthur Kavanaugh, MD
Professor of Medicine
Center for Innovative Therapy
Division of Rheumatology, Allergy, and Immunology
University of California, San Diego School of Medicine
La Jolla, California
Anti-cytokine Therapies

Robert T. Keenan, MD, MPH
Assistant Professor of Medicine
Duke University School of Medicine
Durham, North Carolina
Etiology and Pathogenesis of Hyperuricemia and Gout

Tony Kenna, BSc (Hons), PhD
Senior Research Fellow
The University of Queensland Diamantina Institute
Translational Research Institute
Brisbane, Queensland, Australia
Ankylosing Spondylitis

Darcy A. Kerr, MD
Assistant Professor of Pathology
University of Miami Miller School of Medicine
University of Miami Hospital
Miami, Florida
Tumors and Tumor-like Lesions of Joints and Related Structures

Alisa E. Koch, MD
Senior Medical Fellow
Eli Lilly
Adjunct Professor of Rheumatology
University of Michigan
Ann Arbor, Michigan
Cell Recruitment and Angiogenesis

Dwight H. Kono, MD
Professor of Immunology
Department of Immunology and Microbial Science
The Scripps Research Institute
La Jolla, California
Autoimmunity

Peter Korsten, MD
Resident Physician
Department of Nephrology and Rheumatology
University Medical Center Götingen
Götingen, Germany
Sarcoidosis

Deborah Krakow, MD
Professor
Departments of Orthopaedic Surgery, Human Genetics, and OB/GYN
David Geffen School of Medicine
University of California, Los Angeles
Los Angeles, California
Heritable Diseases of Connective Tissue

Svetlana Krasnokutsky, MD, MSci
Assistant Professor of Medicine
Rheumatology
New York University School of Medicine
New York, New York
Etiology and Pathogenesis of Hyperuricemia and Gout

Floris P.J.G. Lafeber, PhD
Professor
Rheumatology and Clinical Immunology
University Medical Center Utrecht
Utrecht, Netherlands
Hemophilic Arthropathy

Robert G.W. Lambert, MB BCh, FRCR, FRCPC
Professor and Chair
Radiology and Diagnostic Imaging
University of Alberta
Edmonton, Alberta, Canada
Imaging in Rheumatic Disease

Nancy E. Lane, MD
Director of Center for Musculoskeletal Health
Department of Internal Medicine
University of California, Davis School of Medicine
Sacramento, California
Metabolic Bone Disease

Carol A. Langford, MD, MHS
Director, Center for Vasculitis Care and Research
Department of Rheumatic and Immunologic Diseases
Cleveland Clinic Lerner College of Medicine
Cleveland, Ohio
Primary Angiitis of the Central Nervous System

Daniel M. Laskin, BS, DDS, MS, DSc (hon)
Professor and Chairman Emeritus
Department of Oral and Maxillofacial Surgery
Virginia Commonwealth University Schools of Dentistry and Medicine
Richmond, Virginia
Temporomandibular Joint Pain

Gerlinde Layh-Schmitt, PhD
Senior Investigator
National Institute of Arthritis, Musculoskeletal and Skin Diseases
National Institutes of Health
Bethesda, Maryland
Etiology and Pathogenesis of Spondyloarthritis

Lela A. Lee, MD
Clinical Professor of Dermatology and Medicine
University of Colorado School of Medicine
Denver, Colorado
Skin and Rheumatic Diseases

Tzielan C. Lee, MD
Clinical Associate Professor
Pediatric Rheumatology
Stanford University School of Medicine
Stanford, California
Clinical Features and Treatment of Juvenile Idiopathic Arthritis

Michael D. Lockshin, MD
Director, Barbara Volcker Center
Hospital for Special Surgery
Weill Cornell Medicine
New York, New York
Anti-phospholipid Syndrome

Carlos J. Lozada, MD
Professor of Clinical Medicine
Division of Rheumatology
University of Miami Miller School of Medicine
Miami, Florida
Rheumatic Manifestations of Hemoglobinopathies

Ingrid E. Lundberg, MD, PhD
Rheumatology Unit
Department of Medicine, Solna
Karolinska University Hospital
Stockholm, Sweden
Inflammatory Diseases of Muscle and Other Myopathies

Raashid Luqmani, DM, FRCP, FRCPE
Professor of Rheumatology
Consultant Rheumatologist
Nuffield Orthopaedic Centre
Nuffield Department of Orthopaedics, Rheumatology, and Musculoskeletal Science
University of Oxford
Oxford, United Kingdom
Polyarteritis Nodosa and Related Disorders

Frank P. Luyten, MD
Professor of Rheumatology
University Hospitals KU
Leuven, Belgium
Regenerative Medicine and Tissue Engineering

Reuven Mader, MD
Head, Rheumatic Diseases Unit
Ha'Emek Medical Center
Afula, Israel
Associate Clinical Professor
The B. Rappaport Faculty of Medicine
The Technion Institute of Technology
Haifa, Israel
Proliferative Bone Diseases

Walter Maksymowych, MB ChB, FACP, FRCP(C)
Professor of Medicine
University of Alberta
Edmonton, Alberta, Canada
Ankylosing Spondylitis

Joseph A. Markenson, MD, MS, MACR
Professor of Clinical Medicine
Medicine/Rheumatology
Joan and Sanford Weill Medical College of Cornell University
Attending Physician
Medicine/Rheumatology
Hospital for Special Surgery
New York, New York
Arthritis Accompanying Endocrine and Metabolic Disorders

Scott David Martin, MD
Associate Professor of Orthopedics
Harvard Medical School
Research Associate
Professor and Chairman of Orthopedics
Orthopedics
Brigham and Women's Hospital
Boston, Massachusetts
Shoulder Pain

Eric L. Matteson, MD, MPH
Professor of Medicine
Division of Rheumatology and Division of Epidemiology
Mayo Clinic College of Medicine
Rochester, Minnesota
Cancer Risk in Rheumatic Diseases

Laura McGregor, MBChB, MRCP
Consultant Rheumatologist
Centre for Rheumatic Diseases
Glasgow Royal Infirmary
Glasgow, United Kingdom
Acute Monoarthritis

Iain B. McInnes, PhD, FRCP, FRSE, FMedSci
Muirhead Professor of Medicine
Arthritis Research UK Professor of Rheumatology
Director of Institute of Infection, Immunity, and Inflammation
College of Medical, Veterinary, and Life Sciences
University of Glasgow
Glasgow, United Kingdom
Cytokines

Elizabeth K. McNamara, MD
Wilmington VA Health Care Center
Wilmington, North Carolina
Behçt's Disease

Ted R. Mikuls, MD, MSPH
Umbach Professor of Rheumatology
Department of Internal Medicine
Division of Rheumatology and Immunology
University of Nebraska Medical Center
Veterans Affairs Nebraska
Western-Iowa Health Care System
Omaha, Nebraska
Urate-Lowering Therapy
Clinical Features of Rheumatoid Arthritis

Mark S. Miller, PhD
Assistant Professor
Department of Kinesiology
University of Massachusetts
Amherst, Massachusetts
Muscle: Anatomy, Physiology, and Biochemistry

Pedro Azevedo Ming, MD, PhD
Assistant Professor of Rheumatology
Faculdade Evangelicade Medicina
Department of Rheumatology
Curitiba, Brazil
Rheumatic Fever and Post-streptococcal Arthritis

Kevin G. Moder, MD
Associate Professor of Medicine
Division of Rheumatology
Department of Medicine
Mayo Clinic College of Medicine
Rochester, Minnesota
History and Physical Examination of the Musculoskeletal System

Paul A. Monach, MD, PhD
Chief, Rheumatology Section
Veterans Affairs Boston Healthcare System
Associate Professor
Section of Rheumatology
Boston University School of Medicine
Boston, Massachusetts
Anti-neutrophil Cytoplasmic Antibody–Associated Vasculitis

Vaishali R. Moulton, MD, PhD
Assistant Professor
Department of Medicine
Beth Israel Deaconess Medical Center
Harvard Medical School
Boston, Massachusetts
Principles of Signaling

Kanneboyina Nagaraju, DVM, PhD
Professor of Integrative Systems Biology and Pediatrics
Department of Integrative Systems Biology
George Washington University School of Medicine
Director, Research Center for Genetic Medicine
Children's National Medical Center
Washington, D.C.
Inflammatory Diseases of Muscle and Other Myopathies

Amanda E. Nelson, MD, MSCR, RhMSUS
Assistant Professor of Medicine
Division of Rheumatology, Allergy, and Immunology
Member
Thurston Arthritis Research Center
University of North Carolina
Chapel Hill, North Carolina
Clinical Features of Osteoarthritis

Peter A. Nigrovic, MD
Associate Professor of Medicine
Harvard Medical School
Staff Pediatric Rheumatologist
Division of Immunology
Boston Children's Hospital
Director, Center for Adults with Pediatric Rheumatic Illness
Division of Rheumatology, Immunology, and Allergy
Brigham and Women's Hospital
Boston, Massachusetts
Mast Cells
Platelets

Kiran Nistala, MD, MRCPCH, PhD
University College London Institute of Child Health
Great Ormond Street Hospital for Children NHS Trust
London, United Kingdom
Etiology and Pathogenesis of Juvenile Idiopathic Arthritis

James R. O'Dell, MD
Bruce Professor and Vice Chair of Internal Medicine
University of Nebraska Medical Center
Chief of Rheumatology
Department of Medicine
Omaha Veterans Affairs
Omaha, Nebraska
Traditional DMARDS: Methotrexate, Leflunomide, Sulfasalazine, and Hydroxychloroquine and Combination Therapies
Treatment of Rheumatoid Arthritis

Yasunori Okada, MD, PhD
Professor of Pathology
Keio University School of Medicine
Tokyo, Japan
Proteinases and Matrix Degradation

Mikkel Ötergaard, MD, PhD, DMSc
Professor
Copenhagen Center for Arthritis Research
Center for Rheumatology and Spine Diseases
Rigshospitalet, University of Copenhagen
Copenhagen, Denmark
Imaging in Rheumatic Disease

Miguel Otero, BS
Research Division
Hospital for Special Surgery
New York, New York
Cartilage and Chondrocytes

Bradley M. Palmer, PhD
Research Assistant Professor
Department of Molecular Physiology and Biophysics
The University of Vermont College of Medicine
Burlington, Vermont
Muscle: Anatomy, Physiology, and Biochemistry

Richard S. Panush, MD, MACP, MACR
Professor of Medicine
Division of Rheumatology
Department of Medicine
Keck School of Medicine at University of Southern California
Los Angeles, California
Occupational and Recreational Musculoskeletal Disorders

Stanford L. Peng, MD, PhD
Clinical Assistant Professor
Division of Rheumatology
University of Washington
Seattle, Washington
Anti-nuclear Antibodies

Shiv Pillai, MD, PhD
Professor of Medicine and Health Sciences and Technology
Harvard Medical School
Ragon Institute of MGH, MIT, and Harvard
Boston, Massachusetts
IgG4-Related Disease

Michael H. Pillinger, MD
Professor of Medicine and Biochemistry and Molecular Pharmacology
New York University School of Medicine
Section Chief, Rheumatology
Veterans Affairs New York Harbor Health Care System–New York Campus
New York, New York
Neutrophils
Etiology and Pathogenesis of Hyperuricemia and Gout

Annette Plüddemann, MSc, PhD
Nuffield Department of Primary Care Health Sciences
University of Oxford
Oxford, United Kingdom
Mononuclear Phagocytes

Gregory R. Polston, MD
Clinical Professor
Chief, VA Pain Service
Department of Anesthesiology
University of California, San Diego
San Diego, California
Analgesic Agents in Rheumatic Disease

Steven A. Porcelli, MD
Murray and Evelyne Weinstock Professor and Chair
Department of Microbiology and Immunology
Albert Einstein College of Medicine
Bronx, New York
Innate Immunity

Mark D. Price, MD
Department of Orthopedic Surgery
Massachusetts General Hospital
Boston, Massachusetts
Foot and Ankle Pain

Ann M. Reed, MD
William Cleland Professor and Chair
Department of Pediatrics
Duke University
Durham, North Carolina
Pediatric Systemic Lupus Erythematosus, Juvenile Dermatomyositis, Scleroderma, and Vasculitis

John D. Reveille, MD
Professor and Director
Rheumatology
University of Texas Health Science Center at Houston
Houston, Texas
Rheumatic Manifestations of Human Immunodeficiency Virus Infection

Angela B. Robinson, MD, MPH
Assistant Professor of Pediatrics
Rainbow Babies and Children's Hospital/Case Medical Center
Cleveland, Ohio
Pediatric Systemic Lupus Erythematosus, Juvenile Dermatomyositis, Scleroderma, and Vasculitis

Philip Robinson, MBChB, PhD, FRACP
Research Fellow
Centre for Neurogenetics and Statistical Genomics
University of Queensland
Specialist Rheumatoloigst
Department of Rheumatology
Royal Brisbane and Women's Hospital
Brisbane, Queensland, Australia
Ankylosing Spondylitis

William H. Robinson, MD, PhD
Associate Professor
Stanford University
Staff Physician
VA Palo Alto Health Care System
Palo Alto, California
Biologic Markers in Clinical Trials and Clinical Care

Goris Roosendaal, MD, PhD
Van Creveldkliniek
Center for Benign Hematology, Thrombosis, and Hemostasis
University Medical Center Utrecht
Utrecht, the Netherlands
Hemophilic Arthropathy

Antony Rosen, MB, ChB, BSc (Hons)
Mary Betty Stevens Professor of Medicine
Professor of Pathology
Director, Division of Rheumatology
The Johns Hopkins University School of Medicine
Baltimore, Maryland
Autoantibodies in Rheumatoid Arthritis

James T. Rosenbaum, AB, MD
Professor of Ophthalmology, Medicine, and Cell Biology
Oregon Health and Science University
Chenoweth Chair of Ophthalmology
Legacy Devers Eye Institute
Portland, Oregon
The Eye and Rheumatic Diseases

Andrew E. Rosenberg, MD
Vice Chair, Director of Bone and Soft Tissue Pathology
Department of Pathology
University of Miami Miller School of Medicine
Miami, Florida
Tumors and Tumor-like Lesions of Joints and Related Structures

Eric M. Ruderman, MD
Professor of Medicine/Rheumatology
Northwestern University Feinberg School of Medicine
Chicago, Illinois
Mycobacterial Infections of Bones and Joints
Fungal Infections of Bones and Joints

Kenneth G. Saag, MD, MSc
Jane Knight Lowe Professor of Medicine
Division of Clinical Immunology and Rheumatology
Department of Medicine
University of Alabama at Birmingham
Birmingham, Alabama
Clinical Research Methods in Rheumatic Disease

Jane E. Salmon, MD
Collette Kean Research Chair
Professor of Medicine
Weill Cornell Medicine
Hospital for Special Surgery
New York, New York
Anti-phospholipid Syndrome

Lisa R. Sammaritano, MD
Associate Professor of Clinical Medicine
Department of Rheumatology
Hospital for Special Surgery
Weill Cornell Medicine
New York, New York
Pregnancy and Rheumatic Diseases

Jonathan Samuels, MD
Assistant Professor of Medicine
Rheumatology
New York University Langone Medical Center
New York, New York
Pathogenesis of Osteoarthritis

Christy I. Sandborg, MD
Professor of Pediatric Rheumatology
Stanford University School of Medicine
Stanford, California
Clinical Features and Treatment of Juvenile Idiopathic Arthritis

Amr H. Sawalha, MD
Division of Rheumatology
Department of Internal Medicine
Center for Computational Medicine and Bioinformatics
University of Michigan
Ann Arbor, Michigan
Epigenetics of Rheumatic Diseases

Amit Saxena, MD
Department of Medicine
Division of Rheumatology
New York University School of Medicine
New York, New York
Acute Phase Reactants and the Concept of Inflammation

Georg Schett, MD
Professor of Medicine
Department of Internal Medicine 3
Rheumatology and Immunology
Friedrich Alexander University Erlangen–Nuremberg
Erlangen, Germany
Biology, Physiology, and Morphology of Bone

Roger E.G. Schutgens, MD, PhD, MSc
Van Creveldkliniek
Center for Benign Hematology, Thrombosis, and Hemostasis
University Medical Center Utrecht
Utrecht, Netherlands
Hemophilic Arthropathy

†**David C. Seldin, MD, PhD**
Wesley and Charlotte Skinner Professor for Research in Amyloidosis
Professor of Medicine and Microbiology
Boston University School of Medicine
Chief, Section of Hematology-Oncology
Boston Medical Center
Boston, Massachusetts
Amyloidosis

Binita Shah, MD, MS
Instructor of Medicine
New York University School of Medicine
Attending Physician
VA New York Harbor Health Care System–New York Campus
New York, New York
Neutrophils

Keith A. Sikora, MD
Senior Investigator
National Institute of Arthritis, Musculoskeletal and Skin Diseases
National Institutes of Health
Bethesda, Maryland
Etiology and Pathogenesis of Spondyloarthritis

Anna Simon, MD, PhD
Associate Professor
Internal Medicine
Section of Infectious Diseases
Radboud University Medical Centre
Nijmegen, the Netherlands
Familial Autoinflammatory Syndromes

Dawd S. Siraj, MD, MPH&TM
Clinical Professor of Medicine
Division of Infectious Diseases
Brody School of Medicine
East Carolina University
Greenville, North Carolina
Bacterial Arthritis

Linda S. Sorkin, PhD
Professor
Anesthesiology
University of California, San Diego
La Jolla, California
Neuronal Regulation of Pain and Inflammation

E. William St. Clair, MD
Professor of Medicine and Immunology
Chief, Division of Rheumatology and Immunology
Duke University Medical Center
Durham, North Carolina
Sjören's Syndrome

Lisa K. Stamp, MBChB, FRACP, PhD
Department of Medicine
University of Otago, Christchurch
Christchurch, New Zealand
Nutrition and Rheumatic Diseases

John H. Stone, MD, MPH
Professor of Medicine
Harvard Medical School
The Edward Fox Chair in Medicine
Director, Clinical Rheumatology
Massachusetts General Hospital
Boston, Massachusetts
Classification and Epidemiology of Systemic Vasculitis
Immune Complex–Mediated Small-Vessel Vasculitis
IgG4-Related Disease

Abel Suarez-Fueyo, PhD
Research Fellow
Department of Medicine
Division of Rheumatology
Beth Israel Deaconess Medical Center
Harvard Medical School
Boston, Massachusetts
Principles of Signaling

Camilla I. Svensson, MS, PhD
Assistant Professor
Physiology and Pharmacology
Karolinska Institutet
Stockholm, Sweeden
Neuronal Regulation of Pain and Inflammation

Nadera J. Sweiss, MD
Associate Professor of Medicine
Division of Pulmonary, Critical Care, Sleep, and Allergy
Division of Rheumatology
University of Illinois at Chicago
Chicago, Illinois
Sarcoidosis

Carrie R. Swigart, MD
Associate Professor
Department of Orthopaedics and Rehabilitation
Yale University School of Medicine
New Haven, Connecticut
Hand and Wrist Pain

Zoltán Szekanecz, MD, PhD, DSc
Professor of Rheumatology, Immunology, and Medicine
Institute of Medicine
University of Debrecen
Faculty of Medicine
Debrecen, Hungary
Cell Recruitment and Angiogenesis

Stephen Tait, D.Phil
Principal Investigator
Cancer Research United Kingdom Beatson Institute
Institute of Cancer Sciences
University of Glasgow
Glasgow, United Kingdom
Metabolic Regulation of Immunity

Antoine Tanne, PhD
Research Fellow
Division of Hematology and Oncology
Tisch Cancer Institute
Icahn School of Medicine at Mount Sinai
New York, New York
Dendritic Cells: General Overview and Role in Autoimmunity

Peter C. Taylor, MA, PhD, FRCP
Professor
Kennedy Institute of Rheumatology
Botnar Research Centre
Nuffield Department of Orthopaedics, Rheumatology, and Musculoskeletal Sciences
University of Oxford
Oxford, United Kingdom
Cell-Targeted Biologics and Emerging Targets: Rituximab, Abatacept, and Other Biologics

Robert Terkeltaub, MD
Chief of Rheumatology Section
Veterans Affairs Healthcare System
San Diego, California
Professor of Medicine
Rheumatology, Allergy, and Immunology
University of California, San Diego
San Diego, California
Calcium Crystal Disease: Calcium Pyrophosphate Dihydrate and Basic Calcium Phosphate

---

†Deceased

Argyrios N. Theofilopoulos, MD
Professor and Vice-Chairman
Department of Immunology and Microbial Science
The Scripps Research Institute
La Jolla, California
Autoimmunity

Thomas S. Thornhill, MD
John B. and Buckminster Brown Professor of Orthopaedic Surgery
Brigham and Women's Hospital
Boston, Massachusetts
Shoulder Pain

Kathryn S. Torok, MD
Assistant Professor of Pediatric Rheumatology
University of Pittsburgh
Pittsburgh, Pennsylvania
Pediatric Systemic Lupus Erythematosus, Juvenile Dermatomyositis, Scleroderma, and Vasculitis

Michael J. Toth, PhD
Associate Professor of Medicine
The University of Vermont College of Medicine
Burlington, Vermont
Muscle: Anatomy, Physiology, and Biochemistry

Elaine C. Tozman, MD
Associate Professor of Clinical Medicine
Rheumatology and Immunology
University of Miami Miller School of Medicine
Miami, Florida
Rheumatic Manifestations of Hemoglobinopathies

Leendert A. Trouw, PhD
Department of Rheumatology
Leiden University Medical Center
Leiden, Netherlands
Complement System

George C. Tsokos, MD
Professor and Chief
Department of Medicine
Division of Rheumatology
Beth Israel Deaconess Medical Center
Harvard Medical School
Boston, Massachusetts
Principles of Signaling

Peter Tugwell, MD, MSc
Professor of Medicine and Epidemiology and Community Medicine
University of Ottawa
Senior Scientist
Clinical Epidemiology Program
Ottawa Hospital Research Institute
Director, Centre for Global Health
University of Ottawa
Co-Director
WHO Collaborating Centre for Knowledge Translation and Health Technology
    Assessment in Health Equity
Bruyere Institute
Ottawa, Canada
Assessment of Health Outcomes

Zuhre Tutuncu, MD
Assistant Clinical Professor
Department of Rheumatology
University of California, San Diego
Rheumatology
Scripps Coastal Medical Center
San Diego, California
Anti-cytokine Therapies

Shivam Upadhyaya, BA
Orthopedic Surgery
Boston University School of Medicine
Boston Medical Center
Brigham and Women's Hospital
Boston, Massachusetts
Shoulder Pain

Annette H.M. Van Der Helm-Van Mil, MD, PhD
Internist, Rheumatologist
Department of Rheumatology
Leiden University Medical Center
Leiden, the Netherlands
Early Synovitis and Early Undifferentiated Arthritis

Sjef van der Linden, MD, PhD
Professor of Rheumatology
Department of Internal Medicine
Division of Rheumatology
Maastricht University Medical Center
Maastricht, Limburg, Netherlands
Professor of Rheumatology
VieCuri Hospital
Venlo Venray, Limburg, Netherlands
Ankylosing Spondylitis

Jos W.M. Van Der Meer, MD, PhD
Professor of Medicine
Radboud University Medical Centre
Nijmegen, the Netherlands
Familial Autoinflammatory Syndromes

Jacob M. Van Laar, MD, PhD
Professor and Chair
Rheumatology and Clinical Immunology
University Medical Center Utrecht
Utrecht, the Netherlands
Immunosuppressive Drugs

Heather Van Meter, MD, MS
Assistant Professor of Pediatric Rheumatology
Division of Pediatrics
Duke Univeristy
Durham, North Carolina
Pediatric Systemic Lupus Erythematosus, Juvenile Dermatomyositis, Scleroderma, and Vasculitis

Ronald F. van Vollenhoven, MD, PhD
Director
Amsterdam Rheumatology and Immunology Center
Professor and Chief
Department of Rheumatology and Clinical Immunology
Academic Medical Center
University of Amsterdam
Professor and Chief
Department of Rheumatology
VU University Medical Center
Amsterdam, Netherlands
Evaluation and Differential Diagnosis of Polyarthritis

Lize F.D. van Vulpen, MD
PhD Student
Rheumatology and Clinicial Immunology
Van Creveldkliniek
Center for Benign Hematology, Thrombosis, and Hemostasis
University Medical Center Utrecht
Utrecht, Netherlands
Hemophilic Arthropathy

John Varga, MD
John and Nancy Hughes Professor
Department of Medicine
Northwestern University Feinberg School of Medicine
Chicago, Illinois
Etiology and Pathogenesis of Scleroderma

Samera Vaseer, MBBS
Assistant Professor
University of Oklahoma Health Sciences Center
Oklahoma City, Oklahoma
Musculoskeletal Syndromes in Malignancy

Raul Vasquez-Castellanos, MD
Clinical Instructor of Neurological Surgery
Vanderbilt University Medical Center
Nashville, Tennessee
Neck Pain

Douglas J. Veale, MD, FRCPI, FRCP (Lon)
Director of Translational Research Medicine
Dublin Academic Medical Centre
Professor of Medicine
University College Dublin
Fellow
Conway Institute of Biomolecular and Biomedical Medicine
Dublin, Ireland
Synovium

Richard J. Wakefield, BD, MD, FRCP
Leeds Institute of Rheumatic and Musculoskeletal Medicine
University of Leeds
Leeds, United Kingdom
Arthrocentesis and Injection of Joints and Soft Tissue

Mark S. Wallace, MD
Professor of Clinical Anesthesiology
Chair, Division of Pain Medicine
Department of Anesthesiology
University of California, San Diego
San Diego, California
Analgesic Agents in Rheumatic Disease

Ruoning Wang, PhD
Principal Investigator
Center for Childhood Cancer and Blood Disease
The Research Institute at Nationwide Children's Hospital
Assistant Professor
Department of Pediatrics
The Ohio State University School of Medicine
Columbus, Ohio
Metabolic Regulation of Immunity

Tingting Wang, PhD
Postdoctoral Researcher
Center for Childhood Cancer and Blood Disease
The Research Institute at Nationwide Children's Hospital
Columbus, Ohio
Metabolic Regulation of Immunity

David M. Warshaw, PhD
Professor and Chair
Department of Molecular Physiology and Biophysics
The University of Vermont College of Medicine
Burlington, Vermont
Muscle: Anatomy, Physiology, and Biochemistry

Lucy R. Wedderburn, MD, MA, PhD, FRCP
Professor in Paediatric Rheumatology
UCL Institute of Child Health
University College London
Great Ormond Street Hospital NHS Trust
London, United Kingdom
Etiology and Pathogenesis of Juvenile Idiopathic Arthritis

Victoria P. Werth, MD
Professor of Dermatology
University of Pennsylvania
Chief
Department of Dermatology
Philadelphia Veterans Affairs Medical Center
Philadelphia, Pennsylvania
Skin and Rheumatic Diseases

Fredrick M. Wigley, MD
Martha McCrory Professor of Medicine
Division of Rheumatology
The Johns Hopkins University School of Medicine
Baltimore, Maryland
Clinical Features and Treatment of Scleroderma

David Wofsy, MD
Professor of Medicine and Microbiology/Immunology
University of California, San Francisco
San Francisco, California
Clinical Features of Systemic Lupus Erythematosus

Frank A. Wollheim, MD, PhD, FRCP
Emeritus Professor
Department of Rheumatology
Lund University
Lund, Sweden
Enteropathic Arthritis

Elisabeth Wondimu, BS
Research Division
Hospital for Special Surgery
New York, New York
Cartilage and Chondrocytes

Cyrus Wong, MD
Texas Health Physicians Group
North Texas Neurosurgical and Spine Center
Fort Worth, Texas
Neck Pain

Robert L. Wortmann, MD, FACP, MACR
Professor Emeritus
Department of Medicine
Geisel School of Medicine at Dartmouth
Lebanon, New Hampshire
Clinical Features and Treatment of Gout

Edward Yelin, PhD
Professor of Medicine
University of California, San Francisco
San Francisco, California
Economic Burden of Rheumatic Diseases

Ahmed Zayat, MBBCH, MSc, MD, MRCP
Leeds Institute of Rheumatic and Musculoskeletal Medicine
University of Leeds
Leeds, United Kingdom
Arthrocentesis and Injection of Joints and Soft Tissue

Yong-Rui Zou, PhD
Autoimmune and Musculoskeletal Disease
The Feinstein Institute for Medical Research
Manhasset, New York
B Cells

Robert B. Zurier, MD
Professor of Medicine
Chief of Rheumatology, Emeritus
University of Massachusetts Medical School
Worcester, Massachusetts
Investigator
Autoimmunity and Musculoskeletal Disease Center
The Feinstein Institute for Medical Research
Manhasset, New York
Prostaglandins, Leukotrienes, and Related Compounds

译者前言

第 10 版《凯利风湿病学》中译本的工作始于 2019 年 2 月，近一年来，译者和责任编辑四审四校，终于可以付梓出版了。本书的第 8 版和第 9 版中译本出版后备受关注，先后获评"十一五"和"十二五"国家重点图书，北京大学医学出版社多次加印；从 2007 年左晓霞教授翻译的第 7 版，到后来的第 8 版、第 9 版，历时十余年，《凯利风湿病学》中译本已成为国内风湿免疫及相关学科的重要专业参考书之一。

在第 10 版的译校工作中，邀请了 200 余名风湿病临床、免疫和遗传等领域的学者，秉持"信、达、雅"的翻译标准。希望第 10 版《凯利风湿病学》作为一部高质量的风湿病学参考书呈现给读者，使更多同行受益。

《凯利风湿病学》是风湿病专业的经典教科书，以知识全面、内容新颖、图文精美、作者队伍强大为其一贯风格。编著队伍汇集国际知名的风湿病专家及免疫学专家，将基础科学和临床实践结合，涵盖了最新的观点和方法。在第 9 版的基础上，第 10 版新增了 5 个章节，包括第 20 章

"免疫的代谢调节"、第 27 章"信号通路的原理"、第 31 章"风湿性疾病的临床试验方法"、第 65 章"风湿性疾病中新型细胞内靶向药物"以及第 121 章"IgG4 相关疾病"，并将"反应性关节炎"从原来的第 76 章中分出，单独作为第 125 章，还对部分章节进行了扩展。新增和扩展的章节主要包括生物制剂、生物学标志物、表观遗传学和细胞治疗等。与上一版相比，第 10 版《凯利风湿病学》进行了大篇幅的更新和补充。第 10 版提供了更多的发病机制图，格式也进行了整合。

衷心感谢本书的主审——我的恩师施桂英教授多年来的支持，从第 8 版到第 10 版中译本均离不开她的精心指导！感谢副主译左晓霞、朱平、孙凌云和苏茵教授付出的辛勤努力。感谢每位译校者的付出和支持，主译助理姚海红副教授和薛佶萌博士、北京大学医学出版社陈奋副编审及其同事为此书的出版付出了大量的时间和精力，在此一并表示感谢！

该版中译本翻译时间短、任务繁重，难免有不理想之处，请各位读者不吝指正。

2019 年 10 月于北京

原著前言

第 10 版《凯利风湿病学》的编者团队及该领域的知名专家联手再版了这一经典。我们相信，这是一本针对风湿病学实习生、临床医生和研究人员的权威著作。

我们常常遇到或想到这样一个问题："当互联网可以瞬间下载一篇综述或原始研究时，为什么还要出版一本教科书？"有人可能喜欢漂亮的书页，但在电子书时代，这似乎已经过时。然而，第 10 版《凯利风湿病学》这部巨著将为读者带来一种全新体验。它由编者"统筹"，书中各章节均经作者仔细编写，并由多位专家审阅、布局独特。涵盖范围广，以使全书更加全面。但这并不意味着第 10 版《凯利风湿病学》只是泛泛而谈，本书的学术价值非比寻常，作者展示了对所撰写章节的深刻理解。我们延续了首位主编的理念，通过纸质和电子版提供了全面的参考文献，让读者能够阅读我们引用的论文。与特定的科学发现以及快速增长的现代理论相比，教科书的出版周期要长得多，这有助于我们静心思考。帕拉塞尔苏斯称："时间是医生最好的朋友。"第 10 版《凯利风湿病学》传递了时代对风湿病学的整体概念的审慎思考。

教科书应不断适应环境的变化。编者们的初衷不会改变，我们将一如既往地为读者带来精心撰写的权威著作。作为本专业的"金标准"，本书有助于读者了解风湿病学的临床进展。我们期待几年后的第 11 版《凯利风湿病学》依然精彩！

编　者

（薛佶萌　译　粟占国　校）

目 录

第69章

类风湿关节炎的病因和发病机制

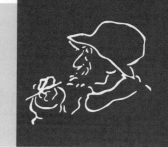

原著　Gary S. Firestein

郭　苇　李业豪　译　穆　荣　孙尔维　校

关键点

类风湿关节炎（rheumatoid arthritis，RA）是一种复杂疾病，涉及巨噬细胞、T细胞、B细胞、成纤维细胞、中性粒细胞、肥大细胞、树突状细胞等多种细胞。

RA的易感性和疾病严重程度与某些基因有关，包括Ⅱ类主要组织相容性复合体（major histocompatibility complex，MHC）基因、*PTPN22*、肽基精氨酸脱亚胺酶基因及许多其他调节免疫反应的基因。

在临床关节炎发作前数年即可出现免疫功能改变的证据，包括高血清浓度的结合修饰肽（如瓜氨酸化肽）的抗体，部分由环境应激及黏膜表面的微生物造成。

由于修饰肽与RA相关的MHC蛋白高亲和性结合并被高效呈递至T细胞，针对抗瓜氨酸蛋白的适应性免疫反应可以解释Ⅱ类MHC基因的相关性。

补体激活和Toll样受体激活等固有免疫反应参与了滑膜炎发生与持续。

基质成分，尤其是成纤维细胞样的滑膜细胞，通过分泌细胞因子、蛋白酶及小分子炎症介质参与了发病过程。

肿瘤坏死因子（tumor necrosis factor，TNF）、白介素-6（interleukin-6，IL-6）和其他多种因子等细胞因子网络参与了疾病的持续发展，并可作为治疗药物的靶点。

骨和软骨的破坏主要由破骨细胞和成纤维细胞样滑膜细胞分别介导。

类风湿关节炎可能是最常见的炎性关节炎，影响了世界人口的0.5%～1%。RA的患病率不受地域和种族的影响，在全球基本相似，但也有例外。例如，RA在中国的发生率较低（～0.3%），而在其他某些人群中则明显更高，如北美洲的Pima印第安人（～5%）。由于RA的患病率及进行实验室研究的关节标本容易获取，RA已经成为研究所有炎性和免疫介导疾病的有用模型。因此，从这些研究中得到的信息为正常免疫机制提供了新的独特见解。

RA主要是一种关节疾病，但也存在显著的全身免疫反应异常，可以引起血管炎、皮下结节、促进动脉粥样硬化等多种关节外表现。这些关节外表现无疑表明RA具有全身性疾病的特征，可累及许多器官。在某些情况下，自身抗体的生成以及随之形成的能与补体结合的免疫复合物（immune complex，IC）促成了这些关节外表现。滑膜特有的血管床结构为固有免疫反应和适应性免疫反应提供了理想的环境，但滑膜成为RA主要靶器官的原因仍然是个谜。

RA的确切病因尚不清楚，但环境与遗传显然都是RA发病的相关因素。详细的免疫遗传学研究以及潜在的免疫反应先于临床关节炎发作10年之久的现象，为了解RA的病因提供了线索。RA发病机制的研究进展更加迅速：小分子炎症介质（如花生四烯酸代谢物）、自身抗体、细胞因子、生长因子、趋化因子、黏附分子、表观遗传学、异常信号传导和基质金属蛋白酶（matrix metalloproteinases，MMPs）的作用均得到了详细的研究。滑膜细胞可以表现出侵袭性行为，能侵入并破坏关节软骨、软骨下骨、肌腱和韧带。RA 发病后不久就会出现不可逆的关节软骨和骨的丢失，早期干预可能改善患者的长期预后。随着对伴随疾病，尤其是心血管疾病及动脉粥样硬化的加速进展对 RA 死亡率的影响的认识的增多，抑制滑膜炎症和全身性炎症得到了重视。

类风湿关节炎如何启动

RA 的病因及发病机制复杂多样。各种先决条件（基因）和随机因素（偶然事件和环境）促进了 RA 的易感和发病。图 69-1 总结归纳了这些机制如何相互作用从而导致 RA 的发生和持续存在。本章将对各类机制进行详尽阐述。

早在临床症状出现前数年，RA 就开始启动了。RA 的发病涉及了某些特定的可以促进致病性抗体产生的基因，这些抗体与修饰蛋白结合，有助于打破免疫耐受导致自身反应。通过毒素暴露或激活固有免疫反应，反复的环境应激是 RA 最早期阶段的特点（图 69-1）[1]。吸烟、细菌产物、病毒成分及其他环境刺激都可引起这些反应。这些应激可诱导导致正常多肽修饰的酶类，最常见的是通过精氨酸转化为瓜氨酸，但也存在其他机制（例如赖氨酸转化为高瓜氨酸）。

这些反应在正常人群中经常发生，但部分人，特别是亚洲人，遗传背景更倾向于通过肽基精氨酸脱亚胺酶 4（peptidyl arginine deiminase，PADI4）表达上调而增加瓜氨酸化。在多数个体内这一过程是自限性的，不会致病。然而，在具有 RA 相关的 Ⅱ 类主要组

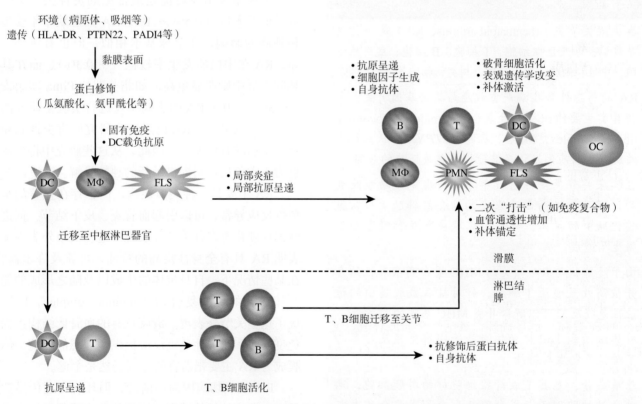

图 69-1 类风湿关节炎可能的发病机制。在对通过瓜氨酸化等形成的修饰肽有以抗体产生为表现的高免疫反疫性的人中，在最早期阶段，固有免疫能够活化成纤维细胞样滑膜细胞（FLS）、树突状细胞（DC）和巨噬细胞（MΦ）。个体的遗传构成，包括某些调节免疫反应的基因多态性和环境暴露都是必需的。慢性炎症会导致多部位蛋白的瓜氨酸化，包括肺、关节等黏膜表面。在遗传易感的个体体内，DC 会处理这些修饰后蛋白，并迁徙至中枢淋巴免疫器官呈递抗原、激活 T 细胞，后者又可以激活 B 细胞。抗体可以通过二次"打击"激发滑膜炎症，其原因可能是免疫复合物激活了滑膜肥大细胞。继而，这些抗体在关节内锚定补体，并释放趋化物质使 T 细胞聚集于滑膜，强化靶器官内的适应性免疫反应。此外，固有免疫的反复活化能直接导致慢性炎症，甚至发生滑膜内的抗原提呈。在疾病发展后期，有多种细胞通过核因子 κB（NFκB）受体激活蛋白 /NFκB 受体激活蛋白配体（RANK/RANKL）系统参与激活破骨细胞（OC），但其中 FLS 和 T 细胞可能是最强的刺激源。FLS 的自发活化也可能参与此过程。HLA-DR，人白细胞抗原 -DR；PADI，肽基精氨酸脱亚胺酶；PMN，多形核中性粒细胞

织相容性复合体（major histocompatibility complex, MHC）基因的个体中，这些经修饰的蛋白会紧密嵌入抗原结合槽，比天然未修饰的蛋白更有效地被呈递给 T 细胞。由于在个体发育过程中 T 细胞未曾被暴露于这些修饰后蛋白，在胸腺中也就不会被清除，从而可以针对这些新表位通过正常的适应性免疫应答产生反应。

这种抗原暴露最可能发生于肺、消化道及口腔等黏膜表面，但多肽修饰也可发生于滑膜本身。修饰肽会加载到树突状细胞（dendritic cells, DCs）中，抗原呈递过程可发生于滑膜的生发中心，但更多的是加载的 DC 通过淋巴管移行后在中央淋巴器官呈递。T 细胞在这些部位被活化，产生如 IL-17 等致病性细胞因子，并辅助 B 细胞产生抗体。这些抗体多是针对瓜氨酸多肽的，但也能识别其他修饰肽，例如通过氨甲酰化。抗瓜氨酸化蛋白抗体（anti-citrullinated protein antibodies, ACPAs）是针对多种蛋白的抗体，包括粘连蛋白、波形蛋白、α- 烯醇化酶、组蛋白和许多其他蛋白质。

有广泛结合能力的 ACPAs 在一段时间内滴度可以上升数倍[2]。但这并非某一种"RA 相关"的 ACPA，而是指多种抗体的滴度总体上升。在 RA 前期，即使是出现了关节疼痛的患者，其滑膜活检基本上是正常的。

ACPA 本身不足以导致滑膜炎的发生，显然需要"二次打击"。虽然这种第二信号的性质还未明确，但在动物模型中，通常它与免疫复合物的形成相伴发生。这些免疫复合物对修饰肽没有特异性。甚至实际上可与修饰肽完全不相关，如针对病毒或其他异种抗原。它们能占据滑膜的 Fc 受体，尤其是肥大细胞表面的 Fc 受体，诱导局部血管活性介质的释放，使得 ACPA 更容易进入关节。一旦进入关节遇到其特异性抗原，ACPA 就能固定补体、启动一系列级联事件，促发固有与适应性免疫细胞的募集、更多细胞因子与趋化物质的合成和局部成纤维细胞样滑膜细胞（fibroblast-like synoviocyte, FLS）及巨噬细胞的活化。随着这些细胞被募集和活化，最终会达到某一临界点，从而发生临床滑膜炎。

其他的遗传学关联放大了对修饰后蛋白正常的适应性免疫反应，通过表位扩展增强了对未修饰蛋白真实的自身反应性，或加重了局部的滑膜炎症反应。

T 细胞信号传导的多态性有利于这些事件 [例如蛋白酪氨酸磷酸酶 -22（protein tyrosine phosphatase-22, PTPN22）]。细胞因子启动子的多态性、信号传导基因的多态性和其他的基因标记也提供正反馈增强上述反应。通过 DNA 甲基化、微小 RNA（microRNA, miRNA）生成或组蛋白修饰使滑膜细胞产生的表观遗传学改变促进局部免疫调节紊乱。

最终，抗原依赖性的和抗原非依赖机制的破坏阶段开始，它由成纤维细胞和滑膜细胞等间质成分介导。随后，活化的破骨细胞引起骨侵蚀，而软骨溶解则由血管翳中的滑膜细胞或滑液中的中性粒细胞分泌的蛋白水解酶造成。可溶性 TNF 受体、抑制性细胞因子、细胞因子结合蛋白、蛋白酶抑制剂、脂氧素、抗氧化物、抗血管生成因子和天然细胞因子拮抗物等抗炎机制因为浓度不足而不能完全抑制炎症和破坏过程。抑制这种异常免疫反应需要一定的治疗性干预来调节致病细胞、中和致病过程中产生的效应分子，或重新恢复免疫耐受。

针对某种细胞因子、介质或细胞系的高度靶向性治疗有明显不同的临床反应。尽管存在重叠，某些患者的病因是依赖于细胞因子（例如 TNF 或 IL-6）的疾病，某些是依赖于 B 细胞的疾病，还有一些则是依赖于 T 细胞的疾病。这些临床现象表明 RA 不是单一的疾病实体，而是一系列疾病的集合，依据个体的遗传构成和环境触发因素而变化。通过理解疾病的基本机制，我们可以尝试解释患者患有哪种 RA 以及如何进行个性化治疗。

病因

关键点
基因在 RA 的易感程度及严重程度中起关键作用。
Ⅱ类 MHC 基因，尤其是在其抗原结合槽位置有特定序列者，是最显著的遗传关联。
人类白细胞抗原（human leukocyte antigen, HLA）-DR 可能与修饰肽的有效结合与呈递有关。
新定义的包含 PTPN22、PADI4 多态性及免疫功能相关的 100 余个基因的遗传关联表明，在 RA 中基因关联是复杂的，涉及多种途径。
黏膜表面的微生物群和环境应激促进了 RA 的发病。

虽然 RA 的病因尚不清楚，但基本可以明确，环境和遗传因素之间的相互作用与之相关。这两者均是必要条件，但均不足以独自导致疾病最终的发生。遗传因素参与发病的最有力的证据是同卵双生子中的一人患病时，另一人共患 RA 的概率为 12%～15%，远高于一般人群中 1% 的患病率。其共患病概率不很高又说明环境、表观遗传学，或是母亲 - 胎儿交换的微嵌合现象等其他因素可能同等甚至更加重要。异卵双生同胞 RA 的患病风险也有所增加（2%～5%），但与其他一级亲属的患病率相近。

尽管免疫遗传学尚未被完全阐明，最好的研究之一且影响可能最大的 RA 遗传危险因素是个体的 Ⅱ 类 MHC 单倍体型。*PTPN22* 和 *PADI4* 基因的单核苷酸多态性（single nucleotide polymorphisms，SNPs）在某些（并非所有）人种或民族中能增加 RA 的发病风险。全基因组筛查已提示超过 100 个基因参与了 RA 发病，其中大部分基因与免疫功能有关[3]。多数基因在 RA 发病中的影响相对轻微，基因多态性仅使 RA 的易感性增加 1.05～1.2 倍。不同组合的基因之间显然还存在着相互作用，已确定 *HLA-DR*、*PTPN22* 和 *TRAF1-C5* 基因联合作用会使 RA 的风险增加 45 倍[4]，但这种基因联合仅见于不到 1% 的 RA 患者，针对 RA 其他 SNP 的计算尚未识别出能够解释 RA 发病的某个主要联合。深入理解基因在 RA 中的作用，需要繁复的生物信息学计算来明确特定等位基因与疾病易感性、严重程度和对靶向治疗反应性的关系。这些基因不仅包括某些常见的多态性，罕见基因变异可能更加重要。

人类白细胞抗原 -DR 在 RA 易感程度和严重程度中的作用

抗原呈递细胞的 Ⅱ 类 MHC 分子的结构与 RA 易感性和疾病严重度的增加相关，其影响占遗传因素的40%。20 世纪 70 年代，HLA-DR 与 RA 的遗传联系首次被报道，RA 患者的 HLA-DR4 阳性率为 70%，而对照组仅为 30%，即带有 HLA-DR4 基因的个体罹患 RA 的相对危险性接近 4～5 倍。

最初认为 RA 易感性与 DR β 链第三高变区的第70～74 位氨基酸相关，其表位为谷氨酰胺 - 亮氨酸 - 精氨酸 - 丙氨酸 - 丙氨酸（QKRAA），DR4、DR14以及一些 DR1 β 链中存在这一序列。DR4 β 链上与

RA 最相关的"易感表位"（susceptibility epitope，SE）是 DRB*0401、DRB*0404、DRB*0101 和 DRB*1402（表 69-1）。在某些人群中，高达 96% 的 RA 患者具有相应的 HLA-DR 位点[5]。而在另一些人种或民族中，QKRAA 与 RA 的相关性并不明显。QKRAA 表位能预测确诊 RA 的严重度，有两个拷贝数的患者的关节外表现和骨侵蚀的发生率较高。DRB*1301 等其他一些 HLA 基因包含 DERAA 序列的，与 RA 易感性降低有关[6]。

对于没有上述基因变化的 RA 患者，一种有趣的可能性是微嵌合现象[7]。来源于母体、表达 SE 的细胞可在胎儿体内存活，甚至整个成年期都持续存在于其循环中。这些非遗传而来的母体抗原使表达 SE 的女性的子代发生 RA 的危险增加。

RA 相关的区域（QKRAA 序列）主要背离 DR 分子的抗原结合槽，而抗原结合槽决定了呈递给

表 69-1 人类白细胞抗原 -DR 等位基因的命名及其与类风湿关节炎的相关性

旧的命名（HLA-DRB₁ 等位基因）	目前的命名	与 RA 的相关性
HLA-DR1	0101	+
HLA-DR4Dw4	0401	+
HLA-DR4Dw14	0404/0408	+
HLA-DRw14Dw16	1402	+
HLA-DR4Dw10	0402	—
HLA-DR2	1501, 1502, 1601, 1602	—
HLA-DR3	0301, 0302	—
HLA-DR5	1101-1104, 1201, 1202	—
HLA-DR7	0701, 0702	—
HLA-DRw8	0801, 0803	—
HLA-DR9	0901	—
HLA-DRw10	1001	—
HLA-DRw13	1301-1304	1301 与保护作用相关
HLA-DRw14Dw9	1401	—

HLA，人类白细胞抗原；RA，类风湿关节炎
Modified from Weyand CM, Hicok KC, Conn DL, Goronzy JJ: The influence of HLA-DRB1 genes on disease severity in rheumatoid arthritis. Ann Intern Med 117: 801, 1992.

CD4⁺T 辅助（T helper，Th）细胞的多肽特异性。RA 相关等位基因的抗原结合槽中洗脱下来的多肽没有发现 RA 特有或与之相关的单一抗原。SE 在可能增强与 RA 联系的胸腺内 T 细胞库形成或者改变细胞内 HLA-DR 运输和抗原负载中也有一定作用。另外，因为来源于 EB 病毒（Epstein-Barr virus）的 gp110 等异种蛋白也包含 QKRAA 序列，通过分子模拟该序列也可作为一种自身抗原发挥作用。

最新的有关 SE 作用的信息学研究提示，与 RA 关联最显著的其实是氨基酸 11 与 13 位点[8]，这两个残基位于 HLA-DR 抗原结合槽的底部。第 11 氨基酸位点为亮氨酸或缬氨酸与疾病发生风险增加相关，而第 13 氨基酸位点为丝氨酸则与风险降低相关。这些关键氨基酸残基通过选择"致关节炎性"多肽而发挥重要作用。事实上，对抗原结合亲和力的细致研究提示，相比于未修饰蛋白，瓜氨酸化的波形蛋白能更快地结合 RA 相关等位基因，与 RA 不相关的 HLA-DR 则未显示这种结合的差异性。功能性研究显示，如果 IL-17 与干扰素（interferon，IFN）-γ 等细胞因子含量更高，同一组 RA 相关等位基因能更高效地将抗原呈递给 T 细胞[9-10]。

基于这些研究，共同表位可能不是 RA 的独立危险因素，而是能导致 ACPA 生成的对修饰肽的免疫反应的标志物[11]。在早期未分化炎性关节炎的大样本患者队列中，1/3 的患者在 1 年内达到了 RA 的诊断标准。ACPA 阳性的患者无论 HLA-DR 表型如何都会进展为 RA。当依据 ACPA 进行分层时，共同表位对未分化关节炎向 RA 的进展没有额外作用。但在另一些研究中，共同表位与 ACPA 同时存在则与疾病更严重相关，说明 MHC 的作用可能更为复杂。

其他多态性：细胞因子、瓜氨酸化酶、PTPN22 及其他

基因对 RA 的影响催生了评估非 MHC 基因的众多研究。通过全基因组相关性研究等不同方法，RA 中启动子区、编码区和未知功能区的 SNP 得到了深入的研究。表 69-2 列举了已被证明与 RA 相关的某些 SNP 和微卫星序列。大多数基因多态性的相对作用较小，同时研究技术、疾病阶段以及患者人群的不同也导致了不同研究之间的差异。

鉴于细胞因子在 RA 中的重要性，许多研究聚焦

表 69-2 与 RA 相关的关键基因

基因	等位基因的风险比值比	说明
HLA-DR	4～5 倍	
PTPN22	～2 倍	亚洲人群中无
PADI4	～2 倍	主要在亚洲人群中
TRAF1-C5	1.2～2 倍	
STAT4	1.2～2 倍	
TNFAIP3	1.2～2 倍	
IL2/21	1.2～2 倍	

比值比 > 1.0 倍且 < 1.2 倍的基因有：CTLA4、CD40、CCL21、CD244、IL2Rb、TNFRSF14、PRKCQ、PIP4K2C、IL2RA、AFF3、REL、BLK、TAGAP、CD28、TRAF6、PTPRC、FCGR2A、PRDM1、CD2-CD58、IRF5、CCR6、CCL21、IL6ST、RBPJ

于这些基因并不奇怪。最让人感兴趣的是 TNF 相关基因。该促炎因子是 RA 病发机制中主要的炎症因子，TNF 基因位于人 6 号染色体的 MHC 位点。TNF 启动子区域（包括 -238 和 -308 位点）的某些多态性可以改变基因的转录。尽管结论不完全一致，已有报道 TNF 的多态性与 RA 易感性和放射学进展有关。此外，细胞因子的某些多态性，尤其是 TNF 和 Fc 受体，与治疗的不同反应相关。以 TNF 启动子 -857 位点为例，T 取代 C 的突变可以显著增加对 TNF 抑制剂治疗的反应[12]。影响 IL-6 功能的 IL-6 受体多态性也与 RA 相关[13]。

在许多非细胞因子和非 MHC 的基因连锁中，PADI 和 PTPN22 相关基因对易感性影响最大。PADI 基因负责将精氨酸向瓜氨酸的翻译后修饰，并能产生可高效结合 RA 相关 MHC 蛋白的新抗原。PADI 还具有其他不太明确的功能，例如可重塑染色质的组蛋白瓜氨酸化。研究已发现其有 4 种异构体，分别命名为 PADI1 至 PADI4。PADI4 的扩展单倍体型与 RA 相关，它能提高信使 RNA（mRNA）的稳定性，从而增加 PADI4 蛋白的水平[14]。一项日本人群的队列研究发现，PADI4 基因 SNPs 使 RA 发病风险增加 2 倍。类似的研究证实了亚洲人群中的相关性，最近的数据提示其在北美人中也是风险基因。

大规模的 RA 相关 SNP 的筛选工作发现了 PTPN22 基因[15]。PTPN22 基因第 1858 位点的 SNP 可使 RA 的风险增加 2 倍。在 8.5% 的对照组中，该位点含有胸腺嘧啶基因、导致等位氨基酸替换（R620W），该

SNP 在血清阳性 RA 患者中的发现率接近 15%。其他研究证实了其与系统性红斑狼疮、1 型糖尿病及其他几种自身免疫病也存在相似的相关性。*PTPN22* 编码一种磷酸化酶，可以调节 Lck 和 ZAP70 等几种对 T 细胞激活起重要作用激酶的磷酸化状态，R620W 等位基因令人惊奇地导致了改变 T 细胞受体（TCR）信号传导阈值的功能增强。由于 *PTPN22* 等位基因在日本人中很少，可能有其他基因（如 PADI4）影响了该种族或其他特定族群人种的疾病易感性。

与 RA 相关的基因都与免疫调节相关，其中很多基因在其他免疫介导的疾病中也发挥重要作用，例如 SLE、1 型糖尿病和乳糜泻[16]。TNF、IL-1 抑制剂、IL-1Ra 等细胞因子的多态性（相关）并不出人意料。调节 T 细胞适应性免疫反应的基因，例如 *PTPN22* 和共刺激受体 CTLA 也与 RA 相关。其他与 B 细胞功能和（或）抗原呈递相关的基因，如 BTLA（B/T 细胞衰减因子）、Fc 受体和 *CD40* 等也密切相关。调节免疫功能的信号转导通路如 TRAF1-C5、转录激活信号传导子（signal transducer and activator of transcription，STAT）4 通路，以及调节细胞迁移（*ELMO1*）和胚胎发育（*LBH*）也发现了 RA 相关的多态性。在这项分析中一致的线索是 RA 的大多数关联聚集于固有免疫、适应性免疫、基质调节和炎症方面。除了提供对疾病发病机制的深入了解之外，它们也有助于靶向治疗应答。

基因与环境的相互作用

很多环境因素明确与 RA 易感性相关，最近发现维生素 D 水平低可增加风险[17]。微嵌合体，包括女性的男性微嵌合体，也与风险增加相关[18]。然而，吸烟是最明确的环境危险因素。吸烟如何影响滑膜炎的发展尚未完全确定，但可能与呼吸道内固有免疫和 PADI 激活有关。吸烟会诱导气道内 PADI 的表达并增加蛋白的瓜氨酸化，刺激易感个体 ACPA 的合成（图 69-2）[19]。高分辨率 CT 研究显示临床前期 RA 中 ACPA 的形成与支气管增厚相关，表明局部炎症反应可能起始于该部位黏膜[20]。口服避孕药等其他环境因素，似乎对 RA 的发病起到一定的保护作用，这可能是由于激素环境的变化[21]。

HLA-DR 和烟草暴露间的相互作用可能是基因和环境因素联合增加致病风险的最佳例证。虽然单独的吸烟或 SE 只会适度增加 RA 易感性，但两者的结合具有协同作用[22]。一位带有两个 SE 拷贝的吸烟者患 RA 的概率增加 40 倍。这两种危险因素的相互作用机制可能与吸烟者体内的蛋白质瓜氨酸化的增加及含 SE 的 HLA-DR 分子呈递瓜氨酸蛋白的能力有关。吸烟量也有预测价值，最大风险见于至少 20 包年的吸烟量。随着戒烟时间延长，这种风险会缓慢下降，在至少十年以后逐渐降至接近非吸烟者[23]。饮酒可以降低这种风险，暴露于硅尘等其他可吸入颗粒物会

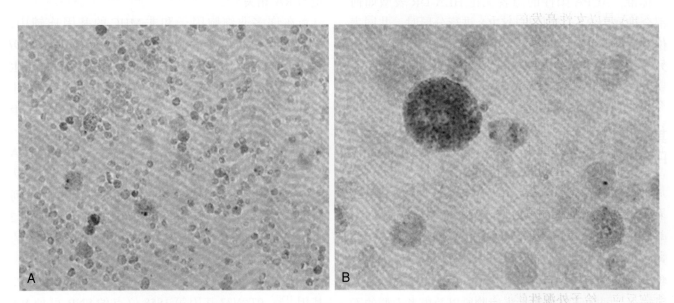

图 69-2 吸烟者肺泡巨噬细胞中的瓜氨酸蛋白。吸烟者支气管肺泡灌洗的肺泡巨噬细胞免疫染色，瓜氨酸蛋白（蓝棕色）。不吸烟者则没有明显的染色（From Klareskog L, Stolt P, Lundberg K, et al: A new model for an etiology of rheumatoid arthritis: smoking may trigger HLA-DR [shared epitope]-restricted immune reactions to autoantigens modifi ed by citrullination. Arthritis Rheum 54:38-46, 2006.）

增加风险，疾病易感性理解中环境与人类行为作用的复杂性。饮食也是一种潜在的风险，肥胖可能通过产生脂肪因子导致疾病易感性（营养与 RA 风险的相关内容详见第 68 章）[24]。

微生物组

气道炎症可能导致疾病风险的观察促使许多研究评估了其在其他黏膜部位的作用。在关节炎的动物模型中观察到了类似的联系，生长于无菌或确定的细菌环境中的小鼠的易感程度和严重程度都较低。最显著的关联体现于通常由牙龈卟啉单胞菌引起的牙周炎，这种细菌是少数几种可产生 PADI 的细菌之一，因而可以导致如纤连蛋白等蛋白的局部瓜氨酸化。更新的数据提示牙龈卟啉单胞菌也可以通过刺激 Toll 样受体（Toll-like receptor，TLR）2 起作用，TLR2 可以增加 IL-1 的合成从而诱导致病性 Th17 细胞的产生[25]。早期 RA 患者消化道内的 Copri 普氏菌繁殖增加，伴随拟杆菌的减少[26]。在长期 RA 的患者中并未见到这种差异。但尚不明确这是否是治疗或其他影响肠道微生物的因素引起的，无论怎样，宿主与细菌之间的相互作用，即使是非致病性的共生关系，也可能在免疫介导疾病如 RA 中发挥着重要作用。

性别

RA 是以女性高发的慢性自身免疫性疾病之一。RA 中女性与男性的发病比例为 2:1 ～ 3:1，低于桥本甲状腺炎（25:1 ～ 50:1）或系统性红斑狼疮（9:1）。在一些自身免疫病的动物模型中常可以观察到性别效应，例如在系统性红斑狼疮 NZB/NZW 小鼠模型中雌鼠的病情更重。雌激素是显而易见的解释，一些数据也佐证了这些激素调节免疫功能的观点[27]。例如，产生自身抗体的 B 细胞经雌二醇处理后可产生凋亡抵抗，提示这些自身反应性 B 细胞克隆可能逃避了免疫耐受。雌激素受体能在 FLS 中表达，增加金属蛋白酶的产生，在巨噬细胞系内，雌激素能促进 TNF 的分泌。携带 ZAP70 基因某一特定变异的小鼠会出现自发性关节炎，该基因可以调节 T 细胞反应。给予外源性雌激素可以改善疾病，说明性激素与疾病之间的关系是复杂的[28]。早期一些研究中，认为未生育是一种危险因素，但最近的报道则并

不支持这一观点。因此女性易患 RA 的具体机制还并不明确。

在妊娠的最后 3 个月，RA 的病情常出现缓解。超过 3/4 的 RA 患者在孕期前 3 个月或第 4 ～ 6 个月内病情改善，但其中 90% 以上的患者在分娩后数周或数月出现与类风湿因子（rheumatoid factor，RF）滴度增高相关的病情复发。这种保护作用的机制还不清楚，可能是由于妊娠期间 IL-10 等抑制性细胞因子分泌增多、甲胎蛋白产生增加或细胞免疫功能改变。一个有趣的发现是孕妇外周血中胎儿 DNA 水平与 RA 症状改善倾向相关。目前还不确定是这些 DNA 本身有作用，或其只是胎儿细胞向母体循环渗漏增加的标志物[29]。妊娠期可能出现抗父系 HLA 抗原的免疫反应，并导致母体循环中产生同种抗体。母亲和胎儿 II 类 HLA 抗原基因型的差异与妊娠诱导缓解相关。超过 3/4 具有母亲 - 胎儿 HLA-DRB1、HLA-DQA 和 HLA-DQB 单倍体型差异的孕妇病情有显著改善，而表现为持续活动性关节炎的孕妇仅有 1/4 有上述差异[30]。因此，抑制母亲对父体 HLA 单倍体型的免疫反应可能具有保护作用。由于另一项研究并未发现 HLA 的差异与妊娠期病情改善的相关性，这个问题还没有最后定论[31]。

表观遗传学

表观遗传学（epigenetics）研究的是 DNA 序列不变的前提下表型或基因表达性质改变的机制。例如，DNA 中胞嘧啶 - 磷脂酰基 - 鸟苷酸（cytosine-phosphatidyl-guanine，CpG）序列的甲基化修饰能够抑制基因的表达，在细胞分化中起到了一定作用。组蛋白乙酰化也会改变 DNA 对转录因子及 RNA 聚合酶的可达性。miRNA 可以与 DNA 结合并抑制炎症过程相关的关键基因的表达。DNA 甲基化等表观遗传学信息可以遗传至子代，为环境影响下某一人群疾病易感性的快速改变提供了一种可能的解释机制。

一些外周血研究的数据提示 RA 患者的单个核细胞内甲基化总体略有下降。然而，由于外周血单个核细胞是多种不同细胞的混合体，而一个谱系细胞的表观遗传特征可能被其他细胞稀释，这些数据不易解释。多数关于 RA 中表观遗传的信息来源于对 RA 滑膜组织或培养的滑膜细胞的研究。某些候选基因例如 IL6，CXCL12 和蝶素 -B1（ephrin-B1，EFNB1）是低

甲基化的，而其他候选基因例如 *HLA-DRB3*，*EBF2* 与 *IRX1*[32] 的甲基化位点数目则是增加的。使用芯片技术的无偏倚研究说明，RA 患者 FLS 中的甲基化总体水平与骨关节炎（osteoarthritis，OA）或正常细胞无差别。然而，RA 中具有明显的差异性甲基化模式，某些位点高甲基化，而另一些则低甲基化（图 69-3）[33]。

FLS 内的差异性甲基化在细胞传代中可以保持多代稳定，详细的数据分析说明，差异甲基化基因通过诸如细胞黏附、黏着斑、基质调节、细胞因子 - 细胞因子受体相互作用及对免疫功能有重要作用的其他通路被富集。由于 IL-1 可以抑制 DNA 甲基转移酶的表达，该特征可能部分受局部细胞因子环境影响。细胞因子的作用在培养条件中是暂时的，去除细胞因子后，细胞甲基化水平恢复至基线。这些数据说明，RA 中 FLS 内的永久印记可能是由于其他因素导致的，甚至可能是遗传的[34]。饮食的影响，如摄入叶酸等甲基供者，或者甚至宫内接触甲基供体，也可以显著地改变 DNA 甲基化和适应性免疫功能。

RA 中组蛋白标记的数据很少。然而组蛋白脱乙酰化酶能在 RA 的 FLS 中表达，且组蛋白脱乙酰化酶 HDAC1 是过表达的[35]。利用小干扰 RNA 敲除 HDAC1 或 HDAC2 可以增加肿瘤抑制基因 p53 及 TNF 诱导的 MMP-1 表达[36]。TNF 等细胞因子能上调体外培养 FLS 的 HDAC1 表达。具有 HDAC 活性的 SIRT1 在 RA FLS 和滑膜中也是过表达的。在 FLS 中阻断 SIRT1 可减少 IL-6 和 IL-8 的生成。

HDAC 抑制剂在多个关节炎动物模型中有效，包括大鼠佐剂性关节炎和小鼠胶原诱导性关节炎模型[37]。这些数据说明组蛋白标记在 RA 染色质重塑、炎症介质合成上调中发挥关键作用。

滑膜细胞分析显示，与骨关节炎细胞相比，RA 中 miRNA-124a 等几种 miRNA 的水平较低。miRNA-124a 能够抑制细胞周期和趋化因子基因。增加 RA 滑膜细胞中 miRNA-124a 的水平能够减少趋化因子 MCP-1 的产生[38]。强制表达滑膜细胞中的 miRNA-203 强制表达会增加金属蛋白酶和 IL-6 的表达[39]。miRNA155 尤其引人注意，其在 RA 滑膜细胞和外周血细胞中的表达均增加。敲除这种 miRNA 可以减少这些细胞中 MMP 和细胞因子的表达。体内 miRNA-155 缺陷在动物模型中具有混合效应，在胶原诱导性关节炎中能降低疾病严重度，而在被动 K/BxN 血清转移模型中无影响[40]。这两种模型的差异可能是因为发病机制不同；后者是一种单纯固有免疫相关的模型，而在前者中适应性免疫发挥主要作用。RA 中还有其他几种 miRNA 的差异表达，包括 miRNA16、124a、202、134a、23、346 和 15a[41]。最终还需要应用无偏倚分析技术充分评估 miRNA 模式如何影响 RA 的发病机制。

表观遗传学在 RA 中的作用尚不十分明了。还不清楚这些表观遗传学改变是先于疾病出现，还是参与了无症状性自身免疫到临床疾病的转化，抑或在确诊 RA 的骨破坏阶段发挥作用。在疾病易感性方面，环境应激可能比 DNA 多态性发挥了更重要的作用。这

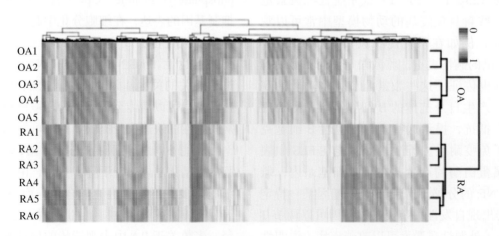

图 69-3 成纤维细胞样的滑膜细胞（FLS）内异常的 DNA 甲基化。芯片技术确定了骨关节炎（OA）和类风湿关节炎（RA）的 DNA 甲基化模式。注意，来自这两种疾病的细胞仅依据甲基化模式分离。甲基化印记是稳定的，涉及许多与免疫反应相关的基因（From Nakano K, Whitaker JW, Boyle DL, et al：DNA methylome signature in rheumatoid arthritis. Ann Rheum Dis 72：110-117, 2013.）

些机制可能涉及基因表达的表观遗传失调，导致适应性免疫系统的自身反应阈值降低。

流行病学演变

RA 的历史揭示了惊人的观察结果，即在欧洲和北非它是一种相对较新的疾病。欧洲和北非的古代遗骸检测未揭示 RA 存在的可信证据，但可识别出其他风湿病，例如 OA、强直性脊柱炎及痛风。相反，在田纳西州、阿拉巴马州和中美洲的数千年前的原住民骨骼中却发现了典型的边缘骨侵蚀和类风湿样病变。欧洲关于 RA 的首次清晰描述出现于 17 世纪，Garrod 在 19 世纪中叶将其与痛风和风湿热区别开来。尽管存在争议，有理论认为随着贸易和航线开放，RA 从新世界传播至旧世界。由于基因混合相对受限，风险相关的 MHC 基因，在易感的欧洲人群中可能与未确定的环境因素共同导致了 RA。当然，最明显的解释为感染其中一种环境因素，然而其他同时传入旧世界的环境影响，例如烟草，可能也起到了作用，最近的数据表明吸烟会诱导气道内蛋白的瓜氨酸化，这是 RA 如何传入欧洲的有趣线索。

20 世纪后期，RA 的严重程度和发病率似乎有所下降（图 69-4）[42]。在某些构成明确的人群，例如美洲原住民中，在 20 世纪后半叶，RA 的发病率下降了 50%。不过，进入 21 世纪早期阶段后，这个 Olmsted Country 队列人群的趋势发生了逆转[43]。年龄校正后各组发病率都有增长，但在女性中更为明显[43]。由于美国的吸烟率有所下降，烟草使用的变化无法解释该现象。其他影响，如卫生与工业化相关其他生活方式的改变等或许与之相关。同时，由于这些社会条件的改变，就像许多感染性疾病一样，感染原的流行率也会发生变化。现在，RA 的终生罹患风险出乎意料的高，在女性中为 3.6%，在男性中为 1.7%[44]。第二种最常见的自身免疫性风湿性疾病是风湿性多肌痛，女性的终身罹患率为 2.4%，男性为 1.4%。

类风湿关节炎的发病机制

> **关键点**
>
> 虽然还未确立病原学关联，但病原体如病毒、逆转录病毒、细菌及支原体等与 RA 相关。
>
> 虽然黏膜表面的微生物组具有关键作用，单一"RA 病原体"是不可能的。
>
> 反复的炎症应激，尤其是通过识别基因易感个体中病原体产生的常见分子的特异性受体，可能通过瓜氨酸化导致肽改变、破坏免疫耐受从而引发自身免疫反应。

已经有很多工作评估了感染因子在 RA 中的作用（表 69-3）。潜在的病原体可以通过多种机制启动疾病，包括直接感染滑膜，通过结合病原体成分的模式识别受体激活固有免疫，或通过分子模拟机制诱导适应性免疫反应。

感染原：直接感染与固有免疫反应

如前所述，细菌和其他病原体间接与 RA 有关。通过修饰蛋白或构成 T 细胞库，微生物组与黏膜表面的相互作用间接地促进 RA 的发生。在这一部分，我们将讨论病原体在 RA 起始与进展中的更为直接的作用。

关节中的 Toll 样受体和炎性小体

病原微生物通过多种机制导致疾病的启动和持

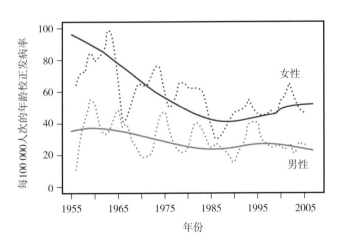

图 69-4　明尼苏达州的人群调查显示，RA 的发病率在 1960 至 1995 年逐渐下降。然而，女性的发病率趋势在 1996 至 2007 年似乎发生了逆转（From Myasoedova E, Crowson CS, Kremers HM, et al：Is the incidence of rheumatoid arthritis rising? Results from Olmsted County, Minnesota, 1955-2007. Arthritis Rheum 62：1576-1582, 2010.）

表 69-3 RA 的病因：感染的作用

致病原	潜在致病机制
支原体	直接滑膜感染；超抗原
细小病毒 B19	直接滑膜感染
反转录病毒	直接滑膜感染
肠道细菌	分子模拟（QKRAA，如细菌热休克蛋白）
分枝杆菌	分子模拟（蛋白聚糖，QKRAA），免疫刺激 DNA（Toll 样受体 9 激活）
Epstein-Barr 病毒	分子模拟（gp110 中的 QKRAA）
细菌细胞壁	Toll 样受体 2 的激活
牙龈卟啉单胞菌	Toll 样受体 2 激活与蛋白瓜氨酸化
普雷沃菌属	肠道微生物群改变

续。一些致关节炎的微生物能够感染滑膜并引发局部的炎症反应。人们越来越认识到固有免疫系统可以直接影响滑膜炎的发生和发展。由前哨细胞表达的病原相关分子模式受体，尤其是 TLR 是宿主体内第一道防线（详见第 17 章）。这些受体能识别细菌及其他病原微生物的保守结构，允许机体快速释放炎症介质，激活抗原呈递细胞及强化适应性免疫反应。

人体中至少存在 11 种 TLRs，例如结合肽聚糖的 TLR2、结合双链 RNA（double-standed RNA，dsRNA）的 TLR3、结合脂多糖（lipopolysaccharide，LPS）的 TLR4，以及结合含 CpG 模序细菌 DNA 的 TLR9。多数模式识别受体可由类风湿滑膜组织和培养的 FLS 表达，包括 TLR2、TLR3、TLR4 和 TLR9。外源性 TLR 配体如细菌肽聚糖和 DNA 等，以及内源性配体热休克蛋白、纤维蛋白原和透明质酸等都存在于炎性关节中（详见下文）。某些关节炎的动物模型已证实了这些受体的参与并加剧了滑膜的炎症反应，这些受体的缺失可以限制或预防关节炎。TLR3 在滑膜衬里层细胞中也有表达，它能够识别病毒 dsRNA 并激活抗病毒反应。含 RA 患者滑液细胞 mRNA 的坏死碎屑，能够激活 TLR3 信号通路及滑膜中促炎基因的表达。

固有免疫在 RA 中的作用提示滑膜组织中的 TLRs 反复激活可能促使了疾病的发生和发展。这一假设能够解释为什么特定的病原体在关节中很难识别，但这些病原体却能通过增加血管通透性及致病性自身抗体（如 ACPA）内侵参与 RA 发病。相反，如果 TLRs 被反复激活，为针对关节抗原的自身免疫反应创造条件，会破坏遗传易感基因个体的自我免疫耐受。一些动物模型显示疾病的启动需要 TLR 配体，如佐剂性关节炎需要 TLR9，链球菌细胞壁关节炎需要 TLR2，其慢性化 T 细胞依赖阶段则需要 TLR4。TLR4 基因敲除小鼠由 IL-1 的过度表达导致的关节损伤明显减少，但仍有明显的滑膜炎症[45]。这些数据提示内源性 TLR 配体能以非炎症反应依赖的方式在基质调节中起关键作用。

调节固有免疫系统的第二种机制与炎性小体有关。这种复合物包含几种参与识别"危险信号"及病原体产物（如胞壁酰二肽和尿酸盐）的蛋白。该复合物中的一个核心成分是隐热蛋白，也被称为 NALP3，它通过衔接蛋白与半胱氨酸蛋白酶 1（IL-1 转换酶）相连接。炎性小体参与会导致半胱氨酸蛋白酶 1 被激活，IL-1 被加工及释放。该通路的突变，尤其是半胱氨酸蛋白酶的突变，常与自身炎症性疾病相关，例如 Muckle-Wells 综合征及家族性寒冷自身炎症反应性疾病。尿酸盐结晶或三磷腺苷也通过此通路诱发炎症反应，故能被 IL-1 抑制剂阻断。RA 患者的滑膜有大量半胱氨酸蛋白酶，并被 FLS 和巨噬细胞组成性表达。其他炎性小体组分和相关基因也在 RA 外周血细胞中高表达，包括 ASC、MEFV、隐热蛋白 -NALP3[46]。TNF 能显著促进体外培养的 FLS 的表达。此外，隐热蛋白 /NALP3 的 SNP 也可能与 RA 发病风险增加有关。暴露于细菌产物和其他危险信号后，TNF 诱导的炎性小体激活能够诱导细胞因子产生，这说明其可能参与了滑膜 IL-1 和 IL-18 的调节。

细菌、分枝杆菌、支原体及其成分

滑膜组织的化脓性细菌现症感染不太可能是 RA 的病因，在滑膜组织或者关节液尚未检测出特异的病原体。有研究报道，RA 患者血液中可检出某些生物体（如变形杆菌）的抗体升高，但这只能说明非特异的 B 细胞活化。大部分 RA 和反应性关节炎患者的滑膜中都含有细菌的 DNA 序列，但无法鉴定出特异性的细菌，且基本是不动杆菌属和芽孢杆菌属感染等常见的皮肤黏膜细菌感染。细菌产物的积累可能是由局部巨噬细胞的吞噬效应引起的。

RA 患者的滑膜组织中还有大量的细菌肽聚糖（图 69-5）。包含这些产物的抗原呈递细胞能表达 TLR，这些 TLR 可以被结合并合成促炎细胞因子。

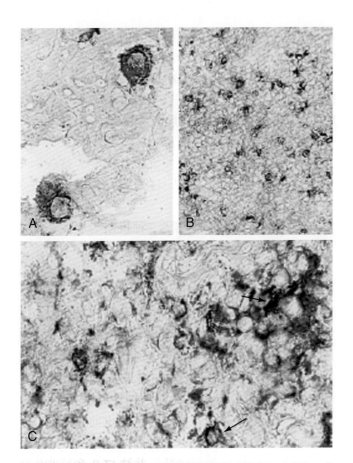

图 69-5　细菌肽聚糖在 RA 患者滑膜组织中聚集。**A** 和 **B**. 免疫组化方法显示含有肽聚糖的滑膜细胞（红色）。**C**. 双重染色研究显示细菌肽聚糖在滑膜巨噬细胞中堆积（箭头所示）。这些细菌产物能够激活 TLR 并刺激细胞因子产生（From Schrijver IA, Melief MJ, Tak PP, et al：Antigen-presenting cells containing bacterial peptidoglycan in synovial tissues of rheumatoid arthritis patients coexpress costimulatory molecules and cytokines. Arthritis Rheum 43：2160, 2000.）

这种肽聚糖可以原位激活细胞，或者被其他部位及循环中的吞噬细胞结合然后随之迁移至关节。无论是哪种情况，都不难想象它们是如何导致滑膜炎症的。

　　一些关节炎动物模型依赖于 TLR2、TLR3、TLR4 和 TLR9。例如，注射了链球菌细胞壁（TLR2 配体）的啮齿类动物会发生严重的多关节炎。疾病急性期缓解后，即进入类似于 RA 的 T 细胞依赖的慢性期。在大鼠佐剂关节炎模型中，完全弗氏佐剂的致关节炎性依赖于结合 TLR9 并激活适应性免疫反应的分枝杆菌 DNA。热休克蛋白及纤维蛋白原等内源性 TLR4 配体也在被动 K/BxN 关节炎等免疫复合物模型中发挥作用[47]。

　　支原体（如关节炎支原体）来源的超抗原能够直接诱导巨噬细胞非 T 细胞依赖的细胞因子合成，促发或者加剧 Ⅱ 型胶原免疫的小鼠的关节炎。虽然有部分证据支持上述观点，但大部分证据表明，关节样本中的支原体或衣原体 DNA 结果是阴性的，没有直接证据支持这些生物体可作为病原体。

EB 病毒、dnaJ 蛋白和分子模拟

　　EBV 是一种多克隆 B 细胞的激活剂，能够增加 RF 合成。RA 患者的巨噬细胞和 T 细胞抑制 EBV 诱导的人类 B 细胞增殖作用的功能存在缺陷。与对照个体相比，RA 患者咽喉冲洗液中能洗脱更高水平的 EBV，外周循环中则有更多病毒感染的 B 细胞、更高水平的抗正常及瓜氨酸化 EBV 抗原的抗体，且有异常的 EBV 特异性细胞毒 T 细胞应答。RA 患者的 CD25⁺B 细胞能比正常人更快地对 EBV 发生反应，并合成更多的多克隆 IgG 与 IgM[48]。EBV 转化淋巴细胞消除功能的缺陷，增加了免疫功能紊乱促进疾病发生的猜测。

　　HLA-DR 蛋白的易感转录盒与 EBV 糖蛋白 gp110 的同源序列也为 RA 中 EBV 的作用提供了有趣的信息。类似于 DRB*0401，gp110 也包含 QKRAA 序列，并且血清学有既往 EBV 感染证据的患者可以检出针对此表位的抗体。因此，携带 SE 的患者的对 EBV 表位的 T 细胞识别可能通过"分子模拟"引起抗无关细胞的免疫反应。这种假设可以解释为何具有某种特定 MHC 基因表型的患者在没有活动性感染的情况下疾病仍会持续存在。RA 患者的 T 细胞，尤其是滑液中的 T 细胞有更高的针对 gp110 的增殖性反应，这或许也支持了各种包含 QKRAA 序列的蛋白与关节炎之间的分子模拟关联。gp110 仅仅是包含 QKRAA 序列的众多异种蛋白中的一种，大肠埃希菌热休克蛋白 dnaJ 也包含这个序列，因此这可能是一种普遍现象。极有趣的是，抗 dnaJ 蛋白的反应也能识别人 Hsp40 蛋白 DnaJA1 和 DnaJ2。因此，分子模拟并不仅限于 HLA-DR，也涉及了其他细胞蛋白[49]。

细小病毒

　　包括非结构蛋白 NS1 在内的血清学证据表明，一些 RA 患者存在细小病毒 B19 感染。仅有约 5% 的 RA 患者在起病时有新近细小病毒 B19 感染的证据。有趣的是，RA 患者滑膜标本中细小病毒 B19

的 DNA 阳性率为 75%，而非 RA 的对照样本却仅约 20%。通过免疫组化，RA 患者可检测到 B19 蛋白 VP-1，而其他类型的关节炎则无相关证据。然而，其他研究并未在 RA 关节样本中检出 B19 基因组。

如果 B19 确实能够诱导滑膜炎，其机制可能也与 FLS 功能变化有关[50]。在滑膜细胞侵袭软骨的细胞培养模型中，细小病毒感染显著增加了细胞向基质的迁移。转染了 B19 蛋白 NS1 的小鼠对胶原诱导性关节炎更为易感，并能产生高滴度的抗 Ⅱ 型胶原抗体。这些数据表明，B19 基因组或许不会导致关节炎，但会增强机体对其他环境刺激的致关节炎性反应。这种现象或许是 B19 诱导的细胞凋亡所造成的，在这种凋亡中，NS1 可以在凋亡体内与其他多种产物形成加合物。这些改变涉及了 DNA、组蛋白 H4 和其他蛋白的新表位生成，这些蛋白可以产生免疫原性并增强自身反应性[51]。

其他病毒

风疹病毒和风疹疫苗可以导致人类关节炎，因此，风疹病毒作为一个可能的诱发因素，吸引了一些关注。在没有风疹病毒感染的临床证据的情况下，可以从一些慢性感染性炎性少关节炎或多发性关节炎患者的滑膜细胞中分离出活的风疹病毒。不过多数感染风疹病毒的患者表现为大关节受累的寡关节炎，而没有 RA 典型的多关节受累。与细小病毒 B19 感染相似，可能有某一小部分的慢性多关节炎患者被认为患有 RA，但实际上感染了野生型或减毒风疹病毒。

各种炎性和非炎性关节病滑膜组织的研究也发现了其他病毒的 DNA，如巨细胞病毒和单纯疱疹病毒，但未发现过腺病毒或水痘 - 带状疱疹病毒。与细菌 DNA、细小病毒和 EBV 一样，病毒 DNA 出现于炎症关节可能是因为含病毒基因组炎症细胞的迁移或其他非特异性机制，而非局部活动性感染。

反转录病毒感染也可能促进了 RA 发病。然而，大量的潜在病原体的搜索研究并未取得成果。炎性和正常滑膜中内源性反转录病毒的含量均非常丰富，RA 细胞可表达部分转产物。HERV-K10 gag 蛋白来源于一种常见内源性反转录病毒，一项研究显示，与 OA 患者和正常人的外周血单核细胞相比，该蛋白在 RA 患者中的表达水平更高。体外培养的滑膜细胞中发现的锌指转录因子也提供了反转录病毒感染的间接证据，这种转录因子可以通过 p38 分裂原活化蛋白

激酶（mitogen-activated protein kinase，MAPK）增强信号转导。此外，一种人类反转录病毒——人嗜 T 淋巴细胞病毒 -1（human T lymphotropic virus-1，HTLV-1）的 pX 结构域可以在转基因小鼠中引起滑膜炎，而且感染 HTLV-1 患者的滑膜细胞中细胞因子生成增多。

自身免疫

> **关键点**
>
> 在 RA 中，临床关节炎发作前数年即可检测到自身免疫反应存在的证据。
>
> RF 和抗 CCP 抗体等自身抗体普遍与 RA 相关。
>
> RA 的自身抗体既可以识别 Ⅱ 型胶原等关节特异性抗原，也可以识别葡萄糖磷酸异构酶等非特异性抗原。
>
> 这些自身抗体可能通过局部补体激活等多种机制促进滑膜炎症。

随着 RA 患者血液中 RF 的检出，RA 患者体内存在针对自身抗原的异常免疫反应的观点得到了认可。Waaler 首先描述了这一现象，此后 Rose 也做了类似工作，但直到 20 世纪 50 年代中期，才由 Kunkel 及其同事证实 RF 是一种自身抗体。ACPA 已经在很大程度上取代 RF 成为 RA 相关最敏感、特异的自身抗体。它们反映了 RA 中潜在的免疫功能异常，但除了作为疾病的一种生物标记物，其本身也在关节甚至黏膜部位的炎症反应中发挥着重要作用。

抗瓜氨酸化蛋白抗体

有关自身抗体最引人注目的发现之一，就是 RA 患者可以合成与瓜氨酸肽结合的免疫球蛋白，并且这种抗体对评价预后有重要意义。这一发现最早出现于 20 世纪 70 年代，有报道称 RA 患者血清中能检测到抗角蛋白的抗体，其主要的靶抗原是丝聚蛋白。这些抗体可以与丝聚蛋白的含瓜氨酸抗原表位结合，其中的瓜氨酸是精氨酸经 PADI 翻译后修饰得到的。人 PADI 有 4 种亚型。PADI2 和 PADI4 在滑膜中特别丰富[52]，同时，正如上文提到的，PADI 的某种特定 SNP 与 RA 有关。PADI 在正常免疫反应中的作用尚未明确，某些趋化因子的瓜氨酸化可降低其趋化活

性，而组蛋白的修饰可调节应激细胞的基因表达。

诱导 PADI 表达和多肽瓜氨酸化并非 RA 所特有，还可以见于多种炎症情况[53]。不仅其他炎症性关节病中存在大量瓜氨酸蛋白，在其他器官，例如吸烟者的肺中 PADI 的活性也明显增加。吸烟者的肺脏内及其他黏膜位置的瓜氨酸蛋白（citrullinated proteins，CPs）提供了抗原暴露，促进了抗 CP 抗体的生成，启动了 RA 发展的漫长过程。多数关节炎动物模型都可检出 CPs。免疫组化显示 RA 滑膜浸润细胞内有 CPs（图 69-6），此外，细胞外沉积物中也存在 CPs，这些沉积位置往往还会见到多种 PADI 亚型，尤其是 PADI2 和 PADI4。此外，ACPA 可由类风湿滑膜组织产生，尤以淋巴细胞聚集的组织为首。

这些被修饰的特定蛋白种类繁多，但其中有很多都是体内的常见成分，如纤维蛋白原、波形蛋白、纤连蛋白以及像 EB 病毒衍生肽这类异体蛋白[54]。目前而言，瓜氨酸化蛋白的类型或抗体对某种蛋白的特异性并不能预测 RA 的患病率及其严重性。有一组抗体更引人注意，其能识别突变的瓜氨酸波形蛋白（mutant citrullinated vimentin，MCV）。有两种修饰方法增强了这些抗原的免疫原性：①一级结构中氨基酸的变化，如甘氨酸变为精氨酸；②新氨基酸或另一

个精氨酸被瓜氨酸化[55]。氨基酸改变的机制尚无定论，但可能是由于氧化应激导致蛋白的编码基因发生突变。相比于其他 ACPA 检测，这些抗 MCV 抗体在已发病人群中可能有更高的 RA 的诊断特异性，对影像学进展的预测价值也更高[56]。

通过传统方法确诊 RA 的 患者中，有 80% ~ 90% 的个体可在血清中检测到 ACPA。其对于 RA 的特异性也高于 RF，接近 90%。然而，如果使用特别设计的检测序列，有 10% 的 ACPA 阴性患者其实存在其他种类的 ACPA[57]。最有趣的是，ACPA 像 RF 一样，在临床关节炎症状之前出现，可以作为免疫高反应性及导致多组织内蛋白瓜氨酸化的亚临床炎症的标志物（图 69-7）[58]。在一个关节痛的患者中，能被 ACPA 库所识别的多肽越多（如波形蛋白、烯醇化酶、纤连蛋白多样片段），其将来发展为 RA 的可能性就越大[59]。有趣的是，血清细胞因子水平升高也能预测 RA 发展[60]。遗传因素会促进 ACPA 的生成，针对美国原住民的研究显示，RA 患者的未发病一级亲属中 ACPA 阳性率接近 20%，其远亲的 ACPA 阳性率也超过 10%[61]。滑膜组织中的 B 细胞也能产生 ACPA，并可在滑液中检出。然而，考虑到 ACPA 与 RF 类似，在关节炎发病前数年即可被检测到，并且

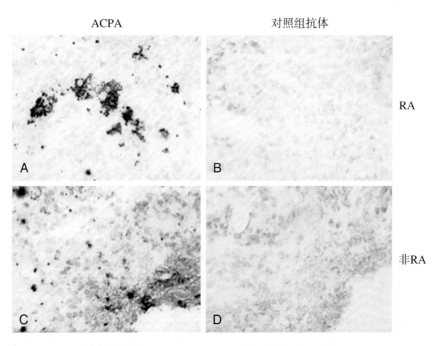

图 69-6 **A ~ D**，炎性滑膜中的瓜氨酸蛋白。使用 ACPA（滑膜中的红棕色物质）检测，可发现 RA 和非 RA 的滑膜中都含有瓜氨酸蛋白。尽管瓜氨酸蛋白并不特异，但 ACPA 的产生对 RA 的诊断更具特异性（From Vossenaar ER, Smeets TJ, Kraan MC, et al：The presence of citrullinated proteins is not specific for rheumatoid synovial tissue. Arthritis Rheum 50: 3485, 2004.）

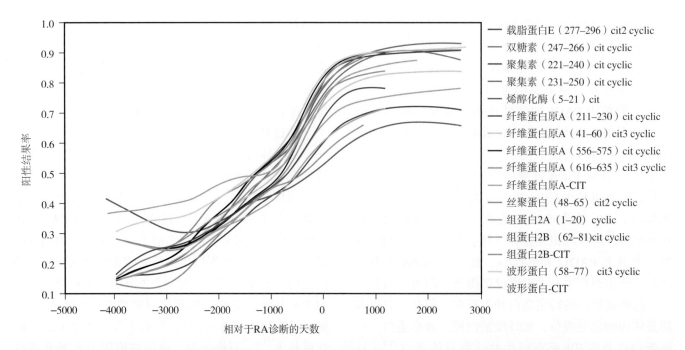

图 69-7　RA 的自身抗体生成。许多病人在临床关节炎发生前很久就可检出 ACPA。可检测的特异性抗体有很多种，并且都以基本相同的速率增长，其水平在症状出现后不久达峰。CIT，体外瓜氨酸化完整蛋白；cit，1 个瓜氨酸化精氨酸；cit2. 两个瓜氨酸化精氨酸；cit3，3 个瓜氨酸化精氨酸；cyclic，多肽为环形而非线性（From Sokolove J，Bromberg R，Deane KD，et al：Autoantibody epitope spreading in the pre-clinical phase predicts progression to rheumatoid arthritis. PLoS One 7：e35296, 2012.）

在 RA 患者的一些正常亲属中也可检测到，可见单纯自身抗体生成还不足以引发疾病。

　　ACPA 是以骨和软骨破坏为特征的疾病侵袭性的预测因子。事实上，一些数据显示，HLA-DR 与 RA 的关联其实是源于 SE 与 ACPA 合成间的联系。这种联系同样可以解释 RA 患者的动粥样硬化进展，毕竟 ACPA 阳性是缺血性心脏病的独立危险因素。ACPA 对早期未分化关节炎是否会发展至 RA 同样具有预测价值[62]。

　　尽管上面提到 ACPA 不足以单独导致疾病发生，但 ACPA 确有致病力。例如，ACPA 可激活补体的经典途径和替代途径[63]。在胶原诱导关节炎模型中，直接注射入小鼠体内的抗体作用很小，但能增强抗 II 型胶原抗体的致关节炎性能力[64]。用瓜氨酸纤连蛋白免疫的小鼠会发展为炎性关节炎，而天然纤连蛋白则不能[65]。因此，自身免疫及自身抗体不只是疾病标志物，而且可以参与疾病的进程。瓜氨酸化也增加了 T 细胞对致关节炎性抗原的反应性。例如，白蛋白瓜氨酸化可以导致抗体形成，这些抗体同时与未修饰蛋白存在交叉反应。瓜氨酸化的 II 型胶原及波

形蛋白都较其天然蛋白有更强的免疫原性，很可能是因为与含 SE 的 HLA-DR 蛋白的结合槽的亲和力更高[66]。ACPA 也能结合破骨细胞前体并增强其活性，这说明其能直接增加 ACPA⁺ 患者的骨破坏[67]。

抗其他修饰后抗原的抗体：抗氨甲酰化多肽抗体

　　ACPA 是 RA 中最具特色的抗修饰后抗原的抗体。不过，RA 中还存在其他的抗体系统，并可能定义其他疾病亚群。例如，有些患者有能识别氨甲酰化蛋白的抗体。这些患者中，赖氨酸在异氰酸的参与下，通过一种非酶学反应被转化为高瓜氨酸，生成了新的蛋白表型，这一过程与精氨酸被转化为瓜氨酸非常相似。在 RA 的某个亚群中同时存在有 ACPA 和抗氨甲酰蛋白抗体（anti-carbamylated protein antibody，ACarP）。更有趣的是，达 30% 的 ACPA⁻ 患者体内有 ACarP，包括 IgG 和 IgA 抗体[68]。与 ACPA 相似，包括抗氨甲酰化纤维蛋白原抗体在内的新兴自身抗体也可在 40% 的 RA 患者临床疾病发作之前出现[69]。这些抗体参与了炎症反应，经氨甲酰化多肽免疫的小鼠会发展为侵蚀性关节炎。类似于 ACPA，

这些抗体不足以引起滑膜炎。然而，来自免疫后动物的淋巴细胞能使正常小鼠患病[70]。这些现象不免令人猜测，氨甲酰化多肽能与其他 HLA-DR 分子高效结合，从而为 RA 定义特定的高危人群。

类风湿因子

RF 是一种结合 IgGFc 段的自身抗体，是自身免疫在 RA 中发挥作用最早的直接证据。与血清阴性患者相比，血清阳性患者有更严重的临床疾病和并发症，包括心血管并发症，不过这些可能与 RF 和 ACPA 的联系有关[71]。RF 能通过经典途径激活补体，有明确证据显示类风湿关节内存在局部的补体合成及消耗。类风湿滑膜组织合成了大量的 IgG 型 RF 和含 RF 的复合物，这些物质还可在软骨中检测到。利妥昔单抗等靶向 B 细胞的治疗可以去除外周 B 淋巴细胞，并在一定程度上降低 RF 滴度。这种效应与临床反应并没有确切的相关性，B 细胞耗竭也不能显著改变滑膜的 RF 合成。尽管如此，对治疗有反应的患者的 RF 水平常会降低，并在临床复发时再次升高。

如使用标准方法检测 RF，3/4 的 RA 患者为血清学阳性。血清阳性的 RA 患者的一级亲属也常为阳性，这说明了遗传因素在其中的作用。虽然 RA 中 IgG 和 IgM 型 RF 含量最高，但也可检出 IgA 与 IgE 型 RF。IgE 型 RF 可能在滑膜组织中与聚合 IgG 复合，所形成的复合物能通过活化滑膜内的 Fc 受体使肥大细胞脱颗粒。

RA 患者体内产生的 RFs 与健康人群或有其他异常蛋白的患者有所不同。RA 患者的 RF 对 IgG Fc 段的亲和力明显高于 Waldenström 巨球蛋白血症或冷球蛋白血症患者。很多异常 B 细胞（如 Waldenström 巨球蛋白血症）表达的 RF 与人类扁桃体中正常 B 细胞产生的 RF 是来源于同一细胞系。不同的是，在 RA 中的 RF 常来源于这些细胞系的基因重排和体细胞突变。类风湿滑膜可产生大量的 RF，其中 IgM 型 RF 占滑膜培养细胞分泌总 IgM 的 7%，IgG 型 RF 占总 IgG 的 3%。

RA 中 RF 主要由 IgG 重链可变区 3（IgG variable variable heavy 3，*IGVH3*）基因和一组轻链可变区（variable light，VL）基因编码，而具有 RF 活性的天然抗体则由 *IGVH1*、*IGVH4* 和 *IGKV3* 基因编码[72]。为了获取两种特定的 Vκ 基因，一名 RA 患者的 RF

生成细胞被分离并富集其 κ 轻链库，但该轻链库却含有很多体突变和非该系细胞编码的核苷酸[73]。因此，这些特定 RF 的选择和生成可能来源于抗原驱动而非种系遗传。已经识别出了更多的具有与抗原驱动反应类似特征的 RF。一种结合了 IgG 的 IgM 型 RF 的晶体结构显示了该 RF 与 IgGFc 段的一个关键性连接残基中含有一个体细胞突变，这也支持了这些突变与亲和力成熟相关。

对软骨特异性抗原的自身免疫

考虑到滑膜组织炎症是 RA 的一个特征性表现，自然会认为某种关节特异性抗原可能是 RA 的病因或致病因素。RA 的自身免疫特征更提示其起病是一种针对各个体自身的反应，而不是所有患者在整个疾病过程中均由单一抗原表位起作用。关节的自身免疫性极有可能随着疾病的不同阶段、临床表现和治疗而发生变化。

Ⅱ 型胶原 研究发现，接受 Ⅱ 型胶原免疫的啮齿类动物可诱导关节炎症，藉由含抗胶原抗体的 IgG 片段及转入已有关节炎的动物的淋巴细胞可以被动地传递关节炎，这些现象促成了大量的相关研究，明确胶原诱导性关节炎发病机制、其对 MHC Ⅱ 类分子的依赖性以及该疾病与 RA 的关系。胶原诱导性关节炎的疾病启动需要 T 细胞，Ⅱ 型胶原的主要免疫原性及致关节炎性表位位于 Ⅱ 型胶原链上的某一限制区域。这种疾病是由关节局部能激活补体的抗胶原抗体导致的。

与胶原诱导性关节炎不同，抗 Ⅱ 型胶原抗体的产生可能并不是 RA 的起始事件，但可以放大其炎症反应（表 69-4）。RA 的免疫反应性可能起始于结合瓜氨酸化的 Ⅱ 型胶原的抗体，这种抗体所针对的抗原表位逐渐扩展到未修饰蛋白或变性蛋白。有趣的是，T 细胞针对 Ⅱ 型胶原（尤其是其氨基酸序列第 263 ~ 270 的优势抗原表位）的反应在抗原表位糖基化或蛋白瓜氨酸化时会明显增强[74]。RA 患者血清中含有抗牛变性 Ⅱ 型胶原的抗体，且滴度明显高于对照人群[75]；从 RA 患者血清中纯化出的抗胶原抗体与软骨结合后，可以激活补体，产生 C5a 降解片段。此外，从绝大多数血清学阳性的 RA 患者滑膜组织中分离出的 B 细胞都可以大量分泌抗 Ⅱ 型胶原抗体，而在非 RA 患者的关节内细胞则不能分泌这些抗体。

表 69-4 类风湿关节炎自身抗原示例

软骨胶原
Ⅱ 型胶原
gp39
软骨连接蛋白
蛋白聚糖
聚合蛋白聚糖
瓜氨酸蛋白
氨甲酰蛋白
葡萄糖 -6- 磷酸异构酶
HLA-DR（QKRAA）
热休克蛋白
重链结合蛋白（BiP）
hnRNP-A2
免疫球蛋白 G

BiP，免疫球蛋白结合蛋白；HLA，人类白细胞抗原；hnRNP，不均一核内核糖核蛋白

滑液 T 细胞也能识别 Ⅱ 型胶原并产生反应，3% ～ 5% 的类风湿滑液内 T 细胞克隆对 Ⅱ 型胶原具有自身免疫性。

gp39 和其他软骨特异性抗原 除 Ⅱ 型胶原外，其他一些软骨成分也能激发 RA 中的免疫反应。其中最令人感兴趣的是软骨糖蛋白 gp39。多种 gp39 肽可以与 HLA-DR*0401 分子结合，刺激来自 RA 患者的 T 细胞的增殖。BALB/c 小鼠很难诱导出实验性关节炎，但使用 gp39 以及完全弗氏佐剂免疫可诱导出现多关节炎。尽管只能在一小部分 RA 患者中检测到抗 gp39 抗体，但其对 RA 的特异性相对较高[76]。其他可能的软骨自身抗原包括蛋白聚糖、聚合蛋白聚糖、软骨连接蛋白以及其他类型胶原。使用多肽序列检测 RA 血清内多种自身抗体的蛋白组学分析检测也在早期 RA 患者中发现了抗 gp39 抗体，该抗体阳性可能与较弱的疾病侵袭性相关[76a]。

针对关节外抗原的自身免疫

RA 的自身免疫反应也涉及了一些在关节外部位广泛表达的抗原[77]。这些抗原 - 抗体系统组成了一种能导致滑膜炎症的自身免疫反应模式。

葡萄糖 6- 磷酸异构酶

在 K/BxN 小鼠中，针对看似不相关的关节外抗原的抗原特异性免疫会导致自发性关节炎[78]。针对葡萄糖 -6- 磷酸异构酶（glucose-6-phosphate isomerase，GPI）这种普遍见于各种组织的酶的抗体导致了关节炎的发生，将受累 K/BxN 小鼠的血清输注给正常小鼠也会导致一过性的滑膜炎。GPI 免疫的小鼠会产生抗体继而发生炎症性关节炎。这种被动性关节炎的发生需要补体的旁路激活、Fc 受体（尤其是 FcR Ⅲ）和肥大细胞，而不是 T 细胞或 B 细胞。该模型中，IL-1 似乎比 TNF 所起的作用更重要，敲除 IL-1 基因几乎可保护小鼠完全免于发病。值得注意的是，给予与 IL-1 共用同一信号通路的 TLR 配体，如 LPS 后，IL-1 敲除的保护效应会被抵消。疾病的完全表达还需要 IL-6 等其他细胞因子、p38 MAP 激酶等信号通路及 MKK3 和 MKK6 等上游激酶。

免疫组化研究显示，作为靶蛋白的 GPI 黏附于软骨表面，为局部抗体结合和补体锚定提供了条件。滑膜炎症的启动需要肥大细胞增加血管通透性，以便于相关物质进入滑膜和软骨[79]。当血清蛋白进入关节腔接触 GPI 修饰的软骨时，涉及肥大细胞及血管通透性的这一初始阶段通过抗体介导的补体锚定作用被强化。

尽管 K/BxN 小鼠自发性炎症模型最初像是一种普遍存在的抗原所导致的，软骨表面的 GPI 提示该疾病模型与 "关节特异性" 抗原所致的关节炎模型有很多相似之处。根据早期数据，抗 GPI 抗体可能对 RA 有一定特异性，但目前发现该抗体仅能在相对少数 RA 患者中检出，且无特异性。虽然如此，GPI 抗体可能与其他多种抗体系统共同促进了局部补体锚定与炎症反应。

不均一核内核糖核蛋白 -A2 和重链结合蛋白

RA 中还描述了其他一些表达于滑膜的自身抗原，但它们同样也产生于其他部位。例如，抗不均一核内核糖核蛋白 -A2（heterogeneous nuclear ribonucleoprotein-A2，hnRNP-A2）抗体（也称 RA33）可见于大约 1/3 的 RA 患者以及其他系统性自身免疫性疾病患者中。TNF 转基因小鼠的 RA 模型也能产生抗 RA33 抗体，说明促炎细胞因子本身即可破坏对这一蛋白的免疫耐受[80]。有趣的是，抗 RA33 阳性的早期 RA（病程 < 3 个月）患者的疾病破坏性较弱[81]。目前有

一种含抗 RNP-A2、RF 和抗 CCP 抗体的运算，虽然对于 RA 的敏感性和特异性都不高，但对于预测哪些早期滑膜炎患者可能进展为侵蚀性 RA 有一定意义 [82]。

目前已经发现存在能结合应激蛋白 Ig 重链结合蛋白（binding protein，BiP）的抗体。约 60% 的 RA 患者具有抗 BiP 抗体，据报道其特异性大于 90%。BiP 除能刺激体液免疫反应外，还可诱导 T 细胞增殖。

热休克蛋白　热休克蛋白（heat shock proteins，HSPS）是一个主要由中等大小（60 ～ 90 kD）蛋白质组成的蛋白质家族，各物种细胞在应激状态下都会表达该家族蛋白。另一种分子量偏小的 HSP（HSP27）可作为 p38 MAP 激酶等应激反应调节酶的底物。在大鼠佐剂诱发的关节炎模型中，T 淋巴细胞会识别分枝杆菌 HSP65 的一个抗原决定簇（第 180 ～ 188 位氨基酸），抗 HSP 的免疫反应直接促进了滑膜炎和关节破坏。其中部分 T 细胞同时也能识别软骨中蛋白聚糖的抗原表位，这或许解释了为何关节成为破坏靶标。

在部分 RA 患者中可发现存在抗分枝杆菌 HSP 抗体水平的升高，尤以滑液检测为著。从 RA 滑液中分离出的多数特异性识别分枝杆菌成分的 T 细胞克隆都表达 γδ-TCR，而没有 CD4 或 CD8 表面抗原。从 RA 患者滑液中新分离出的 T 细胞在重组 65 kD HSP 的刺激下会出现活跃增殖。但破伤风类毒素等其他记忆抗原刺激则不会导致类似现象。滑液内的单个核细胞经 60 kD 分枝杆菌 HSP 活化后可以抑制人

类软骨外植体产生蛋白聚糖。

滑膜病理学和生物学

关键点
RA 的滑膜组织特点为衬里层细胞的增生以及衬里下层以 CD4⁺ T 细胞、巨噬细胞和 B 细胞为代表的单个核细胞浸润。
衬里层 FLS 表现出异常侵袭性。
衬里层的巨噬细胞高度活化并产生多种细胞因子。
淋巴细胞可以弥漫性浸润滑膜衬里下层或者形成具有生发中心的淋巴聚集灶。
衬里下层 CD4⁺ T 细胞主要为记忆细胞表型。
RA 滑膜 B 细胞及浆细胞存在抗原驱动性成熟及抗体产生的证据。
DC 可能可以在滑膜生发中心将抗原提呈给 T 细胞。
肥大细胞能产生多种小分子炎症介质并通过增加血管通透性参与疾病发病。
中性粒细胞罕见于 RA 滑膜组织，但滑膜渗出液中却常有大量中性粒细胞。

RA 的主要炎症部位即为关节滑膜。滑膜组织中单核细胞，特别是 T 细胞和巨噬细胞浸润以及滑膜衬里层增生是本病的重要特征（图 69-8）。本部分将讨论 RA 滑膜中的多种细胞谱系及组织学特征。

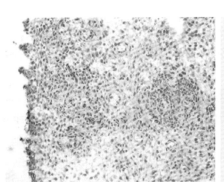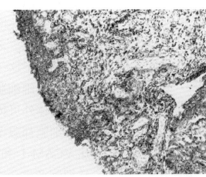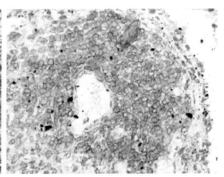

图 69-8　RA 滑膜的组织病理学表现。可见滑膜衬里层增生、血管形成及显著单核细胞浸润。组图为正常滑膜组织（左图）、巨噬细胞免疫组化染色（中图，滑膜衬里层棕色）与血管周围 T 细胞聚集（右图）（Courtesy Dr. Paul-Peter Tak.）

滑膜内衬里层细胞：A 型和 B 型滑膜细胞

滑膜内衬里层作为滑膜和滑液腔间的界限，由疏松排列的细胞所构成。内衬里层的细胞间缺乏紧密连接，亦无明确的基底膜。在 RA 患者中，其细胞数量显著增加。正常关节的内衬里层仅有 1 ~ 2 层细胞，在 RA 患者中常多达 4 ~ 10 层。内衬里层主要有两种细胞类型：一种是巨噬细胞样细胞，也称 A 型滑膜细胞；另一种是成纤维细胞样细胞，又名 B 型滑膜细胞。前者来源于骨髓，表达巨噬细胞表面标志，如 CD68、Fc 受体、CD14 及大量 HLA-DR；后者基本不表达 II 类 MHC 抗原，缺乏巨噬细胞的表面标志，几乎没有内质网。FLS 会表达一些蛋白，如血管细胞黏附分子 -1（vascular cell adhesion molecule-1, VCAM-1）、CD55（衰退加速因子）、钙黏蛋白 11、连接黏附分子 C（junctional adhesion molecule C, JAM-C）以及作为蛋白聚糖合成酶的尿苷二磷酸葡萄糖脱氢酶等很少表达于间质细胞的蛋白。正常滑膜中 A 型和 B 型滑膜细胞的相对数量基本持平，在 RA 中两组细胞的绝对数量均明显增加，但巨噬细胞样细胞的比例增高更明显；此外，A 型滑膜细胞更倾向于在内衬里层的表浅区域聚集。

内衬里层及内膜下层的滑膜巨噬细胞是终末分化细胞，不可能在关节中进一步分裂，因此 RA 滑膜中聚集的细胞可能来源于骨髓新产生的前体细胞。活化免疫反应产生的生长因子能使间质细胞来源的 FLS 在关节局部发生分裂。多种细胞产生的血小板衍生生长因子（platelet-derived growth factor, PDGF）、转化生长因子 -β（transforming growth factor, TGF-β）、TNF、IL-1，会结合花生四烯酸代谢产物，诱导 FLS 细胞增殖。此外，源于骨髓并随血液循环的多能造血干细胞可以移行进入滑膜组织，并分化为 B 型滑膜细胞[83]。巨噬细胞滞留于内衬里层可能与 FLS 表达 VCAM-1 和 JAM-C 等黏附分子相关，并可能受到 FLS 所分泌的趋化因子的指引作用。例如，在层连蛋白与 FLS 构成的体外微团中，FLS 会迁移到微团表面，并将巨噬细胞招募至"衬里层"内侧（图 69-9）[84]。这层模拟的内衬里层的形成依赖于黏附分子钙黏蛋白 -11。

虽然内衬里层细胞可能在局部发生增殖，但 RA 滑膜中处于有丝分裂相的细胞非常罕见，脱氧胸腺嘧啶核苷摄取也说明仅在一少部分滑膜细胞中存在 DNA 合成。使用单克隆抗体对分裂细胞进行标记，观察到的细胞分裂比例更低（~ 0.05%）[85]。RA 滑膜内衬里层表达增殖细胞核抗原（一种细胞周期特异性抗原）的细胞比例略高于骨关节炎。这一现象与衬里层细胞表达原癌基因 c-myc 相关，该基因与成纤维细胞增殖关联紧密。

滑膜的衬里层与体内其他内膜的衬里层在结构上有明显区别。与浆膜层相比，内衬里层不含上皮细胞，无基底膜，也没有紧密连接。它的细胞结合松散，其中细胞在某些部位甚至是不连续，因此不能作为独立存在的屏障。钙黏蛋白 -11 是一类普遍存在于多种组织的黏附蛋白，也是 FLS 同型聚集的主要介质[86]。免疫组化显示这种蛋白在内膜衬里层内大量表达。钙黏素 -11 敲除的小鼠的滑膜内膜层接近缺如，这也证实了钙黏蛋白 -11 在滑膜结构中的重要性。如前所述，钙黏素 -11 在体外试验中诱导了 FLS 的自发聚集。使用抗体阻断钙黏素 -11 能抑制被动 K/BxN 模型小鼠的关节炎。这些数据表明，FLS 不但主导了内衬里层的形成，还像 T 细胞、B 细胞及巨噬细胞一样，在炎症性关节炎的发病过程中起到关键作用。

类风湿滑膜经酶消化并在体外培养后，容易分离出两类主要的贴壁细胞群。一类为巨噬细胞样细胞，表达 HLA-DR 抗原、Fc 受体和单核细胞系分化抗原，具有吞噬能力。巨噬细胞约占 RA 关节中所有细胞的 20%，可源于滑膜内衬里层或其下层。这些细胞在滑膜中被高度活化，大量产生包括细胞因子和花生四烯酸代谢产物在内的炎症因子。

第二类细胞的主要特征是具备主要表达于成纤维细胞的抗原，且无吞噬能力，不表达 DR 抗原或单核细胞系抗原。酶处理后的细胞传代数次后，第二类细胞能够存活并增殖，从而得到一组相对均一的成纤维细胞样细胞。多数已发表的关于培养滑膜细胞的报告都是使用了这一群细胞。

成纤维细胞样细胞生长缓慢，倍增时间为 5 ~ 7 天，在体外可传代数月。虽然尚未证实所有成纤维细胞样细胞都源于滑膜内衬里层，但占相当比例细胞表达 VCAM-1 和 CD55，提示至少一部分成纤维细胞样细胞产生于滑膜内衬里层。RA 的滑膜成纤维细胞在体内就经由 DNA 甲基化等表观遗传学改变这一可能机制形成了表观印记（图 69-3），在体内培养中及被移植入小鼠体内后也显示为侵袭性表型。

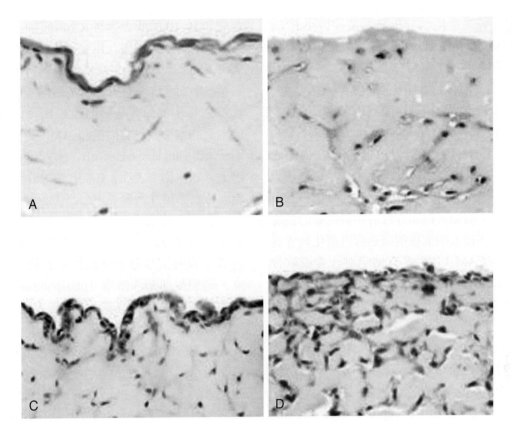

图 69-9　FLS 被编码构成滑膜内膜衬里层。将人和鼠的 FLS 植入到层连蛋白构成的三维结构中后，这些细胞能自发形成衬里层结构。这些细胞在 3 周内迁移到结构表层，如同一层独立的滑膜内膜衬里层。配图为人（A）和小鼠（C）FLS 的平行试验。有趣的是，来源于皮肤的人（B）或鼠真皮成纤维细胞（D）并不会迁移到结构表层，这揭示了 FLS 被预先编码了这一并非所有成纤维细胞都具备的功能（From Kiener HP, Watts GF, Cui Y, et al：Synovial fi broblasts self-direct multicellular lining architecture and synthetic function in three-dimensional organ culture. Arthritis Rheum 62：742, 2010.）

测定滑膜组织与 FLS 基因表达谱的研究发现，滑膜的组织病理特征与特定的表达模式相关[87]。从炎症高度活跃的滑膜中提取的 FLS 携带有一种也可见于肌成纤维细胞的 TGF-β 基因印记。肌成纤维细胞可见于多种黏膜表面，兼具平滑肌细胞与成纤维细胞的特点。第二种表达模式则常见于相对无炎症活跃的 RA 组织中的细胞，其受胰岛素样生长因子调节的基因表达上调。尽管目前意欲区分 RA 与 OA 中 FLS 表达谱的相关研究结果并不统一，基因芯片技术确实发现了两者间的一些差异。通过系统生物学分析转录组，可以确立一个侵袭性过程网络，该网络包含 twist 家族碱性螺旋 - 环 - 螺旋转录因子 1（TWIST1）和骨膜蛋白（调节整合素介导的细胞迁移）作为关键的被分化表达的基因[88]。这些网络在 FLS 表观印记中也得到了探讨，相关研究或有可能发现一些意外的治疗靶点。

RA 成纤维细胞样滑膜细胞的侵袭性行为

肿瘤样特征　与其他从滑膜 / 滑液中提取出的细胞相比，RA 的 FLS 显示出一定的侵袭性特点。例如，正常成纤维细胞在培养基内通常需要黏附于塑料或细胞外基质才能繁殖存活。尽管 FLS 通常在具备黏附条件的环境中生长存活，但 RA 的滑膜细胞还能以不贴壁的形式增殖[89]。此外，培养条件下的 RA 滑膜细胞可以出现接触抑制缺陷，并表达 c-Myc 等常表达于肿瘤细胞的原癌基因。RA 的 FLS 在体内同样存在调节异常的细胞生长，X- 连锁基因检测研究提示，RA 滑膜细胞群存在单克隆增殖，而在 OA 滑膜中则无此现象[90]。这种单克隆性在源于侵入性血管翳的细胞中尤为突出，而这些血管翳则是滑膜中侵袭性最强的部位。端粒酶活性增加是癌变组织的另一特征，这一现象在 RA 滑膜中也存在，还可见于成纤维细胞生长因子（fibroblast growth factor，FGF）刺激下的

RA 滑膜细胞。表观遗传学分析显示某种微小 RNA 的过表达或 DNA 差异性甲基化与细胞因子生成增加及侵袭性行为有关。

基质侵入性 RA 滑膜细胞的转变是永久性的，其最有力的证据来自同时植入滑膜细胞与软骨的重症联合免疫缺陷（severe combined immunodeficiency，SCID）小鼠模型的相关研究。与 OA 和皮肤内的成纤维细胞不同，类风湿细胞会黏附并侵入软骨基质（图 69-10）[91]。这些滑膜细胞处于无 T 细胞和巨噬细胞存在的环境，因而可以除外针对小鼠抗原的免疫反应的作用。这些侵入的细胞能表达可以消化软骨基质的蛋白酶和 VCAM-1，后者有助于对软骨或软骨细胞的黏附。如果将外植体植入 SCID 小鼠的两个不同部位，这些类风湿 FLS 可从一个部位迁移到另一处，这种迁移可能是通过血液或淋巴循环实现的[92]。这一发现引出了一种有趣的可能性，即这些具有表观印记的侵袭性细胞能发生关节间的"转移"，产生 RA 的多关节受累特点。

IL-1 受体拮抗剂（IL-1 reeptor antagonist，IL-1Ra）是 IL-1 的一种天然拮抗剂，在 SCID 小鼠模型中给予该拮抗剂拮抗 IL-1 功能后，滑膜细胞的侵袭性未受影响，但能减少软骨旁基质的丢失。相反，IL-10 或阻断 I 型 MMP、Ras 及 c-Myc 表达可减少其侵袭性。令人惊讶的是，可溶性 TNF 受体过表达在该模型中几乎没有影响。这些研究提示，IL-1 的过度

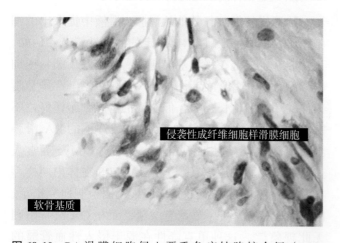

图 69-10 RA 滑膜细胞侵入严重免疫缺陷综合征（severe combined immunodeficiency syndrome，SCID）小鼠的移植软骨。RA FLS 与正常人的软骨一起被植入 SCID 小鼠的肾包膜内。注意滑膜细胞黏附并侵入软骨表面，并且侵入软骨基质。裂隙中也可见数个软骨细胞（Courtesy Dr. S. Gay.）

合成和 IL-10 的低表达与 RA 滑膜细胞侵袭性呈正相关。在另一项研究中，用编码能使 p53 失活的乳头瘤病毒 E6 的基因转染正常滑膜细胞，可以诱导类风湿表型。RA 的 FLS 对滑液内细胞因子的反应相对延长且被强化。例如，与对照组相比，TNF 能诱导 FLS 产生更高水平的趋化因子和 MMPs，这可能是因为核因子 κB（nuclear factor-κB，NFκB）被延长活化[93]。综上，这些研究表明，RA 中 FLS 作为关键的效应细胞，可在感染性滑膜炎中表现出独特的侵袭性。

关节中的很多细胞因子都能促进 FLS 向基质内的迁移与侵袭，其中最突出的就是 PDGF。这一调控侵袭过程的信号分子可能提示了某些有趣的治疗靶点。磷脂酰肌醇 3 激酶（phosphoinositide 3 kinases，PI3K）在其中尤为重要。FLS 能表达三种 PI3K 亚型（α、β 和 δ）；许多细胞系都能表达 α 亚型，但只有骨髓来源细胞能表达 δ 亚型[94]。出人意料的是，FLS 也能表达该亚型，且 TNF 对其表达有显著诱导作用。功能性研究及激酶抑制剂的使用提示 PI3Kδ 可能是调节细胞移动和基质侵入最重要的亚型。

滑膜中的 T 淋巴细胞

免疫组织学模式

在慢性 RA 内，滑膜组织内存在一批可形成淋巴结样组织结构的 T 淋巴细胞。T 淋巴细胞在组织内的分布表现为从孤立的淋巴样聚合到弥漫的单核细胞层等方式，主要分布于血管旁区域。这些 T 细胞集合群由小而寡胞浆的 CD4+ 记忆性 T（CD45RO+）细胞组成。聚合细胞内也可散在少量 CD8+ T 细胞，但总体而言 CD4+ T 细胞明显更多见。这些聚集灶周围是由不均一的混合细胞组成的移行带，其中含有淋巴细胞，偶可见未分化原始细胞、浆细胞以及巨噬细胞（图 69-8）。15% ～ 20% 的 RA 患者体内可出现滑膜内淋巴样聚集，过去曾认为这是 RA 的特异性表现，但其在银屑病关节炎患者中同样常见，甚至可见于某些 OA 患者[95]。存在淋巴细胞聚集灶与滑膜内 ACPA、RF 合成增加相关，但与临床疾病活动性无关。

不同患者甚至同一关节的组织学结构都存在相当的异质性。滑膜活检研究显示至少应该取 6 个部位进行评估才能保证将抽样误差的风险降低至 10% ～ 20% 或更低。如果能从某一患者的一个以上关节取得滑膜组织，通常能发现不同部位滑膜组织病

理学表现形式明显大致相同。

T 细胞聚集灶形成的调节　通常而言，T 细胞占 RA 滑膜细胞的 30% ~ 50%，绝大多数为 CD4+ T 细胞。大约 5% 的细胞是 B 细胞或浆细胞，但在某些组织中这些细胞的比例会更高。B 细胞主要分布于反应性淋巴结中心内，而浆细胞和巨噬细胞则多见于这些中心以外。这种分布与 T 细胞依赖的 B 细胞活化模式一致。浆细胞是主要的免疫球蛋白合成细胞，其分化后从生发中心迁移离开。RA 滑膜中的 CD4+ T 细胞与 B 细胞、巨噬细胞和树突状细胞存在密切联系。

细胞聚集灶的形成过程比较复杂，涉及多种信号通路以协调组织各谱系细胞。某些情况下还可见滤泡 DC，参与形成真正的生发中心（详见后文）。聚集灶和生发中心的出现或消失是一个动态过程。一项针对滑膜活检的研究显示，新生淋巴样结构的出现并非只见于自身抗体阳性的患者。尽管细胞因子和趋化因子都会促进这些结构的形成，但发展为完全分化的淋巴滤泡的情况并不常见 [96]。

趋化因子在组织形成聚集灶和生发中心等淋巴样结构的过程中起关键作用。CXCL13 和 CCL21 尤其重要，它们在 RA 滑膜中的表达与其中存在这种微结构具有相关性 [97]。特别需要指出的是，CXCL13 是由滑膜滤泡 DC 产生的。与此类似，表达趋化因子受体 CXCR3 的浆细胞也可见于 RA 滑膜。作为 CXCR3 配体的 Mig/CXCL9 在内衬里层滑膜细胞及衬里下层细胞中高度表达，并将这些浆细胞募集至 T 细胞聚集灶 [98]。

RA 滑膜中淋巴样结构的组成架构也受 TNF 超家族成员的调节。与淋巴细胞毒素相关诱导配体相同，淋巴毒素 -α（lymphotoxin- α，LT α）和淋巴毒素 -β（lymphotoxin-β，LTβ）以及 T 细胞上与单纯疱疹病毒侵入介体竞争结合糖蛋白 D 可诱导表达配体（lymphotoxin-related inducible ligand that competes for glycoprotein D binding to herpesvirus entry mediator on T cells，LIGHT）可以以多种组合形成三聚体分子，结合于不同细胞表面。这三种细胞因子调节了淋巴样组织的功能和架构。LTα 或 LTβ 缺失会严重影响淋巴发育，但 LIGHT 缺失小鼠的淋巴结发育却不受影响。在移植 RA 组织的 SCID 小鼠模型中，去除 CD8+T 细胞可以导致树突状细胞减少、LTα1β2 缺失及淋巴样滤泡崩解 [99]。

虽然 LTα 在 RA 中难以测出，但 LTβ、TNF 样弱凋亡诱导因子（TNF-like weak inducer of apoptosis，TWEAK）和 LIGHT 确实存在 [100]。LT 除了可以调节淋巴细胞聚集以及生发中心的形成，还可以直接刺激 FLS 产生 CCL2 和 CCL5 等细胞因子吸引 T 细胞进入关节。LIGHT 还能促进破骨细胞的分化，诱导巨噬细胞表达 MMP-9、TNF、IL-6 和 IL-8。使用可溶性受体阻断 LTβ 和 LIGHT 的作用可以降低胶原诱导性关节炎的严重度 [101]；但该抑制剂在直接向小鼠体内注射致病性抗体的被动免疫关节炎模型中无效。因此，LIGHT 轴在疾病早期抗关节抗原适应性免疫的发展阶段作用更重要。TWEAK 在 Th17 分化中也有一定作用，其抑制能降低胶原诱导性关节炎的疾病严重度 [102]。

滑膜 T 细胞表型

共刺激分子　RA 滑膜 T 淋巴细胞为活化细胞的表面表型，高度表达 HLA-DR、CD69 和 CD27。RA 滑膜 T 细胞大量表达共刺激分子 CD28。CD28 的配体 CD80 和 CD86 也表达于关节内抗原呈递细胞表面，从而为 T 细胞的活化提供了一个极好的环境。阿巴西普能阻断 CD80/86 作用、有效治疗 RA，这也证实了 CD80/86 与 CD28 之间相互作用的重要性。RA 滑膜中也存在 T 细胞 CD40L 与抗原呈递细胞 CD40 等共刺激分子对。

黏附分子　滑膜淋巴细胞也能表达极晚活化抗原（very late activation antigen，VLA）的黏附分子以及整合素淋巴细胞功能相关抗原（lymphocyte function-associated antigen，LFA）超家族，并辅助募集淋巴细胞至滑膜及使其滞留于局部。关节中的细胞因子微环境诱导了血管细胞黏附分子 -1（intercellular adhesion molecule-1，ICAM-1）、VCAM-1、纤连蛋白联接片段 -1（connecting segment-1，CS-1）等黏附分子在血管内皮上的表达。这些作用与趋化因子及其他化学趋化物质共同将表面表达有相应黏附分子反受体的细胞吸引至关节滑膜。

趋化因子受体　RA 的滑膜 T 细胞能特征性地表达针对特定趋化因子的受体。趋化因子受体 CCR5 是巨噬细胞抑制蛋白 1α 和 1β 的配体，在 RA 浸润性 T 细胞中高度表达。这种特定受体与 CXCR3 都更多见于 Th1 细胞，这或许也是 RA 滑膜中该表型富集的原因。事实上，可预防 HIV 感染的无功能 CCR5 等位基因表达或可降低 RA 的发生风险。

间质细胞衍生因子 -1（stromal cell-derived factor，SDF-1）是另一种滑膜组织产生的趋化因子，类风湿滑膜 T 细胞表面存在其特异性受体 CXCR4。其他被募集至 RA 滑膜中的 T 细胞表型包括表达 CCR2 或 CCR6 并产生 IL-17 的 Th17 细胞和能抑制免疫反应的 CD4$^+$CD25$^+$ 调节 T 细胞（regulatory Tcell，Treg），（详见后续 T 细胞亚群部分）。CCR6$^+$Th17 细胞被优先募集进入类风湿关节可能是由于趋化因子 CCL20 的局部释放[103]。

T 细胞受体重排 在某些患者中，尤其是滑膜组织内表达 Vβ3、Vβ14 和 Vβ17 的 T 细胞数量增加。这些 Vβ 基因在结构上相互关联，极易在超抗原刺激下活化。多数研究尚未发现 RA 滑液、滑膜组织及血液中的 T 细胞限制性克隆或不同 Vβ 或 Vα 基因的扩增的证据。

T 细胞表型决定簇 关节内 T 细胞的局部聚集并非总是由某种抗原诱导的增殖产生的。相反，与血管内皮及循环中淋巴细胞表达趋化因子和黏附分子相关的抗原非依赖性过程协助导致了单个核细胞的浸润。虽然可以发生抗原特异性 T 细胞的局部增加，但只有一小部分 T 细胞浸润是由此造成的。在适宜的细胞因子及抗原呈递细胞环境下，遇到合适抗原的细胞可能能够通过细胞间接触和淋巴因子生成激活局部的其他细胞。RA 滑膜内淋巴细胞的端粒酶活性更高，反映其增殖活性增加，也与滑膜炎症的严重程度相关[104]。RA 中 T 细胞活化的另一种解释是，抗原呈递主要发生在中心淋巴器官中，因此树突状细胞在滑膜或其他部位遇到抗原后，会迁移至淋巴组织并将抗原提呈给幼稚 T 细胞。一旦被活化，这些 T 细胞就会进入循环系统，迁移至关节，在此产生细胞因子并活化关节内固有细胞。

滑膜 T 细胞的免疫反应性

RA 的组织病理学特征是组织内的慢性抗原特异性反应，伴有滑膜内的 T 淋巴细胞大量浸润。但滑膜只能通过少数有限的途径对炎症产生反应，许多慢性免疫介导的关节疾病也有相似的组织学表现，包括 OA 中的淋巴聚集。实际上，某些明确非 T 细胞介导的慢性关节炎（例如慢性痛风关节炎）也表现出很多与 RA 相同的特征。

RA 滑膜组织不同区域细胞的数量与比例微异质性提示滑膜中的不同位点存在针对不同抗原的反应。虽然滑膜 T 细胞表现为活化表型，但其增殖和对细胞因子的反应却通常低于正常人的外周血细胞，甚至低于同一患者自身外周血内的 T 细胞。其自发与受刺激后合成的细胞因子也相对较少，例如 IFN-γ 和 IL-2 等 Th1 因子。尽管在某种 HSPs 的刺激下 RA 滑膜 T 细胞会迅速增殖，但其针对多数记忆性抗原的反应都存在缺陷。RA 滑膜及血液中都可检测到 Th17 细胞，这可能是由于 T 细胞暴露于含有 IL-1、IL-6 和（或）IL-23 的细胞因子微环境，此种微环境会促进 T 细胞向 IL-17 家族成员（尤其是 IL-17A 和 IL-17F）分化。

局部关节腔内免疫反应性降低的机制可能包括免疫抑制因子（如 TGF-β 或 IL-1Ra）、抑制 TCR 信号传导的异常氧化还原反应、Treg 细胞或无反应性诱导。另一种可能导致了局部无反应的因素是 HLA-DR$^+$ FLS 上共刺激分子 CD80 的相对缺乏，同时培养 T 细胞和滑膜细胞时可以观察到上述现象。

如前所述，通过瓜氨酸化等途径被修饰的蛋白是抗原性刺激的重要来源，但很多不同的多肽都参与提供刺激。动物模型也显示，免疫耐受破坏是疾病发展早期众多因素共同参与的结果。例如，参与 TCR 信号传导的 ZAP70 发生突变时会导致小鼠自发性的 T 细胞依赖性炎症性关节炎[105]。异常的 *ZAP70* 基因会导致胸腺的阳性选择和阴性选择功能异常，从而为自身免疫性 T 细胞逃逸创造了条件，小鼠因此产生自身抗体（如 RF 和抗 dsDNA），并出现严重的损毁性关节炎。*ZAP70* 基因正常的同系小鼠接受患病鼠的胸腺细胞或外周血 CD4$^+$ T 细胞输注后，也可以出现关节炎症。相比针对发育期未呈递抗原的初始反应，抗原扩展可能与这种免疫反应存在更强的关联性。

这些研究提示 TCR 复合物及其信号传导的微小改变就可以改变 T 细胞选择并诱发关节炎。考虑到 *PTPN22* SNP 与 RA 的关系，上述发现的意义更为重大，因为这一基因也与 TCR 信号传导相关。尽管这一动物模型显然依赖于 T 细胞，其所涉及的细胞因子却与自身抗体依赖的 RA 模型非常相似。因此 RA 中的细胞因子模式其实是多种自身免疫机制的最终共同通路。靶向治疗中反应性的多样化也佐证了这一观点，还提示 RA 并非一个单独的疾病，而是一组有着共同表型但机制各异的疾病。

T 细胞通过细胞连接激活滑膜细胞

尽管类风湿滑膜中 T 细胞的激活相对不强，直接细胞连接还是使其参与了滑膜细胞因子网络和基质破坏过程。从活化 T 细胞中提取的膜物质能直接刺激巨噬细胞和 FLS 产生细胞因子和 MMP[106]。调节该过程的膜物质成分会随特定的培养条件的不同而发生变化，但都含有 LFA-1 等黏附分子和膜结合 TNF。因此，表面存在这些蛋白的 T 细胞可能以一种抗原依赖的方式促进了巨噬细胞和成纤维细胞的活化。这一通路目前被阐释最清楚的结果就是暴露于巨噬细胞来源的 IL-15 的 T 细胞可以通过一种接触依赖的方式促进滑膜巨噬细胞合成 TNF[107]。

尽管传统观点提示关节内的 T 细胞驱动了一种抗原特异性反应，但细胞连接的作用可能并不依赖于抗原，而只需要记忆 T 细胞与滑膜细胞或巨噬细胞共位。趋化物质释放即可使记忆表型 T 细胞在关节内聚集，因此并不需要某种特定的抗原。相反，非特异性刺激导致的固有免疫激活为正确的 T 细胞表型接近滑膜固有的内衬里层细胞、衬里下层成纤维细胞或巨噬细胞创造了条件。适应性免疫反应与非抗原依赖性刺激共同存在与靶向治疗个体反应的差异性和完全缓解的较少见性相关。

恢复 T 细胞的免疫耐受

滑膜 T 细胞反应及其自身免疫活性在 RA 发病中起关键作用，因此恢复其免疫耐受是一种可能的治疗方法。但由于尚未完全确定出 T 细胞免疫耐受异常的深层根本缺陷，要实现这一想法还存在一定困难。这种缺陷可能是异常的胸腺选择，或某种导致免疫反应改变的基因因素，也可能是某特定 MHC 蛋白背景下异常蛋白的呈递，还或许是调节性 T 细胞功能下降。不过，已明确的是，中断治疗通常会导致疾病复发，因此当下所有的方法并不会"治愈"RA。

在早期 RA（临床症状出现的第一年内）患者中积极地使用甲氨蝶呤和一种 TNF 抑制剂治疗可以使其达到长期缓解[108]。其中部分病例能在治疗 1 年后停药，并保持无复发至少一年时间。与早期 RA 患者即使停止治疗也能维持长期缓解不同，在长病程患者中尝试中止治疗的努力并不如此顺利。此外，还有增强 Treg 细胞功能、改变共刺激或清除致病性 T 细胞等个体化治疗等其他维持稳态和正常免疫功能的方式。

调节性 T 细胞

经典定义的可诱导 Treg（CD4$^+$CD25$^+$CD127$^+$）在 RA 中的作用还很不清楚。该亚群 T 细胞能生成 IL-10 和 TGF-β，并通过细胞接触调控其他 T 细胞。其缺陷会促进自身免疫的发生。RA 滑膜中 Treg 的数量通常较少，但有些报道称其数量与 OA 滑膜相仿[109]。有趣的是，关节腔内注射糖皮质激素后，其数量还会降低[110]。在 RA 的淋巴聚集中也发现了特征性表达 Foxp3 和 CD39 的典型调节细胞，尤多见于 DC 邻近区域[111]。

转录因子 STAT3 也在 RA 关节 Treg 分化中有一定作用。类风湿滑膜中有大量活化 STAT3，能增强 Th17 分化而抑制 Treg 的产生，STAT5 则似乎与之作用相反[112]。因此，通过抑制 Janus 激酶（Janus kinase，JAK）等方式调控 RA T 细胞内两种 STAT 的平衡可以改变致病性与免疫抑制性淋巴细胞之间的平衡。Fms 样酪氨酸激酶配体似乎也在 RA 中对 Treg 起调节作用，增加其产生[113]。

研究 RA 的外周血通常会发现其 Treg 细胞数量正常，但 CD4$^+$CD25$^+$ 亚群似乎会在类风湿滑膜渗出液中聚集。不过体外条件下的外周血 Treg 细胞对抗 CD3、抗 CD28 抗体的反应表现为无反应表型，也不能抑制 T 细胞或单核细胞合成细胞因子。患者接受 TNF 抑制剂治疗后，这种异常可以被逆转[114]。

这些数据说明，异常的 Treg 细胞功能可能继发于 RA 中的细胞因子失衡，而非原发事件。疾病的治疗可能会对 Treg 细胞数量和功能产生显著影响，这就使通过患者样本评估 Treg 细胞作用的结果很难被阐释。无论怎样，促进或恢复 Treg 细胞活性还是一种能够下调其他 T 细胞及细胞因子生成的治疗干预手段[115]。

上调 Treg 细胞或活性的方案已经在关节炎的动物模型中得到了评估。清除或抑制被动转入抗原诱导性关节炎动物的 CD4$^+$CD25$^+$ 细胞会导致其疾病恶化。某些炎症模型中 Treg 功能降低[116]。甲氨蝶呤可以增强胶原诱导性关节炎模型中的 Treg 功能。应用血管活性肠肽等神经肽似乎能通过增强滑膜和淋巴结内的 Treg 细胞功能抑制胶原诱导性关节炎。然而，现在还很难把 RA 治疗药物的效果归因于 Treg 数量增加或功能增强。

滑膜 B 细胞

滑膜 B 细胞与浆细胞高反应性越来越多地被认为是 RA 起始与持续阶段的关键参与者。一些针对新型小鼠自发性关节炎模型的描述也佐证强化了该观点。以 K/BxN 模型为例，免疫耐受丧失导致了自身抗体的产生、固有免疫激活和慢性滑膜炎。抗 CD20 抗体等针对 B 细胞的药物也对 RA 起到了治疗作用。类风湿滑膜中所含的 B 细胞数量相对较少（在所有细胞中的占比＜5%），但它们作为 ACPA、RF 及其他可形成免疫复合物、锚定补体的抗体的合成细胞，有重要的功能意义。

滑膜 B 细胞调节细胞因子

虽然多数类风湿滑膜组织表现为弥漫性单个核细胞浸润，但相当比例患者的衬里下层也散在有 B 细胞占据的淋巴滤泡。这些聚集灶中有滤泡 DC、B 细胞、浆细胞和 T 淋巴细胞。其生发中心的结构高度组织化，亲和成熟过程就发生于该处。这些聚集灶中含有表达成熟标志 CD20 和 Ki67 等增殖抗原的 B 细胞。这些结构的形成依赖于淋巴毒素等可溶性及膜结合性细胞因子。B 细胞在 CCL21、CXCL13 等多种趋化因子的影响下聚合于 RA 滑膜内的淋巴样聚集灶。

B 淋巴细胞刺激因子（B lymphocyte stimulator，BlyS）是 TNF 细胞因子超家族的成员之一，又称 BAFF，也被看做是调节 B 细胞分化的一种关键分子。BlyS 能与 B 细胞和 T 细胞表面的跨膜活化因子和 CAML 交互因子（trans membrane activator and CAML interactor，TACI）结合。用重组 TACI-Ig 吸收细胞因子和一种被称为"一种诱导增殖配体（a proliferation-inducing ligand，APRIL）"的相关 B 细胞调节分化因子可以阻断该系统作用，并引起 B 细胞数量显著下降，抗体合成减少。这种重组物质对于抗体依赖的胶原诱导关节炎模型而言是一种有效的治疗药物 [117]。

RA 滑膜中可产生 BLyS，特别是其中的巨噬细胞。滑膜衬里层 B 型滑膜细胞也可以释放 BlyS，体外条件下使用 TNF 和 IFN-γ 可以诱导该现象。APRIL 主要见于滑膜生发中心的树突状细胞。能与 BlyS 和 APRIL 两者结合的 TACI-Ig 在植入类风湿滑膜组织的 SCID 小鼠中会干扰生发中心的形成并减少免疫球蛋白受体产生 [118]。几项中和 BLyS 疗法的临床试验得出了相对混杂的结果，说明将这一细胞因子

作为靶点不如抗 CD-20 抗体清除 B 细胞有效。同时阻断 APRIL 和 BLyS 的生物制剂有一定可能带来更多益处，TACI-Ig 虽显著降低了血清内的免疫球蛋白浓度，在 RA 中的疗效却很有限 [119]。

滑膜 B 细胞成熟

从 RA 滑膜的生发中心内直接分离出的 B 细胞显示出了 V- 基因使用与重排的异质性。大多数 VH 基因并未发生突变，说明这些细胞是近期从外周血迁移而来的并在局部被活化。在滑膜组织合成 RF 细胞的免疫球蛋白可变域中已经识别出了包含同一序列的共有突变 [120]。此外，还发现一小部分 VH 和 DH 基因片段会被优先使用，以及对一个编码某特定亲水残基的 DH 读码框的明显偏好，这与抗原相关的选择和成熟过程相符。对被表达的重链可变域的分析支持 RA 滑膜中的 B 细胞反应是寡克隆性的。相似的，从 RA 滑膜或骨髓中分离出的带有"哺育样"细胞的 B 细胞克隆中也存在 VH 的限定性使用。

RA 滑膜中与滤泡 DC 相关的 B 细胞可以进一步分化并出现更多突变，这种现象提示存在抗原驱动的选择过程。与 DC 相关 B 淋巴细胞相比，位于滑膜其他部位的浆细胞具有完全不同的基因重排。这一发现引出了关于浆细胞来源的问题，即浆细胞产生于局部还是迁移自血液。尽管浆细胞重组并不总与 B 细胞相似，但不同群的浆细胞可能使用类似的基因，不过其携带的突变可能明显不同。因此浆细胞来源于突变后的滑膜 B 细胞，这些滑膜 B 细胞的子代会进一步增殖及分化。

B 细胞的成熟和存活依赖于间质细胞和具有哺育特性的细胞，所谓的哺育特性指的是帮助淋巴细胞在胸腺内发育成熟的能力。RA 患者滑膜中也含有哺育样细胞，这些细胞可以增加 B 细胞上 CD40 和 Ⅱ类 MHC 蛋白的表达。这群细胞支持 B 细胞得以存活，但自身反应性细胞克隆可以逃避清除并产生自身抗体。RA 内的哺育样细胞可以产生颗粒 - 巨噬细胞集落刺激因子（granulocyte-macrophage colony stimulating factor，GM-CSF）、IL-6 和 IL-8 等多种细胞因子，其与 B 细胞的直接接触也对极度增殖和抗体产生具有关键作用。

RA 中 B 细胞的作用：B 细胞清除后的临床改善

对靶向治疗反应的多样性提示可能有很多平行机

制促进了 RA 的发病。同 TNF 抑制剂一样，抗 CD20 单抗（利妥昔单抗）在一部分患者中显示对 RA 有一定疗效。抗体谱包含 RF 和 ACPA 的患者的反应率更高，这些病人体内可能还存在有 CXCL13 等将 B 细胞招至滑膜的细胞因子。CXCL3 水平升高也能预测外周循环内 B 细胞的恢复，可以作为一种有效的生物标记物来对患者进行分层及规划利妥昔单抗追加疗程[121]。另一方面，血液中 IgJ 表达界定的浆母细胞数量增加与对奥瑞珠单抗（ocrelizumab）及利妥昔单抗（约 20%）等 B 细胞清除疗法反应不佳相关。这些清除性抗体并不会影响没有 CD20 的浆细胞，因此疾病持续存在可能跟血液或关节中存在浆母细胞有关[122]。

CD20 的准确功能还不十分明确。这种分子表达于成熟 B 细胞表面，而不存在于浆细胞上。利妥昔单抗会迅速且有效减少外周血中 B 细胞。在小鼠中，抗 CD20 单抗可以清除血液、脾、淋巴结和骨髓中的 B 细胞。少数的残余脾内 B 细胞也是 B1 而非 B2 表型。腹腔内的 B 细胞只会被部分去除，这说明即使有足够的药物渗透率，人体内的某些特殊部位仍能保护 B 细胞不被清除。

RA 的连续滑膜活检标本显示，虽然经利妥昔治疗后外周血中的 B 细胞已经被完全清除，关节中的 B 细胞只会被部分清楚。临床疗效并非总是与滑膜内清除密切相关，但部分疗效可观的患者的治疗后滑膜样本中的 B 细胞数量似乎确实有显著的下降。然而出人意料地是 B 细胞清除并不能减少滑膜内自身抗体或细胞因子的产生，这些患者 ACPA 或 RF 水平的改变也不能预测其临床反应[123]。更长期的活检研究提示，利妥昔治疗 24 周后滑膜内的浆细胞会减少，而且该结果与症状减轻相关。

对于 B 细胞促进 RA 发病的最简单的解释就是 B 细胞能够产生自身抗体且分化为寿命更长的浆细胞。虽然 RF 或 ACPA 滴度增加能预示临床复发，但自身抗体滴度与疾病活动度并不完全平行，而且即使在疗效显著的患者体内也还能检测到 RA 相关的自身抗体。关于滑膜内自身抗体产生的滑膜活检也提示 B 细胞在疾病中的所起的作用可能更复杂、更微妙。

B 细胞作为一种有效的抗原呈递细胞，无论在炎性滑膜还是中枢淋巴器官中都能发挥该功能，这一点或许更为重要。在移植类风湿滑膜的 SCID 小鼠模型中，T 细胞激活、淋巴组织新生和细胞因子的产生均依赖于 B 细胞[124]。在同一个动物模型中，经 TACI-Ig 抑制 APRIL 和 BLyS 后，滑膜炎症减轻，生发中心内 IFN-γ 的产生也有所下降。

B 细胞还能分泌大量细胞因子，包括 LTα、TNF 和 IL-6。尽管巨噬细胞和滑膜细胞可能分泌了更多量的促炎因子，但由 B 细胞在关节关键部位及其他部位分泌的促炎因子可能推动了滑膜炎的发生发展。在 RA 患者中，一种 FcRL4+B 细胞亚群被上调，这些细胞能产生 TNF 和 RANKL，另一亚群的 CD79a+B 细胞则与长病程患者的侵袭性疾病发生相关[125]。此外，调节性 B 细胞与 Treg 相似，可以通过产生 IL-10 和 TGF-β 等抑制性细胞因子降低 RA 的炎症反应。目前尚不清楚 B 细胞是否会选择性地清除某些 B 细胞亚群，但调节性 B 细胞可能会在利妥昔单抗或其他靶向治疗作用下相对增加。

树突状细胞

DC 是功能强大的抗原呈递细胞，存在于 RA 患者的滑膜组织和滑液中。DC 对外界环境进行取样（尤其在黏膜和皮肤表面），继而对抗原进行加工，然后迁移到中枢淋巴区域，在该处将抗原呈递给 T 淋巴细胞。随着对 RA DC 功能的新的理解，有一种观点认为这种细胞能在黏膜部位负载局部的修饰后或原生性抗原，然后迁移至中心淋巴组织，并在这里参与疾病的启动。随后，滑膜 DC 能在关节内呈递抗原，激发局部的免疫反应。DC 还能产生大量 I 型 IFN，该物质在狼疮、RA 等多种自身免疫性疾病中都有参与。此外，RA 患者的关节和血液中都发现了 IFN 印记的相关证据。

RA 滑膜具有类似淋巴组织的功能，表达 CD86、CD83 和 DC-LAMP 的成熟 DC 定位、聚集于血管周围淋巴细胞浸润区。滑膜组织超微结构分析显示，与淋巴细胞存在联系的 DC 能在此处呈递抗原。DC 并非只见于 RA 患者的滑膜，痛风、脊柱关节炎等炎性关节炎中也发现了该种细胞。

像其他免疫活性细胞一样，通过趋化因子的产生和恰当黏附分子的表达，DC 被募集至滑膜组织。其在滑膜组织中的进一步的定位和淋巴聚集灶等微结构的形成也依赖于滑膜环境中细胞因子的生成。DC 会表达趋化因子受体 CCR7，该受体使其能进入淋巴组织内协调各类细胞形成生发中心结构。RA 滑膜细胞表达两种 CCR7 配体（CCL19 和 CCL21），作为使 DC 滞留在外周组织的信号。滑膜衬里下层组织内散在分布着不成熟的 DC 和浆细胞样 DC。富 B 细胞淋巴滤泡也可见于一些 RA 患者的关节组织，这些 B 细胞富集区常形成于滤泡 DC（follicular DC，FDC）周围。FDC 的来源还不清楚。体外培养的 FLS 也可以行使 FDC 的功能。RA 患者来源的滑膜细胞能与生发中心 B 细胞结合，并抑制 B 细胞的凋亡。

RA 滑膜组织含有滤泡 DC 的异位淋巴样结构也会高水平表达活化诱导胞嘧啶脱氨酶，该基因参与了 Ig 的类别转换。ACPA⁺ 浆细胞分布于这些滤泡聚集灶周围，提示这些聚集灶可能在抗体产生中发挥作用。将滑膜组织移植至 SCID 小鼠后，这些聚集灶及 ACPA 阳性细胞仍会持续存在。因此，滑膜 DC 不仅能帮助构建滑膜内组织的微结构，还参与高亲和性 IgG 型自身抗体的产生[126]。除了呈递抗原，DC 还可以分泌影响关节内 T 细胞分化的细胞因子，包括可能促进 Th1 和 Th17 表型分化的 IL-12 和 IL-23（详见后文）、可延长 B 细胞生存寿命的 APRIL 以及之前提到的 I 型干扰素。

类风湿滑膜组织中的 GM-CSF 等细胞因子会影响 DC 的增殖和成熟，其组织和滑膜积液中 DC 的数量有所增加，占单个核细胞的 5%。RA 滑膜组织中的 DC 可以出现异常行为。例如 IL-10 可以抑制 DC 的功能，其部分原因是降低 CD86 和 II 型 MHC 分子的表达[127]。滑膜 FDC、巨噬细胞和 FLS 也能表达又称集落刺激因子 -1 的巨噬细胞集落刺激因子（macrophage colony-stimulating factor，M-CSF）的受体。用单克隆抗体阻断该受体作用能够抑制适应性免疫和胶原诱导性关节炎，但在血清被动转化模型中应用该单克隆抗体则无此效果，说明此种获益是抑制 FDC 抗原呈递的结果[128]。

肥大细胞、多形核白细胞和自然杀伤细胞

肥大细胞存在于 RA 患者的滑膜中，在某些患者中还存在于软骨侵蚀部位。类风湿滑膜中的肥大细胞数量是行半月板切除术的对照组患者滑膜样本的 10 倍之多。来自炎症性滑膜炎患者的多数关节滑液标本中也可以发现肥大细胞和组胺。滑膜组织中的肥大细胞数量和淋巴细胞浸润程度有很强的相关性[129]。RA 滑膜中的肥大细胞表达 C5a 受体的水平显著高于 OA。

滑膜组织中固有的肥大细胞可以对刺激肥大细胞增殖和趋化的细胞因子产生反应。肥大细胞提取物可诱导黏附性 RA 滑膜细胞产生更多的前列腺素（prostaglandin，PG）E₂ 和胶原酶。免疫染色显示 RA 滑膜肥大细胞中含有类胰蛋白酶和 TNF。肥大细胞产生的肝素对结缔组织有重要作用，尤为重要的是，这些肝素可以调节激素对骨细胞的作用，从而影响骨的合成破坏平衡。滑膜肥大细胞还能表达 Fc ε 受体及 Fcγ 受体的 I、II 两种亚型，但不表达 III 型 Fcγ 受体。能与 I 型受体接合的免疫复合物会释放 PGD₂ 和 TNF，而 II 型受体接合则会导致组胺的释放[130]。

肥大细胞被认为参与了被动 K/BxN 模型中的炎症起始[131]。后来的研究却说明肥大细胞在其中的作用并无预想中的重要[131a]。肥大细胞在既有疾病中的作用还未确定，该模型中白细胞三烯 B₄（leukotrine B₄，LTB₄）的合成需要中性粒细胞而非肥大细胞。然而，用阻断干细胞因子信号通路的 c-Kit 酪氨酸激酶抑制物与滑膜组织共同培养可以减少 TNF 的生成[132]。以上资料提示在疾病发生后，肥大细胞可能促进了滑膜细胞因子的产生。

更耐人寻味的是，RA 患者滑膜肥大细胞的颗粒中有预先生成的 IL-17A[133]。而在传统观点中，IL-17 主要是由活化 T 细胞产生的。体外培养的肥大细胞受到 TNF 或免疫复合物刺激会释放 IL-17。在 RA 滑膜中，IgE 和 FcR1ε 的表达与肥大细胞脱颗粒之间也存在相关性。关于肥大细胞参与 RA 发病的更直接的证据来自一项非盲临床研究，该研究使用 c-Kit 抑制剂马赛替尼治疗 RA，并观察到了一定的临床疗效。c-Kit 是一种受体酪氨酸化激酶，能结合干细胞因子，促进肥大细胞生长和存活。

尽管 RA 患者的滑膜渗出液中有大量的中性粒细胞，但只有极少数会浸润滑膜。这些浸润细胞处于免疫活跃状态，能生成 Il-17B 和 IL-1Ra。滑膜中性粒细胞也能释放外侵 DNA 构成的中性粒细胞胞外诱捕网（neutrophil extra-cellular trap，NETs）。这些网状捕获网能捕获细菌，促进机体防御，在 RA 中，滑膜、滑液和外周血的中性粒细胞 NETs 生成增加，并能通过 RA 血清（尤其是 ACPA⁺ 血清）、IL-17A 和 TNF 进一步增强[134]。由此形成的细胞外 DNA 包括 PADI4 和瓜氨酸多肽如波形蛋白[135]。NET 生成后诱导其他细胞因子、IL-6、IL-8 和趋化因子。这一过程

会形成一个强有力的反馈环,增加细胞因子和瓜氨酸多肽的生成,推动免疫复合物的形成。

RA 滑膜中也发现存在 NK 细胞[136]。细胞毒 NK 细胞含有大量的颗粒酶,即丝氨酸蛋白酶。NK 细胞一种可能的重要免疫调节作用就是可以刺激 B 细胞产生 RF。在 RA 患者的滑膜组织及滑液中常可以见到相当数目的某亚群 NK 细胞,这些 NK 细胞可以表达大量 CD56[137]。该亚群细胞能合成细胞因子并促使 T 细胞和巨噬细胞分泌促炎因子。IL-32 在胶原诱导性关节炎中导致炎症加重及关节破坏的作用可能就是通过增加滑膜 NK 细胞数量实现的[138]。恒定自然杀伤细胞(invariant NK T cell,iNKT)能针对脂质抗原产生反应,目前对其的了解还很有限。不过,阻断 CD1d 和 iNKT 的功能可以降低小鼠胶原诱导性关节炎的严重度。

骨髓细胞

在 RA 的相关研究中,滑膜、软骨和皮质骨向来得到了最多的关注,但皮质下骨和骨髓也参与了滑膜的炎症反应。在小鼠胶原诱导性关节炎模型中,原始骨髓间充质细胞能在临床症状发生前经骨皮质小孔穿入滑膜并定植其中,产生可加剧滑膜炎的介质[139]。该过程是 TNF-α 依赖的,在 TNF 受体缺乏的小鼠中不会发生。另外,通过评价 CD34+ 间充质细胞的 NF-κB 状态,及其分化为可产生 MMP 和促血管生成因子的成纤维细胞样细胞的能力,发现这些细胞在类风湿骨髓中高度活化。

骨髓还生成了其他相关的细胞,如迁移到滑膜的巨噬细胞系细胞、辅助 B 细胞生存的哺育样细胞。骨髓可影响滑膜,反之亦然。在某些患者中,侵蚀性血管翳可穿破骨皮质、侵入骨髓腔内。此时骨髓内的 B 细胞聚集尤为突出,其聚集位置富含 CCL21 等 B 细胞趋化因子和 BLyS 等 B 细胞存活因子。

RA 中骨髓的改变可以继发于滑膜炎,也可以是原发性的(图 69-11)[140]。最普遍的解释是滑膜炎发生后通过可溶性因子和直接蔓延的方式扩展至骨髓("由外而内"假说)。另一种观点则认为骨髓活化是原发的,活化的细胞通过骨皮质或血流进入滑膜,这一说法也得到了越来越多的关注("由内而外"假

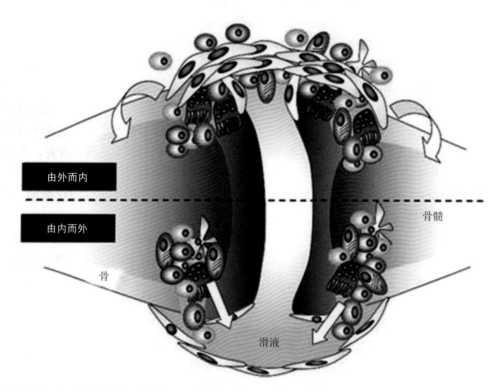

图 69-11 类风湿关节炎(RA)的起始滑膜病变。尽管传统的研究模式表明,RA 以滑膜疾病为首发病变,但其最早的损伤可能发生在远隔部位。图片描述了两种可能的发展途径:① RA 的临床炎症起始于滑膜,然后累及骨和骨髓;②最早的炎症病变发生于骨髓,随着细胞通过骨皮质小孔或血液迁移至滑膜,炎症也随之扩展(From Schett G, Firestein GS:Mr Outside and Mr Inside:classic and alternative views on the pathogenesis of rheumatoid arthritis. Ann Rheum Dis 69:787, 2010.)

说）。骨髓和滑膜之间的双向作用提示"由外而内"和"由内而外"两种作用机制可能均在 RA 中有所参与。

前期、早期与晚期 RA 滑膜炎

RA 患者在出现临床关节炎之前数年就有自身抗体水平的升高，这一结果支持了在症状性滑膜炎前还存在前临床期的观点。最终发展为 RA 的患者的预留发病前血清也检出了趋化因子和细胞因子的水平升高，尤其是 ACPA⁺ 人群 [141]。这一发现使得关于 RA 是一个逐渐进展为临床滑膜炎的连续过程的观点更具说服力。然而疾病的具体时间线和导致进展的环境刺激因素尚不明确。

在鼠类模型中，大量证据显示，在有明显的临床关节炎之前，就已存在滑膜炎症和转录因子活化 [142]。不过，即使是 ACPA⁺ 和或 RF⁺ 且在 2 年内进展为真正的 RA 的个体，如果仅有关节痛但缺乏关节炎证据，即处于"RA 前期"，其滑膜活检结果多数是正常的。在这些人的滑膜中可以看到 CD8⁺T 细胞数量呈现增高的趋势，但其他细胞浸润或细胞因子生成都未发现明显增加 [143]。

在症状性 RA 的最初几周内，滑膜病理偶尔会表现为少量的淋巴细胞浸润、内皮细胞损伤、组织水肿及中性粒细胞聚集；总体而言，其组织学表现与长病程的 RA 相似。症状出现后短期内，淋巴细胞聚集、T 细胞浸润以及滑膜衬里层增生就达到了与慢性期相仿的水平。免疫组化确定的这些样本的细胞因子类型显示，IFN-γ 等 T 细胞因子和 IL-1 、TNF-α 等非 T 细胞因子在两种病程的 RA 中水平也很接近。抑癌基因 p53 在早期 RA 中也有表达，最可能的原因是受环境中强烈的氧化应激影响。

早期及晚期 RA 患者无症状关节的活检标本中可见到淋巴细胞浸润、细胞因子生成及 p53 表达。尽管 IFN-γ、IL-1 和 TNF-α 的水平高于正常滑膜组织，但较临床炎症活跃关节稍低。在疼痛关节中，包括 IL-8 在内的部分细胞因子含量更丰富，巨噬细胞数目也更多。早期 RA 患者如果存在巨噬细胞和浆细胞的浸润，可能预示疾病更具侵蚀性且病情更重。

以上研究表明，从只有关节疼痛的无症状期到有症状、存在滑膜炎症的"早期"RA——即症状持续

期——的转化非常迅速。一旦症状出现，就组织学表现、细胞因子和疾病机制而言，从"早期"到"慢性期"的转化同样很快。

滑液和滑液软骨界面

关键点

RA 关节滑液中含有中性粒细胞和单个核细胞，后者包括 T 淋巴细胞和巨噬细胞。

含有 RF 或 ACPA 等自身抗体的免疫复合物可以固定补体，导致趋化因子的产生。

RA 滑液中含有前列腺素、白三烯等小分子炎症介质。

由于流入关节腔内的液体明显增加，超过了淋巴回流的代偿范围，多数活动性 RA 患者都有关节腔积液。在炎症轻度活跃的滑液中，蛋白的分子量与其在炎性关节液中的浓度成反比。高分子量血清蛋白更容易进入炎症关节的滑液中，RA 滑液中相对高浓度的 IgG 证明滑膜局部的免疫球蛋白合成增加。风湿性疾病患者的蛋白渗出增加也证实了类风湿滑膜炎的严重微血管损伤。对滑液进行自身抗体测定及对其性质（渗出液或漏出液）的判定一般没有太多价值；积液中血清蛋白的浓度水平通常为血液中的 1/2 至 2/3。

用大型分光镜检测 RA 患者滑液蛋白质组的新技术可能带来关于关键介质的新发现。从 RA 患者的关节腔积液中已经发现了 400 种以上可能作为疾病活动度生物学标志物的蛋白，其中包括 C 反应蛋白和钙颗粒结合蛋白 S100 家族的 6 个成员 [144]。其他相关研究显示 RA 滑液中与补体激活相关的蛋白、MMP 及中性粒细胞来源蛋白的水平升高。考虑到滑膜衬里层及 RA 滑液中大量的中性粒细胞，这些发现都并不意外。但对 RA 滑液的"瓜氨酸化组"——也就是蛋白瓜氨酸化模式——的测定结果可能更令人感兴趣，共有约 3000 种不同的瓜氨酸多肽被识别出，包括产生自波形蛋白、纤维蛋白原和 α- 烯醇化酶的多种多肽 [145]。在另一项研究中，分别由穿孔素和补体激活产生的膜攻击复合物介导的两种免疫介导的膜溶解通路都显著增加了中性粒细胞的瓜氨酸化，这两者都是 RA 渗出液的标志性通路。

多形核白细胞

大量多形核白细胞（polymorphonuclear neutrophils，PMNs）通过滑膜毛细血管后静脉进入和聚集在类风湿的滑液中。由于中性粒细胞表面表达丰富的选择素和 β2 整合素，使其黏附并进一步活化滑膜微血管。黏附之后，由内皮细胞和局部的滑膜细胞分泌的趋化因子促进 PMNs 从血管内移出至组织。类风湿患者滑液中的 PMNs 平均为 25 000/mm³，根据滑液中 PMNs 的存活时间，推算每天衰变的 PMNs 超过 10 亿。这些细胞的最终结局通常是凋亡或伴随着 DNA 和瓜氨酸肽释放的 NETosis。中性粒细胞的存活需要叉头转录因子基因 FOXO3 的表达[147]。缺乏此基因小鼠的 PMN 寿命缩短，因而不易患炎症性关节炎。

RA 患者滑液中高浓度的趋化因子募集大量的细胞进入关节腔内。滑膜本身很少看到 PMNs；一旦它们进入滑膜组织，在诸如补体激活产生的 C5a、白三烯 B₄（LTB₄）、血小板活化因子和趋化因子的诱导下迅速移至滑液。趋化因子中的 CXC 家族，包括 ENA-78 和 IL-8，在滑液中含量异常丰富，可以诱导中性粒细胞进入关节腔中。RA PMNs 还能向周围环境分泌趋化因子，例如巨噬细胞炎性蛋白 -3α（macrophage-inflammatory protein-3α，MIP-3α），促使更多的细胞迁移进入关节腔内。

一旦进入关节腔内，中性粒细胞通过 Fc 受体，特别是 FcRγ Ⅰ 和 FcRγ Ⅲ 与免疫复合物结合，从而激活脾酪氨酸激酶（spleen tyrosine kinase，Syk）。这个过程启动了信号级联反应，包括 MAP 激酶和 NF-κB 的激活、细胞骨架的重构、颗粒内容物的释放、活性氧和活性氮的产生，以及细胞吞噬作用的增强。许多细胞的吞噬小体含有包括 IgG、IgM 和 RF，以及 C1q、C3 和 C4 等补体蛋白在内的免疫复合物。RA 患者滑液中的 PMNs 可以释放从头合成的蛋白，包括基质蛋白如纤连蛋白、中性蛋白酶和 IL-1。中性粒细胞还可以分泌 IL-1Ra 与 IL-6 家族成员之一的制瘤素 M。尽管单个中性粒细胞分泌的 IL-1Ra 比巨噬细胞少，但滑液中的 PMNs 含量丰富，因此可以分泌大量的 IL-1Ra。

中性粒细胞还分泌大量的蛋白酶，包括弹性蛋白酶和胰蛋白酶，它们能够降低滑液的润滑作用，并破坏软骨的完整性。中性粒细胞胶原酶（MMP-8）能够消化软骨中的天然胶原蛋白，使得后者易被其他 MMPs 降解，例如基质溶解素。通常认为滑膜细胞是 MMPs 的主要来源，但是关节炎动物模型提示来源于中性粒细胞的蛋白酶也在软骨破坏中发挥着重要作用。

虽然很难在人体内进行评估，但动物模型表明中性粒细胞在炎症过程中发挥一定的作用。在被动 K/BxN 和胶原诱导性关节炎模型中，它们都依赖自身抗体与软骨结合并固定补体，同时也都需要中性粒细胞来使模型充分发病。在这些动物模型中，用抗体清除中性粒细胞几乎可以完全抑制滑膜的炎症。在 K/BxN 模型中，中性粒细胞和肥大细胞也可以使血管通透性增加，导致致病性抗体进入关节腔内。

滑液淋巴细胞

滑液中淋巴细胞亚群与外周血和滑膜组织中的均不相同。尽管滑液含有大量的 T 细胞，其中 CD8⁺ 淋巴细胞多于 CD4⁺ 淋巴细胞，但与外周血以及滑膜组织相比，CD4⁺/CD8⁺ 细胞比例实际上是相反的。另外，滑膜组织中几乎没有中性粒细胞，而中性粒细胞在滑液细胞中常常占 50% ~ 75%。滑液中 Tregs（CD4⁺CD25⁺）的比例也比外周血的高。

滑液中含有高表达表面 HLA-DR 抗原的 T 细胞。滑液淋巴细胞的表面活化抗原（包括 VLA-1 和 CD69）增加。在类风湿滑液中，大多数的 CD4⁺ 细胞都是表面表达 CD45RO 的记忆细胞。尽管滑液中的 T 细胞为活化表型，但与外周血的相比，它们的功能通常是有缺陷的。例如，滑液中的淋巴细胞在促有丝分裂原和大部分记忆抗原（如破伤风毒素）刺激下的增殖，远低于相应的外周血 T 淋巴细胞。但分枝杆菌抗原和 60 kD HSP 是例外，因为在它们的刺激下，滑液细胞中的淋巴细胞增殖能力更强，可能由于它们也能激活 TLRs。在体外试验中，滑液 T 细胞产生细胞因子的水平也很低，包括促有丝分裂原诱导表达的 IFN-γ 和 IL-1。

或许由于抗炎细胞因子（如 IL-1Ra 和 TGF-β）的作用，RA 患者滑液单个核细胞中的 T 细胞应答存在缺陷[148]。关节液中的非特异成分，如透明质酸，可对细胞产生毒性作用，并间接抑制 T 细胞活化。T 细胞活化减少的机制可能还与 TCR 信号缺失有关。关节内的 T 细胞受到刺激后，蛋白的酪氨酸磷酸化程度下降，这在关键性信号转导通路的 p38 MAP 激酶中尤其明显。此外，TCRζ 链的酪氨酸磷酸化发生在 TCR 信号转导的初始阶段，其在滑液内的程度要比外周血中的 T 细胞低。滑液 T 细胞的低反应性和细胞内氧化还原调节因子谷胱甘肽水平的显著降低有关[149]。恢复细胞内谷胱甘肽水平可以提高 RA 滑液 T 细胞的增殖能力。因此，炎症环境的氧化应激可以抑制抗原特异性的 T 细胞应答。

血小板和血小板微粒

血小板可以释放大量生长因子与细胞因子，其中包括血小板衍生生长因子（platelet-derived growth factor，PDGF）。它们存在于 RA 的滑液中，并能形成包含免疫复合物的微粒。而一部分微粒可以暴露瓜氨酸肽，如纤维蛋白原和波形蛋白，继而增强致病性的固有免疫和适应性免疫反应。这个过程是依赖胶原受体糖蛋白Ⅵ的。血小板微粒能激活体外培养的滑膜细胞，并通过 IL-1 依赖机制刺激细胞因子分泌。在动物模型中，通过清除血小板也能够抑制关节炎的严重程度。

关节内免疫复合物和补体固定

滑液免疫复合物

在 RA 患者的血液及滑液中含有丰富的包含免疫球蛋白的复合物，特别是含有 IgM 和瓜氨酸化蛋白的复合物。这些聚合物中最常见的抗原包括与 RF 结合的 IgG，因为 RF 可以与免疫球蛋白的 Fc 段结合，此外还包括抗瓜氨酸化蛋白抗体与瓜氨酸化肽复合物。采用更敏感的技术发现 RA 患者的循环免疫复合物中含有多达 20 种多肽，包括白蛋白、免疫球蛋白、补体、Ⅱ型胶原、纤维蛋白原、急性期反应物和 DNA 等。这些复合物可能能够固定补体，进而释放激活中性粒细胞与其他炎症细胞的趋化肽及趋化因子。

软骨中的免疫复合物

RF、IgG、抗 CCP 抗体和各种多肽的聚合物沉积在软骨和其他与滑液相关的组织中。电镜研究证实在微环境中，免疫球蛋白复合物沉积并且破坏软骨基质。而软骨下滑膜血管翳侵袭明显的区域中并未发现免疫复合物，这提示可能是这些侵袭性滑膜中的吞噬细胞结合和吞噬了免疫复合物。RA 患者软骨中的 IgM 比健康对照者的软骨提取物高 40 倍，而 IgG 则高出 10 倍。在大多数 RA 患者的软骨中都发现了 IgM 型 RF，而在 OA 患者和健康对照者的软骨提取物中则没有发现。另外，在 60% 以上的 RA 患者的软骨提取物中都发现了天然和变性的Ⅱ型胶原抗体。

滑液补体

急性炎症过程中补体活化产生的具有生物活性的产物在滑液聚集，提示关节内免疫复合物的形成在急性炎症过程中发挥着重要的作用。人体内补体主要在肝合成，然后经血清蛋白被动转运到滑液中，这就可以解释滑液中存在多种补体蛋白的原因。然而，滑膜组织也可以活跃地产生补体蛋白。在 IFN-γ、IL-1 和 TNF 等细胞因子的刺激下，巨噬细胞和成纤维细胞可以产生补体蛋白。通过对滑膜组织的分析发现，所有经典途径中的补体基因均在 RA 和健康人滑膜中表达。

尽管 RA 滑膜局部可以产生补体成分，但 RA 患者滑液中 C4、C2、C3 以及全部溶血补体的活性仍低于其他关节病患者滑液中的补体活性。虽然最有力的证据表明滑液中的补体通过经典途径激活，但在 RA 中也能找到旁路途径中的降解产物，包括 B 因子和备解素。在血清和滑液中，IgM 型 RF 似乎是比 IgG 型 RF 更重要的补体活化决定因素。RA 中 C4 的加速分解及血浆中 C4 碎片的出现都与 IgM 型 RF 的滴度相关。

PMNs 与补体系统之间存在巨大的相互作用。中性粒细胞溶酶体溶解产物包含可以裂解补体蛋白的酶，以及可以形成如血清中 C5a 等有趋化活性的物质。C5a 不仅是炎性渗出物中的重要趋化因子，它还能调控人类 PMNs 释放溶酶体，诱导细胞骨架重排。趋化性过敏毒素 C3a 和 C5a 在 RA 关节滑液中很常见，同时这两者也是组成 C5b-C9 膜攻击复合物的最终补体成分。

针对补体的靶向治疗

在 RA 中，抑制补体蛋白有明确的治疗前景。除了有理论方面的支持及补体消耗的证据外，C5 基因附近位点的多态性也与 RA 发病风险的增加相关。在临床前研究中验证了这个观点，关节内应用可溶性补体受体（soluble complement receptor，sCR1）能够抑制抗原诱导性关节炎大鼠的关节肿胀。在胶原诱导的关节炎和被动 K/BxN 模型中，C5 基因缺陷小鼠的关节炎症状也有所减轻。缺乏 C3 或 B 因子也能够抑制胶原诱导的关节炎。C5 基因敲除的小鼠有正常的抗体反应，而与其不同的是，C3 或 B 因子缺乏的动物中抗 II 型胶原抗体的水平较低。C3 转化酶的作用已经在转基因小鼠中得到了更深入的研究，这些转基因小鼠可产生调节蛋白补体受体 1- 相关基因 / 蛋白 y（complement receptor 1-related gene/proteiny，Crry）。这些小鼠没有明显的表型，也不容易发生感染。然而，Crry 转基因小鼠的胶原诱导关节炎的症状较轻。

上述数据表明，补体活化的经典途径和旁路途径都参与了 RA 发病。已经有一项安慰剂 - 对照试验对人源化抗 C5 抗体的疗效进行研究。此抗体可抑制 C5 的活化和 C5b-C9 膜攻击复合物的功能。尽管此单克隆抗体耐受性良好，但只有中等强度的证据证实其具有临床疗效。同样，虽然在临床前的动物模型中证实 C5a 受体拮抗剂有效以及它在血中的水平处于有效血药浓度范围内，但在一个短期的安慰剂 - 对照滑膜组织活检研究中，C5a 受体拮抗剂并不能减轻炎症 [151]。C5 单独存在并不足以维持类风湿关节中的炎症反应，它可能参与了复杂的炎症反应网络系统。针对其他补体成分如 C3 转化酶的治疗是否会取得更满意的疗效目前尚不清楚。

花生四烯酸代谢产物

前列腺素

在炎性关节中，花生四烯酸被环氧化酶（cyclooxygenases，COX）氧化产生前列腺素和血栓素，或者被脂氧化酶氧化产生白三烯。COX 抑制剂在 RA 中具有明确疗效，但是治疗效果中等且归因于对局部滑膜的作用和对脊髓的镇痛作用。不同的关节炎动物模型对前列腺素的敏感性也不完全相同，吲哚美辛几乎可以完全阻止大鼠佐剂性关节炎的进展，但对小鼠胶原诱导的关节炎却作用甚微。这些研究提示，啮齿类动物模型的结果并不总是与人类疾病的结果一致。

稳定的前列腺素，尤其是 PGE_2，可扩张血管，增加血管通透性，在发热过程中起着重要作用。它们也具有一定的抗炎活性，这可能就解释了它们的促炎作用有限的原因。例如，前列腺素类似物米索前列醇，具有适度但显著的抗炎或免疫调节效应。生理浓度的 PGE_2 可抑制 T 细胞产生 IFN-γ、巨噬细胞表达

HLA-DR 以及 T 细胞的增殖。

RA 患者前列腺素的产生依赖 COX-1 和 COX-2 两种酶（见第 24 章）。前者是组成性表达，对人体关节和其他组织内源性前列腺素的正常产生起重要作用。另一方面，COX-2 作为诱导酶，可增加炎症组织中 PG 的合成。一些细胞因子，如 IL-1 和 TNF 可诱导体外培养的滑膜细胞和巨噬细胞的 COX-2 基因表达。在 RA 滑膜中，COX-2 mRNA 和免疫反应性蛋白的表达都有所增加 [152]。大多数非甾体抗炎药，如吲哚美辛和布洛芬，对这两种酶均有抑制作用。它们在 RA 中大部分的抗炎活性和镇痛作用主要是由于抑制了 COX-2 的活性。选择性抑制前列腺素受体如 E_2 或 E_4，可能对胃黏膜和心血管的副作用更小，是另一种治疗方法。新近的研究数据表明，PGE 受体 4（EP4）也能作用于 DCs 和 T 细胞进而促进 Th1 和 Th17 细胞的产生 [153]。

与 PGE_2 一样，PGI_2 也参与滑膜炎症的形成。例如，在胶原诱导性关节炎模型中，即使 PGI_2 受体缺乏的小鼠与野生型小鼠产生抗胶原抗体的数量相似，但 PGI_2 受体缺乏小鼠的关节炎症与野生型小鼠相比明显减轻。

白三烯

白三烯（LTBs）是由中性粒细胞产生的强力促炎因子，可以对中性粒细胞、嗜酸性粒细胞及巨噬细胞产生趋化作用。它们也可以促进中性粒细胞聚集及其与内皮细胞的黏附。与健康人相比，RA 患者外周血 PMNs 产生 LTB_4 的能力更强 [154]。在小鼠胶原诱导的关节炎模型中，LTB_4 拮抗剂可减轻小鼠爪子水肿和关节破坏，提示 LTB_4 这个强力的趋化物在疾病中发挥着重要作用。但让人惊讶的是，有研究证明阻断 LTB_4 对 RA 患者的作用甚微。

抗炎的花生四烯酸代谢产物

花生四烯酸的某些代谢产物，如 15- deoxy-delta（12，14）-PGJ（2），可以与过氧化物酶增殖子结合，激活过氧化物酶增殖子活化受体（peroxisome proliferator-activated receptors，PPARs），抑制细胞因子产生和减轻关节炎动物模型的炎症。环戊烯酮前列腺素也能通过阻断激活 NF-κB 通路的关键酶——IκB 激酶 -β（IκB kinase-β，IKKβ），来抑制 NFκB 的活化。脂氧素类和溶胞分子代表了一类独特的脂类介质，可

以协助缓解炎症性疾病。脂氧素（lipoxins，LX）有一个三羟基嘌呤结构，它是由花生四烯酸经脂氧化酶途径产生。LXA_4 以高亲和力与一种名为 LXA_4 受体的 G 蛋白偶联受体（ALXR）结合。ALXR 活化后，通过减弱趋化作用、黏附作用和向组织内的转移以及减少趋化因子和细胞因子的产生，抑制中性粒细胞的募集。LXA_4 通过 NF-κB 依赖的机制明显降低 FLS 中细胞因子和 MMP 的表达。

外周血淋巴细胞

在 RA 患者的外周血中，$CD4^+Th$ 细胞的数量轻度上升，同时 $CD8^+$ 淋巴细胞减少。RA 患者循环 T 细胞的表面表型有很大的差异。例如，有研究观察到表达 HLA-DR 和黏附蛋白 VLA-4（$\alpha_4\beta_1$ 整合素）携带 αβ 和 γδTCR 的细胞比例增加。表达 VLA-4 的 T 细胞尤其重要，因为 VLA-4 通过与内皮细胞上的 VCAM-1 相互作用，在募集细胞到滑膜中发挥着重要的作用。然而 RA 患者循环 T 细胞的其他活化标志物却并不一定升高。因此，外周血 T 细胞具有部分而非完全预活化的表型特点。但尚不清楚这一活化过程是在外周还是中枢淋巴器官进行，或这些细胞是否在滑膜中活化后，再重新通过滑膜淋巴管进入血液循环中。

有研究报道 RA 患者外周血淋巴细胞中存在免疫调节功能紊乱的现象。一项早期研究发现，RA 患者由于 T 细胞功能缺陷，不能充分控制 EB 病毒感染后 B 淋巴细胞的异常增殖。这种异常的 T 细胞免疫反应一定程度上与疾病的活动性相关，但这种异常现象也出现于除 RA 之外的其他炎性关节病患者中[155]。在体外 RA 患者淋巴细胞的培养物中，发现 IFN-γ 和 IL-2 的生成均受到明显抑制。

RA 患者的 T 细胞分化和成熟异常。正常情况下，胸腺的 T 细胞输出量随着年龄的增大而减少，但在 RA 患者中似乎减少更快[156]。检测 T 细胞受体重排切除环（TCR rearrangement excision circles，TRECs）是用于衡量胸腺释放成熟 T 细胞的方法。以此参数统计，RA 患者胸腺输出 T 细胞的数量会提前下降。与此相似的是，端粒损耗也提示异常的 T 细胞"老化"。这可能是由于外周血 T 细胞稳态的原发性缺陷，或是由于慢性免疫刺激继发胸腺功能受损，使 T 细胞更新加快。RA T 细胞的端粒长度比正常对照的短，更接近老年人的水平，这一现象支持了上述观点。

RA 患者的外周血中也存在活化的 B 淋巴细胞，RA 患者中能自发产生 RF 及其他自身抗体的循环 B 细胞数量显著高于正常人群。能够大量生成自身抗体的 B 细胞亚群的特征是以 CD5 作为表面决定簇。这一抗原正常情况下在 T 细胞表面表达，但也可表达于胎儿 B 细胞和小部分成人未成熟的 B 细胞表面。跟正常人相比，在循环淋巴细胞数量正常的 RA 患者中可以检测到异常的 κ-λ 链，提示 RA 患者存在寡克隆 B 细胞的增殖。正如前文所提到，RA 患者的外周血中也可以检测到浆母细胞，它们的出现可能是使用抗 CD20 抗体治疗后 B 细胞再增殖的前兆。

对 RA 患者外周血细胞的基因表达谱的特点进行研究，目前尚未得出一致结论。一些研究表明，RNA 转录物可能有能力将 RA 和其他炎症性关节炎鉴别开来，包括抑癌基因、MAP 激酶和其他促炎症蛋白的表达水平不同。有研究提示另外一些有限的基因亚群可以作为疾病活动度的标志物或用来预测对靶向治疗的反应性。但是，这些模式并不一致，可能由于血液中存在一类高度异质性的细胞群。

T 细胞因子的作用

关键点
多种 T 细胞亚群参与 RA 发病。
与巨噬细胞和成纤维细胞产物相比，RA 滑膜中的 T 细胞因子水平较低。
Th1 和 Th17 细胞可以分别产生 IFN-γ 和 IL-17 等 T 细胞因子，促进 RA 的发病。
可抑制其他 T 细胞活化的调节性 T 细胞在 RA 滑膜中的功能低下。
T 细胞也可以通过抗原非依赖机制在滑膜炎症中发挥作用，如直接与巨噬细胞和滑膜细胞接触。

RA 的细胞因子环境富含由许多细胞系产生的细胞因子。在 RA 中，多种由 T 淋巴细胞产生的细胞因子含量很少，而由巨噬细胞和滑膜成纤维细胞产生的细胞因子却显著增加（表 69-5）。尽管 T 细胞因子水平低，但它们在滑膜的微环境中发挥着重要的作用。可以依据淋巴细胞亚群的功能来研究 T 细胞来源的细胞因子的产生及其作用。

表 69-5 类风湿关节炎中根据细胞来源选定的滑膜细胞因子相对产生水平的部分清单

细胞来源	RA 滑膜的产生水平[*]
T 细胞	
IL-2	−
IL-3	−
IL-4	−
IL6	±
IL-13	±
IL-17A，F	+
IL-21	+
IFN-γ	±
TNF	−
淋巴毒素 -α	−
RANKL	++
GM-CSF	−
巨噬细胞[†] / 成纤维细胞[‡]	
IL-1 家族（如 IL-1 和 IL-18）	+++
IL-1Ra	+
IL-6 家族（如 IL-6、IL-11 和 LIF）	+++
IL-10 家族（如 IL-10、IL-22）	+
IL-12 家族（如 IL-12、IL-23）	+
IL-15	++
IL-16	+
IL-32	+
警戒素（如 IL-33 和 HMGB1）	++
TNF	++
M-CSF 和 IL-34	+
GM-CSF	++
B 细胞生长因子（如 Blys 和 APRIL）	++
TNF 超家族（如 LIGN 和 TWEAK）	++
NF-κB	+
生长因子（TGF-β、PDGF、FGF）	++
趋化因子（如 IL-8、MCP-1）	+++
干扰素（如 IFN-β 和 IL-29）	++
树突状细胞	
IFN-α	+
IL-12	+
趋化因子（如 CXCL13 和 CCL21）	+

续表

细胞来源	RA 滑膜的产生水平[*]
肥大细胞	
TNF	+
IL-17A	+

[*] −，无或低浓度；+，存在
[†] 组织巨噬细胞或 A 型滑膜细胞
[‡] 组织成纤维细胞或 B 型滑膜细胞

APRIL，增殖诱导配体；BLyS，B 细胞刺激因子；FGF，成纤维细胞生长因子；GM-CSF，粒细胞 - 巨噬细胞集落刺激因子；LIF，白血病抑制因子；LIGHT，淋巴毒素相关的诱导配体，竞争糖蛋白 D 与 T 细胞上疱疹病毒进入介质的结合；MCP-1，单核细胞趋化蛋白；M-CSF，巨噬细胞集落刺激因子；PDGF，血小板衍生生长因子；RA，类风湿关节炎；RANKL，核因子 κB 受体活化因子配体；TWEAK，肿瘤坏死因子样凋亡微弱诱导剂

1 型辅助 T 细胞（Th1）的细胞因子

　　对 RA 细胞因子谱的早期研究提示滑膜 T 细胞以 Th1 表型为主，它可产生 IL-2 和 IFN-γ 等细胞因子，并表达细胞因子受体 CXCR3 和 CCR5。这一过程可能部分是由基质细胞和巨噬细胞局部产生 IL-7 驱动的，而 IL-7 也促进 Th1 和 Th17 细胞的产生。但出乎意料的是，早期炎症性关节炎的病人血清 IL-7 水平较低，却与 RA 的病情进展相关。许多来源于 RA 滑膜组织的 T 细胞克隆产生 Th1 细胞因子。大量研究数据表明，经典的 Th1 细胞因子——IFN-γ，含量相对丰富且功能活跃，是 HLA-DR 最强的诱导剂并且可以提高抗原呈递能力。IFN-γ 还能诱导内皮细胞表面的黏附分子表达，协助炎症细胞向损伤部位募集。IFN-γ 最重要的功能之一是通过降低胶原合成和抑制细胞因子刺激培养的 FLS 产生 MMP 来改变细胞外基质合成与降解之间的平衡[158]。

　　在 RA 关节中仅能检测出相对低浓度的 IFN-γ，其浓度远远低于诱导单核细胞表达 HLA-DR 之所需。虽然免疫组化分析明确表明 IFN-γ 可在 RA 滑膜 T 细胞中表达，但其比例低于在慢性发炎的扁桃体中的表达。然而，IFN-γ 的作用十分复杂，应用 IFN-γ 后不但不会使疾病恶化，反而会使部分病人得到好转。IFN-γ 基因敲除小鼠或 IFN-γ 受体缺陷小鼠的胶原诱导性关节炎病情加重，这些发现提示细胞因子的作用会随着动物模型及细胞因子表达时相的不同而发生变化。

T 细胞来源的 IL-2 是另一种主要的 Th1 细胞因子，它是一种自分泌或旁分泌的 T 细胞生长因子。IL-2 仅在小部分 RA 滑液和滑膜组织中被检测到，即使能检测到但浓度也很低[159]。TNF、GM-CSF 和 IL-6 可以由 Th1 和 Th2 细胞表达，由 RA 滑膜组织产生后释放到滑液中，含量丰富。但 RA 关节中这些细胞因子的主要来源是巨噬细胞和成纤维细胞。

2 型辅助 T 细胞（Th2）的细胞因子

类风湿关节的 Th2 细胞因子浓度非常低。应用免疫分析法在 RA 滑液中通常检测不到 IL-4 和 LTα。原位杂交法在 RA 滑膜组织中也仅能检测到少量或甚至检测不到 IL-4 mRNA。运用敏感的巢式反转录聚合酶链式反应技术（nested reverse-transcriptase polymerase chain reaction techniques，nested RT-PCR）检测 RA 滑膜活检组织，发现 Th2 细胞因子 IL-4 和 IL-13 均为阴性，而 IFN-γ 和 IL-12 则常呈阳性（IL-12 可以诱导 T 细胞向 Th1 和 Th17 细胞表型分化）。RA 滑膜中表达 Th2 细胞因子 IL-10，它具有很强的抗炎活性。然而，与很多其他细胞因子类似，在 RA 中 IL-10 也主要是由巨噬细胞而非 T 细胞分泌。一些数据显示在早期滑膜炎的滑液中存在高浓度的 Th2 细胞因子（如 IL-4、IL-13），这种现象能够将那些向 RA 进展的早期滑膜炎患者鉴别出来。而随着这些患者疾病的进展，Th2 细胞相关信号会逐渐消退[160]。

辅助 T 细胞 17（Th17）的细胞因子

Th17 细胞的发现及它们在自身免疫动物模型中的重要作用引起了研究者们很大的兴趣。Th17 细胞在 RA 滑液中数量丰富。由 Th17 细胞产生的促炎细胞因子 IL-17 是由 6 个基因编码的（IL-17A 至 F）。IL-17A 能够模拟并协同 IL-1 和 TNF 对 FLS 的作用，包括诱导胶原酶和产生细胞因子，而 IL-17F 在一定程度上也具有相同的模拟和协同效应。IL-17A 在滑液中浓度中等，但其功能相对较强[161]。滑膜细胞表达 IL-17 的受体 IL-17RA 和 IL-17RC，IL-17 与受体结合后能够激活转录因子 NFκB 从而启动炎症级联反应。除作用于间充质细胞外，IL-17 还能够通过增强破骨细胞活性参与骨侵蚀。在体外采用滑膜移植物和骨质构成的骨质重吸收模型中，同时阻断 IL-17、

IL-1 和 TNF 比阻断单一因素更有效。IL-21 也由 RA 患者 T 细胞产生，它可以进一步增加 Th17 细胞数量和 IL-17 产生。类似的，IL-22 也可以由 Th17 细胞产生，并且在 RA 滑液中被检测到。像 IL-17A 一样，IL-22 可以激活 FLS 产生破骨细胞活化因子（如 RANKL）。

免疫组化显示 IL-17 有多种来源。虽然 IL-17 在衬里下层 T 细胞表达，但也有一些来自肥大细胞。一些研究中显示 IL-17 存在于少数 RA 患者的滑膜中。在血管翳具有侵蚀性的前端附近可以检测到有免疫活性的 IL-17，因此 IL-17 可能也参与细胞外基质的破坏。关节炎动物模型证明，抑制 IL-17 可以起到抗炎效应，防止动物骨和软骨的破坏[162]。人关节中的 IL-1、IL-23 和（或）TGF-β 都具有促进 Th17 细胞分化的潜能。BLyS 同样有潜力促进 Th17 细胞分化并加重炎症性关节炎。这些细胞因子在 RA 滑膜中都有表达，从而为促进 Th17 细胞增殖提供良好的环境。

IL-17 家族在关节炎动物模型中的作用是明确和重要的，特异性阻断 IL-17A 可以对炎症及基质破坏产生显著疗效。相比之下，在人类中的数据则显得疗效不够显著，这有可能是由于人类的 T 细胞亚群尚无明确的分类。使用抗 IL-17A 抗体和可溶性 IL-17 受体治疗 RA 的临床试验结果是令人鼓舞的，但与 TNF 抑制剂相比，其疗效中等[163]。

辅助 T 细胞细胞因子的失衡

Th1 和 Th17 细胞的含量相对丰富，表明滑膜与 Th1 样迟发型超敏反应和（或）Th17 自身免疫环境相似。Th2 细胞因子和通常抑制 Th1 活化的细胞反应几乎不存在，从而增加了因缺乏通过 Th2 途径的 T 细胞活化进而导致 RA 持续存在的可能性。例如，在滑膜组织细胞或滑膜组织移植物培养基中添加外源性 IL-10 或 IL-4 可以抑制培养的 RA 滑膜组织移植物合成促炎性细胞因子和 MMPs[164]。c-Jun 和 c-Fos 表达是 MMPs 和细胞因子有效合成所必需的，而 IL-4 可能通过下调这两个基因的表达而发挥抑制作用。另外，IL-10 和 IL-4 还能够促进滑膜细胞释放其他抗炎细胞因子，如 IL-1Ra 等。尽管在 RA 中 IL-10 存在于滑液且其基因由滑膜组织细胞所表达，但培养滑膜细胞的体外试验显示其不能产生足够的 IL-10 以抑制

IFN-γ 的合成[165]。

动物模型研究发现，Th1 和 Th17 细胞因子启动并维持关节炎，其中部分是由于 IL-7、IL-21 和 IL-22 等的影响，而 Th2 细胞因子则抑制关节炎症。例如，在胶原诱导性关节炎中单独或联合给予 IL-4 和 IL-10[166]，单独应用其中一种细胞因子时作用较弱或甚至没有效应，但联合给药疗效显著。临床症状的好转与滑液中 IL-1、TNF 及软骨破坏的减少相关。通过研究 IL-12 在胶原诱导性关节炎中的作用，证实了炎症性关节炎中细胞因子网络是十分复杂的。在早期关节炎中，给予 IL-12 可以增加胶原诱导性关节炎的发病率，而抗 IL-12 治疗则有保护作用[167]。然而，在晚期关节炎中，给予 IL-12 能够抑制关节炎的进展，而抗 IL-12 则会使病情恶化。正如前文所提到，使用抗 IL-17A 的抗体阻断典型的 Th17 细胞因子仅表现出中等程度的疗效。利用诸如可溶性受体结构等替代方法同时抑制 IL-17A 和 F，并没有提高疗效。Th17 细胞在其他炎症性疾病中的作用则更为明确，特别是在银屑病中阻断 IL-17A 疗效显著[168]。另一种方法是使用乌司奴单抗阻断 IL-12 和 IL-23 以及之后的 Th17 分化，与银屑病相比，其在 RA 中的疗效中等。这些数据表明 IL-17 和 Th17 细胞在 RA 中发挥着一定作用，而在小部分的疾病亚群中却起着主要作用。

尽管增强 Th2 细胞因子的观点很有吸引力，但在 RA 中使用 IL-10 的临床试验并未证明有显著的临床获益或者滑膜炎症组织学改善的证据[169]。这可能需要联合应用多种 Th2 细胞因子才能发挥出最大效应。作用于 JAK3 的 T 细胞因子信号通路抑制剂在 RA 中疗效显著。然而，许多这类的化合物也阻断 JAK1 并且可能抑制其他细胞因子的信号转导。

巨噬细胞和成纤维细胞细胞因子的功能

关键点

巨噬细胞和成纤维细胞细胞因子在 RA 滑膜中含量丰富。

细胞因子网络包含促炎性细胞因子，例如 IL-1、TNF、IL-6、IL-15、IL-18、GM-CSF 和 IL-33 等。这些细胞因子和其他许多因子使滑膜炎症持续存在。

募集炎症细胞进入关节的趋化因子主要由巨噬细胞和成纤维细胞产生。

类风湿滑膜产生具有抗炎活性的细胞因子，如 IL-1Ra、IFN-β 和 IL-10 等，但其含量不足以抑制促炎细胞因子的功能和产生。

实际上研究的各种巨噬细胞和成纤维细胞产生的促炎细胞因子在 RA 滑膜中的含量都比较丰富。这一章节将讨论一些在关节中产生的重要的细胞因子和效应分子，而重点是巨噬细胞和成纤维细胞产生的对 RA 持续进展起重要作用的因子。巨噬细胞产生细胞因子最多，而成纤维细胞则产生大部分的蛋白酶。在采集患者样本的临床研究及临床前期的动物模型实验中，初步证实了巨噬细胞和成纤维细胞细胞因子在 RA 发病中的作用。对血液细胞因子和趋化因子进行分析的研究表明，这些因子在疾病临床发作的数年前就已经开始增加。令人惊讶的是，未受影响的一级亲属中也发现了类似的细胞因子增加，这表明共同的环境和遗传因素一起作用导致了这一现象[170]。

促炎性巨噬细胞和成纤维细胞细胞因子

白介素 –1 家族

IL-1 家族是一类广泛存在的多肽，具有多种多样的生物活性。IL-1 家族包括 IL-1α、IL-1β、IL-18、IL-33 和 IL-1Ra，后者是 IL-1 的天然抑制剂（参见后文抑制性细胞因子和细胞因子拮抗剂一节中关于 IL-1Ra 的描述）。大量动物实验数据表明 IL-1 是炎症性关节炎中的重要调节因子。如在兔膝关节中直接注射重组 IL-1β 可以诱导 PMNs 和单核细胞聚集于关节间隙以及关节软骨中蛋白聚糖的丢失。过度表达 IL-1 的转基因小鼠也会发生炎症性关节炎，而缺乏天然 IL-1 拮抗剂 IL-Ra 的小鼠则更容易罹患胶原诱导性关节炎。在大多数情况下，在动物模型中阻断 IL-1 可以适当减轻滑膜炎症，同时可以显著抑制骨和软骨破坏。

白细胞介素 -1

在类风湿关节中 IL-1 最主要的来源是滑膜巨噬细胞，RA 滑膜中近一半的巨噬细胞表达 IL-1β[171]。在邻近 B 型滑膜细胞的滑膜衬里层巨噬细胞以及邻近血管的衬里下层巨噬细胞中均存在异常丰富的

IL-1 蛋白。滑膜衬里层的 IL-1 可以激活 B 型滑膜细胞，使其增殖并分泌多种调节因子。多种刺激物可以诱导巨噬细胞产生 IL-1；免疫球蛋白 Fc 段可以诱导类风湿滑膜巨噬细胞产生 IL-1，免疫复合物也具有同样的功能，但作用较弱。胶原片段可以诱导 IL-1 的生成，IX 型胶原（目前仅在关节软骨中发现，定位于胶原纤维的交叉点处）也能够有效诱导人单核细胞产生 IL-1。

在类风湿关节内，IL-1 诱导成纤维细胞增殖，刺激滑膜细胞生成 IL-6、IL-8 和 GM-CSF，并增加胶原酶和前列腺素的产生。IL-1 还能促进培养的人滑膜成纤维细胞释放糖胺聚糖，但在完整的关节软骨外植体中，IL-1 在完整的蛋白聚糖分子产生过程中的作用则恰恰相反。IL-1 诱导成纤维样滑膜细胞（FLS）及内皮细胞产生大量黏附分子，包括 VCAM-1 及 ICAM-1，并增强骨吸收。

IL-1 参与 RA 发病，但使用各种各样靶向 IL-1 的生物制剂抑制这个调节因子仅能够取得中等程度的临床疗效。IL-1 抑制剂和 TNF 抑制剂联合用药的疗效并不优于 TNF 抑制剂单药治疗，不管是对急性期反应物的生物学效应或是感染率而言[172]。与此相反，IL-1 作用比较明确的疾病对 IL-1 抑制剂的临床反应较好，比如自身炎症性疾病。这些数据表明 IL-1 在 RA 临床表现中发挥的作用中等。

IL-1 治疗 RA 效果一般，其中一种解释与 IL-1 的信号机制有关。与许多 TLR 通路一样，IL-1 通过激酶 MyD88 活化 NFκB。当 IL-1 信号表达被阻断时，滑膜上的 TLR 配体包括外源性物质如肽聚糖或内源性物质如热休克蛋白，可能提供克服 IL-1 阻断作用所需的刺激。这一观点已在被动 K/BxN 模型得到证实，在此模型中缺乏 IL-1 受体的小鼠的关节炎严重程度大大降低。但当使用少量 TLR4 配体脂多糖处理该模型时，会继发强烈的滑膜炎。如果 RA 患者中有类似的系统，只要 TLR 信号保持完整，阻断 IL-1 将不能控制滑膜炎的发生。

白细胞介素 -18

除 IL-1α 和 IL-1β 外，另一种 IL-1 家族中的同源蛋白 IL-18 也参与 RA 的发病。IL-18 最初被发现时是由于其有促使免疫应答向 Th1 表型偏移的功能，尤其当 IL-12 存在时此功能更为明显。在胶原诱导性关节炎中，IL-18 抑制剂可以显著地减轻病情[173]。后续的研究表明，IL-18 可以诱导滑膜巨噬细胞产生 GM-CSF、一氧化氮（nitric oxide，NO）和表达 TNF。IL-18 主要由 RA 滑膜组织表达，尤其是滑膜成纤维细胞和巨噬细胞，并且 TNF 及 IL-1β 可以显著增加其表达。IL-18 天然抑制剂——IL-18 结合蛋白，由于可以阻断 IL-18 的促炎效应和促 Th1 效应，可作为潜在的治疗药物。将 IL-18 作为 RA 治疗靶点的一个潜在顾虑是，应用 IL-1 转换酶抑制剂获益并不明显。IL-18 与 IL-1β 相似，也是经过 IL-1 转换酶的处理后产生具有生物活性的细胞因子。但事实上，IL-1 转换酶抑制剂同时阻滞巨噬细胞释放 IL-1β 以及 IL-18 的效果也十分有限。

白细胞介素 -33 和其他警戒素

IL-33 是一种通过 ST2 表面受体转导信号的新型细胞因子。像高迁移率族蛋白 1（highmobility-group-box1，HMGB1）一样，是一种可以提供危险信号的"警戒素"，这种危险信号来自于组织损伤和伴随细胞内容物释放的坏死。阻滞 IL-33 可以减轻几种关节炎动物模型的关节炎症，包括胶原诱导性关节炎和抗原诱导性关节炎。肥大细胞被 IL-33 激活后释放其内容物。因此，肥大细胞依赖的动物模型，如被动 K/BxN 在 ST2$^{-/-}$ 小鼠中病情较轻[174]。更有意思的是，在 RA 滑膜中，IL-33 触发肥大细胞的能力可能在肥大细胞释放其产物（如 TNF 和 IL-17A）中发挥着重要的作用。IL-33 还能够使 T 细胞向 Th2 表型分化，因此 IL-33 在 RA 滑膜和滑液中均有表达的现象引发了对其在长期疾病中的功能的疑问。HMGB1 在 RA 关节中也高度表达，并且可以调节许多促炎的信号通路。阻断 HMGB1 可降低多种自身免疫模型中的损伤和免疫反应。它也被认为是可以促进 OA FLS 转化为更具侵袭性的 RA 样表型的重要因素[175]。

肿瘤坏死因子及肿瘤坏死因子超家族

肿瘤坏死因子超家族是一个庞大的集合，其基因相互关联，在炎症反应、免疫应答、细胞存活和凋亡中起重要作用。目前至少确认了 19 个家族成员，其中 TNF 被确定为同名成员。尽管细胞因子的一些受体结合紊乱和功能部分重叠，但每种细胞因子都有其相应的细胞表面受体。TNF 超家族共有的保守氨基酸序列提示了其基因的同源性。许多 TNF 超家族成员含有 II 型膜蛋白的特点，可以在蛋白酶切后从细胞表面释放出来。一种被称为 TNF 同源功能区的 C 端保守区域同样存在于几种超家族成员中。除 LTα 和

LTβ 既可以形成同源三聚体也可以形成异源三聚体外，这些蛋白的活性形式是同源三聚体。其中几种 TNF 成员已经在相应的章节中介绍过了。

TNF 是一种多效性细胞因子，在 RA 中被认为是主要的促炎性细胞因子，其在 RA 的滑液及血清中均可以被检测到。它是一种膜结合蛋白，经 TNF 转化酶（一种膜基质金属蛋白酶）将蛋白酶切后从细胞表面释放出来。IL-1 与 TNF 有许多相似的活性，包括增强培养的滑膜细胞产生细胞因子、表达黏附分子、增殖和生成 MMP 的能力。在一些系统中，这两种细胞因子有协同作用。虽然 IL-1 和 TNF 有很多相同的功能及信号转导途径，但它们有着完全不同的表面受体及细胞内信号途径。

TNF 抑制剂在 RA 患者中的疗效证明了其在 RA 中发挥着重要作用；但仅有 1/3 的患者对 TNF 抑制剂有明显的反应，这也表明类风湿关节炎的发病过程存在明显的异质性。好的疗效需要维持治疗，因为停药可能导致疾病复发。更有意思的是，小部分病人早期应用 TNF 抑制剂进行积极治疗达到了长期缓解，甚至停药后也能维持缓解。这个发现令人兴奋，它提示了疾病早期进行干预可能会防止慢性滑膜炎的发生。

TNF 与 IL-1 一样，可以在体外刺激人滑膜细胞产生胶原酶及前列腺素 E$_2$（PGE$_2$），诱导骨吸收，抑制骨形成，在软骨外植体（explant of cartilage）中刺激蛋白聚糖的重吸收并抑制其生物合成。原位杂交及免疫组化的研究均表明在 RA 中，TNF 主要是由滑膜巨噬细胞产生。

动物模型也证明了 TNF 在炎症性关节炎中发挥着一定作用。例如，在转基因小鼠中 TNF 的过度表达可以导致侵袭性、破坏性滑膜炎。实际上，在 T 细胞表面仅表达一种膜结合型 TNF 的转基因小鼠也可以自发发生关节炎[176]。尽管对骨和软骨破坏的抑制作用并不如 IL-1 抑制剂明显，并且其作用可能由抑制下游 IL-1 生成所介导，但 TNF 阻滞在许多关节炎动物模型中仍被证明是一种有效的抗炎手段[177]。在 RA 中，TNF 抑制剂可以明显减轻或甚至防止关节损伤[178]。

TNF 阻断剂并不比传统药物如甲氨蝶呤或许多其他的生物制剂更有效。对一种 TNF 抑制剂反应欠佳的个体仍可能对利妥昔单抗或阿巴西普敏感，这证实了多种独立的途径参与 RA 发病以及 RA 本身存在

异质性的观点。有证据表明一些滑膜基因表达模式与更可能地对 TNF 阻断剂有良好反应相关，但这种方法的预测能力相对较小[179]。迄今为止，各种各样包括自身抗体、血液细胞因子谱和其他检测物的算法都无法提供足够的分层来发挥有效的临床价值。出人意料的是，即使临床症状仅有很少或甚至没有改善的 RA 患者，他们的关节损伤仍会被明显延缓或阻止。这种现象表明炎症和损伤可能有不同的发病机制。

IL-6 家族

IL-6 是一种复杂的细胞因子，可以由 T 细胞、单核细胞及 FLS 在内的多种细胞分泌。最初发现 IL-6 是一种 B 细胞刺激因子，它可以诱导 B 细胞系合成免疫球蛋白，此外还参与细胞毒 T 细胞的分化，并且是调节肝生成 C 反应蛋白等急性时相反应蛋白的主要因子。IL-6 的受体由两条链组成，一条链是与其他细胞因子受体共用的通用链（gp130），另一条链是 IL-6 的特异链（IL-6R）。IL-6R 可以从细胞表面脱落，与 IL-6 结合，通过与 gp130 结合被转运至缺乏 IL-6R 的细胞。IL-6 主要通过 Janus 激酶（Januskinases，JAKs）进行信号转导，尤其是 JAK1 以及 STAT3 的磷酸化。

RA 患者血清中 IL-6 的活性与急性时相反应蛋白如 C 反应蛋白、α1- 抗胰蛋白酶、纤维蛋白原及结合珠蛋白等的水平高度相关。RA 患者的滑液含有大量 IL-6，而且其他炎性关节病中提取的滑膜细胞也可以分泌 IL-6。对滑膜组织进行原位杂交后发现 IL-6 的 mRNA 存在于内膜衬里层，而免疫组化结果显示 IL-6 蛋白主要表达于衬里层和衬里下层。尽管许多滑膜巨噬细胞表达 IL-6 基因，但大部分 IL-6 似乎是由 B 型滑膜细胞产生的。

结合 IL-6R 或 IL-6 本身的单克隆抗体在治疗 RA 的临床试验中取得的成功已经证实了 IL-6 在 RA 发病中的关键作用。其临床疗效与 TNF 抑制剂相似，包括对骨和软骨破坏的保护作用[180]。在 TNF 抑制剂治疗无效的患者中，IL-6R 抗体也同样有效。这个发现是令人惊讶的，因为目前认为在细胞因子级联反应中，TNF 是 IL-6 的上游炎症因子，在 RA 中抑制 TNF 后 IL-6 的水平明显下降。临床观察发现阻断 IL-6 后可能会出现中性粒细胞减少、肝酶升高、血脂水平波动等，但这些发现的相对重要性目前尚未明确。JAK 抑制剂在 RA 中也被证明有治疗作用，其中

部分机制可能是由于抑制了 IL-6 信号通路。

还有一些细胞因子参与了 RA 的发病，它们与 IL-6 结构相似并且有相同的表面受体亚基。其中 IL-11、白血病抑制因子（leukemia inhibitory factor，LIF）和抑癌蛋白 M 在 RA 患者的滑膜有所表达，并且可以在滑液中检测到。这些细胞因子的生物学作用是复杂的，可能起保护性作用 [例如通过增加蛋白酶抑制剂如金属蛋白酶组织抑制剂（tissue inhibitors of metalloproteinase，TIMP）的表达]，也可能起促炎症作用（例如通过增加趋化因子或 MMP 的表达），这取决于不同的培养环境或特定的研究模型。IL-11 可以缓解胶原诱导性关节炎（collagen induced arthritis，CIA），另一方面抑癌蛋白 M 的抗体也具有保护作用，这一现象证明了 IL-6 细胞因子家族成员在功能上具有双重性。

IL-12 家族

IL-12 家族是一组在 T 细胞分化和炎症中具有重要作用的细胞因子。IL-12 是由不同的基因表达的 p35 和 p40 这两个亚基组成的异二聚体，并由抗原呈递细胞产生。IL-23 和 IL-27 具有与 IL-12 类似的异二聚结构，分别由 p29/p40 和 p28/EB13 组成。在抗原呈递的过程中，IL-12、IL-23 和 IL-27 可以诱导 T 细胞应答向 Th1 表型偏移。IL-23 与 IL-1 及 TGF-β 也在 Th17 细胞的产生中发挥着重要作用。IL-12 家族通常由类风湿关节中的巨噬细胞分泌，但也可以由树突状细胞等其他抗原呈递细胞产生。尽管仍缺乏有关上述细胞因子作用的临床数据，但已有少数病例报告表明，患有恶性肿瘤的 RA 患者使用重组 IL-12 治疗后病情复发。用阻断 IL-23 的生物制剂优特克单抗可以有效治疗银屑病和银屑病性关节炎，但对 RA 的疗效却是有限的 [180][a]。这情况类似于用阻断 IL-17 的方法治疗 RA 和银屑病。在佐剂关节炎大鼠模型和 CIA 小鼠模型中，中和 IL-12、IL-23 和 IL-27 可以使疾病得到部分缓解，而缓解的程度取决于治疗时机。但在某些情况下，IL-27 也具有抗炎作用。

IL-15

IL-15 是一种 IL-2 样细胞因子，调节多种与 RA 相关的免疫功能，包括 T 细胞趋化和增殖、B 细胞产生免疫球蛋白以及 NK 细胞的生成。虽然 IL-15 可以不依赖 IL-2 激活 T 细胞，但是它在 RA 中可能主要通过调节 TNF 发挥作用。在 RA 中 IL-15 主要由巨噬细胞产生，进而通过细胞接触机制刺激巨噬细胞分泌 TNF，这过程需要 T 细胞参与。虽然 T 淋巴细胞参与这个过程，但是实际上是巨噬细胞产生 TNF。这个网络提供了一种潜在的机制——滑膜中局部产生的 IL-15 可以导致 TNF 以 T 细胞依赖但抗原非依赖的方式自分泌产生。有研究证实了 RA 滑膜巨噬细胞中存在 IL-15。可溶性的 IL-15 受体可以发挥 IL-15 抑制剂的作用，在体内应用时可以减轻 CIA 模型的关节炎症。尽管用 IL-15 抗体治疗 RA 在临床试验中取得一定的疗效，但是仍不足以支持继续研发这种特殊的生物制剂 [181]。

IL-32

IL-32 可以激活 NF-κB 并诱导多种促炎因子和趋化因子产生，包括 TNF、IL-1、IL-6 和 IL-8。IL-32 已被证实参与克罗恩病的发病，因为它能够显著增强已经接触过胞壁酰二肽的细胞的 caspase 1 活化，继而产生更多的 IL-1。IL-32 在 RA 的滑膜组织特别是在滑膜衬里层的巨噬细胞样细胞中表达 [182]。IL-32 的水平和 RA 中其他细胞因子相关，包括 TNF、IL-1 和 IL-18。往初生小鼠的关节腔内注射 IL-32 会引起严重的一过性滑膜炎。滑膜反应可能部分被抗 TNF 抗体所抵消，这提示了 IL-32 在体内可以诱导 TNF 产生。以上结果表明，IL-32 在 RA 中可能是几种促炎介质的上游，其有望成为一个治疗靶点。

集落刺激因子

粒细胞 - 巨噬细胞集落刺激因子（granulocyte-macrophage colony-stimulating factor，GM-CSF）可以促进骨髓前体细胞向成熟粒细胞及巨噬细胞分化。与其他主要的集落刺激因子类似，GM-CSF 也参与正常的免疫反应。它是一种强效的巨噬细胞激活剂，可以诱导 HLA-DR 表达、IL-1 分泌、杀灭细胞内寄生虫、启动和增加 TNF 和 PGE$_2$ 的释放。此外，GM-CSF 也可以调控中性粒细胞的功能，它可以增强抗体依赖的细胞毒作用、吞噬、趋化和氧自由基的生成。

RA 的滑液和滑膜也含有 GM-CSF [183]。虽然 IL-1 或 TNF 刺激的滑膜成纤维细胞也表达编码 GM-CSF 的 CSF2 基因，但是 GM-CSF 的主要来源仍然是滑膜巨噬细胞。GM-CSF，而非 IFN-γ，是 RA 滑液中主要的 DR 诱导细胞因子，可以诱导巨噬细胞 HLA-

DR 基因表达，这可能在 RA 的发病中非常重要。胶原诱导性关节炎小鼠敲掉功能性 CSF2 基因或者用抗 GM-CSF 抗体治疗后，其关节炎症状会有所减轻，这支持了 CSF2 是一种重要的促炎介质的假设。临床试验证明了抗 GM-CSF 抗体在 RA 中有潜在的临床效益，但其长期疗效和安全性仍需进一步评估。令人担忧的是，抗 GM-CSF 抗体治疗可能存在一种严重的副作用，即肺泡蛋白沉积症，因为该综合征发生在 GM-CSF 缺陷的小鼠和以自发产生抗 GM-CSF 抗体为特征的自身免疫性疾病患者中。

巨噬细胞集落刺激因子（M-CSF）也在 RA 的滑膜中有所表达，并且存在于滑液中。M-CSF 在 RA 中的主要致病作用可能与其诱导破骨细胞分化的能力有关，而且可以与 RANKL 协同促进骨侵蚀。M-CSF 受体还可以与 FLS 产生的一种新的细胞因子结合，即 IL-34。IL-34 也在 RA 滑膜中表达，可能为 M-CSF 受体驱动的滑膜炎提供一个新的治疗靶点[185]。

干扰素

Ⅰ 型干扰素特别是 IFN-β 可在 RA 滑膜中表达。干扰素具有多种生物活性，根据所处环境的不同，可以发挥免疫刺激或者免疫抑制的作用。在小鼠关节炎模型中，外源性 IFN-β 具有显著的抗炎活性。但是，在 RA 中没有观察到类似的效果。一个与关节炎作用机制相关的可能解释是：在小鼠模型中，IFN-β 可能通过增加 IL-1Ra 生成来起作用[186]。虽然 IL-1 在临床前模型中是一个关键的治疗靶点，但在 RA 中却并不那么重要。所以，IFN-β 确实可以使 RA 患者关节滑膜中 IL-1Ra 产生增加，但是抑制 IL-1 并不足以获得显著的临床效果。另一种干扰素，IL-29，最近被发现存在于 RA 的滑膜中。体外研究表明，IL-29 可以增加培养的 FLS 产生更多的 IL-6、IL-8 和 MMP[187]。

趋化因子

趋化因子家族是一类具有趋化活性的相关肽，可以在黏附分子辅助下募集细胞到炎症部位。根据特征性半胱氨酸残基位置的不同，趋化因子通常可分为 CC、CXC 和 CX3C 等亚家族。

许多趋化因子都存在于 RA 的关节中。其中，IL-8 最初被认定是一种强有力的趋化中性粒细胞的 CXC 趋化因子，它可以协同免疫复合物及 C5a 等其他趋化蛋白来募集大量的 PMNs 进入关节中。滑膜组织的免疫组织化学分析显示 IL-8 蛋白存在于衬里下层血管周围的巨噬细胞中，而在分散的衬里层细胞中也有分布[188]。体外培养的滑膜组织巨噬细胞可以分泌 IL-8，而当 FLS 受到 IL-1 或 TNF 的刺激时也同样可以表达 IL-8 基因。IL-8 约占滑液中性粒细胞趋化活性的 40%。此外，IL-8 可以通过 G 蛋白偶联受体激活中性粒细胞，并且它是一种有效的血管生成因子。

许多其他的趋化蛋白也与 RA 相关。巨噬细胞抑制蛋白 -1α、巨噬细胞抑制蛋白 -1β、巨噬细胞趋化蛋白 -1（macrophage chemoattractant protein-1，MCP-1）、CC 亚家族成员中的"调节激活正常 T 细胞表达和分泌因子"（regulated on activation，normally T cell expressed and secreted，RANTES）以及其他 CC 趋化因子在 RA 滑膜中均有表达。

CXCL16 和上皮中性粒细胞活化肽 -78（ENA-78）都是 CXC 家族的趋化因子，并且与该家族中的许多其他因子一样含量丰富[189]。CXCL16 可以与 T 细胞表面的 CXCR6 结合，促进淋巴细胞向滑膜中募集。ENA-78 约占 RA 滑液中性粒细胞趋化活性的 40%。与 OA 等非炎症性关节炎相比，RA 滑膜液中这些趋化因子的浓度更高。虽然在外周血中也可以检测到趋化因子，但其水平远比关节中的低，因此可以形成一个诱导细胞迁移到滑膜中的浓度梯度。

淋巴细胞特异性因子参与了 RA 生发中心的形成。CXC 因子 B 细胞活化趋化因子 -1（BCA-1；CXCL13）可以与 B 细胞上特异的 CXCR5 受体结合。CXCL13 在 RA 滑膜组织，尤其是在生发中心的滤泡样树突状细胞中表达，这可能是 B 细胞迁移到这些区域的原因[190]。CCL21 和其他几种因子参与生发中心、边缘区和其他淋巴滤泡区域的形成。另外一种趋化因子——SDF-1 由滑膜细胞和内皮细胞表达，它通过其受体 CXCR4 在趋化滑膜 T 细胞中发挥着重要的作用。与其他可与 CXC 家族多种趋化因子结合的受体不同，CXCR4 与 SDF-1 的结合是高度特异性的，并且 CXCR4 由记忆 CD4+ 淋巴细胞表达。

趋化因子已备受关注，因为它可以作为防止免疫细胞募集到滑膜的治疗靶点。大量临床前模型都证实了趋化因子阻断剂具有一定疗效。例如，虽然抗 fractalkine（CXC3L1）抗体不影响抗 Ⅱ 型胶原抗体的产生，但可以抑制小鼠胶原诱导性关节炎[191]。在相同的小鼠模型中用抗 CXCL16 抗体治疗同样可以减轻关节炎症。但是其中一个问题是趋化因子的体系是高度冗余的，不同的趋化蛋白可以和同一个受体结合。另一项研究发现，使用抗 MCP-1 抗体并不能改善 RA 的临床症状，可能是因为该抗体也影响了 MCP-1 的代谢动力学。抗 IL-18 抗体治疗银屑病的疗效也十分有限。但也有一些有希望的结果，在 RA 二期临床试验中使用抗 IP-10（CXCL10）抗体有一定的疗效[192]。

此外，趋化因子与 G 蛋白偶联受体结合，可以靶向阻断多种因子途径。例如，一项临床试验评价了可以阻断 RANTES 和 MIP-1α 的 CCR1 拮抗剂的疗效[193]。尽管 CCR1 拮抗剂能显著减少表达 CCR1 的细胞的滑膜浸润，但未见明显临床改善。阻断趋化因子受体还具有其他层面的复杂性，如 CCR2 缺陷的小鼠在某些模型中的关节炎会更加严重。一些可阻断 MCP-1 的 CCR2 拮抗剂在 RA 中尚未被证实有明显疗效。这些数据表明，趋化因子及其受体体系很复杂，而且在某些情况下可能对关节炎有保护作用。

趋化因子和其他具有趋化作用的因子（如 C5a 和 LTB4）可以通过多种机制进行信号传导，但是许多信号通路会在 PI3K 处汇合。在 PI3K 的多个亚型中，PI3Kγ 对趋化因子信号转导具有相对特异性，这为同时阻断多个趋化因子受体提供了可能。有研究已经证明了这个观点，与野生型小鼠相比，PI3Kγ 基因敲除小鼠无论在被动还是主动 CIA 模型中的滑膜炎症状更轻[194]。因此，将共同的细胞内途径作为治疗靶点，也许有望克服复杂的趋化因子系统所带来的局限性。

血小板衍生生长因子和成纤维细胞生长因子

血小板衍生生长因子（platelet-derived growth-factor，PDGF）是一种强效的生长因子，可以趋化成纤维细胞并促进其有丝分裂，还可以诱导胶原酶表达。它是培养滑膜细胞长期生长最有力的刺激因子。与正常组织相比，PDGF 在 RA 滑膜的血管内皮细胞、血小板和其他滑膜衬里下层细胞中表达。研究发现 PDGF 存在多种亚型（PDGF A ~ D），而且均可在 RA 滑膜中被检测到。PDGF D 被证实可以特别有效地刺激体外培养的滑膜细胞表达 MMP-1。PDGF 还能强效激活 PI3K 通路，导致 Akt 磷酸化，并通过激活 α 和 δ 亚型来维持滑膜细胞生存。

成纤维细胞生长因子（fibroblast growth factors，FGFs）是一类具有多种生物活性的生长因子肽。在 RA 患者中，肝素结合生长因子（酸性成纤维细胞生长因子前体）可能是多种细胞类型的主要有丝分裂原，并且可以刺激血管生成。FGF 需要和蛋白聚糖相互作用才能发挥生物学效应。FGF 是一种强有力的血管生成因子，能够诱导毛细血管内皮细胞进入三维胶原基质中形成毛细血管。FGF 也可以诱导滑膜细胞的 RANKL 表达增加，从而增强破骨细胞的活化和骨的重吸收。FGF 存在于关节滑液中，其基因由滑膜细胞表达。滑膜成纤维细胞表达 FGF 受体，而且暴露于生长因子后会大量增殖。

免疫抑制性细胞因子和细胞因子拮抗剂

在 RA 中还有各种各样抑制性和抗炎因子，它们可以抵消促炎细胞因子网络的作用，从而使机体重新回到稳态。这些抑制性细胞因子产生减少可能会导致滑膜炎的长期存在。许多细胞因子拮抗剂或固有免疫抑制剂是治疗炎症性疾病的潜在治疗靶点。

IL-1 受体拮抗剂

IL-1 受体拮抗剂（interleukin-1 receptor antagonist，IL-1Ra）是一种天然存在的 IL-1 抑制剂，可以直接结合 I 型和 II 型 IL-1 受体，与 IL-1 竞争配体结合位点。IL-1Ra 和 IL-1 受体结合后不会产生信号转导，而且与 IL-1α 或 IL-1β 相反，IL-1Ra 与 IL-1 受体结合后形成的受体配体复合物并不会被吸收。尽管 IL-1Ra 与 IL-1 受体之间有很强的亲和力，但它是一种比较弱的抑制剂，因为 IL-1 即使只和少量的 IL-1 受体结合也能激活细胞。因此，需要大量的 IL-1Ra 才能中和所有的 IL-1 受体，从而阻断 IL-1 介导的刺激信号（通常是 IL-1Ra 正常浓度的 10 ~ 100 倍）。

IL-1Ra 在类风湿滑液中存在，其中大部分是由中性粒细胞和巨噬细胞产生[195]。而在 RA 的滑膜中，IL-1Ra 蛋白存在于血管周围的单核细胞和滑膜内膜衬里层中。滑膜巨噬细胞中也可检测到 IL-1Ra 蛋白及其 mRNA，而在 B 型滑膜细胞中的含量较少（图 69-12）。IL-1Ra 并不特异性地存在于 RA 关节滑膜中，因为 OA 关节滑膜中也含有 IL-1Ra，但含量较少。而正常滑膜中几乎不含 IL-1Ra 蛋白，即使有的话也是极少量的。滑膜细胞体外培养的实验结果表

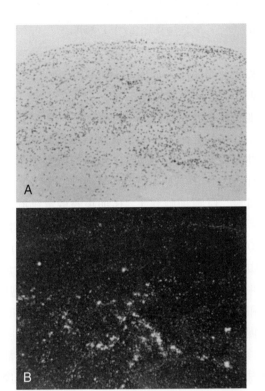

图 69-12 原位杂交法定位 RA 滑膜组织中 IL-1 受体拮抗剂（IL-1Ra）的信使 RNA。在血管周围细胞中，特别是巨噬细胞中，可检测出特异性的 RNA 转录本。**A**. 亮视野；**B**. 相同部位采用暗视野滤过后。暗视野中的银色颗粒即表示 IL-1Ra 阳性细胞的位置

明，IL-1Ra 的含量不足以拮抗滑膜的 IL-1。

IL-10

IL-10 是一种免疫抑制性细胞因子，最初被认为可以抑制 T 细胞生成细胞因子。IL-10 的免疫抑制作用在妊娠中尤为重要，因为它可以抑制针对父源 MHC 抗原的免疫反应，而且可能调节对某些寄生虫感染的敏感性。如前所述，IL-10 蛋白存在于 RA 滑液中，其基因由滑膜组织巨噬细胞表达。对应用重组 IL-10 治疗的 RA 患者进行连续的滑膜活检发现并没有显著的组织学上的改善，而且在少量的临床研究中其临床疗效也并不明显。

转化生长因子 β

转化生长因子 β（transforming growth factor-β，TGF-β）是 TGF 超家族中关键的一员，它包含的骨形态发生蛋白通过细胞内的信号分子 Smads 转导信号。TGF-β 广泛存在于不同的组织中，可由多种细胞产生，包括 T 细胞、单核细胞和血小板等。它能够抑制胶原酶的产生并诱导 TIMP 的表达。在动物实验模型中，TGF-β 可加速切口愈合并诱导纤维化和血管生成。大量的 TGF-β 存在于 RA 的滑膜液中，但它主要以非活化、潜在的形式存在，而其 mRNA 可在 RA 的滑膜组织中被检测到 [196]。虽然 TGF-β 通常被认为是一种可以促进伤口愈合的免疫抑制性细胞因子，但它在 RA 的作用较为复杂。

在 RA 中，TGF-β 是导致滑液 T 细胞反应"钝化"的因子之一。它也会使 IL-1 受体在软骨细胞等一些细胞中表达下调。将 TGF-β 直接注射到动物膝关节中，可以引起纤维化和滑膜衬里层增生。在链球菌细胞壁诱导的关节炎中，注射 TGF-β 或采用系统性的 TGF-β 基因治疗可改善关节炎症。然而，在同一模型中，关节腔内注射抗 TGF-β 抗体可以减轻治疗侧关节炎症，但对侧关节炎症并没有改善。虽然 TGF-β 主要被认为是抗炎因子，但它也能通过促进 T 细胞向 Th17 表型分化从而在自身免疫的发展中起着重要的作用。

可溶性细胞因子受体及结合蛋白

可溶性细胞因子受体及其结合蛋白可结合游离细胞因子，从而阻止其与细胞表面的功能性受体结合。虽然这些抑制剂可以阻断细胞因子的作用，但它们也可以作为载体蛋白，保护细胞因子免受蛋白水解，或将其直接转运到细胞膜上，如 IL-6 受体。

TNF 受体通常以膜结合蛋白的形式存在，经蛋白裂解后可从细胞表面释放出去。在 RA 滑液中可检测到可溶性的 p55 和 p75 TNF 受体，有时浓度还非常高。从 TNF 抑制剂和可溶性 TNF 受体 -Fc 融合蛋白（如依那西普）的相关研究中发现，可溶性 TNF 受体的水平仍不足以阻断 TNF 的生物学活性。

RA 患者还能产生许多其他的可溶性受体和结合蛋白，但是因为浓度过低，所以无法有效地抑制关节内促炎性细胞因子的作用。例如，RA 滑液中存在 IL-1 的 II 型受体，以及较少量的 I 型受体。这些可溶性受体可以和滑液中的 IL-1 或 IL-1Ra 结合。IL-15 和 IL-17 的可溶性受体已经被确认，它们可以中和各自的配体，同样 IL-18 结合蛋白也可以抑制细胞因子的活性。

细胞因子网络促使滑膜炎持续存在

通过对 RA 中的细胞因子谱进行研究，促成了抑制细胞因子的靶向生物治疗，这提示了细胞因子网络在 RA 中起着重要的作用。这些细胞因子网络通路并不是自主性的，除了一些疾病早期的患者外，停用抗细胞因子治疗后会导致疾病复发。不过，滑膜衬里层的旁分泌和自分泌细胞因子网络在 RA 炎症性关节炎的发生中起重要作用（图 69-13）。

在关节滑膜或滑液中已发现多种细胞因子参与了此系统，这可能解释了滑膜衬里层细胞过度增生、HLA-DR 和黏附分子诱导以及滑膜血管生成的原因。参与这个庞大系统的潜在细胞因子很多，其中一些细胞因子如 IL-1、TNF 和 IL-6 的作用已经十分明确。前两种因子和许多其他因子（如 IL-15、IL-18 和 IL-32）均由滑膜巨噬细胞产生，能够刺激滑膜成纤维细胞增殖和促进 IL-6、GM-CSF、趋化因子以及 MMPs、前列腺素等效应分子分泌。GM-CSF 由滑膜巨噬细胞和 IL-1β 或者 TNF 刺激的滑膜成纤维细胞分泌，反过来能够诱导 IL-1 产生，从而形成正反馈环路。GM-CSF，尤其是与 TNF 联合时，可以增加巨噬细胞 HLA-DR 的表达。巨噬细胞和成纤维细胞的细胞因子也能间接地为局部 T 细胞和 B 细胞的活

化提供证据，包括 RF 和 ACPA 的产生。近年来，新发现的巨噬细胞 - 成纤维细胞因子网络中的成员引起了越来越多的关注，如 IL-33 和 HMGB1 等可以激活肥大细胞等其他细胞谱系。

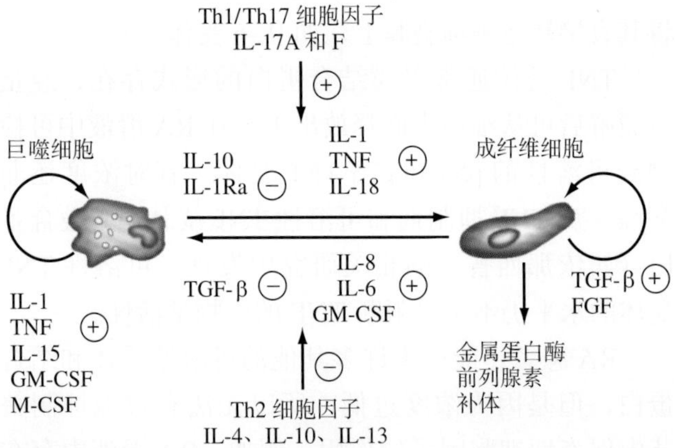

细胞因子可以通过产生趋化因子，选择特定的细胞系进入并存留在滑膜中，从而募集其他免疫和炎性细胞进入滑膜中。包括 CXC 和 CC 家族在内的许多趋化因子均由巨噬细胞和成纤维细胞产生，并趋化中性粒细胞、巨噬细胞和 T、B 细胞的特定亚群。在一些患者中，滑膜衬里下层的趋化因子如 CXCL13 和 CCL20 有助于新的浸润细胞进入淋巴结构中。其他因子如 IL-12 和 IL-23 能够使 CD4+T 细胞分化成 Th1 表型并产生较少量的 IFN-γ 和其他相关的细胞因子。IL-1 和 TGF-β 主要由滑膜衬里层产生，它们和 IL-23 一起促进 Th17 细胞产生并进一步使之分泌强效的 IL-17 家族成员到局部环境中。所有这些现象都是在抑制因子、可溶性受体和结合蛋白存在但是促炎因素超过了这些抑炎因素时发生的。其他细胞因子，如 RANKL 和 M-CSF，可以激活破骨细胞使骨骼重塑。

尽管细胞因子本身可能不会导致 RA 发生，但它们明显参与并长期维持类风湿滑膜炎。起关键作用的细胞因子或治疗时必须被阻断的细胞因子可能因个体的不同而不同，甚至也可能因疾病阶段的不同而不同。最终，对疾病遗传易感性、环境触发因素和细胞因子产生的特定模式的认识有助于确定哪些细胞因子抑制剂的组合是正确且对疾病有效的。

信号转导和转录因子

> **关键点**
>
> 在 RA 滑膜中，复杂的细胞内信号转导机制调控细胞因子的产生和作用。
>
> 在 RA 中，NFκB、MAP 激酶、AP-1、JAKs、Syk、PI3Ks 和一些其他的转导通路是潜在的治疗靶点。
>
> 在 RA 中，信号转导抑制剂已被证实具有临床疗效。

细胞内信号转导系统将环境中的信息传导到细胞内部，然后细胞可以对这些信号做出适当的反应。信号通路和转录因子的高度多样性可以为协调基因的活化和抑制提供选择性的机制。在 RA 滑膜中观察到的许多炎症反应，包括细胞因子、蛋白酶和黏附分子基

图 69-13 RA 中的细胞因子系统。旁分泌和自分泌途径均可导致滑膜衬里层成纤维细胞样或者巨噬细胞样滑膜细胞的活化。正反馈（+）和负反馈（-）路径同时存在于这一系统中，但是在 RA 中正反馈占优势。1 型辅助 T（Th1）或者 Th17 细胞因子能够增强这个系统，而 Th2 细胞因子抑制这个系统。FGF，成纤维细胞生长因子；GM-CSF，粒细胞 - 巨噬细胞集落刺激因子；M-CSF，巨噬细胞集落刺激因子；TGF，转化生长因子

因的激活，都可以追溯到特定的转录因子和信号转导通路。

核因子 κB

核因子 κB（nuclear factor κB，NFκB）是一种广泛分布的转录因子，在许多与 RA 有密切关系的基因表达中发挥关键作用，包括 IL-1、TNF、IL-6 和 IL-8。类风湿滑膜中含有丰富的 NFκB，免疫组化分析证实在滑膜衬里层的细胞核内存在 p50 和 p65 这两种 NFκB 蛋白[197]。即使这些蛋白在 OA 滑膜中也可以检测到，但 RA 中的 NFκB 活性更强，这是因为 RA 衬里内层细胞内的 IκB 会因磷酸化而被降解。培养的成纤维滑膜细胞在受到多种促炎细胞因子（例如 IL-1、TNF 和 IL-17）或者 TLR 配体（例如肽聚糖、脂多糖）的刺激后，其 NFκB 迅速发生核易位。对于细胞来说，NFκB 也是一种重要的存活因子，在一些细胞系内活化 NFκB 后对抵抗细胞凋亡起到重要的作用。这种作用在肠道炎症中尤为重要，实际上 IKKβ 的缺陷会增加肠道黏膜的损伤，因为 NF-κB 的缺乏会增加上皮细胞的死亡[197]a。

在一些动物模型中对 NFκB 和炎症性关节炎的相关性也进行了测试。常常在明显的临床关节炎出现很久之前，就已经发现滑膜中 NFκB 快速激活。在大鼠佐剂性关节炎中，关节腔内采用阻断 IKK 信号通路的显性失活 IKKβ 结构进行基因治疗可以减轻关节炎的症状，而且链球菌细胞壁引起的关节炎可以被寡聚核苷酸或显性失活 IκB 腺病毒所阻断[198]。抑制 NFκB 与滑膜细胞浸润减少以及细胞凋亡增加有关。在胶原诱导的小鼠关节炎中，采用小分子 IKKβ 抑制剂也可以抑制关节炎和关节破坏。

活化蛋白 -1

与 NFκB 一样，活化蛋白 -1（activator protein-1，AP-1）可调节许多与 RA 有关的基因，特别是 TNF 和 MMP。AP-1 可被细胞外信号分子包括细胞因子、生长因子、肿瘤促进剂和 Ras 癌蛋白诱导激活。AP-1 包括转录因子 Jun 和 Fos 家族的成员，它们之间会形成 Jun 同源二聚体、Jun-Jun 异源二聚体或者 Jun-Fos 异源二聚体。当 AP-1 的一种成分特别是 c-Jun 被 c-Jun 氨基末端激酶（JNK）磷酸化后，AP-1 驱动的

基因表达会大大增加。

AP-1 蛋白的表达和细胞核结合的量在 RA 滑膜中均有增加，尤其在衬里内层细胞核内增加更多[199]。c-Jun 和 c-Fos 蛋白在衬里下层炎症浸润区中也有表达，但表达量较前者少。AP-1 位于滑膜衬里内层，这与 RA 中大多数蛋白酶和细胞因子基因在这个区域过度表达有关。在正常的滑膜中通常检测不到 AP-1 蛋白，但在 OA 滑膜细胞中可检测到少量的 AP-1 蛋白。

细胞因子（例如 IL-1、TNF 和 TLR 配体）促进 RA 滑膜中 AP-1 的活化。在体外培养的成纤维滑膜细胞中，这些因子是 AP-1 核结合的强效诱导剂。其中 IL-1 效果特别明显，可在较低浓度下显著增加 AP-1 的核结合。在滑膜细胞中，构成 AP-1 的特异性 Jun 家族成员对 AP-1 的功能有明确的作用。例如，c-Jun 可以增加促炎介质的产生，而 JunD 则抑制细胞因子和 MMP 的产生[200]。AP-1 寡聚核苷酸能减轻胶原诱导性关节炎，并抑制滑膜组织产生细胞因子。

丝裂原活化的蛋白激酶

丝裂原活化蛋白激酶（mitogen-activated protein kinase，MAPK）是细胞应激后激活的信号转导酶系统，由几种并列的蛋白激酶级联物组成并调节细胞因子和 MMP 基因的表达。主要有三类不同的 MAPK 家族，分别是 JNK、p38 和细胞外信号调节激酶（extracellular signal-regulated kinase，ERK）。MAPK 磷酸化特定的细胞内蛋白，包括一些转录因子，这些转录因子随后通过转录或转录后机制调节各种基因的表达。MAPK 的激活需要通过一系列激酶来磷酸化保守的苏氨酸和酪氨酸残基，而这些激酶反过来又可被 MAPK 激酶激活。每个 MAPK 的相对层级取决于特定的细胞类型和炎性刺激物。

MAPK 在滑膜组织中广泛表达，并在类风湿关节滑膜中被激活。免疫组化和蛋白印迹分析可检测到磷酸化的 ERK、p38 和 JNK。这三种激酶和它们的上游调控分子在培养的成纤维样滑膜细胞中结构性地表达，并且在接触细胞因子后的数分钟内被激活。它们可以调节促炎性细胞因子和 MMPs 的产生。

p38 抑制剂在小鼠胶原诱导性关节炎和大鼠佐剂性关节炎中是一种有效的抗炎药物，其机制可能是通过减少促炎细胞因子的生成。另外，p38 抑制剂可以阻断体外培养的巨噬细胞、滑膜细胞和滑膜组织细胞

产生 TNF 和 IL-6。脊髓中的 p38 在疼痛发生过程中也起着重要的作用，它的抑制剂可能具有镇痛和抗炎的作用。最近的研究表明在中枢神经系统中的 p38 能够调节外周的炎症反应，因为采用鞘内注射 p38 抑制剂可抑制大鼠佐剂性关节炎的炎症反应和关节破坏[200a]。

鉴于 p38 在 RA 发病中可能起重要作用，选择性 p38 抑制剂最多达到中等水平的临床疗效让人意外。与 TNF 阻滞剂达到 60% 的临床有效率相比，p38 抑制剂的临床有效率几乎没有超过 40%。更令人关注的是，虽然给予了足够剂量的 p38 抑制剂，但是起初急性期反应物的降低仅仅是一过性的。最近巨噬细胞缺乏 p38α 的小鼠模型的实验数据阐明了相关机制。在被动 K/BxN 血清转移模型中，这些小鼠的疾病严重程度增加，这与临床的数据是相矛盾的[202]（图 69-14）。缺乏 p38 的巨噬细胞产生抗炎细胞因子 IL-10 的水平较低。此外，使其他 MAP 激酶失活的磷酸酶的表达也受到抑制，从而导致 JNK 和 ERK 磷酸化水平明显升高。因此，促炎通路的代偿性增加抵消了抑制 p38 的获益作用。

除了直接阻断 p38，其上游的激酶也可能成为治疗靶点。调控 p38 的 MKK3 和 MKK6 都在类风湿滑膜中表达和激活。在被动 K/BxN 模型和胶原诱导的关节炎模型中，敲除 MKK3 和 MKK6 的小鼠关节炎症明显减轻[203]。更值得关注的是，巨噬细胞中缺乏 MKK3 或 MKK6 可以避免阻断 p38 对 ERK、JNK 和 IL-10 的作用。阻断上游的激酶可能是靶向阻断 MAP 激酶本身的另一种方法。

另外两种 MAPK 也是潜在的治疗靶点。调控细胞生长和一些炎性介质的 ERK 途径可以通过抑制其上游激酶 MEK1 和 MEK2 来阻断。一项应用小分子抑制剂的临床研究发现其临床疗效甚微，但是安慰剂的临床应答率却很高。

JNK 三种亚型中的两种（JNK1 和 JNK2）参与调控炎症反应中的众多基因，其中包括 TNF 和金属蛋白酶。在佐剂性关节炎模型中，应用 JNK 抑制剂可以显著减少骨破坏，同时也减少了滑膜中 AP-1 的活化和胶原酶基因的表达[204]。但在 JNK1-/- 小鼠模型中，并没有观察到任何获益，而在 JNK2-/- 小鼠模型中，也仅是观察到对软骨起一定的保护作用。

与 p38 类似，JNK 通路的上游激酶在 RA 滑膜和 FLS 中被激活。MKK4 和 MKK7 是调节 JNK 功能的主要激酶。在体外培养的滑膜细胞中，只有 MKK7 是细胞因子刺激的 JNK 激活和 MMP 表达中必需的成分[205]。在被动的 K/BxN 小鼠模型中，使用反义寡核苷酸减少 MKK7 的基因表达可以减轻小鼠关节炎的严重程度以及减少 JNK 的活化[206]。

Janus 激酶 / 信号转导与转录激活因子

JAK 蛋白是参与转导大量细胞因子和生长因子受体信号的重要蛋白。目前已知的 JAKs 有四种（JAK1、JAK2、JAK3 和 TYK1），它们可以形成同源二聚体和异源二聚体。虽然目前还没有完全研究清楚针对某种具体细胞因子的特异性 JAK 蛋白，但是一些总的机制已经有所了解。许多 T 细胞来源的细胞因子传递信号需要 JAK3，并且其基因突变与严重的免疫缺陷有关。JAK1/JAK2 与 IL-6 家族和干扰素相关。JAK2/JAK2 负责给生长因子如促红细胞生成素、与 Th17 细胞分化有关的细胞因子如 IL-23 传递信号。目前在 RA 患者中 JAK 的分布和表达水平尚未明确。但是，在培养的成纤维样滑膜细胞中发现四种基因均有表达，而且免疫组化研究定位了 JAK3，

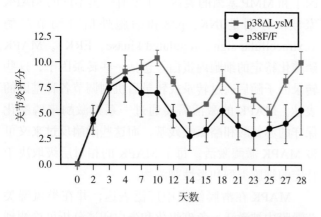

图 69-14 巨噬细胞缺乏 p38 的小鼠关节炎程度加重。用 K/BxN 小鼠来源的致关节炎血清对巨噬细胞 p38 缺乏的小鼠（p38ΔLysM）和对照组小鼠（p38F/F）分别进行两次注射来建立慢性关节炎模型。值得注意的是，巨噬细胞 p38 缺乏的小鼠疾病严重度增加，最可能是因为 IL-10 产生水平下降和其他丝裂原活化蛋白激酶的活化增加（From Guma M, Hammaker D, Topolewski K, et al: Anti-inflammatory functions of p38 in mouse models of rheumatoid arthritis: advantages of targeting upstream kinases MKK-3 or MKK-6. Arthritis Rheum 64: 2887-2895, 2012.）

尤其是在衬里下层的树突状细胞中表达较高[207]。

　　JAK 蛋白已经成为受关注的焦点，因为临床试验证明包括托法替布在内的几种 JAK 抑制剂在 RA 中具有较好疗效[208]。其临床疗效与生物制剂相似，但是与宿主防御、肝酶、中性粒细胞减少、肾功能和肿瘤发生风险相关的毒副作用仍需要进一步研究。我们仍然需要进一步寻找最佳的亚型以保证最大的安全性及有效性。因为 IL-6 需要通过包括 JAK1 在内的激酶转导信号，因此我们推测 IL-6 对于 RA 的发病特别重要。另一方面，一种针对移植等适应证的更多 T 细胞介导的治疗方法可能更主要是通过 JAK3 发挥作用，它可能在涉及固有免疫和适应性免疫的复杂疾病中具有长期疗效。

　　JAK 蛋白可磷酸化信号转导与转录激活因子（signal transducers and activators of transcription, STATs）。随后 STATs 可以转移到细胞核，并在细胞核中调控基因转录。在许多促炎基因的表达中都涉及 STATs，但是 STAT 的类型会根据不同的刺激物而有一些差别，例如 IFNs 通过 STAT1 转导信号，IL-6 通过 STAT3 转导信号以及 IL-12 通过 STAT4 转导信号。

　　在类风湿关节炎的滑膜中会表达多种 STATs。STAT1 的活化与 RA 的疾病活动度相关（图 69-15），以及 STAT1 寡聚核苷酸也能抑制抗原诱导的小鼠关节炎[209]。此外，对 RA 组织的研究发现的基因表达特征提示 STAT1 调控了基因的表达，包括 IFN 调控的基因。而另一项研究表明可将 RA 患者分为两组，一组以 STAT1 为特征，另一组以组织修复和重塑为特征[210]。

　　一项对接受 JAK 抑制剂 tofacitinib 治疗的患者的滑膜活检研究显示，JAK 抑制剂的临床反应与磷酸化的 STAT1 和磷酸化的 STAT3 之间存在高度相关性[210]a]。这些数据表明，抑制 JAK1 对临床疗效尤为重要，其最有可能是通过阻断 IL-6 和 I 型 IFNs 来发挥作用。

干扰素调节：IKK 相关激酶和干扰素调节因子

　　干扰素信号在包括 RA 等一系列自身免疫病的发病中发挥作用。I 型 IFNs 在 RA 滑膜组织中表达，特别是在衬里层的滑膜细胞中表达较多。IFN 产生及 IFN 应答基因如 CCL5、CXCL10 和 CCL2 的调节通路与经典的 NF-κB 通路相平行，它包含 IKKε 和

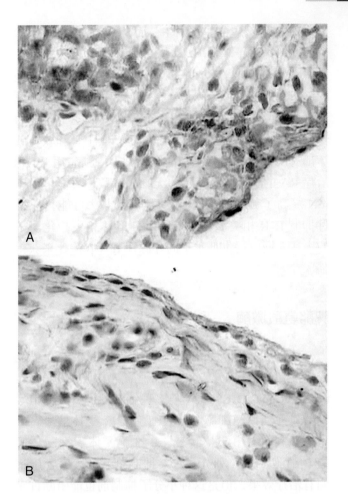

图 69-15　在类风湿关节炎滑膜中磷酸化 STAT1 的表达。信号转导与转录激活因子（STAT）1 是一种由 Janus 激酶活化的转录因子，它可以调控干扰素的表达。A 图表示应用免疫组化方法所显示的 STAT1 在滑膜衬里层中的表达。B 图表示同一患者在应用传统的改善病情抗风湿药治疗后滑膜活检的情况。可以注意到，治疗后磷酸化 STAT1 的表达明显减少（From Walker JG, Ahern MJ, Coleman M, et al: Changes in synovial tissue Jak-STAT expression in rheumatoid arthritis in response to successful DMARD treatment. Ann Rheum Dis 65: 1558, 2006.）

TANK 结合激酶 1（TANK binding kinase 1，TBK1）这两种 IKK 相关激酶。病毒双链 RNA 与 TLR3 结合后，可刺激 IKKε 和 TBK1 磷酸化转录因子干扰素调节因子 3（IRF3）以及诱导包括 RANTES 和 IFN-β 在内的一系列参与该反应的基因表达。IKKε 及其底物 IRF3 在 RA 滑膜组织中表达，并处于高度活化状态。应用 IKKε−/− 小鼠模型和阻断内源性 IKKε 和 TBK1 活性的基因结构相结合，证实了在体外培养的 FLS 中，IKK 相关激酶是调节 IFN-β、RANTES 和 MMP 表达的关键酶[211]。相比之下，在 DC 中 IRF7

为调节 IFN 反应的主要 IRF，而 IRF3 是 FLS 中 IFN 信号的关键因子[212]。

一些 IRF3 诱导的基因过度表达（最显著的是 IFN-β），在炎性关节病中有保护作用。在小鼠胶原诱导性关节炎模型中，注射 IFN-β 或表达 IFN-β 的转化成纤维细胞后病情比对照组轻，其中骨和软骨破坏都有所减少。但是正如前文提到，一项应用 IFN-β 治疗 RA 的临床研究显示并无临床获益，可能是由于 IFN 提高了 IL-1Ra 的表达。另一种方法可能可以通过抑制 IKK 相关激酶来阻断 IFN 应答相关趋化因子的表达，同时提供低水平的外源性 IFN-β 治疗来获得临床疗效[213]。

脾酪氨酸激酶

其他一些信号分子也被发现与 RA 相关，可能成为潜在的治疗靶点。例如，脾酪氨酸激酶（spleen-tyrosine kinase，Syk）参与多种细胞的免疫受体信号转导，如在巨噬细胞和肥大细胞的 Fc 受体信号转导中起关键作用。Syk 也参与 B 细胞受体识别配体后的 B 细胞活化。小分子 Syk 抑制剂在 RA 患者中证明有治疗效果，但是这种小分子抑制剂也能阻断许多其他激酶的作用[214]。采用该化合物进行治疗的 III 期研究仅显示了有限的临床疗效（ACR20 反应率约为 40%），且其对病情没有明显改善作用。

PI3Ks 和其他信号通路

PI3Ks，特别是 δ 和 γ 亚型，因它们分别在固有免疫和细胞募集中发挥作用，也是极具吸引力的治疗靶点。如前所述，PI3Kγ 是趋化因子信号传导的汇合点，可能用一种化合物就能靶向作用于几种趋化因子。δ 亚型的作用最为显著，因为它不仅可以调节 FLS 的侵袭作用，同时也是 B 细胞分化和激活所必需的酶。因此，PI3Kδ 是靶向 B 细胞的另一种途径。而另一种激酶，Bruton 酪氨酸激酶（bruton's tyrosine kinase，BTK）被阻断后，可以抑制 B 细胞以及髓细胞的固有免疫应答。在一项评估阻断 c-Kit 的临床效果的开放性研究中也发现有积极的临床效果。信号转导通路从不缺少靶点，未来包括上游 MAP 激酶调节因子、Ras、IL-1 相关激酶（IL-1-dssociacedkinases，IRAKs）、神经鞘氨醇激酶 1（sphingosine kinase-1，

SK-1）等在内的许多靶点将可能成为一系列免疫介导性疾病的研究对象。

RA 滑膜中细胞的存活和凋亡

关键点
活性氧和氮可造成 RA 关节局部的毒性环境，导致细胞破坏和炎症反应加重。
细胞凋亡或者死亡受限会导致 RA 滑膜组织中细胞堆积。
关键调控基因如 p53 抑癌基因的异常，会增加关节中细胞的聚集。
诱导细胞凋亡可能抑制滑膜炎症和关节破坏。

研究细胞生存周期为理解肿瘤和炎症性疾病的发病机制打开了一扇新的大门。在这一章节中，我们将讨论氧化损伤、程序性细胞死亡和基因组的永久性改变，因为它们能够改变 RA 的自然病程。

活性氧和氮

RA 患者关节内的氧化应激反应是在多种刺激的共同作用下产生的，包括滑膜腔压力升高、毛细血管密度减少、血管改变、滑膜组织代谢率升高以及局部白细胞的激活。关节内反复发生的缺血再灌注损伤也会促进活性氧的产生。组织损伤后释放出的铁离子、铜离子和血红蛋白可以催化自由基反应。另外，线粒体和内质网中的电子传递链也可发生断裂，导致电子漏出，形成过氧化物。

RA 患者产生较多活性氧，这会导致脂质过氧化物水平升高、自由基降解透明质酸、血清和滑液中抗坏血酸水平降低，以及通过呼吸排出的戊烷增多。作为氧化应激标志物的硫氧化还原蛋白，在 RA 患者滑液中的表达水平显著高于其他关节炎。RA 患者外周血淋巴细胞 DNA 中突变的 8-羟基脱氧鸟苷水平明显升高，它是 DNA 氧化损伤的产物，这表明氧化应激对基因有毒性作用。

在 RA 的滑膜组织里 NO 也产生较多。内皮型或神经元型 NO 合成酶组成性地产生低水平的 NO，而经细胞因子或细菌产物刺激后，诱导型 NO 合酶可使酶的水平大大升高。RA 患者滑液中亚硝酸盐的水平

升高，提示关节局部 NO 生成。此外，尿中硝酸盐与肌酐的比值升高，并且滑膜中也存在诱导型 NO 合酶。

细胞凋亡和自噬

程序性细胞死亡，或称细胞凋亡，可以从活组织中安全清除细胞，有利于组织的重塑或细胞清除，而这一过程并不触发炎症反应。凋亡为一种精密调控的生理过程，激素和生长因子的撤退可启动该过程。自噬是细胞存活的另一种适应性机制，它可以通过溶酶体去分解细胞内成分以及维持细胞的重要功能，以保证细胞不会死亡。

基因调控凋亡

RA 滑膜细胞的聚集是多重因素平衡的结果，包括细胞募集和迁出、局部细胞增殖和死亡。任何一种因素的不平衡，均有可能导致滑膜增生。例如，在 RA 滑液中的 T 细胞凋亡明显少于晶体诱导性关节病的淋巴细胞凋亡。淋巴细胞聚集物中高表达抗凋亡蛋白 Bcl-2，保护滑膜中的 T 细胞免于发生程序性细胞死亡。体外实验发现，RA 患者 T 细胞与 FLS 共同培养时，T 细胞不容易发生凋亡。尽管已证实整合素联结的 RGD 模序（精氨酸 - 甘氨酸 - 天冬酰胺）可阻断滑膜细胞的保护效应，但参与其中的具体黏附因子尚不明确。

Fas 及其配体 FasL（TNF 超家族成员之一），是包括滑液 T 细胞和滑膜细胞在内的多种细胞类型的细胞死亡的强力调节因子。RA 患者滑液 T 细胞可表达 Fas，且外周血中 Fas⁺ 细胞的数量明显高于健康对照组[215]。抗 Fas 抗体可以和细胞表面的 Fas 发生交联反应，迅速诱导 RA 滑液中的 T、B 淋巴细胞发生凋亡，而外周血 T 淋巴细胞不容易发生这种方式诱导的凋亡。TNF 超家族的另一个成员 TNF 相关凋亡诱导配体（TNF-related apoptosis-inducing ligand, TRAIL），与其两个受体（DR4 或 DR5）结合后可诱导半胱氨酸天冬氨酸蛋白（caspase）依赖性凋亡。DR5 可表达于 RA 的 FLS 中，而在 OA 的细胞中没有表达，这一凋亡过程可以由 TRAIL 或激动性抗 DR5 抗体诱导[216]。

针对 RA 滑膜组织细胞凋亡的研究发现仅在内膜衬里层和衬里下层检测到少量凋亡的细胞核[217]。电子显微镜研究仅发现极少数的细胞表现出典型的程序

性细胞死亡。淋巴细胞聚集处高表达 Bcl-2。巨噬细胞也很少发生凋亡，因为它们高表达 caspase8 抑制因子——FLICE 样抑制蛋白（FLICE-like inhibitory protein, FLIP），这种蛋白可以抑制 Fas 介导的凋亡。

通过多种机制包括 Fas 交联去诱导滑膜细胞凋亡还是比较困难的。p53 也在滑膜内膜衬里层和衬里下层表达，它的经典作用是诱导细胞周期停滞，以及修复 DNA 损伤或诱导细胞凋亡。但是，p53 正向凋亡调节因子（p53 upregulated modulator of apoptosis, PUMA）作为 p53 介导凋亡的主要效应因子之一，在滑膜和培养的滑膜细胞中仅有低浓度表达。即使通过遗传学的方法使滑膜细胞过量表达 p53，滑膜细胞仍不容易发生 p53 介导的凋亡[218]。滑膜细胞的凋亡可以通过过氧化氢或暴露于一氧化氮等氧化应激来启动。

细胞表达有利于其存活的基因，可以部分解释 RA 中细胞凋亡相对减少这一现象。最近报道，蛋白酶 ADAM15 可通过激活粘着斑激酶途径参与 FasL 诱导的 FLS 对凋亡的抵抗。有趣的是，处于这条通路上的许多其他基因存在不同程度的甲基化，同样也可以增加对细胞死亡的抵抗。Sentrin-1 是一种泛素样蛋白，通过修饰凋亡相关蛋白来调节细胞的存活。Sentrin-1 在 RA 滑膜尤其是软骨侵蚀部位表达，它可以保护细胞免于发生 Fas 介导的凋亡。另一种蛋白 PTEN（10 号染色体上的磷酸酶和张力蛋白类似物），最初被认为是一种保护细胞免于发生肿瘤样生长的关键因子，它通过拮抗 PI3K、Akt 和阻断许多其他增殖途径来实现这一功能。有研究表明，PTEN 在 RA 滑膜内膜衬里层和培养的 FLS 中呈低表达[221]。

基因调控自噬

RA 滑膜内膜衬里层中与自噬增多相关的基因，比如 LC3、Beclin-1 和小干扰 RNA miR-30a 显著高于 OA 的滑膜。而这些基因可能是通过自噬而不是凋亡发生的细胞死亡来编辑细胞，从而提高细胞的存活能力。在 RA 的 FLS 中，通过抑制蛋白酶体介导的蛋白降解来诱导自噬，可以阻止细胞死亡，而内质网应激可以增加细胞凋亡。因此，自噬能够多大程度地调控细胞存活是视具体情况而定的，而它在滑膜炎症中的作用目前尚未明确。

增加凋亡的治疗干预手段

通过将抗 Fas 抗体和编码 FasL 配体的腺病毒用

于小鼠胶原诱导性关节炎模型上，发现 Fas 诱导的死亡成功减轻了炎症。给 SCID 小鼠移植 RA 的滑膜组织后发现，抗 Fas 抗体也可以诱导滑膜细胞的死亡。在移植了 RA 滑膜组织的 SCID 小鼠模型中，发现抗DR5 抗体可以减少软骨的侵蚀。类似地，用腺病毒将 TRAIL 转移到兔的关节炎模型中，会减轻滑膜的炎症[223]。已在小鼠胶原诱导性关节炎模型中证实了凋亡作为炎症调节因子的重要性，在此模型中，DR5基因缺陷会加重病情。阻断 PMNs 中的 Foxo3a 也可以有效清除小鼠中的炎性细胞，抑制炎症性关节炎。

Bcl2 同源 3（Bcl-2 homology 3，BH3）结构域蛋白是细胞凋亡的强力诱导因子。而主要的难题是如何使这些蛋白在靶细胞中表达[225]。Bim 是其中的一类蛋白，它被改造成一种可以穿透细胞膜的蛋白（TAT-Bim），并且在被动 K/BxN 模型中进行评测。这一结构可从预防及治疗的层面降低关节炎的严重程度，其机制与细胞凋亡相关，主要是髓系细胞的凋亡。因此，靶向某一细胞系的细胞死亡有减轻炎性关节炎的潜在作用。

调节凋亡的其他分子也在动物模型中被证明有潜在的应用价值。例如，在链球菌细胞壁诱导的关节炎中，阻滞 NF-κB 可诱导滑膜细胞凋亡并抑制关节炎。TP53 基因治疗可以诱导兔抗原诱导性关节炎的滑膜凋亡并抑制关节的炎症[225]。胶原诱导性关节炎证实了 p53 基因的多种生物活性，因为 TP53 基因敲除的小鼠因凋亡减少，发生了更严重的炎症和关节的破坏。在基因敲除小鼠中，胶原酶基因表达增加可以介导关节破坏，这很可能因为 p53 基因直接抑制了MMP 基因的转录[226]。

抑癌基因

p53 肿瘤抑制因子是 DNA 修复和细胞复制的关键调节因子。与 OA 和正常组织相比，p53 蛋白在RA 的滑膜组织中过度表达[227]。有趣的是，在极早期的 RA 患者滑膜中也可以检测到 p53 蛋白。然而，p53 在其他炎性关节病（如反应性关节炎）中的表达水平要低得多，这可能反映了 RA 中 DNA 的损伤和氧化应激更严重。

发生在 RA 滑膜中编码 P53 的 TP53 基因体细胞突变可以导致 RA 滑膜细胞的异常表型和滑膜组织凋亡不足[228]。以活性氧或 NO 诱导的损伤为特征的转换突变，导致 80% 以上的碱基改变。一些突变的

TP53 基因表现出显性失活的特点，可抑制野生型等位基因功能的表达。显微解剖研究证实了寡克隆增殖突变岛的存在，并且发现 RA 滑膜局部 p53 功能的缺失和同一部位 IL-6 基因表达增加有关。研究数据表明基因突变不是导致 RA 的原因，而是长时间氧化应激的结果。基因的改变可能增加滑膜的侵袭能力，改变 RA 的自然病程。TP53 也可以通过 STAT 介导的途径调控 T 细胞分化。在 p53 缺陷小鼠体内，CD4$^+$T 细胞中 STAT5 表达下降，从而上调 Th17 和下调 Treg 的功能。这些数据表明了 p53 抑癌基因在免疫介导的疾病中发挥着另外的作用。

RA 中，其他基因的异常也有报道。例如，RA滑膜 T 细胞 *HPRT1* 基因突变的发生率增高。虽然这些基因突变的滑膜 T 细胞无重要的功能，但它们可作为滑膜周围环境发生氧化损伤的标志。这些异常的淋巴细胞部分也可在外周血中被检测到，提示关节内的 T 细胞可以移出关节外。在滑膜细胞中，也存在线粒体基因的突变。

血管和滑膜血管

关键点
RA 的滑膜是一个缺氧的环境。
在 RA 中，血管形成是一个动态过程，为滑膜增生提供营养物质。
血管生成因子，如 IL-8、FGF 和血管内皮生长因子，可以促进滑膜的血管增殖。
滑膜中的微血管内皮细胞表达黏附分子，在趋化因子的作用下介导循环细胞进入关节内。

血管在炎症过程中发挥了十分活跃的作用，它不仅可以选择哪些细胞进入组织，还可以通过新毛细血管的生成对组织的生长和营养发挥决定性的作用。了解微血管的结构和功能可以帮助我们更好地理解高代谢组织，如 RA 滑膜是如何过度增生的。

RA 中的血管生成：滋养滑膜

人们在许多年前就已经认识到新生毛细血管的旺盛生长在滑膜炎发展的早期阶段中的重要性。RA 滑膜中血管的绝对数量增加（图 69-16），用内皮特异

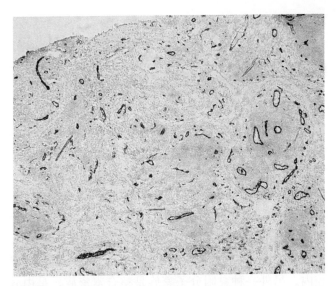

图 69-16　采用抗 von willebrand 因子抗体给 RA 患者滑膜染色，以此来描述组织中血管情况。在类风湿滑膜炎启动后，由于血管生成刺激物的作用，血管生成增多（Courtesy Dr. Paul-Peter Tak.）

性抗体对滑膜组织切片进行染色，可见滑膜衬里下层丰富的毛细血管和毛细血管后微静脉网络。然而，与银屑病关节炎滑膜中扭曲的血管相比较，这些血管不一定正常，其形态特征以直、分支血管为主。炎性滑膜中的血管不太成熟，可能是由于 DNA 损伤增加和外周细胞募集减少。有趣的是，TNF 抑制剂可以选择性地清除 RA 滑膜中不成熟的血管[230]。

缺氧

通过计算每单位面积中血管的数量得知，RA 组织的生长超过了血管生成，会造成局部组织缺血[231]。RA 滑液中的氧分压非常低，而乳酸盐检测值通常是增高的，且其 pH 在极端情况下可降至 6.8。RA 患者膝关节滑液样本中氧分压平均值约 30 mmHg，偶尔会低于 15 mmHg。血流减少的另一个原因是关节内滑液渗出造成关节腔内正压升高，阻塞毛细血管血流，从而导致关节腔内的缺血再灌注损伤。血流量的改变并不是关节内缺氧的唯一原因；另一个原因是RA 滑膜的耗氧量是正常者的 20 倍。

缺氧是刺激血管生成的强力因素，缺氧感应蛋白——缺氧诱导因子 1α（hypoxia-inducible factor-1α，HIF-1α）参与多种血管生成因子的调节。低氧分压同样会导致 HIF-1α 诱发的 VEGF 转录，VEGF 为特异性内皮细胞有丝分裂原，研究证实 RA 的滑液和

滑膜组织中含有高浓度的 VEGF。在疾病早期，血清中 VEGF 浓度升高与后续的影像学进展相关。VEGF 还可以刺激胶原酶表达，胶原酶可以降解细胞外基质，为血管形成和血管翳增生提供空间。VEGF 在滑膜衬里层细胞中明显高表达，而且在缺氧和 IL-1 刺激下，体外培养的 FLS 也可以产生血管生成因子。HIF-1α 的其他功能包括：调节炎症反应；在被动 K/BxN 关节炎模型中，选择性敲除髓系细胞的 HIF-1α 后可以抑制炎症反应[232]。

HIF-1α 调节许多可以改变炎症和血管形成的其他通路。例如，它可以诱导 RA 的 FLS 合成警戒素 IL-33，从而创造一种将缺氧与固有免疫反应联系起来的新型调节回路[233]。HIF-1α 还激活 STAT3，模拟 IL-6 刺激后的一些效果[234]。在类风湿滑膜外植体中阻断 HIF-1α 可以降低 IL-6、IL-8 和 MMP3 的产生。这些数据表明缺氧不仅促进血管增殖，还促进细胞因子表达和基质破坏。

血管生成因子

VEGF 可以与带有酪氨酸激酶结构域的两种受体结合，即 VEGF-R1/Flt-1 和 VEGF-R2。VEGF-R1 调节巨噬细胞的炎症反应，如影响 IL-6 的分泌以及吞噬功能。小分子 VEGF-R 抑制剂也会抑制急性炎症模型的炎症反应。因此靶向 VEGF 受体的小分子可能会抑制 VEGF 的血管生成和促炎作用。

除了缺氧可以刺激血管生长外，关节中的炎性细胞因子环境也可以促进关节内血管的生成。RA 关节内表达的多种促炎因子，包括 IL-8、FGF 和 TNF-α，都有促血管生成的作用。其中多种细胞因子，可以通过增加滑膜细胞血管生成素（angiopoietins，Ang）1 和 2 的表达来进一步促进血管生成，随后血管生成素还可以与 RA 毛细血管内皮细胞上的酪氨酸激酶受体（Tie-1）相结合。在未分化关节炎的早期，Tie-1 和 Ang-1 的共表达与 RA 的进展相关[235]。RA 滑膜组织中，内皮细胞表面活化的黏附分子还可以释放其他血管生成因子，如可溶性 E 选择素和可溶性 VCAM，它们可以促进血管的增生[236]。另外关节内也可生成少量的抑制毛细血管增生的抗血管生成调节因子，如血小板因子 4 和血小板反应蛋白。促进 RA 滑膜中血管形成的其他通路和因子包括 TLR5 结合和岩藻糖基转移酶 Fut1 的表达[237]。

血管重建是一个动态过程，包括持续的血管生成

和吸收。在 RA 中，可以通过检测诸如 $\alpha_v\beta_3$ 等一些整合素的表达来识别促血管生成因子作用下新生毛细血管的生成。表达 VEGF 的滑膜组织区域的内皮增生尤为显著。滑膜其他区域的内皮细胞凋亡可以证实滑膜血管退化。RA 滑膜中血管增生与退化的比率明显高于 OA 和正常的滑膜。

针对血管生成的靶向治疗

炎症性关节炎中新生血管形成的重要性在胶原诱导性关节炎动物模型中已得到证实。用与曲霉菌产生的烟曲霉素类似的抑制血管生成的复合物对动物模型进行预处理，可以观察到关节炎症明显缓解[238]。这种复合物对增生的、非静止的内皮细胞有细胞毒性。另外，如果在动物模型的病程中很好地开始使用这种复合物进行治疗，那么已经发生的关节炎也可以逆转。血管生成对关节炎症的发生和发展都很重要，因为炎症需要更多的血管来募集白细胞，或为组织提供养分和氧气。

使用小分子抑制剂靶向抑制 HIF-1α 表达，能够阻断核转位和对 VEGF 的诱导作用，在佐剂性关节炎中有治疗效果[239]。其他的 VEGF-R1 小分子抑制剂，无论抗体还是激酶抑制剂的效果都已成功在关节炎的临床前模型中被验证。Natalanib 为其中之一，可以减轻兔膝关节的炎症反应。

在关节炎动物模型中，其他一些抗血管生成的方法也是有效的。例如，在小鼠模型中，用肝细胞生长因子拮抗剂 NK4 进行基因治疗可以抑制血管生成和炎症性关节炎[240]。血小板反应蛋白 1 过度表达可以显著降低大鼠胶原诱导性关节炎的血管密度，减轻炎症和关节破坏。在兔关节炎模型中直接向关节腔内注入环状 RGD 肽可以阻断 $\alpha_v\beta_3$ 整合素的表达[241]。这种环状肽可以减轻关节炎症，增加内皮细胞凋亡，抑制骨和软骨的破坏。

RGD 肽具有选择性结合增生血管的能力，在小鼠胶原诱导性关节炎模型中可以用来诱导前凋亡因子进入滑膜新生血管[242]。环状 RGD 肽全身应用后可以聚集在炎性滑膜中，而不会出现在正常关节或其他器官中。它可以诱导滑膜血管的凋亡，缓解关节炎症。将强效的血管生成抑制剂内皮抑素应用于 SCID 小鼠模型中，能够降低滑膜外植体的炎症细胞浸润和毛细血管密度。尽管抗血管生成疗法理论上让人信服，但抗 -α_v 抗体在临床试验中效果不佳，可能由于

其他通路在滑膜中发挥更重要的作用。

黏附分子的调节

内皮细胞可被细胞因子和其他介质激活，表达血管细胞黏附分子，与循环中的单核细胞和中性粒细胞上的相应受体结合，使它们易于从血循环募集到滑膜组织（见第 25 章）。有几种主要的血管黏附分子，选择素（E- 选择素、L- 选择素和 P- 选择素），是黏附分子的一个家族，其配体主要是碳水化合物，特别是 sialyl LewisX 及相关寡聚糖。这些选择素表达于 RA 的滑膜内皮细胞，可以介导血细胞进入关节腔内。另外一种黏附分子家族是整合素家族，是由 α 链和 β 链组成的异二聚体。相应的受体类型取决于这些链的特异性组合，这些受体多为免疫球蛋白超家族的蛋白或胞外基质蛋白。

整合素及其配体

正如大家所想，RA 滑膜黏附分子表达增加，这是由于 RA 滑膜局部环境中含有大量的细胞因子。免疫组化显示，与正常组织相比，滑膜衬里下层巨噬细胞、巨噬细胞样滑膜衬里细胞及成纤维细胞均表达高水平的 ICAM-1[243]。在大部分血管内皮细胞中也有大量的 ICAM-1。体外培养的 FLS 也组成性地表达 ICAM-1，而 TNF、IL-1 和 IFN-γ 可显著提高其表达水平。ICAM-1 与其他 ICAM 家族成员可以黏附于表达 $\beta2$ 整合素的细胞上，特别是中性粒细胞。

VCAM-1 或 CS-1 纤连蛋白能够介导表达 $\alpha_4\beta_1$（VLA-4）的单个核细胞如记忆性 T 细胞或单核细胞与细胞因子激活的内皮细胞间的黏附。大量实验证明了 VLA-4 在关节炎中的作用。佐剂性关节炎大鼠中，抗 α_4 抗体可以减少关节内淋巴细胞聚集，而不影响淋巴结，说明 VLA-4 在募集淋巴细胞到炎症部位的作用要比募集到非炎症部位更重要[244]。与自体同源的外周血淋巴细胞相比，从 RA 患者滑液和滑膜分离出的 T 淋巴细胞中，VLA-4 介导的与 VCAM-1 的黏附性增加。这些研究也表明，表达功能性活化的 VLA-4 的白细胞可以被选择性地募集到 RA 的炎症部位。抗 $\alpha4$ 抗体在多发性硬化中的治疗有效，对 RA 有潜在的治疗价值，但是使用 natalizumab 治疗的过程中发现其导致宿主防御功能下降，因此其应用的热度有所减退。

RA 滑膜血管表达中等量的 VCAM-1。令人意外的是，在滑膜组织切片中，抗 VCAM-1 抗体染色最深的地方位于内膜衬里层。甚至发现正常滑膜组织在衬里层细胞上也表达 VCAM-1，但低于 RA 中的表达。体外培养的 FLS 组成性地表达少量的 VCAM-1，其表达水平可被巨噬细胞和 T 淋巴细胞来源的细胞因子上调。在 RA 滑膜的冰冻切片上，VCAM-1 也促进了 T 细胞与高内皮微静脉的黏附[245]。

整合素 $\alpha_4\beta_7$ 是一种特异性黏附分子，也可以与 VCAM-1 结合，参与淋巴细胞归巢至 Peyer 斑。大多数上皮内以及黏膜固有层的淋巴细胞可以表达 $\alpha_4\beta_7$；这种分子在其他淋巴组织中很少表达。与正常人相似，RA 患者的外周血淋巴细胞低表达 $\alpha_4\beta_7$，但高达 1/4 的滑液淋巴细胞（大多数为 CD8+T 淋巴细胞）表达这种黏附分子，这一发现在关节炎和肠道之间建立了一种有趣的联系[246]。与天然胶原结合的 $\alpha_2\beta_1$ 也与小鼠 Th17 细胞分化有关[247]。

阻断黏附分子的潜在治疗作用

人们已经在 SCID 小鼠模型中研究了抗黏附分子治疗的潜在价值。将人类外周血单个核细胞标记后注射进已进行滑膜移植的小鼠中，并检测移行到滑膜组织中的标记细胞[248]。用 TNF 干预小鼠后，ICAM-1 的表达和进入滑膜的标记细胞数目会明显增加。在同样的条件下，抗 ICAM-1 抗体可以阻断白细胞向移植物的迁移。在另一项研究中，扁桃体的单个核细胞也可以移行进入 SCID 鼠的 RA 滑膜移植物中。应用抗 ICAM-1 抗体或反义 ICAM 寡核苷酸靶向治疗 RA 的临床试验显示，其临床疗效甚微。更令人惊讶的是，缺乏 E- 和 P- 选择素会加重小鼠胶原诱导性关节炎模型的病情。这一矛盾的结果提醒我们炎症的过程是复杂的[249]。

软骨和骨破坏

> **关键点**
>
> 多种不同的机制和细胞类型介导 RA 的软骨降解和骨质破坏。
>
> RA 中滑膜衬里层细胞尤其是 FLS 可以产生多种蛋白酶，包括金属蛋白酶、丝氨酸蛋白酶、组织蛋白酶和蛋白聚糖酶。

> RA 滑膜衬里层细胞尤其是 FLS 可以侵袭并破坏软骨。
>
> 在 RANKL 和 RA 滑膜产生的其他细胞因子的作用下，破骨细胞被激活并介导骨质破坏。

软骨破坏和血管翳 – 软骨连接

在 RA 中，可以看到巨噬细胞样和成纤维细胞样细胞迁移到软骨的表面，尤其是 FLS 已经突入软骨基质中（图 69-17）。与髋关节和膝关节相比，侵蚀性的血管翳更多见于跖趾关节，髋、膝关节似乎存在一层静息状态的成纤维细胞将血管翳和软骨分开，这或许能解释骨侵蚀更多发生于小关节周围的原因。

来自滑膜衬里层的 FLS 是 RA 中软骨破坏的主要效应细胞。FLS 能够产生大量的蛋白酶，与软骨结合并侵入细胞外基质。在关节炎模型中，通过阻断钙粘蛋白 -11 来破坏内膜衬里层证明了滑膜细胞在软骨破坏中发挥了关键作用。虽然骨侵蚀有所进展，但软骨破坏明显减弱[250]。

关节中的其他细胞，像巨噬细胞和滑液中性粒细胞可能也参与了软骨破坏，而破骨细胞参与了骨侵蚀。从软骨 - 血管翳连接中直接分离出的很多原始间充质细胞具有滑膜细胞和软骨细胞的表型和功能特点，而且在滑膜中也有此发现。

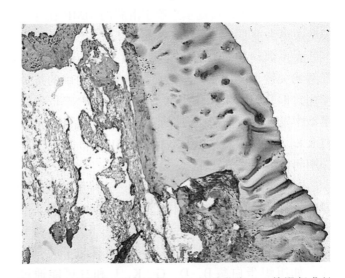

图 69-17 血管翳 - 软骨连接。RA 的关节中，血管翳侵袭性的前端侵入软骨基质。血管翳主要由巨噬细胞和间充质细胞组成。抗 CD68 抗体免疫染色显示了侵蚀性组织中巨噬细胞的分布（Courtesy Dr. Paul-Peter Tak.）

在 RA 中，软骨被酶和机械作用破坏。由 IL-1、IL-17、TNF 等因子诱导产生的酶，滑膜细胞对残骸的吞噬作用以及机械创伤都可以降解基质蛋白。滑膜炎早期，组织中的蛋白聚糖被消耗，这最有可能是由于细胞因子的分解代谢作用，例如 IL-1 产生 MMP 和蛋白聚糖酶作用于软骨细胞，导致软骨机械结构减弱。由于缺乏蛋白聚糖，软骨丧失了弹性，并且容易发生机械性破碎和纤维化。最终，这些组织将丧失功能的完整性，同时被胶原酶和基质降解酶分解。参与此过程的 MMP 部分来自于软骨细胞自身。RA 软骨表达多种 MMPs，尤其是基质降解酶（MMP-3）和胶原酶（MMP-1 和 MMP-13），原位杂交研究证实软骨细胞内存在 MMP 的 mRNA[251]。因此，软骨经受了多种来源的攻击：它处在富含蛋白酶的滑液中，受到侵蚀性血管翳的外来打击，受到软骨细胞的内部破坏以及在机械力的作用下断裂。

滑液中多形核白细胞 PMN 释放的酶，包括中性粒细胞胶原酶和多种丝氨酸蛋白酶，也参与软骨丢失的过程。含有 RF 的免疫复合物嵌入软骨表层，并且能够吸引和激活中性粒细胞。电子显微镜检查 RA 关节软骨发现了胶原和蛋白聚糖降解的证据，其原因是关节液中酶具有表面活性。然而，在一种向兔的关节腔内直接注射 IL-1 的关节炎模型中，通过滑液中蛋白聚糖的水平来评估软骨破坏的程度时，发现其与滑液中基质降解酶（推测其来源于滑膜细胞）的浓度相关性最高。缺乏中性粒细胞并不影响动物模型随后的细胞外基质破坏，这提示来源于滑膜的 MMP 在这个模型中更为重要。

大多数动物模型研究证实 IL-1 是关节炎中基质降解的关键调控因子。虽然阻断 TNF 有明确的抗炎作用，但其软骨保护作用并不明显。在 TNF 依赖的模型中发现关节损伤往往需要 IL-1 的参与。IL-17 或 TLR 配体也可以直接参与或通过与 IL-1 和 TNF 协同作用间接参与关节破坏。

因为蛋白聚糖在炎症开始后就迅速降解，所以胶原的分解是软骨丢失中的限速步骤。MMPs 被释放到细胞外且在中性 PH 下激活，可能参与了大部分关节软骨蛋白的水解，但其他酶类可能也参与了关节破坏。如组织蛋白酶 B、D、G、K、L 和 H 可能通过降解非胶原基质蛋白在细胞内外发挥作用。丝氨酸蛋白酶（如弹性蛋白酶和纤溶酶）和蛋白聚糖酶也参与了基质的破坏。

蛋白酶 – 关节破坏的主要介质

基质金属蛋白酶

MMPs 是一组参与细胞外基质降解和重塑的酶家族（见第 8 章）。MMPs 通常以未激活酶原的形式分泌，只有在限制性切割或变性以显露核心的一个锌离子后才具有蛋白水解能力。其活化可由其他蛋白酶介导，包括胰蛋白酶、纤溶酶或类胰蛋白酶。MMPs 的底物有多种，但 MMPs 家族中每个成员的底物都是高度特异性的。胶原酶能够降解天然胶原，而明胶酶能够降解变性或切割后的胶原。基质降解酶的特异性更广，除了分解蛋白质之外还能够分解蛋白聚糖。它们也能将胶原酶原处理成其活性形式，因此是基质破坏过程中的正反馈信号。一些 MMPs，如 TNF 转化酶（TNF convertase，TACE），参与细胞因子的加工和从细胞表面释放出去的过程。关节中发现多种不同家族的蛋白酶（表 69-6），但是 MMPs 被认为在关节破坏中发挥关键作用。

MMP 产生的调节 细胞因子微环境能够诱导滑膜细胞 MMPs 的生物合成和改变细胞外基质产生和降解间的平衡。尤其是 IL-1 和 TNF，能够诱导多

表 69-6 类风湿关节炎滑膜中关键的蛋白酶及其抑制剂

蛋白酶	抑制剂
金属蛋白酶	金属蛋白酶组织抑制剂家族；α_2 巨球蛋白
胶原酶 -1	
胶原酶 -3	
基质降解酶 -1	
92 kD 明胶酶	
丝氨酸蛋白酶	丝氨酸蛋白酶抑制剂；α_2 巨球蛋白
胰蛋白酶	
糜蛋白酶	
类胰蛋白酶	
组织蛋白酶	α_2 巨球蛋白
组织蛋白酶 B	
组织蛋白酶 L	
组织蛋白酶 K	
蛋白聚糖	纤连蛋白

SERPINs，丝氨酸蛋白酶抑制剂；TIMP，金属蛋白酶组织抑制剂

种细胞，特别是 FLS 和软骨细胞 MMP 基因的表达。这两种细胞因子同时存在时具有叠加或协同的作用。类风湿滑膜炎的其他多种细胞因子和 TLR 配体也可以诱导 MMP 表达，包括 IL-17、LIF、LPS 和肽聚糖。

类风湿滑膜的培养基能够在体外刺激软骨降解，这主要是因为 IL-1 刺激滑膜衬里层细胞产生 MMP。IL-6 并不诱导滑膜细胞产生 MMP，相反增加 TIMP-1 的产生，TIMP-1 是一种天然的 MMPs 抑制剂。TGF-β 抑制成纤维细胞和软骨细胞胶原酶的合成和增加 TIMP 的产生。TGF-β 也能增加胶原的产生，使平衡从关节破坏转向基质修复。因此，基质降解的调节是基质产生、蛋白酶产生和活化以及使蛋白酶失活的内源性抑制剂之间的平衡结果。

尽管多个上游调节序列参与 MMP 基因的转录，但 AP-1 是启动子中的主要元件。其他调节位点，如 NFκB 样区域，也促进了胶原酶的表达。在 FLS 中，多种促炎因子如 IL-1、TNF 和 IL-17 能够显著增加 AP-1 的活性，且 AP-1 的转录活性是由其成分如 c-Jun 等表达增加所介导。MAP 激酶对其活性尤为重要，而 JNK 是最有效的上游激活因子。糖皮质激素可通过阻断 AP-1 明显抑制 MMP 基因的表达。钙粘蛋白 -11 结合在 FLS 表面也可以增加 MMP 的表达，继而增加 MAPK 和 NFκB 的活化[252]。

胶原酶和基质降解酶能够降解关节内细胞外组织中几乎所有重要的结构蛋白。胶原酶 -1（MMP-1）通过位于距 NH$_2$ 末端约 3/4 位置上的一个单甘氨酸 - 异亮氨酸键上的三螺旋结构的胶原分子进行切割。该酶只能够降解间质的螺旋状胶原（如 I、II、III、X 型），而对 IV、V、IX 型胶原和其他非螺旋状或变性胶原只有很小的或几乎没有作用。变性胶原的降解主要是通过明胶酶实现。然而，MMP-1 是一个相对低效的酶，而胶原酶 -3（MMP-13）具有更强效的效力。中性粒细胞胶原酶或 MMP-8 在中性粒细胞颗粒中储存，经脱颗粒后可被释放到周围环境中。

基质金属蛋白酶在滑膜中的表达 胶原酶 -1 和胶原酶 -3 由 RA 滑膜组织产生，其中胶原酶 -3 高表达于软骨中的软骨细胞。原位杂交显示胶原酶 -1 基因主要在滑膜衬里内层中表达，尤其在 FLS 中高表达，与其他 MMPs 类似[253]。在 RA 中，蛋白酶表达的另一个部位是软骨下骨，并有可能参与骨吸收。MMP 基因表达增加是早期 RA 的特征之一，可在临床疾病活动开始的几周内出现。胶原酶 -1 以及明胶酶如 MMP-2 在疾病早期的高表达与骨侵蚀进展迅速有关。相似的是，血中酶原水平的增加也与疾病的严重程度相关。

基质降解酶 -1（MMP-3）和基质降解酶家族的其他成员均能有效地降解 IV 型胶原、纤连蛋白、层粘连蛋白、蛋白聚糖核心蛋白和 IX 型胶原。基质降解酶从 I 型前胶原上移除 NH$_2$ 末端前肽和激活胶原酶原，形成一个正反馈循环，加重损伤。同胶原酶相似，基质降解酶的基因主要在滑膜衬里内层表达（图 69-18）。虽然推测基质降解酶在基质破坏中非常重要，但是敲除基质降解酶的小鼠更容易发生胶原诱导性关节炎，且关节破坏程度和基质降解酶功能正常的小鼠相同[254]。这一现象大大降低了对基质降解酶抑制剂治疗 RA 等疾病的研究兴趣。

MMP 抑制剂在 RA 动物模型中有效，它可以抑制骨质破坏和滑膜炎症。在 OA 模型中，MMP 基因如基质降解酶基因缺陷，却并不一定能改善预后。在应用非选择性 MMP 抑制剂治疗 RA 的临床试验中，临床获益小而且副作用显著，这可能与基质更新减少有关。意外的是，TACE 抑制剂可以增加 RA 的疾病活动程度，这可能是由于膜结合型 TNF 的水平升高所致。由于蛋白酶活性不足，不能有效去除基质蛋白，致使纤维化组织沉积而导致的关节僵硬，是 MMP 抑制剂治疗最持久的副作用之一。

半胱氨酸蛋白酶：组织蛋白酶

组织蛋白酶是一个庞大的半胱氨酸蛋白酶家族，具有广泛的蛋白水解活性，包括水解 II、IX 和 XI 型胶原及蛋白聚糖。与 MMPs 相似，组织蛋白酶也可由细胞因子和 Ras 等原癌基因调控。IL-1 和 TNF 能诱导体外培养的 FLS 表达组织蛋白酶 L[255]。原位杂交研究显示，RA 滑膜中可发现组织蛋白酶 B 和 L 的 RNA 转录，尤其是在发生侵蚀的部位。在植入培养的滑膜细胞的 SCID 小鼠模型中，FLS 侵蚀和软骨破坏能够被一种裂解组织蛋白酶 L 的核糖酶所减轻，这表明该蛋白酶可能具有临床疗效。

组织蛋白酶 K 参与了破骨细胞介导的骨重吸收过程。它是组织蛋白酶中的独特类型，因为其能够降解天然 I 型胶原。在 RA 滑膜组织中，组织蛋白酶 K 由巨噬细胞和成纤维细胞表达产生，且其浓度显著高于 OA[256]。组织蛋白酶 K 的血清浓度与影像学骨质破坏的程度相关。研究发现，半胱氨酸蛋白酶抑制

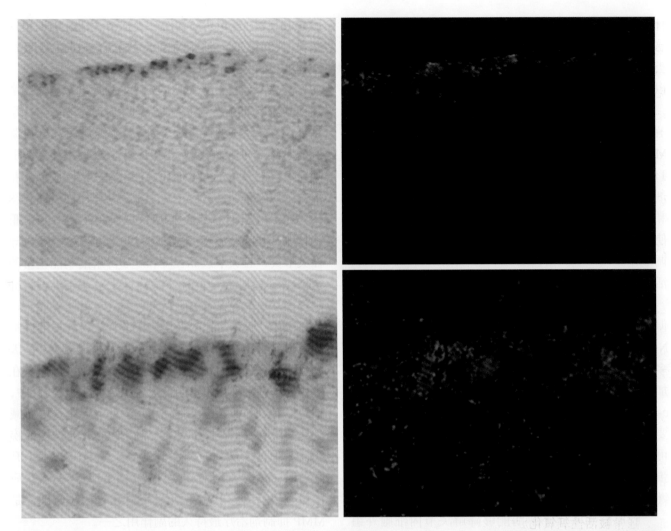

图 69-18 通过原位杂交方法显示基质降解酶和金属蛋白酶组织抑制因子 -1（TIMP-1）在 RA 滑膜组织中的分布。基质降解酶的 mRNA（粉红色）主要表达于滑膜衬里层，推测是由细胞因子刺激的 B 型滑膜细胞表达。在相同区域中，TIMP 的 mRNA 由银颗粒表示，在暗视野中观察最佳，其中银颗粒显示为亮颗粒（右图）。同一区域的高倍镜和低倍镜视野如图所示（From Paine MM, Firestein GS：Stromelysin and tissue inhibitor of metalloproteinases gene expression in rheumatoid arthritis synovium. Am J Pathol 140：1309-1314, 1992.）

剂显著减轻啮齿动物关节炎模型的关节破坏，证明了组织蛋白酶在介导关节炎的骨质破坏中发挥着潜在作用。在 TNF 转基因小鼠模型中，组织蛋白酶 K 缺乏可以减轻但不能消除骨质侵蚀 [257]。

蛋白聚糖酶

蛋白聚糖是关节软骨中的主要蛋白多糖成分。由于具有较大的体积并携带负电荷，蛋白聚糖含有相当多的水，这增加了它的可压缩性。蛋白聚糖的球形结构域上有两个蛋白水解位点，其中一个是 MMP 的切割位点，另一个是位于羧基末端的 32 位氨基酸，为蛋白聚糖酶家族的酶切位点。这两个位点切割后会暴露特异性的新表位，可以用单克隆抗体在组织中标记出来。

正常软骨中包含大量的蛋白聚糖酶新表位，提示基质更新在持续进行。蛋白聚糖酶切割产物的水平随年龄增长而增加。目前已经克隆出两个蛋白聚糖酶基因，即蛋白聚糖酶 -1 和蛋白聚糖酶 -2，它们属于 ADAMTS（具有血小板反应蛋白模体的解聚素和金属蛋白酶）蛋白家族的成员（分别为 ADAMTS-4 和 ADAMTS-5）。这些基因在 OA 和 RA 软骨中均有表达，并且可以在关节滑液中检测到它们的蛋白水解活性。尤其在关节炎软骨中能够发现高水平的新表位[258]。IL-1 可以增加蛋白聚糖酶在软骨外植体和培养的软骨细胞中的表达。蛋白聚糖酶 -1 和蛋白聚糖酶 -2 由 RA 和 OA 的 FLS 以及滑膜组织组成性表达[259]。蛋白聚糖酶 -1 在滑膜细胞中可由细胞因子尤其是 TGF-β 诱导表达，但蛋白聚糖酶 -2 没有此特点。蛋白聚糖酶 -1 的基因缺失对鼠的 OA 模型没有影响，而蛋白聚糖酶 -2 的缺失则能够阻止其退行性改变[260]。

内源性蛋白酶抑制剂

血清中，对胶原酶的抑制作用 95% 以上是由 α_2-巨球蛋白（α_2-Macroglobulin，α_2M）完成的。α_2-巨球蛋白发挥抑制作用的机制是，当蛋白酶水解 α_2-巨球蛋白四条肽链之一中的蛋白酶易感区域（或称"诱饵"）后，该酶蛋白即被包围在 α_2M 的间隙内。最后，蛋白酶与 α_2M 分子的一部分共价结合。滑膜渗出液和血浆中均存在大量的丝氨酸蛋白酶抑制剂（serine protease inhibitors，SERPINs），它既能直接阻断丝氨酸蛋白酶的作用，又能通过阻止丝氨酸蛋白酶激活 MMP 酶原而间接降低 MMP 活性。在滑液中发现的 α1- 抗胰蛋白酶，是一种丝氨酸蛋白酶抑制剂，通常被活性氧氧化后失活。纤连蛋白也能抑制蛋白聚糖酶 -1（ADAMTS-4）[261]。然而，瓜氨酸化的纤连蛋白的抑制效能降低，同时增加蛋白聚糖酶的活性，提示在 RA 中蛋白质的瓜氨酸化可能发挥着另一种潜在的致病作用。

TIMPs 是一个可以特异性阻断 MMP 活性的蛋白家族，可能是炎性关节中最重要的生理抑制剂。TIMP 蛋白通过以 1：1 的摩尔比例直接与 MMP 结合，从而阻断其蛋白酶活性。TIMP 通常只与有活性的酶结合，但也有例外，例如 TIMP-2 能够与一种明胶酶原（MMP-2）相互作用。这种抑制剂能够以极高的亲和力与 MMPs 结合。虽然它们的相互作用并不会形成新的共价键，但是此过程本质上是不可逆的。

TIMP 蛋白在 RA 滑液中是过表达的。事实上很难检测到游离且有活性的胶原酶和基质降解酶，因为它们通常被限制性蛋白水解活化后很快就与抑制剂结合。通过免疫组化和原位杂交的方法，在类风湿滑膜增生的滑膜衬里层细胞中发现了 TIMPs，但在正常滑膜细胞中没有检测到。TIMP 的基因表达不因 IL-1

或 TNF 而发生显著的变化，但是 IL-6、制瘤素 M 和 TGF-β 能够增加其表达。TIMPs 在炎症中的作用并非都是有利的。例如，TIMP-3 敲除的小鼠在抗原诱导的关节炎模型中表现出更明显的滑膜炎症，并产生更多的 TNF，这或许是因为这种小鼠不能抑制 TNF 转化酶。类似地，在 SCID 小鼠模型中，导入 TIMP-1 或 TIMP-3 基因能够限制类风湿 FLS 对软骨的侵蚀。这些基因除了抑制蛋白酶的活性外，还有很多旁分泌的功能，以及在培养的滑膜细胞内表达时还能够诱导细胞凋亡。

考虑到 MMPs 在组织破坏中发挥着重要作用，所以 MMPs 和 TIMPs 之间的相对平衡最终决定了细胞外基质的命运。在发生骨破坏风险更高的 RA 中，MMP 与 TIMP 的比值倾向于降解细胞外基质，而 OA 中 MMP 与 TIMP 的比值较低。这两种疾病中 TIMP 的基因表达水平相似，并且可能达到了最大水平。RA 中 MMP 与 TIMP 的比值较高是因为 MMP 的产生增多。在体内，蛋白酶和抑制剂之间的平衡可以通过药物治疗来进行调节。例如，甲氨蝶呤治疗能减少胶原酶 mRNA，而不减少 TIMP-1 mRNA，这可能是接受甲氨蝶呤治疗的患者关节破坏减少的机制之一[262]。

骨质破坏的调节

边缘性骨侵蚀是 RA 中骨质破坏最具特征的位置，尤其是掌指关节和近端指间关节，这些部位习惯上被认为是由于缺乏软骨保护而被血管翳侵袭破坏的"裸区"[263]。然而，解剖病理学和 CT 检查的研究表明侵蚀部位实际上是这些小关节中靠近侧副韧带的部位，而在大体研究中，这些部位可观察到微小损害。与压力相关的局部因素可能比覆盖软骨的解剖部位更重要[263a]。

破骨细胞是负责骨降解的主要细胞。RANKL 可能是调节骨重吸收过程最重要的一个因子，最初发现它在 T 细胞 - 树突状细胞相互作用以及淋巴细胞和淋巴结的发育中起作用。破骨细胞的发育很复杂，是由单核细胞在多种细胞因子如 M-CSF 和 RANKL 的共同影响下分化而成。破骨细胞的活化涉及数条通路，其中大多数通路都依赖 RANKL。RANKL 的受体，即 RANK，由破骨细胞的前体细胞表达。RANKL 可由多种细胞产生，包括活化的 T 淋巴细胞和 FLS。

大量证据表明这一机制在炎性关节病骨质破坏中的强大作用。例如，向佐剂性关节炎大鼠注射 OPG（即骨保护素，为一种 RANKL 的诱饵受体）可以抑制骨破坏，但是对改善关节炎症或临床体征几乎没有作用[200]。尽管依然有软骨破坏，但 RANKL 敲除的小鼠在被动 K/BxN 关节炎模型中也未出现骨质侵蚀。关节炎的动物模型研究提示，IL-17 能介导破骨细胞的生成。在这些实验中，IL-17 基因缺失或应用抗 IL-17 抗体能够显著减少骨破坏。

RANK、RANKL 和 OPG（以及 M-CSF 和 IL-17）已经在 RA 患者的滑膜和滑液中被检测到。RA 滑液中的 RANKL/OPG 比值显著高于 OA 或痛风，这与 RA 骨质破坏更强的特点是一致的。体外培养的 RA 滑膜细胞可以产生表达耐酒石酸酸性磷酸酶（TRAP）的破骨细胞，且 TRAP 能够形成重吸收陷窝。（图 69-19）。加入外源性 OPG 可以阻断这一过程。产生 RANKL 的 RA 滑膜细胞和滑膜 T 细胞也可以诱导外周血细胞分化为破骨细胞。产生 RANKL 的 RA 滑膜细胞和滑膜 T 细胞也可以诱导外周血细胞分化为破骨细胞[265]。

在 RA 的研究中，应用一种抗 RANKL 的抗体，即 denosumab，能减少骨侵蚀，证实 RANK-RANKL 系统与骨破坏的功能相关性。正如动物模型研究所预测的，此抗体对于滑膜炎的炎症或临床症状没有影响[266]。

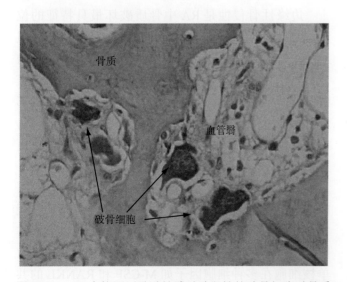

图 69-19 RA 中抗酒石酸酸性磷酸酶阳性的破骨细胞对骨质的侵蚀（箭头所指）。在其他细胞因子（如巨噬细胞集落刺激因子和肿瘤坏死因子）存在的情况下，这个过程由 NF-κB 受体活化因子配体（RANKL）所调节（Courtesy Dr. Steven Goldring, Dr. Ellen Gravallese, and Dr. Allison Pettit.）

另一个调节骨重塑的系统是 Wnt 蛋白，主要调节破骨细胞引起的骨损伤和成骨细胞引起的骨形成之间的平衡。其家族中的几个成员与受体结合后，可通过作用于 β-连环蛋白来调节成骨细胞的分化。许多其他蛋白质能够调节 Wnt 信号通路，其中最重要的是 Dickkopf（DKK，即 Wnt 通路抑制因子）家族，特别是 DKK-1，它能阻断 Wnt 蛋白与其受体结合。在 TNF 转基因小鼠的关节炎中，抑制 TNF 或 DKK-1 能阻断骨侵蚀。而且，抑制 DKK-1 还能导致增生性骨病变如骨赘形成[267]。因此在炎症性损伤中，DKK-1 是一个决定骨命运的关键性因子。在 DKK-1 存在时，骨病变表现为骨破坏，反之，则表现为骨形成。其他因子也会刺激破骨细胞生成，例如 IL-21，它能增加胶原诱导性关节炎的骨损伤[268]。

组织修复

由于胶原产生、蛋白酶和蛋白酶抑制剂的关键作用，RA 中细胞外基质的更新可比作损伤修复。通过移除损伤的蛋白质来进行基质重塑，是早期修复中的关键步骤。随后，平衡向蛋白酶抑制、产生细胞因子抑制剂、通过细胞凋亡去除炎症细胞、释放抗炎的类花生酸类物质如脂氧素类等移动，从而抑制炎症。通过谷胱甘肽还原酶或超氧化物歧化酶中和氧化物，进一步限制组织破坏。

这个过程致使组织恢复正常结构或形成瘢痕，尤其 TGF-β 似乎在其中发挥关键性作用，它能够增加胶原沉积，抑制 MMP 表达，并增加 TIMPs 的产生。尽管类风湿关节中的 TGF-β 水平很高，但它们主要以非活化的潜伏形式存在，并不足以克服诱导蛋白酶表达的一系列促炎细胞因子的作用。持续的抗原介导的 T 细胞激活、持续的抗体介导的补体固定或者其他细胞系如巨噬细胞或 FLS 的激活超过了试图恢复体内稳态的负反馈环路的作用。通过增强内源性机制而使组织损伤向组织修复转变的策略，可能不仅可以减轻症状，还能够增强基质适当的重塑来恢复稳态。

由于侵袭性类风湿滑膜具有很强的侵袭性，研究者针对 RA 滑膜组织是否含有未成熟细胞或调节修复的胚胎基因这一问题，也进行了相关探索。已经证实来源于 Wnt 和 Fz 基因家族的胚胎生长因子在 RA 滑膜中表达。正常情况下，这些蛋白质参与骨髓祖细胞分化和肢芽间充质形成。特别是 Wnt5a 和 Fz5，在 RA 组织和体外培养的滑膜细胞中显著升高。当正常成纤维细胞被 WNT5A 基因转染时，细胞因子如 IL-6 的表达显著增加。反义 WNT5A 和显性失活 WNT5A 载体减少了滑膜细胞的细胞因子表达[269]。

这些数据表明 RA 滑膜中可能存在未成熟的间充质细胞，它既可能是一个原发事件，也可能是一种修复机制。类似的原始间充质细胞存在于 RA 患者和正常个体的外周血中，而在胶原诱导性关节炎中，这些细胞在明显的滑膜炎症出现之前，就已经浸润滑膜。

在 RA 中，组织修复是一个复杂的过程，涉及能够重塑基质的间充质细胞的进入或去分化。这些细胞的功能受到 TGF-β 和骨形态发生蛋白（bone morphogenic proteins，BMPs）调控。BMPs 是 TGF-β 超家族的成员，与 TGF-β 相似，它们通过 Smad 通路进行信号转导。尽管 BMPs 不恰当的释放会加重关节破坏或导致关节强直，或肌腱附着点病变，但其中的一些成员，如 BMP-2 和 BMP-7 能在关节中表达并促进修复[270]。BMP 的功能也受一个抑制剂家族的调节，如 Noggin，当 Noggin 在小鼠抗原诱导性关节炎中过表达时，它能够限制软骨破坏。调节 BMP 表达的相对平衡和时机，最终可以用来改善滑膜炎的破坏作用，或者使损伤的组织再生。

结论

RA 的病因和发病机制复杂，涉及环境与基因之间的相互作用。在 RA 临床表现明显的数年以前就已经观察到免疫失调的证据，包括抗体对修饰多肽的反应、细胞因子及趋化因子产生增加等。最终，当关节中的抗体激活补体并从血液中吸引其他免疫细胞到关节时，可导致疾病发生。滑膜局部环境中含有大量的细胞因子、炎症细胞和蛋白酶，它们能够进一步促进适应性免疫应答和关节损伤。通过了解 RA 不同的发病机制有助于我们了解 RA 对各种靶向药物，如阻断 TNF 及 IL-6、干扰 T 细胞共刺激、消耗 B 细胞或者抑制细胞因子信号转导等的反应。随着我们获得更多关于临床发病之前即"前 RA 阶段"的关键信息，预防 RA 而非治疗 RA 也许是可行的方法。

🌐 本章的参考文献也可以在 ExpertConsult.com 上找到。

参考文献

1. Arend WP, Firestein GS: Pre-rheumatoid arthritis: predisposition and transition to clinical synovitis. *Nat Rev Rheumatol* 8:573, 2012.
2. Sokolove J, Bromberg R, Deane KD, et al: Autoantibody epitope spreading in the pre-clinical phase predicts progression to rheumatoid arthritis. *PLoS ONE* 7:e35296, 2012.
3. Okada Y, Wu D, Trynka G, et al: Genetics of rheumatoid arthritis contributes to biology and drug discovery. *Nature* 506:376, 2014.
4. Firestein GS, Zvaifler NJ: How important are T cells in chronic rheumatoid synovitis?: II. T cell-independent mechanisms from beginning to end. *Arthritis Rheum* 46:298, 2002.
5. Weyand CM, Hicok KC, Conn DL, et al: The influence of HLA-DRB1 genes on disease severity in rheumatoid arthritis. *Ann Intern Med* 117:801, 1992.
6. Van der Woude D, Lie BA, Lundström E, et al: Protection against anti-citrullinated protein antibody-positive rheumatoid arthritis is predominantly associated with HLA-DRB1*1301: a meta-analysis of HLA-DRB1 associations with anti-citrullinated protein antibody-positive and anti-citrullinated protein antibody-negative rheumatoid arthritis in four European populations. *Arthritis Rheum* 62:1236, 2010.
7. Rak JM, Maestroni L, Balandraud N, et al: Transfer of the shared epitope through microchimerism in women with rheumatoid arthritis. *Arthritis Rheum* 60:73, 2009.
8. Raychaudhuri S, Sandor C, Stahl EA, et al: Five amino acids in three HLA proteins explain most of the association between MHC and seropositive rheumatoid arthritis. *Nat Genet* 44:291, 2012.
9. Hill JA, Southwood S, Sette A, et al: Cutting edge: the conversion of arginine to citrulline allows for a high-affinity peptide interaction with the rheumatoid arthritis-associated HLA-DRB1*0401 MHC class II molecule. *J Immunol* 171:538, 2003.
10. Law SC, Street S, Yu CH, et al: T-cell autoreactivity to citrullinated autoantigenic peptides in rheumatoid arthritis patients carrying HLA-DRB1 shared epitope alleles. *Arthritis Res Ther* 14:R118, 2012.
11. van der Helm-van Mil AH, Verpoort KN, Breedveld FC, et al: The HLA-DRB1 shared epitope alleles are primarily a risk factor for anti-cyclic citrullinated peptide antibodies and are not an independent risk factor for development of rheumatoid arthritis. *Arthritis Rheum* 54:1117, 2006.
12. Kang CP, Lee KW, Yoo DH, et al: The influence of a polymorphism at position −857 of the tumour necrosis factor alpha gene on clinical response to etanercept therapy in rheumatoid arthritis. *Rheumatology (Oxford)* 44:547, 2005.
13. Ferreira RC, Freitag DF, Cutler AJ, et al: Functional IL6R 358Ala allele impairs classical IL-6 receptor signaling and influences risk of diverse inflammatory diseases. *PLoS Genet* 9:e1003444, 2013.
14. Suzuki A, Yamada R, Chang X, et al: Functional haplotypes of PADI4, encoding citrullinating enzyme peptidylarginine deiminase 4, are associated with rheumatoid arthritis. *Nat Genet* 34:395, 2003.
15. Begovich AB, Carlton VE, Honigberg LA, et al: A missense single-nucleotide polymorphism in a gene encoding a protein tyrosine phosphatase (PTPN22) is associated with rheumatoid arthritis. *Am J Hum Genet* 75:330, 2004.
16. Stahl EA, Raychaudhuri S, Remmers EF, et al: Genome-wide association study meta-analysis identifies seven new rheumatoid arthritis risk loci. *Nat Genet* 42:508–514, 2010.
17. Gatenby P, Lucas R, Swaminathan A: Vitamin D deficiency and risk for rheumatic diseases: an update. *Curr Opin Rheumatol* 25:184, 2013.
18. Kekow M, Barleben M, Drynda S, et al: Long-term persistence and effects of fetal microchimerisms on disease onset and status in a cohort of women with rheumatoid arthritis and systemic lupus erythematosus. *BMC Musculoskelet Disord* 14:325, 2013.
19. Linn-Rasker SP, van der Helm-van Mil AH, van Gaalen FA, et al: Smoking is a risk factor for anti-CCP antibodies only in rheumatoid arthritis patients who carry HLA-DRB1 shared epitope alleles. *Ann Rheum Dis* 65:366, 2006.
20. Linn-Rasker SP, van der Helm-van Mil AH, van Gaalen FA, et al: Smoking is a risk factor for anti-CCP antibodies only in rheumatoid arthritis patients who carry HLA-DRB1 shared epitope alleles. *Ann Rheum Dis* 65:366, 2006.
21. Doran MF, Crowson CS, O'Fallon WM, et al: The effect of oral contraceptives and estrogen replacement therapy on the risk of rheumatoid arthritis: a population based study. *J Rheumatol* 31:207,

2004.

22. Lundström E, Källberg H, Alfredsson L, et al: Gene-environment interaction between the DRB1 shared epitope and smoking in the risk of anti-citrullinated protein antibody-positive rheumatoid arthritis: all alleles are important. *Arthritis Rheum* 60:1597, 2009.

23. Källberg H, Ding B, Padyukov L, et al, EIRA Study Group: Smoking is a major preventable risk factor for rheumatoid arthritis: estimations of risks after various exposures to cigarette smoke. *Ann Rheum Dis* 70:508, 2011.

24. Crowson CS, Matteson EL, Davis JM, 3rd, et al: Contribution of obesity to the rise in incidence of rheumatoid arthritis. *Arthritis Care Res (Hoboken)* 65:71, 2013.

25. de Aquino SG, Abdollahi-Roodsaz S, Koenders MI, et al: Periodontal pathogens directly promote autoimmune experimental arthritis by inducing a TLR2- and IL-1-driven Th17 response. *J Immunol* 192: 4103, 2014.

26. Scher JU, Sczesnak A, Longman RS, et al: Expansion of intestinal Prevotella copri correlates with enhanced susceptibility to arthritis. *Elife* 2:e01202, 2013.

27. Lang TJ: Estrogen as an immunomodulator. *Clin Immunol* 113:224, 2004.

28. Inoue K, Inoue E, Imai Y: Female sex hormones ameliorate arthritis in SKG mice. *Biochem Biophys Res Commun* 434:740–745, 2013.

29. Yan Z, Lambert NC, Ostensen M, et al: Prospective study of fetal DNA in serum and disease activity during pregnancy in women with inflammatory arthritis. *Arthritis Rheum* 54:2069, 2006.

30. Nelson JL, Hughes KA, Smith AG, et al: Maternal-fetal disparity in HLA class II alloantigens and the pregnancy-induced amelioration of rheumatoid arthritis. *N Engl J Med* 329:466, 1993.

31. Brennan P, Barrett J, Fiddler M, et al: Maternal-fetal HLA incompatibility and the course of inflammatory arthritis during pregnancy. *J Rheumatol* 27:2843, 2000.

32. Karouzakis E, Rengel Y, Jüngel A, et al: DNA methylation regulates the expression of CXCL12 in rheumatoid arthritis synovial fibroblasts. *Genes Immun* 12:643–652, 2011.

33. Nakano K, Whitaker JW, Boyle DL, et al: DNA methylome signature in rheumatoid arthritis. *Ann Rheum Dis* 72:110–117, 2013.

34. Nakano K, Boyle DL, Firestein GS: Regulation of DNA methylation in rheumatoid arthritis synoviocytes. *J Immunol* 190:1297–1303, 2013.

35. Huber LC, Brock M, Hemmatazad H, et al: Histone deacetylase/acetylase activity in total synovial tissue derived from rheumatoid arthritis and osteoarthritis patients. *Arthritis Rheum* 56:1087–1093, 2007.

36. Horiuchi M, Morinobu A, Chin T, et al: Expression and function of histone deacetylases in rheumatoid arthritis synovial fibroblasts. *J Rheumatol* 36:1580–1589, 2009.

37. Joosten LA, Leoni F, Meghji S, et al: Inhibition of HDAC activity by ITF2357 ameliorates joint inflammation and prevents cartilage and bone destruction in experimental arthritis. *Mol Med* 17:391–396, 2011.

38. Nakamachi Y, Kawano S, Takenokuchi M, et al: MicroRNA-124a is a key regulator of proliferation and monocyte chemoattractant protein 1 secretion in fibroblast-like synoviocytes from patients with rheumatoid arthritis. *Arthritis Rheum* 60:1294, 2009.

39. Stanczyk J, Ospelt C, Karouzakis E, et al: Altered expression of microRNA-203 in rheumatoid arthritis synovial fibroblasts and its role in fibroblast activation. *Arthritis Rheum* 63:373–381, 2011.

40. Kurowska-Stolarska M, Alivernini S, Ballantine LE, et al: MicroRNA-155 as a proinflammatory regulator in clinical and experimental arthritis. *Proc Natl Acad Sci U S A* 108:11193–11198, 2011.

41. Bottini N, Firestein GS: Epigenetics in rheumatoid arthritis: a primer for rheumatologists. *Curr Rheumatol Rep* 15:372, 2013.

42. Doran MF, Pond GR, Crowson CS, et al: Trends in incidence and mortality in rheumatoid arthritis in Rochester, Minnesota, over a forty-year period. *Arthritis Rheum* 46:625, 2002.

43. Myasoedova E, Crowson CS, Kremers HM, et al: Is the incidence of rheumatoid arthritis rising?: results from Olmsted County, Minnesota, 1955-2007. *Arthritis Rheum* 62:1576–1582, 2010.

44. Crowson CS, Matteson EL, Myasoedova E, et al: The lifetime risk of adult-onset rheumatoid arthritis and other inflammatory autoimmune rheumatic diseases. *Arthritis Rheum* 63:633–639, 2011.

45. Abdollahi-Roodsaz S, Joosten LA, Koenders MI, et al: Local interleukin-1-driven joint pathology is dependent on toll-like receptor 4 activation. *Am J Pathol* 175:2004, 2009.

46. Mathews RJ, Robinson JI, Battellino M, et al: Evidence of NLRP3-inflammasome activation in rheumatoid arthritis (RA); genetic variants within the NLRP3-inflammasome complex in relation to susceptibility to RA and response to anti-TNF treatment. *Ann Rheum Dis* 73:1202–1210, 2014.

47. Choe JY, Crain B, Wu SR, et al: Interleukin 1 receptor dependence of serum transferred arthritis can be circumvented by toll-like receptor 4 signaling. *J Exp Med* 197:537, 2003.

48. Brisslert M, Rehnberg M, Bokarewa MI: Epstein-Barr virus infection transforms CD25+ B cells into antibody-secreting cells in rheumatoid arthritis patients. *Immunology* 140:421–429, 2013.

49. Kotlarz A, Tukaj S, Krzewski K, et al: Human Hsp40 proteins, DNAJA1 and DNAJA2, as potential targets of the immune response triggered by bacterial DnaJ in rheumatoid arthritis. *Cell Stress Chaperones* 18:653–659, 2013.

50. Ray NB, Nieva DR, Seftor EA, et al: Induction of an invasive phenotype by human parvovirus B19 in normal human synovial fibroblasts. *Arthritis Rheum* 44:1582, 2001.

51. Thammasri K, Rauhamäki S, Wang L, et al: Human parvovirus B19 induced apoptotic bodies contain altered self-antigens that are phagocytosed by antigen presenting cells. *PLoS ONE* 8:e67179, 2013.

52. De Rycke L, Nicholas AP, Cantaert T, et al: Synovial intracellular citrullinated proteins colocalizing with peptidyl arginine deiminase as pathophysiologically relevant antigenic determinants of rheumatoid arthritis-specific humoral autoimmunity. *Arthritis Rheum* 52:2323, 2005.

53. Vossenaar ER, Smeets TJ, Kraan MC, et al: The presence of citrullinated proteins is not specific for rheumatoid synovial tissue. *Arthritis Rheum* 50:3485, 2004.

54. Anzilotti C, Merlini G, Pratesi F, et al: Antibodies to viral citrullinated peptide in rheumatoid arthritis. *J Rheumatol* 33:647, 2006.

55. Damjanovska L, Thabet MM, Levarth EW, et al: Diagnostic value of anti-MCV antibodies in differentiating early inflammatory arthritis. *Ann Rheum Dis* 69:730, 2010.

56. Pruijn GJ, Wiik A, van Venrooij WJ: The use of citrullinated peptides and proteins for the diagnosis of rheumatoid arthritis. *Arthritis Res Ther* 12:203, 2010.

57. Wagner CA, Sokolove J, Lahey LJ, et al: Identification of anticitrullinated protein antibody reactivities in a subset of anti-CCP-negative rheumatoid arthritis: association with cigarette smoking and HLA-DRB1 "shared epitope" alleles. *Ann Rheum Dis* 74:579–586, 2015.

58. Nielen MM, van Schaardenburg D, Reesink HW, et al: Specific autoantibodies precede the symptoms of rheumatoid arthritis: a study of serial measurements in blood donors. *Arthritis Rheum* 50:38, 2004.

59. van de Stadt LA, van der Horst AR, de Koning MH, et al: The extent of the anti-citrullinated protein antibody repertoire is associated with arthritis development in patients with seropositive arthralgia. *Ann Rheum Dis* 70:128, 2011.

60. Deane KD, O'Donnell CI, Hueber W, et al: The number of elevated cytokines and chemokines in preclinical seropositive rheumatoid arthritis predicts time to diagnosis in an age-dependent manner. *Arthritis Rheum* 62:3161, 2010.

61. El-Gabalawy HS, Robinson DB, Hart D, et al: Immunogenetic risks of anti-cyclical citrullinated peptide antibodies in a North American Native population with rheumatoid arthritis and their first-degree relatives. *J Rheumatol* 6:1130, 2009.

62. López-Longo FJ, Oliver-Miñarro D, de la Torre I, et al: Association between anti-cyclic citrullinated peptide antibodies and ischemic heart disease in patients with rheumatoid arthritis. *Arthritis Rheum* 61:419, 2009.

63. Haisma EM, Levarht EW, van der Woude D, et al: Anti-cyclic citrullinated peptide antibodies from rheumatoid arthritis patients activate complement via both the classical and alternative pathways. *Arthritis Rheum* 60:1923, 2009.

64. Kuhn KA, Kulik L, Tomooka B, et al: Antibodies against citrullinated proteins enhance tissue injury in experimental autoimmune arthritis. *J Clin Invest* 116:961, 2006.

65. Hill JA, Bell DA, Brintnell W, et al: Arthritis induced by posttranslationally modified (citrullinated) fibrinogen in DR4-IE transgenic mice. *J Exp Med* 205:967, 2008.

66. Burkhardt H, Sehnert B, Bockermann R, et al: Humoral immune response to citrullinated collagen type II determinants in early rheumatoid arthritis. *Eur J Immunol* 35:1643, 2005.

67. Kocijan R, Harre U, Schett G: ACPA and bone loss in rheumatoid

arthritis. *Curr Rheumatolog Rep* 15:366, 2013.
68. Shi J, Knevel R, Suwannalai P, et al: Autoantibodies recognizing carbamylated proteins are present in sera of patients with rheumatoid arthritis and predict joint damage. *Proc Natl Acad Sci U S A* 108: 17372–17377, 2011.
69. Shi J, van de Stadt LA, Levarht EW, et al: Anti-carbamylated protein (anti-CarP) antibodies precede the onset of rheumatoid arthritis. *Ann Rheum Dis* 73:780–783, 2014.
70. Mydel P, Wang Z, Brisslert M, et al: Carbamylation-dependent activation of T cells: a novel mechanism in the pathogenesis of autoimmune arthritis. *J Immunol* 184:6882–6890, 2010.
71. Liang KP, Maradit Kremers H, Crowson CS, et al: Autoantibodies and the risk of cardiovascular events. *J Rheumatol* 36:2462–2468, 2009.
72. Bouvet JP, Xin WJ, Pillot J: Restricted heterogeneity of polyclonal rheumatoid factor. *Arthritis Rheum* 30:998, 1987.
73. Lee SK, Bridges SL, Jr, Koopman WJ, et al: The immunoglobulin kappa light chain repertoire expressed in the synovium of a patient with rheumatoid arthritis. *Arthritis Rheum* 35:905, 1992.
74. Bäcklund J, Carlsen S, Höger T, et al: Predominant selection of T cells specific for the glycosylated collagen type II epitope (263–270) in humanized transgenic mice and in rheumatoid arthritis. *Proc Natl Acad Sci U S A* 10:1073, 2002.
75. Watson WC, Cremer MA, Wooley PH, et al: Assessment of the potential pathogenicity of type II collagen autoantibodies in patients with rheumatoid arthritis. *Arthritis Rheum* 29:1316, 1986.
76. Sekine T, Masuko-Hongo K, Matsui T, et al: Recognition of YKL-39, a human cartilage related protein, as a target antigen in patients with rheumatoid arthritis. *Ann Rheum Dis* 60:49, 2001.
77. Steiner G, Smolen J: Autoantibodies in rheumatoid arthritis and their clinical significance. *Arthritis Res* 4:S1, 2002.
78. Kouskoff V, Korganow AS, Duchatelle V, et al: Organ-specific disease provoked by systemic autoimmunity. *Cell* 87:811, 1996.
79. Mandik-Nayak L, Allen PM: Initiation of an autoimmune response: insights from a transgenic model of rheumatoid arthritis. *Immunol Res* 32:5, 2005.
80. Hayer S, Tohidast-Akrad M, Haralambous S, et al: Aberrant expression of the autoantigen heterogeneous nuclear ribonucleoprotein-A2 (RA33) and spontaneous formation of rheumatoid arthritis-associated anti-RA33 autoantibodies in TNF-alpha transgenic mice. *J Immunol* 175:8327, 2005.
81. Nell-Duxneuner V, Machold K, Stamm T, et al: Autoantibody profiling in patients with very early rheumatoid arthritis: a follow-up study. *Ann Rheum Dis* 69:169, 2010.
82. Nell VP, Machold KP, Stamm TA, et al: Autoantibody profiling as early diagnostic and prognostic tool for rheumatoid arthritis. *Ann Rheum Dis* 64:1731, 2005.
83. Corr M, Zvaifler NJ: Mesenchymal precursor cells. *Ann Rheum Dis* 61:3, 2002.
84. Kiener HP, Watts GF, Cui Y, et al: Synovial fibroblasts self-direct multicellular lining architecture and synthetic function in three-dimensional organ culture. *Arthritis Rheum* 62:742, 2010.
85. Revell PA, Mapp PI, Lalor PA, et al: Proliferative activity of cells in the synovium as demonstrated by a monoclonal antibody, Ki67. *Rheumatol Int* 7:183, 1987.
86. Valencia X, Higgins JM, Kiener HP, et al: Cadherin-11 provides specific cellular adhesion between fibroblast-like synoviocytes. *J Exp Med* 200:1673, 2004.
87. van der Pouw Kraan TC, van Gaalen FA, Kasperkovitz PV, et al: Rheumatoid arthritis is a heterogeneous disease: evidence for differences in the activation of the STAT-1 pathway between rheumatoid tissues. *Arthritis Rheum* 48:2132, 2003.
88. You S, Yoo SA, Choi S, et al: Identification of key regulators for the migration and invasion of rheumatoid synoviocytes through a systems approach. *Proc Natl Acad Sci U S A* 111:550–555, 2014.
89. Lafyatis R, Remmers EF, Roberts AB, et al: Anchorage-independent growth of synoviocytes from arthritis and normal joints: stimulation by exogenous platelet-derived growth factor and inhibition by transforming growth factor-beta and retinoids. *J Clin Invest* 83:1267, 1989.
90. Imamura F, Aono H, Hasunuma T, et al: Monoclonal expansion of synoviocytes in rheumatoid arthritis. *Arthritis Rheum* 41:1979, 1998.
91. Muller-Ladner U, Kriegsmann J, Franklin BN, et al: Synovial fibroblasts of patients with rheumatoid arthritis attach to and invade normal human cartilage when engrafted into SCID mice. *Am J Pathol*

149:1607, 1996.
92. Lefèvre S, Knedla A, Tennie C, et al: Synovial fibroblasts spread rheumatoid arthritis to unaffected joints. *Nat Med* 15:1414, 2009.
93. Lee A, Qiao Y, Grigoriev G, et al: Tumor necrosis factor α induces sustained signaling and a prolonged and unremitting inflammatory response in rheumatoid arthritis synovial fibroblasts. *Arthritis Rheum* 65:928–938, 2013.
94. Bartok B, Hammaker D, Firestein GS: Phosphoinositide 3-kinase δ regulates migration and invasion of synoviocytes in rheumatoid arthritis. *J Immunol* 192:2063–2070, 2014.
95. Cañete JD, Santiago B, Cantaert T, et al: Ectopic lymphoid neogenesis in psoriatic arthritis. *Ann Rheum Dis* 66:720, 2007.
96. Cantaert T, Kolln J, Timmer T, et al: B lymphocyte autoimmunity in rheumatoid synovitis is independent of ectopic lymphoid neogenesis. *J Immunol* 181:785, 2008.
97. Manzo A, Paoletti S, Carulli M, et al: Systematic microanatomical analysis of CXCL13 and CCL21 in situ production and progressive lymphoid organization in rheumatoid synovitis. *Eur J Immunol* 35: 1347, 2005.
98. Tsubaki T, Takegawa S, Hanamoto H, et al: Accumulation of plasma cells expressing CXCR3 in the synovial sublining regions of early rheumatoid arthritis in association with production of Mig/CXCL9 by synovial fibroblasts. *Clin Exp Immunol* 141:363, 2005.
99. Kang YM, Zhang X, Wagner UG, et al: CD8 T cells are required for the formation of ectopic germinal centers in rheumatoid synovitis. *J Exp Med* 195:1325, 2002.
100. Kim WJ, Kang YJ, Koh EM, et al: LIGHT is involved in the pathogenesis of rheumatoid arthritis by inducing the expression of proinflammatory cytokines and MMP-9 in macrophages. *Immunology* 114:272, 2005.
101. Fava RA, Notidis E, Hunt J, et al: A role for the lymphotoxin/LIGHT axis in the pathogenesis of murine collagen-induced arthritis. *J Immunol* 171:115, 2003.
102. Park JS, Park MK, Lee SY, et al: TWEAK promotes the production of Interleukin-17 in rheumatoid arthritis. *Cytokine* 60:143–149, 2012.
103. Hirota K, Yoshitomi H, Hashimoto M, et al: Preferential recruitment of CCR6-expressing Th17 cells to inflamed joints via CCL20 in rheumatoid arthritis and its animal model. *J Exp Med* 204:2803, 2007.
104. Yamanishi Y, Hiyama K, Ishioka S, et al: Telomerase activity in the synovial tissues of chronic inflammatory and non-inflammatory rheumatic diseases. *Int J Mol Med* 4:513, 1999.
105. Hata H, Sakaguchi N, Yoshitomi H, et al: Distinct contribution of IL-6, TNF-alpha, IL-1, and IL-10 to T cell-mediated spontaneous autoimmune arthritis in mice. *J Clin Invest* 114:582, 2004.
106. Burger D, Rezzonico R, Li JM, et al: Imbalance between interstitial collagenase and tissue inhibitor of metalloproteinases 1 in synoviocytes and fibroblasts upon direct contact with stimulated T lymphocytes: involvement of membrane-associated cytokines. *Arthritis Rheum* 41:1748, 1998.
107. McInnes IB, Leung BP, Sturrock RD, et al: Interleukin-15 mediates T cell-dependent regulation of tumor necrosis factor-alpha production in rheumatoid arthritis. *Nat Med* 3:189–195, 1997.
108. Quinn MA, Conaghan PG, O'Connor PJ, et al: Very early treatment with infliximab in addition to methotrexate in early, poor-prognosis rheumatoid arthritis reduces magnetic resonance imaging evidence of synovitis and damage, with sustained benefit after infliximab withdrawal: results from a twelve-month randomized, double-blind, placebo-controlled trial. *Arthritis Rheum* 52:27, 2005.
109. Moradi B, Schnatzer P, Hagmann S, et al: CD4+CD25+/highCD-127low/- regulatory T cells are enriched in rheumatoid arthritis and osteoarthritis joints—analysis of frequency and phenotype in synovial membrane, synovial fluid and peripheral blood. *Arthritis Res Ther* 16:R97, 2014.
110. Ruprecht CR, Gattorno M, Ferlito F, et al: Coexpression of CD25 and CD27 identifies FoxP3+ regulatory T cells in inflamed synovia. *J Exp Med* 201:1793, 2005.
111. E XQ, Meng HX, Cao Y, et al: Distribution of regulatory T cells and interaction with dendritic cells in the synovium of rheumatoid arthritis. *Scand J Rheumatol* 41:413–420, 2012.
112. Ju JH, Heo YJ, Cho ML, et al: Modulation of STAT-3 in rheumatoid synovial T cells suppresses Th17 differentiation and increases the proportion of Treg cells. *Arthritis Rheum* 64:3543–3552, 2012.
113. Svensson MN, Andersson SE, Erlandsson MC, et al: Fms-like tyrosine kinase 3 ligand controls formation of regulatory T cells in autoimmune arthritis. *PLoS ONE* 8:e54884, 2013.

114. Ehrenstein MR, Evans JG, Singh A, et al: Compromised function of regulatory T cells in rheumatoid arthritis and reversal by anti-TNFalpha therapy. *J Exp Med* 200:277, 2004.

115. Xinqiang S, Fei L, Nan L, et al: Therapeutic efficacy of experimental rheumatoid arthritis with low-dose methotrexate by increasing partially CD4(+)CD25(+)Treg cells and inducing Th1 to Th2 shift in both cells and cytokines. *Biomed Pharmacother* 64:463–471, 2010.

116. Morgan ME, Flierman R, van Duivenvoorde LM, et al: Effective treatment of collagen-induced arthritis by adoptive transfer of CD25+ regulatory T cells. *Arthritis Rheum* 52:2212, 2005.

117. Wang H, Marsters SA, Baker T, et al: TACI-ligand interactions are required for T cell activation and collagen-induced arthritis in mice. *Nat Immunol* 2:632, 2001.

118. Seyler TM, Park YW, Takemura S, et al: BLyS and APRIL in rheumatoid arthritis. *J Clin Invest* 115:3083, 2005.

119. Tak PP, Thurlings RM, Rossier C, et al: Atacicept in patients with rheumatoid arthritis: results of a multicenter, phase Ib, double-blind, placebo-controlled, dose-escalating, single- and repeated-dose study. *Arthritis Rheum* 58:61, 2008.

120. Clausen BE, Bridges SL, Jr, Lavelle JC, et al: Clonally-related immunoglobulin VH domains and nonrandom use of DH gene segments in rheumatoid arthritis synovium. *Mol Med* 4:240, 1998.

类风湿关节炎的临床特征

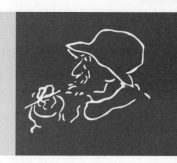

原著　Alan R. Erickson · Amy C. Cannella · Ted R. Mikuls
李　娜 译　李小峰 校

关键点

类风湿关节炎 (rheumatoid arthritis, RA) 是一种累及手、足多关节及关节外表现的全身炎症性疾病。

类风湿因子 (rheumatoid factor, RF) 和抗环瓜氨酸蛋白抗体阳性与临床前期类风湿关节炎、侵蚀性、结节性关节疾病以及包括关节外受累、患者生存率降低在内的全身表现均有关。

有证据表明，临床前期和早期类风湿关节炎可在有遗传易感性患者的关节外黏膜（口腔和肠道）触发。

类风湿关节炎通常表现为手、足小关节的多关节炎，晨僵持续时间超过 1 小时，实验室检查显示全身炎症反应，伴有类风湿因子和抗环瓜氨酸化蛋白抗体阳性。

RA 有特有的典型特征和一些不常见的症状，但都具有典型的影像学改变，包括关节周围骨量减少和边缘侵蚀。

流行病学和经济负担

类风湿关节炎（RA）是一种伴有关节变形的全身自身免疫性疾病。主要改变在滑膜组织，以对称性多关节炎为特征，可导致关节进行性损伤。因此，RA 与严重的功能丧失、发病率和过早的死亡均有关，更会造成越来越多的社会负担。

发病率

据估计，大部分发达国家 RA 的发病率为 1%，

全世界范围内 RA 的发病率为 0.1% ～ 1.9%[1]。据报道，美洲土著人群中 RA 发病率最高，Pima 和 Chippewa 印第安人的发病率分别接近 5% ～ 7%[2-3]。相反，非洲部分地区的发病率要低，这可能和人类白细胞抗原 HLA-DRB1 共同表位（包含等位基因）在人群中分布频率较低有关，（HLA）-DRB1 是唯一已知最强的 RA 遗传风险因素[4]。一项 40 年的人口调查表明，明尼苏达州罗切斯特市 1955—1994 年，经年龄和性别校正后的总年发病率为 44.6/10 000[5]。在本研究中，女性发病率大约是男性的两倍，与男性（75 ～ 84 岁）相比，女性在较年轻时（55 ～ 64 岁）发病率最高。值得注意的是，这项研究揭示了明显的时间趋势，并列出了研究期间 RA 总发病率下降了 47%。在同一研究人群中进行的一项随访调查（持续到 2007 年）表明，近期女性的发病率激增。这些结果强调了环境暴露在介导疾病风险中的潜在影响，以及出生组效应的潜在相关性[6]。基于这一人群估计，美国成年人患 RA 的终生风险女性为 3.6%，男性为 1.7%[7]。

预后

由于 RA 具有多关节炎和系统性的特点，对身体机能和与健康相关的生活质量均可产生负面影响。相比无关节炎的个体，RA 患者健康状况一般或较差的可能性提高了 36%，与健康相关的活动受限可能性高出两倍，近 30% 的患者需要个人护理[8]。在另一项对发病时间不足 1 年的 RA 患者研究中发现，39% 的患者在随访 10 年后会失去工作能力[9]。致残率在老年、受教育程度较低、体力劳动者和既往有较多基础疾病的患者中最高。相应的美国与 RA 有关的支出

也相当惊人。仅 2013 年，估算卫生保健费超过 100 亿美元，由此造成的社会花费接近 450 亿美元[10-11]。因为 RA 与相关合并症（包括心血管疾病、严重感染、淋巴增生性恶性肿瘤和导致骨折的骨质疏松症）的高发病率密切相关所以对患者预后和医疗保健支出的影响进一步扩大[12]。

除了对身体机能和生活质量的不利影响外，RA 也会增加死亡率。在对 2001 年之前进行的 18 项队列调查汇总分析中发现，Ward 报告的标准化死亡比（SMR）为 1.70，在近期的文献和初期队列研究中，死亡比数值较低[13]。与 RA 生存率降低相关的因素包括高龄、功能状态较差、合并症、关节外表现、自身抗体 [类风湿因子（RF）和抗环瓜氨酸化蛋白抗体（ACPA）]、疾病活动和药物使用情况[14-16]。尽管新的、高效的生物疗法应用已有十年以上的历史，但近几年 RA 死亡率间隔并没有缩小，甚至可能正在扩大[17]。RA 患者的高死亡率主要由心血管疾病引起，可通过有效的改善病情治疗（包括甲氨蝶呤）来减少这种风险。此外，最近重视利用有效的疾病评估工具进行更严格的治疗，预计随着时间的推移，因心血管疾病所导致的死亡将会逐渐减少[18]。

临床前期类风湿关节炎

近期在对早期疾病发展的危险因素和机制方面的研究取得了实质性进展（见第 69 章）。现已证实，在 RA 症状出现前数年大约一半的患者可检测到 RF 和 ACPA [常用的市售抗环瓜氨酸化蛋白（anti-CCP）抗体检测]。在最初关节症状出现之前的自身免疫反应期称为临床前期 RA。除了可检测到血清自身抗体外，临床前期 RA 通常以亚临床炎症为特征，表现为血清 C 反应蛋白（C-reactive protein，CRP）和其他促炎细胞因子、趋化因子水平升高。这些血清生物标志物中的一些潜在改变可预测疾病发作。自身抗体的变化包括循环中浓度和结合亲和力的增加、异常糖基化（促进补体激活和 Fc 受体结合）和表位扩展。

研究人员通过来自美国国防部血清储存库的多抗原芯片和临床前期样本观察到，ACPA 阳性率在临床前期出现并逐渐增加，在 RA 症状出现时达到高峰，证明了 ACPA 呈时间依赖性扩增的特性[19]。在这项研究中，早期的 ACPA 扩增提示了随后血清中炎症细胞因子浓度的增加，这些因子包括 TNF、IL-6、

IL-12p70 和干扰素（IFN）-γ。在血清学阳性的 RA 患者中，临床前炎性细胞因子和趋化因子的出现预示发病时间缩短。此外，细胞因子浓度预测疾病的发生有年龄差异，老年人（≥ 40 岁）的持续时间比年轻人（< 40 岁）要长[20]。

越来越多的证据表明，导致 RA 的早期炎症事件可能发生在关节外，并以黏膜为主[21]。黏膜组织作为起始部位的证据包括：①绝大多数血清学阳性患者在临床前期，无论是组织学还是影像学检查，都无明显的滑膜炎证据[22-23]；②环境暴露可作为 RA 主要的独立危险因素（如吸烟和可能的牙周炎）也是导致黏膜损伤的主要因素[24-25]；③免疫球蛋白（Ig）A-ACPA 是预测疾病发生的主要指标，也是最重要的指标[26]；④临床前期有明显的黏膜炎症迹象。在一项对 RA 先证者未受影响的一级亲属（FDR）的研究中，有 ACPA 和两个或两个以上 RF 的同种型的高危自身抗体的 FDR，比血清阴性 FDR 更有可能通过高分辨率计算机断层扫描（HRCT）检测到与吸烟无关的肺气道异常（76% vs. 33%，$P=0.005$）[27]。在这些高风险 FDR 中观察到的气道异常患病率和类型与早期 RA 患者中观察到的相似。

其他潜在的黏膜起始部位还包括口腔或肠黏膜[21]，尽管缺乏临床前期 RA 中这些部位感染的证据。与对照组相比，牙周炎的频率增加，甚至在早期、首次治疗的 RA 患者中也是如此[28]。而且，牙龈卟啉单胞菌（唯一具有环瓜氨酸化蛋白抗原的原核生物）感染与 RA 高危个体中特异性自身抗体的表达有关[29-30]。此外，最近对肠道微生物群的研究表明，与对照组相比新发未经治疗的 RA 患者体内存在大量的 *Prevotella copri*[31]，尽管这种相关性的机制仍不清楚。

在许多患者中，关节痛往往先于滑膜炎发生并提示临床前期病程的结束。最近一项研究观察无临床滑膜炎、ACPA 阳性伴关节痛患者的 MRI 表现，并与无症状对照组进行比较。ACPA 阳性伴关节痛患者的 MRI 显示更多的关节浸润，差异最明显的是腕关节（$P=0.02$），在手部（$P=0.06$）和足部（$P=0.32$）的小关节中观察到的差异较小[22]。MRI 观察到的关节炎症与全身炎症指标 [包括 CRP 和红细胞沉降率（erythrocyte sedimentation rate，ESR）] 之间存在稳定的相关性。根据 2010 年美国风湿病学会 / 欧洲抗风湿病联盟（ACR/EULAR）分类标准在 9 个月的随访中，超过一半（57%）的 ACPA 阳性伴关节痛患者

可发展为 RA。更重要的是，MRI 观察到的亚临床炎症程度不能准确预测 RA 的发生风险；最佳预测进展的指标包括更多的关节受累和 ACPA 和（或）RF 血清阳性[22]。

诊断

典型的 RA 患者常有手、腕、足小关节的疼痛、肿胀，伴晨僵时间延长，持续一小时以上。典型关节临床表现以及实验室和影像学检查应用于分类标准，对于区分 RA 和其他感染导致的疾病至关重要（表70-1）。自然病程早期，RA 患者在日常活动用手时会感到困难，负重或行走时前足有疼痛。患者常主诉休息一段时间后出现胶着现象，可随活动而改善。也可出现全身症状，如乏力和低热，但多发性关节炎伴有高热（如 > 38.5℃）常提示其他病因。关节检查常发现肿胀（或滑膜炎）、压痛、皮肤温度升高和活动受限。其他表现还包括手掌红斑和伸肌表面皮下结节。

除了早期诊断的复杂性之外，类风湿关节炎鉴别诊断中的其他风湿性疾病也可能有以上表现。以这些典型的关节病变为特征的疾病也可有 RF 阳性，包括系统性红斑狼疮（systemic lupus erythematosus，SLE）、干燥综合征（Sjögren's syndrome，SS）和

病毒性疾病，如乙型肝炎、丙型肝炎和 HIV（表70-2）。鉴别诊断中的其他疾病包括痛风，特别是类似 RA 皮下结节的痛风石，和二水焦磷酸钙沉积（calcium pyrophosphate dihydrate deposition，CPPD）关节病，表现为假性 RA。在老年患者中，应考虑风湿性多肌痛（polymyalgia rheumatica，PMR）和血清阴性滑膜炎伴凹陷性水肿综合征（remitting seronegative symmetric synovitis with pitting edema，RS3PE），而在年轻患者中，细小病毒 B19 感染或感染后炎性关节炎的体征和症状与 RA 非常相似。在表70-2 中总结了 RA 鉴别诊断中的疾病和鉴别特征。鉴别诊断将指导后续的实验室、血清学和影像学检查。在 RA 中，最初的实验室检查往往结果如下：

- 白细胞（white blood cell，WBC）计数和分类正常
- 血小板增多，反应全身炎症加剧
- 轻度正细胞性贫血（慢性病性贫血）；小细胞性贫血较少见
- 尿液分析正常
- 肾功能、肝功能、代谢实验正常
- ESR 升高（通常 < 50 mm/hr）、CRP 升高幅度与 ESR 相似。多达 1/3 的患者在医生首次检查时两者均为正常
- 血尿酸水平正常

表 70-1　早期类风湿关节炎和骨关节炎的鉴别

	类风湿关节炎	骨关节炎
发病年龄	各年龄段，高峰为 50 岁	随年龄增加
诱发因素	易感抗原表位（HLA-DR4，HLA-DR1）PTPN22、PADI4 多态性、RF 和 ACPA 阳性吸烟	创伤，过度使用先天性异常（例如，髋臼变浅）
早期症状	晨僵和胶着现象，疼痛随活动改善	疼痛随着关节的使用而增加
关节受累	近端指间关节、掌指关节、腕关节最多见；远端指间关节少见	远端指间关节（Heberden 结节）近端指间关节（Bouchard 结节）膝关节、腰椎
体格检查	软组织肿胀，发热	骨赘，早期轻微软组织肿胀
影像学结果	关节周围骨量减少、边缘侵蚀、大关节对称性关节间隙狭窄	软骨下硬化、骨赘、大关节不对称关节间隙狭窄
实验室结果	C 反应蛋白升高、RF 阳性、ACPA 阳性、贫血、血小板增多	正常

ACPA，抗环瓜氨酸化蛋白抗体；HLA，人类白细胞抗原；RF，类风湿因子

表 70-2 类风湿关节炎的鉴别诊断和鉴别疾病特征

疾病	鉴别特征
其他结缔组织 / 特发性关节炎	
成人 Still 病[*]	体温 > 39℃超过 1 周，白细胞增多 > 10 000mm³ 伴 PMN > 80%，一过性皮疹、关节痛、咽痛、淋巴结肿、脾大、肝功能障碍、血清铁蛋白明显升高
系统性红斑狼疮	具有相似关节分布和较少畸形的非侵蚀性关节炎（Jaccoud 关节病），抗 dsDNA 阳性，ANA 阳性和其他血清阳性，ACPA（-），相关的内脏器官受累，尤其是肾
脊柱关节炎	男性为主，通常为少关节型，主要分布在大关节和下肢，腰背部受累，HLA-B27⁺，RF/ACPA⁻，葡萄膜炎，包括银屑病和炎症性肠病
血管炎	伴有全身症状的血清阴性关节炎，如发热、末端器官受累证据；ESR 或 CRP 显著升高；存在抗中性粒细胞胞浆抗体
复发性血清阴性对称性滑膜炎伴凹陷性水肿（RS3PE）	以滑膜增厚和关节压痛伴手部凹陷性水肿为特征，发生于老年男性，对糖皮质激素非常敏感，与恶性肿瘤相关；RF/ACPA⁻
风湿性多肌痛	臂区和髋带受累；ESR、CRP 显著升高；RF/ACPA⁻；与巨细胞动脉炎相关
结节病	急性型伴有结节性红斑和肺门淋巴结肿大（Lofgren 综合征），大关节受累，好发于踝关节，RF⁺ 和 ACPA⁻，非侵蚀性，病理显示非干酪样肉芽肿
干燥综合征	干燥性角结膜炎（眼干）或口腔干燥（口干）；唾液腺肿大；ANA 阳性（抗 SS-A/SS-B），RF⁺、ACPA⁻
纤维肌痛综合征	不伴关节炎的肌痛，RF⁻、ACPA⁻；ESR、CRP 正常
感染相关疾病	
细菌性心内膜炎	高热，以大关节为主，可闻及杂音，血培养阳性，外周血管栓塞证据；RF⁺、ACPA⁻
适应性免疫缺陷综合征	与初始病毒血症相关的短暂急性关节痛，随后出现少关节受累过程，发热
乙型、丙型肝炎	类似于 RA 的非侵蚀性关节炎，RF⁺，ACPA⁻，低补体血症，HBV、HCV 血清学阳性，冷球蛋白
细小病毒 B19	非侵蚀性关节炎，典型血清阴性，自限性过程，细小病毒 IgM，病毒感染表现
基孔肯雅热	虫媒病毒，急性发热伴有皮疹，多发性关节炎
链球菌感染状态	既往有皮肤或口咽部 A 型链球菌感染患者的非糜烂性关节炎，抗链球菌溶血素 O⁺
风湿热	多发性关节炎，常为累加性、对称性下肢大关节受累；皮下结节、心肌炎、舞蹈病、皮疹
莱姆病	可有侵蚀性和非侵蚀性关节炎、RF 和 ACPA⁻、流行区蜱叮咬史和（或）典型皮疹
晶体性关节病	
二水合焦磷酸钙沉积病	常发生于老年女性，有 5% 假性 RA 发生率，X 线片可有软骨钙质沉着；与血色沉着病、甲状旁腺功能亢进、甲状腺功能减退和低镁血症有关
多关节痛风	常累及远端关节，包括第一 MTP，可累及手指关节、痛风石结节、RF⁻ ACPA⁻、边缘侵蚀；高尿酸血症
其他疾病的系统表现	
甲状腺疾病	多关节痛和肌痛伴其他甲状腺疾病表现；可能存在腕管症状
恶性肿瘤	常呈副癌过程，可以与 RA 类似，淋巴瘤可表现为 RA 样；可能 RF⁺ 但通常 ACPA⁻
肥厚性骨关节病	主要累及膝、踝、腕关节；与慢性肺病（例如囊性纤维化）和恶性肿瘤相关；有骨痛和骨膜炎

[*]See criteria of Yamaguchi M，Ohta A，Tsunematsu T，et al：*J Rheumatol* 19：424-430，1992.
ACPA，抗环瓜氨酸化蛋白抗体；ANA，抗核抗体；CRP，C 反应蛋白；ESR，红细胞沉降率；DIP，远端指间关节；HLA，人类白细胞抗原；MTP，跖趾关节；RF，类风湿因子

- 在诊断时约 70% 患者 RF 阳性；另外 15% 患者可在疾病早期从 RF 阴性转为 RF 阳性
- ACPA 阳性，接近 RF 的阳性率；与 RF 相比，ACPA 阳性具有高度特异性（＞95%）
- 抗核抗体（ANA）阴性，尽管有 30% 患者可能为阳性，但通常为低至中滴度，无明显阳性血清学结果
- 在疾病早期，除了关节周围软组织肿胀和一些大关节内有积液外 X 线片通常为正常

典型的关节穿刺表现为滑液中白细胞计数（WBC）＜50 000/mm³，中性粒细胞（polymorphonuclear neutrophils，PMN）＜90/mm³。滑液中 WBC 和 PMN 高计数提示感染性或结晶性病因。RA 患者滑液中 WBC 计数通常在 5000～25 000/mm³ 之间，PMNs 为 60%～80%。在 RA 患者的定性和非特异性的粘蛋白凝块试验可能没有凝块形成，或在炎症情况下滑液透明质酸浓度降低导致易碎的凝块形成。RA 患者滑液培养和晶体分析大多为阴性。尽管缺乏疾病特异性，滑液中的破骨细胞（也称为类风湿细胞或包涵体细胞）在 RA 中已有提及。Ragocytes 是具有独特细胞质颗粒的吞噬细胞，由免疫复合物组成。其他滑液检查，如 RF、ACPA、乳酸盐、补体和葡萄糖对 RA 的诊断价值较小，故不适用于诊断。

基于临床病史、体格检查、实验室和影像学检查的 RA 分类标准已为临床试验制定。满足 1987 年 ACR RA 分类标准要求滑膜炎持续 6 周或更长时间，以排除其他自限性关节炎[32]。其他的分类标准见表 70-3。因 1987 年的标准更符合长期疾病证据，如存在放射学改变和皮下结节，故对诊断早期 RA 缺乏敏感性。认识到早期诊断和治疗的重要性，作为 2010 年 ACR/EULAR 联合工作的一部分，提出了新的 RA 分类标准（表 70-4）[33]。新标准强调了其他血清学检查的重要性，包括 RF、ACPA、ESR 和 CRP。以关节肿胀和压痛确定受累关节。分类标准确定了 0～10 分，6 分表示存在 RA 可能。即使压痛和（或）肿胀关节数量不足（或在某些不存在情况下）2010 年分类标准仍可早期诊断。尽管 2010 年分类标准在确定 RA 患者方面具有极高的灵敏度（97%），但特异性明显低于 1987 年标准（分别为 55% 和 76%）[34]。一般情况下，满足 1987 年标准即满足 2010 年标准，后者包括使用其他成像方式（例如，超声或 MRI）记录是否存在滑膜炎。尽管 1987 年和 2010 年的标准应用于教学和临床实践中，但确定 RA 临床试验的同质研究人群是制定标准的主要目的，而不仅仅为单个患者的诊断。

影像学检查是 RA 评价中的重要因素，可作为衡量治疗疗效的有力指标。尽管临床试验中使用影像学检查主要集中于关节损伤的定量检测，包括局限于手、腕和足的骨侵蚀和关节间隙狭窄，但众所周知，RA 累及许多其他关节，具有高度特征性和明显的破坏性。常伴关节周围骨量减少，RA 中的骨侵蚀具有独特的定位，影响所谓的裸露区域，该区域滑膜自动包裹并直接覆盖在骨上。该裸露区位于近端和远端干骺端区的关节周围（图 70-1）。其他影像学方法可协助诊断。超声和 MRI 对 RA 骨侵蚀的检测（见第 58 章）和滑膜炎的鉴别（体格检查结果不明确时）均表现出优于常规影像学的敏感性。影像学上证实的骨性

表 70-3 1987 年美国风湿病学会（原美国风湿病协会）类风湿关节炎分类标准

标准	定义
晨僵	在最大程度改善前，关节及其关节周围晨僵持续至少 1 小时
3 个或 3 个以上关节区的关节炎	医生观察到的 14 个关节区 [包括（左或右）PIP、MCP、腕、肘、膝、踝和跖趾关节] 中，至少 3 个关节区同时有软组织肿胀或积液（并非单独的骨性增生）
手关节炎	腕、MCP、PIP 中至少有一个区域肿胀
对称性关节炎	同时累及（分类标准第 2 条中）左右两侧相同的关节区（但 PIP、MCP 或 MTP 受累并不要求绝对对称）
类风湿结节	医生观察到的位于骨突起部位、伸肌表面或关节旁的皮下结节
血清类风湿因子	任何方法检测血清类风湿因子异常，结果为阳性
X 线改变	前后位手和腕 X 线片有典型的 RA 改变，必须包括骨侵蚀或受累关节周围与病变相度不一致的局限性脱钙（仅有骨关节炎改变不够）

满足 7 条中的至少 4 条即可诊断 RA，其中分类标准中的第 1～4 条必须持续至少 6 周

MCP，掌指关节；MTP，跖趾关节；OA，骨关节炎；PIP，近端指间关节；RA，类风湿关节炎

表 70-4　2010 年美国风湿病学会 / 欧洲抗风湿病联盟类风湿关节炎分类标准

受累关节*	(0 ~ 5)
1 个中到大†的关节	0
2 ~ 10 中大关节	1
1 ~ 3 小关节‡（伴或不伴有大关节的受累）	2
4 ~ 10 小关节（伴或不伴有大关节的受累）	3
超过 10 个关节§（至少 1 个小关节）	5
血清学‖¶	(0 ~ 3)
RF 与 ACPA 均阴性	0
RF 和 ACPA，至少有一项是低滴度阳性	2
RF 和 ACPA，至少有一项是高滴度阳性	3
急性期反应物‖#	(0 ~ 1)
CRP 和 ESR 均正常	0
CRP 或 ESR 异常	1
症状持续时间**	(0 ~ 1)
＜ 6 周	0
≥ 6 周	1

* 关节受累是指查体时发现的任何肿胀或压痛阳性的关节，或核磁共振成像、超声显示存在滑膜炎。在评估中，远端指间关节，第 1 腕掌关节和第 1 跖趾关节除外。关节分布的分类根据受累关节的位置和数量，划入最可能受累关节类目
† 中到大关节指肩、肘、髋、膝和踝关节
‡ 小关节指掌指关节、近端指间关节、第 2 ~ 5 跖趾关节，拇指指间关节和腕关节
§ 在这一条分类标准中，至少一个受累关节必须是小关节；其他关节可以包含任何大的或额外的小关节的组合，以及其他没有列出具体部位的关节（如颞颌关节、肩锁关节、胸锁关节）
‖ 采用这些分类标准评分时需具备至少一项血清学结果和至少一项急性期反应物结果。若没有急性期反应物的血清学结果，评分时视作阴性或结果正常
¶ 阴性指国际单位值（international unit，IU）低于或等于当地实验室正常值的上限；低滴度阳性指国际单位值高于正常值上限，但是低于或等于正常值上限 3 倍；高滴度阳性指国际单位值高于正常值上限 3 倍。当 RF 值只能得到阳性或阴性时，阳性结果应该被评为低滴度阳性
# 正常 / 异常根据当地实验室标准制订
** 症状持续时间是指评估时，患者自己报告的受累关节滑膜炎体征或症状（如疼痛、肿胀、压痛阳性）的持续时间
ACPA，抗环瓜氨酸化蛋白抗体；CRP，C 反应蛋白；ESR，红细胞沉降率；RF，类风湿因子；ULN：正常上限

强直在 RA 中是罕见的，这与疾病的持续时间和严重程度有关，见于因疼痛、炎症、治疗或这些因素共同作用而固定的关节。

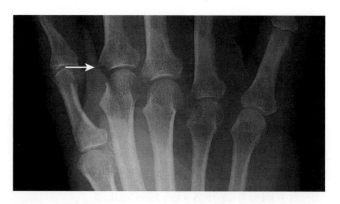

图 70-1　典型的类风湿关节炎沿关节周围区域的侵蚀（箭头），滑膜在此处自行包裹，即所谓的裸露区域（Courtesy Dr. Gerald Moore）

早期类风湿关节炎的临床表现

RA 的早期表现包括轻微的全身、关节症状和体征。关节外表现常见于晚期病程。全身症状有乏力，体重减轻、低热较少见。关节症状最初为僵硬、疼痛和肿胀，累及对称性分布的手、足小关节，包括掌指关节（metacarpophalangeal，MCP）、近端指间关节（proximal interphalangeal，PIP）和跖趾关节（metatarsophalangeal，MTP）。RA 滑膜炎几乎可累及体内任何滑膜关节，但通常不累及远端指间（distal interphalangeal，DIP）关节（影响＜ 10% 病例）[35]，胸椎和腰骶椎关节也较少累及。RA 的病情活动很少在受累关节完全缓解，而在另一受累关节进展。这种特点可将 RA 与风湿热、血清病或复发性风湿病区分开来，后者表现为真正的游走性关节炎。在早期未分化关节炎患者中，30% ~ 40% 的患者可自行缓解，而最终发展为 RA 的患者占 1/4。除 ACPA 阳性，可预测早期未分化关节炎患者发展为 RA 的其他证据包括对称性多关节炎以及是否存在 X 线侵蚀[36]。

起病形式

典型的 RA 发病遵循几种时间模式，急性或爆发性多关节炎起病、隐匿性关节炎，以及在起病初期为少关节或逐个关节逐渐累加的形式。

隐匿性起病

55% ~ 65% 的患者为隐匿起病，这也是 RA 最常见的早期表现[37]。手、腕和足的小关节最常受

累[38]。通常为对称性关节炎，晨僵作为关节炎的主要伴随症状，可持续几小时。以缓慢进展的单关节或少关节起病的情况较少见，大关节起病多见，如肘、膝或髋关节。这种表现与血清阴性脊柱关节炎类似，但随着时间的推移大多数患者会出现其他关节区域的症状，包括对侧关节或其他小关节，形成典型的 RA 受累模式。在老年患者中（大于 65 岁），隐匿起病可表现为全身症状，包括发热、体重减轻、疲乏、明显的急性期反应，有时会有近端关节受累，这些症状和体征与 PMR 或 RS3PE 的体征和症状平行。出现这些表现也应考虑到隐匿的恶性肿瘤[39]。

急性或间歇性起病

RA 较少表现为急性多关节炎起病，据估计，只有 8%～15% 的病例可为急性起病，当患者初诊时就已累及小关节和大关节并且非常严重。急性发作时，疼痛可能非常局限，以致最初的诊断过程在急诊进行。这种多变但不常见的起病模式在老年人中多见，并已确定为老年发病或晚发 RA 的特征性表现之一。约 1/5 的病例为间歇性起病，症状在数天至数周内发展。

非典型性起病

少数 RA 患者最初表现为单纯滑囊炎或肌腱炎，可能发展为腱鞘炎。此类患者因手腕受累和随后的正中神经压迫而出现早期腕管综合征。与隐匿性起病一样，非典型表现的患者往往会随着时间的推移演变为 RA 典型的对称性小关节表现。

其他起病类型

反复性风湿症　反复性风湿症（palindromic rheumatism）是一种少见的起病形式，以短暂且剧烈的关节炎为特征。通常，因反复性风湿症有自限性，只持续数小时至数天，故患者至风湿科就诊时已没有症状[40]。反复发作常为单关节受累，在数小时内达到最强炎症状态。炎症几乎可以影响任何关节，这种发作最常以膝关节，手指关节或肩关节起病。由于常为单关节的剧烈炎症反应，反复性风湿症与晶体性关节病或化脓性关节炎非常相似。血清学检查，包括 RF 和（或）ACPA，通常有助于反复性风湿症的诊断[41]。随着时间的推移，1/3 到 1/2 的初期反复性风湿症患者可发展为典型的 RA 关节受累模式[40]。这样的病情进展在手部关节受累和 ACPA 阳性的患者中更为

常见[41]。其余患者可能会反复发作或进展成一种确实的晶体相关性关节炎。

健壮型关节炎　与反复性风湿症一样，健壮型关节炎（arthritis robustus）也是一种相对罕见的 RA 亚型，由 de Haas 等于 1973 年首次报道[42]。典型的患者为老年男性，长期从事体力劳动。健壮型关节炎患者常有明显的手足关节炎。然而，患者经常没有任何症状，有时会给人一种患者完全不知道病情的印象[43]。诊治这些患者过程中会面临的挑战是他们往往不"沟通投诉"（communicate complaints），这使得体格检查和实验室评估成为医生做出诊断的关键[43]。

最初症状为关节外表现　一些报告显示，RA 的早期表现很少为关节外症状。这种相对少见的情况在类风湿结节先于滑膜炎之前出现的患者中最为常见[44]。"类风湿结节病"被定义为合并类风湿结节、软骨下骨囊肿和复发性关节症状的综合征，通常预后良好，在 RF 阳性的情况下最多见[45]。更罕见的是，RA 患者中还有其他形式的关节外表现可先于滑膜炎发生，尤其是肺部疾病[46]。Fischer 及其同事观察了 74 例呼吸道症状和 ACPA 阳性但无 RA 或其他结缔组织病迹象的患者[46]。研究者利用胸部 HRCT 区分四种不同的影像学改变包括孤立性气道疾病（54%）、孤立性间质性肺疾病（isolated interstitial lung disease，ILD）（14%）、混合性气道疾病和 ILD（26%）以及肺纤维化合并肺气肿（7%）。在 33 例高滴度 ACPA 患者中，3 例患者在中位随访约 1.2 年期间出现了 RA 关节症状。

类风湿关节炎的病程和并发症

关节表现

由于其主要表现为滑膜组织受累，RA 的体征和症状主要是由活动性滑膜炎导致的关节肿胀、僵硬、发热和疼痛。疾病早期的典型关节分布包括手足等小关节（MCP、PIP 和 MTPs）（图 70-2A）。随着时间的推移，中等关节（腕、肘和踝）和大关节（髋、肩和颈椎）也可能受累。随着病情进展和病程的延长，RA 也可累及非典型关节，包括颞颌关节（temporomandibular joint，TMJ）、环杓关节和胸锁关节。与 OA 相反，RA 很少以 DIP 关节或以胸椎或腰骶椎为靶点。

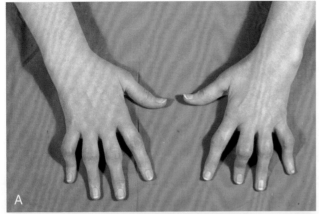

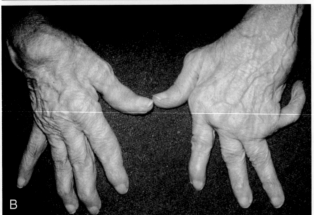

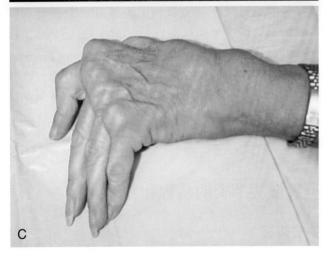

图 70-2 **A**. 近端指间关节梭形肿胀伴腕关节畸形的多关节炎。**B**. 1 例晚期患者掌指关节完全半脱位伴尺侧偏斜。**C**. 手部锯齿状畸形。RA 患者手部和腕部长期受累，导致腕关节桡侧偏斜和掌指关节尺侧偏斜（**A and B**, Courtesy Dr. Iain McInnes；**C**, Courtesy Dr. Gerald Moore.）

手和腕

因手和腕组成一个功能单位，故应放在一起考虑。例如，手腕受累与 MCP 关节尺偏斜密切相关[47]。尺侧腕伸肌的肌力下降使腕骨旋转（近端偏向尺侧，

远端偏向桡侧），导致腕关节桡侧偏斜。为了保持指骨肌腱与桡骨平行手指尺侧偏斜伴掌侧半脱位。同时，腕关节和 MCP 关节的变化导致有特征性的锯齿状畸形（图 70-2B 和 C）。虽然通常被认为不可逆，但大面积的滑膜炎、滑膜炎减轻后发生的肌腱松弛、肌腱断裂或手部肌肉无力可使 MCP 关节的尺侧偏斜复位。然而，可逆性 MCP 偏斜在非侵蚀性疾病如 SLE 或非炎症性神经系统疾病如帕金森病中更为典型。

增生的滑膜含有大量的炎症因子和酶，足以破坏韧带、内囊和尺骨小头远端关节区，导致关节半脱位、脱位和骨侵蚀。这种滑膜炎也可能侵犯和冲击正常组织间隙，并导致神经卡压综合征，如腕管综合征（正中神经）。组织的炎症和酶降解，加上自然力共同作用损害桡腕、桡尺和腕中关节的完整性。桡尺关节滑膜炎可使尺侧副韧带拉伸甚至破坏。因此，尺骨小头可能会弹起进入背侧突出，在此位置很容易被压低（所谓的"琴键突起"，piano key styloid）（图 70-3）。腕部的严重疾病进展可导致关节间隙明显狭窄、骨侵蚀和强直；后者更常见于病情迁延不愈所致的腕关节活动度减低。

在 RA 中最常见的关节畸形是天鹅颈和纽扣花畸形（图 70-4A 和 B）。天鹅颈畸形是因 DIP 关节屈曲同时伴 PIP 关节过伸所致。这种情况由 PIP 和（或）MCP 关节直接参与。由于 PIP 屈曲和 DIP 过伸而导致纽扣花畸形与中央腱束的松弛，PIP 关节的侧束之

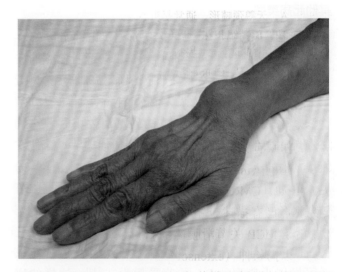

图 70-3 琴键突起。类风湿关节炎：腕关节受累，导致尺侧副韧带损伤，尺骨小头、茎突突出（Courtesy Dr. Amy Cannella.）

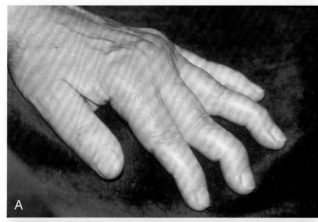

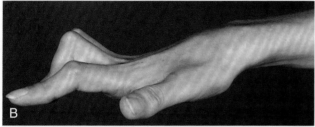

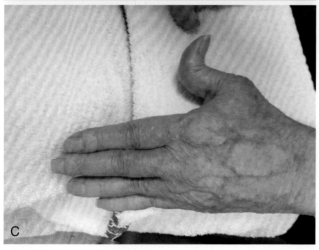

图 70-4　**A**．天鹅颈畸形。通常是近端指间关节过伸和远端指间关节屈曲。**B**．"纽扣花"畸形。通常是近端指间关节屈曲和远端指间关节伸展。**C**．拇指 Z 字畸形（**A** and **B**，Courtesy Dr. Iain McInnes；**C**，Courtesy Dr. Amy Cannella.）

间形成扣眼有关。RA 拇指受累也有其特点。由第一 MCP，指间（interphalangeal，IP）或腕掌骨（carpal metacarpal，CMC）关节单独或联合参与所导致的几种畸形已有描述。主要的拇指畸形包括纽扣花畸形，由于 MCP 关节滑膜炎削弱了关节囊和周围结缔组织，以拇长伸（extensor pollices longus，EPL）掌侧和尺侧的肌腱半脱位为结局。因此，MCP 关节异常弯曲，IP 关节继发过度伸展，形成一个典型的 Z

字畸形（图 70-4C）。MCP 关节可以部分复位或固定。RA 患者的拇指出现天鹅颈畸形并不常见，这是由于 CMC 滑膜炎和拇指根部关节半脱位引起的。最终导致 MCP 关节远端过度内收，明显缩小了虎口区空间，减小了患者可抓握物体的尺寸。最近对 100 例确诊 RA 的患者进行的一项调查中，几乎一半（47%）的患者在检查时存在手或腕的畸形。长病程是此项调查结果的唯一相关因素[48]。在调查中，最常见的畸形包括腕关节桡侧偏斜（91%）、MCPs 尺侧偏斜（79%）、拇指 Z 字畸形（56%）、天鹅颈畸形（49%）、纽扣花畸形（43%）、MCPs 掌侧半脱位（36%）和腕关节半脱位（28%）。

手部 RA 患者最常见的表现之一是屈肌腱鞘内腱鞘炎，这是手部无力的主要原因[49]。屈肌腱鞘炎同腕关节滑膜炎发生在靠近正中神经的位置，由于碰撞导致类似于腕关节滑膜炎的腕管综合征。多达一半的 RA 患者可发生腱鞘炎，表现为弥漫性指骨掌侧肿胀或手掌屈肌腱鞘可触及的栅栏样改变。如果无典型 RA 滑膜炎，诊断起来较为困难。腱鞘或滑车系统会出现结节状增厚，使手指疼痛并锁定在屈位（扳机指）。如果为慢性病程或频繁复发，扳机指可采用腱鞘注射或手术干预治疗。

RA 也是手部肌腱断裂的常见病因。1958 年由 Vaughn-Jackson 描述，RA 可导致指伸肌腱的部分断裂，发生在腕部尺侧[50]。由于手术干预可防止伸肌腱断裂和功能丧失，因此，确定最有可能发生这种并发症的患者至关重要。通常在伸肌腱断裂中最小指伸肌（extensor digiti minimi，EDM）首先断裂，但由于指间关节伸肌（extensor digitorum communis，EDC）同时伸展所有四根手指，这一缺陷可能不会引起注意。因此，通过小指的独立伸展测试 EDM 功能，对于确定预防性伸肌腱修复的患者是有价值的[51]（图 70-5）。除拇长伸肌肌腱断裂外，除拇长伸肌肌腱断裂外，还可能导致腕管内的屈拇长肌和示指屈指深肌腱断裂但这种情况并不常见[52]。

虽然关节软骨吸收是严重银屑病关节炎的典型症状，但骨吸收也是 RA 患者手关节受累最严重的后果。沿受累指骨的骨干蔓延，最终导致手指明显缩短，暴露多余的皮肤皱褶，指骨可以互相缩回（或伸缩），拉长为异常伸展，常不伴疼痛。这种罕见的关节病通常累及多个手指，被称为"残毁性关节炎"或"望远镜手"。

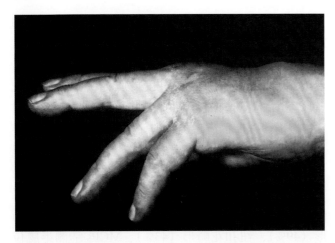

图 70-5 手的第四和第五指肌腱断裂。注意到手腕明显肿胀和尺骨茎突区突出。这种情况需要立即进行骨科评估

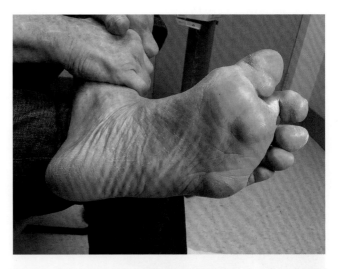

图 70-6 压力性溃疡最容易发生在跖骨指骨关节的足底或其上方的畸形区域。该患者的足底有较大的类风湿结节，造成鞋子磨损问题，并增加了压疮的风险（Courtesy Amy Cannella, MD.）

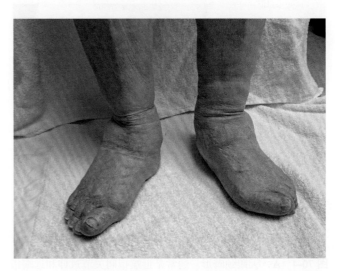

图 70-7 踝关节外翻和后脚受累伴跖指骨偏斜和交叉畸形（Courtesy Dr. Amy Cannella.）

踝和足

同手和手腕一样，脚和脚踝也被视为一个功能单元。例如，累及踝关节和（或）距下关节的后足畸形直接影响负重和承重时的前足压力；研究结果表明，对已有前足畸形的最佳矫正依赖于同时矫正残留的后足缺损。踝关节和足部受累在 RA 中很常见，据观察 90% 的 RA 患者在疾病过程中的某个时间均会出现前足受累（主要是 MTP 跖趾关节滑膜炎），并且大约 15% 的患者初始表现为踝关节和足部受累。

由于前足 /MTP 受累，迈步过程中由于挤压疼痛而改变了患者的步态。MTP 受累后不久，跖骨头可发生向下半脱位，形成 PIP 关节"上翘"畸形。在 MTP 的下方常常因屈肌腱鞘突出而形成囊肿[53]。跖骨头半脱位的患者可有足底表面的压迫性坏死和胼胝，"上翘"畸形可导致 PIP 关节背面的压疮（图 70-6）。跖骨半脱位导致 MTP 关节压力增加，许多患者描述这种感觉"像在大理石上行走"。同时，踇趾外翻导致第 2、3 趾骨叠加于大踇趾上。随着畸形的发展，即使没有病情活动，前足变宽，外翻和爪趾等足部机械性症状往往持续存在。

RA 患者中后足、中足及邻近关节受累也很常见。后足外翻畸形的发生与脆弱发炎的距骨和翼下关节的内旋力有关（图 70-7）。同样，踝关节不稳定可能是由韧带支撑组织的伸展、侵蚀引起的。距下关节用来控制足内翻和外翻，距下关节受累患者会描述难以在崎岖不平的路面上行走。中足受累时，距舟关节和舟楔关节的炎症可导致扁平足畸形。胫后肌腱和足底跟骨韧带（弹簧）功能不全可进一步加重扁平足，导致足弓塌陷。距跗关节的炎症和半脱位可导致类似于夏科足的摇椅底畸形。据报告，类风湿结节可发生于跟腱，弥漫的肉芽肿炎症可导致跟腱的自发断裂[54]。与腕管综合征相同，踝部可发生跗管综合征，并导致压迫性胫骨神经痛。

颈椎棘突

80% 的 RA 患者可有颈椎受累，在病情长期控制不佳的患者中最为常见。由 Joaquim 和 Appenzeller

对 RA 患者颈椎受累的危险因素进行了综述，包括侵蚀性疾病、糖皮质激素的使用、治疗失败和早期发病[55]。重要的是，强化治疗可消除颈椎受累及其并发症。一项研究表明，积极接受联合治疗的患者患颈椎病的风险相较于保守单一疗法的患者低[56]。

在 RA 中观察到的颈椎受累中，最严重的临床表现与寰枢关节（C1-C2）半脱位、颅骨下沉和轴下半脱位有关。其中，寰枢关节半脱位是最常见的颈椎影像学异常[55]，可能包括：

- 寰椎（C1）在枢椎（C2）上向前移动（最常见）
- 寰椎在枢椎上向后移动
- 寰椎相对于枢椎垂直半脱位（少见）

枢椎半脱位常见的早期症状为可放射到枕骨的疼痛。其他两种严重但不常见的临床症状包括：①缓慢进展的四肢痉挛性瘫痪，常伴双手无痛性感觉异常；②因齿突垂直穿入和可能的脊髓动脉受压引起一过性的脊髓功能障碍。后者当头部活动时可出现双肩或手臂感觉异常。垂直 C1-C2 半脱位患者可主诉有面部疼痛，第五颅神经 V1 和 V2 分布感觉下降。

脊髓受累引起的神经症状通常与 C1-C2 半脱位的程度关系不大。从简单的感觉异常到意识改变、括约肌失控以及其他明确的脊髓压迫体征均预示着预后不良，脊髓病变进展迅速，50% 的患者会在 1 年内死亡[57]。即使是轻微摔伤、颈部扭伤或全身麻醉插管，对此类患者也存在极大风险。C1-C2 疾病手术矫正后神经症状持续恶化的发生率高达 6%，提示对于大量无症状患者，保守治疗策略可能是最佳选择。

因神经系统症状特异性较差，故不能依靠体格检查的结果来诊断 C1-C2 半脱位。体格检查包括颈椎前凸消失、抗被动脊柱运动或指检在咽后壁上感觉到轴弓异常突出。对于有症状的患者，只有在拍摄 X 片排除齿状突骨折或高位寰枢椎半脱位后，才应考虑拍摄颈椎曲位片。更先进的影像学检查还包括 CT，特别是 MRI，已证明在诊断类风湿关节炎的病理改变中有重要作用（见第 58 章）。

尽管没有滑膜覆盖，颈椎椎间盘关节仍可被累及，以致侧位 X 线片上可见骨软骨组织破坏和椎间隙变窄。尽管在没有明显肌肉痉挛的情况下可保持被动的活动范围，但颈椎受累的患者仍会有明显的颈部疼痛。有两种机制可解释 RA 颈椎受累特征：①炎症从邻近的钩椎关节（Luschka 关节）向椎盘区蔓延；②椎关节的破坏引起椎体排列错乱或半脱位，进而导致颈椎活动不稳定。

中、大外周关节

在病程较长且病情控制不佳的患者中、大关节受累较多见。1/3 ~ 1/2 的患者可有肘关节受累。最早的临床表现是伸直受限，且常被患者忽视。在 RA 患者中可以观察到双侧尺骨鹰嘴滑囊肿胀，但在痛风或假性痛风患者中也可见到这种情况，虽为单关节。肩关节病变不仅累及盂肱关节，而且累及肩峰下（三角肌下）滑囊、锁骨远端 1/3（与邻近炎性滑囊炎相关）和肩袖肌腱（图 70-8A）。与其他关节相反，肩关节受累常有波及三角肌区域的剧烈疼痛。患者主诉有明显的睡眠障碍和因侧卧睡姿的疼痛而觉醒。肩袖功能障碍在 RA 中较常见，可能是由于肩袖肌腱插入肱骨大粗隆处，易受该处增殖性滑膜炎的侵蚀。已证实约有 20% 的 RA 患者可有肩袖撕裂，另有大约 1/4 的患者存在肌腱磨损[58]。肩袖的作用是把肱骨头稳定在关节盂内，肩袖功能障碍可因三角肌松弛导致肱骨头上移，发生继发性盂肱关节退行性关节炎。

髋关节和膝关节受累也会导致严重残疾。RA 膝关节受累容易在体检时发现，与髋关节受累不同的是其可有关节积液增多，并伴有关节内压力增大。与肘关节受累相同，膝关节受累的早期表现是伸直受限。随着关节腔内压力增大，关节后壁组织突出，形成腘窝囊肿或贝克囊肿（Baker's cyst）。在极端情况下，贝克囊肿可能破裂，炎性液体渗入小腿远端，导致急性血栓性静脉炎或深静脉血栓形成（图 70-8B）。囊肿破裂的阳性体征为踝内髁或踝外髁下方形成新月形血肿。MRI 和超声常用于诊断贝克囊肿，并有助于与其他疾病鉴别。

不同于膝关节受累，髋关节受累的诊断较有难度。与包括骨关节炎（OA）在内的其他类型的关节炎相同，髋关节受累常有腹股沟区疼痛，有时甚至是臀区疼痛。与累及髋关节的其他类型关节炎相似，RA 会导致对称性关节间隙狭窄。RA 软骨对称性变薄导致股骨头轴的偏移。而髋关节 OA 则是以非对称性关节间隙狭窄为特征，关节上方狭窄最明显。在 RA 髋关节受累的晚期病例中，股骨头出现塌陷并吸收，髋臼重塑和内移，最终导致髋臼前突（图 70-8C）。不仅在 RA 中，在其他形式的关节炎（包括脊柱关节炎）中髋臼前突也可见，并且在非炎症性结缔组织疾病（如 Stickler 综合征）中也有描述[59]。

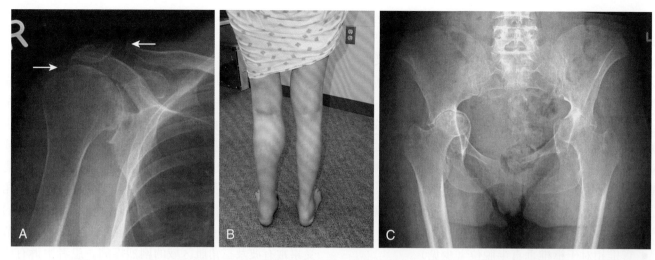

图 70-8　**A**. 类风湿关节炎的肩部表现包括肩关节间隙变窄伴肱骨头侵蚀和囊性变（下箭头），肱骨头抬高，表明肩袖撕裂，锁骨远端变细，肩锁关节变宽（上箭头）。**B**. 左小腿贝克氏囊肿破裂并伴有假性血栓性静脉炎。**C**. 双侧髋臼前突。注意对称性关节间隙变窄伴股骨头重塑和向骨盆内移（**A**，Courtesy Dr. Barbara Weissman；**B** and **C**，courtesy Dr. Gerald Moore.）

颞颌关节、环杓关节、胸锁关节和胸骨柄关节

虽然颞颌关节和环杓关节不在滑膜关节的范围内，但它们都含有滑膜组织，并可在 RA 中受累。颞颌关节受累的患者常主诉下颌骨疼痛，易与老年人的牙齿、耳朵问题或颌跛行相混淆，应考虑到风湿性多肌痛巨细胞动脉炎可能。与其他关节受累一样，RA 颞颌关节受累影像学表现有关节间隙狭窄和骨侵蚀。环杓关节是负责声带外展和内收的关节，受累的症状往往较轻。环杓关节受累时，患者可主诉新发的声音嘶哑、咽喉痛、吞咽困难或言语疼痛。在某些情况下，声带内收至中线，导致吸气性喘鸣。纤维喉镜和 CT 是诊断环杓关节炎最敏感的检查方法。最后，作为滑膜关节胸锁关节和胸骨柄关节在 RA 患者也可累及。由于其相对不动故很少引起症状。如确实胸锁关节受累应警惕化脓性关节炎的可能。

关节外表现

得到最佳疗效的关键是认识到 RA 是一种系统性炎性疾病。RA 不仅累及关节结构，还可累及关节外组织，导致皮下结节、皮肤黏膜病变、浆膜炎、心肺、神经、眼和血液等并发症。最显著的关节外表现与血管炎和血管损伤均有关。在多达 50% RA 患者中可有关节外表现，通常提示预后不良，发病率和死亡率都有增加[7]。在一项单中心研究中，存在关节外表

现患者的死亡率是无关节外表现患者的两倍以上 [相对风险（RR），2.49；95% 置信区间（CI），1.43～4.03]，心血管疾病占该组所有死亡人数的 70%[60]。幸运的是，由于先进治疗方法的应用，临床上严重的关节外并发症正在减少。然而，因为改善病情治疗会导致类似关节外表现的不良反应，所以我们的一些治疗可能会使 RA 关节外表现的评估更复杂。例如，糖皮质激素会加大骨质疏松和心血管疾病的风险，在 RA 患者中这种情况占有很大比例。本节的重点是 RA "真正的" 关节外表现，而不是与治疗相关的并发症，这部分会在本书的其他章节中介绍。

皮肤黏膜

类风湿结节主要发生于血清学阳性的活动期患者。除了 RF 阳性，吸烟史是 RA 皮下结节发展的高危因素，特别在男性和重度吸烟者中[61]。经组织学证实，类风湿结节是 RA 的特异性表现。类风湿结节先于关节炎出现的情况较少见，但在病程早期出现时，可能预示着还有其他关节外表现。类风湿结节最常见于关节的伸侧面和受压部位，包括前臂、跟腱和足部以及手指关节（图 70-9）。非常见部位的结节诊断上较困难，据报道类风湿结节可累及骶骨、足底和枕部（卧床患者），心脏、肺（见下文）、巩膜（罕见，导致眼球穿孔）和中枢神经系统较少见[62]。在喉部，声带上的类风湿结节可引起类似环杓关节炎的

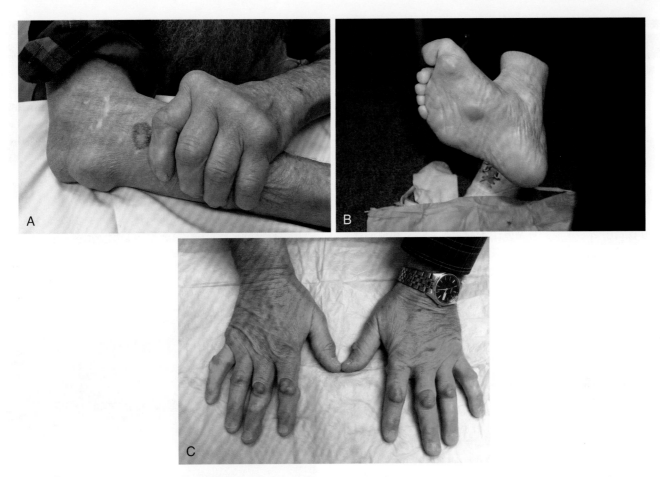

图 70-9　前臂伸肌表面（**A**）、足底面（**B**）和手指伸肌表面（**C**）的类风湿结节（Courtesy Amy Cannella，MD.）

进行性声音嘶哑。

典型的类风湿结节位于皮下较固定，也可移动或附着于基底结构上。由于体征无特异性，皮下结节可与其他类型的关节炎同时出现，因此可能需要活检来明确诊断。其他有可能导致关节炎和结节的疾病包括风湿热、痛风、SLE 和多中心网状细胞增多症（表 70-5）。组织学上，类风湿结节的中央为坏死组织，边缘为呈栅栏状排列的成纤维细胞，最外层环绕胶原囊，并伴血管周围慢性炎症细胞浸润。这些结节通过离心扩张的细胞聚集而生长，留下结缔组织基质的中心坏死。病变早期的检查显示结节是由小血管阻塞形成，提示类风湿结节是小血管炎的一种[63]。这一事实可解释 RA 与其他关节外表现的关系，如心血管疾病。尽管类风湿结节可自行消退，也可通过改善病情治疗消退，但甲氨蝶呤治疗可增加结节这是其公认的并发症，这种情况在控制良好患者中较常见[64]。

淀粉样变也可使长期存在的炎症性疾病更加复杂。淀粉样变紫癜可与长期接受糖皮质激素治疗患者的皮肤脆弱和老年性紫癜相混淆。肾疾病，尤其是蛋白尿或腹泻伴吸收不良的长病程 RA 患者应及时排除继发性淀粉样变。

RA 的血管炎可表现为多发的皮肤损害，从相对良性的甲襞梗死发展为深部的、有侵蚀性的坏疽性脓皮病（见血管炎）。网状青斑特征性的花边样外观（下肢最显著）应引起对中等血管炎或相关结缔组织疾病［如 SLE 或抗磷脂综合征（anti-phospholipid antibody syndrome，APS）］的关注[65]。

继发性干燥综合征（自身免疫性外分泌腺病）的患病率大约为 17%[66]，可有干燥性角结膜炎（眼干）或口腔干燥（口干）症状。这些症状伴有泪腺或唾液腺功能障碍的客观依据。此外，活动期患者常出现掌红斑。

表 70-5 类风湿结节的鉴别诊断

诊断	鉴别特征
风湿热	直径小（几毫米至 1 ~ 2 cm），可以是暂时的（很少持续时间 > 1 个月）；位置靠近鹰嘴而不是前臂近端；与心肌炎相关
环状肉芽肿	皮内结节；组织学与类风湿结节相同；RF、ACPA⁻，无滑膜炎
黄瘤病	淡黄色；常伴有高脂蛋白血症和高胆固醇水平
痛风结节	常发生于与类风湿结节相似的部位；吸入和显微镜分析，其中包括尿酸钠晶体的聚集；相关的高尿酸血症；RF/ACPA⁻
多中心网状细胞增生症	常位于角质层周围；组织学上含有大的脂滴巨噬细胞
系统性红斑狼疮	伴有活动性 SLE 的其他体征和症状（组织学上与类风湿结节相似）

* 其他不常见的疾病包括：持久隆起性红斑、结节性红斑、Gottron 丘疹、与 CREST 相关的钙质沉着（钙质沉着 calcinosis、雷诺现象 Raynaud's、食管功能障碍 esophageal dysfunction、硬皮脂 sclerodactyly、毛细血管扩张 telangiectasias）、慢性萎缩性肢端皮炎、非性病性梅毒、雅司病、品他病、麻风和淀粉样蛋白

ACPA，抗环瓜氨酸化蛋白抗体；RF，类风湿因子；SLE，系统性红斑狼疮

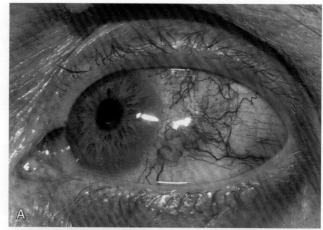

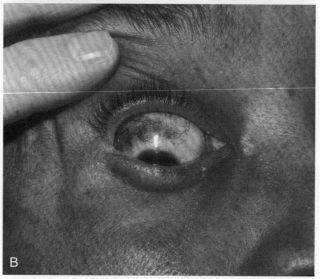

图 70-10 **A.** 眼巩膜外层炎，注意充盈的血管停留在边缘。**B.** 眼巩膜炎，注意暗蓝色区域，提示未愈合的穿孔性巩膜软化症，这是眼部急症（Courtesy Iain McInnes，MD.）

眼

除了干燥性角结膜炎外，不足 1% 的 RA 患者会出现巩膜外层炎和巩膜炎使得病程更加复杂。巩膜外层炎典型表现为不伴视力下降及明显分泌物的无痛性眼红，如分泌物较多则提示结膜炎可能。检查时可发现充血的血管随着轻微的压力移动并停留在边缘。与巩膜外层炎相反，巩膜炎虽然也可导致巩膜充血而无分泌物，但常伴有患者的疼痛和眼球触诊时的突出，也可能与灰暗变色区域有关。巩膜炎可表现为不同程度的受累，可以是局灶浅表或泛发性的，也可以扩展到更深层的组织。在病情较重的病例中，深层组织的受累可表现为巩膜肉芽肿性吸收，导致穿孔性巩膜软化（图 70-10）。尽管巩膜外层炎可以通过局部抗炎控制，但巩膜炎的治疗则需要全身或眼内免疫调节剂来治疗。在一些病例里，即使没有明显的炎症，巩膜也会变薄，并导致巩膜软化症。

RA 中其他形式的眼部受累包括慢性睑缘炎或罕见的边缘缺血性溃疡。边缘缺血性溃疡是由冷蛋白（RF-IgG 复合物）沉积所致，可导致前房穿孔。虹膜炎和葡萄膜炎也可发生于 RA，但更常见于其他风湿性疾病（如脊柱关节炎、结节病、白塞病和幼年特发性关节炎）。

骨

除了关节周围骨质流失和局部侵蚀，RA 是公认的全身骨质流失的原因，患者发生骨质疏松和骨折的风险大幅升高。这种风险在糖皮质激素治疗的情况下进一步增加。在一项对 395 例早期 RA 患者的前瞻性研究中，超过 1/3 的患者在随访的 5 年中发生骨折[67]。除糖皮质激素使用外，RA 中骨质流失和骨折的危险因素包括高龄、残疾、病程较长、握力

下降、低体重[68]和感染加剧[69]。RA 中全身性炎症导致生长因子表达增加，包括巨噬细胞集落刺激因子（macrophage colony-stimulating factor，M-CSF）和核因子 -B 配体（receptor for activation of nuclear factor-κB ligand，RANKL）激活受体，促进破骨细胞分化和最终骨吸收[70]。最近，抗原特异性的 ACPA 被认为是 RA 特有的破骨细胞形成和骨质流失的直接促进因子[71]。动物实验证实了对环瓜氨酸蛋白自身抗原的免疫反应可能会触发骨密度和骨量的下降，支持了上述发现[72]。

肌肉

乏力是 RA 常见的临床表现，可能与关节疼痛和不适应有关，也和 Ⅱ 型肌纤维萎缩有关，这使糖皮质激素的应用难度更大。有报道称炎症性肌病的表现为肌肉触痛和肌酶升高。肌肉活检表明淋巴细胞和浆细胞会在有结节性肌炎的情况下聚集。坏死性肌炎也被报道称为 RA 的一种罕见并发症[73]。

血液系统

自身免疫性疾病患者普遍存在血清学异常，RA 也不例外。通常表现为轻度正细胞正色素性贫血，与疾病活动度增加和炎性标志物升高相关。慢性炎症患者铁蛋白和含铁血黄素合成增加，衰老红细胞中铁异常潴留，乳铁蛋白增加，最终导致血清铁结合力降低。虽然轻度贫血较常见，但严重的贫血（即血红蛋白 < 10 g/dl）则有可能由其他病因引起。混合性贫血是 RA 的常见诊断难点。例如，患者可能同时患有小细胞（缺铁或较少见的慢性贫血）和大细胞性贫血（因使用甲氨蝶呤导致的维生素 B_{12} 或叶酸缺乏）一种以不均匀红细胞群为特征的临床情况（反映在红细胞分布宽度增加）。除了用于评价贫血的原因，铁蛋白还是一种炎症急性期反应物，受炎症程度的影响。一般而言，血清铁蛋白低于 50 ng/ml 提示铁缺乏，超过 100 ng/ml 则提示铁储备充足，与 RA 疾病活动度无关。

活动期 RA 患者常有血小板增多，血小板计数可作为全身炎症的间接指标。血小板计数与 RA 疾病活动的临床和实验室指标（包括 ESR、RF 和几种急性期蛋白）呈正相关[74]。另一方面，血小板减少症在非治疗相关骨髓抑制或 Felty 综合征的 RA 中较少见。与其他风湿性和自身免疫性疾病相同，活动性 RA 可伴有嗜酸性粒细胞增多。

Felty 综合征是一种不常见但严重的疾病亚群，与 *HLA-DRB1* 0401* 等位基因的存在相关[75]，具备 RA、脾大和白细胞减少三联征可定义为 Felty 综合征。该综合征通常发生在长病程的患者中，以 RF、ANA 阳性以及类风湿结节和关节畸形为特征，常伴有轻微滑膜炎。除类风湿结节外，患者常有其他关节外表现，细菌感染和慢性不愈合溃疡的风险增加，并且有皮肤感染。中性粒细胞减少明显的患者［如绝对中性粒细胞计数（ANC）< 100/mm³］细菌感染的风险最大。Felty 综合征也可见低补体血症，骨髓活检通常产生正常或增生的细胞系。Felty 综合征除了与 *HLA-DR*0401* 等位基因有关，还有针对环瓜氨酸化蛋白的自身抗体，与活化的中性粒细胞和中性粒细胞胞外诱捕网（NETs）结合[76]。

与 Felty 综合征相关的大颗粒淋巴细胞（Large granular lymphocyte，LGL）综合征使得 RA 病程更复杂。除明显的中性粒细胞减少外，患者的血液和骨髓中均含有 LGL 细胞。脾大是可变的[77]。LGL 细胞代表体内激活的细胞毒性 T 细胞（cytotoxic T cells，CTC）或自然杀伤（natural killer，NK）细胞，它们分别占 LGL 综合征的 85%（CTC）和 15%（NK）[78-79]。LGL 可见于 1% RA 患者，但在其他炎性疾病（SLE、干燥综合征），病毒感染和血液系统恶性肿瘤（骨髓增生异常综合征）中也可见。与 LGL 白血病的侵袭性和致死性不同，RA 相关的淋巴细胞增多症呈惰性过程。LGL 恶性变少见，但 LGL 使 RA 患者感染风险增高。尽管在中性粒细胞明显减少的情况下使用甲氨蝶呤直觉上不妥，但它仍然是治疗 RA 并发 Felty 综合征和 LGL 综合征的首选药物。脾切除仅用于 Felty 综合征和有脾大且对药物治疗无效的患者。

RA 与淋巴组织增生性恶性肿瘤风险增加相关，特别是霍奇金淋巴瘤和非霍奇金淋巴瘤（non-Hodgkin's lymphoma，NHL）[12]。与评估其他关节外表现的原因一样，很难全面描述免疫抑制剂对 RA 的治疗作用。即使在没有治疗的情况下，RA 中淋巴瘤的风险与 RA 疾病活动和严重程度密切相关。在一项涉及超过 11 000 名 RA 患者（大部分为初治患者）的大型病例对照研究中，炎症水平越高的患者患淋巴瘤的风险越高，累积疾病活动度最高的患者中优势比超过 25%[80]。Felty 综合征患者患淋巴瘤的风险约为没有这种关节外表现患者的 12 倍[81]。在缺乏免疫抑制治疗的情况下，RA 使 CD5+ 细胞的克隆扩增，抑制性 T 淋巴细胞和 NK 细胞的数量和功能下降，并抑制针对前致癌因子 EB 病毒（Epstein-Barr virus，EBV）的抑制性 T 淋巴细胞功能，以上均是促进 RA 淋巴瘤风险增加的潜在因素[12]。这些免疫学改变可以解释即使在没有免疫调节治疗的情况下，RA 的免疫抑制状态。

血管炎

小到中等大小的血管炎可使 RA 的自然病程复杂化，这种情况多见于男性，与 RF 阳性（高滴度）、病程长和影像学改变有关。临床上，血管炎发生的相关因素是低补体血症、循环免疫复合物、冷球蛋白以及其他关节外表现[82]。一项来自美国的研究显示，由于治疗方法的改进，近年来类风湿血管炎的患病率大幅下降。退伍军人健康管理局显示，1997—2006 年间，患病率下降了 20% ~ 50%[83]。

类风湿血管炎可表现为多种形式，包括：

- 远端动脉炎伴片状出血、甲襞梗死、坏疽（图 70-11）；
- 皮肤溃疡，包括坏疽性脓皮病；
- 周围神经病变伴多发性单神经炎或袜套样感觉神经病[84]；
- 可触及性紫癜；
- 累及内脏的动脉炎，类似于结节性多动脉炎；
- 类风湿性硬脑膜炎（罕见），局限于硬脑膜和软脊膜。

与其他形式的血管炎一样，RA 系统性血管炎的体征和症状均源于血管阻塞导致的缺血性损伤。受累器官是多变的。肠道受累通常表现为以外科急诊为代表的腹痛伴肠梗死。指端坏疽、肠缺血 / 梗死伴出血或穿孔、多发性单神经炎提示严重的血管炎，与不良预后有关[85-86]。通过诊断性活检或组织切片，类风湿血管炎的组织病理学表现为伴有纤维蛋白样坏死的"全动脉炎"。闭塞性动脉内膜炎可见于远端坏疽，据报道证实有免疫复合物在血管内沉积[87]。与其他血管炎一样，类风湿血管炎的治疗取决于器官受累的程度和严重性。保守的治疗方法用于片状出血或明显的紫癜，严重的器官受累则采用更积极的大剂量糖皮质激素和细胞毒性疗法。

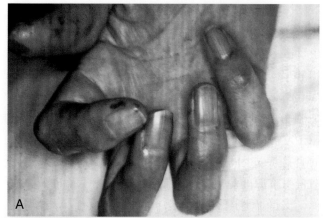

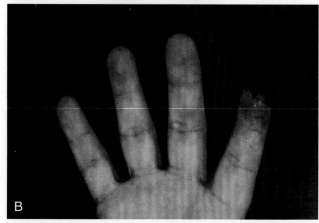

图 70-11 A．一例血清学阳性的指端血管炎伴甲襞梗死。B．指（趾）坏疽与较大血管受累有关

肺部疾病

RA 肺部受累相对常见，靶组织包括胸膜或肺实质组织。也许是由于亚临床和临床肺部感染的增加，RA 患者患肺癌的风险比普通人群增加了 1.5 ~ 3.5 倍[88]。有报道称，临床上 RA 相关的小气道病变和肺动脉高压相对罕见[89-90]，如出现时也为良性过程。与 RA 肺部并发症相关的危险因素包括吸烟、RF、ACPA 阳性以及性别为男性。

胸膜疾病

大约 20% 的 RA 患者有明显的胸膜炎表现，而尸检表明这一比例更高。RA 可出现大量渗出性积液，引起呼吸困难。RA 的胸腔积液是渗出性的，混合细胞计数（以单核细胞为主）、高水平蛋白质和乳酸脱氢酶（lactate dehydrogenase，LDH）、低浓度葡萄糖（由葡萄糖跨胸膜转运缺陷导致）和低 pH。尽管在感染性疾病尤其是结核病中也可以观察到低 pH 和低浓度葡萄糖（10 ~ 50 mg/dl）的指标，但这仍是 RA

积液的重要特征[91]。

间质性肺病

肺炎和纤维化是 RA 中最常见也是最严重的肺部受累。RA 并发 ILD 的患者与 RA 无肺部疾病患者相比，中位生存期平均减低 7 年[92]。由于危险因素包括男性、吸烟、发病年龄较大以及自身抗体（ACPA 和 RF）阳性，研究人群中的 ILD 患病率差异很大，反映了病例诊断方法的重要差别。从无症状、稳定状态，到少数患者快速进展进而危及生命，类风湿关节炎 ILD 的临床过程也是多种多样的。典型的 X 线片呈双肺基底网状或网状结节样改变，晚期病例呈特征性蜂窝状改变。HRCT 和肺活检仍是诊断的金标准。普通间质性肺炎（Usual interstitial pneumonia，UIP）是 HRCT 检查最常见的类型，活检结果显示位于单个核细胞（淋巴细胞、浆细胞和组织细胞）之间的弥漫性纤维化。即使病情较局限，肺功能检查也常常显示弥散功能减低，容量受限的证据（例如，肺活量下降）在广泛的 ILD 中显得更明显[93-94]。

Caplan 综合征[95] 是一种罕见的 RA 并发症，关节外 ILD 与尘肺（与煤、硅石或石棉接触有关）相互协同作用，发生迅速进展的闭塞性肉芽肿纤维化综合征。淋巴样间质性肺炎（Lymphoid interstitial pneumonitis，LIP）是一种良性肺淋巴组织增生性疾病，在 RA 和干燥综合征患者中可以观察到[96]。在 HRCT 下 LIP 的特征性表现为：磨玻璃样改变伴支气管血管束增厚、肺部小结节、肺实质内血管周围或胸膜下散在薄壁囊肿。与淋巴细胞增生过程一致，大约 80% 的 LIP 患者有多克隆或单克隆 IgM 丙种球蛋白病的证据[97]。闭塞性或缩窄性细支气管炎是一种罕见且严重的间质性肺炎，可进展为肺泡受累和细支气管炎、呼吸衰竭，在某些情况下甚至死亡。毛细支气管炎的病理特征是支气管增生，有蛋白渗出和间质纤维化。病程和预后有别于隐匿性机化性肺炎（cryptogenic organizing pneumonia，COP）（也被称为特发性闭塞性细支气管炎伴机化性肺炎）和非特异性间质肺炎（non-specific interstitial pneumonitis，NSIP），两者对免疫抑制剂的反应较 UIP 或细支气管炎更明显。

阻塞性肺疾病

虽然其与限制性肺病的联系早已被认识，但最近的研究重点在 RA 与阻塞性肺病（OLD）的关系上。在最近的一项基于人群的 Rochester 流行病学研究项目中，即使在校正了年龄、性别、饮酒和吸烟史后，RA 患者发生 OLD 的可能性仍比对照组高出大约 50%（风险比 HR，1.54；95%CI，1.01 ~ 2.34）[98]。在这一队列研究中，慢性阻塞性肺疾病（chronic obstructive pulmonary disease，COPD）是最常见的 OLD 类型，哮喘和支气管扩张发病率要低。RA 患者发生 OLD 独立相关的危险因素包括吸烟、RF 阳性、ESR 增快、既往改善病情抗风湿药（disease modifying anti-rheumatic drug，DMARD）和类固醇药物用药史。

结节性肺病

类风湿结节可在肺实质内形成，作为 Caplan 综合征的标志单发或成簇状聚集，详见上文。RA 的肺结节以中心性坏死为特征，可出现空洞，导致支气管胸膜瘘的形成。尽管在孤立性肺结节的情况下细针活检可用于诊断，但当结果不明或患者被认为是 "高风险" 时，需要更积极的诊断策略，因为据报道肺结节和支气管癌可在 RA 中同时存在[99]。

心血管系统

心血管疾病（cardiovascular disease，CVD）很常见，是 RA 死亡率过高的主要原因。除与动脉粥样硬化和冠状动脉疾病有关外，关节外心脏表现也与浆膜炎、瓣膜炎和纤维化有关。

动脉粥样硬化

RA 患者不同程度地受到 CVD 结局的影响[100-102]，包括心绞痛、心肌梗死（myocardial infarction，MI）、充血性心力衰竭（congestive heart failure，CHF）、卒中和冠状动脉血运重建。在一项大型前瞻性研究中，RA 患者发生 CHF 的风险大约是无 RA 的两倍[102]。同样，在一项超过 25 000 例 RA 患者的队列研究中，RA 患者的 MI 和卒中发生率也大约是无 RA 患者的两倍。最近的一项 meta 分析中指出，与非 RA 对照组相比，与 CVD 相关的死亡率增加了 50%，脑血管疾病死亡增加了 52%，缺血性心脏病死亡增加了 59%[100]。RA 中 CVD 风险的增加似乎与高血压、高脂血症和糖尿病等传统风险因素无关[104]。

过早的动脉粥样硬化和由此产生的 CVD 风险是由 RA 造成系统性炎症的结果。目前已有的研究表明，包括 ESR 和 CRP 在内的高水平 RA 疾病活动指标，是急性心脏事件有力预测因素[105-106]。这些数据强调了控制病情进展治疗的潜在重要性，不仅是改善 RA 关节症状的手段，更可作为减少 CVD 发生的方法。除了与较高的急性期反应有关外，RF[107] 和 ACPA[108] 阳性均与增加的 CVD 相关。尽管自身抗体与心血管疾病之间联系的机制尚不清楚，但 Sokolove 及其同事的最新数据表明，环瓜氨酸化自身抗原在粥样斑块中有表达[109]。此外，以环瓜氨酸形式的纤维蛋白原和波形蛋白为靶点的 ACPA 与 RA 患者的主动脉斑块负荷相关。

心包炎

心包炎是 RA 常见的心脏表现，在尸检中有多达 50% 的患者出现心包炎。明显的症状临床上并不常见，心脏压塞是一种少见的结局。RA 累及心包时，心包积液表现出以细胞浸润、高蛋白和低密度脂蛋白、低葡萄糖和低 PH 值为特征的渗出液，与 RA 胸膜炎相似。不常见的情况下，缩窄性心包炎会使 RA 病程更加复杂，最终可能需要行心包切开术或心包剥除术进行治疗[110]。

心肌炎

心肌炎很少见，可表现为肉芽肿性病变或间质性心肌炎。肉芽肿性病变类似于类风湿结节，在 RA 中有高度特异性。

传导阻滞

房室传导阻滞（atrioventricular block，AV）在 RA 中很少见，可能与肉芽肿性病变直接相关。完全性房室传导阻滞已有报道，多见于血清反应阳性的结节病患者[111]。由于 RA 是一种慢性炎症过程，长期控制不佳的患者存在淀粉样变风险，可导致心肌病和传导阻滞。

心内膜炎和肉芽肿性主动脉炎

通常无症状，超声心动图研究已证明 RA 患者二尖瓣异常的患病率较高[112]。虽然与强直性脊柱炎相关更常见，但主动脉瓣疾病也被观察到可以是 RA 的结局[113]。在重度 RA 中，心内膜肉芽肿性疾病可扩散至主动脉底部，导致主动脉炎和瓣膜关闭不全，但很少需要紧急瓣膜置换[114]。

预后和患者随访

一些与 RA 的不良预后有关的因素。预后结果受到生存率降低、残疾增加、相关的医疗费用、结构性关节损伤以及全关节置换术等因素的影响。与不良预后相关的一些因素包括：

- 自身抗体（RF 和 ACPA）阳性[14-16]
- 表明基线时疾病活动更大的指标[16]
- 关节外表现[14]
- 病程长[16]
- 诊断和治疗延迟[115]
- 存在 HLA-DRB1 共同表位[116]
- 吸烟和酗酒[14,117]
- 职业因素与社会经济地位[9]
- 侵蚀性疾病[116]
- 合并疾病，包括抑郁、创伤后应激障碍和其他[14,16,118]

最近的 ACR 治疗指南根据 RF、ACPA 阳性或影像学侵蚀等特征对患者进行风险分层。然而，更重要的是，尽管这些因素可能在统计上与 RA 的某些结果相关，但这些因素（单独或联合）都没有被证明能够在单个患者水平上对预后提供任何可靠预测。正如第 71 章所强调的，通过在 RA 管理中采用达标治疗策略，已经可以越来越多地改善预后。建立在常规随访基础上，根据需要对治疗进行修改，以达到低疾病活动或缓解的状态。通过这些努力，减少关节外并发症，包括减少有意义的血管并发症已经实现。

 本章的参考文献也可以在 ExpertConsult.com 上找到。

参考文献

1. Silman AJ: *Rheumatoid arthritis*, ed 4, St. Louis, 2001, Mosby Elsevier.
2. Del Puente A, Knowler WC, Pettitt DJ, et al: High incidence and prevalence of rheumatoid arthritis in Pima Indians. *Am J Epidemiol* 129(6):1170–1178, 1989.
3. Harvey J, Lotze M, Stevens MB, et al: Rheumatoid arthritis in a Chippewa Band. I. Pilot screening study of disease prevalence. *Arthritis Rheum* 24(5):717–721, 1981.
4. Silman AJ, Ollier W, Holligan S, et al: Absence of rheumatoid arthritis in a rural Nigerian population. *J Rheumatol* 20(4):618–622, 1993.
5. Doran MF, Pond GR, Crowson CS, et al: Trends in incidence and mortality in rheumatoid arthritis in Rochester, Minnesota, over a forty-year period. *Arthritis Rheum* 46(3):625–631, 2002.
6. Myasoedova E, Crowson CS, Kremers HM, et al: Is the incidence of rheumatoid arthritis rising?: results from Olmsted County, Minnesota, 1955-2007. *Arthritis Rheum* 62(6):1576–1582, 2010.
7. Crowson CS, Matteson EL, Myasoedova E, et al: The lifetime risk of adult-onset rheumatoid arthritis and other inflammatory autoimmune rheumatic diseases. *Arthritis Rheum* 63(3):633–639, 2011.
8. Dominick KL, Ahern FM, Gold CH, et al: Health-related quality of life among older adults with arthritis. *Health Qual Life Outcomes* 2:5, 2004.
9. Eberhardt K, Larsson BM, Nived K, et al: Work disability in rheumatoid arthritis–development over 15 years and evaluation of predictive factors over time. *J Rheumatol* 34(3):481–487, 2007.
10. Birnbaum H, Pike C, Kaufman R, et al: Societal cost of rheumatoid

arthritis patients in the US. *Curr Med Res Opin* 26(1):77–90, 2010.

11. Ma VY, Chan L, Carruthers KJ: Incidence, prevalence, costs, and impact on disability of common conditions requiring rehabilitation in the United States: stroke, spinal cord injury, traumatic brain injury, multiple sclerosis, osteoarthritis, rheumatoid arthritis, limb loss, and back pain. *Arch Phys Med Rehabil* 95(5):986–995, e981, 2014.

12. Mikuls TR: Co-morbidity in rheumatoid arthritis. *Best Pract Res Clin Rheumatol* 17(5):729–752, 2003.

13. Ward MM: Recent improvements in survival in patients with rheumatoid arthritis: better outcomes or different study designs? *Arthritis Rheum* 44(6):1467–1469, 2001.

14. Gabriel SE, Crowson CS, Kremers HM, et al: Survival in rheumatoid arthritis: a population-based analysis of trends over 40 years. *Arthritis Rheum* 48(1):54–58, 2003.

15. Humphreys JH, van Nies J, Chipping J, et al: Rheumatoid factor and anti-citrullinated protein antibody positivity, but not level, are associated with increased mortality in patients with rheumatoid arthritis: results from two large independent cohorts. *Arthritis Res Ther* 16(6):483, 2014.

16. Mikuls TR, Fay BT, Michaud K, et al: Associations of disease activity and treatments with mortality in men with rheumatoid arthritis: results from the VARA registry. *Rheumatology* 50(1):101–109, 2011.

17. Gonzalez A, Maradit Kremers H, Crowson CS, et al: The widening mortality gap between rheumatoid arthritis patients and the general population. *Arthritis Rheum* 56(11):3583–3587, 2007.

18. Choi HK, Hernan MA, Seeger JD, et al: Methotrexate and mortality in patients with rheumatoid arthritis: a prospective study. *Lancet* 359(9313):1173–1177, 2002.

19. Sokolove J, Bromberg R, Deane KD, et al: Autoantibody epitope spreading in the pre-clinical phase predicts progression to rheumatoid arthritis. *PLoS One* 7(5):e35296, 2012.

20. Deane KD, O'Donnell CI, Hueber W, et al: The number of elevated cytokines and chemokines in preclinical seropositive rheumatoid arthritis predicts time to diagnosis in an age-dependent manner. *Arthritis Rheum* 62(11):3161–3172, 2010.

21. Demoruelle MK, Deane KD, Holers VM: When and where does inflammation begin in rheumatoid arthritis? *Curr Opin Rheumatol* 26(1):64–71, 2014.

22. Krabben A, Stomp W, van der Heijde DM, et al: MRI of hand and foot joints of patients with anticitrullinated peptide antibody positive arthralgia without clinical arthritis. *Ann Rheum Dis* 72(9):1540–1544, 2013.

23. van de Sande MG, de Hair MJ, van der Leij C, et al: Different stages of rheumatoid arthritis: features of the synovium in the preclinical phase. *Ann Rheum Dis* 70(5):772–777, 2011.

24. Padyukov L, Silva C, Stolt P, et al: A gene-environment interaction between smoking and shared epitope genes in HLA-DR provides a high risk of seropositive rheumatoid arthritis. *Arthritis Rheum* 50(10):3085–3092, 2004.

25. Mikuls TR, Payne JB, Yu F, et al: Periodontitis and *Porphyromonas gingivalis* in patients with rheumatoid arthritis. *Arthritis Rheumatol* 66(5):1090–1100, 2014.

26. Kokkonen H, Mullazehi M, Berglin E, et al: Antibodies of IgG, IgA and IgM isotypes against cyclic citrullinated peptide precede the development of rheumatoid arthritis. *Arthritis Res Ther* 13(1):R13, 2011.

27. Demoruelle MK, Weisman MH, Simonian PL, et al: Brief report: airways abnormalities and rheumatoid arthritis-related autoantibodies in subjects without arthritis: early injury or initiating site of autoimmunity? *Arthritis Rheum* 64(6):1756–1761, 2012.

28. Scher JU, Ubeda C, Equinda M, et al: Periodontal disease and the oral microbiota in new-onset rheumatoid arthritis. *Arthritis Rheum* 64(10):3083–3094, 2012.

29. Hitchon CA, Chandad F, Ferucci ED, et al: Antibodies to porphyromonas gingivalis are associated with anticitrullinated protein antibodies in patients with rheumatoid arthritis and their relatives. *J Rheumatol* 37(6):1105–1112, 2010.

30. Mikuls TR, Thiele GM, Deane KD, et al: *Porphyromonas gingivalis* and disease-related autoantibodies in individuals at increased risk of rheumatoid arthritis. *Arthritis Rheum* 64(11):3522–3530, 2012.

31. Scher JU, Sczesnak A, Longman RS, et al: Expansion of intestinal *Prevotella copri* correlates with enhanced susceptibility to arthritis. *eLife* 2:e01202, 2013.

32. Berglin E, Dahlqvist SR: Comparison of the 1987 ACR and 2010 ACR/EULAR classification criteria for rheumatoid arthritis in clinical practice: a prospective cohort study. *Scand J Rheumatol* 42(5):362–368, 2013.

33. Neogi T, Aletaha D, Silman AJ, et al: The 2010 American College of Rheumatology/European League Against Rheumatism classification criteria for rheumatoid arthritis: phase 2 methodological report. *Arthritis Rheum* 62(9):2582–2591, 2010.

34. Kennish L, Labitigan M, Budoff S, et al: Utility of the new rheumatoid arthritis 2010 ACR/EULAR classification criteria in routine clinical care. *BMJ Open* 2(5):e001117, 2012.

35. Ichikawa N, Taniguchi A, Kobayashi S, et al: Performance of hands and feet radiographs in differentiation of psoriatic arthritis from rheumatoid arthritis. *Int J Rheum Dis* 15(5):462–467, 2012.

36. van Gaalen FA, Linn-Rasker SP, van Venrooij WJ, et al: Autoantibodies to cyclic citrullinated peptides predict progression to rheumatoid arthritis in patients with undifferentiated arthritis: a prospective cohort study. *Arthritis Rheum* 50(3):709–715, 2004.

37. Fleming A, Crown JM, Corbett M: Early rheumatoid disease. I. Onset. *Ann Rheum Dis* 35(4):357–360, 1976.

38. Terao C, Hashimoto M, Yamamoto K, et al: Three groups in the 28 joints for rheumatoid arthritis synovitis–analysis using more than 17,000 assessments in the KURAMA database. *PLoS One* 8(3):e59341, 2013.

39. Mok CC, Kwan YK: Rheumatoid-like polyarthritis as a presenting feature of metastatic carcinoma: a case presentation and review of the literature. *Clin Rheumatol* 22(4–5):353–354, 2003.

40. Guerne PA, Weisman MH: Palindromic rheumatism: part of or apart from the spectrum of rheumatoid arthritis. *Am J Med* 93(4):451–460, 1992.

41. Emad Y, Anbar A, Abo-Elyoun I, et al: In palindromic rheumatism, hand joint involvement and positive anti-CCP antibodies predict RA development after 1 year of follow-up. *Clin Rheumatol* 33(6):791–797, 2014.

42. de Haas WH, de Boer W, Griffioen F, et al: Rheumatoid arthritis, typus robustus. *Ann Rheum Dis* 32(1):91–92, 1973.

43. Prasad K, Rath D, Kundu BK: Arthritis Robustus: review of a case of an "abnormal" rheumatoid. *SpringerPlus* 3:606, 2014.

44. Sayah A, English JC 3rd: Rheumatoid arthritis: a review of the cutaneous manifestations. *J Am Acad Dermatol* 53(2):191–209; quiz 210–212, 2005.

45. Ginsberg MH, Genant HK, Yu TF, et al: Rheumatoid nodulosis: an unusual variant of rheumatoid disease. *Arthritis Rheum* 18(1):49–58, 1975.

46. Fischer A, Solomon JJ, du Bois RM, et al: Lung disease with anti-CCP antibodies but not rheumatoid arthritis or connective tissue disease. *Respir Med* 106(7):1040–1047, 2012.

47. Hastings DE, Evans JA: Rheumatoid wrist deformities and their relation to ulnar drift. *J Bone Joint Surg Am* 57(7):930–934, 1975.

48. Merza R: *Hand deformities in patients with rheumatoid arthritis.* Available at <http://www.iasj.net/iasj?func=fulltext&aId=52001>.

49. Gray RG, Gottlieb NL: Hand flexor tenosynovitis in rheumatoid arthritis. Prevalence, distribution, and associated rheumatic features. *Arthritis Rheum* 20(4):1003–1008, 1977.

50. OJ V-J: Attritional Rupture of tendons in the rheumatoid hand (abstract). *J Bone Joint Surg Am* 40A:1431, 1958.

51. Williamson L, Mowat A, Burge P: Screening for extensor tendon rupture in rheumatoid arthritis. *Rheumatology* 40(4):420–423, 2001.

52. Mannerfelt L, Norman O: Attrition ruptures of flexor tendons in rheumatoid arthritis caused by bony spurs in the carpal tunnel. A clinical and radiological study. *J Bone Joint Surg Br* 51(2):270–277, 1969.

53. Bienenstock H: Rheumatoid plantar synovial cysts. *Ann Rheum Dis* 34(1):98–99, 1975.

54. Rask MR: Achilles tendon rupture owing to rheumatoid disease. Case report with a nine-year follow-up. *JAMA* 239(5):435–436, 1978.

55. Joaquim AF, Appenzeller S: Cervical spine involvement in rheumatoid arthritis—a systematic review. *Autoimmun Rev* 13(12):1195–1202, 2014.

56. Kauppi MJ, Neva MH, Laiho K, et al: Rheumatoid atlantoaxial subluxation can be prevented by intensive use of traditional disease modifying antirheumatic drugs. *J Rheumatol* 36(2):273–278, 2009.

57. Collins DN, Barnes CL, Fitz Randolph RL: Cervical spine instability in rheumatoid patients having total hip or knee arthroplasty. *Clin*

Orthop Relat Res 272:127–135, 1991.

58. Ennevaara K: Painful shoulder joint in rheumatoid arthritis. A clinical and radiological study of 200 cases, with special reference to arthrography of the glenohumeral joint. *Acta Rheumatol Scand* (Suppl 11):11–116, 1967.

59. Rose PS, Ahn NU, Levy HP, et al: The hip in Stickler syndrome. *J Pediatr Orthop* 21(5):657–663, 2001.

60. Turesson C, Jacobsson L, Bergstrom U: Extra-articular rheumatoid arthritis: prevalence and mortality. *Rheumatology* 38(7):668–674, 1999.

61. Sugiyama D, Nishimura K, Tamaki K, et al: Impact of smoking as a risk factor for developing rheumatoid arthritis: a meta-analysis of observational studies. *Ann Rheum Dis* 69(1):70–81, 2010.

62. Jackson CG, Chess RL, Ward JR: A case of rheumatoid nodule formation within the central nervous system and review of the literature. *J Rheumatol* 11(2):237–240, 1984.

63. Sokoloff L: *The pathophysiology of peripheal blood vessels in collagen diseases,* Baltimore, 1963, Williams & Wilkins.

64. Falcini F, Taccetti G, Ermini M, et al: Methotrexate-associated appearance and rapid progression of rheumatoid nodules in systemic-onset juvenile rheumatoid arthritis. *Arthritis Rheum* 40(1):175–178, 1997.

65. Wolf P, Gretler J, Aglas F, et al: Anticardiolipin antibodies in rheumatoid arthritis: their relation to rheumatoid nodules and cutaneous vascular manifestations. *Br J Dermatol* 131(1):48–51, 1994.

66. Myasoedova E, Crowson CS, Turesson C, et al: Incidence of extraarticular rheumatoid arthritis in Olmsted County, Minnesota, in 1995-2007 versus 1985-1994: a population-based study. *J Rheumatol* 38(6): 983–989, 2011.

67. Michel BA, Bloch DA, Fries JF: Predictors of fractures in early rheumatoid arthritis. *J Rheumatol* 18(6):804–808, 1991.

68. Michel BA, Bloch DA, Wolfe F, et al: Fractures in rheumatoid arthritis: an evaluation of associated risk factors. *J Rheumatol* 20(10):1666–1669, 1993.

69. Kleyer A, Schett G: Arthritis and bone loss: a hen and egg story. *Curr Opin Rheumatol* 26(1):80–84, 2014.

70. Schett G, Teitelbaum SL: Osteoclasts and arthritis. *J Bone Miner Res* 24(7):1142–1146, 2009.

71. Harre U, Georgess D, Bang H, et al: Induction of osteoclastogenesis and bone loss by human autoantibodies against citrullinated vimentin. *J Clin Invest* 122(5):1791–1802, 2012.

72. Dusad A, Duryee MJ, Shaw AT, et al: Induction of bone loss in DBA/1J mice immunized with citrullinated autologous mouse type II collagen in the absence of adjuvant. *Immunol Res* 58(1):51–60, 2014.

73. Halla JT, Koopman WJ, Fallahi S, et al: Rheumatoid myositis. Clinical and histologic features and possible pathogenesis. *Arthritis Rheum* 27(7):737–743, 1984.

74. Farr M, Scott DL, Constable TJ, et al: Thrombocytosis of active rheumatoid disease. *Ann Rheum Dis* 42(5):545–549, 1983.

75. Campion G, Maddison PJ, Goulding N, et al: The Felty syndrome: a case-matched study of clinical manifestations and outcome, serologic features, and immunogenetic associations. *Medicine* 69(2):69–80, 1990.

76. Dwivedi N, Upadhyay J, Neeli I, et al: Felty's syndrome autoantibodies bind to deiminated histones and neutrophil extracellular chromatin traps. *Arthritis Rheum* 64(4):982–992, 2012.

77. Loughran TP Jr: Clonal diseases of large granular lymphocytes. *Blood* 82(1):1–14, 1993.

78. Bowman SJ, Sivakumaran M, Snowden N, et al: The large granular lymphocyte syndrome with rheumatoid arthritis. Immunogenetic evidence for a broader definition of Felty's syndrome. *Arthritis Rheum* 37(9):1326–1330, 1994.

79. Combe B, Andary M, Caraux J, et al: Characterization of an expanded subpopulation of large granular lymphocytes in a patient with rheumatoid arthritis. *Arthritis Rheum* 29(5):675–679, 1986.

80. Baecklund E, Ekbom A, Sparen P, et al: Disease activity and risk of lymphoma in patients with rheumatoid arthritis: nested case-control study. *BMJ* 317(7152):180–181, 1998.

81. Gridley G, Klippel JH, Hoover RN, et al: Incidence of cancer among men with the Felty syndrome. *Ann Intern Med* 120(1):35–39, 1994.

82. Voskuyl AE, Zwinderman AH, Westedt ML, et al: Factors associated with the development of vasculitis in rheumatoid arthritis: results of a case-control study. *Ann Rheum Dis* 55(3):190–192, 1996.

83. Bartels C, Bell C, Rosenthal A, et al: Decline in rheumatoid vascu-

litis prevalence among US veterans: a retrospective cross-sectional study. *Arthritis Rheum* 60(9):2553–2557, 2009.

84. Conn DL, McDuffie FC, Dyck PJ: Immunopathologic study of sural nerves in rheumatoid arthritis. *Arthritis Rheum* 15(2):135–143, 1972.

85. Geirsson AJ, Sturfelt G, Truedsson L: Clinical and serological features of severe vasculitis in rheumatoid arthritis: prognostic implications. *Ann Rheum Dis* 46(10):727–733, 1987.

86. Turesson C, O'Fallon WM, Crowson CS, et al: Occurrence of extraarticular disease manifestations is associated with excess mortality in a community based cohort of patients with rheumatoid arthritis. *J Rheumatol* 29(1):62–67, 2002.

87. Fischer M, Mielke H, Glaefke S, et al: Generalized vasculopathy and finger blood flow abnormalities in rheumatoid arthritis. *J Rheumatol* 11(1):33–37, 1984.

88. Smitten AL, Simon TA, Hochberg MC, et al: A meta-analysis of the incidence of malignancy in adult patients with rheumatoid arthritis. *Arthritis Res Ther* 10(2):R45, 2008.

89. Dawson JK, Goodson NG, Graham DR, et al: Raised pulmonary artery pressures measured with Doppler echocardiography in rheumatoid arthritis patients. *Rheumatology* 39(12):1320–1325, 2000.

90. Sassoon CS, McAlpine SW, Tashkin DP, et al: Small airways function in nonsmokers with rheumatoid arthritis. *Arthritis Rheum* 27(11):1218–1226, 1984.

91. Dodson WH, Hollingsworth JW: Pleural effusion in rheumatoid arthritis. Impaired transport of glucose. *N Engl J Med* 275(24):1337–1342, 1966.

92. Bongartz T, Nannini C, Medina-Velasquez YF, et al: Incidence and mortality of interstitial lung disease in rheumatoid arthritis: a population-based study. *Arthritis Rheum* 62(6):1583–1591, 2010.

93. Kelly CA, Saravanan V, Nisar M, et al: Rheumatoid arthritis-related interstitial lung disease: associations, prognostic factors and physiological and radiological characteristics–a large multicentre UK study. *Rheumatology* 53(9):1676–1682, 2014.

94. Frank ST, Weg JG, Harkleroad LE, et al: Pulmonary dysfunction in rheumatoid disease. *Chest* 63(1):27–34, 1973.

95. Caplan A: Certain unusual radiological appearances in the chest of coal-miners suffering from rheumatoid arthritis. *Thorax* 8(1):29–37, 1953.

96. Constantopoulos SH, Tsianos EV, Moutsopoulos HM: Pulmonary and gastrointestinal manifestations of Sjogren's syndrome. *Rheum Dis Clin North Am* 18(3):617–635, 1992.

97. Ferguson EC, Berkowitz EA: Lung CT: Part 2, the interstitial pneumonias–clinical, histologic, and CT manifestations. *AJR Am J Roentgenol* 199(4):W464–W476, 2012.

98. Nannini C, Medina-Velasquez YF, Achenbach SJ, et al: Incidence and mortality of obstructive lung disease in rheumatoid arthritis: a population-based study. *Arthritis Care Res* 65(8):1243–1250, 2013.

99. Shenberger KN, Schned AR, Taylor TH: Rheumatoid disease and bronchogenic carcinoma–case report and review of the literature. *J Rheumatol* 11(2):226–228, 1984.

100. Avina-Zubieta JA, Choi HK, Sadatsafavi M, et al: Risk of cardiovascular mortality in patients with rheumatoid arthritis: a meta-analysis of observational studies. *Arthritis Rheum* 59(12):1690–1697, 2008.

101. Levy L, Fautrel B, Barnetche T, et al: Incidence and risk of fatal myocardial infarction and stroke events in rheumatoid arthritis patients. A systematic review of the literature. *Clin Exp Rheumatol* 26(4):673–679, 2008.

102. Nicola PJ, Maradit-Kremers H, Roger VL, et al: The risk of congestive heart failure in rheumatoid arthritis: a population-based study over 46 years. *Arthritis Rheum* 52(2):412–420, 2005.

103. Solomon DH, Goodson NJ, Katz JN, et al: Patterns of cardiovascular risk in rheumatoid arthritis. *Ann Rheum Dis* 65(12):1608–1612, 2006.

104. del Rincon ID, Williams K, Stern MP, et al: High incidence of cardiovascular events in a rheumatoid arthritis cohort not explained by traditional cardiac risk factors. *Arthritis Rheum* 44(12):2737–2745, 2001.

105. Goodson NJ, Symmons DP, Scott DG, et al: Baseline levels of C-reactive protein and prediction of death from cardiovascular disease in patients with inflammatory polyarthritis: a ten-year followup study of a primary care-based inception cohort. *Arthritis Rheum* 52(8):2293–2299, 2005.

106. Symmons DP, Gabriel SE: Epidemiology of CVD in rheumatic disease, with a focus on RA and SLE. *Nat Rev Rheumatol* 7(7):399–408, 2011.

107. Tomasson G, Aspelund T, Jonsson T, et al: Effect of rheumatoid factor on mortality and coronary heart disease. *Ann Rheum Dis* 69(9): 1649–1654, 2010.

108. Lopez-Longo FJ, Oliver-Minarro D, de la Torre I, et al: Association between anti-cyclic citrullinated peptide antibodies and ischemic heart disease in patients with rheumatoid arthritis. *Arthritis Rheum* 61(4):419–424, 2009.

109. Sokolove J, Brennan MJ, Sharpe O, et al: Brief report: citrullination within the atherosclerotic plaque: a potential target for the anti-citrullinated protein antibody response in rheumatoid arthritis. *Arthritis Rheum* 65(7):1719–1724, 2013.

110. MacDonald WJ Jr, Crawford MH, Klippel JH, et al: Echocardio-graphic assessment of cardiac structure and function in patients with rheumatoid arthritis. *Am J Med* 63(6):890–896, 1977.

111. Ahern M, Lever JV, Cosh J: Complete heart block in rheumatoid arthritis. *Ann Rheum Dis* 42(4):389–397, 1983.

112. Wislowska M, Sypula S, Kowalik I: Echocardiographic findings and 24-h electrocardiographic Holter monitoring in patients with nodular and non-nodular rheumatoid arthritis. *Rheumatol Int* 18(5–6):163–169, 1999.

113. Iveson JM, Thadani U, Ionescu M, et al: Aortic valve incompetence and replacement in rheumatoid arthritis. *Ann Rheum Dis* 34(4):312–320, 1975.

114. Camilleri JP, Douglas-Jones AG, Pritchard MH: Rapidly progressive aortic valve incompetence in a patient with rheumatoid arthritis. *Br J Rheumatol* 30(5):379–381, 1991.

115. van der Linden MP, le Cessie S, Raza K, et al: Long-term impact of delay in assessment of patients with early arthritis. *Arthritis Rheum* 62(12):3537–3546, 2010.

116. Mouterde G, Lukas C, Logeart I, et al: Predictors of radiographic progression in the ESPOIR cohort: the season of first symptoms may influence the short-term outcome in early arthritis. *Ann Rheum Dis* 70(7):1251–1256, 2011.

117. Weidmann P, Keusch G: Treatment of therapy-resistant hyperten-sion. *Schweiz Med Wochenschr* 107(31):1081–1093, 1977.

118. Mikuls TR, Padala PR, Sayles HR, et al: Prospective study of post-traumatic stress disorder and disease activity outcomes in US veterans with rheumatoid arthritis. *Arthritis Care Res* 65(2):227–234, 2013.

第71章

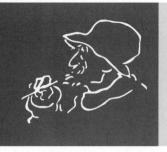

类风湿关节炎的治疗

原著　James R. O'Dell

马　丹　译　张莉芸　校

在过去 30 年中，与其他任何一种风湿病相比，类风湿关节炎（RA）的治疗无疑发生了巨大的变化。在此期间每位风湿病医师都会高兴地承认我们已经取得了很大的进步。RA 患者确诊后及早接受治疗，大多数可达到疾病缓解，这一点已经达成共识。我们可以后退一步来审视这场巨变背后的原因，许多人将治疗效果的显著改善绝大部分归功于 1998 年问世的生物制剂。"自从生物制剂上市以来，治疗效果得到了显著的改善"，类似的说法经常出现。20 年前随着生物制剂的批准，RA 的治疗取得了很大的进步。生物制剂非常有效，更重要的是它使临床医师和患者双方都相信可以更好地控制 RA。然而，在此期间发生的其他一些变化也是非常重要的（表 71-1）。

在过去半个世纪中，风湿病医师已普遍接受这些变化，我们很难知道这些变化中哪一个是最重要的。很明显使用抗环瓜氨酸化蛋白抗体（ACPAs）和新的分类标准进行早期诊断是至关重要的[1]。所有 RA 患者都应该服用一种 DMARD[2-5]，以及增加甲氨蝶呤（MTX）的剂量和同时使用叶酸也发挥了巨大的作用。此外，在 20 世纪 90 年代中期，DMARDs 联合使用也成为一种治疗策略[6]。早期诊断、有效使用 MTX、DMARDs 联合使用以及生物制剂的使用都是为了目标治疗（treat to target，T2T），因此 T2T 可以说是改善 RA 预后最重要的因素。对 RA 的严格强化控制（TICORA）试验（在本章后面一节中将详细讨论）是一项开创性的研究，证实了 T2T 可以为 RA 患者带来各种益处。TICORA 试验表明，如果患者经积极治疗达到疾病缓解或处于低疾病活动状态，即使不使用生物制剂，也能达到

表 71-1　RA 患者临床结局的改善：使我们改进的非生物制剂方面

强调早期诊断的重要性
所有患者使用 DMARDs
增加 MTX 的使用和使用剂量
在使用 MTX 时加用叶酸
DMARDs 联合使用
根据疾病活动度治疗所有患者

DMARDs，改善病情抗风湿药

临床和放射学的明显改善。与之相似，荷兰的 BeSt 研究也表明积极使用 T2T 治疗策略可显著改善临床结局，而不论最初是选择生物制剂还是常规治疗[8]。因此，RA 的成功治疗最重要的不是使用传统或生物 DMARDs（表 71-2），而是所有患者都是为了达到治疗目标。

尽管 RA 的治疗已取得了巨大的进步，但我们依然面临许多挑战，其中首要的就是发现能够预测不同治疗方案疗效和副作用的标记物，以利于决定治疗药物的最佳使用剂量。

本章主要探讨 RA 的治疗原则、治疗目标、治疗时机的选择以及目前存在的可有效控制病情进展的多种治疗策略。关于药物的详细描述请参考其他章节，如 NSAIDs（见第 59 章）、糖皮质激素类（见第 60 章）、传统 DMARDs（见第 61 章）、免疫调节药物（见第 62 章）、抗细胞因子疗法或生物制剂（见第 63 章）以及新型 JAK 抑制剂（见第 65 章）。

RA 的治疗目标

目前对于 RA 的治疗有超过 20 种传统或生物 DMARDs 可供选择（表 71-2），但最重要的仍是早期治疗以及治疗后达到疾病缓解或低疾病活动度[2-5,7]。对于非风湿病患者，如高血压、高血脂或糖尿病患者，可以很容易通过检测血压、低密度脂蛋白或糖化血红蛋白（HbA1C）来早期诊断和早期治疗。但对于 RA 需要不断有效地重复评估疾病活动和缓解，并且长期随访，而目前尚缺乏有效评估疾病活动的单个检查方法和实验室指标。

现有的许多评估方法都是综合性的[9-15]，包括关

表 71-2　改善病情抗风湿药（截至 2015 年）*

传统	生物制剂
甲氨蝶呤	依那西普
羟氯喹	英夫利昔单抗
柳氮磺吡啶	阿那白滞素
来氟米特	阿达木单抗
金制剂（肌内注射和口服）	阿巴西普
硫唑嘌呤	利妥昔单抗
米诺环素	赛妥珠单抗
环孢素	戈利木单抗
青霉胺	托珠单抗
糖皮质激素	
托法替布	

* 目前已有的能减慢或控制 RA 病情进展包括放射学进展的药物

节检查、患者和医师对疾病活动的评估、患者的功能、反应炎症的实验室指标 [红细胞沉降率（ESR）和 C 反应蛋白（CRP）]。近日，美国风湿病学会（ACR）提出了与疗效相关的疾病活动评估方法，表 71-3 列出了部分较好的评估方法，每种方法各有优缺点[15]。临床医师工作繁忙，很少有时间记录超过 60 个关节的压痛数和肿胀数，或在患者就诊期间等待实验室结果再做评估。因此，简化评估方法是非常必要的，包括限制关节数为 28 个的疾病活动评分（DAS28），不要求实验室指标的临床疾病活动指数（CDAI），及完全依赖于患者的常规评估指数（RAPID）。临床上对于疾病活动的评估是非常重要的，由于这些评估方法的结果密切相关，所以采用何

表 71-3　RA 疾病活动评估方法

方法	评分范围	缓解	疾病活动性界定 低度活动	中度活动	高度活动
DAS28	0 ～ 9.4	≤ 2.6	≤ 3.2	> 3.2 且 ≤ 5.1	> 5.1
SDAI	0.1 ～ 86.0	≤ 3.3	≤ 11	> 11 且 ≤ 26	> 26
CDAI	0-76.0	≤ 2.8	≤ 10	> 10 且 ≤ 22	> 22
RADAI	0 ～ 10	≤ 1.4	< 2.2	2.2 且 ≤ 4.9	> 4.9
PAS 或 PAS II	0 ～ 10	≤ 1.25	< 1.9	≥ 1.9 且 ≤ 5.3	> 5.3
RAPID	0 ～ 30	≤ 1	< 6	≥ 6 且 ≤ 12	> 12

种方法并不十分重要。

任何一种治疗方案都不能彻底治愈 RA，所以最好的治疗目标是使疾病缓解。然而目前 RA 缓解尚存在一些疑问，首先，既具有相关性又具有实质性的缓解是难以定义的，相关性是指随着时间推移依然能够很好地预测疾病进展，实质性则是临床医师可以早期、简单、实时地对患者进行疾病活动的评估。ACR 和欧洲抗风湿病联盟（EULAR）通过对 1 ~ 2 年具有短期放射学改变的患者进行严格随机对照试验（RCT）后，提出了用于临床试验的"缓解"的新定义（表 71-4[11]）。"缓解"定义的标准化，使各种临床试验的报道和实验结果的相互比较向前迈出了巨大的一步。

但是，该"缓解"只是针对临床试验，而非临床实践[16]，因临床工作中不可能对所有疾病活动的关节进行严格的计数，并且实时获得 CRP 存在一定困难。目前已有多种不需要实验室指标的评估方法（例如：CDAI、患者活动评分），但这些方法尚未得到公认。我们面临的主要问题是由于接受了临床试验定义的"缓解"，而常常低估了通过滑膜活检或影像学技术如超声（US）或磁共振成像（MRI）发现的低疾病活动的患者。大量数据显示许多 RA 患者虽然已达疾病缓解状态，但通过 US 或 MRI 评估后仍处于疾病活动期[17-19]。最近报道的在 TEAR 研究中所有达到临床缓解的 RA 患者 MRI 均显示存在炎症[20]。ACR/EULAR 定义的"缓解"允许患者有 1 个关节肿

表 71-4　ACR/EULAR 在临床试验中关于 RA 缓解的定义

基于 Boolean 的定义

在任何时候，患者必须满足以下条件

　压痛关节数 ≤ 1[*]

　肿胀关节数 ≤ 1[*]

　CRP ≤ 1 mg/dl

　患者整体评价 ≤ 1（范围 0 ~ 10）

基于指数的定义

在任何时候，患者必须满足简化疾病活动指数（SDAI）评分 ≤ 3.3

[*] 包括 28 个关节加足及踝

From Felson DT, Smolen JS, Wells G, et al: American College of Rheumatology/European League against Rheumatism provisional definition of remission in rheumatoid arthritis for clinical trials, Arthritis Rheum 63:573-586, 2011.

胀，其实并非达到真正的疾病缓解。另一个关于"缓解"的主要问题来自于当前一些不确切的数据，即不论如何定义，缓解都应是所有 RA 患者的治疗目标。

许多处于低疾病活动度的患者病情同样控制得很好。这种情况类似于近年来研究显示的 HbA1C 低于 6.5 提示血糖控制理想，但如果有心血管疾病，血糖水平过低则增加其死亡率[21]。下面这些重要问题仍未得到解决：在 RA 患者中，把疾病活动度降到最低与药物毒性和成本之间的临界点在哪里？更为复杂的是，每个患者的临界点都可能不一样，我们需要考虑下面这些问题：

- RA 的治疗风险和花费在什么时候会超过治疗带来的益处？
- 哪些患者在病情得到迅速改善，但仍然存在两个关节压痛或肿胀时，需加用其他生物制剂？
- 如同前面提到的糖尿病合并心血管疾病患者，如果治疗过于积极，会给哪些患者带来风险？
- 对大多数患者而言，疾病缓解是指在持续使用 DMARDs 的情况下，而真正意义上的缓解是在患者停止治疗的情况下，但目前大多数患者不能停止治疗。

尽管缓解或低疾病活动度的定义存在较多问题，但可以肯定的是只要临床医师明确治疗目标，患者病情即可得到很好的控制。苏格兰一项关于 RA 的随访研究（TICORA）[7]有力地证实了这一点，纳入病程小于 5 年的患者随机接受常规治疗和强化治疗，两组患者均接受常规 DMARDs 治疗（图 71-1A）。一般治疗组定期随访和监测，强化治疗组每个月监测，如未达低疾病活动（DAS ≤ 2.4）则接受进一步治疗。两组患者在 18 个月内病情均得到显著改善（图 71-1B），但有治疗目标的强化治疗组 DAS 平均分值（=1.6）改善更明显。强化治疗组有 71% 的患者达到美国风湿病学会 70（ACR70）缓解，而一般治疗组仅为 18%（$P < 0.0001$）。此外，与一般治疗组相比，强化治疗组放射学进展也更慢（0.5 vs.3.0，$P=0.002$）。更重要的是疾病改善与治疗副作用无相关性。强化治疗组尽管随访频繁，但因患者只接受传统 DMARDs 治疗而未使用生物制剂，所以短期内花费并不多（图 71-1A）。其他研究结果也证实了上述观点[8,22-23]。此外，一项 meta 分析也建议进行严格程序化控制策略使病情得到更好的控制，正如 TICORA 研究所证实的。

RA严密监控（TICORA）的随机对照试验

强化治疗：DAS目标＜2.4

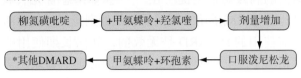

A ＊关节腔使用糖皮质激素，但不使用生物制剂

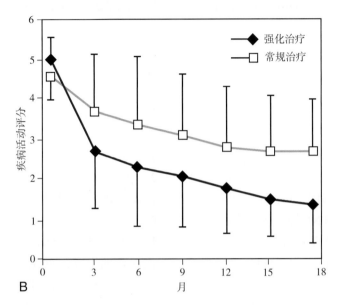

图 71-1　A. TICORA 试验中的治疗流程图；**B**. 强化治疗组和常规治疗组的比较。CSA，环孢素 A；DAS，疾病活动评分（44 个关节）；DMARDs，改善病情抗风湿药；HCQ，羟氯喹；MTX，甲氨蝶呤（Modified with permission from Grigor C, Capell H, Stirling A, et al: Effect of a treatment strategy of tight control for rheumatoid arthritis [the TICORA study]: a single-blind randomized controlled trial, Lancet 364:263-269, 2004.）

　　尽管 TICORA 研究将降低疾病活动作为治疗目标，但像之前讨论的一样，治疗目标也可以是疾病缓解，之前提到的大部分评估方法已经定义了"缓解"的程度（表 71-4）。可以想象，为了更好地达到疾病缓解，我们如果加用传统或生物性 DMARDs 的种类和剂量，其产生的毒副作用也越大，并且治疗费用也会增加（表 71-5）。ACR 和 EULAR 指南以及最近的观点 [2-5] 都将低疾病活动或缓解作为治疗目标，临床工作中应根据每例患者的具体情况作出最恰当的治疗。因此，在有进一步的研究阐述该问题前，临床医师需要不断通过兼具艺术性和科学性的临床实践来为患者选择最适合的治疗方案。

表 71-5　2015 年美国 DMARDs 的费用

药物	费用
口服 DMARDs1 个月（来自沃尔格林药房）	
甲氨蝶呤 #32，每片 2.5 mg	$ 101
羟氯喹，200 mg，#60	$ 222
柳氮磺吡啶，#120，每片 500 mg	$ 33
托法替布，5 mg，#60 片	$ 3002
依那西普，50 mg，注射 #4	$ 4082
阿达木单抗，40 mg，注射 #2	$ 4224
阿达木单抗，40 mg，笔 #2	$ 4224
静脉输注 DMARDs 1 个月（from Good RX）*	
英夫利昔单抗，300 mg	$ 3180
利妥昔单抗，1500 mg	$ 2350
阿巴西普，750 mg	$ 2200
托珠单抗，400 mg	$ 1650

* 现有数据平均数（仅限药物，不包括输液价格）
DMARDs，改善病情抗风湿病药；IV，静脉注射

药物的种类

DMARDs

甲氨蝶呤、柳氮磺吡啶、羟氯喹、来氟米特、硫唑嘌呤

　　DMARD 是指能够控制 RA 病情的药物，但严格来讲，DMARD 是指经 RCT 证实不仅可以控制病情，还可以减缓放射学进展的药物。据此，表 71-2 列出了 11 种传统 DMARDs 和 9 种生物性 DMARDs，排除了减缓放射学进展作用较弱的米诺环素和羟氯喹。表 71-2 列出的 DMARDs 中，常采取单药、联合两种、三种或四种药物的方法，并且每种联合方案均不包括生物制剂，这样对于一例患者将可能有超过 4000 种联合方案。显然，临床医师面对如此多的治疗方案难以选择，而且不可能每种方案都有效。因此，为了更好地选择治疗方案，临床医生需要有治疗目标及策略、需要了解药物的最新知识以及药物之间的相互作用和毒副作用。

　　目前临床上应用最多的是 MTX、柳氮磺吡啶（SSZ）、HCQ、来氟米特（LEF）这四种传统 DMARDs（见第 61 章）和糖皮质激素（见第 60 章）。新的治疗药物托法替布（见第 65 章）在 RA 治疗中

的作用将在本章后面详细说明。硫唑嘌呤、环孢素和四环素（米诺环素和多西环素）应用较少。金制剂是一种有效的治疗药物，尤其是肌内注射途径[25-29]，其应用于 RA 治疗已有一个多世纪，但由于繁琐的管理和治疗窗较窄，目前已很少使用。青霉胺最早用于治疗 RA[30]，但目前几乎不再使用。

生物 DMARDs

第 63 章详细讨论了生物 DMARDs。生物 DMARDs 包括抑制炎症因子和炎症细胞的多种药物，如抑制 TNF 的单克隆抗体英夫利昔单抗、阿达木单抗和戈利木单抗；抑制 TNF 受体蛋白的依那西普；抑制聚乙二醇化 Fab 片段的赛妥珠单抗；白细胞介素 -1（IL-1）受体拮抗剂阿那白滞素；IL-6 受体拮抗剂单克隆抗体托珠单抗；抑制 B 细胞的利妥昔单抗和抑制 T 细胞的阿巴西普。保守地说，生物制剂从预后和发病机制上已经改变了 RA 的治疗前景，但如前所述（表 71-1），生物制剂也并不是唯一起作用的药物。由于其起效快（特别是 TNF 抑制剂和托珠单抗），可以减缓放射学进展，所以提倡早期应用。而临床医生面临的主要问题就是如何恰当地联合传统药物与生物 DMARDs，同时尽可能减少花费。

糖皮质激素

糖皮质激素治疗 RA 有一段漫长而传奇的历史（见第 60 章）。1948 年，梅奥诊所首次应用"可的松"治疗 RA[31]，起效迅速且疗效显著。14 例接受糖皮质激素治疗的 RA 患者，在 1 ～ 3 个月内大于 50% 的患者达 100% ESR 改善，80% 的患者至少达 70% ESR 改善（ESR70，一种方便的 ACR70）。几个具有里程碑意义的研究也证明糖皮质激素临床疗效显著[32-37]，并对延缓放射学进展作用显著[35,37]。近年来 COBRA 试验[36-37]和 BeSt 研究[8,22]再次证实了糖皮质激素具有显著的临床疗效和延缓放射学进展的作用。虽然糖皮质激素起效快，疗效显著，但副作用也大。

目前糖皮质激素主要与 DMARDs 联用作为部分 RA 患者的初始"诱导"治疗，以迅速控制病情，在 DMARDs 起效后逐渐减药。近年来有数据表明 RA 患者在开始治疗时使用糖皮质激素联合 MTX 疗效优于单用 MTX 的患者。之前人们一直认为 RA 患者一旦开始糖皮质激素治疗就不能停药，这是因为没有规

范地使用 DMARDs。对 RA 患者来说，糖皮质激素如何顺利减药是关键所在[8,22,39]。如果患者无法顺利停药或至少减量至"可接受"的低剂量时，就意味着当前使用的 DMARD 是无效的；如果长期使用的剂量相当于泼尼松大于 7.5 ～ 10 mg/d 时，就表明需要加强 DMARD 治疗。更重要的是，如果 RA 患者未接受 DMARDs 治疗，则不应该使用糖皮质激素。

其他传统 DMARDs

硫唑嘌呤

硫唑嘌呤（AZA）用于治疗 RA 将近 50 年，剂量通常为 50 ～ 200 mg/d，因在临床上使用很多年，所以近年来关于该药的研究较少。虽然 AZA 不是 RA 治疗的首选药物，但当患者对 MTX 禁忌或不耐受时，AZA 则可以替代 MTX。可以说，所有生物制剂（尤其是 TNF 抑制剂）都能联合 MTX 使用，TNF 抑制剂联合使用 MTX 有效性增加的原因之一是 MTX 能够阻止抗药抗体的形成。最近的一项 meta 分析表明，MTX 77% 能预防抗药抗体的形成，而 AZA 大约为 50%[40]。因此，如果患者使用单克隆抗体时不能耐受 MTX，可以考虑使用 AZA。不耐受 MTX 最常见的就是"MTX 流感"（"MTX flu"）。当 RA 患者出现妊娠、肝及肾病时，也是使用 AZA 的适应证。还有一种特殊情况是 RA 患者（通常是男性）如果有间质性肺疾病时使用 MTX 和 LEF 是有争议的，这时 AZA 则是最好的选择。目前 AZA 常常与传统或生物 DMARDs 联用，McCarty（RA 联合治疗的先驱者）和同事报道了 69 例患者接受 MTX、AZA 和 HCQ 联合治疗的开放性试验[41]，有 45% 的患者达到 ACR 旧的缓解标准，并且联合方案耐受性好。此外，在一项研究中发现低剂量的 MTX 及 AZA 联合使用疗效优于大剂量单用其中任何一种药物，尽管这种差别无统计学意义[42]。

中性粒细胞减少是 AZA 最常见的不良反应，可以通过测定硫代嘌呤甲基转移酶（TMPT）遗传多态性来进行预测。患者体内存在无功能的突变纯合子时（1/300 或 0.3%），AZA 的骨髓抑制和其他毒性更敏感，而存在杂合子时（约 10 %）则可能只出现轻微的中性粒细胞减少[43]。但是该检测费用非常昂贵，一些地方甚至高达 1000 美元，并且不一定能报销，所以一些临床医生选择先从低剂量 50 mg/d 开始使用，2 周后检测全血细胞计数，如果白细胞（WBC）

计数正常，则根据需要增加剂量。据推测在非功能多态性的患者群中，MTX 治疗方案稳定，加入 AZA 后会出现以发热、白细胞增高、皮肤白细胞破碎性血管炎为特征的急性发热性中毒反应[44]。

环孢素

20 世纪 90 年代，环孢素（CSA）治疗 RA 取得了一定的进步[45]。CSA 多用来抑制同种异体移植的排斥反应，它通过阻断 IL-2 和其他 Th1 细胞因子的产生[46]，抑制 T 淋巴细胞中 CD40 配体的表达[47]，从而抑制 CD4+T 细胞的活化。由于抑制了 CD40 配体的表达，T 细胞通过 CD40 配体对 B 细胞的活化作用也受到抑制。20 世纪 90 年代中期，人们对 CSA 的关注达到顶峰，Tugwell 等[48]发现，在固定剂量的 MTX 方案中加入小剂量 CSA 2.5 ~ 5 mg/（kg·d），通过监测肌酐水平调整 CSA 剂量，肌酐水平升高 30% 以上时减量，结果发现两药联合疗效优于单用

MTX，36 例 CSA 联合 MTX 患者（48%）和 12 例单用 MTX 患者（16%）达到了 ACR 20 反应标准（图 71-2），该治疗方案同时减慢了放射学显示的骨侵蚀进展速度[49]。但关于此研究的后续报道显示，只有 22% 的患者在 18 个月后继续使用联合方案，停药最常见的原因是由于血压或肌酐升高[49]。但如果 RA 患者合并有丙型肝炎则可以考虑使用 CsA，因为其具有抗丙型肝炎病毒活性的作用[50-51]。

米诺环素和多西环素

四环素及其衍生物治疗 RA 和其他关节炎有着漫长而曲折的历史[52-53]。它们不是 RA 的主要治疗方法，但可能对于无法监测实验室指标的患者、经常感染的患者或伴有牙周病的患者具有优势。其作用机制尚不清楚，四环素属于抗生素类，但同时具有抑制基

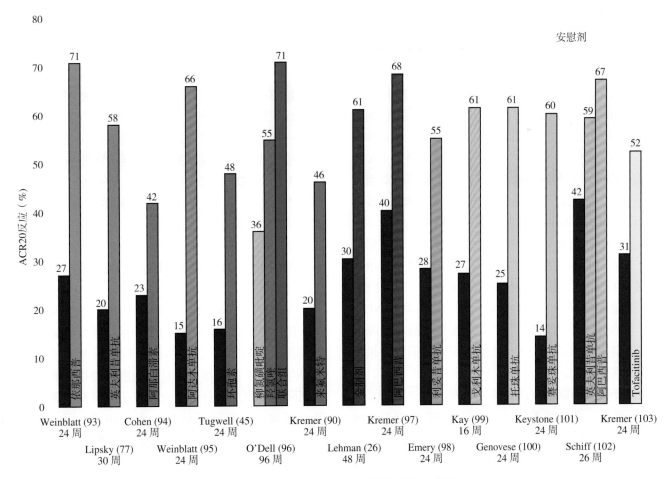

图 71-2　合并 MTX 治疗的活动期患者的盲法试验
ACR20，美国风湿病学会病情总体改善 20%；CSA，环孢素；HCQ，羟氯喹；SSZ，柳氮磺吡啶

质金属蛋白酶（MMP）、调节免疫及抗炎作用。最初认为四环素可以治疗"感染导致的 RA"，目前尚无证据证明该观点[53]。但是四环素可以通过上调免疫应答（IL-1、TNF、IL-6）抑制一些非特异性感染如牙周炎、支气管炎和胃炎，这对于控制 RA 患者的病情也许有效。

微生物在 RA 发病机制、疾病活动和对治疗的反应中所起的作用越来越引起重视[54-55]。四环素对微生物的作用可能是另一种作用机制。四环素类药物能够抑制 MMP 的生物合成和活性，而 MMP 在 RA 关节软骨的降解中起着主要作用，这在骨关节炎（OA）的动物模型中可以得到证实，可能的机制是该类药物能螯合钙和锌分子，从而改变酶原的分子构象，将之灭活[56-57]。米诺环素对滑膜 T 细胞增殖和细胞因子的产生有轻微但肯定的抑制作用，并已被证明能上调 IL-10 的生成。有进一步的证据显示米诺环素具有调节免疫的作用，例如用于诱导抗 DNA 抗体阳性的狼疮患者病情缓解。

RA 患者使用米诺环素 100 mg/d，每天 2 次，其疾病活动性指标较安慰剂组有中度改善[58-59]，早期治疗疗效更佳。46 例未治疗过的类风湿因子（RF）阳性的早期 RA 患者使用米诺环素 6 个月后，65% 的患者在关节压痛、肿胀、晨僵持续时间及 ESR 等方面（Paulus 标准）获得了 50% 的改善，而安慰剂组仅有 13% 的患者得到相同的改善程度[60]。在 2001 年，一项为期 2 年的小样本研究比较了早期 RA 患者使用米诺环素和羟氯喹的疗效[39]，米诺环素组达 50% 改善的比例高于羟氯喹组（60% vs.33%），证明了米诺环素的有效性，尤其是在 RA 早期。

多西环素在 RA 治疗中的研究很少。有一项研究比较了早期 RA 患者使用多西环素联合 MTX 与单用 MTX 的疗效，结果发现小剂量（20 mg，每天 2 次）和大剂量多西环素（100 mg，每天 2 次）联合 MTX 的疗效均优于单用 MTX[61]，这可能与多西环素改变了肠道微生物菌群，以使 MTX 更有效，但该结果仍需进行重复研究。

四环素类药物潜在的副作用包括头晕、眩晕、罕见的肝毒性、药物性狼疮，长期使用出现皮肤色素过度沉着[62]，高龄患者出现眩晕的风险增加。有报道称，服用四环素类药物的患者可能出现狼疮样综合征，产生包括抗 DNA 的自身抗体，偶尔也会出现核周型 - 抗中性粒细胞胞浆抗原（P-ANCA）抗体[63]，

对于多西环素和米诺环素治疗 RA 诱发的药物性狼疮尚未见报道。色素过度沉着多发生于米诺环素与多西环素联用时，这在一定程度上限制了四环素类药物的应用[62]，但停药后可缓解。

非甾体抗炎药

NSAIDs 包括水杨酸类，详见第 59 章。在过去的一个多世纪中，NSAIDs 是 RA 治疗中最常用的药物。然而在过去几十年中，NSAIDs 由于其副作用（胃肠道反应[64-65]、心血管毒性[66-67]及肾毒性[68-69]），以及 DMARDs 的有效性，NSAIDs 的使用已逐渐减少。目前已知的一些严重的心血管事件不仅与选择性环氧化酶 -2（COX-2）抑制剂有关，也与所有 NSAIDs 有关，尤其对于 RA 患者，NSAIDs 引起的心血管事件导致其死亡率增加。如同糖皮质激素一样 NSAIDs 不应在未使用 DMARDs 的情况下单独使用。此外，正如使用糖皮质激素一样，NSAIDs 也应尽可能逐渐减量，以避免胃肠道和心血管副作用。

治疗方法和策略

如前所述，RA 患者的治疗目标是使疾病缓解或处于低疾病活动状态。除了药物毒副作用和花费外，临床医师关注的不应该是给患者使用哪种药物或是联合哪些药物，而更应该关注达标治疗。没有任何一种 DMARDs 或 DMARDs 联合治疗适于所有患者，每例患者都有独特的疾病特点、治疗期望值、侧重点、疾病活动度、疾病对机体的损害程度、并发症及治疗成功概率。一项有关 RA 的调查显示，迄今为止还没有明确的指标可以预测何种治疗方案对绝大多数 RA 患者有效。

有人建议根据 RA 的预后好坏来选择不同的治疗，但这个建议存在一些问题，尽管有数据显示某些特征提示预后不良（表 71-6），但将患者区分为预后良好与预后不良很难，而且令人遗憾的是目前尚无数据证明基于预后的分层治疗可以使患者获得更好的疗效。例如，我们将预后分为 1 ~ 10 分，可以想象，大多数处于中间评分的患者经积极治疗可获得很好的疗效，而评分低的患者可能不需要积极治疗，评分高的患者经积极治疗可能出现不可接受的副作用。临床上大多数符合传统分类标准的 RA 患者基本上包括

表 71-6 RA 预后不良的相关因素

类风湿因子阳性及其滴度
抗 CCP 抗体阳性及其滴度
等位基因共同表位及拷贝数量
合并骨侵蚀的其他疾病
发病时疾病处于活动状态
ESR 和 CRP 升高程度
类风湿结节或其他关节外症状
女性患者
吸烟史
肥胖

CCP，环瓜氨酸肽；CRP，C 反应蛋白；ESR，红细胞沉降率

表 71-6 列出的预后不良因素，因此无论预后不良因素是什么，患者的治疗目标都应该是至少达低疾病活动。在出现可以预测疗效的指标前临床医师必须对每例患者采取个体化治疗方案。

图 71-3 列出了 RA 的治疗策略，目前尚缺乏可以从不同方面预测药物疗效或副作用的指标，但这并不意味着现在就需要这些预测指标，而是强调通过理性、科学的方法治疗 RA 来发现这些预测指标，同时也强调和补充了所有临床试验的生物信息。针对不同

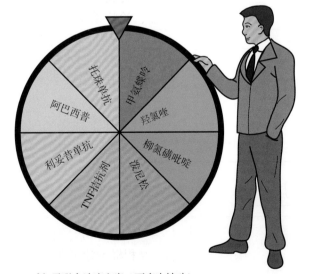

RA的经验治疗轮*

* 加需联合治疗方案 可多次转动！

图 71-3 RA 患者选择治疗的方法。TNF，肿瘤坏死因子（Artwork courtesy Robert Wigton, MD.）

的患者人群，图 71-4（ACR 推荐）所述的内容实践性更强。

未用过 DMARDs 的 RA 患者的治疗

治疗 RA 最重要的原则是早期、有效地在疾病过程中尽早并迅速开始 DMRADs 治疗。尽管证明该观点的数据很少，但已被大家普遍接受，因为将患者随机分为早期治疗组和晚期治疗组的随机双盲试验[70-73]不太现实，也不符合伦理要求，但是根据这个原则，早期治疗能防止关节损害和畸形，保留关节功能。许多研究为这一原则提供了有力的、令人信服的证据，这些证据来自比较早期治疗与晚期治疗的队列研究[74]，比较强化治疗与常规治疗的随机研究，以及比较联合用药与单药治疗的随机对照研究[8,22,36,75-79]，这些研究也最终确定了早期 RA 的定义[73]。

一项著名的有关早期 RA 的队列研究显示，一组患者在确诊平均 123 天后接受 DMARDs 治疗，另一组患者在确诊平均 15 天后接受 DMARDs 治疗[74]，2 年后第一组影像学破坏的较多，并出现进行性的影像学进展，而第二组则没有上述表现。TICORA 试验（前面已详细介绍[7]）清楚显示了早期治疗可更好地控制病情。另有多项研究[8,22,36,75-79]比较了早期 RA 患者的治疗方案，结果均显示联合用药疗效优于单用药，如 COBRA 试验[36]中 MTX、SSZ、泼尼松联合用药与 SSZ 单药的比较；FINRACO 试验[75]中 MTX、SSZ、HCQ、泼尼松联合用药与 SSZ 单药的比较；BeSt 试验[8,22]中多种药物联合应用与上阶梯治疗组或下阶梯治疗组的比较；ATTRACT 试验[77]中英夫利昔单抗与 MTX 联合用药与 MTX 单药的比较；PREMIER 试验[78]中阿达木单抗和 MTX 联合用药与阿达木单抗或 MTX 单药的比较。但是，如本章的后续章节所讨论的，并非所有患者最初都需要进行联合治疗。

ACR/EULAR 新的 RA 分类标准（详见第 70 章）[1]旨在使患者得到早期诊断、早期治疗，之前的诊断标准要求患者必须在至少 6 周内具有某些特征，而新的分类标准虽然也要求 6 周，但并非绝对要求，因为许多患者特别是存在预后不良因素的患者可能在 6 周前就已经达到分类标准。更重要的是抗环瓜氨酸蛋白抗体（ACPA），尤其是高滴度 ACPA 在新的分类标准中占很重要地位（3 分）。

初始治疗：首选 DMARDs

患者应尽早接受 DMARDs 治疗，那么首先选择哪种 DMARDs？是先单药治疗还是联合治疗？虽然之前提到的许多随机对照研究均证明联合用药优于单药治疗，但这并不意味着一开始就联合用药是标准的治疗方法。TEAR 试验[79]强有力地证明了许多临床医生开始多采用 DMARDs 单药治疗，在该试验中患者只接受 MTX 治疗[80]，这一结论也将在后文论述。针对不同患者，首先选择哪种 DMARDs 是非常复杂的，而且所有患者没有统一的治疗方案（图 71-3 和图 71-4[2]）——在该情况下，同等剂量、同种药物显然不适合所有患者，这中间需要考虑许多因素，包括患者的疾病活动度、合并症、爱好、疾病消费支出和卫生保健体制（权衡收益，包括直接和间接的费用）

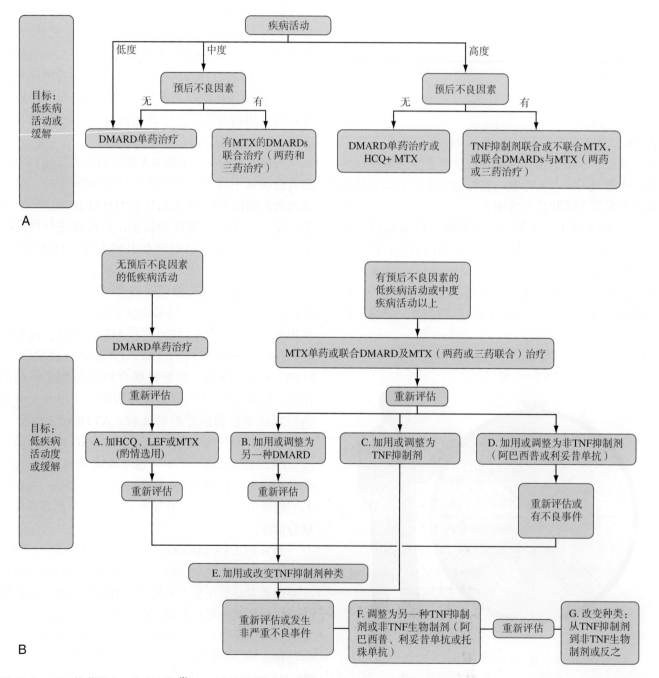

图 71-4 ACR 推荐的 RA 治疗方案[2]。**A**. 疾病早期；**B**. 确诊。DMARD，改善病情抗风湿药；HCQ，羟氯喹；LEF，来氟米特；MTX，甲氨蝶呤；TNF，肿瘤坏死因子

以及在病情许可的情况下患者对受孕的期望（女性和男性）。在出现可供选择的数据前最好由临床医师做出这个复杂的治疗决策。

考虑到所有这些因素，MTX 是大多数 RA 患者首选的一线 DMARDs 药物，其价廉（表 71-5）、有效、耐受性好且提高患者生存率[81-82]，在很多联合用药的研究中属于基础用药（图 71-2），特别是 TNF 抑制剂及其他 DMARDs 与 MTX 的联合治疗，无论在临床上还是影像学上均有有效的数据可以证实（具体参见第 61 章）[78,83-84]。虽然 MTX 皮下给药（SC）具有较好的生物利用度，但首选口服用药（图71-5）。大多数情况下，如果需要控制病情，MTX 剂量应为 25 mg/w，除非有禁忌证或不能耐受。大多数研究表明，规律使用 MTX 6 个月可达最大疗效，3 个月时可预测其是否有效。当剂量达到 15 ～ 20 mg 时，口服 MTX 的生物利用度开始趋于稳定（图 71-5），因此，如果单周剂量 MTX 未能达到预期效果，则存在两种选择[85]：一种是 MTX 单周剂量分两次口服，在服用 MTX 当天间隔 4 ～ 12 小时口服剩余剂量 MTX，有利于更好的吸收从而改善疗效；另一种是如果患者愿意，最佳策略是切换至 SC MTX，与口服 MTX 相比，SC MTX 的生物利用度和临床疗效明显提高[86-87]。一些研究人员建议在所有患者中 SC MTX，25 mg/w，但需进一步的研究[88]，目前尚无研究对 MTX 分次口服给药与 SC 进行比较。如果按照上述剂量使用 MTX，约 60% 患者具有良好的疗效，30% 的患者可达到低疾病活动状态[7-8,79,89]，而不需要额外的治疗。

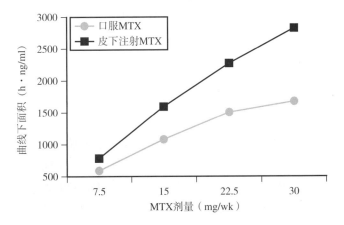

图 71-5 MTX 生物利用度：口服 MTX 与皮下注射 MTX 比较；MTX，甲氨蝶呤；AUC，曲线下面积

DMARD 单药治疗与 DMARDs 联合治疗的比较

大多数临床医师主张从单药治疗开始，但 DMARDs 联合治疗显然已经彻底改变了 RA 的治疗模式。90 年代初主张 DMARD 单药治疗，必要时调整 DMARDs，当时还没有联合治疗。90 年代中期的研究表明[6,48,75]，DMARDs 联合治疗不仅疗效好且耐受性强，这在当时极大地改变了 RA 的治疗模式。目前 RA 患者大多使用两种、三种或更多的 DMARDs 联合治疗。DMARDs 联合治疗首次得到公认是来自一项关于 RA 三药联合治疗的研究[6]，该研究清楚表明 MTX、HCQ 与 SSZ 联合治疗效果显著优于 MTX 单药或 HCQ 与 SSZ 联合，最重要的是 DMARDs 联合治疗并未导致毒副作用增加。之后多家刊物也报道了传统 DMARDs 成功联合应用的研究[26,36,48,75-76,90]。

开始给予患者 DMARDs 联合治疗，再逐渐减药，还是开始给予 DMARDs 单药治疗，若病情未达标再逐渐加药，这是目前一直存在争议的一个重要问题。对于这两种方法分别有其支持者及相关资料证实。一方面，通过短期观察发现联合用药优于单药治疗，这里的联合用药包括传统 DMARDs 的联合[36,75-76]，和传统 DMARDs 与生物制剂的联合[78]。另一方面，在 TICORA 试验中开始给予单药治疗，仅在患者病情需要时才联合治疗也可获得显著疗效（如前所述[7]）。更重要的是 BeSt 试验[8,22] 和 TERA 试验[79-80]（见本章下一节），指出患者早期联合用药疗效更好，BeSt 试验和 TERA 试验中所有患者采取个体化治疗，在最后 2 年时间 DAS 或 DAS28 评分相同。如果 2 年或更久的时间后发现单药和联合用药疗效相似，使用最低剂量的 DMARDs 就可以获得有效的治疗，那么对于患者及医疗卫生系统来说 DMARDs 潜在的毒副作用及花费将有希望降到最低。

BeSt 研究

BeSt 研究是一个重要的开放性、多中心、随机试验，508 例早期 RA 患者随机接受 1 ～ 4 组的治疗"策略"[8,22,91]，研究方法如下：

- 第 1 组：序贯 DMARD 单药治疗；初始 MTX 15 mg/w → MTX 25 ～ 30 mg/w → SSZ → LEF → MTX+ 英夫利昔单抗→等等。
- 第 2 组：后期联合治疗；初始 MTX 15 mg/w

→ MTX 25 ～ 30 mg/w → MTX+ SSZ → MTX + SSZ +HCQ → MTX+ SSZ +HCQ + 泼尼松 → MTX+ 英夫利昔单抗→等等。

- 第 3 组：初始联合治疗；MTX 7.5 mg/w+SSZ 2000 mg/d+ 泼尼松 60 mg/d（7w 时逐渐减量至 7.5 mg/d）→ MTX 25 ～ 30 mg/w+SSZ+ 泼尼松 → MTX+CSA+ 泼尼松 → MTX+ 英夫利昔单抗 →等等。
- 第 4 组：初始 MTX 联合英夫利昔单抗；MTX 25 ～ 30 mg/w+ 英夫利昔单抗 3 mg/kg →英夫利昔单抗 6 mg/kg（每 8 周 1 次）→英夫利昔单抗 7.5 mg/kg →英夫利昔单抗 10 mg/kg（每 8 周 1 次）→等等。

每 3 个月监测病情并调整治疗，使患者 DAS ≤ 2.4（低疾病活动度）。DAS 用 4 个变量来计算：Ritchie 关节指数 [66 个压痛关节数（RAI）]，肿胀关节数 [44 个（SJC）]，ESR（mm/h）和患者总体评估 [0 ～ 100：（GH）]，DAS=0.53938× $\sqrt{}$ RAI+ 0.06465×（SJC）+0.33×ln（ESR）+0.00722×（GH）。1 ～ 2 年的结果如图 71-6 所示，两个联合组（第 3 组、第 4 组）比第 1 组、第 2 组改善更快，在 1 年时使用大剂量泼尼松的第 3 组和使用大剂量 MTX 联合英夫利昔单抗的第 4 组，两组的 DAS 评分和其他临床结果是相似的，2 年时的结果也是相同的。在 1 年时早期联合治疗组（第 3 组、第 4 组）健康评估问卷评分改善，但各组之间无显著差异。在 2 年时第 1 组比第 2 组临床及放射学进展快，第 1、2 组与联合治疗组比较则进展更快（四组平均 Sharp Van Der Heijde 得分分别为 9、5.2、2.6 和 2.5）。关节间隙变窄的进展得分（稍后讨论其重要性）在四组中分别为 4、3、2.1、1.2，第 1 组数值最高，但四组之间无统计学差异。解释该原因比较困难，因为尽管只有 6 个月的病程，但第 2 组患者在基线时有更为严重的放射学进展。

BeSt 试验结论

所有 RA 患者都应接受达标治疗以改善预后，目前有许多不同的治疗方法，患者接受哪种治疗并不重要，只要他们能处于低疾病活动或缓解即可。几项重要的适应症及注意事项如下：

1. 从 BeSt 试验中使用 DMARDs 的顺序来讲，虽然 2 年的临床结果相似，但第 2 组中加入 DMARDs 比从一种 DMARD 调整为另一种

DMARD 更有效。第 1 组的影像学进展更快（平均 9：2.5），有更多的患者需要使用英夫利昔单抗（26%：6%），而且第 1 组患者最终使用了联合治疗。

2. 开始使用传统 DMARDs 联合（第 3 组）或联合生物制剂（第 4 组）比升阶梯治疗组（第 2 组）起效更快，但在 2 年时临床结果是相同的。联合治疗组比升阶梯治疗组在放射学进展方面有优势（2 年间 Δ2.5 分），在关节间隙变窄方面没有区别。除非在接下来的若干年联合治疗组和升阶梯治疗组放射学进展程度保持原来的进展趋势，否则这种放射学进展的差异没有临床意义。少数患者（约 10%）在常规治疗基础上如果有放射学进展则需要更多的治疗方法。

3. 在 BeSt 试验中，115 例患者（23%）DAS 评分 < 1.6 达 6 个月，使用药物逐渐减量，并在一段时间内停药。虽然有许多患者复发，但 59 例（11.6%）患者在缓解期停用所有药物（平均随诊 23 个月[91]）。

TEAR 试验（早期进展型 RA 治疗的试验）

TEAR 试验是应用 DMARD 治疗早期（平均病程 3 ～ 6 个月）、难治性（RF 阳性，ACPA 阳性，或有侵蚀破坏）RA 的一项具有划时代意义的研究，是迄今为止在 RA 研究方面样本量最大的（n=755）一项随机双盲试验，为期 2 年，试图探讨如何解决早期进展型 RA 的两个关键性问题：

1. 直接开始联合治疗还是单用 MTX 后逐渐升阶梯联合治疗？
2. MTX 联合依那西普（MTX-ETAN）是否优于 MTX-SSZ-HCQ 三药联合？

755 例患者按 2：1 的比例随机分为四组（图 71-7），有 2 倍的患者分配至依那西普组，单用 MTX 组的患者如果在 6 个月时 DAS28 ≥ 3.2，则升阶梯为联合治疗（有 72% 的患者升阶梯治疗）。

图 71-8 详细列出了这些患者的主要临床表现，四组研究终点相同，在 48 周和 102 周进行 DAS28 评分，患者病情最终都得到改善，ΔDAS28 平均值为 2.8。三药联合或 MTX-ETAN 联合治疗的患者在 6 个月时疗效显著优于单用 MTX 的患者，但单用 MTX 的患者升阶梯到联合治疗的疗效及 DAS28 评分

在第 12 周就开始得到改善，之后的结果则与其他组一致（图 71-8）。DAS28 评分可以很好地反映功能和生活质量，分别在基线、48 周、102 周进行放射学检查，具体数据见表 71-7，累积概率曲线见图 71-9，从图表中我们可以清楚地看出，四组的影像学结果基本一致，表 71-7 显示四组之间无差异，但如果把所有 ETAN 组和三药联合治疗组进行比较，ETAN 组 Sharp 评分（TSS）总的改善曲线低于三药联合治疗组——ΔTSS 为 0.51/ 年（*P*=0.047）。在这个为期 2 年的研究中一些小的统计学差异并无临床意义（详

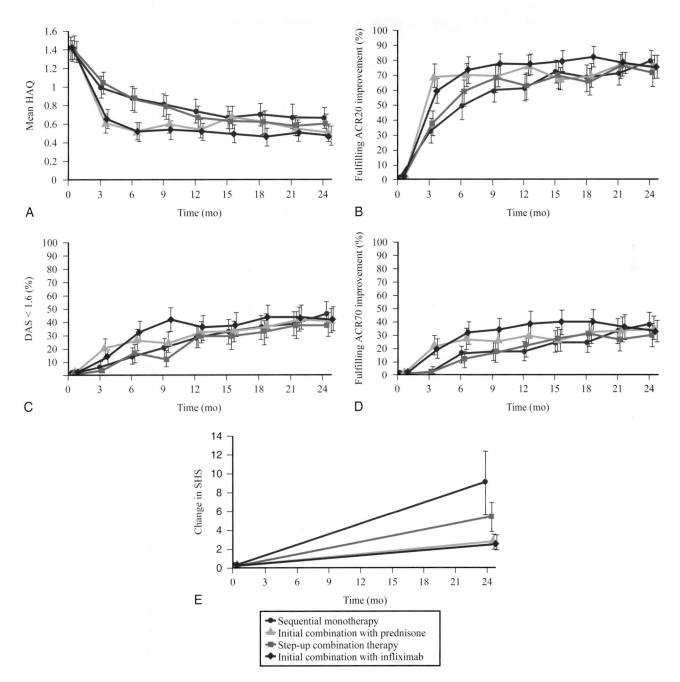

图 71-6　Two-year results of the Dutch Behandel-Strategieen (BeSt) study. The error bars indicate 95% confi dence intervals. ACR20, American College of Rheumatology 20% composite improvement; ACR70, American College of Rheumatology 70% composite improvement; DAS, Disease Activity Score; HAQ, Health Assessment Questionnaire; SHS, Sharp–van der Heijde score. (Modifi ed from Goekoop-Ruiterman YP, de Vries-Bouwstra JK, Allaart CF, et al: Comparison of treatment strategies in early rheumatoid arthritis: a randomized trial, Ann Intern Med 146:406–415, 2007.)

TEAR研究方案

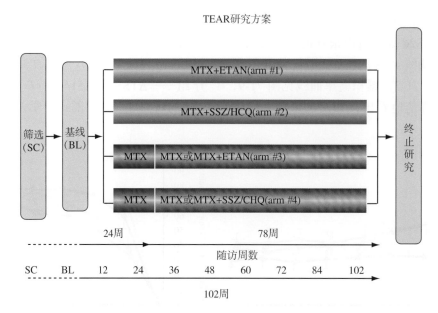

图 71-7 TEAR 试验中四个不同治疗组的示意图 [71]。第 3 组和第 4 组单用 MTX，24 周时如果 DAS28 ＞ 3.2 则升阶梯治疗。BL，基线；HCQ，羟氯喹；SC，筛选；SSZ，柳氮磺吡啶；MTX，甲氨蝶呤；ETAN，依那西普

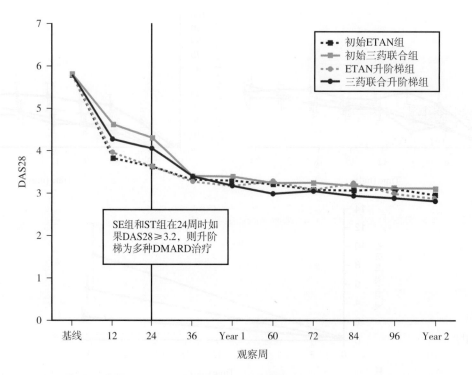

图 71-8 历时 102 周的 TEAR 试验中四组的治疗效果。DAS28 疾病活动评分（28 个关节）；DMARD，改善病情抗风湿药；ETAN，依那西普；SE，依那西普升阶梯组；ST，三药联合升阶梯组（Modified from Moreland L, O'Dell J, Paulus H, et al: A randomized comparative effectiveness study of oral triple therapy versus etanercept plus methotrexate in early, aggressive rheumatoid arthritis: the TEAR trial, Arthritis Rheum 64:2824-2835, 2012.）

见之后讨论的临床试验中的放射学变化）。更重要的是，大量数据显示两组之间的毒副作用无显著差异。很多人推测严重的不良反应在 ETAN 组更常见，而一些轻微的毒副作用比如胃肠道反应在三药联合组更

常见——这在大型的双盲临床试验中均未见到。在 TEAR 试验 [80] 中对单用 MTX 组的患者分析表明，对 MTX 反应良好的患者在试验结束时（2 年）仍良好，DAS 28 评分最低，射线检查进展也最慢。

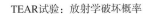

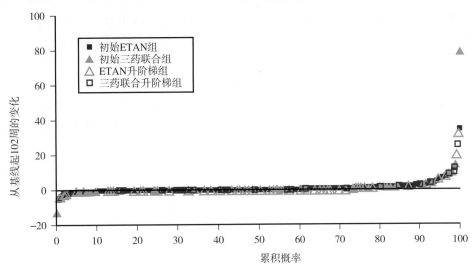

4组间无显著差异

初始ETAN组与ETAN升阶梯组之间无显著差异

ETAN组与三药联合组之间无显著差异

图 71-9　TEAR 试验中各组患者在为期 102 周治疗中放射学改善或进展的概率[79]，通过 Sharp 总评分来衡量

ETAN，依那西普

表 71-7　TEAR 试验影像学结果

治疗组	N	△TSS（达到 2 年）	SD
依那西普组	141	0.52	3.24
三药联合组	74	1.96*	9.48
依那西普升阶梯组	139	0.76	2.75
三药联合升阶梯组	63	1.36	5.00

* 该组中的无效值 △TSS + 78.5

SD，标准差；TSS，总的 Sharp 评分

TEAR 试验的结论

1. 单用 MTX 的患者在 6 个月时尚未达标则升阶梯为联合治疗，这与一开始就联合治疗的患者相比，1 ~ 2 年的临床和放射学结果无显著差异。就 DMARD 单药治疗还是联合治疗，其核心问题是应在多长时间内使 RA 病情得到控制，是数天到数周还是 3 ~ 6 个月控制滑膜炎和放射学进展？目前还没有明确的长期的数据来回答这个重要的问题，无论是 TEAR 试验还是 BeSt 研究都证实早期联合治疗疗效更好。在这两项研究中，升阶梯治疗组和早期联合治疗组在 2 年时的临床数据无显著差异，但联合治疗组在 2 年

时的放射学进展更慢，虽然差异很小但具有统计学意义，TEAR 试验中该差异是 0.5TSS / 年，BeSt 研究是 1.3/ 年[22]。因此这个问题的核心是放射学进展在一定程度上与临床的相关性，将在本章后面做详细论述。

2. 这项极具权威的研究报告证实三药联合治疗与 MTX-ETAN 联合治疗疗效相当，这让临床医师可以放心的使用传统的治疗方案。一些学者认为，该试验中的四组患者 1 ~ 2 年时的 DAS28 平均值为 3.0 左右，意味着几乎有一半的患者无论采取何种治疗均未能达标（DAS28 < 3.2）。因此，临床上患者通常治疗 6 个月后调整治疗以更好地控制病情，例如在三药联合治疗的患者中加 ETAN 或 MTX-ETAN 联合治疗的者加用 HCQ 和 SSZ。三药联合治疗失败后再用生物制剂治疗或反之将在后面一节中讨论，两者均有机会得到改善。

使用 MTX 后仍处于疾病活动期的患者的治疗

如前文所述，约有30% 处于高疾病活动或存在预后不良因素的患者口服合适剂量的 MTX 可达

低疾病活动，这与前面所述的三个试验的结论一致[8,22,79,89]。如果 MTX 治疗可以改变为 SC 给药和治疗剂量至少达 25 mg/w，将有更多患者的疾病得到控制。约有 50% 的患者未达治疗目标，可能是由于患者或临床医师未加强治疗。有 40% 的患者接受的是不同于单用 MTX 的一些其他治疗。临床上首先面临的问题是患者应该调整为另一种 DMARD 还是在 MTX 基础上联用其他 DMARDs？多项研究包括之前提到的 BeSt 研究显示相比调整为另一种 DMARD，更支持在 MTX 基础上联用传统 DMARDs 或生物制剂[8,22,92]。近期的一项研究很好地回答了开始使用 ETAN 的患者是停用 MTX 还是继续使用 MTX 这个问题，其随机纳入 151 例患者，开始使用 ETAN 时或者停用 MTX，或者继续使用 MTX，结果显示继续使用 MTX 组中有 86% 的患者达 ACR20 改善，而停用 MTX 组仅 64% 达 ACR20 改善，另外继续使用 MTX 组的放射学进展也更慢[92]。

一些研究数据有力地证实了 MTX 联合其他 DMARD 治疗的有效性（这些患者使用 MTX，仍处于疾病活动期），包括联合常用的传统 DMARDs 和生物制剂。图 71-2 列举了目前获得批准的一些治疗方案的盲法临床试验[26,48,77,93-103]。临床医师面临的问题是缺乏在大量患者人群中比较不同治疗方案的有效性。由于大部分临床医生一般不使用安慰剂治疗，所以知道 16 种不同的治疗药物疗效优于安慰剂是没有价值的。

图 71-2 中所示的两个研究比较了不同的治疗方案，在一定程度上提出了一些见解。在 RAIN 的研究中，SSZ 联合 HCQ 优于在 MTX 基础上加用其中任何一种[96]。在 Schiff 等的研究中[102]，阿巴西普疗效远优于英夫利昔单抗，但该结果无统计学差异。一些人对该研究结果持怀疑态度，因为其使用的是低剂量、固定剂量的英夫利昔单抗 [3 mg/（kg·8w）]，由于是关于疗效的比较，所以这种怀疑态度是公正的。但重要的是，即使是使用低剂量的英夫利昔单抗，其发生严重感染和机会感染的比例仍高于阿巴西普组。最近一项针对未接受 MTX 治疗的患者的研究表明在短期疗效方面，托珠单抗优于阿达木单抗，但由于大多数患者服用 MTX，因此其只在有限的人群中进行研究[103]。最近的几项研究进一步揭示了尽管使用 MTX 治疗但仍处于疾病活动期的患者，将在本章后面一节中进行讨论。

目前临床医师面临的关键性问题是在 MTX 基础上联用传统治疗，还是直接联用生物制剂或托法替布。与现存的治疗相比，对使用 MTX 治疗仍处于疾病活动期患者的研究要少得多。在使用 MTX 后仍处于疾病活动期的患者中进行的开放性研究（SWEFOT），比较 MTX 联用 SSZ、HCQ（三药联合）和 MTX 联用英夫利昔单抗的疗效[89]，6 个月时三药联合组 25% 的患者达 EULAR 缓解，MTX 联合英夫利昔单抗组有 26% 的患者达 EULAR 缓解；1 年时生物制剂组疗效更好（三药联合组为 26%，MTX 联合英夫利昔单抗组为 39%）；但这种差别在 2 年时不再明显[104]。重要的是 2 年时的数据表明，使用生物制剂并没有改善患者致残率[105-106]。

RACAT 试验

RACAT（Rheumatoid Arthritis: Comparison of Active Therapies Trial）[107] 是一项双盲、随机、对照、非劣试验，回答了"使用 MTX 治疗后仍处于疾病活动性期的 RA 患者，是否应在生物制剂前使用传统 DMARDs 联合治疗"这个问题。RACAT 是一项多国试验，由退伍军人管理局、加拿大卫生研究所和国家卫生研究所资助，共纳入 353 名服用 MTX 19.6 mg/w 仍处于疾病活动期的 RA 患者，比较了使用 MTX 时首先联合 SSZ 和 HCQ 与使用 MTX 时首先联用生物制剂（ETAN）（图 71-10），在保持盲态的同时，如果在 24 周没有达到临床意义的改善，两组患者都会调整为接受其他治疗，主要终点是 DAS 28 在 48 周时的改善（ΔDAS 28）。

首先加用传统 DMARDs 的疗效并不弱于加用 ETAN（图 71-10A），而且从三药联合调整为 ETAN（27%）与从 ETAN 调整为三药联合的概率是相同的（图 71-10B）。如果观察点是 24 周时，ACR20 改善（24% vs. 25%）而不是临床意义上的改善（ΔDAS 28 > 1.2），这种调整概率几乎是相同的。此外，两组在放射学改变方面也无显著性差异（$P=0.43$），三药联合组改良的 Sharp 评分增加 0.54，ETAN 组增加 0.29，两组放射累积概率曲线完全叠加。图 71-10B 还显示了两组在临床上都得到了明显的改善（$P=0.001$），而且改善程度是相似的。

在 RACAT 试验中，三药联合组有更多的患者出现胃肠道不良反应（30% vs. 22%；$P=0.01$），

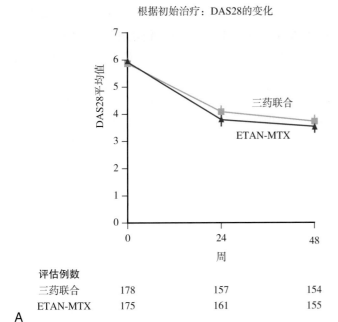

根据初始治疗：DAS28的变化

评估例数			
三药联合	178	157	154
ETAN-MTX	175	161	155

A

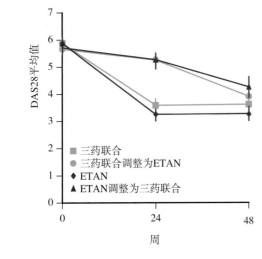

根据初始治疗和后续治疗：DAS28的变化

B

图 71-10 **A**. 类风湿关节炎的主要终点：RACAT 试验[107]；**B**. RACAT 分为治疗调整组与非调整组。DAS28，疾病活动评分（28 个关节）

而 ETAN 组更多的患者出现感染（37% vs. 25%，*P*=0.02），ETAN 组严重感染者有 12 例，三药联合组有 4 例。

RACAT 试验的结论

1. 在 MTX 基础上首先联合 SSZ 和 HCQ（三药联合）在临床或放射学进展中的疗效并不弱于在 MTX 基础上联合 ETAN。

2. 接受三药联合治疗仍处于疾病活动期的患者调整为 MTX 联合 ETAN 以及接受 MTX 联合 ETAN 治疗仍处于疾病活动期的患者调整为三药联合，均可获得额外的益处。

3. 三药联合组胃肠道不良反应更常见，而 ETAN 更容易出现感染。

之前提到的 TEAR 试验[79-80] 采用双盲、间接的方式，解决了是首先联合传统药物还是首先联合生物制剂这一问题。该研究主要观察初始治疗，有半数患者初始接受 MTX 单药治疗，但有 72% 患者或者说是 271 例患者未达到 DAS28 缓解（DAS28 ≤ 3.2），最终以盲法的方式联用 ETAN 或者联用 HCQ/SSZ（三药联合），所以该研究与我们现在讨论的这个问题也是相关的。如图 71-8 所示，这两组患者升阶梯治疗 12 周后结果相同，并且在 102 周研究结束时仍然如此，而且两组的放射学进展也无显著差异（进展均值 1.7vs.1.1；*P*=0.57）。

越来越多的患者要求风湿病医生提供有价值的治疗，这一要求迫使我们不仅要考虑临床治疗效果，还需要考虑经济花费和关怀。与三药联合相比，Swefot 试验的长期随访并没有显示出生物制剂的益处，而且三药联合组患者工作时间丢失的更少。在国际风湿学术会议上报道了对 Swefot 试验[108]、TEAR[109] 和 RACAT[110] 经济分析的结果，除 MTX 费用处，但疾病活动期的患者选择生物制剂而不是三药联合，每获得 1 个质量生命年，费用增加 100 万 ~ 200 万美元。

在出现更有说服力的数据之前，允许临床医生根据多种有效治疗方案的不同作用机制为每个患者选择最佳治疗（表 71-2），上述试验结果表明应尝试传统联合治疗。当传统联合治疗不能帮助患者达到治疗目标时，TNF 抑制剂可以提供额外的益处[107]。除非有其他数据可以参考，在需要使用生物制剂时，大多数临床医师都倾向于首选 TNF 抑制剂治疗单用 MTX 疗效欠佳的患者。

"难治性" RA 患者或尽管使用 TNF 抑制剂仍处于疾病活动期的 RA 患者的治疗

尽管传统的 DMARD 联合治疗和 TNF 抑制剂有效，但仍有一部分患者持续处于"不可接受"的疾病活动水平，这部分患者大概占 10% ~ 40%。"难治性"和"不可接受"的疾病活动尚缺乏统一的定义。

与那些没有接受治疗或单用MTX的患者相比，临床医师希望"难治性"RA患者在调整治疗前具有更高的疾病活动度，这一点是清楚的也是恰当的。虽然需要明确的数据，但由于当前毒副作用和治疗费用日益受到重视，故这种做法必须谨慎。

随着患者的不断增加，我们希望能更快地控制病情，更早地使用生物制剂，这样跟以前相比患者则更早地被标上"难治性"的标签。当我们面临"难治性"RA患者时，需要逐一仔细检查之前失败的治疗。RA患者常用的治疗方法是初始接受低剂量MTX（≤15 mg，口服）治疗3个月，然后开始使用TNF抑制剂（联用或不联用MTX），如果几个月后疾病仍处于活动期，则被认为是"难治性"的。评估MTX是否足量是非常重要的（见前面的讨论和第61章），除非存在禁忌证，大多数患者MTX应加量至25 mg/w，并且考虑皮下注射。研究显示三药联合与MTX-ETAN一样有效[79,107]，因此在使用生物制剂之前应该考虑联合治疗，三药联合可以为使用MTX-ETAN失败的患者提供益处[107]。

对于那些真正难治的RA患者，与之前提到的尽管使用MTX仍处于疾病活动期的患者一样，我们迫切需要一些标志物或因子来预测众多的治疗方法中哪种最好。目前已有数据证实针对不同的患者有多种可供选择的治疗方案，包括调整为另一种TNF抑制剂[111-114]，或使用利妥昔单抗[115]、阿巴西普[116]、托珠单抗[117]或托法替布[118]。但是指导如何选择治疗方案的数据还很有限（稍后论述），所以在出现一些有用的标志物或因子前大部分情况下我们靠经验做出选择（图71-3）。

TNF抑制剂已经问世多年。许多临床医师因为TNF抑制剂的有效性和自己的习惯，常常在选择具有不同作用机制的生物制剂前试图使用另一种TNF抑制剂或托法替布。这在许多观察性的研究和一项随机对照试验（RCT）中得到证实[111-114]。这些观察性的研究具有一致的观点，即如果一种TNF抑制剂因为毒副作用或无效停用时，可以选择另一种有效的TNF抑制剂[危险比（HR），2.7；置信区间（CI），2.1～3.4]。与药物的有效性不同，在观察性研究中提到的停药率可以反映很多情况包括在研究同一时间使用的其他一些治疗方法。在2007年发表的研究中，戈利木单抗、赛妥珠单抗、托珠单抗和托法替布不作为选择。

一项随机试验证实了调整为另一种TNF抑制剂的有效性[114]，在至少一种TNF抑制剂治疗失败的RA患者中使用戈利木单抗，其有效率达43%，而安慰剂组有效率仅17%。另一点需要特别说明的是，患者体内可能产生抗药抗体。近年来，已有文献报道关于使用阿达木单抗后体内产生抗药抗体，使用该药治疗3年后，有28%的患者产生抗药抗体，导致治疗再次失败，其中67%的患者在治疗6个月时就产生了抗药抗体[119]。抗药抗体的产生与疗效欠佳有相关性（HR，3.0；CI，1.6～5.5），这部分患者很难达到临床缓解（HR，7.1；CI，2.1～23.4）。重要的是，有38%的患者因为抗药抗体产生而导致疗效不佳，这其中有14%的患者在疗效不佳时并没有中断治疗（$P=0.001$）。最近另外一项值得关注的研究发现，抗阿达木单抗抗体的产生与血栓事件有相关性（HR，7.6；CI，1.3～45.1；$P=0.25$[120]）。这个发现促使我们不仅要监测阿达木单抗抗药抗体的产生，而且需要监测其他生物制剂抗药抗体的产生，这对于预测疗效、预防血栓事件等毒副作用将非常重要。

临床医师一旦决定使用具有不同作用机制的生物制剂，将面临三种选择（未来选择会越来越多）：利妥昔单抗、阿巴西普和托珠单抗，目前还缺乏数据来证明它们的不同之处。基于一些文献的报道，ACPA和RF阳性的患者使用利妥昔单抗疗效优于ACPA和RF阴性的患者[121-122]，因此大部分临床医师在抗体阴性的患者中选择使用阿达木单抗或托珠单抗。多项随机试验证实了三种不同作用机制的生物制剂的有效性[115-117]。这些研究在设计和结果干预上是相似的。接受MTX治疗的患者或不能耐受至少一种TNF抑制剂而停药的患者随机接受干预+MTX或MTX+安慰剂治疗。三个试验中达ACR20改善的比例为利妥昔单抗组51%对安慰剂组18%[115]，阿达木单抗组50%对安慰剂组20%[116]，托珠单抗组50%对安慰剂组10%[117]。但是，这些研究结果在药物治疗组与发病早期就使用生物制剂的患者的比较中还有待进一步验证。基于这三项临床试验都具有50%的有效率，在出现能进一步预测疗效的因素或对照试验前我们的选择还很少。有限的试验比较了生物制剂之间的相互作用，但这些试验并不是在那些未对TNF抑制剂产生反应的患者身上进行的。在服用MTX和基线时使用MTX的活动期RA患者中，阿巴西普与英利昔单抗疗效相似，严重感染发生率较低[102]。在一项头对头的研究中，证明阿巴西普与英夫利昔单抗疗效相似[123]。在一项单药试验（ADACTA）中证明托珠单抗疗效优于阿达木单抗[124]，该试验针对的是不能使用 MTX 的患者。利妥昔单抗至少在 6 ~ 12 个月时大幅降低 B 细胞数量，所以人们更关注利妥昔单抗之后的另一种生物制剂的治疗。从观察性研究中得出的有限数据尚不能证实日益增加的药物的毒副作用[125]。

托法替布和其他 JAK 抑制剂的潜力

目前只有有限的数据证明托法替布的疗效（第 65 章详细讨论托法替布和其他 JAK 抑制剂）。托法替布治疗有效，但由于花费和毒性问题使其在治疗中的地位有待进一步证实。使用 MTX 仍处于活动期的患者[103] 和对 TNF 抑制剂无效的患者[118] 在疾病早期加用托法替布都可取得好的疗效[126]。一项研究显示托法替布的疗效与阿达木单抗相似[127]，但还需其他研究对托法替布和其他 JAK 抑制剂与生物制剂及传统药物联合治疗进行比较。

缓解期 RA 患者的 DMARDs 治疗

如何管理缓解期的 RA 患者，缓解期如何治疗已经成为一个重要问题。目前对于缓解期的患者，临床医师常常采用 DMARDs 逐渐减药的方法。最近 ACR 专家组提出了这个问题的重要性，并且认为在将来的研究中应该优先考虑这个问题[128]。先暂时不考虑确定"缓解期"的困难性，在临床工作中，通过放射学证据或使用先进的影像学技术，临床医师已经发现越来越多的处于"缓解期"或低疾病活动状态的患者，这些患者如何减药？什么时候减药？都是非常重要的问题。

不幸的是有关这方面的数据很少。目前我们还没有实验研究、炎症参数、细胞因子资料来预测哪些患者可以安全减药。研究显示如果中断使用 DMARDs，疾病复发率将高的令人无法接受[22,129]。有报道显示血清阴性[130-131]，多普勒超声未检测到滑膜炎而不是 MRI 未检测到滑膜炎[132]，可以有效预测减药。考虑到毒副作用，所有患者最有可能优先减药的是糖皮质激素和 NSAIDs。许多研究证实[8,22,39]，随着 DMARDs 的使用，糖皮质激素可以逐渐减药。最好

的例子是 BeSt 研究，三组（开始都使用大剂量的泼尼松）中有 92% 的患者在 2 年时停用泼尼松[22]，但只有在 DAS28 ≤ 2.4（低疾病活动度）时，泼尼松才能逐渐减药。

患者疾病处于缓解期停用糖皮质激素，仅在需要时使用 NSAIDs，接下来如何减药是非常困难的。一种常见的情况是患者联用 MTX 和 TNF 抑制剂，由于考虑长期的费用和药物毒副作用，应尽可能将 TNF 抑制剂减至最低剂量。在临床工作中，这部分患者多数是一开始就使用联合治疗或是在 MTX 短期治疗后加用 TNF 抑制剂，这些患者与 TEAR 试验中开始就联合 MTX-ETAN 的患者是相同[79]。我们推测约 30% 的患者不需要使用 ETAN，单用 MTX 就可以很好地控制病情，正如有 28% 开始使用 MTX 的患者不需要升阶梯治疗，这部分患者不仅在 2 年时表现出最低的 DAS28 值（平均 2.7），而且放射学进展也非常慢[79-80]，但是除了我们讨论的这些血清阴性的患者[130-131]，我们还不能预测哪些患者可单用 MTX。

患者如果使用生物制剂 6 个月至 1 年，疾病持续处于缓解期，就可以慎重地减少药物剂量或延长使用的间隔时间[129-131]。尽管大多数生物制剂（包括皮下注射）在各种情况下的使用剂量相同，但从以前的试验中可以看出低剂量跟常规剂量一样有效。例如 ERA 试验，比较了 ETAN 10 mg 每周 2 次给药与 25 mg 每周 2 次给药[133]，通过 ACR20 衡量疗效，结果显示高剂量疗效稍好，但低剂量疗效几乎接近于足量使用的疗效，而且两组放射学进展都较慢。因此，对部分患者尤其是疾病处于缓解期的患者可能存在用药过度的现象。我们和其他一些人的经验认为，缓慢减量和逐渐延长皮下注射的间隔时间都可以。临床上缓解期患者每 2 ~ 4 周使用 50 mg ETAN 或每 3 ~ 6 周使用阿达木单抗是很常见的。但是，最近一项研究发现逐渐减药是不可行的[129]，在该试验中，接受 MTX 和 ETAN 治疗处于缓解期的患者被随机分为：将 ETAN 减量至到每周 25 mg，单独服用 MTX（即停止使用 ETAN），或者不使用任何治疗。如预期的一样，继续接受 ETAN 治疗的患者疗效最佳，而没有任何治疗的一组疗效最差。然而不幸的是，即使接受 ETAN 治疗，仍有 57% 的患者在 1 年时疾病不再处于缓解期。

缓解期患者如何使用 DMARDs 非常关键，筛选

生物学标志物的临床试验可以回答这个问题，并且有助于发现哪种治疗方案可以达到最好的疗效。US 和 MRI（之后讨论）能够在临床症状不明显时发现滑膜炎的程度。US 可以预测处于临床缓解期接受稳定治疗的患者哪些最有可能发生病情反复[134-135]，其提示的滑膜炎也可以预测哪些患者在药物减量时更容易出现病情反复。尽管 US 提示有滑膜炎的这部分患者更容易病情反复，但这种差异的临床意义值得怀疑[132]。更重要的是，US 还没有被广泛使用，这就限制了它的实际应用。很明显，对于临床上能够区分哪些患者可以成功减药的方法有重要，但尚需进一步的研究。

生物制剂联合使用

目前 RA 治疗取得了巨大的进步，传统 DMARDs 联合以及传统 DMARDs（尤其是 MTX）和生物制剂的联合在治疗中发挥了重要作用。但迄今为止生物制剂联合在治疗中的研究并未取得成功。研究证明，ETAN 和阿那白滞素联合使用与单用 ETAN 组对比，ACR50 并无明显改善（ETAN 组和联合组 ACR50 改善分别为 41% 和 31%），而且联合组发生严重感染的概率增加（7.4% vs. 0%[136]）。同样，使用 ETAN 仍处于疾病活动期的 RA 患者，随机联合阿巴西普或安慰剂，结果显示在 ACR20 改善方面无统计学差异（联合组和安慰剂组 ACR20 改善分别为 48% 和 31%；P=0.07），但是联合组发生严重不良事件（17% vs. 3%）和严重感染的危险增加（4% vs. 0%）[137]。近年一项规模较小的临床试验纳入使用 MTX 联合 ETAN 或 MTX 联合阿达木单抗仍处于疾病活动期的 RA 患者，随机加用利妥昔单抗或安慰剂，结果显示 ACR20 得到了适度改善（30% vs. 17%），但联合组严重不良事件包括感染的发生率明显增加[138]。

尽管生物制剂联合治疗早期 RA 患者的研究结果不尽如人意，但对于一些晚期患者，生物制剂联联合治疗是可能的。我们迫切需要一些方法来监测治疗措施对免疫系统抑制的程度—对 TNF、IL-1、IL-6 的调节[139]。当前，我们可能对一些患者不恰当的治疗，导致疾病不能得到有效控制，毒副作用不能降到最低。如果有更好的免疫系统监测技术，我们就能更恰当地使用生物制剂，更安全有效地联合生物制剂来提高疗效。

放射学进展的解释和其他影像学技术的使用

放射学进展具有哪些临床意义？什么程度的放射学进展是有意义的？这期间需要经历多长时间？是关节侵蚀重要还是关节间隙狭窄重要？如果 US 或 MRI 在 RA 诊断中起重要作用，那么是何作用？

在临床试验中，RA 治疗是通过临床参数（ACR20、DAS 等）和放射学进展（TSS 或 SHS）来评估的。但仍有许多方面存在疑问，因为临床和放射学进展常常是不平行的。其中最有代表性的例子是随机对照的 PREMIER 试验，在单药治疗组，单用 MTX 疗效显著优于单用阿达木单抗，而单用阿达木单抗在影像学进展方面却优于单用 MTX（图 71-11[78]）。那么哪种治疗方案更好？一些人会认为这个问题是毫无意义的，因为两药联合使用疗效优于任何一种药物单独使用。然而，这种想法忽略了如何平衡放射学进展和临床参数，因为患者不会来医院抱怨放射学进展快或要求阻止放射学进展，那么如何使患者更关心放射学进展？

一些数据将总的 Sharp 评分（TSS）或者与之相似的总的健康评估问卷调查进展（VHS）与 HAQs（RA 身体机能的金标准）的变化相联系。这些数据认为 TSS 变化 1 相当于 HAQ 变化约 0.01[140]。而临床上我们普遍接受 HAQ 变化 0.22，所以要求 TSS 变化 22，才能达到与临床相关的放射学变化。在一些比较不同治疗方案的临床试验中看不到如此大的变化。因此，尽管许多随机对照研究显示放射学进展具有统计学差异，但很少有研究证实在治疗 1 ～ 2 年内具有显著的临床差异。另外，近期研究认为关节间隙狭窄与病情进展有关，而关节侵蚀与之无关[141-142]，所以我们不太关注 TSS，而更加关注关节间隙的狭窄。另一个关键问题是我们什么时候考虑放射学进展？如果一项研究证实 A 治疗比 B 治疗 TSS 每年变化少 2，在接下来的 11 年时间都采取相同的治疗方案，那么采用 A 治疗的患者具有明显的临床疗效，与 B 治疗的患者相比 HAQ 少 0.22。这就是在试验中观察到一种治疗优于另一种治疗的差异所在。这样的推断存在两个问题：

1. 在临床试验中患者随机接受一种治疗，无论疗效如何都继续该治疗。而在实际临床工作中，如果患者疗效不好，则需要调整治疗。

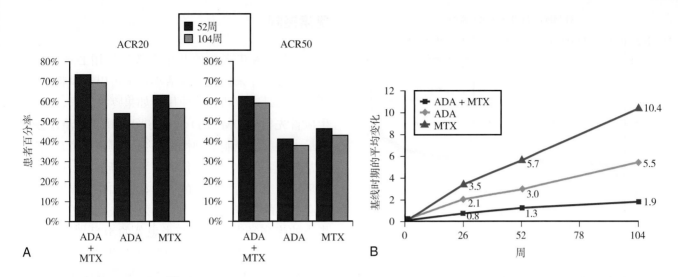

图 71-11　PREMIER 试验结果 [78] **A**．达 ACR20、ACR50 改善。**B**．放射学进展。ADA，阿达木单抗；MTX，甲氨蝶呤（Modified from Breedveld FC, Weisman MH, Kavanaugh AF, et al: A multicenter, randomized, double-blind clinical trial of combination therapy with adalimumab plus methotrexate versus methotrexate alone or adalimumab alone in patients with early, aggressive rheumatoid arthritis who had not had previous methotrexate treatment, Arthritis Rheum 54:26-37, 2006.）

PREMIER 试验 [78] 是一个很好的例子，患者接受分配的治疗方案长达 2 年（图 71-11B），许多患者未取得最佳临床疗效，如果在实际临床工作中患者疗效不佳则会调整治疗方案。在任何一个随机对照研究中，患者不会一直处于试验中直到出现预测的放射学进展，在患者取得最大临床疗效后都会调整治疗方案，因此放射学进展与临床是不平行的。在 PREMIER 试验中，治疗 6 个月时应达最大疗效，如果在 6 个月后仍然没有达标（至少低疾病活动）的患者放射学进展与临床不相平行。

2．与之类似，推测 TSS 每年变化 2 一直到 11 年时，如果所有患者均取得好的临床疗效，则 TSS 与治疗是相关的。如果患者在 TSS 每年进展 2 之前未取得好的临床疗效时调整治疗方案则 TSS 与临床具有相关性。

放射学进展一直困扰临床医师的另一个原因是，在临床试验之外几乎没有患者进行过正规的放射学进展的评估；在许多国家即使有也只是很少数的患者进行过正规的放射学 Sharp 评分。就此而言，许多 RA 患者并没有每年进行常规放射学检查，因为这会增加医疗费用。临床上确实存在这种情况，对于疗效欠佳的患者不论放射学结果如何他们都需要调整治疗方

案，那些不愿或者没有能力调整治疗方案的患者同样如此。对于达到临床疗效但仍有放射学进展的少数患者，我们希望能够发现预测一系列放射学进展的重要信息。

有时临床试验中的放射学信息存在疑问。在大多数情况下，比较 A 治疗与 B 治疗 TSS 进展平均分值，统计分析得出 A 治疗优于 B 治疗，这是因为 A 治疗的 TSS 进展更少。观察放射学结果的一种更好的方法是放射学变化的累积概率图，如图 71-12 研究接受 ETAN 和 MTX 治疗患者的放射学结果的 TEMPO 试验 [83-84] 和图 71-9 的 TEAR 试验 [79]。通过这种方法，我们可以很容易发现少数患者（在 TEMPO 试验中 15% ~ 20%，在其他试验中可能更少）存在放射学进展。在 TEAR 试验中，四个组的累积概率图大致相同。既然如此，那么目前的主要问题是哪部分患者存在放射学进展，我们如何发现这部分患者，如何采用不同的治疗方案使这些患者获得好的临床疗效，而且对 80% ~ 95% 的患者不增加额外的风险和花费。近年来，Aletaha 等 [141] 对关节侵蚀和临床的相关性产生质疑，他们认为关节间隙狭窄与临床进展更具有相关性。我们若想更进一步的研究放射学进展与临床相关性，就必须考虑到这一点。

影像学技术在 RA 评估方面处于什么地位？　US

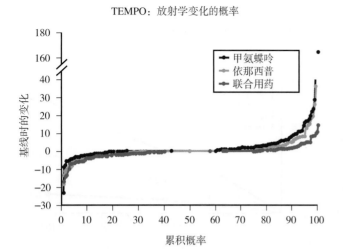

图 71-12 来自于 TEMPO[72-73] 的放射学进展的概率

和 MRI 是评估早期关节侵蚀和检测滑膜炎非常重要的技术手段。正如前文提到的，这些技术敏感性高，其潜在用途是检测处于临床缓解期的患者是否存在滑膜炎[134]。在进一步的研究结果出现之前，这些技术仍是研究 RA 患者治疗的工具。

辅助治疗

患者教育

　　RA 是一种终生性疾病，良好的病患教育具有重要意义，有资料表明病患者教育可以带来更好的治疗效果[143]。通过关节炎自我管理计划（arthritis selfmanagement program，ASMP）可以减轻患者的疼痛，减少患者就诊次数，节省费用[144-145]。RA 等慢性疾病会影响整个家庭，所以配偶参与患者的疾病教育将更为有益[146]，能显著改善无助、自我价值低、疼痛等[116]。但是重要因素是 RA 发病率和死亡率与患者的教育水平呈负相关，该结果不能用年龄、病程、受累关节数、功能指标或药物治疗来解释[148]。

　　患者在慢性病的管理中发挥积极作用显然是非常重要的，患者越了解自己的疾病和治疗方案，越有利于病情改善。患者和医生共同合作来控制这种终身性疾病，对病情改善和医患双方都是一个重要的因素。医患双方合作越密切，患者因挫败感而转向一些昂贵且弊大于利的替代治疗的可能性就越小。

疼痛控制

　　如果 RA 患者能够及早有效地使用 DMARDs 以及升阶梯治疗来控制疾病活动，就可以减少特殊止痛药物尤其是麻醉药物的使用。如果疼痛明显，临床医生应首先检查 DMARD 治疗方案，并调整治疗方案，在最大程度上控制活动性滑膜炎。但是患者在疾病后期常常因实质性关节损伤而需要缓解疼痛。疼痛是影响理疗及康复治疗疗效的因素，正如在由国家咨询委员会举办的关节炎、肌肉骨骼及皮肤疾病的研讨会上指出的疼痛经常滞后关节炎患者的治疗[149]。疼痛除了限制机体功能外，还是导致抑郁的主要原因。在早期 RA 或未分化关节炎患者中，为使治疗最佳化，必须控制疼痛，而且不能影响患者的精神状态或使止痛药物成瘾。以教育、休息、锻炼、病情改善治疗为主的治疗策略是控制关节疼痛的方法，不应单纯依靠麻醉药镇痛。大多数医疗中心均有疼痛科医师为风湿病医师和全科医师（PCPs）提供咨询服务。止痛药在风湿性疾病中的应用在第 67 章详细论述。

休息、锻炼和日常活动

　　风湿病专业人员在教育和治疗关节炎患者时，应强调在休息和锻炼之间寻找最佳平衡点，这作为治疗的一部分，在明确诊断前就可以开展。无论何种原因所致的关节炎，找到这个平衡点，就可以在不加重炎症的情况下，确保患者获得或者保持足够的力量以维持关节功能。

　　理疗和康复疗法在第 38 章中介绍。有急性及严重关节炎症的患者可能需要休息，夹板固定，关节制动，直到抗炎药物尤其是 DMARDs 起效。使用夹板固定时，即使是最痛的关节，也必须每天进行全范围的被动活动来预防屈曲挛缩，尤其是儿童。对于中度的关节炎症，让肌肉在固定的位置收缩进行等长（肌肉休息时的长度）锻炼，可以在不加重关节炎症和疼痛的同时，使肌肉提供足够的张力。最大限度的收缩，保持 6 秒，重复 5～10 次，每天做几次这样的锻炼，可以预防炎症关节周围肌肉的进一步萎缩。

　　业已证明，关节炎病情静止或已获得良好控制的患者，通过可变阻力运动或高强度的力量训练，提高肌肉力量，改善疼痛及疲劳症状。和年轻患者一样，老年 RA 患者也可以从逐步增加的抗阻锻炼中受益。

在一项研究中，老年患者通过精密调节的气阻设备进行锻炼，所有主要肌群的最大肌力增加了 75%，同时并未增加临床疾病活动度[150]。进行持之以恒的锻炼不仅能增加患者的肌肉力量，还有助于提高患者日常生活的能力、提高对病情的总体评分、改善情绪、减轻疼痛[151]。

每一例 RA 患者都应该与康复治疗师（OT）进行一次或多次讨论，以了解怎样在不影响日常必需活动和娱乐活动的同时保护关节功能和形状。核心内容是避免非承重关节承受过大的力量，以及承重关节承受不必要的冲击。加拿大多伦多市关节炎社会服务之家参与了一项前瞻性对照试验，结果显示康复治疗师指导的家庭治疗可以显著改善 RA 患者的关节功能，而这种改善既有统计学意义，也有临床实际意义[152]。

合并症的治疗、风湿科医师与全科医师的合作

全科医师（PCPs）和风湿科医师联合为 RA 患者制订治疗方案，可使患者达到最佳疗效。一方面，越来越复杂的治疗、联合治疗方案以及可能发生的毒副作用使风湿病医师成为参与 RA 治疗决策不可或缺的一分子。有充分证据表明，RA 患者使用 DMARDs 及 DMARDs 联合治疗越多，则越倾向就诊于风湿科医师门诊[153-155]。另一方面，随着对 RA 合并症尤其是心血管疾病的认识，为达到最佳疗效，与全科医师合作是非常必要的[156]。

一些重要的数据表明，接受风湿科医师治疗的 RA 患者，病情可得到更好的改善。一项研究对561 例 RA 患者进行了超过 20 年的随访，在疾病最初 2 年接受风湿科医师治疗的患者较其他未接受风湿科医师治疗的患者病情改善明显[157]。好的疗效与 DMARD 的早期应用有关。此外，有数据显示，与那些间断或偶尔接受风湿病医师治疗的患者相比，持续接受风湿病医师治疗（平均就诊次数 8.6 次 / 年）的患者功能障碍发展速度明显减慢[158]。据此可得出如下结论，功能障碍加重不应成为治疗中断的理由，不规律治疗是残疾进展的原因，即残疾加重并非接受间断治疗的原因，而是其结果。此外，有证据表明与那些只接受全科医生治疗的患者相比，接受专科（风湿科）医师治疗的患者活动能力评分较高。与只接受基

表 71-8 全科医师在 RA 治疗中的作用

监测和及时处理心血管疾病危险因素
监测和治疗 / 预防骨质疏松症 *
认识 RA 药物的毒副作用，正确及时作出处理 *
认识感染的风险，确保当前的免疫状况

* 与风湿科医师合作
RA，类风湿关节炎

本护理相比，同时接受基本护理和专科护理可明显改善患者的关节炎、并发症和总体的健康状况[159]。

在 RA 治疗上，全科医师和风湿病医师一样重要（表 71-8）。近年来，RA 合并症受到高度重视，包括早期动脉粥样硬化、充血性心力衰竭，骨质疏松、骨折和感染。最近心脏病学专家和风湿病学专家共同提出，RA 与糖尿病一样，是心血管疾病发病率和死亡率升高的一个重要危险因素[160]。就这点而言，全科医师必须高度重视 RA 心血管疾病的高危因素，如高血压，尤其是高脂血症。在 RA 患者中，死亡率过高的主要原因是心血管疾病，因此应积极使用他汀类药物，而且他汀类药物可起到辅助抗炎作用，在 RA 动物模型[161]和至少一个人类随机对照试验中[162]证实他汀类药物可缓解疾病活动。此外，还有一些数据表明使用他汀类药物可以延缓 RA 进展[163]。

使用糖皮质激素是 RA 患者出现骨质疏松的危险因素之一，因此全科医师需与风湿病医师制定治疗方案。大多数患者应补充钙剂和足量的维生素 D3。现已证实，双膦酸盐类药物可以防止类固醇引起的骨质疏松症[164]，长期使用类固醇的患者建议使用双膦酸盐类药物，除非有禁忌证（如：如育龄期妇女）。

由于 RA 患者感染风险大，加之疾病本身和治疗方案的特殊性，接种最新的疫苗，包括每年的流感疫苗、每 5 年的肺炎球菌疫苗和适时的带状疱疹疫苗是很关键的[2]。带状疱疹疫苗是一种活病毒疫苗，正在接受生物制剂治疗的患者应该避免接种，接受生物制剂治疗 2 周前可以接种该疫苗。流感疫苗和肺炎球菌疫苗因有安全的免疫反应，正在使用生物制剂的患者可以接种[165]，但正在使用利妥昔单抗的患者除外，因其免疫反应非常严重[166-167]。风湿病医师和全科医师应强烈推荐患者戒烟，除了常见的原因外，还因为心血管疾病和肺部疾病已经在 RA 并发症中占了很大比重，戒烟有可能获得额外的益处，使患者取得更好

的疗效[168]。最后，由于全科医师经常是疾病的首诊医师，因此必须熟悉 RA 常见药物的毒副作用，包括 MTX 引起的肾损害、肺炎，并高度关注所有潜在的感染，包括使用免疫抑制剂的患者的机会感染，特别是使用生物制剂的患者。通常情况下，生存和死亡，好的结果和坏的结果之间的区别是及时发现某种疾病的早期征兆，例如一个简单的蜂窝织炎或肺浸润。

很明显，风湿科医师、全科医师和患者教育三者之间密切合作可获得最佳疗效，此外及时咨询康复理疗师和整形外科医生也很有必要。令人欣慰的是需要关节置换术的 RA 患者数已呈下降趋势，但一些干预措施如及时行髋关节和膝关节置换可以成功地改善患者的活动和生活质量。随着未来卫生保健服务水平的巨大变化，应该确保有正确的团队一直致力于让每一例患者取得最好的疗效，这也将是未来面临的巨大挑战。

研究表明 RA 患者的预后越来越好

RA 患者的预后取得了显著改善，每一例有幸看到 25 年以来发生的变化的风湿科医师都会很欣慰，以前坐轮椅的患者在诊所司空见惯，许多 RA 患者有 C1 半脱位、下肢慢性溃疡、缩窄性心包炎和角膜软化，现在这种情况已经非常少见，我们也希望这种情况不要再出现。尽管临床医师已清楚地看到这一点，但支持这些变化的强有力的数据还需慢慢积累。

最近一项来自奥姆斯特德县的研究显示，1995 年以后确诊为 RA 的患者与 1995 年之前确诊的患者比较，寿命延长了将近 9 年[169]。在奥姆斯特德县，相同的患者，膝关节手术率下降了 46%，手外科手术率下降了 55%[170]。来自美国退伍军人的 35 000 多名 RA 患者的数据显示，2000 年以后，RA 患者关节外表现减少了 30%[171]。来自美国加州 1983—2001 年住院部的数据显示，RA 血管炎或 Felty 综合征脾切除的住院人数分别减少了 33% 和 71%[172]。此外，早期 RA 患者膝关节置换术下降了 10%。早年未发表的多中心研究显示，RA 患者关节置换术可能减少了 50% ~ 80%。来自瑞典和西班牙[173]的数据表明，疾病活动指数和健康评估得分与过去十年相比也明显改善。

研究人员推测，调整治疗方法或方案后观察长期疗效（比如关节置换和死亡率）的时间可能需要长达 20 年的时间，早期一些数据可能反映了 90 年代中期的治疗方案疗效，因此，我们希望这些早期的报告是好消息的前兆，就像一些治疗方案在显示其疗效的 10 年前已经被用于临床一样。

研究方向

前面多次提到目前的主要问题是为获得最佳疗效，我们如何更好地使用 20 种临床上常用的 DMARDs（表 71-2）。这其中首要的问题是迫切需要一些预测指标或参数，指导我们对于不同的患者选用不同的 DMARDs，以及预测使用 DMARDs 可能产生的反应和毒副作用。如之前所述，为不同的患者选择不同的 DMARDs 是非常重要的—包括已经使用 DMARDs 的患者、尽管使用 MTX 疾病仍处于活动期的患者，使用 MTX 疗效欠佳加用 TNF 抑制剂的患者。多项研究表明，血清学状态[174]、人类白细胞抗原 -DRB 1 单倍型[175]以及滑膜组织中的各种成分[176-178]与治疗（尤其是 TNF 抑制剂）具有统计学意义的相关性。然而不幸的是，这些差异均不具有临床意义。由于不同的患者群体需要不同的临床研究，近年来 ACR 专家组强调优先开展临床研究，从而推动 RA 治疗的进展[128]。强烈建议所有的临床研究包括生物制剂在内，都应该寻找预测不同治疗反应的指标。试验重点如下：

- 阐明诱导治疗在疾病早期的可能作用。
- 使用 MTX 和一种 TNF 抑制剂仍处于疾病活动期的患者的治疗。
- 缓解期的降阶梯治疗。
- 使用 MTX 仍处于疾病活动期的患者的治疗。
- 对患者进行分类来提前确定最恰当的治疗方案，以代替目前治疗方案和错误的治疗方案。

除了有关缓解期患者的研究，专家组强调了比较不同治疗方案的必要性。当临床上存在多种治疗方案，但不能为临床医师做重要决策提供有用的信息时，就需要进一步的研究证实药物 X 优于安慰剂。正确比较不同治疗方案的研究很重要，可以为不同类别的 RA 患者提供多种治疗选择。此外，专家组还强调了可以切实反映临床实际的创新实验设计的重要性[128]。研究包括两方面，一是在临床疗效的基础上采用盲法的方式升阶梯治疗或调整治疗方案，另一种是患者在达到最大疗效后，疾病仍持续处于活动期时需调整治疗，而非采用固定不变的治疗。

展望

预测未来是困难的，尤其是预测像 RA 这种变化迅速的疾病。这本书早期版本的作者根本无法预测 RA 的治疗有了如此巨大的进步。尽管已经取得很大的进展，但是 RA 仍然没有治愈的方法，大多数病人仍需要 DMARD 终生治疗，因此还有许多机会取得进一步的进展。正如比尔·盖茨说的："我们总是高估未来 2 年即将发生的变化，而低估未来 10 年即将发生的变化。"到本书第 11 版出版时，将会有许多新型生物制剂和一些新的小分子 DMARDs 引入治疗中，除了有可供选择的更多新的治疗方法外，我们在以下两方面也取得了巨大的进步，一是根据能够预测不同治疗方案不同疗效的指标来分析病情，二是可以监测免疫调节的类型和强度。如果在这些方面取得实质性的进展，即使没有新的治疗方法，也能迅速控制病情。

更为务实地说，RA 治疗已经成为一种昂贵的尝试，随着卫生保健的变化和花费的不断增加，我们需要合适的研究以便花最少的钱获得最佳的疗效。如果没有合适的实验来研究这些昂贵的药物，可能很难证明其疗效。因此，设计实验时需考虑到这一点，以及考虑到直接和间接的花费，适度控制 RA 也是其中的一部分。

从许多研究中可以清楚地看到，在大多数 RA 患者出现典型的临床症状之前，免疫反应是其始动因素 [179-181]。阐明这种过程的研究正在进行中 [182]，而治疗症状出现前的 RA 的研究也为期不远。更进一步地说，针对症状出现前的疾病的研究有希望阐明 RA 的发病机制，如果这样，预防 RA 的最终目标将不会太远。

 本章的参考文献也可以在 ExpertConsult.com 上找到。

主要参考文献

1. Felson DT, Smolen JS, Wells G, et al: American College of Rheumatology/European League Against Rheumatism provisional definition of remission in rheumatoid arthritis for clinical trials. *Arthritis Rheum* 63:573–586, 2011.
2. Singh JA, Furst DE, Bharat A, et al: 2012 update of the 2008 American College of Rheumatology (ACR) recommendations for the use of disease-modifying anti-rheumatic drugs and biologics in the treatment of rheumatoid arthritis (RA). *Arthritis Care Res* 64:625–639, 2012.
3. Singh JA: 2015 update of the 2012 American College of Rheumatology (ACR) recommendations for the use of disease-modifying anti-rheumatic drugs and biologics in the treatment of rheumatoid arthritis (RA). *Arthritis Care Res* 2015. In Press.
4. McInnes IB, O'Dell JR: State-of-the-art: rheumatoid arthritis. *Ann Rheum Dis* 69:1898–1906, 2010.
5. Smolen JS, Landewe R, Breedveld FC, et al: EULAR recommendations for the management of rheumatoid arthritis with synthetic and biological disease-modifying antirheumatic drugs: 2013 update. *Ann Rheum Dis* 73:492–509, 2014.
6. O'Dell J, Haire C, Erikson N, et al: Treatment of rheumatoid arthritis with methotrexate alone, sulfasalazine and hydroxychloroquine, or a combination of all three medications. *N Engl J Med* 334:1287–1291, 1996.
7. Grigor C, Capell H, Stirling A, et al: Effect of a treatment strategy of tight control for rheumatoid arthritis (the TICORA study): a single-blind randomised controlled trial. *Lancet* 364:263–269, 2004.
8. Goekoop-Ruiterman YPM, de Vries-Bouwstra JK, Allaart CF, et al: Clinical and radiographic outcomes of four different treatment strategies in patients with early rheumatoid arthritis (the BeSt study): a randomized, controlled trial. *Arthritis Rheum* 52:3381–3390, 2005.
9. van der Heijde DM, van 't Hof M, van Riel PL, et al: Validity of single variables and indices to measure disease activity in rheumatoid arthritis. *J Rheumatol* 20:538–541, 1993.
11. Smolen JS, Breedveld FC, Schiff MHA, et al: A simplified disease activity index for rheumatoid arthritis for use in clinical practice. *Rheumatology (Oxford)* 42:244–257, 2003.
15. Anderson JK, Zimmerman L, Caplan L, et al: Rheumatoid arthritis disease activity measures: a description and analysis of selected measurement tools. *Arthritis Care Res* 64:640–647, 2012.
16. O'Dell JR, Mikuls TR: To improve outcomes we must define and measure them: toward defining remission in rheumatoid arthritis. *Arthritis Rheum* 63:587–589, 2011.
17. Peluso G, Michelutti A, Bosello S, et al: Clinical and ultrasonographic remission determines different chances of relapse in early and long standing rheumatoid arthritis. *Ann Rheum Dis* 70:172–175, 2011.
18. Saleem B, Brown AK, Keen H, et al: Extended report: should imaging be a component of rheumatoid arthritis remission criteria? A comparison between traditional and modified composite remission scores and imaging assessments. *Ann Rheum Dis* 70:792–798, 2011.
21. Action to Control Cardiovascular Risk in Diabetes Study Group: Effects of intensive glucose lowering in Type 2 diabetes. *N Engl J Med* 358:2545–2559, 2008.
22. Goekoop-Ruiterman YP, de Vries-Bouwstra JK, Allaart CF, et al: Comparison of treatment strategies in early rheumatoid arthritis: a randomized trial. *Ann Intern Med* 146:406–415, 2007.
24. Schipper LG, van Hulst LT, Grol R, et al: Meta-analysis of tight control strategies in rheumatoid arthritis: protocolized treatment has additional value with respect to the clinical outcome. *Rheumatology (Oxford)* 49:2154–2164, 2010.
28. Felson DT, Anderson JJ, Meenan RF: The comparative efficacy and toxicity of second-line drugs in rheumatoid arthritis: results of second-line drugs in rheumatoid arthritis. *Arthritis Rheum* 33:1449, 1990.
31. Hench PS, Kendall EC, Slocumb CH, et al: The effect of a hormone of the adrenal cortex (17-hydroxy-11-dehydrocorticosterone: compound E) and of pituitary adrenocorticotropic hormone on rheumatoid arthritis. *Proc Staff Meet Mayo Clin* 24:181–197, 1949.
32. Joint Committee of the Medical Research Council and Nuffield Foundation on Clinical Trials of Cortisone: ACTH and Other Therapeutic Measures in Chronic Rheumatic Diseases. *Ann Rheum Dis*

18:173, 1959.

34. Kirwan JR, the Arthritis and Rheumatism Council Low-Dose Glucocorticoid Study Group: The effect of glucocorticoids on joint destruction in rheumatoid arthritis. *N Engl J Med* 333:142–146, 1995.

35. Hickling P, Jacoby RK, Kirwan JR, et al: Joint destruction after glucocorticoids are withdrawn in early rheumatoid arthritis. *Br J Rheumatol* 37:930–936, 1998.

36. Boers M, Verhoeven AC, Markusse HM, et al: Randomised comparison of combined step-down prednisolone, methotrexate and sulphasalazine with sulphasalazine alone in early rheumatoid arthritis. *Lancet* 350:309–318, 1997.

39. O'Dell JR, Blakely KW, Mallek JA, et al: Treatment of early seropositive rheumatoid arthritis: a two-year, double-blind comparison of minocycline and hydroxychloroquine. *Arthritis Rheum* 44:2235–2241, 2001.

40. Bartelds GM, Krieckaert CLM, Nurmohamed MT, et al: Development of antidrug antibodies against adalimumab and association with disease activity and treatment failure during long-term follow-up. *JAMA* 305:1460–1468, 2011.

41. McCarty DJ, Harman JG, Grassanovich JL, et al: Combination drug therapy of seropositive rheumatoid arthritis. *J Rheumatol* 22:1636–1645, 1995.

42. Willkens RF, Urowitz MB, Stablein DM, et al: Comparison of azathioprine, methotrexate and the combination of both in the treatment of rheumatoid arthritis. A controlled clinical trial. *Arthritis Rheum* 35:849–856, 1992.

43. Black AJ, McLeod HL, Capell HA: Thiopurine methyltransferase genotype predicts therapy limiting severe toxicity from azathioprine. *Ann Intern Med* 129:716, 1998.

45. Tugwell P, Bombardier C, Gent M, et al: Low-dose cyclosporine versus placebo in patients with rheumatoid arthritis. *Lancet* 335:1051, 1990.

48. Tugwell P, Pincus T, Yocum D, et al: Combination therapy with cyclosporine and methotrexate in severe rheumatoid arthritis. *N Engl J Med* 333:137, 1995.

49. Stein CM, Pincus T, Yocum D, et al: Combination treatment of severe rheumatoid arthritis with cyclosporine and methotrexate for forty-eight weeks: an open-label extension study. The Methotrexate-Cyclosporine Combination Study Group. *Arthritis Rheum* 40:1843–1851, 1997.

50. Palazzi C, D'Amico E, D'Angelo S, et al: An update on the management of hepatitis C virus-related arthritis. *Expert Opin Pharmacother* 15:2039–2045, 2014.

58. Kloppenburg M, Breedveld FC, Terwiel JP, et al: Minocycline in active rheumatoid arthritis: a double-blind, placebo-controlled trial. *Arthritis Rheum* 37:629, 1994.

59. Tilley B, Alarcon G, Heyse S, et al: Minocycline in rheumatoid arthritis: a 48-week, double blind, placebo-controlled trial. *Ann Intern Med* 122:81, 1995.

60. O'Dell JR, Haire CE, Palmer W, et al: Treatment of early rheumatoid arthritis with minocycline or placebo: results of a randomized, double-blind, placebo-controlled trial. *Arthritis Rheum* 40:842, 1997.

61. O'Dell JR, Elliott JR, Mallek JA, et al: Treatment of early seropositive rheumatoid arthritis: doxycycline plus methotrexate versus methotrexate alone. *Arthritis Rheum* 54:621–627, 2006.

62. Fay BT, Whiddon AP, Puumala S, et al: Minocycline-induced hyperpigmentation in rheumatoid arthritis. *J Clin Rheumatol* 14:17–20, 2008.

63. Elkayam O, Levartovsky D, Brautbar C, et al: Clinical and immunological study of 7 patients with minocycline-induced autoimmune phenomena. *Am J Med* 105:484, 1998.

64. Gabriel SE, Jaakkimainen L, Bombardier C: Risk for serious gastrointestinal complications related to use of NSAIDs. A meta-analysis. *Ann Int Med* 115:787, 1991.

67. Graham DJ, Campen D, Hui R, et al: Risk of myocardial infarction and sudden death in patients treated with cyclo-oxygenase 2 selective and non-selective NSAIDs: nested case-control study. *Lancet* 365:475, 2005.

68. Huerta C, Castellsague J, Varas-Lorenzo C, et al: NSAIDs and risk of ARF in the general population. *Am J Kidney Dis* 45:531, 2005.

70. The HERA Study Group: A randomized trial of hydroxychloroquine in early rheumatoid arthritis: the HERA study. *Am J Med* 98:156–168, 1995.

71. Egsmose C, Lund B, Borg G, et al: Patients with rheumatoid arthritis

benefit from early second-line therapy: 5-year follow-up of a prospective double-blind placebo-controlled study. *J Rheumatol* 22:2208–2213, 1995.

73. van Dongen H, van Aken J, Lard LR, et al: Efficacy of methotrexate treatment in patients with probable rheumatoid arthritis. A double-blind, randomized, placebo-controlled trial. *Arthritis Rheum* 56:1424–1432, 2007.

74. Lard LR, Visser H, Speyer I, et al: Early versus delayed treatment in patients with recent-onset rheumatoid arthritis: comparison of two cohorts who received different treatment strategies. *Am J Med* 111:446–451, 2001.

75. Möttönen R, Hannonen P, Leirisalo-Repo M, et al: Comparison of combination therapy with single-drug therapy in early rheumatoid arthritis: a randomized trial. *Lancet* 353:1568–1573, 1999.

77. Lipsky P, van der Heijde DM, St. Clair EW, et al: Infliximab and methotrexate in the treatment of rheumatoid arthritis. *N Engl J Med* 343:1594–1602, 2000.

78. Breedveld FC, Weisman MH, Kavanaugh AF, et al: A multicenter, randomized, double-blind clinical trial of combination therapy with adalimumab plus methotrexate versus methotrexate alone or adalimumab alone in patients with early, aggressive rheumatoid arthritis who had not had previous methotrexate treatment. *Arthritis Rheum* 54:26–37, 2006.

79. Moreland L, O'Dell J, Paulus H, et al: A randomized comparative effectiveness study of oral triple therapy versus etanercept plus methotrexate in early, aggressive rheumatoid arthritis: the TEAR trial. *Arthritis Rheum* 64:2824–2835, 2012.

82. Wasko MCM, Dasgupta A, Hubert H, et al: Propensity-adjusted association of methotrexate with overall survival in rheumatoid arthritis. *Arthritis Rheum* 65:334–342, 2013.

83. Klareskog L, van der Heijde D, de Jager JP, et al: Therapeutic effect of the combination of etanercept and methotrexate compared with each treatment alone in patients with rheumatoid arthritis: double-blind randomised controlled trial. *Lancet* 363:675–681, 2004.

84. van der Heijde D, Klareskog L, Rodriguez-Valverde V, et al: Comparison of etanercept and methotrexate, alone and combined, in the treatment of rheumatoid arthritis: two-year clinical and radiographic results from the TEMPO study, a double-blind, randomized trial. *Arthritis Rheum* 54:1063–1074, 2006.

85. Hoekstra M, Haagsma C, Neef C, et al: Splitting high-dose oral methotrexate improves bioavailability: a pharmacokinetic study in patients with rheumatoid arthritis. *J Rheumatol* 33:481–485, 2006.

86. Pichlmeier U, Heuer K: Subcutaneous administration of methotrexate with a prefilled autoinjector pen results in a higher relative bioavailability. *Clin Exp Rheumatol* 32:563–571, 2014.

87. Harris JA, Bykerk VP, Hitchon CA, et al: Determining best practices in early rheumatoid arthritis by comparing differences in treatment at sites in the Canadian early arthritis cohort. *J Rheumatol* 40:1823–1830, 2013.

89. van Vollenhoven RF, Ernestam S, Geborek P, et al: Addition of infliximab compared with addition of sulfasalazine and hydroxychloroquine to methotrexate in patients with early rheumatoid arthritis (Swefot trial): 1-year results of a randomised trial. *Lancet* 374:459–466, 2009.

90. Kremer J, Genovese MC, Cannon GW, et al: Concomitant leflunomide therapy in patients with active rheumatoid arthritis despite stable doses of methotrexate. A randomized, double-blind, placebo-controlled trial. *Ann Intern Med* 137:726–733, 2002.

91. Klarenbeek NB, van der Kooij SM, Güler-Yüksel M, et al: Discontinuing treatment in patients with rheumatoid arthritis in sustained clinical remission: exploratory analyses from the BeSt study. *Ann Rheum Dis* 70:315–319, 2011.

92. Kameda H, Ueki Y, Saito K, et al: Etanercept (ETN) with methotrexate (MTX) is better than ETN monotherapy in patients with active rheumatoid arthritis despite MTX therapy: a randomized trial. *Mod Rheumatol* 20:531–538, 2010.

93. Weinblatt ME, Kremer JM, Bankhurst AD, et al: A trial of Etanercept, a recombinant tumor necrosis factor receptor: Fc fusion protein, in patients with rheumatoid arthritis receiving methotrexate. *N Engl J Med* 340:253–259, 1999.

94. Cohen S, Hurd E, Cush J, et al: Treatment of rheumatoid arthritis with anakinra, a recombinant human interleukin-1 receptor antagonist, in combination with methotrexate. *Arthritis Rheum* 46:614–624, 2002.

95. Weinblatt ME, Keystone EC, Furst DE, et al: Adalimumab, a fully human anti-tumor necrosis factor alpha monoclonal antibody, for the treatment of rheumatoid arthritis in patients taking concomitant methotrexate: the ARMADA trial. *Arthritis Rheum* 48:35–45, 2003.

96. O'Dell J, Leff R, Paulsen G, et al: Treatment of rheumatoid arthritis with methotrexate and hydroxychloroquine, methotrexate and sulfasalazine, or a combination of the three medications: results of a two-year, randomized, double-blind, placebo-controlled trial. *Arthritis Rheum* 46:1164–1170, 2002.

97. Kremer JM, Genant HK, Moreland LW, et al: Effects of abatacept in patients with methotrexate-resistant active rheumatoid arthritis. *Ann Intern Med* 144:865–876, 2006.

98. Emery P, Fleischmann R, Filipowicz-Sosnowska A, et al: The efficacy and safety of rituximab in patients with active rheumatoid arthritis despite methotrexate treatment: results of a phase IIB randomized, double-blind, placebo-controlled, dose-ranging trial. *Arthritis Rheum* 54:1390–1400, 2006.

99. Kay J, Matteson EL, Dasgupta B, et al: Golimumab in patients with active rheumatoid arthritis despite treatment with methotrexate: a randomized, double-blind, placebo-controlled, dose-ranging study. *Arthritis Rheum* 58:964–975, 2008.

100. Genovese MC, McKay JD, Nasonov EL, et al: Interleukin-6 receptor inhibition with tocilizumab reduces disease activity in rheumatoid arthritis with inadequate response to disease-modifying antirheumatic drugs: the tocilizumab in combination with traditional disease-modifying antirheumatic drug therapy study. *Arthritis Rheum* 58:2968–2980, 2008.

101. Keystone E, Heijde D, Mason D Jr, et al: Certolizumab pegol plus methotrexate is significantly more effective than placebo plus methotrexate in active rheumatoid arthritis: findings of a fifty-two-week, phase III, multicenter, randomized, double-blind, placebo-controlled, parallel-group study. *Arthritis Rheum* 58:3319–3329, 2008.

102. Schiff M, Keiserman M, Codding C, et al: Efficacy and safety of abatacept or infliximab vs placebo in ATTEST: a phase III, multicentre, randomized, double-blind, placebo-controlled study in patients with rheumatoid arthritis and an inadequate response to methotrexate. *Ann Rheum Dis* 67:1096–1103, 2008.

103. Kremer JM, Cohen S, Wilkinson BE, et al: A phase IIb dose-ranging study of the oral JAK inhibitor tofacitinib (CP-690,550) versus placebo in combination with background methotrexate in patients with active rheumatoid arthritis and an inadequate response to methotrexate alone. *Arthritis Rheum* 64:970–981, 2012.

104. van Vollenhoven RF, Geborek P, Forslind K, et al: Conventional combination treatment versus biological treatment in methotrexate-refractory early rheumatoid arthritis: 2 year follow-up of the randomised, non-blinded, parallel-group Swefot trial. *Lancet* 379:1712–1720, 2012.

105. Eriksson JK, Neovius M, Bratt J, et al: Biological vs. conventional combination treatment and work loss in early RA: a randomized trial. *JAMA Intern Med* 173:1407–1414, 2013.

106. Karlsson JA, Neovius M, Nilsson JA, et al: Addition of infliximab compared with addition of sulfasalazine and hydroxychloroquine to methotrexate in early rheumatoid arthritis: 2-year quality-of-life results of the randomised, controlled SWEFOT trial. *Ann Rheum Dis* 72:1927–1933, 2013.

107. O'Dell JR, Mikuls TR, Taylor TT, et al: Comparison of therapies for active rheumatoid arthritis despite methotrexate. *N Engl J Med* 369:307–318, 2013.

108. Eriksson JK, Karlsson JA, Bratt J, et al: Cost-effectiveness of infliximab versus conventional combination treatment in methotrexate-refractory early rheumatoid arthritis: 2-year results of the register-enriched randomised controlled SWEFOT trial. *Ann Rheum Dis* 74:1094–1101, 2015.

111. Hyrich KL, Lunt M, Watson KD, et al: Outcomes after switching from one anti-tumor necrosis factor alpha agent to a second anti-tumor necrosis factor alpha agent in patients with rheumatoid arthritis: results from a large UK national cohort study. *Arthritis Rheum* 56:13–20, 2007.

114. Smolen JS, Kay J, Doyle MK, et al: Golimumab in patients with active rheumatoid arthritis after treatment with tumour necrosis factor alpha inhibitors (GO-AFTER study): a multicentre, randomised, double-blind, placebo-controlled, phase III trial. *Lancet* 374:210–221, 2009.

115. Cohen S, Emery P, Greenwald M, et al: Rituximab for rheumatoid arthritis refractory to anti-tumor necrosis factor therapy. *Arthritis Rheum* 54:2793–2806, 2006.

116. Genovese MC, Becker JC, Schiff M, et al: Abatacept for rheumatoid arthritis refractory to tumor necrosis factor alpha inhibition. *N Engl J Med* 15:1114–1123, 2005.

117. Emery P, Keystone E, Tony HP, et al: IL-6 receptor inhibition with tocilizumab improves treatment outcomes in patients with rheumatoid arthritis refractory to anti-tumour necrosis factor biologicals: results from a 24-week multicentre randomised placebo-controlled trial. *Ann Rheum Dis* 67:1516–1523, 2008.

119. Bartelds GM, Krieckaert CLM, Nurmohamed MT, et al: Development of antidrug antibodies against adalimumab and association with disease activity and treatment failure during long-term follow-up. *JAMA* 305:1460–1468, 2011.

123. Weinblatt ME, Schiff M, Valente R, et al: Head-to-head comparison of SC abatacept vs. adalimumab for RA. *Arthritis Rheum* 65:28–38, 2013.

124. Gabay C, Emery P, van Vollenhoven R, et al: Tocilizumab monotherapy versus adalimumab monotherapy for treatment of rheumatoid arthritis (ADACTA): a randomised, double-blind, controlled phase 4 trial. *Lancet* 381:1541–1550, 2013.

125. Genovese MC, Breedveld FC, Emery P, et al: Safety of biological therapies following rituximab treatment in rheumatoid arthritis patients. *Ann Rheum Dis* 68:1894–1897, 2009.

128. American College of Rheumatology Rheumatoid Arthritis Clinical Trial Investigators Ad Hoc Task Force: American College of Rheumatology Clinical Trial Priorities and Design Conference, July 22-23, 2010. *Arthritis Rheum* 63:2151–2156, 2011.

130. Haschka J, Englbrecht M, Hueber AJ, et al: Relapse rates in patients with rheumatoid arthritis in stable remission tapering or stopping antirheumatic therapy: interim results from the prospective randomised controlled RETRO study. *Ann Rheum Dis* 2015;Feb 6.

133. Bathon J, Martin RW, Fleischmann RM, et al: A comparison of etanercept and methotrexate in patients with early rheumatoid arthritis. *N Engl J Med* 343:1586–1593, 2000.

134. Saleem B, Brown AK, Quinn M, et al: Can flare be predicted in DMARD treated RA patients in remission, and is it important? A cohort study. *Ann Rheum Dis* 71:1316–1321, 2012.

135. Foltz V, Gandjbakhch F, Etchepare F, et al: Power Doppler ultrasound, but not low-field magnetic resonance imaging, predicts relapse and radiographic disease progression in rheumatoid arthritis patients with low levels of disease activity. *Arthritis Rheum* 64:67–76, 2012.

136. Genovese MC, Cohen S, Moreland L, et al: Combination therapy with etanercept and anakinra in the treatment of patients with rheumatoid arthritis who have been treated unsuccessfully with methotrexate. *Arthritis Rheum* 50:1412–1419, 2004.

137. Weinblatt M, Schiff M, Goldman A, et al: Selective costimulation modulation using abatacept in patients with active rheumatoid arthritis while receiving Etanercept: a randomised clinical trial. *Ann Rheum Dis* 66:228–234, 2007.

138. Greenwald MW, Shergy WJ, Kaine JL, et al: Evaluation of the safety of rituximab in combination with a tumor necrosis factor inhibitor and methotrexate in patients with active rheumatoid arthritis: results from a randomized controlled trial. *Arthritis Rheum* 63:622–632, 2011.

139. O'Dell JR: TNF-α inhibition: the need for a tumor necrosis factor thermostat. *Mayo Clin Proc* 76:573–575, 2001.

140. Smolen JS, Aletaha D, Grisar JC, et al: Estimation of a numerical value for joint damage-related physical disability in rheumatoid arthritis clinical trials. *Ann Rheum Dis* 69:1058–1064, 2010.

141. Aletaha D, Funovits J, Smolen JS: Physical disability in rheumatoid arthritis is associated with cartilage damage rather than bone destruction. *Ann Rheum Dis* 70:733–739, 2011.

144. Lorig KR, Mazonson PD, Holman HR: Evidence suggesting that health education for self-management in patients with chronic arthritis has sustained health benefits while reducing health care costs. *Arthritis Rheum* 36:439, 1993.

153. Criswell LA, Such CL, Yelin EH: Differences in the use of second-line agents and prednisone for treatment of rheumatoid arthritis by rheumatologists and non-rheumatologists. *J Rheumatol* 24:2283, 1997.

155. Solomon DH, Bates DW, Panush RS, et al: Costs, outcomes, and patient satisfaction by provider type for patients with rheumatic

and musculoskeletal conditions: a critical review of the literature and proposed methodologic standards. *Ann Intern Med* 127:52, 1997.

156. Rat AC, Henegariu V, Boissier MC: Do primary care physicians have a place in the management of rheumatoid arthritis? *Joint Bone Spine* 71:190, 2004.

159. MacLean CH, Louie R, Leake B, et al: Quality of care for patients with rheumatoid arthritis. JAMA 284:984–992, 2000.

160. Friedewald VE, Ganz P, Kremer JM, et al: Rheumatoid arthritis and atherosclerotic cardiovascular disease. *Am J Cardiol* 106:442–447, 2010.

162. McCarey DW, McInnes IB, Madhok R, et al: Trial of Atorvastatin in Rheumatoid Arthritis (TARA): double-blind, randomised placebo-controlled trial. *Lancet* 363:2015–2021, 2004.

164. Grossman JM, Gordon R, Ranganath VK, et al: American College of Rheumatology 2010 recommendations for the prevention and treatment of glucocorticoid-induced osteoporosis. *Arthritis Care Res (Hoboken)* 62:1515–1526, 2010.

165. Fomin I, Caspi D, Levy V, et al: Vaccination against influenza in rheumatoid arthritis: the effect of disease modifying drugs, including TNF alpha blockers. *Ann Rheum Dis* 65:191–194, 2006.

167. Bingham CO 3rd, Looney RJ, Deodhar A, et al: Immunization responses in rheumatoid arthritis patients treated with rituximab. *Arthritis Rheum* 62:64–74, 2010.

168. Saevarsdottir S, Wedrén S, Seddighzadeh M, et al: Patients with early rheumatoid arthritis who smoke are less likely to respond to treatment with methotrexate and tumor necrosis factor inhibitors. *Arthritis Rheum* 63:26–36, 2011.

169. Crowson CS, Myasoedova E, Matteson E, et al: Has survival improved in patients recently diagnosed with rheumatoid arthritis? *Arthritis Rheum* 60:S1172, 2009.

170. Shourt CA, Crowson CS, Gabriel SE, et al: Trends in orthopedic surgery utilization among patients with rheumatoid arthritis: a focus on surgery type and gender. *Arthritis Rheum* 62:S652, 2010.

171. Bartels CM, Bell CL, Shinki K, et al: Changing trends in serious extra-articular manifestations of rheumatoid arthritis among United State veterans over 20 years. *Rheumatology* 49:1670–1675, 2010.

172. Ward M: Decreases in rates of hospitalizations for manifestations of severe rheumatoid arthritis, 1983–2001. *Arthritis Rheum* 50:1122–1131, 2004.

179. Nielen MM, van Schaardenburg D, Reesink HW, et al: Specific autoantibodies precede the symptoms of rheumatoid arthritis: a study of serial measurements in blood donors. *Arthritis Rheum* 50:380–386, 2004.

180. Deane KD, O'Donnell CI, Hueber W, et al: The number of elevated cytokines and chemokines in preclinical seropositive rheumatoid arthritis predicts time to diagnosis in an age-dependent manner. *Arthritis Rheum* 62:3161–3172, 2010.

181. Deane KD, Norris JM, Holers VM: Preclinical rheumatoid arthritis: identification, evaluation, and future directions for investigation. *Rheum Dis Clin North Am* 36:213–241, 2010.

182. Kolfenbach JR, Deane KD, Derber LA, et al: A prospective approach to investigating the natural history of preclinical rheumatoid arthritis (RA) using first-degree relatives of probands with RA. *Arthritis Rheum* 61:1735–1742, 2009.

第72章

早期滑膜炎和未分化关节炎

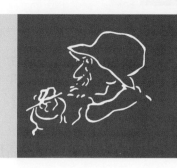

原著　Annette H.M. Van Der Helm-Van Mi • Thomas W.J. Huizinga
刘　铮译　张　文校

关键点

早期滑膜炎是指通过体格检查发现的滑膜炎；对于"早期"所定义的症状持续时间一直进行着更新。

在滑膜炎症状出现12周内进行干预治疗可有效阻止关节破坏、改善预后。

未分化关节炎（undifferentiated arthritis，UA）是一种排除性诊断。其表型特征和预后取决于类风湿关节炎的分类标准。

目前关于UA的临床研究较少，并且尚无针对患者自发缓解或进展为类风湿关节炎而制定个体化治疗策略。

什么是早期滑膜炎？

最近研究数据表明，早期治疗降低疾病活动度可改善炎性关节病的长期预后[1-3]。这提高了风湿病医生对于炎性关节病早期诊断和早期治疗重要性的意识。因此，大量病理生理学和临床研究将如何早期诊断滑膜炎作为研究重点。将此类患者分层归类至临床症状典型的疾病，如类风湿关节炎（rheumatoid arthritis，RA）尤为必要，以便开展适当的治疗。而在炎性关节病患者中识别出高频率自发缓解的患者，避免一过性未分化滑膜炎过度治疗同样重要。

为了能够准确地解释临床研究结果，应该对早期滑膜炎进行统一规范的描述并制订精确的诊断标准。目前，"早期滑膜炎"尚无广泛认可的标准定义。事实上，关于"早期"的时间界定一直在变化。最初的研究将早期RA时间界定为病程少于5年，到20世纪90年代，早期定义为症状持续时间少于12～24个月，选择该时间段是因为大部分RA患者若只接受传统治疗，这期间会出现严重的关节破坏。

改善疾病预后的时间窗较窄，因此，早期干预才能使患者最大程度受益。研究证据表明，在症状出现的数月内进行治疗对改善病情可能有益[3]。因此，近期早期关节炎的队列研究将症状持续时间严格限制在12周之内，即"很早期滑膜炎"。尽管如此，该定义可能仍不能代表疾病早期的特点，因为血液中抗体和反映骨质破坏的生物学标志物的出现时间均早于RA的临床症状[4-5]。动物模型表明，炎症的组织学证据和信号通路激活可明显早于临床症状出现。

尽管"滑膜炎"通常指通过体格检查发现关节肿胀，也可有其他替代的定义。体格检查对评估病情不够敏感，可能会遗漏临床症状不典型的滑膜炎。因此一些研究将无关节肿胀但伴有压痛也定义为滑膜炎。例如，早期的关节炎门诊可能会接诊到仅伴有压痛但无关节肿胀的患者。除体格检查外，像超声（US）或磁共振（MRI）等影像学检查广泛应用于滑膜炎的诊断。多种超声技术已经应用于临床：传统的B超常用于测定滑膜厚度，而多普勒成像常用于测定滑膜的血液流速。超声是一种简便、省时并且经济的检查方式，其不足主要是不同检查者之间报告结果的可重复性问题。一些研究中不同检查者的报告结果具有较好的一致性，而有些研究中不同检查者的报告结果差异较大。尽管如此，超声仍有很大的价值，尤其在无特殊异常的情况下，超声可以准确的判断阴性结果。但是异常的超声结果对疾病预后的预测价值仍不清楚[6]。我们需要开展更多长期随访的临床研究，才能得出哪些超声改变可有效预测病情持续发展或关节破坏。

在无更多临床数据之前，"早期滑膜炎"主要指通过体格检查发现的滑膜炎。需要强调的是，早期滑膜炎只是一种体征和（或）症状，而不是一个临床诊断。早期滑膜炎患者的最终转归见图 72-1。

早期关节炎的临床研究

早期关节炎的临床研究主要是早期滑膜炎患者的前瞻性队列研究。这些队列研究通常包括大量临床信息，通过长期随访得出疾病的保护因素或危险因素。这类研究能够加深我们对关节炎发病进程的理解。现阶段已开展的早期关节炎队列研究总结见表 72-1。由于"早期"的时间定义一直在变化，这些研究的纳入标准也有所不同。20 世纪 90 年代之前开展的临床

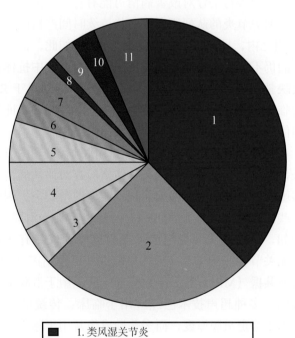

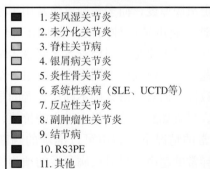

图 72-1 早期关节炎诊断汇总（数据来源于 Leiden 的早期关节炎临床队列研究，对 2284 名早期滑膜炎患者随访 1 年后的诊断）。RS3PE，缓解性血清阴性对称性滑膜炎伴凹陷性水肿综合征；SLE，系统性红斑狼疮；UCTD，未分化结缔组织病

研究纳入标准是关节炎症状持续 2 年的患者，而最近的研究只关注很早期滑膜炎患者，纳入标准是症状持续时间在 2 周以内。

什么是未分化关节炎？

"未分化关节炎"（undifferentiated arthritis，UA）指存在关节症状的患者，但其未达到其他疾病（如感染性关节炎、血清阴性脊柱关节病、晶体性关节炎和RA）的诊断或分类标准一种早期滑膜炎临床亚型。由于 UA 是一种排除性诊断，所以没有该病的分类标准。

欧洲关于早期关节炎的队列研究发现：35% ～ 54% 的入组患者不符合其他疾病的诊断标准，因此归类为 UA[7-8]；其余的早期滑膜炎患者初次就诊即可明确诊断。UA 所占的比例取决于患者首次就诊于风湿科医生时其症状持续的时间。症状持续时间越长，根据疾病特征诊断为某一类疾病的比例越高，归类为 UA 的比例越低。此外，UA 的患病率还会随风湿性疾病分类标准的改变而变化。例如，欧洲一项早期关节炎临床研究（如 Leiden，荷兰）中，使用 1987 年美国风湿病学会（ACR）制订的 RA 分类标准评估新发早期滑膜炎患者的病情，其中约有 20% 患者符合RA 分类标准。Leiden 的临床研究原始数据表明，若使用 2010 年 RA 分类标准评估病情，RA 患者的比例将增加[9]。RA 新的分类标准不仅降低了 UA 的患病率，还改变了 UA 患者的临床特征。既往归类为 UA，但其症状极其接近 RA 的患者重新归类为 RA[10-11]。

未分化关节炎的临床特征

采用 1987 年 RA 分类标准诊断的早期 UA 和早期 RA 患者的首发症状特征不同。初发症状的 UA 患者比早期 RA 患者更加年轻（平均年龄：48 岁 vs. 57 岁），且女性患者比例较低（58% vs. 66%）。UA 患者通常肿胀关节数较少，且更倾向为非对称性滑膜炎。UA 和 RA 患者起病时的疼痛程度、身体质量指数（BMI）和 RA 阳性家族史无明显差异[12]。UA 患者基线时骨侵蚀发生率较低；一项近期研究表明，18% 的 UA 患者和 35% 的 RA 患者伴有骨侵蚀[13]。在自身抗体方面两种疾病有显著差异。UA 患者中，仅有 14% 伴有 RF 阳性，12% 伴有抗环瓜氨酸化蛋

表 72-1　早期关节炎队列列表*

队列名称	纳入标准	开始年份	包括早期关节炎（症状持续时间＜2年）	包括很早期关节炎（症状持续时间＜3个月）
威奇托关节炎中心	未分化多关节炎综合征或 RA 病程＜2 年	1973	X	
诺福克关节炎注册研究	早期炎性多关节炎 年龄≥16 岁 ≥2 个肿胀关节 症状持续时间≥4 周	1989	X	
莱顿 EAC 研究	≥1 个关节滑膜炎 症状持续时间＜2 年 年龄＞16 岁	1993	X	
奥地利早期关节炎注册研究	炎性关节炎 症状持续时间＜12 周	1995		X
阿姆斯特丹的研究	滑膜炎≥2 个关节 症状持续时间＜3 年 年龄＞18 岁	1995	X	
利兹早期关节炎中心的研究	未分化手关节炎 症状持续时间＜12 个月	1995	X	
伯明翰 VEAC 研究	至少 1 个关节滑膜炎 症状持续时间≤3 个月	2000		X
ESPOIR 队列研究	确诊 RA 和可能进展为 RA 的 UA 患者 症状持续时间＜6 个月 年龄 18～70 岁 过去 6 周内≥2 个关节炎症	2002	X	
多伦多早期关节炎队列研究	年龄＞16 岁 症状持续 6 周至 12 个月 ≥2 个肿胀关节或 1 个 MCP 或 PIP 关节肿胀，且符合以下一项或以上：RF 阳性，ACPA 阳性，晨僵＞45 分钟，NSAIDs 治疗有效，或趾跖关节挤压痛试验阳性	2003	X	
柏林 EAC 研究	≥2 个肿胀关节 症状持续时间在 4 周至 12 个月	2004	X	
挪威很早期关节炎研究（NOR-VEAC）	至少 1 个关节受累的滑膜炎 症状持续时间 16 周以内	2004		X
纽卡斯尔 EAC 研究	至少 1 个关节滑膜炎或有炎性疼痛主诉，但查体未发现滑膜炎者	2006	X	
鹿特丹早期关节炎队列研究（REACH）	≥1 个关节滑膜炎或≥2 个触痛关节 症状持续时间≤1 年	2007	X	

*上述队列研究不仅包括早期 RA 患者，还包括了更大范围的早期滑膜炎患者。ACPA，抗环瓜氨酸化蛋白抗体；MCP，掌指关节；NSAIDs，非甾体抗炎药；PIP，近端指间关节；RA，类风湿关节炎；UA，未分化关节炎

白抗体（ACPA）阳性，而早期 RA 患者中 55% 可出现上述两种抗体阳性[6-7]。根据 1987 年和 2010 年 RA 分类标准，ACPA 抗体阳性的关节炎患者不一定诊断为 RA，尤其是单关节炎或寡关节炎患者，这些患者可能不符合 RA 的分类标准而被归类为 UA。但是，约有 70% 伴有 ACPA 阳性的早期 UA 患者在随访一年后可符合 1987 年 ACR 的 RA 分类标准。

未分化关节炎和类风湿关节炎的缓解率

UA 患者的自然病程存在很大差异，一些队列研究结果表明其主要取决于纳入标准和症状持续时间。UA 患者的自发缓解率为 40% ~ 55%，而 RA 的自发缓解率最高仅为 10% ~ 15%[14-15]。在这些研究中，缓解定义为停用改善病情抗风湿药（DMARD）治疗和（或）经风湿科医生评估病情，确定其病情缓解而停止门诊随诊后，患者在 1 年或更长时间内未再出现关节肿胀。为确定缓解的患者数年后是否出现临床症状复发，需要对其进行更长时间的随访。UA 和 RA 患者除自发缓解率有差异外，达到自发缓解的时间也有显著差异。最近一项研究发现，UA 患者达到自发缓解的中位时间为 17 个月，而 RA 患者为 40 个月[12]。因此，随着疾病的发展，能够达到自发缓解的患者减少。上述结果表明慢性病在疾病未分化阶段容易逆转。

未分化关节炎和类风湿关节炎的关节破坏

目前已有多种客观评估关节破坏的评分方法。大多数评分方法通过限定受累关节数目评估。例如，Sharp–van der Heijde 评分评估掌指关节（MCP）、近端指间关节（PIP）、腕关节和跖趾关节（MTP）而非远端指间关节或大关节。因此，这种方法不适于评估大关节受累为主的滑膜炎患者的关节破坏程度。RA 患者中，小关节破坏程度可充分反应大关节的破坏程度。但尚无 UA 相关数据。

评估后期发展为 RA 的 UA 患者的病情，为临床医生开启了评估预后的新视角。与首次就诊即符合 1987 年 ACR 的 RA 分类标准的患者相比，此类患者的影像学检查数据、影像学进展速度、健康评估问卷（HAQ）和疾病活动度评分（DAS）均无差异[16]。

因此，尽管 UA 患者的自发缓解率高于 RA 患者，但是后期发展为 RA 的 UA 患者和发病即可分类为 RA 的患者相比，两组患者的病程进展之间无差异。目前尚无研究比较全部早期 UA 患者和早期 RA 患者关节破坏发生率。

未分化关节炎的生物学机制和影响其发展为类风湿关节炎的决定性因素

目前 UA 进展为 RA 的机制尚不明确。下列预测 RA 发展的独立危险因素可能给我们提供一些线索：

- 年龄：RA 的发病率与年龄明显相关，18 ~ 34 岁人群中 RA 的患病率为 7/100 000，而 75 ~ 84 岁人群中 RA 的患病率上升至 107/100 000[17]。RA 患病率随年龄增长的原因尚不明确，可能与年龄相关的细胞、体液和固有免疫变化有关。

- 性别：女性 UA 患者进展为 RA 的概率是男性患者的 2 倍[17]。性激素水平可影响自身免疫性疾病的易感性。总体而言，男性易感性低于女性。雄激素具有抗炎作用，而有研究报道雌激素也能抑制关节炎[18-19]。雌激素和雄激素过多均可抑制骨质吸收[20]。上述结果可以解释绝经后女性 UA 进展为 RA 增多的原因。

- 受累关节数和 C 反应蛋白（CRP）：大量研究报道，受累关节数目和急性期反应物如反映炎症水平的 CRP 与滑膜炎的进展和疾病不良预后相关。尽管群体研究发现肿胀关节数目和 CRP 水平具有相关性，但对于单个患者而言并非如此，两种指标均有其独立的预测价值。CRP 水平高于 50 mg/L 的 UA 患者进展为早期 RA 的风险增加 5 倍。同样，表现为多关节炎的 UA 患者后期进展为 RA 是表现为单关节炎或寡关节炎患者的 1.5 倍。并且，肿胀关节数超过 10 个的早期 UA 患者进展为 RA 的概率是单关节炎或寡关节炎的 3 倍。

- 自身抗体：研究人员在 RA 患者血清中发现自身抗体已有 70 余年。针对人类 IgG Fc 段的抗体类风湿因子（RF）是首批发现的自身抗体。但 RF 对 RA 特异性较低，多达 15% 的健康人群也可检测出 RF。在 1964 年和 1979 年中，研究人员分别在 RA 患者中发现了另外两种血清因子：抗核周因子抗体和抗角蛋白抗体。尽管这两种抗体对 RA 的特异性较高，但是上述抗体的检测技术尚未常规开展。因此，RF 广泛应用于 RA 的辅助诊断，RF 阳性也被纳入 1987 年 ACR 的 RA 分类标准。直到 1995 年，研究人员才发现抗核周因子抗体和抗角蛋白抗体识别相似的抗原表位，并且两种抗体的靶抗原都是蛋白中的瓜氨酸残基（即 ACPAs）。ACPAs 的出现时间也可早于滑膜炎首次临床症状出现许多年，是滑膜炎持续进展和关节破坏的危险因素。ACPA 阳性的患者很少出现自发缓解。ACPAs 阳性及其滴度均与预后相关。尽管两者之间有强相关性，但是目前尚无明确证实 ACPAs 与疾病预后的因果关系的研究。

- 近期研究人员发现一种新型自身抗体，可区分 RA 患者血清中包含瓜氨酸和高瓜氨酸抗原。在超过 45% 的 RA 患者血清中可检测出识别氨基甲酰化（包含高瓜氨酸）抗原的 IgG 型抗体。同样，43% 的 RA 患者血清中发现了抗氨基甲酰化蛋白（抗 Carp）IgA 型抗体。ACPA 和抗 Carp 抗体是两种不同的自身抗体，因为在两种抗体均阳性的患者中，氨基甲酰化抗原可以抑制抗 carp 抗体与氨基甲酰化抗原结合，但对照和瓜氨酸抗原并不影响此过程 [21]。在 ACPA 阴性的患者中，氨基甲酰化蛋白（抗 Carp）抗体早于 RA 的出现。关节痛的患者中检测出抗 Carp 抗体与后期进展为 RA 有相关性 [22-24]。

- 环境因素：与无吸烟史的患者相比，吸烟的早期 UA 患者进展为 RA 和发生关节破坏的风险更高。这种风险只存在于携带编码人类白细胞抗原（HLA）-DRB1 等位基因共同表位的患者。既吸烟又携带 HLA-DRB1 共同表位的患者易出现与疾病持续进展并出现关节侵蚀性破坏相关的 ACPAs 抗体。

- 遗传因素：除了 HLA-DRB1 共有表位等位基因，关于 UA 进展为 RA 的遗传因素尚未明确。与健康人群相比，大多数 RA 相关的遗传危险因素均是 RA 患者 ACPA 阳性的危险因素。目前尚不清楚这些危险因素是否影响了 UA 进展为 RA 的进程，如果有影响，其是否为 ACPAs 和进展为 RA 的强相关性之外的独立危险因素目前也不清楚。确定新的遗传因素推进了两者之间相关性的研究。对 UA 患者群体研究显示，与常用的临床风险因素相比，RA 的遗传风险因素并未提高疾

病的风险预测价值 [25]。

- 其他生物标志物：生物标志物在 UA 诊断中的价值十分有限。众所周知，血清中基质金属蛋白酶 3（MMP3）、核因子 κB（NF-κB）受体活化因子配体（RANKL）和骨保护素（OPG）的水平与 RA 患者的关节破坏速度相关 [26]。早期 UA 中特异性反应或预测病情进展的生物标志物有待进一步研究。一项前瞻性队列研究以 RA 患者的一级亲属为研究对象，即现阶段无症状但有较高风险发展为 RA，发现该群体中血清 IL-6、IL-9、IL-2、粒细胞 - 巨噬细胞集落刺激因子（GM-CSF）和干扰素 -γ（IFN-γ）的水平与自身抗体阳性相关，可作为 RA 危险因素的指标 [27]。

治疗机会窗

机会窗的概念是指在疾病发展早期有一段时间，此阶段可改变疾病进程甚至完全逆转至正常。在此阶段开展治疗比疾病后期治疗对阻止疾病进程、达到病情缓解更加有效 [27-30]。研究者已从不同角度研究该问题，如与其他阶段 UA 相比，很早期 UA（< 12 周）是否可能仅为一种特征性的免疫病理阶段。

不同病程阶段 RA 的滑膜组织未见差异 [31]。我们很难从阴性研究结果中得出结论，因为无法得知是否已经研究过疾病的相关进程。但是，针对自身抗体反应的研究已经证明疾病早期已经存在自身抗体应答反应 [32]。

在门诊就诊的早期关节炎患者中，症状持续时间小于 12 周的 UA 患者比大于 12 周的患者进展为 RA 的比例低。同样，RA 患者首次就诊于风湿科医生时主诉症状持续时间小于 12 周在病程中出现关节破坏的概率小于首次就诊时症状超过 12 周的患者，且前者停用 DMARDs 药物的概率更高 [33]。

临床试验也证实了治疗机会窗的存在 [34]。一项开放式临床研究结果表明：对早期、轻型的炎性关节病患者（病程中位数 20 周）给予单剂量的糖皮质激素治疗后，开始治疗时病程小于 12 周是治疗 6 个月时达到疾病缓解（定义为无抗炎治疗情况下没有临床症状和体征）的最强预测指标 [35]。在起病 3 个月（很早期）内开始接受 DMARDs 药物治疗的患者随访 3 年后，临床症状和影像学检查结果显著优于开始治疗时中位数病程时间为 12 个月（早期）的患

者[29]。很早期的治疗缓解率为 50%，而早期患者的治疗缓解率为 15%。这些数据表明在疾病的很早期进行治疗可以有效改善疾病预后，因此，在疾病很早期诊断并进行治疗具有重要意义。

未分化关节炎的治疗

尽管风湿病专家们在治疗 UA 上积累了一定的经验，然而在 UA 治疗方面还缺乏正式的临床研究数据。一项系统评价评估了 8 项随机对照试验（RCT）、2 项非对照开放研究和 3 项队列研究。RCT 研究表明，随访 12 个月至 5 年内，短期使用甲氨蝶呤（MTX）、阿巴西普和肌肉注射糖皮质激素治疗与安慰剂相比，可有效抑制病情活动或影像学进展。一项研究表明，对于具有高风险的持续关节炎的 UA 患者，DMARD 联合治疗至少 4 个月的疗效明显优于 MTX 单药治疗。开放性非对照临床试验和队列研究同样表明早期治疗可迅速抑制炎症反应。关于早期治疗是否使 UA 患者长期获益尚不清楚，但许多患者停药后最终会进展为 RA[36]。

针对 UA 患者开展的研究总结见表 72-2。一项

研究表明糖皮质激素对早期 UA 患者有效，但是在另一项研究中没有得出相同的结果。有研究报道甲氨蝶呤治疗 UA 有效，且可以延缓病情进展为 RA 并减少关节破坏。这些方案主要对 ACPA 阳性的 UA 患者有效，而对 ACPA 阴性的患者作用不明显。然而，停用甲氨蝶呤后，患者进展为 RA 的概率与安慰剂组相似。

目前已有应用生物制剂治疗 UA 的临床研究。研究结果令人意外，TNF 抑制剂对 UA 无效，但是阿巴西普对 UA 有效。由于 UA 患者疾病的异质性、良好的预后以及具有一定的自发缓解率等特点，导致评价所有 UA 患者的治疗效果有一定困难。安慰剂治疗组的患者也有较高的缓解率，因此难以识别治疗组和安慰剂组的疗效差异。已经发表的随机研究都不能解决 UA 患者异质性强这一难题，也未将进展为 RA 的患者或有自发缓解倾向的患者进行分层研究。

未分化关节炎的个体化治疗

不同 UA 患者的临床转归有很大差异，部分患者可以自发缓解，而部分患者会出现严重的关节破坏。

表 72-2 早期未分化关节炎的随机对照临床试验

临床试验名称	n	治疗方案	随访时间	结果	与安慰剂的疗效比较
SAVE 试验[46]	389	甲泼尼龙 120 mg 单次肌注	52 周	停药后临床缓解	无效
STIVEA 试验[47]	265	甲泼尼龙 80 mg 肌注 3 次	6~12 个月	需要加用 DMARD 类药物	6 个月时，61%vs.76% 患者开始服用 DMARD 类药物；12 个月时，10%vs.20% 患者病情得到控制
PROMPT 试验[48,53]	110	甲氨蝶呤治疗 12 个月	60 个月	符合 1987 年 ACR 标准	40%vs.53% 进展为 RA；影像学进展更轻
ADJUST 试验[49]	56	阿巴西普治疗 6 个月	12 个月	符合 1987 年 ACR 标准	46% vs. 67% 进展 RA；影像学进展无差异
Saleem 等研究[50]	17	英夫利昔抗第 0、2、4、16 周给药	26 周	临床缓解	无效
van Eijk 等研究[51]	82	缓解-靶向治疗与常规治疗	2 年	影像学进展	进展更少
IMPROVED[52]	122	MTX+激素逐渐减量	4 个月	DAS 缓解（<1.6）	不适用
TREACH[53]	281	MTX + 口服 GC vs. MTX+ SSZ + HCQ + 口服 GC vs. MTX+ SSZ + HCQ + 肌注 GC	3 个月	DAS，HAQ	三联 DMARDs 治疗疗效更佳

ACR，美国风湿病学会；DAS，疾病活动度评分；DMARDs，改善病情抗风湿药；GC，糖皮质激素；HAQ，健康评估问卷；HCQ，羟氯喹；IM，肌内注射；RA，类风湿关节炎；SSZ，柳氮磺吡啶

鉴于此，同时考虑到 DMARDs 药物治疗具有潜在的毒副作用，针对 UA 患者的治疗应该强调个体化。我们可以通过预测模型[37-38]来评估每个 UA 患者进展为 RA 或出现持续关节破坏的疾病进展的风险。图 72-2A 是目前已应用于临床的一种评估方法，该评分表以德国、英国、加拿大、俄罗斯和日本几个国家临床数据为基础，目前已在许多国家得到了推广应用[37,39-44]。该预测模型具有很高的识别价值，其由 9 个指标组成：年龄、性别、受累关节的分布、晨僵、压痛和肿胀关节的数量、CRP 水平、RF 和 ACPAs 是否阳性。通过该评分表可以评估每个 UA 患者进展为 RA 的风险（表 72-2B），评估结果可以帮助我们判断是否要开始使用 DMARDs 药物治疗，甚至可以帮助患者参与制订治疗方案。总体而言，评分

在 6 分或 6 分以下的 UA 患者进展为 RA 的风险较低（91% 的可能性不会进展为 RA），因此可以不使用 DMARDs 药物干预。相反，对于评分在 8 分或 8 分以上的患者有 84% 的可能会进展为 RA，有必要对其中的部分患者使用 DMARDs 药物干预。

2010 年的 ACR/EULAR 标准[45]能否能够分辨出实际为早期 RA 但归类为 UA 的患者？由于缺乏适合临床发展的新 RA 分类标准，阻碍了早期 RA 治疗策略的发展，因此新分类标准的制订具有重大的意义。1987 年 ACR 的 RA 分类标准无法识别出早期 RA 患者，该标准也没有包含最新的自身抗体检测和影像学检查。目前大部分随机临床研究采用 1987 年的分类标准纳入研究对象，因此纳入的均为明确的 RA 患者。这些研究中得出的关于临床疗效的结论是否适用

患者疾病进展预测表

1. 患者年龄？	乘以0.02		_____
2. 患者性别？	如为女性	1 分	_____
3. 病变关节的分布？			
	手足小关节	0.5 分	_____
	对称分布	0.5 分	_____
	上 肢 关 节	1 分	_____
	或：上下肢关节	1.5 分	_____
4. 晨僵持续时间VAS评分（0~100 mm）			
	26~90 mm	1 分	_____
	>90 mm	2 分	_____
5. 触痛关节数量？			
	4~10个关节	0.5 分	_____
	≥11个关节	1 分	_____
6. 肿胀关节数量？			
	4~10个关节	0.5 分	_____
	≥11个关节	1 分	_____
7. CRP水平（mg/L）			
	5~50	0.5 分	_____
	≥51	1.5 分	_____
8. 类风湿因子（RF）	阳性	1 分	_____
9. 抗瓜氨酸化蛋白抗体（ACPA）	阳性	2 分	_____
		总分	_____

图 72-2 预测早期关节炎患者进展为类风湿关节炎（RA）的风险模型。**A**．计算得出的预测分值；**B**．可能进展为 RA 的概率[29]。VAS，视觉模拟评分

预测分值与进展为RA的风险的关系图

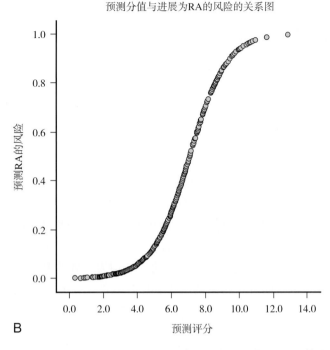

B

图 72-2（续）

于早期 RA 患者或 UA 患者尚不明确。2010 年的新标准以分类和研究为目的[45]，其在诊断早期滑膜炎中的价值还有待于通过进一步临床实践验证。目前2010 年的分类标准仍只是分类标准，只有通过临床实践证实符合该标准的患者其病情持续进展和关节破坏发生率很高，使该标准成为决定是否开始应用改善病情抗风湿药的依据后，才能将其称为诊断标准。

 本章的参考文献也可以在 ExpertConsult.com 上找到。

参考文献

1. van Nies JA, de Jong Z, van der Helm-van Mil AH, et al: Improved treatment strategies reduce the increased mortality risk in early RA patients. *Rheumatology (Oxford)* 49:2210–2216, 2010.
2. Puolakka K, Kautiainen H, Pohjolainen T, et al: No increased mortality in incident cases of rheumatoid arthritis during the new millennium. *Ann Rheum Dis* 69:2057–2058, 2010.
3. van Nies JA, Tsonaka R, Gaujoux-Viala C, et al: Evaluating relationships between symptom duration and persistence of rheumatoid arthritis: does a window of opportunity exist? Results on the Leiden Early Arthritis Clinic and ESPOIR cohorts. *Ann Rheum Dis* 74:806–812, 2015.
4. van Schaardenburg D, Nielen MM, Lems WF, et al: Bone metabolism is altered in preclinical rheumatoid arthritis. *Ann Rheum Dis* 70:1173–1174, 2011.
5. Turesson C, Bergström U, Jacobsson LT, et al: Increased cartilage turnover and circulating autoantibodies in different subsets before the clinical onset of rheumatoid arthritis. *Ann Rheum Dis* 70:520–522, 2011.
6. Dougados M, Jousse-Joulin S, Mistretta F, et al: Evaluation of several ultrasonography scoring systems for synovitis and comparison to clinical examination: results from a prospective multicentre study of rheumatoid arthritis. *Ann Rheum Dis* 69:828–833, 2010.
7. van Aken J, van Bilsen JH, Allaart CF, et al: The Leiden Early Arthritis Clinic. *Clin Exp Rheumatol* 21(5 Suppl 31):S100–S105, 2003.
8. Hulsemann JL, Zeidler H: Undifferentiated arthritis in an early synovitis out-patient clinic. *Clin Exp Rheumatol* 13:37–43, 1995.
9. van der Linden MP, Knevel R, Huizinga TW, et al: Classification of rheumatoid arthritis: comparison of the 1987 ACR and 2010 ACR/EULAR criteria. *Arthritis Rheum* 63:37–42, 2011.
10. Burgers LE, van Nies JA, Ho LY, et al: Long-term outcome of rheumatoid arthritis defined according to the 2010-classification criteria. *Ann Rheum Dis* 73:428–432, 2014.
11. Krabben A, Abhishek A, Britsemmer K, et al: Risk of rheumatoid arthritis development in patients with unclassified arthritis according to the 2010 ACR/EULAR criteria for rheumatoid arthritis. *Rheumatology (Oxford)* 52:1265–1270, 2013.
12. de Rooy DP, van der Linden MP, Knevel R, et al: Predicting arthritis outcomes—what can be learned from the Leiden Early Arthritis Clinic? *Rheumatology (Oxford)* 40:93–100, 2011.
13. Verpoort KN, van Gaalen FA, van der Helm-van Mil AH, et al: Association of HLA-DR3 with anti-cyclic citrullinated peptide antibody-negative rheumatoid arthritis. *Arthritis Rheum* 52:3058–3062, 2005.
14. Linn-Rasker SP, Allaart CF, Kloppenburg M, et al: Sustained remission in a cohort of patients with RA: association with absence of IgM-rheumatoid factor and absence of anti-CCP antibodies. *Int J Adv Rheumatol* 2:4–6, 2004.
15. van der Woude D, Young A, Jayakumar K, et al: Prevalence of and predictive factors for sustained disease-modifying antirheumatic drug-free remission in rheumatoid arthritis: results from two large early arthritis cohorts. *Arthritis Rheum* 60:2262–2271, 2009.
16. van Aken J, van Dongen H, le Cessie S, et al: Comparison of long term outcome of patients with rheumatoid arthritis presenting with undifferentiated arthritis or with rheumatoid arthritis: an observational cohort study. *Ann Rheum Dis* 65:20–25, 2006.
17. Doran MF, Pond GR, Crowson CS, et al: Trends in incidence and mortality in rheumatoid arthritis in Rochester, Minnesota, over a forty-year period. *Arthritis Rheum* 46:625–631, 2002.
18. Dunn SE, Ousman SS, Sobel RA, et al: Peroxisome proliferator-activated receptor (PPAR)α expression in T cells mediates gender differences in development of T cell-mediated autoimmunity. *J Exp Med* 204:321–330, 2007.
19. Yoneda T, Ishimaru N, Arakaki R, et al: Estrogen deficiency accelerates murine autoimmune arthritis associated with receptor activator of nuclear factor-kappa B ligand-mediated osteoclastogenesis. *Endocrinology* 145:2384–2391, 2004.
20. Syed F, Khosla S: Mechanisms of sex steroid effects on bone. *Biochem Biophys Res Commun* 328:688–696, 2005.
21. Shi J, Knevel R, Suwannalai P, et al: Autoantibodies recognizing carbamylated proteins are present in sera of patients with rheumatoid arthritis and predict joint damage. *Proc Natl Acad Sci U S A* 108:17372–17377, 2011.
22. Shi J, van de Stadt LA, Levarht EW, et al: Anti-carbamylated protein (anti-CarP) antibodies precede the onset of rheumatoid arthritis. *Ann Rheum Dis* 73:780–783, 2014.
23. Shi J, van de Stadt LA, Levarht EW, et al: Anti-carbamylated protein antibodies are present in arthralgia patients and predict the development of rheumatoid arthritis. *Arthritis Rheum* 65:911–915, 2013.
24. Gan RW, Trouw LA, Shi J, et al: Anti-carbamylated protein antibodies are present prior to rheumatoid arthritis and are associated with its future diagnosis. *J Rheumatol* 42:572–579, 2015.
25. van der Helm-van Mil AH, Toes RE, Huizinga TW: Genetic variants in the prediction of rheumatoid arthritis. *Ann Rheum Dis* 69:1694–1696, 2010.
26. Syversen SW, Landewe R, van der Heijde D, et al: Testing of the OMERACT 8 draft validation criteria for a soluble biomarker reflecting structural damage in rheumatoid arthritis: a systematic literature search on 5 candidate biomarkers. *J Rheumatol* 36:1769–1784, 2009.
27. Hughes-Austin JM, Deane KD, Derber LA, et al: Multiple cytokines and chemokines are associated with rheumatoid arthritis-related auto-

immunity in first-degree relatives without rheumatoid arthritis: Studies of the Aetiology of Rheumatoid Arthritis (SERA). *Ann Rheum Dis* 72(6):901–907, 2013.

28. Finckh A, Liang MH, van Herckenrode CM, et al: Long-term effect of early treatment on radiographic progression in rheumatoid arthritis; a meta analysis. *Arthritis Rheum* 55:864–872, 2006.

29. Nell VP, Machold KP, Eberl G, et al: Benefit of very early referral and very early therapy with disease modifying anti-rheumatic drugs in patients with early rheumatoid arthritis. *Rheumatology (Oxford)* 43: 819–820, 2004.

30. Quinn MA, Emery P: Window of opportunity in early rheumatoid arthritis: possibility of altering the disease process with early intervention. *Clin Exp Rheumatol* 21(5 Suppl 31):S154–S157, 2003.

31. Tak PP, Smeets TJ, Daha MR, et al: Analysis of the synovial cell infiltrate in early rheumatoid synovial tissue in relation to local disease activity. *Arthritis Rheum* 40:217–225, 1997.

32. Willemze A, Ioan-Facsinay A, El-Gabalawy H: Anti-citrullinated protein antibody response associated with synovial immune deposits in a patient with suspected early rheumatoid arthritis. *J Rheumatol* 35:2282–2284, 2008.

33. Van der Linden MP, le Cessie S, Raza K, et al: Long-term impact of delay in assessment of early arthritis patients. *Arthritis Rheum* 62:3537–3546, 2010.

34. Mottonen T, Hannonen P, Korpela M, et al: Delay to institution of therapy and induction of remission using single-drug or combination-disease-modifying antirheumatic drug therapy in early rheumatoid arthritis. *Arthritis Rheum* 46:894–898, 2002.

35. Green M, Marzo-Ortega H, McGonagle D, et al: Persistence of mild, early inflammatory arthritis: the importance of disease duration, rheumatoid factor, and the shared epitope. *Arthritis Rheum* 42:2184–2188, 1999.

36. Wevers-de Boer KV, Heimans L, Huizinga TW, et al: Drug therapy in undifferentiated arthritis: a systematic literature review. *Ann Rheum Dis* 72:1436–1444, 2013.

37. van der Helm-van Mil AH, le Cessie S, van Dongen H, et al: A prediction rule for disease outcome in patients with recent-onset undifferentiated arthritis: how to guide individual treatment decisions. *Arthritis Rheum* 56:433–440, 2007.

38. Visser H, le Cessie S, Vos K, et al: How to diagnose rheumatoid arthritis early: a prediction model for persistent (erosive) arthritis. *Arthritis Rheum* 46:357–365, 2002.

39. Van der Helm-van Mil AH, Detert J, le Cessie S, et al: Validation of a prediction rule for disease outcome in patients with recent-onset undifferentiated arthritis: moving toward individualized treatment decision-making. *Arthritis Rheum* 58:2241–2247, 2008.

40. Kuriya B, Cheng CK, Chen HM, et al: Validation of a prediction rule for development of rheumatoid arthritis in patients with early undifferentiated arthritis. *Ann Rheum Dis* 68:1482–1485, 2009.

41. Tamai M, Kawakami A, Uetani M, et al: A prediction rule for disease outcome in patients with undifferentiated arthritis using magnetic resonance imaging of the wrists and finger joints and serologic auto-antibodies. *Arthritis Rheum* 61:772–778, 2009.

42. Bradna P, Soukop T, Bastecj D, et al: Prediction rule in early and very early arthritis patients. *Ann Rheum Dis* 68(Suppl 3):547, 2009.

43. Luchikhina EL, Karateev DE, Nasonov EL: The use of prediction rule to predict the development of rheumatoid arthritis in Russian patients with early undifferentiated arthritis. *Ann Rheum Dis* 58:2241–2247, 2008.

44. Mjaavatten MD, Van der Helm-van Mil AH, Huizinga TW, et al: Validation of a proposed prediction rule for rheumatoid arthritis in a cohort of 188 patients with undifferentiated arthritis. *Ann Rheum Dis* 167(Suppl II):477, 2008.

45. Aletaha D, Neogi T, Silman AJ, et al: American College of Rheumatology; European League Against Rheumatism: 2010 rheumatoid arthritis classification criteria: an American College of Rheumatology/European League Against Rheumatism collaborative initiative. *Arthritis Rheum* 62:2569–2581, 2010.

46. Machold KP, Landewé R, Smolen JS, et al: The Stop Arthritis Very Early (SAVE) trial, an international multicentre, randomised, double-blind, placebo-controlled trial on glucocorticoids in very early arthritis. *Ann Rheum Dis* 69:495–502, 2010.

47. Verstappen SM, McCoy MJ, Roberts C, et al: STIVEA Investigators: Beneficial effects of a 3-week course of intramuscular glucocorticoid injections in patients with very early inflammatory polyarthritis: results of the STIVEA trial. *Ann Rheum Dis* 69:503–509, 2010.

48. van Dongen H, van Aken J, Lard LR, et al: Efficacy of methotrexate treatment in patients with probable rheumatoid arthritis: a double-blind, randomized, placebo-controlled trial. *Arthritis Rheum* 56:1424–1432, 2007.

49. Emery P, Durez P, Dougados M, et al: Impact of T-cell costimulation modulation in patients with undifferentiated inflammatory arthritis or very early rheumatoid arthritis: a clinical and imaging study of abatacept (the ADJUST trial). *Ann Rheum Dis* 69:510–516, 2010.

50. Saleem B, Mackie S, Quinn M, et al: Does the use of tumour necrosis factor antagonist therapy in poor prognosis, undifferentiated arthritis prevent progression to rheumatoid arthritis? *Ann Rheum Dis* 67:1178–1180, 2008.

51. van Eijk IC, Nielen MM, van der Horst-Bruinsma I, et al: Aggressive therapy in patients with early arthritis results in similar outcome compared with conventional care: the STREAM randomized trial. *Rheumatology (Oxford)* 51:686–694, 2012.

52. Wevers-de Boer K, Visser K, Heimans L, et al: Remission induction therapy with methotrexate and prednisone in patients with early rheumatoid and undifferentiated arthritis (the IMPROVED study). *Ann Rheum Dis* 71:1472–1477, 2012.

53. de Jong PH, Hazes JM, Barendregt PJ, et al: Induction therapy with a combination of DMARDs is better than methotrexate monotherapy: first results of the tREACH trial. *Ann Rheum Dis* 72:72–78, 2013.

54. van Aken J, Heimans L, Gillet-van Dongen H, et al: Five-year outcomes of probable rheumatoid arthritis treated with methotrexate or placebo during the first year (the PROMPT study). *Ann Rheum Dis* 73:396–400, 2014.

第73章

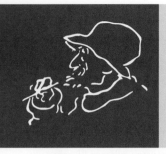

干燥综合征

原著　E. William · ST. Clair
陈泽鑫 译　崔　阳 校

关键点

干燥综合征分为原发性干燥综合征和继发性干燥综合征。原发性干燥综合征的人群患病率为 0.1% ~ 0.6%。

干燥综合征的临床特征是干燥性角结膜炎（眼干）、口腔干燥症（口干）和腮腺肿大。

干燥综合征的腺外表现包括疲乏、雷诺现象、多关节痛或关节炎、肺间质病变、神经病和皮肤紫癜。

泪腺和唾液腺的慢性单核细胞浸润是特征性的组织病理表现。

干燥综合征的诊断通过对口眼干的主观和客观评估、血清抗 Ro/SS-A 和抗 La/SS-B 等抗体的测定以及唇腺活检确定。

干燥综合征的治疗目标是缓解口眼干的症状以及控制腺外表现。目前，病情改善治疗仍处于实验阶段。

历史回顾

1888 年 Johann von Mikulicz-Radecki 描述了 1 例双侧泪腺、腮腺及颌下腺无痛性肿大的病例[1]，该病此后即以他的名字命名。很快有报道显示 Mikulicz 病并不是一个独立的病理诊断，而是包括了白血病、淋巴瘤和结核等多种疾病的临床综合征。不久后，1925 年法国一位著名的皮肤病学家 Henri Gougerot，报道了 3 例唾液腺萎缩合并眼干、口干和阴道干燥的患者，从而将唾液腺疾病和口眼黏膜干燥相联系。1933 年一位瑞典眼科学家 Henrik Sjögren 报道了一个病例系列，包括 19 例角结膜干燥患者，其中 2 例合并大唾液腺的肿大[2]，从而确立了干燥综合征的现代概念。此后 20 年中，Sjögren 等对该疾病的不同方面做了广泛的报道，并以他的名字命名该疾病（也叫做 Gougerot-Sjögren 病），其中欧洲的眼科学家做出了突出贡献。

1953 年，Morgan 和 Castleman 对 18 例泪腺和唾液腺肿大患者的组织病理进行了详细报道[3]。该病理专著中患者的临床特征与 Mikulicz 病和干燥综合征（Sjögren syndrome，SS）相似。值得注意的是，18 例患者中 15 例为女性，而且这些患者出现泪腺和唾液腺肿大时的年龄均是 50 ~ 70 岁。他们发现患者的唾液腺组织中都有"淋巴成分"并伴随明显的肌上皮和上皮细胞增生。上皮细胞改变导致典型的导管腔狭窄和闭塞，形成条索状实质细胞团，被称为上皮肌上皮细胞岛。根据这些特征性的上皮细胞结构，他们认为 Mikulicz 病起源于导管上皮。他们也认识到该组患者的唾液腺病理与 Henrik Sjögren 所描述的角结膜干燥患者的相似。因为干燥患者多数是中年女性，他们推测 Mikulicz 病是干燥综合征的一个亚型，具有该病的不完全临床表型。这篇经典文献对于将 Mikulicz 病和干燥综合征统一为一个疾病有重要作用，而这一观念直到最近都在该领域占主导地位。

1960 年 12 月 2 日，Joseph J. Bunim 在伦敦惠康基金会进行 Heberden 演讲时，向听众阐明了干燥综合征的新进展[4]。他详尽地描述了 40 例干燥综合征患者的临床、病理和实验室数据，该 40 例患者是由他本人、Kurt Bloch、Martin Wohl、Richard Oglesby 和 Irwin Ship 等 NIH 临床中心的研究者进行评估的。该病例系列的所有患者有下列 3 条特征中的至少 2 条：角结膜干燥、口腔干燥（伴或不伴唾液腺肿大）

和类风湿关节炎。Bunim 从其他人的工作中认识到角结膜干燥症和口腔干燥症或者复合型干燥症（Sicca complex）也出现在一些系统性红斑狼疮、硬皮病、多发性肌炎和结节性多动脉炎的患者中。他还强调外分泌腺病不仅累及泪腺和唾液腺，还累及咽、喉、气管和阴道。他们的许多患者有腺体外表现，比如雷诺现象、紫癜、肺浸润和周围神经病。在该病例系列中，Talal 和 Bunim 发现 3 例患者患有网状组织细胞肉瘤（包括非霍奇金淋巴瘤在内的一个旧术语）、另有 1 例患者被诊断为华氏巨球蛋白血症，从而第一次注意到该疾病患者发生淋巴瘤的风险增加[5]。他们特别强调"慢性免疫活化状态和产生异常的抗组织抗体的免疫活性细胞增殖，使得恶性淋巴瘤相对高发[5]。"

NIH 的干燥综合征研究组还开拓了干燥综合征血清学标志物特征研究。1965 年他们报道，通过以鼠肝为底物的间接免疫荧光方法发现，16 例有干燥症状而无其他结缔组织病证据的患者当中，12 例（75%）血清抗核抗体阳性[6]。通过琼脂平板法进一步发现，16 例中 13 例（81%）患者血清中包含针对 SjD 和 SjT 的沉降抗体，即此后被命名为 Ro（SS-A）和 La（SS-B）的自身抗原。而 Bloch 和他的同事们将 NIH 的病例分为原发性和继发性干燥综合征，为我们的现代分类框架做了铺垫[7]。继发性干燥综合征，是指患者的干燥症状出现在其他结缔组织病背景下，比如类风湿关节炎、系统性红斑狼疮、硬皮病或皮肌炎；而原发性干燥综合征被定义为无其他结缔组织病背景时的复合型干燥症（Sicca complex）。

20 世纪 60 年代末、70 年代初，用于干燥综合征诊断的唇腺活检研究，衍生出了定量分析组织炎症强度的分级系统。1968 年，Chisholm 和 Mason 提出了唇腺活检的分级系统，该系统采用简单的分级量表（0～4 级），其中 0、1、2 级分别代表无、轻度和中度单个核细胞浸润[8]。更高的 3、4 级代表每 4 mm² 组织中局灶炎性细胞指数 ≥ 1，1 个灶是指有 50 个及以上的单个核细胞聚集。在最初的研究中，10 例干燥综合征患者中，9 例被评为 3 级（$n=3$）或 4 级（$n=6$）。相比较而言，其他慢性炎性疾病的患者和对照组唇腺活检分级较低。比如，10 例类风湿关节炎患者中，唇腺活检的最高等级仅为 3 级；20 例其他各种风湿性疾病（例如骨关节炎、反应性关节炎、银屑病关节炎和硬皮病）患者，唇腺活检等级为 0 或 1 级。虽然以今天的标准看，这是个小样本研究，但这

项工作启发了其他研究者去验证和完善这些结论。不久，通过对照组 116 例无炎症性疾病史患者的尸检发现，他们的唇腺病理炎性浸润等级为 0、1 或 2 级，进一步确证了该评级系统对干燥综合征诊断的特异性[9]。然而，Chisholm 和 Mason 评级系统有其局限性，它仅在低评分等级时较为敏感，而不能对最高等级的细胞浸润或每 4 mm² 组织 ≥ 2 个灶的活检病理进一步区分。

为了完善上述早期工作，NIH 的 Tarpley 及其同事[10]发展了整合 2 个部分的评级系统，不仅估测炎症的程度，还定量分析腺泡的破坏。正如预期，他们发现，与类风湿关节炎合并干燥综合征或者单纯患类风湿关节炎的患者相比，单纯患干燥综合征的患者的唇腺活检有更高级别的细胞浸润和腺泡破坏。然而，腺泡破坏评级对诊断的价值并非独立于浸润严重程度。加州大学旧金山分校的 Greenspan 及其同事，对 54 例确定或疑似干燥综合征的患者和 21 例对照者进行唇腺活检分析时，修改了 Chishlom 和 Mason 的评级系统。他们的结果强调了灶性指数与诊断的相关性，包括灶的大小与诊断的关系，并强调了生发中心的出现[11]。唇腺病理 4 级（每 4 mm² 组织有 > 1 个灶）主要出现在干燥综合征的患者，其中无其他结缔组织病的干燥患者灶性指数最高。灶性指数分为 1～12 分，而 12 分被人为定义为组织中有无数乃至融合的灶。因此灶性指数被接纳为量化唇腺活检慢性炎症的"金标准"。为明确唾液腺受累，又探索出了唾液流量、唾液化学分析、唾液腺造影或唾液腺显像等其他方法协诊。然而这些测量唾液流率和导管解剖的检查被证明对诊断不具特异性，腮腺造影和显像也因为其他的缺点而难以应用于临床。

随着对干燥综合征研究的不断深入，研究者开始发展分类标准以对不同研究的结果进行比较。20 世纪 80 年代，许多研究团队提出了干燥综合征的分类标准。这些分类标准是以下条目的整合：口眼干燥的症状，泪腺和唾液腺受累的客观测量，唇腺活检灶性指数 ≥ 1，以及血清自身抗体的出现。许多来自欧洲、美国和日本的研究者对此做出了贡献，促进了 2002 年美国 - 欧洲协作组提出公认的欧洲修订标准[12]。2012 年，国际干燥综合征登记处提出了新的分类标准，该标准已被美国风湿病学会（ACR）暂时接受[13]，这是改进疾病分类的最新努力。

定义和分类标准

干燥综合征的临床特征是角结膜干燥症和口干燥症，或者叫做复合型干燥症。"Keratoconjunctivitis sicca"一词来源于拉丁文，它的翻译是"角膜和结膜干燥"。Xerostomia指主观的口干症状。干燥综合征分为原发性和继发性。继发性干燥综合征是指，患有类风湿关节炎、系统性红斑狼疮、多发性肌炎、系统性硬化症（硬皮病）或者肉芽肿性多血管炎等结缔组织病或慢性炎症的患者出现口干或（和）眼干症状。无其他结缔组织病的患者出现口眼干的症状和体征，并符合血清学或组织学标准，则被诊断为原发性干燥综合征。因为原发性干燥综合征涉及的腺外表现与其他结缔组织病相重叠，在一些患者很难与继发性干燥综合征相鉴别。原发性干燥综合征患者同时有皮疹、关节炎和白细胞减低等狼疮表现时，是最难鉴别原发和继发的情况。这种区分常常是语意的问题，取决于对"合并"与"分解"的倾向性。

描述干燥综合征的其他术语有自身免疫性外分泌腺病[14]和自身免疫性上皮炎[15]。在干燥综合征中，外分泌腺病一词强调腺体广泛受累，不仅包括泪腺、唾液腺，还包括皮肤顶泌汗腺，以及鼻、咽、喉、大气道和阴道的黏膜下腺。而泪腺、唾液腺及腺体受累的其他部位都广泛存在激活的上皮细胞，上皮炎一词由此而来。

早在20世纪80年代，已有几个干燥综合征的分类标准被提出，包括哥本哈根标准[16]、日本标准[17]、希腊标准[18]和加利福尼亚标准[19]。这些标准的共同点是都包括了角结膜干燥和唾液腺受累的客观证据。而它们的不同点在于其条目的内容和权重，以及评价唾液腺受累的方法。为了统一干燥综合征的分类标准，欧洲共同体流行病学委员会发起了一项12个国家26个中心参与的多中心研究，为达成共识迈进了第一步。该研究组首先就干燥综合征分类标准中的条目达成共识，然后在四组大样本人群中检验它们的可靠性，这四组人群分别是原发性干燥综合征患者246例，继发性干燥综合征患者201例，无干燥综合征的其他结缔组织病患者113例，健康对照133例[20]。最好的反映角结膜干燥症和口干燥症的包含2类共6条标准，被临床专家从众多的问题中筛选出来。对客观实验的结果做单变量分析，基于它们对正确分类的敏感性和特异性，得到一个试探性的条目表。6条分

类标准如下：（Ⅰ）眼部症状；（Ⅱ）口腔症状；（Ⅲ）眼部体征（Shirmer-Ⅰ试验 ≤ 5 mm/5 min 或者用 van Bijsterveld 评分系统 Rose Bengal 得分 ≥ 4）；（Ⅳ）组织病理学特点（唇腺活检灶性指数 ≥ 1）；（Ⅴ）至少 1 个试验确定的唾液腺受累客观证据（唾液腺显像、腮腺造影，或者未刺激的唾液流率 ≤ 1.5 ml/15 min）；（Ⅵ）以下血清抗体至少一个：抗 Ro/SS-A 抗体、抗 La/SS-B 抗体、抗核抗体或者类风湿因子。排除标准包括已经存在的淋巴瘤、适应性免疫缺陷综合征、结节病和移植物抗宿主病。6 条中符合 4 条（其中Ⅵ条中抗 Ro/SS-A 抗体或抗 La/SS-B 抗体阳性仅一个阳性即可），对于正确分类原发性干燥综合征的敏感性为 93.5%、特异性 94%。这表明这是原发性干燥综合征有效分类的最佳组合。对于继发性干燥综合征分类，最佳组合是 Ⅰ 或 Ⅱ 条目中一个阳性，加上Ⅲ、Ⅳ、Ⅴ 条目中任意两个阳性，其敏感性为 81.5%、特异性为 93.9%。如果是 Ⅰ 或 Ⅱ 条目中一个阳性，加上Ⅲ、Ⅳ、Ⅴ 条目中一个阳性，敏感性提高到 95.6%，但特异性下降至 71.6%。

干燥综合征试行欧洲分类标准在第二个相似设计的研究中得到验证。受试者来自 10 个国家的 16 个中心，包括原发性干燥综合征患者 81 例、继发性干燥综合征患者 76 例、无干燥综合征的其他结缔组织病患者 54 例和健康对照 67 例[21]，以验证最初的结果。在此项研究中，决定 60 岁以上的患者不采用Ⅲ（a）（Schirmer-Ⅰ试验）和Ⅴ（c）（未刺激全唾液流量）进行分类，因为在原始研究中用这些方法测定泪液和唾液流量的老年对照明显较少。结果与早期的研究相似，对原发性干燥综合征正确分类的敏感性是 97.5%、特异性是 94.2%，对继发性干燥综合征正确分类的敏感性是 97.3%、特异性是 91.8%。这种研究的局限性在于，由于患者的初始选择造成的实验结果循环偏倚（circular bias），可能使得分类标准的敏感性和特异性被人为抬高。依据试行欧洲分类标准，一位既无唇腺活检阳性又无血清抗 Ro/SS-A 或抗 La/SS-B 抗体阳性的患者，也有可能被分类为原发性干燥综合征，因此该标准也受到批评。

上述概念上的僵局，被欧洲干燥综合征分类标准研究组和一组美国专家克服了。在其早期研究中，他们选择了 76 例原发性干燥综合征患者，41 例无干燥综合征的其他结缔组织病患者和 63 例对照，用 ROC 分析法测试源于原始分类标准的 3 种不同组合。为确

定最佳的预测模型，通过 ROC 分析 3 种不同组合比较最佳分类方法，基于 ROC 分析，如果 1 个患者符合 6 条中的 4 条，其中 4 条中必须包括唇腺活检阳性或者抗 Ro/SS-A 抗体或（和）抗 La/SS-B 抗体阳性，就被分类为原发性干燥综合征。这种组合避免了既无唇腺活检阳性又无抗 Ro/SS-A 抗体或（和）抗 La/SS-B 抗体阳性的患者被分类为原发性干燥综合征。或者，符合任意 4 条客观标准也可被分类为原发性干燥综合征，但这种情形极为少见。

表 73-1 是美国 - 欧洲协作组提出的修订分类标准。它对 Schirmer- I 试验做了特别的规定，要求此试验在麻醉下进行，可用丽丝胺绿（用于结膜染色）和荧光素（用于角膜染色）代替孟加拉红，因为孟加拉红在许多国家难以得到。Daniels 和 Whitcher 对唇腺活检阳性进行了更准确的定义[22]。在这种情况下，唇腺活检阳性必须显示灶性淋巴细胞性唾液腺炎（focal lymphocytic sialadenitis，FLS）的证据，FLS 被定义为血管周围或导管周围有密集的 ≥ 50 个淋巴细胞聚集。这些聚集灶中必须仅包含少量的浆细胞，而且这些灶必须是在无导管扩张和纤维化小叶中的正常腺泡周围。唇腺活检阳性至少要符合每 4 mm² 组织中有 ≥ 1 灶。在解释唇腺活检时遵循这些原则非常重要，因为许多标本、特别是老年人的标本，普遍有慢性唾液腺炎的炎性表现，即伴随导管扩张、腺泡萎缩和纤维化出现的淋巴细胞和浆细胞浸润。

在修订标准中，腮腺造影异常被明确定义为，根据 Rubin 和 Holt 评分系统出现广泛的导管扩张[23]。唾液腺显像阳性被进一步定义为，采用 Schall 及同事的方法显示示踪剂摄取延迟、浓聚减低或排空延迟[24]。在美国，腮腺造影和唾液腺显像都较少应用。修订标准也包括了对排除标准的一些修改。

新的修订标准也没逃过专家的批评，因为无眼部受累主观和客观证据的患者（仅满足Ⅳ、Ⅴ和Ⅵ条）也可能被分类为原发性干燥综合征[25]。其他人提到修订标准的"组织和免疫学偏倚"[26]。一些原发性干燥综合征可能血清 ANA 阳性而抗 Ro/SS-A 抗体和抗 La/SS-B 抗体阴性，如果这些患者唇腺活检假阴性，将不能被分类为原发性干燥综合征，尽管概率低于平均水平。另一个潜在的缺点是没有对检测抗 Ro/SS-A 抗体及抗 La/SS-B 抗体的实验方法确定标准。许多不同方法现在用于检测这些抗体，包括老的琼脂板分析法、各种商业 ELISA 试剂盒和新的多重珠技术。

ELISA 和多重珠技术几乎被所有的医院和商业实验室所使用。这些检测方法是否影响分类标准的敏感性和特异性尚不清楚。尽管这些分类标准被医学界广泛接受，它们尚未被美国风湿病学会和欧洲抗风湿病联盟正式批准。

最近，干燥综合征国际临床协作联盟队列（SICCAC）基于 1362 名参与者的数据，发表了新的分类标准[13]。这些分类标准已被美国风湿病协会批准。这些标准仅源于客观试验结果，不要求眼干或口干 症状。以下条目中满足 2 条即可被分类为原发性干燥综合征：①血清抗 Ro/SS-A 抗体和（或）抗 La/SS-B 抗体阳性，或类风湿因子阳性加 ANA 滴度 ≥ 1：320；②唇腺活检显示灶性淋巴细胞性唾液腺炎，4 mm² 灶性指数 ≥ 1。③角结膜干燥，眼部染色评分 ≥ 3。用 303 例非上述队列病例验证，这些分类标准的敏感性为 92.5%、特异性为 95.4%。2012 年的标准被批评具有不当的有创性，因为它们需要裂隙灯检查和角膜染色和（或）唇部活检，为研究环境而不是为诊断而设计的分类标准。

已 有 两 项 研 究 对 2002 年 AECG 和 2012 年 SCICAC/ACR 分类标准的操作特点进行了比较。其中一项研究对 646 名参与者进行了考查，其中 279 名符合 AECG 标准，268 人符合 SCAC/ACR 标准。279 名患者中的 244 例（81%）两种标准均符合。眼部染色评分的差异（ACR ≥ 12 vs. AECG ≥ 9）是两种分类方案之间差异的一个原因。按 AECG 标准而不是 ACR 标准分类呈阳性的 35 例患者中，有 26 例（74.3%）眼部染色不足。在符合干燥综合征 ACR 标准但未符合 AECG 标准的 24 名患者中，有 17 人（70.8%）是因为眼部染色评分或血清学检查的差异；有 7 人（29%）符合 ACR 标准，但未符合 AECG 标准，ANA 和类风湿因子检测呈阳性，但未检测出抗 Ro/SS-A 或抗 La/SS-B 抗体[27]。在另一项包含 105 名患者的研究中也发现了类似的结果，其中 42 例符合 AECG 标准，36 例满足 ACR 标准，27 例满足两套标准。这项研究还发现，这两套标准集之间分歧的一个主要原因是眼部染色的不同边界值[28]。

流行病学

原发性干燥综合征是最常见的自身免疫性疾病之一，患病率为 0.1% ～ 0.46%[29-30]。然而，因为研究

表 73-1　修订版干燥综合征国际分类标准

Ⅰ．眼部症状：以下问题至少一个肯定回答

　　1．你是否每日感到不能忍受的眼干，持续 3 个月以上？

　　2．你是否反复有眼部磨砂感？

　　3．你是否使用人工泪液每日＞ 3 次？

Ⅱ．口腔症状：以下问题至少一个肯定回答

　　1．你是否每日感到口干，持续 3 个月以上？

　　2．你是否在成年后有反复或持续的唾液腺肿大？

　　3．你吞咽干食是否需要液体送服？

Ⅲ．眼部体征：眼部受累的客观证据，以下检查至少一项阳性：

　　1．Schirmer Ⅰ 试验，无麻醉情况下进行（≤ 5 mm/5 min）

　　2．孟加拉红评分或其他染色评分（≥ 4 van Bijsterveld 计分法）

Ⅳ．组织病理：小唾液腺（从表观正常的黏膜获得）显示灶性淋巴细胞性涎腺炎，须由有经验的病理学家评估，灶性指数 ≥ 1，灶性指数指每 4 mm^2 腺体组织内淋巴细胞灶的数目（1 个灶有大于 50 个淋巴细胞，在形态正常的黏液腺周围）

Ⅴ．唾液腺受累 - 唾液腺受累的客观证据，以下诊断试验至少一项阳性：

　　1．未刺激的全唾液腺流率（≤ 1.5 ml/15 min）

　　2．腮腺造影显示弥漫唾液腺扩张（点状、洞状或破坏类型），无大导管阻塞的证据

　　3．唾液腺显像显示示踪剂的摄取延迟、浓聚减低、排除延迟

Ⅵ．抗体 - 血清出现以下抗体：

　　抗 Ro/SS-A 抗体或抗 La/SS-B 抗体，或者两者都有

修订版分类标准

原发 SS

患者无任何可能相关疾病，原发 SS 定义如下：

　　a．6 条中出现 4 条提示原发 SS，只要Ⅳ或Ⅵ条阳性则可定义为原发 SS

　　b．4 条客观标准（Ⅲ、Ⅳ、Ⅴ、Ⅵ）中出现任何 3 条

　　c．分类流程是分类的一种可选择的有效方式，但它在临床 - 流行病学调查中应更恰当地使用

继发 SS

有可能相关疾病的患者（比如，另一种确定的结缔组织病），出现Ⅰ或Ⅱ条加Ⅲ、Ⅳ、Ⅴ中的 2 条提示继发 SS

排除标准

既往头颈部放疗

丙型肝炎病毒感染

适应性免疫缺陷综合征

现症淋巴瘤

结节病

移植物抗宿主病

应用抗胆碱药物（从用药开始小于 4 倍药物半衰期的时间）

From Vitali C, Bombardieri S, Jonsson R; the European Study Group on Classification Criteria for Sjögren's Syndrome: Classification criteria for Sjögren's syndrome: a revised version of the European criteria proposed by the American-European Consensus Group. Ann Rheum Dis 61:554-558, 2002.

人群的年龄和采用分类标准的差异，这些流行病学数据有些混杂因素。采用欧洲 - 美国协作组提出的修订标准（AECG 标准），Bowman 和同事[31] 在英国一个社区做的研究估测患病率为 0.1% ~ 0.6%。采用相同分类标准的一个希腊研究显示[32]，年龄调整平均年发病率为每百万人 5.3（95% 置信区间为 4.5 ~ 6.1，男性为 0.5，女性为 10.1），患病率为每百万人 92.8（男性为 8.4，女性为 177）。原发性干燥综合征的发病率和患病率，女性均明显高于男性（比例约为 20：1），高峰在 50 ~ 60 岁。性别比例和年龄分布似乎取决于研究人口的种族和地理区域。[33] 原发性干燥综合征较少在儿童时期发病，但有 5 岁时就发病的报道[34]。美国 - 欧洲协作组修订标准，诊断儿童干燥综合征的敏感性较成年人低，因为两组人群在疾病的临床表现方面是不同的[34]。

类风湿关节炎、系统性红斑狼疮和系统性硬化症继发干燥综合征的比例分别为 17.1%[35]、8% ~ 20%[36-38]、14%[39]。被分类为继发干燥综合的患者，至少符合一条角结膜干燥症或者口干燥症的症状加一条泪腺或者唾液腺受累的客观证据。

病因和发病机制

原发性干燥综合征发病机制模型中，常见的观点是对自身抗原免疫耐受的缺失。血清自身抗体的产生证明了这一点。因为血清自身抗体的出现可先于临床发病，所以免疫耐受的丢失是临床发病的必要条件，但不足以导致临床发病。在原发性干燥综合征患者的唇腺活检中，发现有与多种候选自身抗原起反应的 T 细胞浸润。然而，这些异常 T 细胞反应与疾病发作之间的时间演变顺序尚不清楚。在固有免疫和适应性免疫遗传易感的背景下，环境因素或者随机因素、或者两者同时在触发慢性炎症反应中起作用。

因为原发性干燥综合征的女性患者比例明显增高，环境候选因素的探索集中在雌孕激素的异常调节上。然而，原发性干燥综合征患者的性激素水平较健康对照并无明显差异[40]。而且，用作用于雄性激素受体的脱氢表雄酮治疗女性原发性干燥综合征患者并无临床效果[41]。在可能的病毒诱发因素中，EB 病毒和巨细胞病毒受到关注，因为它们对 T 细胞免疫有抑制作用并能建立持续感染。在一项研究中，对唇腺活检组织进行免疫化学染色，在腺泡和导管上皮中

发现了 EB 病毒 DNA[42]；然而，现有的证据并不支持 EB 病毒感染在疾病发病机制中起直接作用。一个 94-bp 的柯萨奇病毒 RNA 片段在原发性干燥综合征患者唾液腺活检中的表达，也与对照有差异[43]，但该结果在此后的一项研究中并未能得到重复[44]。至今，如果真有一个触发点病毒存在的话，对该触发点病毒的确认仍是模糊不清。

基因学

因为缺乏大型的双胞胎研究，很难估测遗传因素对原发性干燥综合征发病的作用。然而，有 2 个及以上的家庭成员同时患有原发性干燥综合征的多个大家庭的存在，强烈提示遗传因素参与疾病的发病机制[45]。原发性干燥综合征被认为是复合基因异常，类似于系统性红斑狼疮、类风湿关节炎的遗传易感性。现今人类自身免疫病遗传学研究表明，多个基因联合导致疾病风险增加，而单个基因对疾病的易感性仅有轻微的作用[46]。这一规则的例外情况是，人类 6 号染色体 6p21.3 中人类白细胞抗原位点与疾病有相对强的相关性。在欧裔人群中，确定的与原发性干燥综合征相关的 HLA 位点包括 DRB1*0301（DR3）、DRB1*1501（DR2）、DQA1*0103、DQA1*0501、DQB1*0201 和 DQB1*0601[47-48]。定位于 DRB1*0301 和 DRB1*1501 的疾病相关多态性占 HLA 遗传贡献的 90%。HLA 位点在原发性干燥综合征自身抗体反应的发病机制中起重要作用。在原发性干燥综合征患者中，高滴度抗 Ro/SS-A 抗体和抗 La/SS-B 抗体与 DQA1 和 DQB1 等位基因杂合有关[49]。

原发性干燥综合征的遗传易感性可能包含对其他结缔组织病易感基因的继承。原发性干燥综合征和系统性红斑狼疮、类风湿关节炎、系统性硬化症以及其他自身免疫性疾病患者家族聚集现象，与上述的前提是一致的[50-52]。对原发性干燥综合征易感基因的初步鉴定依赖于候选基因方法。然而，最近已经形成了合作研究网络，以产生足够大的样本量，用于全基因组关联研究（GWAS）。在一项针对 395 名患有原发性干燥综合征和 1975 名欧裔人口对照的研究中，确认了 HLA 区的强关联性，其中 HLA-DQB1*0201、HLA-DQA1*0501 和 HLA-DRB1*0301 这些等位基因变异占主导[53]。在这项研究中的其他基因，尽管峰值效应较低，但也赋予疾病风险，包括编码干扰

素（IFN）调控因子 5（IRF5）、信号转导子和转录激活子 4（STAT4）、白细胞介素（IL）-12A、B 淋巴细胞酪氨酸激酶（BLK）、C-X-C 趋化因子受体 5 型（CXCR5）和 TNFAIP3 相互作用蛋白 1[53]。另一项汉族 GWAS 研究确定 GTF2I 是原发性干燥综合征的一个新的易感位点，并证实其与先前报道的 STAT4、TNFAIP3 和欧裔主要组织相容性位点相关[54]。GTF2I 编码，一种叫做 TFII-I 的 B 细胞和 T 细胞信号通路磷蛋白。

　　Ⅰ 型干扰素通路上的基因是几个候选基因研究的焦点，因为与对照相比其在原发性干燥综合征患者的外周血和唾液腺中明显高表达[55]。特别是一种转录因子 IRF5，它诱导 IFN-a 的转录和几种促炎细胞因子的产生，包括 IL-12-p40、IL-6 和 TNF。IRF5 是 9 个 IRF 之一，它通过 Toll 样受体传递信号，对通过 TLR4、7、9 介导的反应至关重要[56]。由于病毒 RNA 和 DNA 可能的触发作用，在原发性干燥综合征的 Ⅰ 型干扰素通路激活中，胞内 TLR7 和 TLR9 通路可能起重要作用[57]。原发性干燥综合征的风险增加与编码 IRF5 基因的外显子 B 剪接序列中的单核苷酸多态性有关[58]。在 IRF5 转录物的启动子区域的一个 5-bp 插入 / 缺失多态性（CGGGG 插入 / 缺失）也与原发性干燥综合征相关联[59]。这一多态性似乎具有功能意义，因为有此多态性的唾液腺上皮细胞受呼肠孤病毒（一种双链 RNA 病毒）感染后产生更高水平的 IRF5 转录物[59]。

　　STAT4 是 IL-12 和 IL-23 信号转导通路中关键的细胞内信号分子，促进 Th1 和 Th17 的发育。在一个病例对照研究中，发现 STAT4 的转录因子单倍型变异增加患原发性干燥综合征的风险[60]。这种 STAT4 多态性也增加系统性红斑狼疮和类风湿关节炎的患病风险，并且与来自欧洲的原发性干燥综合征 GWAS 研究中发现的变异有关。STAT4 和 IRF5 多态性对原发性干燥综合征患病风险的增加作用可能是叠加的[61]。IL-12A 是 1 型 IFN 途径中的另一成员，它编码 IL-12 杂二聚体（p35/p40）的 p35 亚基，该亚基主要由单核细胞和树突状细胞分泌，对 Th1 细胞分化很重要。

　　BLK 是参与 B 细胞发育的 Src 酪氨酸激酶家庭中的一员。Nordmark 和同事[62]发现 3 个 B 细胞相关的基因位点增加原发性干燥综合征患病风险，分别是早期 B 细胞因子（early B cell factor，EBF1）基因、含有 167 成员 A 相似序列和 B 淋巴细胞酪氨酸激酶的区间涵盖家族基因（the interval encompassing family with sequence similarity 167 member A and B lymphoid tyrosine kinase，FAM167A-BLK）和肿瘤坏死因子成员 4 基因（tumor necrosis family member 4，TNFSF4）。所有 3 个基因均涉及 B 细胞的发育，且理论上可能对本病 B 细胞的过度激活状态有促进作用。CXCR5 是 GWAS 中发现的一种风险等位基因，是在 B 细胞和滤泡辅助 T 细胞表面表达的趋化因子受体。在原发性干燥综合征中，它的表达在唾液腺中上调，可能促进生发中心样结构和 T 细胞依赖 B 细胞的反应的形成。

　　人类基因组包含保守的具有功能的非编码元件，包括启动子调节元件和基因的非翻译区。其中一些保守的非编码元件编码微小 RNA，可能调控基因表达。微小 RNA 对固有免疫和适应性免疫都有影响，在晚期 B 细胞分化和发育、B 细胞耐受的形成中起重要作用。早期研究发现，原发性干燥综合征患者的唇腺活检的微小 RNA 表达类型与对照明显不同，提示了微小 RNA 表达异常在慢性炎症反应调控中的病理作用[63]。

　　表观遗传学研究的是通过不改变 DNA 序列的方式使基因表达发生变化的遗传变异。它的主要机制是通过 DNA 甲基化和组氨酸修饰重建染色质结构。迄今为止，我们对原发性干燥综合征的表观遗传学一无所知。

固有免疫和适应性免疫

　　通过对原发性干燥综合征的患者和动物模型的研究，我们对发病机制已有了许多深入理解。模型系统试验以在人类无法实现的方式，验证我们的假设，对我们理解临床表现背后的免疫调节紊乱做出了大量贡献（表 73-2）[64-65]。虽然这些动物模型已经阐明了疾病的一些发病机制，但因为唇腺活检组织可以进行免疫组织病理分析，使得在人类进行非常有意义的研究成为可能。原发性干燥综合征患者唇腺活检研究显示，90% 的浸润细胞由 CD4+ T 细胞和 B 细胞组成，其他细胞包括浆细胞、CD8+ T 细胞、FoxP3+ 调节 T 细胞、CD56+ NK 细胞、巨噬细胞以及髓系树突状细胞和浆细胞样树突状细胞[66]（图 73-1）。浸润的大部分 T 细胞是记忆 T 细胞（CD45RO），显示出有限的

表 73-2　干燥综合征的小鼠模型 *

小鼠模型	表型	评价
自然发病模型		
（NZB）NZW F1 小鼠	进展局灶性涎腺炎	腺体受累 F ＞ M
MRL/lpr	泪腺和唾液腺淋巴浸润；抗 Ro/SS-A 和 M3R 抗体；唾液腺内 T 细胞寡克隆扩展，有 IgA 和 IgM 产生	腺体分泌功能正常。涎腺炎发作前唾液腺内表达 IL-1 和 TNFmRNAs
NOD 和它的衍生模型，NOD.H2h4，NOD.Q，NOD.P，NOD.E2fl⁻/⁻，NOD.sid	泪腺和唾液腺淋巴浸润；NOD.H2h4 株（但非父系 NOD 株）分泌高水平抗 Ro/SS-A 和抗 La/SS-B 抗体，腺体功能减低	小鼠也发生糖尿病；把 H2 单倍型从 H2g7 更换为 H2q（NOD.Q）或 H2p（NOD.P）不影响涎腺炎的发生率；破坏 ICA69 位点能减少泪腺和唾液腺炎症；NOD IFN-γ⁻/⁻ 小鼠不发生腺体疾病，阻断 LT-β 信号通路减少唾液腺浸润并改善唾液腺功能
NFS/sld	泪腺和唾液腺淋巴浸润；抗 α 胞衬蛋白抗体	对 α 胞衬蛋白产生异常免疫反应；小鼠也在其他器官产生自身免疫损伤
试验诱导模型		
碳酸酐酶（PL/J mice）	唾液腺淋巴浸润；抗碳酸酐酶抗体	
Ro 肽（Balb/c mice）	唾液腺淋巴浸润；腺体功能减低；抗 Ro/SS-A 和抗 La/SS-B 抗体	疾病诱导需多次注射弗氏疫苗佐剂乳化的肽段
转基因或敲除小鼠		
Id3⁻/⁻	泪腺和唾液腺淋巴浸润；过继转移试验；抗 Ro/SS-A 和 La/SS-B 抗体；唾液腺分泌低下	Id3 基因与 TCR 介导 T 细胞相关，提示 T 细胞在疾病发展中的作用；抗 CD-20 抗体治疗可使疾病改善
PI3K⁻/⁻	泪腺淋巴浸润；抗 Ro/SS-A 和抗 La/SS-B 抗体	
BAFF 转基因	泪腺和唾液腺淋巴浸润；唾液腺内独特的边缘区 B 细胞群	无抗 Ro/SS-A 和抗 La/SS-B 抗体；也发展狼疮的表现和抗 DNA 抗体和 RF
IL-14α 转基因	泪腺和唾液腺淋巴浸润；高球蛋白血症；＜ 25% 的小鼠产生抗 Ro/SS-A 和抗 La/SS-B 抗体；腺体分泌功能低下；轻微的免疫复合物介导的肾疾病；淋巴细胞性间质性肺炎	IL-14 是 B 细胞的生长因子；小鼠在生命晚期发生 B 细胞淋巴瘤；LT-α 在唾液腺炎症中的作用；主要为 B 细胞浸润，CD4⁺ 和 CD8⁺T 细胞浸润相对较少
IL-12 转基因	泪腺和唾液腺淋巴浸润；抗 La/SS-B 抗体；腺体分泌功能低下；腺泡细胞体积增大	小鼠也发生甲状腺炎和肺部病变

* 细节请参看参考文献 58 和 59

BAFF，B 细胞活化因子；F，女性；ICA69，胰岛细胞抗原 69；Id3，NDA 结合 3 蛋白抑制物；IFN-γ，干扰素 γ；IL-1，白介素 1；LT-α，淋巴毒素 α；LT-βR，淋巴毒素 β 受体；M，男性；MR3，毒蕈碱受体亚型 3；NOD，非肥胖性糖尿病；NZB/NZW F1，新西兰黑 × 新西兰白 F1（小鼠杂交）；PIK3，磷酸肌醇 3 激酶；TNF，肿瘤坏死因子

TCR 表型，代表在 Vβ 多家族的几个不同克隆表型。浸润的 B 细胞比例随炎症损伤程度增加而增加。

浸润的单个核细胞在导管和血管周围趋于融合，在炎症损伤更严重的部位这些细胞聚集形成生发中心样的结构。生发中心样结构显示边界清楚的单个核细胞浸润，这些细胞包括 B 细胞、T 细胞、Ki-67⁺ 增殖细胞、CD21/CD35⁺ 滤泡树突状细胞网络和 CD31⁺ 高内皮小静脉（high endothelial venules，HEVs）[67]。上皮细胞、HEVs 以及生发中心样结构内部表达 CXCL13、CXCL12、CCL21，使得唾液腺的微环境能招募和固定 B 细胞[68-70]。经典抗原呈递细胞——髓系浆细胞和巨噬细胞常常靠近导管上皮细胞，并在

此分泌 TNF、IL-6、IL-10、IL-12 和 IL-18。小唾液腺中也有数量较少的浆细胞样树突状细胞，它们是Ⅰ型干扰素的主要生成细胞[71]。原发性干燥综合征患者的外周血和唾液腺都能发现强的Ⅰ型干扰素信号[71-72]。浆细胞样树突状细胞分泌Ⅰ型干扰素，部分依赖于 TLR7 和 TLR9 的信号，是病毒防御的第一道防线。

原发性干燥综合征患者的唇腺活检组织的 T 细胞细胞因子分析显示 Th1 和 Th17 优势的细胞因子反应[73]。唇腺活检组织细胞因子 mRNA 研究显示，Th1 特异的细胞因子 IL-2 和 INF-γ 的 mRNA 上调，Th2 特异的细胞因子 IL-4、IL-5 和 IL-13 的 mRNA下调。Th17 细胞也存在于小唾液腺中，唾液腺微环境中也富含促进 Th17 细胞发育的 TGF-β、IL-16 和

IL-23[74]。此外，唾液腺中也有大量的 FoxP3+ 调节 T细胞浸润[75]。这些细胞通常呈抑制作用，然而至今它们在调节慢性炎症损伤中起的作用尚不确定。

原发性干燥综合征的一些特征提示 B 细胞在疾病发病机制中的作用。B 细胞产生自身抗体，并可通过抗原递呈作用活化 T 细胞，分泌促炎和抗炎细胞因子，辅助二级和三级淋巴组织的形成。原发性干燥综合征患者常常出现高球蛋白血症、循环免疫复合物、混合单克隆 IgM 冷球蛋白血症，以及血清自身抗体的出现，均提示 B 细胞处于调节异常状态。唾液腺组织中的的 B 细胞多数是记忆 B 细胞，表达高度体细胞突变的免疫球蛋白 V 基因，显示 V_L 基因应用和 V_H 基因重排的 CDR3 长度的优先变化，这些是

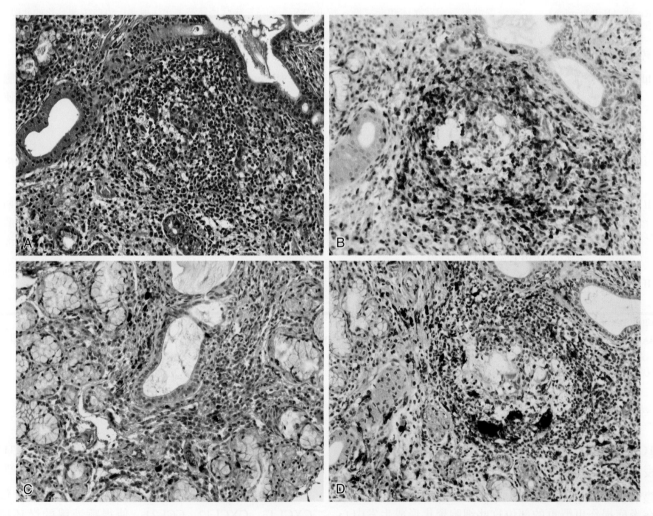

图 73-1 原发性干燥综合征唇唾液腺组织病理学。**A**. 伊红染色法（20×）。**B**. T 细胞抗 CD3 染色。**C**. B 细胞抗 CD21 染色。**D**. 巨噬细胞抗 CD68 染色。单核细胞聚集在腺体的病灶内（**A**）。在活检中，大部分的单核细胞是 T 细胞（**B**），还是少量的 B 细胞（**C**）和巨噬细胞（**D**）

典型的抗原驱动反应[76]。唾液腺 B 细胞显示抗原特异的反应，虽然其接触抗原和活化的部位尚不确定（唾液腺或者二级淋巴组织）。一些唾液腺活检组织中发现的生发中心样结构，为抗原驱动的 B 细胞选择和分化提供了最适宜的环境。原发性干燥综合征患者外周血 B 细胞亚群分布不同于健康对照，CD27⁻原始 B 细胞比例增加、CD27⁺记忆 B 细胞比例降低[77]。在多种可能性中，外周血的这些改变可能是由 CD27⁺记忆 B 细胞异常流通至靶组织或 B 细胞生成偏差导致，或两者兼有。

在原发性干燥综合征患者中发现了几项内在 B 细胞缺陷，包括循环中的类别转换后 CDD27⁺记忆 B 细胞中类别转换前的 Ig 转录物异常滞留[78]，以及 BCR 向脂筏移位的动力学异常导致的 B 细胞信号转导增强[79]。而且，研究显示原发性干燥综合征患者的外周血和唾液腺组织中有较高水平的促 B 细胞生存的 B 细胞活化因子（B cell activating factor，BAFF）[80]，唾液腺组织中淋巴毒素 -β（lymphotoxin β，LT-β）mRNA 表达上调[81]。LT-β 是淋巴结的形成和生发中心形成所需要的，而 LT-α/LT-β 异二聚体可导致异位生发中心样结构的形成。可溶形式的 LT-α 可诱导干扰素和化学因子的分泌，它的水平在原发性干燥综合征患者唾液腺组织中升高。另外一个 B 细胞生长因子 IL-14 的水平，在原发性干燥综合征患者的血清和唾液腺中也升高[82]。IL-14 转基因小鼠可发展为干燥样的表型[83]，其中组织的反应严格依赖 LT-α[84]。在 NOD 小鼠中阻断 LT-β 受体信号可使唾液腺中不能形成淋巴组织，并提高唾液腺的功能[85]，进一步证明 LTs 在原发性干燥综合征中起重要作用。最后，原发性干燥综合征是非霍奇金淋巴瘤的易感因素，说明 B 细胞行为异常在该病发病中的作用。有趣的是，IL-14 转基因小鼠日后可发展为大 B 细胞淋巴瘤[83]。

自身抗体

抗 Ro/SS-A 和抗 La/SS-B 抗体可能在疾病发病机制中不具有致病作用，尽管它们具有重要的诊断和预后价值。他们的刺激抗原尚未确定。对自身的异常反应可能是由自身抗原表达的变化激发的。目前解释自身抗原的表达变化有若干模型，包括蛋白质亚型的差异表达、翻译后修饰，以及通过凋亡碎片、外泌体和热休克蛋白介导的交叉启动导致的异常抗原呈递[86]。在原发性干燥综合征免疫病理损害附近，Ro/SS-A 和 La/SS-B 蛋白表达确实上调[86]，导致局部免疫反应。患者的唾液中包含抗 Ro/SS-A 和抗 La/SS-B 抗体[87]。虽然这种发现可以被解释为自身抗体的局部生成，但也可能反映蛋白从血管外渗到炎症部位。

在其他特异性抗体中，毒蕈碱受体（MR）抗体受到关注，因为它们可能在使导管功能降低中起作用。MR 家族与乙酰胆碱结合，介导神经节前和神经节后的副交感神经作用，可以调节唾液的流量。3 型毒蕈碱受体（muscarinic type 3 receptor，M3R）是原发性干燥综合征毒蕈碱受体抗体的靶抗原，是控制唾液流率的主要亚型。有 2 条路径的证据支持 M3R 抗体降低外分泌腺功能的假说。首先，原发性干燥综合征患者的血清免疫球蛋白能和腺泡细胞膜的 M3R 结合，并抑制唾液腺细胞株由乙酰胆碱诱发的 Ca^{2+} 反应[88]。Ca^{2+} 敏感反应由细胞内信号通路严密调控，它可以使细胞膜顶端的 Cl^- 通道开放，造成渗透压梯度并使水向导管腔移动。其次，在干燥综合征动物模型 NOD 鼠输入抗体可导致腺体功能低下[89]。然而，原发性干燥综合征患者血清抗 M3R 抗体的不同检测方法结果不一致。因此，很难确定血清抗 M3R 抗体在原发性干燥综合征中的诊断敏感性和特异性，以及这些自身抗体与腺体功能低下的可能关系。在原发性干燥综合征患者中发现的其他自身抗原包括 α 胞衬蛋白、ADP 多核糖聚合酶、碳酸酐酶和 ICA69 蛋白。尽管最初人们热衷于 α 胞衬蛋白可能在原发性干燥综合征中有致病作用的说法，近期研究显示血清抗 α 胞衬蛋白抗体对疾病的诊断不具有很高的特异性[90]。抗碳酸酐酶抗体、抗 ADP 多核糖聚合酶抗体、抗 ICA69 蛋白抗体仅在一小部分原发性干燥综合征患者中出现，可能不是有吸引力的候选始动抗原。

腺体上皮细胞

在原发性干燥综合征中，腺体上皮细胞似乎也是异常免疫反应的主动参与者。在唾液腺中，单个核细胞最常聚集在导管上皮周围。上皮细胞 HLA-Ⅰ和 HLA-Ⅱ 分子，黏附分子如血管细胞黏附分子 -1（intercellular adhesion molecule-1，ICAM-1，CD54），血管细胞黏附分子 1（vascular cell adhesion molecule-1，VCAM-1，CD106）和 E 选择素，共刺激分子 CD80 和 CD86 表达上调[91]。上皮细胞还生成高水平的 IL-1、IL-6、IL-12、IL-18 和 TNF 的 mRNAs[92-94]，以及高水平的 BAFF[80]。导管上皮细胞还表达几种不同促炎化学因子的 mRNA，包括 CXCL13、CCL17、CCL21 和 CCL22[95]。培养的唾液腺上皮细胞还表达有功能的 TLR3 和 TLR7 分子[96-97]，具有感受病原和组织损伤产生的内源性分子的能力。激活的上皮细胞似乎驱动异常的固有免疫反应和适应性免疫反应，这种现象不仅在泪腺和唾液腺部位存在，也存在于肺、肾及其他外分泌腺部位。

至少存在两个模型解释干燥综合征中的腺体功能低下。其中一个模型的假设是，长期暴露于自身抗原或者其他环境刺激（比如病毒感染），使得免疫攻击持续存在，造成了腺体组织破坏、腺泡上皮细胞凋亡进而腺体功能不可逆的丧失[98]（图 73-2A）。此模型的缺点是，唾液腺组织的上皮细胞很少凋亡，尽管一些细胞凋亡的介质表达上调如 Fas 和 Fas 配体、B 细胞淋巴瘤 2 相关 X 蛋白（B cell lymphoma 2–associated X protein，Bax）[99]。通过下调 Fas 介导细胞凋亡的抑制物 cFLIP（cellular FLICE-like inhibitor protein，细胞 FLICE 样抑制蛋白），在唾液腺上皮细胞表达的 CD40 结合配体可以导致 Fas 介导的细胞凋亡[100]。没有研究显示腺体增殖和破坏失衡真的存在，所以该模型与腺体功能低下的相关性仍不确定。该模型也不能解释。许多患者有唾液流率显著减低，而唾液腺保留有大量形态正常的腺泡的现象[101]。

另外一个模型假定，凋亡并不是腺泡上皮丢失的主要因素，相反，猜想通过免疫介导机制使腺泡功能受抑制（图 73-2B）。这个模型提出了唾液流率丢失的可逆成分，以及 M3R 激活受阻的病理过程。这种效应受限的可能机制包括：乙酰胆碱释放减少，神经末梢间隙的乙酰胆碱降解增加（比如，乙酰胆碱从其神经末梢释放的部位到细胞受体需要弥散 100 nm），以及抗体阻断 M3R[102]。除抗 M3R 抗体可阻断受体功能有试验证据外，很少有证据支持上述其他机制。然而，有炎症的腺体组织中，细胞因子环境可能干扰腺泡功能调控机制。在 NOD 小鼠中，唾液腺分泌功能受损似乎不能用腺泡破坏很好的解释[103]。不论如何，"免疫破坏"和"免疫抑制"并不互相冲突，可解释不同疾病阶段的腺体功能低下。

临床特征

干燥性角结膜炎

泪腺的慢性炎症导致泪液分泌减少，严重的话，可能破坏睑结膜和球结膜上皮细胞。泪液缺乏导致干眼症，引起沙砾感或异物感、烧灼感、畏光、眼疲劳。常规眼科检查通常显示泪液流量的减少，如 Schirmer-I 试验测定。其他表现包括结膜囊无泪和球结膜血管扩张。在眼睛的内眦也可见厚的黏液。裂隙灯检查可以更详细地检查角膜和结膜表面。在眼球表面滴入丽丝胺绿染色剂或荧光素后，裂隙灯检查可显示失活细胞或上皮缺损，这分别是角膜和结膜损伤的表现。严重的干燥会导致角膜划伤或溃疡。

泪膜的解剖结构有助于干眼症的鉴别诊断（表 73-3）。泪膜主要由三层组成：外层脂质层、中间水层和内黏蛋白层。患有干燥综合征时，中间水层缩小。除了干燥综合征，泪腺浸润性疾病（如结节病）和泪液流量减少的情况（比如药物、衰老和雌激素缺乏）都可能降低液性泪液流量。脂质层从睑板腺产生，引导水性泪膜分布在眼球表面，并防止其快速蒸发。睑板腺功能障碍，或后睑缘炎，导致泪水迅速蒸发产生干眼，可能与泪液缺乏并存，是加重患者角结膜干燥的一个因素。睑板腺功能异常常与眼红斑痤疮和脂溢性皮炎有关，是在临床实践中常遇到的两种导致眼干症状的情况。睑板腺炎症导致的脂质降解可能会产生游离脂肪酸，刺激眼表面并可能导致点状角膜病变。粘蛋白层来源于结膜杯状细胞，如果缺失，则会导致泪膜在眼睛表面分布不匀。例如维生素 A 缺乏和 Stevens-Johnson 综合征，是黏液层异常相关的两种情况。

口干症

唾液质量和数量的变化导致了口干症的症状和体征。虽然口干症状在普通人群是比较常见的，但在干燥综合征中通常更严重，并导致咀嚼和吞咽干性食物的困难增加，味觉改变（金属味、咸味或苦味），难以长时间讲话。口干症的患者戴义齿时可能出现问题。尽管有口干主诉，很多患者会出现因残留唾液流量使得口腔检查正常的结果。其他更严重的功能减退症会表现出口腔黏膜干燥、发黏或红斑。

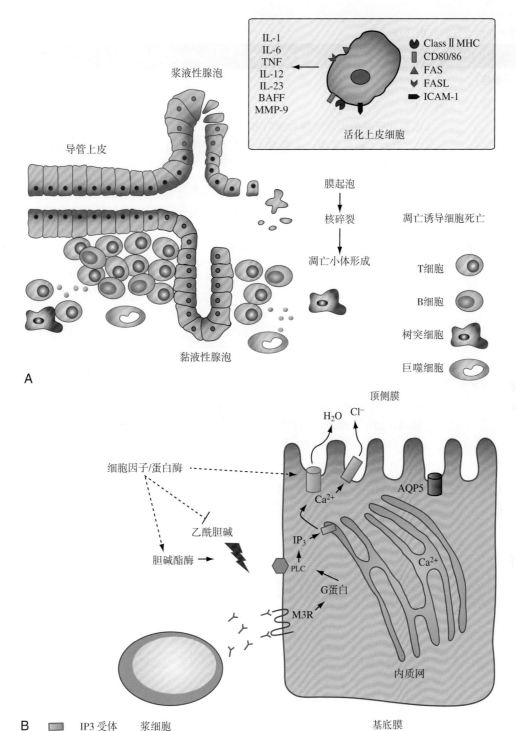

图 73-2 干燥综合征唾液腺炎症发病机制的两种模型。A．腺体功能低下的原因是继发于免疫攻击的组织损伤，导致细胞毒性死亡和凋亡。上皮细胞在这一过程中可能通过多种机制发挥着作用：抗原呈递和 T 细胞的激活；促进细胞因子的产生，如 IL-1、IL-6、TNF、IL-12 和 IL-23；以及蛋白酶的分泌。上皮细胞还上调了 Fas 和 Fas 配体的表达，他们是参与细胞凋亡通路活化的细胞表面分子。其他的免疫细胞如 T 细胞、B 细胞、巨噬细胞和树突状细胞可增强慢性炎症反应。在模型 B 中，腺体功能低下是由于介导唾液分泌到导管腔的受体的下调。乙酰胆碱与腺泡细胞表面的 M3 受体结合，刺激第二信使肌醇 1，4，5- 三磷酸肌醇（IP3）的产生。IP3 在细胞质中扩散，直到与内质网上的受体 IP3R 结合。这种相互作用导致钙被释放到细胞质中，从而开放细胞膜顶端上 Ca²⁺ 敏感的氯离子通道。当钠离子随着氯离子穿过细胞膜时，可保持电化学中性，同时渗透梯度也会推动水进入导管腔内。免疫介导的腺体机能减退的机制可能包括细胞因子抑制乙酰胆碱释放，增加乙酰胆碱酯酶的产生促进乙酰胆碱在突触间隙的分解，通过自身抗体阻断 M3R，抑制与液体分泌过程相关的信号转导通路，或改变水通道蛋白 5（AQP5）的表达，这一通道主要负责顶端细胞膜的水的运输。通过参考文献 96 可了解更多的细节。BAFF，B 细胞激活因子；ICAM-1，血管细胞黏附分子 -1；MHC，主要组织相容性复合体；MMP-9，基质金属蛋白酶 -9；PLC，磷脂酶 C

表 73-3 原发性干燥综合征的鉴别诊断

情况	相关临床、影像学、病理生理特点	免疫 / 组织病理特点
干眼（角结膜干燥症）		
水性泪液缺乏（泪腺分泌泪液失败）		
结节病*	泪腺和腮腺肿大，颈部和肺门淋巴结肿大，ILD，葡萄膜炎，关节痛 / 关节炎，结节性红斑	ANA 阴性或低滴度；多器官非干酪性肉芽肿（例如淋巴结、肺、脾、肝、皮肤和唾液腺）
慢性丙型肝炎感染	慢性肝炎	血清丙型肝炎病毒抗体，丙型肝炎病毒血症
慢性移植物抗宿主病	异基因造血干细胞移植后发生；其他眼部特征包括无菌性结膜炎和瘢痕，伴杯状细胞逐渐缺失和睑板腺功能障碍	泪腺纤维化，伴轻度慢性炎症
感觉阻滞	角膜手术（LASIK 手术），佩戴隐形眼镜，糖尿病	
运动阻滞	第VII脑神经损伤	
年龄相关	无	
全身用药†		
蒸发（眼表面失水过多）		
睑板腺缺陷	眼部发红和灼热；泪膜破裂时间增加，泪液高渗透压；继发于后睑缘炎，红斑痤疮，脂溢性皮炎和药物（例如类视黄醇）	
瘢痕性类天疱疮‡	睑板孔瘢痕，杯状细胞丢失	
眼睑协调性差或眨眼频率低	眼球突出（眼睑协调性差），帕金森症（眨眼频率低）	
维生素 A 缺乏	杯状细胞发育障碍	
口干（唾液过少）		
淀粉样变	肾病综合征	ANA 阴性；单克隆丙种球蛋白病；活检常可见淀粉样蛋白沉积
血色病	硬化	唇腺活检见导管上皮厚重的含铁血黄素沉积和腺泡丢失
慢性移植物抗宿主病	唾液腺功能障碍较泪腺功能障碍少见；可能与慢性移植物抗宿主病口腔黏膜受累有关	导管周围的炎症、纤维化和腺体萎缩
慢性丙型肝炎感染	同上	唇腺活检见类似于原发干燥综合征的慢性炎症
糖尿病	I 型或II型	
放疗	头颈部癌放射治疗后的副作用	功能性腺泡细胞缺乏；导管、血管和神经损坏
焦虑		
全身用药†		

续表

情况	相关临床、影像学、病理生理特点	免疫 / 组织病理特点
腮腺肿大		
结节病 *	同上	同上
IgG4 相关疾病	多器官受累：泪腺和唾液腺肿大，慢性硬化性涎腺炎，自身免疫性胰腺炎，硬化性胆管炎，肺结节，间质性肺炎，主动脉炎，间质性肾炎，前列腺炎，眼眶炎性假瘤，泪腺炎，脑膜炎，垂体炎	血清高 IgG4 水平；淋巴浆细胞浸润和组织丰富的 IgG4⁺ 浆细胞
多中心 Castleman 病	泪腺和唾液腺肿大（少见），发热，淋巴结肿大，肝大，水肿，腹水（常见），非霍奇金淋巴瘤的发病率增加	血清 IL-6 水平升高，部分患者血清 IgG4 的水平升高；淋巴结活检可见滤泡内浆细胞增多
糖尿病	Ⅱ型较Ⅰ型更常见	涎腺病
酗酒		涎腺病
HIV 淋巴上皮病变	双侧受累	丰富淋巴浸润伴反应性生发中心（CD8 > CD4⁺ T 细胞）
良性肿瘤	腮腺无痛性肿大，通常是单侧的，但有时双侧	多形性腺瘤（通常是单灶性）；Warthin 瘤：常多灶性和双侧；大嗜酸细胞瘤及许多其他类型
恶性肿瘤	腮腺无痛性肿大，面神经麻痹	最常见：黏液上皮样癌，腺泡细胞癌，腺样囊性
原发性 B 细胞淋巴瘤	单侧或双侧腮腺肿胀	边缘区 B 细胞淋巴瘤是最常见亚型（也称为 MALT 型）；滤泡中心和套区淋巴瘤也可在这一区域发生；弥漫大 B 细胞淋巴瘤（罕见）
原发性 T 细胞淋巴瘤	罕见，可能表现为腮腺肿块；HTLV-1 相关	间变大细胞或弥漫性多形性（中型和大型细胞）
结石梗阻	痛性唾液腺肿大	管道破裂及阻塞性肉芽肿

* 可能与原发性干燥综合征并存
† 常见损伤药物包括：抗胆碱能药物（如抗组织胺药、三环类抗抑郁药、解痉药）、可乐定、利尿药、异维 A 酸、雌激素替代疗法、胺碘酮
‡ 可能破坏泪腺并在病程晚期导致泪腺导管阻塞
ANA，抗核抗体；GVHD，移植物抗宿主病；HIV，人类免疫缺陷病毒；HTLV-1，人类 T 淋巴细胞病毒 -1；IL-6，白介素 -6；ILD，间质性肺病；MALT，黏膜相关淋巴组织

对于口干患者的护理应侧重口干症的两个并发症，尤其在唾液流量严重缺乏者。口干常常会导致猖獗龋齿、牙隐裂、填充物松散。另一常见并发症是口腔念珠菌病，典型表现为萎缩性改变，其特征是口腔黏膜红斑和萎缩以及舌背部丝状乳头，并伴口角炎；有时，一种薄苔、白色渗出物可能会出现在舌表面。除非最近应用过抗生素治疗，口腔念珠菌病的"鹅口疮样"改变在口干燥症患者并不常见。

约 1/4 的原发性干燥综合征患者病程中出现腮腺或颌下腺的肿大。慢性肿胀通常是无痛的，单侧或双侧，触之弥漫且质硬。急性肿胀导致的短暂疼痛和压痛也可在临床过程出现。大唾液腺的急性肿胀最经常由干的黏液阻塞大导管所致，它通常在保守治疗几天内消退。少数情况下，细菌感染可能会引起急性唾液腺肿胀，如果患者有发热或其他全身症状要考虑到这种可能。逐渐增大的非对称腺体肿大伴可扪及的硬结节可能提示肿瘤，如淋巴瘤。

其他外分泌腺受累

腺功能减退症也可能影响鼻腔（干燥黏液导致鼻道阻塞）、喉部（声音嘶哑）、气管（咳嗽）、阴道

（性交疼痛）和皮肤（瘙痒症），产生干燥的症状。该病几乎所有的外分泌腺都可受累。

腺体外表现

近 3/4 原发性干燥综合征患者有腺体外疾病的症状或体征。腺体外受累更可能发生在血清抗 Ro/SSA 和抗 La/SSB 抗体阳性、高球蛋白血症、冷球蛋白血症和低补体血症的患者[104]。但是，只有约 25% 原发性干燥综合征患者发展出中到重度腺体外疾病。

疲劳

疲劳是一种复杂的具有多个层面的现象，发生于约 70% 的原发性干燥综合征患者[105]。它也是抑郁症、慢性焦虑、纤维肌痛、睡眠不足以及某些药物的副作用的症状之一。英国干燥兴趣小组已研究出一种称为疲劳和不适部分 - 干燥症状问卷（PROFAD-SSI）的工具，用于专门测量本病躯体（需要休息，始动性差，耐力差，肌力弱）和精神（注意力不集中，记忆力差）疲劳[106]。在 547 例确诊原发性干燥综合征的患者中，躯体疲劳是身体机能和整体健康状况的主要预测指标[107]。在 94 例原发性干燥综合征患者中，研究了行为和认知变量对疲劳的相对贡献[108]。虽然在这一研究中抑郁症是与更高水平的疲劳有关，但大多数报告疲劳患者没有抑郁症。在原发干燥综合征中，疲劳和"生物疾病活动"之间的联系尚不完全清楚。在这种情况下，血清细胞因子如 IL-6 和 I 型干扰素的增加，以及神经内分泌和自主神经功能紊乱被推测为身体和精神方面疲劳的参与因素[105]。

雷诺综合征

据报道，雷诺综合征在 13% ~ 33% 原发性干燥综合征的患者中出现，常发生在干燥症状的几年前[109]。指尖溃疡很少发生。

皮肤

皮肤病表现中，最常见的是干燥病，或皮肤干燥，眼睑皮炎；以及口角炎。此外，许多患者出现多种其他皮肤表现，包括环形红斑、紫癜、荨麻疹和血管炎。环形红斑有几种形式：一种是面包圈样红斑伴边界突起（I 型）；一种是亚急性皮肤红斑狼疮（SCLE）样病变，表现为有少许鳞片的多环红斑（II

型）；以及一种丘疹性昆虫叮咬样红斑（III 型）[110]。组织病理学上，这些病变的特征是深部血管周围淋巴细胞浸润，而不伴与狼疮有关的表皮变化[111]。在某些情况下，可观测到免疫球蛋白和补体沿着基底膜沉积及皮肤的基底层液化变性。I 型病变似乎对原发性干燥综合征有特异性，主要发生在亚洲而不是西方人群。

皮肤血管炎可表现多种不同形式，包括可触性紫癜、红斑性丘疹、斑疹和溃疡，病变主要位于下肢[112]。这种病变常伴其他腺体外疾病表现如关节炎、周围神经病、雷诺综合征、贫血、血沉升高、高 γ 球蛋白血症、血清类风湿因子和血清抗 Ro/SS-A 和抗 La/SS-B 抗体阳性。在一项研究中，出现小血管炎的情况下，分别有 27% 和 50% 患者有皮肤血管炎，伴或不伴冷球蛋白血症出现；21% 被归类为荨麻疹性血管炎[112]。在这种情况下也可表现为网状青斑。

关节

原发性干燥综合征患者经常出现多关节痛。在一项回顾性研究中，原发性干燥综合征患者中关节症状的患病率是 45%[113]。虽然大多数患者只有多关节痛的主诉，一个亚型可以有滑膜炎的客观表现，这种滑膜炎为非糜烂性、对称性、多关节受累，程度时轻时重。在近 1/3 病例，关节症状可能早于原发性干燥综合征诊断出现[114]。两个独立的研究显示，原发性干燥综合征患者血清中抗环瓜氨酸肽（抗 CCP）抗体的阳性率分别是 7.5% 和 9.9%[115-116]。但是，在这些研究中只有一个患者抗 CCP 抗体存在与滑膜炎密切有关[116]，并且都没发现血清抗 CCP 抗体阳性与放射线片显示的破坏或进展为类风湿关节炎相关。

肺

原发性干燥综合征中气道和肺实质受累有多种形式，包括气管干燥和支气管干燥、非特异性间质性肺炎（NSIP）、淋巴细胞性间质性肺炎（LIP，现被认为是 NSIP 的一个亚型）、普通型间质性肺炎（UIP）、细支气管炎和淋巴瘤[117]。原发性干燥综合征中肺部受累的估计患病率变化取决于评价的彻底性。一项涉及 123 例原发性干燥综合征患者的研究发现，在评估时 11.4% 的患者有肺部体征或症状和（或）肺功能受损，这些患者均有胸部 CT 异常[118]。

小气道功能障碍的证据常在放射学检查正常的无症状患者发现。在有症状的患者，NSIP 似乎是肺部受累的主要类型。通常在临床表现、肺功能检查（PFTs）以及异常胸部 CT 检查结果的基础上做出诊断。NSIP 患者的肺功能检查表现为伴肺一氧化碳（DLCO）弥散能力降低的限制性模式。这种情况下胸部 CT 扫描显示毛玻璃样阴影和网状结节。支气管肺泡灌洗（BAL），通常不是诊断所必须，会显示肺泡炎症证据，表现为中性粒细胞或淋巴细胞计数升高，或两者都升高。LIP 肺功能检查也显示限制性模式。胸部 CT 表现为毛玻璃样阴影和薄壁囊，伴小叶中心结节、小叶间隔增厚以及支气管血管束增粗（图 73-3A）。在显微镜下，LIP 患者肺活检显示弥漫的间质淋巴细胞、浆细胞、组织细胞浸润，这扩大了小叶间和肺泡腔空间（图 73-3B）。UIP 患者的肺功能检查也显示如 NSIP 和 LIP 的限制性模式，但下叶纤维化、蜂窝样和牵拉性支气管扩张的胸部 CT 表现使其与另两种类型相区分。组织病理学检查中，滤泡性细支气管炎的特征是结节性淋巴细胞浸润，其中有环绕呼吸性细支气管的生发中心样结构。毛细支气管炎患者的肺功能检查可显示限制性或阻塞性功能缺陷。胸部 CT 检查通常显示网状结节浸润，但它在轻症病例中可能是正常的。

肺活检不仅可揭示间质性肺疾病的证据，还包括其他的病理过程，如低级淋巴瘤或淀粉样变性的证据。Ito 和同事[119]对 33 例活检证实肺部疾病的原发性干燥综合征患者进行评估，发现 20 例 NSIP（61%），4 例非霍奇金淋巴瘤（12%），4 例弥漫性细支气管炎（12%），及 2 例淀粉样变（6%）。肺功能检查显示，19 例（58%）患者为限制性改变，3 例（9%）患者为阻塞性改变。本组中 28 例患者的肺泡灌洗液分析均异常，18 例（64%）显示淋巴细胞计数升高，19 例（68%）显示中性粒细胞计数升高。31 例患者行胸部 CT 检查，结果显示 14 例（45%）为 NSIP 型、4 例（13%）为 UIP 型、3 例（10%）为机化性肺炎类型。这组中没有发现 LIP 型。相比之下，Parambil 和同事[120]评估 18 例经活检证实为原发性干燥综合征关肺部疾病的患者，发现组织病理类型的分布为：5 例（28%）NSIP、4 例（22%）机化性肺炎、3 例（17%）UIP、3 例（17%）LIP、2 例（11%）淋巴瘤和 1 例（6%）淀粉样变[121]。

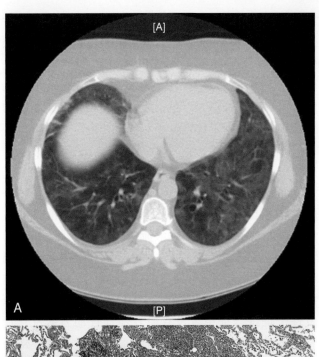

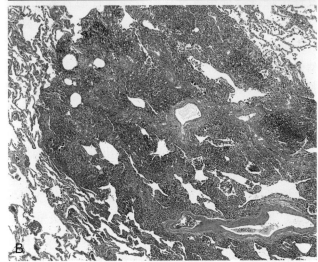

图 73-3　44 岁的原发性干燥综合征女性患者的淋巴性间质性肺炎（LIP）。**A．** 胸部 CT 断层扫描显示下叶切面有弥漫的毛玻璃影，外围有散在的多发结节以及许多薄壁实质囊肿。**B．** 该患者下叶楔形切除的组织病理学检查显示由单核细胞组成的片状结节性间质浸润，伴有小叶间隙和肺泡间隙扩大，与 LIP 相一致

肾

肾疾病在原发性干燥综合征临床表现中不常见。已有报道，小管间质性肾炎、Ⅰ 型肾小管酸中毒（RTA）、肾小球肾炎和肾性尿崩症与这种疾病相关。小管间质肾炎以管周淋巴细胞浸润和纤维化为组织病理特征，很少进展至终末期肾病[122-123]。一个原

发性干燥综合征患者被报道有小管间质性肾炎和后天 Gitelman 综合征，伴远曲小管钠 - 氯共转运体缺失[124]。少见情况下，Ⅰ型 RTA 导致的严重钾流失可引起肌肉麻痹[125]。肾小球疾病在此是极其罕见的，可以有几种形式，包括膜性、膜增生性、系膜增生性和局灶性新月体性肾小球肾炎[126]。

胃肠道

原发性干燥综合征患者消化道症状的出现率较一般人群相比增加。吞咽困难和烧心是特别常见的主诉，可能是由于受损的唾液流量或食管蠕动障碍或两者共同导致。大约 1/3 原发性干燥综合征患者有不同程度的食管功能障碍，虽然很多研究无法将吞咽困难症状与功能异常相关联[127]。一项研究结果表明，原发性干燥综合征患者没有原发性食管动力紊乱，食管酸的清除缺陷导致食管内层暴露于过量酸，从而产生形态学变化和继发性运动障碍[128]。其他的研究结果表明副交感神经功能障碍可能是食管异常的根源[127]。有个案报道，一个原发性干燥综合征患者因感觉共济失调神经病变出现食管失弛缓症，并由此破坏了肌间神经丛而导致食管运动异常[129]。此外，有报道少数原发性干燥综合征患者可出现慢性萎缩性胃炎导致消化不良[130]。

原发性干燥综合征患者可由于多种原因发生肝酶异常，最常的原因是相关性疾病如丙型肝炎病毒感染、自身免疫性肝炎、原发性胆汁性肝硬化或一种非特异性肝炎[131]。肠症状如腹痛和便秘于原发性干燥综合征患者较健康对照组更常发生，但它们的病因往往是不清的[132]。

神经系统

神经系统异常在原发性干燥综合征是千变万化的，具有不同的外周和中枢神经系统受累形式。可直接归因于原发性干燥综合征的中枢神经系统受累的患病率很可能在 1% ~ 2% 的范围内，但在更宽泛的病例定义情况下，这一比例明显升高。例如，当情绪障碍和轻微的认知和情感障碍也被包括在中枢神经系统（CNS）受累的定义中时，我们注意到这一比例就升高了。神经精神症状，如抑郁症和轻微认知障碍的发生率在原发性干燥综合征患者中约为 1/3。然而，他们是经常出现在普通人群和患有其他慢性疾病的患者中的非特异性临床疾病。在较为罕见的病例报告中，

原发性干燥综合征患者出现严重的认知功能障碍。在这些情况下，头 MRI 扫描通常显示脑白质非特异性 T2 加权像高信号，但这些信号与临床上中枢神经系统表现的关系尚不确定。局灶性中枢神经系统异常在原发性干燥综合征患者中很少描述，包括视神经病、偏瘫、运动障碍、小脑综合征、复发性短暂性脑缺血发作和运动神经元综合征[133]。类似多发性硬化症的脊髓综合征，如横贯性脊髓炎和进展性脊髓病在原发性干燥综合征也有报道[134]。血清抗水通道蛋白 4 抗体相关的视神经脊髓炎在原发性干燥综合征患者中也有被报道[135]。

周围神经系统受累是原发性干燥综合征常见的腺体外特性。在一个横断面研究中，62 位患者中的 17 位（27%）通过常规神经系统检查诊断有周围神经病变[136]。然而，其中只有 34 例（55%）神经传导速度异常，其中 19 例（31%）为运动神经病变，8 例（13%）为感觉神经病变，7 例（11%）为感觉运动神经病变。其他的神经传导速度正常的患者中，一些人有小纤维神经病变。在原发性干燥综合征患者中，其他周围神经系统病变如颅神经病变、自主神经病变和多发单神经病变也有报道[133]。多数周围神经病变患者以感官症状为主，通常不会进展到运动无力。

血管炎

除了下肢紫癜，系统性血管似乎是腺体外疾病的罕见表现。患者可出现无丙型肝炎病毒感染的小血管炎和冷球蛋白血症，及以从多发单神经病变到缺血性肠病为表现的中等血管血管炎。

心血管疾病发生风险

原发性干燥综合征患者的高血压和高血脂的发病率是健康人群的两倍，基于此，原发性干燥综合征患者发生心血管疾病的风险也会增加[137]。在原发性干燥综合征患者中，这些危险因素对心血管预后的影响至今尚未明确。

淋巴瘤

非霍奇金淋巴瘤（NHL）是原发性干燥综合征具有重要预后意义的并发症。在最近的研究中，非霍奇金淋巴瘤在本病的患病率为 4.3%，从原发性干燥综合征诊断发展至非霍奇金淋巴瘤的中位时间是 7.5

年[138]。原发性干燥综合征相关的非霍奇金淋巴瘤的几种病理类型包括：边缘区 B 细胞淋巴瘤、滤泡细胞淋巴瘤、弥漫大 B 细胞淋巴瘤、淋巴浆细胞样淋巴瘤。边缘区 B 细胞淋巴瘤，是一个低等级 B 细胞淋巴瘤家族，是迄今为止慢性自身免疫性疾病相关非霍奇金淋巴瘤的主要类型。

黏膜相关淋巴组织（MALT）淋巴瘤，是其中一种边缘区 B 细胞淋巴瘤，多发生于慢性自身免疫性疾病，如原发性干燥综合征。它在黏膜或腺上皮相关的结外部位发展，如泪腺和唾液腺、肺、胃肠道和皮肤。MALT 淋巴瘤最早的组织病理学特征是环绕上皮细胞的单核细胞样 B 细胞的发现。这些病变的免疫化学染色可以显示其克隆性，发现为 Igκ 或 Ig λ 轻链的单体性浸润[138]。随着疾病进展，这些病变表现为肿瘤细胞增殖增加、反应性滤泡替代和导管扩张。在原发性干燥综合征，MALT 淋巴瘤最常在唾液腺发生，但也可能在其他结外部位发生，特别是肺和胃肠道。在原发性干燥综合征，淋巴瘤风险增加五倍，与腮腺肿大、脾大、淋巴结肿大、白细胞减少、冷球蛋白血症或低 C4 相关[139]。

相关疾病

原发性干燥综合征发展为其他自身免疫性疾病的风险更高，包括甲状腺疾病、自身免疫性肝炎、原发性胆汁性肝硬化和乳糜泻。虽然最初的研究发现原发性干燥综合征患者较对照组有更高的甲状腺疾病患病率，一个近期的、更大的研究未能显示两组间甲状腺疾病率有显著统计学差异[140-141]。自身免疫性肝炎和原发性胆汁性肝硬化发生于小于 5% 的原发性干燥综合征患者，由于缺少针对这一问题的好的对照研究，其患病率更精确的估算尚不可得。一个例外是一项匈牙利的研究显示，原发性干燥综合征患者的乳糜泻患病率是健康对照组的 10 倍[142]。

诊断和诊断试验

角结膜干燥症和口腔干燥症

干燥综合征的疑似诊断始于患者眼干和口干的主诉。然而许多患者并不主动提供这些信息，因为他

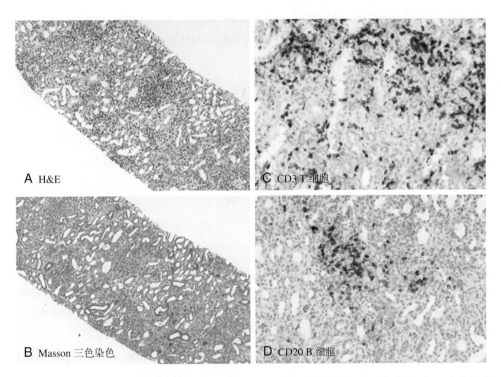

图 73-4 一位累及肾的 57 岁女性原发性干燥综合征患者的组织病理学，该患者同时伴有慢性间质性肾炎。**A.** 伊红染色；**B.** Masson 三色染色；**C.** T 细胞抗 CD3 染色；**D.** B 细胞抗 CD20 染色。间质内淋巴细胞增生性浸润，伴纤维化和肾小管萎缩（A 和 B）。单核细胞主要为 T 细胞（C），B 细胞数量较少，通常聚集成小团

们不认为这些信息足够重要到引起医生的注意。因此，如果在开始的病史采集中，患者未提到这些问题时，主动询问这些症状是很关键的。对于有口干和眼干症状的患者，下一步是通过客观检查确认诊断。测量泪液流量的一个简单方法是 Schirmer-I 试验，这个试验是把一条灭菌滤纸放在下眼睑中到外 1/3 的部位，测量 5 分钟内泪液浸湿滤纸的距离。通常，距离 ≤ 5 mm 是泪液产生异常的界值。尽管 Schirmer-I 试验有大概 20% 的假阴性率，在有眼部异物感时，泪液流率正常提示睑炎等其他的诊断。有中重度干眼症状的患者经常被推荐至眼科医生做裂隙灯检查。在裂隙灯下，眼科医生可以仔细地检查眼表层，评估所有的损伤。在眼表面滴丽丝胺绿和荧光素可以显示结膜和角膜表面的完整性。丽丝胺绿可使缺乏黏蛋白的上皮表面着色（图 73-5），而荧光素可使角膜的细胞损坏部位着色。孟加拉红可以使死亡和变性的细胞着色，但因其角膜毒性已不再用于眼表层评估。

有几种方法可以用于客观评估口干或者口干燥症（Xerostomia）。仅有少数口干燥症患者在口腔检查时显示明显的黏膜干燥征象（比如，舌下唾液池缺乏，厚而黏稠的唾液）。唾液流量计用于测量唾液流量损伤，是指测量单个腺体（腮腺、颌下腺和舌下腺）或者以口腔作为整体的唾液流量。根据欧洲-美国协作组分类标准（表 73-1），未刺激的全唾液腺流率 ≤ 1.5 ml/15 min 即符合口干燥症的标准。收集操作时，患者保持头部前倾，吞咽一次清除口中剩余的唾液。此时，15 分钟的收集过程开始，然后受试者按需吐出唾液，用预先称重的 50 cm³ 的冷冻管收集唾液。标本用分析天平称重，然后得出唾液的体积（1 g=1 ml）。

唾液腺造影室是评估口干燥症的另外一种技术，可以显示大的唾液腺导管阻塞的影像类型。该技术最大的作用是区分炎症和肿瘤。该技术需要注射放射线对比剂到唾液腺导管，然后序列放射线照相采集放射对性比剂流动的形态。推荐使用水溶性的对比剂而不是油性对比剂，因为后者可能损伤附近唾液腺组织。唾液腺造影在临床实践中不被常规应用，因为它是有创操作，可能有导管破裂、疼痛和感染等并发症。闪烁扫描显像是一种测量唾液腺功能的放射性核素技术。当有放射性锝标记的高锝酸钠被注射入血液后，

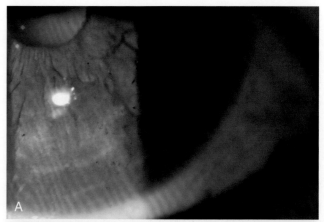

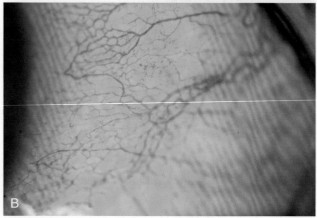

图 73-5 裂隙灯显示 Lissamine 染色的干眼症。A. 角膜点状染色。B. 结膜上皮点状染色。(A and B , Courtesy W. Craig Fowler, MD, Department of Ophthalmology, University of North Carolina at Chapel Hill.)

它被唾液腺吸收然后分泌至口腔，因此可测量唾液流率。有试验显示，唾液腺显像诊断原发性干燥综合征的敏感性是 75%、特异性是 78%[143]。唾液腺显像并不是广泛可用的常规检查。

超声和 MRI 也被检验是否可用于观察原发性干燥综合征患者的唾液腺解剖异常。与健康人相比，超声观测到原发性干燥综合征患者有 2 个或更多大唾液腺的实质回声不均，该方法对诊断的敏感性是 63%、特异性是 99%[144]。虽然结果令人鼓舞，这种技术需要用合适的疾病对照做更深入的验证和研究。包含唾液腺造影的 MRI 比超声发现腺体结构变化更敏感[145]，同样需要更深入的研究验证此项技术。

唇腺活检

唇腺活检被认为是诊断原发性干燥综合征的金标准。然而，在临床实践中，它一般只会用于通过彻底的临床和实验室评估诊断仍不明确的患者。活检通常由口腔外科医生或者耳鼻喉科医生，或者受过正规培训的医生完成。最小的手术需要从唇内侧切取一块至少包含 4 个腺泡的组织。活检阳性是指组织病理分析显示每 4 mm² 组织灶性指数 ≥ 1，1 个灶是指 50 个或更多淋巴细胞聚集。用灶性指数 ≥ 1 作为界值，有报道显示，唇腺活检诊断原发性干燥综合征的敏感性和特异性分别为 83.5%、81.8%[20-21]。唇腺活检的解释受判读者间变异的影响很大，而此变异与判读者的经验有关。因此推荐活检片由有经验的病理学家判读，或者由在意细微解释差别的其他专家判读。

实验室评估

多数原发性干燥综合征患者血清 ANA 阳性。西班牙的一个大规模研究显示，85% 的原发性干燥综合征患者血清 ANA 阳性[146]。大约 1/2 患者抗 Ro/SS-A 抗体阳性、1/3 患者抗 La/SS-B 抗体阳性，50% 的患者类风湿因子阳性。有一小部分患者（< 5%），抗 Ro/SS-A 和 La/SS-B 抗体阴性，但抗着丝点抗体阳性。一项研究显示，抗着丝点抗体阳性的原发性干燥综合征患者，出现眼干、高丙种球蛋白血症和抗 Ro/SS-A 和 La/SS-B 抗体的频率较低，而出现雷诺现象的比例较高[147]。

5% ~ 10% 的原发性干燥综合征患者血清 C3 和 C4 水平降低。比如，上述提到的西班牙队列，9% 的患者 C3 降低，13% 的患者 C4 降低。有差不多相同比例的原发性干燥综合征患者有 Ⅱ 型或者 Ⅲ 型冷球蛋白血症、或者单克隆球蛋白病[146]。在 Ⅱ 型冷球蛋白血症中，西方或欧洲国家的患者常出现有类风湿因子活性的 IgMκ 单克隆球蛋白，日裔患者常出现高比例的 IgA 和 IgG 单克隆球蛋白[148]。5% ~ 15% 的原发性干燥综合征患者有血液系统异常包括低白细胞血症和血小板较少症。

诊断方法

如果一个患者有口干和眼干的症状，有角结膜干燥症的客观证据，结合抗 Ro/SS-A 和（或）抗 La/SS-B 抗体阳性，那么他被诊断为原发性干燥综合征的可能性就很大。如果其他实验室检查特征符合该诊断，不一定需要唾液腺受累的客观证据。在一些病例中，在血清抗 Ro/SS-A 和（或）抗 La/SS-B 抗体阴性的情况下，有 ANA 阳性或强阳性，也可以做出原发性干燥综合征的临床诊断。尽管仅以 ANA 阳性作为血清学标准会降低诊断的特异性，鉴别原发性干燥综合征、其他结缔组织病以及相关疾病时，可以把其他临床和实验室特征考虑进来。因为 25% ~ 50% 的原发性干燥综合征患者抗 Ro/SS-A 和抗 La/SS-B 抗体阴性，ANA 阳性经常是免疫介导过程的唯一证据。在这种情况下，低滴度 ANA 具有相对小的诊断价值。

当有角结膜干燥症和口干燥症的症状和体征，但缺乏强有力的血清自身免疫学证据时，可进行唇腺活检。在这种情况下，唇腺活检用于确认腺体功能低下与慢性炎症过程相关，或者探索其他的诊断比如结节病或者淀粉样变。在这种情况下，唇腺活检的阳性率（灶性指数 ≥ 1）相对较少，阴性结果使原发性干燥综合征诊断的可能性降低到了小于 5%。

儿童和青少年诊断原发性干燥综合征需要非常慎重。与成年人相比，儿童和青少年更常表现为反复的腮腺肿大，而这一条并未包括在最新的诊断标准中。有研究表明，包括了反复腮腺肿大在内的美国 - 欧洲协作组分类标准，使儿童和青少年诊断原发性干燥综合征的敏感性从 39% 提高到了 76%[34]。

鉴别诊断

原发性干燥综合征的鉴别诊断范围比较广泛，因为许多不同的情况也可导致口眼干、唾液腺肿大和相似的外分泌腺表现（表 73-3）。需意识到的是，多数眼科医生诊断的角结膜干燥症患者并不能诊断为原发干燥综合征，尽管患者存在泪液流量减少。这种情况下角结膜炎的原因尚不清晰，可能与衰老、激素水平变化和其他退行性过程相关。许多抗胆碱能药物是导致干燥主诉的因素之一。口干症状的总人群患病率接近 25%，因此在一个并无干燥综合征这类系统性疾病的患者，同时存在口干和眼干症状并不奇怪。

慢性腮腺炎合并复合型干燥症强烈提示原发性干燥综合征或其他可能的系统性病的诊断。原发性干燥综合征常常需要与结节病相鉴别，有时甚至与其同时存在。有口干和眼干症状的糖尿病患者也可以出现双侧弥漫的腮腺肿大，该表现可能由非炎症性的唾液腺炎导致。另外，严重高甘油三酯血症、慢性肝病和酒精成瘾者也可以出现唾液腺炎以及大唾液腺的肿大。

一个新的临床类别，叫做 IgG4 相关综合征或者 IgG4 阳性多器官淋巴增殖综合征，是原发性干燥综合征鉴别诊断要重点考虑的疾病。IgG4 相关综合征独特的表现是血清 IgG4 水平升高，组织活检显示显著的 IgG4+ 浆细胞浸润并伴随纤维化和硬化。与原发性干燥综合征相比较，IgG4 相关疾病没有女性患病优势，口眼干、关节痛、血清 ANA 阳性的出现率低，但出现较高比例的自身免疫性胰腺炎[149]。

治疗

原发性干燥综合征的治疗目的是缓解口干燥症、眼干燥症及系统受累的症状、体征（图 73-6）。停用可能导致干燥症状的相关药物可在总体上减少干燥相关的主诉。针对眼干燥症，建议患者避免处于有中央冷暖空调及有风的环境，避免应用抑制泪液和唾液分泌的药物。有多种不同黏滞度、不同配方的非处方泪液补充剂可供选用。低黏滞度的泪液较高黏滞度的应用更多，而后者因能提供长时间的润滑效果而多在睡眠期间应用。含或不含防腐剂成分的人工泪液亦可供

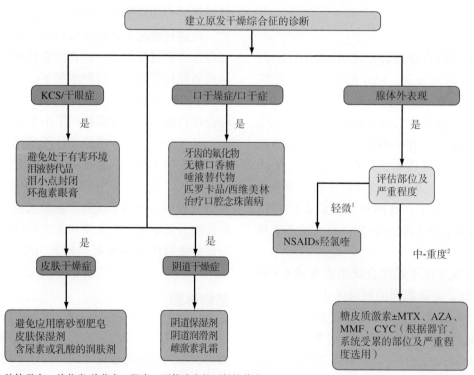

¹ 肢体无力、关节痛/关节炎、肌痛、不伴溃疡的可触性紫癜
² NSIP或LIP、间质性肾炎、PNS受累伴肌无力、系统性坏死性血管炎、CNS受累伴局灶症状或严重的认知功能障碍

图 73-6 干燥综合征的治疗流程。干燥综合征的治疗通常需要多学科协作，包括风湿科医学、眼科医生、牙医 / 口腔外科医生、耳鼻喉科医生和其他专科医师，具体取决于腺体外疾病的程度。在所有情况下，应尽量减少使用会加剧干燥症状的药物，如抗组胺药、抗抑郁药、肌肉松弛药和其他具有抗胆碱能特性的药物。腺体外疾病根据器官系统累及的部位和严重程度进行个体化治疗。本流程指出的用于治疗腺体外疾病的方法尚无随机对照试验的证据支持，仅是基于回顾性病例系列和临床经验的专家意见。AZA，硫唑嘌呤；CNS，中枢神经系统；CYC，环磷酰胺；KCS，角结膜干燥症；LIP，淋巴细胞性间质性肺炎；MMF，霉酚酸酯；MTX，甲氨蝶呤；NSAIDS，非甾体抗炎药；NSIP，非特异性间质肺炎；PNS，周围神经系统

选用，但含有防腐剂成分的泪液因对眼表面有毒性作用，因此如每天点眼次数大于 4 次可能会加重干眼症状。因此需频繁滴眼的患者更推荐应用不含防腐剂成分的人工泪液[150]。

0.05% 的环孢素眼用制剂（丽眼达，Restasis）已经被美国食品和药物管理局（FDA）批准上市，适应证是治疗干燥性角结膜炎。临床试验结果显示，0.05% 的眼用环孢素可改善干眼症的症状和体征，其中包括 Schirmer-I 试验检测的泪液流量有显著统计学意义提高。但由于有烧灼感，许多患者难以耐受眼用环孢素。

泪小点封闭术是眼科医师采用的一种相对简单的处理方式，它通过暂时或永久地封闭泪小点、阻塞鼻泪管从而达到保存泪液的目的，适用于应用人工泪液后仍无法改善的持续性干眼症患者。90% 的泪液通过下泪小点处的通道排泄，因此栓子最初会放置在 2 个下泪小点处，后面的栓子也会放置在 2 个上泪小点处。泪液过多是泪点封闭术最常见的并发症，因此前期应用可降解的胶原材质的栓子行试验性的暂时栓塞是合理的。通过应用硅树脂成分的栓子栓塞或灼烧 / 激光手术破坏泪小点可达到长期的阻塞效果。

睑板腺炎在干眼患者中常见，亦可以导致干眼症状。睑板腺炎的患者或可从局部热敷、睑板清洁（如应用强生婴儿沐浴露与水的 1∶1 混合制剂）治疗中获益。较多难治的睑板腺炎患者接受了长期多西环素的治疗。有时，药房合成的 10% 的乙酰半胱氨酸滴眼液可冲洗掉富含大量的黏液碎片的泪膜。

口干燥症的治疗可通过直接使用唾液替代品或刺激残余的唾液腺分泌。有各种含羟甲纤维素或甲基纤维素的非处方人工唾液可供应用。然而，其作用持续时间较短，因此对大多数的患者来说效果有限。患者可通过咀嚼无糖的糖果或口香糖来刺激唾液的分泌。有两种能够刺激唾液及泪液流率的口服的促分泌剂可供选用。毛果芸香碱（Salogen）通过作用于腺体的 M3 受体起效，口服 5 mg tid 或 qid 在临床对照试验中可改善口干燥症及眼干燥症的客观及主观指标[151-152]。西维美林（Evoxac）同样通过激动 M3 受体，临床试验亦显示与毛果芸香碱相似的疗效[153]。基于作用机制，这两种口服的促分泌剂有着相似的不良反应包括多汗、面部潮红，其他可能出现的不良反应包括视物模糊、多尿、恶心、腹痛、腹泻。鉴于两者的药理学特性，在虹膜炎、闭角型青光眼、中到重度的哮喘患

者中禁用。

口干燥症易导致龋齿及口腔问题，为预防此类问题，推荐日常使用牙线清洁、常规使用含氟的口腔制剂，及密切的口腔科随诊。口干燥症的另一并发症是口腔念珠菌病，可以应用制霉菌素、克霉唑、氟康唑，疗程为 10 ~ 14 天。克霉唑乳霜可以用于治疗局灶的口角炎，口角炎常伴随口腔念珠菌病出现。

原发性干燥综合征患者亦会出现唇、皮肤、鼻腔干燥。这些问题可通过局部多次保湿来解决，如唇膏、润肤霜、盐水喷鼻剂。维生素 E 的脂质软胶丸因其良好的滋润效果可在皮肤或唇局部应用。因阴道干燥引起的性交困难是女性原发性干燥综合征患者的常见主诉。局部应用保湿剂或雌激素软膏有助于改善此类症状，阴道润滑剂对于治疗可有帮助。

当前，原发性干燥综合征的治疗仍缺乏确实有效的改善病情药物。临床经验提示羟氯喹可能对乏力、肌痛、关节痛 / 关节炎症状有效。但其疗效尚未被临床随机对照试验结果证实。然而，法国的一项 120 名患者参与的双盲对照试验显示羟氯喹在改善这些症状方面与安慰剂无异[154]。另一项对关节痛患者的事后分析研究也表明羟氯喹不能缓解关节疼痛，但患者例数的不足使得我们很难作出一个确定性的结论。需注意的是为避免其视网膜毒性，羟氯喹的剂量应避免超过 6.5 mg/（kg·d）。长期用药时建议每年行眼科检查。

糖皮质激素及其他的免疫抑制剂常应用于有功能衰竭可能的腺体外器官受累。非特异性间质性肺炎及淋巴细胞性间质性肺炎常应用大剂量糖皮质激素及其他免疫抑制剂如硫唑嘌呤、霉酚酸酯或环磷酰胺。但由于事实上没有确凿的临床对照试验的数据支持，因此上述药物在临床上多在必要时经验性使用，同时需要密切监测、严密随诊。细支气管炎对大剂量的糖皮质激素单药反应良好，但需要密切随诊是否复发并再次治疗。对于无临床症状而仅有肺功能检查显示的孤立的轻度一氧化碳弥散率（DLCO）减低或小气道疾病的患者可随诊观察，暂不治疗。

保守治疗可能是感觉性周围神经病的唯一治疗，加巴喷丁和镇痛剂可能有助于控制渐进加重的疼痛症状。大剂量的糖皮质激素可能在短期内缓解周围神经病的症状，但其是否具有长期的疗效、长期治疗是否利大于弊目前尚不明确。临床上肌无力往往需要包含糖皮质激素及其他免疫抑制剂在内的更加强有力的治

疗。某些严重肌无力患者或可从静脉注射免疫球蛋白治疗中获益。

小部分的 pSS 患者会出现反复发作的下肢紫癜。这些损伤常引起灼烧感、针刺感，常与下肢水肿相关，但却极少出现溃疡。虽然大多数病例对中到大剂量糖皮质激素反应良好，但在激素逐渐减量及停用过程中常出现紫癜的复发。因此除非严重的不可控制的紫癜症状或进展成为皮肤溃疡，其他紫癜患者或可避免糖皮质激素的应用。护理袜在多数患者中可以缓解症状，亦可与镇痛剂、抗组胺药或非甾体抗炎药联用来治疗疼痛。受损皮肤常遗留炎症后改变，但考虑到激素长期应用的副作用，这种改变亦是可以接受的。

近来已有关于生物制剂治疗 pSS 的临床有效性及安全性的研究。但临床试验结果证实肿瘤坏死因子（TNF）抑制剂英夫利昔单抗和依那西普对 pSS 无效 [155-156]。利妥昔单抗及依帕珠单抗治疗 pSS 的初期研究得到了不同的结论 [157-160]，其治疗的临床有效性和安全性仍有待更大规模的、论证力度更强的临床试验来证实。其他生物制剂治疗 pSS 目前已显露端倪，在不远的将来有望开展其相关的研究。寻求改善病情治疗的想法促进了早期关于疾病活动度及损伤程度评估方法的进展 [161-162]，后者仍需要在之后临床试验中得到进一步证实。

EULAR 干燥综合征疾病活动指数和 EULAR 干燥综合征患者报告指数是为了评估原发性干燥综合征的疾病活动情况和患者报告结果所开发出来和验证过的指标 [163]。这些指标并没有在所有的研究中被一致使用，而且在腺体外疾病活动水平相对较低的患者中，检测患者病情改善程度的敏感性可能相对较低。

预后

与普通人群相比，pSS 的总体死亡率并没有增加，但出现腺体外受累的 pSS 患者的致残率及死亡风险增加。Ioannidis 及其同事 [164] 随访了 723 例 pSS 患者，与普通人群相比，该队列的死亡率没有显著升高。该研究根据并发症及死亡的风险将病例分为 I 型和 II 型；将近 20% 的病例被分为 I 型——高危组，剩余并发症和死亡风险没有升高的病例归入 II 型。在 I 型病例中，表现为可触性紫癜及低 C4 水平者出现长期并发症和死亡的风险更高 [164]。另一临床研究亦得出相似的结果：即 pSS 患者的全因死亡率并没有增

加 [165]。在另一个来自西班牙的 336 例 pSS 的队列研究证实低补体血症是不良预后的一个危险因素 [166]。

关于 pSS 的发病机制的探究方兴未艾。易于获取的唇腺活检组织及新兴技术，使人们对异常的固有及适应性免疫应答相交织的复杂致病途径的理解以惊人的速度发展。遗传学和基因组学刚刚开始进入 pSS 的研究之中，在不远的将来可以预见两者间的鸿沟会逐渐缩小。另一个尚未得到解答的重要问题是导致腺体功能低下的病因。在疾病的早期阶段，腺体损伤似乎难以解释唾液流率的减低，这就提示可能有自身抗体、细胞因子内环境，或两者兼有，抑或是其他的介质参与这些功能异常的发生。鉴于腺体功能潜在的可逆性，需要更多的研究解决这一问题，未来治疗性干预措施的性质和具体时机也需要被检验。

尽管目前针对 pSS 的治疗仍不能称之为改善病情治疗，但仍可有所作为，如通过有效改善干燥症状，应用羟氯喹来缓解疲劳、关节痛，监测疾病并发症。尽管目前尚未证实利妥昔单抗在治疗 pSS 的有效性，但转化医学所指引的新的靶向治疗将为改善病情治疗指明道路。目前用来评估治疗有效性的疾病活动度及损伤的评估工具仍不成熟。因此，找到一个能够切实改善病情的药物仍需走很长的一段道路，扩展 pSS 的治疗选择仍将需要数十年的时间。

结论

pSS 患病率与类风湿关节炎基本相似，比系统性红斑狼疮高 10 倍左右。因此，在风湿免疫病领域，pSS 在自身免疫疾病中患病率排名第二，仅次于类风湿关节炎。仍有许多 pSS 的轻症患者就诊于普通内科医生、眼科医生、耳鼻喉科医生、牙科医师，而未能得到风湿免疫科医师的关注。同时因为对干燥综合征束手无策的错误理解，另外一些患者根本就没得到诊断。然而，pSS 是一种系统性自身免疫疾病，可累及肺、神经、肾，与血管炎，以及低度恶性 B 细胞淋巴瘤的风险增加相关。风湿免疫科医师通过适当的培训，可做出准确的临床诊断，并有效处理该疾病的多系统并发症。

本章的参考文献也可以在 ExpertConsult.com 上找到。

主要参考文献

1. Mikulicz J: *Uber eine eigenartige symmetrishe erkankung der tranen und mundspeicheldrusen*, Stuttgart, Germany, 1892, Beitr Z Chir Fesrschr F Theodor Billroth, pp 610–630.
2. Sjögren H: Zur kenntnis der keratoconjunctivitis sicca. *Acta Ophthalmol Suppl* 2:1–151, 1933.
3. Morgan WS, Castleman B: A clinicopathologic study of "Mikulicz's disease". *Am J Pathol* 9:471–503, 1953.
4. Bunim JJ: Heberden Oration. A broader spectrum of Sjögren's syndrome and its pathogenetic implications. *Ann Rheum Dis* 20:1–10, 1961.
5. Talal N, Bunim JJ: The development of malignant lymphoma in the course of Sjögren's syndrome. *Am J Med* 36:529–540, 1964.
6. Beck JS, Anderson JR, Bloch KJ, et al: Antinuclear and precipitating auto-antibodies in Sjögren's syndrome. *Ann Rheum Dis* 24:16–22, 1965.
7. Bloch KJ, Buchanan WW, Wohl MJ, et al: Sjögren's syndrome: a clinical, pathological, and serological study of 62 cases. *Medicine* 44:187–231, 1965.
8. Chisholm DM, Mason DK: Labial salivary gland biopsy in Sjögren's disease. *J Clin Pathol* 21:656–660, 1968.
9. Chisholm DM, Waterhouse JP, Mason DK: Lymphocytic sialadenitis in the major and minor salivary gland: a correlation in postmortem subjects. *J Clin Pathol* 23:690–694, 1970.
10. Tarpley TM, Anderson LG, White CL: Minor salivary gland involvement in Sjögren's syndrome. *Oral Surg* 37:64–74, 1974.
11. Greenspan JS, Daniels TE, Talal N, et al: The histopathology of Sjögren's syndrome in labial salivary gland biopsies. *Oral Surg* 37:217–229, 1974.
12. Vitali C, Bombardieri S, Jonsson R, et al: Classification criteria for Sjögren's syndrome: a revised version of the European criteria proposed by the American-European consensus group. *Ann Rheum Dis* 61:554–558, 2002.
13. Shiboski SC, Shiboski CH, Criswell LA, et al: American College of Rheumatology Classification Criteria for Sjögren's Syndrome: A Data-Driven, Expert Consensus Approach in the Sjögren's International Collaborative Clinical Alliance Cohort. *Arthitis Care Res (Hoboken)* 64:475–487, 2012.
16. Manthorpe R, Oxholm P, Prause JU, et al: The Copenhagen criteria for Sjögren's syndrome. *Scand J Rheumatol Suppl* 61:19–21, 1986.
17. Homma M, Tojo T, Akizuki M, et al: Criteria for Sjögren's syndrome in Japan. *Scand J Rheumatol Suppl* 61:26–27, 1986.
18. Skopouli FN, Drosos AA, Papaioannou T, et al: Preliminary diagnostic criteria for Sjögren's syndrome. *Scand J Rheumatol Suppl* 61:22–25, 1986.
19. Fox RI, Robinson CA, Curd JG, et al: Sjögren's syndrome. Proposed criteria for classification. *Arthritis Rheum* 29:577–585, 1986.
20. Vitali C, Bombardieri S, Moutsopoulos HM, et al: Preliminary criteria for the classification of Sjögren's syndrome. Results of a prospective concerted action supported by the European community. *Arthritis Rheum* 36:340–347, 1993.
21. Vitali C, Bombardieri S, Moutsopoulos HM, et al: Assessment of the European classification criteria for Sjögren's syndrome in a series of clinically defined cases: results of a prospective multicentre study. *Ann Rheum Dis* 55:116–121, 1996.
22. Daniels TE, Whitcher JP: Association of patterns of labial salivary gland inflammation with keratoconjunctivitis sicca. Analysis of 618 patients with suspected Sjögren's syndrome. *Arthritis Rheum* 37:869–877, 1994.
23. Rubin H, Holt M: Secretory sialography in diseases of the major salivary glands. *AJR Am J Roentgenol* 77:575–598, 1957.
24. Schall GL, Anderson LG, Wolf RO, et al: Xerostomia in Sjögren's syndrome. Evaluation by sequential salivary scintigraphy. *JAMA* 216:2109–2116, 1971.
29. Gabriel SE, Michaud K: Epidemiological studies in incidence, prevalence, mortality, and comorbidity of the rheumatic diseases. *Arthritis Res Ther* 11:229, 2009.
30. Haugen AJ, Peen E, Hultén B, et al: Estimation of the prevalence of primary Sjögren's syndrome in two age-different community-based populations using two sets of classification criteria: the Horderland Health Study. *Scand J Rheumatol* 37:30–34, 2008.
31. Bowman SJ, Ibrahim GH, Holmes G, et al: Estimating the preva-

34. lence among Caucasian women of primary Sjögren's syndrome in two general practices in Birmingham, UK. *Scand J Rheumatol* 33:39–43, 2004.
34. Houghton K, Malleson P, Cabral D, et al: Primary Sjögren's syndrome in children and adolescents: are proposed diagnostic criteria applicable? *J Rheumatol* 32:2225–2232, 2005.
38. Baer AN, Maynard JW, Shaikh F, et al: Secondary Sjögren's syndrome in systemic lupus erythematosus defines a distinct disease subset. *J Rheumatol* 37:1143–1149, 2010.
39. Avouac J, Sordet C, Depinay C, et al: Systemic sclerosis-associated Sjögren's syndrome and relationship to the limited cutaneous subtype: results of a prospective study of sicca syndrome in 133 consecutive patients. *Arthritis Rheum* 54:2243–2249, 2006.
41. Pillemer SR, Brennan MT, Sankar V, et al: Pilot clinical trial of dehydroepiandrosterone (DHEA) versus placebo for Sjögren's syndrome. *Arthritis Care Res* 51:601–604, 2004.
42. Triantafyllopoulou A, Moutsopoulos H: Persistent viral infection in primary Sjögren's syndrome: review and perspectives. *Clin Rev Allergy Immunol* 32:210–214, 2007.
43. Triantafyllopoulou A, Tapinos N, Moutsopoulos HM: Evidence for coxsackievirus infection in primary Sjögren's syndrome. *Arthritis Rheum* 50:2897–2902, 2004.
44. Gottenberg JE, Pallier C, Ittah M, et al: Failure to confirm coxsackievirus infection in primary Sjögren's syndrome. *Arthritis Rheum* 54:2026–2028, 2006.
47. Williams PH, Cobb BL, Namjou B, et al: Horizons in Sjögren's syndrome genetics. *Clinic Rev Allerg Immunol* 32:201–209, 2007.
48. Cobb BL, Lessard CJ, Harley JB, et al: Genes and Sjögren's syndrome. *Rheum Dis Clin N Am* 34:847–868, 2008.
49. Harley JB, Reichlin M, Arnett FC, et al: Gene interaction at HLA-DQ enhances autoantibody production in primary Sjögren's syndrome. *Science* 232:1145–1147, 1986.
55. Mavragani CP, Crow MK: Activation of the type I interferon pathway in primary Sjögren's syndrome. *J Autoimmunity* 35:225–231, 2010.
56. Takaoka A, Yanai H, Kondo S, et al: Integral role of IRF-5 in the gene induction programme activated by Toll-like receptors. *Nature* 434:243–249, 2005.
58. Miceli-Richard C, Comets E, Loiseau P, et al: Association of an IRF5 gene functional polymorphism with Sjogren's syndrome. *Arthritis Rheum* 56:3989–3994, 2007.
59. Miceli-Richard C, Gestermann N, Ittah M, et al: The CGGGG insertion/deletion polymorphism of the IRF5 promoter is a strong risk factor for primary Sjögren's syndrome. *Arthritis Rheum* 60:1991–1997, 2009.
60. Korman BD, Alba MI, Le JM, et al: Variant form of STAT4 is associated with primary Sjögren's syndrome. *Genes Immun* 9:267–270, 2008.
61. Nordmark G, Kristjansdottir G, Theander E, et al: Additive effects of the major risk alleles of IRF5 and STAT4 in primary Sjögren's syndrome. *Genes Immun* 10:68–76, 2009.
62. Nordmark G, Kristjansdottir G, Theander E, et al: Association of EBF1, FAM167A (C8orf13)-BLK and TNFSF4 gene variants with primary Sjögren's syndrome. *Genes Immunity* 12:100–109, 2011.
63. Alevizos I, Alexander S, Turner RJ, et al: MicroRNA expression profiles as biomarkers of minor salivary gland inflammation and dysfunction in Sjögren's syndrome. *Arthritis Rheum* 63:535–544, 2011.
64. Jonsson MV, Delaleu N, Jonsson R: Animal models of Sjögren's syndrome. *Clinic Rev Allerg Immunol* 32:215–224, 2007.
65. Chiorini JA, Cihakova D, Quellette CE, et al: Sjögren's syndrome: advances in the pathogenesis of animal models. *J Autoimmunity* 33:190–196, 2009.
66. Christodoulou MI, Kapsogeorgou EK, Moutsopoulos HM: Characteristics of the minor salivary gland infiltrates in Sjogren's syndrome. *J Autoimmun* 34:400–407, 2010.
70. Barone F, Bombardieri M, Manzo A, et al: Association of CXCL13 and CCL21 expression with the progressive organization of lymphoid-like structures in Sjögren's syndrome. *Arthritis Rheum* 52:1773–1784, 2005.
71. Gottenberg JE, Cagnard N, Lucchesi C, et al: Activation of IFN pathways and plasmacytoid dendritic cell recruitment in target organs of primary Sjogren's syndrome. *Proc Natl Acad Sci U S A* 103:2770–2775, 2006.
72. Emamian ES, Leon JM, Lessard CJ, et al: Peripheral blood gene expression profiling in Sjögren's syndrome. *Genes Immun* 10:285–

296, 2009.

73. Mavragani CP, Moutsopoulos HM: The geoepidemiology of Sjögren's syndrome. *Autoimmunity Rev* 9:A305–A310, 2010.

74. Katsifis GE, Rekka S, Moutsopoulos NM, et al: Systemic and local interleukin-17 and linked cytokines associated with Sjögren's syndrome immunopathogenesis. *Am J Pathol* 175:1167–1177, 2009.

75. Christodoulou MI, Kapsogeorgou EK, Moutsopoulos NM, et al: Foxp3+ T-regulatory cells in Sjögren's syndrome: correlation with the grade of the autoimmune lesion and certain adverse prognostic factors. *Am J Pathol* 173:1389–1396, 2008.

77. Bohnhorst J, Bjorgan MB, Thoen JE, et al: Bm1-bm5 classification of peripheral blood B cells reveals circulating germinal center founder cells in healthy individuals and disturbance in the B cell subpopulations in patients with primary Sjögren's syndrome. *J Immunol* 167: 3610–3618, 2001.

78. Hansen A, Gosemann M, Pruss A, et al: Abnormalities in peripheral B cell memory of patients with primary Sjögren's syndrome. *Arthritis Rheum* 50:1897–1908, 2004.

79. D'Arbonneau F, Pers JO, Devauchelle V, et al: BAFF-induced changes in B cell receptor-containing lipid rafts in Sjögren's syndrome. *Arthritis Rheum* 54:115–126, 2006.

80. Groom J, Kalled SL, Cutler AH, et al: Association of BAFF/BLyS overexpression and altered B cell differentiation with Sjögren's syndrome. *J Clin Invest* 109:59–68, 2002.

81. Hjelmervik TR, Petersen K, Jonassen I, et al: Gene expression profiling of minor salivary glands clearly distinguishes primary Sjögren's syndrome patients from healthy control subjects. *Arthritis Rheum* 52:1534–1544, 2005.

82. Shen L, Suresh L, Li H, et al: IL-14 alpha, the nexus for primary Sjögren's disease in mice and humans. *Clin Immunol* 130:304–312, 2009.

83. Shen L, Zhang C, Wang T, et al: Development of autoimmunity in interleukin-14alpha transgenic mice. *J Immunol* 177:5676–5686, 2006.

84. Shen L, Suresh L, Wu J, et al: A role for lymphotoxin in primary Sjögren's disease. *J Immunol* 185:6355–6363, 2010.

85. Gatumu MK, Skarstein K, Papandile A, et al: Blockade of lymphotoxin-beta receptor signaling reduces aspects of Sjögren's syndrome in salivary glands of non-obese diabetic mice. *Arthritis Res Ther* 11:R24, 2009.

87. Halse AK, Marthinussen MC, Wahrenherlenius M, et al: Isotype distribution of anti-Ro/SS-A and anti-La/SS-B antibodies in plasma and saliva of patients with Sjögren's syndrome. *Scand J Rheumatol* 29:13–19, 2000.

88. Li J, Ha Y, Kü N, et al: Inhibitory effects of autoantibodies on the muscarinic receptors in Sjögren's syndrome. *Lab Invest* 84:1430–1438, 2004.

89. Robinson CP, Brayer J, Yamachika S, et al: Transfer of human serum IgG to nonobese diabetic Igμnull mice reveals a role for autoantibodies in the loss of secretory function of exocrine tissues in Sjögren's syndrome. *Proc Natl Acad Sci USA* 95:7538–7543, 1998.

91. Manoussakis MN, Kapsogeorgou EK: The role of epithelial cells in the pathogenesis of Sjögren's syndrome. *Clin Rev Allerg Immunol* 32:225–230, 2007.

92. Fox RI, Kang H, Ando D, et al: Cytokine mRNA expression in salivary gland biopsies of Sjögren's syndrome. *J Immunol* 152:5532–5539, 1994.

95. Xanthou G, Polihronis M, Tzioufas AG, et al: Lymphoid chemokine messenger RNA expression by epithelial cells in the chronic inflammatory lesion of the salivary glands of Sjögren's syndrome patients. Possible participation in lymphoid structure formation. *Arthritis Rheum* 44:408–418, 2001.

97. Ittah M, Miceli-Richard C, Gottenberg JE, et al: Viruses induce high expression of BAFF by salivary gland epithelial cells through TLR- and type-I IFN-dependent and -independent pathways. *Eur J Immunol* 38:1058–1064, 2008.

99. Manganelli P, Fietta P: Apoptosis and Sjögren's syndrome. *Semin Arthritis Rheum* 33:49–65, 2003.

100. Ping L, Ogawa N, Sugai S: Novel role of CD40 in Fas-dependent apoptosis of cultured salivary epithelial cells from patients with Sjögren's syndrome. *Arthritis Rheum* 52:573–581, 2005.

102. Dawson LJ, Fox PC, Smith PM: Sjögren's syndrome—the non-apoptotic model of glandular hypofunction. *Rheumatology (Oxford)* 45:792–798, 2006.

103. Jonsson MV, Delaleu N, Brokstad KA, et al: Impaired salivary gland function in NOD mice: association with changes in cytokine profile but not with histopathologic changes in the salivary gland. *Arthritis Rheum* 54:2300–2305, 2006.

105. Ng W, Bowman SJ: Primary Sjögren's syndrome. *Rheumatology (Oxford)* 49:844–853, 2010.

106. Bowman SJ, Booth DA, Platts RG, et al: Measurement of fatigue and discomfort in primary Sjögren's syndrome using a new questionnaire tool. *Rheumatology* 43:758–764, 2004.

107. Segal B, Bowman SJ, Fox PC, et al: Primary Sjögren's syndrome: health experiences and predictors of health quality among patients in the United States. *Health Qual Life Outcomes* 7:46, 2009.

107. Segal B, Thomas W, Rogers T, et al: Prevalence, severity, and predictors of fatigue in subjects with primary Sjögren's syndrome. *Arthritis Care Res* 59:1780–1787, 2008.

109. García-Carrasco M, Sisó A, Ramos-Casals M, et al: Raynaud's phenomenon in primary Sjögren's syndrome. Prevalence and clinical characteristics in a series of 320 patients. *J Rheumatol* 29:726–730, 2002.

110. Katayama I, Kotobuki Y, Kiyohara E, et al: Annular erythema associated with Sjögren's syndrome: review of the literature on the management and clinical analysis of skin lesions. *Mod Rheumatol* 20:123–129, 2010.

112. Ramos-Casals M, Anaya J, García-Carrasco M, et al: Cutaneous vasculitis in primary Sjögren's syndrome. Classification and clinical significance of 52 patients. *Medicine (Baltimore)* 83:96–106, 2004.

113. Fauchais A, Ouattara B, Gondran G, et al: Articular manifestations in primary Sjögren's syndrome: clinical significance and prognosis of 188 patients. *Rheumatology (Oxford)* 49:1164–1172, 2010.

115. Gottenberg J, Mignot S, Nicaise-Rolland P, et al: Prevalence of anti-cyclic citrullinated peptide and anti-keratin antibodies in patients with primary Sjögren's syndrome. *Ann Rheum Dis* 64:114–117, 2005.

116. Atzeni F, Sarzi-Puttini P, Lama N, et al: Anti-cyclic citrullinated peptide antibodies in primary Sjögren's syndrome may be associated with non-erosive synovitis. *Arthritis Res Ther* 10:R51, 2008.

118. Yazisiz V, Arslan G, Ozbudak IH, et al: Lung involvement in patients with primary Sjögren's syndrome: what are the predictors? *Rheumatol Int* 30:1317–1324, 2010.

119. Ito I, Nagai S, Kitaichi M, et al: Pulmonary manfestations of primary Sjögren's syndrome. A clinical, radiologic, and pathologic study. *Am J Respir Crit Care Med* 171:632–638, 2005.

120. Parambil JG, Myers JL, Lindell RM, et al: Interstitial lung disease in primary Sjögren's syndrome. *Chest* 130:1489–1495, 2006.

123. Maripuri S, Grande JP, Osborn TG, et al: Renal involvement in primary Sjögren's syndrome: a clinicopathologic study. *Clin J Am Soc Nephrol* 4:1423–1431, 2009.

124. Kim YK, Song HC, Kim W, et al: Acquired Gitelman syndrome in a patient with primary Sjögren's syndrome. *Am J Kidney Dis* 52:1163–1167, 2008.

127. Mandl T, Ekberg O, Wollmer P, et al: Dysphagia and dysmotility of the pharynx and oesophagus in patients with primary Sjögren's syndrome. *Scand J Rheumatol* 36:394–401, 2007.

128. Volter F, Fain O, Mathieu E, et al: Esophageal function and Sjögren's syndrome. *Dig Dis Sci* 49:248–253, 2004.

129. Poglio F, Mongini T, Cocito D: Sensory ataxic neuropathy and esophageal achalasia in a patient with Sjögren's syndrome. *Muscle Nerve* 35:532–535, 2007.

131. Matsumoto T, Morizane T, Aoki Y, et al: Autoimmune hepatitis in primary Sjögren's syndrome: pathological study of the livers and labial salivary glands in 17 patients with primary Sjögren's syndrome. *Pathol Int* 55:70–76, 2005.

133. Segal B, Carpenter A, Walk D: Involvement of nervous system pathways in primary Sjögren's syndrome. *Rheum Dis Clin N Am* 34:885–906, 2008.

134. Michel L, Toulgoat F, Desal H, et al: Atypical neurologic complications in patients with primary Sjögren's syndrome. *Semin Arthritis Rheum* 40:338–342, 2011.

135. Kahlenberg JM: Neuromyelitis optica spectrum disorder as an initial presentation of primary Sjögren's syndrome. *Semin Arthritis Rheum* 40:343–348, 2011.

136. Gøransson L, Herigstad A, Tjensvoll AB, et al: Peripheral neuropathy in primary Sjögren's syndrome. A population-based study. *Arch Neurol* 63:1612–1615, 2006.

138. Voulgarelis M, Dafni UG, Isenberg DA, et al: Malignant lymphoma in primary Sjögren's syndrome: a multicenter, retrospective, clinical study by the European Concerted Action on Sjögren's Syndrome. *Arthritis Rheum* 42:1765–1772, 1999.

139. Baimpa E, Dahabreh IJ, Voulgarelis M, et al: Hematologic manifestations and predictors of lymphoma development in primary Sjögren's syndrome: clinical and pathophysiologic aspects. *Medicine (Baltimore)* 88:284–293, 2009.

141. Ramos-Casals M, García-Carrasco M, Cervera R, et al: Thyroid disease in primary Sjögren's syndrome. Study in a series of 160 patients. *Medicine (Baltimore)* 79:103–108, 2000.

142. Szodoray P, Barta Z, Lakos G, et al: Coeliac disease in Sjögren's syndrome—a study of 111 Hungarian patients. *Rheumatol Int* 24:278–282, 2004.

143. Vinagre F, Santos MJ, Prata A, et al: Assessment of salivary gland function in Sjögren's syndrome: the role of salivary gland scintigraphy. *Autoimmun Rev* 8:672–676, 2009.

144. Wernicke D, Hess H, Gromnica-Ihle E, et al: Ultrasonography of salivary glands—a highly specific imaging procedure for diagnosis of Sjögren's syndrome. *J Rheumatol* 35:285–293, 2008.

145. Niemelä RK, Takalo R, Pääkkö E, et al: Ultrasonography of salivary glands in primary Sjögren's syndrome. A comparison with magnetic resonance imaging and magnetic resonance sialography of parotid glands. *Rheumatology* 43:875–879, 2004.

146. Ramos-Casals M, Solans R, Rosas J, et al: Primary Sjögren's syndrome in Spain. Clinical and immunologic expression in 1010 patients. *Medicine (Baltimore)* 87:210–219, 2008.

147. Vasiliki-Kalliopi KB, Diamanti KD, Vlachoyiannopoulos PG, et al: Anticentromere antibody positive Sjögren's syndrome: a retrospective descriptive analysis. *Arthritis Res Ther* 12:R47, 2010.

148. Ramos-Casals M, Cervera R, Yagüe J, et al: Cryoglobulinemia in primary Sjögren's syndrome: prevalence and clinical characteristics in a series of 115 patients. *Semin Arthritis Rheum* 28:200–205, 1998.

149. Masaki Y, Dong L, Kurose N, et al: Proposal for a new clinical entity, IgG$_4$-positive multiorgan lymphproliferative syndrome: analysis of 64 cases of IgG$_4$-related disorders. *Ann Rheum Dis* 68:1310–1315, 2009.

151. Tsifetaki N, Kitsos G, Paschides CA, et al: Oral pilocarpine for the treatment of ocular symptoms in patients with Sjögren's syndrome: a randomised 12 week controlled study. *Ann Rheum Dis* 62:1204–1207, 2003.

152. Vivino FB, Al-Hashimi I, Khan Z, et al: Pilocarpine tablets for the treatment of dry mouth and dry eye symptoms in patients with Sjögren syndrome: a randomized, placebo-controlled, fixed-dose, multicenter trial. P92-01 Study Group. *Arch Intern Med* 159:174–181, 1999.

153. Petrone D, Condemi JJ, Fife R, et al: A double-blind, randomized, placebo-controlled study of cevimeline in Sjögren's syndrome patients with xerostomia and keratoconjunctivitis sicca. *Arthritis Rheum* 46:748–754, 2002.

155. Sankar V, Brennan MT, Kok MR, et al: Etanercept in Sjögren's syndrome: a twelve-week randomized, double-blind, placebo-controlled pilot clinical trial. *Arthritis Rheum* 50:2240–2245, 2004.

156. Mariette X, Ravaud P, Steinfeld S, et al: Inefficacy of infliximab in primary Sjögren's syndrome: results of the randomized, controlled Trial of Remicade in Primary Sjögren's Syndrome (TRIPSS). *Arthritis Rheum* 50:1270–1276, 2004.

157. Dass S, Bowman SJ, Vital EM, et al: Reduction of fatigue in Sjögren syndrome with rituximab: results of a randomised, double-blind, placebo-controlled pilot study. *Ann Rheum Dis* 67:1541–1544, 2008.

158. Devauchelle-Pensec V, Pennec Y, Morvan J, et al: Improvement of Sjögren's syndrome after two infusions of rituximab (anti-CD20). *Arthritis Rheum* 57:310–317, 2007.

159. Pijpe J, van Imhoff GW, Spijkervet FK, et al: Rituximab treatment in patients with primary Sjögren's syndrome: an open-label phase II study. *Arthritis Rheum* 52:2740–2750, 2005.

160. Devauchelle-Pensec V, Mariette X, Jousse-Joulin S, et al: Treatment of primary Sjögren syndrome with rituximab: a randomized trial. *Ann Intern Med* 160:233–242, 2014.

163. Seror R, Theander E, Ramos-Casals M, et al: Validation of EULAR primary Sjogren's syndrome disease activity (ESSDAI) and patient indexes (ESSPRI). *Ann Rheum Dis* 69:1103–1109, 2010.

164. Ioannidis JP, Vassiliou VA, Moutsopoulos HM: Long-term risk of mortality and lymphoproliferative disease and predictive classification of primary Sjögren's syndrome. *Arthritis Rheum* 46:741–747, 2002.

165. Theander E, Manthorpe R, Jacobsson LT: Mortality and causes of death in primary Sjögren's syndrome: a prospective cohort study. *Arthritis Rheum* 50:1262–1269, 2004.

166. Ramos-Casals M, Brito-Zerón P, Yagüe J, et al: Hypocomplementemia as an immunological marker of morbidity and mortality in patients with primary Sjögren's syndrome. *Rheumatology (Oxford)* 44:89–94, 2005.

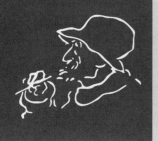

第 10 篇　脊柱关节炎

第 74 章

脊柱关节炎的病因和病理机制

原著　Keith A. Sikora · Gerlinde Layh-Schmitt · Robert A. Colbert
金　欧译　金　欧校

关键点

遗传在脊柱关节炎的病因中起主要作用。

最有贡献的基因是 HLA-B27。

肿瘤坏死因子（TNF）是主要的炎症介质，是目前主要的治疗靶目标。

IL-23/IL-17 轴在脊柱关节炎的发病机制中起重要作用。

新骨形成与骨破坏都可以在强直性脊柱炎患者中发生。

炎症和新骨形成之间可能存在复杂暂时的相关性。

脊柱关节炎（spondyloarthritis）是指一组临床特征和发病机制相互重叠、但临床和预后却有着明显差异的疾病。病因主要与遗传相关；环境触发因素在以胃肠道和泌尿生殖系统感染后出现的反应性关节炎中得到广泛认可，但在强直性脊柱炎患者中尚未确立。人们越来越感兴趣的是，在塑造我们的免疫反应中起重要作用的共生菌，是否参与了脊柱关节炎的发生。在过去的几年中，多项研究提供了强有力的证据，证明白细胞介素 -23/ 白细胞介素 -17（IL-23/IL-17）轴参与了脊柱关节炎的发病。在本章中，我们讨论发病机制，依据主要来源于对强直性脊柱炎（AS）的研究，在可能的情况下也会包含其他类型脊柱关节炎的研究。为了充分解释发病机制，我们需要了解：是什么引发和驱动了自发的慢性炎症（图 74-1），为什么

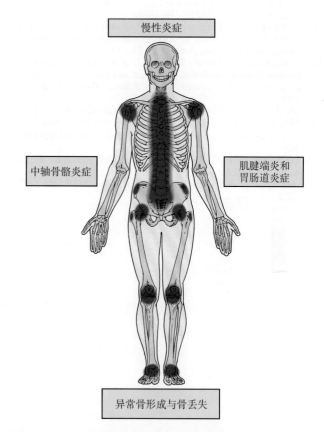

图 74-1 脊柱关节炎发病机制的关键组成部分。慢性炎症可能是系统性的，也可能起初是局限性的。肌腱附着点是炎症和病理学的主要部位，包括中轴（红色）和外周（黄色）部位。大关节（髋和肩）经常受到累及。胃肠道炎症常见，可能与关节表现相关

肌腱附着端和中轴骨骼是靶目标，胃肠道炎症在其中起了什么作用，常常同时发生于毗邻部位的异常骨形

成和骨丢失的机制是什么？

脊柱关节炎的病因

脊柱关节炎是遗传多态性与环境因素之间复杂相互作用的结果。基因和环境的相对贡献可能因不同类型的脊柱关节炎而不同。在强直性脊柱炎患者中，遗传因素的贡献估计超过 90%，而环境因素可能无处不在[1]。胃肠道和泌尿生殖系统病原体是反应性关节炎的公认诱因（见第 76 章），但在强直性脊柱炎中没有被证实过。有趣的是，肠道共生微生物群，在 20 多年前的动物模型中被首次发现直接参与人类白细胞抗原（HLA）-B27 相关性脊柱关节炎的发生发展[2-3]，现在成了寻找人类脊柱关节炎的环境成分的重要考虑因素。

遗传因素

主要组织相容性复合体（MHC）I 类等位基因HLA-B27 是脊柱关节炎的主要遗传危险因素[4-5]，在强直性脊柱炎患者中阳性率高达 90%，而在一般人群中阳性率不到 10%，尽管随地理位置不同阳性率会有所波动[6]。虽然强直性脊柱炎的发生几乎都需要HLA-B27，但仅有 HLA-B27 并不是充分条件，因为只有不到 5% 的 HLA-B27 携带者发病[7]。另外，需要强调的是，尽管这种相关关系非常突出，强直性脊柱炎也可发生于 HLA-B27 阴性个体中。

尽管 HLA-B27 是主要的遗传因素，它对强直性脊柱炎总体遗传性的贡献不到 25%[8]。近年来，对数千名患者和对照者的全基因组关联研究（GWAS），发现了至少 30 个与疾病易感性相关的基因或遗传区域[9-10]。随着后来人们发现它们只占 AS 疾病总体遗传性的3%[8]，大家的兴趣逐渐降温。"遗传性缺失"是复杂遗传疾病中的一个常见问题，可能是多因素的结果。有人认为，总体遗传性被高估了，目前的比例可能比实际上要高[11]，用于估算遗传性的模型忽略了大量的基因 - 基因间相互作用（异位显性）[12]。罕见未知的变异也可能有贡献，但在现有的单核苷酸多态性（SNP）图上没有表现出来。尽管我们对强直性脊柱炎和其他脊柱关节炎的遗传病因的理解可能还不完全，但迄今为止的发现提示疾病与重要的免疫反应途径有关，并与其他免疫介导的炎症性疾病 [最引人注目的是炎症性肠病（IBD），即克罗恩病（Crohn's disease）和溃疡性结肠炎，其他包括银屑病、银屑病性关节炎以及白塞病[9-10]（图 74-2）] 有相当大的交集。在发病机制方面，将进一步探讨相关的途径和潜在机制。

环境因素

反应性关节炎，这里定义为具有未分化脊柱关节炎特征的感染后出现的关节炎，为环境暴露在易感宿主中引发疾病提供了一个明确的例子。引起反应性关节炎的有机体主要包括胃肠道病原体（例如沙门菌、空肠弯曲杆菌和大肠弯曲杆菌、小肠结肠炎耶尔森菌和假结核耶尔森菌、曲氏志贺杆菌和艰难梭菌），与泌尿生殖系感染密切相关的沙眼衣原体，和与呼吸道感染密切相关的肺炎衣原体。反应性关节炎的临床特征、病程和分类将在其他章节介绍（第 76 章）。这里要重点强调的是，虽然对感染部位的触发病原体的培养常常呈阳性，关节滑液是无菌的。对于衣原体诱发的反应性关节炎，情况可能有所不同[13]。因为即使存在病原体，也很难培养到，阴性结果的参考意义不大[14]；事实上，衣原体可以持续存在于炎性关节的单核细胞或巨噬细胞内[15-16]。最好通过聚合酶链反应（PCR）检测核酸或酶联免疫吸附试验（ELISA）检测特异性脂多糖来判断它们是否存在[15]。大多数反应性关节炎患者可以完全恢复，不遗留关节损伤或慢性疾病。然而，部分患者会发展成慢性脊柱关节炎，伴随中轴部位受累和放射学改变[17]。因此，从概念上讲，反应性关节炎相关的感染性微生物可能是慢性脊柱关节炎的触发因素，不过这仅占受感染者的一小部分。遗传变异，包括 HLA-B27，可能在决定反应性关节炎的长期预后方面起重要作用。

人类肠道中有多达 100 万亿（10^{14}）个细菌，代表着超过 1000 种不同物种[18]。肠道微生物群在免疫系统的发育和维持免疫细胞稳态中起关键作用，它们在慢性炎症性疾病中的重要性也越来越受到重视[18]。肠道微生物群的变化（即微生物失调）可能与炎症性肠病（IBD）的发病相关，这些变化与 IBD 易感基因有直接联系，如固有免疫系统的细胞内病原体识别受体 NOD2[19]，以及分别通过自噬和 GTP 酶活化来调节杀灭细胞内细菌的 ATG16L1 和 IRGM[20]。IBD 的菌群失调与厚壁菌门（*Firmicutes*）和拟杆菌

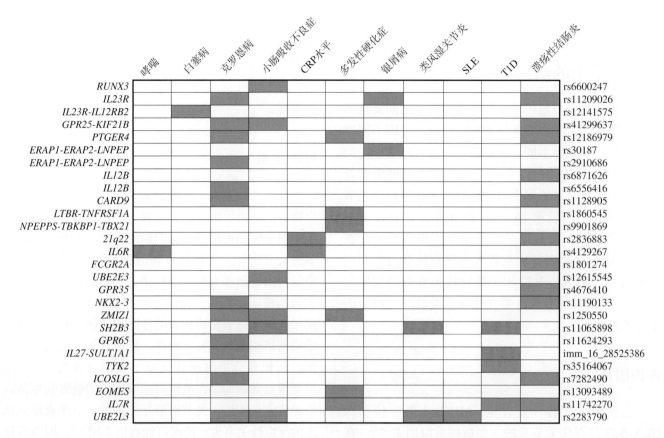

图 74-2　强直性脊柱炎易感基因或基因位点与其他免疫介导的炎症和自身免疫性疾病的基因位点重叠。纵列为疾病，强直性脊柱炎易感基因位点以行表示。绿色表示效应大小一致的共同易感性位点，紫色表示效应大小不一致。CRP，C 反应蛋白；SLE，系统性红斑狼疮；T1D，1 型糖尿病 （From International Genetics of Ankylosing Spondylitis Consortium (IGAS), Cortes A, Hadler J, et al: Identifi cation of multiple risk variants for ankylosing spondylitis through high-density genotyping of immune-related loci. Nat Genet 45:730-738, 2013; Macmillan Publishers Ltd., with permission.))

门（Bacteroidetes）的多样性的丧失和相对减少以及肠杆菌科（Enterobacteriaceae）的增加相关[21-22]。有证据表明固有免疫炎症可能导致肠道菌群失调[23]，当然也可能情况相反，以至于很难区分出哪个是因，哪个是果。在脊柱关节炎中，肠道炎症常见，但一般不表现为明显的 IBD，亚临床炎症见于高达 60% 的强直性脊柱炎患者中，在疾病过程中有 6.5% 的患者发展为 IBD，与遗传易感性的重叠一致[24]。

从另一个角度来看，高达 30% 的炎症性肠病患者可符合脊柱关节炎的诊断标准[25]，11% ~ 52% 的炎症性肠病患者有无症状性骶髂关节炎，接近 10% 的患者符合强直性脊柱炎的标准[24]。在炎症性肠病[26]和强直性脊柱炎患者[27] 中，都可以检测到肠道微生物抗体，表明此类患者对肠道微生物的耐受性下降[28]。携带导致脊柱关节炎的 HLA-B27 的转基因大

鼠，在完全没有已知微生物的环境中可保持健康[2-3]。而正常肠道共生菌的再引入则足以引发结肠炎和关节炎[3]。最近，HLA-B27 转基因大鼠的肠道微生物群被发现有变化，普鲁杆菌属（Prevotella spp）和普通拟杆菌属（Bacteroides vulgatus）增加、盲肠中的利肯菌（Rikenellaceae）减少[29]。这与 HLA-B27 的一个作用可能是以改变肠道微生物群的方式促进炎症性疾病的观点一致[30]。与上述假设一致的是，在 HLA-B27 阳性的强直性脊柱炎患者中发现，他们的回肠末端微生物群与健康对照组不同，即含有更丰富的普氏菌科和拟杆菌科[31]。然而，在大鼠和人类的研究中，微生物含量的差异是炎症的原因还是结果仍不清楚。还需要做更多的工作以更好地了解肠道微生物群对脊柱关节炎的影响。

脊柱关节炎的发病机制

功能基因组学

HLA-B27

了解造成免疫介导的炎症性疾病的易感性的遗传变异的功能性后果是揭示发病机制的关键。对于脊柱关节炎，自 20 世纪 70 年代首次发现其与 HLA-B27 的相关性以来，人们一直在努力研究 HLA-B27 的作用[4-5]，但基本问题仍未得到解答。比如，HLA-B27 的哪些生物学特征使它区别于密切相关的等位基因，成为促进免疫介导的炎症性疾病的关键点？HLA-B27 在未分化的脊柱关节炎或反应性关节炎中的作用与其在强直性脊柱炎中的作用相同吗？HLA-B27 发挥作用的关键细胞类型是什么？它是否会引发异常免疫反应、炎症或其他生物学效应？对 HLA-B27 生物学功能和疾病关系的历史回顾为这些问题提供了更详细的思考[32-33]。目前最受关注的三个主要概念可分为两类（图 74-3）。第一类围绕 HLA-B27 的经典功能，认为该等位基因通过与 CD8+ T 细胞的相互作用，通过呈递自身抗原肽而引发疾病，即这些肽成为自身免疫反应的靶目标。基于这一假说（致关节炎肽）[34]，与 HLA-B27 起反应的细胞毒性 T 细胞分布于不同的解剖位置（例如，肌腱附着点、骶髂关节、葡萄膜），产生组织特异性炎症，从而解释了脊柱关节炎的表型。第二类包括 HLA-B27 的异常特征，例如在内质网（ER）中装配时重链发生错误折叠的倾向（HLA-B27 错误折叠）[35]，以及在细胞表面表达不含 β$_2$ 微球蛋白（β$_2$ M）的 HLA-B27 的未折叠/错误折叠重链二聚体或单体（游离重链二聚体/单体）[36]。这些潜在的机制并不相互排斥，每一个都与 HLA-B27 重链和肽之间的相互作用有根本的联系。与 HLA-B27 结合的肽的质量（序列/长度）和数量（供应）（即肽序列和供应）对其生物学作用有实质性影响。将进一步讨论这些概念的几个方面。

致关节炎肽

HLA-B27 和人类 β$_2$ 微球蛋白（β$_2$M）转基因大鼠（称为 HLA-B27 转基因大鼠）出现高频率的小肠结肠炎，相对低频率的外周和中轴关节炎、指甲营养不良和睾丸炎/附睾炎[37]。该疾病依赖于骨髓腔[38]及 T 细胞。令人惊讶的是，CD4+ T 细胞是必不可少的，而直接与 HLA-B27 作用的 CD8+ T 细胞却并不致病[39-41]。明显扩增的细胞是分泌 IL-17a 的 CD4+ Th17 细胞、分泌 IL-17a 及 IFN-γ 的细胞，而分泌 IFN-γ 的 TH1 细胞扩增相对少些[42-43]。因此，在脊柱关节炎转基因大鼠模型中，IL-23/IL-17 轴被激活，而致关节炎肽并不起关键作用[44]。这种情况与人类脊柱关节炎中缺乏直接证据证明致关节炎肽的作用、及有强有力证据证明 IL-23/IL-17 轴参与的情况相一致[45]。然而，应该强调的是，转基因大鼠的致病机制有可能与人类不同，不过完全不同的机制似乎不太可能解释大鼠和人类脊柱关节炎之间明显的表型重叠。迄今为止对发病机制的共同认识，支持致关节炎肽可能存在的假说，并认为应考虑其作用[46-47]。

HLA-B27 折叠错误

HLA-B27 独特的肽结合特性易促进新合成的重链的错误折叠[35,48]。错误折叠的膜结合蛋白或分泌蛋白的效应波动于功能丧失或功能获得之间。后一种效应部分是由内质网应激的产生、细胞死亡的增多和自噬的激活引起[49]。尽管可能有其他效应，HLA-

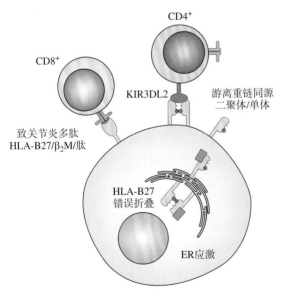

图 74-3 人类白细胞抗原（HLA）-27 在脊柱关节炎发病机制中的典型和非典型特征的假说。适当折叠的 HLA-B27 与 β$_2$ 微球蛋白（β$_2$M）和肽的复合物可以递呈致关节炎肽。缺乏 β$_2$ M 和肽的 HLA-B27 游离重链同型二聚体/单体可与杀伤性免疫球蛋白样受体 3DL2（KIR3DL2）结合，触发 CD4+ T 细胞产生 IL-17。HLA-B27 在内质网（ER）装配过程中的错误折叠会产生细胞应激，后果之一是激活未折叠蛋白反应（Modified from Colbert RA, et al: Molecular immunology 57:44-51, 2013.）

图中标注：
CD4+
CD8+
KIR3DL2
游离重链同源二聚体/单体
致关节炎多肽 HLA-B27/β$_2$M/肽
HLA-B27 错误折叠
ER应激

B27 错误折叠的效应多集中在内质网应激的产生和未折叠蛋白反应（unfolded protein response，UPR）的激活上[50-51]。这在有多个转基因拷贝的 HLA-B27 转基因大鼠中很容易检测到，不过仅在某些细胞类型和特定条件下可以测到[52]，在过度表达 HLA-B7 的大鼠中则检测不到[50]。内质网应激和 UPR 激活的大鼠通过 UPR 靶基因 *Ddit3*（CHOP）[53] 促进 Toll 样受体介导的 IFN-β 和 IL-23 的生成[32,42]，提示 HLA-B27 与驱动疾病的 CD4$^+$ TH17 细胞之间有潜在的关联。具有 HLA-B27 基因的脊柱关节炎患者的细胞或组织中 UPR 激活的证据更为多变。滑液中的巨噬细胞表达更多的 UPR 靶基因 hspa5/bip[54]，但是这种情况在来源于外周血单个核细胞的巨噬细胞中并不明显[55-56]，有报道 UPR 活化存在于从强直性脊柱炎患者中分离出的大量外周血单个核细胞（PBMCS）中，但不存在于 HLA-B27 阴性健康对照者中[57]；也有其他研究没有找到 UPR 靶基因过度表达的证据[58]。这些研究之间的方法和实验条件的差异值得进一步探讨。

强直性脊柱炎亚临床肠道炎症患者的回肠黏膜组织中，自噬被激活，而不存在明显的 UPR[59]。游离的 HLA I 类重链与 HRD1（由 SyVN1 编码，一种与错误折叠的 HLA-B27 的内质网相关降解（ERAD）有关的泛素连接酶）的共定位现象[60]，提示在肠道组织中，错误折叠可能与 ERAD 和自噬激活有关，从而避免激活 UPR。抑制自噬可以增加表达 IL-23p19 的细胞的比例，提示抑制自噬可能会增加 IL-23 的产生，这与已有报道相符[61]。强直性脊柱炎患者的滑液组织中似乎没有自噬的激活[62]。综合来看，证据与以下观点一致，即 HLA-B27 错误折叠的效应是细胞类型依赖性的，只有在某些条件下，如错误折叠的重链累积增加时，才可能影响内质网功能[52]。需要进一步研究含有单个 HLA-B27 拷贝的人类细胞，以确定错误折叠是否能通过 UPR 和（或）自噬促进 IL-23 的产生，或者是否出现其他生物学效应。

也有证据表明，来自 HLA-B27 转基因大鼠的树突状细胞功能紊乱，表现为 MHC II 类分子的表达和存在时间的异常，导致耐受性 CD103$^+$ 细胞的优先损失[63-66]。此类树突状细胞具有降低免疫突触形成的特性，并倾向于促进 Th17 的发育[43]，因此可能促进疾病发生。导致这些效应的 HLA-B27 的分子特性尚不清楚。

游离重链二聚体和单体

HLA-B27 的另一个不寻常的特征是，除了以含有肽和占主导地位的 β$_2$ 微球蛋白（β$_2$ M）的三分子复合物形式存在外，还倾向于以无 β$_2$ M 的重链的形式存在于细胞表面，可以是以二硫键连接的同型二聚体或单体的形式存在[36,67]。同型二聚体是 HLA-B27 的"异常"形式[67]，通过未配对的半胱氨酸共价连接；形成于细胞表面复合物的核内体再循环过程中，而似乎不出现于内质网中折叠错误的二聚体池中[68-69]。游离重链单体可能由细胞表面的肽和 β$_2$ M 的缺失引起。抗原递呈途径有缺陷的细胞的低亲和力肽更容易与 HLA-B27 分离，并促进游离重链单体和同型二聚体的形成[48]。

HLA-B27 同型二聚体可触发杀伤性免疫球蛋白受体（KIR）和白细胞免疫球蛋白样受体（LILR）家族中的白细胞受体[69]。KIR 是天然杀伤性（NK）细胞和 CD4$^+$、CD8$^+$ 和 NK T 细胞亚群上表达的高度多态性细胞表面受体[70]。不同形式的 LILR 在 NK、B、T 和树突状细胞（LILRB1）、或单核细胞和树突状细胞（LILRB2）上表达。KIRs 和 LILRs 都以等位基因特有的方式结合 MHC I 类分子，并且某些变异体结合 HLA-B27 二聚体。虽然已经证明存在很多相互作用途径，与 KIR3DL2 的结合特别重要，因为它不结合正常折叠的 HLA-B27。KIR3DL2$^+$ CD4$^+$ T 细胞和 NK 细胞[71-72] 在脊柱关节炎患者的血液和滑液中扩增，在遇到细胞表面表达大量 HLA-B27 二聚体的细胞后，可被触发产生 IL-17[72]。当存在与 HLA-B27 二聚体或 KIR3DL2 结合的抗体时，IL-17 的产生受到抑制，说明需要直接的相互作用。游离重链单体可以与 KIRs 和 LILRs 相互作用，但游离重链单体和二聚体对 CD4$^+$ T 细胞刺激的相对贡献尚不清楚。许多这些研究都是通过使用同型二聚体的四元形态或 HLA-B27 转染的细胞来完成的，这些细胞由于 MHC I 类分子装配途径的缺陷而过度表达细胞表面同型二聚体，因此而延伸的一个重要的问题是脊柱关节炎患者的哪种细胞可在体内触发表达 KIR3DL2 的 CD4$^+$ T 细胞。

内质网氨基肽酶 -1

内质网氨基肽酶 -1（ERAP1）的变异体，能够编码 MHC I 类分子加工和装配途径中的一个重要成分，与强直性脊柱炎 [73-74] 及其他与 MHC Ⅰ 类分子相关的疾病有关 [75-76]。ERAP1 修剪内质网内由 MHC Ⅰ 类分子递呈的肽的 N- 末端氨基酸 [77-79]。它还参与细胞因子受体的脱落、血管生成和血压的调节以及巨噬细胞的活化 [80-83]。ERAP1 在强直性脊柱炎中的遗传效应仅限于 HLA-B27 阳性个体，变异体的功能丧失据报道与保护作用有关 [74]。然而最近的研究证明，存在功能不同的 ERAP1 单倍型（指同种异型） [84-85]。当评估与强直性脊柱炎相关的 ERAP1 同种异型时，它们在为 HLA-B27 和其他 MHC Ⅰ 类分子生成最优质的肽方面表现不佳，这表明功能丧失会带来风险，而不是产生保护作用。这些证据强烈表明，ERAP1 在内质网肽修剪中的作用对于其与强直性脊柱炎的相关性至关重要。然而，ERAP1 同种异型的功能不同，可能影响肽供应，从而影响 HLA-B27 的各种性质，从细胞表面二聚体折叠和组装 [48]，到 T 细胞的独特的抗原决定簇的表达。

与主要组织相容性 Ⅰ 类分子通路不同的遗传易感性

IL-23 受体（IL-23R）基因变异体与炎症性肠病、银屑病 [88-89] 和强直性脊柱炎 [73] 相关，提示 IL-23 信号通路存在于不同但相关的疾病中 [45]。IL-23 是促进 CD4⁺ Th17 T 细胞增殖和分化的一个关键的细胞因子 [90-91]。它也可刺激 Th17 细胞和某些固有免疫细胞产生 IL-17，如 γδ T 细胞、某些 NK 细胞、NK T 细胞、潘氏细胞、肥大细胞、淋巴组织诱导细胞以及 CD4⁻/CD8⁻/CD3⁺ T 细胞 [92-93]。与强直性脊柱炎及炎症性肠病的保护强相关的 *IL23R* 单核苷酸多态性（SNP（rs11209026））可以产生一个非同义的 Arg381Gln 替代产物来降低 IL-23 的反应性 [94]。后续对强直性脊柱炎的 GWAS 研究发现了其他的可能影响 IL-23 的产生（CARD9、IL12B、PTGER4）和 IL-23 反应细胞的数量或频率（IL6R、IL27）和 IL-23 的信号表达（Tyk2 和 STAT3，不同于 IL-23R）的基因，更加强了 IL-23/IL-17 轴与易感性相关的证据 [10,74,95-96]（图 74-4）。大多数个体遗传变异或风险单倍体型对免疫细胞的分化和功能的影响，仍需进一步研究。但是，对多种族的脊柱关节炎患者的风险 / 易感性等位基因的综合效应分析发现，保护性的 IL23R 变异体与 Th17 和 Th1 基因表达的降低有

关，而拥有更高 IL-23/IL-17 通路风险 SNPs 的病人则 Th17 和 Th1 基因表达增多 [97]。

IL-23 与脊柱关节炎表型

小鼠体内 IL-23 的系统表达可导致外周和中轴肌腱附着点炎和骶髂关节炎，以及在没有任何初始滑膜炎症的情况下导致肌腱附着点新骨形成。由此，人们发现了一个独特的细胞群体：位于附着点的 CD3⁺/CD4⁻/CD8 T 细胞，它也表达 "Th17" 转录因子、RAR 相关孤儿受体 -γT（ROR-γT）和 IL-23 受体 [93]。在对 IL-23 的反应中，产生 IL-6、IL-17、IL-22 和 CXCL1，与 T 细胞的 Th17 表型一致。IL-22 与促进成骨细胞介导的骨重塑相关（图 74-5），尽管 IL-22 的细胞靶点仍有待确定。当用微生物 β- 葡聚糖处理动物时，Zap-70 小鼠也可被诱导出肠道炎症 [98]。β- 葡聚糖，如凝胶多糖和酵母聚糖，是微生物相关分子，可通过 Dectin-1/Card9 途径有效诱导全身性 IL-23 产生。由于 Zap-70 T 细胞受体亚单位的突变影响了 T 细胞的选择，SKG 小鼠积累了自身反应性的 CD4⁺ Th17 T 细胞，当受到 IL-23 刺激时过度表达 Th17 细胞因子 [98]。这些模型表明 IL-23 可以很好地模拟人类脊柱关节炎的表型，和由微生物产物激发的固有免疫信号的潜在重要性。固有免疫系统和适应性 CD4⁺ TH17 T 细胞之间的相互作用的方式也可能很重要。肌腱端 CD3⁺/CD4⁻/CD8⁻/ROR-γT⁺/IL-23R⁺T 细胞的存在为疾病早期如何产生独特的脊柱关节炎表型提供了一种新的解释，而无需借助 CD8⁺ T 细胞介导的自身反应或其他产生 IL-17 的细胞。

脊柱关节炎的细胞因子及其产生细胞

人类研究的大量证据表明，IL-23/IL-17 轴在脊柱关节炎患者中被激活 [45]。血清和滑液中 IL-17 和（或）IL-23 的水平可以升高 [99-102]；但与类风湿关节炎相比，脊柱关节炎患者的血清 IL-23 水平与疾病活动的相关性差。脊柱关节炎患者外周血和滑液中 CD4⁺ Th17 细胞的数量或频率可能增加 [72,104-108]，包括那些表达 KIR3DL2 的细胞，与细胞因子数据一致。值得注意的是，也有其他研究没有发现 CD4⁺ Th17 细胞增加 [109-111]（包括那些表达 KIR3DL2 的细胞 [108]）。在一项研究中观察到增多的 IL-23R⁺ γδT 细胞 [111]。脊柱关节炎亚型、疾病持续时间和疾病活动

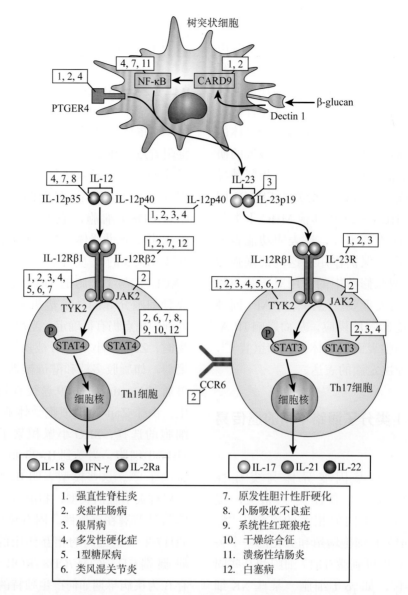

图 74-4 IL-23/IL-17 轴和 Th1 通路的成分显示一些基因与几种免疫介导的炎症性疾病的发病机制相关。IL-23 产生过程和 IL-23 受体（IL-23R）反应途径的多种成分表现出明显的遗传相关性。除了传统的 T 辅助细胞（Th1）和 Th17 淋巴细胞外，现在发现其他 T 细胞和固有免疫细胞对 IL-23 有高反应性，这可能受遗传因素的影响。这些不同的细胞类型是在各种疾病中起关键作用的候选者。红圈突出与强直性脊柱炎的相关性。CARD9，胱天蛋白酶（caspase）募集域蛋白质 9；CCR6，cc 趋化因子受体 6；IFN-γ，干扰素 -γ；JAK2，janus 激酶 2；NF-κB，核因子 -κB；PTGER4，前列腺素 E2 受体 EP4 亚型；STAT3，信号转导子和转录激活子 3；TYK2，酪氨酸激酶 2

度的不同可能是导致这些差异的重要因素。也许更重要的是需要考虑到外周血和滑液并不能反映骶髂关节、椎体、椎小关节和中轴炎性病变毗邻的骨髓中的病理活动过程。TNF 水平可以作为例证，在脊柱关节炎患者中血清 TNF 水平[112-113]不均匀增加，甚至在强直性脊柱炎患者中比健康对照者还低[114]。然而，在活动性的炎性骶髂关节和髋关节中 TNF 过度表达[115-116]，成为主要的治疗靶目标。一些研究证明

脊柱关节炎炎症部位表达 IL-17 和 IL-23。周围型脊柱关节炎患者滑膜中的肥大细胞含有 IL-17[117]；强直性脊柱炎椎小关节中的中性粒细胞［髓过氧化物酶（MPO）+/CD15+］和单核细胞表达 IL-17[109]。也有报道炎症性回肠和骨髓中的 IL-23 过度表达[118-119]。对亚临床患者的回肠活检发现，浸润肠道的单核细胞和潘氏细胞中 IL-23 过度表达[118]。在椎小关节的骨髓中，IL-23 主要表达在髓样前体细胞（MPO+/CD15-

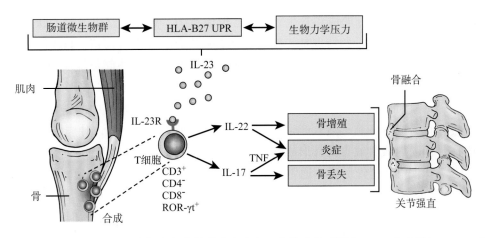

图 74-5 IL-23 驱动肌腱附着点固有 T 细胞参与小鼠脊柱关节炎发病。多种途径可导致 IL-23 表达增加。IL-23 激活肌腱附着点固有 T 细胞，通过多种细胞因子（包括 IL-17 和 IL-22）促进局部炎症和骨重塑。这些过程可能最终导致新骨形成和强直。TNF，肿瘤坏死因子；UPR，未折叠蛋白反应（From Sherlock JP, Joyce-Shaikh B, Turner SP, et al: IL-23 induces spondyloarthropathy by acting on ROR-gammat + CD3 + CD4-CD8-entheseal resident T cells. Nat Med 18:1069-1076, 2012; Macmillan Publishers Ltd.）

中，在 CD68⁺ 或 CD163⁺ 巨噬细胞中次表达。来自 GWAS、动物模型和人类转化研究的证据，以及阻断 IL-17A[120] 和 IL-12/23 的临床试验的新结果，强有力地支持了 IL-23/IL-17 轴在脊柱关节炎发病机制中的重要作用。

强直性脊柱炎的结构损伤

直到现在，我们的关注点一直是在作用机制上，即导致脊柱关节炎患者关节、附着点和肠道的慢性炎症的机制。不过，结构损伤是强直性脊柱炎发病的重要因素，值得特别关注。尽管有糜烂发生，骶髂关节在平片中表现为边缘不规则或关节间隙扩大，严重程度往往有限。骨的炎症或骨炎常表现为骨髓水肿，甚至在疾病早期即可导致明显的椎体小梁骨丢失[122]，并导致骨折的增加[123]。强直性脊柱炎的骨丢失是问题之一，但造成结构损伤的主要原因是异常的骨形成，这导致了骶髂关节和椎骨关节突关节的融合，以及韧带骨赘，并最终椎体骨桥形成导致强直[124]。强直性脊柱炎的主要相互矛盾之处是骨丢失和骨形成，通常由相反的信号调节，在毗邻部位同时且频繁地发生。这一现象在椎体内部和椎体周围最为明显。异常的骨形成并不能用脊柱关节炎炎性浸润的总体差异来解释，后者类似于侵蚀性更强的关节炎。

骨平衡与异常骨形成

骨平衡是负责骨吸收的破骨细胞系和骨形成的成骨细胞系之间的一种严格调节的平衡。有几个因素可能会破坏脊柱关节炎患者的骨平衡，因此值得更详细地讨论。破骨细胞来源于骨髓造血干细胞，在巨噬细胞集落刺激因子（M-CSF）和核因子-κB（NF-κB）配体（RANKL）的受体激活剂的影响下分化为单个核细胞并进而分化为巨噬细胞[126]。促炎细胞因子，如 TNF、IL-17、IL-6 和 IL-1 直接或通过对其他细胞中的 RANKL 表达的影响，促进破骨细胞生成和骨降解[127]，而 IFN-β 则是一种抑制剂[128]。骨保护素（OPG）也通过直接抑制 RANKL 表达来抑制破骨细胞生成。对强直性脊柱炎患者的组织学分析显示，即使是在长期患病的患者中，仍然存在破骨细胞持续活化和骨破坏的证据[129]。已注意到强直性脊柱炎患者外周血中破骨细胞前体增加[130]，部分可能是由促破骨细胞的环境引起，伴随血清中 OPG/RANKL 的比率降低[131]。其他促破骨细胞形成的细胞因子可能也有作用，转基因大鼠的 HLA-B27 的折叠错误通过增加 IL-1α 的产生促进破骨细胞的形成[132]。

与破骨细胞不同，成骨细胞来源于间充质干细胞。一些成骨细胞系细胞参与骨和软骨的形成（例如间充质祖细胞、成骨细胞前体、成熟成骨细胞和骨细胞）。它们在组织学上定义不清，但表达对其发育程序至关重要的不同转录因子[126]。骨形成和骨生长通过两个不同的过程发生。软骨内成骨的特点是骨髓源性间充质干细胞分化为肥大软骨细胞，组成软骨组织基质。可分化为成骨细胞的间充质细胞进入基质，基质最终被成骨细胞的骨基质所取代。在膜内成骨过程中，间充质细胞直接分化为成骨细胞，然后产生钙化性骨基质。软骨内成骨和膜内成骨或直接骨形成均参与强直性脊柱炎的发病[133,137]。新骨形成，通常称为骨增生，其特征是组织重塑过程，而不仅仅是骨增殖[138]；不过也不同于经典的骨重塑，因后者破骨细胞和成骨细胞的活性是严格平衡的。新骨被认为起源于肌腱附着点和骨膜，主要累及骶髂、椎弓、肋椎关节和椎体。韧带骨赘沿着椎体边缘纵轴生长，新骨生成导致椎体融合。椎体中的小梁基质可能会持续丢失，而皮质骨则同时被添加到椎体边缘生长的韧带骨赘中，这提示局部因素非常重要。

骨发育受多种可溶性因子调控，包括骨形态发生蛋白（BMPs）、无翼相关整合位点蛋白（Wnts）、hedgehog，和成纤维细胞生长因子（FGFs）。BMP 和 Wnt 信号通路与脊柱关节炎的异常骨形成有关[137]，下面将详细讨论。BMPs 通过促进软骨细胞分化和肥大来刺激软骨内成骨[139]。它们在其他器官系统的早期发育过程和动态平衡中也很重要[140-141]。BMPs 受到软骨细胞分泌的头蛋白（noggin）和骨细胞源性的硬骨素（sclerostin）拮抗。Wnt 家族的蛋白也是早期骨骼发育和体内平衡的重要调节因子，类似于BMPs，对其他器官和组织的发育至关重要[142-143]。Wnts 由骨细胞产生，可受机械应力调节。它们通过对成骨细胞的直接作用刺激骨形成，也可影响软骨的动态平衡[144]。Wnts 信号通过一种叫做卷曲蛋白（frizzled）的受体进行传递，该受体通过结合低密度脂蛋白受体 5（LRP5）和 6（LRP6）进行调节。Wnt 信号能被与 LRP5 结合的硬骨素抑制，因此硬骨素抑制骨形成[145]。其他 Wnt 拮抗剂包括 Dickkopf-1（Dkk1），类似硬骨素与 LRP5 结合；以及分泌性卷曲相关蛋白（SFRP），可与 Wnt 蛋白直接结合。

BMP 信号与 DBA/1 小鼠的过度骨形成有关，该小鼠可发生自发性外周强直性附着点炎[146]。给予BMP 拮抗剂头蛋白能够减少和预防 DBA/1 小鼠的骨形成和外周关节强直。在一个阿基里斯附着点炎和新骨形成患者的活检标本中，发现 BMP 信号增强，提示 BMP 信号的增加可能与人类脊柱关节炎的过度骨

形成有关。Wnt 通路也通过 Dkk1 和硬骨素参与了脊柱关节炎的异常骨形成。Dkk1 和硬骨素可被肿瘤坏死因子上调，在外周炎性关节炎模型中，抑制 Dkk1 可减少骨破坏和促进骨赘形成，揭示了其在限制破坏性损伤甚至过度修复中的正常作用[147]。在另一种脊柱关节炎动物模型中，肿瘤坏死因子过度表达导致了骶髂关节炎，Dkk1 抑制促进了骶髂关节融合[148]。在强直性脊柱炎患者中报道了异常低水平的 Dkk1[147]，尽管在类风湿关节炎患者中使用 TNF 抑制剂后，DKK1 水平似乎下降了，但在强直性脊柱炎患者中并非如此[148]。对于强直性脊柱炎患者来说，较高水平的 DKK1 可保护患者避免韧带骨赘形成[149]。也有似乎矛盾的证据表明强直性脊柱炎患者中 DKK1 会升高，但在该研究中，DKK1 处于无功能状态[150]。用于检测 DKK1 的方法学差异，可能是造成结果不同的原因，需要加以解决[151]。总的来说，这些数据表明，在强直性脊柱炎的结构损伤中，DKK1（或缺失）可能起到重要作用。

在强直性脊柱炎患者中，有报道另一种 Wnt 途径抑制剂硬骨素的水平较低，并与放射学进展相关[152]。低水平的硬骨素在最近的一项研究中也被证实，但DKK1 水平并不低（除了结构损伤最大的个体）[153]。这项研究发现 Wnt-3a 升高，与结构损伤呈正相关，首次证明 Wnt 激动剂可能是有用的生物学标志物。有趣的是，最近发现了针对头蛋白和硬骨素的自身抗体，能够促进强直性脊柱炎患者骨增生和结构损伤[154]。

脊柱关节炎的炎症与新骨形成

脊柱关节炎患者的炎症与新骨形成之间的关系一直是争论的主题[155]。它们是不同的、非耦合的过程的争论，在很大程度上是基于研究表明 TNF 抑制剂对强直性脊柱炎患者没有益处[156-157]；和在强直性附着点炎的 DBA/1 小鼠模型中，有明确证据表明 TNF 抑制对附着点新生骨形成没有影响[158]。相反的观点认为，炎症在某种程度上与新生骨形成耦合，两项研究为这一观点提供了支持，这两项研究比较了接受过 TNF 抑制剂治疗的患者人群与未经 TNF 抑制剂治疗的患者人群[159-160]。第一项研究证明 TNF 抑制剂降低了患者的影像学进展，更早的起始治疗和更长时间的随访是重要的变量[159]。与这些数据相一致的是，对 TNF 抑制剂治疗和未治疗的患者进行的长期随访

研究显示，接受 TNF 抑制剂治疗的患者 8 年后新发韧带骨赘较少，损伤评分较低（改良的 Stoke AS 脊柱评分），而在治疗的最初 4 年内没有发现差异[161]。接受 TNF 抑制剂治疗的患者的这两项研究均与连续使用非甾体抗炎药后的影像学进展小幅度降低一致，提示了炎症和异常骨形成之间存在联系[162]。在强直性附着点炎的 DBA/1 小鼠模型中，TNF 抑制剂对关节强直的发生率或严重程度没有影响，可简单归因于小鼠模型不能够很好地反映人类疾病状态。

一项为期 2 年的纵向 MRI 研究表明，炎症（骨髓水肿）和骶髂关节周围糜烂的消退与 MRI 上"回填"和"脂肪化生"病变的发展独立相关。"脂肪化生"被用来描述非激发骨髓区域的高 T1 信号强度（脂肪信号），而"回填"是指骨侵蚀部位的脂肪信号。骨糜烂的减少和脂肪化生的增加与强直有关。这些发现被用以支持一个模型，即在侵蚀修复后形成强直，重要的中间阶段是脂肪化生和回填[163]。在另一项关于椎体病变的研究中，基线时的炎症和脂肪变性、及即使在基线没有炎症的情况下 2 年时的脂肪变性，都与接受 TNF 抑制剂治疗的患者在 5 年时骨赘形成相关[164]。尽管这一证据与炎症是新骨形成的先决条件这一观点相矛盾，但其他研究表明，MRI 对检测所有的炎症（至少在骶髂关节）方面不够敏感[165]。因此，影像学研究中缺乏炎症的解释存在严重的局限性。在这一领域的努力明显受阻于中轴脊柱关节炎病变的位置和信号进入组织的固有困难。尽管有令人鼓舞的结果表明，TNF 抑制剂可能阻止结构损伤的进展，但值得注意的是，迄今为止的结果表明，TNF 抑制剂治疗的患者仍会形成韧带骨赘。这一证据表明，用这些药物抑制炎症并不能完全阻止新骨形成。更好地了解发病机制、发现阻止和预防结构损伤的方法，成为目前的明确需求。

GWAS 鉴定的几个基因（ANTXR2、PTGER4、HAPLN1、EDIL3 和 ANO6）[74,166]有可能影响强直性脊柱炎的骨形成[124]。例如，PTGER4 编码前列腺素 E2 的受体，前列腺素 E2 是一种促进矿化骨结节形成的炎症介质。ANTXR2 编码炭疽毒素受体，也称为毛细管形态发生蛋白 2（CMG2）。它作用于低密度脂蛋白受体 6（LRP6）和 5（LRP5），后两者都参与调节 Wnt 信号途径。HAPLN1 编码透明质酸和蛋白聚糖连接蛋白 1（也称为 CRTL1），与软骨内成骨有关。HAPLN1 中的一个单核苷酸多态性与骨赘的

形成和椎间盘退变有关[167]。此外，ANO6 表达于成骨细胞和其他细胞中，它是正常的骨矿化所必需的[168]。一旦确定了与疾病相关的单核苷酸多态性或单倍体型，就可以开始进行功能性研究，以揭示其在强直性脊柱炎中的作用。

脊柱关节炎的当前和未来治疗目标

以 IL-23/IL-17 轴为靶目标

TNF 是治疗强直性脊柱炎的重要靶点。令人惊讶的是，人们对它主要的细胞来源、驱动它在脊柱关节炎中产生的机制以及遗传因素是否影响细胞对它的反应知之甚少。在早期疾病中，TNF 可能是一个相对早期的上游触发因素，和（或）是一个在慢性炎症中介导下游的正负反馈机制的中介，从而影响其整体效果[169]。累积的证据强烈提示脊柱关节炎中 IL-23/IL-17 轴的调节失衡，另外临床试验应用 IL-17A 或 IL-23/IL-12 阻断剂的早期结果令人鼓舞[120-121]。针对该轴可能带来额外的选择和治疗益处，有可能对脊柱关节炎患者的长期预后产生积极影响。

 本章的参考文献也可以在 ExpertConsult.com 上找到。

参考文献

1. Brown MA, Kennedy LG, MacGregor AJ, et al: Susceptibility to ankylosing spondylitis in twins: the role of genes, HLA, and the environment. *Arthritis Rheum* 40:1823–1828, 1997.
2. Taurog JD, Richardson JA, Croft JT, et al: The germfree state prevents development of gut and joint inflammatory disease in HLA-B27 transgenic rats. *J Exp Med* 180:2359–2364, 1994.
3. Rath HC, et al: Normal luminal bacteria, especially bacteroides species, mediate chronic colitis, gastritis, and arthritis in HLA-B27/human β₂ microglobulin transgenic rats. *J Clin Invest* 98:945–953, 1996.
4. Brewerton DA, Hart FD, Nicholis A, et al: Ankylosing spondylitis and HL-A 27. *Lancet* 1:904–907, 1973.
5. Schlosstein L, Terasaki PI, Bluestone R, et al: High association of an HL-A antigen, W27, with ankylosing spondylitis. *N Engl J Med* 288:704–706, 1973.
8. Reveille JD: Genetics of spondyloarthritis—beyond the MHC. *Nat Rev Rheumatol* 8:296–304, 2012.
9. International Genetics of Ankylosing Spondylitis Consortium (IGAS), Cortes A, Hadler J, et al: Identification of multiple risk variants for ankylosing spondylitis through high-density genotyping of immune-related loci. *Nat Genet* 45:730–738, 2013.
10. Parkes M, Cortes A, van Heel DA, et al: Genetic insights into common pathways and complex relationships among immune-mediated diseases. *Nat Rev Genet* 14:661–673, 2013.
11. Vineis P, Pearce NE: Genome-wide association studies may be mis-

interpreted: genes versus heritability. *Carcinogenesis* 32:1295–1298, 2011.

12. Zuk O, Hechter E, Sunyaev SR, et al: The mystery of missing heritability: Genetic interactions create phantom heritability. *Proc Natl Acad Sci U S A* 109:1193–1198, 2012.

13. Zeidler H, Hudson AP: New insights into Chlamydia and arthritis. Promise of a cure? *Ann Rheum Dis* 73:637–644, 2014.

18. Fung TC, Artis D, Sonnenberg GF: Anatomical localization of commensal bacteria in immune cell homeostasis and disease. *Immunol Rev* 260:35–49, 2014.

21. Frank DN, St Amand AL, Feldman RA, et al: Molecular-phylogenetic characterization of microbial community imbalances in human inflammatory bowel diseases. *Proc Natl Acad Sci U S A* 104:13780–13785, 2007.

24. Jacques P, Van Praet L, Carron P, et al: Pathophysiology and role of the gastrointestinal system in spondyloarthritides. *Rheum Dis Clin North Am* 38:569–582, 2012.

25. de Vlam K, Mielants H, Cuvelier C, et al: Spondyloarthropathy is underestimated in inflammatory bowel disease: prevalence and HLA association. *J Rheumatol* 27:2860–2865, 2000.

27. Wallis D, Assaduzzaman A, Weisman M, et al: Elevated serum anti-flagellin antibodies implicate subclinical bowel inflammation in ankylosing spondylitis: an observational study. *Arthritis Res Ther* 15:R166, 2013.

29. Lin P, Bach M, Asquith M, et al: HLA-B27 and human beta2-microglobulin affect the gut microbiota of transgenic rats. *PLoS ONE* 9:e105684, 2014.

30. Rosenbaum JT, Davey MP: Time for a gut check: evidence for the hypothesis that HLA-B27 predisposes to ankylosing spondylitis by altering the microbiome. *Arthritis Rheum* 63:3195–3198, 2011.

31. Costello ME, Ciccia F, Willner D, et al: Intestinal dysbiosis in ankylosing spondylitis. *Arthritis Rheumatol* 2014.

32. Colbert RA, DeLay ML, Klenk EI, et al: From HLA-B27 to spondyloarthritis: a journey through the ER. *Immunol Rev* 233:181–202, 2010.

33. McHugh K, Bowness P: The link between HLA-B27 and SpA—new ideas on an old problem. *Rheumatology (Oxford)* 51:1529–1539, 2012.

35. Mear JP, Schreiber KL, Münz C, et al: Misfolding of HLA-B27 as a result of its B pocket suggests a novel mechanism for its role in susceptibility to spondyloarthropathies. *J Immunol* 163:6665–6670, 1999.

36. Allen RL, O'Callaghan CA, McMichael AJ, et al: Cutting edge: HLA-B27 can form a novel beta 2-microglobulin-free heavy chain homodimer structure. *J Immunol* 162:5045–5048, 1999.

37. Hammer RE, Maika SD, Richardson JA, et al: Spontaneous inflammatory disease in transgenic rats expressing HLA-B27 and human β_2-m: an animal model of HLA-B27-associated human disorders. *Cell* 63:1099–1112, 1990.

40. May E, Dorris ML, Saturntira N, et al: CD8ab T cells are not essential to the pathogenesis of arthritis or colitis in HLA-B27 transgenic rats. *J Immunol* 170:1099–1105, 2003.

41. Taurog JD, Dorris ML, Satumtira N, et al: Spondylarthritis in HLA-B27/human beta2-microglobulin-transgenic rats is not prevented by lack of CD8. *Arthritis Rheum* 60:1977–1984, 2009.

42. DeLay ML, Turner MJ, Klenk EI, et al: HLA-B27 misfolding and the unfolded protein response augment interleukin-23 production and are associated with Th17 activation in transgenic rats. *Arthritis Rheum* 60:2633–2643, 2009.

43. Glatigny S, Fert I, Blaton MA, et al: Proinflammatory Th17 cells are expanded and induced by dendritic cells in spondylarthritis-prone HLA-B27-transgenic rats. *Arthritis Rheum* 64:110–120, 2012.

44. Layh-Schmitt G, Colbert RA: The interleukin-23/interleukin-17 axis in spondyloarthritis. *Curr Opin Rheumatol* 20:392–397, 2008.

45. Smith JA, Colbert RA: Review: The interleukin-23/interleukin-17 axis in spondyloarthritis pathogenesis: Th17 and beyond. *Arthritis Rheumatol* 66:231–241, 2014.

47. Sorrentino R, Bockmann RA, Fiorillo MT: HLA-B27 and antigen presentation: at the crossroads between immune defense and autoimmunity. *Mol Immunol* 57:22–27, 2014.

48. Dangoria NS, DeLay ML, Kingsbury DJ, et al: HLA-B27 misfolding is associated with aberrant intermolecular disulfide bond formation (dimerization) in the endoplasmic reticulum. *J Biol Chem* 277:23459–23468, 2002.

50. Turner MJ, Sowders DP, DeLay ML, et al: HLA-B27 misfolding in transgenic rats is associated with activation of the unfolded protein response. *J Immunol* 175:2438–2448, 2005.

51. Colbert RA, Tran TM, Layh-Schmitt G: HLA-B27 misfolding and ankylosing spondylitis. *Mol Immunol* 57:44–51, 2014.

52. Turner MJ, Delay ML, Bai S, et al: HLA-B27 up-regulation causes accumulation of misfolded heavy chains and correlates with the magnitude of the unfolded protein response in transgenic rats: Implications for the pathogenesis of spondylarthritis-like disease. *Arthritis Rheum* 56:215–223, 2007.

53. Goodall JC, et al: Endoplasmic reticulum stress-induced transcription factor, CHOP, is crucial for dendritic cell IL-23 expression. *Proc Natl Acad Sci U S A* 107:17698–17703, 2010.

55. Smith JA, Barnes MD, Hong D, et al: Gene expression analysis of macrophages derived from ankylosing spondylitis patients reveals interferon-gamma dysregulation. *Arthritis Rheum* 58:1640–1649, 2008.

56. Zeng L, Lindstrom MJ, Smith JA: Ankylosing spondylitis macrophage production of higher levels of interleukin-23 in response to lipopolysaccharide without induction of a significant unfolded protein response. *Arthritis Rheum* 63:3807–3817, 2011.

57. Feng Y, Ding J, Fan CM, et al: Interferon-gamma contributes to HLA-B27-associated unfolded protein response in spondyloarthropathies. *J Rheumatol* 39:574–582, 2012.

58. Neerinckx B, Carter S, Lories RJ: No evidence for a critical role of the unfolded protein response in synovium and blood of patients with ankylosing spondylitis. *Ann Rheum Dis* 73:629–630, 2014.

59. Ciccia F, Accardo-Palumbo A, Rizzo A, et al: Evidence that autophagy, but not the unfolded protein response, regulates the expression of IL-23 in the gut of patients with ankylosing spondylitis and subclinical gut inflammation. *Ann Rheum Dis* 73:1566–1574, 2014.

60. Burr ML, Cano F, Svobodova S, et al: HRD1 and UBE2J1 target misfolded MHC class I heavy chains for endoplasmic reticulum-associated degradation. *Proc Natl Acad Sci U S A* 108:2034–2039, 2011.

61. Peral de Castro C, Jones SA, Ní Cheallaigh C, et al: Autophagy regulates IL-23 secretion and innate T cell responses through effects on IL-1 secretion. *J Immunol* 189:4144–4153, 2012.

63. Hacquard-Bouder C, et al: Defective costimulatory function is a striking feature of antigen-presenting cells in an HLA-B27-transgenic rat model of spondylarthropathy. *Arthritis Rheum* 50:1624–1635, 2004.

64. Hacquard-Bouder C, Falgarone G, Bosquet A, et al: Alteration of antigen-independent immunologic synapse formation between dendritic cells from HLA-B27-transgenic rats and CD4+ T cells: selective impairment of costimulatory molecule engagement by mature HLA-B27. *Arthritis Rheum* 56:1478–1489, 2007.

65. Dhaenens M, et al: Dendritic cells from spondylarthritis-prone HLA-B27-transgenic rats display altered cytoskeletal dynamics, class II major histocompatibility complex expression, and viability. *Arthritis Rheum* 60:2622–2632, 2009.

66. Utriainen L, Firmin D, Wright P, et al: Expression of HLA-B27 causes loss of migratory dendritic cells in a rat model of spondylarthritis. *Arthritis Rheum* 64:3199–3209, 2012.

68. Bird LA, Peh CA, Kollnberger S, et al: Lymphoblastoid cells express HLA-B27 homodimers both intracellularly and at the cell surface following endosomal recycling. *Eur J Immunol* 33:748–759, 2003.

69. Shaw J, Hatano H, Kollnberger S: The biochemistry and immunology of non-canonical forms of HLA-B27. *Mol Immunol* 57:52–58, 2014.

71. Chan AT, Kollnberger SD, Wedderburn LR, et al: Expansion and enhanced survival of natural killer cells expressing the killer immunoglobulin-like receptor KIR3DL2 in spondylarthritis. *Arthritis Rheum* 52:3586–3595, 2005.

72. Bowness P, Ridley A, Shaw J, et al: Th17 cells expressing KIR3DL2+ and responsive to HLA-B27 homodimers are increased in ankylosing spondylitis. *J Immunol* 186:2672–2680, 2011.

73. Wellcome Trust Case Control Consortium, Australo-Anglo-American Spondylitis Consortium (TASC), Burton PR, et al: Association scan of 14,500 nonsynonymous SNPs in four diseases identifies autoimmunity variants. *Nat Genet* 39:1329–1337, 2007.

74. Evans DM, Spencer CC, Pointon JJ, et al: Interaction between ERAP1 and HLA-B27 in ankylosing spondylitis implicates peptide handling in the mechanism for HLA-B27 in disease susceptibility. *Nat Genet* 43:761–7617, 2011.

75. Genetic Analysis of Psoriasis Consortium & the Wellcome Trust

Case Control Consortium 2, Strange A, Capon F, et al: A genome-wide association study identifies new psoriasis susceptibility loci and an interaction between HLA-C and ERAP1. *Nat Genet* 42:985–990, 2010.

76. Kirino Y, Bertsias G, Ishigatsubo Y, et al: Genome-wide association analysis identifies new susceptibility loci for Behcet's disease and epistasis between HLA-B*51 and ERAP1. *Nat Genet* 45:202–207, 2013.

84. Reeves E, Edwards CJ, Elliott T, et al: Naturally occurring ERAP1 haplotypes encode functionally distinct alleles with fine substrate specificity. *J Immunol* 191:35–43, 2013.

85. Reeves E, Colebatch-Bourn A, Elliott T, et al: Functionally distinct ERAP1 allotype combinations distinguish individuals with ankylosing spondylitis. *Proc Natl Acad Sci U S A* 111:17594–17599, 2014.

86. Chen L, Fischer R, Peng Y, et al: Critical role of endoplasmic reticulum aminopeptidase 1 in determining the length and sequence of peptides bound and presented by HLA-B27. *Arthritis Rheumatol* 66:284–294, 2014.

87. Martin-Esteban A, Gomez-Molina P, Sanz-Bravo A, et al: Combined effects of ankylosing spondylitis-associated ERAP1 polymorphisms outside the catalytic and peptide-binding sites on the processing of natural HLA-B27 ligands. *J Biol Chem* 289:3978–3990, 2014.

88. Duerr RH, Taylor KD, Brant SR, et al: A genome-wide association study identifies IL23R as an inflammatory bowel disease gene. *Science* 314:1461–1463, 2006.

91. Zuniga LA, Jain R, Haines C, et al: Th17 cell development: from the cradle to the grave. *Immunol Rev* 252:78–88, 2013.

92. Cua DJ, Tato CM: Innate IL-17-producing cells: the sentinels of the immune system. *Nat Rev Immunol* 10:479–489, 2010.

93. Sherlock JP, Joyce-Shaikh B, Turner SP, et al: IL-23 induces spondyloarthropathy by acting on ROR-gammat+ CD3+CD4−CD8− entheseal resident T cells. *Nat Med* 18:1069–1076, 2012.

94. Sarin R, Wu X, Abraham C: Inflammatory disease protective R381Q IL23 receptor polymorphism results in decreased primary CD4+ and CD8+ human T-cell functional responses. *Proc Natl Acad Sci U S A* 108:9560–9565, 2011.

95. International Genetics of Ankylosing Spondylitis, Cortes A, Hadler J, et al: Identification of multiple risk variants for ankylosing spondylitis through high-density genotyping of immune-related loci. *Nat Genet* 45:730–738, 2013.

96. Gaffen SL, Jain R, Garg AV, et al: The IL-23-IL-17 immune axis: from mechanisms to therapeutic testing. *Nat Rev Immunol* 14:585–600, 2014.

97. Coffre M, Roumier M, Rybczynska M, et al: Combinatorial control of Th17 and Th1 cell functions by genetic variations in genes associated with the interleukin-23 signaling pathway in spondyloarthritis. *Arthritis Rheum* 65:1510–1521, 2013.

129. Neidhart M, et al: Expression of cathepsin K and matrix metalloproteinase 1 indicate persistent osteodestructive activity in long-standing ankylosing spondylitis. *Ann Rheum Dis* 68:1334–1339, 2009.

131. Franck H, Meurer T, Hofbauer LC: Evaluation of bone mineral density, hormones, biochemical markers of bone metabolism, and osteoprotegerin serum levels in patients with ankylosing spondylitis. *J Rheumatol* 31:2236–2241, 2004.

132. Layh-Schmitt G, Yang EY, Kwon G, et al: HLA-B27 alters the response to TNFalpha and promotes osteoclastogenesis in bone marrow monocytes from HLA-B27 transgenic rats. *Arthritis Rheum* 65:2123–2131, 2013.

134. Appel H, et al: Immunohistologic analysis of zygapophyseal joints in patients with ankylosing spondylitis. *Arthritis Rheum* 54:2845–2851, 2006.

136. Appel H, Kuhne M, Spiekermann S, et al: Immunohistochemical analysis of osteoblasts in zygapophyseal joints of patients with ankylosing spondylitis reveal repair mechanisms similar to osteoarthritis. *J Rheumatol* 37:823–828, 2010.

137. Lories RJ, Schett G: Pathophysiology of new bone formation and ankylosis in spondyloarthritis. *Rheum Dis Clin North Am* 38:555–567, 2012.

147. Diarra D, Stolina M, Polzer K, et al: Dickkopf-1 is a master regulator of joint remodeling. *Nat Med* 13:156–163, 2007.

148. Uderhardt S, Diarra D, Katzenbeisser J, et al: Blockade of Dickkopf (DKK)-1 induces fusion of sacroiliac joints. *Ann Rheum Dis* 69:592–597, 2010.

149. Heiland GR, Appel H, Poddubnyy D, et al: High level of functional dickkopf-1 predicts protection from syndesmophyte formation in patients with ankylosing spondylitis. *Ann Rheum Dis* 71:572–574, 2012.

150. Daoussis D, Liossis SN, Solomou EE, et al: Evidence that Dkk-1 is dysfunctional in ankylosing spondylitis. *Arthritis Rheum* 62:150–158, 2010.

151. Corr M: Wnt signaling in ankylosing spondylitis. *Clin Rheumatol* 33:759–762, 2014.

152. Appel H, Ruiz-Heiland G, Listing J, et al: Altered skeletal expression of sclerostin and its link to radiographic progression in ankylosing spondylitis. *Arthritis Rheum* 60:3257–3262, 2009.

153. Klingberg E, Nurkkala M, Carlsten H, et al: Biomarkers of bone metabolism in ankylosing spondylitis in relation to osteoproliferation and osteoporosis. *J Rheumatol* 41:1349–1356, 2014.

154. Tsui FW, Tsui HW, Las Heras F, et al: Serum levels of novel noggin and sclerostin-immune complexes are elevated in ankylosing spondylitis. *Ann Rheum Dis* 73:1873–1879, 2014.

159. Haroon N, Inman RD, Learch TJ, et al: The impact of tumor necrosis factor alpha inhibitors on radiographic progression in ankylosing spondylitis. *Arthritis Rheum* 65:2645–2654, 2013.

160. Baraliakos X, Baerlecken N, Witte T, et al: High prevalence of anti-CD74 antibodies specific for the HLA class II-associated invariant chain peptide (CLIP) in patients with axial spondyloarthritis. *Ann Rheum Dis* 73:1079–1082, 2014.

161. Baraliakos X, Haibel H, Listing J, et al: Continuous long-term anti-TNF therapy does not lead to an increase in the rate of new bone formation over 8 years in patients with ankylosing spondylitis. *Ann Rheum Dis* 73:710–715, 2014.

162. Wanders A, Heijde Dv, Landewé R, et al: Nonsteroidal antiinflammatory drugs reduce radiographic progression in patients with ankylosing spondylitis: a randomized clinical trial. *Arthritis Rheum* 52:1756–1765, 2005.

163. Maksymowych WP, Wichuk S, Chiowchanwisawakit P, et al: Fat metaplasia and backfill are key intermediaries in the development of sacroiliac joint ankylosis in patients with ankylosing spondylitis. *Arthritis Rheumatol* 66:2958–2967, 2014.

164. Baraliakos X, Heldmann F, Calhoff J, et al: Which spinal lesions are associated with new bone formation in patients with ankylosing spondylitis treated with anti-TNF agents? A long-term observational study using MRI and conventional radiography. *Ann Rheum Dis* 73:1819–1825, 2014.

165. Gong Y, Zheng N, Chen SB, et al: Ten years' experience with needle biopsy in the early diagnosis of sacroiliitis. *Arthritis Rheum* 64:1399–1406, 2012.

166. Lin Z, Bei JX, Shen M, et al: A genome-wide association study in Han Chinese identifies new susceptibility loci for ankylosing spondylitis. *Nat Genet* 44:73–77, 2012.

第75章

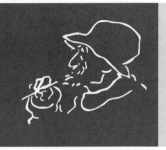

强直性脊柱炎

原著 SjefvanderLinden • MatthewBrown • TonyKenna • WalterMaksymowych • PhilipRobinson

胡遂缘 译 刘 栩 校

关键点
中轴脊柱关节炎包括无放射学表现的中轴脊柱关节炎和符合修订的纽约标准的强直性脊柱炎（ankylosing spondylitis，AS）。
在常规平片出现结构性改变之前，MRI 就能显示骶髂关节炎症。
放射学阴性的中轴脊柱关节炎发生率约为按照修订的纽约标准诊断的 AS 的 2 ~ 3 倍，且可显示相似的疾病活动性。
放射学阴性的中轴脊柱关节炎比用修订的纽约标准诊断 AS 更具异质性，人白细胞抗原（HLA）-B27 的阳性率差异很大，并非男性更易感，患者不一定均会进展到放射学骶髂关节炎。放射学阴性的中轴脊柱关节炎的自然病史尚不清楚。
为了降低中轴脊柱关节炎假阳性诊断的风险，应避免应用中轴脊柱关节炎分类标准作为诊断工具。
不同种族中，HLA-B27 阳性个体 AS 发生率为 1% ~ 3%。本病在 HLA-B27 阳性的 AS 患者的一级亲属中更常见，约为 10%。

表 75-1　脊柱关节炎的分类

强直性脊柱炎和非放射学中轴脊柱关节炎
反应性关节炎
炎症性肠病关节病（克罗恩病、溃疡性结肠炎）
银屑病关节炎
幼年慢性关节炎和幼年强直性脊柱炎

表 75-2　脊柱关节炎的临床特点

典型的外周关节炎——主要累及下肢，非对称性
类风湿因子阴性
无类风湿关节炎的皮下结节和其他关节外表现
组内疾病的特征性关节外表现（如前葡萄膜炎）互相重叠
明显的家族聚集性
与 HLA-B27 相关

　　强直性脊柱炎（AS）是脊柱关节病（spondyloarthropathies），或称脊柱关节炎（spondyloarthritides）家族中的一种。这组疾病是一个互相关联但又各有特点的疾病家族，而不是具有不同临床表现的单一疾病[1]（表 75-1 和 75-2）。

　　放射学骶髂关节炎是 AS 的标志性特点。骶髂关节炎（inflammation of the sacroiliac joints，SI）和脊柱炎症最终可致骨性强直。脊柱强直多见于本病晚期，很多轻型患者并不发生。

　　大多数 AS 患者在 20 ~ 30 岁开始出现腰背痛。从出现腰背痛到确诊 AS 平均 6 ~ 8 年。大多数患者诊断延误主要是由于传统平片上明确的放射学骶髂关节炎出现较晚[2-3]。MRI 上的活动性骶髂关节炎已被证实可预测此后的放射学骶髂关节炎[4]。许多早期 AS 患者有典型的临床表现，但缺乏明确的放射学骶髂关节炎，因此可能未被修订的纽约标准分类为 AS[5]。对这类可疑的早期 AS 患者，MRI 很可能检出骶髂关节炎[3]，随着时间的推移，这些患者大部分将出现放射学骶髂关节炎（即骶髂关节结构性破坏）（在 15 年内为 20% ~ 25%），并将进展为明确的 AS，符合修订后的纽约标准[5,5a]。这也意味着相当比例的患者将停留在疾病的这个阶段（无放射学骶髂关节炎），即在某些时点存在 MRI 炎症，但以

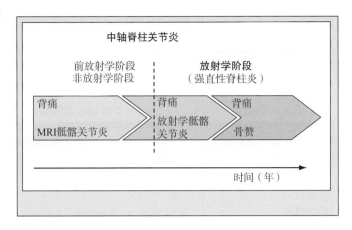

图 75-1　涵盖了无放射学破坏和有放射学破坏的中轴脊柱关节炎概念伞形图。MRI，磁共振成像

后多年并未检测到放射学损害。[4] 因此，为正确描述这些患者，现使用"放射学阴性的中轴脊柱关节炎"（nonradiographic axial spondyloarthritis，nr-axSpA）这一术语代替"早期 AS"[6]（图 75-1）。"中轴脊柱关节炎"（axial spondyloarthritis，axSpA）包括非放射学 AS 和经典 AS（根据修订的纽约标准）。估计中轴脊柱关节炎的总患病率为按修订的纽约标准诊断的 AS 的 2-3 倍[7-9]。与修订的纽约标准相反，男性不是 nr-axSpA 患者进展为 AS 的危险因素[8]。在群体研究中，人类白细胞抗原（human leukocyte antigen，HLA）-B27 的阳性率在 nr-axSpA 患者中差异很大（20% ～ 97%），具体取决于纳入研究的患者人数[8-9]。此类患者（HLA-B27 阳性 nr-axSpA）可能患有需要治疗的活动性疾病。传统的改善疾病的抗风湿药（disease-modifying anti-rheumatic drugs，DMARDs）在这些患者中的疗效在很大程度上是未知的。在本组疾病中，这些患者对 TNF 抑制剂治疗的反应往往不如修订纽约标准诊断的 AS 患者[10]。放射学阴性骶髂关节炎的中轴脊柱关节炎的病程和转归尚不明晰。本章重点介绍放射学阳性 AS。虽然这种疾病可能比中轴脊柱关节炎的全部范围更具同质性，但许多内容也适用于放射学阴性 AS 或 axSpA 的患者[11-12]。

分类

强直性脊柱炎和中轴脊柱关节炎的标准

分类标准用于临床和流行病学研究，也用于疾病

的发病机制研究。这样的标准应该建立具有同质性的患者队列，并且这些患者已经由各自不同专业的人员给出了（初始的）临床诊断。不恰当地使用分类标准作为诊断标准会增加假阳性诊断的可能性，尤其是在疾病的先验概率较低的情况下。

AS 的诊断基于临床特点，不伴其他相关疾病者称"原发性"或"特发性"；而伴银屑病或慢性炎症性肠病者称"继发性"。在日常实践中，临床诊断 AS 时，通常有骨盆 X 线片存在骶髂关节炎的证据支持。尽管放射学骶髂关节炎在 AS 中很常见，但它绝不是该疾病的早期或必备表现[13]。与纽约标准不同，罗马标准并不一定需要放射学骶髂关节炎的证据（表 75-3）。罗马和纽约标准主要用于流行病学研究。由于它们缺乏敏感性和特异性，才会有后来 AS[5] 的修订纽约标准（表 75-3）。腰椎活动受限和胸廓扩展受限这两项标准是反映病程的，一般不见于疾病早期[14]。因此，由于缺乏敏感性，修订后的纽约标准对早期诊断用处不大。MRI 有助于在放射学骶髂关节炎出现以前，发现中轴关节病变[15]。为了包括非放射学 AS 和经典 AS（根据修订的纽约标准），已经针对 AS 的全病谱提出了分类标准（表 75-4）[11]。"中轴脊柱关节炎"这一术语涵盖了以中轴关节受累为主的脊柱关节炎病谱，无论其是否存在放射学结构性改变。因此，中轴脊柱关节炎包括 nr-axSpA 和经典 AS（满足修订的纽约标准）。根据国际脊柱关节炎评估组（Assessment of SpondyloArthritis，ASAS）的分类标准[11]，慢性腰背痛且发病年龄小于 45 岁者，如存在影像学（放射学或 MRI）骶髂关节炎，加至少 1 项的脊柱关节炎特征可分类诊断为中轴脊柱关节炎（但不能确诊）；若缺乏影像学骶髂关节炎，HLA-B27 阳性加两项以上的临床特征也可诊断（表 75-4）。ASAS 中轴脊柱关节炎标准的敏感性为 83%，特异性略低（84%）[11]。在 ASAS 对这些新标准的研究中，30% 的中轴脊柱关节炎患者存在明确的放射学骶髂关节炎并符合修订的纽约标准。也就是说 2/3 的患者被分类为放射学阴性中轴脊柱关节炎[11]。应该注意的是，根据 ASAS 标准分类为 axSpA 的患者往往比通过修订后纽约标准分类的 AS 患者更具异质性[11-12,15a]。

AS 的全部范围包括由修订的纽约标准定义的患者以及通过 ASAS 分类标准的 nr-axSpA 患者。但是，满足 ASAS 标准并不能保证 AS。由于诊断设置中标

表 75-3 强直性脊柱炎的标准

罗马，1961 年

临床标准

1. 腰痛与僵硬 3 个月以上，休息不能缓解
2. 胸部疼痛与僵硬
3. 腰椎活动受限
4. 胸廓扩张受限
5. 虹膜炎病史或现在症或其后遗症

影像学标准

X 线片显示强直性脊柱炎的特征性双侧骶髂关节改变（除外双侧骶髂关节骨关节炎）

确定的强直性脊柱炎

双侧 3 ~ 4 级骶髂关节炎，加上至少 1 条临床标准

或

至少 4 条临床标准

修订的纽约标准，1984 年

标准

1. 腰痛至少 3 个月，活动可缓解而休息不能缓解
2. 腰椎在额状面和矢状面活动受限
3. 胸廓活动度低于相应年龄、性别的正常人
4. 双侧骶髂关节炎 2 ~ 4 级
5. 单侧骶髂关节炎 3 或 4 级

确定的强直性脊柱炎

单侧 3 或 4 级，或双侧 2 ~ 4 级 X 线骶髂关节炎，加上任何临床标准

影像学分级

正常，0；可疑，1；轻度骶髂关节炎，2；中度骶髂关节炎，3；强直，4

From van der Linden SM, Valkenburg HA, Cats A: Evaluation of diagnostic criteria for ankylosing spondylitis: a proposal for modification of the New York criteria. Arthritis Rheum 27: 361-368, 1984.

表 75-4 ASAS 中轴脊柱关节炎（SpA）分类标准（患者背痛 ≥ 3 个月，发病年龄 < 45 岁）

影像学骶髂关节炎	或	HLA-B27
加		加
≥ 1 项 SpA 的特点		≥ 2 项 SpA 其他特点

SpA 特点	影像学骶髂关节炎
炎症性腰背痛	MRI 的活动性（急性）炎症高
关节炎	度提示与 SpA 相关的骶髂关节
附着点炎（足跟）	炎
葡萄膜炎	或
趾炎	符合修订的纽约标准的肯定的
银屑病	放射学骶髂关节炎
克罗恩病 / 溃疡性结肠炎	
对 NSAID 反应良好	
SpA 家族史	
HLA-B27	
CRP 升高 *	

* 慢性腰背痛的情况下，CRP 升高被认为是 SpA 的一项特点

ASAS，国际脊柱关节炎评估工作组；CRP，C 反应蛋白；HLA-B27 人类白细胞抗原 -B27；IBP，炎症性腰背痛；MRI，磁共振成像；NSAIDs，非甾体抗炎药；SpA，中轴脊柱关节炎

From Rudwaleit M: New classification criteria for spondyloarthritis. Int J Adv Rheumatol 8: 1-7, 2010.

准的特异性不足，不恰当地使用 ASAS 标准作为个体患者的诊断标准可能导致中轴脊柱炎的误诊[15a]。

流行病学

患病率

AS 的患病率与 HLA-B27 的阳性率强相关。这个规律适用于和本病相关的 B27 亚型，但不适用于和本病相关性不强的亚型，例如 HLA-B27*06[16-18]。

按照修订的纽约标准，本病白种人患病率为 68/100 000（荷兰 20 岁以上人群）至 197/100 000（美国）[19-20]。一般人群中，携带与 AS 相关的亚型的 HLA-B27 阳性成人 AS 患病率约为 1% ~ 2%，但可能有地域或地理上的差异[19,21]。例如挪威北部，AS 可见于 6.7% 的 HLA-B27 阳性者[21]。

本病在 HLA-B27 阳性的 AS 患者的 HLA-B27 阳性的一级亲属中更常见，10% ~ 30% 有 AS 的症状或体征[19]。实际上，阳性 AS 家族史是本病的高危因素。

发病率

尚无足够的证据说明近几十年来 AS 的发病率有何变化[22]。其临床特点、发病年龄和存活期均保持稳定[23]。研究显示，经年龄和性别校正后的总发病率为 7.3/100 000 人年。

种族分布

AS 见于世界各地，但患病率存在种族差异，这

也许提示 HLA-B27 在不同种族中的分布不同。约 90% 白人 AS 患者 HLA-B27 阳性，而非洲黑人和日本人的 AS 和 HLA-B27 几乎没有相关性（因为 B27 阳性率 < 1%）。非裔美国人由于和白人混血，HLA-B27 阳性率为 2%，但黑人 AS 患者中 HLA-B27 阳性率只有 50% 左右。非裔美国人 AS 的患病率也相应地远低于白人。

疾病的负担

AS 给患者和社会都带来相当大的负担。除了中轴和外周关节症状，关节外表现（如附着点炎和急性前葡萄膜炎）以及合并症（如炎症性肠病和银屑病等），均加重了本病的负担。此外，大部分患者存在脊柱骨质疏松症，导致椎骨骨折和驼背，严重影响了患者的生活质量。躯体功能和疾病活动度的评分与反映焦虑、抑郁的心理学评分显著相关[24]。疾病还给患者的就业带来负面影响，如工作需要辅助，请病假增多，甚至劳动力丧失[25-26]。AS 对卫生保健及非卫生保健资源的利用也有很大影响，每位患者平均总费用（直接的和生产能力的）为每人每年 6700 ~ 9500 美元[27-29]。

疾病造成的负担随病程的延长而增加。由于疾病负担所致的生活质量下降，以及和 AS 相关的各种类型的经济损失都由功能丧失和疾病活动所引起，因此早期诊断和早期治疗对防止或减少功能下降以及改善患者预后十分必要[30]。

遗传学

双胞胎和家族研究表明，AS 患者家族中人患 AS 的风险非常高，并且在很大程度上是由遗传决定的，遗传因素在决定疾病活动和严重程度方面也起着重要作用[31-32]。近年来在确定遗传易感基因（遗传变异）方面取得了重大进展，其中 41 个已知的基因座（基因区域）与该疾病相关，包括主要组织相容性复合体（major histocompatibility complex，MHC）和非 MHC 区域中的不同位点。

强直性脊柱炎与主要组织相容性复合体相关

HLA-B27 与 AS 的关联在 20 世纪 70 年代早期

首次报道，从那时起，人们发现了越来越多的 HLA-B27 亚型，目前已知 100 多个亚型。这些亚型中的大多数非常罕见，无法确定它们是否与疾病相关。HLA-B27 亚型祖先是 *HLA-B*2705*，其他亚型主要在此基础上发生点突变产生。据报道 AS 与以下 HLA-B27 亚型有关：*B*2702，B*2703，B*2704，B*2705，B*2706，B*2707，B*2708，B*2710，B*2714，B*2715* 和 *B*2719*。有两种亚型似乎与 AS 的关联很小或可能不存在关联，包括 *HLA-B*2706*（在东南亚发现）、*HLA-B*2709*（在撒丁岛发现）。亚型变异对罹患 AS 风险的影响一直是研究 HLA-B27 诱导 AS 机制的基石。HLA-B27 在 85% ~ 95% 的原发性 AS 中阳性，而相应欧洲人群中的阳性率约为 8%[33]。与银屑病或炎症性肠病相关的 AS 中 HLA-B27 的阳性率较低（~ 60%）。

与 HLA-B27 杂合子相比，HLA-B27 纯合子患 AS 的风险大约是前者的两倍。HLA-B27 [用单核苷酸多态性（SNP）rs116488202 标记] 杂合子的 OR 值为 62，纯合子为 105[34]。*HLA-B27* 广泛用于临床实践中，作为慢性腰背痛患者的辅助诊断；事实上，ASAS 的 axSpA 分类标准的临床部分需要根据 HLA-B27 进行分类。*HLA-B27* 也可用于确定家族中 AS 复发的风险，在没有 *HLA-B27* 的情况下复发风险极低（< 1%）。由于普通人群中 AS 的患病率很低，并且只有大约 5% 的 HLA-B27 病例发展为 AS，所以不建议使用 HLA-B27 进行人群筛查。HLA-B27 阴性个体疾病发展平均比 HLA-B27 阳性个体晚十年，但他们的疾病活动度和关节强直的严重程度是相同的。某些证据表明，*HLA-B27* 阴性个体对 TNF 抑制剂反应欠佳；尽管如此，这些药物在治疗 *HLA-B27* 阴性 AS 方面效果仍然显著。在 AS 中是否有其他遗传因素影响 TNF 抑制剂的疗效仍未可知。但类风湿关节炎的大量研究未能显示出任何令人信服的证据证明 TNF 抑制剂的疗效与遗传易感性有关，因此 AS 中也不太可能出现相关性。然而，观察遗传变异是否影响抵抗 TNF 抑制剂抗体的形成将很有意义，这与该药物的失效相关。

全世界 AS 的患病率大致与 HLA-B27 的阳性率相匹配。*HLA-B27* 阳性率高的地区包括斯堪的纳维亚半岛和一些北美土著人口，而非洲大部分地区和澳大利亚土著居民中阳性率较低。这种变异可能是某些人群中种群瓶颈效应或 HLA-B27 自然选择的结果。

应该注意的是，*HLA-B27* 对 HIV 感染具有保护作用。最近有人提出，*HLA-B27* 可能通过心血管事件风险影响生存。这一发现表明 *HLA-B27* 的另一个潜在选择压力 [35]。

HLA-B27 不是唯一与 AS 相关的 HLA-B 等位基因。多项研究证实了 HLA-B60（也称为 HLA-B40）的作用，其进一步将罹患 AS 风险增加约 1.5 倍，并且其他 HLA-B 等位基因也可能导致患病风险 [36]。此外，HLA-A*0201 也与疾病有明显的相关性 [34]。有证据表明 Ⅲ 类 HLA 基因包括 *MICA* 等位基因与 AS 关联，如果得到证实，它将解释自然杀伤（NK）细胞在该疾病中的作用 [37]。其他 MHC 基因也可能与 AS 有关。由于在该区域中发生复杂且广泛的连锁不平衡，区分究竟是与已知关联（特别是 HLA-B27）的连锁不平衡导致还是与疾病真正相关，将极具挑战性。

强直性脊柱炎与非主要组织相容性复合体相关

AS 的大部分遗传风险被认为是由 MHC 外的基因座决定的。迄今为止，已证实 40 个非 MHC 基因座与该病相关，这些都为疾病的发病机制研究提供了新的线索（总结见表 75-5）。

氨肽酶基因和强直性脊柱炎

氨肽酶途径中的三个基因与 AS 强烈相关：染色体 5q15 处编码的 *ERAP1* 和 *ERAP2*，以及染色体 17q21 处的 *NPEPPS*（嘌呤霉素敏感性氨肽酶）。在 *ERAP1* 中存在至少两个相关的单倍型，其中一个由非编码 SNPrs30187 标记，而第二单倍型不太明确，SNPrs10050860 是其标签 SNP [34]。*ERAP2* 的遗传关联是非常广泛的，但是在疾病相关的关键单倍型上，保护变异 [rs2248374（G）] 导致无义突变，RNA 转录提前终止，因此没有相应蛋白质产物产生 [38]。该变异是 *ERAP2* 的主要功能性变异。

ERAP1 和 *HLA-B27* 的基因间相互作用是在人类疾病中第一个在群体遗传学中具有统计学意义的基因相互作用的例子，表明 HLA-B27 诱导 AS 的机制与抗原肽的异常递呈有关 [39]。目前已知该 ERAP1 变异

表 75-5 与强直性脊柱炎相关的基因 *

位置	基因	SNP	比值比	遗传力（%）	推定的作用机制
1p31	*IL23R*	rs11209026	1.650	0.352	表达 IL-23R 细胞的活化 / 分化
1p31	*IL23R*	rs12141575	1.147	0.100	表达 IL-23R 细胞的活化 / 分化
1p36	*RUNX3*	rs6600247	1.164	0.138	T 淋巴细胞分化
1q21 的	*IL6R*	rs4129267	1.176	0.151	Th17 淋巴细胞分化，多种其他免疫效应
1q23	*FCGR2A*	rs1801274	1.123	0.080	未知
1q23	*FCGR2A*	rs2039415	1.088	0.037	未知
1q32	*GPR25-KIF21B*	rs41299637	1.201	0.162	未知；识别细菌？
1q32	*HHAT*	rs12758027	1.094	0.048	未知
2p15	基因间	rs6759298	1.308	0.407	未知
2q11	*IL1R2，IL1R1*	rs4851529	1.103	0.055	影响 IL-1 的应答
2q12	*IL1R2，IL1R1*	rs2192752	1.112	0.047	影响对 IL-1 的应答
2q31	*UBE2E3*	rs12615545	1.109	0.062	泛素化
2q37	*GPR35*	rs4676410	1.131	0.060	识别细菌？
3p24	*EOMES*	rs13093489	1.119	0.067	T 淋巴细胞分化

续表

位置	基因	SNP	比值比	遗传力（%）	推定的作用机制
4q21	*ANTXR2*	rs12504282	1.136	0.096	未知
5p13	*PTGER4*	rs12186979	1.093	0.047	诱导 IL-23 表达，进而驱动表达 IL-23R 细胞的活化／分化；骨合成代谢
5p13	*IL7R*	rs11742270	1.113	0.054	T 淋巴细胞分化
5q15	*ERAP1*	rs30187	1.318	0.411	在 I 类 HLA 呈递前进行抗原肽的修饰
5q15	*ERAP1*	rs1065407	1.171	0.136	在 I 类 HLA 呈递前进行抗原肽的修饰
5q15	*ERAP2*	rs2910686	1.171	0.147	在 I 类 HLA 呈递前进行抗原肽的修饰
5q33	*IL12B*	rs6871626	1.117	0.066	表达 IL-23R 细胞的活化／分化
5q33	*IL12B*	rs6556416	1.107	0.054	
6p21	*HLA-B*27*	rs116488202	60	20.089	向 T 细胞呈递抗原肽，或错误折叠导致内质网应激反应
6p21	*HLA-A*02*	rs2394250	1.214	0.220	向 T 细胞呈递抗原肽
6q15	*BACH2*	rs17765610	1.172	0.064	B 细胞或 CD4 T 淋巴细胞分化
6q15	*BACH2*	rs639575	1.081	0.034	B 细胞或 CD4 T 淋巴细胞分化
的 7q31	*GPR37*	rs2402752	1.108	0.052	识别细菌？
9q34	*CARD9*	rs1128905	1.124	0.082	β- 葡聚糖暴露后 Th17 活化
10q22	*ZMIZ1*	rs1250550	1.110	0.059	T 淋巴细胞分化
10q24	*NKX2-3*	rs11190133	1.181	0.136	T 淋巴细胞分化
12p13	*LTBR-TNFRSF1A*	rs1860545	1.131	0.086	TNF 信号传导
12p13	*LTBR-TNFRSF1A*	rs7954567	1.113	0.062	TNF 信号传导
12q24	*SH2B3*	rs11065898	1.129	0.060	TCR 信号传导
14q31	*GPR65*	rs11624293	1.234	0.086	识别细菌？
16p11	*IL27，SULT1A1*	imm_16_28525386	1.112	0.064	Th17/Th1 淋巴细胞分化平衡
16p11	*IL27，SULT1A1*	rs35448675	1.236	0.007	Th17/Th1 淋巴细胞分化平衡
17q11	*NOS2*	rs2531875	1.122	0.074	一氧化氮合成
17q11	*NOS2*	rs2297518	1.129	0.055	一氧化氮合成
17q21 上	*NPEPPS-TBKBP1-TBX21*	rs9901869	1.146	0.111	在 I 类 HLA 呈递前分别进行固有淋巴细胞分化／抗原肽修剪修饰
19p13	*TYK2*	rs35164067	1.155	0.080	细胞因子受体信号，包括 IL-23R
19p13	*TYK2*	rs6511701	1.098	0.036	细胞因子受体信号，包括 IL-23R
21q22	基因间	rs2836883	1.190	0.140	未知
21q22	*ICOSLG*	rs7282490	1.100	0.052	T 淋巴细胞分化
22q11	*UBE2L3*	rs2283790	1.124	0.052	泛素化

* 遗传力假设采用加性模型，疾病患病率为 0.5%。等位基因频率及 OR 值源于 Cortes 等及 Karaderi 等关于 ANTXR2 的欧洲人的数据

IL，白细胞介素；HLA，人白细胞抗原；SNP，单核苷酸多态性；TCR，T 细胞受体；TNF，肿瘤坏死因子

From Cortes A, Hadler J, Pointon JP, et al: Identification of multiple risk variants for ankylosing spondylitis through high-density genotyping of immune-related loci. Nat Gen 45: 730–738, 2013; and Karaderi T, Keidel SM, Pointon JJ, et al: Ankylosing spondylitis is associated with the anthrax toxin receptor 2 gene (ANTXR2). Ann Rheum Dis 73: 2054-2058, 2014.

与银屑病也有关，且与银屑病的易感 HLA-I 类基因 HLA-cw6 相互作用[40]。同样，在白塞病中，ERAP1 仅与 HLA-B51 相关，HLA-B51 是白塞病的易感基因[41]。这表明，HLA-B27、HLA-CW6 和 HLA-B51 在这些疾病中通过类似的机制起作用。

白细胞介素 -23 通路基因与强直性脊柱炎

遗传学发现 IL23R 与 AS 的易感性相关首次证实该通路参与 AS 的发病，并推动了 IL-23 抑制剂用于 AS 的治疗。目前，在 IL23R 上发现了多种与 AS、炎症性肠病（inflammatory bowel disease，IBD）、银屑病和其他相关疾病独立关联的基因多态性。其他几个 IL-23 通路基因也证实与 AS 相关，包括 IL12B、TYK2、JAK2，以及与 IL-23 通路相互作用的其他基因，如 IL1RL1、IL1RL2、IL6R、PTGER4、CARD9。相关分子机制尚待进一步研究，但这些发现清楚地表明，IL-23 是 AS 发病的重要通路。因此，它是 AS 治疗的重要靶标。HLA-B27 阳性患者和 HLA-B27 阴性患者中均发现 IL23R 与疾病的相关性[42]。上述基因是否在疾病活动度、关节强直程度，或前葡萄膜炎的发生等方面也发挥作用，尚待进一步研究。

淋巴细胞发育、活化基因

遗传学发现 AS 与多种细胞因子，细胞因子受体和淋巴细胞发育、活化调控相关的转录因子相关。这些相关性提示了参与 AS 发病的关键细胞类型。相关基因包括 EOMES、RUNX3、TBX21、ZMIZ1、IL7 和 IL7R[34,42-43]。这些发现的意义将在后续的章节中详细讨论。

发病机制

更好地理解 AS 的遗传学有助于进一步理解 AS 的发病机制。在迄今为止与 AS 易感性相关的 41 个基因位点中，有几个可能是 AS 重要的免疫致病驱动因素，存在于 AS 的致病性通路中：HLA-B27 的经典和非经典作用；ERAP1 和其他的氨基肽酶参与肽段修饰和抗原呈递；IL-23 和 IL-17 细胞因子[34]。

HLA-B27

尽管经过 40 多年的研究，HLA-B27 在 AS 中的确切作用仍不清楚。目前关于 HLA-B27 在 AS 中发挥作用的模型可以分为 2 种：①Ⅰ类基因通过抗原呈递发挥作用的经典模型；②与 HLA-B27 相关的非经典模型，包括 B27 分子折叠速度减慢和细胞表面同源二聚类体形成。

人类白细胞抗原Ⅰ类分子如 HLA-B27 的主要功能是向 CD8$^+$ T 细胞呈递抗原。在细胞受到感染或发生转化时，外源性或肿瘤抗原向 CD8$^+$ 淋巴细胞呈递危险信号。AS 发病机制的"致关节炎抗原"模型表明，在遗传易感个体中，HLA 分子对自身肽的异常呈递导致无害的自身抗原被识别为有害的，诱导 CD8$^+$ T 细胞的自身应答反应。已经从 AS 患者滑膜组织中分离出自身反应性 T 细胞[2]，但这些研究并没能得到可信的重复[44-46]。这种模型在 B27 转基因大鼠的研究中未获得有力的数据支持，可能因为该模型的发病机制与 CD8$^+$ T 细胞无关。需要注意的一点是，HLA-B27 转基因大鼠在每个细胞中表达的 HLA-B27 拷贝数在 40 ~ 50 个，而人类至多表达 2 个。这种动物模型中Ⅰ类等位基因的过表达对发病的影响需要加以考虑，因为这可能影响动物模型中 AS 的发生。

在抗原加工和呈递过程中，HLA-B27 具有高度多态性的重链与 β$_2$- 微球蛋白非共价连接，该复合物与抗原肽结合被转运到细胞表面。HLA- 抗原肽复合物高度有序的组装过程发生在内质网（endoplasmic reticulum，ER）中，HLA-B27 的呈递速度比任何其他 HLA 分子都慢[47]。未折叠蛋白应答（unfolded protein response，UPR）理论认为，HLA-B27 复合物的缓慢组装启动了内质网应激通路，使得巨噬细胞分泌 IL-23。UPR 理论在 HLA-B27 转基因大鼠中得到了有力支持，而且在 AS 患者滑膜组织中也得到证实[48-49]。然而，最近的研究发现 AS 患者的循环细胞中 ER 应激的证据不多[50]。

转运到细胞表面后，β2- 微球蛋白可从重链中分离，剩下游离的重链。游离的重链可以二聚化形成细胞表面重链同源二聚体。最近的研究显示 T 细胞和 NK 细胞的亚群可以通过特异性杀伤细胞免疫球蛋白样受体（killer immunoglobulin receptors，KIRs）识别 B27 同源二聚体。通过 KIR3DL2$^+$ CD4 T 细胞识别细胞表面 B27 重链同源二聚体使得这些 T 细胞分泌 IL-17[51]。

ERAP1 和其他氨肽酶

除 HLA 基因座外，ERAP1 与 AS 易感性的相关性最强。ERAP1 是一种氨基肽酶，参与抗原肽的修饰，这些抗原肽已通过蛋白酶体从大约 13 ~ 15 个氨基酸的长度加工成 8 ~ 9 个氨基酸的肽。因此，ERAP1 被认为是"分子标尺"，在 I 类 MHC 分子结合前修饰抗原肽。在一些研究中已经描述并验证了其与 AS 的关联[39,52]。至少已经发现两个与 AS 相关的 ERAP1 单倍型，其 SNP 标签分别是非同义 SNP rs30187 和 rs10050860[34]。这些 SNP 只与 HLA-B27 阳性患者关联，因此证明 ERAP1 和 HLA-B27 之间的基因间相互作用[39]。尽管有了这些新知识，对 ERAP1 在 AS 发病机制中确切作用的理解仍然有限。

ERAP1 以闭合（有活性酶）或开放（无活性酶）状态存在。X 线晶体衍射结果显示 ERAP1 中主要的 AS 相关 SNP rs30187（K528R）位于酶的铰链区，该铰链区控制开闭构象之间的切换，利用重组 ERAP1 和细胞系的研究表明，这种变异与 ERAP1 功能的降低有关[39,53]。

ERAP1 的多态性有利于解释 HLA-B27 在 AS 中作用的三种模型。由 ERAP1 介导的抗原肽修饰速率的改变使 HLA-B27 在细胞表面呈递的抗原肽出现异常。酶活性的改变可以影响 HLA-B27- 抗原肽复合物在 ER 内折叠的速率，从而促进 UPR 和 ER 应激。最近，已报道 ERAP1 变异还改变了 HLA-B27 细胞表面游离重链的水平[54]。

类似地，已经发现染色体 5q15 位点的另外两个氨基肽酶的变异，即 ERAP2 和亮氨酰 / 胱氨酰胺肽酶（leucyl/cystinyl aminopeptidase，LNPEP）[34]。HLA-B27 阴性病例中 ERAP2 的主要 SNP 与疾病显著相关；LNPEP 是否与 AS 独立相关尚不清楚。位于染色体 17q21 的胞质氨肽酶 NPEPPS 是第四种氨肽酶，已证明与疾病发生相关，参与转运至 ER 前的抗原肽加工[34]。与 ERAP1 一样，ERAP2 中的失功能变异（loss-of-function variants）对 AS 具有保护作用。rs2248374 的保护性等位基因通过无义突变使得 ERAP2 转录提前终止，在纯合子个体中完全下调蛋白质的表达，并在杂合子中下调约 50%[38]。进一步

了解这些氨肽酶如何在 AS 中发挥作用至关重要，目前看来，抑制 ERAP1 和 ERAP2 似乎是 AS 的一种有前景的治疗策略。

IL-23 信号通路

IL-23 由 IL-23 特有亚基（IL-23R）和与 IL-12R 共有的亚基（IL-12RB1）组成的细胞表面受体传递信号。IL-23 信号传导对于分泌 IL-17 和 IL-22 是必需的。如前所述，IL23R 和 IL-23 信号传导途径的下游组分 JAK2 和 Tyk2 以及 IL-23 亚基 IL12B 的多态性与 AS 有关[34,52]。

在正常生理条件下，IL-23、IL-17 和 IL-22 调节肠内稳态。IL-23、IL-23R 和 IL-17 水平在 AS 患者中升高。分别用单克隆抗体乌司奴单抗或苏金单抗抑制 IL-12/IL-23 或 IL-17 是 AS 中有前景的新疗法，与 TNF 拮抗剂作用相当。

对 AS 中参与 IL-23 信号传导细胞的深入理解，有助于了解 AS 发病机制中涉及的新型免疫细胞亚群。直到最近，CD4+ T 细胞才被认为是参与 IL-23 介导的免疫应答的主要细胞类型。然而，对 IL-23R-绿色荧光蛋白（green fluorescent protein，GFP）标记小鼠的研究表明，CD4+ T 细胞仅是 IL-23 信号传导家族的一小部分。这些小鼠中的另外几种细胞类型表达高水平的 IL-23R，这些细胞包括 γδT 细胞，巨噬细胞，树突状细胞和淋巴组织诱导样（lymphoid tissue inducerlike，LTi）细胞。在 AS 患者中，已经描述了几种"非经典的" IL-23 应答细胞，包括 γδT 细胞，KIR3DL2+ CD4+ T 细胞，肥大细胞和中性粒细胞[51,55-57]。这些细胞类型在发病中的确切地位尚不清楚，但可以想象每种细胞类型可能在调节 AS 的 IL-23 应答中发挥组织特异性作用。AS 中 IL-23 的主要来源也不清楚。

结构重塑和强直

血清阴性与血清阳性关节病的一个主要区别特征是，尽管两组疾病早期均因炎症引起骨质侵蚀；但在疾病后期，血清阴性关节病会发生骨质增生。由于难以获得用于组织病理学检查的合适标本，骨增生性疾病的过程在人类中几乎没有直接证据。因此，大多数可用的信息来自影像学研究或小鼠疾病模型的研究。

炎症显然是骨质增生过程中的关键早期步骤。

C- 反应蛋白（C-reactive protein，CRP）基线是后续放射学改变的预测因子，越来越多的证据表明虽然 TNF 抑制不能完全阻止新骨形成，但它确实显著减缓了关节强直[58]。有假说认为 TNF 抑制通过减少 Wnt 抑制剂 DKK1 的表达促进 Wnt 驱动的新骨形成[59]，因此，TNF 抑制剂治疗可能加速患者骨强直，然而事实恰恰相反。

与此类似，长期使用非甾体抗炎药（NSAID），特别是在急性时相反应物升高的患者中，也会减轻强直，尽管作用很小[60]。这可能与 AS 相关的 PTGER4 基因多态性有关[39]，PTGER4 基因编码前列腺素 E2 的受体，肌腱端在物理应力的刺激下产生 PGE_2，驱动 IL-23 产生和新骨形成。

MRI 研究表明，骨髓脂肪浸润是新骨形成之前的中间步骤，一旦发生脂肪浸润，就可能导致新骨形成。所涉及的细胞和分子过程尚不清楚，但动物模型研究表明有 Wnt 和 BMP 途径的参与，这些途径是有骨骼动物中主要的骨的合成代谢途径[61]。这些可能是降低 AS 强直速率的有效靶点，但是，为了避免广泛性骨质疏松的不良反应，需要专门针对炎症诱导新骨形成的药物。

近年来，头蛋白（noggin，NOG）和硬骨素（sclerostin，SOST）已被发现与该病有关，它们可能促进 AS 患者的新生骨化[62]。

目前，尚不清楚早期抑制炎症是否会降低 AS 中新骨形成的风险[63]。

临床表现

骨骼表现

腰背痛和僵硬

腰背痛是十分常见的症状，普通人群发生率高达 80%。因此，应注意 AS 及中轴脊柱关节炎腰背痛与机械性腰背痛的鉴别[64-66]（表 75-6）。临床上对炎症性腰痛常认识不足[67]，腰背痛是 AS 的诊断要点（表 75-7）。

疼痛起初主要发生在臀区深部，呈钝痛，难以定位，隐匿发作。早期疼痛也可十分严重；位于骶髂关节，但有时可放射到髂嵴或大转子部位或下行至大腿背侧。臀部放射性疼痛提示可能坐骨神经根受压。典型的臀部疼痛表现为双侧交替，可因咳嗽、喷嚏或其

表 75-6 强直性脊柱炎和中轴脊柱关节炎中关于炎性背痛的定义

45 岁以前发病
症状持续 3 个月以上（慢性疼痛）
疼痛位于下背
交替性臀部痛
下半夜因背痛痛醒
晨僵时间至少持续 30 分钟
症状隐匿发生
活动改善
休息不能缓解
用非甾体抗炎药有效

表 75-7 强直性脊柱炎的诊断特点

慢性炎症性脊柱痛
胸痛
交替性臀痛
急性前葡萄膜炎
滑膜炎（以下肢为主，非对称性）
附着点炎（足跟、足底）
放射学骶髂关节炎
强直性脊柱炎家族史
慢性炎症性肠病
银屑病

他背部突然转动等动作而加重。虽然起初疼痛常为单侧性或间歇性，但数月后常变为持续性和双侧性，同时腰椎部位感觉僵硬和疼痛。疼痛伴腰背僵硬的感觉，这种感觉在清晨加重，可能使患者从睡眠中、尤其是下半夜痛醒。很多患者不能鉴别腰背痛和僵硬。晨僵持续时间可达 3 小时。热水浴、运动或体力活动可使疼痛和僵硬减轻，休息不能使其改善。疲劳常常是慢性腰背痛和僵硬的结果，是一个重要的症状，可因疼痛和僵硬导致的睡眠障碍而加重。

胸痛

随着胸椎（包括肋椎关节和肋横突关节）受累和胸肋及胸骨柄关节附着点炎的发生，患者可能感觉胸痛，因咳嗽或喷嚏加重，有时很像"胸膜炎"。胸痛

常伴胸肋关节的压痛。AS 早期常可出现轻至中度的胸廓活动度降低。胸痛在 HLA-B27 阳性的亲属比较常见，甚至无 X 线骶髂关节炎表现者也可发生[68]。

压痛

有的患者以关节外特定部位压痛为突出症状。乃附着点炎所致。常见压痛部位为胸肋关节、棘突、髂嵴、大转子、坐骨结节、胫骨结节以及足跟（跟腱炎或跖筋膜炎）。这些部位 X 线片常表现为骨赘形成。

关节

肢带关节或"根"关节（髋或肩）是 AS 最常累及的外周关节，以这些部位疼痛为主诉的患者可达15%。肩、尤其是髋受累可导致残疾。腰椎病变常为下肢残疾的重要原因。高达 35% 的患者在本病的某个阶段出现髋和肩关节受累。以髋关节症状为主诉者在儿童期发病（幼年型 AS）患者中更加常见。8 ~ 10岁男孩以髋关节病变为表现的幼年 AS 是幼年慢性关节炎的最常见类型。这些有髋关节病变的儿童大多数HLA-B27 阳性，血清抗核抗体阴性。

AS 也可累及膝关节，常表现为间歇性肿胀和积液。约 10% 患者颞颌关节受累。

骨骼外表现

全身症状如疲劳、体重降低、低热常见，其他骨骼外表现多为局部性。

眼病

急性前葡萄膜炎或虹膜睫状体炎是 AS 最常见的关节外表现，见于 25% ~ 30% 的患者，可发生于病程的不同阶段。这种关节外表现和关节病变的活动性无明显关联。典型表现为急性、单侧发作，也可以交替发生。表现为眼红、疼痛，伴视力下降。可有畏光和流泪。如未治疗或延误治疗，可发生虹膜后粘连和青光眼。早期治疗者大多在 4 ~ 8 周内缓解且无后遗症。HLA-B27 阳性患者较阴性者更容易出现急性前葡萄膜炎[69]。患有前葡萄膜炎的 AS 患者亲属，患AS 的风险性似乎较高。瑞士进行的家族研究结果表明，AS 患者急性前葡萄膜炎发病率为 89/1000 人年，而 B27 阳性的健康亲属的急性前葡萄膜炎发病率仅为 8/1000 人年[70]。

心血管疾病

心脏受累可能无症状，也可能引起严重的问题。心脏受累包括升主动脉炎、主动脉瓣关闭不全、传导异常、心肌肥厚以及心包炎等。极少数情况下，主动脉炎可发生于 AS 的其他症状之前。病史 15 年及 30年的 AS 患者中，合并主动脉瓣关闭不全的比率分别为 3.5% 和 10%[71]。大动脉炎和动脉扩张是主动脉瓣关闭不全的主要原因。心脏传导障碍也和病程有关，病史 15 年者合并比率为 2.7%，30 年者 8.5%[71]。有外周关节受累者，其动脉瓣关闭不全和心脏传导障碍的发病率均为一般 AS 患者的两倍。AS 患者心肌梗死的患病率也高（4.4%），而一般人群为 1.2%[72]。

肺疾病

肺受累是 AS 后期的少见表现。以慢性进行性肺上叶纤维化为特点，常见于病程 20 年以上的患者。主要表现为咳嗽、呼吸困难，有时还可出现咯血[73]。

有呼吸道症状但胸片正常者，高分辨率 CT 可能有助于间质性肺病变的诊断[74-75]。

肺通气功能一般良好；膈肌更多地参与呼吸运动有助于胸壁僵硬的代偿，胸壁僵硬为炎症过程中胸部关节受累所致。由于胸壁活动受限，肺活量和肺总量可能轻度降低，而肺残气量和功能残气量增加。

神经系统受累

AS 神经系统合并症可能因椎体骨折、不稳、压迫或炎症所致。交通意外或轻微创伤可能导致脊柱骨折[76]。C5 ~ C6 或 C6 ~ C7 水平是最常累及的部位。

和 RA 一样，AS 炎症过程引起的不稳定性可导致寰枢关节、寰枕关节半脱位以及中轴关节向上半脱位。自发性寰枢椎前半脱位是临床较常见的合并症，见于 2% 左右的患者，可伴或不伴有脊髓压迫症状[77]。

后纵韧带骨化（可导致脊髓压迫症）、破坏性椎间盘损伤和椎管狭窄非创伤原因可引起压迫性神经系统合并症。

马尾综合征是长病程 AS 患者的少见但严重的合并症。因累及腰骶神经根而引起疼痛和感觉缺失，还经常引起泌尿系统和消化系统症状。逐渐发生大小便失禁、阳痿、鞍区感觉缺失，偶致踝反射消失。如有运动神经症状，一般比较轻微。CT、MRI 能对这些合并症进行准确而非创伤性的诊断[78]。蛛网膜炎和蛛网膜粘连可能是重要的发病机制。

肾受累

AS 患者的肾并发症可能增加[79]。已有不少 AS 患者伴 IgA 肾病的报道。此类患者常有 IgA 升高（93%）和肾功能异常（27%）[80]镜下血尿和蛋白尿发生率达 35%。这些表现对其后发生的肾功能受损的意义尚不清楚[81]。淀粉样变性（继发性）较罕见[82]。

骨质疏松症

AS 早期便可见骨量减少[83]。这类患者因骨质疏松性胸椎畸形，导致严重姿势异常、特别是固定性驼背[84]。X 线颈椎和腰椎损伤、胸椎楔形变以及疾病活动性是 AS 驼背的决定性因素[85]。枕墙距增加与脊椎骨折相关。AS 患者骨质疏松性骨折患病率增加[86]。即使轻微的外伤，也可能引起神经系统合并症[87]。因为韧带骨赘可造成骨密度值假性增高，因此，有韧带骨赘者脊柱骨密度的正确估计比较困难。

体格检查

脊柱活动度

为达到早期诊断的目的，医生必须进行全面的体格检查。脊柱前屈、后伸或侧屈等检查可发现腰椎活动受限。腰椎正常前凸消失常常是最早的体征，而且很容易发现。

Schober 试验（或改良 Schober 试验）有助于检查腰椎前屈受限，虽然疾病早期一般正常。检查方法为：令患者直立，用笔在第五腰椎棘突皮肤上作一标记（通常在髂后上棘水平），于中线处向上 10 cm 处作另一个标记。令患者在不屈膝情况下尽量前屈。正常人皮肤上两个标志间的距离会因皮肤伸展而增长。若此两标志间的距离小于 15 cm，提示腰椎活动度减少。侧屈也可能减少，而脊柱旋转可能引起疼痛。

胸廓扩张度

AS 早期便常见胸廓扩张度轻至中度降低。正常值与年龄、性别相关，但和患者测定值有很大重叠。青年人胸廓活动度减至 5 cm 以下，伴隐匿发作的慢性炎症性腰背痛，高度提示 AS 可能。胸廓扩张度为最大程度呼气以及最大程度吸气的胸围差，男性在第四肋间隙水平、女性在乳房下缘剑突水平测量。

附着点炎

检查坐骨结节、大转子、棘突、胸肋关节、冈上肌附着点以及髂嵴，可确定是否存在附着点炎。足跟痛，尤其是下床时疼痛，是跟腱和跖筋膜附着点炎的一个特征性表现。

骶髂关节炎

直接按压骶髂关节可引起疼痛，虽然缺乏特异性和敏感性，也属一个特殊的检查方法。此体征早期可能阴性，而后期炎症被纤维化或骨性强直所取代，因此也可能阴性。

姿势

患者疾病过程中可能无法维持正常姿势。颈椎受累表现为颈部疼痛和活动受限。让患者背部靠墙直立做枕部靠墙的动作，可以检出其颈部的前倾。

病情严重者经过多年的进展，整个脊椎可能由于腰椎前凸逐渐消失和胸椎后凸畸形的出现而更加僵硬[84-85]。腹部渐变隆起，呼吸以膈肌活动为主。这些典型的畸形通常见于病程 10 年以上的患者。

实验室检查

血常规检查对诊断的意义不大。红细胞沉降率（ESR）或 C 反应蛋白（CRP）正常不能除外病情活动。据报道，高达 75% 的患者 ESR 或 CRP 升高，但临床上可能和疾病活动度不相关[88]。无论是 CRP 或者 ESR，在评估疾病活动性方面均缺乏优势[89]。15% 的患者可能存在轻度正细胞性贫血。部分患者可见血清碱性磷酸酶升高（主要来自骨），但与病情活动度或病程都不相关。一定程度的血清 IgA 升高在 AS 中常见，其水平与急性时相反应物相关。病情活动可伴血脂水平下降，特别是高密度脂蛋白胆固醇，出现类似动脉粥样硬化的血脂改变[90]。

影像学研究

常规 X 线片

　　AS 典型 X 线改变主要见于中轴骨骼，尤其是骶髂关节、椎间盘、骨突关节、肋椎关节和肋横突关节。这些变化的进展历时多年，以骶髂关节为最早期、最一致、最具特征性的变化。骶髂关节炎的影像学表现包括软骨下骨面模糊、相邻关节面骨侵蚀、硬化。关节滑膜（即关节下 1/3）的改变由邻近软骨下骨板骨炎所致[91]。软骨下骨板侵蚀可导致骶髂关节间隙假性增宽。随着时间推移，逐渐发生纤维化、钙化、骨桥和骨化。临床上按纽约标准对 X 线骶髂关节炎进行分级（表 75-8）。

　　肌腱和韧带附着处常见骨侵蚀和骨炎（"胡须样"），特别是跟骨、坐骨结节、髂嵴、股骨转子、冈上肌止点以及椎骨棘突等部位。韧带骨赘发生的早期，纤维环表层存在炎症，随后 X 线片相邻椎体角发生侵蚀。组织修复导致椎体的"方形变"和反应性骨硬化，构成了 X 线片上看到的 Romanus 病变。纤维环逐渐骨化导致椎体间完整骨桥形成[92]。此阶段常常伴有骨突关节强直以及相邻韧带骨化。许多患者可能因此导致最后脊柱完全融合（"竹节样变"）。

　　髋关节受累可能导致中心性关节间隙变窄，软骨下骨板不规则伴软骨下硬化，关节面外缘骨赘形成，最后关节骨性强直。

　　已验证的 AS 结构性损伤的量化评分法有：BathAS 放射学指数（BathASradiologyindex，BASRI）、StokeAS 脊柱炎评分（stokeASspondylitisscore，SASSS）以及改良的 SASSS（mSASSS）[93-95]。BASRI 包括颈椎、腰椎的评分，以及骶髂关节和髋关节的评分。SASSS 只评估腰椎；mSASSS 可评估颈椎和腰椎。这些评分方法大多适用于临床试验和观察性研究。

表 75-8　骶髂关节炎的分级：纽约标准

0 级，正常
1 级，可疑
2 级，轻度骶髂关节炎
3 级，中度骶髂关节炎
4 级，强直

CT 和 MRI

　　CT 能先于 X 线平片检测出骨质的异常，如硬化以及侵蚀，但其作用有限，因为它存在辐射暴露，而且不能检测软组织和骨髓变化，而骶髂关节炎早期变化就发生在这些部位。临床 MRI 的常规检查序列能发现 50% 的无放射学 SpA 的骶髂关节炎[96]。这些序列包括脂肪饱和技术，如短时反转恢复序列（short-tau inversion recovery，STIR），对检测骨髓水肿非常敏感，骨髓水肿是 SpA 的常见征象（图 75-2）。T1

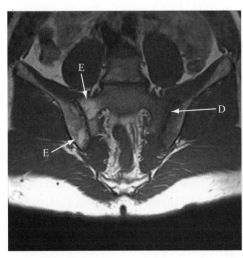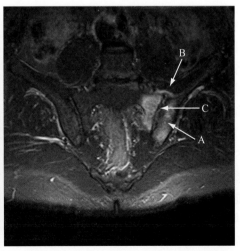

图 75-2　骨盆 X 线示可疑的 23 岁男性炎症性背痛患者左侧 T1 加权相和右侧短时反转恢复成像，显示以下特点：**A.** 左侧髂骨及骶骨骨髓水肿；**B.** 关节囊炎症；**C.** 关节间隙炎症；**D.** 左侧髂骨广泛侵蚀，关节间隙增宽；**E.** 右侧骶骨和髂骨脂肪浸润

加权相能检测侵蚀以及脂肪浸润，这些征象可以在疾病的早期出现，并与炎症的缓解有关。诊断性 MRI 检查必需包括以上两种序列，而钆增强对比的作用目前仍不明确，因其费用高，并且检查时间长，患者可能难以接受。

脊柱炎症只能通过 MRI 进行观察，典型表现是椎体前、后角以及椎间盘周围骨髓水肿。脊柱侧面和后面结构如肋椎关节、肋横突关节、关节突关节、椎弓根以及脊柱韧带的炎症性损害在 MRI 同样能显示出来[97]。炎症的消退与这些部位脂肪浸润的进展有关。MRI 和超声检查对评估附着点病如跟腱炎、足跟痛等非常有用。超声对附着点炎的诊断已经有了明确的定义[98]。越来越多的人认识到，用高度敏感的 MRI 对脊柱炎症的变化进行量化，是临床试验的重要组成部分。炎症的 MRI 评分与 CRP 相关但与 AS 患者症状不相关。越来越多的证据支持 MRI 炎症与将来 X 线结构性改变的进展相关[6,99]。炎症的消退，尤其是 TNF 抑制剂治疗后，与骶髂关节和脊柱中脂肪转化有关[100-101]。这种病变的组织病理学机制仍不清楚，但它可能是一种与强直进展相关的重要媒介组织[102-103]。证据表明，如果给予有效的抗炎治疗，不伴脂肪浸润迹象的炎性病变可以完全消退且无后遗症[63,104]。另一方面，即使炎症随着治疗而消退，已经表现出脂肪浸润的炎性病变可能进展为新骨形成的风险更高。因此，提出了抗炎治疗的有效治疗窗的概念，并需要在前瞻性研究中进行进一步试验。

诊断

AS 常在青春后期或成人早期开始出现临床症状；仅少数在 40 岁以后发病[19]。早期诊断主要靠详细的病史采集和体格检查。病史的两个关键特点是：①炎症性下腰痛和僵硬；②阳性 AS 家族史。

AS 的腰痛具有典型的"炎症性"特征（表 75-6）。阳性家族史可将普通人群的 AS 先验概率从 0.1% 增加到 AS 先证者一级亲属的 10% 左右[19]。如果有 AS 阳性家族史的一级亲属患有炎症性腰背痛，其患 AS 的可能性从 10% 增加至将近 50%。反之，如果一个人有炎症性腰背痛（无表 75-9 中所列的其他炎性表现）而无 AS 家族史，其患 AS 的可能性仅由 0.1% 增至 1%。AS 的确诊一般要有双侧放射学骶髂关节炎的证据。骨盆前后位平片一般足以诊断。关

表 75-9 在中青年* 慢性背痛中炎症性背痛的标准

晨僵持续至少 30 分钟
腰背痛可因运动改善，休息不能缓解
仅在下半夜因腰背痛痛醒
交替性臀部疼痛

* 年龄小于 50 岁

From Rudwaleit M，Metter A，Listing J，et al：Inflammatory back pain in ankylosing spondylitis：a reassessment of the clinical history for application as classification and diagnostic criteria. Arthritis Rheum 65：569-578，2006.

节的复杂解剖结构是影像学早期诊断的一大挑战。骶髂关节的软骨部分，是早期疾病的主要受累部位，在骶髂关节的前 1/3 呈前下凸状。此外，关节腔是斜的，后侧面位于内侧，前侧面位于外侧。这通过使用常规骨盆前后位平片难以解释早期软骨下变化。覆盖的肠气和软组织进一步混淆了对于异常病变的检测。因此，在检测到之前骶髂关节的侵蚀可能已非常严重，需要临床实践中使用各种影像学方法来优化骶髂关节的影像学评估。即使对于有经验并经过广泛的培训和校准的阅片者，准确发现放射学骶髂关节炎也十分困难[105-106]。

几乎没有证据支持使用特殊的骶髂关节投照位，如斜位或 Ferguson 位，比常规骨盆前后位平片更好。此外，当骨盆前后位平片不能明确诊断骶髂关节炎时使用特殊的投照位几乎没有额外的诊断价值，而又有额外的辐射暴露。在怀疑早期 AS 的情况下，当骨盆前后位平片可疑为骶髂关节炎时，骨盆的 MRI 将是比其他体位 X 线摄片更有意义的选择。

大多数成年患者 AS 的临床诊断不需要 HLA-B27 检查。该检查对疾病的确诊或单纯的筛选都无额外价值[107]。但对年轻的慢性炎症性腰背痛患者，HLA-B27 阳性则增加了 AS 的可能性，特别是当骶髂关节影像学检查未见明显异常时。在这种情况下，MRI 有助于鉴别脊柱关节炎和非脊柱关节炎[96,108]。

已提出基于先验概率和似然比的早期诊断方法，对有明显中轴症状但无明确放射学骶髂关节炎的患者进行早期诊断[65]。大多数临床诊断为 nr-axSpA 的患者都有 SpA 的 MRI 证据[96]，MRI 骨髓水肿的严重程度能预测随访是否出现放射学骶髂关节炎[6]。因此，MRI 现已成为可以接受的诊断脊柱关节炎的影像学标准，尤其在患者有炎性腰背痛病史，骨盆 X 线片

正常或可疑，HLA-B27 阳性或有阳性 AS 家族史时，MRI 的诊断特别有意义。这种情况下的 MRI 应该包括骶髂关节的 T1W 和 STIR 序列。采取斜冠状位，平行于骶骨背面的连续切片，可充分显示关节的软骨部分。轴面可以更好显示韧带部分，但还没有证据表明这能提高诊断的实用性。钆对比增强可能有助于显示病变，如滑膜炎和关节囊炎，但这些常与软骨下骨髓水肿同时发生，因此诊断价值不高[109]。利用 STIR 等脂肪抑制序列检测软骨下骨髓水肿，这是早期疾病中最常见的病变。根据强直性脊柱炎评估组 / 风湿病学结果测量（ASAS/OMERACT）的共识，已经提出了阳性 MRI 的定义，其中指出单个冠状切片存在多处骨髓水肿足以定义 SpA 的阳性影像学诊断[110]。若只存在一处病变则必须在两个连续切片中看到，才能被认定是 SpA 阳性。使用该定义指定 MRI 阳性比放射学骶髂关节炎更可靠[111]。

年龄、性别匹配的对照试验表明，使用该定义可能会出现 15% ~ 20% 的假阳性，对结构性病变（特别是侵蚀）的评估可能会增加对 SpA 的检出率[96,112]。邻近软骨下骨边界清晰、T1W 信号均匀增加的脂肪浸润可能有助于诊断。然而，很少见到单独出现的脂肪浸润，常伴有其他结构性病变以及骨髓水肿[113]。MRI 扫描的评估关键是同时评估 T1W 和 STIR 序列，因为每种序列均可为增加总体诊断可信度提供有效信息。例如，轻微的骨髓水肿本身可能不是 SpA 的决定因素，但如果 T1W 序列也显示侵蚀或脂肪浸润区域，则 MRI 整体评估可明确 SpA 的诊断。

脊柱 MRI 采取矢状面，显示颈胸和胸腰段。nr-axSpA 可表现为椎角骨髓水肿和（或）脂肪浸润。然而，脊柱 MRI 不建议用于 SpA 的常规评估，除非骶髂关节扫描不明确，且临床高度怀疑 SpA。在健康个体中，可以在 2 ~ 3 个椎体水平观察到显示骨髓水肿和（或）脂肪浸润的椎骨角损伤，尤其是在有机械性损伤的患者中[114]。常规的脊柱影像学检查不能充分扩展以覆盖所有可能发生炎症的脊柱侧方结构。针对这一潜在缺陷，axSpA 脊柱成像的特定 MRI 方案已经提出[97]。

另一方面，青少年发病在年轻 AS 患者中并不少见。这些患者多患有附着点炎和外周关节炎，某些患者可以相当严重，甚至有致残的风险。

性别问题

临床上 AS 多见于男性，据报道，男女比例约为 2：1 ~ 3：1。相比之下，对 nr-axSpA 患者的研究通常表现出轻微的女性优势[115]。可能的解释是，女性可能不易进展成结构性病变。另一种可能的解释是 ASAS 分类标准缺乏特异性[11]。这使得实际未患 axSpA 的假阳性女性患者纳入符合标准。当然，这两种可能性并不相互排斥。

经修订的纽约标准认为 AS 在男性和女性中的表现是不同的。一项以 35 例女性患者和 70 例男性患者的病例对照研究表明，男女患者在脊柱症状、胸廓扩张度、外周关节炎、关节外表现以及功能预后等方面均无差异。男性 AS 患者脊柱影像学改变和髋关节受累较女性 AS 多见。虽然还有争议，但总的来说，在 AS 患者中，女性和男性之间没有显著的临床或影像学差异。平均看来，男性似乎比女性严重[116-117]。

女性 AS 患者生育不受影响[118]。大多数（50% ~ 60%）患者怀孕期间疾病活动性未发生重大变化，但在妊娠 20 周左右，晨僵和腰背痛可能加重，夜间尤著，持续数天或数周[119]。约 50% 患者产后半年内症状加重。骶髂关节炎，包括骶髂关节完全强直，并不是阴道分娩的禁忌。因为大多数患者病程较短而且无广泛的脊柱韧带骨赘，一般可以进行硬膜外麻醉。AS 患者胎儿预后不受影响。但应考虑到本病患者每次妊娠均可能存在潜在高风险，需要风湿科医师和产科医师的密切合作。

一项对 612 例 AS 患者（平均年龄 50.8 岁，男性比例 71.6%）的非对照研究报告，本病对性生活有较大影响（应答率 38%），功能差、抑郁、疾病活动、失业以及缺乏自信是影响性生活的独立相关因素[120]。

预后

AS 病程以自行缓解和加重为特点，不同患者差别很大。一般认为该病预后较好。本病可呈比较温和或自限性的过程。但病情也可以持续活动多年。预期寿命多少有所缩短，特别是患病 10 年以后[121]。芬兰的研究表明，AS 患者死亡风险较年龄和性别相匹配的人群增加 50% 左右。死亡原因包括并发症，如淀粉样变和脊柱骨折，以及肾、心血管、胃肠道疾病

等 [122]。家族性 AS 在发病年龄、确诊年龄、外周关节炎和急性前葡萄膜炎的患病率等方面与散发的 AS 之间无差别 [123]。

功能受限随病程而加重。虽然在群体水平上，X 线片的结构性损害与躯体功能、脊柱活动度明显相关，但 X 线片表现正常的患者，其脊柱活动度也可能大幅度降低，而 X 线表现严重异常的患者，其日常工作能力却可能很好 [124]。

AS 的功能预后可能没有以前想象的那么好。预后因病情和社会保障制度的不同而异，丧失工作能力的比例从病程 20 年后占 10% 到病程 10 年后占 30% 不等 [125-128]。荷兰的研究表明，经年龄和性别校正后，体力劳动者丧失工作率较普通人群高 3.1 倍 [128]。发病年龄较大、体力劳动、教育水平低，以及应对功能受限和动作协调性差等问题，均为丧失工作能力的高危因素 [126-128]。就业咨询、岗位培训、同事和管理人员的支持，可能会减少丧失工作的可能性 [125,129]。从事有偿工作者的病退与病情活动度、脊柱外病变相关 [125,128,130]。伴有外周关节炎的患者比只有中轴关节病变者病退的可能性更大。

总而言之，疾病的前 10 年对预后至关重要。AS 患者功能丧失大多数在此期间发生，并和外周关节炎、脊柱放射学改变以及脊柱竹节样变相关 [131-132]。尽管放射学进展的个体差异很大，但脊柱受累的放射学证据，尤其是骨赘的出现，是放射学进展的主要独立预测因素 [133]。

越来越多的证据支持炎症在放射学进展中的重要性。炎症的临床参数，特别是强直性脊柱炎疾病活动评分（ASDAS）和 CRP，与预后风险相关，尤其是在疾病过程的早期，这与评估脊柱炎性病变预后风险的 MRI 数据一致 [58,134-135]。在病程早期进行抗 TNF 治疗可能与较低的放射学进展风险相关。这与观察性队列研究的初步数据一致。吸烟和 NSAID 的使用也被证明会影响预后，但尚不清楚这是否与炎症有关 [136-138]。反映结缔组织重塑（如金属蛋白酶 3 和瓜氨酸化波形蛋白）和骨形成（如硬骨素和 dickkopf-1）的生物标志物与放射学进展相关 [139-142]。

AS 全髋关节置换术的长期疗效令人满意。一项针对 138 例全髋关节置换和 12 例关节矫正术患者平均随访 7.5 年（1～34 年）的研究结果显示，86% 预后良好或非常好，63% 无疼痛症状，44% 活动良好或非常好。调查时 69% 的 60 岁以下男性人工髋关节置换术后患者仍在原岗位工作 [143]。

评估和监测

脊柱疼痛和活动受限等症状和体征可能因当时的疾病活动性或损伤所致。这些方面的评估方法很多。例如，有很多测量腰椎活动受限的方法。已制订了很多新的评估疾病的方法，包括 Bath 和 Edmonton AS 计量学指数、BathAS 总体指数、BASRI、BathAS 病情活动性指数（BASDAI）和 Dougados 功能指数 [144-149]。但这些方法尚欠标准化和有效性验证。已成立国际强直性脊柱炎评估（ASAS）工作组，旨在对各种核心指标进行选择、建议以及测试评估 [150]。一般认为每一套变量应以某一特定任务为目标。例如，在评估物理治疗的疗效时，无需纳入测量脊柱 X 线片变化的指标。显然，考察改善病情药物的指标应该有别于单纯评价镇痛效果的指标。已确定了 4 套指标：改善病情的抗风湿治疗；改善症状的抗风湿药，如 NSAID；物理治疗；日常临床记录（表 75-10）[150]。评估患者对治疗反应的标准也已制订。ASAS-20 改善标准常用于临床试验 [151]。此外，还提出了更为严格的改善标准——ASAS-40、ASAS-5/6 [152] 和部分缓解标准。表 75-11 列出了三组改善标准和部分缓解标准 [151-152]。最近提出的强直性脊柱炎活动度评分（ASDAS）能够运用阈值确定疾病活动性状态和证明疾病改善程度 [135]。

已制订专用于 AS 患者的生活质量评估法。该方法备受认可，且易于操作，在评估疗效的变化方面具有良好的可测量性并具有心理测量学特性，而且有较好的敏感性 [153-154]。

治疗

关键点

NSAIDs、物理治疗和患者教育是一线治疗。

TNF 抑制剂可有效治疗中度至重度疾病的体征和症状。以 IL-17A 等其他细胞因子为靶点的生物制剂也显示出了临床疗效。

一些较弱的证据支持连续使用 NSAID 可能会减少放射学进展。但是，研究结果有矛盾之处；权衡利弊，目前尚不清楚是否或何时应向 AS 患者提供持续的 NSAID 治疗。

表 75-10 世界卫生组织 - 国际风湿病学会联合会强直性脊柱炎核心指标

项目 *	方法
功能	BASFI 或 Dougados 功能指数
疼痛	VAS：过去一周，AS 所致夜间脊柱痛 VAS：过去一周，AS 所致脊柱痛
脊柱活动性	胸廓扩张度和改良 Schober 试验以及枕墙距（脊柱侧弯或 BASMI）
患者整体评价	VAS：过去一周
僵硬	过去一周脊柱晨僵时间
外周关节和附着点	肿胀关节数（44 个关节）；指定的附着点指数
急性时相反应物	红细胞沉降率
脊柱 X 线片	腰椎侧位像和颈椎侧位像
髋关节 X 线片	包括骶髂关节和髋关节的骨盆像
疲劳	BASDAI 关于疲劳部分（VAS）

* 控制病情的抗风湿治疗项目：1 ~ 10；缓解症状的抗风湿药物项目：1 ~ 5，10；物理治疗项目：1 ~ 5，10；临床记录保存项目：1 ~ 7
AS，强直性脊柱炎；BASDAI，Bath 强直性脊柱炎病情活动性指数；BASFI，Bath 强直性脊柱炎功能指数；BASMI，Bath 强直性脊柱炎计量学指数；VAS，视觉模拟评估
From van der Heijde D，Calin A，Dougados M，et al：Selection of instruments in the core set for DC-ART，SMARD，physical therapy，and clinical record keeping in ankylosing spondylitis：progress report of ASAS Working Group—assessments in ankylosing spondylitis. J Rheumatol 26：951–954，1999.

表 75-11 强直性脊柱炎评估组（ASAS）/国际工作组改善标准和部分缓解标准

ASAS-20 改善标准

下列 4 项中 3 项至少有 20% 且 10 单位的改善，另一项无 20% 和 10 单位以上的恶化：
  BASFI
  晨僵
  患者总体评估
  疼痛

ASAS-40 改善标准

下列 4 项中 3 项至少有 40% 且 20 单位的改善，另一项无任何加重：
  BASFI
  晨僵
  患者总体评估
  疼痛

ASAS-5/6 改善标准

以下 6 项有 5 项至少改善 20%：
  BASFI
  晨僵
  患者总体评估
  疼痛
  急性时相反应物
  脊柱活动度

ASAS 部分缓解标准

ASAS-20 改善标准所有 4 项均在 20 单位以下

ASAS，强直性脊柱炎评估组；BASFI，Bath 强直性脊柱炎功能指数
From Anderson J.J，Baron G，van der Heijde D，et al：Ankylosing spondylitis assessment group preliminary definition of short-term improvement in ankylosing spondylitis. Arthritis Rheum 44：1876–1886，2001；and Brandt J，Listing J，Sieper J，et al：Development and preselection of criteria for short term improvement after anti-TNFα treatment in ankylosing spondylitis. Ann Rheum Dis 63：1438–1444，2004.

最新的推荐强调以循证医学为依据的治疗建议[154a,155-156]（表 75-12 和 75-13；图 75-3）。除了 30% ~ 40% 的患者会发生急性前葡萄膜炎外，大多数患者无严重的关节外表现。葡萄膜炎患者的数量随着病程的延长而增加。这种眼病可用含有皮质类固醇的眼药水治疗，以减轻炎症；用扩瞳药防止或减少虹膜粘连（当虹膜黏附在角膜或晶状体上时）。从一开始就应提醒患者，急性前葡萄膜炎可能发生于病程的任何时候。

AS 治疗的目标是缓解疼痛、僵硬和疲劳，同时维持良好的姿势以及良好的生理和心理功能[157]。缺乏相关证据表明传统的改善病情抗风湿药，包括柳氮磺吡啶和甲氨蝶呤，有改变或抑制脊柱和附着点炎症的作用。

为患者详细讲述本病的病程、可能出现的合并症（例如急性前葡萄膜炎）及其预后，是建立患者良好依从性的关键。在病友自助组中容易得到重要的信息和社会支持，并经常有水疗和小组物理治疗的机会。功能锻炼是治疗的主体。锻炼前最好先淋热水浴或泡热水澡。游泳和促进伸展的锻炼，体育活动如排球或越野滑雪均可尝试。这些活动可减轻疼痛和疲劳对姿势的影响，从而避免脊柱后凸，并减轻僵硬。如果已经发生脊柱融合或者骨质疏松，应避免剧烈或对抗性运动，以免脊柱骨折。

矫正器如驾驶镜可提高舒适性和安全性，尤其是颈椎受累比较严重的患者。在这种情况下，还是要求

表 75-12 ASAS/EULAR 关于强直性脊柱炎（AS）治疗的最新建议

AS 治疗总则：

AS 是一种潜在严重的、临床表现多样的疾病，通常需要在风湿病医师协调下进行多学科治疗。

AS 治疗的主要目标是通过控制症状和炎症，防止进展性结构性破坏，保护或改善患者功能和参与社会活动的能力，最大限度提高患者的生活质量。

AS 的治疗应立足于对患者的最大关怀，由患者和风湿病医生共同决定治疗方案。

AS 最理想的治疗是非药物治疗和药物治疗相结合。

1．总体治疗

AS 的治疗应根据以下情况进行个体化治疗。

目前疾病表现（中轴、外周、附着点、关节外症状和体征）。

目前的症状、临床表现以及预后指征的级别。

一般临床情况（年龄、性别、合并症、联用药物、社会心理因素）。

2．疾病监测

AS 患者疾病监测应包括：

　病史（如问卷调查）

　临床指标

　实验室检查

　影像学检查，

　均以临床表现和 ASAS 核心指标为根据

　监测频率应根据以下项目个体化

　症状病程

　严重程度

　治疗情况

3．非药物治疗

AS 非药物治疗的基石是患者教育和有规律的锻炼。

家庭锻炼有效。在物理治疗师督导下的物理治疗，无论是陆地或水中、个人或小组，均较家庭锻炼有效。

患者协会和自助小组可能有助。

4．关节外表现和合并症

常见的关节外表现（如银屑病、葡萄膜炎和炎症性肠病）需与相关专科医生联合治疗。

风湿科医师应注意到患者的心血管疾病和骨质疏松的风险增高。

5．非甾体抗炎药（NSAIDs）

推荐包括昔布类在内的 NSAIDs 药物作为治疗疼痛和僵硬的一线药。

病情持续活动、持续有症状的患者 NSAIDs 连续治疗更好。

处方 NSAIDs 时，应考虑到心血管、胃肠道和肾的风险。

6．镇痛药

当上述方法治疗效果不佳、有禁忌证或不耐受者，方可考虑镇痛药如对乙酰氨基酚和阿片类药物治疗。

7．糖皮质激素

肌肉骨骼炎症部位可以考虑局部糖皮质激素注射。

无证据支持中轴病变全身使用糖皮质激素。

8．改善病情抗风湿药

无证据支持包括柳氮磺吡啶和甲氨蝶呤在内的 DMARDs 对中轴病变治疗有效。柳氮磺吡啶可用于外周关节炎的治疗。

续表

9. 抗肿瘤坏死因子（TNF）治疗

按 ASAS 推荐的治疗方案，对经传统治疗病情仍持续高度活动者，应予抗 TNF 治疗。无证据支持中轴病变的患者一定要在抗 TNF 治疗之前或同时使用 DMARDs。

无证据支持不同 TNF 抑制剂对中轴、关节和（或）附着点病变表现的疗效有差异，但若存在炎症性肠病，对胃肠道疗效的差异应考虑。

对 TNF 抑制剂失去反应者，转换第二种可能有效。

无证据支持 TNF 抑制剂以外的生物制剂对 AS 有效。

10. 外科手术

髋关节顽固性疼痛或功能障碍且 X 线结构破坏者应考虑全髋关节置换手术，无需考虑年龄因素。

脊柱畸形致严重功能丧失者可（谨慎）考虑矫正术。

急性椎体骨折的 AS 患者需咨询脊柱外科医生。

11. 病程的改变

如果疾病进程发生明显改变，应考虑炎症以外的其他原因如椎体骨折，并进行包括影像学检查在内的恰当评估。

这些建议是在苏金单抗出现之前制定的。苏金单抗已获批准但在提出这些建议时尚未上市。

ASAS，强直性脊柱炎评估组；EULAR，欧洲抗风湿病联盟

From van der Heijde D，Sieper J，Maksymowych WP，et al：2010 update of the international ASAS recommendations for the use of anti-TNF agents in patients with axial spondyloarthritis. Ann Rheum Dis 70：905-908，2010.

表 75-13　治疗强直性脊柱炎或非放射学中轴脊柱关节炎的 SPARTAN 主要建议

在成人活动性 AS 中，强烈建议使用 NSAIDs 治疗。
在接受 NSAIDs 治疗的成人中，强烈建议使用 TNF-i 治疗[*]。
在患有活动性 AS 的成人中，除了伴有 IBD 或复发性虹膜炎的患者外，不推荐任何 TNF-i 作为优先选择。
在患有活动性 AS 和 IBD 的成人中，强烈建议使用 TNF 单克隆抗体治疗而不是使用依那西普治疗。
在患有活动性 AS 的成人中，强烈建议不要使用全身性糖皮质激素治疗。
在有活动性 AS 的成年人中，强烈建议采用物理治疗。
对于患有活动性 AS 和晚期髋关节炎的成年人，强烈建议进行全髋关节置换术。
NSAID 治疗后仍活动的成人非放射学中轴 SpA，有条件推荐用 TNF-i 治疗。

[*] 这些建议是在抗 IL-17 抗体出现之前制定的。抗 IL-17 抗体已获批准但在提出这些建议时尚未上市

AS，强直性脊柱炎；IBD，炎症性肠病；NSAIDs，非甾体抗炎药；TNF-i，TNF 抑制剂；SpA，脊柱关节炎；SPARTAN，美国脊柱炎协会 / 脊柱关节炎研究和治疗网络

From Ward MM，Deodhar A，Akl EA，et al：American College of Rheumatology/Spondylitis Association of America/Spondyloarthritis Research and Treatment Network 2015 recommendations for the treatment of ankylosing spondylitis and nonradiographic axial spondyloarthritis. Arthritis Care Res（Hoboken）2015 Sep 24. [Epub ahead of print].

ASAS/EULAR推荐的AS治疗

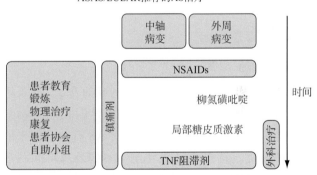

图 75-3　根据临床专家经验和研究证据推荐的强直性脊柱炎治疗。疾病进展随时间自上至下垂直推移。这些建议是在苏金单抗上市之前制订的。苏金单抗已获批准，但在提出这些建议时尚未上市。ASAS/EULAR，强直性脊柱炎评估组 / 欧洲抗风湿联盟；NSAIDs，非甾体抗炎药；TNF，肿瘤坏死因子

使用合适的颈托，以降低交通事故时骨质疏松的脆性颈椎骨折的风险。

物理治疗

证据提示，至少在短期内（可达 1 年），体育锻炼是一种有效的物理治疗方法。一项随机对照试验发

现，有指导的小组理疗方案在改善胸腰活动度和适应性方面优于个人的理疗方案。该方案包括每周两次、每次 3 小时的水疗、锻炼以及体育活动，患者感到整体健康状况得以改善，僵硬有所减轻[158]。一项强化 3 周理疗方案，使患者的主观感觉和客观评估都有明显改善，持续时间长达 9 个月。这 9 个月随访期间，卫生资源的使用，尤其是 NSAID 的使用和病假都有明显减少。这种治疗能在可以接受的成本上达到临床效益[159-160]。一项 Cochrane 系统评价的结论为：家庭物理治疗优于无治疗，指导下的小组物理治疗优于家庭物理治疗，住院联合水浴及物理治疗继以出院后医生指导下的每周小组物理治疗优于单纯的每周小组物理治疗（A 级证据）（表 75-14）[161]。物理治疗对 AS 管理的积极作用倾向可以推进该领域的进一步研究。新试验还应该关注临床上常用的其他的物理治疗方法。此外，对于生物制剂治疗有效的患者，物理治疗对改善他们功能的作用有待评价。

俯卧 15 ～ 30 分钟，每天 1 次或数次，有利于逆转因疼痛和疲劳而加重的驼背以及髋关节屈曲挛缩。患者睡眠时应仰卧、睡硬床垫、用小枕头垫托颈部。

药物治疗

非甾体抗炎药

NSAID 缓解症状肯定有效（A 级证据）。如果给药时间长达一年，脊柱活动度和急性时相反应物都可能得到改善[162]。很多 NSAID 对 AS 有效，但未证明哪种最优。选择性环氧化酶 -2（COX-2）抑制剂和传统 NSAID 疗效相似（A 级证据）[163]。非选择性 NSAID，如萘普生，是适合 AS 的初始治疗方法。尽管这两类 NSAID 都可能加重炎症性肠病，COX-2 选择性抑制剂可用于有消化道溃疡风险的患者。每天

表 75-14 强直性脊柱炎患者物理干预和水疗的 Cochrane 系统评价：结论

家庭锻炼计划优于不干预
小组理疗优于居家锻炼
住院水疗和锻炼相结合，继以门诊每周一次小组理疗，优于只有每周一次的小组理疗

From Dagfinrud H, Kvien TK, Hagen KB: Physiotherapy interventions for ankylosing spondylitis. Cochrane Database Syst Rev (4): CD002822, 2004.

一次的给药方案可提高患者的依从性。研究证明，一种 NSAID 改善症状的最大疗效需 2 周的考察期。如果某种 NSAID 不能很好缓解症状，可改用另一种，如果两种 NSAID 治疗都失败，应即改用其他治疗方案。在疾病早期，每天 1000 mg 萘普生足以使 35% 的放射学阳性的中轴 SpA 患者部分缓解，57% 的患者有 ASAS-40 反应[164]。该试验只对比了萘普生与英夫利昔单抗，因此安慰剂的比例尚不清楚。

鉴于 NSAID 或昔布类药物存在胃肠道和心血管风险，应向患者交代用药方法，是每日服用还是"必要时"使用。一项比较 AS 患者 NSAID 连续服用和必要时（间断）服用的疗效的 2 年随机、前瞻性对照试验提示，连续治疗可延缓本病的放射学进展[60]。对该试验的再分析表明，CRP 升高的患者在减少影像学进展方面获益最大[165]。本研究的结果与一项较早的回顾性研究一致，该研究也表明持续治疗可能具有控制疾病的效果[166]。另一项纵向队列观察研究也发现，非甾体抗炎药可以延缓疾病的放射学进展[167]。这些发现需要在进一步的随机试验中得到证实，以消除观察性研究中可能存在的偏差。一项多中心随机试验显示，在 AS 患者中，与按需治疗相比，使用双氯芬酸超过 2 年的连续治疗并未减少放射学进展[154b]。

目前尚不明确患者是否需要为延缓影像学进展而服用非甾体抗炎药（无论其是否使用 TNF 抑制剂）。然而，基于这些数据，具有高放射学进展风险的患者（例如，那些已经存在韧带骨赘和（或）CRP 升高的患者）可以持续服用非甾体抗炎药，以降低其进展速度。这是一项个人决定，应综合考虑影像学进展风险和药物对胃肠道及心血管的风险。

二线药物

借用 RA 治疗的概念，用于控制 AS 病情的治疗定义为：能减轻疾病的炎症表现，维持或改善功能，并防止或减慢结构性损伤进展速度的药物。虽然大多数主要用于治疗 RA 的二线药都已用于 AS 的研究中，但尚无可以控制 AS 病情的药物。有关柳氮磺吡啶的资料最多，基于炎症性肠病常与脊柱关节炎相关，脊柱关节炎患者回肠存在炎症性损伤，以及柳氮磺吡啶对肠道炎症的疗效，1984 年柳氮磺吡啶首次用于 AS 的治疗[168]。共有 11 个双盲、安慰剂对照研究及两个荟萃分析发表。两个最大的试验结果一致

证明，柳氮磺吡啶对 AS 无明显疗效，尽管亚组分析表明（外周）多关节炎患者——其中大多数是银屑病关节炎患者，还有累及外周关节的 AS 患者——有轻度的疗效[169-170]。这些研究的缺陷主要是纳入的病例大多数病程较长（> 10 年），故认为早期治疗疗效可能更好。但是一项纳入 230 例符合 ESSG 标准、病程小于 5 年的脊柱关节炎患者，为期 24 周的安慰剂对照研究证明柳氮磺吡啶治疗无效[171]。最近基于 11 项试验的荟萃分析表明，该药仅对血沉和脊柱晨僵的严重性有明显效果（A 级证据）[172]。常规临床工作中使用柳氮磺吡啶的主要指征是：伴有外周关节炎，且对 NSAID 和物理治疗反应不佳者。

对甲氨蝶呤治疗 AS 的评价限于病例报告和开放性分析。这些研究病例数有限，为期 6 个月到 3 年，剂量 7.5 ~ 15 mg，每周 1 次。其结果并不一致，伴外周关节炎者可能有益。两个评估甲氨蝶呤疗效的小型安慰剂对照试验，甲氨蝶呤每周 10 mg 和 7.5 mg，为期 24 周，其结果相互矛盾[173-174]。一项荟萃分析表明，甲氨蝶呤对 AS 无效，确切的结论仍待高质量、大样本、长疗程以及大剂量甲氨蝶呤的治疗研究（B 级证据）。糖皮质激素[175]局部关节内注射，包括视频引导下的骶髂关节注射可能有效（B 级证据）。试验研究发现大剂量静脉内糖皮质激素冲击对已经发作的 AS 患者有效[176-177]。在 TNF 抑制剂可用之前，该疗法主要用于难治性患者。在一项为期两周的安慰剂对照试验中，研究人员评估了口服激素的疗效，该试验分为三组：每日使用 50 mg 泼尼松龙、20 mg 泼尼松龙或安慰剂。该研究发现，两个治疗组的主要终点（BASDAI 改善 50%）没有差异，但在次要终点（平均 BASDAI，BASMI，ASDAS）中存在差异。与安慰剂相比，50 mg 泼尼松龙组中 BASDAI 的平均下降量更高（分别为 2.39 和 0.66）[178]。来氟米特已在 AS 中进行过研究，虽然一项开放性研究表明对外周关节炎患者有益，但一项小型安慰剂对照研究报告称其无益处（B 级证据）[179-180]。双膦酸盐与帕米膦酸盐的对照剂量反应（60 mg vs. 10 mg）评估，每个月静脉注射一次，持续 6 个月，主要对仅患有中轴疾病的患者有效（B 级证据）[181]。在 6 个月的无对照开放性研究中，将双膦酸中的奈立膦酸盐与英夫利昔单抗进行比较，发现两种治疗在主要疗效指标——BASDAI 减少上，无差异。与基线相比，两种药物均有显著的临床改善[182]。

沙利度胺具有促进 TNF-α 信使 RNA 降解的作用，已应用于两个治疗 AS 的开放性研究。中国的研究报道表明，80% 患者症状得以改善，但停止治疗 3 个月后病情恶化。常见的副作用为嗜睡、便秘、头晕（B 级证据）。需要特别注意沙利度胺其他主要的相关副作用，如致畸性和周围神经病变[183]。

针对 nr-axSpA，传统口服 DMARD 的效果的证据很少，但它们的作用可能与现有的 AS 相似或更好。与风湿病学中的其他药物一样，早期治疗可能会提高应答率，但这一事实目前尚不清楚。在临床试验中将两组患者分开（AS 和 nr-axSpA）研究将产生更确凿的结果。

生物制剂

抗 TNF-α 治疗的发展是 AS 治疗的一个里程碑。其证据基础为：AS 患者骶髂关节活检标本有 TNF-α 的表达；动物模型中 TNF-α 过度表达可导致骶髂关节炎；以及早年的临床试验证明，一种抗 TNF-α 制剂——英夫利昔单抗，对克罗恩病有效。三期临床试验证明，五种 TNF 抑制剂在 AS 中被证明有益（AS 及证据）：英夫利昔单抗、依那西普、阿达木单抗、赛妥珠单抗和戈利木单抗。英夫利昔单抗是人 IgG1 和鼠 Fab 段嵌合的单克隆抗体。在 0 周、2 周、6 周各用一次后，每 6 ~ 8 周应用 5 mg/kg。依那西普是一种重组的 TNF 受体 IgG1 融合蛋白，皮下注射每周 1 次（50 mg）或 2 次（25 mg）。阿达木单抗和戈利木单抗是一种人源单克隆抗体，隔周皮下注射 40 mg 或每个月一次（50 mg）。赛妥珠单抗是人源化 TNF 抑制剂单克隆抗体的聚乙二醇化 Fab 片段，每两周皮下注射 200 mg 或每个月 400 mg。这些药物都不需要与 MTX 联合治疗。

三期临床试验证明，所有这些生物制剂治疗的 ASAS-20 反应率为 55% ~ 60%，ASAS-40 反应率为 45% ~ 50%[184-188]。短病程的放射学阴性中轴脊柱关节炎患者使用英夫利昔单抗或阿达木单抗反应率更高[164,189-190]。一项针对放射学阳性的 axSpA，比较英夫利昔单抗和 1000 mg 萘普生在病程小于 2 年患者中疗效的试验中，第 28 周的部分缓解率为 62%。这优于英夫利昔单抗在确诊 AS 患者中第 24 周 22% 的部分缓解率[164,184]。对于 CRP 升高或 MRI 扫描显示有炎症病变的 nr-axSpA 患者，应答率也有所提高[191]。

2 ～ 4 周出现改善的证据，只要患者继续治疗，改善仍然持续；但停药 6 个月左右几乎所有患者病情均复发[192]。然而，在早期治疗的 nr-axSpA 患者中，停止治疗会使相当一部分（30% ～ 40%）患者维持缓解或部分缓解 6 个月以上[193-194]。一项针对影像学明确的 nr-axSpA 患者的试验，这些患者出现症状不到 2 年，使用英夫利昔单抗治疗 6 个月，停用英夫利昔单抗 6 个月后，87% ～ 94% 的患者处于低疾病活动状态，40% ～ 48% 的患者处于部分缓解状态[193]。

明显的改善也见于功能、脊柱活动度、外周滑膜炎、附着点炎评分和生活质量等方面。病假和不能工作的情况减少。接受治疗的患者半数可以达到病情活动度改善 50% 以上（95% 置信区间 1 ～ 6）。显示病情活动度改善的客观指标包括急性时相反应物、滑膜组织病理，以及脊柱和骶髂关节的 MRI 炎症表现[195]。病情高度活动者对治疗的反应似乎更好，而病程长、功能受损以及 MRI 炎症表现不明显者，治疗反应较差[196]。AS 患者中的不良反应与 RA 无大差别，接受英夫利昔单抗治疗的患者输液反应并不比联合甲氨蝶呤治疗的 RA 患者多见。所有抗 TNF 制剂对银屑病有效，TNF 单克隆抗体英夫利昔和阿达木单抗对葡萄膜炎和结肠炎都有效。对某种抗 TNF 制剂无效者更换其他抗 TNF 制剂可能有效。

一些观察性数据表明，TNF 抑制剂可能在很长一段时间（8 ～ 10 年）内减缓放射学进展[58,197]。支持这种影响的证据仍较为粗浅，是观察性研究所得到的数据，可能产生偏倚。因此，这需要额外的验证。

已制订了关于 axSpA 抗 TNF-α 治疗的建议（表75-15）[154a,173,198]。这些新治疗模式提出的重要临床问题有待进一步的研究解决。迄今已验证的所有这些抗 TNF-α 制剂都有改善病情的特点，但它们长期病情控制（即防止结构性损伤）的作用尚待证明。

没有其他生物治疗被批准用于 AS 或 axSpA。利妥昔单抗在初次使用 TNF 抑制剂且疗效差的患者中有一定疗效。阿巴西普（CTLA4-Ig）、托珠单抗（anti-IL-6R）、sarilumab（anti-IL-6R）和阿那白滞素（anti-IL-1）在 AS 或 axSpA 中均未见疗效。

AS 和 IL-23R 基因之间的遗传关联以及 IL-23R 基因变异对免疫系统功能的作用表明，以 IL-23 和下游细胞因子 IL-17 为靶向的药物具有很大的前景。

苏金单抗现已被 FDA 批准用于 AS；数据显示，使用苏金单抗 150 mg 的患者第 16 周的 ASAS20 应答率为 61.1%，而使用安慰剂患者的应答率为 28.4%。批准的剂量包括具有负荷剂量的方案和不具负荷剂量的方案，维持剂量是每四周 150 mg。同一试验中苏金单抗的 ASAS40 应答率为 36.1%，安慰剂为 10.8%。由于刚刚批准，苏金单抗在治疗中的地尚未确定。乌司奴单抗（抗 -IL-12/23p40）的 Ⅱ 期试验显示有效，尚待确定的 Ⅲ 期试验数据。

前葡萄膜炎

TNF 抑制剂已被证明可减少 AS 患者急性前葡萄膜炎的发生率[199-200]。在阿达木单抗的前瞻性试验中，所有患者的发作降低了 51%，近期葡萄膜炎患者的发作降低了 68%[200]。结合英夫利昔单抗和依那西普 4 次试验的数据，TNF 抑制治疗组的发作从对照组的每 100 名患者 - 年的 15.6 次降低到 6.8 次[199]。其他试验中，TNF 抑制剂对发作的抑制率大致相同[201-202]。

回顾性研究表明，融合蛋白依那西普对降低葡萄膜炎的疗效不如单克隆抗体，甚至可能导致葡萄膜炎发作增加[203-205]。对八项依那西普临床试验的分析表明，依那西普治疗葡萄膜炎的发生率低于安慰剂（分别为每 100 例患者 - 年 8.6 例和 19.3 例）。在针对柳氮磺胺吡啶的对照试验中，依那西普葡萄膜炎的发生率在数值上较低（每 100 例患者每年 10.7 例），但与柳氮磺胺吡啶（每 100 例患者每年 14.7 例）无统计学差异[202]。基于回顾性分析，依那西普治疗葡萄膜炎的疗效可能低于单克隆抗体，但尚未进行头对头研究以明确这一点，如果有，也没有确定差异的大小[203,206]。无论使用何种 TNF 抑制剂，葡萄膜炎复发都可能出现，如果反复发作或持续，则可能需要更换 TNF 抑制剂。

有证据表明，口服抗风湿药物可有效降低 SpA 患者葡萄膜炎的发生率。在一项针对 9 名患者的 MTX 小型开放试验中，使用 MTX 前一年葡萄膜炎的平均复发率为 3.4，次年降至 0.9[207]。在这项研究中，大多数患者每周服用 7.5 mg 的 MTX。两项研究表明，柳氮磺胺吡啶也能降低葡萄膜炎的发生率。在一项为期 3 年的随机对照研究中，每位患者每年的平均发作次数减少 0.2 ～ 0.8[208]。观察性研究显示，柳氮磺胺吡啶治疗前后发作率，每年从 3.4 次减少到 0.9 次[209]。还有一些数据表明 NSAIDs 可以减少葡萄膜炎的发作[210]。

表 75-15 2010 年关于抗肿瘤坏死因子制剂治疗中轴脊柱关节炎最新建议

建议

患者选择

诊断	满足修订的纽约标准的肯定 AS 患者[*]或满足 ASAS 中轴 SpA 标准的患者
疾病活动	病情活动 ≥ 4 周 BASDAI ≥ 4（0 ～ 10）[†]和专家的意见[#]
治疗失败	所有患者至少应该经过两种 NSAIDs 的充分试验治疗。充分试验治疗的定义为：除非有禁忌证，至少接受 4 周的最大推荐剂量或能够耐受的抗炎剂量治疗 以前未用过 DMARDs 治疗的以中轴受累为主要表现患者，可启动抗 TNF 治疗 症状性外周关节炎患者，至少有 1 次局部糖皮质激素注射反应不佳，并已经过一种 DMRAD 充分的治疗。建议包含柳氮磺吡啶 有附着点炎症状的患者经过适当的局部治疗仍不能缓解

疾病评估

ASAS 核心评估指标

生理功能（BASFI 或 Dougados 功能指数）

疼痛（过去 1 周 AS 所致脊柱夜间痛 VAS 和过去 1 周脊柱痛的 VAS）

脊柱活动度（胸廓活动度、改良 Schober 试验和枕墙距、腰椎侧屈）

患者整体评估（过去 1 周的 VAS）

僵硬（过去 1 周脊柱晨僵时间）

外周关节和附着点 [肿胀关节数（总共 44 个）、附着点炎评分如 Maastricht、Berlin 或 SanFrancisco 评分标准]

急性时相反应物（红细胞沉降率或 C 反应蛋白）

疲劳（VAS）

BASDAI

过去 1 周疲劳总体水平的 VAS

过去 1 周 AS 所致颈、背或髋疼痛总体水平的 VAS

过去 1 周除颈、背、髋以外的其他关节疼痛或肿胀整体水平的 VAS

过去 1 周任何部位触痛或压痛总体水平的 VAS

过去 1 周醒后晨僵整体水平的 VAS

晨僵时间和强度（最高 120 分钟）

疗效评价

疗效标准：BASDAI：相对变化 50% 或绝对变化 2 级（0 ～ 10 标尺）且专家观点同意继续治疗

评估时间：最少 12 周

这些建议是在苏金单抗出现之前制订的。苏金单抗已获批准，但在提出这些建议时尚未上市

[*]修订的纽约标准（vanderlindenetal，1984）：放射学标准（骶髂关节炎，双侧大于 II 级或单侧 III 到 IV 级）且至少符合三项临床标准中的两项（腰痛和晨僵 3 个月以上，活动后改善休息不能缓解；腰椎额状面和矢状面的活动受限；胸廓活动度低于相应年龄、性别的正常人）

[†] 以 0 ～ 10VAS 或 NRS 评估 BASDAI

[#]专家系指有炎症性背痛的专门知识和使用生物制剂专门知识的医生，通常为风湿病专家。专家应为当地所认同者。专家必须考虑临床特点（病史和体检）、血清急性时相反应物水平或影像学结果，如 X 线片证明快速进展或磁共振提示炎症

临床应用的 ASAS 核心指标：功能（BASFI）；疼痛（过去 1 周 AS 所致脊柱夜间痛 VAS/NRS 和过去 1 周脊柱痛的 VAS/NRS）；脊柱活动度（胸廓活动度、颈椎活动度、枕墙距、改良 Schober 试验和腰椎侧屈或 BASMI）；患者整体评估（过去 1 周的 VAS/NRS）；僵硬（过去 1 周脊柱晨僵时间，VAS/NRS）；外周关节和附着点（肿胀关节数 [总共 44 个]、附着点评分如 Maastricht、Berlin 或 SanFrancisco 评分标准）；急性时相反应物（C 反应蛋白更合适）；疲劳（VAS/NRS）AS，强直性脊柱炎；ASAS，国际脊柱关节炎评估组；BASDAI,Bath 强直性脊柱炎病情活动性指数；BASFI：Bath 强直性脊柱炎功能指数；BASMI，Bath 强直性脊柱炎计量学指数；DMARD，改善病情抗风湿药；NRS，数字估量尺；NSAIDs，非甾体抗炎药；SpA，中轴脊柱关节炎；TNF，肿瘤坏死因子；VAS，视觉模拟评分

From van der Heijde D，Sieper J，Maksymowych WP，et al：2010 update of the international ASAS recommendations for the use of anti-TNF agents in patients with axial spondyloarthritis. Ann Rheum Dis 70：905-908，2010.

手术

髋关节受累可能导致严重残疾。病程超过 30 年的患者中，12%～25% 至少有过一侧髋关节置换[211]。可能会发生异位骨形成，有报道异位骨化率为 30%[212-213]。一项对骨水泥植入物进行了 10 年以上随访的大型研究表明，96% 的骨水泥植入物疼痛评分较低，植入物生存良好[214-215]。骨水泥植入物的寿命通常比其他植入物长。

由于脊柱的严重屈曲畸形明显影响前方视野的病例，可能需要施行脊柱截骨术加以纠正，但该手术可能导致膈疝。

AS 患者术前需仔细考虑颈部受累情况，包括影像学检查。全身麻醉涉及气管插管这类颈部操作，必须仔细安排。这些操作可能会使韧带骨赘或骨质疏松的椎骨发生骨折。如果存在广泛的颈椎疾病，可能因脊柱后凸需要特殊的体位。因为肺功能可能受到不利影响，呼吸评估也很重要。

骨质疏松

骨质疏松症的筛查应在病程较长（＞ 10 年）的人群中进行，尤其是活动性疾病患者。双能 X 线（DEXA）扫描是合适的筛查工具，但在评估腰椎测量值时必须谨慎，因为韧带骨赘可人为增加骨密度（BMD）读数。侧位和容积 DEXA 图像可提高腰椎 DEXA 评估的有效性[216]。一旦确诊骨质疏松症，应筛查继发性原因或恶化因素，包括甲状腺功能亢进、性腺功能减退和维生素 D 缺乏症。

目前，尚不清楚是否有任何特异抗骨质疏松治疗如双膦酸盐或狄诺塞麦对预防脊柱骨折是否有效[76]。减少 AS 疾病活动可能对控制脊椎骨质疏松更有希望。在对 111 名 AS 患者进行的为期 3 年的研究中，TNF 抑制剂治疗已被证实可增加脊柱和髋部的 BMD[217]。

结论

对 AS 遗传学的深入理解极大地提高了对该病发病机制的认识。axSpA 的疾病谱比修改后纽约标准分类的 AS 更宽。然而，非放射学 SpA 比放射学 AS 更具异质性。在诊断上不恰当地使用 axSpA 分类标准会增加个体患者非放射学 SpA 或 axSpA 的误诊可能。NSAIDs，物理治疗和患者教育仍然是一线治疗。目前尚不清楚通过生物治疗抑制早期炎症是否会降低中轴骨新骨形成的风险。

 本章的参考文献也可以在 ExpertConsult.com 上找到。

主要参考文献

3. Rudwaleit M, Khan MA, Sieper J: The challenge of diagnosis and classification in early ankylosing spondylitis: do we need new criteria? *Arthritis Rheum* 52:1000–1008, 2005.
4. Oostveen J, Prevo R, den Boer J, et al: Early detection of sacroiliitis on magnetic resonance imaging and subsequent development of sacroiliitis on plain radiography. A prospective, longitudinal study. *J Rheumatol* 26:1953–1958, 1999.
5. van der Linden SM, Valkenburg HA, Cats A: Evaluation of diagnostic criteria for ankylosing spondylitis: a proposal for modification of the New York criteria. *Arthritis Rheum* 27:361–368, 1984.
6. Bennett AN, McGonagle D, O'Connor P, et al: Severity of baseline magnetic resonance imaging-evident sacroiliitis and *HLA-B27* status in early inflammatory back pain predict radiographically evident ankylosing spondylitis at eight years. *Arthritis Rheum* 58:3413–3418, 2008.
7. Rudwaleit M, Haibel H, Baraliakos X, et al: The early disease stage in axial spondylarthritis: results from the German Spondyloarthritis Inception Cohort. *Arthritis Rheum* 60:717–727, 2009.
8. van Hoeven L, Luime J, Han H, et al: Identifying axial spondyloarthritis in Dutch primary care patients, ages 20-45 years, with chronic low back pain. *Arthritis Care Res (Hoboken)* 66(3):446–453, 2014.
9. Bakland G, Alsing R, Singh K, et al: Assessment of SpondyloArthritis International Society criteria for axial spondyloarthritis in chronic back pain patients with a high prevalence of HLA-B27. *Arthritis Care Res (Hoboken)* 65(3):448–453, 2013.
10. Ciurea A, Scherer A, Exer P, et al: Tumor necrosis factor α inhibition in radiographic and nonradiographic axial spondyloarthritis: results from a large observational cohort. *Arthritis Rheum* 65(12):3096–3106, 2013.
11. Rudwaleit M, van der Heijde D, Landewé R, et al: The development of Assessment of SpondyloArthritis International Society classification criteria for axial spondylarthritis (part II): validation and final selection. *Ann Rheum Dis* 68:777–783, 2009.
12. Robinson PC, Wordsworth BP, Reveille JD, et al: Axial spondyloarthritis: a new disease entity, not necessarily early ankylosing spondylitis. *Ann Rheum Dis* 72(2):162–164, 2013.
15. Rudwaleit M, van der Heijde D, Khan MA, et al: How to diagnose axial spondyloarthritis early. *Ann Rheum Dis* 63:535–543, 2004.
19. van der Linden SM, Valkenburg HA, de Jongh BM, et al: The risk of developing ankylosing spondylitis in *HLA-B27* positive individuals: a comparison of relatives of spondylitis patients with the general population. *Arthritis Rheum* 27:241–249, 1984.
22. Feldtkeller E, Zeller A, Rudwaleit M: Comment on "Ankylosing spondylitis: how diagnostic and therapeutic delay have changed over the last six decades". *Clin Exp Rheumatol* 31(6):992, 2013.
25. Boonen A, Chorus A, Miedema H, et al: Employment, work disability, and work days lost in patients with ankylosing spondylitis: a cross sectional study of Dutch patients. *Ann Rheum Dis* 60:353–358, 2001.
26. Strömbeck B, Jacobsson L, Bremander A, et al: Patients with ankylosing spondylitis have increased sick leave—a registry-based case-control study over 7 yrs. *Rheumatology* 48:289–292, 2009.
31. Brown MA, Kennedy LG, MacGregor AJ, et al: Susceptibility to ankylosing spondylitis in twins: the role of genes, HLA, and the environment. *Arthritis Rheum* 40(10):1823–1828, 1997.
32. Hamersma J, Cardon LR, Bradbury L, et al: Is disease severity in ankylosing spondylitis genetically determined? *Arthritis Rheum* 44(6):1396–1400, 2001.

33. Brown MA, Pile KD, Kennedy LG, et al: HLA class I associations of ankylosing spondylitis in the white population in the United Kingdom. *Ann Rheum Dis* 55(4):268–270, 1996.

34. Cortes A, Hadler J, Pointon JP, et al: Identification of multiple risk variants for ankylosing spondylitis through high-density genotyping of immune-related loci. *Nat Genet* 45(7):730–738, 2013.

35. Reveille JD, Hirsch R, Dillon CF, et al: The prevalence of HLA-B27 in the US: data from the US National Health and Nutrition Examination Survey, 2009. *Arthritis Rheum* 64(5):1407–1411, 2012.

36. Robinson WP, van der Linden SM, Khan MA, et al: HLA-Bw60 increases susceptibility to ankylosing spondylitis in HLA-B27+ patients. *Arthritis Rheum* 32(9):1135–1141, 1989.

37. Zhou X, Wang J, Zou H, et al: MICA, a gene contributing strong susceptibility to ankylosing spondylitis. *Ann Rheum Dis* 73(8):1552–1557, 2014.

38. Andres AM, Dennis MY, Kretzschmar WW, et al: Balancing selection maintains a form of ERAP2 that undergoes nonsense-mediated decay and affects antigen presentation. *PLoS Genet* 6(10):e1001157, 2010.

39. Evans DM, Spencer CC, Pointon JJ, et al: Interaction between ERAP1 and HLA-B27 in ankylosing spondylitis implicates peptide handling in the mechanism for HLA-B27 in disease susceptibility. *Nat Genet* 43(8):761–767, 2011.

40. Strange A, Capon F, Spencer CC, et al: A genome-wide association study identifies new psoriasis susceptibility loci and an interaction between HLA-C and ERAP1. *Nat Genet* 42(11):985–990, 2010.

41. Kirino Y, Bertsias G, Ishigatsubo Y, et al: Genome-wide association analysis identifies new susceptibility loci for Behcet's disease and epistasis between HLA-B*51 and ERAP1. *Nat Genet* 45(2):202–207, 2013.

42. Reveille JD, Sims AM, Danoy P, et al: Genome-wide association study of ankylosing spondylitis identifies non-MHC susceptibility loci. *Nat Genet* 42(2):123–127, 2010.

43. Danoy P, Pryce K, Hadler J, et al: Association of variants at 1q32 and STAT3 with ankylosing spondylitis suggests genetic overlap with Crohn's disease. *PLoS Genet* 6(12):e1001195, 2010.

44. Hermann E, Yu DT, Meyer zum Buschenfelde KH, et al: HLA-B27-restricted CD8 T cells derived from synovial fluids of patients with reactive arthritis and ankylosing spondylitis. *Lancet* 342:646–650, 1993.

45. Fiorillo MT, Maragno M, Butler R, et al: CD8(+) T-cell autoreactivity to an HLA-B27-restricted self-epitope correlates with ankylosing spondylitis. *J Clin Invest* 106:47–53, 2000.

46. Atagunduz P, Appel H, Kuon W, et al: HLA-B27-restricted CD8+ T cell response to cartilage-derived self peptides in ankylosing spondylitis. *Arthritis Rheum* 52:892–901, 2005.

47. Mear JP, Schreiber KL, Munz C, et al: Misfolding of HLA-B27 as a result of its B pocket suggests a novel mechanism for its role in susceptibility to spondyloarthropathies. *J Immunol* 163:6665–6670, 1999.

48. Turner MJ, Sowders DP, DeLay ML, et al: HLA-B27 misfolding in transgenic rats is associated with activation of the unfolded protein response. *J Immunol* 175:2438–2448, 2005.

49. Dong W, Zhang Y, Yan M, et al: Upregulation of 78-kDa glucose-regulated protein in macrophages in peripheral joints of active ankylosing spondylitis. *Scand J Rheumatol* 37:427–434, 2008.

50. Neerinckx B, Carter S, Lories RJ: No evidence for a critical role of the unfolded protein response in synovium and blood of patients with ankylosing spondylitis. *Ann Rheum Dis* 73(3):629–630, 2014.

51. Bowness P, Ridley A, Shaw J, et al: Th17 cells expressing KIR3DL2+ and responsive to HLA-B27 homodimers are increased in ankylosing spondylitis. *J Immunol* 186:2672–2680, 2011.

52. Burton PR, Clayton DG, Cardon LR, et al: Association scan of 14,500 nonsynonymous SNPs in four diseases identifies autoimmunity variants. *Nat Genet* 39:1329–1337, 2007.

53. Kochan G, Krojer T, Harvey D, et al: Crystal structures of the endoplasmic reticulum aminopeptidase-1 (ERAP1) reveal the molecular basis for N-terminal peptide trimming. *Proc Natl Acad Sci* 108:7745–7750, 2011.

54. Haroon N, Tsui FW, Uchanska-Ziegler B, et al: Endoplasmic reticulum aminopeptidase 1 (ERAP1) exhibits functionally significant interaction with HLA-B27 and relates to subtype specificity in ankylosing spondylitis. *Ann Rheum Dis* 71:589–595, 2012.

55. Kenna TJ, Davidson SI, Duan R, et al: Enrichment of circulating interleukin-17-secreting interleukin-23 receptor-positive gamma/delta T cells in patients with active ankylosing spondylitis. *Arthritis Rheum* 64:1420–1429, 2012.

56. Noordenbos T, Yeremenko N, Gofita I, et al: Interleukin-17-positive mast cells contribute to synovial inflammation in spondylarthritis. *Arthritis Rheum* 64:99–109, 2012.

57. Appel H, Maier R, Wu P, et al: Analysis of IL-17(+) cells in facet joints of patients with spondyloarthritis suggests that the innate immune pathway might be of greater relevance than the Th17-mediated adaptive immune response. *Arthritis Res Ther* 13:R95, 2011.

58. Haroon N, Inman RD, Learch TJ, et al: The impact of tumor necrosis factor alpha inhibitors on radiographic progression in ankylosing spondylitis. *Arthritis Rheum* 65(10):2645–2654, 2013.

59. Diarra D, Stolina M, Polzer K, et al: Dickkopf-1 is a master regulator of joint remodeling. *Nat Med* 13(2):156–163, 2007.

60. Wanders A, Heijde D, Landewe R, et al: Nonsteroidal antiinflammatory drugs reduce radiographic progression in patients with ankylosing spondylitis: a randomized clinical trial. *Arthritis Rheum* 52(6):1756–1765, 2005.

61. Lories RJ, Luyten FP, de Vlam K: Progress in spondylarthritis. Mechanisms of new bone formation in spondyloarthritis. *Arthritis Res Ther* 11(2):221, 2009.

62. Tsui FW, Tsui HW, Las Heras F, et al: Serum levels of novel noggin and sclerostin-immune complexes are elevated in ankylosing spondylitis. *Ann Rheum Dis* 73(10):1873–1879, 2014.

63. Baraliakos X, Heldmann F, Callhoff J, et al: Which spinal lesions are associated with new bone formation in patients with ankylosing spondylitis treated with anti-TNF agents? A long-term observational study using MRI and conventional radiography. *Ann Rheum Dis* 73(10):1819–1825, 2014.

65. Rudwaleit M, Metter A, Listing J, et al: Inflammatory back pain in ankylosing spondylitis: a reassessment of the clinical history for application as classification and diagnostic criteria. *Arthritis Rheum* 65: 569–578, 2006.

66. Braun J, Inman R: Clinical significance of inflammatory back pain for diagnosis and screening of patients with axial spondylarthritis. *Ann Rheum Dis* 69:1264–1268, 2010.

70. Van der Linden S, Rentsch HU, Gerber N, et al: The association between ankylosing spondylitis, acute anterior uveitis and HLA-B27: the results of a Swiss family study. *Br J Rheumatol* 27(Suppl 2):39–41, 1988.

71. Graham DC, Smythe HA: The carditis and aortitis of ankylosing spondylitis. *Bull Rheum Dis* 9:171–174, 1958.

72. Peters M, Visman I, Nielen M, et al: Ankylosing spondylitis: a risk factor for myocardial infarction? *Ann Rheum Dis* 69:579–581, 2010.

74. Casserly IP, Fenlon HM, Breatnach E, et al: Lung findings on high-resolution computed tomography in idiopathic ankylosing spondylitis: correlation with clinical findings, pulmonary function testing and plain radiography. *Br J Rheumatol* 36:677–682, 1997.

75. Quismorio F Jr: Pulmonary involvement in ankylosing spondylitis. *Curr Opin Pulm Med* 2:342–345, 2006.

76. Vosse D, Lems WF, Geusens PP: Spinal fractures in ankylosing spondylitis: prevalence, prevention and management. *Int J Clin Rheumatol* 8(5):595–606, 2013.

79. Levy AR, Szabo SM, Rao SR: Estimating the occurrence of renal complications among persons with ankylosing spondylitis. *Arthritis Care Res (Hoboken)* 66(3):440–445, 2014.

84. Geusens P, Vosse D, van der Heijde D, et al: High prevalence of thoracic vertebral deformities and discal wedging in ankylosing spondylitis patients with hyperkyphosis. *J Rheumatol* 28:1856–1861, 2001.

85. Vosse D, van der Heijde D, Landewe R, et al: Determinants of hyperkyphosis in patients with ankylosing spondylitis. *Ann Rheum Dis* 65:770–774, 2006.

89. Spoorenberg A, van der Heijde D, de Klerk E, et al: Relative value of erythrocyte sedimentation rate and C-reactive protein in assessment of disease activity in ankylosing spondylitis. *J Rheumatol* 26:980–984, 1999.

90. van Halm VP, van Denderen JC, Peters MJL, et al: Increased disease activity is associated with a deteriorated lipid profile in patients with ankylosing spondylitis. *Ann Rheum Dis* 65:1473–1477, 2006.

96. Weber U, Lambert RGW, Ostergaard M, et al: The diagnostic utility of magnetic resonance imaging in spondylarthritis: an international multicenter evaluation of one hundred eighty-seven subjects. *Arthritis Rheum* 62:3048–3058, 2010.

98. Terslev L, Naredo E, Iagnocco A, et al: Outcome Measures in Rheumatology Ultrasound Task Force. Defining enthesitis in spondyloarthritis by ultrasound: results of a Delphi process and of a reliability reading exercise. *Arthritis Care Res (Hoboken)* 66(5):741–748, 2014.

99. Maksymowych WP, Chiowchanwisawakit P, Clare T, et al: Inflammatory lesions of the spine on MRI predict the development of new syndesmophytes in ankylosing spondylitis: evidence of a relationship between inflammation and new bone formation. *Arthritis Rheum* 60:93–102, 2009.

100. Song I-H, Hermann KG, Haibel H, et al: Relationship between active inflammatory lesions in the spine and sacroiliac joints and new development of chronic lesions on whole-body MRI in early axial spondyloarthritis: results of the ESTHER trial at week 48. *Ann Rheum Dis* 70:1257–1263, 2011.

102. Chiowchanwisawakit P, Lambert RGW, Conner-Spady B, et al: Focal fat lesions at vertebral corners on magnetic resonance imaging predict the development of new syndesmophytes in ankylosing spondylitis. *Arthritis Rheum* 63:2215–2225, 2011.

103. Maksymowych WP, Wichuk S, Chiowchanwisawakit P: Fat metaplasia and backfill are key intermediaries in the development of sacroiliac joint ankylosis in patients with ankylosing spondylitis. *Arthritis Rheumatol* 66(11):2958–2967, 2014.

104. Maksymowych WP, Morency N, Conner-Spady B, et al: Suppression of inflammation and effects on new bone formation in ankylosing spondylitis: evidence for a window of opportunity in disease modification. *Ann Rheum Dis* 72:23–28, 2013.

105. van den Berg R, Lenczner G, Feydy A, et al: Agreement between clinical practice and trained central reading in reading of sacroiliac joints on plain pelvic radiographs. Results of the DESIR cohort. *Arthritis Rheumatol* 66(9):2403–2411, 2014.

106. van Tubergen A, Heuft-Dorenbosch L, Schulpen G, et al: Radiographic assessment of sacroiliitis by radiologists and rheumatologists: does training improve quality? *Ann Rheum Dis* 62:519–525, 2003.

107. Khan MA, Khan MK: Diagnostic value of *HLA-B27* testing in ankylosing spondylitis and Reiter's syndrome. *Ann Intern Med* 96:70–76, 1982.

110. Rudwaleit M, Jurik AG, Hermann KGA, et al: Defining active sacroiliitis on magnetic resonance imaging (MRI) for classification of axial spondyloarthritis: a consensual approach by the ASAS/OMERACT MRI group. *Ann Rheum Dis* 68:1520–1527, 2009.

111. van den Berg R, Lenczner G, Thévenin F, et al: Classification of axial SpA based on positive imaging (radiographs and/or MRI of the sacroiliac joints) by local rheumatologists or radiologists versus central trained readers in the DESIR cohort. *Ann Rheum Dis* 74:2016–2021, 2015.

112. Weber U, Østergaard M, Lambert RGW, et al: Candidate lesion-based criteria for defining a positive sacroiliac joint MRI in two cohorts of patients with axial spondyloarthritis. *Ann Rheum Dis* 74:1976–1982, 2015.

115. Sieper J, van der Heijde D: Review: nonradiographic axial spondyloarthritis: new definition of an old disease? *Arthritis Rheum* 65(3):543–551, 2013.

118. Østensen M, Østensen H: Ankylosing spondylitis—the female aspect. *J Rheumatol* 25:120–124, 1998.

119. Østensen M, Fuhrer L, Mathieu R, et al: A prospective study of pregnant patients with rheumatoid arthritis and ankylosing spondylitis using validated clinical instruments. *Ann Rheum Dis* 63:1212–1217, 2004.

120. Healey E, Haywood K, Jordan K, et al: Ankylosing spondylitis and its impact on sexual relationships. *Rheumatology* 48:1378–1381, 2009.

122. Lehtinen K: Mortality and causes of death in 398 patients admitted to hospital with ankylosing spondylitis. *Ann Rheum Dis* 52:174–176, 1993.

123. Van der Paardt M, Dijkmans B, Giltay E, et al: Dutch patients with familial and sporadic ankylosing spondylitis do not differ in disease phenotype. *J Rheumatol* 29:2583–2584, 2002.

124. Wanders A, Landewe R, Dougados M, et al: Association between radiographic damage of the spine and spinal mobility for individual patients with ankylosing spondylitis: can assessment of spinal mobility be a proxy for radiographic evaluation? *Ann Rheum Dis* 64:988–994, 2005.

129. Chorus AMJ, Boonen A, Miedema HS, et al: Employment perspectives of patients with ankylosing spondylitis. *Ann Rheum Dis* 61:693–699, 2002.

130. Boonen A, Chorus A, Miedema H, et al: Employment, work disability, and work days lost in patients with ankylosing spondylitis: a cross sectional study of Dutch patients. *Ann Rheum Dis* 60:353–358, 2001.

133. Baraliakos X, Listing J, von der Recke A, et al: The natural course of radiographic progression in ankylosing spondylitis—evidence for major individual variations in a large proportion of patients. *J Rheumatol* 36(5):997–1002, 2009.

134. Ramiro S, van der Heijde D, van Tubergen A, et al: Higher disease activity leads to more structural damage in the spine in ankylosing spondylitis: 12-year longitudinal data from the OASIS cohort. *Ann Rheum Dis* 73(8):1455–1461, 2014.

135. Machado P, Landewé R, Lie E, et al: Ankylosing Sponylitis Disease Activity Score (ASDAS): defining cut-off values for disease activity states and improvement scores. *Ann Rheum Dis* 70:47–53, 2011.

136. Poddubnyy D, Haibel H, Listing J, et al: Baseline radiographic damage, elevated acute-phase reactant levels, and cigarette smoking status predict spinal radiographic progression in early axial spondylarthritis. *Arthritis Rheum* 64:1388–1398, 2012.

137. Kroon F, Landewe R, Dougados M, et al: Continuous NSAID use reverts the effects of inflammation on radiographic progression in patients with ankylosing spondylitis. *Ann Rheum Dis* 71:1623–1629, 2012.

138. Chung HY, Machado P, van der Heijde D, et al: Smokers in early axial spondyloarthritis have earlier disease onset, more disease activity, inflammation and damage, and poorer function and health-related quality of life: Results from the DESIR cohort. *Ann Rheum Dis* 71:809–816, 2012.

139. Maksymowych WP, Landewé R, Conner-Spady B, et al: Serum matrix metalloproteinase 3 is an independent predictor of structural damage progression in patients with ankylosing spondylitis. *Arthritis Rheum* 56:1846–1853, 2007.

142. Heiland GR, Appel H, Poddubnyy D, et al: High level of functional dickkopf-1 predicts protection from syndesmophyte formation in patients with ankylosing spondylitis. *Ann Rheum Dis* 71:572–574, 2012.

146. Sieper J, Rudwaleit M, Baraliakos X, et al: The Assessment of SpondyloArthritis International Society (ASAS) handbook: a guide to assess spondyloarthritis. *J Rheumatol* 68(Suppl 2):ii31–ii35, 2009.

147. Calin A, Garrett S, Whitelock H, et al: A new approach to defining functional ability in ankylosing spondylitis: the development of the Bath ankylosing spondylitis functional index (BASFI). *J Rheumatol* 21:2281–2285, 1994.

151. Anderson JJ, Baron G, van der Heijde D, et al: Ankylosing spondylitis assessment group preliminary definition of short-term improvement in ankylosing spondylitis. *Arthritis Rheum* 44:1876–1886, 2001.

155. van der Heijde D, Sieper J, Maksymowych WP, et al: 2010 Update of the international ASAS recommendations for the use of anti-TNF agents in patients with axial spondyloarthritis. *Ann Rheum Dis* 70:905–908, 2011.

156. Braun J, van den Berg R, Baraliakos X, et al: 2010 update of the ASAS/EULAR recommendations for the management of ankylosing spondylitis. *Ann Rheum Dis* 70:896–904, 2011.

158. Hidding A, van der Linden S, Boers M, et al: Is group physical therapy superior to individualized therapy in ankylosing spondylitis? A randomized controlled trial. *Arthritis Care Res* 6:117–125, 1993.

159. van Tubergen A, Landewe R, van der Heijde D, et al: Combined spa-exercise therapy is effective in patients with ankylosing spondylitis: a randomized controlled trial. *Arthritis Rheum* 45:430–438, 2001.

160. van Tubergen A, Boonen A, Landewe R, et al: Cost effectiveness of combined spa-exercise therapy in ankylosing spondylitis: a randomized controlled trial. *Arthritis Rheum* 47:459–467, 2002.

161. Dagfinrud H, Kvien TK, Hagen KB: Physiotherapy interventions for ankylosing spondylitis. *Cochrane Database Syst Rev* (1):CD002822, 2008.

163. Dougados M, Behier JM, Jolchine I, et al: Efficacy of celecoxib, a cyclooxygenase 2-specific inhibitor, in the treatment of ankylosing spondylitis: a six-week controlled study with comparison against placebo and against a conventional nonsteroidal antiinflammatory drug. *Arthritis Rheum* 44:180–185, 2001.

164. Sieper J, Lenaerts J, Wollenhaupt J, et al: Efficacy and safety of infliximab plus naproxen versus naproxen alone in patients with early, active axial spondyloarthritis: results from the double-blind, placebo-controlled INFAST study, Part 1. *Ann Rheum Dis* 73:101–

107, 2013.

165. Kroon F, Landewe R, Dougados M, et al: Continuous NSAID use reverts the effects of inflammation on radiographic progression in patients with ankylosing spondylitis. *Ann Rheum Dis* 71:1623–1629, 2012.

166. Boersma JW: Retardation of ossification of the lumbar vertebral column in ankylosing spondylitis by means of phenylbutazone. *Scand J Rheumatol* 5:60–64, 1976.

169. Dougados M, van der Linden S, Leirisalo-Repo M, et al: Sulfasalazine in the treatment of spondylarthropathy. A randomized, multicenter, double-blind, placebo-controlled study. *Arthritis Rheum* 38:618–627, 1995.

178. Haibel H, Fendler C, Listing J, et al: Efficacy of oral prednisolone in active ankylosing spondylitis: results of a double-blind, randomised, placebo-controlled short-term trial. *Ann Rheum Dis* 73:243–246, 2014.

181. Maksymowych WP, Jhangri GS, Fitzgerald AA, et al: A six-month randomized, controlled, double-blind, dose-response comparison of intravenous pamidronate (60 mg versus 10 mg) in the treatment of nonsteroidal antiinflammatory drug-refractory ankylosing spondylitis. *Arthritis Rheum* 46:766–773, 2002.

182. Viapiana O, Gatti D, Idolazzi L, et al: Bisphosphonates vs infliximab in ankylosing spondylitis treatment. *Rheumatology* 53:90–94, 2014.

183. Huang F, Gu J, Zhao W, et al: One-year open-label trial of thalidomide in ankylosing spondylitis. *Arthritis Rheum* 47:249–254, 2002.

184. van der Heijde D, Dijkmans B, Geusens P, et al: Efficacy and safety of infliximab in patients with ankylosing spondylitis: results of a randomized, placebo-controlled trial (ASSERT). *Arthritis Rheum* 52:582–591, 2005.

185. Davis JC Jr, Van Der Heijde D, Braun J, et al: Recombinant human tumor necrosis factor receptor (etanercept) for treating ankylosing spondylitis: a randomized, controlled trial. *Arthritis Rheum* 48:3230–3236, 2003.

186. van der Heijde D, Kivitz A, Schiff MH, et al: Efficacy and safety of adalimumab in patients with ankylosing spondylitis: results of a multicenter, randomized, double-blind, placebo-controlled trial. *Arthritis Rheum* 54:2136–4216, 2006.

187. Inman RD, Davis JC Jr, Heijde D, et al: Efficacy and safety of golimumab in patients with ankylosing spondylitis: results of a randomized, double-blind, placebo-controlled, phase III trial. *Arthritis Rheum* 58:3402–3412, 2008.

188. Landewe R, Braun J, Deodhar A, et al: Efficacy of certolizumab pegol on signs and symptoms of axial spondyloarthritis including ankylosing spondylitis: 24-week results of a double-blind randomised placebo-controlled Phase 3 study. *Ann Rheum Dis* 73:39–47, 2013.

189. Barkham N, Keen HI, Coates LC, et al: Clinical and imaging efficacy of infliximab in HLA-B27-positive patients with magnetic resonance imaging-determined early sacroiliitis. *Arthritis Rheum* 60:946–954, 2009.

190. Haibel H, Rudwaleit M, Listing J, et al: Efficacy of adalimumab in the treatment of axial spondylarthritis without radiographically defined sacroiliitis: results of a twelve-week randomized, double-blind, placebo-controlled trial followed by an open-label extension up to week fifty-two. *Arthritis Rheum* 58:1981–1991, 2008.

191. Sieper J, van der Heijde D, Dougados M, et al: Efficacy and safety of adalimumab in patients with non-radiographic axial spondyloarthritis: results of a randomised placebo-controlled trial (ABILITY-1). *Ann Rheum Dis* 72:815–822, 2013.

192. Baraliakos X, Listing J, Brandt J, et al: Clinical response to discontinuation of anti-TNF therapy in patients with ankylosing spondylitis after 3 years of continuous treatment with infliximab. *Arthritis Res Ther* 7:R439–R444, 2005.

193. Sieper J, Lenaerts J, Wollenhaupt J, et al: Maintenance of biologic-free remission with naproxen or no treatment in patients with early, active axial spondyloarthritis: results from a 6-month, randomised, open-label follow-up study, INFAST Part 2. *Ann Rheum Dis* 73:108–113, 2013.

197. Baraliakos X, Haibel H, Listing J, et al: Continuous long-term anti-TNF therapy does not lead to an increase in the rate of new bone formation over 8 years in patients with ankylosing spondylitis. *Ann Rheum Dis* 73:710–715, 2014.

198. Robinson PC, Bird P, Lim I, et al: Consensus statement on the investigation and management of non-radiographic axial spondyloarthritis (nr-axSpA). *Int J Rheum Dis* 17:548–656, 2014.

199. Braun J, Baraliakos X, Listing J, et al: Decreased incidence of anterior uveitis in patients with ankylosing spondylitis treated with the anti-tumor necrosis factor agents infliximab and etanercept. *Arthritis Rheum* 52:2447–2451, 2005.

203. Lim LL, Fraunfelder FW, Rosenbaum JT: Do tumor necrosis factor inhibitors cause uveitis? A registry-based study. *Arthritis Rheum* 56:3248–3252, 2007.

213. Calin A, Elswood J: The outcome of 138 total hip replacements and 12 revisions in ankylosing spondylitis: high success rate after a mean followup of 7.5 years. *J Rheumatol* 16:955–958, 1989.

216. Klingberg E, Lorentzon M, Mellstrom D, et al: Osteoporosis in ankylosing spondylitis - prevalence, risk factors and methods of assessment. *Arthritis Res Ther* 14:R108, 2012.

217. Arends S, Spoorenberg A, Houtman PM: The effect of three years of TNF alpha blocking therapy on markers of bone turnover and their predictive value for treatment discontinuation in patients with ankylosing spondylitis: a prospective longitudinal observational cohort study. *Arthritis Res Ther* 114(2):R98, 2012.

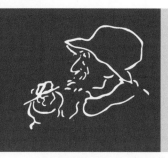

第76章

未分化脊柱关节炎

原著 John D. Carter · Alan P. Hudson
刘 琪 译 古洁若 校

关键点

未分化脊柱关节炎可具有外周和中轴的表现。

未分化脊柱关节炎是一种暂时性的诊断——许多病例会进展成为脊柱关节炎的其他亚型。

未分化脊柱关节炎的治疗取决于其以中轴或外周病变为主要表现。

1978年，人们将一组类风湿因子阴性且具有相同临床和放射学特征的炎性关节炎作为一种独立实体[1]。这些疾病最初被称为血清阴性多关节炎，目前被称为脊柱关节炎（SpA）。虽然SpA具有重叠的临床特征，但表型的异质性提示需要将其进行细分。当前公认的亚型包括强直性脊柱炎（AS）、银屑病关节炎（PsA）、炎症性肠病相关关节炎、反应性关节炎（ReA）和未分化SpA。术语未分化脊柱炎（uSpA）适用于临床和放射学特征符合SpA但未满足任何亚型诊断标准的患者。最近，有研究表明这些亚型代表了一种疾病的不同表现，而不是相关但却不同的实体[2]。明确这些是否为不同亚型或属于一种疾病的不同过程对临床实践具有重要意义。

目前SpA存在数种不同的分类标准。在1991年，欧洲脊柱关节炎研究组（ESSG）制定了SpA的诊断标准（图76-1）[3]。这些标准对SpA的诊断敏感性和特异性达87%。这些标准不太适合于诊断早期疾病，但非常适合于诊断既已存在的疾病。在1995年制定了SpA的Amor标准（表76-1）。这些标准类似于ESSG标准，但涵盖了人类白细胞抗原（HLA）-B27。其他分类标准包括Calin和Berlin标准[5-6]（表76-1，76-2和76-3）。最近，国际脊柱关节炎组织（ASAS）制定了新的分类标准[7]（图76-2）。这些标

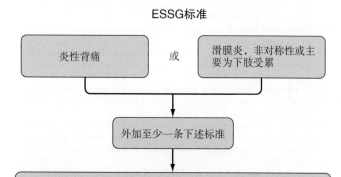

图76-1 据欧洲脊柱关节炎研究组（ESSG）标准，若将一例患者分类为脊柱关节炎，患者必须满足两条标准之一：炎性背痛或滑膜炎（通常为非对称滑膜炎，主要累及下肢）。倘若存在一条或两条标准，外加必须具有以下方框中的至少一条特征才能满足分类标准。炎性背痛的诊断需要满足以下5条标准中的4条：①40岁以前出现背部不适；②隐匿性起病；③症状持续至少3个月；④伴有晨僵；⑤运动后改善。AS，强直性脊柱炎；REA，反应性关节炎（From Dougados M, van der Linden S, Juhlin R, et al: The European spondyloarthropathy study group preliminary criteria for the classification of spondyloarthropathy. *Arthritis Rheum* 34：1218-1227，1991；and Gomariz EM, del M, Guijo VP, et al: The potential of ESSG spondyloarthropathy classification criteria as a diagnostic aid inrheumatological practice. *J Rheumatol* 29：326-330，2002.）

准将SpA分为中轴或外周疾病，更加强调了临床特征和先进的影响学技术（特别是MRI），旨在更早期的对患者进行分类。制定这些分类标准旨在便于研

表 76-1　Amor 标准

临床症状或病史	分值
夜间腰背痛，或晨起腰背部僵硬感	1
非对称性寡关节炎	2
臀部疼痛	1
倘若交替影响左右臀部	2
腊肠指或趾（指趾炎）*	2
足跟痛或其他明确的肌腱端病（起止点炎）*	2
虹膜炎	2
关节炎合并或发病前一月内出现非淋菌性尿道炎或宫颈炎	1
关节炎合并或发病前 1 个月内出现腹泻	1
存在或银屑病、龟头炎或炎症性肠病（溃疡性结肠炎或克罗恩病）的病史	2
影像学表现	
骶髂关节炎（双侧＞ 2 级；单侧＞ 3 级）	3
遗传背景	
HLA-B27 阳性，或存在强直性脊柱炎、Reiter 综合征、葡萄膜炎、银屑病或慢性结直肠疾病的家族史	2
治疗反应	
在 48 小时内出现对 NSAIDs 的良好治疗反应，或停用 NSAIDs 后 48 小时内疼痛复发	2

* 总分≥ 6 则可诊断为脊柱关节炎。总分≥ 5 诊断为可疑脊柱关节炎

表 76-2　炎性背痛的 Calin 标准 *

起病年龄＜ 40 岁
疼痛持续时间＞ 3 个月
隐匿起病
晨僵
运动后疼痛缓解

* 需要满足 4/5 条标准

表 76-3　炎性背痛的 Berlin 标准 *

晨僵持续时间＞ 30 分钟
运动后背痛缓解，休息后无缓解
夜间痛醒（仅在后半夜）
交替性臀部疼痛

* 满足 2/4 条标准的情况下敏感度和特异度分别为 70% 和 81%

究，提高研究人群的同质性，但它们也可用作临床实践的指导。

流行病学

由于诊断复杂的特点，目前关于 uSpA 发生率和患病率的数据有限且不一致。SpA 在白种人群中的总体患病率为 0.5%～ 2.0%[8]，但是最近来自美国疾病控制和预防中心国家健康和营养检查调查（NHANES）项目的数据提示患病率更高。在此调查中，慢性背部疼痛的发生率增高至 19.4%，其中 1/3 患有炎性背痛；1%～ 1.4% 的美国成人群体可能患有中轴型脊柱关节炎[9]。这些调查数据表明炎性背痛的患病率在各年龄组和性别间无显著差异；非西班牙裔白种人的患病率显著高于非西班牙裔黑人[10]。有趣的是，这些数据证实 HLA-B27 抗原的阳性率随着年龄的增加而增高，提示对长期生存具有不利影响。由于缺乏具体的诊断标准以及通常被漏诊，目前难以对 uSpA 的患病率进行量化。对于主要表现为外周症状的患者而言尤为如此。

尽管存在这些局限性，一些研究仍试图明确 uSpA 的患病率。德国的一项大型研究证实 SpA 的总体患病率为 1.9%，其中最常见亚型为 AS（0.86%），其次为 uSpA（0.67%）[11]。一项前瞻性队列研究对一处专业 SpA 临床门诊的 175 例患者进行了随访，其中 23% 的患者被分类为 uSpA[12]。另一项报告表明 uSpA 超出 AS 的 2 倍：纳入的患者中有 40% 存在 uSpA[13]。在西班牙[14]、瑞典[15] 以及多种族早期 SpA 患者[16] 的研究中，uSpA 分别占到 SpA 患者的 16.1%、17.8% 和 28.2%。uSpA 也与 HIV 感染相关，在 HIV 感染患者中的患病率为 2.2%～ 11.1%[17]。如前所述，uSpA 可能是 SpA 中最易漏诊的亚型。另一项西班牙的研究评价了 514 例前葡萄膜炎患者，发现其中 53% 的患者在首次发作葡萄膜炎前未被诊断为 SpA。在未被确诊的患者中，91% 患有 uSpA[18]。

许多 uSpA 患者在随访一定时间后将进展为一种更加明确的亚型。在巴西的一个 uSpA 队列（女性患者为主）中，在起病时外周症状最为常见，其后在 8 年的随访期间中轴症状的发生率增高[19]。在同一队列随访 2.5 年后，16.7% 的患者被分类为 AS，2.7% 的患者为 PsA。类似的一项研究（男性患者为主）证实分别有 24.3% 和 2.7% 的患者进展为 AS 和 PsA[20]。

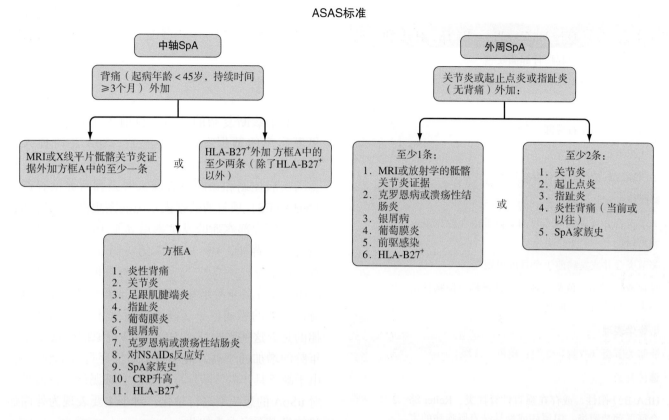

ASAS标准

图 76-2 国际脊椎关节炎评估组（ASAS）用于中轴和外周脊柱关节炎（SpA）的分类标准。骶髂关节炎的诊断需要患者必须存在 MRI 的活动性（急性）炎症，高度提示与 SpA 相关的骶髂关节炎，或存在明确的放射学骶髂关节炎（根据改良的纽约标准）。CRP，C 反应性蛋白；HLA，人白细胞抗原；MRI，磁共振成像；NSAIDs，非甾体抗炎药（From Zeidler H, Amor B: The Assessment in Spondyloarthritis International Society [ASAS] classification criteria for peripheral arthritis and for spondyloarthritis in general: the spondyloarthritis concept in progress. *Ann Rheum Dis* 70: 1-3, 2011; Rudwaleit M, Landewé R, van der Heijde D, et al: The development of Assessment of SpondyloArthritis International Society classification criteria for axial spondyloarthritis [part I]: classification of paper patients by expert opinion including uncertainty appraisal. *Ann Rheum Dis* 68: 770-776, 2009; and Rudwaleit M, van der Heijde D, Landewé R, et al: The development of Assessment of SpondyloArthritis International Society classification criteria for axial spondyloarthritis [part II]: validation and final selection. *Ann Rheum Dis* 68: 777-783, 2009.)

HLA-B27 阳性和臀部肌肉疼痛是显著的预测因素。对于患 uSpA 并演变为 AS 的患者，可能需要数年才发展为放射学骶髂关节炎[21]；但是，无论是否出现放射学骶髂关节炎，疾病负担均相近[22-23]。

虽然 uSpA 患者可能出现疾病进展，但某些患者也可出现症状的自然缓解。在以上所述 uSpA 能演变为 AS 或 PsA 的研究中，22.5% 的 uSpA 患者也出现缓解[20]。这在其他研究中也得到证实。uSpA 可自发缓解的事实类似于 ReA，表明某些 uSpA 患者可能患有无症状性或未识别的诱发感染性 ReA。另一项 SpA 患者的分析表明 40 岁以下起病的患者主要表现为中轴症状，而 40 岁以后起病的患者多为外周表现[24]。

遗传学、发病机制和病因学

由于 uSpA 的相关描述甚少，所以病因学和发病机制的信息很少。虽然 HLA-B27 明确与 SpA 风险相关，但其并非唯一的诱发因素。除了 HLA-B27 以外，其他遗传学因素，包括 HLA-Cw*0602、HLA-B38、HLA-B39、HLA-B60、HLA-DRB1 以及主要组织相容性复合体以外的基因（例如 ERAP-1 和 IL-23R）均与 SpA 相关。由于 SpA 和 uSpA 间的表型均在一致性，所以这些基因很可能也在 uSpA 中发挥作用。大约 50% ~ 70% 的 uSpA 患者为 HLA-B27 阳性[25]。在一个赞比亚群体中，HIV+ 的 uSpA 患者中

HLA-B*5703 等位基因也显著增加[26]。HLA-B60、HLA-C3、HLA-DR12、CXCR4、IL-1β、IL-8 和 整合素 1 也与 uSpA 直接相关[27-28]。来自 AS 和 uSpA 患者的外周血单核细胞的基因谱表达分析确定 RGS1 是一种候选生物标志物（特别是对 uSpA 而言）[29]。

已开展了一些研究以探讨诱发 uSpA 的细菌种类。这些研究关注于 ReA 的已知促发因素，结果表明衣原体和沙门氏菌可能与 ReA 存在因果关系[30-31]。但是，在 uSpA 患者中也检出了来自许多细菌种类（包括以往研究中与 ReA 有关或无关的细菌）的 DNA。这些研究结果的致病意义仍不清楚。

临床特征

uSpA 的临床特征与其他 SpA 亚型一致。绝大多数 SpA 亚型（包括 uSpA）发生于 15 ～ 45 岁。但是，和其他 SpA 亚型一致，uSpA 也可发生于儿童或老年人。绝大多数 uSpA 患者可长期正常生活，但某些并发症能导致残疾。就该病本身的定义而言，uSpA 的许多特征为 SpA 疾病家族所共有，并不存在唯一或特别的临床特征。虽然现有的各种分类标准主要是用于临床研究而并非作诊断之用，但他们仍可用于识别 uSpA 的多种表型特征。引导偏倚可能导致将具有中轴放射学特征的患者诊断为 uSpA，而漏诊表现为外周症状的患者。

uSpA 的临床表现以炎症为主，可累及中轴骨 [脊柱和骶髂（SI）关节]、周围关节（特别是下肢大关节）、起止点、指趾和关节外部位。关节外表现存在异质性，且所有 SpA 亚型均存在关节外表现；典型的是 PsA 和 ReA 的皮肤黏膜病变、ReA 的泌尿生殖道症状以及炎症性肠病（IBD）和 AS（可能）的胃肠道症状。但是眼部和心脏症状可存在于 uSpA。在 uSpA 患者中，20% ～ 30% 的患者出现轻度间歇性腹部症状或短期发作性腹泻。肠道炎症主要为亚临床性，有时仅在结肠镜检查后才发现[32]。除了遗传背景以及可能的环境诱发因素，机械应力也可能在 uSpA 的关节表现中发挥作用。uSpA 的男女性患病比约为 3 ：2[25]。

近期的数据表明，uSpA 患者与 AS 或 PsA 患者相比，通常更为年轻且疾病持续时间更短[33]。这些

患者通常合并有中轴和外周关节炎且前者表现为主，接近半数患者存在放射学骶髂关节炎[33]。他们的疾病总体活动度与其他的 SpA 亚型相近。有研究报告早期 uSpA 患者出现髋部骨质流失且其与疾病活动度相关[34]。

实验室检查和影像学

对于 uSpA 患者，目前尚无特异性实验室检查。患者的急性期反应物，例如 C 反应蛋白（CRP）或红细胞沉降率（ESR）可以正常或增高。急性期反应物增高的患者预后往往较差。uSpA 的 X 线平片特征与其他 SpA 亚型相近，无特殊表现。虽然 AS 和 IBD 相关 SpA 的放射学骶髂关节炎倾向于双侧对称性受累，但 uSpA 的放射学特点倾向于不对称和（或）单侧受累，这与 PsA 或 ReA 中所见相似。由于许多 uSpA 患者的疾病持续时间较短且可能演变为 SpA 的一种经典亚型（例如 AS），所以近期的研究试图尽力识别"无影像学变化的"中轴型脊柱关节炎患者，包括 uSpA。SI 关节的 MRI 可发现滑膜炎和骨髓水肿（骨炎）。这些病变在骶髂关节平片出现骶髂关节炎以前数月至数年间即可检出。但应该指出的是，这些 MRI 结果仅高度提示 uSpA 或 SpA，但并非其所特有。

诊断

目前尚无 uSpA 的特定诊断性检查。患者通常为血清学阴性（即不存在类风湿因子）。但是，通常由临床表现可容易的将 uSpA 和 SpA 与类风湿关节炎进行鉴别。其他有用但非特异的结果包括慢性病性贫血和炎性滑液（白细胞＞ 2000/ml，以中性粒细胞为主）。如前所述，HLA-B27 检查的价值有限。

最新的 ASAS 分类标准可能是最为有用的。中轴 SpA 的 ASAS 分类标准如下：影像学或 MRI 证实的骶髂关节炎外加至少一种 SpA 特征；或 HLA-B27 阳性外加至少两种临床特征。这些标准的特异性高于 MRI 改良的 ESSG 标准和改良的 Amor 标准[35]。也有针对仅具有外周表现的患者的 ASAS 分类标准（图 76-2）。

治疗

直到近期，SpA 患者的治疗选择仍有限。NSAIDs 被作为一线药物，因为其能改善 SpA 患者的症状，特别是中轴症状。近年来广泛研究了 TNF 抑制剂对 AS 和 PsA 的治疗，证实其对这两种疾病的临床症状均具有非常好的疗效。这些药物对 PsA 患者的外周关节还具有影像学保护作用，但对 SpA 患者的中轴放射学病变似乎无效或效果极弱。有趣的是，大型的回顾性研究表明 NSAIDs 对 AS 具有中轴放射学保护作用 [36]。AS 的常规物理治疗对于防止脊柱活动度丧失似乎也有具有明确作用。

关于 uSpA 的有效治疗，目前的数据极少。如前所述，不应将 uSpA 视为 AS 或 SpA 其他亚型的一种轻型病变。数据证实 uSpA 和 AS 在疾病活动度指标、起止点炎和葡萄膜炎方面具有可比性 [37]。针对 uSpA 的治疗大多是来源于于 AS 和 PSA。NSAIDs、环氧合酶（COX）-2 抑制剂和改善病情抗风湿药物（DMARDs）是 uSpA 的主要治疗药物，对于具有外周表现的患者尤为适用。在 DMARDs 中，最常使用的是柳氮磺吡啶和甲氨蝶呤。柳氮磺胺吡啶是唯一一种在 uSpA 的一项前瞻性临床试验中被证实可能有效的传统 DMARD。局部注射皮质类固醇可以有效治疗单关节炎或寡关节炎、起止点炎、滑囊炎或腱鞘炎。对于中轴受累或接受常规治疗后症状仍严重的患者，应考虑使用 TNF 抑制剂。TNF 抑制剂可有效治疗 uSpA 患者的临床症状，降低急性期反应物并改善 MRI 结局 [25]。

 本章的参考文献也可以在 ExpertConsult.com 上找到。

参考文献

1. Wright V: Seronegative polyarthritis: a unified concept. *Arthritis Rheum* 21(6):619–633, 1978.
2. Baeten D, Breban M, Lories R, et al: Are spondyloarthritides related but distinct conditions or a single disease with a heterogeneous phenotype? *Arthritis Rheum* 65:12–20, 2013.
3. Dougados M, van der Linden S, Juhlin R, et al: The European Spondylarthropathy Study Group preliminary criteria for the classification of spondylarthropathy. *Arthritis Rheum* 34(10):1218–1227, 1991.
4. Amor B, Dougados M, Listrat V, et al: Are classification criteria for spondylarthropathy useful as diagnostic criteria? *Rev Rhum Engl Ed* 62(1):10–15, 1995.
5. Calin A, Porta J, Fries JF, et al: Clinical history as a screening test for ankylosing spondylitis. *JAMA* 237:2613–2614, 1977.
6. Rudwaleit M, Metter A, Listing J, et al: Inflammatory back pain in ankylosing spondylitis: a reassessment of the clinical history for application as classification and diagnostic criteria. *Arthritis Rheum* 54:569–578, 2006.
7. Rudwaleit M, van der Heijde D, Landewe R, et al: The Assessment of SpondyloArthritis International Society classification criteria for peripheral spondyloarthritis and for spondyloarthritis in general. *Ann Rheum Dis* 70:25–31, 2011.
8. Zeidler H, Brandt J, Schnarr S: Undifferentiated spondyloarthritis. In Weisman MH, Reveille JD, van der Heijde D, editors: *Ankylosing spondylitis and the spondyloarthropathies—a companion to rheumatology*, ed 3, Philadelpha, 2006, Mosby, p 75.
9. Reveille JD, Weisman MH: The epidemiology of back pain, axial spondyloarthritis and HLA-B27 in the United States. *Am J Med Sci* 345(6):431–436, 2013.
10. Weisman MH, Witter JP, Reveille JD: The prevalence of inflammatory back pain: population-based estimates from the US National Health and Nutrition Examination Survey, 2009–10. *Ann Rheum Dis* 72(3):369–373, 2013.
11. Braun J, Bollow M, Remlinger G, et al: Prevalence of spondyloarthropathies in HLA-B27 positive and negative blood donors. *Arthritis Rheum* 41(1):58–67, 1998.
12. Paramarta JE, De Rycke L, Ambarus CA, et al: Undifferentiated spondyloarthritis vs ankylosing spondylitis and psoriatic arthritis: a real-life prospective cohort study of clinical presentation and response to treatment. *Rheumatology (Oxford)* 52(10):1873–1878, 2013.
13. Boyer GS, Templin DW, Bowler A, et al: Spondyloarthropathy in the community: clinical syndromes and disease manifestations in Alaskan Eskimo populations. *J Rheumatol* 26(7):1537–1544, 1999.
14. Casals-Sánchez JL, García De Yébenes Prous MJ, et al: Characteristics of patients with spondyloarthritis followed in rheumatology units in Spain. emAR II study. *Reumatol Clin* 8(3):107–113, 2012.
15. Haglund E, Bremander AB, Petersson IF, et al: Prevalence of spondyloarthritis and its subtypes in southern Sweden. *Ann Rheum Dis* 70(6):943–948, 2011.
16. Roussou E, Sultana S: Early spondyloarthritis in multiracial society: differences between gender, race, and disease subgroups with regard to first symptom at presentation, main problem that the disease is causing to patients, and employment status. *Rheumatol Int* 32(6):1597–1604, 2012.
17. Espinoza LR, Jara LJ, Espinoza CG, et al: There is an association between human immunodeficiency virus infection and spondyloarthropathies. *Rheum Dis Clin North Am* 18(1):257–266, 1992.
18. Pato E, Bañares A, Jover JA, et al: Undiagnosed spondyloarthropathy in patients presenting with anterior uveitis. *J Rheumatol* 27(9):2198–2202, 2000.
19. da Cruz Lage R, de Souza Bomtempo CA, Kakehasi AM, et al: Undifferentiated spondyloarthritis in a heterogeneous Brazilian population: an eight-year follow-up study. *Rheumatol Int* 34(7):1019–1023, 2014.
20. Sampaio-Barros PD, Bortoluzzo AB, Conde RA, et al: Undifferentiated spondyloarthritis: a longterm followup. *J Rheumatol* 37(6):1195–1199, 2010.
21. van der Linden S, Valkenburg HA, Cats A: Evaluation of diagnostic criteria for ankylosing spondylitis. A proposal for modification of the New York criteria. *Arthritis Rheum* 27:361–368, 1984.
22. Rudwaleit M, Haibel H, Baraliakos X, et al: The early disease stage in axial spondylarthritis: results from the German Spondyloarthritis Inception Cohort. *Arthritis Rheum* 60:717–727, 2009.
23. Kiltz U, Baraliakos X, Karakostas P, et al: Patients with non-radiographic axial spondyloarthritis differ from patients with ankylosing spondylitis in several aspects. *Arthritis Care Res* 64:1415–1422, 2012.
24. Skare TL, Leite N, Bortoluzzo AB, et al: Brazilian Registry of Spondyloarthritis. Effect of age at disease onset in the clinical profile of spondyloarthritis: a study of 1424 Brazilian patients. *Clin Exp Rheumatol* 30(3):351–357, 2012.
25. Cruzat V, Cuchacovich R, Espinoza LR: Undifferentiated spondyloarthritis: recent clinical and therapeutic advances. *Curr Rheumatol Rep* 12(5):311–317, 2010.
26. Díaz-Peña R, Blanco-Gelaz MA, Njobvu P, et al: Influence of HLA-

B*5703 and HLA-B*1403 on susceptibility to spondyloarthropathies in the Zambian population. *J Rheumatol* 35(11):2236–2240, 2008.

27. Liao HT, Lin KC, Chen CH, et al: Human leukocyte antigens in undifferentiated spondyloarthritis. *Semin Arthritis Rheum* 37(3):198–201, 2007.

28. Davis JC Jr, Mease PJ: Insights into the pathology and treatment of spondyloarthritis: from the bench to the clinic. *Semin Arthritis Rheum* 38(2):83–100, 2008.

29. Gu J, Wei YL, Wei JC, et al: Identification of RGS1 as a candidate biomarker for undifferentiated spondylarthritis by genome-wide expression profiling and real-time polymerase chain reaction. *Arthritis Rheum* 60(11):3269–3279, 2009.

30. Carter JD, Gerard HC, Espinoza L, et al: Chlamydiae as etiologic agents for chronic undifferentiated spondyloarthropathy. *Arthritis Rheum* 60:1311–1316, 2009.

31. Singh AK, Aggarwal A, Chaurasia S, et al: Identification of immunogenic HLA-B*27:05 binding peptides of *Salmonella* outer membrane protein in patients with reactive arthritis and undifferentiated spondyloarthropathy. *J Rheumatol* 40(2):173–185, 2013.

32. De Keyser F, Baeten D, Van den Bosch F, et al: Gut inflammation and spondyloarthropathies. *Curr Rheumatol Rep* 4(6):525–532, 2002.

33. Paramarta JE, De Rycke L, Ambarus CA, et al: Undifferentiated spondyloarthritis vs ankylosing spondylitis and psoriatic arthritis: a real-life prospective cohort study of clinical presentation and response to treatment. *Rheumatology* (Oxford) 52(10):1873–1878, 2013.

34. Haugeberg G, Bennett AN, McGonagle D, et al: Bone loss in very early inflammatory back pain in undifferentiated spondyloarthropathy: a 1-year observational study. *Ann Rheum Dis* 69(7):1364–1366, 2010.

35. Rudwaleit M, Landewe R, van der Heijde D, et al: The development of Assessment of SpondyloArthritis International Society classification criteria for axial spondyloarthritis (part II): validation and final selection. *Ann Rheum Dis* 68:777–783, 2009.

36. Poddubnyy D, Rudwaleit M, Haibel H, et al: Effect of non-steroidal anti-inflammatory drugs on radiographic spinal progression in patients with axial spondyloarthritis: results from the German Spondyloarthritis Inception Cohort. *Ann Rheum Dis* 71(10):1616–1622, 2012.

37. Rudwaleit M, Haibel H, Baraliakos X, et al: The early disease stage in axial spondyloarthritis. Results from the German Spondyloarthritis Inception Cohort (GESIC). *Arthritis Rheum* 60:717–727, 2009.

38. Braun J, Zochling J, Baraliakos X, et al: Efficacy of sulfasalazine in patients with inflammatory back pain due to undifferentiated spondyloarthritis and early ankylosing spondyloarthritis: a multicenter randomized controlled trial. *Ann Rheum Dis* 65:1147–1153, 2006.

39. Braun J, Baraliakos X, Godolias G, et al: Therapy of ankylosing spondylitis—a review. Part I: conventional medical treatment and surgical therapy. *Scand J Rheumatol* 34:97–108, 2005.

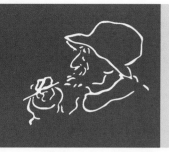

第 77 章

银屑病关节炎

原著　Oliver Fitzgerald，Musaab Elmamoun
张　磊译　刘升云校

关键点

非对称性关节炎患者若合并其他临床表现，如指（趾）炎、附着点炎或者炎症性下腰痛，且类风湿因子阴性，应考虑银屑病关节炎的可能。

新的银屑病关节炎分类标准（CASPAR）已获认可。

银屑病关节炎是一种进展性疾病，47%的患者在诊断后两年之内出现关节侵蚀。多关节病变和红细胞沉降率增快为预后不良的标志。

临床试验必须包括一系列核心指标和评价工具。

滑膜组织中血管数增多和中性粒细胞的出现有助于脊柱关节炎与类风湿关节炎的鉴别。滑膜组织中CD3+T细胞浸润情况的变化可能与患者的治疗反应相关。

磁共振成像所示附着点处骨髓水肿证实附着点受累为该病突出表现，这支持银屑病关节炎可能从附着点起病的假说。

CD8+ T细胞和固有免疫反应参与了疾病的发生。

尽管缺乏改善病情抗风湿药治疗银屑病关节炎的有效证据，但肿瘤坏死因子抑制剂已被证实对皮肤和关节病变的治疗有效。

银屑病关节炎是脊柱关节炎家族的一员，可定义为与银屑病相关的炎性关节病，类风湿因子通常为阴性。直到20世纪50年代，银屑病患者出现炎性关节炎仍被认为是类风湿关节炎（rheumatoid arthritis，RA）碰巧合并了银屑病。基于临床表现、影像学和类风湿因子状况的差异，RA和银屑病关节炎之间的区别逐渐被人们接受。1959年，Wright描述了该病经典的临床表现，并在1973年与其同事Moll发表了分类标准[1-2]。该标准至今仍是银屑病关节炎临床研究中最简单、应用最广泛的标准。1964年，美国风湿病学会首次将银屑病关节炎归类为风湿性疾病中的一个独立疾病[3]。

流行病学

　　流行病学研究表明，银屑病关节炎为一种有别于RA的特殊疾病。银屑病患者与一般人群相比，炎症性关节炎的患病率增高，前者在7%～25%之间，而后者为2%～3%。关节炎患者银屑病的患病率也升高，达2.6%～7%，而在一般人群仅0.1%～2.8%[4]。

　　银屑病影响了全世界约2%的人口。各地患病率有差异，俄罗斯和挪威为5%～10%，而西非和美国土著人仅0%～0.3%[5]。银屑病可于任何年龄发病，20～30岁为发病高峰。该病无性别差异，但存在一定遗传倾向。

　　7%～42%的银屑病患者会发生关节炎，这个数字变化范围较大，部分是由于缺乏统一的诊断标准，也与所研究人群的不同相关。银屑病关节炎确切的患病率和发病率尚不清楚。美国一项大样本研究报道，银屑病关节炎患病率在0.056%～0.28%之间[6]；当病例定义为"经医生诊断"的银屑病和银屑病关节炎时，患病率为0.25%（95%置信区间：0.18%～0.31%）。Kay及其同事[7]在英格兰东北部进行了一项患病率研究，评估来自6个全科医疗机构的病历记录：772例银屑病患者中有81例存在炎性关节炎，患病率为0.28%。Mease及其同事[8]进行的一项研究发现：欧洲/北美皮肤科门诊的银屑病患者中经风湿科医师最终确诊银屑病关节炎的比例几乎达到1/3[评估的949例患者中，285例（30%）患有银

屑病关节炎][8]。多项报告显示，银屑病关节炎的发病率介于 3 ～ 23/100 000 之间。来自纽约 Rochester 的数据表明，该病的发病率为 6.59/100 000。而在芬兰，87 000 人中的银屑病关节炎新发患者为 16 例，平均发病率为 23/100 000[9-10]。有学者利用冰岛谱系数据库，估算了 5 代人中银屑病关节炎发病的风险比 "RR"，结果显示[11]：银屑病关节炎患者至其四级亲属均有显著的 "RR" 增高，证明遗传因素以及环境因素均在其中起到了显著而复杂的作用。

临床特征

　　斑块状银屑病或称寻常型银屑病是银屑病关节炎患者最常见的皮肤表型，当然也存在其他的皮肤表现

（图 77-1）。尽管关节炎常发生在已诊断明确的银屑病患者中，但一些患者可能还没意识到他们已患银屑病，尚有近 15% 的患者在关节炎发病之后才出现银屑病[12]。一项临床研究显示，银屑病患者关节炎的发病率是恒定的（74/1000 人年），但其患病率随发病时间的增加而增加，30 年后可达 20.5%[13]。如果患者出现了银屑病关节炎典型的关节症状，但无银屑病或者皮疹的主诉，那么医生需再次仔细检查患者的皮肤，包括头皮和指甲，因为银屑病经常潜藏在这些地方。甲营养不良改变见图 77-2。

　　尽管来自美国的一项最新研究表明，银屑病患者关节炎的患病率随银屑病的严重程度而增加[6]，但在临床实践中并未观察到皮肤受累程度与关节炎严重程度的相关性。一项前瞻性研究表明，仅有 35% 的患

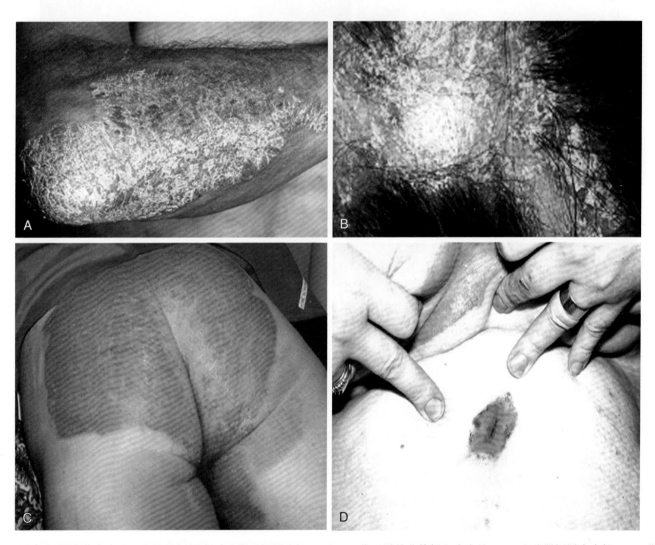

图 77-1　银屑病临床表型：斑块状银屑病（寻常型银屑病）。**A** 和 **B**．位于肘关节伸侧和头皮处；**C**．生殖器银屑病皮损；**D**．乳房下及脐处银屑病皮损

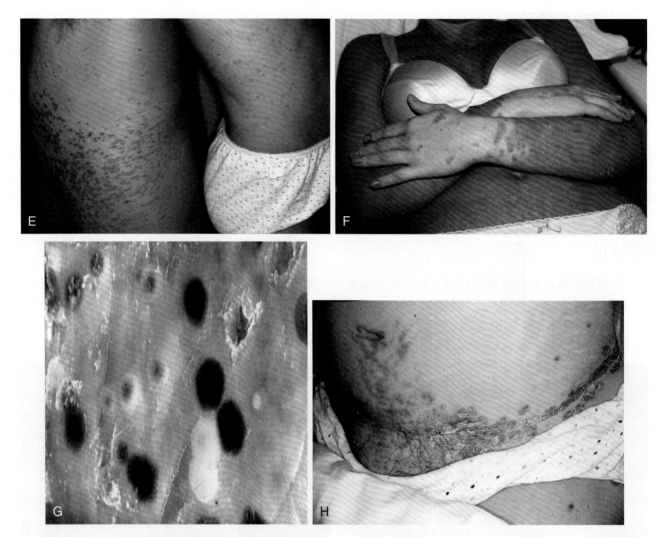

图 77-1 续图。E. 父子同患点滴型银屑病；F. 躯干和上肢的红皮病型银屑病。G. 足部脓疱型银屑病。H. 腹部手术伤口的 Koebner 现象

者会同时出现皮肤病变和关节症状的复发[11]。银屑病关节炎患者也常出现关节炎的其他表现，如休息后僵硬及疲劳。一项关于疲劳的研究显示，疾病活动度、身体残疾、疼痛、精神压力等因素均可引起疲劳，合并纤维肌痛综合征和高血压则可进一步加重疲劳[14]。与其他核心指标相比，疲劳被认为是对各种变化较为敏感的独立预后指标[15]。

银屑病关节炎的患者可出现关节炎、肌腱附着点炎和脊柱炎的症状。129 例早期银屑病关节炎患者关节受累的情况如图 77-3 所示。在一篇开创性论文中，Wright 和 Moll[16] 描述了银屑病关节炎的 5 种临床类型（图 77-4）：

1. 非对称性寡关节炎型
2. 对称性多关节炎型
3. 远端指（趾）间关节炎型
4. 脊柱关节炎为主型
5. 破坏性（损毁性）关节炎型

尽管学者们提出了众多分类标准，但此标准最为常用。由于所采用的定义不同，不同研究所报道的银屑病关节炎各亚型的发生率不同。关节受累的形式不是固定不变的。患者的病情也可能会有波动，并可能受到治疗的影响。在一项纳入 129 例早期银屑病关节炎患者的研究中，最初为多关节型的 77 例患者中有 53 例在两年时被重新评估病情：其中 26 例（49%）后来表现为寡关节型，19 例（36%）仍为多关节型，12 例（23%）达到临床缓解[17]。

银屑病关节炎分类（Classification of Psoriatic Arthritis，CASPAR）研究也包括了对疾病亚型的重

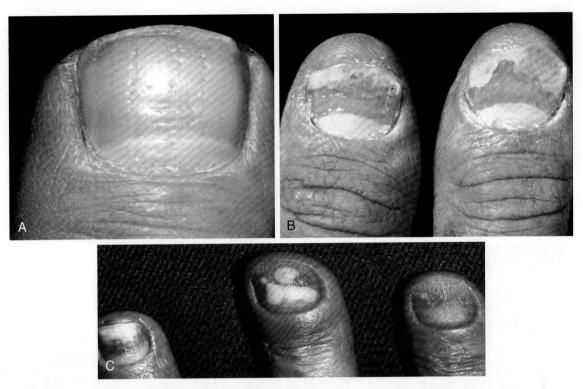

图 77-2　甲营养不良改变。**A.** 指甲顶针样凹陷；**B.** 指甲剥离；**C.** 严重毁坏性改变：甲丢失、脓疱形成

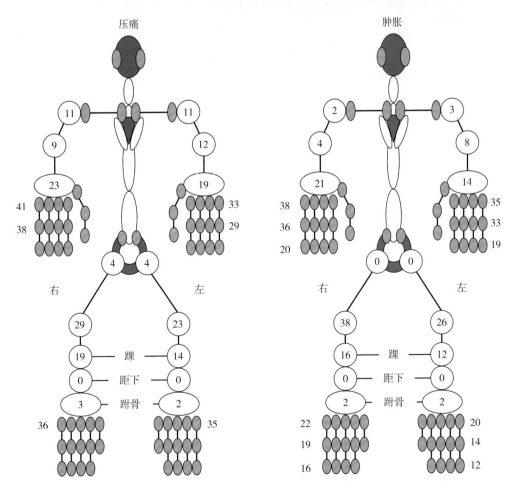

图 77-3　129 例早期银屑病关节炎患者外周肢体关节压痛和肿胀的发生率（手远端指间关节和足近 / 远端趾间关节未做 Ritchie 关节指数压痛评估）

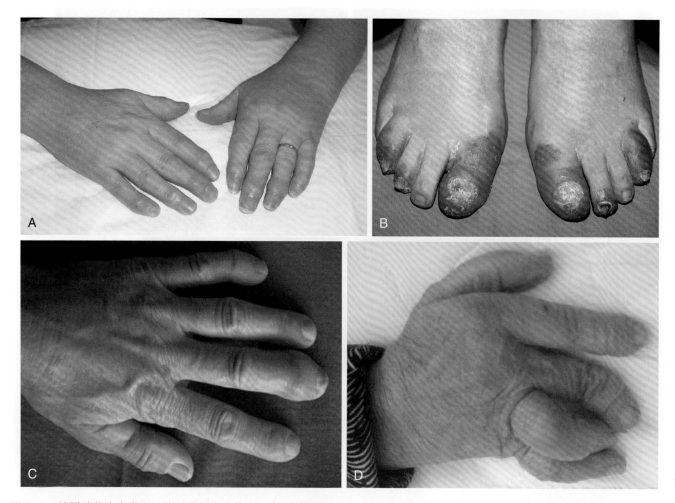

图 77-4 外周关节病变类型：非对称性多关节病。**A**. 远端指间关节受累及前臂淋巴水肿；**B**. 趾炎伴皮肤和指甲病变；**C**. 远端指间关节受累；**D**. 毁损型关节炎

新分型[18]。该多中心研究包括 588 例银屑病关节炎患者和 536 例对照。约 63% 的患者为多关节型，仅 13% 的患者为寡关节型，这与先前 Wright 和 Moll 的研究结果不同，但与之后公布的许多研究结果相似。Wright 和 Moll 总结的其他三种关节受累类型较为少见。不到 5% 的患者为远端指间关节型，但是远端指间关节受累可见于任一种临床亚型。无论是否进行了影像学检查，40% ~ 70% 的银屑病关节炎患者可出现脊柱受累，但脊柱关节炎为主型很少见[19]。脊柱受累的危险因素包括严重的外周关节炎和 HLA-B27 阳性[20]。最后，尽管很多患者由于病情控制不佳导致关节破坏，但毁损型关节炎（一种与连枷状关节相关的破坏性关节炎）罕见。银屑病和银屑病关节炎研究及评估研究组（the Group for Research and Assessment of Psoriasis and Psoriatic Arthritis，GRAPPA）已经在毁损型关节炎的临床和放射学特点方面取得了广泛共识：即毁损型关节炎的定义应包括外周关节，尤其手、足关节，但不应包括中轴关节。一个关节的受累足以诊断毁损型关节炎，而关节破坏的快慢并不重要。临床和放射学特点均很重要，但放射学特点更加敏感。临床表现包括手指缩短、望远镜征和（或）连枷状关节（非关节半脱位所致）。放射学标准包括关节的两个关节面整体侵蚀和（或）铅笔帽征，其中溶骨性改变是标志性特点。尽管强直是严重关节破坏的特点，但不属于毁损型关节炎的特征[21]。

典型的临床表现如指（趾）炎和附着点炎，有助于银屑病关节炎的诊断。29% ~ 33.5% 的银屑病关节炎患者以指（趾）炎为首发表现，即手指或足趾腊肠样肿胀（图 77-4B）；48% 的患者在随访中出现指（趾）炎[17,22]。超声和 MRI 研究显示，指（趾）炎主要是关节和腱鞘的炎症[23-24]。附着点炎即肌腱和韧带骨骼附着点的炎症，是脊柱关节炎共有的临床特征，也是银屑病关节炎的特征性表现。总的来说，附着点炎首发于 38% 的患者[17]。最常受累的部位是跟腱和足底筋膜的附着点。其他部位包括股四头肌腱和髌韧带附着点、髂嵴、肩袖和肱骨上髁处的附着点。患者可出现上述部位的疼痛，查体常有压痛，有时可见肿胀。附着点病变也可无症状，而超声检查要比临床触诊更加敏感。X 线常可发现骨刺，但并非都有症状。

与 RA 相比，除银屑病皮损和甲营养不良外，银屑病关节炎的关节外病变并不常见。虹膜炎或葡萄膜炎发生率为 7%～18%，与强直性脊柱炎相比多为双侧出现，而且常见于脊柱受累的患者[12,25]。大量研究表明，银屑病关节炎患者炎症性肠病患病率较高，有时无症状，只能通过活检发现[26-27]。出现炎症性肠病是一种巧合还是与治疗相关尚需进一步证实。银屑病关节炎可能更易发生远侧肢体水肿或淋巴水肿；一项病例对照研究报道，21% 的银屑病关节炎患者出现上述表现，而对照组仅 4.9%（图 77-4A）[28]。最后，淀粉样变可见于银屑病关节炎，但较为罕见。

鉴别诊断

有助于鉴别银屑病关节炎和 RA 的关节特征包括，指（趾）炎、远端指间关节受累及附着点炎（表 77-1；图 77-4）。此外，炎性背痛或经 X 线、MRI 证实的骶髂关节炎患者，应高度怀疑银屑病关节炎，因为 RA 脊柱受累不常见。银屑病关节炎无类风湿结节及 RA 的其他全身表现，也有助于对两者进行鉴别。

银屑病关节炎和其他脊柱关节炎的鉴别也很重要。指（趾）炎是反应性关节炎的特点之一，且反应

表 77-1　用于鉴别银屑病关节炎和类风湿关节炎的临床特征

	银屑病关节炎	类风湿关节炎
银屑病	+	−
对称	+	++
非对称	++	+
附着点病变	+	−
指/趾炎	+	−
甲营养不良	+	−
人类免疫缺陷病毒相关性	+	−

性关节炎的掌跖脓疱样皮疹（溢脓性皮肤角化症）可能在临床上和组织学上均难以与脓疱型银屑病进行区分（图 77-1G）。与典型的强直性脊柱炎相比，脊柱受累的银屑病关节炎患者，骶髂关节炎以单侧更为多见，X 线的脊柱病变也多为非对称性。最后，晶体性关节病也可能与银屑病关节炎相混淆，特别是单关节病变者，关节液晶体分析可用于鉴别。另外，血尿酸水平在银屑病关节炎可以升高，从而增加了鉴别的难度。目前有若干方法可用于筛查银屑病患者是否患有关节炎，但正处于头对头的比较研究中，这将有助于皮肤科及全科医师识别银屑病关节炎患者。

实验室检查

银屑病关节炎无诊断性实验室检查。尽管类风湿因子阴性是银屑病关节炎有别于 RA 的一个重要特点，但低滴度类风湿因子阳性仍可见于 5%～16% 的典型银屑病关节炎患者。在更具确诊意义的检查出现之前，对这些患者进行准确的分类诊断颇为困难。最初认为抗瓜氨酸化蛋白抗体（CPA）是诊断 RA 的特异性抗体，但现在已经认识到该抗体也可见于约 5% 的银屑病关节炎患者[29]。急性时相标志物，诸如红细胞沉降率、C 反应蛋白（CRP）和血清淀粉样蛋白 A，在银屑病关节炎患者都可升高，但不像 RA 那样普遍，升高的幅度也较小。在多关节受累的患者中，这些指标的升高尤为突出，且提示预后不佳[30]。最后，如前所述，银屑病关节炎患者可由于代谢异常出现高尿酸血症，而这一指标并不反映皮肤病变的程度。

影像学特征

尽管肌肉骨骼超声（musculoskeletal ultrasound, MSUS）和 MRI 等影像学技术在关节炎（包括银屑病关节炎）中的应用已取得了重大进展，但 X 线片仍为评价银屑病关节炎外周关节骨质改变的"金标准"。

X 线平片

67% 的银屑病关节炎确诊患者存在放射学异常，12% 和 47% 的新发病例在发病两年内出现关节侵蚀[17]。一些影像学特征可反映患者的临床类型（图 77-5）。这些特征包括：非对称性关节受累；指（趾）

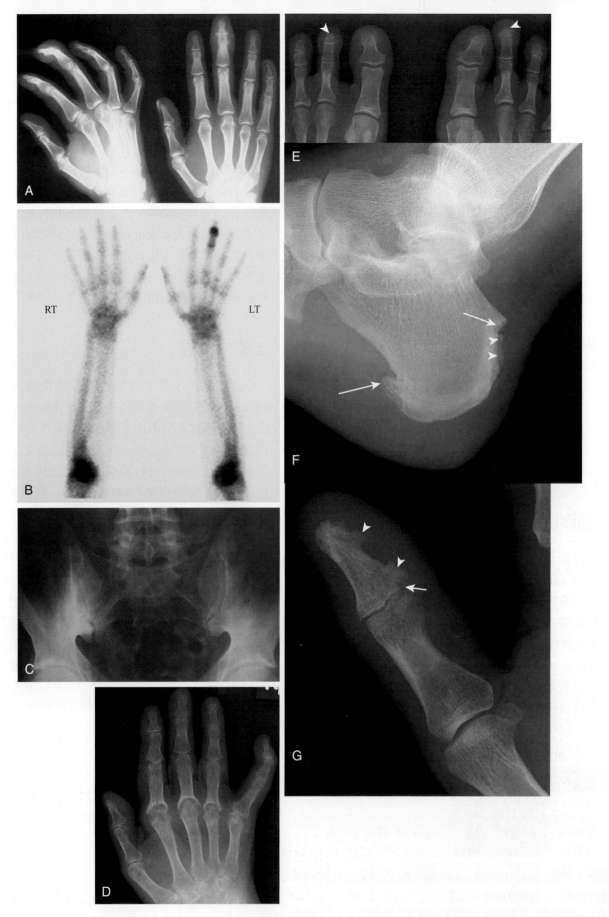

图 77-5 银屑病关节炎放射学特点。**A.** 左侧第三远端指间关节单关节炎，可见明显新骨形成。**B.** A图中同一患者的骨扫描。**C.** 非对称性右侧骶髂关节炎。**D.** 毁损型关节炎。严重结构改变：多发骨侵蚀和"铅笔帽"畸形。**E.** 肢端骨溶解。双侧第二趾远端趾间关节破坏（箭头）。**F.** 附着点炎。跟骨侧位片显示跟骨背侧跟腱附着处巨大侵蚀（大箭号），伴有骨膜新骨形成（箭头）。可见跟骨跖面巨大骨刺（小箭号），提示跖筋膜起始处附着点病变。**G.** 骨膜炎。拇指X线片显示远端指骨的基底部边缘性侵蚀（箭号），形成不规则骨膜新骨（箭头），并显著遮挡该节指骨的表面。RT，右；LT，左（Courtesy Dr. Robin Gibney and Dr. Eric Heffernan.）

间关节受累；骨侵蚀、吸收并存而形成的典型"铅笔帽"畸形；关节间隙狭窄或附着点受累，伴有骨刺形成或骨膜炎；与典型强直性脊柱炎相比，本病脊柱受累常不严重且不对称。

银屑病关节炎早期放射学进展缓慢，2 年间改良 Sharp 侵蚀评分（手部包括远端指间关节）平均从 1.2 增加到 3[17]。Larson 和 Sharp 评分系统都已应用于本病的评价，但这两个系统均非专为本病制订，也未得到广泛验证。其他被提议用于银屑病关节炎的评分系统还包括改良 Sharp 评分（MSS）、改良 Sharp/van der Heijde 法（SHS）、改良的 Steinbrocker 法和银屑病关节炎 Ratingen 评分法。除了 Ratingen 方法，这些评分方法均被设计用于 RA 且已被验证，随后经过改良用于银屑病关节炎的评估。现有的放射学方法都不具备足够的可行性和敏感性，不宜在大型纵向观察性研究中应用。[31]。

肌肉骨骼超声

很多 MSUS 方法均有助于银屑病关节炎的诊断，并且随着血流变化识别技术（特别是能量多普勒超声）的进展，这些应用手段也会得到不断发展（图 77-6）。已证实 MSUS 对早期银屑病关节炎滑膜炎的诊断比临床检查更为敏感：在这项研究中，96% 的患者至少可见一个关节有亚临床滑膜炎，这导致大多数临床诊断为少关节炎的患者被重新归类为多关节炎[32]。而这可能导致预后判断和治疗上发生巨大变化。最后，MSUS 已经被用作滑膜炎治疗反应的客观监测手段[33]。

附着点炎 MSUS 的表现包括附着点增厚、低回声改变、能量多普勒超声显示血流增多、腱鞘炎、骨侵蚀或附着点骨赘形成[34-35]。MSUS 为非侵袭性检查手段，其用于检测下肢附着点病变比临床查体更

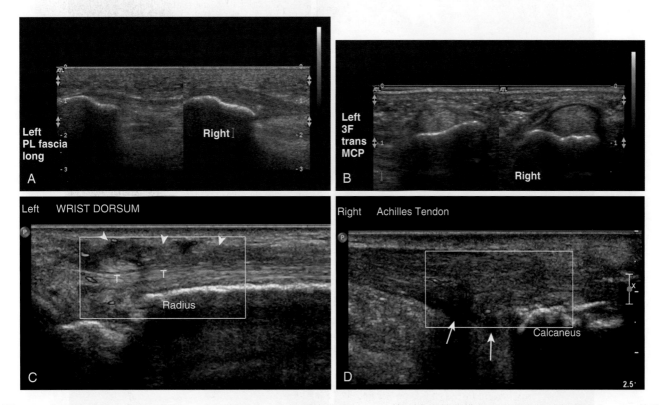

图 77-6　银屑病关节炎超声特征。**A.** 与左侧对比，右侧跖筋膜增厚。**B.** 第三掌指关节横断面显示右侧腱鞘滑膜炎。**C.** 伸肌腱鞘滑膜炎。腕背纵向超声图像显示指伸肌腱周围（*T*）伸肌腱鞘分叶状、高回声增厚（箭头）。多普勒显示增厚的腱鞘内血流增多（红色及橘红色信号）。**D.** 跟骨后滑囊炎和附着点炎。纵向超声图像和多普勒显示跟骨后滑囊高回声增厚（箭头），深入到显著增厚的跟腱远端。肌腱内可见异常血流信号，提示存在血管新生。亦可见肌腱附着处侵蚀导致的跟骨皮质不规则（Courtesy Dr. Robin Gibney and Dr. Eric Heffernan.）

为敏感。在早期银屑病关节炎中，亚临床附着点异常的 MSUS 检出比很高，且不依赖于临床查体和症状[35-36]。MSUS 也应用于指（趾）炎的研究，并表明指（趾）炎同时存在滑膜和腱鞘的炎症[23-24]，MRI 也已证实了这一点。最后，MSUS 引导下的小关节和附着点处穿刺或注射在银屑病关节炎患者中也颇具应用价值。

磁共振成像

MRI 研究为探索银屑病关节炎发病机制提供了新的认识。基于 MRI 上显示的附着点相关骨髓水肿，McGonagle 和及其同事[37]提出，银屑病关节炎与 RA 不同，是以附着点受累为基础的疾病。MRI 能够全方位了解关节的受累情况（包括附着点炎），但 MRI 可否作为银屑病关节炎的常规检查仍有待确定。脊柱或骶髂关节 MRI 对强直性脊柱炎的诊断价值已得到证实，因此其对银屑病关节炎的诊断也将大有裨益，特别是那些 HLA- B27 相关的活动性中轴型银屑病关节炎[38]。初步研究显示：对于接受生物制剂治疗的银屑病关节炎患者，MRI 可通过监测滑膜炎或血管增生的情况来评价疗效（图 77-7），但尚需更细致深入的研究。进来已有学者提出新的 MRI 评分系统（PsAMRIS），用于评估银屑病关节炎患者关节炎症和破坏的程度[39]。

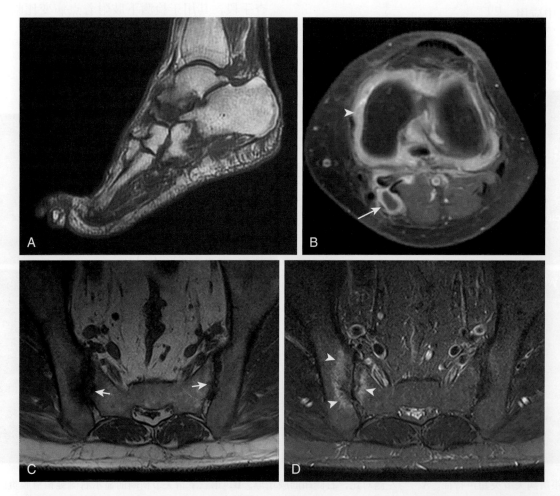

图 77-7　A．左足 MRI T1 加权像证实严重的距骨和舟骨病变伴骨髓水肿。**B．**膝滑膜炎。横向 T1 加权脂肪抑制结合增强 MRI 显示滑膜弥漫性重度增厚（箭头）。滑膜炎延伸至腘窝形成小的贝克囊肿（箭号）。**C．**非对称性骶髂关节炎。T1 加权像横断面显示右侧骶髂关节周围硬化（低信号）和双侧侵蚀（箭号）。**D．**C 中同一患者短时反转恢复序列（STIR）横断面显示右侧骶髂关节大片水肿（箭头），左侧骶髂关节轻微水肿（Courtesy Dr. Robin Gibney and Dr. Eric Heffernan.）

其他影像学检查

其他影像学检查手段，例如计算机断层扫描（computed Tomography，CT）或闪烁显像法，已经在很大程度上被 MRI 所取代。CT 现主要应用于患者存在 MRI 检查禁忌或不具备 MRI 设备时。正电子发射断层扫描（PET）在观察 RA 患者膝关节病变时与 MSUS 及 MRI 具有相似的效果。一项探索性研究使用高分辨（^{18}F）PET 探究了银屑病关节炎与骨关节炎和健康关节相比远端指间关节骨代谢的情况。作者认为这项技术可为已知的银屑病关节炎的表型表达提供新的解释，并有助于提高对骨-肌腱-甲复合体的理解[40]。一项应用高分辨 CT 比较 RA 和银屑病关节炎患者骨骼结构改变的研究发现，银屑病关节炎的典型表现为较小的 Ω 状和管状的骨质破坏以及较大的冠状骨赘形成。另一项纵向研究使用高分辨率 CT 描述了患者手部侵蚀和增生的分布、表现形式及发展变化，与 CT 相比 X 线平片对侵蚀和增生的敏感性较低，但特异性较高[41]。

诊断

目前银屑病关节炎尚无诊断性试验。但简而言之，银屑病关节炎可被看做银屑病基础上发生的类风湿因子阴性的关节炎。大多数银屑病关节炎患者符合这种简单的定义。关节炎可主要累及脊柱，也可仅累及附着点部位，约 15% 的患者银屑病出现于关节炎症状之后，部分患者可出现类风湿因子低滴度阳性。鉴于上述情况，CASPAR 研究小组对 588 例银屑病关节炎患者和 536 例对照进行分析，发表了新的分类标准（表 77-2）。这些标准已经在数个前瞻性和回顾性研究中得到了很好的验证，具有很高的敏感性和特异性（包括早期银屑病关节炎患者）[42]。临床研究表明，CASPAR 标准的特异度为 0.987，敏感度为 0.914。单个患者诊断流程见图 77-8。

临床经过及转归

目前有 5 个关于早期银屑病关节炎的队列研究[17,43-46]，研究对象的平均病程为 6 ～ 12 个月，银屑病的平均发病年龄为 27 ～ 31 岁，关节炎的平均发病年龄为 38 ～ 52 岁。总体而言，皮肤病变的严重程

度与银屑病关节炎发病无关；手、足小关节最常受累；约 1/3 患者出现远端指间关节受累，常伴甲病变（占

表 77-2 银屑病关节炎 CASPAR 分类标准

炎性关节病（关节、脊柱、附着点）+ 以下项目评分 ≥ 3 分

1. 银屑病皮损的证据（a、b、c 之一）
   a. 现患银屑病*：风湿科医师或皮肤科医师鉴定目前存在银屑病皮损或头皮病变
   b. 银屑病个人史：患者本人、家庭医生、皮肤科医师、风湿科医师或其他可信任的健康中心提供的银屑病病史
   c. 银屑病家族史：患者提供的一级或二级亲属的银屑病病史

2. 银屑病性甲营养不良：就诊时发现典型的银屑病性甲营养不良，包括指甲剥离、指甲凹陷、过度角化

3. 类风湿因子阴性：除胶乳法之外的任何方法均可，最好采用酶联免疫吸附试验或比浊法，按当地实验室检查的参考值范围，类风湿因子检查结果为阴性。

4. 指（趾）炎（a 或 b 之一）
   a. 当前存在的整个指趾肿胀的指趾炎表现
   b. 病史：风湿科医师记录的指（趾）炎病史

5. 关节周围新骨形成的影像学证据：手足平片可见关节周围边界不清的骨化（而非骨赘形成）

* 现患银屑病评 2 分，其他项目评 1 分
特异性 0.987，灵敏度 0.914
CASPAR，银屑病关节炎分类

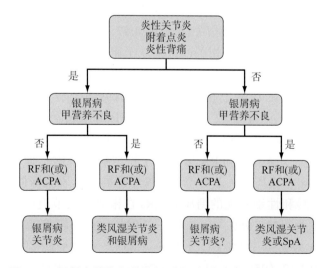

图 77-8 银屑病关节炎诊断流程图。部分患者可能表现为银屑病关节炎的典型关节症状而无皮肤或甲病变，只能在其出现银屑病后方可确诊为银屑病关节炎。ACPA，抗瓜氨酸化蛋白抗体；RF，类风湿因子；SpA，脊柱关节炎

2/3）；约 1/3 患者出现指（趾）炎及附着点炎；脊柱受累总体发生率为 20%，但单纯脊柱受累发生率仅 2% ～ 4%。在随访中，大多数患者病情仍持续进展，约 47% 的患者在两年内出现关节侵蚀[17]。疾病进展的标志包括多关节病变及红细胞沉降率增快。长期随访研究显示：银屑病关节炎并发症多且死亡率高，17% 的患者有 5 个或更多关节的畸形，40% ～ 57% 的患者有畸形性破坏性关节炎，20% ～ 40% 的患者出现脊柱受累，11% ～ 19% 的患者出现残疾，与一般人群相比，银屑病患者的死亡率也有所增加[12,47-48]。

银屑病关节炎的合并症

银屑病关节炎患者的心血管疾病发病率和死亡率增加。在横断面和纵向前瞻性队列中，心肌梗死、缺血性心脏病、高血压、糖尿病和血脂异常的风险均显著增加[49]。许多研究都强调了银屑病关节炎患者的心血管危险因素及其合并的代谢综合征。一项针对 109 例银屑病关节炎患者及其对照组（包括 699 例 RA 患者及 122 例强直性脊柱炎患者）进行的研究表明，合并代谢综合征的校正 OR 值为 2.44（1.48 ～ 4.01，$P < 0.001$），合并中心型肥胖、糖耐量异常、高密度脂蛋白胆固醇（high-density lipoprotein，HDL）降低的校正 OR 值均显著增加[50]。在另一项对银屑病关节炎患者的研究中，44% 的患者合并代谢综合征（$n = 283$），16% 患有胰岛素抵抗（$n = 263$）。代谢综合征和更严重的银屑病关节炎之间也存在显著的相关性（OR 4.47，$P < 0.001$）[51]。银屑病与糖尿病相关，且独立于肥胖等传统危险因素。银屑病关节炎的皮肤和关节炎症均可能增加患糖尿病的风险。在一项使用大型英国全科医学数据库——健康改善网络（The Health Improvement Network，THIN）的研究中，作者评估了银屑病关节炎、银屑病和 RA 患者发生糖尿病的风险。他们指出，银屑病关节炎患者患糖尿病的总体风险增加。年龄和性别匹配的糖尿病 HRs 在银屑病关节炎患者中为 1.72（95% CI，1.46 ～ 2.02），在银屑病患者中为 1.39（95% CI，1.32 ～ 1.45），在 RA 患者中为 1.12（95% CI，1.01 ～ 1.25）。在调整了 BMI、吸烟、饮酒、基线糖皮质激素使用和伴发疾病后，银屑病关节炎的 HRs 为 1.33（1.09 ～ 1.61），银屑病为 1.21（1.15 ～ 1.27），RA 为 0.94（0.84 ～ 1.06）[52]。

Ogdie 及其同事[53]进行的一项基于人群的大规模研究使用相同的数据库来检测银屑病关节炎、银屑病和 RA 患者与普通人群相比的全因死亡风险。结果显示重度银屑病或 RA 患者的死亡率增加，但银屑病关节炎患者的死亡率无统计学意义上的显著增加。年龄和性别调整的 HR 在银屑病关节炎、RA 和银屑病中分别为 1.02（95% CI，0.92 ～ 1.12），1.56（95% CI，1.51 ～ 1.62），1.10（95%，CI，1.06 ～ 1.13）。

在银屑病关节炎患者中，动脉粥样硬化标志物在心血管风险预测方面的效果均不甚理想，而亚临床颈动脉粥样硬化显示与炎性关节炎患者的心血管风险相关。多个研究利用颈动脉内膜 - 中膜厚度（cIMT）评估银屑病关节炎患者的亚临床颈动脉粥样硬化，与一般人群相比，cIMT 在银屑病和银屑病关节炎中患者中持续增加。Eder 等[49]比较了银屑病关节炎患者与单纯银屑病患者的亚临床动脉粥样硬化程度，共纳入 125 例银屑病关节炎患者和 114 例银屑病患者，通过检测两种亚临床动脉粥样硬化的指标，即 cIMT 和颈动脉总斑块面积（TPA），作者认为银屑病关节炎患者有更严重的亚临床动脉粥样硬化，因为与银屑病患者相比，其颈动脉 TPA 更高 [TPA（面积 mm^2 的平方根）3.33±3.34 vs. 2.43±2.72，$P=0.03$]。但两组间 cIMT 差异无统计学意义[49]。银屑病关节炎合并心血管并发症的系统综述表明，与普通人群相比，银屑病关节炎患者心血管疾病的患病率增加，心血管危险因素也增加[54]。值得注意的是，在评估心血管疾病及并发症时，我们必须仔细区分是由银屑病本身引起的并发症还是由并存的心血管风险或关节炎治疗导致的并发症。欧洲抗风湿病联盟（European League Against Rheumatism，EULAR）已经发表了针对炎性关节病患者心血管风险控制管理的循证指南[55]。

预后评估

GRAPPA 和类风湿关节炎临床试验结局评估组（Outcome Measures in Rheumatoid Arthritis Clinical Trials，OMERACT）的成员一直专注于如何评估银屑病关节炎患者对治疗的反应。迄今为止，许多已用于银屑病关节炎临床试验的评价方法均借鉴于 RA，但并未得到验证。争议主要涉及要计算的关节数目、急性期反应物在银屑病关节炎中的意义，以及包含功能和生活质量评定的重要性。在临床试验必备的核心评估项目上目前已经达成共识，但仍有一些指标是必要而非强制性的，还有一些指标需进行更多的研究（图 77-9）。其中许多指标的评价方法需要完善和验证，而有些方法如银屑病严重程度指数（Psoriasis Assessment Severity Index，PASI）仍存在公认的局限性。表 77-3 列出了目前可行的核心评估指标。此外，关于指（趾）炎和附着点炎的评估工具也已被提出且经过了验证[56-57]。

在临床试验中，大量复合评分系统 [例如美国风湿病学会（ACR）20、ACR50、ACR70，EULAR 的疾病活动度评分（DAS）] 被应用于银屑病关节炎患者的评估，同样，多数也是借鉴于 RA 的，且尚未在银屑病关节炎中得到广泛验证。银屑病关节炎治疗反应标准（PsARC）是专门为银屑病关节炎提出的评分系统，尽管已用于大量试验研究，但仍未经过广泛的验证，该系统被认为可能对治疗反应不敏感且区分作用不强[58]。尚需大量工作以制定有效且敏感的综合测评方法。复合评估手段是运用单个工具评估所有临床转归指标的一种方法。理想情况下，复合指数应该结合实用性、有效可行性及临床相关性。它也应该是能提供疾病活动度及治疗反应的评价手段。

表 77-3　临床试验推荐使用的核心指标

分类	指标
外周关节炎症	关节压痛 / 肿胀数 68/66
患者整体评估	研究用指标*
皮肤评估	银屑病严重程度指数（如果体表面积 ≥ 3%） 病变评分（红斑、硬结、鳞状物） 体表面积
疼痛	视觉模拟评分或数字分级标尺
躯体功能	HAQ/SF-36 躯体功能综合评估
健康相关生活质量	通用指标 疾病特异性指标（如：DLQI、PsAQoL）

*Cauli A，Gladman DD，Mathiew A，et al：Patient global assessment in psoriatic arthritis：a multicenter GRAPPA and OMERACT study. J Rheumatol 38：898–903, 2011.
DLQI，皮肤相关的生活质量指数；HAQ，健康评估问卷；PsAQoL，银屑病关节炎生活质量；SF-36，健康调查简表

最近，最小疾病活动标准（minimal disease activity criteria MDA）被提出并得到验证[59]。MDA 提供了一种简单的方法来评估可接受的患者疾病活动状态。MDA 的概念作为一种疾病活动度状态的体现被 OMERACT 通过，且考虑到目前治疗的可能性和局限性，其被医生和患者视为治疗有效的目标。MDA 将缓解和低疾病活度作为可接受的治疗目标。MDA 不仅可被用作治疗干预的目标，还能作为反应指数。银屑病关节炎患者符合以下 7 项标准中的 5 项时被认为达到 MDA：

- 压痛关节数 ≤ 1
- 肿胀关节数 ≤ 1
- PASI ≤ 1. 或者体表面积（BSA）≤ 3
- 患者疼痛、视觉模拟量表 ≤ 15
- 患者整体活动度 VAS ≤ 20
- 健康评估问卷（HAQ）≤ 5
- 压痛附着点 ≤ 1

目前提出了两种关节相关的疾病复合指标。第一，通过反应性关节炎疾病活动指数（Activity Index for Reactive Arthritis，DAREA）改进的银屑病关节炎疾病活动指数（Disease Activity Index for Psoriatic Arthritis，DAPSA），始于一个临床队列，并由临床试验的数据进行验证。DAPSA 计算了以下各项指标：关节压痛数（0 ~ 68）、关节肿胀数（0 ~ 66）、

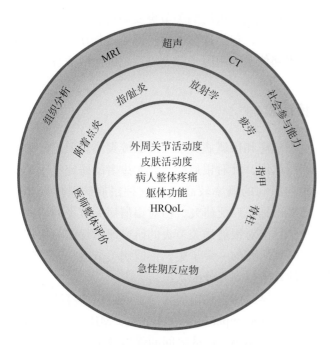

图 77-9　银屑病关节炎预后评估项目。中央核心区域的项目对临床试验是必需的，中间环形区域的项目则是重要的但非必需。外环区域尚需进一步研究和验证。CT，计算机断层显像；HRQoL，健康相关生活质量；MRI，磁共振成像

CRP 水平（mg/dl）、患者疼痛 VAS（0～10）和患者整体疾病活动度 VAS（0～10）[60]。第二个是加权的关节反应指数，即银屑病关节炎关节活动度指数（Psoriatic Arthritis Joint Activity Index，PsAJAI），反映了关节受累状况，源于一项生物制剂治疗银屑病关节炎的随机、安慰剂对照试验[61]。PsAJAI 是核心指标达 30% 改善的加权总和，其中关节计数、CRP 水平和医生对疾病活动的整体评估权重为 2。其余 30% 改善指标的权重为 1，包括疼痛、患者对疾病活动的整体评估以及 HAQ。

三个基于评估项目的评估方法被提出。第一个是银屑病复合活动指数（Composite Psoriatic Disease Activity Index，CPDAI），评估了 5 个方面：周围关节、皮肤、附着点、指（趾）炎和脊柱表现[62]。该评估工具在每个方面均评估了疾病活动度以及对患者功能和健康相关生活质量的影响。每个方面的得分为 0～3，并基于文献的经验根据疾病严重程度 / 活动度给出了界值。每个方面得分相加得到一个总体的复合评分（范围 0～15）。该评价工具已在一组大型临床试验数据（Psoriasis Randomized Etanercept Study in Subjects with Psoriatic Arthritis，PRESTA）中得到验证。CPDAI 能更好地反映银屑病关节炎可能出现的各个方面的受累，因此不同于 DAPSA，该指标能够区分 PRESTA 试验数据库中接受两种剂量依那西普的整体治疗反应。这表明 CPDAI 是一种更灵敏的工具，不仅可以检测患者关节和整体评估方面的变化，还能检测银屑病关节炎中非常重要的多维度指标，尤其是皮肤、附着点、指（趾）炎[63]。第二是 Grappa 综合运动项目（Grappa Composite Exercise，GRACE）[64]，由一项纵向研究产生的两种复合疾病活动度评价工具：银屑病关节炎疾病活动度评分（Psoriatic Arthritis Disease Activity Score，PASDAS）和期望函数的算数平均值（Arithmetic Mean of Desirability Functions，AMDF）。PASDAS 是采用线性回归及医师定义的疾病活动度界值所开发的。它是一个加权指数，包括患者和医生对疾病整体疾病活动的评估、关节的压痛和肿胀数、指（趾）炎和附着点炎、MOS-SF36 躯体功能评分和 CRP。AMDF（最近更名为 GRACE 工具）是一种基于评分转换的复合指数，整合了皮肤和关节的评价及其相应躯体功能，具体项目包括压痛关节数、肿胀关节数、患者皮肤 VAS、患者关节 VAS、患者整体 VAS、HAQ、银屑病关节炎

生活质量评分（PsAQoL）工具和 PASI。这两种工具都表现良好，能够区分活动性和非活动性疾病，但在寡关节炎亚组和严重皮肤病亚组区分能力较差。有学者应用 GO-REVEAL 研究中的数据，对 PASDAS、AMDF、CPDAI 以及 DAPSA 在临床试验中的表现做了对比。所有评分都能区分治疗组和安慰剂组。PASDAS、AMDF 和改良的 CPDAI 除了能较好地评估关节受累，也能较好地反应皮肤、附着点炎和指（趾）炎等病变。复合指标在外在、内涵、聚合效度和对变化的响应等方面均有较好的表现，然而，这些指标还需在信度研究中进行进一步的检验[65]。最后一项是调查问卷，该问卷在一项包含 13 个国家的国际横断面和纵向研究中得到了开展和验证。这是两份初步的患者加权问卷，用于评估银屑病关节炎对患者生活的影响。一份用于临床试验，包含 9 个评估项目，另一份应用于临床实践，包含 12 评估个项目。这些评估项目包括疼痛、疲劳和皮肤问题、参加工作和业余活动的能力、功能、不适、睡眠障碍、应对能力和焦虑问题。同时尴尬和（或）羞愧、社交和抑郁也加入了临床实践问卷[66]。

遗传学

大量研究对银屑病关节炎发病机制中的关键因素进行了探索，包括遗传因素、感染或创伤、动物模型或受累部位、细胞因子等免疫系统的组成成分。

遗传因素

银屑病和银屑病关节炎的家族聚集现象已经得到了广泛认识。针对银屑病双胞胎患者的研究显示单卵双胎均患病的概率较高[67]。这种银屑病遗传聚集现象已经得到了广泛研究，但对银屑病关节炎的研究却很少。目前对银屑病关节炎的研究通常仅作为银屑病大型队列研究的一个子集，银屑病关节炎临床类型的多样性并未得到充分的认识。

人们早已认识到银屑病与主要组织相容性复合体（major histocompatibility complex，MHC）中人类白细胞抗原（HLA）C 区之间的强烈联系，但这种联系究竟是 HLA-C*6 本身（见于约 60% 的银屑病患者），还是 HLA-C*6 的一个端粒区域仍然存在较多争议。Elder[68] 明确指出银屑病的 HLA 易感区域为 HLA-

C*6，这一基因通常与其他 HLA-B 等位基因如 HLA-B57、HLA-B37、HLA-B13 之间存在连锁不平衡的现象。HLA-C*6 常与银屑病的早年发病（Ⅰ型银屑病，< 40 岁）相关，且病变更广泛、更严重。Winchester 等[69]发现银屑病关节炎患者 HLA-C*06 的阳性率低于银屑病患者（28.7% vs. 57.5%；$P = 9.9 \times 10^{-[12]}$），其结果也被 Eder 等[70]证实。银屑病关节炎还与 HLA-B27、HLA-B08、HLA-B38 和 HLA-B39 有关联。研究发现，HLA-B*27：05：02 或 B*39：01：01 与银屑病关节炎相关性更高，HLA-C*06：02 与银屑病关节炎相关性低。B*27：05：02 阳性患者的肌肉骨骼和皮肤症状外显率相似，发病时间也大致相同；近三分之一的 B*27：05：02 阳性患者在肌肉骨骼症状出现之后出现皮肤表现，即无银屑病的银屑病关节炎。相反，对于 HLA-C*06：02 阳性患者，其皮肤表现和肌肉骨骼症状间隔时间可超过 10 年，HLA-C*06：02 基因似乎与严重皮肤病变的高度外显和延迟性轻度肌肉骨骼症状的极低外显有关。

在进一步的探索性研究中，HLA-B27 还与对称性骶髂关节炎、附着点炎和指（趾）炎密切相关。与此相反，HLA-B08 主要与不对称骶髂关节炎、关节融合、关节畸形和指（趾）炎有关。而 HLA-C06 与非对称性骶髂关节炎呈负相关[71]。

上述发现提示银屑病与 MHC 的相关性集中在 HLA-C 区域附近，而关节症状与 MHC 的相关性则可能位于 HLA-B 区域内或其附近。英国一项银屑病关节炎的大型队列研究发现 HLA-C*6 与 HLA-DRBI * 07 之间存在连锁不平衡，且这两种等位基因可能与关节受累较少或关节破坏较轻相关（Pauline Ho，个人交流，2007）[72]。

人们对银屑病及银屑病关节炎患者 MHC 区域内的其他基因也进行了研究。肿瘤坏死因子（TNF）启动子多态性或与 TNF 存在连锁不平衡的基因可能会增加银屑病及银屑病关节炎的易感性，进一步的深入研究发现早期银屑病关节炎患者病情进展与 TNF-308 A 等位基因有关[73]。银屑病患者的全基因组扫描发现 4 号、6 号、17 号染色体上存在非 MHC 的易感区，也被称为 PSORS 区。迄今为止，该区尚未发现候选基因。

越来越多的证据表明，一种额外的或独特的遗传贡献与银屑病关节炎的发生、发展相关。研究者指出在携带 C * 0602 基因的银屑病患者中，MHC Ⅰ类分子相关基因 A（MICA）-A9 的多态性可增加患病风险，尤其是在多关节病变方面[74]。MICA-A9 多态性与 HLA-B 等位基因（B * 5701，B * 3801）连锁不平衡有关。上述结果提示 MICA 基因或其他邻近区域的基因可能参与了银屑病关节炎的发展。此外，基因组扫描还发现了 16 号染色体上一个源于父系的基因座，该区域与银屑病易感性是否有关尚不清楚[75]。

最后，两项银屑病关节炎的全基因组关联研究已被发表[76-77]，这些研究证实了该病与 HLA-C 及白细胞介素（IL）-12B 之间的联系，也发现了 6 号染色体短臂上的一个新的易感区域 TRAF3IP2，该区域编码的蛋白质参与了 IL-17 的信号转导过程，并与 Rel/NFκB 转录因子家族成员相互影响。进一步的全基因组研究[78]为 REL 基因位点参与银屑病关节炎易感性提供了重要证据，并证实了先前报道的与寻常型银屑病的关系。在编码 c-Rel 的 REL 位点附近的 2p16 上还检测到银屑病关节炎与单核苷酸多态性（SNP；rs13017599）之间存在着显著的全基因组相关性（rs13017599，$P=1.18 \times 10^{-8,}$ OR，1.27，95% CI，1.18 ~ 1.35）。

环境因素

尽管机制不明，但大量临床观察均支持环境因素在触发银屑病或银屑病关节炎患者的皮肤或关节病变方面的作用。人们很早就认识到儿童点滴状银屑病与链球菌前驱感染之间的强烈相关性[79]。有人提出，这种关联性可能与链球菌超抗原有关。一些作者在银屑病关节炎患者滑液组织样本中发现了细菌抗原，但这与非炎性对照组之间并无显著差别[80]。

据报道，约有 52% 的银屑病患者可出现 Koebner 现象（图 77-1H）。Koebner 现象是指银屑病患者无病变处皮肤创伤后产生新的银屑病病变的现象。有人提出创伤还可能会触发关节炎，随即"深部 Koebner 现象"一词也已被提出。尽管创伤的作用尚未得到证实，但一项研究发现 24.6% 的患者在关节炎起病之前曾遭受创伤性事件[81]。

最后，大量临床观察性研究报道了应激与银屑病恶化之间的联系。因此应激与银屑病关节炎之间可能也存在类似的相关性，但尚未经过系统性的验证。

动物模型

尽管脊柱关节炎可见于多种灵长目动物，但啮齿类动物模型已被证明更有助于阐明致病机制。HLA-B27 Ⅰ类分子转基因啮齿类动物模型可出现类似于人类表型的皮肤、指甲、关节表现[82]。喂养于无菌环境的 HLA-B27 转基因大鼠并不出现关节病变。缺乏 MHC Ⅱ类分子基因的小鼠可出现皮肤、关节病变，但仅局限于远端趾骨，并伴有受损趾的皮肤、甲病变[83]。不同窝别但同笼喂养 12 周龄的成熟雄性 DBA/1 小鼠也可出现远端趾骨和甲的病变[84]，可观察到趾炎、骨膜炎、强直性附着点炎。

最后，一项最新的研究显示，正常人皮肤和银屑病患者未受累的皮肤均表达 JunB 蛋白，而病变皮肤表达该蛋白明显减少[84]。小鼠模型中 JunB 和 c-Jun 表达缺失可导致皮肤和关节病变，外显率为 100%，其临床和组织学表现型与人类银屑病和银屑病关节炎高度一致。该作者的进一步实验表明，关节病变（而非皮肤病变）需要 T 细胞、B 细胞以及完整的 TNF 受体 1 信号转导过程的参与。

免疫病理学

银屑病关节炎主要的病理学改变发生于皮肤、滑膜、附着点、软骨和骨。皮肤和滑膜的病理生理学特征已十分清楚，但关于附着点的研究较少。研究显示银屑病关节炎患者软骨 - 血管翳交界处存在破骨细胞，循环血中也可见大量破骨细胞的前体细胞。若能在滑膜 - 软骨 - 骨交界处进行类似 RA 的深入研究，有可能对银屑病关节炎的关节破坏提供更有价值的信息。

银屑病皮肤病变

银屑病受累皮肤的特征性改变包括表皮的过度增生、真皮乳头层单个核白细胞浸润、角质层中性粒细胞浸润以及各亚群树突状细胞增加[86]。表皮中 T 细胞亚群主要为 CD8$^+$ T 细胞，而真皮层则 CD4$^+$ 和 CD8$^+$ T 细胞皆有。皮肤病变部位的大部分 T 细胞可表达地址素（一种皮肤淋巴细胞抗原）、表皮淋巴细胞抗原，这不同于循环 T 细胞和银屑病关节炎时炎性滑膜中的 T 细胞[87]。最后，银屑病患者的血管改变非常明显，主要表现为浅表血管的增生和扩张。

银屑病性滑膜病变

许多关于银屑病关节炎滑膜病理学的早期研究均强调了显著血管改变的存在。在第一个比较银屑病关节炎和 RA 滑膜组织的研究中，定量免疫分析证实了这种显著的血管改变，并发现银屑病关节炎滑膜中的血管数显著增加[88]。银屑病关节炎滑膜衬里层增生并不显著，并且极少有巨噬细胞游走至滑膜并迁移到滑膜衬里层。T 淋巴细胞及其亚群数、B 淋巴细胞数均与 RA 相似。虽然该实验未对中性粒细胞浸润进行评价，但研究了两组患者黏附分子的表达情况，发现银屑病关节炎患者 E- 选择素表达显著减少。其中许多现象得到了其他学者的证实。

Kruithof 等[89] 将包括银屑病关节炎在内的脊柱关节炎患者的滑膜免疫病理学特征与 RA 进行了比较[89]。作者通过半定量评分系统总结出脊柱关节炎的整体特征以及银屑病关节炎作为其中一个单独亚类所具备的特征。血流增加、中性粒细胞数目增多（亦可见于银屑病皮肤病变）、CD163$^+$ 巨噬细胞浸润增加（组织巨噬细胞成熟的标志）是脊柱关节炎区别于 RA 的可靠指标。而银屑病关节炎的少关节型与多关节炎型无显著区别。

关节镜下可发现银屑病关节炎患者关节内存在大量的血管迂曲扩张，这或许能更直观地说明血管系统在银屑病关节炎发病机制中所发挥的重要作用[90]。主要生长因子间的相互作用是调控新血管形成的重要因素。在皮肤、滑膜组织中发现了多种生长因子，包括 TNF、转化生长因子（TGF）-β、血小板衍生生长因子（PDGF）、血管生成素（ANG-1，ANG-2）、血管内皮生长因子（VEGF）等[91-92]。上述因子的表达均出现于炎症早期，这可能是银屑病关节炎的主要表现，而非机体对于缺氧的反应。该现象可能是因为内皮的激活存在遗传易感性，而这种遗传易感性最终导致了新生血管形的成和细胞迁移的增加。

有趣的是，有两项研究发现，患者滑膜组织 CD3$^+$T 细胞浸润的变化与生物制剂治疗的临床反应相关[93]（Pontifex，个人交流）。且 CD3 浸润的变化也与 MRI 显示的滑膜炎相关（Pontifex）。因此，CD3 浸润的变化或可作为治疗反应的组织学标志物。

附着点病变

Laloux 等[94] 描述了行关节置换术的脊柱关节炎

（包括银屑病关节炎）患者附着点部位的免疫病理学特征，并与 RA 进行了比较。尽管该研究样本量很小，但与 RA 患者相比，银屑病关节炎患者附着点处的 $CD8^+T$ 表达持续升高。超声引导下对早期脊柱关节炎 5 个急性附着点炎部位的活检也证实：附着点部位存在炎症反应，表现为血流增多和以巨噬细胞为主的细胞浸润[95]。这些发现和已经熟知的银屑病关节炎与 HLA Ⅰ 类分子抗原的关系相一致。这也与银屑病关节炎患者滑液样本中出现活化及成熟 $CD8^+T$ 细胞相一致，但与 RA 的表现不尽相同[96]。有假设认为，附着点产生的抗原可能会诱发临近滑膜组织发生免疫反应。但迄今为止这个假设还缺乏足够的证据，是未来研究的一个重要领域。同时，寻找附着点和皮肤共同的候选抗原或许能够提供其他有价值的信息。

细胞因子

与骨关节炎和 RA 相比，银屑病关节炎患者滑膜组织体外培养产生的 Th1 细胞因子（如 IL-2 和 γ-干扰素）水平更高[97]。银屑病鳞屑中也发现了这种 Th1 淋巴细胞优势的现象[98]。银屑病关节炎滑膜体外培养还可产生高浓度的 IL-1 β 和 TNF 等细胞因子。但并未发现其产生 IL-4 和 IL-5，而 IL-10 在滑膜中有高表达而皮肤则不表达。免疫组化和基因表达技术显示，银屑病关节炎滑膜中细胞因子表达的情况也与此相似[99-100]。其他固有细胞因子，如 IL-18 和 IL-15 亦可见于银屑病关节炎患者滑膜组织，甲氨蝶呤治疗可下调其表达水平。

Th17 细胞的作用正逐渐被阐明，与银屑病关节炎相比，Th17 细胞所发挥的重要免疫调节作用在银屑病中得到了更好的阐述。有研究分析了依那西普治疗后患者皮肤病变处基因的表达情况，结果显示，治疗有效组和无效组的 IL-1β 和 IL-8 表达均迅速下调，但仅发现治疗有效组的 IL-17 通路基因下调至基线水平[101]。另有研究发现银屑病关节炎患者循环 Th17 细胞增加[102]，且其皮肤、滑膜组织及滑液中均发现 IL-17 升高[103]。Menon 和他的同事证明，与配对的银屑病关节炎外周血和 RA 患者滑液样本相比，银屑病关节炎滑液中 $IL-17^+CD4\,T$ 细胞（主要由 $CD8^+T$ 细胞组成）显著升高。此外，滑液中 $IL-17^+CD4\,T$ 细胞的出现频率与银屑病关节炎的血清学、临床、影像学指标及侵蚀性疾病状态有关[104]。研究发现：IL-12

和 IL-23 是 T 细胞分化至 Th1 和 Th17 的关键细胞因子，其基因多态性与银屑病及银屑病关节炎易感性相关[105]，而抑制 IL-12/IL-23 的共同亚基 p40 可以使患者的皮肤和关节表现得到临床改善[106]，这些结果均进一步支持了 Th17 通路的重要作用。Benham 等[107]的进一步观察显示，银屑病关节炎和银屑病患者外周血单核细胞（PBMCs）中产生 IL-17 的细胞比例高于健康对照组（分别为 1.0% 和 1.1% vs. 0.57%；$P < 0.05$，$P < 0.01$）。与健康对照组相比，银屑病关节炎患者的外周血单核细胞中 $IL-22^+CD4^+T$ 细胞比例也有升高（0.95% vs. 0.51%；$P < 0.05$），但银屑病患者相对于对照组（0.81% vs. 0.51%）无统计学意义。银屑病患者与银屑病关节炎患者中 $IL-17^+$、$IL-22^+CD4^+T$ 细胞的表达频率无明显差异。银屑病关节炎患者滑液中 $CCR6^+$、$IL-23R^+T$ 细胞数量明显高于外周血。除了上述基因关联外，目前已有大量数据阐明了 Th17-Th22-IL-23 轴在银屑病和脊柱关节炎小鼠模型中的作用。Sherlock[108] 等发现脊柱关节炎的炎症部位存在 $IL-23R^+$ 归巢细胞（之前未曾被鉴定），其可对 IL-23 快速产生炎症反应，并可在无 Th17 细胞参与的情况下快速诱发附着点炎症。这些研究进一步证实了 Th17-Th22-IL-23 轴在银屑病和银屑病关节炎中的核心地位。

银屑病关节炎患者的病变皮肤、滑膜及关节液中的 TNF 水平均升高[97,109]。数项证据支持 TNF 是参与银屑病关节炎关节病变的重要细胞因子。TNF 转基因小鼠可出现广泛的骨破坏，其病变类似于某些银屑病关节炎患者。一项对 129 例早期银屑病关节炎患者的研究发现，伴有关节侵蚀的患者更可能携带 *TNF-308 A* 等位基因，而该基因与 TNF 大量生成相关[73]。正如前文所述，免疫组化和基因表达研究均显示银屑病滑膜组织中的 TNF 显著上调。对 8 例脊柱关节炎患者（其中 4 例为银屑病关节炎患者）的滑膜组织病理学分析发现，应用抗 TNF 单克隆抗体英夫利昔治疗后，滑膜的血管数量、滑膜衬里层厚度、单核细胞浸润均较前减轻[110-111]。另一项研究发现，经英夫利昔治疗 8 周（输注 3 次）后，银屑病关节炎滑膜中巨噬细胞浸润数目、$CD31^+$ 血管区域、$avb3^+$ 新生血管 / 荆豆凝集素阳性血管比例、VEGF 及其受体 KDR/fl k-1（VEGFR-2）和 SDF-1 阳性血管均显著减少[112]。

基质金属蛋白酶和软骨破坏

银屑病关节炎的 X 线片常出现关节间隙变窄，提示软骨丢失。与 RA 相似，银屑病关节炎患者滑膜衬里层及衬里下层均可发现基质金属蛋白酶（matrix metalloproteinases，MMPs）及其组织抑制物（tissue inhibitors of MMPs，TIMPs）[113-114]。特别是免疫组化研究显示，MMP-9 局限于血管壁，而 MMP-1、MMP-2、MMP-3、TIMP-1 和 TIMP-2 则表达于滑膜衬里层的细胞和间质内。经过抗 TNF 成功治疗后，血清 MMP-3 水平显著且迅速下降，提示该分子或可起到生物标记物的作用。另一项研究中，尽管 X 线片显示 RA 患者骨质侵蚀更为明显，但其与银屑病关节炎患者滑膜组织表达的 MMP-1 和 MMP-3 mRNA 水平相近[115]。与其他部位相比，软骨血管翳连接处的 MMPs 表达并无显著增加，但滑膜组织中 MMPs 与 TIMP-1 比例的增加与软骨降解有关。上述结果表明在银屑病关节炎滑膜组织中 MMPs 表达上调，但其确切作用有待进一步阐明。

骨重构

银屑病关节炎的关节 X 线检查可见明显异常的骨重构，包括骨质吸收（簇状吸收或骨溶解、巨大偏心性侵蚀、铅笔帽样畸形）和新骨形成（骨膜炎、骨刺或附着点骨赘形成、骨性强直）。银屑病关节炎活检标本显示在骨 - 血管翳连接处的重吸收深凹中可见到巨大的多核破骨细胞[116]。成骨细胞和骨髓基质细胞通过接触依赖性的过程调节破骨细胞生成（单核细胞分化为破骨细胞），前者能够释放信号，使 CD14+ 单核细胞源性的破骨细胞前体细胞分化为破骨细胞。

上述信号之一是核因子 κB 受体活化因子配体（receptor activator of nuclear factor κB ligand，RANKL），它是 TNF 超家族的一员，能够与破骨细胞前体细胞和破骨细胞表面的核因子 κB 受体活化因子（RANK）结合。该配体 - 受体的相互作用能够刺激破骨细胞前体细胞的增殖分化以及破骨细胞的活化。有人提出 RANKL 及其天然拮抗剂骨保护素（OPG）的相对表达状态最终控制了破骨细胞的生成。在银屑病关节炎滑膜组织中，邻近滑膜衬里层可检测到 RANKL 蛋白表达显著上调，而骨保护素则表达下降[116]。破骨细胞呈"切锥"（cutting cone）样穿越

软骨下骨，支持了银屑病关节炎骨质破坏双向发展的观点。此外，与正常对照组相比，银屑病关节炎患者外周血中 CD14+ 单核细胞源性的破骨细胞前体细胞显著增加。银屑病关节炎患者接受抗 TNF 药物治疗后，循环破骨细胞前体细胞水平显著降低，这证实了 TNF 在破骨细胞前体细胞增殖中的核心作用。RANKL、OPG 和 RANK 尽管大量表达，但其与全身及局部炎症之间并无太多联系[117]，而破骨细胞前体细胞数目减少和依那西普治疗后骨髓水肿减轻之间也无太大关系[118]。

银屑病关节炎新骨形成的机制尚不明确。无论抗 TNF 治疗前还是治疗后，银屑病关节炎患者血中的骨形成标记物，尤其是碱性磷酸酶水平均高于 RA（Szentepetery，个人交流）。TGF-b 在强直性脊柱炎患者的滑膜组织中强表达，且在动物模型中与 VEGF 协同诱导新骨形成，因此 TGF-b 和 VEGF 在上述新骨形成过程中发挥着关键作用[119]。De Klerck 及其同事[120] 发现病理性新骨形成处的骨形态发生蛋白（bone morphogenetic proteins，BMPs）BMP-2 和 BMP-7 表达上调。他们还在 1 例跟腱炎、骨膜炎患者跟骨的新骨形成部位发现了磷酸化 Smad-1 和 Smad-5 表达显著增加，上述分子是 BMP 下游的重要的信号分子。这些研究表明，在银屑病附着点和关节处，存在着包括 BMP、VEGF 或 TGF-b 在内的强直和骨膜炎潜在递质。最后，Wnt 通路和 Wnt 与其拮抗物 dickkopf-1（DKK-1，能够与成骨细胞表面的 Wnt 受体复合物相结合）之间的平衡或许在银屑病关节炎患者骨重构紊乱中起到了重要作用。

结论

当讨论银屑病关节炎的发病机制模型时，我们必须尽量把遗传易感性、环境因素、细胞免疫学机制、细胞因子、趋化因子及其他蛋白质的作用都加以考虑。曾有假说认为银屑病关节炎是一种受 HLA I 类分子限制的、抗原驱动的免疫学过程（图 77-10），且有相当多的证据支持上述假说，但是对 T 细胞受体表型进行的细致分析发现，除了 EB 病毒外并未发现其他抗原驱动过程[121]。目前，固有免疫反应组分（如 Toll 样受体、具有自然杀伤受体的细胞）可能发挥的作用正在被积极研究。总之，大部分学者认为在具有遗传易感性的个体中，环境因素（例如病原体、

创伤等）与 Toll 样受体之间的相互作用可能会引发细胞内信号转导过程，从而引起细胞因子释放、免疫活化以及破坏性酶类（如 MMPs）的释放（图 77-11）。

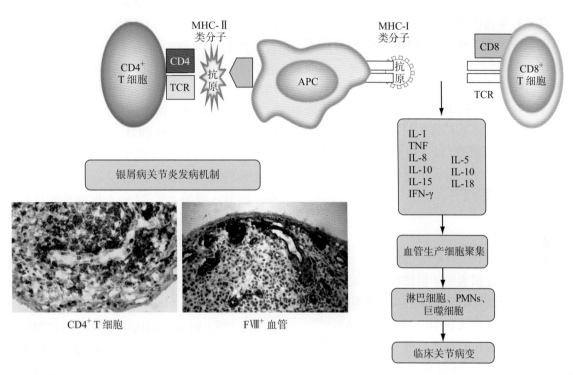

图 77-10 银屑病关节炎的传统发病机制模型。APC，抗原呈递细胞；FⅧ，Ⅷ因子；IFN，干扰素；IL，白细胞介素；MHC，主要组织相容性复合体；PMNs，多形核中性粒细胞；TCR，T 细胞受体；TNF，肿瘤坏死因子

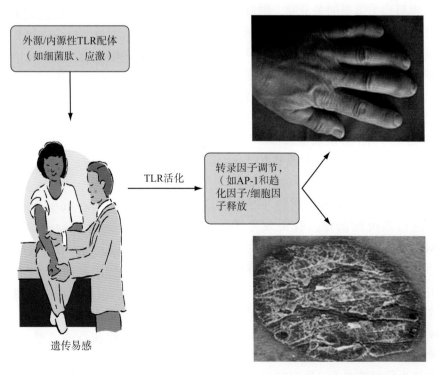

图 77-11 融入新的疾病发病机制的替代模型。TLR，Toll 样受体

治疗

在制定银屑病关节炎治疗方案时，临床表型的多样性（外周关节炎、皮肤和甲病变、中轴病变、指/趾炎、附着点炎）常使决策变得异常复杂，因为患者经常同时出现多种表现，而并非所有的治疗对各种表现都有效。EULAR 已经发表了基于系统文献综述的银屑病关节炎治疗推荐。请读者查阅原文以了解更多证据细节（表 77-4；图 77-12）[122]；治疗的选择往往是由评估时最严重的疾病特征所决定的。下文中的治疗措施分别按照证据级别（1～4 级）和推荐强度（A～D 级）进行了评分，且评价标准均参考了卫生保健政策和研究院的推荐[123]。

传统药物

尽管目前很少有证据表明非甾体抗炎药对银屑病关节炎具有良好的疗效，但它仍是各型银屑病关节炎最常用的首选药物（证据级别 1b，推荐强度 A）[124]。虽然其偶有使银屑病恶化的报道，但专家共识仍然支持非甾体抗炎药的应用。尽管在一项研究中有 24% 的患者应用了泼尼松龙，但目前尚无证据支持全身应用皮质类固醇（证据级别 4，推荐强度 D）[125]，因为皮质类固醇撤药后可能会导致银屑病加重。目前尚无对类固醇激素用于银屑病关节炎的关节腔、附着点及指（趾）炎局部注射的随机对照研究。专家共识认为，关节内注射类固醇非常有效，尤其对于寡关节病变或局部附着点受累的患者，如足底筋膜炎（证据级别 4，推荐强度 D）。轻微皮肤病变（（PASI < 10）往往通过局部应用类固醇或维生素 D 衍生物即可控制，且维生素 D 衍生物是维持治疗的最佳选择[126]。

经上述传统治疗后仍存在 3 处或以上关节炎，或存在持续的治疗抵抗的中轴、附着点、指（趾）病变（尤其是多部位受累），或合并中重度银屑病（PASI > 10）的患者需要进行系统性治疗。有关改善病情抗风湿药物（DMARDs）的随机对照试验较少且规模较小。基于研究证据和专家共识，几乎所有的DMARDs 均对外周关节炎、附着点炎、指（趾）炎具有轻到中度的益处[124,127-128]。而中轴关节和指甲病变似乎对 DMARDs 无反应[129]。某些传统药物，例如甲氨蝶呤、环孢素、柳氮磺吡啶、来氟米特、维 A 酸，均可对皮肤病变产生较好的改善（所有的证据级别 1b，推荐强度 A）[126]。

DMARD 应用的最佳证据来自于对外周关节病变和银屑病的研究。6 项随机对照试验对柳氮磺吡啶用于银屑病关节炎的治疗进行了研究（证据级别 1a，推荐强度 A）；其中最大的一项研究纳入了 221 例患者。其采用 PsARC 评分系统，有 59% 的患者达到了治疗反应标准，但与其他研究的结果相似，安慰剂对照组的患者也出现了较高的治疗反应率（42.7%）[58]。

对许多风湿科医生而言，甲氨蝶呤仍是治疗银屑病关节炎的首选 DMARD，但关于甲氨蝶呤应用的证据仍然不足（证据级别 3，推荐强度 B）。一项小型前瞻性随机对照试验发现甲氨蝶呤与环孢素疗效相当。而另一项纳入了 72 例对甲氨蝶呤反应不佳的活动性银屑病关节炎患者的研究显示，加用环孢素治疗后 MSUS 检测的滑膜炎和 PASI 评分均有明显改善，从而支持两药的联合使用[33,130]。尽管甲氨蝶呤的治疗证据尚不充分，但一项开放研究报道，甲氨蝶呤治疗 3 个月后，滑膜细胞浸润和细胞因子基因表达均显著下降[100]。而另一项用甲氨蝶呤治疗银屑病关节炎的随机安慰剂对照研究纳入了 221 名患者，并没有发现甲氨蝶呤改善活动性银屑病关节炎患者滑膜炎的证据[131]，然而这项研究的设计有一定的局限性。第一，其纳入的均是轻度病情活动的患者（≥ 1 个急性外周关节病变）；第二，该研究允许的最大剂量仅为 15 mg/w；第三，该研究使用 PsARC 作为主要预后指标，且安慰剂组的反应率较高。

虽然有证据显示环孢素和甲氨蝶呤同样有效，但环孢素因其毒副作用大而应用受到了限制（证据级别 1b，推荐强度 B）[132]。

关于 DMARD 治疗银屑病关节炎的最佳随机对照研究或许来自于来氟米特（证据级别 1b，推荐强度 A）[133]。该试验纳入了 190 例患者，分别接受来氟米特或安慰剂治疗，持续观察 24 周。在接受来氟米特治疗的患者中有 59% 的患者达到了主要反应标准（PsARC），而安慰剂组中该比例为 30%。同时，在其他单项指标方面亦有统计学意义的改善，其中包括关节评分、健康评估问卷结果、PASI、皮肤生活质量指数评分，但各项指标改善的程度均较小。至于一些更传统的 DMARDs，例如金制剂和抗疟药，目前尚未发现治疗获益的证据，而且有导致银屑病恶化的报道，因此不推荐应用上述药物。一项小型随机对照试验显示硫唑嘌呤可使银屑病关节炎患者的

表 77-4　EULAR 银屑病关节炎治疗推荐更新（含证据级别、推荐等级及一致性水平）

总体原则	一致性水平（均值 ± 标准差）
A. PsA 是一种异质性疾病，临床表现多样，可发展为危重症，需要多学科联合治疗。	9.6 ± 1.1
B. PsA 患者的治疗当追求最佳治疗，需结合疗效、安全性及费用，医患共同沟通达成治疗决策。	9.2 ± 1.7
C. 风湿病学医师是处理 PsA 患者肌肉骨骼症状的主要角色，当出现严重的皮肤病变时，风湿科医师应当联合皮肤科医师共同诊治患者。	9.5 ± 0.8
D. PsA 患者治疗的主要目标是：最大限度改善健康相关生活质量，全程控制临床症状，防止结构损伤，恢复患者关节正常功能和社会活动；而消炎是达到这些目标的重要方法。	9.6 ± 1.0
E. 在 PsA 患者的管理过程中，应当考虑到关节外症状、代谢综合征、心血管疾病以及其他合并症的处理。	9.5 ± 1.0

推荐		证据水平	推荐等级	一致性水平（均值 ± 标准差）
1.	治疗应以达到病情缓解或最小 / 低疾病活动度为目标，须规律监测并及时调整治疗方案。	1b	A	9.6 ± 0.9
2.	PsA 患者可以使用 NSAIDs 缓解肌肉骨骼症状、改善相关体征。	1b	A	9.6 ± 0.8
3.	对于外周关节炎患者，尤其多关节肿胀、炎症伴有组织结构损伤、ESR/CRP 水平高，和（或）其他关节外症状的患者[a]，应早期[a]使用 csDMARDs[b]。若有皮肤受累时，推荐使用 MTX[b]。	[a]: 3 [b]: 1b	B	9.4 ± 0.8
4.	局部注射糖皮质激素可作为 PsA 的辅助治疗[a]；但全身使用糖皮质激素需谨慎，建议按最低有效剂量使用[b]。	[a]: 3b [b]: 4	C	9.1 ± 1.2
5.	对于存在外周关节炎的 PsA 患者，若患者对至少 1 种 csDMARDs 反应欠佳时，应当考虑使用 bDMARDs（常选 TNF 抑制剂）。	1b	B	9.5 ± 0.7
6.	对于存在外周关节炎的 PsA 患者，若患者对至少 1 种 csDMARDs 反应欠佳，且不适用 TNF 抑制剂时，可考虑使用 IL-12/23 或 IL-17 靶向 bDMARDs。	1b	B	9.1 ± 1.1
7.	对于存在外周关节炎的 PsA 患者，若患者对至少 1 种 csDMARDs 反应欠佳，且不适用 bDMARDs 时，可考虑使用靶向合成类 DMARDs，如 PDE4 抑制剂。	1b	B	8.5 ± 1.4
8.	对于伴有活动性附着点炎和（或）指（趾）炎的 PsA 患者，若 NSAIDs 或糖皮质激素局部注射反应不佳时，可考虑使用 bDMARD，根据目前治疗经验可选用 TNF 抑制剂。	1b	B	9.1 ± 1.2
9.	对于以活动性中轴病变为主要表现的 PsA 患者，若 NSAIDs 治疗反应不佳，应考虑 bDMARD 治疗，根据目前治疗经验可选用 TNF 抑制剂。	1b	B	9.6 ± 0.6
10.	对于 bDMARD 反应不佳的 PsA 患者，应考虑换用另外一种 bDMARD，包括不同 TNF 抑制剂之间的转换。	1b	B	9.6 ± 0.7

证据水平在必要的地方对推荐的不同部分进行标注（例如 a 和 b）

一致性水平由 0 ~ 10 标尺计算得来

bDMARD，生物 DMARD；CRP，C 反应蛋白；csDMARDs，传统合成 DMARDs，例如甲氨蝶呤、柳氮磺吡啶及来氟米特；DMARD，改善病情抗风湿药；ESR，红细胞沉降率；EULAR，欧洲抗风湿病联盟；NSAIDs，非甾体抗炎药；PDE，磷酸二酯酶；PsA，银屑病关节炎；TNF，肿瘤坏死因子

Reproduced from Gossec L, Smolen JS, Ramiro S, et al: European League Against Rheumatism（EULAR）recommendations for the management of psoriatic arthritis with pharmacological therapies：2015 update. Ann Rheum Dis 2015 Dec 7. [Epub ahead of print], with permission from BMJ Publishing Group Ltd.

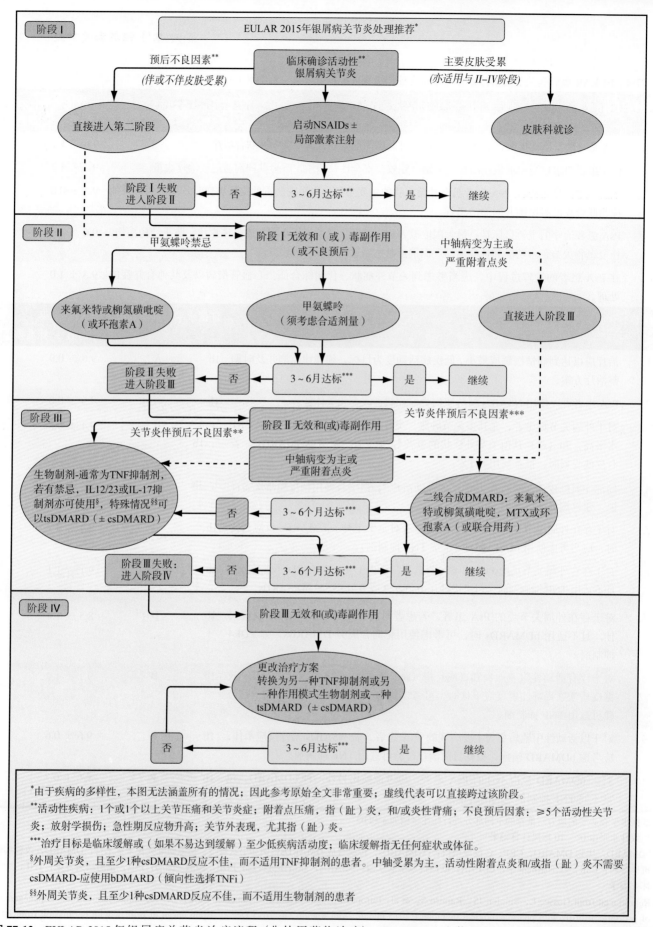

图77-12 EULAR 2015年银屑病关节炎治疗流程（非外用药物治疗）。bDMARD，生物DMARD；csDMARDS，传统合成DMARDs；DMARD，改善病情抗风湿药；EULAR，欧洲抗风湿病联盟；IL，白细胞介素；MTX，甲氨蝶呤；PsA，银屑病关节炎；tsDMARD，靶向合成DMARD.（*Reproduced from Gossec L, Smolen JS, Ramiro S, et al: European League Against Rheumatism [EULAR] recommendations for the management of psoriatic arthritis with pharmacological therapies: 2015 update. Ann Rheum Dis 2015 Dec 7. [Epub ahead of print], with permission from BMJ Publishing Group Ltd.*）

Ritchie 评分降低（证据级别 2b，推荐强度 B）。最后，除了前文提到的环孢素 / 甲氨蝶呤联合治疗研究以外，目前几乎没有证据表明银屑病关节炎患者接受 DMARD 联合治疗是安全或有益的。

除银屑病外，目前尚缺乏证据证明 DMARDs 对于指（趾）炎、中轴关节病变、附着点炎等银屑病关节炎其他相关症状有效。然而，缺乏证据并不意味着没有疗效，需要进一步开展专门针对银屑病关节炎上述症状的随机对照研究。对银屑病而言，甲氨蝶呤和环孢素都具有肯定的疗效，且效果大致相当（证据级别 1b，推荐强度 A）[126]，但药物的不良反应，尤其是环孢素，可能使其应用受到限制。

生物制剂

生物制剂的出现使银屑病关节炎的治疗发生了翻天覆地的变化。随着大量设计完善的大型随机对照研究结果的不断发布，越来越多的证据显示抗 TNF 治疗在控制外周关节炎的症状和体征、改善生活质量、预防影像学进展等方面卓有成效（整体证据级别 1b，推荐强度 A）[124]。在接受抗 TNF 治疗 1 年后，银屑病关节炎患者的 DAS28 缓解率显著高于 RA 患者[134]。在接受每周两次 25 mg 依那西普皮下注射治疗 12 周时，PsA 患者 ACR20 的反应率较安慰剂组显著提高（59% vs. 15%）[135]。在治疗 12 个月时，依那西普组的影像学进展（改良 Sharp 评分）可被抑制（−0.03 U），而安慰剂组出现 +1.00 U 的恶化。

尽管目前尚无研究对比不同抗 -TNF 治疗之间的疗效差异，但他们在外周关节炎方面的疗效似乎是相似的。且有证据表明抗 -TNF 治疗对于 PsA 的其他表现，如甲病变、附着点炎、指（趾）炎等均有疗效[127-128,136]。但由于目前尚缺乏可靠的工具来评估这些关节外表现，因此上述研究还有具有一定的局限性。抗 -TNF 治疗在银屑病方面的疗效也非常引人注目[137]。尤其是接受单抗类抗 TNF 治疗的患者，其 PASI 评分得到了极其显著的改善（例如 24 周后，阿达木单抗组 PASI75 的反应率为 59%，而安慰剂组仅为 1%；阿达木单抗组 PASI 90 的反应率为 50%）（译者注：PASI 90 反应率应为 42%，请见原始文献。）[138]。另外，接受依那西普 50 mg 每周两次与每周一次相比，PsA 患者的皮肤病变改善更为显著，而关节反应无明显差别[139]。

戈利木单抗（golimumab）和赛妥珠单抗（certolizumab）等其他 TNF 抑制剂也已被批准用于治疗银屑病关节炎治疗。在一项对 409 例患者的研究中，接受赛妥珠单抗每 2 周 200 mg 和每 4 周 400 mg 治疗的患者在第 12 周时 ACR20 反应率明显高于安慰剂组 [58.0% and 51.9% vs. 24.3%（P < 0.001）][140]。关于戈利木单抗的研究纳入了 405 例患者，戈利木单抗治疗组患者的 ACR20 反应率为 48%，而安慰剂组只有 9%[141]。戈利木单抗 5 年的治疗数据显示，该药物可有效治疗 PsA 的症状和体征，阻止影像学进展（总 SHS 评分平均改变 ≤ 0.3），且具有良好的安全性。

近年来还出现了一系列针对银屑病关节炎其他炎症靶点的新型治疗方法。乌司奴单抗（ustekinumab）是一个全人源的 IgG1κ 单克隆抗体，能与 IL-12 和 IL-23 的共同结合位点 p40 结合，目前已被批准用于银屑病和银屑病关节炎的治疗。在多个针对活动性银屑病关节炎的治疗研究中，该药均可显著而持续的改善患者的体征 / 症状（ACR20，乌司奴单抗治疗组 43.8% vs. 安慰剂组 20.2%）。治疗 12 个月时，乌司奴单抗能够阻止关节的影像学进展 [安慰剂组、乌司奴单抗 45 mg、90 mg 组从基线到 52 周的 PsA 改良 van der Heijde-Sharp（vdH-S）评分变化分别为 1.2±5.4，0.6±2.6，0.7±3.7）[142]。越来越多的证据表明，IL-17 在银屑病关节炎发病机制中处于核心地位。IL-17A 被认为是银屑病关节炎的治疗靶点。司库奇尤单抗（secukinumab）是一种全人源、高亲和性的抗 IL-17A 单克隆抗体，能与 IL-17A 结合并中和 IL-17A，最近已被批准用于治疗银屑病关节炎和强直性脊柱炎。在其 3 期双盲、安慰剂对照研究中，397 例银屑病关节炎患者被随机分配到皮下注射苏金单抗 300 mg（n=100）、150 mg（n=100）、75 mg（n=99）或安慰剂组（n=98），每周一次，从第 4 周开始每 4 周一次。治疗 24 周时，司库奇尤单抗治疗组的 ACR20 反应率均显著高于安慰剂组（15%），其中 300 mg 组的反应率为 54%（P < 0.0001），150 mg 组为 51%（P < 0.0001），75 mg 组为 29%（P=0.039）。同一研究治疗 52 周的数据表明，苏金单抗的疗效可持续相当长时间[143]。另外，人源化抗 IL-17 受体 A（IL-17RA）的单克隆抗体 brodalumab，可通过抑制 IL-17 的信号转导，对银屑病患者起到治疗作用。在最近一项针对 PsA 患者的研究中，治疗

12 周时两种不同剂量 brodalumab 的 ACR20 反应率分别为 37% 和 39%，而安慰剂组为 18%。这些结果表明 IL-17RA 是治疗银屑病关节炎的潜在靶点，其通过抑制关节炎症、银屑病和躯体功能相关的下游通路而起到治疗作用[144]。JAK 抑制剂在银屑病和银屑病关节炎的治疗中均已显示出良好的应用前景，目前认为它可能是通过下调 IL-23 受体而影响了 IL-17 的表达[144a]。此外，阿普斯特（apremilast，一种磷酸二酯酶 4 抑制剂，为非生物制剂的小分子药物）已被美国 FDA 批准用于治疗银屑病关节炎。在治疗 16 周时，阿普斯特治疗组的 ACR20 反应率 20 mg BID（31%）、30 mg BID（40%）显著高于安慰剂组（19%）（$P < 0.001$）。阿普斯特安全性可接受，且总体耐受性好[145]。

最近，甲氨蝶呤作为一种联合用药在抗 TNF 抑制剂治疗银屑病关节炎中的作用已被挪威 DMARDs 注册系统进行了评估。本研究分析了 440 例患者，抗 TNF 单药治疗 170 例，甲氨蝶呤联合抗 TNF 抑制剂治疗 270 例。结果表明，抗 TNF 药物坚持使用率在甲氨蝶呤联合组明显高于未用甲氨蝶呤组。这种效应主要见于英夫利昔单抗组，提示患者接受单克隆抗体治疗时，甲氨蝶呤或许能够抑制药物抗体的产生[146]。最近关于银屑病关节炎达标治疗的首项研究已被发表。在这项研究中，206 名患者被随机分配为严格控制组（以最小疾病活动度为目标的上台阶方案，即甲氨蝶呤、联合 DMARDs 和抗 TNF 药物）或标准治疗组。在严格控制组，ACR20 的反应率为 61.7%，而标准治疗组为 44.6%。在严格控制组中发生了更多的不良事件，但未出现意外的严重不良反应[147]。这项研究强调了银屑病关节炎采用达标治疗策略以及将最小疾病活动度作为潜在治疗目标的可能性。

阿法赛特（alefacept）是一种可溶性淋巴细胞功能抗原 3 与免疫球蛋白 IgG1Fc 片段的融合蛋白，虽然已被批准用于银屑病关节炎的治疗，但因为制造商的商业决策已经撤市。另一种被批准用于银屑病关节炎的单克隆抗体——依法珠单抗（efalizumab）也因为安全问题而被撤市。

总之，银屑病关节炎的治疗选择不断增加，现代生物疗法使银屑病关节炎患者正在达到以前认为不可能达到的疾病控制水平。

然而，这些药物价格昂贵，会给卫生系统带来巨大的经济负担。值得注意的是，有些患者对生物制剂没有反应，而有些治疗可能随着时间的推移而失去疗效，还有可能产生严重的副作用。

 本章的参考文献也可以在 ExpertConsult.com 上找到。

参考文献

1. Wright V: Rheumatism and psoriasis: a re-evaluation. *Am J Med* 27:454–462, 1959.
2. Moll JMH, Wright V: Psoriatic arthritis. *Semin Arthritis Rheum* 3:55–78, 1973.
3. Blumberg BS, Bunim JJ, Calkins E, et al: ARA nomenclature and classification of arthritis and rheumatism (tentative). *Arthritis Rheum* 7:93–97, 1964.
4. Gladman DD, Antoni C, Mease P, et al: Psoriatic arthritis: epidemiology, clinical features, course, and outcome. *Ann Rheum Dis* 64(Suppl 2):ii14–ii17, 2005.
5. Krueger G, Ellis CN: Psoriasis—recent advances in understanding its pathogenesis and treatment. *J Am Acad Dermatol* 53(Suppl 1):S94–S100, 2005.
6. Gelfand JM, Gladman DD, Mease PJ, et al: Epidemiology of psoriatic arthritis in the population of the United States. *J Am Acad Dermatol* 53:573, 2005.
7. Kay L, Perry-James J, Walker D: The prevalence and impact of psoriasis in the primary care population in northeast England. *Arthritis Rheum* 42:S299, 1999.
8. Mease PJ, Gladman DD, et al: Prevalence of rheumatologist-diagnosed psoriatic arthritis in patients with psoriasis in European/North American dermatology clinics. *J Am Acad Dermatol* 69(5):729–735, 2013.
9. Shbeeb M, Uramoto KM, Gibson LE, et al: The epidemiology of psoriatic arthritis in Olmsted County, Minnesota, USA, 1982-1991. *J Rheumatol* 27:1247–1250, 2000.
10. Savolainen E, Kaipiainen-Seppanen O, Kroger L, et al: Total incidence and distribution of inflammatory joint diseases in a defined population: results from the Kuopio 2000 arthritis survey. *J Rheumatol* 30:2460–2468, 2003.
11. Karason A, Love TJ, Gudbjornsson B: A strong heritability of psoriatic arthritis over four generations—the Reykjavik Psoriatic Arthritis Study. *Rheumatology (Oxford)* 48:1424–1428, 2009.
12. Gladman DD, Shuckett R, Russell ML, et al: Psoriatic arthritis (PSA)—an analysis of 220 patients. *Q J Med* 62:127–141, 1987.
13. Christophers E, Barker JN, Griffiths CE, et al: The risk of psoriatic arthritis remains constant following initial diagnosis of psoriasis among patients seen in European dermatology clinics. *J Eur Acad Dermatol Venereol* 24:548–554, 2010.
14. Husted JA, Tom BD, Farewell VT, et al: Longitudinal analysis of fatigue in psoriatic arthritis. *J Rheumatol* 37:1878–1884, 2010.
15. Minnock P, Kirwan J, Veale D, et al: Fatigue is an independent outcome measure and is sensitive to change in patients with psoriatic arthritis. *Clin Exp Rheumatol* 28:401–404, 2010.
16. Moll JMH, Wright V: Familial occurrence of psoriatic arthritis. *Ann Rheum Dis* 22:181–195, 1973.
17. Kane D, Stafford L, Bresnihan B, et al: A prospective, clinical and radiological study of early psoriatic arthritis: an early synovitis clinic experience. *Rheumatology* 42:1460–1468, 2003.
18. Helliwell PS, Porter G, Taylor WJ: Polyarticular psoriatic arthritis is more like oligoarticular psoriatic arthritis, than rheumatoid arthritis. *Ann Rheum Dis* 66:113–117, 2007.
19. Battistone MJ, Manaster BJ, Reda DJ, et al: The prevalence of sacroiliitis in psoriatic arthritis: new perspectives from a large, multicenter cohort. A Department of Veterans Affairs Cooperative Study. *Skeletal Radiol* 28:196–201, 1999.
20. Chandran V, Tolusso DC, Cook RJ, et al: Risk factors for axial inflammatory arthritis in patients with psoriatic arthritis. *J Rheumatol* 37:809–815, 2010.

21. Chandran V, Gladman DD, Helliwell PS, et al: Arthritis mutilans: a report from GRAPPA 2012 anual meeting. *J Rheumatol* 40(8):1419–1422, 2013.

22. Brockbank JE, Stein M, Schentag CT, et al: Dactylitis in psoriatic arthritis: a marker for disease severity? *Ann Rheum Dis* 64:188–190, 2005.

23. Kane D, Greaney T, Bresnihan B, et al: Ultrasonography in the diagnosis and management of psoriatic dactylitis. *J Rheumatol* 26:1746–1751, 1999.

24. Olivieri I, Barozzi L, Pierro A, et al: Toe dactylitis in patients with spondyloarthropathy: assessment by magnetic resonance imaging. *J Rheumatol* 24:926–930, 1997.

25. Queiro R, Torre JC, Belzunegui J, et al: Clinical features and predictive factors in psoriatic arthritis-related uveitis. *Semin Arthritis Rheum* 31:264–270, 2002.

26. Schatteman L, Mielants H, Veys EM, et al: Gut inflammation in psoriatic arthritis: a prospective ileocolonoscopic study. *J Rheumatol* 22:680–683, 1995.

27. Williamson L, Dockerty JL, Dalbeth N, et al: Gastrointestinal disease and psoriatic arthritis. *J Rheumatol* 31:1469–1470, 2004.

28. Cantini F, Salvarani C, Olivieri I, et al: Distal extremity swelling with pitting edema in psoriatic arthritis: a case-control study. *Clin Exp Rheumatol* 19:291–296, 2001.

29. Korendowych E, Owen P, Ravindran J, et al: The clinical and genetic associations of anti-cyclic citrullinated peptide antibodies in psoriatic arthritis. *Rheumatology (Oxford)* 44:1056–1060, 2005.

30. Gladman DD, Farewell VT, Nadeau C: Clinical indicators of progression in psoriatic arthritis: multivariate relative risk model. *J Rheumatol* 22:675–679, 1995.

31. Tillett W, Jadon D, Shaddick G, et al: Feasibility, reliability, and sensitivity to change of four radiographic scoring methods in patients with psoriatic arthritis. *Arthritis Care Res* 66(2):311–317, 2014.

32. Freeston JE, Coates LC, Nam JL, et al: Is there subclinical synovitis in early psoriatic arthritis? A clinical comparison with grey-scale and power Doppler ultrasound. *Arthritis Care Res* 66:432–439, 2014.

33. Fraser AD, van Kuijk AW, Westhovens R, et al: A randomised, double blind, placebo controlled, multicentre trial of combination therapy with methotrexate plus cyclosporine in patients with active psoriatic arthritis. *Ann Rheum Dis* 64:859–864, 2005.

34. Balint PV, Sturrock RD: Inflamed retrocalcaneal bursa and Achilles tendonitis in psoriatic arthritis demonstrated by ultrasonography. *Ann Rheum Dis* 59:931–933, 2000.

35. D'Agostino MA, Said-Nahal R, Hacquard-Bouder C, et al: Assessment of peripheral enthesitis in the spondylarthropathies by ultrasonography combined with power Doppler: a cross-sectional study. *Arthritis Rheum* 48:523–533, 2003.

36. Bandinelli F, Prignano F, Bonciani D, et al: Ultrasound detects occult entheseal involvement in early psoriatic arthritis independently of clinical features and psoriatic severity. *Clin Exp Rheumatol* 31(2):219–224, 2013.

37. McGonagle D, Conaghan PG, Emery P: Psoriatic arthritis: a unified concept twenty years on. *Arthritis Rheum* 42:1080–1086, 1999.

38. Castillo-Gallego C, Aydin SZ, Emery P, et al: Magnetic resonance imaging assessment of axial psoriatic arthritis: extent of disease relates to HLA-B27. *Arthritis Rheum* 65(9):2274–2278, 2013.

39. Ostergaard M, McQueen F, Wiell C, et al: The OMERACT psoriatic arthritis magnetic resonance imaging scoring system (PsAMRIS): definitions of key pathologies, suggested MRI sequences, and preliminary scoring system for PsA hands. *J Rheumatol* 36:1816–1824, 2009.

40. Tan AL, Tanner SF, Waller ML, et al: High-resolution [18F] fluoride positron emission tomography of the distal interphalangeal joint in psoriatic arthritis—a bone-enthesis-nail complex. *Rheumatology* 52(5):898–904, 2013.

41. Poggenborg RP, Bird P, Boonen A, et al: Pattern of bone erosion and bone proliferartion in psoriatic arthritis hands: a high-resolution computed tomography and radiography follow-up study during adalimumab therapy. *Scand J Rheumatol* 43(3):202–208, 2014.

42. Tillett W, Costa L, Jaden D, et al: The Classification for Psoratic Arthritis (CASPAR) criteria—a retrospective feasibility, sensitivity, and specificity study. *J Rheumatol* 39(1):154–156, 2012.

43. Harrison BJ, Silman AJ, Barrett EM, et al: Presence of psoriasis does not influence the presentation or short-term outcome of patients with early inflammatory polyarthritis. *J Rheumatol* 24:1744–1749, 1997.

44. Jones SM, Armas JB, Cohen MG, et al: Psoriatic arthritis: outcome of disease subsets and relationship of joint disease to nail and skin disease. *Br J Rheumatol* 33:834–839, 1994.

45. Punzi L, Pianon M, Rossini P, et al: Clinical and laboratory manifestations of elderly onset psoriatic arthritis: a comparison with younger onset disease. *Ann Rheum Dis* 58:226–229, 1999.

46. Khan M, Schentag C, Gladman DD: Clinical and radiological changes during psoriatic arthritis disease progression. *J Rheumatol* 30:1022–1026, 2003.

47. Torre Alonso JC, Rodriguez Perez A, Arribas Castrillo JM, et al: Psoriatic arthritis (PA): a clinical, immunological and radiological study of 180 patients. *Br J Rheumatol* 30:245–250, 1991.

48. Hanly JG, Russell ML, Gladman DD: Psoriatic spondyloarthropathy: a long term prospective study. *Ann Rheum Dis* 47:386–393, 1988.

49. Eder L, Jayakar J, Shanmugarajah S, et al: The burden of carotid artery plaques is higher in patients with psoriatic arthritis compared with those with psoriasis alone. *Ann Rheum Dis* 72(5):715–720, 2013.

50. Mok C, Ko G, Ho L, et al: Prevalence of atherosclerotic risk factors and the metabolic syndrome in patients with chronic inflammatory arthritis. *Arthritis Care Res* 62:195–202, 2011.

51. Haroon M, Gallagher P, Heffernan E, et al: High prevalence of metabolic syndrome and of insulin resistance in psoriatic arthritis is associated with the severity of underlying disease. *J Rheumatol* 41(7):1357–1365, 2014.

52. Dubreuil M, Rho YH, Man A, et al: Diabetes incidence in psoriatic arthritis, psoriasis and rheumatoid arthritis: a UK population-based cohort study. *Rheumatology (Oxford)* 53(2):346–352, 2014.

53. Ogdie A, Haynes K, Troxel AB, et al: Risk of mortality in patients with psoriatic arthritis, rheumatoid arthritis and psoriasis: a longitudinal cohort study. *Ann Rheum Dis* 73(1):149–153, 2014.

54. Jamnitski A, Symmons D, Peters MJ, et al: Cardiovascular comorbidities in patients with psoriatic arthritis: a systematic review. *Ann Rheum Dis* 72(2):211–216, 2013.

55. Peters MJ, Symmons DP, McCarey D, et al: EULAR evidence-based recommendations for cardiovascular risk management in patients with rheumatoid arthritis and other forms of inflammatory arthritis. *Ann Rheum Dis* 69:325–331, 2010.

56. Helliwell PS, Firth J, Ibrahim GH, et al: Development of an assessment tool for dactylitis in patients with psoriatic arthritis. *J Rheumatol* 32:1745–1750, 2005.

57. Healy PJ, Helliwell PS: Measuring clinical enthesitis in psoriatic arthritis: assessment of existing measures and development of an instrument specific to psoriatic arthritis. *Arthritis Rheum* 59:686–691, 2008.

58. Clegg DO, Reda DJ, Mejias E, et al: Comparison of sulfasalazine and placebo in the treatment of psoriatic arthritis. A Department of Veterans Affairs Cooperative Study. *Arthritis Rheum* 39:2013–2020, 1996.

59. Coates LC, Helliwell PS: Validation of minimal disease activity criteria for psoriatic arthritis using interventional trial data. *Arthritis Care Res* 62:965–969, 2010.

60. Schoels M, Aletaha D, Funovits J, et al: Application of the DAREA/DAPSA score for assessment of disease activity in psoriatic arthritis. *Ann Rheum Dis* 69:1441–1447, 2010.

61. Gladman DD, Tom BD, Mease PJ, et al: Informing response criteria for psoriatic arthritis (PsA). II. Further considerations and a proposal—the PsA joint activity index. *J Rheumatol* 37:2559–2565, 2010.

62. Mumtaz A, Gallagher P, Kirby B, et al: Development of a preliminary composite disease activity index in psoriatic arthritis. *Ann Rheum Dis* 70:272–277, 2011.

63. FitzGerald O, Helliwell P, Mease P, et al: Application of composite disease activity scores in psoriatic arthritis to the PRESTA data sets. *Ann Rheum Dis* 71(3):358–362, 2012.

64. Helliwell PS, FitzGerald O, Fransen J, et al: The development of candidate composite disease activity and responder indices for psoriatic arthritis (GRACE project). *Ann Rheum Dis* 72(6):986–991, 2013.

65. Helliwell PS, Kavanaugh A: Comparison of composite measures of disease activity in psoriatic arthritis using data from an interventional study with golimumab. *Arthritis Care Res* 66(5):749–756, 2014.

66. Gossec L, de Wit M, Kiltz U, et al: A patient-derived and patient-reported outcome measure for assessing psoriatic arthritis: elaboration and preliminary validation of the Psoriatic Arthritis Impact of Disease (PsAID) questionnaire, a 13-country EULAR initiative. *Ann*

Rheum Dis 73(6):1012–1019, 2014.

67. Eastmond CJ: Psoriatic arthritis: genetics and HLA antigens. *Baillieres Clin Rheumatol* 8:263–276, 1994.

68. Elder JT: PSORS1: linking genetics and immunology. *J Invest Dermatol* 126:1205–1206, 2006.

69. Winchester R, Minevich G, Steshenkno V, et al: HLA associations reveal genetic heterogeneity in psoriatic arthritis and in the psoriasis phenotype. *Arthritis Rheum* 64(4):1134–1144, 2012.

70. Eder L, Chandran V, Pellet F, et al: Human leukocyte antigen risk alleles for psoriatic arthritis among patients with psoriasis. *Ann Rheum Dis* 71(1):50–55, 2012.

71. Haroon M, Winchester R, Giles JT, et al: Certain class I HLA alleles and haplotypes implicated in susceptibility play a role in determining specific features of psoriatic arthritis phenotype. *Ann Rheum Dis* 2014. [Epub ahead of print].

72. Ho PY, Barton A, Worthington J, et al: Investigating the role of the HLA-Cw*06 and HLA-DRB1 genes in susceptibility to psoriatic arthritis: comparison with psoriasis and undifferentiated inflammatory arthritis. *Ann Rheum Dis* 67:677–682, 2008.

73. Balding J, Kane D, Livingstone W, et al: Cytokine gene polymorphisms: association with psoriatic arthritis susceptibility and severity. *Arthritis Rheum* 48:1408–1413, 2003.

74. Gonzalez S, Martinez-Borra J, Lopez-Vazquez A, et al: MICA rather than MICB, TNFA, or HLA-DRB1 is associated with susceptibility to psoriatic arthritis. *J Rheumatol* 29:973–978, 2002.

75. Karason A, Gudjonsson JE, Upmanyu R, et al: A susceptibility gene for psoriatic arthritis maps to chromosome 16q: evidence for imprinting. *Am J Hum Genet* 72:125–131, 2003.

76. Hüffmeier U, Uebe S, Ekici AB, et al: Common variants at TRAF3IP2 are associated with susceptibility to psoriatic arthritis and psoriasis. *Nat Genet* 42:996–999, 2010.

77. Ellinghaus E, Ellinghaus D, Stuart PE, et al: Genome-wide association study identifies a psoriasis susceptibility locus at TRAF3IP2. *Nat Genet* 42:991–995, 2010.

78. Ellinghaus E, Stuart PE, Ellinghaus D, et al: Genome-wide meta-analysis of psoriatic arthritis identifies susceptibility locus at REL. *J Invest Dermatol* 131(4):1133–1140, 2012.

79. Rasmussen JE: The relationship between infection with group A beta hemolytic streptococci and the development of psoriasis. *Pediatr Infect Dis J* 19:153–154, 2000.

80. Wilbrink B, van der Heijden IM, Schouls LM, et al: Detection of bacterial DNA in joint samples from patients with undifferentiated arthritis and reactive arthritis, using polymerase chain reaction with universal 16S ribosomal RNA primers. *Arthritis Rheum* 41:535–543, 1998.

81. Langevitz P, Buskila D, Gladman DD: Psoriatic arthritis precipitated by physical trauma. *J Rheumatol* 17:695–697, 1990.

82. Yanagisawa H, Richardson JA, Taurog JD, et al: Characterization of psoriasiform and alopecic skin lesions in HLA-B27 transgenic rats. *Am J Pathol* 147:955–964, 1995.

83. Bardos T, Zhang J, Mikecz K, et al: Mice lacking endogenous major histocompatibility complex class II develop arthritis resembling psoriatic arthritis at an advanced age. *Arthritis Rheum* 46:2465–2475, 2002.

84. Lories RJ, Matthys P, de Vlam K, et al: Ankylosing enthesitis, dactylitis, and onychoperiostitis in male DBA/1 mice: a model of psoriatic arthritis. *Ann Rheum Dis* 63:595–598, 2004.

85. Zenz R, Eferl R, Kenner L, et al: Psoriasis-like skin disease and arthritis caused by inducible epidermal deletion of Jun proteins. *Nature* 437:369–375, 2005.

86. Bos JD, de Rie MA, Teunissen MB, et al: Psoriasis: dysregulation of innate immunity. *Br J Dermatol* 152:1098–1107, 2005.

87. Pitzalis C, Cauli A, Pipitone N, et al: Cutaneous lymphocyte antigen-positive T lymphocytes preferentially migrate to the skin but not to the joint in psoriatic arthritis. *Arthritis Rheum* 39:137–145, 1996.

88. Veale D, Yanni G, Rogers S, et al: Reduced synovial membrane macrophage numbers, ELAM-1 expression, and lining layer hyperplasia in psoriatic arthritis as compared with rheumatoid arthritis. *Arthritis Rheum* 36:893–900, 1993.

89. Kruithof E, Baeten D, De Rycke L, et al: Synovial histopathology of psoriatic arthritis, both oligo- and polyarticular, resembles spondyloarthropathy more than it does rheumatoid arthritis. *Arthritis Res Ther* 7:R569–R580, 2005.

90. Reece RJ, Canete JD, Parsons WJ, et al: Distinct vascular patterns of early synovitis in psoriatic, reactive, and rheumatoid arthritis. *Arthritis Rheum* 42:1481–1484, 1999.

91. Fearon U, Griosios K, Fraser A, et al: Angiopoietins, growth factors, and vascular morphology in early arthritis. *J Rheumatol* 30:260–268, 2003.

92. Leong TT, Fearon U, Veale DJ: Angiogenesis in psoriasis and psoriatic arthritis: clues to disease pathogenesis. *Curr Rheumatol Rep* 7:325–329, 2005.

93. van Kuijk AW, Gerlag DM, Vos K, et al: A prospective, randomized, placebo-controlled study to identify biomarkers associated with active treatment in psoriatic arthritis: effects of adalimumab treatment on synovial tissue. *Ann Rheum Dis* 68:1303–1309, 2009.

94. Laloux L, Voisin MC, Allain J, et al: Immunohistological study of entheses in spondyloarthropathies: comparison in rheumatoid arthritis and osteoarthritis. *Ann Rheum Dis* 60:316–321, 2001.

95. McGonagle D, Marzo-Ortega H, O'Connor P, et al: Histological assessment of the early enthesitis lesion in spondyloarthropathy. *Ann Rheum Dis* 61:534–537, 2002.

96. Costello P, Bresnihan B, O'Farrelly C, et al: Predominance of CD8+ T lymphocytes in psoriatic arthritis. *J Rheumatol* 26:1117–1124, 1999.

97. Ritchlin C, Haas-Smith SA, Hicks D, et al: Patterns of cytokine production in psoriatic synovium. *J Rheumatol* 25:1544–1552, 1998.

98. Austin LM, Ozawa M, Kikuchi T, et al: The majority of epidermal T cells in psoriasis vulgaris lesions can produce type 1 cytokines, interferon-gamma, interleukin-2, and tumor necrosis factor-alpha, defining TC1 (cytotoxic T lymphocyte) and TH1 effector populations: a type 1 differentiation bias is also measured in circulating blood T cells in psoriatic patients. *J Invest Dermatol* 113:752–759, 1999.

99. Danning CL, Illei GG, Hitchon C, et al: Macrophage-derived cytokine and nuclear factor kappaB p65 expression in synovial membrane and skin of patients with psoriatic arthritis. *Arthritis Rheum* 43:1244–1256, 2000.

100. Kane D, Gogarty M, O'Leary J, et al: Reduction of synovial sublining layer inflammation and proinflammatory cytokine expression in psoriatic arthritis treated with methotrexate. *Arthritis Rheum* 50:3286–3295, 2004.

101. Zaba LC, Suárez-Fariñas M, Fuentes-Duculan J, et al: Effective treatment of psoriasis with etanercept is linked to suppression of IL-17 signaling, not immediate response TNF genes. *J Allergy Clin Immunol* 124:1022–1010.e1-395, 2009.

102. Jandus C, Bioley G, Rivals JP, et al: Increased numbers of circulating polyfunctional Th17 memory cells in patients with seronegative spondylarthritides. *Arthritis Rheum* 58:2307–2317, 2008.

103. Raychaudhuri SK, Raychaudhuri SP: Scid mouse model of psoriasis: a unique tool for drug development of autoreactive T-cell and Th-17 cell-mediated autoimmune diseases. *Indian J Dermatol* 55:157–160, 2010.

104. Menon B, Gullick NJ, Walter GJ, et al: Interleukin-17+CD8+ T cells are enriched in the joints of patients with psoriatic arthritis and correlate with disease activity and joint damage progression. *Arthritis Rheumatol* 66(5):1272–1281, 2014.

105. Filer C, Ho P, Smith RL, et al: Investigation of association of the IL12B and IL23R genes with psoriatic arthritis. *Arthritis Rheum* 58:3705–3709, 2008.

106. Gottlieb A, Menter A, Mendelsohn A, et al: Ustekinumab, a human interleukin 12/23 monoclonal antibody, for psoriatic arthritis: randomised, double-blind, placebo-controlled, crossover trial. *Lancet* 373:633–640, 2009. Erratum in: *Lancet* 376:1542, 2010; *Lancet* 373: 1340, 2009.

107. Benham H, Norris P, Goodall J, et al: TH17 and TH22 cells in psoriatic arthritis and psoriasis. *Arthritis Res Ther* 15(5):R136, 2013.

108. Sherlock JP, Joyce-Shaikh B, Turner SP, et al: IL-23 induces spondyloarthropathy by acting on ROR-γt+ CD+CD4-CD8- entheseal resident T cells. *Nat Med* 18(7):1069–1076, 2012.

109. Partsch G, Steiner G, Leeb BF, et al: Highly increased levels of tumor necrosis factor-alpha and other proinflammatory cytokines in psoriatic arthritis synovial fluid. *J Rheumatol* 24:518–523, 1997.

110. Baeten D, Kruithof E, Van den Bosch F, et al: Immunomodulatory effects of anti-tumor necrosis factor alpha therapy on synovium in spondylarthropathy: histologic findings in eight patients from an open-label pilot study. *Arthritis Rheum* 44:186–195, 2001.

111. Kruithof E, De Rycke L, Roth J, et al: Immunomodulatory effects of etanercept on peripheral joint synovitis in the spondylarthropathies. *Arthritis Rheum* 52:3898–3909, 2005.

112. Canete JD, Pablos JL, Sanmarti R, et al: Antiangiogenic effects of anti-tumor necrosis factor alpha therapy with infliximab in psoriatic arthritis. *Arthritis Rheum* 50:1636–1641, 2004.
113. Ribbens C, Martin y Porras M, Franchimont N, et al: Increased matrix metalloproteinase-3 serum levels in rheumatic diseases: relationship with synovitis and steroid treatment. *Ann Rheum Dis* 61:161–166, 2002.
114. Vandooren B, Kruithof E, Yu DT, et al: Involvement of matrix metalloproteinases and their inhibitors in peripheral synovitis and down-regulation by tumor necrosis factor alpha blockade in spondylarthropathy. *Arthritis Rheum* 50:2942–2953, 2004.
115. Kane D, Jensen LE, Grehan S, et al: Quantitation of metalloproteinase gene expression in rheumatoid and psoriatic arthritis synovial tissue distal and proximal to the cartilage-pannus junction. *J Rheumatol* 31:1274–1280, 2004.
116. Ritchlin CT, Haas-Smith SA, Li P, et al: Mechanisms of TNF-alpha- and RANKL-mediated osteoclastogenesis and bone resorption in psoriatic arthritis. *J Clin Invest* 111:821–831, 2003.
117. Vandooren B, Cantaert T, Noordenbos T, et al: The abundant synovial expression of the RANK/RANKL/osteoprotegerin system in peripheral spondylarthritis is partially disconnected from inflammation. *Arthritis Rheum* 58:718–729, 2008.
118. Anandarajah AP, Schwarz EM, Totterman S, et al: The effect of etanercept on osteoclast precursor frequency and enhancing bone marrow oedema in patients with psoriatic arthritis. *Ann Rheum Dis* 67:296–301, 2008.
119. Peng H, Wright V, Usas A, et al: Synergistic enhancement of bone formation and healing by stem cell-expressed VEGF and bone morphogenetic protein-4. *J Clin Invest* 110:751–759, 2002.
120. De Klerck B, Carpentier I, Lories RJ, et al: Enhanced osteoclast development in collagen-induced arthritis in interferon-gamma receptor knock-out mice as related to increased splenic CD11b[+] myelopoiesis. *Arthritis Res Ther* 6:R220–R231, 2004.

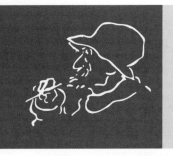

第78章

肠病性关节炎

原著　Frank A. Wollheim

陆超凡　译　冷晓梅　校

关键点

肠壁是一个暴露于共生菌和病原微生物中的有通透性的屏障。

肠道微生物群对免疫系统的成熟和调节有着非常重要的作用。

胃肠道淋巴样组织与微生物菌群之间的相互作用使炎症防御与耐受保持平衡。

在克罗恩病（Crohn's disease, CD）中，基因多态性可导致相关免疫缺陷。

炎症性肠病（inflammatory bowel disease, IBD）中的某些关节病变主要由基因决定。

HLA-B27位点与非主要组织相容性复合体基因的相互作用是疾病风险的决定因素。

乳糜泻在成人中非常常见，其中25%的患者可出现关节症状。

Whipple病患者常伴有关节症状。

显微镜下结肠炎（microscopic colitis, MC）常伴有肠外自身免疫病表现。

近年来，人们对肠道微生物群及其在疾病发病机制中所起的作用越发关注，仅在2013年就有超过2000篇关于这一主题的出版物发表。许多疾病，包括肥胖、肠易激综合征和类风湿关节炎（RA）都与肠道微生物群的变化相关。本章将首先介绍肠道生理学、肠道微生物群和肠相关淋巴组织（GALT）的最新进展，然后重点阐述与炎症性肠病（IBD）、乳糜泻（CeD）和其他少见肠道病变相关的肌肉骨骼问题。虽然反应性关节炎也经常由胃肠（GI）道中的致病微生物引发，但该疾病主要在第76章讨论。目前，人们对于来自肠道的信号是如何导致关节病变的机制仍不甚清楚。本章将重点论述肠壁通透性的细微变化、病原微生物群与肠黏膜相互作用、肠相关淋巴样组织的特性以及肠相关淋巴样组织如何导致关节炎的发生。

肠黏膜生物学

关键点

肠道被黏蛋白覆盖，形成了非搅动层。

肠上皮能阻止绝大多数亲水性溶质的吸收。

肠上皮细胞间的紧密连接对调节肠壁的通透性发挥着重要的作用。

肌球蛋白轻链激酶是紧密连接的调节因子，并受TNF的影响。

包括非酒精性脂肪性肝病在内的多种疾病都有肠道通透性的受累。

胃肠道有三大主要功能：它是防御环境有害因子的屏障，在液体及食物吸收和代谢废物排泄中起着非常重要的作用，并为机体吸收营养。既往认为肠黏膜的表面积与网球场一样大，然而新的研究表明其"仅"约32 m²[1]。肠道经常会接触到一些潜在的有害环境成分，因此必须对其产生防御作用，但同时它还必须对自身正常的微生物群落保持耐受。而肠道作为一个免疫豁免器官可同时具备上述两种不同功能[2]。

肠上皮是一个有通透性的屏障，它由肠上皮细胞组成，包括肠深凹中的潘氏细胞、分泌黏液的杯状细胞、M细胞和固有及适应性免疫细胞。它被一层薄薄的液体所覆盖，从而与层流和肠道的蠕动分开，这层所谓的非搅动层可以减慢溶质的渗出和阻止消化酶的丢失。而非搅动层的增厚可能导致乳糜泻中的吸收障碍。固有层位于基底膜下方，它含有包括淋巴细胞、树突状细胞以及巨噬细胞在内的多种免疫细胞[2]。上皮细胞的细胞膜在缺乏特异性转运蛋白的情况下，对大多数亲水性溶质是没有通透性的。上皮细胞间的连接方式主要由紧密连接、黏附连接和细胞桥粒构成（图 78-1B）。紧密连接被认为是肠上皮通透性的限速结构，连接肌动蛋白环的收缩由肌蛋白轻链激酶（MLCK）调节，它现被证明在紧密连接转运的调节和肿瘤坏死因子（TNF）介导的通透性升高中起核心作用[3]。肿瘤坏死因子抑制物可通过阻止 MLCK 的转录来影响通透性。另一方面，MLCK 的过度表达可在转基因小鼠中导致通透性增加和免疫细胞激活[4]，开始小鼠无明显症状，但一旦受到外界因素刺激更易患结肠炎。

分子量小于 5000 Da 的溶质可以自由通过上皮细胞，而细菌产物和食物中的抗原物质则要依赖于主动转运机制。包括非酒精性脂肪肝病在内的一些疾病可出现肠道通透性的改变[5]。

在这些病理状态下，闭锁带 1（ZO1）表达异常导致了肠道通透性的改变。而遗传性因素和诸如药物、尼古丁、微生物[6]和细胞激酶等的其他外界因素也可影响肠上皮的细胞旁功能，是肠道病变的潜在诱发因素。

口服乳清蛋白、乳球蛋白、聚乙二醇颗粒、51 铬标记的乙二胺四乙酸（EDTA）和乳糖、甘露醇等糖类后，进行尿液分析可评估肠道通透性和转运功能。另外，对肠道通透性和功能的研究可在内镜技术的帮助下通过充气气囊节段性闭合肠腔后用区域灌注的方法进行[7]。最近一个研究应用酶联免疫吸附方法分析了使用上述技术收集到的肠液，结果显示类风

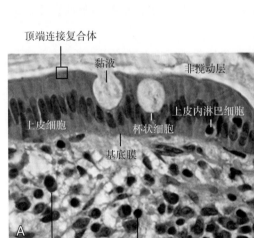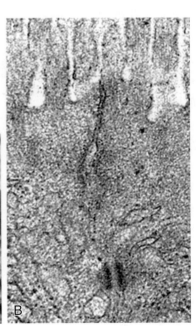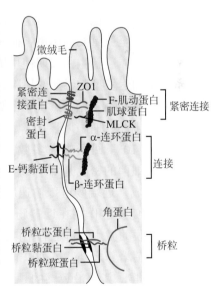

图 78-1 黏膜屏障的解剖。**A**. 人类肠黏膜由单层柱状上皮细胞、其下的固有层及肌黏膜层构成，其中有合成和分泌黏蛋白的杯状细胞及其他类型的上皮细胞。非搅动层紧靠于上皮细胞的上方，不能通过组织学检查发现。紧密连接是顶端连接复合体的一部分，它可封闭上皮细胞间的细胞旁隙。上皮内淋巴细胞位于基底膜上方及紧密连接下方。固有层位于基底膜下方，含有多种免疫细胞包括巨噬细胞、树突状细胞、固有层淋巴细胞及某些情况下存在的中性粒细胞。**B**. 肠上皮细胞顶端连接复合体的电镜照片及相应的线条画。微绒毛基部下方的细胞膜在紧密连接处似有融合，此处的紧密连接蛋白、闭锁带 1（ZO1）、密封蛋白及 F- 肌动蛋白相互作用。α- 连环蛋白、β- 连环蛋白、连环蛋白 δ1（又名 P120 连环蛋白；未显示）及 F- 肌动蛋白相互作用形成黏附连接。肌球蛋白轻链激酶（MLCK）与紧密连接旁的肌动蛋白环相联系。桥粒在顶端连接复合体下方，通过桥粒芯蛋白、桥粒黏蛋白、桥粒斑蛋白及角蛋白丝相互作用而形成（From Turner JR: Intestinal mucosal barrier function in health and disease. Nat Rev Immunol 9:799-809, 2009.）

湿关节炎患者对许多食物相关抗原均存在明显的局部免疫反应[8]。也有报道提示肠道通透性存在种族差异[9]。

肠道微生物群

关键点
肠道微生物群的细菌数量约是人体细胞的 10 倍。
分节丝状菌（segmented filamentous bacteria, SFB）可通过刺激 IL-17 的形成引起生态失调。
细菌可通过刺激黏膜中的 Toll 样受体 5（TLR5）信号增强全身免疫应答。
抗生素、吸烟和压力是导致关节炎的主要环境风险因素。

人体的肠腔内有人体 90% 的细胞、数以亿计的微生物和超过 1000 种不同的物种[2]。健康的肠道存在的这些天然菌群是在出生时或出生后不久获得的，并保持相对稳定的组成；其中也存在一小部分成分不定的一过性菌群。稳定的天然菌群以共生的关系存活并对健康有着至关重要的作用；而一过性菌群则多含有潜在的病原体。新生儿长期使用抗生素会阻碍细菌的定植并增加迟发型脓毒症的风险，这证明了肠道微生物群对人体的保护作用[26]。正常情况下胃和十二指肠黏膜黏附的细菌少于 10^3，空肠中增加到 10^4，回肠中达到 10^7。回肠中大多数是革兰氏阴性需氧菌。结肠中细菌的密度是 10^{12}，甚至更多，绝大多数由厌氧菌组成。近端肠道传输速度快，远端肠道慢，但是菌群的免疫学作用在近端肠道更明显[10]。同样管腔内和黏膜的微生物群也有不同。

除了细菌培养之外，还可以通过分子学的方法来研究微生物群，其中最敏感的是对 16S 核糖体 RNA 基因序列的分析。这项分析揭示了微生物群存在着数量极其庞大的表型，其总的基因数量约为人类基因组基因数量的 150 倍[11]。这些微生物与宿主细胞的相互作用对适应性免疫有着深远的影响。其分子和细胞机制的主要在动物模型中进行了研究。自身免疫性关节炎的 K / BxN 小鼠模型在无菌条件下被喂食无病原体的食物后，其表型明显减弱。然而，向这些动物引入一种丝状分节杆菌可以通过激活固有层中的自身反应性 Th17 效应细胞来触发关节炎（图 78-2）[45]。研究人员发现，这种作用是通过干扰黏膜内的内源性 T 细胞脱敏来介导的。无菌动物的疫苗接种可导致不良反应[12]，而引入某些特定的细菌，则可通过增加肠道 Toll 样受体 5（TLR5）信号的释放而使小鼠对疫苗的反应正常化[13]；类似的机制可能参与了肠病性关节炎的介导。

细菌将食物中的碳水化合物消化成短链脂肪酸，从而促进 Ca^{2+}、Mg^{2+} 和 Fe^{2+} 离子的吸收，它们还可合成氨基酸和维生素，并分泌有抗菌作用的保护性物质。遗传和包括压力在内的环境因素可能会改变肠道微生物群，并使体内平衡状态转变为不平衡或失调状态，这一点将在后面进行讨论。目前理解宿主 - 微生物群的相互作用仍受到方法学的限制，在小鼠试验中所得的数据并不能直接外推到人体[14]。但对微生物群的探索可帮助我们更好地了解包括肠病性关节炎在内的多种疾病的病理生理，从而为提出新的治疗方法提供依据。

胃肠道相关淋巴样组织

关键点
肠道微生物群对肠相关淋巴样组织的调节有重要作用。
固有免疫和适应性免疫细胞占肠道细胞总数的 80%。
视黄酸可促进 IgA 分泌和淋巴细胞归巢。
鞭毛蛋白可刺激树突状细胞从而诱导 Th17 细胞分化。
血管黏附蛋白 -1 在肠道和滑膜中表达，是潜在的治疗靶点。
肠道归巢淋巴细胞表达整合素 α4β7、αEβ7 以及趋化因子受体 CCR9。

GALT 是人体最大的淋巴器官，占黏膜组织质量的 25%。Peyer 集合淋巴结、肠淋巴样滤泡、固有层和上皮层内的 T 细胞中均发现有 GALT 细胞成分。GALT 是免疫防御耐受性调节系统的一部分，主要包括特化的树突状细胞（dendritic cells, DCs）和肠上皮细胞（intestinal epithelial cells, IECs）（图 78-3）。共生菌与肠上皮细胞相互作用，将信号发送到由抗炎物质如胸腺间质淋巴细胞生成素（TSLP）介导的树突状细胞和固有层的树突状细胞。细菌还可通过

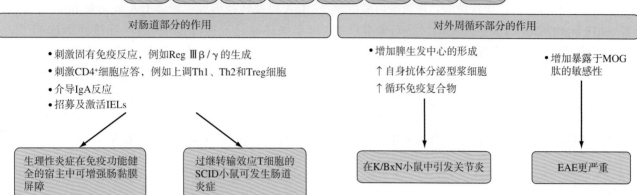

图 78-2 肠道免疫系统（细菌）定植产生的影响。分节丝状菌（segmented filamentous bacteria，SFB）为梭菌属的产芽孢细菌[51]，它遗传自母体微生物群，与回肠黏膜有较强的相互作用。在免疫功能健全的小鼠中，该菌可在很大程度上代表微生物群对出生后肠免疫系统成熟的诱导作用。SFB 诱导 Reg Ⅲβ/γ 抗菌肽的产生[23,45]，它可保护机体免受定植致病菌的作用[46]。另外，SFB 可同时激活较强的分泌型 IgA 反应[44]，诱导细胞毒性肠上皮内淋巴细胞的招募及激活，介导包括 Th17 细胞反应在内的多种 T 细胞反应[28,45]。在免疫功能健全的小鼠中，SFB 诱导的促炎与调节性反应相互平衡，从而增强了肠黏膜屏障的生理性炎症。相反，在由效应 T 细胞重建的严重联合免疫缺陷（severe combined deficient，SCID）鼠中，SFB 的定植可促进结肠炎的发生[52]。SFB 的肠道定植还可促进肠外的炎性疾病发生。SFP 可促进自身免疫性非肥胖糖尿病（autoimmune nonobese diabetic，NOD）小鼠关节炎的发生，该小鼠通过介导 Th17 细胞的作用而表达了一种针对自体肽的转基因 T 细胞受体（TCR）（名为 K/BxN 鼠）[54]。SFB 还可加重髓鞘少突胶质细胞糖蛋白（myelin oligodendrocyte glycoprotein，MOG）诱导的实验性自身免疫性脑脊髓炎（experimental autoimmune encephalomyelitis，EAE）的病情。这些对疾病的加重效应可能与 SFB 的强辅助特性相关（From Cerf-Bensussan N, GaboriauRouthiau V: The immune system and the gut microbiota: friends or foes? Nat Rev Immunol 10:735-744, 2010.）

图 78-3 肠道免疫耐受诱导机制。在共生菌及其产物作用下，受调节的肠上皮细胞（IECs）持续产生如胸腺间质淋巴细胞生成素（TSLP）等在内的抗炎因子从而限制促炎信号，诱导耐受性树突状细胞（DCs）分化。耐受性树突状细胞也可直接由脆弱拟杆菌衍生多糖刺激（PSA）诱导产生。一旦耐受性树突状细胞分化成熟，它们将优先产生诱导 Th2 细胞、Treg 细胞、Th17 细胞及 IgA⁺B 细胞所必需的因子。肠上皮细胞也可产生视黄酸（RA），增殖诱导配体（APRIL）及属于肿瘤坏死因子家族的 B 细胞活化因子（BAFF），它们可能影响这些淋巴细胞亚群的分化。共生菌、肠上皮细胞及肠道免疫系统之间的作用是双向的，但此图中仅显示了其中的一部分。IL，白介素；TGF-β，转化生长因子-β（From Tezuka H, Ohteki T: Regulation of intestinal homeostasis by dendritic cells. Immunol Rev 234:247-258, 2010.）

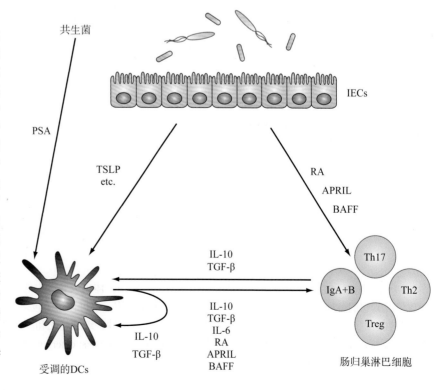

其多糖 A 直接与固有层 DCs 相互作用。固有层 DCs 的一个亚群表达 CD11b[hi]、CD11c[hi] 和 TLR5。当接触细菌的鞭毛蛋白时，这些 DCs 可促进 T 辅助细胞 17（Th17 细胞）的分化。这些 DCs 可同时产生视黄酸，肠上皮细胞也可通过饮食中的维生素 A、APRIL（增殖诱导配体）和 BAFF 产生视黄酸。视黄酸可刺激整合素 α4β7 and CCR9 的表达，从而对肠归巢淋巴细胞产生影响[15]。最近研究发现，肠道 DCs 产生抗炎介质需要 Wnt-β-catenin 信号通路的参与[16]。细菌还可进入 Peyer 集合淋巴结（PPs）中，从而产生一个与宿主细胞共栖的环境[17]。白介素（IL）-10、转化生长因子（TGF）-β 等细胞因子具有抗炎作用。视黄酸、APRIL 和 BAFF 在局部淋巴样细胞中主要参与 IgA 的产生。肠嗜铬细胞可产生有抗炎作用的 5- 羟色胺以及具有抗炎及促炎双重作用的嗜铬粒蛋白[18]。

图 78-4 中描述了一些尚未被完全理解的相互作用。固有层中的浆细胞可产生 IgA，但其产生的 IgA 可被转换形成二聚体 IgA 或多聚 IgA，它们是由单聚体通过连接部位（J 链）连接而形成的[19]。肠上皮糖蛋白 pIgR 是一种被称为分泌成分（secretory component，SC）的多聚免疫球蛋白受体，它在 IECs 中产生，是一种 100 kD 的多聚免疫球蛋白 IgA 和 IgM 的跨膜受体。SC/IgR 在回肠远端的 PPs 中大量存在。pIgR 在 IECs 中与 IgA 及相对少量的 IgM

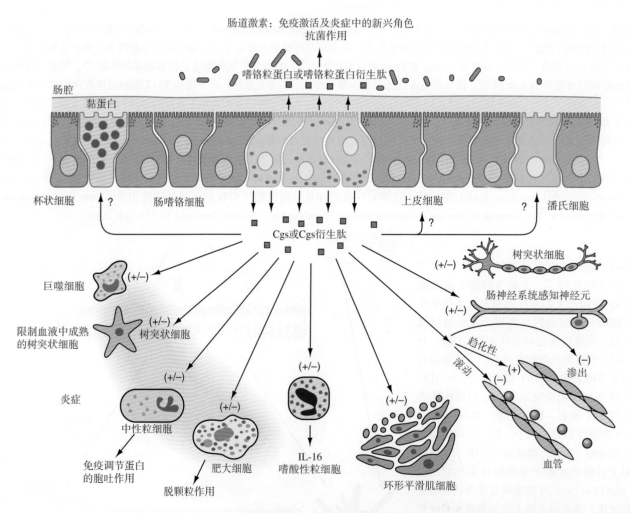

图 78-4 嗜铬粒蛋白（Cgs）在免疫激活和炎症中可能的作用。体内或肠腔内的刺激物可改变嗜铬粒蛋白或嗜铬粒蛋白衍生肽的释放情况。它们可局部作用于潘氏细胞、杯状细胞及上皮细胞，也可作用于包括巨噬细胞、树突状细胞、中性粒细胞、肥大细胞及嗜酸性粒细胞等的免疫细胞。IL-16 可调节内皮细胞的通透性、细胞趋化和滚动、平滑肌收缩性及肠神经系统功能。IL-16，白介素 -16；(-) 抑制；(+) 促进（From Khan WI, Ghia JE: Gut hormones: emerging role in immune activation and inflammation. Clin Exp Immunol 161:19-27, 2010.）

结合，分别形成分泌型 IgA 或称 sIgA 及 sIgM，并将其分泌到肠腔中，组成非炎性、非补体结合的第一道防线。据估计一个正常成人每天可分泌 3~5 g sIgA 到肠腔（图 78-5 和图 78-6）[19]。母乳提供给新生儿充足的 sIgA 和 sIgM，从而赋予新生儿被动保护，同时也在很大程度上调节其免疫系统（图 78-7）[20]。

初级 B 淋巴细胞从集合淋巴管穿过机体的黏膜层，转移到消化道的其他部分（图 78-5）。初级 T 淋巴细胞也转移至血循环和淋巴结中，最后归巢到如唾液腺（在干燥综合征中）、肺和滑膜等靶器官[20]。表达在滑膜上皮细胞的血管黏附蛋白 -1（vascular adhesion protein-1，VAP-1）参与了淋巴细胞的归巢，P- 选择素参与了巨噬细胞的募集。VAP-1 是一个有黏附和氧化双重作用的糖蛋白[21]，其单克隆抗体对胶原诱导的关节炎有保护作用，VAP-1 可能成为肠病性关节炎治疗的一个靶点。肠黏膜固有层中大多数

T 细胞是 CD4 阳性，而上皮内 T 细胞多数是 CD8 阳性。肠相关淋巴细胞受到肠树突状细胞刺激后，倾向于表达整合素 α4β7、αEβ7 和整合素受体 CCR9。

固有和适应性免疫淋巴细胞的功能特征可区分新 ILC 亚型、自然杀伤（NK）细胞、ITi、ILC-22、ILC-17 和 2 型 ILC。它们激活不同的效应 T 细胞，有助于局部免疫反应的微调。2 型 ILC（最初称为核细胞）参与刺激 IL-13 的产生和介导实验性结肠炎[22]。

肠道 DCs 在调节肠道对外来抗原的免疫应答中起着关键作用，其存在于 GALT 各处，并且肠系膜淋巴结中也可发现迁移性 DC[23]。通过不同的表面标志物可以将肠 DC 与巨噬细胞、单核细胞区分开来，并且可以用来监测它们对抗原物质的摄取和呈递。通过转录因子动态控制 DC 功能及其向肠系膜淋巴结的移动表明，肠道 DC 的全身作用可能在几种肠相关疾病的发病机制中起关键作用，这可能成为未来的治疗

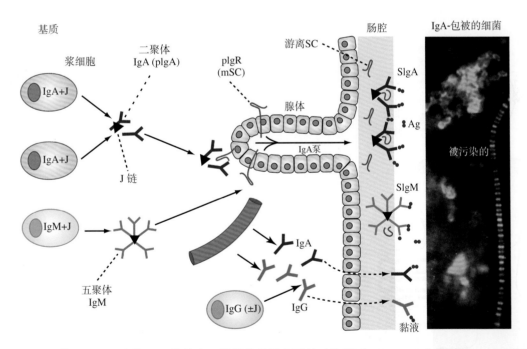

图 78-5 受体介导二聚体 IgA 及五聚体 IgM 的输出，以提供黏膜表面针对抗原（antigen，Ag）发生免疫排斥作用的分泌型抗体（sIgA 和 sIgM）。多聚免疫球蛋白受体（pIgR）作为膜分泌成分（mSC）在分泌型上皮细胞基底侧表达，调节二聚体 IgA 及五聚体 IgM 的转运，在黏膜浆细胞中将单体通过 J 链相连接而产生（IgA+J 及 IgM+J）。尽管 J 链通常由黏膜 IgG 型浆细胞产生（70% ~ 90%），它却并不与该同型体结合，因此如前所述在细胞中保持分裂状态（±J）。因此，局部产生（血浆中获取）的 IgG 无法与 pIgR 介导的受体匹配，但却像上文描述的一样，可与单体 IgA 一起通过细胞旁转运进入肠腔。游离 SC（可在黏膜中检测到）是当 pIgR 处于其非结合状态（顶端基底侧的符号）时，sIgA 和 sIgM 中上皮样结合 SC 的顶端被切割时产生的。共生菌（右侧版面）在体内被 sIgA 包被，从而遏制其功能并营造宿主 - 微生物共生的状态（From Brandtzaeg P: Mucosal immunity: induction, dissemination, and effector functions. Scand J Immunol 70:505-515, 2009.）

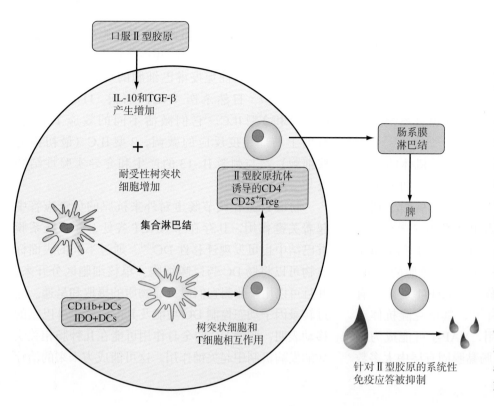

图 78-6 集合淋巴结（PP）树突状细胞（DCs）在口服 II 型胶原诱导免疫耐受中的作用。重复口服 II 型胶原后，PP 细胞产生的包括白介素 -10（IL-10）及转化生长因子 -β（TGF-β）等在内的抗炎细胞因子产生增多，PP 中 CD11c$^+$CD11b$^+$ 树突状细胞及 IDO$^+$ 树突状细胞亚群的细胞数量增加。然后，通过树突状细胞 -T 细胞相互作用，PP 中可形成耐受 II 型胶原的 CD4$^+$CD25$^+$Foxp3$^+$T 细胞及调节性 T 细胞。PP 中产生的调节性 T 细胞可移动至肠系膜淋巴结从而进入循环系统，进而在其中抑制针对 II 型胶原的系统性免疫应答（From Park KS, Park MJ, Cho ML, et al: Type II collagen oral tolerance; mechanism and role in collagen-induced arthritis and rheumatoid arthritis. Mod Rheumatol 19:581-589, 2009.）

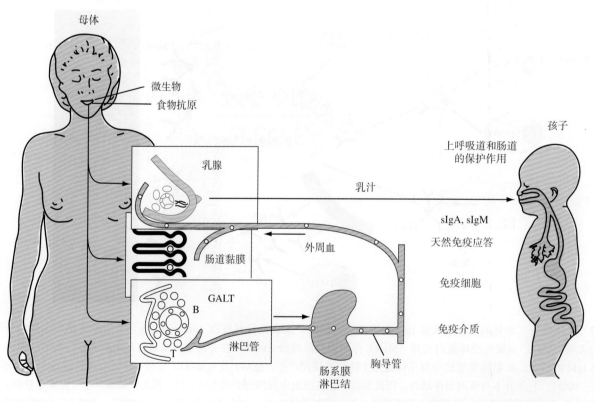

图 78-7 母亲和新生儿之间黏膜免疫的整合。原始 B（也可能是 T）细胞通过淋巴及外周血转移至泌乳的乳腺，导致母乳中存在针对肠道抗原的特异性分泌型抗体（sIgA 和 sIgM）。GALT，胃肠相关淋巴样组织（From Brandtzaeg P: Mucosal immunity: integration between mother and the breast-fed infant. Vaccine 21:3382-3388, 2003.）

靶点[22]。因此，循环中活化的白细胞可以穿透关节组织[24-25]。

口服Ⅱ型胶原诱导免疫耐受证明了激活 GALT 可以减轻炎性关节病（图 78-6）。肠病性关节炎发病机制中的一系列事件可能起始于具有遗传易感性的患者发生了特定微生物的胃肠道感染，从而导致了肠黏膜的局部炎症、分泌型 IgA 的形成、肠道通透性的增加、外来物质的吸收和 T 淋巴细胞的活化。循环免疫复合物和记忆性 T 细胞定位于关节中并导致滑膜炎。

总之，肠壁是一个高度多样化的免疫、内分泌和消化器官。它与微生物群相互作用产生的辅助效应可介导有益或有害的信号，导致内稳态或平衡的失调[26]（见图 78-2）。

炎症性肠病

流行病学

> **关键点**
>
> 在西方国家 IBD 的发病率一直保持不变，而在其他地区却不断上升。
>
> 克罗恩病的同卵双生子共患率高于 UC。
>
> 吸烟可增加患克罗恩病和溃疡性结肠炎的风险。
>
> 无烟尼古丁（鼻烟）可能无害，甚至有益。
>
> 种族背景影响发病风险和严重程度。

在北美、西欧、澳大利亚和新西兰，IBD 的患病率和发病率历来明显高于世界其他地区。近几十年来，IBD 在发展中国家、南美洲、亚洲和东欧变得越来越普遍，这可能与生活方式和生活水平越来越"西方化"相关。通常而言，溃疡性结肠炎（UC）的发病率增加更早于克罗恩病（CD）。环境的影响、生活方式的改变以及因此产生的肠道微生物群的改变都是导致疾病发生的因素之一，对于这些因素的研究可为 IBD 的发病机制提供线索[27]。CD 和 UC 的患病率在许多国家大致相同，UC 为 250 ～ 150/10 万，高流行人群中的 CD 患病率为 300 ～ 40/10 万，大多数其他国家报告的患病率低于 10/10 万。但在日本，在 1965 年至 2005 年间，UC 的患病率从 5.5/10 万增长至 63.3/10 万，CD 患病率由 5.9/10 万增至 21/10

万。在 IBD 高发地区，UC 的发病率为 5 ～ 20/10 万，CD 为 3-30/10 万，而其他地区则低于 4/10 万[28]。种族背景也对发病率有影响，例如，犹太人总体来说有更高的易感性，但其患病率和其他民族相仿。在匈牙利，罗马人患 IBD 的概率显著低于匈牙利人[29]。

一项在瑞士人群中开展的大样本的研究显示克罗恩病和溃疡性结肠炎的发病率分别是 11/10 万人年和 18/10 万人年[30]。这项研究同时显示"曾吸烟者"的相对危险度分别为 1.5 及 1.3，总体的同卵双生子的共患率有 36%，但在溃疡性结肠炎中只有 16%。这项研究提示在 UC 中环境影响更强[31]。除了关节炎以外，在加拿大的 IBD 患者中有更高的哮喘患病率[32]。

遗传学

> **关键点**
>
> 全基因组关联研究确定了至少 163 个与炎性肠病相关的单核苷酸多态性，其中 110 个同时见于克罗恩病和溃疡性结肠炎。
>
> NOD2（原名 CARD15）、IRGM 和 ATG16L1 与树突状细胞有关。
>
> IL23R 和 MDR1 均与克罗恩病及溃疡性结肠炎有关。
>
> IL23R 缺失对小鼠结肠炎的发生有保护作用。

UC 和 CD 常为基因背景复杂的疾病。截至 2012 年，全基因组关联研究（GWAS）已经确定了 163 个与炎性肠病相关的单核苷酸多态性（SNP），其中 110 个与 CD 及 UC 都相关。在这些 SNP 中，23 个仅与 UC 相关，30 个仅与 CD 相关，这证实了两者间的密切关系，也同时证明了两者存在不同特性[33]。除了人类白细胞抗原（HLA）之外，最强的关联基因当属第 16 号染色体上的 NOD2（原名 CARD15）基因及第 1 号染色体上的 IL-23R 基因。NOD1 和 NOD2 是细菌的肽聚糖胞壁酰二肽的胞质受体，可以触发抗菌 α 防御素[34-35]的合成。CD 患者黏膜被发现这些防御素表达减少[36]。IL-23 信号转导可以激活肠道中的 Th17 细胞。IL-23R$^{-/-}$ 小鼠不易被诱导结肠炎的观察结果证实了 IL-23 的重要性[37]。同时，研究显示 CD 患者中 IL-23 表达上调[38]。另一个关联基因是转录因子 STAT3，它与 Th17 细胞的激活有关。

STAT3 存在于固有及适应性免疫细胞中，但更多见于肠黏膜[39]。另一个明确的关联基因是 *ERAP1*，是一种原名为 ARTS1 的内质网氨肽酶[40]。ERAP1 的功能是在着位于 HLA 的沟槽前，通过剪切肽段的长度来发挥作用的，因此它在许多部位，如关节和肠道，发挥触发免疫反应的作用。西班牙的一项关于 Fc 段受体基因 FcRL-3 的研究发现，该基因与克罗恩病的外周关节炎有关[41]。该基因的多态性还被发现与 RA 的易感性及其他免疫疾病相关。有趣的是，FcR3 还可能与 Treg 细胞的功能相关。

最初法国的一项研究[42]发现 43% 的患者存在 NOD2 突变，而随后的人群研究发现北欧人群中该基因突变的发生率很低，而亚洲人群与此无相关性。在美国，NOD2 突变与易感性无关。研究发现小肠中存在高表达的 NOD2 信使 RNA，它与 TLRs 结合后成为核因子 κB（NFκB）信号转导的调节因子。6 号染色体上的 IBD3 可能与 IBD 的关系最稳定，某些研究证明 HLA-DRB1*0103 与重度溃疡性结肠炎有关[24]。此外，肿瘤坏死因子 -α（TNF-α）微卫星基因因子与克罗恩病相关，但与溃疡性结肠炎不相关。HLA-DR2 和 DR3 与溃疡性结肠炎相关，但与克罗恩病不相关。

减毒 ABCB1 基因（ATP-binding cassette，subfamilyB，member 1 gene）即多重耐药基因 1（MDR1）的突变体，在克罗恩病和溃疡性结肠炎患者未受影响的结肠组织中明显下调。TLR4 和 TLR5 与 IBD 的相关性在某些人群中得到了证实，这很可能会引起研究者特别的兴趣，因为它们在诱导促炎因子的过程中与 NOD2 和 CARD4 有协同作用。目前正在观察 TLR 抑制物的治疗效果。最近，研究人员发现一种病毒在基因修饰小鼠体内具有诱发炎症的作用，当自体吞噬基因 ATG16L1 缺失的小鼠被鼠诺如病毒（murine norovirus）的特殊毒株感染时会发展成 CD 样疾病[38]。

总而言之，IBD 的基因多态性使得大量与发病相关的信号通路受到了影响，并且在不同群体中发现了不同的关联。

发病机制

IBD 是肠腔侵袭性影响与肠壁防御机制之间不平衡的结果。菌群失调的微小异常已经在动物模型中得到了证实，其中部分结果已在 IBD 患者中得到了证实。现已发现，菌群失调多表现为拟杆菌、厚壁菌共生菌多样性的减少，及变形菌门的增加[43-44]。初步双胎研究表明了 UC 和 CD 的不同模式[45]。饮食因素和抗生素治疗均可导致 IBD 患者的病理性菌群失调。

在 IBD 患者中，IECs 形成了肠道的第一道防线，其生成的防御素减少，且 IECs 的 CD1d（Ⅰ类 MHC 样跨膜分子）表达也更低。CD1d 交联导致 IL-10 的形成，因此，在 IBD 患者中 IL-10 的形成减少并加剧了炎症反应[46]。

IBD 还存在一些其他细胞因子的失调：IL-1 系统的活化增加及 IL-1Ra/IL-1 的比例降低；IL-17A 及 IL-17F 在 UC 和 CD 中都增加，IL-33 仅在 UC 中增加。另一方面，IL-22 通过 STAT 信号促进 IEC 愈合，来自于固有和适应性免疫系统的细胞产生的 TNF、IL-6 和 IFN-γ 在发病机制中具有重要作用。图 78-8 显示了这些细胞因子相互作用中的一部分[47]。这些细胞因子紊乱可能导致关节外表现的发生[48]。

肠道通透性的增加已被认为是发病机制中一个重要的因素[7,49]。IBD 肠腔中得到的细菌被免疫球蛋白包裹，其中部分是循环的 IgG[50]。发生炎症的肠黏膜组织液渗出增加，可使与补体相结合的 IgG 发生外漏，这可能参与了炎症反应并进一步增加通透性。对细菌免疫反应的改变在克罗恩病和溃疡性结肠炎中是不同的[51]。IBD 肠道通透性的增加受遗传影响。一项关于克罗恩病患者亲属的研究显示，肠道的基础通透性是正常的，但在服用阿司匹林后其通透性异常增加[52]。环境因素对通透性的影响部分是由细菌内毒素所介导的。一项离体的大鼠肠道灌注研究表明，内毒素浆膜腔给药而不是黏膜给药可损害肠道屏障[53]。因此，被吸收的细菌物质可加重已受损的屏障病变。

肠外表现（EIM）和 IBD 并发症的发病机制涉及免疫细胞的肠道迁移。携带肠道共生菌的迁移性 DC 通常在肠系膜淋巴结（MLN）中被清除，仅允许降解的微生物成分通过血液到达肝。MLN 被抑制的小鼠模型中，完整的微生物首先在肝中被清除。肝可能是 IBD 中肠道和 EIM 之间的重要介质[49]。遗传学可影响 IBD 患者表现出不同类型的 EIM。因此，与共同致病途径相关的基因多态性，在一定程度上可解释肠外表现的多样性[48]。

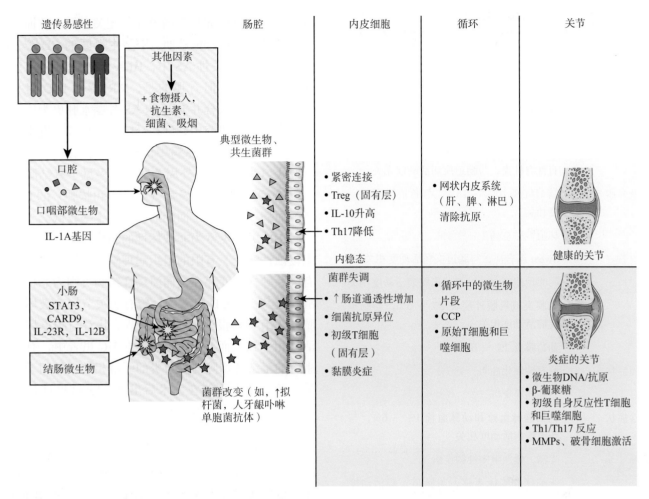

图 78-8　微生物和宿主的相互作用。内稳态与菌群失调及炎性关节炎的产生。内稳态：宿主的遗传因素有助于维持口腔及消化道内皮细胞的完整性。连续取样肠腔内容物可促发炎症反应（口腔耐受）的免疫调节。固有层的调节性 T 细胞（Treg）可协助抗炎环境中的细胞因子如 TGF-β 和 IL-10。来自肠道的细菌和抗原物质进入循环后通过网状内皮系统（RES）被清除而无法进入关节。菌群失调：宿主遗传因素有助于增加肠道通透性。在口腔中，IL-1A 与慢性牙周炎有关；在肠道中，IL-23R、STAT3 和 CARD9 与肠道炎症有关。潜在有害促炎细菌 [例如，拟杆菌（Bacteroides vulgatus）、克雷白菌属（Klebsiella spp] 的比例可发生改变。来自固有层的初级 T 细胞和 CD163⁺ 巨噬细胞迁移至关节，启动由 Th1 和 Th17 细胞因子介导的促炎反应。包括 β- 葡聚糖在内的微生物碎片滞留在关节中，使炎症持续存在。在类风湿关节炎中，由牙龈卟啉单胞菌的作用形成的瓜氨酸肽通过 HLA-DRB1 被呈递，导致促炎性级联的形成。在关节内，细胞因子上调基质金属蛋白酶（MMPs）和破骨细胞，导致软骨破坏和骨侵蚀。SRBs，硫酸盐还原菌（From Yeoh N, Burton JP, Suppiah P, et al: The role of the microbiome in rheumatic diseases. Curr Rheumatol Rep 15:314, 2013.）

临床表现

> ### 关键点
> 克罗恩病和溃疡性结肠炎的周围性关节炎可表现为中轴疾病或外周关节病。
> 附着点炎性疼痛比强直性脊柱炎更多见。
> 炎症性肠病中的葡萄膜炎容易发展为慢性。
> 5% 的炎症性肠病患者可发生硬化性胆管炎。

IBD 为系统性疾病，除肌肉骨骼外，EIM 可涉及多个器官系统，是影响 IBD 发病率和预后的主要原因（表 78-1）。UC 和 CD 的 EIM 存在差异（表 78-2）。EIM 的总体患病率可能超过 35%。10% ~ 20% 的病例可发生脊柱受累，可为患者唯一的关节表现或伴发寡关节炎[54]。脊柱相关症状起病隐匿，因此患病率常被低估，可在 IBD 之前或之后发生[7]。与经典的 AS 不同，其在性别分布上无明显差异[55]。影像学的改变存在差异，方形椎较常见，Romanus 样病

表 78-1 炎症性肠病的关节外表现

肌肉骨骼症状	5% ~ 20% 的患者存在外周关节炎
	Ⅰ 型自限性寡关节炎，与肠道疾病活动性相关
	Ⅱ 型持续性关节炎，与肠道疾病活动度无关
	15% ~ 20% 患者表现为近端关节炎 / 强直性脊柱炎，与肠道疾病活动度无关
皮肤黏膜	结节红斑 10% ~ 15%，与肠道疾病活动度相关
	坏疽性脓皮病 1% ~ 5%
	Sweet 综合征，与肠道疾病活动度相关
	阿弗他溃疡 10%，与肠道疾病活动度相关
眼	巩膜炎或巩膜外层炎 2% ~ 3%，与肠道疾病活动度相关
	葡萄膜炎 2% ~ 6%
肝胆症状	原发性硬化性胆管炎 7%
	急性胰腺炎
血栓症状	包括静脉血栓和动脉血栓 1% ~ 6%，与肠道疾病活动度相关
肺部	哮喘、慢性阻塞性肺疾病
	亚临床和临床炎症，与肠道疾病活动度相关
神经症状	脱髓鞘疾病、多发性硬化、听力下降
其他	淀粉样变在 CD 中罕见，UC 无报道

Modified From Ott C, Schölmerich J. Extraintestinal manifestations and complications in IBD. *Nat Rev Gastroenterol Hepatol* 10：585-595，2013.

变罕见，且脊柱症状与肠道症状无关。另一方面，活检发现多达 30% 的早期 AS 合并隐匿的 CD[56]。在确诊的 IBD 相关性 AS 中，HLA-B27 的阳性率仅为 50% ~ 70%[7]。但有趣的是，MRI 显示 IBD 相关性脊柱关节炎比未合并 IBD 的 AS 骨髓水肿更为广泛。

在大部分研究中，5% ~ 15% 的患者会发生外周关节炎，且在克罗恩病中出现的频率略多于溃疡性结肠炎（表 78-3）。外周关节炎更多见于有结肠病变（约 70%）和肠道并发症（如肠瘘和脓肿）的 CD 患者，而病变仅局限于回肠的患者发生率较低。

IBD 关节炎常为非破坏性的和可逆性，但也可发生侵蚀性病变。有限的组织病理学证据提示克罗恩病有肉芽肿样病变存在，而溃疡性结肠炎则为非特异性滑膜炎[7]。在 CD 患者中，曾有髋关节快速破坏性化脓性关节炎的报道。UC 的关节症状常与肠道病变的活动相一致，而 CD 则不然。在 UC 患者中，有一半患者的全结肠切除与关节炎的缓解相关，但相矛盾的是，关节炎也可能在手术后出现[57]。这也许是一种盲袢与肠道微生物改变相关的旁路性关节炎（bypass arthritis）。

一项基于 1500 名 IBD 患者的研究对外周关节炎的两种形式进行了重要鉴别[58]（图 78-9）。寡关节炎，或 Ⅰ 型，累及少于五个关节；而多关节炎，或 Ⅱ 型，累及五个以上关节。发病率最高的是掌指关节、近端指间关节、膝关节和踝关节。UC 中肩关节受累更为常见，而其他关节受累情况无明显差异。多数 Ⅰ 型关节炎为急性发作，6 周内可缓解，而 Ⅱ 型关节炎则多

表 78-2 炎症性肠病的不同临床特征

特征	克罗恩病	溃疡性结肠炎
可重复的非 HLA 遗传相关性	*CARD15/NOD2*，*IRGM*，*ATG16L1*，*IL23R*	*IL23R*
同卵双生子的一致性	36%	19%
非 HLA 基因	很少	很少
先天性对阿司匹林的肠道通透性	有	?
肠道 T 淋巴细胞应答	Th1，Th17（IFN-γ ↑）	无 Th1-Th2 失衡，Th17
Fas 配体表达	无	有
吸烟作用	无	无
肠道活动性和关节症状相关性	无	有
血管细胞黏附分子 -1 反义疗法	有效	无反应（?）
对抗肿瘤坏死因子疗法的反应性	疗效确切	可能有效

表 78-3 炎症性肠病的外周关节病变

特征	Ⅱ型（＞5 个关节）	Ⅰ型（＜5 个关节）
溃疡性结肠炎	3% 的溃疡性结肠炎患者；3% 的克罗恩病患者	2% 溃疡性结肠炎患者；5% 克罗恩病患者
克罗恩病	6% 溃疡性结肠炎患者；0% 克罗恩病患者	4% 溃疡性结肠炎患者；6% 克罗恩病患者
临床过程	持续的，经常表现为破坏性的关节炎，脊柱关节炎的亚型	自愈性，非侵蚀性关节炎，反应性关节炎样
IBD 病程	在少于 85% 的患者中复发	在 30%～40% 患者中复发
MHC 相关性	HLA-B27，B35，DRB1*0103	HLA-B44

HLA，人类白细胞抗原；IBD，炎症性肠病；MHC，主要组织相容性复合体

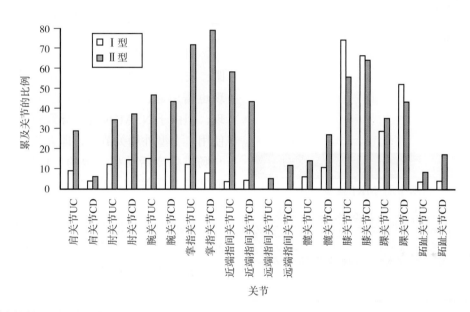

图 78-9 炎症性肠病外周关节受累的分布。CD，克罗恩病；DIP，远端指间关节；MCP，掌指关节；MTP，跖趾关节；PIP，近端指间关节；UC，溃疡性结肠炎（From Orchard TR, Wordsworth BP, Jewell DP: Peripheral arthropathies in infl ammatory bowel disease: their articular distribution and natural history. Gut 42:387, 1998.）

为持续性[59]。在少见的 HLA-DRB1*0103 等位基因携带者人群中，Ⅰ型关节炎的患病率为常人群的 12 倍之多。Ⅱ型关节炎与 HLA-B44 相关，CD 中的骶髂关节炎与 NOD2 多态性相关[60]。这是疾病表型受遗传因素影响的例子，也可能成为揭示发病机制的线索。

杵状指、葡萄膜炎和皮肤病变是 IBD 的其他常见肠道外表现，在 CD 中发生率更高。结节性红斑常是自限性的，多见于年轻女性 UC 患者。坏疽性脓皮病是一种更严重的、疼痛性溃疡性皮肤反应，常与系统性疾病相关[61]（图 78-10）。1970—1983 年间连续就诊于 Mayo 临床中心的 86 名坏疽性脓皮病患者中，

31 例患有 IBD[7]。结节性红斑、葡萄膜炎和外周关节炎常在 IBD 中同时发生，并与 HLADRB1*0103 和 TNF-α 基因多态性相关[62]。葡萄膜炎也是其他脊柱关节炎的临床特征之一，如 AS 和反应性关节炎；但在 IBD 中，葡萄膜炎常为双侧，慢性化趋势更为常见[63-64]。多达 5% 的 CD 和 UC 患者可发生原发性硬化性胆管炎（primany sclerosing cholangifis，PSC），一种可致终末期肝纤维化的进行性肝病。IBD 患者罹患结直肠癌的风险更高，且与结肠受累的范围及病程相关，但近数十年来，结直肠癌的病死率由于更完善的监测和早期诊断已显著降低[67-68]。

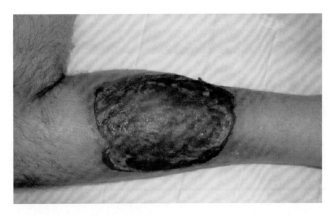

图 78-10 发生于 CD 患者的坏疽性脓皮病一例（From Rothfuss KS, Stange EF, Herrlinger KR: Extra-intestinal manifestations and complications in inflammatory bowel diseases. World J Gastroenterol 12:4819-4831, 2006.）

诊断

关键点

建议对疑似炎性背痛的患者行 MRI 检查。

粪便钙卫蛋白是一种有效的炎症性肠病筛查方法。

累及大关节的寡关节炎可模拟反应性关节炎。

单基因炎症性肠病样疾病已在儿童中报道。

在幼儿中已经发现了非常罕见的单基因 IBD 样疾病，例如 IL-10 突变[69]。这些病症常与外周关节炎（通常是家族性）合并存在，通过对这些疾病的研究有助于理解经典的多基因相关 IBD 的发病机制。由于目前缺乏确诊 IBD 相关关节炎的手段，因此翔实的病史和临床检查并结合影像学检查，是最主要的诊断工具。在 IBD 患者的一类亚群中，关节病变可早于肠道症状出现，因此结肠镜及组织学分析对寻找已出现的关节症状的病因可能有提示意义。当怀疑炎性背痛时，骶髂关节的 MRI 是必要的[70]。粪钙卫蛋白被发现可作为筛查 IBD 的敏感指标并可协助筛选那些需进行内镜检查的病例[65]。如前所述，虽然基因图谱已显示出有意义的临床相关性，但除了 HLA-B27，目前基因分型仍不是常规的临床检查手段。当怀疑特殊病原体感染时应行便培养检查。在明确的 IBD 合并单关节炎的患者中，在开始免疫抑制治疗前，行关节液抽吸术对排除感染性关节炎十分重要。

治疗

关键点

关节痛在炎症性肠病中很常见。

应避免使用 NSAIDs。

放射学阴性脊柱关节炎可先于肠道症状出现。

早期应用 TNF 抑制剂治疗可预防脊柱破坏。

炎症性肠病患者行全髋关节置换术后出现并发症的风险更高。

益生菌的功效尚未得到证实。

肌肉骨骼 IBD 的管理需要充分了解其他 EIM。眼、皮肤和肝的表现最为普遍，但肺部和神经系统表现也需引起注意。关节痛是最常见的外周关节炎表现，但由于 NSAIDs 可能导致肠道疾病恶化，应避免使用。Ⅰ 型外周关节炎，即大关节性寡关节炎，具有与肠道病变活动相一致的反应性关节炎的特征。它通常是自限性的，有时需要行关节内激素注射等对症治疗。

伴或不伴有 Ⅱ 型多关节炎的脊椎关节炎有更严重的临床表现。当怀疑有炎性腰背痛时，行骶髂关节的 MRI 是必需的。如果 MRI 结果阳性，可使用生物制剂治疗。

多项随机实验显示单克隆抗 TNF 抗体治疗 IBD 有效[71-76]。只有一项小型的关于依那西普的实验结果为阴性，且原因尚不清楚。TNF 抑制剂对于 IBD 的患者的脊柱关节疾病也是有效的，应尽早开始治疗，以防止或延缓脊柱的结构性损伤[77]。

维多珠单抗（vedolizumab）是抗人 α4β7 整联蛋白受体的全人源单克隆抗体，参与 T 细胞的肠道归巢。基于多项结果阳性的 Ⅲ 期临床实验，它已被批准用于 UC 和 CD 的治疗。但该药物在 IBD 相关性脊柱关节炎的功效尚不清楚。抑制 IL-12/IL-23 通路的 IL-17 抑制剂苏金单抗（secukinumab）和布罗达单抗（brodalumab）治疗 CD 失败，而优特克单抗（ustekinumab）对 TNF 抑制剂治疗失败的 CD 患者有效。IFN-γ 抑制剂——芳妥珠单抗（fontolizumab）以及阿巴西普似乎都无明显疗效[78]。

益生菌虽然在理论上很有吸引力，但在 CD 治疗中并未发现有效，且在 UC 中也效果有限[79]，其安全性仍有待进一步研究[80]。硫唑嘌呤和糖皮质激素可能对 IBD 患者的关节炎治疗有益，但尚未开展相关实验。硫唑嘌呤在 IBD 中被广泛应用于维持缓解期的治疗，一项大规模的欧洲研究证明它在 UC 和 CD 中都有长期疗效[71]。考虑到药代动力学的相互作用，硫唑嘌呤不应与 5-ASA 联合应用[72]。破坏性的髋部疾病可能需要行全关节置换术。这类 IBD 患者的感染风险较高且常需进行整复手术。

预后

Ⅰ 型外周关节炎的预后与肠病活动度有关，且通常预后良好。Ⅱ 型外周关节炎常具有侵蚀性，并与肠道疾病活动无关。IBD 相关脊柱关节炎的预后与脊柱关节炎相似。有关生物制剂与肌肉骨骼受累的信息尚不完整。瑞典的一项研究显示，接受药物治疗的男性外周关节炎患者的生存率更高[81]。

布氏杆菌关节炎

> **关键点**
>
> 布氏杆菌病是中东地区主要的人畜共患病。
>
> 由于城市化水平升高，布鲁氏菌病在发展中国家更为严重。
>
> 流浪狗和未经高温消毒的牛肉制品可增加疾病的传播。

流行病学

几年前，布氏杆菌病有望很快被消灭。但据估计全世界每年有近 50 万的新病例出现，使其成为流行区人畜共患病所致骨骼肌肉疾病的常见原因，其发病率可达每 10 万人口 200 例[82]。其在一些非洲及中东国家，该病是主要的人畜共患病。同时在印度和亚洲其他地区也出现过高流行率。传统上，布鲁氏菌病是一种农村疾病，工作中常接触被感染的牛或食用未经高温消毒乳制品的人为易感人群[83-85]。然而，在中国的大城市中也观察到其发病率的增加，这通常是由于消费乳制品或接触生肉所致[86]。西方国家的旅行者可传播布鲁氏菌病。城市化及绵羊、牛以及小型反刍动物的广泛感染对尼日利亚和许多撒哈拉以南国家以及中国均构成了越来越大的威胁[86]。

病因和发病机制

绵羊和山羊来源的羊布氏杆菌（Brucella melitensis）是主要的致病菌种。目前已知布氏杆菌属的 10 种亚类，其中牛布氏杆菌和猪布鲁氏菌不是致病的常见菌种。由于该菌在绵羊和山羊等动物宿主中清除效果差，因此羊布氏杆菌占主导地位。来自流浪或驯养狗的犬布氏杆菌在人类中也很少见[82]。布氏杆菌是小的革兰氏阴性菌，它进入胃肠道黏膜，在巨噬细胞中存活，并迁移到淋巴结，在那里繁殖并得到传播和循环。

临床特征和诊断

大约 1/3 的布氏杆菌病患者有关节炎。在成人中脊柱为主要受累部位，而儿童、青少年多为外周关节。膝关节、髋关节和踝关节是最主要的外周受累关节。骶髂关节炎可迅速起病并伴剧烈疼痛。血清抗体滴度升高和培养阳性可协助诊断。关于化脓性髌前滑膜炎及鹰嘴滑膜炎的相关病例报道提示，这些部位的关节液可能有助于诊断[85]。几种血清学和聚合酶链反应（PCR）测试可供诊断使用。血培养结果结果可为阳性，而滑膜培养多为阴性[82]。

治疗和预后

世界卫生组织的治疗指南包括使用多西环素（100 mg 口服，每天两次）6 周，联合肌注链霉素 1 g，每天一次维持 2 ~ 3 周或联合口服利福平 600 ~ 900 mg 每天 1 次，联用 6 周。一些研究者认为前一种方案更为有效。与所有治疗方案一样，需根据患者的临床情况调整剂量或治疗持续时间[86]a。尽可能给予早期治疗，否则会发展为毁损性关节炎，或出现椎管狭窄等并发症。

肠道相关性皮病 - 关节炎综合征

> **关键点**
>
> BADAS 是细菌过度生长的结果。
>
> 抗菌治疗对 BADAS 有效。

流行病学

肠道相关性皮病 - 关节炎综合征（BADAS）在 20 世纪 70 年代被发现并被认为是"旁路关节炎"，后来因该综合征也可在无旁路手术时发生而改名。患病率尚不清楚，但据早期报道腹部手术后多达 20% 的患者罹患该病。新的外科技术已大大降低了该病的患病风险，但对于肠道功能受损的患者，包括 IBD 和一些较少的常见病症，如短肠综合征和系统性硬化，对该病的认识仍非常重要 [87-88]。

病因和发病机制

根据定义，BADAS 是由胃肠道的紊乱引起的。它可以在各种胃肠手术后发生，推测其失调的机制通常继发于手术或肠道疾病造成的异常蠕动或盲袢。吸收的微生物产物可导致中性粒细胞性皮肤病，多表现为口腔溃疡、脓疱性皮肤病变、结节性红斑或坏疽性脓皮病 [89]。主要见于下肢的复发性关节炎、关节痛和发热，为 BADAS 的全身表现。该病的分子机制尚不明确，但细菌过度生长和中性粒细胞积聚，及吸收的微生物产物引起的免疫复合物被认为是可能的致病原因 [89]。

临床特征和诊断

20 世纪 70 年代，患者的主要临床特征为累及大、小关节和脊柱的严重疼痛性寡关节炎，多无结构破坏，且合并反复发作的脓疱样丘疹（图 78-11）。

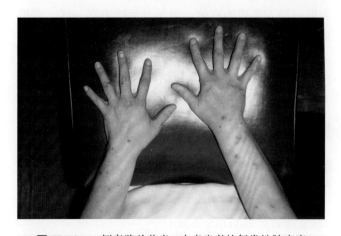

图 78-11 一例旁路关节炎 - 皮炎患者的复发性脓疱病

肌腱炎和附着点炎也是临床特征之一。反复发作并恶化的皮肤和肌肉骨骼表现可发展成慢性病变或可自愈。

治疗和预后

使用甲硝唑、新霉素或米诺环素的抗生素治疗可能是有效的。可以局部或口服糖皮质激素进行对症治疗。因预后通常较好，故应避免过度治疗。成功的减肥手术后，身体健康和活动能力通常会得到改善。

乳糜泻

关键点
1% 的成人有乳糜泻（CeD），其诊断常被延误。
CeD 在女性中更常见。
HLA-DQ2 或 DQ8 增加疾病易感性，OR 为 10。
谷蛋白可诱发并维持 CeD。
对醇溶蛋白、肌内膜 A 和组织转谷氨酰胺酶的敏感性是致病因素。
非特异性症状常导致诊断延误。
关节痛和关节炎可能是该病最初的症状。
无麸质饮食是唯一有效的治疗方法。

流行病学

CeD 正在成为一种常见但未被诊断的疾病。它曾被认为是西方国家白种人特有的一种疾病，但目前全球所有种族都有 CeD 发生 [90]。成人中报道的患病率为 1%，且很可能被低估 [91]。CeD 在女性中更常见 [92]，6% 的特发性幼年型关节炎患者发现了 CeD [92]。

遗传学

CeD 与 HLA-DQ2 的联系早在 30 年前就已被发现，个人携带 HLA-DQ2 或 DQ8 可增加 CeD 的易感性。这两个基因解释了 40% 的遗传易感性，其 OR 值大于 10。GWAS 分析还发现了 40 个非 HLA 相关的 SNP 多态性，OR 值均小于 2 [91]，其中几个 SNP 与其他免疫调节疾性病也有关联。总体而言，重复的基因关联仅解释了 5% ～ 10% 的 CeDs 遗传性[93-94]。

病因和发病机制

谷蛋白不耐受和针对特定抗醇溶蛋白、肌内膜A 和组织转谷氨酰胺酶的免疫反应解释了 CeD 的大部分发病机制。2002 年的研究表明饮食中的谷蛋白（gluten）被胃酶部分消化后产生稳定的 33- 氨基酸肽链，随后被组织谷氨酰胺转移酶脱去酰氨基[95]。该肽链随后由 HLA-DQ2 或者 HLA-DQ8 结合槽呈递给 CD4$^+$T 细胞，导致干扰素 γ 的释放和炎症的产生。早期内皮完整性受损的存在证实了黏膜屏障缺陷的重要性[95]。肠道最终可出现绒毛萎缩，而吸收不良及皮肤、内分泌腺和肌肉骨骼系统等全身症状也将随之而来。

临床特征和诊断

腹泻和口炎是 CeD 的典型症状，但患者更常出现非典型腹痛、非特异性疲劳、头痛和关节痛[92]。确诊为 CeD 通常会延迟 10 年或更长时间。CeD 是一种全身性疾病，涉及 1 型糖尿病、贫血、骨质疏松症、神经病，多达 25% 的患者存在的关节症状[97]。不对称的寡关节炎、多关节炎和中轴受累都是很常见的。关节炎可能是该疾病的持续症状[98]。

小肠活检发现萎缩性绒毛即可诊断 CeD。95% 的患者存在的 IgA 型抗组织转谷氨酰胺酶抗体和 IgA型抗肌内膜抗体也有助于诊断[95]。

治疗和预后

去除饮食中的谷蛋白是合理且唯一需要的治疗。其他多种试验性治疗也被评估过，但目前尚无明确数据的支持。这些治疗包括注射 IL-10 以刺激调节性T 细胞、鼻部给予谷蛋白肽诱导免疫耐受以及基因疗法[99]。目前尚无针对关节疾病的特定疗法。骨软化症可能需要给予维生素 D 治疗。

儿童时期确诊的 CeD 患者在成年期仍有黏膜异常，必须继续限制饮食[100]。

Whipple 病

> **关键点**
>
> 在 50% ～ 70% 的成年人血清中可发现抗 T. Whipplei。
>
> T. Whipplei 肠胃炎可急性暴发。
>
> T. Whipplei 可通过口 - 口和粪 - 口接触传播。
>
> 无症状的携带者极为常见。
>
> 限制性免疫缺陷可能是导致典型 Whipple 病的原因。
>
> 肠道活检的免疫组织学检查可明确诊断，唾液的实时 PCR 可为诊断提供支持。
>
> 多西环素和羟氯喹治疗优于甲氧苄啶 - 磺胺甲恶唑。

流行病学

Tropheryma Whipplei 病于 1992 年被发现，随着敏感可靠检测方法的出现，目前认为 T.Whipplei 感染在人类中极为常见，而经典 Whipple 病却非常罕见。该病原体存在于下水道中，但暂未发现动物宿主。其通过口 - 口和粪 - 口进行传播，因此在卫生条件差的人群中更为普遍。下水道工人的病原携带十分流行。50% ～ 70% 的成年人群中存在血清学抗体阳性[102]。急性胃肠炎的暴发与菌种有关。经典Whipple 病的发病率和患病率尚不清楚，但已观察到一些流行区（例如，在法国东部）。

遗传学和发病机制

美国病理学家乔治·霍伊特·惠普尔（George Hoyt Whipple，1878—1976）于 1907 年发表了一篇关于 36 岁白人医疗传教士的案例，该患者表现为游走性多关节炎、咳嗽、腹泻、体重减轻、吸收不良和肠系膜淋巴结病。惠普尔先生在淋巴结中发现了大量的棒状生物[102]。1992 年，通过应用细菌 16S microRNA 技术，这种生物作为革兰氏阳性放线菌的特质最终得以明确[103]。5 年后，瑞士研究人员在失活的人类巨噬细胞中培养出 T.Whipplei[104]。最初被诊断为肠道脂肪代谢障碍的经典的 Whipple 病很少见。但 2% ～ 13% 欧洲人的粪便中携带有活的 T. Whipplei 病原体。最初的感染可表现为隐匿或急性感染，常可自行缓解并导致血清学转化。在少数感染者中，细菌未被清除而成为无症状的携带者[105-106]。然后由于某种未知的原因，病原体在巨噬细胞内复制并引起罕见的典型疾病（图78-12）。欧洲一项122人的队列研究揭示了 HLA 等位基因 DRB1*13 和 DQB1*06 与 Whipple 病之间的联系，从而证实了遗传基因对易感性的贡献[107]。

现已从患病组织的培养物中确定了六种不同的基因型[108]。不同菌株的再感染表明，一些个体中存在免疫缺陷，因此无法针对 T.Whipplei 产生足够的 T 细胞[102]。该病原体可在巨噬细胞中存活，进而抑制 Th1 细胞，呈现以 Th2 细胞为主的异常淋巴细胞反应。细胞因子 IL-16 的表达可刺激病原体的生长[105]。Whipple 病患者的单核细胞在体外培养时被检出表达 CD163，这也许可以解释机体对 T.Whipplei 氧化作用的减弱[106]。

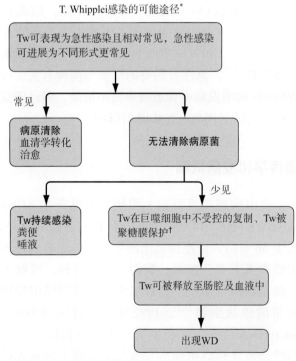

T. Whipplei感染的可能途径*

Tw可表现为急性感染且相对常见，急性感染可进展为不同形式更常见

常见

病原清除
血清学转化
治愈

无法清除病原菌

Tw持续感染
粪便
唾液

少见

Tw在巨噬细胞中不受控的复制、Tw被聚糖膜保护†

Tw可被释放至肠腔及血液中

出现WD

* 这个途径尚未完成，但是作者解释了疾病发病的过程
† Bonhomme CJ, Renesto P, Desnues B, et al: *Tropheryma whipplei* glycosylation in the pathophysiologic profile of Whipple's disease. *J Infect* Dis. 199:1043-1052, 2009.

图 78-12 T.Whipplei（Tw）感染及其发展为 Whipple 病（WD）的过程（From Fenollar F, Lagier JC, Raoult D: Tropheryma whipplei and Whipple's disease. J Infect Dis 69:103-112, 2014.）

临床表现

该病临床表现多样，可被延迟诊断数十年。目前尚无法确定不同临床表现与细菌基因型之间的相关性，而宿主因素似乎对临床表现的影响更为重要[107]。肠道通透性的改变可能是关节受累的因素之一。主要特征包括回归热、乏力；血液、肺、心脏受累；神经和眼的症状。2/3 的患者早期可出现关节症状，而仅 15% 的患者初期存在肠道症状。随着时间的推移，83% 的患者可出现腹泻、腹痛和营养不良。关节痛和关节炎最常出现于膝关节，但脊柱关节、椎间盘和所有外周关节均可受累，骶髂关节炎也有报道。

诊断

该病的诊断依赖于免疫组织学，表现为组织过碘酸 - 希夫（periodic acid-Schiff，PAS）染色阳性，大量的 CD68 阳性巨噬细胞和特异的抗 T. Whippelii 血清染色阳性。唾液及粪便中的定量 PCR 也可用于诊断[109]。脑脊液 PCR 可协助检测中枢神经系统受累情况。现在还可进行病原体的培养，但平均需要 30 天。一项研究显示，10 例小肠标本中仅有 2 例培养结果阳性，而使用无菌的心脏或者神经组织则可提高阳性率[104]。因此，病原体培养仍仅为一种研究手段。

治疗

口服甲氧苄氨磺胺甲恶唑的疗效尚存在争议。目前推荐使用 200 mg 多西环素联合羟氯喹使用 12 个月后改为终身预防性多西环素治疗[102]。

预后

如不治疗，Whipple 病将发展为慢性或复发性病程，且通常会持续性进展，最终可导致死亡。给予充分的抗生素治疗，常可达到临床完全缓解或接近完全缓解。

显微镜下结肠炎

显微镜下结肠炎（microscopic colitis，MC）包括两种以大量腹泻为主要表现的疾病——胶原性结肠炎（collagenous colitis，CC）和淋巴细胞性结肠炎（lymphocytic colitis，LC），它们分别于 1976 年和 1989 年被描述；2009 年，第三种罕见的疾病状态——胶原性胃炎（collagenous gastritis，CG）也被加入此类疾病。因该病多与关节炎、关节痛、糖尿病和甲状腺疾病相关，故将其列为本章讨论内容[110]。

流行病学

显微镜下结肠炎（MC）最初被认为是一种很罕见的疾病，但现已被证明是某些人种出现水样便的常见病因。胶原性结肠炎和淋巴细胞结肠炎的年发病率为 5 ～ 6/10000，65 岁以上人群中可上升至 5 ～ 10 倍，女性发病率显著升高。胶原性结肠炎的女 - 男比例为 7∶1，淋巴细胞结肠炎为 2∶1。发病的高峰年龄为 60 ～ 80 岁。100 ～ 200/10 万的总患病率使 MC 成为一种常见的疾病。

病因

环境因素与遗传易感性均与本病的发病相关。吸烟是重要的危险因素之一，吸烟者的平均发病年龄较非吸烟者早 10 年。无论是否伴有乳糜泻，镜下结肠炎与 HLA-DQ2 或 HLA-DQ1、HLA-DQ3、HLA-DR3-DQ2 单倍型和 TNF2 等位基因均相关[110]。使用药物可能是触发因素之一，这也可部分解释镜下结肠炎与某些疾病的相关性。致病药物包括阿卡波糖、阿司匹林、NSAID、质子泵抑制剂（特别是兰索拉唑）、雷尼替丁、舍曲林和噻氯匹定[111]。本病多与菌群失调和异常的 GALT 信号传导相关，因此胶原性结肠炎、淋巴细胞结肠炎和胶原性胃炎似乎都与乳糜泻、自身免疫性甲状腺疾病和关节炎有关。

发病机制

至今感染性的因素仍未得到证实。回肠造口术后的组织学检查几乎完全正常，但关闭回肠造口术后局部的病理改变及症状复发均强烈提示肠道因素参与了发病[116]。通过反转录 PCR 分析发现，胶原性结肠炎患者的活检标本中上皮下区的结缔组织生长因子显著升高，提示了结缔组织生长因子（CTGF）的致病作用[117]。基质金属蛋白酶（MMPs）和 MMP 组织抑制剂（TIMP）之间的失衡以及肌成纤维细胞的活化也可能导致了 CC 的发病。现已在 LC 中发现了异常的细胞因子信号传导[112]，并已证实该病患者的 IL-17 信号增加[113]。

临床表现

主要肠道症状包括慢性间歇性（有时是慢性持续性）疼痛性水样便、体重下降、疲劳。胶原性结肠炎和淋巴细胞性结肠炎之间无明显区别。可表现为急性或慢性病程，但常常预后良好。30% ～ 50% 的镜下结肠炎患者与自身免疫性疾病相关[110]，包括系统性红斑狼疮、硬皮病、干燥综合征、非破坏性寡关节炎、游走性关节炎、骶髂关节炎和类风湿关节炎。

诊断

仅能通过结肠镜活检获得的组织学检查可明确诊断。内镜检查基本上是正常的。Lindström 发现患者肠上皮下的胶原层有特征性增厚，该层正常情况下厚 3 μm，但在胶原性结肠炎中厚度超过 10 μm，甚至可达 50 ～ 100 μm（图 78-13）。此外，还可以看到炎症和淋巴细胞数量的增加。LC 的组织学表现为大量的上皮淋巴细胞浸润（图 78-14）。这两种情况下，尽管偶尔存在结肠黏膜撕裂，但肠上皮组织均保持完整[116]。

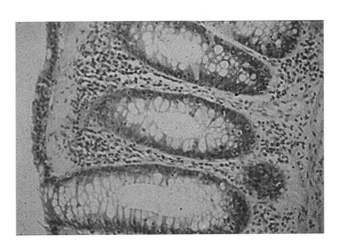

图 78-13 胶原性结肠炎。注意完整的肠上皮及上皮下增厚的胶原层（Courtesy Dr. Claes Lindström.）

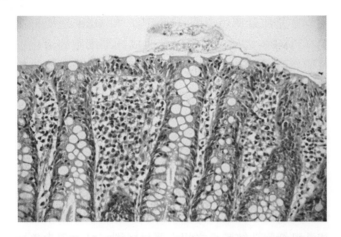

图 78-14 淋巴细胞性结肠炎。注意上皮病变、上皮间淋巴细胞浸润及固有层炎症（From Wollheim FA：Collagenous colitis and rheumatology，Curr Rheumatol Rep 2：183-184，2000.）

治疗和预后

停用疑似致病药物。且需考虑是否存在乳糜泻。初始的止泻疗法包括 2 ～ 16 mg 洛哌丁胺和考来烯胺 4 g/d，可使用次水杨酸铋。布地奈德 9 mg/d 可使至少 80% 的患者达到缓解，但停药后腹泻复发较为常见。当症状严重无法缓解时，可给予 TNF 抑制剂、硫唑嘌呤，甚至临时回肠造口术等对症治疗。关节痛和其他症状可持续数年，但长期预后良好 [114]。

Poncet 病和卡介苗诱导的反应性关节炎

1897 年，法国里昂著名的外科教授 Antonin Poncet 发表了论文《结核性多关节炎模拟慢性风湿性病变》，其中描述了一例肺结核患者合并关节炎，但局部关节无结核感染证据的患者。多年来，在诊断为结核病的儿童和成人中均陆续发现了类似案例。最近，在使用卡介苗（BCG）刺激机体免疫用于治疗肿瘤的患者中也发现了类似情况。因为 Poncet 病（PD）非常罕见且为排除性诊断，因此该病的存在目前仍存在争议。目前全球结核病的发病率激增，每年有 1000 万新发病例，促使人们更多的意识到其可能出现的肌肉骨骼表现 [118-119]。

流行病学

通过对文献的广泛搜索，目前确定了 199 篇已发表的 PD 病例报告。全球报告的 PD 病例数分别为：印度 70 例；巴西 36 例；墨西哥 20 例；英国 12 例；尼日利亚 6 例；在俄罗斯、西班牙、美国和巴基斯坦各 5 例；伊朗 4 例；日本、韩国和法国各有 3 例 [120]，其他几个国家报道了 1 ～ 2 例。卡介苗诱发病例的发病率尚不清楚，但可能非常低。

病因和发病机制

绝大多数结核病的肌肉骨骼表现具有感染性特征。活动性结核或使用 BCG 也可引起无菌性关节痛和良性关节炎，根据定义这些表现都是反应性的，而肠病的性质仍未完全明确。HLA-B27 可能是卡介苗注射后发生关节炎的易感因素 [7]。分枝杆菌热休克蛋白 65 与这两种无菌性关节炎和其他形式的关节炎有关 [121]。分枝杆菌和人类的热休克蛋白有 50% 的同源性，因而有假说认为治疗效果和关节炎都是由交叉反应性 T 细胞导致的。热休克蛋白、蛋白聚糖和 HLA-DR 具有同源性。卡介苗膀胱内滴注后发生关节炎的机制可能不同，可能与抗原持续存在导致了某种反应性关节炎有关。

临床特征和诊断

PD 最常见于青年人，男女均有。多为隐匿起病，伴有发热、关节痛和乏力。关节炎最常见于膝关节和踝关节，其次是肘部和腕部。与感染性结核性关节炎相反，其多为非破坏性关节炎。有报道显示结核病治疗后上述症状可快速改善。

诊断基于临床目前存在或既往有活动性结核的证据，并排除其他可致关节炎的原因。

治疗和预后

BCG 治疗后的病例通常在停止治疗后 3 个月内治愈。尽管培养结果可能是阴性的，通常也要加用 4 ～ 6 个月的常规抗结核治疗 [122]。抗结核治疗有效提示该病对细菌成分的敏感性。

肠道病毒及肝炎病毒相关性关节炎

流行病学

　　肠道病毒感染，和其他常见的病毒感染一样，可引起关节痛[123]。准确的患病率目前尚不清楚。乙型肝炎及丙型肝炎可在 2% ~ 38% 的患者中引起关节症状[124]。考虑到每年仅 HCV 感染即导致 300 万至 400 万的新发病例，因此其所致的关节症状并不是一个小问题[125]。

遗传学和发病机制

　　目前遗传因素尚未获得证实。肠病毒属可侵入关节，但很少可从关节液中被分离出来[126]。免疫复合物介导的活化作用可引起病毒性肝炎。关节内的此种免疫复合物的选择性沉积可导致关节痛及关节炎。在丙型肝炎中，冷球蛋白沉积较为常见。分子模拟机制目前尚未得到证实。现已观察到病毒持续可感染宿主细胞，不断产生病毒蛋白并表达于细胞表面[127]。免疫抑制疗法可使潜伏的病毒被重新激活，从而使风湿病患者被误认为疾病活动度升高。

临床表现

　　在经过长达 6 个月的前驱期后，乙型肝炎可出现发热、腹痛、恶心和呕吐在内的多种全身症状。有 10% ~ 25% 的患者可同时发生关节症状，而这些关节症状也可能出现在感染前驱期。手和膝关节是最易受累的部位。除晨僵外，游走性关节炎也很常见。有趣的是，与荨麻疹样皮疹外观相似的皮损也较为常见，且多发于腿部。关节炎在黄疸出现时可特征性地消失[128]。

　　不到 5% 的乙肝病毒感染病例会发展成为持续性或复发性的慢性关节炎。该病多为自限性，仅需对症处理[126]。

　　20% 感染丙型肝炎病毒的患者可出现关节症状。其他常见症状包括肌痛、肾小球肾炎、血管炎或特发性混合性冷球蛋白血症，这些症状可持续加重。寡关节炎可发生于 1/3 的患者，而 2/3 的患者可出现多关节炎[129]。早期症状可模拟 RA。RF 可在多达 80% 的

患者中呈阳性，而抗瓜氨酸蛋白抗体（ACPA）仅存在于 4% ~ 7% 的病例中。另一种可被模拟的疾病是 SLE，HVC 是 SLE 的可疑触发因素之一[125]。

　　感染肠病毒、柯萨奇病毒、埃可病毒的患者中仅有不到 1% 的人群会出现关节病变，但由于其原发病的患病率高，关节炎患者的数量还是相当可观[129]。经过 3 ~ 5 天的潜伏期，患者开始出现发热、疲劳、头痛、咽炎、肌痛、皮疹、胸膜炎性胸痛、结膜炎的症状，或出现包括恶心、腹痛、肠痉挛、呕吐及腹泻等在内的另一组症状。关节症状具有自愈性，多于几天内消失，但可再次复发。所有外周关节均可受累。

 本章的参考文献也可以在 ExpertConsult.com 上找到。

参考文献

1. Helander HF, Fändriks L: Surface area of the digestive tract—revisited. *Scand J Gastroenterol* 49(6):681–689, 2014.
2. Turner JR: Intestinal mucosal barrier function in health and disease. *Nat Rev Immunol* 9(11):799–809, 2009.
3. Wang F, Graham WV, Wang Y, et al: Interferon-gamma and tumor necrosis factor-alpha synergize to induce intestinal epithelial barrier dysfunction by up-regulating myosin light chain kinase expression. *Am J Pathol* 166(2):409–419, 2005.
4. Su L, Shen L, Clayburgh DR, et al: Targeted epithelial tight junction dysfunction causes immune activation and contributes to development of experimental colitis. *Gastroenterology* 136(2):551–563, 2009.
5. Miele L, Valenza V, La Torre G, et al: Increased intestinal permeability and tight junction alterations in nonalcoholic fatty liver disease. *Hepatology* 49(6):1877–1887, 2009.
6. Wollheim FA: Enteropathic arthritis. In Kelley WN, Harris ED Jr, Ruddy S, et al, editors: *Textbook of rheumatology*, ed 5, Philadelphia, 1997, Saunders, p 1006.
7. Wollheim FA: Enteropathic arthritis. In Kelley WN, Harris ED Jr, Ruddy S, et al, editors: *Textbook of rheumatology*, ed 7, Philadelphia, 2005, Saunders, p 1165.
8. Hvatum M, Kanerud L, Hällgren R, et al: The gut-joint axis: cross reactive food antibodies in rheumatoid arthritis. *Gut* 55:1240–1247, 2006.
9. Iqbal TH, Lewis KO, Gearty JC, et al: Small intestinal permeability to mannitol and lactulose in the three ethnic groups resident in west Birmingham. *Gut* 39:199, 1996.
10. Guarner F: Enteric flora in health and disease. *Digestion* 73(Suppl 1): 5–12, 2006.
11. Lee KN, Lee OY: Intestinal microbiota in pathophysiology and management of irritable bowel syndrome. *World J Gastroenterol* 20(27): 8886–8897, 2014.
12. Chappert P, Bouladoux N, Naik S, et al: Specific gut commensal flora locally alters T cell tuning to endogenous ligands. *Immunity* 38(6): 1198–1210, 2013.
13. Oh JZ, Ravindran R, Chassaing B, et al: TLR5-mediated sensing of gut microbiota is necessary for antibody responses to seasonal influenza vaccination. *Immunity* 41(3):478–492, 2014.
14. Hanage WP: Microbiology: microbiome science needs a healthy dose of scepticism. *Nature* 512(7514):247–248, 2014.
15. Tezuka H, Ohteki T: Regulation of intestinal homeostasis by dendritic cells. *Immunol Rev* 234(1):247–258, 2010.

16. Manicassamy S, Reizis B, Ravindran R, et al: Activation of beta-catenin in dendritic cells regulates immunity versus tolerance in the intestine. *Science* 329(5993):849–853, 2010.

17. Obata T, Goto Y, Kunisawa J, et al: Indigenous opportunistic bacteria inhabit mammalian gut-associated lymphoid tissues and share a mucosal antibody-mediated symbiosis. *Proc Natl Acad Sci U S A* 107:7419–7424, 2010.

18. Khan WI, Ghia JE: Gut hormones: emerging role in immune activation and inflammation. *Clin Exp Immunol* 161(1):19–27, 2010.

19. Brandtzaeg P: Mucosal immunity: induction, dissemination, and effector functions. *Scand J Immunol* 70:505–515, 2009.

20. Brandtzaeg P: Mucosal immunity: integration between mother and the breast-fed infant. *Vaccine* 21:3382–3388, 2003.

21. Salmi M, Jalkanen S: Homing-associated molecules CD73 and VAP-1 as targets to prevent harmful inflammations and cancer spread. *FEBS Lett* 585(11):1543–1550, 2011.

22. Hwang YY, McKenzie AN: Innate lymphoid cells in immunity and disease. *Adv Exp Med Biol* 785:9–26, 2013.

23. Bekiaris V, Persson EK, Agace WW: Intestinal dendritic cells in the regulation of mucosal immunity. *Immunol Rev* 260(1):86–101, 2014.

24. Marttila-Ichihara F, Smith DJ, Stolen C, et al: Vascular amine oxidases are needed for leukocyte extravasation into inflamed joints in vivo. *Arthritis Rheum* 54:2852–2862, 2006.

25. Jalkanen S, Salmi M: VAP-1 and CD73, endothelial cell surface enzymes in leukocyte extravasation. *Arterioscler Thromb Vasc Biol* 28(1):18–26, 2008.

26. Yeoh N, Burton JP, Suppiah P, et al: The role of the microbiome in rheumatic diseases. *Curr Rheumatol Rep* 15(3):314, 2013.

27. Logan I, Bowlus CL: The geoepidemiology of autoimmune intestinal diseases. *Autoimmun Rev* 9(5):A372–A378, 2010.

28. Ng SC: Epidemiology of inflammatory bowel disease: focus on Asia. *Best Pract Res Clin Gastroenterol* 28(3):363–372, 2014.

29. Roth MP, Petterson FM, McElree C, et al: Geographic origins of Jewish patients with inflammatory bowel disease. *Gastroenterology* 97:900–904, 1989.

30. Carlens C, Hergens MP, Grunewald J, et al: Smoking, use of moist snuff, and risk of chronic inflammatory diseases. *Am J Respir Crit Care Med* 181(11):1217–1222, 2010.

31. Tysk C, Lindberg E, Jarnerot G, et al: Ulcerative colitis and Crohn's disease in an unselected population of monozygotic and dizygotic twins: a study of heritability and the influence of smoking. *Gut* 29:990–996, 1988.

32. Bernstein CN, Wajda A, Blanchard JF: The clustering of other chronic inflammatory diseases in inflammatory bowel disease: a population-based study. *Gastroenterology* 129:827–836, 2005.

33. Zhang YZ, Li YY: Inflammatory bowel disease: pathogenesis. *World J Gastroenterol* 20(1):91–99, 2014.

34. Vermeire S: Review article. Genetic susceptibility and application of genetic testing in clinical management of inflammatory bowel disease. *Aliment Pharmacol Ther* 24(Suppl 3):2–10, 2006.

35. Voss E, Wehkamp J, Wehkamp K, et al: NOD2/CARD15 mediates induction of the antimicrobial peptide human beta-defensin-2. *J Biol Chem* 281:2005–2011, 2006.

36. Hugot JP, Laurent-Puig P, Gower-Rousseau C, et al: Mapping of a susceptibility locus for Crohn's disease on chromosome 16. *Nature* 379:821–823, 1996.

37. Ahern PP, Schiering C, Buonocore S, et al: Interleukin-23 drives intestinal inflammation through direct activity on T cells. *Immunity* 33(2):279–288, 2010.

38. Neurath M: IL-23: A master regulator in Crohn disease. *Nature Med* 13:26–28, 2007.

39. Cénit MC, Alcina A, Márquez A, et al: STAT3 locus in inflammatory bowel disease and multiple sclerosis susceptibility. *Genes Immun* 11(3):264–268, 2010.

40. Brown MA: Genetics of ankylosing spondylitis. *Curr Opin Rheumatol* 22(2):126–132, 2010.

41. Mendoza JL, Lana R, Martin MC, et al: FcRL3 gene promoter variant is associated with peripheral arthritis in Crohn's disease. *Inflamm Bowel Dis* 15(9):1351–1357, 2009.

42. Fuss IJ, Neurath M, Boirivant M, et al: Disparate CD4$^+$ lamina propria (LP) lymphokine secretion profiles in inflammatory bowel disease: Crohn's disease LP cells manifest increased secretion of IFN-γ, whereas ulcerative colitis LP cells manifest increased secretion of IL-5. *J Immunol* 157:1261, 1996.

43. Allegretti JR, Hamilton MJ: Restoring the gut microbiome for the treatment of inflammatory bowel diseases. *World J Gastroenterol* 20(13):3468–3474, 2014.

44. Ott SJ, Musfeldt M, Wenderoth DF, et al: Reduction in diversity of the colonic mucosa associated bacterial microflora in patients with active inflammatory bowel disease. *Gut* 53:685–693, 2004.

45. Willing BP, Dicksved J, Halfvarson J, et al: A pyrosequencing study in twins shows that gastrointestinal microbial profiles vary with inflammatory bowel disease phenotypes. *Gastroenterology* 139(6):1844–1854, 2010.

46. Iszak T, Neves JF, Dowds CM, et al: Protective mucosal immunity mediated by epithelial CD1d and IL-10. *Nature* 509(7501):497–502, 2014.

47. Neurath MF: Cytokines in inflammatory bowel disease. *Nat Rev Immunol* 14(5):329–342, 2014.

48. van Sommeren S, Janse M, Karjalainen J, et al: Extraintestinal manifestations and complications in inflammatory bowel disease: from shared genetics to shared biological pathways. *Inflamm Bowel Dis* 20(6):987–994, 2014.

49. Balmer ML, Slack E, de Gottardi A, et al: The liver may act as a firewall mediating mutualism between the host and its gut commensal microbiota. *Sci Transl Med* 6(237):237ra66, 2014.

50. van der Waaij LA, Kroese FG, Visser A, et al: Immunoglobulin coating of faecal bacteria in inflammatory bowel disease. *Eur J Gastroenterol Hepatol* 16:669–674, 2004.

51. Macpherson A, Khoo UY, Forgacs I, et al: Mucosal antibodies in inflammatory bowel disease are directed against intestinal bacteria. *Gut* 38:365, 1996.

52. Söderholm JD, Olaison G, Lindberg E, et al: Different intestinal permeability patterns in relatives and spouses of patients with Crohn's disease: an inherited defect in mucosal defence? *Gut* 44:96, 1999.

53. Osman NE, Waström B, Karlsson B: Serosal but not mucosal endotoxin exposure increases intestinal permeability in vitro in the rat. *Scand J Gastroenterol* 33:1170, 1998.

54. Wordsworth P: Arthritis and inflammatory bowel disease. *Curr Rheumatol Rep* 2:87, 2000.

55. Helliwell PS, Hickling P, Wright V: Do the radiological changes of classical ankylosing spondylitis differ from the changes found in the spondylitis associated with inflammatory bowel disease, psoriasis, and reactive arthritis? *Ann Rheum Dis* 57:135, 1998.

56. Mielants H, Veys EM, Goemaere S, et al: A prospective study of patients with spondyloarthropathy with special reference to HLA-B27 and to gut histology. *J Rheumatol* 20:1353, 1993.

57. Andreyev HJ, Kamm MA, Forbes A, et al: Joint symptoms after restorative proctocolectomy in ulcerative colitis and familial polyposis coli. *J Clin Gastroenterol* 23:35, 1996.

58. Orchard TR, Wordsworth BP, Jewell DP: Peripheral arthropathies in inflammatory bowel disease: their articular distribution and natural history. *Gut* 42:387, 1998.

59. Orchard TR, Thiyagaraja S, Welsh KI, et al: Clinical phenotype is related to HLA genotype in the peripheral arthropathies of inflammatory bowel disease. *Gastroenterology* 118:274, 2000.

60. Peeters H, Vander Cruyssen B, Laukens D, et al: Radiological sacroiliitis, a hallmark of spondylitis, is linked with *CARD15* gene polymorphisms in patients with Crohn's disease. *Ann Rheum Dis* 63:1131, 2004.

61. Rothfuss KS, Stange EF, Herrlinger KR: Extraintestinal manifestations and complications in inflammatory bowel diseases. *World J Gastroenterol* 12:4819–4831, 2006.

62. von den Driesch P: Pyoderma gangrenosum: a report of 44 cases with follow-up. *Br J Dermatol* 137:1000, 1997.

63. Orchard TR, Chua CN, Ahmad T, et al: Uveitis and erythema nodosum in inflammatory bowel disease: clinical features and the role of HLA genes. *Gastroenterology* 123:714, 2002.

64. Banares A, Hernandez-Garcia C, Fernandez-Guitierrez B, et al: Eye involvement in the spondyloarthropathies. *Rheum Dis Clin North Am* 24:771, 1998.

65. Lee YM, Kaplan MM: Primary sclerosing cholangitis. *N Engl J Med* 332:924, 1995.

66. Kaplan GG, Laupland KB, Butzner D, et al: Incidence, clinical spectrum, and outcomes of primary sclerosing cholangitis in adults and children: a population based analysis. *Am J Gastroenterol* 102:1042, 2007.

67. Ekbom A, Helmick C, Zack M, et al: Ulcerative colitis and colorectal cancer: a population-based study. *N Engl J Med* 323:1228, 1990.

68. Ekbom A, Helmick C, Zack M, et al: Increased risk of large-bowel cancer in Crohn's disease with colonic involvement. *Lancet* 336:357, 1990.

69. Uhlig HH, Schwerd T, Koletzko S, et al: The diagnostic approach to monogenic very early onset inflammatory bowel disease. *Gastroenterology* 147:990–1007, 2014.

70. Van Praet L, Jans L, Carron P, et al: Degree of bone marrow oedema in sacroiliac joints of patients with axial spondyloarthritis is linked to gut inflammation and male sex: results from the GIANT cohort. *Ann Rheum Dis* 73(6):1186–1189, 2014.

71. Holtmann MH, Krummenauer F, Claas C, et al: Long-term effectiveness of azathioprine in IBD beyond 4 years: a European multicenter study in 1176 patients. *Dig Dis Sci* 51:1516–1524, 2006.

72. Hande S, Wilson-Rich N, Bousvaros A, et al: 5-Aminosalicylate therapy is associated with higher 6-thioguanine levels in adults and children with inflammatory bowel disease in remission on 6-mercaptopurine or azathioprine. *Inflamm Bowel Dis* 12:251–257, 2006.

73. Akobeng AK, Zachos M: Tumor necrosis factor-alpha antibody for induction of remission in Crohn's disease. *Cochrane Database Syst Rev* (1):CD003574, 2004.

74. Swoger JM, Loftus EV Jr, Tremaine WJ, et al: Adalimumab for Crohn's disease in clinical practice at Mayo clinic: the first 118 patients. *Inflamm Bowel Dis* 16(11):1912–1921, 2010.

75. Sandborn WJ, Abreu MT, D'Haens G, et al: Certolizumab pegol in patients with moderate to severe Crohn's disease and secondary failure to infliximab. *Clin Gastroenterol Hepatol* 8(8):688–695, e2, 2010.

76. Lawson MM, Thomas AG, Akobeng AK: Tumour necrosis factor alpha blocking agents for induction of remission in ulcerative colitis. *Cochrane Database Syst Rev* (3):CD005112, 2006.

77. De Vos M, Van Praet L, Elewaut D: Osteoarticular manifestations: specific treatments and/or treating intestinal disease? *Dig Dis* 31(2):239–243, 2013.

78. Kaser A: Not all monoclonals are created equal—lessons from failed drug trials in Crohn's disease. *Best Pract Res Clin Gastroenterol* 28(3):437–449, 2014.

79. Scaldaferri F, Gerardi V, Lopetuso LR, et al: Microbial flora, prebiotics, and probiotics in IBD: their current usage and utility. *Biomed Res Int* 2013:435268, 2013.

80. Sanders ME, Akkermans LM, Haller D, et al: Safety assessment of probiotics for human use. *Gut Microbes* 1(3):164–185, 2010.

81. Kristensen LE, Karlsson JA, Englund M, et al: Presence of peripheral arthritis and male sex predicting continuation of anti-tumor necrosis factor therapy in ankylosing spondylitis: an observational prospective cohort study from the South Swedish Arthritis Treatment Group Register. *Arthritis Care Res (Hoboken)* 62(10):1362–1369, 2010.

82. Galińska EM, Zagórski J: Brucellosis in humans—etiology, diagnostics, clinical forms. *Ann Agric Environ Med* 20(2):233–238, 2013.

83. McGill PE: Geographically specific infections and arthritis, including rheumatic syndromes associated with certain fungi and parasites, *Brucella* species and *Mycobacterium leprae*. *Best Pract Res Clin Rheumatol* 17:289–307, 2003.

84. Wallach JC, Delpino MV, Scian R, et al: Prepatellar bursitis due to *Brucella abortus*: case report and analysis of the local immune response. *J Med Microbiol* 59:1514–1518, 2010.

85. Turan H, Serefhanoglu K, Karadeli E, et al: A case of brucellosis with abscess of the iliacus muscle, olecranon bursitis, and sacroiliitis. *Int J Infect Dis* 13(6):e485–e487, 2009.

86. Liu Q, Cao L, Zhu XQ: Major emerging and re-emerging zoonoses in China: a matter of global health and socioeconomic development for 1.3 billion. *Int J Infect Dis* 25C:65–72, 2014.

86a. Pappas G, Akritidis N, Bosilkovski M, et al: Brucellosis. *N Engl J Med* 352:2325–2336, 2005.

87. Tu J, Chan JJ, Yu LL: Bowel bypass syndrome/bowel-associated dermatosis arthritis syndrome post laparoscopic gastric bypass surgery. *Australas J Dermatol* 52(1):e5–e7, 2011.

88. Pereira E, Estanqueiro P, Almeida S, et al: Bowel-associated dermatosis-arthritis syndrome in an adolescent with short bowel syndrome. *J Clin Rheumatol* 20(6):322–324, 2014.

89. Carubbi F, Ruscitti P, Pantano I, et al: Jejunoileal bypass as the main procedure in the onset of immune-related conditions: the model of BADAS. *Expert Rev Clin Immunol* 9(5):441–452, 2013.

90. Lee SK, Green PH: Celiac sprue (the great modern-day imposter). *Curr Opin Rheumatol* 18:101–107, 2006.

91. Kumar V, Wijmenga C, Withoff S: From genome-wide association studies to disease mechanisms: celiac disease as a model for autoimmune diseases. *Semin Immunopathol* 34(4):567–580, 2012.

92. Barton SH, Murray JA: Celiac disease and autoimmunity in the gut and elsewhere. *Gastroenterol Clin North Am* 37(2):411–428, 2008.

93. Östensson M, Montén C, Bacelis J, et al: A possible mechanism behind autoimmune disorders discovered by genome-wide linkage and association analysis in celiac disease. *PLoS One* 8(8):e70174, 2013.

94. Garner C, Ahn R, Ding YC, et al: Genome-wide association study of celiac disease in North America confirms FRMD4B as new celiac locus. *PLoS One* 9(7):e101428, 2014.

95. Trigoni E, Tsirogianni A, Pipi E, et al: Celiac disease in adult patients: specific autoantibodies in the diagnosis, monitoring, and screening. *Autoimmune Dis* 2014:623514, 2014.

96. Reference deleted in review.

97. Lubrano E, Ciacci C, Ames PR, et al: The arthritis of coeliac disease: prevalence and pattern in 200 adult patients. *Br J Rheumatol* 35:1314, 1996.

98. Slot O, Locht H: Arthritis as presenting symptom in adult coeliac disease: two cases and review of the literature. *Scand J Rheumatol* 29:260, 2000.

99. Mooney PD, Hadjivassiliou M, Sanders DS: Coeliac disease [review]. *BMJ* 348:g1561, 2014.

100. Rauhavirta T, Lindfors K, Koskinen O, et al: Impaired epithelial integrity in the duodenal mucosa in early stages of celiac disease. *Transl Res* 164(3):223–231, 2014.

101. van der Windt DA, Jellema P, Mulder CJ, et al: Diagnostic testing for celiac disease among patients with abdominal symptoms: a systematic review. *JAMA* 303(17):1738–1746, 2010.

102. Fenollar F, Lagier JC, Raoult D: Tropheryma whipplei and Whipple's disease. *J Infect* 69(2):103–112, 2014.

103. Relman DA, Schmidt TM, MacDermott RP, et al: Identification of the uncultured bacillus of Whipple's disease. *N Engl J Med* 327(5):293–301, 1992.

104. Fenollar F, Birg ML, Gauduchon V, et al: Culture of *Tropheryma whippelii* from human samples: a 3-year experience (1999 to 2002). *J Clin Microbiol* 41:3816–3822, 2003.

105. Moos V, Kunkel D, Marth T, et al: Reduced peripheral and mucosal *Tropheryma whippeli*-specific Th1 response in patients with Whipple's disease. *J Immunol* 177:2015–2022, 2006.

106. Moos V, Schmidt C, Geelhaar A, et al: Impaired immune functions of monocytes and macrophages in Whipple's disease. *Gastroenterology* 138:210, 2010.

107. Martinetti M, Biagi F, Badulli C, et al: The HLA alleles DRB1*13 and DQB1*06 are associated to Whipple's disease. *Gastroenterology* 136:2289, 2009.

108. Li W, Fenollar F, Rolain JM, et al: Genotyping reveals a wide heterogeneity of *Tropheryma whipplei*. *Microbiology* 154:521, 2008.

109. Fenollar F, Laouira S, Lepidi H, et al: Value of *Tropheryma whipplei* quantitative polymerase chain reaction assay for the diagnosis of Whipple disease: usefulness of saliva and stool specimens for first line screening. *Clin Infect Dis* 47:659, 2008.

110. Bohr J, Wickbom A, Hegedus A, et al: Diagnosis and management of microscopic colitis: current perspectives. *Clin Exp Gastroenterol* 7:273–284, 2014.

111. Bonderup OK, Fenger-Grøn M, Wigh T, et al: Drug exposure and risk of microscopic colitis: a nationwide Danish case-control study with 5751 cases. *Inflamm Bowel Dis* 20(10):1702–1707, 2014.

112. Günther U, Schuppan D, Bauer M, et al: Fibrogenesis and fibrolysis in collagenous colitis. Patterns of procollagen types I and IV, matrix-metalloproteinase-1 and -13, and TIMP-1 gene expression. *Am J Pathol* 155(2):493–503, 1999.

113. Park E, Park YS, Park DR, et al: Cytokine expression of microscopic colitis including interleukin-17. *Gut Liver* 9:381–387, 2015.

114. Nyhlin N, Wickbom A, Montgomery SM, et al: Long-term prognosis of clinical symptoms and health-related quality of life in microscopic colitis: a case-control study. *Aliment Pharmacol Ther* 39(9):963–972, 2014.

115. Leung ST, Chandan VS, Murray JA, et al: Collagenous gastritis: histopathologic features and association with other gastrointestinal diseases. *Am J Surg Pathol* 33(5):788–798, 2009.

116. Tysk C, Bohr J, Nyhlin N, et al: Diagnosis and management of microscopic colitis. *World J Gastroenterol* 14(48):7280–7288, 2008.

117. Günther U, Bateman AC, Beattie RM, et al: Connective tissue growth factor expression is increased in collagenous colitis and

coeliac disease. *Histopathology* 57(3):427–435, 2010.

118. Kroot EJ, Hazes JM, Colin EM, et al: Poncet's disease: reactive arthritis accompanying tuberculosis. Two case reports and a review of the literature. *Rheumatology (Oxford)* 46:484–489, 2007.

119. Lugo-Zamudio GE, Yamamoto-Furusho JK, Delgado-Ochoa D, et al: Human leukocyte antigen typing in tuberculous rheumatism: Poncet's disease. *Int J Tuberc Lung Dis* 14:916–920, 2010.

120. Rueda JC, Crepy MF, Mantilla RD: Clinical features of Poncet's disease. From the description of 198 cases found in the literature. *Clin Rheumatol* 32(7):929–935, 2013.

121. Macía. Villa C, Sifuentes Giraldo W, Boteanu A, et al: Reactive arthritis after the intravesical instillation of BCG. *Reumatol Clin* 8(5):284–286, 2012.

122. Valleala H, Tuuminen T, Repo H, et al: A case of Poncet disease diagnosed with interferon-gamma-release assays. *Nat Rev Rheumatol* 5:643–647, 2009.

123. Pawlotsky JM, Roudot-Thoraval F, Simmonds P, et al: Extrahepatic immunological manifestations in chronic hepatitis C and hepatitis C virus serotypes. *Ann Intern Med* 122:169, 1995.

124. Rivera J, Garcia-Monforte A, Pineda A, et al: Arthritis in patients with chronic hepatitis C virus infection. *J Rheumatol* 26:420, 1999.

125. Sayiner ZA, Haque U, Malik MU, et al: Hepatitis C virus infection and its rheumatologic implications. *Gastroenterol Hepatol (N Y)* 10(5):287–293, 2014.

126. Wands JR, Mann E, Alpert E, et al: The pathogenesis of arthritis associated with acute hepatitis B surface antigen-positive hepatitis. *J Clin Invest* 55:930, 1975.

127. Soderlund M, von Essen R, Haapasaari J, et al: Persistence of parvovirus B 19 DANN in synovial membranes. *Lancet* 349:1063, 1997.

128. Ganem D, Prince AM: Hepatitis B virus infection—natural history and clinical consequences. *N Engl J Med* 350:1118, 2004.

129. Rosner I, Rozenbaum M, Toubi E, et al: The case for hepatitis C arthritis. *Semin Arthritis Rheum* 33:375, 2004.

第 79 章

系统性红斑狼疮的病因和发病机制

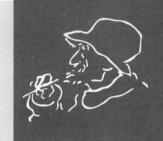

原著　Gary S. Firestein

陈晓翔　译　鲍春德　校

关键点

系统性红斑狼疮（SLE）是由免疫系统的慢性反复激活所致，伴有抗体及其他促进炎症和组织损伤的蛋白产物的产生。

SLE 多见于女性且通常在育龄期发病，这一现象提示性激素和一些尚未明确的性别相关因素在发病机制中均有重要作用。

随着基因分析技术的进展，现已识别出了许多与 SLE 相关的基因多态性，且这些突变多与固有免疫或适应性免疫系统的功能有关。

补体缺乏是本病的高危因素，编码细胞核内 Toll 样受体相关信号通路组件或内源性核酸调控因子的基因发生突变可促进固有免疫系统的激活。

环境因素参与 SLE 的发病和复发。

包括核酸在内的免疫复合物可作为细胞核内 Toll 样受体的激动剂，因此免疫复合物在 SLE 发病机制中扮演着全新的重要角色。

Ⅰ 型干扰素（IFN）的产生、Ⅰ 型 IFN 诱导基因的广泛表达以及 IFN 对免疫系统活化和功能的影响已成为狼疮发病的核心机制。

包括滤泡辅助性 T 细胞（Tfh）在内的 T 细胞亚群、细胞因子和可溶性的生存信号（如 B 淋巴细胞刺激因子 BLyS）可促进 B 淋巴细胞的分化和抗体的产生。

作为重要的致病效应物，血小板、中性粒细胞以及中性粒细胞胞外物质得到了新的关注。补体仍旧是炎症的重要介质。

系统性红斑狼疮（systemic lupus erythematosus, SLE）是医学上研究得最广泛的疾病之一。因其主要好发于育龄期年轻女性、患病率较高、易致容貌受损，有时甚至导致患者死亡，不少人强烈主张对狼疮的发病机制进行深入的探索和研究。事实上，随着 20 世纪 50 和 60 年代免疫学的蓬勃发展，狼疮作为系统性自身免疫性疾病的原型，针对其免疫学特征的研究就已经成为科学家研究的重点。最近以易感性为基础的关于狼疮的遗传多样性的解析，支持了免疫系统在疾病发病过程中的核心地位。与此同时，也扩展了前人对狼疮病理机制的认识，即除了自身抗体和 T 淋巴细胞外，固有免疫系统在发病过程中同样起着重要的作用。血管系统是免疫系统及其产物的攻击靶点，这一潜在作用成为狼疮发病机制中的重要组成部分而重新获得了关注。总之，这些最新进展为理解疾病的发生提供了重要证据，包括遗传因素与环境刺激的交互作用如何放大免疫系统的活化过程，引发靶器官损害导致狼疮及并发症的经典临床表现。图 79-1 简略概述了参与 SLE 发病的因素，以及它们如何相互作用而导致自身免疫及组织损伤。

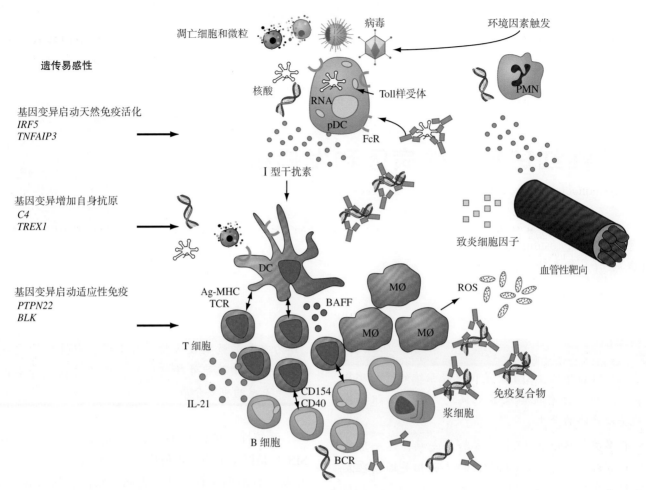

图 79-1 参与 SLE 发病机制的因素。启动 SLE 发病的机制与个体潜在的遗传因素相关，许多疾病相关的遗传变异（如图中所示）导致刺激性核酸的过多产生或清除减弱，使固有免疫反应的产物增多，特别是 I 型干扰素（interferon，IFN）；或改变细胞适应性免疫的信号活化或有效性的阈值。在多数情况下，免疫活化的建立需要多种遗传风险变异，这种免疫活化能接受环境触发因素而启动自身免疫。少数情况下，免疫活化关键调节因子的突变足以改变免疫状态导致疾病发生。I 型干扰素由浆细胞样树突状细胞（pDCs）分泌，由细胞内核酸、外源性病毒及损伤或死亡细胞碎片所触发的 pDCs 活化是疾病启动的代表性机制。IFN-α 一旦产生，会以类似病毒感染反应的形式介导多种免疫细胞效应。髓系树突状细胞的抗原呈递能力增强，促进自身反应性 T 细胞激活和 B 细胞分化，从而产生致病性抗体。活化的 T 细胞表达 CD154（CD40 配体）并产生白细胞介素 21（interleukin-21，IL-21），为 B 细胞分化为可分泌抗体的浆细胞提供有效帮助。IFN-α 也促进 B 细胞活化因子（BAFF）的产生，该因子参与了 B 细胞的生存和分化。一旦产生自身抗体，免疫复合物通过 pDCs 和 B 细胞的内体 Toll 样受体放大免疫活化，并在血管附近直接沉积，引起补体的激活、炎症和组织损伤。与 IFN-α 一样，活性氧（ROS）、单核和巨噬细胞产生的致炎因子也参与了组织损伤，并刺激内皮细胞从而导致血管修复不良和硬化。BCR，B 细胞受体；DC，树突状细胞；MHC，主要组织相容性复合体；MØ，巨噬细胞；PMN，多形核中性粒细胞；RNA，核糖核酸；TCR，T 细胞受体

狼疮发病机制的历史观点

关于导致 SLE 患者自身免疫进展及由组织损伤引发疾病的免疫病理机制的深入研究已经有几十年的历史。在临床及基础科研工作者的努力下，大量研究进展得以报道。对疾病临床特征的描述提示，本病是一种主要累及皮肤和关节，并伴有肾、心脏和神经病变的多系统疾病，且这些病变已通过组织学研究得以证实。早期研究认为，许多器官中血管的改变是疾病进程的重要组成部分，如特征性的脾小动脉"洋葱皮"改变、肾小球细胞浸润和损伤以及皮肤和脑部血管病变，临床上可表现为肾炎、网状青斑、卒中等。根据 Hargreves 在 1948 年对红斑狼疮（lupus erythematosus，LE）细胞的描述，细胞碎片的吞噬

在炎症区域十分活跃，这一机制在探讨狼疮发病机制中仍旧是一个重要的概念。

SLE 患者的血浆中存在着针对细胞组分尤其是细胞核的抗体，这一认知引导研究者们将目光集中在免疫系统上，他们认为狼疮的发病正是反映了自身免疫的过程。同样，狼疮肾炎的肾病理学研究中也显示，肾小球中存在着免疫球蛋白及补体的沉积。同时，狼疮肾中可洗脱出抗脱氧核糖核酸（deoxyribonucleicacid，DNA）抗体，这些证据均支持自身抗体尤其是抗 DNA 抗体是狼疮的致病性抗体这一概念。从狼疮患者的血清中分离出针对 DNA 或 DNA 结合蛋白如组蛋白的免疫复合物是将 SLE 归类为主要由免疫复合物介导的自身免疫病的重要因素。尽管狼疮的发病机制确实依赖于那些免疫复合物及其所诱导的炎症反应，但其后的研究证实，实际上几乎所有的细胞成分及许多可溶性免疫系统的产物均促进了免疫系统的功能障碍，进而最终导致 SLE 发病。

在 20 世纪 70 年代，随着细胞免疫领域的进展，以及此后 T 细胞抗原受体以及介导 T 细胞与抗原呈递细胞或 B 细胞的相互作用的共刺激分子家族的发现，提示 SLE 患者的自反应性 T 细胞是免疫应答的重要调控者，也在 B 细胞分化为自身抗体产生细胞中起辅助作用。现已发现 T 细胞功能的诸多缺陷，如 IL-2 等典型 T 细胞因子产生量的改变等。鼠狼疮模型的相关研究也强烈支持了 T 细胞在狼疮发病机制中的重要作用。

20 世纪 90 年代 Toll 样受体（Toll-like receptor，TLR）的发现，对受体识别微生物表达共同决定簇的认知，以及对 TLR 介导免疫系统活化的论证可以说是近几十年来最富里程碑意义的重大进步。正是这些重大发现加深了人们对狼疮发病机制的认知。随着 TLR 典型外源性配体的发现，内源性配体也逐渐被认识。其中核酸与 SLE 中免疫系统活化的放大和自身免疫最为相关。TLR 增进免疫活性的作用是否由其他分子途径所启动，或它们是否也是自身免疫性疾病主要始动因素的关键感受器目前仍不清楚。

尽管近年来在阐明 SLE 发病机制方面已取得了相当大的进展，但仍有许多诱发某些个体自身免疫的环境触发因素和遗传易感因素尚不能确定。关于疾病的诱因，临床观察指出日光照射、微生物感染以及特定药物是导致狼疮起始或加剧的因素。目前尚不清楚在这些环境触发因素中是否存在一种共同进程，但紫外线介导的 DNA 损伤和 DNA 甲基化修饰可能为免疫系统提供了自体核酸刺激物。细胞蛋白的氧化性损伤也可能导致了细胞功能的改变和免疫系统的失调。

近年来技术上的显著进步，以及合作分享患者队列和正常对照生物样本而进行的研究为确定与 SLE 诊断相关的基因多态性提供了重要支持。近来全基因组关联研究（genomewide association studies，GWASs）已对补体缺乏的高风险患者进行了长期持续的观察来识别与狼疮发病相关的基因，这些基因参与编码并促进 I 型干扰素（interferon，IFN）的产生、改变淋巴细胞活化的阈值或产生免疫刺激信号等分子通路中的重要蛋白组分。另外，某些可影响基因组完整性调控或核酸降解的单基因突变也会导致狼疮样的临床综合征，这一现象提示了一种新的概念，即内源性核酸也可能是一种狼疮的触发因子。

上述的这些科学进步为期盼已久的药物发展项目带来了活力，这些药物可能影响狼疮疾病活动度或临床进展的机制。本章将回顾近年来 SLE 免疫发病机制的研究进展。

遗传在狼疮致病机制中的作用

目前对于包括 SLE 在内的复杂人类疾病遗传研究的策略是同时鉴定常见的基因多态性和低频突变，前者对致病风险的影响很小，而后者对发展成红斑狼疮或狼疮综合征则影响很大。

观察发现，一个家庭中可存在数个 SLE 患者，同卵双胞胎同时患 SLE 的概率很高，这些现象表明遗传在 SLE 中的重要作用。数据显示，同卵双胞胎患 SLE 的一致率比异卵双胞胎高 10 倍（尽管据报道同卵双胞胎患 SLE 的一致率最高仅 57%）。此外，几种不同的自身免疫性疾病会出现在同一个家庭中，提示多种自身免疫病与共同的遗传易感因素有关。近年来，由于成本的降低，使得对数千名患者和正常人进行基因分型的研究成为可能。因此，人们发现常见遗传变异的步伐显著加快，并经统计分析鉴定出了大量与 SLE 诊断相关的单核苷酸多态性（sluple nudeoride poymorphlsous，SNPs）。迄今为止，已发表的 8 项 GWAS 研究及相关的 Mate 分析已鉴定出了 50 余个与 SLE 相关的基因或基因位点[3]。大多数狼疮相关基因可编码影响免疫系统功能的蛋白。这些结论不出意料地证实了免疫系统在狼疮特征性的病理过程，如自身免疫、炎症反应以及组织破坏中的重要作用。其他疾病相关基因序列变异及定义 DNA 超敏位点（染色质与 DNA 结合蛋白相接触的区域）已被 DNA 元素百科全书（ENCODE）联盟鉴定出来，这也提示参与协调基因表达程序的 DNA 调控原件也与狼疮的发病机制相关[4]。

在狼疮发病机制中扮演类似角色的狼疮相关基因可以按照它们在免疫机制中扮演的角色进行分类（表 79-1 和表 79-2）。免疫系统的激活需要外来抗原的刺激，因此 SLE 发病相关的基因变异主要存在于与自身抗原生成、固有免疫和适应性免疫应答反应激活相关的基因中。尽管相较于正常变异，狼疮相关变异体造成的特殊功能改变尚未被全面细致地鉴定出来，但我们仍有充分的证据提出一些假说，进而通过功能遗传学进行验证。

补体途径的基因产物中存在一些罕见但高危的缺陷，包括 C2、C4 和 C1q，这些缺陷被认为在狼疮发病中起着重要作用，它们可能通过减少细胞碎片的清除，使细胞核碎片增加从而提供充足的自身抗原用以激活自身反应性 T 细胞，或直接作为内源性佐剂激活固有免疫应答。与狼疮易感性相关的主要组织相容性复合体（mogorhistocompatibilia complex，MHC）8.1 单倍体型（HLA-B8/DR3/DQw2/C4AQO），编码等位基因 B8 和 DR3 以及一个低拷贝数的 *C4B* 基因，但不包含 *C4A* 基因。而其他无致病风险的单倍体则包含一个多拷贝数的 *C4B* 基因和（或）单拷贝（或多拷贝）*C4A* 基因。事实上，*C4A* 等位基因缺失引发狼疮的风险是 HLA-B8 或 DR3 的两倍，提示 C4

表 79-1 与红斑狼疮相关的遗传变异：主要组织相容性复合体基因

与 SLE 相关的 MHC 基因
早期补体成分纯合缺陷（C2、C4A、C4B）增加风险 5 ~ 10 倍
HLA-DR2（增加相对风险 2 ~ 3 倍）
HLA-DR3（增加相对风险 2 ~ 3 倍）
DR2/DRX 与抗 Sm 抗体相关
DR3/DRX 与抗 Ro 和抗 La 抗体相关
DR2/DR3 与抗 Ro、抗 La 和（或）抗 Sm 抗体相关，也和抗 dsDNA 抗体相关
DR3/DR3 与抗 Sm 抗体相关

表 79-2 与 SLE 相关的遗传变异：Non-MHC 基因

与 SLE 相关的 Non-MHC 基因
C1q 纯合缺陷（增加 5 ~ 10 倍风险）
基于连锁研究的关联
Fcγ 受体 Ⅱa（*FCGR2A*）
Fcγ 受体 Ⅲa（*FCGR3A*）
Fcγ 受体 Ⅱb（*FCGR2B*）
程序性细胞死亡 1（*PDCD1*）
基于候选基因的关联
C 反应蛋白（*CRP*）
白介素 10（*IL-10*）
干扰素调节因子 5（*IRF5*）（GWAS 数据支持）
蛋白酪氨酸磷酸酶 22（*PTPN22*）（GWAS 数据支持）
以全基因组研究为基础或经其证实的关联
AF4/FMR2 家族，细胞膜 1 型（*AFF1*）
AT 富集相互作用结构域 5B（*ARID5B*）
自噬相关蛋白 5（*ATG5*）
有锚蛋白重复序列的 B 折叠蛋白（*BANK1*）
B 淋巴细胞特异的酪氨酸激酶（*BLK*）
CD80
周素依赖的激酶抑制剂 1B（*CDKN1B*）
C 型凝集素结构域家族 16，膜蛋白 A（*CLEC16A*）
C-Src 酪氨酸激酶（*CSK*）
DNA 损伤相关的自噬调节分子（*DRAM1*）
E74 样因子 1（*ELF1*）
V-ETS 禽红细胞增多症病毒 E26 致癌基因同源物 1（*ETS1*）
血管细胞黏附分子 1/4/5（*ICAM1/4/5*）
解旋酶 C 结构域 1 的干扰素诱导分子（*IFIH1/MDA5*）
IKAROS 家族锌指蛋白 1（*IKZF1*）
IKAROS 家族锌指蛋白 3（*IKZF3*）
白介素 21（*IL-21*）
IL-1 受体相关激酶 / 甲基化 CpG 结合蛋白 2（*IRAK1/ MECP2*）
干扰素调节因子 7（*IRF7*）
干扰素调节因子 8（*IRF8*）
整合素 alpha M（*ITGAM*）
JAZF 锌指 1（*JAZF1*）
V-yes-1 Yamaguchi 肉瘤病毒相关致癌基因同源物（*LYN*）
MIR146A
中性粒细胞胞浆因子 2（*NCF2*）
烟酰胺核苷酸腺苷酰转移酶 2（*NMNAT2*）
丙酮酸脱氢酶复合物，组成 X/CD44（*PDHX/CD44*）
PHD 和指环结构域 1（*PHRF1*）
PR 包含结构域 1 和 ZNF 结构域（BLIMP1）（*PRDM1*）
蛋白激酶 C，beta（*PRKCB*）
垂体瘤转化 1（*PTTG1*）

续表

PX 含有丝氨酸 / 酪氨酸结构域激酶 (*PXK*)
RAS 鸟苷释放蛋白 3 (*RASGRP3*)
溶质载体家族 15，膜蛋白 4 (*SLC15A4*)
信号转导和转录激活因子 4 (*STAT4*)
Tet 甲基细胞因子脱氧酶 3 (*TET3*)
钟样受体 7 (*TLR7*)
跨膜蛋白 39A (*TMEM39A*)
肿瘤坏死因子 -α- 诱导蛋白 3 (*TNFAIP3*)
TNFAIP3- 相互作用蛋白 1 (*TNIP1*)
肿瘤坏死因子超家族，膜蛋白 4 (*TNFSF4/OX40L*)
三元修复核酸外切酶 (*TREX1*)
酪氨酸激酶 2 (*TYK2*)
泛素连接酶 E2L 3 (*UBE2L3*)
UHRF1 结合蛋白 1 (*UHRF1BP1*)
WDFY 家族膜蛋白 4 (*WDFY4*)
XK，凯尔血型复杂亚基相关家族，膜蛋白 6 (*XKR6*)

狼疮相关的罕见基因突变

三元修复外切酶 1 (*TREX1*)

核糖核酸酶 H2，subunit A-C (*RNASEH2A-C*)

SAM 结构域和和 HD 结构域 1 (*SAMHD1*)

RNA 特异性腺苷脱氨酶，(*ADAR*)

AT，腺嘌呤，胸腺嘧啶；ETS，转化特异性 E26；GWAS，全基因组相关研究；MHC，主要组织相容复合体；PHD，植物同源域；PR，正向调节；SAM，S- 腺苷蛋氨酸；SLE，系统性红斑狼疮

基因在疾病风险中的重要意义[5]。应当指出的是，这一风险单倍型也与 HIV 感染、胰岛素依赖型糖尿病以及另外多个自身免疫性疾病的加速进展有一定的关联。经典补体途径中的识别蛋白 C1q 如果发生缺陷，则会影响单核吞噬细胞清除凋亡细胞碎片而致病[6]。C1q 扮演的另一个角色是将有刺激作用的免疫复合物引向单核细胞，而不是产生 IFN 的浆细胞样树突状细胞，从而抑制 IFN-α 生成。由于这一作用，C1q 缺陷能增加 IFN-α 的产生并促进广泛性的免疫调节异常[7]。C 反应蛋白 (C reactive protein，CRP) 是穿透素家族的一员，也有协助清除凋亡细胞碎片的作用。CRP 的多态性与 SLE 和 CRP 水平下降有关，但是 CRP 的遗传作用对基础 CRP 水平的影响是由 CRP 基因本身的变异还是其他基因的变异引起的尚未可知。

最近关于狼疮样疾病 Aicardi-Goutières 综合征的研究提示，与调节内源性 DNA 或 RNA 完整性相关

的基因突变可能导致具有刺激作用的核酸过度表达，进而激活固有免疫系统[8-11]。Aicardi-Goutières 综合征以皮肤病变、自身抗体、中枢神经系统损害为特征，伴 I 型 IFN 高水平表达，其不同于 SLE 之处在于该病好发于低龄儿童。*TREX1* 基因的突变在 AGS 患者中已经被鉴定出来，该基因可编码 DNA 酶用以降解具有潜在刺激作用的反转录 DNA。*TREX1* 缺陷可致小鼠动物模型 IFN-β 表达增高，证实了 *TREX1* 和控制 I 型 IFN 表达之间的功能联系[12]。最近一项对 8000 余名狼疮患者的分析发现，携带有 *TREX1* 突变的患者约占总数的 0.5%。此外，*TREX1* 中的一个常见变异发生在狼疮患者和正常人中的优势比为 1.73[13]。编码三磷酸脱氧核苷酸 (dNTP) 脱磷酸酶 (可减少 DNA 反转录所需脱氧核苷酸原料) 的 *SAMHD1* 基因的突变同样在 AGS 患者中被鉴定出来，该突变可触发 DNA 损伤和 I 型 IFN 的产生。具有去除 DNA-RNA 杂交链中核糖核苷酸作用的 *RNASEH2* 家族编码基因的突变同样与固有免疫反应的激活和 AGS 的发病有关联。

近期，一项针对 AGS 患者双亲 *RNASEH2* 基因变异的研究提示该基因对自身免疫的发生具有保护作用。带有一个 *RNASEH2* 基因突变体的杂合子双亲表现出一种严重程度介于患者和正常人之间的自身免疫表型，其免疫学特征仅表现为抗核抗体阳性。同时其基因组中也表现出核糖核苷酸的累积。DNA 的损伤则主要以环丁烷嘧啶二聚体形成的升高以及 p53 途径的激活为特征[14]。*ADAR*，编码一种 RNA 特异性腺苷脱氨酶，可将双链 RNA，尤其是富含 Alu 序列中的腺苷转化为肌苷，它是一种典型的针对细胞固有 I 型 IFN 反应的抑制因子[11]。上述各基因编码产物均在控制内源性核酸的质量、减少基因组产生内源性病毒样转座子的风险中起重要作用，因而它们似乎对避免以 INF 通路过度活化为特征的固有免疫反应的异常激活十分重要。相应的，上述综合征被统称为"干扰素病"，它们为 SLE 发病机制的探索提供了重要的线索。

TMEM173 所编码的蛋白产物是 STING (干扰素基因刺激物，stimulator of interferon genes)，这是一种位于细胞质内的 DNA 感受器，是 TLR 非依赖性免疫激活通路上的重要组成部分[15]。*TMEM173* 突变的患儿可出现具有类似 SLE 或系统性硬化症血管病变特征的综合征。具体而言，由于基因突变而导致

STING 功能亢进的患者可有皮疹、网状青斑、肢体末端溃疡、肺间质病变、系统性炎症标记物的升高及低滴度自身抗体阳性等临床特征。且均表现出 INF-β 及干扰素诱导基因转录水平的提高、STAT1（signal transducer and activator of transcription1，信号转导和转录激活子，JAK-STAT 通路上的信号转导分子，激活Ⅰ型干扰素受体下游信号）组成性磷酸化水平的提高。体外研究显示，JAK 抑制剂可靶向抑制该综合征中 IFN 通路的效应。总之，最近研究论证的这些罕见的调控核酸降解酶的基因变异与 SLE 或狼疮样综合征的关联显示了核酸在免疫系统激活和疾病的触发过程中的核心作用。

除了前文描述的罕见突变的信息外，大量狼疮相关的 SNP 位点在编码诱导Ⅰ型干扰素或Ⅰ型干扰素家族细胞因子应答相关蛋白的基因中被发现。这使得学术界将更多的注意力投向Ⅰ型干扰素及固有免疫反应在 SLE 发病机抑制中所扮演的重要角色[16-18]。干扰素调节因子 5（IRF5）和 IRF7 是位于细胞质内的蛋白质，它可将细胞质中被 DNA 或 RNA 有效激活的 TLR 转入细胞核，并作为转录因子启动 IFN-α 及其他前炎症介质的转录。TNFAIP3 编码 A20，这是一种对多个致炎因子的胞内信号机制（包括胞内 TLR 信号和 NF-κB 的激活）具有调控作用的蛋白质[19]。IRF5、IRF7、TNFAIP3、TNIP1 以及许多其他狼疮相关遗传变异可以定位在诱导固有免疫系统激活的分子途径或固有免疫应答的产物上，尤其是 IFN-α[3]。

第三类狼疮相关基因变异会造成淋巴细胞激活阈值的改变或细胞信号传递效率的改变。MHC 8.1 单倍型已被证明与 SLE 以及其他自身免疫疾病的诊断密切相关。该基因在免疫系统激活的早期阶段可能具有一定影响作用。尽管疾病相关的 MHC Ⅱ类分子能更有效的提呈自身抗原并且看似是 MHC 风险单倍体诱导机体发生自身免疫反应最有可能的机制，但目前的研究数据表明携带 MHC 8.1 的健康人群的免疫反应改变主要集中于 T 细胞[4]。在临床上，对这些等位基因作用最好的诠释就是它们可以决定自身抗体特异性的免疫应答，这些等位基因似乎可决定依赖 T 细胞的 B 细胞分化诱导产生的是针对 DNA 的自身抗体，还是针对 RNA 相关蛋白的自身抗体，或者两种兼具[20]。能够改变适应性免疫系统激活的其他狼疮相关基因变异包括细胞因子信号通路中的 STAT4

或 T、B 细胞表面抗原受体下游信号通路中的分子，如 T/B 细胞皆有的 PTPN22，和只存在于 B 细胞中的 LYN、BANK、BLK、TNFAIP3 等[3]。微小 RNA（MicroRNA）是 RNA 转录本的一种，具有调控其目标 mRNA 寿命的作用。它的变异代表了另一类可影响适应性免疫调节的基因变异[21]。

第四类狼疮相关遗传变异与靶器官损伤的决定因素有关。与系统性红斑狼疮中改变免疫系统功能的遗传变异相比，有关靶器官易受免疫介导或氧化损伤的遗传因素的进展没有很大突破，除了编码 TLR 下游信号通路相关蛋白 TNIP1 基因中的 SNP 位点外，近来研究又发现了编码肌微管素相关蛋白 -3 的 MTMR3 基因多样性与狼疮肾炎的相关性。另外，APOL1（编码产物与胆固醇转运有关）的等位基因与终末期肾病有关联，且多见于非裔美国人[22-25]。表 79-1、表 79-2 列举了许多已知与系统性红斑狼疮的诊断具有统计学关联性的遗传变异。

虽然通过 GWAS 已发现一些在统计学上，与 SLE 诊断相关的基因或基因位点的序列变异，但这些变异的后果还不得而知。关于狼疮相关变异对免疫功能影响的最深刻见解来自于对Ⅰ型 IFN 通路基因产物的研究。IRF5 和 IRF7 的风险等位基因与抗 DNA 或 RNA 相关蛋白抗体阳性患者血清中Ⅰ型 IFN 的增加有关[16,26]。这些研究证明，含核酸的免疫复合物是胞内 TLR（主要是 TLR7 和 TLR9）的重要激活物，进而通过 IRF5 和 IRF7 转录因子传递细胞信号[1-2]。

通过合作研究，收集充足的患者和正常人样本，并进行必要的基因分型和统计分析，人们明确或至少证实了那些对 SLE 的免疫发病机制十分重要的分子途径。TLR 通路的活化和调节以及淋巴细胞信号传递的变化作为证据最为充分的传导路径，为我们提供了未来研究狼疮治疗药物的潜在作用靶点。此外，最近发现的与胞内核酸降解及其调节相关的一些罕见的酶的突变，提示进一步研究非 TLR 依赖性激活通路，即由核酸传感器及其相关激酶以及衔接分子介导的固有免疫系统，或许将成为未来另一个富有成果的研究领域。

亚型分析将进一步挖掘患者和正常人基因分型所获得的信息。最近一项关于抗 dsDNA 抗体阳性和抗 dsDNA 抗体阴性 SLE 患者及健康人对照的研究显示，HLADR3、STAT4、ITGAM 和抗 dsDNA 抗体的存在显著相关[27]。另外，一个孤立病例的研

究 也 证 明 PTPN22、IRF5、PTTG1 与 抗 dsDNA 抗体相关。相反的，另一组特定的狼疮相关基因，包括 FCGR2A、OX40L、IL10、PXK、UHRF1BP1、PRDM1、BLK 和 IRAK1，在抗 dsDNA 阳性和阴性患者之间没有明显的差异。虽然有些变异可能与独特的自身抗体特异性有关，但它们更有可能反映了狼疮发病机制中其他方面的风险，比如它们可能与非特异性免疫系统的激活、炎症和组织损伤有关。

特定的遗传易感因素是否可以用来预测狼疮的发展或疾病的特定临床表现还不清楚，最近的研究试图确定遗传风险变异累加的预测价值。虽然狼疮相关等位基因数量的增加与一些疾病风险的增加有关，而且狼疮相关等位基因在抗 dsDNA 阳性患者的数量明显高于阴性患者，但就目前看来，尚未发现能实际应用于临床且具有足够预测价值的狼疮风险相关基因型 [28]。

SLE 发病以女性为主

关于 SLE 遗传相关发病机制的研究中，不容忽视的一个因素是该疾病显著的性别差异。SLE 的男女发病比例为 1∶9。在 SLE 所有临床特征中，巨大的男女发病比例差异是最难解释的。性激素激活免疫系统有可能是该疾病女性患者占大多数的原因之一。雌激素可以调节淋巴细胞与浆细胞样树突状细胞（pDC）的活化。狼疮患者血清中也发现了催乳素水平的显著升高 [29]。

除了考虑性激素对免疫激活的增强作用，还应寻找其他因素来解释 SLE 患者中存在巨大性别偏移的现象。有趣的是，Klinefelter 综合征（其特点是 47，XXY 基因型）在男性 SLE 患者中的发病率为男性非 SLE 患者的 14 倍 [30]。这些数据都表明 X 染色体上某些基因对 SLE 发病起着重要作用。将 X 染色体作为 SLE 发病的一个可能危险因素，可为疾病易感性的新假说提供依据，但是这种危险因素的本质仍未明确。一种可能的作用是改变表观遗传的调节过程，例如 DNA 甲基化。小鼠的研究表明 X 染色体上 TLR 基因的复制可以激活固有免疫，产生 I 型干扰素以及自身免疫反应 [31]。值得注意的是，使用人源化小鼠模型进行实验后发现，雌激素和 X 染色体拷贝数变异均能促进 pDC 在 TLR7 配体刺激后分泌 I 型干扰素 [32]。虽然目前的研究技术无法证实类似 TLR7 基因

重复拷贝的存在，但已有研究发现 DNA 甲基化的改变反映了普遍的免疫激活，尤其是激活 I 型干扰素刺激基因。但这并不是主要致病原因 [33]。目前可以确定的是，TLR7 基因位于 X 染色体上，且该基因区域逃避了 X 染色体失活，因此有必要进一步研究 X 染色体的结构和基因表达的表观遗传调控 [34]。

卵巢潜在导致特异性的致病机制同样值得研究。SLE 患者的发病期常为女性的育龄期，既在初潮之后至绝经前这段时期。有研究认为初潮过早与 SLE 发病有关，而母乳喂养则具有保护作用 [35]。分子与细胞水平上的研究也提示，排卵能促进狼疮疾病的发生和发展。生殖细胞的成熟是一个非常有意思的过程，女性生殖细胞在每月排卵会经历第二次减数分裂，这个过程中可能会产生影响免疫识别的介质。生殖细胞与相关体细胞精密调控的 DNA 去甲基化与再甲基化，以及调节性 RNA 和 RNA 相关蛋白（比如 PIWI 蛋白）的产生，可提供大量的核酸复合物，这些核酸复合物可以通过 TLR 依赖与 TLR 非依赖通路激活免疫系统 [36]。尽管针对小鼠模型的研究可能有所帮助，但由于获取卵巢组织的难度很大，因此针对上述潜在机制的研究在很大程度上仍旧受限。

狼疮的环境触发因素

同卵双生儿 SLE 的发生率从 24% 到 57% 不等，这表明环境因素和其他随机事件也会参与个体 SLE 疾病的发生发展。尽管在临床观察与流行病学调查中已经明确了一些疾病相关环境因素（表 79-3），但总体而言，诱发疾病的环境因素及其致病机制仍未明确 [37]。社会经济学因素也被证明是导致狼疮患者预后不良的因素，这可能与收入较低患者获得较少医疗保健有关 [38]。但是社会经济地位低下对遗传因素在疾病严重程度中所起的作用尚难以界定。

SLE 患者在诊断时的临床表现通常为疲乏和关节痛，这提示病毒感染可能参与疾病发生。实际上，流行病学研究显示，与一般人群相比，儿童 SLE 患者中 EB 病毒（EBV）抗原特异性抗体阳性率更高；在另一队列中，狼疮被诊断之前就已经出现了高滴度的抗 EB 病毒抗体，以上研究均提示 EB 病毒在疾病发病机制中可能发挥了重要作用 [39]。另外，SLE 患者血液中 EB 病毒 DNA 也明显增高。

一些潜在机制可以解释 EB 病毒在 SLE 发病中

表79-3   在 SLE 发病机制中起作用的环境因素

肯定因素

B 型紫外线

有关因素

雌激素和泌乳素在人类，初潮和停经期之间的女：男比例是 9：1，年轻和老年的女：男比例是 3：1

EBV

诱导狼疮的药物*

肼屈嗪

普鲁卡因胺

异烟肼

乙内酰脲

氯丙嗪

甲基多巴

青霉胺

米诺环素

TNF 抑制剂

干扰素 -α

可能因素

食物因素

苜蓿芽及含有刀豆氨酸的发芽食物

降植烷和其他碳氢化合物

EBV 以外其他感染

细菌 DNA

吸烟

人反转录病毒和内源性反转录因子

内毒素、细菌 LPS

维生素 D 缺乏

* 虽然列出的药物和许多其他药物都可以诱发易患个体出现狼疮样症状，但没有证据表明它们可以诱导 SLE，或在 SLE 的患者中活化疾病。如果患有 SLE 的患者的临床将受益于这些药物中的一种，不应禁止使用该药物。SLE，系统性红斑狼疮

的作用，比如 EB 病毒编码的 RNA 可以诱导 I 型干扰素产生，EB 病毒可利用 B 细胞信号通路促进 B 细胞的活化与分化，EB 病毒还可以通过某些分子模拟机制产生针对 DNA 结合蛋白或 RNA 结合蛋白的自身抗体[40]。EB 病毒编码的小 RNA 或 EBERs 均表达在 EB 病毒潜伏感染的细胞表面。EBERs 与 dsRNA 依赖性蛋白激酶（PKR）结合后可通过 TLR 非依赖途径激活下游信号，诱导 I 型干扰素的表达。在狼疮易感小鼠模型中，EBC 编码的潜伏膜蛋白 1（latent membrane protein 1）可模拟 CD40 分子，进而促进 B 细胞功能异常与自身免疫的发生[41]。近期有研究表明，特异性抗病毒编码 EBNA-1 蛋白的自身抗体也可以与 dsDNA 反应[42]。虽然 DNA 可以与 EBNA-1 相互作用，从而产生上述自身抗体的反应性，但这种交叉反应的分子基础尚未可知。在狼疮患者中，针对 EB 病毒的特异性 T 细胞反应缺陷，可能导致 SLE 患者体内受 EB 病毒感染的单核细胞数量以及 EB 病毒 DNA 拷贝数的增加[43]。

虽然 EB 病毒可能是 SLE 的重要病因之一，但近期一项关于淋巴细胞脉络丛脑膜炎病毒持续性感染小鼠模型的报道为 SLE 免疫相关发病机制研究提供了新的思路和方法[44-46]。I 型干扰素的持续产生和效应 T 细胞向 Tfh 细胞的转变伴随着器官的炎症与损伤，这些都是持续性病毒感染模型的特征。在长期产生 I 型干扰素小鼠模型中，阻断 I 型干扰素受体可以减轻组织损伤。将 HIV-1 感染的患者与感染相关病毒但不致命的恒河猴的免疫系统功能进行比较证明，类似于狼疮患者，慢性 I 型干扰素的产生是促进广泛炎症的重要机制[47]。这些慢性病毒感染的模型为今后对狼疮患者疾病持续状态关键机制的研究提供了方法。同时随着人们对微生物与免疫功能关系的兴趣越来越大，可能会提出更多的假设。

环境毒素也可能参与了 SLE 发病，但其具体机制尚未明确。吸烟可作为 SLE 的危险因素，其风险与吸烟的剂量有关。类似于吸烟在类风湿关节炎发病中的作用，吸烟可能刺激肺上皮或单核细胞，促进蛋白修饰与非特异性炎症。硅因其具有佐剂功能，目前也被认为是一种潜在的 SLE 致病因素[48]。

紫外线和某些药物是两类比较明确的狼疮触发因子，其可能通过对 DNA 的影响而促进狼疮的发病。紫外线对表皮细胞有很多影响，包括诱导 DNA 断裂、改变基因表达、导致细胞凋亡或坏死。就算没有细胞死亡，DNA 的断裂或长期维持 DNA- 蛋白交联都可能作为一种佐剂或抗原刺激物发挥激活免疫系统的作用。从这个角度来说，最近研究显示的紫外线诱导细胞生成的代环丁烷嘧啶二聚体，也可诱导 RNASEH2 基因突变的杂合个体细胞表达干扰素刺激基因，而 RNASEH2 基因编码的酶能发挥从基因组 DNA 中去除某些核酸的功能[14]。DNA 甲基化的改变可能是药物性狼疮的发病机制[49]。肼屈嗪可以抑制细胞外信号调节激酶（ERK）通路的信号传导，导致 DNA 甲基转移酶 1（DNA mefhyltrenferase, DNMT1）和 DNMT3a 这两个介导 DNA 甲基化的酶

的表达减少[50]。ERK 信号的修饰可以通过氧化剂对 ERK 上游调控因子蛋白激酶 C δ 的影响来介导[51]。DNA 甲基化水平的变化会影响基因的表达，也会暴露一些能被核酸感受器识别的配体，进而引起免疫系统的激活。

SLE 患者固有免疫系统的活化

最新发现的 Toll 样受体（TLRs），加深了我们对 SLE 和其他自身免疫和炎症性疾病发病机制的理解。广义而言，TLRs 的发现更阐明了固有免疫系统激活在调节适应性免疫反应、炎症和组织修复中的中心作用[52]。TLRs 包含一段由富含亮氨酸的重复序列组成的胞外结构域、一段跨膜区域和一个与胞内信号分子相互作用传递启动信号的胞内域，刺激 TLRs 后可以激活 IFN 调节因子家族成员、NF-κB 通路和 MAPK 通路。TLR 非依赖性途径可以通过胞浆内 RNA 感受器，如 RIG-1 和 MDA5，通过线粒体衔接蛋白 MAVs 来激活 IKK-ε 和 TBK1[53-54]。DNA 感受器包括 IFI16、DAI 和核苷酸转移酶 cGAS，后者可以合成 2'-5' 链环状二核苷酸 cGAMP，cGAMP 与内置网上 STING 蛋白结合后也可以激活 TBK1[55-57]。细胞识别 RNA 和 DNA 后导致 IRF3 与 NF-κB 的激活，二者作为转录因子可促进 IFN-β 和其他促炎介质的生成[58]。尽管这些核酸感受通路在进化过程中已经达到了能够特异性检测感染病毒的地步，但它们也可能会被内源性的核酸激活。过去几十年的研究证实，核酸反应性 TLRs 和 TLR 非依赖核酸感受器会导致 I 型干扰素和其他促炎介质产生，这也明确了核酸和含核酸的免疫复合物能直接引起狼疮患者的免疫功能紊乱。这些研究补充说明了为什么狼疮患者外周血中 I 型干扰素诱导基因（亦称"干扰素信号"）广泛表达[59-61]。综上所述，这些数据指出了固有免疫应答及其产物是狼疮发病的关键因素。表 79-4 总结了 TLR 依赖和 TLR 非依赖途径中参与激活和调控狼疮免疫应答的许多关键成分。

胞内 Toll 样受体与狼疮发病相关，尤其是可识别单链 RNA 的 TLR7 和可识别富含非甲基化 CpG DNA 的 TLR9。体外研究发现免疫复合物通过其 Fc 段结合细胞膜上的 Fc 受体进入胞内，激活这些胞内 TLRs[62-64]。临床数据显示，SLE 患者体内有 RNA 结

表 79-4 与 SLE 发病机制相关的 TLR 依赖和非 TLR 依赖的固有免疫反应通路的关键因子

TLR 依赖通路
受体
胞内 TLRs（TLR7、TLR9；TLR8?）
TLR4
TLR3?
转接蛋白
髓样分化初级应答基因 88（*MyD88*）
含有 Toll/IL-1 受体（TIR）结构域的转接蛋白（TIRAP）
诱导干扰素 -β 的含有 TIR 结构域的衔接蛋白（TRIF）
TRIF- 相关转接分子（TRAM）
TNF 受体相关分子 6（TRAF6）
激酶
白介素 1 受体相关激酶 1（IRAK1）
IRAK4
丝裂原活化蛋白激 3 激酶 7（MAP3K7/TAK1）
I-Kappa B 激酶 alpha 和 beta（IKKα/β）
I-kappa b 激酶 gamma（NEMO）
转录因子
干扰素调节因子 3（IRF3）
IRF5
IRF7
核因子 κB（NF-κB）
调节分子
MyD88 short（MyD88s）
Toll 相互作用蛋白（TOLLIP）
A20（*TNFAIP3* 编码）
TLR- 依赖通路
受体
维 A 酸诱导基因 1（*RIG-1*）
黑色素瘤分化相关基因 5（*MDA5*）
DEXH 盒多肽 58（DHX58/LGP2）
包含 MAB21 结构域蛋白 1（MB21D1/cGAS）
Z-DNA 结合蛋白 1（ZBP1/DAI）
干扰素 γ 诱导蛋白 16（IFI16）
真核翻译起始因子 1-α 激酶 2（EIF2AK2/PKR）
转接蛋白
线粒体抗病毒信号蛋白（MAVS/IPS-1/VISA/CARDIF）
通过 Fas 死亡域相关联蛋白（FADD）
TRAF3
跨膜蛋白 173（TMEM173/STING）

续表

激酶
受体相互作用的丝氨酸苏氨酸激酶 1（RIP1）
IKKε
TANK 结合激酶 1（TBK1）
转录因子
IRF3
NF-κB
调节分子
含有三联基序的蛋白质 25（TRIM25）
指环蛋白 135（RNF135）
RNF125
有甘氨酸保守（CAP-GLY）结构域的细胞骨架相关蛋白 -（CYLD）
热休克蛋白 90（HSP90）

SLE，系统性红斑狼疮；TLR，Toll 样受体

合蛋白（如 Ro、La、Sm 和 RNP）的特异性自身抗体并高表达 IFN 诱导基因，表明含 RNA 的免疫复合物在激活固有免疫促进 IFN 产生方面具有重要作用[65]。中性粒细胞产生的相关蛋白，包括高迁移蛋白 B1（HMGB1）和抗菌肽 LL37，可以辅助免疫复合物到达含 TLR 的内体膜表面[66]。缺乏 TLR 的狼疮小鼠模型的研究结果表明，TLR7 在产生 I 型干扰素，诱导 RNA 结合蛋白特异性自身抗体以及狼疮发病中具有一定作用[67]。激活 TLR9 同样可诱导产生 IFN-α，但令人困惑的是，TLR9 缺乏小鼠模型的疾病表型更加严重，提示 TLR9 的活化可能具有保护作用。TLR9 可调节 TLR7 通路，导致 RNA 相关自身抗体的产生减少[68]。在促进狼疮发病中 TLRs 扮演着重要角色，同时这些数据还将 TLR 通路激活与特定自身抗体的产生联系了起来。这些重要进展证实了 TLR 和固有免疫在狼疮发病中的作用，同时也为制定全新的治疗方案提供了重要依据（图 79-2）。

浆细胞样树突状细胞（pDCs）是 I 型 IFN 的主要产生来源，I 型 IFN 诱导机制的阐明，促进了研究其他细胞类型在该通路效应中作用。既往血小板在 SLE 发病机制的作用很大程度上被忽略了，激活的血小板可通过膜表面 CD40L 与 pDCs 表面的 CD40 结合，促进 IFN 的生成[69]。一项早期芯片研究表明在儿童狼疮患者外周血细胞尤其是粒细胞中，存在

IFN 基因表达标签[59]。近期几个研究小组对此做的进一步研究证实，狼疮患者外周循环中存在低密度粒细胞[70]。

中性粒细胞外诱捕网（NETs）在固有免疫系统激活中可能的作用逐渐受到重视。NETs 起源于一个离散的细胞过程，称为网状结构。在这个过程中，细胞核或线粒体衍生的 DNA 及其相关组蛋白、HMGB1、LL37、弹性酶和髓过氧化物酶的聚集体被系统地挤压到细胞外环境中。中性粒细胞与血管内皮细胞、活化的血小板以及多种细胞因子相互作用后可以诱导 NETs 的产生。近期数据也表明核小体和含 RNA 的免疫复合物也可诱导生成 NETs[71-73]。尽管人们最近才把 NETs 同 SLE 关联起来，但它可能是免疫功能改变的重要机制。NETs 能诱导 pDCs 产生 I 型 IFN，也可作为相关自身抗原被提呈给 T 淋巴细胞，并参与血管损伤与血栓形成[74]。

如前所述，近年来核酸感受器 TLRs 的重要作用让人们意识到自身抗原在驱动狼疮发病中扮演着重要角色。不管是因为凋亡细胞增多还是凋亡细胞清除受损，目前认为，所产生的凋亡细胞碎片至少是促使免疫系统激活的机制之一，而其中发挥主要作用的是核酸与相关蛋白。凋亡碎片为自身抗体的典型靶点，例如 Ro 和 Sm。最近引起关注的所谓的微粒，即由活化和死亡细胞释放的小膜包裹的粒子，可与狼疮患者血浆中的一些自身抗体结合[75]。细胞核成分生成增多，或经过修饰和清除受损可能是狼疮发病的重要免疫机制[76]。C1q 和其他补体成分在凋亡碎片清除中所起的作用可以解释为什么 C1q、C2 和 C4 缺陷与 SLE 发病密切相关[77]。补体的另外一个作用也可能是通过溶解免疫复合物降低了其致病性，从而避免了免疫复合物在组织中的沉积及其引起的损伤[78]。

系统性红斑狼疮患者的适应性免疫变化

数十年来的研究证实了 SLE 患者 T 细胞功能信号通路、细胞因子的产生、细胞增殖或调节功能的缺陷或变化[79]。CD4+T 细胞为 B 细胞分化成为自身抗体分泌细胞提供了辅助信号，在 SLE 发病过程中是必要的。尽管某些体外实验表明一些细胞因子，如 IL-21 和 B 细胞活化因子（B cell activating factor，BAFF）/B 淋巴细胞刺激剂（B lymphocyte stimulator，BLyS）和 TLR 配体可介导 B 细胞产生抗

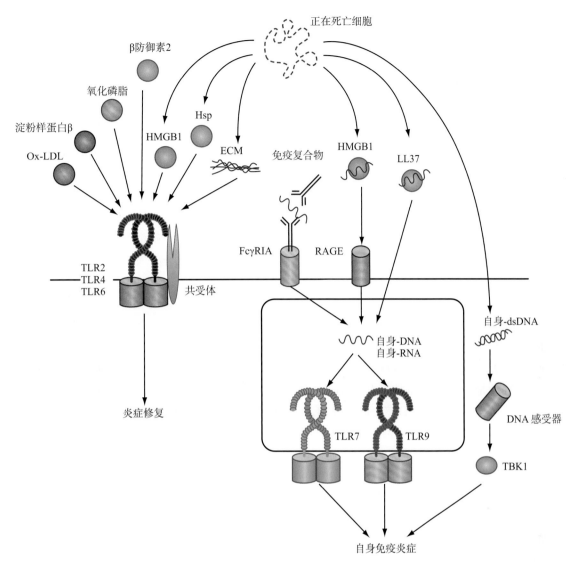

图 79-2 内源性刺激和固有免疫活化。死亡细胞释放的内源性分子如高迁移蛋白 1（HMGB1）和 β 防御素被细胞表面的 TLRs 识别并诱导炎症介质产生，无论是与 HMGB1 或 LL37 相关的自身 DNA 或 RNA，或以免疫复合物的形式与 Fc 受体结合的自身 DNA 或 RNA，均可被内化入内体 TLRs（endosomal TLRs）并转导信号分子从而导致 I 型干扰素或致炎细胞因子的转录。自体核酸能被胞浆内的感受器识别，并触发有助于免疫活化、自身免疫和炎症的基因表达。DNA，脱氧核糖核酸；ECM，细胞外基质；Hsp，热休克蛋白；LDL，低密度脂蛋白；RAGE，晚期糖基化终末产物受体；RNA，核糖核酸；TBK1，TAN 结合激酶 1（From Kawai T，Akira S：The role of pattern-recognition receptorsin innate immunity：update on Toll-like receptors，Nat Immunol 11：373-384，2010.）

体，但 T 细胞目前仍被认为是 B 细胞分化最有效的驱动器[80]。

狼疮 T 细胞的活化状态和信号传导机制不同于健康人。这种功能的改变是为了降低自身非 T 细胞或异体非 T 细胞的反应，或对可溶性抗原递呈的反应。和正常对照细胞相比，直接激活的抗原受体诱导的狼疮 T 细胞增殖能力相似。但狼疮 T 细胞在激活后快速表达 CD40 配体（CD154），并且比对照 T 细

胞维持表达共刺激分子的时间长，从而为 B 细胞的活化和分化提供了更强大的辅助功能。另一个长期观察到的现象是狼疮 T 细胞产生的 IL-2 低于对照 T 细胞，这可能是导致 IL-2 依赖的调节性 T 细胞产生障碍的原因之一。改变狼疮患者 T 细胞的活化的分子基础是复杂的，其中一种可能的机制是常见 γ 链替换了 T 细胞受体 ζ 链，而 γ 链是 Fc 受体信号的成员之一。纠正这种缺陷可使 T 细胞信号和 IL-2 产生正常

化[81]。此外，T 细胞受体被识别后钙反应增强，而线粒体超极化与 T 细胞的活化和功能改变有关[82]。

研究狼疮 T 细胞可更全面地反映狼疮基因组表观遗传改变对自身免疫的影响。采用 5 氮杂胞苷（5-azacytidine）处理鼠和人类 T 细胞可导致黏附分子淋巴细胞功能抗原 1（LFA1；CD11a）表达增加和对自身非 T 细胞增殖反应增强[83]。此外，体外研究显示狼疮 T 细胞基因组 CG 丰富的区域存在低甲基化现象，近期研究同样表明在同卵双胎的狼疮患者中，狼疮疾病活动度高的双胞胎甲基化程度相对较低[84]。狼疮淋巴细胞 DNA 去甲基化有多种机制，包括增加去除 DNA 甲基簇的增长阻滞和 DNA 损伤诱导 45α（GADD45alpha）蛋白的表达增加，减少 DNAMT1 表达和降低 ERK 信号通路活性[50]。

淋巴细胞减少是系统性红斑狼疮典型的特征，但特定 T 细胞亚群的扩增已得到证实。最近证实滤泡样 T 辅助细胞（Tfh）特征性表达 ICOS、CXCR5 和 Bcl6，并产生 IL-21，是介导自身抗原特异性 B 细胞分化的重要信号[85-86]。而记忆性 CD8+T 细胞与 SLE 预后不良相关，推测这些细胞可以介导组织损伤[87]。

具有抑制免疫反应功能的调节性 T 细胞（T regulatory cells，Tregs）以及促进炎症产生 IL-17 的 Th17 细胞近年来逐步受到重视。研究显示狼疮患者的 Tregs 相对损耗，而 Th17 细胞和 IL-17 增加[88]。但这些功能变化对人类狼疮发病的影响仍不清楚。

SLE 患者细胞因子的改变，以 IL-2 产生减少为特征，主要见于携带 HLA 8.1 单倍体的个体[5]。IL-2 减少最初认为与狼疮 T 细胞在自体或同种异体 T 细胞及可溶性抗原刺激后的增殖能力减低有关，但近期研究发现 IL-2 对维持调节性 T 细胞同样重要，提示 IL-2 产生减少可能通过其他机制导致免疫系统激活和自身免疫反应[89]。

SLE 患者的 B 细胞调控也存在缺陷，导致其分化为产生自身抗体和细胞因子的 B 细胞。此外，SLE 患者 B 细胞的活化可促进其向 T 细胞呈递特异性自身抗原。但目前尚不清楚 B 细胞功能的改变是否完全依赖于 T 辅助细胞功能的增强，还是由于 B 细胞本身存活、增殖和分化或 TLR 信号及初始 B 细胞的功能障碍导致了自身免疫的产生。近期研究运用单细胞聚合酶链反应制备 B 细胞库并克隆了单个免疫球蛋白转录本，这将提高人们对骨髓和外周 B 细胞耐受机制的改变，以及 T 细胞和细胞因子辅助生成自身反应性抗体特异性的二次效应的理解。此外，调控 B 细胞分化进程的 BAFF/BLyS、IL-10 和 IL-21 均为狼疮治疗的候选靶标，且一项阻断 BAFF/BLyS 的临床研究证实了这个观点。另一个改善 B 细胞调控功能的方法是补充维生素 D。研究发现维生素 D 缺乏与健康个体的抗核抗体产生相关，SLE 患者的维生素 D 缺乏可导致 B 细胞活化、血清中 I 型 IFN 活性增强[90]。

和健康人的 B 细胞相比，狼疮 B 细胞的基础活化状态以及它们对抗原刺激的反应都发生了改变。目前正在研究激酶、磷酸酶和转接蛋白分子的遗传变异对其功能的影响，如 BLK、BANK 和 PTPN22 对 B 细胞功能的影响。*PTPN22* 风险基因型在健康受试者 B 细胞的研究表明狼疮相关突变体对自身反应性 B 细胞的反选择受损有一定程度的影响[91]。除此之外，小鼠 LYN 缺陷可产生狼疮样表型，并且在狼疮患者 B 细胞中同样证实了 LYN 激酶缺陷[92]。在欧裔人群的研究中发现，*LYN* 编码基因多态性可潜在影响 B 细胞信号传导和自身免疫[93]。编码抑制性 Fc 受体的 *FCGR2B* 基因具有多态性，而其中几个变异体与 SLE 有关[94-95]。当接触到免疫复合物后，SLE 患者的 B 细胞表达该 Fc 受体减少，且细胞因子分泌发生变化。研究发现 FcγR II b 的抑制能力可以通过双功能抗体结合 CD19 的设计而得到进一步增强，而这一抗体能抑制小鼠人源化 B 细胞的功能[96]。

目前对产生抗体细胞进行的研究鉴别出了几类参与自身免疫和疾病的 B 细胞亚群。长寿命浆细胞在趋化因子和保护性骨髓龛内基质细胞产物的维持下可以长时间存活，它们被认为是长期维持恒定水平的狼疮自身抗体的来源，如抗 Sm 和抗 Ro 抗体。而这些抗体难以通过免疫抑制或 B 细胞清除治疗去除[97]。相比之下，外周循环中的前浆细胞或浆母细胞是抗 dsDNA 抗体的主要来源，且随患者的疾病活动度而变化，可能是抗 B 细胞治疗更适合的靶标[98]。

因此，狼疮的免疫功能研究表明 T 细胞和 B 细胞的异常是多基因突变后细胞活化阈值和细胞信号传导效率变化的反应，也是这些淋巴细胞与抗原呈递细胞及其产物之间相互作用的结果，并随着时间的推移逐渐放大免疫活化的总体水平。在狼疮患者的健康家庭成员中，I 型 IFN 的产生增加和抗核抗体的存在可能反映了遗传变异的结果，这是导致 SLE 易感的因素之一[99]。而当免疫活化的环路在环境诱因触发下放大，就具备了产生引起组织损伤和疾病的特征性自身免疫 T 细胞和 B 细胞的条件。

系统性红斑狼疮的自身免疫性

自身抗体，尤其是其形成的免疫复合物，一直以来都被认为是介导 SLE 病理过程的主要物质。几乎所有的 SLE 患者均表现出抗核抗体试验阳性，且多数患者都有一个或多个 SLE 的特异性自身抗体（参见第 55 章）。其中抗双链 DNA（dsDNA）抗体和抗 Smith（Sm）抗体最具特异性。在对狼疮鼠的研究中证实双链 DNA 可结合到 SmD1 蛋白的 83-119 肽段上，并在特异性识别该肽段的 T 细胞的协助下产生抗 dsDNA 抗体[100-101]。抗 Ro 抗体、抗 La 抗体和抗 RNP 抗体是 SLE 的特征性抗体，但也见于其他系统性自身免疫性疾病。这些特征性自身抗体可以根据它们的靶向结合抗原进行归类，这些抗原包括：DNA 和 DNA 结合蛋白（尤其是含有组蛋白的核小体）；RNA 和 RNA 结合蛋白（尤其是胞质或核糖核蛋白颗粒）；质膜和相关蛋白上的磷脂（如 β2- 糖蛋白Ⅰ）；细胞膜蛋白（尤其是血细胞）。这些狼疮抗体的靶抗原可能通过来源于凋亡细胞或微粒封闭囊泡形式的抗原呈递细胞和某些细胞物质的小聚集体获得，并且在细胞激活或凋亡的过程中，它们可在膜内磷脂酰丝氨酸翻转至膜外后产生。此外，某些患者有 SLE 的临床表现但缺乏以上抗体的阳性滴度，这说明有可能存在还未被发现的特异性自身抗原。

SLE 的致病性抗体产生于 B 细胞的分化过程。前浆细胞或浆细胞在 CD4+ 辅助性 T 细胞或 TLR 配体和 B 细胞分化因子（如 IL-12 和 BLyS/BAFF）的驱动下发生免疫球蛋白型别转换，从而产生致病性自身抗体[80]。这种异常的自身免疫反应可以任何方式发生于分化的任何阶段，因此很难定义其始发步骤。致病性自身免疫的发生过程可由以下因素诱发：存在过度活化的抗原呈递细胞呈递自身抗原；低亲和力自身反应性 T 细胞（可存在于正常个体）随机激活，从而扩增和驱动自身抗原特异性的 B 细胞分化；或直接通过活化的 TLR 配体（如富含 CpG 序列的细菌或病毒 DNA 以及内源性的核碎片）激活自身反应性 B 细胞。这一过程的起始阶段由于病毒感染细胞或胞内核酸物质降解异常，可伴有Ⅰ型干扰素的分泌，从而改变免疫系统对自身抗原的激活阈值。环境应激物

诱发氧化或紫外线介导的 DNA 损伤可能与基因组完整性的改变起协同作用，从而快速启动免疫激活。值得注意的是，随着时间的推移自身免疫反应在体内不断发展，特异性靶抗原谱逐渐增加，并且有研究发现 SLE 患者在检测到免疫异常 5 年后才会出现疾病的临床表现[102]。一项在军人群体中的研究检测到 SLE 患者发病前血清中自身抗体的变化；而抗 Ro 抗体最早出现，抗 dsDNA 抗体比其推迟数年，而对 SLE 诊断最具特异性的抗 Sm 抗体则大多出现于临床诊断确立时。随后人们在小鼠模型中进行了验证。这些结果均表明狼疮抗体谱并非仅限于抗核酸 - 蛋白颗粒抗体，还有许多其他自身抗体，这为我们更深入地理解 SLE 的发病机制提供了线索[103]。这些具有特异性的自身抗体往往具有致病性，与狼疮的疾病活动和增生型狼疮肾炎相关。比如抗 C1q 抗体是一种可以识别早期凋亡细胞上 C1q 表位的抗体[104]。

大多数狼疮患者随着病程的进展和组织器官损伤的加重，在 T 辅助细胞和多种细胞因子的驱动下，体内可发生多克隆 IgM 向多克隆 IgG 或 IgA 转化的现象。部分自身反应性 IgM 抗体被视为保护性抗体。此外，某些 IgM 天然抗体可与凋亡细胞反应，阻断其通过 Toll 样受体诱发的细胞活化[105]。

与 IgM 抗体相比，类别转换形成的 IgG 抗体更易于经由循环进入血管间隙。因此，这一转化现象打乱了正常的免疫调节过程，是 SLE 发病中的一个关键点。除了免疫球蛋白的类别，抗体中抗原结合位点的氨基酸序列和电荷也可影响 SLE 的致病性。比如抗 dsDNA 抗体 CDR3 区域的精氨酸具有特征性，可以结合相应的 DNA。"分子模拟"是指抗体特异的结合一个微生物蛋白或自身抗原的反应，也指某些抗体可结合两种不同的自身抗原。例如，一些抗 dsDNA 抗体被发现可结合于中枢神经系统内谷氨酸受体的特征性肽段[106]。除了以上因素可影响抗体特性外，糖基化和补体结合力也可决定抗体结合 Fc 受体和促进补体激活的能力，导致靶细胞死亡或炎症反应。

在既往的认识中，SLE 患者自身抗体在疾病中的作用集中于抗体抗原形成免疫复合物沉积于组织器官（皮肤、肾小球等）以及抗体直接识别原位或"定植"抗原引起的损伤。近些年来，越来越多的研究显示，SLE 自身抗体的致病性还表现在免疫复合物中的核酸物质可作用于胞内 Toll 样受体，直接引起细胞信号转导和新的基因转录。

狼疮特异性自身抗体与临床表现的关联见表 79-5。产妇体内的抗 Ro 抗体可诱发新生儿狼疮综合征（neonatal lupus syndrome），它可特征性地诠释自身抗体介导疾病产生的机制。抗 Ro 抗体经胎盘传输给胎儿，胎儿体内形成包含有 RNA 的免疫复合物，后者诱导多种细胞因子的产生，从而导致胎儿心脏传导系统纤维化[107]。这一过程与包含核酸物质的免疫复合物激活浆细胞样树突状细胞分泌 I 型干扰素引起组织损伤类似。抗 Ro 抗体和抗 La 抗体可见于多种自身免疫性疾病，同时也是干燥综合征、亚急性皮肤型狼疮和上文提及的新生儿狼疮的特征性抗体。此

外，抗 RNP 抗体可见于 SLE 及混合性结缔组织病。

抗磷脂抗体是狼疮抗凝功能相关的抗体谱，它与狼疮患者的胎盘损伤和血栓形成相关，同时也是抗磷脂综合征和一些狼疮患者中血小板减少的病因。近期在小鼠模型的研究中发现，抗磷脂抗体可以通过补体依赖的途径导致组织损伤和血栓形成[108]。此外，相似的发病机制也可见于狼疮肾炎的微血管病变。

靶器官损伤机制

组织损伤是临床疾病的最终反应，是伴随着过度与异常修复的自身免疫与免疫系统的激活反应所导致炎症的后续效应。传统观念认为，组织损伤的发病机制包括免疫复合物沉积于组织引起的补体系统激活，以及吞噬细胞释放的产物例如中性粒细胞释放的酶类和巨噬细胞释放的活性氧中间体。最近的研究分析了小鼠和人不同疾病进展阶段中肾浸润的细胞表型，发现了一群分化为特定功能表型的单核细胞，它不能控制组织的正常修复，与组织硬化及器官功能障碍密切相关[109]。最近研究表明，组织浸润的 T、B 淋巴细胞连同原位产生的抗波形蛋白自身抗体同样可以导致肾损伤[110-111]。此外，小鼠模型研究表明 IFN-α 也与狼疮性肾炎中新月体的形成相关[112]。

数十年来，研究者们致力于研究免疫系统与自身抗体及病理变化的关系，发现脉管系统作为重要靶器官在狼疮发病中所起作用尤为突出[113]。早在数十年前就有研究者发现了狼疮患者动静脉结构和功能的改变，包括脾动脉周围同心圆型洋葱皮样改变，某些器官的微血管病变和微血栓以及内皮功能障碍与早期动脉粥样硬化有关。最近的研究集中于 I 型干扰素对内皮细胞与内皮祖细胞的潜在作用，并推测狼疮患者体内增加的干扰素至少是导致血管修复功能受损的因素之一[114]。此外，其他损伤因素如粒细胞与促炎脂质的作用也已被提出[74,115]。Degos 病与 SLE 具有一些相似的病理特征，它的血管病理表现为血管硬化和内皮损伤，与干扰素通路的激活有关[116]。既往研究中发现在活动狼疮中，补体激活产物 C3a 与 C5a、血管细胞黏附分子（VCAM-1）、E- 选择素以及血管细胞黏附分子（ICAM-1）共同参与了血管损伤，而 I 型干扰素的直接损伤作用补充了我们对于这一机制的认识。

表 79-5 系统性红斑狼疮与自身抗体、免疫复合物和 T 细胞之间的相关性

临床表现	自身抗体	免疫复合物	T 细胞
肾炎	抗 dsDNA	+	+
	抗 Ro		
	抗 C1q		
	Ids 16/6、3I 和 GN2		
关节炎	?	+	+
皮炎	抗 Ro		+
	抗 dsDNA		
	Id 16/6		
血管炎	抗 Ro	+	+
中枢神经系统	抗核糖体 P 抗体	+	
	抗神经元抗体		
	抗 NR2		
血液系统			
白细胞减少	抗淋巴细胞		
溶血	抗红细胞		
血小板减少	抗血小板	+	
凝血	抗磷脂抗体		
胎儿丢失	抗磷脂抗体		
新生儿狼疮	抗 Ro		
口干症	抗 Ro		+
轻度疾病	除抗核抗体外，抗 RNP 抗体无其他自身抗体		

RNP，核糖体核蛋白

结论

对于狼疮发病机制的深入研究，有利于未来新的治疗手段的研发，最终改善疾病预后。近些年来的一个重大进展是发现天然免疫系统活化（包括 I 型干扰素的作用）是狼疮发病机制中的核心环节。与狼疮诊断相关的遗传学快速发展，为我们对疾病分子通路的认知提供了有力的支持。这些分子通路的作用包括调节核酸降解、介导 Toll 样受体信号转导和淋巴细胞激活阈值以及转导效率，可用于确定疾病的易感性。反应产物包括：自身抗体及其免疫复合物、细胞因子、补体组分以及中性粒细胞和巨噬细胞释放的炎性介质和活性氧，它们是组织损伤的主要介导者。此外，免疫复合物中的核酸物质可以接近并激活内源性的 Toll 样受体，改变 T 细胞功能，使之促进 B 细胞分化为自身抗体产生细胞，因此，聚焦于那些激活天然免疫系统的物质，可以为临床治疗提供新的方法和手段。

 本章的参考文献也可以在 ExpertConsult.com 上找到。

参考文献

1. Crow MK: Type I interferon in the pathogenesis of lupus. *J Immunol* 192(12):5459–5468, 2014.
2. Crow MK: Advances in understanding the role of type I interferons in systemic lupus erythematosus. *Curr Opin Rheumatol* 26(5):467–474, 2014.
3. Deng Y, Tsao BP: Advances in lupus genetics and epigenetics. *Curr Opin Rheumatol* 26(5):482–492, 2014.
4. Maurano MT, Humbert R, Rynes E, et al: Systematic localization of common disease-associated variation in regulatory DNA. *Science* 337(6099):1190–1195, 2012.
5. Price P, Witt C, Allcock R, et al: The genetic basis for the association of the 8.1 ancestral haplotype (A1, B8, DR3) with multiple immunopathological diseases. *Immunol Rev* 167:257–274, 1999.
6. Mevorach D: Clearance of dying cells and systemic lupus erythematosus: the role of C1q and the complement system. *Apoptosis* 15(9):1114–1123, 2010.
7. Santer DM, Hall BE, George TC, et al: C1q deficiency leads to the defective suppression of IFN-alpha in response to nucleoprotein containing immune complexes. *J Immunol* 185(8):4738–4749, 2010.
8. Rice G, Newman WG, Dean J, et al: Heterozygous mutations in *TREX1* cause familial chilblain lupus and dominant Aicardi-Goutieres syndrome. *Am J Hum Genet* 80(4):811–815, 2007.
9. Lee-Kirsch MA, Gong M, Chowdhury D, et al: Mutations in the gene encoding the 3′-5′ DNA exonuclease TREX1 are associated with systemic lupus erythematosus. *Nat Genet* 39(9):1065–1067, 2007.
10. Rice GI, Bond J, Asipu A, et al: Mutations involved in Aicardi-Goutieres syndrome implicate SAMHD1 as regulator of the innate immune response. *Nat Genet* 41(7):829–832, 2009.
11. Rice GI, Forte GM, Szynkiewicz M, et al: Assessment of interferon-related biomarkers in Aicardi-Goutières syndrome associated with mutations in TREX1, RNASEH2A, RNASEH2B, RNASEH2C,

12. Stetson DB, Ko JS, Heidmann T, et al: Trex1 prevents cell-intrinsic initiation of autoimmunity. *Cell* 134(4):587–598, 2008.
13. Namjou B, Kothari PH, Kelly JA, et al: Evaluation of the *TREX1* gene in a large multi-ancestral lupus cohort. *Genes Immun* 12(4):270–279, 2011.
14. Günther C, Kind B, Reijns MA, et al: Defective removal of ribonucleotides from DNA promotes systemic autoimmunity. *J Clin Invest* 125:413–424, 2015.
15. Liu Y, Jesus AA, Marrero B, et al: Activated STING in a vascular and pulmonary syndrome. *N Engl J Med* 371(6):507–518, 2014.
16. Niewold TB, Kelly JA, Flesch MH, et al: Association of the IRF5 risk haplotype with high serum interferon-alpha activity in systemic lupus erythematosus patients. *Arthritis Rheum* 58(8):2481–2487, 2008.
17. Kariuki SN, Franek BS, Kumar AA, et al: Trait-stratified genome-wide association study identifies novel and diverse genetic associations with serologic and cytokine phenotypes in systemic lupus erythematosus. *Arthritis Res Ther* 12(4):R151, 2010.
18. Ramos PS, Williams AH, Ziegler JT, et al: Genetic analyses of interferon pathway-related genes reveals multiple new loci associated with systemic lupus erythematosus (SLE). *Arthritis Rheum* 63:2049–2057, 2011.
19. Boone DL, Turer EE, Lee EG, et al: The ubiquitin-modifying enzyme A20 is required for termination of Toll-like receptor responses. *Nat Immunol* 5(10):1052–1060, 2004.
20. Graham RR, Ortmann W, Rodine P, et al: Specific combinations of HLA-DR2 and DR3 class II haplotypes contribute graded risk for disease susceptibility and autoantibodies in human SLE. *Eur J Hum Genet* 15(8):823–830, 2007.
21. Luo X, Yang W, Ye DQ, et al: A functional variant in microRNA-146a promoter modulates its expression and confers disease risk for systemic lupus erythematosus. *PLoS Genet* 7(6):e1002128, 2011.
22. Adrianto I, Wang S, Wiley GB, et al: Association of two independent functional risk haplotypes in TNIP1 with systemic lupus erythematosus. *Arthritis Rheum* 64(11):3695–3705, 2012.
23. Caster DJ, Korte EA, Nanda SK, et al: ABIN1 dysfunction as a genetic basis for lupus nephritis. *J Am Soc Nephrol* 24(11):1743–1754, 2013.
24. Zhou XJ, Nath SK, Qi YY, et al: Brief Report: identification of MTMR3 as a novel susceptibility gene for lupus nephritis in northern Han Chinese by shared-gene analysis with IgA nephropathy. *Arthritis Rheumatol* 66(10):2842–2848, 2014.
25. Freedman BI, Langefeld CD, Andringa KK, et al: End-stage renal disease in African Americans with lupus nephritis is associated with APOL1. *Arthritis Rheumatol* 66(2):390–396, 2014.
26. Salloum R, Franek BS, Kariuki SN, et al: Genetic variation at the IRF7/PHRF1 locus is associated with autoantibody profile and serum interferon-alpha activity in lupus patients. *Arthritis Rheum* 62(2):553–561, 2010.
27. Chung SA, Taylor KE, Graham RR, et al: Differential genetic associations for systemic lupus erythematosus based on anti-dsDNA autoantibody production. *PLoS Genet* 7(3):e1001323, 2011.
28. Taylor KE, Chung SA, Graham RR, et al: Risk alleles for systemic lupus erythematosus in a large case-control collection and associations with clinical subphenotypes. *PLoS Genet* 7(2):e1001311, 2011.
29. Cohen-Solal JF, Jeganathan V, Hill L, et al: Hormonal regulation of B-cell function and systemic lupus erythematosus. *Lupus* 17(6):528–532, 2008.
30. Scofield RH, Bruner GR, Namjou B, et al: Klinefelter's syndrome (47,XXY) in male systemic lupus erythematosus patients: support for the notion of a gene-dose effect from the X chromosome. *Arthritis Rheum* 58(8):2511–2517, 2008.
31. Deane JA, Pisitkun P, Barrett RS, et al: Control of Toll-like receptor 7 expression is essential to restrict autoimmunity and dendritic cell proliferation. *Immunity* 27(5):801–810, 2007.
32. Laffont S, Rouquié N, Azar P, et al: X-chromosome complement and estrogen receptor signaling independently contribute to the enhanced TLR7-mediated IFN-α production of plasmacytoid dendritic cells from women. *J Immunol* 193(11):5444–5452, 2014.
33. Absher DM, Li X, Waite LL, et al: Genome-wide DNA methylation analysis of systemic lupus erythematosus reveals persistent hypomethylation of interferon genes and compositional changes to CD4+ T-cell populations. *PLoS Genet* 9:e1003678, 2013.

SAMHD1, and ADAR: a case-control study. *Lancet Neurol* 12(12):1159–1169, 2013.

34. Carrel L, Willard HF: X-inactivation profile reveals extensive variability in X-linked gene expression in females. *Nature* 434(7031):400–404, 2005.

35. Costenbader KH, Feskanich D, Stampfer MJ, et al: Reproductive and menopausal factors and risk of systemic lupus erythematosus in women. *Arthritis Rheum* 56(4):1251–1262, 2007.

36. Castañeda J, Genzor P, Bortvin A: piRNAs, transposon silencing, and germline genome integrity. *Mutat Res* 714:95–104, 2011.

37. Sparks JA, Costenbader KH: Genetics, environment, and gene-environment interactions in the development of systemic rheumatic diseases. *Rheum Dis Clin North Am* 40(4):637–657, 2014.

38. Alarcon GS, Calvo-Alen J, McGwin G Jr, et al: Systemic lupus erythematosus in a multiethnic cohort: LUMINA XXXV. Predictive factors of high disease activity over time. *Ann Rheum Dis* 65(9):1168–1174, 2006.

39. Moon UY, Park SJ, Oh ST, et al: Patients with systemic lupus erythematosus have abnormally elevated Epstein-Barr virus load in blood. *Arthritis Res Ther* 6(4):R295–R302, 2004.

40. Poole BD, Templeton AK, Guthridge JM, et al: Aberrant Epstein-Barr viral infection in systemic lupus erythematosus. *Autoimmun Rev* 8(4):337–342, 2009.

41. Peters AL, Stunz LL, Meyerholz DK, et al: Latent membrane protein 1, the EBV-encoded oncogenic mimic of CD40, accelerates autoimmunity in B6.Sle1 mice. *J Immunol* 185(7):4053–4062, 2010.

42. Yadav P, Tran H, Ebegbe R, et al: Antibodies elicited in response to EBNA-1 may cross-react with dsDNA. *PLoS One* 6(1):e14488, 2011.

43. Kang I, Quan T, Nolasco H, et al: Defective control of latent Epstein-Barr virus infection in systemic lupus erythematosus. *J Immunol* 172(2):1287–1294, 2004.

44. Teijaro JR, Ng C, Lee AM, et al: Persistent LCMV infection is controlled by blockade of type I interferon signaling. *Science* 340:207–211, 2013.

45. Wilson EB, Yamada DH, Elsaesser H, et al: Blockade of chronic type I interferon signaling to control persistent LCMV infection. *Science* 340:202–207, 2013.

46. Crow MK, Olferiev M, Kirou KA: Targeting of type I interferon in systemic autoimmune diseases. *Transl Res* 165:296–305, 2015.

47. Hardy GA, Sieg S, Rodriguez B, et al: Interferon-alpha is the primary plasma type-I IFN in HIV-1 infection and correlates with immune activation and disease markers. *PLoS One* 8:e56527, 2013.

48. Costenbader KH, Kim DJ, Peerzada J, et al: Cigarette smoking and the risk of systemic lupus erythematosus: a meta-analysis. *Arthritis Rheum* 50(3):849–857, 2004.

49. Somers EC, Richardson BC: Environmental exposures, epigenetic changes and the risk of lupus. *Lupus* 23(6):568–576, 2014.

50. Gorelik G, Fang JY, Wu A, et al: Impaired T cell protein kinase C delta activation decreases ERK pathway signaling in idiopathic and hydralazine-induced lupus. *J Immunol* 179(8):5553–5563, 2007.

51. Li Y, Gorelik G, Strickland FM, et al: Oxidative stress, T cell DNA methylation, and lupus. *Arthritis Rheumatol* 66(6):1574–1582, 2014.

52. Kopp EB, Medzhitov R: The Toll-receptor family and control of innate immunity. *Curr Opin Immunol* 11:13–18, 1999.

53. Barbalat R, Ewald SE, Mouchess ML, et al: Nucleic acid recognition by the innate immune system. *Annu Rev Immunol* 29:185–214, 2011.

54. Kato H, Takeuchi O, Mikamo-Satoh E, et al: Length-dependent recognition of double-stranded ribonucleic acids by retinoic acid-inducible gene-I and melanoma differentiation-associated gene 5. *J Exp Med* 205:1601–1610, 2008.

55. Barber GN: STING-dependent cytosolic DNA sensing pathways. *Trends Immunol* 35(2):88–93, 2014.

56. Sun L, Wu J, Du F, et al: Cyclic GMP-AMP synthase is a cytosolic DNA sensor that activates the type I interferon pathway. *Science* 339:786–791, 2013.

57. Ablasser A, Goldeck M, Cavlar T, et al: cGAS produces a 2′-5′-linked cyclic dinucleotide second messenger that activates STING. *Nature* 498:380–384, 2013.

58. Lazear HM, Lancaster A, Wilkins C, et al: IRF-3, IRF-5, and IRF-7 coordinately regulate the type I IFN response in myeloid dendritic cells downstream of MAVS signaling. *PLoS Pathog* 9:e1003118, 2013.

59. Bennett L, Palucka AK, Arce E, et al: Interferon and granulopoiesis signatures in systemic lupus erythematosus blood. *J Exp Med* 197(6):711–723, 2003.

60. Baechler EC, Batliwalla FM, Karypis G, et al: Interferon-inducible gene expression signature in peripheral blood cells of patients with severe lupus. *Proc Natl Acad Sci U S A* 100(5):2610–2615, 2003.

61. Crow MK, Kirou KA, Wohlgemuth J: Microarray analysis of interferon-regulated genes in SLE. *Autoimmunity* 36(8):481–490, 2003.

62. Lovgren T, Eloranta ML, Bave U, et al: Induction of interferon-alpha production in plasmacytoid dendritic cells by immune complexes containing nucleic acid released by necrotic or late apoptotic cells and lupus IgG. *Arthritis Rheum* 50(6):1861–1872, 2004.

63. Bave U, Magnusson M, Eloranta ML, et al: Fc gamma RIIa is expressed on natural IFN-alpha-producing cells (plasmacytoid dendritic cells) and is required for the IFN-alpha production induced by apoptotic cells combined with lupus IgG. *J Immunol* 171(6):3296–3302, 2003.

64. Barrat FJ, Meeker T, Gregorio J, et al: Nucleic acids of mammalian origin can act as endogenous ligands for Toll-like receptors and may promote systemic lupus erythematosus. *J Exp Med* 202(8):1131–1139, 2005.

65. Kirou KA, Lee C, George S, et al: Activation of the interferon-alpha pathway identifies a subgroup of systemic lupus erythematosus patients with distinct serologic features and active disease. *Arthritis Rheum* 52(5):1491–1503, 2005.

66. Tian J, Avalos AM, Mao SY, et al: Toll-like receptor 9-dependent activation by DNA-containing immune complexes is mediated by HMGB1 and RAGE. *Nat Immunol* 8:487–496, 2007.

67. Christensen SR, Shupe J, Nickerson K, et al: Toll-like receptor 7 and TLR9 dictate autoantibody specificity and have opposing inflammatory and regulatory roles in a murine model of lupus. *Immunity* 25(3):417–428, 2006.

68. Nickerson KM, Christensen SR, Shupe J, et al: TLR9 regulates TLR7- and MyD88-dependent autoantibody production and disease in a murine model of lupus. *J Immunol* 184(4):1840–1848, 2010.

69. Duffau P, Seneschal J, Nicco C, et al: Platelet CD154 potentiates interferon-alpha secretion by plasmacytoid dendritic cells in systemic lupus erythematosus. *Sci Transl Med* 2(47):47ra63, 2010.

70. Denny MF, Yalavarthi S, Zhao W, et al: A distinct subset of proinflammatory neutrophils isolated from patients with systemic lupus erythematosus induces vascular damage and synthesizes type I IFNs. *J Immunol* 184(6):3284–3297, 2010.

71. Lindau D, Ronnefarth V, Erbacher A, et al: Nucleosome-induced neutrophil activation occurs independently of TLR9 and endosomal acidification: implications for systemic lupus erythematosus. *Eur J Immunol* 41(3):669–681, 2011.

72. Garcia-Romo GS, Caielli S, Vega B, et al: Netting neutrophils are major inducers of type I IFN production in pediatric systemic lupus erythematosus. *Sci Transl Med* 3(73):73ra20, 2011.

73. Lande R, Ganguly D, Facchinetti V, et al: Neutrophils activate plasmacytoid dendritic cells by releasing self-DNA-peptide complexes in systemic lupus erythematosus. *Sci Transl Med* 3(73):73ra19, 2011.

74. Villanueva E, Yalavarthi S, Berthier CC, et al: Netting neutrophils induce endothelial damage, infiltrate tissues, and expose immunostimulatory molecules in systemic lupus erythematosus. *J Immunol* 187(1):538–552, 2011.

75. Ullal AJ, Reich CF, 3rd, Clowse M, et al: Microparticles as antigenic targets of antibodies to DNA and nucleosomes in systemic lupus erythematosus. *J Autoimmun* 36(3–4):173–180, 2011.

76. Gehrke N, Mertens C, Zillinger T, et al: Oxidative damage of DNA confers resistance to cytosolic nuclease TREX1 degradation and potentiates STING-dependent immune sensing. *Immunity* 39:482–495, 2013.

77. Gullstrand B, Martensson U, Sturfelt G, et al: Complement classical pathway components are all important in clearance of apoptotic and secondary necrotic cells. *Clin Exp Immunol* 156(2):303–311, 2009.

78. Johnston A, Auda GR, Kerr MA, et al: Dissociation of primary antigen-antibody bonds is essential for complement mediated solubilization of immune precipitates. *Mol Immunol* 29(5):659–665, 1992.

79. Crispin JC, Kyttaris VC, Terhorst C, et al: T cells as therapeutic targets in SLE. *Nat Rev Rheumatol* 6(6):317–325, 2010.

80. Ettinger R, Sims GP, Robbins R, et al: IL-21 and BAFF/BLyS synergize in stimulating plasma cell differentiation from a unique population of human splenic memory B cells. *J Immunol* 178(5):2872–2882, 2007.

81. Nambiar MP, Fisher CU, Warke VG, et al: Reconstitution of deficient T cell receptor zeta chain restores T cell signaling and augments T cell receptor/CD3-induced interleukin-2 production in patients

with systemic lupus erythematosus. *Arthritis Rheum* 48(7):1948–1955, 2003.

82. Fernandez D, Bonilla E, Mirza N, et al: Rapamycin reduces disease activity and normalizes T cell activation-induced calcium fluxing in patients with systemic lupus erythematosus. *Arthritis Rheum* 54(9): 2983–2988, 2006.

83. Richardson B: DNA methylation and autoimmune disease. *Clin Immunol* 109(1):72–79, 2003.

84. Javierre BM, Fernandez AF, Richter J, et al: Changes in the pattern of DNA methylation associate with twin discordance in systemic lupus erythematosus. *Genome Res* 20(2):170–179, 2010.

85. Simpson N, Gatenby PA, Wilson A, et al: Expansion of circulating T cells resembling follicular helper T cells is a fixed phenotype that identifies a subset of severe systemic lupus erythematosus. *Arthritis Rheum* 62(1):234–244, 2010.

86. Choi YS, Kageyama R, Eto D, et al: ICOS receptor instructs T follicular helper cell versus effector cell differentiation via induction of the transcriptional repressor Bcl6. *Immunity* 34(6):932–946, 2011.

87. McKinney EF, Lyons PA, Carr EJ, et al: A CD8+ T cell transcription signature predicts prognosis in autoimmune disease. *Nat Med* 16(5): 586–591, 2010.

88. Xing Q, Wang B, Su H, et al: Elevated Th17 cells are accompanied by FoxP3+ Treg cells decrease in patients with lupus nephritis. *Rheumatol Int* 32(4):949–958, 2012.

89. Lieberman LA, Tsokos GC: The IL-2 defect in systemic lupus erythematosus disease has an expansive effect on host immunity. *J Biomed Biotechnol* 740619:2010, 2010.

90. Ritterhouse LL, Crowe SR, Niewold TB, et al: Vitamin D deficiency is associated with an increased autoimmune response in healthy individuals and in patients with systemic lupus erythematosus. *Ann Rheum Dis* 70:1569–1574, 2011.

91. Menard L, Saadoun D, Isnardi I, et al: The *PTPN22* allele encoding an R620W variant interferes with the removal of developing autoreactive B cells in humans. *J Clin Invest* 121:3635–3644, 2011.

92. Flores-Borja F, Kabouridis PS, Jury EC, et al: Decreased LYN expression and translocation to lipid raft signaling domains in B lymphocytes from patients with systemic lupus erythematosus. *Arthritis Rheum* 52(12):3955–3965, 2005.

93. Lu R, Vidal GS, Kelly JA, et al: Genetic associations of LYN with systemic lupus erythematosus. *Genes Immun* 10(5):397–403, 2009.

94. Li X, Wu J, Carter RH, et al: A novel polymorphism in the Fcgamma receptor IIB (CD32B) transmembrane region alters receptor signaling. *Arthritis Rheum* 48(11):3242–3252, 2003.

95. Blank MC, Stefanescu RN, Masuda E, et al: Decreased transcription of the human FCGR2B gene mediated by the -343 G/C promoter polymorphism and association with systemic lupus erythematosus. *Hum Genet* 117(2–3):220–227, 2005.

96. Horton HM, Chu SY, Ortiz EC, et al: Antibody-mediated coengagement of FcgammaRIIb and B cell receptor complex suppresses humoral immunity in systemic lupus erythematosus. *J Immunol* 186(7):4223–4233, 2011.

97. Hiepe F, Dorner T, Hauser AE, et al: Long-lived autoreactive plasma cells drive persistent autoimmune inflammation. *Nat Rev Rheumatol* 7(3):170–178, 2011.

98. Jacobi AM, Mei H, Hoyer BF, et al: HLA-DRhigh/CD27high plasmablasts indicate active disease in patients with systemic lupus erythematosus. *Ann Rheum Dis* 69(1):305–308, 2010.

99. Niewold TB, Hua J, Lehman TJ, et al: High serum IFN-alpha activity is a heritable risk factor for systemic lupus erythematosus. *Genes Immun* 8:492–502, 2007.

100. Dieker JW, Van Bavel CC, Riemekasten G, et al: The binding of lupus-derived autoantibodies to the C-terminal peptide (83–119) of the major SmD1 autoantigen can be mediated by double-stranded DNA and nucleosomes. *Ann Rheum Dis* 65(11):1525–1528, 2006.

101. Langer S, Langnickel D, Enghard P, et al: The systemic and SmD183–119-autoantigen-specific cytokine memory of Th cells in SLE patients. *Rheumatology (Oxford)* 46(2):238–245, 2007.

102. Arbuckle MR, McClain MT, Rubertone MV, et al: Development of autoantibodies before the clinical onset of systemic lupus erythematosus. *N Engl J Med* 349(16):1526–1533, 2003.

103. Jiang C, Deshmukh US, Gaskin F, et al: Differential responses to Smith D autoantigen by mice with HLA-DR and HLA-DQ transgenes: dominant responses by HLA-DR3 transgenic mice with diversification of autoantibodies to small nuclear ribonucleoprotein, double-stranded DNA, and nuclear antigens. *J Immunol* 184(2):1085–1091, 2010.

104. Bigler C, Schaller M, Perahud I, et al: Autoantibodies against complement C1q specifically target C1q bound on early apoptotic cells. *J Immunol* 183(5):3512–3521, 2009.

105. Chen Y, Khanna S, Goodyear CS, et al: Regulation of dendritic cells and macrophages by an anti-apoptotic cell natural antibody that suppresses TLR responses and inhibits inflammatory arthritis. *J Immunol* 183(2):1346–1359, 2009.

106. DeGiorgio LA, Konstantinov KN, Lee SC, et al: A subset of lupus anti-DNA antibodies cross-reacts with the NR2 glutamate receptor in systemic lupus erythematosus. *Nat Med* 7(11):1189–1193, 2001.

107. Reed JH, Clancy RM, Purcell AW, et al: β2-Glycoprotein I and protection from anti-SSA/Ro60-associated cardiac manifestations of neonatal lupus. *J Immunol* 187(1):520–526, 2011.

108. Girardi G, Berman J, Redecha P, et al: Complement C5a receptors and neutrophils mediate fetal injury in the antiphospholipid syndrome. *J Clin Invest* 112(11):1644–1654, 2003.

109. Bethunaickan R, Berthier CC, Ramanujam M, et al: A unique hybrid renal mononuclear phagocyte activation phenotype in murine systemic lupus erythematosus nephritis. *J Immunol* 186(8):4994–5003, 2011.

110. Winchester R, Wiesendanger M, Zhang HZ, et al: Immunologic characteristics of intrarenal T cells: trafficking of expanded CD8+ T cell β-chain clonotypes in progressive lupus nephritis. *Arthritis Rheum* 64(5):1589–1600, 2012.

111. Kinloch AJ, Chang A, Ko K, et al: Vimentin is a dominant target of in situ humoral immunity in human lupus tubulointerstitial nephritis. *Arthritis Rheumatol* 66(12):3359–3370, 2014.

112. Triantafyllopoulou A, Franzke CW, Seshan SV, et al: Proliferative lesions and metalloproteinase activity in murine lupus nephritis mediated by type I interferons and macrophages. *Proc Natl Acad Sci U S A* 107(7):3012–3017, 2010.

113. Hopkins P, Belmont HM, Buyon J, et al: Increased levels of plasma anaphylatoxins in systemic lupus erythematosus predict flares of the disease and may elicit vascular injury in lupus cerebritis. *Arthritis Rheum* 31(5):632–641, 1988.

114. Kaplan MJ: Premature vascular damage in systemic lupus erythematosus. *Autoimmunity* 42(7):580–586, 2009.

115. McMahon M, Grossman J, Skaggs B, et al: Dysfunctional proinflammatory high-density lipoproteins confer increased risk of atherosclerosis in women with systemic lupus erythematosus. *Arthritis Rheum* 60(8):2428–2437, 2009.

116. Magro CM, Poe JC, Kim C, et al: Degos disease: a C5b-9/interferon-alpha-mediated endotheliopathy syndrome. *Am J Clin Pathol* 135(4): 599–610, 2011.

117. Kirou KA, Gkrouzman E: Anti-interferon alpha treatment in SLE. *Clin Immunol* 148:303–312, 2013.

118. Stohl W: Future prospects in biologic therapy for systemic lupus erythematosus. *Nat Rev Rheumatol* 9(12):705–720, 2013.

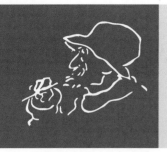

第80章

系统性红斑狼疮的临床特征

原著　Maria Dall'Era · David Wofsy

陈智勇 译　孙凌云 校

关键点

系统性红斑狼疮（SLE）是一种累及多系统的自身免疫性疾病，呈复发-缓解病程，预后迥异。

SLE的特征为产生多种自身抗体，其中抗核抗体的敏感性最高，抗双链DNA抗体和抗Smith抗体的特异性最高。

育龄期女性、非洲裔美国人、亚洲人和西班牙裔人群发病率和患病率最高。

全身症状、皮疹、黏膜溃疡、炎症性多关节炎、光过敏和浆膜炎是SLE最常见的临床特征。

狼疮性肾炎是最常见的可危及生命的临床表现。

动脉粥样硬化是慢性病程SLE患者的常见并发症，需要强有力的风险干预。

　　系统性红斑狼疮（systemic lupus erythematosus, SLE）是系统性自身免疫性疾病的原型，以多系统受累和产生多种自身抗体为特征。患者的临床表现多样，轻者只有轻度关节痛和皮肤受累，重者可出现危及生命的内脏器官受累。SLE的分类标准最先是由美国风湿病学会（American College of Rheumatology, ACR）在1971年制订的，并在1982和1997年进行了两次修订（表80-1）[1-2]。患者必须满足11项标准中的4项，并排除其他可能诊断后，才能被诊断为SLE。患者不必同时满足4项标准，而只需在数周或数年内满足11项中的4项即可。ACR标准是为了在临床和流行病学研究时纳入SLE患者而制定的，临床实践中常常采用这些标准来支持SLE的诊断。但必须强调的是，满足该分类标准并不是诊断SLE的绝对必要条件。相反，有经验的临床医生通过对疾病的特征性的症状、体征和血清学检查进行分析，并排除了其他可能的鉴别诊断后，可以做出SLE的诊断。尽管ACR标准广为接受，但其在应用上也有一些局限。ACR标准仅纳入了SLE患者可能出现的一部分临床表现，例如，虽然SLE患者可出现多种神经系统症状，但ACR标准中只纳入了抽搐和精神病。肾标准中只纳入了蛋白尿和尿细胞管型。值得注意的是，该标准中不包括肾活检阳性。

　　在此背景下，系统性狼疮国际协作组（Systemic Lupus International Collaborating Clinics, SLICC）对ACR标准进行了一些尝试性修订[3]。在对700多名SLE患者和对照组患者进行分析，并经过单独样本的验证后，SLICC制定了新的分类标准，该标准纳入了17个项目（包括11个临床项目和6个免疫学项目）。如果：①活检证实为狼疮性肾炎且抗核抗体（ANA）或者抗双链DNA（dsDNA）抗体阳性；或者②满足标准中的四项，且至少包括一项临床标准和一项免疫学标准，患者可被分类为SLE。与ACR标准不同的是，SLICC标准并不仅仅根据临床特征来对SLE患者进行分类。该分类标准纳入了更多的皮肤和神经方面的临床表现，以及低补体、不伴有溶血性贫血的直接Coomb试验阳性等项目。尽管SLICC修订版可作为替代标准用于研究，但该标准是否最终取代ACR标准仍有待观察。

流行病学

　　文献报道的SLE的发病率和患病率差异很大。患病率从20～240/10万不等，发病率为每年1～10/10万不等[4]。这种差异一部分是由于方法学的差异（例如SLE的定义和病例的确诊方法差异）

表 80-1　1997 年更新的 1982 年修订美国风湿病学会系统性红斑狼疮分类标准 *

标准	定义
颊部红斑	遍及颊部的扁平或高出皮面的固定红斑，常不累及鼻唇沟
盘状红斑	突出皮面的红斑附着有角化性鳞屑和毛囊栓塞；陈旧性病灶可见萎缩性瘢痕
光过敏	由病史确认或医生观察到的，由于对日晒的非正常反应而导致的皮疹
口腔溃疡	由医生观察到的口腔或鼻咽部溃疡，通常是无痛性的
关节炎	累及两个或以上外周关节的非侵蚀性关节炎，其特征为压痛、肿胀或积液
浆膜炎	可靠的胸膜炎病史，包括胸痛或医生听到的胸膜摩擦音或胸腔积液的证据，或 由心电图或心包摩擦音或心包积液证据所证实的心包炎
肾病变	持续蛋白尿 > 0.5 g/d，如未定量则 > 3+，或 细胞管型：可为红细胞、血红蛋白、颗粒管型或混合管型
神经系统异常	抽搐：非药物激惹或已知代谢性精神错乱（如尿毒症、酸中毒、电解质紊乱）所致，或 精神病：非药物激惹或已知代谢性精神错乱（如尿毒症、酸中毒、电解质紊乱）所致
血液系统异常	溶血性贫血伴网织红细胞增多，或 白细胞减少，< 4000/mm³，或 淋巴细胞减少，< 1500/mm³，或 非药物导致的血小板减少，< 100000/mm³
免疫系统异常	抗 DNA 抗体：抗天然 DNA 抗体滴度异常，或 抗 Smith 抗体：针对 Sm 核抗原的抗体阳性，或 抗磷脂抗体阳性：①血清 IgG 或 IgM 型抗心磷脂抗体浓度异常；②用标准方法检测狼疮抗凝物阳性；或③梅毒血清试验假阳性至少 6 个月，并经梅毒螺旋体制动试验或荧光梅毒螺旋体抗体吸附试验证实
抗核抗体阳性	任何时间免疫荧光法或其他等效试验抗核抗体滴度异常，且未使用已知的可导致药物性狼疮综合征的药物

* 满足 4 项或以上标准并排除其他可能诊断才能分类为系统性红斑狼疮

和研究人群的人种 / 种族构成差异造成的。为获得更精确和更新的美国 SLE 的流行病学数据，疾病控制和预防中心（CDC）资助了五个大规模、基于人群的狼疮登记研究，来对狼疮进行广泛监测。乔治亚和密歇根狼疮登记研究已经完成，该研究主要由高加索人和非裔美国人患者组成，报告发病率为 5.6/10 万人年，患病率为 72.1 ~ 74.4/10 万。非洲裔美国女性的发病率和患病率最高。育龄期为发病高峰期，非洲裔美国人的平均发病年龄低于高加索人 [5-6]。加利福尼亚州、纽约州和印度健康服务中心的登记研究即将完成，该研究将为亚洲裔、西班牙裔和美洲原住民提供可靠的发病率和患病率的数据。既往研究表明亚洲裔和西班牙裔人群中 SLE 的患病率较高。

大部分 SLE 患者的发病年龄为 15 ~ 64 岁之间 [7]。非洲裔美国人中儿童期发病的 SLE（< 16 岁）比例高于晚发性 SLE[7]。男性和儿童患者的病情往往更重。晚发性 SLE（> 50 岁）起病更为隐匿，浆膜炎和肺部受累较多，而面部红斑、光过敏、脱发、雷诺现象、神经精神病变和肾炎较少 [7]。

临床特征

SLE 的临床表现千变万化，不同患者的表现往往有很大差异。不同患者的症状和体征差异很大，病情严重度也不尽相同。一些患者病情相对较轻，不引起危及生命的内脏损害，但也有一些患者病情迅速进展并危及生命。

SLE 在临床表现和病情严重度方面差异极大，这给准确诊断带来了一些挑战。SLE 最常见的表现为全身症状 [发热、疲乏和（或）体重减轻]、皮肤表现（如面部皮疹）和关节表现 [关节炎和（或）关节痛]，但绝对发生率不明。至少有 50% 以上的患者在诊断时有以上表现之一。SLE 的其他表现往往不是疾病的首发症状，但这些症状均可成为诊断的首要线索。通常情况下，这些表现随着病情的演变逐渐出现。表 80-2 列出了根据各种描述性研究所得出的不同症状和体征的累积发生率[1,8-12]。

皮肤黏膜受累

SLE 患者皮肤黏膜受累非常常见。根据界面性皮炎的组织病理学表现，Gilliam 等将皮肤型红斑狼疮（lupus erythematosus，LE）的病变分为"狼疮特异性"和"狼疮非特异性"两大类（表 80-3）[13-14]。在狼疮患者中，狼疮特异性病变可确诊皮肤型 LE；狼疮非特异性病变可见于狼疮以外的其他疾病。根据其他临床和组织病理学特点，狼疮特异性病变又进一步分为急性皮肤型红斑狼疮（acute cutaneous lupus erythematosus，ACLE）、亚急性皮肤型红斑狼疮（subacute cutaneous lupus erythematosus，SCLE）和慢性皮肤型红斑狼疮（chronic cutaneous lupus erythematosus，CCLE）。盘状狼疮是 CCLE 最常见的亚型。SCLE 和 CCLE 可以是不同的两种独立的疾病，也可以是 SLE 的众多表现之一。各种皮肤亚型发生 SLE 的风险不尽相同。一项对 161 名狼疮特异性病变患者的研究表明，分别有 72% 的 ACLE、58% 的 SCLE、28% 的任意形式的盘状狼疮和 6% 的头颈部局灶性盘状狼疮满足 SLE 的分类标准。很多患者出现多种类型的皮肤病变[15]。

表 80-2 系统性红斑狼疮各种临床表现的发生率*

表现	发生率（%）
全身症状（发热、疲乏、体重减轻）	90 ~ 95
皮肤黏膜受累（颊部红斑、脱发、黏膜溃疡、盘状病变等）	80 ~ 90
骨骼肌肉受累（关节炎 / 关节痛、非血管性坏死、肌炎等）	80 ~ 90
浆膜炎（胸膜炎、心包炎、腹膜炎）	50 ~ 70
肾小球肾炎	40 ~ 60
神经精神系统受累（认知障碍、抑郁、精神病、癫痫发作、卒中、脱髓鞘综合征、周围神经病等）	40 ~ 60
自身免疫性血细胞减少（贫血、血小板减少）	20 ~ 30

* 系统性红斑狼疮是一种异质性疾病，可以不同方式累及任何系统或器官

表 80-3 狼疮相关性皮肤病变的 Gilliam 分类

A. 红斑狼疮（lupus erythematosus，LE）特异性皮肤病变

  1. 急性皮肤型红斑狼疮（ACLE）

    局灶型 ACLE

    广泛型 ACLE

  2. 亚急性皮肤型红斑狼疮（SCLE）

    环状红斑 SCLE

    丘疹鳞屑型 SCLE

  3. 慢性皮肤型红斑狼疮（CCLE）

    盘状红斑狼疮（DLE）：(a) 局灶型；(b) 广泛型

    肥厚型 DLE/ 疣状 DLE

    狼疮性脂膜炎 / 深部狼疮

    黏膜 DLE

    肿胀型 LE

    冻疮样 LE

    苔藓样 DLE（DLE- 扁平苔藓重叠）

B. LE 非特异性皮肤病变

  1. 皮肤血管病变

    血管炎

    白细胞破碎性血管炎

    结节性多动脉炎样病变

    血管病

    Degos 病样

    萎缩性白斑样

    甲周毛细血管扩张

    网状青斑

    血栓性静脉炎

    雷诺现象

    红斑肢痛症

  2. 非瘢痕性脱发

    "狼疮发"

    休止期脱发

    斑秃

  3. 指（趾）端硬化

  4. 类风湿结节

  5. 皮肤钙质沉着症

  6. LE 非特异性大疱样病变

  7. 荨麻疹

  8. 皮肤黏蛋白病

  9. 皮肤松弛 / 脱垂

  10. 黑棘皮病（B 型胰岛素抵抗）

  11. 多形性红斑（Rowell 综合征）

  12. 下肢溃疡

  13. 扁平苔藓

急性皮肤型红斑狼疮

急性皮肤型红斑狼疮（ACLE）可呈局灶或者全身分布。典型 ACLE 位于颊部（"蝶形红斑"），表现为面颊部和鼻梁对称性的融合的斑疹或丘疹性红斑，持续数天至数周，不累及鼻唇沟这种日光豁免区（图80-1），可有硬结和脱屑。红斑也常常出现在前额、眼睑、下颌以及颈部等部位。很多其他面部皮疹如痤疮、酒渣鼻、脂溢性皮炎、口周皮炎、过敏性皮炎和丹毒等可呈类似 SLE 的面部红斑的表现。如经过详细的临床和血清学评估仍不能诊断，皮肤活检有助于鉴别皮肤型狼疮和其他皮肤病。须注意其他狼疮特异性皮肤病变如盘状狼疮也可分布在面颊部。

全身型 ACLE 指广泛分布的斑疹或斑丘疹性红斑，发生在全身任何光敏感部位。常累及手掌、手背和手指伸侧。和皮肌炎的 Gottron 皮疹不同的是，ACLE 的红斑不累及掌指关节，而常位于指间关节之间的部位。重型 ACLE 可出现类似于中毒性表皮坏死松解症（toxic epidermal necrolysis，TEN）的广泛大疱疹。ACLE 的皮疹愈合后可出现暂时的炎症后色素沉着，但不留瘢痕。

亚急性皮肤型红斑狼疮

亚急性皮肤型红斑狼疮（SCLE）的特征性表现为非瘢痕性、光敏性皮损，有下列两种不同形式：①类似于银屑病的丘疹鳞屑样皮损；或②不累及中央部而向周边扩大的环状红斑（图 80-2），这两种皮

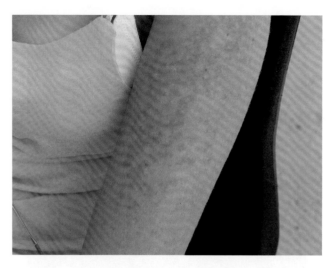

图 80-2　亚急性皮肤型狼疮（丘疹鳞屑型）。皮损多位于背部、颈部、肩部和手臂伸侧，通常不累及面部。皮损愈合后不留瘢痕

损可同时出现。SCLE 好发于后背、颈部、肩部和手臂伸侧，通常不累及面部。皮损常常持续数周至数月，愈合后不留瘢痕。SCLE 皮损在日光照射后偶见类似中毒性表皮坏死松解型药疹（TEN）的暴发性皮损[16]。SCLE，特别是环形红斑与抗 SSA/Ro 抗体强相关[17]。一些药物也可导致 SCLE，以血管紧张素转化酶抑制剂、特比萘芬、氢氯噻嗪和钙拮抗剂较为常见。最后，SCLE 也可伴发于副肿瘤综合征[18]。

慢性皮肤型红斑狼疮

慢性皮肤型红斑狼疮（CCLE）指可导致皮肤萎缩和瘢痕的多种光敏性皮损，可持续数月甚至数年。盘状红斑狼疮（discoid lupus erythematosus，DLE）是 CCLE 最常见的亚型，可分为局灶型盘状狼疮（局限于头颈部）和全身型盘状狼疮（颈部上下均累及）（图 80-3，图 80-4）。"盘状"一词指皮损的外形呈边界清晰的盘状。皮损表现为突出皮面的有鳞屑附着的红斑，通常位于头皮、面部和颈部。面颊部、鼻部、耳部和上唇部为典型好发部位。红斑边缘凸起常常提示该处皮损处于活动性扩散期。毛囊栓塞为特征性表现。如果不治疗，DLE 可导致永久性脱发和容貌受损。DLE 长期存在可导致鳞状细胞癌。因此，对现有皮疹进行积极监测，并评估其变化非常重要[19]。DLE 的其他亚型包括黏膜 DLE（后述）和肥厚性 LE。肥厚性 LE 为慢性硬结样皮损，表面覆盖有角化的多层鳞屑。因为这些皮损在外形和组织学上可类似

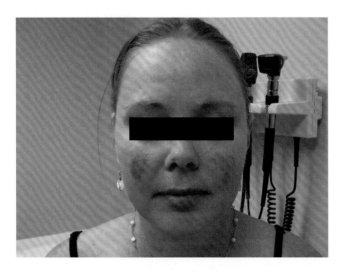

图 80-1　局灶型急性皮肤红斑狼疮（颊部红斑、蝶形红斑），其特征为分布于颊部的斑疹性或丘疹性红斑，不累及鼻唇沟

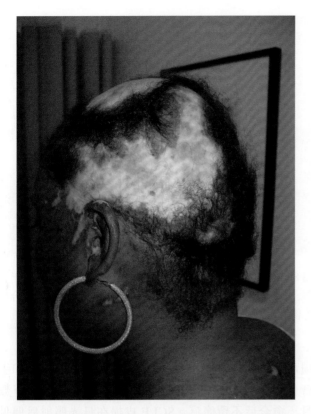

图 80-3 头面部盘状红斑狼疮。盘状病变是慢性皮肤狼疮的一种形式，通常位于头皮、面部和外耳部。若不治疗，这些病变可导致永久性脱发和毁容

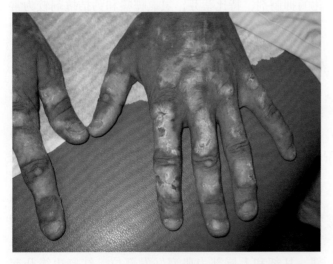

图 80-4 手背部盘状红斑狼疮。近端指间关节不被累及是狼疮特异性皮疹的特征性表现

于鳞状细胞癌，所以可导致误诊[20]。

其他类型的 CCLE 包括狼疮性脂膜炎 / 深部狼疮、冻疮样狼疮和肿胀性狼疮。狼疮性脂膜炎属于小叶性脂膜炎，好发于头皮、面部、手臂、臀部和大腿

部。皮损可导致皮肤下陷和局部区域凹陷。脂膜炎表面出现盘状皮损时称为深部狼疮（lupus profundus）[21]。有报道 T 细胞淋巴瘤可出现类似脂膜炎表现，所以常常需要活检来确认诊断。皮损有分解倾向，所以活检时必须谨慎。狼疮性脂膜炎是可发生于腰部以上的少数几种脂膜炎之一。狼疮性脂膜炎合并 SLE 的风险较低。冻疮样狼疮表现为肢端，特别是手指、脚趾、脚跟、鼻部和耳部的压痛性红斑或紫红色丘疹，多由于空气寒冷、潮湿所致。与特发性冻疮不同，冻疮样狼疮即使在天气温暖时也可能出现。

肿胀性狼疮病变的特征是水肿、红斑斑块、表面光滑。这种病变具有高度的光敏性，好发于面部颧骨区域。由于不累及表皮，因此不伴有鳞屑覆盖或毛囊栓塞。

其他 SLE 皮肤病变

SLE 患者可出现狼疮非特异性皮损如皮肤白细胞破碎性血管炎、大疱样病变、甲周红斑和网状青斑。皮肤白细胞破碎性血管炎多表现为下肢可触性紫癜。大疱性红斑狼疮较为少见，以表皮下水疱样皮肤病变为特征，表现为非结痂性大疱性皮疹[22]（图 80-5）。SLE 也可出现其他大疱性疾病，如大疱性类天疱疮和疱疹样皮炎。甲周红斑体检可见甲基底部毛细血管扩张，这些毛细血管可在床边使用皮肤血管镜或者检眼镜观察到。其他与甲周红斑有关的疾病包括硬皮病和混合型结缔组织病（MCTD）。与硬皮病和

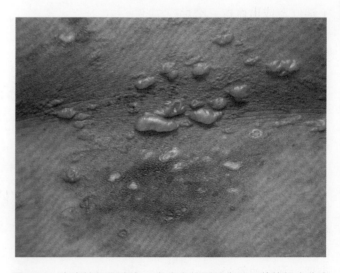

图 80-5 大疱性红斑狼疮。为狼疮的罕见表现，其特征为非瘢痕性大疱性皮损

MCTD 不同的是，SLE 不伴有毛细血管缺失。网状青斑患者皮肤通常呈红色到紫红色网状花纹，通常和抗磷脂综合征有高度相关性。

光敏感

SLE 中光敏感很常见。研究表明，90% 以上的 SLE 患者的光刺激试验可见对紫外线 A、紫外线 B 或可见光呈异常的皮肤反应[23]。大部分异常皮肤反应发生在光暴露后 1～2 周，持续数周至数月。光敏感患者在日光暴露后可出现全身症状如疲乏和关节痛加重。在对光敏感患者进行诊治时，多形性日光疹（polymorphous light eruption，PMLE）和光毒性药疹等是需要重点考虑的鉴别诊断[24]。PMLE 需要用紫外线光疗，但这种治疗会导致狼疮加重，所以仔细鉴别 PMLE 和狼疮非常重要。PMLE 也可发生于已确诊 SLE 的患者。

脱发

瘢痕性脱发是盘状狼疮的常见并发症。头皮盘状皮损最多见于头顶部位[25]。SLE 的非瘢痕性脱发表现多样，"狼疮发"的特征性表现为前发际头发较短且粗细不一，和全身性疾病活动有关[26]。休止期脱发表现为弥漫性头发减少。最后，SLE 患者斑秃（非连续部位的脱发）的发生率也高于正常人[27]。

黏膜溃疡

SLE 患者皮肤狼疮的黏膜损害常表现为鼻部或口腔病变[28]。急性口腔狼疮病变表现为红色斑疹、上颚红斑或出血点、糜烂或溃疡。这些病损通常是无痛的。亚急性口腔病变少见，表现为边界清楚的圆形红斑。口腔盘状病变表现为痛性、边界清楚的圆形红色病损，伴有白色放射状角化性条纹，最常见于颊黏膜，病变可进一步演变呈蜂窝状表现。口腔盘状狼疮通常累及口唇，散在分布于唇红缘至唇部皮肤。黏膜盘状病变也可发生于结膜和生殖器。狼疮的口腔溃疡一般逐步发生，可见于口腔黏膜的任何部位，最常见于硬腭、颊黏膜和唇红缘[29]。病变多为单侧非对称性。口腔病变和疾病活动性的关系尚不明确。口腔念珠菌和口腔扁平苔藓的表现可类似于 SLE 口腔溃疡。黏膜病变的组织病理学和免疫病理学表现与皮肤病变类似。没有血管炎。

皮肤病理与免疫病理

当临床表现不典型时，皮肤活检有助于诊断皮肤型狼疮。免疫荧光法和传统组织学检查都是必需的。"狼疮特异性"皮损的特征性表现为真皮层 - 表皮层交接处的单个核细胞浸润的炎症。狼疮皮肤病变的其他病理学表现包括基底层角质细胞的血管病性退变、血管周围和附件周围炎症、毛囊栓塞、黏蛋白沉积和角化。这些表现可不同程度地出现在各种狼疮特异性皮损中，以盘状病变最为显著[30]。相反，早期 ACLE 病变的组织病理学表现不明显，仅有少量淋巴细胞浸润。

免疫荧光可见颗粒状免疫球蛋白和补体成分沿着表皮 - 真皮交界处沉积。免疫球蛋白沉积最常见的亚型是 IgG 和 IgM。不同补体成分，包括 C3、C1q 和膜攻击复合物均可出现。对日光暴露的非病变部位皮肤的直接免疫荧光（direct immunofluorescence，DIF）试验称为狼疮带试验（lupus band test）。狼疮带试验阳性常见于 SLE 患者，但也可见于其他风湿性疾病和正常人。一项研究表明，20% 健康年轻成年人的日晒后皮肤 DIF 呈阳性[31]。需要强调的是，血清学试验如抗核抗体（antinuclear antibody，ANA）、抗双链 DNA（抗 dsDNA）、抗 Smith（抗 Sm）抗体检测已很大程度上取代狼疮带试验用于 SLE 的确诊。对非日光暴露部位的正常皮肤进行 DIF 试验对 SLE 的特异性更高。

骨骼肌肉受累

关节炎

关节炎和关节痛是 SLE 非常常见的临床表现，高达 90% 的患者在其病程的某个阶段出现此类表现[32]。其严重程度从轻度关节痛到变形性关节炎不等。狼疮性关节炎多表现为对称性、炎性关节炎，所有关节均可受累，但多累及膝关节、腕关节和手部小关节[33]。滑膜渗出通常较少，且不如类风湿关节炎的炎症明显。韧带和（或）关节囊松弛和关节半脱位可导致手部畸形，与风湿热患者的关节病类似，所以称为"Jaccoud 样关节病"（图 80-6）。这种畸形通常是可以复位的，但仍一些难以被复位从而导致残疾。Jaccoud 样关节病有时也可出现在足部[34]。

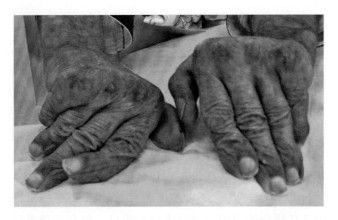

图 80-6 Jaccoud 样关节病。这种手部畸形是由韧带和（或）关节囊松弛引起的，类似于有风湿热病史患者的关节病。手部畸形如掌指关节尺侧偏斜、天鹅颈和纽扣花、拇指指间关节过伸，与类风湿关节炎非常相似。影像学检查无骨侵蚀和可复位的特点可与类风湿关节炎相鉴别（Courtesy Dr. D. Vassilopoulos.）

虽然狼疮关节炎在平片上通常看不到骨侵蚀，但少部分患者也可发生侵蚀性病变[35]。另外，MRI 检查偶尔也能发现狼疮关节炎的骨侵蚀[36]。一部分 SLE 患者也满足类风湿关节炎的分类标准，通常称之为"rhupus"。研究表明，60% 的此类患者在平片上可见边缘关节侵蚀。侵蚀性关节炎更常见于 MCTD。有研究表明狼疮侵蚀性关节炎和抗环瓜氨酸化蛋白抗体（anti-cyclic citrullinated protein，anti-CCP）有关[35]。除关节炎外，SLE 患者的肌腱炎和腱鞘炎也很常见[38]，但很少出现肌腱断裂。

狼疮关节炎滑膜活检可见多种异常，包括纤维素样物质沉积、局灶性或弥漫性滑膜衬里细胞增生、血管充血、血管周围单个核细胞浸润、血管炎和血管腔闭塞等[39]。放射学检查可见骨囊性变、关节周围软组织肿胀、脱钙、肢端硬化、关节半脱位和骨侵蚀[40-41]。

非血管性坏死

非血管性坏死（avascular necrosis，AVN），也称为无菌性坏死和缺血性坏死，是一种疼痛性、致残性病变，可见于部分 SLE 患者[42]。AVN 是骨供血中断的最终结果，可导致邻近骨的反应性充血、脱钙和塌陷。最常见的受累部位包括股骨头、胫骨平台和股骨髁，但小关节也可受累。AVN 多为双侧性，可有关节积液。SLE 患者出现腹股沟痛，在负重和臀部活动时加重时要怀疑股骨头 AVN。疼痛常向下放射至大腿内侧，可出现明显跛行。平片和 MRI 均有助于 AVN 的诊断，但 MRI 敏感性更高。一项对 45 例使用激素治疗的 SLE 患者的前瞻性 MRI 研究表明，34% 的患者出现股骨头无症状性骨坏死[43]。但是，MRI 可能过于敏感，部分有可疑 MRI 表现的狼疮患者并没有进展为有临床症状的 AVN。因此，MRI 的表现必须结合临床实际情况来加以解释。大剂量激素的使用是 AVN 公认的危险因素，但 AVN 也可发生于从未使用激素治疗的 SLE 患者。一项对 72 例新诊断的 SLE 患者的研究表明，AVN 常发生在开始使用大剂量激素治疗的 3 个月以内[44]。流行病学研究发现 SLE 疾病活动度评分（systemic lupus erythematosus disease activity index，SLEDAI）较高、细胞毒性药物的使用等也和 AVN 有关[45-46]。

肌炎

SLE 中肌痛很常见，但真正的肌炎相对少见。美国国立卫生研究院（National Institutes of Health，NIH）的一项研究发现 SLE 患者肌炎的患病率为 8%[47]。在这些患者中，肌炎多是 SLE 的特征性表现之一。肌炎通常累及四肢近端。SLE 患者的肌炎在组织学表现上通常没有多发性肌炎明显。

一项对 55 名未经筛选的 SLE 患者的活检研究表明，与对照组相比，SLE 患者 Ⅱ 型肌纤维萎缩、淋巴细胞性血管炎和肌炎等病理表现更多[48]。

由于治疗不同，将 SLE 继发性肌炎和糖皮质激素、抗疟药或他汀类药物引起的药物性肌病等进行鉴别非常重要。在糖皮质激素和羟氯喹引起的肌病中，肌酶如肌酸激酶（creatine phosphokinase，CPK）和醛缩酶一般是正常的。活检通常有特征性表现，如羟氯喹肌病可见空泡样改变，糖皮质激素肌病可见非炎症性 Ⅱ 型纤维萎缩。秋水仙碱可导致肌病或神经肌病，伴有 CPK 升高，组织学可见血管性肌病。最后，全面分析 SLE 肌炎或肌病的其他潜在原因也很重要，包括甲状腺疾病、电解质紊乱和感染性肌炎等。因为肌炎是混合型结缔组织病（MCTD）的显著表现，所以也应考虑 MCTD 的可能。

肾受累

总体情况

SLE 的肾受累常见，而且是重要的致残和致命因素[49-50]。据估计，多达90%的 SLE 患者在组织学上有肾受累的病理表现，但只有50%的患者发展为临床肾炎。狼疮性肾炎的临床表现多样，从无症状的血尿和（或）蛋白尿到肾病综合征，到伴有肾功能损害的急进性肾小球肾炎不等。狼疮性肾炎通常在 SLE 发病的三年内出现，但也有例外。因此，定期监测有无肾炎是 SLE 患者评价和管理的重要内容。常规监测手段包括询问有无新出现的多尿、夜尿增多或泡沫尿，检查有无高血压或下肢水肿。定期检测有无蛋白尿和（或）血尿、血清肌酐变化非常重要，活动期狼疮患者每3个月至少检测一次。

SLE 肾受累的类型

SLE 的肾受累有多种类型，包括免疫复合物介导的肾小球肾炎（为最常见的类型）、小管间质性疾病和血管病。肾小球肾炎的特征为免疫复合物的沉积和肾小球内炎性细胞浸润。肾小球损伤的类型主要与免疫复合物沉积的部位有关。小管间质病变和血管病可以合并或者不合并免疫复合物介导的肾小球肾炎。高达66%的 SLE 肾活检标本中可以观察到小管间质性病变[51]，其特征性改变为炎性细胞浸润，肾小管损伤和间质纤维化。肾小管间质病强烈预示肾远期预后不良[52]。

SLE 的肾血管病变包括"狼疮血管病"、血栓性微血管病（thrombotic microangiopathy，TMA）、血管炎和非特异性血管硬化[53-54]。狼疮性血管病是指在肾小球毛细血管或小动脉腔内出现含有免疫球蛋白和补体的透明血栓，没有血管壁的炎性改变。TMA 的特征为肾小球毛细血管或小动脉腔内出现纤维素性血栓，可能和抗磷脂抗体有关。发现 TMA 应考虑是否存在抗磷脂综合征肾病（antiphospholipid antibody syndrome nephropathy，APSN）。一项对148名经活检证实的狼疮性肾炎患者的研究发现，TMA 的发生率为24%[55]。大多数患者为肾局限型 TMA，不伴有导致 TMA 的其他因素如血栓性血小板减少性紫癜-溶血性尿毒症综合征（TTP-HUS）、恶性高血压或抗磷脂抗体。肾活检证实狼疮性肾炎且合并 TMA 的患者尿蛋白水平和血肌酐更高，肾预后更差。以血管壁的白细胞浸润和纤维素样坏死为特征的血管炎也可发生，但非常罕见。非特异性硬化性血管病变较为常见，其特征性表现为纤维性内膜增厚，此类血管病变与肾存活率降低有关[56]。对341名狼疮性肾炎患者的研究发现，有82%的患者可见肾血管病变，其中血管免疫复合物沉积最常见（见于74%的患者）[57]。除了上述狼疮相关性肾病变以外，SLE 患者也可出现与 SLE 本病无关的肾异常，包括局灶性节段性肾小球硬化（focal segmental glomerulosclerosis，FSGS）、高血压性肾硬化和基底膜肾病[58]。对怀疑有肾病变的 SLE 患者，肾活检对于鉴别这些可能原因和指导治疗至关重要。

实验室检查

尿液检查

显微镜下尿液检查对于狼疮性肾炎的筛查和监测是必需的[59]。血尿、脓尿、多形性红细胞、红细胞管型和白细胞管型均可出现。红细胞管型对诊断肾小球肾炎非常特异，但是敏感性不高。晨尿趋向于浓缩且呈酸性，是检测红细胞管型的理想标本。白细胞、红细胞和白细胞管型说明可能存在肾小管间质受累。不伴有蛋白尿的血尿可能与尿石症、月经污染或膀胱病变有关，特别是既往曾使用过环磷酰胺的患者可伴有移行细胞癌。

蛋白尿是评价肾小球损伤的非常敏感的指标，所以精确测定蛋白尿非常重要。另外，对慢性肾病的研究发现，蛋白尿的多少是肾小球滤过率降低的强有力的预测指标[60]。正常情况下每天尿蛋白排出小于150 mg。尿蛋白检测的金标准需要精确收集并测定24小时尿蛋白，但这种方法对有些患者来说比较繁琐，而且容易出现过多收集或者过少收集的误差。因此，现在很多临床医生为了便利，使用单次尿的尿蛋白/肌酐比值来测定。但这种方法还存在一些争议，因为有数据显示单次尿的尿蛋白/肌酐比值并不能代表24小时尿标本的蛋白尿水平，特别是该比值为0.5～3.0（大部分狼疮性肾炎病情活动时的范围）之间时[61]。但是，单次尿的尿蛋白/肌酐比值可用于筛查蛋白尿和鉴别是否为肾病范围蛋白尿[62]。尿试纸主要反映的是尿蛋白浓度，和测试时的标本量有关，所以不能用于蛋白尿定量检测。目前很多专家推荐收集 12 或 24 小时尿液并计算尿蛋白 / 肌酐比值作为评价尿蛋白的金标准[63]。

肾功能测定

血清肌酐虽然容易测定，但对早期的肾小球滤过率（glomerular filtrationrate，GFR）下降很不敏感。肌酐可以自由通过肾小球，同时也可以被近端肾小管分泌。当 GFR 下降时，血清肌酐升高可被肾小管分泌增多抵消。另外，肾疾病没有进展的时候，使用血管紧张素转换酶抑制剂或非甾体抗炎药引起的血流动力学改变是血清肌酐水平变化的常见原因。通过血清肌酐水平的变化趋势来监测患者肾功能是一个合理的方法。有些临床医生喜欢使用 Modification of Diet in Renal Disease（MDRD） 或 Chronic Kidney Disease Epidemiology Collaboration（CKD-EPI）等方程式来估测 GFR。对 GFR 较高的患者来说，CKD-EPI 的精确性高于 MDRD。临床随访狼疮性肾炎患者时，不管使用哪种方法，监测肾功能随时间的变化都要比测定肾功能的绝对值更为重要。

肾活检

当 SLE 患者的临床或者实验室特征提示存在肾炎时，需要行肾活检来确诊、评价疾病活动度和决定治疗方案。ACR 关于狼疮性肾炎诊断、治疗和监测的指南中强调了肾活检的重要性[64]。该指南强烈推荐符合以下任何标准的患者进行活检：①无明显其他原因出现的血清肌酐升高；② 24 小时蛋白尿 ≥ 1 g；③ 24 小时蛋白尿 > 0.5 g 且合并有血尿；或④ 24 小时蛋白尿大于 0.5 g 且合并有细胞管型。可采用收集 24 小时尿或使用单次尿的蛋白质 / 肌酐比值来测量尿蛋白。

在肾活检前，推荐行超声检查评估肾大小和结构，排除肾静脉血栓。肾体积小于正常的 75% 是活检的相对禁忌证[65]。根据光学显微镜、免疫荧光和电镜表现，国际肾病 / 肾病理学会（International Society of Nephrology/Renal Pathology Society，ISN/RPS）将 SLE 肾小球肾炎分为六型[66]（表 80-4，图 80-7）。

一次肾活检可能见到一种或者多种 ISN/RPS 病理类型。Ⅰ 型的特征是光镜表现正常，而免疫荧光可见系膜区免疫沉积物。Ⅱ 型在光镜下可见系膜增生，

表 80-4 国际肾病学会 / 肾病理学会（ISN/RPS）狼疮性肾炎（LN）分型

WHO 分型	
Ⅰ型	**系膜微小病变性 LN**
	光镜正常，但免疫荧光可见系膜区免疫复合物沉积
Ⅱ型	**系膜增生性 LN**
	在光镜下可见任何程度的单纯系膜细胞增生或系膜基质扩增，同时有系膜区免疫沉积
	免疫荧光或电镜下可见内皮下或上皮下免疫复合物的散在沉积，但光镜下没有发现
Ⅲ型	**局灶性 LN**
	活动性或非活动性局灶性、节段性或球性血管内皮或血管外肾小球肾炎，累及 < 50% 的小球，通常伴有局灶性内皮下免疫沉积，伴或不伴系膜改变
Ⅳ型	**弥漫性 LN**
	活动性或非活动性的弥漫性、节段性或球性血管内皮或血管外肾小球肾炎，≥ 50% 的肾小球受累，通常伴有弥漫性内皮下免疫沉积，伴或不伴系膜改变。可进一步分为两个亚型，弥漫节段性 LN（Ⅳ-S）是指有 ≥ 50% 的小球存在节段性病变，弥漫性球性 LN（Ⅳ-G）是指 ≥ 50% 的小球存在球性病变。节段性是指小于 50% 的肾小球血管丛受累。此型包括弥漫性"金属圈"样沉积，而无或少有小球增生改变者
Ⅴ型	**膜性 LN**
	球性或节段性上皮下免疫沉积的光镜、及免疫荧光或电镜表现，伴或不伴系膜改变。
	Ⅴ型 LN 可与Ⅲ型或Ⅳ型 LN 合并存在，应予分别诊断
	Ⅴ型 LN 可有严重的硬化表现
Ⅵ型	**晚期硬化性 LN**
	≥ 90% 的肾小球表现为球性硬化，且不伴残余的活动性病变

WHO，世界卫生组织（Modified from Weening JJ, et al: The classification of glomerulonephritis in systemic lupus erythematosus revisited. J Am Soc Nephrol 15:241, 2004.）

免疫荧光可见系膜区沉积物。Ⅲ 型和Ⅳ 型狼疮性肾炎为高度炎症，以内皮下免疫复合物沉积为特征。因为在肾小球内有毛细血管内皮细胞增生，所以一般称为"增生性"肾炎。这些病变相互之间有一定联系，只是毛细血管内免疫复合物沉积的分布有所不同。小于 50% 肾小球受累为Ⅲ型，≥ 50% 肾小球受累为Ⅳ型。

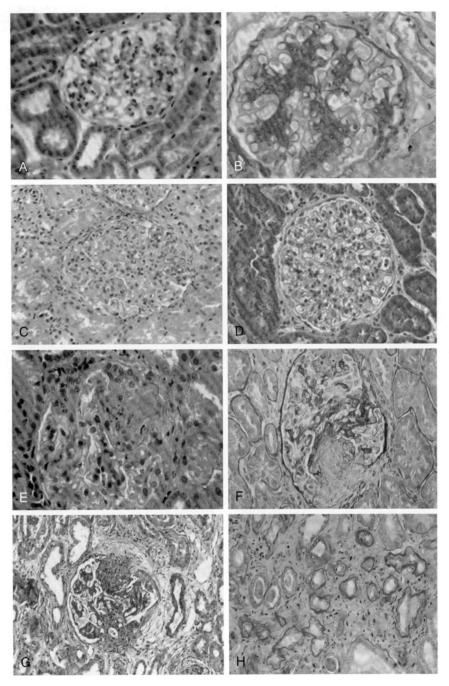

图 80-7　A～D. 世界卫生组织狼疮性肾炎分型（具体组织学描述见表 80-4）。**A**. 正常肾小球（Ⅰ型）。**B**. 系膜增生性（Ⅱ型）。**C**. 增生性肾炎。大量的系膜细胞和毛细血管内皮细胞增多，使肾小球呈分叶状外观，累及大部分毛细血管环。当肾小球受累少于 50% 时，称为局灶性（Ⅲ型）；肾小球受累大于 50%，称为弥漫性（Ⅳ型）。**D**. 膜性肾病（Ⅴ型）。在膜性狼疮性肾病中，肾小球毛细血管壁明显可见而且管腔开放，类似"刚性"结构而顺应性降低。**E～H**. 高度提示严重肾炎的组织学改变。**E**. 局灶增生性肾小球肾炎患者的纤维素样坏死伴核碎裂。**F 和 G**. 细胞性新月体伴内皮细胞和单核细胞层增生充填 Bowman 囊，并有显著单个核细胞间质浸润。**H**. 严重间质纤维化和小管萎缩。可见小管基底膜增厚和小管上皮细胞变性，由于胶原结缔组织在小管间沉积，使残余小管呈散在分布

根据肾小球受累范围Ⅳ型又分为节段性（< 50% 的肾小球血管丛）或球性（≥ 50% 的肾小球血管丛）两种亚型。以上病变又进一步分为活动性（active，A）、慢性（chronic，C）或混合性（A/C）。在分型时需同时对慢性和活动性病变进行评价，从而决定Ⅲ型和Ⅳ型哪一种更为恰当。内皮下致密性免疫沉积可形成经典的"金属圈"病变。有时金属圈样病变并不伴有细胞性增生。Ⅴ型狼疮性肾炎的特征性表现为上皮下免疫复合物沉积，导致广泛毛细血管袢增厚，类似于特发性膜性肾炎。但如免疫荧光同时发现系膜区免疫沉积、C1q 沉积，或者有小管网状包涵体时支持狼疮的诊断。这类病变临床上多有肾病水平的蛋白尿。Ⅴ型肾炎可以是一个单独的病理类型，也可以和Ⅲ型或Ⅳ型合并存在。大于 90% 的肾小球出现球性硬化则定义为Ⅵ型肾炎。除了肾小球病理类型，ISN/RPS 分类系统指出在诊断时还需要记载小管间质性病变和（或）血管病变情况。需要指出的是，狼疮性肾炎完全是基于肾小球病理来进行分类的。

免疫荧光检测可显示免疫复合物沉积的类型和部位，是对光镜检查的重要补充。狼疮性肾炎的特征性表现为沿着肾小球基底膜、系膜、和（或）小管基底膜颗粒状免疫荧光沉积。因为 IgG、IgM、IgA、C3 和 C1q 在这些沉积物中均可出现，故有时被称为"满堂亮"。电镜有助于精确显示免疫复合物的沉积部位。内皮细胞内出现小管网状包涵体强烈提示狼疮性肾炎的诊断。由于小管网状包涵体与 α 干扰素增高有关，所以必须排除慢性病毒感染如乙型肝炎病毒、丙型肝炎病毒和人类免疫缺陷病毒等感染。

由于尿液检查参数如血尿和蛋白尿等不能精确预测肾的病理情况，所以肾活检非常重要[67-68]。例如，某些严重的Ⅳ型患者可能没有血尿，某些Ⅴ型患者可能只有中等程度的蛋白尿。在某些特定情况下（例如对治疗反应不佳，或取得良好疗效后出现意料外的病情恶化，或为了判断经过治疗后仍然存在的蛋白尿的原因是活动性狼疮性肾炎还是肾小球硬化）可能需要重复肾活检。15% ~ 50% 患者在病程中可出现治疗后或自发性的病理类型转换，重复肾活检有助于发现病理类型转换。

预后

ISN/RPS 病理类型不同，肾预后也不相同。Ⅰ型和Ⅱ型肾炎患者预后良好，可能不需任何特殊治疗。但是未经免疫抑制剂治疗的Ⅲ型或Ⅳ型肾炎的远期预后较差。虽然Ⅴ型患者的长期预后好于Ⅲ型和Ⅳ型患者，但Ⅴ型患者更容易发生肾病综合征相关的并发症如心血管疾病、血栓栓塞性疾病和高脂血症等。流行病学研究揭示了影响狼疮性肾炎结局的流行病学、临床和组织病理学因素。非洲裔美国人和西班牙 / 拉美裔通常比白种人和中国人的肾预后差，这种差异很可能是由遗传和社会经济因素引起的。

肺和胸膜受累

SLE 患者的肺和胸膜受累表现各异，可累及肺脏的任何部位（表 80-5）。

胸膜炎

高达 50% 的 SLE 患者出现胸膜炎，临床上胸腔积液多表现为少量、双侧的渗出液[69]。胸膜炎多有胸痛，但胸腔积液可以没有症状，在因为其他原因行常规胸部放射学检查时被发现。需要行胸腔穿刺和（或）胸膜固定术的大量胸腔积液虽不常见，但也有报道[70]。SLE 胸膜炎通常伴有其他器官病情活动[71]。胸腔镜检查可发现脏层胸膜的结节，免疫荧光可见免疫球蛋白的沉积。SLE 患者胸腔积液的鉴别诊断包括感染、恶性肿瘤和心力衰竭。另外，胸腔积液也是药物性狼疮的常见表现。在没有感染的情况下，高水平 C 反应蛋白和 SLE 患者胸膜炎或其他类型的浆膜炎有明显相关性[71-72]。

狼疮肺炎

SLE 中急性狼疮肺炎少见，表现为严重的急性呼吸系统症状，伴有发热、咳嗽、肺部浸润和低氧血症。胸部摄片通常可见双侧、下叶的肺腺泡浸润，多伴有胸腔积液。组织病理表现多为非特异性，包括弥漫性肺泡损伤、炎性细胞浸润、透明膜形成和肺泡出血[73]，免疫荧光可见肺泡间隔有 IgG 和 C3 的颗粒状沉积[74]。急性狼疮肺炎在临床和病理上均缺乏特异性表现，所以必须仔细评估来排除感染等其他可能的肺部疾病。常规血培养和痰培养没有阳性发现时，支气管镜肺泡灌洗液检查是发现肺部病原体的有效方法。高分辨 CT 上出现"树芽征"常常提示非典型肺炎。急性狼疮肺炎有很高的病残率和死亡率。一项对 12 例患者的研究发现急性狼疮肺炎死亡率高达 50%，

表 80-5 系统性红斑狼疮的肺和胸膜表现

表现	重要特征
胸膜炎	可伴或不伴胸腔积液 可能与 C 反应蛋白增高有关
胸腔积液	可为无症状性 通常为少量、双侧的渗出液 是药物性狼疮的常见表现 必须排除感染、恶性肿瘤和心功能衰竭
急性肺炎	伴有发热、咳嗽、肺部浸润和低氧血症的严重呼吸系统疾病 可出现胸腔积液 病死率高 可能需要支气管镜下支气管肺泡灌洗液检查以排除感染
慢性间质性肺疾病	可能为急性肺炎演变而来，或起病隐匿 表现为活动后呼吸困难、胸膜炎性胸痛、干咳 高分辨 CT 较胸部 X 线更为敏感 必须排除感染、肺水肿和恶性肿瘤
弥漫性肺泡出血	表现为呼吸困难和咳嗽、肺泡浸润、血红蛋白水平下降 可不伴有血痰 一氧化碳弥散量一般升高 行支气管镜下支气管肺泡灌洗液检查确诊并排除感染 病死率高
肺动脉高压	表现为活动后呼吸困难、乏力、胸痛和干咳 需要行右心导管检查确诊 排除肺高压的继发性因素如血栓栓塞性疾病
萎缩肺综合征	呼吸困难、肺活量减低、膈抬高但无肺实质受累

死亡原因包括呼吸衰竭、机会性感染和血栓栓塞。存活患者中有 3 例进展为慢性间质性肺炎[75]。

慢性间质性肺疾病

慢性间质性肺疾病常见于其他结缔组织病如系统性硬化症、类风湿关节炎和多发性肌炎/皮肌炎，但在 SLE 中较为罕见。SLE 的间质性肺疾病多发生在一次或多次急性肺炎之后，但也可隐匿性起病[75]。其症状与特发性间质性肺疾病相似，包括活动后呼吸困难、胸膜炎性胸痛和慢性干咳等。间质性肺疾病通常通过临床和放射学检查来诊断，一般不需肺活检。在疾病早期胸部摄片可为正常或网状阴影。肺功能测定表现为限制性呼吸功能减退，伴有总肺活量和一氧化碳弥散功能（diffusion capacity of carbon monoxide，DLCO）减退。对发现间质性肺疾病、鉴别可逆性病变（如磨玻璃样变）和非可逆性纤维化病变而言，HRCT 比胸部摄片更为敏感。非特异性间质性肺炎（nonspecific interstitial pneumonia，NSIP）和寻常型间质性肺炎（usual interstitial pneumonia，UIP）是组织病理学和 HRCT 上最常见的两种类型。诊断间质性肺疾病前，排除感染、肺水肿和肿瘤非常重要。

弥漫性肺泡出血

弥漫性肺泡出血（diffuse alveolar hemorrhage，DAH）是一种严重威胁 SLE 患者生命的临床表现，发生率不超过 2%。其特征性表现为急性或亚急性发作的呼吸困难和咳嗽，肺部摄片有新发肺泡浸润，血红蛋白水平下降。和其他原因导致的 DAH 一样，并非所有患者均有血痰。由于肺泡内的血红蛋白漏出，DAH 患者 DLCO 一般增高，但大部分患者的病情严重而不能耐受此项检查。支气管镜下肺泡灌洗（bronchoalveolar lavage，BAL）对于排除感染和明确诊断非常重要，特征性表现包括气道中见有血迹和肺泡灌洗液持续呈血性，肺泡灌洗液中有时可见吞噬含铁血黄素的巨噬细胞。狼疮 DAH 有不同的病理类型，包括单纯肺出血、毛细血管炎、弥漫性肺泡出血和累及小动脉血管和小肌型肺动脉的血管炎。DAH 通常发生在血清学和临床病情活动的 SLE 患者，合并狼疮性肾炎最为常见。但是，DAH 有时也可能是 SLE 的首发症状。患者通常需行机械通气[76]，合并感染亦很常见。即使积极治疗，DAH 的死亡率仍高达 50%。

肺高压

肺高压（pulmonary hypertension，PH）是 SLE 患者罕见的严重并发症，其定义为静息状态下右心导管测定的平均肺动脉压大于 25 mmHg。PH 可继发于各种导致低氧血症、慢性血栓栓塞性疾病、肺静脉栓塞性疾病或左心疾病的肺部疾病。肺动脉高压（pulmonary arterial hypertension，PAH）是 PH 的一种亚型，其定义为肺毛细血管楔压正常，而右心导管显示肺毛细血管阻力增加。PH 的症状包括活动后呼吸困难、乏力、胸痛和干咳。体格检查可见肺动脉瓣区第二心音亢进、胸骨左缘抬举感和容量过载表现。胸部摄片和 HRCT 对排除狼疮肺炎非常重要。胸片可见心影增大和肺动脉段突出。心电图可见电轴右偏。肺功能检查可见 DLCO 降低。经胸壁超声心动图是发现 PH 的有用方法，但 PH 的诊断还需右心导管检查进一步确认。和间质性肺疾病类似，PAH 在硬皮病和混合性结缔组织病中更为多见。

已诊断 PH 的 SLE 患者必须行相关评估以排除继发性肺高压。肺通气 / 灌注扫描（ventilation/perfusion，V/Q）和（或）螺旋 CT 检查有助于排除慢性血栓栓塞性疾病。心脏超声可排除左心衰竭和心内分流。睡眠检查有助于排除阻塞性呼吸暂停。与间质性肺疾病有关的检查也是必要的。研究表明 PAH 更多见于有雷诺现象的患者。尸检结果表明，SLE 相关 PAH 的发病机制很可能是多方面的，兼有原发性血管性机制和炎症 / 免疫介导的机制。血管丛状病变部位可见巨噬细胞和淋巴细胞。此外，肺动脉壁可见 IgG 和补体沉积。

其他

少数 SLE 患者可出现萎缩肺综合征，患者出现无法解释的呼吸困难或胸痛时需要考虑本病[77-78]。其特点为肺实质正常而肺容量下降。本病的病因不明，可能与膈肌肌病、胸廓扩张异常、膈神经病、隔膜炎症 / 纤维化等有关。该病预后可能较好，进行性呼吸衰竭少见。

SLE 患者中症状性细支气管病少见，但有大约 2/3 的 SLE 患者出现肺功能异常[79]。一项对非吸烟 SLE 患者的研究表明，24% 患者肺功能检查提示存在小气道疾病。细支气管炎伴机化性肺炎（bronchiolitis obliterans organizing pneumonia，BOOP）也有罕见报道[80]。

最后，活动性 SLE 的患者还可见一种被称为"急性可逆性低氧血症"的综合征。该综合征的特点为在没有肺实质病变的情况下，出现低氧血症和肺泡 - 动脉 PO_2 梯度异常。其机制可能为肺血管内皮细胞损伤和补体激活后继发的白细胞凝集。

心血管受累

心血管疾病是 SLE 的常见并发症，心包、心肌、瓣膜和冠状动脉均可受累。

心包炎

心包炎是 SLE 最常见的心脏表现，可伴或不伴心包积液，50% 以上的 SLE 患者在病程中的某个阶段会出现心包炎[81]。心包积液多在因为其他原因行心脏超声时才被发现，通常积液量少且没有症状。与此一致的是，尸检研究显示组织学上具有心包炎者比有临床症状者更为多见[82]。症状性心包炎通常表现为心前区锐痛，端坐位可缓解。心脏听诊可见心包摩擦音和心动过速。心电图可见广泛 ST 段抬高。和胸膜炎类似，心包炎多见于有其他脏器病情活动的 SLE 患者。伴有大量心包积液和心脏压塞症状的心包炎也有报道，但较为罕见。需行心包穿刺的化脓性心包积液罕见。SLE 患者的心前区疼痛的鉴别诊断包括肋软骨炎、胃食管反流性疾病、肺栓塞、心肌梗死、胸膜炎、肺炎和肺高压。

心肌炎

SLE 患者心肌炎较为少见，出现下列几种临床表现时要考虑本病：无法解释的心力衰竭或心脏扩大、无法解释的心动过速和无法解释的心电图异常。心脏超声可证实心脏舒张或收缩异常和（或）整体收缩活动减弱。可疑心肌炎时，心内膜心肌活检有助于确诊和排除其他原因导致的心肌病如羟氯喹中毒等。羟氯喹中毒的特征性病理表现为肌细胞空泡形成，但没有活动性心肌炎表现。SLE 患者心肌炎的组织学表现包括血管周围和间质单个核细胞浸润，偶有纤维化和瘢痕形成。

心瓣膜异常

SLE 患者可出现多种心瓣膜异常，包括 Libman-Sacks 心内膜炎（也称为非典型疣状心内膜炎）、瓣膜增厚、瓣膜反流和瓣膜狭窄。一项经食管心脏超声（transesophageal echocardiographic，TEE）研究表明 SLE 患者心瓣膜异常的发生率为 61%，而对照组为 9%；43% 的 SLE 患者心脏瓣膜有赘生物，而对照组为零[83]。瓣膜增厚最为常见，发生于 50% 的 SLE 患者，多见于二尖瓣和主动脉瓣。瓣膜反流和狭窄分别见于 25% 和 4% 的患者[83]。该研究还发现，瓣膜疾病的存在和进展与 SLE 病情活动度和治疗情况无关。在 5 年随访期间，部分瓣膜异常好转，也有部分患者出现新的病变。有瓣膜疾病的患者中，22% 的患者出现卒中、周围血管栓塞、充血性心力衰竭、感染性心内膜炎、需行瓣膜置换或死亡，而在没有瓣膜疾病的患者中，该比例为 15%[83]。

多项病理学研究认为 Libman-Sacks 心内膜炎是 SLE 患者的特征性瓣膜异常。Libman-Sacks 疣通常为豌豆大小、扁平或凸起的颗粒状病灶，多位于二尖瓣后叶的心室面[84]。疣状物延及左室壁心内膜，可导致瓣叶和腱索与心室壁内膜粘连，从而导致瓣膜反流。所有四个瓣膜均可受累，但最近的研究表明左心病变多见。由于这些病灶多位于瓣叶下方，且被纤维组织包绕，所以通常没有临床症状。疣状物有两种组织学类型：①含有纤维素灶并伴有淋巴细胞和浆细胞浸润的活动性病灶；②由致密的血管纤维组织构成的愈合性病灶，可伴或不伴钙化。以上两种病灶也可同时存在。疣状物通常不含有多核细胞，出现这类细胞时通常要考虑感染性心内膜炎。免疫病理学研究表明，免疫球蛋白和补体可在瓣膜基底部、沿着瓣叶、和疣状物内部呈颗粒状沉积。SLE 患者常见心脏杂音，这可能是由发热和贫血时心排出量增高引起，也可能是心脏的病理状态如二尖瓣脱垂或感染性心内膜炎所致。当出现新的杂音时，首选经胸壁超声心动（transthoracic echocardiogram，TTE）检查。但是当 TTE 不能诊断时或怀疑血栓栓塞时需行经食道超声心动图（TEE）检查。有研究认为 TEE 比 TTE 更利于发现 Libman-Sacks 心内膜炎[85]。虽然血栓栓塞事件是 Libman-Sacks 心内膜炎的罕见并发症，有研究表明经 TTE 发现的瓣膜心脏病与 MRI 上的脑梗死有关[86]。系统综述提示 SLE 患者的瓣膜疾病与抗磷脂抗体有关[87-88]。一项对 1656 例 SLE 患者的研究发现，抗磷脂抗体阳性 SLE 患者出现心脏瓣膜病的风险比是抗体阴性患者的 3 倍。狼疮抗凝物阳性或 IgG 型抗心磷脂抗体阳性患者出现心脏瓣膜病的风险最高[88]。

冠状动脉疾病

SLE 患者冠状动脉壁内和壁外病变的发生率均升高。尸检显示壁内小冠状动脉纤维内膜增生和透明

样物质阻塞[89]，这与 SLE 患者的肾和中枢神经系统的病理表现相似。动脉血栓、原位血栓形成、血管炎或动脉粥样硬化性疾病可导致大的心外膜冠状动脉阻塞。真正的冠状动脉血管炎极其罕见。相反，动脉粥样硬化性疾病是病程较长的 SLE 患者常见并发症[90]，25% ~ 40% 的 SLE 患者尸检可见动脉粥样硬化。流行病学研究发现，年轻女性 SLE 患者发生心肌梗死的危险度是同年龄对照组的 50 倍[91]。一项多中心起始队列研究发现男性、诊断时年纪较大和动脉粥样硬化性疾病显著相关[92]。虽然 SLE 患者合并经典动脉粥样硬化危险因素如高血压、使用糖皮质激素等的可能性更大，但是仅仅这些危险因素还不足以解释 SLE 患者的动脉粥样硬化风险增高[93]。SLE 患者动脉粥样硬化加速的确切机制尚不明确，传统心血管危险因素与自身免疫相关因素之间的相互作用可能非常重要。促炎性高密度脂蛋白（pro-inflammatory high-density lipoprotein，piHDL）胆固醇就是一种非传统的自身免疫相关因素。在炎症的情况下，HDL 具有促炎性而不是抗炎性。一项研究表明，45% 的 SLE 患者存在 piHDL，而女性 RA 患者和健康女性的这一比例分别为 20% 和 4%[94]。另一项研究发现，piHDL 与亚临床动脉粥样硬化的指标呈正相关[95]。为建立预测颈动脉斑块存在和进展的风险评分系统，研究人员开展了一项对 210 名女性 SLE 患者的前瞻性研究[96]。该研究开发了一个名为 SLE 患者复发增加、损伤进展和心血管疾病增加的风险预测系统（Predictors of Risk for Elevated Flares，Damage Progression，and Increased Cardiovascular Disease in Patients with SLE，PREDICTS）。该评分系统包括四种新的生物标志物（piHDL 功能、瘦素水平、细胞凋亡的可溶性 TNF 样弱诱导物（soluble TNF-like weak inducer of apoptosis，TWEAK）水平和同型半胱氨酸水平）和两种传统的心血管危险因素（年龄 ≥ 48 岁，糖尿病史）。PREDICTS 评分高的女性 SLE 患者基线时出现颈动脉斑块和斑块进展的风险比增加 28 倍。但如何在临床实践中利用这种风险模型来甄别动脉粥样硬化高风险的 SLE 患者，并对之进行预防性治疗，还有待进一步明确。

任何 SLE 患者出现胸痛和（或）气短都必须考虑冠状动脉疾病的可能性，使用心脏负荷试验来进行功能评估时应降低阈值。有时可能需要使用心导管来诊断和治疗。冠状动脉血栓可能是抗磷脂综合征的一

种表现，所以检测抗磷脂抗体也很重要。评估和治疗一些可控因素如肥胖、吸烟、高血压和高脂血症对于减缓动脉粥样硬化性疾病进展也很重要。

神经精神系统受累

一般情况

神经精神性狼疮（neuropsychiatric lupus，NPSLE）包括多种神经性和精神性表现，可累及中枢和外周神经系统的任何部位。为了更好地对 NPSLE 进行定义和分类，美国风湿病学会（American College of Rheumatology，ACR）将 NPSLE 分为包括中枢和外周神经系统（CNS 和 PNS）在内的 19 种不同的综合征（表 80-6）[97]。这个分类系统彰显了 NPSLE 的复杂性。CNS 的病变从弥漫性表现如急性意识混乱状态、头痛、精神错乱和情绪失调，到较为局限的表现如抽搐、脊髓病变和舞蹈症都可出现。需要注意的是 ACR 分类系统删除了"狼疮性脑炎"这个隐晦术语。虽然在研究 NPSLE 时，ACR 的定义是一个非常有用的框架，但对神经精神性表现进行准确归类有时还比较困难。通常难以区分 SLE 患者的神经精神性症状是由于原发病活动，还是另有原因如感染、代谢异

表 80-6 美国风湿病学会系统性红斑狼疮的神经精神性综合征分类

中枢神经系统	周围神经系统
无菌性脑膜炎	急性炎性脱髓鞘多神经根病（Guillain-Barré 综合征）
脑血管病	自主神经功能紊乱
脱髓鞘综合征	单神经病变，单发或多发
头痛	重症肌无力
运动失调	颅神经病
脊髓病	神经丛病
癫痫发作	多发性神经病
急性精神错乱状态	
焦虑症	
认知障碍	
情感障碍	
精神病	

见参考文献 97

常、严重高血压、药物不良反应或独立的神经或精神性异常。任何实验室或影像学检查都缺乏足够的敏感性或特异性来确诊 NPSLE，因此，NPSLE 的诊断需要对具体病例具体分析，并基于对患者的全面的临床评估，包括脑部影像学、血清学检测、腰椎穿刺和神经精神评估的发现（或阴性发现）。将其正确归因于 SLE 或其他原因，才能进行正确的治疗。

发病机制

毫无疑问，NPSLE 综合征有多种致病机制的参与，但在大多数情况下，确切的发病机制不明。另外，CNS 受累和 PNS 受累的机制也可能不同。CNS 受累的潜在机制可分为两大类：原发性血管损伤和原发性脑实质损伤，这两种损伤也可同时发生。血管损伤有几种形式，包括①因血栓栓塞导致的大血管和小血管损伤，这种损失通常是抗磷脂抗体导致的；②单纯小血管病变，其特征为血管透明样变性、血管周围炎症和内皮细胞增生；③粥样硬化性病变。因血管壁的炎症浸润而导致的真正的血管炎极为罕见。在自身抗体、细胞因子、趋化因子和浸润细胞的作用下，血脑屏障出现破绽，导致原发性脑实质损伤。多种自身抗体可能与 SLE 患者的 CNS 表现有关。抗心磷脂抗体除引起血栓，脑缺血以外，还可能与神经细胞直接结合，进而导致神经细胞损伤。抗磷脂抗体与弥漫性认知障碍有关，有些患者并不发生缺血性疾病。有研究认为抗核糖体 P 抗体与精神病、抑郁和情绪障碍等 CNS 表现有关。抗核糖体 P 抗体虽然只见于大约 14% 的 SLE 患者，但该抗体对 SLE 的特异性大于 90% [98]。最后，部分抗 DNA 抗体可与 N-甲基-D-天冬氨酸受体（N-methyl-D-aspartate receptor，NMDAR）发生交叉反应，可能与 SLE 的认知功能障碍有关。这些抗体与神经元细胞的结合后导致细胞凋亡和非炎性细胞死亡。对死后人脑组织的组织病理学研究已经证实多种 CNS 异常，包括大小不等的多灶性梗死、出血、单纯小血管病变，皮质萎缩，脑水肿和脱髓鞘等。

诊断方法

NPSLE 的诊断需要对患者不同神经精神性表现进行相应的评估。有些表现需要神经科医生和（或）心理医生会诊。首先要排除导致神经精神症状/体征的其他可能原因。腰椎穿刺与脑脊液（cerebrospinal fluid，CSF）检查有助于排除感染。合并 CNS 病变的 SLE 患者的脑脊液可见轻度淋巴细胞增多和脑脊液蛋白增高，但并非所有患者都是如此。脑脊液检测的敏感性和特异性不足以诊断神经精神性 SLE。必须认识到在伴有精神症状的住院 SLE 患者中，感染是引起其中枢神经系统症状的常见原因[99]，必须严格加以排除。进行性多灶性白质脑病（progressive multifocal leukoencephalopathy，PML）是一种罕见感染，伴有中枢神经系统异常的 SLE 患者需要考虑此病。即使没有使用免疫抑制剂的 SLE 患者，其 PML 的发生率也高于其他风湿性疾病患者[100-101]。因此，对于原因不明的新发神经系统症状的 SLE 患者，需行脑脊液 JC 病毒的聚合酶链反应（polymerase chain reaction，PCR）检测。PCR 阴性的患者需行脑组织活检确诊。怀疑周围神经病的患者需行肌电图和神经传导检查。抽搐患者需行脑电图（electroencephalogram，EEG）检查。神经心理学测试有助于诊断认知障碍的患者。

MRI 是可疑 NPSLE 患者的首选影像学检查，最常见的异常为位于前额叶脑室周围和白质下皮质区的小灶性白质病变，T2 加权相表现为高信号。该表现为非特异性，其他疾病如粥样硬化性血管病和多发性硬化也可发生。MRI 的其他常见表现包括皮质萎缩、脑室扩张、脑水肿、弥漫性白质异常、局灶性萎缩、梗死，白质脑病和出血[102]。MRI 对于发现梗死、出血、脊髓病变非常有用，有时也有助于排除脑脓肿等感染性疾病[102]。灶性神经性障碍、抽搐、慢性认知障碍和抗磷脂抗体相关性疾病患者 MRI 异常较多，头痛、急性意识障碍和心理性综合征的 MRI 异常较少。对 74 例新发神经精神性狼疮患者的研究发现，42% 的患者 MRI 检查结果正常[103]。鉴于 MRI 检查结果多种多样，对 MRI 检查结果（或阴性检查结果）具体病例具体分析非常重要。

文献报道的 NPSLE 发病率差异很大，这种差异很大程度上是在纳入研究时对头痛和（或）中度认知异常的程度界定不一造成的。但是，多数研究表明中枢神经系统表现多于周围神经系统表现。下文将描述几种常见综合征和相应的鉴别诊断。

神经精神性狼疮综合征

超过 50% 以上的 SLE 患者有头痛，但头痛的原因很难确定。头痛有偏头痛和紧张型头痛两种类型。一项荟萃分析认为原发性头痛综合征的患病率在 SLE 患者和对照组之间没有差异[104]，而且头痛和 SLE 的疾病活动性无关。对 SLE 患者头痛的评估应类似于非 SLE 患者，需注意有无不良表现如发热、脑膜炎、精神状态改变和局灶性神经系统体征等。

SLE 患者的认知障碍越来越被重视，主要表现为思维、记忆和注意力集中等方面的缺陷。有人估计其发生率高达 80%，但严重认知障碍少见。一些研究表明，认知功能障碍可能与抗磷脂抗体有关，但其因果关系不明。神经精神测试可确定认知障碍的有无及其程度，有助于确立患者的治疗前的基线情况，以便随访其疗效。

SLE 患者可发生精神性疾病，如精神病、抑郁症和焦虑症，强烈推荐请心理医生会诊。合并精神病的 SLE 患者在诊断和治疗上都存在挑战。鉴别诊断包括中枢神经系统感染、原发性精神分裂症、全身代谢异常、类固醇和非法药物的不良反应所导致的精神病等。激素性精神病呈剂量依赖性，多发生在开始治疗的两周内。

NPSLE 也可表现为脱髓鞘综合征如视神经炎和脊髓炎，但较罕见。视神经炎的特点是与眼球运动相关的疼痛，中央视野缺失，呈间断发作[105]。视神经炎应和缺血性视神经病变鉴别，后者多表现为急性、无痛性视力下降，视力不随时间推移改善[106]。脊髓炎的特点为双侧下肢感觉异常、麻木和乏力，可迅速进展并累及上肢和呼吸肌，通常有明确的感觉平面，肠道和膀胱的自主神经受累也很常见。腹部的带状疼痛或不适是其特征性症状。脊髓炎需和其他脊髓病变如感染、脊髓结构异常及脊髓血管异常等进行鉴别。脊髓 MRI 是关键的首选检查。脑脊液检查对排除感染非常重要。

视神经炎合并脊髓炎可见于 SLE、多发性硬化（multiple sclerosis，MS）或视神经脊髓炎（neuromyelitis optica，NMO），临床诊断困难[107]。抗磷脂综合征的临床表现可类似于脱髓鞘疾病。彻底分析病史、MRI 检查、脑脊液检查和血清学检测结果有助于鉴别此类疾病。NPSLE 和 MS 在头颅 MRI 上均可表现为脑白质病变，两者的脊髓病变有所不同，MS 的脊髓病变的范围多在两个脊髓节段以内，而 SLE 的脊髓病变更加广泛，多超过三个节段。尽管 SLE 和 MS 患者的脑脊液均可出现寡克隆带，但缺乏寡克隆区带且伴细胞增多将大大降低 MS 的可能性。高达 27% 的 MS 患者 ANA 阳性[108]，特异性的血清学标记如抗 dsDNA 和抗 Sm 抗体更支持 SLE 的诊断。NMO 是一种中枢神经系统的自身免疫性疾病，表现为视神经炎、脊髓炎或两者兼有。大多数 NMO 患者病情反复，无法预测其发作[109]。NMO 的诊断依据包括存在视神经炎和脊髓炎，以及以下三个支持标准中的两个：NMO IgG 抗体（抗水通道蛋白 4 抗体）阳性，MRI 检查无 MS 特异性脑病变表现，无纵向广泛性脊髓炎表现[109]。具有某些疾病特征，但不满足所有这些诊断标准的 NMO 抗体阳性患者有时被称为患有"NMO 谱系疾病"。NMO 抗体在 NMO 患者中的阳性率高达 80%，对 NMO 的诊断特异性大于 90%。在某些患者中，SLE 和 NMO 也可同时存在。

SLE 患者发生卒中的风险增加，且缺血性脑卒中比脑出血更常见[110]。研究表明抗磷脂抗体（antiphospholipid antibodies，aPL）和（或）心脏瓣膜疾病与卒中有关[81]。脑 MRI 是诊断缺血性或出血性脑卒中的关键检查，磁共振血管成像（magnetic resonance angiography，MRA）还能发现血管瘤。对可疑血栓栓塞性脑血管病患者，超声心动图、颈部超声和心电图也是重要的诊断性检查。

中枢神经系统狼疮与后部可逆性脑病综合征（PRES）表现类似。1996 年的一个含有 15 例患者的病例系列研究首次对该综合征进行了描述[111]，这 15 例患者中有 2 例患有 SLE。PRES 是一种临床 - 放射学综合征，其特征为头痛、意识减退、视觉改变和抽搐，伴有颅脑后部脑白质水肿。PRES 与多种病症有关，包括高血压、子痫、肾病、免疫抑制治疗、实体器官移植和自身免疫性疾病等。活动性 SLE 患者并发 PRES 时，很难确定 PRES 是 CNS 狼疮的表现，还是由于免疫抑制治疗、肾病或高血压等引起的并发症。

SLE 还与周围神经病变有关。一项对 2000 多名 SLE 患者的大型研究显示，SLE 中神经病的发生率为 67%，其中周围神经病的患病率为 6%[212]。最常见的神经病变类型是感觉或感觉运动轴索性多发性神经病。在这些患者中，17% 的患者有活检证实的小纤维神经病变。这种周围神经病变已日渐得到公认，但未被包括在 1999 年 ACR 神经精神性狼疮的定义中。小纤维神经病变会影响无髓鞘 C 纤维，导致灼痛和感觉异常。神经传导检查正常，皮肤活检发现表皮内神经纤维密度降低可确诊该病。SLE 还可出现破坏性大纤维血管炎性神经病变，导致多发性单神经

炎。SLE 还可出现自主神经病、颅神经病、炎性脱髓鞘性多发性神经病和类似重症肌无力的神经肌肉接头的异常。诊治患有周围神经病变的 SLE 患者时，医生必须考虑并排除一些非 SLE 的病因，如感染（如 HIV、梅毒、莱姆病、麻风病等），恶性肿瘤，内分泌疾病（如糖尿病、甲状腺功能减退症），毒素（如饮酒、重金属），维生素缺乏症（如维生素 B_{12}、B_6）和药物（如羟氯喹、秋水仙碱、维生素 B_6 过量等）等。

消化道受累

SLE 可累及胃肠道的任何部分。高达 13% 的患者出现吞咽困难，压力测试可发现食管运动异常[113]。蠕动减退最常见于食管的上 1/3。和硬皮病不同，SLE 患者下食管括约肌受累罕见[114]。其病理机制可能有多种，包括肌肉萎缩、食管肌肉炎症、Auerbach 神经丛的缺血或血管性损伤等。

文献报道高达 40% 的 SLE 患者出现腹痛，有时伴有恶心、呕吐，其原因可能为 SLE 原发病所致，也可能为药物不良反应和感染等非 SLE 因素所致[115]。在诊治有腹痛的 SLE 患者时，排除非 SLE 因素非常重要。需要注意的是在使用激素和（或）其他免疫抑制剂治疗的患者中，急腹症的临床征象如反跳痛可能被掩盖，因而常常导致诊断延误。导致腹痛的 SLE 相关性因素包括腹膜炎、胰腺炎、肠系膜血管炎和假性肠梗阻。虽然尸检发现高达 72% 的 SLE 患者有腹膜炎症[115]，但是腹水罕见。有腹痛和腹水的 SLE 患者需行腹腔穿刺排除感染。肠系膜缺血、肠梗死和胰腺炎亦可出现腹膜炎。因此，腹部影像学检查对患者初始评估非常重要。

SLE 导致的胰腺炎并不常见，通常发生于有其他脏器病情活动的 SLE 患者。诊断胰腺炎时需要注意的是，没有胰腺炎的 SLE 患者也可出现血清淀粉酶升高[116]。虽然激素和硫唑嘌呤与非 SLE 患者的胰腺炎有关，但这些药物在 SLE 患者的胰腺炎中似乎并不起主要作用[117]。排除非 SLE 因素如胆道疾病、饮酒和高甘油三酯血症等导致的胰腺炎非常重要。

肠系膜血管炎是 SLE 的非常罕见的临床表现，其症状多样，轻者可表现为绞痛、腹胀、食欲缺乏，重者可表现为伴有腹泻和胃肠道出血的急腹症。正确诊断和早期治疗对防止可能发生的严重并发症如肠坏

死、穿孔和败血症等非常重要。腹部 X 线平片可见肠袢扩张、肠壁增厚和指压征、和（或）腹腔游离气体。超声可能有助于发现肠壁水肿和增厚。腹部 CT 是早期诊断肠系膜缺血的最重要的影像学检查，可清晰显示肠系膜血管"栅栏征"样改变伴肠袢扩张、腹水、肠壁增厚伴双光环征[118]。胃镜和结肠镜可发现缺血和溃疡。狼疮性肠系膜血管炎多累及肠黏膜下层小血管（小动脉和小静脉），所以肠系膜血管造影诊断价值不大，但是血管造影有助于排除大血管病变如结节性多动脉炎、粥样硬化性疾病或抗磷脂综合征引起的血栓等导致的肠缺血。

高达 60% 的 SLE 患者在其病程中出现肝功能异常，但 SLE 很少直接表现出具有临床意义的肝病[119]。因此，肝功能异常患者必须寻找 SLE 以外的因素，包括药物如非甾体抗炎药、甲氨蝶呤和硫唑嘌呤等。肝酶异常也可能是肥胖、合并糖尿病或激素治疗导致的脂肪肝引起的。还必须排除感染如病毒性肝炎、巨细胞病毒（CMV）、EB 病毒（EBV）等。在排除药物和感染因素后，持续肝功能异常需要行腹部超声检查，必要时行肝活检。狼疮性肝炎不同于自身免疫性肝炎[120]，前者的特征为小叶炎症但缺乏淋巴细胞浸润，后者则表现为门脉周围（界板）炎症和显著淋巴细胞浸润。两者均可出现抗核抗体阳性，但抗平滑肌抗体和抗 LKM 抗体在自身免疫性肝炎中更为常见。罕见的情况下，SLE 会伴发肝结节性再生性增生，可引起不伴有纤维化的肝弥漫性结节并导致门脉高压。有些患者的肝再生结节和抗磷脂抗体有关[121]。抗磷脂抗体阳性的患者出现肝的血管疾病如 Budd-Chiari 综合征、肝静脉阻塞性疾病和肝梗死的病例也有报道。

SLE 的其他少见的胃肠道表现包括假性肠梗阻和蛋白丢失性肠病。假性肠梗阻多为内脏平滑肌或肠道神经系统功能异常导致的肠道运动能力下降所致[122]。小肠比结肠受累更为常见，其首发症状包括恶心、呕吐和腹胀。蛋白丢失性肠病患者可有腹痛、严重凹陷性水肿、腹泻和低白蛋白血症。必须排除其他原因导致的低白蛋白血症如肾病综合征等。

眼部受累

SLE 眼部受累的表现多样。最常见的眼部表现为干燥性角膜结膜炎（keratoconjunctivitis sicca，KCS），可伴或者不伴继发性干燥综合征[123]。眼底镜检查可见视网膜异常如视网膜出血、血管炎样病变、棉絮状斑点和硬性渗出。目前认为 SLE 视网膜病是由免疫复合物介导的血管病和（或）微血栓导致的。研究表明视网膜异常和狼疮性肾炎、中枢神经系统狼疮和抗磷脂抗体有关[124]。SLE 患者也可出现巩膜外层炎和巩膜炎，但葡萄膜炎极为罕见。盘状狼疮可累及下眼睑和结膜。糖皮质激素和抗疟药这两种 SLE 的常用药亦可影响眼睛。后部囊下白内障、眼压增高和中心性浆液性黄斑病是激素治疗的常见副作用。黄斑病变是羟氯喹和氯喹的少见但严重的不良反应，氯喹每日剂量在 3 mg/kg 以下，羟氯喹的每日剂量在 6.5 mg/kg 以下时出现视网膜毒性的风险较低。

血液系统受累

SLE 的血液系统受累常见，三系均可累及。在诊治伴有血液系统异常的 SLE 患者时，必须时刻考虑到药物如甲氨蝶呤、硫唑嘌呤、酶酚酸酯和环磷酰胺等引起的骨髓抑制。另外，激素也是导致淋巴细胞减少和中性粒细胞增多继发白细胞增多的常见原因。

贫血

慢性病贫血（anemia of chronic disease，ACD）是 SLE 中最常见的贫血，表现为正色素、正细胞性贫血，伴有血清铁和转铁蛋白降低、血清铁蛋白正常或者增高。ACD 可以和其他原因导致的贫血共存。当出现以下实验室检查异常时需怀疑自身免疫性溶血性贫血（autoimmune hemolytic anemia，AIHA）：血清非结合胆红素增高、乳酸脱氢酶增高、网织红细胞计数增高和血清结合珠蛋白降低。直接 Coomb 试验多呈阳性，它通常是由 IgG 温抗体型抗红细胞抗体介导的。外周血涂片可见球形红细胞增多。有研究认为 AIHA 和抗心磷脂抗体有关[125-126]。直接 Coomb 试验阳性有事并不伴有溶血。AIHA 可以是 SLE 的首发表现，在多年以后才出现 SLE 的其他症状。

外周血涂片出现破碎细胞是微血管病性溶血性贫血（microangiopathic hemolytic anemia，MAHA）的特征性表现，此时需考虑血栓性血小板减少性紫癜 - 溶血性尿毒症综合征（thrombotic thrombocytopenic purpura-hemolytic uremic syndrome，TTP-HUS）。SLE 可以合并 TTP，出现 MAHA、血栓性血小板

减少、发热、神经系统症状和肾受累等症状。因为 MAHA、血栓性血小板减少、神经系统症状和肾受累也可见于爆发性抗磷脂综合征（catastrophic antiphospholipid antibody syndrome，CAPS），所以诊治此类患者时必须测定抗磷脂抗体。失血、肾功能不全、纯红细胞再生障碍和药物的骨髓毒性也可能是 SLE 患者贫血的原因。

白细胞减少

白细胞减少见于约 50% 的 SLE 患者，可继发于淋巴细胞减少和（或）中性粒细胞减少。一项对 158 例新诊断的活动性 SLE 患者的研究表明，75% 的患者淋巴细胞计数小于 1500/μL，93% 的患者最终进展为淋巴细胞减少[127]。在部分患者中，淋巴细胞毒性抗体和淋巴细胞减少及病情恶化有关[128]。淋巴细胞减少也可能是激素或其他免疫抑制剂治疗的不良反应。SLE 患者的中性粒细胞减少也可由免疫介导的破坏或骨髓抑制引起。

血小板减少

高达 50% 的 SLE 患者有轻度血小板减少，严重血小板减少也可发生。和免疫性血小板减少性紫癜（immune thrombocytopenic purpura，ITP）相似，血小板减少可由免疫介导的血小板破坏引起，血小板 IIb/IIIa 抗原是主要靶抗原。TTP 或者脾大时的消耗增多也可导致血小板减少。部分患者出现抗血小板生成素抗体，导致血小板减少[129]。慢性轻度血小板减少是抗磷脂综合征的特征性表现。和 AIHA 相似，孤立的 ITP 可能在 SLE 发生前数年就出现[130]。

淋巴结病和脾大

淋巴结病通常见于活动性 SLE 患者，表现为柔软的无痛性淋巴结肿大。淋巴结病可为局灶性或全身性，颈部、腋窝和腹股沟累及最为常见。淋巴结组织学可见反应性增生和程度不等凝固性坏死。苏木精小体有 SLE 特异性。偶见 Castleman 病的组织学特征[131]。SLE 淋巴结病的鉴别诊断包括感染和（或）淋巴增生性疾病，有时需行淋巴结活检才能确诊。部分 SLE 患者可见脾大，可能和肝大有关。组织学可见动脉周围纤维化（洋葱皮样变）。脾萎缩和功能性无脾症也有报道[132]。

诊断

由于临床表现的异质性和病情多变性，SLE 有时诊断困难。没有任何临床表现或实验室检查可用作 SLE 的确诊试验。相反，SLE 是基于一系列特征性症状、体征和实验室检查并结合具体临床情况而诊断的。尽管对单个患者的诊断而言，ACR 分类标准（表 80-1）并不一定绝对可靠，但它有助于认识 SLE 临床表现的多样性。

血清学检查

血清学检查在 SLE 的诊断中占有重要地位。SLE 是系统性自身免疫性疾病的原型疾病。产生多种自身抗体是 SLE 的重要特征，可为诊断提供重要依据[133]（表 80-7）。抗原芯片检测技术发现 SLE 患者可出现 100 种以上的不同的自身抗体。抗核抗体谱是最重要的血清学标志，表现为 ANA 检测阳性。ANA 的金标准检测方法是采用人上皮肿瘤细胞株（HEp2 细胞株）的间接免疫荧光法，这种方法检测 ANA 的敏感性很高，超过 95% 的 SLE 患者阳性。由于追求自动化和低成本，有些实验室采用酶联免疫吸附法（enzyme-linked immunosorbent assay，ELISA）或多重检测技术来检测 ANA。但 ELISA 法和多重检测法的假阴性率高，准确性不如荧光法。ANA 阳性也可见于类风湿关节炎、硬皮病、多发性肌炎和自身免疫性甲状腺炎等其他自身免疫性疾病。很多没有自身免疫性疾病的人群尤其是老年人可出现低滴度 ANA（< 1∶80）[134]。因此，仅有 ANA 阳性不足以诊断 SLE，但 ANA 阴性有助于排除 SLE。虽然曾有"ANA 阴性"SLE 的报道，但这在免疫荧光检测法中是非常罕见的，在这些罕见病例中，存在其他与狼疮相关的自身抗体（如抗 Ro/SSA）[135]。

在确定 ANA 阳性后，查明自身抗体的靶抗原是何种核抗原非常重要，因为有些抗原特异性反应的诊断特异性很高。其中最重要的检查是抗双链 DNA 抗体测定（anti-dsDNA）。SLE 患者抗 dsDNA 抗体的阳性率不高于 50% ~ 60%，因此阴性并不能排除 SLE 的可能。但该抗体对 SLE 有高度特异性，抗体阳性非常有助于确诊 SLE。同样，抗 Sm 抗体也有很高的特异性，但其阳性率更低（约 30%）。Sm 抗原是可提取核抗原（extractablenuclear antigens，ENAs）

表 80-7 SLE 的自身抗体及其临床意义

自身抗体	SLE 患者中的阳性率（%）	临床意义
抗核抗体		
抗 ds-DNA 抗体	60	SLE 特异性 95%；随病情波动；与肾小球肾炎有关
抗 Smith 抗体	20 ~ 30	SLE 特异性 99%；与抗 U1RNP 抗体有关
抗 U1RNP 抗体	30	与混合性结缔组织病有关，与肾小球肾炎负相关
抗 Ro/SSA 抗体	30	和干燥综合征、光敏感、SCLE、新生儿狼疮、先天性心脏传导阻滞有关
抗 La/SSB 抗体	20	和干燥综合征、SCLE、新生儿狼疮、先天性心脏传导阻滞、抗 Ro/SSA 抗体有关
抗组蛋白抗体	70	也和药物性狼疮有关
抗磷脂抗体	30	和动静脉血栓、病态妊娠有关

SCLE，亚急性皮肤型狼疮；SLE，系统性红斑狼疮

的组分之一。ENA 是各种非 DNA 核抗原的复合物，可在实验室中从细胞中"提取"出来。这些抗原主要是核糖核蛋白，根据其被核糖核酸酶消化的难易程度分为两大类，易被消化的称为 RNP，不易被消化的称为 Sm（因为其抗体首先发现于一名为 Smith 的患者）。和抗 Sm 抗体不同，抗 RNP 抗体对 SLE 不具特异性，但高滴度抗 RNP 抗体支持 MCTD 的诊断[136]。

SLE 也可出现很多其他自身抗体。有些患者可见针对细胞质抗原的抗体如 Ro 和 La（SSA 和 SSB）。尽管这些自身抗体对 SLE 的特异性和敏感性都不高，但有时和特定的临床综合征有关，超过 90% 的新生儿狼疮患者抗 Ro 抗体阳性就是最好的例子[137-138]，SCLE 也常见抗 Ro 抗体阳性[139]。其他自身抗体可能针对细胞表面分子或循环血中的蛋白，例如，针对血液成分的抗体可导致溶血性贫血、中性粒细胞减少或血小板减少。伴或者不伴抗磷脂综合征的 SLE 患者均可能检测到抗磷脂抗体（见第 82 章）。须注意，15% ~ 20% 的 SLE 患者类风湿因子（抗 IgG）阳性，但并不一定有关节病[140]。抗 CCP 抗体也可阳性。

SLE 中免疫复合物所致的补体消耗可导致低补体血症[141-142]。由于在其他疾病中罕见，所以低补体血症有助于 SLE 的诊断。另外，因为低补体血症极有可能反映免疫复合物导致的补体的活化，所以常常是疾病活动的指标。但是，SLE 患者有时合并有遗传性补体缺陷（C1q、C2、C4），此时特定补体成分的缺乏不能反映疾病的活动[143-145]。因此，通常需要测定一种以上的补体成分（例如 C3 和 C4），才能判定低补体血症是否由疾病活动所引起。

用血清学检查来评估疾病活动度和预测疾病复发还存在争议。如果没有遗传性补体缺陷，低补体血症是病情活动的一个可靠指标，但补体水平正常不能排除病情活动。抗 dsDNA 抗体滴度在有些患者中和病情活动有关，但有些患者则无关。最近的一项研究试图回答一个长久争议，也就是狼疮血清学指标的变化对疾病预后的预测价值[146]。在这项研究中，临床病情缓解的狼疮患者每月测定抗 dsDNA、C3a、C3、C4 和 CH50 以识别那些血清学活动但临床缓解的患者。患者随机分为激素治疗组和安慰剂治疗组，来研究对血清学活动的患者进行治疗是否能阻止其临床复发。试验结果并不明确，一部分血清学活动的患者有复发，但治疗似乎也能阻止一部分患者的病情复发。在大多数对照组患者中，血清学恶化并不伴有随后的病情复发，大多数患者复发前并没有血清学的恶化。因此，目前尚无特定指标能识别患者的疾病模式，或判定特定患者中临床和血清学表现的相关性。

鉴别诊断

SLE 患者有多器官受累，缺乏特异性症状和（或）体征，很多系统性疾病可以模拟 SLE 的表现。因此，在诊断 SLE 前，需要系统检查以排除感染、

恶性肿瘤和其他自身免疫性疾病。

　　一些病毒感染可出现 SLE 的症状和体征，另外，有些病毒感染可导致自身抗体的产生。仔细询问病史和对可疑病原体进行血清学检查有助于正确诊断。微小病毒 B_{19} 感染常表现为发热、红斑、对称性炎症性多关节炎和血细胞减少。此外，少数患者还可出现抗核抗体、抗 dsDNA 抗体和低补体血症。巨细胞病毒和 EB 病毒感染也可模拟 SLE，常出现乏力、血细胞减少、腹痛和肝功能异常。急性 HIV 感染常表现为发热、多发淋巴结肿大和口腔溃疡。乙型肝炎和丙型肝炎患者可出现炎性关节炎和抗核抗体阳性。

　　恶性肿瘤，特别是非霍奇金淋巴瘤可出现全身性症状、关节痛、血细胞减少、淋巴结肿大、红斑和抗核抗体阳性。老年患者出现新的狼疮样症状必须警惕恶性肿瘤，适当的肿瘤筛查非常重要。

　　其他自身免疫性疾病如类风湿关节炎、皮肌炎和 Still 病也常出现类似 SLE 的临床表现，在疾病早期有时难以鉴别。RA 患者和 SLE 患者都可出现对称性炎性关节炎，多累及腕关节和手部小关节。两者均可出现抗核抗体和类风湿因子升高，但抗 CCP 抗体提示 RA，抗 dsDNA 或抗 Sm 抗体提示 SLE。皮肌炎和 SLE 的光敏性红斑可出现相同的临床和组织病理学表现。详细病史和血清学检查有助于正确诊断。SLE 还需与 MCTD 鉴别，MCTD 常有高滴度抗 RNP 抗体，且同时具有 SLE、硬皮病和（或）多发性肌炎的临床表现。患者常出现双手肿胀和雷诺现象。与 SLE 不同，MCTD 患者可出现与 RA 非常相似的侵蚀性关节炎。

　　对每个拟诊 SLE 的患者均需仔细排除药物性狼疮，特别是有狼疮样症状的年龄较大的患者。关节痛、肌痛、发热和浆膜炎是药物性狼疮的常见临床表现。多种药物可引起药物性狼疮，常见的有：米诺环素、普鲁卡因胺、肼屈嗪、异烟肼、α 干扰素和肿瘤坏死因子拮抗剂。氢氯噻嗪和 SCLE 有关。所有这些药物均可引起抗核抗体阳性。米诺环素有时和抗 dsDNA 和核周型抗中性粒细胞胞浆抗体（perinuclear-staining antineutrophil cytoplasmic antibody，pANCA）有关，肿瘤坏死因子拮抗剂可引起抗 dsDNA 阳性。除米诺环素所致的患者外，95% 以上的药物性狼疮患者抗组蛋白抗体阳性。但是，抗组蛋白抗体不能用于确诊药物性狼疮，因为高达 80% 的特发性 SLE 患者也有抗组蛋白抗体阳性。

新生儿狼疮

　　新生儿狼疮是一种由母体的抗 SSA 和（或）抗 SSB 抗体通过胎盘传到新生儿而导致的被动的获得性自身免疫性疾病 [132]。患儿母亲可有 SLE、干燥综合征或者某种尚未被诊断的自身免疫性疾病。新生儿狼疮可累及多系统器官，包括心脏、皮肤、肝和血液系统，最严重的并发症是先天性完全性心脏传导阻滞和心肌病 [147-148]。"新生儿狼疮"一词源于早期对患儿的 SCLE 样皮疹的观察。

　　先天性完全性心脏传导阻滞与新生儿死亡率有关，可高达 20%，大部分患儿需要植入永久性心脏起搏器。如果母亲抗 Ro/SSA 和（或）抗 La/SSB 抗体阳性，约 2% 的新生儿发生这种并发症，母体的抗体为该病发病的必要但非充分条件。完全性心脏传导阻滞患儿的母亲再次妊娠时这种情况再发的可能性约为 17%。新生儿有狼疮皮肤表现（无心脏传导阻滞）的患儿母亲再次妊娠时胎儿出现心脏传导阻滞的几率约为 18% [149]。体外研究表明在胚胎发育时，胎儿心脏细胞发生凋亡，并在细胞表面表达 Ro/SSA 和 La/SSB 抗原。抗 Ro/SSA 和（或）抗 La/SSB 抗体与之结合导致炎症性损伤，进而发生房室结及周围组织纤维化，还可累及窦房结。前瞻性研究表明胎心的易感期为妊娠第 16 到 24 周。因此，建议抗 Ro/SSA 和抗 La/SSB 抗体阳性孕妇从孕 16 周起行胎儿心脏超声检查，以期发现早期的心脏传导阻滞（一度和二度传导阻滞）并进行治疗，或能防止其进展为三度传导阻滞。目前的治疗方案是母体给予含氟糖皮质激素如地塞米松。之所以选择含氟激素是因为它可通过胎盘并进入胎儿血液循环。但是对不完全性传导阻滞进行治疗还存在争议，因为治疗获益还未完全明确，且激素与某些胎儿严重不良反应如宫内发育迟缓、羊水过少和肾上腺抑制等有关。即使进行治疗，完全性心脏传导阻滞仍是不可逆的，一度和二度传导阻滞则可能被或者不能被逆转。更为复杂的是，完全性传导阻滞可在先前没有一度或二度传导阻滞的情况下发生。除了传导阻滞，新生儿狼疮患者还可发生心脏结构性异常，包括但不仅限于动脉导管未闭、室间隔缺损、房间隔缺损和卵圆孔未闭等。心肌炎和心包炎也有报道。

　　皮疹是新生儿狼疮的常见表现，包括与 SCLE 的环形红斑类似的红斑和环状红斑。典型皮疹位于头皮、面部、躯干和四肢，好发于眶周，通常在新生儿受紫外线照射后出现。皮疹通常在出生后的第 4 周至第 6 周之间出现，但也可能在出生时就存在。皮疹为自限性，不需要治疗，通常在 6 个月左右自行缓解，这和母体的抗 Ro/SSA 和（或）抗 La/SSB 抗体从新生儿体内消失的时间一致。抗 SSA/SSB 抗体阳性产妇出现新生儿狼疮的比例约为 25%。新生儿狼疮的少见表现包括肝、血液系统和神经系统受累[150]。肝表现包括无症状肝功能升高、肝炎、肝大、胆汁淤积和肝硬化。血液系统表现包括血小板减少、自身免疫性溶血性贫血和白细胞减少。神经系统并发症如脊髓病变、抽搐和无菌性脑膜炎也有报道。

 本章的参考文献也可以在 ExpertConsult.com 上找到。

参考文献

1. Tan EM, Cohen AS, Fries JF, et al: The 1982 revised classification of systemic lupus erythematosus. *Arthritis Rheum* 11:1271–1277, 1982.
2. Hochberg MC: Updating the American College of Rheumatology revised criteria for the classification of systemic lupus erythematosus. *Arthritis Rheum* 40:1725, 1997.
3. Petri M, Orbai AM, Alarcon GS, et al: Derivation and validation of the Systemic Lupus International Collaborating Clinics classification criteria for systemic lupus erythematosus. *Arthritis Rheum* 64:2677–2686, 2012.
4. Pons-Estel GJ, Alarcon GS, Scofield L, et al: Understanding the epidemiology and progression of systemic lupus erythematosus. *Semin Arthritis Rheum* 39:257–268, 2010.
5. Lim SS, Bayakly AR, Helmick CG, et al: The incidence and prevalence of systemic lupus erythematosus, 2002–2004: the Georgia Lupus Registry. *Arthritis Rheum* 66(2):357–368, 2014.
6. Somers EC, Marder W, Cagnoli P, et al: Population-based incidence and prevalence of systemic lupus erythematosus: the Michigan Lupus Epidemiology and Surveillance Program. *Arthritis Rheum* 66(2):369–378, 2014.
7. Boddaert J, Huong DL, Amoura Z, et al: Late-onset systemic lupus erythematosus: a personal series of 47 patients and pooled analysis of 714 cases in the literature. *Medicine* 83:348–359, 2004.
8. Dubois EL, Tuffanelli DL: Clinical manifestations of systemic lupus erythematosus: computer analysis of 520 cases. *JAMA* 190:104–111, 1964.
10. Hochberg MC, Boyd RE, Ahearn JM, et al: Systemic lupus erythematosus: a review of the clinico-laboratory features and immunopathogenetic markers in 150 patients with emphasis on demographic subsets. *Medicine* 64:285–295, 1985.
11. Pistiner M, Wallace DJ, Nessim S, et al: Lupus erythematosus in the 1980s: a survey of 570 patients. *Semin Arthritis Rheum* 21:55–64, 1991.
12. Vitali C, Bencivelli W, Isenberg DA, et al: European Consensus Study Group for Disease Activity in SLE: disease activity in systemic lupus erythematosus: report of the Consensus Study Group of the European Workshop for Rheumatology Research. I. A descriptive analysis of 704 European lupus patients. *Clin Exp Rheumatol* 10:527–539, 1992.
13. Gilliam JN, Sontheimer RD: Distinctive cutaneous subsets in the spectrum of lupus erythematosus. *J Am Acad Dermatol* 4:471–475, 1981.
14. Sontheimer RD: The lexicon of cutaneous lupus erythematosus: a review and personal perspective on the nomenclature and classification of the cutaneous manifestations of lupus erythematosus. *Lupus* 6:84–95, 1997.
15. Watanabe T, Tsuchida T: Classification of lupus erythematosus based upon cutaneous manifestations: dermatologic, systemic, and laboratory features in 191 patients. *Dermatology* 190:277–283, 1995.
17. Gilliam JN, Sontheimer RD: Skin manifestations of SLE. *Clin Rheum Dis* 8:207–218, 1982.
19. Parikh N, Choi J, Li M, et al: Squamous cell carcinoma arising in a recent plaque of discoid lupus erythematosus, in a sun-protected area. *Lupus* 19:210–212, 2010.
21. Walling HW, Sontheimer RD: Cutaneous lupus erythematosus: issues in diagnosis and treatment. *Am J Clin Dermatol* 10:365–381, 2009.
22. Vassileva S: Bullous systemic lupus erythematosus. *Clin Dermatol* 22:129–138, 2004.
23. Sanders CJ, Van Weelden H, Kazzaz GA, et al: Photosensitivity in patients with lupus erythematosus: a clinical and photobiological study of 100 patients using a prolonged phototest protocol. *Br J Dermatol* 149:131–137, 2003.
24. Tutrone WD, Spann CT, Scheinfeld N, et al: Polymorphic light eruption. *Dermatol Ther* 16:28–39, 2003.
25. Fabbri P, Amato L, Chiarini C, et al: Scarring alopecia in discoid lupus erythematosus: a clinical, histopathologic and immunopathologic study. *Lupus* 13:455–462, 2004.
26. Alarcon-Segovia D, Cetina JA: Lupus hair. *Am J Med Sci* 267:241–242, 1974.
27. Werth VP, White WL, Sanchez MR, et al: Incidence of alopecia areata in lupus erythematosus. *Arch Dermatol* 128:368–371, 1992.
28. Nico MM, Vilela MA, Rivitti EA, et al: Oral lesions in lupus erythematosus: correlation with cutaneous lesions. *Eur J Dermatol* 18:376–381, 2008.
29. Jonsson R, Heyden G, Westberg NG, et al: Oral mucosal lesions in systemic lupus erythematosus—a clinical, histopathological and immunopathological study. *J Rheumatol* 11:38–42, 1984.
30. David-Bajar KM, Davis BM: Pathology, immunopathology, and immunohistochemistry in cutaneous lupus erythematosus. *Lupus* 6:145–157, 1997.
32. Grossman JM: Lupus arthritis. *Best Pract Res Clin Rheumatol* 23:495–506, 2009.
33. Labowitz R, Schumacher HR: Articular manifestations of systemic lupus erythematosus. *Ann Intern Med* 74:911–921, 1971.
34. Morley KD, Leung A, Rynes RI: Lupus foot. *Br Med J* 284:557–558, 1982.
35. Chan MT, Owen P, Dunphy J, et al: Associations of erosive arthritis with anti-cyclic citrullinated peptide antibodies and MHC Class II alleles in systemic lupus erythematosus. *J Rheumatol* 35:77–83, 2008.
36. Ostendorf B, Scherer A, Specker C, et al: Jaccoud's arthropathy in systemic lupus erythematosus: differentiation of deforming and erosive patterns by magnetic resonance imaging. *Arthritis Rheum* 48:157–165, 2003.
37. Tani C, Aniello D, Delle D, et al: Rhupus syndrome: assessment of its prevalence and its clinical and instrumental characteristics in a prospective cohort of 103 SLE patients. *Autoimmun Rev* 12(4):537–541, 2013.
38. Boutry N, Hachulla E, Flipo RM, et al: MR imaging findings in hands in early rheumatoid arthritis: comparison with those in systemic lupus erythematosus and primary Sjögren syndrome. *Radiology* 236:593–600, 2005.
40. Weissman BN, Rappoport AS, Sosman JL, et al: Radiographic findings in the hands in patients with systemic lupus erythematosus. *Radiology* 126:313–317, 1978.
41. Leskinen RH, Skrifvars BV, Laasonen LS, et al: Bone lesions in systemic lupus erythematosus. *Radiology* 153:349–352, 1984.
42. Dubois EL, Cozen L: Avascular (aseptic) bone necrosis associated with systemic lupus erythematosus. *JAMA* 174:966–971, 1960.
43. Nagasawa K, Tada Y, Koarada S, et al: Very early development of steroid-associated osteonecrosis of femoral head in systemic lupus erythematosus: prospective study by MRI. *Lupus* 14:385–390, 2005.
44. Oinuma K, Harada Y, Nawata Y, et al: Osteonecrosis in patients with systemic lupus erythematosus develops early after starting high dose corticosteroid treatment. *Ann Rheum Dis* 60:1145–1148, 2001.
45. Fialho SC, Bonfa E, Vitule LF, et al: Disease activity as a major risk factor for osteonecrosis in early systemic lupus erythematosus. *Lupus* 16:239–244, 2007.

47. Tsokos GC, Moutsopoulos HM, Steinberg AD: Muscle involvement in systemic lupus erythematosus. *JAMA* 246:766–768, 1981.

48. Lim KL, Abdul-Wahab R, Lowe J, et al: Muscle biopsy abnormalities in systemic lupus erythematosus: correlation with clinical and laboratory parameters. *Ann Rheum Dis* 53:178–182, 1994.

49. Danila MI, Pons-Estel GJ, Zhang J, et al: Renal damage is the most important predictor of mortality within the damage index: data from LUMINA LXIV, a multiethnic US cohort. *Rheumatology* 48:542–545, 2009.

50. Mok CC, Kwok RC, Yip PS: Effect of renal disease on the standardized mortality ratio and life expectancy of patients with systemic lupus erythematosus. *Arthritis Rheum* 65(8):2154–2160, 2013.

51. Brentjens JR, Sepulveda M, Baliah T, et al: Interstitial immune complex nephritis in patients with systemic lupus erythematosus. *Kidney Int* 7:342–350, 1975.

52. Austin HA 3rd, Boumpas DT, Vaughan EM, et al: Predicting renal outcomes in severe lupus nephritis: contributions of clinical and histologic data. *Kidney Int* 45:544–550, 1994.

53. Descombes E, Droz D, Drouet L, et al: Renal vascular lesions in lupus nephritis. *Medicine* 76:355–368, 1997.

54. Appel GB, Pirani CL, D'Agati V: Renal vascular complications of systemic lupus erythematosus. *J Am Soc Nephrol* 4:1499–1515, 1994.

55. Song D, Wu LH, Wang FM, et al: The spectrum of renal thrombotic microangiopathy in lupus nephritis. *Arthritis Res Ther* 15(1):R12, 2013.

56. Banfi G, Bertani T, Boeri V, et al: Renal vascular lesions as a marker of poor prognosis in patients with lupus nephritis. Gruppo Italiano per lo Studio della Nefrite Lupica (GISNEL). *Am J Kidney Dis* 18:240–248, 1991.

57. Wu LH, Yu F, Tan Y, et al: Inclusion of renal vascular lesions in the 2003 ISN/RPS system for classifying lupus nephritis improves renal outcome predictions. *Kidney Int* 83(4):715–723, 2013.

58. Baranowska-Daca E, Choi YJ, Barrios R, et al: Nonlupus nephritides in patients with systemic lupus erythematosus: a comprehensive clinicopathologic study and review of the literature. *Hum Pathol* 32:1125–1135, 2001.

59. Austin HA: Clinical evaluation and monitoring of lupus kidney disease. *Lupus* 7:618–621, 1998.

60. Keane WF: Proteinuria: its clinical importance and role in progressive renal disease. *Am J Kidney Dis* 35(4 Suppl 1):S97–S105, 2005.

61. Birmingham DJ, Rovin BH, Shidham G, et al: Spot urine protein/creatinine ratios are unreliable estimates of 24 h proteinuria in most systemic lupus erythematosus nephritis flares. *Kidney Int* 72:865–870, 2007.

62. Ginsberg JM, Chang BS, Matarese RA, et al: Use of single voided urine samples to estimate quantitative proteinuria. *N Engl J Med* 309:1543–1546, 1983.

64. Hahn BH, McMahon MA, Wilkinson A, et al: American College of Rheumatology guidelines for screening, treatment, and management of lupus nephritis. *Arthritis Care Res* 64(6):797–808, 2012.

65. Grande JP, Balow JE: Renal biopsy in lupus nephritis. *Lupus* 7:611–617, 1998.

66. Weening JJ, D'Agati VD, Schwartz MM, et al: The classification of glomerulonephritis in systemic lupus erythematosus revisited. *J Am Soc Nephrol* 15:241–250, 2004.

68. Jacobsen S, Starklint H, Petersen J, et al: Prognostic value of renal biopsy and clinical variables in patients with lupus nephritis and normal serum creatinine. *Scand J Rheumatol* 28:288–299, 1999.

69. Good JT Jr, King TE, Antony VB, et al: Lupus pleuritis: clinical features and pleural fluid characteristics with special reference to pleural fluid antinuclear antibodies. *Chest* 84:714–718, 1983.

71. Man BL, Mok CC: Serositis related to systemic lupus erythematosus: prevalence and outcome. *Lupus* 14:822–826, 2005.

72. ter Borg EJ, Horst G, Limburg PC, et al: C-reactive protein levels during disease exacerbations and infections in systemic lupus erythematosus: a prospective longitudinal study. *J Rheumatol* 17:1642–1648, 1990.

73. Haupt HM, Moore GW, Hutchins GM: The lung in systemic lupus erythematosus: analysis of the pathologic changes in 120 patients. *Am J Med* 71:791–798, 1981.

75. Matthay RA, Schwarz MI, Petty TL, et al: Pulmonary manifestations of systemic lupus erythematosus: review of twelve cases of acute lupus pneumonitis. *Medicine* 54:397–409, 1975.

76. Todd DJ, Costenbader KH: Dyspnea in a young woman with active systemic lupus erythematosus. *Lupus* 18:777–784, 2009.

77. Hoffbrand BI, Beck ER: Unexplained dyspnea and shrinking lungs in systemic lupus erythematosus. *Br Med J* 1:1273–1277, 1965.

78. Karim MY, Miranda LC, Tench CM, et al: Presentation and prognosis of the shrinking lung syndrome in systemic lupus erythematosus. *Semin Arthritis Rheum* 31:289–298, 2002.

79. Andonopoulos AP, Constantopoulos SH, Galanopoulou V, et al: Pulmonary function of nonsmoking patients with systemic lupus erythematosus. *Chest* 94:312–315, 1988.

81. Crozier IG, Li E, Milne MJ, et al: Cardiac involvement in systemic lupus erythematosus detected by echocardiography. *Am J Cardiol* 65:1145–1148, 1990.

82. Bulkley BH, Roberts WC: The heart in systemic lupus erythematosus and the changes induced in it by corticosteroid therapy: a study of 36 necropsy patients. *Am J Med* 58:243–264, 1975.

83. Roldan CA, Shively BK, Crawford MH: An echocardiographic study of valvular heart disease associated with systemic lupus erythematosus. *N Engl J Med* 335:1424–1430, 1996.

84. Bidani AK, Roberts JL, Schwartz MM, et al: Immunopathology of cardiac lesions in fatal systemic lupus erythematosus. *Am J Med* 69:849–858, 1980.

85. Roldan CA, Qualls CR, Sopko KS, et al: Transthoracic versus transesophageal echocardiography for detection of Libman-Sacks endocarditis: a randomized controlled study. *J Rheumatol* 35:224–229, 2008.

86. Roldan CA, Gelgand EA, Qualls CR, et al: Valvular heart disease by transthoracic echocardiography is associated with focal brain injury and central neuropsychiatric systemic lupus erythematosus. *Cardiology* 108:331–337, 2007.

87. Mattos P, Santiago MB: Association of antiphospholipid antibodies with valvulopathy in systemic lupus erythematosus: a systematic review. *Clin Rheumatol* 30(2):165–171, 2011.

88. Zuily S, Huttin O, Mohamed S, et al: Valvular heart disease in antiphospholipid syndrome. *Curr Rheumatol Rep* 15(4):320, 2013.

89. Haider YS, Roberts WC: Coronary arterial disease in systemic lupus erythematosus: quantification of degrees of narrowing in 22 necropsy patients (21 women) aged 16 to 37 years. *Am J Med* 70:775–781, 1981.

90. Urowitz MB, Bookman AA, Koehler BE, et al: The bimodal mortality pattern of systemic lupus erythematosus. *Am J Med* 60:221–225, 1976.

91. Manzi S, Meilahn EN, Rairie JE, et al: Age-specific incidence rates of myocardial infarction and angina in women with systemic lupus erythematosus: comparison with the Framingham study. *Am J Epidemiol* 145:408–415, 1997.

92. Urowitz MB, Gladman D, Ibanez D, et al: Systemic Lupus International Collaborating Clinics: atherosclerotic vascular events in a multinational inception cohort of systemic lupus erythematosus. *Arthritis Care Res* 62:881–887, 1995.

93. Esdaile JM, Abrahamowicz M, Grodzicky T, et al: Traditional Framingham risk factors fail to fully account for accelerated atherosclerosis in systemic lupus erythematosus. *Arthritis Rheum* 44:2331–2337, 1991.

94. McMahon M, Grossman JM, Fitzgerald J, et al: Proinflammatory high-density lipoprotein as a biomarker for atherosclerosis in patients with systemic lupus erythematosus and rheumatoid arthritis. *Arthritis Rheum* 54(8):2541–2549, 2006.

95. McMahon M, Grossman JM, Skaggs B, et al: Dysfunctional proinflammatory high-density lipoproteins confer increased risk of atherosclerosis in women with systemic lupus erythematosus. *Arthritis Rheum* 60(8):2428–2437, 2009.

96. McMahon M, Skaggs BL, Grossman JM, et al: A panel of biomarkers is associated with increased risk of the presence and progression of atherosclerosis in women with systemic lupus erythematosus. *Arthritis Rheum* 66(1):130–139, 2014.

97. The American College of Rheumatology nomenclature and case definitions for neuropsychiatric lupus syndromes. *Arthritis Rheum* 42:599–608, 1999.

98. Carmona-Fernandes D, Santos MJ, Canhao H, et al: Anti-ribosomal P protein IgG autoantibodies in patients with systemic lupus erythematosus: diagnostic performance and clinical profile. *BMC Med* 11:98, 2013.

100. Molloy ES, Calabrese LH: Progressive multifocal leukoencephalopathy: a national estimate of frequency in systemic lupus erythematosus and other rheumatic diseases. *Arthritis Rheum* 60:3761–3765, 2009.

101. Molloy ES, Calabrese LH: Progressive multifocal leukoencephalopa-

thy associated with immunosuppressive therapy in rheumatic diseases: evolving role of biologic therapies. *Arthritis Rheum* 64(9): 3043–3051, 2012.

102. Sibbitt WL, Jr, Brooks WM, Kornfeld M, et al: Magnetic resonance imaging and brain histopathology in neuropsychiatric systemic lupus erythematosus. *Semin Arthritis Rheum* 40:32–52, 2010.

103. Luyendijk J, Steens SC, Ouwendijk WJ, et al: Neuropsychiatric systemic lupus erythematosus: lessons learned from magnetic resonance imaging. *Arthritis Rheum* 63(3):722–732, 2011.

104. Mitsikostas DD, Sfikakis PP, Goadsby PJ: A meta-analysis for headache in systemic lupus erythematosus: the evidence and the myth. *Brain* 127(Pt 5):1200–1209, 2004.

105. Lin YC, Wang AG, Yen MY: Systemic lupus erythematosus-associated optic neuritis: clinical experience and literature review. *Acta Ophthalmol* 87:204–210, 2009.

107. Ferreira S, D'Cruz DP, Hughes GR: Multiple sclerosis, neuropsychiatric lupus and antiphospholipid syndrome: where do we stand? *Rheumatology (Oxford)* 44:434–439, 2005.

108. Jarius S, Wildemann B, Paul F: Neuromyelitis optica: clinical features, immunopathogenesis and treatment. *Clin Exp Immunol* 176(2):149–164, 2014.

109. Wingerchuck DM, Lennon VA, Pittock SJ, et al: Revised diagnostic criteria for neuromyelitis optica. *Neurology* 66:1485–1489, 2006.

111. Hinchey J, Chaves C, Appignani B, et al: A reversible posterior leukoencephalopathy syndrome. *N Engl J Med* 334(8):494–500, 1996.

112. Oomatia A, Fang H, Petri M, et al: Peripheral neuropathies in systemic lupus erythematosus: clinical features, disease associations, and immunologic characteristics evaluated over a twenty-five year study period. *Arthritis Rheum* 66(4):1000–1009, 2014.

113. Sultan SM, Ioannou Y, Isenberg DA: A review of gastrointestinal manifestations of systemic lupus erythematosus. *Rheumatology (Oxford)* 38:917–932, 1999.

114. Lapadula G, Muolo P, Semeraro F, et al: Esophageal motility disorders in the rheumatic diseases: a review of 150 patients. *Clin Exp Rheumatol* 12:515–521, 1993.

115. Hoffman BI, Katz WA: The gastrointestinal manifestations of systemic lupus erythematosus: a review of the literature. *Semin Arthritis Rheum* 9:237–247, 1980.

117. Nesher G, Breuer GS, Temprano K, et al: Lupus-associated pancreatitis. *Semin Arthritis Rheum* 35:260–267, 2006.

119. Runyon BA, LaBrecque DR, Anuras S: The spectrum of liver disease in systemic lupus erythematosus: report of 33 histologically-proved cases and review of the literature. *Am J Med* 69:187–194, 1980.

122. Perlemuter G, Chaussade S, Wechsler B, et al: Chronic intestinal pseudo-obstruction in systemic lupus erythematosus. *Gut* 43:117–122, 1998.

123. Davies JB, Rao PK: Ocular manifestations of systemic lupus erythematosus. *Curr Opin Ophthalmol* 19:512–518, 2008.

125. Fong KY, Loizou S, Boey ML, et al: Anticardiolipin antibodies, haemolytic anaemia and thrombocytopenia in systemic lupus erythematosus. *Br J Rheumatol* 31:453–455, 1992.

127. Rivero SJ, Díaz-Jouanen E, Alarcón-Segovia D: Lymphopenia in systemic lupus erythematosus: clinical, diagnostic, and prognostic significance. *Arthritis Rheum* 21:295–305, 1978.

130. Rabinowitz Y, Dameshek W: Systemic lupus erythematosus after "idiopathic" thrombocytopenic purpura: a review. *Ann Intern Med* 52:1–28, 1960.

132. Piliero P, Furie R: Functional asplenia in systemic lupus erythematosus. *Semin Arthritis Rheum* 20:185–189, 1990.

133. Kavanaugh A, Tomar R, Reveille J, et al: Guidelines for clinical use of the antinuclear antibody test and tests for specific autoantibodies to nuclear antigens. *Arch Pathol Lab Med* 124:71–81, 2000.

134. Tan EM, Feltkamp TE, Smolen JS, et al: Range of antinuclear antibodies in "healthy" individuals. *Arthritis Rheum* 40:1601–1611, 1997.

136. Sharp GC, Irvin WS, Tan EM, et al: Mixed connective tissue disease: an apparently distinct rheumatic disease syndrome associated with a specific antibody to an extractable nuclear antigen (ENA). *Am J Med* 52:148–159, 1972.

137. Watson RM, Lane AT, Barnett NK, et al: Neonatal lupus erythematosus: a clinical, serological and immunogenetic study with review of the literature. *Medicine* 63:362–378, 1984.

138. McCauliffe DP: Neonatal lupus erythematosus: a transplacentally acquired autoimmune disorder. *Semin Dermatol* 14:47–53, 1995.

141. Lloyd W, Schur PH: Immune complexes, complement, and anti-DNA in exacerbations of systemic lupus erythematosus (SLE). *Medicine* 60:208–217, 1981.

144. Agnello V: Complement deficiency states. *Medicine* 57:1–24, 1978.

146. Tseng C-E, Buyon JP, Kim M, et al: The effect of moderate-dose corticosteroids in preventing severe flares in patients with serologically active, but clinically stable, systemic lupus erythematosus: findings of a prospective, randomized, double-blind, placebo-controlled trial. *Arthritis Rheum* 54:3623–3632, 2006.

147. Izmirly PM, Rivera TL, Buyon JP: Neonatal lupus syndromes. *Rheum Dis Clin N Am* 33:267–285, 2007.

148. Cimaz R, Spence DL, Hornberger L, et al: Incidence and spectrum of neonatal lupus erythematosus: a prospective study of infants born to mothers with anti-Ro autoantibodies. *J Pediatr* 142:678–683, 2003.

149. Izmirly PM, Llanos C, Lee LA, et al: Cutaneous manifestations of neonatal lupus and risk of subsequent congenital heart block. *Arthritis Rheum* 62(4):1153–1157, 2010.

150. Silverman E, Jaeggi E: Non-cardiac manifestations of neonatal lupus erythematosus. *Scand J Immunol* 72:223–225, 2010.

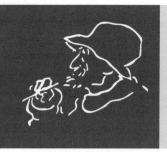

第81章

系统性红斑狼疮的治疗

原著　George Bertsias • Antonios Fanouriakis • Dimitrios T. Boumpas
冯啸天 译　张　晓 校

关键点

系统性红斑狼疮（systemic lupus erythematosus, SLE）的治疗目标是达到缓解，以减少器官损伤。

药物毒性，尤其是糖皮质激素的药物毒性，应被慎重考虑并尽可能最小化。

羟氯喹（hydroxychloroquine, HCQ）推荐用于无禁忌证的所有SLE患者。

联合应用大剂量糖皮质激素和静脉注射环磷酰胺（cyclophosphamide, CYC）通常用于重症和有重要脏器受累的SLE患者。

霉酚酸酯（mycophenolate mofetil, MMF）治疗中重度狼疮性肾炎（lupus nephritis, LN）有效，且与环磷酰胺相比，毒性相对较小。

硫唑嘌呤或霉酚酸酯可用于中到重度狼疮性肾炎缓解后的维持治疗。

当标准治疗失败时，贝利尤单抗（belimumab, anti-Blys mAb）可能带来获益。部分临床医师使用利妥昔单抗（rituximab, anti-CD20 mAb）治疗难治性病例。

家庭咨询和计划是SLE患者成功完成妊娠的重要环节。

临床过程和一般治疗措施

关键点

中或重度系统性红斑狼疮的治疗包括诱导免疫抑制治疗和随后较低强度的维持治疗。

SLE患者的生活质量较差。

患者乐于在治疗决策中扮演积极或协同的角色。

　　SLE的活动通常呈反复发作，表现为复发-缓解的病程。但是相当数量的患者存在持续的病情活动，只有一小部分患者处于较长时间的疾病静止期[1-2]。尽管目前SLE患者的总生存率已明显改善（10年生存率85%～95%），但仍有部分患者有过早死亡的风险[3]。患者生活质量下降和死亡率升高与持续性炎症引起的不可逆性重要脏器损害相关[4-5]。因此，治疗措施应以减少系统性炎症的负荷为目标。为此，需要：①准确评估疾病活动度和复发情况；②根据受累靶器官的严重程度进行疾病分层；③应用安全有效的药物迅速诱导缓解并预防疾病复发；④防治疾病及药物相关的并发症[6]。

　　一般而言，轻度狼疮患者（皮肤、关节和肌肉受累）可单独使用抗疟药或改善病情抗风湿药（disease-modifying antirheumatic drugs, DMRADs），也可联合口服小剂量糖皮质激素（glucocorticoids, GCs）治疗。重要脏器受累的重度SLE需要在初始期给予免疫抑制强化治疗（诱导治疗），以控制异常免疫反应，并阻止组织损伤。随后在较长时间内应用强度和毒副作用均较轻的治疗方案（维持治疗），以巩固疾病缓解并防止复发。免疫抑制剂治疗有利于减少激素用量，从而减少激素毒副作用。

　　SLE患者的生活质量较差，疾病活动和器官损伤只是部分原因，其他原因还包括疲劳、纤维肌痛综合征、抑郁和认知功能障碍[7-8]。医生应定期监测这些问题，并进行对症或辅助治疗。临床医生除需关注SLE患者疾病本身及与治疗相关的并发症外，还需重视辅助治疗和一级预防策略（如保护肾和减少心血管疾病的措施等）在 SLE 活动中的作用。

健康方面的专家越来越多地鼓励患者参与治疗决策，认为患者也是专家，对自身健康治疗选择、健康状况及治疗转归具有独到的认识[9]。这一方法在重症狼疮患者中更具有挑战性，患者可能从细胞毒治疗中获益，但同时也会面临明显的毒副作用[10]。因此，医生应向患者提供均衡的信息，从而使患者能准确知道治疗药物的风险和获益[11]。

治疗系统性红斑狼疮的药物

关键点
长期应用糖皮质激素的剂量应尽可能低，目标剂量等效于不超过 7.5 mg/d 的泼尼松。
抗疟药推荐用于所有 SLE 患者，因其有利于重症狼疮病情缓解，并且减少复发风险和累积损害。
硫唑嘌呤是轻到中度 SLE 患者（包括狼疮性肾炎）的有效治疗药物。
大剂量糖皮质激素联合静脉 CYC 脉冲治疗推荐用于有重要器官累及的重度狼疮患者
霉酚酸酯对治疗中重度增殖性狼疮性肾炎（proliferative lupus nephritis，PLN）的疗效和环磷酰胺相同，并且毒性相对较小。
钙调磷酸酶抑制剂可用于治疗难治性狼疮性肾炎。
贝利尤单抗已获批用于已接受标准治疗的活动性 SLE 患者。
部分临床医师用利妥昔单抗对免疫抑制治疗无效的难治性病例。
SLE 的新型生物疗法正在试验阶段。

糖皮质激素

糖皮质激素（GCs）对 T 细胞、B 细胞，以及单核细胞和中性粒细胞介导的免疫反应都具有广泛的抑制作用，同时 GCs 起效迅速，因此，在治疗急性 SLE 症状时具有显著的效果。

小剂量 GCs（等效于泼尼松 ≤ 7.5 mg/d）通常应用在其他初始治疗（如抗疟药）无法耐受或不足以控制疾病活动的时候。对于中到重度的 SLE 患者，

GCs[单次剂量相当于泼尼松 0.5 ～ 1 mg/（kg·d）] 可单独应用或与免疫抑制剂联合应用，建议在晨起一次服用。在 GCs 和免疫抑制剂联合使用时，泼尼松的剂量尽量不要超过 0.5 ～ 0.6 mg/（kg·d），以避免感染或其他毒性。在初始治疗的 4 ～ 6 周后 GCs 开始逐渐减量，目标是在 2 ～ 3 个月之内减至每日或隔日 0.125 ～ 0.25 mg/kg。联合应用免疫抑制剂有利于 GCs 减量并降低 GCs 的累积毒性。

虽然有两项对照研究结果显示[12-13]，对于临床症状稳定而血清学标志的活动的 SLE 患者，短期应用 GCs 治疗（每日 30 mg 持续 2 周，随后迅速减量）可有效防止病情复发，但存在过度治疗，增加 GC 累积剂量的风险。对于这类患者，建议谨慎监测可反映病情变化的客观指标。

在重度、快速进展的疾病中，或需要剂量超过等价于 0.6 mg/（kg·d）的泼尼松控制疾病活动时，可予甲泼尼龙（500 ～ 1000 mg/d，持续 1 ～ 3 天，静脉注射）冲击治疗[14-15]。尽管尚无有力证据表明冲击治疗能提高生存率，但可以加快缓解，有助于在诱导期使用较低剂量的 GC。

GC 的毒副作用可包括：早期（情绪的影响、痤疮、肌痛、感染）；后期（代谢紊乱）和晚发性（骨质疏松、缺血性骨坏死，白内障，心血管疾病）副作用[16]。尽管 GC 副作用有时会和狼疮活动相混淆，但大多数副作用是与累积剂量和持续时间相关，并且给药途径也有一定的影响。慢性暴露于剂量超过等价于泼尼松 6 ～ 7.5 mg/d 的 GC，可增加出现不可逆的器官损害的风险[17-18]。如何根据患者病情（疾病活动度，毒性风险）恰当地减量 GC，并迅速启动一级预防措施（如抗骨质疏松治疗）非常重要。

抗疟药和 DMARD 治疗

羟氯喹

抗疟药主要指氯喹（chloroquine）和羟氯喹（hydroxychloroquine，HCQ），普遍应用于有皮肤和关节症状的 SLE 患者。目前越来越多的证据证实，抗疟药可作为重症狼疮的辅助用药，有利于病情缓解。抗疟药可使 SLE 疾病活动度降低 50% 以上，并能中等程度减少严重复发的出现以及 GC 的剂量[19]。一项为期 7 个月的随机对照研究（RCT）显示，使用羟氯喹治疗疾病活动度稳定的 SLE 患

者，羟氯喹血药浓度大于等于 1000 ng/ml 的患者有复发减低的趋势（20.5% vs. 35.1%）[20]。抗疟药也能改善血脂水平和亚临床动脉粥样硬化[21]。重要的是，前瞻性观察研究发现羟氯喹的使用和不可逆的器官累积损害成反比[4,19]。由于使用抗疟药的 SLE 患者一般病情较轻，因此上述研究结果可能存在偏倚，但据推测，抗疟药可抑制固有免疫信号途径，为其多种效用提供了合理解释[22]。此外，羟氯喹的使用与糖尿病发病率降低之间也有一定相关性[23]，并可改善抗磷脂抗体阳性 / 抗磷脂综合征（anti-phospholipid syndrome，APS）患者的预后[24-25]。HCQ 有很好的耐受性，只有低比率的轻度胃肠道和皮肤副作用。尽管其视网膜毒性罕见（服用 HCQ 超过 10 年的患者发生率估计为 0.1%[20]），但仍推荐行常规眼科检查 [推荐应用大剂量 HCQ（> 6.5 mg/kg）、治疗超过 5 年或具有其他复杂因素的患者在开始 HCQ 治疗的前 5 年每年检查 1 次][26]。

甲氨蝶呤

甲氨蝶呤（methotrexate，MTX），作为一种减少激素用量的药物，可用于轻中度 SLE 的治疗，尤其适用于伴关节和皮肤症状的患者[27-28]。MTX 常通过每周 1 次口服或肠外给药。系统文献综述报道，甲氨蝶呤组患者较对照组 SLE 疾病活动指数（SLE disease activity index，SLEDAI）评分降低（风险比 OR，0.44），糖皮质激素平均剂量减少（OR，0.34）[29]。推荐同时给予叶酸（1 ~ 2 mg/d）以减轻甲氨蝶呤的毒性（表 81-1，另见第 61 章）。

来氟米特

来氟米特（leflunomide）目前应用于轻中度疾病活动 SLE 的治疗，以及难治性或对标准免疫抑制治疗不耐受的 LN 患者中[30-31]。来氟米特的清除半衰期为 14 ~ 18 天，并且有致畸性，禁用于计划或已经妊娠的患者（另见第 61 章）。由于药物的半衰期较长，如患者曾服用过来氟米特，妊娠前应检测来氟米特水平。

细胞毒疗法

环磷酰胺

药理作用和给药途径 环磷酰胺（cyclophos-phamide，CYC）是一种烷化剂，可耗竭 T、B 细胞并减少狼疮自身抗体的产生（表 81-2）。口服及静脉注射 CYC 均可达到相似的血浆浓度，其血清中的半衰期大约 6 小时。CYC 可被肝或其他组织中的细胞色素 P-450 代谢为多种活性产物。诱导肝微粒体酶的药物（巴比妥类、酒精、苯妥英、利福平）可以加速 CYC 代谢成活性产物，从而提高其药理作用和毒性反应。而抑制肝微粒体酶的药物（抗疟药、三环类抗抑郁药、别嘌呤醇）可能会减慢 CYC 转化成活性代谢物的速度。大约 20% 的环磷酰胺经由肾排出，对于有肾损伤的患者应适当调整剂量。

美国国立卫生研究院（NIH）研究表明，每个月静脉注射（IV）1 次 CYC（0.5 ~ 1 g/m[2]）具有与口服给药相同的疗效，但毒性较小，IV-CYC 已成为目前临床实践中主要的给药方式（表 81-3）。可逆性骨髓抑制较常见，并且与剂量相关。冲击治疗后，淋巴细胞计数在 7 ~ 10 天降至最低点，粒细胞计数在 10 ~ 14 天降至最低点，当血白细胞计数少于 3000/mm³ 时感染的风险上升，因此给药剂量应调整使得白细胞计数在此水平之上。在 21 ~ 28 天后粒细胞通常就快速回升。血小板减少在 CYC 的单药治疗中很少见。可逆的脱发和恶心较为普遍，而感染（尤其带状疱疹）、性腺毒性以及恶性肿瘤（包括膀胱毒性和癌）虽然是更严重的不良事件，但并不常见（见系统性红斑狼疮并发症和女性健康问题部分章节）。

狼疮性肾炎中的应用 长期随访的 RCT 显示，CYC 间歇性静脉冲击疗法对中到重度 PLN 有效[32-33]。CYC 可延缓进展性的肾瘢痕化，保存肾功能，并减少发展至终末期肾病（end-stage renal disease，ESRD）的风险[34]。在诱导治疗后，继续维持治疗对于降低疾病复发风险是必要的[35]。CYC 和 MP 的静脉冲击联合治疗可改善肾预后而不增加毒性[36-37]。我们建议对于重度 PLN[伴肾小球滤过率（GFR）急性下降或肾活检的不良结果]，前 7 个月每个月给予 CYC 静脉冲击（0.5 ~ 1 g/m[2]），此后每个季度应用 1 次，并至少维持至病情缓解后 1 年。大多数重度患者在诱导期间可给予每个月 1 次 MP 静脉冲击。

在欧洲狼疮性肾炎研究中，受试者为病情相对较轻的白种人患者，通过低强度 CYC 静脉方案治疗（每次固定剂量 500 mg，每 2 周脉冲给药 1 次，连续 6 次，并联合 IV-MP 750 mg/d，共 3 天）后以 AZA 行维持治疗，发现该方案和大剂量 IV-CYC（8 次）相比，疗效相当但毒副作用较少[38]。两组间的 10 年

表 81-1　SLE 推荐治疗药物的监测

药物	剂量	剂量调整	需要监测的毒性	基线评估	实验室监测
硫唑嘌呤	50～200 mg/d, 分 1～3 次给药, 与食物同服	如 eGFR10～30 ml/min, 减少 25%; eGFR < 10 ml/min, 减少 50%	骨髓抑制, 肝毒性, 如淋巴细胞增生性疾病	CBC, SCr, AST 或 ALT	调整剂量时每 2 周测一次。剂量稳定时每 1～3 月测 1 次
霉酚酸酯	1～3 g/d, 分 2 次与食物同服	如 eGFR < 25 mL/min 最大剂量 1 g/d	骨髓抑制, 血液毒性, 感染	CBC, SCr, AST 或 ALT	调整剂量时每 2 周检测一次 CBC 和血小板, 然后每 1～3 月基线检测
环磷酰胺	50～150 mg/d, 单次与早餐同服 (至少每日 3 L), 睡前排空膀胱*	如 eGFR25～50 ml/min, 减少 25%; eGFR < 25 ml/min, 减少 30%～50%; 如血清胆红素 3.1～5 mg/dl 或转氨酶超过正常上限 3 倍, 减少 25%	骨髓抑制, 出血性膀胱炎, 骨髓增殖性疾病, 恶性肿瘤	CBC, SCr, AST 或 ALT, 尿常规分析	调整剂量时每 1～2 周检测 CBC, 保持 WBC > 4000/mm³; 停药后每 1～3 个月检测尿常规, AST 或 ALT, 停药后每 6～12 个月行尿常规分析
甲氨蝶呤	7.5～25 mg/w, 分 1～3 次与食物或牛奶/水同服	如 eGFR 10～50 ml/min, 减少 50%; eGFR < 10 ml/min, 避免使用; 常时避免使用 (血胆红素超过正常上限 3 倍), 转氨酶 3.1～5 mg/dl 或	骨髓抑制, 肝纤维化, 肝功能异常, 肺炎	CXR, 高危患者血清乙肝病毒和丙肝病毒检测, AST 或 ALT, AST, ALP, Cr, Alb	每 1～3 个月检测, CBC, AST, Alb, Cr
环孢素 A	100～400 mg/d, 分 2 次每天同一时间于餐时或餐间服用	肾功能损害者避免使用	肾功能不全, 贫血, 高血压	CBC, Cr, 尿酸, AST, ALT, Alb, ALP, 血压	每两周检测 SCr 直至剂量稳定, 之后每个月一次; 每 1～3 个月检测 CBC, 钾, AST 或 ALT, Alb, ALP; 任剂量超过 > 3 mg/(kg·d) 才需要检测血药浓度
他克莫司	1～4 mg/d, 分 2 次, 在每天同一时间服用	肝或肾功能不全者慎用	肾功能不全, 神经毒性, 恶性肿瘤, 感染, 高血钾	Cr, 钾, AST 或 ALT, 血糖, 血压	前 3～4 周每周同一次基线检测, 随后为 1～3 个月一次; 检测药物谷浓度
来氟米特	前 3 天单次服用, 其后 10～20 mg/d	避免在肝功能不全者中使用 (血胆红素 3.1～5 mg/dl 或转氨酶超过正常上限 3 倍)	骨髓抑制, 肝毒性, 胎儿毒性	CBC, Cr, AST 或 ALT, Alb, ALP	前 6 个月每个月检测一次 CBC, AST 或 ALT, Alb 和 ALP, 其后每 1～3 个月一次; 如和 MTX 联合使用则需每个月监测
利妥昔单抗	第 1 天和第 15 天 1000 mg	无	HBV 再激活 (罕见)	CBC, Cr, AST 或 ALT, HBV 血清学 (高危患者), TST	CBC 血清学

* 静脉环磷酰胺剂量见表 81-3

† 注意在安慰剂对照的临床试验中未能显示出疗效

Alb, 血清白蛋白; ALP, 碱性磷酸酶; ALT, 丙氨酸氨基转移酶; AST, 谷草转氨酶; Bil, 胆红素; CBC, 血常规; CxR, 胸部 X 线片; eGFR, 估计肾小球滤过率; HBV, 肝炎病毒 B; LFTs, 肝功能检查; MTX, 甲氨蝶呤; TST, 结核菌素皮肤试验; ULN, 正常上限; WBC, 白细胞计数平均生存率为 92%；ESRD 和 SCr 倍增率在两组间无差异 [33]。因此小剂量 IV-CYC 可作为白种人中重度 LN 患者的替代治疗方案。该方案也被应用于非白种人患者，但尚需要进一步的研究来确定其疗效 [39]。

Austin 等 [37] 在一个纳入 42 例狼疮膜性肾病（LMN）患者的研究中，对比了环孢素 A（cyclosporin A，CsA）、IV-CYC（0.5 ～ 1 g/m²，每个月 1 次，一共 6 次）和单独使用 GC 之间的疗效差异。全部患者均隔日口服 1 次泼尼松（隔日 1 mg/kg，持续 8 周后逐渐减量）。第一年累积缓解率泼尼松组为 27%，IV-CYC 组为 60%，环孢素 A 组为 83%。但肾病综合征的复发比率，环孢素 A 组是 IV-CYC 组的 10 倍。因此虽然 IV-CYC 和环孢素 A 对 LMN 有相等的诱导缓解率，但使用环孢素 A 的患者可能还需维持治疗（小剂量的环孢素 A、AZA 或 MMF）以预防复发。

在肾外表现中的应用 CYC 对危及生命或难治性狼疮肾外表现如重度血小板减少（血小板计数 < 20 000/mm³）、神经系统疾病、腹部血管炎、急性肺炎/肺泡出血和广泛的皮肤病变也有疗效 [41-42]。Barile-Fabris 等 [43] 报道，IV-CYC 对严重的非血栓性神经性狼疮（癫痫、周围神经病变、视神经炎、横贯性脊髓炎、脑干疾病、昏迷和核间性眼肌麻痹）的疗效优于 IV-MP。

抗代谢药物

硫唑嘌呤

硫唑嘌呤（azathioprine，AZA）可抑制嘌呤碱基的转化，如肌苷转化为腺嘌呤和鸟嘌呤核糖核苷酸的过程。长期应用 2 ～ 2.5 mg/（kg·d）的 AZA 相当安全，未明显增加感染的风险，但有轻微增加恶性肿瘤发病率的风险。胃肠道不良反应常见，并导致 15 ～ 30% 的患者在 6 个月内终止用药。可能导致肝酶轻度升高，但严重肝损伤罕见。可逆性的剂量相关骨髓毒性也较常见。在应用 AZA 的患者中，约有 4.5% 出现白细胞减少，2% 出现血小板减少（表 81-1）。值得注意的是，AZA 的毒性反应具有个体差异，与基因多态性有关，基因变异可降低硫嘌呤甲基转移酶（thiopurine methyltransferase，TPMT）活性并损伤解毒中间代谢产物的能力 [26]。可根据 TPMT 变异基因型的基因检测结果调整 AZA 的起始剂量（见第 62 章）。同时使用别嘌呤醇可抑制黄嘌呤氧化

表 81-2 SLE 免疫抑制治疗的适应证

一般适应证
主要器官受累和（或）广泛的非主要器官受累（皮肤）且其他药物治疗无效
糖皮质激素无效或不能减至可长期应用的合适剂量
特定器官累及
肾
增殖性和（或）膜性肾炎（肾炎或肾病综合征）
血液系统
重度血小板减少（血小板 < 20 000/mm³）
血栓性血小板减少性紫癜样综合征
重度溶血性或再生障碍性贫血，或糖皮质激素无效的免疫性中性粒细胞减少
肺
狼疮性肺炎和（或）肺泡出血
心脏
伴左室功能不全的心肌炎，即将发生压塞的心包炎
胃肠道
腹部血管炎
神经系统
横贯性脊髓炎、脑炎、视神经炎、糖皮质激素治疗无效的精神病、多发性单神经炎、严重的周围神经病变

酶（该酶参与代谢 AZA），从而增加 AZA 的毒性，应避免。

轻度 PLN、血小板计数在（20 ～ 50）×10³/mm³ 范围内的血小板减少和浆膜炎等狼疮表现对 AZA 治疗有反应，并通常与中到大剂量的 GC 联合应用（表 81-2）。一项对照研究将欧洲 PLN 患者随机分为接受 IV-CYC 脉冲式给药联合泼尼松组和 IV-MP 联合 AZA 并序贯逐渐减量的泼尼松组 [27]。2 年后，两组均接受 AZA 联合泼尼松的维持治疗。经过中位数为 9.6 年的随访后，两组在 SCr 倍增率、ESRD、死亡率等方面无明显差别 [45]。然而，肾病复发率在 AZA 组中更高 [危害风险（hazard risk，HR）4.5]。重复肾活检显示，IV-CYC 对延缓肾慢性损害进程的疗效优于 AZA [46]。因此研究者认为 AZA 可应用在轻症 LN，和极力反对使用或不能耐受 CYC、MMF 的患者。AZA 也与 GC 联合应用于 LMN，然而大约 1/3 的患者在随访过程中出现复发。

表 81-3　美国国立卫生研究院静脉输注环磷酰胺的给药和检测方案

通过标准方法评估 GFR（Cockcroft-Gault 或 MDRD 公式）
计算体表面积（m^2）：BSA = $\sqrt{}$ 身高（cm）× 体重（kg）/3600
环磷酰胺（CYC）剂量和用法： 初始剂量 0.75 g/m^2（当 GFR 低于预期正常值的 1/3 时给予 0.5 g/m^2） 将 CYC 加入 150 ml 生理盐水中静脉滴注超过 30 ～ 60 min（或给予依从性良好的患者等同于冲击剂量的 CYC 口服） 每次 CYC 治疗后第 10 天和 14 天检测 WBC（为避免激素诱导的一过性白细胞增多，患者应推迟服用泼尼松，直至抽血完成） 在保持 WBC 最低值 > 1500/mm^3，随后调整 CYC 剂量至最大剂量 1 g/m^2 当 WBC 最低值 < 1500/mm^3 时，下一剂量减少 25%
每个月重复 IV-CYC 冲击一次（病情极重者每 3 周一次）持续 6 个月（共 7 次），缓解后每季度 1 次，治疗 1 年，[非活动性尿沉渣，蛋白尿 < 1 g/d，补体正常（抗 ds-DNA 抗体水平理想）]，以及很少或没有肾外狼疮活动
保护膀胱以避免 CYC 诱导的出血性膀胱炎 以 5% 葡萄糖和 0.45% 盐水利尿（2 L 以 250 ml/hr 给予）。频繁排尿；继续大量口服补液 24 小时。如果不能维持恰当的液体摄入，患者应返回诊所 在 CYC 给药后考虑在 0、2、4、6 小时静脉或口服美司钠（每次剂量为总 CYC 剂量的 20%）。美司钠对那些难以持续利尿或门诊使用 CYC 冲击治疗的患者尤为重要。 如果预见难以实施持续利尿（如严重的肾病综合征）或排尿困难（如神经源性膀胱），则插入三腔导尿管用标准抗生素冲洗液（如 3 L）或生理盐水连续膀胱冲洗 24 小时，以减少出血性膀胱炎的风险
止吐药（通常口服给药） 地塞米松（单次剂量 10 mg）联合 5- 羟色胺受体拮抗剂：格拉司琼 1 mg 随 CYC 剂量（通常 12 小时内重复一次）；昂司丹琼 8 mg，每日 3 次，1 ～ 2 天
水化过程中监测体液平衡。如果患者出现进行性体液潴留时使用利尿剂
CYC 冲击的并发症 预期发生的并发症：恶心、呕吐（CYC 的中枢效应），多可用 5- 羟色胺受体拮抗剂缓解；短暂脱发（在 CYC 剂量 ≤ 1 g/m^2 极少会很严重） 常见的并发症：只有在白细胞减少没有得到很好控制时才出现明显的感染状态，带状疱疹发生率略有增高（播散的风险极低）；不育（男性和女性），闭经比例与治疗时患者年龄和 CYC 累积剂量相关；发生永久性闭经风险较高的女性可以考虑在每次 CYC 给药前 2 周皮下注射 3.75 mg 亮丙瑞林

CYC，环磷酰胺；GFR，肾小球滤过率；IV，静脉注射；WBC，白细胞计数

AZA 是 SLE 维持缓解的有效药物[33,48-49]。两个 RCT 对比了 AZA 和 MMF 在 PLN 维持治疗中的作用。在只纳入欧洲人群的 MAINTAIN 研究中，受试者接受低剂量 IV-CYC 诱导治疗，两者在肾病复发时间、严重复发数量、肾病缓解和 SCr 倍增率方面疗效相当[50]。重复肾活检未发现两组患者组织学间的差别[51]。相反，一项大规模的多种族背景的 ALMS 研究中，受试者接受 IV-CYC 或 MMF 诱导治疗，AZA 组肾病复发率较 MMF 组高（见随后的霉酚酸酯部分）[52]。基于药物的有效性、临床用药经验和对妊娠的影响，AZA 和 MMF 均可作为维持治疗的药物而 MMF 与自发性流产及胎儿畸形风险增加相关[53]。

霉酚酸酯

药理学　霉酚酸酯（mycophenolate，MMF）是霉酚酸（mycophenolic acid，MPA）的药物前体，抑制鸟嘌呤核苷酸从头合成途径必需的次黄嘌呤单核苷酸脱氢酶。MMF 和肠溶霉酚酸钠（enteric-coated mycophenolate sodium，eMPA）通过口服给药。720 mg 剂量 eMPA 大约等效于 1 g 剂量 MMF。淋巴细胞因缺乏核苷酸补救合成途径而成为 MMF 的选择性靶点。MMF 有良好的口服生物利用度，峰值出现在服药后 1 ～ 2 小时，半衰期 17 小时。尽管在肾移植中已建议进行血药浓度监测以调整 MMF 剂量，但 LN 治疗中是否监测 MPA 尚需进一步验证[54]。抗酸剂和考来烯胺可降低 MMF 的生物利用度，和 AZA 的联

合应用也应避免。MMF 可能致畸，因此在妊娠期间应避免使用。

狼疮性肾炎中的应用。

诱导治疗 一些 RCT 研究提示 MMF 在诱导 PLN 缓解方面与 CYC 疗效相当甚至更好。ALMS 研究是 LN 研究里纳入人数最多、种族人群最多样的 RCT 之一，结果并未显示 MMF（2 ~ 3 g/d）较每个月 IV-CYC（0.5 ~ 1 g/m²）为优，两组均联合口服泼尼松（最大起始剂量 60 mg/d）[55]。6 个月时 MMF 组治疗缓解率为 56%，而 IV-CYC 组为 53%。析因分析提示，MMF 在黑人和西班牙裔患者中更具优势。基于多项 RCT 研究的荟萃分析结论认为，在 PLN 的诱导缓解阶段，MMF 与 CYC 相比疗效相当，且白细胞减少、闭经、脱发的风险更低[57-58]。因此 MMF 可考虑作为中重度 PLN 的一线治疗，特别是考虑性腺毒性时。

初步证据显示，MMF 对重度 PLN，如伴有肾功能损伤或肾小球新月体形成的患者有治疗效果[59-60]。然而在 LN 中，尚需进一步的长期随访研究确定、MMF 是否在阻止 ESRD 方面与 CYC 疗效相当[61]。

一个纳入两项 RCT 研究中 84 例单纯 LMN 患者的汇总分析提示，MMF 和 IV-CYC 在降尿蛋白、肾病综合征缓解率方面疗效相近[62]。因此，基于药物毒性方面 MMF 相比 CYC 更有优势，MMF 可考虑作为 LMN 的一线治疗。

维持治疗 基于 RCT 研究的荟萃分析比较了 MMF 或 AZA 作为 PLN 维持治疗的效果[48,50,52]，显示 MMF 和 AZA 有相近的肾病缓解、肌酐倍增率和 3 年期间的肾病缓解率[53]。然而，AZA 组肾病复发 [相对风险（relative risk,RR）1.45]、白细胞减少（RR，7.1）的发生率更高[31]。就目前而言，基于药物的有效性和对妊娠的影响，MMF 和 AZA 均可用于 PLN 的维持缓解治疗。早期（18 ~ 24 个月之前）停用 MMF 或调换为其他免疫抑制剂可增加肾病复发风险[63]。

狼疮肾外表现中的应用 MMF 已有成功治疗 SLE 难治性的皮肤和血液损害的案例[64]。而一项关于 ALMS 研究中 LN 患者资料的析因分析表明，MMF 和 IV-CYC 冲击对控制肾外疾病活动的疗效相当，特别是一般情况、皮肤黏膜、肌肉骨骼和血液系统方面[65]。在等待更多数据以明确 MMF 对肾外表现疗效的同时，可考虑该药用于对 AZA 不耐受或疗效不佳的中重度狼疮患者的治疗。

钙调磷酸酶抑制剂

环孢素 A

药理学 环孢素 A（cyclosporin A，CsA）是一种从真菌中提取，可使 T 细胞失活的钙调磷酸酶抑制剂，同时也能减少狼疮 B 细胞的抗原提呈和自身抗体的产生。口服后血药峰值出现在 1 ~ 8 小时内。虽然其药物浓度可通过全血来检测，但除非 CsA 剂量大于或等于 3 mg/（kg·d），否则在自身免疫病中一般并不需要。临床疗效在开始治疗 1 ~ 2 个月后出现。许多药物可与 CsA 相互作用，降低（利福平、苯妥英、苯巴比妥、萘夫西林）或升高（红霉素、克拉霉素、唑类、钙通道阻滞剂、胺碘酮、别嘌呤醇、秋水仙碱）CsA 的药物浓度。有些药物也可能会增加 CsA 的肾毒性 [NSAID 类药物、氨基糖苷类、喹诺酮类、血管紧张素转换酶（angiotensin-converting enzyme，ACE）抑制剂、两性霉素 B]。常见的副作用包括轻度胃肠不适、多毛症、牙龈增生和血清碱性磷酸酶水平轻度升高等。震颤、感觉异常、电解质紊乱（高钾血症和低镁血症）和高尿酸血症也可能发生。在服用 CsA 的患者中，大概 20% 会出现高血压，可通过减量或抗高血压治疗进行控制。肾毒性是最主要的副作用，调整剂量或停药可恢复。已有肾功能损伤的患者应避免使用 CsA（表 81-1）。

在增殖性狼疮性肾炎中的应用 CsA 和 GC 联合使用对 PLN 有疗效，其中包括部分难治性病例[66]。在 CYCLOFA-LUNE 试验中，40 例新诊断为 PLN 伴轻度肾功能不全的患者被随机分到 CYC（口服 10 mg/kg）或 CsA 组 [4 ~ 5 mg/（kg·d），后逐渐减量] 行序贯诱导和维持治疗，两组均联合口服 GC[67]。在 9 个月时，CYC 组达到肾病缓解率为 76%，CsA 组为 68%，经过中位数为 7.7 年的随访后，两组在 ESRD 率、不良事件、平均肌酐、蛋白尿、系统性狼疮国际临床合作组（Systemic Lupus International Collaborating Clinics，SLICC）损伤评分等方面均无明显差别[68]。Moroni 等[49]也证实了在弥漫性 PLN 患者和保护肾功能方面，AZA 和 CsA 作为维持治疗的疗效相同。综合考虑下，CsA 可用于 PLN 的诱导缓解和维持治疗，但鉴于安全性问题，CsA 并不是一线治疗方案。

在狼疮膜性肾病中的应用 Balow 和 Austin[40] 在 LMN 患者中比较单用泼尼松、联合 CsA 或联合每月 IV-CYC 冲击的疗效。1 年后的缓解率分别是泼尼松组 27%，IV-CYC 组 60%，CsA 组 83%。然而在治疗后停药，CsA 组的肾病综合征复发率是 IV-CYC 组的 10 倍，这提示 CsA 诱导治疗后仍需维持治疗以预防 MLN 复发。

狼疮肾外表现中的应用 在一些短期非对照研究中，小剂量 CsA 可改善 SLE 患者疾病活动度，降低抗 ds-DNA 滴度，改善血细胞减少，并能适度减少 GC 用量[69-70]。BILAG 工作组对比 CsA[2.5 ~ 3.5 mg/（kg·d）] 和 AZA[2 ~ 2.5 mg/（kg·d）] 在中重度 SLE 患者中减少激素用量的效果差异[71]。虽然有近 50% 的患者未能缓解，但 12 个月后 CsA 组平均激素用量为 9.5 mg，AZA 组为 10.2 mg。两组在疾病活动度、治疗反应、复发、累积损害和生活质量评估方面没有差异。因此，CsA 可作为 SLE 患者除了 AZA 之外用来减少激素用量的替代药物，但需要监测肾功能和血压。

他克莫司

他克莫司（tacrolimus，TAC）是一个比 CsA 要强 10 ~ 100 倍的钙调磷酸酶抑制剂。被报道的副作用包括剂量依赖的可逆性肾毒性和血压升高，但不如 CsA 常见。其他副作用包括儿童心肌病、焦虑、癫痫、谵妄和震颤、糖尿病和高脂血症等。在有皮肤和骨骼肌肉表现的 SLE 患者中，TAC（1 ~ 3 mg/d，持续 1 年）可显著降低疾病活动度和 GC 剂量[72]。

对照研究证实他克莫司对 PLN 和 LMN 治疗有效，包括部分难治性病例[64-66]。在肾功能相对较好的亚洲 LN 患者中，TAC 具有快速的抗蛋白尿作用，在 6 ~ 12 个月内诱导肾病缓解至少具有与 MMF 或 IV-CYC 相同的疗效[74-76]。在中国，泼尼松 [0.6 mg/（kg·d）] 联合 TAC[0.06 ~ 0.1 mg/（kg·d）] 或 MMF（2 ~ 3g/d）被用于治疗Ⅲ、Ⅳ型（81%）和单纯Ⅴ型（19%）LN 患者[77]。6 个月后，MMF 组的肾病完全缓解率为 59%，而 TAC 组为 62%。以 AZA 作为维持治疗期间，MMF 组的患者有 24% 出现蛋白尿、18% 肾病复发；TAC 组则分别为 35% 和 27%[77]。他克莫司也可用于长期的维持治疗，但相当大比例的患者可出现高血压或代谢性不良事件[77]。TAC 在非亚裔人群的应用尚需进一步研究。

在重度或难治性 LN 中已有他克莫司联合 MMF 的使用[79-81]。一项为期 6 个月的中国多中心 RCT 研究比较了 TAC（4 mg/d）联合 MMF（1.0 g/d）和 IV-CYC（0.5 ~ 1.0 g/m²，每个月 1 次）治疗新发活动性 LN 患者的疗效差异，两组均联合 GCs。MMF/TAC 组肾病完全缓解率为 46%，IV-CYC 组为 26%[82]。因为 TAC 具有快速抗蛋白尿作用，目前尚缺乏长期疗效及安全性数据，上述结果需谨慎解读。尽管如此，对于标准免疫抑制治疗后未完全缓解的 LN 患者，这种"多靶点"治疗可作为一种选择。

生物疗法

贝利尤单抗

B 淋巴细胞刺激蛋白（BLyS），也即 B 细胞激活因子（B cell activation factor，BAFF）和诱导增殖配体（APRIL），是 B 细胞存活和成熟的重要生长因子。BlyS 与 3 种不同的 B 细胞受体结合，即跨膜激活剂及钙调亲环素配体相互作用分子（TACI），B 细胞成熟抗原（BCMA）和 BAFF 受体（BAFF-R），而 APRIL 通过 TACI 和 BCMA 两条途径起作用[90]。

贝利尤单抗（belimumab）是一个全人源化的抗 BlyS 单克隆抗体。两个Ⅲ期安慰剂对照 RCT（BLISS-52[91] 和 BLISS-76[92]）纳入了超过 1500 例血清学指标活动（ANA 滴度 ≥ 1∶80 或抗 ds-DNA ≥ 30 IU/ml）的 SLE 患者，通过使用 SLE 反应指数（SLE Responder Index，SRI）作为主要终点指标，评估了在标准治疗基础上使用两种不同剂量的贝利尤单抗（1 mg/kg 和 10 mg/kg；第 0 天、第 14 天、第 28 天以及随后每 28 天分别静脉注射 1 次）的效果。受试者为中度活动 SLE 患者（平均 SLEDAI 评分，9.7 分），57% 的患者存在至少三个不同器官的受累（除外活动性重度 LN 或中枢神经系统狼疮），其中 25% 的患者接受了 GC 加抗疟药联合一种免疫抑制剂的治疗（MTX、AZA 或 MMF）。贝利尤单抗治疗可明显降低疾病活动度（合并 2 项 RCT 数据：10 mg/kg 贝利尤单抗组 50.6% 达到研究终点，安慰剂组为 30.8%）[93]。肌肉骨骼（关节炎），皮肤黏膜（脱发、溃疡、颧部红斑），免疫学指标和皮肤血管炎等方面病情改善最为显著。贝利尤单抗治疗可明显降低 SLE 严重复发的风险（HR，0.74），适度减少 GC 用量，并改善疲劳、健康状态，提高生活质量。虽然该研究未纳入重症 LN 患者，但观察到贝利尤单抗具有显著的抗蛋白尿作用[94]。析因分析提示对于 SLEDAI 评分 ≥ 10 分，血清学指标活动（低 C3/C4 或高滴度抗 ds-DNA）以及入组时使用 GC 的患者，贝利尤单抗具有更好的疗效[95]。长期随访数据显示贝利尤单抗耐受性良好，未明显增加严重感染的风险，但临床可发生输注反应，尤其在前三次输注时[96]。基于上述研究证据，贝利尤单抗被批准用于接受标准治疗的活动性非肾/非中枢神经系统狼疮患者（表 81-4）。

利妥昔单抗

利妥昔单抗（rituximab，RTX）是一种抗胞膜蛋白 CD20 的人 - 鼠嵌合单克隆抗体。除了造血干细胞和浆细胞阶段外，各发育阶段 B 细胞均有表达 CD20。RTX 作用机制包括经补体激活的细胞毒作用、抗体依赖的细胞介导的细胞毒作用和细胞凋亡的诱导作用。RTX 一般耐受良好，轻度输注液反应是最常见的不良事件，可通过预防性使用抗组胺药和 GCs 以避免。轻度感染常见（高达 20%），但严重或机会性感染的整体风险未明显增加[79]。根据少数用 RTX 治疗的 RA 和 SLE 患者出现进行性多灶性脑白质病（progressive multifocal leukoencephalopathy，PML）的报告，美国食品和药物管理局（Food and Drug Administration，FDA）警告 RTX 和 PML 可能相关。尽管开放性研究提示 RTX 对狼疮治疗有效，但临床

表 81-4 贝利尤单抗治疗的候选患者

接受标准治疗仍活动的 SLE（SLEDAI ≥ 8）（包括 GCs、抗疟药和（或）DMARDs/ 免疫抑制剂）
对 SLEDAI ≥ 10 或血清学指标活动（高滴度抗 ds-DNA 或低 C3/C4）的患者疗效更强
传统治疗应滴定加量至可最大耐受剂量
贝利尤单抗不适用于活动性 LN 或 NPSLE
高疾病复发风险 青年发病（≤ 25 岁）；持续性疾病活动；肾、CNS 受累或皮肤血管炎病史；器官损害（SDI > 0）；血清学指标活动，既往 SLE 复发，未接受抗疟药治疗
GC 剂量未能减量至相当于泼尼松小于 7.5 mg/d
DMARDs/ 免疫抑制剂不耐受

GC，糖皮质激素；CNS，中枢神经系统；DMARDs，改善病情抗风湿药；LN，狼疮性肾炎；NPSLE，神经精神狼疮；SLE，系统性红斑狼疮；SLEDAI，SLE 疾病活动指数

对照试验迄今未能显示统计学上的明显临床获益。

在狼疮肾外表现中的应用。

在 Ⅱ / Ⅲ 期 EXPLORER 临床试验中，观察了 RTX 对有活动性中到重度肾外表现的 SLE 患者的治疗效果，患者被随机分为 RTX 组（基线和第 6 个月各注射 2 次，每次 1000 mg，间隔 2 周）或安慰剂组，两组均联合基础免疫抑制剂（AZA、MMF、MTX）和泼尼松 [0.5 ~ 1 mg/（kg·d）] 治疗[83]。在 52 周时，两组在主要或部分临床缓解率方面均无明显差异。然而，高强度的基础治疗可能掩盖了 RTX 的真实疗效。与之相反，一些非对照研究证据则提示，已有超过 1200 例免疫抑制治疗无效的狼疮肾外表现患者使用 RTX 治疗有效，主要作为 GC 和（或）其他免疫抑制剂的辅助治疗[84]。在 3 ~ 9 个月内，患者完全和部分缓解率可达 64% ~ 91%，其中肌肉骨骼（关节炎）、血液学（自身免疫性溶血性贫血、血小板减少）和免疫学异常的缓解率更高。在观察报告中，25% ~ 85% 的患者在 3 ~ 18 个月后出现复发，其中大多数患者可再次使用 RTX 成功治疗[84]。

在狼疮性肾炎中的应用。

LUNAR 试验在 144 例活动性 PLN 患者中比较了 RTX 和安慰剂的差异，两组均加用 MMF（3 g/d）[85]。在 52 周时，两组在肾病缓解率方面无明显差异。与 EXPLORER 试验相似，高强度的基础治疗可能掩盖了 RTX 的真实疗效。相反，一个纳入 300 例活动性 LN 患者的观察性研究资料显示，联合 GCs 和免疫抑制剂（CYC、MMF 或 AZA）的基础治疗下，RTX 对 LN 有效[86]。平均 60 周时，肾病完全和部分缓解率分别为 40% 和 34%，其中混合 Ⅴ + Ⅲ / Ⅳ 型或单纯 Ⅴ 型 LN 的缓解率较低。一项非随机研究在活动性 PLN 患者中比较了 GCs 联合 RTX（第 0、14 天，每次 1000 mg）、MMF（2 ~ 2.5 g/d）或低剂量 IV-CYC（3 g）诱导缓解的疗效，各组以 AZA、MMF 或 CsA 作为维持治疗[87]。12 个月时，RTX 组、MMF 组和 IV-CYC 组的肾病缓解率相近（分别为 71%、53% 和 65%）。同组 PLN 受试者中，接受口服 CYC[1 ~ 2 mg/（kg·d），持续 3 个月] 或 RTX，并以 MMF 或 AZA 作为维持治疗的患者可出现严重的蛋白尿复发[88]。3 个月时，RTX 组蛋白尿缓解率（< 0.5 g/24h）为 20%，CYC 组为 7%。12 个月时，两组的比例分别为 90% 和 71%。虽然上述研究规模较小，且为非随机化设计，但仍为 RTX 可适用于治

疗难治性或复发 LN 提供了证据。目前，联合使用 RTX、MMF 和 IV-MP 冲击而无口服 GCs 的诱导治疗方案正在研究之中[89]。

研发阶段的生物疗法

奥瑞珠单抗

BELONG 试验在 PLN 患者中评估奥瑞珠单抗（ocrelizumab，人源化抗 CD-20 单克隆抗体）与安慰剂的疗效，两组均联合了 MMF（达 3 g/d）或 IV-CYC（根据欧洲狼疮指南）[97]。经奥瑞珠单抗治疗的患者严重感染的发生率增高，因此该试验被提前终止。

依帕珠单抗

依帕珠单抗（epratuzumab）是一个可调节狼疮 B 细胞功能的重组抗 CD-22 单克隆抗体[81]。一个纳入中到重度 SLE 的 IIb 期临床试验公布了阳性结果[98-99]。与安慰剂组相比，接受依帕珠单抗 2400 mg 累积剂量的患者临床活动度明显改善。两组间严重不良事件和输注反应的发生率相似[99]。

阿塞西普

阿塞西普（atacicept，TACI-Ig）是 TACI 胞外结构域和人 IgG1 的重组融合蛋白。TACI 介导 BlyS 和 APRIL 的信号，从而影响记忆 B 细胞、浆细胞和免疫球蛋白的产生。两项应用阿塞西普治疗 LN（与 MMF 联合使用）[100] 和中重度 SLE[101] 的 II / III 期 RCT 试验因出现致死性感染病例而被提前终止。

Blisibimod

Blisibimod 能选择性的抑制可溶性和膜结合性 BAFF。在 ANA 或抗 ds-DNA 抗体阳性的活动性 SLE 患者中，与安慰剂相对，每周注射 Blisibimod 200 mg 可减少疾病复发、GCs 用量、降低蛋白尿水平以及血清学指标的改善。除部分患者出现注射部位反应外，药物总体耐受性良好。尚需进一步研究确认 Blisibimod 治疗 SLE 的有效性和安全性。

阿巴西普

阿巴西普（abatacept，CTLA4-Ig）能拮抗 CD-28 介导的 T 细胞激活，已被批准用于治疗 RA 和幼年特发性关节炎。一个 IIb 期临床试验观察了阿巴西普联合 GC 和基础免疫抑制剂治疗 SLE 的疗效，但未能达到主要治疗终点（预防复发）[103]。有两个 RCT 评估了阿巴西普联合 MMF[104] 或低剂量 IV-CYC[39] 对 PLN 的疗效。尽管上述两个临床试验的结果为阴性，但数据的再分析提示，当使用替代的肾病缓解标准时，阿巴西普的疗效优于安慰剂[105]。需要进一步的临床试验明确阿巴西普对 LN 的疗效。

干扰素抑制剂

I 型干扰素（IFN-α）可打破免疫耐受，从而参与 SLE 的病理机制。以 IFN-α 为靶点的 Sifalimumab（抗 IFN-α 单克隆抗体）和 Anifrolumab（抗 IFN-α 受体亚单位 1 单克隆抗体）在两个 IIb 期临床试验中取得了令人鼓舞的结果。对于血清学阳性的中重度 SLE 患者，相比于安慰剂，Sifalimumab 联合标准治疗可达到更高的 SRI 响应率[106]。针对日本 SLE 患者的研究显示，与 Sifalimumab 相比，Anifrolumab 可对 IFN-α "干扰素标签" 产生更强、更持久的抑制[107]。

抗 IL-6 受体治疗

托珠单抗是一个抗 IL-6 受体 α 链的人源化单克隆抗体，在 16 例 SLE 中度活动的患者中检验了其疗效[108]，可使疾病活动度降低、急性相反应物和抗 ds-DNA 水平的降低。一个 II 期安慰剂对照的临床试验未能证实 sirukumab（抗 IL-6 单克隆抗体）联合免疫抑制治疗治疗活动性 PLN 的疗效[109]。相反，在活动性 SLE 患者中，相比于安慰剂，应用 PF-04236921，一种全人源化抗 IL-6 单克隆抗体可增加 SRI 响应率，同时降低严重复发的风险[110]。III 期临床试验将明确阻断 IL-6 在治疗 SLE 中的作用。

其他治疗

静脉注射免疫球蛋白

静脉注射免疫球蛋白（intravenous immunoglobulin，IVIG）经与抗独特性抗体相互作用、干扰补体和细胞因子、溶解靶细胞、通过 Fc 受体诱导凋亡和调节协同刺激分子等途径发挥免疫抑制作用[111]。IVIG（400 mg/kg 每个月连续 5 天，持续 18 个月）与 IV-CYC 冲击（前 6 个月隔月 1 g/m[2]，随后每 3 个月 1 次，持续 1 年）在 PLN 维持治疗方面疗效相当[112]。

一个纳入 13 项研究的荟萃分析推断，IVIG 疗法可降低 SLE 疾病活动度，提高血清补体水平[113]。据报道，IVIG 也可改善血细胞减少（特别是免疫性血小板减少症和溶血性贫血）、蛋白尿、关节炎、发热、关节痛、情绪改变和精神症状等症状[114]。常见不良反应包括发热、肌痛、头痛和关节痛，较不常见的反应为：使用含蔗糖制剂的患者出现无菌性脑膜炎和肾病，有动脉粥样硬化危险因素的老年患者中出现血栓栓塞性合并症。IgA 缺陷症患者禁用该药。

合成耐受原

耐受性肽旨在恢复狼疮免疫耐受。阿贝莫司钠（LJP-394）通过结合和清除 ds-DNA 特异性 B 细胞上可溶性抗 ds-DNA 抗体和 B 细胞受体的交联，从而减少抗 ds-DNA 抗体[115]。1 个阿贝莫司钠治疗 LN 的安慰剂对照 III 期临床试验未能达到主要治疗终点（延长肾病复发时间）[116]。剪接体肽 P140（lupuzor）是另一种耐受原，在 SLE 试验中显示出疗效[117]。在一个 IIb 期临床试验中比较了 lupuzor 和安慰剂联合标准治疗对 SLEDAI 评分大于等于 6 分患者的疗效[118]。在 24 周时，lupuzor 组 SRI 响应率较安慰剂组显著提高（53% vs. 36%），体现在关节炎、皮疹、脱发、黏膜溃疡症状和血清学指标的改善。

对特定 SLE 症状的处理和治疗方案

关键点
SLE 的皮肤表现推荐预防日晒、外用糖皮质激素或钙调磷酸酶抑制剂和系统性抗疟药治疗。
中重度 PLN 推荐使用霉酚酸酯或低剂量 IV-CYC；大剂量 CYC 优先用于重度 PLN 患者。
硫唑嘌呤或霉酚酸酯可用于 LN 的维持治疗。
对于因免疫／炎症引起的神经精神症状，推荐单独使用激素或联合免疫抑制剂。
抗磷脂综合征推荐使用抗血小板／抗凝治疗。

欧洲抗风湿病联盟（European League against Rheumatism，EULAR）和 ACR 针对 LN 和其他 SLE 症状的诊断、治疗和监控更新了推荐意见[121-123]。随后章节将讨论 SLE 皮肤黏膜、关节、肾、血液系统和神经精神症状的治疗。

皮肤黏膜和关节症状

轻度颧部红斑和其他光敏性皮疹通过防晒可得到缓解，但防护衣和高防晒系数遮光剂的作用无需过度强调。外用 GCs 可减少红斑和鳞屑。对于盘状红斑狼疮（discoid lupus erythematosus，DLE）患者，外用 0.05% 高效价醋酸氟轻松较 1% 低效价氢化可的松要有效（缓解率 27% vs. 10%）[124]。特别对于面部而言，外用钙调磷酸酶抑制剂（他克莫司、吡美莫司）也是有效的替代药物，因为相比于外用类固醇，该类药更少引起萎缩和酒渣鼻样反应。

未使用过系统性抗疟药的皮肤表现患者，可单用抗疟药或联合口服 GCs（不超过 20 mg/d）治疗。对于 DLE 患者，HCQ 和口服维 A 酸有相同的疗效但 HCQ 安全性更好[126]。奎纳克林和 HCQ 也被联合用于皮肤症状的治疗[127]。MTX 对难治性亚急性皮肤型红斑狼疮（cutaneous lupus erythematosus，CLE）和 DLE 有效[116]。其他替代选择还包括维 A 酸、氨苯砜、MMF 和 IV-CYC[42,129-130]。由于沙利度胺有潜在的严重神经毒性，而 IVIG 价格高昂，因此这两个药应保留性地用于重症顽固性 CLE 患者（图 81-1）[131-132]。

轻度关节炎的初始治疗应考虑抗疟药。在持续性或进展性疾病中，则提倡应用 DMARDs，特别是甲氨蝶呤[29]，而来氟米特较不常用。对 DMARDs 治疗不敏感的患者可能会从贝利尤单抗治疗中获益。RTX 可用于对 DMARDs 治疗无效的严重狼疮关节炎或 SLE-RA 重叠患者中。

狼疮性肾炎

诱导治疗

目前 LN 治疗措施包括：以充分改善疾病活动性（甚至达到缓解）为目标的初始诱导阶段和随后的以治疗效果最大化并巩固临床缓解为目标的维持治疗阶段。基于肾的病理[120]以及患者人口统计学、临床和实验室特征的风险分层可区分出有肾功能不全和（或）终末期肾病（ESRD）风险，但有可能从积极的细胞毒治疗中获益的患者（表 81-5）[133-134]。图 81-2 和表 81-6 总结了 LN 的推荐治疗[119]。

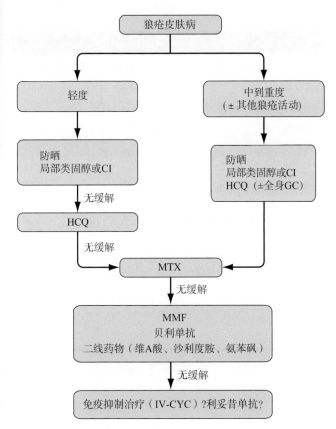

图 81-1 SLE 皮肤表现的推荐治疗流程。详细情况见正文。CI，钙调磷酸酶抑制剂；GC，糖皮质激素；HCQ，羟氯喹；IV-CYC，环磷酰胺静脉冲击；MMF，霉酚酸酯；MTX，甲氨蝶呤（Modified from Kuhn A, Ruland V, Bonsmann G: Cutaneous lupus erythematosus: update of therapeutic options: part II. J Am Acad Dermatol 65:e195–e213, 2010; and Kuhn A, Ruland V, Bonsmann G: Cutaneous lupus erythematosus: update of therapeutic options: part I. J Am Acad Dermatol 65:e179-e193, 2010.）

肾病复发的治疗

30% ~ 50% 的中到重度 PLN 的患者会在达到部分或完全缓解后再次复发[135-136]。肾病复发表现为活动性尿沉渣和反复 SCr 升高（升高 ≥ 30%），并导致不良的肾预后[137]；蛋白尿复发，但肾功能无明显改变的患者有更好的预后。缓解时有显著肾功能不全（Scr > 2 mg/dl）、部分缓解和肾活检结果提示的高度慢性活动性是在肾病复发后进展至 ESRD 的危险因素。轻到中度复发（SCr 稳定，亚肾病性蛋白尿）的患者可采用 GC 联合 AZA 或 MMF 治疗。钙调磷酸酶抑制剂（单独或联合已有的免疫抑制治疗）也有疗效。对严重肾病复发患者，我们的治疗选择是重新

使用每个月 IV-CYC 和 IV-MP 冲击，MMF 可作为替代选择。RTX 也成功应用于肾病复发患者的治疗[88]。

中枢神经系统疾病

神经精神狼疮（neuropsychiatric SLE，NPSLE）是一个临床治疗上的挑战，其困难在于如何将神经精神症状正确归因于 SLE 本身或非本病因素，同时缺乏对照试验的研究结果（图 81-3）[122]。免疫抑制治疗（GCs 单用或联合免疫抑制剂，轻到中度患者用 AZA，严重的用 IV-CYC）可用于治疗因免疫 / 炎症（特别是在急性意识模糊状态、无菌性脑膜炎、脊髓炎、视神经炎、难治癫痫症、外周神经病、精神病）或者整体病情活动的 SLE 引起的神经精神事件，但须排除其他非 SLE 相关因素[43,138]。抗血小板或抗凝治疗推荐用于与抗磷脂抗体（anti-phospholipid antibodies，APAs）相关的疾病，特别是血栓性脑血管疾病[139-140]。对于细胞毒疗法无效的难治性重度 NPSLE，RTX 是有效的治疗药物[141]。美金刚 [一种 N-methyl-D-aspartate（NMDA）受体拮抗剂] 未能改善 SLE 患者的认知能力[142]。SLE 的认知功能障碍表现为典型的良性病程，通常不需要免疫抑制治疗。

血液系统疾病

SLE 患者常出现外周血细胞轻度减少。需要行深入的临床和实验室评估以排除药物和其他继发因素。轻度血细胞减少只要定期监测，不需要特别的治疗。在一些较严重的患者（血小板计数 < $50 \times 10^3/mm^3$ 或活动性出血，中性粒细胞计数 < $1000/mm^3$）中，GCs 是主要的治疗药物。可减少激素用量的药物（AZA、CsA）可于激素减量时加用。危及生命的难治性血细胞减少可能需要强化免疫抑制治疗或生物治疗。表 81-7 概述了 SLE 患者血细胞减少相关的研究和治疗进展。

合并抗磷脂抗体 / 抗磷脂综合征

APAs [抗心磷脂（aCL），抗 β_2- 糖蛋白 I（抗 β_2GP I）和狼疮抗凝物（LAC）] 在 30% ~ 40% 的 SLE 患者中为阳性，并和血栓性事件的风险升高相

表 81-5 狼疮性肾炎的严重程度分类

增殖性肾炎	
轻度	1. Ⅲ型肾炎无严重组织学特征（新月体形成，纤维素样坏死）*；低慢性指数（≤ 3）；正常肾功能；非肾病范围蛋白尿
中重度	1. 以上定义的轻度疾病伴初始诱导治疗后部分或无缓解，或延迟缓解（> 12 个月），或 2. 局灶性增殖性肾炎，有不良组织学特征或反复 Cr 增加 ≥ 30%，或 3. 无不良组织学特征的Ⅳ型肾炎
重度	1. 以上定义的中重度但治疗 6 ~ 12 个月后无缓解，或 2. 肾功能损害并且纤维素样坏死或 > 25% 肾小球有新月体形成的增殖性肾炎，或 3. 混合的膜性和增殖性肾炎，或 4. 有单独高慢性指数的增殖性肾炎（慢性指数 > 4），或同时有高活动指数（慢性指数 > 3 和活动性指数 > 10），或 5. 急进性肾小球肾炎（Cr 2 ~ 3 个月内成倍增加）
膜性肾病	
轻度	肾功能正常的非肾病范围蛋白尿
中度	目前肾功能正常的肾病范围蛋白尿
重度	目前肾功能不全的肾病范围蛋白尿（Cr 增加 ≥ 30%）

* 需要考虑到糖皮质激素和（或）免疫抑制剂的治疗可改变尿沉渣情况和组织学特征
Cr，血清肌酐

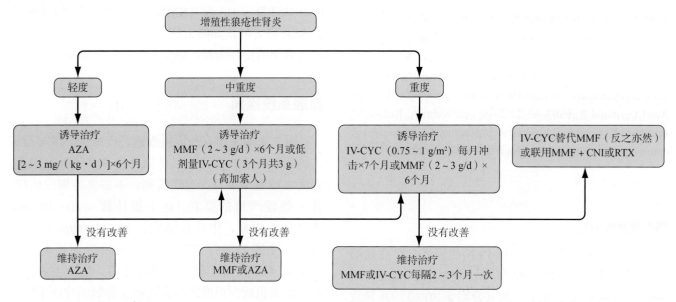

图 81-2 增生性狼疮性肾炎的推荐治疗。在治疗起始的前 3 ~ 4 个月评估肾反应，改善定义为蛋白尿下降，稳定或增长的肾小球滤过率。所有的诱导治疗包括静注甲泼尼龙（1 g/ 脉冲 × 3），随后口服泼尼松（诱导前 4 周 0.5 ~ 0.6 mg/kg，随后减量）。见表 81-6。AZA，硫唑嘌呤；CNI，钙调磷酸酶抑制剂；IV-CYC，静注环磷酰胺；MMF，霉酚酸酯

关。出现血管血栓形成和（或）产科并发症，并且间隔至少 12 周检测 APAs 均为阳性可诊断为抗磷脂综合征（antiphospholipid syndrome，APS）[143]。原发性 APS 与 SLE-APS 有相同的治疗原则（抗血小板 / 抗凝，目标 INR），详见第 82 章。

APS 肾病表现为小血管闭塞性肾病，组织学特征表现为血栓性微血管病和慢性血管损伤。在伴有高血压、蛋白尿（亚肾病范围）、血尿和肾功能损伤的

表 81-6 狼疮性肾炎的治疗

Ⅰ~Ⅱ型 LN

推荐使用肾素 - 血管紧张素 - 醛固酮系统阻断剂

GCs[泼尼松，0.5 ~ 1 mg/（kg·d）持续 4 ~ 6 周，后逐渐减量]：用于伴蛋白尿＞ 1 g/d，活动性尿沉渣，足细胞病的组织学特征或肾外疾病活动的患者。连续 3 天的 IV-MP 冲击可能会加快缓解并减少 GC 剂量 [0.5 mg/（kg·d）]。

考虑加用免疫抑制治疗 [AZA，1 ~ 2 mg/（kg·d）] 可减少激素的累积剂量

Ⅲ~Ⅳ（±Ⅴ）型 LN

初始（诱导）治疗

IV-MP 冲击（750 ~ 1000 mg×3 d），随后口服泼尼松 0.5 mg/（kg·d）；当伴有明显肾外狼疮活动时可增加起始剂量。

免疫抑制治疗

AZA[2 ~ 2.5 mg/（kg·d）]：仅考虑用于白种人轻度患者

小剂量 IV-CYC（每 2 周 500 mg，共 6 次）：白种人中重度患者

MMF（3 g/d，或等效剂量 eMPA）：中重度患者；重度患者二线方案；黑种人或西班牙裔更有效

大剂量 IV-CYC（每个月 0.75 ~ 1 g/m^2 冲击，共 7 次）：重度患者

随后（维持）治疗

诱导治疗后病情改善（尿蛋白减少伴稳定或增加的 GFR）的患者可继续维持治疗

GCs 逐渐减量：相当于泼尼松隔日 7.5 ~ 15 mg

免疫抑制治疗

AZA[2 mg/（kg·d）]：IV-CYC 诱导治疗或计划妊娠时首选

MMF（2 g/d）：MMF 诱导治疗或重度 LN 首选；

IV-CYC（缓解后每季度 1 次，治疗 1 年）：重度 LN

维持治疗疗程：3 年；早期（肾缓解后 18 ~ 24 个月以内）减量或停用免疫抑制治疗与复发风险升高相关。

Ⅴ型 LN

推荐使用肾素 - 血管紧张素 - 醛固酮系统阻断剂

对于蛋白尿＞ 1 g/d（尤其肾病范围蛋白尿），GFR 下降的患者，考虑免疫抑制剂治疗

初始（诱导）治疗

口服泼尼松 0.5 mg/（kg·d）；重度患者考虑初始 IV-MP 冲击治疗（750 ~ 1000 mg×3 d）

免疫抑制治疗

AZA[2 ~ 2.5 mg/（kg·d）]：考虑用于轻度患者

CNIs（环孢素 A、他克莫司）：轻度或中重度患者

MMF（3 g/d，或等效剂量 eMPA）：中重度或重度

大剂量 IV-CYC（每个月 0.75 ~ 1 g/m^2 冲击，共 7 次）：中重度或重度患者

随后（维持）治疗

诱导治疗后病情改善（尿蛋白减少伴稳定或增加的 GFR）的患者可继续维持治疗

GCs 逐渐减量：相当于泼尼松隔日 7.5 ~ 15 mg

免疫抑制治疗

AZA[2 mg/（kg·d）]：IV-CYC 诱导治疗或计划妊娠时首选

CNIs（环孢素 A、他克莫司）：轻度或中重度患者；慎重考虑高血压、神经毒性或代谢性不良反应的风险

MMF（2 g/d）：MMF 诱导治疗时首选；中重度或重度患者

续表

治疗目标和难治性疾病

治疗 6 个月时早期缓解（定义为 Cr 水平正常化伴尿蛋白降低 ≥ 50% 或 < 1 g/d）是良好长期肾预后的预测因素[196-197]。

若最初 3 ~ 4 个月治疗后肾功能和蛋白尿水平未改善，或治疗 6 ~ 12 个月后未达缓解，应调整 / 强化治疗方案。

显微镜下血尿或非肾病蛋白尿可能无法在数月内清除，平均治疗 1.5 ~ 2 年后可达到肾完全缓解 [定义为尿蛋白 < 0.5 g/d 伴 GFR 正常或接近正常（±10%）][198]

当治疗未满 2 年时，因肾未达完全缓解而停止或调整免疫抑制治疗是不合理的，除非出现病情加重 [反复 Cr 升高和（或）蛋白尿增多]

AZA，硫唑嘌呤；Cr，血清肌酐；CYC，环磷酰胺；eMPA，肠溶霉酚酸钠；IV，静脉注射；MP，甲泼尼松；MMF，霉酚酸酯

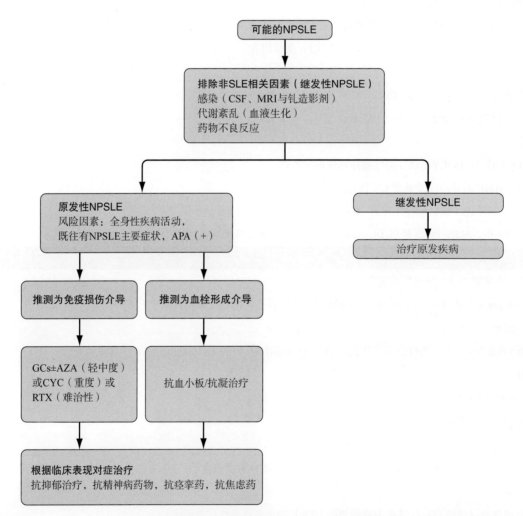

图 81-3 SLE 患者神经精神症状的评估与治疗。APA，抗磷脂抗体；AZA，硫唑嘌呤；CSF，脑脊液分析；CYC，环磷酰胺；GC，糖皮质激素；MRI，大脑和（或）脊柱的磁共振成像，包括 T1、T2、FLAIR 和弥漫加权成像序列；NPSLE，神经精神狼疮；RTX，利妥昔单抗

表 81-7　SLE 血液系统表现的治疗 [84,199-201]

排除相关药物或其他继发因素

药物暴露、感染、地方病流行区旅行史

临床检查：感染征象，脾大，淋巴结肿大，皮肤出血性皮疹

外周血涂片检查 [细胞形态学；排除：血液系统恶性肿瘤、骨髓增生异常综合征、微血管病性溶血性贫血（microangiopathic hemolytic anemia,MAHA）/ 血栓性血小板减少性紫癜（thrombotic thrombopenic purpura，TTP）]

贫血、溶血相关检查：贫血（铁蛋白、TIBC、叶酸、维生素 B$_{12}$、网织红细胞指数）和溶血（网织红细胞指数、LDH、胆红素、Coombs IgG、结合珠蛋白）

感染相关检查：根据病史和临床检查

高度提示需行骨髓检查：年龄 > 60 岁，血清铁 > 90 μg/dl，平均红细胞体积（mean corpuscular volume，MCV）> 90 fl，血清单克隆带，全血细胞减少，骨髓毒性药物暴露史，中性粒细胞绝对计数（absolute neutrophil count，ANC）< 500/μl（重复检测），提示骨髓异常的外周血涂片结果

免疫抑制治疗

轻度血细胞减少只需定期监测，无需特殊治疗

下列情况需考虑免疫抑制治疗：自身免疫性溶血性贫血（autoimmune hemolytic Anemia，AIHA）伴血红蛋白 < 10g/dl，白细胞减少伴白细胞计数 < 2500/μl 或

ANC < 1000/μl，血小板减少伴血小板计数 <（50 ~ 70）×1000/μl

一线治疗：① GCs[相当于泼尼松 1 mg/（kg·d）]，可考虑在 IV-MP 冲击（500 ~ 1000 mg×3 d）后用更低剂量 GC [0.5 mg/（kg·d）]；② AZA[2 mg/（kg·d）] 或 CsA 可减少激素用量（谨慎监测白细胞计数）

二线治疗（难治性 / 复发性疾病）：① IV-CYC（AIHA、血小板减少）；② 利妥昔单抗（AIHA、血小板减少、白细胞减少）；③ IVIG（血小板短期复苏）；④ CsA（中性粒细胞减少，血小板减少）

三线治疗：达那唑、MMF、血浆置换（重度 MAHA/TTP 可能）

额外或支持治疗

红细胞输注：推迟至血红蛋白 < 7 g/dl

重组红细胞生成素：如合并慢性肾病（4 ~ 6 期）或慢性病贫血

广谱抗生素预防或治疗（推荐）

重组粒细胞集落刺激因子（G-CSF）：仅当 ANC < 500/μl 和脓毒血症时；使用最低剂量直至 ANC > 1000/μl

TPO 受体激动剂（罗米司亭，艾曲波帕）：治疗免疫性血小板减少安全、有效；需要重复给药；可用于不支持脾切除和存在脾切除禁忌证的患者。

脾切除：可选择性用于无其他重要脏器狼疮活动的重度难治性 AIHA 或血小板减少患者；预防措施以避免感染并发症；脾切除术后通常需要免疫抑制治疗

AZA，硫唑嘌呤；Cr，血清肌酐；CsA，环孢素 A；CYC，环磷酰胺；GC，糖皮质激素；Ig，免疫球蛋白；IV，静脉注射；LDH，乳氨酸脱氢酶；MMF，霉酚酸酯；TIBC，总铁结合力

aPL 阳性的患者中应考虑该疾病 [144]。这些患者可能从抗血小板或抗凝治疗中获益，但最终发展成 ESRD 仍常见 [145]。在 APS 肾病和炎症性 LN 叠加 APS 相关肾血管损伤的患者中发现了哺乳动物西罗莫司靶蛋白（mammalian target of rapamycin，mTOR）通路的异常激活，靶向 mTOR 通路的药物可能对这些患者有效 [146]。

难治性 SLE、妊娠和儿童

关键点

疾病临床静止至少持续 6 个月后再妊娠结局最佳。

妊娠期间继续 HCQ 治疗与改善母婴结局相关。

妊娠期治疗的风险应与不予治疗导致 SLE 复发相权衡。

难治性 SLE 的治疗

IV-CYC 和 IV-MP 联合长期以来作为大多数危及生命的重度狼疮的治疗首选。MMF 可用于治疗部分难治性 SLE 患者，包括亚急性 CLE[130] 和 CYC 治疗后缓解不理想的 LN 患者[147]。钙调磷酸酶抑制剂也显示出对常规免疫抑制治疗无效的狼疮患者的疗效[148]，尤其是 LN 患者[165]，相关研究阐述了该药和 MMF 联合应用的获益[79-80]。对于伴有活动性皮肤黏膜和肌肉骨骼症状的患者，贝利尤单抗是标准治疗无效和（或）激素减量过程中复发时的一种选择[93]。越来越多的证据支持 RTX（单独或联合 IV-CYC）在难治性 SLE 中的疗效[88,149]。皮肤、血液、中枢神经系统和肾表现的缓解率更高。对于有 CNS 累及、自身免疫性血小板减少或 APS 的这部分患者，IVIG 可作为辅助治疗。已有一些重度 PLN 病例采用血浆置换和 IV-CYC 冲击的同步治疗[150]。大剂量化疗联合自体造血干细胞移植（HSCT）用于治疗 SLE 危重症患者目前尚处于试验阶段[151]。

妊娠期狼疮的治疗

妊娠可增加疾病活动度和促进复发（13% ~ 74%），通常为轻度。狼疮妊娠发生先兆子痫、流产和早产等孕产妇和胎儿并发症的风险高，特别是有 LN 病史或 APA 阳性的患者[152]。SLE 复发的妊娠患者的管理具有挑战性，并需要多个专科进行协作（表 81-8）。

新生儿狼疮发生在母亲有抗 SSA/Ro 和（或）抗 SSB/La 抗体的部分婴儿中。最严重的并发症是新生儿完全性心脏传导阻滞（complete heart block，CHB），在该类妊娠中的发生率为 2%，死亡率为 20% ~ 30%。如果一名女性已经分娩过患 CHB 的婴儿，则再次受孕发生同样情况的概率为 14% ~ 19%[153]。因此应当评估所有 SLE 女性患者的抗 Ro/La 抗体情况。最容易发生传导障碍的时期是 18 ~ 26 孕周，在此期间所有抗 Ro/La 阳性的患者应接受每周 1 次的胎儿多普勒超声心动图检查以尽早判断是否有传导异常（主要表现为 PR 间期延长）。CHB 一旦出现无法逆转。相反，对于抗 Ro 抗体阳性的妊娠患者来说，一度传导阻滞可在确诊后和妊娠期间持续应用氟化 GC 如地塞米松（4mg/d）治疗后恢复正常[154]。HCQ 可降低新生儿

表 81-8 SLE 患者妊娠处理方案

计划妊娠
确保狼疮处于非活动状态至少 6 个月
安抚患者：大发作风险小
Cr > 2 mg/dl 时劝阻妊娠
妊娠期间允许使用的药物：GCs、HCQ、AZA、CsA
监测抗磷脂抗体和其他可能与妊娠事件相关的抗体指标（抗 SSA、抗 SSB）
监测基线血清学和生化指标（Cr、Alb、尿酸、抗 dsDNA、C3/C4）
警惕发生 CHB 的风险，尤其是有抗 SSA 和抗 SSB 抗体阳性或先前发生过 CHB 的女性患者。这类患者妊娠 18 ~ 24 孕周间应监测是否出现 CHB
密切监测血压和蛋白尿。如出现异常，鉴别活动性肾炎和先兆子痫
存在全身性狼疮活动，活动性尿沉渣和降低的血清补体提示狼疮性肾炎
对于有抗磷脂综合征的患者，考虑肝素和阿司匹林的联合应用以降低妊娠失败和血栓形成的风险。对于存在 APA 抗体的患者，尽管尚无足够证据支持，仍应考虑给予阿司匹林

Alb，血清白蛋白；APA，抗磷脂抗体；APS，抗磷脂抗体 / 抗磷脂综合征；AZA，硫唑嘌呤；CHB，先天性心脏传导阻滞；Cr，血清肌酐；CsA，环孢素 A；dsDNA，双链 DNA；GCs，糖皮质激素；HCQ，羟氯喹

心脏性狼疮再发的风险[155]，而 IVIG 未能证明带来获益[156-157]。

母乳喂养方面，美国儿科学会（AAP）认为接受 GC 治疗的女性患者可以哺乳，但当泼尼松剂量超过 20 mg/d 的时候，服药和哺乳的间隔应超过 4 小时。抗疟药在哺乳期可继续使用，但 AZA 因有导致婴儿免疫抑制、肿瘤发生和生长受限的风险不建议使用。MTX、MMF、CsA、来氟米特和 CYC 也禁忌使用。

系统性红斑狼疮的并发症

关键点
对可能存在感染的 SLE 患者，应考虑临床综合征、流行病学暴露史和免疫抑制状态。
免疫接种对病情稳定的非活动期 SLE 患者安全有效。应用免疫抑制药或大剂量糖皮质激素的患者禁忌接种活疫苗。

对于终末期肾病患者，血液透析可能优于腹膜透析。患者应进行肾移植相关评估。

推荐严格遵循一般人群心血管疾病的一级预防指南。

SLE 女性患者中宫颈不典型增生的发生率升高。与一般人群类似，应当考虑接种 HPV 疫苗。

感染和免疫接种

风险因素和一般治疗

SLE 患者因感染死亡的占 20% ~ 55%。SLE 可出现包括细菌、分枝杆菌、病毒、真菌和寄生虫等在内的广谱感染，呼吸道、泌尿道和 CNS 是最常见的感染部位[158]。感染的风险因素包括：基线临床和（或）血清学狼疮活动度高，重要器官受累（尤其是肾和肺），淋巴细胞减少，持续性的中性粒细胞减少（< 1000/mm³），低蛋白血症（特别是重度 CNS 感染时），大剂量的 GC（泼尼松剂量每增加 10 mg/d，重度感染的风险就增加 11 倍[188]），和之前（最近 6 个月内）使用过免疫抑制药物（特别是 AZA 和 CYC）[159]。

对正在接受免疫抑制治疗，本身又有提示感染的症状和体征的狼疮患者的评估具有一定难度，因为感染与狼疮复发的表现相似（图 81-4）。支持感染的证据包括寒战、白细胞增多和（或）中性粒细胞增多（尤其在无激素治疗的情况下）、外周血涂片杆状核或晚幼粒细胞增加和正进行免疫抑制治疗[160-161]。支持 SLE 本身导致发热的证据包括白细胞减少（无法用细胞毒治疗解释）、正常或仅轻度升高的 C 反应蛋白、低 C3/C4 和抗 ds-DNA 抗体滴度升高。如果发热在接受泼尼松 20 ~ 40 mg/d 后无好转，则发热很可能是感染而非 SLE 引起。有报道认为血清降钙素原（procalcitonin，PCT）水平升高是细菌或真菌感染的预测指标，不过有人质疑其在自身免疫病患者中的诊断价值[162]。推荐在微生物学结果出来之前应用抗菌治疗（包括在疑似院内感染时应用广谱抗生素）以减少不良预后。

免疫接种

尽管接种疫苗理论上可能导致狼疮多克隆细胞活化，从而引起突然复发，但一般认为是安全的[163]。

然而那些有活动性疾病的患者不应给予疫苗。应用免疫抑制剂和（或）泼尼松超过 20 mg/d 的患者禁忌接种灭活疫苗 [麻疹、腮腺炎、风疹、脊髓灰质炎、水痘 - 带状疱疹病毒（varicella-zoster virus, VZV）和牛痘（天花）]。流感疫苗安全有效，虽然血清保护率和血清转换率均较正常人低，加强免疫接种不会增加每年接种患者的抗体滴度[209]。肺炎球菌疫苗也是安全的，但 SLE 患者产生的抗体滴度可能减少，使用 GC 可能会抑制抗体反应[164]。此外，破伤风类毒素和 B 型流感嗜血杆菌也能安全地诱导出 SLE 患者体内的保护性免疫反应。

根据免疫实践咨询委员会（ACIP）和 EULAR 的指南[165]，超过 60 岁的患者应接种单次剂量的 VZV 疫苗。这是一种减毒活疫苗，应该在大剂量 GC 或免疫抑制剂治疗开始前至少 14 天或治疗结束至少 1 个月后接种。对于应用小剂量 GC、未使用免疫抑制剂治疗的非活动期 SLE 患者，接种 B 型肝炎病毒重组疫苗是安全有效的[166]。

慢性肾疾病和终末期肾病

风险因素及透析

有 10% ~ 20% 的 SLE 患者最终会发展成终末期肾病（end-stage renal disease，ESRD）。临床预测指标包括现有的 Scr 异常、初始治疗的延误、未达缓解和收缩期高血压[133,167-168]。肾功能快速恶化的患者更可能存在可逆的生理性（脱水、感染、急性肾小管坏死）或病理性（新月体肾小球肾炎）因素。在这些患者透析期间，可继续使用免疫抑制治疗（透析前 8 ~ 10 小时给予 IV-MP 联合 IV-CYC 冲击，0.4 ~ 0.5 g/m²）。

透析的 SLE 患者 5 年生存率为 80% ~ 90%，与非 SLE 的透析患者相当[169]。血液透析可作为肾替代治疗的首选，特别是仍在使用免疫抑制治疗的患者，因为长期非卧床腹膜透析（chronic ambulatory peritoneal dialysis，CAPD）患者的感染并发症（最主要是腹膜炎）发生率增高。不论哪种透析方式，大多数有晚期肾病的患者在狼疮活动方面均能有所下降，可在下列患者中停用细胞毒疗法：无活动性尿沉渣但 SCr 逐步升高到 ≥ 5 mg/dl，肾活检显示只有瘢痕形成或萎缩，或肾体积缩小。必须正确使用 GCs 和免疫抑制药物以尽量减少脓毒性并发症的风险。

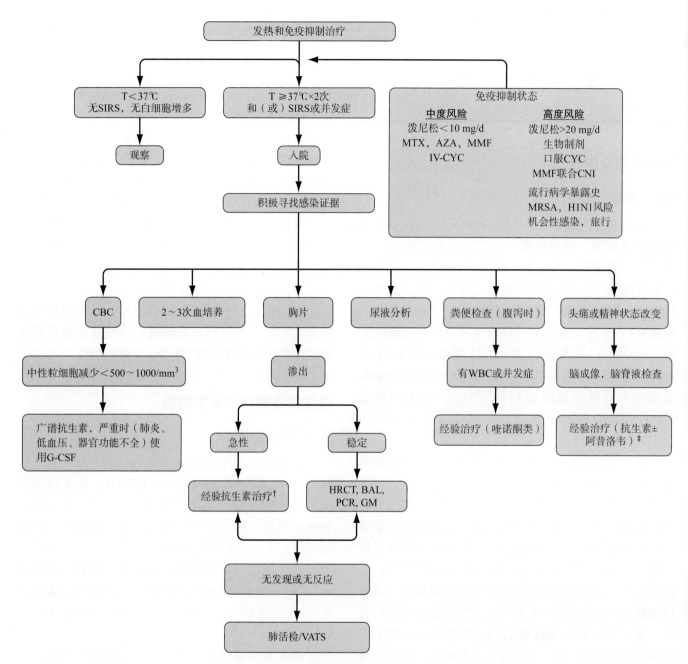

图 81-4 对接受免疫抑制治疗的患者出现发热或其他可能提示感染的症状和体征的初始评估和处理。*，全身炎症反应综合征（SIRS）：T ≥ 38℃ 或 < 36℃，心动过速（心率 > 90 次 / 分），呼吸急促（呼吸频率 > 20 次 / 分），白细胞计数（WBC）> 12 000/mm³；并发症：年龄超过 65 岁，糖尿病，慢性心肺疾病。†，在重度低氧血症或弥漫性肺浸润时考虑经验治疗肺孢子菌性肺炎。‡，考虑结核或其他机会性中枢神经系统（CNS）感染。AZA，硫唑嘌呤；BAL，支气管肺泡灌洗；CBC，全血细胞计数；CSF，脑脊液；G-CSF，粒细胞集落刺激因子；GM，半乳甘露聚糖检查；H1N1，H1N1 流感病毒；HRCT，高分辨胸部断层扫描；IV-CYC，静注环磷酰胺；MMF，霉酚酸酯；MRSA，耐甲氧西林金黄色葡萄球菌；MTX，甲氨蝶呤；PCR，聚合酶链反应；T，温度；VATS，胸腔镜（Modified from Papadimitraki ED, Bertsias K, Chamilos MD, Boumpas DT: Systemic lupus erythematosus: cytotoxic drugs. In Tsokos G, Buyon JP, Koike T, Lahita RG, editors: Systemic lupus erythematosus , ed 5, St. Louis, 2010, Elsevier, pp 1083-1108.）

ESRD 患者心血管疾病的发病率和死亡率也同样升高，应严格控制动脉粥样硬化的风险因素[170]。

肾移植

对于 ESRD 的 SLE 患者，肾移植是一个可行的替代选择，移植物和患者生存率与其他患者相当[171]。活体供者较尸体供者肾移植的效果更好。可考虑优先进行移植（无透析肾移植）（pre-emptive transplantation），因为该方案具有更好的移植成功率和患者转归。然而先给予至少 3 个月的透析，可能使部分患者恢复足够的肾功能并持续一段较长的时间。

尚无前瞻性研究对比 SLE 肾移植后不同免疫抑制疗法的作用。钙调磷酸酶抑制剂通用在诱导期（6 ~ 12 个月）使用以预防移植物急性排斥反应[172]。由于潜在的肾毒性和对代谢的不利影响，该类药物应尽量用最小剂量用于维持治疗，同时也应优先使用其他免疫抑制剂（MMF、AZA）。肾移植后的 LN 复发（通常为轻度系膜增生性）罕见（发生率 3%），也并不是肾移植失败的重要原因。LN 复发的风险因素包括黑人、女性、年龄 < 33 岁和活体供者移植[173-174]。APS 与移植后肾血栓和不良移植结局相关，应给予这部分患者抗凝治疗[175]。

心血管发病率

传统危险因素未能充分解释 SLE 患者动脉粥样硬化性 CVD 风险的增加[176]。在狼疮患者中，某些生物标志物如促炎性高密度脂蛋白（high-density lipoprotein，HDL）或超敏 C 反应蛋白水平的升高，与亚临床动脉粥样硬化的替代指标颈动脉内膜中层厚度（carotid intima media thickness，CIMT）之间存在相关性[177-178]。

推荐对 SLE 患者的 CVD 风险因素根据风险分层和存在的并发症进行严格控制。戒烟的重要性再如何强调都不为过。目标血压应低于 130/80 mmHg，ACE 抑制剂和（或）血管紧张素受体拮抗剂（angiotensin receptor blockers，ARBs）是大多数患者初始治疗的选择。对于血脂异常，最近 2 个针对成人和儿童 SLE 的 RCT 研究都未能显示阿托伐他汀对 CIMT 和冠状动脉钙化的疗效[179-180]。相对较小的样本量和较短的持续时间可能一定程度上造成了试验的阴性结果。因此，狼疮患者的降脂治疗应当遵循一般人群的治疗指南[181]。但我们推荐积极治疗存在多种风险因素，特别是中重度 SLE 或需长期 GC 治疗患者的血脂异常（目标 LDL-C < 100 mg/dl 并且甘油三酯 < 150 mg/dl）。

骨质疏松

持续的疾病活动、免疫抑制剂导致的过早绝经、维生素 D 相对缺乏（与避免日晒相关）和系统性 GCs 的应用均可降低 SLE 患者的骨密度（bone mineral density，BMD）[182]。关于骨质疏松防治的质量指标建议：①除非患者已使用抗骨吸收或代谢治疗，否则所有接受 ≥ 7.5 mg/d 泼尼松超过 3 个月的 SLE 患者应进行 BMD 检测，并接受包括钙与维生素 D 补充剂在内的预防骨质疏松治疗；②接受 ≥ 7.5 mg/d 泼尼松超过 1 个月，而且中央 T 值 ≤ –2.5 或有脆性骨折史的患者除非有禁忌证，否则均应接受抗骨吸收或代谢治疗[183]。这里泼尼松的日剂量要高于 ACR 推荐的在一般患者中需预防激素诱导骨质疏松的剂量（5 mg/d）。我们推荐对泼尼松剂量 ≥ 5 mg/d 的绝经后妇女和 ≥ 7.5 mg/d 的绝经前妇女进行骨质疏松的预防。

狼疮中的恶性肿瘤

SLE 患者的癌症整体发病风险轻微升高 [标准化发病率（standardized incidence ratio，SIR），1.14][184]。某些类型的恶性肿瘤在 SLE 患者中更为常见，尤其是非霍奇金淋巴瘤（non-Hodgkin's lymphoma，NHL）、宫颈癌和肺癌，还有一些罕见恶性肿瘤（例如肝胆管、肛管、外阴/阴道癌）[185]。免疫抑制治疗和 SLE 疾病本身可能是风险增加的原因。

最常见的 SLE 相关 NHL（SIR, 3.6 ~ 4.3）[184,186] 的组织学类型为弥漫性大 B 细胞淋巴瘤。霍奇金淋巴瘤（HL）也更为常见（SIR, 3.2）[187-188]。必须高度警惕，积极检查和及时淋巴结活检以早期发现淋巴瘤。

由于免疫抑制剂的使用使人乳头瘤病毒（human papillomavirus，HPV）的清除受损，SLE 女性患者宫颈不典型增生的发生率升高（合并 OR, 8.7）[189]。

所有 SLE 女性患者均推荐筛查宫颈细胞学和 HPV 检测；对于检测出 HPV DNA 的女性患者每 6 个月检测 1 次宫颈细胞学，其他患者每年 1 次。EULAR 推荐小于 25 岁的女性患者接种 HPV 疫苗，与一般人群相同[165]。SLE 患者发生肺癌的风险可能比以往所认知的更小，但该风险在吸烟的患者中更高（SIR，1.16 ～ 1.30）[184,190]。SLE 患者患某些非血液系统肿瘤的风险轻度减低（乳腺、卵巢、子宫内膜和前列腺：SIRs，0.66 ～ 0.77）[184]。

SLE 患者的急症

SLE 患者可因为狼疮本身、狼疮治疗或其他原因到急诊科（ED）就诊。临床医生面对的关键问题为：①该事件是否与 SLE 有关；②是否因为有狼疮存在而需要更改治疗方案。一般而言，SLE 相关的紧急事件常发生在疾病活动时。依从性差、文化程度低、基础病严重和损伤指数高是住院治疗的风险因素。

SLE 患者可能因疾病活动或免疫抑制治疗而出现危及生命的器官功能异常，严重至需要入住重症监护病房（ICU）。感染是最主要的原因（45% ～ 61%）。入住 ICU 的 SLE 患者总体死亡率高，尽管在过去 10 年间已降低（从 47% 降到 24%）[191]。积极寻找感染证据并应用经验性抗微生物治疗是关键。当不清楚病情进展是感染还是病情活动引起时，经验性的抗微生物治疗联合大剂量 GC[0.5 ～ 1mg/（kg·d）]可能就足够。一旦排除感染，就可应用激素和（或）CYC 冲击。病情危及生命或 1 ～ 2 周治疗后病情恶化或缓解不理想的患者，IVIG、血浆置换和 RTX 可作为辅助治疗。

女性健康问题

> **关键点**
>
> 合成的促性腺激素释放激素类似物可显著降低年轻女性因重度 SLE 行 CYC 治疗所导致的性腺早衰的发生率。
>
> 对大多数 SLE 患者而言，包括性激素制剂在内的避孕方法通常是安全的。

卵巢早衰是一种与年龄和剂量相关的 CYC 治疗的毒副作用，而男性最早在 CYC 累积剂量达 7 g 时就可观察到性腺毒性。青春期后的 SLE 女性保存生育能力的措施包括激素类避孕药、促性腺激素释放激素（gonadotropin-releasing hormone，GnRH）拮抗剂以及胚胎和卵母细胞冷冻保存。应当考虑患者个人的选择。有研究者认为同时应用 GnRH 拮抗剂可对抗卵巢早衰，因而推荐应用 CYC 治疗的女性患者采取基于 GnRH 拮抗剂的治疗方案。在男性患者中，使用睾酮和建立精子库是目前保存睾丸功能和生育能力的有效措施（表 81-3）[192]。

以性激素制剂作为避孕措施对大多数病情稳定，非活动期 SLE 患者通常是安全的。两个 RCT 未发现在入组时无严重疾病活动的患者复发风险增加，一个系统评价认为大多数避孕方法的益处要超过潜在的风险[193]。然而，APA 阳性的女性应避免采用含性激素的避孕方法，因为其增加了血栓的风险。存在的并发症如重度血小板减少、动脉粥样硬化、高血压和静脉血栓等都可能导致不宜采取某些避孕方法。

SLE 女性患者可能会出现下尿道症状，通常伴排尿障碍（膀胱容量减少、尿流率低）[194]。对复发性尿路感染的检查和治疗与一般人群相似；控制疾病活动可预防膀胱功能异常。狼疮性乳腺炎是狼疮性脂膜炎的一种罕见类型，SLE 女性患者的发生率为 2%，其临床表现与乳腺癌相似[195]，激素治疗通常有效，但有些难治性类型需手术切除。

结论

过去 10 年，在确定风险因素和表型、阐明发病机制和优化治疗方面取得了重要进展。对经 Toll 样受体促进 I 型干扰素表达的辅助因子的了解，提供了除 T、B 细胞外新的治疗靶点。对决定疾病易感性的基因和环境因素的研究，可最终引向对个体的风险识别，并阐明启动自身免疫的主要事件。相对于单基因疾病，狼疮个体化药物的发展还有待于对易感性取得更彻底的理解。目前正进行中的下一代全基因组测序，将会在接下来数年里提供基因序列变异和临床类型之间关系的更全面描述。

同时，新的治疗药物被用于疾病治疗，并且新治疗策略的目标是强化治疗以快速诱导缓解，预防复发并减少毒副作用。最终达成的共识是，选择最适合患者的诱导缓解和维持治疗方案更为重要。自从首个生物制剂被批准使用以来，SLE 终于对特异性治疗显示出缓解迹象，其异质性和复杂性的秘密正被解开。最重要的是，比起以前，人们更清楚地意识到，最佳的长期转归结局不仅需要治疗疾病复发，也需要治疗其并发症。为此，SLE 的治疗需要多学科的方法和精湛的内科技能来完善。

 本章的参考文献也可以在 ExpertConsult.com 上找到。

参考文献

1. Nikpour M, Urowitz MB, Ibanez D, et al: Frequency and determinants of flare and persistently active disease in systemic lupus erythematosus. *Arthritis Rheum* 61(9):1152–1158, 2009.
2. Steiman AJ, Urowitz MB, Ibanez D, et al: Prolonged clinical remission in patients with systemic lupus erythematosus. *J Rheumatol* 41(9):1808–1816, 2014.
3. Yurkovich M, Vostretsova K, Chen W, et al: Overall and cause-specific mortality in patients with systemic lupus erythematosus: a meta-analysis of observational studies. *Arthritis Care Res (Hoboken)* 66(4):608–616, 2014.
4. Bruce IN, O'Keeffe AG, Farewell V, et al: Factors associated with damage accrual in patients with systemic lupus erythematosus: results from the Systemic Lupus International Collaborating Clinics (SLICC) Inception Cohort. *Ann Rheum Dis* 74:1706–1713, 2014.
5. Chambers SA, Allen E, Rahman A, et al: Damage and mortality in a group of British patients with systemic lupus erythematosus followed up for over 10 years. *Rheumatology (Oxford)* 48(6):673–675, 2009.
6. Bertsias GK, Salmon JE, Boumpas DT: Therapeutic opportunities in systemic lupus erythematosus: state of the art and prospects for the new decade. *Ann Rheum Dis* 69(9):1603–1611, 2010.
10. Fraenkel L, Bogardus S, Concato J: Patient preferences for treatment of lupus nephritis. *Arthritis Rheum* 47(4):421–428, 2002.
12. Tseng CE, Buyon JP, Kim M, et al: The effect of moderate-dose corticosteroids in preventing severe flares in patients with serologically active, but clinically stable, systemic lupus erythematosus: findings of a prospective, randomized, double-blind, placebo-controlled trial. *Arthritis Rheum* 54(11):3623–3632, 2006.
16. Gladman DD, Urowitz MB, Rahman P, et al: Accrual of organ damage over time in patients with systemic lupus erythematosus. *J Rheumatol* 30(9):1955–1959, 2003.
19. Ruiz-Irastorza G, Ramos-Casals M, Brito-Zeron P, et al: Clinical efficacy and side effects of antimalarials in systemic lupus erythematosus: a systematic review. *Ann Rheum Dis* 69(1):20–28, 2010.
20. Costedoat-Chalumeau N, Galicier L, Aumaitre O, et al: Hydroxychloroquine in systemic lupus erythematosus: results of a French multicentre controlled trial (PLUS Study). *Ann Rheum Dis* 72(11):1786–1792, 2013.
23. Chen CH, Lin CH, Lan TH, et al: Hydroxychloroquine reduces risk of incident diabetes mellitus in lupus patients in a dose-dependent manner: a population-based cohort study. *Rheumatology (Oxford)* 54:1244–1249, 2015.
25. Petri M: Use of hydroxychloroquine to prevent thrombosis in systemic lupus erythematosus and in antiphospholipid antibody-positive patients. *Curr Rheumatol Rep* 13(1):77–80, 2011.
29. Sakthiswary R, Suresh E: Methotrexate in systemic lupus erythematosus: a systematic review of its efficacy. *Lupus* 23(3):225–235, 2014.
30. Wu GC, Xu XD, Huang Q, et al: Leflunomide: friend or foe for systemic lupus erythematosus? *Rheumatol Int* 33(2):273–276, 2013.
32. Austin HA 3rd, Klippel JH, Balow JE, et al: Therapy of lupus nephritis. Controlled trial of prednisone and cytotoxic drugs. *N Engl J Med* 314(10):614–619, 1986.
33. Houssiau FA, Vasconcelos C, D'Cruz D, et al: The 10-year follow-up data of the Euro-Lupus Nephritis Trial comparing low-dose and high-dose intravenous cyclophosphamide. *Ann Rheum Dis* 69(1):61–64, 2010.
35. Boumpas DT, Austin HA 3rd, Vaughn EM, et al: Controlled trial of pulse methylprednisolone versus two regimens of pulse cyclophosphamide in severe lupus nephritis. *Lancet* 340(8822):741–745, 1992.
36. Gourley MF, Austin HA 3rd, Scott D, et al: Methylprednisolone and cyclophosphamide, alone or in combination, in patients with lupus nephritis. A randomized, controlled trial. *Ann Intern Med* 125(7):549–557, 1996.
37. Illei GG, Austin HA, Crane M, et al: Combination therapy with pulse cyclophosphamide plus pulse methylprednisolone improves long-term renal outcome without adding toxicity in patients with lupus nephritis. *Ann Intern Med* 135(4):248–257, 2001.
38. Houssiau FA, Vasconcelos C, D'Cruz D, et al: Immunosuppressive therapy in lupus nephritis: the Euro-Lupus Nephritis Trial, a randomized trial of low-dose versus high-dose intravenous cyclophosphamide. *Arthritis Rheum* 46(8):2121–2131, 2002.
40. Austin HA 3rd, Illei GG, Braun MJ, et al: Randomized, controlled trial of prednisone, cyclophosphamide, and cyclosporine in lupus membranous nephropathy. *J Am Soc Nephrol* 20(4):901–911, 2009.
43. Barile-Fabris L, Ariza-Andraca R, Olguin-Ortega L, et al: Controlled clinical trial of IV cyclophosphamide versus IV methylprednisolone in severe neurological manifestations in systemic lupus erythematosus. *Ann Rheum Dis* 64(4):620–625, 2005.
45. Arends S, Grootscholten C, Derksen RH, et al: Long-term follow-up of a randomised controlled trial of azathioprine/methylprednisolone versus cyclophosphamide in patients with proliferative lupus nephritis. *Ann Rheum Dis* 71(6):966–973, 2012.
46. Grootscholten C, Bajema IM, Florquin S, et al: Treatment with cyclophosphamide delays the progression of chronic lesions more effectively than does treatment with azathioprine plus methylprednisolone in patients with proliferative lupus nephritis. *Arthritis Rheum* 56(3):924–937, 2007.
48. Contreras G, Pardo V, Leclercq B, et al: Sequential therapies for proliferative lupus nephritis. *N Engl J Med* 350(10):971–980, 2004.
50. Houssiau FA, D'Cruz D, Sangle S, et al: Azathioprine versus mycophenolate mofetil for long-term immunosuppression in lupus nephritis: results from the MAINTAIN Nephritis Trial. *Ann Rheum Dis* 69(12):2083–2089, 2010.
52. Dooley MA, Jayne D, Ginzler EM, et al: Mycophenolate versus azathioprine as maintenance therapy for lupus nephritis. *N Engl J Med* 365(20):1886–1895, 2011.
55. Appel GB, Contreras G, Dooley MA, et al: Mycophenolate mofetil versus cyclophosphamide for induction treatment of lupus nephritis. *J Am Soc Nephrol* 20(5):1103–1112, 2009.
57. Liu LL, Jiang Y, Wang LN, et al: Efficacy and safety of mycophenolate mofetil versus cyclophosphamide for induction therapy of lupus nephritis: a meta-analysis of randomized controlled trials. *Drugs* 72(11):1521–1533, 2012.
58. Tian SY, Feldman BM, Beyene J, et al: Immunosuppressive therapies for the induction treatment of proliferative lupus nephritis: a systematic review and network metaanalysis. *J Rheumatol* 41(10):1998–2007, 2014.
60. Walsh M, Solomons N, Lisk L, et al: Mycophenolate mofetil or intravenous cyclophosphamide for lupus nephritis with poor kidney function: a subgroup analysis of the Aspreva Lupus Management Study. *Am J Kidney Dis* 61(5):710–715, 2013.
62. Radhakrishnan J, Moutzouris DA, Ginzler EM, et al: Mycophenolate mofetil and intravenous cyclophosphamide are similar as induction therapy for class V lupus nephritis. *Kidney Int* 77(2):152–160, 2010.
63. Yap DY, Ma MK, Mok MM, et al: Long-term data on corticosteroids and mycophenolate mofetil treatment in lupus nephritis. *Rheumatology (Oxford)* 52(3):480–486, 2013.
65. Ginzler EM, Wofsy D, Isenberg D, et al: Nonrenal disease activity following mycophenolate mofetil or intravenous cyclophosphamide as induction treatment for lupus nephritis: findings in a multicenter, prospective, randomized, open-label, parallel-group clinical trial. *Arthritis Rheum* 62(1):211–221, 2010.

66. Moroni G, Doria A, Ponticelli C: Cyclosporine (CsA) in lupus nephritis: assessing the evidence. *Nephrol Dial Transplant* 24(1):15–20, 2009.

68. Zavada J, Sinikka Pesickova S, Rysava R, et al: Extended follow-up of the CYCLOFA-LUNE trial comparing two sequential induction and maintenance treatment regimens for proliferative lupus nephritis based either on cyclophosphamide or on cyclosporine A. *Lupus* 23(1):69–74, 2014.

71. Griffiths B, Emery P, Ryan V, et al: The BILAG multi-centre open randomized controlled trial comparing ciclosporin vs azathioprine in patients with severe SLE. *Rheumatology (Oxford)* 49(4):723–732, 2010.

73. Lee YH, Lee HS, Choi SJ, et al: Efficacy and safety of tacrolimus therapy for lupus nephritis: a systematic review of clinical trials. *Lupus* 20(6):636–640, 2011.

75. Wang S, Li X, Qu L, et al: Tacrolimus versus cyclophosphamide as treatment for diffuse proliferative or membranous lupus nephritis: a non-randomized prospective cohort study. *Lupus* 21(9):1025–1035, 2012.

77. Mok CC, Ying KY, Yim CW, et al: Tacrolimus versus mycophenolate mofetil for induction therapy of lupus nephritis: a randomised controlled trial and long-term follow-up. *Ann Rheum Dis* 75(1):30–36, 2016.

78. Yap DY, Ma MK, Mok MM, et al: Long-term data on tacrolimus treatment in lupus nephritis. *Rheumatology (Oxford)* 53(12):2232–2237, 2014.

82. Liu Z, Zhang H, Liu Z, et al: Multitarget therapy for induction treatment of lupus nephritis: a randomized trial. *Ann Intern Med* 162(1):18–26, 2015.

84. Cobo-Ibanez T, Loza-Santamaria E, Pego-Reigosa JM, et al: Efficacy and safety of rituximab in the treatment of non-renal systemic lupus erythematosus: a systematic review. *Semin Arthritis Rheum* 44(2):175–185, 2014.

86. Weidenbusch M, Rommele C, Schrottle A, et al: Beyond the LUNAR trial. Efficacy of rituximab in refractory lupus nephritis. *Nephrol Dial Transplant* 28(1):106–111, 2013.

87. Moroni G, Raffiotta F, Trezzi B, et al: Rituximab vs mycophenolate and vs cyclophosphamide pulses for induction therapy of active lupus nephritis: a clinical observational study. *Rheumatology (Oxford)* 53(9):1570–1577, 2014.

88. Moroni G, Gallelli B, Sinico RA, et al: Rituximab versus oral cyclophosphamide for treatment of relapses of proliferative lupus nephritis: a clinical observational study. *Ann Rheum Dis* 71(10):1751–1752, 2012.

89. Condon MB, Ashby D, Pepper RJ, et al: Prospective observational single-centre cohort study to evaluate the effectiveness of treating lupus nephritis with rituximab and mycophenolate mofetil but no oral steroids. *Ann Rheum Dis* 72(8):1280–1286, 2013.

91. Navarra SV, Guzman RM, Gallacher AE, et al: Efficacy and safety of belimumab in patients with active systemic lupus erythematosus: a randomised, placebo-controlled, phase 3 trial. *Lancet* 377(9767):721–731, 2011.

92. Furie R, Petri M, Zamani O, et al: A phase III, randomized, placebo-controlled study of belimumab, a monoclonal antibody that inhibits B lymphocyte stimulator, in patients with systemic lupus erythematosus. *Arthritis Rheum* 63(12):3918–3930, 2011.

93. Manzi S, Sanchez-Guerrero J, Merrill JT, et al: Effects of belimumab, a B lymphocyte stimulator-specific inhibitor, on disease activity across multiple organ domains in patients with systemic lupus erythematosus: combined results from two phase III trials. *Ann Rheum Dis* 71(11):1833–1838, 2012.

95. van Vollenhoven RF, Petri MA, Cervera R, et al: Belimumab in the treatment of systemic lupus erythematosus: high disease activity predictors of response. *Ann Rheum Dis* 71(8):1343–1349, 2012.

96. Ginzler EM, Wallace DJ, Merrill JT, et al: Disease control and safety of belimumab plus standard therapy over 7 years in patients with systemic lupus erythematosus. *J Rheumatol* 41(2):300–309, 2014.

99. Wallace DJ, Kalunian K, Petri MA, et al: Efficacy and safety of epratuzumab in patients with moderate/severe active systemic lupus erythematosus: results from EMBLEM, a phase IIb, randomised, double-blind, placebo-controlled, multicentre study. *Ann Rheum Dis* 73(1):183–190, 2014.

102. Furie RA, Leon G, Thomas M, et al: A phase 2, randomised, placebo-controlled clinical trial of blisibimod, an inhibitor of B cell activating factor, in patients with moderate-to-severe systemic lupus

erythematosus, the PEARL-SC study. *Ann Rheum Dis* 74:1667–1675, 2014.

105. Wofsy D, Hillson JL, Diamond B: Abatacept for lupus nephritis: alternative definitions of complete response support conflicting conclusions. *Arthritis Rheum* 64(11):3660–3665, 2012.

112. Boletis JN, Ioannidis JP, Boki KA, et al: Intravenous immunoglobulin compared with cyclophosphamide for proliferative lupus nephritis. *Lancet* 354(9178):569–570, 1999.

113. Sakthiswary R, D'Cruz D: Intravenous immunoglobulin in the therapeutic armamentarium of systemic lupus erythematosus: a systematic review and meta-analysis. *Medicine (Baltimore)* 93(16):e86, 2014.

118. Zimmer R, Scherbarth HR, Rillo OL, et al: Lupuzor/P140 peptide in patients with systemic lupus erythematosus: a randomised, double-blind, placebo-controlled phase IIb clinical trial. *Ann Rheum Dis* 72(11):1830–1835, 2013.

119. Bertsias GK, Tektonidou M, Amoura Z, et al: Joint European League Against Rheumatism and European Renal Association-European Dialysis and Transplant Association (EULAR/ERA-EDTA) recommendations for the management of adult and paediatric lupus nephritis. *Ann Rheum Dis* 71(11):1771–1782, 2012.

120. Hahn BH, McMahon MA, Wilkinson A, et al: American College of Rheumatology guidelines for screening, treatment, and management of lupus nephritis. *Arthritis Care Res (Hoboken)* 64(6):797–808, 2012.

121. Bertsias G, Ioannidis JP, Boletis J, et al: EULAR recommendations for the management of systemic lupus erythematosus. Report of a Task Force of the EULAR Standing Committee for International Clinical Studies Including Therapeutics. *Ann Rheum Dis* 67(2):195–205, 2008.

122. Bertsias GK, Ioannidis JP, Aringer M, et al: EULAR recommendations for the management of systemic lupus erythematosus with neuropsychiatric manifestations: report of a task force of the EULAR standing committee for clinical affairs. *Ann Rheum Dis* 69(12):2074–2082, 2010.

123. Mosca M, Tani C, Aringer M, et al: European League Against Rheumatism recommendations for monitoring patients with systemic lupus erythematosus in clinical practice and in observational studies. *Ann Rheum Dis* 69(7):1269–1274, 2010.

124. Jessop S, Whitelaw DA, Delamere FM: Drugs for discoid lupus erythematosus. *Cochrane Database Syst Rev* (4):CD002954, 2009.

125. Kuhn A, Gensch K, Haust M, et al: Efficacy of tacrolimus 0.1% ointment in cutaneous lupus erythematosus: a multicenter, randomized, double-blind, vehicle-controlled trial. *J Am Acad Dermatol* 65(1):54–64, e1–2, 2011.

130. Kreuter A, Tomi NS, Weiner SM, et al: Mycophenolate sodium for subacute cutaneous lupus erythematosus resistant to standard therapy. *Br J Dermatol* 156(6):1321–1327, 2007.

131. Kuhn A, Ruland V, Bonsmann G: Cutaneous lupus erythematosus: update of therapeutic options part I. *J Am Acad Dermatol* 65(6):e179–e193, 2011.

132. Kuhn A, Ruland V, Bonsmann G: Cutaneous lupus erythematosus: update of therapeutic options part II. *J Am Acad Dermatol* 65(6):e195–e213, 2011.

135. Illei GG, Takada K, Parkin D, et al: Renal flares are common in patients with severe proliferative lupus nephritis treated with pulse immunosuppressive therapy: long-term followup of a cohort of 145 patients participating in randomized controlled studies. *Arthritis Rheum* 46(4):995–1002, 2002.

137. Moroni G, Quaglini S, Maccario M, et al: Nephritic flares" are predictors of bad long-term renal outcome in lupus nephritis. *Kidney Int* 50(6):2047–2053, 1996.

138. Fanouriakis A, Boumpas DT, Bertsias GK: Pathogenesis and treatment of CNS lupus. *Curr Opin Rheumatol* 25(5):577–583, 2013.

140. Ruiz-Irastorza G, Cuadrado MJ, Ruiz-Arruza I, et al: Evidence-based recommendations for the prevention and long-term management of thrombosis in antiphospholipid antibody-positive patients: report of a task force at the 13th International Congress on antiphospholipid antibodies. *Lupus* 20(2):206–218, 2011.

141. Narvaez J, Rios-Rodriguez V, de la Fuente D, et al: Rituximab therapy in refractory neuropsychiatric lupus: current clinical evidence. *Semin Arthritis Rheum* 41(3):364–372, 2011.

145. Wu LH, Yu F, Tan Y, et al: Inclusion of renal vascular lesions in the 2003 ISN/RPS system for classifying lupus nephritis improves renal outcome predictions. *Kidney Int* 83(4):715–723, 2013.

146. Canaud G, Bienaime F, Tabarin F, et al: Inhibition of the mTORC

pathway in the antiphospholipid syndrome. *N Engl J Med* 371(4):303–312, 2014.

147. Rivera F, Merida E, Illescas ML, et al: Mycophenolate in refractory and relapsing lupus nephritis. *Am J Nephrol* 40(2):105–112, 2014.

148. Ogawa H, Kameda H, Amano K, et al: Efficacy and safety of cyclosporine A in patients with refractory systemic lupus erythematosus in a daily clinical practice. *Lupus* 19(2):162–169, 2010.

151. Wang D, Li J, Zhang Y, et al: Umbilical cord mesenchymal stem cell transplantation in active and refractory systemic lupus erythematosus: a multicenter clinical study. *Arthritis Res Ther* 16(2):R79, 2014.

152. Smyth A, Oliveira GH, Lahr BD, et al: A systematic review and meta-analysis of pregnancy outcomes in patients with systemic lupus erythematosus and lupus nephritis. *Clin J Am Soc Nephrol* 5(11):2060–2068, 2010.

155. Izmirly PM, Costedoat-Chalumeau N, Pisoni CN, et al: Maternal use of hydroxychloroquine is associated with a reduced risk of recurrent anti-SSA/Ro-antibody-associated cardiac manifestations of neonatal lupus. *Circulation* 126(1):76–82, 2012.

158. Pasoto SG, Ribeiro AC, Bonfa E: Update on infections and vaccinations in systemic lupus erythematosus and Sjogren's syndrome. *Curr Opin Rheumatol* 26(5):528–537, 2014.

159. Ruiz-Irastorza G, Olivares N, Ruiz-Arruza I, et al: Predictors of major infections in systemic lupus erythematosus. *Arthritis Res Ther* 11(4):R109, 2009.

161. Zhou WJ, Yang CD: The causes and clinical significance of fever in systemic lupus erythematosus: a retrospective study of 487 hospitalised patients. *Lupus* 18(9):807–812, 2009.

164. Murdaca G, Orsi A, Spano F, et al: Influenza and pneumococcal vaccinations of patients with systemic lupus erythematosus: current views upon safety and immunogenicity. *Autoimmun Rev* 13(2):75–84, 2014.

165. van Assen S, Agmon-Levin N, Elkayam O, et al: EULAR recommendations for vaccination in adult patients with autoimmune inflammatory rheumatic diseases. *Ann Rheum Dis* 70(3):414–422, 2011.

169. Inda-Filho A, Neugarten J, Putterman C, et al: Improving outcomes in patients with lupus and end-stage renal disease. *Semin Dial* 26(5):590–596, 2013.

172. Chelamcharla M, Javaid B, Baird BC, et al: The outcome of renal transplantation among systemic lupus erythematosus patients. *Nephrol Dial Transplant* 22(12):3623–3630, 2007.

173. Contreras G, Mattiazzi A, Guerra G, et al: Recurrence of lupus nephritis after kidney transplantation. *J Am Soc Nephrol* 21(7):1200–1207, 2010.

175. Canaud G, Bienaime F, Noel LH, et al: Severe vascular lesions and poor functional outcome in kidney transplant recipients with lupus anticoagulant antibodies. *Am J Transplant* 10(9):2051–2060, 2010.

179. Petri MA, Kiani AN, Post W, et al: Lupus Atherosclerosis Prevention Study (LAPS). *Ann Rheum Dis* 70(5):760–765, 2011.

181. Skaggs BJ, Hahn BH, McMahon M: Accelerated atherosclerosis in patients with SLE–mechanisms and management. *Nat Rev Rheumatol* 8(4):214–223, 2012.

185. Cloutier BT, Clarke AE, Ramsey-Goldman R, et al: Systemic lupus erythematosus and malignancies: a review article. *Rheum Dis Clin North Am* 40(3):497–506, viii, 2014.

187. Bernatsky S, Ramsey-Goldman R, Isenberg D, et al: Hodgkin's lymphoma in systemic lupus erythematosus. *Rheumatology (Oxford)* 46(5):830–832, 2007.

188. Bernatsky S, Ramsey-Goldman R, Joseph L, et al: Lymphoma risk in systemic lupus: effects of disease activity versus treatment. *Ann Rheum Dis* 73(1):138–142, 2014.

192. Silva CA, Bonfa E, Ostensen M: Maintenance of fertility in patients with rheumatic diseases needing antiinflammatory and immunosuppressive drugs. *Arthritis Care Res (Hoboken)* 62(12):1682–1690, 2010.

193. Culwell KR, Curtis KM, del Carmen Cravioto M: Safety of contraceptive method use among women with systemic lupus erythematosus: a systematic review. *Obstet Gynecol* 114(2 Pt 1):341–353, 2009.

196. Houssiau FA, Vasconcelos C, D'Cruz D, et al: Early response to immunosuppressive therapy predicts good renal outcome in lupus nephritis: lessons from long-term followup of patients in the Euro-Lupus Nephritis Trial. *Arthritis Rheum* 50(12):3934–3940, 2004.

197. Korbet SM, Lewis EJ, Collaborative Study G: Severe lupus nephritis: the predictive value of a >/= 50% reduction in proteinuria at 6 months. *Nephrol Dial Transplant* 28(9):2313–2318, 2013.

198. Touma Z, Urowitz MB, Ibanez D, et al: Time to recovery from proteinuria in patients with lupus nephritis receiving standard treatment. *J Rheumatol* 41(4):688–697, 2014.

199. Hepburn AL, Narat S, Mason JC: The management of peripheral blood cytopenias in systemic lupus erythematosus. *Rheumatology (Oxford)* 49(12):2243–2254, 2010.

第 82 章

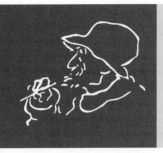

抗磷脂综合征

原著　Doruk Erkan • Jane E. Salmon • Michael D. Lockshin
石　慧 译　杨程德 校

关键点

抗磷脂抗体（antiphospholipid antibodies，aPLs）是一组针对血浆中多种磷脂结合蛋白的自身抗体，最常见的是抗 β2- 糖蛋白Ⅰ抗体。

临床表现从无症状到恶性抗磷脂综合征（antiphospholipid syndrome，APS），程度不一。

APS 患者流产多发生在妊娠 10 周以后，但也有早于 10 周发生。

APS 的诊断必须具备特征性的临床表现和 aPLs 持续阳性（间隔至少 12 周检测）。

对于如何预防继发血栓仍缺乏风险分层；高强度抗凝治疗的疗效也缺乏前瞻性对照研究的支持。

对于有异常妊娠史的 aPLs 阳性患者，常给予小剂量阿司匹林和肝素预防流产。

在无血栓史而 aPLs 持续阳性的个体，如何预防血栓形成，仍缺乏风险分层分析；在血栓形成高危期消除可逆性危险因素和采取预防措施仍极为重要，阿司匹林的疗效仍缺乏前瞻性对照研究的支持。

对于恶性 APS 患者，常给予抗凝治疗、糖皮质激素、静脉注射免疫球蛋白（intravenous immunoglobulin，IVIG）以及血浆置换的联合治疗。

抗磷脂综合征（antiphospholipid syndrome，APS）的诊断必须同时具备临床表现（血栓形成或病态妊娠）和抗磷脂抗体（antiphospholipid antibodies，aPLs）持续阳性，即通过固相血清学方法测定的 IgG 型或 IgM 型抗心磷脂抗体和抗 β2- 糖蛋白Ⅰ（β2-glycoprotein Ⅰ，β2GPI）抗体阳性及通过凝血试验测定的狼疮抗凝物阳性。1999 年提出的 APS 的 Sapporo 分类诊断标准[1]已于 2006 年修订[2]，见表 82-1。

一些未列入 APS 诊断标准的表现可能有助于个体患者的诊断，包括 IgA 型抗心磷脂或抗 β2GPI 抗体、心脏瓣膜病、aPL 肾病，血小板减少以及网状青斑（表 82-2）。鉴于上述表现的罕见性、非特异性、未标准化，尚不能作为临床研究的可靠指标，但是可作为部分患者疑诊 APS 的辅助指标。

APS 可单独存在（原发性 APS），也可继发于系统性红斑狼疮（systemic lupus erythematosus，SLE）或者其他风湿病。药物和感染可诱发 aPL 一过性阳性，但不会引起 APS[3]。

流行病学

一过性低滴度的抗心磷脂抗体可出现在高达 10% 以上的正常人中[4-5]，然而，持续的中到高滴度抗心磷脂抗体 / 抗 β2GPI 抗体或狼疮抗凝物试验阳性的发生率不到 1%。随着年龄增长，aPL 阳性率有所增加。尽管 10% ～ 40% 的 SLE 患者[5]以及约 20% 的类风湿关节炎患者[6]可检测到 aPL，但是 APS 的发病率相对较低。

基于数量有限的未设对照及未进行风险分层分析的研究结果，在 aPL 阳性而无症状（无既往血栓事件或异常妊娠）的患者血栓年发生率为 0 ～ 4%；当患者合并其他自身免疫病如 SLE 时，血栓事件的发生率较高[7-8]。aPL 抗体谱（血栓形成的低风险与高风险因素）和患者的临床特征（例如，是否存在其他获得性或遗传性血栓形成风险因素）影响个体血栓形成[9]。

由于缺乏有力的数据，在具有 aPL 相关临床表现而没有自身免疫性疾病的患者中确定高风险 aPL

表 82-1 修订的抗磷脂综合征 Sapporo 分类标准

临床标准

1. 血管栓塞 *

任何组织或器官的动、静脉和小血管发生血栓‡ ≥ 1 次†。

2. 异常妊娠

(a) ≥ 1 次发生于妊娠 10 周或 10 周以上无法解释的形态学正常的胎儿死亡，或

(b) ≥ 1 次发生于妊娠 34 周之前因严重的先兆子痫、子痫或者明确的胎盘功能不全§，所致的形态学正常的新生儿早产，或

(c) ≥ 3 次连续发生于妊娠 10 周之前的无法解释的自发性流产，必须排除母体解剖或激素异常以及双亲染色体异常。

实验室标准

1. 血浆中出现狼疮抗凝物，至少两次阳性，每次间隔至少 12 周，根据国际血栓和止血学会的指南进行检测；

2. 用标准 ELISA 在血清或血浆中检测到中 / 高滴度的 IgG/IgM 型抗心磷脂抗体（IgG 型 > 40 GPL，IgM 型 > 40 MPL，或滴度 > 99 百分位数），至少检测两次，间隔至少 12 周；

3. 用标准 ELISA 在血清或血浆中检测到 I gG/IgM 型 β2 糖蛋白 I 抗体（滴度 > 99 百分位数），至少检测两次，间隔至少 12 周。

诊断 APS 必须符合至少 1 项临床标准和 1 项实验室标准。APS 的诊断应避免临床表现和 aPL 阳性的间隔时间 < 12 周或 > 5 年。对有过 1 次或者 1 次以上异常妊娠史的患者进行研究时，强烈推荐研究人员将患者按上述 a、b、c 标准进行分层。

* 当共存遗传性或获得性血栓形成的因素时也能诊断 APS，但应依据是否存在其他血栓形成的危险因素进行分组。危险因素包括：年龄（男性 > 55 岁，女性 > 65 岁）、存在已知的心血管危险因素（如高血压、糖尿病、低密度脂蛋白升高、高密度脂蛋白胆固醇降低、吸烟、早发心血管病家族史、体质指数 > 30 kg/m²、微量白蛋白尿、估计肾小球滤过率 < 60 ml/min）、遗传性血栓形成倾向、口服避孕药、肾病综合征、恶性肿瘤、失去活动能力和手术。因此，符合 APS 分类标准的患者应按照血栓形成的原因分层

† 既往血栓史可以认为是一项临床标准，但血栓必须是经过确切的诊断方法证实，并排除其他可能导致血栓的病因

‡ 浅表静脉血栓不包括在临床标准中

§ 普遍认可的胎盘功能不全包括：异常或不稳定的胎儿监护试验（如非应激试验阴性）提示胎儿低氧血症；异常的多普勒流量速度分析提示胎儿低氧血症（如脐动脉舒张末期无血流状态）；羊水过少（如羊水指数 ≤ 5 cm）；出生体重低于同胎龄儿平均体重的第 10%

强烈推荐研究者对 APS 患者进行分型：Ⅰ. 1 项以上（任意组合）实验室指标阳性；Ⅱ a. 仅狼疮抗凝物阳性；Ⅱ b. 仅抗心磷脂抗体阳性；Ⅱ c. 仅抗 β2GPI 抗体阳性

APS，抗磷脂综合征；ELISA，酶联免疫吸附试验

（From Miyakis S, Lockshin MD, Atsumi T, et al: International consensus statement on an update of the classifi cation criteria for defi nite antiphospholipid syndrome. J Thromb Haemost 4:295-306, 2006.）

表 82-2 抗磷脂综合征的非特征性表现

临床表现

网状青斑

血小板减少（通常为 50 000 ~ 100 000/mm³）

自身免疫性溶血性贫血

心脏瓣膜病（瓣膜赘生物或增厚）

多发性硬化样综合征、舞蹈症或其他脊髓病

实验室检查

IgA 型抗心磷脂抗体

IgA 型抗 β2 糖蛋白 I 抗体

抗体谱的阳性率较难，但总体 aPL 的阳性率在病理妊娠患者中为 6%，卒中为 14%，小于 50 岁的年轻患者为 17%，心肌梗死为 11%，深静脉血栓形成中有 10%[10-11]。20% 经历过三次以上连续流产的患者[12] 以及 14% 有过复发性静脉血栓栓塞性疾病患者有 aPL 阳性[13]。

病因学

aPLs 的主要抗原并非磷脂，而是血浆中一种磷脂结合蛋白——β2GPI（即载脂蛋白 H）。β2GPI 在人体循环中的浓度通常为 200 mg/ml，属于补体调控蛋白家族成员，有 5 个重复结构域和不同等位基因。第 5 结构域中的八肽结构和半胱氨酸键为结合磷脂以及产生抗原性所必需的结构[14]；第 1 结构域具有激活血小板的功能位点[15-16]。在体内，β2GPI 与活化或者凋亡细胞（包括滋养层细胞、血小板和内皮细胞）

的细胞膜上磷脂酰丝氨酸结合，从而可能在清除凋亡细胞[17]以及生理抗凝中发挥作用[18]。另外，aPL 还针对一些相对特异性不高的抗原，包括凝血酶原、膜联蛋白 V、蛋白 C、蛋白 S、高和低分子量激肽原、组织纤维蛋白溶酶原激活剂、凝血因子Ⅶ、凝血因子Ⅺ、凝血因子Ⅻ、补体成分 C4 和补体因子 H[19]。

在实验动物模型中，用病毒肽[20]、细菌肽[21]、异种 β2GPI[22]主动或被动免疫动物，可诱导形成多克隆 aPLs，以及 APS 相关的一些临床表现。这些资料表明，通过分子模拟，感染因素可诱导易感人群形成致病性自身免疫性 aPL。aPLs 能够上调浆细胞样树突状细胞中 Toll 样受体 7 的表达，增强这些细胞对配体的敏感性，从而使自身免疫反应持续存在并放大[23]。

然而，梅毒和非梅毒螺旋体、伯氏疏螺旋体、人类免疫缺陷病毒（HIV）、钩端螺旋体或寄生虫等感染诱导产生的 aPL 通常不依赖 β2GPI，能与磷脂直接结合[24]。药物（如氯丙嗪、普鲁卡因胺、奎尼丁、苯妥英）和恶性肿瘤（如淋巴增生性疾病）诱导产生的 aPL 也为不依赖 β2GPI 的抗体。相反，自身免疫性 aPL（如抗心磷脂抗体）需要通过结合 β2GPI 或其他磷脂结合蛋白从而与带负电荷的磷脂结合，为β2GPI 依赖性 aPL。

正常人体内下可能存在低滴度的 aPL，参与氧化脂质的生理性清除。

发病机制

aPL 很可能通过多种机制参与血栓形成，可能机制如图 82-1 所示。与 aPL 相关的血栓形成的"二次打击"模型指出，首次打击会扰乱内皮细胞功能，第二次打击会加剧血栓形成[25]。这一过程起始于血小板、内皮细胞或滋养细胞的活化或凋亡，当血小板、内皮细胞、滋养层细胞活化或凋亡时，带负电荷的磷脂酰丝氨酸从细胞膜内侧移行到原本电中性的细胞膜外侧。之后，循环中的 β2GPI 与磷脂酰丝氨酸结合，然后 aPL 与 β2GPI 二聚体结合[26]。

aPL 与 β2GPI 二聚体结合后，能激活胞外补体级联反应；C5a 和 aPL 可能通过结合膜表面 C5a 和β2GPI 受体，促发胞内信号转导；进而募集和活化炎症效应细胞，包括单核细胞、中性粒细胞以及血小板，导致促炎因子释放，如肿瘤坏死因子（TNF）、氧化剂、蛋白酶等，诱导出现血栓前状态[25-27]。目前仍不明确能与 β2GPI 结合蛋白偶联，并将偶联信号从细胞膜传导至细胞核的受体，而且不同细胞中介导信号转导的受体也可能存在差异。目前认为可能的信号转导膜受体包括载脂蛋白 ER2（低密度脂蛋白受体超家族成员）、膜联蛋白 A2 和 Toll 样受体[28-30]。核因子 κB 和 p38 丝裂原活化蛋白激酶可能参与细胞内信号级联放大反应[31-32]。

此外，通过下调信号转导蛋白与转录激活因子5（signal transducer and cotinator of transcription 5, STAT5）的表达，aPLs 也可抑制胎盘催乳素和胰岛素样生长因子结合蛋白 1 的产生[33]，干扰合体滋养层细胞的形成及滋养层细胞的迁移、侵袭，并可以影响胎盘细胞的凋亡——而上述所有过程为胎盘发挥正常功能所必需。

aPL 介导血栓形成的其他可能机制包括，抑制磷脂催化的凝血级联反应（如激活促凝蛋白、抑制蛋白 C 和蛋白 S 活化），氧化应激，干扰内皮硝酸合成酶的功能，诱导组织因子（凝血的生理引发剂）在单核细胞中的表达及活化，减少纤维蛋白溶解，以及影响膜联蛋白 V 在抗凝系统中的作用[25]。

在实验动物模型中，aPLs 引起胚胎吸收，并使损伤诱导的静脉和动脉血栓体积增大、持续时间延长[34-35]。通过抑制补体的活化可阻止 aPLs 诱导的胎儿死亡和血管生成调节异常相关的胎盘发育异常及子痫前期，而 C5 基因敲除小鼠在 aPLs 存在的条件下可以正常妊娠[36]，表明补体介导的效应机制是aPL 诱导流产的必要条件。与补体活化和炎症介质如 TNF 的产生相关的炎症反应影响胎盘的发育及血管重塑[37]。局部血栓形成的作用尚不清楚。而补体活化是实验诱导血栓形成的重要条件[36,38]。另外，aPL能够诱导肝素结合表皮生长因子样的生长因子减少，由此导致有缺陷的胎盘形成[39]。

由于 aPLs 高滴度的患者可以持续数年无症状，可能需要血管损伤和（或）内皮细胞活化促发该类患者形成血栓（二次打击假说）。值得一提的是，至少50% 有血栓史的 APS 患者发生血栓时伴有其他致血栓形成的危险因素[40-41]。

先天性缺乏 β2GPI 的人[42]和敲除 β2GPI 基因的小鼠表现正常。尽管缺乏 β2GP1 的小鼠是有生育能力的，但早孕的成功率却受到了很大的影响。β2GPI 被认为对于胚胎植入及胎盘形态发生是必需的[43]。β2-GPI 的缺失在狼疮的某些小鼠模型中可以

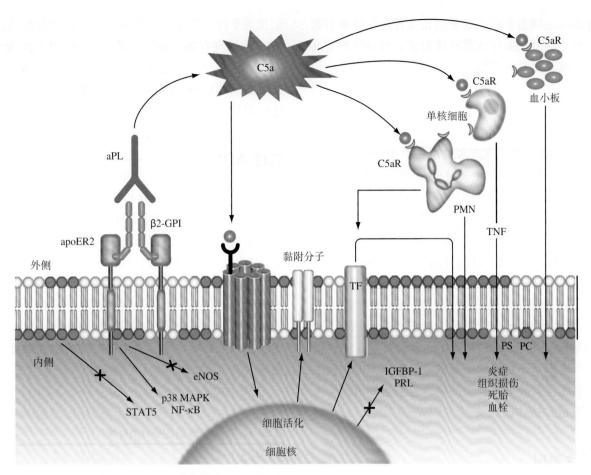

图 82-1　抗磷脂抗体（aPL）介导血栓形成和胎盘损伤的机制。带负电荷的磷脂酰丝氨酸（PS，黄圈）在血小板和内皮细胞的活化或凋亡过程中由细胞膜内侧移行至细胞膜外侧，正常的滋养细胞中也存在这个过程。中性磷脂即磷酸酰胆碱（PC，红圈）是未活化细胞膜外侧的主要成分。可能在 β2GPI 表面受体（如载脂蛋白 ER2、膜联蛋白 A2、Toll 样受体）介导下，β2GPI 二聚体与暴露的 PS 结合，进而 aPL 与 β2GPI 结合，抗原抗体结合后激活补体经典途径并产生补体激活产物 C5a，C5a 能：①诱导黏附分子（如细胞内黏附分子 1，ICAM-1）和组织因子（TF）的表达；②激活单核细胞、多形核白细胞（PMN）和血小板，导致促炎症介质的释放［如肿瘤坏死因子（TNF）-α、血管内皮生长因子受体 -1（VEGFR1）］，造成凝血前状态。核因子 κB（NFκB）和 p38 丝裂原活化蛋白激酶（p38MAPK）可能参与胞内信号转导。此外，aPL 下调滋养层细胞信号转导蛋白与转录激活因子 5（STAT-5）的表达，减少子宫内膜细胞产生催乳素（PRL）和胰岛素生长因子结合蛋白 -1（IGFBP-1）

增强自身免疫[44]。β2GPI 的基因多态性虽影响个体中 aPLs 的产生，但与 APS 的发病无明显相关性[45]。含 50 个表达上调基因的基因簇可能影响 aPL 阳性个体的血栓发生[46]。

临床特征

　　临床表现从无症状的 aPL 阳性（无血栓史或病态妊娠史）到恶性 APS（数天内发生广泛血栓），程度不一；因此，无法以单一标准对患者进行评估和处理。

血管栓塞

　　APS 可累及所有脏器、系统。主要的临床表现是静脉或动脉血栓及流产（表 82-1）。APS 静脉血栓与其他原因导致的血栓无明显差异，但是较严重、发病年龄较轻、可发生在少见的解剖部位（如 Budd-Chiari 综合征、矢状窦和上肢末端血栓）。恶性 APS 可与其他血栓性微血管病同时发生。同样，动脉血栓除了反复发作、可发生在少见部位、发病年龄较轻外与非 aPL 相关的血栓形成也无差异。APS 最常见的临床表现是深静脉血栓和脑卒中。肾血栓性微血管病变、肾小球毛细血管内皮细胞损伤及肾血管栓塞引起的蛋白尿不伴有细胞尿或低补体血症，可导致严重高血压和（或）肾衰竭[47]。

流产

典型的 APS 患者流产多发生在孕 10 周以后（死胎），也有早于 10 周发生，这些早期流产（< 10 周妊娠）更多见于染色体或其他基因缺陷。APS 患者早期 3 个月妊娠多正常，以后发生胎儿生长缓慢和羊水减少。患者可以发生严重的早发型子痫前期或 HELLP 综合征（溶血、肝酶升高、血小板减少）。

根据一项多中心的前瞻性研究（PROMISSE），在 aPL 阳性患者的妊娠过程中，狼疮抗凝物阳性是孕 12 周以后发生不良妊娠结局的首要危险因素[48]。其他的危险因素还有既往有血栓史和并发 SLE。既往有流产史不是不良妊娠结局的危险因素，但之前的研究表明既往有晚期流产史的患者容易再发流产，上述表现与 aPL 抗体谱无关。

非特异性表现

网状青斑（图 82-2）和血小板减少是 APS 常见的非特异性表现。心瓣膜病（赘生物、增厚）是 APS 的晚期表现，其病理机制尚未明确。近期的研究认为 APS 并不是 SLE 相关动脉粥样硬化的危险因素[49]。反复肺动脉栓塞或小血管血栓可能是 APS 患者发生肺动脉高压的原因。极少数 aPL 阳性患者可发生弥漫性肺出血。一些患者可出现注意力不集中、

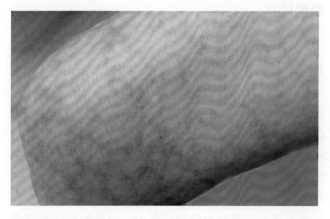

图 82-2 APS 患者的网状青斑表现

记忆力下降、阵发性头晕等非定位性神经症状。头颅 MRI 常发现在脑室周围白质有小的多发的高密度灶，但与临床症状不一定相关。罕见情况下，高亲和力的抗凝血酶原抗体可能因耗尽凝血酶原而导致出血（狼疮抗凝物 - 低凝血酶原综合征）[50]。

恶性 APS

恶性 APS（catastrophic APS）是一种罕见的突发的威胁生命的并发症，于数天内出现中、小动脉广泛血栓（尽管使用了足量的抗凝治疗），引起脑卒中、心脏、肝、肾上腺、肾和小肠梗死，以及外周组织坏疽[51]。对 220 例恶性 APS 回顾分析发现，154 例肾受累（70%），146 例肺受累（66%），133 例脑受累（60%），115 例心脏受累（52%），以及 104 例皮肤受累（47%）[52]。急性肾上腺功能衰竭可为首发表现。初步诊断标准件见表 82-3[51]。患者常有中度

表 82-3 恶性 APS 的初步分类标准

1. 有 3 个或 3 个以上组织、器官或系统受累 *
2. 症状同时出现或于 1 周内进行性发展
3. 组织病理学证实至少 1 处组织或器官的小血管闭塞†
4. aPL 阳性（狼疮抗凝物、抗心磷脂抗体抗体或抗 β-2- 糖蛋白 I 抗体）‡

确诊恶性 APS

具备以上 4 个标准

可疑恶性 APS

具备标准 2、3、4，并累及 2 个组织、器官或系统

具备标准 1、2、3，但由于患者在疾病发作前未检测抗体或疾病导致早期死亡，未能间隔 6 周重复检测抗体

具备标准 1、2、4

具备标准 1、3、4，在抗凝治疗的情况下，于首次发作后 1 周至 1 个月内发生血栓事件

*一般通过适当的影像学检查可发现血管闭塞，而血肌酐升高 50%、严重高血压、蛋白尿或这些表现同时出现时提示肾受累

†组织病理学可见明确血栓形成的证据，有时还可见血管炎并存的证据

‡根据 APS 初步分类诊断标准，如果患者之前未被诊断为 APS，实验室检测 aPL 必须间隔 6 周 2 次或 2 次以上阳性（不一定为恶性血栓事件发生时）

(From Asherson RA, Cervera R, de Groot PG, et al: Catastrophic antiphospholipid syndrome: international consensus statement on classification criteria and treatment guidelines. Lupus 12:530–534, 2003.)

血小板减少和其他血栓性微血管病[53]；与溶血性尿毒综合征和血栓性血小板减少性紫癜相比，红细胞破碎较少，纤维裂解产物也无明显升高。肾衰竭和肺出血可发生于部分患者，组织活检示非炎症性血管闭塞。

诊断和诊断性检查

实验室研究

APS 的诊断要求患者具备特征性的临床表现，以及狼疮抗凝物试验阳性或中到高滴度的 IgG 或 IgM 型的抗心磷脂抗体阳性或者抗 β2GP1 抗体阳性。狼疮抗凝物、抗心磷脂抗体和抗 β2GP1 抗体阴性但高度疑似 APS 的患者，需进一步检测 IgA 型抗心磷脂抗体和 IgA 型抗 β2GP1 抗体。如果 aPL 阳性，还需间隔至少 12 周后重复测试，以排除一过性或无临床意义的抗体干扰。如果 aPL 检测阳性距临床表现出现的时间间隔少于 12 周或者多于 5 年，仍不能诊断 APS[2]。

与抗心磷脂抗体相比，狼疮抗凝物对预示血栓形成特异性较高，但敏感性不高；它与 aPL 诱导的血栓形成的相关性更强[54]。同时，狼疮抗凝物在抗磷脂抗体中对于妊娠并发症的预测价值最高，而抗心磷脂抗体对于妊娠并发症的预测价值是因为它与狼疮抗凝物相关[48]。然而，已经使用华法林或肝素进行抗凝治疗的患者可能出现狼疮抗凝物假阳性和假阴性。狼疮抗凝物试验要求以下四个步骤：①磷脂依赖的凝血初筛试验时间延长，如活化的部分凝血活酶时间、稀释蝰蛇毒时间（轻度异常与 APS 相关性不明显）；②与正常人的乏血小板血浆混合，初筛凝血时间延长不能纠正，证明存在抑制物；③加入过量磷脂可以缩短或纠正初筛试验的延长，证明磷脂依赖性；④排除临床上其他抑制凝血因素[55]。约 80% 的狼疮抗凝物阳性患者抗心磷脂抗体阳性，20% 抗心磷脂抗体阳性的患者狼疮抗凝物阳性[56]。

抗心磷脂抗体酶联免疫吸附试验（ELISA）用于诊断 APS 敏感但不特异[57]。虽然检测 IgG 和 IgM 型抗心磷脂抗体的 ELISA 方法已经普及并标准化，但是各商业实验室间检测结果仍存在很大差异，尤其是对于 IgA 型抗心磷脂抗体的检测[58]。低滴度的抗心磷脂抗体或抗 β2GP1 抗体、一过性的 aPL 或针对非心磷脂的磷脂（磷脂酰丝氨酸、磷脂酰乙醇胺）抗体与抗磷脂综合征无明确关系。除了用于检测抗心磷脂和抗 β2GP1 抗体的 ELISA，其余抗体的 ELISA 检测法既未标准化，作为临床疾病预测指标也未经广泛认可，因此没有纳入到更新的 APS 分类标准中[2]。

单独梅毒试验的假阳性并不能满足实验室标准，但是能提示医生检测前述的抗磷脂抗体，特别是那些既往有 aPL 相关临床表现的患者。

对于静脉栓塞或习惯性流产的患者，应视经济情况和临床倾向性来确定是否同时检测蛋白 C、蛋白 S 和抗凝血酶Ⅲ缺乏以及凝血因子 V Leiden 和凝血酶原的突变，若情况许可建议检测这些项目。对于发生动脉栓塞的患者建议进行高同型半胱氨酸血症的检测。

约 45% 的临床诊断原发 APS 患者可出现抗核抗体和抗 DNA 抗体阳性[59]。如果不存在系统性红斑狼疮的临床表现，这些抗体阳性并不足以确立 APS 继发于 SLE 的诊断。APS 患者血小板减少一般为中度（> 50 000/mm³）；当存在血栓性微血管病时可出现蛋白尿和肾功能不全。病理检查显示小动脉和肾小球血栓和再通（图 82-3）。低补体血症、红细胞管型、脓尿并非血栓性微血管病的特征，而往往提示狼疮性肾小球肾炎。无其他并发症的原发 APS 患者红细胞沉降率、血红蛋白、白细胞计数多正常，除非发生急性血栓栓塞。凝血酶原片段 1 和 2 以及其他凝血活化标志物的形成，并不意味着即将发生血栓。

影像学检查

MRI 可以显示与临床表现一致的血管闭塞和梗死病灶，但除了在年轻患者可出现多发的、无法解释的脑梗死外，其他结果对 APS 诊断无特异性。常见脑白质多发的高密度小病灶，但并不一定为脑梗死。由于闭塞血管往往太小，低于血管造影和磁共振血管造影的分辨范围，因此除非临床症状提示有中到大血管的病变，否则没有进行血管造影或 MRI 血管造影的指征。超声心动或心脏 MRI 可发现部分患者存在严重的 Libman-Sacks 心内膜炎和心腔内血栓[60]。

病理学

皮肤、肾和其他组织病理检查可见不同管径的动

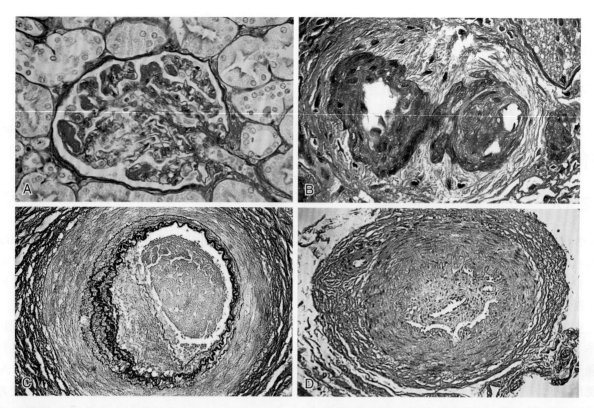

图 82-3 抗磷脂综合征（APS）的肾血栓性微血管病变。**A**. 原发性 APS 伴镜下血尿和非肾病性蛋白尿的 35 岁女性患者的肾组织活检。肾小球中充满微血栓，导致毛细血管腔闭塞，内皮细胞肿胀。**B**. 同一患者的肾小动脉病理表现为血栓机化、再通和动脉硬化（过碘酸 Schiff 染色，100×）。**C**. 患有原发性 APS 的 45 岁男性的尸体解剖标本。可见不同时期机化的血栓，弹力膜完整伴局部增生，中膜增厚（弹力纤维 Verhoeff 染色，100×）。**D**. 同一患者的中等大小外周动脉。可见机化的血栓再通，严重的内膜纤维增生，中膜肥厚，管腔极度狭窄（HE 染色，75×）（Courtesy Dr. Surya V. Seshan.）

脉或静脉血栓性闭塞、急性或慢性血管内皮损伤等一系列表现以及血管慢性闭塞再通。曾认为子宫胎盘功能不全是由于血栓栓塞或螺旋动脉血管病变（动脉粥样硬化、内膜增厚、纤维素样坏死和螺旋动脉生理改变缺失）所致[61]。但 APS 小鼠模型研究发现炎症在其中发挥重要作用，近期的研究发现患者胎盘存在炎症，特别是巨噬细胞浸润，这些均提示炎症在胎盘损伤中起一定作用[62]。坏死性血管炎提示合并狼疮或其他结缔组织病。免疫荧光或电镜表现尚无报道。

鉴别诊断

感染引起的抗心磷脂抗体阳性通常是一过性的，常为 IgM 型而不是 IgG 型[63]。一过性 aPL 阳性或低滴度抗心磷脂抗体不能作为诊断依据。可以根据抗体是否是 β2GP1 依赖型来区分自身免疫和感染诱发的抗磷脂抗体。如果一个患者有狼疮或狼疮样疾病、网状青斑或长期血小板减少，并且 aPL 持续阳性，通常不必排除其他诊断。

随着年龄增长 ELISA 方法检测 aPL 阳性率有所增加，且老年患者血管闭塞需要鉴别的疾病也比年轻人多，因此对于 60 岁以上的患者诊断 APS 一定要谨慎。持续高滴度 IgG 型抗心磷脂抗体、网状青斑、血小板减少、合并风湿性疾病，以及无其他原因引起的血管闭塞，均支持 APS 的诊断。

遗传性蛋白 C、蛋白 S、抗凝血酶 III 缺乏，以及凝血因子 VLeiden（A506G）、凝血酶原（G20210A）和亚甲基四氢叶酸还原酶（methylenetetrahydrofolater eductase，MTHFR，C677T）突变，并不是流产的常见原因[64]。如果没有其他可以解释症状的合并症，而流产发生在胎儿心脏开始搏动之后（妊娠 10 周后），并且妊娠前后多次抗体高滴度，胎盘检查有血管病变和梗死，则最可能为 APS 引起的流产。发生在 10 周以前的单次流产，抗心磷脂抗体低滴度阳性，多为胎儿染色体异常、感染、母体激素分泌或解剖学异常。

其他独立的凝血功能障碍会进一步增加 aPL 阳性患者的血栓危险。这些以及其他获得性血栓危险因素（例如高血压、糖尿病、肾病综合征、静脉功能不全和制动）也是血栓栓塞性疾病的病因。血栓性血小板减少性紫癜、心源性或血管源性感染性或无菌性栓子、败血症、高同型半胱氨酸血症、黏液瘤、Takayasu 动脉炎、结节性多动脉炎和严重的雷诺病等均可导致动脉闭塞。尚不明确 Sneddon 综合征（即卒中和网状青斑，伴或不伴 aPL 阳性）与 APS之间的关系。

仅有少数疾病有类似恶性 APS 的表现或与之同时发生。其中包括败血症、弥散性血管内凝血、血栓性血小板减少性紫癜、溶血性尿毒综合征、肝素诱导性血小板减少症以及由于黏液瘤、心房血栓或动脉粥样硬化斑块导致的弥散性血管栓塞。确诊和可疑恶性 APS 根据初步分类标准来定义[51]。但是在真实世界，一些 aPL 阳性并且存在多器官血栓和（或）血栓性微血管病的患者并不能达到这些标准，因此先前的 APS 诊断和（或）临床上 aPL 的显著持续阳性对于恶性 APS 的诊断具有重要意义；然而，几乎半数的 CAPS 患者在发病前没有 aPL 阳性史[53]。小血管相继快速闭塞提示发生了弥散性血管内凝血。严重的脑和肾病变提示为血栓性血小板减少性紫癜。肾衰竭和溶血提示为溶血性尿毒综合征。这些疾病中很少出现 aPL。急性肾上腺功能不全强烈提示 APS 或Waterhouse-Friderichsen 综合征。

治疗

血栓事件

治疗建议见表 82-4，肝素抗凝用于治疗急性血栓形成。华法林联合或不联合小剂量阿司匹林用于预防二次血栓形成。两个随机对照试验表明中等剂量的华法林 [国际标准化比值（international normalized ratio，INR）2 ～ 3] 同大剂量华法林（INR3 ～ 4）在预防 APS 患者再次发生血栓事件方面的疗效相同[65-66]。对于 aPL 相关的动脉血栓事件抗凝强度仍存在争议，因为在这两项研究中，发生动脉血栓事件的患者数少于总人数的一半。尽管在无风险分层研究的情况下对

表 82-4　aPL 持续阳性的治疗建议

临床特点	建议
无症状	不治疗 *
静脉血栓形成	华法林 INR 2.5，不确定
动脉血栓形成	华法林 INR 2.5，不确定
反复血栓形成	华法林 INR 3 ～ 4 ± 低剂量阿司匹林
妊娠	
初次妊娠	不治疗 †
1 次流产（＜ 10 周）	不治疗 †
1 次以上（含 1 次）的死胎或 3 次以上（含 3 次）的流产，无血栓形成	妊娠全程预防性应用肝素‡ + 小剂量阿司匹林，至产后 6 ～ 12 周
血栓，不论有无妊娠史	妊娠全程肝素治疗§ 或加用小剂量阿司匹林，产后华法林
瓣膜赘生物或者畸形	无有效治疗，如有栓子或心内血栓指征则足量抗凝
血小板减少（＞ 50 000/mm³）	不治疗
血小板减少（＜ 50 000/mm³）	泼尼松，IVIG
恶性 APS	抗凝治疗 + 糖皮质激素 + IVIG 或血浆置换

* 阿司匹林 81 mg/d 可以用于存在多种非 aPL 阳性的心血管危险因素的高危患者。
† 可使用阿司匹林 81 mg/d。
‡ 依诺肝素 0.5 mg/kg，皮下注射，每日 1 次。
§ 依诺肝素 1 mg/kg，皮下注射，每日 2 次；或依诺肝素 1.5 mg/kg，皮下注射，每日 1 次。
INR：国际标准化比率；IVIG：静脉注射免疫球蛋白。

高风险的定义和处理仍未达成共识，但是临床上对有动脉血栓的 APS 患者往往因考虑再发血栓风险高而给予高强度抗凝治疗，虽然这种高风险的定义仅仅依据临床判断。

对于 aPL 阴性的患者，常规应用阿司匹林预防缺血性脑卒中和短暂性脑缺血发作事件的复发。尽管大部分 aPL 阳性的缺血性卒中患者临床接受华法林治疗，但是 aPL 脑卒中研究（Antiphospholipid Antibody in Stroke Study，APASS）指出，在已排除房颤和血管重度狭窄的 aPL 阳性患者中，阿司匹林同华法林（目标 INR 2.2）在预防再发血栓与严重出

血并发症方面疗效相同[67]。APASS 研究的结论可能并不适用于常规定义的 APS 患者，因为其所选取的试验患者平均年龄远高于一般的 APS 患者群体。另外，该研究只在试验入组时检测过一次 aPL，且这些入组患者 aCL 的临界值很低。然而，对于年龄较大的只有低滴度 aCL 阳性和仅有一次脑卒中的患者而言，阿司匹林仍是一个选择。

有些患者需要大于预期剂量的肝素和华法林以达到抗凝效果。但是部分患者因存在狼疮抗凝物使 INR 结果变得不可靠[68]。这些 INR 水平经常波动的患者尽管 INR 在治疗范围内但仍有可能出现血栓事件，这时可通过检测抗 Xa 因子活性或其他合适的手段进行监测。

经规范抗凝治疗仍发生血栓的患者，额外给予阿司匹林（81 ～ 325 mg/d）治疗有一定疗效。来自体外和（或）动物模型实验和狼疮患者的临床证据表明，羟氯喹可能降低血栓的发生率；同样，实验证据表明，他汀类药物会干扰 aPL 诱导的血栓形成[69]。但是，需要对照研究进一步证实羟氯喹和他汀类药物在 aPL 阳性患者中的治疗作用。糖皮质激素在治疗 APS 中尚无确切作用，但可用于治疗伴有系统性免疫表现的 APS 患者。对于严重血小板减少、溶血性贫血以及恶性 APS 患者常经验性给予大剂量糖皮质激素治疗。

尚无对照研究探讨氯吡格雷、己酮可可碱、阿司匹林、双嘧达莫、阿加曲班、水蛭素和其他新型抗凝剂在 APS 患者中的治疗作用。考虑到缺乏有价值的数据，最近 APS 治疗工作组建议对有一次静脉血栓事件同时对维生素 K 拮抗剂过敏、不耐受或抗凝效果不佳的 APS 患者给予口服直接凝血酶抑制剂或 Xa 因子抑制剂治疗。对于抗凝治疗同时反复复发静脉血栓或者出现 APS 动脉血栓的 APS 患者，目前没有数据建议使用新型抗凝剂[70]。水蛭素和磺达肝素均不能使补体失活，也不能阻止 APS 的实验小鼠流产，所以它们可能对患者也无效。临床试验表明溶栓药对急性血栓形成无效，因为很快会再次发生血栓。

通过回顾性研究和非风险分层分析现有数据表明，有血管事件的 APS 患者应该终身应用抗凝药[71]。然而，最近研究发现许多血栓事件是有诱因的，所以血栓预防治疗工作组建议针对第一次静脉血栓事件，aPL 滴度低且诱因已知的患者可以在抗凝治疗 3 ～ 6 个月后停止抗凝[72]。

病态妊娠

既往因 APS 而有过流产史的 aPL 阳性的妇女，再次妊娠时可以使用肝素抗凝。由于华法林具有致畸性，在美国，妊娠时只能使用普通肝素或低分子肝素；而在其他国家，妊娠 3 个月后使用华法林已逐渐被接受[73]。目前大部分医生更倾向于使用低分子肝素，因为可以降低血小板减少和骨质疏松的风险。

有过 10 周后流产史的患者应预防性使用肝素（依诺肝素 30 ～ 40 mg，每日 1 次，皮下注射），并联合使用小剂量阿司匹林；这样可以使胎儿存活率从 50%（未治疗）升至 80%[71-72]。之前有过血栓形成的妇女妊娠期必须全程抗凝治疗（依诺肝素 1 mg/kg，每日 2 次，皮下注射；或依诺肝素 1.5 mg/kg，每日 1 次，皮下注射），这是因为妊娠期间和产后再发血栓的风险显著增高。即使经过治疗，仍可能发生流产及胎儿生长受限。尚不清楚氯吡格雷和其他新型抗凝药是否可用于妊娠，但是，对那些不能使用肝素或肝素治疗无效的患者，应考虑联合使用静脉注射免疫球蛋白（IVIG）及羟氯喹。

既往有血栓史的 aPL 阳性女性，可在怀孕前或者停经后首月，将华法林更换为肝素或低分子量肝素。无血栓史的 aPL 阳性女性，在确认怀孕后使用肝素直到预产前 48 小时（以便进行硬膜外麻醉），产后继续使用 8 ～ 12 周。一些医生建议怀孕前使用肝素治疗，但疗效未经过临床试验证实，并且还应考虑到长时间使用肝素治疗的风险。虽然在一系列已发表的研究中患者进行肝素治疗时加用小剂量阿司匹林，但尚不明确额外加用阿司匹林的益处。

鉴于产后血栓风险，应继续抗凝治疗至产后 8 ～ 12 周，然后逐渐减量至停药。如果患者想更换药物，产后 1 ～ 2 周肝素可改成华法林。使用肝素和华法林时都可进行哺乳。

aPL 阳性的初次妊娠妇女或有过极早期流产史的妇女以及 aPL 为一过性或低滴度的妇女，是否需要在妊娠时进行治疗仍不明确。即便如此，对于此类患者一般使用小剂量阿司匹林。

aPL 阳性但无症状者

有少数患者持续数十年 aPL 阳性而无临床症状，上述患者最终发展成该 APS 的概率很低[7]。无症状的 aPL 阳性患者不必预防性抗凝治疗。有必要对那些持续中到高滴度抗体的无症状患者告知检验异常的意义和有关注意事项。消除反复血栓的危险因素和血栓高危期的预防至关重要，如在需进行外科手术的情况下。

最近的一项荟萃分析证明在 aPL 阳性但无症状的人群，合并 SLE 或产科 APS 患者中使用低剂量的阿司匹林可以降低第一次血栓发生的风险。但是，在前瞻性或高质量研究中并没有观察到显著的风险降低[76]。在唯一的一项随机、双盲、安慰剂对照试验中，与安慰剂组相比，低剂量阿司匹林（81 mg）并不能阻止无症状的 aPL 阳性患者首次血栓的形成，尽管首次血栓发生率相对较低[9]。

虽然肼屈嗪或苯妥英钠这些能引起狼疮的药物可能也会诱导产生 aPL，然而，如果确实需要使用，也可用于 aPL 阳性的患者。目前认为那些可能促凝药物比如雌激素和含有雌激素的口服避孕药，对 aPL 阳性患者，甚至那些无临床症状但意外发现有高滴度 aPL 的妇女不安全。目前并没有建议所有正常妇女服用此类药物前都需要检测抗体，但是对于那些有家族史或有风湿病临床表现如网状青斑、梅毒生物学试验假阳性、血小板轻度减少的女性，一定要特别谨慎并进行进一步检查。关于 APS 患者使用纯孕激素避孕药（progestinonly contraception）、晨后避孕药（"morning after" contraception）或雷洛昔芬、溴隐亭、醋酸亮丙瑞林 的安全性尚无确切资料。一项小样本回顾性研究发现，利用人工生殖技术进行体外受精（in vitro fertilization，IVF）的妇女在病程中并未发生栓塞事件[77]。

aPL 阳性但有非特异症状者

有些 aPL 阳性患者主诉有头晕、意识不清、非特异性视力障碍、极早期流产等非特异性症状。对于此类患者尚无统一的治疗。鉴于足量抗凝出血的风险很大，许多医生使用小剂量阿司匹林（81 mg）、羟氯喹或二者合用，但目前尚未有已发表数据给予此类建议。

根据 APS 发病的可能机制，有些医生认为应对网状青斑、血小板减少、下肢溃疡、血栓性微血管病或瓣膜病的患者进行抗凝，但目前疗效不明。一个小样本、描述性、跨学科研究提示利妥昔单抗可引起

B 细胞耗竭，可用于治疗 APS 患者难治性血小板减少和皮肤溃疡[78]。正在进行一项非盲 II a 临床试验，评估利妥昔单抗在不符合确诊标准和（或）具有抗凝疗效不佳的 APS 患者中的疗效及安全性，结果证明利妥昔单抗虽然没有导致 aPL 抗体的显著变化，但是可以控制一些非标准的临床表现[79]。

恶性 APS

恶性 APS 通常突然发生，可迅速危及生命。早期诊断非常困难，尤其对于没有 APS 病史的患者。但早期诊断十分重要，因为相对于其他原因的多器官功能衰竭综合征，该病的治疗包括抗凝和糖皮质激素联合多次血浆置换、静脉注射免疫球蛋白，在极端情况下可使用环磷酰胺或利妥昔单抗。有个案报道一个 APS 患者肾移植后出现血栓性微血管病使用依库丽单抗（eculizumab 补体攻膜复合物抑制剂）后得到改善[80]。另一个恶性 APS 患者对很多药物抵抗，包括抗凝、免疫抑制、血浆置换和利妥昔单抗，最后依库丽单抗抑制补体活性，阻断了进展中的血栓并且逆转了血小板减少[81]。

有临床症状而 aPL 阴性

有些患者临床怀疑为 APS，但 aPL、狼疮抗凝物、抗 β2- 糖蛋白 I 抗体为阴性，必须寻找其他引起血栓的原因。即使患者合并存在风湿病，aPL 也不一定是引起反复血栓栓塞和流产的原因。SLE 患者可能会因为 SLE 相关性心瓣膜病变、血管炎或动脉粥样硬化发生栓塞。还有些患者存在 V 因子 Leiden 或其他凝血酶原突变。染色体异常、子宫感染、糖尿病、高血压或非 aPL 的凝血性疾病也可以引起反复流产。目前"血清阴性 APS"的概念存在很大争议。

预后

肺动脉高压、神经病变、心肌缺血、肾病、肢体坏疽和恶性 APS 患者预后较差。长期随访发现，存在大血管事件、未能早期诊断和治疗的原发性 APS 患者，疾病的严重程度及致残率均明显增加，因此原发性 APS 患者长期预后较差。10 年中，1/3 的患者出现永久性器官损害，1/5 的患者日常生活不能自理[82]。

APS 孕妇所产胎儿的长期预后还不清楚。长病程 APS 患者，有些因发生严重心脏瓣膜疾病需要进行瓣膜置换，极少数因血栓性微血管病导致肾衰竭。速发血栓会导致肾移植或其他器官移植失败。aPL 阳性的 SLE 患者肾移植存活率差 [83]。

因手术时发生血栓的危险增加，尽管已经进行预防，APS 患者仍可能发生严重围术期并发症。因此在任何手术前均应制订明确的应对策略，采取药物和物理抗凝措施，尽量减少无抗凝的时间以及血管内操作和监测，任何非正常情况都可能是潜在的致病因素 [84]。

 本章的参考文献也可以在 ExpertConsult.com 上找到。

参考文献

1. Wilson WA, Gharavi AE, Koike T, et al: International consensus statement on preliminary classification criteria for antiphospholipid syndrome: report of an international workshop. *Arthritis Rheum* 42:1309–1311, 1999.
2. Miyakis S, Lockshin MD, Atsumi T, et al: International consensus statement on an update of the classification criteria for definite antiphospholipid syndrome. *J Thromb Haemost* 4:295–306, 2006.
3. Gharavi AE, Sammaritano LR, Wen J, et al: Characteristics of human immunodeficiency virus and chlorpromazine-induced antiphospholipid antibodies: effect of beta 2 glycoprotein I on binding to phospholipid. *J Rheumatol* 21:94–99, 1994.
4. Vila P, Hernandez MC, Lopez-Fernandez MF, et al: Prevalence, follow-up and clinical significance of the aCL in normal subjects. *Thromb Haemost* 72:209–213, 1994.
5. Petri M: Epidemiology of the antiphospholipid antibody syndrome. *J Autoimmun* 15:145–151, 2000.
6. Olech E, Merrill JT: The prevalence and clinical significance of antiphospholipid antibodies in rheumatoid arthritis. *Curr Rheumatol Rep* 8:100–108, 2006.
7. Giron-Gonzalez JA, Garcia del Rio E, Rodriguez C, et al: Antiphospholipid syndrome and asymptomatic carriers of antiphospholipid antibody: prospective analysis of 404 individuals. *J Rheumatol* 31:1560–1567, 2004.
8. Somers E, Magder LS, Petri ML: Antiphospholipid antibodies and incidence of venous thrombosis in a cohort of patients with systemic lupus erythematosus. *J Rheumatol* 29:2531–2536, 2002.
9. Erkan D, Harrison MJ, Levy R, et al: Aspirin for primary thrombosis prevention in the antiphospholipid syndrome: a randomized, double-blind, placebo-controlled trial in asymptomatic antiphospholipid antibody-positive individuals. *Arthritis Rheum* 56:2382–2391, 2007.
10. Andreoli L, Chighizola CB, Banzato A, et al: Estimated frequency of antiphospholipid antibodies with pregnancy morbidity, stroke, myocardial infarction, and deep vein thrombosis: a critical review of the literature. *Arthritis Care Res* 65:1869–1873, 2013.
11. Sciascia S, Sanna G, Khamashta M, et al: The estimated frequency of antiphospholipid antibodies in young adults with cerebrovascular events: a systematic review. *Ann Rheum Dis* 74(11):2028–2033, 2015.
12. Stephenson MD: Frequency of factors associated with habitual abortion in 197 couples. *Fertil Steril* 66:24–29, 1996.
13. Ginsberg JS, Wells PS, Brill-Edwards P, et al: Antiphospholipid antibodies and venous thromboembolism. *Blood* 86:3685–3691, 1995.
14. Koike T, Ichikawa K, Kasahara H: Epitopes on beta2-GPI recognized by anticardiolipin antibodies. *Lupus* 7(Suppl 2):S14, 1998.
15. Shi T, Giannakopoulos B, Yan X, et al: Anti-beta2-glycoprotein I antibodies in complex with beta2-glycoprotein I can activate platelets in a dysregulated manner via glycoprotein Ib-IX-V. *Arthritis Rheum* 54:2558–2567, 2006.
16. Reddel SW, Wang YX, Sheng YH, et al: Epitope studies with anti-beta 2-glycoprotein I antibodies from autoantibody and immunized sources. *J Autoimmun* 15:91–96, 2000.
17. Casciola-Rosen L, Rosen A, Petri M, et al: Surface blebs on apoptotic cells are sites of enhanced procoagulant activity: implications for coagulation events and antigenic spread in systemic lupus erythematosus. *Proc Natl Acad Sci U S A* 93:1624–1629, 1996.
18. Mori T, Takeya H, Nishioka J, et al: Beta 2-glycoprotein I modulates the anticoagulant activity of activated protein C on the phospholipid surface. *Thromb Haemost* 75:49–55, 1996.
19. Bertolaccini ML, Hughes GR: Antiphospholipid antibody testing: which are most useful for diagnosis? *Rheum Dis Clin North Am* 32:455–463, 2006.
20. Gharavi AE, Pierangeli SS, Harris EN: Origin of antiphospholipid antibodies. *Rheum Dis Clin North Am* 27:551–563, 2001.
21. Blank M, Krause I, Fridkin M, et al: Bacterial induction of autoantibodies to beta2-glycoprotein-I accounts for the infectious etiology of antiphospholipid syndrome. *J Clin Invest* 109:797–804, 2002.
22. Gharavi AE, Sammaritano LR, Wen J, et al: Induction of antiphospholipid antibodies by immunization with beta 2 glycoprotein I (apolipoprotein H). *J Clin Invest* 90:1105–1109, 1992.
23. Prinz N, Clemens N, Strand D, et al: Antiphospholipid antibodies induce translocation of TLR7 and TLR8 to the endosome in human monocytes and plasmacytoid dendritic cells. *Blood* 118:2322–2332, 2011.
24. Arvieux J, Renaudineau Y, Mane I, et al: Distinguishing features of anti-beta2 glycoprotein I antibodies between patients with leprosy and the antiphospholipid syndrome. *Thromb Haemost* 87:599–605, 2002.
25. Giannakopoulas B, Krilis SA: The pathogenesis of the antiphospholipid syndrome. *N Engl J Med* 368:1033–1044, 2013.
26. Lutters BC, Derksen RH, Tekelenburg WL, et al: Dimers of beta 2-glycoprotein 1 increase platelet deposition to collagen via interaction with phospholipids and the apolipoprotein E receptor 2'. *J Biol Chem* 278:33831–33838, 2003.
27. Simantov R, LaSala J, Lo SK, et al: Activation of cultured vascular endothelial cells by antiphospholipid antibodies. *J Clin Invest* 96:2211–2219, 1996.
28. van Lummel M, Pennings MT, Derksen RH, et al: The binding site in β2-glycoprotein I for ApoER2 on platelets is located in domain V. *J Biol Chem* 280:36729–36736, 2005.
29. Erkan D, Lockshin MD: What is antiphospholipid syndrome? *Curr Rheumatol Rep* 6:451–457, 2004.
30. Romay-Penabad Z, Montiel-Manzano MG, Shilagard T: Annexin A2 is involved in antiphospholipid antibody-mediated pathogenic effects in vitro and in vivo. *Blood* 114:3074–3083, 2009.
31. Dunoyer-Geindre S, de Moerloose P, Galve-de Rochemonteix B, et al: NFkappaB is an essential intermediate in the activation of endothelial cells by anti-beta2-glycoprotein 1 antibodies. *Thromb Haemost* 88:851–857, 2002.
32. Pierangeli SS, Vega-Ostertag M, Harris EN: Intracellular signaling triggered by antiphospholipid antibodies in platelets and endothelial cells: a pathway to targeted therapies. *Thromb Res* 114:467–476, 2004.
33. Mak IYH, Brosens JJ, Christian M, et al: Regulated expression of signal transducer and activator of transcription, Stat5, and its enhancement of PRL expression in human endometrial stromal cells in vitro. *J Clin Endocrinol Metab* 87:2581–2587, 2002.
34. Pierangeli SS, Liu XW, Barker JH, et al: Induction of thrombosis in a mouse model by IgG, IgM, and IgA immunoglobulins from patients with the antiphospholipid syndrome. *Thromb Haemost* 74:1361–1367, 1995.
35. Jankowski M, Vreys I, Wittevrongel C, et al: Thrombogenicity of β2-glycoprotein I-dependent antiphospholipid antibodies in a photochemically-induced thrombosis model in the hamster. *Blood* 101:157–162, 2003.
36. Girardi G, Bulla R, Salmon JE, et al: The complement system in the pathophysiology of pregnancy. *Mol Immunol* 43:68–77, 2006.
37. Berman J, Girardi G, Salmon JE: TNF-alpha is a critical effector and a target for therapy in antiphospholipid antibody-induced pregnancy loss. *J Immunol* 174:485–490, 2005.
38. Fleming SD, Egan RP, Chai C, et al: Anti-phospholipid antibodies

restore mesenteric ischemia/reperfusion-induced injury in complement receptor 2/complement receptor 1-deficient mice. *J Immunol* 173:7055–7061, 2004.

39. Di Simone N, Marana R, Castellani R: Decreased expression of heparin-binding epidermal growth factor-like growth factor as a newly identified pathogenic mechanism of antiphospholipid-mediated defective placentation. *Arthritis Rheum* 62:1504–1512, 2010.

40. Kaul M, Erkan D, Sammaritano L, et al: Assessment of the 2006 revised antiphospholipid syndrome (APS) classification criteria (abstract). *Arthritis Rheum* 54:S796, 2006.

41. Erkan D, Yazici Y, Peterson MG, et al: A cross-sectional study of clinical thrombotic risk factors and preventive treatments in antiphospholipid syndrome. *Rheumatology* 41:924–929, 2002.

42. Bancsi LF, van der Linden IK, Bertina RM: Beta 2-glycoprotein I deficiency and the risk of thrombosis. *Thromb Haemost* 67:649–653, 1992.

43. Miyakis S, Robertson SA, Krilis SA: Beta-2-glycoprotein I and its role in antiphospholipid syndrome-lessons from knockout mice. *Clin Immunol* 112:136–143, 2004.

44. Giannakopoulos B, Mirarabshahi P, Qi M, et al: Deletion of the antiphospholipid syndrome autoantigen β2-glycoprotein I potentiates the lupus autoimmune phenotype in a Toll-like receptor 7-mediated murine model. *Arthritis Rheumatol* 66:2270–2280, 2014.

45. Kamboh MI, Manzi S, Mehdi H, et al: Genetic variation in apolipoprotein H (beta2-glycoprotein I) affects the occurrence of antiphospholipid antibodies and apolipoprotein H concentrations in systemic lupus erythematosus. *Lupus* 8:742–750, 1999.

46. Potti A, Bild A, Dressman HK, et al: Gene-expression patterns predict phenotypes of immune-mediated thrombosis. *Blood* 107:1391–1396, 2006.

47. Bhandari S, Harnden P, Brownjohn AM, et al: Association of anticardiolipin antibodies with intraglomerular thrombi and renal dysfunction in lupus nephritis. *Q J Med* 91:401–409, 1998.

48. Lockshin MD, Kim M, Laskin CA, et al: Prediction of adverse pregnancy outcome by the presence of lupus anticoagulant, but not anticardiolipin antibody, in patients with antiphospholipid antibodies. *Arthritis Rheum* 64:2311–2318, 2012.

49. Roman MJ, Shanker BA, Davis A, et al: Prevalence and correlates of accelerated atherosclerosis in systemic lupus erythematosus. *N Engl J Med* 349:2399–2406, 2003.

50. Erkan D, Bateman H, Lockshin MD: Lupus-anticoagulant-hypoprothrombinemia syndrome associated with systemic lupus erythematosus: report of 2 cases and review of literature. *Lupus* 8:560–564, 1999.

51. Asherson RA, Cervera R, de Groot PG, et al: Catastrophic antiphospholipid syndrome: international consensus statement on classification criteria and treatment guidelines. *Lupus* 12:530–534, 2003.

52. Cervera R, Font J, Gomez-Puerta JA, et al: Validation of the preliminary criteria for the classification of catastrophic antiphospholipid syndrome. *Ann Rheum Dis* 64:1205–1209, 2005.

53. Aguilar CL, Erkan D: Catastrophic antiphospholipid syndrome: how to diagnose a rare but highly fatal disease. *Ther Adv Musculoskelet Dis* 5:305–315, 2013.

54. Galli M, Luciani D, Bertolini G, et al: Lupus anticoagulants are stronger risk factors for thrombosis than anticardiolipin antibodies in the antiphospholipid syndrome: a systematic review of the literature. *Blood* 101:1827–1832, 2003.

55. Brandt JT, Triplett DA, Alving B, et al: Criteria for the diagnosis of lupus anticoagulants: an update. *Thromb Haemost* 74:1185–1190, 1995.

56. Cervera R, Piette JC, Font J, et al: Antiphospholipid syndrome: clinical and immunologic manifestations and patterns of disease expression in a cohort of 1000 patients. *Arthritis Rheum* 46:1019–1027, 2002.

57. Day HM, Thiagarajan P, Ahn C, et al: Autoantibodies to β2-glycoprotein I in systemic lupus erythematosus and primary antiphospholipid syndrome: clinical correlations in comparison with other antiphospholipid antibody tests. *J Rheumatol* 25:667–674, 1998.

58. Erkan D, Derksen WJ, Kaplan V, et al: Real world experience with antiphospholipid antibody tests: how stable are results over time? *Ann Rheum Dis* 64:1321–1325, 2005.

59. Lockshin MD, Sammaritano LR, Schwartzman S: Brief report: validation of the Sapporo criteria for antiphospholipid antibody syndrome. *Arthritis Rheum* 43:440–443, 2000.

60. Erel H, Erkan D, Lehman TJ, et al: Diagnostic usefulness of 3 dimensional gadolinium enhanced magnetic resonance venography in antiphospholipid syndrome. *J Rheumatol* 29:1338–1339, 2002.

61. Khong TY, De Wolf F, Robertson WB, et al: Inadequate maternal vascular response to placentation in pregnancies complicated by preeclampsia and by small-for-gestational-age infants. *Br J Obstet Gynaecol* 93:1049–1059, 1986.

62. Stone S, Pijnenborg R, Vercruysse L, et al: The placental bed in pregnancies complicated by primary antiphospholipid syndrome. *Placenta* 27:457–467, 2006.

63. Levy RA, Gharavi AE, Sammaritano LR, et al: Characteristics of IgG antiphospholipid antibodies in patients with systemic lupus erythematosus and syphilis. *J Rheumatol* 17:1036–1041, 1990.

64. Kupferminc MJ, Eldo A, Steinman N, et al: Increased frequency of genetic thrombophilia in women with complications of pregnancy. *N Engl J Med* 340:9–13, 1999.

65. Crowther MA, Ginsberg JS, Julian J, et al: Comparison of two intensities of warfarin for the prevention of recurrent thrombosis in patients with the antiphospholipid antibody syndrome. *N Engl J Med* 349:1133–1138, 2003.

66. Finazzi G, Marchioli R, Brancaccio V, et al: A randomized clinical trial of high-intensity warfarin vs conventional antithrombotic therapy for the prevention of recurrent thrombosis in patients with the antiphospholipid syndrome (WAPS). *J Thromb Haemost* 3:848–853, 2005.

67. Levine SR, Brey RL, Tilley BC, et al: Antiphospholipid antibodies and subsequent thrombo-occlusive events in patients with ischemic stroke. *JAMA* 291:576–584, 2004.

68. Ortel TL, Moll S: Monitoring warfarin therapy in patients with lupus anticoagulants. *Ann Intern Med* 127:177–185, 1997.

69. Erkan D, Lockshin MD: New approaches for managing antiphospholipid syndrome. *Nat Clin Pract Rheumatol* 5:160–170, 2009.

70. Erkan D, Aguilar CL, Andrade D, et al: 14th International Congress on Antiphospholipid Antibodies: task force report on antiphospholipid syndrome treatment trends. *Autoimmun Rev* 13:685–696, 2014.

71. Brunner HI, Chan WS, Ginsberg JS, et al: long term anticoagulation is preferable for patients with antiphospholipid antibody syndrome: result of a decision analysis. *J Rheumatol* 29:490–501, 2002.

72. Ruiz-Irastorza G, Cuadrado MJ, Ruiz-Arruza I, et al: Evidence-based recommendations for the prevention and long-term management of thrombosis in antiphospholipid antibody-positive patients: report of a Task Force at the 13th International Congress on Antiphospholipid Antibodies. *Lupus* 20:206–218, 2011.

73. Vilela VS, de Jesus NR, Levy RA: Prevention of thrombosis during pregnancy. *Isr Med Assoc J* 4:794–797, 2002.

74. Kutteh WH: Antiphospholipid antibody-associated recurrent pregnancy loss: treatment with heparin and low-dose aspirin is superior to low-dose aspirin alone. *Am J Obstet Gynecol* 174:1584–1589, 1996.

75. Rai R, Cohen H, Dave M, et al: Randomised controlled trial of aspirin and aspirin plus heparin in pregnant women with recurrent miscarriage associated with phospholipid antibodies (or antiphospholipid antibodies). *BMJ* 314:253–257, 1997.

76. Arnaud L, Mathian A, Rufatti A, et al: Efficacy of aspirin for the primary prevention of thrombosis in patients with antiphospholipid antibodies: an international and collaborative meta-analysis. *Autoimmun Rev* 13:281–291, 2014.

77. Guballa N, Sammaritano L, Schwartzman S, et al: Ovulation induction and in vitro fertilization in systemic lupus erythematosus and antiphospholipid syndrome. *Arthritis Rheum* 43:550–556, 2000.

78. Tenedios F, Erkan D, Lockshin MD: Rituximab in the primary antiphospholipid syndrome (PAPS) (abstract). *Arthritis Rheum* 52:4078, 2005.

79. Erkan D, Vega J, Ramon G, et al: Rituximab in antiphospholipid syndrome (RITAPS)—a pilot open-label phase II prospective trial for non-criteria manifestations of antiphospholipid antibodies. *Arthritis Rheum* 65:464–471, 2013.

80. Lonze BE, Singer AL, Montgomery RA: Eculizumab and renal transplantation in a patient with CAPS. *N Engl J Med* 362:1744–1755, 2010.

81. Shapira I, Andrade D, Allen SL, et al: Brief report: induction of sustained remission in recurrent catastrophic antiphospholipid syndrome via inhibition of terminal complement with eculizumab. *Arthritis Rheum* 64:2719–2723, 2012.

82. Erkan D, Yazici Y, Sobel R, et al: Primary antiphospholipid syndrome: functional outcome after 10 years. *J Rheumatol* 27:2817–2821, 2000.

83. Raklyar I, DeMarco PJ, Wu J, et al: Anticardiolipin antibody correlates with poor graft survival in renal transplantation for systemic lupus

erythematosus. *Arthritis Rheum* 52:S384, 2005.

84. Erkan D, Leibowitz E, Berman J, et al: Perioperative medical management of antiphospholipid syndrome: Hospital for Special Surgery experience, review of the literature and recommendations. *J Rheumatol* 29:843–849, 2002.

第83章

硬皮病的病因和发病机制

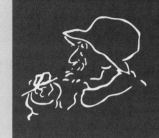

原著 John Varga

严青然 译 陈 盛 校

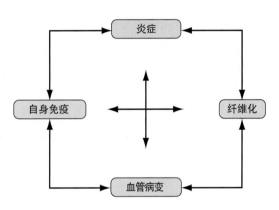

图 83-1 系统性硬化症的四种病理生理表现。系统性硬化症患者有炎症、自身免疫、血管病变和纤维化的证据。自身免疫和血管病变通常先于临床发病，并导致纤维化的进展。血管闭塞和间质纤维化持续并进一步加剧慢性自身免疫和炎症反应（Courtesy Kathleen Kelley.）

　　硬皮病或系统性硬化症（SSc）是一种病因不明、发病机制复杂的少见疾病。其特征是：①自身免疫；②炎症；③小血管功能和结构异常；以及④皮肤和内脏的间质和血管纤维化。这些独特但又相互关联的病理生理特征如图83-1所示，形成了SSc的特征性临床表现。疾病早期可能以炎症和血管损伤为主，

而晚期则以纤维化和血管供血不足为突出表现。然而，患者之间个体差异性极大。细胞和分子生物学、小鼠基因工程、功能基因组学和遗传关联研究的最新进展揭示，有大量的分子、信号通路和细胞参与SSc的致病，并使该病发病机制图越来越清晰：遗传易感个体在环境因素触发下，诱导早期血管损伤、免疫细胞活化、产生自身免疫反应和随后的成纤维细胞活化和基质积聚而导致的慢性和进行性组织损伤的级联反应。随着时间的推移，血管功能不全和重要器官的广泛纤维化造成机体损伤，导致SSc患者的发病和死亡。

病因学

SSc 病因及遗传因素尚不明确。有证据表明病原体，环境毒素和药物，以及微嵌合是该病潜在的触发因素。

遗传风险：家系研究

一种疾病的家族聚集被认为是遗传性疾病易感性的证据，但这样的聚集可能解释为环境暴露、遗传背景共享或者基因和环境之间的相互作用[1]。SSc 在一级亲属中发病风险高于普通人群。美国的一项研究表明，SSc 患者一级亲属发生 SSc 的概率为 1.6%，高于一般人群的 0.026%，相关风险为 13，因此家族史成为 SSc 发病最强的已知危险因素[2]。而在一项双胞胎研究报道中，尽管同卵双生子抗核抗体阳性率和异卵双生子抗核抗体阳性率分别高达 90% 和 40%，双胞胎的共患率却相对较低（4.7%）[3]。但雷诺病和肺纤维化在 SSc 患者的家系发病率是增加的[4]。此外，SSc 患者有高达 36% 的一级亲属存在自身免疫现象，其中以甲状腺功能减退症、甲状腺功能亢进、类风湿关节炎和系统性红斑狼疮（SLE）最为常见。

遗传关联研究

过去十年中，SSc 遗传易感因素方面的研究有了长足的进步。采用候选基因的策略，以及最近全基因组关联（GWA）研究已在多个国家患者群体中开展。主要组织相容性复合体（MHC）是与自身免疫病相关的最主要的遗传区域，这其中也包括 SSc。但由于人类白细胞抗原（HLA）广泛存在风险单倍型连锁不平衡，让解读 HLA 的疾病关联性变得复杂。特定 HLA 等位基因早被证实与 SSc 和特异性自身抗体相关。例如，一项 SSc 的病例对照研究显示，SSc 的发病与 HLA DRB1 * 1104、DQA1 * 0501、DQB1 * 0301 单倍型高度相关[5]。候选基因的策略通常用以发现单一核苷酸（单核苷酸多态性 -SNP 位点）的变化，单核苷酸多态性为脱氧核糖核酸（DNA）变异的最常见形式。SSc 相关的非 HLA 易感基因包括蛋白酪氨酸磷酸酶非受体 22（protein tyrosine phosphatase nonreceptor 22，PTPN22），它与 SLE、重症肌无力、白癜风和阿狄森氏病相关；白细胞介素（interleukin，IL）-1β 和 NLRP1，后者作为炎性小体支架可促进 pro-IL-1β 的成熟和加工；干扰素调节因子 5（IRF5）为 Toll 样受体（TLR）信号通路中一个转录因子，可诱导 I 型干扰素（IFN）产生，也与 SLE，硬皮病及间质性肺病相关。特别有趣的是 IRF5 与硬皮病的相关性揭示了 I 型 IFN 在免疫应答中的作用。表 83-1 总结了目前为止发现的易感基因。除了经典的 SNPS 外，SSc 大量的遗传基因多态性，包括拷贝数、稀有等位基因变异体和表观遗传的变化。这些遗传物质的与 SSc 发病的相关性，需要通过深度测序技术加以深入分析。

其他候选基因和全基因组关联研究

目前关于血管稳态和细胞外基质（extra-cellular matrix，ECM）重构的候选基因中，尚未发现有与 SSc 存在强关联。几项多种族的大型 GWA 研究目前正在进行中。这些研究的方法无偏差，较候选基因研究显得更有优势，因为它们是基于现有发现进行研究，而非采取预先假设候选基因的方式。第一项大规模的 SSc 的 GWA 研究分析了 300 000 个 SNP 位点，包含 2296 名白人患者和 5014 健康对照[6]。已发

表 83-1 系统性硬化症（SSc）的易感基因

Locus	染色体	相关 SSc 亚型	潜在的致病机制
HLA	6	各种	抗原呈递
PTPN22	1p3.2	Topo1+ 阳性	T 和 B 细胞活化
NLRP1	17p13.2	dcSSc，肺纤维化	炎性小体成分，IL-1β 处理
IRF5	7q32	dcSSc	诱导 I 型干扰素的转录因子
STAT4	2q32.3	lcSSc，ACA	IL-12 和 IL-23 的转录因子
BANK1	4q24	dcSSc	B 细胞信号中的脚手架蛋白
TNFSF4	1q25	SSc	T cell 共刺激
T-bet	17.q21.32	SSc	Th1 T 细胞极化的转录因子

基于 2015 年已发表的候选基因研究和全基因组关联研究
ACA，抗着丝点抗体；dcSSc，弥漫皮肤型 SSc；IL，白细胞介素；lcSSc，局限性皮肤型 SSc；SSc，系统性硬化症；Th1，1 型 T 辅助细胞

现，一些 HLA 区域的单核苷酸多态性，以及 *IRF5*，*TNFAIP3* 和 *CD247*（一种参与 T 细胞信号转导的基因），与 SSc 易感性显著相关，并与 SLE 易感性也相关联。虽然遗传关联研究标志着该研究领域的迅速发展，迄今取得的成果亦可以概括如下：①与 SSc 易感性相关的基因变异参与固有免疫和适应性免疫反应；②这些易感基因与 SLE 等其他自身免疫性疾病亦有相关性。值得一提的是，应用当前 GWA 技术的研究仍可能遗漏一些重要的基因关联。此外，尽管新发现不断涌现，迄今发现的相关基因多来源于比数比小于 1.5 的中等规模的研究。这一发现使得研究人员认识到，指向的基因 - 基因相互作用（上位），特别是出现在同一分子通路中的基因，及基因 - 环境相互作用的重要性。目前 SSc 研究的挑战是如何处理大量涌现的 GWA 研究的新信息。此外，这对鉴定某些基因如何参与不同的自身免疫性疾病易感性也非常重要，且更有助于研究疾病特异性表型。这需要通过表型特征的不同种族背景人群及荟萃分析等大规模合作研究来解决这一重大问题。

表观遗传因素

遗传因素对 SSc 的易感性的贡献度处于相对中等水平，这引起了研究者对表观遗传的调节和致病作用产生关注。表观遗传调节通常指环境暴露改变基因表达水平，但不改变遗传密码（详见第 22 章）。表观遗传调节的关键形式包括 DNA 甲基化、组蛋白修饰以及非编码 RNAs（长链或短链）的表达。

全基因组 DNA 甲基化分析发现，SSc 患者的成纤维细胞的胞嘧啶鸟嘌呤二核苷酸（Cytosine-phosphatidyl-guanine，CpG）岛中存在大量甲基化差异[7]。对 SSc 中异常的甲基化基因进行通路分析，发现基因主要为 ECM 受体和局部黏附相关的基因。最近另一项采用候选基因法的研究发现，体外培养的 SSc 成纤维细胞中抗纤维化的转录因子 Fli1（Friend leukemia integration 1）存在表观遗传水平的抑制，其启动子区发生甲基化，从而导致基因沉默[8]。针对 SSc T 细胞的研究表明，细胞内甲基化调节基因存在广泛的甲基化减少，如 *DNMT1*；同时还存在调节性 T 细胞（regulatory T cell，Treg）的关键转录因子 FOXP3 的 DNA 甲基化增加。此外，SSc 成纤维细胞也展现出甲基化调节基因水平的上升以及整体 DNA 过度甲基化，包括 Wnt 通路上多个负调因子出现转录沉默，如 DKK1、WIF 以及 SFRP1[9-11]。

核小体组蛋白的转录后调控，包括乙酰化 / 去乙酰化和甲基化，同样可以显著影响基因表达，在 SSc 中亦有发现。如乙酰化转移酶 p300 即在 SSc 成纤维细胞中上调，而 p300 正可以通过刺激胶原基因转录从而促进纤维化反应[12]。

小 RNA（microRNAs，miRNAs）是一大群由 18 ~ 23 个核苷酸组成的非编码 RNAs，可在胞内调控基因表达。其中值得注意的是 miR-21 和 miR-29，它们在 SSc 中均表达异常。miR-21 在 SSc 成纤维细胞中上调，并能抑制抗纤维化的 Smad7 的表达，因此促进了纤维化基因的表达[13]。而 miR-29 则能抑制纤维化基因表达，而它在 SSc 成纤维细胞中呈现下调，并且还可以被纤维化刺激下调[14-15]。此外，外周循环中也能检测到 miRNAs，而且当它们进入小泡时还能发挥生物学活性。尽管目前 miRNA 的整体表达谱系以及作用机制仍尚待研究，这些 miRNAs 可能既是生物标记物，也是治疗靶点。

感染性因子和病毒

除某些环境因素、职业因素和药物外，病毒如 Epstein-Barr 病毒（EBV）、人巨细胞病毒（hCMV）和微病毒 B19 也是本病的潜在诱发因素。几项研究发现，SSc 患者血清中存在抗 hCMV 抗体，这些抗体可识别 hCMV 上的 UL83 和 UL94 蛋白表位。抗 UL94 抗体能诱导内皮细胞凋亡和成纤维细胞活化，提示抗病毒抗体在组织损伤中起直接作用。某些 SSc 患者的抗拓扑异构酶 I 抗体与 hCMV 来源的蛋白存在交叉反应，这为 hCMV 感染与 SSc 之间分子模拟作为一种潜在机制提供了证据[16]。CMV 感染参与了同种异体移植物血管病（器官移植并发症）的发病，该病特点是血管新生内膜形成和平滑肌细胞增殖，这让人联想到 SSc 的闭塞性增殖性血管病。体外实验中，CMV 可直接诱导人皮肤成纤维细胞内的促纤维生长因子的合成[17]。近期的一项研究中，在 SSc 患者皮肤成纤维细胞和微血管中均发现了 EBV 的遗传物质。此外，EBV 可诱导 SSc 成纤维细胞产生 Toll 样受体（Toll-like receptor，TLR）介导的细胞反应，提示 EBV 再激活在血管损伤和 SSc 成纤维细胞中的潜在作用。

环境暴露、营养保健品、药物和辐射

尽管有报道 SSc 患者存在地理聚集性，提示可能有相同的环境暴露因素，但经仔细调查却并未发现明显的地域聚集现象。另一方面，有报道记载了一种局部暴发、呈急性发病和慢性经过的 SSc 样疾病，其中，在西班牙报道了一种称为"毒油综合征"的疾病，其发生与摄入污染的菜籽油有关[18]。1989 年美国报道了 L- 色氨酸食品添加剂与嗜酸细胞增多性肌痛综合征（EMS）的局部暴发有关[19]。EMS 疾病的爆发引出 L- 色氨酸的禁令，但随着 L- 色氨酸和其他食品补充剂摄入，仍时有 EMS 散发病例的报告。尽管这些新的暴发性毒物综合征具有明显的 SSc 样皮肤纤维化、多系统受累、慢性病程和自身免疫现象的突出特征，但它们的临床、组织病理和实验室特征与 SSc 完全不同[20]。

有职业性二氧化硅粉尘接触史的男性发生 SSc 的概率似乎增加，最近通过了一项 16 个观察性研究的荟萃分析证实，风险估计高达 15 倍[21]。与 SSc 相关的其他职业暴露因素包括聚氯乙烯、三氯乙烯和有机溶剂。某些报道认为，接触杀虫剂、染发剂和工业烟尘与 SSc 相关。尽管吸烟与很多自身免疫病发病有关，但目前尚无证据表明吸烟是 SSc 的危险因素。

某些药物会引起 SSc 样疾病。最好的研究来自抗肿瘤药物博莱霉素，它会诱发小鼠的皮肤和肺纤维化（见下文）。其他潜在药物包括喷他佐辛、多西紫杉醇和紫杉醇以及可卡因。使用食欲抑制剂与肺动脉高压（PAH）的发生相关。植入硅树脂隆胸的女性发生 SSc，使人们注意到硅树脂与 SSc 可能相关[22]。然而，后来的大规模流行病学调查并未证实用硅树脂乳房植入物的女性患 SSc 或其他确定结缔组织病的风险增加[23]。恶性肿瘤放疗与新发 SSc，以及原有 SSc 患者的组织纤维化恶化相关[24]。表 83-2 列出了与 SSc 发生有关的某些环境因素和药物。

微嵌合

健康妇女妊娠后多年体内仍存在起源于胎儿的免疫干细胞，称为微嵌合状态。一些研究发现，SSc 女性患者体内胎儿细胞数量较健康女性高[25]。据推测，持久存在的胎儿细胞可通过移植物抗宿主反应触发或通过对胎儿细胞的母体产生（自身）免疫应答参与

表 83-2 参与硬皮病样综合征的环境因素和药物

化学物质
二氧化硅
重金属
汞
有机化工产品
氯乙烯
苯
甲苯
三氯乙烯
药物
博来霉素
喷他佐辛
紫杉醇
秋水仙碱
膳食补充剂 / 食欲抑制剂
L- 色氨酸（污染）
马吲哚
芬氟拉明
二乙胺

SSc 的发展。

病理学

一般特点

SSc 特征性的病理学表现为众多血管床中小动脉和微动脉的非炎性增生性 / 闭塞性血管病，以及以皮肤、肺和心脏最为明显的脏器间质和血管纤维化[26]。尽管长病程的 SSc 患者，上述病变常缺乏炎症，但在 SSc 早期阶段，很多脏器中有明显的炎症细胞浸润。在皮肤中浸润主要位于血管周围，主要由 CD4+ T 淋巴细胞、树突状细胞（dendritic cells，DCs）以及单核 / 巨噬细胞组成。

血管病理

血管损伤和活化在 SSc 发病中早期出现并可能是最主要的损伤。血管损伤的组织病理学证据在纤维化前就存在，并可在受累和非受累皮肤中发现，提示血管病变广泛存在[27]。雷诺现象和其他血管表现常

出现在其他临床表现之前。其他血管病变包括：皮肤毛细血管扩张、甲襞毛细血管改变（毛细血管扩张、出血及无血管区）、肺动脉高压（PAH）、指末端凹陷、胃窦血管扩张（也称"西瓜胃"）及硬皮病肾危象。

其中，最具特征性的组织病理学发现是小动脉和中等大小动脉的内膜增殖（图 83-2）。SSc 的内膜增生，与慢性同种异体移植性动脉病具有相同表现，被认为是由于肌内膜细胞增殖和迁移以及胶原局部沉积所致[28]。血管基底膜增厚并互相叠加，尤其在心、肺、肾和消化道的血管中最为显著。一项 SSc 患者皮肤活检的系统性调查报告显示，毛细血管的数量减少（稀疏）和血管内皮细胞钙黏蛋白丢失明显，后者为血管管腔形成的必需分子[29]。值得注意的是，这项研究同时证明，高剂量的免疫抑制治疗后，随着临床症状的明显改善，可以伴有皮肤毛细血管再生。

受损的纤维蛋白溶解，血管性血友病因子水平的增加，和不断进行的血小板聚集表现突出并形成了易栓环境。内皮细胞损伤导致血小板进一步聚集、血小板衍生生长因子（PDGF）和内皮素 -1（ET-1）释放及内皮细胞凋亡[30]。血管壁中的血管炎性损伤和免疫复合物沉积并不常见。疾病晚期，纤维蛋白广泛沉

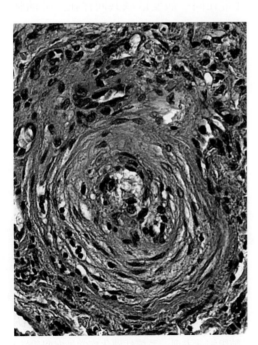

图 83-2 硬皮病血管病变的组织学表现。肺小动脉显示广泛中层肥厚和内膜增厚，导致血管腔变窄

积和血管周围纤维化导致进行性管腔闭塞，损伤组织中的小血管明显减少[31]。血供减少导致组织慢性缺氧。许多血管床中广泛出现的小动脉和中等大小动脉的增殖性 / 闭塞性血管病是所有类型 SSc 的病理学标志。SSc 患者相关的 PAH，肺小动脉内膜增生和静脉闭塞性疾病表现突出。与之相反，丛样动脉病变在特发性 PAH 则很少见[32]。

组织纤维化

纤维化的特征是纤维胶原、纤连蛋白、弹性蛋白、蛋白聚糖、软骨寡聚基质蛋白（COMP）和其他结构性细胞外基质（ECM）分子的过度聚集。该病变导致组织结构的破坏，并最终导致正常结构完全丧失。最显著的受累部位包括肺、消化道、心脏、腱鞘、骨骼肌周围的束周组织。这些器官的组织病理学检查提示呈均一无细胞性结缔组织伴透明样厚胶原束聚集。

器官特异性病理改变

皮肤

皮肤纤维化是 SSc 的标志，可伴随真皮层的显著增厚，这种病变可使皮肤毛囊、汗腺和其他皮肤附属器消失。胶原纤维最显著聚集在真皮网状层（深层），并逐渐侵犯下方含脂肪细胞的脂肪层。SSc 早期的皮肤活检显示，皮肤深部血管周围有 T 淋巴细胞和单核细胞浸润（图 83-3），少数情况亦可见肥大细胞和嗜酸性粒细胞[33-34]。在受损皮肤中，α 平滑肌肌动蛋白阳性的肌纤维母细胞的比例增高，该细胞是一种介于成纤维细胞和收缩型平滑肌细胞间的间质细胞，在纤维形成中发挥重要作用[35]。

随着疾病的进展，皮肤逐渐萎缩，表皮变薄，网钉消失如同衰老皮肤。纤维化的真皮大部分无细胞成分，内含致密的透明胶原束、纤连蛋白和其他结构性基质蛋白的聚积物。汗腺和小汗腺腺体萎缩，腺体周围脂肪组织丢失，导致皮下脂肪层消失。一项 SSc 患者皮肤病理的双盲研究显示，皮肤纤维化病理分级与临床皮肤受累的程度密切相关[36]。真皮淋巴管的数量减少，导致组织间液积聚和水肿[37]。真皮层毛

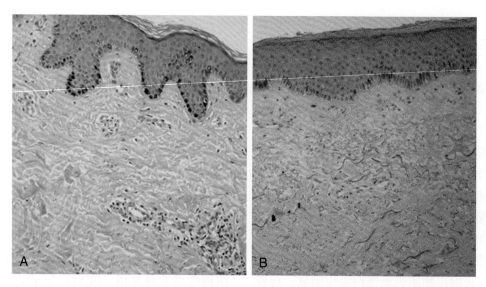

图 83-3 弥漫皮肤型系统性硬化症的皮肤组织学。真皮层血管周围有多种类型的炎症细胞浸润，可见微血管内皮细胞的活化和细胞外基质沉积增多（**A**）。随后，炎症特征退化。皮肤中附属结构如毛囊和汗腺减少，网钉变平（**B**）。HE 染色，放大倍数 40×

细血管缺失与慢性组织缺氧相关，慢性组织缺氧可诱导产生血管内皮生长因子（VEGF）和其他血管生成因子。临床上未受累、看似"正常"的皮肤也可发现组织缺氧的证据[30]。

从生化角度来看，纤维化真皮层的胶原是正常的，主要纤维胶原（Ⅰ型和Ⅲ型）的相对比例与正常皮肤相当[39]。相反，正常情况下仅限于真皮 - 表皮基底膜带的细小非纤维性Ⅶ型胶原，在受损真皮层中含量丰富。介导胶原和弹性蛋白翻译后修饰的酶，如赖氨酰氧化酶（lysyl oxidases，LOXL2）和赖氨酸羟化酶（lysyl hydroxylase，PLOD2）水平升高，导致醛衍生的胶原交联增加，这可解释纤维化真皮层致密硬化的原因[40]。

通过 DNA 微阵列技术开展的受损皮肤全基因组表达研究，更明确了潜在纤维化激活事件发生的先后顺序。多项研究结果表明，SSc 患者皮肤中基因的表达模式与健康对照者明显不同，而临床上受累和未受累皮肤的基因表达谱似乎相同。许多参与 ECM 稳态、转化生长因子 -β（TGF-β）、CCN2、IL-13 和 Wnt 信号通路的基因表达增高[41-42]。更为重要的，许多反映骨骼、软骨表型的基因也在皮肤中表达增高。从这些研究中的一个特别有趣的发现是，来自不同个体的皮肤活检在"分子印记"水平显示出显著的异质性，这种差异明显而又可重复的模式被定义为"内在亚群"[43]。

肺

SSc 早期，肺泡壁上可有淋巴细胞、浆细胞、巨噬细胞和嗜酸性粒细胞片状浸润（图 83-4）。在这一阶段，肺部高分辨率 CT 可能会显示磨玻璃样改变。随着疾病的进展，间质肺纤维化和血管损害成为主要表现，并常在同一病变区域共同存在。肺动脉内膜增

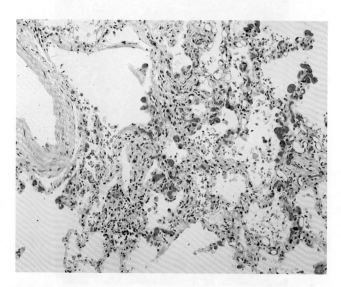

图 83-4 肺组织学表现。系统性硬化症常见有间质性肺病。虽然肺组织学表现有很大不同，但共同的特点包括气道减少和肺泡壁增厚，伴细胞外基质沉积增加。可有明显的炎细胞浸润。诊断 SSc 的间质性肺病很少需行肺活检

厚（弹性蛋白染色显示最清晰）是 PAH 的病变基础，尸检中发现该病变常与多发肺栓塞和心肌纤维化共同存在。

肺纤维化的特点是肺泡间隔增厚，这与胶原和其他结缔组织蛋白沉积有关。典型的组织学表现为非特异性间质性肺炎（NSIP），这是一种以轻中度间质性炎症、Ⅱ型肺泡细胞增生和均匀分布的纤维化为特点的间质性肺病[44]。SSc 合并普通的间质性肺炎相对少见，其特点是有散在分布成纤维细胞灶和斑片状分布的纤维化，预后较差。肺泡间隔进行性增厚最终导致气道闭塞和蜂窝状改变，随后出现肺血管消失。该病变使气体交换受损，并导致 PAH 加重。广泛的肺纤维化可能导致原发性肺癌。

胃肠道

几乎所有的 SSc 患者都有胃肠道累及，而且从口腔到直肠的任一节段均可出现明显的病理改变。食管受累很常见，可出现固有层、黏膜下层和肌层的纤维化及特征性血管病变[45]。正常肠道结构发生改变可致肠蠕动异常、胃食管反流和小肠运动异常、假性肠梗阻和细菌过度生长。慢性胃食管反流可并发食管炎、溃疡和狭窄。严重胃食管反流的 SSc 患者中，有 1/3 发生 Barrett 食管，其特征是食管正常鳞状上皮化生为柱状上皮细胞[46]；由于这是一种癌前病变，患腺癌的风险增高 30 倍，故对有 Barrett 化生的患者，需监测异常增生和腺癌的发生风险。

肾

肾以血管损害为主，罕见肾小球肾炎（重叠综合征除外）。慢性肾缺血与肾小球萎缩和其他缺血性改变有关。硬皮病急性肾危象有非常显著的组织病理学改变，与其他类型的恶性高血压病理改变难以区分[47]。SSc 肾血管改变在小叶间动脉和弓形肾动脉最明显，表现为弹力层增厚、内膜明显增生（洋葱皮样）和小动脉壁的纤维素样坏死[48]。无肾危象的 SSc 患者中也可见到这种改变。内膜增厚可导致管腔严重狭窄和完全闭塞，常伴微血管病性溶血。血管功能不全可致肾小管改变，包括肾小管细胞扁平和变性。硬皮病肾危象的临床表现可与血栓性血小板减少性紫癜（TTP）相似。然而，TTP 与血浆中

von Willebrand 因子裂解蛋白酶（ADAMTS13）活性降低相关，而这种相关性在 SSc 肾危象中尚无报道。硬皮病肾危象的组织学特点见图 83-5 所示。

心脏

在尸检中，80% 的 SSc 患者有心脏受累的证据[49]。中等量心包积液较常见，而纤维化和缩窄性心包炎偶见。病理学特征为心肌收缩带坏死，这反映心肌的反复缺血 - 再灌注损伤，也可能是"心肌雷诺现象"的表现[50]。明显的间质及血管周围纤维化也可出现在无明显临床证据的心脏受累者。SSc 的骨骼肌肌炎有时可伴发急性心肌炎[49]。

其他器官的病理表现

甲状腺纤维化常见，甲状腺中可见广泛的带状纤维组织，伴滤泡萎缩和消失，但无炎症表现。SSc 患者常出现甲状腺功能异常和抗甲状腺抗体。男性 SSc 患者常出现阴茎勃起功能异常，并可作为 SSc 的首发表现。病理学检查显示，阴茎血管出现广泛增生性 / 闭塞性改变[51]。唾液腺和泪腺可出现无炎症性纤维化，这可能与干燥综合征有关。滑膜活检显示小动脉有纤维化和特征性血管改变[52]。

硬皮病的动物模型

人类疾病的动物模型对研究复杂的发病机制具有价值，可用来证实病变过程中细胞和分子成分及它们之间的相互作用，发现新的治疗靶点，发展和评估新的治疗策略。已报道有多种公认的 SSc 模型。尽管尚没有能复制出本病所有四项主要特点（闭塞性 / 增生性血管病变、自身免疫、炎症和慢性多器官纤维化）的模型[53]，但某些动物模型已显示出部分特点（图 83-6）。总体而言，硬皮病鼠模型可分为以下四类：①自发模型：为自发突变，其硬皮病样表型可遗传，如皮肤紧硬（Tsk1/⁺鼠）；②诱导模型：经接触化学药品或控制免疫系统来诱导硬皮病表型（博来霉素诱导皮肤和肺纤维化）；③不匹配的 HLA 骨髓细胞移植导致慢性硬皮病性移植抗宿主病；④通过基因操控产生可遗传性硬皮病样特征的鼠系。

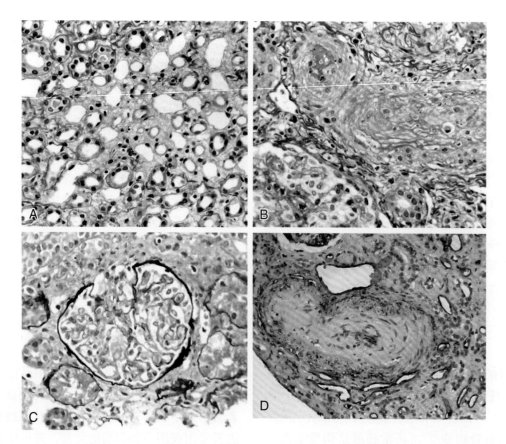

图 83-5 硬皮病肾危象的组织学表现。特征性病理改变包括间质性纤维化（**A**）和肾内动脉闭塞伴新生内膜、血管壁纤维素样坏死及内弹力膜增生（**B**）。肾小球萎缩，无炎细胞或增生性改变（**C**）。可能存在血管内血栓形成，类似于血栓性血小板减少性紫癜（**D**）

硬皮病的可遗传性动物模型

皮肤硬化鼠（Tsk1/⁺）的特征是弥漫性皮肤增厚和变紧。尽管 Tsk1 纯合子突变鼠在孕 8～10 天就胎死宫内，但杂合子鼠（Tsk1/⁺）可存活并出现与皮下组织牢固结合的紧硬皮肤。与人 SSc 不同的是，Tsk1/⁺ 鼠皮下组织增生，而真皮层增生不明显[54]。Tsk1/⁺ 鼠的肺发生肺气肿改变而非纤维化，不出现血管病变。Tsk1 的突变为原纤蛋白 -1 的基因内串联重复，导致表达出一种 450 kD 的异常大分子蛋白[55]。原纤蛋白 -1 是一种微丝相关的 ECM 蛋白，分布广泛，可调控 TGF-β 的沉默与活化[56]。突变的大分子原纤蛋白 -1 累及可导致基质稳态失衡[57] 或干扰 TGF-β 延迟活化的内稳态控制；当然，Tsk1/⁺ 小鼠原纤蛋白突变与皮肤过度增生的精确基质目前尚不清楚。目前尚无报道证明 SSc 患者中也存在原纤蛋白 -1 突变。整个原纤蛋白 -1 基因的突变会导致马凡氏综合征，其特征是骨过度生长，眼晶状体移位和主动脉扩张，这与多种

组织中 TGF-β 活性的增加有关。皮肤僵硬症是一种罕见的孟德尔常染色体显性病症，患者在儿童期即有皮肤纤维化，其原纤蛋白 -1 的 RGD 结构域中存在杂合突变。携带类似的原纤蛋白 -1 突变的基因工程小鼠也会出现弥漫性皮肤纤维化，同时存在 TGF-β 信号上调和皮肤中浆细胞样 DCs（pDC）激活[58]。

另一个有前景的硬皮病动物模型是 Tsk2 鼠。它在 4 周龄时可自发产生硬皮病样皮肤改变。与 Tsk1/⁺ 鼠不同的是，Tsk2 鼠的真皮有纤维化和广泛的单核炎细胞浸润，并具有自身免疫证据。Tsk2 表型最初是由乙基亚硝基脲在正常小鼠中诱导而致，是由于 COL3A1 基因氨基端的错意突变所致——这一突变在 Ehlers-Danlos 综合征中也曾报道过[59]。

诱导性硬皮病动物模型

在 BALB/c 或 C57 小鼠皮下注射博来霉素、血管紧张素 Ⅱ、氧化剂（如羟基自由基或次氯酸盐）

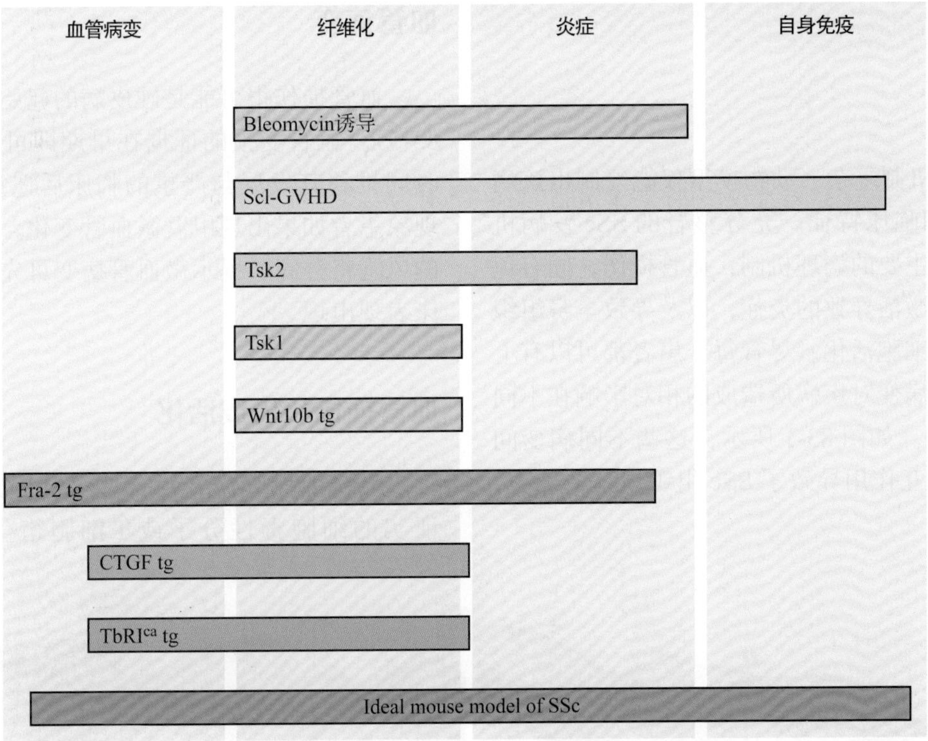

图 83-6 系统性硬化症的动物模型。小鼠模型选择性复制了系统性硬化症（SSc）的病理生理特点。图示为 SSc 的主要疾病过程（炎症、自身免疫、微血管病变和纤维化），以及它们在鼠模型中的常见表现程度。CTGF，结缔组织生长因子；GVHD，移植物抗宿主病；tg，转基因。（Modified from Distler JH，Distler O，Beyer C，Schett G：Animal models of systemic sclerosis：prospects and limitations，Arthritis Rheum 62（10）：2831–2844，2010.）

和 TLRs 配体，可诱导皮肤和肺的慢性纤维化（图 83-7）。诱导后的组织病理学变化过程与 SSc 极为相似：早期单核细胞浸润和巨噬细胞活化，并伴有细胞因子（如 TGF-β、IL-4、IL-6、IL-13）和趋化因子（单核细胞趋化蛋白 -1、MCP-1）上调，随后真皮出现进行性纤维化、胶原过量沉积、α- 平滑肌肌动蛋白阳性的肌纤维母细胞聚集以及真皮内白色脂肪组织小时 [60-61]。尽管这些化学诱导的硬皮病模型微血管变化和自身抗体并不显著，且皮肤纤维化程度低、持续时间短，不过鉴于该硬皮病鼠模型有可重复性、种系相对独立性和易被诱导的特点，故被广泛用于特定分子和通路在纤维化中发病或治疗中的作用。皮下注射组成型活性 TGF-β 受体 I 已足以诱导局部皮肤纤维化。对小鼠移植 HLA 轻度不匹配的骨髓或脾细胞可导致慢性皮肤硬化，类似移植物抗宿主病，其特点是皮肤和肺的间质、血管周围的纤维化以及自身免疫 [62]。这种皮肤纤维化会先后出现单核细胞浸润和巨噬细胞活化，伴有 TGF-β 和趋化因子表达。

遗传操纵诱导的小鼠硬皮病样表型

通过功能获得或功能缺失的遗传学修饰，可获得多种自发性硬皮病样表型的鼠系。这些转基因、基因敲入或敲除鼠为硬皮病提供了新的、强有力的研究工具。成纤维细胞内 TGF-β 信号固有或诱导性上调的鼠系可重现 SSc 的临床、组织学和生化上的主要特征，支持持续的 TGF-β 信号可能在 SSc 发病机制中发挥了作用 [63-64]。SSc 其他有前途的转基因模型包括小鼠过表达结缔组织生长因子（CTGF）、血液源性生长因子（PDGF）受体（PDGFR）-α、Wnt10b 和 Fra-2，以及 caveolin-1 、FLI-1 和胎球蛋白 A 的缺失 [65]。这些小鼠模型可自发出现硬皮病样的皮肤纤维化、血管病变及皮肤钙化，其中一些模型的肺部也有上述病变。还有一些基因工程小鼠是呈现对纤维化的敏感度增高，例如 *T-bet* 缺失和血管内皮生长因子（*VEGF*）缺失小鼠。这些新兴的小鼠模型为研究 SSc 的发病机制中新的分子和通路，提供了令人振奋的新手段。

发病机制

概述

SSc 的发病机制复杂，动物模型仅能复制出该病的部分病理学和临床特征。充分整合的 SSc 发病机制必须包括以下主要的病理机制：血管损伤，固有免疫和适应性免疫激活导致的炎症，以及导致全身组织纤维化的成纤维细胞活化。尽管每个患者都可以有上述表现，但这些病变对疾病所造成的相对影响在不同患者间是不同的。如图 83-1 所示，这些不同病变间复杂而活跃的相互作用导致了 SSc 组织损伤的发生、发展和持续[66]。

血管病变

血管损伤很可能是硬皮病的起始和短期表现（图 83-5）。血管受损的证据在早期即可广泛出现，随着时间推移其发展与严重的临床后遗症相关[67]。雷诺现象患者如果出现甲襞微血管变化，其进展为硬皮病的风险将升高，提示微血管病变可先于疾病的其他临床表现出现。

血管损伤和内皮活化

最初的血管病变由一些循环因素触发，如尚未证实的细胞毒性分子或 T 细胞衍生蛋白水解颗粒

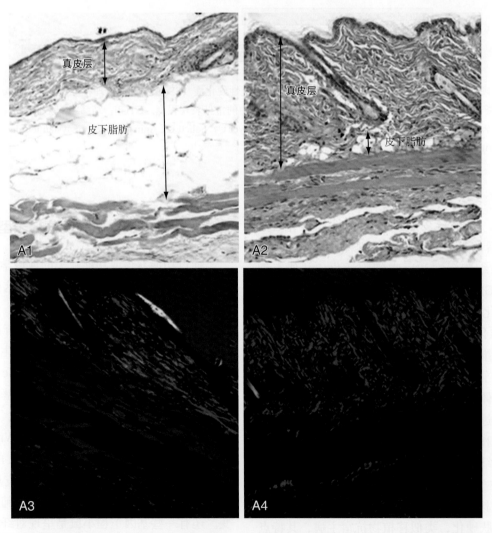

图 83-7 博莱霉素诱导的系统性硬化症小鼠模型。小鼠接受 28 天 PBS 皮下注射（A1，A3）或博莱霉素（A2，A4）。A1 ～ A4，皮肤改变。A1 和 A2，H&E 染色；A3 和 A4，天狼猩红染色。注意真皮纤维化和皮下脂肪层的丢失（A2），胶原聚集增加（A4）。B1 ～ B4，肺组织改变。B1 和 B2，H&E 染色；B3 和 B4，三色染色。注意密集的肺纤维化充满肺泡实质（B2，B4）。C，肺小动脉血管周围纤维化（Courtesy D. Melichian.）

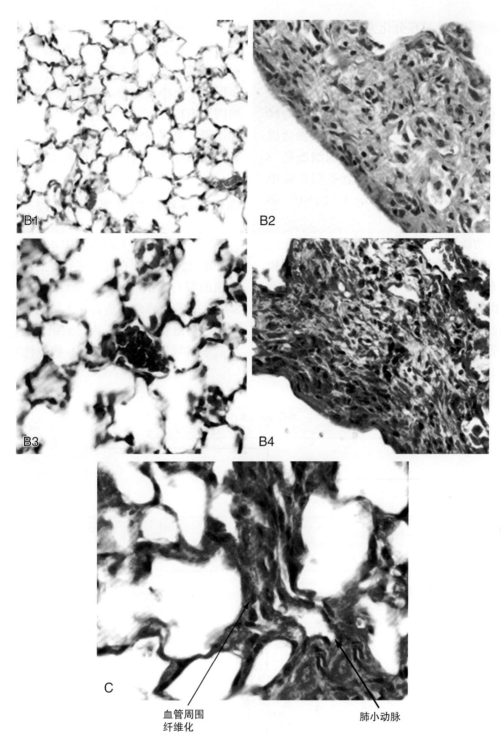

血管周围
纤维化

肺小动脉

图 83-7 （续）博莱霉素诱导的系统性硬化症小鼠模型。小鼠接受 28 天 PBS 皮下注射（A1，A3）或博莱霉素（A2，A4）。A1 ~ A4，皮肤改变。A1 和 A2，H&E 染色；A3 和 A4，天狼猩红染色。注意真皮纤维化和皮下脂肪层的丢失（A2），胶原聚集增加（A4）。B1 ~ B4，肺组织改变。B1 和 B2，H&E 染色；B3 和 B4，三色染色。注意密集的肺纤维化充满肺泡实质（B2，B4）。C，肺小动脉血管周围纤维化（Courtesy D. Melichian.）

酶[68]。其他潜在的原因包括抗内皮细胞自身抗体、嗜血管病毒、炎性细胞因子、ROS 和环境应激。血管损伤导致内皮细胞活化和功能异常，同时出现血管内皮细胞黏附分子 -1 及 E- 选择素的表达增加、血管活性介质分泌异常及血小板和纤溶通路的激活[67]。在损伤的动脉和毛细血管，活化的内皮细胞通过被称

为血管内皮 - 间质转化的过程分化为间充质细胞。这个过程受 TGF-β 和 Notch 驱动，伴随内皮分子标志（如 CD31）的丢失和间充质分子标志（如 α- 平滑肌肌动蛋白）的表达逐渐升高。血小板活化在 SSc 中也十分显著，它与血栓素 A2、PDGF 和 TGF-β 的释放有关，而这些物质又可促使血管收缩、直接激活成纤维细胞并刺激肌纤维母细胞的分化。周细胞是一种小血管壁中的结构细胞，在 SSc 患者受损皮肤中有明显增生，并表达表面标志物 Thy-1（CD90）和 PDGF 受体[69-70]。

血管内皮的功能异常包括内皮源性的血管舒张因子如一氧化氮（NO）、血栓调节蛋白、降钙素基因相关肽和前列环素的产生或反应不足。此外，交感 / 副交感神经失调也导致血管平滑肌细胞扩血管的神经肽释放下降而缩血管的 α2- 肾上腺素受体表达增加。血管舒张剂 / 血管收缩剂平衡的改变，使血流运动受

损。反复的缺血再灌注产生 H_2O_2 和 ROS 导致氧化应激损伤。微血管的损害表现为通透性增加和白细胞跨内皮迁移增强。血小板与内皮下结构直接接触，进一步促进了血小板聚集。激活的内皮细胞释放强血管收缩因子 ET-1，它可促进白细胞黏附和血管平滑肌细胞增殖，并诱导成纤维细胞活化（图 83-8）。SSc 患者的血液和支气管肺泡灌洗液中 ET-1 水平升高[71]。

血管损坏和代偿性修复的失败

中等大小或较大的血管中，内层和中层肥厚与外膜纤维化的同时存在导致进行性管腔变窄。加上内皮细胞的凋亡，最终导致闭塞性血管病变和血管稀少，SSc 晚期患者的血管造影片上可见特征性的血管显著减少。微血管结构的丧失导致组织慢性缺氧，进而诱导低氧诱导因子 -1（HIF-1）依赖性基因如 VEGF 及

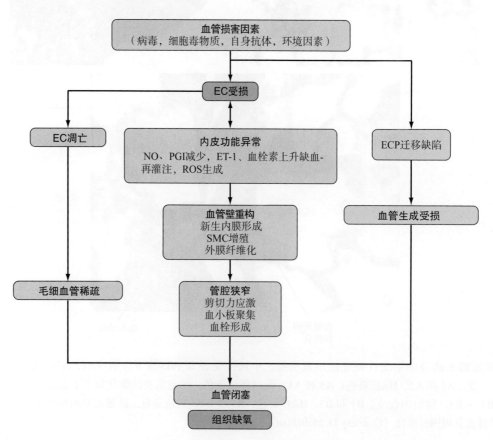

图 83-8 血管病变的发病机制。最初的血管病变表现为内皮细胞（EC）损伤和活化，伴可逆性功能变化、黏附分子表达增高和白细胞渗出增加导致的血管周围炎症。损伤的内皮细胞促进血小板聚集和血栓塞释放，血管舒张剂如一氧化氮（NO）产生减少，血管收缩剂如内皮素 -1（ET-1）产生增加，并释放活性氧（ROS）。血管收缩和血管舒张功能不全加重血管病变，引起进行性不可逆性血管壁重塑、管腔闭塞、血小板聚集、原位血栓形成和组织缺血。血管生成减少可能会进一步加剧血管丧失。ECP，内皮祖细胞；PGI，前列腺素 I；SMC，平滑肌细胞

其受体的表达。

SSc 中，促血管生成和抗血管生成因子存在显著失衡。据报道，SSc 患者的血管生成抑制剂内皮他汀（endostatin，ⅩⅧ型胶原降解产物）的血浆水平升高[72]。尚有其他研究发现，VEGF、碱性成纤维细胞生长因子、IL-8、CXCL-12 和 PDGF 等血管生成因子的水平也存在上升。特别是，VEGF 及其受体在受损组织中的表达亦为增高[73-74]。但目前不明确的是，在组织缺氧和血管生成因子上升的情况下，SSc 为何并不能进行有效的新生血管代偿生长，导致仍有进行性血管丢失。一种可能解释是，VEGF 信使 RNA 的前体（pre-mRNA）发生了一种替代剪切，进而产生了一种抗血管生成的异构体，称为 VEGF$_{165b}$。而 VEGF$_{165b}$ 在 SSc 患者皮肤中存在过表达。替代剪切事件导致了 VEGF 异构体由促血管生成转换为抗血管生成，这一事件可能在 SSc 缺氧时血管生成代偿不足中起关键作用。

血管的从头形成称为血管发生，且这一过程极其依赖来自骨髓的循环内皮祖细胞（endothelial progenitor cells，EPCs）。最近的研究提示，血管发生缺陷是 SSc 血管丢失一种可能的解释。有报道 SSc 患者存在 CD34$^+$ 的 EPCs 数量减少，同时他们向成熟内皮细胞分化的功能也存在不全[75-77]。由于 CD34$^+$ 循环内皮祖细胞在缺血组织中的生理性血管形成中起重要作用，因此这些细胞的运动或功能缺陷可影响血管修复过程。SSc 患者的循环内皮祖细胞减少是因骨髓的"耗竭"，还是在外周循环或其他环节中破坏所致目前尚不清楚。

缺氧

广泛的微血管病变和受影响组织中由此产生的毛细血管损失导致了血流量减少和最终的缺氧。随着纤维化的发生，过多的 ECM 积聚增加了从血管到细胞的扩散距离，进一步加重了组织缺氧[78]。缺氧本身就是碱性螺旋-环-螺旋结构的转录因子 HIF-1α 和 HIF-1β 的强诱导因素。在常氧条件下，这两个转录因子是检测不到的，因为他们会被肿瘤抑制物 Hippel-Lindau（VHL）介导的蛋白酶解所快速高效地降解。而在缺氧细胞中，VHL 蛋白无法结合到它的靶点，因此 HIF-1α 将不被降解从而转移到细胞核内，与缺氧反应的 DNA 调节序列相结合，诱导参

与红细胞生成、血管生成和葡萄糖代谢的缺氧调节基因的转录。缺氧也可在体外和体内激活 ECM 相关基因，如胶原蛋白、脯氨酰羟化酶以及赖氨酰氧化酶，并可直接刺激上皮细胞分化为活化的肌成纤维细胞[79-80]。这些现象和其他缺氧诱导的纤维化反应部分受自分泌的 TGF-β 介导。最近另一项研究也支持了缺氧在纤维化中的作用。研究者在髓系细胞中特异性的敲除了 VEGF，小鼠出现纤维化和 Wnt-β-catenin 信号上调，最终导致显著纤维化[81]。

已发现 SSc 的组织缺氧是非侵袭性的，皮肤的氧含量与皮肤厚度呈反比。在另一项研究中，使用电极针插入硬皮病患者真皮，患者氧分压降低明显（23.7 mmHg，对照组为 33.6 mmHg）。有趣的是，HIF-1α 在受损皮肤中并不能被检测到。

氧化应激和活性氧

氧化应激源于化学活性氧衍生分子（reactive oxygen species，ROS）的生成与抗氧化防御机制之间的不平衡。大量证据表明 SSc 患者存在氧化应激增强和 ROS 产生增加，提示两者在 SSc 发病中的作用[82-83]。ROS 可能产生于反复缺血再灌注损伤的内皮细胞以及暴露于各类刺激因子的成纤维细胞，如 TGF-β、PDGF、血管紧张素Ⅱ、ET-1 或刺激性 PDGFR 抗体。此外，体外培养的 SSc 皮肤成纤维细胞和单核细胞可自发产生过量活性氧[84]。尽管线粒体和多种细胞酶均可制造 ROS，但在 SSc 中，膜联烟酰胺腺嘌呤二核苷酸磷酸氧化酶 4（nicotinamide adenine dinucleotide phosphate oxidase，Nox4）似乎最为突出。过氧化氢和其他氧自由基可以反过来刺激胶原蛋白合成、肌成纤维细胞分化、TGF-β 和 Wnt-β-catenin 通路的活化，以及其他可诱导的细胞反应。

炎症及免疫失调在硬皮病发病中的作用

遗传和基因组研究的最新发现，以及高通量细胞表型技术的应用，促使人们重新关注 SSc 中免疫失调的作用。SSc 患者可能存在导致固有和适应性免疫失调的遗传倾向。受累及的皮肤和肺组织早期即有突出的单核、巨噬和 pDCs 在血管周围的聚集，而循环白细胞（包括 T 细胞、B 细胞、单核细胞和树突状细胞）也显示出被激活和极化的证据。在 SLE 及其他

一些自身免疫病中特征性的"Ⅰ型干扰素标签"也存在于 SSc。以高度特异性和互斥的自身抗体为表现的自身免疫贯穿整个疾病过程（图 83-9）。SSc 和 HLA Ⅱ类基因以及大量 B、T 细胞和固有免疫相关基因之间存在紧密遗传相关性，为 SSc 的免疫基础提供了强有力的支持。目前多个临床研究正在评估对 SSc 进行系统性（骨髓清除）或选择性的免疫调节干预的疗效，证明了免疫系统在疾病进展中的作用。

免疫失调的效应细胞：T 细胞、B 细胞和单核细胞 / 巨噬细胞

T 细胞亚群及活化

在损伤组织和外周血中有明显的 T 细胞活化，这可能在组织损伤中起直接作用。在疾病早期阶段、纤维化出现之前，受损皮肤、肺和其他受累器官的血管周围区可见活化的 CD4 和 CD8 T 淋巴细胞、单核细胞 / 巨噬细胞、B 细胞，以及嗜酸性细胞、肥大细胞和自然杀伤细胞[85]。对早期 SSc 患者的皮肤活检标本进行原位杂交研究发现，炎细胞附近的成纤维细胞有明显的原胶原基因的表达，提示炎细胞或其可溶性产物在诱导成纤维细胞活化中起了作用[86]。淋巴细胞组织浸润的程度与皮肤纤维化的严重性及进展相关。

浸润组织的单核细胞主要为 CD3+ 和 CD4+ 细胞，并表达活化标志物 CD69、CD45、HLA-DR 和白介素（IL）-2 受体。这些 T 细胞表现为严格的 T 细胞受体印记，提示对某种未知抗原反应后寡克隆 T 细胞扩增[87]。肺组织中以 CD8+ 细胞和 γ/δ T 细胞占优势[88]。尚不清楚损伤组织中的 T 细胞是被细胞因子或趋化因子非特异性活化，还是被不明抗原特异性活化。SSc 的外周血中也存在 T 细胞活化证据，如血清 IL-2 水平、IL-2 受体、趋化因子受体、自发分泌的细胞因子均出现上升，另外还有白细胞功能相关抗原 -1（leukocyte function-associated antigen 1，LFA-1）和 α1 整合素的表达增加，而后两者正使得 T 细胞可直接黏附于内皮和成纤维细胞。同时，血管内皮细胞表达血管细胞黏附分子 -1（intercellular adhesion molecule-1，ICAM-1）、E- 选择素以及其他帮助白细胞渗出的黏附分子。外周血淋巴细胞具有"干扰素标

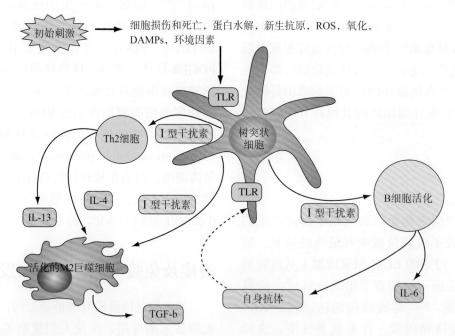

图 83-9 硬皮病中复杂的免疫失调。诱发事件如感染、氧化损伤、坏死 / 凋亡细胞碎片、或环境毒素都可能是通过 Toll 样受体（TLR）导致树突状细胞的活化。活化的树突状细胞产生 Ⅰ型干扰素（IFN），引起 T 细胞向 Th2 型的极化，单核细胞分化为一个旁路激活型（M2），B 细胞的活化与浆细胞的成熟并产生自身抗体的产生。自身抗体形成免疫复合物，从而通过 TLR 信号进一步诱发 Ⅰ型 IFN 干扰素的产生。向 Th2 极化的 T 细胞和 M2 型巨噬细胞分泌促纤维化趋化因子和细胞因子，诱导成纤维细胞活化。其他 T 细胞亚群如调节性 T 细胞和 Th17 也可参与其中。DAMPS，损伤相关分子模式；IL，白细胞介素；ROS，活性氧；TGF-β，转化生长因子 - β

签"，即 Ⅰ 型干扰素诱导基因的上调 [89-91]。

Th1/Th2 细胞因子平衡及极化的免疫反应

　　有证据显示纤维化过程中 Th1 和 Th2 细胞因子间的平衡被打乱。以 Th2 型为主的 T 细胞分泌大量的 IL-4、IL-5 和 IL-13，而缺乏 Th1 细胞的标志性细胞因子 IFN-γ。Th2 细胞因子被认为具有致纤维化作用，因它们可直接刺激胶原合成和肌纤维母细胞转化，并诱导 TGF-β（EMC 聚集的重要调节因子）形成。与此相反，Th1 细胞因子 IFN-γ 可阻断这些反应，发挥抗纤维化作用。偏向于 Th2 型的免疫反应可能促成更多的纤维化环境。

　　动物研究支持 Th2 型免疫反应在纤维化发病机制中起重要作用。体外偏向于向 Th2 型转化的细胞在体内被动转染时，可诱导纤维化。缺乏转录因子 T-bet 的小鼠，其 T 细胞的分化以 Th1 型为主，注射博来霉素后可自发产生 Th2 为主的免疫反应，并发生明显的皮肤纤维化 [92-93]。

　　在 SSc 患者中，Th1/Th2 细胞因子平衡向 Th2 型明显偏移。例如，血清 IFN-γ 水平和外周血单核细胞在体外所产生的 IFN-γ 均降低。SSc 患者外周血白细胞基因芯片分析显示，调控向 Th2 转化的转录因子 GATA3 基因表达增高。SSc 患者皮肤活检标本中的 CD4+ T 细胞克隆在体外分泌 IL-4，而不分泌 IFNγ[94]。SSc 患者活检皮肤或肺泡灌洗液来源的 T 细胞系高表达 Th2 细胞因子，而 Th2 优势预示着肺功能快速降低 [95-96]。蛋白质组学及 DNA 微阵列技术研究发现，SSc 患者支气管肺泡灌洗液中主要为 Th2 细胞因子以及 CD8+ 淋巴细胞。此外，一项对 SSc 患者的纵向研究表明，随着皮肤受累情况随时间改善，血清 Th2 细胞因子也出现降低而 IL-12（由 Th1 诱导的细胞因子）水平增高 [97]。

其他 T 细胞亚群

　　Th17 细胞亚群被证实参与类风湿关节炎和其他炎性疾病的发病机制。SSc 患者外周血及肺泡灌洗液中，产生 IL-17 的 CD4+ T 细胞数量均升高 [98]。Th1 细胞、Th2 细胞或 Th17 主导的免疫应答模式可能对识别特定 SSc 的临床表型有帮助。

　　抑制调节性 T 细胞（Treg 细胞）对自身免疫调节非常重要。有趣的是，尽管外周血 T 细胞的比例在 SSc 患者增加，其抑制功能却受损，TGF-β 和

IL-10 分泌存在缺陷 [99]。其他研究还发现，与其他炎症性皮肤病皮肤相比，SSc 病变皮肤的 Foxp3+ CD4+ T 细胞数量减少。

单核细胞和巨噬细胞

　　吞噬性单核细胞和巨噬细胞参与调节固有免疫和组织修复，它们可以通过旁分泌调控细胞功能，并在 SSc 的血管损伤和纤维化中具有基石性的作用 [100]。

　　单核细胞是细胞因子和趋化因子的主要来源，这些因子包括 IL-1、肿瘤坏死因子（TNF）、MCP-1、PDGF 和 TGF-β，它们在炎症和纤维增殖反应中起重要作用。此外，单核细胞可产生能介导组织重塑的胶原酶和其他基质金属蛋白酶。早期 SSc 受损皮肤中所浸润的单核细胞以巨噬细胞为主，并表达 Siglec-1、AIF-1 及 IFN 诱导活化分子标志。巨噬细胞在特定的刺激下表现出不连续的表型，在 IL-4 和 TGF-β 的诱导下激活（M2）巨噬细胞分泌促纤维化介质。

　　在 SSc 的患者中，循环单核细胞表达高水平 M2 单核细胞 / 巨噬细胞标记物 CCL18 和 CD163。血清可溶性 CD163 水平也存在升高并与疾病严重程度相关。表达 CD163 和 CD204 的巨噬细胞在损伤皮肤中也有数量升高。另一项研究表明，多种巨噬细胞活化标志物在 SSc 肺中升高，并与间质性肺病的严重程度和进展相关。在纤维瘤的动物模型中，表达具有胶原结构的清道夫巨噬细胞受体（macrophage receptor with collagenous structure，MARCO）的巨噬细胞在受累器官聚集。在部分病例中，尚可见局部肥大细胞和嗜酸性粒细胞活化和脱颗粒的证据。

树突状细胞

　　携带 CD11c 表面标志物的 DCs 是存在于皮肤和其他组织中的有效抗原呈递细胞。DCs 联结了固有和适应性免疫，通过调节 T 细胞、B 细胞和单核 / 巨噬细胞功能，塑造免疫反应（图 83-9）。树突状细胞是 Ⅰ 型 IFN 的主要来源，并在抗病毒的固有免疫中具有重要作用。pDCs 也能分泌包括 TGF-β 的促纤维化细胞因子，提示它们在刺激 T 细胞的功能之外，也参与了纤维化。pDCs 上的 TLR7 和 TLR9 通过识别以免疫复合物的形式存在的内源 DNA 和 RNA，导

致 I 型 IFN 产生，参与 SLE 发病。最近的研究表明，CD11c⁺ 树突状细胞积聚在 SSc 动物模型和患者的病变组织中。例如，BDCA2⁺ pDCs 丰富存在于早期弥漫性皮肤（dc）SSc 患者皮肤中，并且分泌 CXCL4，也称为血小板因子 4[101]。在携带和僵人综合征同样的 fibrillin-1 突变的转基因小鼠中，分泌 I 型 IFN 和 IL-6 的 CD317⁺ pDCs 在病变的真皮损伤明显聚集。在该模型中，选择性 pDC 清除可消除皮肤纤维化[58]。SSc 中活化的 pDCs 可能直接或间接地调节静止的成纤维细胞活性。此外，SSc 外周血单核来源的 DCs 在体外含有拓扑异构酶 I 抗体的 SSc 血清的刺激下，其活化出现增强，对 TLR2/3 配体的反应也增强，使 IL-6 及 IL-10 的分泌增加。

体液免疫和 B 细胞

硬皮病的自身抗体：致病分析

体液自身免疫表现为存在多种抗原特异性的自身抗体，几乎所有患者在外周血中均可检测到。SSc 的自身抗体对疾病诊断和分类，以及预测特定的并发症和临床病程非常重要。但这些自身抗体在组织损伤发病机制中的直接作用尚未最终阐明。SSc 的自身抗体具有高度的特异性且互相独立，并与个体的疾病表型和免疫基因背景高度相关。血清自身抗体（特别是抗拓扑异构酶 I 抗体）水平可能与皮肤和肺纤维化程度相关，并随疾病活动而波动。

已有多种假说解释 SSc 自身抗体的产生。其中一种假说认为，自身抗原如拓扑异构酶 I 在 ROS 作用下发生溶蛋白性裂解，导致正常情况下隐藏的抗原表位暴露，且打破免疫耐受[102]。其他潜在的机制包括病毒感染所致的分子模拟，持续的 B 细胞过度活化，以及重要的自身抗原肽高表达或亚细胞定位改变。另外，SSc 的自身抗体可能由内源性 TLR 配体（如含有核酸的细胞碎片）活化的 B 细胞所产生。

最近多项研究显示，SSc 患者中存在有生物活性并直接针对 ECM 成分、细胞膜 PDGF 受体、成纤维细胞和内皮细胞的自身抗体。体外试验中，这些抗体可诱导靶细胞活化或凋亡[103-104]。有一项研究发现每位 SSc 患者都可检测到抗 PDGF 受体的自身抗体，它可以在正常皮肤的成纤维细胞中诱导 ROS 产生和多种信号级联反应，导致肌成纤维细胞分化。这些

自身抗体是先于纤维化出现还是纤维化的结果仍不清楚，它们在 SSc 发病机制中的直接作用仍有待进一步明确。

硬皮病的 B 细胞

最近的研究为 B 淋巴细胞在 SSc 的发病机制中具有潜在直接作用提供了证据。B 细胞除能产生抗体外，还有多种免疫调节功能，包括抗原呈递、细胞因子生成、淋巴样器官形成和 T 细胞分化。SSc 的候选基因和 GWA 研究发现了数个 B 细胞基因，包括 BANK1、BLK、CSK 和 PTPN22，它们都参与调节 B 细胞信号传导。虽然 B 细胞可见于 SSc 相关的间质性肺病的活检组织，但总体而言并不占优势[105]。然而用 DNA 微阵列分析发现，SSc 皮肤样本中的 B 细胞显示出活化的分子印迹。SSc 患者存在 B 细胞内源性异常，如循环中初始 B 细胞数增高、浆细胞明显减少、表面活化标记 CD95、CD86 和 CD19 表达增高，其中 CD19 是一个信号传导受体，可调节内源性和抗原受体诱导的 B 细胞反应[106]。CD19 过表达转基因鼠可出现自发性自身免疫，产生高滴度抗拓扑异构酶 -1 的自身抗体。SSc 的 B 细胞功能改变和慢性活化不仅可解释自身抗体的产生，而且可解释纤维化，因活化的 B 细胞可分泌 IL-6，后者可直接刺激成纤维细胞活化及胶原合成。SSc 患者血清和受损皮肤中 B 细胞存活因子 B 细胞激活因子（BAFF）水平明显增高，且 B 细胞表达高水平的 BAFF 受体。B 细胞清除治疗可减轻小鼠硬皮病，而且多个 B 细胞清除的小型临床研究也报道了 SSc 患者的临床改善。

I 型干扰素标签和固有免疫信号：与系统性红斑狼疮的相似性

TLR3、TLR7 和 TLR9 的配体刺激 pDCs 可使其分泌大量 I 型干扰素。相应地，干扰素或干扰素 - 诱导的细胞反应的存在提示 TLR 介导的固有免疫信号途径。I 型干扰素（α、β）自身即为固有免疫重要的调节因子。干扰素调节基因（"干扰素标签"）表达升高这一现象首次发现于 SLE 患者[107]。包含抗核酸自身抗体的循环免疫复合物可作为内源性 TLRs 配体刺激 pDCs 和巨噬细胞分泌 I 型干扰素。与 SLE 类似，SSc 患者的循环白细胞中亦可检测到显著的干

扰素标签。事实上，最近的研究证实，SSc 外周血白细胞表达最高的基因是由干扰素调节的，在 SLE 中也有类似的发现[90]。此外，SSc 血清培养的正常白细胞可诱导 IFN 分泌，提示 TLR 活化是通过血清中带有核酸的免疫复合物[108]。通过鉴定 TLRs 和 I 型干扰素的作用，这些现象以及免疫学研究揭示了 SLE 和 SSc 之间重要的相似性。但为何这两种相关的自身免疫性疾病的临床症状却在很大程度上并不重叠，其原因仍待澄清。I 型干扰素在 SSc 微血管病变和纤维化中的直接致病作用以及机制仍有待确定。

纤维化

　　纤维化的特点是正常组织结构被致密结缔组织所替代，是 SSc 特征性的病理学标志并被认为是异常

损伤愈合的一种形式。纤维化是遗传易感个体发生一系列复杂的血管和免疫介导损伤反应的最终结果。如图 83-10 所示，受损或活化的血管和免疫细胞产生可溶性介质、自身抗体和 ROS，从而诱导间充质效应细胞的活化、过度聚集并最终导致不可逆的细胞外基质蓄积和重塑[109]。

细胞外基质

　　ECM 包括成纤维细胞、肌成纤维细胞和浸润细胞的细胞间区，以及由大蛋白如胶原蛋白、蛋白聚糖、原纤维蛋白和黏附分子组成的结缔组织。ECM 也可作为生长因子和基质蛋白的储存库，与结缔组织成分一起，调控间充质细胞的分化、功能和存活。结缔组织过度积聚的原因有以下几点：由可溶性因子、

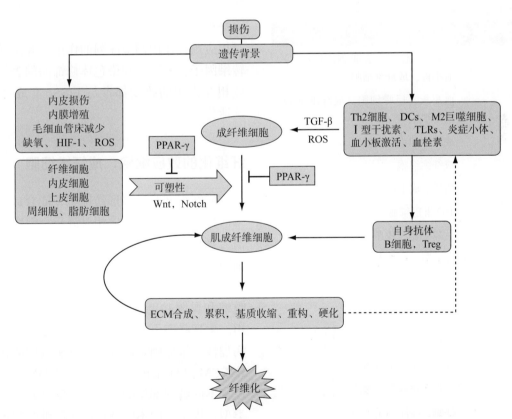

图 83-10　纤维化的发病机制。纤维化是免疫失调、血管损伤和缺氧的最终结果。病变导致血管损伤和血管周围炎症反应、先天免疫信号途径激活，伴氧化应激、炎症和促纤维化细胞因子和趋化因子分泌、自身抗体产生和成纤维细胞的激活，和肌纤维母细胞的聚集。循环中的间质祖细胞转运并积聚在损伤的组织中，转化为纤维化的成纤维细胞，促进基质聚集。组织缺氧、基质重塑及血管收缩进一步促进成纤维细胞的活化，从而损伤组织结构，并影响器官功能。DC，树突状细胞；ECM，细胞外基质；HIF-1，缺氧诱导因子 -1；IFN，干扰素；PPAR-γ，过氧化物酶体增殖物激活受体 -γ；ROS，活性氧；TGF-β，转化生长因子 -β；TLRs，Toll 样受体

缺氧、ROS 等激活成纤维细胞过度生成而引起；或周围的细胞外基质的信号传导所致；或通过细胞 - 细胞相互作用（表 83-3）。基质降解和更新受损，以及生成 ECM 的间充质细胞池的扩充，也在其中发挥作用。

胶原合成的调节

胶原家族由 24 个以上的结构蛋白组成，在器官发育、生长和分化中起关键作用。皮肤、骨和肌腱中主要由 I 型胶原组成，这是哺乳动物中含量最丰富的蛋白；另外上述组织还含少量 III 型胶原。II 型胶原主要存在于关节软骨内，而 IV 型胶原主要见于基膜。纤维性胶原由三条 α 链组成，这三条链卷成特征性的三股螺旋，这种结构的出现可能与在重复的 Gly-X-Y 序列中（X 常为胰氨酸，Y 常为羟辅氨酸），每 3 个残基中出现一个甘氨酸有关。纤维性胶原在生物合成中，经过细胞内多种多样的酶修饰，在分泌后进一步修饰和交联处理。共价交联可稳定细胞外间隙的胶原纤维网状结构。

环境因素会使成纤维细胞在发育和组织修复中能对组织动态需求做出反应。I 型胶原的合成受到细胞因子和其他可溶性细胞外因子、ROS、缺氧以及 ECM 信号的调节（表 83-3）。编码各种胶原的基因具有含核苷酸保守序列的顺式作用调节元件，这些保守的核苷酸序列可被 DNA 结合转录因子特异性识别。Sp1、Ets1、Smad2/3、Egr-1 和 CCAAT 结合因子（CCAAT-binding factor，CBF）可以促进这种转录，而 Sp3、C/EBP、YB1、c-Krox 和 Fli1 则起抑制作用[109]。这些转录因子间可相互作用，并与非 DNA 结合辅因子、支架蛋白和染色质修饰酶类（如 p300/CBP、PCAF 和组蛋白去乙酰酶）相互作用。细胞外环境可调控转录因子和辅因子的活性和相互作用。酶修饰染色体结构使其无法松解，增强 DNA 结合因子对相应顺式作用调节序列的作用，并诱导转录。各种转录因子、辅因子和染色体修饰酶的表达水平、活性或相互作用的改变都参与了 SSc 有成纤维细胞的持续活化。

纤维化的效应细胞：成纤维细胞

成纤维细胞为多形纺锤状，能合成和降解 ECM。未活化的细胞生物合成相对静止，但在适当的细胞外信号影响下，它们能分泌 ECM 大分子、生长因子、细胞因子、趋化因子，黏附、收缩结缔组织，并转化为肌成纤维细胞。同时，这些生物合成、促炎反应、收缩和黏附功能使成纤维细胞有效发挥伤口愈合作用。生理状态下成纤维细胞修复过程是自限性的，而病理性纤维化则是以成纤维细胞过度活化为特点，导致 ECM 过度累积和重塑。近期 DNA 微阵列研究发现，不同解剖部位的成纤维细胞具有不同的基因表达类型，提示体内不同部位的成纤维细胞可能有不同的细胞分化类型[110]。成纤维细胞这种明显的"位置记忆"是由同源框（homeobox，HOX）家族转录因子的遗传印记所控制。

表 83-3 可能参与系统性硬化症发病的细胞外因素

信号	主要来源细胞
TGF-β	炎症细胞（巨噬细胞、T 细胞）、血小板、成纤维细胞
PDGF	血小板、巨噬细胞、成纤维细胞、内皮细胞
CTGF/CCN2	成纤维细胞
IGF-1	成纤维细胞
IL-1α	角质形成细胞、巨噬细胞
IL-4、IL-13	Th2 淋巴细胞、肥大细胞
IL-6	巨噬细胞、B 细胞、T 细胞、成纤维细胞
趋化因子（MCP-1、MCP-3）	中性粒细胞、上皮细胞、内皮细胞、成纤维细胞
成纤维细胞生长因子	成纤维细胞
ET-1	内皮细胞
Wnt 配体	发育通路异常再激活
Notch/Jagged	发育通路异常再激活
缺氧	缺氧、灌注不足组织
ROS	由活化的巨噬细胞、成纤维细胞和内皮细胞产生

CTGF，结缔组织生长因子；ET-1，内皮素 -1；IGF-1，胰岛素样生长因子 -1；IL，白细胞介素；MCP，单核细胞趋化蛋白；PDGF，血小板衍生生长因子；ROS，活性氧；SSc，系统性硬化症；TGF-β，转化生长因子 -β

纤维化效应细胞：肌成纤维细胞、血管壁周细胞、内皮细胞和细胞的可塑性

在纤维化过程中，固有成纤维细胞增殖、其他细胞类型的局部转化以及骨髓来源的间充质祖细胞的流入，使活化的间充质细胞汇集扩增。肌成纤维细胞是由原位的成纤维细胞、上皮细胞和内皮细胞以及纤维细胞在 TGF-β 作用下可发育成的特殊细胞，其特征为表达细胞骨架蛋白 α- 平滑肌肌动蛋白。肌纤维母细胞是纤维化反应中 TGF-β 的主要来源，并合成胶原、金属蛋白酶组织抑制剂（TIMP）和其他 ECM 成分。正常伤口愈合过程中，可发现肌纤维母细胞在早期肉芽组织中短暂存在并通过凋亡消失。去除成纤维细胞是伤口愈合的关键步骤。在病理性纤维形成过程中，肌成纤维细胞在局部组织中持续存在，导致过多的收缩态 ECM 即慢性瘢痕的特征。

血管壁周细胞为间充质细胞，正常情况下存在于微血管的血管壁上，并与下层内皮密切接触，调节血管平衡状态。有报道 SSc 患者的微血管壁周细胞成分和 PDGF 受体表达显著增加。活化的血管壁周细胞能转化为产生胶原的成纤维细胞和肌纤维母细胞，使微血管损伤与纤维化产生联系。

在某种情况下，上皮细胞也能转化为成纤维细胞。上皮 - 间充质细胞间转换过程（EMT）在脊椎动物胚胎发育中起关键作用。在刺激条件下，上皮细胞特征性标志物和细胞 - 细胞黏附能力消失，表达成纤维细胞标志物，如 α- 平滑肌肌动蛋白。病理性 EMT 在癌症中较为突出，在肾纤维化和特发性肺纤维化中也有发现[111]。与上皮细胞相似，血管内皮细胞、间皮细胞以及真皮内脂肪细胞在纤维化刺激下，均可向肌成纤维细胞转化。这些过程已在各种实验诱导的纤维化中被证明，并可能参与 SSc。

纤维细胞和单核细胞来源的间充质祖细胞

纤维细胞为骨髓来源的 CD34$^+$ 的间充质祖细胞，正常情况下少量存在于外周血中，能呈递抗原并合成胶原[112]。这些来自于骨髓的细胞表达 CD14$^+$（单核细胞标记）和趋化因子受体（CCR3、CCR5 和 CXCR4），使它们能转移并聚集到特定组织。应用中和抗体和 CXCR4 遗传缺陷鼠建立的动物模型证实，循环中的纤维细胞及其向病变组织的转移在纤维化发病机制中发挥了作用。加速衰老的小鼠循环中纤维细胞的数量增加，并显示出对博莱霉素诱导的纤维化敏感性增加。据推测在损伤组织中，纤维细胞分化成活化的肌成纤维细胞和肌成纤维细胞，并促进纤维化的发展。另有研究证实外周血中存在多能单核细胞衍生的间充质祖细胞。然而，纤维细胞和其他骨髓来源的前体细胞在 SSc 相关的纤维化中的作用仍属推测。

纤维化的分子决定因素：转化生长因子 -β

正常情况下，ECM 基因表达受旁分泌 / 自分泌介质、细胞 - 细胞间接触、低氧及与周围 ECM 接触的密切调节。SSc 涉及多种细胞因子（表 83-3）。其中，TGF-β 被认为是生理性纤维化（伤口愈合和组织修复）和病理性纤维化的主要调节物[113]。

TGF-β 属于大细胞因子超家族的一员，这一家族还包括激活素和骨形态发生蛋白。TGF-β 由血小板、单核细胞 / 巨噬细胞、DC 和成纤维细胞分泌，并且大多数细胞表面表达 TGF-β 受体。TGF-β 的作用很多，不仅在正常组织修复、血管发生、免疫调节、细胞增殖起关键作用，而且还参与癌症、纤维化和自身免疫。很多类型细胞分泌的 TGF-β 为潜伏、无活性的复合物，隐藏在 ECM 中；在适当条件下，潜伏的 TGF-β 转化为生物学活性形式，触发细胞反应。潜伏 TGF-β 的活化受原纤维蛋白 1 部分调控，并由整合素、血小板反应素、αvβ6 整合素和蛋白水解酶所介导。基于 TGF-β 在纤维化反应中发挥的基础作用，它被认为是 SSc 一个潜在的治疗靶点[114]。

转化生长因子 -β 的细胞信号通路：经典 Smad 途径

TGF-β 是包括激活素和骨形态发生蛋白在内的细胞因子超家族中的一员，由血小板、单核细胞 / 巨噬细胞、T 细胞和成纤维细胞分泌，大部分细胞表达特异性 TGF-β 表面受体。TGF-β 诱导的反应特异性针对靶细胞系，并受环境的影响大。在间充质细胞，TGF-β 是纤维胶原合成强诱导剂，能刺激成纤维细胞增殖、迁移、黏附和转化为肌纤维母细胞，并抑制基质降解金属蛋白酶的产生（表 83-4）。TGF-β 可

表 83-4 转化生长因子 -β（TGF-β）在系统性硬化症中的促纤维化活性

招募单核细胞
促进胶原蛋白、纤维连接蛋白、蛋白多糖、弹性蛋白、金属蛋白酶组织抑制因子的合成；抑制基质金属蛋白酶
促进纤维细胞增殖和趋化
诱导促纤维化细胞因子生成：结缔组织生长因子；自身诱导；刺激内皮素 -1 生成
刺激 Nox4 和线粒体产生活性氧
刺激细胞表面表达 TGF-β 和 PDGF 受体
促进成纤维细胞 - 肌成纤维细胞分化，单核细胞 - 纤维细胞分化
促进上皮 - 间质细胞转化，内皮 - 间质细胞转化；抑制脂肪生成
抑制成纤维细胞和肌成纤维细胞凋亡

PDGF，血小板衍生生长因子

诱导内皮细胞和上皮细胞向成纤维细胞的转化。活化的 TGF-β 结合到 Ⅱ 型 TGF-β 受体，触发细胞内信号转导级联，诱导靶基因。经典 TGF-β 信号转导通路在进化上保守，由 TGF-β Ⅰ 型膜受体磷酸化参与，该酶是一种跨膜丝氨酸 - 苏氨酸激酶，能使细胞内 Smads 的一组信号蛋白磷酸化。配体诱导的 Smad2/3 磷酸化可使该酶与 Smad4 形成杂合物，并从胞浆转移到细胞核中，并在那里结合共有 Smad 结合元件，吸引如组蛋白去乙酰化酶 p300/CBP 等的转录辅因子，从而诱导基因转录。保守的 SBE 序列存在于多种 TGF-β 诱导基因，包括 Ⅰ 型胶原、PAI-1、α- 平滑肌肌动蛋白和 CTGF。配体诱导的信号转导通过 Smad 信号途径，受到内源性抑制物如 Smad7、骨形态发生蛋白和激活素膜结合抑制物的严密调控。

非经典转化生长因子 -β 信号通路

非 Smad 的旁路信号也参与了 TGF-β 信号转导。TGF-β 的非 Smad 信号分子包括蛋白激酶（c-Abl、p38；JNK、整合素相关黏附斑激酶 FAK；TGF-β 活化激酶 TAK1）、脂质激酶（如 PI3 激酶）及其下游靶位 Akt、钙依赖性磷酸酶和钙调神经磷酸酶。c-Abl 信号途径与 SSc 尤其相关，这种非受体型酪氨酸激酶在 TGF-β 和 PDGF 诱导下参与慢性髓系白血病（CML）的促纤维化信号传导，并在 SSc 的成纤维细胞中被激活 [115]。伊马替尼为 c-Abl 的有效小分子抑制剂，对治疗慢性粒细胞白血病的治疗中非常有效。在硬皮病皮肤成纤维细胞中，伊马替尼可逆转细胞外基质异常的基因表达。在 SSc 小鼠模型中，伊马替尼治疗亦可防止皮肤纤维化的进展 [116]。

细胞因子、生长因子、趋化因子和脂质介质

多种与 ECM 的累积和间充质细胞功能相关的旁分泌 / 自分泌介质在 SSc 中表现出异常的表达或活性。除了 TGF-β，CTGF、PDGF、IL-4、IL-6、IL-13、腺苷、前列腺素 F2α 和溶血磷脂酸（LPA1）等可溶性介质，也都各自在纤维化的发病机制中发挥了作用，并可作为抗纤维化治疗的潜在靶点。

结缔组织生长因子 /CCN2

结缔组织生长因子（CTGF）属 CCN 早期反应基因家族中的一员，富含半胱氨酸，分子量为 40 kD。这种基质生长因子与血管形成、伤口愈合和发育有关。在正常成人中检测不到 CTGF 的组织表达，但在纤维化状态下，CTGF 的表达明显增加。在 SSc 患者中，CTGF 的血清水平与皮肤和肺纤维化的程度相关。在正常成纤维细胞中，TGF-β、IL-4 和 VEGF 可诱导 CTGF 的表达，而 TNF-α 和伊洛前列素则可阻断这种刺激作用。过表达 CTGF 的转基因小鼠，可出现硬皮病样弥漫性皮肤纤维化及微血管病变 [117]。在体外试验中，CTGF 可在正常成纤维细胞中发挥多种促纤维化作用。CTGF 的很多效应与 TGF-β 诱导的效应大致相似，由此推测 TGF-β 反应是由内源性 CTGF 所介导。CTGF 细胞受体的识别及 CTGF 促纤维化反应的作用机制尚未完全清楚。

血小板衍生生长因子

血小板衍生生长因子（PDGF）是二硫键连接的异二聚体蛋白（含 A 链和 B 链），主要作用于基质细胞，并调节伤口愈合过程。PDGF 各种亚型最初是从血小板中分离出来的，但也存在于巨噬细胞、内皮细胞和成纤维细胞中。PDGF 通过 α 和 β 两种跨膜受

体传导信号，是一种作用强大的成纤维细胞促分裂剂和化学趋化剂。PDGF 还可以诱导 ROS 生成，促进胶原、纤连蛋白和蛋白聚糖的合成，并刺激 TGF-β1、MCP-1 和 IL-6 的分泌。组成性表达活化 PDGF-α 受体的转基因小鼠，可出现皮肤和多个脏器进展性纤维化[118]。SSc 患者的皮肤成纤维细胞中，PDGF 和 PDGF-β 受体表达增高[119]，支气管肺泡灌洗液中的 PDGF 水平增加。在体外，SSc 患者血清中针对 PDGF 受体的抗体能诱导成纤维细胞的活化和 ROS 生成；然而这些抗体在移植物抗宿主病患者中也能检测到，而且这些抗体的临床意义仍需进一步研究。

发育通路：Wnt 和 Notch

Wnt 和 Notch 是胚胎发育所必需的两个信号通路，它们在纤维化和 SSc 中发生失调。Wnts 家族包括一类在细胞 - 细胞黏附和转录调控发挥双重作用的难溶性糖蛋白。尽管 Wnts 在形态学、干细胞体内平衡和细胞终末转归具有重要作用，异常的 Wnt 信号常与结肠直肠癌、类风湿关节炎和骨关节炎、骨质疏松症、肺动脉高压和老化有关。细胞内 Wnt 信号可由经典途径（β- 链蛋白）和非经典途径所介导，并同 TGF-β 信号通路存在大量交叉。通过 β- 链蛋白激活 Wnts 通路，触发大量具有不同的生物学功能的基因转录，这些基因与组织重塑和纤维化病理相关。过表达 Wnt10b 或持续性激活突变体的 β- 连环蛋白的转基因小鼠，伤口愈合迅速，皮肤纤维化和胶原合成均增强[120]。特发性肺纤维化患者肺组织内，核内 β- 链蛋白的在纤维化病灶处积聚。硬皮病皮肤活检分析显示，Wnt 配体、Wnt 受体和 Wnt 靶点水平均升高。对 SSc 皮肤活检标本的全转录组分析显示，Wnt 配体、受体和靶点的表达均升高。SSc 中的 Wnt-β- 连环蛋白组成性信号似乎是由于内源性 Wnt 抑制剂（如 DKK1）的表观遗传沉默。

Notch 是锯齿状的跨膜受体，在胚胎发育、伤口愈合和组织修复中发挥重要作用。Notch 信号通路可调节血管内皮细胞和成纤维细胞反应，包括肌成纤维细胞分化。硬皮病小鼠模型显示，皮肤和肺部 Notch 信号明显活化，ADAM- 17（一种由 TGF-β 和 ROS 诱导并启动 Notch 信号转导的蛋白酶）的活性也在病变活检皮肤中升高[121]。

细胞因子

IL-1 家族成员由多种类型的细胞所分泌。最近的一项研究表明，SSc 表皮角质形成细胞被激活，并分泌 IL-1α。SSc 角质形成细胞与正常皮肤成纤维细胞共培养时，可导致成纤维细胞活化和肌成纤维细胞分化，这一过程受角质形成细胞分泌的 IL-1α 介导。Th2 细胞因子 IL-4 能刺激成纤维细胞增殖、趋化、胶原合成及 TGF-β、CTGF 和 TIMP 的产生。SSc 患者血清中的 IL-4 水平升高，外周血和皮肤中中产生 IL-4 的 T 淋巴细胞数量增加。由单核细胞、T 淋巴细胞、成纤维细胞和内皮细胞产生的 IL-6 能刺激胶原和 TIMP-1 的合成，并促进 Th2 为主的免疫反应。IL-6 的生物学活性由 Jak-Stat 细胞内信号通路介导，这一通路是与其他细胞因子共享的。SSc 患者中血清 IL-6 的水平增高，并与皮肤受累的严重程度相关。IL-13 与哮喘和其他纤维化疾病有关。IL-13 通过间接机制刺激巨噬细胞产生 TGF-β，以及直接刺激成纤维细胞增殖和胶原合成，发挥促纤维化作用。在 SSc 患者中，血清 IL-13 的水平增高。

趋化因子

趋化因子是一个由 40 多种低分子量可溶性介质组成的超家族，最初发现它们具有白细胞趋化作用，现认识到它们具有广泛的靶细胞和生物学作用，如在血管形成、伤口愈合和纤维化中发挥了重要作用。CC 趋化因子 MCP-1 可直接或通过内源性 TGF- β 的产生而刺激胶原形成。在 SSc 中，MCP-1、巨噬细胞炎症蛋白（MIP）-1α、IL-8、CXCL8 和 CCL18 的血清水平升高，并与皮肤纤维化的严重程度相关。SSc 患者中的单核细胞和真皮成纤维细胞可自发产生这些趋化因子，病损处的成纤维细胞有 MCP-1 受体 CCR2 的结构性上调。由于 MCP-1 能使免疫反应向 Th2 偏移，故认为 MCP-1-CCR2 轴是通过增强胶原刺激和促进 Th2 细胞因子产生在 SSc 的发病机制中发挥主要作用。重要的是，MCP-1 缺陷小鼠能抵抗博来霉素所诱导的纤维化形成[122]。通过对 SSc 皮肤中趋化因子进行全局性检测，发现 MCP-1、CCL19、CXCL13 和 MCP-3 表达的增强，特别是在疾病早期[123]。

在 SSc 患者损伤组织或血清中、或动物模型中过度表达的其他趋化因子包括：正常 T 细胞在激活后表达和分泌的 RANTES 和 PARC（CC 趋化因子），以及 MIP-2 和曲动蛋白（fractalkine）（CXC 趋化因子）。胰岛素样生长因子结合蛋白 -1（IGFBP-1）可刺激胶原合成和成纤维细胞增殖，并诱导 TGF-β 产生。SSc 患者的支气管肺泡灌洗液中 IGF-1 的水平增高。SSc 的成纤维细胞中 IGFBP-3 的表达明显增高。腺病毒介导的 IGFBP-5 过度表达可诱发小鼠硬皮病样慢性纤维化[124]。

血管紧张素 Ⅱ

血管紧张素 Ⅱ 是血管紧张素转换酶在内皮细胞中水解蛋白切割血管紧张素 Ⅰ 而产生的血管收缩肽激素。肾素 - 血管紧张素系统涉及心脏、肝、肺、肾中的病理性纤维化。弥漫型 SSc（dcSSc）患者血清中血管紧张素 Ⅱ 水平升高，许多患者具有靶向血管紧张素 Ⅱ 1 型受体的功能性抗体。此外，血管紧张素 Ⅱ 在 SSc 真皮成纤维细胞中也升高。在培养的成纤维细胞中，血管紧张素 Ⅱ 可促进胶原合成和 TGF-β 的产生。长期皮下注射血管紧张素 Ⅱ 可诱导小鼠的硬皮病样皮肤纤维化和炎症，而用血管紧张素 Ⅱ 1 型受体抑制剂治疗则可改善实验小鼠模型中的纤维化。

生物活性脂质

多种生物活性的脂质可有效调节成纤维细胞的功能。虽然部分前列腺素是抑制纤维化反应的，但前列腺素 F（$PGF_{2\alpha}$）能够刺激胶原蛋白的产生和成纤维细胞增殖，它在肺纤维化患者中升高，并能诱导纤维化反应[125]。PGF 受体靶向敲除的小鼠可抵抗博莱霉素诱导的肺纤维化。溶血磷脂酸（LPA）是由膜磷脂水解产生的，可通过 G 蛋白偶联跨膜受体发挥多种生物学作用。最近 LPA 被证实可诱导成纤维细胞趋化因子和 CTGF 的生成。最近的一项研究表明，LPA 可诱导上皮细胞中 αvβ6 整合素介导的 TGF-β 活化，促进 TGF-β 的持续自分泌[126]。LPA 在肺纤维化患者的肺内水平上升，不仅如此，LPA1 敲除可预防小鼠对博莱霉素的诱导产生肺和皮肤纤维化。

通过固有免疫信号调节成纤维细胞功能：Toll 样受体和炎性小体

SSc 患者的白细胞中出现干扰素标签，以及遗传学研究发现的 SSc 与固有免疫基因的关联，均支持 TLR 介导的固有免疫应答参与 SSc 发病机制的观点。正常成纤维细胞均可表达各种 TLRs。脂多糖（LPS）激活的 TLR4 在肝纤维化中具有关键作用，其可能的机制是使 TGF-β 的敏感性增强。在 SSc 中，TLRs 的激活主要由内源性配体实现。这些所谓"损伤相关分子模式"可由组织损伤、自身免疫和氧化应激产生。内源性的 TLR 配体在 SSc 中发挥作用分为以下三类：ECM 来源的分子，如透明质酸和它的小分子量的降解产物，腱生蛋白 C、纤连蛋白替代剪切的额外结构域 A（EDA）（Fn^{EDA}）和二聚糖；细胞应激蛋白质，如 HMGB1 和 Hsp60；核酸以及从受损或坏死细胞释放的免疫复合物。TLR3 和 TLR4 在硬皮病皮肤和肺活检组织中的表达均升高，并和疾病进展呈现相关性。TLR3 配体的多聚肌苷酸（I：C）可诱导正常成纤维细胞产生大量的 Ⅰ 型 IFN、IL-6 和其他炎性细胞因子，以及 EMC 分子。损伤相关分子 Fn^{EDA} 和腱生蛋白 C 是正常 ECM 分子在组织损伤时发生的替代剪切异构体，这些异构体在 SSc 受累的皮肤和肺组织中累及了很高的水平，并可作为 TLR4 的内源性配体促进纤维化反应[127]。这些观察表明，SSc 的成纤维细胞 TLR 信号起始于损伤相关的内源性 TLR 配体，并将自限性的组织再生修复变成了异常不可控的纤维瘢痕。

除 TLRs 外，近来还发现包括 NOD 样受体（NLRs）、RIG-I 和 NALP3 也是 SSc 的固有免疫应答感受因子。这些胞内受体受细胞内的核酸、损害相关的内源性分子以及环境信号如二氧化硅、博来霉素和钆等影响产生应答。一旦被激活，这些受体能促进炎性小体的组装，caspase-1 活化及 IL-1β 前体和 IL-18 的分泌。*NLRP1* 还是 SSc 和肺纤维化的易感基因。炎性小体激活和 IL-1β 在实验小鼠纤维化模型中都发挥重要作用，它们可能同样也对 SSc 具有重要意义[128]。

细胞外基质积聚的负向调节

多种互有冗余的生物学机制参与阻止损伤反应中出现的基质过度聚集和瘢痕形成。成纤维细胞所拥有的内源性分子可抑制 ECM 基因表达和 TGF-β 的刺激作用。例如，Smad7 是 Smad 家族的抑制性成员，它通过促进 TGF-β 受体降解，从而阻断 TGF-β 信号转导。SSc 的成纤维细胞有 Smad7 的功能性受损。细胞内胶原合成的其他内源性阻抑物包括转录因子 Sp3、Fli-1、p53 和 Ras、Nrf2、核激素受体和过氧化物酶体增殖物活化受体（PPAR-γ）。在 SSc 中，这些内源性抑制剂的表达、诱导生成和功能不全，可能导致其无法抑制成纤维细胞活性。

干扰素 -γ

IFN-γ 主要由 Th1 淋巴细胞产生，是胶原基因表达和成纤维细胞活化的主要负性调节物。IFN-γ 可抑制胶原基因的表达，并能消除 TGF-β 所诱导的刺激作用 [129]。IFN-γ 也是成纤维细胞增殖、成纤维细胞介导的基质收缩和肌纤维母细胞转化的重要抑制剂。一些研究表明，SSc 患者的成纤维细胞能相对抵抗 IFN-γ 的抑制效应。SSc 的临床试验显示，IFN-γ 可轻度、不同程度地改善皮肤纤维化。

过氧化物酶体增殖物激活受体 -γ

PPAR-γ 是一种细胞内分子，调节 TGF-β 信号和间充质细胞的可塑性，在功能上与纤维化相关。它最初在脂肪细胞中发现，被认为是在参与脂肪形成和脂质代谢的关键调节因子，具有核激素受体和配体诱导的转录因子的双重功能。多种脂质成分和亲电子的前列腺素如 15D - 前列腺素 J_2（15D-PGJ$_2$）是 PPAR-γ 的内源性配体。胰岛素增敏药，如罗格列酮和吡格列酮是有效的 PPAR-γ 激动剂。PPAR-γ 参与血管和免疫应答的调节，并在脂肪代谢障碍、动脉粥样硬化肺动脉高压和炎症性疾病等情况下可出现功能异常。在成纤维细胞中用 15D-PGJ$_2$ 或药理学配体激活 PPAR-γ，可抑制 TGF-β 诱导的胶原合成、肌成纤维细胞转化、EMT 以及其他 Smad3 依赖的转录反应。弥漫性皮肤型 SSc（dcSSc）患者中 PPAR-γ 的表达和活性均降低 [130]。PPAR-γ 的表达水平还与病变组织 TGF-β 信号表达成负相关。值得注意的是，涉及 SSc 发病的多种因素，包括 TGF-β、Wnt 信号配体、IL-13、缺氧、LPA 和 CTGF 均可有效地抑制 PPAR-γ 的表达。

硬皮病的成纤维细胞

从 SSc 患者受损皮肤和纤维化肺中分离培养的成纤维细胞表现为异常活化表型，这种表型在其体外可持续传代，提示细胞功能已有自发性改变。"SSc 表型"具有以下特征：ECM 合成增加，促纤维化的细胞因子和趋化因子分泌及它们的细胞表面受体表达增加，对 IFN-γ 和其他抑制性信号不敏感，对凋亡抵抗。SSc 的成纤维细胞出现了向肌纤维母细胞转化的特点，部分是因局灶黏附激酶 FAK 的活化所致。目前尚不明确的是，SSc 成纤维细胞的活化表型是细胞有内在的异常，还是纤维化环境中对外源性刺激的过度反应。

许多参与细胞内信号转导和转录调节的分子被报道在 SSc 的成纤维细胞中增多或活化，其中包括蛋白激酶 C、Smad3、Egr-1、p300 和 c-Abl。SSc 成纤维细胞中促存活因子 Bcl-2 和 Akt 的表达增高可能在其抗凋亡中发挥作用。自发的 ROS 生成和 SSc 成纤维细胞持续激活构成了一个自我放大的闭环（图 83-11）。鉴于 SSc 成纤维细胞的很多特性能在正常成纤维细胞通过 TGF-β 处理诱导出来，因此有人推测 SSc 表型与自分泌性 TGF-β 信号转导有关。SSc 成纤维细胞中 TGF-β 受体水平增高，使这些细胞能对内源性 TGF-β 或外界低水平 TGF-β 产生强有力的反应。此外，SSc 成纤维细胞出现血小板反应素和 αvβ3 整合素水平增高，它们能调节细胞表面未活化的 TGF-β 活化。与自分泌性 TGF-β 假说一致的是，SSc 成纤维细胞出现组成性的 TGF-β 信号，伴活化的 Smad3 表达增高，以及与组蛋白乙酰转移酶 p300/CBP 相互作用。其他研究发现，TGF-β 信号转导的内源性抑制剂表达或功能缺陷及 ECM 生成，提示成纤维细胞活化的终止失败可能是 SSc 最根本的缺陷。成纤维细胞活化的内源性负性调节分子包括 Fli-1、PTEN、PPAR-γ 和 Smad7。

自分泌性 TGF-β 活化纤维细胞并不能完全解释 SSc 成纤维细胞的所有表型标志，提示 Smad 非依赖性 TGF-β 信号机制和非 TGF-β 介导的活化事件均参与了 SSc 表型的诱导或维持。来自周边 ECM 的整合素介导的信号转导异常也可能会导致自发性 SSc 表型。此外，SSc 成纤维细胞表观遗传学的改变与持续性和可遗传性成纤维细胞功能异常有关。例如，*Fli1* 是一种胶原基因表达的重要内源性负调节基因，通过

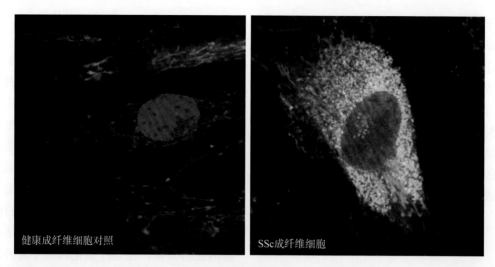

健康成纤维细胞对照　　　　　　SSc成纤维细胞

图 83-11　系统性硬化症（SSc）皮肤成纤维细胞可自发产生活性氧（ROS）。将来自健康对照和 SSc 的患者的皮肤成纤维细胞与 MitoSOX Red 和 CellROX Green 探针共培养，以测量线粒体或细胞质 ROS 的产生。细胞核用 4', 6- 二脒基 -2- 苯基吲哚（DAPI，蓝色）染色。注意 SSc 成纤维细胞中胞质（红色）和线粒体（绿色）ROS 的积累显著增加。本图为代表性共聚焦图像（Jun Wei 博士提供）

DNA 甲基化或染色质组蛋白去乙酰化使 *Fli1* 基因沉默，从而抑制其在受损皮肤成纤维细胞中的表达，导致胶原合成增加。

结论

　　来自遗传关联研究、全基因组表达谱分析、表观遗传修饰研究以及对循环和组织驻留细胞表型分析的新认识，已经确定在 SSc 临床表现的背后，存在免疫、伤口愈合和发育反应等方面根本性的变化。与此同时，这些无偏倚的高通量研究也凸显了 SSc 令人惊讶的分子异质性，这可以说是 SSc 的标志。有趣的是，与 SSc 风险增加相关的基因主要是那些参与炎症、固有免疫和免疫细胞信号传导的基因，并与 SLE、银屑病和其他自身免疫疾病相关的基因的普遍重叠。这些观察结果表明，免疫失调可能在 SSc 的发病机制中起主要和基础作用。

　　尽管如此，仍然不清楚具有显著共同遗传风险因素的自身免疫性疾病，例如 SSc 和 SLE，为何显示出如此多样化且不重叠的临床和病理表现、自然病史、对免疫调节治疗的反应以及疾病预后。环境暴露的精确情况对 SSc 十分重要，目前已开始认识这些暴露是如何引发表观遗传修饰，并导致自身免疫和纤

维化持续存在的。这些认识可能对更好地理解疾病的发病机制，寻找新型生物学标志物以评估疾病活动和亚型，以及发现和验证新型治疗靶标做出重大贡献。虽然目前尚无有效的改善病情药获批用于 SSc，但对发病机制更深入的理解为评估新型的选择性免疫调节剂、抗纤维化药物和表观遗传修饰剂打开了大门，这些药物将可能实现对 SSc 不同亚型精确靶向治疗。

 本章的参考文献也可以在 ExpertConsult.com 上找到。

参考文献

1.　Dieudé P, Boileau C, Allanore Y: Immunogenetics of systemic sclerosis. *Autoimmun Rev* 10:282–290, 2011.

2.　Arnett FC, Howard RF, Tan F, et al: Increased prevalence of systemic sclerosis in a Native American tribe in Oklahoma. *Arthritis Rheum* 39:1362–1370, 1996.

3.　Feghali-Bostwick C, Medsger TA, Jr, Wright TM: Analysis of systemic sclerosis in twins reveals low concordance for disease and high concordance for the presence of antinuclear antibodies. *Arthritis Rheum* 48:1956–1963, 2003.

4.　Frech T, Khanna D, Markewitz B, et al: Heritability of vasculopathy, autoimmune disease, and fibrosis in systemic sclerosis: a population-based study. *Arthritis Rheum* 62:2109–2116, 2010.

5.　Arnett FC, Gourh P, Shete S, et al: Major histocompatibility complex (MHC) class II alleles, haplotypes and epitopes which confer susceptibility or protection in systemic sclerosis: analyses in 1300 Caucasian, African-American and Hispanic cases and 1000 controls. *Ann Rheum Dis* 69:822–827, 2010.

6. Radstake TR, Gorlova O, Rueda B, et al: Genome-wide association study of systemic sclerosis identifies CD247 as a new susceptibility locus. *Nat Genet* 42:426–429, 2010.

7. Altorok N, Tsou P-S, Coit P, et al: Genome-wide DNA methylation analysis in dermal fibroblasts from patients with diffuse and limited systemic sclerosis reveals common and subset-specific DNA methylation aberrancies. *Ann Rheum Dis* 74:1612–1620, 2015.

8. Noda S, Asano Y, Nishimura S, et al: Simultaneous downregulation of KLF5 and Fli1 is a key feature underlying systemic sclerosis. *Nat Commun* 5:5797, 2014.

9. Wang YY, et al: DNA hypermethylation of the forkhead box protein 3 (FOXP3) promoter in CD4+ T cells of patients with systemic sclerosis. *Br J Dermatol* 171:39–47, 2014.

10. Dees C, et al: The Wnt antagonists DKK1 and SFRP1 are downregulated by promoter hypermethylation in systemic sclerosis. *Ann Rheum Dis* 73:1232–1239, 2014.

11. Wang Y, Fan P-S, Kahaleh B: Association between enhanced type I collagen expression and epigenetic repression of the FLI1 gene in scleroderma fibroblasts. *Arthritis Rheum* 54:2271–2279, 2006.

12. Ghosh AK, et al: p300 is elevated in systemic sclerosis and its expression is positively regulated by TGF-β: epigenetic feed-forward amplification of fibrosis. *J Invest Dermatol* 133:1302–1310, 2013.

13. Zhu H, et al: MicroRNA-21 in scleroderma fibrosis and its function in TGF-β-regulated fibrosis-related genes expression. *J Clin Immunol* 33:1100–1109, 2013.

14. Bhattacharyya S, et al: Toll-like receptor 4 signaling augments transforming growth factor-β responses: a novel mechanism for maintaining and amplifying fibrosis in scleroderma. *Am J Pathol* 182:192–205, 2013.

15. Maurer B, et al: MicroRNA-29, a key regulator of collagen expression in systemic sclerosis. *Arthritis Rheum* 62:1733–1743, 2010.

16. Muryoi T, Kasturi KN, Kafina MJ, et al: Antitopoisomerase I monoclonal autoantibodies from scleroderma patients and tight skin mouse interact with similar epitopes. *J Exp Med* 175:1103–1109, 1992.

17. Markiewicz M, Smith EA, Rubinchik S, et al: The 72-kilodalton IE-1 protein of human cytomegalovirus (HCMV) is a potent inducer of connective tissue growth factor (CTGF) in human dermal fibroblasts. *Clin Exp Rheum* 22(3 Suppl 33):S31–S34, 2004.

18. Tabuenca JM: Toxic-allergic syndrome caused by ingestion of rapeseed oil denatured with aniline. *Lancet* 2:567–568, 1981.

19. Hertzman PA, Blevins WL, Mayer J, et al: Association of the eosinophilia-myalgia syndrome with the ingestion of tryptophan. *N Engl J Med* 322:869–873, 1990.

20. Mori Y, Kahari VM, Varga J: Scleroderma-like cutaneous syndromes. *Curr Rheumatol Rep* 4:113–122, 2002.

21. McCormic ZD, Khuder SS, Aryal BK, et al: Occupational silica exposure as a risk factor for scleroderma: a meta-analysis. *Int Arch Occup Environ Health* 83:763–769, 2010.

22. Varga J, Schumacher HR, Jimenez SA: Systemic sclerosis after augmentation mammoplasty with silicone implants. *Ann Intern Med* 111:377–383, 1989.

23. Janowsky EC, Kupper LL, Hulka BS: Meta-analyses of the relation between silicone breast implants and the risk of connective-tissue diseases. *N Engl J Med* 342:781–790, 2000.

24. Varga J, Haustein UF, Creech RH, et al: Exaggerated radiation-induced fibrosis in patients with systemic sclerosis. *JAMA* 265:3292–3295, 1991.

25. Artlett CM, Smith JB, Jimenez SA: Identification of fetal DNA and cells in skin lesions from women with systemic sclerosis. *N Engl J Med* 338:1186–1191, 1998.

26. D'Angelo WA, Fries JF, Masi AT, et al: Pathologic observations in systemic sclerosis (scleroderma). A study of fifty-eight autopsy cases and fifty-eight matched controls. *Am J Med* 46:428–440, 1969.

27. Freemont AJ, Hoyland J, Fielding P, et al: Studies of the microvascular endothelium in uninvolved skin of patients with systemic sclerosis: direct evidence for a generalized microangiopathy. *Br J Dermatol* 126:561–568, 1992.

28. Prescott RJ, Freemont AJ, Jones CJ, et al: Sequential dermal microvascular and perivascular changes in the development of scleroderma. *J Pathol* 166:255–263, 1992.

29. Fleming JN, Nash RA, McLeod DO, et al: Capillary regeneration in scleroderma: stem cell therapy reverses phenotype? *PLoS ONE* 3:e1452, 2008.

30. Kahaleh MB: Endothelin, an endothelial-dependent vasoconstrictor in scleroderma. Enhanced production and profibrotic action. *Arthritis Rheum* 34:978–983, 1991.

31. Yousem SA: The pulmonary pathologic manifestations of the CREST syndrome. *Hum Pathol* 21:467–474, 1990.

32. Overbeek MJ, Vonk MC, Boonstra A, et al: Pulmonary arterial hypertension in limited cutaneous systemic sclerosis: a distinctive vasculopathy. *Eur Respir J* 34:371–379, 2009.

33. Hawkins RA, Claman HN, Clark RA, et al: Increased dermal mast cell populations in progressive systemic sclerosis: a link in chronic fibrosis? *Ann Intern Med* 102:182–186, 1985.

34. Cox D, Earle L, Jimenez SA, et al: Elevated levels of eosinophil major basic protein in the sera of patients with systemic sclerosis. *Arthritis Rheum* 38:939–945, 1995.

35. Jelaska A, Korn JH: Role of apoptosis and transforming growth factor beta1 in fibroblast selection and activation in systemic sclerosis. *Arthritis Rheum* 43:2230–2239, 2000.

36. Verrecchia F, Laboureau J, Verola O, et al: Skin involvement in scleroderma—where histological and clinical scores meet. *Rheumatology (Oxford)* 46:833–841, 2007.

37. Rossi A, Sozio F, Sestini P, et al: Lymphatic and blood vessels in scleroderma skin, a morphometric analysis. *Hum Pathol* 41:366–374, 2010.

38. Davies CA, Jeziorska M, Freemont AJ, et al: The differential expression of VEGF, VEGFR-2, and GLUT-1 proteins in disease subtypes of systemic sclerosis. *Hum Pathol* 37:190–197, 2006.

39. Varga J, Bashey RI: Regulation of connective tissue synthesis in systemic sclerosis. *Int Rev Immunol* 12:187–199, 1995.

40. van der Slot AJ, Zuurmond AM, Bardoel AF, et al: Identification of PLOD2 as telopeptide lysyl hydroxylase, an important enzyme in fibrosis. *J Biol Chem* 278:40967–40972, 2003.

41. Whitfield ML, Finlay DR, Murray JI, et al: Systemic and cell type-specific gene expression patterns in scleroderma skin. *Proc Natl Acad Sci U S A* 100:12319–12324, 2003.

42. Gardner H, Shearstone JR, Bandaru R, et al: Gene profiling of scleroderma skin reveals robust signatures of disease that are imperfectly reflected in the transcript profiles of explanted fibroblasts. *Arthritis Rheum* 54:1961–1973, 2006.

43. Milano A, Pendergrass SA, Sargent JL, et al: Molecular subsets in the gene expression signatures of scleroderma skin. *PLoS ONE* 3:e2696, 2008.

44. Herzog EL, Mathur A, Tager AM, et al: Review: interstitial lung disease associated with systemic sclerosis and idiopathic pulmonary fibrosis: how similar and distinct? *Arthritis Rheumatol* 66:1967–1978, 2014.

45. Roberts CG, Hummers LK, Ravich WJ, et al: A case-controlled study of the pathology of oesophageal disease in systemic sclerosis (scleroderma). *Gut* 55:1697–1703, 2006.

46. Wipff J, Allanore Y, Soussi F, et al: Prevalence of Barrett's esophagus in systemic sclerosis. *Arthritis Rheum* 52:2882–2888, 2005.

47. Fisher ER, Rodnan GP: Pathologic observations concerning the kidney in progressive systemic sclerosis. *AMA Arch Pathol* 65:29–39, 1958.

48. Trostle DC, Bedetti CD, Steen VD, et al: Renal vascular histology and morphometry in systemic sclerosis. A case-control autopsy study. *Arthritis Rheum* 31:393–400, 1988.

49. Follansbee WP, Zerbe TR, Medsger TA, Jr: Cardiac and skeletal muscle disease in systemic sclerosis (scleroderma): a high risk association. *Am Heart J* 125:194–203, 1993.

50. Fernandes F, Ramires FJ, Arteaga E, et al: Cardiac remodeling in patients with systemic sclerosis with no signs or symptoms of heart failure: an endomyocardial biopsy study. *J Card Fail* 9:311–317, 2003.

51. Nehra A, Hall SJ, Basile G, et al: Systemic sclerosis and impotence: a clinicopathological correlation. *J Urol* 153:1140–1146, 1995.

52. Schumacher HR, Jr: Joint involvement in progressive systemic sclerosis (scleroderma): a light and electron microscopic study of synovial membrane and fluid. *Am J Clin Pathol* 60:593–600, 1973.

53. Distler JH, Distler O, Beyer C, et al: Animal models of systemic sclerosis: prospects and limitations. *Arthritis Rheum* 62:2831–2844, 2010.

54. Baxter RM, Crowell TP, McCrann ME, et al: Analysis of the tight skin (Tsk1/+) mouse as a model for testing antifibrotic agents. *Lab Invest* 85:1199–1209, 2005.

55. Siracusa LD, McGrath R, Ma Q, et al: A tandem duplication within

the fibrillin 1 gene is associated with the mouse tight skin mutation. *Genome Res* 6:300–313, 1996.

56. Neptune ER, Frischmeyer PA, Arking DE, et al: Dysregulation of TGF-beta activation contributes to pathogenesis in Marfan syndrome. *Nat Genet* 33:407–411, 2003.

57. Lemaire R, Farina G, Kissin E, et al: Mutant fibrillin 1 from tight skin mice increases extracellular matrix incorporation of microfibril-associated glycoprotein 2 and type I collagen. *Arthritis Rheum* 50:915–926, 2004.

58. Gerber EE, Gallo EM, Fontana SC, et al: Integrin-modulating therapy prevents fibrosis and autoimmunity in mouse models of scleroderma. *Nature* 503:126–130, 2013.

59. Long KB, Li Z, Burgwin CM, et al: The Tsk2/+ mouse fibrotic phenotype is due to a gain-of-function mutation in the PIIINP segment of the Col3a1 gene. *J Invest Dermatol* 135:718–727, 2015.

60. Takagawa S, Lakos G, Mori Y, et al: Sustained activation of fibroblast transforming growth factor-beta/Smad signaling in a murine model of SSc. *J Invest Dermatol* 121:41–50, 2003.

61. Marangoni RG, Korman B, Wei J, et al: Myofibroblasts in cutaneous fibrosis originate from adiponectin-positive intradermal progenitors. *Arthritis Rheumatol* 67:1062–1073, 2015.

62. Zhang Y, McCormick LL, Desai SR, et al: Murine sclerodermatous graft-versus-host disease, a model for human scleroderma: cutaneous cytokines, chemokines, and immune cell activation. *J Immunol* 168:3088–3098, 2002.

63. Sonnylal S, Denton CP, Zheng B, et al: Postnatal induction of transforming growth factor beta signaling in fibroblasts of mice recapitulates clinical, histologic, and biochemical features of scleroderma. *Arthritis Rheum* 56:334–344, 2007.

64. Denton CP, Lindahl GE, Khan K, et al: Activation of key profibrotic mechanisms in transgenic fibroblasts expressing kinase-deficient type II Transforming growth factor-β receptor (TβRIIδk). *J Biol Chem* 280:16053–16065, 2005.

65. Noda S, Asano Y, Nishimura S, et al: Simultaneous downregulation of KLF5 and Fli1 is a key feature underlying systemic sclerosis. *Nat Commun* 5:5797, 2014.

66. Varga J, Abraham DJ: Systemic sclerosis: paradigm multisystem fibrosing disorder. *J Clin Invest* 117:557–567, 2007.

67. Matucci-Cerinic M, Kahaleh B, Wigley FM: Review: evidence that systemic sclerosis is a vascular disease. *Arthritis Rheum* 65:1953–1962, 2013.

68. Kahaleh MB, Sherer GK, LeRoy EC: Endothelial injury in scleroderma. *J Exp Med* 149:1326–1335, 1979.

69. Rajkumar VS, Sundberg C, Abraham DJ, et al: Activation of microvascular pericytes in autoimmune Raynaud's phenomenon and systemic sclerosis. *Arthritis Rheum* 42:930–941, 1999.

70. Rajkumar VS, Howell K, Csiszar K, et al: Shared expression of phenotypic markers in systemic sclerosis indicates a convergence of pericytes and fibroblasts to a myofibroblast lineage in fibrosis. *Arthritis Res Ther* 7:R1113–R1123, 2005.

71. Cambrey AD, Harrison NK, Dawes KE, et al: Increased levels of endothelin-1 in bronchoalveolar lavage fluid from patients with systemic sclerosis contribute to fibroblast mitogenic activity in vitro. *Am J Respir Cell Mol Biol* 11:439–445, 1994.

72. Hebbar M, Peyrat JP, Hornez L, et al: Increased concentrations of the circulating angiogenesis inhibitor endostatin in patients with systemic sclerosis. *Arthritis Rheum* 43:889–893, 2000.

73. Distler O, Distler JH, Scheid A, et al: Uncontrolled expression of vascular endothelial growth factor and its receptors leads to insufficient skin angiogenesis in patients with systemic sclerosis. *Circ Res* 95:109–116, 2004.

74. Distler O, Del Rosso A, Giacomelli R, et al: Angiogenic and angiostatic factors in systemic sclerosis: increased levels of vascular endothelial growth factor are a feature of the earliest disease stages and are associated with the absence of fingertip ulcers. *Arthritis Res* 4:R11, 2002.

75. Kuwana M, Okazaki Y, Yasuoka H, et al: Defective vasculogenesis in systemic sclerosis. *Lancet* 364:603–610, 2004.

76. Kuwana M, Kaburaki J, Okazaki Y, et al: Increase in circulating endothelial precursors by atorvastatin in patients with systemic sclerosis. *Arthritis Rheum* 54:1946–1951, 2006.

77. Del Papa ND, Quirici N, Soligo D, et al: Bone marrow endothelial progenitors are defective in systemic sclerosis. *Arthritis Rheum* 54:2605–2615, 2006.

78. Beyer C, Schett G, Gay S, et al: Hypoxia in the pathogenesis of systemic sclerosis. *Arthritis Res Ther* 11:220, 2009.

79. Distler JH, Jüngel A, Pileckyte M, et al: Hypoxia-induced increase in the production of extracellular matrix proteins in systemic sclerosis. *Arthritis Rheum* 56:4203–4215, 2007.

80. Zhou G, Dada LA, Wu M, et al: Hypoxia-induced alveolar epithelial-mesenchymal transition requires mitochondrial ROS and hypoxia-inducible factor 1. *Am J Physiol Lung Cell Mol Physiol* 297:L1120–L1130, 2009.

81. Stockmann C, Kerdiles Y, Nomaksteinsky M, et al: Loss of myeloid cell-derived vascular endothelial growth factor accelerates fibrosis. *Proc Natl Acad Sci U S A* 107:4329–4334, 2010.

82. Gabrielli A, Avvedimento EV, Krieg T: Scleroderma. *N Engl J Med* 360:1989–2003, 2009.

83. Piera-Velazquez S, Jimenez SA: Role of Cellular senescence and NOX4-mediated oxidative stress in systemic sclerosis pathogenesis. *Curr Rheumatol Rep* 17:473, 2015.

84. Svegliati S, Cancello R, Sambo P, et al: Platelet-derived growth factor and reactive oxygen species (ROS) regulate Ras protein levels in primary human fibroblasts via ERK1/2. Amplification of ROS and Ras in systemic sclerosis fibroblasts. *J Biol Chem* 280:36474–36482, 2005.

85. Roumm AD, Whiteside TL, Medsger TA, Jr, et al: Lymphocytes in the skin of patients with progressive systemic sclerosis. Quantification, subtyping, and clinical correlations. *Arthritis Rheum* 27:645–653, 1984.

86. Kahari VM, Sandberg M, Kalimo H, et al: Identification of fibroblasts responsible for increased collagen production in localized scleroderma by in situ hybridization. *J Invest Dermatol* 90:664–670, 1988.

87. Sakkas LI, Xu B, Artlett CM, et al: Oligoclonal T cell expansion in the skin of patients with systemic sclerosis. *J Immunol* 168:3649–3659, 2002.

88. Yurovsky VV, Wigley FM, Wise RA, et al: Skewing of the CD8+ T-cell repertoire in the lungs of patients with systemic sclerosis. *Hum Immunol* 48:84–97, 1996.

89. York MR, Nagai T, Mangini AJ, et al: A macrophage marker, Siglec-1, is increased on circulating monocytes in patients with systemic sclerosis and induced by type I interferons and Toll-like receptor agonists. *Arthritis Rheum* 56:1010–1020, 2007.

90. Assassi S, Mayes MD, Arnett FC, et al: Systemic sclerosis and lupus: points in an interferon-mediated continuum. *Arthritis Rheum* 62:589–598, 2010.

91. Duan H, Fleming J, Pritchard DK, et al: Combined analysis of monocyte and lymphocyte messenger RNA expression with serum protein profiles in patients with scleroderma. *Arthritis Rheum* 58:1465–1474, 2008.

92. Lakos G, Melichian D, Wu M, et al: Increased bleomycin-induced skin fibrosis in mice lacking the Th1-specific transcription factor T-bet. *Pathobiology* 73:224–237, 2006.

93. Aliprantis AO, Wang J, Fathman JW, et al: Transcription factor T-bet regulates skin sclerosis through its function in innate immunity and via IL-13. *Proc Natl Acad Sci U S A* 104:2827–2830, 2007.

94. Mavalia C, Scaletti C, Romagnani P, et al: Type 2 helper T-cell predominance and high CD30 expression in systemic sclerosis. *Am J Pathol* 151:1751–1758, 1997.

95. Parel Y, Aurrand-Lions M, Scheja A, et al: Presence of CD4+ CD8+ double-positive T cells with very high interleukin-4 production potential in lesional skin of patients with systemic sclerosis. *Arthritis Rheum* 56:3459–3467, 2007.

96. Boin F, De Fanis U, Bartlett SJ, et al: T cell polarization identifies distinct clinical phenotypes in scleroderma lung disease. *Arthritis Rheum* 58:1165–1174, 2008.

97. Matsushita T, Hasegawa M, Hamaguchi Y, et al: Longitudinal analysis of serum cytokine concentrations in systemic sclerosis: association of interleukin 12 elevation with spontaneous regression of skin sclerosis. *J Rheumatol* 33:275–284, 2006.

98. Radstake TR, van Bon L, Broen J, et al: The pronounced Th17 profile in systemic sclerosis (SSc) together with intracellular expression of TGFbeta and IFNgamma distinguishes SSc phenotypes. *PLoS ONE* 4:e5903, 2009.

99. Radstake TR, van Bon L, Broen J, et al: Increased frequency and compromised function of T regulatory cells in systemic sclerosis (SSc) is related to a diminished CD69 and TGFbeta expression. *PLoS ONE* 4:e5981, 2009.

100. Wermuth PJ, Jimenez SA: The significance of macrophage polariza-

tion subtypes for animal models of tissue fibrosis and human fibrotic diseases. *Clin Transl Med* 4:2, 2015.

101. van Bon L, Affandi AJ, Broen J, et al: Proteome-wide analysis and CXCL4 as a biomarker in systemic sclerosis. *N Engl J Med* 370:433–443, 2014.

102. Casciola-Rosen L, Wigley F, Rosen A: Scleroderma autoantigens are uniquely fragmented by metal-catalyzed oxidation reactions: implications for pathogenesis. *J Exp Med* 185:71–79, 1997.

103. Baroni SS, Santillo M, Bevilacqua F, et al: Stimulatory autoantibodies to the PDGF receptor in systemic sclerosis. *N Engl J Med* 354:2667–2676, 2006.

104. Henault J, Robitaille G, Senecal JL, et al: DNA topoisomerase I binding to fibroblasts induces monocyte adhesion and activation in the presence of anti-topoisomerase I autoantibodies from systemic sclerosis patients. *Arthritis Rheum* 54:963–973, 2006.

105. Lafyatis R, O'Hara C, Feghali-Bostwick CA, et al: B cell infiltration in systemic sclerosis-associated interstitial lung disease. *Arthritis Rheum* 56:3167–3168, 2007.

106. Sato S, Hasegawa M, Fujimoto M, et al: Quantitative genetic variation in CD19 expression correlates with autoimmunity. *J Immunol* 165:6635–6643, 2000.

107. Baechler EC, Batliwalla FM, Karypis G, et al: Interferon-inducible gene expression signature in peripheral blood cells of patients with severe lupus. *Proc Natl Acad Sci U S A* 100:2610–2615, 2003.

108. Kim D, Peck A, Santer D, et al: Induction of interferon-alpha by scleroderma sera containing autoantibodies to topoisomerase I: association of higher interferon-alpha activity with lung fibrosis. *Arthritis Rheum* 58:2163–2173, 2008.

109. Bhattacharyya S, Wei J, Varga J: Understanding fibrosis in systemic sclerosis: shifting paradigms, emerging opportunities. *Nat Rev Rheumatol* 8:42–54, 2011.

110. Chang HY, Chi JT, Dudoit S, et al: Diversity, topographic differentiation, and positional memory in human fibroblasts. *Proc Natl Acad Sci U S A* 99:12877–12882, 2002.

111. Kalluri R, Neilson EG: Epithelial-mesenchymal transition and its implications for fibrosis. *J Clin Invest* 112:1776–1784, 2003.

112. Abe R, Donnelly SC, Peng T, et al: Peripheral blood fibrocytes: differentiation pathway and migration to wound sites. *J Immunol* 166:7556–7562, 2001.

113. Lafyatis R: Transforming growth factor β—at the centre of systemic sclerosis. *Nat Rev Rheumatol* 10:706–719, 2014.

114. Varga J, Pasche B: Transforming growth factor beta as a therapeutic target in systemic sclerosis. *Nat Rev Rheumatol* 5:200–206, 2009.

115. Bhattacharyya S, Ishida W, Wu M, et al: A non-Smad mechanism of fibroblast activation by transforming growth factor-beta via c-Abl and Egr-1: selective modulation by imatinib mesylate. *Oncogene* 28:1285–1297, 2009.

116. Distler JH, Jüngel A, Huber LC, et al: Imatinib mesylate reduces production of extracellular matrix and prevents development of experimental dermal fibrosis. *Arthritis Rheum* 56(1):311–322, 2007.

117. Sonnylal S, Shi-Wen X, Leoni P, et al: Selective expression of connective tissue growth factor in fibroblasts in vivo promotes systemic tissue fibrosis. *Arthritis Rheum* 62(5):1523–1532, 2010.

118. Olson LE, Soriano P: Increased PDGFRalpha activation disrupts connective tissue development and drives systemic fibrosis. *Dev Cell* 16(2):303–313, 2009.

119. Klareskog L, Gustafsson R, Scheynius A, et al: Increased expression of platelet-derived growth factor type B receptors in the skin of patients with systemic sclerosis. *Arthritis Rheum* 33:1534–1541, 1990.

120. Wei J, Melichian D, Komura J, et al: Canonical Wnt signaling induces skin fibrosis and subcutaneous lipoatrophy: a novel mouse model for scleroderma? *Arthritis Rheum* 63:1707–1717, 2011.

第84章

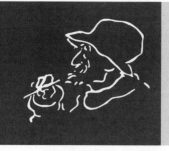

硬皮病的临床表现和治疗

原著 Fredrick M. Wigley · Francesco Boin
任佳琦 译 赵金霞 校

关键点

系统性硬化症是一种累及皮肤和内脏的多系统结缔组织病。

本病的特征是慢性炎症伴受累组织不同程度的胶原沉积（纤维化）以及外周和内脏血管的闭塞性血管病。

本病在某些人群中具有很高的发病率和死亡率，尤其是有肺、心脏、胃肠道和肾受累者。

目前尚无控制病情的治疗方法，但有针对器官特异性疾病表现的相关治疗推荐。

系统性硬化症（硬皮病，systemic sclerosis，SSc）最早于 1753 年由 Carib Curzio（Naples，意大利）提出[1]。然而，仔细分析发现，最初报道的病例应诊断为硬肿病，因为这名 17 岁女性患者皮肤病变的分布特点以及经过放血疗法、热牛奶及小剂量水银治疗后皮肤症状改善均支持硬肿病的诊断。1836 年，米兰的内科医生 Fantonetti（1791—1877）首次使用"硬皮病"这一术语描述 1 例成人患者的皮肤疾病，然而这例患者也很可能是硬肿病。第一例令人信服的硬皮病病例报道于 1842 年，之后又有几例病例报道。1847 年，Gintrac 用 sclerodermie 一词描述了这一特定的临床症候群[2]。到 1860 年，已有大量病例报道，也有关于该病的综述文章发表。Maurice Raynaud（1834—1881）报道了 1 例硬皮病合并寒冷诱发"窒息现场"（asphyxie locale）的病例，这是对硬皮病雷诺现象（Raynaud's phenomenon，RP）的首次描述。William Osler 于 1891 年至 1897 年在约翰·霍普金斯医院时描述了硬皮病[3]。Osler 认识到该病属于系统性疾病，并对其严重性印象深刻，他描写道：

> "作为硬皮病中更严重的一种亚型，弥漫性硬皮病是人类最可怕的疾病之一。像 Tithonous 一样"慢慢进展"，逐渐被'打倒、毁损和消耗'，直到像木乃伊一样包裹在收缩的皮肤钢壳里，这是一种任何古代或现代悲剧无法呈现的命运。"

Matsui（日本，1924）通过尸检发现，内脏受累是硬皮病的重要表现。Goetz[4]（Capetown，1945）进一步明确了硬皮病多系统受累的临床特点并且建议将该病命名为进行性系统性硬化症。

1964 年，Winterbauer[5] 报道了 CRST 综合征（钙质沉积、雷诺现象、指端硬化和毛细血管扩张），由此提出了硬皮病亚型的概念。1920 年，有人报道了一组相似病例，并以作者的名字命名—Thiberge-Weissenbach 综合征。Velayos 及其同事[6] 发现，这些患者普遍存在食管运动功能障碍，并因此提出了"CREST 综合征"。

1969 年，有研究比较了 58 例硬皮病及匹配对照组的尸检标本[7] 发现，硬皮病最常见和最明显的受累脏器包括皮肤、胃肠道（gastrointestinal，GI）、肺、肾、骨骼肌肉系统和心包。由于发现肾动脉和肺动脉的血管病变，该报告首次描述了硬皮病是一种系统性血管疾病。1979 年，Rodnan 等[8] 发表了一个评价皮肤病变程度的临床方法。Steen 和 Medsger 等对硬皮病患者进行了大规模调研之后，定义了该病的临床过程和疾病亚型。20 世纪 70 年代，一个专家委员会颁布了诊断标准，Leroy 及其同事建议根据皮肤受累情况将该病分为两种亚型：局限型和弥漫型。之后，几位研究者的发现使人们逐步认识到硬皮病具有自身免疫基础，可以产生与疾病亚型相关并对疾病发展有预测价值的特异性抗体。2001 年，Leroy 和 Medsger[9] 提出雷诺现象、甲襞毛细血管异常以及与硬皮病相关性特异性抗体阳性足以对硬皮病进行早期诊断。由美国风湿病学会（American College of Rheumatology，ACR）及欧洲抗风湿病联盟（European League Against Rheumatism，EULAR）联合提出的新的分类标准，与 1980 年 ACR 标准相比，可以明显提高诊断的灵敏度和特异度，尤其是对早期 / 局限性患者[10]。

现代科学研究已经揭示了该病的发病机制：硬皮病是一种以组织纤维化为特征性表现的复杂多基因性自身免疫性疾病。目前尚无具有改善病情和控制疾病进展作用的药物，但针对特异性器官损伤的治疗已取得很大进展。20 世纪 70 年代发现血管紧张素转换酶（angiotensin-converting enzyme，ACE）抑制剂可以治疗硬皮病肾危象，这大大改善了患者生存率。目前针对胃肠道、心脏、肺、血管和间质性肺病的治疗也改善了患者的生活质量和生存率。

流行病学

发病率和患病率

硬皮病是一种少见病，该病的发病率约为每年（18 ～ 20）/100 万，患病率为（100 ～ 300）/100 万。报道的发病率因调查方法、研究人群以及疾病定义不同而有所不同。各种族以及各个地区均有发病，但疾病的患病率和严重程度在不同种族和人群中有一定差异。美国人硬皮病的患病率（24.2/10 万）高于欧洲，最近研究发现冰岛、英国、法国和希腊硬皮病的患病率估计在（7.1 ～ 15.8/10 万）[11]。澳大利亚的患病率与美国相似，而亚洲（例如，日本和中国台湾）的患病率较低（3.8 ～ 5.6/10 万），与欧洲相似[12-13]。硬皮病在乔克托族美洲印第安人中发病率最高，并且病情更严重[14]。美国的几项调查显示，与白种人相比，美国黑人在特定年龄段有较高的发病率，并且病情更严重[15]。城乡地区发病率无差别。偶有报道显示某些特定地区硬皮病患者多，提示该病的非随机分布性。例如，在罗马省的一个农村地区，硬皮病具有地区聚集性，患病率是预期的 1000 倍[16]。来自英国的一项研究报告显示，在机场附近的三个地区，硬皮病患病率明显高于英国的其他地区[17]。

硬皮病的平均发病年龄在 35 ～ 50 岁，女性发病更多见 [女 / 男比例为（3 ～ 7）：1]。老年发病常见，25 岁之前发病少见。发病年龄晚与多系统损害风险增加有关，特别是肺动脉高压（pulmonary arterial hypertension，PAH）。硬皮病发病率随着年龄增长而增加。1963—1982 年，在宾夕法尼亚州的匹兹堡，45 ～ 54 岁的黑人女性中硬皮病发病率最高；在白人女性中，发病的高峰年龄在 55 ～ 64 岁[18]。在密歇根州的底特律，黑人女性比白人女性硬皮病的发病年龄更早[11]。

生存率

硬皮病的病死率高，多数死因与疾病本身的临床表现有关[19]。事实上，硬皮病的预后差异较大，生存率与疾病亚型、内脏受损程度以及共存疾病有关。预后不良因素包括：弥漫性皮肤病变、存在肺部病变（尤其是 PAH）、心脏或肾受累、严重 GI 衰竭、多系统损害、老年发病和贫血。在美国黑人患者中，疾病进程更差，病死率更高[20-21]。标准化死亡率（standardized mortality rate，SMR）是用来评估某一疾病患者与一般人群比较的相对死亡率。研究显示硬皮病的 SMR 为 1.46 ～ 7.1。一项调查发现，284 例死于硬皮病的患者中，弥漫性皮肤病变的患者从雷诺现象发生到死亡的中位病程为 7.1 年，局限性皮肤病变的患者中位病程为 15 年。非硬皮病相关的死因包括感染、恶性肿瘤和心血管事件。早发动脉粥样硬化是其他炎症性自身免疫性疾病早期死亡的原因。近期有研究表明，硬皮病患者的冠状动脉或脑血管等大血管病变的发生率高于一般人群[22-24]。

研究表明，硬皮病的主要死因随着时间的变化而发生改变。近年来生存率的提高归功于对器官特异性并发症的有效治疗。ACE 抑制剂治疗肾危象改变了硬皮病肾并发症的自然病程。以往硬皮病肾危象患者的 1 年生存率小于 15%[25]。最近的病例对照研究显示，应用 ACE 抑制剂后，1 年生存率大于 85%。药物预防和治疗 ILD 及 PAH 对改善生存率也有一定作用。队列研究已经证明硬皮病的整体生存率已有所改善。来自一个硬皮病中心的数据显示，硬皮病的 10 年生存率从 1972—1981 年的 54% 提高到 1982—1991 年的 66%[26]。另一项调查显示，弥漫皮肤型硬皮病的 5 年生存率从 1990—1993 年的 69% 提高到

2000—2003 年的 84%（$P = 0.018$），局限皮肤型硬皮病的 5 年生存率保持不变，分别为 93% 和 91%[27]。

环境暴露

硬皮病具有地区聚集性，提示环境暴露因素可能参与发病，但尚缺乏肯定的证据。暴露于膳食（色氨酸或掺入菜籽油）、职业（二氧化硅）或药物毒素（例如，博莱霉素和钆造影剂）后出现硬皮病样疾病的流行，支持环境暴露可以引起纤维化性疾病的观点。矿工和有二氧化硅粉尘接触史的工人，尤其是男性，可出现典型的硬皮病表现。一项关于二氧化硅暴露风险的荟萃分析显示相对风险的联合估计值女性为 1.03[95% 置信区间（CI），0.74 ~ 1.44]，男性为 3.02（95%CI，1.24 ~ 7.35）[28]。职业暴露于有机溶剂（例如，稀释剂或去除剂、矿物油、三氯乙烯、三氯乙烷、六氯乙烷、汽油、脂肪烃、卤代烃和苯的溶剂、甲苯、二甲苯）或聚氯乙烯与硬皮病发病相关，但这些有机溶剂的致病作用尚未被证实，仍存在争议。虽然有关于植入硅树脂隆胸的女性发生硬皮病的病例报告，但后来的大规模流行病学调查并未证实使用硅树脂乳房植入物的女性患硬皮病的风险增加。具有导致系统性硬化症（SSc）样疾病作用的药物包括博莱霉素、喷他佐辛和可卡因。有趣的是，吸烟并不会增加硬皮病的患病风险[29]。事实上，加拿大的一项研究显示，吸烟与硬皮病皮肤受累的严重程度下降有关，但具体机制尚未阐明[30]。

临床特征

诊断标准

1980 年，ACR 的一个小组在专家共识基础上制定了硬皮病的"初步"诊断标准，该专家共识是基于一项针对硬皮病与其他疾病组的多中心调查研究（表 84-1）[31]。这些标准的目的是为了在临床研究中保证纳入患者诊断的确定性和一致性。因此，尽管该诊断标准的诊断特异性高，但是敏感性低，处于硬皮病早期及 20% 局限型硬皮病的患者无法满足这一诊断标准[9]。此后，随着对与预后相关的硬皮病特异性抗体的认识显著提高，甲襞毛细血管镜作为可靠的诊断工具被广泛应用，一些专家提出重新

表 84-1 硬皮病诊断的确立

1980 年 ACR 标准

必须具备（a）或（b），（c），（d）中的两条：

a. 近端 SSc（MCPs/MTPs 近端）
b. 指腹凹陷性瘢痕
c. 指端硬化
d. 肺纤维化（CXR；HRCT）

CREST 标准

必须具备 5 种表现中的 3 项：

a. 钙质沉积
b. 雷诺现象
c. 食管运动功能障碍
d. 指端硬化
e. 毛细血管扩张

次要标准[*][†]

必须具备三项：

a. 确定的雷诺现象
b. 异常毛细血管裢
c. 硬皮病特异性抗体

[*] 有些专家依然将具备次要标准的患者诊断为具有硬皮病表现的未分化结缔组织病
[†] 近端区域包括面部。自身抗体包括抗着丝点抗体、抗拓扑异构酶抗体（Scl-70）、抗 RNA 聚合酶Ⅲ抗体
ACR，美国风湿病学会；CREST，钙质沉积、雷诺现象、食管运动功能障碍、指端硬化、毛细血管扩张；CXR，胸部 X 线片；HRCT，高分辨 CT；MCPs，掌指关节；MTPs，跖趾关节；SSc，系统性硬化症

修订 1980 年分类标准，以更多地纳入处于疾病早期表现的患者[32-33]。2013 年，ACR 和 EULAR 联合制定并颁布了新的分类标准（表 84-2）[10]。掌指关节（metacarpophalangeal，MCP）近端皮肤硬化仍然是确诊的主要标准，这一单项足以将患者分类为硬皮病。如果皮肤硬化仅限于 MCP 以远，则需要依靠基于七条其他特异性临床表现的积分系统进行诊断。这些临床表现包括：手指皮肤硬化、指端损伤、毛细血管扩张、甲襞微循环异常、PAH 和（或）ILD、RP、硬皮病相关自身抗体阳性。积分大于或等于 9 分的患者可以分类为硬皮病。总体来讲，新标准与之前的标准相比，具有更好的诊断特异性和敏感性，分别为 0.91、0.92。尽管如此，没有皮肤硬化但出现 RP、异常甲襞微循环、硬皮病特异性自身抗体阳性的患者仍不能满足 2013 ACR/EULAR 标准。一些大规模纵向调查研究证实，很多有"早期"临床表现的患者，可在 2 ~ 4 年内发展为硬皮病[32,34]。因此，虽然分类标

表 84-2　美国风湿病学会 / 欧洲抗风湿病联盟系统性硬化症分类标准

项目	亚项目	权重 / 得分 *
双手手指皮肤增厚并延伸至掌指关节（充分标准）	—	9
手指皮肤硬化（仅计最高分）	手指肿胀	2
	指端硬化（MCPs 远端，近端指间关节近侧）	4
指尖病变（仅计最高分）	指尖溃疡	2
	指尖凹陷性疤痕	3
毛细血管扩张	—	2
甲襞微血管异常	—	2
肺动脉高压和（或）间质性肺病	肺动脉高压	2
	间质性肺病	2
雷诺现象	—	3
SSc 相关自身抗体（最多 3 分）	ACA	3
	Scl-70	
	RNA Pol	

* 总分为各项最高评分的综合。总分 ≥ 9 归类为 SSc

ACA，抗着丝点直体；MCPs，掌指关节；RNA Pol，抗 RNA 聚合酶Ⅲ抗体；Scl-70，抗拓扑异构酶Ⅰ；SSc，系统性硬化症

（Modified from van den Hoogen F, Khanna D, Fransen J, et al: 2013 classification criteria for systemic sclerosis: an American College of Rheumatology/European League against Rheumatism collaborative initiative. Arthritis Rheum 65:2737-2747, 2013.）

准对于研究确定病例有重要作用，但临床医生仍需要警惕疾病的细微特征，从而做到早期诊断、早期治疗。大多数专家认同满足 CREST 综合征的五大特征中的三条（钙质沉积、雷诺现象、食管运动功能障碍、指端硬化、毛细血管扩张）可以确诊硬皮病。在临床实践中，我们应该认识到，虽然有些患者无皮肤病变而有多系统受累（无硬皮的系统性硬化症），许多患者仅出现疾病的部分表现（例如，RP 与甲襞的改变），但以后可逐渐发展为典型的硬皮病。有些专家认为，有部分疾病表现的患者，尤其是存在硬皮病特异性自身抗体者，应诊断为硬皮病并给予相应的治疗。

临床分型

硬皮病的临床过程复杂，临床表现具有异质性，有几种不同的临床表型。将患者分为不同亚型有利于研究和临床实践。某种特定亚型的内脏受累和总体预后的风险可能增加。传统分类方法主要根据体检时皮肤增厚的程度，根据皮肤捏褶厚度进行评分，并确定是否有硬皮病导致的皮肤异常增厚。专家委员会一致决定将患者分为两种亚型，该分型主要根据皮肤病变的分布和相关的临床和实验室检查结果（图 84-1）[35]。弥漫皮肤型有广泛的皮肤受累，皮肤增厚向近端延伸到肘或膝部，或累及躯干，不包括面部；这些患者往往有多系统损害，预后较差。局限型皮肤受累局限于肘和（或）膝部远端，不累及躯干；局限型可以有面部皮肤增厚。有些人认为应取消 CREST 综合征这一名称，这类患者应归为局限皮肤型。另外一些人认为 CREST 综合征是局限皮肤型中的一种特殊亚型，具有独特疾病过程。

另外一种不常用的分类方法，根据皮肤变化程度，将硬皮病分为三种亚型：局限型（仅累及手指）、中间型（累及肘或膝部皮肤）、弥漫型［累及肘和（或）膝近端和（或）躯干部皮肤］。应用该分类方法的研究显示中间型有不同的临床结局，其生存率也处在局限型（最好）和弥漫型（最差）之间[36]。一种无皮肤纤维化表现的亚型逐渐被认识，称为无皮肤硬化的硬皮病。血清学研究显示，一些特异性抗体的出现可以预测疾病的临床特征，这提示可以根据抗体类型进行疾病分类（见下文"疾病的自然病程"部分）。疾病早期或有部分临床表现的患者（如，仅有

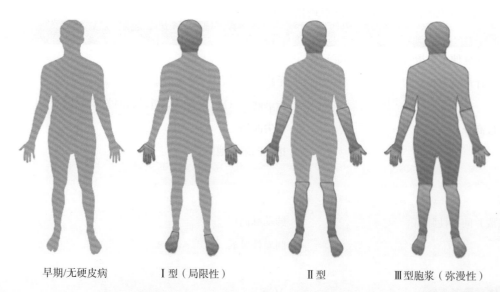

早期/无硬皮病　　　Ⅰ型（局限性）　　　Ⅱ型　　　Ⅲ型胞浆（弥漫性）

图 84-1　硬皮病分类和临床亚型。多数专家将硬皮病分为两种亚型：局限性和弥漫性。局限性包括无皮肤改变的患者（早期硬皮病或无硬皮的系统性硬化症），和Ⅰ型（局限于手指的纤维或）或Ⅱ型（累及肘和膝的纤维化）。弥漫性或Ⅲ型有更多近端肢体或躯干受累（面部除外）。SSc，系统性硬化症

RP 合并甲皱微循环障碍）常被诊断为未分化结缔组织病。在 2 ~ 4 年之后，约 20% 的患者会出现典型的硬皮病表现[34]。

　　硬皮病患者常具有其他风湿性或自身免疫性疾病的临床特征。他们通常被认为有重叠综合征。最常见的重叠综合征包括多关节炎、肌炎、口眼干燥和甲状腺功能减低。少见的疾病包括原发性胆汁性肝硬化、自身免疫性肝炎、血管炎、类风湿关节炎和抗中性粒细胞胞浆抗体（anti-neutrophil cytoplasm antibody，ANCA）相关的寡免疫复合物性肾小球肾炎。混合性结缔组织病是一种具有硬皮病、多肌炎、狼疮样皮疹和类风湿关节炎样多关节炎等特征的重叠综合征。

疾病的自然病程

　　由于硬皮病有不同的疾病亚型，其自然病程表现多样。与系统性红斑狼疮表现为静止期和疾病复发交替出现不同，硬皮病是一种慢性进展性疾病。疾病的表型及内脏受累的程度和类型多样，通常可根据皮肤受累的程度来预测。弥漫皮肤型患者的内脏受累程度比局限皮肤型严重。仅有指端硬化的患者通常疾病发展缓慢，这些患者在出现明显内脏功能受损之前，往往有多年的 RP，而广泛皮肤病变的患者可以在几个月内迅速出现多系统受累。弥漫皮肤型患者皮肤病变改善时，很少出现新的内脏损害。皮肤增厚的程度因受累面积的不同而不同，多随时间而进展，病情较轻的患者皮肤病变可以在几个月后停止进展，而另外一些患者则随着时间不断进展，累及全身大部分皮肤（见下文"皮肤受累"部分）。

　　局限性硬皮病患者可有中等程度的皮肤受累，累及手和前臂或小腿，而不累及躯干。这些患者的皮肤受累严重程度往往比弥漫皮肤型患者轻。中间类型患者的生存率要低于单纯指端硬化患者。虽然皮肤病变程度有助于预测疾病的发展，但也存在许多例外情况。其他临床因素包括年龄、性别和种族 / 人种差异。发病年龄晚的患者，发生 PAH 的风险增加，且预后差。男性患者的疾病进展较女性患者快。美国黑人或美国土著民族患者的病情及多系统受累更严重[11,20-21]。

病情评估原则

疾病活动度和严重程度评价

　　研究和治疗硬皮病的挑战之一，在于建立疾病活动度、严重程度和损害的评估方法。这些评估方法并

非各自独立，因此，不能孤立对待。疾病活动度，用来评估疾病动态变化和可逆性的疾病进程，可以直接反映自身免疫介导的炎症或进行性组织纤维化的生物学过程。严重程度，用来评价疾病损害在任一时间点对患者整体或某一特定脏器的影响，评估的是不可逆的终末损害。区分可逆性的疾病活动和不可逆性损害至关重要，两者虽均可导致病痛，但治疗完全不同。硬皮病患者的不可逆性损害随时间推移而逐渐累积，因此最好在疾病早期评估疾病活动度，此时疾病还有潜在的可逆性。

皮肤厚度变化的评价方法（改良的 Rodnan 皮肤评分）可以用作疾病严重程度的替代评价方法，并可预测器官受累程度和整体预后（见下文"皮肤受累"部分）[37]。这是一种可靠的简化半定量评分，随治疗而发生变化。因此，皮肤评分作为主要的治疗终点评估方法而广泛应用于临床试验。对于弥漫皮肤型患者，皮肤评分改善提示临床预后良好。由相关领域的专家共识确定一套包含 11 个方面［皮肤、骨骼肌肉、心脏、肺、肾、胃肠道、健康相关生活质量评价、总体健康状况、RP、指端溃疡、生物学标志物（包括红细胞沉降率和 C 反应蛋白）］的核心指标可以提供最基本的疗效评估[38]。针对特定器官受累有更详细的评估方法，包括功能检测和临床结局在内的综合评分也在应用。例如，一种新的皮肤评估方法：联合改良的 Rodnan 皮肤评分和患者对皮肤活动性的视觉模拟评分（visual analogue scale，VAS）、医生对皮肤活动性的 VAS 评分、硬度计测量值[39]。GI 评估法用来确定轻度至重度 GI 损害[40]。用于评价硬皮病相关 PAH 的严重程度和结局的工具包括：应用右心导管和超声心动图测量肺动脉压力以及心脏功能；6 分钟步行距离和运动后氧饱和度来评估活动能力；纽约心脏功能分级，应用 VAS 标尺评估呼吸困难程度，应用简化 SF36 量表和健康评估问卷和残疾指数（Health Assessment Questionnaire and Disability Index，HAQ-DI）评估生活质量和功能；医生对生存的总体评价。其他可以判断疗效的评估方法包括：用于评估雷诺现象严重程度的雷诺情况评分、用力肺活量，并用于监测 ILD 的 Mahler 呼吸困难指数，用于监测硬皮病肾危象的血清肌酐、血压和全血细胞计数，以及用于评估肌肉损害的血清肌酸磷酸激酶。

Medsger[41] 提出了硬皮病疾病严重程度评分，用于某一时间点或纵向病情严重程度评估（表 84-3）。该评估方法将硬皮病的每个受累脏器分为 0 分（正常）至 4 分（终末期），包括总体评估以及外周血管系统、皮肤、关节、肌腱、胃肠道、肺、心脏、肾的评估。这种严重程度评估方法已被很多专家用于临床试验和评价预后风险的临床研究，以评估患者的疾病状态。

HAQ-DI 是一种自我管理工具，最早用于评估类风湿关节炎患者的功能损害，其已在硬皮病患者中验证并应用，与疾病的客观体征有关，并能反映疾病进程。高 HAQ 评分多见于弥漫皮肤型、皮肤评分高、手功能异常、存在肌病或摩擦音和关节痛的硬皮病患者[42]。HAQ 评分随皮肤病变改变和脏器受累进展而变化[43]。HAQ 有助于评价雷诺现象，与指端溃疡的存在和严重程度相关。用于硬皮病病情评价的 VAS 评价工具也被加在 HAQ 评分系统当中，包括雷诺现象和指端溃疡。此外，由 8 个方面 36 个指标组成的 SF36 问卷主要用于评价健康相关生活质量。

制订活动度评价指标要比建立疾病严重程度评估指标更难。需要评估皮肤评分和肺部活动性病变的变化，记录充血性心力衰竭或硬皮病肾危象。医生对疾病的总体评估已被用于疾病活动度评价，这个简单的总体评分具有一定优势，但影响因素较多，除了疾病活动度，还受器官受累程度和不可逆性损害的影响[44]。欧洲研究小组制订了 Valentini 疾病活动度指数，目前已应用于临床研究[45]。该指数更注重对受累器官的评估，而非对总体疾病活动度的评估。如果用于系列性观察研究，将单个器官的评估量表组合成综合得分，Medsger 疾病严重程度量表则可用来评价疾病活动度。研究机构已在致力于寻找更加精确的方法来评估疾病活动度及预后，包括与炎症、免疫活化、循环细胞亚群相关的血清学标志物的量化，但尚未形成可在临床广泛应用的工具。目前，尚无评价硬皮病病情活动度的"金标准"，寻找评估病情活动度的生物标志物或其他指标仍是一个巨大的挑战。

自身抗体

自身抗体检测有助于确定硬皮病患者临床表型及预后判断。硬皮病特异性抗体是判断疾病预后和器官并发症的重要预测指标（表 84-4）[46]。最常见的三种硬皮病特异性自身抗体包括抗着丝点抗体、抗拓扑异构酶 I 抗体和抗 RNA 聚合酶 III 抗体。

表 84-3 Medsger 系统性硬化症严重性评分 *

器官系统	0（正常）	1（轻度）	2（中度）	3（重度）	4（终末期）
全身情况	Wt 下降＜5%；Hct 37%+；Hb 12.3+ g/dl	Wt 下降 5%～10%；Hct 33%～37%；Hb 11.0～12.2 g/dl	W 下降 10%～15%；Hct 29%～33%；Hb 9.7～10.9 g/dl	W 下降 15%～20%；Hct 25%～29%；Hb 8.3～9.6 g/dl	Wt 下降 20+%；Hct 25%；Hb＜8.3 g/dl
周围血管	无 RP；不需血管扩张治疗的 RP	需血管扩张治疗的 RP	指端点状瘢痕	指尖溃疡	指端坏疽
皮肤	TSS 0	TSS 1～14	TSS 15～29	TSS 30～39	TSS 40+
关节/肌腱	FTP 0～0.9 cm	FTP 1.0～1.9 cm	FTP 2.0～3.9 cm	FTP 4.0～4.9 cm	FTP 5.0+ cm
肌肉	近端肌力正常	近端肌肉无力，轻度	近端肌肉无力，中度	近端肌肉无力，重度	需要移动设备辅助
消化道	食管造影正常；小肠系列正常	食管远端低蠕动；小肠系列异常	细菌过度生长所需的抗生素	吸收不良综合征；假性梗阻发作	需要高营养支持
肺	DlCO 80+%；FVC 80+%；影像学无纤维化；sPAP＜35 mm Hg	DlCO 70%～79%；FVC 70%～79%；肺底湿啰音；影像学示纤维化；sPAP 35～49 mm Hg	DlCO 50%～69%；FVC 50%～69%；sPAP 50～64 mm Hg	DlCO＜50%；FVC＜50%；sPAP 65+ mm Hg	需要氧供
心脏	ECG 正常；LVEF50+%	ECG 传导异常；LVEF 45%～49%	ECG 示心律失常；LVEF 40%～44%	ECG 示心律失常且需要治疗；LVEF 30%～40%	CHF；LVEF＜30%
肾脏	无血清肌酐＜1.3mg/d SRC 史	有血清肌酐＜1.5mg/d SRC 史	有血清肌酐 1.5～2.4mg/d SRC 史	有血清肌酐 2.5～5.0 mg/dl SRC 史	有血清肌酐＞5.0 mg/dl SRC 史或需透析治疗

* 如果某一严重程度分级包含两个项目，评分时只需计算一项

CHF，充血性心力衰竭；DLCO，一氧化碳弥散能力，占预计值百分比；ECG，心电图；FTP，屈曲时指尖至掌心的距离；FVC，用力肺活量，占预计值百分比；Hb，血红蛋白；Hct，血细胞比容；LVEF，左室射血分数；RP，雷诺现象；sPAP，多普勒超声心动估测肺动脉压；SRC，硬皮病肾危象；TSS，总皮肤评分；Wt，体重

Modified from Medsger TA Jr, Bombardieri S, Czirjak L, et al: Assessment of disease severity and prognosis. Clin Exp Rheumatol 21(3 Suppl 29):S51, 2003.

表 84-4 硬皮病自身抗体和相关表型

抗原	亚型	临床表型
拓扑异构酶 1（Scl70）	弥漫型	肺纤维化，心脏受累
着丝点（蛋白 B，C）	局限型	严重指端缺血，PAH，Sicca 综合征，钙质沉积
RNA 聚合酶Ⅲ	弥漫型	严重皮肤病变，肌腱摩擦音，肿瘤，GAVE，肾危象（±无皮肤硬化）
U3-RNP（纤维蛋白）	弥漫或局限型	原发性 PAH；食管、心脏和肾受累；肌肉病变
Th/To	局限型	肺纤维化，少肾危象，下 GI 功能障碍
B23	弥漫或局限型	PAH，肺病
心磷脂，β2GPI	局限型	PAH，指端缺失
PM/Scl	重叠	肌炎，肺纤维化，指端溶解
U1-RNP	重叠	SLE，炎性关节炎，肺纤维化

GAVE，胃窦血管扩张；GI，胃肠道；GPI，糖蛋白 I；PAH，肺动脉高压；RNP，核蛋白颗粒；SLE，系统性红斑狼疮

Modified from Boin F, Rosen A: Autoimmunity in systemic sclerosis: current concepts. Curr Rheumatol Rep 9:165-172, 2007.

抗着丝点抗体阳性的患者多为老年白人女性。其皮肤病变通常为局限性，多只累及手指。病程进展缓慢，在检测出抗着丝点抗体或有明显器官受累之前常被延误诊断。患者通常具有 CREST 综合征的临床特征。皮下组织钙化属晚期表现，位于手指或沿前臂和小腿前侧分布的小簇状物。RP 可以很严重，并且与大血管病变相关。抗着丝点抗体阳性患者发生指端坏疽和截肢的风险高。ILD 不常见，但合并 PAH 进展较快的肺血管病变和右心衰竭发生的比例较高。总体而言，抗着丝点抗体阳性多提示预后良好。无硬皮病表现的原发性干燥综合征患者也可以出现抗着丝点抗体。

抗拓扑异构酶 I 抗体见于 30% 的美国黑人患者，与预后不良和高硬皮病相关死亡率相关。ILD 与抗拓扑异构酶抗体密切相关，与皮肤病变程度无关。患者通常在发病最初的几年内已出现弥漫皮肤受累，皮肤病变快速进展且发生肾危象的风险高。RP 可以是初发症状，随后在发病的最初几年内出现皮肤和关节肌腱受累，进而导致挛缩，尤其是手指和肘部。这些患者皮肤增厚的程度有所不同，但皮肤病变严重程度通常在发病的 1 ~ 3 年就已确定。

抗 RNA 聚合酶 III 抗体与快速进展性弥漫型皮肤病变和肾受累有关。这些患者皮肤病变最重，广泛且进展迅速，有关节、肌腱和肌肉等深部组织纤维化的症状和体征。发病的几个月内即可发生手指、腕、肘、肩、髋、膝、踝关节的屈曲挛缩。关节摩擦音很常见。无炎症表现的"纤维化"肌病与皮肤和关节病变共同导致肌肉力量和弹性丧失。疾病早期即可出现残疾。抗 RNA 聚合酶 III 抗体阳性的患者一般较少出现 ILD 或肺血管疾病，亦无严重的 GI 受累，但一项小规模研究表明，其与胃窦血管扩张有关[47]。25% ~ 40% 该抗体阳性的患者发生硬皮病肾病伴高血压危象的风险增高。尤其在疾病早期，皮肤病变快速进展时，肾危象的发生风险最高。心脏疾病属于晚期并发症。皮肤和深部组织病变导致的残疾是该硬皮病亚型最主要的问题。不同国家的研究接连发现，抗 RNA 聚合酶 III 抗体阳性硬皮病与潜在的恶性肿瘤相关[48-50]。目前已发现，肿瘤的发现与硬皮病的起病具有明确的时间关系，这表明，在这一亚型患者中，适当筛查潜在的恶性疾病至关重要。

某些硬皮病亚型患者可以检测到其他抗核仁抗体，并且与特定的临床表型和预后相关。在这些抗体中，抗 Th/To 抗体和抗 PM/Scl 抗体与局限型皮肤受累相关，而抗 U3-RNP（纤维蛋白）抗体与弥漫皮肤病变相关。抗 Th/To 抗体阳性的患者出现严重 ILD 和肺动脉高压的风险增加。抗 U3-RNP 抗体是预后不良的另一个预测指标，阳性者更易发生内脏受累，包括 ILD、PAH 和肾危象。美国黑人患者常出现该抗体，与弥漫皮肤受累和不良预后相关。色素沉着和色素脱失常见，因炎症或纤维性肌病导致大关节挛缩，最终造成残疾。心脏受累多无症状，往往到疾病晚期才出现临床表现，可以表现为右心衰和左心衰。

抗 PM/Scl 抗体，抗 Ku 抗体，抗 U1-RNP 抗体主要见于重叠综合征患者。抗 PM/Scl 抗体阳性的炎性肌病患者易出现急性起病的肌无力和易合并 ILD。抗 Ku 抗体阳性与肌肉和关节受累密切相关。抗 U1-RNP 抗体见于混合性结缔组织病，在患局限型硬皮病的美国黑人中常见。多关节炎、肌炎和狼疮样皮肤改变和肾受累是常见并发症。总体而言，弥漫型皮肤受累和晚发 PAH 的风险增加。抗 B23 抗体虽然少见，但与 PAH 相关。约高达 11% 的硬皮病患者抗核抗体（anti-nuclear antibodies，ANAs）阴性。

临床表现

总体原则

硬皮病的治疗应遵循几项基本原则。首先，硬皮病包含了不同的亚型，每一亚型具有独特的临床表型，因此仔细分析患者的疾病分型有助于确定治疗方案。即使临床分型相同，患者的临床问题和疾病活动度仍有很大差别，这些差别是由系统并发症的易感性和风险差异所造成的，同时也与硬皮病独特的动态生物学过程有关。因此，在疾病进程的不同阶段，疾病活动度也随着时间变化而波动。典型的炎症表现往往出现在疾病的早期阶段，而随后则主要以隐匿的亚临床纤维化过程为主，逐渐造成器官损伤。最明显的体征是皮肤病变，但硬皮病是一种多系统疾病，医生需要早期发现器官受累并发症，包括心肺、GI、肾或肌肉骨骼受累。了解现有研究的不足之处，不要拘泥于"传统"治疗，关注器官特异性治疗方法，确定疾病亚型和病情活动度对于制定恰当的治疗方案至关重要。虽然尚无质量好的临床研究证实，但早期控制炎性免疫过程，进而长期维持免疫抑制治疗似乎是一种较为合理的治疗方案。抗炎治疗应联合器官特异性治疗（见下文）。这种综合治疗方案中缺少在炎症过程控制后直接针对纤维化进程的抗纤维化药物。显而易见，早期干预是治疗成功的关键。一旦发生不可逆性的组织或器官损害，则以支持治疗为主。最近，研究发现，骨髓或免疫清除的治疗方案联合或不联合自体造血干细胞移植可以迅速控制皮肤疾病进展和稳定肺功能[51-53]。然而，尚缺乏长期随访数据，以确定这些效应的持续时间，并且这些治疗方案相关的病死率仍然较高。

雷诺现象

关键点

雷诺现象（Raynaud's phenomenon，RP）在人群中比较常见，通常呈现为良性过程。

在硬皮病中，RP 症状明显，常与指端缺血表现相关。

硬皮病相关的 RP 可出现血管舒缩调节功能异常和进行性血管内皮和结构改变。

RP 的治疗包括控制血管过度收缩反应，调节血管结构改变，预防微血栓事件。

RP 是一种由寒冷或情绪应激诱发的肢端动脉过度反应。RP 的诊断主要根据因寒冷诱发反复发作性指（趾）苍白和（或）青紫的病史（图 84-2）。指（趾）发白提示肢端动脉血管痉挛，青紫提示静脉血流瘀滞导致缺氧。血流恢复后的反应性充血可以导致

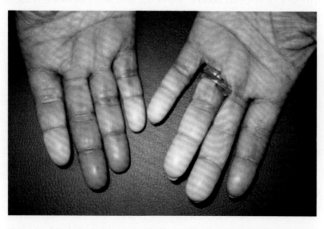

图 84-2 硬皮病患者的雷诺现象，表现为界限清楚的手指变白

皮肤发红。RP 见于 3%～15% 的健康人群。女性多见（3～4：1），多在 20 岁之前发生。在寒冷环境下（尤其是温度变化大和冬季），RP 发作频繁且症状重。RP 可分为原发性和继发性（图 84-3）。原发性 RP 是指反复发作血管痉挛而不合并其他疾病。鉴别原发性 RP 和有潜在疾病的继发性 RP 有时候存在挑战性。年轻（＜20 岁）、对称性、轻至中度、无指端溃疡或组织坏死、甲褶微循环检查正常、ANA 阴性均提示原发性 RP[54]。继发性 RP 可见于多种疾病，包括结缔组织病和其他风湿性疾病、职业创伤（例如小鱼际捶打综合征）、药物（例如抗偏头痛药、麦角胺衍生物、博来霉素）、血黏度高、压迫性或闭塞性血管病（例如胸廓出口综合征、动脉粥样硬化、血栓闭塞性脉管炎）。

甲褶毛细血管镜是一种常用的床旁检查工具，可用于鉴别原发性 RP 和硬皮病或其他风湿性疾病继发的 RP。Maricq 和 LeRoy[55] 首次描述了硬皮病患者甲褶毛细血管异常[39]。Sulli 及其同事[56] 进一步说明了评估甲褶毛细血管异常的不同模式，对于监测疾病向更严重进展的效用。最简单的检查方法是在甲周皮肤滴石蜡油，用双焦距显微镜或者眼底镜等手持检查仪器放大 20～40 倍进行观察。便携式皮肤镜也可以对甲周进行快速而有效的检查[57]。一些专业机构应用计算机甲褶微血管镜技术，这项技术应用数据影像评估局部血流并监测疾病发展[58]。原发性 RP 表现为正常、纤细、栅栏样甲褶毛细血管袢（图 84-4），继发性 RP 的典型表现为毛细血管袢扩张/增大和消失。毛细血管异常表型与系统性疾病表现相关。毛细血管扩张（巨大毛细血管）、微出血、毛细血管网破坏是早期的典型表现；毛细血管消失、无血管区和结构扭曲的新生血管为硬皮病的晚期表现[59-60]。20%～30% 的 RP 合并甲褶毛细血管异常患者，在 2～3 年内发展为典型的硬皮病[34]。具有 RP、甲褶毛细血管改变、硬皮病相关自身抗体的患者中，有 70%～80% 在出现症状之后的 2～3 年发展为硬皮病。因此，毛细血管镜应作为 RP 患者的重要常规检查工具。

硬皮病患者中，RP 和肢端缺血是结构性血管病变和局部血管舒缩功能调节障碍共同导致的临床表现。正常情况下，寒冷通过刺激交感神经诱导周围血管收缩。温度调节异常与非血管炎性血管病变有关，表现为内皮细胞功能障碍和纤维增生，进而导致小至

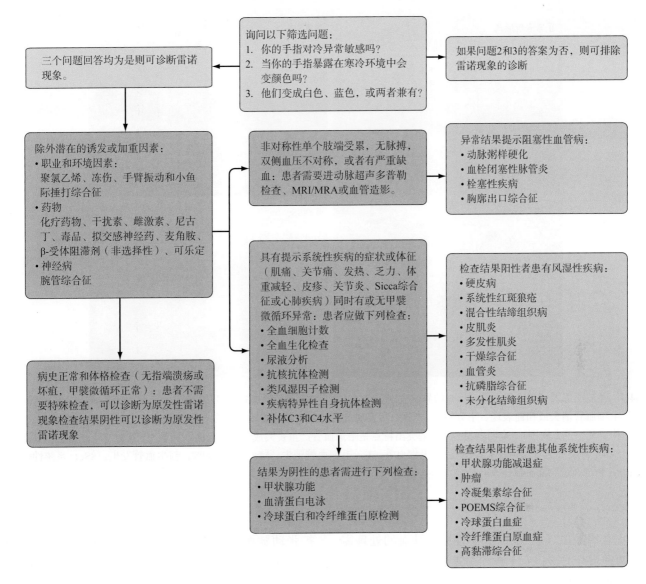

询问以下筛选问题:
1. 你的手指对冷异常敏感吗?
2. 当你的手指暴露在寒冷环境中会变颜色吗?
3. 他们变成白色、蓝色,或两者兼有?

如果问题2和3的答案为否,则可排除雷诺现象的诊断

三个问题回答均为是则可诊断雷诺现象。

除外潜在的诱发或加重因素:
• 职业和环境因素:
聚氯乙烯、冻伤、手臂振动和小鱼际捶打综合征
• 药物
化疗药物、干扰素、雌激素、尼古丁、毒品、拟交感神经药、麦角胺、β-受体阻滞剂(非选择性)、可乐定
• 神经病
腕管综合征

非对称性单个肢端受累,无脉搏,双侧血压不对称,或者有严重缺血:患者需要进行动脉超声多普勒检查、MRI/MRA或血管造影。

异常结果提示阻塞性血管病:
• 动脉粥样硬化
• 血栓闭塞性脉管炎
• 栓塞性疾病
• 胸廓出口综合征

具有提示系统性疾病的症状或体征(肌痛、关节痛、发热、乏力、体重减轻、皮疹、关节炎、Sicca综合征或心肺疾病)同时有或无甲襞微循环异常:患者应做下列检查:
• 全血细胞计数
• 全血生化检查
• 尿液分析
• 抗核抗体检测
• 类风湿因子检测
• 疾病特异性自身抗体检测
• 补体C3和C4水平

检查结果阳性者患有风湿性疾病:
• 硬皮病
• 系统性红斑狼疮
• 混合性结缔组织病
• 皮肌炎
• 多发性肌炎
• 干燥综合征
• 血管炎
• 抗磷脂综合征
• 未分化结缔组织病

病史正常和体格检查(无指端溃疡或坏疽,甲襞微循环正常):患者不需要特殊检查,可以诊断为原发性雷诺现象检查结果阴性可以诊断为原发性雷诺现象

结果为阴性的患者需进行下列检查:
• 甲状腺功能
• 血清蛋白电泳
• 冷球蛋白和冷纤维蛋白原检测

检查结果阳性者患其他系统性疾病:
• 甲状腺功能减退症
• 肿瘤
• 冷凝集素综合征
• POEMS综合征
• 冷球蛋白血症
• 冷纤维蛋白原血症
• 高黏滞综合征

图 84-3 诊断雷诺现象的方法。CTD,结缔组织病;MRA,磁共振血管造影术;MRI,磁共振成像;POEMS,多发神经病变、器官肿大、内分泌病、单克隆丙种球蛋白病和皮肤改变

中等血管内膜过量胶原沉积,使血管失去弹性,管腔闭塞。常见指腹凹陷和痛性浅表小溃疡,通常为疾病累及小血管和皮肤小动脉所致(图 84-5)。手指远端的深大溃疡与大血管(例如指端动脉)闭塞和严重血管痉挛有关。后者通常表现为因缺血引起远端肢体剧烈疼痛。如果病情不能逆转则可能因深部组织梗死而丧失整个肢端或肢体。

虽然有一些用于客观评价 RP 严重程度的方法,尚无一种实用且重复性好的方法足以替代诊断和治疗的临床标准。患者发作 RP 时会出现手指远端和(或)脚趾发凉,皮肤苍白或发绀,与正常皮肤分界清楚。如果未及时治疗,在严重 RP 的晚期阶段,会出现指端缺血引起的痛性指端溃疡,出现这些表现应立即治疗。有几种方法可用来评估 RP 程度。传统的方法是:让患者记录日常活动时 RP 发作的频率和持续时间。雷诺情况评分是一种基于患者的评价方法,主要评价 RP 对患者的影响,包括疼痛、不适和对日常生活功能的影响。其他实验室检查方法包括激光多普勒、热成像和体积描记法,这些方法可提供客观数据。

雷诺现象和肢端缺血的治疗

RP 的首要治疗目标在于:通过非药物和药物治

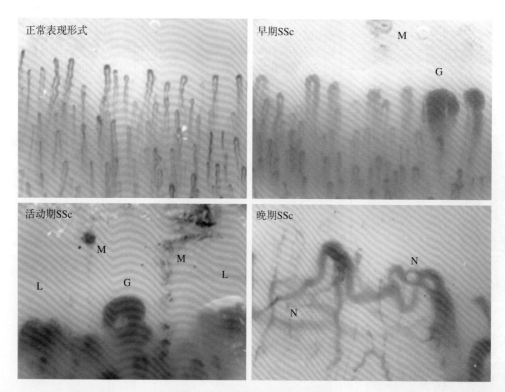

图 84-4 硬皮病患者甲褶毛细血管镜检查的异常表现。上方右图，"早期表现形式"显示少数巨大毛细血管，少量毛细血管出血，无明显毛细血管消失或扭曲表现。下方左图，"活动期表现形式"为中等程度的毛细血管袢扩张，微出血，毛细血管丧失，毛细血管结构紊乱。下方右图，"晚期表现形式"的突出特点是毛细血管严重丧失成为无血管区，网状 / 丛状分支毛细血管（新生血管形成），和正常毛细血管结构紊乱。G，巨大毛细血管；L，毛细血管消失；M，微出血；N，新生血管发生；SSc，系统性硬化症（Courtesy Professor Maurizio Cutolo.）

疗防止肢端缺血（图 84-6）。急性肢端缺血的处理需要这两种治疗方法进行干预。最重要的非药物治疗方法是避免寒冷环境，特别是从温暖或炎热的环境转换到寒冷环境。温暖环境可以降低 RP 发作的频率和严重程度；衣服应该多层而宽松，以保持身体核心温度，而不只是患肢保暖。发生急性缺血事件的患者最好在温暖的环境中休息（家庭或医院），隔绝寒冷环境。其他潜在的治疗方法包括：减少情绪困扰（降低交感神经张力）和避免加重因素，如吸烟、拟交感神经药物（例如，普通感冒药物的成分）、偏头痛的药物（例如，5- 羟色胺受体激动剂）和非选择性 β 受体阻滞剂（例如，普萘洛尔）。行为疗法（包括生物反馈、自生训练和经典条件反射）可能有益，但常存在争议，并未用于硬皮病相关的急性缺血的治疗 [61]。事实上，单纯生物反馈对原发性 RP 无效。

硬皮病 RP 的药物治疗包括各种口服或全身应用血管扩张剂。钙通道阻滞剂是 RP 治疗的一线药物。这类药物主要通过直接抑制血管平滑肌细胞收缩来扩张动脉血管，还通过降低氧化应激和抑制血小板活化而发挥额外作用 [62-63]。大多数已发表的关于钙通道阻滞剂治疗 RP 的研究均采用二氢吡啶类（例如，硝苯地平、氨氯地平、尼索地平、伊拉地平、非洛地平），而很少关注非二氢吡啶类药物。这类药物对原发性 RP 比继发性 RP 更有效 [64-65]。对 17 项评价短效和长效钙通道阻滞剂疗效研究进行荟萃分析发现，RP 每周发作严重程度降低 33%，发作次数减少 50% [66]。目前推荐使用钙通道阻滞剂缓释剂型治疗非急症 RP。根据临床疗效调整剂量，监测常见的副作用（比如，低血压、头痛、足部水肿）。对急症 RP 患者，首选短效制剂，但需密切监测药物剂量。钙通道阻滞剂可能是最为有效的药物，但也可使用其他血管扩张剂，包括硝酸盐、5- 磷酸二酯酶抑制剂（例如，西地那非）、静脉注射前列腺素和交感神经阻断剂（例如，哌唑嗪）。

其他用于治疗 RP 的药物包括：提高一氧化氮水平的 5- 羟色胺再摄取阻滞剂（例如，氟西汀）、Rho

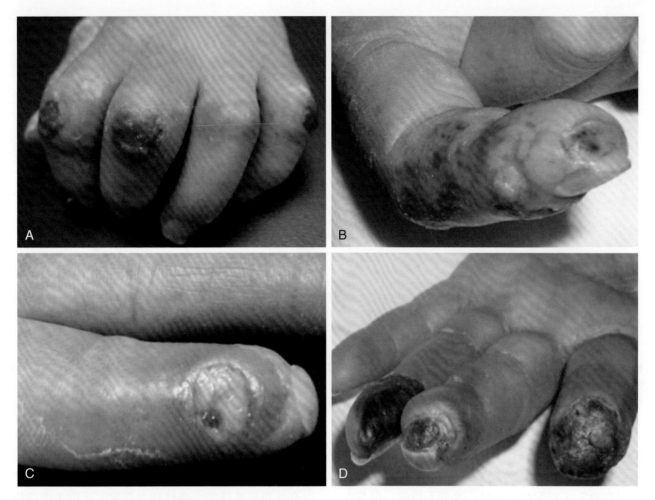

图 84-5　硬皮病和雷诺现象与指端溃疡和严重的指端缺血相关。**A**. 近端指间关节创伤性溃疡。**B** 和 **C**. 继发于小动脉病变的缺血性指端溃疡。**D**. 继发于大血管病变的肢端坏疽

激酶抑制剂、局部注射 A 型肉毒毒素（Botox）、抗氧化剂（N- 乙酰半胱氨酸）、血管紧张素受体拮抗剂、选择性 α 肾上腺素能受体拮抗剂。如果耐受性良好，对难治性病例可以联合用药。硝酸甘油外用和口服剂型也被用于 RP 的治疗[67-68]，虽有一定疗效，但由于头痛、头晕和局部皮肤刺激等副作用而限制了其应用。环磷酸鸟苷 5 磷酸二酯酶抑制剂通过维持一氧化氮的血管舒张作用而治疗 RP[69-70]。关于磷酸二酯酶抑制剂治疗 RP 的研究结果显示其疗效差别较大，尚未确定理想的药物种类和剂量。ACE 抑制剂理论上有效，但一项对喹那普利的研究表明，这些药物对肢端溃疡的发生或 RP 发作的频率和程度并无影响[71]。ACE 抑制剂对硬皮病肾危象的治疗非常重要（见下文"肾受累"部分），但对 RP 的治疗作用不大。

目前硬皮病的治疗强调应用免疫抑制剂和血管保护药物，以防治血管病变。HMG-CoA（三羟基三甲基戊二酸单酰辅酶 A（HMG-COA）还原酶抑制剂（他汀类药物）可以通过多种机制调控血管损伤的进展，防止缺血，包括改善血管内皮功能障碍、减少凝血和抗炎作用[72-73]。研究表明他汀类药物可以增加血管内皮祖细胞的数量，促进损伤后血管重塑[74-75]。在一项针对硬皮病继发 RP 的随机安慰剂对照研究中，使用他汀类药物显著降低肢端溃疡的发生率[76]。

静脉输注血管扩张剂前列腺素（例如，前列地尔、依前列醇、伊洛前列素和曲前列环素）可减轻 RP 的严重程度和减少发生频率，对持续性严重缺血有益。这些前列腺素具有强效扩血管作用，抑制血小板聚集，并通过其他机制增强血管功能，因此可以有效治疗 RP。硬皮病患者在冬季或全年可以间断静脉应用前列环素，或者在急性血管危象时应用。口服前列腺素吸收不稳定，目前尚无口服剂型。

内皮素 -1 在硬皮病相关 RP 和血管病变的发病

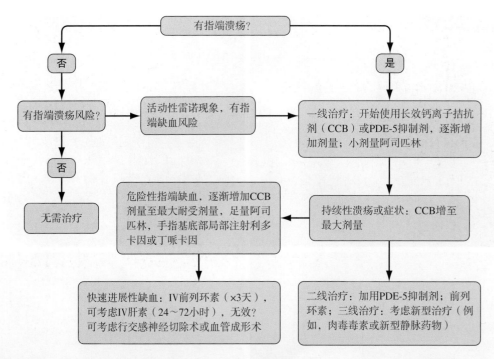

图 84-6 雷诺现象药物治疗和急性指端缺血的处理。CCB，钙离子通道抑制剂；IV，静脉应用；PDE-5，5- 磷酸二酯酶；SSRI，选择性 5 羟色胺再摄取抑制剂

机制中发挥重要作用[77]。一项随机安慰剂对照双盲多中心试验研究显示，内皮素 -1 受体拮抗剂—波生坦，可有效防止新发肢端溃疡，改善手功能，但与安慰剂相比，并不能促进已有溃疡的愈合[78]。

交感神经切除术可以作为药物治疗无效的 RP 患者的一种选择；应作为严重缺血事件的急性干预措施。局部交感神经切除术与血管周围纤维溶解术治疗急性缺血有效，已取代颈交感神经切除术[79-80]。对交感神经切除术的治疗反应无法持久，表明这一干预措施的长期获益有限。事实上，RP 最终会复发，因此需要用药物治疗以防止复发。手部和手指注射肉毒毒素 A 对于治疗急性指端缺血和控制血管痉挛的慢性活动均有一定疗效[81]，但目前尚无大型随机对照试验证实其疗效。

急性肢端缺血事件发生时应仔细评估可逆性血管病变，尤其是整个手指缺血或缺血累及下肢时。这种情况下应进行适当的检查，如动脉多普勒超声或血管造影。如果存在大血管病变，血管外科手术可能有助于缓解堵塞。有报道发现硬皮病患者易出现尺动脉受累[82]。

发生严重肢端缺血的患者必须住院治疗，减少血管痉挛、保暖并尽快给予血管扩张剂治疗。静脉应用血管扩张前列腺素以最大程度舒张血管。小剂量阿司匹林抗血小板治疗可能有益，但对于急性缺血事件是否有益尚未被证实。急性缺血危象时可以考虑应用肝素，但不推荐硬皮病患者长期抗凝治疗。纤维蛋白溶解可以考虑用于治疗大血管的急性闭塞，但是这一方法尚未在硬皮病相关的严重指端缺血中常规应用。局部浸润利多卡因或丁哌卡因进行受累肢体的化学交感神经切除术，可立即改善症状。对顽固性病例，可以进行肢体交感神经切除术。

缺血性肢端病变应外用抗生素，并每日用肥皂水进行清洁。由于肢端组织缺血，组织创伤可能会使损伤面积扩大，因此清创处理需非常谨慎。进展为干性坏疽的病变肢体可发生自截。仅在顽固性疼痛或深部组织感染时进行截肢手术。

皮肤受累

硬皮病最明显的临床表现是皮肤病变。不同患者皮肤受累程度有所不同，同一患者在不同时间皮肤病变的严重程度和分布也发生改变。由于真皮中胶原和细胞外基质沉积，几乎所有硬皮病患者均出现皮肤增厚和硬化。皮肤改变分布具有特征性，最常累及手

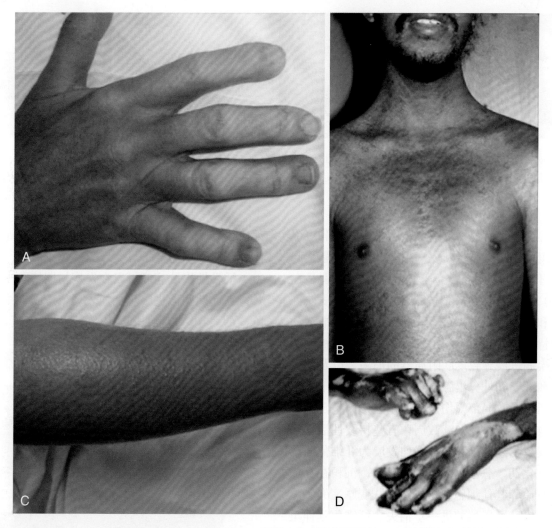

图 84-7　硬皮病皮肤受累分为局限型和弥漫型两种类型。**A**. 局限皮肤型的指端硬化。**B**. 弥漫皮肤型的躯干改变。**C**. 早期活动性皮肤病变的炎性征象。**D**. 硬皮病皮肤受累慢性纤维化期的手指挛缩

指、手、前臂、小腿、足和面部，其次累及近端肢体和躯干前部。典型表现为后背中部不受累。硬皮病分为局限和弥漫皮肤型（图 84-7）。局限性硬皮病的定义是：皮肤增厚局限在面部和四肢远端至肘和膝部。这种类型通常只有手指和面部受累。相反，弥漫皮肤型受累的特点是广泛的皮肤增厚，包括近端肢体和躯干。近端皮肤受累用于定义弥漫皮肤型，但在疾病的早期阶段可以不出现，皮肤增厚不显著，疾病其他表现（例如，RP 和甲褶毛细血管异常）更为明显，也缺乏内脏器官受累证据。

传统上，患者分为局限皮肤型和弥漫皮肤型，但有证据表明，有些患者处于中间类型。依据皮肤增厚程度定义的每一种疾病亚型均呈现独特的疾病表型和预后风险。因此，皮肤病变可作为疾病过程的预测

因子或"临床生物标志物"。皮肤受累程度可通过物理检查进行量化。最广泛接受的评分系统（改良的 Rodnan 皮肤评分）对 17 个部位的皮肤厚度进行主观评分，从 0（正常）到 3（很厚）（图 84-8）；皮肤评分（最高 51 分）是一种非常有用的临床评估方法，可以量化皮肤病变的严重程度[37]。以皮肤评分评估皮肤受累程度可以预测一定的临床结果，但不能确定某一时间点皮肤病变的性质和疾病活动度。因此，观察皮肤评分随时间的变化对于监测疾病进展非常重要。

硬皮病皮肤受累的初始表现为炎症，称为水肿期，其临床特征是受累部位非可凹性水肿。在局限性硬皮病患者中，这种表现比较轻，只限于指端；而弥漫皮肤型硬皮病患者的皮肤肿胀和水肿范围广泛，类

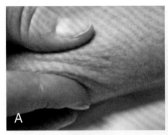
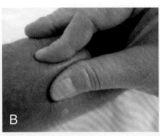
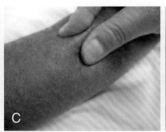
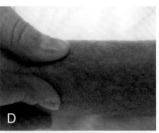

图 84-8　硬皮病皮肤厚度半定量测量方法。改良的 Rodnan 皮肤评分对 17 个部位（手指、手、前臂、上臂、胸、腹、大腿、小腿和足）的皮肤厚度进行主观评价：从 0 = 正常（**A**）；1= 轻度（**B**）；2= 中度（**C**）；3= 重度（**D**）。皮肤评分最高为 51 分

似充血性心力衰竭时容量负荷过重的表现。水肿可引起局部组织受压。例如，硬皮病患者手腕部受累引起手或腕部不适，常被诊断为腕管综合征（特别是在发病初期）。炎症的症状和体征与水肿并存。皮肤红斑、瘙痒和疼痛（图 84-7C）是弥漫皮肤型病情活动和进展的特征。疼痛表现为"针刺样"感觉的神经病性疼痛；疾病进展导致皮肤附属器的消失，以及毛发生长受限和汗腺和外分泌腺损伤；皮肤表面变干和不适。由于抓痕导致局部损伤，出现小丘疹，呈现鹅卵石纹理样改变。水肿期持续数周，有些持续性活动病变可以持续数月或几年，但最终均发展为纤维化期。

在纤维化期，急性炎症表现不明显，沉积在真皮层的过量胶原和其他细胞外物质使皮肤变厚，失去弹性，并导致皮肤附属器的进一步消失。纤维化延伸至更深的组织，导致皮下脂肪组织消失（脂肪萎缩）。在疾病的晚期，皮肤变薄萎缩，呈现非炎症性束缚的外观。深层组织纤维化造成永久性关节周围挛缩，并可累及相关肌肉，引起肌病（图 84-7D）。弥漫皮肤型硬皮病患者表现为广泛的皮肤病变；而局限皮肤型患者可以只出现手指肿胀和指端硬化。皮肤和软组织纤维化导致面具脸，小口和张口受限，口周皮肤呈放射状条纹。有些患者出现牙龈萎缩和面部皮肤收紧，使前牙显得更为突出。皮肤硬化、纤维化和皮下组织萎缩可以导致手指、手腕、肘部屈曲挛缩。缺血性纤维化或受损皮肤变薄导致皮肤溃疡，易出现在创伤部位，例如掌指关节或近端指间关节或肘关节，特别是当这些部位出现关节挛缩时（图 84-5A）。溃疡可以继发于潜在的血管病变和组织缺血（见下文"血管病变的治疗"部分）。踝关节或下肢溃疡很少继发于大血管闭塞性疾病或合并症（静脉疾病）。受累皮肤可出现色素脱失（白癜风样）和（或）保留毛囊周围色素（"盐和胡椒"样外观）的色素沉着，尤其累及面

部、手臂和躯干（图 84-9A）。即使未经日晒，也可出现皮肤晒黑的样子。

活动性皮肤病变可以在发病初期持续 12 ～ 18 个月，在此期间无进一步炎症表现或皮肤纤维化。在此阶段的后期，皮肤病变开始修复并可恢复正常纹理，

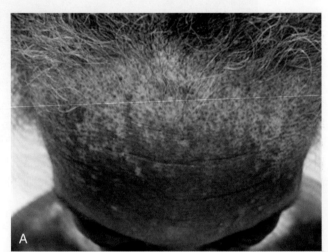
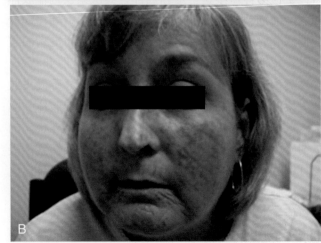

图 84-9　硬皮病患者的皮肤表现。**A**. 前额白癜风样皮肤色素脱失（"盐和胡椒"）；**B**. 面部毛细血管扩张

或在受累严重的部位（例如，手指和手），皮肤变薄萎缩。在恢复期阶段，随着病情活动的自发缓解，可以长出新的健康毛发，尤其在前臂，瘙痒和疼痛感消失。发病后数年，皮肤病变很少复发或再次进入活动期，可逐渐恢复正常的质地和颜色。如果患者在发病后多年均表现为手指硬化，（伴或不伴面部改变）一般不会进展为弥漫皮肤型硬皮病。

毛细血管扩张表现为血管源性皮肤红色斑状损害；局部施压可以变白。毛细血管扩张由扩张的毛细血管后微静脉组成，无明显炎症，类似于 Osler-Weber-Rendu 病的表现（遗传性出血性毛细血管扩张症）。毛细血管扩张主要累及手指、手、脸和黏膜，也可累及四肢和躯干（图 84-9B）。不管是局限皮肤型还是弥漫皮肤型硬皮病患者，毛细血管扩张均随时间推移而逐渐增多，尤其是局限皮肤型硬皮病的白种人患者。硬皮病毛细血管扩张发生的生物学机制与潜在的慢性组织缺氧刺激血管生长因子异常分泌有关（例如，血管内皮生长因子）。因此，毛细血管扩张可能提示持续的血管损伤和血管修复异常或血管新生。毛细血管扩张与肺动脉高压的发生风险增加有关，提示它们是全身性血管病变的临床生物标志物。在指甲根部皮肤滴石蜡油，直接用眼底镜或可视性毛细血管镜观察到甲褶毛细血管异常。在硬皮病早期，可以看到扩张的毛细血管袢（巨型毛细血管）和微出血。在晚期阶段，甲襞毛细血管减少并且排列混乱（图 84-4）。

虽然在硬皮病皮肤受累的水肿期有活动性炎症的证据，但应用糖皮质激素并不能有效阻止疾病的进展。其他多种免疫调节药物和具有潜在控制病情发展作用的新型制剂（即抗纤维化药物）已用于控制硬皮病皮肤病变，但到目前为止，尚无一种公认有效的药物。在弥漫皮肤型硬皮病早期活动阶段，瘙痒是最令患者痛苦的症状之一。常用的抗组胺药、止痛药或三环类抗抑郁药（例如，多塞平）只有部分疗效。由于天然油脂（皮脂）的产生减少或缺乏导致外分泌结构损害，进而造成皮肤干燥。这会加重皮肤瘙痒，由于反复搔抓造成皮肤损伤，还可以导致皮肤溃疡和继发感染。最佳的治疗方法是经常涂抹润肤剂，定期用肥皂和水进行清洗，外伤性皮肤溃疡需局部外用抗生素。物理治疗对防止严重的皮肤和关节挛缩非常重要，并有助于患者进行日常活动。

胃肠道受累

关键点
硬皮病患者普遍存在肠道动力障碍，并可影响胃肠道的任何部分。
上消化道受累较下消化道更常见，且可出现严重的症状。
下消化道功能障碍和衰竭与预后不良有关。

几乎所有的硬皮病患者均可出现胃肠道症状，从轻微的胃食管反流病（gastroesophageal reflux disease，GERD）到危及生命的严重肠道功能障碍均可。事实上，胃肠道的任何一段均可以受累（表 84-5）。

表 84-5　硬皮病的胃肠道表现

部位	临床表现	处理
口咽	口周皮肤变紧	定期口腔和牙周护理
	口裂变小	人工唾液
	牙周炎、牙龈病变	
	口干	
	吞咽困难	定向吞咽练习和康复训练
	咳嗽、误吸	
食管	反酸（烧心）	调整生活方式
	吞咽困难	质子泵抑制剂
		促动力药
	狭窄	内镜下治疗
	Barrett 食管	
胃	胃轻瘫、消化不良	促动力药
	胃窦血管扩张	质子泵抑制剂
		补充铁剂
		内镜下激光或冷冻治疗
		输血
		手术
小肠和大肠	运动不良、便秘	温和的泻药
		促动力药物
	细菌过度繁殖、腹泻	交替使用抗生素
	假性肠梗阻	
	肠壁囊样积气症	奥曲肽
	吸收不良	避免手术
	结肠假憩室	肠内或肠道外营养支持
直肠肛门	括约肌功能障碍	生物反馈，骶神经刺激，手术

口咽部

　　由于皮肤和深层组织纤维化导致面部弹性丧失，患者会主诉咀嚼困难。口周皮肤收紧会导致口裂变小和张口困难，这些改变可致口腔护理困难和进食苹果等大块固体食物困难（图84-10）。唾液分泌减少导致黏膜干燥进而造成咀嚼困难。有些患者会出现牙周疾病和牙龈萎缩引起牙齿松动，进而影响咀嚼能力。

　　上咽部功能通常正常，但部分患者会罹患肌病，导致咽部肌肉无力，类似于神经肌肉病[83]。这种表现的特征是：咽部功能障碍，因此导致吞咽问题；因喉部反流导致频繁咳嗽，增加食物或液体误吸的风险。尽管硬皮病上咽部结构的病理研究较少，但肌炎和纤维化的并存是已知的。

食管

　　食管受累导致吞咽困难是最常见的胃肠道症状，约发生于90%的患者。常见症状包括胃灼热、反流、吞咽药丸和固体食物困难（比液体更困难）；食管功能障碍还可以引起不典型的胸骨后疼痛（特别是在夜间）、周期性咳嗽、食物"粘"在食管的感觉和恶心。硬皮病食管受累的特点是正常平滑肌功能丧失，特别是在食管下 2/3，以及食管下括约肌张力减退（图84-11A）。食管动力检查的研究表明，硬皮病患者常出现神经功能障碍，可能先于肌肉功能障碍和平滑肌层的组织变化[84]。食管测压结果显示在无平滑肌组织学异常区域即可出现食管运动减弱。其他的研究也表明，在疾病早期，药物可以刺激食管平滑肌活动（醋甲胆碱激发），但是在疾病晚期则无反应。出现这些异常的原因尚不明确，但已有的证据表明，神经功能障碍先于肌肉病变。

　　组织纤维化常被认为是硬皮病食管病变的原因。但病理研究显示，食管远端的平滑肌层萎缩而无明显

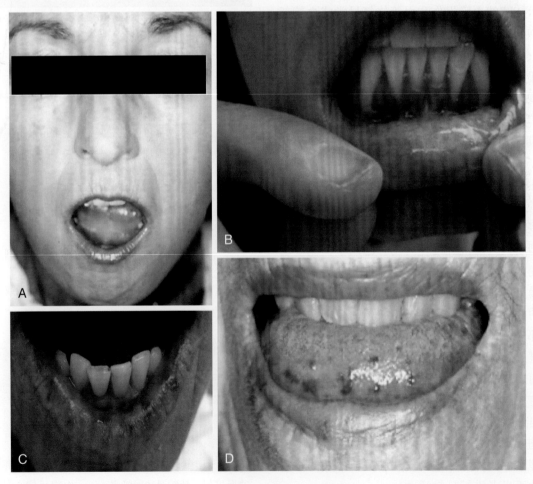

图84-10 口部表现。**A.** 口周皮肤变紧、口裂变小、口唇周围沟纹，黏膜干燥。**B.** 牙周疾病、牙龈萎缩、牙齿松动。**C** 和 **D.** 嘴唇和舌头毛细血管扩张

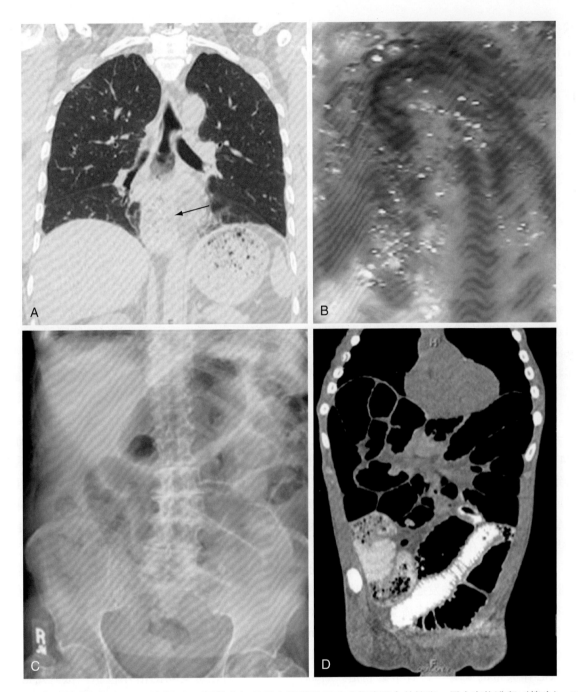

图 84-11　硬皮病的胃肠道表现。**A**. 胸部 CT（冠状位）显示食管严重运动功能障碍合并扩张，胃内容物潴留（箭头）。**B**. 胃镜：胃窦血管扩张，呈"西瓜"胃。**C** 和 **D**. 腹部 X 线片和腹部 CT：小肠运动功能障碍合并假性肠梗阻，肠壁囊性积气

纤维化。功能研究显示，暴露于寒冷环境和复温处理后，食管血流受损，表明硬皮病患者存在食管缺血。研究发现胃肠道动脉非炎症性内膜增生。平滑肌通常无炎症性细胞浸润，除非发生严重的透壁性食管炎，这表明炎症并非硬皮病食管平滑肌病变发病机制的主要特征。

食管症状的严重程度可能无法准确反映潜在疾病

的严重性。因此，所有硬皮病患者均应充分评估食管受累状况。如果不治疗，胃肠道反流可导致食管炎、出血、食管狭窄或癌前病变，如 Barrett 食管。无实验室检查异常（例如，贫血或胃肠道出血证据）的无症状患者无须特殊治疗。轻度胃食管反流性疾病可以经验性使用质子泵抑制剂，并密切随访，观察其症状是否消失，实验室检查是否恢复正常。如果出现严

重的症状（例如，GERD 合并吞咽困难），或质子泵抑制剂治疗无效，需进行胃肠内镜检查，全面评估食管的解剖结构和相关病变的程度。直接内镜检查有助于排除 Barrett 食管、食管狭窄未经控制的食管炎或出血病灶。钡餐和食管造影是食管狭窄的敏感检查方法。如果出现不明原因的非典型胸痛，则需要通过食管测压的方法检测食管动力。Barret 食管的并发症（例如，食管癌）罕见，但即使在治疗后症状已缓解的情况下，也推荐定期进行内镜检查以评估病情。

除了药物治疗外，改变饮食习惯非常重要。少量多餐，避免睡前几小时内进食，近正午时进食主餐，饭后散步以促进胃食管排空，避免加重症状的食物（例如，辛辣酱料、含咖啡因食物或碳酸饮料）。胃食管反流症状往往在睡觉时更严重。避免睡前 2～3 小时之内进食，睡眠时抬高头部和躯干位置可以改善胃食管反流症状。应用抗酸剂或组胺（H_2）抑制剂治疗反流症状有一定效果，但在硬皮病中的总体疗效不佳。而质子泵抑制剂（例如，奥美拉唑、兰索拉唑）非常有效。通常需要长期服用。定期使用高剂量以控制症状。若应用推荐药物剂量仍不能有效控制症状，需进行 24 小时 pH 监测来确定持续的症状是否由于酸反流所致。如果在应用有效的抑酸药物之后仍存在吞咽困难或内镜下食管炎，则需加用促动力药物（例如，甲氧氯普胺、多潘立酮、红霉素）。这些药物通常在疾病早期有效，而在晚期食管功能障碍时无效。许多患者应用小剂量即有效，例如在睡前给药。由于甲氧氯普胺可引起神经系统并发症，许多临床医生建议，当需要长期促动力治疗时，多潘立酮是一种相对更安全的替代方案。多潘立酮不应用于已存在 QT 间期延长的患者，也不应与抑制 CYP3A4 的药物联用，因其具有致心律失常的风险[85]。普卡必利是一种高选择性 5- 羟色胺受体激动剂，通常用于便秘患者，对合并 GERD 的患者具有一定疗效[86]。

胃

硬皮病患者胃排空延迟的程度（胃轻瘫）易被低估，胃轻瘫常引起早饱、GERD 症状加重、厌食、腹痛、腹胀感或恶心。硬皮病患者常因胃功能差导致食欲下降、摄入能量不足，进而导致体重减轻。促动力药物可用于改善胃排空及相关的症状，但通常效果欠佳。硬皮病患者可发生胃炎或胃溃疡。有些患者可以出现胃黏膜的微血管扩张。这种表现也被称为胃窦血

管扩张（gastric antral vascular ectasia，GAVE），与异常血管生成导致微血管扩张和动静脉（A-V）畸形有关，类似于皮肤、嘴唇和口腔黏膜的毛细血管扩张。这些病变一般无症状，但可引起隐匿性胃肠道出血。广泛丛集的动静脉畸形导致胃内纵向红色条纹，聚合于幽门，内镜下描述为"西瓜胃"（图 84-11B）。应用内镜下激光凝固或冷冻治疗可烧蚀出血的血管。与 GAVE 相关的出血常难以治疗，需要多次输血，重复激光或冷冻治疗，甚至行胃部手术（例如，胃窦或胃切除）。

下消化道

下消化道常见症状包括因小肠和大肠的运动功能障碍引起的胃胀、腹胀、腹泻和便秘。功能和病理研究表明，微血管病变、神经功能障碍、平滑肌萎缩和组织纤维化是引起肠道病变的主要原因，与食管病变相似。大多数病例与肠易激综合征（irritable bowel syndrome，IBS）表现相似。由肠道运动减弱引起的便秘可导致腹泻的反复发作，造成吸收不良、体重进行性下降、严重营养不良。腹泻主要因肠功能障碍导致细菌过度繁殖所致，其他原因包括：肠系膜血流量下降或胰腺功能不全。反复发作假性肠梗阻是硬皮病最严重的肠道并发症。有时会被误诊为外科急症。假性肠梗阻是肠道平滑肌功能丧失的一种表现，导致严重的运动障碍和节段性管腔扩张。肠壁囊样积气时，气体可以渗漏到病变肠壁，进入肠系膜或腹腔，类似肠穿孔，使硬皮病肠道受累病情复杂化（图 84-11C 和 D）。肠壁纤维化和萎缩可导致无症状性广口憩室，是硬皮病的特征性表现。肠道扭转、狭窄和穿孔是肠道严重受累的少见并发症。

下消化道受累的治疗包括：摄入足够的膳食纤维、使用大便软化剂（多库酯）、预防便秘 - 腹泻交替。如果便秘严重，可间断使用渗透性泻药（聚乙二醇）。如果症状以慢性便秘为主，可使用芦比前列酮。新型复合制剂，如普芦卡必利和利那洛肽，可用于治疗慢性难治性便秘，但这类药在硬皮病中的效果尚未通过正式试验证实。一些专家也支持对于硬皮病同时合并严重的、持续性胃肠动力减弱的患者，可以使用溴吡斯的明。其他促动力药对下消化道的治疗效果不佳。奥曲肽对重度下胃肠道功能障碍和假性肠梗阻有一定疗效。周期性使用抗生素和（或）益生菌可用于治疗腹胀、腹泻反复发作或假性梗阻。在某些

难治性腹泻的病例中，考来烯胺是有益的。其他治疗方法无效的严重硬皮病相关肠道病变患者，需应用全肠外营养。肠功能衰竭提示预后不良。硬皮病患者的肛门内括约肌障碍（萎缩和纤维化）和肛门外括约肌功能障碍（无力），可以导致大便失禁。有效治疗措施包括固化大便质地，加强盆底肌肉力量的锻炼，生物反馈疗法，手术修复加重因素（如直肠脱垂或严重的痔）。

肺部受累

关键点

肺疾病是硬皮病患者死亡的主要原因。

局限性和弥漫性硬皮病均可发生肺纤维化，严重程度和预后各不相同。

非白种人和抗拓扑异构酶 1 抗体阳性的患者一般预后最差。

肺功能检查（肺容量测定和扩散能力测定）有助于筛查和监测 ILD。

高分辨 CT 显示的肺纤维化程度对预后有预测价值。

目前硬皮病相关 ILD 的治疗只限于免疫抑制。

肺动脉高压的危险因素包括晚发硬皮病、局限型和大量毛细血管扩张。

　　肺部受累见于大多数硬皮病患者。ILD 和肺动脉高压是最常见的肺部并发症，是目前硬皮病患者的主要死因。两者约占硬皮病相关死因的 60%[26]。许多患者同时有两者存在，但以一种表现为主。肺部病变可以无症状，也可以引起进行性呼吸衰竭，严重影响生活质量。硬皮病患者出现呼吸系统症状时，需鉴别其他肺部并发症，如慢性误吸、胸膜病变、自发性气胸、神经肌肉无力、药物性肺炎和肺癌。

间质性肺病

　　ILD 是硬皮病最常见的肺部表现，可在高达 60% 的弥漫皮肤型硬皮病患者和 20% 的局限皮肤型硬皮病患者中出现。下列患者发生严重进展性 ILD 的风险高：弥漫性皮肤受累，美国黑人，印第安人，抗拓扑异构酶 1（Scl-70）抗体、抗 U3-RNP 抗体或抗

Th/To 抗体阳性的患者。最近的一项关于活动性肺部病变的研究表明，局限型和弥漫型硬皮病患者的基线肺功能无明显差异，局限型硬皮病往往表现为更广泛的肺纤维化，可能提示患者在纳入研究之前诊断延误或病变快速进展[87]。

　　ILD 的典型表现为肺容量下降和肺实质纤维化与网状间质增厚，以肺底最为明显。病理研究表明，硬皮病纤维性肺泡炎最常见的组织病理类型是非特异性间质性肺炎（nonspecific interstitial pneumonia，NSIP），与特发性纤维化的常见表现即寻常型间质性肺炎（usual interstitial pneumonia，UIP）不同。也可表现为 NSIP 和 UIP 混合型。组织病理学分类不能预测预后，疾病预后与基线时病情严重程度和肺功能有关[88]。因此，具有典型疾病表现的硬皮病患者不需要进行外科肺活检手术。ILD 的特征是：限制性通气功能障碍导致气体交换减少；在疾病的后期，可以出现一定程度的气道阻塞，与蜂窝肺和支气管扩张有关。硬皮病患者很少出现胸膜反应。自发性气胸、成人呼吸窘迫综合征和肺出血罕见。GRED 可导致误吸，继发感染，和心力衰竭可加重硬皮病肺部病变。有些学者认为，GERD 相关的慢性误吸是硬皮病患者 ILD 的潜在促发因素[89]。

　　在 ILD 的早期阶段，潜在的活动性纤维性肺泡炎可以无任何症状，且常规 X 线胸片观察不到。呼吸困难（最初表现为劳力性呼吸困难）和疲劳是硬皮病相关的肺疾病最常见症状。胸痛不典型，干咳是晚期常见并发症，尤其与牵拉性支气管扩张密切相关。硬皮病患者出现咳嗽症状往往非原发性肺疾病所致，而是 GERD 相关喉部刺激的临床表现。ILD 的典型体征为双肺底吸气相细小的爆裂音（即"Velcro"啰音）。肺功能检测（pulmonary function testing，PFT）是 ILD 最常用的检查方法（图 84-12）。最早的肺功能异常是单次呼吸的一氧化碳扩散量（diffusion capacity of carbon monoxide，DLCO）减少。虽然 DLCO 下降与 HRCT 检测的肺间质纤维化严重程度相关，并可以预测预后，但不是特异性指标。DLCO 异常也可见于肺血管疾病和潜在的慢性阻塞性肺疾病 / 肺气肿。限制性通气功能障碍定义为用力肺活量（forced vital capacity，FVC）和肺总容量减少。监测 ILD 最可靠的工具是连续测量 FVC。FVC 与基线相比下降超过 10% 往往提示疾病活动，与病死率增加有关。肺部疾病可保持稳定或在肺功能不变的间

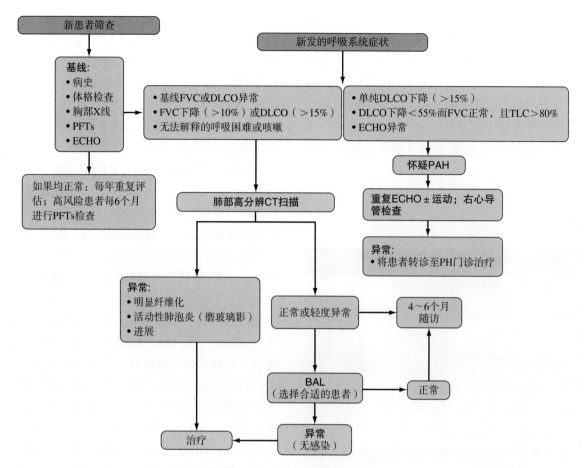

图 84-12 硬皮病肺部病变诊断流程图。该流程图推荐用于所有新发或长病程的硬皮病患者。BAL，支气管肺泡灌洗；CT，计算机断层扫描；DLCO，弥散功能；ECHO，超声心动图；FVC，用力肺活量；PAH，肺动脉高压；PFT，肺功能检测；TLC，肺总量

隔（月或年）后出现恶化。在一些患者中，病情不断进展并迅速发展至终末期肺病。疾病早期肺活量正常的患者肺部预后较好，早期 FVC 下降与肺损害的进展相关，通常发生在最初的 2～4 年。存在 ILD 预示病死率高。一项研究发现，严重 ILD 的患者 9 年生存率约为 30%，而无严重器官受累患者的生存率为 72%[26]。发病最初的 3 年 FVC 下降最快，以后逐渐进展，因此，建议定期检测呼吸状况，每年监测肺功能。

HRCT 评估弥漫性肺疾病较胸片更准确；是确定硬皮病相关 ILD 的一种敏感、有效的非侵入性检查方法。HRCT 显示的肺纤维化程度与肺功能异常的程度密切相关，可用于评估预后[90]。最近有证据表明，HRCT 病变范围联合肺功能损害程度可组成一个简单的分级系统（局限与广泛病变），对预后有良好的预测价值[91]。FVC 小于 70%，或 HRCT 病变范围大于 20%，预测 ILD 进展快，死亡率高。HRCT 显示的肺纤维化可见于 55%～65% 的硬皮病患者，几乎见于所有肺功能异常的患者。最早和最常见的 HRCT 异常表现见于肺的后下部，呈现边界不清的胸膜下肺内模糊影。随着疾病进展，可以出现"毛玻璃"影，目前已公认这一表现并不总提示活动性炎症，也不能预测疾病进展。肺纤维化明显之前常表现为细网格状改变，典型纤维化表现为网状小叶间质增厚、牵拉性支气管扩张和支气管扩张；晚期表现为蜂窝囊、囊性气腔（图 84-13）。当 HRCT 呈现网格状肺间质异常时，病变多不可逆。

针对早期肺部病变的硬皮病患者的病理学研究表明，混合性间质性炎症及浸润至肺泡内的炎症（肺泡炎）的发生先于肺纤维化。检测支气管肺泡灌洗液（bronchoalveolar lavage，BAL）中炎症性细胞的异常水平有助于识别活动性肺部病变患者，以便判断有无病变进展风险以及是否需应用免疫抑制剂治疗。有数据表明，BAL 细胞数异常，特别是粒细胞增多（中

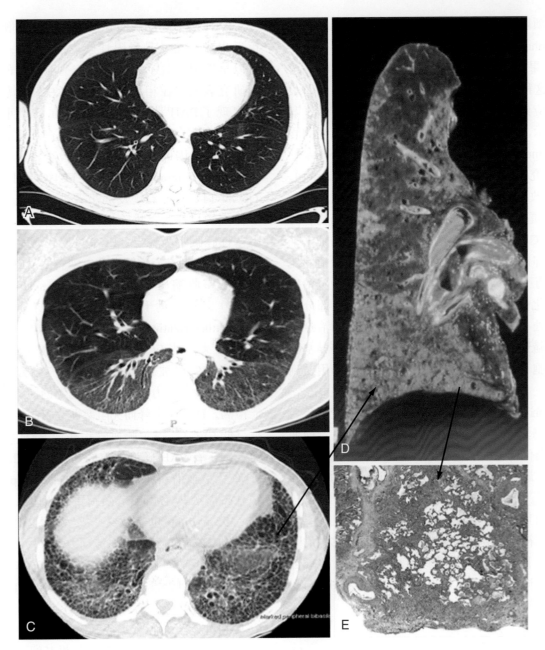

图 84-13　硬皮病相关间质性肺病。高分辨 CT 扫描显示：**A**．正常肺；**B**．活动性肺泡炎（"磨玻璃"影）；**C**．晚期蜂窝肺；**D**．大体病理；**E**．组织病理显示纤维性肺泡炎

性粒细胞和嗜酸性粒细胞），与硬皮病相关 ILD 的严重肺部病变和病死率有关[92]。但 BAL 细胞学检查对肺部病变进展或治疗反应的预测价值尚未被证实。一些观察性研究显示，在未接受免疫抑制剂治疗的患者中，BAL 粒细胞肺泡炎与肺功能恶化有关[93]。而其他研究未发现 BAL 细胞异常和临床预后相关[94]。目前，尚无足够的证据推荐将 BAL 细胞学检查作为临床常规检查来预测硬皮病合并 ILD 患者的预后。其他用于检测 ILD 活动性和进展的生物标志物更加准

确，但是尚不能用于临床。肺泡细胞损伤的标志物，例如 KL-6 或表面活性蛋白 A（surfactant proteins A，SP-A）和 D（SP-D），在硬皮病的活动性 ILD 患者血清中增加，并可预测生存率[95-96]。促炎因子，如 CCL-18 或 IL-6 的水平增加，也与肺功能下降和临床结局差有关[97-98]。

早期检测并及时治疗对于防止肺部病变进展至关重要。目前硬皮病相关的 ILD 的主要治疗手段是针对介导肺部损害和组织纤维化的免疫反应和炎症

过程。一项随机安慰剂对照研究比较了口服环磷酰胺（cyclophosphamide，CYC）与安慰剂治疗 1 年的临床效果，提示药物治疗有一定疗效（FVC 改善）[87]。这种疗效持续 18 个月，但在随访 2 年时表失，提示应给予免疫抑制治疗以维持临床疗效。其他研究显示，每个月静脉应用 CYC 继而以硫唑嘌呤（azathioprine，AZA）维持治疗有效。几项小样本的回顾性研究显示霉酚酸酯（mycophenolate mofetil，MMF）对改善和维持肺功能稳定有一定疗效，提示 MMF 可能是治疗硬皮病的一种安全有效的药物，可能成为 CYC 的替代药物。虽然还需要更多的证据来证实免疫抑制在硬皮病相关 ILD 治疗中的价值，还有一些新药正处于研究阶段，包括靶向生物免疫治疗和抗纤维化分子治疗（见下文"治疗方法"部分）。目前还有处在试验阶段的更积极的免疫抑制治疗方法，如清髓性或免疫清除性预处理后自体或异基因造血干细胞移植，但这些治疗方法的毒副作用受到关注。

仔细筛选病例并仅针对有活动性肺部病变的患者进行治疗仍然非常重要。事实上，大多数患者即便存在肺纤维化，也很少进展为严重病变。筛选需接受治疗的患者最好进行队列研究并仔细评估肺功能和肺 HRCT 表现。

肺移植可以作为药物治疗无效的严重 ILD 患者一个选择。符合适应证的硬皮病患者进行肺移植的死亡率与特发性肺疾病患者肺移植相似[99-100]。一项针对 47 例行肺移植的硬皮病患者的回顾性分析发现，其 1 年和 3 年生存率分别为 68% 和 46%。

肺高压

肺动脉血管病变是硬皮病的常见表现，合并 PAH 是一种可危及生命的临床挑战。肺血管病变可以隐匿、无临床症状，也可能由于严重 PAH 与右心衰竭导致呼吸困难。具有临床表现的 PAH 的典型症状包括：呼吸困难、疲劳和相对少见的胸痛或晕厥。在 PAH 的早期阶段，体格检查可以正常，但随着疾病的进展，可以出现三尖瓣反流引起的收缩期杂音、S2 亢进、S3 奔马律和右心衰竭的体征（右侧胸骨旁隆起、颈静脉怒张、肝大、周围水肿等容量负荷过重的体征）。在疾病晚期，患者轻微活动即出现呼吸困难，有静息性心动过速，并可能出现发绀。缺氧和充血性心力衰竭可以突发晕厥或猝死。

PAH 属于硬皮病的晚期并发症，一般在发病 10 年后出现，尤其是局限性硬皮病。在一些患者中，可以早期出现且不易被发现。一项法国的硬皮病队列研究表明，在相当比例的患者中，起病 5 年内已经出现了 PAH[101]。PAH 具有潜在的严重后果，早期诊断非常重要。简单的床旁检查不敏感，尤其在早期阶段，因此建议应用客观检查，例如，心电图（electrocardiography，ECG）、ECHO 和肺功能检查（图 84-14）对所有硬皮病患者进行筛查。适当的初步检查的目标为：排除慢性血栓栓塞疾病和潜在的阻塞性睡眠呼吸暂停。ECG 可以正常，但随着病情进展，可出现右心室肥大和电轴右偏。ECHO 检查显示右心室收缩压（right ventricular systolic pressure，RVSP）增高有助于诊断，但需要经右心导管（right heart catheterization，RHC）证实，排除假阳性或假阴性结果。当 ECHO 估计的 RVSP 大于 45 mmHg 时，约 95% 可被 RHC 证实[102]。三尖瓣梯度可以作为测量肺动脉压力的方法。其他无创性检查包括肺功能检测。DLCO 下降而无阻塞性或限制性肺疾病的证据（低 FVC），提示肺血管疾病或 PAH 继发气体交换受损。在 PAH 确诊之前的几年内，DLCO 可逐渐下降[103]。血清 N 末端 - 前脑利钠肽（N-proBNP）水平升高提示 PAH 和右心负荷重，即使水平轻度升高（> 395 pg/ml）也有意义[104]。确诊 PAH 需经 RHC 证实，RHC 直接测量肺血流动力学。PAH 的定义是：静息状态下平均肺动脉压等于或大于 25 mmHg，及正常肺毛细血管楔压等于或小于 15 mmHg。除了确认血流动力学异常值外，RHC 还有助于鉴别真正的 PAH 和继发于左心衰竭或肺动脉闭塞性疾病的肺静脉高压。6 分钟步行试验可以提供基线功能信息，但不能准确评估 PAH 的严重程度。因为基线血流动力学参数与硬皮病患者的 PAH 的临床过程相关性差，一些新的心肺功能检测方法，如运动负荷 ECHO 及运动中 RHC，在 PAH 诊断或监测中的价值尚未被证实。

根据定义和使用的检测工具不同，关于硬皮病患者 PAH 患病率的结果报道差异较大。以 ECHO 作为诊断工具，PAH 的发生率为 30% ～ 50%；运用 RHC 检测的发生率为 8% ～ 12%[105-106]。硬皮病相关的肺血管病变可以表现为三种形式：一些患者表现为进行性加重的孤立性 PAH，无其他明显的肺部病变；另外一些患者可以与轻度或重度肺纤维化相关，肺纤维

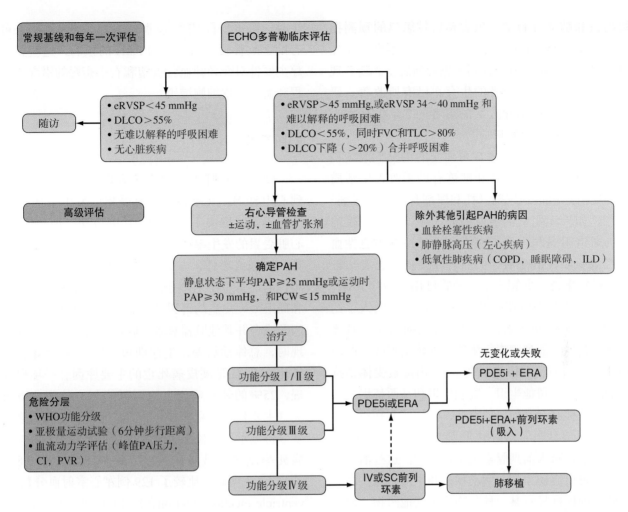

图 84-14　硬皮病相关肺动脉高压（PAH）诊断流程图。该流程图适用于所有新发硬皮病患者，尤其是病程较长的局限型硬皮病患者。CI，心脏指数；COPD，慢性阻塞性肺疾病；DLCO，弥散功能；ECHO，超声心动图；ERA，内皮素受体拮抗剂；eRVSP，右心室收缩压估计值；FVC，用力肺活量；ILD，间质性肺病；IV，静脉注射；PA，肺动脉收缩压；PAP，肺动脉压；PCW，毛细血管楔压；PDE5i，5-磷酸二酯酶抑制剂；PVR，肺血管阻力；SC，皮下注射；TLC，肺功能检测的肺总量。功能分级：世界卫生组织（WHO）根据功能等级和相关症状制定的 PAH 严重程度的功能分级。WHO 功能分级高提示症状重，对活动限制严重

化引起的慢性缺氧与肺实质及血管床损害，可导致血管病变和 PAH，ILD 合并 PAH 的预后差；第三种类型的患者中，肺血管病变表现为活动后呼吸困难，无明显 ILD 体征的孤立性 DLCO 下降（如，低肺容积），以及静息下 ECHO 和（或）RHC 正常，这些患者被认为有肺微血管病变，发展为严重 PAH 的风险高。局限型硬皮病、发病年龄晚、大量的毛细血管扩张、DLCO 降低、抗 U3-RNP 抗体阳性的患者发生 PAH 的风险高。一些研究表明，抗着丝点抗体，抗 B23 抗体，抗 β_2-糖蛋白 I 抗体阳性也增加 PAH 的发生风险。

PAH 严重影响患者的生活质量和生存期。本病的自然病程是血流动力学障碍逐渐进展，导致右心功能衰竭，预后差。虽然有新的靶向治疗方法，硬皮病相关 PAH 的中位生存期仅为 1～3 年[107-108]。局限皮肤型以及晚发硬皮病患者更容易出现快速进展性 PAH[109]。病程快速进展与高死亡率相关。与 ILD 相关的 PAH 患者的生存率（3 年生存率，46%）低于孤立 PAH 患者生存率（3 年生存率，64%）[110]。这种差异可能与硬皮病患者潜在的合并症有关，尤其是左右心室（心肌）均受累。NT-proBNP 水平增加 10 倍以上的患者病死率高[111-112]。ECHO 检查结果有助于预测预后。例如，三尖瓣环收缩期偏移（tricuspid annular plane systolic excursion，TAPSE）程度反映右心室功能。TAPSE 小于 1.8 cm 的 PAH 患者生存率下降[113]。最近的一项调查发现，肺血管阻力、心

搏量指数和肺动脉容量是患者预后较敏感的预测指标[114]。这表明右心室功能不全患者预后不良。男性和纽约心脏学会心功能分级高的患者预后差。随着现代治疗模式的进展，患者的生存率已有所改善。研究显示，接受现代治疗方案的患者的 2 年生存率为71%，而历史对照组为 47%[115]。

应鼓励所有 PAH 患者在可耐受的情况下继续积极的生活方式。正规教育和锻炼有助于改善生活质量。常规治疗包括利尿剂（祥利尿剂和保钾利尿剂）和氧疗。如果无明确的出血风险，可以给予抗凝治疗。钙通道阻滞剂可用于血流动力学检查中急性血管舒张试验阳性的患者，但后者在硬皮病患者比较少见。近年来，一些靶向治疗药物已用于治疗 PAH。许多评价这些药物治疗原发性 PAH 的研究纳入了约20% 的结缔组织病患者，主要以硬皮病为主。具体治疗方法包括：前列腺素衍生物（如依前列醇、曲前列环素、贝前列素和伊洛前列素）、内皮素受体拮抗剂（如波生坦、司他生坦、安利生坦和马西替坦）、5-磷酸二酯酶抑制剂（如西地那非、他达那非和伐地那非）以及可溶性鸟苷酸环化酶刺激剂（利奥西呱）。严重情况下，吸入前列腺素是一种选择。这些治疗措施可以改善血流动力学、活动耐量和生活质量。尚无临床研究的证据显示某一种药物优于其他药物，但有证据表明前列腺素对于治疗严重 PAH 最有效。多数临床工作者认为早期干预因为能够改善预后而非常重要，并且联合治疗可能使患者获益（图 84-14）。对于严重 PAH 患者，应考虑立即使用前列腺素。选择何种药物取决于个人经验和患者的具体临床情况。对于病情轻至中度的患者（功能分级 Ⅰ 或 Ⅱ 级），通常给予单药口服（如波生坦、西地那非、安贝生坦）作为初始治疗。多首选西地那非，因其耐受性好。对于病情严重（Ⅲ 或 Ⅳ 级）和单药治疗无效的患者，通常给予静脉或吸入前列腺素或联合一种或两种口服药物。可以联合使用西地那非和波生坦，即便两者可能存在相互作用和肝毒性增加的风险[116-117]。药物治疗失败时，最后可考虑肺或心肺联合移植。硬皮病患者移植手术的临床结局与因其他原因所致肺疾病行移植手术的结局相似。硬皮病相关的 PAH 逐渐进展，尚无能够完全阻止其进展的治疗方法，因此，密切监测病情非常重要。定期行无创性检查进行临床评估有助于监测病情，包括 6 分钟步行时间，重复肺功能监测和 ECHO 检查。当需要转换或增加一种新的治疗方法时，可重复行 RHC 检查。一些干预措施将来可能有助于改善硬皮病相关的 PAH 的预后，这些靶向治疗主要针对介导肺血管重塑和右心衰竭的潜在炎症过程和血管内皮细胞增殖。

心脏受累

硬皮病心脏受累的临床表现多样，可从无症状到心力衰竭。文献报道心脏受累的发生率从 10% 到50% 不等，取决于所采用的诊断方法，但总体来说，心脏受累的发生率往往被低估。临床症状，如呼吸困难、胸痛或心悸，常被认为是继发于肺或消化道受累，而心脏受累往往到晚期阶段才被发现。弥漫型和局限型硬皮病均可累及心脏，可表现为原发性心脏问题或合并其他脏器衰竭。临床上有明显心脏受累表现时，总体预后差，生存期短[118]。心脏受累、肺纤维化和 PAH 是硬皮病死亡的主要原因。一项研究发现，25% 的硬皮病死亡原因可能与心脏病变直接相关（主要是心力衰竭和心律失常）[19]。一项大规模荟萃分析显示，在校正了年龄和性别之后，心脏损害与病死率增加（风险比，2.8；95%CI，2.1 ～ 3.8）相关[119]。一项研究比较了 129 例左心室射血分数（left ventricle ejection fraction，LVEF）小于 55% 和 256例 LVEF 正常的硬皮病患者，结果显示男性、年龄、指端溃疡、肌炎和未使用钙通道阻滞剂是左心功能不全的独立因素[120]。

硬皮病相关心脏病变可为心内膜、心肌和心包单独受累或并存。心包积液、房性和（或）室性心律失常、心脏传导异常、瓣膜反流、心肌缺血、心肌肥厚、心力衰竭均有报道。有明显临床症状的心包炎少见，但 ECHO 检查经常发现无症状性和血流动力学正常的心包积液。一项对照研究发现，15% 的硬皮病患者有明显的心包积液，而对照组的发生率为4%[121]。病理研究显示，33% ～ 77% 的硬皮病患者有一定程度的心包受累，通常表现为粘连和慢性炎症细胞的纤维性细胞炎[122]。心包压塞导致血流动力学异常罕见，但需要紧急处理，包括抗炎药物、心包穿刺或进行心包开窗缓慢减压。大量心包积液，即使无症状，也是预后不良的标志，特别是合并 PAH 或肾病变。

局灶性心肌纤维化是硬皮病原发心脏受累的特征。有关动脉粥样硬化性冠状动脉疾病的风险是否增加尚存在争议。虽然病理研究和对冠状动脉造影的分析发现，硬皮病患者少有冠状动脉受累，但流行病学研究似乎表明动脉粥样硬化在这一疾病中的风险增加，与其他风湿性疾病（如类风湿关节炎或系统性红斑狼疮）相似 [7,24,123]。因此，如果患者出现典型的心绞痛症状，应考虑冠状动脉粥样硬化或其他疾病。非典型性胸痛也可由肌肉骨骼问题、食管反流性疾病或 PAH 模拟心脏病表现所致。硬皮病患者心脏纤维化病灶呈斑片状，累及左右心室的心肌，常伴有微血管病变，表现为冠状动脉和微动脉向心性内膜增生伴有纤维素样坏死 [124]。这一现象导致冠状动脉血流储备下降，但心外膜冠状动脉正常，并且无心脏功能不全的临床表现 [125]。休息、运动和寒冷环境下，可以发生血管痉挛和心肌灌注受损 [126]。这些发现提示，心肌纤维化可能与可逆性冠脉微血管痉挛有关，血管扩张剂，如钙离子通道阻断剂，可能有助于改善冠状动脉血流和防止心脏的进一步损害 [127]。有心绞痛症状的患者需要进行血管造影，因为核素灌注扫描可因微血管病变而出现异常结果。

ECG 和 Holter 监测经常发现因心肌纤维化导致的心脏传导异常或无症状性心律失常。室性早搏最常见，也可以出现窦房结功能障碍、Ⅰ度房室传导阻滞、室上性心律失常（室上性心动过速，心房颤动）和室性心律失常（室性心动过速）。完全性心脏传导阻滞罕见。硬皮病相关性晕厥是晚期 PAH 或心律失常的严重临床表现。临床怀疑心律失常时，应尽快进行 Holter 监测。严重病例需要进行电生理学检查详细评估，安装起搏器或进行射频消融可用于治疗危及生命的并发症。对于晚期心肌病及射血分数明显下降的患者，应考虑植入自动心脏复律除颤器装置以防止猝死 [128]。

经胸超声心动图（transthoracic ECHO，TTE）是一种广泛使用的无创性心脏检查项目，是检测心脏疾病的敏感工具。TTE 可以提供右心室（right ventricular，RV）和肺动脉压力的估计值，以及右心功能不全，例如，心房和心室扩张或室间隔运动异常的证据。传统的 TTE 检测很少发现硬皮病患者存在左心室（left ventricular，LV）收缩功能下降，但舒张功能异常高达 40% [129]。LV 舒张功能障碍在弥漫性硬皮病患者更常见，并可能发生于无高血压（独立于肾脏疾病）的患者，与肺血管病变有关。TTE 有助于发现疾病晚期阶段的心脏异常，但在心脏受累的临床前阶段，敏感性较差。新的诊断方法，如组织多普勒 ECHO，有或无应变成像、磁共振成像（MRI），近来已用于硬皮病心肌病变的研究，与传统的 ECHO 相比，可以更早发现异常，并且准确性更高 [130-131]。ECHO 检查过程中配合运动试验可用于检测静息状态下不能发现的潜在舒张功能障碍与肺高压。

常规检测脑钠肽（brain natriuretic peptide，BNP）或其前体 N- 末端 BNP（NT-proBNP）已改善了心脏评估。血 NT-proBNP 水平反映 RV 和 LV 容量或压力负荷。是监测硬皮病患者右心或左心功能不全和评估预后的指标 [112,132]。目前尚无正式研究检测血清中肌钙蛋白的水平与硬皮病心脏受累的关系。然而，这一检测将有助于发现心肌损伤 [133]。

弥漫皮肤型硬皮病和具有骨骼肌肉炎症的患者（多发性肌炎）更容易出现严重的心肌病，预后差。急性心肌炎可以和炎性肌肉病变合并出现，可表现为突发心力衰竭。这些患者应给予免疫抑制治疗。心脏 MRI 和（或）心内膜心肌活检是鉴别心肌炎和硬皮病患者常见的心肌纤维化的重要检查。尚不清楚抗炎治疗是否适用于量小、稳定的无症状心包积液。在特定患者中，NSAIDS 或秋水仙碱治疗可能有效。秋水仙碱的潜在心脏毒性可能限制了其用于心肌受累的硬皮病患者。

肾受累

关键点
硬皮病肾危象（scleroderma renal crisis，SRC）是一种危及生命的并发症，发生率为 5% ~ 10%。
SRC 的危险因素包括早期弥漫皮肤受累，糖皮质激素应用和抗 RNA 多聚酶Ⅲ抗体阳性。
早期应用 ACEI 是控制病情的关键，可能逆转病情进展。

硬皮病肾损害的典型特征包括：突发高血压（恶性高血压）、血浆肾素水平升高和血肌酐进行性上升，伴随头痛、乏力、高血压性视网膜病变、脑病和肺水肿等一系列症状，通常称为硬皮病肾危象。硬皮病肾病变也可以无症状，虽然具有组织病理学典型硬皮血管病变的肾血管损害发生率高，但非 SRC 的肾功能不全仅见于少数患者 [134]。虽然 SRC 是认识最

充分的肾并发症，但肾功能异常也可以由硬皮病肾疾病之外的其他因素引起，如药物的不良反应、共患疾病或心脏、胃肠道或肺部病变。一项调查研究显示，无肾功能异常或肾小球疾病证据的轻度、不明原因的蛋白尿是硬皮病肾病的常见表现[135]。硬皮病患者还可以发生炎症性肾病变。有文献报道了几例硬皮病患者发生寡免疫复合物性坏死性新月体性肾小球肾炎，这些患者抗髓过氧化物酶-ANCAs 阳性，临床表现与 SRC 相似[136]。

以下患者需考虑 SRC：硬皮病患者突发严重的高血压，伴或不伴有肾衰竭；或者突发肾衰竭，伴或不伴高血压；以及突发微血管病性溶血性贫血，伴或不伴有高血压或肾衰竭。单纯良性高血压无肾功能不全或尿检轻度异常由 SRC 引起的可能性一般不大。SRC 的发生率为 5% ~ 10%，主要发生于弥漫性硬皮病患者。通常在发病初期的 2 ~ 4 年。SRC 确诊时的平均病程为 8 个月[137-138]。疾病晚期很少发生 SRC[108]。弥漫皮肤型硬皮病，特别是那些皮肤病变快速进展的患者发生 SRC 的风险最高。局限皮肤型硬皮病患者很少发生 SRC（1% ~ 2%）。美国黑人和接受大剂量糖皮质激素（泼尼松 > 40 mg/d）或小剂量环孢素 A 治疗的弥漫皮肤型硬皮病患者发生 SRC 的风险增加。长期小剂量激素治疗也是 SRC 的危险因素。为此，建议避免应用糖皮质激素，或必要时可使用低于 15 mg/d 的泼尼松。肾危象与 ANA（斑点型）抗 -U3-RNP 抗体阳性相关，而很少出现在抗着丝粒抗体阳性患者。一项研究显示，SRC 患者抗 RNA 聚合酶Ⅲ抗体的阳性率约为 60%[137]。抗拓扑异构酶Ⅰ抗体在弥漫皮肤型硬皮病患者阳性率高，但关于其与 SRC 之间的关系尚无相关报道。非恶性高血压、尿检异常和血浆肾素活性增加不是 SRC 的独立预测因素[139]。

SRC 患者出现典型的恶性高血压症状，包括头痛、视力改变、充血性心力衰竭的征象、肺水肿、意识障碍或高血压脑病导致的神经系统体征，血压异常升高，通常超过 150/90 mmHg。高血压脑病的临床特征是：急性或亚急性发作的无力、疲劳、头痛、意识障碍、视觉障碍（包括高血压性视网膜病变所致失明）、抽搐或脑出血。约 10% 的患者发生 SRC 时血压正常。新发的贫血、无症状性心包积液、心脏病可能先于 SRC 发生。发病时实验室检查显示，肌酐水平正常或升高、轻度或无蛋白尿和（或）镜下血尿。

肾功能不全通常是未经治疗的 SRC 晚期并发症。但是，在一些尿检轻度异常——24 小时尿蛋白低于 2 g 和合并颗粒管型的轻度血尿患者，血肌酐也可以在几天内迅速上升。微血管病性溶血性贫血和血小板减少可以先于或与 SRC 同时发生，也可以是血压正常患者的唯一临床表现。有这种临床表现的血压正常 SRC 患者通常预后更差。SRC 相关的血栓性微血管病与特发性血栓性血小板减少性紫癜可能难以鉴别，但是两者的鉴别非常重要，因为两者的治疗不同。检测 ADAMTS（解聚素和金属蛋白酶 [ADAM 家族] 凝血酶敏感蛋白 1 结构域）-13 活动有助于鉴别诊断，其在硬皮病患者中水平正常。

男性以及肌酐大于 3 mg/dl（265 mmol/L）的患者预后更差。约 2/3 的 SRC 患者需要透析治疗，但约半数患者可以在几周之内，肾功能恢复而脱离透析，多数在 6 个月以内[137]。也有 24 个月以后肾功能恢复脱离透析的病例报道，这是 SRC 与其他原因引起肾衰竭的不同之处。肾危象的表现与恶性高血压的表现相似：微血管病性急进性肾衰竭、血管痉挛和组织缺血。特征性血管病变，如内膜增生和管腔狭窄，以肾弓形小动脉受累为主，甚至在无 SRC 的硬皮病患者也可以出现。虽然肾病理学改变已有详细描述，但对肾危象的发病机制仍知之甚少。推测肾血管病变由强烈的血管痉挛引发高水平血浆肾素，进而导致恶性高血压所致。

在发现 ACE 抑制剂之前，高血压性肾危象病死率极高，而经 ACE 抑制剂治疗的患者预后改善了 60%，目前已很少见到死亡或终末期肾病病例。SRC 患者 1 年病死率从 76% 减少到小于 15%。虽然给予积极的降压治疗，SRC 患者的 5 年生存率仍只有 65%。ACE 抑制剂是 SRC 的标准治疗方案，目前尚不清楚是否有其他相关药物可以有效地治疗或预防肾危象，如血管紧张素Ⅱ受体阻滞剂（angiotensin receptor blockers，ARBs）。内皮素和血管病变的其他介质也参与 SRC 发病机制；因此，应用特异性抑制剂干扰内皮素功能可能成为新的治疗方法。血管扩张剂前列腺素（前列环素）在改善肾血流量的同时也可以快速控制血压。SRC 患者在急性疾病转归、病死率、需肾移植或透析长期肾替代治疗等方面的总体预后仍然不尽如人意。目前没有证据支持预防性使用 ACE 抑制剂治疗存在 SRC 风险的硬皮病患者。几项研究表明，在 SRC 发生之前使用 ACE 抑制剂，会导致更差的临床结局，包括高病死率[137-138,140]。

硬皮病患者出现新发高血压时应给予及时评估，因为早期发现和及时干预是治疗成功的关键（图 84-15）。SRC 患者应住院并立即开始 ACE 抑制剂治疗。先给予速效的 ACE 抑制剂，卡托普利，允许增加剂量直到收缩压下降 20 mmHg/24 h，同时避免低血压。即使肌酐持续上升也应该继续使用 ACE 抑制剂。当足量 ACE 抑制剂仍不能控制血压，可加用其他降压药物，包括钙通道阻滞剂、内皮素抑制剂和前列环素或 ARB。有些患者即使血压得到控制，仍发生进行性肾衰竭。对于局限型硬皮病、大量蛋白尿或红细胞管型的患者，还需要考虑其他可以导致肾病变的原因。可行肾活检明确诊断，并确定肾损害程度以评估预后。通过肾活检来确定其他形式的肾小球炎症也非常重要，因为这将决定不同的治疗方案。

已有硬皮病患者成功进行肾移植的报道，并且总体生存情况优于长期透析。异体肾移植 3 年存活率大约为 60%，与系统性红斑狼疮患者相当。肾移植仅在确定病情不可逆转之后方可进行。可以通过评估肾活检病理损伤程度，并在急性危象恢复后至少等待 6 个月（有研究者建议 2 年）来确定病情能否恢复。肾移植后 SRC 复发罕见（5%）。

骨骼肌肉受累

硬皮病患者几乎均存在肌肉骨骼症状，有多种因素参与，常为疾病的最初症状。最常见的症状是非特异性的疼痛、僵硬和弥漫性肌肉不适，类似流感样表现。手功能受损，特征表现为手活动性和灵活性下降，夹持力减弱，特别是难以完成日常活动。肌肉骨骼病变的程度和类型多种多样，且受病程、整体疾病活动度和皮肤受累亚型的影响。例如，在弥漫型硬皮病早期，广泛出现皮肤炎症的部位和可以累及关节、肌腱、皮下组织和肌肉的进行性纤维化区域均可出现疼痛症状。在弥漫型硬皮病的晚期，关节挛缩和肌肉萎缩常引起疼痛和功能丧失，造成严重残疾。在局限型硬皮病患者，手指肿胀和手功能和握力丧失可能是整个病程中唯一的肌肉骨骼症状。虽然组织病理学可以显示滑膜炎，但是临床上最常见的表现为无明显关节炎体征的关节痛、疼痛和僵硬感。而在某些重叠综合征患者，可以以类风湿样多关节炎或炎性肌病为主要表现。

在弥漫型硬皮病早期水肿阶段，患者常因手和腕部软组织炎症和肿胀而被诊断为腕管综合征。可以出现侵蚀性关节炎伴关节间隙狭窄，而软组织肿胀、关节周围骨质疏松和关节挛缩更常见。晚期弥漫型硬皮

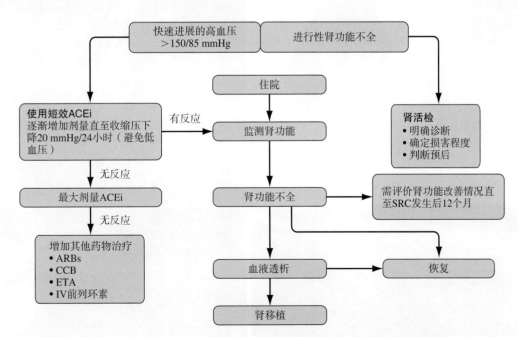

图 84-15　硬皮病肾危象的处理。ACEi，血管紧张素转换酶抑制剂；ARB，血管紧张素受体拮抗剂；BP，血压；CCB，钙离子拮抗剂；ETA，内皮素受体拮抗剂；IV，静脉应用；SRC，硬皮病肾危象

病患者可以发生手指远端骨吸收、骨溶解和关节周围钙化。关节挛缩最常见于 PIP 和 MCP，而远端指间关节少见。弥漫皮肤型患者可以出现大关节挛缩，包括腕、肘、肩、髋、膝和踝关节。这些关节挛缩均是严重硬皮病的标志，与纤维化和关节强直有关，主要由皮肤、筋膜、关节囊和肌腱病变所致。

肌腱摩擦音是在关节周围或在前臂或小腿与相邻的关节运动时感觉到的粗糙磨擦音。这些摩擦音由轻度腱鞘炎、局部水肿以及腱鞘、筋膜和关节结构纤维化引起。摩擦音主要见于弥漫型硬皮病患者，是总体预后不良的预测指标。见于 15% ~ 30% 的患者，更常见于弥漫皮肤型和抗拓扑异构酶、抗 RNA 聚合酶或抗 U3-RNP 抗体阳性患者[141]。

小样本的观察研究显示，约 2/3 的硬皮病患者可以出现关节炎症表现[142-143]。一项大规模多中心调查研究报道，滑膜炎、肌腱摩擦音和关节挛缩的发生率分别为 16%、11% 和 31%[144]。滑膜炎、肌腱摩擦音和关节挛缩常同时发生，多见于弥漫皮肤型患者。这些表现常合并严重血管、肌肉、肾病变和间质性肺病。滑膜炎、关节挛缩和肌腱摩擦音与严重疾病和系统性炎症相关。

侵蚀性关节炎常伴关节周围钙质沉积（图 84-16A），可见显著的骨丢失或骨溶解。一项 120 例患者的影像学调查显示，放射学异常包括骨侵蚀（21%）、关节间隙狭窄（28%）、关节炎（定义为侵蚀和关节间隙狭窄并存（18%）、骨质疏松（23%）、指骨末端骨溶解（22%）、屈曲挛缩（27%）和钙质沉积（23%）[144]。应用超声和 MRI 进行影像学研究证实，硬皮病手部受累常见，包括关节、骨和软组织改变[145-146]。末端指节骨吸收与指端溃疡、关节外钙质沉积密切相关；关节屈曲挛缩与弥漫皮肤型和高健康评估问卷（HAQ）残疾评分相关[147]。钙质沉积通常见于指端溃疡的患者，相似表现也出现于弥漫性或局限性皮肤亚型中。钙质沉积常见于易创伤区域的皮下组织，如前臂、肘或髌骨伸侧。与肌炎患者弥漫的钙质沉积不同，硬皮病患者的钙质沉积往往局限于关节周围或创伤部位。这些沉积物可以限制关节活动，类似于痛风性关节炎的急性炎症表现，沉积物可以破损穿透皮肤，漏出厚厚的白色物质。皮肤破损后有继发感染的可能。

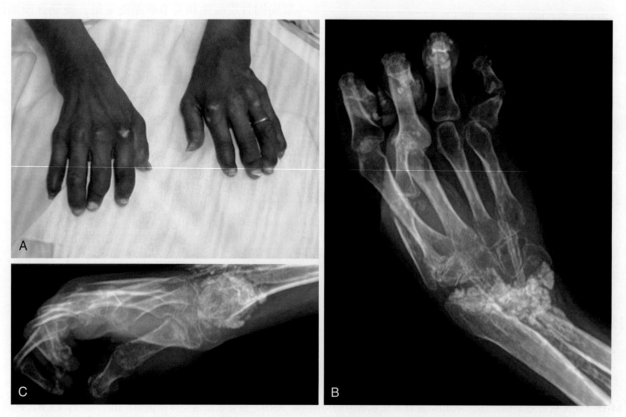

图 84-16　A. 硬皮病患者双手远端指节吸收，影像学检查证实有骨溶解（**B 和 C**），钙质沉积和关节侵蚀

局限型或弥漫型硬皮病患者可以发生侵蚀性多关节炎，为硬皮病的特征性表现，或血清学阳性的类风湿关节炎。然而，硬皮病与类风湿关节炎重叠发生并不常见（1% ~ 2%），患病率约为 5%[144,148-149]。有关节炎表现的硬皮病患者抗环瓜氨酸化蛋白抗体阳性率低也证实了这一点。当发生炎性关节炎时，可以应用类风湿关节炎的传统治疗药物。一项病例系列研究显示，TNF 抑制剂依那西普对改善硬皮病患者的炎性关节病变有效，总体安全性和耐受性良好。

手部、上臂和下肢的肌肉无力感常见（80%），可以突发或表现严重。一项研究发现，30% 的患者客观检测肌力下降，近端肌力较远端肌力差。硬皮病患者出现肌病往往有多因素参与，肌病患者预后差，生存率低[120]。由于关节病变和皮肤纤维化导致伸展不利，缺乏关节活动和锻炼，进而引起肌肉萎缩导致无力症状。也可因硬皮病肠道疾病导致营养不良引起。硬皮病的肌肉无力可直接由肌肉病变引起。在弥漫型硬皮病患者，纤维化病变可以累及横纹肌，造成肌肉萎缩和肌无力。也称为纤维化性肌病，其表现为严重的弥漫性皮肤病变合并关节挛缩和磷酸肌酸激酶（CPK）轻度升高。EMG 显示非易激肌病，肌肉活检显示轻微炎症、纤维化和 2 型肌纤维萎缩。纤维化肌病对传统的抗炎药物治疗反应差，包括糖皮质激素。这种类型的肌病常合并心肌病、心力衰竭和心律失常，病情可以很严重且不可逆[150]。

5% ~ 10% 的硬皮病患者可以出现与多发性肌炎或其他类型的特发性炎性肌病相同的炎性肌病表现。患者表现为快速进展的近端肌无力，伴 CPK 明显升高。EMG 提示易激性肌病改变，肌肉活检可见炎性肌病的典型表现。一些严重多发性肌炎患者，可以发生心肌炎，出现心力衰竭。高滴度抗 PM/Scl-100 抗体可见于 4% 的硬皮病患者，常与急性炎性肌病有关。有肌无力表现的患者应全面评估潜在病因，包括肌酶谱检测、EMG、MRI 和肌肉活检。这些检查有助于鉴别炎性肌肉病变和其他类型的肌病。

内分泌系统受累

内分泌功能障碍可以使硬皮病患者的病情和治疗变得更复杂。硬皮病患者最常见的内分泌问题是甲状腺疾病，其他内分泌疾病的发生率与普通人群相似。甲状腺疾病见于 10% ~ 15% 的硬皮病患者[151-152]。

一项病例对照研究发现，硬皮病患者甲状腺功能减低的发生率增加 10 ~ 14 倍[153]。甲状腺纤维化和自身免疫损伤的证据并存。与弥漫皮肤型患者相比，具有 CREST 综合征表现的患者更易出现甲状腺功能减低。一项病例队列研究提示甲状腺疾病的自身免疫基础，该研究发现，硬皮病患者桥本甲状腺炎的发生率为 6%，Graves 病的发生率为 3%[154]。一项对 719 例硬皮病患者的调查发现，273 例（38%）患者至少具有一种其他自身免疫性疾病，以自身免疫性甲状腺疾病最常见[154]。合并甲状腺功能减低的硬皮病患者，甲状腺相关自身抗体阳性率高。此外，有文献报道了 CREST 综合征易合并自身免疫性甲状腺功能减低和原发性胆汁性肝硬化，提示这些患者可以出现多种自身免疫性靶器官损害。对于只有亚临床表现或者有症状同时合并多系统病变的患者，甲状腺疾病易被忽视。建议定期检测甲状腺功能，尤其是有 CREST 综合征表现的局限型硬皮病患者和病程较长的患者。

其他相关临床表现

必须认识到，对硬皮病患者而言，需要格外关注一些少见和易被忽视的并发症。对这些相关问题的关注可以提高生活质量，防止不必要的痛苦。有多种原因参与骨骼疾病的发生。大多数硬皮病患者为绝经期或围绝经期女性，骨质疏松症及其并发症的风险高。风险增加主要与疾病的慢性炎症、失用和几种常用药物，例如糖皮质激素或质子泵抑制剂有关。吸收不良和缺乏阳光照射可能导致维生素 D 缺乏，肠道功能障碍可以限制钙的摄入量。有报道显示，硬皮病患者可以发生腕骨无菌性坏死，一般认为由硬皮病的周围血管疾病所致。此外，可以发生手指末端、中间指骨、桡骨远端、尺骨（少见部位为锁骨远端、肋骨、下颌骨和远端趾骨）的骨溶解或骨吸收（图 84-16B 和 C）。肢端骨溶解常见，表现为手指变短、指尖疼痛。骨溶解是周围血管疾病和血流量减少影响骨骼的表现。神经系统并发症是未被充分认识的重要临床问题。硬皮病很少累及中枢神经系统，但部分患者可以出现单侧或双侧三叉神经痛。周围神经病变的发生率比预期要高，与多种因素有关，包括因胃肠道病变导致的营养不良，压迫性神经病变，血管炎，或具有硬皮病特征性血管病变表现的小血管病变。腕管综合征可以发生于有炎性关节病变的弥漫型硬皮病患者，并使病情复杂化。

约 25% 的患者可以出现眼干（干燥性角结膜炎）和（或）黏膜干燥（口干）症状。眼干可能由严重的面部眶周皮肤纤维化导致眼睑闭合引起。这些患者需应用人工泪液滴眼。面容改变导致口裂变小，面部弹性下降。口周放射纹和嘴唇变薄以及鼻子变尖可能影响患者的自我评价，尤其是年轻患者。口裂变小会影响日常口腔护理和牙科操作。连接牙齿和牙槽骨的正常牙周韧带消失导致牙齿松动。唾液减少和日常口腔护理困难导致严重的牙周疾病。口腔病变需尽早由有经验的医生进行牙科保健，并经常进行洁牙和氟化物治疗。毒蕈碱胆碱能受体激动剂毛果芸香碱和西维美林可以增加唾液分泌，改善口干症状。

大部分数据提示，硬皮病患者生育能力正常，但是在妊娠期间，高血压、SRC 或早期胎儿丢失的发生风险增加。性行为常受影响，尤其是女性弥漫型硬皮病患者。性满足感下降与屈曲关节疼痛，阴道黏膜干燥，以及疲乏有关。超过 80% 的男性硬皮病患者可发生勃起功能障碍和性无能，这与体平滑肌局部纤维化和硬皮病微血管病有关。还需要考虑心理性和药物导致的性功能障碍。

多种因素导致下肢损伤，包括皮肤纤维化、瘀滞性皮炎、脂性硬皮病、脂膜炎、皮下钙质沉积和下肢溃疡。下肢溃疡可继发于萎缩的纤维性皮肤病变破损，硬皮病血管病变导致缺血性溃疡、血管炎和高凝状态导致闭塞性血管事件。青斑样血管病变是一种少见的并发症，由于小血管炎或小血管血栓形成导致腿和足部皮肤溃疡。

社会心理方面

硬皮病是一种可以影响到患者生活方方面面的疾病。虽然硬皮病常表现温和，但是患者需要面对生命危机，必须与这种少见的慢性疾病做斗争，而这种疾病发病机制复杂且尚未完全阐明。患者清楚硬皮病是一种潜在的威胁生命的疾病，并且改变躯体功能和容貌。疾病发作时，患者往往困惑、焦虑和恐惧。患者痛苦的主要原因是对疾病的担心和误解。心理社会适应研究支持下列结论，相当比例的硬皮病患者对疾病的适应能力和生活质量评估水平下降。尚无证据表明，硬皮病直接影响中枢神经系统，进而导致精神状态改变，但用于治疗这种疾病及其并发症的多种药物可能对情绪和幸福感产生影响。

疾病的社会心理方面似乎不受年龄、性别、种族、教育或婚姻状况的影响。但有数据表明，残疾合并低收入水平会导致更严重的心理困扰。有证据表明，硬皮病患者抑郁情绪常见，与患者的人格、疼痛的程度和社会支持水平相关性高于与疾病严重程度的相关性。HQA-DI 评价的疾病相关残疾，能更好地预测患者的适应问题，而不是与严重程度相关的疾病症状。硬皮病患者经常出现疼痛和疲劳症状。这些症状与抑郁症状共同成为局限型和弥漫型硬皮病患者躯体功能和社会适应能力最重要的决定因素——这两方面是患者生活质量的两个重要组成部分。

人格特质影响心理调适的程度。将自我评价为焦虑、担忧、紧张或注重细节的患者可能比那些自我评价和蔼或外向和开朗的患者更易发生抑郁。疾病的不可预测性和难以控制会加重患者的焦虑情绪。自我评价不确定与适应能力差相关。通过教育提高患者对疾病的认识和预期可以降低不确定性，提高生活质量。对身体形象不满意是一个重要的问题。疾病使外貌发生改变，特别是手指和手，这会让患者焦虑。一项调查发现，与紧绷的皮肤和面部的变化相比，手指挛缩畸形和手功能障碍会给患者带来更大的痛苦。男性和女性硬皮病患者的性功能均受影响。相当比例的男性患者发生勃起功能障碍。女性硬皮病患者，特别是那些弥漫皮肤型患者，性功能障碍一般较其他慢性疾病患者更严重，后者的性功能受到更多关注。患硬皮病的女性和其他慢性疾病的女性在疾病过程中均出现性欲降低。关于性功能障碍对生活质量影响的研究不多，但它的确是一个问题，应作为综合治疗的一部分妥善处理。

硬皮病相关的心理因素包括疼痛、抑郁和对容貌改变、生理功能和社会功能的焦虑。生活质量的这些方面彼此相关，但疼痛、抑郁、容貌改变引起的焦虑更常见，并可能对心理干预治疗有效。应首先给予同情心支持，而不仅仅是药物治疗。在舒适的环境中进行患者教育，让患者充分认识病情，告诉患者为缓解症状而需要做的事情。了解患者的社会支持和生活环境，包括财务困境、工作环境和家庭结构，为减轻患者外部困境而提供帮助。例如，通过家庭会议的形式解释患者的健康状况和患者的需求可以减少家庭成员的紧张，并能够澄清患者在其家庭角色中的能力。调整工作环境（例如，允许使用加热器）对患者有益。

显然，有效的社会支持可以提高患者的生活质量。随访时花时间与患者讨论需应对的问题和社会支持也非常重要。解决患者具体问题的同时还要充分认识患者的人格特质。治疗潜在的抑郁情绪，特别是有效控制疾病相关的疼痛有助于提高生活质量和减少社会和心理上的痛苦。对外貌的不满意是女性硬皮病患者关注的重要问题，应定期评估。早期识别和治疗患者对自我形象的不满意情绪有助于防止抑郁和心理障碍的发生。疾病可引起过早死亡是造成患者恐惧情绪的主要原因，应与患者和家人共同处理。疾病本身一般并不影响寿命，但患者因为患有硬皮病而害怕死亡。当患者因病情严重而面临死亡时，需适当提供诚实而感性的支持。

治疗方法

免疫治疗

硬皮病是一种由自身免疫过程介导的自身炎症性结缔组织病[87]。非选择性免疫抑制剂常用来治疗硬皮病特异性器官损害，例如早期进展性皮肤病变、活动性 ILD 和潜在的炎性关节或肌肉病变（表 84-6）。一项随机安慰剂对照试验显示 CYC 对硬皮病相关 ILD 有一定疗效[87]。目前的治疗方案是：应用 CYC 每日口服或每个月静脉应用 CYC 冲击治疗，直至病情得到控制，CYC 治疗后序贯以 AZA 或 MMF 维持治疗，这些药物可抑制炎性细胞增殖，尤其是活化的 T 和 B 淋巴细胞[156]。非对照性研究提示，MMF 对

表 84-6　硬皮病的免疫治疗

治疗分类	药物	临床研究（文献）
非选择性免疫治疗	环磷酰胺	Tashkin 2006[87]
		Hoyles 2006[56]
		Nadashkevich 2006[89]
		Tashkin 2007[90]
	霉酚酸酯	Derk 2009[57]
		Liossis 2006[58]
		Nihtyanova 2007[59]
		Gerbino 2008[91]
		Zamora 2008[92]
		Le 2011[60]

续表

治疗分类	药物	临床研究（文献）
	硫唑嘌呤	Dheda 2004[93]
		Nadashkevich 2006[89]
		Paone 2007[94]
		Berezne 2008[63]
	甲氨蝶呤	van den Hoogen 1996[64]
		Pope 2001[65]
T 细胞靶向免疫治疗	环孢素 A	Clements 1993[67]
		Filaci 1999[95]
		Morton 2000[66]
	抗胸腺细胞球蛋白	Matteson 1996[96]
		Stratton 2001[97]
	体外光化学疗法	Rook 1993[98]
		Krasagakis 1998[99]
		Knobler 2006[68]
	西罗莫司	Su 2009[200]
B 细胞靶向免疫治疗	利妥昔单抗	Lafyatis 2009[172]
		Smith 2010[169]
		Daoussis 2010[201]
		Moazedi-Fuerst 2014[170]
		Jordan 2015[171]
静脉用免疫球蛋白	IVIG	Levy 2000[202]
		Amital 2003[203]
		Levy 2004[173]
		Ihn 2007[204]
		Nacci 2007[74]
生物免疫治疗	TNF 抑制剂依那西普英夫利昔单抗	Lam 2007[205]
		Denton 2009[206]
抗纤维化治疗	CAT-192（抗 TGF-β ab）甲磺酸伊马替尼	Denton 2007[181]
		Gordon 2009[207]
		Pope 2011[183]
细胞免疫治疗	自体 HSCT	Binks 2001[175]
		McSweeney 2002[208]
		Farge 2004[176]
		Nash 2007[209]
		Oyama 2007[177]
		Vonk 2008[51]
		Burt 2011[52]
		van Laar 2014[53]

HSCT，造血干细胞移植；IVIG，静脉用免疫球蛋白；TGF-β，转化生长因子 β；TNF，肿瘤坏死因子

ILD 和活动性硬皮病皮肤病变均有效 [157-160]。多数医生目前使用 MMF 作为 ILD 和皮肤病变的首选，因其与 CYC 相比，潜在益处更多且更加安全。除了小样本的回顾性研究，目前尚无充分的证据支持将 AZA 作为治疗硬皮病相关 ILD 的一线药物。两项开放性试验支持将 AZA 作为 CYC 免疫抑制治疗后的维持治疗 [161-163]。

甲氨蝶呤（methotrexate，MTX）常用于治疗硬皮病相关的炎性关节炎和肌炎。两项随机安慰剂对照试验研究了 MTX 对皮肤病变和肺功能改善的作用，结果提示使用 MTX 6 个月（每周肌肉注射）或 12 个月（每周口服）后，皮肤评分略有改善 [164-165]。基于这些研究结果，许多专家应用 MTX 治疗活动性皮肤病变。然而，也有专家更倾向于使用 MMF 作为急性皮肤病变的初始治疗，因为非对照性研究表明 MMF 益处更多。

选择性免疫疗法也已经用于治疗硬皮病（表84-5）。针对 T 淋巴细胞的治疗，例如环孢素 A、西罗莫司（帕雷霉素）和抗胸腺细胞球蛋白具有一定疗效 [166-167]。但这些研究的样本较小，并因药物毒性而受到限制。有报道称，体外光免疫疗法或光分离置换法对改善皮肤病变有一定效果，但对内脏受累无效 [168]。目前尚不推荐用这种疗法。初步研究显示利妥昔单抗，一种针对前 B 细胞和成熟 B 细胞表面分子 CD20 的嵌合性 IgG1 型单克隆抗体，在改善皮肤纤维化和稳定肺功能方面具有一定前景 [169-172]。这一临床益处仍需在大型、对照临床研究中确认。小规模开放性研究显示，静脉用丙种球蛋白（IV immunoglobulin，IVIG）可以改善硬皮病皮肤纤维化或关节病变 [173-174]。

用骨髓清除或非骨髓清除预处理的自体造血干细胞（hematopoietic stem cell transplantation，HSCT）的细胞免疫治疗的研究最近已经完成 [52-53]。在自体造血干细胞抑制治疗硬皮病的国际临床试验（autologous Stem Cell Transplantation International Scleroderma，ASTIS）和美国干细胞免疫抑制治疗硬皮病的临床试验（American Scleroderma Stem Cell versus Immune Suppression Trial，ASSIST），分别为随机接受 HSCT 或每个月定期静脉注射 CYC。总体而言，研究结果证实了之前的研究结果，HSCT 可以迅速控制皮肤疾病、稳定肺功能和改善由患者评价的生活质量 [175-177]。与 CYC 相比，HSCT 可以有更好的

长期无事件率和生存率。尽管有这些阳性结果，治疗相关的高发病率和死亡率（ASTIS 中为 10.1%）与高剂量免疫抑制剂有关，在接受治疗的很大一部分患者中，这种疾病往往会复发，仍不能考虑将这种方法作为硬皮病患者的标准治疗方法。根据疾病严重程度对受试者进行分层并选择合适的候选者，是安全、有效应用 HSCT 的关键。无 HSCT 的非清髓性处理（免疫清除）方案显示出相似的治疗效果 [178]。

抗纤维化治疗

至今为止，尚无可有效逆转纤维化进程的药物，但有一些具有潜在抗纤维化作用的药物已在适应证外使用或正处于试验阶段。由于缺乏设计严谨的对照研究，这些药物的应用主要基于体外数据，动物实验或病例队列研究。

D- 青霉胺是一种螯合剂，阻断胶原交联从而有潜在的抗纤维化作用。一些病例报告和回顾性研究表明 D- 青霉胺有一定疗效 [179]。一项双盲，随机临床试验比较了低剂量和高剂量 D- 青霉胺在早期弥漫型硬皮病中的疗效，发现 24 个月后两组间皮肤评分无显著性差异 [180]。鉴于 D- 青霉胺的潜在毒性，唯一的对照试验未证明其有疗效，几项非对照调查研究提示该药起效时间长，目前 D- 青霉胺已经很少应用。

转化生长因子 β（TGF -β）是一种具有促进成纤维细胞增殖和分化的细胞因子，并能够促进胶原和细胞外基质合成。因此，它可能成为特异性控制组织中胶原蛋白和细胞外沉积的治疗靶点。在早期弥漫型硬皮病患者中进行的一项小样本 Ⅰ / Ⅱ 期临床试验 [181] 显示，与安慰剂相比，重组人抗 TGF-β1 单克隆抗体对改善皮肤评分和肺功能无效。虽然这项研究为阴性结果，这并不能否认其对中和抗体可能更有效。一项新的研究正在进行。

伊马替尼、达沙替尼和尼洛替尼是抑制 ABL 激酶的酪氨酸激酶活性和血小板衍生生长因子（PDGF）受体的小分子化合物，可以干扰硬皮病促纤维化的重要通路。此外，达沙替尼抑制 Src 激酶，后者参与成纤维细胞的分化和分泌功能 [182]。几项关于酪氨酸激酶抑制剂的小规模非对照性试验研究表明，其没有明显益处，常见不良事件包括，液体潴留、恶心、疲劳和肌酸激酶升高 [183-184]。因此，虽然体外或动物实验提示酪氨酸激酶抑制剂具有潜在的抗

纤维化作用，但到目前为止，临床研究尚未提供该药治疗硬皮病皮肤和全身性纤维化的有力证据。

卤夫酮，一种植物源性生物碱，通过抑制 TGF-β 和 T 细胞活化而具有抗纤维化作用，其在动物模型中可以减少胶原的产生。几项关于外用卤夫酮治疗硬皮病皮肤病变的报告，结果令人鼓舞[185]。罗格列酮是一种过氧化物酶体增殖活化受体 γ 激动剂，已被证明在博莱霉素诱导的硬皮病小鼠模型中可以抑制成纤维细胞产生胶原和减轻纤维化[186]。吡非尼酮 [5- 甲基 -1- 苯基 -2（1H）- 吡啶酮] 是一种新型的抗纤维化和抗炎药物。Ⅲ期随机对照试验表明，与安慰剂相比，吡非尼酮有明显益处（降低疾病进展），并且在特发性肺纤维化中的副作用是轻度的[187]。硬皮病相关的 ILD 治疗的临床试验正在进行中[188]。结缔组织生长因子（CTGF）中和抗体能有效抑制皮肤纤维化动物模型的发展，抗 CTGF 治疗目前正被考虑用于治疗硬皮病[188]。

目前逐步认识到在纤维化中发挥独特作用的分子途径，这可能为治疗提供新的靶点。这些新的认识包括，成纤维细胞 - 肌成纤维细胞的分化，上皮 - 间充质转化和成纤维细胞通过细胞整合素与细胞外基质的相互作用。

血管病变的治疗

硬皮病是一种纤维化疾病，而潜在的血管病变在其发病机制和相关的组织损伤中发挥重要作用。在 RP 患者中，组织营养和身体体温调节相关的小至中等大小血管受损。硬皮病血管病变的病理和临床表现并不仅局限于皮肤，而是广泛存在于所有受累脏器。因此，药物治疗主要针对器官特异性病变如硬皮病肾危象、PAH 和 RP（见本章相关部分）。虽然，应用非特异性血管扩张剂的传统的治疗策略仍为常规治疗方案，特异性干预血管病变生物过程的药物（即，前列环素、内皮素拮抗剂、他汀和磷酸二酯酶抑制剂）可能对硬皮病有更多益处（见"雷诺现象"和"肺高压"部分）。

治疗推荐指南总结

硬皮病治疗的关键不是针对某一主要问题的孤立性治疗，而需要全面评估这种多系统疾病的并发症和

病情变化（表 84-7）。应用一种药物难以有效治疗硬皮病，需要长期治疗，并根据病情的变化调整治疗方案。推荐针对免疫反应，血管病变，潜在的组织纤维化进行联合治疗。

有严重 RP 的患者应使用血管扩张剂和阿司匹林抗血小板治疗。血管扩张治疗因首选钙离子拮抗剂，必要时可见加用二线治疗——可以选择磷酸二酯酶抑制剂或间断静脉应用前列环素（口服前列环素剂型有望近期上市）。如果指端溃疡复发，建议加用内皮素拮抗剂或他汀类药物。

有高血压肾病变的患者应尽快应用 ACE 抑制剂，或必要时加用 ARBs 或其他抗高血压药物，包括钙离子拮抗剂或前列环素类似物。不推荐应用 ACE 抑制剂来预防硬皮病肾危象的发生。

所有患者均应定期进行口腔科检查，如果唾液分泌减少，推荐应用毛果芸香碱或西维美林。有上消化道受累的患者需调整生活方式，例如，改变饮食习惯；应用质子泵抑制剂；症状仍持续存在的患者，应用促动力药物（例如，甲氧氯普胺和多潘立酮）。如果下消化道受累，定期使用抗生素可以改善假性肠梗阻、腹泻或吸收不良的发生。

对已确诊、非活动性皮肤受累的管理应以支持护理为主，使用保湿剂防止过度干燥。硬皮病活动性皮肤病变尚无一线治疗药物，推荐根据疾病严重程度和活动度选择免疫抑制治疗。虽然仍有人推荐使用 MTX，但 MMF 被更多临床医生用于治疗病情为轻 - 中度的患者。联合 IVIG 或单独使用环磷酰胺（每日口服或每个月静脉注射）应用于严重、病情进展者。尚需更多创新性、有针对性的治疗方案。这些疗法包括免疫细胞清除治疗（例如，利妥昔单抗和抗胸腺细胞球蛋白）或生物制剂（例如，托珠单抗、阿巴西普和贝利木单抗），但目前都仍在研究中。免疫清除或骨髓清除后联合或不联合造血干细胞移植可以选择性用于一些传统治疗无效的患者。应鼓励患者参与新的临床试验研究。

活动性 ILD 需应用免疫抑制治疗。MMF 通常为初始治疗。推荐应用 CYC（每日口服或每个月静脉应用）作为一线治疗方案，但是不应超过 6 ～ 12 个月，序贯以二线免疫抑制药物（例如，MMF 或 AZA）维持治疗（几年）。大剂量免疫抑制治疗（HSCT）或新型疗法（例如，托珠单抗和利妥昔单抗）应考虑用于难治性患者。肺移植可以作为终末期

表 84-7 硬皮病治疗推荐意见

临床表现	首选治疗	备选 / 二线治疗
雷诺现象	血管扩张剂（CCB 或 PDE5 抑制剂）抗血小板药物	PDE5 抑制剂、前列环素、内皮素拮抗剂
高血压性肾病	ACE 抑制剂	ARBs、CCB、前列环素、肾移植（至少等待 24 个月）
GI 受累	上 GI 牙齿 / 牙周护理、生活方式调整、质子泵抑制剂、促动力药	EGD 治疗狭窄和（或）GAVE
	下 GI 益生菌，交替使用抗生素	全肠外营养
皮肤	霉酚酸酯，环磷酰胺	IVIG、ATG、研究试验（严重病例）
间质性肺病	霉酚酸酯，环磷酰胺	研究试验
肺动脉高压	PDE5 抑制剂、内皮素拮抗剂、前列环素、可溶性鸟苷酸环化酶刺激剂	联合治疗、房间隔开口术、肺移植、研究试验
心脏受累	心衰治疗、利尿剂、CCB	免疫抑制（心肌炎症）
关节	泼尼松、甲氨蝶呤、TNF 抑制剂	IVIG（如果存在关节挛缩和摩擦音）、PT/OT
肌肉	泼尼松、甲氨蝶呤、硫唑嘌呤	IVIG
社会心理治疗	抗抑郁药、止痛、睡眠控制	支持团队

ACE，血管紧张素转换酶；ARBs，血管紧张素受体拮抗剂；ATG，抗胸腺细胞球蛋白；CCB，钙离子拮抗剂；EGD，食管胃十二指肠镜检查；GAVE，胃窦血管扩张；GI，胃肠道；HSCT，造血干细胞移植；IVIG，静脉用丙种球蛋白；PDE5，5- 磷酸二酯酶抑制剂；PT/OT，物理治疗 / 职业疗法

肺病的一种选择。

肺血管病变和 PAH 最好应用血管活性药物治疗，包括内皮素 -1 抑制剂、磷酸二酯酶抑制剂、前列环素类似物或可溶性鸟苷酸环化酶抑制剂，可以单用或联合用药。抗凝剂或免疫抑制剂的治疗作用尚未被证实。抗心力衰竭治疗非常关键。

心脏病变需应用血管活性药物，例如钙离子拮抗剂、其他抗高血压药物、利尿剂、抗心律失常药物。存在炎性肌病或心包病变时需应用免疫抑制治疗。

炎性关节炎应采用与类风湿关节炎相似的治疗方案。因纤维化导致非侵蚀性关节病，出现摩擦音和关节挛缩时，最好采用活动性皮肤病变的治疗方案。

肌肉病变的治疗取决于是炎性肌炎还是非易激性纤维化肌病。前者应用激素、甲氨蝶呤或其他可以有效治疗免疫介导的多发性肌炎的免疫抑制剂。纤维化过程最好应用治疗硬皮病皮肤病变的治疗药物。

所有患者均需给予情感和躯体支持。硬皮病是一种疼痛性疾病，疼痛处理对于减轻患者抑郁情绪和改善生活质量至关重要。疼痛的治疗，需要助眠药物（例如劳拉西泮或唑吡坦）和（或）间断使用麻醉药物。疾病的早期阶段予物理和职业疗法非常重要，有助于减轻疼痛，改善日常生活活动。家庭咨询让患者充分了解家庭生活中的需求，有助于帮助患者处理疾病相关的问题。调整工作环境（例如限制工作时间、调整室内温度、改变工作安排）或帮助患者获得残疾辅助设备也很重要。医生与患者之间开放性的沟通也是治疗的重要组成部分。

 本章的参考文献也可以在 ExpertConsult.com 上找到。

主要参考文献

9. LeRoy EC, Medsger TA, Jr: Criteria for the classification of early systemic sclerosis. *J Rheumatol* 28:1573–1576, 2001.

10. van den Hoogen F, Khanna D, Fransen J, et al: 2013 classification criteria for systemic sclerosis: an American College of Rheumatology/European League against Rheumatism collaborative initiative. *Arthritis Rheum* 65:2737–2747, 2013.

11. Mayes MD, Lacey JVJ, Beebe-Dimmer J, et al: Prevalence, incidence, survival, and disease characteristics of systemic sclerosis in a large US

population. *Arthritis Rheum* 48:2246–2255, 2003.

14. Arnett FC, Howard RF, Tan F, et al: Increased prevalence of systemic sclerosis in a Native American tribe in Oklahoma: association with an Amerindian HLA haplotype. *Arthritis Rheum* 39:1362–1370, 1996.

19. Tyndall AJ, Bannert B, Vonk M, et al: Causes and risk factors for death in systemic sclerosis: a study from the EULAR Scleroderma Trials and Research (EUSTAR) database. *Ann Rheum Dis* 69:1809–1815, 2010.

20. Gelber AC, Manno RL, Shah AA, et al: Race and association with disease manifestations and mortality in scleroderma: a 20-year experience at the Johns Hopkins Scleroderma Center and review of the literature. *Medicine (Baltimore)* 92:191–205, 2013.

21. Silver RM, Bogatkevich G, Tourkina E, et al: Racial differences between blacks and whites with systemic sclerosis. *Curr Opin Rheumatol* 24:642–648, 2012.

22. Chiang CH, Liu CJ, Huang CC, et al: Systemic sclerosis and risk of ischaemic stroke: a nationwide cohort study. *Rheumatology (Oxford)* 52:161–165, 2013.

23. Man A, Zhu Y, Zhang Y, et al: The risk of cardiovascular disease in systemic sclerosis: a population-based cohort study. *Ann Rheum Dis* 72:1188–1193, 2013.

24. Au K, Singh MK, Bodukam V, et al: Atherosclerosis in systemic sclerosis: a systematic review and meta-analysis. *Arthritis Rheum* 63:2078–2090, 2011.

25. Steen VD, Medsger TA, Jr: Long-term outcomes of scleroderma renal crisis. *Ann Intern Med* 133:600–603, 2000.

26. Steen VD, Medsger TA: Changes in causes of death in systemic sclerosis, 1972-2002. *Ann Rheum Dis* 66:940–954, 2007.

29. Chaudhary P, Chen X, Assassi S, et al: Cigarette smoking is not a risk factor for systemic sclerosis. *Arthritis Rheum* 63:3098–3102, 2011.

31. Preliminary criteria for the classification of systemic sclerosis (scleroderma). Subcommittee for scleroderma criteria of the American Rheumatism Association Diagnostic and Therapeutic Criteria Committee. *Arthritis Rheum* 23:581–590, 1980.

32. Koenig M, Joyal F, Fritzler MJ, et al: Autoantibodies and microvascular damage are independent predictive factors for the progression of Raynaud's phenomenon to systemic sclerosis: a twenty-year prospective study of 586 patients, with validation of proposed criteria for early systemic sclerosis. *Arthritis Rheum* 58:3902–3912, 2008.

33. Cutolo M, Matucci-Cerinic M: Nailfold capillaroscopy and classification criteria for systemic sclerosis. *Clin Exp Rheumatol* 25:663–665, 2007.

35. LeRoy EC, Black C, Fleischmajer R, et al: Scleroderma (systemic sclerosis): classification, subsets and pathogenesis. *J Rheumatol* 15:202–205, 1988.

37. Clements PJ, Lachenbruch PA, Ng SC, et al: Skin score: a semiquantitative measure of cutaneous involvement that improves prediction of prognosis in systemic sclerosis. *Arthritis Rheum* 33:1256–1263, 1990.

40. Khanna D, Hays RD, Maranian P, et al: Reliability and validity of the University of California, Los Angeles Scleroderma Clinical Trial Consortium Gastrointestinal Tract Instrument. *Arthritis Rheum* 61:1257–1263, 2009.

41. Medsger TA, Jr, Silman AJ, Steen VD, et al: A disease severity scale for systemic sclerosis: development and testing. *J Rheumatol* 26:2159–2167, 1999.

42. Medsger TA, Jr, Bombardieri S, Czirjak L, et al: Assessment of disease severity and prognosis. *Clin Exp Rheumatol* 21(3 Suppl 29):S42–S46, 2003.

46. Steen VD, Powell DL, Medsger TA, Jr: Clinical correlations and prognosis based on serum autoantibodies in patients with systemic sclerosis. *Arthritis Rheum* 31:196–203, 1988.

47. Ghrénassia E, Avouac J, Khanna D, et al: Prevalence, correlates and outcomes of gastric antral vascular ectasia in systemic sclerosis: a EUSTAR case-control study. *J Rheumatol* 41:99–105, 2014.

48. Shah AA, Rosen A, Hummers L, et al: Close temporal relationship between onset of cancer and scleroderma in patients with RNA polymerase I/III antibodies. *Arthritis Rheum* 62:2787–2795, 2010.

49. Airo P, Ceribelli A, Cavazzana I, et al: Malignancies in Italian patients with systemic sclerosis positive for anti-RNA polymerase III antibodies. *J Rheumatol* 38:1329–1334, 2011.

50. Moinzadeh P, Fonseca C, Hellmich M, et al: Association of anti-RNA polymerase III autoantibodies and cancer in scleroderma.

Arthritis Res Ther 16:R53, 2014.

51. Vonk MC, Marjanovic Z, van den Hoogen FH, et al: Long-term follow-up results after autologous haematopoietic stem cell transplantation for severe systemic sclerosis. *Ann Rheum Dis* 67:98–104, 2008.

52. Burt RK, Shah SJ, Dill K, et al: Autologous non-myeloablative haemopoietic stem-cell transplantation compared with pulse cyclophosphamide once per month for systemic sclerosis (ASSIST): an open-label, randomised phase 2 trial. *Lancet* 378:498–506, 2011.

53. van Laar JM, Farge D, Sont JK, et al: Autologous hematopoietic stem cell transplantation vs intravenous pulse cyclophosphamide in diffuse cutaneous systemic sclerosis: a randomized clinical trial. *JAMA* 311:2490–2498, 2014.

56. Sulli A, Pizzorni C, Smith V, et al: Timing of transition between capillaroscopic patterns in systemic sclerosis. *Arthritis Rheum* 64:821–825, 2012.

57. Muroi E, Hara T, Yanaba KA, et al: Portable dermatoscope for easy, rapid examination of periungual nailfold capillary changes in patients with systemic sclerosis. *Rheumatol Int* 31:1601–1606, 2011.

59. Herrick AL, Cutolo M: Clinical implications from capillaroscopic analysis in patients with Raynaud's phenomenon and systemic sclerosis. *Arthritis Rheum* 62:2595–2604, 2010.

60. Cutolo M, Sulli A, Pizzorni C, et al: Nailfold videocapillaroscopy assessment of microvascular damage in systemic sclerosis. *J Rheumatol* 27:155–160, 2000.

64. Comparison of sustained-release nifedipine and temperature biofeedback for treatment of primary Raynaud phenomenon: results from a randomized clinical trial with 1-year follow-up. *Arch Intern Med* 160:1101–1108, 2000.

69. Fries R, Shariat K, von Wilmowsky H, et al: Sildenafil in the treatment of Raynaud's phenomenon resistant to vasodilatory therapy. *Circulation* 112:2980–2985, 2005.

70. Gore J, Silver R: Oral sildenafil for the treatment of Raynaud's phenomenon and digital ulcers secondary to systemic sclerosis. *Ann Rheum Dis* 64:1387, 2005.

75. Kuwana M, Kaburaki J, Okazaki Y, et al: Increase in circulating endothelial precursors by atorvastatin in patients with systemic sclerosis. *Arthritis Rheum* 54:1946–1951, 2006.

76. Abou-Raya A, Abou-Raya S, Helmii M: Statins: potentially useful in therapy of systemic sclerosis-related Raynaud's phenomenon and digital ulcers. *J Rheumatol* 35:1801–1808, 2008.

77. Mayes MD: Endothelin and endothelin receptor antagonists in systemic rheumatic disease. *Arthritis Rheum* 48:1190–1199, 2003.

78. Korn JH, Mayes M, Matucci Cerinic M, et al: Digital ulcers in systemic sclerosis: prevention by treatment with bosentan, an oral endothelin receptor antagonist. *Arthritis Rheum* 50:3985–3993, 2004.

80. Kotsis SV, Chung KC: A systematic review of the outcomes of digital sympathectomy for treatment of chronic digital ischemia. *J Rheumatol* 30:1788–1792, 2003.

81. Iorio ML, Masden DL, Higgins JP: Botulinum toxin A treatment of Raynaud's phenomenon: a review. *Semin Arthritis Rheum* 41:599–603, 2012.

85. Doggrell SA, Hancox JC: Cardiac safety concerns for domperidone, an antiemetic and prokinetic, and galactogogue medicine. *Expert Opin Drug Saf* 13:131–138, 2014.

86. Nennstiel S, Bajbouj M, Schmid RM, et al: Prucalopride reduces the number of reflux episodes and improves subjective symptoms in gastroesophageal reflux disease: a case series. *J Med Case Rep* 8:34, 2014.

87. Tashkin DP, Elashoff R, Clements PJ, et al: Cyclophosphamide versus placebo in scleroderma lung disease. *N Engl J Med* 354:2655–2666, 2006.

88. Bouros D, Wells AU, Nicholson AG, et al: Histopathologic subsets of fibrosing alveolitis in patients with systemic sclerosis and their relationship to outcome. *Am J Respir Crit Care Med* 165:1581–1586, 2002.

90. Goldin JG, Lynch DA, Strollo DC, et al: High-resolution CT scan findings in patients with symptomatic scleroderma-related interstitial lung disease. *Chest* 134:358–367, 2008.

91. Goh NS, Desai SR, Veeraraghavan S, et al: Interstitial lung disease in systemic sclerosis: a simple staging system. *Am J Respir Crit Care Med* 177:1248–1254, 2008.

94. Mittoo S, Wigley FM, Wise R, et al: Persistence of abnormal bronchoalveolar lavage findings after cyclophosphamide treatment in scleroderma patients with interstitial lung disease. *Arthritis Rheum*

56:4195–4202, 2007.

95. Yanaba K, Hasegawa M, Hamaguchi Y, et al: Longitudinal analysis of serum KL-6 levels in patients with systemic sclerosis: association with the activity of pulmonary fibrosis. *Clin Exp Rheumatol* 21:429–436, 2003.

98. De Lauretis A, Sestini P, Pantelidis P, et al: Serum interleukin 6 is predictive of early functional decline and mortality in interstitial lung disease associated with systemic sclerosis. *J Rheumatol* 40:435–446, 2013.

100. Sottile PD, Iturbe D, Katsumoto TR, et al: Outcomes in systemic sclerosis-related lung disease after lung transplantation. *Transplantation* 95:975–980, 2013.

102. Hsu VM, Moreyra AE, Wilson AC, et al: Assessment of pulmonary arterial hypertension in patients with systemic sclerosis: comparison of noninvasive tests with results of right-heart catheterization. *J Rheumatol* 35:458–465, 2008.

103. Steen V, Medsger TA, Jr: Predictors of isolated pulmonary hypertension in patients with systemic sclerosis and limited cutaneous involvement. *Arthritis Rheum* 48:516–522, 2003.

104. Allanore Y, Borderie D, Avouac J, et al: High N-terminal pro-brain natriuretic peptide levels and low diffusing capacity for carbon monoxide as independent predictors of the occurrence of precapillary pulmonary arterial hypertension in patients with systemic sclerosis. *Arthritis Rheum* 58:284–291, 2008.

107. Fisher MR, Mathai SC, Champion HC, et al: Clinical differences between idiopathic and scleroderma-related pulmonary hypertension. *Arthritis Rheum* 54:3043–3050, 2006.

108. Kawut SM, Taichman DB, Archer-Chicko CL, et al: Hemodynamics and survival in patients with pulmonary arterial hypertension related to systemic sclerosis. *Chest* 123:344–350, 2003.

109. Chang B, Wigley FM, White B, et al: Scleroderma patients with combined pulmonary hypertension and interstitial lung disease. *J Rheumatol* 30:2398–2405, 2003.

110. Mathai SC, Hummers LK, Champion HC, et al: Survival in pulmonary hypertension associated with the scleroderma spectrum of diseases: impact of interstitial lung disease. *Arthritis Rheum* 60:569–577, 2009.

111. Williams MH, Handler CE, Akram R, et al: Role of N-terminal brain natriuretic peptide (N-TproBNP) in scleroderma-associated pulmonary arterial hypertension. *Eur Heart J* 27:1485–1494, 2006.

112. Mathai SC, Bueso M, Hummers LK, et al: Disproportionate elevation of N-terminal pro-brain natriuretic peptide in scleroderma-related pulmonary hypertension. *Eur Respir J* 35:95–104, 2010.

113. Forfia PR, Fisher MR, Mathai SC, et al: Tricuspid annular displacement predicts survival in pulmonary hypertension. *Am J Respir Crit Care Med* 174:1034–1041, 2006.

114. Campo A, Mathai SC, Le Pavec J, et al: Hemodynamic predictors of survival in scleroderma-related pulmonary arterial hypertension. *Am J Respir Crit Care Med* 182:252–260, 2010.

117. Mathai SC, Girgis RE, Fisher MR, et al: Addition of sildenafil to bosentan monotherapy in pulmonary arterial hypertension. *Eur Respir J* 29:469–475, 2007.

120. Allanore Y, Meune C, Vonk MC, et al: Prevalence and factors associated with left ventricular dysfunction in the EULAR Scleroderma Trial and Research group (EUSTAR) database of patients with systemic sclerosis. *Ann Rheum Dis* 69:218–221, 2010.

123. Akram MR, Handler CE, Williams M, et al: Angiographically proven coronary artery disease in scleroderma. *Rheumatology (Oxford)* 45:1395–1398, 2006.

125. Montisci R, Vacca A, Garau P, et al: Detection of early impairment of coronary flow reserve in patients with systemic sclerosis. *Ann Rheum Dis* 62:890–893, 2003.

130. Meune C, Avouac J, Wahbi K, et al: Cardiac involvement in systemic sclerosis assessed by tissue-Doppler echocardiography during routine care: a controlled study of 100 consecutive patients. *Arthritis Rheum* 58:1803–1809, 2008.

131. Hachulla AL, Launay D, Gaxotte V, et al: Cardiac magnetic resonance imaging in systemic sclerosis: a cross-sectional observational study of 52 patients. *Ann Rheum Dis* 68:1878–1884, 2009.

132. Fijalkowska A, Kurzyna M, Torbicki A, et al: Serum N-terminal brain natriuretic peptide as a prognostic parameter in patients with pulmonary hypertension. *Chest* 129:1313–1321, 2006.

133. Wildi K, Twerenbold R, Mueller C: How acute changes in cardiac troponin concentrations help to handle the challenges posed by troponin elevations in non-ACS-patients. *Clin Biochem* 48:218–222,

2015.

135. Steen VD, Syzd A, Johnson JP, et al: Kidney disease other than renal crisis in patients with diffuse scleroderma. *J Rheumatol* 32:649–655, 2005.

137. Penn H, Howie AJ, Kingdon EJ, et al: Scleroderma renal crisis: patient characteristics and long-term outcomes. *Q J Med* 100:485–494, 2007.

138. Teixeira L, Mouthon L, Mahr A, et al: Mortality and risk factors of scleroderma renal crisis: a French retrospective study of 50 patients. *Ann Rheum Dis* 67:110–116, 2008.

139. Clements PJ, Lachenbruch PA, Furst DE, et al: Abnormalities of renal physiology in systemic sclerosis: a prospective study with 10-year followup. *Arthritis Rheum* 37:67–74, 1994.

140. Hudson M, Baron M, Tatibouet S, et al: Exposure to ACE inhibitors prior to the onset of scleroderma renal crisis-results from the International Scleroderma Renal Crisis Survey. *Semin Arthritis Rheum* 43:666–672, 2014.

141. Steen VD: Autoantibodies in systemic sclerosis. *Semin Arthritis Rheum* 35:35–42, 2005.

144. Avouac J, Walker U, Tyndall A, et al: Characteristics of joint involvement and relationships with systemic inflammation in systemic sclerosis: results from the EULAR Scleroderma Trial and Research Group (EUSTAR) database. *J Rheumatol* 37:1488–1501, 2010.

145. Cuomo G, Zappia M, Abignano G, et al: Ultrasonographic features of the hand and wrist in systemic sclerosis. *Rheumatology (Oxford)* 48:1414–1417, 2009.

146. Low AH, Lax M, Johnson SR, et al: Magnetic resonance imaging of the hand in systemic sclerosis. *J Rheumatol* 36:961–964, 2009.

147. Avouac J, Guerini H, Wipff J, et al: Radiological hand involvement in systemic sclerosis. *Ann Rheum Dis* 65:1088–1092, 2006.

150. Follansbee WP, Zerbe TR, Medsger TA, Jr: Cardiac and skeletal muscle disease in systemic sclerosis (scleroderma): a high risk association. *Am Heart J* 125:194–203, 1993.

153. Antonelli A, Ferri C, Fallahi P, et al: Clinical and subclinical autoimmune thyroid disorders in systemic sclerosis. *Eur J Endocrinol* 156:431–437, 2007.

156. Hoyles RK, Ellis RW, Wellsbury J, et al: A multicenter, prospective, randomized, double-blind, placebo-controlled trial of corticosteroids and intravenous cyclophosphamide followed by oral azathioprine for the treatment of pulmonary fibrosis in scleroderma. *Arthritis Rheum* 54:3962–3970, 2006.

157. Derk CT, Grace E, Shenin M, et al: A prospective open-label study of mycophenolate mofetil for the treatment of diffuse systemic sclerosis. *Rheumatology (Oxford)* 48:1595–1599, 2009.

158. Liossis SN, Bounas A, Andonopoulos AP: Mycophenolate mofetil as first-line treatment improves clinically evident early scleroderma lung disease. *Rheumatology (Oxford)* 45:1005–1008, 2006.

159. Nihtyanova SI, Brough GM, Black CM, et al: Mycophenolate mofetil in diffuse cutaneous systemic sclerosis—a retrospective analysis. *Rheumatology (Oxford)* 46:442–445, 2007.

160. Le EN, Wigley FM, Shah AA, et al: Long-term experience of mycophenolate mofetil for treatment of diffuse cutaneous systemic sclerosis. *Ann Rheum Dis* 70:1104–1107, 2011.

161. Paone C, Chiarolanza I, Cuomo G, et al: Twelve-month azathioprine as maintenance therapy in early diffuse systemic sclerosis patients treated for 1-year with low dose cyclophosphamide pulse therapy. *Clin Exp Rheumatol* 25:613–616, 2007.

163. Berezne A, Ranque B, Valeyre D, et al: Therapeutic strategy combining intravenous cyclophosphamide followed by oral azathioprine to treat worsening interstitial lung disease associated with systemic sclerosis: a retrospective multicenter open-label study. *J Rheumatol* 35:1064–1072, 2008.

165. Pope JE, Bellamy N, Seibold JR, et al: A randomized, controlled trial of methotrexate versus placebo in early diffuse scleroderma. *Arthritis Rheum* 44:1351–1358, 2001.

168. Knobler RM, French LE, Kim Y, et al: A randomized, double-blind, placebo-controlled trial of photopheresis in systemic sclerosis. *J Am Acad Dermatol* 54:793–799, 2006.

169. Smith V, Van Praet JT, Vandooren B, et al: Rituximab in diffuse cutaneous systemic sclerosis: an open-label clinical and histopathological study. *Ann Rheum Dis* 69:193–197, 2010.

170. Moazedi-Fuerst FC, Kielhauser SM, Brickmann K, et al: Rituximab for systemic sclerosis: arrest of pulmonary disease progression in five cases. Results of a lower dosage and shorter interval regimen. *Scand*

J Rheumatol 43:257–258, 2014.

171. Jordan S, Distler JH, Maurer B, et al: Effects and safety of rituximab in systemic sclerosis: an analysis from the European Scleroderma Trial and Research (EUSTAR) group. *Ann Rheum Dis* 74:1188–1194, 2015.

172. Lafyatis R, Kissin E, York M, et al: B cell depletion with rituximab in patients with diffuse cutaneous systemic sclerosis. *Arthritis Rheum* 60:578–583, 2009.

173. Levy Y, Amital H, Langevitz P, et al: Intravenous immunoglobulin modulates cutaneous involvement and reduces skin fibrosis in systemic sclerosis: an open-label study. *Arthritis Rheum* 50:1005–1007, 2004.

174. Nacci F, Righi A, Conforti ML, et al: Intravenous immunoglobulins improve the function and ameliorate joint involvement in systemic sclerosis: a pilot study. *Ann Rheum Dis* 66:977–979, 2007.

176. Farge D, Passweg J, van Laar JM, et al: Autologous stem cell transplantation in the treatment of systemic sclerosis: report from the EBMT/EULAR Registry. *Ann Rheum Dis* 63:974–981, 2004.

178. Tehlirian CV, Hummers LK, White B, et al: High-dose cyclophosphamide without stem cell rescue in scleroderma. *Ann Rheum Dis* 67:775–781, 2008.

179. Derk CT, Huaman G, Jimenez SA: A retrospective randomly selected cohort study of D-penicillamine treatment in rapidly progressive diffuse cutaneous systemic sclerosis of recent onset. *Br J Dermatol* 158:1063–1068, 2008.

181. Denton CP, Merkel PA, Furst DE, et al: Recombinant human anti-transforming growth factor beta1 antibody therapy in systemic sclerosis: a multicenter, randomized, placebo-controlled phase I/II trial of CAT-192. *Arthritis Rheum* 56:323–333, 2007.

183. Pope J, McBain D, Petrlich L, et al: Imatinib in active diffuse cutaneous systemic sclerosis: Results of a six-month, randomized, double-blind, placebo-controlled, proof-of-concept pilot study at a single center. *Arthritis Rheum* 63:3547–3551, 2011.

184. Bournia VK, Evangelou K, Sfikakis PP: Therapeutic inhibition of tyrosine kinases in systemic sclerosis: a review of published experience on the first 108 patients treated with imatinib. *Semin Arthritis Rheum* 42:377–390, 2013.

187. King TE, Jr, Bradford WZ, Castro-Bernardini S, et al: A phase 3 trial of pirfenidone in patients with idiopathic pulmonary fibrosis. *N Engl J Med* 370:2083–2092, 2014.

189. Nadashkevich O, Davis P, Fritzler M, et al: A randomized unblinded trial of cyclophosphamide versus azathioprine in the treatment of systemic sclerosis. *Clin Rheumatol* 25:205–212, 2006.

190. Tashkin DP, Elashoff R, Clements PJ, et al: Effects of 1-year treatment with cyclophosphamide on outcomes at 2 years in scleroderma lung disease. *Am J Respir Crit Care Med* 176:1026–1034, 2007.

191. Gerbino AJ, Goss CH, Molitor JA: Effect of mycophenolate mofetil on pulmonary function in scleroderma-associated interstitial lung disease. *Chest* 133:455–460, 2008.

192. Zamora AC, Wolters PJ, Collard HR, et al: Use of mycophenolate mofetil to treat scleroderma-associated interstitial lung disease. *Respir Med* 102:150–155, 2008.

193. Dheda K, Lalloo UG, Cassim B, et al: Experience with azathioprine in systemic sclerosis associated with interstitial lung disease. *Clin Rheumatol* 23:306–309, 2004.

194. Paone C, Chiarolanza I, Cuomo G, et al: Twelve-month azathioprine as maintenance therapy in early diffuse systemic sclerosis patients treated for 1-year with low dose cyclophosphamide pulse therapy. *Clin Exp Rheumatol* 25:613–616, 2007.

197. Stratton RJ, Wilson H, Black CM: Pilot study of anti-thymocyte globulin plus mycophenolate mofetil in recent-onset diffuse scleroderma. *Rheumatology (Oxford)* 40:84–88, 2001.

200. Su TI, Khanna D, Furst DE, et al: Rapamycin versus methotrexate in early diffuse systemic sclerosis: results from a randomized, single-blind pilot study. *Arthritis Rheum* 60:3821–3830, 2009.

201. Daoussis D, Liossis SN, Tsamandas AC, et al: Experience with rituximab in scleroderma: results from a 1-year, proof-of-principle study. *Rheumatology (Oxford)* 49:271–280, 2010.

203. Amital H, Rewald E, Levy Y, et al: Fibrosis regression induced by intravenous gammaglobulin treatment. *Ann Rheum Dis* 62:175–177, 2003.

204. Ihn H, Mimura Y, Yazawa N, et al: High-dose intravenous immunoglobulin infusion as treatment for diffuse scleroderma. *Br J Dermatol* 156:1058–1060, 2007.

205. Lam GK, Hummers LK, Woods A, et al: Efficacy and safety of etanercept in the treatment of scleroderma-associated joint disease. *J Rheumatol* 34:1636–1637, 2007.

206. Denton CP, Engelhart M, Tvede N, et al: An open-label pilot study of infliximab therapy in diffuse cutaneous systemic sclerosis. *Ann Rheum Dis* 68:1433–1439, 2009.

209. Nash RA, McSweeney PA, Crofford LJ, et al: High-dose immunosuppressive therapy and autologous hematopoietic cell transplantation for severe systemic sclerosis: long-term follow-up of the US multicenter pilot study. *Blood* 110:1388–1396, 2007.

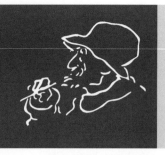

第85章

炎性肌病和其他肌病

原著 Kanneboyina Nagaraju • Heather S. Gladue • Ingrid E. Lundberg

王国春 译　王国春 校

关键点

这是一组异质性肌病，以对称性近端肌无力为特征，常同时累及其他器官。

肌病多伴有血清肌酶升高及肌电图异常。

组织学表现为不同程度的炎症和肌纤维的变性与再生。

部分患者存在抗蛋白质合成相关分子的自身抗体，这些抗体常与独特的临床表现相关。

糖皮质激素及细胞毒类药物是最常用的治疗炎性肌病的药物。

炎性肌病是一组异质性的系统性自身免疫性风湿病，其特点为慢性肌无力、肌肉疲劳及骨骼肌内单个核细胞的浸润。一个多世纪以前即有文献将这一类疾病描述为主要累及躯干及近端肢体的广泛性肌肉病变，伴或不伴皮肤受损[1-5]。可表现出急性、甚至致命性或缓慢进展的慢性、隐匿性病程及复发与缓解交替的疾病模式。Steiner 在 1903 年对肌炎病例的总结将炎性肌病分为特发性多肌炎和其他由细菌和寄生虫所引起的肌炎[6]，Stertz 在 1916 年首次报道了皮肌炎（dermatomyositis，DM）和内脏恶性肿瘤之间的相关性[7]。与此同时，Batten 首次描述了一例具有典型组织学特征的儿童 DM[8]。

自 20 世纪 40 年代，医生们已经认识到多发性肌炎（polymyositis，PM）的发生可不伴有皮肤损害、肌痛或全身症状，可表现为急性、亚急性或慢性隐匿性病程。部分病例可能出现系统性特征或累及多器官组织[9]。多位学者对 PM 的鉴别诊断分别进行了阐述，其中缓慢进展的 PM 应与成人的多种肌营养不良症（muscular dystrophy）相鉴别[10-12]。Banker 和 Victor 指出儿童 DM 更多累及血管，出现血管炎症和血栓形成（系统性血管病）[13]。Bohan 和 Peter 在 1975 年首次提出肌炎的分类方案和诊断标准[14-15]并沿用至今，其中包括 PM 和 DM，但并不包括后来所描述的肌炎亚型包涵体肌炎（inclusion body myositis，IBM）。IBM 定义为明显的组织病理学改变如空泡变性和胞质及胞核中包涵体形成，以及独特的临床特征，例如糖皮质激素治疗无效[16-17]。

流行病学

炎性肌病的实际发病率目前尚不清楚。由于此类疾病较为罕见，尚无大规模的流行病学研究数据，一些回顾性研究报道其年发病率低于 10/1 000 000[18-22]（表 85-1）。考虑到这些研究所使用的 Peter & Bohan 诊断标准并未单独诊断 IBM，故这个年发病率有可能过高。据估计 IBM 的患病率美国为 10.7/1 000 000，澳大利亚为 9.3/1 000 000，荷兰为 4.9/1 000 000[23-25]，50 岁以上人群的年龄调整患病率为（16 ~ 35）/1 000 000[24-25]。在某些地区，IBM 甚至成为最常见

表 85-1　不同国家炎性肌病流行状况

国家	研究年代	发病率（百万/人年）	参考文献
美国	1963—1982	5.5	18
美国	1947—1968	5.0	20
澳大利亚	1989—1991	7.4	21
瑞典	1984—1993	7.6	22
以色列	1960—1976	2.1	246

的获得性进展性肌病，占所有炎性肌病的 16% ～ 28%[25]。这些研究结果可能受到转诊偏倚的影响。这些研究也均未报告发病率的置信区间，因此需要慎重解读。

炎性肌病的发病率随种族、年龄及性别不同而有所不同。有研究报道 PM 的发病率黑人高于白人[18]。特发性炎性肌病（IIM）可发生在任何年龄，从幼儿到中老年。PM 多起病于成年人，平均起病年龄 50 ～ 60 岁，DM 有两个发病高峰，分别是 5 ～ 15 岁和 45 ～ 65 岁，而 IBM 多于 50 岁以上起病，年轻人中罕见。一些研究报道了发病率的性别特异性。例如，在 PM 和 DM 病例中女性比男性更常见（女：男 > 2∶1），而在 IBM 中则与此相反（男：女 > 2∶1）。

炎性肌病可合并其他自身免疫性结缔组织疾病，如硬皮病、系统性红斑狼疮、类风湿关节炎、干燥综合征、结节性多动脉炎、结节病等，合并一种结缔组织病的患者占所有肌炎患者的 11% ～ 40%[23,26-27]。此外，一些研究已经证实恶性肿瘤和炎性肌病相关。一项对肌炎患者进行为期 20 年的回顾性研究发现 12%（37/309）的肌炎患者合并恶性肿瘤。这其中有 81% 的患者为 DM，其余 19% 为 PM。总之，不同的研究之间恶性肿瘤的发生率差异很大（4% ～ 42%）[19,28]，但总体而言，DM 合并恶性肿瘤的发生率高于 IBM 或 PM[29]。由于肌炎合并恶性肿瘤的种类较多，而且每个研究所报道的合并肿瘤的病例数较少，所以还很难确定肌炎患者发生某种恶性肿瘤的相对危险度。

肌炎的病因

遗传危险因素

肌炎与免疫应答基因的相关性以及个别关于肌炎家族聚集性的报道均支持遗传因素在炎性肌病中的作用[30-35]。已知人类白细胞抗原Ⅰ类和Ⅱ类基因的多态性是多种自身免疫性疾病包括肌炎的遗传危险因素，但其机制尚不清楚。一种可能的机制是由于该基因产物影响 T 细胞库的发育、耐受以及对外来抗原的免疫反应，特定的基因多态性基于环境触发因素而可能被选择。目前已知在白种人中，HLA-DRB1*0301 和 HLA-DQA1*0501 两种单倍型是最强的遗传危险因素，但不同的临床表型尚存在其他 HLA 危险因素

及保护因素[36-37]。已发现在非洲裔美国人中，HLA-DRB1*0301 和 HLA-DQA1*0501 均不是肌炎的强相关基因。但 HLA-DRB1*08 等位基因显示与发生肌炎的风险高度相关，而 HLA-DRB1*14 等位基因是发生肌炎的强保护因素。在相当多的 IBM 患者中发现 HLA-B8/ DR3/ DR52/ DQ2 单倍型[37]。同时，在不同人种和不同的血清学分组中，HLA 的危险或保护作用也有显著区别，例如在一些人群中（如韩国人和印第安人），尚未发现肌炎与 HLA 基因的相关性[33]。在白种人中作为危险因素的 HLA-DRB1*0301 却是日本人群的一个保护性因素[38]。HLA-DRB1*0301、HLADQA1*0501 和 HLA-DQB1*0201 的等位基因与 PM 的肌炎特异性自身抗体有强相关性[39]。但遗憾的是目前仍然缺乏研究数据支持 HLA 分子在疾病发病机制中的作用。一些研究报道来自母体的嵌合细胞出现于青少年型 DM 患者的外周血和肌肉组织中，提示 HLA 等位基因控制嵌合体的发生并解释了这些疾病中 HLA 的相关性[40-41]。与其他自身免疫性疾病相似，肌炎是一个复杂的多基因疾病，涉及其他非 HLA 免疫反应基因 [如细胞因子及其受体，包括肿瘤坏死因子 -α（TNF-α）、白细胞介素 1（IL-1）以及肿瘤坏死因子受体 1（TNFR-1）等]、补体成分（如 C4、C2）、免疫球蛋白重链同种异型以及 T 细胞受体[42]。非 HLA 基因的多型性，例如信号转导与转录激活子 -4（STAT4）和 C8orf13-BLK 的多型性似乎对亚洲人群影响更明显。对这些遗传组分的确切作用目前尚不清楚，部分由于疾病表型的异质性和疾病本身的少见性，最近一项关于 DM（包括成人和儿童 DM）的研究证明 MHC 是与 DM 相关的主要遗传区域。另外，DM 也与其他自身免疫病一样，表现出非 MHC 遗传的特点，这提示还存在另外的新的遗传风险区域[45]。目前国际共同合作正在努力解决这些问题以寻找与肌炎相关的潜在遗传和环境危险因素。

环境危险因素

部分肌炎患者的起病与当时的环境因素有关，提示在一定的遗传背景下，特定的环境因素可能是肌炎的始动因素。通常与肌炎有关的环境因素包括感染因素如细菌和病毒感染与非感染因素如药物和食物因素（表 85-2）。例如，肠道病毒（流感病毒、柯萨奇病毒、埃可病毒）和反转录病毒（人 T 淋巴细胞病毒）

表 85-2　可能的环境危险因素

感染性因素

病毒

小核糖核酸病毒家族，肠道病毒

脊髓灰质炎病毒，柯萨奇病毒 A 和 B，埃可病毒

反转录病毒

HIV-1、HTLV-1

细小病毒 B19

丙型肝炎病毒

乙型肝炎病毒

细菌

葡萄球菌

梭状芽胞杆菌

分枝杆菌

寄生虫

刚地弓形虫

锥形虫

伯氏疏螺旋体

非感染性因素

药物

D- 青霉胺

可的松

羟氯喹

他汀

阿托伐他汀、洛伐他汀、普伐他汀、辛伐他汀

降脂药物

苯扎贝特、氯贝丁酯、吉非罗齐

L- 色氨酸

生物制剂

生长激素、干扰素 -α、白介素 -2

破伤风疫苗、卡介苗、白喉、乙肝、甲肝疫苗

各种其他药物

局麻药、羟基脲、醋酸亮丙瑞林

紫外射线暴露

各种其他药物

乳房硅胶植入物，骨髓移植相关慢性移植物抗宿主病，胶原注射，硅尘暴露

BCG，卡介苗；HTLV-I，人类嗜 T 淋巴细胞病毒 I

可引起肌肉炎症。肠道病毒性肌炎常见于儿童，但多为自限性。患者的血清和组织样本中存在高滴度的抗病毒抗体和病毒颗粒[46-47] 以及动物模型中肠道病毒可诱导出肌炎，高度提示病毒感染可能是肌炎的致病因素之一。最近发现既往巨细胞病毒（CMV）感染与存在 CD28^{-null} T 细胞（见后）高表达的一类 PM/DM 亚型相关，提示某些病毒感染可以影响免疫系统，导致慢性炎症的发生。同样，目前已知葡萄球菌、梭状芽孢杆菌和分枝杆菌等可感染骨骼肌并引起急性肌肉炎症，但并没有证据显示这些病原微生物能够导致持续的慢性肌肉炎症。

寄生虫如鼠弓形虫、克鲁斯锥虫、螺旋体都可能启动炎性肌病的发生。支持寄生虫病因的证据包括：部分肌炎患者抗寄生虫治疗后血清学指标下降、肌炎症状可得到改善；其炎症的组织学表现包括巨噬细胞和 CD4$^+$ T 细胞浸润；寄生虫感染可诱导出肌炎动物模型[49-55]。

紫外线（UV）辐射很可能是 DM 发生的危险因素之一，流行病学研究显示 PM 和 DM 发病与纬度有关，DM 越接近赤道发病率越高，而 PM 在北方国家发病率更高。PM 和 DM 发病率的这种纬度倾向差异性可能与紫外线辐射直接相关。这种相关性在抗 Mi-2 抗体阳性的 DM 患者中更加明显，也提示紫外线可能作为环境危险因素之一促进其病情进展。紫外线暴露和肌炎亚型之间的联系说明紫外线作为一种外源性修饰因素影响肌炎的临床和血清学表型[56-57]。

吸烟是抗合成酶综合征（抗 -Jo-1 型，抗合成酶综合征其中的一种 - 见关于自身抗体的章节）的危险因素，并可能与 *HLA-DRB 1*03* 基因相互作用[58]。环境和职业因素，如粉尘、气体及烟雾的吸入也是抗合成酶综合征的危险因素[59]。这些吸入的危险因素加上间质性肺病（ILD）作为抗合成酶综合征（抗合成酶综合征）的一种常见表现，表明肺是这种肌炎亚型发生免疫反应的靶器官。

恶性肿瘤可能是另一个影响肌炎发生的危险因素，特别是 DM 与恶性肿瘤之间具有很强的相关性，早期临床观察已得到流行病学研究的证实[30,57]。但尚未明确 PM 和 IBM 与恶性肿瘤的关系。现已发现 DM 患者在确诊 DM 时及其 10 年后患恶性肿瘤的风险增加。肿瘤相关性皮肌炎（CADM）是 DM 的一个亚型。尽管不同的研究对恶性肿瘤与 DM 之间的时间跨度有不同的定义，但 CADM 通常是指 DM 诊

断前或诊断后 3 年内发生肿瘤的患者。没有特定的恶性肿瘤与 DM 相关，相反，普通人群最常发生的恶性肿瘤也是 DM 人群中最常见的恶性肿瘤。

恶性肿瘤和 DM 之间相关性的病理生理机制尚未明确，可能有几种解释。肿瘤与 DM 起病之间的强相关性，以及肿瘤切除后患者的肌无力也明显缓解，肿瘤再发是有时同时再出现肌无力等现象提示 DM 可能是一种副肿瘤现象，即肌炎的发生是恶性肿瘤的一种表现（与自身抗原相关），或恶性肿瘤与 DM 存在某种共同的发病机制。但这种独特的关联性的分子机制目前尚不清楚。最近的一份报告显示肌炎特异性抗原在癌组织及肌炎患者再生肌细胞中高表达 [61-62]。作者认为，在癌症相关性肌炎患者中，针对肿瘤与再生肌细胞的自身免疫反应之间有交叉作用，建立了一种组织损伤和抗原选择之间的前反馈环路 [63]。CADM 与两种新发现的肌炎特异性自身抗体（TIF 1-γ 和 NXP 2）在成人患者之间的关联性（见关于肌炎自身抗体的段落）也支持上述的假设。对于在已明确的 IIM 中发生恶性肿瘤的可能机制包括慢性炎症的存在或长期的免疫抑制治疗，这可能会促进恶性肿瘤的发生。

最近的一项研究发现肌炎与高血压、糖尿病和缺血性心脏病存在关联。这个研究目标群体高血压和糖尿病的发生率分别为 62% 和 29%，明显高于普通人群中的 9.4% 和 4%。作者发现与 PM 或 IBM 患者相比，DM 患者在被诊断之前，高血压和缺血性心脏病的发病率更高，而确诊后的 DM 患者，也更容易发生高血压和糖尿病，这提示对肌炎患者进行综合的血管疾病风险因素评估是必要的 [64]。这个研究小组还报道到 IIM 患者的死亡风险增加了 75%，心血管疾病是继感染和肿瘤之后最常见死亡危险因素 [65]。

类肌炎

多种因素可能造成类似肌炎的临床和病理表现（表 85-2）。已知许多药物能够引起类似肌炎的病变。如 D- 青霉胺引起的肌病在临床与病理上很难与 IIM 鉴别 [67]。他汀类降脂药（如：阿托伐他汀、洛伐他汀）同样也可引起与肌炎非常相似的肌病。这些药物抑制 3- 羟 -3- 甲基戊二酰辅酶 A（HMG-CoA）还原酶（一种将 HMG-CoA 转化成甲羟戊酸的限速酶），从而阻止胆固醇合成途径中活性甾体及其他中间代谢产物的合成，但这些药物引起肌病的确切机制尚不清楚 [68-70]。抗 HMGCR 抗体阳性的患者常伴有明显的肌纤维坏死，但几乎没有肌肉的炎症，也称为坏死性自身免疫性肌病（NAM）。有人认为他汀类药物能在再生肌细胞中上调 HMG-CoA 自身抗原，即使在他汀类药物停止后也能维持自身免疫反应，这提示了他汀诱导的免疫介导的坏死性肌病的发病机制 [71]。但最近的研究表明，大多数 NAM 患者是没有他汀用药史的，并且抗 HMGR 抗体滴度与肌力有关，提示该抗体在 NAM 中存在致病作用 [72]（详见坏死肌病）。其他药物如羟基脲能够引起与 DM 相似的皮疹 [73]。TNF 抑制剂与自身免疫性疾病如血管炎和狼疮样综合征的发生有关。近年来报道炎症性关节炎患者应用 TNF 抑制剂可能诱导或加速 DM 或抗 Jo-1 抗体阳性的 PM 的发生 [74-75,79-80]。另有报道指出氢氧化铝佐剂疫苗能引起巨噬细胞肌筋膜炎，其组织学表现为肌内膜、肌束膜和肌外膜的巨噬细胞及部分 CD8+ T 细胞浸润，并伴有肌酸激酶水平升高、肌无力、肌痛、疲乏和关节痛等临床表现 [76]。尽管有报道疫苗可能引起肌炎，但尚无系统研究证实两者之间的关联性 [77]。

发病机制

目前对炎性肌病发病机制的认识有了很大的进展 [78-83]。因其常合并其他自身免疫性疾病（如桥本甲状腺炎）和胶原血管病（如硬皮病），且许多患者出现自身抗体反应，包括肌炎特异性自身抗体，因此，通常认为 IIM 是源于自身免疫。此外一些研究也证明 IIM 存在淋巴细胞介导的肌细胞损伤，而部分患者对免疫抑制剂治疗的良好反应也支持自身免疫因素的存在。

体液免疫反应

半数以上的 IIM 患者会出现特殊的自身抗体，其中部分是肌炎特异性，而另一部分只是肌炎相关性，这些自身抗体分别被称为肌炎特异性自身抗体（myositis-specific autoantibody，MSA）和肌炎相关性自身抗体（myositis-associated autoantibody，MAA）。MAA 包括抗多种细胞核和细胞质抗原成分的自身抗体。其中最常见的是抗核抗体（ANA），它并不与某个肌炎亚型特别相关。MSA 直接针对蛋白质合成途径中相关成分（如 tRNA 合成酶和信号识别颗粒）和某些核成分 [如核旋酶（Mi-2 型）]，常与不同的临床表现和疾病亚型相关（如 tRNA 合成酶与间质性肺疾病相关，Mi-2 与 DM 相关）（表 85-3 和表 85-6）。

抗组氨酰 tRNA 合成酶抗体是最常见的 MSA，见于 16% ~ 20% 的肌炎患者中 [84-86]。抗其他类型氨酰 tRNA 合成酶如苏氨酰 tRNA 合成酶（PL-7）、丙氨酰 tRNA 合成酶（PL-12）、异亮氨酰 tRNA 合成酶（OJ）、甘氨酰 tRNA 合成酶（EJ）和天冬氨酰 tRNA 合成酶（KS）的抗体较为少见（1% ~ 3%）。抗 Mi-2 抗体与 DM 具有很强的相关性 [87-88]，特别是与 Gottron 疹、向阳疹、"V" 形征和披肩征等皮疹的出现相关。抗 TIF-1γ 和抗 NXP 2 与成人 CADM 和 JDM 有关 [89-91]。抗 MDA 5 抗体在亚洲人群中与临床无肌病性 DM 和快速进展的间质性肺病有关，但其临床表型在高加索人群中不那么特异。

因 MSA 的相互排斥性，通常一个患者只会出现其中一种。MSA 在合并其他自身免疫性疾病的患者中更为常见，而在 IBM、恶性肿瘤、肌营养不良和其他肌病的患者中少见或缺如。有时这些抗体早在临床发病之前就已经存在 [93]。最近的研究发现，IBM 患者有针对肌肉蛋白的抗体，如抗细胞质 50- 核苷酸酶 1A（Cn1A）抗体存在于 1/3 的 IBM 患者中 [94-95]。也有报道 IBM 患者存在针对肌线性蛋白的抗体 [96]。最近有报道的其他自身抗体，如抗皮层肌动蛋白（cortactin）抗体，它存在于 PM、DM 和 NAM 患者中，但 IBM 患者中不存在此抗体 [97]。

MAA 如 PM-Scl 常见于典型的重叠综合征，包括特征性的硬皮病表现 [98-99]。这类疾病表现为轻微的肌肉病变、明显的关节炎以及局限性皮肤受累，这类患者通常对治疗反应良好 [100]。部分肌炎患者也可能出现其他 MAA，如抗 RNP 抗体、抗 Ro/SSA、抗 Ku 抗体以及抗 PMS1 抗体。86% 的肌炎患者中发现一种可识别非特异性 56 kD 的大核糖核蛋白的自身抗体，其抗体滴度随疾病活动变化，提示其对认识疾病发病机制和可能作为有用的临床标志物的重要性 [101]。部分 MSA 显示出较强的免疫遗传相关性，如抗 tRNA 合成酶抗体与 HLA-DQA1*0501 等位基因、抗 Jo-1 与 HLA-DRB1*03、抗 SRP 抗体与 DR5、抗 Mi-2 抗体与 DR7、抗 PM-Scl 抗体与 DR3 相关，提示适应性免疫系统在这些肌炎亚型的发病机制中起着重要作用，其中 II 类 HLA 分子的主要作用是向 T 细胞呈递抗原。同样，HLA-DRB 1 等位基因（DRB 1*11: 01）被发现与抗 HMGCR 阳性的他汀诱导的肌病的风险升高有关 [102]。该抗体可作为良好的临床指标，用于帮助诊断和分类这些异质性疾病的同质亚类。

细胞免疫反应

在细胞水平上，各种淋巴细胞亚群在不同类型 IIM 患者肌组织中的分布、定位明显不同。其主要

表 85-3 肌炎特异性抗体

自身抗体	临床疾病 / 特征
抗合成酶抗体 *	相比 DM 更多见于 PM，间质性肺病，关节炎，雷诺现象，发热，技工手
抗信号识别颗粒抗体†	PM，可能病情较重合并心脏受累
染色质解旋酶 DNA 结合蛋白 3 和 4（Mi-2α 和 β）抗体‡	DM
抗 -MDA5/ 抗 -CADM-140	DM，皮肤黏膜损伤，严重肺部病变，肌肉受累轻
抗 TIF1-γ	DM，肿瘤
抗核基质蛋白（NXP）-2/ 抗 -MJ	主要见于儿童皮肌炎，关节挛缩，皮下钙化
抗 -HMG-CoA 还原酶	他汀相关性肌病，坏死性肌病

* 常见于肌炎的抗合成酶抗体有抗组氨酰 tRNA 合成酶抗体（Jo-1），抗苏氨酰 tRNA 合成酶抗体（PL-7），抗丙氨酰 tRNA 合成酶抗体（PL-12），抗异亮氨酰 tRNA 合成酶抗体（OJ），抗甘氨酰 tRNA 合成酶抗体（EJ），抗天冬氨酰 tRNA 合成酶抗体（KS）
† 在美国患者中，它是结合 54 kD 的 SRP 蛋白亚基的自身抗体，而在日本患者中，它则是结合 72 kD、54 kD、9 kD 亚基的自身抗体
‡ 该抗体特异性结合核小体重塑去乙酰酶复合体的 240 kD 解旋酶亚基

HMG-CoA，3- 羟基 -3- 甲基戊二酰辅酶 A；MDA，黑色素瘤分化相关基因 5；TIF，转录中介因子 1γ；SRP，信号识别颗粒

浸润方式有两种，一种是 CD4+ T 细胞、巨噬细胞和树突细胞分布于血管周围（图 85-1A），特别是肌束膜区域（图 85-1C），偶尔可见 B 细胞；这种类型多见于伴有皮疹的 DM 患者，少数患者可无皮疹表现。另一种是单个核细胞围绕在肌内膜区域或侵入非坏死肌纤维（图 85-1B），其中主要是 CD8+ T 细胞和巨噬细胞，亦可见 CD4+ T 细胞和树突状细胞，这种类型通常见于无皮疹的 PM 和 IBM 患者。有时以上两种炎细胞浸润方式可见于同一活检标本。两种不同区域中不同的炎性细胞浸润提示存在不同的发病机制：一个靶器官是血管，而另一个靶器官是肌纤维。其他器官也可见到明显的炎症反应。

DM 患者的血管受累也可表现在皮肤上，临床上亦可出现甲周及胃肠道病变。毛细血管明显增生、空泡形成及坏死导致缺血性改变而引起肌纤维的损伤[103-104]。DM 的发病机制中早期事件之一是补体的激活，随后补体成分和膜攻击复合物在内皮细胞沉积，最终补体介导的损伤导致毛细血管的减少。毛细血管异常增厚和扩张，类似毛细血管后微静脉（淋巴细胞易于发生拥堵的血管），（图 85-2），同时亦可见到新生毛细血管[105]。毛细血管减少形成 DM 的一些特征性组织学表现：毛细血管坏死和减少、血管周围炎症和缺血（少见）以及束周萎缩（一种 DM 的晚期表现，见图 85-1 C 和 D）。近期的研究指出 I 型

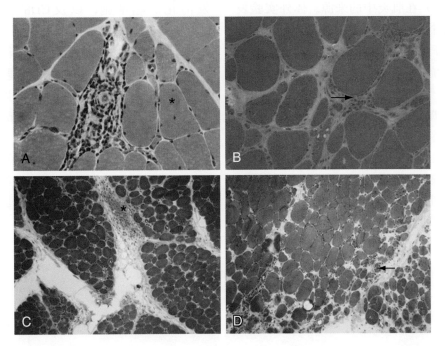

图 85-1 肌活检标本 HE 染色显示血管周围炎症。**A**．肌纤维大小不均，核内移（星号）；**B**．肌内膜炎和纤维化；**C**．肌束膜炎（星号）；**D**．束周萎缩（箭头）（B, Courtesy Dr. Inger Nemmesmo. D, Courtesy Dr. Paul Plotz.）

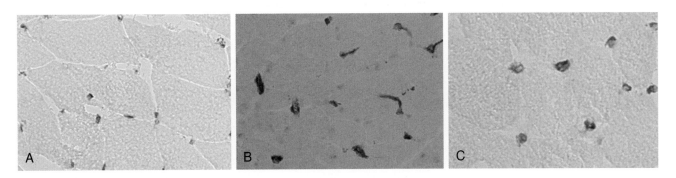

图 85-2 肌活检标本内皮细胞的标记 CD146（Mel-CAM）染色。**A**．正常对照；**B**．皮肌炎；**C**．多发性肌炎。注意皮肌炎和多发性肌炎异常的毛细血管直径

IFN 诱导基因参与了 DM 的发病机制，类浆细胞树突状细胞产生 I 型 IFN 并诱导 IFN 诱导蛋白如 MxA 和 IFN 诱导基因 15（ISG15）在 DM 束周肌纤维和血管上的表达，提示 DM 肌纤维和血管的损伤的发生是由于细胞内过多产生一种或多种 I 型 IFN 诱导蛋白[106-107]。尽管尚无报道直接比较青少年和成人 DM 的病理改变，但二者之间很可能大致相同，只是在儿童期所有基本的病理表现更加突出（见本章下文）。尚不清楚最初何种因素激活补体，但由此引起补体介导的损伤在 DM 中非常明显[108]。最近的研究表明 I 型干扰素介导的固有免疫与诸如 Toll 样受体（TLR-3、TLR-7 和 TLR-9）等固有免疫受体的表达有关。另外的研究发现表达 I 类 MHC 分子的未成熟肌纤维前体可作为 I 型干扰素（IFN-β）在肌炎中的来源。体外实验表明 TLR-3 诱导的干扰素 -β 与干扰素 -γ 联合作用，可增加 I 类 MHC 分子的表达，提示肌炎的先天免疫系统和适应性免疫系统之间存在关联性[109]。

肌内膜的炎症聚集物包括大量 T 细胞（特别是 CD8⁺ T 细胞）、巨噬细胞、CD4⁺ T 细胞和少量自然杀伤细胞。免疫电镜研究也证实了 T 细胞和巨噬细胞对非坏死肌纤维的浸润、替换及破坏[110]。局部浸润的 CTLs 表达含颗粒的穿孔素，后者靶向性地针对目标肌纤维，提示肌纤维损伤部分是由穿孔素依赖性细胞毒作用所介导（图 85-3 B 和 C）[111]。有证据表明在 PM 和 IBM，CD8⁺ T 细胞在肌肉及外周循环中克隆性增生[112-113]，且患者的 T 细胞系表现出抗自身肌管的细胞毒性[114]，提示 PM 和 IBM 的肌纤维损伤由 CTLs 介导。CTLs 可通过穿孔素 - 端粒酶 B 和 Fas-FasL 途径介导靶细胞损伤。肌炎患者骨骼肌细胞过表达抗凋亡分子如 Bcl-2、Fas 相关死亡区域样 IL-1 转化酶抑制蛋白（FLIP）和人类凋亡蛋白样蛋白抑制因子，提示穿孔素 - 端粒酶 B 介导的 CTL 杀伤作用可能在肌炎的肌纤维损伤和功能障碍中占主导地位[115-117]。

与以前认识不同的是，近期的研究显示有 B 细胞、浆细胞、髓样树突状细胞、表达 25F9 标记的迟发活化巨噬细胞，以及 CD8⁺CD28⁻ 和 CD4⁺CD28⁻ T 细胞 [TCRV（β）扩展的 T 细胞] 在 PM、DM 和 IBM 骨骼肌细胞和外周循环的聚集。这些 CD28⁻ 细胞和表达 25F9 标记的迟发活化巨噬细胞可能具备细胞毒性潜能，并在 IIM 骨骼肌中产生促炎症因子[118-119]。另一项研究也探索了 FOXP3⁺ 调节性 T 细胞在肌炎的病理中的潜在作用[120]。

如上所述，两种不同的途径介导了肌肉损伤和炎症：一种通过 CTL 直接破坏肌纤维——主要见于 PM 和 IBM；另一种损伤血管——主要见于 DM。但炎症

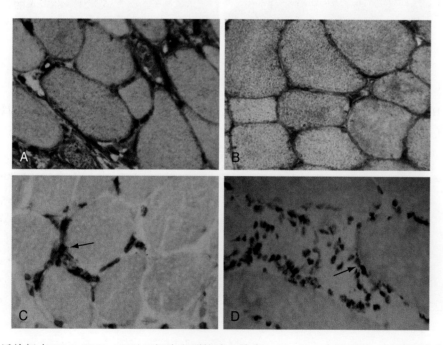

图 85-3 多发性肌炎活检标本 HLA-ABC、CD8⁺ T 细胞和颗粒酶 B 染色。**A.** HLA 在肌纤维、浸润细胞和内皮细胞表达明显。**B.** HLA 在肌细胞膜和胞浆表达；**C.** 肌纤维周围的 CD8⁺ T 细胞浸润（箭头）；**D.** 肌纤维周围的颗粒酶 B 阳性细胞（箭头）

反应的程度并非总与肌纤维破坏或临床表现的严重性相关[121]，提示非免疫过程同样在疾病的发病机制中起作用。下列研究也支持非免疫机制的作用：第一，明显的肌纤维结构破坏发生时无任何炎细胞存在[122-123]；第二，炎症程度与肌无力程度之间缺乏联系[124]；第三，强力的抗炎治疗对部分肌炎患者无效[125-126]；第四，类固醇激素治疗能够减少肌组织中的炎细胞，却并不能明显改善临床症状，提示免疫抑制治疗虽能减轻疾病活动性却不能改变疾病进程的其他介导因子[127]。最后，炎症减退的同时还有可能出现临床表现加重[128]，也提示非免疫机制在肌炎发病中的作用。因此，免疫通路对肌肉损伤的确切作用目前尚不明确。

MHC Ⅰ类分子

正常骨骼肌细胞不表达 MHC Ⅰ类分子，但炎症促进因子如 INF-γ、TNF-α 或警报素 HMGB1 可诱导其表达[122,129-131,152]。而 MHC Ⅰ类分子在非坏死肌纤维上早期、广泛表达是 IIM 特征之一，甚至可见于无淋巴细胞浸润的肌细胞上[122-123,132]。MHC Ⅰ类分子通常表达于肌膜，部分肌纤维还可见于胞质（图85-3 A 和 B）。部分患者的 MHC Ⅰ类分子表达局限于少量肌束（通常是病变早期），而有些患者几乎所有肌纤维均可见到 MHC Ⅰ类分子染色阳性，特别是病变晚期和治疗效果不佳的病例。MHC Ⅰ类分子在骨骼肌的过表达引起小鼠出现与人类肌炎相似的临床、生化、组织学及免疫学特征，为研究人类肌炎提供了近似的模型。小鼠肌炎为局限于骨骼肌的自我维持性炎症反应，雌性更严重，并多伴有 MSA 阳性[133]。近期有关这个肌炎模型的研究进一步提示MHC-Ⅰ类分子过表达导致内质网应激、肌肉萎缩、骨骼肌力量下降，这提示了 MHC-Ⅰ类分子在肌炎肌无力发生中的作用[134-135]。

对肌炎患者及小鼠模型的大量研究提示 MHC Ⅰ类分子不需要淋巴细胞参与就能介导肌细胞损伤和功能障碍。例如在患者中发现，肌纤维的 MHC Ⅰ类分子抗原产生早于炎细胞浸润[136-137]。患者肌活检标本显示肌细胞表面和胞浆内质网均表达 MHC Ⅰ类分子，这表明部分 MHC-Ⅰ类分子可被滞留于肌纤维的内质网中[83,123,138]。没有炎细胞浸润，肌纤维仍能够持续高表达 MHC Ⅰ类分子[128]。诱导小鼠模型表达 MHC Ⅰ类分子，能够在单个核细胞浸润之前引起肌无力表现[133]。近来的研究显示进行 MHC Ⅰ类分子质粒的体内基因转染后肌细胞再生和分化减少[139]。上述这些发现尤其是人类肌炎和鼠肌炎模型细胞内MHC-Ⅰ类分子明显的滞留，表明肌纤维损伤并不只是免疫攻击（如 CTLs 和自身抗体），还可能有非免疫机制的参与，如内质网应激反应和缺氧。细胞内质网应激的激活与诱导不同形式的细胞死亡有关，如自噬和凋亡。促进自噬［肿瘤坏死因子相关凋亡诱导配体（TRAIL）］和细胞凋亡［TNF-样弱诱导凋亡（TWEAK）］分子在肌炎患者中的表达增加，为肌炎进行性肌肉损伤提供了分子基础[140-141]。

肌炎患者肌纤维的 MHC Ⅰ类分子过表达启动了一系列细胞自主变化而加剧肌纤维的病理改变。近来的研究表明患者和小鼠肌炎模型中肌纤维过表达MHC Ⅰ类分子可激活 NFκB 和内质网应激反应通路[83,142]。NFκB 可在数分钟内被各种刺激所激活，包括炎症因子如 TNF-α 和 IL-1、T 细胞激活信号以及应激诱导因子。患者中 NFκB 的激活包括经典和非经典两条途径，前者由促炎症因子激活，后者由内质网应激反应激活[83,142-145]。而且有证据表明肌炎患者中由 NFκB 通路调节的下游靶基因［如 MHC Ⅰ类分子、血管细胞黏附分子（ICAM）、单核细胞趋化蛋白 1（MCP-1）］的表达明显上调[138,146-147]。近来的研究指出 NFκB p65 在患者活检标本和小鼠模型都被激活[83,142,148-149]，提示这条通路可能与肌纤维损伤直接相关（图 85-4）。

细胞因子和缺氧

在肌肉组织中的炎性细胞、内皮细胞和肌纤维本身所产生的大量效应分子在肌炎的发病机制中也起一定的作用[80]。大多数研究数据涉及细胞因子，也有一些涉及炎症趋化因子。IIM 患者肌组织中细胞因子大多为促炎性因子：IL-1α、IL-1β、TNF 以及INF-α。近来，有研究证实与正常对照组相比，肌炎患者 IL-10、IL-13、表皮生长因子（EGF）、血管内皮生长因子（VEGF）、成纤维细胞生长因子（FGF）、CCL3［巨噬细胞炎症蛋白（MIP-1α）］、CCL4（MIP-1β）和 CCL11（嗜酸性粒细胞趋化因子）、IL-15 和 IL-15Rα 明显上调，而粒细胞集落刺激因子（G-CSF）下调[150-151]。另外发现 DNA 结合

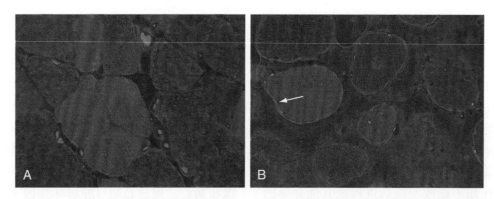

图 85-4　核因子 κB（NFκB）在肌炎和正常肌活检标本的表达。免疫荧光染色用兔抗 NF-κB 抗体和抗兔 Texas 红，以及用 4, 6-二氨基 -2- 苯基吲哚（蓝核）复染，可见到正常肌细胞胞浆表达 NFκB（A），以及肌炎患者的肌浆膜下表达 NFκB（B，箭头）（From Nagaraju K, Casciola-Rosen L, Lundberg I, et al: Activation of the endoplasmic reticulum stress response in autoimmune myositis: potential role in muscle fiber damage and destruction. Arthritis Rheum 52:1824-1835, 2005）

高迁移率族蛋白 1（HMGB1）以胞外或核外的形式存在于 PM 和 DM 患者的肌组织中。用 IFN-γ 刺激肌细胞后 HMGB1 在肌细胞核和肌质中的表达均上调。暴露于 HMGB1 诱导肌纤维 MHC- Ⅰ 类分子可逆性上调以及疲劳期肌浆内质网 Ca²⁺ 释放不可逆减少，提示 HMGB1 和 MHC-1 类分子参与了 IIM 早期发病过程[152]。除了诱导肌纤维 MHC- Ⅰ 类分子和 Ⅱ 类分子的上调，细胞因子例如 TNF 可能可以直接影响肌纤维的功能[153]。肌炎患者各种细胞因子和趋化因子相对重要性仍不清楚，但是这些分子可能是肌炎潜在的生物标记物，例如近期一项研究显示血清 IL-6 的产生和外周血 Ⅰ 型 IFN 基因信号与 DM 患者疾病活动度有相关性[154]。最近的研究还证实了促炎性细胞因子如肿瘤坏死因子是如何降低肌源性 miRNAs 表达（例 如 miR-1、miR-133 a、miR-133 b 和 miR-206），并促进肌纤维的变性[155]。

微血管受累首先发现于 DM，也见于 PM，二者的内皮细胞都显示黏附分子和促炎因子如 IL-1α 的表达增加。毛细血管减少和局部的炎症导致组织缺氧可诱发这种表现。肌组织缺氧可引起临床症状和肌无力表现，提示肌组织缺氧与肌炎的发病机制有关[80]。PM 和 IBM 肌纤维表达 VEGF 受体以及内皮细胞表达 HIF-2α 也支持缺氧与肌炎的发病机制有关。DM 患者内皮细胞存在缺氧诱导因子（HIF）-1α 和 HIF-1β 表达，也可观察到 HIF-2α、红细胞生成素受体、VEGF、VEGF-R 在肌纤维的表达。这些发现提示免疫机制介导的血供缺失可能触发了适应性缺氧相关蛋白的上调反应[156]。工作负荷前后进行磁共振光谱分析，结果显示与正常个体相比较，患者肌肉中对收缩功能非常重要的能量底物水平下降，如三磷腺苷和磷酸肌酸（ATP），这一发现支持慢性炎性肌病存在获得性能量代谢紊乱并因此影响受损肌肉功能的假说。

微阵列为 DM 的机制研究提供了很多的思路。以往 DM 患者的 mRNA 图谱研究显示 Ⅰ 型干扰素应答通路占优势，提示抗病毒应答可能持续存在[205]。尤其普遍的是 IFN 诱导的 MxA 基因的显著表达。在此基础上研究发现，浆细胞样树突状细胞在 DM 中的浸润相较于其他炎性肌病更为明显，更加支持固有免疫反应在 DM 的重要作用[206]。

肌肉损伤的可能机制

现有的研究提示免疫机制（细胞免疫和体液免疫）和非免疫机制（内质网应激和缺氧）均与肌炎患者肌纤维损伤和功能障碍有关。固有免疫细胞的激活是骨骼肌损伤的结果，导致损伤相关分子模式（DAMP）的释放。TLR 信号激活肌肉中的各种抗原呈递细胞（APC）。这些 APC 然后激活 CD4⁺ T 细胞，启动自身抗原特异性 T 细胞反应和自身抗体反应。Ⅰ 类 MHC 在肌肉上的过度表达也导致 CD8⁺ T 细胞介导的细胞毒性激活。DAMP 可与表面或内源性 TLRs 结合。TLRs 表达于肌肉浸润的免疫细胞、毛细血管和成纤维细胞中。TLR 信号转导激活 NF-κB 和炎性小体，产生促炎细胞因子、趋化因子和黏附分子。肿瘤坏死因子（TNF）等细胞因子可直接诱导肌细胞死亡，并通过微小 RNA（MicroRNAs）有效抑制肌细胞发育。TLR 信号还导致炎性小体激活（IL-1 分泌），并有可能诱导受影响的肌肉中的热凋亡，而 TRAIL 的激活则可导致肌肉中的自噬。未知的细胞因子可降低骨骼肌嘌呤核苷酸周期限速酶和 AMPD 1 的表达。APMD 1 的这一缺陷可能会导致肌炎患者的肌肉无力和疲劳。此外，内质网中 Ⅰ 类 MHC 的积累也会引起肌细胞的内质网应激反应。因此，几种免疫、非免疫和代谢途径直接和间接地导致肌炎的肌肉无力和损伤。这些通路对肌纤维损伤的贡献度目前尚不清楚（图 85-5）。因此，单独或联合使用特定药物来抑制这些途径，将有助于确定它们在肌炎中的作用，并显示它们是否是有效的治疗药物。

临床特征

　　三种不同亚型的炎性肌病均可单独发生或与其他风湿性疾病共存，以 PM 和 DM 重叠其他风湿病更常见。系统性硬化、混合型结缔组织病、干燥综合征、系统性红斑狼疮是炎性肌病常合并的风湿病，此外，还可能合并类风湿关节炎。IBM 多与干燥综合征、系统性红斑狼疮及其他自身免疫性疾病相关[130,158]。由于 IBM 的临床表现与 PM 和 DM 有所不同，因此与坏死性肌病一样将单独叙述。

PM 和 DM

　　PM 和 DM 患者最突出的症状是肌无力和肌肉耐力下降。肌无力呈对称性分布，最常累及近端肌群，特别是颈部、骨盆、大腿和肩部肌肉。较之单一力量运动，患者更多表现出重复性动作困难，常常主诉上坡、上楼、举上臂或从坐椅上起立等动作困难。此外，PM 和 DM 也可能累及远端肌肉，从而影响握力和健康相关的生活质量[159]。肌无力的发作通常为亚急性或隐匿性，数周或数月内出现症状，如果不治疗肌无力逐渐加重，病情严重者需依靠轮椅。咽部肌肉收缩力受损可出现吞咽困难和营养障碍，并可引起吸入性肺炎。偶有膈肌和胸廓肌肉受累可出现呼吸困难甚至需要辅助通气。其他部位的横纹肌亦可受累，如累及食管下端可出现反流问题，累及肛门括约肌可出现大便失禁。

皮肤

　　DM 可出现特征性的皮疹[160]，儿童和成人均可出现。最典型的皮肤表现是 Gottron 疹和向阳性皮疹（图 85-6）。Gottron 疹为略微隆起的紫色、粉色或暗红色丘疹，出现在掌指关节或指间关节的伸面，也可见于腕、肘或膝关节的伸面，是 DM 特征性的皮肤损害。与 Gottron 疹分布相同的斑疹称为 Gottron 征（图 85-6 C 和 D）。向阳性皮疹为分布在一侧或双侧眶周的红色或紫色红斑，常伴水肿（图 85-6 B）。关节伸面的线性红斑也是 DM 较为特异的皮肤表现（图 85-7 A）。多数 DM 患者可出现头面部和颈部的光敏感性皮疹（称为 V 形征），但非 DM 特异性（图 78-7 B 和 C）。另一个常见的皮疹是肩部（披肩征；图 85-7 D）和臀部皮疹（枪套征）。瘙痒常见。DM 患者的皮肤损害还见于手指，如甲周红斑、甲褶毛细血管扩张和表皮过度角化（图 85-8 C）。其他较为少见的皮肤表现还包括脂膜炎、网状青斑和不留瘢痕的

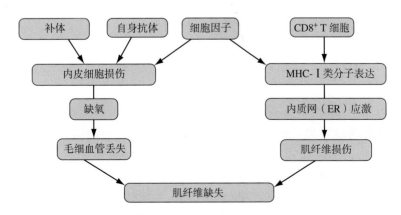

图 85-5　肌炎患者肌纤维损伤的机制。ER，内质网；MHC，主要组织相容性复合体

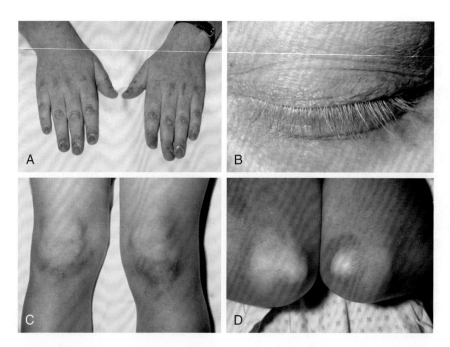

图 85-6 皮肌炎特征性的皮肤改变。**A**．Gottron 疹；**B**．向阳性皮疹；**C**．双膝 Gottron 征；**D**．双肘 Gottron 征（Courtesy Dr. Paul Plotz.）

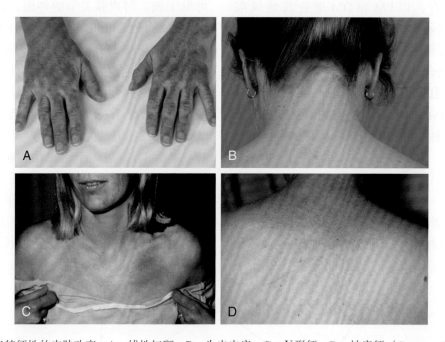

图 85-7 皮肌炎特征性的皮肤改变。**A**．线性红斑；**B**．头皮皮疹；**C**．V 形征；**D**．披肩征（Courtesy Dr. Paul Plotz.）

秃发。儿童 DM 患者还可出现血管炎，但成年患者罕见。

皮疹通常为性质温和的局部红斑，少数情况下可能出现严重而弥散的红斑（红皮病），偶而伴有水泡性大疱疹或溃疡病。皮疹可先于肌肉症状数月甚至数年出现，有时皮疹可能是部分 DM 患者的唯一临床表现，此时称为无肌病性皮肌炎（见下文）。DM 指关节上和手背部皮疹与系统性红斑狼疮的皮疹正好相反，系统性红斑狼疮的皮疹出现在关节间的指骨段皮肤而不是在指关节上（图 85-8 A 和 B）。但是 DM 的

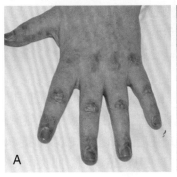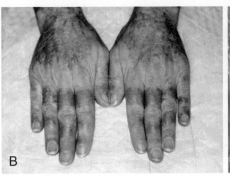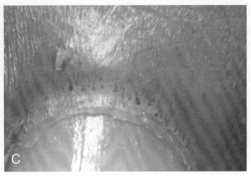

图 85-8 皮肌炎和系统性红斑狼疮的手部红疹。**A.** 皮肌炎指关节和手背部皮肤病变（Gottron 征）；**B.** 狼疮患者关节伸侧无皮疹，皮疹见于指骨段的皮肤；**C.** 皮肌炎甲褶处毛细血管病变（Courtesy Dr. Paul Plotz.）

皮肤组织病理学表现并无特异性，其多数表现也见于 SLE，因此皮肤活检对鉴别 DM 和 SLE 帮助不大。免疫抑制治疗能够改善肌肉症状，但对皮肤病变可能无效。因此，引起皮疹和肌肉炎症的分子机制可能并不相同。

钙质沉着（可以很严重）主要见于青少年 DM，也见于成年患者。钙质沉积多见于摩擦或创伤部位，如肘部或膝部。有时可能在短期内出现大面积钙质沉着，而导致局部溃疡。钙质沉着主要见于皮下组织，亦可见于皮肤、筋膜或肌肉，X 线、CT 或 MRI 有助于诊断。炎症活动可能引起钙质沉着进展，而且一旦形成治疗效果不佳。也有研究显示皮肤和肌肉的有效抗炎治疗可能抑制钙质沉着的进展[161]。

另一种类型的皮肤病变为技工手。这种皮疹通常与抗合成酶抗体相关，PM 和 DM 患者均可见到。此类皮疹是一种手指皮肤的过度角化、脱屑、粗裂，特别是在示指桡侧（图 85-9）。

肺

PM 和 DM 的肺部受累常见，并成为影响其发病率和死亡率的主要因素。临床表现为呼吸困难和咳嗽，多由呼吸肌无力或肺组织炎症（间质性肺疾病，ILD）所引起。呼吸肌无力导致限制性肺部疾病，咽部肌肉受累则是吸入性肺炎的危险因素之一。小气道炎症引起的 ILD 在 PM 和 DM 比较常见，并常与抗合成酶抗体相关。敏感性较高的检测方法如高分辨 CT 和肺功能检查可在超过 70% 的患者中发现肺部受累的表现[162]，大多数患者在诊断时即已存在，使用免疫抑制治疗后可控制肺部疾病的进展。在大多数情况下，ILD 是轻微的，并有一个缓慢的进展过程。抗合成酶和抗 MDA 5 抗体与 ILD 密切相关，可作为 ILD 的生物标志物。部分病例应用免疫抑制治疗能够改善肺功能。病程与结局因组织病理学不同而有所不同，提示多种机制参与了间质性肺疾病的发病。

通常肌炎患者 ILD 的临床和病理过程与特发性

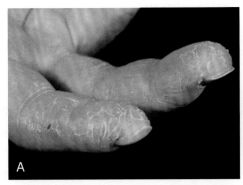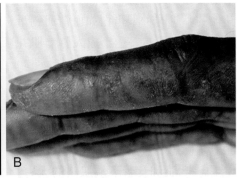

图 85-9 技工手。注意手指侧面的特征性皮肤改变。**A.** 白人患者；**B.** 黑人患者（Courtesy Dr. Paul Plotz.）

ILD 并无不同，其中最常见的组织病理学类型是非特异性间质性肺炎，其他如隐匿性机化性肺炎、闭塞性细支气管炎机化性肺炎、弥漫性肺泡损伤和寻常型间质性肺炎亦可见到。有研究指出闭塞性细支气管炎伴机化性肺炎糖皮质激素治疗有效，而其他类型的病变如弥漫性肺泡损伤、寻常型间质性肺炎和急性间质性肺炎则对糖皮质激素或其他免疫抑制治疗反应较差且预后不良。

关节炎

PM 和 DM 患者可出现关节痛和关节炎，其中手足小关节的对称性关节炎最为常见，且多为非侵蚀性关节炎，但有时也会表现为侵蚀性和破坏性关节炎。关节炎较常见于抗 Jo-1 抗体及其他抗合成酶抗体阳性的患者，亦可见于合并其他风湿性疾病的重叠综合征患者。

心脏

合并心血管病变为 PM 和 DM 的死亡危险因素之一，但临床上明显的心脏受累较为罕见，也可能是肌炎合并心脏受累的情况尚未得到重视。PM 和 DM 患者有关心脏的亚临床表现十分常见。最多报道的亚临床表现是心电图提示的传导异常和心律不齐。而亚临床心肌病在进行心脏 MRI 检查时很常见，即使是在疾病缓解的患者中也是如此[163]。引起 PM 和 DM 患者心脏表现的病理生理机制可能是心肌炎和冠状动脉病变以及心肌小血管受累。

PM 和 DM 患者确诊后应进行心电图检查，而血清学检查如 CK-MB 升高并不一定提示心脏受累，因为 PM 和 DM 再生的骨骼肌纤维（PM 和 DM 共同的病理学特征）亦可释放 CK-MB。CK-MB/ 总 CK 比值升高超过 3%，可作为判断心肌损伤的临界值。另一个更为特异的心脏受累指标是血清心肌同种型肌钙蛋白 - I 升高。其他的心肌同种型蛋白如血清肌钙蛋白 -C 和 T 特异性较差，因其亦表达于成人骨骼肌并可见于多种肌肉疾病。

胃肠道

吞咽困难在炎性肌病，尤其是 IBM 中很常见。肌无力加重会导致营养障碍和吸入性肺炎。其发生的病理生理机制是舌肌、咽肌和食管下端肌肉的无力。胃食管反流病变见于 15% ~ 50% 的患者，需要予以特别护理。胃肠道炎症所致动力障碍常可引起便秘、腹泻和胃疼。胃肠道血管炎罕见，但会导致肠出血。

抗合成酶综合征

MSA 与临床表型密切相关，因此可能有助于鉴定肌炎的临床亚型。其中最常见的 MSA 是抗氨酰基 tRNA 合成酶抗体（抗 Jo-1、抗 Ej、抗 PL-7、抗 PL-12、抗 KS、抗 OJ、抗 Ha 和抗 Zo）[164]。肌炎的一个特殊的临床亚型称为抗合成酶综合征，其特点是抗合成酶抗体阳性[39,67]。最常见的抗合成酶抗体是针对组氨酰 tRNA 合成酶的抗 Jo-1 抗体，见于约 20% 的 PM 和 DM 患者，但较少见于 IBM[84]。抗合成酶综合征的特征是抗合成酶抗体阳性和包括肌炎、间质性肺疾病、雷诺现象、小关节的非侵蚀性对称性多关节炎以及技工手在内的一系列临床表现（图 85-9）。值得注意的是，一些抗合成酶抗体主要与 ILD（抗 PL-12）有关，这些 ILD 患者在没有肌肉症状的情况下可能被忽略了有抗合成酶综合征。

无肌病性皮肌炎

临床无肌病性皮肌炎（amyopathic dermatomyositis）是 DM 的一种亚型。这类患者有典型的 DM 皮疹而缺少肌肉受累的表现[165]。无肌病性皮肌炎的定义是六个月或更长时间内无肌炎的临床和实验室表现，而皮肤活检表现与 DM 相同。其中部分患者在进行 MRI 或活检时可见有亚临床的肌炎表现，也有部分患者以后会发展成典型肌炎。无明显肌炎表现的患者可能出现肌肉外组织或器官的受累，如肺间质病变，而且可能很严重。与典型的 DM 一样，无肌病性皮肌炎也可能与恶性肿瘤相关。本病的发病率尚不清楚，但近来有研究提示这种类型的皮肌炎较此前认为的更常见。

青少年型皮肌炎

青少年型皮肌炎（juvenile dermatomyositis，JDM）的发病率为每 100 万儿童 1.7 ~ 3.0 例。PM 和重叠肌炎较少见，预后较差。恶性肿瘤相关性肌炎在儿童中是非常罕见的，占所有 IIM 的不到 1%[166]，因为 JDM 占所有青少年 IIM 病例的 85%，我们将在这里集中讨论它。这种疾病的发病有两个高峰：6 岁和 11 岁。在欧洲和北美，女孩比男孩更常见；在日本和沙特阿拉伯，这种差异不太明显。诊断依据的是临床和实验室指标，因为大多数儿童没做过肌电检查或肌肉活检。因为发现了更多的肌炎特异性抗体，这意味着目前在 70% 的 JDM 的儿童中都能发现这些抗体。抗 TIF-1γ 和抗 MJ 抗体是 JDM 最常见的抗体[167-168]。在发病时最常见的临床表现是肌无力、易疲劳、皮疹、乏力，在某些情况下可出现发热[161]。CK 水平有轻度升高的趋势。皮疹常为病理性皮疹，与成人 DM 相似：最典型的皮肤表现为上眼睑脱色素变性、Gottron 丘疹、肛周围红斑和毛细血管环异常（毛细血管密度降低时扩张和弯曲）。钙质沉着、皮肤溃疡和脂肪营养不良在青少年病例中比在成人中更常见。30% ~ 70% 的 JDM 儿童出现钙质沉着，抗 NXP 2 抗体阳性者患钙质沉着的风险更高，并与更进展性病程相关[169]。此外，延迟诊断、心脏受累，长病过程增加了患钙质沉着的风险[170]。钙质沉着最常发生在遭受创伤的部位，可在皮肤、筋膜或肌肉中看到。在一些儿童中，钙质沉着非常明显，并引起挛缩和溃疡。影响胃肠道的血管病变，如溃疡、穿孔或出血比较罕见，但在儿童似乎比成人 DM 更常见。由于这种血管病变是一个严重的征象，在 JDM 患者的评估中应包括对 GI 是否受累的筛查。ILD 在 JDM 中很少见。

最近，经验证的核心测定措施使儿童关节炎和风湿病研究联盟（CARA）在制订 JDM 的治疗指南上达成一致[171]。每日泼尼松从 2 mg/（kg·d）开始，被认为是第一线治疗，静脉（IV）甲泼尼龙、甲氨蝶呤和 IVIG 作为重症 JDM 第一线治疗的辅助治疗。霉酚酸酯、他克莫司和利妥昔单抗用于难治性疾病，静脉注射环磷酰胺用于难治性重症 JDM。总的预后

各不相同，死亡率估计为 2% ~ 3%，24% ~ 40% 的患者在 2 年内得到缓解（允许停止免疫抑制治疗）。然而，大多数患者呈慢性病程过程[167,172-174]。常出现生长障碍等免疫抑制治疗的副作用。

包涵体肌炎

包涵体肌炎（Inclusion body myositis，IBM）在临床表现和组织病理学特点上均与 PM 和 DM 不同[175-176]。散发性 IBM（Sporadic IBM，s-IBM）本质上不同于家族遗传性 IBM，但两者有一些共同的临床和组织学特征，但后者肌肉组织缺乏炎症特征。20 世纪 60 年代开始，IBM 被认为是炎性肌病的一个亚型，但不同于 PM，其典型的组织病理学特点是胞浆和核内出现包涵体和镶边空泡[16-17]。临床上表现为隐匿起病的肌无力，可持续数月或数年，多累及大腿肌群和手指屈肌，糖皮质激素治疗效果不佳。IBM 患者常有频繁跌倒的病史。s-IBM 可能会被误诊为 PM，因其典型的组织病理学表现（镶边空泡和包涵体）在早期肌活检标本中并不明显（图 85-10）。

与 PM 和 DM 相反，IBM 多见于男性，特别是 50 岁以上的老年人，且起病更为隐匿。IBM 很少出现疼痛，最常见的始发症状是上楼或爬山困难，膝关节伸肌无力可导致经常跌倒，继续加重甚至跨越门槛亦感觉无力。吞咽困难也是早期表现之一，提示咽部肌肉受累。病程缓慢进展可导致明显的肌萎缩，特别是大腿和前臂肌肉；严重无力的患者甚至需要轮椅。肌肉以外器官受累少见，部分患者出现干燥症状并可能最终发展为继发性干燥综合征[177]。IBM 通常对糖

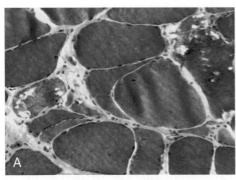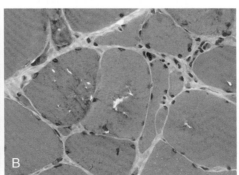

图 85-10 包涵体肌炎肌活检标本的 HE 染色和 Trichrome 染色。注意红色镶边包涵体（**A**），以及肌纤维大小不均（**A** 和 **B**）（Courtesy Dr. Paul Plotz.）

皮质激素及其他免疫抑制剂反应不佳，由此亦有人质疑 IBM 是自身免疫性疾病还是肌肉退行性疾病，而肌纤维内淀粉样蛋白的异常堆积则支持后者的可能性。这个问题目前仍在讨论，且全世界有多个机构正在研究。

坏死性肌病

在过去的 10 年中发现了免疫介导性肌炎的另一个亚型。这主要是通过是否存在自身抗体界定的；抗 SRP 抗体或抗 HMG-Co A 还原酶抗体，以及以肌肉纤维坏死为主，而无在其他 IIM 中可见到的典型的淋巴细胞浸润来对该亚型进行分类定义 [178-179]。对于 3-羟基-3-甲基戊二酰辅酶 A 还原酶（HMGCR）抗体阳性的患者可进一步分为有他汀类药物接触史和无他汀接触史（非他汀诱导的坏死性肌炎）。自身抗体的存在，加上肌纤维中 I 类 MHC 的表达上调，以及毛细血管上补体的沉积，提示自身免疫病因参与坏死性肌病的发生，但此情况也可见于抗合成酶综合征或 DM 患者 [180-181]。坏死性肌活检病理也可在其他非自身免疫性疾病，包括甲状腺功能减退、遗传性肌病和中毒性肌病或与肿瘤有关的肌病 [182]。

他汀肌病

他汀类药物（如洛伐他汀、辛伐他汀）是已知可引起坏死性肌病的降脂药物。大多数他汀性肌病患者在停止用药的情况下可痊愈。然而，他汀类药物也与一种更严重的自身免疫性肌病相关，即活检时表现为坏死性肌病、严重的进行性近端肌无力和 CK 升高以及抗 HMGCR 抗体阳性。然而，这种抗体在大多数接触过他汀类药物，但没有自身免疫性肌病的患者中并没有被发现，即使是轻度肌痛的患者也是如此 [183]。这种形式的他汀性肌病需要免疫抑制治疗。其他已知引起坏死性肌病的药物包括纤维酸衍生物（氯贝丁酯、吉非拉齐尔）、烟酸、有机磷中毒和 ε-氨基己酸。

非他汀诱导的坏死性肌病

非他汀诱导的坏死性肌病是指这些患者无他汀接触史，但出现了坏死性肌病，同时存在 HMGCR 抗体。这些患者往往较年轻，CK 水平较高，对免疫抑制治疗的反应不理想 [184]。

恶性肿瘤相关性肌炎

DM 与恶性肿瘤之间的相关性在一些早期的病例报道中就已经被注意到。无论涉及何种病理生理机制，这种联系的临床意义在于在 DM 诊断时和复发时，特别是传统免疫抑制治疗效果不佳时有必要进行肿瘤相关检查。两种肌炎特异性自身抗体与成人 DM 和恶性肿瘤有关：抗 TIF 1γ 和抗 NXP 2 [185-186]。恶性肿瘤的类型各不相同，不仅包括恶性淋巴瘤等血液病，而且还包括肺、卵巢、乳腺癌和结肠癌等实体肿瘤。对于女性，乳腺 X 线检查和妇科检查也应该进行。如果发现任何异常，医生应该指导患者对恶性肿瘤进行更彻底的筛查。筛查时应考虑到种族背景，因为癌症类型因种族而异，亚洲人肺癌和鼻咽癌比高加索人更多 [187]。

分类和诊断标准

目前肌炎的诊断和分类尚无确切的标准。将本病分为不同亚型十分重要，有助于更准确地估计发病率及流行情况，了解其发病机制和自然病程，评价治疗效果及预后。四十多年前，Bohan 和 Peter 建议用五条标准诊断 IIM（表 85-4）[14-15]，并将 IIM 分为五类：原发性 PM、原发性 DM、恶性肿瘤相关的 IIM、血管炎相关的儿童 IIM、胶原血管病相关的 IIM。排除标准包括中枢或外周神经疾病、肌病家族史（虽然家族性肌炎已被多次报道）以及肌营养不良、肉芽肿肌炎、感染（包含旋毛虫病、血吸虫病、锥虫病、葡萄球菌感染、弓形虫病）、药物性肌病、中毒性肌病、

表 85-4 Bohan/Peter 的 PM/DM 诊断标准

排除其他肌病
对称性近端肌无力
血清肌酸激酶升高，例如 CK、AST、ALT、醛缩酶、LDH
肌电图异常表现，例如短时相，小而多相运动单位动作电位，纤颤波，阳性尖波，插入激惹波，奇异高频重复放电
肌肉活检发现异常，例如单个核细胞浸润，再生，变性和坏死
皮疹，例如 Heliotrope 皮疹，Gottron 征，Gottron 丘疹

ALT，谷丙转氨酶；AST，谷草转氨酶；CK，肌酸激酶；LDH，乳酸脱氢酶

横纹肌溶解、代谢性疾病、内分泌疾病、重症肌无力及病毒感染后肌炎（流感或风疹）。Bohan 和 Peter 诊断标准的不足之处是可能导致过度诊断 PM 以及重叠综合征。

尽管如此，在过去的 40 年里，此标准仍被广泛应用于肌炎的诊断和研究对象的选择。后来认识到 IBM 是一个独立的疾病，其特点是缓慢起病、渐进性的指伸肌或可能是非对称性股四头肌受累[175-176]，可单发或与其他结缔组织病伴发，且类固醇激素治疗效果不佳。其他局灶性和弥漫性肌炎如眶周肌炎、局灶结节性肌炎、巨噬细胞肌炎及嗜酸性肌炎则相对罕见。

从 Bohan 和 Peter 提出他们的诊断标准以来，临床研究的进展现已发现一些自身抗体 MSA 和 MAA 与肌炎的临床表型显著相关（表 85-3），并因此建议增加血清学检查以补充 Bohan 和 Peter 诊断标准，将 MSA 作为标准之一[188]。但 MSA 也有其局限性：这些自身抗体并非所有患者都呈阳性，免疫沉淀法作为检测 MSA 的金标准，只有少数商业实验室可进行，而常用的酶联免疫吸附试验则可能出现假阳性和假阴性的结果。

学术界始终在讨论建立更具特异性的诊断和分类标准以便更好地诊断此类疾病[78,189-190]。一些学者强调注重组织病理学特点，而另一些强调自身抗体。的确，加入自身抗体检查、组织病理学特征、免疫组化特点以及影像学检查如 MRI，将进一步加强现有的诊断标准（表 85-5）。

最近，美国风湿病学会（ACR）和欧洲抗风湿病联盟（EULAR）支持了一项多学科合作项目，即国际肌炎分类标准项目（IMCCP）。该项目收集来自世界各地超过 47 个医院的回顾性病例对照的临床和实验室数据，并在内部和外部进行验证。采用两种模型进行分析：一种是临床的肌肉和皮肤的评估加上实验室评估，第二种模型是使用这些变量同时加肌肉活检的结果。这些模型具有较高的敏感性和特异性，优于现有的 Bohan 和 Peter 分类。此外，它们还能很好地将最近认识到的亚组——临床无肌病性 DM 和免疫介导的坏死性肌病进行分类[192]。

体格检查

IIM 是系统性结缔组织病，多数患者在出现肌肉无力或疲劳的同时常累及其他器官，因此患者出现肌肉症状时医生需对其进行系统的全身体检，这种检查也有助于鉴别 IIM 和非炎性肌病。

多数患者主诉肌无力和肌肉疲劳或功能障碍，因此需分别测量肌力和进行重复性肌运动对肌力和疲劳加以区别。病程早期，PM 和 DM 患者的肌萎缩并不明显，晚期可能出现中度对称性近端肌萎缩。非对称性萎缩则多不考虑炎性肌病。IBM 患者常出现更为严重的股四头肌和前臂屈肌萎缩，也可能出现指关节畸形和握拳困难。

肌力测量方法很多。医生要求患者从坐位或蹲位自行起立可快速发现患者下肢近端肌无力。另一个易于临床操作且较为标准的方法是肌力检查法，分级参考美国医学研究会标准。IMACS 研究（International Myositis Assessment and Clinical Studies）推荐选择优势侧的八组肌肉作为疾病活动性评分的一部分[193]。多数 PM 和 DM 患者进行肌力检查法评价肌力，多数肌群是正常的，中度的肌无力典型见于颈伸肌和臀部肢带肌，多次重复测试可增加敏感性。肌炎功能指数评分是通过重复的动作特异性评估肌炎结局的方法。在本测试中，近端肌群比远端肌群受累更多。该指数还常被物理治疗师使用[194]。IBM 患者的膝伸肌和手指屈肌则更易受累。

医生还应该进行皮肤检查，包括甲褶和头皮以发现病变。此外应仔细寻找关节炎、心脏病和肺部受累的表现。

实验室检查

实验室检查是诊断和治疗的重要组成部分。通常多项检查组合用以评价患者病情。由于 IIM 尚无特异性实验室检查，所有结果需结合临床考虑。

生化检查

血清肌酶测定是评估肌炎病情的一项重要的血清生化检查。血清肌肉来源的肌酶的升高提示肌组织损伤的程度。此项检查有助于将 IIM 与类固醇性肌病和去神经病变鉴别开来，此类疾病的突出表现是肌萎缩[195]。通常检测血清肌酸激酶水平是评估 IIM 患者病情的第一步。CK（肌酸激酶）包括 MM（骨骼肌）、MB（心肌）和 BB（脑）型同工酶。相比其他血清

表 85-5　特发性炎性肌病各亚型的临床及实验室特征

诊断学特征	DM	PM	IBM	坏死性肌病
临床特征				
年龄	儿童和成人	成人*	成人 > 50 岁	成人
起病状况	亚急性	亚急性	慢性	亚急性
肌无力	近端	近端	选择性类型†	近端
对称性	双侧对称	双侧对称	不对称	不对称
系统性特征	是‡	是‡	是§	是§
皮肤改变	是‖	否	否	否
钙化	是¶	很少	否	否
相关自身免疫病	是**	是**	是††	否
相关恶性肿瘤‡‡	是	?	?	??
实验室特征				
血清肌酶§§	正常到升高	正常到升高	正常到升高	升高
异常 EMG‖‖	是	是	是	是
异常肌肉活检	束周萎缩，毛细血管缺失，斑片状 MHC-I 表达和微梗死	CD8+ T 细胞浸润非坏死性肌纤维和肌纤维 MHC-I 表达	CD8+ T 细胞浸润，MHC 表达，有空泡的肌纤维，微管丝状包涵体	坏死和再生肌纤维，MHC-I 分子表达上调

* 儿童罕见

† 早期累及手指屈肌、腕屈肌或腕伸肌的无力，以及累及股四头肌

‡ 部分患者有吞咽困难、滑膜炎和肺间质病变

§ 部分患者有吞咽困难

‖ Gottron 征和向阳性皮疹

¶ 尤其是儿童多见

** 与硬皮病、系统性红斑狼疮、类风湿关节炎、干燥综合征和混合性结缔组织病（MCTD）重叠

†† 与干燥综合征相关，但与其他结缔组织病关联性不强

‡‡ 皮肌炎与肿瘤的关联性比多发性肌炎和包涵体肌炎与肿瘤的关联性强。而多发性肌炎与包涵体肌炎伴发肿瘤的频率与正常人群比较并无明显增加

§§ 血清肌酸激酶、谷丙转氨酶、乳酸脱氢酶和醛缩酶的水平变化范围可从正常至非常高

‖‖ 皮肌炎可见肌病性的运动单位电位伴自发放电，多发性肌炎也可无自发放电，包涵体肌炎为短时相和长时相混合的运动单位电位

EMG，肌电图；MCH，主要组织相容性复合体。?，PM/IBM 与肿瘤的相关性尚不清楚；??，坏死性肌病；(不是自身免疫性坏死性肌病) 可以与肿瘤相关

肌酶，CK 具有相对特异性，是评估肌细胞受损程度的敏感指标。但患者中 CK 变化范围较大，从接近正常到升高百倍。

80% ~ 90% 成人肌炎患者起病时 CK 升高，但部分患者尤其是晚期患者，血清 CK 水平可为正常或仅轻度升高，部分是由于肌细胞减少或存在 CK 活性抑制剂[196-197]。CK 正常更多见于 DM。在 CK 不升高的情况下，DM 的诊断因皮疹的存在较 PM 相对容易。IBM 患者的 CK 水平通常较 PM 和 DM 低，因此正常的 CK 水平不能排除 IIM，特别是 IBM 和 DM。

CK 水平持续升高常提示炎症活动，总体而言一段时间内 CK 的升高与疾病整体活动度相关，但与肌力强度和功能无相关性[198-199]。CK 的测定通常不能用于监测病情的加重。评价 CK 水平的意义应始终结合临床进行，临床症状无改善时其水平可降为正常，临床症状无恶化其水平亦可能升高。但 CK 的增加一般而言仍提示病情复发的可能，需行进一步临床检查。CK 升高不是肌炎特异性表现，其他肌肉疾病也可升高，包括肌营养不良、横纹肌溶解、甲状腺功能减退和多种药物性肌病。心脏同种型肌钙蛋白 I 是心肌受累特异性最高的指标，也是炎性肌病患者心肌受损最可靠的血清学标志[200]。

其他肌酶的测定，包括醛缩酶、AST、ALT、LDH 的测定，有助于肌炎的诊断，特别是对于处于活动期而 CK 正常的肌炎患者。醛缩酶、LDH 和 AST 与 JDM 患者的疾病活动度相关，但最大的缺点是，存在肝病变时这些酶也升高；因此应用这些检验数据之前应先确定是否是肌肉来源[201]。

血清肌红蛋白水平是肌纤维膜完整性的敏感指标，可用于评价疾病活动度，其优点在于其涉及非酶免疫反应。缺点是随昼夜节律的变化范围变动较大[202]，且不如 CK 那样易常规开展。

组织学检查

肌活检是诊断炎性肌病的金标准，也是明确诊断 IIM 的重要组成部分[203-204]。选择中度无力的肌肉进行活检可取得最佳的结果。IIM 的组织学特点包括所有 IIM 可见的一般特征和某一亚型相关的特殊表现。一般特点包括肌纤维坏死、再生、变性、肌纤维大小不一、结缔组织增加以及炎症浸润等。DM 的特殊表现包括毛细血管减少、形态改变、毛细血管坏死伴补体产物（如膜攻击复合物）在血管壁沉积，少数情况下出现肌梗死。另一晚期表现为束周萎缩。炎细胞浸润多分布在血管周围，主要是大量 CD4+ T 细胞和巨噬细胞，偶见 B 细胞。尽管束周萎缩是 DM 特征性的组织学表现，如在病程较早期进行活检则可能不会出现。早期 DM 可表现为 MHC Ⅰ类分子表达增加，呈斑块状且束周区域多见。

PM 的组织学特征包括肌纤维内巨噬细胞和 CD8+ T 细胞的浸润和 MHC Ⅰ类分子的表达。单个核细胞侵入非坏死肌纤维的肌内膜是 PM 和 IBM 的典型特征。IBM 的组织学表现与 PM 相似，又具有其自身特点如红色镶边空泡、包涵体（胞核或胞浆）及淀粉样物质沉积[176]。细胞色素 -C 氧化酶阴性肌纤维数量增加，但非 IBM 的特异性改变。电镜下可见胞浆及核内出现 15 ～ 21 nm 的管状细丝，而 DM 和 PM 不出现。IBM 肌活检标本中未发现镶边空泡和管状细丝包涵体是常见的；在这种情况下，如果高度怀疑 IBM，诊断主要是基于典型的临床表现。免疫抑制剂治疗反应不佳则进一步支持 IBM 诊断。坏死肌纤维周围炎症浸润也出现在一些肌营养不良患者中（如面肩肱型肌营养不良、肢带型肌营养不良 2B 型和 Duchenne 肌营养不良症），是肌细胞变性的继

发表现。各亚型常见以及独特的免疫学及组织学特征分别见表 85-6 和 85-7。

影像学检查

肌肉

超声、CT 和 MRI 是用于检查骨骼肌常用的三种影像学方法。由于 MRI 能够有效地定性和定量炎症、脂肪浸润、钙化、肌肉重建及定位特定肌群的病变，MRI 已经成为首选的软组织、肌肉检测手段（图 85-11）。MRI 能够进行宏观检查，指导肌活检，也可能用于长期治疗的疗效评估和临床试验，但对病变的敏感性尚未确定[209-212]。

超声检查可探测异常血管生成，彩色多普勒还可检测血流量。但超声在诊断和监测 IIM 患者治疗中的作用仍有待确定。CT 主要用于明确软组织钙化（如 JDM）但不能检测肌组织的炎性改变。断层 CT 图像可对深部的肌萎缩和脂肪替代进行定量检测以补充超声检查的不足。MRI 和 P-31 磁共振波谱结合可最为全面和准确地估计病情，但其在临床实践中的应用情况尚未被评估[209]。

肺

X 线和肺高分辨率 CT 是检测肺部受累的重要方法。由于肌炎患者合并肺间质病变的患病率较高，在肌炎诊断时即应考虑进行肺部检查。相比而言，传统的 X 线相对敏感性较差。这些检查对评估免疫抑制治疗效果也很重要。

肌电图

肌电图（electromygram，EMG）通常无特异性但可提示肌肉病变。主要的异常包括异常电激惹、运动单位动作电位的平均持续时间缩短或多相电位增多（短时相），以及与活动相关的运动单位动作电位快速颤动。疾病晚期，某些运动单位的肌纤维减少且再生不足。DM 和 PM 的异常电激惹包括插入活动增加、成串的异常尖波和纤颤电位增加。自发性电活动可评价疾病活动性。较早的研究提示 EMG 异常与肌力和血清肌酶水平相关，但是 EMG 对肌力变化的反应并

表 85-6 特发性炎性肌病的免疫学特征

特征	DM	PM	IBM	坏死性肌病
B 细胞浸润	+	–/+	–/+	–/+
T 细胞浸润	+	+	+	+
非坏死性肌纤维 CD8$^+$ T 细胞浸润	–/+	+	+	+
血管膜攻击复合物表达	+	–	–	–
血管壁免疫球蛋白沉积	+	–	–	–
肌纤维 MHC-I 表达	–/+ *	+	+	+
细胞因子和趋化因子	+	+	+	+
细胞黏附分子	+	+	+	+
抗核抗体	+	+	+ †	+
抗 Jo-1 抗体 ‡, §	+	+	–/+	–/+
抗 SRP 抗体 §	–/+	+	–/+	–/+
抗 Mi-2 抗体 ‖	+	–/+	–/+	–/+
抗 PM-Scl 抗体 ¶	+	+	–	–
抗 HMGCR 抗体 **	–	–	–	–/+
抗 MDA5	+	–	–	–
抗 SAE	+	–	–	–
抗 TIF1g	+（JDM）	–	–	–
抗 TIF1g	+（JDM）	–	–	–

* 大多在束周区域和坏死肌纤维表达

† 不常见，但 20% 高于正常人群

‡ 不同人种间差异大，多发性肌炎（22%）比皮肌炎（16%）或包涵体肌炎（5%）常见

§ 只见于部分多发性肌炎（14%）、皮肌炎（5%）和包涵体肌炎（3%）患者

‖ 只见于部分多发性肌炎（9%）、皮肌炎（21%）和包涵体肌炎（8%）患者

¶ 只见于部分多发性肌炎（7%）和皮肌炎（6%）患者

** 抗 SRP 或抗 HMGCR 抗体的典型表现

JDM，儿童皮肌炎；HMGCR，3- 羟基 -3- 甲基戊二酰辅酶 A 还原酶；MHC，主要组织相容复合体；SAE，小泛素样调节活化酶；TIF，转录中介因子 1

不十分敏感。IIM 的炎症常为局灶性或斑片状，EMG 可帮助确定肌活检的部位。由于 EMG 检查可能引起相应的组织病理学改变而干扰肌活检结果的判断，故两种检查应尽可能取同一肌肉的不同侧。IBM 的病变多不对称，该技术尤其适用于对侧肌肉也呈无力表现时。

肺功能

肺功能检查是客观评价呼吸系统受累的重要方法。典型表现为限制性通气障碍，包括肺总量、功能残气量、残气量、1 秒用力呼气量（FEV1）以及用力肺活量（FVC）均减少，但是 FEV1/FVC 比值正常或升高，一氧化碳弥散下降。肺功能检查配合放射学检查在评估疾病严重性和治疗的反应性方面也很重要。

鉴别诊断

因临床和治疗的显著差别，IIM 与其他肌病的鉴别诊断非常重要。很多肌病表现与 IIM 非常相似（表 85-8）。

表 85-7　IIM 的组织学特征

特征	DM	PM	IBM	坏死性肌病
肌纤维坏死	+	+	+	+
肌纤维直径改变	+	+	+	
肌纤维再生	+	+	+	
结缔组织增生	+	+	+	
单个核细胞浸润*	+	+	+	
血管周围和肌束膜炎症	+	-/+	-/+	
肌内膜炎症	-/+	+	+	
肌束周围萎缩	+	-	-	
异常扩张的毛细血管	+	-/+		
毛细血管密度减低	+	-/+		
补体沉积在血管壁	+	-/+	-	+
微梗死	+	-		
细胞毒性 T 细胞和巨噬细胞浸润非坏死肌纤维	-	+	+	
MHC-1 在肌纤维的表达	-/+	+	+	+
内存淀粉样物质沉积和管丝状物的镶边空泡†	-	-	+	
成角的或萎缩的和肥大的肌纤维	-	-	+	
不规则红色或细胞色素氧化酶阴性的肌纤维	-	-	+	

* 少数多发性肌炎和皮肌炎患者活检可无炎症
† 在慢性神经源性疾病或远端肌病中也可见到

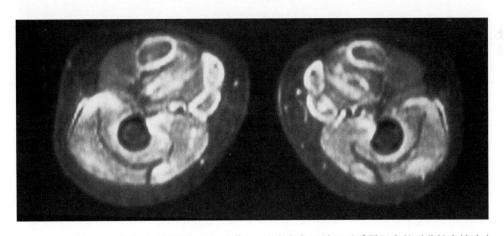

图 85-11　大腿 MRI 成像（反转恢复时间成像）。注意白色区域显示受累肌肉的对称性炎性改变

营养障碍性肌病

营养不良相关蛋白（Dysferlin）肌病

　　Dysferlin 基因缺陷引起 2B 型肢带型肌营养不良和 Miyosh Ⅰ型远端肌营养不良，多见于青少年以及 20 岁左右的青年人。2B 型肢带型肌营养不良的肌无力多呈肢带型分布：股四头肌最先受累，晚期出现上臂无力。急性起病伴肌酶升高提示应与 PM 相鉴别。Miyosh Ⅰ型远端肌营养不良多累及腓肠肌和比目鱼肌，影响脚趾的行走能力。肌无力缓慢进展，多

表 85-8 炎性肌病的鉴别诊断

疾病	关键的诊断学特征
萎缩性肌病	
Dysferlin 肌病（Miyoshi 肌病和 LGMD2B）	Dysterlin 基因突变 进行性近端（LGMD2B）和远端（Miyoshi 肌病）肌无力 在大龄儿童期至 20 岁出头起病 CK 水平升高 肌肉活检炎症表现 对类固醇治疗无反应
面肩胛臂型肌肉萎缩	在 4q35 区域靠近染色体 4q 端粒的 D4Z4 重复序列部分缺失 最初为面部和肩带肌无力逐渐发展到骨盆带肌和肢体肌肉 血清 CK 水平正常或轻度升高
Becker 萎缩	Dystrophin 基因突变 X 连锁阴性遗传病 肢带肌无力和心肌病 高 CK 水平
近端肌强直肌病	ZNF9 基因的内含子 1 呈 CCTG 扩展 常染色体显性遗传
肌糖原肌病	肌糖原（α、β、γ 和 δ）突变 肢带肌无力和心肌病 血清 CK 水平升高
代谢性肌病	
酸性麦芽糖酶缺乏	酸性 α 葡糖苷酶突变 近端肌无力 呼吸肌受累 EMG 呈现激惹波 血清 CK 水平升高
麦卡德尔病	肌磷酸化酶突变 运动耐受性差 固定的近端肌无力 血清 CK 水平升高
线粒体肌病	复合体 I~IV，复合体 V 和辅酶 Q10 基因突变 肢带肌无力性肌病 活动不耐受和疲劳 血清 CK 水平升高
内分泌性肌病	
库欣综合征	隐匿性起病 近端肌无力 血清 CK、AST 和 LDH 水平正常
甲状腺毒性肌病	亚急性起病的近端肌 无力 正常的血 CK 水平或 者轻度升高 呼吸肌无力

续表

疾病	关键的诊断学特征
感染性肌病	
HIV 肌病	进行性加重 近端对称肌无力 肌内膜炎症 血清 CK 水平升高
寄生虫肌病	
原生动物肌病	特发性炎性肌病的临床特征 局灶性或弥漫性的炎症 心肌炎 血清 CK 水平升高
药物诱导的肌病	
齐多夫定肌病	近端肌无力 血清乳酸水平升高 不规则的红色肌纤维和肌内异常的线粒体 停用药物后病情改善
他汀肌病	坏死性肌病 急性或者亚急性疼痛性近端肌病 血 CK 水平升高
类固醇肌病	近端和远端肌无力 2 型肌纤维萎缩和肌纤维空泡改变 血清 CK 水平升高
D 盘尼西林、干扰素 -α、普鲁卡因胺诱导的肌病	近端肌无力和疼痛 肌纤维炎症和坏死 皮肤改变 血清 CK 水平升高
神经肌肉病	
运动神经元病	上下运动神经元损伤的体征 不对称的肌无力伴失神经肌萎缩 肌纤维自发收缩和易疲劳 EMG 上肌纤颤以及 增强的运动单位动作 电位 血 CK 水平轻度升高
脊髓性肌萎缩	对称性肌萎缩和无力 EMG 和肌活检神经源性改变 血 CK 水平正常
重症肌无力	异常肌无力和易疲劳性 EMG 呈反应减低 抗乙酰胆碱受体抗体 抗胆碱酯酶药物试验阳性

AST，谷草转氨酶；CK，肌酸激酶；EMG，肌电图；IFN，干扰素；LDH，乳酸脱氢酶；LGMD，肢带型肌营养不良

于三四十岁时出现行走困难，也可能更早。疾病活动期肌酶水平明显增加。活检通常为营养不良表现，伴明显单个核细胞浸润和小肌膜缺陷以及基底膜增厚[214]。

面肩肱型肌营养不良

位于 4q35 上接近染色体 4q 端粒的 D4Z4 重复序列部分缺失导致面肩肱型肌营养不良。该病起病隐匿，肌无力首先出现在面肌，肩胛肌受累可出现肩无力，EMG 可表现为典型的肌病改变，如短小的重复性自发运动单位动作电位。血管周围、肌内膜和肌束膜的炎症较常见[215]。CK 水平升高并受到年龄和性别影响。

肌营养不良症

这种 X 染色体连锁隐性遗传性疾病是由于肌营养不良蛋白（dystrophin）基因突变引起的。轻型 Becker 肌营养不良表现为肌痛、肌肉痛性痉挛、运动不耐受、轻微肢带肌无力以及股四头肌病。发生于 8 岁以前多较为严重，与 Duchenne 肌营养不良很难鉴别。无症状患者可能出现 CK 水平升高。Becker 肌营养不良坏死和再生的肌纤维数目较 Duchenne 肌营养不良少，而肌纤维过度浓缩和核内移随年龄增加而增加[216]。

近端强直性肌病

锌指转录因子（ZNF9）内含子 1 的 CCTG 扩增引起 2 型肌强直性营养不良，其强直症状一般较轻，但 EMG 检查能够发现。无力主要累及近端肌，面部较少受累。平滑肌、心肌和膈肌受累比较常见。Ⅰ度心脏传导阻滞最常见，也有报道该病可出现猝死[217]。肌活检无特异性，如核内移、胞浆块及 1 型肌纤维萎缩。

肌聚糖病

肌聚糖（α、β、γ 和 δ）基因突变可导致肢带型肌营养不良 2C 至 2F 型。肌聚糖病多于儿童期起病，平均起病年龄为 6 ~ 8 岁。最初表现为骨盆肌无力，包括鸭步以及站起、上楼和跑步等日常活动困难，躯干肌受累明显，上肢晚于下肢，远端肌肉受累见于晚期[218]。扩张型心肌病常见，肌活检表现为明显的坏死和再生。

神经肌肉疾病

运动神经元病

此类疾病包括肌萎缩性脊髓侧索硬化症（ALS），均为脊髓、脑干及大脑运动皮质的进行性、退行性运动神经元病变，主要临床表现为肌萎缩和反射亢进。此类疾病的特点是选择性上或下运动神经元功能缺失，病情进展一段时间后最终两种运动神经元功能均丧失。EMG 表现为四肢或延髓肌肉纤颤及肌束震颤。肌活检提示长期慢性缺少神经支配部位肌肉的失神经性萎缩和继发的肌病表现。IBM 最容易与 ALS 混淆，肌活检有助于鉴别。CK 水平仅轻度升高，特别是病变早期和参加体力活动的男性。

脊髓性肌肉萎缩

晚发型脊髓性肌肉萎缩（SMA）以进展性肌无力和萎缩以及肌腱反射减弱为特征。EMG 和肌肉检查显示肌肉呈现神经源性改变。肌肉活检典型表现为在慢性 SMA 呈现少量萎缩肌纤维，而严重类型的 SMA 呈现大量呈簇状萎缩肌纤维。组织化学改变显示肌纤维按类型群组化，提示神经纤维再生。血清 CK 水平在儿童期起病的患者轻度升高，而在其他类型患者 CK 正常。EMG 显示不正常的自发性电活动（纤颤、异常尖波和肌束震颤），提示持续进展的去神经病变。

重症肌无力

重症肌无力的临床表现包括重复或者持续的活动后肌无力加重和易疲劳性。近端肌肉受累比远端肌肉受累更为严重。这种常见疾病特点为眼外肌受累，抗胆碱酯酶药物试验阳性，EMG 检查反应低下。患者经常可查出抗胆碱酯酶受体抗体。

代谢性肌病

酸性麦芽糖酶缺乏症

这种常染色体隐形糖原储积病是因酸性麦芽糖酶基因突变引起的。这种疾病有婴儿型，儿童型，成人型。婴儿型表现为出生后数月内快速进展的肌无力和肌张力减退，死于呼吸循环衰竭。儿童型表现为近端肌无力比远端重的肌病。疾病进程相对进展缓慢，患者会死于呼吸衰竭。成人型 20 多岁发病，呈快速进展性肌病，类似于 PM 或者肢带型肌肉萎缩，伴呼吸系统受累症状。血清肌酶（CK、AST 和 LDH）在三种类型疾病均升高，EMG 检查均提示肌病。

麦卡德尔病

麦卡德尔病（McArdle's disease）是最常见的非溶酶体肌肉糖原贮积病。不能耐受活动是本疾病的特征，经常表现为早疲劳，肌痛，运动后肌肉僵硬，活动后可以缓解。部分患者的 EMG 正常，其他患者显示非特异性肌肉病变。前臂缺血性运动试验实际显示大多数患者没有静脉血乳酸升高。但血 CK 水平升高，变异很大。肌肉活检显示肌纤维周边的肌纤维膜下糖原沉积。

线粒体肌病

线粒体疾病呈现异质性并且常常不易诊断。已有研究提示骨骼肌线粒体 DNA 突变是肌病发生的原因[219]。单纯肌病的临床病程变异大，有的进展迅速，有的呈可逆型，疾病起病年龄可以从儿童期直至成年期。肌无力呈面肩胛臂型，近端比远端更为常见，伴眼轮匝肌和眼外肌受累。患者经常诉活动耐力下降和疲乏，并且伴有复发性的肌红蛋白尿。肌肉活检在诊断时有重要作用，尤其是组织化学染色的应用，检测琥珀酸脱氢酶、Cox 染色、Gomori 三色染色。

内分泌肌病

库欣综合征

库欣综合征是一种内源性的糖皮质激素增多性疾病，表现为肌无力和肌肉萎缩。慢性皮质醇类激素治疗导致相似的表现并且可在数周内出现明显肌力丧失。肌肉活检显示 II 型肌纤维内空泡形成增多和糖原沉积。肌无力经常隐匿起病。最初为近端肌无力，腿部肌肉受累比臂部肌肉受累更为严重。这些患者一般显示正常的血清肌酶水平（CK、AST 和 LDH）。激素水平恢复正常后肌肉萎缩可以好转。

甲亢和甲减性肌病

甲状腺肌病特征性的主要表现为近端肌无力和肌肉萎缩。远端肌无力发生时，近端肌病常随后发生。患者常常诉说不能耐受运动、疲乏、呼吸困难、呼吸

肌无力导致呼吸功能不全并需要呼吸支持。患者经常出现起立困难或者上肢举过头困难。在甲亢时，血清肌酶（CK、AST 和 ALT）经常正常或者降低，甲减时升高。EMG 检查结果呈多变性，近端肌肉呈短间期运动单位动作电位和增加的多相电位，肌纤维颤动和肌束颤动不常见。

感染性肌病

人免疫缺陷病毒肌病

人 HIV 诱导的肌病常见神经肌肉受累。典型的临床特征包括亚急性起病的肌病，进展缓慢。肌病经常以对称性肌肉无力起病，伴有或者不伴肌肉萎缩，类似于 IIM。组织学特征包括肌纤维坏死、炎症和肌纤维空泡变性，伴有明显的 CK 水平升高。EMG 检查显示自发性电活动，纤颤电位，异常尖波，短暂低幅度多相性运动单位动作电位。

HTLV-1 肌病

世界上有些地区，如日本、牙买加报道了 HTLV-1 相关性肌炎。在这些患者中，PM 和 IBM 的症状或单独发生或合并热带痉挛性下肢瘫痪[220]。典型特征包含肌无力和血清 CK 水平升高。病理改变包括间质性炎症，PM 的肌纤维坏死和 IBM 的肌内膜炎症、空泡、淀粉沉积，以及管丝物特征。

寄生虫肌病

各种各样的寄生虫——原虫（弓形虫、锥虫、肉孢子虫病、疟疾）、绦虫（囊虫、包虫病、多头蚴病、裂头蚴病）和线虫（旋毛虫病、弓形虫病、麦地那龙线虫病）感染均可以引起肌炎。临床特征包含非特异性症状，如肌痛和局灶性肿胀以及典型的 PM 和 DM 特征。每一种寄生虫感染显示典型的肌肉活检病变，如出现伴有肌外膜和肌内膜炎症的速殖子和弓形虫囊肿。肌肉活检和血清学化验结合使用有益于诊断。

药物诱导的肌病

D- 青霉胺可引起类似 DM 的症状，停药后可恢复。治疗病毒性肝炎和某些恶性肿瘤的 IFN-α 也诱

导类似 PM 的临床特征。氯喹、羟氯喹、胺碘酮等亲水和疏水性药物亦可诱导细胞质的空泡、坏死、肌纤维纵向分叉[221]。影响微血管的药物如秋水仙碱和长春新碱也可诱导肌病的发生，出现特征性的肌纤维自噬小体。核苷类似物例如齐多夫定用于治疗 HIV，因其模拟了 HIV 病毒反转录酶的底物。这些药物也可引起肌痛、近端肌无力、疲劳，有时也可引起血清 CK 升高。这些患者中，齐多夫定诱导的线粒体肌病可能与 HIV 诱导的 T 细胞介导的炎性肌病并存[222]。

治疗和预后

　　PM 和 DM 推荐的治疗包括药物和物理治疗两个

方面。但 PM 和 DM 理想的治疗药物尚不清楚。因为只有很少的关于 PM/DM 的对照试验研究，因此 PM 和 DM 的治疗推荐主要来源于临床病例观察的结果，见表 85-12。除了提供治疗之外，医师还应给患者提供足够的疾病和治疗的信息。这些患者教育内容是由风湿病学组织和志愿患者组织提供的。

药物治疗

　　初始 PM 和 DM 的药物治疗为大剂量的糖皮质激素：0.75 ~ 1（最高 2）mg/（kg·d），持续 4 ~ 12 周。多数专家推荐糖皮质激素治疗联合其他免疫抑制药物来降低糖皮质激素的副作用并增加疗效。最常用

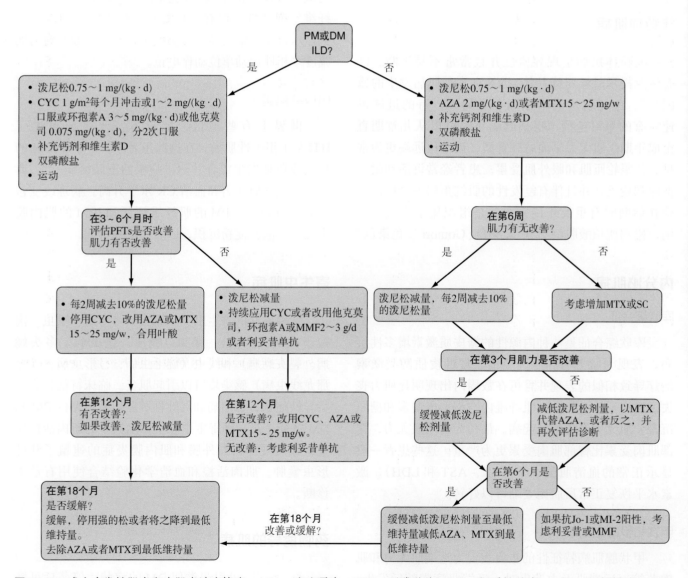

图 85-12 成人多发性肌炎和皮肌炎治疗策略。AZA，硫唑嘌呤；CYC，环磷酰胺；ILD，间质性肺病；MTX，甲氨蝶呤；PFT，肺功能检查；SC，皮下

的免疫抑制剂是硫唑嘌呤和甲氨蝶呤。一项双盲对照临床试验研究表明，联合硫唑嘌呤和糖皮质激素与单用泼尼松治疗相比，可获得更好的功能，并在 1 年和 3 年后需要较低量的泼尼松维持 [223-224]。推荐的硫唑嘌呤剂量是 2mg/（kg · d）。甲氨蝶呤使用剂量与类风湿关节炎相似，最高每周 25 mg，虽然有更高用量的报道。肌炎的肺部受累似乎不是甲氨蝶呤的禁忌证。

有一项前瞻性随机非盲交叉研究报道联合甲氨蝶呤和硫唑嘌呤对部分难治性肌炎患者有效。最近也有一些霉酚酸酯治疗有效的研究报道。在间质性肺病患者中，环磷酰胺可能是有价值的。也有些用环孢素 A 或者他克莫司治疗有效的报道 [225-226]。对于常规治疗效果不理想的 DM，加用大剂量的 IVIG 有助于肌力的恢复，但疗效较短暂，需要重复应用。严重的快速进展的肌炎可能会危及生命，需要用大剂量的甲泼尼龙冲击治疗。包括激素的减量应该根据患者的临床表现为指导。正如前面所介绍，最适宜的临床预后评估方法是肌肉的耐力和肌力。用大剂量的糖皮质激素治疗时副作用常见。预防骨质疏松推荐用维生素 D 和钙剂，当有临床指征时采用磷酸盐制剂。类固醇肌病是另外一种可能的糖皮质激素治疗的副作用，对于炎性肌病的患者尤其复杂。没有特定的测试来确定类固醇肌病，但是当缺乏临床疾病活动表现时，肌无力可能与类固醇肌病相关。如果怀疑发生类固醇肌病，应在谨慎评估临床治疗反应的前提下逐步降低激素用量。糖皮质激素可能也引起低钾血症，并且如果得不到纠正，低钾引起的肌无力可能会与肌炎疾病活动相混淆。B 细胞清除治疗最近作为一种新的治疗自身免疫性疾病的方法。其中一种办法是用利妥昔单抗（抗 CD20 单克隆抗体）。虽然针对难治性 PM、DM 和 JDM 患者进行的大型多中心随机临床试验（RIM 试验）没有达到其终点，但对 RIM 试验的后特别分析表明，存在抗 Jo-1 或抗 Mi-2 自身抗体可预测对 rituximab 的治疗有效 [228-230]。使用抗 TNF 抗体的治疗产生结果不一致。例如，有报道英夫利昔单抗以 3 mg/kg 治疗儿童皮肌炎时可改善肌肉功能。但是，解释本试验的数据比较复杂，因为所有患者在参加临床试验时同时应用了减量的泼尼松治疗 [231]。另一项，更大型的英夫利昔单抗治疗 PM、DM 和 IBM 的临床试验表明，仅有 30% 的患者临床症状得以改善，而其他的患者或出现药物不良反应或原病情加

重 [232]。此外，一项小样本的研究表明依那西普治疗反而使 DM 相关的皮疹恶化 [233]。

糖皮质激素对 IBM 通常无效。偶有病例报道用激素治疗可使病情稳定数月，但是这种状况也可能是疾病自然病程的表现。长时间用糖皮质激素治疗 IBM 患者，虽然可以降低血清 CK 水平和减少肌肉活检病理中 T 细胞的浸润，但可能导致临床症状的加重。泼尼松治疗也加重了淀粉样物质沉积于肌纤维。

一些小规模的研究显示甲氨蝶呤、抗 T 淋巴细胞球蛋白或者霉酚酸酯的治疗有一定作用。但一项比较甲氨蝶呤和抗 T 淋巴细胞球蛋白的开放试验显示，甲氨蝶呤组的病情恶化 [234]。

合成类固醇和美雄诺龙可能对肌力恢复有益，但需要更大样本的研究来证实。许多专家认为对肌肉活检提示有炎症浸润的患者短期联合应用糖皮质激素，或者对于合并存在其他的结缔组织病的患者联合应用一种更积极的免疫抑制治疗（如甲氨蝶呤、硫唑嘌呤）疗效肯定。JDM 的治疗与成人 IIM 相似（详情请参阅 JDM 临床部分。）

非药物治疗

应用免疫抑制治疗可使大约 75% 的患者病情减轻，但是只有少数患者的肌肉功能能完全恢复正常，即使在肌肉缺乏炎症浸润的情况下也是如此。在过去数十年里，一般建议患者要减少运动是因考虑到运动可能加重肌肉损伤和炎症，但是近期研究表明锻炼联合免疫抑制剂治疗对恢复肌力和功能是安全有效的方法 [235]。因为机体活动水平低，糖皮质激素的负面影响，以及循环细胞因子等慢性炎症导致骨骼肌丧失。此外，在疾病晚期，尽管没有肌肉炎症，PM 和 DM 患者仍可能出现肌肉无力 [128]。运动已被证明是安全的，能够在疾病的早期和晚期改善肌肉的表现和与健康相关的生活质量。新的证据表明锻炼甚至可以减少肌肉和全身炎症 [236]。与健康人相似，运动具有短期效益，需要定期实施 [237-241]。

在一组有关肌炎免疫抑制治疗的小样本研究中证实了个体化的低于极限运动量的活动项目可改善肌肉功能且不引起炎症加重。为患者制定个体化锻炼方案和日常自我管理式家庭锻炼方案是有益的 [242-243]。对患者运动前后行肌肉活检检查提示患者显示由于 I 型慢肌纤维所占百分比的增加以及炎症和纤维化的改善

使得肌肉力量增强[243-244]。已有更多的证据表明运动和免疫抑制疗法相结合是一种安全的方法，可以提高机体性能而不会使疾病恶化，运动可以减少肌肉和全身炎症[231-245]。运动方案应由理疗师进行个体化制定和监督，以避免过度使用肌肉，并应将有氧和阻力锻炼结合起来。从免疫抑制开始后大约 4 周开始[237]。体育锻炼现在被推荐为免疫抑制治疗的联合治疗。

评估疾病活动度和结局

评估肌炎患者最重要的变量是肌肉运动表现或功能。但是评估肌肉功能损伤是否反映了疾病活动度或者不可逆的肌肉损伤同等重要。

肌肉测试

徒手肌力测试 目前有数个工具可以用来评估肌肉运动表现，但是在临床实践和临床试验中最常用方法是依照 MRC 表进行徒手肌力测定。这些工具是用于评估肌力，但不是评估肌肉耐力，而后者常常是 PM 或 DM 的一个主要的问题。此外，在成人炎性肌病中尚未得到验证。以前成组肌肉肌力测试的方法有许多种，并且有着不同的评分方法（分为 5 级或 10 级）。近来，专家们达成共识，采用 0 ～ 10 分评分等级评估优势侧的 8 组肌肉，0 分代表没有肌肉收缩，5 分是无须借助外力抓住测试的位置，10 分是可以对抗强阻力。基于测试者对受试者逐步施加阻力而界定不同的评估分数。测试的八组肌肉分别是颈屈肌、三角肌、肱二头肌、腕伸肌、股四头肌、足背屈肌、臀大肌、臀中肌。所评估分值介于 0 ～ 80 分之间。

肌炎的功能评分 肌炎的功能评分和其修订版本——肌炎功能指数评分 -2 是用于评估 PM 或 DM 结局的方法。这项测试是评估指定的肌肉所能完成重复动作的数目[194,199]在评估 PM 或 DM 受损肌肉功能时，这种方法更敏感[194]。但缺点是需要比完成徒手肌力测定更长的时间来完成，在日常临床工作中应用难度较大。肌炎功能指数评分 -2 最好由一个物理治疗师来评估，且可以配合肌力测试一起应用。

肌肉外受累

有些患者肌肉外症状可能是其主要的临床表现。这些症状可能需要其他评估工具例如评估肺间质疾病

表 85-9 疾病活动性评估——核心评定指标

医师采用视觉模拟量表对疾病活动性的总体评估

患者或者其父母采用视觉模拟量表对疾病活动性的总体评估

功能评分（健康评估问卷）

肌肉力量测试（徒手肌力测试）

至少 2 ～ 4 个血清肌酶水平（CK、LDH、AST、ALT）

肌肉外评分（肌炎疾病活动 VAS 评分（MYOACT）或者肌炎治疗意向评分（MITAX）），它包含 7 个器官系统（一般症状，皮肤、关节、胃肠道、肺、心脏和肌肉）的评分

ALT，谷丙转氨酶；AST，谷草转氨酶；CK，肌酸肌酶；LDH，乳酸脱氢酶；VAS，视觉模拟量表

的工具。推荐高分辨率 CT 和肺功能测试随访间质性肺疾病的治疗效果。

疾病活动度和损伤程度

区分是由于炎性疾病的活动还是由于器官损伤的结果引起的临床症状也十分重要。国际合作组织 IMACS 制定了一个共识，推荐肌炎患者的结局评估应包含疾病活动性、损伤程度和生活质量。IMACS 合作组制定了结局评估方法来评估肌炎疾病活动度和器官损伤，分别是肌炎疾病活动度评估工具和肌炎损伤评分[193]。疾病活动度评估是其结局评估的核心，包含了表 85-9 的六条变量。损伤指数是由医师基于患者的病史而记录评分结果，它包含了由于炎性肌病而受累的多个器官系统。为了评估对整体健康的影响，推荐应用通用简明量表 SF-36，一个自我管理健康相关生活质量的评分问卷。结局评估可以应用于临床试验研究，对临床工作也有帮助。更多有关肌炎评估工具的细节请见 IMACS 网站：https://dir-apps.niehs.nih.gov/imacs。

IMACS 也已经就肌炎的改善标准达成了共识。改善是基于疾病活动度核心评估，在六条核心变量中有三条改善超过 20%，且两个或更少的变量恶化小于 25%。但是这个有关肌炎改善的定义仍需要在纵向研究中加以验证。

 本章的参考文献也可以在 ExpertConsult.com 上找到。

主要参考文献

14. Bohan A, Peter JB: Polymyositis and dermatomyositis (first of two parts). *N Engl J Med* 292:344–347, 1975.

15. Bohan A, Peter JB: Polymyositis and dermatomyositis (second of two parts). *N Engl J Med* 292:403–407, 1975.

16. Yunis E, Samaha F: Inclusion body myositis. *Lab Invest* 25:240–248, 1971.

17. Carpenter S, Karpati G, Heller I, et al: Inclusion body myositis: a distinct variety of idiopathic inflammatory myopathy. *Neurology* 28:8–17, 1978.

18. Oddis C, Conte C, Steen V: Incidence of polymyositis-dermatomyositis: a 20 year study of hospital diagnosed cases in Allegheny County, PA 1963-1982. *J Rheumatol* 17:1329–1334, 1990.

19. Mastaglia FL, Phillips BA: Idiopathic inflammatory myopathies: Epidemiology, classification, and diagnostic criteria. *Rheum Dis Clin North Am* 28:723–741, 2002.

21. Patrick M, Buchbinder R, Jolley D, et al: Incidence of inflammatory myopathies in Victoria, Australia, and evidence of spatial clustering. *J Rheumatol* 26:1094–1100, 1999.

25. Badrising UA, Maat-Schieman M, van Duinen SG, et al: Epidemiology of inclusion body myositis in the Netherlands: a nationwide study. *Neurology* 55:1385–1387, 2000.

26. Amato A, Barohn R: Idiopathic inflammatory myopathies. *Neurol Clin* 15:615–648, 1997.

28. Hill CL, Zhang Y, Sigurgeirsson B, et al: Frequency of specific cancer types in dermatomyositis and polymyositis: a population-based study. *Lancet* 357:96–100, 2001.

29. Buchbinder R, Forbes A, Hall S, et al: Incidence of malignant disease in biopsy-proven inflammatory myopathy: a population-based cohort study. *Ann Intern Med* 134:1087–1095, 2001.

32. Rider LG, Gurley RC, Pandey JP, et al: Clinical, serologic, and immunogenetic features of familial idiopathic inflammatory myopathy. *Arthritis Rheum* 41:710–719, 1998.

34. O'Hanlon TP, Carrick DM, Arnett FC, et al: Immunogenetic risk and protective factors for the idiopathic inflammatory myopathies: distinct HLA-A, -B, -Cw, -DRB1 and -DQA1 allelic profiles and motifs define clinicopathologic groups in Caucasians. *Medicine (Baltimore)* 84:338–349, 2005.

36. O'Hanlon TP, Rider LG, Mamyrova G, et al: HLA polymorphisms in African Americans with idiopathic inflammatory myopathy: allelic profiles distinguish patients with different clinical phenotypes and myositis autoantibodies. *Arthritis Rheum* 54(11):3670–3681, 2006.

37. Badrising UA, Schreuder GM, Giphart MJ, et al: Associations with autoimmune disorders and HLA class I and II antigens in inclusion body myositis. *Neurology* 63:2396–2398, 2004.

38. Fufuya T: Association of HLA class 1 and class 2 alleles with myositis in Japanese patients. *J Rheumatol* 25:1109–1114, 1998.

39. Love LA, Leff RL, Fraser DD, et al: A new approach to the classification of idiopathic inflammatory myopathy: myositis-specific autoantibodies define useful homogeneous patient groups. *Medicine (Baltimore)* 70:360–374, 1991.

40. Artlett CM, Cox LA, Jimenez SA: Detection of cellular microchimerism of male or female origin in systemic sclerosis patients by polymerase chain reaction analysis of HLA-Cw antigens. *Arthritis Rheum* 43:1062–1067, 2000.

41. Reed AM, Picornell YJ, Harwood A, et al: Chimerism in children with juvenile dermatomyositis. *Lancet* 356:2156–2157, 2000.

46. Travers RL, Hughes GR, Cambridge G, et al: Coxsackie B neutralisation titres in polymyositis/dermatomyositis. *Lancet* 1:1268, 1977.

49. Behan WM, Behan PO, Draper IT, et al: Does *Toxoplasma* cause polymyositis? Report of a case of polymyositis associated with toxoplasmosis and a critical review of the literature. *Acta Neuropathol (Berl)* 61:246–252, 1983.

52. Cossermelli W, Friedman H, Pastor EH, et al: Polymyositis in Chagas's disease. *Ann Rheum Dis* 37:277–280, 1978.

55. Andersson J, Nyberg P, Dahlstedt A, et al: CBA/J mice infected with *Trypanosoma cruzi* as an experimental model for human polymyositis. *Muscle Nerve* 27:442–448, 2003.

56. Okada S: Global surface ultraviolet radiation intensity may modulate the clinical and immunologic expression of autoimmune muscle disease. *Arthritis Rheum* 48:2285–2293, 2003.

60. Sigurgeirsson B, Lindelof B, Edhag O, et al: Risk of cancer in patients with dermatomyositis or polymyositis: a population-based study. *N Engl J Med* 326:363–367, 1992.

61. Casciola-Rosen L: Autoimmune myositis: new concepts for disease initiation and propagation. *Curr Opin Rheumatol* 17:699–700, 2005.

62. Casciola-Rosen L, Nagaraju K, Plotz P, et al: Enhanced autoantigen expression in regenerating muscle cells in idiopathic inflammatory myopathy. *J Exp Med* 201:591–601, 2005.

63. Rosen A, Casciola-Rosen L: Stem cells in inflammatory disease. *Curr Opin Rheumatol* 18:618–619, 2006.

64. Limaye VS, Lester S, Blumbergs P, et al: Idiopathic inflammatory myositis is associated with a high incidence of hypertension and diabetes mellitus. *Int J Rheum Dis* 13(2):132–137, 2010.

67. Love LA, Miller FW: Noninfectious environmental agents associated with myopathies. *Curr Opin Rheumatol* 5:712–718, 1993.

68. Sinzinger H, Schmid P, O'Grady J: Two different types of exercise-induced muscle pain without myopathy and CK-elevation during HMG-Co-enzyme-A-reductase inhibitor treatment. *Atherosclerosis* 143:459–460, 1999.

70. Argov Z: Drug-induced myopathies. *Curr Opin Neurol* 13:541–545, 2000.

71. Mammen AL, Chung T, Christopher-Stine L, et al: Autoantibodies against 3-hydroxy-3-methylglutaryl-coenzyme A reductase in patients with statin-associated autoimmune myopathy. *Arthritis Rheum* 63(3):713–721, 2011.

74. Klein R, Rosenbach M, Kim EJ, et al: Tumor necrosis factor inhibitor-associated dermatomyositis. *Arch Dermatol* 146(7):780–784, 2010.

75. Ishikawa Y, Yukawa N, Ohmura K, et al: Etanercept-induced anti-Jo-1-antibody-positive polymyositis in a patient with rheumatoid arthritis: a case report and review of the literature. *Clin Rheumatol* 29(5):563–566, 2010.

76. Gherardi RK, Coquet M, Cherin P, et al: Macrophagic myofasciitis lesions assess long-term persistence of vaccine-derived aluminium hydroxide in muscle. *Brain* 124:1821–1831, 2001.

77. Lyon MG, Bloch DA, Hollak B, et al: Predisposing factors in polymyositis-dermatomyositis: results of a nationwide survey. *J Rheumatol* 16:1218–1224, 1989.

78. Dalakas MC, Hohlfeld R: Polymyositis and dermatomyositis. *Lancet* 362:971–982, 2003.

79. Lundberg IE: The physiology of inflammatory myopathies: an overview. *Acta Physiol Scand* 171:207–213, 2001.

80. Lundberg IE: New possibilities to achieve increased understanding of disease mechanisms in idiopathic inflammatory myopathies. *Curr Opin Rheumatol* 14:639–642, 2002.

81. Nagaraju K: Immunological capabilities of skeletal muscle cells. *Acta Physiol Scand* 171:215–223, 2001.

82. Nagaraju K: Update on immunopathogenesis in inflammatory myopathies. *Curr Opin Rheumatol* 13:461–468, 2001.

83. Nagaraju K, Casciola-Rosen L, Lundberg I, et al: Activation of the endoplasmic reticulum stress response in autoimmune myositis: potential role in muscle fiber damage and dysfunction. *Arthritis Rheum* 52:1824–1835, 2005.

85. Vazquez-Abad D, Rothfield NF: Sensitivity and specificity of anti-Jo-1 antibodies in autoimmune diseases with myositis. *Arthritis Rheum* 39:292–296, 1996.

86. Arnett FC, Targoff IN, Mimori T, et al: Interrelationship of major histocompatibility complex class II alleles and autoantibodies in four ethnic groups with various forms of myositis. *Arthritis Rheum* 39:1507–1518, 1996.

87. Mierau R, Dick T, Bartz-Bazzanella P, et al: Strong association of dermatomyositis-specific Mi-2 autoantibodies with a tryptophan at position 9 of the HLA-DR beta chain. *Arthritis Rheum* 39:868–876, 1996.

88. Targoff IN, Reichlin M: The association between Mi-2 antibodies and dermatomyositis. *Arthritis Rheum* 28:796–803, 1985.

93. Miller FW, Twitty SA, Biswas T, et al: Origin and regulation of a disease-specific autoantibody response: antigenic epitopes, spectrotype stability, and isotype restriction of anti-Jo-1 autoantibodies. *J Clin Invest* 85:468–475, 1990.

98. Oddis CV, Okano Y, Rudert WA, et al: Serum autoantibody to the nucleolar antigen PM-Scl: clinical and immunogenetic associations.

Arthritis Rheum 35:1211–1217, 1992.

99. Blaszczyk M, Jablonska S, Szymanska-Jagiello W, et al: Childhood scleromyositis: an overlap syndrome associated with PM-Scl antibody. *Pediatr Dermatol* 8:1–8, 1991.

101. Cambridge G, Ovadia E, Isenberg DA, et al: Juvenile dermatomyositis: serial studies of circulating autoantibodies to a 56kD nuclear protein. *Clin Exp Rheumatol* 12:451–457, 1994.

103. Emslie-Smith AM, Engel AG: Microvascular changes in early and advanced dermatomyositis: a quantitative study. *Ann Neurol* 27:343–356, 1990.

104. Kissel JT, Mendell JR, Rammohan KW: Microvascular deposition of complement membrane attack complex in dermatomyositis. *N Engl J Med* 314:329–334, 1986.

105. Nagaraju K, Rider LG, Fan C, et al: Endothelial cell activation and neovascularization are prominent in dermatomyositis. *J Autoimmune Dis* 3:2, 2006.

106. Greenberg SA, Pinkus JL, Pinkus GS, et al: Interferon-alpha/beta-mediated innate immune mechanisms in dermatomyositis. *Ann Neurol* 57(5):664–678, 2005.

107. Salajegheh M, Kong SW, Pinkus JL, et al: Interferon-stimulated gene 15 (ISG15) conjugates proteins in dermatomyositis muscle with perifascicular atrophy. *Ann Neurol* 67(1):53–63, 2010.

108. Kissel JT, Halterman RK, Rammohan KW, et al: The relationship of complement-mediated microvasculopathy to the histologic features and clinical duration of disease in dermatomyositis. *Arch Neurol* 48:26–30, 1991.

110. Arahata K, Engel AG: Monoclonal antibody analysis of mononuclear cells in myopathies. III. Immunoelectron microscopy aspects of cell-mediated muscle fiber injury. *Ann Neurol* 19:112–125, 1986.

111. Goebels N, Michaelis D, Engelhardt M, et al: Differential expression of perforin in muscle-infiltrating T cells in polymyositis and dermatomyositis. *J Clin Invest* 97:2905–2910, 1996.

112. Mantegazza R, Andreetta F, Bernasconi P, et al: Analysis of T cell receptor repertoire of muscle-infiltrating T lymphocytes in polymyositis: Restricted V alpha/beta rearrangements may indicate antigen-driven selection. *J Clin Invest* 91:2880–2886, 1993.

113. Bender A, Ernst N, Iglesias A, et al: T cell receptor repertoire in polymyositis: clonal expansion of autoaggressive CD8$^+$ T cells. *J Exp Med* 181:1863–1868, 1995.

114. Hohlfeld R, Engel AG: Coculture with autologous myotubes of cytotoxic T cells isolated from muscle in inflammatory myopathies. *Ann Neurol* 29:498–507, 1991.

115. Behrens L, Bender A, Johnson MA, et al: Cytotoxic mechanisms in inflammatory myopathies: co-expression of Fas and protective Bcl-2 in muscle fibres and inflammatory cells. *Brain* 120:929–938, 1997.

116. Nagaraju K, Casciola-Rosen L, Rosen A, et al: The inhibition of apoptosis in myositis and in normal muscle cells. *J Immunol* 164:5459–5465, 2000.

117. Li M, Dalakas MC: Expression of human IAP-like protein in skeletal muscle: a possible explanation for the rare incidence of muscle fiber apoptosis in T-cell mediated inflammatory myopathies. *J Neuroimmunol* 106:1–5, 2000.

118. Pandya JM, Fasth AE, Zong M, et al: Expanded T cell receptor Vbeta-restricted T cells from patients with sporadic inclusion body myositis are proinflammatory and cytotoxic CD28null T cells. *Arthritis Rheum* 62(11):3457–3466, 2010.

120. Waschbisch A, Schwab N, Ruck T, et al: FOXP3$^+$ T regulatory cells in idiopathic inflammatory myopathies. *J Neuroimmunol* 225 (1-2):137–142, 2010.

121. DeVere R, Bradley WG: Polymyositis: its presentation, morbidity and mortality. *Brain* 98:637–666, 1975.

122. Emslie-Smith AM, Arahata K, Engel AG: Major histocompatibility complex class I antigen expression, immunolocalization of interferon subtypes, and T cell-mediated cytotoxicity in myopathies. *Hum Pathol* 20:224–231, 1989.

123. Englund P, Nennesmo I, Klareskog L, et al: Interleukin-1alpha expression in capillaries and major histocompatibility complex class I expression in type II muscle fibers from polymyositis and dermatomyositis patients: important pathogenic features independent of inflammatory cell clusters in muscle tissue. *Arthritis Rheum* 46:1044–1055, 2002.

124. Plotz PH, Dalakas M, Leff RL, et al: Current concepts in the idiopathic inflammatory myopathies: polymyositis, dermatomyositis, and related disorders. *Ann Intern Med* 111:143–157, 1989.

125. Adams E: A pilot study: use of fludarabine for refractory dermatomyo-

126. Nawata Y, Kurasawa K, Takabayashi K, et al: Corticosteroid resistant interstitial pneumonitis in dermatomyositis/polymyositis: prediction and treatment with cyclosporine. *J Rheumatol* 26:1527–1533, 1999.

127. Lundberg I, Kratz AK, Alexanderson H, et al: Decreased expression of interleukin-1alpha, interleukin-1beta, and cell adhesion molecules in muscle tissue following corticosteroid treatment in patients with polymyositis and dermatomyositis. *Arthritis Rheum* 43:336–348, 2000.

128. Nyberg P, Wikman AL, Nennesmo I, et al: Increased expression of interleukin 1alpha and MHC class I in muscle tissue of patients with chronic, inactive polymyositis and dermatomyositis. *J Rheumatol* 27: 940–948, 2000.

130. Nagaraju K, Raben N, Merritt G, et al: A variety of cytokines and immunologically relevant surface molecules are expressed by normal human skeletal muscle cells under proinflammatory stimuli. *Clin Exp Immunol* 113:407–414, 1998.

131. Hohlfeld R, Engel AG: HLA expression in myoblasts. *Neurology* 41:2015, 1991.

132. Karpati G, Pouliot Y, Carpenter S: Expression of immunoreactive major histocompatibility complex products in human skeletal muscles. *Ann Neurol* 23:64–72, 1988.

133. Nagaraju K, Raben N, Loeffler L, et al: Conditional up-regulation of MHC class I in skeletal muscle leads to self-sustaining autoimmune myositis and myositis-specific autoantibodies. *Proc Natl Acad Sci USA* 97:9209–9214, 2000.

134. Nagaraju K, Casciola-Rosen L, Lundberg I, et al: Activation of the endoplasmic reticulum stress response in autoimmune myositis: potential role in muscle fiber damage and dysfunction. *Arthritis Rheum* 52(6):1824–1835, 2005.

135. Li CK, Knopp P, Moncrieffe H, et al: Overexpression of MHC class I heavy chain protein in young skeletal muscle leads to severe myositis. Implications for juvenile myositis. *Am J Pathol* 175:1030–1040, 2009.

138. Bartoccioni E, Gallucci S, Scuderi F, et al: MHC class I, MHC class II and intercellular adhesion molecule-1 (ICAM-1) expression in inflammatory myopathies. *Clin Exp Immunol* 95:166–172, 1994.

139. Pavlath GK: Regulation of class I MHC expression in skeletal muscle: deleterious effect of aberrant expression on myogenesis. *J Neuroimmunol* 125:42–50, 2002.

142. Vattemi G, Engel WK, McFerrin J, et al: Endoplasmic reticulum stress and unfolded protein response in inclusion body myositis muscle. *Am J Pathol* 164:1–7, 2004.

143. Lundberg I, Brengman JM, Engel AG: Analysis of cytokine expression in muscle in inflammatory myopathies, Duchenne dystrophy, and non-weak controls. *J Neuroimmunol* 63:9–16, 1995.

144. Lundberg I, Ulfgren AK, Nyberg P, et al: Cytokine production in muscle tissue of patients with idiopathic inflammatory myopathies. *Arthritis Rheum* 40:865–874, 1997.

146. De Bleecker JL, Engel AG: Expression of cell adhesion molecules in inflammatory myopathies and Duchenne dystrophy. *J Neuropathol Exp Neurol* 53:369–376, 1994.

147. Nagaraju K, Raben N, Villalba ML, et al: Costimulatory markers in muscle of patients with idiopathic inflammatory myopathies and in cultured muscle cells. *Clin Immunol* 92:161–169, 1999.

148. Chevrel G, Granet C, Miossec P: Contribution of tumour necrosis factor alpha and interleukin (IL) 1beta to IL6 production, NF-kappaB nuclear translocation, and class I MHC expression in muscle cells: in vitro regulation with specific cytokine inhibitors. *Ann Rheum Dis* 64:1257–1262, 2005.

149. Monici MC, Aguennouz M, Mazzeo A, et al: Activation of nuclear factor-kappaB in inflammatory myopathies and Duchenne muscular dystrophy. *Neurology* 60:993–997, 2003.

150. Loell I, Lundberg IE: Can muscle regeneration fail in chronic inflammation: a weakness in inflammatory myopathies? *J Intern Med* 269(3):243–257, 2011.

151. Grundtman C, Bruton J, Yamada T, et al: Effects of HMGB1 on in vitro responses of isolated muscle fibers and functional aspects in skeletal muscles of idiopathic inflammatory myopathies. *FASEB J* 24(2):570–578, 2010.

153. Reid MB, Lannergren J, Westerblad H: Respiratory and limb muscle weakness induced by tumor necrosis factor-alpha: involvement of muscle myofilaments. *Am J Respir Crit Care Med* 166:479–484, 2002.

161. Ramanan AV, Feldman BM: Clinical features and outcomes of juve-

nile dermatomyositis and other childhood onset myositis syndromes. *Rheum Dis Clin North Am* 28:833–857, 2002.

162. Fathi M, Dastmalchi M, Rasmussen E, et al: Interstitial lung disease, a common manifestation of newly diagnosed polymyositis and dermatomyositis. *Ann Rheum Dis* 63:297–301, 2004.

189. Tanimoto K, Nakano K, Kano S, et al: Classification criteria for polymyositis and dermatomyositis. *J Rheumatol* 22:668–674, 1995.

190. Miller F, Rider L, Plotz P, et al: Diagnostic criteria for polymyositis and dermatomyositis. *Lancet* 362:1762–1763, 2003.

191. Dalakas M: Polymyositis, dermatomyositis and inclusion body myositis. *N Engl J Med* 325:1487–1498, 1991.

193. Miller FW, Rider LG, Chung YL, et al: Proposed preliminary core set measures for disease outcome assessment in adult and juvenile idiopathic inflammatory myopathies. *Rheumatology (Oxford)* 40:1262–1273, 2001.

194. Alexanderson H, Broman L, Tollback A, et al: Functional index-2: Validity and reliability of a disease-specific measure of impairment in patients with polymyositis and dermatomyositis. *Arthritis Rheum* 55:114–122, 2006.

195. Askari A, Vignos PJ, Jr, Moskowitz RW: Steroid myopathy in connective tissue disease. *Am J Med* 61:485–492, 1976.

199. Josefson A, Romanus E, Carlsson J: A functional index in myositis. *J Rheumatol* 23:1380–1384, 1996.

203. Dalakas MC: Muscle biopsy findings in inflammatory myopathies. *Rheum Dis Clin North Am* 28:779–798, 2002.

206. Greenberg SA, Pinkus JL, Pinkus GS, et al: Interferon-alpha/beta-mediated innate immune mechanisms in dermatomyositis. *Ann Neurol* 57:664–678, 2005.

209. Park JH, Vital TL, Ryder NM, et al: Magnetic resonance imaging and P-31 magnetic resonance spectroscopy provide unique quantitative data useful in the longitudinal management of patients with dermatomyositis. *Arthritis Rheum* 37:736–746, 1994.

213. Sandstedt PE, Henriksson KG, Larrsson LE: Quantitative electromyography in polymyositis and dermatomyositis. *Acta Neurol Scand* 65:110–121, 1982.

231. Riley P, McCann LJ, Maillard SM, et al: Effectiveness of infliximab in the treatment of refractory juvenile dermatomyositis with calcinosis. *Rheumatology (Oxford)* 47(6):877–880, 2008.

232. Dastmalchi M, Grundtman C, Alexanderson H, et al: A high incidence of disease flares in an open pilot study of infliximab in patients with refractory inflammatory myopathies. *Ann Rheum Dis* 67(12):1670–1677, 2008.

242. Alexanderson H, Dastmalchi M, Esbjornsson-Liljedahl M, et al: Benefits of intensive resistance training in patients with chronic polymyositis or dermatomyositis. *Arthritis Rheum* 57(5):768–777, 2007.

243. Dastmalchi M, Alexanderson H, Loell I, et al: Effect of physical training on the proportion of slow-twitch type I muscle fibers, a novel nonimmune-mediated mechanism for muscle impairment in polymyositis or dermatomyositis. *Arthritis Rheum* 57(7):1303–1310, 2007.

244. Nader GA, Dastmalchi M, Alexanderson H, et al: A longitudinal, integrated, clinical, histological and mRNA profiling study of resistance exercise in myositis. *Mol Med* 16(11-12):455–464, 2010.

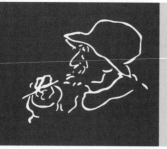

第86章

重叠综合征

原著 Robert M. Bennett
吴 思译 冯学兵 校

关键点

多数自身免疫性结缔组织病（autoimmune connective tissue diseases，AICTD）早期在临床上尚未完全分化，这一阶段的疾病进程被称为未分化结缔组织病（undifferentiated connective tissue disease，UCTD）。

约50%的UCTD保持未分化状态。

重要线索可通过甲襞毛细血管显微镜检查和自身抗体谱分型，结合定期临床评估获得最终分化方向。

所有主要的AICTDs之间都有不同程度的重叠；这种重叠的倾向常与特定的自身抗体谱相关。

混合性结缔组织病（mixed connective tissue disease，MCTD）是典型的重叠性疾病，具有狼疮、类风湿关节炎、硬皮病和炎性肌炎样表现。这种重叠并不在MCTD一开始就出现，通常需经过数年时间发展而至。

MCTD最为常见的表现是雷诺现象。

MCTD最常与抗U1-RNP抗体相关，一般来说该抗体预示着较少发生严重的肾和中枢神经系统受累。

MCTD的主要死亡原因是肺动脉高压，所有MCTD患者均应定期行超声心动图检查以追踪其进展。

治疗重叠综合征时，按照构成疾病的具体临床表现（如系统性红斑狼疮、类风湿关节炎、硬皮病和炎性肌病），采用相应的常规治疗措施。

依据症状和体征归类在疾病分型中起着重要的先导作用。随着对疾病认识的深入，人们可以按照独特的病理学表现、特异的实验室检查及与遗传的相关性来更为精确地定义疾病分组。在目前的分类中，自身免疫性结缔组织病（AICTDs）包含以下6种：

1. 系统性红斑狼疮（SLE）
2. 硬皮病（Scl）
3. 多发性肌炎（PM）
4. 皮肌炎（DM）
5. 类风湿关节炎（RA）
6. 干燥综合征

这六种典型的AICTDs都是描述性综合征，没有诊断的"金标准"。诊断弥漫性结缔组织病（diffuse connective tissue disorder，DCTD）通常很容易，无需进行广泛的检查。但在早期，它们常有许多共同的表现，如雷诺现象、关节痛、肌痛、食管功能失调和抗核抗体（ANA）阳性，此时往往不易诊断，通常称之为未分化结缔组织病（UCTD）[1]。这些患者中大约有35%具有临床上的重叠症状，然而大多数患者分化后的临床表现与某一传统的DCTD描述相一致。某些情况下，一种DCTD可随时间推移演变为另一种DCTD。

典型的DCTD演变或维持重叠状态常与特定的血清学指标和主要组织相容性抗原（MHC）有关。尽管大部分风湿病学家偏爱用典型DCTD模式来思考病例，应用血清学检查和人类白细胞抗原（HLA）分型将有助于更好地理解疾病的临床表现和预后。在这方面，对重叠综合征以及其血清学相关性细致的分析，为理解AICTDs的临床异质性提供了新的认识[2]。自身抗体的临床相关性已有很多报道，总结见表86-1。

表 86-1　自身抗体与临床表现之间的关系

自身抗原	临床相关性
ACL/β2 糖蛋白	SLE，血栓形成，血小板减少，流产
α- 烯醇化酶	白塞病，RA，MCTD，Scl，大动脉炎
血管紧张素转换酶 2	AICTDs 伴血管病变
抗 -TIF1（抗 -p155/140）	皮肌炎和癌症
非 β2 糖蛋白依赖性 ACL	MTCD（与 APL 综合征无关）
着丝点	局限性 Scl，CREST，雷诺现象，肺动脉高压，PBC
环瓜氨酸肽	RA
dsDNA	SLE，肾小球肾炎，血管炎
内皮细胞	肺动脉高压，严重指端坏疽
核仁纤维蛋白	严重的全身性 Scl
胞衬蛋白	干燥综合征，青光眼，烟雾病
组蛋白 H1，H2A，H2B，H3，H4	SLE，UCTD，RA，PBC，泛发性硬斑病
hnRNP-A2（也称为 RA-33）	MCTD，RA，SLE 和 Scl 中侵蚀性关节炎
hnRNP-1	Scl（弥漫性早期及局限性）
Ku	肌炎重叠，原发性肺动脉高压，Graves 病
丙二醛 5 5	无肌病性皮肌炎和进展性肺病
髓过氧化物酶	嗜酸性肉芽肿性多血管炎（Churg-Straus 综合征），寡免疫沉积型肾小球肾炎
核小体	SLE，Scl，MCTD
血小板衍生生长因子（PDGF）	弥漫性和局限性 Scl
PM/Scl	肌炎与关节炎、皮肤损害、技工手重叠
蛋白酶体	SLE，PM/DM，干燥综合征，多发性硬化
蛋白酶 3	GPA，肺毛细血管炎
类风湿因子	RA，侵蚀性关节炎，冷球蛋白血症，其他系统性自身免疫病
核糖体 P	SLE 精神症状
RNA 聚合酶 I 和 III	Scl（弥漫性伴肾血管性高血压）
Ro/La	干燥综合征，SLE，先天性心脏传导阻滞，光过敏，PBC
信号识别颗粒 -SRP	肌炎重叠（严重的心脏病病程）
Sm snRNP	SLE
抗合成酶（Jo-1、PL-7、PL-12）	肌炎与关节炎和间质性肺病重叠
Th/To	局限性 Scl
拓扑异构酶 I（Scl-70）	弥漫性 Scl 伴明显的器官受累
U1 snRNP	MCTD，SLE，PM
U1-RNP 68 KD 肽段	MCTD，雷诺现象，肺动脉高压
U3-snRNP	局限性 Scl
U5-snRNP	肌炎重叠

AICTD，自身免疫性结缔组织病；APL，抗磷脂抗体；CREST，钙质沉着、雷诺现象、食管功能障碍、指端硬化和毛细血管扩张综合征；DM，皮肌炎；GPA，肉芽肿性多血管炎；MCTD，混合性结缔组织病；PBC，原发胆汁性肝硬化；PM，多肌炎；RA，类风湿关节炎；ScL，硬皮病；SLE，系统性红斑狼疮；UCTD，未分化结缔组织病

流行病学

AICTDs 的发病率报道不一，与研究方法、转诊偏倚及种族差异有关[3]。通常认为干燥综合征最高（0.5% ~ 3.6%），而 SLE 的发病率较低（15 ~ 50/100 000）。硬皮病、多肌炎、皮肌炎属于较为罕见的 AICTDs，其发病率低于 10/100 000。越来越多的证据证实硬皮病和肌炎重叠综合征较单纯的硬皮病和肌炎更为常见[4]。有两项流行病学研究报告了混合结缔组织病（MCTD）的患病率，在日本现患率为 2.7/100 000[5]，在挪威则为 3.8/100 000，年发病率为 2.1/1 000 000[6]。MCTD 通常散发，但也有一些家族聚集性发病的报道。与 SLE 不同，日光照射不会加重 MCTD 患者的病情。同样，尽管在普鲁卡因胺治疗初期会短暂出现抗 RNP 抗体，尚未发现药物暴露与 MCTD 的发病有关[7]。迄今为止，仅有氯乙烯和二氧化硅被认为是 MCTD 的环境致病因素。

自身免疫与重叠综合征

基因表达由调节、加工、储存、转运和翻译 RNA 转录物的一系列 RNA 功能所介导。促进这种级联反应的 RNA 网络依赖于与 RNA 配对的一大组蛋白质，即所谓的核糖核蛋白（RNPs）。因为细胞质和核质需要紧密堆积（极大地限制大分子的扩散），将真核细胞划分出具有特定功能的隔区对于提高效率至关重要。这就需要将 RNA 和蛋白质结合成大的 RNP 复合物，包括核糖体和剪接体[8]。有令人信服的证据表明自身免疫常常由这些亚细胞颗粒中 RNA 相关抗原成分驱动产生[6]。

剪接体成分的自身免疫性

剪接体的某些成分是 AICTDs 中自身免疫的常见靶点[9]。此外，与在凋亡中一样，这些分子的翻译后修饰似乎常与增强的免疫原性相关[10]。剪接体是由大约 300 个不同的蛋白质和 5 种 RNA 组成的复杂的核颗粒，参与了前体信使 RNA（pre-mRNA）转变为成熟的"剪接 RNA"的过程[11]。作为自身免疫抗原靶点的剪接体亚单位主要有两种：小核核糖核蛋白颗粒（snRNP）和核不均一核 RNP 颗粒（hnRNP）。

snRNPs 是与蛋白质结合的包含 80 ~ 350 个核苷酸序列的小 RNA 片段[12]。此类 RNA 含有大量的尿嘧啶核苷酸。因此，称为 U-RNAs；根据免疫沉淀法 U-RNAs 可分为 5 种不同类型（U1、U2、U4、U5 和 U6 RNAs）。这些复合物的自身抗体主要针对其蛋白成分。抗 Sm 抗体可沉淀出 5 种蛋白，分子量分别为 28 000（B'B）、16 000（D）、13 000（E）、12 000（F）和 11 000（G）；这 5 种多肽是 U1、U2、U4、U5 和 U6 RNA 所共有的。抗 RNP 自身抗体沉淀出 3 种蛋白，分子量分别为 68 000（70 K）、33 000（A'）和 22 000（C）；这些多肽与 U1-RNA 有独特的相关性（图 86-1）。70kD 的抗 RNP 抗体被认为与 MCTD 有较为特异的临床相关性，其免疫优势表位包含 125 位氨基酸残基，两侧连接着 119 ~ 126 位的重要构象残基。另一方面，抗 Sm 抗体则与 SLE 相关。

核不均一 RNA 颗粒（hnRNP）是真核细胞核中最为丰富的一类蛋白质，包含 pre-mRNA 及 30 个与之结构相关、分子量为 33 ~ 43 kD 的小蛋白。9 种 hnRNP 核心蛋白被命名为 A1、A2、B1a、B1b、B1c、B2、C1、C2 和 C3。一种以 33 kD hnRNP-A2 为靶抗原的被称作抗 RA33 的抗体特别令人感兴趣，因为它可见于大约 1/3 的 RA、SLE 和 MCTD 患者血清中[13]。它也与 SLE、硬皮病和 MCTD 患者的侵蚀性关节炎相关，能预示早期多关节炎患者最终将发展为 RA[14]，但此种相关性并不见于硬皮病（无侵蚀）、PM 或 PM/Scl、PM/DM 重叠。hnRNP-A2 的抗原表位含有两个 RNA 结合区：N 末端和富含甘氨酸的 C 末端。不同的疾病可针对不同的 RNA 结合区域。例如，RA 和 SLE 血清优先与第二 RNA 结合区域反应，而 MCTD 血清则作用于跨越两个 RNA 结合区域的表位。

核小体成分的自身免疫性

核小体是染色质的基本组成单位，是含有组蛋白 H2A、H2B、H3 和 H4 各两个拷贝的八聚体，周围环绕着约 146 个碱基对的 DNA（图 86-2）。在凋亡过程中，核酸内切酶裂解染色质，释放核小体颗粒至细胞质，随后迁移至死亡细胞表面[15]从而能接近 B 细胞受体。自身免疫的发生与对凋亡释放物质的吞噬缺陷有关[15]。抗核小体抗体针对的是完整的核小

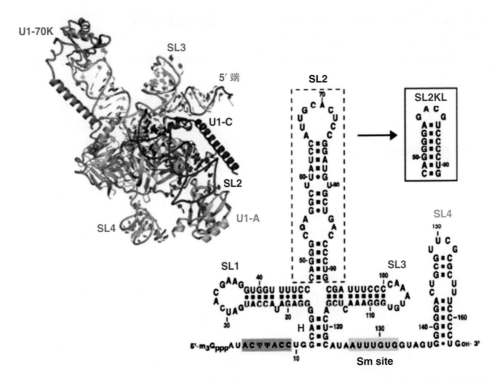

图 86-1 剪接体的结构。剪接体是由 5 种小核 RNAs（snRNAs）与蛋白质结合而形成的一种小核核糖核蛋白颗粒（snRNP）。这种亚细胞结构通过一种 59 剪接识别位点从 pre-mRNA 上去除内含子而形成 mRNA。存在针对多种剪接体成分的抗体是自身免疫性疾病的共同特征，且与不同的临床表现相关（表 86-1）。剪接体的 U1 小核 RNP（U1-snRNP）颗粒由 U1-RNA、RNP 蛋白（70 kD，A 和 C）和共同的 Sm 蛋白（B'B、D、E、F 和 G）构成。U1-RNA 由单链 RNA 和被称为茎环 Ⅰ、Ⅱ、Ⅲ 和 Ⅳ 的双链 RNA 组成。在 5.5 Å 分辨率下，U1-snRNP 核心区域的电子密度图可显示 RNA 和 7 种 Sm 蛋白、U1-C 及 U1-70K 的空间位置。一个显著的特点是 U1-70K 多肽的氨基（N）端从它的 RNA 结合域延伸至 180 Å 的距离，环绕包含有 7 种 Sm 蛋白的核心区域，最终与对识别 59 剪接位点至关重要的 U1-C 相接触（Modified from Newman J: Structural studies of the spliceosome. Curr Opin Struct Biol 20:82-89, 2010; and Pomeranz AD: Crystal structure of human spliceosomal U1 snRNP at 5.5 A resolution. Nature 458:457-480, 2009.）

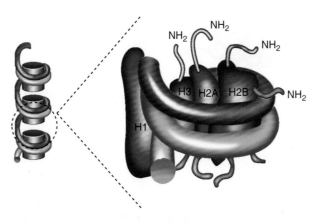

图 86-2 核小体的结构。核小体是染色质的基本重复单元。核小体的中心部分是组蛋白 H3 和 H4 两种分子组成的四聚体，两侧为组蛋白 H2A 和 H2B 两个二聚体。中轴周围环绕着两条超螺旋结构、由 146 对碱基组成的不含组蛋白的 DNA。组蛋白 H1 位于 DNA 进出核小体的位点。抗核小体抗体出现在 SLE 早期——在抗 DNA 和抗组蛋白抗体之前。所以，核小体被认为是表位扩展过程中的重要的早期自身抗原。抗核小体抗体也可见于 Scl 和 MCTD（From Amoura Z, Koutouzov S, Piette C, et al: The role of nucleosomes in lupus. Curr Opin Rheumatol 12:369-373, 2000.）

体上的抗原决定簇，而非其组成成分——DNA 和组蛋白。在一项对患有 13 种不同 DCTD 的 496 名患者和 100 名丙型肝炎患者的研究中发现，抗核小体抗体见于 SLE（71.7%）、Scl（45.9%）和 MCTD（45%）患者的血清中[16]。

蛋白酶体成分的自身免疫性

26S 蛋白酶体是一种亚细胞大颗粒，参与泛素化蛋白的降解，产生由 MHC Ⅰ类分子呈递的肽段（图 86-3）。有充分的证据表明它是 DCTD 自身免疫反应的靶点。已有报道在自身免疫性肌炎、SLE 和原发性干燥综合征患者中可出现抗蛋白酶体亚单位抗体。此外，循环中 20S 蛋白酶体（c20S）亚单位似乎与 MCTD 和 SLE 疾病活动相关[14]。

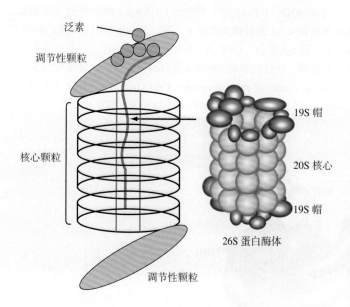

图 86-3 蛋白酶体的结构。细胞质和细胞核内的大多数蛋白质通过蛋白酶体 - 泛素途径降解。26S 蛋白酶体是分子量为 2.5 MD 的大分子复合物，大约含有 35 个不同的亚单位。它包括蛋白水解核心复合物、20S 蛋白酶体以及与桶状 20S 核心末端相关的 1 ~ 2 个 19S 调节子。蛋白酶体具有双重作用：①降解细胞内泛素标记的蛋白质；②产生参与 MHC Ⅰ类分子呈递过程的抗原肽。已报道抗蛋白酶体亚单位的抗体见于一些自身免疫性疾病（特别是 SLE 和 PM/DM）中，而且蛋白酶体水平升高与疾病活动相关

自身免疫的产生

对某种细胞内结构成分如剪接体的抗体应答会导致整个颗粒被抗原呈递细胞摄取，这样所有组成颗粒的蛋白质都能被作为抗原加工，并连接在 HLA- Ⅱ 类分子的亲和位点，以抗原肽形式表达。由于 HLA 分子的多态性，可产生也针对一些其他抗原的多样化的抗体反应，这一过程称为表位扩展（epitope spreading），在抗体应答的发展中起重要作用，见于多种 CTDs[18]。例如，已证实对 U-RNP 复合物中某一组分的免疫反应可以诱导产生针对其他组分的多种自身抗体[19]。通过这种方式，免疫应答能随着时间推移发生改变，而这一变化常与临床表现的变化相关。

T 细胞受体与 HLA 分子呈递的抗原肽之间的相互作用对自身免疫的产生至关重要。70 kD 及抗 U1RNP 抗体应答与 HLA-DR4 和 DR2 表型相关[20]。HLA-DB 基因的 DNA 序列分析显示 DR2 和 DR4 阳性患者在 β 链第 26、28、30、31、32、70 和 73 位上具有一组共同的氨基酸，并由此形成抗原结合袋。据推测，这两种 HLA 亚型代表着一种重要的遗传特异性，使抗原肽递呈至相应 T 细胞受体[21]。与抗 U1RNP 应答相关的 HLA-DR4/DR2 上的共同表位不同于 RA 中 HLA-DR4/DR1 的共同表位[22]。70 kD 多肽具有数个不同表位，其中最具一致性的序列是 KDK DRD RKR RSS RSR[23]。这一区域可优先与 MCTD 血清结合，而 SLE 血清对其无作用[24]。在三种疾病中，针对剪接体的自身免疫应答具有不同程度的表位扩展特征。SLE 中针对 snRNP 和 hnRNP 的抗体谱最为广泛；针对 snRNP 和 hnRNP 的限制性抗剪接体抗体谱见于 MCTD；而在 RA 中抗剪接体抗体谱仅局限于抗 hnRNP 抗体[25]。总的来说，自身免疫性疾病的特征是产生多种能识别进化中保守分子的自身抗体。目前最主要的两个理论是凋亡修饰[26]和分子模拟[27]。凋亡时被修饰的蛋白质能绕过机体对自身蛋白的耐受，被呈递给免疫系统[12]。虽然风湿性疾病的自身抗原没有共同的结构或功能，但是它们具有聚集成簇和集中于凋亡细胞表面囊泡的共同表现。小囊泡中含有内质网碎片和核糖体，以及核糖核蛋白 Ro。大囊泡（凋亡小体）中含有核小体 DNA、Ro、La 和 snRNP[28]。在凋亡过程中，一些酶系统上调，发挥裂解蛋白质的翻译后修饰作用，包括瓜氨酸化、

磷酸化、去磷酸化、谷氨酰胺化、结合泛素，使分子更具有抗原性。例如，U1-70K 蛋白被半胱氨酸蛋白酶 3 裂解后，转变成去除 C 末端的片段，其中含有一个主要 B 细胞表位，能够优先被自身免疫血清识别[29]。

引起首次抗体应答的最初刺激物可能是一种具有类似于自身抗原表位肽段区域的非自身蛋白，即所谓的分子模拟。感染、毒素、药物及紫外线等环境因素可以诱导及加速凋亡。分子模拟的主要限制在于抗原序列必须经过 TCR 识别。辅助 T（Th）淋巴细胞（CD4+）通常识别 HLA II 类分子结合的含 12～16 个氨基酸的肽段。然而，在一些情况下可以识别更小的肽段，有时它们比亲体配体更具免疫刺激性。这样 T 细胞识别的抗原高度退化，使分子模拟的潜力得以扩展。例如，这些分子包含有五肽，其折叠倍数远大于含 12 位氨基酸残基的多肽。针对免疫分子复合物某一组分的免疫应答一旦发生，复合物上的其他蛋白/表位可通过同样的表位扩展过程也产生抗原性[18]。

自身免疫的调节

> **关键点**
>
> 多数 UCTD 患者都存在雷诺现象，同时合并有原因不明的关节痛。
>
> 约 35% 的 UCTD 患者在 5 年内最终表现为一个确定的 CTD。
>
> 甲襞毛细血管镜有助于评估分化为某一明确 CTD 的潜力。
>
> Th17 细胞与 Tregs 比值增加预示着分化为一个确定的 CTD。

当自身免疫反应建立后，免疫调节性 T 细胞（Tregs）就会发起反攻[30]。这些细胞以表达 CD4、CD25 和 Foxp3 为特征，在胸腺中发育，称为天然 Tregs。另一类调节性 T 细胞在外周发育，称为诱导调节 T 细胞（iTregs），以 CD4+CD25+Foxp3+ 和产生 IL-10 为特征。在多数自身免疫性疾病中，Th17 细胞是启动炎症反应和组织破坏的关键因素。Th17 细胞产生 IL-17，引起中性粒细胞的活化和迁移，同时还可分泌 IL-21 和 IL-22。Th17 细胞缺乏则与机会性感染相关。Th17 细胞与 Tregs 的比值常被用作疾病强度或者自身免疫性疾病易感性的标志（图 86-4）。

未分化结缔组织病

风湿科医生在临床上常会见到一些患者血清 ANA 弱阳性，同时有一些非特异症状，如关节痛、乏力、怕冷等。关键的问题是"这些患者会进展为结缔组织病吗"或者"他们有纤维肌痛综合征吗"。这个问题的答案并不总是显而易见，因为纤维肌痛综合征不是一个排除性诊断[31]，它常与明确分化的结缔组织病合并存在，且与寒冷刺激引起的血管痉挛相关[32]。图 86-4 列出了 UCTDs 的诊断流程。在 CTD 的早期阶段，可能有一个或两个可疑的临床和实验室表现，但常难以进行明确诊断。在此情况下，将 UCTD 作为最可能的诊断是恰当的[33]。此类 UCTD 中多数患者有雷诺现象，伴或不伴不明原因的多关节痛及 ANA 阳性，ANA 通常为单一特异性，多见抗 Ro 或抗 RNP[34]。一项对 665 例 UCTD 患者的 5 年随访研究显示，只有 34% 的 UCTD 患者进展为诊断明确的结缔组织病，其中，RA 占 13.1%，干燥综合征占 6.8%，SLE 占 4.2%，MCTD 占 4.0%，硬皮病占 2.8%，系统性血管炎占 3.3%，PM/DM 占 0.5%[35]。一些特定的临床表现组合能预示进展为某种确定的 CTD 的可能：多关节炎伴抗 U1-RNP 抗体阳性易发展为 MCTD，口眼干燥合并 SS-A/SS-B 抗体阳性易发展为干燥综合征，雷诺现象合并核仁型 ANA 阳性易发展为硬皮病，多关节炎合并高滴度的类风湿因子易发展为 RA，而发热或浆膜炎合并均质型 ANA 阳性或抗 ds-DNA 阳性易发展为 SLE（表 86-2）。在一项对 104 例只出现雷诺现象患者的随访研究中，毛细血管镜下见到巨大毛细血管袢是发展为 Scl 的重要预后因素，其风险比为 2.64（图 86-5）[36]。

Th17 细胞和 Tregs 平衡的改变是自身免疫性疾病发展的一个重要特征。一项研究对 51 例 UCTD 患者进行了 3 年随访，以流式细胞术评估 Th17 细胞与调节性 T 细胞亚群（iTregs 或 Tregs）的比值。结果约有 37.3% 的 UCTD 患者进展为系统性自身免疫性疾病（SAID）；Th17/Treg 比值由对照到 UCTD 患者逐渐增加，且在已出现一种明确的自身免疫性疾病患者中达到最高（图 86-6）。这个例子很好地说明了 Tregs 如何随疾病进展而变化，并有可能成为一个预后指标。

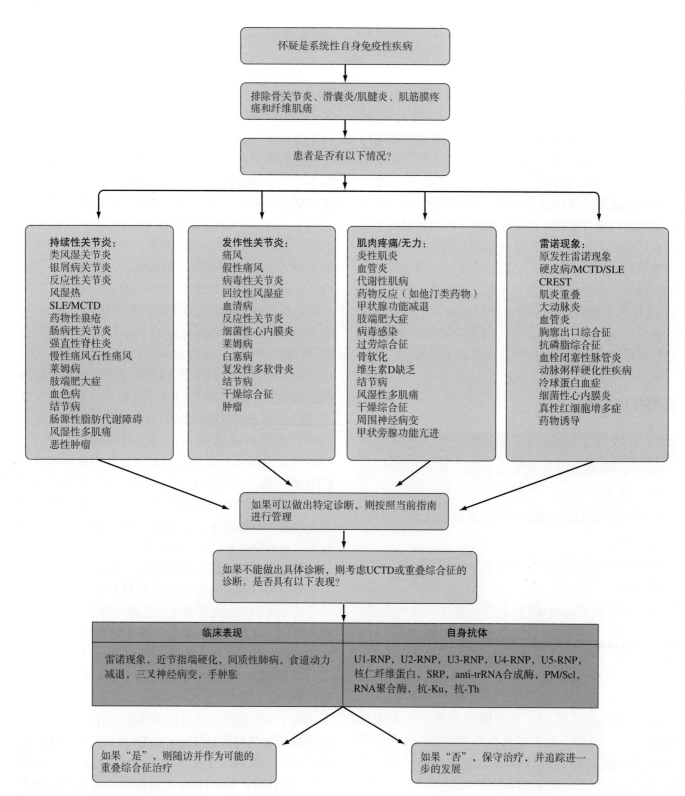

图 86-4 未分化结缔组织病（UCTD）患者的评估流程。CREST，钙质沉积、雷诺现象、食管运动功能障碍、指端硬化、毛细血管扩张；MCTD，混合性结缔组织病；SLE，系统性红斑狼疮

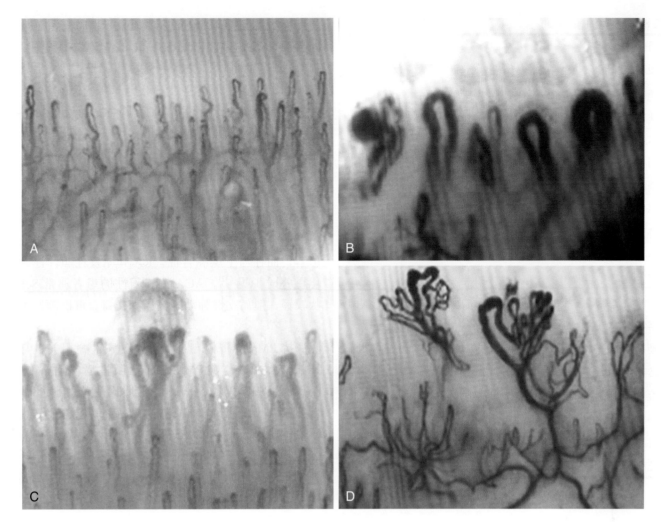

图 86-5 系统性硬化症与混合型结缔组织病（MCTD）患者甲襞毛细血管镜表现。**A.** 正常毛细血管；**B.** MCTD 患者见有毛细血管袢扩张增厚；**C.** 早期硬皮病呈现毛细血管不规则和轻度缺失；**D.** 硬皮病进展期见毛细血管缺失和血管新生（Modified from Cutolo M. Capillaroscopy as an outcome measure for clinical trials on the peripheral vasculopathy in SSc—is it useful? Int J Rheumatol 2010.）

硬皮病重叠综合征

关键点

CREST 常与原发性胆汁性肝硬化重叠。

硬皮病重叠综合征包括硬皮病的亚型如 CREST，指端硬化相关的肌炎和混合性结缔组织病 CMCTD。

雷诺现象常是硬皮病重叠综合征的首发临床表现，需与原发性冷性雷诺（如寒冷诱发的血管痉挛）鉴别。

甲襞显微镜下见毛细血管增厚扩张及存在致病性自身抗体（如 Scl-70、着丝点、PM/Scl、U1-RNP）是提示重叠综合征发生的重要线索。

肺纤维化和肺动脉高压是患者致死 / 致残的主要原因。

硬皮病重叠综合征在鉴别诊断时需考虑到硬皮病样疾病（如嗜酸性筋膜炎、硬化性黏液水肿、肾性纤维化、硬肿症）。

硬皮病本身在疾病表现上有广泛的异质性，从预后较差的弥漫性皮肤病变到预后良好的局限性皮肤累及。Scl 常重叠有一种或多种结缔组织病，这些疾病又与特定的自身抗体相关。多数情况下，重叠发生在没有明显皮肤受累（无皮肤硬化的硬皮病）或伴有疾病的局限型 --CREST 的患者（钙质沉积、雷诺现象、食管受累、指端硬化和毛细血管扩张）。一项德国的

表 86-2　与纤维化相关的疾病

局灶性

硬斑病

硬肿症

硬化性黏液水肿

嗜酸性筋膜炎

阴茎硬结症

腱膜挛缩症

厚皮性骨膜病综合征

特发性肺纤维化

硬化性胆管炎

原发性胆汁性肝硬化

隐源性纤维化

系统性

硬皮病

转移性类癌

腹膜后纤维化

移植物抗宿主病

肾源性系统性纤维化

淀粉样变

注册研究报道在 3240 例 Scl 患者中，10% 患有重叠综合征，其中女性占绝大多数（82.5%），平均年龄为 48 岁，肌肉骨骼受累发生率（62.5%）高于局限性 Scl（32.2%）或弥漫性 Scl（43.3%）患者。

大约 90% 的 Scl 患者 ANA 阳性，特定的抗体谱与 Scl 的发病和死亡模式相关[38]。约 60% 的 Scl 患者类风湿因子阳性，35% 的患者有明显的滑膜炎[39]。抗瓜氨酸化蛋白抗体（ACPA）是侵蚀性关节炎的预测因子[40]。侵蚀性关节炎还与抗 RA-33 有关，在这类重叠综合征患者中，Scl 常表现为不完全性 CREST[41]。抗着丝点抗体（ACA）最常见于 CREST 患者，而在与干燥综合征、RA 和原发性胆汁性肝硬化重叠时少见[42]。ACA 抗体阳性的患者通常 Scl 症状较轻，但孤立性肺动脉高压和霍奇金淋巴瘤发生率增高[43-44]。

抗 PM/Scl 抗体与肌炎 / 硬皮病重叠相关。与单纯 dcSSc 相比，抗 PM/Scl 抗体阳性者生存率更高（10 年时 91% vs. 65%），尽管肌肉受累和肺纤维化也在增多[45]。欧洲一项对 114 名 Scl 重叠患者的回顾性研究报道，95% PM/Scl 抗体阳性[46]且 80% 有炎性肌炎。抗 PM/Scl 抗体与核仁 PM/Scl 大分子复合物上的几种蛋白发生反应[47]。其中两个主要成分

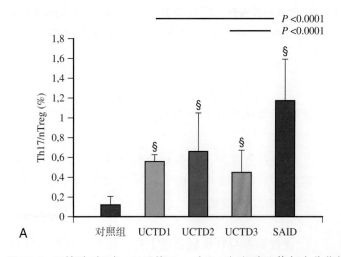

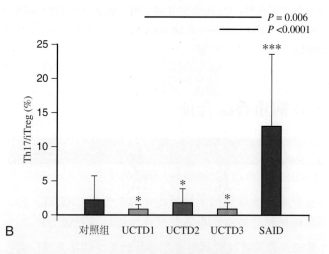

图 86-6　T 辅助（Th）17/ 天然 Treg（nTreg）细胞比值与未分化结缔组织病（UCTD）演变为分化的系统性自身免疫病（SAID）的相关性。产生白细胞介素 17 的 Th 细胞（Th17）与 nTreg 细胞的比值决定了发生自身免疫病的倾向及其强度。在这里可以看到，处于 UCTDs 不同阶段的未分化结缔组织病患者 Th17/nTreg 比值高于健康对照组，但明显低于 SAID 患者。**A.** 对照组、不同阶段 UCTDs 组和 SAIDs 组的 Th17/nTreg 比值（%）。**B.** 对照组、不同阶段 UCTDs 组和 SAIDs 组的 Th17/ 诱导性 Treg（iTreg）比值（%）。UCTD1，UCTD2，UCTD3（连续随访的年数）（From Szodoray P, et al: Altered Th17 cells and Th17/regulatory T-cell ratios indicate the subsequent conversion from undifferentiated connective tissue disease to definitive systemic autoimmune disorders. Hum Immunol 74:1510-1518, 2013）

是 PM/Scl-75 和 PM/Scl-100 表位。针对 PM-1α（PM/Scl-100 的主要成分）的抗体与发病年龄较小、炎性肌病、钙质沉积、炎性关节炎及重叠表现正相关；而与间质性肺病和胃肠道受累负相关；并在间接免疫荧光中呈现为核仁染色[48]。PM/Scl 重叠患者的肌肉活检则以高比例的肌纤维坏死为特征。

抗 U3 RNP 抗体也与骨骼肌受累和肺动脉高压相关[49]。抗 U11/U12 抗体仅见于约 3% 的 Scl 患者，但可强烈预示肺纤维化的发生[50]。抗线粒体抗体（AMA）与原发性胆汁肝硬化和局限型 Scl 有关[51]。有趣的是，AMA 常可与弥漫性 Scl 患者中的抗 70 和 50kDa 抗体发生反应[52]，从而提示这两种病变间存在着自身免疫的关联。

在新发 Scl 中抗聚合酶 III 抗体被认为与癌症（主要是乳腺）的诊断相关[53]。

Scl 患者中抗 ku 的出现常与炎性肌病和间质性肺病相关[54]。

非硬皮病的纤维化病变在起始阶段可能被误诊为硬皮病重叠（表 86-2），但尽管这些疾病会有一些系统受累，但它们很少会出现与其他 AICTDs 重叠的表现[55-56]。

硬化性黏液水肿以皮肤黏蛋白增多为特征，常伴丙种球蛋白病，多为 IgM 和轻链型[60]。黏液性皮损表现为面、颈和四肢的蜡样丘疹。当丘疹融合时可被误认为硬皮病（图 86-7A）。可出现吞咽困难，近端肌无力，肺部、心脏和肾病变等系统受累。本病治疗较为困难，初治时常尝试应用糖皮质激素，有报道静脉丙种球蛋白和沙利度胺对难治性病例有一定疗效。

嗜酸性筋膜炎表现为四肢局限性硬皮病样皮肤病变（图 86-7B）。发现外周嗜酸粒细胞增多和高球蛋白血症有助于该病的正确诊断[58]。最终诊断取决于皮肤全层活检见到筋膜的弥漫性炎症。MRI 可以确定筋膜增厚和指导活检（图 86-8）[59]。初始治疗可给予皮质激素（泼尼松 0.5 ~ 1 mg/kg），根据临床疗效递减；部分患者需要给予中等剂量皮质激素维持长达 2 年[58]。难治性病例也可以用甲氨蝶呤和霉酚酸酯。

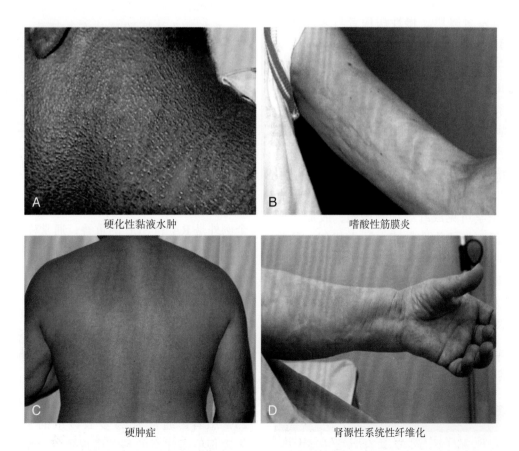

硬化性黏液水肿

嗜酸性筋膜炎

硬肿症

肾源性系统性纤维化

图 86-7 纤维化病变的 4 个例子。**A.** 硬化性黏液水肿（黏液性皮损在面部表现为蜡样丘疹）。**B.** 嗜酸性筋膜炎（皮肤和皮下组织硬结）。**C.** 硬肿症（弥漫性皮下水肿伴右斜方肌肿胀）。**D.** 肾源性系统性纤维化（硬化性结节伴关节挛缩）（Modified from Boin F, Hummers LK: Scleroderma-like fi brosing disorders. Rheum Dis Clin N Am 34:1-17, 2008.）

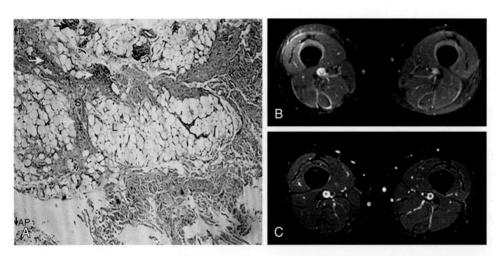

图 86-8 应用磁共振成像指导一例嗜酸性筋膜炎患者的活检。**A.** 股四头肌筋膜活检（苏木精 - 伊红染色，放大倍数 ×50）。真皮深层有脂肪小叶（L）和小叶间隔（S）。由淋巴细胞、单核细胞和少量嗜酸性粒细胞组成的炎性细胞渗入隔膜（黄色箭头）。**B.** 轴向 T2 加权脂肪抑制磁共振图像，显示肌肉筋膜增厚和高强度信号，累及双侧大腿。**C.** 糖皮质激素治疗后轴向 T2 加权脂肪抑制磁共振图像（水脂分离 IDEAL 序列），显示为正常，提示完全缓解（From Desvignes-Engelberet A, et al: From diagnosis to remission: place of MRI in eosinophilic fasciitis. Clin Rheumatol 29:1461-1464, 2010; and modifi ed from Pope JE: Other manifestations of mixed connective tissue disease. Rheum Dis Clin N Am 31:519-533, 2005）

硬肿症是一种皮肤黏蛋白增多症，起病时常伴有发热症状，可自发缓解[61]。慢性病程者与多发性骨髓瘤和糖尿病引起的副蛋白血症有关。患者真皮层增厚，伴胶原蛋白糖基化增加，与糖尿病皮肤僵硬综合征类似。面部和颈部经常受累，而影响到手足者较少（图 86-7C）。系统性脏器受累罕见，但有时可见单克隆丙种球蛋白病。此类病例需排除淋巴瘤可能。局部放疗对难治性病例有一定作用。

肾源性系统性纤维化（NSF）是一些患者在应用含钆造影剂后产生的一种纤维化疾病，多数患者原有肾病史[57]。组织学可见成纤维细胞增殖、胶原束增厚和粘蛋白沉积，与硬化性黏液水肿中相似。其临床表现由最初的局部皮肤硬结迅速扩展（图 86-7D）。面部一般不受累，但肘部和膝部可出现关节挛缩，难治病病例还可发生肺部和神经等系统受累。NSF 通常对皮质激素及免疫抑制剂治疗无效。

狼疮重叠综合征

关键点

除了 SLE 与类风湿关节炎的重叠，即所谓的 "rhupus"，以及与干燥综合征的重叠外，狼疮重叠并不多见。

SLE 和 RA 重叠见于约 10% 的 SLE 患者。典型的临床表现是传统 SLE 伴有毁损和侵蚀性关节炎；患者通常 RF 和 ACPA 阳性。

SLE 和干燥综合征重叠见于约 25% 的狼疮患者。这些患者较典型的 SLE 患者更易出现雷诺现象，常有抗 Ro/SS-A 抗体阳性。

与 Scl 重叠不同，能明确界定的 SLE 重叠综合征不多见。多数只是与特定脏器损伤（例如，肝炎、睾丸炎和胰腺炎）相关的 SLE 的孤立病例报告。一个例外是 RA 和 SLE 的重叠，通常称为 "rhupus"[62]。这种重叠发生于大约 10% 的 SLE 患者中。临床表现多与 SLE 更为一致，伴有毁损且常为侵蚀性的关节病（图 86-9），而较少有肾受累。SLE 中侵蚀性关节炎与 ACPA 的存在有关[63]。这种重叠需要与非侵蚀性的 Jaccoud 关节病相鉴别，后者以轻度关节痛不伴滑膜炎为特点，X 线片可见明显的尺侧偏斜、天鹅颈畸形以及拇指 Z 样畸形。

SLE 与干燥综合征（SS）的重叠见于 10% ～ 25% 患者；通常为 25 岁及以上的 SLE 患者[64]。临床表现值得注意的是雷诺现象发生率高，而肾受累、血小板减少和淋巴结病少见。在 SLE 诊断时存在抗 Ro/SS-A 抗体可预测病情最终发展与 SLE / SS 重叠[65]。

肌炎重叠综合征

关键点

肌炎重叠综合征较典型的 PM 或 DM 更为常见。

氨酰基 -tRNA 合成酶抗体（ARS）与肌炎、关节炎和间质性肺病相关。

在 ARS 阳性患者中关节炎和间质性肺病可先于肌炎出现。

抗合成酶、信号识别颗粒（SRP）、核孔蛋白抗体常与皮质激素治疗效果不佳有关。

抗 U1-RNP、PM/Scl 或 Ku 抗体提示对皮质激素反应好。

TIF1-γ（p155/140）抗体与肌炎相关的恶性肿瘤风险增高有关。

PM、DM、包涵体肌炎（IBM）和坏死性自身免疫性肌炎（NAM）均属于典型的特发性炎性肌病（IIM）。肌炎特异性自身抗体以参与蛋白质合成关键过程的蛋白成分为靶点，并往往与肌炎谱内的特定临床表现相关[66]。这些自身抗体包括氨酰基 -tRNA 合成酶（ARS），Mi-2 解旋酶 / 组蛋白脱乙酰基酶蛋白复合物和信号识别颗粒（SRP）[67]。ARS 是一组催化特定氨基酸与其转运 RNA 相结合的酶。现已报道针对八种不同 ARS 的抗体：Jo-1（组氨酰）、PL-7（苏氨酰）、PL-12（丙氨酰）、OJ（异亮氨酰）、EJ（甘氨酰）、KS（天冬酰胺酰）、Ha（酪氨酰）和 Zo（苯丙氨酰）。与 ARS 相关的临床表现常被称为"抗合成酶综合征"，一种波动的伴有发热、间质性肺病、雷诺综合征和技工手的炎性肌病[68]（图 86-10）。ARS 的关节炎初始时可类似 RA，出现炎性关节炎和结节，但不发生侵蚀[69]。抗 ARS 抗体阳性的患者往往先有间质性肺病，而后出现肌病。抗 U1-RNP 阳性患者相关的肌炎往往见于 MCTD[70]。抗 SRP 抗体在 Scl/PM 重叠综合征的患者中阳性率为 4%，这些患者往往表现

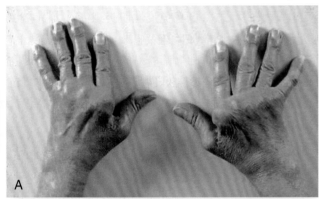

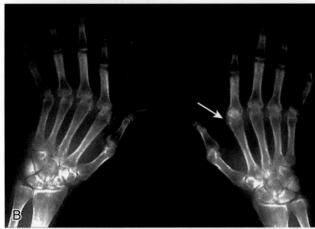

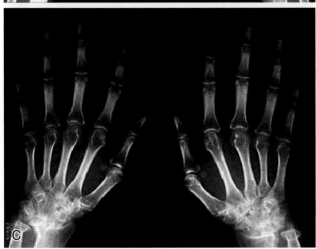

图 86-9 类风湿关节炎（RA）/ 系统性红斑狼疮（SLE）重叠（rhupus）患者和伴有 Jaccoud 关节病的狼疮患者影像学结果比较。**A**. 66 岁女性在 30 岁时诊断为 RA 并于 37 岁时出现 SLE。SLE 的诊断依据为白细胞减少，抗核抗体、抗 DNA、核糖核蛋白、抗 Sm 抗体阳性，以及膜型狼疮性肾炎。她的类风湿因子为 1：320，抗环瓜氨酸蛋白抗体为 5.1 U/ml（正常 < 4.5）。近期患者的双手 X 线片表现为双侧尺骨指侧严重脱位，而掌指关节无破坏。腕骨左侧几乎完全被吸收，右侧融合。诊断：rhupus。**B**. 44 岁女性，自 10 岁起患 SLE，伴有面颊红斑、光敏、白细胞减少、口腔溃疡、脱发和变形性关节病。手指的半脱位类似于类风湿关节炎，但可以完全恢复正常。X 线片除少许关节周围骨质减少外无异常，尤其是没有破坏。诊断：Jaccoud 关节病（From Nakamura J, et al: Radiographic features of rhupus arthropathy. Intern Med 52:2837, 2013.）

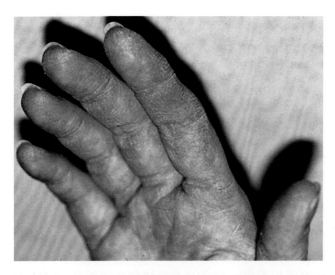

图 86-10　一例抗合成酶综合征患者的技工手表现。这位皮肌炎患者呈现出技工手（由于角化过度，皮肤增厚和开裂），紧接着出现间质性肺病和关节炎。抗 Jo1 抗体的存在证实了对其抗合成酶综合征的怀疑

为严重、迅速进展的肌炎，病理可见明显的肌纤维坏死但炎症细胞浸润较少[71]。

　　DM 与癌症之间的联系早已有文献记载，这种关联近期被认为与特定抗体有关[72]。西方国家以乳腺、肺和结直肠癌最为相关，中国和东南亚则为鼻咽癌[73]。在诊断出肌炎后的第一年，患者患癌症的风险最高，提示肌病可能作为一种副肿瘤现象发生。在这方面，人类转录中介因子 1-γ（TIF1-γ），以前称为抗 -p155/140，与特发性炎性肌病的关联尤为突出[74]。TIF1-γ 在调节 TGF-β 信号通路中起关键作用，而后者是各种癌症发展的重要中介。

　　炎性肌病与 SLE、Scl、MCTD 和干燥综合征的重叠综合征相当普遍[75]。这样的重叠，尤其是与 Scl，比典型的 PM 更为多见[4]。临床上出现重叠症状时，最常与一些特定的自身抗体相关，如抗 PM-Scl、抗 -Ku、U1-RNP、Jo-1、SRP[76]。一项 2006 年对 100 例法国和加拿大特发性 IIM 患者的长期临床随访研究表明，应当放弃使用 Bohan 和 Peter 对炎性肌病的分类标准，因为 60% 的 IIM 患者存在着重叠综合征[4]。在这项研究中，重叠综合征是指符合 Bohan 和 Peter 分类标准中的任一种炎性肌病[77]，同时至少合并有一项重叠特征的临床表现（表 86-3），或具有以下一种自身抗体：合成酶、着丝点、拓扑

异构酶Ⅰ、RNA 聚合酶Ⅰ或Ⅲ、Th、U1-RNP、U2-RNP、U3-RNP、U5-RNP、PM/Scl、Ku、SRP 和核孔蛋白（表 86-3）。据报道，将典型的 PM/DM 与重叠综合征区分开对于治疗及判断预后具有重要意义，因为 PM 往往为慢性病程，50% 患者对皮质激素初始治疗不敏感。纯粹的皮肌炎并不总是呈现慢性病程，但多数对皮质激素初始治疗敏感。另一方面，肌炎重叠综合征（往往伴有硬皮病表现）几乎都对皮质激素治疗有效（约 90% 反应率）。如果依据抗体来区分重叠综合征，那么抗合成酶、SRP、核孔蛋白抗体是激素抵抗型肌炎的标志，而抗 U1-RNP、PM/Scl 或 Ku 则为激素敏感的标志。自身免疫性肌炎患者，尤其是皮肌炎患者，发生肿瘤风险增高[78]，但在多大程度上、间隔多长时间来进行肿瘤筛查一直仍是个问题。现在已清楚针对 155 kD 和 140 kD 蛋白的特异性抗体（抗 155/140 抗体）标志着并发肿瘤的风险显著增高，此时有必要进行彻底的肿瘤筛查[79]。

混合性结缔组织病

> **关键点**
>
> MCTD 的各种重叠表现（如 Scl、SLE 和 PM/DM）很少同时发生，而是在数月或数年间序贯出现。
>
> 雷诺现象几乎见于所有 MCTD 患者；如无雷诺现象存在，诊断时需慎重。
>
> 约 25% 的 MCTD 患者出现肾受累——通常为膜性肾小球肾炎。增殖性肾小球肾炎在 MCTD 中少见。
>
> MCTD 中严重的 CNS 受累罕见，最常见的是三叉神经病变和感音性耳聋。
>
> 肺动脉高压是 MCTD 患者最主要的死亡原因，应当持续进行监测。

　　MCTD 由 Sharp 和他的同事提出，1972 年他们在一篇文章中报道了一种 SLE、Scl 和 PM 的重叠综合征[80]。这是第一个根据特异性抗体命名的重叠综合征，即针对核糖核酸酶敏感的可提取核抗原（ENA）的抗体。在过去的 38 年间，有很多研究都对此抗体系统（现在叫做 U1-RNP）与临床的相关性进行了探索。

表 86-3 炎性肌病的建议分类

缩写	描述
PM	单纯多发性肌炎
DM	单纯皮肌炎
OM	重叠性肌炎：肌炎合并至少一项重叠的临床表现和（或）重叠的自身抗体
CAM	肿瘤相关肌炎：具有副肿瘤综合征的临床表现，不伴重叠自身抗体或抗 Mi-2

多发性肌炎的定义

1. 对称性近端肌无力

2. 血清骨骼肌酶谱增高

3. 肌电图三联症：短时限低波幅多相运动电位；纤颤波，正锐波；插入性激惹和奇异的高频放电

4. 肌肉活检示变性、再生、坏死、吞噬异常，以及间质单核细胞浸润

5. DM 典型的皮疹，包括向阳性皮疹、Gottron 征和 Gottron 疹

 - 确定的肌炎：PM 符合 4 个标准（不伴皮疹），DM 符合 3 或 4 个标准（加上皮疹）
 - 拟诊的肌炎：PM 符合 3 个标准（不伴皮疹），DM 符合 2 个标准（加上皮疹）
 - 可能的肌炎：PM 符合 2 个标准（不伴皮疹），DM 符合 1 个标准（加上皮疹）

临床重叠表现的定义

炎性肌病加上以下临床表现至少一项：多关节炎、雷诺现象、指端硬化、掌指关节近端皮肤硬化、指部典型的 SSc 样钙质沉着、食管下段或小肠运动减弱、DLCO 低于正常预测值的 70%、胸片或 CT 示间质性肺病、盘状狼疮、抗天然 DNA 抗体加低补体血症、美国风湿病学会 SLE 诊断标准 11 项中至少 4 项、抗磷脂综合征

自身抗体重叠的定义

抗合成酶（Jo-1、PL-7、PL-12、OJ、EJ、KS）抗体，硬皮病相关抗体（硬皮病特异性抗体：着丝点、拓扑异构酶 I、RNA 聚合酶 I 或 III、Th，与硬皮病重叠相关的抗体：U1-RNP、U2-RNP、U3-RNP、U5-RNP、Pm-Scl、Ku），及其他自身抗体（信号识别颗粒、核孔蛋白）

副肿瘤临床表现的定义

肌炎诊断 3 年内发生肿瘤，同时缺乏多种重叠的临床表现；且在肿瘤治愈后，肌炎也随之治愈

Modified from Troyanov Y, et al: Novel classification of idiopathic inflammatory myopathies based on overlap syndrome features and autoantibodies: analysis of 100 French Canadian patients. Medicine (Baltimore) 84(4):231-249, 2005.

血清学特征

MCTD 这一概念的基本前提条件是存在高滴度抗 U1-RNP 抗体，并在预后和治疗等方面影响着 DCTD 的表现[81]。诊断 MCTD 的第一线索通常是出现高滴度斑点型 ANA。滴度常大于 1∶1000，有时超过 1∶10 000。若出现此情况，应检测抗 U1-RNP、Sm、Ro 和 La 抗体。同时也需注意有无抗双链 DNA 和组蛋白抗体，因为 MCTD 患者血清内主要存在的是抗 U1-RNP 抗体。MCTD 患者偶有一过性抗 dsDNA、抗 Sm 和抗 Ro 抗体。然而，当这些抗体作为主要的抗体持续存在时，临床上常与典型的 SLE 更为相符。针对 70kD 抗原（尤其是在凋亡形态时）的抗体与 MCTD 的临床表现最为相关[10]。

临床表现

诊断

MCTD 是一种包含 SLE、Scl 和 PM/DM 特点的重叠综合征[82]。这些重叠表现很少同时发生，往往需要经过数年才会出现足够的重叠特征，以确定 MCTD 为最合适的诊断[83]。疾病早期与 U1-RNP 抗体相关的最常见的临床表现为手肿胀、关节炎、雷诺现象、炎性肌病和指端硬化。关于 MCTD，目

前还没有 ACR 的诊断标准，但一项对比研究表明，Alarcon-Segovia 和 Kahn 这两种诊断标准具有最好的敏感度和特异度（分别为 62.5% 和 86.2%）[84]（表86-4）。若将"肌痛"改为"肌炎"，敏感度可提高至81.3%[85]。随着疾病的进展，一些最初诊断为 MCTD 的患者临床表现可能更符合 SLE 或 RA；在一项长期随访中，一半以上的患者仍符合 MCTD 的诊断标准[86]。SLE、RA、Scl 和 PM/DM 与 MCTD 的临床和血清学特点比较见表 86-4。

早期症状

大多数最终进展为 MCTD 的患者在早期难以和其他典型的 AICTDs 相区分（表 86-5）。诊断 MCTD 需要同时出现 SLE、Scl 和 PM 样表现的假设是错误的。在 MCTD 早期，这种重叠很少出现，但随着病程的发展，重叠表现常会序贯发生。在疾病早期，大多数患者易有疲劳，可出现意义不明的肌痛、关节痛和雷诺现象。此时诊断 RA、SLE 或未分化结缔组织病（UCTD）似乎更为合适[1]。若患者出现手或手指肿胀及高滴度斑点型 ANA 时，应密切随访有无重叠征象的发展（图 86-3）。UCTD 患者出现高滴度抗RNP 抗体是以后进展为 MCTD 强有力的指征。少数MCTD 呈急性起病，对后续病程影响不明，其表现包括多肌炎、急性关节炎、无菌性脑膜炎、指（趾）坏疽、高热、急性腹痛和三叉神经病[87]。

表 86-4 混合型结缔组织病诊断标准

	Alarcón-Segovia 标准	Kahn 标准
血清学标准	抗 RNP 血凝法滴度 ≥ 1：1600	高滴度抗 RNP，相应斑点型 ANA 滴度 ≥ 1：1200
临床标准	1. 手肿胀 2. 滑膜炎 3. 肌炎（生物学证实） 4. 雷诺现象 5. 肢端硬化	1. 手指肿胀 2. 滑膜炎 3. 肌炎 4. 雷诺现象
确诊 MCTD	血清学标准加上至少 3 条临床标准，需包含滑膜炎或肌炎	血清学标准加上雷诺现象及剩下临床标准中至少 2 条

ANA，抗核抗体；MCTD，混合型结缔组织病；RNP，核糖核蛋白颗粒

From Bischoff L, Derk CT: Eosinophilic fasciitis: demographics, disease pattern and response to treatment: report of 12 cases and review of the literature. Int J Dermatol 47(1):29-35, 2008.

发热

发热可成为 MCTD 最突出的临床表现，常无明显诱因[87]。不明原因发热可作为 MCTD 首发症状；在仔细检查后，多能发现 MCTD 中发热会合并有肌炎、无菌性脑膜炎、浆膜炎、淋巴结病或并发感染[87]。

骨和关节

关节痛和僵硬是几乎所有 MCTD 患者的早期症状之一。近 20 年来，已越来越清楚 MCTD 的关节受累比典型的 SLE 更常见、更严重[88]。约 60% 的患者最终可发展为明显的关节炎（图 86-11），常伴有 RA 常见的畸形如尺侧偏斜、天鹅颈和纽扣花畸形[89]。影像学通常呈现无严重侵蚀性改变的特征，类似 Jaccoud 关节病。发生在关节边缘的小的侵蚀，边界通常很清晰，是严重关节病变患者最具特征性的放射线表现[90]（图 86-12）。但也可发生破坏性关节炎，包括残毁性关节炎[89]（图 86-13）。侵蚀性病变一般始于 MCTD 发病 5 年左右，常与 ACPA 阳性有关[40,91]。一些患者发生屈肌腱鞘炎、骨髓水肿及关节周围炎，类似血清阴性脊柱关节炎。一项对 201 例 MCTD 患者的随访研究中，Szodoray 发现 32.3% 的患者有骨质疏松，18.9% 有骨质疏松性椎体骨折（主要是那些长期服用糖皮质激素的）[91]。

皮肤和粘膜

多数 MCTD 患者在病程中出现皮肤粘膜改变[92]。雷诺现象最常见，也是 MCTD 最早期的表现之一[93]。可伴有手指水肿、肿胀，甚至全手水肿[87]。在一些患者中，可出现典型 SLE 患者的皮肤改变，特别是蝶形红斑和盘状红斑（图 86-14）。其他表现包括口腔溃疡、干燥症状、口及生殖器溃疡、血管炎性青斑、皮下结节和鼻中隔穿孔。

肌肉

肌痛是 MCTD 患者的常见症状。多数患者无明显的肌无力、肌电图异常或肌酶改变。其原因常不清楚，可能是由轻度的肌炎、身体机能下降或相关的纤维肌痛综合征引起。MCTD 的炎性肌病与 IIM 组织学上相似，既有 DM 中血管受累的表现，也有 PM 中细胞介导的改变[94]。在多数患者中，肌炎往往在疾病活动时急性发作。这些患者常对短期大剂量皮

表 86-5　典型自身免疫性结缔组织病的临床差异

系统受累	临床表现	SLE	RA	Scl	PM	MCTD
关节	关节痛（非特异性）	3+	4+	3+	1+	4+
	侵蚀性关节炎	±	4+	1+	±	2+
	炎性关节炎	1+	4+	1+	±	3+
皮肤 / 粘膜	蝶形红斑	3+	–	–	–	1+
	口腔溃疡	2+	–	±	–	1+
	指端硬化	±	–	4+	–	1+
	非肢端皮肤增厚	–	–	3+	–	–
	手指肿胀	1+	–	±	–	2+
	CREST 综合征	–	–	3+	–	±
肺	肺动脉高压	2+	±	1+	1+	3+
	间质性肺纤维化	1+	±	3+	2+	2+
	胸膜炎	3+	1+	1+	–	2+
心脏	心包炎	3+	1+	1+		3+
	室间传导阻滞	2+	1+	2+		1+
	心肌炎	2+	±	1+		2+
神经	癫痫 / 精神病	3+	–	–		–
	无菌性脑膜炎	3+	±	–		3+
	外周神经病	2+	2+	±		2+
	感音性耳聋	1+	±	–		2+
	横贯性脊髓炎	3+	1+	–		2+
	三叉神经病	1+	±	2+		3+
血管	雷诺现象	2+	–	4+	1+	4+
	炎性血管炎	2+	2+	1+	1+	1+
	非炎症性血管病变	1+	–	4+	1+	3+
	肾血管性高血压	1+	–	3+		3+
肾	膜性肾小球肾炎	3+	–	–	–	2+
	弥漫增殖性肾小球肾炎	4+	–	–	–	1+
肌肉	肌痛（非特异性）	3+	±	1+	4+	4+
	炎性肌病	1+	1+	1+	4+	3+
胃肠道	食管运动功能障碍	1+	±	4+	1+	3+
	细菌过度生长性吸收不良	2+	±	3+	±	1+
	结肠假性憩室	±	±	3+	–	2+

MCTD，混合性结缔组织病；PM，多发性肌炎；RA，类风湿关节炎；SCL，硬皮病；SLE，系统性红斑狼疮

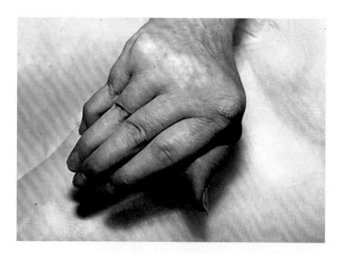

图 86-11　混合性结缔组织病患者的变形性关节炎，特征为 MCP 滑膜炎、尺侧偏斜和天鹅颈畸形。这些发现包括侵蚀性改变在临床上与类风湿关节炎难以区分（Courtesy Robert M. Bennett, MD.）

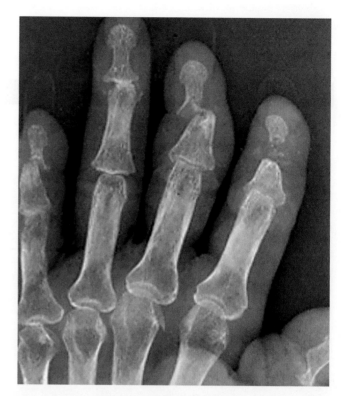

图 86-13　混合性结缔组织病患者的 X 线片，伴有破坏性关节炎和指端骨吸收（Courtesy Robert M. Bennett, MD.）

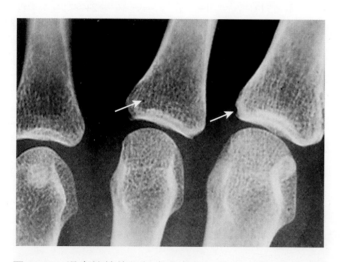

图 86-12　混合性结缔组织病患者的 X 线片，显示在第二和第三指骨基底部有两个小的、边界清晰的骨侵蚀（箭头所示）（Courtesy Robert M. Bennett, MD）

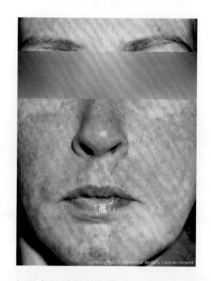

图 86-14　一名混合性结缔组织病患者表现出系统性红斑狼疮典型的面部变化（Copyright University Medical Center Utrecht, 2012.）

质激素治疗反应良好。另一种表现形式是轻度的炎性肌病，起病常隐匿，对皮质激素治疗反应较差。与 MCTD 相关的 PM 患者有一些出现明显的发热[87]；另一些可有发热和肌痛病史，会被诊断为"流感"。

血管

雷诺现象是几乎所有最终发展为 MCTD 患者的早期表现[93]。中小血管的内膜增生和中膜肥厚是 MCTD 典型的血管病变[95]（图 86-15），也是肺动脉高压和肾危象的特征性病理改变。甲襞毛细血管镜[96]和彩色多普勒[97]均有助于鉴别雷诺现象是良性原发性或由 MCTD 及其他 AICTDs 继发（图 86-5）。大多数 MCTD 患者指甲毛细血管镜检异常，呈现为毛细血管扩张和缺失，与 Scl 中报道相似[98-99]。一项血管造影研究报道，患者中等大小血管闭塞发生率较高[100]（图 86-16）。与 SLE 一样，早期发生动脉粥样

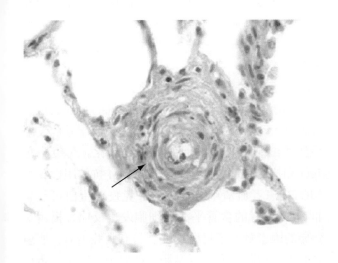

图 86-15 内膜增生、平滑肌肥厚，但无炎症改变，是混合性结缔组织病血管病变的特征表现。若发生在肺部，如图所示，将导致严重的肺动脉高压（注意无肺纤维化表现）。丛状病变是这种疾病的特征性病理改变（From Bull TM, et al: Pulmonary vascular manifestations of mixed connective tissue disease. Rheum Dis Clin N Am 31:451-464, 2005.）

硬化也是不少 MCTD 患者面临的一个问题[101]。其风险因素包括血脂异常、抗心磷脂抗体、内皮细胞抗体和持续性慢性炎症[101]。热休克蛋白（HSP）60 抗体与 MCTD 中动脉粥样硬化疾病有很强的关联，是内皮细胞损伤的直接标志[103]。

心脏

　　MCTD 患者心脏全层均可受累[104]。大约 20% 的患者心电图（EKG）异常。最常见的 EKG 改变是右心室肥大、右心房增大和室内传导阻滞。心脏受累最常见的临床表现为心包炎，报道见于 10% ～ 30% 的患者，而心包压塞罕见。心肌受累越来越受到重视，一些患者心肌受累继发于肺动脉高压（PAH），约见于 20% 患者且在早期常无症状[105]。因为现今有着更有效的治疗选择，早期发现肺动脉高压已变得越来越重要。但 PAH 早期容易漏诊，一项社区风湿病调查显示，有 13% 既往未诊断出 PAH 的患者存在右心室收缩压（ERVSP）升高（符合肺动脉高压诊断）[106]。患者出现进行性劳力性呼吸困难时，应考虑肺动脉高压的可能。二维超声多普勒血流检查是最有效的筛查试验，而确定诊断要求心导管检查静息肺动脉平均压大于 25 mmHg。肺动脉高压的发生与 Scl 样的甲襞

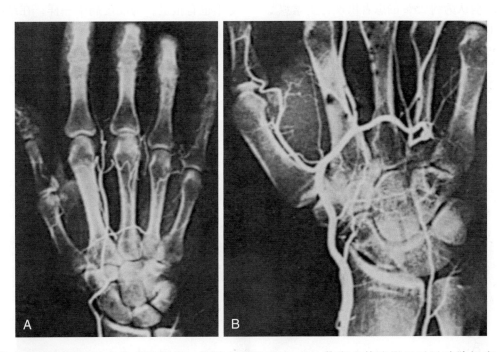

图 86-16 **A.** 数字血管造影显示多处动脉闭塞，伴侧支循环形成。**B.** 数字血管造影显示尺动脉闭塞（From Peller JS, et al: Angiographic findings in mixed connective tissue disease: correlation with fingernail capillary photo-microscopy and digital photoplethysmography findings. Arthritis Rheum 28:768, 1985. Reprinted with permission of the American College of Rheumatology.）

毛细血管改变、抗内皮细胞抗体、抗心磷脂抗体和抗 U1-RNP 抗体相关[107]。由于多达 38% 的患者被发现有亚临床病变，推荐对所有 MCTD 患者定期进行心电图和超声心电图评估[104]。

肺

高达 75% 的 MCTD 患者出现肺部受累[108]。有早期症状如干咳、呼吸困难和胸膜炎性胸痛时应进一步检查[109]。肺动脉高压（PAH）是 MCTD 患者最严重的肺部病变（图 86-17）。在一组随意选定的挪威 MCTD 患者中，PAH 总发生率为 3.4%；所有患病者的氨基末端脑钠肽前体（NT-proBNP）水平均升高[110]。硬皮病患者的肺动脉高压通常继发于肺间质纤维化，与硬皮病不同，MCTD 患者的肺动脉高压通常是由缓慢的肺动脉内膜增生及中膜肥厚引起[111]（图 86-15）。间质性肺病（ILD）可见于 50% 的患者，高分辨 CT（HRCT）是确定 ILD 存在的最敏感方法[112]。HRCT 最常见的表现是间隔增厚和磨玻璃样改变。如果不治疗，ILD 通常进行性发展，25% 的患者在随访 4 年后发展为严重的肺纤维化[113]。

肾

最初认为 MCTD 患者肾受累罕见[114]。但经过近 40 年的观察，目前认为约 25% 的患者出现肾受累[115]。高滴度的抗 U1-RNP 抗体被认为是不发生弥漫性增殖性肾小球肾炎的相对保护因素，不论是在典型的 SLE 中还是在 MCTD 中。当 MCTD 患者出现肾病变时，其类型通常为膜性肾小球肾炎[116]，多无症状，但有时也可能引起明显的肾病综合征[115]。弥漫性增殖性肾小球肾炎或肾实质、间质病变在 MCTD 罕见。目前已越来越认识到，MCTD 患者有发生类似于硬皮病中的肾性高血压危象的风险。

消化道

消化道受累是与硬皮病重叠的主要表现，见于 60% ~ 80% 的患者[88]。MCTD 最常见的腹部表现为上消化道运动障碍。组织学表现为食管肌层重度萎缩及平滑肌细胞丢失，继而发展为纤维化。免疫染色抗 IgG 和抗 C3 抗体呈阳性，但抗 IgM 抗体阴性[117]。从 MCTD 患者血清中分离的 IgG 免疫球蛋白可与来自非 CTD 患者的食管平滑肌细胞发生反应，提示免疫介导的因素触发了食管病变。另有腹腔出血、胆道出血、十二指肠出血、巨结肠、胰腺炎、腹水、蛋白丢失性肠病、原发性胆汁性肝硬化、门脉高压、肠壁积气和自身免疫性肝炎的个案报道[118]。MCTD 出现腹痛的可能原因包括肠蠕动减退、浆膜炎、肠系膜血管炎、结肠穿孔和胰腺炎。吸收不良综合征可继发于小肠扩张与细菌过度生长。以慢性活动性肝炎和布 - 加综合征（Budd-Chiari syndrome）为表现形式的肝受累也有报道。与硬皮病中一样，在结肠的系膜游离缘也可见假性憩室。

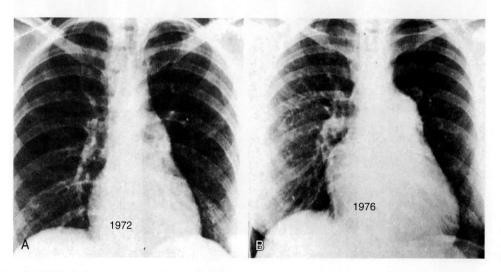

图 86-17 一名伴有进行性肺动脉高压的混合性结缔组织病患者。1972 年时，肺动脉干轻度扩张，但心肺正常。到 1976 年，出现心脏扩张伴肺动脉干和近端肺动脉增大。这是严重肺动脉高压的典型表现（Courtesy Robert M. Bennett, MD）

中枢神经系统

与 Sharp 原先描述的一致，中枢神经系统受累不是 MCTD 突出的临床表现。最常见的是三叉神经病变[119-120]。一项对 81 例在神经科门诊就诊的三叉神经病患者的回顾性研究发现，与之最为相关的结缔组织病分别是 UCTD（47%）、MCTD（26%）和硬皮病（19%）。感音性耳聋报道见于近 50%MCTD 患者[151]。与 SLE 中 CNS 受累不同，MCTD 患者极少出现明显的精神病和抽搐表现[119]。同样，与 SLE 相比，MCTD 的认知功能也相对不受影响[119]。头痛较为常见，多为血管源性，与典型的偏头痛类似。这些患者中部分有脑膜刺激征，脑脊液检查显示无菌性脑膜炎的改变[123]。MCTD 中无菌性脑膜炎也与对非甾体抗炎药（NSAIDs）的超敏反应有关，特别是舒林酸和布洛芬。此外，还有一些横断性脊髓炎、马尾综合征、脑出血、视网膜血管炎、眼神经病变、进行性多灶性脑白质病、寒冷性脑缺血、重症肌无力、多神经根病变、脱髓鞘疾病和周围神经病变的散发报道。有报道脑脊液中抗 U1-RNP 抗体水平增高，尤其是以抗 70 kD 抗体为主时，与 SLE 和 MCTD 患者出现弥漫的中枢神经精神受累均有关[124]。有不少 AICTDs 患者 MRI 下可见改变，被称为非特异性亮点（UBOs）。多数情况下出现 UBOs 时并无神经症状。但是 UBOs 的密度和分布常有一些规律，在 MCTD 中倾向于聚集在皮髓质交界处和脑室周围[125]。

血液系统

血液学异常在 MCTD 中较为普遍。75% 患者出现贫血，大多数符合慢性炎症性贫血[88]。Coombs 试验阳性见于约 60% 的患者，但明显的溶血性贫血不常见[126]。与 SLE 相同，约 75% 患者出现白细胞减少，主要累及淋巴细胞，且与疾病活动性有关。血小板减少、血栓性血小板减少性紫癜和纯红再障相对少见。一些研究报道患者存在低补体血症[88]，但不如 SLE 中常见，且不与任何的临床表现相关。50% 患者 RF 阳性[127]，通常与程度较重的关节炎相关，特别是同时合并有抗 A2/RA33 抗体时[14]。ACPAs 见于约 60% 的 MCTD 患者，并且与侵蚀性病变的存在密切相关[63,91]。抗心磷脂抗体和（或）狼疮抗凝物常见，与血管病变和死亡率增加有关[128]。但与 SLE 中抗心磷脂抗体不同，它们不依赖于 β2- 糖蛋白，且倾向于与血小板减少相关，而与血栓事件无关[129]。

妊娠

MCTD 产妇和胎儿的发病率报道差异很大[130]。一项 MCTD 和 SLE 的比较研究发现，两种疾病患者生育率无改变，但产次和胎儿流产率都有增加[131]。有研究显示 MCTD 患者可在妊娠期间病情加剧或产后复发[131]，但在其他研究中未获证实。抗内皮细胞抗体与 MCTD 中自发性流产相关[132]。有一例新生儿"狼疮"的报道，提示抗 U1-RNP 抗体能通过胎盘发挥致病作用[133]。

幼年混合性结缔组织病

MCTD 可首发于儿童期。根据一项报道，平均发病年龄是 10.7 岁[134]。多关节炎和雷诺现象最为常见。部分病情进展，脏器受累率 5 年时为 20%，10 年时为 48%。明显的心肌炎、肾小球肾炎、血小板减少、癫痫发作、溶血尿毒症综合征、急性冠状动脉综合征和无菌性脑膜炎都有散在报道。

混合性结缔组织病是否为一种独立的临床疾病？

尽管从最初提出 MCTD 以来已经过去了 40 年，仍有人犹豫是否将其视作一种"真正的疾病"。在被提出十年时，一些研究人员就发问："MCTD 存在吗[134a]？"或"MCTD——十年成长的烦恼"[134b]。接下来的 10 年里，出现了更为尖锐的标题，包括"MCTD——再见了"[134c]和"MCTD：事实还是虚构"[134d]？以及"MCTD——33 年的不确定性"[134e]。不确定性的一个主要方面是 MCTD 是否描述了一种中间表型，其最终将演变为某个更为确定的 CTD，如 Scl 或 SLE。2012 年，Capelli 等报道了 161 例 MCTD 患者，平均随访时间为 8 年。结果发现 MCTD 标签仍然适用于 75% 的初始队列，而 17% 的患者演变为 Scl，9.1% 演变为 SLE，2.5% 相应演变为 RA。他们下结论说："MCTD 是一种独立的临床疾病，但其中一个患者亚组可能会演变为其他 CTD。"到 2014 年，MCTD 作为实体疾病的概念得到了进一步确认。抗 U RNP 抗体的致病作用开始展现，尤其是与雷诺现象和食管运动障碍等临床表现以及与 PAH 预后的关系[135]。作为"诊断类别"的疾病很难被可靠地认证。很明显，根据 Koch 的假设，自身免疫性结缔组织疾病不能被称为"疾病"。本章描述的 SLE 和 Scl 重叠就证实了这个难题。但是，现在已经明确具有持续高滴度抗 U1RNP 抗体的患者经常出现雷诺现象、食管运动障碍、多关节炎（有时具有侵蚀性）、手部 / 手指肿胀，而无严重的肾或神经精神病变。另一方面，这些患者更容易发生间质性肺病和 PAH（通常是致命的）。最后要说的是，对于患者是否有某种疾病或综合征，最重要的是保持脚踏实地，不要让深奥的声明动摇您的临床判断。

重叠综合征的治疗

关键点
重叠综合征的治疗缺乏对照研究证据。
因此，治疗是基于对临床特征的分析，根据炎性关节炎、雷诺现象、炎性肌病、浆膜炎、间质性肺病、肺动脉高压和硬皮病样消化道表现，采取与之类似的管理策略。
按照定义，重叠综合征的临床表现是多样的，并可能随时间变化。这样，每次治疗患者时都需要重新评估其管理策略。

由于缺乏对照研究，如何合理治疗重叠综合征尚不明确。对其治疗的推荐仍是基于 SLE、PM /DM、RA 和 Scl 的传统治疗方法 [136]。治疗重叠 CTDs 特定表现的指南见表 86-6。几乎所有 CTDs 患者都有雷诺现象出现。除了建议防止寒冷刺激外，多数患者可试用钙通道阻滞剂（如硝苯地平）。重度难治性病例可考虑给予外用硝酸盐制剂、内皮素拮抗剂（如波生坦）、磷酸二酯酶 5 抑制剂（如他达拉非）或前列腺素类似物（如伊洛前列素）[137]。肺动脉高压是 MCTD 的主要死亡原因，患者需要常规进行定期评估从而及早发现病情，因为早期干预是有效治疗的关键。近期肺动脉高压治疗方面的进展使得死亡率和致残率下降 [111]。总体上有效的措施包括抗凝和扩血管治疗，如钙通道阻滞剂或前列环素类似物。长期静脉应用依前列醇或前列环素可改善大多数患者的运动能力、血流动力学和存活率 [138]，吸入性伊洛前列素也有相同的治疗效果 [139]。静脉输注环磷酰胺和皮质激素对部分患者有效 [140]。波生坦是一种口服的内皮素 -1 拮抗剂，在 MCTD 中对改善呼吸困难、缓解 PAH 进展有效 [141]。一项目前规模最大的波生坦研究中，对 173 例世界卫生组织（WHO）心功能分级为

表 86-6 重叠综合征管理指南

系统受累	症状	处理
非特异性	乏力、关节痛、肌痛	NSAIDs、抗疟药、小剂量泼尼松（＜ 10 mg/d）；试用莫达非尼
	血管性头痛	试用普萘洛尔和（或）阿司匹林隔日一次，350 mg 对症使用曲坦类药物（如舒马曲坦、依来曲坦）
血液	自身免疫性贫血 / 血小板减少	大剂量激素（泼尼松，～ 80 mg/d）随临床进程递减。难治性病例考虑达那唑、IVIG 和免疫抑制剂
	血栓性血小板减少性紫癜	新鲜冰冻血浆即时输注；可能需行血浆置换并输注去除血小板的 RBCs；难治性病例考虑切脾
血管	雷诺现象	保暖、避免指外伤、避免 β- 受体阻滞剂、禁烟，应用二氢吡啶类钙通道阻滞剂（如硝苯地平），α- 交感神经阻断剂（如哌唑嗪），顽固病例考虑内皮素受体拮抗剂（如波生坦）
	急性起病的指端坏疽	局部交感神经化学切除（利多卡因受累手指基底部浸润），抗凝剂，外用硝酸酯类；考虑住院应用动脉内前列环素；开始内皮素受体拮抗剂治疗
关节	关节炎	NSAIDs、抗疟药、甲氨蝶呤；考虑 TNF 抑制剂 *
肺	无症状性肺动脉高压	试用激素和环磷酰胺，小剂量阿司匹林和 ACE 抑制剂；考虑内皮素受体拮抗剂（口服波生坦）
	有症状的肺动脉高压	静脉前列环素，ACE 抑制剂，抗凝剂，内皮素受体拮抗剂（口服波生坦）；试用西地那非；心肺移植

续表

系统受累	症状	处理
	胸膜炎	NSAID 或短期泼尼松（≈ 20 mg/d）
神经	三叉神经病	对于麻木无有效治疗措施；疼痛试用抗癫痫药（如加巴喷丁）或三环类抗抑郁药（如去甲替林）
	无菌性脑膜炎	停用 NSAIDs[†]。给予短程大剂量泼尼松约 60 mg/d
肾	膜性肾小球肾病	轻度：无需治疗 进展性蛋白尿：试用 ACE 抑制剂；试用小剂量阿司匹林加双嘧达莫 重度：试用泼尼松 15 ~ 60 mg/d 加环磷酰胺每个月 1 次或每日应用苯丁酸氮芥
	肾病综合征	单用激素有效率低。小剂量阿司匹林联合双嘧达莫预防血栓并发症；ACE 抑制剂减少蛋白丢失；试用泼尼松 15 ~ 60 mg/d 加环磷酰胺每个月 1 次或每日应用苯丁酸氮芥；可能需要透析或移植
	硬皮病样肾危象	ACE 抑制剂
心脏	心肌炎	试用激素和环磷酰胺[‡]；避免用地高辛[§]
	心包炎	NSAID 或短期泼尼松（≈ 20 mg/d）；心包压塞需要经皮或外科引流
	不完全心脏传导阻滞	避免用氯喹[∥]
胃肠道	吞咽困难	轻度：无需治疗 伴反流：质子泵抑制剂；考虑尼森胃底折叠术 重度：钙通道拮抗剂单用或联合抗胆碱能药物
	肠动力障碍	促动力剂如胃复胺和红霉素 小肠细菌过度生长：四环素、红霉素
	烧心感 / 消化不良	床头抬高，禁烟，减轻体重、避免摄入咖啡因；H_2 拮抗剂，H^+ 质子泵阻滞剂；试用甲氧氯普胺；难治病例要考虑幽门螺杆菌感染
肌肉	肌炎	急性起病、重症：泼尼松 60 ~ 100 mg/d 慢性、程度较轻：泼尼松 10 ~ 30 mg/d[¶] 难治病例考虑甲氨蝶呤和（或）IVIG
骨	骨质疏松	补充钙 / 维生素 D，雌激素替代或雷洛昔芬；二膦酸盐[#]；鼻吸降钙素；羧基端截断的 PTH 类似物如 hPTH-（1-34）

[*] 与 MCTD 和 SLE 病情活动相关
[†] 舒林酸和布洛芬与过敏性无菌性脑膜炎相关
[‡] 大剂量有心脏毒性
[§] 诱发室性心律失常
[∥] 诱发完全性心脏传导阻滞
[¶] 警惕激素性肌病、无菌性骨坏死和进行性骨质疏松
[#] 食管受累较严重时不能使用

ACE，血管紧张素转换酶；IVIG，静脉滴注丙种球蛋白；NSAID，非甾体抗炎药；PTH，甲状旁腺激素；RBC，红细胞；TNF，肿瘤坏死因子

Ⅱ级的 PAH 患者进行中位时间 51 个月的治疗评估。在波生坦治疗结束时，77.8% 的患者处于 WHO 功能 Ⅰ / Ⅱ级，4 年无病生存率为 79.5%；20% 的患者因不良反应（多为 PAH 恶化和肝酶升高）而停止治疗。

不少引起重叠综合征发病的症状是间歇性的，且对激素治疗有效（如无菌性脑膜炎、肌炎、胸膜炎、心包炎和心肌炎）。另一方面，肾病综合征、雷诺现象、畸形性关节病、肢端硬化和周围神经病通常对激素耐药。多数硬皮病样症状可参考硬皮病的处理常规进行治疗，如肾危象者使用血管紧张素转换酶抑制剂，雷诺现象者使用钙离子拮抗剂，胃肠反流疾病使用质子泵抑制剂[137]。肺纤维化病变对激素和免疫抑

制剂不敏感，有迹象显示一类新的药物，即酪氨酸激酶抑制剂（如伊马替尼），可能对部分患者有效[142]。

对激素治疗无效的血小板减少、难治性肌炎或溶血性贫血患者，可以考虑给予静脉丙种球蛋白和（或）利妥昔单抗[143-144]。利妥昔单抗被证明对于一些重症难治性抗合成酶抗体综合征患者有效[145]。对于难治性患者，应考虑以这些药物与血浆置换相结合[146]。已有一例 MCTD 患者合并难治性肌炎采用自体外周血干细胞移植成功的报道[147]。随着治疗时间的延长，对皮质激素总使用量和治疗引起医源性类固醇性肌病、院内感染、无菌性骨坏死或进行性骨质疏松的担忧与日俱增。应常规进行骨密度检查以发现早期的无症状性骨质疏松，并开始给予抗骨吸收药物治疗。除非有禁忌证，所有的患者都必须补充钙剂和维生素 D。对于需要长期服用皮质激素的患者，应考虑加用抗疟药[148]或甲氨蝶呤[149]，以减少激素的累积用量。抗疟药在伴有分支或束支传导阻滞的重叠患者中使用须慎重，因有导致完全心脏传导阻滞的可能[150]，伴特发性肝炎者也须慎用[151]。还需记住的是，抗疟药的心脏毒性可以类似 QT（C）延长的心肌病[152]。因为有诱发室性心律失常的风险，洋地黄制剂相对禁忌用于伴心肌炎的患者。与 SLE 中一样，肿瘤坏死因子抑制剂依那西普被报道可加重MCTD[153]。严重手部畸形的患者可行软组织松解手术和选择性关节融合术。

重叠综合征患者妊娠期的治疗存在一些特殊问题。Doria 及其同事提出下述建议[154]：

1. 必须正确告知患者妊娠所存在的风险；

2. 患者应在病情缓解期计划妊娠，这样可以增加母亲和胎儿的安全性；

3. 患者在妊娠期及产后应由包括风湿科医生、产科医生和新生儿医生在内的多学科小组进行定期监测；

4. 对于复发的患者，应该给予适当的或在必要时给予积极的治疗，因为疾病活动比药物对胎儿更有害。

在治疗上往往有一种错误倾向，认为所有的重叠综合征患者都需长期服用皮质激素，并假定这些患者的所有临床问题都与他们所患的重叠综合征有关。例

如，重叠综合征明显的不适和疼痛可能由肌筋膜痛综合征或纤维肌痛综合征引起，这样就对皮质激素治疗无效。同样，不适和易疲劳的感觉可能与反应性抑郁或患者对环境不适应有关。目前已认识到早发的动脉粥样硬化是 AICTDs 致死致残一个重要原因[155]，所有重叠综合征患者均需持续进行风险评估，并恰当地治疗高血压和高脂血症。治疗重叠综合征时，需要对不断变化的临床情况反复进行评价，并始终保持对医源性疾病的警觉。与所有病因未明的疾病一样，有效地治疗重叠综合征患者对人们是一个持久而不断进步的挑战。

预后

重叠综合征的预后通常好于典型的 AICTDs。例如，Troyanov 报道了对 100 例特发性炎性肌病患者的随访，结果发现在应用一定剂量 / 疗程的泼尼松初始治疗缓解后，患者的长期预后差别很大；所有PM 患者（100%）和绝大多数 DM 患者（92%）进展为慢性肌炎，而只有 58% 的重叠综合征患者发生持续的肌病[4]。Scl 重叠综合征的患者通常预后好于单纯 Scl 的患者。在肌炎首发的重叠患者中，抗合成酶抗体和抗核孔蛋白抗体阳性的患者易发展为慢性疾病，而抗 U1-RNP、PM/Scl 或 Ku 抗体阳性的患者较少发生慢性改变。肌炎中 TIF1-γ（p155 / 140）蛋白的抗体是并发肿瘤的风险因子[156]。另有确切证据显示，具有高滴度 U1-RNP 抗体的患者较少发生严重的肾疾病和危及生命的神经系统损害，根据这一说法，MCTD 的预后要优于典型的 SLE。但是，并非所有 MCTD 患者的预后都好。一项对 1979 年至2011 年间 280 例 MCTD 患者的随访研究报道了 22例死亡：9 例死于肺动脉高压，7 例死于心血管事件，3 例死于血栓性血小板减少性紫癜，3 例死于感染（图 86-18）。抗内皮细胞抗体和抗心磷脂抗体与死亡率增加相关，同时死亡的患者比幸存者年轻一些（35.5±10.4 vs. 41.8±10.7 岁）[157]。显而易见的是，重叠综合征的发展常难以预测，大多数患者病程相对良性，但主要器官的受累程度最终决定了疾病的死亡率和致残率。

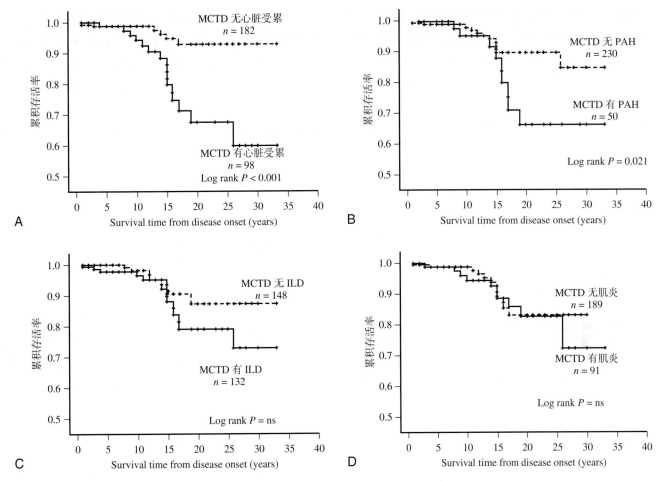

图 86-18　混合性结缔组织病（MCTD）患者不同疾病亚组的存活率。**A**. 伴或不伴心血管疾病患者的存活率。**B**. 伴或不伴肺动脉高压（PAH）患者的存活率。**C**. 伴或不伴间质性肺病（ILD）患者的存活率。**D**. 伴或不伴肌炎患者的存活率（From Hajas A, et al: Clinical course, prognosis, and causes of death in mixed connective tissue disease. J Rheumatol 40:1134-1142, 2013.）

　本章的参考文献也可以在 ExpertConsult.com 上找到。

参考文献

1. LeRoy EC, Maricq H, Kahaleh M: Undifferentiated connective tissue syndrome. *Arthritis Rheum* 23:341–343, 1980.
2. Rahman A, Stollar BD: Origin and structure of autoantibodies and antigens in autoimmune rheumatic diseases. *Lupus* 17(3):232–235, 2008.
3. Gaubitz M: Epidemiology of connective tissue disorders. *Rheumatology (Oxford)* 45(Suppl 3):iii3–iii4, 2006.
4. Troyanov Y, Targoff IN, Tremblay JL, et al: Novel classification of idiopathic inflammatory myopathies based on overlap syndrome features and autoantibodies: analysis of 100 French Canadian patients. *Medicine (Baltimore)* 84(4):231–249, 2005.
5. Nakae K, Furusawa F, Kasukawa R, et al: A nationwide epidemiological survey on diffuse collagen diseases: Estimation of prevalence rate in Japan. In Kasukawa R, Sharp G, editors: *Mixed connective tissue disease and anti-nuclear antibodies*, Amsterdam, 1987, Excerpta Medica, pp 9–13.
6. Gunnarsson R, Molberg O, Gilboe IM, et al: The prevalence and incidence of mixed connective tissue disease: a national multicentre survey of Norwegian patients. *Ann Rheum Dis* 70(6):1047–1051, 2011.
9. McClain MT, Ramsland PA, Kaufman KM, et al: Anti-sm autoantibodies in systemic lupus target highly basic surface structures of complexed spliceosomal autoantigens. *J Immunol* 168(4):2054–2062, 2002.
10. Hoffman RW, Maldonado ME: Immune pathogenesis of mixed connective tissue disease: a short analytical review. *Clin Immunol* 128(1):8–17, 2008.
11. Pomeranz Krummel DA, Oubridge C, Leung AK, et al: Crystal structure of human spliceosomal U1 snRNP at 5.5 A resolution. *Nature* 458(7237):475–480, 2009.
12. Kattah NH, Kattah MG, Utz PJ: The U1-snRNP complex: structural properties relating to autoimmune pathogenesis in rheumatic diseases. *Immunol Rev* 233(1):126–145, 2010.
13. Steiner G, Skriner K, Hassfeld W, et al: Clinical and immunological aspects of autoantibodies to RA33/hnRNP-A/B proteins—a link between RA, SLE and MCTD. *Mol Biol Rep* 23(3–4):167–171, 1996.
15. Radic M, Marion T, Monestier M: Nucleosomes are exposed at the cell surface in apoptosis. *J Immunol* 172(11):6692–6700, 2004.
16. Amoura Z, Koutouzov S, Chabre H, et al: Presence of antinucleosome autoantibodies in a restricted set of connective tissue diseases: antinucleosome antibodies of the IgG3 subclass are markers of renal pathogenicity in systemic lupus erythematosus. *Arthritis Rheum* 43(1):76–84, 2000.
17. Majetschak M, Perez M, Sorell LT, et al: Circulating 20S proteasome levels in patients with mixed connective tissue disease and systemic

lupus erythematosus. *Clin Vaccine Immunol* 15(9):1489–1493, 2008.

18. Deshmukh US, Bagavant H, Lewis J, et al: Epitope spreading within lupus-associated ribonucleoprotein antigens. *Clin Immunol* 117(2): 112–120, 2005.

21. Greidinger EL, Zang YJ, Jaimes K, et al: CD4+ T cells target epitopes residing within the RNA-binding domain of the U1-70-kDa small nuclear ribonucleoprotein autoantigen and have restricted TCR diversity in an HLA-DR4-transgenic murine model of mixed connective tissue disease. *J Immunol* 180(12):8444–8454, 2008.

23. James JA, Scofield RH, Harley JB: Basic amino acids predominate in the sequential autoantigenic determinants of the small nuclear 70K ribonucleoprotein. *Scand J Immunol* 39:557–566, 1994.

25. Hassfeld W, Steiner G, Studnicka-Benke A, et al: Autoimmune response to the spliceosome. An immunologic link between rheumatoid arthritis, mixed connective tissue disease, and systemic lupus erythematosus. *Arthritis Rheum* 38(6):777–785, 1995.

26. Mahoney JA, Rosen A: Apoptosis and autoimmunity. *Curr Opin Immunol* 17(6):583–588, 2005.

27. Mihara S, Suzuki N, Takeba Y, et al: Combination of molecular mimicry and aberrant autoantigen expression is important for development of anti-Fas ligand autoantibodies in patients with systemic lupus erythematosus. *Clin Exp Immunol* 129(2):359–369, 2002.

28. Casciola-Rosen LA, Anhalt G, Rosen A: Autoantigens targeted in systemic lupus erythematosus are clustered in two populations of surface structures on apoptotic keratinocytes. *J Exp Med* 179(4):1317–1330, 1994.

29. Hof D, Cheung K, de Rooij DJ, et al: Autoantibodies specific for apoptotic U1-70K are superior serological markers for mixed connective tissue disease. *Arthritis Res Ther* 7(2):R302–R309, 2005.

30. Wang P, Zheng SG: Regulatory T cells and B cells: implication on autoimmune diseases. *Int J Clin Exp Pathol* 6(12):2668–2674, 2013.

32. Okano Y, Steen VD, Medsger TA, Jr: Autoantibody reactive with RNA polymerase III in systemic sclerosis. *Ann Intern Med* 119:1005–1013, 1993.

34. Vaz CC, Couto M, Medeiros D, et al: Undifferentiated connective tissue disease: a seven-center cross-sectional study of 184 patients. *Clin Rheumatol* 28(8):915–921, 2009.

35. Bodolay E, Csiki Z, Szekanecz Z, et al: Five-year follow-up of 665 Hungarian patients with undifferentiated connective tissue disease (UCTD). *Clin Exp Rheumatol* 21(3):313–320, 2003.

36. Ingegnoli F, Boracchi P, Gualtierotti R, et al: Prognostic model based on nailfold capillaroscopy for identifying Raynaud's phenomenon patients at high risk for the development of a scleroderma spectrum disorder: PRINCE (prognostic index for nailfold capillaroscopic examination). *Arthritis Rheum* 58(7):2174–2182, 2008.

39. Wild W, Beetham WP: Erosive arthropathy in systemic scleroderma. *JAMA* 232:511–512, 1975.

40. Yin G, Cen XM, Yang M, et al: Detecting anti-cyclic citrullinated peptide antibody in patients with connective tissue diseases. *Sichuan Da Xue Xue Bao Yi Xue Ban* 42(3):374–377, 2011.

41. Zimmermann C, Steiner G, Skriner K, et al: The concurrence of rheumatoid arthritis and limited systemic sclerosis: clinical and serologic characteristics of an overlap syndrome. *Arthritis Rheum* 41(11):1938–1945, 1998.

42. Miyawaki S, Asanuma H, Nishiyama S, et al: Clinical and serological heterogeneity in patients with anticentromere antibodies. *J Rheumatol* 32(8):1488–1494, 2005.

43. Gunn J, Pauling JD, McHugh NJ: Impact of anti-centromere antibodies on pulmonary function test results in patients with systemic sclerosis without established or suspected pulmonary disease. *Clin Rheumatol* 33(6):869–871, 2014.

44. Baldini C, Mosca M, Della RA, et al: Overlap of ACA-positive systemic sclerosis and Sjögren's syndrome: a distinct clinical entity with mild organ involvement but at high risk of lymphoma. *Clin Exp Rheumatol* 31(2):272–280, 2013.

45. Koschik RW, Fertig N, Lucas MR, et al: Anti-PM-Scl antibody in patients with systemic sclerosis. *Clin Exp Rheumatol* 30(2 Suppl 71): S12–S16, 2012.

47. Hanke K, Bruckner CS, Dahnrich C, et al: Antibodies against PM/Scl-75 and PM/Scl-100 are independent markers for different subsets of systemic sclerosis patients. *Arthritis Res Ther* 11(1):R22, 2009.

48. D'Aoust J, Hudson M, Tatibouet S, et al: Clinical and serologic correlates of anti-PM/Scl antibodies in systemic sclerosis: a multicenter study of 763 patients. *Arthritis Rheum* 66(6):1608–1615, 2014.

49. Aggarwal R, Lucas M, Fertig N, et al: Anti-U3 RNP autoantibodies

in systemic sclerosis. *Arthritis Rheum* 60(4):1112–1118, 2009.

52. Chou MJ, Lai MY, Lee SL, et al: Reactivity of anti-mitochondrial antibodies in primary biliary cirrhosis and systemic sclerosis. *J Formos Med Assoc* 91(11):1075–1080, 1992.

53. van den Hoogen F, Khanna D, Fransen J, et al: 2013 classification criteria for systemic sclerosis: an American college of rheumatology/European league against rheumatism collaborative initiative. *Ann Rheum Dis* 72(11):1747–1755, 2013.

55. Yaqub A, Chung L, Rieger KE, et al: Localized cutaneous fibrosing disorders. *Rheum Dis Clin North Am* 39(2):347–364, 2013.

56. Tyndall A, Fistarol S: The differential diagnosis of systemic sclerosis. *Curr Opin Rheumatol* 25(6):692–699, 2013.

57. Chen AY, Zirwas MJ, Heffernan MP: Nephrogenic systemic fibrosis: a review. *J Drugs Dermatol* 9(7):829–834, 2010.

58. Bischoff L, Derk CT: Eosinophilic fasciitis: demographics, disease pattern and response to treatment: report of 12 cases and review of the literature. *Int J Dermatol* 47(1):29–35, 2008.

59. Desvignes-Engelbert A, Sauliere N, Loeuille D, et al: From diagnosis to remission: place of MRI in eosinophilic fasciitis. *Clin Rheumatol* 29(12):1461–1464, 2010.

60. Boin F, Hummers LK: Scleroderma-like fibrosing disorders. *Rheum Dis Clin North Am* 34(1):199–220, 2008.

61. Beers WH, Ince A, Moore TL: Scleredema adultorum of Buschke: a case report and review of the literature. *Semin Arthritis Rheum* 35(6):355–359, 2006.

62. Tani C, D'Aniello D, Delle SA, et al: Rhupus syndrome: assessment of its prevalence and its clinical and instrumental characteristics in a prospective cohort of 103 SLE patients. *Autoimmun Rev* 12(4):537–541, 2013.

63. Ball EM, Tan AL, Fukuba E, et al: A study of erosive phenotypes in lupus arthritis using magnetic resonance imaging and anti-citrullinated protein antibody, anti-RA33 and RF autoantibody status. *Rheumatology (Oxford)* 53(10):1835–1843, 2014.

65. Manoussakis MN, Georgopoulou C, Zintzaras E, et al: Sjögren's syndrome associated with systemic lupus erythematosus: clinical and laboratory profiles and comparison with primary Sjögren's syndrome. *Arthritis Rheum* 50(3):882–891, 2004.

66. Ghirardello A, Bassi N, Palma L, et al: Autoantibodies in polymyositis and dermatomyositis. *Curr Rheumatol Rep* 15(6):335–335, 2013.

67. Dugar M, Cox S, Limaye V, et al: Clinical heterogeneity and prognostic features of South Australian patients with anti-synthetase autoantibodies. *Intern Med J* 41(9):674–679, 2010.

68. Marguerie C, Bunn CC, Beynon HL, et al: Polymyositis, pulmonary fibrosis and autoantibodies to aminoacyl-tRNA synthetase enzymes. *Q J Med* 77(282):1019–1038, 1990.

69. Mumm GE, McKown KM, Bell CL: Antisynthetase syndrome presenting as rheumatoid-like polyarthritis. *J Clin Rheumatol* 16(7):307–312, 2010.

71. Takada T, Hirakata M, Suwa A, et al: Clinical and histopathological features of myopathies in Japanese patients with anti-SRP autoantibodies. *Mod Rheumatol* 19(2):156–164, 2009.

72. Fujimoto M: Myositis-specific autoantibodies]. *Brain Nerve* 65(4): 449–460, 2013.

73. Ungprasert P, Bethina NK, Jones CH: Malignancy and idiopathic inflammatory myopathies. *N Am J Med Sci* 5(10):569–572, 2013.

74. Trallero-Araguas E, Rodrigo-Pendas JA, Selva-O'Callaghan A, et al: Usefulness of anti-p155 autoantibody for diagnosing cancer-associated dermatomyositis: a systematic review and meta-analysis. *Arthritis Rheum* 64(2):523–532, 2012.

77. Bohan A, Peter JB, Bowman RL, et al: Computer-assisted analysis of 153 patients with polymyositis and dermatomyositis. *Medicine (Baltimore)* 56(4):255–286, 1977.

78. Chen YJ, Wu CY, Huang YL, et al: Cancer risks of dermatomyositis and polymyositis: a nationwide cohort study in Taiwan. *Arthritis Res Ther* 12(2):R70, 2010.

80. Sharp GC, Irvin WS, LaRoque RL, et al: Association of autoantibodies to different nuclear antigens with clinical patterns of rheumatic disease and responsiveness to therapy. *J Clin Invest* 50:350–359, 1971.

81. Aringer M, Smolen JS: Mixed connective tissue disease: what is behind the curtain? *Best Pract Res Clin Rheumatol* 21(6):1037–1049, 2007.

84. Alarcon-Segovia D, Cardiel MH: Comparison between 3 diagnostic criteria for mixed connective tissue disease. Study of 593 patients. *J Rheumatol* 16(3):328–334, 1989.

86. van den Hoogen FH, Spronk PE, Boerbooms AM, et al: Long-term follow-up of 46 patients with anti-(U1)snRNP antibodies. *Br J Rheu-*

matol 33:1117–1120, 1994.

87. Bennett RM, O'Connell DJ: Mixed connective tisssue disease: a clinicopathologic study of 20 cases. *Semin Arthritis Rheum* 10(1):25–51, 1980.

88. Pope JE: Other manifestations of mixed connective tissue disease. *Rheum Dis Clin North Am* 31(3):519–533, vii, 2005.

89. Bennett RM, O'Connell DJ: The arthritis of mixed connective tissue disease. *Ann Rheum Dis* 7(5):397–403, 1978.

90. Udoff EJ, Genant HK, Kozin F, et al: Mixed connective tissue disease: the spectrum of radiographic manifestations. *Radiology* 124(3):613–618, 1977.

91. Szodoray P, Hajas A, Kardos L, et al: Distinct phenotypes in mixed connective tissue disease: subgroups and survival. *Lupus* 21(13):1412–1422, 2012.

92. Sen S, Sinhamahapatra P, Choudhury S, et al: Cutaneous manifestations of mixed connective tissue disease: study from a tertiary care hospital in eastern India. *Indian J Dermatol* 59(1):35–40, 2014.

93. Grader-Beck T, Wigley FM: Raynaud's phenomenon in mixed connective tissue disease. *Rheum Dis Clin North Am* 31(3):465–481, vi, 2005.

94. Vianna MA, Borges CT, Borba EF, et al: Myositis in mixed connective tissue disease: a unique syndrome characterized by immunohistopathologic elements of both polymyositis and dermatomyositis. *Arq Neuropsiquiatr* 62(4):923–934, 2004.

95. Alpert MA, Goldberg SH, Singsen BH, et al: Cardiovascular manifestations of mixed connective tissue disease in adults. *Circulation* 68(6):1182–1193, 1983.

96. Maricq HR, LeRoy EC, D'Angelo WA, et al: Diagnostic potential of in vivo capillary microscopy in scleroderma and related disorders. *Arthritis Rheum* 23:183–189, 1980.

98. Wu PC, Huang MN, Kuo YM, et al: Clinical applicability of quantitative nailfold capillaroscopy in differential diagnosis of connective tissue diseases with Raynaud's phenomenon. *J Formos Med Assoc* 112(8):482–488, 2013.

102. Laczik R, Soltesz P, Szodoray P, et al: Impaired endothelial function in patients with undifferentiated connective tissue disease: a follow-up study. *Rheumatology (Oxford)* 53(11):2035–2043, 2014.

104. Ungprasert P, Wannarong T, Panichsillapakit T, et al: Cardiac involvement in mixed connective tissue disease: a systematic review. *Int J Cardiol* 171(3):326–330, 2014.

105. Sullivan WD, Hurst DJ, Harmon CE, et al: A prospective evaluation emphasizing pulmonary involvement in patients with mixed connective tissue disease. *Medicine (Baltimore)* 63(2):92–107, 1984.

106. Wigley FM, Lima JA, Mayes M, et al: The prevalence of undiagnosed pulmonary arterial hypertension in subjects with connective tissue disease at the secondary health care level of community-based rheumatologists (the UNCOVER study). *Arthritis Rheum* 52(7):2125–2132, 2005.

108. Hant FN, Herpel LB, Silver RM: Pulmonary manifestations of scleroderma and mixed connective tissue disease. *Clin Chest Med* 31(3): 433–449, 2010.

110. Gunnarsson R, Andreassen AK, Molberg O, et al: Prevalence of pulmonary hypertension in an unselected, mixed connective tissue disease cohort: results of a nationwide, Norwegian cross-sectional multicentre study and review of current literature. *Rheumatology (Oxford)* 52(7):1208–1213, 2013.

112. Colin G, Nunes H, Hatron PY, et al: Clinical study of interstitial lung disease in mixed connective tissue disease. *Rev Mal Respir* 27(3):238–246, 2010.

114. Sharp GC, Irvin WS, Tan EM, et al: Mixed connective tissue disease: an apparently distinct rheumatic disease syndrome associated with a specific antibody to an extractable nuclear antigen. *Am J Med* 52:148–159, 1972.

115. Kitridou RC, Akmal M, Turkel SB, et al: Renal involvement in mixed connective tissue disease: a longitudinal clinicopathologic study. *Semin Arthritis Rheum* 16(2):135–145, 1986.

116. Bennett RM, Spargo BH: Immune complex nephropathy in mixed connective tissue disease. *Am J Med* 63(4):534–541, 1977.

117. Uzuki M, Kamataki A, Watanabe M, et al: Histological analysis of esophageal muscular layers from 27 autopsy cases with mixed connective tissue disease (MCTD). *Pathol Res Pract* 207(6):383–390, 2011.

118. Takahashi A, Abe K, Yokokawa J, et al: Clinical features of liver dysfunction in collagen diseases. *Hepatol Res* 40(11):1092–1097, 2010.

119. Bennett RM, Bong DM, Spargo BH: Neuropsychiatric problems in mixed connective tissue disease. *Am J Med* 65(6):955–962, 1978.

120. Hajas A, Szodoray P, Nakken B, et al: Clinical course, prognosis, and causes of death in mixed connective tissue disease. *J Rheumatol* 40(7):1134–1142, 2013.

121. Hajas A, Szodoray P, Barath S, et al: Sensorineural hearing loss in patients with mixed connective tissue disease: immunological markers and cytokine levels. *J Rheumatol* 36(9):1930–1936, 2009.

122. Nowicka-Sauer K, Czuszynska Z, Majkowicz M, et al: Neuropsychological assessment in mixed connective tissue disease: comparison with systemic lupus erythematosus. *Lupus* 21(9):927–933, 2012.

123. Okada J, Hamana T, Kondo H: Anti-U1RNP antibody and aseptic meningitis in connective tissue diseases. *Scand J Rheumatol* 32(4):247–252, 2003.

124. Sato T, Fujii T, Yokoyama T, et al: Anti-U1 RNP antibodies in cerebrospinal fluid are associated with central neuropsychiatric manifestations in systemic lupus erythematosus and mixed connective tissue disease. *Arthritis Rheum* 62(12):3730–3740, 2010.

125. Schedel J, Kuchenbuch S, Schoelmerich J, et al: Cerebral lesions in patients with connective tissue diseases and systemic vasculitides: are there specific patterns? *Ann N Y Acad Sci* 1193(1):167–175, 2010.

128. Hajas A, Szodoray P, Nakken B, et al: Clinical course, prognosis, and causes of death in mixed connective tissue disease. *J Rheumatol* 40(7):1134–1142, 2013.

130. Kitridou RC: Pregnancy in mixed connective tissue disease. *Rheum Dis Clin North Am* 31(3):497–508, vii, 2005.

133. Fujiwaki T, Urashima R, Urushidani Y, et al: Neonatal lupus erythematosus associated with maternal mixed connective tissue disease. *Pediatr Int* 5(2):210–213, 2003.

134. Tsai YY, Yang YH, Yu HH, et al: Fifteen-year experience of pediatric-onset mixed connective tissue disease. *Clin Rheumatol* 29(1):53–58, 2010.

136. Kim P, Grossman JM: Treatment of mixed connective tissue disease. *Rheum Dis Clin North Am* 31(3):549–565, viii, 2005.

137. Levien TL: Advances in the treatment of Raynaud's phenomenon. *Vasc Health Risk Manag* 6:167–177, 2010.

138. Galie N, Manes A, Branzi A: Medical therapy of pulmonary hypertension. The prostacyclins. *Clin Chest Med* 22(3):529–537, x, 2001.

139. Vegh J, Soos G, Csipo I, et al: Pulmonary arterial hypertension in mixed connective tissue disease: successful treatment with Iloprost. *Rheumatol Int* 26(3):264–269, 2006.

140. Sanchez O, Sitbon O, Jais X, et al: Immunosuppressive therapy in connective tissue diseases-associated pulmonary arterial hypertension. *Chest* 130(1):182–189, 2006.

141. Naclerio C, D'Angelo S, Baldi S, et al: Efficacy of bosentan in the treatment of a patient with mixed connective tissue disease complicated by pulmonary arterial hypertension. *Clin Rheumatol* 29(6):687–690, 2010.

142. Distler JH, Distler O: Tyrosine kinase inhibitors for the treatment of fibrotic diseases such as systemic sclerosis: towards molecular targeted therapies. *Ann Rheum Dis* 69(Suppl 1):i48–i51, 2010.

143. Godeau B, Chevret S, Varet B, et al: Intravenous immunoglobulin or high-dose methylprednisolone, with or without oral prednisone, for adults with untreated severe autoimmune thrombocytopenic purpura: a randomised, multicentre trial. *Lancet* 359(9300):23–29, 2002.

144. Rudolph SE, Kouba M, Hrdlicka P: Severe corticoid-refractory autoimmune thrombocytopenia associated with mixed connective tissue disease (Sharp's syndrome). Treatment with rituximab. *Dtsch Med Wochenschr* 134(36):1734–1738, 2009.

145. Sem M, Molberg O, Lund MB, et al: Rituximab treatment of the anti-synthetase syndrome: a retrospective case series. *Rheumatology (Oxford)* 48(8):968–971, 2009.

146. Seguchi M, Soejima Y, Tateishi A, et al: Mixed connective tissue disease with multiple organ damage: successful treatment with plasmapheresis. *Intern Med* 39(12):1119–1122, 2000.

147. Myllykangas-Luosujarvi R, Jantunen E, Kaipiainen-Seppanen O, et al: Autologous peripheral blood stem cell transplantation in a patient with severe mixed connective tissue disease. *Scand J Rheumatol* 29(5):326–327, 2000.

151. Galvan VG, Oltra MR, Rueda D, et al: Severe acute hepatitis related to hydroxychloroquine in a woman with mixed connective tissue disease. *Clin Rheumatol* 26(6):971–972, 2007.

152. Vereckei A, Fazakas A, Balo T, et al: Chloroquine cardiotoxicity mimicking connective tissue disease heart involvement. *Immunopharmacol Immunotoxicol* 35(2):304–306, 2013.

153. Richez C, Blanco P, Dumoulin C, et al: Lupus erythematosus manifestations exacerbated by etanercept therapy in a patient with mixed

connective tissue disease. *Clin Exp Rheumatol* 23(2):273, 2005.

154. Doria A, Iaccarino L, Ghirardello A, et al: Pregnancy in rare autoimmune rheumatic diseases: UCTD, MCTD, myositis, systemic vasculitis and Bechet disease. *Lupus* 13(9):690–695, 2004.

155. Hahn BH, Grossman J, Chen W, et al: The pathogenesis of atherosclerosis in autoimmune rheumatic diseases: roles of inflammation and dyslipidemia. *J Autoimmun* 28(2–3):69–75, 2007.

156. Chinoy H, Fertig N, Oddis CV, et al: The diagnostic utility of myositis autoantibody testing for predicting the risk of cancer-associated myositis. *Ann Rheum Dis* 66(10):1345–1349, 2007.

157. Hajas A, Szodoray P, Nakken B, et al: Clinical course, prognosis, and causes of death in mixed connective tissue disease. *J Rheumatol* 40(7):1134–1142, 2013.

第 87 章

系统性血管炎的分类和流行病学

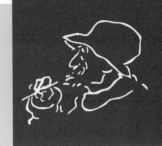

原著 James R. O'Dell
陈 哲 译　田新平 校

分类

在医学领域，几乎没有疾病比血管炎的诊断和治疗更具有挑战性。这些异质性疾病的共同特点是：存在血管壁内破坏性炎症。目前的血管炎命名和分类方案包含了近30种原发性血管炎及几种主要

类型的继发性血管炎（例如，继发于其他风湿免疫病、恶性肿瘤以及感染的血管炎；表87-1）。2013年发表的 Chapel Hill 共识会议（Chapel Hill Consensus Conference，CHCC）制订的血管炎分类是目前被广为接受的一种血管炎分类、命名方案[1]。然而，在过去的半个世纪里，还出现了多种血管炎分类方案[2]。但是，由于人们对血管炎认识的不断深入，没有一种分类方案完全令人满意，包括CHCC分类方案在内。随着新信息的不断出现，任何血管炎分类方案都将会改变。

回顾先前的血管炎分类方法能够更好地理解当前的血管炎分类方案。Kussmaul 和 Maier 于19世纪60年代报道了第一例"现代"系统性血管炎病例[3]。该患者的疾病累及了中等大小的肌动脉，是后来被逐渐认识的多种系统性血管炎分类的重要参考。鉴于该病例报道对于血管炎理解和分类的重要性，将其在此进行详述。

第一例现代血管炎病例："结节性动脉周围炎"

1866年，Kussmaul 和 Maier 报道了1例27岁的裁缝在住院1个月后死亡的病例[3-4]。在入院时，患者还可以爬两层楼梯到诊所，但是，"不久他就感到非常虚弱，需要立即躺到床上休息"。患者诉说他的右手拇指及邻近的两个手指掌面麻木。之后他全身无力迅速进展，不能下床，同时他的左手也出现了麻木感。他的肌肉麻痹快速加重，"在我们的眼前，一个

表 87-1 2012 年国际 Chapel Hill 血管炎命名共识会议形成的血管炎名称

大血管血管炎

大动脉炎

巨细胞动脉炎

中等大小血管血管炎

结节性多动脉炎

川崎病

小血管血管炎

ANCA 相关血管炎

显微镜下多血管炎

肉芽肿性多血管炎

嗜酸性粒细胞伴肉芽肿性多血管炎

免疫复合物相关小血管血管炎

抗肾小球基底膜病

冷球蛋白血症性血管炎

IgA 血管炎（过敏性紫癜）

低补体性荨麻疹性血管炎

变异性血管炎

白塞病

Cogan 综合征

单器官血管炎

皮肤白细胞破碎性血管炎

皮肤动脉炎

原发中枢神经系统血管炎

孤立性主动脉炎

系统性疾病相关血管炎

狼疮血管炎

类风湿血管炎

结节病血管炎

其他（如 IgG4 相关主动脉炎）

与可能病因相关的血管炎

丙型肝炎病毒相关冷球蛋白血症性血管炎

乙型肝炎病毒相关血管炎

梅毒相关主动脉炎

药物相关免疫复合物性血管炎

药物相关 ANCA 相关血管炎

肿瘤相关血管炎

其他

ANCA，抗中性粒细胞胞浆抗体

年轻人出现了全身的随意肌麻痹……（他）只能依靠护理人员喂饭，在接下来的几周内，他的绝大部分肌肉都不能运动了"[3-4]。

患者的无力是由于血管炎神经病变（多发性单神经炎）引起的，同时伴有心动过速、腹痛和躯干部出现皮肤结节等症状。下面的文字描述了这位患者死亡时的情景："他躺在病床上，几乎不能说话，陪伴他的是持续而剧烈的腹痛和肌肉疼痛、角弓反张。他哭泣着乞求医生不要离开他……在凌晨 2 点钟他便死亡了……"尸体解剖发现，沿着这个患者的中等大小动脉有肉眼可见的多发结节。由于其血管鞘周围和动脉壁外层存在明显的炎症，进而导致血管壁结节性增厚。因此 Kussmaul 和 Maier 建议把这种疾病命名为"结节性动脉周围炎"[3]。后来这个名称被修改为结节性多动脉炎（polyarteritis nodosa，PAN），以反映在这种疾病中出现的广泛的动脉受累，以及 PAN 的炎症可以延展至血管壁全层 [5-6]。

结节性多动脉炎和血管炎分类

除了是第一例"现代"血管炎病例外，PAN 的多种特征也使其成为血管炎性疾病分类的合理参照点。根据下述 PAN 的一个或多个特征，通常可以将 PAN 与其他类型的血管炎鉴别开来：

- PAN 一般仅累及"中等大小"的血管*，而不累及毛细血管和毛细血管后微静脉（"小血管"）以及主动脉及其主要分支（"大血管"）
- PAN 仅累及动脉，不累及静脉
- PAN 易形成微动脉瘤
- PAN 不累及肺部
- PAN 中无肉芽肿性炎症
- PAN 无相关的自身抗体 [例如，抗中性粒细胞浆抗体（anti-neutrophil cytoplasmic antibodies，ANCA）、抗肾小球基底膜抗体（anti- glomerular basement membrane antibody,anti-GBM antibody）或类风湿因子]
- 一些 PAN 病例与乙型肝炎病毒（heptitis B virus，HBV）感染有关

*下文将提到并且讨论，在不同血管炎综合征中受累血管的大小存在部分重叠。

根据血管大小进行分类

由于大多数血管炎的病因尚不明确，因此，最可

靠的血管炎分类方法是依据主要累及血管的大小进行分类的。这种分类体系主要是根据受累血管是大的、中等大小的或小血管来对血管炎进行分类（表 87-1 和图 87-1）。"大血管"通常是指主动脉及其主要分支（也包括一些类型的累及相应静脉循环中的血管炎，如白塞病）。

中等大小血管是指比主动脉主要分支血管小，但仍具有以下四个要素的血管：①内膜；②连续的弹力内层；③肌层；④外膜。在临床上，中等大小血管的血管炎（表 87-1）通常是较大血管的病变（即在大体病理标本上或通过血管造影可以看到的血管）。下面的这个方法有助于理解中等大小血管的定义：当大动脉进入某一脏器后即成为中等大小动脉。因此，肾动脉被认为是大动脉，但当肾动脉进入肾，分成较小的弓形动脉以及小叶间动脉后，即被认为是中等大小动脉。

小血管血管炎是累及所有肉眼无法看到的血管的血管炎，包括毛细血管、毛细血管后微静脉和微动脉。这些血管的外径通常小于 500 μm。因为肾小球可以被简单地看做是分化的毛细血管，所以能够引起肾小球肾炎的血管炎也被看做是小血管炎。表 87-2 列出了小血管、中等大小血管和大血管血管炎的典型临床表现。

有两点与充分理解以受累血管大小为最根本基础来对血管炎进行分类密切相关。第一，尽管大血管血管炎比中等大小、小血管血管炎更容易累及大动脉，中等大小血管血管炎一般累及中等大小动脉，小血管血管炎一般累及小动脉以及其他小血管，但是所有这三种主要类型的血管炎（大、中等大小及小血管血管炎）均可累及任何大小的动脉。了解中等大小及大血管血管炎均可累及小动脉这一点非常重要。这一典型的现象发生在巨细胞动脉炎（giant cell arteritis, GCA）中，巨细胞动脉炎是一种典型的大血管血管炎：在该疾病中患者最害怕的临床症状——前部缺血性视神经病，是由睫状后动脉及视网膜动脉的小分支血管病变引起的。

第二，一些血管炎并不能被简单地直接分为主要累及大、中等大小及小血管的血管炎。事实上，在目前 CHCC 命名体系中存在一类血管炎被称为"变异性血管炎"。经典的累及血管大小可变的血管炎为白塞病以及 Cogan 综合征。尽管每个特定血管炎患者一些常规累及血管大小可变的血管炎患者中可以存在多种类型的血管炎，但累及的血管大小可以有重叠，且将一位患者的血管炎根据主要受累的血管分为大、

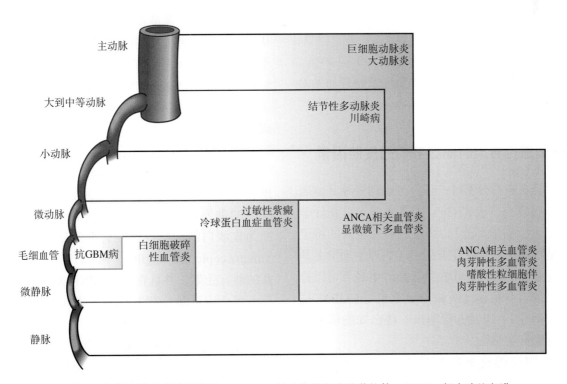

图 87-1　根据血管大小进行分类。ANCA，抗中性粒细胞胞浆抗体；GBM，肾小球基底膜

表 87-2 大、中等大小及小血管受累血管炎的典型临床表现

大血管
肢体跛行
双侧血压不对称
无脉
血管杂音
主动脉扩张
肾血管性高血压
中等大小血管
皮肤结节
溃疡
网状青斑
肢端坏疽
多发性单神经炎
微动脉瘤
肾血管性高血压
小血管
紫癜
水疱性病变
荨麻疹
肾小球肾炎
肺泡出血
皮肤血管外坏死性肉芽肿
甲下线状出血
葡萄膜炎/巩膜外层炎/巩膜炎

系统性症状：发热、体重下降、乏力、关节痛/关节炎（各种类型血管炎均可出现）

表 87-3 系统性血管炎分类时应考虑的因素

主要累及的血管大小
流行病学特征
年龄
性别
种族背景
器官受累模式
病理学特征
肉芽肿性炎症
病理上表现为免疫复合物沉积或寡免疫复合物
沿肾小球基底膜的线性免疫复合物沉积
血清中存在 ANCA、抗 GBM 抗体或类风湿因子
特定的相关感染（乙型肝炎病毒或丙型肝炎病毒）

ANCA，抗中性粒细胞胞浆抗体；GBM，肾小球基底膜

中等大小及小血管血管炎对鉴别诊断以及制订初始治疗方案还是非常有帮助的。

在对血管炎进行分类时需要考虑的其他因素

在对血管炎进行分类时，还应考虑到多种其他因素，这一点很重要（表 87-3）：①患者的人口统计学特征（详见流行病学部分）；②疾病容易累及的特定器官；③是否存在肉芽肿性炎症；④病理生理学上是否有免疫复合物的参与；⑤在患者血清中是否可以检测到特征性的自身抗体（例如，ANCA、抗 GBM 抗体或类风湿因子）；以及⑥检测出一些已知能够引起特定类型血管炎的感染。

下面举例说明这类疾病最容易累及的器官。典型的肉芽肿性多血管炎（granulomatosis with polyangiitis，GPA）累及肾、上呼吸道和肺。相反，IgA 血管炎/过敏性紫癜（Henoch-Schönlein purpura，HSP）常易累及肾，但从不累及鼻、鼻窦，几乎从不累及肺。与上述两种类型的血管炎不同，Cogan 综合征表现为同时出现的由小血管血管炎导致的眼部炎症（最常见的是间质性角膜炎）和感音神经性耳聋（而且，有 10% 的患者会出现大血管血管炎）。这三种血管炎在组织病理学方面也各有不同，从小到中等大小血管中的肉芽肿性炎症（GPA），到小血管内的 IgA 沉积（HSP），再到大血管炎（Cogan 综合征）中以血管外膜异常为主的病变。

一些类型血管炎的肉芽肿表现与慢性感染相似（如由真菌或分枝杆菌引起的感染），或与由异物引起的炎症相似。在一些器官（如肺）比在其他器官（如肾或皮肤）更容易发现肉芽肿性炎症。一些患者在疾病早期没有肉芽肿性炎症的证据，但随着病情的进展，会逐渐出现这种表现。因此，最初诊断为皮肤白细胞破碎性血管炎或显微镜下多血管炎（microscopic polyangiitis，MPA）的患者，如果出现新的器官受累，并且在活检标本中发现了肉芽肿性炎症，那么应重新分类为 GPA。表 87-4 列出了常见的伴有肉芽肿性炎症的血管炎。

免疫复合物在一些小血管和中等大小血管血管炎的病理生理机制中至关重要。免疫复合物介导的组织损伤并不导致某一特定类型的临床综合征，而是

表 87-4　与肉芽肿性炎症相关的血管炎

巨细胞动脉炎
大动脉炎
Cogan 综合征
肉芽肿性多血管炎
嗜酸性粒细胞伴肉芽肿性多血管炎
原发性中枢神经系统血管炎 *
类风湿血管炎

* 有时为肉芽肿

引起多种类型的血管炎，而且会与因其他免疫机制造成的损伤相互重叠。抗 GBM 抗体病（Goodpasture病）是一种独特的免疫复合物性疾病，其免疫复合物不是在循环中形成的，而是在血管原位形成[7]。IgA1复合物可见于过敏性紫癜。包含 IgG、IgM、补体成分和丙型肝炎病毒（heptitis C virus，HCV）颗粒的免疫复合物是大多数混合性冷球蛋白血症的特征。HBV 表面抗原 / 抗体复合物存在于 HBV 相关血管炎患者的血液循环和受累组织中。HBV 相关血管炎与 Kussmaul 和 Maier 描述的"特发性"PAN 非常相似。类风湿因子和补体蛋白可见于类风湿血管炎累及的脏器中。将在第 91 章中对免疫复合物介导的血管炎做进一步讨论。

相反，其他小血管和中等大小血管血管炎，如 GPA、显微镜下多血管炎和嗜酸性粒细胞伴肉芽肿性多血管炎（Churg-Strauss 综合征），则是"寡免疫"的炎症性疾病。"寡免疫"并非指这类疾病没有免疫成分参与，而是指在病变组织中没有明显的免疫球蛋白或补体沉积（与免疫介导的疾病相比）。许多（但并非所有）患有寡免疫血管炎患者的血清中能够检测到 ANCA。在 ANCA 发现 30 年前，Godman 和 Churg[8] 观察到这三种血管炎之间的病理关系，并注明这三种血管炎"是属于同一范畴的一组疾病，可以表现为坏死性和肉芽肿性血管炎、两者混合形式的血管炎以及非肉芽肿性血管炎"。

ANCA（见第 91 章）是一种针对中性粒细胞和单核细胞初级颗粒中抗原的自身抗体[9]。两种类型的 ANCA 似乎与血管炎有关：①针对蛋白酶 3（proteinase-3，PR-3）的 ANCA，PR-3 是在中性粒细胞和单核细胞初级颗粒中发现的一种丝氨酸蛋白酶；②针对髓过氧化物酶（myeloperoxidase，MPO）的 ANCA，MPO 是在同一种颗粒中存在的另一种丝氨酸蛋白酶。虽然对这些抗体进行严格的血清学检测有助于诊断，但目前仍缺乏证实这些抗体是引起人类寡免疫血管炎发病的证据。相反，已证实抗 GBM 抗体在 Goodpasture 病的发病机制中起主要作用[10]。在类风湿关节炎（rheumatoid arthritis，RA）中，系统性类风湿血管炎仅见于类风湿因子阳性的患者。类风湿因子在这种由免疫复合物引发的并发症中起至关重要的作用。最后，虽然引起绝大多数类型的血管炎的病因不清楚，但是已经发现数种感染肯定与一些特定类型的血管炎相关（例如，HBV 与一些 PAN 病例相关，HCV 与混合性冷球蛋白血症相关）。

分类与命名的历史

在首次描述血管炎后的数十年里，依据 Kussmaul 和 Maier 发表的病例，大多数系统性炎症性血管疾病都被命名为结节性动脉周围炎。在 20 世纪，两个主要因素促进人们认识到新类型的血管炎：①使用显微镜对病理标本进行评估成为常规；②马血清和磺胺类药物在多种内科疾病治疗中的应用。这些新的疗法通常会在免疫沉积的基础上诱发小血管血管炎。此外，通过显微镜检查很容易在活检组织中观察到血清病或"超敏"现象。在一些患者中，组织病理学上表现的过敏反应容易与结节性动脉周围炎相混淆。随着逐渐认识到这些综合征是同 Kussmaul 和 Maier 描述的 PAN 不同的疾病，激发人们对第一个坏死性血管炎分类方案的兴趣。

Zeek 分类

1952 年，Zeek[11] 将坏死性血管炎分为五大类：①过敏性血管炎；②变应性肉芽肿性血管炎（Churg-Strauss 综合征）；③风湿性动脉炎（伴有暴发性风湿热的血管炎）；④结节性动脉周围炎；⑤巨细胞动脉炎。这种分类方式省略了多种当时已知、但尚未在英文医学文献中描述的系统性血管炎（如 GPA 和大动脉炎）。后续出现的血管炎分类和命名体系中纳入的疾病数目持续增多，试图对血管炎进行更全面的分类和命名。

美国风湿病学会制订的血管炎分类标准

1990 年，美国风湿病学会（American College of

Rheumatology，ACR）进行了一项旨在确定血管炎分类标准的研究 [12-13]。进行这项研究是为了找出某一类型的血管炎同其他血管炎相区别的特点。有一点是需要重点说明的：这项研究并不是为了建立诊断标准，而是为了通过纳入具有相似病情的患者来促进血管炎研究。这项研究纳入了 GCA、大动脉炎、PAN、GPA、嗜酸性粒细胞伴肉芽肿性多血管炎（Churg-Strauss 综合征）、HSP 和过敏性血管炎患者 [14-20]。ACR 的研究结果对于研究的初衷，即在研究中采用统一的患者纳入标准，仍然非常有用。

然而，随着时间的推移和知识的更新，有必要对 ACR 血管炎分类标准进行更新。第一，由于这项研究是在能够可靠检测 ANCA 以及 ANCA 检测被广泛应用之前完成的，因此，ANCA 未被纳入分类标准；第二，ACR 的分类标准没有把 MPA 作为一种独立的疾病看待，而是将这类患者归入了 PAN [17]。第三，这项研究并没有确定一些相对罕见类型血管炎的分类标准，如 Cogan 综合征和白塞病。在 1990 年召开的另一个会议中制订了白塞病的分类标准 [21]。

第一次和第二次 Chapel Hill 共识会议

第一次 CHCC 于 1992 年召开，对系统性血管炎的命名进行了回顾 [22]。虽然当时没有尝试制订正式的诊断标准，但是定义了 10 种类型的血管炎。除了 ACR 研究中包含的 7 种血管炎外，还定义了显微镜下多血管炎、川崎病和"原发性"冷球蛋白血症性血管炎。CHCC 强调了 ANCA 在诊断小到中等大小血管血管炎中的重要作用，并且将显微镜下多血管炎从经典的 PAN 中分离了出来。CHCC 定义经典的 PAN 为中等大小动脉或小动脉的坏死性炎症，但没有肾小球肾炎 [22]。显微镜下多血管炎被定义为是一种几乎没有或完全没有免疫沉积的坏死性血管炎，且①累及小血管（如毛细血管、微静脉和微动脉）；②通常伴有肾小球肾炎和肺毛细血管血管炎；③通常伴随 MPO- 或 PR3-ANCA 阳性。

在第一次 CHCC 会议后的数年中，HCV 在 90% 的之前称为原发性混合性冷球蛋白血症中所起的主要作用逐渐被人们所认识。但是，一些患有该综合征的患者与 HCV 感染无关，但是可能存在其他的感染诱因。与之相似，随着 HBV 疫苗的普及，与 HBV 感染相关的 PAN 病例越来越少。绝大部分 PAN 患者都

没有明确的病因。正如 Churg 所强调的 [23]，目前定义为特发性 PAN 的病例并不能代表一种单一的疾病，而几乎可以肯定包括数种不同的疾病。其中一部分病例存在低补体血症，同时在血液中可以检测到免疫复合物，提示疾病是由免疫复合物沉积介导的；另一部分病例则不是由这种机制介导的。

血管炎分类混乱的根源

两种类型的血管炎一直是血管炎分类中产生混乱的根源，这两种血管炎现在被命名为 MPA 和皮肤白细胞碎裂性血管炎。根据我们目前对系统性血管炎的认识，这两种血管炎是相互独立的疾病。MPA 累及毛细血管、静脉和动脉（不同于 PAN），其中近 70% 的病例被认为与 ANCA 相关 [24]。Davson 及其同事 [25] 描述了两种形式的"结节性动脉周围炎"，而这两种类型的"结节性动脉周围炎"累及肾的形式有所不同：一种主要累及中等大小的肌性动脉，另一种则累及小血管，包括肾小球。Davson 等 [25] 把后者命名为显微镜下结节性动脉周围炎。受到在人类和动物过敏反应模型中观察到的小血管疾病会累及肾、肺和其他脏器的影响 [26-27]，Zeek 把显微镜下结节性动脉周围炎归类到过敏性血管炎之下 [11]。

在接下来的数十年中，过敏性血管炎指的是由免疫复合物介导的皮肤小血管炎，不累及内脏，常在使用药物后出现 [14]。1992 年召开的第一次 CHCC [22] 建议取消过敏性这一名称，因为许多患者并没有过敏的证据。CHCC 的与会者更倾向于皮肤白细胞碎裂性血管炎这个名称，因为这种血管炎通常仅局限于皮肤，出现的细胞类型以中性粒细胞为主。尽管皮肤白细胞碎裂性血管炎可以模拟 MPA 的皮肤表现，但不累及肾、肺、周围神经和其他内脏器官，并且与 ANCA 无关。

尽管"皮肤白细胞碎裂性血管炎"在描述局限于皮肤的小血管炎方面优于"过敏性血管炎"，但这个名称不能很好地描述以淋巴细胞浸润为突出表现的一些病例，在这种情况下可使用"淋巴细胞性血管炎"这一非特异的名称来描述。因此，"过敏性血管炎"这一名称还仍在使用，尤其是当存在已知诱发因素（如药物或感染）的时候。过敏性血管炎将在第 91 章中做更进一步的论述。

流行病学

对血管炎的流行病学进行准确定义并不容易，存在着以下一些问题，包括：①一些类型的血管炎是不常见的；②对血管炎作出正确诊断通常比较困难（而且鉴别不同类型的血管炎通常也较困难）；③绝大多数类型的血管炎病因不明；④历来关于这些血管炎的分类都具有不确定性。但不管怎样，近年来对一些类型的血管炎的流行病学特征已经有了比较准确的了解，表 87-5 列出了数种类型的系统性血管炎的主要流行病学特征。

地理分布

系统性血管炎的流行病学特征存在明显的地理分布差异。这种差异可能反映了遗传背景、经纬度不同所致的环境暴露因素差异以及其他疾病危险因素的流行情况。例如，虽然白塞病在北美罕见（发病率仅约为 1/300 000），但在古代丝绸之路周边的国家其发病率显著高于北美 [21,28]。与此相似，虽然大动脉炎在美国很罕见，每年每 100 万人中仅有 3 例新发病例，但据报道，作为印度人肾动脉狭窄的最常见病因，大动脉炎的发病率可达 200 ~ 300 例 /100 万人·年。多项研究表明，明尼苏达州的 Olmsted 县的巨细胞动脉炎的患病率与斯堪的纳维亚国家相似，在 50 岁以上的人群中年发病率约为 240 例 /100 万人 [29]。由于现在 Olmsted 县的许多居民是斯堪的纳维亚地区和北欧人的后裔，这些国家地区间相似的患病率可能反映了他们具有共同的遗传危险因素。根据 2010 年美国的人口普查资料，美国巨细胞动脉炎的患者数大约为 200 000 例。

年龄、性别和种族

年龄是血管炎流行病学特征中需要考虑的一个重要因素。80% 的川崎病患者年龄小于 5 岁 [30]。相反，巨细胞动脉炎从不会出现在 50 岁以下的人中，巨细胞动脉炎患者的平均年龄为 72 岁。年龄也会影响疾病的严重程度和预后。在过敏性紫癜（HSP）中，绝大多数儿童患者（占所有病例的 90%）的病程呈自限性，在数周内可以康复，但成人 HSP 患者往往更容易转变为慢性，出现不良肾预后的可能性更大 [31]。

许多类型的血管炎存在性别差异。女性大动脉炎的发病率要远远高于男性（女 / 男比例为 9：1），这种情况目前还没有解释。在寡免疫性血管炎，如 GPA 中，男女发病率大致相等，但有一些证据表明，局限性 GPA 在女性中多见，而病情严重的 GPA 患者多为男性 [32]。男性白塞病往往病情较重，更易出现严重的眼部病变。

一些类型的血管炎存在非常明显的种族倾向，一些疾病主要发生在特定的种族。例如，巨细胞动脉炎和 GPA 在白种人中明显高发 [33-35]。然而，大动脉炎和川崎病的发病率在亚裔人群中更高。

表 87-5 某些类型血管炎的流行病学特征

疾病	发病率 美国	发病率 其他地区	年龄 / 性别 / 种族倾向
巨细胞动脉炎	240/100 万	240/100 万（斯堪的纳维亚）	年龄 > 50 岁，平均年龄 72 岁；女 = 男 = 3：1/ 北欧后裔
大动脉炎	3/100 万	200-300/100 万（印度）	年龄 < 40 岁；女：男 = 9：1/ 亚裔
白塞病	3/100 万	3000/100 万（土耳其）	丝绸之路国家
结节性多动脉炎	7/100 万	7/100 万（西班牙）	男性稍多见
川崎病	100/100 万 *	900/100 万（日本）	亚裔儿童
肉芽肿性多血管炎	4/100 万	8.5/100 万（英国）	白种人 ≫ 黑种人
过敏性紫癜	儿童中：135 ~ 180/100 万；成人中：13/100 万		成人患者仅占 10%

*在 5 岁以下儿童中（From Gonzalez-Gay MA, Garcia-Porrua C: Epidemiology of the vasculitides. Rheum Dis Clin North Am 27:729–750, 2001.）

遗传

虽然遗传因素无疑是一些类型血管炎的重要易患因素，但家族聚集病例并不多见（除巨细胞动脉炎外，见下文）。家族聚集性罕见表明这些疾病的遗传是多基因的，而且是复杂的。在单一基因和血管炎之间，相关性最强的是人类白细胞抗原 -B51（human leukocyte antigen-B51，HLA-B51）与白塞病的相关性。80% 的亚洲白塞病患者携带有 *HLA-B51* 基因[28]。日本白塞病患者中 *HLA-B51* 的阳性率明显高于非疾病对照人群（55% vs. < 15%）。但在美国白人散发白塞病患者中，只有不到 15% 的人携带有 *HLA-B51* 基因。*HLA-B51* 除了增加一些患者的易感性外，也会增加疾病的严重程度。携带此基因的患者更易出现后葡萄膜炎、中枢神经系统受累或其他严重表现。

巨细胞动脉炎家族性聚集的报道较常见。遗传学研究表明，HLA Ⅱ类等位基因，如 HLA-DRB1*0401 和 HLA-DRB1*0101 与巨细胞动脉炎相关，尽管在不同的研究中相关程度存在差异[36-37]。另一些研究发现，某些肿瘤坏死因子的微卫星多态性可能与疾病的易感性相关[38]。

对类风湿血管炎的研究极大地促进了人们对系统性血管炎发病与基因之间关系的理解。人们认识到 HLA Ⅱ类分子（DR4）上的"共同表位"在 RA 发病中的作用已经有 20 年了[39]。目前已知，携带有"共同表位"的 RA 患者出现包括血管炎在内的关节外表现的风险显著增加，至少在北欧人群中如此。人们已经注意到 RA 的关节外表现与严重的器官受累间存在基因剂量效应；拥有两个"共同表位"基因拷贝的患者发生关节外病变的风险显著增加，其中多是由血管炎介导的[40]。一项研究报道了类风湿血管炎与等位基因 0401/0404 之间的相关性[41]。

一项病例对照研究对伴有严重关节外表现和不伴关节外表现的两组 RA 患者进行比较，结果发现，编码共同表位的两个 *HLA-DRB1*04* 等位基因与 RA 的关节外表现 [比值比（odds ratio，OR）1.79；95% CI（1.04 ~ 3.08）] 以及类风湿血管炎 [OR 2.44；95% CI（1.22 ~ 4.89）] 相关[42]。一项关于类风湿血管炎 HLA-DRB1 基因分型研究的 meta 分析发现[43]，类风湿血管炎与基因型 0401/0401、0401/0404 和 0401/0101 相关。

也有类风湿血管炎与 HLA Ⅰ类分子相关的报道。通过对 159 例有严重关节外表现的 RA 患者（其中 46 例患者有血管炎）和 178 例无关节外表现的 RA 患者进行比较，结果发现，HLA-C3 等位基因与血管炎具有较强的相关性[44]。在伴有血管炎的 RA 患者中，HLA-C3 等位基因的频率为 0.41，而无关节外表现的 RA 患者为 0.20（$P < 0.001$）。携带 HLA-C3 基因的患者出现血管炎的 OR 为 4.15（95% CI，2.14 ~ 8.08）。

HLA-C3 和血管炎之间的相关性并非是因为其与 HLA-DRB1 的连锁不平衡，这提示这两个基因增加 RA 的发病危险是通过不同的途径起作用的。对于缺乏 HLA-DRB1*04 共同表位等位基因的患者来说，HLA-C3 是出现血管炎的强预测因素，提示 *HLA-C* 和 *HLA-DR* 基因通过不同途径影响 RA 的病情进程。然而，该研究并不能排除 MHC 上其他基因间存在连锁不平衡的可能。

研究发现，位于细胞内的酪氨酸磷酸酶基因 *PTPN22* 中的功能性多态性等位基因 620W，在 ANCA 阳性的 GPA 患者中出现的频率显著高于健康对照[45]。对患有多种自身免疫性疾病的家族进行的分析已经发现，这种等位基因是 1 型糖尿病、血清阳性 RA、系统性红斑狼疮和自身免疫性甲状腺疾病的患病危险因素。在 GPA 中，该等位基因与全身性病变（例如累及肾、肺、眼和周围神经系统的血管炎）具有非常强的相关性。

一项全基因组关联分析研究证实，ANCA 相关血管炎发病机制中遗传因素起的作用不大[46]。这项研究首先在 1233 例患有 ANCA 相关血管炎的英国患者及 5884 例健康对照中进行了探索性研究，随后在 1454 例北欧 ANCA 相关血管炎患者及 1666 名健康对照中进行了验证，结果显示 GPA 和 MPA 之间的遗传差异与 ANCA 的特异性相关。ANCA 的类型（抗 PR3-ANCA 对抗 MPO-ANCA）与遗传的相关性最强，而非临床诊断为 GPA 还是 MPA。抗 PR3-ANCA 与 HLA-DP 和编码 α（1）- 抗胰蛋白酶（*SERPINA1*）及 PR3（*PRTN3*）的基因相关（$P=6.2 \times 10^{-89}$，$P=5.6 \times 10^{-12}$，和 $P=2.6 \times 10^{-7}$）。抗 MPO-ANCA 与 HLA-DQ 相关：$P=2.1 \times 10^{-8}$。

环境

数种环境及职业暴露与血管炎的发病相关。已明确药物和特定感染与血管炎有关。例如，抗生素，如青霉素和头孢菌素，是引起过敏性血管炎的常见病因（见第 91 章），实际上任何药物都可引起这种综合征。已经明确 HBV 和 HCV 分别与 PAN 和混合性冷球蛋白血症相关。此外，药物和感染均可能是过敏性紫癜的触发因素。

吸烟是与 RA 发病关系最为密切的环境暴露因素，同时吸烟增加 RA 出现严重并发症，如类风湿血管炎的危险。在一项新发 RA 患者中进行的病例对照研究中，对吸烟、共同表位基因和抗瓜氨酸化蛋白抗体（anti-citrullinated protein antibody，ACPA）的关系进行了研究[47]。发现吸烟与 ACPA 的出现之间存在剂量依赖关系。共同表位基因只在 ACPA 阳性的 RA 患者中才是发病的危险因素。一项在 ACPA 阳性患者中进行的大样本研究证实，吸烟与 *HLA-DR SE* 基因之间有明确的基因 - 环境相互作用：同时有吸烟史和双拷贝的共同表位等位基因使 RA 的患病风险增加 21 倍。在有共同表位基因存在的情况下，吸烟会触发 RA 特异性的针对瓜氨酸化蛋白的免疫反应。

吸入二氧化硅粉尘与某些类型的寡免疫性血管炎的相关性也有报道，但未得到证实[48]。要精确定义环境因素与血管炎之间的相关性非常困难，因为很难准确衡量环境暴露的水平、诊断为血管炎的患者存在回忆偏倚的可能、而且很难选择适当的对照组。

不同类型血管炎的流行病学差异引发了许多有关这些疾病的病因学问题。最后，对这些疾病发病机制的进一步认识应该能够解释这些流行病学的差异，也会促进制定更优的分类方案。

其他资源

The Johns Hopkins Vasculitis Center：http：//www.hopkinsvasculitis.org/

The Cleveland Clinic Foundation Center for Vasculitis：www.clevelandclinic.org/arthritis/vasculitis/default.htm

The Vasculitis Foundation：www.vasculitis-foundation.org/

The Vasculitis Clinical Research Consortium：http：//rarediseasesnetwork.epi.usf.edu/vcrc/

The National Institute of Allergy and Infectious Disease：http：//www.niaid.nih.gov

 本章的参考文献也可以在 ExpertConsult.com 上找到。

参考文献

1. Jennette JC, Falk RJ, Bacon PA, et al: 2012 Revised International Chapel Hill Consensus Conference Nomenclature of Vasculitides. *Arthritis Rheum* 65:1–11, 2013.
2. Lie JT: Nomenclature and classification of vasculitis: plus ça change, plus c'est la même chose. *Arthritis Rheum* 37:181–186, 1994.
3. Kussmaul A, Maier R: Ueber eine bisher nicht beschriebene eigenthümliche Arterienerkrankung (Periarteritis nodosa), die mit morbus brightii und rapid fortschreitender allgemeiner muskellähmung einhergeht. *Dtsch Arch Klin Med* 1:484–518, 1866.
4. Matteson E: *Polyarteritis nodosa: commemorative translation on the 130-year anniversary of the original article by Adolf Kussmaul and Rudolf Maier*, Rochester, Minn, 1996, Mayo Foundation.
5. Ferrari E: Ueber polyarteritis acuta nodosa (sogenannte periarteritis nodosa) und ihre beziehungen zur polymyositis und polyneuritis acuta. *Beitr Pathol Anat* 34:350–386, 1903.
6. Dickson W: Polyarteritis acuta nodosa and periarteritis nodosa. *J Pathol Bacteriol* 12:31–57, 1908.
7. Salama AD, Pusey CD: Immunology of anti-glomerular basement membrane disease. *Curr Opin Nephrol Hypertens* 11:279–286, 2002.
8. Godman GC, Churg J: Wegener's granulomatosis: pathology and review of the literature. *Arch Pathol* 58:533–553, 1954.
9. Hoffman GS, Specks U: Antineutrophil cytoplasmic antibodies. *Arthritis Rheum* 41:1521–1537, 1998.
10. Salama AD, Levy JB, Lightstone L, et al: Goodpasture's disease. *Lancet* 358:917–920, 2001.
11. Zeek PM: Periarteritis nodosa: a critical review. *Am J Clin Pathol* 22:777–790, 1952.
12. Hunder GG, Arend WP, Bloch DA, et al: The American College of Rheumatology 1990 criteria for the classification of vasculitis: introduction. *Arthritis Rheum* 33:1065–1067, 1990.
13. Bloch DA, Michel BA, Hunder GG, et al: The American College of Rheumatology 1990 criteria for the classification of vasculitis: patients and methods. *Arthritis Rheum* 33:1068–1073, 1990.
14. Calabrese LH, Michel BA, Bloch DA, et al: The American College of Rheumatology 1990 criteria for the classification of hypersensitivity vasculitis. *Arthritis Rheum* 33:1094–1100, 1990.
15. Hunder GG, Bloch DA, Michel BA, et al: The American College of Rheumatology 1990 criteria for the classification of giant cell arteritis. *Arthritis Rheum* 33:1122–1128, 1990.
16. Arend WP, Michel BA, Bloch DA, et al: The American College of Rheumatology 1990 criteria for the classification of Takayasu's arteritis. *Arthritis Rheum* 33:1129–1134, 1990.
17. Lightfoot RW, Jr, Michel BA, Bloch DA, et al: The American College of Rheumatology 1990 criteria for the classification of polyarteritis nodosa. *Arthritis Rheum* 33:1088–1093, 1990.
18. Leavitt RY, Fauci AS, Bloch DA, et al: The American College of Rheumatology 1990 criteria for the classification of Wegener's granulomatosis. *Arthritis Rheum* 33:1101–1107, 1990.
19. Masi AT, Hunder GG, Lie JT, et al: The American College of Rheumatology 1990 criteria for the classification of Churg-Strauss syndrome (allergic granulomatosis and angiitis). *Arthritis Rheum* 33:1094–1100, 1990.
20. Mills JA, Michel BA, Bloch DA, et al: The American College of Rheumatology 1990 criteria for the classification of Henoch-Schönlein purpura. *Arthritis Rheum* 33:1114–1121, 1990.
21. International Study Group for Behçet's disease: criteria for diagnosis of Behçet's disease. *Lancet* 335:1078–1080, 1990.
22. Jennette JC, Falk RJ, Andrassy K, et al: Nomenclature of systemic

vasculitides: proposal of an international consensus conference. *Arthritis Rheum* 37:187–192, 1994.

23. Churg J: Nomenclature of vasculitic syndromes: a historical perspective. *Am J Kidney Dis* 18:148–153, 1991.

24. Guillevin L, Durand-Gasselin B, Cevallos R, et al: Microscopic polyangiitis: clinical and laboratory findings in 85 patients. *Arthritis Rheum* 42:421–430, 1999.

25. Davson J, Ball J, Platt R: The kidney in periarteritis nodosa. *Q J Med* 17:175–192, 1948.

26. Rich AR: The role of hypersensitivity in periarteritis nodosa. *Bull Johns Hopkins Hosp* 71:123–140, 1942.

27. Zeek P, Smith C, Weeter J: Studies on periarteritis nodosa, III: the differentiation between the vascular lesions of periarteritis nodosa and hypersensitivity. *Am J Pathol* 24:889–917, 1948.

28. Sakane T, Tekeno M, Suzuki N, et al: Behçet's disease. *N Engl J Med* 341:1284–1291, 1999.

29. Salvarani C, Gabriel SE, O'Fallon WM, et al: The incidence of giant cell arteritis in Olmsted County, Minnesota: apparent fluctuations in a cyclic pattern. *Ann Intern Med* 123:192–194, 1995.

30. Barron KS, Shulman ST, Rowley A, et al: Report of the National Institutes of Health Workshop on Kawasaki's Disease. *J Rheumatol* 26:170–190, 1999.

31. Blanco R, Martinez-Taboada VM, Rodriguez-Valverde V, et al: Henoch-Schönlein purpura in adulthood and childhood: two different expressions of the same syndrome. *Arthritis Rheum* 40:859–864, 1997.

32. The Wegener's Granulomatosis Etanercept Trial Research Group: Limited versus severe Wegener's granulomatosis: baseline data on patients in the Wegener's Granulomatosis Etanercept Trial. *Arthritis Rheum* 48:2299–2309, 2003.

33. Regan MJ, Green WR, Stone JH: Ethnic disparity in the incidence of temporal arteritis: a 32-year experience at an urban medical center. *Arthritis Rheum* 47:S108, 2002.

34. Falk RJ, Hogan S, Carey TS, et al: Clinical course of anti-neutrophil cytoplasmic autoantibody-associated glomerulonephritis and systemic vasculitis. The Glomerular Disease Collaborative Network. *Ann Intern Med* 113:656–663, 1990.

35. Hoffman GS, Kerr GS, Leavitt RY, et al: Wegener's granulomatosis: an analysis of 158 patients. *Ann Intern Med* 116:488–498, 1992.

36. Weyand CM, Hunder GG, Hickok KC, et al: HLA-DRB1 alleles in polymyalgia rheumatica, giant cell arteritis, and rheumatoid arthritis. *Arthritis Rheum* 37:514–520, 1994.

37. Rauzy O, Fort M, Nourhashemi F: Relation between HLA DRB1 alleles and corticosteroid resistance in giant cell arteritis. *Ann Rheum Dis* 57:380–382, 1998.

38. Mattey DL, Hajeer AH, Dababneh A, et al: Association of giant cell arteritis and polymyalgia rheumatica with different tumor necrosis factor microsatellite polymorphisms. *Arthritis Rheum* 43:1749–1755, 2000.

39. Gregersen PK, Silver J, Winchester RJ: The shared epitope hypothesis: an approach to understanding the molecular genetics of susceptibility to rheumatoid arthritis. *Arthritis Rheum* 30:1205–1213, 1987.

40. Weyand CM, Xie C, Goronzy JJ: Homozygosity for the HLA-DRB1 allele selects for extra-articular manifestations in rheumatoid arthritis. *J Clin Invest* 89:2033–2039, 1992.

41. Voskuhl AE, Hazes JMW, Schreuder GMT, et al: HLA-DRB1, DQA1, and DQB1 genotypes and risk of vasculitis in patients with rheumatoid arthritis. *J Rheumatol* 24:852–855, 1997.

42. Turesson C, Schaid DJ, Weyand CM, et al: The impact of HLA-DRB1 genes on extra-articular disease manifestations in rheumatoid arthritis. *Arthritis Res Ther* 7:R1386–R1393, 2005.

43. Gorman JD, David-Vaudey E, Pai M, et al: Particular HLA-DRB1 shared epitope genotypes are strongly associated with rheumatoid vasculitis. *Arthritis Rheum* 50:3476–3484, 2004.

44. Turesson C, Schaid DJ, Weyand CM, et al: Association of HLA-C3 and smoking with vasculitis in patients with rheumatoid arthritis. *Arthritis Rheum* 54:2776–2783, 2006.

45. Jagiello P, Aries P, Arning L, et al: The PTPN22 620W allele is a risk factor for Wegener's granulomatosis. *Arthritis Rheum* 52:4039–4043, 2005.

46. Lyons PA, Rayner TF, Trivedi S, et al: Genetically distinct subsets within ANCA-associated vasculitis. *N Engl J Med* 367:214–223, 2012.

47. Klareskog L, Stolt P, Lundberg K, et al: A new model for an etiology of rheumatoid arthritis: smoking may trigger HLA-DR (shared epitope)-restricted immune reactions to autoantigens modified by citrullination. *Arthritis Rheum* 54:38–46, 2006.

48. Hogan SL, Satterly KK, Dooley MA, et al: Silica exposure in anti-neutrophil cytoplasmic autoantibody-associated glomerulonephritis and lupus nephritis. *J Am Soc Nephrol* 12:134–142, 2001.

第 88 章

巨细胞动脉炎、风湿性多肌痛和大动脉炎

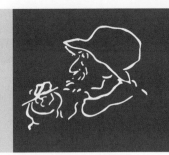

原著 David B. Hellmann
吕 星译 魏 蔚校

关键点

巨细胞动脉炎常见于 50 岁以上的成人。

巨细胞动脉炎最常见的临床表现为全身一般症状、头痛、颌跛行（jaw claudication）和视觉症状；几乎所有未接受治疗的患者均有红细胞沉降率升高。

巨细胞动脉炎的诊断通常需颞动脉活检来证实。

巨细胞动脉炎的早期治疗可以预防失明。

风湿性多肌痛可以单独发作或伴发于巨细胞动脉炎。

风湿性多肌痛对泼尼松 10 ～ 20 mg/d 治疗有反应，而巨细胞动脉炎所需的初始剂量大约为 60 mg/d。

大动脉炎最常见于年轻女性，主要累及主动脉及其主要的分支。

由于巨细胞动脉炎（giant cell arteritis，GCA）和风湿性多肌痛（polymyalgia rheumatica，PMR）累及相似的流行病学患者群体，并且常常发生在同一个体，因此我们将它们放在一起讨论。虽然 GCA 是一种发生于老年人的疾病，而大动脉炎（Takayasu's arteritis，TA）是一种发生于年轻人的疾病，但是由于它们都易引起大动脉的血管炎，且具有几乎相同的病理学改变，这些特征促使我们将这两种疾病放在同一章中讨论。

巨细胞动脉炎和风湿性多肌痛

美国风湿病学会诊断标准

美国风湿病学会（ACR）发表了诊断 GCA 的分类标准（表 88-1）[1]。现已提出三个针对 PMR 的分类标准（表 88-2）[2-4]。暂行的 2012 年标准需部分综合超声检查的结果来帮助诊断。

定义

巨细胞动脉炎

GCA 是成人最常见的系统性血管炎 [5]。本病主要累及 50 岁以上患者颈动脉的颅外分支。GCA 最严重的并发症是不可逆的视力丧失。由于 GCA 的病因不明，曾有很多命名分别强调了该病的不同特征，包括颞动脉炎、颅动脉炎和肉芽肿动脉炎等 [6]。所有这些疾病的名称都各有优缺点。例如，颞动脉炎和颅动脉炎强调了本病常常累及颞动脉或其他颅动脉，但是

表 88-1 美国风湿病学会巨细胞动脉炎分类标准

判定标准*	定义
发病年龄 ≥ 50 岁	出现症状或发现异常的年龄为 50 岁或以上
新发生的头痛	新发生的或不同性质的局限性头痛
颞动脉异常	颞动脉触诊压痛或搏动减弱，与颈动脉硬化无关。
ESR 升高	韦斯特格伦法检测 ESR ≥ 50 mm/h
动脉活检异常	动脉活检显示以单核细胞为主的浸润或肉芽肿性炎症为特征的血管炎，常伴有多核巨细胞

* 诊断巨细胞动脉炎需上述 5 项标准至少 3 条。具备任意 3 条或 3 条以上时该标准诊断的敏感性为 93.5%，特异性为 91.2%
ESR，红细胞沉降率
From Hunder GG, Bloch DA, Michel BA, et al: The American College of Rheumatology 1990 criteria for the classifi cation of giant cell arteritis. Arthritis Rheum 33:1125, 1990.

表 88-2 风湿性多肌痛诊断标准 *

Chuang 及其同事提出的诊断标准 [2]（1982）		
年龄 50 岁以上		
下列部位双侧疼痛和僵硬至少 1 个月，累及至少 2 个部位：颈部或躯干，肩或上肢近侧，臀部或大腿近端		
ESR > 40 mm/h		
排除巨细胞动脉炎以外的其他疾病		
Healey 的诊断标准 [3]（1984）		
疼痛持续至少 1 个月并累及下列至少两个部位：颈部、肩、骨盆带		
晨僵持续 > 1 小时		
对泼尼松治疗反应迅速（小于 20 mg/d）		
排除其他能引起骨骼肌肉系统症状的疾病		
年龄 > 50 岁		
ESR > 40 mm/h		
Dasgupta 及其同事的诊断标准 [3a]（2012）		
年龄 ≥ 50 岁，双侧肩关节疼痛，以及 C- 反应蛋白和（或）ESR 异常 †		
	不包括超声检查的积分（0 ~ 6）	包括超声的积分（0 ~ 8） ‡
晨僵持续 > 45 分钟	2	2
臀部疼痛或活动幅度受限	1	1
类风湿因子或抗瓜氨酸化蛋白抗体检测阴性	2	2
没有其他关节受累	1	1
至少一侧肩关节有三角肌下滑囊炎和（或）二头肌腱鞘炎和（或）盂肱关节滑囊炎（后部或腋窝）以及至少一侧髋关节滑膜炎和（或）转子滑囊炎	无	1
双肩关节三角肌下滑囊炎，二头肌腱鞘炎，盂肱关节滑膜炎	无	1

* 每个诊断标准所描述的表现必须全部存在时才可诊断风湿性多痛
† 在没有超声检查结果时大于等于 4 分即可以定义为风湿性多肌痛，在有超声检查结果时需大于等于 5 分方可定义为风湿性多肌痛
‡ 可选择的超声标准
ESR，红细胞沉降率

From Chuang T-Y, Hunder GG, Ilstrup DM, Kurland LT: Polymyalgia rheumatica: a 10-year epidemiologic and clinical study. Ann Intern Med 97:672, 1982; Healey LA: Long-term follow-up of polymyalgia rheumatica: evidence for synovitis. Semin Arthritis Rheum 13:322, 1984; and Dasgupta B, Cimmino MA, Kremers HM, et al: 2012 provisional classifi cation criteria for polymyalgia rheumatica: a European League Against Rheumatism/American College of Rheumatology collaborative initiative. Arthritis Rheum 64:943–954, 2012. Reproduced with permission.

忽视了 GCA 病变分布更广泛的性质。虽然肉芽肿动脉炎和 GCA 忠实反映了本病重要的病理表现，但这一命名方式也并不十分恰当，因为在大约半数病例中可能找不到巨细胞，而巨细胞也可以在其他血管炎中出现。由于并没有一个完美的名称，本章依照惯例将本病称为 GCA。

风湿性多肌痛

风湿性多肌痛是一种以四肢近端和躯干疼痛为特征的综合征，该命名最初由 Barber 提出。由于无特异的诊断性试验和病理学发现，PMR 是根据其临床特征进行定义的。绝大多数定义均包含如下特征：①在肩、髋带肌、颈部分别出现或同时出现的疼痛伴

晨僵，持续半个小时或更长；②症状持续 1 个月或更长时间；③年龄大于 50 岁；④系统性炎症的实验室证据，例如红细胞沉降率（ESR）升高[2]。有些定义还包括对小剂量糖皮质激素治疗反应迅速有效，例如泼尼松 10 mg/d[7]。如存在 GCA 以外的其他特异性疾病，例如类风湿关节炎（RA）、慢性感染、多发性肌炎或恶性肿瘤等，则排除 PMR 的诊断。

流行病学

GCA 在不同人群中发病率的差别较大，在 50 岁以上人群中发病率从少于 0.1/100 000 到 77/100 000 不等[5,8-12]。发生 GCA 最大的危险因素是高龄。本病几乎从不发生在 50 岁以前，在 50 岁以后它的发病率稳步上升。在过去半个世纪里平均诊断年龄逐渐上升，从 20 世纪 50 年代的 74.7 岁上升到当前的 79.2 岁。民族、地域和种族也是重要的发病因素，最高的发病率见于斯堪的纳维亚人和美国的斯堪的纳维亚移民后裔中。据报告在日本人、北印度人和非洲裔美国人中 GCA 发病率最低。在西欧，GCA 在北方较南方更常见。过去的 20 ～ 40 年间，GCA 的发病率有所上升，这可能与医生更加关注本病有关[5,8]。有些研究报道了季节性差异和群集性病例，发病高峰间隔约为 7 年[8,11]。美国明尼苏达州 Olmsted 县是斯堪的纳维亚移民的聚居地，该地 50 岁以上人群的发病率是200/100 000[16]。尸检研究提示 GCA 实际上较临床上表现得更为普遍。在一项涉及 889 例尸检的研究中，Östberg[14] 通过对颞动脉和主动脉的两个横断面进行切片检验，发现动脉炎占 1.6%。

最初对家族性 GCA 的研究提示 GCA 的发生有遗传易感性[15]，最近通过研究证实 GCA 与人类白细胞抗原（HLA）Ⅱ类区域的基因相关[16]。60% 的GCA 患者携带 HLA-DRB1*04 单倍体变异，该变异在 B1 分子的第二高变区具有相同的基序（motif）[16]。这种基序与在 RA 患者中发现的不同[16]。非洲裔美国人中这些等位基因的携带率较低，这一点可能解释了为什么黑人中 GCA 的发病率相对较低。迄今为止，GCA 是已知与 HLA Ⅱ类基因最为相关的一种系统性血管炎。GCA 和 PMR 的易患因素也同肿瘤坏死因子、血管细胞黏附分子和白介素 18（IL-18）的基因多态性相关[5]。

GCA 病例的地理聚集性提示该病的发病存在环境危险因素。吸烟可能使妇女发生 GCA 的风险增加6 倍[17]。旁证资料显示 GCA 发病与多种感染因素相关，包括肺炎支原体、水痘 - 带状疱疹病毒、细小病毒 B19 和 Ⅰ 型副流感病毒[11-12]。用聚合酶链反应（PCR）检测颞动脉活检标本中细小病毒 B19 或疱疹病毒 DNA 得到的是阴性结果或其结论前后矛盾[18]。关于 GCA 和肺炎衣原体相关的报告没有经过严格的考察[19]。在 2012 年的一项仅以摘要形式发表的研究表明，在 10 例 GCA 患者的颞动脉活检标本中有 9例发现了伯霍尔德杆菌感染的证据，而对照组中 11例患者中则没有感染[20]。性别和健康状态同样影响GCA 的发病。妇女发病的机会是男性的两倍[11]。女性患有糖尿病会使 GCA 发病的机会减少 50%[2]。虽然 GCA 患者发生主动脉瘤的风险增加，但总体死亡率并没有升高[11]。

PMR 较 GCA 更普遍，患病率是后者的 2 ～ 3倍[5,9,10,21]。在美国明尼苏达州的 Olmsted 县，1970—1991 年的 22 年中诊断了 245 例 PMR，显示 50 岁以上人口中的年发病率为 52.5/100 000[21]。PMR 在 50岁以上人群的患病率（包括活动和缓解病例）大约是600/100 000[21]。PMR 和 GCA 与相同的 *HLA-DR4* 基因相关[16,22]。

病因、病理和发病机制

GCA 和 PMR 的病因并不清楚。由于病理学研究为发病机制的研究提供了重要线索，所以在此首先讨论病理学改变。

在 GCA，炎症多发生在始发于主动脉弓的中等肌性动脉[11,14,23-24]。炎症常常以节段的形式影响动脉（可能造成动脉的"跳跃性病变"），也可累及较长的一段动脉[25]。在死于 GCA 活动期的患者中，最常见且最严重的病变见于颞浅动脉、椎动脉、眼和睫状后动脉[26]。颈内动脉和颈外动脉、视网膜中央动脉受累相对较少[26]。在其他的一些尸检研究中，病变多见于近端和远端主动脉、颈内和颈外动脉、锁骨下动脉、肱动脉和腹部动脉[14]。由于 GCA 累及血管的内弹力层和滋养血管，在穿过硬脑膜后颅内血管缺乏这些结构，因此 GCA 很少累及颅内动脉就不足为奇了[26-28]。活检随诊或尸检调查显示，部分 GCA 患者即使症状已经缓解，仍然可能存在持续的轻度慢性炎症[2]。

在疾病的早期,淋巴细胞聚集仅限于内外弹力层或外膜。某些病例的炎症可能仅局限在滋养血管[3]。进展病例的标志是血管内膜增厚和显著的细胞浸润。在病变严重的部位,血管的全层都受到影响(图 88-1)。可见大段动脉壁的透壁性炎症(包括弹力层)和含有多核组织细胞、异物巨细胞、组织细胞、淋巴细胞(主要是 CD4+ T 细胞)和少量浆细胞以及成纤维细胞的肉芽肿[24,29-30]。嗜酸性粒细胞可见,但是多形核白细胞很少见。炎症活动部位可发生血栓形成,此后这些部位可以再通。炎症过程常常在临近内弹力层的血管中层内侧最为明显。可出现弹力纤维的断裂和崩解,与巨细胞的聚集密切相关(图 88-2,补充材料图 88-1 见 ExpertConsult.

com)。然而,仅有大约半数的常规检验标本可检到巨细胞;因此,如果其他临床特征符合,病理并非诊断所必需的条件。与其他系统性血管炎相比[如结节性多动脉炎、显微镜下多血管炎、肉芽肿性多血管炎(GPA)],GCA 很少见到纤维素样坏死[3]。

免疫组化研究证实,受累动脉各层均有其特异的炎症改变[11,24,30-33]。树突状细胞出现在血管的外膜,它可呈递抗原并活化 T 细胞,同时还可发现两种不同的 CD4+ T 细胞:①分泌 γ 干扰素(INF-γ)和白介素 -2(IL-2)的 Th1 细胞;②分泌包括白介素 17A(IL-17A)在内的白介素 -17 家族分子的 Th17 细胞[34-36]。外膜 T 细胞显示了克隆增殖的证据。外膜也可见巨噬细胞浸润,可分泌 IL-1、IL-6 和转化生长因子 -β(TGF-β)。中膜主要可见巨噬细胞,与其他层的巨噬细胞不同,它可产生基质金属蛋白酶和氧自由基。接近内膜的巨噬细胞分泌一氧化氮并融合形成合胞体——巨细胞,巨细胞可分泌血小板衍生生长因子(PDGF)和促进内膜增生的物质[24,37]。

虽然 PMR 患者动脉的大体外观通常正常,但对表面上未受累的颞动脉进行免疫组化研究发现了与 GCA 相同的巨噬细胞相关炎性细胞因子的表达上调[24]。T 细胞因子 IFN-γ 在 GCA 中大量表达,但在仅患有 PMR 患者的动脉中没有表达。在 PMR 患者的动脉活检中也很少发现其他病理学改变。曾有肉芽肿性心肌炎和肝炎病例的报道[38]。肌肉活检结果可能为正常或显示非特异性 II 型肌肉萎缩。但许多报

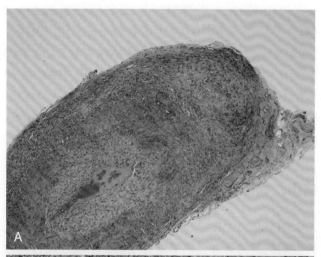

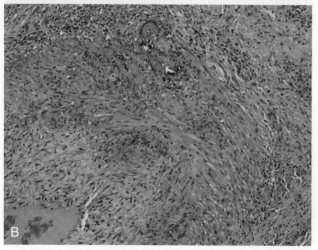

图 88-1 巨细胞动脉炎。**A**. 颞动脉的横断面显示具有单核细胞和巨细胞的透壁炎症(苏木素和伊红染色,10 倍);**B**. 高倍视野(100 倍)证实中膜的巨细胞浸润(Courtesy Dr. Frederic Askin.)

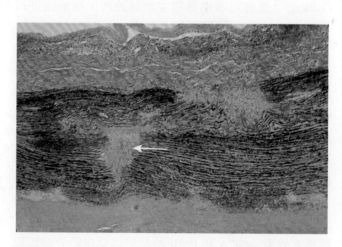

图 88-2 一例死于升主动脉破裂患者的巨细胞动脉炎累及近端主动脉。切片显示升主动脉破裂部位的远端,可见弹力动脉的破坏(箭头示)(elastic van Gieson 染色,×64)。相邻切片苏木素和伊红染色显示断裂的纤维处单核细胞浸润

道显示患者的膝关节、胸锁关节和肩关节存在淋巴细胞性滑膜炎，骶髂关节也可出现相似的反应[39-40]。25 例 PMR 的骨扫描结果显示其中 2 例患者的关节中锝酸盐摄取增加[39]，提示滑膜炎（多数为亚临床型）的存在。采用更加敏感的检查方法，如 MRI 和超声都有力地证实了 PMR 的主要炎症部位为包绕肩关节的滑囊，而不是肩关节本身[6]。GCA 和（或）PMR 患者的血清研究提供了系统性炎症的证据，疾病活动期血清循环免疫复合物[41]以及 IL-6、IL-1 的水平都升高[8]。

这些观察结果，以及将 GCA 患者颞动脉植入严重联合免疫缺陷（SCID）小鼠的实验研究结果，提示 GCA 可能是动脉血管壁内一种适应性免疫反应的结果[24,35,42-43]。在这个模型中（图 88-3），关键的启动因素可能是血管外膜内树突状细胞的活化，正常情况下滋养血管仅存在于该层。在大中型动脉，免疫组化研究发现颞动脉中的树突状细胞具有特殊的表型，表达成束蛋白和 CD11c[24,34]。树突状细胞表达的 Toll 样受体（TLRs）通常作为哨兵，监控外膜的任何免疫破坏[44]。GCA 患者树突状细胞上 Toll 样

受体（Toll-like receptor，TLR）的活化似乎是最初的激发因素[34,44-45]。在多种不同的 TLR 中，TLR-2 和 TLR-4 可能在 GCA 发病中最为重要。虽然 GCA 发病中适应性免疫的确切触发因素并不清楚，但对 GCA-SCID 小鼠模型的研究显示，血液中的脂多糖是颞动脉中 TLR 的效应配体。其他微生物成分或某些自身抗原（如氧化的脂质）可能也是活化动脉树突状细胞的 TLR 配体。

一旦 TLR 被结合，树突状细胞即从休眠状态转化为活化状态，并且释放细胞因子，如 IL-6 和 IL-18，这些细胞因子把 CD4+ T 细胞募集、活化、滞留在血管中。树突状细胞在活化 T 细胞和维持血管炎中的关键作用已经在 GCA-SCID 小鼠模型中得到证实：去除树突状细胞可以显著地减少 T 细胞浸润，抑制血管炎症。正如以上所提到的，有两种不同的 CD4+ T 细胞发生活化和增殖：产生 INF-γ 的 Th1 细胞和产生 IL-17 的 Th17 细胞。INF-γ 可诱导巨噬细胞迁移、分化和形成肉芽肿[34,40]。中膜中的巨噬细胞所产生的基质金属蛋白酶和脂质过氧化物酶最终会导致弹力层的破坏。血管通过释放多种生长因子，包括 PDGF、血管内皮生长因子（VEGF）和 TGF-β 等力图对抗组织破坏，这些生长因子能够促进平滑肌细胞从可收缩的表型转换成分泌型，从血管中层移行到内膜。内膜平滑肌细胞的增殖导致血管腔的阻塞[24,34]。

PMR 似乎是由血管中相似但强度较弱的适应性免疫反应所引起的结果（通过多种炎性细胞因子的原位测定方法所证实）。根据这个模型，PMR 和 GCA 的发病都起始于血管外膜和中膜交界处的树突状细胞的活化[34,45]。然而 PMR 的特征性标志是没有产生 IFN-γ 的 T 细胞。由于缺乏 IFN-γ 来刺激巨噬细胞的趋化和分化，PMR 的动脉炎症保持亚临床水平。因而，GCA 的发生需要血管树突状细胞的活化和一系列诱导疾病的 T 细胞的共同作用[24,34,45]。PMR 和 GCA 的全身症状可归因于血清中细胞因子（如 IL-1、IL-6）的水平升高。这些血清细胞因子是来源于血管炎症本身还是其他的炎症部位尚不清楚。由于这个模型能够解释一系列的临床表现为什么会同时发生，因此正吸引越来越多的关注。

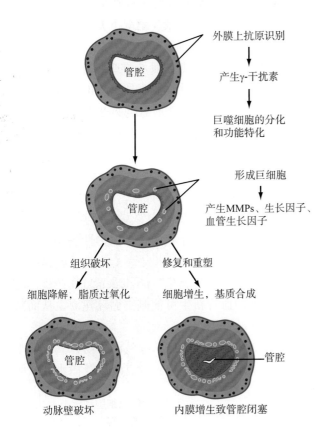

外膜上抗原识别

↓

产生 γ- 干扰素

↓

巨噬细胞的分化和功能特化

形成巨细胞

产生 MMPs、生长因子、血管生长因子

组织破坏　　　修复和重塑

细胞降解，脂质过氧化　　细胞增生，基质合成

动脉壁破坏　　　内膜增生致管腔闭塞

图 88-3 巨细胞动脉炎发病机制模型。IFN-γ，γ- 干扰素；MMPs，基质金属蛋白酶

临床特征

GCA 和 PMR 的平均发病年龄大约为 79 岁，范

围是 50 ～ 90 岁 [11,13]。偶尔会有较年轻的病例报告。女性患病的机会约为男性的 2 倍 [21]。典型病例常常隐袭起病，可持续数周或数月。但是 1/3 的患者起病非常突然以至于他们可以准确回忆起确切的发病日期 [11,38]。

巨细胞动脉炎

经典表现 GCA 最常见的表现为全身症状、头痛、视觉症状、颌跛行和 PMR [11]（表 88-3）。几乎所有的患者都体验过一种或几种全身症状，包括疲劳、体重下降、不适和发热。

头痛是全身症状以外最常见的症状，出现于大约 3/4 的患者中 [46]。疼痛通常被描述为中等程度的钻顶痛，主要集中在颞区。然而，不同患者对头痛的描述差别非常大。它可以是轻度疼痛，或严重到患者为迅速缓解疼痛而到急诊就医。疼痛可位于头颅的任何部位，包括枕部（由于枕动脉受累） [11,14]。最常见的特征是患者感觉某种新发生的和不寻常的头痛。未经治疗的患者，虽然疾病依然活动，但头痛可能在几周内缓解。通常，GCA 的头痛与任何体格检查的特殊发现无相关性。颞动脉的异常，包括扩张、结节性

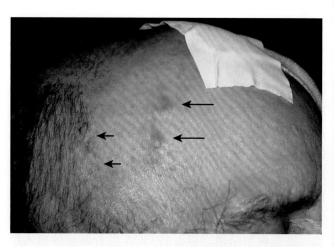

图 88-4 巨细胞动脉炎（GCA）累及颞动脉。小段屈曲的动脉发红、压痛（长箭头）。绷带覆盖处是一条表现相似的动脉，活检结果为 GCA。右侧颞动脉近端体格检查正常，活检组织学检查也正常。在右耳前上方隐约可见活检遗留的瘢痕（短箭头）

肿胀、触痛、搏动消失，仅在约半数患者中出现（图 88-4）。有些患者会自觉头皮痛，且在刷牙或梳头时加重。

眼部症状在 GCA 中常见，特别是视力丧失和复视。可以表现为单侧或（较少情况下）为双侧、一过性或永久性、部分的或完全的视力丧失 [47]。如果视力丧失持续超过数小时则一般不可逆。视力丧失通常反映了睫状后动脉闭塞性动脉炎所造成的前部缺血性视神经病，该动脉是供应视神经盘的主要血管。后睫状动脉是眼动脉的分支（后者又起源于颈内动脉）。少数情况下视觉丧失由视网膜动脉闭塞所致。无论病变部位如何，视觉丧失的后果都极为严重，大约 80% 以上患者不能看到手的挥动 [47]。出现发热或其他系统性症状的 GCA 患者较少发生视觉丧失 [48-49]。关于发热和其他系统性症状的这种保护性效应，一种可能的解释为：在颞动脉活检中，全身症状明显的患者显示有更广泛的血管新生（angiogenesis） [7]。伴随炎症增强出现的血管新生可使侧支循环建立，从而减少缺血性事件的发生 [7]。

由前部缺血性视神经病所导致的失明，其早期眼底镜表现为缺血性视神经炎：视盘轻度苍白水肿，散在棉絮状斑片和小出血点（图 88-5） [47]。随后出现视神经萎缩。失明偶尔也可作为首发症状，但通常在其他症状出现后数周甚至数月发生。没有眼受累的患者眼底镜检查通常正常。多数报告显示患者视觉丧失

表 88-3 巨细胞动脉炎的症状

症状	发生率（%）
头痛	76
消瘦	43
发热	42
疲劳	39
任何视觉症状	37
食欲减退	35
颌跛行	34
风湿性多肌痛	34
关节痛	30
单侧视觉丧失	24
双侧视觉丧失	15
眩晕	11
复视	9

Modified from Smetana GW, Shmerling RH: Does this patient have temporal arteritis? JAMA 287:92, 2002. Data from a review of 2475 patients reported in the literature.

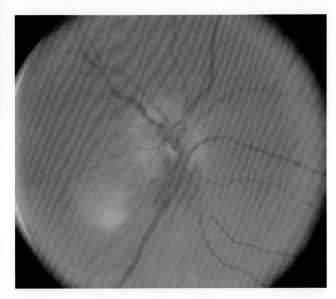

图 88-5 巨细胞动脉炎急性期缺血性视神经病造成视觉丧失的眼底镜所见。视盘苍白水肿，视网膜静脉扩张，可见火焰状出血（Courtesy Dr. Neil R. Miller.）

的发生率为 20% 或以下 [7,47,50]。一项针对 245 名患者的现代研究发现，34 例（14%）患有永久性视觉丧失 [50]。这些患者中，有 32 人视力障碍出现在糖皮质激素治疗开始前，其余 2 例患者出现在治疗开始以后。治疗开始后，32 例患者中有 3 人的视力丧失恶化，5 例患者得到改善。5 年的随访显示，在糖皮质激素治疗开始时已出现视觉缺陷的 GCA 患者随访期内视力继续恶化的风险为 13%。如果糖皮质激素治疗开始时没有视力丧失，则随后的 5 年里视力进一步恶化的风险仅为 1%。

GCA 的另一种潜在的眼部并发症是眼肌麻痹。复视通常由缺血引起的眼运动神经麻痹所致，可于治疗后获得缓解。GCA 累及动眼神经时通常不累及瞳孔 [47]。罕见情况下，动脉病变可导致枕叶皮质梗死和视觉丧失。

肌肉的间歇性跛行可发生在咀嚼肌（颌跛行）和四肢。偶尔累及舌肌和吞咽相关肌群 [11]。累及咀嚼肌时，患者在咀嚼肉类时尤感不适，而且可能某一侧较对侧受累更严重。在某些病例，面动脉受累还会导致咀嚼肌痉挛。更严重的血管狭窄可导致头皮或舌的坏疽。

不典型临床表现　大约 40% 的患者症状不典型（表 88-4）[35,51-53]。在这些患者中，头痛、颌跛行、视觉症状和 PMR 可不出现或症状不显著。

GCA 患者近 40% 有发热，但通常为低热，并被其他典型症状所掩盖。然而，15% 的 GCA 患者可能表现为不明原因发热（fever of unknown origin，FUO），热峰很高，并以发热为主要临床表现 [7,38]。尽管在所有 FUO 病例中只有 2% 为 GCA，但在 65 岁以上的发热患者中，GCA 占 16% [38]。大约 2/3 的患者有寒战和盗汗，而这些症状常常被认为是感染或肿瘤的特征。患者的平均温度为 39.1℃，最高温度 39.8℃。在 GCA 导致的发热中，白细胞通常正常或者接近正常（至少在应用泼尼松治疗之前）。

大约 30% 的患者出现神经系统受累 [1,54]。它们表现各异，但是最常见的是神经病变、一过性脑缺血或者脑卒中。颈动脉或椎基底动脉的狭窄或闭塞可导致偏瘫或脑干意外事件。GCA 更易累及后循环，在

表 88-4 巨细胞动脉炎的不典型表现

不明原因发热
呼吸道症状（特别是咳嗽）
耳鼻喉表现
舌炎
舌梗死
咽喉痛
听力受损
大动脉疾病
主动脉瘤
主动脉夹层
肢体跛行
雷诺现象
神经系统表现
周围神经病
短暂性脑缺血发作，卒中
痴呆
谵妄
心肌梗死
肿瘤样损害
乳房肿块
卵巢和子宫肿块
抗利尿激素分泌不当综合征
微血管病性溶血性贫血

正常人群中，前循环与后循环所致脑卒中和一过性脑缺血的比率为 3：2，而在 GCA 中可达 1：1[55]。也有发生谵妄、可逆性痴呆症和脊髓病变的报道。由于 GCA 多发生于老年人群，因而对其缺血性中枢神经系统事件确切原因的判定常常具有挑战性。GCA 的神经病变包括单神经病和周围性多神经病，且可以累及上肢或下肢。推测 GCA 的神经病变是继发于滋养动脉受累，但少有相应病理证据。GCA 易累及 C5 神经根，导致肩不能外展，这在其他血管炎中极少见[27]。在多动脉炎和其他类型的血管炎中，累及手足的单神经病很典型，但 GCA 中少见。

大约 10% 的患者有显著的呼吸道症状[56]。可表现为干咳伴或不伴咳痰、咽痛和声音嘶哑。当这些症状很严重或作为 GCA 的首发症状时，就可能误导临床医生，从而忽视了动脉炎的存在。血管炎可以引起受累组织的缺血或应激过度而导致上述症状。GCA 的耳鼻喉表现包括咽喉疼痛、牙痛、舌痛、舌炎、舌部溃疡或梗死[56,57]。

在发病初期，10% ～ 15% 的病例可发现大动脉受累，而最终（受累比例）可达 27%[3,40,58]。应用氟脱氧葡萄糖（FDG）正电子发射断层扫描（PET）研究发现，大多数 GCA 患者都存在大动脉的亚临床受累。例如，一项 PET 研究显示 35 例患者中有 88% 存在大动脉摄取氟脱氧葡萄糖增加，7% 累及锁骨下动脉，54% 累及主动脉[59]。

总的来说，临床确诊的疾病可以被分为早期（诊断后一年以内）和晚期（诊断后数年）。通常早期病变主要是大动脉狭窄，它导致上肢跛行；颈动脉、锁骨下动脉、腋动脉及肱动脉杂音；颈部或上肢脉搏减弱或消失以及雷诺现象（图 88-6）[58]。血管造影的特征提示 GCA 是管壁光滑的动脉狭窄或阻塞与正常或扩张的区域交替存在，但无不规则斑块或溃疡，好发于颈动脉、锁骨下动脉、腋动脉及肱动脉。晚期病变常常累及胸主动脉瘤[58]。关于在疾病晚期发展为动脉瘤的趋势，一项包含 41 例患者的研究显示，从诊断 GCA 到发现这些并发症的平均时间为 7 年[41]。GCA 患者胸主动脉瘤的发生率是非 GCA 人群的 17 倍。对此风险加以比较，GCA 合并胸主动脉瘤的几率是吸烟导致肺癌的两倍。GCA 患者腹主动脉瘤的发生率也是正常人群的 2.4 倍[3,41]。总的来说，将近五分之一的 GCA 患者（18%）发展为主动脉瘤或夹层动脉瘤[58]。大动脉病变的患者常常不伴

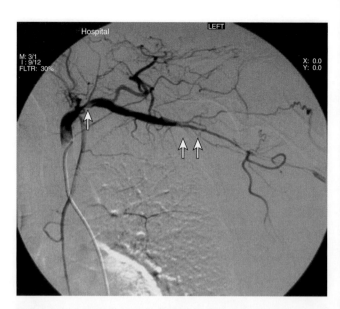

图 88-6　CT 血管造影显示巨细胞动脉炎导致。左锁骨下动脉和腋动脉突然的节段性缩窄（Courtesy Dr. Elliot Levy.)

有头痛或其他典型的 GCA 表现，颞动脉活检异常者不足 50%。计算机断层（CT）血管造影和和磁共振血管造影（MRA）是检测 GCA 大动脉病变的最常用方法。

女性 GCA 患者可表现为乳房或卵巢肿块[53,60]。这些组织的肿块病变是由动脉内和周围的肉芽肿性炎症所致。继发于冠状动脉炎的心绞痛、充血性心力衰竭和心肌梗死很少见。

临床亚型

研究提示 GCA 不是一种表现单一的疾病，该病具有多种临床亚型，不同亚型间炎症细胞因子的表达存在差异[61]。缺血性事件，包括失明、卒中和大动脉病变，多见于表达高水平 IFN-γ 和低水平 IL-6 的患者[61]。反过来，产生高水平 IL-6 的患者易于表现出更为显著的炎症特征（例如发热和全身症状），但较少出现失明或其他的缺血事件[61-63]。

风湿性多肌痛

和 GCA 一样，PMR 患者在发病以前都看似身体健康[11]。半数以上的患者有全身表现，例如疲倦、低热和体重下降，并可能作为首发症状。不合并 GCA 的 PMR 患者很少出现高峰热[38]。关节痛和肌痛可突然发生，也可经过数周或数月的隐匿进展[2]。在确诊之前数月患者即可表现出不适、疲倦和抑郁，

并伴有疼痛和僵硬。在大多数患者中，最早出现症状的是肩胛带，其余患者则以髋关节和颈部受累为首发症状。这些不适可以先从一侧肩关节或髋部开始，但通常在数周内累及双侧。症状主要集中在近端肢体、中轴肌肉和肌腱附着点。与 RA 类似的晨僵和静止后的"胶着"感常为突出表现。如果症状严重，多出现持续性疼痛。尽管关节运动可加重疼痛，但是疼痛多表现在四肢近端，而非关节部位 [2]。一些病例可出现远端关节疼痛和肿胀，包括四肢远端弥漫性凹陷性水肿 [64]。夜间疼痛较常见，而且患者可在睡眠中活动时疼醒。尽管运动伴随的疼痛会使肌力测试分析产生一定的困难，但患者的肌力通常不受损。运动时的疼痛也使患者很难起床或从浴缸中站起。在此综合征的晚期，可以出现肌肉萎缩和肩带肌群挛缩，从而导致关节的主动和被动活动受限。

如上所述，PMR 患者中滑囊炎症和滑膜炎的存在已经为许多学者所证实，并且是造成该病诸多表现的原因 [6]。细致的查体可以发现膝关节、腕关节和胸锁关节的一过性滑膜炎。肩关节和髋关节被厚厚的肌肉所覆盖，因而通过查体难以触及轻微滑膜炎的少量渗出。活检、滑液分析、关节闪烁扫描、超声和 MRI 都能发现滑膜炎 [38-40]。

实验室检查

除了动脉活检的表现不同，PMR 和 GCA 的实验室检查结果相似（表 88-5）。在这两种疾病的活动期通常都表现为轻到中度的正色素性贫血。白细胞和分类计数一般为正常。显著升高的 ESR 和 C 反应蛋白（CRP）水平是这两种疾病的共有特征 [65-66]。在一项研究中，对 177 名经活检证实的 GCA 患者检测 ESR 和 CRP，CRP 的敏感性稍高于 ESR（86.4% vs. 84.2%）[66]。ESR 高于 100 mm/h（Westergren 法）很常见，但是通过活检确诊的 GCA 病例未经治疗时其 ESR 仍可能为正常或接近正常水平 [65,66]。在 GCA 患者中，10.8% 的 ESR 小于 50 mm/h，3.6% 的患者 ESR 可小于 30 mm/h [65]。极少数患者在整个炎症过程中（包括活动期 GCA）都不会出现 ESR 增快。在因其他疾病接受糖皮质激素治疗的患者中 ESR 也可以相对较低或正常 [65]。因此，ESR 正常也不能排除 GCA，尤其对于伴有其他典型症状和体征的患者更应警惕。血小板计数常常升高。

血浆蛋白通常呈现非特异性改变，包括白蛋白浓度降低，以及 α_2 球蛋白、纤维蛋白原和其他急性时相反应蛋白升高。还可出现 γ 球蛋白和补体轻度升高。抗核抗体和类风湿因子常为阴性。

大约 1/3 的 GCA 患者肝功能轻度异常，而 PMR 中略少见。碱性磷酸酶水平增加最为常见，也可出现谷草转氨酶升高和凝血酶原时间延长。肝活检一般正常，但也可发现肉芽肿性肝炎 [38]。肾功能和尿液分析通常正常。某些病例可见红细胞管型，但其与临床的大动脉受累并不相关 [25]。

血清肌酸激酶以及其他反映骨骼肌损害的酶水平是正常的。肌电图通常正常，肌肉活检表现为正常组织学特征或仅有轻度失用性肌萎缩 [58]。

GCA 或 PMR 的滑液分析研究显示了轻度炎性反应的证据，包括滑液白细胞计数升高，平均计数为 2900 cells/mm^3，波动范围为 300～20 000 cells/mm^3，其中 40%～50% 为多形核白细胞 [61,93]。滑液的补体水平多正常。某些病例的滑膜活检表现为淋巴细胞性滑膜炎 [39-40]。

PMR 和 GCA 患者血清 IL-6 水平升高，且似乎与炎症活动程度保持高度一致 [67]。GCA 和 PMR 患者中Ⅷ因子或假性血友病因子（von Willebrand factor）水平升高。

表 88-5 巨细胞动脉炎的体格检查表现和实验室异常

异常表现	出现频率（%）
任意的颞动脉异常	65
突起的或扩张的颞动脉	47
颞动脉搏动消失	45
头皮压痛	31
任意眼底镜检查异常	31
ESR 异常	96
ESR > 50 mm/h	83
ESR > 100 mm/h	39
贫血	44

ESR，红细胞沉降率

Modified from Smetana GW, Shmerling RH: Does this patient have temporal arteritis? JAMA 287:92, 2002.

鉴别诊断

大量证据表明 PMR 和 GCA 相关,并且是一种疾病过程的不同表现[11,22]。这两种疾病在年龄、种族、地理分布和与 HLA-Ⅱ 等位基因的相关性方面都是相同的。此外,这两种疾病存在许多相同细胞因子的过度表达。30% ~ 50% 的 GCA 患者有 PMR 的表现。单纯 PMR 的患者 10% ~ 15% 颞动脉活检阳性。如果 PMR 患者不伴有 GCA 的症状(例如头痛、颌跛行、视觉症状和高热),则疾病本身似乎并不导致视力丧失,且对小剂量糖皮质激素反应好[11]。

任何 50 岁以上有视力丧失、复视、新发的头痛、颌跛行、PMR、不明原因的发热、不能解释的全身症状、贫血和 ESR 升高的患者都应该考虑 GCA 的诊断。GCA 能引起多种头部不适感(如头痛、头皮压痛、颌跛行,以及咽喉、牙龈和舌痛),任何 50 岁以上、有新发生的、不能解释的"颈部以上"的疼痛患者都应考虑到本病。GCA 多种多样的表现意味着在对有干咳、卒中、上肢跛行或急性 C5 神经根病并伴有其他 GCA 典型症状和表现的老年人进行鉴别诊断时应考虑到本病。

某些个别症状或体征能够增加或降低诊断本病的可能性(表 88-6)[46]。例如,颌跛行、复视、异常颞动脉表现、头皮压痛和 ESR 高于 50 mm/h 将增加患者患有 GCA 的可能性[46]。在一组 373 例患者中,出现颌跛行或复视可以将活检阳性的可能性增加 3 倍。出现双侧颌跛行和复视将使诊断性颞动脉活检的阳性预期值达到 100%[67]。与之相反,如患者无头痛,体格检查未发现颞动脉异常,存在滑膜炎表现,并且 ESR 正常,则会降低 GCA 的可能性。

很多疾病的临床表现与 GCA 类似(表 88-7)。除血管炎外,多种原因可以导致单侧的视觉丧失,包括动脉硬化诱导的血栓栓塞性疾病[47]。非动脉性视觉丧失患者没有 GCA 相关的症状、体征或检查发现。在胆固醇栓子造成视觉丧失的病例,眼底镜检查有助于发现 Hollenhorst 斑。前部缺血性视神经病,即 GCA 中最常见的导致视觉丧失的原因,其也可以由动脉硬化引起。非动脉性视神经病常常导致视盘偏小和杯 - 盘比减小,而 GCA 相关的视神经病视盘大小则较为多变[47]。因而,除非证明有其他的疾病存在,前部缺血性视神经病的患者如发现正常大小或大的视杯则提示 GCA[47]。

表 88-6 巨细胞动脉炎的症状、体征和实验室指标的似然比*

表现	阳性似然比 (95% CI)	阴性似然比 (95% CI)
症状		
颌跛行	4.2(2.8 ~ 6.2)	0.72(0.65 ~ 0.81)
复视	3.4(1.3 ~ 8.6)	0.95(0.91 ~ 0.99)
体重下降	1.3(1.1 ~ 1.5)	0.89(0.79 ~ 1.0)
任何的头痛	1.2(1.1 ~ 1.4)	0.7(0.57 ~ 0.85)
疲劳	NS	NS
厌食	NS	NS
关节痛	NS	NS
风湿性多肌痛	NS	NS
发热	NS	NS
视力丧失	NS	NS
体征		
串珠状颞动脉	4.6(1.1 ~ 18.4)	0.93(0.88 ~ 0.99)
颞动脉压痛	2.6(1.9 ~ 3.7)	0.82(0.74 ~ 0.92)
任何颞动脉异常	2.0(1.4 ~ 3.0)	0.53(0.38 ~ 0.75)
头皮压痛	1.6(1.2 ~ 2.1)	0.93(0.86 ~ 1.0)
滑膜炎	0.41(0.23 ~ 0.72)	1.1(1.0 ~ 1.2)
视神经萎缩	NS	NS
实验室结果		
ESR 升高	1.1(1.0 ~ 1.2)	0.2(0.08 ~ 0.51)
ESR > 50 mm/h	1.2(1.0 ~ 1.4)	0.35(0.18 ~ 0.67)
ESR > 100 mm/h	1.9(1.1 ~ 3.3)	0.8(0.68 ~ 0.95)
贫血	NS	NS

* 基于文献复习,患者数量从 68 到 2475 不等
CI,置信区间;ESR,红细胞沉降率;NS,没有显著意义
Modified from Smetana GW, Shmerling RH: Does this patient have temporal arteritis? JAMA 287:92, 2002.

老年患者出现全身症状并伴有贫血和 ESR 增快,其病因也可能是隐蔽的感染(如结核病、细菌性心内膜炎、人类免疫缺陷病毒)或者恶性肿瘤(特别是淋巴瘤和多发性骨髓瘤)。这些可能更加强调了在适当的患者中进行选择性的血清检查、影像学检查和免疫电泳的诊断价值。系统性淀粉样变性与 GCA 的表现非常相似,是除了 GCA 以外少数几个能够导致颌跛行的疾病。淀粉样物质沉积在颞动脉,如标本不用刚果红进行染色可能检测不到。老年患者的多关节

炎更可能是由 RA 所致而不是 GCA。在一项对 520 名 GCA 患者进行的研究中，不到 2% 的患者在诊断 GCA 前发生多关节炎。

目前已经制定了 GCA 的分类标准，它可以帮助鉴别 GCA 和其他血管炎（表 88-1）[69]。与 GCA 相似，大动脉炎可以累及主动脉弓及其通向头部和上肢的主要动脉分支，但它是一种主要发生在年轻女性的疾病。抗中性粒细胞胞浆抗体（ANCA）相关性肉芽肿性血管炎（AGV）也能够累及颞动脉。通常认为"颌跛行"是 GCA 的特征性表现，但 AGV 与系统性淀粉样变性一样，是该规律的例外情况。而且，AGV 几乎总是累及呼吸道和肾，且与 ANCA 相关。结节性多动脉炎也可以累及颞动脉，如果活检没有找到巨细胞，并且患者有对 GCA 来说非典型的症状，例如肠系膜动脉炎，则应考虑本病。结节性多动脉炎可以发生滋养血管的纤维素样坏死，但在 GCA 很少发生。中枢神经系统原发性血管炎与 GCA 的不同之处在于它能够影响颅内动脉。

依靠前述症状和查体发现即可对 PMR 做出临床诊断。目前已提出了两个诊断标准（表 88-2）[2-3]。多种疾病可以和 PMR 的表现相似（表 88-7）。区分早期的 RA 和 PMR 可能比较困难，特别是对那些占 15% 的 RF 阴性患者以及少数手足小关节还没有表现出明显滑膜炎的患者。多发性肌炎的患者对无力的主诉要远远多于疼痛，这种模式与 PMR 患者陈述的症状模式相反。另外，多发性肌炎的肌酶水平升高，肌电图异常。虽然肿瘤患者常常会有肌肉骨骼系统疼痛，但 PMR 和恶性肿瘤之间并无相关性。因此，除非临床上有肿瘤存在的证据或者患者具有不典型的对小剂量泼尼松治疗反应较差的情况，并没有必要去寻找可能存在的肿瘤。

某些慢性感染的患者，例如感染性心内膜炎，可能有与 PMR 相似的表现，因此对发热的患者应当进行血培养[104]。纤维肌痛综合征的患者没有典型的晨僵，并且实验室检查的结果为正常或基本正常。偶尔，早期帕金森病如果行动徐缓和震颤等症状较弱或缺如，可能与 PMR 相混淆。腰椎管狭窄的患者有时也会主诉臀部和腰部疼痛、发僵。缺乏腰部以上症状有助于本病与 PMR 相鉴别。降胆固醇的他汀类药物可以导致肌痛伴或不伴肌酶升高，但两者的临床表现一般易于区分。老年患者甲状腺功能减退的症状可能与多种疾病相似，包括 PMR。一种特殊的综合征即

表 88-7 巨细胞动脉炎和风湿性多肌痛的鉴别诊断

疾病类型	特定疾病
巨细胞动脉炎	
潜在感染	结核病、细菌性心内膜炎、人类免疫缺陷病毒
恶性疾病	淋巴瘤、恶性骨髓瘤
系统性淀粉样变病	—
其他形式的血管炎	大动脉炎、ANCA 相关性肉芽肿性血管炎、结节性多动脉炎、原发性中枢神经系统血管炎
	其他导致前部缺血性视神经病变的血管疾病
风湿性多肌痛	
早期类风湿关节炎	—
多发性肌炎	—
慢性感染	细菌性心内膜炎
纤维肌痛综合征综合征	—
药物反应	他汀类药物
内分泌疾病	甲状腺功能减退
缓和的血清阴性滑膜炎伴凹陷性水肿综合征	—

缓和的、血清阴性滑膜炎伴凹陷性水肿综合征（可称为 RS3PE 综合征），也难以和 PMR 相鉴别[104]。这两种疾病可能存在某种相关性。RS3PE 综合征的患者表现为远端关节的急性对称性多关节炎，伴有手足的凹陷性水肿。RS3PE 综合征和 PMR 都对非甾体抗炎药（NSAID）和小剂量泼尼松治疗反应良好[11,69]。

巨细胞动脉炎的诊断评价

颞动脉活检是诊断 GCA 的"金标准"[11,70]。由于 GCA 的动脉病变并非连续性，如果症状明显，颞动脉活检应当选择症状明显的一侧。对血管触诊异常的患者，手术截取一小段（1～2 cm）颞动脉就已足够[71]。否则，术者应切除 4～6 cm 的一段标本，而病理科医生应当对多节段进行检验[11]。对于技术熟练者来说，颞动脉活检实际上不会造成后遗症或死亡。有时活动性 GCA 可能造成头皮坏死，但是在颞动脉活检后不会发生[70]。

在一些拥有 GCA 治疗经验的医疗机构中进行的颞动脉活检结果显示，活检对诊断 GCA 敏感并且有较高的阴性预测值。在 Mayo 医院，颞动脉活检的敏感性大约为 90%～95%，即只有 5%～10% 的活检结果阴性的患者以后将被证明患有 GCA（通过再次活检、血管造影或尸检），需要接受糖皮质激素治疗 [70]。上述提到的敏感性指数包括一些接受双侧颞动脉活检的患者。对双侧颞动脉活检的评价差异很大 [69,72-73]。在一组 234 例活检证实的 GCA 患者，单侧活检阳性者为 86%，二次活检阳性率为 14% [69]。其他研究显示二次颞动脉活检仅增加诊断率 3%～5% [73]。

单侧活检阴性的患者，其诊疗取决于患者的临床表现在多大程度上支持 GCA 的诊断（图 88-7）。如果临床仍强烈怀疑 GCA，应当考虑进行第二次活检或影像学检查。对于存在颌跛行和复视的患者进行第二次颞动脉活检可能最有意义。枕部疼痛为主的患者最好通过枕动脉活检以确定诊断 [74]。有锁骨下动脉和腋动脉疾病体征，临床表现为上肢跛行、双侧上肢血压不等以及锁骨上和腋动脉杂音的患者，可以通过血管造影、MRA 或 CT 扫描进行诊断 [61]。通常，颅外 GCA 的患者其锁骨下动脉、腋动脉和邻近的动脉分支常常可出现平滑的逐渐变细的狭窄和闭锁。在一组大动脉受累的患者中，颞动脉活检的阳性率仅为 58% [61]。MRI 和 CT 是已知最可靠的诊断 GCA 主动脉受累的手段 [11]。

其他影像学技术也被用来帮助诊断 GCA。彩色多普勒超声在 30 例 GCA 患者中检测到 28 例颞动脉病变（敏感性为 93%）[75]。最具特征性的发现为颞动脉管腔周围暗光晕（图 88-8）。然而超声的诊断价值受到低估是因为，在多数医疗中心内缺少具有此项技术的专业人员以及对此技术的敏感性和特异性相互矛盾的估计 [76-78]。一个综合了 23 项研究共 2036 例患者的荟萃分析提示"晕轮征"的敏感性和特异性分别为 69% 和 82%。另一项研究发现，与仔细的体格检查相比，超声检查不能改善诊断的准确性 [79]。高分辨 MRI 可以发现 GCA 患者表浅颅动脉的对比增强和管壁增厚。小样本研究发现，高分辨 MRI 与颞动脉活检相比其敏感性为 91%，特异性为 73% [76-78]。3-T 磁共振扫描仪可获得最佳的检查结果 [78]。在发现 GCA 导致的主动脉和其他大血管的潜在病变方面，PET 扫描的可靠性肯定；据估测其敏感度为 65%～100%，特异度为 77%～99% [76,78]。PET 扫描不能对高代谢组织例如大脑附近的小动脉进行成像，因此不能用来对浅表颅外动脉进行研究。反复的 PET 扫描不能预测复发的风险 [78]。对少数临床强烈支持 GCA 而双侧颞动脉活检阴性的患者，应当重新考虑先前提到的可能模拟 GCA 的其他疾病（例如，要求病理学家对活检动脉标本进行刚果红染色以除外系统性淀粉样变）。如果不能找到其他诊断的证据，则有理由进行影像学检查以寻找潜在的大血管病变，例如采用 PET 扫描或 MRA 来发现潜在的大血管疾病。少

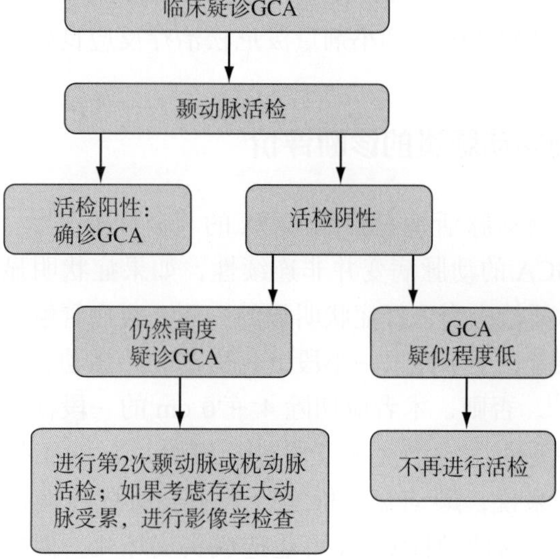

```
┌─────────────────┐
│   临床疑诊GCA    │
└────────┬────────┘
         │
┌────────┴────────┐
│    颞动脉活检     │
└────────┬────────┘
    ┌────┴────┐
    │         │
┌───┴───┐ ┌──┴──┐
│活检阳性：│ │活检阴性│
│确诊GCA │ └──┬──┘
└───────┘    │
       ┌─────┴─────┐
       │           │
   ┌───┴───┐   ┌───┴───┐
   │仍然高度 │   │  GCA  │
   │疑诊GCA │   │疑似程度低│
   └───┬───┘   └───┬───┘
       │           │
┌──────┴──────┐ ┌─┴──────┐
│进行第2次颞动脉│ │不再进行活检│
│或枕动脉活检；  │ └────────┘
│如果考虑存在大动│
│脉受累，进行影像│
│学检查        │
└─────────────┘
```

图 88-7 诊断巨细胞动脉炎（GCA）的流程图

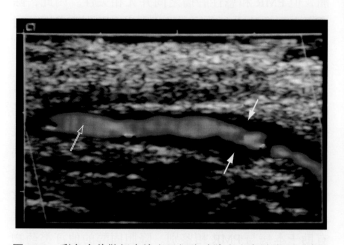

图 88-8 彩色多普勒超声检查巨细胞动脉炎患者肿胀和压痛的颞动脉。不同程度增厚的血管壁看上去像"光晕"（实心箭头）围绕在中心的血管腔（空心箭头）周围（Courtesy Dr. Gene Hunder.）

见情况下，尽管活检和影像学检查结果均为阴性，患者的临床表现仍强烈提示 GCA。在这种情况下，可以按照 GCA 进行治疗，并且密切观察以防漏诊其他疾病。

治疗和预后

多数学者推荐当强烈怀疑 GCA 诊断时，应尽快开始糖皮质激素治疗。治疗的主要目标是预防视觉丧失。视觉丧失几乎都是永久性的，因此尽早开始糖皮质激素治疗，甚至在活检之前，是明智的。幸运的是，糖皮质激素治疗 2 周甚至更长的时间也不会改变颞动脉活检的诊断结果[80]。

巨细胞动脉炎的初始治疗

所有患者糖皮质激素治疗的初始剂量应当为泼尼松 40 ～ 60 mg/d，或给予剂量相当的其他药物[11]。开始的 1 ～ 2 周剂量分次使用可以加速病情的改善。如果患者反应不良，应增加剂量。一项对 27 例 GCA 患者进行的双盲随机对照试验显示，初始治疗时静脉给予甲泼尼龙（标准体重每天 15 mg/kg），连续 3 天，可使口服糖皮质激素较快减量并增加持续缓解的可能性[81]。由于这项研究规模较小，并且在判断病情反复时可能过度依赖实验室，使得其研究结果的普遍性受到质疑。而实际上，一项随机、多中心、对照研究，给予 164 名 GCA 患者每日单剂甲泼尼龙 240 mg 作为初始治疗，并无显效[82]。连续 3 天甲泼尼龙的大剂量（1000 mg/d）冲击疗法也被用来治疗近期失明的患者。不幸的是，绝大多数患者的视觉丧失仍然为永久性的。失明患者血管炎血管闭塞的特征决定了急性溶栓治疗不起作用。

由于 GCA 患者需要接受数月的糖皮质激素治疗，需早期采取预防骨质疏松的方法，其方法在第 101 章中讨论。另外，由于传统的动脉硬化的危险因素（如吸烟、高血压、糖尿病、高胆固醇血症）可能增加 GCA 患者视觉丧失和卒中的风险[49]，因此减少或去除这些危险因素是整体治疗的重要组成部分。

巨细胞动脉炎的后续治疗

泼尼松的初始剂量应当持续到所有可逆的症状、体征和实验室检查都恢复到正常为止[11]。这个过程通常需要 2 ～ 4 周。随后可以开始逐渐减量，每周或

每两周一次，每次最大减量幅度为总剂量的 10%[11]。决定泼尼松是否减量应基于患者的症状、体征和实验室炎症指标情况来综合判断。ESR 和血清 CRP 浓度通常是最方便和最有效的实验室炎症指标。ESR 只有在血标本采集后尽快测定其结果才是可靠的。血清 IL-6 似乎是 GCA 活动的最敏感标志，但是该检查没有得到广泛应用[83]。CRP 在检测疾病复发方面比 ESR 稍稍敏感[83]。药物减量阶段，有时 ESR 或 CRP 可能再次升高，这时泼尼松的减量应当暂停。如果观察一周左右以后，患者没有出现活动性 GCA 的症状或体征，常可以继续减少泼尼松剂量（减药剂量更小，间隔更长）。在进一步减量前，10 ～ 20 mg/d 或更大的剂量常需维持数月。然而，完全依靠炎症指标决定泼尼松的用量而忽略患者的总体临床情况，可能增加糖皮质激素相关副作用的发生风险。逐渐地减量可以确定一个最小的有效剂量，有助于避免过快减药造成的疾病恶化。即使逐渐减少泼尼松用量，仍有超过 50% 的患者在第一年中疾病复发[84]。通常在上一次疾病得到控制的剂量的基础上增加泼尼松 10 mg，这种复发就可以得到缓解。

大多数 GCA 患者呈慢性疾病过程，需要泼尼松治疗至少 1 年以上，而且常常需要治疗数年；少数患者呈现一个自限性过程，病程仅仅数月[11]。有些患者的糖皮质激素能逐渐减量并最终停药。许多患者需要服用小剂量泼尼松数年甚至更长时间，用以控制关节肌肉症状。

与每日服用糖皮质激素相关的、普遍发生的严重不良反应促使人们寻找可供选择的激素节制疗法。不幸的是，迄今没有任何疗法能取得肯定的疗效。例如，隔日给予泼尼松作为 GCA 的初始治疗，效果不佳。与之相似，细胞毒类药、氨苯砜、抗疟药和环孢素等也并没有显示出肯定的疗效[11,85]。在一项双盲对照试验中联合使用小剂量泼尼松和每周一次的小剂量口服甲氨蝶呤能够减少激素的用量，但在另一项研究中结果相反[84]。他汀类药物没有显示可以改变 GCA 病程或者改变激素用量的效果[86]。

对 GCA 致病过程中所涉及的细胞和细胞因子的研究，导致了生物制剂治疗的实验。例如，对 TNF 在肉芽肿性血管炎的致病过程所起作用的假设，提示 TNF 抑制剂可能有效治疗 GCA。然而不幸的是，无论是英夫利昔单抗还是依那西普对 GCA 治疗均无效[87-88]。受累动脉血管和循环中 IL-6 高度表达，

提示可以尝试使用托珠单抗，一种人源化抗 IL-6 受体单克隆抗体，来治疗 GCA[89-91]。在大约 24 例采用托珠单抗治疗 GCA 的个案报道以及小型队列研究中，该药物显示可以有效缓解症状。但是在获得大型随机对照实验的数据之前，对于此治疗方法的热情应当有所克制。另外，大多数患者在停药后出现复发。IL-6 抑制剂可能仅仅抑制了系统性症状和体征而并没有清除血管炎症，这一点也通过对一例因其他原因死亡的托珠单抗治疗有效的 GCA 患者的尸检得到证实，该患者尸检结果显示出持续的慢性活动性动脉炎[90]。有少数病例报道也显示，GCA 对抗 CD20 单克隆抗体利妥昔单抗的清除 B 细胞或阿那白滞素（anakinra）抑制 IL-1 受体等有明显治疗反应[92]。

目前还没有一个前瞻性、双盲试验来检测阿司匹林或抗凝剂在治疗 GCA 中可能的辅助作用[93]。然而，在理论上阿司匹林可能具有一定的价值，因为在 GCA 的实验模型中，阿司匹林对 IFN-γ 产生的抑制作用较泼尼松更强[94]。另外，在两个回顾性研究中发现，服用小剂量阿司匹林或抗凝剂的 GCA 患者发生缺血性事件（如视觉丧失）的风险要下降 3～5 倍[95-97]。总之这些研究提示，在那些没有胃肠道出血高风险的 GCA 患者，给予小剂量的阿司匹林是合理的。

GCA 累及锁骨下动脉和腋动脉造成的上肢跛行常可在糖皮质激素治疗后得到缓解或消失。少数对糖皮质激素治疗没有反应的且伴有严重的上肢跛行的 GCA 患者，球囊血管成形术可能使患者获益。在一组包括 10 例患者的研究中，所有病例在血管成形术后的最初阶段都得到缓解，但是 50% 在 2 个月内发生有症状的再狭窄[84]。在所有的病例中，再狭窄血管的病变都长于 3 cm[98]。

胸主动脉血管瘤在 GCA 中显著增加。虽然动脉瘤在疾病早期即可存在，但往往到晚期才被发现，平均时间为发病后的 7 年。有些专家建议每年进行胸部放射影像检查以发现胸主动脉血管瘤。

风湿性多肌痛的治疗

没有 GCA 症状、体征或活检证据的 PMR 患者常采取初始剂量泼尼松 10～20 mg/d，或相当剂量的其他药物治疗[99-100]。一项综合了 30 个研究的系统性综述建议初始治疗的泼尼松剂量为 15 mg/d；更低的初始剂量治疗无效而更高的剂量则可能毒性反应

增加[101]。水杨酸和 NSAID 曾用来治疗 PMR，但效果不很满意；水杨酸和 NSAID 仅在小部分症状较轻的患者中能够有效控制症状，但与糖皮质激素合用时会使总体不良反应有所增加[2,8]。泼尼松治疗能使骨骼肌肉系统疼痛和僵硬症状获得快速（常在 1 天内）而显著的改善，ESR 和 CRP 水平逐渐恢复正常。小部分单纯的 PMR 患者对泼尼松 20 mg/d 治疗 1 周后仍无反应，可能需要 30 mg/d 作为初始治疗剂量。研究显示，这些耐药的病例多数 ESR 在 50 mm/h 以上并且 IL-6 的水平非常高。如果泼尼松 30 mg/d 治疗 1 周仍无反应，应当考虑寻找其他病因（图 88-9）。小剂量泼尼松不会抑制潜在的动脉炎，因此即使疼痛缓解也必须对患者密切观察。如果症状允许，PMR 患者的激素应当尽早开始减量。治疗前的 ESR、CRP 和 IL-6 浓度，以及对治疗的最初反应，可能有助于将患者划分成有不同治疗需求的亚型[99]。如果患者接受小剂量激素治疗后实验室检查能恢复正常，则存在潜在血管炎的可能性非常小，发生血管并发症的可能性也较小。然而，并非所有患者都如此，因为即使 ESR 已经改善，还可发现活动性动脉炎。

在 PMR 患者的症状、体征和实验室检查异常得到控制后（通常发生在治疗后的 2～3 周），每日的泼尼松剂量可以开始减量。有些专家要求每周减量 2.5 mg 直至 10 mg/d，然后减量速度需更慢，每个月减 1 mg[101]。复发很常见，要求必须增加剂量达到症状缓解，然后再尝试以更慢的速度减药。少数 PMR 患者在 1 年内完全停药。大多数需要小剂量泼尼松治疗至少 2 年[102]。

有些研究（但不是所有的）提示口服甲氨蝶呤（每周 10 mg，服用 48 周）能减少 PMR 患者长期服用糖皮质激素的必要[101,103]。使用甲氨蝶呤后可以减少泼尼松的剂量，虽然幅度非常小，但仍有统计学意义。目前尚不清楚，这种剂量上的减少能否在临床上显著减少泼尼松相关不良反应的发生。

大动脉炎

大动脉炎（Takayasu's arteritis，TA），也称为无脉症或闭塞性血栓性主动脉病（occlusive thromboaortopathy），是一种原因不明的血管炎，主要累及主动脉及其主要分支，多见于年轻女性[104-105]。本病以日本眼科医生 Takayasu 的名字命名，他在 1908 年

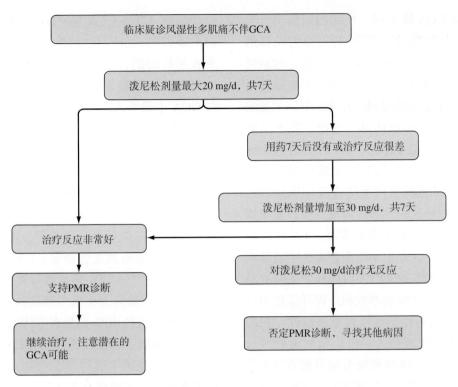

图 88-9 不伴有巨细胞动脉炎的风湿性多肌痛的诊断流程

报道了一位由于大血管血管炎引起视网膜缺血并导致特有的视网膜动静脉吻合的年轻女性患者[1]。

美国风湿病学会诊断标准

美国风湿病学会（ACR）关于诊断 TA 的分类标准见表 88-8。

流行病学

虽然在全世界都有报道，但 TA 最常见于日本、中国、印度和东南亚地区；该病在墨西哥也较为多见[146]。TA 在日本的发病率大约为每年 150/1 000 000，而在欧洲和北美仅为每年 0.2 ~ 2.6/1 000 000。TA 在女性的发病率为男性的 8 倍。平均发病年龄为 25 岁；大约 25% 的患者在 20 岁以前发病，10% ~ 20% 在 40 岁以后起病[104]。在日本患者中进行的免疫遗传学研究显示本病与某些 HLA 相关，特别是 HLA-Bw52、Dw12、DR2 和 DQw1。据报道，韩国和印度的 HLA 相关性不同。在北美患者中没有发现 HLA 的相关性。在墨西哥患者中 TA 与既往的结核杆菌暴露相关。

表 88-8 美国风湿病学会大动脉炎分类标准[*]

40 岁以前发病
肢体跛行
肱动脉搏动减弱
双臂血压不对称（＞ 10 mmHg）
锁骨下或主动脉杂音
血管造影发现主动脉或其主要分支，或肢体大动脉的狭窄或闭塞的证据

[*] 6 条标准中出现 3 条或以上诊断大动脉炎的敏感度 91%，特异度 98%

American College of Rheumatology 1990 criteria for the classifi cation of Takayasu arteritis, Arthritis Rheum 33:1129, 1990; From Hellmann DB: Takayasu arteritis. In Imboden JB, Hellmann DB, Stone JH, editors: Current rheumatology diagnosis and treatment, New York, 2004, Lange Medical Books/McGraw-Hill, p 245

病因和发病机制

TA 的病因不明。TA 和 GCA 几乎相同的病理学变化使得人们推测，先前描述的 GCA 免疫发病机制的模型也适用于 TA（图 88-3）[24,44]。实际上，已经有学者提出 TA 和 GCA 属于同一疾病的疾病谱。与 GCA 相似，人们认为 TA 是一种针对大弹力动脉的自身免疫性疾病。两者都以全动脉炎为特征，包括树突状细胞、T 细胞（包括 αβ、γδ 和细胞毒性 T 细胞）、自然杀伤细胞和巨噬细胞的浸润。在 TA 中，主要的淋巴细胞是分泌穿孔素的杀伤淋巴细胞，如 T 细胞和自然杀伤细胞。与 GCA 相同，TA 中 T 细胞受体为寡克隆的，提示两种疾病的血管炎都是因为 T 细胞对某种未知的特异性抗原产生免疫反应所致[106]。由慢性血管壁炎症所导致的动脉瘤形成、血管狭窄或血栓形成等在 TA 中较 GCA 中更常见。TA 可以发生动脉夹层，但较罕见，发生率低于梅毒性主动脉动脉炎[107]。与 GCA 相似，晚期 TA 以内膜增生合并动脉粥样硬化、中膜坏死并瘢痕形成和外膜纤维化为特征。TA 中的炎性病变可以呈连续性或节段性，在两个受累节段之间跳跃式地插入一段正常的血管[107]，这一点也与 GCA 类似。体液免疫系统可能在 TA 的发病机制中发挥一定的作用。多数 TA 患者携带抗内皮细胞抗体，这种抗体能够通过诱导内皮细胞炎性细胞因子、黏附分子的产生和细胞凋亡来造成血管破坏。

TA 病例的地理聚集性提示遗传和环境因素参与了 TA 的发病。然而，免疫遗传学研究（前有详述）并没有发现任何普遍存在的共有的遗传危险因素。TA 和 SLE 都有发病年龄轻和女性多发的特征，使得人们猜测雌激素在促进自身免疫性疾病的过程中可能具有一定作用。在某些国家，TA 与较高的结核病暴露显著相关，提示感染性病因的存在。目前已经利用疱疹病毒感染血管中膜层的平滑肌细胞在小鼠中建立了一个 TA 的动物模型。在这一模型中，大弹力动脉的中膜层作为一个免疫豁免的部位，允许疱疹病毒增殖，有利于主动脉及其主要分支的慢性炎症[108]。

临床表现

虽然 TA 的表现千变万化，但大多数患者表现为血管功能不良（由狭窄、闭塞或血管瘤所致）、系统性炎症，或两者兼有（表 88-10）[79,104]。在美国国立卫生研究院随访的一组 60 例北美患者中，最常见的血管症状为跛行（35%）、脉搏减弱或消失（25%）、颈动脉血管杂音（20%）、高血压（20%）、

颈动脉痛（20%）、头晕（20%）和双臂血压不对称（15%）[104]。卒中、主动脉瓣关闭不全和视觉异常在患者起病时的发生率小于 10%。Takayasu 最初描述的那种视网膜缺血的极端表现如今已非常少见[104]。在 GCA 中最令人担心的不可逆性视力丧失也很少出现于 TA 患者中。

跛行累及上肢的概率至少是下肢的 2 倍。对于年轻的女性来说，上肢跛行的最初表现为手握电吹风机时感到上肢痛或乏力。总的来说，血管杂音是最常见的体征，可见于 80% 的患者。虽然颈动脉区最为常见，也可以在锁骨上、锁骨下、腋窝、肋部、胸部、腹部和股动脉听到血管杂音。1/3 的患者可听到多处的血管杂音[104]。约一半患者最终会出现上肢血压不对称。TA 中常见的头痛与颈动脉或椎动脉的病变无关，可见于大约 40% 的患者[104,109]。

全身症状、骨骼肌肉症状和其他系统性炎症的症状同样是常见的主诉[79,104]。大约 1/5 的 TA 患者表现发热和不适，可能伴有盗汗和体重下降。少数仅有轻微症状或没有血管功能不良体征的患者，可能在确诊 TA 前数周或数月时间里表现为不明原因发热。少部分患者表现为肌肉痛或关节痛（表 88-9）。一些患者自觉有严重的背痛，其原因可能是主动脉炎症刺激受伤害的神经纤维所致。

心脏受累在大约 1/3 患者中出现（表 88-9）[104]。20% 的患者由于主动脉根部扩张而导致主动脉瓣反流。主动脉瓣反流非常重要，因为它常常会进展并最终导致左心室扩张和继发性二尖瓣反流以及充血性心力衰竭。此类患者最终需要接受主动脉瓣置换术。冠状动脉疾患会导致心绞痛。TA 通常造成冠状动脉开口部分的损害，也可以导致冠状动脉的弥漫性血管炎或血管瘤[110-112]。TA 也可发生心肌炎，并造成可逆性充血性心力衰竭。心包炎罕见。TA 同白塞病一样，是少数几种能够累及较大肺动脉的血管炎。TA 很少累及肺动脉（< 3%），但肺动脉受累患者可表现为咳嗽、胸壁痛、呼吸困难或咯血。

与结节性多动脉炎或 GPA 不同，TA 很少导致周围神经病。皮肤表现在 TA 患者中少于 10%[104]。结节性红斑最常见，而紫癜、网状青斑和溃疡很少发生。与 GCA 相同，小部分活动性 TA 患者表现为慢性干咳。

表 88-9　大动脉炎的临床特征

临床表现	现症表现（%）	既往表现（%）
血管	50	100
杂音		80
上肢跛行	30	62
下肢跛行	15	32
高血压	20	33
双臂血压不对称	15	50
颈动脉痛	15	32
主动脉瓣反流		20
中枢神经系统	30	57
头晕	20	35
视觉异常	10	30
卒中	5	10
骨骼肌肉系统	20	53
胸壁痛	10	30
关节痛	10	30
肌肉痛	5	15
全身症状	33	43
不适	20	30
发热	20	25
体重下降	15	20
心血管系统症状	15	38
主动脉瓣反流	8	20
心绞痛	2	12
充血性心衰	2	10

Data based on a study of 60 North American patients reported by Kerr GS, Hallahan CW, Giordano A, et al: Takayasu arteritis. Ann Intern Med 120:919, 1994; From Hellmann DB: Takayasu arteritis. In Imboden JB, Hellmann DB, Stone JH, editors: Current rheumatology diagnosis and treatment, New York, 2004, Lange Medical Books/McGraw-Hill, p 243.

实验室检查

　　TA 患者在就诊时，ESR 升高（80%）多于 CRP 升高者（≈ 50%）[79]。轻度贫血和高丙种球蛋白血症常见。白细胞计数通常正常或轻度升高。1/3 的患者血小板计数升高，在活动性病例可超过 500 000/μl。血清肌酐和尿常规通常正常。肾功能异常通常是继发于高血压；与 ANCA 相关血管炎不同，TA 很少引起

肾小球肾炎。

影像学检查

　　TA 的血管病变能够用传统的血管造影、MRI、MRA、CT 血管造影或超声等方法显像（图 88-10，图 88-11，图 88-12）[26,76,78,104,113]。每一种影像学技术都有各自的优缺点（表 88-10）。最早能被发现的 TA 血管病变是炎症所造成的血管壁增厚。MRI、超声检查和 CT 都能发现这种早期的血管壁增厚。传统的血管造影是侵入性检查，它对发现血管壁增厚的敏感度最低；然而，血管造影是准确描绘血管狭窄、血管闭塞和血管瘤等 TA 晚期特征性表现的"金标准"。同时，只有传统的血管造影能够让我们直接测量中心动

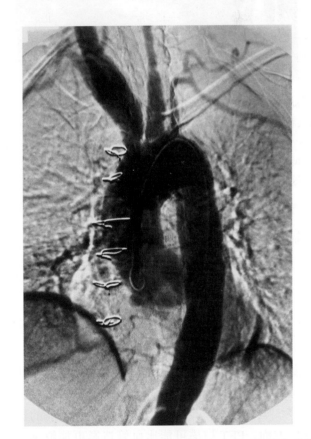

图 88-10　血管造影显示多发的大动脉炎改变，包括主动脉根部扩张（可见先前主动脉瓣置换术遗留的手术缝线）、无名动脉和右颈动脉的动脉瘤样扩张，以及左颈总动脉远端的闭塞（From Hellmann DB, Flynn JA: Clinical presentation and natural history of Takayasu's arteritis and other inflammatory arteritides. In Perler BA, Becker GJ, editors: Vascular intervention: a clinical approach, New York, 1998, Thieme Medical and Scientific Publisher, pp 249-256.）

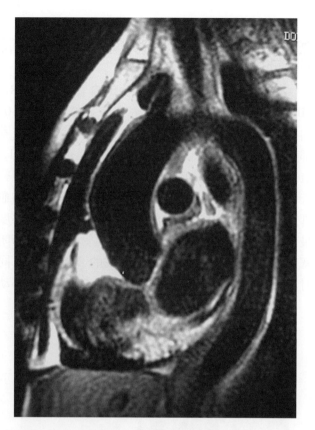

图88-11 一名26岁女性大动脉炎患者，胸部核磁共振成像（矢状面）检查显示升主动脉和降主动脉增厚（From Hellmann DB: Takayasu arteritis. In Imboden J, Hellmann DB, Stone JH, editors: Current rheumatology: diagnosis & treatment, New York, 2004, McGraw-Hill, p 244.）

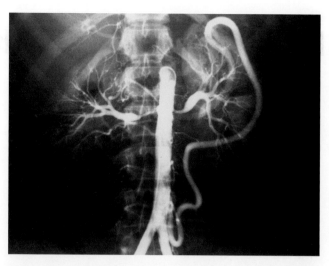

图88-12 血管造影显示双侧肾动脉狭窄。一个从肠系膜下动脉分出的大的左结肠支为肠道提供侧支循环（From Hellmann DB, Flynn JA: Clinical presentation and natural history of Takayasu's arteritis and other inflammatory arteritides. In Perler BA, Becker GJ, editors: Vascular intervention: a clinical approach, New York, 1998, Thieme Medical and Scientific Publisher, pp 249-256.）

脉血压，在血管狭窄累及所有四肢的患者中，用其他方法均无法测定。虽然MRA不能达到传统的血管造影的水平，但是它可以提供与之水准相近的细节图像。由于MRA并非侵入性检查且不涉及电离辐射，该检查已成为在早期和随访阶段首选的评价血管受累范围和破坏程度的影像学手段。MRI在评价疾病活动度中的作用尚未明确，因为血管壁的水肿和对比增强与临床评价疾病活动度指标之间没有很好的相关关系[78]。虽然对于早期识别血管狭窄发生之前的血管炎症方面，PET扫描可能比血管造影更加敏感，但其敏感度可能并不高于MRI。PET扫描在TA疾病活动度的随访中的地位也并没有得到确立。实际上，一项28例TA患者的研究显示，PET扫描与临床指标，生物学指标或MRI对疾病活动度的评价没有相关性[114]。

TA最常见的血管损害部位是主动脉（65%）和

左锁骨下动脉（93%）（表88-11）[104]。左锁骨下动脉受累的概率稍高于右侧。颈动脉、肾动脉和椎动脉也经常受累[104]。血管损害可以是狭窄（93%）、闭塞（57%）、扩张（16%）或血管瘤（7%）。血管狭窄的发生率是血管瘤的4倍[104]。狭窄段可长达几厘米，并可能和血管扩张的区域相邻（图88-10）。大部分患者（53%）有膈肌上和膈肌下的血管损害。然而，主动脉损害的频率分布在不同国家间变化很大[104]。

诊断和诊断性检验

ACR已经制订了诊断TA的分类标准（表88-8）。在临床实践中，诊断TA几乎全部依赖于影像学检查（表88-8），影像学检查能够发现主动脉及其主要分支的特征性病变（图88-10）。偶尔，通过在血管外科手术中切除的或通过活检取得的主动脉或其他大动脉标本进行切片，可因发现肉芽肿性炎症而首先由病理学家提出诊断。不幸的是，TA的诊断经常被延误。一项大样本研究显示，TA诊断平均延误44个月。最常见的妨碍内科医生及时做出诊断的原因是在鉴别诊断时没有考虑到TA。TA属于罕见病，这一点能够部分解释其常被漏诊的原因，另一个原因

表 88-10 不同影像学技术在大动脉炎诊断中的比较

方法	优点	缺点
传统血管造影	图像质量"金标准" 能够测量 CAP 同时可进行血管成形术	侵入性，放射线暴露 不能观察血管壁的厚度
磁共振成像	出色的图像质量 非侵入性，没有电离辐射暴露 可观察血管壁的厚度	图像质量不是"金标准" 不能用于使用心脏起搏器的患者，不能测量 CAP
超声检查	非侵入性，无电离辐射暴露 可观察到血管壁水肿	图像质量不是"金标准" 图像质量受肥胖影响 不能依靠操作者测量 CAP
计算机断层血管造影	出色的图像质量	电离辐射暴露 不能测量 CAP 需要静脉注射造影剂
正电子发射断层扫描	能评估血管炎症的强度	电离辐射暴露 血管解剖结构显示不佳 不能测量 CAP 需要静脉注射造影剂

CAP，中心动脉压

表 88-11 大动脉炎累及各血管的频度

血管	异常（%）
主动脉	65
主动脉弓或主动脉根部	35
腹主动脉	47
胸主动脉	17
锁骨下动脉	93
颈总动脉	58
肾动脉	38
椎动脉	35
腹腔干	18
髂总动脉	17
肺动脉	5

Data based on a study of 60 North America patients reported by Kerr GS, Hallahan CW, Giordano A, et al: Takayasu arteritis. Ann Intern Med 120:919, 1994; From Hellmann DB: Takayasu arteritis. In Imboden JB, Hellmann DB, Stone JH, editors: Current rheumatology diagnosis and treatment, New York, 2004, Lange Medical Books/McGraw-Hill, p 245.

是部分患者的炎症表现非常突出，因而掩盖了一些更为人所熟知的血管炎症状。事实上，小部分患者主要表现为不明原因发热。大多数这类患者有其他（虽然可能很轻微）的 TA 症状，如血管杂音、脉搏减弱、双臂血压不等或主动脉瓣关闭不全等。在某些血管异常更为显著的患者中，医生也可能被误导而去关注一些更常见、更严重的临床表现，如贫血或血小板减少。因此医生不是申请影像学检查来解释患者双臂血压不等和左臂血压低，而是错误地将患者转给血液科、消化科或肿瘤科医生做进一步血液化验和检查从而延误诊断。

很多对 TA 诊断的延误都可能通过牢记以下关键问题加以避免。在对 40 岁以下不明原因发热、主动脉瓣关闭不全、高血压或脉搏消失的患者进行鉴别诊断时要考虑到 TA。通过仔细判断患者是否存在上肢脉搏不对称或消失也可以减少诊断的延误；听诊是否存在血管杂音，不仅是颈动脉，还要听诊锁骨上和锁骨下区（锁骨下动脉杂音）以及腹部、肋部（肾动脉和其他肠系膜动脉杂音），这样可以降低延误诊断率。认识到贫血和血小板减少可能是活动性炎症（如血管炎）的表现，也可以加快 TA 的诊断。

一旦影像学检查证实存在主动脉或其主要分支的病变，鉴别诊断就会局限在一组通常容易鉴别的疾病（表 88-12）。大多数能够累及主动脉的风湿病

表 88-12 大动脉炎的鉴别诊断：其他能够累及主动脉的疾病

疾病类型	具体疾病
风湿病	巨细胞动脉炎，Cogan 综合征，复发性多软骨炎，强直性脊柱炎，类风湿关节炎，系统性红斑狼疮，伯格病（Buerger's disease），白塞病
感染性疾病	螺旋体病，结核病
其他	动脉粥样硬化，麦角中毒，放射性损伤，腹膜后纤维化，炎性肠病，结节病，神经纤维瘤，先天性缩窄，马方综合征，埃勒斯 - 当洛综合征（Ehlers-Danlos syndrome），IgG4 相关疾病

Ig, 免疫球蛋白

From Hellmann DB: Takayasu arteritis. In Imboden JB, Hellmann DB, Stone JH, editors: Current rheumatology diagnosis and treatment, New York, 2004, Lange Medical Books/McGraw-Hill, p 243

可通过它们的相关特征加以区分。例如，Cogan 综合征通常导致眼部炎症（特别是角膜炎）和前庭听觉功能障碍。偶然情况下可能难以同 TA 鉴别的风湿病是 GCA（表 88-13）。通常，患者的年龄和病变的分布可用来迅速区分两者，但是鉴别 40 岁以后起病的 TA 和累及主动脉主要分支的 GCA 就可能非常困难，甚至是不可能鉴别的。治疗方面的相似减少了解决这一两难状况的实际重要性（见随后的讨论）。

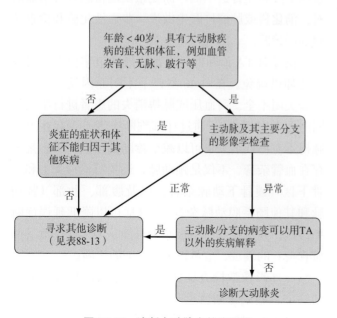

图 88-13 诊断大动脉炎的流程图

在大多数国家，主动脉的感染非常罕见。梅毒可以通过荧光梅毒螺旋体抗体试验阴性来排除（快速血浆反应素试验在晚期梅毒患者中有 1/4 出现假阴性）。其他主动脉疾病（表 88-13）可根据病史和体格检查很容易地加以鉴别。另有一类少见疾病正日益引起关注，此类患者患有非感染性主动脉炎且难以分类。在一个研究中心接受升主动脉切除术的患者中非感染性主动脉炎占 8%[115]。虽然（病理显示）大约 70% 具有巨细胞，但只有一小部分完全符合 TA 或 GCA 的诊断。部分胸主动脉或腹主动脉炎的病例是由 IgG4 相关疾病（IgG4-RD）所导致的，该病是一种免疫介导的系统性疾病，其特点是主动脉或其他受累器官的大量产 IgG4 浆细胞的浸润[116-117]。

治疗

药物治疗

糖皮质激素是治疗活动性 TA 的基础[104,118-119]。疾病活动期治疗剂量为泼尼松每天 0.5 ~ 1 mg/kg。疾病活动的判断标准为，下列症状中有 2 项或 2 项以上是新发或加重提示存在疾病活动：①发热或其他系统性症状（排除其他原因）；②ESR 增快；③血管性缺血或炎症的症状或体征（如跛行、脉搏消失、颈动

表 88-13 巨细胞动脉炎和大动脉炎的比较

临床表现	巨细胞动脉炎	大动脉炎
男 - 女比例	2：1	8：1
年龄范围	≥ 50	< 40
平均发病年龄	72	25
视觉丧失	10% ~ 30%	很少
累及主动脉或其主要分支	25%	100%
病理	肉芽肿性动脉炎	肉芽肿性动脉炎
肺动脉受累	无	可能
肾性高血压	很少	普遍
跛行	少见	常见
发病率最高的人群	斯堪的纳维亚人	亚洲人
糖皮质激素治疗反应	有	有
血管杂音	少数	多数
需要手术干预	罕见	常见

脉痛）；④典型的血管造影损害[104]。虽然 85% 的 TA 患者表现为活动性疾病，仍有 15% 症状不明显[79]。与治疗 GCA 相同，泼尼松的初始剂量在开始规律减量前需维持 4 ～ 12 周（见前述）。将近 2/3 的患者可达到疾病缓解，但大约半数会复发。疾病复发常发生在泼尼松减量至每天 20 mg 以下时。

增加泼尼松的剂量或加用免疫抑制剂可控制疾病的复发。虽然尚无一种治疗 TA 的药物曾经接受过双盲、对照试验，但开放试验的结果显示每周口服甲氨蝶呤（初始剂量每周 0.3 mg/kg，初始剂量不超过每周 15 mg）可能适度地有效减少皮质激素的使用[120]。甲氨蝶呤可逐渐加量至每周 25 mg。需要强调的是使用甲氨蝶呤能够减少皮质激素的用量，但患者很少能完全停用泼尼松；大多数患者需要长期服用泼尼松至少 5 ～ 10 mg/d。在治疗复发性 TA 的小型开放研究中 TNFi（依那西普和英夫利昔单抗）的疗效令人振奋[121-123]。这些研究强调，肿瘤坏死因子抑制剂虽然可以用来治疗 TA，但不能治愈 TA；在治疗停止后，疾病通常会复发[121]。托珠单抗可以封闭 IL-6 的受体，也有报告显示对个别患者有效[89-90,124-126]。

病例报告和小型研究显示其他可以减少皮质激素用量的药物有硫唑嘌呤（每天 2 mg/kg）、霉酚酸酯（2000 mg/d）、环孢素、他克莫司、来氟米特和环磷酰胺（每天 2 mg/kg）[104,119,127]。由于环磷酰胺对年轻女性的毒性非常高，因此很少用于治疗 TA[104]。

应当尽早开始努力预防骨质疏松（在第 101 章有描述）。尽最大可能调整治疗造成动脉粥样硬化的危险因素，特别是高血压、吸烟、少动、糖尿病和高脂血症。

手术治疗

TA 是最常见的需要血运重建的血管炎[104,128-129]。不幸的是，药物治疗几乎不能减少或逆转狭窄性病变。治疗血管狭窄或动脉瘤可能需要施行旁路外科手术（特别是颈臂动脉、冠状动脉或肾动脉狭窄）、主动脉瓣置换（主动脉瓣反流）或经皮腔内血管成形术（特别是肾动脉狭窄造成高血压者）。

一个关于采用血管介入治疗 TA 经验的综述支持几项一般性的建议。首先，仅有狭窄不必采取血管干预治疗。例如，肠道有丰富的侧支循环，即使是发生腹腔动脉和肠系膜上、下动脉严重狭窄，也常无症状，无需手术干预。另外，许多臂跛行的患者，单用

内科治疗，经一定时间都会产生侧支循环，明显改善症状。对于上肢血管功能不全的患者，耐心等待内科治疗的反应要比接受迅速手术治疗会获得更大好处。其次，除非 TA 缓解，要尽量推迟手术治疗；疾病活动期进行手术治疗常常产生令人失望的结果[130]。最后，旁路外科手术的效果优于血管成形术[118]。旁路外科手术采用自体血管的效果优于人工植入物（再狭窄率：9% vs. 36%）。接受主动脉手术的患者可能发生吻合口动脉瘤；在随访 20 年的患者中，这种动脉瘤的发生率大约为 14%[128,131]。虽然血管成形术的短期疗效很好，但除非狭窄血管段非常短，其长期疗效并不令人满意[131]。常规支架治疗的疗效最不满意。

结果和预后

20% 的 TA 患者病程为自限性。其余患者表现为复发 - 缓解或进展的病程，需要长期的糖皮质激素治疗。将近 2/3 的患者血管造影会出现新的损害。在一项美国国立卫生研究院的研究中，74% 的患者表现某种程度的疾病，47% 永久丧失劳动能力[104]。在日本的一项研究中，120 名患者的 15 年存活率为 83%[131]。一项来自美国的 126 例 TA 患者的研究显示，10 年生存率为 97，15 年生存率为 85%[119]。TA 患者的死亡率高于一般人群；该研究估计 TA 患者的死亡率约为 3.0（95% CI，1.0 ～ 8.0）[119]。

发病年龄大于 35 岁、出现重要的并发症（例如视网膜病变、高血压、主动脉反流和血管瘤）或疾病不断进展与生存率下降相关[131]。充血性心力衰竭和肾功能不全是最常见的死因[128]。如果腹主动脉没有受累，而且医疗护理良好，则患者对妊娠的耐受性相对较好[104,132-133]。

 本章的参考文献也可以在 ExpertConsult.com 上找到。

参考文献

1. Hunder GG, Bloch DA, Michel BA, et al: The American College of Rheumatology 1990 criteria for the classification of giant cell arteritis. *Arthritis Rheum* 33:1122, 1990.
2. Chuang T-Y, Hunder GG, Ilstrup DM, et al: Polymyalgia rheumatica: a 10-year epidemiologic and clinical study. *Ann Intern Med* 97:672, 1982.
3. Healey LA: Long-term follow-up of polymyalgia rheumatica: evidence for synovitis. *Semin Arthritis Rheum* 13:322, 1984.

4. Dasgupta B, Cimmino MA, Kremers HM, et al: 2012 provisional classification criteria for polymyalgia rheumatica: a European League Against Rheumatism/American College of Rheumatology collaborative initiative. *Arthritis Rheum* 64:943–954, 2012.
5. Gonzalez-Gay MA, Vazquez-Rodriguez TR, Lopez-Diaz MJ, et al: Epidemiology of giant cell arteritis and polymyalgia rheumatica. *Arthritis Rheum* 61:15, 2009.
6. Hunder GG: The early history of giant cell arteritis and polymyalgia rheumatica. *Mayo Clin Proc* 81:1071, 2006.
7. Healey LA, Wilske KR: *The systemic manifestations of temporal arteritis*, New York, 1978, Grune & Stratton.
8. Salvarani C, Gabriel SE, O'Fallon WM, et al: The incidence of giant cell arteritis in Olmsted County, Minnesota: apparent fluctuations in cyclic pattern. *Ann Intern Med* 123:192, 1995.
9. Nordborg E, Bengtsson B-A: Epidemiology of biopsy-proven giant cell arteritis (GCA). *J Intern Med* 227:233, 1990.
10. Barrier J, Pion P, Massari R, et al: Epidemiologic approach to Horton's disease in Department of Loire-Atlantique: 110 cases in 10 years (1970-1979). *Rev Med Interne* 3:13, 1983.
11. Salvarani C, Cantini F, Boiardi L, et al: Polymyalgia rheumatica and giant cell arteritis. *N Engl J Med* 347:261, 2002.
12. Levine SM, Hellmann DB: Giant cell arteritis. *Curr Opin Rheumatol* 14:3, 2002.
13. Kermani TA, Schäfer VS, Crowson CS, et al: Increase in age at onset of giant cell arteritis: a population-based study. *Ann Rheum Dis* 69:780, 2010.
14. Östberg G: On arteritis with special reference to polymyalgia arteritica. *Acta Pathol Microbiol Scand [A]* 237(Suppl):1, 1973.
15. Liang GC, Simkin PA, Hunder GG, et al: Familial aggregation of polymyalgia rheumatica and giant cell arteritis. *Arthritis Rheum* 17:19, 1974.
16. Weyand CM, Hunder NN, Hicok KC, et al: HLA-DRB1 alleles in polymyalgia rheumatica, giant cell arteritis, and rheumatoid arthritis. *Arthritis Rheum* 37:514, 1994.
17. Duhaut P, Pinede L, Demolombe-Rague S, et al: Giant cell arteritis and cardiovascular risk factors. *Arthritis Rheum* 41:1960, 1998.
18. Álvarez-Lafuente R, Fernández-Gutiérrez B, Jover JA, et al: Human parvovirus B19, varicella zoster virus, and human herpes virus 6 in temporal artery biopsy specimens of patients with giant cell arteritis: analysis with quantitative real time polymerase chain reaction. *Ann Rheum Dis* 6:780, 2005.
19. Regan MJ, Wood BJ, Hsieh YH, et al: *Chlamydia pneumoniae* and temporal arteritis: failure to detect the organism by PCR in 180 cases and controls. *Arthritis Rheum* 46:1056, 2002.
20. Koening CL, Katz BJ, Hernandez-Rodriguez J, et al: Identification of a Burkholderia-like strain from temporal arteries of subjects with giant cell arteritis. *Arthritis Rheum* 64:S373, 2012.
21. Salvarani C, Gabriel SE, O'Fallon WM, et al: Epidemiology of polymyalgia rheumatica in Olmsted County, Minnesota, 1970-1991. *Arthritis Rheum* 38:369, 1995.
22. Sakkas LI, Loqueman N, Panayi GS, et al: Immunogenetics of polymyalgia rheumatica. *Br J Rheumatol* 29:331, 1990.
23. Bongartz T, Matteson EL: Large-vessel involvement in giant cell arteritis. *Curr Opin Rheumatol* 18:10, 2006.
24. Weyand CM, Goronzy JJ: Medium- and large-vessel vasculitis. *N Engl J Med* 39:160, 2003.
25. Klein RG, Campbell RJ, Hunder GG, et al: Skip lesions in temporal arteritis. *Mayo Clin Proc* 51:50, 1976.
26. Wilkinson IMS, Russell RWR: Arteries of the head and neck in giant cell arteritis: a pathological study to show the pattern of arterial involvement. *Arch Neurol* 27:378, 1972.
27. Caselli RJ, Hunder GG: Neurologic aspects of giant cell (temporal) arteritis. *Rheum Dis Clin North Am* 19:941, 1993.
28. Reich KA, Giansiracusa DF, Strongwater SL: Neurologic manifestations of giant cell arteritis. *Am J Med* 89:67, 1990.
29. Cid MC, Campo E, Ercilla G, et al: Immunohistochemical analysis of lymphoid and macrophage cell subsets and the immunological activation markers in temporal arteritis. *Arthritis Rheum* 32:884, 1989.
30. Weyand CM, Garonzy JJ: Arterial wall injury in giant cell arteritis. *Arthritis Rheum* 42:844, 1999.
31. Wagner AD, Garonzy JJ, Weyand CM: Functional profile of tissue-infiltrating and circulating CD68+ cells in giant cell arteritis: evidence for two components of the disease. *J Clin Invest* 94:1134, 1994.
32. Weyand CM, Hicok KC, Hunder GG, et al: Tissue cytokine patterns in patients with polymyalgia rheumatica and giant cell arteritis. *Ann Intern Med* 121:484, 1994.
33. Grunewald J, Andersson R, Rydberg L, et al: CD4+ and CD8+ T cell expansions using selected TCR V and J gene segments at the onset of giant cell arteritis. *Arthritis Rheum* 37:1221, 1994. *.
34. Weyand CM, Ma-Krupa W, Pryshchep O, et al: Vascular dendritic cells in giant cell arteritis. *Ann N Y Acad Sci* 1062:195, 2005.
35. Shmerling RH: An 81-year-old woman with temporal arteritis. *JAMA* 295:2525, 2006.
36. Weyand CM, Younge BR, Goronzy JJ: IFN-γ and IL-17: the two faces of T-cell pathology in giant cell arteritis. *Curr Opin Rheumatol* 23:43–49, 2010.
37. Kaiser M, Weyand CM, Bjornsson J, et al: Platelet-derived growth factor, intimal hyperplasia, and ischemic complications in giant cell arteritis. *Arthritis Rheum* 1:623, 1998.
38. Calamia KT, Hunder GG: Giant cell arteritis (temporal arteritis) presenting as fever of undetermined origin. *Arthritis Rheum* 2:11, 1981.
39. O'Duffy JD, Hunder GG, Wahner HW: A follow-up study of polymyalgia rheumatica: evidence of chronic axial synovitis. *J Rheumatol* 7:685, 1980.
40. Chou CT, Schumacher HR, Jr: Clinical and pathologic studies of synovitis in polymyalgia rheumatica. *Arthritis Rheum* 27:1107, 1984.
41. Papaioannou CC, Gupta RC, Hunder GG, et al: Circulating immune complexes in giant cell arteritis polymyalgia rheumatica. *Arthritis Rheum* 23:1021, 1980.
42. Weyand C, Goronzy J: Immune mechanisms in medium and large vessel vaculitis. *Nat Rev Rheumatol* 9:731, 2013.
43. Weyand C, Goronzy J: Giant-cell arteritis and polymyalgia rheumatic. *N Engl J Med* 371:50, 2014.
44. Piggott K, Biousse V, Newman NJ, et al: Vascular damage in giant cell arteritis. *Autoimmunity* 2:596, 2009.
45. Ma-Krupa W, Kwan M, Goronzy JJ, et al: Toll-like receptors in giant cell arteritis. *Clin Immunol* 115:38, 2005.
46. Smetana GW, Shmerling RH: Does this patient have temporal arteritis? *JAMA* 287:92, 2002.
47. Miller NR: Visual manifestations of temporal arteritis. In Stone JH, Hellmann DB, editors: *Rheumatic disease clinics of North America*, Philadelphia, 2001, WB Saunders, p 781.
48. Nesher G, Berkun Y, Mates M, et al: Risk factors for cranial ischemic complications in giant cell arteritis. *Medicine* 83:114, 2004.
49. Gonzalez-Gay MA, Piñeiro A, Gomez-Gigirey A, et al: Influence of traditional risk factors of atherosclerosis in the development of severe ischemic complications in giant cell arteritis. *Medicine* 83:342, 2004.
50. Aiello PD, Trautmann JC, McPhee TJ, et al: Visual prognosis in giant cell arteritis. *Ophthalmology* 100:550, 1993.
51. Healy LA, Wilske KR: Presentation of occult giant cell arteritis. *Arthritis Rheum* 23:641, 1980.
52. Hellmann DB: Occult manifestations of giant cell arteritis. *Med Rounds* 2:296, 1989.
53. Hernández-Rodriguez J, Tan CD, Rodriguez ER, et al: Gynecologic vasculitis: an analysis of 163 patients. *Medicine* 88:169, 2009.
54. Hollenhorst RW, Brown JR, Wagener HP, et al: Neurologic aspects of temporal arteritis. *Neurology* 10:490, 1960.
55. Gonzalez-Gay MA, Varquez-Rodriguez TR, Gomez-Acebo I, et al: Strokes at time of disease diagnosis in a series of 287 patients with biopsy-proven giant cell arteritis. *Medicine* 88:227, 2009.
56. Larson TS, Hall S, Hepper NGG, et al: Respiratory tract symptoms as a clue to giant cell arteritis. *Ann Intern Med* 101:594, 1984.
57. Hamilton CR, Shelley WM, Tumulty PA: Giant cell arteritis: including temporal arteritis and polymyalgia rheumatica. *Medicine* 50:1, 1971.
58. Nuenninghoff DM, Hunder GG, Christianson TJ, et al: Incidence and predictors of large-vessel complication (aortic aneurysm, aortic dissection, and/or large-artery stenosis) in patients with giant cell arteritis: a population-based study over 50 years. *Arthritis Rheum* 48:3522, 2003.
59. Blockmans D, de Ceuninck L, Vanderschueren S, et al: Repetitive 18F-fluorodeoxyglucose positron emission tomography in giant cell arteritis: a prospective study of 35 patients. *Arthritis Rheum* 55:131, 2006.
60. Kariv R, Sidi Y, Gur H: Systemic vasculitis presenting as a tumorlike lesion: four case reports and an analysis of 79 reported cases. *Medicine* 79:349, 2000.

61. Brack A, Martinez-Taboada V, Stanson A, et al: Disease pattern in cranial and large-vessel giant cell arteritis. *Arthritis Rheum* 42:311, 1999.

62. Liozon E, Herrmann F, Ly K, et al: Risk factors for visual loss in giant cell (temporal) arteritis: a prospective study of 174 patients. *Am J Med* 111:211–217, 2001.

63. Cid MC, Font C, Oristrell J, et al: Association between strong inflammatory response and low risk of developing visual loss and other cranial ischemic complications in giant cell (temporal) arteritis. *Arthritis Rheum* 41:26, 1998.

64. Salvarani C, Gabriel S, Hunder GG: Distal extremity swelling with pitting edema in polymyalgia rheumatica: report of nineteen cases. *Arthritis Rheum* 39:73, 1996.

65. Wise CM, Agudelo CA, Chmelewski WL, et al: Temporal arteritis with low erythrocyte sedimentation rate: a review of five cases. *Arthritis Rheum* 34:1571, 1991.

66. Kermani T, Schmidt J, Crowson C, et al: Utility of erythrocyte sedimentation rate and c-reactive protein for the diagnosis of giant cell arteritis. *Semin Arthritis Rheum* 41:866, 2012.

67. Roche NE, Fulbright JW, Wagner AD, et al: Correlation of interleukin-6 production and disease activity in polymyalgia rheumatica and giant cell arteritis. *Arthritis Rheum* 36:1286, 1993.

68. Younge BR, Cook BE, Jr, Bartley GB, et al: Initiation of glucocorticoid therapy: before or after temporal artery biopsy? *Mayo Clin Proc* 79:483, 2004.

69. McCarty DJ, O'Duffy D, Pearson L, et al: Remitting seronegative symmetrical synovitis with pitting edema: RS3PE syndrome. *JAMA* 25:2763, 1985.

70. Hall S, Hunder GG: Is temporal artery biopsy prudent? *Mayo Clin Proc* 59:793, 1984.

71. Gonzalez-Gay MA: The diagnosis and management of patients with giant cell arteritis. *J Rheumatol* 32:1186, 2005.

72. Breuer GS, Nesher G, Nesher R: Rate of discordant findings in bilateral temporal artery biopsy to diagnose giant cell arteritis. *J Rheumatol* 36:79, 2009.

73. Boyev LR, Miller NR, Green WR: Efficacy of unilateral versus bilateral temporal artery biopsies for the diagnosis of giant cell arteritis. *Am J Ophthalmol* 128:211, 1999.

74. Jundt JW, Mock D: Temporal arteritis with normal erythrocyte sedimentation rates presenting as occipital neuralgia. *Arthritis Rheum* 3:217, 1991.

75. Schmidt WA, Kraft HE, Vorpahl L, et al: Color duplex ultrasonography in the diagnosis of temporal arteritis. *N Engl J Med* 337:1336, 1997.

76. Hall JK: Giant-cell arteritis. *Curr Opin Ophthalmol* 19:5, 2008.

77. Karassa FB, Matsagas MI, Schmidt WA, et al: Meta-analysis: test performance in ultrasonography for giant-cell arteritis. *Ann Intern Med* 12:359, 2005.

78. Blockmans D, Bley T, Schmidt W: Imaging for large-vessel vasculitis. *Curr Opin Rheumatol* 21:19, 2009.

79. Park M-C, Lee S-W, Park Y-B, et al: Clinical characteristics and outcomes of Takayasu's arteritis: analysis of 108 patients using standardized criteria for diagnosis, activity assessment, and angiographic classification. *Scand J Rheumatol* 3:28, 2005.

80. Achkar AA, Lie JT, Hunder GG, et al: How does previous corticosteroid treatment affect the biopsy findings in giant cell (temporal) arteritis? *Ann Intern Med* 120:987, 1994.

81. Mazlumzadeh M, Hunder GG, Easley KA, et al: Treatment of giant cell arteritis using induction therapy with high-dose glucocorticoids: a double-blind, placebo-controlled, randomized prospective clinical trial. *Arthritis Rheum* 54:3310, 2006.

82. Chevalet P, Barrier JH, Pottier P, et al: A randomized, multicenter, controlled trial using intravenous pulses of methylprednisolone in the initial treatment of simple forms of giant cell arteritis: a one year followup study of 164 patients. *J Rheumatol* 27:1484, 2000.

83. Weyand CM, Fulbright JW, Hunder GG, et al: Treatment of giant cell arteritis: interleukin-6 as a biologic marker of disease activity. *Arthritis Rheum* 3:101, 2000.

84. Hoffman GS, Cid MC, Hellmann DB, et al: A multicenter, randomized, double-blind, placebo-controlled trial of adjuvant methotrexate treatment for giant cell arteritis. *Arthritis Rheum* 46:1309, 2002.

85. Yates M, Loke YK, Watts RA, et al: Prenisolone combined with adjunctive immunosuppression is not superior to prednisolone alone in terms of efficacy and safety in giant cell arteritis: meta-analysis. *Clin Rheumatol* 33:227, 2014.

86. Schmidt J, Kermani TA, Muratore F, et al: Statin use in giant cell arteritis: a retrospective study. *J Rheumatol* 40:910, 2013.

87. Hoffman GS, Cid MC, Rendt-Zagar KE, et al: Infliximab for maintenance of glucocorticosteroid-induced remission of giant cell arteritis: a randomized trial. *Ann Intern Med* 16:621, 2007.

88. Martínez-Taboada VM, Rodríguez-Valverde V, Carreño L, et al: A double-blind placebo controlled trial of etanercept in patients with giant cell arteritis and corticosteroid side effects. *Ann Rheum Dis* 67:625, 2008.

89. Unizony S, Stone JH, Stone JR: New treatment strategies in large-vessel vasculitis. *Curr Opin Rheumatol* 25:3, 2013.

90. Unizony S, Arias-Urdaneta L, Miloslavsky E, et al: Tocilizumab for the treatment of large-vessel (giant cell arteritis, Takayasu arteritis) and polymyalgia rheumatica. *Arthritis Care Res (Hoboken)* 64:1720, 2012.

91. Loricera J, Blanco R, Castañeda S, et al: Tocilizumab in refractory aortitis: study on 16 patients and literature review. *Clin Exp Rheumatol* 32:S79, 2014.

92. Kim-Heang L, Stirnemann J, Liozon E, et al: Interleukin-1 blockade in refractory giant cell arteritis. *Joint Bone Spine* 81:76, 2014.

93. Mollan SP, Sharrack N, Burdon MA, et al: Aspirin as adjunctive treatment for giant cell arteritis. *Cochrane Database Syst Rev* 8:2014.

94. Weyand CM, Kaiser M, Yang H, et al: Therapeutic effects of acetylsalicylic acid in giant cell arteritis. *Arthritis Rheum* 46:457, 2002.

95. Nesher G: Low-dose aspirin and prevention of cranial ischemic complications in giant cell arteritis. *Arthritis Rheum* 50:1332, 2004.

96. Lee MS, Smith SD, Galor A, et al: Antiplatelet and anticoagulant therapy in patients with giant cell arteritis. *Arthritis Rheum* 54:3306, 2006.

97. Souza AW, Okamoto KY, Abrantes F, et al: Giant cell arteritis: a multicenter observational study in Brazil. *Clinics* 68:317, 2013.

98. Both M, Aries PM, Müller-Hülsbeck S, et al: Balloon angioplasty of arteries of the upper extremities in patients with extracranial giant-cell arteritis. *Ann Rheum Dis* 65:1124, 2006.

99. Weyand CM, Fulbright JW, Evans JM, et al: Corticosteroid requirements in polymyalgia rheumatica. *Arch Intern Med* 159:577, 1999.

100. Kermani T, Warrington K: Polymyalgia rheumatic. *Lancet* 381:63, 2013.

101. Hernández-Rodriguez J, Cid MC, López-Soto A, et al: Treatment of polymyalgia rheumatica. A systemic review. *Arch Intern Med* 169:1839, 2009.

102. Narvaez J, Nolla-Sole JM, Clavaguera MT, et al: Longterm therapy in polymyalgia rheumatica: effect of coexistent temporal arteritis. *J Rheumatol* 26:195, 1999. *.

103. Caporali R, Cimmino MA, Ferraccioli G, et al: Prednisone plus methotrexate for polymyalgia rheumatica: a randomized, double-blind, placebo-controlled trial. *Ann Intern Med* 141:493, 2004.

104. Kerr GS, Hallahan CW, Giordano J, et al: Takayasu arteritis. *Ann Intern Med* 120:919, 1994.

105. Takayasu M: A case of a peculiar change in the central retinal vessels. *Acta Soc Ophthalmol Jpn* 12:55, 1908.

106. Seko Y, Minota S, Kawasaki A, et al: Perforin-secreting killer cell infiltration and expression of a 65-kD heat-shock protein in aortic tissue of patients with Takayasu's arteritis. *J Clin Invest* 93:750, 1994.

107. Tavora F, Burke A: Review of isolated ascending aortitis: differential diagnosis, including syphilitic, Takayasu's and giant cell aortitis. *Pathology* 38:302, 2006.

108. Dal Canto AJ, Swanson PE, O'Guin AK, et al: IFN-gamma action in the media of the great elastic arteries, a novel immunoprivileged site. *J Clin Invest* 107:R15, 2001.

109. Maksimowicz-McKinnon K, Clark TM, Hoffman GS: Takayasu arteritis and giant cell arteritis. A spectrum within the same disease? *Medicine* 88:221, 2009.

110. Talwar KK, Kuman K, Chopra P, et al: Cardiac involvement in nonspecific aortoarteritis (Takayasu's arteritis). *Am Heart J* 122:1666, 1991.

111. Malik IS, Harare O, Al-Nahhas A, et al: Takayasu's arteritis: management of left main stem stenosis. *Heart* 89:e9, 2003.

112. Endo M, Tomizawa Y, Nishida H, et al: Angiographic findings and surgical treatment of coronary artery involvement in Takayasu arteritis. *J Thorac Cardiovasc Surg* 125:570, 2003.

113. Andrews J, Al-Nahhas A, Pennell DJ, et al: Non-invasive imaging in the diagnosis and management of Takayasu's arteritis. *Ann Rheum*

Dis 63:995, 2004.

114. Arnaud L, Haroche J, Malek Z, et al: Is ^{18}F-fluorodeoxyglucose positron emission tomography scanning a reliable way to assess disease activity in Takayasu arteritis? *Arthritis Rheum* 60:1193, 2009.

115. Liang KP, Chowdhary VR, Michet CJ, et al: Noninfectious ascending aortitis: a case series in 64 patients. *J Rheumatol* 36:2290, 2009.

116. Stone JR: Aortitis, periaortitis, and retroperitoneal fibrosis, as manifestations of IgG-related systemic disease. *Curr Opin Rheumatol* 23:88, 2011.

117. Brito-Zeron P, Ramos-Casals M, Bosch X, et al: The clinical spectrum of IgG4-related disease. *Autoimmun Rev* pii: S1568-S9972, 2014.

118. Keser G, Direskeneli H, Aksu K: Management of Takayasu arteritis: a systematic review. *Rheumatology* 53:793, 2014.

119. Schmidt J, Kermani T, Bacani K, et al: Diagnostic features, treatment, and outcomes of Takayasu arteritis in a US cohort of 126 patients. *Mayo Clin Proc* 88:882, 2013.

120. Hoffman GS, Leavitt RY, Kerr GS, et al: Treatment of glucocorticoid-resistant or relapsing Takayasu arteritis with methotrexate. *Arthritis Rheum* 37:578, 1994.

121. Molloy ES, Langford CA, Clark TM, et al: Anti-tumour necrosis factor therapy in patients with refractory Takayasu arteritis: long-term follow-up. *Ann Rheum Dis* 67:1567, 2008.

122. Mekinian A, Neel A, Sibilia J, et al: Efficacy and tolerance of infliximab in refractory Takayasu arteritis: French multicenter study. *Rheumatology* 51(5):882–886, 2012.

123. Stern S, Clemente G, Reiff A, et al: Treatment of pediatric Takayasu arteritis with infliximab and cyclophosphamide. *Clin Rheumatol* 20(4):183–188, 2014.

124. Salvarani C, Magnani L, Catanoso M, et al: Tocilizumab: a novel therapy for patients with large-vessel vasculitis. *Rheumatology (Oxford)* 51:151–156, 2012.

125. Tombetti A, Franchini S, Papa M, et al: Treatment of refractory takayasu arteritis with tocilizumab: 7 Italian patients from a single referral center. *Rheumatol* 40:2047, 2013.

126. Cañas CA, Cañas F, Izquierdo JH, et al: Efficacy and safety of anti-interleukin 6 receptor monoclonal antibody (tocilizumab) in Colombian patients with Takayasu arteritis. *Clin Rheumatol* 20:125, 2014.

127. Koening CL, Langford CA: Novel therapeutic strategies for large vessel vasculitis. *Rheum Dis Clin North Am* 32:173, 2006.

128. Miyata T, Sato O, Koyama H, et al: Long-term survival after surgical treatment of patients with Takayasu's arteritis. *Circulation* 108:1474, 2003.

129. Matsuura K, Ogino H, Kobayashi J, et al: Surgical treatment of aortic regurgitation due to Takayasu arteritis: long-term morbidity and mortality. *Circulation* 112:3707, 2005.

130. Saadoun D, Lambert M, Mirault T, et al: Retrospective analysis of surgery versus endovascular intervention in Takayasu arteritis. *Circulation* 125:813, 2012.

131. Ogino H, Matsuda H, Minatoya K, et al: Overview of late outcome of medical and surgical treatment for Takayasu arteritis. *Circulation* 118:2738, 2008.

132. Sharma BK, Jain S, Visishta K: Outcome of pregnancy in Takayasu arteritis. *Int J Cardiol* 75(Suppl):S159, 2000.

133. Alpay-Kanitez N, Omma A, Erer B, et al: Favourable pregnancy outcome in Takayasu arteritis: a single centre experience. *Clin Exp Rheumatol* 33(2 Suppl 89):S-7–S-10, 2015.

第 89 章

抗中性粒细胞胞浆抗体相关血管炎

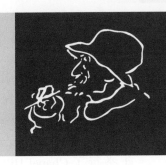

原著 Sharon Chung · Paul A. Monach
姚中强 译 · 姚中强 校

关键点

抗中性粒细胞胞浆抗体（ANCA）相关性血管炎指肉芽肿性多血管炎（GPA）、显微镜下多血管炎（MPA）和嗜酸性肉芽肿性多血管炎（EGPA）。它们影响中小血管，有共同临床、病理和诊断特征。

在适当的临床情况中使用免疫荧光法和尤其是酶联免疫吸附法检测 ANCA 有助于诊断 ANCA 相关血管炎，但其在评估疾病活动性中的作用未明。

GPA 的组织学特点是坏死性肉芽肿性炎症。常见临床表现包括鼻窦坏死性损害、肺部结节和寡免疫性肾小球肾炎。GPA 最常与胞浆型 ANCA 和抗蛋白酶 3 抗体相关。

MPA 的组织学特点是不伴肉芽肿性炎症的血管炎。常见的临床特点包括急进性寡免疫性肾小球肾炎和肺泡出血。MPA 最常与核周型 ANCA 和抗髓过氧化物酶抗体相关。

EGPA 的组织学特点是嗜酸性粒细胞组织浸润。常见临床特点包括哮喘和外周血嗜酸性粒细胞增多。大多数患者 ANCA 阴性。

对危及生命的疾病，需要联合治疗（激素联合环磷酰胺或利妥昔单抗）以诱导缓解。维持缓解可用诸如甲氨蝶呤和硫唑嘌呤等毒性较小的药物。目前的治疗方案可使 75% ~ 93% 的患者获得疾病缓解。

抗中性粒细胞胞浆抗体（anti-neutrophil cytoplasmic antibody，ANCA）相关性血管炎攻击多器官系统的中小血管，尤其常见的是鼻窦、肺和肾受累。这类疾病具体包括肉芽肿性多血管炎（ granulomatosis with polyangiitis，GPA）、显微镜性多血管炎（microscopic polyangiitis，MPA）、嗜酸性肉芽肿性多血管炎（EGPA；亦称 Churg-Strauss 综合征）和局限于肾的血管炎。这些疾病由于其与针对中性粒细胞胞浆抗原 - 蛋白酶 3（PR3）和髓过氧化物酶（MPO）的抗体相关及诸多重叠的临床表现、诊断试验和治疗策略而被分为一类。

分类标准和术语

美国风湿病学会（ACR）和其他组织提出了分类标准和疾病定义，有助于阐明和鉴别不同的血管炎综合征。1990 年 ACR 提出了 GPA 和 EGPA 分类标准。值得注意的是，当时并未提出 MPA 的标准。事实上，提出这些标准是为了方便研究，以保证不同机构和组织把同样类型血管炎患者纳入研究[1]。

通过比较 85 例 GPA 患者和 722 名其他血管炎患者，提出了 GPA 分类标准。选出了 4 条标准：

1. 尿沉渣异常（红细胞管型或 > 5 红细胞 / 高倍视野）
2. 胸片异常发现（如结节、空洞或固定浸润）
3. 口腔溃疡或流涕
4. 活检发现肉芽肿性炎症

4 条标准中存在 2 条或 2 条以上诊断的灵敏度为 88.2%，特异度为 92.0%[2]。由于此标准发表时 ANCAs 发现相对新且需进一步确定其价值，未将其纳入标准。

EGPA 的分类标准是通过比较 20 例 EGPA 和 787 例其他血管炎患者而提出的。选出的 6 条标准是：

1. 哮喘
2. 血白细胞计数分类嗜酸性粒细胞大于 10%
3. 单神经病（包括多发性）或多神经病变

4．胸片上非固定性肺浸润

5．鼻窦异常

6．包含有血管的活检标本可见血管外嗜酸细胞

6 条标准中存在 4 条或 4 条以上的灵敏度为 85%，特异度为 99.7%[3]。

为了更好地定义这些系统性血管炎术语，1994 年举行了 Chapel Hill 共识会议（CHCC），对最常见系统性血管炎的名字达成了共识。血管炎分为大、中、小血管组。值得注意的是，这次会议第一次正式命名了 MPA，而且定义 MPA 为累及小血管、伴或不伴中等血管受累的寡免疫性坏死性血管炎，将其与经典结节性多动脉炎（PAN）鉴别开来。PAN 定义为累及中和小血管，不累及小动脉、小静脉和毛细血管（包括肾小球毛细血管）的血管炎[4]。2012 年 CHCC 会议又对其术语系统进行了回顾，推荐人名术语转换为非人名术语。还有其他一些改变，包括增加变异血管和单器官血管炎，以及系统性疾病相关性血管炎和可能病因相关的血管炎[5]。2012 年 CHCC 会议提出的 ANCA 相关血管炎 -GPA、MPA 和 EGPA 的名字和定义见表 89-1。其中也包含其他小血管血管炎的定义以作比较。

需要注意的是，ACR 的分类标准和 CHCC 的定义并非旨在作为诊断标准。一项前瞻性研究发现，ACR 分类标准作为诊断标准诊断 GPA、PAN、巨细胞动脉炎和超敏性血管炎时其表现不佳。198 例患者中 51 名诊断为血管炎（26%）。这四种血管炎标准的阳性预测值对于所有患者来说介于 17%～29%，而对血管炎患者则为 29%～75%[6]。在一项使用基于 CHCC 会议定义的诊断标准对 GPA、EGPA、PAN 和 MPA 进行的研究中发现，很多病例符合超过一套

表 89-1 2012 年 Chapel Hill 共识会议上提出的小血管血管炎的名称和定义

名称	定义和注释
小血管血管炎	主要影响小血管的血管炎，定义为实质内小动脉、微动脉、毛细血管和微静脉。可累及中等大小动脉和静脉。
ANCA 相关血管炎	主要影响小血管（如毛细血管、微静脉、微动脉和小动脉）的无或寡免疫沉积物的坏死性血管炎，与髓过氧化物酶 ANCA 或蛋白酶 3 ANCA 相关。并非所有患者均有 ANCA。加一个前缀提示 ANCA 的反应性（如 MPO-ANCA、PR3-ANCA、ANCA 阴性）。
肉芽肿性多血管炎	通常累及上下呼吸道的坏死性肉芽肿性炎症，和主要影响中小血管的坏死性血管炎（如毛细血管、微静脉、微动脉、动脉和静脉）。常见坏死性肾小球肾炎。
显微镜性多血管炎	主要影响小血管的寡或无免疫沉积物的坏死性血管炎（如毛细血管、微静脉和微动脉）。可有累及中小血管的坏死性动脉炎。坏死性肾小球肾炎很常见。常发生肺毛细血管炎。缺乏肉芽肿性炎症。
嗜酸性肉芽肿性多血管炎（Churg-Strauss 综合征）	常累及呼吸道的富含嗜酸性粒细胞的坏死性肉芽肿性炎症，和主要累及中小血管的坏死性血管炎。存在肾小球肾炎时 ANCA 更常见。
免疫复合物性血管炎	伴有中到重度免疫球蛋白和（或）补体成分血管壁沉积、主要影响小血管（如毛细血管、微静脉、微动脉和小动脉）的血管炎。常见肾小球肾炎。
抗肾小球基底膜病	累及肾小球毛细血管、肺毛细血管或两者均累及的血管炎，伴有抗基底膜抗体沉积于肾小球基底膜。肺受累造成肺出血，肾受累造成伴有坏死和新月体的肾小球肾炎。
冷球蛋白血症性血管炎	伴有冷球蛋白免疫沉积物累及小血管（主要是毛细血管、微静脉或微动脉）和血清冷球蛋白的血管炎。常累及皮肤、肾小球和周围神经。
IgA 血管炎（过敏性紫癜）	伴有 IgA1 为主免疫沉积物主要累及小血管（主要是毛细血管、微静脉或微动脉）的血管炎。常累及皮肤和胃肠道，且常引起关节炎。可发生与 IgA 肾病无法鉴别的肾小球肾炎。
低补体血症性荨麻疹性血管炎（抗 -C1q 血管炎）	伴有荨麻疹和低补体血症的累及小血管（如毛细血管、微静脉或微动脉）的血管炎，与抗 C1q 抗体相关。常见肾小球肾炎、关节炎、阻塞性肺病和眼炎。

ANCA，抗中性粒细胞胞浆抗体；GBM，肾小球基底膜；MPO，髓过氧化物酶；PR3，蛋白酶 3

标准，而很少患者符合 MPA 标准 [7]。其他组也制定了 ANCA 相关血管炎的诊断标准，然而并未得到广泛认可 [8]。ACR 和欧洲抗风湿病联盟（EULAR）正在进行其共同赞助的血管炎诊断和分类标准研究，旨在制定诊断标准并更新分类标准。

流行病学

不断演变的分类标准和疾病定义及这些疾病的罕见性阻碍了 ANCA 相关血管炎（AAV）的流行病学研究。AAV 的绝大多数流行病学调查研究的是欧洲裔人群。这些研究提示其总发病率为每一百万人群每年 10 ~ 20 例，男性略占优势（男女比例 1.5 : 1）。这类疾病儿童期罕见，随着年龄增加其发病率增加，其发病高峰见于 65 ~ 74 岁人群（6 例 /100 000）[9]。与成年发病 AAV 患者相比，儿童期发病的 AAV 患者声门下狭窄发病率更高，肾受累率更低 [10]。

AAVs 似乎在欧裔人群中更常见。在法国，欧洲血统人群 GPA、MPA、PAN 和 EGPA 发病率（104.7 例 / 百万）比非欧洲血统人群（52.5 例 / 百万）高 2 倍 [11]。GPA 和 MPA 罕见于非裔人群中 [12]。关于非欧洲裔人群 AAV 的流行病学需要进行更多研究。

研究也发现自从九十年代之后 AAV 的患病率在增加。1994—2006 年期间德国 GPA 的患病率从每百万人口 58 例增加到了 98 例，MPA 从每百万人口 9 例增加到 28 例，EGPA 从每百万人口 7 例增加到 24 例 [13]。在英国（UK），GPA 的患病率从 1990 年时的每百万人口 28.8 增加到 2005 年时的每百万人口 64.8 [14]。患病率的增加可能反映了对疾病认识的提高，以及提出 ACR 分类标准和 CHCC 会议的定义和引入 ANCA 检测之后疾病的诊断增多，以及患者生存率的提高。

在欧洲人群中，GPA 是最常见的 AAV。GPA 的发病率介于每年每百万人口 4.9 ~ 10.5 例，北欧发病率高于南欧 [如挪威的发病率为 10.5/（百万人 × 年），西班牙为 4.9/（百万人 × 年）]。据报道，AAV 总的患病率介于每百万人口 24 ~ 157，其中瑞典和英国患病率最高 [9,13]。不同国家发病率和患病率的不同提示，在北半球，疾病风险呈北 - 南梯度下降 [14]。

欧洲人群中 MPA 发病率介于 0.5 ~ 11.6 例 /（百万人口 × 年）。不同于 GPA 的是，MPA 发病率最高的国家似乎位于南欧，尤其是希腊和西班牙。

MPA 也更多见于非欧洲人群中，日本的发病率为 14.8 例 / 百万 / 年，科威特则为 24.0 例 / 百万 / 年，是目前为止报道最高的 [9,14]。欧洲国家 MPA 的患病率介于每百万人中 0 ~ 66 [9]。

日本的研究显示，其 AAV 的患病率和发病率与英国正好相反。日本总的 AAV 患病率和发病率（患病率 86 例 / 百万；发病率 22.6 例 / 百万）与英国类似（患病率 50 例 / 百万；发病率 21.8 例 / 百万）。然而，日本超过 80% 患者是核周着色（p-ANCA）或 MPO 阳性，而 2/3 英国人是胞浆着色（c-ANCA）或 PR3 阳性。正如血清学不同所提示，在日本 MPA 更多（见于 83%AAV），而英国则 GPA 更多见（见于 66% 的 AAV）。与英国 GPA 患者相比，日本患者肾损害更少见 [15-16]。在一项中国系统性血管炎研究中，MPA 也比 GPA 更多见（3:1），而且其中 75% 患者为 p-ANCA 阳性，而 13% 为 c-ANCA 阳性 [17]。这些发现提示，亚洲人群中此组疾病的肉芽肿更少见。

EGPA 是发病率最低的 ANCA 相关血管炎。在欧洲人群中，EGPA 的发病率介于 0.5 ~ 6.8/ 百万 [9,14,18]。哮喘人群中 EGPA 的发病率介于 34.6 ~ 64.4/ 百万 [18-19]。据估计，欧洲人群中 EGPA 总的患病率介于 2 ~ 38/ 百万 [9,11]。未见明显性别优势。在日本，据估计 EGPA 的患病率为 17.8 例 / 百万，女性受累比男性更多 [20]。

触发因素

有假说认为环境暴露、感染和药物是 AAV 发病的触发因素。在环境和职业暴露因素中，观察到最一致的结果是是其与结晶型二氧化硅相关，绝大多数研究显示其比值比（OR）为 2.5 ~ 5。与其他暴露因素如重金属、农业、有机溶剂和杀虫剂的相关性也已经进行过研究，但结果并不一致 [21]。某些研究观察到，感染对 GPA 发病的影响呈现周期性模式 [22]。然而，唯一明确相关的是金黄色葡萄球菌，鼻腔携带金葡菌与 GPA 复发风险增加有关 [23]。金葡菌或其他感染物在疾病启动中的作用并未确立。最后，最常报道引起 AAV 的药物包括肼屈嗪、米诺环素、丙硫氧嘧啶和掺入左旋咪唑的可卡因 [24]。使用白三烯拮抗剂和奥马珠单抗与 EGPA 发病相关。这些制剂可能并非直接致病，而是通过允许糖皮质激素减量而暴露出潜在的 EGPA，或者开药给未诊断或恶化的 EGPA 患者。然而，并不能排除其为直接病因[25-27]。

遗传

GPA、MPA 和 EGPA 是复杂遗传性疾病，而不是单基因变异所致疾病，多个基因变异影响疾病风险，每个均有潜在轻微作用。因此，需要大队列患者和对照样本来发现遗传危险因素。已经进行了基于家系、候选基因和全基因组研究来发现 AAV 的遗传易感性位点。GPA 是这些疾病中研究最为彻底的。

GPA 的家系研究提示遗传影响疾病易感性。瑞典的一项全国性注册研究显示，GPA 患者一级亲属患 GPA 的相对风险是 1.56 [95% 置信区间 (CI) 0.35 ~ 6.9]。此病的家族发病风险低于其他自身免疫病，如系统性红斑狼疮和多发性硬化，但是其家族发病风险与类风湿关节炎相当[28]。GPA 患者一级亲属患血清阳性类风湿关节炎的风险增加 [风险比 (HR) 1.54；95% CI 1.09 ~ 2.19]，其他自身免疫病风险也增加，包括多发性硬化 (HR1.92；95% CI 1.16 ~ 3.16) [29]。GPA 患者的孩子患类风湿关节炎风险增加 (标准化发病比 1.34) [30]。在一个独立队列里，一个类风湿关节炎易感基因的遗传风险积分与 GPA 风险相关[31]。这些发现提示，GPA 和类风湿关节炎有共同的遗传危险因素。

GPA 的候选基因研究已经重复得出其与人类 II 型白细胞抗原 (HLA) 区域、*CTLA4*、*PTPN22* 和 *SERPINA1* 相关的结论。考虑到 HLA 基因的多态性及此区域的广泛连锁不平衡，尽管 HLA 的遗传学研究结果可能会难以解读，但还是观察到了 ANCA 阳性 GPA 患者和包含有 *HLA-DPB1*0401* 的扩展单倍型相关，并且其结果得到了重复[32-33]。细胞毒性 T 淋巴细胞相关抗原 4 (*CTLA4*) 见于 T 细胞，可抑制 T 细胞功能。已显示多个 CTLA4 变异体赋予 GPA 遗传风险，某些变异体影响表面表达或信使 RNA 稳定性[31,34-36]。*PTPN22* 编码 Lyp，一种与 c-src 酪氨酸激酶相互作用的酪氨酸磷酸酶，是一种 T 细胞受体信号通路的重要负性调控因子。其 R620W (rs2476601) 变异体与 GPA 相关[31,37-38]，可阻断其与 c-src 酪氨酸激酶的结合，从而改变 B 细胞和 T 细胞受体反应性。*SERPINA1* 编码 α1 抗胰蛋白酶，一种丝氨酸蛋白酶抑制剂，是 PR3 的主要抑制剂。*SERPINA1* 基因少见

的 Z 和 S 等位基因可导致酶活性缺失，其与 GPA 相关[39]。HLA 区域、*CTLA4* 和 *PTPN22* 基因变异已证实与多种自身免疫病相关，包括系统性红斑狼疮和类风湿关节炎。

第一项 GPA 和 MPA 的全基因组相关性研究发表于 2012 年，总共检测了 2267 例 AAV 患者和 6858 名对照，均为北欧后裔。联合队列 (GPA 和 MPA) 里最显著相关的是 *HLA-DP* (OR 3.67；$P = 1.5 \times 10^{-71}$)、*COL11A2* (OR 1.51；$P = 7.8 \times 10^{-15}$) 和 *SERPINA1* (OR0.51；$P = 2.4 \times 10^{-9}$)。然而，基于 ANCA 特异性的相关性强于特定疾病表型或整个队列。比如，*HLA-DP* 与抗 PR3 抗体阳性个体相关性最强 (OR 7.03；$P = 6.2 \times 10^{-89}$)。*SERPINA1* 与抗 PR3 阳性个体相关 (OR 0.53；$P = 5.6 \times 10^{-12}$)，而与抗 MPO 阳性个体无关 (OR 1.1；$P = 2.2 \times 10^{-1}$)。与 PR3 基因的相关性仅见于抗 PR3 阳性个体 (OR 0.73；$P = 2.6 \times 10^{-7}$)。在抗 MPO 阳性亚组中，*HLA-DQ* 显示更强相关 (OR 0.65；$P = 2.1 \times 10^{-8}$) [40]。这些发现提示，遗传变异对自身抗体特异性的影响强于对疾病表型的影响。

另一项全基因组相关性研究聚焦于 GPA，研究了共 1020 例 GPA 患者和 2734 名对照，他们均为欧裔。本研究证实其与 *HLA-DP* 强相关，而且发现其相关性全部由 *HLA-DPB1*04* 等位基因引致。而且，联合队列中发现了与 *SEMA6A* 的独立相关 (OR 0.74；$P = 2.09 \times 10^{-8}$) [41]，但是另一个研究组未能重复此结果[42]。另外也发现了其与 *SERPINA1* 的名义上的相关性。

未见 EGPA 的全基因组相关性研究发表。候选基因研究提示，*HLA-DRB1*0401* 和 *IL-10.2* 扩展单倍型是 EGPA 的遗传易感性位点[43-45]。

目前为止进行的遗传相关性研究主要检测了欧裔人群，而 GPA 和 MPA 的流行病学在欧裔人群和亚洲国家并不相同。日本的 MPA 遗传研究提示 MPA 与 *IRF5*、*HLA-DRB1*09：01-DQB1*03：03* 单倍型和 *KIR2DS3* 相关[46-47]，但是这些结果需要重复。一项非裔美国 AAV 的研究显示，PR3-ANCA 阳性人群携带 *HLA-DRB1*15* 基因的概率比健康对照人群高 73.3 倍。而且，相比，欧洲裔人群携带 *HLA-DRB1*1501* 等位基因不成比例，与非裔人群 *HLA-DRB1*1503* 等位基因[12]。需要在非欧裔人群中进一步研究，证实在欧裔中发现的遗传危险因素是否同样广泛适用于其

他族群。

临床表现

尽管 AAV 可侵犯几乎所有器官系统，但是不同器官系统受累频率大不相同。器官系统受累的数据来源于 30 ～ 400 例患者的小队列研究[48-59]。有些报道提示，新器官系统受累随着时间推移而增加，尤其是 GPA[48-49]。从病例系列研究和聚焦特定器官系统的综述及特别少见病例报道来看，AAV 器官系统的表现很明显是多种多样的[46,49,58-61]。

并非所有 AAV 临床特点都是直接归因于局部血管损伤。关于全身症状此现象明显，但另外，缺乏静脉炎症时静脉栓塞事件增加[60-61]，关节炎的病理生理机制未明。而且，多大程度上肌痛和胃肠道（GI）症状提示这些器官血管炎尚不清楚。

作为大致类似疾病，MPA 的特点均可见于 GPA 和 EGPA，尤其是 ANCA 阳性患者。根据定义，GPA 特点为血管周围坏死性肉芽肿性炎症，而 EGPA 特点为富含嗜酸性粒细胞的肉芽肿性炎症和（或）嗜酸性粒细胞实质浸润，使其临床表型更加多样。不幸的是，多数大型病例系列研究和临床试验都不允许比较 MPA、GPA 和 EGPA 的器官受累，因为前两者或所有三者均归类为 ANCA 相关血管炎[56,62-65]。

肉芽肿性多血管炎

尽管 GPA 的临床表现范围和随后的病程非常广泛，更大队列的纵向分析通常对随着时间推移不同器官系统受累频率并无分歧（表 89-2）[48-49,51]。儿童器官受累频率似乎与成人类似[50]。上呼吸道炎症是最常见的初始症状[48-49]。进展到系统性血管炎，尤其是肾小球肾炎或肺泡出血，仍然是诊断的常见路径，而 ANCA 检测的发展促进了表现不典型、处于更"局灶"[66-67]或更"局限"[68]阶段疾病的诊断。全身症状和上和（或）下呼吸道炎症可与系统性血管炎同时发生，也可先发数周、数月或数年[67]。

患者常见鼻出血和黏液性脓性鼻涕。患者和医师随后常注意到鼻腔炎症的严重性，因为出现疼痛和活动性炎症或侵蚀组织上覆硬壳、通气不畅加重。鼻旁窦炎症引发的疼痛也很常见（表 89-1）。中耳或咽鼓管炎症、咽鼓管进入鼻腔通道堵塞可造成耳充血

表 89-2 最大已发表病例系列中随着时间推移 ANCA 相关血管炎不同亚型的临床表现*

器官系统	GPA	MPA	EGPA
耳鼻喉	83 ～ 99	1 ～ 20	48 ～ 77
关节 / 肌肉	59 ～ 77	14 ～ 54+	30 ～ 39+
肾	66 ～ 77	69 ～ 100	22 ～ 27
肺	66 ～ 85	25 ～ 55	51 ～ 58
眼	34 ～ 61	1 ～ 15	7
心脏	8 ～ 25	3 ～ 24	16 ～ 27
皮肤	33 ～ 46	11 ～ 62	40 ～ 57
周围神经	15 ～ 40	13 ～ 60	51 ～ 76
中枢神经系统	8 ～ 11	5 ～ 12	5 ～ 14
胃肠道	6 ～ 13	3 ～ 31	22 ～ 31
全身症状	58+	67 ～ 84	49 ～ 68

* 数字代表百分数。并非所有研究报道了全部表现。有些研究报道了单独的个体表现，这些表现被集中到此表的分组中；这种情况下，使用这些单独表现中的最高百分数，且"+"提示此组中集中表现百分数可能更高

EGPA，嗜酸性肉芽肿性多血管炎；ENT，耳鼻喉；GI，胃肠道；GPA，肉芽肿性多血管炎；MPA，显微镜性多血管炎

Data from Reinhold-Keller E, Beuge N, Latza U, et al: An interdisciplinary approach to the care of patients with Wegener's granulomatosis: long-term outcome in 155 patients. Arthritis Rheum 43:1021-1032, 2000; Comarmond C, Pagnoux C, Khellaf M, et al: Eosinophilic granulomatosis with polyangiitis (Churg-Strauss): clinical characteristics and long-term followup of the 383 patients enrolled in the French Vasculitis Study Group cohort. Arthritis Rheum 65:270-281, 2013; and Furuta S, Chaudhry AN, Hamano Y, et al: Comparison of phenotype and outcome in microscopic polyangiitis between Europe and Japan. J Rheumatol 41:325-333

和传导性听力丧失。声门下气管炎症见于大约 15% 患者[48,69-70]，尤其是儿童和年轻成人[71]。口腔溃疡、牙龈炎和耳软骨炎在文献中也描述过，但相对少见[48,69-70,72]。

GPA 中的上呼吸道炎症以其潜在破坏性闻名，但并非总是发生永久性损伤，而且其进展速度不一。鼻中隔尤其危险，鼻中隔穿孔可进展为塌陷，造成特征性"鞍鼻"畸形（图 89-2）。别处也可发生骨侵蚀，比如鼻窦、硬腭和眼眶，但更少见。声门下受累可因其活动性炎症或随后的瘢痕常造成梗阻（图 89-3），可危及生命[71]。

GPA 的眼和眼眶受累也突出，包括其受累频率（随着时间推移为 30% ～ 60%，而且显著高于 MPA

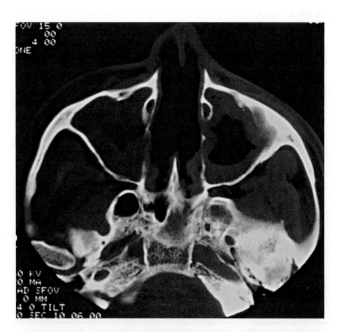

图 89-1 鼻窦计算机断层扫描显示鼻窦炎和鼻中隔破坏

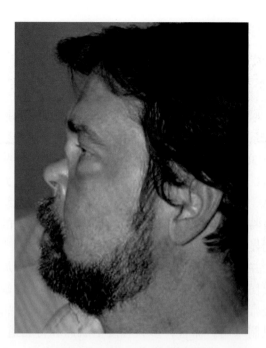

图 89-2 一个肉芽肿性多血管炎患者的鞍鼻畸形（Courtesy Dr. G. Hoffman.）

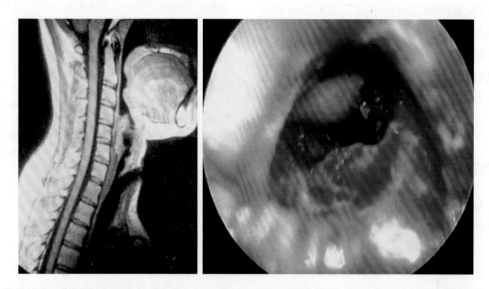

图 89-3 一个肉芽肿性多血管炎患者的声门下狭窄。磁共振（左）和内镜观（右）（Courtesy Dr. G. Hoffman. From Hoffman GS, Kerr GS, Leavitt RY, et al: Wegener granulomatosis: an analysis of 158 patients. Ann Intern Med 116:488-498, 1992.）

和EGPA）和多样性[48,51,73]。结膜炎和巩膜外层炎是最常见的眼受累类型，对患者并不构成威胁。相反，巩膜炎如果不积极治疗可威胁视力。巩膜炎通常会痛，而结膜炎和巩膜周围炎通常不痛，但是不痛并不能除外巩膜炎，而且这些情况并不能通过简单检查就可鉴别。视网膜血管炎、葡萄膜炎、动眼神经麻痹和视神经病变不太常见，但曾有文献很好描述过[51,73]。

泪腺、泪囊和（或）导管炎症见于约10%患者，造成泪液过多，阻断泪道进入鼻腔处可造成类似症状[48,73]。眼眶假性肿瘤（图89-4）值得关注，因其相对常见（6%～15%）和危险，据报道即使积极治疗，其致盲风险高达50%[48,51,73]。

肺受累有几种不同形式。肺部结节是坏死性的，因此常形成空洞（图89-5），常发生于系统性血管炎

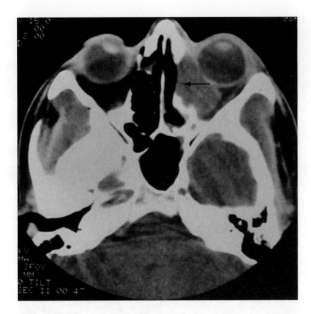

图 89-4 眼眶计算机断层扫描显示眶后肿物（眼眶假瘤）

之前或缺乏系统性血管炎时，因此是一种"局灶"[66-67]或"局限"[68]GPA 的常见特点。结节样病灶通常无症状或仅造成咳嗽。肺泡出血的特点为呼吸困难和咯血，症状可以从轻微到危及生命，都是常见表现，但是临床上和放射学上其肺部结节病损不同。然而，

把 GPA 的肺部受损二分为结节性或出血性会低估观察到的炎性疾病的范围[74-75]。除了肺实质，浆膜炎[48]和声门下远端气管内病变[76]都有文献报道；后者的频率可能被低估，因此病变只有通过气管镜才能确诊。虽然 GPA 确实可发生临床显著肺纤维化和支气管扩张，考虑到肺实质病变的常见性，它们的频率低于预期；绝大多数病损可无瘢痕愈合。

即使在疾病早期，肌肉骨骼疼痛也是常见表现，因此能让风湿病学家在发生持续损害之前进行诊断和干预。不幸的是，临床表现多变且无特异性。单关节炎、寡关节炎和多关节炎均可见到。关节痛比物理检查能检测到的炎性关节炎更常见[48]。肌痛通常不伴有物理检查或实验室检查异常，因此 GPA 的肌肉骨骼表现类似于风湿性多肌痛、脊柱关节炎、类风湿关节炎、晶体性关节病、各种结缔组织病或甚至纤维肌痛综合征。一个独特的关节表现值得强调，因其在 GPA 相对常见而在其他疾病少见：游走性关节痛或大关节的关节炎，患者在腕关节、肘关节、踝关节或膝关节经历严重疼痛达数日之久，直到完全缓解，随后在一个或两个其他关节迅速经历类似症状。

GPA 的皮肤受累包括各种皮肤小血管炎，不太常见的还有小动脉的血管炎。因此，紫癜、丘疹、小

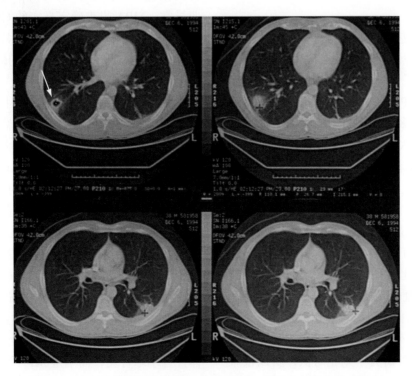

图 89-5 肺的计算机断层扫描显示肺部结节。结节右侧是空洞（箭头）

泡 / 大疱、溃疡、手指缺血、皮肤结节和网状青斑都有报道[77-78]。一种特征性病变是表浅、非红色皮肤结节，其病理显示坏死性、栅栏状肉芽肿，但是这种病变也见于 EGPA 和其他系统性疾病[79-80]。

周围神经病变可表现为感觉性多神经病或多发性单神经炎合并感觉和运动障碍。常见神经性疼痛，但是感觉神经丧失并不常见。颅神经病变不太常见，除了感觉神经性听力丧失，其病理生理机制不明，也是重要的致残原因[81]。尽管 GPA 可发生中枢神经系统异常如卒中，但认为颅内血管的血管炎很罕见；硬脑膜炎是另一个得到很好描述但少见的表现[82]。

和中枢神经系统一样，GPA 患者会有心脏问题和消化道症状，但是心肌或者胃肠道的血管炎非常罕见[83-84]。相反，心包炎是一个更常见的胸痛原因，其可归因于 GPA[48]。

在诊断时很多患者有明显肾小球肾炎（GN），病程中某些时间点超过半数患者有此表现[48-49,51]。肾小球肾炎的活检特点是寡免疫性、常为坏死性新月体性（图 89-6）。其进展速度变异很大；肾功能可一周内或数月甚至数年显著恶化。因为肾病很少造成肉眼血尿，其只有在尿毒症或肾综合征患者才明显，后者仅有少数患者会发生。

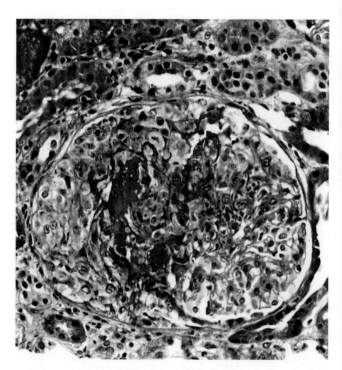

图 89-6 抗中性粒细胞胞浆抗体相关性新月体性肾小球肾炎。此过碘酸 - 希夫染色显示一个肾小球伴细胞新月体部分阻塞鲍曼腔（Bowman's space）。由于所有类型新月体性肾小球肾炎光镜下表现类似，需要免疫荧光来鉴别寡免疫型、免疫复合物型和抗肾小球基底膜抗体介导型（Courtesy Dr. S. Bagnasco.）

显微镜下多血管炎

MPA 的临床特点包含了可见于 GPA 的一些有限亚型（如缺乏肉芽肿性炎症的特点）。最近发表的大样本病例研究贡献了大量相关文献[51,59]。据报道，MPA 的临床表现比 GPA 和 EGPA 更具变异性（表89-2），可能的原因有多个：来源于肾病中心的报告肾受累率很高[53]；纳入无肾小球肾炎、ANCA 阴性患者的病例系列可能患者诊断有争议[51-52]；界定某些器官系统受累（如心脏、胃肠道和中枢神经系统）具有挑战性；而且最有趣的是，欧洲和东亚 MPA 患者似乎有重要不同，尤其是肺受累[59]。

有了这些警示，可以暂得出以下结论：肾小球肾炎在 MPA 很可能比 GPA 更常见，起码在诊断时[48-49,51,53,59,85]。皮肤血管炎、神经病变[86]、全身和肌肉骨骼症状和肺泡出血风险很可能相似。眼受累不太常见。在一些病例系列报道里，胃肠道受累率相对高（基于症状），而另外研究中则相对低，所以很难得出结论[51,59]。正如 GPA，尽管可检测到亚临床心肌异常，MPA 很难确定真实的 CNS 或心肌血管炎发生率[87]。似乎 MPA 比 GPA 更常见的一个表现是肺纤维化，尤其见于日本和中国的病例系列研究，但并非全部[9,88-90]。

MPA 诊断之前症状持续时间很长，初始症状常常是非特异性全身和肌肉骨骼不适。虽然通常数日到数月产生症状，据报道绝大多数病例已有数年症状[91]。典型的 MPA（或抗 MPO 抗体阳性）患者比 GPA（或抗 PR3 抗体阳性）患者更常表现为更晚期肾衰竭[92]，而且一般来说，起病时组织学肾损伤 MPA/ 抗 MPO 阳性患者比 GPA/ 抗 PR3 抗体阳性患者更严重[93]。然而，并不清楚是否 MPA 的肾小球肾炎本质上比 GPA 更糟；或者，GPA 的"肉芽肿"表现可能使其更早得到诊断。肾病学家熟知数种不伴有抗 MPO 抗体且无任何其他部位血管炎证据的寡免疫肾小球肾炎为，常称为肾局限性血管炎或坏死性新月体性肾小球肾炎，而不是 MPA[53,62]。

嗜酸性肉芽肿性多血管炎（Churg-Strauss 综合征）

EGPA 的显著特征是哮喘和外周血嗜酸性粒细胞增多，嗜酸性粒细胞增多比哮喘或过敏性疾病出现的比例更高，但需要其他症状和表现来确立诊断[94]。正如 MPA 和 GPA，常见全身和肌肉骨骼症状，且可能是哮喘之外疾病的第一条线索。哮喘本身几乎普遍存在，常见但是并不总是很严重，且与 EGPA 起病相比其起病高度多变。虽然 EGPA 与哮喘紧密相关，两者并不相同：患者常有哮喘恶化而不伴有嗜酸性粒细胞性肺炎或 EGPA 的其他表现，这常常是哮喘而不是 EGPA 特异性症状，而 EGPA 需要长期使用糖皮质激素来控制[54,94]。

EGPA 的器官特异性表现归因于血管炎、实质嗜酸细胞浸润，或二者兼而有之。报道的器官受累率见表 89-2[54,57-58]，GPA 和 MPA 的几项比较可供参考。EGPA 常见上气道受累，但与 GPA 相比，其本质通常是"过敏性"的，很少有破坏性。肾小球肾炎和肺泡出血不常见，与 ANCA（通常抗 MPO）阳性高度相关[54,58,95]，而 EGPA 患者总的 ANCA 阳性率只有 35%～40%[58,95]。

EGPA 的皮肤受累与 GPA 一样常见，其同样包括荨麻疹在内的"过敏性"损害以及各种各样的皮肤血管炎表现[77]。可见坏死性肉芽肿的结节，正如 GPA 一样。胃肠道受累率仅依靠症状很难确定，但在一些情况下，胃肠道嗜酸性粒细胞浸润被很好描述过[96]，因此 EGPA 胃肠道疾病比 GPA、MPA 更常见并不奇怪。

EGPA 神经病变比 GPA 或 MPA 更常见[51,54,57]，其被认为是血管炎所致而不是嗜酸性粒细胞的神经毒性所致，且多发性单神经病经常是一个可鉴别 EGPA 和高嗜酸性粒细胞综合征（HES）的特点[58,97]。最后，对于临床上重要的心脏受累风险 EGPA 显然比 MPA 或 GPA 更高，15% 患者有足以引起心肌病的严重嗜酸性粒细胞性心肌炎[51,54]。其心脏病表现类似于 HES，也常见于 ANCA 阴性患者[54,58,95]，这是常用来区分 EGPA 嗜酸性粒细胞表现和血管炎表现的另一个方面。

诊断试验

实验室检查、其他诊断试验和活检在 GPA、MPA 或 EGPA 诊断中的价值因临床环境而异。

ANCAs 最初发现而确立是一种使用免疫荧光对中性粒细胞进行染色的临床检测。随后，发现 c-ANCA 的靶抗原是 PR3，p-ANCA 的靶抗原是 MPO。尽管免疫荧光染色经常（图 89-7）与酶联免疫吸附法联合，或者作为一种预筛查试验检测抗 PR3 和抗 MPO 抗体，但抗原特异性检测价值更大。尤其是 p-ANCA 免疫荧光对 AAV 特异性低，而抗 MPO 抗体对 AAV 特异性高。

抗 PR3 或 MPO 自身抗体足够特异，对按其他标准（表 89-3）很可能是 AAV 的病例，抗体认为是有诊断价值的。这些临床情况包括指端缺血（物理检查诊断）；非压迫性神经病变（神经传导试验诊断）；和肺泡出血（肺泡灌洗诊断或看到患者咯血加上符合弥漫性出血的 CT 影像）。在一个关键领域存在不同

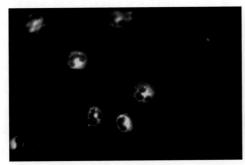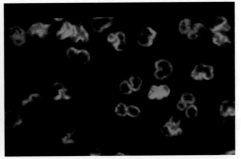

图 89-7 胞浆型抗中性粒细胞胞浆抗体的免疫荧光（c-ANCA，左），与抗蛋白酶 3 抗体高度相关，和核周型着色（p-ANCA，右），提示抗髓过氧化物酶抗体。免疫荧光阳性着色应进行针对蛋白酶 3 和髓过氧化物酶的抗原特异性检测（Courtesy Dr. C.G.M. Kallenberg.）

表 89-3 适合检测 ANCA 及抗 PR3 或抗 MPO 有诊断价值的临床情况 *

疾病	表现	检查技术	实验室和其他检测	影像	活检中的问题
GPA > MPA	巩膜炎	眼科检查			
GPA	眼眶假瘤	常规检查，或使用检查工具		CT 或 MRI	
GPA > MPA	感觉神经性听力丧失		听力图		不可能
GPA	鼻窦炎症	耳镜或纤维镜检		鼻窦 CT	所有 3 个特点均具备仅见于 10%GPA †
GPA	声门下炎症	喉镜检查		颈部 CT	与检查或预后相关性差
GPA	肺部结节			胸部 CT	1. 经支气管：很少见同时具备 3 种诊断特征† 2. 手术活检：创伤性
GPA/MPA	肺泡出血	检查（见证咯血）或 支气管镜下 BAL		胸部 CT	创伤性，患者通常处于垂危
GPA/MPA	手指缺血	常规检查		血管造影	不可能
GPA/MPA	周围神经病变	神经检查：感觉和运动	神经传导速度检查/肌电图		可能造成永久性感觉丧失区域；慢性疼痛的概率小
GPA/MPA	肾小球肾炎		尿沉渣：RBC 管型		

* 如伴有显著的外周血嗜酸性粒细胞升高，那么 EGPA 将会是最可能的诊断。通常无需活检来诊断巩膜炎或肺泡出血，鼻窦或声门下或眼眶病变活检通常无特异性，对 GPA 诊断价值不大，而手指缺血或感觉神经性听力丧失者不能进行活检。肺部结节或周围神经活检的价值取决于 ANCA 相关血管炎表现是如何典型或不典型。有些专家建议所有怀疑血管炎患者均行肾活检

表中未纳入皮肤活检因为皮肤血管炎的表现并无特异性；皮肤活检虽然对诊断血管炎尤其有价值，然而却不可能用来鉴别其他原因皮肤血管炎

† 肉芽肿性炎症、坏死和小血管血管炎

BAL，肺泡灌洗；CT，计算机断层扫描；EGPA，嗜酸性肉芽肿性多血管炎；GPA，肉芽肿性多血管炎；MPA，显微镜性多血管炎；RBC，红细胞

意见。某些专家相信，应尽可能行肾活检以证实寡免疫性肾小球肾炎并根据永久性损伤的程度判断预后[93,98-99]，而另外一些专家则认为，抗 PR3 或抗 MPO 抗体阳性的情况下，尿中出现红细胞管型足以预测预后。

单独 p-ANCA 的特异性很低（指 MPO 抗体检测阴性），这一点已广为人知。然而，抗 PR3 或抗 MPO 抗体阳性已被证实见于 AAV 之外的 3 种情况：心内膜炎[100]、系统性红斑狼疮[101]和使用掺入左旋咪唑的可卡因[102]。记住这些关联很重要，因为这些疾病的临床症状与 AAV 有很大重叠。在所有这些疾病中，通常还存在其他自身抗体。在可卡因 / 左旋咪唑的病例中，常有 ANCA 免疫荧光染色模型与特定抗原检测不匹配[102]。

除了特征性肾病变（所有 ANCA 相关血管炎类似但并非完全相同）[98,103]，MPA 其他器官病变在光镜下难以与其他小血管炎鉴别。与免疫复合物相关的

血管炎相比，ANCA 相关血管炎更易累及动脉和小动脉，然而累及毛细血管和小静脉是所有小血管血管炎的最常见特点[103]。免疫荧光染色无或寡免疫复合物沉积有助于诊断，但是其并非决定性的，因为超过 48 小时的病灶有可能吞噬细胞已经吞噬掉免疫复合物。肯定的 GPA 活检病理应包括坏死性血管外肉芽肿及小血管炎，然而仅少数活检标本可同时见到这两种特点。同样，EGPA 仅少数活检标本同时可见小血管炎和富含嗜酸性粒细胞的坏死性肉芽肿。尽管如此，对可能是 MPA、GPA 或 EGPA 的患者，通过活检仅仅是为了确认患者某处存在血管炎通常是很重要的，但是非血管炎的情况也应考虑。

通过活检证实存在血管炎。或多发性单神经炎的强烈提示[58,97]，对于鉴别 EGPA 和 HES 非常必要，因为只有 40%EGPA 患者 ANCA 阳性，通常是抗 MPO 阳性[58,95]。反过来，循环血中嗜酸性粒细胞计数高或活检嗜酸性粒细胞浸润可鉴别 EGPA 与

MPA、GPA 和其他类型血管炎。循环血嗜酸性粒细胞计数高通常也提示患者有 EGPA 或 HES 而不仅仅是哮喘或鼻息肉。

ANCA 阴性患者非常需要活检来证实 GPA 的诊断。PR3 或 MPO 抗体在只有 60% ~ 70% 局限于上呼吸道表现的患者中检测阳性，相反，系统性血管炎患者阳性率则为 90%[48-49,67-68]。不幸的是，鼻部活检仅有大约 20% 会显示肉芽肿性炎症、坏死和血管炎三联症。恶性肿瘤、鼻部使用可卡因、其他慢性创伤和一系列感染也会引起慢性炎症、坏死和上气道软组织及骨破坏[69-70]。在肺部，GPA 是可造成肉芽肿性炎症结节的多种疾病之一[104]；据推测，切除活检比经气管镜或经胸穿刺活检更有可能见到血管炎的关键特点。

确定 AAV 患者的病情活动度富有挑战性。患者由于免疫抑制药物或气道损伤所致的分泌物引流不畅而易患全身或局部感染，而这些感染的症状与 AAV 的症状类似。当患者有显著脏器损伤，如 GPA 的气道损伤、充血性心力衰竭尤其是 EGPA，或 AAV 的周围神经损伤时，这些症状可见于疾病活动或不活动时。肌肉骨骼和全身症状可见于各种急性和慢性情况，而且绝大多数 AAV 患者不管他们疾病状态如何，大都会有不同程度的疲劳。很可能最大的挑战是在既往有肾损伤的患者中排除活动性肾炎症，因为蛋白尿和血尿可以在没有额外肾损伤的情况下持续存在很长时间[105]，残余肾功能的逐步丧失可归因于这种持续低活动性疾病，但是也可能在没有任何活动性炎症证据的情况下发生[53]。

治疗

Walton 的一项发表于 1958 年的回顾性研究显示，如果不治疗，GPA 患者的平均生存期为大约 5 个月，81% 患者死于诊断后 1 年内。死亡原因主要是多个器官系统进行性功能衰竭。使用糖皮质激素治疗可延长平均生存期到约 12.5 个月[107]。这些疾病预后不佳的情况直到 20 世纪 60 年代开始使用烷化剂才得以逆转[107]。目前的治疗策略旨在诱导缓解并使用毒性较小的制剂来维持缓解。根据疾病活动性进行治疗，有危及器官和生命的情况时需要最积极的治疗（总结于图 89-8）。EULAR 已经发表了治疗原发性中小血管血管炎的指南[108]。

肉芽肿性多血管炎的诱导缓解

自从 20 世纪 60 年代，已经开始口服一种来源于氮芥的烷化剂 - 环磷酰胺，剂量 2 mg/（kg·d），同时联合糖皮质激素，来诱导 GPA 和 MPA 缓解。当使用口服环磷酰胺后，ANCA 相关血管炎的缓解率介于 75% ~ 93%[48,109]——与使用该药之前惨淡的平均生存时间形成鲜明对比。初始治疗方案中，环磷酰胺要连续使用至少一年。然而，这种长期使用与显著的不良反应相关。在一项纳入 158 例使用环磷酰胺治疗至少 6 个月的 ANCA 相关血管炎的研究中，46% 患者发生了严重感染（包括肺炎、皮肤感染和细菌性、真菌性败血症），43% 患者发生了环磷酰胺诱发的膀胱炎，2.8% 发生了膀胱癌（增加 33 倍），1.3% 发生淋巴瘤（增加 11 倍）。使用环磷酰胺后的恶性肿瘤风险已证实为剂量依赖性。18 ~ 35 岁女性中，57% 停经至少 1 年，不能怀孕或者有卵巢功能衰竭的实验室证据[48]。为一定程度上减轻毒性，有些研究根据肾功能不全程度或高龄调整了环磷酰胺剂量。然而，这些调整在不同临床试验中并不一致。考虑到长期使用环磷酰胺的毒性，已经在寻找替代环磷酰胺方案来减少毒性。

每日口服环磷酰胺诱导缓解方案的一个替代方案就是使用静脉（IV）环磷酰胺冲击治疗。在 CYCLOPS 试验中，149 例接受泼尼松龙的 GPA 或 MPA 患者随机接受环磷酰胺冲击治疗（15 mg/kg IV 每 2 周一次 ×3 次，然后 15 mg/kg IV 每 3 周直到缓解，然后继续再用 3 个月）或口服环磷酰胺 [2 mg/（kg·d）直到缓解，然后 1.5 mg/（kg·d）再用 3 个月]。用完环磷酰胺后所有患者开始使用硫唑嘌呤。环磷酰胺冲击治疗组的平均累积剂量约为每日口服组的一半（8.2 g vs. 15.9 g），因此，冲击治疗组白细胞减少发生率更少见。两组的平均缓解时间均约为 3 个月，而且两组肾功能改善并无差别[62]。长期随访（平均 4.3 年）显示两组生存或肾功能无差别，但冲击治疗组复发率高于每日口服药物组（39.5% vs. 20.8%；每日口服药物组复发 HR0.50；95% CI，0.26 ~ 0.93；$P = 0.029$）[110]。

每日口服环磷酰胺诱导缓解的另一个替代方案就是使用利妥昔单抗，这是一种针对 CD20 的单克隆抗体，而 CD20 表达于从不成熟 B 细胞向 B 母细胞发育阶段的 B 细胞表面。本抗体的作用机制不明，

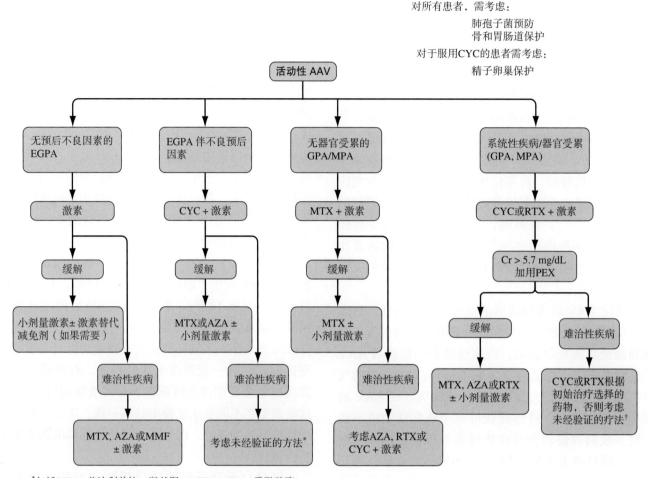

图 89-8 抗中性粒细胞胞浆抗体（ANCA）相关性血管炎（AAV）的治疗流程图。AZA，硫唑嘌呤；Cr，血肌酐；CYC，环磷酰胺；EGPA，嗜酸性肉芽肿性多血管炎；GI，胃肠道；GPA，肉芽肿性多血管炎；MPA，显微镜性多血管炎；MTX，甲氨蝶呤；PEX，血浆置换；RTX，利妥昔单抗

但其与 B 细胞结合后可诱导细胞凋亡，可清除 B 细胞。值得注意的是，B 细胞干细胞和浆细胞并不表达 CD20，因此不会受利妥昔单抗影响。利妥昔单抗治疗 ANCA 相关血管炎（RAVE）试验是一个非劣性双盲试验，197 例接受糖皮质激素治疗的 GPA 或 MPA 患者随机接受口服环磷酰胺 [2 mg/（kg·d）] 或静脉利妥昔单抗（375 mg/m^2 每周 ×4 次）。口服环磷酰胺组患者治疗 3 ~ 6 个月达到缓解后换为硫唑嘌呤 [2 mg/（kg·d）]；利妥昔单抗组患者用完 4 次静脉输注后换为口服安慰剂。在 6 个月主要终点时，利妥昔单抗在诱导缓解上并未劣于环磷酰胺，而且对复发性疾病利妥昔单抗可能优于环磷酰胺。根据肾受累类型、存在肺泡出血与否、ANCA 特异性或疾病

类型或治疗过程中是否变为 ANCA 阴性来看，两组缓解率无差别[65]。在 18 个月的随访研究中，单一疗程利妥昔单抗疗效不劣于口服环磷酰胺随后换为硫唑嘌呤维持缓解。完全缓解持续时间、复发的严重性或不良事件发生率两组无显著差别[111]。利妥昔单抗与环磷酰胺比较治疗 ANCA 相关血管炎（RITUXVAS）试验纳入 44 名新诊断 ANCA 相关血管炎，随机（3:1）接受利妥昔单抗加 2 次环磷酰胺静脉输注或静脉环磷酰胺治疗 3 ~ 6 月后换为硫唑嘌呤。12 个月时持续缓解率和肾小球滤过率的平均增加率两组类似。两组严重不良反应率和死亡率也类似[112]。这两个试验均提示，在诱导缓解的效果上利妥昔单抗与环磷酰胺相当。

甲氨蝶呤也被比较过其在系统性或局限性疾病诱导缓解中与环磷酰胺治疗的差别。非肾肉芽肿性多血管炎甲氨蝶呤替代治疗（NORAM）试验纳入了 100 例新诊断的不伴有严重咯血、快速进展性神经病变或显著肾受累（如血肌酐 > 1.7 mg/dl 或 150 μmol/L，尿红细胞管型或蛋白尿 > 1 g/d）的 MPA 或 GPA 患者，随机接受高达 25 mg/w 口服甲氨蝶呤或口服环磷酰胺 2 mg/（kg·d）治疗。两组均接受维持治疗 10 个月，随后减量，到第 12 个月时停药。在 6 个月时，两组缓解率类似（甲氨蝶呤组 89.8%，环磷酰胺组 93.8%，P = 0.041）。在甲氨蝶呤组，病变广泛或有肺部受累的患者缓解延迟，而且 18 个月时的复发率更高（甲氨蝶呤组 69.5% vs. 环磷酰胺组 46.5%）。因此，尽管对于未危及器官或生命的疾病，甲氨蝶呤虽然可以诱导缓解，但其效果不如环磷酰胺。考虑到甲氨蝶呤组和环磷酰胺组均观察到高复发率，这类疾病的治疗期应延长到 12 个月以上 [113]。

最近研究了阿巴西普对不严重、复发性 GPA 诱导缓解治疗的价值。在泼尼松和维持缓解药物（如甲氨蝶呤、硫唑嘌呤或霉酚酸酯）基础上加用此药有助于诱导疾病缓解，并且能减少糖皮质激素剂量 [114]。一项更大的试验在研究此药的疗效（ClinicalTrials.gov 登记号：NCT02108860）。

已经研究了霉酚酸酯在替代环磷酰胺进行诱导缓解治疗中的作用。在 ANCA 相关血管炎诱导缓解霉酚酸酯和环磷酰胺比较（MYCYC）试验中，140 例患者随机接受霉酚酸酯（2000 ~ 3000 mg/d）或静脉环磷酰胺冲击治疗。初步结果提示两组间达到主要缓解终点（坚持糖皮质激素治疗时无病情活动 ≥ 4 周）的比例类似（霉酚酸酯组 66%，而环磷酰胺组 69%）。然而，霉酚酸酯组复发率显著更高。需要这些结果全部发表才能确定霉酚酸酯在 ANCA 相关血管炎诱导缓解中的效果 [115-116]。

肉芽肿性多血管炎和显微镜性多血管炎的维持治疗

考虑到长期使用环磷酰胺的毒性，常用的策略是使用毒性较大的药物如环磷酰胺来"诱导"缓解，然后使用毒性更小的治疗来"维持"缓解，以减少环磷酰胺的总毒性。研究过的维持缓解药物包括硫唑嘌呤、甲氨蝶呤、霉酚酸酯、来氟米特、甲氧苄啶 / 磺胺甲基异恶唑、依那西普和利妥昔单抗。

硫唑嘌呤是第一个在 ANCA 相关血管炎维持治疗的随机试验（CYCAZAREM）中证明有效的维持缓解治疗药物，此试验纳入 155 例新诊断的 GPA 或 MPA，给予口服环磷酰胺至少 3 个月，然后随机接受继续环磷酰胺或换为硫唑嘌呤 [2 mg/（kg·d）]。两组复发率类似（硫唑嘌呤组 15.5%，环磷酰胺组 13.7%，P = 0.65），不良事件发生率也类似。此试验第一次提示环磷酰胺治疗疗程可缩短且无显著不良反应 [63]。

与硫唑嘌呤相比，甲氨蝶呤同样被证实可以有效维持缓解。此研究中，129 例环磷酰胺治疗后达到缓解的 GPA 或 MPA 患者随机接受硫唑嘌呤 [2 mg/（kg·d）] 或甲氨蝶呤（高达 25 mg/w）治疗 12 个月。28 个月随访时，两组药物维持缓解率类似，不良事件率也类似。值得注意的是，12 个月时停用试验用药后 73% 患者复发 [64]。此试验患者的长期随访（11.8 年）结果显示，两组间 10 年生存率、不良事件发生率或复发率均无差别。抗 PR3 抗体阳性是显著的长期复发预测因素 [117]。

在国际减少血管炎发作的霉酚酸酯方案（IMPROVE）试验中，霉酚酸酯也被作为替代缓解药物进行了研究。使用环磷酰胺诱导缓解后，156 名患者随机接受硫唑嘌呤 [2 mg/（kg·d）] 或霉酚酸酯（2000 mg/d），然后平均随访 39 个月。霉酚酸酯组复发更常见（HR1.65；95% CI，1.06 ~ 2.70；P = 0.03）。次要终点如肾功能、蛋白尿和严重不良事件率两组类似 [118]。因此，霉酚酸酯被认为在维持 ANCA 相关血管炎缓解方面不如硫唑嘌呤有效。

在一项纳入 54 例患者的试验中，患者随机接受来氟米特（30 mg/d）或甲氨蝶呤（初始剂量 7.5 mg/w，8 周后达到 20 mg/w），来氟米特组患者 6 个月时的复发率更低（来氟米特组 6/26，而甲氨蝶呤组 13/28）。甲氨蝶呤组的复发率更高导致此试验提前终止。然而，来氟米特组不良反应发生率更高 [119]。因此，需要进行更多研究来确定来氟米特在维持缓解治疗中的作用。

在甲氧苄啶 / 磺胺甲基异恶唑治疗 GPA 有效的病例报道之后，一项双盲临床试验纳入了 81 名达到缓解的 GPA 患者，随机接受复发磺胺甲唑（800 mg 磺胺甲基异恶唑和 160 mg 甲氧苄啶）或空白对照 24 个月。与空白对照相比，复方新诺明组维持缓解比例更高（82% vs. 60%）。亚组分析显示，有鼻腔或上气道损害的患者从复方新诺明治疗获益最大[120]。因此，尽管复方新诺明并不常用于 ANCA 相关血管炎的维持治疗，对于有其鼻腔或上气道表现的患者可能是有益的。

TNF 抑制剂作为改变病情药物在其他自身免疫病如类风湿关节炎和炎症性肠病中取得了很大成功。既往病例系列研究提示，诸如英夫利昔单抗这样的制剂可能可以有效控制 GPA 和 MPA 的病情活动[121]。在 GPA 和 MPA 中研究最为严格的 TNF 抑制剂是依那西普，研究其在维持缓解中的作用。在肉芽肿性多血管炎的依那西普治疗（WGET）试验中，174 例患者接受标准诱导缓解治疗（环磷酰胺或甲氨蝶呤），随机同时接受依那西普或空白对照，维持缓解阶段继续使用。依那西普组和空白对照组维持缓解率无显著差异（69.7% vs. 75.3%，$P = 0.39$），到达缓解的时间也无差别。然而，实体肿瘤的发生率依那西普组显著更高（6 例 vs. 0 例，$P = 0.01$），提示联合环磷酰胺和 TNF 抑制剂可显著增加肿瘤风险[122]。基于这些结果，TNF 抑制剂通常不用于 ANCA 相关血管炎的维持治疗。

考虑到利妥昔单抗作为诱导缓解治疗药物的成功，有学者也研究了其作为维持缓解治疗的效果。之前发表的个案研究显示，利妥昔单抗长期清除 B 细胞可有效维持缓解[123-125]。使用利妥昔单抗维持缓解 ANCA 相关血管炎（MAINRITSAN）试验正式研究了利妥昔单抗的维持缓解作用。试验纳入 115 例 GPA、MPA 或肾局限性血管炎患者，用环磷酰胺诱导缓解后，随机接受硫唑嘌呤 [2 mg/（kg·d）× 12 个月，随后 1.5 mg/（kg·d）×6 个月，然后 1 mg/（kg·d）×4 个月] 或利妥昔单抗（开始试验时 500 mg IV×2 次，然后每 6 月重复，共 18 个月）。在 28 个月（主要终点）时，利妥昔单抗组复发率显著更低（利妥昔单抗组 5% vs. 硫唑嘌呤组 29%）[126]。严重不良事件包括严重感染和恶性肿瘤两组类似。两组复发率差异持续到 39 个月随访时（利妥昔单抗组 12.7%，硫唑嘌呤组 48.1%；利妥昔单抗组复发 HR 0.20；95% CI, 0.11 ~ 0.45；$P < 0.0001$）[127]。比较利妥昔单抗和硫唑嘌呤在 ANCA 相关血管炎维持治疗作用的（RITAZAREM）试验是一个国际开放随机对照试验，目前正在进行中，以进一步研究利妥昔单抗作为维持治疗的效果（1000 mg 静脉注射，每 4 个月 ×5 次）[128]。

使用小剂量糖皮质激素（泼尼松或泼尼松龙 5 ~ 10 mg/d）作为标准维持治疗方案引起很大争议，世界各地专家做法不同。然而，没有进行过随机试验研究此问题。难以比较不同临床试验的疾病复发率，因为治疗方案不同、抗 MPO 阳性或新诊断患者比例不同、缓解和复发的定义不同。所以要注意这一点，因为近期的一项荟萃分析显示，那些常规继续糖皮质激素 12 ~ 18 个月的临床试验报告的复发率显著低于那些更早期停用糖皮质激素的试验（通常是 6 个月时）[129]。

辅助和替代制剂

甲泼尼龙或血浆置换治疗严重肾血管炎（MEPEX）试验研究了血浆置换在治疗 ANCA 相关血管炎中的作用。本试验纳入了 137 名新诊断的活检证实有肾受累、血肌酐大于 5.8 mg/dl（500 μmol/L）的 GPA 或 MPA 患者，患者随机接受 7 次血浆置换或 3000 mg 静脉甲泼尼龙冲击治疗，同时使用环磷酰胺和泼尼松。与静脉甲泼尼龙相比，血浆置换组 12 个月时进展到终末期肾病的风险减少了 24%。两组生存率无差异[130]。目前一项更大（$n > 500$）的多中心、国际性试验（PEXIVAS[131]）在研究此治疗方法。

不能接受免疫抑制治疗的患者可以考虑静脉注射免疫球蛋白（IVIG）。使用 IVIG 诱导缓解的病例系列研究结果不一致。在一项随机、安慰剂对照试验里，17 例患者接受单次 IVIG（2000 mg/kg），14 例患者病情活动性显著降低，但其效果持续不超过 3 个月[132]。需要更大样本对照临床试验来完全验证其治疗 ANCA 相关血管炎的效果。

AAV 的一些小规模的试验研究过的替代治疗药物有可耗竭 T 细胞的抗胸腺球蛋白[133]、抑制 T 细胞成熟的脱氧精胍菌素[134]、同时耗竭 T 细胞和 B 细胞的阿仑单抗（Campath，抗 CD52 抗体）[135]。

EGPA 的治疗

与 GPA 和 MPA 相比，EGPA 的最佳治疗方案还不太清楚。部分原因是由于临床表现的差异，EGPA 患者常被排除出 GPA 和 MPA 的随机治疗临床试验。

尽管如此，对 GPA 和 MPA 有效的药物常被用来治疗 EGPA，也应用同样的治疗策略，包括用毒性较大的药物来诱导缓解，用毒性较小的药物来维持治疗。

EGPA 的血管炎和哮喘表现通常分开治疗。哮喘的治疗通常遵从无 EGPA 的哮喘患者的治疗指南。然而，很多患者的哮喘症状依赖于激素，因此额外的免疫抑制可用作激素减免之用。EGPA 的系统性或血管炎表现的初始治疗依赖糖皮质激素。有非五因素量表定义的预后不良因素的 EGPA 患者（血肌酐 > 1.58 mg/dl、蛋白尿 > 1 g/d、严重胃肠道受累、心肌病或 CNS 受累）可以单独使用糖皮质激素治疗，但是当激素减停时，35% 的患者复发[136]。更严重的患者需要额外加用免疫抑制治疗。正如 GPA 和 MPA，环磷酰胺通常用于治疗严重器官受累或危及生命时[137]。之前讨论的维持缓解药物并未在 EGPA 中好好研究过。一项随机、开放研究显示，与环磷酰胺相比，硫唑嘌呤可以有效维持缓解[136]，但并不清楚，是否一种药物诸如硫唑嘌呤等效或优于另外一种药物。对有和无预后不良因素的患者，大约 80% 患者需要长期使用糖皮质激素来控制哮喘等表现[136-137]。

目前对利妥昔单抗在 EGPA 中的认识来自于病例报告和病例系列研究。据报道绝大多数 EGPA 患者因为常规治疗耐药（如环磷酰胺）或不耐受而使用利妥昔单抗治疗。目前为止最大的病例系列研究中，单中心的 9 例常规治疗耐药的 EGPA 患者使用利妥昔单抗治疗。所有 9 例患者治疗 3 个月后完全缓解或部分缓解。最先使用利妥昔单抗治疗的 3 例患者（平均随访 3 年）无疾病复发[138]。需要更大的研究和更多经验来完全确定利妥昔单抗在 EGPA 的疗效。

另一个 EGPA 有前景的治疗药物是美泊利单抗，一个针对 IL-5 的单克隆抗体，IL-5 是一个嗜酸性粒细胞活化的关键细胞因子。之前美泊利单抗在 HES 中使用的经验显示它可以快速使外周血嗜酸性粒细胞计数正常化，同时可减少激素使用[139]。在两个用美泊利单抗治疗 EGPA 的非对照开放试验中发现，使用美泊利单抗可降低疾病活动度、使嗜酸性粒细胞计数正常化、减少糖皮质激素使用。然而，停用美泊利单抗与疾病复发相关[140-141]。一项随机双盲、安慰剂对照、使用美泊利单抗治疗 EGPA 的临床试验目前正在进行（ClinicalTrials.gov 登记号：NCT02020889）。

预后

ANCA 相关血管炎可成功治疗绝大多数患者，尽管由于起病严重或治疗耐药，它有时候仍然有致命的风险（尤其是因为肺泡出血）。有两种重要结局：第一，诊断后 6 个月内死亡率显著增加（大约 10%），绝大多数是由于治疗所致的感染，而不是血管炎本身[142]。第二，长期死亡风险轻度增加，这是多因素的，包括感染、心血管疾病和恶性肿瘤。除高龄之外，与 MPA 和 GPA 长期死亡率高度相关的唯一因素是肾功能不全[142]，这说明永久性器官损伤在增加死亡率中有重要意义。同样，心肌病变是 EGPA 目前为止最强的死亡相关危险因素[54]。

虽然死亡率已经大大降低，但由于永久性损伤（尤其是肾功能不全、鼻窦症状、听力丧失和呼吸困难）和治疗的后果（糖尿病、高血压、骨质疏松、虚弱和某些恶性肿瘤），其致残率仍然居高不下[92]。值得注意的是，患者报告的疲劳和精力不足这些不能客观评估的症状，也是血管炎最重要的不良后果[143]。

据报道，GPA 患者的肿瘤发病率增加。一个近期的研究显示，膀胱癌、白血病和淋巴瘤的风险较之前报道的要低[144-145]。因为观察到长期使用环磷酰胺后所有三种肿瘤发生风险显著增加，所以很可能目前的治疗方案几乎不增加肿瘤风险。非黑色素瘤皮肤癌风险仍然有所增加[144-145]，很难估计罕见疾病中少见肿瘤的相对风险。

假定初始治疗成功，容易复发的不同类型 AAV 往往不会复发。基于队列研究和系统性血管炎临床试验中的患者随访发现，GPA 的复发率高达 60%[48-49,111,146-147]，而 MPA 约为 30%[53,111,146-147]。是否此差异是由于疾病表型或 ANCA 特异性造成还未知[111,146-147]。要得出一个肯定结论需要分别在白人和亚洲患者中纵向随访大量 MPO 阳性 GPA 患者，因为此表型患者在亚洲患者中更常见[56,90]。并不意外的是，既往复发过也增加随后复发风险[111]。局灶性 / 局限性 GPA 可能复发率高于系统性 / 重症 GPA[67-68]，且 30% ~ 55% 此类患者可能是 ANCA 阴性[67-68]。

大多数但非所有研究显示，持续存在 c-ANCA/PR3 和滴度升高与疾病复发风险增加有关。似然比大约为 2，也就是说，低于能做出治疗决定的"诊断"水平[149]。绝大多数关于 ANCA 滴度随访价值的研究都集中于 c-ANCA/PR3。

鼻窦疾病和哮喘之外的血管炎和实质嗜酸性粒细胞疾病的复发在 EGPA 与 MPA 一样常见，而且 ANCA 阳性患者比 ANCA 阴性患者稍微更常见[54]。鼻窦疾病和哮喘的复发更常见（常为慢性），而且是超过 80% 的 EGPA 患者需要持续使用泼尼松和常需要额外免疫抑制剂治疗的主要原因[54]。

但解读这些复发率的研究时需要注意，有可能存在严重选择偏倚：疾病更严重患者更可能纳入临床试验，疾病复发的患者更可能继续在转诊中心随访。因此，事实上我们并不知道轻微 MPA（如紫癜、肌痛和抗 MPO 抗体）的病程，而且我们并未像系统性 / 严重疾病那样全面研究过慢性局灶性 / 局限性 GPA，无论是临床试验还是预后研究[67]。

发病机制

MPA、GPA 和 EGPA 的特点都是白细胞破碎性血管炎：中性粒细胞浸润周围组织并死亡，引起小动脉、毛细血管和小静脉纤维素样坏死，留下显微镜下可见的特征性细胞核碎片。有时可见小动脉额外受累，小静脉受累罕见[103]。尽管可见某些免疫球蛋白和补体沉积（这些疾病是"寡免疫"而不是非免疫）[103,150]，但认为免疫复合物在发病机制中几乎不起作用。因为 ANCA 与寡免疫坏死性血管炎高度相关，多数发病机制研究集中于 ANCA 的产生和作用模式。

尽管大部分 MPO 和 PR3 位于中性粒细胞颗粒内，这些蛋白组成性或在炎症刺激下可移位于细胞膜上[151]并作为 ANCA 的靶标而活化中性粒细胞[152-153]。而且，MPO 和 PR3 在脱颗粒后可作为细胞外靶标，尤其是与中性粒细胞细胞外诱捕网相关的释放有关[153]。

ANCA 有直接致病性的最佳证据来自小鼠动物模型，抗 MPO 抗体（使用鼠 MPO 免疫 *Mpo* 基因敲除小鼠 *Mpo−/−* 后产生）转移到正常小鼠后，可产生寡免疫性肾小球肾炎[154]。产生肾小球肾炎需要中性粒细胞和活化补体中的 C5 组分[155-157]。然而，并未看到肾小球肾炎之外的其他表现，而且肾小球肾炎本身也相对轻微[154,158]。把脾细胞转移到 SCID 小鼠后可产生严重肾小球肾炎和系统性血管炎的其他特点[154]，但是是否所有疾病都是归因于抗 MPO 抗体

或其至是 MPO 特异性 T 细胞免疫仍未明了。

用 PR3 产生一个类似模型的试验尚未成功，想要证明抗 PR3 的自身免疫致病性，还需要其他大量的试验操作并能产生一些局限性的疾病。造成此困难的原因，是否是人类和啮齿类 PR3 的不同结构和生物学特性造成的，还是说明分离的 PR3 抗体致病性有限，目前还不清楚。使用人抗 PR3 抗体和"人源化"免疫系统的小鼠可产生血管炎支持人鼠不同的假说，能提供支持抗 PR3 抗体造成血管炎的最佳证据[159]，但是与其他所有 ANCA 相关血管炎的啮齿类动物模型一样，此模型对推断人类疾病病理生理作用有利有弊[158]。已经研发了 HES 小鼠模型[160]，但它并非同时有嗜酸性粒细胞浸润和坏死性血管炎，那才是 EGPA 更特异的模型。

T 细胞免疫与产生高亲和力抗体的每一个过程都有关，但另外，CD4+T 细胞见于 GPA 的坏死性肉芽肿病灶，很可能参与巨噬细胞活化和局部中性粒细胞募集[161]。其靶抗原不明，尤其是因为大量缺乏系统性血管炎证据的患者 ANCA 检测阴性。有文献报道了不同组织部位、疾病活动性不同阶段不同类型 AAV 患者 T 细胞亚群 -Th1、Th2、Th17 和调节性 T 细胞百分比的多种变化[161]。

在活动性 GPA 和 MPA 患者中，免疫、炎症、血管损伤和组织修复相关的循环蛋白数量非常巨大，所以很难通过生物标志物研究获得疾病病理生理学的认知[162-163]。在未治疗 EGPA 中，嗜酸性粒细胞的循环产物升高[164]。正如预期，Th2 反应的标志物升高[165-167]，Th17 细胞近期也发现参与发病[166-168]。

如流行病学和遗传学部分所述，已知的遗传风险和环境暴露仅是 GPA、MPA 或 EGPA 的发病风险因素的一小部分。尽管罕见或独特（包括体细胞的）基因变异或罕见的环境暴露可能进一步增加风险，仍值得强调的是，在很多自身免疫病中，在确定特定自身抗原耐受性是否被打破方面，随机因素很可能起着重要作用。

结论

在过去 30 年里，ANCA 相关血管炎的诊断和治疗取得了重大进展。尽管这些进展显著降低了 AAV 的死亡率，由于疾病的慢性复发性特点，患者仍然

继续累积器官损伤，因此仍然存在很多挑战。对 ANCA 在发病机制中的进一步认识、有临床可操作性的疾病活动性标志物的发现和减少毒性的靶向治疗药物的研发将使临床医师和研究者都受益。有了这些额外的知识，AAV 患者的预后可能继续改善。

 本章的参考文献也可以在 ExpertConsult.com 上找到。

主要参考文献

2. Leavitt RY, Fauci AS, Bloch DA, et al: The American College of Rheumatology 1990 criteria for the classification of Wegener's granulomatosis. *Arthritis Rheum* 33:1101–1107, 1990.

3. Masi AT, Hunder GG, Lie JT, et al: The American College of Rheumatology 1990 criteria for the classification of Churg-Strauss syndrome (allergic granulomatosis and angiitis). *Arthritis Rheum* 33: 1094–1100, 1990.

5. Jennette JC, Falk RJ, Bacon PA, et al: 2012 revised International Chapel Hill Consensus Conference Nomenclature of Vasculitides. *Arthritis Rheum* 65:1–11, 2013.

6. Rao JK, Allen NB, Pincus T: Limitations of the 1990 American College of Rheumatology classification criteria in the diagnosis of vasculitis. *Ann Intern Med* 129:345–352, 1998.

7. Lane SE, Watts RA, Barker TH, et al: Evaluation of the Sorensen diagnostic criteria in the classification of systemic vasculitis. *Rheumatology* 41:1138–1141, 2002.

9. Watts RA, Lane S, Scott DG: What is known about the epidemiology of the vasculitides? *Best Pract Res Clin Rheumatol* 19:191–207, 2005.

11. Mahr A, Guillevin L, Poissonnet M, et al: Prevalences of polyarteritis nodosa, microscopic polyangiitis, Wegener's granulomatosis, and Churg-Strauss syndrome in a French urban multiethnic population in 2000: a capture-recapture estimate. *Arthritis Rheum* 51:92–99, 2004.

12. Cao Y, Schmitz JL, Yang J, et al: DRB*115 allele is a risk factor for PR3-ANCA disease in African Americans. *J Am Soc Nephrol* 22: 1161–1167, 2011.

13. Herlyn K, Buckert F, Gross WL, et al: Doubled prevalence rates of ANCA-associated vasculitides and giant cell arteritis between 1994 and 2006 in northern Germany. *Rheumatology* 53:882–889, 2014.

14. Ntatsaki E, Watts RA, Scott DG: Epidemiology of ANCA-associated vasculitis. *Rheum Dis Clin North Am* 36:447–461, 2010.

16. Fujimoto S, Watts RA, Kobayashi S, et al: Comparison of the epidemiology of anti-neutrophil cytoplasmic antibody-associated vasculitis between Japan and the U.K. *Rheumatology* 50:1916–1920, 2011.

19. Harrold LR, Andrade SE, Go AS, et al: Incidence of Churg-Strauss syndrome in asthma drug users: a population-based perspective. *J Rheumatol* 32:1076–1080, 2005.

21. Mahr AD, Neogi T, Merkel PA: Epidemiology of Wegener's granulomatosis: Lessons from descriptive studies and analyses of genetic and environmental risk determinants. *Clin Exp Rheumatol* 24(2 Suppl 41): S82–S91, 2006.

22. Watts RA, Mooney J, Skinner J, et al: The contrasting epidemiology of granulomatosis with polyangiitis (Wegener's) and microscopic polyangiitis. *Rheumatology* 51:926–931, 2012.

23. Popa ER, Stegeman CA, Abdulahad WH, et al: Staphylococcal toxic-shock-syndrome-toxin-1 as a risk factor for disease relapse in Wegener''s granulomatosis. *Rheumatology* 46:1029–1033, 2007.

24. Pendergraft WF, 3rd, Niles JL: Trojan horses: drug culprits associated with antineutrophil cytoplasmic autoantibody (ANCA) vasculitis. *Curr Opin Rheumatol* 26:42–49, 2014.

28. Knight A, Sandin S, Askling J: Risks and relative risks of Wegener's granulomatosis among close relatives of patients with the disease. *Arthritis Rheum* 58:302–307, 2008.

29. Knight A, Sandin S, Askling J: Increased risk of autoimmune disease in families with Wegener's granulomatosis. *J Rheumatol* 37:2553–2558, 2010.

30. Hemminki K, Li X, Sundquist J, et al: Familial associations of rheumatoid arthritis with autoimmune diseases and related conditions. *Arthritis Rheum* 60:661–668, 2009.

31. Chung SA, Xie G, Roshandel D, et al: Meta-analysis of genetic polymorphisms in granulomatosis with polyangiitis (Wegener's) reveals shared susceptibility loci with rheumatoid arthritis. *Arthritis Rheum* 64:3463–3471, 2012.

32. Heckmann M, Holle JU, Arning L, et al: The Wegener's granulomatosis quantitative trait locus on chromosome 6p21.3 as characterised by tagSNP genotyping. *Ann Rheum Dis* 67:972–979, 2008.

34. Zhou Y, Huang D, Paris PL, et al: An analysis of CTLA-4 and pro-inflammatory cytokine genes in Wegener's granulomatosis. *Arthritis Rheum* 50:2645–2650, 2004.

35. Huang D, Giscombe R, Zhou Y, et al: Polymorphisms in CTLA-4 but not tumor necrosis factor-alpha or interleukin 1beta genes are associated with Wegener's granulomatosis. *J Rheumatol* 27:397–401, 2000.

37. Jagiello P, Aries P, Arning L, et al: The PTPN22 620W allele is a risk factor for Wegener's granulomatosis. *Arthritis Rheum* 52:4039–4043, 2005.

39. Mahr AD, Edberg JC, Stone JH, et al: Alpha(1)-antitrypsin deficiency-related alleles Z and S and the risk of Wegener's granulomatosis. *Arthritis Rheum* 62:3760–3767, 2010.

40. Lyons PA, Rayner TF, Trivedi S, et al: Genetically distinct subsets within ANCA-associated vasculitis. *N Engl J Med* 367:214–223, 2012.

41. Xie G, Roshandel D, Sherva R, et al: Association of granulomatosis with polyangiitis (Wegener's) with HLA-DPB1*04 and SEMA6A gene variants: evidence from genome-wide analysis. *Arthritis Rheum* 65:2457–2468, 2013.

48. Hoffman GS, Kerr GS, Leavitt RY, et al: Wegener granulomatosis: an analysis of 158 patients. *Ann Intern Med* 116:488–498, 1992.

49. Reinhold-Keller E, Beuge N, Latza U, et al: An interdisciplinary approach to the care of patients with Wegener's granulomatosis: long-term outcome in 155 patients. *Arthritis Rheum* 43:1021–1032, 2000.

50. Cabral DA, Uribe AG, Benseler S, et al: Classification, presentation, and initial treatment of Wegener's granulomatosis in childhood. *Arthritis Rheum* 60:3413–3424, 2009.

51. Rothschild PR, Pagnoux C, Seror R, et al: Ophthalmologic manifestations of systemic necrotizing vasculitides at diagnosis: a retrospective study of 1286 patients and review of the literature. *Semin Arthritis Rheum* 42:507–514, 2013.

52. Guillevin L, Durand-Gasselin B, Cevallos R, et al: Microscopic polyangiitis: clinical and laboratory findings in eighty-five patients. *Arthritis Rheum* 42:421–430, 1999.

53. Nachman PH, Hogan SL, Jennette JC, et al: Treatment response and relapse in antineutrophil cytoplasmic autoantibody-associated microscopic polyangiitis and glomerulonephritis. *J Am Soc Nephrol* 7:33–39, 1996.

54. Comarmond C, Pagnoux C, Khellaf M, et al: Eosinophilic granulomatosis with polyangiitis (Churg-Strauss): clinical characteristics and long-term followup of the 383 patients enrolled in the French Vasculitis Study Group cohort. *Arthritis Rheum* 65:270–281, 2013.

56. Li ZY, Chang DY, Zhao MH, et al: Predictors of treatment resistance and relapse in antineutrophil cytoplasmic antibody-associated vasculitis: a study of 439 cases in a single Chinese center. *Arthritis Rheum* 66:1920–1926, 2014.

57. Keogh KA, Specks U: Churg-Strauss syndrome: clinical presentation, antineutrophil cytoplasmic antibodies, and leukotriene receptor antagonists. *Am J Med* 115:284–290, 2003.

58. Sinico RA, Di Toma L, Maggiore U, et al: Prevalence and clinical significance of antineutrophil cytoplasmic antibodies in Churg-Strauss syndrome. *Arthritis Rheum* 52:2926–2935, 2005.

59. Furuta S, Chaudhry AN, Hamano Y, et al: Comparison of phenotype and outcome in microscopic polyangiitis between Europe and Japan. *J Rheumatol* 41:325–333, 2014.

60. Merkel PA, Lo GH, Holbrook JT, et al: Brief communication: high incidence of venous thrombotic events among patients with Wegener granulomatosis: the Wegener's Clinical Occurrence of Thrombosis (WeCLOT) Study. *Ann Intern Med* 142:620–626, 2005.

61. Allenbach Y, Seror R, Pagnoux C, et al: High frequency of venous

thromboembolic events in Churg-Strauss syndrome, Wegener's granulomatosis and microscopic polyangiitis but not polyarteritis nodosa: a systematic retrospective study on 1130 patients. *Ann Rheum Dis* 68:564–567, 2009.

62. de Groot K, Harper L, Jayne DR, et al: Pulse versus daily oral cyclophosphamide for induction of remission in antineutrophil cytoplasmic antibody-associated vasculitis: a randomized trial. *Ann Intern Med* 150:670–680, 2009.

63. Jayne D, Rasmussen N, Andrassy K, et al: A randomized trial of maintenance therapy for vasculitis associated with antineutrophil cytoplasmic autoantibodies. *N Engl J Med* 349:36–44, 2003.

64. Pagnoux C, Mahr A, Hamidou MA, et al: Azathioprine or methotrexate maintenance for ANCA-associated vasculitis. *N Engl J Med* 359:2790–2803, 2008.

65. Stone JH, Merkel PA, Spiera R, et al: Rituximab versus cyclophosphamide for ANCA-associated vasculitis. *N Engl J Med* 363:221–232, 2010.

67. Holle JU, Gross WL, Holl-Ulrich K, et al: Prospective long-term follow-up of patients with localised Wegener's granulomatosis: does it occur as persistent disease stage? *Ann Rheum Dis* 69:1934–1939, 2010.

68. Stone JH: Limited versus severe Wegener's granulomatosis: baseline data on patients in the Wegener's granulomatosis etanercept trial. *Arthritis Rheum* 48:2299–2309, 2003.

69. Gottschlich S, Ambrosch P, Kramkowski D, et al: Head and neck manifestations of Wegener's granulomatosis. *Rhinology* 44:227–233, 2006.

70. Trimarchi M, Sinico RA, Teggi R, et al: Otorhinolaryngological manifestations in granulomatosis with polyangiitis (Wegener's). *Autoimmunity Rev* 12:501–505, 2013.

71. Langford CA, Sneller MC, Hallahan CW, et al: Clinical features and therapeutic management of subglottic stenosis in patients with Wegener's granulomatosis. *Arthritis Rheum* 39:1754–1760, 1996.

73. Pakrou N, Selva D, Leibovitch I: Wegener's granulomatosis: ophthalmic manifestations and management. *Semin Arthritis Rheum* 35:284–292, 2006.

74. Travis WD, Hoffman GS, Leavitt RY, et al: Surgical pathology of the lung in Wegener's granulomatosis. Review of 87 open lung biopsies from 67 patients. *Am J Surg Pathol* 15:315–333, 1991.

77. Marzano AV, Vezzoli P, Berti E: Skin involvement in cutaneous and systemic vasculitis. *Autoimmunity Rev* 12:467–476, 2013.

80. Wilmoth GJ, Perniciaro C: Cutaneous extravascular necrotizing granuloma (Winkelmann granuloma): confirmation of the association with systemic disease. *J Am Acad Dermatol* 34(5 Pt 1):753–759, 1996.

81. Bakthavachalam S, Driver MS, Cox C, et al: Hearing loss in Wegener's granulomatosis. *Otol Neurotol* 25:833–837, 2004.

84. Pagnoux C, Mahr A, Cohen P, et al: Presentation and outcome of gastrointestinal involvement in systemic necrotizing vasculitides: analysis of 62 patients with polyarteritis nodosa, microscopic polyangiitis, Wegener granulomatosis, Churg-Strauss syndrome, or rheumatoid arthritis-associated vasculitis. *Medicine* 84:115–128, 2005.

86. Suppiah R, Hadden RD, Batra R, et al: Peripheral neuropathy in ANCA-associated vasculitis: outcomes from the European Vasculitis Study Group trials. *Rheumatology* 50:2214–2222, 2011.

90. Sada KE, Yamamura M, Harigai M, et al: Classification and characteristics of Japanese patients with antineutrophil cytoplasmic antibody-associated vasculitis in a nationwide, prospective, inception cohort study. *Arthritis Res Ther* 16:R101, 2014.

91. Agard C, Mouthon L, Mahr A, et al: Microscopic polyangiitis and polyarteritis nodosa: how and when do they start? *Arthritis Rheum* 49:709–715, 2003.

92. Robson J, Doll H, Suppiah R, et al: Damage in the ANCA-associated vasculitides: long-term data from the European Vasculitis Study group (EUVAS) therapeutic trials. *Ann Rheum Diseases* 74:177–184, 2015.

93. Quintana LF, Perez NS, De Sousa E, et al: ANCA serotype and histopathological classification for the prediction of renal outcome in ANCA-associated glomerulonephritis. *Nephrol Dial Transplant* 29:1764–1769, 2014.

94. Keogh KA, Specks U: Churg-Strauss syndrome. *Semin Respir Crit Care Med* 27:148–157, 2006.

100. Mahr A, Batteux F, Tubiana S, et al: Brief report: prevalence of antineutrophil cytoplasmic antibodies in infective endocarditis.

Arthritis Rheumatol 66:1672–1677, 2014.

101. Galeazzi M, Morozzi G, Sebastiani GD, et al: Anti-neutrophil cytoplasmic antibodies in 566 European patients with systemic lupus erythematosus: prevalence, clinical associations and correlation with other autoantibodies. European Concerted Action on the Immunogenetics of SLE. *Clin Exp Rheumatol* 16:541–546, 1998.

102. Poon SH, Baliog CR, Jr, Sams RN, et al: Syndrome of cocaine-levamisole-induced cutaneous vasculitis and immune-mediated leukopenia. *Semin Arthritis Rheum* 41:434–444, 2011.

103. Jennette JC: Implications for pathogenesis of patterns of injury in small- and medium-sized-vessel vasculitis. *Cleve Clin J Med* 69 (Suppl 2):SII33–SII38, 2002.

105. Magrey MN, Villa-Forte A, Koening CL, et al: Persistent hematuria after induction of remission in Wegener granulomatosis: a therapeutic dilemma. *Medicine* 88:315–321, 2009.

108. Mukhtyar C, Guillevin L, Cid MC, et al: EULAR recommendations for the management of primary small and medium vessel vasculitis. *Ann Rheum Dis* 68:310–317, 2009.

109. Fauci AS, Haynes BF, Katz P, et al: Wegener's granulomatosis: prospective clinical and therapeutic experience with 85 patients for 21 years. *Ann Intern Med* 98:76–85, 1983.

110. Harper L, Morgan MD, Walsh M, et al: Pulse versus daily oral cyclophosphamide for induction of remission in ANCA-associated vasculitis: long-term follow-up. *Ann Rheum Dis* 71:955–960, 2012.

111. Specks U, Merkel PA, Seo P, et al: Efficacy of remission-induction regimens for ANCA-associated vasculitis. *N Engl J Med* 369:417–427, 2013.

112. Jones RB, Tervaert JW, Hauser T, et al: Rituximab versus cyclophosphamide in ANCA-associated renal vasculitis. *N Engl J Med* 363:211–220, 2010.

113. De Groot K, Rasmussen N, Bacon PA, et al: Randomized trial of cyclophosphamide versus methotrexate for induction of remission in early systemic antineutrophil cytoplasmic antibody-associated vasculitis. *Arthritis Rheum* 52:2461–2469, 2005.

116. Schonermarck U, Gross WL, de Groot K: Treatment of ANCA-associated vasculitis. *Nature reviews Nephrology* 10:25–36, 2014.

118. Hiemstra TF, Walsh M, Mahr A, et al: Mycophenolate mofetil vs azathioprine for remission maintenance in antineutrophil cytoplasmic antibody-associated vasculitis: a randomized controlled trial. *JAMA* 304:2381–2388, 2010.

119. Metzler C, Miehle N, Manger K, et al: Elevated relapse rate under oral methotrexate versus leflunomide for maintenance of remission in Wegener's granulomatosis. *Rheumatology* 46:1087–1091, 2007.

120. Stegeman CA, Tervaert JW, de Jong PE, et al: Trimethoprim-sulfamethoxazole (co-trimoxazole) for the prevention of relapses of Wegener's granulomatosis. Dutch Co-Trimoxazole Wegener Study Group. *N Engl J Med* 335:16–20, 1996.

122. Wegener's Granulomatosis Etanercept Trial Research Group: Etanercept plus standard therapy for Wegener's granulomatosis. *N Engl J Med* 352:351–361, 2005.

126. Guillevin L, Pagnoux C, Karras A, et al: Rituximab versus azathioprine for maintenance in ANCA-associated vasculitis. *N Engl J Med* 371:1771–1780, 2014.

129. Walsh M, Merkel PA, Mahr A, et al: Effects of duration of glucocorticoid therapy on relapse rate in antineutrophil cytoplasmic antibody-associated vasculitis: a meta-analysis. *Arthritis Care Res* 62:1166–1173, 2010.

130. Jayne DR, Gaskin G, Rasmussen N, et al: Randomized trial of plasma exchange or high-dosage methylprednisolone as adjunctive therapy for severe renal vasculitis. *J Am Soc Nephrol* 18:2180–2188, 2007.

132. Bayry J, Negi VS, Kaveri SV: Intravenous immunoglobulin therapy in rheumatic diseases. *Nat Rev Rheumatol* 7:349–359, 2011.

136. Ribi C, Cohen P, Pagnoux C, et al: Treatment of Churg-Strauss syndrome without poor-prognosis factors: a multicenter, prospective, randomized, open-label study of seventy-two patients. *Arthritis Rheum* 58:586–594, 2008.

137. Cohen P, Pagnoux C, Mahr A, et al: Churg-Strauss syndrome with poor-prognosis factors: A prospective multicenter trial comparing glucocorticoids and six or twelve cyclophosphamide pulses in forty-eight patients. *Arthritis Rheum* 57:686–693, 2007.

138. Thiel J, Hassler F, Salzer U, et al: Rituximab in the treatment of refractory or relapsing eosinophilic granulomatosis with polyangiitis (Churg-Strauss syndrome). *Arthritis Res Ther* 15:R133, 2013.

140. Kim S, Marigowda G, Oren E, et al: Mepolizumab as a steroid-sparing treatment option in patients with Churg-Strauss syndrome. *J Allergy Clin Immunol* 125:1336–1343, 2010.

141. Moosig F, Gross WL, Herrmann K, et al: Targeting interleukin-5 in refractory and relapsing Churg-Strauss syndrome. *Ann Intern Med* 155:341–343, 2011.

142. Flossmann O, Berden A, de Groot K, et al: Long-term patient survival in ANCA-associated vasculitis. *Ann Rheum Dis* 70:488–494, 2011.

143. Herlyn K, Hellmich B, Seo P, et al: Patient-reported outcome assessment in vasculitis may provide important data and a unique perspective. *Arthritis Care Res* 62:1639–1645, 2010.

144. Heijl C, Harper L, Flossmann O, et al: Incidence of malignancy in patients treated for antineutrophil cytoplasm antibody-associated vasculitis: follow-up data from European Vasculitis Study Group clinical trials. *Ann Rheum Dis* 70:1415–1421, 2011.

146. Hogan SL, Falk RJ, Chin H, et al: Predictors of relapse and treatment resistance in antineutrophil cytoplasmic antibody-associated small-vessel vasculitis. *Ann Intern Med* 143:621–631, 2005.

147. Harper L, Morgan MD, Walsh M, et al: Pulse versus daily oral cyclophosphamide for induction of remission in ANCA-associated vasculitis: long-term follow-up. *Ann Rheum Dis* 71:955–960, 2011.

149. Tomasson G, Grayson PC, Mahr AD, et al: Value of ANCA measurements during remission to predict a relapse of ANCA-associated vasculitis—a meta-analysis. *Rheumatology* 51:100–109, 2012.

152. Falk RJ, Terrell RS, Charles LA, et al: Anti-neutrophil cytoplasmic autoantibodies induce neutrophils to degranulate and produce oxygen radicals in vitro. *Proc Nat Acad Sci U S A* 87:4115–4119, 1990.

153. Kessenbrock K, Krumbholz M, Schonermarck U, et al: Netting neutrophils in autoimmune small-vessel vasculitis. *Nat Med* 15:623–625, 2009.

154. Xiao H, Heeringa P, Hu P, et al: Antineutrophil cytoplasmic autoantibodies specific for myeloperoxidase cause glomerulonephritis and vasculitis in mice. *J Clin Invest* 110:955–963, 2002.

158. Coughlan AM, Freeley SJ, Robson MG: Animal models of antineutrophil cytoplasmic antibody-associated vasculitis. *Clin Exp Immunol* 169:229–237, 2012.

159. Little MA, Al-Ani B, Ren S, et al: Anti-proteinase 3 anti-neutrophil cytoplasm autoantibodies recapitulate systemic vasculitis in mice with a humanized immune system. *PLoS ONE* 7:e28626, 2012.

161. Abdulahad WH, Lamprecht P, Kallenberg CG: T-helper cells as new players in ANCA-associated vasculitides. *Arthritis Res Ther* 13:236, 2011.

163. Monach PA: Biomarkers in vasculitis. *Curr Opin Rheumatol* 26:24–30, 2014.

164. Polzer K, Karonitsch T, Neumann T, et al: Eotaxin-3 is involved in Churg-Strauss syndrome—a serum marker closely correlating with disease activity. *Rheumatology* 47:804–808, 2008.

166. Jakiela B, Sanak M, Szczeklik W, et al: Both Th2 and Th17 responses are involved in the pathogenesis of Churg-Strauss syndrome. *Clin Exp Rheumatol* 29(1 Suppl 64):S23–S34, 2011.

167. Vaglio A, Moosig F, Zwerina J: Churg-Strauss syndrome: update on pathophysiology and treatment. *Curr Opin Rheumatol* 24:24–30, 2012.

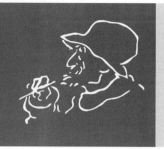

第90章

结节性多动脉炎及相关疾病

原著 Raashid Luqmani

刘 霞 译 刘 霞 校

关键点

结节性多动脉炎（polyarteritis nodosa，PAN）是一种以极少或无免疫复合物沉积为特征的中等动脉血管炎。相对罕见，尤其与抗中性粒细胞胞浆抗体（anti-neutrophil cytoplasmic antibody，ANCA）相关性血管炎相比。

有一种不常见的 PAN 是由乙型肝炎病毒引起的，抗病毒、血浆置换和（或）糖皮质激素治疗有效。对于非乙型肝炎病毒相关的 PAN 应使用环磷酰胺和糖皮质激素积极治疗，方法与系统性 ANCA 相关血管炎相同。

非肝炎 PAN 的发病率和患病率约为每年百万分之一。随着乙型肝炎发病率的下降，以及患者被重新分类（即更好地识别 ANCA 相关血管炎），PAN 的发病率已显著降低。

PAN 的临床特征包括隐匿起病的体重减轻、伴多发性单神经炎的紫癜样皮损，以及肠系膜缺血症状。

肾小球肾病在 PAN 中不发生，否则应当考虑其他诊断，尤其是 ANCA 相关性小血管炎。

肾损害引起的血尿较罕见，但在肾梗死时可发生。

"皮肤型 PAN"是一种局限性血管炎，与系统性 PAN 无关。

Buerger 病，也称血栓闭塞性脉管炎，男女均可发病，上下肢都可受累。吸烟在 Buerger 病发病中的作用已明确，但机制尚不清楚。

治疗其他罕见血管炎的证据有限。

结节性多动脉炎

定义和分类

"结节性动脉周围炎"（periarteritis nodosa）一词最早于 1866 年被引入，并用来描述任何类型的系统性血管炎[1]。之后被修改为结节性多动脉炎（polyarteritis nodosa，PAN），定义也被修订为"中小动脉的坏死性炎症，与肾小球肾炎无关，也不包括小动脉、毛细血管、小静脉的血管炎[2]"。

美国风湿病学会（the American College of Rheumatology，ACR）标准可被用于对 PAN 患者进行分类，将它与其他类型的原发性系统性血管炎进行区分。但是 ACR 分类标准有局限性，因为其并不能区分 PAN 和显微镜下多血管炎（microscopic polyangiitis，MPA），这两种情况都被归类于 PAN。ACR 分类标准要求患者符合 10 条标准中的 3 条就可以被诊断（如表 90-1 所示）[3]。

ACR 分类标准对 PAN（或 MPA）诊断的敏感度为 82.2%、特异度为 86.6%[3]。1994 年，Chapel Hill 共识会议（Chapel Hill Consensus Conference，CHCC）发布了血管炎（包括 PAN）的定义[2]，并于 2013 年更新[4]。MPA、肉芽肿性多血管炎（granulomatosis with polyangiitis，GPA）及嗜酸性肉芽肿性多血管炎（eosinophilic granulomatosis with polyangiitis，EGPA）（之前被称为 Churg-Strauss 综合征）与 PAN 的根本区别在于前三者的病理中都有小血管受累，而 PAN 却无此表现。

至今在描述不同类型的血管炎时，仍然存在许多混淆。这里有必要特别指出，当回顾那些以往被

表 90-1 结节性多动脉炎 ACR 分类标准

体重下降 ≥ 4 kg
网状青斑
睾丸痛或触痛
肌痛、肌无力或下肢压痛
单神经病变或多神经病变
舒张压 > 90 mmHg
血尿素氮或肌酐升高
乙型肝炎
动脉造影异常
中小动脉活组织检查见多形核中性粒细胞

对于显微镜下多血管炎使用该标准有时是错误的

From Lightfoot RW, Michel BA, Bloch DA, et al: The American College of Rheumatology 1990 criteria for the classifi cation of polyarteritis nodosa. Arthritis Rheum 33:1088–1093, 1990.

诊断为 PAN 的患者时，目前的临床特征也许显示为其他类型的血管炎，例如 MPA 或 GPA。为了合理命名不同类型的血管炎，欧洲药品管理局（European Medicines Agency，EMA）给出了一个推导法，有助于将那些有系统性中小血管受累的原发性系统性血管炎患者进行分类[5]。该推导使用决策树方法，实际上将 PAN 置于树的底部[5]。换而言之，患者将被首先考虑为其他任何类型的血管炎，只有在没有做出别的诊断时，才考虑诊断为 PAN。也许这看起来是一种相当负面的做法，但以往 PAN 被优先于其他诊断而过度使用，实际上 PAN 的真实发病率和患病率相当低。

MPA 比 PAN 更为常见，但 ACR 分类标准中却没有 MPA（它被视为 PAN 的一部分）。而在 CHCC 定义中，PAN 和 MPA 被作为两个独立的类型。因此，EMA 推导法尤其有用。PAN 和 MPA 在发病机制、器官受累、复发倾向、预后等方面均有显著差异[6]。在 CHCC 定义中，PAN 是一个中血管病；而 MPA 则主要是一个包括肾小球肾炎和肺毛细血管炎在内的小血管病[2]。

如果患者被诊断为 ANCA 相关血管炎或 PAN，可以用 EMA 推导法对他们进行评估。在此推导法中，PAN 被视为一种除外性诊断。首先判断患者是否满足 Lanham[6] 或 ACR 标准[8] 的 EGPA。如果是，患者即被分类为 EGPA。否

则，下一步应借助组织学的直接证据，或特征性标记物和 ANCA 阳性，来判断他们是否符合 ACR 标准或 CHCC 定义的 GPA[2,9]。如果符合，将被分类为 GPA。否则，继续向下推导来判断患者是否符合 MPA[2]。判断的依据是组织学显示小血管炎或肾小球肾炎且无 GPA 特征性标记物，抑或是肾小球性肾炎的特征性表现且 ANCA 阳性。只有当 EGPA、GPA 和 MPA 都被排除后，患者才有可能被诊断为 PAN。按此推导法，如要符合 PAN 的定义，患者必须有与之相一致的组织学或血管造影特征。如果患者不符合上述所有条件，则认为其属于未定型。最初由一些血管炎方面的专家对个案报道进行评估来验证这一推导方法。事实上，这些个案中的每个患者都被归类为某种血管炎，而没有任何病例被列作未定型。这也许并不能反映临床实际情况，因为有的患者重叠的患有不同类型的血管炎，而有的患者血管炎表现并不完全。最近已有血管炎分类与诊断检测方面的专案组开始着手解决这一重要问题[10-11]。

法国血管炎研究组（the French Vasculitis Study Group）提出了一套用作诊断的预测指标（表 90-2）[12]。这些指标是从 949 例血管炎患者（含 262 例 PAN 患者）中得出的，而非来自未分化患者。因此，这实际上是另一形式的分类标准。

当在一个器官或多个系统中出现非特异性全身症状和缺血性症状时，应警惕系统性血管炎的可能。典

表 90-2 结节性多动脉炎的预测指标

项目	PAN 阳性预测	PAN 阴性预测
乙型肝炎血清阳性	+	
动脉造影异常	+	
单神经病变或多神经病变	+	
抗中性粒细胞胞浆抗体阳性		+
哮喘		+
耳、鼻、喉体征		+
肾小球病		+
冷球蛋白血症		+

PAN，结节性多动脉炎

Modifi ed from Henegar C, Pagnoux C, Puéchal X, et al: A paradigm of diagnostic criteria for polyarteritis nodosa: analysis of a series of 949 patients with vasculitides. Arthritis Rheum 58:1528–1538, 2008.

型情况下，PAN 常表现为如发热、消瘦、肌痛等非特异性症状，并发缺血或梗死造成的单或多器官表现。最常见的器官表现是多发性单神经炎等神经疾病、皮肤损伤、肠系膜缺血性腹痛、肾梗死。缺血性睾丸炎造成的睾丸痛是 PAN 的特征表现，但较少发生。一些患者可能是因肠、肝、脾、胰梗死造成的需要外科手术的急腹症而来就诊。心肌梗死、缺血性心肌病、视神经缺血和女性生殖道缺血性并发症也有可能出现，但较罕见。

流行病学

PAN 的流行病学已随时间发生了变化。有效的乙型肝炎病毒（hepatitis B virus，HBV）免疫计划，经改善的 HBV 血液筛查，以及血管炎的定义和分类上的主要变化，使得 PAN 的发病率显著降低。在 1994 年 CHCC 定义之前，统计 PAN 的发病率和患病率时是包括 MPA 的。在一项对欧洲三个地区 PAN 发病率比较的研究中，这一因素的影响显得尤为突出：以 ACR 标准为每百万人 4.4 ~ 9.7，而以 CHCC 定义则为每百万人 0 ~ 0.9[13]。

按照 ACR 标准，在欧洲和美国，PAN 的发病率为每百万人 2 ~ 9[14]。在科威特[15]则有更高发病率的报道，为每百万人 16（按 CHCC 定义）。在一份阿拉斯加地方性乙肝报告中，发病率为每百万人 77，尽管其仅基于 13 个 HBV PAN 病例（这是一项早于 ACR 标准或 CHCC 定义之前开展的研究）[16]。PAN 的患病率，按照 ACR 标准，在西欧为每百万人 31 ~ 33[17-19]；按照 CHCC 定义，在德国为每百万人 2 ~ 9[20]。澳大利亚的一项小规模研究，对同一地区在 1995—2005 年间不同类型血管炎的发病率和患病率进行了评估，认为 PAN 的发病率从每年每百万人 2.3 下降至每年每百万人 1.1[21]。

2009 年的一项研究评估了不同类型血管炎患者的发病率和存活率，估算 PAN 的发病率为每年每百万人 0.9（在 0 ~ 1.7 之间）。这与 GPA 和 MPA 的发病率（每年每百万人 9.8 ~ 10.1 之间）相比，相差约有 10 倍[22]。

PAN 可以发生于任何年龄，但诊断时通常为 40 ~ 60 岁，无明显的性别差异[19]。一项在法国进行的多民族人口统计表明，欧洲裔患者 PAN 患病率更高[18]。儿童期 PAN 较成人期 PAN 更少见，且死亡风险较低（在 52 名随访 6 年以上的儿童中为 3.8%），但有出现严重并发症的风险，包括高血压和脑神经麻痹[23]。

病因和发病机制

PAN 常与乙型肝炎病毒的感染相关[24]。HBV 相关的 PAN 的发病率随 HBV 感染率而变化，其比例曾占诊断为 PAN 的患者的 7% ~ 38.5%[18,25]。得益于 HBV 预防接种和对血液制品筛查的改善，HBV 相关的 PAN 的患病率近年来已有降低[18,26]。1% ~ 5% 的 HBV 感染者会发展为 PAN[16]，这意味着与相应的非感染人群相比，他们的患病风险大约高出 1000 倍[14]。相比之下，在 HBV 感染高发的阿拉斯加地区，由于母婴垂直传播，HBV PAN 的发病率逐年升高（每百万人 77）[16]。确切的 HBV 感染还可通过血液制品、静脉注射毒品、性接触等发生。对血液制品进行 HBV 筛查和针对 HBV 的大规模预防接种已成功地降低了 HBV PAN 的发病率。如来自法国患者的数据显示，因 HBV 感染导致 PAN 的比例已经从 20 世纪 70 年代的 38.5% 下降到 1997—2002 年间的 17.4%[27]。

在 HBV 相关的 PAN 中，血管炎可能的发病机制包括病毒复制或免疫复合物沉积介导的血管直接损伤。免疫复合物沉积导致补体级联活化，形成炎症反应，继之损伤血管内皮。血管炎通常发生于 HBV 感染后的最初几个月，并可能是这一感染的最早的表现。治疗策略的有效性也是 HBV 和免疫复合物致病理论的支持点，即用抗病毒疗法去除 HBV，血浆置换清除免疫复合物后治疗有效，而不需长期使用免疫抑制治疗[27-28]。

Saadoun 和同事[29]报道了 31 名丙型肝炎病毒（hepatitis C virus，HCV）相关的血管炎患者，按照 ACR 标准和 CHCC 定义，这些患者被诊断为 PAN。这组患者约占 HCV 血管炎患者的 1/5，但与其他 HCV 血管炎患者相比，他们的发热、消瘦、严重高血压、胃肠道受累、严重急性感觉－运动多发性单神经病变、肾和肝微动脉瘤，以及 C 反应蛋白升高的发生率更高。相比之下，这组患者的治疗反应也更好。

对于其余的 PAN，病因不清。遗传、感染、环境因素都被认为有重要作用，但尚无确切证据[13]。

最近一项对 6 个多成员家系外显子测序研究表

明，腺苷脱氨酶 2 的隐性功能缺失突变与此有关[30]。免疫抑制治疗原发性 PAN 有效提示有免疫机制参与。在原发性 PAN 中，免疫复合物的作用仍不清楚。有证据表明有血管内皮功能紊乱，炎症细胞因子升高，以及黏附分子的表达升高。炎性损伤多发于易形成湍流的血管分支处。损伤后的中小动脉出现局灶性和节段性坏死性炎症。炎症导致血管内膜增生、血栓形成，从而使这些血管供应的器官或组织缺血、梗死。

一些病例报道了毛细胞白血病患者 PAN 的发病过程[31-32]。其中大多数患者在 PAN 发生前已接受了脾切除术。毛细胞白血病与 PAN 之间可能的相关性机制是，肿瘤细胞和内皮间产生了抗体交叉反应，肿瘤细胞对内皮产生了直接损伤，以及局部产生的促炎细胞因子触发了血管壁损伤[32]。

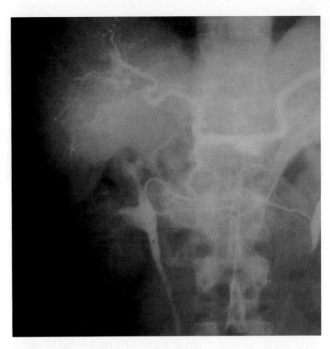

图 90-1 结节性多动脉炎患者的腹腔干造影，肝血管上可见小动脉瘤及紊乱的血管形态

病理特征

由于该病的临床表现复杂多样，故拟诊时需对不同部位进行活组织检查。采样应在病史或体格检查确定受累部位后进行。如有肌肉、外周神经、肾、睾丸和直肠受累，则可为诊断提供良好的依据。但皮肤受累和皮肤活组织检查阳性不能作为系统性受累的依据[33-35]（参见本章"皮肤型结节性多动脉炎部分"）。

中动脉活组织检查显示"局灶性、节段性"全层坏死性炎症[34-35]（图 90-1）。如果有任何临床或实验室检查显示小血管受累，应展开进一步评估，因为这可能意味着是其他类型的血管炎，如 MPA[36]。

炎症病变多发于血管分叉处。PAN 常出现炎症、瘢痕与正常的血管壁并存的特征性病灶。急性炎症区常有多种细胞浸润，包括淋巴细胞、中性粒细胞、巨噬细胞和嗜酸性粒细胞。动脉瘤可以出现在活动性病变中，这也就是为什么从形态上称之为"结节状"（图 90-2）。其他区域的增生性瘢痕可以导致血管狭窄[33-37]。

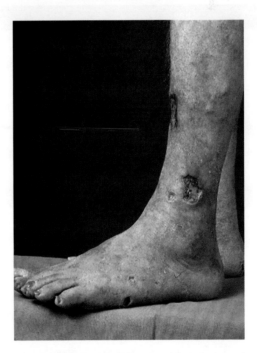

图 90-2 皮肤型结节性多动脉炎患者的破溃青斑（Courtesy Professor Sunderkoetter, Department of Dermatology, University Hospital of Muenster.）

临床特征

PAN 可出现在任何年龄，但典型的发病年龄在 40 ~ 60 岁之间，无显著的性别差异。由于 PAN 的症状也会出现在其他多种疾病中，因此诊断很难。表 90-3 总结了 PAN 的临床表现。若出现非特异性全身症状，如发热、消瘦、关节和肌肉痛（在 65% ~ 80% 的 PAN 病例中发现），以及单或多器官缺血性症状时，诊断为系统性血管炎的可能性增加[19,37]。器官特异性表现可能出现在发病时，也可能出现疾病进展过程中，即数月数年后累及相应器官后出现。可能是单一器官受累，也可能是多系统病变[38]。瑞典的一个系列报道显示，发病时最常见的临床表现为神经系统（55%）、皮肤（44%）、腹部（33%）、肾（11%）受累的表现[19]。一项对 20 世纪 60 年代以来，确诊 PAN 的 348 例患者进行的回顾性研究发现[39]，患者确诊时的平均年龄为 51 岁，最常见的症状，在超过 90% 的病例中是全身症状，79% 是神经病学特征，50% 是皮肤受累，36% 是腹部受累，35% 是高血压，66% 是肾动脉微动脉瘤，70% 是组织结构上证实为 PAN。其中，123 例 HBV 相关 PAN 患者，与其余的 225 例非 HBV 相关 PAN 患者相比，更可能发生周围神经病变、腹痛、心肌症、睾丸炎、高血压。经过 6 年的随访，PAN 复发率为 22%（非 HBV PAN 为 28%，HBV PAN 为 11%）。死亡率总体上为 25%（非 HBV PAN 为 20%，HBV PAN 为 34%）。在 HBV PAN 患者中，5 年无复发生存比例更高（非 HBV PAN 为 59%，HBV PAN 为 67%）。因此，非 HBV PAN 有更高的死亡率，尤其老年患者。此外，有皮肤表现的患者的死亡率更高。

临床评价

对于疑似血管炎的患者，需详细询问病史并进行全面体格检查，以辨别潜在的受累器官。推荐使用伯明翰血管炎活动性评分（Birmingham Vasculitis Activity Score，BVAS）[40] 评估该病的重要临床特点，引导进一步检查，并用于指导制订治疗方案。表 90-3 列出了典型的临床特点，用于评估疑似 PAN 的患者。在随访中，高达 23% 的病例可能会出现新的疾病表现[41]，因此强调需要对所有的患者进行定期

表 90-3 结节性多动脉炎中的器官受累表现

系统	注解	频率	参考文献
一般表现	发热和消瘦（当前和以往）	> 90%	39
骨骼肌	关节炎、关节痛、肌痛或肌无力；当肌肉受累时，肌肉可作为一个有价值的活组织检查部位	24% ~ 80%	19, 27
皮肤	紫癜、结节、网状青斑、溃疡、大疱或水泡状皮疹，节段性皮肤水肿	44% ~ 50%	19, 39, 112, 113
心血管系统	心肌缺血，心肌病，高血压	35%	27, 34, 39
耳、鼻、喉	无受累。鼻结痂、鼻窦炎及听力下降提示可诊断为其他疾病，例如肉芽肿性多血管炎等	无	
呼吸系统	PAN 中未见肺受累；异常的呼吸系统检查结果提示可诊断为其他疾病	无	
腹部	疼痛是肠系膜动脉受累的早期特征。进行性受累可导致肠、肝、脾的梗死；肠穿孔；动脉瘤的破裂出血。较不常见的表现还有局部缺血或梗死造成的阑尾炎、胰腺炎或胆囊炎 当出现腹部压痛、腹膜炎、直肠检查出血时，应进行评估	33% ~ 36%	19, 39
肾	许多病例中发生肾动脉受累的血管炎，但不常引起临床特征。它可表现为肾损害、肾梗死、肾动脉瘤破裂。肾小球缺血可导致轻度蛋白尿或血尿，但因无肾小球炎症故无红细胞管型。如果有肾小球肾炎的证据，则须考虑其他诊断，如显微镜下多血管炎或肉芽肿性多血管炎。高血压是肾缺血的一种表现，肾缺血是由肾素血管紧张素系统的激活引起的	11% ~ 66%	19, 39
神经系统	感觉症状先于运动缺陷的多发性单神经炎。中枢神经系统受累的频率较低，可有脑病、癫痫、卒中	55% ~ 79%	19, 39
眼睛	视觉障碍、视网膜出血、眼缺血	少见	27, 34
其他	乳房或子宫受累少见；缺血性睾丸炎导致的睾丸痛虽不多见，但却是特异性表现	少见	114, 115

PAN，结节性多动脉炎

复查和评估。

实验室检测

PAN 无特异的实验室检测，但有些检验可支持诊断、识别可能受累的器官及排除备选诊断（表90-4）。

影像学

传统的血管对比透视造影一直是首选的成像方式（图 90-1）。但它正日益被损伤更小、更安全的技术所代替，例如计算机断层扫描（computed tomography，CT）或磁共振（magnetic resonance，MR）血管造影。典型的检查结果是，常见于肾和肠系膜动脉的多发小动脉瘤、血管扩张以及中等血管的

局灶性闭塞。据报道，在疑似血管炎的患者中行传统的血管造影检查，敏感度高达 89%、特异度高达90%[42]。MR 或 CT 血管造影虽然比传统血管造影损伤更小，但在显示微动脉瘤方面敏感性要差[43]。

MR 和 CT 血管造影的绝对优势在于能够显示肾的梗死区域和其他潜在的病变。在高度怀疑 PAN，并已进行了 CT 或 MR 血管造影检查的情况下，仍有必要进行传统的血管造影。多普勒超声可识别 PAN相关的肾和肝的动脉瘤[44]。普通 X 线胸片可用于排除其他疾病，诸如其他可能使肺部受累的血管炎和感染。

儿童结节性多动脉炎

对多动脉炎的儿科病例已有报道，但与成人相比诊断的确定性较低。在一项对 110 例，平均年龄

表 90-4 对疑诊结节性多动脉炎的患者的调查

检验	支持诊断为 PAN	支持备选诊断	注解
C 反应蛋白升高	+		支持全身性炎症
ESR	+		支持全身性炎症
血肌酐升高	±	±	通常情况下尿检无血尿或蛋白尿，血肌酐升高，可能提示肾缺血或梗死。大量蛋白尿或血尿（尤其是红细胞管型）则不是 PAN 的特征，应考虑肾小球疾病
肝功异常	+		考虑肝炎，或 HBV，或由 PAN 影响肝动脉造成的缺血性肝炎
HBV 阳性	+		在 HBV PAN 中出现
贫血	+		慢性炎症造成或由于胃肠道出血引起
ANCA 阳性		+	阳性 ANCA 提示其他备选类型的血管炎，如多血管炎肉芽肿或 MPA
肌酸激酶升高	±	±	无论任何肌群受累，肌酸激酶正常或轻度升高
血培养		+	为排除心内膜炎或其他类似传染性疾病的血管炎
HCV 和冷球蛋白阳性		+	HCV 与 PAN 的皮肤局部表现相关，但典型情况下，它与冷沉球蛋白血症有关的小血管血管炎相关
类风湿因子和 ACPA 阳性		+	为排除类风湿关节炎，特别是在患者主要表现以关节炎为主要表现的患者中
ANA 和抗 dsDNA 阳性		+	在有与 SLE 或其他结缔组织病相一致的临床特征的患者中
HIV 阳性		+	

ACPA，抗瓜氨酸化蛋白抗体；ANA，抗核抗体；ANCA，抗中性白细胞胞质抗体；dsDNA，双链 DNA；ESR，红细胞沉降率；HBV，乙型肝炎病毒；HCV，丙型肝炎病毒；HIV，人类免疫缺陷病毒；MPA，显微镜下多血管炎；PAN，结节性多动脉炎；SLE，系统性红斑狼疮

Modified from Mukhtyar C, Guillevin L, Cid MC, et al: EULAR recommendations for management of primary small and medium vessel vasculitis. Ann Rheum Dis 68:310-317, 2009.

9 岁，男女比例相等，最初被诊断为儿童 PAN 的患者的研究中，最后只有 57% 的患者被诊断为系统性 PAN，1/3 为皮肤 PAN，5% 为典型的乙肝表面抗原相关 PAN，8% 为 ANCA 阳性 MPA[45]。

对印度的 15 例儿童 PAN 病例的系列报道[46]，描述了所有患者出现长期发热、严重肌痛、皮肤受累和急性期反应物升高。常见高血压（93%）和周围神经病变（46%）。外周坏疽伴溃疡 9 例，网状青斑 6 例。无肾、肺或睾丸受累。皮肤活检标本显示中血管坏死性血管炎。

显微镜下多血管炎与结节性多动脉炎

法国血管炎研究组[12] 将 PAN 定义为 ANCA 阴性，其临床特点与 MPA 有显著不同。一项对 162 名 MPA 患者和 248 名 PAN 患者进行的比较研究显示，两者皮肤表现不同[47]。MPA 紫癜发生率更高（26%），而 PAN 仅为 19%。相反，PAN 更易出现荨麻疹（6%），而 MPA 仅为 1.2%。在 HBV 阴性的 PAN 患者中皮肤表现更为常见（54%），而在 HBV 阳性患者中则仅有 30%。然而，无论是 MPA 还是 PAN，都应进行皮肤活组织检查（详见第 89 章的"显微镜下多血管炎"部分）。

皮肤型结节性多动脉炎

皮肤型 PAN 是一种局限性慢性动脉炎，累及脂膜（中血管）和真皮 - 皮下组织交界处的小动脉和（或）微动脉。动脉炎可能累及或不累及邻近的骨骼肌和周围神经，但很少影响真皮内的小动脉或微动脉，根本不影响小静脉。鉴于其可累及皮肤下的肌肉和神经血管[48]，建议使用"肢体局限性血管炎"一词，但这一术语不能解释少数内脏有病变的患者。与全身性 PAN 不同，皮肤型 PAN 通常是一种更慢性的疾病。由于累及小动脉和（或）微动脉[49]，其特征性临床表现是青斑（例如，无规则不对称的"破溃青斑"或"网状青斑"，图 90-2）和有或无溃疡的皮内小结节（图 90-3）。如果疾病累及局部肌肉和神经外膜的血管，患者可能会出现神经病变和疼痛。皮肤型 PAN 可能是一个误称，因为其临床表现可能更广泛；然而，优质证据表明，皮肤型 PAN 不会进展为经典或系统型 PAN[49-55]。

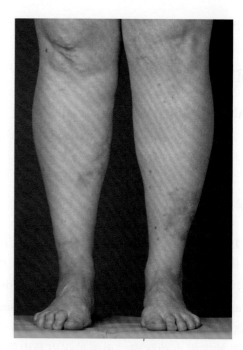

图 90-3 皮肤型结节性多动脉炎患者的皮肤溃疡和青斑（Courtesy Professor Sunderkoetter, Department of Dermatology, University Hospital of Muenster）

从病理学上讲，皮肤活组织检查无法区分系统型 PAN 和皮肤型 PAN[35]，但皮肤型 PAN 无小静脉受累是一个重要的区别。在一项对日本皮肤型 PAN 患者的回顾性研究中，随访了 22 例由组织学证实的皮肤血管炎患者，其中 32% 的患者有周围神经病变，27% 有肌痛，这提示需要修订当前的标准来区分皮肤型 PAN 与 PAN。有人指出这两种情况实际上是相互独立的，然而皮肤型 PAN 并不仅限于皮肤[48]。有一项对 16 例皮肤型 PAN 患者的回顾性研究发现，HCV 感染与皮肤型 PAN 相关，该研究中有 5 例感染 HCV[56]。

乙型肝炎病毒相关的结节性多动脉炎

乙型肝炎相关的血管炎发生在慢性乙型肝炎抗原阳性的患者中，这些患者大多数有活动性肝病[24]。其表现有显著差异，有的表现为以皮肤受累为主的弥漫性小血管炎，有的表现为 PAN 中的典型大血管损害。临床症状几乎包括了血管炎的全部表现，从皮肤紫癜及其他皮疹到腹痛、高血压、肾疾病及脑卒中。随着抗乙型肝炎免疫计划的完善，HBV 相关 PAN 逐渐变为一种越来越罕见的疾病。一项对 1972—2002

年间 115 例 PAN 患者的研究中[27]，联合使用糖皮质激素、抗病毒、血浆置换治疗，使 81% 的 HBV 相关 PAN 患者得到了缓解，继之有 10% 的患者复发，然而随后有 36% 的患者死亡。乙型肝炎抗体的血清学转换与患者的完全缓解且无复发相关。在 ANCA 阴性患者中，主要死因是肠道受累。血浆置换不仅可以和皮质激素、抗病毒治疗一起控制疾病的发展，而且可以促进血清学转换以预防乙肝病毒感染导致的长期并发症，如肝受累。

非乙型肝炎病毒相关的结节性多动脉炎

法国血管炎研究组在研究治疗措施及结果时，将 PAN 与 MPA 的数据结合在一起，更加关注疾病临床表现的严重程度而不是疾病的类型。例如，Ribi 及其同事[57] 对 124 例新诊断 PAN 或 MPA 的患者的治疗效果进行了报道（依据预后五因素评分，没有不良预后因素时被评为治疗有效）。所有患者均使用糖皮质激素治疗，仅在复发时才加用硫唑嘌呤或环磷酰胺。其中 98 例患者只使用糖皮质激素即可获得缓解，但有 46 例复发；有 26 例患者在使用糖皮质激素进行初步治疗时病情未能得到控制；49 例需要加用免疫抑制剂。有报道称，使用硫唑嘌呤或环磷酰胺也有相似的有效率。因此，尽管没有预后不良因素，仅约 50% 的患者可以单用糖皮质激素进行治疗。一项有关血浆置换的研究显示，对 62 例患 EGPA 或 PAN 的患者，在大剂量环磷酰胺和糖皮质激素冲击的标准治疗措施之后加用血浆置换，并没有取得更好的临床效果。实际上，在这项从 20 世纪 90 年代中期就开始的研究中，被认为患有 PAN 的患者，大多数

可能患的是 MPA[58]。表 90-5 列出了非 HBV PAN 的治疗方案，该方案基于欧洲抗风湿病联盟（European League Against Rheumatism，EULAR）关于中小血管炎的诊疗指南[59]。

对于非 HBV PAN 患者的治疗，应当与预后五因素评分评定的疾病严重程度一致。对五因素评分值至少为 1 的患者使用皮质类固醇和环磷酰胺进行积极免疫抑制治疗。

预后

在诊断后第一年内死亡的患者中 58% 至 73% 是病情未控制的血管炎患者[60-62]。早期诊断和初始治疗可以改善 PAN 的预后。非 HBV PAN 患者中，7 年存活率为 79%。相比之下，HBV 相关的 PAN 的 5 年存活率为 72.5%。这与 ANCA 相关血管炎的存活率相近[63]。与非 HBV 相关 PAN 相比（复发率为 19.4% ~ 57%），HBV 相关的 PAN 的复发率较低（< 10%）[27,62]。延误诊断（> 3 个月）会增加复发风险但并不影响死亡率[64]。经糖皮质激素、抗病毒和少数血浆置换治疗，仅有不到 50% 的患者可发生血清学转换，即从乙型肝炎 e 抗原阳性到 e 抗体阳性（即去除活动性感染）[27]。

一个预后评估工具，可以有效地区分预后风险高或低的 PAN 患者。这个简单的临床评分（5 因素评分）在诊断时进行评估，它由以下 5 个指标组成：蛋白尿（> 1 g/d）、血肌酐（> 1.58 mg/dl）、胃肠道受累、中枢神经系统病变、心肌病变[65]，每项占 1 分，分数越高者，其 6 年生存率就越低（0 分的生存率为 86%，1 分为 69%，2 分及以上为 47%）[65]。也

表 90-5 对非乙型肝炎病毒相关的结节性多动脉炎行环磷酰胺和甲泼尼龙治疗

阶段	用药	剂量	途径	频率	持续时间
诱导	环磷酰胺	每次 15 mg/kg	静脉输注	每 2 周输注 1 次 ×3 次，之后每 3 周输注 1 次 ×3 ~ 6 次	3 ~ 6 个月
诱导	泼尼松龙	1 ~ 60 mg/d	口服	服用 4 周，之后减至 15 mg/d 服用 3 个月，之后进一步减至 10 mg/d 服用 6 个月	6 个月
维持	硫唑嘌呤	2 mg/（kg·d）	口服	每日	18 ~ 24 个月，之后停药
维持	泼尼松龙	7.5 mg/d	口服	每日	18 ~ 24 个月，之后减量

可采用伯明翰血管炎活动性评分（BVAS），描述疾病活动度，预测死亡率[40,62]。有资料显示，诊断时的年龄较大，对于第一年及其后五年的存活率来说，是一项重要的不利因素[60,66]。

最近，一项对于 118 例预后良好（五因素评分 =0）的 PAN 或 MPA 患者进行的研究表明[67]，经过 8 年以上的随访，88% 的患者单用糖皮质激素治疗，其死亡率（5 年时为 93%，8 年时为 86%）优于 GPA；18% 的患者需要额外的免疫抑制治疗，随访期间这一比例上升到 47%。

Cogan 综合征

Cogan 综合征（Cogan's syndrome）[68] 是一种罕见的血管炎，中位发病年龄为 25 岁[69-70]。75% 以上的患者会在起病后的 4 个月内出现眼睛发红、疼痛和（或）听力下降。大多数患者不会出现系统性血管炎，然而，约 12% 的患者会出现主动脉炎和动脉瘤或主动脉瓣关闭不全[71]。不典型的 Cogan 综合征会出现间质性角膜炎以外的眼部表现，这些不典型的眼部表现包括巩膜外层炎、巩膜炎、虹膜炎、葡萄膜炎及脉络膜视网膜炎。此外，不典型的 Cogan 综合征主动脉及其他系统性表现的发生率也较高[72]，预后相应较差。眼部症状包括畏光、发红及局部刺激感。听觉前庭症状多在发病时突然出现，表现为部分或完全的听力丧失（多为双侧）、眩晕及共济失调。虽然眩晕及共济失调会随着时间有所改善，但听力丧失很少恢复到完全正常。大约 50% 的患者会出现系统性表现，包括体重下降、发热、淋巴结肿大、肝脾大及皮疹。主动脉病变是 Cogan 综合征最严重的表现，是该病患者的主要死因。主动脉受累的表现可在眼部及听觉前庭症状出现后的数月或数年内出现。少数患者会出现广泛分布的血管炎，如紫癜和坏疽[73]。

病理

大血管病变表现为急慢性混合炎症，通常在内弹力层尤其突出。多数病变是含有中性粒细胞、嗜酸性粒细胞、单核细胞及纤维化的渗出物，偶然也会发现含有巨细胞的肉芽肿。

临床特征

由于没有特异的血清学标志物，Cogan 综合征的诊断完全依赖于临床特征以及一些组织学异常，并且在除外其他疾病后得出。大多数患者在疾病的急性期会出现白细胞增多、贫血、血小板增多及红细胞沉降率增快。主动脉炎的患者在行超声心动图或磁共振成像检查时，可发现主动脉根部扩张及主动脉瓣关闭不全。少数病例报道，Cogan 综合征中存在自身抗体，例如抗内皮细胞抗体[74]、抗髓过氧化物酶（myeloperoxidase，MPO）抗体[75]，但这些抗体的作用尚不明确。最近有报告表明，热休克蛋白（heat shock protein，HSP70）抗体在典型的 Cogan 综合征患者中非常常见（大于 90%），但在非典型病例中却不太常见（17%）[76]。

治疗

目前尚无针对这种少见病的治疗方案的前瞻性研究。间质性角膜炎通常对局部应用皮质激素治疗有效。专家们用大剂量糖皮质激素治疗急性听觉前庭症状，通常在 1 个月内即可显示治疗有效，或因抵抗而根本无效。细胞毒药物[77]、甲氨蝶呤[78] 及环孢素[79] 也被用于治疗这一情况。该病的病程差异较大。有些患者只有一次发作，此后不再出现疾病活动。更为典型的病程是数月至数年内患者症状可反复加重或缓解。实际上，大多数患者都会出现永久的听力受损，近一半的患者完全失聪。然而，只有少数患者会出现永久视力受损[71]。

人工耳蜗植入术会使患者恢复部分听力。必要时可进行主动脉瓣置换及主动脉瘤的外科修补手术，但是，同治疗大动脉炎时一样[80]，外科手术期尽可能保持疾病不活动。

Buerger 病

Buerger 病（Buerger's Disease），亦称为血栓闭塞性脉管炎，是一种炎性血管闭塞性疾病，主要累及青年男性吸烟者的下肢，女性及年长者亦可受累[81]。其平均发病年龄为 35 岁。烟草，尤其是香烟，在该病中的作用明确，但发病机制尚不清楚。尚未发现与该病有关的人类白细胞抗原[82]。有报道称，某些患者出现了抗胶原、弹性蛋白及层粘连蛋白的抗体[83-84]。也有研究显示，在疾病活动期的患者中发现了高水平的抗内皮细胞抗体，而缓解期的患者则并无相应发现[85]。亦有研究称，针对 MPO、乳铁蛋白及弹性酶的 ANCAs 与病情严重性相关[86]。最近，更有研究报道了该病与牙周病、抗心磷脂抗体的相关性[87]。

病理

在大多数病例中，Buerger 病局限于四肢远端的小动脉及小静脉。然而也有很多内脏动脉受累的报道，包括冠状动脉、肺动及肠系膜动脉。病变表现为多形核白细胞及淋巴细胞透壁浸润，而内弹力层完好[88]。该病血栓形成倾向突出，在血管壁及周围组织中可见微脓肿。浸润细胞多为 CD3+ T 细胞，据报道称 CD68+ 巨噬细胞和树突状细胞在疾病活动期亦有增加[89]。

临床特征

典型的 Buerger 病通常以双下肢的疼痛和缺血症状起病，但也可以上肢为首发部位。起病时症状可能比较轻微，仅在遇冷时出现感觉异常或疼痛。然而大部分患者病情进展迅速，出现伴有缺血性肢痛（跛行）、指端发绀、裂片状出血和血疱。患者常发生指端溃疡，尤其是在轻微外伤以后出现[90]。该病的症状一般从肢体远端开始，指趾末端症状较重。发病后数年内，病变区域倾向于向近段较大的血管发展。然而，下肢近端的跛行并不常见。大约有 1/3 的患者会出现浅静脉炎，它也可能成为首发症状。该病血管造影的特征性表现包括指动脉、掌动脉、跖动脉、尺动脉、桡动脉、胫动脉及腓动脉区域内多发的双侧狭窄及闭塞。闭塞血管周围的小侧枝血管常呈螺旋形。较近端的病变与动脉粥样硬化性血管闭塞相似。尽管这些表现很典型，但都缺乏特异性。在缺乏病理证实的情况下，该病须与以下疾病相鉴别：早期动脉粥样硬化、高黏滞综合征、硬皮病及其他风湿性疾病、大动脉炎、栓塞性疾病（包括胆固醇栓子及心房黏液瘤等）、麦角中毒和胸廓出口综合征。

治疗

最重要的治疗是戒烟。对于烟瘾严重而难以戒除的患者，可短期使用尼古丁替代品[91]。

保护受累的肢体，使之免受外伤和寒冷。对于溃疡及蜂窝织炎，通常需要应用抗生素及处理创口。有报道称，应用钙通道阻滞剂和己酮可可碱对某些患者有帮助，而非全部患者均有效。同样，交感神经切除术的长期疗效似乎极为有限或根本没有，故通常不作推荐[92]。两个大样本随机对照研究显示，对于静息痛或缺血性溃疡患者，静脉注射前列环素有效[93]且疗效优于服用阿司匹林[94]，也优于腰交感神经切除术[92]。一项对于 13 例患者进行的开放性研究显示，戒烟与静脉注射前列环素相结合治疗有效[95]。另有一些小样本开放性研究显示，骨髓间充质干细胞、碱性成纤维细胞生长因子、粒细胞集落刺激因子对小腿溃疡和缺血的患者有效[96-99]。关于 26 例 Buerger 病患者的系列报道表明，自体骨髓单核细胞移植治疗效果良好，在 4 年的随访中，与 16 例无治疗的空白对照组相比，无截肢率从 6% 提高到 95%[100]。肝细胞生长因子对 22 例外周血管疾病患者治疗有效，其中 8 例为 Buerger 病[101]。

据一项大样本开放性外科研究报道，网膜移植术可以改善 90% 的严重缺血并发症[102]。

继续吸烟的患者约有一半需要截肢，而且随着越来越多的近段血管受累，往往需要进行多次手术[103]。如果停止吸烟，大部分患者病情可保持稳定，只有少数需要截肢。然而，缺血的肢体可多年存在疼痛和溃疡。

Susac 综合征

Susac 综合征（Susac's syndrome）也是一种少见的病变，从儿童至老人均可发病[104-106]。

其病因尚不清楚。常以突发的感音神经性听觉丧失起病，伴脑病和视网膜动脉分枝阻塞[104]。

需与 Cogan 综合征、GPA 相鉴别。发病机制可能是内皮细胞病变而不是真正的血管炎。然而，有报道称免疫抑制剂、糖皮质激素、细胞毒药物对一些患者治疗有效，但缺乏对照实验[105]。诊断主要依据临床表现，并且除外其他疾病。其预后多样，一些患者的听力可部分恢复[107]。抗内皮细胞抗体最近被报道与该病有关[108]。

病毒感染所致的血管炎

　　目前最常见的病毒相关性血管炎是丙型肝炎病毒相关性冷球蛋白血症（见第 91 章）。大多数冷球蛋白血症患者都伴有丙型肝炎（见第 91 章）。这些患者应用免疫抑制剂治疗仅能获得中等疗效，很多患者死于血管炎或是肝病变。Saadoun 和其同事[29] 报道，对于 72 例患者联合抗病毒治疗，联合 α- 干扰素和利巴韦林，40% 的患者需要使用糖皮质激素类，12% 需要血浆置换，6% 使用免疫抑制剂。死亡率为10%。人免疫缺陷病毒感染导致的血管炎将在第 113章讨论。尽管微小病毒 B19 感染后最常见的风湿病表现是关节炎（见第 114 章），但是一些慢性微小病毒 B19 感染的儿童，其表现类似于 PAN。由于相关报道较少，尚不清楚，儿童感染率高，病毒感染是合并表现还是引起血管炎的原因[109]。

感染和血管炎

　　关于其他生物与血管炎发展间的关系，仍有许多猜测。这些生物是直接导致了血管炎，还是仅仅起到了触发作用？该生物现在、最近、以往存在的证据，是否足以证明它在疾病的发生或传播中发挥了关键作用？血管炎及其治疗是否改变了组织结构，抑制了免疫反应，增加了继发感染的可能性？在小部分巨细胞动脉炎患者的动脉活检中，发现了一种常见土壤生物 *Burkholderia pseudomallei*（其本身可引起类鼻疽病）的变种[110]。此外，在更大规模的 61 例 GCA 患者中，检测到了高水平的该生物脂多糖的血清学证据，但在 102 名对照者中均未检测到。因此，如本章前面所讨论的，除极少数例外，血管炎与感染之间的关联仍然不明确[111]。

 本章的参考文献也可以在 ExpertConsult.com 上找到。

参考文献

1. Kussmaul A, Maier R: Uber eine bisher nicht beschriebene eigenthumliche arteriener krankung (periarteritis nodosa), die mit morbus brightii and rapid fortschreitender allgemeiner muskellahmung einhergeht. *Deutsches Arch Klin Med* 1:484–517, 1866.
2. Jennette JC, Falk RJ, Andrassy K, et al: Nomenclature of systemic vasculitides. Proposal of an international consensus conference. *Arthritis Rheum* 37:187–192, 1994.
3. Lightfoot RW, Michel BA, Bloch DA, et al: The American College of Rheumatology 1990 criteria for the classification of polyarteritis nodosa. *Arthritis Rheum* 33:1088, 1990.
4. Jennette JC, Falk RJ, Bacon PA, et al: 2012 revised International Chapel Hill Consensus Conference Nomenclature of Vasculitides. *Arthritis Rheum* 65:1–11, 2013.
5. Watts R, Lane S, Hanslik T, et al: Development and validation of a consensus methodology for the classification of the ANCA-associated vasculitides and polyarteritis nodosa for epidemiological studies. *Ann Rheum Dis* 66:222–227, 2007.
6. Lhote F, Cohen P, Guillevin L: Polyarteritis nodosa, microscopic polyangiitis and Churg-Strauss syndrome. *Lupus* 7:238–258, 1998.
7. Lanham JG, Elkon KB, Pusey CD, et al: Systemic vasculitis with asthma and eosinophilia: a clinical approach to the Churg-Strauss syndrome. *Medicine (Baltimore)* 63:65–81, 1984.
8. Masi AT, Hunder GG, Lie JT, et al: The American College of Rheumatology 1990 criteria for the classification of Churg-Strauss syndrome (allergic granulomatosis and angiitis). *Arthritis Rheum* 33: 1094–1100, 1990.
9. Leavitt RY, Fauci AS, Bloch DA, et al: The American College of Rheumatology 1990 criteria for the classification of Wegener's granulomatosis. *Arthritis Rheum* 33:1101–1107, 1990.
10. Basu N, Watts R, Bajema I, et al: EULAR points to consider in the development of classification and diagnostic criteria in systemic vasculitis. *Ann Rheum Dis* 69:1744–1750, 2010.
11. Craven A, Robson J, Ponte C, et al: ACR/EULAR-endorsed study to develop Diagnostic and Classification Criteria for Vasculitis (DCVAS). *Clin Exp Nephrol* 17:619–621, 2013.
12. Henegar C, Pagnoux C, Puéchal X, et al: A paradigm of diagnostic criteria for polyarteritis nodosa: analysis of a series of 949 patients with vasculitides. *Arthritis Rheum* 58:1528–1538, 2008.
13. Watts RA, Lane SE, Scott DG, et al: Epidemiology of vasculitis in Europe. *Ann Rheum Dis* 60:1156–1157, 2001.
14. Watts RA, Scott DG: Epidemiology of vasculitis. In Bridges L, Ball G, editors: *Vasculitis*, Oxford, United Kingdom, 2008, Oxford University Press, pp 7–22.
15. el Reshaid K, Kapoor MM, el Reshaid W, et al: The spectrum of renal disease associated with microscopic polyangiitis and classic polyarteritis nodosa in Kuwait. *Nephrol Dial Transplant* 12:1874–1882, 1997.
16. McMahon BJ, Heyward WL, Templin DW, et al: Hepatitis B-associated polyarteritis nodosa in Alaskan Eskimos: clinical and epidemiologic features and long-term follow-up. *Hepatology* 9:97–101, 1989.
17. Koldingsnes W, Nossent H: Epidemiology of Wegener's granulomatosis in northern Norway. *Arthritis Rheum* 3:2481–2487, 2000.
18. Mahr A, Guillevin L, Poissonnet M, et al: Prevalences of polyarteritis nodosa, microscopic polyangiitis, Wegener's granulomatosis, and Churg-Strauss syndrome in a French urban multiethnic population in 2000: a capture-recapture estimate. *Arthritis Rheum* 51:92–99, 2004.
19. Mohammad AJ, Jacobsson LT, Mahr AD, et al: Prevalence of Wegener's granulomatosis, microscopic polyangiitis, polyarteritis nodosa and Churg-Strauss syndrome within a defined population in southern Sweden. *Rheumatology (Oxford)* 46:1329–1337, 2007.
20. Reinhold-Keller E, Zeidler A, Gutfleisch J, et al: Giant cell arteritis is more prevalent in urban than in rural populations: results of an epidemiological study of primary systemic vasculitides in Germany. *Rheumatology (Oxford)* 39:1396–1402, 2000.
21. Ormerod AS, Cook MC: Epidemiology of primary systemic vasculitis in the Australian Capital Territory and south-eastern New South Wales. *Intern Med J* 38:816–823, 2008.
22. Mohammad AJ, Jacobsson LT, Westman KW, et al: Incidence and survival rates in Wegener's granulomatosis, microscopic polyangiitis,

Churg-Strauss syndrome and polyarteritis nodosa. *Rheumatology (Oxford)* 48:1560–1565, 2009.

23. Falcini F, La Torre F, Vittadello F, et al: Clinical overview and outcome in a cohort of children with polyarteritis nodosa. *Clin Exp Rheumatol* 3(Suppl 82):S134–S137, 2014.

24. Gocke DJ, Hsu K, Morgan C, et al: Association between polyarteritis nodosa and Australia antigen. *Lancet* 2:1149–1153, 1970.

25. Guillevin L, Lhote F, Cohen P, et al: Polyarteritis nodosa related to hepatitis B virus: a prospective study with long-term observation of 41 patients. *Medicine (Baltimore)* 74:238–253, 1995.

26. Pagnoux C, Cohen P, Guillevin L: Vasculitides secondary to infections. *Clin Exp Rheumatol* 24(2 Suppl 41):S71–S81, 2006.

27. Guillevin L, Mahr A, Callard P, et al: Hepatitis B virus-associated polyarteritis nodosa: clinical characteristics, outcome, and impact of treatment in 115 patients. *Medicine (Baltimore)* 84:313–322, 2005.

28. Guillevin L, Lhote F, Leon A, et al: Treatment of polyarteritis nodosa related to hepatitis B virus with short term steroid therapy associated with antiviral agents and plasma exchanges. A prospective trial in 33 patients. *J Rheumatol* 20:289–298, 1993.

29. Saadoun D, Resche-Rigon M, Thibault V, et al: Antiviral therapy for hepatitis C virus–associated mixed cryoglobulinemia vasculitis: a long-term followup study. *Arthritis Rheum* 54:3696–3706, 2006.

30. Navon EP, Pierce SB, Segel R, et al: Mutant adenosine deaminase 2 in a polyarteritis nodosa vasculopathy. *N Engl J Med* 370:921–931, 2014.

31. Wooten MD, Jasin HE: Vasculitis and lymphoproliferative diseases. *Semin Arthritis Rheum* 26:564–574, 1996.

32. Hasler P, Kistler H, Gerber H: Vasculitides in hairy cell leukemia. *Semin Arthritis Rheum* 25:134–142, 1995.

33. Morgan AJ, Schwartz RA: Cutaneous polyarteritis nodosa: a comprehensive review. *Int J Dermatol* 49:750–756, 2010.

34. Colmegna I, Maldonado-Cocco JA: Polyarteritis nodosa revisited. *Curr Rheumatol Rep* 7:288–296, 2005.

35. Lie JT: Illustrated histopathologic classification criteria for selected vasculitis syndromes. American College of Rheumatology Subcommittee on Classification of Vasculitis. *Arthritis Rheum* 33:1074–1087, 1990.

36. Jennette JC, Falk RJ: The role of pathology in the diagnosis of systemic vasculitis. *Clin Exp Rheumatol* 25(1 Suppl 44):S52–S56, 2007.

37. Stone JH: Polyarteritis nodosa. *JAMA* 288:1632–1639, 2002.

38. Hernández-Rodríguez J, Alba MA, Prieto-González S, et al: Diagnosis and classification of polyarteritis nodosa. *J Autoimmun* 48-49:84–89, 2014.

39. Pagnoux C, Seror R, Henegar C, et al: Clinical features and outcomes in 348 patients with polyarteritis nodosa: a systematic retrospective study of patients diagnosed between 1963 and 2005 and entered into the French Vasculitis Study Group Database. *Arthritis Rheum* 62:616–626, 2010.

40. Luqmani RA, Bacon PA, Moots RJ, et al: Birmingham vasculitis activity score (BVAS) in systemic necrotizing vasculitis. *Q J Med* 87:671–678, 1994.

41. Grayson PC, Cuthbertson D, Carette S, et al: Vasculitis Clinical Research Consortium. New features of disease after diagnosis in 6 forms of systemic vasculitis. *J Rheumatol* 40:1905–1912, 2013.

42. Hekali P, Kajander H, Pajari R, et al: Diagnostic significance of angiographically observed visceral aneurysms with regard to polyarteritis nodosa. *Acta Radiol* 32:143–148, 1991.

43. Ozaki K, Miyayama S, Ushiogi Y, et al: Renal involvement of polyarteritis nodosa: CT and MR findings. *Abdom Imaging* 34:265–270, 2009.

44. Ozcakar ZB, Yalcinkaya F, Fitoz S, et al: Polyarteritis nodosa: successful diagnostic imaging utilizing pulsed and color Doppler ultrasonography and computed tomography angiography. *Eur J Pediatr* 165:120–123, 2006.

45. Ozen S, Anton J, Arisoy N, et al: Juvenile polyarteritis: results of a multicenter survey of 110 children. *J Pediatr* 145:517–522, 2004.

46. Mondal R, Sarkar S, Pal P, et al: Childhood polyarteritis nodosa: a prospective multicentre study from eastern India. *Indian J Pediatr* 81:371–374, 2014.

47. Kluger N, Pagnoux C, Guillevin L, et al: Comparison of cutaneous manifestations in systemic polyarteritis nodosa and microscopic polyangiitis. *Br J Dermatol* 159:615–620, 2008.

48. Nakamura T, Kanazawa N, Ikeda T, et al: Cutaneous polyarteritis nodosa: revisiting its definition and diagnostic criteria. *Arch Dermatol*

Res 301:117–121, 2009.

49. Diaz-Perez JL, De Lagran ZM, Diaz-Ramon JL, et al: Cutaneous polyarteritis nodosa. *Semin Cutan Med Surg* 26:77–86, 2007.

50. Chen KR: Cutaneous polyarteritis nodosa: a clinical and histopathological study of 20 cases. *J Dermatol* 16:429–442, 1989.

51. Daoud MS, Gibson LE, DeRemee RA, et al: Cutaneous Wegener's granulomatosis: clinical, histopathologic, and immunopathologic features of thirty patients. *J Am Acad Dermatol* 31:605–612, 1994.

52. Daoud MS, Hutton KP, Gibson LE: Cutaneous periarteritis nodosa: a clinicopathological study of 79 cases. *Br J Dermatol* 136:706–713, 1997.

53. Till SH, Amos RS: Long-term follow-up of juvenile-onset cutaneous polyarteritis nodosa associated with streptococcal infection. *Br J Rheumatol* 36:909–911, 1997.

54. Maillard H, Szczesniak S, Martin L, et al: Cutaneous periarteritis nodosa: diagnostic and therapeutic aspects of 9 cases. *Ann Dermatol Venereol* 126:125–129, 1999.

55. Fleuret C, Kupfer-Bessaguet I, Prigent S, et al: Cutaneous periarteritis nodosa recurring over a period of 30 years in streptococcal infections and progressing toward systemic vasculitis. *Ann Dermatol Venereol* 137:220–224, 2010.

56. Soufir N, Descamps V, Crickx B, et al: Hepatitis C virus infection in cutaneous polyarteritis nodosa: a retrospective study of 16 cases. *Arch Dermatol* 135:1001–1002, 1999.

57. Ribi C, Cohen P, Pagnoux C, et al: Treatment of polyarteritis nodosa and microscopic polyangiitis without poor-prognosis factors: a prospective randomized study of one hundred twenty-four patients. *Arthritis Rheum* 62:1186–1197, 2010.

58. Guillevin L, Lhote F, Cohen P, et al: Corticosteroids plus pulse cyclophosphamide and plasma exchanges versus corticosteroids plus pulse cyclophosphamide alone in the treatment of polyarteritis nodosa and Churg-Strauss syndrome patients with factors predicting poor prognosis. A prospective, randomized trial in sixty-two patients. *Arthritis Rheum* 38:1638–1645, 1995.

59. Mukhtyar C, Guillevin L, Cid MC, et al: EULAR Recommendations for management of primary small and medium vessel vasculitis. *Ann Rheum Dis* 68:310–317, 2009.

60. Bourgarit A, Le Toumelin P, Pagnoux C, et al: Deaths occurring during the first year after treatment onset for polyarteritis nodosa, microscopic polyangiitis, and Churg-Strauss syndrome: a retrospective analysis of causes and factors predictive of mortality based on 595 patients. *Medicine (Baltimore)* 84:323–330, 2005.

61. Cohen RD, Conn DL, Ilstrup DM: Clinical features, prognosis, and response to treatment in polyarteritis. *Mayo Clin Proc* 55:146–155, 1980.

62. Gayraud M, Guillevin L, le Toumelin P, et al: Long-term followup of polyarteritis nodosa, microscopic polyangiitis, and Churg-Strauss syndrome: analysis of four prospective trials including 278 patients. *Arthritis Rheum* 44:666–675, 2001.

63. Phillip R, Luqmani R: Mortality in systemic vasculitis: a systematic review. *Clin Exp Rheum* 26(S51):S94–S104, 2008.

64. Agard C, Mouthon L, Mahr A, et al: Microscopic polyangiitis and polyarteritis nodosa: how and when do they start? *Arthritis Rheum* 49:709–715, 2003.

65. Guillevin L, Lhote F, Gayraud M, et al: Prognostic factors in polyarteritis nodosa and Churg-Strauss syndrome: a prospective study in 342 patients. *Medicine (Baltimore)* 75:17–28, 1996.

66. Guillevin L, Le Thi Huong D, Godeau P, et al: Clinical findings and prognosis of polyarteritis nodosa and Churg-Strauss angiitis: a study in 165 patients. *Br J Rheumatol* 27:258–264, 1988.

67. Samson M, Puéchal X, Devilliers H, et al: Long-term follow-up of a randomized trial on 118 patients with polyarteritis nodosa or microscopic polyangiitis without poor-prognosis factors. *Autoimmun Rev* 13:197–205, 2014.

68. Cogan DG: Syndrome of nonsyphilitic interstitial keratitis and vestibuloauditory symptoms. *Arch Ophthalmol* 33:144–149, 1945.

69. Vollertsen RS, McDonald TJ, Younge BR, et al: Cogan's syndrome: 18 cases and a review of the literature. *Mayo Clin Proc* 61:344–361, 1986.

70. Haynes BF, Kaiser-Kupfer MI, Mason P, et al: Cogan syndrome: studies in thirteen patients, long-term follow-up, and a review of the literature. *Medicine (Baltimore)* 59:426–441, 1980.

71. Gluth MB, Baratz KH, Matteson EL, et al: Cogan syndrome: a retrospective review of 60 patients throughout a half century. *Mayo Clin Proc* 81:483–488, 2006.

72. Grasland A, Pouchot J, Hachulla E, et al: Typical and atypical

Cogan's syndrome: 32 cases and review of the literature. *Rheumatology (Oxford)* 43:1007–1015, 2004.

73. Vollertsen RS: Vasculitis and Cogan's syndrome. *Rheum Dis Clin North Am* 16:433–439, 1990.

74. Ottaviani F, Cadoni G, Marinelli L, et al: Anti-endothelial cell autoantibodies in patients with sudden hearing loss. *Laryngoscope* 109:1084–1087, 1999.

75. Yamanishi Y, Ishioka S, Takeda M, et al: Atypical Cogan's syndrome associated with antineutrophil cytoplasmic antibodies. *Br J Rheumatol* 35:601–603, 1996.

76. Bonaguri C, Orsoni J, Russo A, et al: Cogan's syndrome: anti-Hsp70 antibodies are a serological marker in the typical form. *Isr Med Assoc J* 16:285–288, 2014.

77. Van Doornum S, McColl G, Walter M, et al: Prolonged prodrome, systemic vasculitis, and deafness in Cogan's syndrome. *Ann Rheum Dis* 60:69–71, 2001.

78. Richardson B: Methotrexate therapy for hearing loss in Cogan's syndrome. *Arthritis Rheum* 37:1559–1561, 1994.

79. Hammer M, Witte T, Mugge A, et al: Complicated Cogan's syndrome with aortic insufficiency and coronary stenosis. *J Rheumatol* 21:552–555, 1994.

80. Mukhtyar C, Guillevin L, Cid MC, et al: EULAR Recommendations for the management of large vessel vasculitis. *Ann Rheum Dis* 68:318–323, 2009.

81. Olin JW, Young JR, Graor RA, et al: The changing clinical spectrum of thromboangiitis obliterans (Buerger's disease). *Circulation* 82 (5 Suppl):IV3–IV8, 1990.

82. Olin JW: Thromboangiitis obliterans. *Curr Opin Rheumatol* 6:44–49, 1994.

83. Adar R, Papa MZ, Halpern Z, et al: Cellular sensitivity to collagen in thromboangiitis obliterans. *N Engl J Med* 308:1113–1116, 1983.

84. Hada M, Sakihama T, Kamiya K, et al: Cellular and humoral immune responses to vascular components in thromboangiitis obliterans. *Angiology* 44:533–540, 1993.

85. Eichhorn J, Sima D, Lindschau C, et al: Antiendothelial cell antibodies in thromboangiitis obliterans. *Am J Med Sci* 315:17–23, 1998.

86. Halacheva KS, Manolova IM, Petkov DP, et al: Study of antineutrophil cytoplasmic antibodies in patients with thromboangiitis obliterans (Buerger's disease). *Scand J Immunol* 48:544–550, 1998.

87. Chen YW, Nagasawa T, Wara-Aswapati N, et al: Association between periodontitis and anti-cardiolipin antibodies in Buerger disease. *J Clin Periodontol* 36:830–835, 2009.

88. Lie JT: Diagnostic histopathology of major systemic and pulmonary vasculitic syndromes. *Rheum Dis Clin North Am* 16:269–292, 1990.

89. Kobayashi M, Ito M, Nakagawa A, et al: Immunohistochemical analysis of arterial cell wall infiltration in Buerger's disease (endarteritis obliterans). *J Vasc Surg* 29:451–458, 1999.

90. Joyce JW: Buerger's disease (thromboangiitis obliterans). *Rheum Dis Clin North Am* 16:463–470, 1990.

91. Kawallata H, Kanekura T, Gushi A, et al: Successful treatment of digital ulceration in Buerger's disease with nicotine chewing gum. *Br J Dermatol* 140:187–188, 1999.

92. Bozkurt AK, Köksal C, Demirbas MY, et al: A randomized trial of intravenous iloprost (a stable prostacyclin analogue) versus lumbar sympathectomy in the management of Buerger's disease. *Int Angiol* 25:162–168, 2006.

93. Melillo E, Grigoratos C, De Sanctis F, et al: Noninvasive transcutaneous monitoring in long-term follow-up of patients with thromboangiitis obliterans treated with intravenous iloprost. *Angiology* 66:531–538, 2015.

94. Fiessinger JN, Schäfer M: Trial of iloprost versus aspirin treatment for critical limb ischaemia of thromboangiitis obliterans. The TAO Study. *Lancet* 335:555–557, 1990.

95. Spanos K, Georgiou E, Saleptsis V, et al: Effectiveness of intravenous ilomedin infusion and smoking cessation in the treatment of acutely symptomatic Buerger disease. *Angiology* 66:114–117, 2015.

96. Matoba S, Tatsumi T, Murohara T, et al: Long-term clinical outcome after intramuscular implantation of bone marrow mononuclear cells (Therapeutic Angiogenesis by Cell Transplantation [TACT] trial) in patients with chronic limb ischemia. *Am Heart J* 156:1010–1018, 2008.

97. Dash NR, Dash SN, Routray P, et al: Targeting nonhealing ulcers of lower extremity in human through autologous bone marrow-derived mesenchymal stem cells. *Rejuvenation Res* 12:359–366, 2009.

98. Hashimoto T, Koyama H, Miyata T, et al: Selective and sustained delivery of basic fibroblast growth factor (bFGF) for treatment of peripheral arterial disease: results of a phase I trial. *Eur J Vasc Endovasc Surg* 38:71–75, 2009.

99. Kawamoto A, Katayama M, Handa N, et al: Intramuscular transplantation of G-CSF-mobilized CD34(+) cells in patients with critical limb ischemia: a phase I/IIa, multicenter, single-blinded, dose-escalation clinical trial. *Stem Cells* 27:2857–2864, 2009.

100. Idei N, Soga J, Hata T, et al: Autologous bone-marrow mononuclear cell implantation reduces long-term major amputation risk in patients with critical limb ischemia: a comparison of atherosclerotic peripheral arterial disease and Buerger disease. *Circ Cardiovasc Interv* 4:15–25, 2011.

101. Makino H, Aoki M, Hashiya N, et al: Long-term follow-up evaluation of results from clinical trial using hepatocyte growth factor gene to treat severe peripheral arterial disease. *Arterioscler Thromb Vasc Biol* 32:2503–2509, 2012.

102. Agarwal VK: Long-term results of omental transplantation in chronic occlusive arterial disease (Buerger's disease). *Int Surg* 90:167–174, 2005.

103. Jiménez-Ruiz CA, Dale LC, Astray Mochales J, et al: Smoking characteristics and cessation in patients with thromboangiitis obliterans. *Monaldi Arch Chest Dis* 65:217–221, 2006.

104. Susac JO: Susac's syndrome: the triad of microangiopathy of the brain and retina with hearing loss in young women. *Neurology* 44:591–593, 1994.

105. Rennebohm R, Susac JO, Egan RA, et al: Susac's syndrome—update. *J Neurol Sci* 299:86–91, 2010.

106. Dörr J, Krautwald S, Wildemann B, et al: Characteristics of Susac syndrome: a review of all reported cases. *Nat Rev Neurol* 9:307–316, 2013.

107. Aubart-Cohen F, Klein I, Alexandra JF, et al: Long-term outcome in Susac syndrome. *Medicine (Baltimore)* 86:93–102, 2007.

108. Jarius S, Kleffner I, Dörr JM, et al: Clinical, paraclinical and serological findings in Susac syndrome: an international multicenter study. *J Neuroinflammation* 11:46, 2014.

109. Finkel TH, Torok TJ, Ferguson PJ, et al: Chronic parvovirus B19 infection and systemic necrotizing vasculitis: opportunistic infection or aetiological agent? *Lancet* 343:1255–1258, 1994.

110. Koening CL, Katz BJ, Hernandez-Rodriguez J, et al: Identification of a *Burkholderia*-like strain from temporal arteries of subjects with giant cell arteritis (abstract). *Arthritis Rheum* 64(Suppl 10):855, 2012.

111. van Timmeren MM, Heeringa P, Kallenberg CG: Infectious triggers for vasculitis. *Curr Opin Rheumatol* 26:416–423, 2014.

112. Gibson LE: Cutaneous vasculitis update. *Dermatol Clin* 19:603–615, 2001.

113. Gibson LE, Su WP: Cutaneous vasculitis. *Rheum Dis Clin North Am* 21:1097–1113, 1995.

114. Ng WF, Chow LT, Lam PW: Localized polyarteritis nodosa of breast—report of two cases and a review of the literature. *Histopathology* 23:535–539, 1993.

115. Teichman JM, Mattrey RF, Demby AM, et al: Polyarteritis nodosa presenting as acute orchitis: a case report and review of the literature. *J Urol* 149:1139–1140, 1993.

第91章

免疫复合物介导的小血管炎

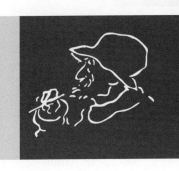

原著 John H. Stone

罗采南 译 武丽君 校

关键点

免疫复合物（immune comnplexes，ICs）介导的血管炎是一组具有临床异质性的疾病，与机体清除ICs的功能低下和失调有关。

小血管炎的皮肤受累是大多数病例中最为突出的特征，但某些类型也会出现皮肤外病变。

小血管炎的典型皮肤表现为可触性紫癜，但也可发现其他多种皮肤病变，包括脓疱疹、水泡、荨麻疹和小溃疡。

直接免疫荧光法可显示受累血管免疫球蛋白（immunoglobulin，Ig）和补体沉积的特征类型和方式。

IC介导的血管炎中最常见的类型是超敏性血管炎、过敏性紫癜（Henoch-Schönlein purpura，HSP）和混合性冷球蛋白血症。较为罕见的类型包括低补体荨麻疹性血管炎和持久隆起性红斑。

超敏性血管炎通常是由某种药物或感染的过敏反应所致。

与IgA血管炎（过敏性紫癜）相关的表现有紫癜、关节炎、肾小球肾炎和腹部绞痛。血管壁内可见IgA沉积。

冷球蛋白血症性血管炎大多与慢性丙型肝炎病毒感染相关。因其涉及的免疫反应物包括IgG和IgM，故有时用"混合性冷球蛋白血症"描述该病。

其他免疫介导疾病，如系统性红斑狼疮、干燥综合征和类风湿关节炎，也可能伴发ICs介导的血管炎。

血管炎的特征性病变是血管壁炎症，常导致细胞破坏、血管结构损伤、脏器供血减少和器官功能障碍。几十年来，人们已意识到免疫复合物（immune complex，IC）介导机制在多种类型的系统性血管炎尤其是小血管受累的发病中起关键作用。早在20世纪初期，临床上应用马血清和磺胺类药物治疗感染性疾病时常导致小血管炎，其病变机制是血清病和超敏反应现象的发生。超敏性血管炎，是1952年Zeek[3]对血管炎最初分类的5种血管炎之一，常与寡免疫复合物血管炎混淆，后者现称为"显微镜下多血管炎"（见第87章）[1-2]。

本章主要介绍由IC沉积介导的小血管炎的类型，包括超敏性血管炎、免疫球蛋白（immunoglobulin，Ig）A血管炎/过敏性紫癜（Henoch-Schönlein purpura，HSP）、混合性冷球蛋白血症，低补体荨麻疹性血管炎（urticarial vasculitis UV）和持久隆起性红斑（erythema elevatum diutinum，EED）。另外，也简单介绍了结缔组织病（connective tissue diseases，CTDs）相关血管炎，尤其是系统性红斑狼疮（systemic lupus erythematosus，SLE）、干燥综合征和类风湿血管炎（rheumatoid vasculitis，RV）。抗肾小球基底膜疾病和寡免疫复合物性血管炎如抗中性粒细胞胞浆抗体（anti-neutrophil cytoplasmic antibodies，ANCAs）相关血管炎，将在第89章另作讨论。本章提及小血管（即：毛细血管、小静脉、小动脉）的炎症时，术语"vasculitis"和"angiitis"可互换。

由于所有ICs介导的血管炎存在某些共同的发病机制，许多皮肤表现相同，在鉴别诊断上相互重叠，因此在这些方面将一并讨论。而每种疾病的流行病学、病因、特征性病理生理机制、独特的临床表现和治疗策略则分别叙述。治疗策略概要见表91-1。

发病机制

Arthus 反应

Arthus 反应是指将马血清注入兔体内后发生的临床和组织学反应，它是我们理解 ICs 介导疾病的基础[4]。在 Arthus 反应中，ICs 的形成启动了补体激活过程和炎症细胞的汇集，随后在炎症最严重的部位形成血栓和出血性梗死。为了中和外源性抗原，网状内皮系统不断产生由抗原和抗体结合形成的 ICs，而 ICs 进一步被快速有效地清除。然而在某些情况下，ICs 未被清除而沉积在关节、血管和其他组织中，引发炎症反应，从而致病。ICs 沉积在血管壁中可引起血管炎。与之类似，ICs 沉积在肾小血管和肾小球，可导致肾小球肾炎[5]。

免疫原性

几个主要因素决定着由网状内皮系统形成的 ICs 的去路，包括抗原负荷量、抗体反应、内皮网状系统的效能、血管的血流动力学、前期内皮损伤和 ICs 自身的溶解度。抗原与抗体的比例决定 ICs 的溶解度。当抗原和抗体的比例几乎相同时可形成大的 ICs，易被网状内皮系统识别和清除。相对来说，当抗体过多时，则形成较小的 ICs。这些复合物滞留在血清中，不能激发组织免疫反应。当抗原量过多时，ICs 从血清中析出、沉积在局部血管床内。ICs 沉积于组织后随即诱发一系列级联病理过程：补体锚定、中性粒细胞趋化、局部炎症反应、溶酶体释放、氧自由基产生和组织损伤。

皮肤表现

小血管通常包括毛细血管、毛细血管后微静脉和非肌性微动脉，直径通常小于 50 μm，主要位于表浅的真皮乳突层（图 91-1）。中等血管的管壁含有肌层，直径在 50 ～ 150 μm 之间，主要位于深部的真皮网状层及邻近真皮和皮下组织的连接处。皮肤中直径超过 150 μm 的血管并不多见。

图 91-1 显示了不同类型皮肤血管炎受累血管的位置和大小，以及几种不同类型 IC 介导的血管炎所累及血管的种类。血管的大小与其在皮层中的深度密

表 91-1　不同类型免疫复合物介导的血管炎的治疗策略

疾病	首选治疗方案
变应性血管炎	祛除病因 严重病例短期（2 ～ 4 周）使用糖皮质激素治疗
IgA 血管炎 / 过敏性紫癜	大多数患者（尤其儿童患者）无需治疗（对症治疗即可） 对于有致残性症状的患者可经验性应用中等剂量糖皮质激素（泼尼松 20 ～ 40 mg/d） 对于中等剂量治疗无效的复发性紫癜，可使用糖皮质激素冲击治疗（例如：甲泼尼龙 1 g/d），但仅为个例报道 对于复发性肾小球肾炎，可能需要使用大剂量糖皮质激素；霉酚酸酯可作为额外免疫抑制剂和激素减量药物选用
冷球蛋白血症性血管炎	对丙型病毒性感染相关的混合型冷球蛋白血症，联合使用抗病毒和 B 细胞清除治疗 利妥昔单抗治疗原发性混合性冷球蛋白血症可能具有一定疗效
低补体荨麻疹性血管炎	小剂量泼尼松（5 ～ 20 mg/d）、羟氯喹、氨苯砜 大剂量糖皮质激素用于有严重内脏受累或皮肤溃疡病变的患者 有使用肿瘤坏死因子拮抗剂治疗成功的个案报道
持久隆起性红斑	氨苯砜或磺胺嘧啶
结缔组织病	羟氯喹、小剂量泼尼松（5 ～ 20 mg/d）、硫唑嘌呤
类风湿血管炎	广泛坏死性血管炎首选大剂量糖皮质激素联合利妥昔单抗治疗，如果治疗无效，可在几周内增加利妥昔单抗 肿瘤坏死因子拮抗剂对于轻型病例可能有效

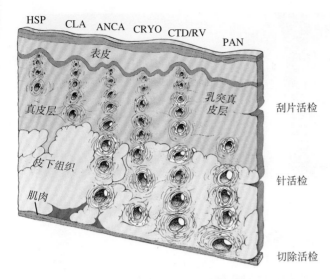

图 91-1 不同类型皮肤血管炎累及的血管类型。免疫复合物介导的血管炎包括：过敏性紫癜（HSP）、皮肤白细胞破碎性血管炎（CLA）、混合性冷球蛋白血症（CRYO）和结缔组织病/类风湿血管炎（CTD/RV）。ANCA，抗中性粒细胞胞浆抗体；PAN，结节性多动脉炎

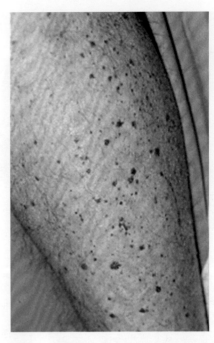

图 91-2 超敏性血管炎患者的可触性紫癜

切相关，血管越大，其位置越深。尽管在检查皮肤时，可能在皮肤表面发现明显的血管炎体征，但因表皮层并无血管分布，故皮肤血管炎的病理改变实际上位于真皮和皮下组织。

可触性紫癜提示存在小血管炎，是 IC 介导的血管炎最常见的皮肤表现（图 91-2）。紫癜病灶，是由于红细胞从破损的血管壁中渗出到组织中而形成。这类疾病还有许多其他皮肤表现，如：水泡、脓疱疹、荨麻疹、浅表性溃疡、非可触性病灶（斑疹和斑片）和甲下碎片状出血（图 91-3）。这些病变常同时发生，仔细检查经常会发现其中混有紫癜。按压皮肤时，紫癜病变不会褪色。病情缓解后，紫癜病变可遗留炎症后色素沉着，在病变反复发生的部位尤其如此（图 91-3F）。

IC 介导的血管炎的紫癜通常对称分布于身体的相应区域，尤以小腿常见，因为这些部位的血管内静水压较高。紫癜并非总是可触性的，而可触性紫癜也并非总是表明存在 IC 介导的病理生理过程；寡免疫复合物性血管炎如肉芽肿性多血管炎（granulomatosis with polyangiitis，GPA）、显微镜下多血管炎和嗜酸性肉芽肿性多血管炎（Churg-Strauss综合征），尽管其有独特的组织病理学特征，也可能会出现与 IC 介导的血管炎类似的皮肤表现（见第 89

章），包括可触或不可触性紫癜。寡免疫复合物引起的皮肤血管炎常表现为范围较小、区域局限的皮肤血管炎，而 ICs 相关的皮肤血管炎常常导致弥漫性、广泛性的病变，通常发生在下肢远端，但可向大腿上延伸至臀部、腹部、躯干、上肢，甚至偶尔出现在面部。

病理学特征

对皮肤血管炎进行全面的病理学检查应包括皮肤活检标本的光镜检查和直接免疫荧光检查（direct immunofluorescence，DIF）。DIF 对于评估小血管炎非常重要。因为 DIF 需要新鲜皮肤样本，要在皮肤组织活检后立即进行检查。

光镜检查

图 91-4A 显示了皮肤血管炎的光镜表现。皮肤活检的最佳时机是皮损出现后 24 ～ 48 h。应在非溃疡部位取材。因溃疡病变与中等血管的血管炎更相关，因此应在溃疡边缘取材。皮肤血管炎的浸润细胞通常是中性粒细胞和淋巴细胞，但是大多数患者以其中一种细胞为主。淋巴细胞为主的浸润通常见于病

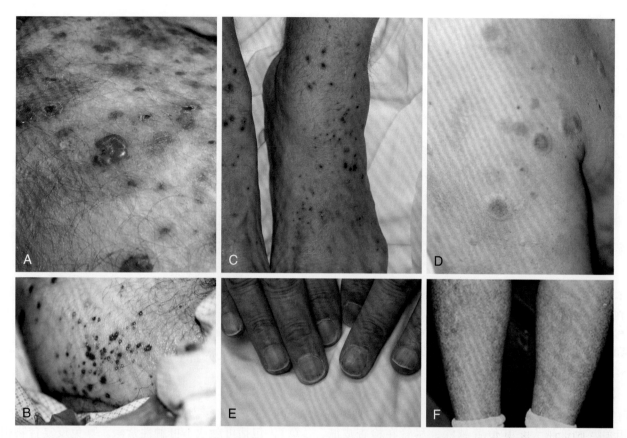

图 91-3 由免疫复合物介导的小血管炎的其他皮肤表现。**A.** 小水泡；**B.** 脓疱疹；**C.** 浅表溃疡；**D.** 荨麻疹；**E.** 甲下线状出血；**F.** 色素沉着

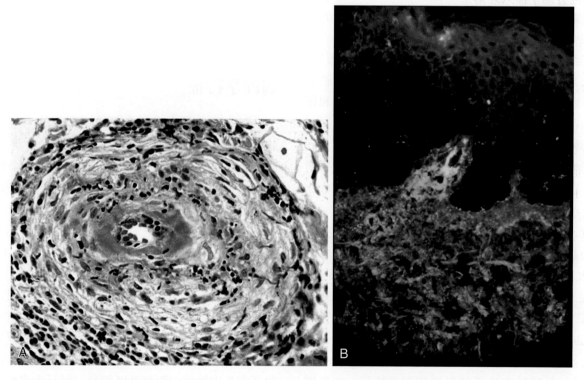

图 91-4 免疫复合物介导的小血管炎皮肤活检结果。**A.** 光学显微镜下表现；**B.** 直接免疫荧光提示 IgA 沉积。主要特征的描述参见正文

变较早（小于 12 h）或者较晚（大于 48 h）的标本，而与血管炎的类型无关。即使在 CTDs，如干燥综合征，其典型表现也是白细胞破碎性血管炎，而非淋巴细胞浸润性血管炎[6]。

任何类型皮肤血管炎其基本组织学特征都表现为管壁及其周围炎性细胞浸润，导致血管组织结构破坏。组织活检中也可出现内皮肿胀及增生、白细胞碎裂（即中性粒细胞脱粒、因凋亡而产生"核尘"；见图 91-4）和红细胞渗出，但不具有重要诊断意义。

直接免疫荧光

尽管诊断皮肤血管炎是根据常规的组织学病变，但苏木精和曙红染色后显示的组织学病变特征无法区分寡免疫复合物性血管炎与 IC 介导的血管炎。DIF 检查可以补充组织学的信息，是确诊 HSP 的唯一方法，并可为明确基础病变的性质提供极为重要的线索。如果病变组织足够，推荐取活检组织分别进行光镜和 DIF 检查（IC 介导的血管炎也常是如此）。

进行 DIF 时，将冰冻切片与荧光标记的抗人免疫球蛋白 IgG、IgM、IgA 和补体 C3 抗体一起孵育。这些免疫反应物的着色模式不仅可以为诊断提供依据，而且有助于深入理解某些血管炎的病理生理学机制。图 91-4B 显示的是一例 IC 介导的血管炎患者病损皮肤的典型 DIF 染色表现。

鉴别诊断

表 91-2 列出了 IC 介导的小血管炎的鉴别诊断。IC 介导的小血管炎的鉴别诊断主要包括三组疾病：

- 其他类型的 IC 介导的疾病
- 非 IC 介导的小血管炎
- 累及小血管的类似血管炎的疾病

图 91-5 列出了 IC 介导的小血管炎的诊断流程，包括了重要的实验室及放射学检查。

临床表现

超敏性血管炎

超敏性血管炎（见第 87 章）通常是指由 IC 介导的无脏器受累的皮肤小血管炎，常由药物或感染诱发。血管炎命名的共识会议一直在努力寻找最合适的方法来处理过敏血管炎的术语，Zeek 在 1952 年首次使用了这个术语。20 世纪 90 年代初，第一次 Chapel Hill 共识会议建议取消"超敏性血管炎"这一名词，

表 91-2　免疫复合物介导的血管炎的鉴别诊断

免疫复合物介导的血管炎

超敏性血管炎

过敏性紫癜

混合性冷球蛋白血症

荨麻疹性血管炎

持久隆起性红斑

结缔组织病、类风湿血管炎

寡免疫性血管炎

肉芽肿性多血管炎

嗜酸性肉芽肿性多血管炎

显微镜下多血管炎

多种多样的小血管血管炎

白塞病

恶性肿瘤相关疾病

感染

炎性肠病

类血管炎

出血

- 色素性紫癜性皮肤病
- 坏血病
- 免疫性血小板减少性紫癜

血栓形成

- 抗磷脂综合征
- 血栓性血小板减少性紫癜
- 青斑样血管炎（又称白色萎缩）
- 华法林介导的皮肤坏死
- 暴发性紫癜
- 弥散性血管内凝血

栓塞

- 胆固醇栓子
- 心房黏液瘤

血管壁病理

- 血管壁钙化
- 淀粉样变性

感染

- 感染性心内膜炎
- 麻风病（Lucio 现象）

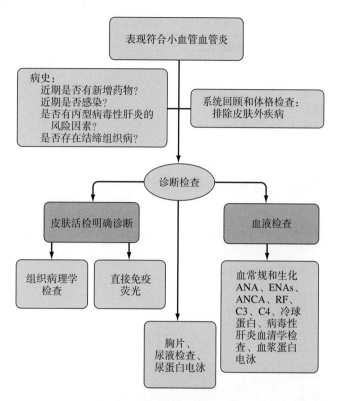

图 91-5 免疫复合物介导的小血管炎诊断流程。关键的诊断检查通常包括皮肤病理检查伊红和苏木素染色（HE 染色），直接免疫荧光检查。ANA，抗核抗体；ANCA，抗中性粒细胞胞浆抗体；CBC，全血细胞计数（血常规）；ENA，可提取性核抗原；RF，类风湿因子；SPEP，血浆蛋白电泳；UPEP，尿蛋白电泳

而使用"皮肤白细胞破碎性血管炎"，因为该病变通常局限于皮肤，且其主要的浸润细胞类型为中性粒细胞[1]。

20 年后，第二次 Chapel Hill 共识会议将"皮肤白细胞破碎性血管炎"一词保留在单器官血管炎这一新建的名录下，这与过敏倾向于皮肤的观点相一致。此次会议上还增加了另一个新的术语名词——"药物诱导的免疫复合物血管炎"——属于一个新的类别，即与可能病因相关的血管炎。超敏性血管炎是一种以 IC 沉积于毛细血管、毛细血管后小静脉和小动脉为病理特征的疾病，其概念在医学文献中根深蒂固，明确包括皮肤白细胞破碎性血管炎和药物诱导的免疫复合物血管炎。由于这些超敏性血管炎亚群的病理生理学和治疗相似，故将其放在一起讨论是有意义的。另外有一种与超敏性血管炎类似的疾病——血清病——是一种系统性疾病，除皮肤受累外，还包括关节、肾

和其他器官的炎症；皮疹发生在接触药物或外来抗原后 1 ～ 2 周。

1990 年，美国风湿病学会（ACR）进行了一项研究以明确不同类型血管炎相区别的特征[7]。根据研究结果制订了 ACR 超敏性血管炎分类标准，见表91-3[8]。评估患者可能患有超敏性血管炎的关键是判断是否曾暴露于触发超敏反应的因素中。然而，近一半的疑似超敏性血管炎的患者没有明确的诱因（根据第二次 Chapel Hill 共识会议命名法，大多数有这种表现的患者将被准确诊断为皮肤白细胞破碎性血管炎）。

使用多种药物、感染及其他暴露史可导致超敏性血管炎综合征。药物介导的超敏性血管炎的典型病程是在首次服用一种新药物后 7 ～ 14 天出现临床症状。虽然几乎任何一种药物都可诱发超敏反应性血管炎，但以抗生素（尤其是青霉素和头孢菌素）最为常见。其次见于利尿剂和抗高血压药物。对于怀疑药物介导的血管炎的患者，检出和停止在近期内增加的药物尤为重要。影响药物去除后，药物介导的超敏性血管炎症状可在数日内得到缓解。

医生还应尽量明确有无皮肤以外的脏器病变，如果存在皮肤外病变则常提示为其他类型的血管炎（图91-5）。例如，超敏性血管炎与显微镜下多血管炎的皮肤病变特征虽然相似，但前者不累及肾、肺、周围神经或其他内脏器官，并且与 ANCA 无关。

对于已确定可能病因的超敏性血管炎患者，最重要的治疗是去除诱因。对于服用多种药物的患者，明确诱发药物并不容易，需要同时停用多种药物直到症状缓解，一般需 1 ～ 2 周。

超敏性血管炎患者的预后取决于诱发因素。糖皮质激素仅适用于严重患者，且通常在几周内停药。对

表 91-3 美国风湿病学会 1990 年超敏性血管炎分类标准*

发病年龄 > 16 岁
发病前有与症状存在时间关联的可疑药物使用使
可触及性紫癜
斑丘疹样皮疹
皮损处肤活检病理提示小动脉或小静脉周围中性粒细胞浸润

* 符合 3 条或 3 条以上者可诊断为超敏性血管炎，其敏感性为 71%，特异性为 84%

From Calabrese LH, Michel BA, Bloch DA, et al: American College of Rheumatology 1990 criteria for the classifi cation of hypersensitivity vasculitis. Arthritis Rheum 33:1108–1113, 1990.

于经常复发的患者可能需要使用小剂量糖皮质激素以预防复发。

IgA 血管炎（过敏性紫癜）

HSP 是一种 IC 介导的小血管炎，与血管壁 IgA 沉积关系密切。许多 HSP 病例发生在上呼吸道感染之后。多种细菌、病毒及其他感染病原体均可能是过敏性紫癜的病因，但真正的原因仍然未知。1990 年 ACR 关于 HSP 的分类标准见表 91-4[9]。

引发 HSP（及与过敏性紫癜有相同肾病变的 IgA 肾病）的主要危险因素是 IgA1 分子片段铰链区域 O-聚糖的异常糖基化[10]。半乳糖缺乏的 O- 聚糖通过 N- 乙酰半乳糖（GalNAc）或唾液酰半乳糖终止而非终止于半乳糖。异常糖基化的 IgA1 上的部分 N- 乙酰半乳糖末端可能被抗聚糖抗体识别，从而形成循环 ICs，沉积在皮肤、关节、肾及其他器官。然而，血清中高水平的半乳糖缺乏的 IgA1 还不足以引起临床症状，环境或遗传风险因素的"二次侵袭"促成了 HSP 的发生，这有可能解释了多种感染和不同药物（如抗生素）与 HSP 的病因学关联。

HSP 的典型表现是上呼吸道感染后出现以紫癜性皮疹、关节痛、腹痛和肾病变为特征的综合征。HSP 通常被视为是一种儿童疾病，大多数患儿小于 5 岁，但成人也可发病。与儿童相比，成人有病程迁延的倾向（反复发作性紫癜）[11]。腹部绞痛可能继发于胃肠道血管炎，是 HSP 的常见表现，通常发生在皮疹出现后一周内。有时 HSP 的胃肠道症状出现在皮疹之前，导致诊断困难，甚至有为此行外科手术探查者。内镜可以观察到上消化道或下消化道的紫癜。轻型肾小球肾炎较为常见，多为自限性，但也有一些患

表 91-4 美国风湿病学会 1990 年过敏性紫癜分类标准*

可触及性紫癜
发病年龄 < 20 岁
肠绞痛
病检提示血管壁颗粒细胞浸润

* 符合 2 项（以上）者诊断过敏性紫癜，该标准应用在各型系统性血管炎人群中的敏感性为 87%，特异性为 88%
From Mills JA, Michel BA, Bloch DA, et al: The American College of Rheumatology 1990 criteria for the classifi cation of Henoch-Schönlein purpura. Arthritis Rheum 33:1114–1121, 1990.

者发展成终末期肾病。

临床表现轻微的儿童，根据临床病史即足以确定诊断。对于病情更严重的患者（例如存在肾受累者）或在诊断确有疑问时，进行受累器官的活检极为必要。然而与其他类型 IC 介导的疾病不同，HSP 在直接免疫荧光下可见有大量 IgA 沉积。在临床表现符合的情况下，这一表现对于 HSP 具有诊断价值。其他类型的小血管炎可能也会有少量 IgA 在血管壁沉积，但不是此类病例的主要免疫反应物。

轻型 HSP 不需要特殊治疗。即使对于出现肾小球肾炎，也难以证明使用糖皮质激素或免疫抑制剂治疗可改变预后。尽管如此，临床上仍主张应根据病情严重程度，谨慎使用免疫抑制剂治疗进展性肾病变。霉酚酸酯可作为严重肾病患者的一种药物选择，其同时具有额外免疫抑制作用和有助于糖皮质激素减量。

在长达数月的病程中，皮肤病变反复、多次发作并不少见。但即使这样，皮损一般也会逐渐减退，并在数月到 1 年内完全消退。少数患者肾损害长期存在，表现为持续性蛋白尿和血尿。不超过 5% 的 HSP 患者会发展为肾衰竭。

冷球蛋白血症性血管炎

冷球蛋白是免疫球蛋白，其特性是在低温条件下可从血清中析出沉淀[12]。在很多炎性疾病中都能不同程度地检测到此类蛋白，但并不一定致病。然而在部分患者，冷球蛋白与循环抗原结合（如丙型肝炎病毒颗粒的成分）沉淀在中小血管壁，继而激活补体，导致冷球蛋白血症性血管炎。

与其他大部分 IC 诱导的血管炎不同，冷球蛋白血症不仅侵犯小血管，也同样侵犯中等血管。因此临床上还有中等血管受损的表现：如较大的皮肤溃疡、指 / 趾缺血和网状青斑。第一次 Chapel Hill 共识会议提出了混合性冷球蛋白血症的定义，已被广为认可（表 91-5）[1]。

依据特征性免疫球蛋白种类，目前冷球蛋白血症主要分为 3 大类（表 91-6）。I 型：特征是单克隆丙种球蛋白病（通常是 IgG 或 IgM），其临床表现和相关疾病明显不同于 II 型和 III 型。I 型冷球蛋白血症与 Waldenström 巨球蛋白血症（华氏巨球蛋白血症）相关，少数与多发性骨髓瘤相关，更易产生高黏滞综合征症状（头晕、意识不清、头痛和脑卒中），而非坏

表 91-5 Chapel Hill 共识会议关于各种免疫复合物诱导的血管炎的定义

疾病名称	定义
皮肤白细胞破碎性血管炎	仅累及皮肤的白细胞破碎性血管炎，无全身血管受累或肾小球肾炎
过敏性紫癜	以 A 型免疫球蛋白沉积为主的血管炎，主要侵犯小血管（毛细血管、微动脉和微静脉），疾病典型表现可累及皮肤、肠道、肾小球，并可出现关节痛或关节炎
原发性冷球蛋白血症	冷球蛋白沉积为主的血管炎，侵犯小血管（毛细血管、微动脉和微静脉），与血清冷球蛋白相关，常累及皮肤和肾小球

From Jennette JC, Falk RJ, Andrassy K, et al: Nomenclature of systemic vasculitides: proposal of an international consensus conference. Arthritis Rheum 37:187-192, 1994.

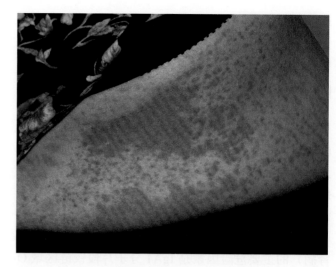

图 91-6 混合性冷球蛋白血症患者的融合性紫癜。广泛分布的紫癜相互融合成为大片皮肤病变

死性血管炎。与 I 型冷球蛋白血症仅有单克隆冷球蛋白特性不同，II 型和 III 型称为混合性冷球蛋白血症，因其冷球蛋白是由 IgG 和 IgM 构成。90% 以上 II 型冷球蛋白血症由丙肝病毒感染引起的，其冷球蛋白是由单克隆 IgM 和多克隆 IgG 构成。与丙肝无关的 II 型冷球蛋白血症有时被称为原发性混合性冷球蛋白血症，病因不清。III 型冷球蛋白血症的冷球蛋白由多克隆 IgG 和多克隆 IgM 组成，与多种慢性炎症有关，包括感染和自身免疫病。

II 型和 III 型冷球蛋白血症常表现为三联症：紫癜、关节痛和肌痛。紫癜可广泛融合（图 91-6），有时累及躯干、上肢甚至面部；但绝大多数病例的皮疹局限于下肢。混合性冷球蛋白血症常累及其他系统，如肾和周围神经，它可以引起膜增生性肾小球肾炎，与狼疮肾炎的组织学改变类似；也可引起血管炎性神经病变，通常感觉异常的症状重于运动功能异常的症

状。另外，在个别病例中，冷球蛋白血症与肺泡出血相关。

皮肤活检是最直接的确诊方法。紫癜病变光镜检查显示白细胞破碎性血管炎。另外，直接免疫荧光检查显示不同种类的免疫球蛋白和补体沉积，与冷球蛋白血症的不同类型相关。例如在 II 型冷球蛋白血症中，直接免疫荧光显示 IgG、IgM 和补体成分的沉积。血清学检查也可提示混合性冷球蛋白血症存在。检测冷球蛋白时，应该用预热的试管采集血液，处理前先在 37℃ 凝固，然后降温至 4℃ 保存数日。冷沉淀物占血清体积的百分比值称为"冷沉比容"。冷球蛋白检测的操作较难，可能导致假阴性结果。非特异性的血清学检查也可提示混合性冷球蛋白血症。需要注意的是，检测到冷球蛋白并不总是与疾病相关。

一个很明显的提示冷球蛋白血症的线索是患者 C4 水平极低，与 C3 减低的程度不成比例。另外，II 型冷球蛋白血症的单克隆成分几乎总有类风湿因子活性（即与 IgG 的 Fc 片段结合的活性），因此 II 型

表 91-6 冷球蛋白的分类

冷球蛋白	RF 阳性	单克隆	相关疾病
I 型	否	是（IgG 或 IgM）	造血系统恶性肿瘤（多发性骨髓瘤、Waldenström 巨球蛋白血症）
II 型	是	是（多克隆 IgG，单克隆 IgM）	丙型肝炎、其他感染、干燥综合征、SLE
III 型	是	否（多克隆 IgG 和 IgM）	丙型肝炎、其他感染、干燥综合征、SLE

Ig，免疫球蛋白；RF，类风湿因子；SLE，系统性红斑狼疮

冷球蛋白血症患者基本上都有高滴度的类风湿因子。作为临床病情活动性的活动指标，C4 水平、类风湿因子滴度和冷沉比容三项指标的敏感性都很差，在临床病情改善后仍不能恢复正常水平。

近年来，冷球蛋白血症的治疗取得了重要的进展。目前，干扰素 α 联合利巴韦林被认为是与丙型肝炎病毒感染有关的混合性冷球蛋白血症的最佳治疗方案。近年来治疗丙型肝炎的药物，如核苷酸聚合酶抑制剂（sofosbuvir），对于肝炎相关冷球蛋白血症的疗效仍有待确定。抗病毒治疗联合利妥昔单抗 B 细胞清除方案在疾病的治疗上也有协同作用，并可获得长期的治疗效果 [13]。使用利妥昔单抗治疗冷球蛋白血症的理论机制是清除外周 B 细胞从而减少浆细胞产生冷球蛋白。针对这些治疗方法的研究指出，疾病的复发与缺乏抗病毒治疗和外周血 B 细胞恢复有关，表明了联合治疗的必要性。目前仍不清楚抗病毒和 B 细胞清除治疗的最佳时间。但其中一种合理化的方案为先行抗病毒治疗，数周后再增加利妥昔单抗。

对于病情严重的患者，如少见的肺泡出血或高黏滞综合征，建议选用血浆置换来尽快清除致病性免疫复合物。其中一种方案为每隔一日行血浆置换，同时使用糖皮质激素，共进行 7 次置换或达到临床症状充分改善，血浆置换结束后进行 B 细胞清除治疗（确保 B 细胞清除药物不会被血浆置换清除）。

冷球蛋白血症患者的预后通常取决于基础疾病。Ⅰ 型冷球蛋白血症的预后与病因治疗成功与否密切相关。抗丙肝病毒治疗应答良好则与丙肝相关的 Ⅱ、Ⅲ 型冷球蛋白血症疗效较好。如果患者不耐受抗病毒治疗或治疗无效，则需要应用小到中等剂量泼尼松来控制病情。

与丙型肝炎或淋巴增生性恶性肿瘤无关的混合冷球蛋白血症患者，通常对利妥昔单抗加糖皮质激素反应良好，糖皮质激素在数周内逐渐减量。这类患者通常需要定期使用利妥昔单抗治疗（如每 6 个月一次），以防止疾病复发。

低补体荨麻疹性血管炎

有三个不同的 UV 症候群：正常补体 UV、低补体 UV（hypocomplementemic urticarial vasculitis，HUV）和 HUV 综合征（hypocomplementemic urticarial vasculitis syndrome，HUVS）。正常补体 UV 是超敏性血管炎的自限性亚群。对于慢性病例，必须仔细鉴别正常补体 UV 与中性粒细胞性荨麻疹，后者是一种持续性、与血管炎无关的荨麻疹。相对而言，HUV 更容易表现为慢性病程，其临床特点与 SLE 有重叠之处：例如血清补体水平降低、存在自身抗体和界面性皮炎。界面性皮炎的特征是免疫反应物（补体和免疫球蛋白）沉积在表皮—真皮连接处，分布模式基本与皮肤狼疮带试验一致。HUVS 是疾病的较严重形式，伴有皮肤外病变和多种器官系统受累表现，而非典型的 SLE 表现 [14]。例如 HUVS 可以伴有眼色素膜炎、慢性阻塞性肺疾病（COPD）和血管性水肿。

与普通荨麻疹不同，UV 病变除了有瘙痒感外常伴有中度疼痛、烧灼感和压痛。普通荨麻疹通常在 24 ~ 48 h 内完全消退，而 UV 的皮损可能需要数天才能完全消退，并经常留下色素沉着，未经治疗者病情会继续加重。HUV 或 HUVS 患者可出现紫癜性病变，且比荨麻疹性病变更为突出。

UV 的皮损多呈向心性，好发于躯干和肢体近端，下垂部位相对少见。UV 皮损为痛性，伴有烧灼感，而不是普通荨麻疹的瘙痒感。UV 荨麻疹的风团皮损区活检显示存在白细胞破碎性血管炎的表现，包括毛细血管后微静脉的内皮细胞损伤、红细胞渗出到血管外、白细胞破碎、纤维素沉积以及中性粒细胞（少数情况下是淋巴细胞）在血管周围的浸润。直接免疫荧光显示 IC 沉积在真皮浅表层血管周围，免疫球蛋白和补体在真皮—表皮交界处大量沉积。在临床表现符合的情况下，这些表现（界面性皮炎和免疫反应物在血管壁的沉积）对 HUV 具有诊断价值。相反，根据患者存在 UV 表现并出现皮肤外器官系统损害的典型特征是作出 HUVS 的临床诊断的依据。

SLE 的治疗方案通常对某些 HUV 患者也有效，包括小剂量泼尼松、羟氯喹、氨苯砜或其他的免疫调节剂。严重的 HUVS 患者，尤其是存在肾小球肾炎或者其他器官严重受累者，可能需要大剂量糖皮质激素或生物制剂（如肿瘤坏死因子拮抗剂）。COPD 和心脏瓣膜病变也与 HUVS 相关，可能还需要相应的针对性治疗。

UV 的预后与其出现的病变有关。SLE、COPD、血管性水肿和心脏瓣膜病变的发生均可与该病相关，并可能严重影响患者的生活质量和生存率。部分 HUV 和 HUVS 病例经免疫抑制剂治疗后可完全治愈。

持久隆起性红斑

EED 是一种少见的而特殊的局限于皮肤的白细胞破碎性血管炎[15]。该病的特别之处在于其皮损分布部位很不常见（对称性分布于关节伸面），并且对磺基药物治疗反应迅速。其皮肤有小血管炎的典型表现，尤以丘疹、斑块或结节多见。早期皮损常呈粉红色或黄色，然后变为红色或紫红色（图 91-7）。未经治疗的皮损自然病程可达数年，随着时间延续而变软或变硬。皮损多发于手的小关节和膝关节处，也可累及臀部，但一般不发生于躯干。

EED 主要的组织病理学表现为伴有纤维蛋白样坏死的白细胞破碎性血管炎。虽然该病疑有 IC 的基础，但直接免疫荧光并未观察到不同之处。EED 与多种 CTDs、类风湿关节炎、其他类型血管炎（如 GPA）、人类免疫缺陷病毒感染及副蛋白血症（特别是 IgA 型）有关。EED 对氨苯砜或磺胺吡啶的治疗反应迅速，但停药后皮损可复发，因此仍需要长期治疗。

免疫介导疾病相关血管炎

临床表现不明显的自身免疫性疾病很少伴发血管炎。常并发血管炎的疾病包括与 SLE 相关的疾病，如狼疮本身、混合性结缔组织病、干燥综合征和重叠综合征。尽管血管炎确实见于某些自身免疫病，但它常被过度诊断以解释一些风湿病患者复杂疑难的临床表现。例如，神经精神狼疮通常不是由真正的血管炎引起，而是由某些尚未明确的机制所致。只要情况允许，临床怀疑血管炎时应尽量通过组织活检来证实。

在这些疾病中，皮肤血管炎几乎都伴有低补体血症和高滴度抗核抗体（ANAs）。皮损处的直接免疫荧光法检测显示在皮肤的血管中及血管周围有颗粒状 IgG 和 C3 沉积，可伴或不伴有 IgM 沉积，提示 ICs 在发病中起作用。通过直接免疫荧光法也可发现在角质细胞和皮肤细胞中有"内在 ANA"现象（如图 91-8）。

SLE 相关疾病患者伴发的血管炎比其他类型血管炎更容易出现以淋巴细胞为主的浸润。Waldenstrom 良性高丙种球蛋白血症是一种结缔组织病相关性皮肤血管炎的变异型，是一种真正的淋巴细胞性血管炎；患者常有抗 Ro 抗体（也称为 SS-A），可能还有亚临床型干燥综合征。典型的淋巴细胞性血管炎与白细胞破碎性血管炎相比，较少引起血管结构破坏，可能是因为中性粒细胞颗粒中的破坏性酶类在淋巴细胞中含量较少。例如，纤维素样坏死罕见于淋巴细胞性血管炎。真正的淋巴细胞性血管炎几乎都局限于浅表的真皮乳突层的小血管。即使在干燥综合征中，大多数的组织病理也可以见到白细胞破碎性血管炎。

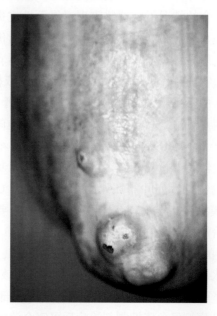

图 91-7　持久隆起型红斑。指关节和其他关节伸面的典型结节表现

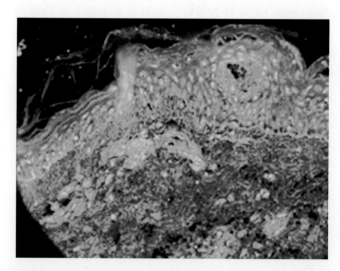

图 91-8　直接免疫荧光法显示结缔组织病相关血管炎组织中 IgG 沉积和的"内在抗核抗体"现象。这种现象通常是免疫反应物与表皮细胞核内的靶抗原相结合所致

类风湿血管炎

RV 必须与单纯指端（甲周）血管炎区别，后者无严重的脏器受累，不需要过强的针对血管炎的治疗。类风湿关节炎并发单纯指端血管炎表现为甲周局部的碎片样皮损（Bywater 损害），与不伴有指端血管炎的类风湿关节炎患者相比，预后不一定更差，也不需要针对血管炎进行治疗。与之相反，RV 是一种累及中、小血管的极具破坏性的并发症，需要非常积极的治疗干预。RV 的许多临床表现与结节性多动脉炎无法区分，但微血管瘤较为少见。典型的 RV 多发生于有类风湿结节、类风湿因子阳性和有关节破坏的患者，在其发生时几乎没有活动性滑膜炎的临床表现。但 RV 偶可并发于类风湿关节炎早期患者。

RV 最常见的表现包括紫癜性皮损，伴或不伴中等血管受累的血管炎。皮损的直接免疫荧光法检测显示血管内有颗粒状 IgM 和补体 C3 沉积，与类风湿因子、补体和冷球蛋白都参与的 IC 介导的病理生理表现相符。踝部深在的皮肤溃疡是 RV 的标志，需要对局部进行细致的处理和谨慎使用免疫抑制剂治疗。RV 还可发生多发单神经炎。大剂量糖皮质激素联合利妥昔单抗可作为多数 RV 患者的首选方案，如果病情进展，可加用环磷酰胺。TNF 抑制剂可用于病情较轻的患者。

小结

IC 介导的血管炎包括多种常累及小、中血管（小血管＞中血管）的炎性疾病。疾病的临床疗效与 ICs 在不同刺激下形成的生化特征直接相关。某一具体类型的血管炎，根据其受累器官、治疗选择的不同，预后差异很大。一些 IC 介导的血管炎具有自限性，或只需去除刺激物（如药物介导的血管炎或由药物诱发），而无需进一步的干预治疗。糖皮质激素是许多需要免疫抑制剂治疗病例的一线选择。虽然

B 细胞清除疗法对于许多冷球蛋白血症、类风湿关节炎和其他疾病的治疗发挥了重要的作用，但大多数生物制剂对于血管炎的治疗效果仍不明确。

 本章的参考文献也可以在 ExpertConsult.com 上找到。

参考文献

1. Jennette JC, Falk RJ, Andrassy K, et al: Nomenclature of systemic vasculitides. Proposal of an international consensus conference. *Arthritis Rheum* 37:187–192, 1994.
2. Jennette JC, Falk RJ, Bacon PA, et al: 2012 revised International Chapel Hill Consensus Conference Nomenclature of Vasculitides. *Arthritis Rheum* 65:1–11, 2013.
3. Zeek PM: Periarteritis nodosa: a critical review. *Am J Clin Pathol* 22:777–790, 1952.
4. Arthus M: Injections repetees de serum de cheval cuez le lapin. *C R Soc Biol* 55:817–825, 1903.
5. Nangaku M, Couser WG: Mechanisms of immune-deposit formation and the mediation of immune renal injury. *Clin Exp Nephrol* 9:183–191, 2005.
6. Ramos-Casals M, Anaya JM, Garcia-Carrasco M, et al: Cutaneous vasculitis in primary Sjögren syndrome: classification and clinical significance of 52 patients. *Medicine (Baltimore)* 83:96, 2004.
7. Hunder GG, Arend WP, Bloch DA, et al: The American College of Rheumatology 1990 criteria for the classification of vasculitis: introduction. *Arthritis Rheum* 33:1065–1067, 1990.
8. Calabrese LH, Michel BA, Bloch DA, et al: American College of Rheumatology 1990 criteria for the classification of hypersensitivity vasculitis. *Arthritis Rheum* 33:1108–1113, 1990.
9. Mills JA, Michel BA, Bloch DA, et al: The American College of Rheumatology 1990 criteria for the classification of Henoch-Schönlein purpura. *Arthritis Rheum* 33:1114–1121, 1990.
10. Mestecky J, Tomana M, Moldoveanu Z, et al: Role of aberrant glycosylation of IgA1 molecules in the pathogenesis of IgA nephropathy. *Kidney Blood Press Res* 31:29–37, 2008.
11. Blanco R, Martinez-Taboada VM, Rodriguez-Valverde V, et al: Henoch-Schönlein purpura in adulthood and childhood: two different expressions of the same syndrome. *Arthritis Rheum* 40:859–864, 1997.
12. Wintrobe MM, Buell MV: Hyperproteinemia associated with multiple myeloma: with report of a case in which an extraordinary hyperproteinemia was associated with thrombosis of the retinal veins and symptoms suggesting Raynaud's disease. *Bull Johns Hopkins Hosp* 52:156, 1933.
13. Ramos-Casals M, Stone JH, Cinta-Cid M, et al: The cryoglobulinaemias. *Lancet* 379:348–360, 2012.
14. Davis MD, Brewer JD: Urticarial vasculitis and hypocomplementemic urticarial vasculitis syndrome. *Immunol Allergy Clin North Am* 24:183–213, 2004.
15. Wahl CE, Bouldin MB, Gibson LE: Erythema elevatum diutinum: clinical, histopathologic, and immunohistochemical characteristics of six patients. *Am J Dermatopathol* 27:397–400, 2005.

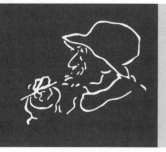

第92章

原发性中枢神经系统血管炎

原著 Rula A. Hajj-Ali · Carol A. Langford

金月波 译 何 菁 校

关键点

原发性中枢神经系统血管炎（primary angiitis of the central nervous system，PACNS）定义为局限于脑、脑膜或脊髓的血管炎。

PACNS 依据其独特的组织学和影像学特征分为中枢神经系统肉芽肿性血管炎（granulomatous angiitis of the central nervous system，GACNS）和非典型 PACNS 两个亚型。

PACNS 的诊断要结合临床特征和脑脊液证据、脑、血管影像学资料以及脑组织活检病理。

PACNS 的诊断还应排除那些临床或血管造影表现与此类似的疾病。

可逆性脑血管收缩综合征（RCVS）是 PACNS 的类似疾病中最重要的情况之一，能指导治疗和提示预后。

PACNS 初治包括单独应用糖皮质激素，或依据神经系统疾病的分型和严重程度联合应用环磷酰胺。

PACNS 预后各异，其中 GACNS 患者的致残率和死亡率最高。

PACNS 是一种罕见病，最早于 1959 年由 Cravioto 和 Feigin 报道为一种独立的临床病理状态[1]。该病起初被描述为致命的"好发于神经系统的非感染性肉芽肿性血管炎"。其他文献报道了类似的病理表型，并称其为"中枢神经系统肉芽肿性血管炎"[2-3]。后来文献中出现了不同的名称，比如以"孤立性中枢神经系统血管炎"来表示无肉芽肿性病理特点的病例[4]。目前，PACNS 这一名称已被广泛接受，强调仅有 CNS 受累[5-6]。1988 年，Calabrese 和 Mallek 提出了 PACNS 的诊断标准，并出现了可能有效的治疗后[7]，文献报道激增，全世界的病例报道已超过 500 例[8-9]。

流行病学

由于该病罕见且人们缺乏认识，PACNS 的真实发病率难以准确计算[9]。近年来，估测 PACNS 的年发病率为 2.4 例/1 000 000 人年[9]。该病好发于中年男性，中位发病年龄约 50 岁，男女之比约为 2:1[5-6,9]。

遗传学

PACNS 的发病机制不清。目前尚无证据表明有遗传倾向，但正在积极开展相关的研究。

临床表现

关键点

PACNS 分为中枢神经系统肉芽肿性血管炎（GACNS）和非典型 PACNS 两个亚型。

PACNS 患者可出现团块样损伤。

典型的 GACNS 的临床表现为慢性隐匿性头痛，伴随弥漫性或局灶性的神经功能缺损。

现在对 PACNS 临床特点的认识有了长足的进展，但是仍面临很多挑战，包括缺乏高特异性的诊断方法，研究材料稀少，缺乏临床对照实验。近年来，已确定 PACNS 特定的临床和病理分型可提示预后[10,13]。

PACNS 的诊断分类标准

1988 年，Calabrese 和 Mallek[5] 提 出 了 PACNS 的诊断标准，强调诊断 PACNS 时排除类似疾病的重要性。诊断条目包括：①完善的临床和实验室评估所不能解释的神经功能缺损；②脑血管造影和（或）组织活检证实病变累及中枢神经系统动脉；③排除系统性血管炎和其他可继发血管造影和病理异常的疾病。

2009 年，Birnbaum 和 Hellmann[12] 改进了 Calabrese 等的诊断标准，在评估中增加了诊断确定性的分级。他们建议当组织活检结果确认血管炎时定为确定诊断 *PACNS*，当血管造影高度怀疑但缺乏组织病理确认时定为可疑诊断 *PACNS*，此时需要通过脑脊液（CSF）检查结果和神经系统症状来区分 PACNS 和类似疾病。

虽然 Calabrese 和 Mallek 最初提出的诊断标准曾被作为基于文献研究的平台，但是随着我们诊断方法的进步，揭示了很多未能解释的神经系统疾病，对该病的解读已经发生了根本性的改变。而对于疑诊 PACNS 的患者，排除其他类似疾病仍然是最重要的诊断流程。

临床分型

最初，PACNS 是依据组织学特点来命名的，因其病理表现为肉芽肿性血管炎，故最初称之为中枢神经系统肉芽肿性血管炎（GACNS）。直到 20 世纪 80 年代，PACNS 被普遍认为是一组具有一致临床表现且预后不良的同源性疾病。后来，直接血管成像技术出现并成为诊断工具，且在 PACNS 病理检查中发现了非肉芽肿成分，上述观点才受到挑战。

PACNS 最初被尝试分为三个主要亚型：GACNS、CNS 良性血管病（BACNS）和"非典型"PACNS[14]。BACNS 从此被认为是可逆性脑血管收缩综合征（RCVS）的一部分[11]，而其他 PACNS 亚型的诊断则依据病理学或影像学特征。

中枢神经系统肉芽肿性血管炎

GACNS 是 PACNS 的一个亚型，临床病理特点为局限于脑部的肉芽肿性血管炎。GACNS 是 PACNS 的罕见亚型，患者表现为慢性隐匿性头痛，伴随弥漫性或局灶性的神经功能缺损。由于该病局限于脑、脑脊膜或脊髓，通常没有系统性炎症性疾病的症状和体征。该亚型的诊断是依据病理发现肉芽肿性血管炎（图 92-1）。典型的 CSF 结果包括无菌性脑膜炎，涂片微生物染色呈阴性。GACNS 好发于中年男性，最常见的神经影像学表现包括梗死，通常为对称性，MRI 表现为皮质下白质和深部的灰质的 T2 加权相及液体衰减反转恢复序列（FLAIR）异常高信号。脑血管造影对于 GACNS 常见的小血管炎的空间分辨率很低，因此并不是必要的检测手段。

非典型中枢神经系统血管炎

非典型中枢神经系统血管炎是 PACNS 的一种亚型，具有多种不同于 GACNS 的临床、影像学和病理学特征，是最多见也最具异质性的亚型。这一亚型包括了具有特殊损伤表现的患者，以及病理表现为淋巴细胞浸润而非肉芽肿性血管炎的患者。

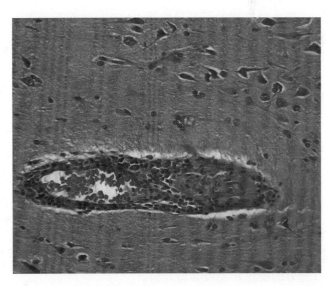

图 92-1　中枢神经系统肉芽肿性血管炎患者的组织病理学表现

团块征

团块样（ML）表现在 PACNS 中罕见，发生率不到 5%。近期一个 38 例患者的队列研究引起了关注，该研究的患者组织学确诊为 PACNS，并伴有孤立性的脑组织团块[15]。该诊断不容易预测，通常是在活检或手术切除肿块后通过病理确诊。遗憾的是，尚无特征性的临床评估、神经影像学、脑血管造影或脑脊液检查能够区分 ML-PACNS 和其他更常见的导致脑部实质性团块的疾病。采用恰当的染色和培养以除外分枝杆菌、真菌或其他感染，通过免疫组织化学/基因重排的研究来排除淋巴增殖性疾病，对于确诊本病并排除伴发感染或恶性疾病至关重要。

脑淀粉样血管炎

淀粉样蛋白，特别是 β- 淀粉样蛋白多肽，一种淀粉样前体肽段，可在大脑中沉积，引起阿尔茨海默病及脑淀粉样血管病（CAA）等疾病。CAA 相关的炎症和 CAA 血管中心性炎症反应被认为是 β- 淀粉样蛋白相关性血管炎（amyloid-β-related angiitis，ABRA）[16]。ABRA 患者通常年龄较大，且较其他 PACNS 患者更容易产生幻觉和精神状态的变化。尽管 ABRA 的脑出血发生率更高，但是 MRI 不能鉴别 ABRA 与其他类型的 PACNS。ABRA 预后差，可能与高龄和并发症有关。

血管造影定义的中枢神经系统血管炎

脑血管造影的低特异性给 PACNS 的诊断带来了挑战。通过脑血管造影诊断 PACNS 时，需行详尽检查以排除类似疾病，特别是 RCVS[17-18]。

脊髓表现

局限的脊髓病变是 PACNS 的罕见类型，通常通过活检诊断[19]。

非肉芽肿性 PACNS

PACNS 病理表现可以为淋巴细胞浸润，而非肉芽肿。诊断此型时要注意排除引起 CNS 血管炎的继发因素，如感染性或淋巴增殖性疾病，这需要仔细进行充分的染色和免疫表型分析。

诊断和辅助检查

关键点
脊髓液、脑和血管的影像学检查以及脑活检，是 PACNS 诊断和鉴别诊断的关键。
80% ～ 90% 的 PACNS 患者有脊髓液异常。
脑血管造影异常并非 PACNS 的特异性表现，也见于很多其他情况。
可逆性脑血管收缩综合征与 PACNS 非常相似，典型表现为雷击样头痛，脑脊液正常，脑血管造影异常，12 周内可缓解。
其他重要的鉴别诊断包括感染、淋巴增殖性疾病、原发性系统性血管炎、结缔组织病和血栓栓塞性疾病等。

PACNS 的诊断目前仍比较困难，主要是因为该病临床表现不特异，缺乏高特异性的实验室和影像学检查，而且难以取得病理材料。

辅助检查

实验室检查

急性时相反应物升高、贫血和血小板增多并非 PACNS 的典型表现，如果出现提示原发性系统性血管炎或其他潜在疾病的可能。应进行实验室检查以排除结缔组织病和血栓栓塞性疾病，根据临床和诊断中的发现以及宿主的易感危险因素，还应进行合适的培养、血清学和 PCR 等以排除感染性疾病。

脑脊液分析

脑脊液检测是评价 PACNS 的重要工具。尽管 PACNS 的脑脊液结果无特异性，但其价值在于排除其他疾病。获取恰当的脑脊液培养、微生物学染色、细胞学和流式细胞学检测对于排除传染性和肿瘤性疾病至关重要。在经病理证实的 PACNS 患者中，80% ～ 90% 的患者脑脊液蛋白水平升高、淋巴细胞数中度增多，偶尔有寡克隆条带和 IgG 合成增加[5,20-21]。中位脑脊液白细胞计数约为 20/µl，而中位脑脊液蛋白水平约为 120 mg/dl[5,9]。

影像学评价

MRI 对 PACNS 诊断的敏感性高达 90%～100%[9,22]，50% 的患者发生脑梗死，通常累及双侧皮质和皮质下[9,23]。受累区域包括皮质下白质，其次是深部灰质、深部白质和大脑皮质[24]。T2 加权相的高信号病灶在 PACNS 常见，但并不特异。其他异常包括 5% 患者出现肿块[15]，8% 患者可见软脑膜强化[9]，约 1/3 患者钆增强后可见颅内病变[9]。

导管直接脑血管造影或磁共振脑血管成像（MRA），是诊断 PACNS 的重要手段。PACNS 血管造影典型的特征为扩张与狭窄区域交替，通常累及双侧血管，但有时累及单个血管[26]。其他特点包括一个或多个血管平滑变细。脑血管造影可见中等大小的血管的病变，但对直径小于 500 μm 的小血管的检测灵敏度有限。尽管脑血管造影对于 PACNS 有诊断价值，但是它诊断 PACNS 的特异性仅有 25%[27]。血管炎所谓的"典型"血管造影结果对于 PACNS 不具有特异性，可在动脉粥样硬化、放疗后血管病变或血管痉挛中出现[26-27]。并且，RCVS 的血管造影结果可以跟 PACNS 相同，所以脑血管造影诊断 PACNS 的阳性预测值低[28]。因此血管造影术结果需谨慎分析，不能作为 PACNS 诊断的"金标准"。采用高分辨对比增强 MRI 来观察血管壁增厚和强化特征的研究正在进行中[29]。这一有潜力的技术可以明确和鉴别 CNS 血管炎、RVCS 和颅内动脉粥样硬化。近期报道提示在 PACNS 中，血管壁增强的比例比 RCVS 更高，仍需要更多研究来证实这些有趣的发现。

脑活检

PACNS 患者脑活检的致病率、死亡率均低[14]，且对于诊断和鉴别诊断十分重要。通过脑活检术，30%～40% 的患者诊断为其他疾病[30]。由于病变受累部位分散且活检所得组织较少，脑活检病理的解读需考虑到假阴性可能。病理发现血管炎并不能除外感染和肿瘤，所以还应进行适当的染色和血清学标志物的检测以获得确切诊断。

鉴别诊断

由于缺乏特异性高的临床表现、实验室或影像学检查特点，PACNS 的鉴别范围较大（表 92-1）。排除与 PACNS 表现相似的其他疾病对于确诊至关重

表 92-1 原发性中枢神经系统血管炎的鉴别诊断

继发性脑血管炎

原发性系统性血管炎

　　肉芽肿性多血管炎

　　显微镜下多血管炎

　　嗜酸性肉芽肿性多血管炎

　　结节性多动脉炎

　　白塞病

系统性自身免疫病

系统性红斑狼疮

干燥综合征

炎性肌病

类风湿关节炎

混合结缔组织病

其他多系统炎症性疾病

结节病

Susac 综合征

感染

细菌

分枝杆菌

真菌

病毒

原虫

恶性肿瘤

中枢神经系统淋巴瘤

神经胶质瘤

血管中心性淋巴瘤

淋巴瘤样肉芽肿

转移瘤

血管痉挛性疾病

可逆性脑血管收缩综合征

药物

其他动脉疾病

动脉粥样硬化

纤维肌性发育不良

烟雾病

动脉夹层

高凝状态

抗磷脂综合征

血栓性血小板减少性紫癜

卒中样综合征

CADASIL

线粒体疾病

续表

| 镰状细胞病 |
| Fabry 病（法布里病） |
| Sneddon 综合征 |
| **脑白质病** |
| 进行性多灶性脑白质病 |
| 可逆性脑后部白质病变综合征 |
| **脑出血** |
| 高血压 |
| 动脉瘤 |
| 淀粉样脑血管病 |
| 动静脉畸形 |
| **栓塞性疾病** |
| 血栓 |
| 胆固醇栓塞 |
| 黏液瘤 |
| 心内膜炎 |
| 空气栓塞 |

CADASIL，常染色体显性遗传脑动脉病合并皮质下梗死和白质脑病

要，特别是某些特定种类的疾病要被考虑并进一步详细讨论。

可逆性脑血管收缩综合征

RCVS 是 PACNS 首要的鉴别诊断，因两者的治疗和预后不同，其鉴别十分重要（表92-2）。RCVS 包括一组疾病，表现为急性发作的头痛和可逆性的脑血管收缩[11]。这些疾病包括 Call-Fleming 综合征、药物诱导的血管病、偏头痛血管炎、BACNS、产后血管病和药物引起的血管痉挛。RCVS 的临床特点包括急性发作的严重头痛，伴或不伴有神经功能缺损，并且有脑血管可逆性收缩的证据。头痛通常表现为反复的雷击样头痛，紧张和咳嗽可加剧。RCVS 可以与卒中（39%）、全面性强直阵挛发作（17%）、凸面蛛网膜下腔出血（34%）、脑叶出血（20%）和脑水肿（38%）相关[18]。RCVS 女性比男性多发。与 PACNS 相比，RCVS 的脑脊液分析通常是正常的，除非并发异常疾病或蛛网膜下腔出血。当脑血管成像提示多个部位出现平滑或锥形的动脉狭窄而其后段的动脉直径

表 92-2 RCVS 和 PACNS 的临床和影像学特点鉴别

特征	RCVS	PACNS
性别	女性为主	男性为主
脑脊液	正常	异常
正常的 MRI	10% ~ 15%	少见
脑血管造影异常	100%	40% ~ 50%
头痛特点	反复发作，雷击样	隐匿，慢性
梗死类型	界限清楚	小，散在
脑叶出血	常见	极罕见
凸面蛛网膜下腔出血	常见	很罕见

PACNS, Primary angiitis of the central nervous system; RCVS, reversible cerebral vasoconstrictive syndrome.

正常或扩张，需考虑诊断 RCVS。通常情况下，严重动脉狭窄累及两个大脑半球的多个脑内动脉及其分支。当重复的血管影像提示大脑血管异常为可逆时，可以确诊 RCVS，该情况通常发生在 6 ~ 12 周，这与 PACNS 中恒定的血管造影异常是不同的。目前缺乏 RCVS 直接治疗的临床对照实验。钙通道阻滞剂被用于头痛症状的治疗，但没有证据证明它可以改变临床转归。某些专家采用糖皮质激素治疗，但也无证据证明其可以改善预后。

原发性系统性血管炎

原发性系统性血管炎如肉芽肿性多血管炎（GPA）、显微镜下多血管炎、嗜酸性肉芽肿性多血管炎（EGPA；Churg-Strauss 综合征）、结节性多动脉炎和白塞病，可影响 CNS 导致炎症和血管炎。在 GPA 中，7% ~ 11% 的患者发生 CNS 疾病，有三种表现形式：肉芽肿直接从颅外部位侵入、远程颅内肉芽肿和少见的 CNS 血管炎[31]。CNS 血管炎的诊断通常基于影像学发现并需排除其他神经功能缺损的原因，尤其是感染[32]。与 GPA 相同，EGPA 的 CNS 血管炎诊断需要排除其他类似疾病，通常不做组织学检查。神经-眼科表现包括一过性黑矇、上斜肌麻痹、缺血性视神经病变、第四颅神经麻痹和散在区域的视网膜梗死等，较常见于 EGPA 患者的 CNS 血管炎[33-34]。白塞病中 CNS 受累率为 14%，表现为累

及脑干的脑膜脑炎，少见硬脑膜静脉窦的血栓和炎症[35-37]。神经白塞病的病理评估通常提示脑小血管周围的单个核细胞浸润，累及静脉系统，而这在PACNS并不典型[38]。白塞病极少出现真正的 CNS 血管炎[39]。

系统性自身免疫病

　　脑部是结缔组织疾病的常见靶器官。系统性红斑狼疮（SLE）中枢神经系统受累发生于 14% ～ 80%的成人和 22% ～ 95% 的儿童[40]。多灶性的微梗死、皮质萎缩、肉眼梗死、出血、缺血性脱髓鞘和斑片状多发性硬化样脱髓鞘是神经精神性狼疮的典型表现。SLE 最常见的脑组织显微镜下表现是微血管病变，描述为"愈合的血管炎"，表现为透明样变、增厚和血栓形成[41-42]。类风湿关节炎、干燥综合征和混合结缔组织病极少以血管炎形式影响 CNS[43]。CNS 血管炎是这些疾病典型的晚期表现。

感染

　　感染是诊断 PACNS 时最重要的除外诊断。血管炎可发生于艾滋病患者，常表现为多灶性的脑缺血，病理可见血管中心性的淋巴细胞增殖性损伤[44]。此外，艾滋病毒可以导致肉芽肿性动脉炎[45]，或在合并感染如合并梅毒时影响脑部。梅毒螺旋体感染会影响蛛网膜下腔血管导致血栓形成、缺血和梗死，表现类似于 PACNS[46]。其他脑部易感的病原体包括水痘 - 带状疱疹病毒（VZV）。VZV 累及大脑，在免疫功能亢进的患者中常累及大脑的大血管如前动脉和中动脉的近段，而在免疫功能低下的患者中累及小血管[47]。患者在 CNS 受累前常有疱疹病毒感染的皮疹病史。VZV 血管炎的确诊是依据患者脑脊液中的 VZV-DNA 或 VZV-IgG 抗体在血清 / 脑脊液的比值降低[48]。CNS 结核感染是引起 CNS 血管炎的重要原因，在结核流行地区要注意排查。另外，丙型肝炎病毒[49]、西尼罗河病毒[50]、细小病毒 B19[51] 和罕见的单纯疱疹病毒[52] 也可导致 CNS 血管炎。巨细胞病毒可在免疫功能低下患者引起机会性感染导致 CNS 血管炎[53]。罕见囊虫累及大脑中等动脉[54]。对于有疫区旅游史或暴露史的疑似 PACNS 患者应注意排查。

淋巴增殖性疾病

　　容易累及血管壁的淋巴增殖性疾病比如淋巴瘤样肉芽肿（LG）可引起 CNS 血管炎，导致多发皮层小梗死，病理表现为多灶性血管中心和血管破坏性淋巴瘤[55]。LG 常伴发 HIV 感染，应予排查[56]。LG 罕见伴发其他系统性自身免疫病如干燥综合征[57]。其他淋巴增殖性疾病如 CNS 淋巴瘤和血管内皮淋巴瘤也可与 PACNS 类似。

其他

　　颅内动脉粥样硬化很常见，在诊断 PACNS 时需要考虑到这一点。脑血管造影的特异性差，是鉴别炎症性因素和其他血管病的主要局限性所在。然而，CSF 缺乏炎症性改变，以及多种脑动脉粥样硬化危险因素的存在，增加了粥样硬化诊断的可能性。其他疾病如抗磷脂综合征、高凝状态和血栓栓塞性病因应被仔细排查。PACNS 的诊断需要经食管超声心动图和高凝状态检查来要排除血栓栓塞性病因，特别是反复卒中患者。其他血管影像与 PACNS 类似的罕见疾病还包括烟雾病、小血管动脉断裂、常染色体显性遗传性脑血管病伴皮层下梗死和白质脑病（CADASIL）、放射性血管病变和血栓闭塞性脉管炎[58]。

治疗

> **关键点**
>
> PACNS 治疗尚无标准化试验。
>
> 糖皮质激素和环磷酰胺是 GACNS 常规初始治疗。
>
> 除 GACNS 外，PACNS 的治疗基于诊断亚型和神经系统受损的严重程度。

　　PACNS 的治疗参照专家意见和病例报道，以及原发性系统性血管炎相关的对照试验。到目前为止，尚无研究 PACNS 治疗的对照试验。因此，还没有特异性的治疗原则，治疗仍基于疾病亚型和神经系统病变的严重程度。

　　糖皮质激素联合环磷酰胺治疗成功的报道使该方

案成为常规[7]。通常，患者接受 3～6 个月的环磷酰胺和大剂量糖皮质激素治疗直到病情缓解[59]，后续停用环磷酰胺，在维持期参照小血管炎的治疗原则。维持期治疗通常使用硫唑嘌呤或霉酚酸酯，甲氨蝶呤因其对 CNS 穿透性差而极少应用。维持期治疗时间尚不明确。

非典型 PACNS 的治疗方案各异。多种因素影响治疗方案，治疗常是个体化的，主要依据神经功能缺损和诊断特点。所有非典型 PACNS 都以大剂量糖皮质激素作为初始治疗，然后根据个体病情决定是否加用免疫抑制剂。ABRA 和 ML-PACNS 两种 PACNS 亚型建议初期加用环磷酰胺治疗。对糖皮质激素和其他免疫抑制剂抵抗的 PACNS 患者使用 TNF 抑制剂或利妥昔单抗，还仅限于个案报道，仍不足以提供有效性的依据[60-62]。

对于环磷酰胺治疗反应差时，在开始加用另一种免疫抑制剂前，应评估诊断是否确切。

评估疾病状态和判断缓解是 PACNS 治疗过程中的关键步骤。起病初期就发生的永久性神经功能缺损，不应被误认为是病情未缓解。临床及影像学特点稳定或改善是判断疾病缓解的依据。连续 MRI 检查有助于评估病情活动性。治疗计划中应纳入预防骨关节炎的辅助治疗和机会性感染的预防。

预后

> **关键点**
>
> PACNS 的死亡率为 10%～17%。
>
> 高达 20% 的 PACNS 患者发生中度到重度残疾。

PACNS 最早曾被 Cravioto 等描述为致死性疾病[1]，但在应用激素和环磷酰胺治疗后出现了希望。根据近期报道，PACNS 的死亡率为 10%～17%[9,63]，一项研究发现生存率与 MRI 中早期发现的梗死和钆增强发现的损伤灶相关[9]。Salvarani[9] 和 Hajj-Ali 等[63] 报道，分别以改良 Rankin 残疾评分和 Barthel 指数评估，20% 的 PACNS 患者有中到重度的残疾。Salvarani 等[9] 报道残疾评分随时间逐渐改善。

结论

目前对 PACNS 的认识已大有进展，识别类似疾病的能力提高使得诊断 PACNS 的准确性大幅提升，尤其对 RCVS 的识别降低了 PACNS 的误诊率。PACNS 的有效诊疗需要多学科团队评估临床特征，获取和分析检测结果，最终确定疗效最佳且毒副作用最小的治疗方案。

PACNS 仍需要临床对照试验来进一步指导初始和维持期的治疗。前瞻性的长期队列研究是很必要的，以更好地明确 PACNS 的致残率和远期预后。

 本章的参考文献也可以在 ExpertConsult.com 上找到。

参考文献

1. Cravioto H, Feigin I: Noninfectious granulomatous angiitis with predilection for the nervous system. *Neurology* 9:599–609, 1959.
2. McCormick HM, Neubuerger KT: Giant-cell arteritis involving small meningeal and intracerebral vessels. *J Neuropathol Exp Neurol* 17:471–478, 1958.
3. Budzilovich GN, Feigin I, Siegel H: Granulomatous angiitis of the nervous system. *Arch Pathol* 76:250–256, 1963.
4. Moore PM: Diagnosis and management of isolated angiitis of the central nervous system. *Neurology* 39:167–173, 1989.
5. Calabrese LH, Mallek JA: Primary angiitis of the central nervous system. Report of 8 new cases, review of the literature, and proposal for diagnostic criteria. *Medicine (Baltimore)* 67:20–39, 1988.
6. Lie JT: Primary (granulomatous) angiitis of the central nervous system: a clinicopathologic analysis of 15 new cases and a review of the literature. *Hum Pathol* 23:164–171, 1992.
7. Cupps TR, Moore PM, Fauci AS: Isolated angiitis of the central nervous system. Prospective diagnostic and therapeutic experience. *Am J Med* 74:97–105, 1983.
8. Molloy ES, Hajj-Ali RA: Primary angiitis of the central nervous system. *Curr Treat Options Neurol* 9:169–175, 2007.
9. Salvarani C, Brown RD, Jr, Calamia KT, et al: Primary central nervous system vasculitis: analysis of 101 patients. *Ann Neurol* 62:442–451, 2007.
10. Neel A, Paganoux C: Primary angiitis of the central nervous system. *Clin Exp Rheumatol* 27:S95–S107, 2009.
11. Calabrese LH, Dodick DW, Schwedt TJ, et al: Narrative review: reversible cerebral vasoconstriction syndromes. *Ann Intern Med* 146:34–44, 2007.
12. Birnbaum J, Hellmann DB: Primary angiitis of the central nervous system. *Arch Neurol* 66:704–709, 2009.
13. Calabrese LH: Vasculitis of the central nervous system. *Rheum Dis Clin North Am* 21:1059–1076, 1995.
14. Calabrese LH, Duna GF, Lie JT: Vasculitis in the central nervous system. *Arthritis Rheum* 40:1189–1201, 1997.
15. Molloy ES, Singhal AB, Calabrese LH: Tumour-like mass lesion: an under-recognised presentation of primary angiitis of the central nervous system. *Ann Rheum Dis* 67:1732–1735, 2008.
16. Eng JA, Frosch MP, Choi K, et al: Clinical manifestations of cerebral amyloid angiopathy-related inflammation. *Ann Neurol* 55:250–256, 2004.
17. Ducros A, Boukobza M, Porcher R, et al: The clinical and radiological spectrum of reversible cerebral vasoconstriction syndrome. A prospective series of 67 patients. *Brain* 130:3091–3101, 2007.

18. Singhal AB, Hajj-Ali RA, Topcuoglu MA, et al: Reversible cerebral vasoconstriction syndromes: analysis of 139 cases. *Arch Neurol* 68: 1005–1012, 2011.

19. Salvarani C, Brown RD, Jr, Calamia KT, et al: Primary CNS vasculitis with spinal cord involvement. *Neurology* 70:2394–2400, 2008.

20. Pou Serradell A, Maso E, Roquer J, et al: Isolated angiitis of the central nervous system. Clinical and neuropathological study of 2 cases. *Rev Neurol (Paris)* 151:258–266, 1995.

21. Stone JH, Pomper MG, Roubenoff R, et al: Sensitivities of noninvasive tests for central nervous system vasculitis: a comparison of lumbar puncture, computed tomography, and magnetic resonance imaging. *J Rheumatol* 21:1277–1282, 1994.

22. Calabrese LH: Therapy of systemic vasculitis. *Neurol Clin* 15:973–991, 1997.

23. Hurst RW, Grossman RI: Neuroradiology of central nervous system vasculitis. *Semin Neurol* 14:320–340, 1994.

24. Pomper MG, Miller TJ, Stone JH, et al: CNS vasculitis in autoimmune disease: MR imaging findings and correlation with angiography. *AJNR Am J Neuroradiol* 20:75–85, 1999.

25. Bekiesinska-Figatowska M: T2-hyperintense foci on brain MR imaging. *Med Sci Monit* 10(Suppl 3):80–87, 2004.

26. Alhalabi M, Moore PM: Serial angiography in isolated angiitis of the central nervous system. *Neurology* 44:1221–1226, 1994.

27. Duna GF, Calabrese LH: Limitations of invasive modalities in the diagnosis of primary angiitis of the central nervous system. *J Rheumatol* 22:662–667, 1995.

28. Kadkhodayan Y, Alreshaid A, Moran CJ, et al: Primary angiitis of the central nervous system at conventional angiography. *Radiology* 233: 878–882, 2004.

29. Obusez EC, Hui F, Hajj-Ali RA, et al: High-resolution MRI vessel wall imaging: spatial and temporal patterns of reversible cerebral vasoconstriction syndrome and central nervous system vasculitis. *AJNR Am J Neuroradiol* 35:1527–1532, 2014.

30. Alrawi A, Trobe JD, Blaivas M, et al: Brain biopsy in primary angiitis of the central nervous system. *Neurology* 53:858–860, 1999.

31. Nishino H, Rubino FA, Parisi JE: The spectrum of neurologic involvement in Wegener's granulomatosis. *Neurology* 43:1334–1337, 1993.

32. Seror R, Mahr A, Ramanoelina J, et al: Central nervous system involvement in Wegener granulomatosis. *Medicine (Baltimore)* 85:54–65, 2006.

33. Weinstein JM, Chui H, Lane S, et al: Churg-Strauss syndrome (allergic granulomatous angiitis). Neuro-ophthalmologic manifestations. *Arch Ophthalmol* 101:1217–1220, 1983.

34. Vitali C, Genovesi-Ebert F, Romani A, et al: Ophthalmological and neuro-ophthalmological involvement in Churg-Strauss syndrome: a case report. *Graefes Arch Clin Exp Ophthalmol* 234:404–408, 1996.

35. Al-Araji A, Sharquie K, Al-Rawi Z: Prevalence and patterns of neurological involvement in Behçet's disease: a prospective study from Iraq. *J Neurol Neurosurg Psychiatry* 74:608–613, 2003.

36. Al-Araji A, Kidd DP: Neuro-Behçet's disease: epidemiology, clinical characteristics, and management. *Lancet Neurol* 8:192–204, 2009.

37. Akman-Demir G, Serdaroglu P, Tasci B: Clinical patterns of neurological involvement in Behçet's disease: evaluation of 200 patients. The Neuro-Behcet Study Group. *Brain* 122(Pt 11):2171–2182, 1999.

38. Hirohata S: Histopathology of central nervous system lesions in Behçet's disease. *J Neurol Sci* 267:41–47, 2008.

39. Zouboulis CC, Kurz K, Bratzke B, et al: Adamantiades-Behçet disease: necrotizing systemic vasculitis with a fatal outcome. *Hautarzt* 42:451–454, 1991.

40. Brey RL: Neuropsychiatric lupus: clinical and imaging aspects. *Bull NYU Hosp Jt Dis* 65:194–199, 2007.

41. Ellis SG, Verity MA: Central nervous system involvement in systemic lupus erythematosus: a review of neuropathologic findings in 57 cases, 1955–1977. *Semin Arthritis Rheum* 8:212–221, 1979.

42. Hanly JG, Walsh NM, Sangalang V: Brain pathology in systemic lupus erythematosus. *J Rheumatol* 19:732–741, 1992.

43. Neamtu L, Belmont M, Miller DC, et al: Rheumatoid disease of the CNS with meningeal vasculitis presenting with a seizure. *Neurology* 56:814–815, 2001.

44. Montilla P, Dronda F, Moreno S, et al: Lymphomatoid granulomatosis and the acquired immunodeficiency syndrome. *Ann Intern Med* 106: 166–167, 1987.

45. Yankner BA, Skolnik PR, Shoukimas GM, et al: Cerebral granulomatous angiitis associated with isolation of human T-lymphotropic virus type III from the central nervous system. *Ann Neurol* 20:362–364, 1986.

46. Kakumani PL, Hajj-Ali RA: A forgotten cause of central nervous system vasculitis. *J Rheumatol* 36:655, 2009.

47. Pierot L, Chiras J, Debussche-Depriester C, et al: Intracerebral stenosing arteriopathies. Contribution of three radiological techniques to the diagnosis. *J Neuroradiol* 18:32–48, 1991.

48. Gilden DH: Varicella zoster virus vasculopathy and disseminated encephalomyelitis. *J Neurol Sci* 195:99–101, 2002.

49. Dawson TM, Starkebaum G: Isolated central nervous system vasculitis associated with hepatitis C infection. *J Rheumatol* 26:2273–2276, 1999.

50. Alexander JJ, Lasky AS, Graf WD: Stroke associated with central nervous system vasculitis after West Nile virus infection. *J Child Neurol* 21:623–625, 2006.

51. Bilge I, Sadikoglu B, Emre S, et al: Central nervous system vasculitis secondary to parvovirus B19 infection in a pediatric renal transplant patient. *Pediatr Nephrol* 20:529–533, 2005.

52. Schmitt JA, Dietzmann K, Muller U, et al: Granulomatous vasculitis—an uncommon manifestation of herpes simplex infection of the central nervous system. *Zentralbl Pathol* 138:298–302, 1992.

53. Koeppen AH, Lansing LS, Peng SK, et al: Central nervous system vasculitis in cytomegalovirus infection. *J Neurol Sci* 51:395–410, 1981.

54. Barinagarrementeria F, Cantu C: Frequency of cerebral arteritis in subarachnoid cysticercosis: an angiographic study. *Stroke* 29:123–125, 1998.

55. Kleinschmidt-DeMasters BK, Filley CM, Bitter MA: Central nervous system angiocentric, angiodestructive T-cell lymphoma (lymphomatoid granulomatosis). *Surg Neurol* 37:130–137, 1992.

56. Katsetos CD, Fincke JE, Legido A, et al: Angiocentric CD3(+) T-cell infiltrates in human immunodeficiency virus type 1-associated central nervous system disease in children. *Clin Diagn Lab Immunol* 6:105–114, 1999.

57. Khanna D, Vinters HV, Brahn E: Angiocentric T cell lymphoma of the central nervous system in a patient with Sjögren's syndrome. *J Rheumatol* 29:1548–1550, 2002.

58. No YJ, Lee EM, Lee DH, et al: Cerebral angiographic findings in thromboangiitis obliterans. *Neuroradiology* 47:912–915, 2005.

59. Molloy ES, Langford CA: Advances in the treatment of small vessel vasculitis. *Rheum Dis Clin North Am* 32:157–172, 2006.

60. Salvarani C, Brown RD, Jr, Calamia KT, et al: Efficacy of tumor necrosis factor alpha blockade in primary central nervous system vasculitis resistant to immunosuppressive treatment. *Arthritis Rheum* 59:291–296, 2008.

61. De Boysson H, Arquizan C, Guillevin L, et al: Rituximab for primary angiitis of the central nervous system: report of 2 patients from the French COVAC cohort and review of the literature. *J Rheumatol* 40:2102, 2013.

62. Salvarani C, Brown RD, Jr, Huston J, 3rd, et al: Treatment of primary CNS vasculitis with rituximab: case report. *Neurology* 82:1287–1288, 2014.

63. Hajj-Ali R, Villa-Forte AL, Abou-Chebel A, et al: Long term outcome of patients with primary angiitis of the central nervous system (PACNS). *Arthritis Rheum* 43:S162, 2000.

第 93 章

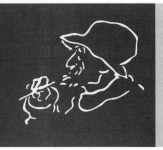

白塞病

原著 William S. Kaufman · Elizabeth Kaufman McNamara · Joseph L. Jorizzo

吴东海 译　吴东海 校

关键点

白塞病是一种复杂的多系统疾病，临床特征为口腔及生殖器溃疡和其他系统症状。

白塞病依据国际标准进行诊断，包括口腔溃疡、生殖器溃疡、眼部病变、皮肤病变和针刺反应阳性等。

皮肤病变的组织病理表现为中性粒细胞参与的血管反应。

治疗根据系统受累程度和范围而定，包括局部糖皮质激素、沙利度胺，全身应用免疫抑制剂和生物制剂。

预后差别较大，患者的典型表现为加重和缓解交替。

白塞病（Behçet's disease，BD）是一种慢性、复杂的多系统疾病，临床特征为口腔溃疡，生殖器溃疡，皮肤病变，以及眼、神经或风湿病样等表现。据信希波克拉底首次于公元前 5 世纪描述了本病[1]，近代率先描述本病的是土耳其皮肤学家 Hulusi Behçet，他于 1937 年报道了 1 例有复发性口腔溃疡、生殖器溃疡和葡萄膜炎的患者[2]。

流行病学

白塞病见于世界各地，据报道，土耳其（每 250 居民 1 人）和日本（每 10 万居民中有 11.9 人）患病率最高[3-4]。中东和地中海（即丝绸之路）白塞病的患病率增高，病情更重[3-4]。亚洲大陆的其余地区，白塞病患病率为每 10 万居民 7 ～ 30 例[5]。在北欧

（0.27 ～ 1.18 例患者 /10 万居民）和美国（5.2 例患者 /10 万居民），白塞病相对不常见[5-7]。患者的诊断年龄通常在 30 ～ 50 岁之间[8]。过去认为白塞病主要见于男性，但近来的流行病学资料显示，男女比例更趋相同[9]。总体而言，在过去的 20 年里，男 / 女患者的比例有所下降，在土耳其、希腊、意大利、中东和远东地区患者中男性更多，在韩国、中国、美国和北欧地区女性患病更多[10]。男性往往有更严重的临床过程，疾病相关的并发症增加[11]。

病因和发病机制

白塞病的发病机制仍不清楚，可能涉及多种因素。遗传、免疫现象、感染因素以及炎症介质和凝血因子等都可能参与发病。

遗传因素

尽管有家族聚集性发病（家族多个成员发病）的报道，白塞病仍然被认为是散发性疾病。一级亲属患白塞病的个体患病风险增加[12]。此外，患者的子女发病年龄更早，从而提示遗传早现，这可能是以连续几代人核苷酸重复序列递增为特征的体现[13]。家族发病在世界各地存在区域差别，与日本、中国和欧洲相比，韩国、以色列、土耳其和阿拉伯国家更常见[5]。

研究显示，人类白细胞抗原（HLA）-B51 与本病显著相关[14-16]。HLA-B51 阳性者罹患白塞病的风险（比值比为 5.9）增加[17]。这种关联更常见于中东、地中海和日本地区，而在西方国家少见。疾病预后似乎也是 HLA-B51 阳性患者更严重[5]。HLA-B51 在白塞病中的作用仍不清楚。HLA-B51 可能不

直接参与发病，但与疾病相关基因紧密连锁[18]。疾病相关的候选基因位于 6 号染色体上，包括 MHC Ⅰ类相关基因 A（MICA）（特别是 *MICA6* 等位基因），Perth 域（PERB）、HLA-B 相关新结构（NOB）以及与抗原加工基因相关的转运蛋白（TAP）[18-19]。其他假说表明，HLA-B51 可能通过原抗原呈递或通过病毒或细菌分子模拟作为异源抗原而导致白塞病的发病[18,20]。全基因组关联研究证实了白塞病与 HLA-B51 相关，还在 MHC Ⅰ 区内发现了另外一个独立的关联基因[21]。

虽然白塞病与脊柱关节炎，尤其是伴有炎性肠病（IBD）的脊柱关节炎有许多共同点，但 IBD 中的脊柱关节炎通常以一种类似于反应性关节炎的模式发展，伴发侵蚀性中轴关节炎。侵蚀性关节炎和 HLA-B27 与白塞病无关[22]。

免疫机制

免疫因素被认为在白塞病中起主要作用。热休克蛋白、细胞因子、中性粒细胞和巨噬细胞活性的改变以及自身免疫因素均参与其中[18]。热休克蛋白在应激反应中释放，并可能通过与 Toll 样受体的相互作用激活 Th-1 样的免疫反应[23]。虽然参与免疫反应的 T 淋巴细胞大多数被认为是 γδ 型的，但该病中见到的 T 淋巴细胞是多样的，多种 T 细胞参与提示免疫反应是对多种抗原有反应，这可能是白塞病有多种症状的原因[24]。细胞因子如 IL-1、IL-8、IL-12、IL-17 和 TNF-α 可能参与了发病。细胞因子水平增高可作为病情严重程度的标志，同时也必须认识到，血浆 TNF-α 作为急性时相的反应物，其水平可同 C- 反应蛋白（CRP）和红细胞沉降率（ESR）一起升降[25-26]。这些促炎症因子的产生可能是巨噬细胞活化的结果，它们可能参与了机体的慢性炎症[18,27]。除巨噬细胞活化外，在白塞病的病损处中性粒细胞的趋化和吞噬增加[18,28]。中性粒细胞活化增强导致组织损伤，表现形式为在溃疡、皮肤脓疱病和结节红斑样病变处出现中性粒细胞参与的血管反应。循环免疫复合物也对特征性的中性粒细胞参与的血管反应起促进作用[29]。

白塞病患者血清中前列腺环素水平下降，提示内皮细胞功能紊乱在白塞病发病中起作用。白塞病患者血清、滑液和房水中一氧化氮浓度升高在内皮细胞活化中起作用，导致血管炎症和血栓形成[30-31]。

同型半胱氨酸水平升高被认为是一氧化氮浓度升高的原因，这表明高同型半胱氨酸血症可能是白塞病的获得性危险因素，该因素可能是可逆的[32-34]。在白塞病患者的血清中可检测到抗内皮细胞抗体，该抗体与疾病活动和血管炎症状有关[35-37]。特别是已发现白塞病患者的免疫球蛋白（Ig）-A 型抗内皮细胞抗体与靶蛋白异质核糖核蛋白 -A2/B1（HnRNP-A2/B1）起反应，HnRNP-A2/B1 与前 mRNA 加工，代谢和转运有关[38]。

感染因素

一些研究提示各种感染因素在白塞病的发病中起一定作用，然而，没有任何微生物被持续地分离出来。白塞病患者的血清中可分离出抗链球菌抗体[39]。在患者的口腔菌群中存在高浓度的血链球菌，后者可能在口腔溃疡的发病中起一定作用，而口腔溃疡常是白塞病的首发症状[40]。此外，白塞病患者的血清与人 α- 烯醇酶和血链球菌 α- 烯醇化酶均起交叉反应，提示抗原模拟[41]。除了链球菌抗原外，其他细菌，如大肠埃希菌和金黄色葡萄球菌，可能通过激活淋巴细胞触发白塞病[42]。此外，在白塞病患者体内还发现发酵支原体的脂蛋白（MALP-404），该脂蛋白包含特定的肽基序，可被 HLA-B51 呈递[43]。研究也提示，在白塞病患者中，幽门螺杆菌细胞毒素相关基因 A 抗体出现的频率更高。这些抗体可能通过与内皮细胞抗原交叉反应引起血管内皮损伤。根除幽门螺杆菌能降低这些患者疾病的严重程度[44]。

用 PCR 法从白塞病患者的外周血淋巴细胞核中分离出单纯疱疹病毒（HSV）DNA[22]，并在患者生殖器和肠道溃疡活检标本中检测到了 HSV[42]。然而，其他研究表明，在有和无口腔溃疡的白塞病患者中，HSV 的检出率无差异[45]。

总之，虽然白塞病的病因和确切发病机制仍然难以确定，但它可能是一种感染或环境因素在内的多因素过程，在遗传易感个体中触发自身反应性炎症反应。

临床特征

溃疡

口腔溃疡（aphthae）（图 93-1）常为白塞病的首

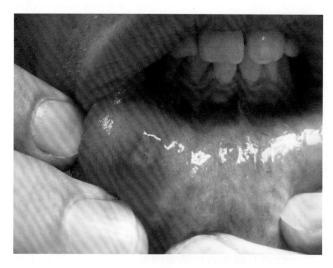

图 93-1　白塞病的口腔溃疡

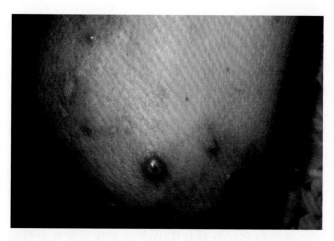

图 93-2　脓疱性血管炎病变作为代表性的中性粒细胞参与的血管反应

发症状，且为诊断必备特征（虽然有些学者认为白塞病可不出现口腔溃疡）。口腔溃疡常成批出现，一般为 3 ～ 10 个或更多，但单个溃疡也可出现在颊黏膜、牙龈、口唇和舌上。口腔溃疡起始为疼痛性丘疹，迅速发展为浅溃疡，疼痛加剧。通常，白色至黄色假膜黏附于溃疡表面。它们通常在 1 ～ 3 周内自愈而不留瘢痕[46]。典型的生殖器溃疡好发于男性的阴囊、阴茎和女性的外阴、阴道黏膜处。这些溃疡的外观与口腔黏膜的病变相似，但更易形成瘢痕，在 2 ～ 4 周内消退，复发率可能比口腔溃疡低[46]。口腔黏膜的病变通常易与口腔 HSV 相鉴别，但对于生殖器病变来说，必须先用病毒培养法或 PCR 法除外 HSV 感染，才能作为一条白塞病的诊断标准。

皮肤病变

白塞病的几种皮肤表现已被所述：结节红斑样病变、坏疽性脓皮病样病变、Sweet 综合征样病变、皮肤小血管炎、脓疱性血管炎病变（图 93-2），包括创伤诱发的病变即所谓的针刺反应[46]。针刺反应是指用 20 ～ 21 号无菌针刺破皮肤，24 ～ 48 小时后在针刺部位出现红色脓疱或丘疹[47]。所有这些病变的标本组织病理学分析均显示为中性粒细胞参与的血管反应[48]。因为痤疮样病变或假性毛囊炎病变常出现于寻常痤疮和毛囊炎，因此常作为非特异性症状，并无诊断价值。

眼部表现

据报道，白塞病患者有多种眼部表现，包括前葡萄膜炎、后葡萄膜炎、视网膜血管炎、前房积脓，伴继发性青光眼、白内障形成、视力下降和粘连形成。83% ～ 95% 的男性患者和 67% ～ 73% 的女性患者累及眼部[49]。男性更容易出现眼球受累，这可能导致失明[50]。眼科症状通常发生在疾病的最初几年，尽管眼部受累不是白塞病常见的就诊时的特征，但它是严重病症的主要来源[51]。密切眼科评估和随访对于防止这些患者失明至关重要[52]。如果在诊断后几年内没有出现眼部疾病，则它不太可能成为一个主要问题[53]。

关节炎

在白塞病中，典型的关节炎表现是非侵蚀性、炎症性、对称性或非对称性的寡关节炎，尽管也可见到多关节和单关节受累。最常受累的关节是膝关节、腕关节、踝关节和肘关节，伴有肌腱端病[54]。滑液显示黏蛋白凝块形成和非特异性滑膜炎的炎症表现[55]。不同人群中关节炎的患病率介于 40% ～ 60%，未见关节侵蚀[52]。Dilsen 及其同事[56] 报道 10% 的白塞病患者有骶髂关节炎。但该研究未从他们的患者系列中排除 HLA-B27 阳性患者，也未像 O'Duffy 和 Goldstein[57] 所要求那样排除隐匿性炎性肠病。其他研究显示，白塞病患者和正常人群骶髂关节炎的发生率无明显差异。鉴于 HLA-B27 模式中关节炎的侵蚀性、中轴性、具有侵蚀性，骶髂关节炎的 HLA-B27 阳性患者应包括在反应性关节炎或肠病性关节炎疾病谱中。这些特征与白塞病中关节炎的典型非侵蚀性、非中轴性特征形成对比。

其他系统表现

在白塞病患者中，中枢神经系统（CNS）受累率为 5% ～ 10%[58]。最常见的表现为脑干或皮质脊髓束综合征（神经 - 白塞综合征）、静脉窦血栓形成、继发于静脉窦血栓形成或无菌性脑膜炎的颅内高压、孤立性行为异常综合征以及孤立性头痛。动脉瘤破裂、周围神经病、视神经炎和前庭受累偶见[59]。脑实质疾病和静脉血栓形成都可伴有血管炎[58]。病程呈进行性发展、脑实质或脑干受累、小脑症状以及脑脊液异常患者预后不良[60]。脑神经和周围神经也可受累。

白塞病患者可出现胃肠道病变，与口腔溃疡、生殖器溃疡类似。病变最常见于回肠末端、盲肠、结肠和食管[33]。大的溃疡可导致胃肠黏膜穿孔。其症状包括吞咽困难、腹痛、胸骨下痛、腹泻和黑便。区分炎症性肠病（IBD）和白塞病是很重要的[61]。IBD 患者也可出现口腔溃疡、眼部病变、结节性红斑样病变、脓疱性血管炎和坏疽性脓皮病。

白塞病肺部病变罕见，以肺动脉瘤最为常见，其次为继发于肺小血管血管炎的其他并发症。白塞病患者可发生动脉瘤、血栓形成、出血和梗死等并发症，而且这些并发症可以导致死亡[34]。

白塞病肾受累不常见，从微小病变到增殖性肾小球肾炎和急进性新月体性肾小球肾炎均可出现。其发病机制可能与免疫复合物沉积有关[62]。溃疡也可能影响膀胱。

心脏并发症包括心肌梗死、心包炎、动静脉血栓形成以及动脉瘤形成。静脉比动脉更常受累；最常见的表现是下肢静脉血栓形成，导致上、下腔静脉阻塞的血栓形成也可发生[63]。肝静脉血栓形成是白塞病的一个严重潜在并发症，可导致肝静脉流出道梗阻和相关的 Budd-Chiari 综合征[64]。白塞病的心脏表现，无论是闭塞性病变还是动脉瘤，推测均与滋养血管的血管炎有关，后者导致血管壁中膜增厚和弹力纤维断裂[65]。动脉粥样硬化的发生率似乎并不像在系统性红斑狼疮等许多自身免疫性疾病中那样升高[66]。白

塞病的病死率低，死亡通常与肺或中枢神经系统受累或肠穿孔有关[9]。

评估白塞病患者妊娠的数据有限。一项病例对照研究报道，妊娠期和妊娠后疾病缓解多于恶化，妊娠的并发症率较高，但并不影响新生儿的结局[67]。

组织病理学

对白塞病皮肤病变标本的组织病理学分析揭示表皮溃疡或脓疱形成，中性粒细胞、淋巴细胞和组织细胞弥漫性真皮浸润，有时伴有完全发展的细胞破裂性血管炎。真皮毛细血管或小静脉壁镜检可发现中性粒细胞浸润、核尘和红细胞外渗，伴有或不伴有纤维素样坏死[68]。白塞病可能是由免疫复合物介导的血管炎所致[69]。之前报道的在白塞病患者中发现的淋巴细胞性血管炎被认为是一种陈旧病变[48]。

滑膜活检标本表现为中性粒细胞参与的炎症反应，偶尔有浆细胞和淋巴细胞。免疫荧光显微镜检查显示 IgG 沿滑膜沉积[52]。白塞病患者的滑液分析显示白细胞计数为（300 ～ 36 200）/mm^3，以中性粒细胞为主，葡萄糖水平正常[55]。

诊断

白塞病的诊断有时颇为困难，特别是对只有少数几种常见临床表现的患者。由于本病没有特异性实验室检查，临床医生和研究者必须依靠临床标准进行诊断。现已提出几套诊断标准，包括 O'Duffy 和 Goldstein[70] 标准、Mason 和 Barnes[71] 标准及一个日本研究小组标准[72]。2008 年，一个国际工作组根据白塞病的各种表现，包括口腔溃疡、皮肤病变、针刺反应阳性、生殖器溃疡和眼睛受累，修订了已有的白塞病诊断标准[73]。每种表现计 1 分或 2 分，积分大于等于 3 即可确定诊断（表 93-1）。图 93-3 是基于修订的白塞病国际诊断标准制作的白塞病诊断流程图。

尽管诊断标准中未要求，但诊断白塞病前应首先排除炎症性肠病、系统性红斑狼疮、反应性关节炎和疱疹病毒感染，因为这些疾病的临床表现常与白塞病的症状类似。在对有口腔和生殖器溃疡的患者进行鉴别诊断时也要考虑到复发性阿弗他口炎和复杂性阿弗他病，后者被定义为复发性口腔和生殖器溃疡或持续性多发性（3 个或更多）口腔溃疡[74]。

O'Duffy 和 Goldstein 标准要求必须有复发性口腔溃疡，再加上下列 5 条中的至少 2 条：生殖器溃疡、滑膜炎、后葡萄膜炎、皮肤脓疱性血管炎和脑膜脑炎。如果只符合 2 条，其中一条是复发性口腔溃疡，则被考虑为不完全型白塞病。国际白塞病诊断标准中一个令人关注的问题是它包括了痤疮样病变，而

表 93-1 修订的白塞病国际诊断标准[*]

口腔溃疡	1 分
皮肤表现（假毛囊炎、皮肤溃疡）	1 分
血管病变（静脉炎、大静脉血栓形成、动脉瘤、动脉血栓形成）	1 分
针刺反应阳性	1 分
生殖器溃疡	2 分
眼部病变	2 分

[*] 积分 ≥ 3 即可确定白塞病诊断

Modified from International Team for the Revision of International Criteria for Behçet's Disease：Clinical manifestations of Behçet's disease. The ITRICBD report, Clin Exp Rheumatol 26（Suppl 50）：S1-18, 2008.

这种病变在青少年和成人中是常见的非特异性表现。因此，我们研究小组提倡用组织学方法证实血管炎存在以排除痤疮，同时应用 O'Duffy 标准和国际研究小组标准以排除炎性肠病和肠病性关节炎[75]。

首诊时的病情评估应请眼科会诊以确定有无隐匿性眼部受累。有关节疼痛、胃肠道症状或神经系统异常的患者可能需行影像学检查并请相应专科医生会诊。皮肤脓疱病变、结节红斑样病变和坏疽性脓皮病样病变需活检（行组织学检查和培养）以确定皮肤临床诊断。

治疗

白塞病的治疗主要基于个案报告、病例对照和少量随机临床试验。应根据系统受累程度选择治疗方案（表 93-2 和 93-3）[46]。

皮肤黏膜病变

有口腔和生殖器溃疡的患者可病灶内注射、局部

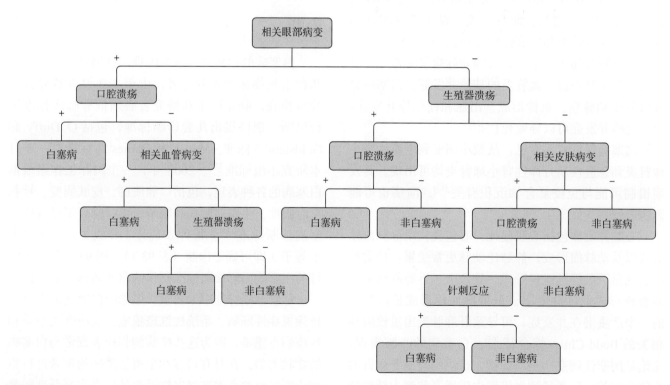

图 93-3 修订的白塞病国际诊断标准：诊断白塞病的树状分类方法（Modified from International Team for the Revision of International Criteria for Behçet's Disease：Clinical manifestations of Behçet's disease. The ITR-ICBD report, Clin Exp Rheumatol 26（Suppl 50）：S1-18

表 93-2 白塞病的治疗

仅有皮肤黏膜病

局部、病灶内或气雾剂糖皮质激素

局部硫糖铝

局部麻醉药

局部外用他克莫司

秋水仙碱（0.6 ～ 2.4 mg/d）

氨苯砜（50 ～ 150 mg/d）

上述药物联合

严重的皮肤黏膜病

沙利度胺（50 ～ 300 mg/d）

甲氨蝶呤（2.5 ～ 25 mg/w）

泼尼松

干扰素 -α（每周 300 ～ 900 万单位）

系统受累

泼尼松

硫唑嘌呤（50 ～ 200 mg，每日 2 次）

苯丁酸氮芥（4 ～ 6 mg/d）

环磷酰胺（每个月 1 g 静脉注射）

环孢素 [5 ～ 10 mg/（kg·d）]

霉酚酸酯（0.5 ～ 1.5 g，每日 2 次）

静脉注射免疫球蛋白

利妥昔单抗

肿瘤坏死因子抑制剂

外用、气雾剂（非吸入性）喷涂糖皮质激素。也可局部使用他克莫司，该药常与超强效局部糖皮质激素联合应用。其他对症治疗包括口漱四环素溶液、局部用麻醉剂和含有葡萄糖酸氯己定的冲洗液。口服秋水仙碱 0.6 ～ 2.4 mg/d 可减少皮肤黏膜溃疡面积和发生频率[76-77]。可根据患者胃肠道反应调整秋水仙碱剂量。氨苯砜 50 ～ 150 mg/d 单用[78]或与秋水仙碱合用[74]常常有效。使用氨苯砜之前，医生应检测所有患者的葡萄糖 -6- 磷酸脱氢酶水平，要对患者进行监测，以预防出现溶血性贫血和高铁血红蛋白血症。肿瘤坏死因子抑制剂也能改善白塞病的黏膜和皮肤表现[79-80]。最近发现口服磷酸二酯酶 -4 抑制剂阿普司特（apremilast）能减少口腔溃疡的数量和疼痛，同时改善整体疾病活动度[81]。

严重皮肤黏膜病变

对上述保守治疗不能产生理想反应的皮肤黏膜病变患者可能需用沙利度胺。该药的作用机制被认为是调控 TNF-α 和其他细胞因子。既往研究表明，沙利度胺是治疗严重白塞病皮肤黏膜病变的有效制剂[82-84]。但众所周知，沙利度胺可以造成严重的胎儿缺陷，所有患者和处方医生都必须遵守沙利度胺的教育和处方安全系统方案，包括每个月随访[85]。根据临床对神经系统的评估情况，如果认为监测是必要的，使用沙利度胺的患者可行神经传导检查以监测是否发生了周围对称性感觉神经病变。值得注意的是，沙利度胺被批准用于治疗多发性骨髓瘤后治疗费用大幅增加。

对有严重皮肤黏膜病变患者，小剂量口服甲氨蝶呤（每周 2.5 ～ 25 mg）和小剂量泼尼松治疗是替代治疗方案[86]。对使用甲氨蝶呤的患者需监测肝毒性和白细胞减少。全身应用泼尼松减量或停药后疾病反跳风险极大限制了它应用于单纯皮肤黏膜病变。此外，干扰素 -α 对严重的皮肤黏膜病变和一些系统症状有效[87-88]。Zouboulis 和 Orfanos[87]关于干扰素 -α 安全性和有效性的综述推荐的方案是：前 3 个月采用大剂量 900 万单位，每周 3 次，随后以小剂量维持治疗（300 万单位，每周 3 次）。使用这种治疗的患者可出现寻常流感样症状。

系统性疾病

对于系统受累的患者，如有眼和心血管异常者，尤其鉴于不治疗会导致残疾和死亡的风险，需使用免疫抑制剂。全身糖皮质激素可单用或与硫唑嘌呤、α- 干扰素、环孢素、环磷酰胺和苯丁酸氮芥等其他免疫抑制剂合用[89]。眼部病变的标准治疗方案是泼尼松加硫唑嘌呤[90]。如果这种联合治疗无效，可用上述免疫抑制剂中的一种或霉酚酸酯替代硫唑嘌呤[89]。利妥昔单抗也可有效治疗白塞病的严重眼部表现[80]。其中一些免疫抑制剂有血液系统毒性，并可能致癌，因此，需要密切监测。也有用 TNF 抑制剂治疗该病的报道[91]。一项双盲、安慰剂对照试验显示，依那西普可有效控制白塞病的大多数皮肤黏膜表现[92]。其他报道认为阿达木单抗和英夫利昔单抗有效[93-95]。2008 年，欧洲抗风湿病联盟（EULAR）制订了一

表 93-3 EULAR 2008 修订的白塞病治疗推荐意见

序号	推荐意见
1	任何有眼后节受累的白塞病患者均使用包括硫唑嘌呤或霉酚酸酯*和全身糖皮质激素的治疗方案
2	如果患者有严重的眼部疾病，定义为在 10/10 视力表上视力下降＞2 行和（或）有视网膜病变（视网膜血管炎或黄斑病变），建议环孢素 A 或英夫利昔单抗与硫唑嘌呤和糖皮质激素联合应用；另外单用 IFN-α 或与糖皮质激素合用可作为替代疗法
3	没有确凿的证据来指导白塞病大血管受累的治疗。对急性深静脉血栓形成建议使用免疫抑制剂，如糖皮质激素、硫唑嘌呤、环磷酰胺或环孢素 A。对肺动脉和外周动脉瘤推荐使用环磷酰胺和糖皮质激素
4	同样，在深静脉血栓治疗方面，没有关于抗凝剂、抗血小板或抗纤维蛋白溶解剂对照研究资料或从非对照的经验显示获益的证据。对白塞病动脉病变的抗凝治疗也是如此
5	对白塞病的胃肠道病变尚无基于循证医学的治疗方案可供推荐。若非紧急情况，在手术前应首先尝试柳氮磺吡啶、糖皮质激素、硫唑嘌呤、TNF 抑制剂和沙利度胺等药物
6	可用秋水仙碱治疗大多数白塞病患者的关节炎
7	尚无对照研究数据指导白塞病中枢神经系统受累的治疗。对脑实质受累，可试用糖皮质激素、IFN-α、硫唑嘌呤、环磷酰胺、甲氨蝶呤和 TNF 抑制剂。对硬脑膜窦血栓形成，推荐使用糖皮质激素
8	环孢素 A 不应用于有中枢神经系统受累的白塞病患者，除非需要治疗眼内炎症
9	治疗皮肤和黏膜受累的决定将取决于医生和患者评估的疾病严重程度。黏膜皮肤受累治疗应根据占优势的或共优势的病变部位进行。局部措施（即局部糖皮质激素）应是孤立的口腔和生殖器溃疡的一线治疗。当主要病变为结节性红斑时，应首选秋水仙碱。也可以使用氨苯砜。白塞病患者的腿部溃疡可能有不同的原因。应相应地计划治疗。沙利度胺、硫唑嘌呤、干扰素 -α 和肿瘤坏死因子拮抗剂可用于耐药病例

*我们修改过的推荐建议以斜体字表示

CNS, 中枢神经系统；EULAR, 欧洲抗风湿病联盟；IFN-α, α- 干扰素；TNF, 肿瘤坏死因子

From Hatemi G，Silman A，Bang D，et al：EULAR recommendations for the management of Behçet disease，Ann Rheum Dis 67：1656，2008.

个建议标准，用于治疗白塞病各种系统表现（表 93-3）。

预后

大多数白塞病患者的病程多变，复发和缓解交替。首发症状出现后延误诊断并不少见。大多数患者先有皮肤黏膜表现，眼和神经系统表现可能在确诊后几年内出现。有复杂性阿弗他病的患者可能代表一种顿挫型白塞病，应定期随访和专科会诊，监测是否出现其他符合诊断标准的异常病变[74]。致残率最高的是眼部病变（2/3 的患者）、血管受累（1/3 的患者）和中枢神经系统疾病（10% ~ 20% 的患者）[96]。眼部受累是最常见的致残原因，主要表现为后葡萄膜炎和视网膜血管炎，可导致失明。白塞病病死率较低，一般与肺或中枢神经系统受累或肠穿孔有关[9]。

🌐 本章的参考文献也可以在 ExpertConsult.com 上找到。

参考文献

1. Feigenbaum A: Description of Behçet's syndrome in the Hippocratic third book of endemic diseases. *Br J Ophthalmol* 40:355, 1956.
2. Behçet H: Uber rezidivierende Aphthose durch ein Virus verursachte Geschwure am Mund, am Auge, und an den Genitalien. *Dermatol Wochenschr* 105:1152–1157, 1937.
3. Azizlerli G, Köse AA, Sarica R, et al: Prevalence of Behçet's disease in Istanbul, Turkey. *Int J Dermatol* 42(10):803–806, 2003.
4. Kurosawa M, Inaba Y, Nishibu A, et al: Nationwide epidemiological survey of Behçet's disease in 2003 in Japanese. *Clin Exp Rheumatol* 22 (4 Suppl 34):S84, 2004.
5. Zouboulis CC, Turnbull JR, Martus P: Univariate and multivariate analyses comparing demographic, genetic, clinical, and serological risk factors for severe Adamantiades-Behçet's disease. *Adv Exp Med Biol* 528:123, 2003.
6. Zouboulis CC: Epidemiology of Adamantiades-Behçet's disease [abstract]. *Ann Med Interne (Paris)* 150:488–498, 1999.
7. Calamia KT, Wilson FC, Icen M, et al: Epidemiology and clinical characteristics of Behçet's disease in the US: a population-based study. *Arthritis Rheum* 61:600–604, 2009.
8. Hegab S, Al-Mutawa S: Immunopathogenesis of Behçet's disease. *Clin Immunol* 96:174–186, 2000.
9. Zouboulis CC: Epidemiology of Adamantiades-Behçet's disease. In Bang D, Lang E-S, Lee S, editors: *Behçet's disease: Proceedings of the 8th and 9th International Conference on Behçet's Disease*, Seoul, 2000, pp 43–47.
10. Yazici Y, Moses N: Clinical manifestations and ethnic background of patients with Behçet's syndrome in a US Cohort. *Arthritis Rheum* 56:S502, 2007.
11. Kural-Seyahi E, Fresko I, Seyahi N, et al: The long-term mortality and

morbidity of Behçet syndrome: a 2-decade outcome survey of 387 patients followed at a dedicated center. *Medicine (Baltimore)* 82(1):60–76, 2003.

12. Akpolat T, Koc Y, Yeniay I, et al: Familial Behçet's disease. *Eur J Med* 1:391, 1992.

13. Fresko I, Soy M, Hamuryudan V, et al: Genetic anticipation in Behçet's syndrome. *Ann Rheum Dis* 57:45, 1998.

14. Yazici H, Chamberlain MA, Schreuder I, et al: HLA antigens in Behçet's disease: a reappraisal by a comparative study of Turkish and British patients. *Ann Rheum Dis* 39:344–348, 1980.

15. Ohno S, Ohguchi M, Hirose S, et al: Close association of HLA-BW51 with Behçet's disease. *Arch Ophthalmol* 100:1455–1458, 1982.

16. Gül A: Genetics of Behçet's disease: lessons learned from genomewide association studies. *Curr Opin Rheumatol* 26(1):56–63, 2014.

17. de Menthon M, Lavalley MP, Maldini C, et al: HLA-B51/B5 and the risk of Behçet's disease: a systematic review and meta-analysis of case-control genetic association studies. *Arthritis Rheum* 61:1287, 2009.

18. Zouboulis CC, May T: Pathogenesis of Adamantiades-Behçet's disease. *Adv Exp Med Biol* 528:161–171, 2003.

19. Zierhut M, Mizuki N, Ohno S, et al: Immunology and functional genomics of Behçet's disease. *Cell Mol Life Sci* 60:1903–1922, 2003.

20. Fietta P: Behçet's disease: familial clustering and immunogenetics. *Clin Exp Rheumatol* 23:S96, 2005.

21. Remmers EF, Cosan F, Kirino Y, et al: Genome-wide association study identifies variants in the MHC class I, *IL10*, and *IL23R-IL12RB2* regions associated with Behçet's disease. *Nat Genet* 42:698–702, 2010.

22. O'Duffy JD, Taswell HF, Elveback LR: HL-A antigens in Behçet's disease. *J Rheumatol* 3:1–3, 1976.

23. Direskeneli H, Saruhan-Direskeneli G: The role of heat shock proteins in Behçet's disease. *Clin Exp Rheumatol* 21(4 Suppl 30):S44–S48, 2003.

24. Hasan A, Fortune F, Wilson A, et al: Role of gamma delta T cells in the pathogenesis and diagnosis of Behçet's disease. *Lancet* 347:789–794, 1996.

25. Katsantonis J, Adler Y, Orfanos CE, et al: Adamantiades-Behçet's disease: serum IL-8 is a more reliable marker for disease activity than C-reactive protein and erythrocyte sedimentation rate. *Dermatology* 201:37–39, 2000.

26. Ye Z, Wang C, Kijlstra A, et al: A possible role for interleukin 37 in the pathogenesis of Behçet's disease. *Curr Mol Med* 14(4):535–542, 2014.

27. Sahin S, Lawrence R, Direskeneli H, et al: Monocyte activity in Behçet's disease. *Br J Rheumatol* 35:424–429, 1996.

28. Takeno M, Kariyone A, Yamashita N, et al: Excessive function of peripheral blood neutrophils from patients with Behçet's disease and from HLA-B51 transgenic mice. *Arthritis Rheum* 38:426–433, 1955.

29. Gupta RC, O'Duffy JD, McDuffie FC, et al: Circulating immune complexes in active Behçet's disease. *Clin Exp Immunol* 34:213–218, 1978.

30. Direskeneli H, Keser G, D'Cruz D, et al: Anti-endothelial cell antibodies, endothelial proliferation and von Willebrand factor antigen in Behçet's disease. *Clin Rheumatol* 14:55, 1995.

31. Duygulu F, Evereklioglu C, Calis M, et al: Synovial nitric oxide concentrations are increased and correlated with serum levels in patients with active Behçet's disease: a pilot study. *Clin Rheumatol* 24:324, 2005.

32. Ates A, Aydintug O, Olmez U, et al: Serum homocysteine level is higher in Behçet's disease with vascular involvement. *Rheumatol Int* 25:42, 2005.

33. Ozkan Y, Yardim-Akaydin S, Sepici A, et al: Assessment of homocysteine, neopterin and nitric oxide levels in Behçet's disease. *Clin Chem Lab Med* 45:73, 2007.

34. Sarican T, Ayabakan H, Turkmen S, et al: Homocysteine: an activity marker in Behçet's disease? *J Dermatol Sci* 45:121, 2007.

35. Aydıntug AO, Tokgöz G, D'Cruz DP, et al: Antibodies to endothelial cells in patients with Behçet's disease. *Clin Immunol Immunopathol* 67(2):157–162, 1993.

36. Cervera R, Navarro M, López-Soto A, et al: Antibodies to endothelial cells in Behçet's disease: cell-binding heterogeneity and association with clinical activity. *Ann Rheum Dis* 53(4):265–267, 1994.

37. Lee KH, Chung HS, Kim HS, et al: Human alpha-enolase from endothelial cells as a target antigen of anti-endothelial cell antibody in Behçet's disease. *Arthritis Rheum* 48(7):2025–2035, 2003.

38. Cho SB, Ahn KJ, Kim do H, et al: Identification of HnRNP-A2/B1 as a target antigen of anti-endothelial cell IgA antibody in Behçet's disease. *J Invest Dermatol* 132(3 Pt 1):601–608, 2012.

39. Mizushima Y: Behçet's disease. *Curr Opin Rheumatol* 3:32–35, 1991.

40. Isogai E, Ohno S, Kotake S, et al: Chemiluminescence of neutrophils from patients with Behçet's disease and its correlation with an increased proportion of uncommon serotypes of *Streptococcus sanguis* in the oral flora. *Arch Oral Biol* 35:43–48, 1990.

41. Cho SB, Lee JH, Ahn KJ, et al: Identification of streptococcal proteins reacting with sera from Behçet's disease and rheumatic disorders. *Clin Exp Rheumatol* 28:S31–S38, 2010.

42. Direskeneli H: Behçet's disease. Infectious aetiology, new autoantigens, and HLA-B51. *Ann Rheum Dis* 60:996–1002, 2001.

43. Zouboulis CC, Turnbull JR, Mühlradt PF: High seroprevalence of anti-*Mycoplasma fermentans* antibodies in patients with malignant aphthosis. *J Invest Dermatol* 121:211, 2003.

44. Inanc N, Mumcu G, Birtas E, et al: Serum mannose-binding lectin levels are decreased in Behçet's disease and associated with disease severity. *J Rheumatol* 32:287, 2005.

45. Lee S, Bang D, Cho YH: Polymerase chain reaction reveals herpes simplex virus DNA in saliva of patients with Behçet's disease. *Arch Dermatol Res* 288:179–183, 1996.

46. Ghate JV, Jorizzo JL: Behçet's disease and complex aphthosis. *J Am Acad Dermatol* 40:1–8, 1999.

47. Dinc A, Karaayvaz M, Caliskaner AZ, et al: Dermographism and atopy in patients with Behçet's disease. *J Investig Allergol Clin Immunol* 10:368, 2000.

48. Jorizzo JL, Abernethy JL, White WL, et al: Mucocutaneous criteria for the diagnosis of Behçet's disease: an analysis of clinicopathologic data from multiple international centers. *J Am Acad Dermatol* 32:968–976, 1995.

49. Bhisitkul RB, Foster CS: Diagnosis and ophthalmological features of Behçet's disease. *Int Ophthalmol Clin* 36:127–134, 1996.

50. Yazici H: Behçet's syndrome: an update. *Curr Rheumatol Rep* 5(3):195–199, 2003.

51. Tugal-Tutkun I, Onal S, Altan-Yaycioglu R, et al: Uveitis in Behçet disease: an analysis of 880 patients. *Am J Ophthalmol* 138(3):373–380, 2004.

52. Kaklamani VG, Vaiopoulos G, Kaklamanis PG: Behçet's disease. *Semin Arthritis Rheum* 27:197–215, 1998.

53. BenEzra D, Cohen E: Treatment and visual prognosis in Behçet's disease. *Br J Ophthalmol* 70:589–592, 1986.

54. Moral F, Hamuryudan V, Yurdakul S, et al: Inefficacy of azapropazone in the acute arthritis of Behçet's syndrome: a randomized, double blind, placebo controlled study. *Clin Exp Rheumatol* 13:493–495, 1995.

55. Yurdakul S, Yazici H, Tüzün Y, et al: The arthritis of Behçet's disease: a prospective study. *Ann Rheum Dis* 42(5):505–515, 1983.

56. Dilsen N, Konice M, Aral O: Why Behçet's disease should be accepted as a seronegative arthritis. In Lehner T, Barnes CG, editors: *Recent advances in Behçet's disease*, International Congress and Symposium Series no. 103, London, 1986, Royal Society of Medicine Services, pp 281–284.

57. O'Duffy JD, Goldstein NP: Neurologic involvement in seven patients with Behçet's disease. *Am J Med* 61:17–18, 1976.

58. Koçer N, Islak C, Siva A, et al: CNS involvement in neuro-Behçet syndrome: an MR study. *AJNR Am J Neuroradiol* 20(6):1015–1024, 1999.

59. Siva A, Kantarci OH, Saip S, et al: Behçet's disease: diagnostic and prognostic aspects of neurological involvement. *J Neurol* 248:95–103, 2001.

60. Akman-Demir G, Serdaroglu P, Tasçi B:(Neuro-Behçet Study Group) Clinical patterns of neurological involvement in Behçet's disease: evaluation of 200 patients. *Brain* 122:2171–2181, 1999.

61. Sakane T, Takeno M, Suzuki N, et al: Behçet's disease. *N Engl J Med* 341:1284–1291, 1999.

62. El Ramahi KM, Al Dalaan A, Al Shaikh A, et al: Renal involvement in Behçet's disease: review of 9 cases. *J Rheumatol* 25:2254–2260, 1998.

63. Seyahi E, Baskurt M, Melikoglu M, et al: The estimated pulmonary artery pressure can be elevated in Behçet's syndrome. *Respir Med* 105(11):1739–1747, 2011.

64. Bayraktar Y, Balkanci F, Bayraktar M, et al: Budd-Chiari syndrome: a common complication of Behçet's disease. *Am J Gastroenterol* 92(5):858–862, 1997.

65. Du LTH, Wechsler B, Piette J, et al: Long-term prognosis of arterial lesions in Behçet's disease. In Wechsler B, Godeau P, editors: *Behçet's disease: Proceedings of the 6th International Conference on Behçet's Disease*, Paris, France, 30 June-1 July, 1993. Amsterdam, 1993, Elsevier Science, pp 557–562.

66. Kural-Seyahi E, Fresko I, Seyahi N, et al: The long-term mortality and morbidity of Behçet syndrome: a 2-decade outcome survey of 387 patients followed at a dedicated center. *Medicine (Baltimore)* 82:60, 2003.

67. Jadaon J, Shushan A, Ezra Y, et al: Behçet's disease and pregnancy. *Acta Obstet Gynecol Scand* 84:939, 2005.

68. Ackerman AB: Behçet's disease. In Ackerman AB, Chongchitnant N, Sanchez J, et al, editors: *Histologic diagnosis of inflammatory skin diseases: an algorithmic method based on pattern analysis*, ed 2, Baltimore, 1997, Williams & Wilkins, pp 229–232.

69. Lakhanpal S, Tani K, Lie JT, et al: Pathologic features of Behçet's syndrome: a review of Japanese autopsy registry data. *Hum Pathol* 16:790, 1985.

70. O'Duffy JD, Goldstein NP: Neurologic involvement in seven patients with Behçet's disease. *Am J Med* 61:17–18, 1976.

71. Mason RM, Barnes CG: Behçet's syndrome with arthritis. *Ann Rheum Dis* 28:95–103, 1969.

72. Behçet's Disease Research Committee of Japan: Behçet's disease: a guide to diagnosis of Behçet's disease. *Jpn J Ophthalmol* 18:291–294, 1974.

73. International Team for the Revision of International Criteria for Behçet's Disease: Clinical manifestations of Behçet's disease. The ITR-ICBD report. *Clin Exp Rheumatol* 26(Suppl 50):S1–S18, 2008.

74. Letsinger JA, McCarty MA, Jorizzo JL: Complex aphthosis: a large case series with evaluation algorithm and therapeutic ladder from topicals to thalidomide. *J Am Acad Dermatol* 52:500–508, 2005.

75. Zouboulis CC: Adamantiades-Behçet's disease. In Wolff K, et al, editors: *Fitzpatrick's dermatology in general medicine*, ed 7, New York, 2008, McGraw-Hill, pp 1620–1623.

76. Yurdakul S, Mat C, Tuzun Y, et al: A double-blind trial of colchicine in Behçet's syndrome. *Arthritis Rheum* 44:2686–2692, 2001.

77. Davatchi F, Sadeghi Abdollahi B, et al: Colchicine versus placebo in Behçet's disease: randomized, double-blind, controlled crossover trial. *Mod Rheumatol* 19(5):542–549, 2009.

78. Sharquie KE, Najim RA, Abu-Raghif AR: Dapsone in Behçet's disease: a double-blind, placebo-controlled, cross-over study. *J Dermatol* 29:267–279, 2002.

79. Melikoglu M, Fresko I, Mat C, et al: Short-term trial of etanercept in Behçet's disease: a double blind, placebo controlled study. *J Rheumatol* 32:98, 2005.

80. Davatchi F, Shams H, Rezaipoor M, et al: Rituximab in intractable ocular lesions of Behçet's disease; randomized single-blind control study (pilot study). *Int J Rheum Dis* 13:246–252, 2010.

81. Hatemi G, Melikoglu M, Tunc R, et al: Apremilast for the treatment of Behçet's disease: a phase II randomized, placebo-controlled, double-blind study. *Arthritis Rheum* 65(Suppl 10):S322, 2013.

82. Hamuryudan V, Mat C, Saip S, et al: Thalidomide in the treatment of the mucocutaneous lesions of Behçet's syndrome: a randomized double-blinded, placebo controlled trial. *Ann Intern Med* 128:443–450, 1998.

83. De Wazieres B, Gil H, Vuitton DA, et al: Treatment of recurrent orogenital ulceration with low doses of thalidomide. *Clin Exp Rheumatol* 17:393, 1999.

84. Hello M, Barbarot S, Bastuji-Garin S, et al: Use of thalidomide for severe recurrent aphthous stomatitis: a multicenter cohort analysis. *Medicine (Baltimore)* 89(3):176–182, 2010.

85. Housman TS, Jorizzo JL, McCarty AM, et al: Low-dose thalidomide therapy for refractory cutaneous lesions of lupus erythematosus. *Arch Dermatol* 139:50–54, 2003.

86. Jorizzo JL, White WL, Wise CM, et al: Low-dose weekly methotrexate for unusual neutrophilic vascular reactions: cutaneous polyarteritis nodosa and Behçet's disease. *J Am Acad Dermatol* 24:973–978, 1991.

87. Zouboulis CC, Orfanos CE: Treatment of Adamantiades-Behçet disease with systemic interferon alpha. *Arch Dermatol* 134:1010–1016, 1998.

88. Alpsoy E, Durusoy C, Yilmaz E, et al: Interferon alpha-2a in the treatment of Behçet disease: a randomized placebo-controlled and double-blind study. *Arch Dermatol* 138(4):467–471, 2002.

89. Lee AD, Ravitskiy L, Green JJ, et al: Behçet's disease. In Lebwohl MG, Heymann WR, Berth-Jones J, et al, editors: *Treatment of skin disease: comprehensive therapeutic strategies*, ed 3, Oxford, 2010, Elsevier Ltd, pp 86–88.

90. Yazici H, Pazarli H, Barnes CG, et al: A controlled trial of azathioprine in Behçet syndrome. *N Engl J Med* 322:281–285, 1990.

91. Licata G, Pinto A, Tuttolomondo A, et al: Anti-tumour necrosis factor alpha monoclonal antibody therapy for recalcitrant cerebral vasculitis in a patient with Behçet's syndrome. *Ann Rheum Dis* 62(3):280–281, 2003.

92. Melikoglu M, Fresko I, Mat C, et al: Short-term trial of etanercept in Behçet's disease: a double blind, placebo controlled study. *J Rheumatol* 32:98–105, 2005.

93. Alexis AF, Strober BE: Off-label dermatologic uses of anti-TNF-α therapies. *J Cutan Med Surg* 9:296–302, 2005.

94. Merino G, Varas G, Díaz G, et al: Effectiveness of infliximab in patients with Behçet syndrome and severe uveoretinitis. Report of five cases. M. *Rev Med Chil* 134(7):875–882, 2006.

95. Lee SW, Lee SY, Kim KN, et al: Adalimumab treatment for life threatening pulmonary artery aneurysm in Behçet disease: a case report. *Clin Rheumatol* 29(1):91–93, 2010.

96. Zouboulis CC, Vaiopoulos G, Marcomichelakis N, et al: Onset signs, clinical course, prognosis, treatment and outcome of adult patients with Adamantiades-Behçet's disease in Greece. *Clin Exp Rheumatol* 21:S19, 2003.

第94章

高尿酸血症及痛风的病因和发病机制

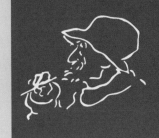

原著 Robert T. Keenan · Svetlana Krasnokutsky · Michael H. Pillinger
颜淑敏 译　伍沪生 校

关键点

尿酸是人类嘌呤代谢的具有生物活性的终产物。

血尿酸浓度取决于尿酸的产生与清除之间的平衡；高尿酸血症是尿酸生成过多、尿酸清除过少，或两者共同参与的结果。

特异性有机阴离子转运子在肾排泄尿酸的过程中发挥着主要作用。

高尿酸血症的定义是血清尿酸水平高于 6.8 mg/dl，这是尿酸在血清中的溶解极限。

痛风的发病机制是单钠尿酸盐累积达到了足够使晶体析出的水平。

单钠尿酸盐晶体驱动炎症反应，包括活化 NLRP3 炎性小体，该多分子胞内复合体可加工和生成白介素 -1β（IL-1β）。

局部白细胞介导了痛风性炎症发生，从而诱导中性粒细胞涌入关节；当这些中性粒细胞遇到尿酸晶体时，它们被激活并引发了进一步的炎症。

慢性痛风石性痛风中炎症持续存在；巨噬细胞持续产生细胞因子和蛋白酶，从而促进了软骨和骨的破坏。

痛风作为一种古老的疾病有着复杂的发病机制，由于其患病率近半个世纪增加了 4 倍之多，使得该病在现代得以重视。实际上，痛风现已成为美国最常见的炎性关节炎 [1-2]。痛风是一个代谢性和炎症性疾病。

痛风的发病机制需要两个不同过程的交集：①尿酸以盐的形式达到足以使尿酸盐析出的水平，从而形成晶体的过程；以及②对上述形成的晶体产生炎症反应的过程。这些过程是如何发生的，它们又是在什么样的情况下从适应性反应变为病理性反应的，是本章将要探讨的问题。

进化的思考

关键点

高尿酸血症曾在早先时代提供了生存益处，可能正是这种进化压力导致了人类血清尿酸的高基线水平。

尿酸的代谢产生在哺乳动物及其他多种动物生命过程中普遍存在，认识到尿酸的产生并不是一种病理状态很重要。实际上，尿酸的生成可能发挥了一种或多种有益的作用，而这正是分子免疫学家和分子人类学家感兴趣的部分。

尿酸是一个危险信号

尿酸是嘌呤代谢的分解产物。因此，它代表了一种代谢废物分子，从理论上来说，它可能只是一个需要排泄掉的累赘。然而，进化已赋予了这种废物产生过程在机体免疫中发挥重要甚至是关键性的作用。长期以来人们认识到受损的哺乳动物细胞裂解液可作为有效的免疫佐剂，即其可以增强所注射抗原的免疫应答。Shi 等[3] 使用经典的生化技术证明，尿酸是受损细胞的主要内源性佐剂。该研究进一步表明，尿酸在抗原应答中有促进 T 细胞活化的能力，且过度的降尿酸治疗可消除小鼠的免疫应答。因此尿酸可作为促进免疫应答的危险信号。正如 Matzinger[4] 首先提出的：被改变或破坏的细胞可产生某些内源性分子，而这些分子作为危险信号提醒免疫系统需要进行免疫应答。按照这个理论，比如，被病毒感染的细胞产生了尿酸，而尿酸作为上游"第二信号"可促进专职抗原呈递细胞如树突状细胞、巨噬细胞或 B 细胞的抗原呈递作用。事实上，虽然受损或死亡的细胞制造蛋白的能力有限，但细胞分解过程中尿酸的产物特异性地增加。尿酸危险信号也可能在肿瘤免疫中发挥着重要的作用，至少一种小鼠模型表明，调节尿酸水平可直接影响肿瘤免疫排斥反应[5]。尽管这些发现需要更进一步的研究，但它们均一致证明尿酸盐产物在局部细胞水平对免疫和内稳态发挥着重要作用。

尿酸和人类进化

多数哺乳动物的血尿酸水平范围为 0.5 ~ 2 mg/dl 之间。而人类和其他灵长类动物，包括大猩猩和一些新世纪猴，血尿酸水平通常波动于 4 ~ 6 mg/dl 之间。目前造成血尿酸水平增加的遗传和生化基础已被研究得较为透彻。在中新世时期（1000 万 ~ 2500 万年前），各种灵长类物种的基因突变导致了尿酸氧化酶基因的失活，从而使尿酸无法降解为为尿囊酸。遗传学研究表明，尿酸氧化酶基因在多个类人猿谱系中经历了不是一次而是多次无意义和其他突变（图 94-1）[6-8]。一些生物学家推测这些造成功能缺失的多次独立突变使尿酸盐产生增加，可能有利于这些特殊物种的生存。已经提出了几个令人信服且不相互排斥的假说。

这些灵长类物种产生抗坏血酸的基因也发生了独特的缺失，这一事件发生在始新世时期，即尿酸氧化酶缺失前 1000 万 ~ 2000 万年前[9]。在产生它的哺乳动物中，抗坏血酸是体内很好的抗氧化剂。因此，抗坏血酸生成的缺失可能造成了进化劣势，而尿酸的增高提供了抗氧化补偿。其他学者提出高尿酸血症通过其抗氧化作用或通过激活神经刺激性腺苷受体（类似咖啡因的方式）促进类人猿的智力功能，从而提供进

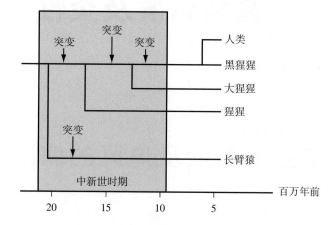

图 94-1 影响尿酸氧化酶基因的突变。在中新世时期，类人猿物种经历了不是一次而是多次不同的突变，最终导致了尿酸氧化酶失活。包含不同突变的多个物种的存活表明尿酸氧化酶的缺失可能传递着生存优势，尽管它为高尿酸血症和痛风建立了必要的条件（Modified with permission from Wu XW, Muzny DM, Lee CC, Caskey CT: Two independent mutational events in the loss of urate oxidase during hominoid evolution, J Mol Evol 34:78-84, 1992. Copyright Springer-Verlag GmbH.）

化优势[10]。尽管抗氧化剂的理论看起来很有说服力，但批评者指出：①尿酸盐的生成本身会产生氧化剂分子，抵消了其可能产生的抗氧化益处；②胞内尿酸盐可能有促氧化剂的作用[11]；③即便是缺乏可溶性抗氧化剂，人类/灵长类的抗氧化能力也可很强大（例如人红细胞膜具有强大的抗氧化能力）[12]。

为了了解尿酸升高的潜在优势，其他研究者研究了在中新世时期施加在灵长类物种的特异性进化压力。Johnson 和他的同事们[13] 指出，在中新世时期发生了快速的类人猿进化，当时类人猿的饮食似乎以素食为主，并且盐的含量极低。这些研究者认为，在此期间类人猿可能经历了"低血压危机"，尤其是在过渡到直立行走时。他们进一步推测，高水平的血尿酸所导致的肾血管损伤是恢复正常血压的机制之一[13-14]。为了模拟这个假说，这些研究者将大鼠暴露于低盐饮食，造成低血压。当用尿酸氧化酶抑制剂氧嗪酸（模拟灵长类尿酸氧化酶缺失）治疗时，大鼠的尿酸水平上升并且血压恢复正常。而尿酸氧化酶抑制剂对血压的影响可被降尿酸药别嘌醇所逆转。这些发现提示那些曾经是自我平衡的适应性改变，在如今的高盐时代却可能有助于原发性高血压的发生。为了支持后者的假设，Feig 和他的同事们[15] 锁定患早发原发性高血压和高尿酸血症的青少年，用降尿酸药别嘌醇来治

疗。结果是血压恢复正常，但停用别嘌醇后血压出现了逆转。更多近期研究表明，尿酸水平升高可能会增加糖异生，在中新世时期（也是卡路里贫乏）具有潜在的代谢益处，但可能导致在我们目前卡路里丰富的环境中发生糖尿病[16-17]。

尽管尿酸氧化酶的缺失促进了人类和其他类人猿中血尿酸的增加，但所达到的血尿酸水平尚不足以引起尿酸盐结晶和痛风。然而，尿酸氧化酶的失活造成尿酸产生的额外增加，或尿酸排泄障碍，可导致血尿酸的浓度超过溶解阈值。因此，我们接下来将回顾尿酸的产生和排泄的机制，以及可打破平衡导致病理性高尿酸血症的事件。

尿酸的生成和排泄：正常水平和高尿酸血症

尿酸是嘌呤的分解产物，因此尿酸的产生直接依赖于内源性嘌呤的产生和嘌呤的摄入量。在人类，尿酸是代谢的终产物；因此，尿酸的消除直接依赖于它的排泄。而尿酸生成和排泄之间的平衡决定了血尿酸的水平。多数人的尿酸水平相对稳定地保持在 4 ~ 6.8 mg/dl 之间，机体总尿酸池约 1000 mg[18]。血清尿酸水平大于 6.8 mg/dl 的人，即使没有临床痛风，也可能会隐匿地或以可感知的肿块（痛风石）的形式沉积尿酸结晶，致使其机体总尿酸盐池显著高于非高尿酸血症者[19-20]。尿酸的这种隐匿沉积（机体总尿酸盐负荷）对治疗可能有负向影响，因为它们可能会成为尿酸的"缓冲池"来对抗降尿酸药物的初始治疗。

尿酸生成：嘌呤代谢和摄入

关键点

尿酸是人类嘌呤代谢的终产物。

尿酸的产生取决于嘌呤生物合成和将嘌呤转化为尿酸的代谢过程。

嘌呤的生物合成

嘌呤是杂环芳香族化合物，包括联体嘧啶和咪唑环（图 94-2）。在哺乳动物中，嘌呤最常见的表达形式是脱氧核糖核酸（DNA）和核糖核酸（RNA）（含有腺嘌呤和鸟嘌呤），以及单分子核苷酸［三磷酸腺苷（ATP）、二磷酸腺苷（ADP）、磷酸腺苷（AMP）、环磷酸腺苷，小部分是三磷酸鸟苷（GTP）和环磷酸鸟苷（cGMP）］。嘌呤也是以下能量代谢分子的关键组成成分：还原型烟酰胺腺嘌呤二核苷酸，烟酰胺腺嘌呤二核苷酸磷酸（NADPH）和辅酶Q。嘌呤也可以作为直接的神经递质；例如，腺苷可与受体相互作用，从而调节心血管和中枢神经系统（CNS）的功能[21]。

嘌呤的生物合成启始于 5 - 磷酸核糖主链（图 94-3 和图 94-4）。磷酸核糖焦磷酸（PRPP）合成酶催化焦磷酸基团的另一半，形成 PRPP。该反应被认为是限速反应。接着，谷氨酰胺 -PRPP 酰胺转移酶催化 PRPP 和谷氨酰胺的反应形成 5- 磷酸核糖胺，这是嘌呤生物合成的第一步；接下来，5- 磷酸核糖胺作为一系列分子加成的主链，最终形成次黄嘌呤核苷酸（IMP）。IMP 被转化为 AMP 或 GMP，然后可将其磷酸化为更高能量的化合物（例如，ATP 和 GTP）。谷氨酰胺 -PRPP- 酰胺转移酶和 PRPP 合成酶都受到嘌呤本身的反馈抑制，提供了在嘌呤充足的情况下减缓嘌呤生物合成的机制。总的来说，嘌呤的生物合成过程是高度依赖能量的，需要消耗多个 ATP 分子。因此，嘌呤的生物合成不仅直接增加了尿酸生成的底物负荷，而且增加了已形成的嘌呤的周转，这有助于增加尿酸盐的水平[22]。

尿酸盐的形成和嘌呤补救

可能是为了保持嘌呤的稳态，通过前面描述的机制所产生的嘌呤比较容易受到酶的分解代谢（图 94-5）。嘌呤包括单磷酸核苷酸 GMP 和 IMP 在内均易于降解。这些分子通过核苷酸酶转化为其嘌呤碱的形式，鸟嘌呤核苷和肌苷。与 GMP 和 IMP 相反，AMP 不容易被核苷酸酶激活。然而，AMP 可以通过腺苷酸脱氨酶的激活转换成 IMP 而进一步降解。此外，腺苷酸脱氨酶可以将腺苷转化为肌苷进行降解。鸟嘌呤核苷和肌苷的进一步降解是由共用酶嘌呤核苷磷酸化酶所介导。鸟嘌呤核苷转化为鸟嘌呤，而肌苷转化为次黄嘌呤。鸟嘌呤和次黄嘌呤随后分别通过鸟嘌呤脱氨酶和黄嘌呤氧化酶（也称黄嘌呤脱氢酶）转化为黄嘌呤。任何来源的黄嘌呤再次在黄嘌呤氧化酶

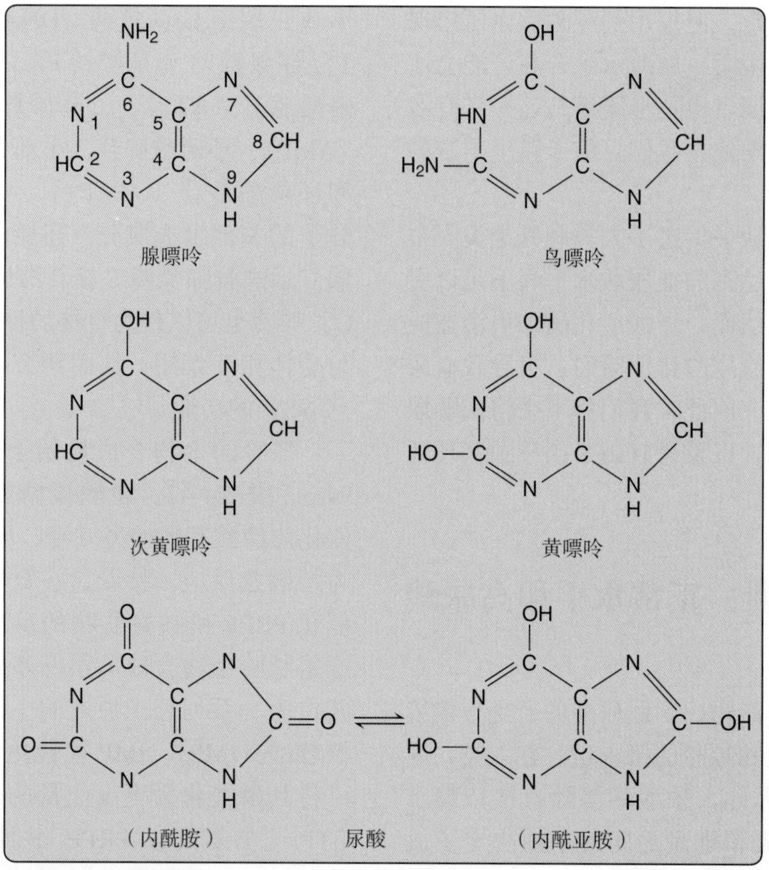

图 94-2 尿酸和常见嘌呤的结构。如图尿酸所示，所有嘌呤碱基均可以反式结构存在于内酰胺形式中

的作用下直接转化为尿酸。如前面所指出的，除人类和灵长类包括新世界猴外的生物具有一个额外的酶——尿酸酶（尿酸氧化酶），它能够把尿酸转化为尿囊酸。尿囊酸是一个相对可溶的化合物，可被进一步降解为尿素。正是由于缺乏此酶，人类及灵长类的嘌呤代谢止于尿酸生成[23]。

可能是因为嘌呤合成对细胞而言需要大量能量，因此在完整经历降解途径之前，进化出了恢复嘌呤的机制。恢复嘌呤的途径统称为嘌呤补救，与嘌呤合成的反馈调节密切相连。嘌呤补救的主要功能酶是次黄嘌呤/鸟嘌呤磷酸核糖转移酶（HGPRT1，亦称为 HPRT1），催化磷酸核糖从 PRPP 转移至次黄嘌呤或鸟嘌呤，分别形成 IMP 或 GMP（图 94-6）。这些产物随后可以重新被加入到可利用的嘌呤池中。次要的补救酶是腺嘌呤磷酸核糖转移酶（APRT），它可以把腺嘌呤还原成 AMP。然而，如前所述，大多数腺苷酸/腺嘌呤是通过转化成次黄嘌呤核苷酸而分解的。

尿酸产生过剩：原发和继发原因

关键点

高尿酸血症可由原发或继发原因造成的尿酸生成过剩所致。

原发性尿酸生成过剩

在一些患者中，先天性代谢缺陷可导致尿酸生产过剩和随后的高尿酸血症。在这些先天性代谢缺陷中的有一些值得注意。第一类，少数人存在 PRPP 合成酶的过度激活，从而导致 PRPP 的生成增加。因为正常情况下作为底物的 PRPP 浓度低于谷氨酰胺 -PRPP 酰胺转移酶的米氏常数，因此增高的 PRPP 水平驱动酰胺转移酶的活性并加速了嘌呤的生物合成。

第二类已经明确的常见异常发在嘌呤补救途径。HGPRT1 缺陷导致了嘌呤补救的破坏并增加了尿酸生成的底物。此外，由于嘌呤补救通常可导致单核

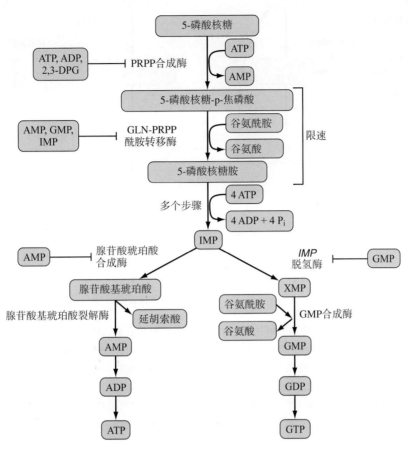

图 94-3 嘌呤生物合成，详见正文。ADP，二磷酸腺苷；AMP，磷酸腺苷；ATP 三磷腺苷；2，3-DGP，2，3- 二磷酸甘油；GDP，二磷酸鸟苷；GLN，谷氨酰胺；GMP，磷酸鸟苷；GTP，三磷酸鸟苷；IMP，次黄嘌呤核苷酸；PRPP，磷酸核糖焦磷酸；XMP，黄嘌呤核苷酸

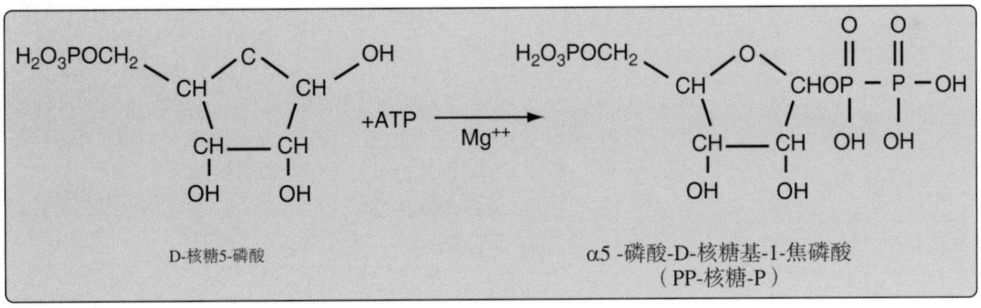

图 94-4 磷酸核糖焦磷酸合成酶促成磷酸核糖焦磷酸的形成。在一些患者中，该反应进行得太快，在尿酸原发性生成过多的基础上促进了高尿酸血症的产生

苷酸的产生，而嘌呤补救失败的患者单核苷酸水平低下，同时失去对 PRPP 合成酶和谷氨酰胺 -PRPP 酰胺转移酶的反馈抑制。因此，由 HGPRT1 缺陷导致的嘌呤补救失败由于嘌呤过量产生而复杂化。最近的研究已经发现 ALDH16A1（醛脱氢酶超家族成员）中的突变可能通过损害 HGPRT1 的功能来促进痛风的发生[24]。

目前 HGPRT1 缺陷的两个主要变异型已经被报道。HGPRT1 完全缺乏，又称 Lesch-Nyhan 综合征，是一种 X- 连锁隐性遗传疾病，其特点是极高水平的血尿酸、痛风发作、肾结石、智力低下、运动和行为障碍包括自残行为。这种疾病可以通过新生突变偶尔出现；女性携带者通常无症状，但可有血尿酸水平升

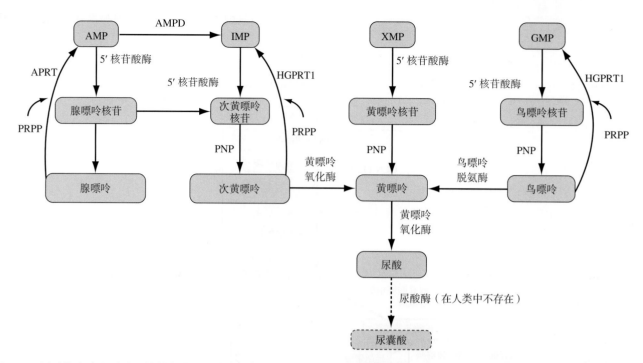

图 94-5 尿酸的合成和嘌呤的补救合成。嘌呤的分解代谢，尤其是次黄嘌呤核苷酸（IMP）和磷酸鸟苷（GMP），通过共同的底物黄嘌呤导致尿酸盐合成。黄嘌呤氧化酶是从任何嘌呤开始的尿酸盐合成所必需的，也是抑制尿酸合成药物（如，别嘌醇、非布司他）的靶点。嘌呤的补救合成是通过次黄嘌呤鸟嘌呤磷酸核糖转移酶 1（HGPRT1）分别还原次黄嘌呤和鸟嘌呤为 IMP 和 GMP。HGRT 缺失不仅导致次黄嘌呤和鸟嘌呤和随后尿酸合成的增加，而且导致核苷酸的消耗，进而为嘌呤的生物合成提供了反馈抑制。如灰色部分表述，哺乳动物除灵长类和一些猴类外，具有尿酸氧化酶，它可以把尿酸转化为尿囊酸，以进一步降解。AMP，磷酸腺苷；AMPD，磷酸腺苷脱氨酶；APRT，腺嘌呤磷酸核糖转移酶；PNP，嘌呤核苷酸磷酸化酶；PRPP，磷酸核糖焦磷酸盐；XMP，黄嘌呤单磷酸

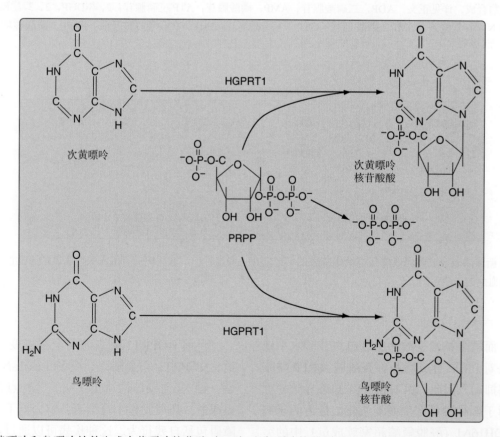

图 94-6 在次黄嘌呤和鸟嘌呤补救生成次黄嘌呤核苷酸（IMP）和鸟嘌呤核苷酸（GMP）中次黄嘌呤 / 鸟嘌呤磷酸核糖转移酶 1（HGPRT1）的作用。HGPRT1 失活导致高尿酸血症，严重病例，Lesch-Nyhan 综合征神经系统缺陷。PRPP，磷酸核糖焦磷酸

高。与痛风发作和肾结石是高尿酸血症的直接后果相反，Lesch-Nyhan 综合征的神经系统表现独立于高尿酸血症且对降尿酸药物无反应。这些患者的预期寿命大幅缩短，而且极少能引起成人风湿病学家的注意[25]。

与 Lesch-Nyhan 综合征患者相反，Kelley-Seegmiller 综合征患者的 HGPRT1 部分缺乏[26]；表现为高尿酸血症和痛风，而较少或无神经系统症状[27]。基于 HGPRT1 失活的程度和有 / 无神经系统表现，Kelley-Seegmiller 综合征的几个变异型已经被报道。Kelley-Seegmiller 综合征的突变倾向于发生于 HGPRT1 基因区域，而不是 Lesch-Nyhan 综合征患者中发现的区域（其典型的突变位于 PRPP 结合区域），而是否由于这些差异影响了神经系统症状的存在，目前尚未被确定[28]。

能量代谢的几种遗传性缺陷也可促进高尿酸血症，其主要是 ATP 消耗的结果。葡萄糖 -6 - 磷酸酶缺乏症患者（Ⅰ型糖原贮积病，或 von Gierke 病）的嘌呤和 ATP 的转化率升高。葡萄糖 -6- 磷酸酶缺乏症患者继发的乳酸血症可通过促进肾降低尿酸盐的排泄导致高尿酸血症（见后文）[29]。在果糖 -1 - 磷酸醛缩酶缺乏症中，患者缺乏代谢果糖 -1 - 磷酸的能力。而果糖 -1 - 磷酸的蓄积可反馈抑制果糖激酶，造成血中果糖蓄积。这些变化显而易见的结果是，AMP 的积累并促进了高尿酸血症的发生[30]。无先天果糖代谢缺陷患者摄入果糖的作用将在后面讨论。

继发性尿酸生成过剩和高尿酸血症

许多继发性原因可导致尿酸产生过多及高尿酸血症。在多数情况下，这些因素可诱导细胞更新的增加，进而导致嘌呤的生成和降解。那些涉及红细胞性、淋巴细胞性和髓细胞性细胞更新的疾病需要我们更多地关注，包括恶性和非恶性疾病。引起高尿酸血症的红细胞生成性疾病包括自身免疫性及其他溶血性贫血（红细胞破坏伴随红细胞生成的增加）、镰状细胞病[31-32]、真性红细胞增多症[33]和无效红细胞生成（例如，恶性和其他形式的巨幼细胞性贫血，地中海贫血和其他的血红蛋白病）。骨髓增殖性和淋巴增殖性疾病包括骨髓增生异常综合征、髓样化生、白血病、淋巴瘤以及浆细胞病，如多发性骨髓瘤和华氏巨球蛋白血症的患者也有高尿酸血症增加的风险[34,36]。对于某些患者，特别是儿童，高尿酸血症及伴随的

肾损害可能是这些恶性肿瘤的首要表现[37]。实际上，高尿酸血症的水平可能与疾病和细胞更新的程度密切相关。原发性血小板增多症也可能会增加高尿酸血症的风险[38]。据报道，实体瘤和高尿酸血症之间存在关联[39]；但因为实体肿瘤细胞的更新比较慢，所以实体瘤高尿酸血症往往不如髓源细胞性恶性肿瘤中常见，且严重程度更轻。

肿瘤溶解综合征是肿瘤相关性高尿酸血症的一种独特形式，化疗诱导的细胞死亡不仅可导致高尿酸血症，也会造成高磷血症、高钾血症和低钙血症，且常常导致急性肾衰竭和心律失常。肿瘤溶解综合征多见于恶性血液病的治疗过程[40]，同时在实体瘤的治疗过程中也可发生[41-42]。虽然相关文献并不十分充分，但有研究者已经发现在使用粒细胞集落刺激因子（G-CSF）治疗骨髓纤维化相关贫血后可发生高尿酸血症，因此 CSFs 的使用可能是新发痛风的继发原因[43]。

虽然目前仍存在争议，但多数学者认为银屑病患者中增加的细胞更新也与血尿酸盐水平的增高相关[44-45]。加上结节病和高尿酸血症之间的关联也被证实[46]，使得人们再次联想到增加细胞更新和（或）代谢活性之间的关系。然而，目前支持结节病是高尿酸血症原因的流行病学证据仍欠缺说服力。

那些可直接导致 ATP 生理性消耗 / 降解增加的情况也有助于继发嘌呤更新的潜能，导致高尿酸血症。因此，剧烈和长时间的运动，尤其是达到无氧呼吸水平时，可诱发短暂性的血尿酸升高[47-48]。癫痫持续状态可很好地模拟这些情况。一些急性病，包括心肌梗死和脓毒血症也伴随着 ATP 的分解代谢，并可能导致短暂的高尿酸血症[49]。遗传性肌病患者，包括代谢性肌病，如糖原贮积病Ⅲ型、Ⅴ型和Ⅶ型（分别为脱支酶缺乏、肌磷酸化酶缺乏和肌肉磷酸果糖激酶缺乏），以及线粒体肌病（包括肉碱棕榈酰转移酶缺乏和肌腺苷酸脱氨酶缺乏），适量运动后也很容易发生血尿酸水平的升高[39,49-50]。对于这些患者，运动过程中按需合成 ATP 的能力非常有限，因此导致已建立的 ATP 池快速周转，从而促使嘌呤和尿酸的形成。中链酰基辅酶 A 脱氢酶缺乏症患者因脂肪酸代谢不足也可出现血尿酸水平的升高，但引起这种现象的机制目前仍不完全清楚[51]。

尽管存在多种潜在的机制，但尿酸产生过剩的异常仅占高尿酸血症患者的约10%。

尿酸排泄：消化道和肾机制

关键点

尿酸主要通过肠道和肾进行排泄。在肾，一系列复杂的尿酸盐转运蛋白介导了尿酸钠盐的最终消除。

大多数患者的血尿酸水平保持在一个狭窄的范围内。因此，一定存在某些机制使尿酸通过代谢或排泄得到清除。前面提到的，人类具有很少或没有代谢尿酸盐的能力；因此尿酸盐的排泄机制在维持稳态中起着非常关键的作用。胃肠道和肾都参与了尿酸的排泄。

尿酸盐的胃肠排泄

尿酸通过胃肠道的清除已被认识超过 50 年，但研究相却对较少。在放射性标记的尿酸示踪研究基础上，Sorensen 和 Levinson 推测在健康个体中，胃肠道负责每日尿酸排泄负荷的 20% ～ 30%[52-54]。然而，在肾功能不全的情况下，尿酸的胃肠排泄可能变得更加重要，有动物研究表明，当肾衰竭时，肠道的尿酸排泄代偿性增加而肾的尿酸排泄减少[55]。尿酸转运到肠道的机制包括了外分泌（如，唾液、胃液和胰液）和直接的肠内分泌机制，并且涉及称为 ATP 结合盒转运蛋白 G2（ABCG2）的尿酸转运蛋白也在肾尿酸排泄中发挥作用（在后续章节中讨论）[39,56]。研究显示尿酸是以天然的形式排泄到肠道，然后通过肠道菌发生降解[54]。

尿酸的肾排泄：正常机制

除了肾衰竭等极端情况以外，肾是尿酸排泄的主要器官。肾尿酸排泄的机制非常复杂，包含多个步骤。在血流中，尿酸（以尿酸盐阴离子形式）完全或几乎完全不与血浆蛋白结合。因此，进入肾入球小动脉的尿酸盐 100% 会从肾小球得到超滤。正如后文讨论的，肾小球功能的下降会降低尿酸盐的滤过并促进血尿酸盐水平的升高。

超滤之后，近端小管中的尿酸盐（最初以单价离子的形式存在）经历不同的，但明显同时进行的步骤：①重吸收：90% ～ 98% 滤过的尿酸盐将被重吸收；②分泌：重吸收的尿酸盐被转运回肾小管管腔中。最终结果是滤过负荷的约 10% 被排泄。在功能齐全的肾单位中，上述步骤决定了血尿酸的水平，例

如血尿酸盐的升高可诱导肾排泄的增加，以保持整个机体尿酸的稳态。研究强调了有机阴离子转运蛋白（OATs）和其他主动和被动转运分子在尿酸盐经近曲小管双向转运活动中的重要性（图 94-7）[57-58]。

尿酸的重吸收

尿酸在近曲小管的重吸收有赖于上皮细胞顶面的几种转运体和至少一种基底外侧面的重吸收转运体的作用（图 94-7）。在人类中，最重要的顶面转运体似乎是 URAT1（基因 SLC22A12）。URAT1 作为尿酸 / 阴离子交换器，将尿酸从肾小管管腔转运至上皮细胞胞浆内。URAT1 交换的最主要无机阴离子是 Cl$^-$。然而，有机阴离子如乳酸、吡嗪酸和烟酸可以替代氯离子，从而具有如后文讨论的潜在的临床后果。URAT1 对于肾尿酸重吸收的重要性目前已被证实，即 URAT1 失活突变患者中被滤过的尿酸几乎 100% 被排泄并引起血尿酸水平的降低（伴随着尿尿酸水平增加和尿酸性肾结石风险增高）[59-63]。此外，一些确证可以降低尿酸的药物包括丙磺舒、苯溴马隆、氯沙坦和大剂量水杨酸盐就主要是通过抑制 URAT1 发挥作用的[64-65]。近期对 URAT1 活性的认识导致了 lesinurad 在美国的研发和批准，使其成为第一个专门设计的 URAT1 抑制剂的促尿酸排泄药物。相反，URAT1 基因的其他突变似乎会增加尿酸重吸收和高尿酸血症的风险，推测是由于获能突变所致。

OAT4（基因 SLC22A11）和 OAT10（基因 LC22A8）是参与肾尿酸重吸收的另两种顶面阴离子转运体。如同 URAT1 一样，OAT10 也是阴离子交换转运体。与 URAT1 一起，交换阴离子包括乳酸、吡嗪酸和烟酸可以通过 OAT10 促进尿酸的转运。相反，虽然 OAT4 也将尿酸从肾小管管腔转运至上皮细胞胞浆，但却是通过二羧酸根离子进行交换的[57,66]。

如果细胞基底膜外侧面不存在将细胞内尿酸转运出去的机制，那么由 URAT1、OAT 和 OAT10 介导的尿酸转运将导致尿酸在肾小管细胞内蓄积并最终影响尿酸的进一步摄取。该功能是通过 Glut9a（基因 SLC2A9，也被称为 URATv1）发挥作用的，它最初被视为葡萄糖转运蛋白家族的一员，但其实际上只有很少或没有葡萄糖转运的能力。相反，Glut9a 是将尿酸从肾小管上皮细胞内转运至肾间质的有效转运体[67-68]。研究显示，在人和小鼠中存在着多种不同的 Glut9a 失活突变，每种突变均可导致尿酸重吸收受损、尿酸排泄增加和低尿酸血症[67,69-74]。Glut9a

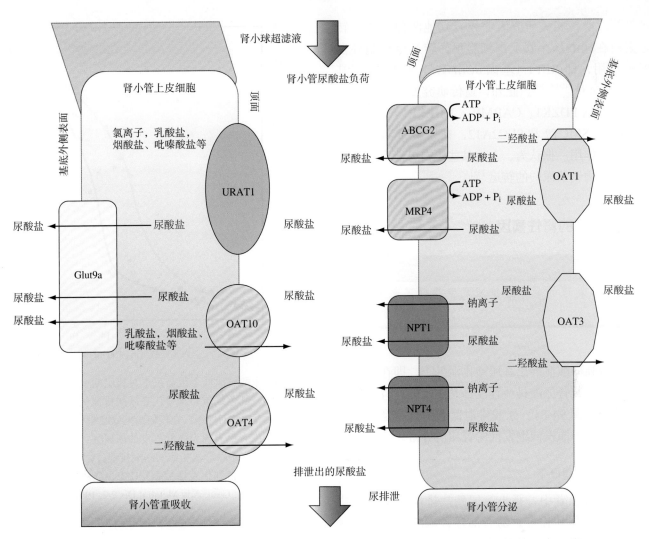

图 94-7 肾小管处理尿酸盐。尿酸的重吸收和尿酸的分泌均由近曲小管的上皮细胞进行处理。为了简化，左图显示重吸收过程，右图显示分泌过程。重吸收：多种顶面转运体（URAT1，有机阴离子转运蛋白（OAT）4，OAT10）将尿酸从近曲小管超滤液中移至上皮细胞的胞浆中。URAT1 似乎起着最重要的作用。无机离子（Cl⁻）和有机阴离子（如，乳酸盐、烟酸盐、吡嗪酸盐）在这一步骤中促进了尿酸的转运；因此有机酸盐水平升高有利于促进尿酸盐的保留和高尿酸血症。尿酸随后被上皮细胞的基底外侧转运体 Glut9a 从细胞内转运到间质。分泌：有机阴离子转运蛋白 OAT1 和 OAT3 从间质向上皮细胞内部移动尿酸盐，使用二羧酸酯作为反离子。上皮细胞中的尿酸由多种转运体转运至肾小管液中。由一些转运体（ABCG2 和 MRP4）介导的尿酸分泌过程是 ATP 依赖的，而其他转运体（NPT1 和 NPT4）通过的 Na⁺ 协同转运尿酸。因此钠的清除能促进高尿酸血症。ADP，二磷酸腺苷

及其剪接变异体 Glut9b 还表达于其他细胞，包括软骨细胞、白细胞、肠道细胞、肝细胞和血管平滑肌细胞；而 Glut9 蛋白（以及丙磺舒的影响，其抑制 Glut9，以及 URAT1）在这些细胞中的作用仍在积极探索之中[75-77]。

尿酸的排泄

位于肾小管上皮细胞的其他转运蛋白参与了调节尿酸从小管周液进入肾小管管腔的排泄作用（图 94-7）。在细胞基底外侧面，OAT1 和 OAT3（基因分别是 *SLC22A6* 和 *SLC22A8*）将尿酸盐从肾间质转运至上皮细胞胞浆内。该转运体通过与二羧酸交换起作用，其不仅转运尿酸盐，还转运其他有机阴离子和某些药物[78]。在近曲小管细胞顶面，目前已有两种蛋白被证实为尿酸排泄转运体，其中多药耐药蛋白 MRP4（基因 ABCC4）介导了 ATP- 依赖的尿酸盐转运[79]。能量衰竭是否通过损害 MRP4 而促进高尿酸血症尚未确定，但看起来似乎是合理的。ABCG2 转运蛋白（基因 *ABCG2*）也直接介导肾尿酸排

泄[80-81]。遗传相关研究表明还有其他两种阴离子转运蛋白在尿酸从小管上皮细胞顶面转运至细胞外发挥了作用，即 NPT1（基因 *SCL17A1*）和 NPT4（基因 *SLC17A3*）[80,82-84]。此外，遗传研究发现非转运体蛋白包括 PDZK1、CARMIL、NHERF1、SMCT1、SLC5A8、SMCT2 和 SLC2A12，在尿酸排泄过程中也发挥了作用。据认为，上述某些蛋白可能有助于大分子复合物调节尿酸的转运[85]。

高尿酸血症的肾性病因

> **关键点**
>
> 原发或继发性的肾尿酸排泄减少导致了血尿酸浓度的增高。

　　许多高尿酸血症患者尿酸排泄低下，即在任何血尿酸水平，其肾尿酸排泄程度都是不足的，且低于正常对照组（图 94-8）。尿酸排泄低下的机制是多种多样的，并源于原发或继发性的肾功能异常。

原发性尿酸排泄低下

　　在某些患者中，肾小管尿酸盐排泄的遗传性缺陷导致了高尿酸血症。随着前述肾尿酸转运体的确认，这些缺陷的潜在影响就变得显而易见了。例如，ABCG2 失能突变促发高尿酸血症，在欧洲白种人中超过 10% 的痛风病例是由于尿酸转运体 ABCG2 缺陷导致高尿酸血症所引发的[80-81,86]。如前所述，ABCG2 也在胃肠道尿酸排泄中发挥重要作用，因此 ABCG2 功能障碍也可能导致胃肠道尿酸盐潴留和高尿酸血症[87-88]。相反，几种转运相关蛋白（如 PDZK1、CARMIL、NHERF1）的获能突变可通过增强 URAT1（即肾尿酸重吸收）的活性来促进高尿酸血症。因此，患这种导致尿酸排泄低下的先天肾小管缺陷的患者通常表现为正常的肾小球滤过功能及正常的血肌酐水平。

　　家族性幼年高尿酸血症肾病（FJHN）也被称为髓质囊性肾病（MCKD），为一组常染色体显性遗传性疾病，其特点为早发高尿酸血症及慢性进行性肾疾病[89]。该病的高尿酸血症常先于肾功能不全出现，并被认为是原发的。目前已经确认了三种变异型，即 MCKD1、2 和 3。在 MCKD2 变异型中，尿调素基因

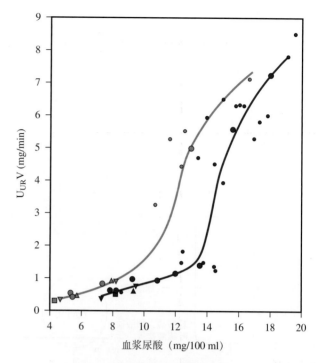

图 94-8 尿酸排泄低下组与正常对照组的血尿酸和肾尿酸排泄的比较。红色线条和符号代表尿酸排泄低下组，蓝色线条和符号代表正常对照组。在任何给定浓度的血尿酸水平，尿酸排泄低下患者都表现为更低程度的尿尿酸；因此他们需要更高的血尿酸水平以形成相应的尿酸排泄。（大小圆圈分别代表实验中的平均值和代表性数据）$U_{ur}V$，尿酸排泄率（From Wyngaarden JB: Gout, Adv Metabol Dis 2:2, 1965.）

的突变导致了尿调素（Tamm-Horsfall 蛋白）的表达减少和（或）错误表达，而尿调素是肾分泌的最普遍的蛋白[90-92]。近期的观察结果强调了尿调素缺乏对于 FJHN 可能是重要的，尽管 MCKD1 和 FJHN 的 3 种亚型患者的突变未发生在尿调素基因，但是它们也表现为尿调素表达降低的表型[93]。虽然目前尿调素缺乏易患高尿酸血症的机制尚未阐明，但有研究显示人尿调素基因突变的转基因小鼠可发生肾小管异常和尿液浓缩缺陷[94]。

肾尿酸排泄降低的继发因素

　　大量潜在原因均可导致肾性尿酸盐潴留和随之而来的高尿酸血症。这些原因包括急性或慢性肾衰竭、毒素或药物作用，以及那些可直接或间接改变肾尿酸处理的系统性疾病[95]。

年龄和性别

French 及其同事[96]从事的经典研究表明血尿酸

水平在儿童中偏低。男性青春期时血尿酸水平显著升高，而女性青春期时血尿酸水平仅有轻微增加。女性在随后的数年内血尿酸逐渐增高，绝经期则会迎来另一个增长高峰，最终血尿酸水平趋近于男性水平。这种规律与希波克拉底的名言相一致，即"男性沉溺性交时即易得痛风之时"以及"女性绝经之期即是易得痛风之时"[96-97]。在青春期和月经期，男性与女性血尿酸水平的差异强烈表明性激素在尿酸调节中发挥着重要作用。的确，有研究表明女性体内的雌激素和孕激素可以促进尿酸排泄[98]。促卵泡激素与尿酸水平略有增加有关，但机制尚不清楚[99]。相反，从希波克拉底的主张"宦官不得痛风"的推断，以及研究表明雄激素和雌激素对肾有机阴离子转运体有着相反的作用[100]，可以得出雄激素促进高尿酸血症的结论。对孕妇而言，血尿酸的增加是先兆子痫患者的特征，该病是表现为高血压和蛋白尿的产科急症。先兆子痫的高尿酸血症被认为是肾功能不全所致；先兆子痫的高尿酸血症不会导致痛风，但一些研究者认为在正反馈回路中促进了先兆子痫肾功能不全[101]。

系统性疾病

无论是急性还是慢性以及无论任何原因所致的肾小球功能不全（如肾小球率过滤下降）均可导致尿酸排泄降低和高尿酸血症（表 94-1）。虽然肾功能不全患者高尿酸血症的发病机制非常复杂，但第一位也是最主要的机制有赖于滤过尿酸负荷转运至肾小管的降低。高尿酸血症在氮质血症达到较高水平（血尿素氮水平 > 100 mg/dl）时普遍存在，但透析技术出现后已极为少见。轻度肾功能不全伴随的高尿酸血症表现各异，因为肾小球率过滤（GFR）下降可代偿性引起肾小管尿酸分泌的增加，以及可能的胃肠道代偿。在有升高血尿酸水平的其他危险因素患者中，肾功能不全对于高尿酸血症的影响似乎更明显。另外，充血性心力衰竭和高尿酸血症之间的关联性也有报道。虽然目前二者之间的直接关系尚未明确，但充血性心力衰竭时肾灌注减少似乎可以促进尿酸的潴留[102]。由于肾小球功能不全是老年人群中累积的一种疾病，因此可能导致老年人中高尿酸血症和痛风的发生率较高[2]。

各种形式的有机酸（代谢性的）均可加重肾尿酸排泄减少。因此乳酸酸中毒患者（例如低氧、败血症、肝或肾疾病、术后或心肌梗死、过度无氧运动，或对某些药物如二甲双胍起不良反应）可以出现高尿酸血症。类似的，患有酮症酸中毒的患者（例

表 94-1 促进高尿酸血症的系统性疾病

生成增多

溶血性贫血
镰状细胞病
真性红细胞增多症
巨幼细胞性贫血
地中海贫血
骨髓增生异常综合征
白血病
淋巴瘤
多发性骨髓瘤
华氏巨球蛋白血症
原发性血小板增多
实体瘤
肿瘤溶解综合征
银屑病
结节病
代谢性肌病
线粒体肌病

清除减少

肾功能不全
脱水 / 容量不足
乳酸酸中毒
酮症酸中毒

生成增多与清除减少同时存在时

心肌梗死
充血性心力衰竭
败血症

代谢性疾病

甲状腺功能亢进症
甲状腺功能减退症
甲状旁腺功能亢进症
甲状旁腺功能减退症
肥胖症

如，酒精性或糖尿病性酮症酸中毒、饥饿性酮症）也可以产生高尿酸血症。另外，乳酸酸中毒也可以继发于酮症酸中毒。关于上述结果的机制以前认为是有机酸和尿酸盐在肾小管排泄中直接竞争所致，但近期研究结果更倾向于肾尿酸转运的机制（如前述）。因为有机酸在肾小管上皮细胞顶面尿酸转运体 URAT1 和 OAT10 转运时作为交换阴离子起作用，因此这些有机酸为近曲小管增加尿酸重吸收提供了动力。

任何程度的脱水（容量不足）均可引发高尿酸血

症[103]。尽管该机制也很复杂，但也主要包含肾灌注不足，及随后引起的尿酸盐滤过和转运至近曲小管功能降低。另外，钠潴留将减少肾小管尿酸分泌，可能是因为 Na+/ 尿酸联合转运体 NPT1 和 NPT4 的作用。因此低钠饮食患者可由于储钠作用而引起储存尿酸。一些代谢和（或）内分泌疾病也与高尿酸血症相关，尽管目前这些疾病是否具有独立相关性尚无定论。这类疾病包括甲状腺功能减退、亢进，甲状旁腺功能减退、亢进。同时肥胖也与高尿酸血症密切相关[104]，而减肥则可降低血尿酸的水平[105]和痛风风险[106]。尽管我们很容易想象肥胖本身可引起高尿酸血症，但由于肥胖本身可以反映饮食和甲状腺功能的状态，因此肥胖与高尿酸血症间的关联性也十分复杂。有肾移植病史的患者高尿酸血症和痛风发病率增加（2% ～ 13%）。但肾移植患者的高尿酸血症似乎与移植本身并不相关，而与其他因素如原有肾功能不全、利尿剂的应用，以及特别是应用环孢素抑制排斥反应相关（稍后进一步阐述）[107]。相反，一些研究提示移植患者的高尿酸血症可以促使肾功能恶化。

糖尿病和高尿酸血症之间的相互作用是复杂的，可能是双向的（见后续部分）。已经认识到胰岛素水平与痛风之间的关联，提示胰岛素可能通过肾代谢反向调节尿酸水平。与这种可能性相一致，最近的一项研究表明，糖尿病患者开始使用胰岛素可导致血尿酸水平升高[108]。过氧化物酶体增殖物激活受体 γ（PPARγ）基因（PPARG）的基因多态性，已知与肥胖和代谢异常相关，也可能与高尿酸血症的风险增加有关。基因多态性相关代谢异常包括葡萄糖和脂质代谢（GCKR），胆固醇和糖尿病（MYL2-CUX2）以及谷氨酸信号调节（CNIH-2）患者也表现出对痛风的易感性增加[74]。此外，需要更广泛的人群全基因组关联研究，包括精细定位和功能分析，以确认与这些基因的关联。

药物

利尿剂是治疗高血压和充血性心力衰竭最常用的药物。人们早就意识到许多利尿剂会促发高尿酸血症和随后的痛风（表 94-2）[109-110]。尽管早期评估显示并非如此[111]，但使用利尿剂可使痛风的风险显著增加，可高达 3 ～ 20 倍[112]。虽然利尿剂增加血尿酸水平的作用机制尚未完全明确，但至少包含了钠的丢失和血容量不足，最终导了致尿酸排泄分数下降[113]。但是，个别利尿剂可能也对于肾尿酸代谢有着更独特

表 94-2 促进高尿酸血症的药物

利尿剂
噻嗪利尿剂
髓袢利尿剂
有机酸
水杨酸盐类（低剂量）
烟酸
吡嗪酰胺
其他
环孢素
乙胺丁醇
乙醇
集落刺激因子

和直接的影响。例如，袢利尿剂呋塞米和布美他尼直接影响肾小管尿酸转运体 NPT4[84]，而噻嗪类和袢利尿剂抑制了促进肾尿酸排泄的转运体 MRP4[114]。事实上，尽管利尿剂有减少血容量的作用，但并非所有利尿剂均会促进高尿酸血症的发生。例如，保钾利尿剂 - 氨苯蝶啶、阿米洛利、螺内酯均不会增加血尿酸的水平。更有趣的是，一些利尿剂甚至可以降低血尿酸的水平，在降低血容量的同时直接促进尿酸的排泄。此类药中的一种是替尼酸，它可有效的利尿并可抗高尿酸血症，但由于其肝毒性而被撤药。

某些药物是弱有机酸，可以作为反转运离子促进 URAT1 和 OAT10 介导的尿酸重吸收，从而升高血尿酸水平。另外有人推测这些药物也可通过作为尿酸的竞争物而抑制肾小管分泌尿酸。如在这些药物中的降脂药烟酸，它不仅阻断尿酸分泌而且可促进尿酸形成[110]。小剂量水杨酸包括用于保护心血管的小剂量阿司匹林，也可能通过减少尿酸排泄而造成尿酸水平升高[114]。而大剂量水杨酸却可通过抑制 URAT1 变成促进尿酸排出的药物[115]。抗结核药吡嗪酰胺是目前已知最强有力的保尿酸药物[110]。吡嗪酰胺代谢成吡嗪酸并随后生成 5 羟基吡嗪酸[116]，而这些有机阴离子似乎与烟酸和水杨酸作用机制相似。其他抗结核药，如乙胺丁醇，也可以降低肾小管尿酸排泄并促进高尿酸血症形成，但其作用机制尚不明确[117]。与轻度促进血清尿酸排泄的钙通道阻滞剂相反，β- 受体阻滞剂与血清尿酸盐水平升高有关，可能是肾灌注减少的结果[118]。

免疫抑制剂环孢素也可降低肾尿酸排泄而形成高

尿酸血症。环孢素可引起肾小管间质损伤和小动脉玻璃样变；而反过来，高尿酸血症可进一步恶化环孢素造成的肾毒性[119-120]。虽然他克莫司的免疫作用机制与环孢素相似，也可损害肾功能，但却不引起相似的高尿酸血症。另外，环孢素对于尿酸潴留的作用超过其对肾小球滤过率的影响，提示其可能直接作用于肾小管的尿酸转运以及随后的尿酸排泄[110,121-122]。因为目前绝大部分关于环孢素对尿酸影响的研究是在接受肾移植患者中进行的，故其他情况下应用环孢素对尿酸的影响仍未被确认。

中毒

一些毒物可以影响肾从而促进高尿酸血症，其中最重要的是铅[123-124]。铅暴露在西方社会很常见，且在某些时期存在铅暴露过量（例如，罗马帝国时期）。早在 18 世纪就有关于铅暴露、高尿酸血症和痛风之间存在关联性的推测。在 20 世纪，禁酒时代期间及之后，一大批铅中毒导致的高尿酸血症（铅中毒性痛风）患者被发现。这些患者主要集中在美国东南部，且多涉及应用含铅容器（典型的是汽车散热器）自家酿造威士忌酒。铅的摄入会在骨中蓄积而且对中枢神经系统有不利影响。在肾中，铅中毒会导致间质和血管周围纤维化，同时也可引起肾小球和肾小管变性[125-126]。尽管铅中毒肾病患者往往表现为轻度至中度的肾功能不全，但其尿酸清除却被极大地限制了，说明其存在肾小管尿酸排泄的功能不全[127]。有学者认为，铅暴露也可以促进嘌呤的转化，但截至目前仍缺少有力的证据支持[128]。尽管铅中毒痛风目前仍被视为罕见病，但流行病学资料显示该病发病率可能比通常推测的要高[129]。在威士忌酒导致的肾病患者中（与来自其他来源的慢性铅中毒相反），相关的生活方式因素（例如，嗜酒和肥胖）可能也在高尿酸血症的形成中发挥着重要作用[130]。

慢性铍中毒患者，常常存在职业暴露史，也常表现为肾尿酸排泄降低和高尿酸血症[131]。

饮食和尿酸

关键点

饮食可以显著影响血尿酸的水平，一方面因其是嘌呤的主要来源，另一方面饮食还可通过改变代谢产物和（或）影响尿酸的肾排泄导致血尿酸升高。

许多饮食成分可通过导致尿酸过度生成而影响血尿酸的水平。而另一些饮食成分可能有降低血尿酸水平的能力。

富含嘌呤的饮食

富含嘌呤的饮食是日常嘌呤负荷的主要来源，因此也是生成尿酸的主要来源。然而并非所有富含嘌呤的饮食均有相同的风险：海鲜和红肉，尤其是内脏器官，使得高尿酸血症风险显著升高，而摄取富含嘌呤的绿叶植物却无此风险[132]。早先的研究者多强调嘌呤摄入的影响有限，认为改变嘌呤摄入最多可以使血尿酸降低 1 mg/dl[95,133]。然而，这些研究很少在饮食的背景下提及肾尿酸排泄作用。因此需要进一步的探讨，是否对于先天血尿酸排泄障碍的患者，在增加饮食嘌呤负荷后可产生比排泄能力正常的患者更为显著的血尿酸水平升高。与嘌呤摄入相反，蛋白质的摄入并不增加高尿酸血症和（或）痛风的风险，这一点偶尔会使临床工作者感到困惑，因为许多高嘌呤食物也具有高蛋白[132]。

果糖

早在 1901 年，Osler 就发现了果糖可以引起痛风发作[134]，然而之后却鲜有研究。直到 20 世纪 60—70 年代，研究显示口服或静脉予以果糖负荷量可以引起血尿酸一过性增高，尤其是在痛风患者中[135-136]。使用蔗糖（内含果糖）也可以重复出上述实验结果，但葡萄糖或半乳糖则不引起尿酸升高[137]。果糖代谢的生化分析有助于揭示果糖引起高尿酸血症的发病机制，其不直接提供嘌呤，而是改变代谢以促进嘌呤和尿酸合成（图 94-9）。

果糖代谢的第一步（不与葡萄糖或半乳糖共享）是 ATP 脱去一分子磷酸根形成果糖 -1- 磷酸盐（磷酸果糖激酶），生成 ADP。然后 ADP 转换为 AMP（腺苷酸激酶），从而可通过多个步骤被降解为尿酸。此外，果糖相当于磷酸根"池"，因为被脱去的磷酸根不能用于与 AMP 和 ADP 结合再生成 ATP。磷酸根和 ATP 可抑制尿酸降解途径（分别抑制 AMP 脱氨酶和 5' 核苷酸酶），因此这些化合物的消耗同时可促进尿酸的形成[138]。另外 ADP/ AMP 的耗竭也损害 PRPP 合成酶的反馈抑制并促进嘌呤生物合成。流行病学研究证实了果糖消耗对于高尿酸血症的作用，即摄入富含果糖甜软饮料或果汁的患者可表现为血尿酸

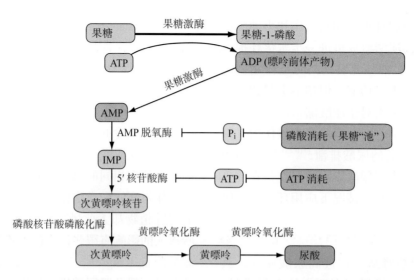

图 94-9　果糖和尿酸的产生。摄入的果糖被转化为果糖 -1 - 磷酸，其过程消耗 ATP，生成二磷酸腺苷（ADP）并贮存无机磷酸盐（果糖／磷酸盐池）。产生的 ADP 作为尿酸的生成的底物，而 ATP 和 Pi 消耗导致了对参与尿酸合成酶的反馈抑制降低。AMP，腺苷酸；IMP，次黄嘌呤核苷酸

水平升高和痛风发病率增加[137,139-145]。果糖，而不是葡萄糖，作为软饮料和加工食品主要的添加剂在过去几十年中工业用量增加的同时痛风患病率上升，这一事实强调了果糖对于升高尿酸水平的重要性。

含酒精的饮料

乙醇的摄入与痛风发病相关，且大量生理的和流行病学数据证实乙醇摄入促进了高尿酸血症的发展[146-150]。乙醇可通过多个机制显著增加血尿酸的水平。这些机制中最重要的是乙醇代谢过程中需要消耗 ATP，从而导致嘌呤转化和尿酸生成增加[151-152]。另外大量饮酒增加血乳酸水平，可通过作用于如前面所讨论的 URAT1，使肾尿酸排泄降低，进而促进高尿酸血症的产生[153-154]。乙醇摄入还可通过抑制抗利尿激素促进利尿[155]；而脱水和血容量不足可以促进肾尿酸潴留。在慢性饮酒基础上急性大量饮酒可出现酮症酸中毒，特别是在短暂的饥饿和（或）呕吐的情况下[156]。在这种情况下，尿酸分泌可被抑制，或通过与乳酸大致相同的方式由 3-羟基丁酸酯和乙酰乙酸酯促进尿酸的重吸收[157]。就食物成分而言，一些含酒精的饮料，特别是啤酒，富含以鸟嘌呤核苷为主的高嘌呤[149]。事实上，一些不含乙醇的啤酒衍生物也可引起一过性血清尿酸水平增高，但未达到啤酒本身引起的程度[158]。嘌呤负荷在酒精饮料中的重要性可以通过以下事实得到强调：与啤酒相比，适度饮用葡萄酒（嘌呤相对较低）不会增加血清尿酸盐水平[150,159]。如前所述，由铅污染的威士忌所致的铅中毒性痛风中，酒精摄入对高尿酸血症也有一定作用[124]。

其他饮食成分

近期无论是流行病学还是生理学研究，均表明低脂奶制品的摄取与血尿酸水平和痛风风险的降低是独立相关的[132]。生理研究显示，牛奶或牛奶蛋白的摄取具有直接排尿酸的作用，从而降低了血尿酸的水平[160]。更为有趣的是，牛奶制品还有抗炎症的作用[161]。规律大量饮用咖啡（每日 4～6 杯）可能导致尿酸降低，但与咖啡因无明显相关性[162-164]，且该效应与痛风发病率降低相一致[165-166]。相反，间断饮用过量咖啡可能导致短暂高尿酸血症的发生，这可能是由于咖啡导致利尿及血容量减少所致。从流行病学角度来看，维生素 C 摄入的增加与血尿酸水平的降低有关，但在前瞻性研究中并未得到证实[167-168]。有限的研究支持食用樱桃，作为一种痛风的长期补充药物治疗，可能有促尿酸排泄并降低痛风发作风险的作用[169-170]。

晶体的形成：由高尿酸血症向痛风过渡

> **关键点**
>
> 单钠晶体的形成涉及理化过程，且可能受到滑液蛋白及免疫球蛋白的调控。

可溶性尿酸盐不会诱发痛风发作，只有晶体化尿酸盐可促进急性炎症的发作。因此尿酸盐结晶是高尿酸血症发展成为痛风的一个关键步骤[171-172]。

尿酸是一种弱有机酸 [pKa$_1$ 5.75（位置 9）和 10.3 pKa$_2$（位置 3）]。在生理 pH（7.4）下，约 98% 的尿酸以尿酸钠（MSU）单水合物的形式存在。当浓度大于 6.8 mg/dl 时，MSU 超过其在血清生理状态下的溶解极限，即为高尿酸血症的生理定义。超过尿酸盐溶解度阈值后可使针状结晶沉淀并导致炎症反应。然而，威廉·罗伯茨爵士认为并非所有高尿酸血症者都会发作痛风，并研究了高尿酸血症和 MSU 结晶之间的区别[173]。流行病学研究也表明，尿酸盐结晶的形成和之后发展为急性痛风只发生在少数高尿酸血症患者[174]。因此，除高尿酸血症外的其他因素可能影响着尿酸盐结晶的形成。

体外模型已经揭示了尿酸盐结晶和环境因素，例如 pH、温度、含盐量、振动和大分子之间的关系[175-177]。如实际上在低 pH 和低温下尿酸可能更容易沉淀，这为以下事实提供了一种可能的解释，即急性痛风最常发生于第一跖趾关节（50% 作为首发症状，最终占所有痛风患者的 90%），而该关节常暴露于外界环境中（例如，在相对低的温度）又在体循环的最远端。

由于晶体的形成和痛风发作最常见于关节内，因此某些研究者强调了关节生物环境本身在 MSU 晶体形成过程中的作用。例如，一些研究者认为可溶性尿酸盐在关节中比其他血浆成分排泄更慢，因此为尿酸盐在关节间隙内沉积提供了可能的机制[178]。一旦尿酸盐晶体形成，滑膜的有孔内皮细胞就把关节间隙作为一个晶体"陷阱"，防止其被分散和（或）溶解在更广泛的循环里。其他研究者还强调了软骨本身在尿酸盐沉淀中可能发挥的作用，特别是在老化和（或）骨关节炎的情况下[179]。老化的软骨通过潜在的机制促进了 MSU 成核 / 晶化，该机制包括改变葡萄糖胺聚糖和蛋白聚糖在关节软骨的比例和（或）化学性质，以及增加关节软骨细胞内和细胞外脂质含量[179-181]。近期的一项报告表明骨关节炎软骨细胞可分泌尿酸盐进入关节间隙，从而导致关节滑液中尿酸过剩[182]。

一些研究者认为尿酸盐结晶化可能是一个需要免疫辅助的过程。Kam 和同事[183] 提出，从前认为 IgG 抗体与 MSU 单体结合是非特异性的，而现在认为尽管在滑液和组织中存在着分散结晶的能力，但抗体与晶体的结合仍可导致 MSU 结晶发生堆积。最近 Kanevets 及其同事[184] 推测，尿酸晶体 - 特异性 IgM 抗体复合物在尿酸盐晶体的成核和形成中发挥了作用。

虽然尿酸盐沉积是急性痛风发作的必要条件，但不是所有的尿酸盐沉积都可直接导致急性痛风性关节炎。影像学检查证实，在无症状高尿酸血症患者的软骨和滑膜中可能仍存在尿酸盐结晶的沉积[20,185]。沉积的后果不仅可导致直接的组织损伤（见后述章节），也可蓄积那些裸露的及有潜在致炎作用的尿酸盐结晶。因此局部创伤长期以来被认为是急性痛风发作的可能诱因，可能正是通过身体释放软骨沉积的结晶到关节间隙而引发炎症。此外，有记载表明急促的降低血清和滑液尿酸盐水平时（例如，刚开始使用降尿酸药物时）会引起急性痛风发作[186]，其机制类似于冰川融化所导致的冰山脱落和以前隐藏表面的暴露。pH 和其他物理参数的变化可能具有类似的效果。这些观察结果导致痛风经典模型的修订，其中尿酸盐晶体沉积在首次急性发作之前，且急性发作是由于晶体脱落进入受累关节内而非直接自发沉淀所致[187-188]。

急性痛风发作：尿酸单钠晶体引起的炎症反应

关键点
尿酸晶体可激活补体和滑液固有白细胞，刺激中性粒细胞涌入，从而进一步促进了炎症的发生。

尿酸盐晶体是炎症的潜在触发器[189]。20 世纪 60 年代，Faires 和 McCarty[190] 戏剧性地证实了尿酸盐晶体触发人类痛风的潜在致炎能力，他们将尿酸盐晶体注射入自己的膝关节，接下来出现了急性炎症发作。在临床上，痛风的诊断需通过关节腔穿刺，在偏振光显微镜下证实滑膜液中存在尿酸盐晶体。中性粒细胞，特别是细胞内的尿酸盐晶体，直接展示了中性粒细胞的吞噬活性[191]。然而，痛风的炎症机制是非常复杂的，不仅与中性粒细胞有关，还与其他类型细胞、大量炎性介质和一系列序贯事件相关[192]。

尿酸晶体和补体的激活

补体旁路激活途径是体液中的一个持续反应过程。C3 成份在液相中被激活，随后 C3b 快速沉积到附近的细胞表面[193]。大多数细胞表面的 C3 常规被调节蛋白所灭活。相反，尿酸晶体的聚阴离子表面使得 C3 沉积不受约束并随后激活了下游的补体成分。Weissmann 及其他研究者[194-195]发现尿酸晶体可以激活来源于清除了 C2 的血清的补体，证明尿酸晶体具有通过补体替代途径激活补体的能力。有趣的是，其他团队证实了尿酸晶体也可通过经典途径激活补体（例如，通过 C1 激活）。尿酸晶体激活补体经典途径有两种方式。首先，尿酸晶体可通过免疫球蛋白非依赖性、C 反应蛋白（CRP）依赖性途径激活经典途径[194,196-197]。此外，已有学者反复验证了尿酸盐晶体具有结合抗体的能力。但 IgG 结合的特异性，以及结合于尿酸盐晶体的抗体是否会额外地激活经典途径等问题尚未被完全解决[194,197-198]。晶体诱导补体级联反应的结果之一是产生 C5a，这是一种强力的血管舒张剂和炎症细胞如中性粒细胞的趋化因子[199-200]。尿酸盐晶体补体激活也可导致生成可溶性补体膜攻击复合物，该复合物可激活局部细胞从而促进炎症[201]。其他具有潜在引起炎症作用的蛋白，包括纤连蛋白和激肽原，可能也黏附于尿酸盐晶体[202]。

细胞对晶体的反应

细胞对尿酸盐晶体的识别

MSU 晶体与一系列炎症细胞相互作用并有效刺激。尿酸晶体激活细胞的方式仍是一个悬而未决的问题。已提出了几种机制，包括：①通过 Toll 样受体（TLRs）的尿酸晶体识别；②尿酸晶体和细胞膜中胆固醇筏之间的相互作用；③直接吞噬作用机制。

TLRs 对于固有免疫和机体快速识别细菌和病毒是至关重要的，它是基于固有的特征（如，病原体相关的分子模式），而不是对特定入侵者独有的特征发挥免疫学作用的。由于尿酸盐晶体从理论上被认为是一种外来分子，因此一些研究者对尿酸盐晶体是否能激活 TLRs 进行了相关研究。在 TLR2 和 TLR4 敲除小鼠中，尿酸盐晶体诱导的气囊炎症模型中，IL1-β 和 TNF 的产生减少，中性粒细胞涌入减少，都有力地证实了在尿酸盐晶体反应中的作用[203]。同时，CD14 敲除小鼠中尿酸盐所致炎症的受损也支持了 TLRs 的作用，因为 CD14 对于 TLR2 和 TLR4 依赖信号必不可少[204]。有趣的是，Joosten 和他的合作者[205]提出，MSU 晶体激活 TLR2 需要同时将受体暴露于 C18：0 游离脂肪酸。然而，其他研究人员观察到多个 TLR 敲除对尿酸盐诱导的炎症的小鼠模型没有影响[206]。因此，TLRs 在尿酸盐信号传导中的作用仍然是一个悬而未决的问题。

另一些作者强调了 MSU 晶体与胆固醇的静电作用[207]。质膜的富胆固醇区（脂质筏）富含特征性信号分子并代表了细胞激活的热点。树突状细胞中 MSU 与脂筏间的受体非依赖作用直接导致了细胞的激活。且这种作用背后的机制似乎与脂质筏的氢键依赖聚合有关。脂筏中穿膜受体的聚合导致了免疫受体酪氨酸活化基序的激活，随后激活了信号分子 Syk[208-209]。Syk 的激活反过来可诱导细胞活化，包括磷酸肌醇 3 激酶（PI3K）信号、细胞架构重排和晶体吞噬作用。

如前所述，MSU 晶体可被覆免疫球蛋白和其他血清蛋白质，并可作为补体活化的底物。因此，被覆蛋白的尿酸盐晶体可能也通过结合免疫球蛋白、补体和其他细胞表面受体而激活细胞[210]。与这种模式一致，已观察到被覆 IgG 而不是 IgM 的尿酸盐晶体会比无覆盖者激发更强烈的炎症反应[211]。

尿酸盐晶体激起的细胞内反应

尿酸晶体对细胞的激活会导致许多与炎症反应相关的细胞内信号分子的活化。除了 Syk 之外，还有 PI3K；ERK、JNK 和 p38 丝裂原活化蛋白（MAP）激酶；磷脂酶 C 和 D；rho 家族蛋白；以及核因子 κB（NFκB）。根据细胞类别的不同，这些分子的激活会导致特异性的表型改变，包括细胞骨架的变化、细胞因子和脂质介质的产生，诱导吞噬的作用，以及产生过氧化物[212-216]。除这些最初的反应外，其他反应包括血管扩张和血管渗漏，内皮细胞和炎性细胞表面黏附分子的上调以及细胞趋化性，这将在后面的章节中讨论。

有学者很早就发现尿酸晶体可诱导巨噬细胞产生 IL-1β，且产生的 IL-1β 是痛风炎症发展的核心因素[213]。然而，尿酸晶体诱导的 IL-β 上调的机制至今尚未明确。NLRP3（以前叫 NALP3、CIAS1 或 cryopyrin）炎性体是多分子的胞内复合体，其主要目的是生成 IL-1β，以及 IL-18 和 IL-33（见第 17 章）[217]。IL-1β 的前体通过炎性体相关酶 caspase-1 分裂成活化的 IL-1β，这种酶可能也在 IL-1β 分泌中发挥了作用。在一项开创性研究中，Martinon 和他的同事们[218] 记录了 MSU 晶体激活 NLRP3 炎性体和刺激 IL-1β 产生的能力（图 94-10）。随后的炎症反应（例如，TNF 的产生）可能继发于细胞表面 IL-1β 受体的自动结合。炎性体在结晶性炎症中的重要性在小鼠模型中已经得到很好证实：缺乏炎性体成分的小鼠巨噬细胞在暴露于 MSU 晶体时 IL-1β 的产生减少，且在炎性体缺乏的小鼠腹膜内注射尿酸盐结晶后，可与 IL-1β 受体缺乏小鼠一样导致中性粒细胞募集显著减少[218]。而且，IL-1β 靶向治疗具有消除人类痛风和小鼠尿酸晶体诱导的炎症反应的能力，这更加说明了 IL-1β 在尿酸结晶性炎症反应中的中心地位[219-221]。

至今，对尿酸晶体是如何激活 NLRP3 炎性体的机制尚无明确解释。主导理论集中于炎性体作为细胞应激的内在传感器，其来源于：①氧化应激或者离子浓度漂移；②溶酶体的裂解[222-223]。其中一种模式认为质膜上晶体诱导的损伤促进了细胞内钾的流出，进而低钾状态直接激活了炎性体[224-225]。另一方面，晶体激活了吞噬细胞 NADPH 氧化酶，导致了活性氧（ROS）的产生，进而直接或间接地被炎性体所感知。大量的尿酸盐晶体能引起不完全的或者无效的吞噬作用，也就是说吞噬细胞会包绕但不能完全吞噬目标，这可能会导致一种激活的状态（包括氧化酶激活）从而有助于炎性体的激活[222]。有关 MSU 晶体活化炎性体提出的第二个机制认为被吞噬的尿酸盐晶体具有裂解吞噬溶酶体膜的作用，且主要是通过机械或理化机制起作用[226]。吞噬溶酶体裂解将导致胞内酸化和组织蛋白酶 B 的细胞内释放，而它们都将作为 NLRP3 炎性体激活剂参与发病[223]。这些不同的机制也许并不相互排斥且相互协同起作用（例如，溶酶体裂解和组织蛋白酶 B 释放可共同促进 ROS 的产生）。

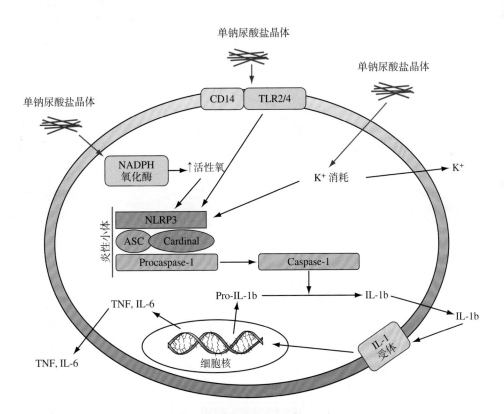

图 94-10　尿酸单钠晶体对 NOD 样受体家族、NLRP3 炎性体的激活。尿酸晶体对炎性体的激活会导致半胱天冬酶 -1 的激活，可分解和激活 IL-1β 并促进 IL-1β 的分泌。反过来，IL-1β 可结合其受体继之促进其他细胞因子如肿瘤坏死因子（TNF）和 IL-6 的合成和分泌。尿酸晶体激活炎性体的三种可能机制如下：①活性氧类（ROS）的产生；② Toll 样受体 2 和 4（TLR2/4）的激活；③钾的消耗，并通过炎性体被感知。尿酸晶体对炎性体激活机制的精确作用依旧是一个待研究的问题。ASC，凋亡相关的斑点样蛋白包含半胱天冬酶募集结构区；NADPH，烟酰胺腺嘌呤二核苷酸磷酸

急性痛风发作的起病及进展

急性痛风的临床表现是一种快速的，几乎是暴发性发展的炎症反应。相应的，在急性发作期间的细胞变化必定反映了炎症的加速性质。痛风炎症始于尿酸结晶的出现 / 释放，且痛风炎症初始阶段有赖于已经存在的局部介质，及①可与尿酸晶体反应，且②已经位于关节中的细胞。显然，结晶表面免疫球蛋白的结合和补体的激活是这些早期反应之一。部分由 IgG 和补体调理作用所促进的尿酸结晶和局部组织细胞的相互作用也似乎发挥了早期作用。在早期细胞型反应中研究最透彻的是滑膜巨噬细胞，该细胞为滑膜常驻细胞。晶体所致的巨噬细胞活化引起重要的细胞因子，如 IL-1β、TNF、IL-6 以及趋化因子 IL-8（CXCL8）的合成和释放，并引起具有组织损害性的基质金属蛋白酶（MMPs）和毒性氧自由基的释放 [212-213,227-228]。滑膜巨噬细胞的活化与其对尿酸盐晶体的吞噬作用同

步。人滑膜成纤维细胞也可对尿酸盐晶体发生反应，产生炎症介质和金属蛋白酶 [227,229]。最后，肥大细胞也常驻于滑膜并在急性痛风反应的早期阶段发挥重要作用，正如在晶体诱导的炎症小鼠模型中，清除肥大细胞可使炎症减轻 [230]。在注射 MSU 晶体后的实验性气囊的衬里中，肥大细胞的数量和活性均增加，表明增多的肥大细胞可能继发地向炎症部位趋化（图 94-11）[231]。

这些早期反应促进了多形核白细胞的涌入，而这些均是痛风性关节炎症中的主要细胞。晶体反应早期阶段产生的细胞因子和其他炎症介质作用于血管内皮，促使其扩张及渗漏，并上调黏附分子如选择素和血管细胞黏附分子在血管表面的内皮细胞上的表达 [232]。这些细胞因子还会促进血流里的中性粒细胞活化，特别是上调整合素黏附分子 CD11b/CD18。在活化的中性粒细胞中，晶体产生的补体成分 C5a 也

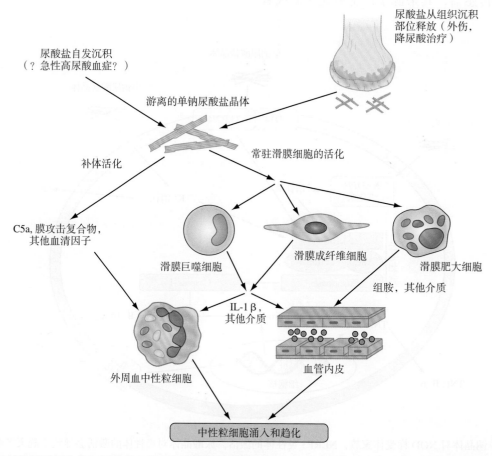

图 94-11 尿酸盐晶体诱导活化的初级阶段。"新鲜"尿酸盐晶体的形成，来自尿酸沉积或从已有的晶体池中解离，可造成直接补体活化和滑膜内常驻细胞包括吞噬细胞，成纤维细胞和肥大细胞的激活。活化的细胞产生白介素 -1β（Il-1β）和其他细胞因子，多种其他介质（未全部列出）反过来激活血流中性粒细胞和内皮细胞。无图示，这些反应允许中性粒细胞黏附和穿过内皮细胞，形成中性粒细胞涌入。当中性粒细胞被尿酸钠盐晶体直接激活则炎症更进一步播散。其他详情见正文

有类似作用，因为 C5a 可有效地刺激 CD11b/CD18 的活化以及中性粒细胞的黏附[233]。结果中性粒细胞首先紧紧黏附于血管内皮，继而由于 C5a 补体梯度的趋化作用而渗出血管，导致接触并吞噬尿酸盐晶体。晶体诱导中性粒细胞活化的机制包括之前涉及的及 CD11b/CD18（亦是补体受体）和 IgG 受体 FcγRIIIB 的相互作用。随后，中性粒细胞胞内信号传导包括许多酪氨酸激酶 Lyn、Syk、Tec、Src 的磷酸化和（或）活化；PI3K 的活化；磷酸酶 C 的活化[234]。MAP 激酶活化也参与其中，因为这些激酶调节了中性粒细胞的黏附和过氧化物的生成[233]。

中性粒细胞受尿酸晶体刺激后通过多种机制快速促发额外的炎症和中性粒细胞涌入（图 94-12）。首先，受尿酸晶体刺激的中性粒细胞产生大量的炎症介质及强有力的中性粒细胞趋化因子，如 IL-1β、IL-8、白三烯 B4（LTB4）、S100A8/A9（也称为骨髓相关蛋白8 和 14）、前列腺素 E2 和结晶诱导的趋化因子[234-235]。其中，IL-8 和 LTB4 是强效趋化因子，它们在扩大趋化因子梯度和促进中性粒细胞涌入方面发挥了极为重要的作用。其次，受尿酸晶体刺激的中性粒细胞可释放一系列直接损害局部组织的物质，包括氧自由基和 MMPs 如 MMP-8。虽然这些介质原本是吞噬体用来

消化外来物质的，但大量大分子尿酸盐晶体却导致了结晶的不完全吞噬（"无效吞噬"），造成溶酶体成分释放入破损的吞噬体，避免了细胞外组织损伤（"反刍"）。这一过程似乎是由被覆免疫球蛋白的结晶介导[211]。相反，当裸露结晶被中性粒细胞吞噬后，与吞噬体的富胆固醇双分子层互相作用，导致了吞噬体破裂及细胞坏死，并直接释放毒性中性粒细胞成分[226]。这两种情况均具有组织损伤和加速炎症的潜力。

急性痛风发作的缓解

急性痛风发作尤其在疾病早期有一大特点，即大多数的发作是自限性的[236]。目前已有多种效应被用来解释这种现象。尿酸盐晶体可被覆滑液蛋白（例如，载脂蛋白 B 和 E），从而抑制其引发炎症的能力[237]。痛风发作的应激可促进促肾上腺皮质激素（ACTH）分泌，ACTH 不仅可以促进糖皮质激素分泌，还能直接结合促黑素激素受体产生抗炎作用[238-240]。

其他研究强调了可缓解炎症的局部活化反应。例如，通过尿酸盐晶体诱导的炎症小鼠气囊模型的体内试验证明，PGD2 和 15d-PGJ2（PGD2 的自发脱水产物）的局部上调表达有助于缓解晶体介导的炎症，可

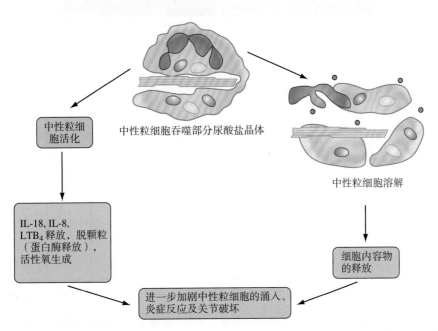

图 94-12　由活化中性粒细胞介导的急性痛风反应扩散。中性粒细胞进入关节向晶体迁移并吞噬晶体。当晶体被覆免疫球蛋白和补体时，活化导致合成和（或）释放炎症介质如白介素（IL）-1β、IL-8、肿瘤坏死因子以及蛋白酶类和活性氧。当晶体无被覆时，晶体常作用并溶解吞噬溶酶体膜，溢出毒性内容物，导致细胞溶解。这两种情况均可导致局部组织损伤和炎症循环里额外的中性粒细胞从血流中募集。LTB4，白三烯 B4

能是因为这些分子具有激活 PPAR-γ 的能力[241-242]。尿酸盐晶体也可直接刺激 PPARγ 的表达，为增强炎症抑制奠定了基础[242]。15d-PGJ₂ 可抑制巨噬细胞分泌 IL-1β、IL-6、IL-12 以及 TNF，下调诱导性一氧化氮合成酶的表达。15d-PGJ₂ 其他目标还包括 PGD 受体和 NFκB 通路。15d-PGJ₂ 还可抑制 CXC 趋化因子的产生、改变细胞黏附分子和刺激内皮细胞凋亡[243]。其他抗炎分子（如 IL-10）也可被上调，而新近发现的强效抗炎因子消退素和脂氧素也参与了炎症的缓解作用[244]。

关于急性痛风性炎症的消退，重要的是要认识到生物学程序延迟抗炎分子的产生，直至序列中的合适阶段。比如，在暴露于尿酸盐结晶的最初阶段，

PGD₂ 和 15d-PGJ₂ 的产生减少，有利于炎症反应，而在消退阶段则产生增加[242]。类似的，抗炎脂氧素的产生需要至少两种活性细胞类型（中性粒细胞和活化的内皮细胞，或中性粒细胞和活化的血小板）的累积，在抗炎作用开始之前产生内在延迟的一种进化适应，并且可能对快速消除感染至关重要[245]。

与痛风发作后缓解"时间延迟"过程一致，其他研究强调了涌入的白细胞本身在痛风发作后缓解中的作用。一些研究支持涌入的单核细胞/巨噬细胞清除尿酸盐晶体和摄入晶体的凋亡中性粒细胞的能力，导致晶体负担减少[246-247]。此外，这些涌入的巨噬细胞似乎分化成抗炎 M2 表型（与驻留巨噬细胞的炎性 M1 表型形成对比），在吞噬晶体后，释放转化生

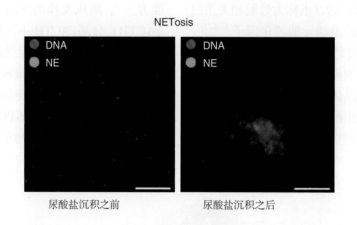

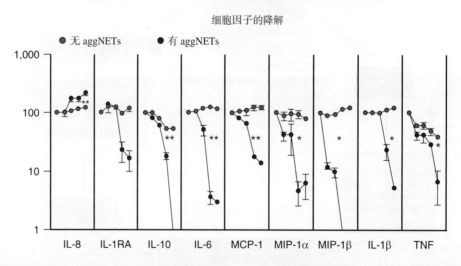

图 94-13 中性粒细胞胞外诱捕网（NET）osis 和急性痛风的消退。上图，暴露于尿酸钠盐（MSU）晶体之前和之后的中性粒细胞图像，显示对尿酸的反应是共定位 DNA 和中性粒细胞弹性体（NE）无定形聚集体的释放。下图，NETosis 和 NE 稳定的细胞外表达允许炎性细胞因子的快速降解，有助于消除炎症。MCP-1，单核细胞趋化蛋白-1；MIP-1α，巨噬细胞炎症蛋白-1α（Modified from Schauer C, Janko C, Munoz LE, et al: Aggregated neutrophil extra-cellular traps limit infl ammation by degrading cytokines and chemokines. Nat Med 20:511-517, 2014.）

长因子 -β 以促发抗炎作用[248]。同样，最近的证据表明，具有吞噬晶体的中性粒细胞可能释放中性粒细胞胞外诱捕网（NETs），这是一种细胞外染色质网络，最初可能在痛风发作中发挥促炎作用[249]。然而，随后，这些 NETs 提供了一个稳定的支架，其中外渗的中性粒细胞酶，特别是中性粒细胞弹性蛋白酶，遇到并降解细胞因子以促进炎症消退（图 94-13）[250]。

慢性痛风性关节炎和痛风石

痛风的自然病程可包括两个阶段，即最终进展为以慢性炎症为特征的阶段和（或）形成肉眼可见的尿酸盐沉积即痛风石的阶段。即使在无症状的、发作间期的痛风，伴随着白细胞持续吞噬晶体，低水平的慢性炎症也可持续存在[251]。在长期痛风的患者中，发作间期的炎症可能变得明显，参与急性炎症的细胞因子、趋化因子、蛋白酶和氧化剂可导致慢性滑膜炎、软骨丢失、骨质侵蚀，从而进展为慢性痛风性关节炎[252]。

虽然痛风石首先并主要是由 MSU 晶体组成，但其结构复杂，其中尿酸盐①嵌入脂质、蛋白质、多糖组成的基质中，并②驱动持久的炎症状态[180]。或者，可以将痛风石视为单核和多核巨噬细胞的肉芽肿，排列在三个可区分的区域（图 94-14）[253]。MSU 晶体和碎片构成了中心区域。中央区周围是冠状区，

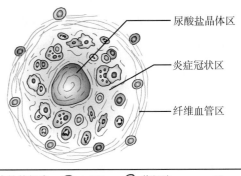

尿酸盐晶体区
炎症冠状区
纤维血管区

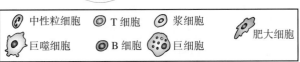

中性粒细胞　T 细胞　浆细胞
巨噬细胞　B 细胞　巨细胞　肥大细胞

图 94-14 痛风石的结构。注意中央区尿酸钠（MSU）晶体区，中间冠状区和外部纤维血管区。（Modified from Chhana A, Dalbeth N: The gouty tophus: a review. Curr Rheumatol Rep 17:19, 2015.）

由巨噬细胞、多核巨噬细胞样细胞、浆细胞和肥大细胞组成。这个生物学活跃的冠状区即为超声影像上环绕痛风石的无回声区[254]。最后，冠状区和中心区由结缔组织层包裹，形成纤维血管区。在此区，巨噬细胞表达一些与近期迁移、成熟、凋亡、持续征募、促炎活化相关的表面标志物[255]。T 和 B 细胞散布在两个外部区域[253,256]。虽然是经典的痛风晚期特征，但痛风石可发生于疾病早期，特别是在肾功能不全和血清尿酸盐水平高的患者中[257]。在某些患者中，甚至在没有任何急性发作的情况下，痛风石也可能形成。

痛风石的重要性不仅在于它们是晶体尿酸盐的贮存池，而且还在于它们具有破坏所在组织的能力，包括骨骼、软骨和肌腱等软组织结构[258]（见第 95 章）。机械因素、溶解酶的诱导作用、促炎细胞因子的合成均参与了痛风石促进侵蚀和关节破坏的作用[179]。痛风石中的巨噬细胞可产生 IL-1β、TNF、IL-6、IL-17、MMP-2、MMP-9 以及巨噬细胞集落刺激因子（M-CSF）[255]。这些分子进一步促进了炎症和组织损伤，以及破骨细胞的成熟和活化，致使骨质吸收活跃。比如，M-CSF 与位于破骨细胞祖细胞上的 M-GSF 受体相互作用促进破骨细胞增殖。痛风石中表达的 IL-1β 及其他细胞因子已被证明可抑制成骨细胞的活力和骨维持作用[252,259]。痛风石中的 T 细胞通过 NFκB（RANK）配体的受体激活剂促进骨侵蚀，该配体是破骨细胞增殖和破骨细胞激活的主要启动子[260]。另外，软骨表面的 MSU 晶体可驱动降低软骨细胞活化，增加软骨细胞产生的退化酶和软骨损失[261]。甚至在无症状的患者中，这些炎症和侵蚀也会持续进行，损伤可不明显直至病程晚期。

高尿酸血症的非痛风效应

关键点

即使无痛风，高尿酸血症和可溶性尿酸盐亦有生物学活性，并可出现以前未被认识到的临床效应。

除了其在急慢性痛风关节炎中的作用外，高尿酸血症可能还有其他有害和有益的作用。可溶性尿酸盐对肾和血管功能有生物学活性。在其作用机制中，可溶性尿酸盐可抑制强血管扩张剂—氧化氮的合成；通过激活 MAP 激酶诱导平滑肌细胞增殖；刺激环氧化

酶 -2 和血小板衍生生长因子的合成，这些机制都有助于动脉血管的收缩[262-263]。可溶性尿酸还可直接刺激肾内的肾素 - 血管紧张素系统并引起肾间质和肾小管的炎症[264-265]。正如本章开头的"进化的思考"部分所述，尿酸的这些效应可能会促发高血压。其他研究表明高尿酸血症也可能导致心血管疾病的风险，但还需进一步研究以明确因果关系[266]。近期的一些临床研究表明，降低血尿酸水平可以降低心肌梗死的风险，减慢肾衰竭的进展[267-268]。高尿酸血症还可促进脂肪细胞中的胰岛素抵抗[269-271]并驱动肝细胞中的糖异生[272]，并且它与 1, 25 (OH)$_2$ 维生素 D$_3$ 合成的减少有关[273-274]。尿酸也可能在骨关节炎的发病机制中起作用，和（或）是一种生物学标志物[182,275-276]。与尿酸的不利作用相反，越来越多的研究表明高尿酸血症可预防神经系统疾病，如痴呆、多发性硬化、帕金森病、亨廷顿病[277-283]。认识尿酸的生物学复杂性将更好的理解其对免疫系统、心血管系统、内分泌系统、神经系统和肌肉骨骼系统的作用，并提高治疗高尿酸血症和痛风的能力。

 本章的参考文献也可以在 ExpertConsult.com 上找到。

主要参考文献

2. Zhu Y, Pandya BJ, Choi HK: Prevalence of gout and hyperuricemia in the US general population: the National Health and Nutrition Examination Survey 2007–2008. *Arthritis Rheum* 63:3136–3141, 2011.

3. Shi Y, Evans JE, Rock KL: Molecular identification of a danger signal that alerts the immune system to dying cells. *Nature* 425:516–521, 2003.

7. Johnson RJ, Andrews P, Benner SA, et al: Woodward award. The evolution of obesity: insights from the mid-Miocene. *Trans Am Clin Climatol Assoc* 121:295–305, discussion 305–8, 2010.

8. Kratzer JT, Lanaspa MA, Murphy MN, et al: Evolutionary history and metabolic insights of ancient mammalian urcases. *Proc Natl Acad Sci U S A* 111:3763–3768, 2014.

13. Johnson RJ, Titte S, Cade JR, et al: Uric acid, evolution and primitive cultures. *Semin Nephrol* 25:3–8, 2005.

15. Feig DI, Soletsky B, Johnson RJ: Effect of allopurinol on blood pressure of adolescents with newly diagnosed essential hypertension: a randomized trial. *JAMA* 300:924–932, 2008.

16. Cicerchi C, Li N, Kratzer J, et al: Uric acid-dependent inhibition of AMP kinase induces hepatic glucose production in diabetes and starvation: evolutionary implications of the uricase loss in hominids. *FASEB J* 28:3339–3350, 2014.

17. Bhole V, Choi JW, Kim SW, et al: Serum uric acid levels and the risk of type 2 diabetes: a prospective study. *Am J Med* 123:957–961, 2010.

20. Howard RG, Pillinger MH, Gyftopoulos S, et al: Reproducibility of musculoskeletal ultrasound for determining monosodium urate deposition: concordance between readers. *Arthritis Care Res* 63:1456–1462, 2011.

23. King MW: *Nucleotide metabolism: nucleic acid synthesis.* <http://themedicalbiochemistrypage.org/nucleotide-metabolism.html>. Modified October 13, 2015. Accessed November 27, 2015.

25. Lesch M, Nyhan WL: A familial disorder of uric acid metabolism and central nervous system function. *Am J Med* 36:561–570, 1964.

26. Kelley WN, Greene ML, Rosenbloom FM, et al: Hypoxanthine-guanine phosphoribosyltransferase deficiency in gout. *Ann Intern Med* 70:155–206, 1969.

36. Smyth CJ: Disorders associated with hyperuricemia. *Arthritis Rheum* 18(6 Suppl):713–719, 1975.

40. Wilson FP, Berns JS: Tumor lysis syndrome: new challenges and recent advances. *Adv Chronic Kidney Dis* 21:18–26, 2014.

44. Baumann RR, Jillson OF: Hyperuricemia and psoriasis. *J Invest Dermatol* 36:105–107, 1961.

52. Sorensen LB: Degradation of uric acid in man. *Metabolism* 8:687–703, 1959.

53. Sorensen LB: Role of the intestinal tract in the elimination of uric acid. *Arthritis Rheum* 8:694–706, 1965.

54. Sorensen LB, Levinson DJ: Origin and extrarenal elimination of uric acid in man. *Nephron* 14:7–20, 1975.

56. Hosomi A, Nakanishi T, Fujita T, et al: Extra-renal elimination of uric acid via intestinal efflux transporter BCRP/ABCG2. *PLoS ONE* 7:e30456, 2012.

57. So A, Thorens B: Uric acid transport and disease. *J Clin Invest* 120:1791–1799, 2010.

59. Enomoto A, Kimura H, Chairoungdua A, et al: Molecular identification of a renal urate anion exchanger that regulates blood urate levels. *Nature* 417:447–452, 2002.

60. Iwai N, Mino Y, Hosoyamada M, et al: A high prevalence of renal hypouricemia caused by inactive SLC22A12 in Japanese. *Kidney Int* 66:935–944, 2004.

62. Tasic V, Hynes AM, Kitamura K, et al: Clinical and functional characteristics of URAT1 variants. *PLoS ONE* 6:e28641, 2011.

64. Shin HJ, Takeda M, Enomoto A, et al: Interactions of urate transporter URAT1 in human kidney with uricosuric drugs. *Nephrology* 16:156–162, 2011.

65. Hamada T, Ichida K, Hosoyamada M, et al: Uricosuric action of losartan via the inhibition of urate transporter 1 (URAT1) in hypertensive patients. *Am J Hypertens* 21:1157–1162, 2008.

66. Hagos Y, Stein D, Ugele B, et al: Human renal organic anion transporter 4 operates as an asymmetric urate transporter. *J Am Soc Nephrol* 18:430–439, 2007.

67. Anzai N, Ichida K, Jutabha P, et al: Plasma urate level is directly regulated by a voltage-driven urate efflux transporter URATv1 (SLC2A9) in humans. *J Biol Chem* 283:26834–26838, 2008.

70. Vitart V, Rudan I, Hayward C, et al: SLC2A9 is a newly identified urate transporter influencing serum urate concentration, urate excretion and gout. *Nat Genet* 40:437–442, 2008.

73. Preitner F, Bonny O, Laverriere A, et al: Glut9 is a major regulator of urate homeostasis and its genetic inactivation induces hyperuricosuria and urate nephropathy. *Proc Natl Acad Sci U S A* 106:15501–15506, 2009.

74. Matsuo H, Yamamoto K, Nakaoka H, et al: Genome-wide association study of clinically defined gout identifies multiple risk loci and its association with clinical subtypes [published online ahead of print February 2, 2015]. *Ann Rheum Dis* 2015 doi: 10.1136/annrheumdis-2014-206191.

80. Dehghan A, Kottgen A, Yang Q, et al: Association of three genetic loci with uric acid concentration and risk of gout: a genome-wide association study. *Lancet* 372:1953–1961, 2008.

81. Woodward OM, Kottgen A, Coresh J, et al: Identification of a urate transporter, ABCG2, with a common functional polymorphism causing gout. *Proc Natl Acad Sci U S A* 106:10338–10342, 2009.

83. Kolz M, Johnson T, Sanna S, et al: Meta-analysis of 28,141 individuals identifies common variants within five new loci that influence uric acid concentrations. *PLoS Genet* 5:e1000504, 2009.

84. Jutabha P, Anzai N, Kitamura K, et al: Human sodium phosphate transporter 4 (hNPT4/SLC17A3) as a common renal secretory pathway for drugs and urate. *J Biol Chem* 285:35123–35132, 2010.

85. Matsuo H, Takada T, Nakayama A, et al: ABCG2 dysfunction increases the risk of renal overload hyperuricemia. *Nucleosides Nucleotides Nucleic Acids* 33:266–274, 2014.

87. Ichida K, Matsuo H, Takada T, et al: Decreased extra-renal urate excretion is a common cause of hyperuricemia. *Nat Commun* 3:764, 2012.

88. Takada T, Ichida K, Matsuo H, et al: ABCG2 dysfunction increases serum uric acid by decreased intestinal urate excretion. *Nucleosides Nucleotides Nucleic Acids* 33:275–281, 2014.

92. Puig JG, Prior C, Martinez-Ara J, et al: Familial nephropathy associated with hyperuricemia in Spain: our experience with 3 families harbouring a UMOD mutation. *Nucleosides Nucleotides Nucleic Acids* 25:1295–1300, 2006.

96. French JG, Dodge HJ, Kjelsberg MO, et al: A study of familial aggregation of serum uric acid levels in the population of Tecumseh, Michigan, 1959–1960. *Am J Epidemiol* 86:214–224, 1967.

99. Mumford SL, Dasharathy SS, Pollack AZ, et al: Serum uric acid in relation to endogenous reproductive hormones during the menstrual cycle: findings from the BioCycle study. *Hum Reprod* 28:1853–1862, 2013.

100. Ljubojevic M, Herak-Kramberger CM, Hagos Y, et al: Rat renal cortical OAT1 and OAT3 exhibit gender differences determined by both androgen stimulation and estrogen inhibition. *Am J Physiol Renal Physiol* 287:F124–F138, 2004.

104. Cea-Soriano L, Rothenbacher D, Choi HK, et al: Contemporary epidemiology of gout in the UK general population. *Arthritis Res Ther* 13:R39, 2011.

106. Choi HK, Atkinson K, Karlson EW, et al: Obesity, weight change, hypertension, diuretic use, and risk of gout in men: the health professionals follow-up study. *Arch Intern Med* 165:742–748, 2005.

112. Singh JA, Reddy SG, Kundukulam J: : Risk factors for gout and prevention: a systematic review of the literature. *Curr Opin Rheumatol* 23:192–202, 2011.

114. El-Sheikh AA, van den Heuvel JJ, Koenderink JB, et al: Effect of hypouricaemic and hyperuricaemic drugs on the renal urate efflux transporter, multidrug resistance protein 4. *Br J Pharmacol* 155:1066–1075, 2008.

115. Shin HJ, Takeda M, Enomoto A, et al: Interactions of urate transporter URAT1 in human kidney with uricosuric drugs. *Nephrology* 16:156–162, 2011.

124. Dalvi S, Pillinger MH: Saturnine gout, redux: a review. *Am J Med* 126:e1–e8, 2013.

127. Ball GV, Sorensen LB: Pathogenesis of hyperuricemia in saturnine gout. *N Engl J Med* 280:1199–1202, 1969.

130. Reynolds PP, Knapp MJ, Baraf HS, et al: Moonshine and lead. Relationship to the pathogenesis of hyperuricemia in gout. *Arthritis Rheum* 26:1057–1064, 1983.

132. Choi HK, Liu S, Curhan G: Intake of purine-rich foods, protein, and dairy products and relationship to serum levels of uric acid: the Third National Health and Nutrition Examination Survey. *Arthritis Rheum* 52:283–289, 2005.

134. Osler W: *The principles and practice of medicine*, ed 4, New York, 1901, D. Appleton and Company.

135. Perheentupa J, Raivio K: Fructose-induced hyperuricaemia. *Lancet* 2:528–531, 1967.

137. Cox CL, Stanhope KL, Schwarz JM, et al: Consumption of fructose- but not glucose-sweetened beverages for 10 weeks increases circulating concentrations of uric acid, retinol binding protein-4, and gamma-glutamyl transferase activity in overweight/obese humans. *Nutr Metab (Lond)* 9:68, 2012.

138. Mayes PA: Intermediary metabolism of fructose. *Am J Clin Nutr* 58:754S–765S, 1993.

140. Choi JW, Ford ES, Gao X, et al: Sugar-sweetened soft drinks, diet soft drinks, and serum uric acid level: the Third National Health and Nutrition Examination Survey. *Arthritis Rheum* 59:109–116, 2008.

149. Gibson T, Rodgers AV, Simmonds HA, et al: Beer drinking and its effect on uric acid. *Br J Rheumatol* 23:203–209, 1984.

150. Choi HK, Curhan G: Beer, liquor, and wine consumption and serum uric acid level: the Third National Health and Nutrition Examination Survey. *Arthritis Rheum* 51:1023–1029, 2004.

154. Yamamoto T, Moriwaki Y, Takahashi S: Effect of ethanol on metabolism of purine bases (hypoxanthine, xanthine, and uric acid). *Clin Chim Acta* 356:35–57, 2005.

159. Gaffo AL, Roseman JM, Jacobs DR, Jr, et al: Serum urate and its relationship with alcoholic beverage intake in men and women: findings from the Coronary Artery Risk Development in Young Adults (CARDIA) cohort. *Ann Rheum Dis* 69:1965–1970, 2010.

160. Dalbeth N, Wong S, Gamble GD, et al: Acute effect of milk on serum urate concentrations: a randomised controlled crossover trial. *Ann Rheum Dis* 69:1677–1682, 2010.

161. Dalbeth N, Gracey E, Pool B, et al: Identification of dairy fractions with anti-inflammatory properties in models of acute gout. *Ann Rheum Dis* 69:766–769, 2010.

164. Choi HK, Curhan G: Coffee, tea, and caffeine consumption and serum uric acid level: the Third National Health and Nutrition Examination Survey. *Arthritis Rheum* 57:816–821, 2007.

167. Gao X, Curhan G, Forman JP, et al: Vitamin C intake and serum uric acid concentration in men. *J Rheumatol* 35:1853–1858, 2008.

170. Zhang Y, Neogi T, Chen C, et al: Cherry consumption and decreased risk of recurrent gout attacks. *Arthritis Rheum* 64:4004–4011, 2012.

171. Martillo MA, Nazzal L, Crittenden DB: The crystallization of monosodium urate. *Curr Rheumatol Rep* 16:400–412, 2014.

173. Roberts W: An address on the deposition of the crystalline urates in the tissues; considered as a separate pathological incident, with a suggestion for a distinctive name. *Br Med J* 2:1163–1164, 1890.

176. Fiddis RW, Vlachos N, Calvert PD: Studies of urate crystallisation in relation to gout. *Ann Rheum Dis* 42(Suppl 1):12–15, 1983.

178. McGill NW, Dieppe PA: The role of serum and synovial fluid components in the promotion of urate crystal formation. *J Rheumatol* 18:1042–1045, 1991.

179. Schlesinger N, Thiele RG: The pathogenesis of bone erosions in gouty arthritis. *Ann Rheum Dis* 69:1907–1912, 2010.

182. Denoble AE, Huffman KM, Stabler TV, et al: Uric acid is a danger signal of increasing risk for osteoarthritis through inflammasome activation. *Proc Natl Acad Sci U S A* 108:2088–2093, 2011.

184. Kanevets U, Sharma K, Dresser K, et al: A role of IgM antibodies in monosodium urate crystal formation and associated adjuvanticity. *J Immunol* 182:1912–1918, 2009.

186. Becker MA, Schumacher HR, Jr, Wortmann RL, et al: Febuxostat compared with allopurinol in patients with hyperuricemia and gout. *N Engl J Med* 353:2450–2461, 2005.

187. Perez-Ruiz F, Dalbeth N, Bardin T: A review of uric acid, crystal deposition disease, and gout. *Adv Ther* 32:31–41, 2015.

188. Bardin T, Richette P: Definition of hyperuricemia and gouty conditions. *Curr Opin Rheumatol* 26:186–191, 2014.

190. Faires JS, McCarty DJ: Acute arthritis in man and dog after intrasynovial injection of sodium urate crystals. *Lancet* 2:682–685, 1962.

194. Fields TR, Abramson SB, Weissmann G, et al: Activation of the alternative pathway of complement by monosodium urate crystals. *Clin Immunol Immunopathol* 26:249–257, 1983.

196. Giclas PC, Ginsberg MH, Cooper NR: Immunoglobulin G independent activation of the classical complement pathway by monosodium urate crystals. *J Clin Invest* 63:759–764, 1979.

200. Russell IJ, Mansen C, Kolb LM, et al: Activation of the fifth component of human complement (C5) induced by monosodium urate crystals: C5 convertase assembly on the crystal surface. *Clin Immunol Immunopathol* 24:239–250, 1982.

201. Tramontini N, Huber C, Liu-Bryan R, et al: Central role of complement membrane attack complex in monosodium urate crystal-induced neutrophilic rabbit knee synovitis. *Arthritis Rheum* 50:2633–2639, 2004.

203. Liu-Bryan R, Scott P, Sydlaske A, et al: Innate immunity conferred by Toll-like receptors 2 and 4 and myeloid differentiation factor 88 expression is pivotal to monosodium urate monohydrate crystal-induced inflammation. *Arthritis Rheum* 52:2936–2946, 2005.

205. Joosten LA, Netea MG, Mylona E, et al: Engagement of fatty acids with Toll-like receptor 2 drives interleukin-1beta production via the ASC/caspase 1 pathway in monosodium urate monohydrate crystal-induced gouty arthritis. *Arthritis Rheum* 62:3237–3248, 2010.

206. Chen CJ, Shi Y, Hearn A, et al: MyD88-dependent IL-1 receptor signaling is essential for gouty inflammation stimulated by monosodium urate crystals. *J Clin Invest* 116:2262–2271, 2006.

207. Weissmann G, Rita GA: Molecular basis of gouty inflammation: interaction of monosodium urate crystals with lysosomes and liposomes. *Nat New Biol* 240:167–172, 1972.

208. Ng G, Sharma K, Ward SM, et al: Receptor-independent, direct membrane binding leads to cell-surface lipid sorting and Syk kinase activation in dendritic cells. *Immunity* 29:807–818, 2008.

209. Ghaemi-Oskouie F, Shi Y: The role of uric acid as an endogenous danger signal in immunity and inflammation. *Curr Rheumatol Rep* 13:160–166, 2011.

213. Di Giovine FS, Malawista SE, Nuki G, et al: Interleukin 1 (IL 1) as a mediator of crystal arthritis. Stimulation of T cell and synovial fibroblast mitogenesis by urate crystal-induced IL 1. *J Immunol* 138:3213–3218, 1987.

217. Martinon F: Update on biology: uric acid and the activation of immune and inflammatory cells. *Curr Rheumatol Rep* 12:135–141, 2010.

218. Martinon F, Petrilli V, Mayor A, et al: Gout-associated uric acid crystals activate the NALP3 inflammasome. *Nature* 440:237–241, 2006.

220. Schlesinger N, De Meulemeester M, Pikhlak A, et al: Canakinumab relieves symptoms of acute flares and improves health-related quality of life in patients with difficult-to-treat gouty arthritis by suppressing inflammation: results of a randomized, dose-ranging study. *Arthritis Res Ther* 13:R53, 2011.

221. Crittenden DB, Pillinger MH: New therapies for gout. *Annu Rev Med* 64:327–337, 2013.

222. Martinon F, Mayor A, Tschopp J: The inflammasomes: guardians of the body. *Annu Rev Immunol* 27:229–265, 2009.

223. Hornung V, Bauernfeind F, Halle A, et al: Silica crystals and aluminum salts activate the NALP3 inflammasome through phagosomal destabilization. *Nat Immunol* 9:847–856, 2008.

224. Petrilli V, Papin S, Dostert C, et al: Activation of the NALP3 inflammasome is triggered by low intracellular potassium concentration. *Cell Death Differ* 14:1583–1589, 2007.

225. Hari A, Zhang Y, Tu Z, et al: Activation of NLRP3 inflammasome by crystalline structures via cell surface contact. *Sci Rep* 4:7281–7288, 2014.

234. Popa-Nita O, Naccache PH: Crystal-induced neutrophil activation. *Immunol Cell Biol* 88:32–40, 2010.

235. Holzinger D, Nippe N, Vogl T, et al: Myeloid-related proteins 8 and 14 contribute to monosodium urate monohydrate crystal-induces inflammation in gout. *Arthritis Rheumatol* 66:1327–1339, 2014.

236. Cronstein BN, Terkeltaub R: The inflammatory process of gout and its treatment. *Arthritis Res Ther* 8(Suppl 1):S3, 2006.

239. Getting SJ, Lam CW, Chen AS, et al: Melanocortin 3 receptors control crystal-induced inflammation. *FASEB J* 20:2234–2241, 2006.

244. Serhan CN, Krishnamoorthy S, Recchiuti A, et al: Novel anti-inflammatory–pro-resolving mediators and their receptors. *Curr Top Med Chem* 11:629–647, 2011.

245. Serhan CN, Savill J: Resolution of inflammation: the beginning programs the end. *Nat Immunol* 6:1191–1197, 2005.

248. Yagnik DR, Evans BJ, Florey O, et al: Macrophage release of transforming growth factor beta-1 during resolution of monosodium urate monohydrate crystal-induced inflammation. *Arthritis Rheum* 50:2273–2280, 2004.

249. Mitroulis I, Kambas K, Chrysanthoupoulou A, et al: Neutrophil extracellular trap formation is associated with IL-1β and autophagy-related signaling in gout. *PLoS ONE* 6:e29318, 2011.

250. Schauer C, Janko C, Munoz LE, et al: Aggregated neutrophil extracellular traps limit inflammation by degrading cytokines and chemokines. *Nat Med* 20:511–517, 2014.

252. Choi HK, Mount DB, Reginato AM: Pathogenesis of gout. *Ann Intern Med* 143:499–516, 2005.

253. Chhana A, Dalbeth N: The gouty tophus: a review. *Curr Rheumatol Rep* 17:492–501, 2015.

257. Dalbeth N, House ME, Horne A, et al: Reduced creatinine clearance is associated with early development of subcutaneous tophi in people with gout. *BMC Musculoskelet Disord* 14:363–367, 2013.

259. Chhana A, Callon KE, Pool B, et al: Monosodium urate monohydrate crystals inhibit osteoblast viability and function: implications for development of bone erosion in gout. *Ann Rheum Dis* 70:1684–1691, 2011.

260. Lee S-J, Nam K-I, Jin H-M, et al: Bone destruction by receptor activator of nuclear factor kB ligand-expressing T cells in chronic gouty arthritis. *Arthritis Res Ther* 13:R164, 2011.

261. Chhana A, Callon KE, Pool B, et al: The effects of monosodium urate monohydrate crystals on chondrocyte viability and function: implications for development of cartilage damage in gout. *J Rheumatol* 40:2067–2074, 2013.

263. Kang DH, Han L, Ouyang X, et al: Uric acid causes vascular smooth muscle cell proliferation by entering cells via a functional urate transporter. *Am J Nephrol* 25:425–433, 2005.

266. Pillinger MH, Goldfarb DS, Keenan RT: Gout and its comorbidities. *Bull NYU Hosp Jt Dis* 68:199–203, 2010.

270. Dehghan A, van Hoek M, Sijbrands EJ, et al: High serum uric acid as a novel risk factor for type 2 diabetes. *Diabetes Care* 31:361–362, 2008.

271. Zhu Y, Hu Y, Huang T, et al: High uric acid directly inhibits insulin signaling and induces insulin resistance. *Biochem Biophys Res Commun* 447:707–714, 2014.

272. Cicerchi C, Li N, Kratzer J, et al: Uric acid-dependent inhibition of AMP kinase induces hepatic glucose production in diabetes and starvation: evolutionary implications of the uricase loss in hominids. *FASEB J* 28:3339–3350, 2014.

276. Howard RG, Samuels J, Gyftopoulos S, et al: Presence of gout is associated with increased prevalence and severity of knee osteoarthritis in older men: results of a pilot study. *J Clin Rheumatol* 21:63–71, 2015.

278. Shen C, Guo Y, Luo W, et al: Serum urate and the risk of Parkinson's disease: results from a meta-analysis. *Can J Neurol Sci* 40:73–79, 2013.

280. Lu N, Dubreuil M, Zhang Y, et al: Gout and the risk of Alzheimer's disease: a population-based, BMI-matched cohort study [published online ahead of print March 4, 2015]. *Ann Rheum Dis* 2015 doi: 10.1136/annrheumdis-2014-206917.

282. Moccia M, Lanzillo R, Costabile T, et al: Uric acid in relapsing-remitting multiple sclerosis: a 2-year longitudinal study. *J Neurol* 262:961–967, 2015.

283. Auinger P, Kieburtz K, McDermott MP: The relationship between uric acid levels and Huntington's disease progression. *Mov Disord* 25:224–228, 2010.

第95章

痛风的临床特征与治疗

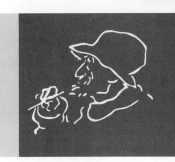

原著 Christopher M. Burns · Robert L. Wortmann
李谦华 译 · 戴 冽 校

关键点

高尿酸血症的定义是：血清尿酸盐水平高于 6.8 mg/dl。

治疗急性痛风性关节炎可选用非甾体抗炎药、秋水仙碱、糖皮质激素、促肾上腺皮质激素或 IL-1 抑制剂。

卡那奴单抗（Canakinumab）是一种抗 IL-1β 抗体，已被欧盟批准用于治疗某些情况下的急性痛风发作。

疗效更多取决于能否尽早开始治疗，而非选择某一种药物。

在开始使用某种降尿酸药物治疗前，患者应服用低剂量秋水仙碱或非甾体抗炎药预防急性发作。

不管是用黄嘌呤氧化酶抑制剂（别嘌醇或非布司他）还是促尿酸排泄药（丙磺舒或苯溴马隆）治疗高尿酸血症，患者都应服用最低剂量的药物使血清尿酸盐水平低于 6.8 mg/dl——最好低于 6 mg/dl。

聚乙二醇重组尿酸氧化酶应定期使用，通常每 2 周一次。当血清尿酸盐水平升至 6 mg/dl 以上时，表明抗药性抗体的存在和输注反应的高风险，此时应停止尿酸氧化酶治疗。

高尿酸血症人群应筛查是否合并高血压、冠心病、糖尿病、肥胖和酗酒。

不建议使用某种特定的降尿酸药物治疗无症状性高尿酸血症。

高尿酸血症人群应尽量保持理想的体重，限制酒精摄入（特别是啤酒），并避免饮用含果糖饮料。

2012 年美国风湿病学会的痛风管理指南已阐明治疗策略。

痛风曾被称为"病中之王"和"王者之病"。如今，痛风指一组仅见于人类的异质性疾病，它包括以下特征：

- 血清尿酸盐浓度升高（高尿酸血症）；
- 反复发作急性关节炎，且关节滑液白细胞内检出单钠尿酸盐晶体；
- 单钠尿酸盐晶体（痛风石）主要聚集在关节内及关节周围，有时可致关节畸形和残疾；
- 累及肾小球、肾小管、肾间质和血管的肾病变；
- 尿酸性肾结石。

这些表现可以各种组合形式存在 [1-2]。

高尿酸血症即血尿酸盐水平升高，其绝对含义（或称理化含义）指血清尿酸盐浓度超过血清单钠尿酸盐的溶解极限（37℃时为 6.8 mg/dl）。因此，血清尿酸盐浓度超过 6.8 mg/dl 表明其在体液中处于过饱和状态，应被视为不健康的状态。若血清尿酸盐浓度超过 7 mg/dl，则发生痛风性关节炎或肾结石的风险开始增加。不幸的是，许多实验室报道血清尿酸盐的正常水平高达 8.5 mg/dl。这些数值来自使用均数 ± 两个标准差的人群统计学。超过 20% 的美国人有高尿酸血症。因此，对一般人群进行抽样调查研究会给出高的"正常"值。如果临床医生不考虑用于定义"正常"的生理化学（更具临床相关性）基础，则会导致混淆。

流行病学

关键点

高尿酸血症很常见，且与血清肌酐、体重指数、年龄、血压和酒精摄入量直接相关。

> 儿童的血清尿酸盐水平较低，而进入青春期的男性和绝经期的女性的血清尿酸盐水平则升高。
>
> 痛风患病率为 1%～15%，近年发病率明显增加，可能与采用西方的饮食习惯和肥胖的流行有关。

高尿酸血症相当常见，不同人群的患病率为 2.6%～47.2%[3-4]。血清高尿酸盐水平与很多因素有关。成人血清尿酸盐水平与血清肌酐和尿素氮水平、体重、身高、年龄、血压和酒精摄入有很强的相关性[5]。流行病学调查已证实，不同种族和文化的人群中体型（根据体重、体表面积或体重指数判定）是高尿酸血症最重要的预测指标之一，罕有例外[6-8]。

血清尿酸盐浓度随年龄与性别的变化而变化。儿童期肾尿酸清除率高，因此儿童正常血清尿酸盐浓度范围为 3～4 mg/dl[9]。青春期男性血清尿酸盐浓度增加 1～2 mg/dl 并通常持续终生。而女性血清尿酸盐浓度在绝经前变化很小，绝经后升高并接近成年男性水平。女性血清尿酸盐水平较低与性激素作用有关，性激素使肾小管分泌后重吸收尿酸盐减少，导致尿酸盐排泄分数升高[10]。

不同人群痛风发病率存在差异，总体患病率 < 1%～15.3%[5]，其上限有增加的趋势[11-12]。痛风患病率大体上随年龄与血清尿酸盐浓度升高而增加。若血清尿酸盐浓度高于 9 mg/dl，则痛风的年发病率为 4.9%；若尿酸盐浓度为 7～8.9 mg/dl，则年发病率为 0.5%；若尿酸盐浓度低于 7 mg/dl，则年发病率为 0.1%[13]。若血清尿酸盐浓度高于 9 mg/dl，5 年累积发病率可高达 22%。

环境因素

> **关键点**
>
> 某些食物促进高尿酸血症和痛风的发生，包括酒精、海鲜和红肉。
>
> 一些食物的摄入可能对痛风具有保护作用，特别是牛奶和酸奶。

数个世纪以来，人们已认识到酒精摄入与痛风的相关性。痛风发生的风险依酒的种类而异[14]。啤酒含丰富的嘌呤，风险最高，远高于烈性酒。适度饮用葡萄酒不会增加痛风发生的风险。酒精的摄入量也与痛风发生有很强的相关性。与不喝酒的男性相比，每天摄入 10.0～14.9 g 酒精的男性，痛风发生的相对危险度为 1.32；每天摄入 15.0～29.9 g，相对危险度为 1.49；每天摄入 30.0～49.9 g，相对危险度为 1.96；每天摄入 50 g 或以上，相对危险度为 2.53（按照每份 12 盎司普通啤酒含有 12.8 g 酒精，每份 12 盎司低度啤酒含有 11.3 g 酒精，每份 4 盎司葡萄酒含有 11 g 酒精，每杯烈性酒含有 14 g 酒精来计算；注：1 盎司 ≈ 29.57 ml）。

饮食也会影响高尿酸血症和痛风的发病。血清尿酸盐水平随肉类和海鲜的摄入增多而升高，随奶类的摄入增加而降低[15]。海鲜摄入分布在最高五分位的男性痛风发生的风险增加 51%；肉类摄入分布在最高五分位的男性痛风发生风险增加 41%。然而，进食燕麦片及富含嘌呤的蔬菜（如豌豆、蘑菇、扁豆、菠菜、花椰菜）不会增加痛风发生的风险。每天喝一次或一次以上的牛奶，或至少隔天喝一次酸奶者血清尿酸盐水平较低。含果糖饮料也会导致高尿酸血症。果糖代谢的第一步是通过三磷腺苷（ATP）磷酸化，这会增加嘌呤分解代谢和从头合成[16]。

遗传学

> **关键点**
>
> 罕见类型的早发高尿酸血症和痛风有一个明确的遗传和代谢的基础。
>
> 痛风通常是家族性的，可能因为遗传因子通过肾尿酸盐清除来影响血清尿酸盐的水平。
>
> 最近的全基因组关联研究明确了几个编码肾近端小管尿酸盐转运体的候选基因的多态性是血清尿酸盐水平和痛风发生风险的决定因素。

自古以来，痛风就被当做是一种家族性疾病。据报道，痛风的家族发病率为 11%～80%[17]。各家报道结果不一的部分原因可能是由于获取患者家系资料的深入程度不同。两个大型系列研究中（一个在英国，另一个在美国），约 40% 的痛风患者具有家族史。分析所有可获取的数据提示血清尿酸盐浓度由多基因调控。几种罕见类型的高尿酸血症和痛风，如次黄嘌呤磷酸核糖转移酶缺陷、焦磷酸盐合成酶过度活跃和家族性高尿酸血症肾病均有明确的遗传基础，大多数在童年或成年早期就会有所表现[18]。然而，绝大多数的痛风患者并没有任何独特的先天性代谢障碍表现可以解释他们的疾病。在大部分痛风患者中，高尿酸血症的机制仅仅是肾对尿酸的排泄功能低下[19-20]。据此可推论某些痛风的家族因素与肾尿酸盐处理能力的遗传变异相关。随着我们最近对肾近端小管的尿酸转运的最新了解，某些变异已被阐明。全基因组关联研究（genome-wide association studies，GWAS）已经明确 SLA2A9/GLUT9 和 ABCG2 基因的遗传变异是血尿酸水平的重要决定性因素[21]（见第 94 章）。奇怪的是，肾近端小管对尿酸盐重吸收相关的重要的尿酸盐转运体 URAT1（SLC22A12）多态性的数据至今仍不一致[22-26]。葡萄糖转运体 9（GLUT9，SLC2A9）是一种生电型的己糖转运体，它的剪接变异体调节着尿酸以及葡萄糖和果糖在肾近端小管上皮细胞的重吸收，这些分子首先进入顶膜，然后穿过基底膜，最后进入体循环[27-30]。SLC2A9 的多态性与低血尿酸水平相关，对女性的影响更强，其可能导致男性血尿酸浓度 0.2% ～ 5% 的变异，在女性则为 3.4% ～ 8.8%[23,28,31-33]。在 6 个 GWAS 研究人群中，有 5 个 SLC2A9 的多态性与自我报告的痛风发病率下降有关，尤其是女性[28,31-32]。实际上，有三个低尿酸血症患者的 SLC2A9 被证实发生了功能缺失的突变[29,34]。这提示 SLC2A9 的某种多态性提高了肾对尿酸的排泄能力，降低了血清尿酸盐水平，从而对痛风的发生起保护作用，尤其是女性。

ABCG2，人三磷腺苷结合盒亚家族 G2，其基因产物似乎是位于肾近端小管顶膜的分泌型的尿酸盐转运体[35]。ABCG2 的多态性与人类高水平的血清尿酸盐浓度相关，对男性的影响更大，可能导致男性血清尿酸盐浓度 1.6% ～ 2.1% 的变异，女性则为 0.5% ～ 0.8%[24,32]。rs2231142 作为 ABCG2 多态性中的一种，仅在男性当中与痛风的高发病率相关（自我报告的痛风 OR 值为 2.03）[32]。在非洲爪蟾卵母细胞的转染模型中，与野生基因产物对比，由 rs2231142 编码的人类基因 ABCG2 的常见基因突变产物 Q141K 导致尿酸盐转运减少 53%[35]。这提示，至少在男性中，ABCG2 的某些多态性导致了肾近端小管尿酸盐的分泌减少，增加了血清尿酸盐的浓度和痛风发病率。

因为合并症和环境影响，如饮食和生活方式，对痛风的发病来说是如此重要，基因变异带来的风险在临床上是直接相关的还是与其他未知的因素相互作用引起的还有待观察。后者的一个例子是，对于已经报道的大量摄入含有高果糖浆的软饮料与血清尿酸盐水平和痛风发病率升高之间的关联，尿酸盐 - 果糖 / 葡萄糖交换转运体 SCL2A9 的多态性可能对其有潜在的影响[16,36-38]。

临床特征

关键点
痛风的三个阶段为无症状性高尿酸血症、急性和间歇性痛风、慢性痛风性关节炎。
无症状性高尿酸血症在痛风首次发作或肾结石前最长可持续 20 年或更长。
痛风首次发作男性一般在 40 ～ 60 岁，女性一般在 60 岁以后。
许多药物尤其是利尿药可以升高血清尿酸盐水平和诱发痛风的发作。
大多数痛风的发作，尤其是在早期阶段，表现为单关节受累，尤其好发于第一跖趾关节（足痛风），常表现为特征性的急性剧烈疼痛的发作。
急性痛风的鉴别诊断通常包括感染性关节炎或其他晶体诱导的滑膜炎，尤其是假性痛风。
超声是诊断急性和慢性痛风非常有用的辅助检查。
在没有接受治疗或治疗不充分的患者中，痛风石的出现和进行性关节破坏是慢性痛风的特征。

痛风的自然病程可分为 3 个阶段：①无症状性高尿酸血症；②急性痛风性关节炎反复发作，间歇期无症状（称为发作间期或间歇期痛风）；③慢性痛风性关节炎，通常此阶段有明显的痛风石。

临床上痛风最基本的模式是以急性发作的剧痛性关节炎起病。首次发作通常累及单关节，全身症状轻微。随后，发作可累及多个关节，并伴发热。发作持续时间不一，但均为自限性。随着时间推移，无症状间歇期缩短，发作持续时间延长，最终无法完全缓解，这将导致慢性关节炎，并逐渐致残，在此基础上，时有急性加重。

无症状性高尿酸血症

无症状性高尿酸血症是指血清尿酸盐水平升高，但尚未发生痛风（表现为关节炎或尿酸性肾结石）。尽管向急性痛风转变的趋势随血清尿酸盐浓度升高而增加，但大多数高尿酸血症患者可终生无症状。在仅包括男性受试者的规范性老龄化研究（Normative Aging Study）中，血清尿酸盐水平为 6.0、6.0 ~ 6.9、7.0 ~ 7.9、8.0 ~ 8.9 和大于 9.0 mg/dl 的每 1000 人年痛风的年发病率为分别为 0.8、0.9、4.1、8.4 和 49.0[13]。根据 1950—2002 年弗雷明汉心脏研究的数据，此研究包括 1951 名男性和 2476 名女性，中位随访时间为 28 年，痛风的总体发病率男性为每 1000 人年 4.0，女性为 1.4[39]。痛风的发病率与血清尿酸盐水平相关，对于低于 5.0、5.0 ~ 5.9、6.0 ~ 6.9、7.0 ~ 7.9 和大于 8.0 mg/dl 的男性，每 1000 人年痛风发病率分别为 0.8、3.4、8.0、17.8 和 32.9（趋势检验 $P < 0.0001$）。而尿酸盐水平低于 5.0、5.0 ~ 5.9、6.0 ~ 6.9、7.0 ~ 7.9 和大于 8.0 mg /dl 的女性，每 1000 人年痛风发病率分别为 0.8、2.5、4.2、13.1 和 27.3（趋势检验 $P < 0.0001$）。因此，即使长期随访，至少有 2/3 的患有严重高尿酸血症的男性或女性不会经历痛风发作。肾结石发生的风险随血清尿酸盐浓度升高及尿尿酸排泄量增多而增加。当痛风性关节炎首次发作或发生尿路结石时，提示无症状性高尿酸血症期结束。大多数情况下，这发生在高尿酸血症持续至少 20 年之后。10% ~ 40% 的痛风患者在首次关节炎发作前有过一次或多次肾绞痛发作[40]。

急性痛风性关节炎

男性患者首次发作急性痛风性关节炎通常在 40 ~ 60 岁，女性则在 60 岁之后。25 岁前发生急性痛风性关节炎须注意某些特殊类型痛风，如某种特异性酶的缺乏导致嘌呤产生显著增多、遗传性肾疾病或使用某些药物尤其是环孢素。

85% ~ 90% 的首次发作累及单关节，最常见的受累部位是第一跖趾关节[1,17,41-42]。10% ~ 14.5% 的首次发作累及寡关节或多关节[41-42]。急性痛风主要累及下肢，但最终可累及四肢任何关节。90% 的患者都会在病程中某个时间会经历第一跖趾关节的急性发作（图 95-1A）。其余常见受累的关节依次为足背、踝关节、足跟、膝关节、腕关节、手指和肘关节。痛风急性发作很少累及肩关节、髋关节、脊柱、骶髂关节、胸锁关节、肩锁关节或颞颌关节[43-44]。也可出现急性痛风性滑囊炎、肌腱炎或腱鞘滑膜炎[45-46]。尿酸盐沉积及其后的痛风发作更易发生在以往受过损伤的关节，如老年女性的 Heberden 结节处[47]。急性痛风性关节炎的鉴别诊断通常是化脓性关节炎和其他晶体性关节炎，但是在复杂的病例需要考虑更广泛的鉴别诊断（表 95-1）。

尽管有些痛风患者在首次严重发作前有过短暂而轻微的"踝关节扭伤"、足跟疼痛或第 1 足趾刺痛，但大多数患者的首次发作常于夜间熟睡后骤然发生。发作数小时内，受累关节即出现红、肿、热及明显的压痛。偶尔可发生淋巴管炎。炎症的全身表现包括白细胞增多、发热及红细胞沉降率增快。早期发作时 X 线通常仅显示软组织肿胀。

未经治疗的急性痛风病程差异很大。轻度发作可在数小时内缓解或仅持续 1 ~ 2 天，达不到典型发作的严重程度。严重的发作可持续数天或数周。红肿消退后常遗留受累关节处皮肤脱屑。缓解后患者症状消失，进入痛风间歇期。

某些药物可通过快速降低或升高血清尿酸盐水平而诱发急性痛风。开始降尿酸治疗可诱发痛风发作已被明确证实并且具有重要临床意义。事实上，降尿酸作用越强，诱发痛风急性发作的可能性就越大[48]。药物通过血清尿酸盐水平升高而诱发痛风发作偶见于利尿治疗、肝素静脉给药和使用环孢素[49-51]。利尿治疗似乎是老年人痛风性关节炎的尤其重要的诱发因素。其他促发因素包括创伤、饮酒、手术、饮食过量、出血、异体蛋白治疗、感染和使用放射造影剂[52-53]。痛风患者在住院期间发生急性发作的风险为 20%[54]。

确诊痛风的最好办法是进行关节抽液，在补偿偏振光显微镜下检测到细胞内细针样负性双折光晶体（图 95-1C）。但是，不同的替代方案已经被提出用于推定性诊断。这些方案包括急性单关节炎、高尿酸血症、秋水仙碱治疗明显有效三联症[55]，由美国风湿病学会（American Colloge of Rheumatology，ACR）在 1977 年提出的分类标准[56]（表 95-2），和欧洲抗风湿病联盟（European League Against Rheumatism，EULAR）痛风专项小组在 2006 年提出的 10 个诊断建议（表 95-3）[57]。2012 年 ACR 痛风管理指南假设痛风的诊断已经明确[58-59]。应用这些标准有一定局限性。第一，虽然可根据典型的临床表现诊断急性痛风性关节炎，但并非所有高尿酸血症患者第一足趾关节的炎症（足痛风）均由痛风引起[60]。第二，有些痛风患者在急性发作时血清尿酸盐浓度正常，这与酒精摄入或急性炎症过程产生白介素（interleukin，IL）-6 有关[61,63]。第三，某些非痛风性疾病经秋水仙碱治疗亦可改善，如假性痛风、羟基磷灰石性钙化性肌腱炎、结节病关节炎、结节性红斑、血清病、类风湿关节炎和家族性地中海热[17]。第四，最近的一项双能计算机断层扫描（DECT）研究证实在疑似痛风发作期间，关节周围结构尤其是附着点存在尿酸盐沉积。这一发现或许可以解释尽管临床表现典型，但是关节穿刺抽液阴性的问题[64]。最后，临床上同时出现痛风和化脓性关节炎可引起诊断困难，因前者常掩盖后者表现[65]。

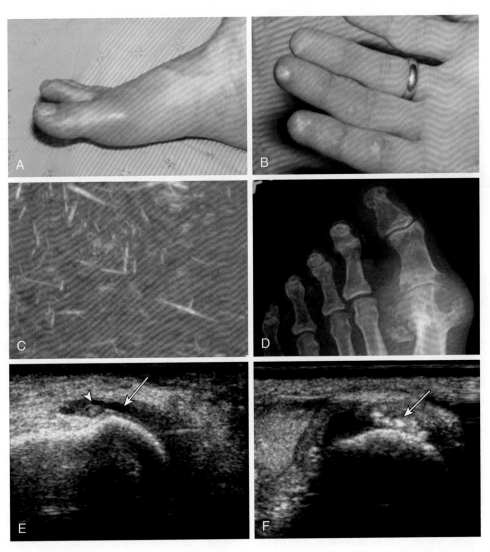

图 95-1　A ～ F．痛风的临床诊断。A．足痛风，或第一跖趾（metatarsophalangeal，MTP）关节的急性单关节炎性关节炎；B．患有痛风的患者，在手指掌面有数个皮下痛风石；C．在偏光显微镜下观察的单钠尿酸盐晶体；D．X线照片显示在第一 MTP 关节处的典型痛风侵蚀改变，包括硬化边缘、远离关节面、部分伴突出边缘，和邻近的模糊痛风石影；E．超声图像显示第一 MTP 关节（箭头）中的痛风双轨征，其中在低回声积液（黑暗区域）内具有异质的高回声痛风石（箭头下方）；F．痛风患者鹰嘴滑囊中聚集的痛风石（箭头）（D, Courtesy Dr. Douglas Goodwin, Dartmouth Hitchcock Medical Center, Lebanon, N.H.; F, Courtesy Dr. John Yost, Dartmouth Hitchcock Clinic, Manchester, N.H. From Burns CM, Wortmann RL: Latest evidence on gout management: what the clinician needs to know. Ther Adv Chronic Dis 3:271, 2012.）

表 95-1 痛风的鉴别诊断

急性痛风性关节炎

其他晶体性关节炎，尤其是 CPPD（假性痛风），以及碱性磷酸钙（羟基磷灰石），其他

感染性关节炎，包括淋病

外伤

蜂窝织炎

莱姆病关节炎

反应性关节炎

银屑病关节炎

结节病

特殊表现的其他炎症性关节病，包括类风湿关节炎

慢性痛风性关节炎

类风湿关节炎或其他慢性炎性关节炎

CPPD

骨关节炎（尤其是炎症性）

莱姆病

无痛性感染，包括分枝杆菌感染

CPPD，焦磷酸钙疾病

表 95-2 急性痛风性关节炎的分类标准

通过化学方法或偏振光显微镜证实关节液或痛风石中存在典型的尿酸盐晶体，或符合下列 12 条临床表现、实验室检查及 X 线表现中的 6 条：

· 急性关节炎发作不止一次

· 炎症在一天内达高峰

· 单关节炎发作

· 可观察到关节变红

· 第一跖趾关节疼痛或肿胀

· 单侧发作累及第一跖趾关节

· 单侧发作累及跗关节

· 可疑的痛风石

· 高尿酸血症

· 单关节非对称性肿胀（放射学）

· 骨皮质下囊肿不伴骨侵蚀（放射学）

· 关节炎发作期间的关节液中微生物培养阴性

Modified from Wallace SL, Robinson H, Masi AT, et al: Preliminary criteria for the classifi cation of acute arthritis of primary gout. Arthritis Rheum 20:895-900, 1977.

超声作为急慢性痛风的诊断手段得到了青睐。在超声下，痛风的特征性表现是在关节软骨表面有表浅的高信号不规则带，就是所谓的"双轨征"或"尿酸盐冰"，一项研究发现这些表现可见于 92% 痛风性关节而其他类型关节炎的患者关节则未见到（图 95-1E）[66-67]。另一特征是不均匀的痛风石物质外包绕着无回声环（图 95-1F）。进一步支持超声应用的证据是，在小样本的接受降尿酸治疗并使血清尿酸盐浓度 ≤ 6 mg/dl 维持至少 7 个月的痛风患者中，上述典型特征消失 [68]。最近以摘要形式发表的研究表明，超声检查者识别特征性改变的一致性很高，即使在无症状性高尿酸血症患者也可发现这些改变，且超声检测痛风性骨侵蚀优于传统放射学检查 [68-71]。超声目前似乎是一项将成为痛风诊断和治疗重要辅助方法的技术。然而，需要注意的是，在最近的一项研究中，大约 25% 的无症状高尿酸血症人群的关节中出现双轨征 [72]。至于敏感性，尽管早期痛风患者进行多个关节超声，但大约 40% 的受试者不存在双轨征 [73]。核磁共振在检测平片正常的痛风患者骨侵蚀方面比超声有着更高的敏感性 [74-75]。CT 和 DECT 也可敏感地检测出骨侵蚀和痛风石，三维 CT 也许在痛风临床试验中用于痛风石大小定量上有实用价值 [75-76]。

DECT 可准确检测出尿酸性肾结石。尿酸性结石在高、低千伏时具有独特的影像学表现，可以通过计算机软件将尿酸性结石与其他类型的结石相鉴别 [77]。在一些研究中，发现 DECT 可用于检测伴痛风石的痛风患者的单钠尿酸盐晶体沉积 [64,78-79]。最近一项评估 DECT 在所有疾病谱（包括早期痛风）中诊断出痛风的研究发现，DECT 的敏感性和特异性分别为 90% 和 83% [64]（图 95-2）。需要注意的是，假阴性结果一般出现在急性、近期发作的痛风患者。假阳性结果通常出现在进展期膝关节骨关节炎患者。在无诊断性穿刺或穿刺提示无尿酸盐晶体的可疑痛风患者中，DECT 和其他影像方式诊断急性痛风的准确性仍有待观察。虽然超声检查已经被风湿病临床普遍使用，但是对 DECT、CT 和 MRI 的成本和实用性的担忧仍然存在 [80]。

间歇期痛风

发作间期或间歇期是指两次痛风发作之间的时

表 95-3 建议和推荐强度：根据主题排序（临床、尿酸盐结晶、生化、X 线、危险因素 / 合并症）

	建议	推荐强度（95% 置信区间）VAS100	A-B（%）*
1	急性发作时，剧烈疼痛、肿胀和压痛快速出现并且在 6 ~ 12 小时内达到高峰，尤其伴有上覆皮肤红斑时，高度提示晶体性炎症，尽管这并非痛风特异	88（80 ~ 96）	93
2	对于痛风的典型表现（如伴高尿酸血症的复发性足痛风），临床诊断是合理精确的，但如果没有晶体证实则不能完全确诊	95（91 ~ 98）	100
3	在关节滑液或痛风石抽取物中证实有单钠尿酸盐（MSU）晶体则可确诊为痛风	96（93 ~ 100）	100
4	所有未确诊的炎症关节中获取的滑液标本均建议常规做 MSU 晶体检测	90（83 ~ 97）	87
5	从无症状的关节中鉴定出 MSU 晶体有助于间歇期痛风的明确诊断	84（78 ~ 91）	93
6	痛风和脓毒血症可能共存，所以当怀疑有化脓性关节炎时，即使明确有 MSU 晶体，也要对关节滑液做革兰氏染色和培养	93（87 ~ 99）	93
7	虽然血尿酸水平是痛风最重要的危险因素，但是因为许多高尿酸血症患者不会发展为痛风，且某些痛风患者急性发作时血尿酸水平可能正常，所以依靠血尿酸水平不能确诊和排除痛风	95（92 ~ 99）	93
8	某些痛风患者应该选择性地检测肾尿酸排泄情况，尤其对于那些有年轻起病痛风的家族史、发病年龄小于 25 岁或有肾结石的患者	72（62 ~ 81）	60
9	虽然 X 线有助于痛风的鉴别诊断，并且能显示慢性痛风的典型特征，但它不能对痛风的早期阶段或急性痛风做出明确诊断	84（79 ~ 94）	93
10	应该对痛风的危险因素和相关的合并症进行评估，包括代谢综合征的特征（肥胖、高血糖、高脂血症、高血压）	93（88 ~ 98）	100

*A-B%：基于 EULAR 顺序量表的强烈至完全推荐的百分比；A：完全推荐；B：强烈推荐；C：中度推荐；D：微弱推荐；E：不推荐

CI，置信区间；MSU，单钠尿酸盐；VAS，视觉模拟标度尺（0 ~ 100 mm，0= 完全不推荐，100= 完全推荐）

From Zhang W, Doherty M, Pascual E, et al: EULAR evidence based recommendations for gout. Part I: diagnosis. Report of a task force of the Standing Committee for International Clinical Studies Including Therapeutics (ESCISIT). Ann Rheum Dis 65:1301, 2006.

期。尽管有些患者无第 2 次痛风发作，但大多数患者在 6 个月到 2 年内出现第 2 次发作。在 Gutman[81] 报道的队列中，1 年内复发者占 62%，1 ~ 2 年占 16%，2 ~ 5 年占 11%，5 ~ 10 年占 4%，10 年或以上无复发者占 7%。未经治疗的患者痛风发作频率通常随时间推移而增加。以后的发作很少骤然发生，可能累及多关节，严重程度更高，消退更慢，但仍可完全缓解。发作间期尽管体格检查未发现痛风石，但 X 线仍可出现改变，这些改变更易见于严重高尿酸血症和急性发作频繁的患者[54,82]。

有急性单关节炎发作史的高尿酸血症患者若正处于间歇期，则痛风诊断可能有困难或无法得出结论，但对无症状的关节进行抽吸，若发现尿酸盐晶体则有助于诊断痛风。12.5% ~ 90% 的痛风间歇期患者关节滑液中可检出单钠尿酸盐晶体[83]。这些无症状关节中的晶体常伴有滑液白细胞轻度增多，这可能是在间歇期出现关节损害的原因。

慢性痛风性关节炎

患者最终将进入慢性多关节性痛风期而无不痛的间歇期。此阶段痛风易与其他类型关节炎或其他疾病混淆[84-86]。对未经治疗的患者进行研究发现，从首次痛风发作到出现慢性症状或可见的痛风石的时间间隔差异很大。Hensch 报道从首次发作到进展为慢性关节炎的间隔为 3 ~ 42 年，平均 11.6 年[87]。首次发作 10 年后，约半数患者仍未出现明显的痛风石，其余大部分患者仅有少量晶体沉积。此后，无痛风石的患者比例逐渐下降，20 年后只占 28%。2% 的患者在首次发作 20 年后出现严重的残疾。

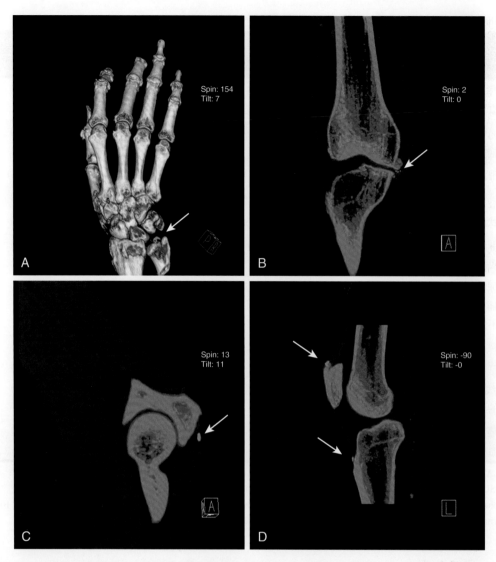

图 95-2 双能计算机断层扫描图像。箭头表示单钠尿酸盐（MSU）沉积，颜色编码为绿色。**A．** 急性痛风性关节炎患者的手腕（三维重建图像）；**B．** 进展期膝关节骨关节炎；**C．** 肘部疼痛和肿胀；**D．** 膝关节疼痛和肿胀。注意，在 B 中，患者没有活动性痛风，在 C 和 D 中，滑液分析最初是阴性的，但是在双能计算机断层扫描后进行的超声引导的关节穿刺发现 MSU 晶体（From Bongartz T, Glazebrook KN, Kavros SJ, et al: Dual-energy CT for the diagnosis of gout: an accuracy and diagnostic yield study. Ann Rheum Dis 74:1072-1077, 2015.）

痛风石沉积的速度与高尿酸血症的程度及持续时间有关，其中血清尿酸盐水平是主要的决定因素[54]。Gutman[88] 发现，722 例无痛风石的患者平均血清尿酸盐浓度为 9.1 mg/dl；456 例有少至中量痛风石的患者为 10 ~ 12 mg/dl；11 例有广泛痛风石的患者超过 11 mg/dl。痛风石形成的速度也随肾疾病的严重程度及利尿剂使用而增加[89]。

痛风石性痛风是长期尿酸盐的清除速度慢于产生速度的结果。随着尿酸盐池的扩大，尿酸盐晶体沉积在软骨、滑膜、肌腱、软组织及其他任何地方。痛风

石极少出现在原发性痛风患者首次发作时[90-91]，但很可能见于继发性痛风患者，如继发于骨髓增殖疾病、幼年型痛风合并糖原累积症（glycogen storage diseases，GSDs）、Lesch-Nyhan 综合征或使用环孢素治疗的异体移植者[17,91]。

痛风石可沉积在身体的不同部位。痛风石沉积可引起手指（图 95-1B、95-3、95-4 和 95-5）、手、膝或足的不规则、非对称性、较孤立的肿大；也可沿前臂的尺侧沉积，形成鹰嘴滑囊的囊性膨胀（图 95-6）；沉积在耳郭（图 95-7）或沉积在跟腱形成梭形肿胀

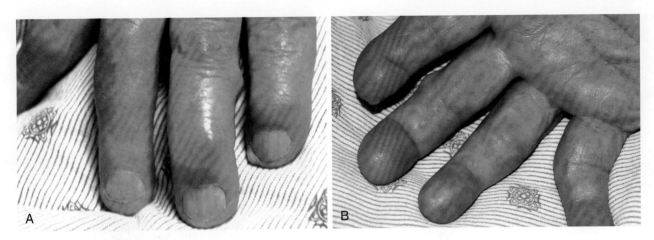

图 95-3 **A**. 痛风石性痛风患者的手指背侧。第三远端指间关节的受累表现类似于某些情况下炎性骨关节炎或银屑病关节炎的表现。**B**. 同一只手的掌侧显示明显"散布"的尿酸沉积物

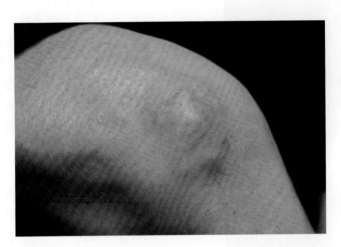

图 95-4 痛风石性痛风患者的右膝髌前囊中的尿酸沉积物。该患者同时有髌上囊大量积液

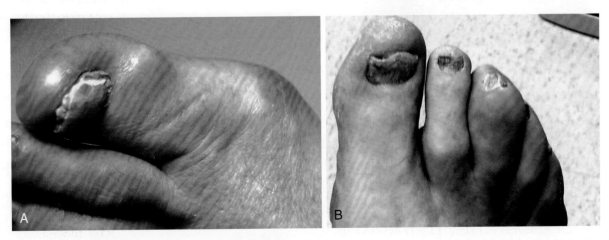

图 95-5 **A**. 慢性痛风石性痛风的大脚趾，跖趾关节和趾间关节都受累。**B**. 第三趾的痛风石性痛风合并广泛的甲癣，易被误认为银屑病关节炎的"腊肠趾"

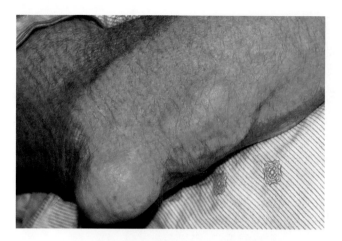

图 95-6 痛风石性痛风患者鹰嘴滑囊和前臂伸侧尿酸沉积物

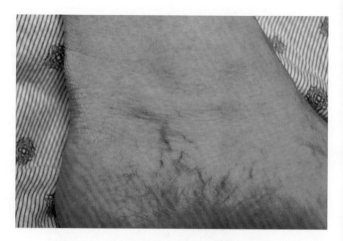

图 95-8 某痛风患者跟腱及其附着处的痛风石

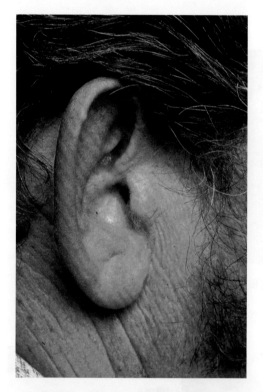

图 95-7 慢性痛风患者耳轮的痛风石

（图 95-8）。痛风石沉积的进展过程十分隐匿。虽然痛风石本身相对无痛，但其周围可发生急性炎症。最终，关节广泛破坏及皮下巨大的痛风石可导致患者出现多种多样的畸形，尤其在手和足，并可造成进行性残疾（图 95-9）。痛风石表面的皮肤张力大、透亮、菲薄，可发生破溃并排出白色、白垩样或糊状的尿酸盐晶体组成物。痛风石继发感染罕见。

随着痛风石的形成，可出现典型放射学改变，尤其是伴硬化和突出边缘的骨质侵蚀（图 95-1D 和 95-

10）[92]。这些表现与其他原因造成的骨质侵蚀可能较难鉴别，但若出现薄的、突出的、伴钙化的边缘则是痛风的有力证据。有些痛风石可发生钙化，但骨性强直比较罕见。超声检查、MRI、CT 均可显示痛风石，其中 DECT 表现特异性最高 [64,66-76,78-80,93]。

痛风石可直接累及关节结构或关节周围的肌腱而明显限制关节的运动功能。虽然主要侵犯下肢关节，但任何关节均可能受累。脊柱关节也不例外会出现尿酸盐沉积 [76,86,94]，但急性痛风性脊柱炎并不常见。由于痛风石压迫神经或脊髓而引起的症状很罕见。痛风石罕见情况下沉积在心肌、瓣膜、心脏传导系统、眼的各部及喉部 [95-96]。

相关因素

关键点
痛风和肥胖、高甘油三酯血症、糖耐量异常和代谢综合征、高血压、动脉粥样硬化和甲状腺功能减退症有关。
肾功能不全常和高尿酸血症及痛风相关。
高尿酸血症是肾结石的常见病因。
慢性高尿酸血症极少引起尿酸盐性肾病，在肿瘤溶解综合征中急性高尿酸血症可导致尿酸性肾病。
酒精摄入、铅中毒和环孢素治疗都和高尿酸血症及痛风相关。
做出痛风的诊断之后应立即探寻有无这些相关的合并症。

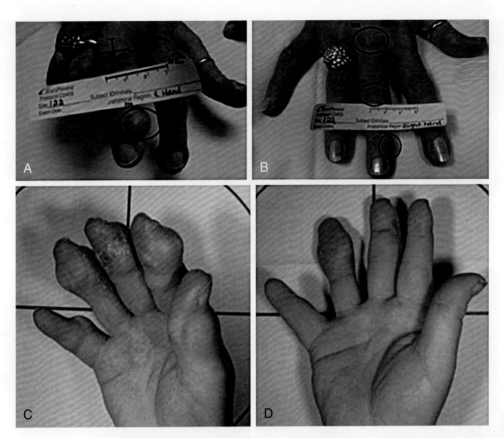

图 95-9　数字化照片显示两名每两周接受一次聚乙二醇重组尿酸氧化酶治疗的患者痛风石完全消退。**A**. 患者 1 基线时右侧第三远端指间（DIP）关节内侧的痛风石。**B**. 患者 1 第 13 周的目标痛风石完全溶解。另请注意第三近端指间关节巨大痛风石的面积减少。**C**. 在随机对照试验中用安慰剂治疗 6 个月后的患者 2，基线右手拇指，伴溃疡的第二、第三和第四 DIP 关节，和第五近端指间关节的痛风石。**D**. 患者 2 在开放标签的延伸研究中用每月两次的聚乙二醇重组尿酸氧化酶治疗 25 周后，4 个手指的目标痛风石完全消退（From Baraf HS, Becker MA, Gutierrez-Urena SR, et al: Tophus burden reduction with pegloticase: results from phase 3 randomized trials and open-label extension in patients with chronic gout refractory to conventional therapy. Arthritis Res Ther 15:R137, 2013.）

已知肥胖及饮食过量与痛风有关[97]。在 6000 名受试者中，相对体重在第 20 个百分位及以下者只有 3.4% 有高尿酸血症，第 21 ~ 79 个百分位者为 5.7%，第 80 个百分位及以上者为 11.4%[98]。

据报道，75% ~ 80% 的痛风患者合并高甘油三酯血症[99]，而 80% 以上的高甘油三酯血症患者合并高尿酸血症[17]。然而，研究未能显示血清尿酸盐与胆固醇水平或某种独特的脂蛋白表型有关[100]。过量饮酒的痛风患者血清甘油三酯平均值明显高于肥胖程度相同的对照组和不饮酒的痛风患者[101]。

据报道，2% ~ 50% 的糖尿病患者合并高尿酸血症，并且这些患者少于 0.1% ~ 9% 合并痛风性关节炎[102]。根据糖耐量异常的不同诊断标准，7% ~ 74% 的痛风患者合并糖耐量异常[103]。

据报道，22% ~ 38% 的未经治疗的高血压患者合并高尿酸血症，而当患者接受利尿剂治疗及合并肾疾病时，该比例上升至 67%[17]。高尿酸血症可能是青年男性患高血压的潜在风险指标[104]。1/4 ~ 1/2 的典型痛风患者合并高血压，但高血压与痛风的病程无关[97-98]。血清尿酸盐浓度升高与肾小管重吸收钠增多相关[105]。血清尿酸盐浓度又与肾血流量和尿酸盐清除率呈负相关，直接与肾血管阻力和总阻力相关。因此，高血压和高尿酸血症相关可能是由于高血压降低了肾血流量。此外，在体外实验中尿酸可引起平滑肌增生，在动物模型中尿酸可引起血管病变，其机制可能包括复杂的细胞内信号传导、丝裂原活化蛋白激酶的激活和血小板源生长因子的表达[105-106]。

高尿酸血症与动脉粥样硬化临床表现的相关性提示高尿酸血症是冠状动脉疾病发生的危险因素。一些研究在校正了年龄、性别和相对体重的影响后，未发

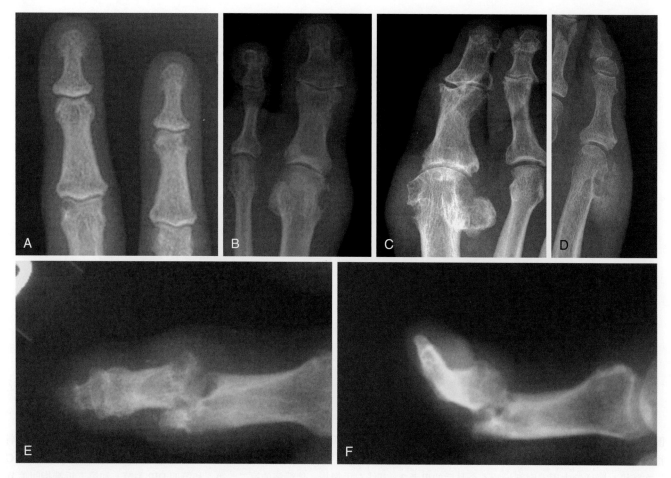

图 95-10 **A～F.** 由痛风引起的关节损伤的 X 线片。**A.** 在手的第三近端指间和第四远端指间关节处的侵蚀。**B.** 第一跖趾关节（MTP）的孤立侵蚀。**C.** 第一 MTP 关节更晚期病变，伴关节周围痛风石样沉积。**D.** 第五 MTP 关节处的侵蚀。**E 和 F.** 严重破坏，伴排列不齐

现血压、血糖或血清胆固醇与血清尿酸盐浓度有明确的关系 [90,98-102,107-110]，冠心病患者的血清尿酸盐浓度和一般人群的平均水平无显著差异 [110-111]。然而，有研究坚持认为高尿酸血症是冠状动脉疾病的一个独立危险因素 [112-113]（详见下一节）。

代谢综合征包括胰岛素抵抗、高胰岛素血症、高血压和异常脂蛋白血症等一系列异常，异常脂蛋白血症以血浆甘油三酯和高密度脂蛋白胆固醇升高（译者注：应为血浆甘油三酯升高和高密度脂蛋白胆固醇降低）为特征。高尿酸血症与胰岛素抵抗的程度密切相关 [110-116]，因此它可能也是代谢综合征的一个特征。代谢综合征与冠状动脉疾病相关，而高尿酸血症作为代谢综合征的一部分可解释以往所发现的高尿酸血症和冠状动脉疾病的相关性。最近的一个研究得出结论，高尿酸血症与急性心肌梗死之间相互独立，但痛风性关节炎患者发生心肌梗死的风险增

加。这种相关不能用肾功能、代谢综合征、使用利尿剂或传统的心血管疾病的危险因素来解释 [117]。在一项前瞻性研究中，男性痛风患者全因死亡的风险增加，而在已患冠心病的受试者中，痛风相关的死亡风险增加是由于心血管死亡风险升高，特别是冠心病 [118]。然而，新近对文献进行的系统综述得出结论，支持由高尿酸血症或痛风引起心血管疾病风险增加的证据等级弱或有瑕疵 [119]。一项最新的综述探讨了这个问题的复杂性 [120]。该问题暂无定论，除非有足够强力的随机对照试验提供明确答案 [121]。

很久以前人们就认识到酒精摄入与高尿酸血症和痛风有关。在易感人群中，酒精摄入可诱发急性痛风性关节炎。沙特阿拉伯是一个酒精摄入量极少的国家，在那里进行的一项流行病学研究显示高尿酸血症的患病率为 8.42%，但无一例发展为痛风 [122]。酒精与痛风的这种关系可能与肾排泄尿酸减少和尿酸生成

增多都有关[123]。乙醇能加速三磷酸腺苷（ATP）代谢而使尿酸生成增多。在各种酒精饮料中，啤酒因其鸟嘌呤核苷含量高而对尿酸生成的影响更大[14]。

痛风性关节炎患者无论男女甲状腺功能减退症的患病率都明显升高[124]。高尿酸血症也可能更易发生在甲状腺功能减退症患者中。甲状腺激素替代治疗能增加尿酸排泄从而降低血清尿酸盐浓度，而肌酐清除率的改变不能完全解释这种现象[125]。尽管甲状腺功能减退症患者易合并高尿酸血症和痛风的原因未明，但推测甲状腺外组织（包括肾）中的促甲状腺素受体调节尿酸盐代谢，从而调控尿酸盐的平衡。

对重症监护室中的急性疾病患者进行研究显示，其血清尿酸盐浓度显著升高，接近 20 mg/dl，与低血压事件和不良预后有关[126]。这可能有两种原因，第一，缺血组织可促进 ATP 降解为嘌呤终产物，从而增加尿酸盐的生成。血浆 ATP 降解产物增加与高尿酸血症和成人呼吸窘迫综合征相关支持这种可能[127]。第二，缺血时次黄嘌呤在黄嘌呤氧化酶作用下转化为尿酸并产生氧自由基，而氧自由基与组织损伤有关[128]。在这种情况下，用别嘌醇抑制黄嘌呤氧化酶的治疗可能有用。

正常妊娠情况下，母体孕 24 周前血清尿酸盐浓度降低，之后升高直至产后 12 周[129]。孕妇先兆子痫和妊娠期毒血症时因肾尿酸盐清除率降低而使血清尿酸盐水平升高[130]。当血浆尿酸盐水平升高，孕妇的围产期死亡率亦显著升高，这通常与早期发生的先兆子痫有关。血清尿酸盐浓度超过 6 mg/dl 和舒张压高于 110 mmHg 时死亡率最高。分娩本身可引起血清尿酸盐水平升高，且可持续至产后 1 ~ 2 天。

痛风极少见于类风湿关节炎、系统性红斑狼疮或强直性脊柱炎患者[41,131-133]，尽管长期使用非甾体抗炎药或糖皮质激素可能会掩盖部分患者的痛风临床表现，但痛风与这些疾病很少同时发生，其原因仍不清楚。

肾病

除痛风性关节炎外，肾病似乎是高尿酸血症最常见的并发症。接近 20% ～ 40% 的痛风患者有白蛋白尿，通常轻微且间歇出现。只有当尿酸盐浓度长期升高，男性超过 13 mg/dl 或女性超过 10 mg/dl 时，高尿酸血症本身才可能引起慢性肾病[134]。在常规治疗无症状高血压前，肾衰竭致痛风患者死亡的占 10%。目前中度高尿酸血症是否对肾功能有直接损伤仍不明确。有证据显示尿酸盐可损害肾并引起高血压[105-106]。

尿酸盐性肾病（urate nephropathy）是指尿酸盐晶体沉积在肾髓部和锥体的间质，周围伴巨细胞反应，这是痛风肾的特征性组织学表现（图 95-11）。其他因素如并存的高血压、慢性铅接触史、缺血性心脏病、原有的原发性肾功能不全，可能在尿酸盐性肾病的发病中起重要作用。尽管尿酸盐性肾病似乎可以作为一个独立疾病而存在，但通常认为它并不是影响大多数痛风患者肾功能的重要因素[17,135]。然而，最近的研究表明，高尿酸血症可能在肾功能中发挥重要作用。持续的降尿酸治疗可能会阻止痛风患者的肾功能下降[136]。

相反，尿酸性肾病是指大量尿酸晶体沉积在集合管和输尿管所引起的急性肾衰竭。这种并发症最常

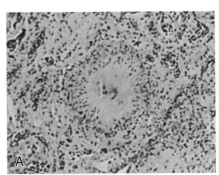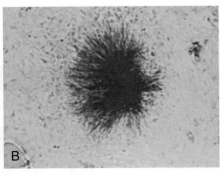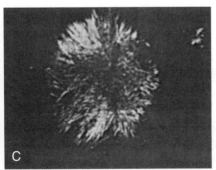

图 95-11　A. 酒精固定、苏木素和伊红染色切片可见尿酸盐沉积在肾髓质（×250）。**B.** 沉积物的相邻切片，乌洛托品银染色（×250）。**C.** 偏振光显微镜下同一沉积物的相邻切片（×250）

见于白血病和淋巴瘤患者化疗期间恶性细胞快速降解[137-138]。已经更明确地将这个综合征（亦称为急性肿瘤溶解综合征）定义为高尿酸血症、乳酸酸中毒、高钾血症、高磷酸盐血症和低钙血症，最常见于急进性、快速增殖性肿瘤患者，包括淋巴增殖性疾病和转移性髓母细胞瘤。尿酸性肾病可见于其他恶性肿瘤、癫痫发作后、高温下剧烈运动后、血管造影和冠状动脉旁路手术后，但较不常见[17]。

在肿瘤溶解综合征中，大量细胞溶解释放出大量核酸，迅速转化为尿酸。典型者出现显著的高尿酸血症，平均血清尿酸盐水平为 20 mg/dl（范围为 12 ～ 18 mg/dl）。尿酸性肾病发生急性肾衰竭的机制与尿酸在酸化和浓缩尿液功能最强的远端肾小管和集合管沉积有关，可导致少尿甚至无尿，以及氮质血症。尿中可能会出现"沙砾"或"沙子"。这类患者尿中尿酸与肌酐的比值通常超过 1，而大多数其他原因引起的急性肾衰竭患者中，此比值为 0.4 ± 0.3[138]。

10% ～ 25% 原发性痛风患者出现肾结石（nephrolithiasis），明显高于一般人群。痛风患者发生肾结石的可能性随血清尿酸盐浓度升高和尿尿酸排泄增多而增大[41,139]。当血清尿酸盐值高于 13 mg/dl 或 24 h 尿尿酸排泄率超过 1100 mg 时，发生肾结石的可能性超过 50%。

在美国，尿酸结石占所有肾结石的比例约 10%，在以色列低至 5%，而澳大利亚则高达 40%[17]。尿酸结石可见于无痛风性关节炎病史的患者，而此组患者中仅 20% 有高尿酸血症。其他类型肾结石也与痛风和高尿酸血症有关。痛风患者中含钙结石的发生率增加。此外，约 30% 复发性含钙结石患者有尿酸排泄率升高或高尿酸血症。有报道认为此类患者使用别嘌醇治疗能降低肾结石发生率，说明尿酸与复发性草酸钙结石之间有病因联系。

最后，文献报道一例无明显尿酸代谢异常的患者出现以尿酸为主要成分的结石，提示结石的真实成分可能是 2, 8- 二羟基腺嘌呤，而此患者有腺嘌呤磷酸核糖转移酶缺陷[140]。需要 X 线衍射以鉴别尿酸与 2, 8- 二羟基腺嘌呤。

家族性幼年型高尿酸血症性肾病（familial juvenile hyperuricemic nephropathy，FJHN），或称为家族性幼年型痛风性肾病，于 1960 年被首次报道[141]。此病以常染色体显性遗传的方式进行遗传，具有高外显率，并且通常与痛风相关。典型患者二十几岁时出现

肾病，并于中年时进展为终末期肾衰竭[142-144]。肾组织学检查发现肾小管间质炎症及增厚的肾小管基底膜有裂隙。其主要诊断标准为尿酸盐排泄率降低（即尿酸清除率经肌酐清除率校正后 ×100 等于 5% 或更小；正常为 8% ～ 18%）[145]。尿酸盐排泄率显著降低及早年发病是 FJHN 的重要特征，可与其他晚发型的常染色体显性遗传高尿酸血症相鉴别（表 95-4）。基因定位显示 FJHN 基因位于染色体 16p12-p11[143]。

常染色体显性髓质囊性肾病（autosomal dominant medullary cystic kidney disease，ADMCKD）是另一种具有痛风临床表现的遗传性肾病。其肾功能不全起病较 FJHN 晚。肾组织学检查显示肾皮髓质和髓质呈囊性，并且髓质结缔组织增多。至少有两个基因位点与 ADMCKD 有关。一个为 ADMCKD 1，位于 1 号染色体；另一个为 ADMCKD 2，位于 16p 位点。ADMCKD 2 基因及 FJHN 基因位于染色体 16p 的几乎同一区域[146]。

染色体 16p12 区域具有 6 个候选基因，除 FJHN 和 ADMCKD 2 基因外，还包括尿调蛋白基因（uromodulin gene，*UMOD*）[147-149]。*UMOD* 编码的 Tamm-Horsfall 蛋白，为一种位于 Henle 祥升支粗段的糖基化磷脂酰肌醇——锚定糖蛋白。尿调蛋白无定形沉积在髓质囊性肾病患者肾间质中[150]。已在 *UMOD* 基因中检出 4 个位于外显子 4 的不同突变。因为同一基因突变与 FJHN 及 ADMCKD 均有关，提示这两种疾病似乎由于 *UMOD* 的等位基因突变引起尿中 Tamm-Horsfall 蛋白浓度降低，从而导致高尿酸血症和进行性肾衰竭[151]。

铅中毒

高尿酸血症和痛风是公认的慢性铅中毒的并发症，6% ～ 50% 铅中毒患者会伴发痛风[152]。虽然存

表 95-4   与痛风相关的肾疾病遗传特征

疾病名称	遗传方式	染色体定位	基因
FJHN	AD	16p12.3	尿调蛋白
		17cenq21.3	肝细胞核因子 1β
MCKD 1 型	AD	1q21	?
MCKD 2 型	AD，AR	16p12.3	尿调蛋白

AD，常染色体显性遗传；AR，常染色体隐性遗传；FJHN，家族性幼年型高尿酸血症性肾病；MCKD，髓质囊性肾病

在肾缺陷，但尚未被充分认识[153-154]。一些原发性痛风患者虽然没有明显的铅接触史，但与年龄、性别匹配的对照人群相比血铅水平升高[155]，表明隐性的慢性铅中毒可能是某些原发性痛风的病因之一（占痛风人群的36%）[152]。此外，有肾功能受损的痛风患者体内可动员铅量似乎比肾功能正常者增加[156]，提示铅在痛风性肾病的发病中起重要作用。

环孢素诱导的高尿酸血症与痛风

环孢素干扰尿酸经肾排泄。在接受环孢素治疗的移植患者中，高尿酸血症与痛风的发生率增加，如果同时使用利尿剂，发生率更高[91,157]。然而，血清尿酸盐水平与环孢素水平、高血压或肾功能不全的程度不直接相关。移植后可能很快出现痛风，平均为17个月。痛风发作可能是典型的单关节炎，或者可能累及少见部位，如肩、髋或骶髂关节，也可能累及多关节，病情进展迅速，早期出现痛风石。约3%的肾移植患者发生肾结石。服用硫唑嘌呤治疗的患者肾结石均由含钙化合物构成，而60%服环孢素的患者的肾结石含尿酸[158]。

高尿酸血症和痛风的分类

> **关键点**
>
> 在患有原发性高尿酸血症和痛风的患者中，超过90%由于肾排泄尿酸减少引起，不足10%由于尿酸盐生成过多引起。
>
> 继发性高尿酸血症和痛风是原发疾病进程的直接或间接后果，通常与肾尿酸盐清除降低有关。
>
> 四种已知的先天性嘌呤代谢障碍致尿酸盐生成过多的病例只占继发性高尿酸血症和痛风不足1%。

体液中尿酸盐浓度取决于生成与清除之间的平衡。因此，高尿酸血症产生的原因可能是尿酸盐生成速度过快、肾排泄尿酸减少或两者兼有。

高尿酸血症和痛风可能分类如下（表95-5）：

- 原发性：这些病例似乎是先天性的，既不是继发于某一获得性疾病，也不是某些导致非痛风疾病的先天缺陷的次要表现。有些原发性痛风病例有遗传基础，有些则没有。

- 继发性：在其他疾病的病程中发生或是用药的结果。
- 特发性：不能进行确切分类的病例。

可根据高尿酸血症产生的原因进一步进行细分，是生成过多、排泄减少还是两者兼有。通过测定24小时尿尿酸排泄量来证实尿酸盐生成过多。成人进行无嘌呤饮食，尿酸排泄总量达 600 mg/d 属正常范围[159]。患者进行普通饮食时超过 1000 mg/d 为异常，提示生成过多，800 ~ 1000 mg/d 为临界值。曾认为可通过测定尿中尿酸与肌酐比值或 $C_{尿酸盐}/C_{肌酐}$ 比值而简单估计尿酸生成过多。然而，大多数患者这两个指标与 24 小时尿尿酸排泄量比较显示相关性差[160-161]。特定酶缺乏或白血病、淋巴瘤化疗期间细胞快速溶解的患者例外。

原发性痛风

在大部分痛风病例中，高尿酸血症是由肾原因引起。遗传因素在肾清除尿酸盐的过程中发挥重要的调控作用[162]。在尿酸盐滤过负荷范围广泛但可比的情况下，仔细比较尿酸的清除率和排泄率，发现大多数痛风患者尿酸盐与菊粉清除率比值（$C_{尿酸盐}/C_{菊粉}$ 比值）较非痛风人群低[159,162-163]。而痛风患者与非痛风人群的尿酸排泄率及排泄能力相同。然而，这两条排泄曲线位置不同。痛风患者血清尿酸盐值比对照组高 2 ~ 3 mg/dl 时，才能达到相同的尿酸排泄率。理论上，痛风患者排泄曲线偏移可能是由于尿酸盐滤过减少，重吸收增加或分泌减少引起。尿酸生成过多的患者不到痛风患者的 10%。

继发性痛风

高尿酸血症和痛风的很多继发性病因是由于肾排泄尿酸减少。肾小球滤过率下降引起尿酸盐滤过量减少，从而导致高尿酸血症。此为肾病患者尿酸升高的基础。人们认为其他因素，如尿酸盐分泌减少，是某些类型肾病患者（如多囊肾、铅中毒性肾病）发生高尿酸血症的原因。

利尿治疗是目前人类继发性高尿酸血症最重要的原因之一。利尿引起容量不足，导致尿酸盐滤过减少及肾小管重吸收增多。许多其他药物也可通过肾机制导致高尿酸血症。这些药物包括小剂量阿司匹林、吡

表 95-5 高尿酸血症和痛风的分类

类型	代谢异常	遗传特征
原发性		
尚不明确的分子缺陷		
排泄减少（约占原发性痛风的 90%）	尚不确定	多基因性
生成过多（约占原发性痛风的 10%）	尚不确定	多基因性
与特定酶缺陷有关		
PRPP 合成酶变异；活性增加	PRPP 与尿酸生成过多	X 连锁
HPRT 部分缺乏	尿酸生成过多；过剩的 PRPP 导致嘌呤从头合成增多；Kelley-Seegmiller 综合征	X 连锁
继发性		
与嘌呤从头合成增多有关		
HPRT "完全" 缺乏	尿酸生成过多；过剩的 PRPP 导致嘌呤从头合成增多；Lesch-Nyhan 综合征	X 连锁
葡萄糖 -6- 磷酸酶缺陷或缺乏	尿酸生成过多且排泄减少；Ⅰ 型糖原累积症（von Gierke 病）	常染色体隐性
果糖 -1- 磷酸盐醛缩酶缺乏	尿酸生成过多且排泄减少	常染色体隐性
与 ATP 降解增多有关		
与核酸代谢加速有关	尿酸生成过多	大部分非家族性
与肾尿酸排泄减少有关	尿酸滤过减少，肾小管分泌尿酸受抑制或重吸收增加	部分为常染色体显性；部分为非家族性；大部分未知
特发性		未知

ATP，三磷腺苷；HPRT，次黄嘌呤磷酸核糖转移酶；PRPP，磷酸核糖焦磷酸

嗪酰胺、烟酸、乙胺丁醇、乙醇和环孢素。

人们认为，肾排泄尿酸减少是某些疾病状态继发高尿酸血症的一个重要机制。血容量不足可能是肾上腺功能不全或肾性尿崩症继发高尿酸血症的一个重要因素。饥饿、酒精性酮症、糖尿病酮症酸中毒、枫糖尿病及任何原因引起的乳酸酸中毒（如低氧血症、呼吸衰竭、慢性铍病、急性酒精中毒）可引起有机酸累积从而导致高尿酸血症。继发于慢性铅中毒、甲状旁腺功能减退症、假性甲状旁腺功能减退症及甲状腺功能减退症的高尿酸血症的肾基础仍不清楚。

尿酸盐生成过多也可引起继发性痛风。四种特异性的酶缺陷使嘌呤从头合成加速，从而导致尿酸盐生成过多，包括次黄嘌呤磷酸核糖转移酶（HPRT）缺乏、磷酸核糖焦磷酸（PRPP）合成酶过度活化、葡萄糖 -6- 磷酸酶缺乏和果糖 -1- 磷酸醛缩酶缺乏。

治疗

关键点

无症状性高尿酸血症一般不需治疗，但一旦诊断应寻找病因和（或）相关因素。

发作期的急性痛风性关节炎可使用秋水仙碱、非甾体抗炎药、促肾上腺皮质激素、全身或关节内使用类固醇治疗。

应用秋水仙碱或非甾体抗炎药可有效预防急性发作，但若不同时进行降尿酸治疗则不能改变潜在病程。

对于单次痛风发作后是否开始降尿酸治疗依然存在争议，但反复发作的痛风、尿酸盐肾结石、有痛风石的痛风和（或）由痛风引起的关节破坏等都是接受治疗的指征。

在大多数患者中，黄嘌呤氧化酶抑制剂和促尿酸排泄药可有效降低血清尿酸盐水平。

尿酸氧化酶如聚乙二醇重组尿酸氧化酶仅用于难治性痛风石性痛风的治疗。

> 治疗目标是血清尿酸盐浓度低于 6 mg/dl。
>
> 预防性使用秋水仙碱、非甾体抗炎药或全身应用类固醇（不太推荐）应在开始降尿酸治疗后至少持续 6 个月。
>
> 治疗方案的长期依从性是痛风治疗中的一个主要问题；与患者形成治疗联盟是非常重要的。
>
> 改善生活方式，特别是减少酒精摄入，可在一定程度上有助于控制痛风，其对相关因素例如肥胖和高甘油三酯血症的管理更为重要。

痛风的治疗目标如下（图 95-12）：

1．尽可能快地终止急性发作；
2．预防急性痛风性关节炎复发；
3．预防或逆转因尿酸盐或尿酸结晶在关节、肾或其他部位沉积而导致的并发症；
4．预防或逆转加重病情的因素，如肥胖、高甘油三酯血症和高血压。

无症状性高尿酸血症

高尿酸血症一般不是降尿酸治疗的指征。然而，发现高尿酸血症应该提出以下问题：

1．高尿酸血症的病因是什么？
2．是否伴随其他疾病？
3．是否存在高尿酸血症导致的组织或器官损害？
4．若存在上述情况，应该如何处理？

高尿酸血症可能是发现先前某种未被觉察的疾病的最初线索。70% 的高尿酸血症患者可通过病史和体格检查就能确定潜在病因。潜在病因的性质有助于预测血清尿酸盐浓度升高的可能后果。因此，对每例高尿酸血症患者应该寻找潜在病因。

是否治疗不伴痛风性关节炎、尿路结石或肾病的高尿酸血症是一种临床判断，缺乏统一观点。是否使用降尿酸药物治疗无症状性高尿酸血症，可考虑以下资料：

1．尚无确凿的证据支持血清尿酸盐浓度升高可损害肾功能，尽管从动物模型上得到的数据得出的结论是相反的[106-107,164]；
2．高尿酸血症伴发的肾疾病常与高血压控制不佳有关；
3．高尿酸血症是否是冠心病的独立危险因素仍有争议[110-113]，但目前为止并无证据表明纠正高尿酸血症对心脏病的发展有影响。

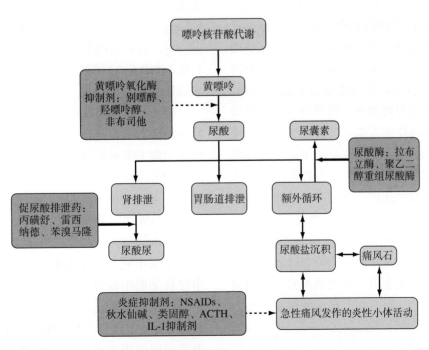

图 95-12　痛风的治疗选择，包括用于治疗急性发作的炎症抑制剂和必要时可供选用的降血清尿酸盐的方法。一些炎症抑制剂也可在初始降尿酸治疗时用于预防。细节见正文。虚箭头表示抑制效应；粗箭头表示促进效应。ACTH，促肾上腺皮质激素；GI，胃肠道；IL-1，白介素 -1；NSAIDs，非甾体抗炎药

因此，出现症状后再使用降尿酸药物似乎是谨慎之举。罕见的例外包括具有已知导致尿酸产生过多的遗传病因的患者或急性尿酸性肾病的高危患者。

然而，强烈建议明确高尿酸血症的病因及处理相关的伴随情况如肥胖、高脂血症、酗酒，尤其是高血压。由于非诺贝特和氯沙坦具有中度促尿酸排泄的作用[165-166]，因而可能分别适合于治疗高尿酸血症患者合并高甘油三酯血症和高血压。

急性痛风性关节炎

有几种药物均可能成功终止急性痛风发作。实际上，大多数情况下选择秋水仙碱、某种 NSAID、皮质类固醇制剂或促肾上腺皮质激素（adrenocorticotropic hormone，ACTH）。由于认识到 IL-1β 在痛风性关节炎的启动中起关键作用，IL-1β 的生物抑制剂用于急性痛风性关节炎的治疗与预防的临床试验已取得满意的结果[167-171]。虽然已被批准用于治疗肿瘤坏死因子（tumor necrosis factor，TNF）受体相关周期性发热综合征，这些昂贵的药品在本书成书时仍未被批准用于痛风治疗。在欧盟，卡那奴单抗作为一种人源化单克隆抗 IL-1β 抗体，在某些情况下可用于治疗急性痛风。2012 年 ACR 痛风管理指南包含治疗痛风急性发作的流程图[59]（图 95-13）。

治疗开始的时机比选择药物更重要[172]。越早开始使用这些药物，起效越迅速。通常，秋水仙碱适用于痛风诊断未确定的患者，而 NSAIDs 适用于诊断明确者。若患者不能口服药物或患活动性消化性溃疡，可选择关节腔内注射糖皮质激素、胃肠外应用糖皮质激素或者 ACTH。局部应用冰袋可能有助于控制急性发作时的疼痛[173]。也可给某些患者加用镇痛药，包括麻醉药。在几乎所有情况下，急性发作期间不应停用影响血清尿酸盐浓度的药物，包括降尿酸药。是否应该在急性发作期间开始使用此类药物是有争议的。因为血清尿酸盐水平的突然降低可能诱发急性发作，血清尿酸盐浓度的大幅下降可能加剧处于进展中的炎症反应。然而，一项研究表明，研究纳入的患者如同时接受急性发作的治疗，则不会出现这种结果[174]。

秋水仙碱

传统的口服剂量为 0.5 ~ 0.6 mg/h，直到出现以下三种情况之一：①关节症状减轻；②出现恶心、呕吐或腹泻；③已服用 10 次。如果服药 10 次而无缓解，临床医生应考虑诊断是否正确。如今，很多临床医生推荐每 2 ~ 6 小时服药以减轻副作用[175]。2009 年美国食品和药物管理局（Food and Drug Administration，FDA）批准 Colcrys（URL Pharma，Inc.）作为第一个单一成分口服秋水仙碱制剂用于急性痛风发作的治疗及预防，以及成人及 4 岁以上儿童家族性地中海热的治疗。FDA 要求市场上除 Colcrys 以外的未得到批准的单一成分秋水仙碱制剂停止销售，这导致治疗费用显著增加。秋水仙碱的新推荐用法是低剂量 1.2 mg，1 小时后续予 0.6 mg，每次发作总共予 1.8 mg。这个用法是基于一个纳入 184 例痛风急性发作小于 12 小时患者的随机对照试验的结果。这个研究的主要终点是 24 小时内疼痛减轻至少 50%，比较低剂量秋水仙碱（74 例）、高剂量秋水仙碱（6 小时共 4.8 mg，52 例）和安慰剂（58 例）三组达到主要终点的差别[176]。低剂量秋水仙碱组与高剂量组相比，血浆峰浓度及早期痛风发作的控制效果相似，而副作用少得多，特别是腹泻和呕吐。应该注意的是纳入的患者是痛风急性发作 12 小时内给药的，两个治疗组均仍有 30% 的患者不能达到主要终点。对于急性发作超过 12 小时的患者，秋水仙碱的最佳剂量仍不清楚。推荐的低剂量用法与 EULAR 专家委员会的推荐相同[177]。2012 年 ACR 指南建议从 1.2 mg 开始，1 小时后用 0.6 mg，以后每 12 小时用 0.6 mg，直到痛风发作缓解[58]。此后根据需要以每天 1 或 2 次 0.6 mg 预防再发。如合并肾功能不全，秋水仙碱应调整剂量。

基于两个随机临床试验，秋水仙碱用于预防急性发作的推荐剂量是 0.6 mg 每日 1 次或 2 次[178-179]。严重肾功能不全的患者起始剂量为每天 0.3 mg。未批准的注射用秋水仙碱在 2008 年被 FDA 禁止销售，原因是不可接受的安全性问题，如潜在严重不良事件，包括静脉输注时死亡。

秋水仙碱的血浆峰浓度出现在服药 2 小时内。虽然其血浆半衰期为 4 小时，但在服药 10 天后仍可在中性粒细胞中检测到该药。秋水仙碱的治疗指数低，急性期治疗后稳态血浆浓度范围为 0.5 ~ 3.0 ng/ml，而毒性作用发生于 3.0 ng/ml 左右[180]。因此，大多数患者的副作用出现在关节症状改善之前或同时出现。采用传统高剂量的秋水仙碱的给药方法，50% ~ 80% 的患者可出现包括肠蠕动增加、腹部绞痛、腹泻、

急性痛风发作的管理

一般原则:
- 急性痛风性关节炎发作时应采用药物治疗 C #
- 为了提供最佳治疗效果,应在急性痛风发作24小时内开始药物治疗 C
- 在急性痛风发作期间不应中断正在进行的降尿酸治疗 C

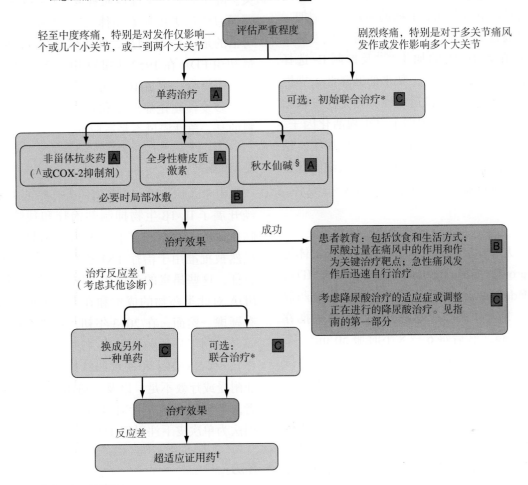

建议的证据等级:
A级: 由多个(如超过一个)随机临床试验或荟萃分析支持
B级: 源自单个随机试验或非随机研究
C级: 专家共识意见,病例研究或临床实践标准
§ 如果治疗在症状36小时内开始,秋水仙碱被推荐作为急性痛风发作的合适选择
^ 选择性COX-2抑制剂,如依托考昔(证据等级A)被推荐作为伴胃肠道禁忌证或对NSAIDs不耐受的患者
用药的一种选择,但是选择性COX-2抑制剂与NSAID有许多相似的副作用。塞来昔布(证据等级B)使用
时需要高剂量,目前风险-效益比不明确。
¶ 反应差定义为:
24小时内疼痛评分改善<20%,或超过24小时改善<50%
* 详见原始参考文献
† 生物IL-1抑制剂的超适应证使用已被研究用于非生物剂治疗无效或禁忌时急性痛风的治疗。但这种方法在
撰写本文时,尚未被医疗监管机构批准用于治疗痛风。

图 95-13 急性痛风发作的管理概述。COX-2,环氧化酶 -2;ULT,降尿酸治疗(Modified from Khanna D, Fitzgerald JD, Khanna PP, et al: 2012 American College of Rheumatology guidelines for management of gout. Part 2: therapy and anti-inflammatory prophylaxis of acute gouty arthritis. Arthritis Care Res 64:1447, 2012.)

恶心和呕吐在内的不良反应。一旦出现胃肠道副作用，必须立即停用该药 [181]。FDA 处方指南建议服用细胞色素 P450 3A4 和 P- 糖蛋白抑制剂的患者不要使用秋水仙碱或减少剂量。克拉霉素、红霉素、环孢素和双硫仑都可与秋水仙碱发生严重的相互作用 [182-183]。此外，同时使用秋水仙碱和其他具有潜在肌毒性的药物，如他汀类药物和羟氯喹，肌病的风险也会增加。

秋水仙碱通过多种途径干扰急性炎症反应发挥作用。秋水仙碱阻断 IL-1β 的加工 [184] 及抑制 E- 选择素介导的中性粒细胞黏附 [185]。秋水仙碱降低了中性粒细胞 L- 选择素表达、随机运动性、趋化性、磷脂酶 A2 活化和 IL-1 表达，也削弱了血小板活化因子、晶体介导的趋化因子和白三烯 B4 的激活后加工。秋水仙碱也抑制内皮细胞表达 ICAM-1 及肥大细胞释放组胺，并下调巨噬细胞和内皮细胞上的 TNF-α 受体。

非甾体抗炎药

诊断明确无并发症的痛风患者首选一种非甾体抗炎药（nonsteroidal anti-inflammatory drug，NSAID），吲哚美辛（indomethacin）是经典选择。虽然该药剂量低至 25 mg 每日 4 次时可能已有效，但普遍推荐首剂 50 ～ 70 mg，然后每 6 ～ 8 小时服 50 mg，第 1 个 24 小时最大剂量 200 mg。第 2 个 24 小时维持上述剂量以预防复发，此后 2 天减量至每 6 ～ 8 小时服 50 mg。临床试验表明口服萘普生、非诺洛芬、布洛芬、舒林酸、吡罗昔康和酮洛芬以及肌肉注射酮咯酸都有效。事实上，包括选择性环氧化酶 -2（cyclooxygenase-2，COX-2）抑制剂在内的所有此类药物均能非常有效治疗急性痛风性关节炎 [186]。

糖皮质激素

关节腔内注射糖皮质激素适用于仅有单关节或滑囊受累的急性痛风患者 [172,187]。口服、肌内注射或静脉使用糖皮质激素也有效，但这些制剂通常用于不耐受秋水仙碱或 NSAIDs 的患者，或存在消化性溃疡或肾疾病等禁忌使用这两类药物的患者。糖皮质激素的使用剂量已经过系统研究，总体而言，必须使用高剂量（泼尼松 0.5 mg/kg，或至少 20 ～ 60 mg/d）。较低剂量可能无效，服用泼尼松 7.5 ～ 15 mg/d 维持量的器官移植患者也会出现痛风发作就证明了这一点 [188]。有激素撤药后出现反跳的非正式报道。

促肾上腺皮质激素

单次肌内注射 ACTH 凝胶（25 ～ 80 IU）可终止急性痛风发作 [189]。然而，多数情况下需要每 24 ～ 72 小时重复注射。这种治疗对于手术后发作的患者有效，并可能优于糖皮质激素，也许与其作用机制有关。除了刺激肾上腺皮质释放皮质类固醇外，ACTH 还通过激活黑皮质素受体 -3 干扰急性炎症反应 [190]。可惜的是，ACTH 制剂，即使可以获得，也非常昂贵。最初由 FDA 在 1952 年批准用于各种适应证的品牌 ACTH 凝胶，于 2010 年重新被批准用于治疗婴儿痉挛、多发性硬化症恶化和其他 17 种适应证。出乎意料的是，急性痛风不是适应证。

IL-1 抑制剂

由于认识到 IL-1β 在痛风发作中起关键作用，已经开展了 IL-1β 生物抑制剂治疗和预防急性痛风的临床试验，并获得了有临床应用前景的结果 [167-171]。虽然被批准用于治疗 TNF 受体相关的周期性发热综合征，这些昂贵的药物在美国尚未被批准用于痛风。FDA 对此类药物的成本和在老年人群中的不良反应有疑虑。然而，在 2013 年初，欧盟委员会批准卡那奴单抗用于痛风频繁发作（过去 12 个月至少 3 次发作），有 NSAIDs 和秋水仙碱禁忌证、对以上药物不能耐受或疗效不足，以及不适用糖皮质激素的痛风患者。卡那奴单抗是针对 IL-1β 的人源化单克隆抗体，用法为单次皮下注射量 150 mg。

预防

大约 50% 的痛风患者在开始降尿酸治疗后会出现急性发作。每天服用小剂量秋水仙碱用于预防急性发作有效率高达 85% [191]。秋水仙碱 0.6 mg，每天服用 1 ～ 3 次，通常耐受性好，但可能导致可逆的轴突神经肌肉病变 [192]。这一并发症可引起近端肌肉无力伴或不伴痛觉异常，以及血清肌酸磷酸激酶升高。这最常见于合并高血压、肾功能不全或肝病且同时使用利尿剂的患者。横纹肌溶解也可能发生在这些患者。当患者同时服用一种他汀类药物（羟甲基戊二酰 -CoA 还原酶抑制剂）或环孢素时，横纹肌溶解更为常见 [193]。对于合并中至重度肾功能不全的痛风患者，应减少秋水仙碱的剂量。

对于每日 1 片秋水仙碱都不能耐受的患者，使用小剂量的吲哚美辛或另外一种 NSAID（如吲哚美辛 25 mg 每日 2 次；或奈普生 250 mg 每日 1 ~ 2 次）预防部分有效[194]。部分患者可能需要联合使用秋水仙碱和 NSAIDs。在高危人群中应考虑预防消化性溃疡。秋水仙碱或某种 NSAID 维持治疗可能避免因痛风频繁发作而影响日常活动。预防治疗通常持续至血清尿酸盐保持在正常范围内，且 3 ~ 6 个月无急性发作。2012 年 ACR 痛风管理指南建议没有痛风石的患者预防性治疗持续 6 个月或血清尿酸盐达标后 3 个月，有痛风石的患者建议持续至血清尿酸盐达标且痛风石溶解后 6 个月[58]。应告诫患者停用秋水仙碱和（或）NSAIDs 后随之而来的可能是一次急性痛风性关节炎，并告诉他们急性发作时如何处理。最后，预防性治疗应与使用降尿酸药物同时进行，否则不推荐预防性使用秋水仙碱治疗。秋水仙碱也许能阻断急性炎症反应，但对晶体在组织中的沉积无影响。当持续沉积而缺乏急性关节炎反复发作这一警报信号时，痛风石及软骨、骨的破坏常被忽视。

高尿酸血症的控制

　　使用降尿酸药物治疗高尿酸血症可预防及逆转尿酸盐沉积，并且可能改善肾功能[135-136]。目前，虽然所有人都同意，治疗应该在痛风石周围的慢性炎症反应引起软骨和骨质侵蚀之前开始，但在痛风病程中何时开始降尿酸治疗存在分歧。有些临床医生认为首次痛风发作是尿酸盐结晶在软骨及其他结缔组织沉积数年的结果。其他人则认为由于痛风石和症状性慢性痛风性关节炎仅见于少数病例且多年反复急性发作后，进展十分缓慢，因此可以避免不必要的或早期的药物干预而不会产生可见的不良后果。事实上，不经历第二次发作的患者为极少数。这一良性病程最常见于血清尿酸盐浓度升高幅度小且 24 小时尿尿酸值正常的患者。通常认为，大多数患者应在第二次发作后开始降尿酸治疗[194]。2012 年 ACR 指南建议对确诊为痛风性关节炎且存在以下情况的患者启动降尿酸治疗：通过体检或影像检查发现的痛风石沉积、频繁发作（至少每年 2 次）、慢性肾病 2 期或更严重或合并尿路结石病史（图 95-14）[58]。显然，指南的一般建议须经过临床医生的最佳判断来调整。例如，在过去几年中每年都经历过 1 次重大发作的痛风患者应该接受

降尿酸治疗[195]。

　　降尿酸药物为控制高尿酸血症提供了有效的方法。尽管使用抗炎药物治疗和预防痛风性关节炎急性发作很重要，但长期控制高尿酸血症才能最终改变痛风本身的临床表现。一旦开始，降尿酸药物治疗需终身维持，并使用足以使血清尿酸盐水平维持在 6.8 mg/dl 以下的剂量，在 5 ~ 6 mg/dl 之间更佳。血清尿酸盐水平从 11 mg/dl 降至 7.5 mg/dl 似乎令人鼓舞，但这种变化不会逆转病程。它仅减慢晶体持续沉积的速度。一般来说，在降尿酸治疗中，血清尿酸盐水平越低，痛风石沉积减少越快[196]。推荐目标水平为 5 ~ 6 mg/dl，因为其远低于饱和水平 6.8 mg/dl，从而允许血清尿酸水平有一定范围波动，又避免过度用药增加药物毒性。特别是对于体格检查发现广泛痛风石的患者，小于 4.0 mg/dl 的目标血尿酸水平可能更适合及时减少全身尿酸盐负荷。使用黄嘌呤氧化酶抑制剂、促尿酸排泄药或尿酸氧化酶可能可以使血清尿酸盐浓度降至目标水平。黄嘌呤氧化酶催化次黄嘌呤氧化成黄嘌呤以及黄嘌呤氧化成尿酸，可被别嘌醇、羟嘌呤醇及非布司他所抑制。丙磺舒、雷西纳德（最近由 FDA 批准；见下文）、磺吡酮和苯溴马隆是促进尿酸排泄药，它们通过增强肾对尿酸的排泄而降低血清尿酸盐浓度。拉布利酶和聚乙二醇重组尿酸氧化酶将尿酸盐转化为更易溶解并易从尿液排泄的尿囊素。这些降尿酸药物均不具有抗炎特性。

　　对于每天尿酸排泄少于 800 mg 且肾功能正常的痛风患者，黄嘌呤氧化酶抑制剂或促尿酸排泄药均能有效降低血清尿酸盐水平。在预防原发性痛风患者肾功能恶化方面这两类药同样有效[197]。大多数情况下会选择别嘌醇，因与促进尿酸排泄药相比，其使用的限制条件更少。

　　一般而言，促尿酸排泄药适用于小于 60 岁、肾功能正常（肌酐清除率大于 80 ml/min）、日常饮食下 24 小时尿酸排泄量小于 800 mg 且无肾结石史的痛风患者。应告知服用促尿酸排泄药的患者：使用水杨酸盐不能超过 81 mg/d[198]。

　　某些情况下，痛风患者只能选择黄嘌呤氧化酶抑制剂。24 小时尿尿酸排泄量大于 1000 mg 或有肾结石病史的痛风患者应使用黄嘌呤氧化酶抑制剂治疗（表 95-6）。尿酸排泄量超过 700 mg/d 的原发性痛风患者肾结石发生率约为 35%[41]。促尿酸排泄治

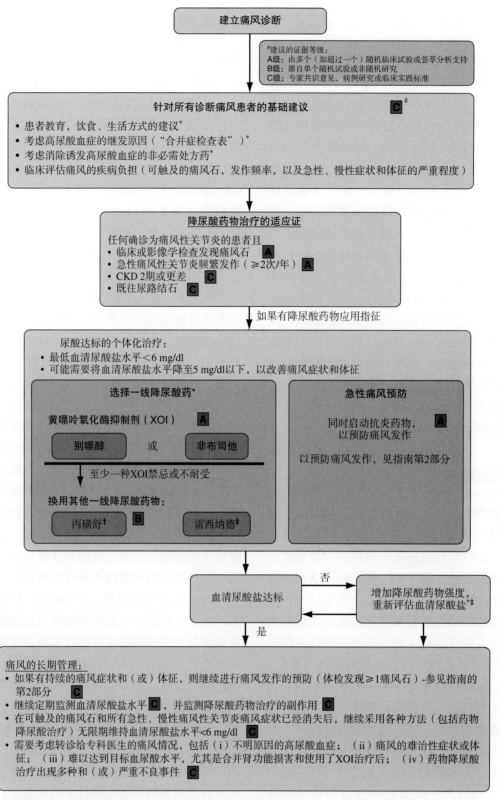

图 95-14 痛风患者的基础建议和总体治疗策略。请注意，这是一个不断发展的领域，这里不包括尿酸氧化酶或 URAT1 转运蛋白抑制剂。CKD，慢性肾疾病；CrCl，肌酐清除率；TFP；专家委员会；ULT，降尿酸治疗；XOI，黄嘌呤氧化酶抑制剂（Modified from Khanna D, Fitzgerald JD, Khanna PP, et al: 2012 American College of Rheumatology guidelines for management of gout. Part 1: systematic non-pharmacologic and pharmacologic therapeutic approaches to hyperuricemia. Arthritis Care Res 64:1431, 2012.）

表 95-6 黄嘌呤氧化酶抑制剂的适应证

与尿酸生成增多有关的高尿酸血症
24 h 尿尿酸排泄量 ≥ 1000 mg
HPRT 缺乏或 PRPP 合成酶活性过强所致的高尿酸血症
尿酸性肾病
肾结石
细胞溶解治疗前的预防用药
对促尿酸排泄药物不耐受或疗效不佳
痛风合并肾功能不全（GFR < 60 ml/min）
对促尿酸排泄药物过敏

HPRT，次黄嘌呤磷酸核糖转移酶；PRPP，磷酸核糖焦磷酸；GFR，肾小球滤过率

疗导致发生尿酸性结石的风险增高。此外，有痛风石的患者通常应使用黄嘌呤氧化酶抑制剂，以降低需要肾处理的尿酸盐负荷。对于轻度肾功能不全的痛风患者，两类药均可使用，但当肾小球滤过率低于 50 ml/min 时丙磺舒和磺吡酮无效。肾功能不全时别嘌醇也有效，但可能需要减量。非布司他在轻中度肾功能不全患者无需调整剂量。黄嘌呤氧化酶抑制剂的绝对适应证是使用促尿酸排泄药不能使血清尿酸盐浓度降至 6 mg/dl 以下或患者不耐受。有痛风石的痛风患者，若单一用药不能把血清尿酸盐降至 6mg/dl 以下，可联合使用黄嘌呤氧化酶抑制剂和促尿酸排泄药。促尿酸排泄药雷西纳德是选择性 URAT1 抑制剂，2015 年 12 月，FDA 批准其用于治疗痛风患者的高尿酸血症，这些患者在服用别嘌醇或非布司他时未能达到低于 6.0 mg/dl 的目标血清尿酸水平。在临床试验中，每日 400 mg 或 600 mg 的雷西纳德与每日 200 ~ 600 mg 的别嘌醇联合使用后，74% ~ 79% 的患者血清尿酸盐水平达到低于 6.0 mg/dl[198a]。每日 400 mg 或 600 mg 雷西纳德与每日 40 mg 或 80 mg 非布司他联合使用可使 100% 患者血清尿酸盐水平达到低于 5.0mg/dl 的血尿酸水平[198b]。在大多数情况下，如果别嘌醇或非布司他不能使血尿酸降至 6 mg/dl 以下，多由于剂量不足或患者依从性差所致。2012 年 ACR 指南包括在痛风患者中使用别嘌醇和促尿酸排泄药的具体建议[58]。聚乙二醇重组尿酸氧化酶，一种与聚（乙二醇）共价连接后免疫原性降低的哺乳动物尿酸氧化酶，FDA 和 EMA 分别于 2010 年和 2013

年批准其用于治疗难治性痛风石性痛风[198c]。尽管聚乙二醇重组尿酸氧化酶提供了快速减少痛风石的可能性（图 95-9），但这种药物输注反应（包括过敏反应）发生率最高可达 7%[198d]。治疗引起痛风发作的发病率也非常高。因此，聚乙二醇重组尿酸氧化酶仅适用于痛风石性痛风伴有全身性尿酸盐过量沉积、持续性痛风发作或破坏性关节病而常规治疗无效或不能耐受的患者[167]。降尿酸药的讨论详见本书第 66 章。

治疗的依从性

因为痛风的疾病过程非常清楚，所以通常可以容易地确定诊断。一经诊断，目前的治疗药物很有效，因此痛风应该是一种容易控制的疾病。然而，许多患者（包括诊断正确者）控制不佳。降尿酸治疗失败而不能达到目标尿酸盐水平通常是因为用药不当或患者依从性差[199]。别嘌醇最常用的处方量 300 mg 仅能使约 40% 的痛风患者血清尿酸盐水平降至 6.0 mg/dl 以下。此外，纳入 16 项临床研究的综述发现服用痛风药的依从性仅为 10% ~ 46%[199]。当治疗慢性无症状患者时，常有依从性问题，酗酒是其中一个因素。也许更重要的原因是患者可能需要按 3 种不同的时间表服用多达 3 种不同的药物，以控制症状和治疗痛风。

一般认为，如果患者明白服用这些药物的目的，他们的依从性可能会更好。为此，可用比喻的方法以提高患者的依从性[200]。可以将尿酸盐结晶比作火柴。告诉患者"当火柴点燃时"，将引起痛风发作。"灭火"需服用 1 种 NSAID 或秋水仙碱。但发作缓解后，"火柴还在那里"。为避免复发，患者预防性服用秋水仙碱，即"弄湿火柴，使其难以点燃"，而服用别嘌醇（或促尿酸排泄药）则是"彻底从身体里移走火柴"。

器官移植后痛风的处理

需要谨慎考虑器官移植后痛风患者的治疗。很多患者使用糖皮质激素、硫唑嘌呤或环孢素，以及肾功能不稳定等，使问题复杂化。由于秋水仙碱和 NSAIDs 的潜在毒性，它们可能不适用于控制这类患者的急性痛风性关节炎。关节腔内注射糖皮质激素可

能最有用，此时患者可能被迫更多地依赖止痛药。肾功能正常的患者可预防性使用秋水仙碱，但需严密监测。秋水仙碱和环孢素联用可导致横纹肌溶解[193]。

当考虑到长期治疗，若有可能，应减少环孢素的用量及停用利尿药。使用促尿酸排泄药是安全的，但肾功能差时其作用下降。别嘌醇可用于肾功能异常的患者，但可能需要减量。患者肾功能不佳的情况下，使用非布司他可能更加安全，但暂无相关研究来证实。但别嘌醇和非布司他都与硫唑嘌呤有严重的相互作用，硫唑嘌呤在体内由黄嘌呤氧化酶代谢，而别嘌醇和非布司他能抑制该酶，使得硫唑嘌呤分解减慢，有效剂量增加。如果不注意，可能引起严重的骨髓毒性。巯基嘌呤 -S- 甲基转移酶（TPMT）的检测需要在使用硫唑嘌呤之前进行。如果联合使用硫唑嘌呤和别嘌醇，其剂量可分别为 25 mg/d 和 50 mg/d[201]。在与硫唑嘌呤合用的情况下，非布司他的最佳起始剂量暂未确定。使用别嘌醇时，每周监测全血细胞计数和血清尿酸盐浓度，调整别嘌醇剂量以使血清尿酸盐浓度低于 6 mg/dl。霉酚酸酯（mycophenolatemofetil）作为硫唑嘌呤的替代药，已与别嘌醇一起有效地用于一些移植患者的治疗[202]。

尿酸氧化酶已用于一小部分心脏移植后的痛风患者，可迅速降低血清尿酸盐水平及缩小痛风石[203]。这种治疗可引起严重的过敏反应，包括过敏症、支气管痉挛和溶血性贫血。采用新方法制备的尿酸酶制剂，如聚乙二醇重组尿酸氧化酶可能避免上述并发症，且效果更佳。

辅助因素

除抗炎药物、预防性使用秋水仙碱和降尿酸治疗外，其他因素也可能决定痛风是否会反复发作、是否会发展为慢性痛风性关节炎、肾结石或肾病。目前，已不建议单纯限制饮食中的嘌呤来控制血尿酸水平。完全无嘌呤饮食仅能使尿尿酸排泄减少 200 ～ 400 mg/d，使平均血清尿酸盐下降约 1 mg/dl，而且现有的降尿酸药物非常有效，因此不再需要这类饮食控制。不过，饮食中摄入适度的热量、限制碳水化合物摄入及按比例增加蛋白质和不饱和脂肪酸摄入颇有裨益[204]。某些痛风患者在饮用酒精饮料或进食油腻食物后易出现急性发作。其他还有一些特异性反应，例如进食某一特定食物后发生急性痛风，但这种关系很罕见且存在疑问。推荐患者避免食用那些已知可诱发痛风的食物。

另外，饮食对于其他疾病非常重要[205]。许多痛风患者体重超标，建议通过限制热量以恢复理想体重。此外，至少 75% 原发性痛风患者存在高甘油三酯血症。控制高甘油三酯血症的首要措施是降到理想体重及戒酒。非诺贝特是同类药物中唯一具有促尿酸排泄效应的药物[165]。因此，其可能是管理血脂异常的有效药物。

很多痛风患者摄入大量酒精。急性饮酒过量可能加剧高尿酸血症，而这继发于一过性高乳酸血症；长期饮酒可能刺激嘌呤生成增加[123]。经常饮啤酒导致嘌呤负荷加重也可能促使痛风进展。应告知患者过量饮酒有害。饮酒患者对药物的依从性也更差。2012年 ACR 指南包括了痛风患者生活方式干预的建议[58]（图 95-15）。

约 1/3 的痛风患者有高血压。高血压的并发症可能比高尿酸血症的更严重，因此临床医生应使用必要的药物控制高血压。许多合并高血压的痛风患者需服用噻嗪类利尿药。如果必须使用该药控制高血压，则应该继续使用，但需要调整降尿酸药物的剂量以维持适度血清尿酸盐水平。氯沙坦是唯一具有促尿酸排泄效应的高血压药物[166]。

结论

痛风是一种古老的疾病。虽然它是最被了解的疾病之一，但其发病率仍在上升。肥胖和其他因素的流行推动了这种增长。此外，对正确使用痛风药物的误解，患者依从性差以及寿命延长带来的难治的合并症导致对该疾病的管理不够理想。痛风的诊断应尽可能通过检测关节内单钠尿酸盐晶体来证实，应遵循开始降尿酸治疗的指南，降尿酸治疗早期应给予预防发作的药物，持续至少 6 个月，降低血清尿酸盐水平至 6 mg/dl 或更低，并应加强患者的长期依从性。

高尿酸血症和痛风的发病机制在过去几年中有了重大的新发现，包括肾近端小管处理尿酸和单钠尿酸盐晶体引起的细胞炎症反应的精细细节。此外，新的治疗药物已经可用于临床，其他几种药物正准备上市，包括用于治疗和预防急性痛风的 IL-1 抑制剂。这些令人兴奋的变化为重新教育我们的患者和我们自己提供了理想的机会，从而改善这一可治疗的疾病的

特定建议：关于痛风患者的总体健康、饮食和生活方式

建议的证据等级：
A级： 由多个（即超过一个）随机临床试验或荟萃分析支持
B级： 源自单个随机试验或非随机研究
C级： 专家共识意见，病例研究或临床实践标准

- 肥胖患者减轻体重，达到促进总体健康的BMI：
- 整体健康饮食*
- 运动（达到身体健康）
- 戒烟
- 保持充足的水分　　**C**

避免	限制	鼓励†
• 嘌呤含量高的内脏（例如胰腺、肝、肾）　**B**	食用份量： • 牛肉、羊肉、猪肉 • 嘌呤含量高的海鲜（例如，沙丁鱼、贝类）　**B**	• 低脂或脱脂乳制品　**B**
• 高果糖浆糖化的苏打水、其他饮料或食品　**C**	• 天然甜味果汁 • 方糖，及其糖化的饮料和甜点　蔬菜 • 食盐，包括酱汁和肉汁　**C**	• 蔬菜　**C**
• 酒精摄入过量（定义为男性每天超过两份和女性每天超过一份） 　—针对所有痛风患者　**B** • 任意量的酒精摄入 　—痛风频繁发作期间，或晚期难以控制的痛风　**C**	• 酒精（特别是啤酒，也包括白酒和烈酒） 　—所有痛风患者　**B**	

* 虽然专家委员会（TFP）没有投票，但坚持保护心脏健康和控制合并症，如肥胖、代谢综合征、糖尿病、高脂血症和高血压的饮食，亦适用于痛风患者
† TFP关于"鼓励"摄入的建议并非旨在提倡过度摄入特定饮食。摄入樱桃和樱桃产品、抗坏血酸（补充剂或食品）、坚果和豆类等缺乏TFP投票共识。TFP没有就限制富含嘌呤的蔬菜和豆类摄入的问题进行投票

图 95-15　关于痛风患者的总体健康、饮食、生活方式的特定建议。BMI，体重指数；TFP，专家委员会（From Khanna D, Fitzgerald JD, Khanna PP, et al: 2012 American College of Rheumatology guidelines for management of gout. Part 1: systematic non-pharmacologic and pharmacologic therapeutic approaches to hyperuricemia. Arthritis Care Res 64:1431, 2012.)

预后。通过传统药物和新药更好地管理痛风以及社会上减少不良生活方式选择的共同努力，希望在未来几年对痛风发病率和预后产生积极影响。

 本章的参考文献也可以在 ExpertConsult.com 上找到。

主要参考文献

1. Wyngaarden JD, Kelley WN: *Gout and hyperuricemia*, New York, 1976, Grune & Stratton.
2. Wortmann RL, Schumacher HR Jr, Becker MA, et al: *Crystal-induced arthropathies: gout, pseudogout, and apatite-associated syndromes*, New York, 2006, Informa Healthcare.
5. Mikuls TR, Saag KG: New insights into gout epidemiology. *Curr Opin Rheumatol* 18:199, 2006.
9. Cameron JS, Moro F, Simmonds HA: Gout, uric acid, and purine metabolism in pediatric nephrology. *Pediatr Nephrol* 17:105, 1993.
11. Arromlee E, Michet CJ, Crowson CS, et al: Epidemiology of gout: is the incidence rising? *J Rheumatol* 29:2403, 2002.
12. Wallace KL, Riedel AA, Joseph-Ridge N, et al: Increased prevalence of gout and hyperuricemia over 10 years among older adults in a managed care population. *J Rheumatol* 31:1582, 2004.
14. Choi H, Atkinson KK, Karlson E, et al: Alcohol intake and risk incidence of gout in men: a prospective study. *Lancet* 363:1277, 2004.
15. Choi HK, Liu S: Intake of purine-rich foods, protein, and dairy products and relationship to serum levels of uric acid: the Third National Health and Nutrition Examination Survey. *Arthritis Rheum* 52:283, 2005.
16. Choi HK, Curhan G: Soft drinks, fructose consumption, and the risk of gout in men: prospective cohort study. *Br Med J* 336:309, 2008.
17. Wortmann RL, Kelley WN: Gout and hyperuricemia. In Ruddy S, Harris ED Jr, Sledge CB, editors: *Kelley's textbook of rheumatology*, ed 6, Philadelphia, 2001, WB Saunders.
18. Zaka R, Williams CJ: New developments in the epidemiology and genetics of gout. *Curr Rheumatol Rep* 8:215, 2006.

20. Simkin PA: New standards for uric acid excretion: evidence for an inducible transporter. *Arthritis Care Res* 49:735, 2003.

21. Choi HK, Zhu Y, Mount DB: Genetics of gout. *Curr Opin Rheumatol* 22:144, 2010.

22. Enomoto A, Kimura H, Chairoungdu A, et al: Molecular identification of a renal urate anion exchanger that regulates blood urate levels. *Nature* 417:447, 2002.

23. Wallace C, Newhouse SJ, Braund P, et al: Genome-wide association study identifies genes for biomarkers of cardiovascular disease: serum urate and dyslipidemia. *Am J Hum Genet* 82:139, 2008.

24. Kolz M, Johnson T, Sanna S, et al: Meta-analysis of 28,141 individuals identifies common variants within five new loci that influence uric acid concentrations. *PLoS Genet* 5:e1000504, 2009.

27. Augustin R, Carayannopoulos MO, Dowd LO, et al: Identification and characterization of human glucose transporter-like protein-9 (GLUT9): alternative splicing alters trafficking. *J Biol Chem* 279:16229, 2004.

28. Vitart V, Rudan I, Hayward C, et al: SLC2A9 is a newly identified urate transporter influencing serum urate concentration, urate excretion and gout. *Nat Genet* 40:437, 2008.

29. Anzai N, Ichida K, Jutabha P, et al: Plasma urate level is directly regulated by a voltage-driven urate efflux transporter URATv1 (SLC2A9) in humans. *J Biol Chem* 283:26834, 2008.

30. Caulfield MJ, Munroe PB, O'Neill D, et al: SLC2A9 is a high-capacity urate transporter in humans. *PLoS Med* 5:e197, 2008.

31. Doring A, Gieger C, Mehta D, et al: SLC2A9 influences uric acid concentrations with pronounced sex-specific effects. *Nat Genet* 40:430, 2008.

32. Dehghan A, Kottgen A, Yang Q, et al: Association of three genetic loci with uric acid concentration and risk of gout: a genome-wide association study. *Lancet* 372:1953, 2008.

35. Woodward OM, Kottgen A, Coresh J, et al: Identification of a urate transporter, ABCG2, with a common functional polymorphism causing gout. *Proc Natl Acad Sci U S A* 106:10338, 2009.

36. Brandstatter A, Kiechl S, Kollerits B, et al: Sex-specific association of the putative fructose transporter *SLC2A9* variants with uric acid levels is modified by BMI. *Diabetes Care* 31:1662, 2008.

37. Choi JW, Ford ES, Gao X, et al: Sugar-sweetened soft drinks, diet soft drinks, and serum uric acid level: the Third National Health and Nutrition Examination Survey. *Arthritis Rheum* 59:109, 2008.

38. Gao X, Qi L, Qiao N, et al: Intake of added sugar and sugar-sweetened drink and serum uric acid concentration in US men and women. *Hypertension* 50:306, 2007.

39. Bhole V, de Vera M, Rahman M, et al: Epidemiology of gout in women: fifty-two-year followup of a prospective cohort. *Arthritis Rheum* 62:1069, 2010.

40. Yu TF, Gutman AB: Uric acid nephrolithiasis in gout: predisposing factors. *Ann Intern Med* 67:1133, 1967.

48. Becker MA, Schumacher HR, Wortmann RL, et al: A study comparing safety and efficiency of oral febuxostat and allopurinol in subjects with hyperuricemia and gout. *N Engl J Med* 353:2450, 2005.

55. Wallace SL, Bernstein D, Diamond H: Diagnostic value of the colchicine therapeutic trial. *JAMA* 1999:525, 1967.

56. Wallace SL, Robinson H, Masi AT, et al: Preliminary criteria for the classification of acute arthritis of primary gout. *Arthritis Rheum* 20:897, 1977.

57. Zhang W, Doherty M, Pascual E, et al: EULAR evidence based recommendations for gout. Part I: diagnosis. Report of a task force of the standing committee for international clinical studies including therapeutics (ESCISIT). *Ann Rheum Dis* 65:1301, 2006.

58. Khanna D, FitzGerald JD, Khanna1 PP, et al: 2012 American College of Rheumatology guidelines for management of gout. Part 1: systematic non-pharmacologic and pharmacologic therapeutic approaches to hyperuricemia. *Arthritis Care Res* 64:1431, 2012.

59. Khanna D, FitzGerald JD, Khanna PP, et al: 2012 American College of Rheumatology guidelines for management of gout. Part 2: therapy and anti-inflammatory prophylaxis of acute gouty arthritis. *Arthritis Care Res* 64:1447, 2012.

63. Urano W, Yamanaka H, Tsutani H, et al: The inflammatory process in the mechanism of decreased serum uric acid concentration during acute gouty arthritis. *J Rheumatol* 29:1950, 2002.

64. Bongartz T, Glazebrook KN, Kavros SJ, et al: Dual-energy CT for the diagnosis of gout: an accuracy and diagnostic yield study. *Ann Rheum Dis* 74:1072–1077, 2015.

66. Thiele RG, Schlesinger N: Diagnosis of gout by ultrasound. *Rheumatology* 46:1116, 2007.

68. Thiele RG, Schlesinger N: Ultrasonography shows disappearance of monosodium urate crystal deposition on hyaline cartilage after sustained normouricemia is achieved. *Rheumatol Int* 30:495, 2010.

69. Howard RNG, Pillinger MH, Gyftopoulos S, et al: Reproducibility of musculoskeletal ultrasound for determining monosodium urate deposition: concordance between readers. *Arthritis Care Res* 63:1456, 2011.

72. Pineda C, Amezcua-Guerra LM, Solano C, et al: Joint and tendon subclinical involvement suggestive of gouty arthritis in asymptomatic hyperuricemia: an ultrasound controlled study. *Arthritis Res Ther* 13:R4, 2011.

73. Ottaviani S, Allard A, Bardin T, et al: An exploratory ultrasound of early gout. *Clin Exp Rheumatol* 29:816, 2011.

75. Thiele RG: Role of ultrasound and other advanced imaging in the diagnosis and management of gout. *Curr Rheumatol Rep* 13:146, 2011.

80. McQueen FM, Doyle A, Dalbeth N: Imaging in the crystal arthropathies. *Rheum Dis Clin North Am* 40:291, 2014.

83. Pascual E, Battle-Gualda E, Martinez A, et al: Synovial fluid analysis for diagnosis of intercritical gout. *Ann Intern Med* 131:756, 1999.

87. Hensch PS: The diagnosis of gout and gouty arthritis. *J Lab Clin Med* 220:48, 1936.

91. Beathge BA, Work J, Landreneau MD, et al: Tophaceous gout in patients with renal transplants treated with cyclosporine A. *J Rheumatol* 20:718, 1993.

93. McQueen FM, Reeves Q, Dalbeth N: New insights into an old disease: advanced imaging in the diagnosis and management of gout. *Postgrad Med J* 89:87, 2013.

97. Choi HK, Atkinson K, Karlson EW, et al: Obesity weight change, hypertension, diuretic use, and risk of gout in white men: the Health Professionals Follow-up Study. *Arch Intern Med* 165:742, 2005.

101. Tsutsumi S, Yamamoto T, Moriwaki Y, et al: Decreased activities of lipoprotein lipase and hepatic triglyceride lipase in patients with gout. *Metabolism* 50:952, 2001.

108. Brand FN, McGee DL, Kannel WB, et al: Hyperuricemia as a risk factor for coronary heart disease: the Framingham Heart Study. *Am J Epidemiol* 121:11, 1985.

118. Choi HK, Curhan G: Independent impact of gout on mortality and risk for coronary heart disease. *Circulation* 116:894, 2007.

119. van Durme C, van Echteld IA, Falzon L, et al: Cardiovascular risk factors and comorbidities in patients with hyperuricemia and/or gout: a systematic review of the literature. *J Rheumatol* 92(Suppl):9, 2014.

120. Richette P, Perez-Ruiz F, Doherty M, et al: Improving cardiovascular and renal outcomes in gout: what should we target? *Nat Rev Rheumatol* 10:654, 2014.

121. Neogi T, George J, Rekhraj S, et al: Are either or both hyperuricemia and xanthine oxidase directly toxic to the vasculature? A critical appraisal. *Arthritis Rheum* 64:327, 2011.

128. McCord J: Oxygen-derived free radicals in postischemic tissue injury. *N Engl J Med* 312:159, 1985.

136. Whelton A, MacDonald PA, Chefo S, et al: Preserving renal function during gout treatment with febuxostat: a qualitative study. *Postgrad Med* 125:106, 2013.

138. Kelton J, Kelley WN, Holmes EW: A rapid method for the diagnosis of acute uric acid nephropathy. *Arch Intern Med* 138:612, 1978.

139. Gutman AB, Fu TF: Uric acid nephrolithiasis. *Am J Med* 45:756, 1968.

141. Rosenbloom FM, Kelley WN, Carr AA, et al: Familial nephropathy and gout in a kindred. *Clin Res* 15:270, 1967.

142. McBride MB, Simmonds HA, Moro F: Genetic gout in childhood: familial juvenile hyperuricemic nephropathy or "familial renal disease." *J Inherit Metab Dis* 20:351, 1997.

143. Kamatani N, Moritani M, Yamanaka H, et al: Localization of a gene for familial juvenile hyperuricemic nephropathy causing underexcretion type gout to 16p12 by genome-wide linkage analysis of a large family. *Arthritis Rheum* 43:925, 2000.

144. Stacey JM, Turner JJO, Harding B, et al: Genetic mapping studies of familial juvenile hyperuricemic nephropathy on chromosome 16p13-p11. *J Clin Endocrinol Metab* 88:464, 2003.

146. Hart TC, Gorry MC, Hart PS, et al: Mutations of the UMOD gene are responsible for medullary cystic kidney disease 2 and familial juvenile hyperuricemic nephropathy. *J Med Genet* 39:882, 2002.

148. Bleyer AJ, Trachtman H, Sandhu J, et al: Renal manifestations of a mutation in the uromodulin (Tamm-Horsfall protein) gene. *Am J Kidney Dis* 42:E20, 2003.

150. Turner JJ, Stacey JM, Harding B, et al: Uromodulin mutations cause familial juvenile hyperuricemic nephropathy. *J Clin Endocrinol Metab* 88:1398, 2003.

151. Rezende-Lima W, Parreira KS, Garcia-Gonzalez M, et al: Homozygosity for uromodulin disorders: FJHN and MCKD-type 2. *Kidney Int* 66:558, 2004.

153. Lin J-L, Tan D-T, Ho H-H, et al: Environmental lead exposure and urate excretion in the general population. *Am J Med* 113:563, 2002.

154. Marsden PA: Increased body lead burden—cause or consequence of chronic renal insufficiency? *N Engl J Med* 348:345, 2002.

157. Burack DA, Griffith BP, Thompson ME, et al: Hyperuricemia and gout among heart transplant recipients receiving cyclosporine. *Am J Med* 92:141, 1992.

159. Seegmiller JE, Grauze AO, Howell RR, et al: The renal excretion of uric acid in gout. *J Clin Invest* 41:1094, 1962.

165. Yamamoto T, Moriwaki Y, Tukahashi S, et al: Effect of fenofibrate on plasma concentration and urinary excretion of purine bases and oxypurinol. *J Rheumatol* 28:2294, 2001.

166. Wurzner G, Gester JC, Chiolero A, et al: Comparative effects of losartan and irbesartan on serum uric acid in hypertensive patients with hyperuricemia and gout. *J Hypertens* 19:1855, 2001.

167. Burns CM, Wortmann RL: Gout therapeutics: new drugs for an old disease. *Lancet* 377:165, 2010.

168. So A, De Smedt T, Revaz S, et al: A pilot study of IL-1 inhibition by anakinra in acute gout. *Arthritis Res Ther* 9:R28, 2007.

169. Terkeltaub R, Sundy JS, Schumacher HR, et al: The IL-1 inhibitor rilonacept in treatment of chronic gouty arthritis: results of a placebo-controlled, monosequence crossover, nonrandomized, single-blind pilot study. *Ann Rheum Dis* 68:1613, 2009.

170. Schumacher HR Jr, Sundy JS, Terkeltaub R, et al: Placebo-controlled study of rilonacept for gout flare prophylaxis during initiation of urate-lowering therapy. *Arthritis Rheum* 64:876, 2012.

171. So A, De Meulemeester M, Andrey Pikhlak A, et al: Canakinumab for the treatment of acute flares in difficult-to-treat gouty arthritis: results of a multicenter, phase II, dose-ranging study. *Arthritis Rheum* 62:3064, 2010.

174. Taylor TH, Mecchella JN, Larson RJ, et al: Initiation of allopurinol at first medical contact for acute attacks of gout: a randomized clinical trial. *Am J Med* 125:1126, 2012.

175. Kim KY, Schumacher H, Hunsche E, et al: A literature review of the epidemiology and treatment of acute gout. *Clin Ther* 25:1593, 2003.

176. Terkeltaub RA, Furst DE, Bennett K, et al: High versus low dosing of oral colchicine for early acute gout flare: twenty-four-hour outcome of the first multicenter, randomized, double-blind, placebo-controlled, parallel-group, dose-comparison colchicine study. *Arthritis Rheum* 62:1060, 2010.

177. Zhang W, Doherty M, Bardin T, et al: EULAR Standing Committee for International Clinical Studies Including Therapeutics. EULAR evidence based recommendations for gout. Part II: management. Report of a task force of the EULAR Standing Committee for International Clinical Studies Including Therapeutics (ESCISIT). *Ann Rheum Dis* 65:1312, 2006.

178. Paulus HE, Schlosstein LH, Godfrey RG, et al: Prophylactic colchicine therapy of intercritical gout. A placebo-controlled study of probenecid-treated patients. *Arthritis Rheum* 17:609, 1974.

179. Borstad GC, Bryant LR, Abel MP, et al: Colchicine for prophylaxis of acute flares when initiating allopurinol for chronic gouty arthritis. *J Rheumatol* 31:2429, 2004.

180. Molad Y: Update on colchicine and its mechanism of action. *Curr Rheum Rep* 4:252, 2002.

182. Terkeltaub RA, Furst DE, Digiacinto JL, et al: Novel evidence-based colchicine dose-reduction algorithm to predict and prevent colchicine toxicity in the presence of cytochrome P450 3A4/P-glycoprotein inhibitors. *Arthritis Rheum* 63:2226, 2011.

184. Martinon F, Petrilli V, Mayor A, et al: Gout-associated uric acid crystals activate the NALP3 inflammasome. *Nature* 440:237, 2006.

186. Schumacher HR, Boice HA, Daikh DI, et al: Randomised double blind trial of etoricoxib and indomethacin in treatment of acute gouty arthritis. *BMJ* 324:1488, 2002.

188. Clive DM: Renal transplant-associated hyperuricemia and gout. *J Am Soc Nephrol* 11:974, 2000.

191. Yu TF, Gutman AB: Efficacy of colchicine prophylaxis: prevention of recurrent gouty arthritis over a mean period of five years in 208 gouty subjects. *Ann Intern Med* 55:179, 1961.

194. Fam AG: Difficult gout and new approaches for control of hyperuricemia in the allopurinol-allergic patient. *Curr Rheum Rep* 3:29, 2001.

196. Perez-Ruiz F, Calabozo M, Pijoan JI, et al: Effect of urate-lowering therapy on the velocity of size reduction of tophi in chronic gout. *Arthritis Care Res* 47:356, 2002.

197. Perez-Ruiz F, Calabozo C, Herrero-Betes A, et al: Improvement in renal function in patients with chronic gout after proper control of hyperuricemia and gouty bouts. *Nephron* 86:287, 2000.

198. Harris M, Bryant LR, Danaher P, et al: Effect of low dose daily aspirin on serum urate levels and urinary excretion in patients receiving probenecid for gouty arthritis. *J Rheumatol* 27:2873, 2000.

199. De Vera MA, Marcotte G, Rai S, et al: Medication adherence in gout: a systematic review. *Arthritis Care Res* 66:1551, 2014.

200. Wortmann RL: The treatment of gout: the use of an analogy. *Am J Med* 105:513, 1998.

201. Perez-Ruiz F, Alonso-Ruiz A, Calabozo M, et al: Treatment of gout after transplantation. *Br J Rheumatol* 37:580, 1998.

204. Dessein PH, Shipton EA, Stanwix AE, et al: Beneficial effects of weight loss associated with moderate calorie/carbohydrate restriction, and increased proportional intake of protein and unsaturated fat on serum urate and lipoprotein levels in gout: a pilot study. *Ann Rheum Dis* 59:539, 2000.

205. Fam AG: Gout, diet and the insulin resistance syndrome. *J Rheumatol* 29:1350, 2002.

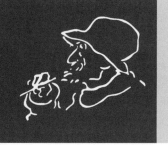

第96章

钙晶体疾病：双水焦磷酸钙和碱性磷酸钙

原著 Robert Terkeltaub

王 革 译 苏厚恒 校

关键点

无机焦磷酸盐（PPi）代谢异常与软骨细胞分化和细胞外基质组成的改变密切相关，这是双水焦磷酸钙（CPP）晶体沉积病（CPPD）发病机制的核心。

家族性常染色体显性遗传性CPPD与*ANKH*基因的突变有关，后者是编码无机焦磷酸盐（PPi）转运蛋白的基因。

中性粒细胞碱性磷酸酶-3（NALP3，冷凝比林）可导致炎性小体活化和半胱天冬酶（Caspase）-1活化，以及白介素（IL）-1β生成与分泌，促使CPP和碱性磷酸钙（BCP）晶体诱导炎症反应。

CPPD产生的退行性关节病变常累及原发性骨关节炎不常见的关节，如掌指关节、腕关节和肘关节。

对于小于55岁患者的CPPD的诊断，特别是多关节的CPP晶体沉积，应考虑其与原发性代谢性或家族性疾病的鉴别诊断。对于大于55岁的CPPD患者，这类疾病可成为其首发的临床表现。

高分辨率超声有助于诊断CPPD，可能由于并非所有该病累及的关节都可以通过放射学检查观察到软骨钙盐沉积。

焦磷酸钙（CPP）和碱性磷酸钙（BCP）晶体沉积于关节软骨与原发性骨关节炎紧密相关，尤其是逐渐加重的骨关节炎。

CPP和BCP晶体可促进原发性OA症状急剧发作，但其在促进OA进展中的作用尚不明确。

BCP晶体（不同于尿酸盐和CPP晶体）不具有双折光性，因此关节标本的BCP晶体需要特殊方法进行鉴定。

表96-1中总结了双水焦磷酸钙沉积病（calcium pyrophosphate dehydrate，CPPD）的诊断标准，此标准由欧洲抗风湿病联盟（European League Against Rheumatism，EULAR）推荐标准1和之前的Daniel J. McCarty及其同事最早提出的标准修订而来。该诊断标准是以一种或多种方法检测CPP晶体为基础，不仅包括临床放射学的应用，还包括高分辨率超声检测透明关节软骨或纤维软骨中CPP晶体沉积的钙

表96-1 CPPD的推荐诊断标准

标准：

Ⅰ. 通过权威方法（如特征性的X线衍射法）在活组织或关节滑液中证实CPP晶体存在

Ⅱ. A. 相差偏振光显微镜证实单斜或三斜晶体有弱阳性双折射（或无折射）

    B. 影像学显示典型的钙化（如文中所介绍）：纤维软骨、关节（透明）软骨和关节囊上大量点状线性钙化，尤其呈双侧对称性

    C. 高分辨率超声显示关节透明软骨或纤维软骨中典型的CPP晶体沉积

Ⅲ. A. 急性关节炎，特别是累及膝、手腕或其他大关节

    B. 慢性关节炎，累及膝、髋、腕、肘、肩和掌指关节，尤其伴有急性加重

诊断分类：

肯定诊断：必须满足标准Ⅰ或ⅡA

可能诊断：必须满足标准ⅡA或ⅡB或ⅡC

疑似诊断：标准ⅢA或ⅢB提示CPPD沉积病的潜在可能性

CPPD，双水焦磷酸钙沉积病

Modified from McCarty DJ: Crystals and arthritis. Dis Month 6：255，1994.

化（称作软骨钙质沉积病）。但是，在无关节感染或其他原因引起的关节炎情况下，通过相差偏振光显微镜鉴定滑液中典型的 CPP 晶体是诊断 CPPD 的金标准，尤其是 CPP 晶体相关的急性关节炎（也称为假痛风）。与单钠尿酸盐晶体（其溶解于甲醛）不同，典型的 CPPD 的晶体在甲醛或乙醇固定的组织切片中仍然可以检测到。特殊的晶体检测方法还包括放射线能谱分析（radiography energy spectroscopy）、粉末衍射分析（powder diffraction analysis）和原子力显微镜（atomic force microscopy），它们均有助于区分 CPP 晶体沉积和 BCP 晶体沉积。在了解沉着的钙质晶体结构时，钙磷比例和 X 线粉末衍射线间距能够提供特异的信息。

目前还没有统一的碱性磷酸钙（basic calcium phosphate，BCP）晶体沉积病的临床诊断标准。尽管 BCP 晶体的聚集颗粒边缘显示双折光，但 BCP 晶体（不同于尿酸盐和 CPP）本身并非双折光。因此，诊断依据主要是：①放射学发现磷酸钙晶体特征的钙沉积；②通过透射电镜或专业化的晶体分析方法（包括前文和下文提到的检测 CPP 晶体的方法）发现 BCP 晶体存在的依据。在一些临床病理学实验室，采用钙结合染料茜素红 S 对滑膜液样本进行染色，因为 BCP 晶体对茜素红 S 强染色，而 CPP 晶体只是弱染色。

流行病学

关键点

鉴于放射学检查的局限性和大规模人群关节组织病理学研究的缺乏，CPPD 和 BCP 晶体沉积病的实际患病率尚不清楚。

包括无症状的 CPPD 患者的患病率随着年龄的增长而增加。

55 岁以前的特发性或散发性关节软骨沉积症非常罕见，尤其对于无关节外伤史和未进行膝关节半月板切除术者。

CPPD 在不同人群中的流行病学有所差异。

CPPD 在发达国家的患病率可能正在上升，这是由于寿命的延长和医源性低镁血症的共同作用所致。

在很多 CPPD 患者中，膝关节的软骨钙化可呈放射学阴性表现，故其不应作为唯一的关节筛查手段。

过去对 CPPD[2-5] 和各种形式的 BCP 晶体沉积病的流行病学调查，主要是根据有限的病变关节的影像学改变进行，这种方法的敏感性和特异性并不高[2]。一些研究是基于滑液分析，但目前尚无基于关节软骨病理学检查或优于平片成像检查的权威研究。所以，CPPD 和病理性 BCP 晶体沉积病的实际患病率尚不清楚。众所周知，CPPD 软骨钙质沉积病的发病率随年龄增长而上升，包括无临床症状者[2-5]。55 岁以前特发性或散发性关节软骨沉积病患者非常罕见，尤其是无关节外伤史和未进行膝关节半月板切除术者[6-7]。

英国一项年龄、性别、膝关节疼痛程度相匹配的大型社区研究发现，年龄大于 40 岁的患者中有 4.5% 患有膝关节软骨钙质沉积病[3]。一些研究发现女性可能较男性更容易患 CPPD[1]。但英国的研究并未发现存在性别倾向，尽管骨关节炎与软骨钙质沉积症关联性很强[3]，但这更可能是由于骨关节炎为骨赘形成而不是关节间隙狭窄有关。大多数但并非所有膝关节有焦磷酸钙沉积的老年患者，其他关节也有软骨钙质沉积；髋关节焦磷酸钙沉积可能就并非如此，至少要考虑到与髋关节骨关节炎（OA）有关[8-9]。在 80 ～ 89 岁的人群中，约 15% 的人膝关节半月板纤维软骨钙化，而在 89 岁以上人群中，发生率约为 30%[7]。基于对手、腕、骨盆和膝盖的放射学研究，CPPD 患病率更高[7]。许多 CPPD 患者的膝关节放射学检查均未发现软骨钙化[9]，因此膝关节不应作为研究或临床研究筛选的唯一关节。

不同人群 CPPD 的患病率存在差异。例如，一项针对北京 60 岁以上常住居民的随机调查显示，与美国 Framingham 骨关节炎研究的白种人相比，就放射学所示软骨钙质沉积病而言[11]，中国人膝关节软骨钙质沉积病的发病率非常低，而且在中国老年人群中，腕关节的软骨钙质沉积病十分罕见[11]。这些结果出乎了我们的预料，因为北京人膝关节骨关节炎发病率非常高，而软骨钙质沉积病与膝关节骨关节炎相关。对美国华裔患者的进一步分析将提供更多信息。

发达国家的 CPPD 患病率可能正在上升，这是由于寿命的延长和医源性低镁血症的共同作用所致[10]。上述医源性因素包括袢利尿剂[3]、质子泵抑制剂、钙调神经磷酸酶抑制剂（环孢素、他克莫司）和术后短肠综合征[7,10]。CPPD 的其他危险因素可能包括原因不明的皮质骨密度降低[7]。在幼年时期的膝关节错位，主要是内翻，可能增加膝关节 CPPD 的风险[6]。

新报道的 CPPD 相关因素包括低 BMI 和低皮质骨密度[11a]。应用袢利尿剂、合并甲状旁腺功能亢进和终末期肾病可增加 CPP 晶体性关节炎急性发作的风险[11a]。

遗传学

> **关键点**
>
> 大多数 CPPD 是特发的 / 散发的，但早发（定义为 55 岁前发病）家族性疾病也存在。
>
> 研究已证实家族性 CPPD 与染色体 5p 上 ANKH 基因（编码协助 PPi 转运的跨膜蛋白）相关。

大多数 CPPD 是特发 / 散发的，但也有早发（定义为 55 岁前发病）家族性疾病[12-13]。研究证实，家族性 CPPD 的两个主要的染色体链是 8q 和 5p。早发性 OA 和软骨钙质沉积症与 8q 染色体的相关均较软骨钙质沉积症与 5p 染色体的相关少见，后者与 5p 染色体上的 ANKH（其编码协助 PPi 转运及其他功能的跨膜蛋白）相关[12-17]。接下来将讨论 ANKH 功能和临床表型与特定突变的关联，其由病理软骨钙化中 PPi 代谢失调所致。

家族性软骨钙质沉积症的表现各异，例如，在同一亲属关系中，显著的 CPPD 和羟磷灰石（hydroxyapatite, HA）晶体沉积以及软骨和外周关节钙化均与骨关节炎相关，而不与特异的染色体位点相关[18]。与关节周围钙化一样，脊柱骨骺迟缓性发育不良综合征、短指（趾）畸形、早发骨关节炎和关节内 CPP 和 HA 晶体沉着钙化均与智利智鲁岛土著人前胶原 II 型基因突变有关，该人群中家族性 CPPD 高发。在亚速尔群岛，许多家庭被确诊为弥漫性特发性骨肥厚（diffuse idiopathic skeletal hyperostosis, DISH）和（或）软骨钙质沉积病，提示两者可能共有某些尚未证明的发病机制[19]。

病因和发病机制

> **关键点**
>
> 关节透明软骨、纤维软骨半月板、某些韧带和肌腱等无血管致密结缔组织的组织基质特别容易发生病理性钙化。

> 关节软骨病理性钙化反映了 Pi 和 PPi 有机与无机生物化学代谢、转运、软骨细胞生长因子应答和分化失调及其他因素之间复杂的相互作用。
>
> 在大多数患者中，CPPD 是全身关节和软组织的代谢紊乱，可能是线粒体功能受损导致 ATP 和 PPi 代谢失调所致，其与关节组织衰老和 OA 相关。
>
> 促进 CPPD 发展的环境因素可能包括膳食的矿物质含量和铁、钙、磷酸盐、镁等体内储存的调节物质，其下游效应包括影响甲状旁腺激素水平的调节和参与 PPi 代谢的酶的催化活性。

关节透明软骨、纤维软骨半月板、某些韧带和肌腱等无血管致密结缔组织的基质特别容易钙化。含钙晶体常以 CPPD（化学分子式是 $Ca_2P_2O_7 \cdot H_2O$，钙磷含量比值为 1.0）的形式存在于软骨细胞外基质。BCP 晶体，包括部分由碳酸盐取代的羟磷灰石（HA）（$Ca_5[PO_4]_3OH \cdot 2H_2O$，钙磷含量比值为 1.67），也可能沉积于关节软骨，特别是在骨关节炎中。重要的是，HA 的生理性非炎症性沉积是必需的，因为它是沉积在生长软骨和骨中的主要矿物质。

炎症可由 HA 和 BCP 样晶体，包括磷酸八钙（octacalcium phosphate，OCP）（$Ca_8H_2[PO_4]_6 \cdot 5H_2O$，钙磷含量比值为 1.33）以及磷酸三钙也称为白磷钙石（$Ca_3[PO_4]_2$，钙磷含量比值为 1.5）在关节周围结构如肩部的回旋肌腱群（钙化性肌腱炎）和肩峰下囊中沉积所致（见 46 章）。本章所讲的 CPP 和 BCP 晶体沉积是最常见的钙晶体相关性关节病，而草酸钙晶体沉积相对少见。

与生长板软骨不同，关节软骨是特殊分化组织，可防止基质钙质沉积。但是，关节透明软骨和纤维软骨半月板的基质都易产生病理性钙质沉积，尤其是年龄增大和骨关节炎引起细胞外基质成分发生某种变化。关节软骨基质钙化反映了有机与无机生物化学、离子运输、衰老、遗传、炎症、氧化应激和软骨细胞生长因子应答和分化异常之间复杂的相互关系。关节软骨基质钙化的发病机制可以反映某些生理性钙化抑制物缺陷或导致组织损伤的介质上调，最终在退化的软骨中发生钙质沉积[20]。

钙、无机磷酸盐（inorganic phosphate，Pi）、PPi 及其可溶性产物的表达变化在 CPP 和 BCP 晶体形成中起重要作用[20]。外周 Mg^{2+} 水平和软骨细胞外基质组成影响 CPP 晶体形成的动力学。Mg^{2+} 有助于确定 CPP 晶体主要形成于单斜晶或者是较少形成于三斜晶。

CPP 和 BCP 晶体的特定的细胞外基质效应，部分在凝胶实验中证实，包括通过 ATP 和糖皮质激素结合的基质 I 型胶原和骨桥蛋白共同促进 CPP 的形成 [21]，而在体外 II 型胶原和完整的蛋白多糖似乎抑制 ATP 驱动的 CPP 晶体的形成。实验中对 CPP 和 BCP 晶体的分析通常使用从软骨细胞分离出的基质小泡细胞碎片，其富含促矿化成分并提供启动钙化的病灶，特别是 BCP 晶体。基质小泡在软骨生长板钙化中起着重要的作用，但目前尚不清楚关节软骨的 CPP 和 BCP 晶体的形成是由于基质小泡介导的效应，还是与细胞外基质成分变化相关的晶体核化有关，或两种途径并存。CPP 晶体太大（微米大小）不能在基质小泡内形成。而细胞外 PPi 浓度可能是软骨钙质沉积症时促进 CPP 晶体在低 PPi 浓度的软骨中形成必需的 [28]。

Ca^{2+}、Pi 和 PPi 在晶体核化、增长以及软骨细胞基因表达、分化和矿化调节中发挥作用，并部分受到软骨细胞上钙敏感性受体和钠离子依赖性无机磷酸盐协同转运蛋白的调控 [22-25]。过量 PPi 对软骨细胞具有毒性作用，包括诱导金属蛋白酶 -13（matrix metalloproteinase-13，MMP-13）的表达 [26] 和促使其凋亡 [27]，细胞外离子 Ca^{2+} 对软骨细胞的毒性作用包括增强转化生长因子（TGF）-β 促进 PPi 释放的能力。

原发性特发性 CPPD（即在没有任何诱发因素的情况下，如关节创伤或继发性代谢紊乱），很可能是由于全身的含钙晶体沉积所致，并累及关节软骨以外的组织，包括肌腱，也可能包括动脉壁 [11a]。大多数 CPPD 患者的关节结构紊乱和软组织代谢基础的增强基于放射学证据，经常与远处关节的 CPPD 相关，无论是否存在 OA [8-9]。然而，髋关节骨关节炎远端关节 X 线摄片与膝关节骨关节炎不同，远端关节 X 线摄片常不能用于髋关节骨关节炎 [8-9,11a,28a]。

病理性关节软骨钙化的 PPi 代谢紊乱

PPi 代谢紊乱与软骨细胞分化、功能和细胞外基质稳态的改变密切相关，是原发性和其他形式 CPPD 晶体沉积的核心。与骺板软骨不同，关节软骨用于避免细胞外基质钙化，在很大程度上是通过软骨细

胞大量产生和释放 PPi，以抑制原钙化肥大软骨细胞分化。PPi 是 BCP 晶体核化和增殖的有效抑制物 [20]。软骨细胞和其他一些特定细胞通过维持胞外 PPi 的正常水平可以抑制 HA 钙化，这已在 PPi 产生和转运缺陷的鼠模型中得以证明 [22-23]，人类在婴儿期产生的与关节周围钙化有关的动脉钙化也是如此 [29]。软骨细胞产生大量细胞外 PPi 的特殊能力是一把双刃剑（图 96-1），因为细胞外基质中 PPi 超饱和是促进 CPPD 晶体沉积的主要因素 [20,31]。而且 PPi 生成过多可以促进 BCP 晶体沉积，这是由于 PPi 被细胞外组织非特异性碱性磷酸酶（tissue-nonspecifi calkaline phosphatase，TNAP）水解，为细胞外 Pi 的增加提供了来源 [20,23]（图 96-1）。三磷腺苷（ATP）和 PPi 在 ATP 酶和 TNAP 的作用下生成 Pi，进一步促进 CPP 和 HA 晶体共同沉积在软骨中。临床上这种情况常出现在骨关节炎中。

在衰老和 OA 过程中，多样化因素增加了关节间隙 PPi 的生成，但许多因素主要集中在关节间隙和半月板软骨外核磷酸二酯酶（ENPP1）和多通道跨膜蛋白 ANKH 的增加上 [20]。这些因素包括软骨细胞对生长因子的反应特异表达 TGF-β 和胰岛素样生长因子（IGF-I）。

ENPP1 和 ANKH 在软骨钙质沉积症 PPi 代谢中的作用

散发的与年龄有关的 CPPD 通常与焦磷酸盐核苷磷酸二酯酶活性和由软骨细胞产生的 PPi 增多密切相关 [20,31,33]。由此，NPP 家族同工酶细胞外酶核苷酸焦磷酸酶 / 磷酸二酯酶 1（ectonucleotide pyrophosphatase/phosphodiesterase 1，ENPP1）[从前被认为是 NPP1 或浆细胞膜糖蛋白 -1（PC-1）] 和 ENPP3（从前被认为是 B10）通过水解包括 ATP 在内的三磷酸核苷，不断地产生 PPi [19,33]。ENPP1 在软骨细胞和其他细胞内维持和增加细胞外 PPi 起到一个中心作用（图 96-1），软骨细胞产生细胞外 PPi 的 ATP 大部分来自线粒体 [19]。

ENPP 家族酶具有共同的 NPP 催化活性和 II 型跨膜细胞外酶结构 [19,33]，ENPP1 在软骨细胞内对增加细胞外 PPi 起最重要的作用 [31,33]，值得注意的是，体内外显著的 ENPP1 缺陷状态，均与血浆和细胞外 PPi 的显著减少相关 [22,29-30]。与此相反，特发性软

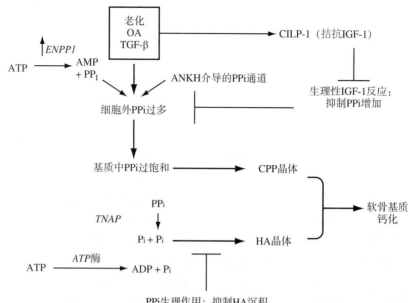

图 96-1 在老年人和骨关节炎患者（OA）中，无机焦磷酸盐（PPi）- 依赖的刺激双水焦磷酸钙（CPP）和羟磷灰石（HA）晶体沉积的机制。三磷腺苷（ATP）、PPi 代谢和无机磷酸盐（Pi）产物在病理性软骨钙化中的作用。这一模型解释了在骨关节炎和软骨钙化沉积病中，细胞外过量的 PPi 与 CPP 和 BCP（HA）晶体沉积的关系，也解释了细胞外 PPi 缺乏 [由于 ANKH 或细胞外酶核苷酸焦磷酸酶 / 磷酸二酯酶 1（ENPP1）表达缺陷] 与体内关节软骨病理性钙化伴有 HA 结晶的关系。绿色为促进病理性钙化的因素，红色为抑制钙化的因素。在特发性 CPPD 老年患者老化的软骨组织中和 OA 的软骨中，PPi 产生过量，部分是由 ENPP1 增量介导的，在特发性老年软骨钙化沉积症中，软骨 PPi 和焦磷酸盐核苷磷酸二酯酶（NPP）催化活性是正常情况的两倍，体内 ENPP1 在半月板软骨钙化部位显著增高，体外软骨细胞 NPP1 直接诱导 PPi 增高和基质钙化。依赖于 PPi 酶作用物在细胞外的效用和焦磷酸酶组织非特异性碱性磷酸酶（TNAP）的活性，ATP 酶作用物的有效性，ATP 酶活性和其他因素，如局部大量的 Mg^{2+} 聚集，HA 晶体沉积（而非 CPP 沉积）可能被刺激。在这一模型中显示，在骨关节炎和 ANKH 功能正常的家族性软骨钙化沉积病中，过量的细胞外 PPi 也可能是由于 ANKH 表达增高致细胞内 "泄漏" 而增高；同时也提示在老年人和骨关节炎中，软骨钙化是软骨中间层蛋白 -1（CILP-1）表达增高的作用，抑制了胰岛素样生长因子 -1（IGF-1）对细胞外 PPi 的作用。AMP，一磷酸腺苷；TGF-β，转化生长因子 -β

骨钙质沉积病的软骨 NPP 活性和 PPi 平均水平大约是健康个体的两倍 [34]。

在退化的软骨中，ENPP1 的表达增强与钙化及细胞凋亡有关 [31]。软骨 ENPP1 mRNA 和蛋白染色以及滑膜液 ENPP 酶活性在原发性膝关节骨关节炎中最常被报道为升高，尽管在伴有 BCP 晶体沉积的更晚期原发性骨关节炎中，软骨细胞 ENPP1 mRNA 的描述为有降低或也有升高 [35-36]。软骨细胞中的 ENPP1 直接上调可刺激钙化和细胞凋亡 [37]，而 ENPP3 无此功能，它在软骨细胞中有其他的细胞内 "看守" 功能 [32]。ENPP2 在正常软骨中也有表达，在生理状态下作为溶血磷脂酶 -D 的功能更为活跃，但在体外刺激软骨钙化的能力有限 [31-32]。

ANKH 基因编码一种多通道跨膜蛋白——在 PPi 通道 [38-41]（图 96-2）、ATP 释放 [43]、Pi 代谢调节以及通过 Ⅲ 型钠依赖性 Pi 共同转运体 Pit-1 摄取 Pi 上起作用 [44]。在体外，ANKH 促使 PPi 在浆膜上的双向移动 [41]，尽管在软骨细胞 ANKH 刺激 PPi 移动的方向是由细胞内到细胞外（软骨细胞通过急剧的 ENPP1 表达和加强基质的生物合成活性来产生大量的 PPi）[19]。进一步讲，ANKH 转运细胞外由 ENPP1 [26] 产生的 PPi 可能是调节 PPi 水平的主要方式 [20]，AKNH 的 PPi 通道功能模型提示 AKNH 中可能有 10 ～ 12 个跨膜区域，方向是由外到内和内到外交替存在，并有一中心通道调节 PPi 的通过 [38,40]（图 96-2）。

家族性和特发性 / 散发性 CPPD 均与 ANKH 相关 [11,13,16-17]，软骨中 ANKH 的表达在原发性 CPPD

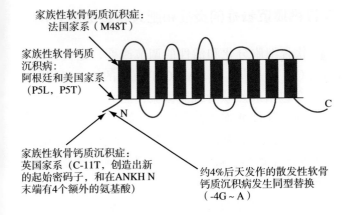

家族性软骨钙质沉积症：
法国家系（M48T）

家族性软骨钙质
沉积病：
阿根廷和美国家系
（P5L，P5T）

家族性软骨钙质沉积症：
英国家系（C-11T，创造出新
的起始密码子，和在ANKH N
末端有4个额外的氨基酸）

约4%后天发作的散发性软骨
钙质沉积病发生同型替换
（-4G～A）

图 96-2　ANKH 多通道蛋白结构图和 *ANKH* 突变相关性染色体 5p 关联性常染色体显性家族性软骨钙质沉积病和可遗传性后天发作的软骨钙质沉积病模型图。此图为 ANKH 跨膜蛋白模式图，显示了其促使无机焦磷酸盐（PPi）在细胞质和细胞外之间的双向移动，ANKH 刺激 PPi 在软骨细胞内移动的梯度方向（细胞外酶核苷酸焦磷酸酯酶 / 磷酸二酯酶-1 和高能基质生物合成使得大量的 PPi 产生）是由细胞内到细胞外空间，*ANKH* 的显著突变促进了家族性软骨钙质沉积病的发作年龄和表型的多样化，此图表明了已知 *ANKH* 突变位点发生在 N 端附近，与染色体 5p 关联的常染色体显性家族性软骨钙质沉积病有关 [双水焦磷酸钙晶体沉积病（CPPD）]，并且在法国亲属中，M48T *ANKH* 突变（它增加细胞内 PPi 和扰乱 ANKH 与无机磷酸盐转运体 Pit-1 的关系）可能部分通过增加细胞外 PPi 发挥功能。C- 末端位点 *ANKH* 突变 Δ E590 与一例散发性软骨钙质沉积症相关未被描述；*ANKH*Δ E590 似乎可通过破坏组织非特异性碱性磷酸酶的表达间接地抑制 PPi 分解。此图也描述了在 *ANKH* 的 5' 非翻译区从 -4G 替换为 A，这种同型替换可在 4% 的后天发作的散发性软骨钙质沉积症中见到，提示除典型的后天发作的软骨钙质沉积病外，有一种遗传性亚型。就此情况，这些 N 端发生 *ANKH* 突变关联到人软骨钙质沉积病促使了慢性低水平细胞外 PPi 过剩，导致 CPP 结晶形成。但临床和矿物质代谢表型存在差异

和原发性膝关节继发的 CPPD 中均有增加 [26,45]（见图 96-1）。低氧可通过转录因子低氧诱导因子 -1α 抑制 ANKH 的表达 [46]。推测在骨关节炎中，发生纤维化和裂隙的关节软骨使氧气的通透性增加，有助于 ANKH 的表达增强。ANKH 结构的表达与关节软骨细胞维持软骨细胞分化有关 [47]。ANKH 与通过结合可能源自 PPi 的细胞外 Pi 信号，促进软骨细胞分化成熟为促钙化的肥大状态 [48]。图 96-1 解释了这样一个模型，野生型 ANKH 和 ENPP1 的表达在软骨细胞中的继发性改变可能驱使 PPi 在特发或散发的以及与

CPPD 相关的骨关节炎软骨中处于过饱和状态。

ANKH 不同位置突变能够影响它的功能和骨架，引起包括常染色体显性软骨钙化症 [12-13,39-42] 和其他亚型，如 ank/ank 老鼠的进行性强直和人骨骼内与 PPi 转运力显著降低直接或间接影响破骨细胞，进而影响与骨的吸收和重建有关的颅骨干骺端发育不良 [38,41,49]。在家族性智障、耳聋、关节强直、伴疼痛的小关节软组织钙化、进展性脊柱关节炎、骨质疏松，以及轻度低磷血症中，所有患者均检出纯合子 *ANKH* 错义突变 L244S [50]。

突变的 ANKH 蛋白表达并定位于浆细胞膜，但纯合子发生关节软组织的纤维化和钙化，携带 L244S 突变的纯合子存在轻度骨关节炎而无代谢改变。即使是与 ANKH 突变相关的 CPPD，其临床异质性提示 ANKH 介导的分子特定区域的不同功能。已确认了 ANKY 编码区域突变的许多 N 端聚集以导致家族性 CPPD（图 96-2），在体外增加了 PPi 的转运 [12-13,39-40]。然而，某些 ANKH 突变对软骨分化的影响不同 [16]。法国亲属 M48TANKH 突变显示出与细胞内 PPi 增高相关的独特功能，同时还阻止 ANKH 相关性钠 / 钾共同转运体 Pit-1 间的相互作用 [51]。

ANKH 5- 未翻译区的单核苷酸取代（- 4 G to a）的纯合子性，促进了 *ANKH* 信使 RNA 表达的增加，约有 4% 的英国受试者曾被认为是特发性 / 偶发性老年 CPPD [16]。在一项基于医院的研究中，证实了这一非编码区单碱基对替换与 CPPD 的关系，且与患者年龄和 OA 无关 [17]。

软骨细胞生长因子失衡对软骨钙质沉积症 PPi 代谢的影响

软骨细胞合成代谢生长因子 -β（chondrocyte anabolic growth factor-β，TGF-β）刺激软骨细胞释放 ATP [43]，也刺激 ENPP1 表达并使其移动到胞浆膜，促使细胞外 PPi 增高 [32]。白介素 -1β（IL-1β）抑制 ENPP1 的表达和软骨细胞外 PPi 的产生，并阻断 TGF-β 对 PPi 的作用 [32]。与 TGF-β 刺激 NPP 活性一致 [53]，TGF-β 促进软骨细胞 PPi 的能力随着年龄的增长不断增强 [51]，然而软骨细胞内 TGF-β 的这种促使生长效应却随着年龄的增长而降低。这些变化可能是由已知的衰老软骨细胞中 TGF-β 受体亚基表达的改变介导的。

IGF-Ⅰ也是一种合成代谢软骨细胞生长因子，在软骨细胞中抑制细胞外 PPi（包括 ATP 释放）[43]（图 96-1）。值得注意的是，软骨细胞 IGF-Ⅰ 抵抗是骨关节炎和老年人软骨的特点[54]（图 96-1），与 CPPD 相关的一个机制是 IGF-Ⅰ 诱导软骨中间层蛋白（CILP）（图 96-1），其表达随着年龄的增长和 OA 的增加而增加，它在关节软骨中部含量最高，这也是 CPPD 结晶沉积最易发生的部位。CILP-1，而不是 CILP-2 在受体水平上通过抵抗 IGF-1 促使软骨细胞外 PPi 增加[54]。

原发性代谢性疾病继发的 CPPD：与 PPi 代谢与软骨细胞分化的关系

低磷酸酯酶症、镁缺乏（包括 Bartter 综合征 Gitelman 亚型）、血色病和甲状旁腺功能亢进都是继发性 CPPD 最典型的代谢性疾病。以上各病关节液的 PPi 水平增加，提示这是软骨 PPi 过多而引起的软骨钙质沉积[56]。镁是焦磷酸酶激活的辅助因子，而过量的铁能抑制焦磷酸酶的活性。

通过软骨基质钙离子过饱和以外的机制，如钙可作为 ENPP1 催化活性的辅助因子，以及受钙敏感性受体[25]调节的软骨细胞的活化作用[28]，在甲状旁腺功能亢进（以及家族性低钙尿高钙症）时，高钙可促进 CPP 结晶沉积[56]。此外，正常的软骨细胞表达甲状旁腺激素（parathyroid hormone，PTH）和甲状旁腺激素相关蛋白受体（parathyroid-hormone-related protein，PTHrP），软骨细胞对 PTH 的功能性反应能够促使增殖，改变基质的合成与矿化。

低磷酸酯酶症是由于细胞外酶非特异性碱性磷酸酶（TNAP）活性缺陷所致，使 PPi 水解产生 Pi 作用受限[23]，TNAP 可以抑制 ENPP1 介导的胞外 PPi 升高[23]，相反，生理性 ENPP1 诱导产生的 PPi 也可以通过 Pi 发挥抑制 TNAP 的矿化作用[23]，并且软骨 PPi 水平的升高可能是低磷酸酯酶症中发生软骨钙质沉积症的原因。Enpp1 基因敲除鼠和截断突变 ttw 的纯合鼠表现出明显的羟磷灰石沉积于关节软骨、骨关节炎、强直性脊柱韧带肥厚、滑膜关节骨性融合等表现，并且软组织（而非长骨）[23]中细胞外低水平 PPi 和矿化障碍可通过 Enpp1 基因敲除和 TNAP 缺陷两系鼠杂交互补纠正[23]。

软骨钙质沉着症的炎症和肥大软骨细胞分化

软骨细胞分化和活性的调节改变，是机械性地刺激 OA 和关节软骨 HA、CPP 沉积的统一过程，这些改变包括成熟软骨细胞聚集、肥大，以及钙化软骨周围的软骨细胞凋亡和肥大，如图 96-3 中见到的膝关节软骨的组织病理学改变。关节软骨细胞肥大，与 PPi 产生增多，被称为基质小泡的钙化细胞碎片产生增多，以及在分化中一些其他促钙化改变，包括细胞外基质成分的改变有关，如骨桥蛋白（可促进 CPP 晶体形成）增加，基质中正常胶原亚型成分丢失。TGF-β 通常抑制关节软骨细胞肥大的发展。因此，在老年和骨关节炎患者中，TGF-β 信号传导的变化可能在软骨细胞肥大中发挥一定的作用。

由 Pit-1 钠依赖性共同转运体运输的 Pi 和钙敏感性受体可以调节软骨细胞肥大性分化和凋亡以及 PPi 对 TGF-β 的反应[20,31,57-59]。PTHrP 表达的局部上调可能是引起软骨细胞继发性增殖、生长终板软骨细胞及关节的软骨细胞分化改变的共同特点之一[25]。软骨细胞凋亡也可促进钙化，部分是通过凋亡小体具有的钙化潜能实现，如同死亡的软骨细胞"由内向外"释放基质小胞一样。线粒体功能异常，是组织老化的中心环节，也是老年人骨关节炎进展的参与因素，也能刺激软骨基质退变和钙化；还可刺激氧化应激和炎症变化，以及软骨基质变性和钙化。线粒体对钙化的调节具有显著特异性，凋亡是由线粒体严格调控的。此外，骨关节炎的进展是由于一氧化氮（NO）使线粒体氧化磷酸化从而使软骨细胞 ATP 耗竭，同时，NPP 活化以及胞外 PPi 的上调也促进了 ATP 的消除[60]。

IL-1β 在 OA 的软骨中表达增加，可以刺激关节软骨细胞钙化[53]。NO 可以同时刺激软骨细胞的凋亡和钙化，刺激诱导型 NO 合成酶表达使 NO 产生增加和基质发生改变。同时，IL-1β（如同 TNF-α，某些趋化因子，NO 的供体，强效过氧亚硝酸盐）也诱导软骨细胞活性增加[53]。TG2 的作用在一定程度上通过直接和间接地促进软骨细胞肥大[65]，同时促进 TGF-β 激活。

关节及关节周围碱性磷酸钙结晶沉积的致病特征

大多数髋部 OA 均有 BCP 晶体沉积，可通过

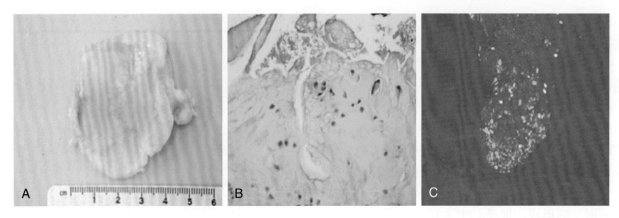

图 96-3　膝关节 CPP 结晶沉积骨关节病。A. 股骨端。关节软骨内广泛分布大量的白色颗粒沉着，是 CPP 结晶沉积的特征；B. 在透明软骨内，CPP 沉积的组织学，临近晶体汇集的肥大软骨细胞是在增多的软骨素内（苏木精和伊红染色，×250）；C. 偏振光显微镜 CPP 结晶聚集在透明关节软骨内，个别的晶体有棒状和长方形，是典型的双折射（×250）（Courtesy of Dr. Ken Pritzker, Mount Sinai Hospital Pathology Department, University of Toronto, Ontario, Canada.）

数字放射学检测到，而普通 X 线放射学仅可检测到不到 20% 的 OA 患者的髋关节软骨钙化[61]。BCP 晶体也常见于晚期原发性 OA 患者的膝关节软骨中[62-63]，其矿物质含量可占膝关节关节软骨重量的 5%～10%，通常涉及多个关节软骨区（包括膝骨关节炎的负重区和非负重区）[36]。这一过程可能包括 BCP 晶体沉积存在软骨细胞分化和功能改变的多个时期，以及其活力的丧失。在此背景下，OA 中大量软骨 NO 的产生可能促进线粒体功能失调，软骨细胞的胞外 ATP 耗竭[61]，细胞外 PPi 水平降低，使 HA 沉积超过 CPP 晶体[20]。相反，在与 BCP 相关的肩关节疾病 [密尔沃基肩综合征，Milwaukee shoulder syndrome，MSS] 中，关节液的 PPi 和 NPP 活性是升高的，与图 96-1 一致。

病理性 BCP 结晶沉积不仅发生在器官和软组织，也可发生在关节周围。值得注意的是，肩是 BCP 结晶沉积引起症状最常见的关节部位，一定程度上反映了肩关节特殊的结构与功能（见第 46 章）。生物力学压力引起的退行性改变导致肩部回旋肌群钙化性腱鞘内肌腱炎，这些钙化肌腱可始终无症状并能最终自行吸收，但退行性变能导致肌腱断裂。在钙化肌腱炎周围的类成纤维细胞和多核巨噬细胞中可发现骨桥蛋白[65]，它在正常情况下能抑制 BCP 晶体沉积（受 PPi 和 Pi 调节）[22]。具体地说，骨桥蛋白可促进 MMP 活化、巨噬细胞聚集和破骨细胞活化[22]。在肌腱钙化部位存在表达组织蛋白酶 K 和有类破骨细胞

功能的多核细胞[66]，这可能是 BCP 晶体沉积物的吸收和肌腱退化的机制。

晶体诱导的炎症

一些沉积在软骨的晶体（补充图 96-1，见：www.expertconsult.com）可以转运至关节液和滑膜中而不伴有任何临床症状，并且这些晶体可以直接刺激软骨细胞、滑液衬里细胞和关节内白细胞[67-73]。因此，由 CPP 和 BCP 晶体引发的炎症可导致 OA 急性发作，并有可能导致滑膜炎、软骨退化和 OA 症状加重[67-73]。然而，CPP 和 BCP 晶体在促进人类 OA 进展中的净作用尚未得到证实。

痛风中活化的促炎反应机制可能参与了与 CPP 和 BCP 晶体沉积有关的滑膜炎和软骨退变[67-73,75-78]。在这一过程中，CPP 和 BCP 晶体通过非特异性信号转导通路（如丝裂原活化蛋白激酶活化）活化细胞，诱导花生四烯酸环氧化酶和脂氧化酶衍生代谢物、TNF、IL-1、CXCL8[67-73] 等细胞因子和多种细胞外基质降解蛋白酶等细胞因子释放。细胞外 CPP 晶体通过 Toll 样受体 -2（TLR2）的固有免疫识别[77]，以及 CPP 和 BCP 晶体诱导的细胞内 NALP3（冷凝比林）炎性小体的活化，导致半胱氨酸蛋白酶 -1 活化和 IL-1β 的加工与释放，在体外促使细胞对 CPP 晶体和部分（并不是全部）BCP 晶体产生细胞应答和在体内促使 CPP 晶体诱导炎症反应[74-76]。

在软骨细胞中，BCP 晶体沉积与 IL-6 相互促进表达，导致 OA 体内外的变化[76a]。

中性粒细胞进入关节是触发急性晶体诱导滑膜炎的关键因素，而且中性粒细胞 - 内皮细胞相互作用，可能是低剂量的秋水仙碱在假性痛风急性期起预防作用的主要位点。在晶体诱导的急性炎症反应中，CXCL8 和与 CXCL8 受体 CXCR2（包括 CXCL1）结合的相关细胞因子在促发和维持中性粒细胞聚集的过程中似乎起着关键作用。不管怎样，"中性粒细胞胞外诱捕网"的形成，即受 CPP 和尿酸盐晶体刺激的一种由 NADPH 氧化酶和 CXCR2 趋化因子配体介导的过程，可能与急性 CPP 晶体诱导的炎症的自限性有关[79-80]。

尽管如此，与 CPP 晶体相比，BCP 晶体更易诱导中性粒细胞进入关节。相应的，关节内游离的 BCP 晶体与 CPP 晶体和尿酸钠晶体相比，前者似乎更少诱导促炎症因子的表达[97-99]，尽管 CCP 晶体比羟基磷灰石晶体更易诱发炎症[76]。

临床特征

关键点
老年 CPPD 的临床表现可类似痛风、感染性关节炎、原发性骨关节炎、类风湿关节炎或风湿性多肌痛。
CPPD 可表现为不明原因的发热，并可作为神经系统紊乱和痛性颈部肿块的重要鉴别诊断，尤其是老年患者。
急性 CPP 关节炎（也称为假性痛风）是老年急性单关节炎最常见的病因。通常仅以一个大关节起病，最常见的是膝关节，其次是腕关节和踝关节，与痛风发作不同的是第一跖趾关节很少受累。
CPPD 引起的慢性退行性关节病变通常累及原发性骨关节炎不常累及的关节（如掌指关节、腕关节、肘关节和肩关节）。

CPPD

美国大多数 CPPD 的老年患者都有原发性（特发性 / 散发性）病变或继发于 OA（表 96-2）。原发性软骨钙质沉积病通常在 50 岁后才出现。但有反复关

表 96-2 CPPD 的常见病因

高患病率
与衰老相关的特发性疾病（最常见）
原发性骨关节炎的并发症
机械关节创伤或膝半月板切除术的长期后果
中等患病率
家族
早期膝关节畸形（主要是内翻）
与全身代谢性疾病相关（甲状旁腺功能亢进、血色素沉着症）
与透析相关的肾衰竭相关
与促进低镁血症的疾病，药物和医源性因素相关（袢利尿剂、质子泵抑制剂、钙调神经磷酸酶抑制剂、酒精滥用、短肠综合征、Gitelman's Bartter 综合征变异）
与痛风有关
低患病率（主要基于病例报告）
X- 连锁的低磷血症性佝偻病
家族性低钙尿症高钙血症
褐黄病
关节淀粉样变性
黏液水肿性甲状腺功能减退症
骨软骨发育不良和脊柱发育不良
神经性关节
Wilson 病

CPPD，双水焦磷酸钙沉积病

节损伤史的患者（如既往膝关节半月板切除术）可以在 55 岁之前出现非系统性的（单关节的）软骨钙质沉积。家族性 CPPD 通常在 30 ~ 40 岁出现临床表现，但有时也可能在 20 岁前出现，或在年老之后才出现。CPPD 还表现为多种遗传性和代谢性疾病（包括甲状旁腺功能亢进、透析依赖性肾衰竭和血色素沉着症），在这些疾病中，年龄小于 55 岁的患者即可出现与 CPPD 相关的关节病。血色病能以 CPPD 或 OA 为主要表现，其机制尚不清楚。大量的研究表明甲状腺功能减退症（可能除外黏液水肿性甲状腺功能减退症）与 CPPD 发病关系不大，尽管随年龄增加这两者的发病率都明显增高。补充甲状腺素治疗可能诱发假性痛风。

CPPD 的临床表现多种多样[81]（表 96-3）。通常情况下，该病无明显症状。有时临床表现可类似于

OA（"假性骨关节炎"）、痛风（"假性痛风"）（见补充图 96-2，见 ExpertConsult.com）或急性起病或隐匿性的类风湿关节炎（RA）（"假性类风湿关节炎"）（图 96-4；亦见 ExpertConsult.com 上的补充图 96-3），或"假性神经病变性"关节炎。晶体沉积病患者在膝关节受伤或创伤后易发生关节积血。单斜型和三斜型 CPP 晶体沉积的主要影响因素与临床表现的关系仍不明确。总之，只有少部分的 CPPD 患者会发生长期的反复的多关节炎，其中进行性退行性关节

表 96-3 CPPD 的一般临床表现

无症状或偶然发现（如老年人无症状性膝纤维软骨钙质沉积病）
反复急性炎症性单关节炎（"假性痛风"）（如腕、膝关节炎，由创伤、并发的内外科疾病或关节内注射透明质酸引起）
假性化脓性关节炎：包括全关节置换术后早期和晚期的炎性关节炎
慢性退行性关节炎（"假性骨关节炎"或"假性神经病变性关节炎"）
慢性对称性多关节炎（"假性类风湿关节炎"）
全身性疾病（假性风湿性多肌痛，不明原因的发热）
依赖透析的肾衰患者中的破坏性关节炎
腕管综合征
寰椎黄韧带和横韧带受累的中枢神经系统疾病（颈部椎管狭窄、脊髓型颈椎病、假性脑膜炎、枕骨大孔综合征、齿状突骨折）
肿瘤和假性痛风的 CPP 晶体沉积

病更为多见。尽管 CPPD 是老年人中常见的重大公共卫生问题，但目前还缺少随机人群中关于 CPPD 相关性退行性关节病的生活质量和长期性的临床研究。

急性 CPP 滑膜炎（假性痛风）

假性痛风是老年急性单关节炎最常见的病因。通常仅以一个大关节起病，膝关节最常见，其次是腕关节和踝关节，与痛风发作不同的是第一跖趾关节很少受累。CPPD 患者的炎性假性痛风急性发作通常是突然发病，剧痛难忍，受累关节周围出现和痛风发作相似的片状红斑、皮温升高、肿胀[1,81]。另外，有些病例可呈游走性发作，或呈累积性、对称性多关节炎。多关节假性痛风最常见于家族型软骨钙质沉积症和甲状旁腺功能亢进症。

多个病例报告表明，CPPD 相关的炎症性关节炎，通常急性起病，有时类似于感染性关节，可在受 CPPD 影响的关节全关节置换术后早期甚至多年发生[82-86]。关节软骨样化生（包括假体周围）区域钙化的发展似乎与此有关[87]。急性 CPPD 炎症性关节炎可由小创伤或并发的内科、外科疾病如肺炎、心肌梗死、脑血管意外和妊娠诱发。甲状旁腺功能亢进症行甲状旁腺手术时易诱发假性痛风急性发作。另外，进行关节镜检查或关节内注射透明质酸易诱发膝关节假性痛风[88]，可能是因透明质酸与受体 CD44 结合促发了促炎症反应所致。注射粒细胞集落刺激因子（granulocyte colony-stimulating factor，G-CSF）和双膦酸盐[89]也可诱发假性痛风，前者可能是通过激发

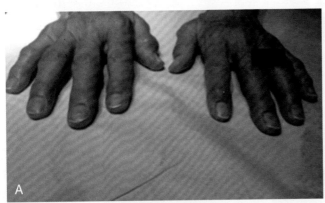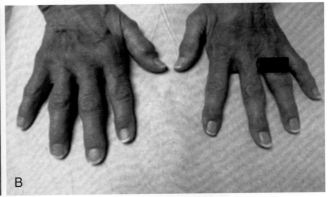

图 96-4 老年女性原发性对称性 CPP 沉积的假性类风湿关节炎。女性，66 岁，有 4 年手部疼痛病史，表现为慢性对称性增生性滑膜炎，累及掌指关节（MCP）和近端指间关节（A），X 线平片及超声检查结果与 CPPD 相符。低剂量甲氨蝶呤和羟氯喹治疗 6 个月后，症状好转，MCP 关节肿胀减轻，但有持续 PIP 关节肿胀（B）

潜在的关节内炎症起作用，后者从理论上讲是通过阻断焦磷酸酶起作用，因为双膦酸盐是不水解的 PPi 类似物。

急性和亚急性假性痛风发作可出现发热、寒战、红细胞沉降率升高以及白细胞增多，尤其在多关节受累的患者和老年人中[1]。受累关节滑液中的白细胞计数显著增加，急性 CPPD 关节炎（假性痛风）中，白细胞内 CPP 结晶绝大多数（并不是全部）都可以用偏振光显微镜检测到[1]。症状通常持续 7 ～ 10 天，但也可暴发并持续数周到数月。有时白细胞计数可以超过 50 000/mm^3（称为"假性化脓性关节炎"）。

慢性退行性炎性关节病

假性痛风急性发作可伴有 CPPD 的慢性关节病变，虽然假性痛风急性发作在慢性退行性 CPPD 患者中可能不那么常见。CPPD 的慢性退行性关节病通常累及原发性骨关节炎不常累及的关节（如掌指关节、腕关节、肘关节及肩关节）[90]。原发性 OA 典型和不典型关节中发生软骨退化性改变，通常提示存在一个或多个系统性异常。值得注意的是，关节间 CPPD 和 OA 的关系变化很大[11a]。

与散发性 CPPD 有关的软骨退行性变可表现为膝关节、髋关节或肩关节等多个关节的破坏，尤其在老年女性患者（图 96-5 和图 96-6）。但与 OA 相比，前者关节的破坏程度轻重不一。例如，需要施行膝关节置换术的患者中，原发性 OA 合并 CPP 沉积的患者关节破坏程度要重于只有原发性 OA 而无 CPP 沉积的患者[91]。在另一项研究中，进行关节置换术的患者中大约 60% 的膝关节滑液中有 CPP 或 BCP 结晶（通常这两种并存），且因为这些含钙结晶的存在而使平均放射线积分升高[92]。但是，退行性改变的影像学进展缓慢。随着病情发展，大多数患者可以有软骨钙质沉积的影像学改变，但钙化程度和 CPP 沉积关节病的病情进展之间并无明显相关。目前仅仅以急性假性痛风为首发症状的膝关节 CPPD 预后是否有改

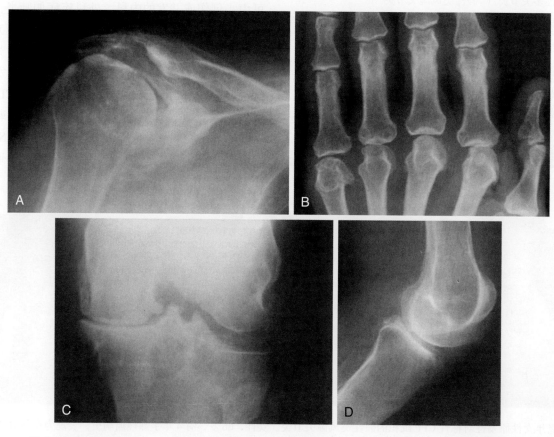

图 96-5 CPPD 关节病的影像学特征。**A.** 肩关节破坏改变；**B.** 掌指关节病变；**C.** 有软骨下骨囊性变的膝关节退行性病变；**D.** 髌骨上移，与 A 为同一患者

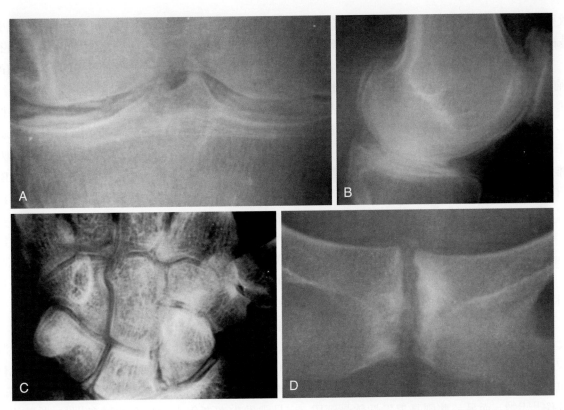

图 96-6 CPPD 中最易发生软骨钙质沉积的关节。**A**. 在膝半月板和纤维软骨中可看到线性钙化；**B**. 侧位片可看到与股骨髁平行的线性关节软骨钙化；**C**. 腕骨间关节和三角韧带钙化；**D**. 与软骨下骨侵蚀和骨密度增高相关的耻骨联合纤维软骨钙化

变尚不清楚。

虽然目前还不清楚 CPPD 对 OA 的临床表现引起了何种改变，但它确实改变了影像学表现[28a]。特别提出的是，当膝骨关节炎中出现 CPPD 时，它似乎与膝关节骨储备减少有关，推测局部 PPi 过高在一定程度上起到了调节作用。此外，在一项有严重症状的大关节 OA 队列研究中，CPPD 相关的髋关节 OA 的放射学表现较轻，经 X 线平片检查，髋部骨赘与髋部关节间隙狭窄（JSN）呈负相关。然而，上述医院队列的这项研究需要进一步验证，因为这一发现可能提示了由于明显的关节软骨丢失，晚期髋关节 OA 的患者通过普通 X 线摄影显示 CPPD 存在困难。

一小部分 CPPD 患者的假性类风湿关节炎表现为慢性、双侧、对称性变形的炎性多关节病变（见图 96-4）。这些患者中许多有双侧腕关节和掌指关节受累，亦可能会出现腕部腱鞘炎和腕管综合征，肘管综合征和肌腱断裂。通过滑膜衬里细胞摄取 CPP 晶体和溶酶体对此类晶体的分解代谢刺激了滑膜增生，部分通过结晶钙的溶解刺激滑膜增生。这种效应可能通过 CPP 晶体沉积促进的局灶滑膜和关节周围腱鞘滑膜增殖。

CPPD 的其他临床表现

在关节周围结构中，如肌腱、韧带、关节囊，有时甚至在骨骼，可以出现浓缩的（肿瘤性或假性痛风性）CPP 晶体沉积物[93-95]。骨骼外 CPP 晶体病也可以发生，但罕见[96]。肌腱的 CPP 沉积（如二头肌、三头肌和闭孔肌腱）在影像上显示清晰并呈线性排列。假性痛风性 CPP 沉积可发生在颞骨、膝关节和髋关节周围、肩锁关节、颞颌关节、肘关节和手部小关节[93-95]。外周的肿瘤性 CPP 沉积有时可表现为急性关节炎发作。膝关节的肿瘤性 CPP 沉积很少表现为骨坏死。肿瘤性 CPPD 和软骨样组织化生有关并且多呈良性病变，但常表现为具有局部侵蚀性的软骨样肿瘤，伴有 CPP 晶体诱导的细胞活化介导的结缔组织受损和破坏。

中轴骨 CPP 沉积有时累及椎间盘、骶髂关节、腰椎关节，放射学表现为线性钙化和脊柱关节强直 [97-99]。CPPD 也是神经系统紊乱和痛性颈部肿块方面的常见鉴别诊断，尤其是老年患者。值得注意的是，患者可出现假性脑膜炎及类似于椎间盘突出症、强直性脊柱炎、腰椎关节面的临床表现 [100]。此外，CPP 晶体沉积在老年人的中轴关节中很常见 [101]。发生在黄韧带和寰椎十字韧带的 CPP 沉积量相当大，可进一步导致颈部椎管狭窄、脊髓型颈椎病和枕骨大孔综合征 [102-103]。CPPD 可引起寰枢关节的钙化而导致齿突骨折 [103-104]。

家族性软骨钙质沉积病

许多国家和种族均报道了家族性 CPPD，包括捷克、荷兰、法国、英国、德国、瑞典、以色列、美国、加拿大和日本，智利和西班牙最多见。因与染色体 5p 上 *ANKH* 相关联，一些家族性的表现为早发多关节炎，包括椎间关节和骶髂关节强直及已发现的小儿癫痫发作 [13,15,40]。而另一些则是迟发性软骨钙质沉积病，单关节受累，程度和破坏性都较轻，很难与原发性 CPPD 相鉴别 [13,15,40]。阿根廷和法国阿尔萨斯地区染色体 5p 发生变异的家族同样具有软骨钙质沉积病表型特征，如早期发病（30 岁左右），常见但不是普遍早发的 OA，外周关节的假性类风湿关节炎和 CPPD 典型的纤维软骨和透明软骨钙化的影像学证据。家族成员膝关节和腕关节中最常受累，也可发生在耻骨联合和椎间盘。

碱性磷酸钙晶体沉积关节病

关键点

与尿酸盐和 CPPD 不同，由 HA 晶体沉积引起的急性滑膜炎较少见。然而，关节周围急性炎症综合征的发生，包括肩峰下滑囊炎和发生在年轻女性的一种假性痛风，可能与 HA 晶体沉积在关节外的滑膜囊、肌腱、韧带和软组织等有关。

进行性慢性肾衰竭患者，尤其是正在透析的患者，可以出现有症状的关节和关节周围 BCP 晶体沉积，这些沉积是破坏性的，并可累及中轴骨。其可能类似于 CPPD 或合并出现 CPPD。

与尿酸盐和 CPPD 不同，由 HA 晶体沉积引起的急性滑膜炎较少见。然而，急性炎症综合征的发生，包括肩峰下滑囊炎和"假性痛风"，可能与 HA 晶体沉积在关节外的滑膜囊、肌腱、韧带和软组织等有关。进行性慢性肾衰竭患者，尤其是正在透析的患者，可以出现有症状的关节和关节周围 BCP 晶体沉积（图 96-7），这些沉积是破坏性的，并可累及中轴骨。在一些依赖透析治疗的肾衰竭患者中，BCP 晶体沉积导致的破坏性关节病可以类似于 CPP 沉积或者合并出现 CPP 沉积，还可以出现单钠尿酸盐晶体沉积。甲状旁腺功能亢进症可以加重与 BCP 沉积有关的关节病和关节外疾病，包括钙化性滑膜炎（图 96-7）。临床表现明显的关节外 HA 沉积还可见于一些创伤后疾病和系统自身免疫性疾病，如硬皮病和皮肌炎。

BCP 晶体沉积物对肩部造成的影响尤为突出（见第 46 章），可以表现为肩部回旋肌群钙化性肌腱炎或者回旋肌群撕裂导致的病情破坏性进展，后者最常发生在老年人，且女性居多 [105]。大量的关节内 BCP 晶体则出现在一种特征性的非炎症性综合征中，包括回旋肌群的撕裂和明显的软骨退行性变，称为密尔沃基肩综合征（MSS），回旋肌群撕裂关节病或磷灰石相关的破坏性关节炎 [105]。由于回旋肌群的撕裂导致肩部的不稳定，可能提供了 BCP 晶体从骨释放到关节腔的动力，引起继发性滑膜炎和结缔组织破坏。病变可双侧受累，但通常优势手更严重。肩关节常出现大量渗液，滑液可为血性，但其中单核细胞计数相对较低。肩关节以外的关节如膝关节和髋关节，可以出现类似 MSS 的症状，有时可以同时见于肩关节受累的患者。与原发性 OA 不同，BCP 相关的破坏性膝关节病通常会累及胫骨骨筋膜室。反复发作的 CPP 沉积、生物力学异常、慢性肾衰竭和神经病性因素都可以是诱因。在一个患有遗传性 OA 和密尔沃基肩膝综合征的家族中出现了一种少见的退行性关节病，表现为关节内和关节周围钙化 [106]。

衰老本身是促进关节软骨 BCP 晶体沉积的因素之一 [107]。许多对 OA 滑液和软骨标本进行的包括最近利用高分辨率方法检测 BCP 晶体的研究表明 [108]，关节内的 BCP 晶体沉积，包括成骨细胞的胞外基质中的 HA 晶体，以及关节软骨形成这些沉积物的能力，与骨关节炎、肥大骨细胞增多以及骨关节炎的严重性密切相关 [92,109-111]。这些研究的缺陷之一是在分

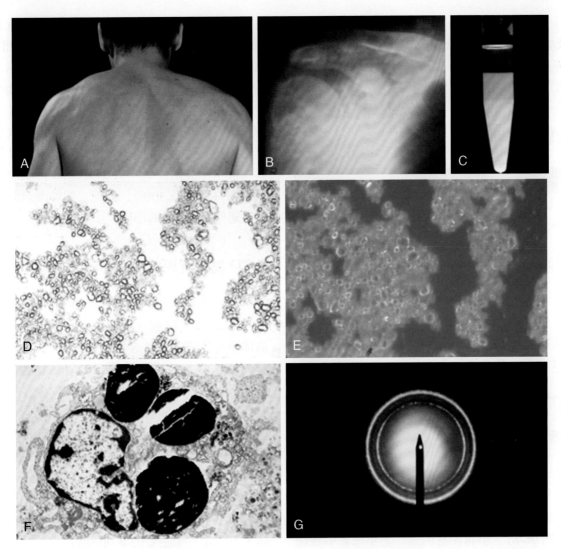

图 96-7 羟基磷灰石晶体相关肩关节钙化滑囊炎患者合并慢性肾衰竭和继发性甲状旁腺功能亢进症。**A**．中年男性，慢性肾衰竭史、透析患者，右肩肩峰下钙化滑囊炎引起右肩慢性软组织肿胀，注意右肩的轮廓比左肩凸出。**B**．放射学显示右肩关节肩袖和肩关节周围膨大的肩峰下囊钙化。同时发现此患者锁骨远端的骨吸收与继发性甲状旁腺功能亢进症并存。**C**．右肩肩峰下囊滑液。呈现乳白色，离心后液体内含白垩的颗粒沉淀物，符合晶体沉积症。**D**．显微镜下无特殊染色的滑液中可见 BCP 晶体聚集。颗粒不规则但近似球形状（未染色，×250）。**E**．偏振光显微镜下滑囊液的显像。重要的是聚集的 BCP 晶体颗粒显示边缘双折射，但不表现内部双折射（未染色，×250）。**F**．滑囊液的单核巨噬细胞电子显微镜图片，包含吞噬电子致密物（深黑色）的球形聚集体，由碱性磷酸钙羟磷灰石晶体在三个吞噬溶酶体内垂直定向到细胞核右侧形成，数以百计的针状羟磷灰石晶体成群分布于这些聚集体内。通过透视观察，这些单核巨噬细胞约 20 μm 大小，单体（非聚集的）羟磷灰石晶体大约为 0.04 μm × 0.01 μm × 0.01 μm 大小（透射电子显微镜，×1000）。**G**．羟磷灰石晶体电子衍射图。衍射环显示一个粉末图像（如小晶体），光环间距的位置 =3.44 和 2.81 Å 是羟磷灰石（磷灰石）的特征（Courtesy of Dr. Ken Pritzker，Mount Sinai Hospital Pathology Department，University of Toronto，Ontario，Canada.）

析之前软骨已被固定，因此钙化可能是由于固定时人为造成的。尤其是比较严重的需要实施全膝关节置换术的 OA 患者，其滑液中的 BCP 晶体通常和 CPP 晶体并存[92,111]。另外，晶体从软骨到滑膜的转运可以刺激钙化的滑膜晶体沉积于滑膜表面或滑膜下，而滑膜中的米粒样小体又促进 BCP 晶体释放到关节腔内[112]。

因此，总体来说，OA 关节内大量的 HA 和 CPP 晶体具有显著的临床意义，因为 HA 和 CPP 诱导的滑膜增生、软骨细胞毒性反应、滑膜和成骨细胞

MMP 表达都可以加重 OA 的病情 [111]。针对关节组织进行更好的研究，运用先进方法检测关节组织中的 BCP 晶体 [111,113-114]，对进一步认识 OA 中这些钙化晶体的临床意义尤其重要。

诊断及辅助检查

关键点

往往可以在老年患者中发现软骨钙质沉积症放射学证据，但这并非指患者的关节症状由 CPP 沉积引起，因为 CPP 沉积引起的关节病常是无症状的。

使用相差偏振光显微镜检测正性双折射光的 CPP 晶体很重要，尽管有些 CPP 结晶可能没有双折射现象。

在筛查 CPPD 时，对受累关节进行高分辨率超声检查有益于诊断，且在许多情况下，比普通放射线更敏感。

鉴别诊断

CPPD 的表现可以与许多其他疾病相似，反之亦然（表 96-3），这要求注意其是否满足 CPPD 的 EULAR[1] 和其他诊断标准（表 96-1），并严格遵守诊断程序（图 96-8）。值得注意的是，老年患者中往往可以发现软骨钙质沉积症的放射学，这并非提示患者的关节症状由 CPP 沉积引起，因为 CPP 沉积引起的关节病常是无症状的。

在滑液或组织中发现相差偏振光显微镜（之前讨论过用来鉴别痛风和假性痛风）下明显的 CPP 晶体是诊断 CPPD 的直接依据 [1]。尿酸结晶有微弱的双折射现象，通常呈菱形，而 CPP 晶体在胞内也可呈杆状，与尿酸结晶相似。因此使用相差偏振光显微镜检测正性双折射光的 CPP 晶体很重要，有些 CPP 结晶可能没有双折射现象 [115]。随着保存时间的延长，CPP 晶体的数量和外观会发生改变。因此临床医生应该检测保存在不含螯合钙抗凝剂如 EDTA 的管形瓶内的新鲜标本。

假性痛风有时会表现为化脓性关节炎（"假性化脓性关节炎"），反之亦然。所以关节穿刺并对滑膜液进行结晶分析就显得尤为重要。许多病例还要同时排除关节内感染的可能。值得注意的是，与关节脓毒

症相关的炎症可"酶解"沉积的晶体。因此，在感染关节滑液的细胞外和细胞内中均可观察到 CPP（以及其他晶体）。

小于 55 岁的患者，尤其是 CPP 沉积物分布广泛者，若诊断为 CPPD，需考虑是否有代谢性或者家族性疾病（表 96-2）。老年人，若 CPPD 症状表现为广泛疼痛和不明原因的发热，就容易与感染、风湿性多肌痛和 RA 混淆。老年人类风湿因子（RF）假阳性很普遍（可能 > 30%）。因此，假性类风湿 CPPD 的患者通常是血清 RF 阳性。

BCP 晶体沉积鉴别诊断的注意事项

在一些滑液中，BCP 晶体在白细胞中可以是无双折射的球形隆起（图 96-7），光学显微镜下 BCP 晶体中可发现茜素红 S 染色的钙 [139-140]。CPP 晶体也可以用茜素红 S 染色检测到，但是显色比 BCP 弱。MSS 在 X 线片上表现为骨赘相对较少（所谓的萎缩退行性关节炎）和肩关节大量渗出物，合并大量滑液 BCP 晶体物质，上述特征有助于鉴别肩关节原发性 OA 和 MSS。然而，MSS 的鉴别诊断中也要考虑到由脊髓空洞症或者酗酒导致的破坏性神经病性肩关节病（见第 46 章）。在诊断依赖透析治疗的肾衰竭患者的 BCP 相关性关节炎和关节外钙化时，草酸盐晶体关节病是一个主要的鉴别诊断。

X 线平片

CPP 沉积引起的慢性关节炎的一些临床和放射学特征，有助于与 OA 的鉴别。例如 CPPD 通常累及原发性 OA 不常累及的腕关节、跖趾关节、肘关节和肩关节，其 X 线片上可发现纤维软骨、关节软骨和关节囊清晰的点状和线性钙化，特别是双侧对称性发病时（图 96-5 和图 96-6）。必须指出的是，显影不清晰或非典型性钙化可能是由于 BCP 晶体引起血管钙化所致。非病理性双水磷酸钙（dicalcium phosphate dihydrate，DCPD）（$CaHPO_4 \cdot 2H_2O$；钙磷比 1：0），称为磷酸氢钙晶体，能引起某些不典型钙化，但这种磷酸氢钙结晶实际上是对钙化组织进行病理分析时人为造成的沉积物。

X 线片上 CPP 沉积物在透明软骨和纤维软骨可呈现为广泛的线性条状或线性点状钙化，而沉积于关

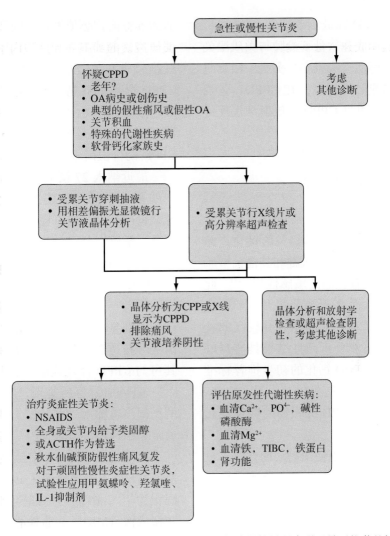

图 96-8　CPPD 的诊断、评估和治疗流程。详细内容见正文。治疗方法与欧洲抗风湿病联盟最近推荐的标准一致。ACTH，促肾上腺皮质激素；IL-1，白介素 -1；NSAIDS，非甾体抗炎药；OA，骨关节炎；TIBC，总铁结合力（From Guerne P-A，Terkeltaub R：Calcium pyrophosphate dihydrate crystal deposition：epidemiology，clinical features，diagnosis，and treatment. In Terkeltaub R，editor：Gout and other crystal arthropathies，Philadelphia，2011，Elsevier.）

节软骨的 BCP 晶体需要高分辨率放射学检查方法才能检测到。无骨赘形成的"萎缩性"退化性关节炎和软骨下骨肥厚可能是 BCP 晶体引起肩关节和其他大关节的关节炎时唯一可见的 X 线特征。

需要进行鉴别诊断的 CPPD 关节炎患者，通常先通过 X 线片进行筛查。这比关节超声容易得多。膝关节是软骨钙质沉着症最常见的放射学，但一项研究显示，42% 的 CPP 病例没有膝关节受累的平片表现[9]。因此，对 CPPD 来说应选择联合特异性筛选，而非使用膝关节 X 线片来诊断膝盖以外的部位。在某一个关节中诊断 CPPD 可能需要在其他部位排查 CPPD，以评估 CPPD 是单关节还是多关节病。在这

种情况下，对每个膝盖的前后位（AP）视图，骨盆的 AP 视图（以检测耻骨联合受累）和双手的后前位（PA）视图（包括两个手腕）可得出很多信息。

放射学检查不一定能发现 CPPD 的钙沉积，因此放射学证据而非软骨钙质沉积有助于正确诊断[116]。例如，CPPD 和原发性 OA 不同，前者的放射学表现包括桡腕关节或明显的髌骨关节间隙变窄，尤其在离体标本上（例如髌骨包裹着股骨），同时还有舟月关节间隙变宽，髌骨上方的股骨皮质侵蚀。严重膝关节的进行性退行性变，伴软骨下骨质破损（微小骨折）、碎片和关节内游离体的形成（关节鼠）是 CPP 沉积引起的"假性神经病性"关节的特征表现。

累及掌指关节的 CPPD 在放射学上可以借掌骨方形变合并鸟嘴样骨赘形成和软骨下囊肿与类风湿关节炎鉴别。肌腱钙化（例如二头肌、三头肌、回旋肌腱）是一个有价值的鉴别诊断特征。在 CPPD，骨赘形成较 OA 更具可变性。可见 CPPD 的放射学表现可能与病理和临床特征不符。

高分辨率超声和先进的成像技术

高分辨率超声可清晰的探测到聚集于关节软骨外，包括肩部回旋肌群的 BCP 晶体相关的钙化。此外，超声对关节软骨、足底筋膜、跟腱和其他关节肌腱等内的 CPP 晶体沉积具有较高的敏感性[117-121]。此外，超声对 CPPD 的敏感性高于 X 线平片[119,122-124]。同时，高分辨率超声成像对 CPP 晶体具有较高的特异性，因为其结果与滑膜液分析阳性结果具有良好的相关性[119]。超声检测 CPPD 钙化的初步推荐标准见表 96-4，图 96-9（详见补充图 96-3，见：www.expertconsult.com）描述了 CPPD 沉积物的特征性超声表现。

超声是一种方便、廉价、不使用射线的方法，也可用于评估关节炎症和其他诊断，并引导治疗性关节穿刺。EULAR 认为超声是诊断 CPPD 的一种有效手段[1]。然而，超声检查的局限性包括难以看到关节间隙深处的晶体沉积物以及对操作者的依赖性。在 CPPD 诊断流程中，对超声和放射学作用进行孰优孰劣

表 96-4 高分辨率超声诊断 CPPD 的初步标准

1. 所有的 CPPD 沉积物都是高回声并表现为以下形式：
平行于透明软骨表面的细的强回声带（常见于膝关节）点状形式"由一些细小的强回声点构成，多见于纤维软骨和肌腱；均质强回声结节状或椭圆形的沉积物位于滑囊和关节腔内（常可移动）
2. CPP 晶体沉积的钙化直径大于 10 mm 时可表现为发光及光影后的暗区。相反，若钙化（直径 2 ~ 3 mm）表现为低回声伴暗区，甚至在早期即可见到，可能提示为另一种晶体沉积物，最常见于 BCP 晶体沉积病

CPPD，双水焦磷酸钙沉积病
Modified from Frediani B, Filippou G, Falsetti P, et al: Diagnosis of calcium pyrophosphate dihydrate crystal deposition disease: ultrasonographic criteria proposed, Ann Rheum Dis 64:638-640, 2005.

劣的推荐前，必须先在不同关节和关节周围组进行验证研究。超声检测到纤维软骨（如腕关节的三角形纤维软骨和关节透明软骨的中间带，见图 96-9）中 CPPD 沉积具有特异性（图 96-9）。然而，除 CPPD 外，肌腱端病也可引起肌腱和足底筋膜钙化，因此用超声检测到足底筋膜和跟腱[125]的钙化对于诊断 CPPD 的价值尚不清楚。

最近纳入 27 篇关于超声在 CPPD 中作用研究论文的系统回顾且对其中 13 篇进行了 meta 分析的研究，得出结论：超声检测不同关节的敏感性存在显著差异，敏感性介于 0.34(95% CI：0.02 ~ 0.65) ~ 0.87 (95% CI：0.76 ~ 0.99) 之间，特异性介于 0.84(95% CI：0.52 ~ 1.00) 至 1.00 (95% CI：0.99 ~ 1.00) 之间[126]。

鉴别急性关节炎时，若只进行超声检查而不进行滑液分析可能会遗漏其他疾病，例如感染性关节炎，其可与 CPPD 合并或临床上类似于急性 CPP 关节炎[121]。痛风通常容易鉴别，特别是透明软骨表面多余的高回声轮廓（"双轨征"）更多见于痛风，而 CPPD 通常见于透明关节软骨内[118,120-122]。

目前尚无双能 CT 在检测 CPPD 的详细研究，但双能 CT 可以特异性地区分尿酸盐晶体和含钙晶体的沉积物[127]。由于 CPP 晶体中缺少可移动的质子，磁共振成像（MRI）并非检测 CPPD 晶体沉积病的可靠方法，而且非增强磁共振在检测膝关节半月板纤维软骨钙化方面的敏感性不如检测透明软骨钙化[128]。

实验室检查

传统的放射学或超声检查是疑似软骨钙质沉积病的首选筛查方法，新诊断的 CPPD 患者实验室检查常规包括钙、磷、镁、碱性磷酸酶、铁蛋白、铁和总铁结合能力（图 96-8）。

除茜素红染色外，其他专业技术，如 X 线衍射、Raman 光谱、Fourier 变换红外光谱、原子显微镜，或显示针状晶体密集电子丛的透射电子显微镜，可以用来检测 BCP 晶体沉积（图 96-7）[108]。

Raman 光谱鉴定 CPP（和尿酸盐）晶体似乎是可用于急性 CPP 关节炎的快速诊断及与急性痛风的鉴别的可行方法。在最近的一项研究中，在 89.7% 的样本中 Raman 光谱和补偿偏振光显微镜分析结果一致，并且在诊断急性 CPP 关节炎时，反映两种

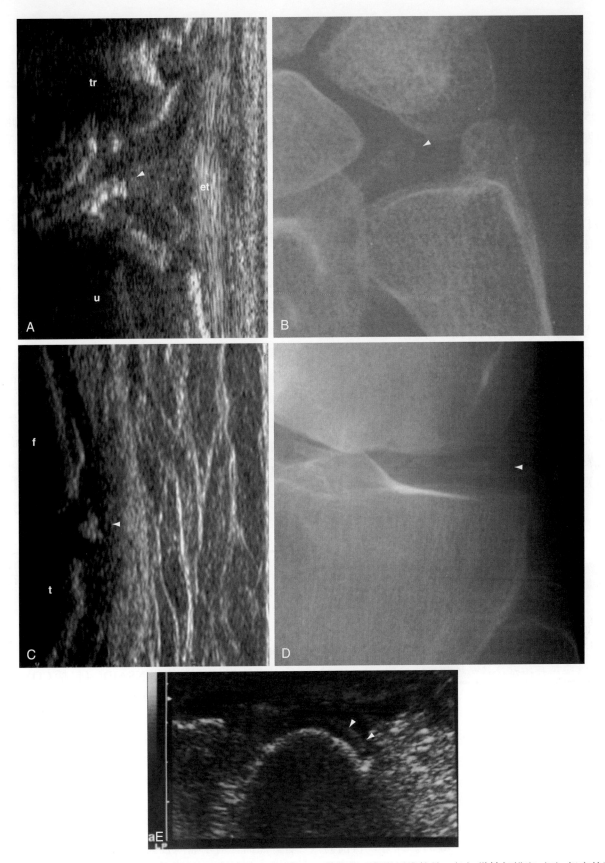

图 96-9 高分辨率超声（US）与 X 线检测 CPPD 的对比。A 和 B. 腕关节三角形纤维软骨，（A）纵轴扫描和（B）相应的腕关节的 X 线表现为关节软骨内强显影的圆形沉积物。C 和 D. 膝关节半月板钙化的超声表现（C）和相应的 X 线表现（D）。箭头所指表示纤维软骨钙化；et，尺侧腕伸肌腱；f，股骨；t，胫骨；tr，三角骨；u，尺骨。A 使用 Diasus（动态成像，利文斯通，英国）的 8 ～ 16 MHz 线阵探头；C 使用 Logiq 9（通用电气医疗系统，密尔沃基，威斯康星州）的 4D16L 探头；E. 透明软骨 CPPD 的超声表现为平行于股骨髁后部位置的线性强回声带（箭头所指）（D，From Grassi W，Meenagh G，Pascual E，Filippucci E："Crystal clear"——sonographic assessment of gout and calcium pyrophosphate deposition disease，Semin Arthritis Rheum 36（3）：197- 202，2006；E，From Foldes K：Knee chondrocalcinosis：an ultrasonographic study of the hyalin cartilage，Clin Imaging 26（3）：194- 196，2002.）

方法之间的一致性的 Kappa 系数是 0.61（95% CI：0.42 ~ 0.81），虽然低于诊断急性痛风的 Kappa 系数 0.84（95% CI：0.75 ~ 0.94）[128a]。

原发性症状性 OA 通常可继发性 CPPD，并且一旦 CPP 晶体呈阳性，OA 的关节滑液中也能检测到典型的 CPP 晶体[124]。细胞离心增加了对 CPP 晶体的检测灵敏度[129]，一项研究表明，大约 75% ~ 78% 的滑液样本（痛风和 OA 患者）同时含有尿酸盐和 CPP 晶体[130]。若滑液标本不新鲜（或明显延迟保存于 4℃ 才做分析），可以先进行革兰氏染色和 Diff 快速染色（Microptic，Barcelona，Spain）后再对滑液晶体进行分析，这样要优于相差偏振光显微镜。由于酸性苏木素溶液有脱钙作用，所以苏木素和伊红（HE）染色后关节组织中难以检测到 CPP 晶体（图 96-3）。但如果将 Mayer's 苏木素染色时间限定在 3 分钟内，则可避免苏木素的脱钙作用。用于关节液中 CPP，BCP 和尿酸盐晶体的标准化实验室诊断的 Raman 光谱研究特别说明了晶体关节病的"点对点"诊断的发展潜力[131]，其将改善目前许多医学实验室对晶体关节病诊断的不一致性。

治疗

> **关键点**
>
> CPPD 的治疗方法包括急性关节炎发作的缓解和预防，但对晶体沉着导致的慢性、解剖学后遗症的缓解治疗方法并不完善。
>
> 治疗假性痛风与治疗急性痛风的方法类似。

CPPD

依照 EULAR 的指南[132]制订的治疗流程见图 96-8 下方。与痛风一样（见第 95 章），CPPD 的治疗方法包括急性关节炎发作的治疗和预防[132-133]，减轻 CPP 晶体沉积以及治疗 CPP 晶体沉积导致的慢性、解剖学后遗症的有效方法（表 96-5）。此外，目前尚无对血色素沉着症，甲状旁腺功能亢进和低镁血症的适当治疗是否能预防或减少 CPP 晶体沉积及相关的炎症和软骨退化目前尚不明确，这可能是因为放射学检查发现软骨细胞钙化通常提示晶体沉积疾病已到了

表 96-5　CPPD 的治疗

已证实的有效方法
非甾体抗炎药（NSAIDs）或环氧化酶 -2（COX-2）抑制剂
类固醇药物关节腔内注射
类固醇药物全身给药
促肾上腺皮质激素（ACTH）
预防性使用小剂量秋水仙碱
临床上观察到的可能有效方法
甲氨蝶呤治疗顽固性慢性炎症和复发性假性痛风
口服镁剂（低镁血症患者）
理论上有效的方法
羟氯喹治疗顽固性慢性炎症
磷酸枸橼酸盐
半胱天冬酶 -1 或 IL-1 受体拮抗剂治疗 CPP 晶体诱导的炎症
TLR2 受体拮抗剂治疗 CPPD 相关性退行性关节病
口服钙剂抑制 PTH 水平
阻断 ANKH 阴离子通道（丙磺舒）
ENPP1 抑制
TG-2 抑制
多磷酸盐
碱性磷酸酶或多胺诱导晶体溶解

ACTH，促肾上腺皮质激素；COX-2，环氧化酶 -2；IL-1，白介素 -1；NPP1，焦磷酸盐核苷酸二酯酶 1；NSAIDS，非甾体抗炎药；PTH，甲状旁腺激素；TG2，转谷氨酰胺酶；TLR2，Toll 样受体 2

晚期。

假性痛风通常使用 NSAIDs（包括 COX-2 抑制剂）和（或）类固醇关节内给药有效[132]，但有时比痛风起效慢。治疗急性痛风的方法即全身糖皮质激素给药或给予促肾上腺皮质激素[132,134]通常对于急性假性痛风发作也有效（见第 95 章）。然而，糖皮质激素诱导巨噬细胞内 NLRP3 的表达可能介导了糖皮质激素逐渐减量后的关节炎反复[135]。

假性痛风使用秋水仙碱的效果不如急性痛风显著。然而，对于痛风性关节炎，每日小剂量秋水仙碱可减少假性痛风的发作频率[132-133]。简单的关节穿刺和彻底引流关节渗液可以减少大多数膝关节假性痛风发作。但与 MSS 不同，目前尚无像灌洗治疗的研究报道[136-137]。

羟氯喹[133]治疗顽固的慢性多发性CPPD患者有效，并且可减少假性痛风的急性发作。理论上羟氯喹可以通过稳定溶酶体来抑制因吞噬CPP晶体而引发的NLRP3炎性体的活化[138]。尽管一项探索研究显示，甲氨蝶呤仅在5例持续发作的患者（与未行甲氨蝶呤治疗前对照）中有效，但对顽固的慢性多发性CPPD患者，甲氨蝶呤还是有效的，并且可减少假性痛风的急性发作[138]。虽然甲氨蝶呤对某些慢性炎性CPP关节炎确实有效，但到目前为止还没有充分的研究[139a]。IL-1受体拮抗剂（如超适应证应用阿那白滞素）的治疗已取得成功[140-141]，而TNF拮抗疗法使假性痛风的治疗有了新的突破[142]。总之，目前尚无足够的依据证实羟氯喹、甲氨蝶呤和IL-1受体拮抗剂可用于顽固性CPPD的标准治疗。

仅有限的证据表明关节镜冲洗和每日小剂量秋水仙碱对有软骨钙化的OA患者有效，但尚需要进一步研究。目前没有证据表明关节镜清创术可以用于治疗CPPD，也没有充分的证据支持透明质酸盐关节腔注射能有效治疗CPPD，用此治疗方法导致沉淀性假性痛风的风险很大。

BCP 晶体关节病

对于与BCP相关的钙化肌腱炎和肩峰下滑囊炎，NSAIDs和局部糖皮质激素注射有效（见第46章）（表96-6）。肩关节的肩袖和肩峰下滑囊的BCP晶体相关性炎症可通过注射针头抽液、灌洗及注射类固醇进行治疗。超声引导技术可提高对肩袖和滑囊钙化的抽液效果，进而提高治疗的成功率[133]。灌洗可能对有益于缓解MSS症状和改善功能[133]。

治疗展望

预防和检测低镁血症和隐匿性甲状旁腺功能亢进等简单措施值得长期研究。通过鉴定ANKH和ENPP1作为软骨钙化的特异性分子介质，提高了基于新分子靶点的CPP和BCP晶体相关关节病的治疗潜力。有趣的是，阴离子转运抑制剂丙磺舒在体外抑制ANKH和TGF-β诱导的细胞外PP_i的增加[38]。多磷酸盐抑制CPP沉积或通过碱性磷酸酶和焦磷酸酶激活促进多胺促使CPP沉积溶解也是备选的方法[143]。然而，在过去，用EDTA钠盐和镁离子对膝关节软骨钙化患者进行关节灌洗治疗常常效果不佳，因为仅清除少量CPP，并且所有被灌洗者均出现由晶体脱落介导的假性痛风发作。

PPi类似物磷酸枸橼酸盐，是位于哺乳动物线粒体和泌尿系统的一种天然复合物，是HA晶体形成的有效抑制物[144]。磷酸枸橼酸盐可抑制NO诱导的软骨钙化以及HA和CPPD晶体相关细胞刺激，包括成纤维细胞中MMP-3的诱导。在ank/ank老鼠的关节强直试验中发现系统的磷酸枸橼酸盐可以抑制强直[145]。而且在膝关节自发骨关节炎的Hartley豚鼠模型中发现了磷酸枸橼酸盐的类似物（CaNaPC）减轻了半月板软骨的大量HA沉积和延缓骨关节炎的持续进展。无关节内钙化的兔膝关节半侧半月板切除的骨关节炎模型中CaNaPC治疗无效[145]。此结果得出磷酸枸橼酸盐在关节生物力学失调和软骨退变的钙化调节机制中发挥作用，但不能特异性保护软骨。可能会开展有关磷酸枸橼酸盐的进一步临床研究，但是除非经胃肠给药，生物利用度较低将限制其发展[144]。

双膦酸盐和PPi类似物一样对抑制HA的软组织钙化有益。最近，已确定TLR2参与CPD晶体介导的软骨细胞反应[77]，TLR4参与HA晶体诱导的炎症反应[146]，和在CPP和BCP晶体诱导的炎症中NALP3炎症体介导半胱天冬酶-1活化及IL-1β合成[74-75]，提示固有免疫的某些介质，包括TLR2、TLR4、半胱天冬酶-1和IL-1β，可能是人类CPPD和HA晶体诱导炎症和结缔组织破坏的治疗靶点。

表96-6 关节和关节周围碱性磷酸钙（BCP）晶体沉积的治疗

已证实的有效方法

非甾体抗炎药（NSAIDS）或选择性环氧化酶-2（COX-2）抑制剂

局部注射类固醇

局部灌洗

高频超声治疗降解BCP晶体沉积

理论上有效的方法

磷酸枸橼酸盐

ANKH调节剂（如丙磺舒），或ENPP1

COX-2，环氧化酶-2；ENPP1，细胞外酶核苷酸焦磷酸酶/磷酸二酯酶1；NSAIDS，非甾体抗炎药

预后

已发现放射学的平均积分与行全关节置换术的 OA 患者体内含钙晶体直接相关[92]。然而，与偶发性 CPPD 相关的软骨退变性疾病的关节组织破坏，比观察到的原发性骨关节炎更少。例如，膝关节 CPPD 的前瞻性分析提示，其退行性关节炎的放射学进展缓慢发生。典型的表现为软骨钙质沉积病随着病程的延长其放射学损伤程度不断改变[67]，但是钙化程度和 CPP 沉积关节病的病情之间的关系尚不清楚。

在波士顿膝骨关节炎研究（BOKS）和在对健康、衰老及人体构成的研究（Health ABC）[147] 中，软骨钙质沉积病和膝骨关节炎进展的关系可用 MRI 来评估。在 BOKS，有软骨钙质沉积病的膝关节与无软骨钙质沉积病的相比，软骨丢失的风险降低，但在 Health ABC 研究中两者的风险无差异。每个队列中通过对完整或损坏的膝关节半月板进行分层研究，得到的结果才具有可比性。在泰国的研究中，CPPD 通过放射学和（或）者滑液进行诊断，102 个患者里有 52.9% 进行膝关节成形术[148]。患有或不患有软骨钙质沉积病的患者日常生活能力或治疗上没有区别，而且患有软骨钙质沉积病的患者要比未患此病的患者接受膝关节成形术的时机更晚。除非存在严重的滑膜炎[150]，否则全膝关节置换术的预后似乎也不会因已经存在的 CPPD 而显著改变[149]。

骨关节炎的患者，CPP 和 BCP 晶体诱导的软骨基质钙化的过程似乎是晚期软骨病理学衰老和继发性改变的生物学标志。在原发性 OA 的进展中，CPP 和 BCP 晶体在滑膜炎和软骨细胞分解代谢过程中的作用仍不清楚。此外，继发于原发性 OA 的 CPPD 患者的软骨基质修复失调可能是减缓至少部分患者软骨组织衰竭进程的生物学标志。

结论

CPPD 在衰老过程中尤为常见，并且还与 OA 和软骨基质变性、软骨细胞分化异常和 PP_i 代谢异常等相关，其中一些是通过 ANKH 失调遗传的。关节软骨的 BCP 晶体沉积与 OA 密切相关。NLRP3 炎性小体的激活和 IL-1β 的释放介导了 CPP 和 BCP 晶体的炎症反应。CPPD 可与多种疾病表现相似，包括痛风、感染性关节炎、原发性骨关节炎、RA 和风湿性多肌痛。颈椎 CPPD 很常见，可能具有破坏性。除了补偿偏振光显微镜的滑液晶体分析的金标准之外，CPPD 的主要诊断方法包括平片和高分辨率超声。急性 CPPD 关节炎的治疗与痛风相似。尚未研究出防止 CPP 晶体沉积的治疗方法。尽管 CPP 和 BCP 晶体在晚期 OA 中的软骨和关节液中常见，但 CPP 和 BCP 晶体在原发性 OA 的症状和疾病进展中的作用仍不清楚。

 本章的参考文献也可以在 ExpertConsult.com 上找到。

主要参考文献

1. Zhang W, Doherty M, Bardin T, et al: European League Against Rheumatism recommendations for calcium pyrophosphate deposition. Part I: terminology and diagnosis. *Ann Rheum Dis* 70(4):563–570, 2011.
2. Richette P, Bardin T, Doherty M: An update on the epidemiology of calcium pyrophosphate dihydrate crystal deposition disease. *Rheumatology (Oxford)* 48:711–715, 2009.
3. Neame RL, Carr AJ, Muir K, et al: UK community prevalence of knee chondrocalcinosis: evidence that correlation with osteoarthritis is through a shared association with osteophyte. *Ann Rheum Dis* 62:513–518, 2003.
4. Ramonda R, Musacchio E, Perissinotto E, et al: Prevalence of chondrocalcinosis in Italian subjects from northeastern Italy. The Pro.V.A. (PROgetto Veneto Anziani) study. *Clin Exp Rheumatol* 27:981–984, 2009.
5. Salaffi F, De Angelis R, Grassi W, et al: Investigation Group (MAPPING) study. Prevalence of musculoskeletal conditions in an Italian population sample: results of a regional community-based study. I. The MAPPING study. *Clin Exp Rheumatol* 23(6):819–828, 2005.
6. Abhishek A, Doherty S, Maciewicz RA, et al: Self-reported knee malalignment in early adult life as an independent risk for knee chondrocalcinosis. *Arthritis Care Res (Hoboken)* 63(11):1550–1557, 2011. doi: 10.1002/acr.20593.
7. Abhishek A, Doherty M: Epidemiology of calcium pyrophosphate crystal arthritis and basic calcium phosphate crystal arthropathy. *Rheum Dis Clin North Am* 40(2):177–191, 2014.
8. Abhishek A, Doherty S, Maciewicz R, et al: Evidence of a systemic predisposition to chondrocalcinosis and association between chon-

drocalcinosis and osteoarthritis at distant joints: a cross-sectional study. *Arthritis Care Res (Hoboken)* 65(7):1052–1058, 2013.

9. Abhishek A, Doherty S, Maciewicz R, et al: Chondrocalcinosis is common in the absence of knee involvement. *Arthritis Res Ther* 14(5):R205, 2012. [Epub ahead of print].

10. Rho YH, Zhu Y, Zhang Y, et al: Risk factors for pseudogout in the general population. *Rheumatology (Oxford)* 51(11):2070–2074, 2012.

11. Zhang Y, Terkeltaub R, Nevitt M, et al: Lower prevalence of chondrocalcinosis in Chinese subjects in Beijing than in white subjects in the United States: The Beijing Osteoarthritis Study. *Arthritis Rheum* 54:3508–3512, 2006.

12. Zaka R, Williams CJ: Genetics of chondrocalcinosis. *Osteoarthritis Cartilage* 13:745–750, 2005.

13. Abhishek A, Doherty M: Pathophysiology of articular chondrocalcinosis–role of ANKH. *Nat Rev Rheumatol* 7(2):96–104, 2011.

14. Pendleton A, Johnson MD, Hughes A, et al: Mutations in ANKH cause chondrocalcinosis. *Am J Hum Genet* 71:933–940, 2002.

15. Williams JC, Zhang Y, Timms A, et al: Autosomal dominant familial calcium pyrophosphate dihydrate deposition disease is caused by mutation in the transmembrane protein ANKH. *Am J Hum Genet* 71:985–991, 2002.

16. Zhang Y, Johnson K, Russell RG, et al: Association of sporadic chondrocalcinosis with a -4-basepair G-to-A transition in the 5'-untranslated region of ANKH that promotes enhanced expression of ANKH protein and excess generation of extracellular inorganic pyrophosphate. *Arthritis Rheum* 52:1110–1117, 2005.

17. Abhishek A, Doherty S, Maciewicz R, et al: The association between ANKH promoter polymorphism and chondrocalcinosis is independent of age and osteoarthritis: results of a case-control study. *Arthritis Res Ther* 16(1):R25, 2014.

18. Pons-Estel BA, Gimenez C, Sacnun M, et al: Familial osteoarthritis and Milwaukee shoulder associated with calcium pyrophosphate and apatite crystal deposition. *J Rheumatol* 27:471–480, 2000.

19. Bruges-Armas J, Couto AR, Timms A, et al: Ectopic calcification among families in the Azores: clinical and radiologic manifestations in families with diffuse idiopathic skeletal hyperostosis and chondrocalcinosis. *Arthritis Rheum* 54:1340–1349, 2006.

20. Terkeltaub R: Inorganic pyrophosphate (PPi) generation and disposition in pathophysiology. *Am J Physiol Cell Physiol* 281:C1–C11, 2001.

26. Johnson K, Terkeltaub R: Upregulated ank expression in osteoarthritis can promote both chondrocyte MMP-13 expression and calcification via chondrocyte extracellular PP$_i$ excess. *Osteoarthritis Cartil* 12:321–335, 2004.

28. Cailotto F, Reboul P, Sebillaud S, et al: Calcium input potentiates the transforming growth factor (TGF)-beta1-dependent signaling to promote the export of inorganic pyrophosphate by articular chondrocyte. *J Biol Chem* 286(22):19215–19228, 2011.

43. Rosenthal AK, Gohr CM, Mitton-Fitzgerald E, et al: The progressive ankylosis gene product ANK regulates extracellular ATP levels in primary articular chondrocytes. *Arthritis Res Ther* 15(5):R154, 2013.

47. Cailotto F, Sebillaud S, Netter P, et al: The inorganic pyrophosphate transporter ANK preserves the differentiated phenotype of articular chondrocyte. *J Biol Chem* 285(14):10572–10582, 2010.

61. Fuerst M, Niggemeyer O, Lammers L, et al: Articular cartilage mineralization in osteoarthritis of the hip. *BMC Musculoskelet Disord* 10:166, 2009.

62. Fuerst M, Lammers L, Schafer F, et al: Investigation of calcium crystals in OA knees. *Rheumatol Int* 30(5):623–631, 2010.

63. Nguyen C, Ea HK, Thiaudiere D, et al: Calcifications in human osteoarthritic articular cartilage: ex vivo assessment of calcium compounds using XANES spectroscopy. *J Synchrotron Radiat* 18(Pt 3):475–480, 2011.

74. Jin C, Frayssinet P, Pelker R, et al: NLRP3 inflammasome plays a critical role in the pathogenesis of hydroxyapatite-associated arthropathy. *Proc Natl Acad Sci U S A* 108(36):14867–14872, 2011.

75. Pazár B, Ea HK, Narayan S, et al: Basic calcium phosphate crystals induce monocyte/macrophage IL-1β secretion through the NLRP3 inflammasome in vitro. *J Immunol* 186(4):2495–2502, 2011.

76. Narayan S, Pazar B, Ea HK, et al: Octacalcium phosphate crystals induce inflammation in vivo through interleukin-1 but independent of the NLRP3 inflammasome in mice. *Arthritis Rheum* 63:422–433, 2011.

77. Liu-Bryan R, Pritzker K, Firestein GS, et al: TLR2 signaling in chondrocytes drives calcium pyrophosphate dihydrate and monosodium urate crystal-induced nitric oxide generation. *J Immunol* 174:5016–5023, 2005.

78. Martinon F, Petrilli V, Mayor A, et al: Gout-associated uric acid crystals activate the NALP3 inflammasome. *Nature* 440:237–241, 2006.

79. Pang L, Hayes CP, Buac K, et al: Pseudogout-associated inflammatory calcium pyrophosphate dihydrate microcrystals induce formation of neutrophil extracellular traps. *J Immunol* 190(12):6488–6500, 2013.

80. Schauer C, Janko C, Munoz LE, et al: Aggregated neutrophil extracellular traps limit inflammation by degrading cytokines and chemokines. *Nat Med* 20(5):511–517, 2014.

97. Lahmer T, Ingerl D, Heemann U, et al: If the knee hurts, don't forget the spine! *J Clin Neurosci* 18(3):424–425, 2011.

98. Odate S, Shikata J, Fujibayashi S, et al: Progressive thoracic myelopathy caused by spinal calcium pyrophosphate crystal deposition because of proximal junctional vertebral compression fracture after lumbopelvic fusion. 18. *Eur Spine J* 21(12):2436–2442, 2012.

99. Sekijima Y, Yoshida T, Ikeda S: CPPD crystal deposition disease of the cervical spine: a common cause of acute neck pain encountered in the neurology department. *J Neurol Sci* 296(1–2):79–82, 2010.

119. Gutierrez M1, Di Geso L, Salaffi F, et al: Ultrasound detection of cartilage calcification at knee level in calcium pyrophosphate deposition disease. *Arthritis Care Res (Hoboken)* 66(1):69–73, 2014.

120. Filippou G, Filippucci E, Tardella M, et al: Extent and distribution of CPP deposits in patients affected by calcium pyrophosphate dihydrate deposition disease: an ultrasonographic study. *Ann Rheum Dis* 72(11):1836–1839, 2013.

121. Lamers-Karnebeek FB, Van Riel PL, Jansen TL: Additive value for ultrasonographic signal in a screening algorithm for patients presenting with acute mono-/oligoarthritis in whom gout is suspected. *Clin Rheumatol* 33(4):555–559, 2014.

122. Frediani B, Filippou G, Falsetti P, et al: Diagnosis of calcium pyrophosphate dihydrate crystal deposition disease: ultrasonographic criteria proposed. *Ann Rheum Dis* 64:638–640, 2005.

127. Ogdie A, Taylor WJ, Weatherall M, et al: Imaging modalities for the classification of gout: systematic literature review and meta-analysis. *Ann Rheum Dis* 2014. [Epub ahead of print].

131. Li B, Yang S, Akkus O: A customized Raman system for point-of-care detection of arthropathic crystals in the synovial fluid. *Analyst* 139(4):823–830, 2014.

132. Zhang W, Doherty M, Pascual E, et al: EULAR recommendations for calcium pyrophosphate deposition. Part II: management. *Ann Rheum Dis* 70:571–575, 2011.

133. Rosenthal AK, Ryan L: Nonpharmacologic and pharmacologic management of CPP crystal arthritis and BCP arthropathy and periarticular syndromes. *Rheum Dis Clin North Am* 40(2):343–356, 2014.

139. Chollet-Janin A, Finckh A, Dudler J, et al: Methotrexate as an alternative therapy for chronic calcium pyrophosphate deposition disease: an exploratory analysis. *Arthritis Rheum* 56:688–692, 2007.

148. Viriyavejkul P, Wilairatana V, Tanavalee A, et al: Comparison of characteristics of patients with and without calcium pyrophosphate dihydrate crystal deposition disease who underwent total knee replacement surgery for osteoarthritis. *Osteoarthritis Cartil* 13:232–235, 2006.

WEBSITES

Wellcome Trust Centre for Human Genetics: www.well.ox.ac.uk.

Teaching resource page for radiographic images of BCP and CPPD arthropathies: www.orthopaedicweblinks.com/Teaching_Resources/Radiology/more3.html.

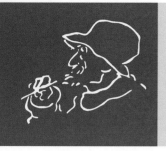

第 97 章

家族性自身炎症综合征

原著 Anna Simon · Jos W.M. Van Der Meer · Joost P.H. Drenth

戴逸君　译　戴逸君　校

关键点

自身炎症性疾病的特点是复发性或慢性炎症，没有感染或自身免疫的征象。

白介素-1β 通路的失调是许多家族性自身炎症综合征发病的重要原因，尤其是 cryopyrin 相关周期性综合征、白介素 1 受体拮抗剂缺乏症以及家族性地中海热。

淀粉样蛋白 A 型淀粉样变性是这类疾病的长期严重并发症，常导致肾衰竭；但接受适当的治疗可显著降低患者发生这一并发症的风险。

有相当一部分患者虽然有着明确的自身炎症表现，但具体诊断仍然不能明确。

鉴于白介素-1β 在许多自身炎症性疾病中的重要作用，有关白介素-1β 抑制治疗的临床试验可有助于该疾病的诊断和治疗。

　　家族性自身炎症综合征（familial autoinflammatory syndromes），通常也被称为遗传性周期性发热综合征（hereditary periodic fever syndromes），由一组罕见的遗传性疾病组成，其共同表现是终生反复发作的炎症，典型症状包括发热、腹痛、腹泻、皮疹或关节痛[1]。在发热间期，大多数具有上述症状的患者均自觉体健，并且身体的各项机能都正常。发热期的常规实验室检查均提示严重的急性时相反应，包括红细胞沉降率（ESR）增快、白细胞增多、急性相蛋白水平升高（如 CRP 和血清淀粉样蛋白 A）。尽管有部分患者认为炎症的诱发与物理刺激（如遇冷）、精神紧张或月经周期有关，但目前仍未发现明显的诱因。炎症发作可在数日至数周后自行消退。患家族性自身炎症综合征的患者常常多年不能获得确诊，导致医患双方都丧失信心[2-3]。"自身炎症"这个词最初由 McDermott 及其同事于 1999 年提出[4]，它描述了反复发作的急性炎症反应，比"自身免疫"这个词更为恰当，因为在这些病例中，并不存在典型的自身免疫现象；这种缺陷更多的是定位于固有免疫系统，而非适应性免疫系统[5]。

　　目前已发现了遗传性自身炎症综合征的一些不同亚型。尽管它们具有上文所提到的共同表现，但是临床上仍可通过具体的特点区分这些不同的类型，尤其是遗传方式、发病年龄、发热期和发热间期的持续时间、患者籍贯的地理分布，以及长期并发症的发生（如淀粉样变或耳聋）（表 97-1 和图 97-1）。但仍有许多周期性发热的患者不符合这种基于遗传的分类，表明还可能存在其他可导致自身炎症性疾病的（遗传）缺陷。本章将对 7 种特征明确的家族性自身炎症综合征进行详细描述。

鉴别诊断

　　若患者反复发热超过 2 年，则其患感染性疾病或恶性肿瘤的可能性较小。此时，鉴别诊断应包括多种炎症性疾病，如幼年型类风湿关节炎、成人 Still 病、炎症性肠病、Schnitzler 综合征以及白塞病，此外，还有家族性自身炎症综合征（表 97-2）。由于遗传性综合征非常少见（除了在有明确种族背景人群中的家族性地中海热），故应首先排除常见病的诊断。

　　遗传性自身炎症综合征的诊断主要基于临床评估，包括详细询问病史和家族史，并且应在患者的发热期进行观察，因为在缓解期患者很少出现阳性体征。另一条有用但并不特异的线索是了解患者的种族起源。这样的临床评估常可以为鉴别具体的家族性自

表 97-1　家族性自身炎症综合征的鉴别诊断

项目	家族性地中海热（FMF）	甲羟戊酸激酶缺乏症（MKD）/高 IgD 综合征（HIDS）	肿瘤坏死因子受体相关周期性综合征（TRAPS）	Cryopyrin 相关周期性综合征（CAPS）			白介素 1 受体拮抗剂缺乏症（DIRA）
				家族性寒冷性自身炎症综合征（FCAS）	Muckle-Wells 综合征（MWS）	慢性婴儿神经皮肤关节综合征（CINCA）	
遗传方式	常染色体隐性	常染色体隐性	常染色体显性	常染色体显性	常染色体显性	常染色体显性	常染色体隐性
发病年龄（岁）	< 20	< 1	< 20	< 1	< 1	< 1	出生，< 4 周
发作时间（天）*	< 2	4 ~ 6	> 14	< 2	1 ~ 2	？	持续性
皮肤病变	丹毒样红斑	斑丘疹	覆盖肌痛区的游走性皮疹	寒冷引起的荨麻疹样皮疹改变	荨麻疹样皮疹	荨麻疹样皮疹	泛发性脓疱
肌肉，骨骼病变	单关节炎常见	关节痛常见，偶见少关节炎	严重肌痛常见，偶可直接表现为单关节炎	关节痛常见，偶有轻微肌痛	肢痛，关节痛常见，可出现关节炎	骨骺骨形成	无菌性脓疱，骨髓炎
腹部病变	无菌性腹膜炎常见	脾大，常有剧烈腹痛	常有剧烈腹痛	无	可能出现	肝脾大	
眼部病变	不常见	不常见	常有结膜炎及眶周水肿	结膜炎	结膜炎，有时出现视神经隆起	视盘水肿，可能伴视力下降，葡萄膜炎	
可鉴别的临床症状	丹毒样红斑	明显的颈部淋巴结肿大	游走性肌痛及皮疹，眶周水肿	寒冷引起的荨麻疹样皮疹	感觉神经性耳聋	慢性无菌性脑膜炎，感觉神经性耳聋，关节病变	慢性无菌性骨髓炎
相关基因	MEFV	MVK	TNFRSF1A	CIAS1=NLRP3	CIAS1=NLRP3	CIAS1=NLRP3	IL-1RN
相关蛋白	热蛋白	甲羟戊酸激酶	I 型肿瘤坏死因子受体	cryopyrin 蛋白	cryopyrin 蛋白	cryopyrin 蛋白	IL-1 受体拮抗剂（IL-1RA）

Blau 综合征、DIRA 和化脓性无菌性关节炎 - 坏疽性脓皮病 - 痤疮（PAPA）综合征的详细描述见下文。
* 发作时间可能以各不相同，这里指的是典型的发作持续时间（CAPS，Cryopyrin-associated periodic syndrome；CINCA，chronic infantile neurologic cutaneous and articular syndrome；DIRA，deficiency of IL-1 receptor antagonist；FCAS，familial cold autoinflammatory syndrome；FMF，familial Mediterranean fever；HIDS，hyper-IgD syndrome；MKD，mevalonate kinase deficiency；MWS，Muckle-Wells syndrome；TRAPS，TNF receptor–associated periodic syndrome. Modified from Hull KM, Shoham N, Chae JJ, et al: The expanding spectrum of systemic autoinflammatory disorders and their rheumatic manifestations. Curr Opin Rheumatol 15: 61–69, 2003.)

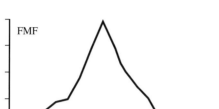

腹膜炎，呕吐，关节炎，丹毒样皮损

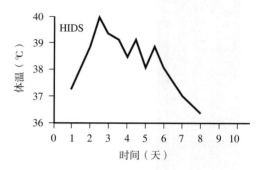

颈部淋巴结肿大，斑疹，腹痛，呕吐，关节痛

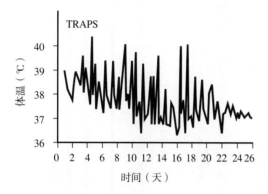

结膜炎，皮肤红斑，肌痛/关节痛，腹痛

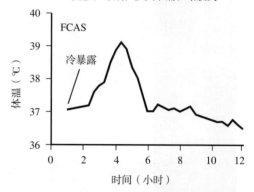

皮疹，寒战，多关节痛，结膜炎

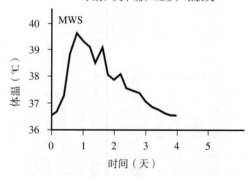

寒战，关节痛，斑疹，结膜炎

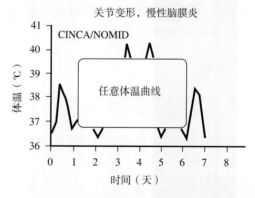

关节变形，慢性脑膜炎

图 97-1 家族性自身炎症综合征炎症发作时体温的变化特点。每种综合征中都存在相当大的个体差异，甚至对于同一个患者而言，每次发病的热型也可能会有很大差别

注意 X 轴上的时间标识不同。CINCA/NOMID，慢性婴儿神经皮肤关节综合征 / 新生儿多系统炎症性疾病；FCAS，家族性冷性自身炎症综合征；HIDS，高 IgD 综合征；MWS，Muckle-Wells 综合征；TRAPS，肿瘤坏死因子受体相关周期性综合征

身炎症综合征提供足够的信息（表 97-1），并决定基因检测的方向（图 97-2）。越来越多的基因实验室现在也提供自身炎症综合征的基因检测组合，可以通过二代测序的方法同时检测多个基因。这一手段有着很大的优势；但另一方面，低表达突变或基因多态性的存在可能导致诊断上的问题或错误的过度诊断。

当无法明确具体诊断的时候，白介素 -1 抑制剂（如阿那白滞素）试验性治疗可提供诊断线索。相当一部分"分类不明"的自身炎症性疾病患者对阿那白滞素的治疗反应良好；在日常临床实践中，甚至把这些患者的诊断（暂时地）归类为"阿那白滞素敏感性疾病"。

表 97-2 周期性发热的鉴别诊断

1. 遗传性（见表 97-1）

2. 非遗传性

   a. 感染性

     i. 隐匿性感染灶（如主动脉肠瘘、Caroli 病）

     ii. 反复感染（如慢性脑膜炎球菌血症、宿主防御反应缺陷）

     iii. 特殊感染（如 Whipple 病、疟疾）

   b. 非感染性炎症疾病，如：

     i. 成人 Still 病

     ii. 慢性幼年型类风湿关节炎

     iii. 周期性发热，阿弗他口炎、咽炎和淋巴结炎

     iv. Schnitzler 综合征

     v. 白塞病

     vi. 克罗恩病

     vii. 结节病

     viii. 外源性肺泡炎

     ix. 加湿器肺、聚合物烟尘热

   c. 肿瘤性

     i. 淋巴瘤（如霍奇金病、血管免疫母细胞性淋巴瘤）

     ii. 实体瘤（如嗜铬细胞瘤、黏液瘤、结肠癌）

   d. 血管炎（如反复肺栓塞）

   e. 下丘脑性

   f. 精神性周期性发热

   g. 假病或诈病

家族性地中海热

流行病学

家族性地中海热（familial Mediterranean fever, FMF）是遗传性自身炎症综合证中最常见的疾病，全球患者数已超过 10 000 人。此病主要发生在源自地中海盆地的人种，包括亚美尼亚人、塞法迪犹太人、阿拉伯人和土耳其人。FMF 是一种常染色体隐性遗传疾病。有报道在一些家族中 FMF 表现为常染色体显性遗传[6]，但其中大多数实际上是由某种携带较高 FMF 突变率的人群近亲繁殖所导致的假显性遗传[6-8]，不过，经过深入的基因分析后，至少有 3 个

家族被确定为显性遗传 FMF[8-9]。

病因学

1997 年，有两个研究小组各自独立追踪了 FMF 的基因背景，发现在 16 号染色体短臂上有一个至今未知的基因，称之为地中海热（Mediterranean fever, MEFV）基因[10-11]。目前已经发现了至少 80 种与疾病有关的 MEFV 基因突变，其中多数集中在该基因的第 10 个外显子上（详见在线突变数据库 http：//fmf.igh.cnrs.fr/infevers/）。这些突变大部分为错义突变，改变的是蛋白质中的单个氨基酸（图 97-3）。共有 5 种常见突变，占 FMF 染色体改变的大多数：M694V（根据受检人群的不同，占病例数 20% ～ 65% 不等[12]）、V726A（占 7% ～ 35%）、M680I、M694I 及 E148Q。前三种突变的始祖效应已经被确定[11]，指向至少 2500 年前的共同祖先。*MEFV* 基因的高突变率在不止一个中东族群中出现，这引出一个假设：杂合子携带者拥有未知的优势，可能对地中海盆地的某种地方性病原体具有较高的（炎症）抵抗能力[11]。约 30% 的患者仅有一个或无 *MEFV* 基因突变，这部分患者的病因仍有待进一步确定。

发病机制

MEFV 基因编码一个由 781 个氨基酸组成的蛋白，称为热蛋白（pyrin 或 marenostrin）。热蛋白是成熟单核细胞中与微管相关的胞浆蛋白[13]，但更多见于中性粒细胞、树突状细胞和滑膜成纤维细胞的细胞核中[14]。一些炎症介质如干扰素 α（interferon-α, IFNα）和肿瘤坏死因子（tumor necrosis factor, TNF）可诱导其表达[15]。热蛋白的结构域和许多与凋亡和炎症相关的蛋白存在共同部分，属于死亡结构域超家族，该家族包括死亡结构域、死亡效应结构域和半胱天冬酶募集结构域（caspase-recruitment domains, CARD）。热蛋白可与其他含相似结构域的蛋白相结合，包括接头蛋白"凋亡相关斑点样蛋白"（apoptosis-associated speck-like protein with a CARD, ASC）。

促炎性细胞因子白介素 -1β（interleukin-1β, IL-1β）在 FMF 的发病中起关键作用。IL-1β 以无活性的前体形式表达，在半胱天冬酶 -1（caspase-1）的裂

解下成为活性 IL-1β。半胱天冬酶-1 本身也需要通过与被称为炎性小体（inflammasome）的蛋白复合物相互作用而被活化。到目前为止已有数种炎性小体被提及。参与半胱天冬酶-1 和 IL-1β 活化的炎性小体复合物主要是 cryopyrin 炎性小体，又被称为 NLRP3 炎性小体[16-17]。关于热蛋白对 IL-1β 的作用，目前存在两种假说。"隔离假说"（sequestration hypothesis）认为热蛋白通过竞争性抑制接头蛋白 ASC 与半胱天冬酶-1 前体（procaspase-1）的结合及直接结合半胱天冬酶-1，抑制 cryopyrin 炎性小体的形成，从而抑制 caspase-1 介导的 IL-1β 的活化[18-19]。该假说认为，FMF 突变可能干扰了热蛋白的抑制作用，导致其对 IL-1β 活化的调节作用减弱[19]。第二种假说认为，热蛋白可以通过自身形成炎性小体来活化 IL-1β[20]，但这种炎性小体的组成至今尚未被完全阐明。FMF 突变可能提高了这种假定存在的热蛋白炎性小体的敏感性。除了对 IL-1β 的调节作用，有关热蛋白对核因子κB（nuclear factor-κB，NF-κB）或凋亡的影响，是起到抑制作用还是刺激作用，目前也存在争议[1]。

临床表现

近 90% 的 FMF 患者在 20 岁前出现症状[21]。炎症症状发作通常持续 1 ～ 3 天。发作频率差异很大，最常见的间歇期是 2 ～ 4 周（图 97-1）。FMF 的主要症状是浆膜炎表现（如腹膜炎、胸膜炎或滑膜炎），常伴发热。95% 的患者可出现持续 1 ～ 2 天的腹痛，其严重程度可从类似急腹症的严重腹膜炎到无明显腹膜炎表现的轻微腹痛[22]。关节炎（极少为破坏性）常局限于单个大关节（如膝关节、踝关节或腕关节），并可成为唯一的症状。胸膜炎所致的胸痛常为单侧性，伴胸膜摩擦感或一过性胸腔积液。近 30% 的患者会出现皮肤病变，常表现为胫前或足部的丹毒样皮损[23]（图 97-4）。此外，不常见的表现还有心包炎（见于不足 1% 的患者[24]）、急性阴囊肿胀、触痛[25]、无菌性脑膜炎，以及严重的持续性肌痛，多见于腿部。

诊断与诊断性试验

FMF 仍主要是一个临床诊断。目前有一套可靠的诊断标准，据报道其敏感性和特异性可达

96% ～ 99%（表 97-3）[26]。这套标准曾在 FMF 患病率高而其他自身炎症性疾病患病率低的人群中得到验证，然而，患者的种族起源仍需要被考虑到。在分子诊断试验中，实验室通常只筛查 5 个最常见的突变基因，少见的突变则会被忽略掉。只有 70% 的典型病例中存在着一对等位基因上的 MEFV 突变[27]，而其余 30% 的患者即便经过基因序列检查，也只能检测到一个或无等位基因突变。也有证据表明该基因外显率低。尽管存在这些限制，分子学检测仍可被用作确诊试验。不管结果是否阳性，那些源自高发病率种族，并达到诊断标准的有症状患者都可以使用秋水仙碱治疗[28-29]。目前尚无特异性的生物学标志可以鉴别 FMF 炎症发作和感染性发热或阑尾炎。在炎症发作期，急性期反应物如血清淀粉样蛋白 A、CRP、血浆纤维蛋白原以及多形核白细胞均会升高。FMF 患者如出现蛋白尿则高度提示肾淀粉样变。

治疗

秋水仙碱是治疗 FMF 的一线药物。它能阻止 60% ～ 75% 患者的炎症发作，并可明显减少另外 20% ～ 30% 患者的发作次数[30]。成人的平均剂量是 1 mg/d，但若低剂量无效，也可加量至 3mg/d。患者通常能够很好地耐受该方案，胃肠道副作用（如腹泻、腹痛）在药物减量后一般能缓解。肌病、神经病变及白细胞减少等较严重的副作用少见，且主要发生于肝肾功能受损的患者。发热时，口服或肌内注射非甾体抗炎药（nonsteroidal anti-inflammatory drugs，NSAIDs）可减轻疼痛症状。糖皮质激素的疗效有限。

由于秋水仙碱能预防淀粉样变，所以应用秋水仙碱治疗的依从性十分重要。自从引入了秋水仙碱治疗，FMF 患者淀粉样变的发生率已显著下降，但在不能常规应用秋水仙碱的 FMF 高发地区如亚美尼亚，淀粉样变仍比较常见。秋水仙碱在细胞水平上的主要效果是通过与微管蛋白相互作用，使微管解聚，从而阻止细胞内颗粒的运动和外生。它还具有强大的抗有丝分裂作用，致使分裂停滞在中期。鉴于部分接受秋水仙碱治疗的患者出现不育，推测该药可能会引起无精症。但秋水仙碱对精子的产生和功能并没有明显的副作用[31]。对秋水仙碱致畸作用的无端恐惧常常误导一些计划妊娠的年轻妇女停药，从而导致疾病发作更频繁、更严重，对患者的生育和妊娠影响更大。事

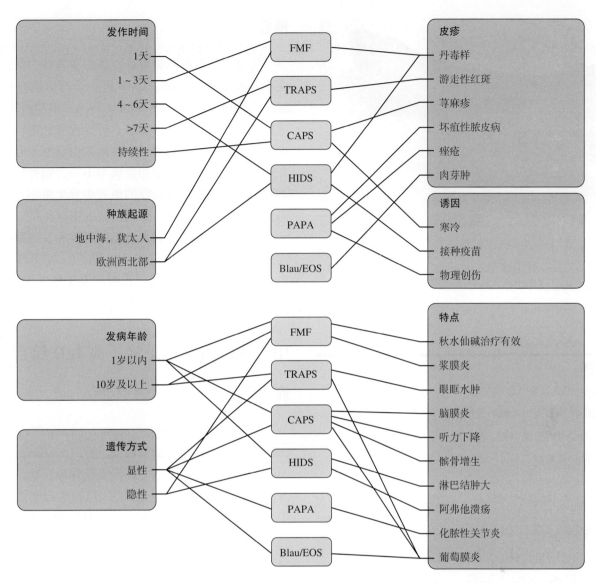

图 97-2 家族性自身炎症综合征的鉴别诊断。首先除外其他较常见的引起发热及感染的疾病。当怀疑家族性自身炎症综合征时，根据此图的左右两侧核对患者的临床特征，每一个与临床特征以线相连的综合征记一分（一条临床特征可以指向不止一种综合征）。按最后的得分排行列出该患者可能的诊断，有助于正确决定下一步的诊断性试验。这个算法并无循证证据支持，仅来源于专家意见。CPAS，cryopyrin 相关周期性综合征；EOS，早发性结节病；FMF，家族性地中海热；HIDS，高 IgD 综合征；PAPA，化脓性无菌性关节炎 - 坏疽性脓皮病 - 痤疮综合征；TRAPS，肿瘤坏死因子受体相关周期性综合征

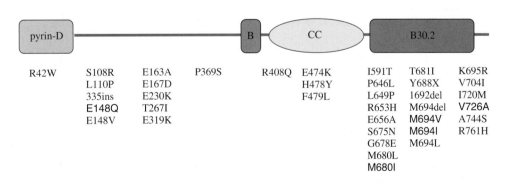

图 97-3 热蛋白示意图，含有 4 个保守结构域，包括一个热蛋白结构域、一个 B-box 结构域（B）、一个螺旋卷曲结构域（CC）和一个 B30.2 结构域。所标示的为 FMF 中发现的突变，5 种最常见的错义突变用粗体标出。目前所知的全部突变详见 INFEVERS 网站：http：//fmf.igh.cnrs.fr/infevers/

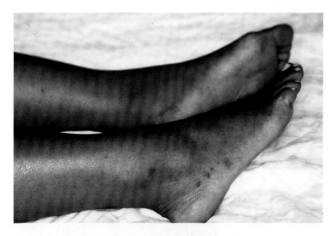

图 97-4　FMF 患者发热时出现的丹毒样皮疹（Courtesy Professor A. Livneh, Heller Institute of Medical Research, Tel Hashomer, Israel.）

表 97-3　FMF 诊断标准*

主要标准

典型发作†伴腹膜炎（弥漫性）

典型发作伴胸膜炎（单侧）或心包炎

典型发作伴单关节炎（髋、膝、踝）

典型发作仅伴发热

不完全性腹部症状发作

次要标准

有胸痛表现的不完全发作‡

有单关节炎表现的不完全发作

劳累性腿痛

秋水仙碱有效

* 诊断 FMF 需达到一条以上主要标准或两条以上次要标准
† 典型发作是指复发（同一类型发作 3 次以上），发热（38℃以上）和短暂持续（持续 12 小时至 3 天）
‡ 不完全发作是指疼痛和反复发作，但未达到典型发作的标准
From Livneh A, Langevitz P, Zemer D, et al: Criteria for the diagnosis of familial Mediterranean fever. Arthritis Rheum 40: 1879-1885, 1997.

实证明，应用秋水仙碱是安全的，即使在妊娠早期也是如此，因此不能中断治疗[32-33]。在哺乳期也可以使用秋水仙碱[30]。

5% ~ 10% 的患者对秋水仙碱治疗反应不佳。对这类难治性患者可采取肠道外给予秋水仙碱的方法，但可能存在一定毒性。一些个案报道和回顾性研究发现，IL-1β 抑制剂更多应用于秋水仙碱治疗无效的 FMF[35-40]。

预后

反复发作的腹膜炎可导致腹腔或盆腔内粘连，造成小肠梗阻等并发症。FMF 另一个严重的慢性并发症是淀粉样蛋白 A（amyloid A，AA）型淀粉样变性。这种淀粉样变主要见于肾脏，可导致肾衰竭，但也可出现在胃肠道、肝和脾，在终末期也可见于心脏、睾丸和甲状腺。淀粉样变的发病率不一，随种族来源的不同而不同，但在未治疗的患者中发生率高，在塞法迪犹太人中常见，而在德系犹太人中罕见[41]。

由于腹膜粘连和卵巢功能障碍等一系列原因，女性患者中生育能力下降较为常见[32]。在男性患者中也发现有继发于无精症（有时继发于睾丸淀粉样变）或精子穿透力下降的生育能力减低[21]。

甲羟戊酸激酶缺乏症（高 IgD 综合征）

流行病学

高 IgD 综合征（hyper-immunoglobulin D syndrome，HIDS）又称为甲羟戊酸激酶缺乏症（mevalonate kinase deficiency，MKD），是一种常染色体隐性遗传病，其发病率远远低于 FMF。患者中 75% 来自于西欧，其中 50% 来自荷兰和法国[42]。大多数 MKD 患者属于高加索人种。这些现象可部分地由始祖效应解释[43]。在荷兰，最常见的甲羟戊酸激酶基因突变，其携带率是 1∶153[44]。不同性别之间的受影响情况相同[42]。

病因学

MKD 是由编码甲羟戊酸激酶的基因突变引起，该基因位于 12 号染色体长臂上[45-47]。患者大多数为携带两种错义突变的复合杂合子（图 97-5）。迄今为止，85% 以上的患者可归结为由两种突变（V377I 和 I268T）所致[42]。

变异型 HIDS 这一名词曾被提议用于命名 IgD 水平升高但无甲羟戊酸激酶缺乏的自身炎症性疾病[47]，但这个叫法目前已基本被废弃。许多发热患者的 IgD 水平都是升高的，因此这类疾病亚型存在混杂性。将这些患者归类为"未明确分类的自身炎症性疾病"似乎更为妥当，也能提示将来还需要对其做出更精确的诊断。

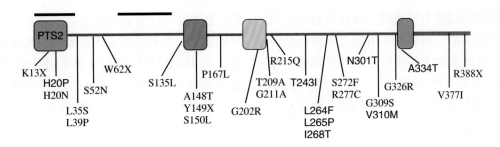

图 97-5 甲羟戊酸激酶的 4 个保守结构域由不同色框表示。图中所示是在甲羟戊酸激酶缺陷中已被证实的错义突变、无义突变和两种基因缺失。黑体字表示在甲羟戊酸尿症患者中发现的突变，粗体斜体表示在经典型 HIDS 和甲羟戊酸尿症患者中发现的突变。目前所知的全部突变详见 INFEVERS 网站：http：//fmf.igh.cnrs.fr/infevers/

发病机制

甲羟戊酸激酶是类异戊二烯代谢途径的一部分，它参与 3- 羟 -3 甲基戊二酰辅酶 A（HMG CoA）还原酶磷酸化甲羟戊酸后的下一步。类异戊二烯代谢途径有几个不同的代谢终产物，包括胆固醇、多萜醇和辅酶 Q，它对蛋白质（如 Rho 和 Ras）进行翻译后的修饰，并使其转移至细胞膜[48]，从而导致蛋白质的异戊二烯化。

MKD 突变会导致甲羟戊酸激酶活性持续性降低，可降至正常水平的 5%～15%，在发热期这种降低还会更加显著[49]。由于该酶的活性下降，其底物甲羟戊酸在血液和尿液中积聚，在发热期水平更高。但类异戊二烯途径的代谢终产物似乎并未出现大幅度的减少，胆固醇、多萜醇和辅酶 Q 的水平均为正常或轻度下降[1]。

在发现 HIDS 之前，已有另一种综合征被认为与甲羟戊酸激酶基因的突变存在关联[50]——经典型甲羟戊酸尿症。这些患者携带有特异性突变，能导致更严重的甲羟戊酸激酶活性下降，甚至低至不能检测的水平。这些患者持续产生大量的甲羟戊酸，其尿液中甲羟戊酸的含量常高于 HIDS 患者的 1000 多倍[51]，临床表现也更为严重。经典型甲羟戊酸尿症和 HIDS 似乎是 MKD 相关疾病连续谱中的两个极端[52]。

MKD 与炎症之间的发病机制联系仍不明确，但越来越多的证据显示类异戊二烯通路与炎症之间存在关联。类异戊二烯通路被他汀类药物，即 HMG-CoA 还原酶抑制剂（甲羟戊酸激酶作用的上一步）阻断后，可产生抗炎效果，包括炎症细胞的凋亡增加和细胞因子表达减少[53-54]。在其他情况下，他汀类药物似乎还具有促炎效应，最明显的例子是其与结核分枝杆菌或有丝分裂原共同刺激后，可通过减少香叶醇水平，使单核细胞的 caspase-1 活性增强，IL-1β 分泌增多[15]。体外实验中 MKD 患者 IL-1β 的生成增多[55-56]，因此应用 IL-1 的拮抗剂阿那白滞素治疗是有效的[57-58]。目前的证据表明，甲羟戊酸途径和 IL-1 之间通过三磷酸鸟苷（guanosine triphosphate，GTP）酶 Rac1、磷酸肌醇 3- 激酶（phosphoinositide 3-kinase，PI3K）和蛋白激酶 B（protein kinase B，PKB）的类异戊二烯化改变存在着联系[59-62]。细胞凋亡缺陷也可能与 MKD 的发病有关[61]。用茴香霉素刺激 MKD 患者的淋巴细胞（在抽取血样时无发热）时出现细胞凋亡减少，而这种现象并未出现在肿瘤坏死因子受体相关周期性综合征或 FMF 患者中[61]。这种凋亡减少会增加淋巴细胞的存活，并可推迟炎症反应的消退时间。对于 MKD 患者而言，哪怕是一次普通无害的刺激也容易导致发热期的全面发作。

HIDS 的特征——血清中 IgD 浓度升高（本病即由此命名）的原因，目前尚无法解释[62-63]。

临床特征

90% 的 MKD（HIDS）患者会在出生后 1 年内出现第一次发热[42]，而且这种发热在儿童期和青春期发作最为频繁。高热可能导致癫痫发作，尤其是对于幼儿而言。虽然诱因常不能明确，但疫苗接种、轻微创伤、手术、物理或精神刺激均可能导致发热[42]。在发热之前常出现寒战，之后体温迅速上升。发热时几乎都伴随颈部淋巴结肿大、腹痛、呕吐及腹泻，其他的常见症状还有头痛、肌痛和关节痛。除淋巴结肿大外，常见的体征还有脾大和皮疹，如红色斑疹、丘疹（图 97-6）或瘀点（图 97-7）[42]。有时还有关节炎（主要为大关节）和肝大。约 40% 的患者诉有口腔、阴道或阴囊处的痛性阿弗他溃疡（图 97-8）。发热可在 3 ~ 5 天后自行消退，但关节和皮肤的症状可能需要更长时间才能完全消失。虽然不同患者甚至同一患者每次的发作间隔时间都可能不同，但发热期的平均发作频率为每 4 ~ 6 周一次。

甲羟戊酸尿症同样是因甲羟戊酸激酶基因突变引起的代谢性疾病，患者会出现与 HIDS 相似但更严重的炎症发作。此外，这些患者还会出现精神运动性弛缓、共济失调、发育停滞、白内障及畸形面容。经典型甲羟戊酸尿症的患者常死于儿童早期[51]。此外，还发现一种介于经典型甲羟戊酸尿症和 HIDS 之间的临床亚型[52]。

诊断与诊断性试验

MKD 的诊断主要基于特异性的临床表现以及持续增高的 IgD（> 100 IU/ml）（表 97-4）。但关于血清

IgD 的浓度，这方面有许多注意事项。如 IgD 水平在年幼患者（尤其是小于 3 岁者）中可能正常[64]。有报道少数 HIDS 患者的 IgD 水平可持续正常[43]，而其他家族性自身免疫综合征的患者中也可能有 IgD 浓度升高，虽然通常只是轻度升高。80% 以上的 MKD 患者可以同时出现 IgD 和 IgA 浓度的升高[64-65]。在发热期间，患者可出现明显的急性相反应，包括白

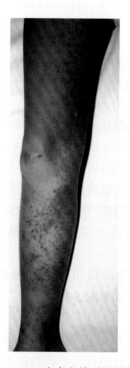

图 97-7　HIDS 患者发热时的腿部斑点

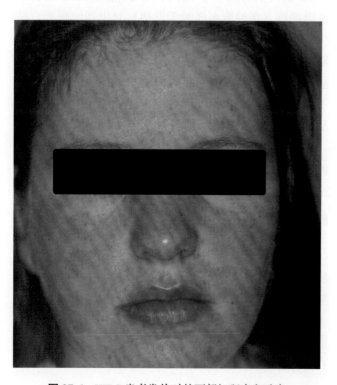

图 97-6　HIDS 患者发热时的面部红斑疹和丘疹

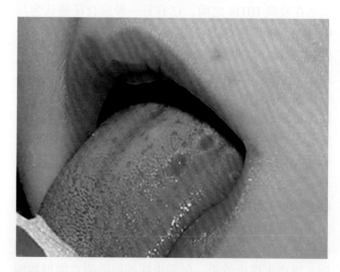

图 97-8　HIDS 患者舌部的阿弗他溃疡（Courtesy Dr. K. Antila, North Carelian Central Hospital, Joensuu, Finland.）

表 97-4 高 IgD 综合征的诊断标准

发作时表现

红细胞沉降率增快和白细胞增多

突然出现的发热（≥ 38.5℃）

反复发作

淋巴结肿大（尤其是颈部）

腹部症状（如呕吐、腹泻、腹痛）

皮肤表现（如红色斑疹和丘疹）

关节痛和关节炎

脾大

持续性表现

间隔至少 1 个月的两次检测均发现 IgD 升高（高于正常范围上限）*

IgA 升高（≥ 2.6g/L）

特异性表现

甲羟戊酸激酶基因突变

甲羟戊酸激酶活性降低

* 血清 IgD 浓度显著升高是特异性表现，但不是诊断必需

细胞增多、血清淀粉样蛋白 A（serum amyloid A protein，SAA）和 CRP 水平的升高，以及细胞因子网络的激活[55-66]。

确诊可以通过检测甲羟戊酸激酶基因序列来进行。最好的方法是先筛查两个最常见的突变：*V377I* 和 *I268T*。如果筛查结果为阴性，但临床上仍高度怀疑，则可考虑对该基因进行测序。另一个可供选择的方法是在发作期测定尿液中甲羟戊酸的浓度，可发现其轻度升高。气相色谱 - 质谱法是进行这项检测的必要手段[67]。这项检测复杂且费时，建议在科研中使用。

治疗

目前尚无确定的 MKD 治疗方案。IL-1β 抑制治疗（如阿那白滞素）可降低疾病严重程度，是目前最有希望的治疗[68-70]。一个双盲安慰剂交叉对照试验中，使用 HMC-CoA 还原酶抑制剂辛伐他汀的 6 位患者中有 5 位发病天数缩短，证明该药有效[71]；然而在实际临床应用中，其治疗效果并不突出。已有报道应用 TNF 拮抗剂依那西普进行治疗，取得了初步疗效[57,72-73]，同样有效的还有 IL-6 拮抗剂托珠单抗[74-75]。

有报道个别患者使用激素、秋水仙碱、静脉注射丙种球蛋白或环孢素有效，但这些结果无法在大多数患者中得到证实[42]。一个安慰剂对照试验显示沙利度胺对疾病活动度没有影响[76]。在严重的经典型甲羟戊酸尿症病例中，干细胞移植已获得成功[77-78]。

预后

大多数 HIDS 患者的长期预后相对较好。部分患者从青春期后期开始，疾病的发作频率减少，严重程度也较前减轻[42]。关节破坏少见，但可见因反复腹腔炎症，或因怀疑急腹症而行的不必要的剖腹探查术所导致的腹腔粘连。淀粉样变是 HIDS 的罕见并发症，但也有报道[42,79-81]。建议对 HIDS 患者，尤其是发作频繁且病情严重的患者常规检测尿蛋白。

肿瘤坏死因子受体相关周期性综合征

流行病学

肿瘤坏死因子受体相关周期性综合征（tumor necrosis factor receptor-associated periodic syndrome，TRAPS）是一种常染色体显性遗传病，最初发生在一个有着爱尔兰和苏格兰血统的大家族中，被描述为"家族性爱尔兰热"[82]。此病主要见于欧洲西北部的患者，但也可见于澳大利亚、墨西哥、波多黎各、葡萄牙和捷克共和国[83]。任何种族群体均可发病。该病既往曾被命名为"常染色体显性家族性周期性发热"[75]和"家族性周围性网状淀粉样病变"[85]，这些名字目前都已废弃不用。

病因

该病的基因突变发生在位于 12 号染色体短臂上的 I 型肿瘤坏死因子受体（TNFRSF1A）基因上[4]。主要是位于第 2、3、4 外显子上编码 TNFRSF1A 胞外结构域的单核苷酸发生了错义替换。其中的许多突变破坏了一个高度保守的半胱氨酸残基，它关系到 55 kD I 型 TNF 受体蛋白以二硫键的形式进行胞外结合[86]（图 97-9）。

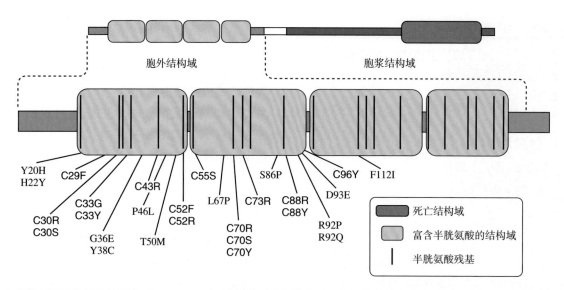

图 97-9 Ⅰ型肿瘤坏死因子受体蛋白（TNFRSF1A）示意图，图中说明了至今已发现的 TRAPS 突变（除了一个影响剪接位点的内含子突变）。黑体字为破坏半胱氨酸残基的突变。目前所知的全部突变详见 INFEVERS 网站：http：//fmf.igh.cnrs.fr/infevers/

TRAPS 的基因型与表型之间存在某种相关性，尤其是将突变分为半胱氨酸突变和非半胱氨酸突变时。总体来说，非半胱氨酸型突变比半胱氨酸突变的外显率低，而淀粉样变与半胱氨酸突变更相关[87]。TNFRSF1A 的两种错义突变，P46L 和 R92Q 的外显率特别低，见于 1%～10% 的对照染色体中。它们更可能的作用是改变炎症，而不是真正引起一个独立的疾病[87-89]。

发病机制

TNF 是一种多效能分子，可引起细胞因子分泌、白细胞活化、发热和恶液质。TNF 受体被 TNF 活化后，其细胞外部分裂解并脱落进入血液循环，成为 TNF 抑制物。然而，TNF 受体上与 TRAPS 有关的突变并不增加，反而降低了 TNF 的信号传导功能，包括减少与 TNF 的结合[90-91]，降低细胞表面的表达[91-94]，以及减少 TNF 诱导的 NF-κB 活化[92,95-96]。突变的 TNFRSF1A 保留在细胞内，聚集在内质网中[91-92,96-97]。突变的 TNFR1 不能与野生型 TNF 产生关联，但可以通过自我相互作用形成聚集物[91-92]。这种胞浆受体的聚集导致了非配体依赖型的信号传递[96,98]。线粒体来源的活性氧可能介导了这个过程[99]。这个新假说也许能解释为何某些 TRAPS 患者使用 IL-1β 抑制治疗的效果优于 TNF 抑制治疗[96,100]。

另一个假说，即"脱落假说"，是基于 TNF 受体脱落减少导致 TNF-α 信号作用时间延长，炎症无法控制的观察结果提出来的。并非所有的 TRAPS 突变都可引起受体脱落减少，但与正常对照相比，在无症状间歇期 TRAPS 患者血浆中脱落的可溶性 TNFRSF1A 浓度常常是明显降低的，不过，也并非总是如此[1]。这个假说虽然因其简明而具有吸引力，但并不足以成为支持 TRAPS 发作的唯一原因，似乎还有其他机制在发挥作用。

临床特征

与 FMF 或 HIDS 不同，TRAPS 患者临床症状的个体差异很大[83,86]。即使在同一个家族中，发病年龄也可能各不相同，有文献记载从 2 周到 53 岁不等[83,101]。其发作持续的时间和发作频率也可有很大差别。平均而言，每次发作持续 3～4 周，每年复发 2～6 次。每次发作也可仅持续几天（图 97-1）。虽然家族中的指示病例，即通过其确定诊断的那位成员，常表现出典型的炎症发作，但家族中的其他患者可能仅表现为不典型的症状，如轻微的发作性关节炎。

炎症发作时，可表现为突发高热，伴有皮肤病变、肌痛、关节痛、腹部及眼部的症状。最常见的皮肤表现是离心性游走性红斑及红斑下的局部肌肉疼

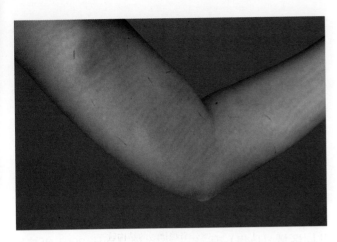

图 97-10 TRAPS 发作时的游走性红斑（Courtesy Dr. T. Fiselier，University Medical Center St. Radboud，Nijmegen，the Netherlands.）

痛（图 97-10）[102]，但也可出现荨麻疹样红斑。肌痛主要出现在大腿，但在发热时可能呈游走性，累及四肢、躯干、面部及颈部。关节痛主要累及大关节，包括髋、膝和踝关节。临床上明显的滑膜炎较为少见，如果出现，则表现为非侵蚀性非对称性单关节炎[83]。92% 的 TRAPS 患者发作期会出现腹痛。其他常见的胃肠道表现还包括呕吐和便秘。眼部受累是 TRAPS 的特征性表现，包括单眼或双眼的结膜炎、眶周水肿或眶周疼痛，也可见严重的葡萄膜炎和虹膜炎。任何有眼部疼痛症状的 TRAPS 患者都应筛查是否存在上述并发症[83,102]。其他在 TRAPS 发热期相对少见的症状有胸痛、气促、心包炎，以及鞘膜炎引起的睾丸及阴囊疼痛。有文献报道了一例表现出精神症状而无发热的患者[103]。之前有说法认为 TRAPS 中腹股沟斜疝的发生率增高[104]，但在其他病例研究中并未出现这种情况。淋巴结肿大在 TRAPS 中少见。

诊断与诊断性试验

与其他家族性自身炎症综合征一样，在炎症发作时，实验室检查会提示明显的急性相反应，甚至在两次发作之间的间歇期仍可检测到这样的炎症反应。IgD 水平可出现升高，但大多低于 100 IU/ml[101,104]。

Hull 及其同事[83] 提出了一套 TRAPS 的临床诊断标准（表 97-5）。此标准并未得到流行病学的证实，但可用于患者的初步评估。TRAPS 最终是一个基因诊断，是由 *TNFRSF1A* 基因上的错义突变所定

义的。然而，即使是半胱氨酸突变，TRAPS 突变的临床外显率也并非 100%，无症状的携带者并不少见。另外，对 R92Q 或 P46L 变异体的发现也给诊断带来了困难，因为它们具有多态性的许多特征，而不是一个直接致病的基因突变（见前文"病因学"部分）。这一发现使得能否诊断 TRAPS 还存在争议。

治疗

对病情较轻的 TRAPS 患者，通常 NSAIDs 药物就已经足够。对大多数 TRAPS 患者来说，NSAIDs 和较大剂量的糖皮质激素（口服泼尼松，> 20 mg/d）能减轻发热和炎症的症状，虽然这并不能改变其发作频率。在发热期使用上述药物是有效的，若能耐受，糖皮质激素可在 1 ~ 2 周之内逐渐减量。根据个案和病例研究的报道，抗 IL-1 治疗是目前最有效的方案[100,105-107]。TNF 抑制剂依那西普，一种 TNFRSF1B（无缺陷受体）的融合产物，它的应用在减轻病情严重程度上取得了部分成效[83,87,107-110,113]。英夫利昔单抗是一种抗 TNF 的单克隆抗体，它对 TRAPS 的疗效不及依那西普，而且可能会引起更多的症状[108,111-112]。Drewe 和同事们对一位患者尝试静脉注射了合成的 TNFRSF1A 融合蛋白产物[108]，但诱发了严重的疾病

表 97-5 TRAPS 的临床诊断标准

1. 反复发作的炎症症状，病程超过 6 个月（一些症状常同时出现）
   a. 发热
   b. 腹痛
   c. 肌痛（游走性）
   d. 皮疹（伴肌痛的红色斑疹）
   e. 结膜炎或眶周水肿
   f. 胸痛
   g. 关节痛或单关节滑膜炎
2. 发作期平均持续时间超过 5 天（但可能存在变化）
3. 对糖皮质激素敏感，但秋水仙碱无效
4. 患病家族呈常染色体显性遗传（但不一定总是外显）
5. 任何种族均可发病

From Hull KM, Drewe E, Aksentijevich I, et al: The TNF receptor-associated periodic syndrome（TRAPS）: emerging concepts of an autoinflammatory disorder. Medicine（Baltimore）81: 349-368, 2002.

发作。

一例患者对依那西普治疗无效，但对口服西罗莫司（4 ~ 6 mg/d）反应良好[111]。秋水仙碱及免疫抑制剂如硫唑嘌呤、环孢素、沙利度胺、环磷酰胺等对TRAPS 均无效。

预后

反应性 AA 型淀粉样变是 TRAPS 主要的系统性并发症。它发生在 15% ~ 25% 的未治疗患者中[87,114]，并常导致肾受损。若一位 TRAPS 患者出现了淀粉样变，则他家族中的其他患病成员出现该并发症的风险很高。这主要与影响半胱氨酸残基的 TNFRSF1A 突变有关[87]。由于蛋白尿是肾淀粉样变的最初表现，因此对 TRAPS 患者通过试纸检测常规筛查尿样是非常必要的，尤其是对于那些有淀粉样变 TRAPS 患者家族里的患病成员。

Cryopyrin 相关周期性综合征

常染色体显性遗传的 cryopyrin 相关周期性综合征（cryopyrin-associated periodic syndrome，CAPS）包括三种临床综合征：Muckle-Wells 综合征（Muckle-Wells syndrome，MWS）、家族性寒冷性自身炎症综合征（familial cold autoinflammatory syndrome，FCAS）和慢性婴儿神经皮肤关节综合征（chronic infantile neurologic cutaneous and articular syndrome，CINCA），后者也称为新生儿多系统炎症性疾病（neonatal-onset multisystemic inflammatory disease，NOMID），它们都与一种共同的基因突变有关。认识到这一基因缺陷后，就会明白这三种疾病之间有着很多重叠的部分[115]。FCAS、MWS 及 CINCA（或NOMID）代表着一个疾病谱，FCAS 是最轻的类型，而 CINCA 为最严重的类型。由于有着共同的基因型，这里将它们放在一个标题下进行叙述，但临床特征和预后则将分开讨论。

流行病学

这三种综合征都是非常少见的常染色体显性遗传综合征。报道 FCAS 的大多数文章（最初报道于1940 年）都有关于来自欧洲和北美的家系广泛的大家族，但也有一些散发病例。在北欧血统的美国人家族中似乎存在着始祖效应[116]。MWS 于 1962 年被首次发现，之后的报道多数来自于大家族，不过它也发生在一些单独的个案和小型核心家庭中。CINCA 很少见，至今仅报道了约 70 个病例和少数有症状的家族。

病因

早期的连锁研究初次表明 MWS 与 FCAS 是来自等位基因的病变，两者都与 1 号染色体长臂上的一个共同区域（1q44）有关[117-118]。该基因于 2001 年被确定。在一项对三个 FCAS 家族和一个 MWS 家族大规模的定位克隆研究中，发现了一个新基因上的多个错义突变[119]。该基因被称为 CIAS1 基因，编码一种最初被称为 cryopyrin，但现在现被命名为 NLRP3 的蛋白（其他曾用名包括 NALP3 和 PYPAF）。随后的研究表明 NLRP3 突变与 CINCA 也有关联[120-121]。所有已知的突变均为 NLRP3 基因 3 号外显子上的错义突变，这个外显子编码 NLRP3 的 NOD 结构域[122]（图97-11）。NLRP3 突变的体细胞嵌合出现在许多曾被认为是"突变阴性"的 CAPS 患者中[123-124]。

发病机制

在发现与上述综合征有关的突变时，NLRP3，或者又叫 cryopyrin，还是一个未知蛋白。从那时起它成为了无数研究的焦点，并引出了炎性小体（inflammasome）的概念[125]。NLRP3 是核苷酸结合寡聚化结构域 - 富亮氨酸重复域（nucleotide-binding oligomerization domain-leucine-rich repeat，NOD-LRR）蛋白家族的成员[126]。它由 1 个热蛋白结构域（pyrin domain，PYD）、1 个 NOD 结构域（也称为NACHT 结构域）和 1 个 LRR 结构域组成。NLRP3主要表达于单核细胞和中性粒细胞，但也可以见于人软骨细胞[119-120,127]。

NLRP3 被认为是针对病原体或危险信号的细胞内感受器，能够调节固有免疫。在各种配体如细菌 RNA、咪唑并喹啉复合物（imidazoquinolonecompounds）、革兰氏阳性菌毒素如尼日利亚菌素（nigericin）和刺尾鱼毒素（maitotoxin）、三磷腺苷和尿酸晶体的刺激下，NLRP3 与接头蛋白 ASC和 cardinal 相互作用，形成一个称为 NLRP3 炎性

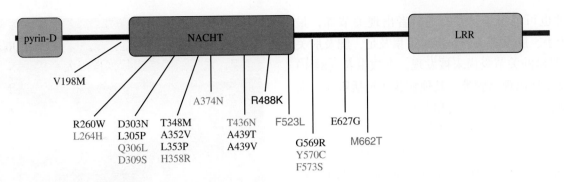

V198M

R260W D303N T348M A374N T436N F523L E627G
L264H L305P A352V A439T
Q306L L353P R488K A439V G569R M662T
D309S H358R Y570C
F573S

图 97-11 Cryopyrin 蛋白示意图，包括一个 N- 端热蛋白结构域、一个核苷酸结合位点（NACHT）及一个富亮氨酸重复结构域（LRR）。图示中是在 FCAS（红色）、MWS（绿色）和 CINCA（蓝色）患者中已发现的错义突变，以及在其中两种或所有综合征中共同出现的突变（黑色）。目前所有已知的突变详见 INFEVERS 网站：http://fmf.igh.cnrs.fr/infevers/

小体的多蛋白复合物。NLRP3 炎性小体可以活化 caspase-1，继而裂解 IL-1β 前体成为活化的 IL-1β[128-129]。

关于 NLRP3 对转录因子 NF-κB 的调控作用，目前存在分歧[1]。对 NF-κB 的最终作用可能是由多种蛋白的相互影响决定的。最近由不同研究小组独立发表的论文均发现，在 NLRP3 缺陷鼠中，NF-κB 的活化并没有受到任何影响，但是由 caspase-1 介导的 IL-1β 活化却明显减少[1]。

对于 NLRP3 的 NOD 结构域发生突变的患者，他们的单核细胞中 caspase-1 的活化增加，继而 IL-1β 的释放也增加[129-130]。IL-1 抑制剂在上述 3 种综合征中的成功应用也证实了 IL-1β 在 CAPS 中的重要作用。

NLRP3 突变的确切作用目前仍未明确。一种假说认为，可能存在一个 NLRP3 的自身负反馈回路[130]。NOD 结构域的突变可能会干扰 NLRP3 的自身负调节机制，导致 caspase-1 和 IL-1β 的过度活化[1]。

临床特征与预后

家族性寒冷性自身炎症综合征

FCAS 的特点是全身遇冷后出现发作性皮疹、发热和关节痛（图 97-1）。该病以常染色体显性遗传的方式出现在大家族中，有着几乎完全的外显率[116]。皮疹通常从暴露的肢端开始出现，在发作期大多会蔓延至全身的其他部位。皮疹包括红色斑疹、斑块（图 97-12 和图 97-13）、荨麻疹样皮损，有时会出现瘀斑[131]，并可产生灼烧感或瘙痒感。一例个案报道 FCAS 与雷诺病有关[132]。在一些病例中，肢端的局

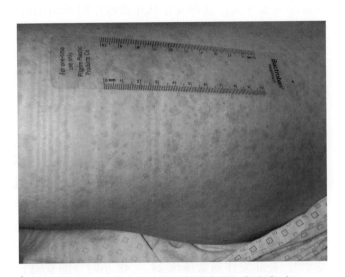

图 97-12 FCAS 患者大腿处细小的融合性红色斑疹（Courtesy Dr. Johnstone, Medical College of Georgia, Augusta, Ga.）

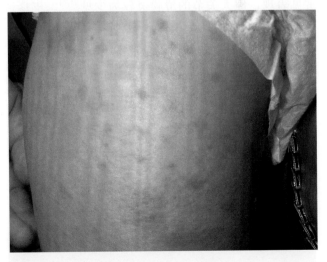

图 97-13 FCAS 患者大腿处细小、融合性红色斑疹的详细情况（Courtesy Dr. Johnstone, Medical College of Georgia, Augusta, Ga.）

限性水肿也可见报道。93% 的患者出现关节痛，最常出现于手、膝及踝关节，但也可累及足、腕及肘关节[133]。明显的关节炎尚未被发现。多数患者（84%）主诉在发热期出现结膜炎。其他症状还包括肌痛、大汗、嗜睡、头痛、极度口渴和恶心。

FCAS 的典型特征是需要暴露于寒冷环境中来诱发症状。从遇冷到症状发作之间的时间间隔从 10 分钟到 8 小时不等[133]。Hoffman 及其同事[134] 将 FCAS 患者完全暴露于寒冷的房间内以诱发其炎症发作，发现患者在遇冷后 1 ~ 4 小时内出现发热、皮疹及关节痛症状，伴血清和皮肤中细胞因子的增加。随后的发热持续时间根据其遇冷程度的差异而不同，通常持续数小时至 3 天。这种发作从年龄较小时开始出现，95% 的患者在 1 岁内出现第一次发作，60% 的患者在出生后数天内发病。随着年龄增长，其症状逐渐减轻[131]。目前已至少在 3 个 FCAS 家族中发现 AA 型淀粉样变合并肾功能不全的病例[133]。

Mcukle-Wells 综合征

MWS 是一种少见的常染色体显性遗传病，伴不完全外显率。患者表现为反复发作的发热、腹痛、肌痛、荨麻疹（图 97-14 和图 97-15）及结膜炎，常伴有关节痛和（或）关节炎伴肢痛。该病常于青春期开始发作，可由饥饿或劳累诱发，有时遇冷亦可诱发[135]。炎症发作通常持续 24 ~ 48 小时（图 97-1），起病前有不明的不适感及短暂寒战、僵硬，随后出现肢体远端及大关节的疼痛或剧痛。关节痛是发作时的常见表现，但大关节的滑膜炎较为少见[136]。皮疹通

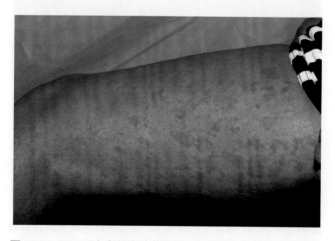

图 97-14 MWS 患者的皮肤荨麻疹（Courtesy Dr. D.L. Kastner, National Institutes of Health, Bethesda, Md.）

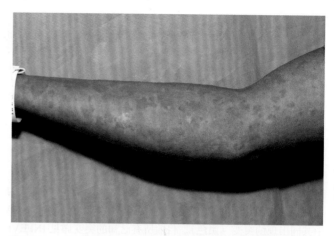

图 97-15 一位 MWS 患者手臂上的荨麻疹（Courtesy Dr. D.L. Kastner, National Institutes of Health, Bethesda, Md.）

常为直径 1 ~ 7 cm 的红色斑丘疹，常伴疼痛及瘙痒。一些患者可出现生殖器及口腔的阿弗他溃疡[137]。眼部症状包括葡萄膜炎和结膜炎。这些症状一般起于青春期，但也有文献报道了更早的出现时间。迟发的感觉性耳聋在 MWS 常见。骨骼受累如杵状指和弓形足也可见到。大多数情况下，患者具有该病常染色体显性遗传的家族史，但散发病例也有报道。最严重的并发症是 AA 型淀粉样变，它最先累及肾，导致蛋白尿以及随后出现的快速进展的肾衰竭。

慢性婴儿神经皮肤关节综合征

CINCA 或 NOMID 是一种罕见的先天性疾病，因其三联症而得名：①新生儿期出现的皮肤病变；②慢性无菌性脑膜炎；③反复发热伴关节症状[138]。其主要的临床特征是皮疹伴特殊的关节表现，以及中枢神经系统受累。CINCA 患儿在出生时或出生后的最初几个月内即出现症状，表现为全身性皮疹。该病的病程难以预测，可表现为持续性非瘙痒性、游走性皮疹伴发热、肝脾大和淋巴结肿大。尽管有些患儿出现癫痫、痉挛或短暂发作的偏瘫，但中枢神经系统症状在疾病早期并不明显。大多数患儿表现出慢性无菌性脑膜炎的体征[139]。脑脊液分析可提示细胞轻度增多，且可有颅内压增高。脑部成像示轻度的脑室扩大、脑沟加深及中枢性萎缩，在病程较长的患儿中，可见咽喉和硬脑膜钙化。

在年长患儿中，头痛通常是慢性脑膜炎的突出表现。许多患儿都有智力发育延缓的现象，一些患儿可因进行性感觉神经受损而导致高频听力丧失。该病眼

部症状明显，表现为视盘改变，如视盘水肿、假性视乳头水肿、视神经萎缩，以及眼前段表现，如慢性前葡萄膜炎[140]，这些症状都可能导致视力受损。声音嘶哑，尤其在年长患儿中是该病的典型表现。关节和骨骼症状是 CINCA 的显著特征，骨骼炎症可导致骨骺和干骺端结构破坏而出现大关节病变。软骨生长的改变，如干骺端增大和髌骨增生也是该病的特征性表现（图 97-16 和图 97-17）。侵蚀性病变也可出现，尤其是在指（趾）骨中。还可出现典型的畸形面容，如额凸和鞍鼻。这些共同的身体特征容易使完全无血缘关系的 CINCA 患儿被误认为是兄弟姐妹。除非积极治疗，否则 CINCA 预后极差，20% 的患儿在儿童期死于感染、血管炎和淀粉样变[138]。

诊断及诊断性试验

诊断应从患者完整的病史和家族史出发（表 97-1）。Hoffman 及其同事[133]通过研究 6 个患有 FCAS 的大家族，提出一套 FCAS 的诊断标准（表 97-6），但这套标准还有待证实。CAPS 发作期的实验室检查提示急性相反应，包括多形核白细胞增多和血沉增快，但这并不能区分不同的周期性发热性

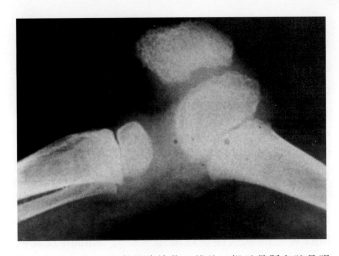

图 97-17　CINCA 患者的膝关节 X 线片，提示骨骺和髌骨明显增大，伴点状密度增高（Courtesy Dr. A.M. Prieur, Hôpital Necker-Enfants Malades, Paris.）

表 97-6　FACS 诊断标准

1. 全身遇冷后出现反复的间歇性发热及皮疹
2. 常染色体显性遗传
3. 发病年龄小于 6 个月
4. 大多数发作持续时间小于 24 小时
5. 发作时出现结膜炎
6. 无耳聋、眶周水肿、淋巴结肿大及浆膜炎

From Hoffman HM, Wanderer AA, Broide DH: Familial cold autoinflammatory syndrome: phenotype and genotype of an autosomal dominant periodic fever. J Allergy Clin Immunol 108: 615-620, 2001.

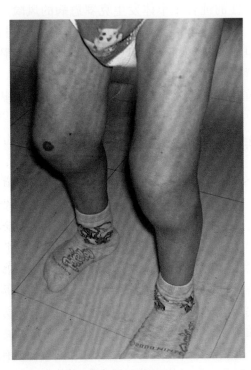

图 97-16　CINCA 患者膝关节的严重畸形（Courtesy Dr. A.M. Prieur, Hôpital Necker-Enfants Malades, Paris.）

疾病。某些症状如遇冷后出现荨麻疹则高度倾向于 FCAS 的诊断。冰块试验（如将冰块贴于皮肤表面以诱发荨麻疹）在获得性寒冷性荨麻疹中具有诊断意义，但在 FCAS 中为阴性。若存在特殊的面容（如额凸）和长期的儿科病史（包括慢性无菌性脑膜炎），则需考虑诊断为 CINCA/NOMID。

NLRP3 基因检测有助于建立此病的基因诊断，通常筛查该基因外显子 3 的突变。并非所有患者都有 NLRP3 突变，因此似乎 CINCA 中也存在着遗传异质性。一些患者会出现 NLRP3 体细胞嵌合的现象，这个现象可能会被标准的 DNA 诊断试验忽略[123-124]。

治疗

IL-1 抑制剂的问世，为 CAPS 患者的治疗提供

了新的选择[141]。在此之前，治疗上常应用大剂量口服糖皮质激素，在部分患者中有一定疗效。NSAIDs、改善病情抗风湿药（disease-modifying antirheumatic drugs，DMARDs）以及细胞毒药物通常无效。

在不同的临床试验和病例报道中，通过几种目前可用的 IL-1 抑制剂，IL-1 抑制治疗在 CAPS 中的有效性和安全性已经得到证实。阿那白滞素，即合成 IL-1 受体拮抗剂，以每日皮下注射（1 ～ 2 mg/kg，儿童可能需要更高剂量）的方式给药，可获得快速而持久的疗效，包括症状减轻，急性相反应降低以及 MRI 可见的软脑膜病灶缩小[142-143]。Mirault 及其同事[144]报道了一例 MWS 患者应用阿那白滞素治疗感觉神经性耳聋，后病情改善。

安慰剂对照的临床试验证实[145-146]，在 CAPS 患者中注射 IL-1β 抗体卡那奴单抗（canakinumab），以每 2 个月一次，每次 150 mg 的剂量给药，其疗效肯定。不过有些患者还需要调整治疗方案，根据病情增加或减少剂量[147]。长效 IL-1 诱捕剂列洛西普（rilonacept）也已在安慰剂对照的研究中被证实有效。之后的一项为期 72 周的研究证实了列洛西普的持续临床疗效和安全性[148]。

Blau 综合征 / 早发性结节病

流行病学

Blau 综合征[149]（Blau syndrome，BS），也被称为家族性肉芽肿性关节炎，目前认为与早发性结节病（early-onset sarcoidosis，EOS）是同一种疾病[150-151]。现已提出一个新名词"小儿肉芽肿性关节炎"用以描述这一综合征[152]，但这个词很可能会给人留下错误的印象，以为此病只发生于儿童。虽然 Blau 综合征在全球范围内均可发生，但人们对其流行病学却仍知之甚少[150]。

病因

BS/EOS 以常染色体显性的方式遗传。在许多病例中发现了一种新的基因突变，这可以解释散发病例的相对较高发生率。正是由于没有受影响的亲属，这些散发病例常被划分为 EOS，但 Blau 综合征和 EOS 均是由于核苷酸结合寡聚化结构域 2 或半胱天冬酶活化募集结构域 15 基因（NOD2/CARD15）发生突变而导致的[150,153-154]。突变多数定位在 NOD2/CARD15 的外显子 4 上，主要为位于 344 位点的两种错义突变（R334Q 和 R334W）[152]。

发病机制

NOD2/CARD15 蛋白被认为是致病成分的细胞内感受器，类似于 Toll 样受体。NOD2/CARD15 的激活诱发一系列目前还不完全明确的级联反应，包括激活 NF-κB 和有丝分裂原活化的蛋白激酶途径、启动各种细胞因子（如 IL-1β）和防御素的固有免疫应答[155]。

与 BS/EOS 有关的 9 个不同 NOD2/CARD15 突变中有 7 个位于该蛋白的 NOD 结构域上，类似于 cryopyrin 相关性综合征中 cryopyrin（NLRP3）的突变。两种最常见的突变使得一个位于 NOD 结构域中同源位置上的密码子到达 cryopyrin R260W 突变区域[156]。这将对 NOD2/CARD15 蛋白的功能产生与 cryopyrin 相关性综合征相似的病理生理学影响。

位于 16 号染色体上 NOD2/CARD15 基因另外一部分的多态性与克罗恩病的易感性增加有关[157]；这些多态性的纯合子个体发生克罗恩病的风险增加了 40 倍。它们究竟导致蛋白功能增加还是丧失目前还存在争议。Blau 综合征和克罗恩病都以肉芽肿性炎症为特点，但 Blau 综合征不会出现肠道炎症，而克罗恩病可出现葡萄膜炎、关节炎和皮疹。

临床特征与预后

BS/EOS 的临床表现包括反复发作的肉芽肿性炎症，关节、眼部和皮肤是其最典型的三个受累部位[158]。肉芽肿性关节炎常累及多个关节，伴随滑膜炎或腱鞘炎[150]。最常见的受累关节是腕关节、踝关节、膝关节和近端指间关节[158]。葡萄膜炎多出现于慢性持续的病程中，可表现为急性前葡萄膜炎，但常常发展至全葡萄膜炎[152]，导致白内障、继发性青光眼和视力严重受损。皮肤病变导致丘疹性皮肤红斑，伴皮肤肉芽肿，通常呈全身性和间歇性发作，出现在躯干和四肢皮肤[159]。除经典三联症外，也常可见到其他症状[158]，包括屈曲指（多个指间关节挛缩）、颅神经病变、反复发热、肺间质病变及动脉炎[153,158]。在一些重症患者中，肉芽肿性炎症可在晚期扩散为全身性疾病，伴有肝、肺和肾的肉芽肿性病变[152]。BS/EOS 通常在 5 岁之前发病。在家族性病例中，常可观察到基因预测现象（例如，后代的病程往往更为严重）。该病的主要长期并发症为关节畸形和视力受损[150]。

诊断

炎症部位的肉芽肿组织学证据是明确诊断最重要的方面。这一证据可通过对受累部位的活检以获得，其中皮肤活检是侵入性最小的。一项研究显示，皮肤活检对所有具有典型皮疹的病例均有诊断价值，而滑膜活检并非在所有患者中都为阳性，这可能与抽样误差有关[152]。基因分析可用于检测 NOD2/CARD15 突变，但在一些病例中，并非所有具备典型临床表现的患者都携带此基因的突变[153]。

治疗

目前尚无治疗 BS/EOS 的对照性研究，对最佳的治疗方案也知之甚少[158]。患者可能对 NSAIDs 反应较差。一些个案报道 TNF 抑制剂英夫利昔单抗的治疗效果较好[160-161]，其中一例提到依那西普并没有相同的效果。在一些病例中，IL-1 阻断剂阿那白滞素被报道具有一定疗效[158,162]，但在其他的两个病例中则无效[163]。在日本的两例儿童患者中，沙利度胺治疗有效[164]。全葡萄膜炎通常可行局部、结膜下或全身性糖皮质激素治疗[150]。

化脓性无菌性关节炎 - 坏疽性脓皮病 - 痤疮综合征

流行病学

化脓性无菌性关节炎 - 坏疽性脓皮病 - 痤疮（Pyogenic sterile arthritis, pyoderma gangrenosum, and acne，PAPA）综合征是一种常染色体显性遗传病，最早由 Lindor 及其同事描述[165]。到目前为止仅报道了不到 20 个家族。

病因 / 发病机制

Wiser 及其同事[166]发现 CD2 结合蛋白 1（CD2-binding protein 1，CD2BP1）基因突变是导致 PAPA 综合征的原因。CD2BP1，即脯氨酸 - 丝氨酸 - 苏氨酸磷酸酶相互作用蛋白 1（proline-serine-threonine phosphatase interacting protein 1，PSTPIP1），在中性粒细胞中高度表达[122]。

PSTPIP1 可以与热蛋白相互作用，后者即在 FMF 中发生突变的蛋白[167]。在 PAPA 综合征中的突变使 PSTPIP1 超磷酸化[167-169]，增强了 PSTPIP1 与热蛋白间的相互作用，进而导致 IL-1β 产生增加。在体外实验中，与健康对照相比，PAPA 综合征患者外周血白细胞在脂多糖的刺激下能产生更多的 IL-1β[167]。PAPA 综合征的发病机制与 FMF 相似。其他研究发现在 PAPA 综合征中 TNF 的生成也增加[170-171]。凋亡失调也可能参与发病[172]。

临床特征与预后

顾名思义，PAPA 综合征的炎症期表现包括化脓性无菌性关节炎、坏疽性脓皮病和重症囊肿性痤疮。病变常发生在轻度物理创伤的部位，但有时也没有明显诱因[165]。炎症反应可以很严重，并最终导致关节、肌肉和皮肤的破坏。发热并非此病的突出表现。发病年龄一般在 1 ～ 16 岁[165,173]。痤疮一般出现于青春期早期，并持续至成年。该病临床表现的外显率可能并不完全，在一个家族中其症状也各不相同。

诊断

无诊断特异性的检查。诊断是基于一系列典型的症状和阳性家族史建立的。专业的 DNA 诊断部门能够进行 PAPA 综合征的基因检测。目前尚不明确这种基因检测是否能够发现所有的患者，抑或还有其他基因参与发病。

治疗

有关 PAPA 综合征的治疗，目前只有个案报道和小样本的病例回顾分析。通常大剂量激素治疗坏疽性脓皮病有效，但有可能加重痤疮[165]。关节内注射或口服糖皮质激素对化脓性关节炎常常有效[173]。据报道抗细胞因子治疗的效果不一。有报道称 TNF 抑制剂依那西普治疗有效[170,174]，同样有效的还有 IL-1 抑制剂阿那白滞素[167,175-176]。一例重症坏疽性脓皮病患者，对依那西普和阿那白滞素治疗均无效，但对另一种 TNF 抑制剂英夫利昔单抗反应良好[177]。

IL-1 受体拮抗剂缺乏症

IL-1 受体拮抗剂缺乏症（deficiency of the IL-1 receptor antagonist，DIRA）是最近在自身炎症性疾病中发现的一种单基因疾病[178-179]。来自 6 个家族的 9 位患者被发现患有此病，其中 1 个家族来自加拿大纽芬兰，3 个家族来自荷兰，1 个来自波多黎各，还有 1 个近亲家族来自黎巴嫩。

所有患者均为编码 IL-1 受体拮抗剂（IL-1 receptor antagonist，IL-1ra）基因，即 IL1RN 基因突变的纯合子[178]。这种突变导致了 IL-1ra 的分泌缺失。IL-1ra 是炎性细胞因子 IL-1α 和 IL-1β 的内源性抑制剂。患者表现为不受抑制的 IL-1 信号传递，从而导致其他炎性细胞因子和趋化因子的过度产生。

该病的临床症状在患者出生时或出生后的第 1 个月内即可出现。其特征主要包括皮肤脓疱病和无菌脓疱性骨髓炎。患者没有发热表现。上述患者中的 2 位儿童分别于 2 个月和 21 个月的时候因严重炎症反应综合征导致的多脏器衰竭而死亡，另一儿童在 9.5 岁时死于肺含铁血黄素沉着症伴进展性肺间质纤维化这一并发症。

结合患者的临床特征及对阿那白滞素的良好反应即可做出诊断。阿那白滞素是 IL-1ra 的合成制剂，可补充 DIRA 中缺乏的蛋白。应用阿那白滞素治疗可缓解所有的临床症状，但在一例患者中炎症指标仍然升高。

结论

家族性自身炎症综合征的特点是反复发作的发热和炎症。当患者有多年的炎症发作史，存在无症状的发作间期（除 CINCA/NOMID 患者的某些症状和形态特征可持续存在）时，应考虑这组疾病的可能。IL-1β 通路的调节异常在许多家族性自身炎症综合征

表 97-7　治疗方案总结

疾病	治疗方案
FMF	秋水仙碱
	难治性病例或不能耐受口服秋水仙碱者：静脉注射秋水仙碱，IL-1 抑制治疗
HIDS	IL-1 抑制治疗，依那西普（可能辛伐他汀）
TRAPS	NSAIDs，IL-1 抑制治疗，依那西普
CAPS	IL-1 抑制治疗（阿那白滞素，卡那奴单抗，列洛西普）
BS/EOS	糖皮质激素，英夫利昔单抗？
PAPA	大剂量激素，IL-1 抑制治疗（阿那白滞素），依那西普，英夫利昔单抗

BS/EOS，Blau 综合征 / 早发性结节病；CAPS，cryopyrin 相关周期性综合征；FMF，家族性地中海热；HIDS，高 IgD 综合征；PAPA，化脓性无菌性关节炎 - 坏疽性脓皮病 - 痤疮综合征；TRAPS，肿瘤坏死因子受体相关周期性综合征

疾病中起重要作用，特别是 CAPS，FMF 和 DIRA。IL-1 抑制剂的应用，给这类疾病的治疗选择带来了革命性的突破。

致病基因的发现，给周期性发热这个领域造成了巨大的影响。对周期性发热患者表型特点的精确掌握，使致病基因的发现成为可能。只有对这些患者进行仔细的分析和适当的归类，才能阐明其基因背景，并评估可能的治疗方案（表 97-7）。周期性发热登记中心为了解以往未曾认识到的症状、观察长期预后和更好地评价药物方案提供了可能。尽管科学家在疾病分类方面做了一些努力，但仍有许多周期性发热患者不符合之前所述的任何一种类别。每年都有新的遗传疾病被发现，而这种情况有望在未来继续持续下去。

 本章的参考文献也可以在 ExpertConsult.com 上找到。

参考文献

1. Masters SL, Simon A, Aksentijevich I, et al: Horror autoinflammaticus: the molecular pathophysiology of autoinflammatory disease. *Annu Rev Immunol* 27:621–668, 2009.
4. McDermott MF, Aksentijevich I, Galon J, et al: Germline mutations in the extracellular domains of the 55 kDa TNF receptor, TNFR1,

define a family of dominantly inherited autoinflammatory syndromes. *Cell* 97:133–144, 1999.

5. Kastner DL, Aksentijevich I, Goldbach-Mansky R: Autoinflammatory disease reloaded: a clinical perspective. *Cell* 140:784–790, 2010.

10. French FMF Consortium: A candidate gene for familial Mediterranean fever. *Nat Genet* 17:25–31, 1997.

11. International FMF Consortium: Ancient missense mutations in a new member of the RoRet gene family are likely to cause familial Mediterranean fever. *Cell* 90:797–807, 1997.

14. Diaz A, Hu C, Kastner DL, et al: Lipopolysaccharide-induced expression of multiple alternatively spliced MEFV transcripts in human synovial fibroblasts: a prominent splice isoform lacks the C-terminal domain that is highly mutated in familial Mediterranean fever. *Arthritis Rheum* 50:3679–3689, 2004.

15. Centola M, Wood G, Frucht DM, et al: The gene for familial Mediterranean fever, MEFV, is expressed in early leukocyte development and is regulated in response to inflammatory mediators. *Blood* 95:3223–3231, 2000.

16. Simon A, van der Meer JW: Pathogenesis of familial periodic fever syndromes or hereditary autoinflammatory syndromes. *Am J Physiol Regul Integr Comp Physiol* 292:R86–R98, 2007.

17. Drenth JP, van der Meer JW: The inflammasome—a linebacker of innate defense. *N Engl J Med* 355:730–732, 2006.

18. Chae JJ, Komarow HD, Cheng J, et al: Targeted disruption of pyrin, the FMF protein, causes heightened sensitivity to endotoxin and a defect in macrophage apoptosis. *Mol Cell* 11:591–604, 2003.

19. Chae JJ, Wood G, Masters SL, et al: The B30.2 domain of pyrin, the familial Mediterranean fever protein, interacts directly with caspase-1 to modulate IL-1beta production. *Proc Natl Acad Sci U S A* 103:9982–9987, 2006.

20. Yu JW, Wu J, Zhang Z, et al: Cryopyrin and pyrin activate caspase-1, but not NF-kappaB, via ASC oligomerization. *Cell Death Differ* 13:236–249, 2006.

21. Ben Chetrit E, Levy M: Familial Mediterranean fever. *Lancet* 351:659–664, 1998.

22. Simon A, van der Meer JW, Drenth JP: Familial Mediterranean fever—a not so unusual cause of abdominal pain. *Best Pract Res Clin Gastroenterol* 19:199–213, 2005.

26. Livneh A, Langevitz P, Zemer D, et al: Criteria for the diagnosis of familial Mediterranean fever. *Arthritis Rheum* 40:1879–1885, 1997.

30. Ben Chetrit E, Levy M: Colchicine: 1998 update. *Semin Arthritis Rheum* 28:48–59, 1998.

31. Haimov-Kochman R, Ben Chetrit E: The effect of colchicine treatment on sperm production and function: a review. *Hum Reprod* 13:360–362, 1998.

32. Ehrenfeld M, Brzezinski A, Levy M, et al: Fertility and obstetric history in patients with familial Mediterranean fever on long-term colchicine therapy. *Br J Obstet Gynaecol* 94:1186–1191, 1987.

33. Rabinovitch O, Zemer D, Kukia E, et al: Colchicine treatment in conception and pregnancy: two hundred thirty-one pregnancies in patients with familial Mediterranean fever. *Am J Reprod Immunol* 28:245–246, 1992.

36. Ozen S, Bilginer Y, Ayaz NA, et al: Anti-interleukin 1 treatment for patients with familial Mediterranean fever resistant to colchicine. *J Rheumatol* 38:516–518, 2011.

37. Alpay N, Sumnu A, Caliskan Y, et al: Efficacy of anakinra treatment in a patient with colchicine-resistant familial Mediterranean fever. *Rheumatol Int* 32:3277–3279, 2012.

38. Moser C, Pohl G, Haslinger I, et al: Successful treatment of familial Mediterranean fever with Anakinra and outcome after renal transplantation. *Nephrol Dial Transplant* 24:676–678, 2009.

39. Roldan R, Ruiz AM, Miranda MD, et al: Anakinra: new therapeutic approach in children with familial Mediterranean fever resistant to colchicine. *Joint Bone Spine* 75:504–505, 2008.

40. Calligaris L, Marchetti F, Tommasini A, et al: The efficacy of anakinra in an adolescent with colchicine-resistant familial Mediterranean fever. *Eur J Pediatr* 167:695–696, 2008.

42. van der Hilst JC, Bodar EJ, Barron KS, et al: Long-term follow-up, clinical features, and quality of life in a series of 103 patients with hyperimmunoglobulinemia D syndrome. *Medicine (Baltimore)* 87:301–310, 2008.

44. Houten SM, Kuis W, Duran M, et al: Mutations in MVK, encoding mevalonate kinase, cause hyperimmunoglobulinaemia D and periodic fever syndrome. *Nat Genet* 22:175–177, 1999.

46. Drenth JPH, Cuisset L, Grateau G, et al: Mutations in the gene encoding mevalonate kinase cause hyper-IgD and periodic fever

syndrome. International Hyper-IgD Study Group. *Nat Genet* 22:178–181, 1999.

51. Hoffmann GF, Charpentier C, Mayatepek E, et al: Clinical and biochemical phenotype in 11 patients with mevalonic aciduria. *Pediatrics* 91:915–921, 1993.

52. Simon A, Kremer HP, Wevers RA, et al: Mevalonate kinase deficiency: evidence for a phenotypic continuum. *Neurology* 62:994–997, 2004.

55. Drenth JP, van Deuren M, van der Ven-Jongekrijg J, et al: Cytokine activation during attacks of the hyperimmunoglobulinemia D and periodic fever syndrome. *Blood* 85:3586–3593, 1995.

56. Drenth JP, Goertz J, Daha MR, et al: Immunoglobulin D enhances the release of tumor necrosis factor-alpha, and interleukin-1 beta as well as interleukin-1 receptor antagonist from human mononuclear cells. *Immunology* 88:355–362, 1996.

57. Bodar EJ, van der Hilst JC, Drenth JP, et al: Effect of etanercept and anakinra on inflammatory attacks in the hyper-IgD syndrome: introducing a vaccination provocation model. *Neth J Med* 63:260–264, 2005.

58. Korppi M, Van Gijn ME, Antila K: Hyperimmunoglobulinemia D and periodic fever syndrome in children. Review on therapy with biological drugs and case report. *Acta Paediatr* 100:21–25, 2011.

60. Kuijk LM, Beekman JM, Koster J, et al: HMG-CoA reductase inhibition induces IL-1beta release through Rac1/PI3K/PKB-dependent caspase-1 activation. *Blood* 112:3563–3573, 2008.

61. Bodar EJ, van der Hilst JC, van Heerde W, et al: Defective apoptosis of peripheral-blood lymphocytes in hyper-IgD and periodic fever syndrome. *Blood* 109:2416–2418, 2007.

64. Simon A, Bijzet J, Voorbij HA, et al: Effect of inflammatory attacks in the classical type hyper-IgD syndrome on immunoglobulin D, cholesterol and parameters of the acute phase response. *J Intern Med* 256:247–253, 2004.

66. Cailliez M, Garaix F, Rousset-Rouviere C, et al: Anakinra is safe and effective in controlling hyperimmunoglobulinaemia D syndrome-associated febrile crisis. *J Inherit Metab Dis* 29:763, 2006.

67. Rigante D, Ansuini V, Bertoni B, et al: Treatment with anakinra in the hyperimmunoglobulinemia D/periodic fever syndrome. *Rheumatol Int* 27:97–100, 2006.

70. Nevyjel M, Pontillo A, Calligaris L, et al: Diagnostics and therapeutic insights in a severe case of mevalonate kinase deficiency. *Pediatrics* 119:e523–e527, 2007.

71. Simon A, Drewe E, van der Meer JW, et al: Simvastatin treatment for inflammatory attacks of the hyperimmunoglobulinemia D and periodic fever syndrome. *Clin Pharmacol Ther* 75:476–483, 2004.

72. Takada K, Aksentijevich I, Mahadevan V, et al: Favorable preliminary experience with etanercept in two patients with the hyperimmunoglobulinemia D and periodic fever syndrome. *Arthritis Rheum* 48:2645–2651, 2003.

73. Topaloglu R, Ayaz NA, Waterham HR, et al: Hyperimmunoglobulinemia D and periodic fever syndrome; treatment with etanercept and follow-up. *Clin Rheumatol* 27:1317–1320, 2008.

76. Drenth JP, Vonk AG, Simon A, et al: Limited efficacy of thalidomide in the treatment of febrile attacks of the hyper-IgD and periodic fever syndrome: a randomized, double-blind, placebo-controlled trial. *J Pharmacol Exp Ther* 298:1221–1226, 2001.

79. Obici L, Manno C, Muda AO, et al: First report of systemic reactive (AA) amyloidosis in a patient with the hyperimmunoglobulinemia D with periodic fever syndrome. *Arthritis Rheum* 50:2966–2969, 2004.

80. Lachmann HJ, Goodman HJ, Andrews PA, et al: AA amyloidosis complicating hyperimmunoglobulinemia D with periodic fever syndrome: a report of two cases. *Arthritis Rheum* 54:2010–2014, 2006.

81. Siewert R, Ferber J, Horstmann RD, et al: Hereditary periodic fever with systemic amyloidosis: is hyper-IgD syndrome really a benign disease? *Am J Kidney Dis* 48:e41–e45, 2006.

83. Hull KM, Drewe E, Aksentijevich I, et al: The TNF receptor-associated periodic syndrome (TRAPS): emerging concepts of an autoinflammatory disorder. *Medicine (Baltimore)* 81:349–368, 2002.

86. Kimberley FC, Lobito AA, Siegel RM, et al: Falling into TRAPS—receptor misfolding in the TNF receptor 1-associated periodic fever syndrome. *Arthritis Res Ther* 9:217, 2007.

91. Todd I, Radford PM, Draper-Morgan KA, et al: Mutant forms of tumour necrosis factor receptor I that occur in TNF-receptor-associated periodic syndrome retain signalling functions but show abnormal behaviour. *Immunology* 113:65–79, 2004.

92. Lobito AA, Kimberley FC, Muppidi JR, et al: Abnormal disulfide-linked oligomerization results in ER retention and altered signaling

by TNFR1 mutants in TNFR1-associated periodic fever syndrome (TRAPS). *Blood* 108:1320–1327, 2006.

93. Siebert S, Amos N, Fielding CA, et al: Reduced tumor necrosis factor signaling in primary human fibroblasts containing a tumor necrosis factor receptor superfamily 1A mutant. *Arthritis Rheum* 52:1287–1292, 2005.

94. Huggins ML, Radford PM, McIntosh RS, et al: Shedding of mutant tumor necrosis factor receptor superfamily 1A associated with tumor necrosis factor receptor-associated periodic syndrome: differences between cell types. *Arthritis Rheum* 50:2651–2659, 2004.

95. Siebert S, Fielding CA, Williams BD, et al: Mutation of the extracellular domain of tumour necrosis factor receptor 1 causes reduced NF-kappaB activation due to decreased surface expression. *FEBS Lett* 579:5193–5198, 2005.

96. Simon A, Park H, Maddipati R, et al: Concerted action of wild-type and mutant TNF receptors enhances inflammation in TNF receptor 1-associated periodic fever syndrome. *Proc Natl Acad Sci U S A* 107:9801–9806, 2010.

99. Bulua AC, Simon A, Maddipati R, et al: Mitochondrial reactive oxygen species promote production of proinflammatory cytokines and are elevated in TNFR1-associated periodic syndrome (TRAPS). *J Exp Med* 208:519–533, 2011.

100. Simon A, Bodar EJ, van der Hilst JC, et al: Beneficial response to interleukin 1 receptor antagonist in traps. *Am J Med* 117:208–210, 2004.

105. Gattorno M, Pelagatti MA, Meini A, et al: Persistent efficacy of anakinra in patients with tumor necrosis factor receptor-associated periodic syndrome. *Arthritis Rheum* 58:1516–1520, 2008.

106. Sacre K, Brihaye B, Lidove O, et al: Dramatic improvement following interleukin 1beta blockade in tumor necrosis factor receptor-1-associated syndrome (TRAPS) resistant to anti-TNF-alpha therapy. *J Rheumatol* 35:357–358, 2008.

107. Obici L, Meini A, Cattalini M, et al: Favourable and sustained response to anakinra in tumour necrosis factor receptor-associated periodic syndrome (TRAPS) with or without AA amyloidosis. *Ann Rheum Dis* 70:1511–1512, 2010.

119. Hoffman HM, Mueller JL, Broide DH, et al: Mutation of a new gene encoding a putative pyrin-like protein causes familial cold autoinflammatory syndrome and Muckle-Wells syndrome. *Nat Genet* 29:301–305, 2001.

120. Aksentijevich I, Nowak M, Mallah M, et al: De novo CIAS1 mutations, cytokine activation, and evidence for genetic heterogeneity in patients with neonatal-onset multisystem inflammatory disease (NOMID): a new member of the expanding family of pyrin-associated autoinflammatory diseases. *Arthritis Rheum* 46:3340–3348, 2002.

122. Hull KM, Shoham N, Chae JJ, et al: The expanding spectrum of systemic autoinflammatory disorders and their rheumatic manifestations. *Curr Opin Rheumatol* 15:61–69, 2003.

125. Martinon F, Tschopp J: Inflammatory caspases: linking an intracellular innate immune system to autoinflammatory diseases. *Cell* 117:561–574, 2004.

126. Ting JP, Kastner DL, Hoffman HM: CATERPILLERs, pyrin and hereditary immunological disorders. *Nat Rev Immunol* 6:183–195, 2006.

128. Martinon F, Burns K, Tschopp J: The inflammasome: a molecular platform triggering activation of inflammatory caspases and processing of proIL-1beta. *Mol Cell* 10:417–426, 2002.

129. Agostini L, Martinon F, Burns K, et al: NALP3 forms an IL-1beta-processing inflammasome with increased activity in Muckle-Wells autoinflammatory disorder. *Immunity* 20:319–325, 2004.

130. Dowds TA, Masumoto J, Zhu L, et al: Cryopyrin-induced interleukin 1beta secretion in monocytic cells: enhanced activity of disease-associated mutants and requirement for ASC. *J Biol Chem* 279:21924–22198, 2004.

138. Prieur AM: A recently recognised chronic inflammatory disease of early onset characterised by the triad of rash, central nervous system involvement and arthropathy. *Clin Exp Rheumatol* 19:103–106, 2001.

139. Prieur AM, Griscelli C, Lampert F, et al: A chronic, infantile, neurological, cutaneous and articular (CINCA) syndrome. A specific entity analysed in 30 patients. *Scand J Rheumatol Suppl* 66:57–68, 1987.

141. Hoffman HM: Therapy of autoinflammatory syndromes. *J Allergy Clin Immunol* 124:1129–1138; quiz 39-40, 2009.

142. Goldbach-Mansky R, Dailey NJ, Canna SW, et al: Neonatal-onset multisystem inflammatory disease responsive to interleukin-1beta inhibition. *N Engl J Med* 355:581–592, 2006.

145. Lachmann HJ, Kone-Paut I, Kuemmerle-Deschner JB, et al: Use of canakinumab in the cryopyrin-associated periodic syndrome. *N Engl J Med* 360:2416–2425, 2009.

149. Blau EB: Familial granulomatous arthritis, iritis, and rash. *J Pediatr* 107:689–693, 1985.

150. Becker ML, Rose CD: Blau syndrome and related genetic disorders causing childhood arthritis. *Curr Rheumatol Rep* 7:427–433, 2005.

152. Rose CD, Wouters CH, Meiorin S, et al: Pediatric granulomatous arthritis: an international registry. *Arthritis Rheum* 54:3337–3344, 2006.

154. Miceli-Richard C, Lesage S, Rybojad M, et al: CARD15 mutations in Blau syndrome. *Nat Genet* 29:19–20, 2001.

157. Eckmann L, Karin M: NOD2 and Crohn's disease: loss or gain of function? *Immunity* 22:661–667, 2005.

160. Milman N, Andersen CB, Hansen A, et al: Favourable effect of TNF-alpha inhibitor (infliximab) on Blau syndrome in monozygotic twins with a de novo CARD15 mutation. *APMIS* 114:912–919, 2006.

161. Borzutzky A, Fried A, Chou J, et al: NOD2-associated diseases: Bridging innate immunity and autoinflammation. *Clin Immunol* 134:251–261, 2010.

162. Arostegui JI, Arnal C, Merino R, et al: NOD2 gene-associated pediatric granulomatous arthritis: clinical diversity, novel and recurrent mutations, and evidence of clinical improvement with interleukin-1 blockade in a Spanish cohort. *Arthritis Rheum* 56:3805–3813, 2007.

165. Lindor NM, Arsenault TM, Solomon H, et al: A new autosomal dominant disorder of pyogenic sterile arthritis, pyoderma gangrenosum, and acne: PAPA syndrome. *Mayo Clin Proc* 72:611–615, 1997.

166. Wise CA, Gillum JD, Seidman CE, et al: Mutations in CD2BP1 disrupt binding to PTP PEST and are responsible for PAPA syndrome, an autoinflammatory disorder. *Hum Mol Genet* 11:961–969, 2002.

167. Shoham NG, Centola M, Mansfield E, et al: Pyrin binds the PSTPIP1/CD2BP1 protein, defining familial Mediterranean fever and PAPA syndrome as disorders in the same pathway. *Proc Natl Acad Sci U S A* 100:13501–13506, 2003.

170. Cortis E, De Benedetti F, Insalaco A, et al: Abnormal production of tumor necrosis factor (TNF)-alpha and clinical efficacy of the TNF inhibitor etanercept in a patient with PAPA syndrome [corrected]. *J Pediatr* 145:851–855, 2004.

172. Baum W, Kirkin V, Fernandez SB, et al: Binding of the intracellular Fas ligand (FasL) domain to the adaptor protein PSTPIP results in a cytoplasmic localization of FasL. *J Biol Chem* 280:40012–40024, 2005.

173. Tallon B, Corkill M: Peculiarities of PAPA syndrome. *Rheumatology (Oxford)* 45:1140–1143, 2006.

174. Tofteland ND, Shaver TS: Clinical efficacy of etanercept for treatment of PAPA syndrome. *J Clin Rheumatol* 16:244–245, 2010.

175. Dierselhuis MP, Frenkel J, Wulffraat NM, et al: Anakinra for flares of pyogenic arthritis in PAPA syndrome. *Rheumatology (Oxford)* 44:46–48, 2005.

176. Brenner M, Ruzicka T, Plewig G, et al: Targeted treatment of pyoderma gangrenosum in PAPA (pyogenic arthritis, pyoderma gangrenosum and acne) syndrome with the recombinant human interleukin-1 receptor antagonist anakinra. *Br J Dermatol* 161:1199–1201, 2009.

177. Stichweh DS, Punaro M, Pascual V: Dramatic improvement of pyoderma gangrenosum with infliximab in a patient with PAPA syndrome. *Pediatr Dermatol* 22:262–265, 2005.

178. Aksentijevich I, Masters SL, Ferguson PJ, et al: An autoinflammatory disease with deficiency of the interleukin-1-receptor antagonist. *N Engl J Med* 360:2426–2437, 2009.

179. Reddy S, Jia S, Geoffrey R, et al: An autoinflammatory disease due to homozygous deletion of the IL1RN locus. *N Engl J Med* 360:2438–2444, 2009.

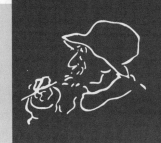

骨关节炎的发病机制

原著 Paul E. Di Cesare · Dominik R. Haudenschild · Jonathan Samuels · Steven B. Abramson

李鸿斌 译　李鸿斌 校

关键点

骨关节炎（osteoarthritis，OA）是一种常见于老年人的关节退行性疾病，其特征包括：关节软骨侵蚀，边缘骨增生（如骨赘形成），软骨下硬化，以及滑膜和关节囊的一系列生化和形态学改变。

OA 发病的危险因素包括：年龄、关节部位、肥胖、遗传易感性、关节对线不良、关节损伤以及性别。

OA 早期的形态学改变包括：关节软骨表面不规则，组织表面出现裂缝，蛋白多糖分布改变。

OA 晚期的形态学改变包括：裂隙进一步加深，表面更加不规则，最终出现关节软骨溃烂，软骨下骨暴露。软骨细胞在自我修复过程中形成簇或克隆灶。边缘骨赘形成。

基质金属蛋白酶家族（matrix metalloproteinase family of proteinases，MMP）降解蛋白多糖（蛋白聚糖酶）和胶原（胶原酶）。

正常关节软骨损伤修复不良可导致继发性 OA。

软骨细胞能通过几种调控途径感知机械性和物理化学刺激并产生应答反应。

白介素 -1β（interleukin-1β，IL-1β）和肿瘤坏死因子（tumor necrosis factor，TNF）是 OA 的发病过程中与炎症相关的调节因子。

由可诱导的一氧化氮合酶异构体催化产生的一氧化氮（nitric oxide，NO）是促炎因子刺激软骨细胞所产生的一种重要的分解代谢因子。

OA 软骨细胞上可诱导的环氧化酶 2（cyclooxygenase-2，COX-2）表达增加。

OA 滑膜组织中发生的轻微炎症参与了疾病的发动机制。

目前大多数治疗目的在于改善 OA 的症状和体征

　　骨关节炎（osteoarthritis，OA）是一种常见于老年人的关节退行性疾病，其特征包括：关节软骨的侵蚀，边缘骨增生（如骨赘形成），软骨下硬化，以及滑膜和关节腔的一系列生化和形态学改变。OA 晚期的病理改变包括软化、溃疡以及局灶性关节软骨退化，伴有滑膜炎症。典型的临床表现包括疼痛和僵硬，长时间活动后尤其明显。

　　在工业社会，OA 是引起身体残疾、医疗费用增加和生活质量降低的首要原因。在未来的几十年中，随着人口数量的增加和老龄化，OA 对社会生活的影响也会不断增加[1]。尽管 OA 的发病率高，但由于存在因素复杂，目前我们对 OA 的确切患病率、病因、发病机制以及影响疾病进展的因素仍不十分清楚。如果不能从细胞和分子水平来了解 OA 的发病机制，那么我们对 OA 的认识就只能止步于它是一种"磨损"的结果，或不可避免的退化性改变。事实上，目前对关节软骨在发病过程中的生化、结构以及代谢改变已有一定认识。如已知细胞因子、机械性损伤和基因突变等都与 OA 发病有关，这些因素可引发级联退行性反应，而最终导致 OA 患者出现关节软骨的特征性改变。最近发现在 OA 疾病进程中全部关节结构均会受累，包括软骨、滑膜、软骨下骨、韧带以及关节周围肌肉。OA 由多种致病因素包括全身（如遗传背景）和局部（如生物力学和生物化学因素）等诸多因素共同作用，逐渐形成 OA 的典型形态学改变和临床症状[2]。OA 的概念正在被大家重新定义，扩展后的定义还包括疾病早期出现的细胞应激标志物和由各种微小损伤造成的细胞外基质降解阶段[3]。

OA 依据其病因或主要致病因素可分为原发性和继发性两大类，但存在共同的软骨生理特征改变。原发性 OA 是最常见的类型，没有明确的病因或主要致病因素。继发性 OA 尽管有明确的潜在病因，但是并不能从病理学上与原发性 OA 相区分。继发性 OA 最常见的病因包括代谢异常（如钙晶体沉积、血色病、肢端肥大症）、解剖学因素（如下肢不等长、先天性髋关节脱位）、创伤（如大关节创伤、慢性关节损伤、关节手术）或炎性疾病的后遗症（如强直性脊柱炎、化脓性关节炎）。在炎症性关节疾病导致的继发性 OA 中，关节软骨变性最初是由关节腔内的滑膜细胞或淋巴细胞释放降解酶过多所致，后期是由软骨细胞外基质的生物力学改变造成的机械性磨损所致。由于症状和体征相似，在临床上很难区分原发性和继发性 OA。

病因

OA 发病的主要危险因素包括：患者的年龄、关节部位、肥胖、遗传易感性、关节对线不良、创伤和性别。

年龄

在所有危险因素中，年龄是与 OA 发病相关性最强的因素[4-5]。事实上，OA 是老年人最常见的慢性疾病。75 岁以上老年人有 80% 会有受累，患病率随年龄的增长而增加，所有关节都会受累。OA 影像学改变随年龄增加也日趋严重[6]，但是这些改变并不一定与临床症状或残疾相关[7-8]。尽管 OA 是一种与年龄相关的疾病，但并不是老化的必然结果。与年龄相关的关节软骨形态学和结构改变包括关节面磨损、软化和变薄，基质蛋白多糖变小与聚集减少，以及基质张力和韧性减弱。这些改变主要是由于随着年龄增长，软骨细胞维护和修复组织的能力下降，软骨细胞本身也会随着年龄增长出现有丝分裂和合成能力降低，对合成代谢生长因子的反应性降低，只能合成较小的和大的但均一性较差的蛋白多糖以及更少的功能连接蛋白[4]。

软骨细胞凋亡似乎与软骨变性引发的 OA 有直接关系。软骨细胞数量减少、残存细胞合成能力下降，衰老细胞产生的细胞外基质质量下降均增加了 OA 的风险。年龄可能是促进关节软骨细胞凋亡的独立危险因素，例如衰老软骨高表达某些促凋亡基因（Fas、Fas 配体、Caspase-8 和 p53）[9-10]。软骨基质和软骨细胞的生物学改变可能使衰老软骨在受到轻微损伤后更容易快速进展为 OA。

关节部位

尽管 OA 最常发生在负重关节[11]，但年龄对不同的关节影响不同[12]。一项研究比较了股骨头和距骨的软骨拉伸断裂应力，发现前者会随年龄增长而明显下降，而后者则不明显[13]。不同部位关节软骨随年龄变化的不同之处，也许能说明为什么 OA 常见于髋关节和膝关节，而很少发生于踝关节。

肥胖

肥胖是 OA 的另一个重要危险因素[14-16]。无论男性还是女性，高体重指数都与膝关节 OA（但不包括髋关节）的患病风险密切相关[7,17-18]。肥胖不仅会增加负重关节的受力，还可能会引起姿势、步态和体力的改变，而以上这些都可能加重关节的生物力学改变[19]。大多数肥胖患者会出现关节内翻畸形，这会增加膝关节内侧间隙的关节应力，而进一步加重关节的退行性变[20]。

重体力活动是加重膝关节 OA 的另一危险因素，尤其是在老年肥胖者。然而轻到中度的体力活动不但不会增加膝关节 OA 的风险，事实上还可以降低体重指数而减轻 OA 症状[7,17-18]。同样，减轻体重可以同时减轻膝关节 OA 的影像学进展和临床症状。近来研究表明，肥胖的 OA 患者通过明显减轻体重可以显著改善关节功能状态，其短期效果与关节置换术后的疗效相当[21]。

近来研究表明，肥胖与 OA 的联系并不只是由于高体重指数造成机械负荷过重这么简单。脂肪组织目前被认为是促进炎症级联反应的代谢活化因子。活化的脂肪组织会促进合成前炎症细胞因子如瘦素、脂联素、抵抗素、白介素 -1（interleukin-1，IL-1）、IL-6 和肿瘤坏死因子（tumor necrosis factor，TNF）等，同时下调调节性细胞因子如 IL-10 的水平[22-23]。肥胖基因及其产物瘦素对 OA 的发生和进展可能起重要作用，这一发现有助于理解肥胖与 OA 之间的联系。事实上，女性较男性有更高的总体脂肪比例和脂肪来源的瘦素浓度，这也许可以解释在 OA 患病率上的性别差异。瘦素不仅由脂肪细胞产生，也可由成骨细胞和软骨细胞产生。局部产生的瘦素在 OA 的发病中有重要作用。OA 患者的成骨细胞和软骨细胞产生较高水平的瘦素，而正常人软骨细胞则很少产生瘦素。瘦素可诱导大鼠软骨细胞的合成代谢，作为一种促炎物质，其可通过多种机制最终导致关节结构性的改变[24-26]。瘦素水平与 OA 严重程度的相关性在一篇关于 OA 患者脂肪因子的荟萃分析中被证实，其同时指出这种相关性在女性更为显著[27]。

遗传易感性

由于 OA 在一般人群中的患病率高且临床异质性大，因此研究遗传因素在 OA 发病机制中的作用较为困难[28-29]。两项重要的队列研究（Framingham 队列和 Baltimore 队列对老龄化的追踪研究）发现，遗传因素对 OA 有非常重要的影响，OA 患者存在主要隐性基因和多因素成分，即多基因遗传和环境因素的共同作用[30-31]。双胞胎和家族危险因素研究表明，在 OA 发病中，遗传因素的贡献为 50% ~ 65%[28,32-33]。家族、双胞胎和种群研究发现，不同的遗传因素决定了 OA 的好发部位（髋关节、脊柱、膝关节、手）[31,34-35]。另一项支持 OA 发病存在遗传易感性的研究发现同卵双胞胎的发病一致性比异卵双胞胎的发病一致性更显著。遗传学研究已经证实多基因变异会增加 OA 危险度[36]。

在软骨中表达的包括编码 Ⅱ、Ⅳ、Ⅴ 和 Ⅵ 型胶原的基因和软骨寡聚基质蛋白（cartilage oligomeric

matrix protein，COMP）的基因变异可能会影响 OA 的遗传形式[37-38]。Ⅸ 型胶原基因和 matrilin-3 基因（人类相关情况尚未发现）缺陷小鼠的膝关节和颞颌关节可出现年龄依赖性 OA 样改变[39-40]。OA 的候选基因已被证实并非结构蛋白基因。编码对调控骨密度有重要作用的维生素 D 受体（vitamin D receptor，VDR）的单倍体基因可使膝关节 OA 的患病风险翻倍[41-43]。在 12q 染色体上，VDR 基因位点和 COL2A1 基因位点非常接近，两者的连锁不平衡可能是导致 OA 患病风险增加的原因。此外，胰岛素样生长因子 Ⅰ（insulin-like growth factor 1，IGF-Ⅰ）基因位点与影像学 OA 相关，聚合素等位基因多态性与手 OA 相关[29]。

利用全基因组连锁扫描的人群调查研究已经把研究焦点聚集到可能含有 OA 易感基因的 7 个染色体区域上[44]。在多个研究中，染色体 2q 均阳性，提示该染色体可能含有一个或多个的易感基因。一项针对患病双胞胎的研究报道，2q12 到 2q21 的区域可能与远端指间关节 OA 有关，而先前一项来自英国的对患病双胞胎的研究报告指向一个更广的区域，即 2q12 到 2q31[44-45]。染色体 2q13 中的一段 430kb 基因片段中包含两种 IL-1（*IL-1α* 和 *IL-1β*）的基因和编码 IL-1Ra 的基因（*IL1RN*）。考虑到 IL-1 在促发 OA 关节软骨损害中的重要作用，OA 的遗传易感性可能是 IL-1 活性变异所致，并且这种易感性可能就存在于染色体 2q 的 IL-1 基因簇中。然而 Loughlin 等研究发现 IL-1 基因簇的基因易感性仅与膝关节 OA 相关，而与髋关节 OA 无关[44]。流行病学研究已经发现在不同关节部位和性别之间 OA 遗传易感性存在潜在差别[46-47]。最近核受体辅活化子（nuclear receptor coactivator 3，*NCOA3*）、硫酸酯酶 2（sulfatase 2，*SULF2*）[48] 和醛脱氢酶家族 1，亚家族 A2（aldehyde dehydrogenase family 1，subfamily A2，*ALDH1A2*）[49] 被认为是 OA 易感的候选基因。而最为肯定的易感基因是生长分化因子（growth differentiation factor-GDF）-β 家族中的 *GDF-5*[50]。

基因组技术和后基因组技术除了能发现易感基因型，还能找出在 OA 组织中过度表达的、与发病机制和病情进展有关的基因和基因产物[51-53]。对病变组织中差异基因表达的研究不仅能解释致病过程，找出新的治疗方法，还有以下两个优点：①发现可用于 OA 诊断和治疗的独特的生物标志物；②鉴定可能诱发疾病进展的候选易感基因，如细胞因子或生长因子的基因多态性[54]。近来关于 OA 遗传易感方面的全基因组研究仅仅证实了其遗传易感性的一小部分，想要证实多个基因对 OA 的共同作用需 5 万～10 万的大样本才可以实现。

表观遗传调控在 OA 发病机制中的作用逐渐被大家所认识。表观遗传主要描述基因表达的变化，其可通过 DNA 甲基化、组蛋白修饰和非编码 RNA 来实现信息的传递，而不会改变 DNA 序列[55]。关节和软骨的稳态需要合成代谢和分解代谢的精确平衡。表观遗传的改变可打破这个平衡，如 DNA 低甲基化会导致 OA 相关基因的高表达[56]。全基因组研究发现 OA 患者的软骨与健康软骨相比，其 DNA 甲基化水平是不同的，homeobox 转录因子，GDF-5 等特定的基因可以改变 DNA 的甲基化模式[57]。甲基的改变是如何影响基因表达的相关机制仍在研究中，但可以确定表观调节异常是 OA 发病机制之一。

关节对线不良和损伤

关节对线不良或创伤有可能导致 OA 的快速进展，或最初只是个缓慢的变化过程，但若干年后终会出现 OA 症状。由于关节周围血流量的进行性减少和骨软骨连接处重塑速度的下降，随年龄增长关节会越来越不协调[58-59]。不论年龄大小，关节对线不良都有可能影响软骨的营养状况或引起负荷分配改变，进而导致软骨的生化成分改变[60-61]。局部因素，例如与关节使用和关节畸形相关的应力也可能影响到 OA 的发展。

关节不协调（如关节内骨折复位不良、髋关节发育不良、复发性髌骨脱位）可导致 OA 过早发生[62]。反复、高强度的运动与关节损失密切相关，同时也增加了下肢 OA 的风险[63]。亚骨折水平的重复关节损伤会加速软骨钙化带的重塑，伴有潮线增厚、非钙化带变薄，从而导致软骨下骨僵硬，软骨磨损增加，最终导致 OA[64-66]。规律的日常锻炼对于保持关节软骨的结构和代谢功能是非常重要的。慢跑和低强度运动并不会增加原来正常关节发生 OA 的风险，这一点逐渐成为共识，对于那些存在 OA 风险的人也同样适用。

关节软骨能够显著对抗剪切力的损害，但是对反复的碰撞负荷较为脆弱[67]。在体外反复给予软骨下骨可承担范围内的负荷时，关节软骨也会发生退行性变[68]。这种易损性能够解释 OA 为何好发于使用气钻凿岩机工人和棒球投手的肩和肘关节、芭蕾舞者的踝关节、拳击手的掌指关节以及篮球运动员的膝关节。然而，运动员膝关节 OA 的发病危险与既往膝关节损伤的相关性要高于运动项目本身[69]。

性别

女性 OA 的发病率是男性的 2 倍左右。女性 OA 在 50 岁之前发病率较低，50 岁之后显著增加，尤其是膝关节 OA[70]。一项有代表性的关于美国人口健康检测和评估的横断面研究，其影像学和问卷资料来自美国健康和营养检测评估项目（NHANES III）。其结果显示，影像学上膝关节 OA 的发病率为 37.4%，60 岁及以上人群中有症状的膝关节 OA 发病率为 12.1%。女性发病率（42.1%）高于男性（31.2%）。Kellgren-Lawrence 分级 3～4 级的女性发生率（12.9%）高于男性（6.5%）[71]。女性更易出现多关节受累、晨僵、关节肿胀和夜间痛的临床表现。50 岁之后 OA 发病率在性别上的差异可能是由于女性绝经后雌激素分泌不足所致。关节软骨细胞上存在功能性雌激素受体（estrogen receptors，ERs），提示这些细胞受雌激素调控。目前已经在人类[72-73]、鼠[72,74]、猴[72,75]和猪[76]的关节软骨细胞以及人类生长板软骨细胞[77]中发现了细胞核 ERs。

最近的流行病学研究发现，雌激素替代治疗（estrogen replacement therapy，ERT）使绝经后妇女膝关节和髋关节 OA 的发病率低于预期。研究女性 OA 发病率与激素水平关系的临床观察项目包括：测量绝经后妇女激素水平、全身影像学检查以及调查 ERT 对膝关节 OA 和软骨体积的影响[78-81]。在 1996 年的一项研究中，Nevitt 及其同事[78]调查了 4000 多名 65 岁以上的女性骨盆平片以了解髋关节 OA 的发病情况，结果显示口服雌激素的妇女其髋关节 OA 的发病率明显降低。口服雌激素时间超过 10 年者 OA 发病率又比少于 10 年者低[78]。1990 年 Hannan 和他的同事[82]在 Framingham OA 队列研究中，通过评估女性受试者（n = 831，平均年龄为 73 岁，年龄范围为 63～93 岁）的承重关节 X 线片来研究膝关节 OA 的发病率，发现对影像学可发现异常的 OA 患者，ERT 有轻度但不显著的保护作用[82]。一项前瞻性队列研究纳入了 Framinghan 研究中行前后位膝关节 X 线片的女性患者（平均年龄 71 岁，年龄范围为 63 ~ 91 岁），并按照雌激素服用情况将所有患者分成三个组：从未使用组（n = 349），曾经使用组（n = 162），现在使用组（n = 40）。当把发病情况和膝关节 X 线片的渐进性改变结合在一起分析时，发现现在使用组 OA 发病率比从未使用组的发病率减少了 60%。Wluka 等[80] 通过研究长期应用 ERT 与绝经期妇女膝关节软骨体积改变的关系（利用 MRI 测量）发现，校正了混杂因素后，长期应用 ERT 治疗的妇女膝关节的软骨要比对照组的多。ERT 对卵巢切除术后患有严重膝骨关节炎的猴子也有疗效[83]。除了激素治疗，选择性的 ER 调节剂作为一种性别特异性治疗方法或许会为临床前和临床研究带来希望[84]。

病理

形态学改变

早期 OA 中，关节软骨表面变得不规则，软骨组织中出现裂缝。组织学上软骨表面纤维化、有小裂隙，但局限于表面区域的上层。这些改变提示机械性磨损，并伴有基质水肿、软骨细胞增生或关节表层软骨细胞一定程度的凋亡。组化染色表现出蛋白多糖分布异常。随着 OA 进展，关节表面变得更加不光滑，组织中浅表的裂隙扩大，逐渐延展至表皮下并达软骨中层。先前孤立的、局灶性的软骨破坏逐渐融合。局部受损部位表层完全脱失。随着病情的恶化，裂缝加深，表面不规则加重，软骨溃烂，最终暴露出软骨下骨。继续发展，关节在裸露的骨面形成连接，导致骨质象牙化和骨肥厚。象牙化的骨质密度增高，骨代谢活性也相应增加。

软骨的早期修复，增生和肥大化

局部自我修复开始时，软骨细胞数目增多，形成细胞簇或克隆，50 个或 50 个以上细胞为一簇（图 98-1）[43]。在正常软骨，软骨细胞是静止的，既不会增生也不会向肥大化分化。相反，在早期 OA，增生的软骨形成细胞簇，并高表达软骨蛋白聚糖和 II 型胶原等基质蛋白[85]，以及干细胞标志物[86] 和肥大化分化标志物[85]。增生软骨形成细胞簇和表达肥大化标记物是 OA 的病理学特征，也可见于 OA 动物模型和 3D 培养的软骨细胞[87]。除了被认为是软骨修复的反应之外，软骨细胞簇通过释放基质降解酶类、生长因子和炎症细胞因子，作用于周围软骨细胞和关节组织，促进 OA 发病和进展[87]。

骨赘形成

骨赘由新生的纤维软骨和骨构成，多见于关节外周边缘的软骨和骨膜结合部。骨赘被认为是由骨膜来源的前体细胞经软骨分化而成[88]。因此，骨赘可能是骨损伤后由于生长因子环境改变而造成的细胞修复

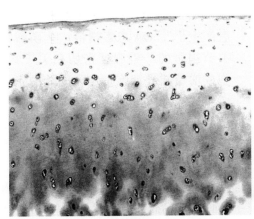
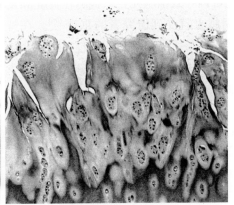

正常对照 骨关节炎

图 98-1 股骨头软骨的组织学结构。左为正常对照，右为骨关节炎。OA 关节软骨表面不规则，裂缝深达放射区，并可见软骨细胞克隆性增生

反应，在一定程度上，骨赘有利于关节的稳定性[89-90]。骨赘形成与修复反应的联系，在 OA 动物模型中得以证实。在关节损伤后 3 天，组织学上就可以发现有早期的骨赘形成。转化生长因子 -β（transforming growth factor，TGF-β）超家族成员[91]、骨形态发生蛋白（bone morphogenetic proteins，BMPs）[92]、IGF 和成纤维生长因子[88] 等生长因子都可在体外促进干细胞向软骨细胞的分化，而在动物模型中 TGF-β 可诱导骨赘形成[93]。尽管骨赘最初可以帮助恢复受损关节的稳定性，但随着 OA 病情发展，骨赘会限制关节活动和引发疼痛。

软骨细胞增生低下

衰老软骨的细胞数目减少、增生低下的软骨细胞合成能力下降促进了 OA 的发生和发展。在健康的成人股骨软骨，细胞密度波动于表层 24 000/mm^3 到深层 8000/mm^3，平均有 1.65% 的软骨体积由软骨细胞构成[94]。在 OA 中软骨细胞死亡或凋亡造成数目明显减少[95]。直接的机械破坏所产生的细胞坏死没有活化的过程，而凋亡则是一个活化的耗能过程。凋亡诱导的细胞死亡可由多种因素诱发，包括在关节炎发生和发展过程中的机械破坏或损伤，细胞基质间相互作用的变化、一氧化氮或其他活性氧介导的氧化应激过程、线粒体功能受损、CD95/CD95 配体介导的信号转导途径等。这些途径最终通过转化和活化半胱氨酸天冬氨酸蛋白酶（caspases），导致凋亡细胞死亡。通过干预损伤后 caspases 活化来抑制凋亡可以起到软骨保护和抑制损伤后继发 OA 的作用。衰老细胞的功能失调和自噬也可以导致细胞死亡。自噬在炎症和发病机制中的作用越来越受到研究者的重视[96]。在特定情况下，细胞死亡是由受损细胞器的自噬降解介导的。自噬对软骨有保护作用。在 OA 中自噬现象减少而凋亡标记增加[97]。

软骨基质代谢的改变

生化改变

软骨的形态学随着软骨生化成分的改变而改变。在疾病进程的各个阶段各不相同。在早期 OA，关节软骨的含水量显著增加，导致组织肿胀和其生物力学

改变。这一现象提示胶原框架减弱；II 型胶原纤维直径要比正常软骨的小，并且中间区正常的紧凑排列会变得松解和扭曲[98-103]。

在 OA 晚期，I 型胶原在细胞外基质中的浓度增加，蛋白多糖的浓度降至正常的 50% 或更低，很少发生聚合，同时氨基葡聚糖侧链也变短[99,104]。硫酸角质素的浓度减低，4- 硫酸软骨素与 6- 硫酸软骨素比值升高，提示软骨细胞合成了不成熟软骨特征性的蛋白多糖谱系[105]。整个病程中蛋白多糖在软骨中的浓度进行性下降，直至终末期，组化染色仅能发现极少量蛋白多糖或没有蛋白多糖[106]。

OA 从早期向晚期发展过程中的生化改变逐渐被人们所认识。在软骨退化的首发改变之一是蛋白聚糖密度减低。这一过程至少是部分可逆的[107]。蛋白聚糖密度减低使软骨孔隙变大，胶原酶和其他蛋白酶更易渗透进来，胶原纤维暴露。由此形成了一个正反馈回路，促使软骨进一步退化的恶性循环。如胶原表位暴露，与细胞表面 DDR2 受体结合，通过激活 Ras/Raf/MEK/ERK 和 p38 信号级联反应，促进 MMP-13 生成[108]。降解不完全的基质成分本身就具有细胞因子样活性，进一步促进炎症反应和基质的降解。对胶原软骨成分的破坏是不可逆的。

老年人的软骨中常有大量的钙结晶（如双水焦磷酸钙 CPPD、碱性磷酸钙晶体），并且晶体性关节病往往与 OA 共同发生[109]。事实上临床和基础研究表明这些结晶体在引起 OA 发病或病情进展方面起重要作用，但是两者之间的关系很复杂，目前尚不清楚这些结晶体是否直接参与 OA 的发病机制[110-112]。焦磷酸盐（pyrophosphate，PP）由三磷腺苷（adenosine triphosphate，ATP）经胞外核苷焦磷酸水解酶分解后产生[113]。OA 患者滑液中焦磷酸盐含量很高，与关节损害的严重程度密切相关[114-115]。幼稚软骨细胞或增殖软骨细胞是焦磷酸盐的主要来源，而正常成年人软骨中休眠的软骨细胞只分泌很少的焦磷酸盐[113]。基质中焦磷酸盐分泌水平增加提示软骨细胞代谢活性增加，从而促进基质修复[116]。双水焦磷酸钙（calcium pyrophosphate dihydrate，CPP）的沉积可能会改变软骨细胞外基质的生物力学特性，导致软骨崩解。此外，血色病（含铁血黄素）、Wilson 病（铜）、褐黄病性关节炎（尿黑酸聚合物）、痛风性关节炎（单钠尿酸盐晶体）和 CPP 晶体沉积症等疾病均存在影响软骨细胞外基质的异常物质，也可使组织

韧性增加，直接或间接导致软骨损伤，从而促使 OA 的发生。

代谢改变

早期 OA 的代谢特点为蛋白聚糖、胶原、非胶原蛋白、透明质酸合成增加，细胞增生活跃[106,117]。活化的软骨细胞试图去修复软骨基质，但往往不能奏效，其分泌的基质质量不好，更易降解[118]。细胞在修复和维护软骨组织的完整性时合成和分解代谢都很旺盛[99]。合成和降解不平衡是 OA 重要的发病机制[119]。在 OA 晚期，单个细胞合成的基质减少，细胞数目也下降。并且合成的基质中糖胺聚糖的含量和分布、蛋白聚糖亚单位的大小以及它们聚合透明质酸的能力都较差[99,103,105,120-121]。基质合成和细胞数目均减少，而基质降解酶类合成和活性增加，酶抑制剂如基质金属蛋白酶抑制剂（tissue inhibitors of metalloproteinases，TIMPs）浓度下降。最终软骨细胞合成修复过程赶不上分解代谢过程而发生 OA[99,106]。正是基质合成和降解过程交错的复杂性，造成典型 OA 的进展过程缓慢，甚至在一定时间内依照形态学标准能保持稳定。但最终软骨基质总体上是退化的。以下段落将简述与软骨降解和 OA 发病机制有关的主要促合成和分解代谢因子。

合成代谢因子（TGF-β，BMPs）

TGF-β 对于软骨形成和维持尤为重要[122]。在多种动物模型[123] 和人类基因易感者中已经证实通过干预软骨内 TGF-β 的作用，可以诱导出 OA 样病理损伤[124]。TGF-β 从多个水平影响软骨的动态平衡：诱导干细胞向软骨细胞分化，增加了软骨合成细胞池，促进了软骨细胞合成基质。同时促进合成抗分解代谢因子如 TIMP-1 和 PAI-1，抑制软骨蛋白酶原的活化。TGF-β 抑制了细胞对前炎症细胞因子 IL-1β 和 TNF 的应答活性[122]。TGF-β 通过 Smad2/3 信号转导途径抑制了软骨细胞的终末分化和肥大化。另一方面，TGF-β 也促进 OA 的发生和发展。例如 TGF-β 可在动物模型诱导骨赘形成。在衰老细胞和 TGF-β 受体 ALK1/ALK5 比例改变的细胞，TGF-β 会发挥截然相反的作用，活化 MMP-13，诱导软骨细胞的终末分化和肥大化[125]。

BMPs 与 TGF-β 结构相似，但激活不同的受体和细胞内信号转导途径。BMPs 可以影响胚胎软骨生成的各个阶段，可以诱导成人 MSCs 分化为软骨细胞[126]。近来遗传学研究表明 BMP 信号转导受损，最值得关注的是 BMP-14（GDF-5），能影响到 OA 的遗传易感性[127-128]。通过抑制性 microRNA[130] 和 OP-1 启动子甲基化[131] 等技术，软骨 BMP-7（OP-1）表达减少在 OA 发病机制中的调节作用得以彰显[129]。在动物试验中，外源性补充 BMP-7 可以抑制关节炎的发生，Ⅰ期临床试验也证明了其安全性，在受试者中并无异位骨形成报告[132]。如前所述，同 TGF-β 一样，BMP 通过特定受体的信号转导也可以诱导产生 OA 特征性的进展表现 - 软骨细胞的终末分化和肥大化。不同 BMPs 家族成员，其作用不同，BMP-2 会导致肥大性分化，而 BMP-7 则起到抑制作用[133]。

分解代谢因子和软骨退化

软骨重塑的过程，除了新基质合成，还存在不同程度的蛋白水解。这一过程是通过诱导一系列蛋白酶来实现的，尤其是基质金属蛋白酶（matrix metalloproteinases，MMPs）。在 OA 中，细胞因子 IL-1 和 TNF 激活合成代谢以及分泌多种蛋白酶和 MMPs（图 98-2）[107]。IL-1 主要由炎症关节的单核细胞产生（包括滑膜衬里层细胞），也可由软骨细胞合成并通过自分泌发挥作用[134-136]。IL-1 和 TNF 可以刺激合成具有潜在活性的胶原酶、基质降解酶、明胶酶以及蛋白聚糖酶和组织纤溶酶原激活物（tissue plasminogen activator，TPA）[137-140]。纤溶酶原由软骨细胞合成，或通过滑膜液渗透入基质。TPA 使纤溶酶原转化为纤溶酶，后者是一种丝氨酸蛋白酶，能够活化软骨降解酶原。缺氧诱导因子 2α（hypoxia-inducible factor 2α，Hif2α）[141-142] 是一个值得关注的 IL-1 和 TNF 诱导的软骨降解下游调控因子。Hif2α 是在 OA 软骨和 OA 鼠模型中高度表达上调的转录因子。它直接诱导表达多种软骨降解酶类包括 MMP-1、-3、-9 和 -12，以及带有血小板凝血酶敏感蛋白样模体的解整链蛋白金属蛋白酶（a disintegrin and metalloproteinase with thrombospondin motif，ADAMTS）-4 和 -5（间接）。此外，高表达的 Hif2α 会降低自噬的保护作用，促进细胞死亡，并通过活化 RUNX2 和 IHH 途径促进软骨基质的降解。OA 发病

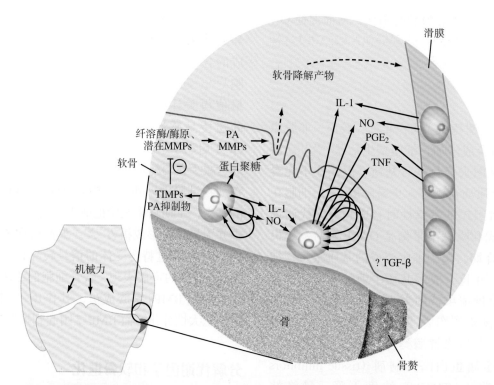

图 98-2 骨关节炎发病机制图解。机械应激引起代谢改变，其特征为基质金属蛋白酶（MMPs）、促炎细胞因子以及介质的释放，如 NO 和前列腺素 E2（PGE2）。软骨分解产物可刺激滑液衬里细胞分泌细胞因子，诱导软骨细胞生成 MMPs。软骨细胞产生的 IL-1β 和 TNF-α 通过自分泌和旁分泌作用可将关节损害放大。PA，纤溶酶原激活物；TGF-β，转化生长因子 β；TIMP，组织金属蛋白酶抑制剂

中由细胞因子活化的不同种类蛋白酶将在下面予以详细介绍。

蛋白酶的分类

OA 软骨细胞合成与分泌的基质降解酶明显增加[106,117,143-145]。依据催化肽键断裂的机制分为 4 类：金属蛋白酶、半胱氨酸蛋白酶、丝氨酸蛋白酶与天冬氨酰蛋白酶。其中前三类在 OA 发病机制中已明确具有降解软骨的作用。

金属蛋白酶

金属蛋白酶的一个酶位点需要金属离子（通常为锌）来保证活性。软骨中有两个金属蛋白酶家族，即 ADAMTSs 和 MMPs。早期 OA 软骨降解极可能是金属蛋白酶酶解的结果。两个金属蛋白酶家族在软骨均表达上调，尤其在软骨受损部位。由于 MMPs 和

ADAMTSs 在降解软骨细胞外基质中有重要作用，某些 MMPs 和 ADAMTSs 已经成为改变病情治疗的候选靶点[146]。

金属蛋白酶活性的调控较复杂，是从三个不同水平进行调控的：合成与分泌、酶原的活化以及蛋白酶抑制因子失活[147]。多数金属蛋白酶并非持续表达，而是在细胞因子和生长因子信号刺激后才会诱导转录。转录过程一旦启动，就会稳定表达。并且有几种金属蛋白酶的翻译过程受 microRNA（miR）调控。如 microRNA-27b（miR-27b）调控 MMP-13 的表达[148]。此外，OA 患者 miR-140 水平下调，会减少 ADAMTS-5 的表达[149]。这些 miRNAs 同样受维持软骨稳态的细胞因子和生长因子如 IL-1 和 TGF-β 的调控。尽管对 miR 的研究处于初级阶段，已有证据表明几种 miR 通过影响转录稳定性和蛋白翻译参与了 OA 的发病机制。翻译后，几乎所有的蛋白酶均以非活性前酶（酶原）形式存在，需要进一步的蛋白水解活化。多数 MMPs 包含有 N- 末端前结构域，可

以阻断或抑制催化位点。MMPs 活化物主要为丝氨酸和半胱氨酸依赖性蛋白酶（分别例如纤溶酶原 / 纤溶酶级联反应系统或 Furin 样蛋白原转化酶和组织蛋白酶 B），以及膜型 MMPs[120,150-151]。活化的 MMPs 可以被非特异性的 α_2 巨球蛋白和特异性的 TIMP 家族蛋白灭活。

既往曾根据底物特异性将 MMPs 进一步分为三个亚类。胶原酶可裂解全部胶原的天然三螺旋结构，明胶酶类可裂解变性胶原，而溶基质酶具有更广的底物特异性[152]。但这三者的酶解底物有较大的重叠性，例如 MMP-1（间质胶原酶）、MMP-3（溶基质酶 1）和 MMP-13（胶原酶 -3）都可以裂解蛋白聚糖核心蛋白[153]。MMPs 还可以降解除胶原以外的软骨细胞外基质分子。如有纤溶酶（能活化多种 MMPs）参与，MMPs 可以迅速破坏软骨。

胶原酶

胶原酶率先裂解胶原的三螺旋结构，再由其他蛋白酶进行下一步分解。胶原降解是 OA 发病机制中不可逆的第一步，它显著改变了软骨的机械特性。最好例证就是 MMP-13 和 MMP1 裂解 II 型胶原，尽管 MMP-8 和 MMP-28 也参与其中。在所有可以裂解天然胶原的 MMPs 中，MMP-13 是最重要的，因为它优先降解 II 型胶原[154]。MMP-13 基因缺陷鼠不会发展为 OA，即使蛋白聚糖丢失也只是有限的软骨损伤[155]。在 OA 中，MMP-13 表达明显增加[156]。在人OA 软骨培养中，所有胶原酶活性显著增加，提示它们是疾病进展和软骨基质降解的主要因素[157,158]。而其降解片段更容易被其他酶如 MMP-2（明胶酶 A）、MMP-9（明胶酶 B）、MMP-3 以及组织蛋白酶 B（半胱氨酸蛋白酶）进一步裂解。

组织蛋白酶

组织蛋白酶是一种半胱氨酸蛋白酶，可被分泌至胞外并活化 MMP 酶原。其中组织蛋白酶 K（cathepsin K）（已知其参与骨吸收和骨质疏松）可分解软骨中的 II 型胶原和蛋白聚糖，这使其在 OA 中的作用受到关注[159]。研究发现其在 OA 患者的滑液中表达增加，在 OA 小鼠模型中活性也明显增加[160]，在 OA 模型中使用 cathepsin K 抑制剂可起到相应的保护作用[161-162]。

蛋白聚糖酶

蛋白聚糖酶也是金属蛋白酶，属于一个被称为 ADAMTS 的胞外蛋白酶家族[163]。其中蛋白聚糖酶 ADAMTS-4 和 ADAMTS-5 这两种蛋白聚糖酶是 OA 软骨降解的主要酶[164]。这两者在人和鼠 OA 的作用不同——ADAMTS-4 在人类 OA 的蛋白聚糖降解中发挥主要作用，而 ADAMTS-5 在鼠 OA 中作用更重要[165-167]。重组的 ADAMTS-4 和 ADAMTS-5 从围绕核心蛋白的五个不同部位将蛋白聚糖裂解。在经基质降解的软骨移植块中，所有的裂解片段均已被鉴定出来。蛋白聚糖 G1 区具有高度抗蛋白酶解作用，但是 G1 和 G2 区之间延伸区域的一个谷氨酰胺 - 丙氨酸键特别容易被蛋白酶水解[168]。蛋白聚糖酶的水解活性受表达水平的调控。可以通过 C 末端凝血酶敏感素基元与蛋白聚糖底物结合，使 Furin 蛋白酶敏感位点裂解而被激活；可以由 C 末端系列的翻译后加工活化；同时受内源性抑制物 TIMP-3 的抑制。ADAMTS-4 和 -5 活性也可在关节囊和滑膜中检测到。无论是 mRNA 水平或翻译后水平均表达上调。在体外实验中除 ADAMTS-4 和 ADAMTS-5 以外，ADAMTS-1，-8，-9 和 -15[169] 和其他几种 MMPs（MMP-1，-2，-3，-7，-8，-9，-13 和 -28）也可裂解蛋白聚糖。ADAMTS-7 和 ADAMTS-12 可以结合和降解 COMP（一种软骨中最主要的非胶原蛋白），而后者在 OA 软骨中表达上调[170-171]。此外，ADAMTS-4、ADAMTS-19 和 ADAMTS-20 在体外也可以降解 COMP，但是在 OA 患者体内的活性尚未阐明[172-173]。

在关节软骨基质中还没有发现一种特异性的透明质酸酶，但有明确证据表明，有一种或数种溶酶体酶参与降解透明质酸和 6- 硫酸软骨素[150]。在人类基因组中有 6 或 7 种潜在的透明质酸酶，其中透明质酸酶 -1、-2、-3 和 PH-20 可能在软骨中被活化[174]。然而，有研究证据表明透明质酸酶只存在于溶酶体中或同时存在于溶酶体和细胞膜中。尽管确实有证据表明透明质酸在细胞外被降解，但透明质酸酶在此过程中的作用尚未明确。OA 关节软骨中硫酸软骨素链的长度减少是由于滑膜液中透明质酸酶的消化作用，后者由于通透性增加可扩散到软骨基质中[105]。支持这一理论的证据在于，即使 OA 软骨中透明质酸的合成率比正常情况时明显增加，其浓度仍然是很低的[106,117]。这些降解酶类的作用是破坏蛋白多糖聚合。在 OA 中，MMP 诱导组织降解的早期结果是：胶原纤维变细，紧凑的胶原排列变得松散，以及继发软骨基质肿胀。

酶抑制物

在某种程度上，活化的酶与酶原间的平衡至少依赖两种抑制因子：TIMP 和 PAI-1[145,175-176]。TGF-β 可以促进 TIMP 和 PAI-1 的合成增加[170-172]。如果 TIMP 和 PAI-1 浓度低或被破坏，不足以抑制基质中降解酶类的活性，则基质降解增加。在正常人和 OA 软骨中，MMP、ADAMTS 和 TIMP 基因家族均有表达，提示在 OA 发病中多个因素均参与调控。在 OA 软骨中，高表达的基因包括 MMP-2，-9，-13，-16，-28，ADAMTS-2，-12，-14，-16 和 TIMP-3（P 值均小于 0.05）。而低表达的基因包括 MMP-1，-3，-10；ADAMTS-1，-5，-9，-15，以及 TIMP-1 和 -4[179]。这些结果反映了细胞外基质组织降解酶调控的复杂性。

基质合成的变化

对早期 OA 细胞外基质改变的了解主要来源于动物模型（例如，半月板切除的兔 OA 模型、前交叉韧带切除的犬 OA 模型）[180-181]。这两种模型仅代表继发性 OA，主要是由关节内紊乱导致，因此不能准确地模拟原发性 OA 的情况。在最近的一篇综述中，比较了多种自发性 OA 动物模型的临床前应用[182]。尤其值得注意的是碘醋酸盐模型 - 第一个 OA 疼痛模型，在大鼠关节腔内注射碘醋酸盐后出现软骨退化伴疼痛等症状，并呈现时间和浓度依赖性后腿负重能力的改变[183-184]。考虑到年幼和年长动物模型之间、自发性和手术动物模型之间对治疗反应有差异，可见并非所有的 OA 动物模型都是等效的[185]。

犬关节失稳 OA 模型的最早期改变是软骨中含水量增加，这在数天内就可以检测到[186]。最初，含水量增加仅发生在胫骨平台和股骨髁的软骨局部，但是很快就可扩展到整个关节软骨。较正常对照，OA 动物模型的蛋白多糖很容易从基质中被提取出来，这也解释了为什么急性损伤患者会出现血清学标记物变化[187]。这些改变在犬自发性 OA 模型、应力转向模型和实验性兔 OA 模型中也会出现[186,188-189]。OA 软骨中含水量增多是由于胶原网的弹性抑制减弱，使得亲水性蛋白聚糖比正常情况更容易膨胀[190]。在 OA 早期阶段，蛋白聚糖浓度增加，软骨可以比正常情况时增厚，故蛋白聚糖染色可增加[191-193]。软骨中含水量增多不久，就会出现新合成的蛋白聚糖中硫酸软骨素含量增加和硫酸角质素含量减少，伴随蛋白聚糖聚合作用受损[181,186]。这些细胞外基质的异常改变发生在关节软骨纤维化或其他大体形态改变之前，并且会导致软骨纤维软化相邻部位的正常软骨总体韧性下降[194]。随着疾病的进展，会出现灶性软骨溃疡。蛋白聚糖丢失伴随着聚合作用下降、氨基葡聚糖构成的持续异常和硫酸软骨素链长度缩短。当蛋白聚糖丢失达到一定程度时，含水量将先升后降，最终低于正常[195]。

软骨细胞老化

术语"老化"原本用来形容体外原代细胞培养增殖达到一定极限，这一概念已发展到包括未成熟老化或有丝分裂后细胞老化样改变。老化细胞均有独特的表型，不仅是表达蛋白不同，对细胞外刺激的反应能力也不同。老化的影响力不局限于老化的细胞，还会通过所分泌蛋白的不同以旁分泌作用影响到周围的细胞[196]。

OA 中未成熟软骨细胞老化被认为是由氧化损伤造成的[197]。在 OA 软骨细胞中，活化的炎症细胞因子 IL-1 和 TNF 诱导产生氧化应激反应，最终导致由潜在的氧化损伤所造成的细胞老化。氧化损伤也可被过度的机械剪切力和外植体的损伤性负荷诱发。这会加速老年人软骨细胞的老化过程[198]。TGF-β 可以影响培养细胞的生长停滞和老化，而老化细胞会高表达 TGF-β，但这种效应常见于内皮细胞，而罕见于间充质来源细胞。简而言之，包括 OA 在内很多疾病的发展过程中，许多控制老化的细胞机制都被活化了。但老化与 OA 间的因果联系还没有被证实。

生物力学和发病机制

生物力学改变

长久以来，OA 发病机制中两大生物力学理论包括机械压力损伤软骨细胞，导致降解酶类释放，或机械压力首先破坏胶原网状结构（而不是细胞本身）[199-200]，最终都会引起基质破坏。OA 细胞外基质破坏会导致：①软骨抗压缩韧性和弹性降低，导致更大的机械应力作用于软骨细胞；②水通透性增高，导致压缩时组织液丢失增多，溶质在基质中的扩散增多（包括降解酶类及其抑制因子的转移）。由于炎性滑液的改变，正常液态薄膜关节的润滑作用和负荷动力学被破坏[201-203]。软骨蛋白聚糖和浅表层蛋白（也称润滑素）丢失后，关节摩擦、磨损、润滑和接触力学都将受到负面影响[204-208]。

机械负荷下的肌肉无力

除负重外，关节软骨承受的主要应力是稳定或活动关节时的肌肉收缩[70]。例如，正常行走时膝关节承受的力量为体重的 4～5 倍，而蹲起时这一力量则高达 10 倍[43]。在这种高负荷的情况下，关节软骨过薄并不能起到有效减震的作用。而在这种时候，关节运动是维持关节生理状态的有效方法，其主要表现为肌肉的伸展与软骨下骨的改变[42,70]。随着年龄的增长，肌肉的力量逐渐减弱，这与骨关节炎的发生具有一定的相关性。已有研究分析肌肉减少症与 OA 进展，以及大腿肌肉力量与 OA 进展之间的因果关系。其中一项研究发现，与非肌肉减少性肥胖相比，肌肉减少性肥胖与 OA 的关系更为密切[209]。然而，来自骨关节炎倡议组织（osteoarthritis Initiative，OAI）的研究数据表明，病程超过 4 年，伴或不伴膝关节疼痛的患者间其肌肉横截面的减少并无差异[210]。对于早期有放射学改变的膝 OA 与对侧无 OA 的膝关节进行比较发现，肌肉横截面积的减少与 OA 的发生也没有相关性[211]。

软骨对机械性损伤的反应

正常关节软骨对损伤的应答通常导致修复不良；这些损伤往往会导致继发性 OA[212-213]。关节软骨产生的修复组织既没有原先的结构也没有正常的软骨成分[214-217]。损伤区域周围的软骨细胞不能移行、增殖或再生成为具有正常结构、功能和生化成分的透明软骨组织[195,215,218]。

很早以前人们就已发现，关节软骨缺乏再生能力[219]。1851 年 Redfern 报道，软骨损伤通过纤维组织愈合，他认为这些纤维组织来源于软骨细胞间质[220]。20 世纪 20 年代，Fisher 和 Ito 提出，影响软骨修复的纤维组织是由骨髓、滑膜及少量周围关节软骨细胞增殖而来[221-222]。之后又发现，纤维组织随后会转化为纤维软骨，偶尔伴有存在缺陷的透明软骨灶[223-226]。以上这些研究发现的共同点是：关节软骨缺乏再生能力，再生的纤维组织和纤维软骨组织很可能是源于骨髓、滑膜的未分化的间充质组织或关节软骨浅表层[219]。

软骨的再生过程明显不同于其他组织的原因之一是软骨内没有血管。含血管的组织修复过程包括三个主要阶段：坏死、炎症和修复[212,217]。由于软骨细胞对缺氧不敏感，所以相对于含血管的组织而言，软骨只有少数细胞死亡，但软骨在损伤后还是会经历最初的坏死阶段[212,217]。浅表损伤（如损伤未超过潮线）时并不会出现主要由血管系统介导的炎症反应，并且由于缺乏血供和前炎症反应阶段，修复阶段也严重受限。因此，不会出现局部血肿，不会产生纤维蛋白网状物，后来的血凝块不会发展为修复组织内生的支架，没有刺激细胞移行和增殖的介质或细胞因子，也没有具有有丝分裂和修复能力的炎症细胞聚集[195,217]。如果损伤没有超过潮线，所谓的"内源性修复"[227]的修复压力主要落在软骨细胞[217]。尽管胎儿软骨细胞具有有丝分裂活性和复制能力，但是成人软骨细胞几乎没有复制和内在修复的潜力[226]。超过潮线的关节软骨损伤可能是由来源于关节周围结缔组织的间充质干细胞分化和增殖进行外源性修复，但修复的结果往往是形成纤维软骨[227]。

关节软骨损伤可以分为三种：①基质和细胞的微损伤或反复损伤；②部分深层或表面损伤或软骨骨折，关节表面损伤但未穿过软骨下板；③骨软骨（全层或更深）损伤，超过潮线达到了软骨下骨[212,215,217]。不同损伤的修复时间和修复质量也各不同。

单次严重的撞击或反复的钝性损伤并不会引起关节表面大面积的破裂，但会导致软骨细胞或细胞外基质的微损伤[212,215,217]。兔软骨在反复负荷试验中会出现蛋白聚糖流失和软骨细胞代谢活动增加[228]。蛋白聚糖变得较易从关节软骨中提取，且非聚集形式的比例增加[195]。软骨反复钝性损伤之后的细胞代谢和生化改变类似 OA 的早期阶段：含水量明显增加，细胞变性或死亡，胶原超微结构裂解并导致纤维大小和排列出现明显变化，关节表面出现裂缝和溃疡，软骨下骨增厚，软骨软化，其压缩和拉伸韧性下降[195,215,229-232]。创伤可引起降解酶和促炎因子（如 NO、TNF、IL-1）释放，往往会导致周围基质降解[228,233-234]。最终软骨的物质成分发生改变——软骨基质变薄和软骨下骨变硬——进一步加快降解过程[195]。如果软骨细胞和胶原网状结构的损伤有限、反复创伤停止，流失的蛋白多糖和基质成分也许可以修复，但是至今尚未明确微损伤累积到何种程度是不可逆性的[215]。

软骨骨折和浅表层裂伤后，邻近的软骨细胞也会发生坏死，损伤不会超过潮线[212,217,235]。在 48～72 小时内，坏死区周围存留的软骨细胞会表现出细胞外基质分子和 II 型胶原合成速度加快，有时伴有损伤区域周围的细胞增殖，形成克隆或簇[195,217,235-236]。新陈代谢和有丝分裂活动增加只是一过性的，之后代谢恢复到正常水平，通常会出现不良修复[195,217]。损伤区域周围的软骨细胞增殖，但不会迁移至未被新合成基质所充填的损伤区域[195,215,218]。在一些病例中，其他方面均正常的关节表面裂伤可能并不会发展成软骨全层缺失或 OA[195]。

同正常含血管组织的修复过程一样，超过关节软骨潮线的损伤和破坏软骨下板的损伤会导致三个阶段的修复反应。首先，在损伤部位形成血肿，之后变成纤维化血块，进而活化炎症反应。纤维血块转化为血管成纤维细胞修复组织[217,236]，伴随着一系列重要细胞因子释放（如 TGF-β、血小板衍生生长因子、IGF、成骨蛋白）、刺激修复反应[214]。这些细胞因子帮助启动未分化细胞募集、增殖和分化成纤维网状物，为纤维软骨蛋白修复组织提供支架[214,237-238]。可以断定，这些间质干细胞主要来源于深部骨髓组织[236,238-239]，尽管也有证据表明软骨前体细胞也可存在于关节组织的其他部位，如脂肪垫、滑膜甚至软骨的表面[240-242]。这些细胞逐渐分化为成软骨细胞、软骨细胞和成骨细胞，同时合成软骨和骨基质。在损伤 6～8 周后，修复组织中含有大量被基质包绕的软骨细胞样细胞，这些基质中含有蛋白多糖和 II 型胶原以及少量的 I 型胶原[239,243-244]。在缺损深层，细胞分

化为成骨细胞，之后软骨内骨化修复软骨下的骨质缺损[195]。

伴随着从合成 II 型胶原到合成 I 型胶原的转变，这种再生组织最终转变为纤维软骨[218,235,237-238,244]。典型情况下，在受损 1 年内，修复组织就像是一种纤维软骨和透明软骨组成的混合体，实质成分中 I 型胶原占 20%～40%[243]。骨软骨损伤的大小是修复质量的一个重要因素，一般来说，损伤范围越小修复越好[245]。对关节来说，有一个损伤面积最大值，如果损伤太大，就不能修复。纤维软骨由于缺乏生物力学特性来承受正常关节的负担，更易在早期发生退行性变[238,243]。

机械传导和基因表达

软骨细胞能通过数种调控途径来感知机械刺激和物理化学刺激，并产生应答（如上游信号、转录、翻译、翻译后修饰、囊泡运输）[246]。物理作用也可以影响细胞外软骨基质的合成、装配和降解。高强度和长时间的负荷也可以引发软骨细胞死亡和胶原破坏，浅表层的软骨细胞较中层和深层软骨细胞，更容易产生负荷损伤[247-248]。正常刺激有利于软骨细胞维持细胞外基质，而异常刺激会破坏这种平衡。

力传导影响着物理刺激、新合成的基质分子结构以及组织的生物力学特性之间细胞介导的反馈[249]。由整合素介导的细胞 - 基质间的相互作用被认为是软骨细胞间力传导的一种重要中介。在一项关于长期反复压缩与 COMP 表达的相关性研究中，发现在单轴不限制范围的动态压缩之下，COMP 的表达明显增加；而同抗 α1 整合素阻断抗体共孵育会消除 COMP 表达的机械敏感性[250]。对牛关节软骨进行研究发现，周期性负荷会使蛋白质合成比自由膨胀对照组增加 50%，但对蛋白聚糖合成有抑制作用；静态压缩降低了生物合成活性[251]。纤维连接蛋白和 COMP 是受累最严重的非胶原胞外蛋白；与自由膨胀对照组相比，静态压缩会导致纤维连接蛋白合成明显增加，而周期性压缩则会导致 COMP 和纤维连接蛋白合成都增加。

人类关节软骨中的机械刺激感受器是 α5β1 整合素：机械刺激能启动级联信号，包括牵张活化的离子通道（stretch-activated ion channels）、肌动蛋白细胞支架以及局部黏着斑复合物分子[252]。其可诱发合成代谢反应，表现为机械刺激后蛋白聚糖增

加和 MMP-3 减少。机械刺激也能活化与肌动蛋白细胞骨架改变相关联的 Rho 和 Rho 激酶途径[253-254]。Rho/ROCK 途径被激活后，引发软骨基因表达的主调控子 Sox9 的核转运和活化[255]。印度刺猬（indian hedgehog，Ihh）蛋白是一个控制软骨细胞增殖和分化的关键信号分子，也是软骨力传导必需的介质。周期性机械刺激可以诱导软骨细胞表达 Ihh 蛋白[256]。

这些合成代谢途径的失调促进了 OA 的发展。例如，尽管 OA 软骨细胞的机械刺激感受器也是 α5β1 整合素，但由于其下游的信号途径不同，可能会引起软骨细胞的行为改变，从而导致软骨破坏增加[257]。整合素和整合素相关性信号途径至少部分受机械刺激调控，通过激活细胞膜上蜂毒明肽敏感的 Ca^{2+} 调 K^+ 通道，产生周期性机械刺激后的细胞膜超极化[258]。在周期性压力的刺激下，正常人的关节软骨细胞表现为细胞膜的超极化，然而 OA 的软骨细胞则表现为去极化，而且机械刺激后蛋白聚糖或 MMP-3 mRNA 也不会发生改变[259-260]。正常人和 OA 软骨细胞对机械刺激响应的信号转导途径不同，疾病结果也不同。

除了细胞和细胞基质的变形，软骨细胞也能感知流体流动。一项利用组织剪切力负荷模型使流体流动与变形的细胞和基质分离的研究发现，细胞和周围基质的变形本身就可以刺激蛋白质和蛋白聚糖合成[261]。

骨的异常情况

骨赘形成

骨赘—在关节边缘和软骨损伤基底部的骨质增生—是 OA 中活动受限和疼痛的原因之一。人 OA 骨赘的软骨中含有大量的 I 型胶原和没有聚合的蛋白多糖[262]。在实验诱导的 OA 模型中，在关节软骨基本正常时就可以有骨赘形成[263]。骨赘的形成可能是血管穿入变性软骨基底层的结果，也可能是关节边缘的软骨下骨小梁应力性骨折后异常愈合的结果[264-265]。在犬 OA 模型，膝关节失稳造模后 3 天，关节周围骨赘就会在滑膜、骨膜和关节软骨交会处形成[266]。骨质增生可能源自静脉淤血。在人髋关节 OA 中，静脉造影显示髓内静脉曲张，可能是因为髓窦受到软骨下囊肿和软骨下小梁增厚的压迫所致[267-268]。OA 软骨下囊肿可能是滑液在压力下经过软骨缺损进入软骨下形成，或可能是在软骨下骨的坏死区形成[269]。由囊

肿和重构的骨小梁引起的静脉压升高可能是 OA 疼痛的原因之一。在实验性 OA 动物模型中，制动和应用糖皮质激素（而不是二膦酸盐）可减少骨赘的大小和发生[270-273]。

软骨下骨硬化

软骨下松质骨基于其结构特性可以起到减震器的作用[65]。软骨下骨的韧性 2/3 来源于骨小梁，1/3 来自于骨内液体[274]。在正常非负重关节，其关节应力面并不是完全对合，在负重时骨和软骨会发生变形，以使得相互接触的关节应力面面积增大，增加关节的稳定性，使受力分散到更大的面积[275]。过度的负重可能会导致软骨下骨小梁微骨折，这种骨折可通过骨痂形成和重塑进行修复，这会导致比正常骨组织韧性增高，这种骨的减震效果反而变差，更容易导致软骨退化。

软骨下硬化是 OA 的始动因素还是 OA 的继发改变尚没有定论。有间接证据表明软骨下骨的生化学改变对 OA 的发展极为重要[274,276-277]。如 Foss 在一些女性受试者中发现，骨质疏松（可增加软骨下骨的软化和顺应性）可能是髋关节 OA 的保护因素[278]。而在体外试验中也发现，由甲基丙烯酸盐所造成的松质骨硬化，会降低软骨的变形能力，导致软骨在反复冲击力负荷下发生退化[279]。双膦酸盐可以减缓 OA 患者的骨吸收，并在在早期起到减少 OA 患者疼痛症状，抑制关节间隙变窄的作用[280]，然而双膦酸盐并不能阻止髋关节 OA 结构性进展[281]。在临床前的相关模型研究中，提前治疗可减缓骨吸收，降低关节炎的严重程度[282-283]。在 OA 早期即可见到软骨下骨的重塑和硬化增加，有时在影像学上还没有出现软骨密度减低时就可以被发现[284]。OA 软骨钙化持续加重时，会改变软骨下骨和软骨的受力面，也与软骨下血管增生有关。钙化使软骨层变得更薄，使邻近软骨机械应力增加。随着软骨下骨硬化，力学环境的改变以及快速进展的骨重塑可能是软骨退化和 OA 发病的主要因素。

骨髓病变

OA 与骨髓损伤（MRI 检测到的）有关，并且研究发现骨髓损伤还可导致 OA 患者的疼痛症状[285]。

骨髓损伤是 OA 病情进展、软骨缺损和退化、需要关节置换的预测因素[286]。在 OA 中骨髓损伤与软骨退化间的关系尚未明确。例如一项纵向研究显示软骨缺损是骨髓损伤的预测因素。该研究者称"在 OA 骨髓损伤先于、同时伴发抑或后于软骨损伤和体积减小尚未明确"[286]。为了回答这一问题，有研究者使用 OAI 数据库，对那些在一段时间内没有放射学进展的 OA 患者进行研究，发现骨髓损伤的出现，特别是多种类型骨髓损伤的出现，与 OA 的症状和放射学改变密切相关[287]。

骨髓纤维化和坏死、骨转换增高，骨小梁结构异常和骨髓水肿是 MRI 所见病变的常见组织学特征。与软骨减少不同，骨髓损伤不是 OA 的永久性结构改变。尽管骨髓损伤指数随着时间推移在增加，有数篇研究也发现骨髓损伤是可以消退或至少部分复原的[274]。由此推断骨髓水肿样损伤不是很严重而且是可逆的，但严重的纤维化和坏死则不然[288]。滑膜液可能由关节内缺损处渗入软骨下骨髓，造成对骨更新所依赖的生长因子和细胞因子环境异常。软骨下组织的生物力学特性的改变，会反过来影响邻近软骨的生物力学压力。

炎症介质在疾病发展中的作用

尽管在膝关节 OA 患者血清中炎症细胞因子如 IL-1、IL-6 和 TNF 均升高[289]，但是在 OA 发病中，这些和其他经典的炎症因子都是在关节组织内自身活化的。这些细胞因子自我催化产生并诱导软骨细胞产生蛋白酶类、趋化因子、NO 和类花生酸类物质如前列腺素和白三烯。在软骨中这些炎症介质的主要作用是促进分解代谢、抑制基质合成和诱导细胞凋亡。尽管 OA 并不被认为是传统意义上的炎症性疾病，但受累组织中炎症介质推动疾病进展的作用却提示可能成为疾病治疗的潜在靶点。

关节软骨产生的炎症因子

细胞因子和趋化因子

OA 的一个突出特征是关节软骨细胞可产生大量促炎细胞因子，如 IL-1β 和 TNF。这两种细胞因子都可促进软骨的分解代谢，并通过诱导降解蛋白酶可减少蛋白聚糖胶原的合成并增加蛋白聚糖的释

放[143,290-295]。IL-1β 和 TNF 也可诱导软骨细胞和滑膜细胞产生其他炎症介质如 IL-8、IL-6、一氧化氮和前列腺素 E_2。这两种细胞因子的作用部分是由活化转录因子核因子（nuclear factor κB，NFκB）介导的。NF-κB 可上调炎症介质的表达并产生其他分解代谢蛋白如诱导型一氧化氮合酶（inducible nitric oxide synthase，iNOS）、环氧化酶 2（cyclooxygenase-2，COX-2），进而产生自动催化的级联反应，造成关节软骨的自我破坏（图 98-3）[296-297]。越来越多的证据表明 NFκB 介导 OA 中软骨细胞的促炎应激反应，并调控细胞分化，因此从多个角度都使得 NF-κB 活化因子成为 OA 治疗的靶点[298]。IL-1β 和 TNF-α 在细胞内以前体形式合成，通过 Caspases 蛋白酶—膜结合 IL-1β 转化酶（IL-1β-converting enzyme ICE）和 TNF-α 转化酶（TNF-α-converting enzyme，TACE）—酶解为成熟形式并以活性形式释放到细胞外[299]。在 OA 软骨细胞中 ICE 和 TACE 表达都是上调的[263-265]。ICE 和 TACE 抑制物可以分别抑制下游 IL-1β 和 TNF-α 表达，这类小分子拮抗剂也是未来治疗发展的热点。在小鼠关节损伤的临床前模型中发现，抑制局部而非全身的 IL-1 水平，可阻止骨关节炎的发生，而抑制 TNF 则并没有起到相应的效果[300]。而在另一个兔模型中，研究发现关节内注射 TNF 抑制剂可抑制 OA 的发生[301]，且小规模的临床研究证实 TNF 抑制剂可能也有积极的效果，这表明 TNF 可能参与 OA 的发病机制[302]。

IL-1 的作用是通过与细胞表面的两个特殊受体（IL-1Rs）结合来实现，其受体分成Ⅰ型和Ⅱ型。Ⅰ型受体为跨膜结构，负责信号传导，而Ⅱ型受体是一个"诱饵"受体，在细胞膜上表达，但不能传递信号。IL-1 受体拮抗剂（IL-1Ra）是 IL-1/IL-1R 复合物的竞争性抑制剂。在 OA 滑膜组织中，IL-1Ra/IL-1 的比值相对下降，从而引起 IL-1 活性增加[303-304]。在 OA 移植体培养中加入 IL-1Ra 或可溶性Ⅰ型和Ⅱ型 IL-1 受体，能抑制 PGE、胶原酶和 NO 的生成[290,305]。在培养中加入拮抗剂也可以使蛋白聚糖浓度增加，可能是新合成分子的降解所致[306]。近来一项研究发现，从早期 OA 宏观上形态完整的软骨中分离出来的软骨细胞形态学就有异常，并在细胞水平 IL-1 增加而Ⅵ胶原减少[307]。

IL-1Ra 的体内实验结果也令人鼓舞，无论是基因治疗还是关节内注射 IL-1Ra，均能减缓实验性动

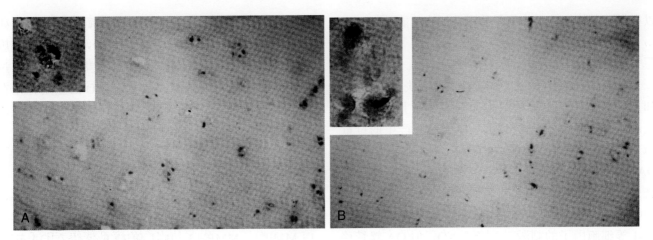

图 98-3 骨关节炎软骨中诱导型一氧化氮合酶（**A**）及白细胞介素 -1β（**B**）的免疫组化染色标本。注意在关节软骨表面的软骨细胞中 2 种炎性蛋白染色呈强阳性（From Melchiorri C, Meliconi R, Frizziero L, et al: Enhanced and coordinated in vivo expression of inflammatory cytokines and nitric oxide synthase by chondrocytes from patients with osteoarthritis, Arthritis Rheum 41:2165-2174, 1998.）

物 OA 模型的进展 [308-309]。有证据表明，IL-1β 在软骨破坏机制中起重要作用，如关节腔内注射 IL-1 会造成蛋白聚糖丢失 [308]。IL-1β 拮抗剂的临床试验很少，尚未形成结论。一项多中心剂量双盲的临床试验纳入了 14 例 OA 患者进行关节腔内注射 IL-1Ra，其结果显示患者关节疼痛减轻，并且没有明显的不良反应和急性注射反应发生 [310]。第二个临床试验发现，关节腔内注射 IL-1Ra 可以短期改善 OA 的疼痛，但目前尚没有此类治疗对关节结构改善的远期疗效报道 [311]。

在 OA 软骨中，CXC 和 CC 趋化因子的生成也是增加的。这些因子包括 IL-8、单核细胞趋化蛋白 -1（monocyte chemoattractant protein-1，MCP-1）和正常 T 细胞表达和分泌（RANTES：调节激活正常 T 细胞的表达与分泌，也被称为 CCL5）趋化因子，和 CCR-2 受体和 CCR-5 受体 [293,312-313]。如果不给予 IL-1 和 IL-17 等细胞因子刺激，正常软骨细胞中趋化因子的表达很低或检测不到 [314]。在 OA 软骨的表层和中层，用免疫组化法可以检测到趋化因子和 iNOS、IL-1β 和 TNF-α 等其他炎症介质 [312]。RANTES 可诱导其自身受体 CCR-5 的表达，提示趋化因子通过自分泌或旁分泌的途径作用于软骨。MCP-1 和 RANTES 可促进软骨细胞的分解代谢，包括诱导 NO 合成酶生成，增加 MMP-3 表达，抑制蛋白聚糖合成，以及增加蛋白多糖释放 [312,315]。基于以上作用，正常软骨经 RANTES 处理后能增加氨基葡聚

糖的释放，并且能明显减少番红 O 的染色强度 [312]。

蛋白酶

据推测，在 OA 发病中细胞因子和趋化因子是通过诱导一系列蛋白酶来促进软骨蛋白分解的，尤其是 MMPs 的产生。MMP 的两个主要家族包括：①裂解 Ⅱ 型胶原的胶原酶（如 MMP-1、-8、-13 和 -28）以及裂解蛋白聚糖（MMP-3，也能将 MMP 前体裂解为活性形式）的胶原酶；②蛋白聚糖酶（ADAMTS）家族，在软骨中降解蛋白聚糖 [179,190]。这两个 MMPs 家族均在 OA 受损软骨处表达，通常被认为是降解胞外基质的最主要酶类。近来对 OA 软骨和滑膜高表达的特定金属蛋白酶类进行综合分析显示，有几个 MMPs 和 ADAMTSs 可以作为疾病治疗的候选靶点 [146]。最值得关注的是 MMP-13，其高表达于鼠和人的 OA 软骨中，是最强效的裂解 Ⅱ 型胶原的蛋白酶 [237,316]。同样，ADAMTS-5 是实验性关节炎模型 [166] 和炎性关节病变 [165] 中造成蛋白聚糖丢失的蛋白聚糖酶。ADAMTS-5 基因缺陷鼠则不会发生 OA [166]。

非胶原蛋白和非聚集性蛋白聚糖在 OA 软骨的表达和降解也存在异常，两者可能在调控软骨细胞的分解代谢方面发挥直接或间接作用 [317]。这类分子可能有特殊的结构和重要的生物学功能 [318-319]。通过与其他细胞外基质成分的相互作用，能够影响软骨基质的超分子组装，进而影响软骨组织的物理特征。通过直接与软骨细胞和（或）邻近细胞的相互作用，它们可

以提供基质特征的生物信号并影响细胞功能[320]。

一氧化氮

一氧化氮，由 iNOS 诱导产生，在促炎因子 IL-1β 和 TNF-α 作用下由软骨细胞产生的一种主要的分解代谢因子[293]。大量研究证实，软骨细胞产生的过量 NO 在软骨不可逆损伤中有重要作用（图 98-4）[321-323]。OA 滑膜液中亚硝酸盐浓度升高，原位杂交法和免疫组化法均发现，OA 滑膜细胞和软骨细胞表达 iNOS[324-325]。虽然正常软骨不表达 iNOS，或在没有 IL-1 等细胞因子的刺激下不产生 NO，但 OA 软骨移植体可自发产生大量 NO[321]；软骨受压后软骨细胞 iNOS 表达上调[326-327]。

NO 通过多种途径促进关节软骨降解[328]，包括：①抑制胶原和蛋白聚糖的合成代谢[328]；②活化 MMPs[329]；③对氧化剂（如过氧化氢）损伤的敏感性增加[330]；④凋亡[305]。多项研究发现，NO 是诱导软骨细胞凋亡的重要介质。软骨细胞凋亡是进展性 OA 的常见特征[330-331]。对 OA 患者来源的关节进行组织免疫组化染色发现，软骨细胞的 iNOS 蛋白表达和凋亡有共存现象[332]。已经证实，凋亡由过氧亚硝硝酸盐形成所引发的，后者是一种有毒的自由基，由 NO 和超氧化物阴离子反应产生。通过对抗硝基酪氨酸抗

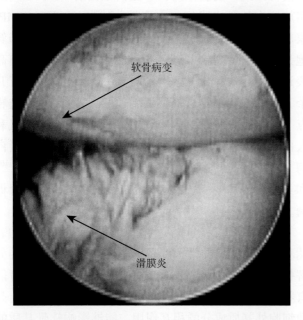

图 98-4 骨关节炎股骨髁损伤的关节镜下表现（箭头指向为软骨病变）。注意骨关节炎损伤区域的增生性滑膜炎（Courtesy Maxime Dougados.）

体检测发现，过氧亚硝酸盐与蛋白质上的酪氨酸残基相互作用。对 OA 软骨组化染色后发现，软骨细胞 IL-1β 呈强阳性，同时硝基酪氨酸也呈阳性，这与过氧亚硝酸盐氧化损伤相一致[325]。NO 的重要作用在 OA 动物模型中也得到确证。在 Pond-Nuki 犬骨关节炎模型中，抑制 NO 的活性后软骨破坏减慢[333]。

转化生长因子 –β

多数情况下，TGF-β 是一种负调节分子，能够拮抗软骨中炎性介质的作用。TGF-β1 可以下调可溶蛋白 MMP-1、MMP-13、IL-1 和 TNF 受体在 OA 软骨细胞的表达[334]。TGF-β2 可选择性地抑制胶原酶对 II 型胶原的裂解，限制 MMP 和促炎因子的表达[294]。膝关节 OA 鼠模型研究提示 TGF-β3 对软骨有保护作用。组化染色发现与正常软骨相比，受损的软骨缺乏 TGF-β3。尽管未成熟的骨赘软骨细胞簇中 TGF-β3 表达水平增高，但资料显示，骨形态形成蛋白 -2 在最终骨赘形成中有更重要的作用[355]。TGF-β1 可通过刺激 ADAMTS-4 表达而发挥选择性促分解代谢的作用[334]。

透明质酸

透明质酸（hyaluronic acid，HA）一直被认为是可以在血清和滑液（见下文所讲"骨关节炎的生物学标志物"）中检测到的软骨降解的标志物[336]，但它也可能对抑制 OA 进展有重要作用。Karna 等发现，在体外透明质酸通过拮抗 IL-1β 起到抑制胶原生物合成的作用。与软骨细胞共培养，IL-1β 可以在转录和转录后水平上调胶原合成标志物，然而透明质酸可以拮抗该作用[337]。同一研究小组发现，透明质酸在 IGF- I 受体水平可拮抗 IL-1 诱导的抑制人成纤维细胞合成胶原的作用，起到相似的保护软骨的作用[338]。

前列腺素

诱导型 COX-2 在 OA 软骨细胞表达增加，在体外可自发性产生前列腺素 E_2[313]。前列腺素对软骨代谢的影响很复杂，包括增加 II 型胶原的合成、活化 MMP 和促进软骨细胞凋亡[339]。在软骨外植体中，IL-1β 可诱导 COX-2 表达和前列腺素 E_2 产生及蛋白聚糖降解。同时，抑制 COX-2 可抑制 IL-1β 诱导的蛋白聚糖降解，而在培养中加入前列腺素 E_2 可逆转该作用[340]。相反，在体外实验中，诸多证据提示，

选择性非甾体抗炎药干扰蛋白聚糖的合成[341]。另一项研究发现 OA 滑膜细胞表达的前列腺素 E_2 有 30% 通过 COX-1 途径产生[342]。目前尚不明确由 COX-1 和 COX-2 途径产生的前列腺素的作用是否有差异。

底板反应蛋白

底板反应蛋白（F-spondin）是在 OA 中新发现的一种介质，它是一种神经元细胞外基质糖蛋白，能通过 TGF-β 和 PGE2 途径来调节软骨降解。一项新近研究报道在人 OA 软骨中，其表达上调了 7 倍，并且在大鼠 OA 膝软骨手术标本中其表达也有显著增加。在体外 OA 软骨组织中加入底板反应蛋白，会导致活化的 TGF-β 数量增加，并且产生 PGE2，这两种因子进一步加速软骨的降解并且减少蛋白聚糖的合成[343]。

骨的炎性介质

OA 骨产生的炎症介质并没有像由软骨和滑膜产生的炎症介质那样被充分认识。生物力学和生物化学因素可能会影响重塑过程，但其致病机制尚未阐明。NO 对 OA 骨细胞的功能有重要影响，至少对软骨下骨的改变有重要作用。其内皮细胞亚型，内皮细胞一氧化氮合成酶（endothelial cell nitric oxide synthase，ecNOS）在骨内持续表达，对调控成骨细胞活性和骨形成起关键作用。与前列腺素协同，ecNOS 也介导机械负荷对骨的作用，促进骨形成并抑制骨吸收[344]。相反，IL-1 和 TNF 等促炎因子诱导 iNOS 在骨细胞表达，产生 NO，从而导致骨质丢失[293]。OA 患者的股骨头骨赘局部高表达 IGF-1 等合成代谢生长因子，更多的是 TGF-β，这可能会诱导局部的骨赘形成和软骨下骨重建[345-346]。影像学上，如果骨扫描显示放射性核素高摄取区（"热斑"），在很大程度上提示 5 年内 OA 病情将进展和（或）需要手术治疗[260]。

滑膜组织改变

滑膜衬里层炎症和积液是 OA 的另一病理生理特征。传统意义上，OA 被归在非炎症性关节炎的范畴中，其原因之一是通常 OA 关节滑液中的白细胞计数少于 2000/mm³。尽管这种参数会误导我们，但是在 OA 滑液组织中低水平的炎症过程确有发生，且在 OA 发病过程中起一定作用。即使在 OA 的早期，也可以观察到一定程度的滑膜炎。局部的滑膜炎往往没有临床表现，但可被关节镜检查发现，50% 的 OA 患者滑膜有局部增生和炎症改变。活化的滑膜可以产生蛋白酶和细胞因子而加速邻近软骨的破坏[345-346]。近来，骨骼肌肉超声为 OA 的诊断提供了一种可靠地非侵入性检查方法，使用灰阶超声和彩色多普勒可以检测到滑膜肥厚，甚至可以探测到少量积液[347]。

OA 的很多临床症状和体征（如关节肿胀、关节积液、僵硬、有时发红）均能反映滑膜炎症的存在。滑膜组织学改变包括：滑膜增生与肥厚伴有滑膜衬里层细胞数目增加，衬里层下组织中散在淋巴细胞灶性浸润。与类风湿关节炎相比，OA 的滑膜炎多局限于病理性损伤的软骨和骨的区域。活化的滑膜细胞可释放蛋白酶和细胞因子，加速邻近骨和软骨的破坏[345]。虽然滑膜中的巨噬细胞和巨噬细胞所产生的介质在 OA 和 RA 中都会导致炎症级联反应和软骨的破坏，但两者可能在细胞因子水平上和如何介导软骨破坏方面还是有所区别的[348]。

如上所述，降解软骨的 MMP 不仅可由软骨自身产生，也可由滑膜生成。尽管软骨的破坏是由软骨细胞主导的，但是即使在轻症 OA，也可以见到不同程度的滑膜炎。Davidson 等在一项综合性研究中报道了一项新发现，在 OA 滑膜中多种促炎因子的基因表达水平显著上调[146]。在关节表面由机械破坏或酶降解破坏所产生的软骨分解产物，可引起滑膜细胞和巨噬细胞释放胶原酶和其他水解酶（图 98-5）[349-350]。OA 中软骨分解产物也会引起滑膜的单核细胞浸润和血管增生[351-353]。

这些低水平炎症可引起滑膜中 IL-1β 和 TNF-α 表达增加，而这些介质又会导致级联退行性反应[293]。也有报道称滑膜组织中免疫细胞增加，包括活化的 B 淋巴细胞和 T 淋巴细胞。还有证据表明，OA 患者表现出软骨蛋白聚糖连接蛋白和 C1 区域存在细胞免疫[342-343]。在 OA 中，滑膜的组织学改变通常表现为轻度或是中度的滑膜炎并且滑膜衬里下层组织中有单核细胞、活化的 B 细胞和 T 细胞增生[354-359]。近来一项收集了 10 例早期 OA（关节镜活检标本）和 15 例全膝关节置换术的研究发现，与晚期 OA 相比，早期 OA 滑膜组织 IL-1β 和 TNF-α 水平更高，浸润单核细胞数量更多[360]。

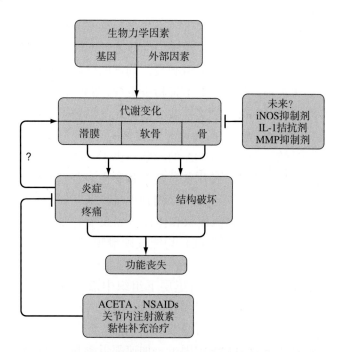

图 98-5　多种因素参与诱导、产生及维持骨关节炎。将来改变关节结构的治疗方法将以促进病情进展的生化过程为靶点。ACETA，对乙酰氨基酚；IL-1，白细胞介素 -1；iNOS，诱导型一氧化氮合酶；MMP，基质金属蛋白酶；NSAID，非甾体抗炎药

晶体诱导的滑膜炎（磷灰石钙或 CPPD）可能在 OA 急性发作中起作用。"Milwaukee 肩综合征"（Milwaukee shoulder syndrome）是一种破坏程度高、快速进展类型的 OA，伴有滑膜炎，但滑膜液中白细胞增多罕见，常伴有肩袖退行性变、重症肩关节 OA 和羟磷灰石滑膜沉积[361]。通常滑膜液中细胞数很少，却有高浓度的活性胶原酶。有理论认为，从退化的肌腱中释放出的晶体可促使胶原酶从滑膜单核细胞释放，进而导致软骨破坏。而软骨分解产物又会进一步活化滑膜释放出来的酶类。滑膜 IL-1 和 TNF 增加就会导致级联退行反应，促进炎症级联反应[362]。

骨关节炎的生物学标志物

OA 生物学标志物的研究目的在于在发生不可逆损伤之前发现疾病，预测 OA 的进展，并且检测其对干预措施的反应[363]。OA 生物学标志物系统是由美国国立卫生研究院（National Institutes of Health, NIH）资助的，他们提出了"BIPED"标志物分类法，包括五个独立的替代标志物类型：疾病负担、流行病学调查、预后、疾病干预的有效性评价和诊断[345]。以对髋关节和膝关节 OA 的疾病负担和预后标记为例，进行评价的指标包括血清 COMP、透明质酸和尿液交联 Ⅱ 型胶原 C 末端肽（CTX- Ⅱ）[364]。最近的调研表明这一分类方案并没有像预期那样被广泛采用，为了探究其原因，作者们针对原发性骨关节炎相关文献进行了系统回顾，参照 BIPED 分类法来标准化所得到的结果[365]。

软骨主要的成分是 Ⅱ 型胶原和蛋白聚糖，这是软骨特有的组成部分。软骨的其他成分还包括 COMP 蛋白，软骨中间层蛋白（CILP），软骨连接蛋白，小胶原蛋白（Ⅰ、Ⅴ、Ⅵ、Ⅸ和Ⅺ型）和透明质酸。在健康的软骨中，这些分子进行着缓慢的代谢，然而在 OA 的情况下，其中大部分软骨成分的合成与酶解速度就会增加。因此有关 OA 生物学标志物的研究主要集中在那些有关软骨基质合成和降解的生物学标志物上[366]。通过检测 OA 新生抗原表位或由特异性蛋白酶裂解产生的软骨基质降解产物，才有可能增加生物学标志物的特异性。尽管骨转化代谢的生物学标志物在诊断 OA 方面并无特异性，但软骨下骨的转化代谢在 OA 中会增强，这或许是由于骨重塑的持续进行所造成的。除了基质降解的标志物和骨转化的标志物之外，在蛋白组学和 microRNA 领域有所突破。通过使用无偏移扫描（unbiased screening）的方法检测关节炎患者的血清成分，可能发现新的 OA 标志物[130]。由于原发性骨关节炎进展较缓慢，使得很多研究人员转向去研究进展较快的急性损伤后继发性骨关节炎的生物学标志物[187]。

一项研究比较了 62 例入选的膝关节 OA 患者在基线和 1 年后进行的磁共振成像，同时还检测了血清透明质酸、181 骨钙素、软骨糖蛋白 39、COMP 和尿液 Ⅱ 型胶原 C 端肽。结果显示，血清透明质酸升高或短期内尿液中 CTX-Ⅱ 升高均可以提示 OA 病情进展[367]。由美国国立卫生研究院基金资助的生物学标志物联合会的一项综合性研究，使用商品化的试剂盒对 OA 的生物学标志物进行检测。这项研究发现 3 个分解代谢标志物（CTX-Ⅱ、CTX-Ⅰ、NTX-Ⅰ）、一个合成代谢标志物（PIIANP）与 OA 的进展相关，并指出 HA 本身与 OA 的进展并没有显著相关性，但与其他标志物联合检测有预测价值。

尽管从传统意义上讲，OA 并不是一种炎症性疾病，但是其发病过程中确有炎症发生，这些炎症

反应有可能成为 OA 诊断的生物学指标。炎症标志物 CRP 水平的升高是慢性膝关节 OA X 线进展的预测因素[293]。在一项对 1025 名女性的调查研究发现，血清 CRP 水平与初发性和再发性膝关节 OA 在统计学上显著性相关：CRP 越高，膝关节 OA 越严重。与单膝关节 OA 相比，双膝关节 OA 的女性患者血清 CRP 水平更高。与没有发生膝关节 OA 的女性相比，发生膝关节 OA 的女性在 2.5 年前 CRP 的基线值更高[368]。在另一项针对女性的研究中（年龄为 44 ~ 67 岁），105 名膝关节 OA 女性患者的 CRP 水平明显高于 740 名未患病的女性。但是需要认真分析这些研究结果，最近的研究表明，经患者的体重指数调整后的 CRP 与 OA 并没有相关性[369]。总而言之，研究报告中 CRP 等炎性标记物会轻度升高，但如果在早期膝关节 OA 中 CRP 显著增加，提示 OA 病情会随时间推移而进展[89]。

多项研究已经证实 COMP 水平有助于评价 OA 发生的可能性、病情以及进展情况[370-371]。这种非胶原的细胞外基质蛋白是在 TGF-β1 刺激下由软骨和滑膜细胞合成的[363]，在关节软骨中含量丰富[372-375]。在正常人与 OA 患者的关节软骨中，COMP 的降解与组织分布有明显差异。与同年龄和同性别的正常人相比，膝关节疼痛或损伤[376]、前交叉韧带或半月板损伤[376-377]以及 OA 患者[376-378]的滑液中 COMP 水平更高。与之类似，在髋关节[317,379]和膝关节[314]OA 患者中，关节破坏进展较快者的血清 COMP 水平也更高[275,289,291]。尽管 COMP 是 OA 最有价值的血清学指标，但是其对 OA 缺乏特异性加之其较大范围的自然变异，还需要其他因子来协助诊断。然而，开发用于检测 COMP 降解产物的特定试剂，有助于增加 COMP 作为骨关节炎生物学标志物的应用价值[371]。正如其他基于软骨合成和分解代谢过程的生物标志物一样，血清 COMP 水平反映的是 OA 发展过程中的一个特定阶段。

结论

尽管过去认为 OA 是衰老退化的结果，但 OA 有其特征性的分子病理生理改变。生物力学因素，尤其是在遗传缺陷、肥胖和关节对线不良的背景下，会引起关节的化学成分改变，进而导致软骨降解。早期合成代谢改变主要表现为软骨细胞增生和基质生成增多，之后分解代谢占优势，以基质合成减少、基质蛋白水解增多以及软骨细胞凋亡为特征。软骨细胞分解阶段的许多特征都与滑膜和软骨细胞中炎性介质生成有关，这些介质在局部可以使软骨降解持续存在。虽然现在的治疗可以缓解疾病的症状和体征，但鉴于滑膜、软骨和骨的新陈代谢改变会加速疾病进展，对这些改变的认识进一步加深将有助于未来的治疗，最终防止 OA 的结构破坏。

 本章的参考文献也可以在 ExpertConsult.com 上找到。

参考文献

1. Herndon JH, Davidson SM, Apazidis A: Recent socioeconomic trends in orthopaedic practice. *J Bone Joint Surg Am* 83-A:1097–1105, 2001.
2. Sarzi-Puttini P, Cimmino MA, Scarpa R, et al: Osteoarthritis: an overview of the disease and its treatment strategies. *Semin Arthritis Rheum* 35:1–10, 2005.
3. Kraus VB, Blanco FJ, Englund M, et al: Call for standardized definitions of osteoarthritis and risk stratification for clinical trials and clinical use. *Osteoarthr Cartil* 23:1233–1241, 2015.
4. Martin JA, Buckwalter JA: Aging, articular cartilage chondrocyte senescence and osteoarthritis. *Biogerontology* 3:257–264, 2002.
5. Peyron JG: The epidemiology of osteoarthritis. In Moskowitz RW, Howell DS, Goldberg YM, et al, editors: *Osteoarthritis: diagnosis and management*, Philadelphia, 1984, WB Saunders, pp 9–27.
6. Lawrence JS: *Rheumatism in populations*, London, 1977, Heinemann Medical.
7. Brandt KD, Flusser D: Osteoarthritis. In Bellamy N, editor: *Prognosis in the rheumatic diseases*, Lancaster, UK, 1991, Kluwer Academic Publishers, p 11.
8. Forman MD, Kaplan DA, Muller GF, et al: The epidemiology of osteoarthritis of the knee. In Peyron JG, editor: *Epidemiology of osteoarthritis*, Paris, 1980, Ciba-Geigy, p 243.
9. Robertson CM, Pennock AT, Harwood FL, et al: Characterization of pro-apoptotic and matrix-degradative gene expression following induction of osteoarthritis in mature and aged rabbits. *Osteoarthr Cartil* 14:471–476, 2006.
10. Todd Allen R, Robertson CM, Harwood FL, et al: Characterization of mature vs aged rabbit articular cartilage: analysis of cell density, apoptosis-related gene expression and mechanisms controlling chondrocyte apoptosis. *Osteoarthr Cartil* 12:917–923, 2004.
11. Cole AA, Kuettner KE: Molecular basis for differences between human joints. *Cell Mol Life Sci* 59:19–26, 2002.
12. Kerin A, Patwari P, Kuettner K, et al: Molecular basis of osteoarthritis: biomechanical aspects. *Cell Mol Life Sci* 59:27–35, 2002.
13. Kempson GE: Age-related changes in the tensile properties of human articular cartilage: a comparative study between the femoral head of the hip joint and the talus of the ankle joint. *Biochim Biophys Acta* 1075:223–230, 1991.
14. Anderson JJ, Felson DT: Factors associated with osteoarthritis of the knee in the first national Health and Nutrition Examination Survey (HANES I). Evidence for an association with overweight, race, and physical demands of work. *Am J Epidemiol* 128:179–189, 1988.
15. Felson DT, Zhang Y, Hannan MT, et al: The incidence and natural history of knee osteoarthritis in the elderly. The Framingham Osteoarthritis Study. *Arthritis Rheum* 38:1500–1505, 1995.
16. Hunter DJ, March L, Sambrook PN: Knee osteoarthritis: the influence of environmental factors. *Clin Exp Rheumatol* 20:93–100, 2002.

17. Saville PD, Dickson J: Age and weight in osteoarthritis of the hip. *Arthritis Rheum* 11:635–644, 1968.

18. Kellgren JH, Lawrence JS, Bier F: Genetic factors in generalized osteoarthritis. *Ann Rheum Dis* 22:237–255, 1963.

19. Jadelis K, Miller ME, Ettinger WH Jr, et al: Strength, balance, and the modifying effects of obesity and knee pain: results from the Observational Arthritis Study in Seniors (oasis). *J Am Geriatr Soc* 49:884–891, 2001.

20. Leach RE, Baumgard S, Broom J: Obesity: its relationship to osteoarthritis of the knee. *Clin Orthop* 93:271–273, 1973.

21. Bliddal H, Christensen R: The management of osteoarthritis in the obese patient: practical considerations and guidelines for therapy. *Obes Rev* 7:323–331, 2006.

22. Sowers MR, Karvonen-Gutierrez CA: The evolving role of obesity in knee osteoarthritis. *Curr Opin Rheumatol* 22:533–537, 2010.

23. Iannone F, Lapadula G: Obesity and inflammation–targets for OA therapy. *Curr Drug Targets* 11:586–598, 2010.

24. Perruccio AV, Mahomed NN, Chandran V, et al: Plasma adipokine levels and their association with overall burden of painful joints among individuals with hip and knee osteoarthritis. *J Rheumatol* 41:334–337, 2014.

25. Dumond H, Presle N, Terlain B, et al: Evidence for a key role of leptin in osteoarthritis. *Arthritis Rheum* 48:3118–3129, 2003.

26. Teichtahl AJ, Wluka AE, Proietto J, et al: Obesity and the female sex, risk factors for knee osteoarthritis that may be attributable to systemic or local leptin biosynthesis and its cellular effects. *Med Hypotheses* 65:312–315, 2005.

27. Zhang P, Zhong ZH, Yu HT, et al: Significance of increased leptin expression in osteoarthritis patients. *PLoS One* 10:e0123224, 2015.

28. Loughlin J: Genetic epidemiology of primary osteoarthritis. *Curr Opin Rheumatol* 13:111–1116, 2001.

29. Newman B, Wallis GA: Is osteoarthritis a genetic disease? *Clin Invest Med* 25:139–149, 2002.

30. Felson DT, Couropmitree NN, Chaisson CE, et al: Evidence for a Mendelian gene in a segregation analysis of generalized radiographic osteoarthritis: the Framingham Study. *Arthritis Rheum* 41:1064–1071, 1998.

31. Hirsch R, Lethbridge-Cejku M, Hanson R, et al: Familial aggregation of osteoarthritis: data from the Baltimore Longitudinal Study on Aging. *Arthritis Rheum* 41:1227–1232, 1998.

32. Cicuttini FM, Spector TD: What is the evidence that osteoarthritis is genetically determined? *Baillieres Clin Rheumatol* 11:657–669, 1997.

33. MacGregor AJ, Antoniades L, Matson M, et al: The genetic contribution to radiographic hip osteoarthritis in women: results of a classic twin study. *Arthritis Rheum* 43:2410–2416, 2000.

34. Bijkerk C, Houwing-Duistermaat JJ, Valkenburg HA, et al: Heritabilities of radiologic osteoarthritis in peripheral joints and of disc degeneration of the spine. *Arthritis Rheum* 42:1729–1735, 1999.

35. Spector TD, Cicuttini F, Baker J, et al: Genetic influences on osteoarthritis in women: a twin study. *BMJ* 312:940–943, 1996.

36. Reginato AM, Olsen BR: The role of structural genes in the pathogenesis of osteoarthritic disorders. *Arthritis Res* 4:337–345, 2002.

37. Ala-Kokko L, Baldwin CT, Moskowitz RW, et al: Single base mutation in the type II procollagen gene (COL2A1) as a cause of primary osteoarthritis associated with a mild chondrodysplasia. *Proc Natl Acad Sci U S A* 87:6565–6568, 1990.

38. Jimenez SA, Williams CJ, Karasick D: Hereditary osteoarthritis. In Brandt KD, Doherty M, Lohmander LS, editors: *Osteoarthritis*, Oxford, 1998, Oxford University Press, pp 31–49.

39. Hu K, Xu L, Cao L, et al: Pathogenesis of osteoarthritis-like changes in the joints of mice deficient in type IX collagen. *Arthritis Rheum* 54:2891–2900, 2006.

40. van der Weyden L, Wei L, Luo J, et al: Functional knockout of the matrilin-3 gene causes premature chondrocyte maturation to hypertrophy and increases bone mineral density and osteoarthritis. *Am J Pathol* 169:515–527, 2006.

41. Glowacki J, Hurwitz S, Thornhill TS, et al: Osteoporosis and vitamin-D deficiency among postmenopausal women with osteoarthritis undergoing total hip arthroplasty. *J Bone Joint Surg Am* 85-A:2371–2377, 2003.

42. Radin EL, Paul IL: Does cartilage compliance reduce skeletal impact loads? The relative force-attenuating properties of articular cartilage, synovial fluid, periarticular soft tissues and bone. *Arthritis Rheum* 13:139–144, 1970.

43. Sokoloff L: *The biology of degenerative joint disease*, Chicago, 1969, University of Chicago Press.

44. Loughlin J, Dowling B, Mustafa Z, et al: Association of the interleukin-1 gene cluster on chromosome 2q13 with knee osteoarthritis. *Arthritis Rheum* 46:1519–1527, 2002.

45. Leppavuori J, Kujala U, Kinnunen J, et al: Genome scan for predisposing loci for distal interphalangeal joint osteoarthritis: evidence for a locus on 2q. *Am J Hum Genet* 65:1060–1067, 1999.

46. Loughlin J: Genome studies and linkage in primary osteoarthritis. *Rheum Dis Clin North Am* 28:95–109, 2002.

47. Abramson SB, Attur M: Developments in the scientific understanding of osteoarthritis. *Arthritis Res Ther* 11:227, 2009.

48. Evangelou E, Kerkhof HJ, Styrkarsdottir U, et al: A meta-analysis of genome-wide association studies identifies novel variants associated with osteoarthritis of the hip. *Ann Rheum Dis* 73:2130–2136, 2014.

49. Styrkarsdottir U, Thorleifsson G, Helgadottir HT, et al: Severe osteoarthritis of the hand associates with common variants within the ALDH1A2 gene and with rare variants at 1p31. *Nat Genet* 46:498–502, 2014.

50. Zhang R, Yao J, Xu P, et al: A comprehensive meta-analysis of association between genetic variants of GDF5 and osteoarthritis of the knee, hip and hand. *Inflamm Res* 64:405–414, 2015.

51. Attur MG, Dave MN, Clancy RM, et al: Functional genomic analysis in arthritis-affected cartilage: yin-yang regulation of inflammatory mediators by alpha 5 beta 1 and alpha V beta 3 integrins. *J Immunol* 164:2684–2691, 2000.

52. Attur MG, Patel IR, Patel RN, et al: Autocrine production of IL-1 beta by human osteoarthritis-affected cartilage and differential regulation of endogenous nitric oxide, IL-6, prostaglandin E2, and IL-8. *Proc Assoc Am Physicians* 110:65–72, 1998.

53. Meng J, Ma X, Ma D, et al: Microarray analysis of differential gene expression in temporomandibular joint condylar cartilage after experimentally induced osteoarthritis. *Osteoarthr Cartil* 13:1115–1125, 2005.

54. Moos V, Rudwaleit M, Herzog V, et al: Association of genotypes affecting the expression of interleukin-1beta or interleukin-1 receptor antagonist with osteoarthritis. *Arthritis Rheum* 43:2417–2422, 2000.

55. Barter MJ, Bui C, Young DA: Epigenetic mechanisms in cartilage and osteoarthritis: DNA methylation, histone modifications and micro-RNAs. *Osteoarthr Cartil* 20:339–349, 2012.

56. Jeffries MA, Donica M, Baker LW, et al: Genome-wide DNA methylation study identifies significant epigenomic changes in osteoarthritic cartilage. *Arthritis Rheumatol* 66:2804–2815, 2014.

57. Loughlin J: Genetic contribution to osteoarthritis development: current state of evidence. *Curr Opin Rheumatol* 27:284–288, 2015.

58. Bullough PG: The geometry of diarthrodial joints, its physiologic maintenance, and the possible significance of age-related changes in geometry-to-load distribution and the development of osteoarthritis. *Clin Orthop* 61–66, 1981.

59. Lane LB, Villacin A, Bullough PG: The vascularity and remodelling of subchondral bone and calcified cartilage in adult human femoral and humeral heads. An age- and stress-related phenomenon. *J Bone Joint Surg Br* 59:272–278, 1977.

60. Day WH, Swanson SA, Freeman MA: Contact pressures in the loaded human cadaver hip. *J Bone Joint Surg Br* 57:302–313, 1975.

61. Slowman SD, Brandt KD: Composition and glycosaminoglycan metabolism of articular cartilage from habitually loaded and habitually unloaded sites. *Arthritis Rheum* 29:88–94, 1986.

62. Schumacher HR: Secondary osteoarthritis. In Moskowitz RW, Howell DS, Goldberg VM, et al, editors: *Osteoarthritis: diagnosis and management*, Philadelphia, 1984, WB Saunders, p 235.

63. Conaghan PG: Update on osteoarthritis part 1: current concepts and the relation to exercise. *Br J Sports Med* 36:330–333, 2002.

64. Donahue JM, Oegema TR Jr, Thompson RG Jr: The zone of calcified cartilage: the focal point of changes following blunt trauma to articular cartilage. *Trans Orthop Res Soc* 11:233, 1986.

65. Radin EL: Mechanical factors in the etiology of osteoarthrosis. In Peyron JG, editor: *Epidemiology of osteoarthrosis*, Paris, 1981, Ciba-Geigy, p 136.

66. Oegema T: Cartilage-bone interface. In Brandt KD, editor: *Cartilage changes in osteoarthritis*, Indianapolis, 1990, Indiana University School of Medicine.

67. Linn FC, Radin EL: Lubrication of animal joints. 3. The effect of certain chemical alterations of the cartilage and lubricant. *Arthritis Rheum* 11:674–682, 1968.

68. Radin EL, Paul IL: Response of joints to impact loading. I. In vitro

wear. *Arthritis Rheum* 14:356–362, 1971.

69. Thelin N, Holmberg S, Thelin A: Knee injuries account for the sports-related increased risk of knee osteoarthritis. *Scand J Med Sci Sports* 16:329–333, 2006.

70. Wluka AE, Cicuttini FM, Spector TD: Menopause, oestrogens and arthritis. *Maturitas* 35:183–199, 2000.

71. Dillon CF, Rasch EK, Gu Q, et al: Prevalence of knee osteoarthritis in the United States: arthritis data from the Third National Health and Nutrition Examination Survey 1991-94. *J Rheumatol* 33:2271–2279, 2006.

72. Pelletier G, El-Alfy M: Immunocytochemical localization of estrogen receptors alpha and beta in the human reproductive organs. *J Clin Endocrinol Metab* 85:4835–4840, 2000.

73. Ushiyama T, Ueyama H, Inoue K, et al: Expression of genes for estrogen receptors alpha and beta in human articular chondrocytes. *Osteoarthr Cartil* 7:560–566, 1999.

74. Ng MC, Harper RP, Le CT, et al: Effects of estrogen on the condylar cartilage of the rat mandible in organ culture. *J Oral Maxillofac Surg* 57:818–823, 1999.

75. Richmond RS, Carlson CS, Register TC, et al: Functional estrogen receptors in adult articular cartilage: estrogen replacement therapy increases chondrocyte synthesis of proteoglycans and insulin-like growth factor binding protein 2. *Arthritis Rheum* 43:2081–2090, 2000.

76. Claassen H, Hassenpflug J, Schunke M, et al: Immunohistochemical detection of estrogen receptor alpha in articular chondrocytes from cows, pigs and humans: in situ and in vitro results. *Ann Anat* 183:223–227, 2001.

77. Nilsson LO, Boman A, Savendahl L, et al: Demonstration of estrogen receptor-beta immunoreactivity in human growth plate cartilage. *J Clin Endocrinol Metab* 84:370–373, 1999.

78. Nevitt MC, Cummings SR, Lane NE, et al: Association of estrogen replacement therapy with the risk of osteoarthritis of the hip in elderly white women. Study of Osteoporotic Fractures Research Group. *Arch Intern Med* 156:2073–2080, 1996.

79. Sowers MF, Hochberg M, Crabbe JP, et al: Association of bone mineral density and sex hormone levels with osteoarthritis of the hand and knee in premenopausal women. *Am J Epidemiol* 143:38–47, 1996.

80. Wluka AE, Davis SR, Bailey M, et al: Users of oestrogen replacement therapy have more knee cartilage than non-users. *Ann Rheum Dis* 60:332–336, 2001.

81. Zhang Y, McAlindon TE, Hannan MT, et al: Estrogen replacement therapy and worsening of radiographic knee osteoarthritis: the Framingham Study. *Arthritis Rheum* 41:1867–1873, 1998.

82. Hannan MT, Felson DT, Anderson JJ, et al: Estrogen use and radiographic osteoarthritis of the knee in women. The Framingham Osteoarthritis Study. *Arthritis Rheum* 33:525–532, 1990.

83. Ham KD, Loeser RF, Lindgren BR, et al: Effects of long-term estrogen replacement therapy on osteoarthritis severity in cynomolgus monkeys. *Arthritis Rheum* 46:1956–1964, 2002.

84. Lugo L, Villalvilla A, Largo R, et al: Selective estrogen receptor modulators (SERMs): new alternatives for osteoarthritis? *Maturitas* 77:380–384, 2014.

85. Buckwalter JA, Mankin HJ, Grodzinsky AJ: Articular cartilage and osteoarthritis. *Instr Course Lect* 54:465–480, 2005.

86. Grogan SP, Miyaki S, Asahara H, et al: Mesenchymal progenitor cell markers in human articular cartilage: normal distribution and changes in osteoarthritis. *Arthritis Res Ther* 11:R85, 2009.

87. Lotz MK, Otsuki S, Grogan SP, et al: Cartilage cell clusters. *Arthritis Rheum* 62:2206–2218, 2010.

88. van der Kraan PM, Blaney Davidson EN, van den Berg WB: Bone morphogenetic proteins and articular cartilage: to serve and protect or a wolf in sheep clothing's? *Osteoarthritis Cartilage* 18:735–741, 2010.

89. Danielsson LG: Incidence and prognosis of coxarthrosis. 1964. *Clin Orthop* 13–18, 1993.

90. Pottenger LA, Phillips FM, Draganich LF: The effect of marginal osteophytes on reduction of varus-valgus instability in osteoarthritic knees. *Arthritis Rheum* 33:853–858, 1990.

91. Uchino M, Izumi T, Tominaga T, et al: Growth factor expression in the osteophytes of the human femoral head in osteoarthritis. *Clin Orthop* 119–125, 2000.

92. Davidson ENB, Vitters EL, van Beuningen HM, et al: Resemblance of osteophytes in experimental osteoarthritis to transforming growth factor β-induced osteophytes: limited role of bone morphogenetic

protein in early osteoarthritic osteophyte formation. *Arthritis Rheum* 56:4065–4073, 2007.

93. Bakker AC, van de Loo FA, van Beuningen HM, et al: Overexpression of active TGF-beta-1 in the murine knee joint: evidence for synovial-layer-dependent chondro-osteophyte formation. *Osteoarthr Cartil* 9:128–136, 2001.

94. Hunziker E: Quantitative structural organization of normal adult human articular cartilage. *Osteoarthritis Cartilage* 10:564–572, 2002.

95. Kühn K: Cell death in cartilage. *Osteoarthritis Cartilage* 12:1–16, 2004.

96. Levine B, Mizushima N, Virgin HW: Autophagy in immunity and inflammation. *Nature* 469:323–335, 2011.

97. Caramés B, Taniguchi N, Otsuki S, et al: Autophagy is a protective mechanism in normal cartilage, and its aging-related loss is linked with cell death and osteoarthritis. *Arthritis Rheum* 62:791–801, 2010.

98. Herbage D, Huc A, Chabrand D, et al: Physicochemical study of articular cartilage from healthy and osteo- arthritic human hips. Orientation and thermal stability of collagen fibres. *Biochim Biophys Acta* 271:339–346, 1972.

99. Mankin HJ, Brandt KD: Biochemistry and metabolism of articular cartilage in osteoarthritis. In Moskowitz RW, Howell DS, Goldberg VM, et al, editors: *Osteoarthritis: diagnosis and medical/surgical management*, ed 2, Philadelphia, 1992, WB Saunders, pp 109–154.

100. Mankin HJ, Lippiello L: Biochemical and metabolic abnormalities in articular cartilage from osteo-arthritic human hips. *J Bone Joint Surg Am* 52:424–434, 1970.

101. Maroudas A: Transport through articular cartilage and some physiological implications. In Ali SY, Elves MW, Leaback DH, editors: *Normal and osteoarthrotic articular cartilage*, London, 1974, Institute of Orthopaedics, p 33.

102. Maroudas AI: Balance between swelling pressure and collagen tension in normal and degenerate cartilage. *Nature* 260:808–809, 1976.

103. Muir H: Current and future trends in articular cartilage research and osteoarthritis. In Kuettner KE, Schleyerbach R, Hascall VC, editors: *Articular cartilage and biochemistry*, New York, 1986, Raven Press, pp 423–440.

104. Inerot S, Heinegard D, Audell L, et al: Articular-cartilage proteoglycans in aging and osteoarthritis. *Biochem J* 169:143–156, 1978.

105. Bollet AJ, Nance JL: Biochemical findings in normal and osteoarthritic articular cartilage. II. Chondroitin sulfate concentration and chain length, water, and ash contents. *J Clin Invest* 44:1170–1177, 1966.

106. Mankin HJ, Dorfman H, Lippiello L, et al: Biochemical and metabolic abnormalities in articular cartilage from osteo-arthritic human hips. II. Correlation of morphology with biochemical and metabolic data. *J Bone Joint Surg Am* 53:523–537, 1971.

107. Goldring MB, Otero M, Tsuchimochi K, et al: Defining the roles of inflammatory and anabolic cytokines in cartilage metabolism. *Ann Rheum Dis* 67(Suppl 3):iii75–iii82, 2008.

108. Xu L, Servais J, Polur I, et al: Attenuation of osteoarthritis progression by reduction of discoidin domain receptor 2 in mice. *Arthritis Rheum* 62:2736–2744, 2010.

109. Jaovisidha K, Rosenthal AK: Calcium crystals in osteoarthritis. *Curr Opin Rheumatol* 14:298–302, 2002.

110. Rosenthal AK: Calcium crystal deposition and osteoarthritis. *Rheum Dis Clin North Am* 32:401–412, vii, 2006.

111. Ryan LM, Cheung HS: The role of crystals in osteoarthritis. *Rheum Dis Clin North Am* 25:257–267, 1999.

112. Wu CW, Terkeltaub R, Kalunian KC: Calcium-containing crystals and osteoarthritis: implications for the clinician. *Curr Rheumatol Rep* 7:213–219, 2005.

113. Howell DS, Muniz OE, Morales S: 5' Nucleotidase and pyrophosphate (Ppi)-generating activities in articular cartilage extracts in calcium pyrophosphate deposition disease (CPPD) and in primary osteoarthritis (OA). In Peyron JG, editor: *Epidemiology of osteoarthritis*, Paris, 1980, Ciba-Geigy, p 99.

114. Altman RD, Muniz OE, Pita JC, et al: Articular chondrocalcinosis. Microanalysis of pyrophosphate (PPi) in synovial fluid and plasma. *Arthritis Rheum* 16:171–178, 1973.

115. Silcox DC, McCarty DJ Jr: Elevated inorganic pyrophosphate concentrations in synovial fluids in osteoarthritis and pseudogout. *J Lab Clin Med* 83:518–531, 1974.

116. Tenenbaum J, Muniz O, Schumacher HR, et al: Comparison of phosphohydrolase activities from articular cartilage in calcium pyrophosphate deposition disease and primary osteoarthritis. *Arthritis Rheum* 24:492–500, 1981.

117. Ryu J, Treadwell BV, Mankin HJ: Biochemical and metabolic abnormalities in normal and osteoarthritic human articular cartilage. *Arthritis Rheum* 27:49–57, 1984.

118. Umlauf D, Frank S, Pap T, et al: Cartilage biology, pathology, and repair. *Cell Mol Life Sci* 67:4197–4211, 2010.

119. Dean DD, Azzo W, Martel-Pelletier J, et al: Levels of metalloproteases and tissue inhibitor of metalloproteases in human osteoarthritic cartilage. *J Rheumatol* 14(Spec No):43–44, 1987.

120. Morales TI, Kuettner KE: The properties of the neutral proteinase released by primary chondrocyte cultures and its action on proteoglycan aggregate. *Biochim Biophys Acta* 705:92–101, 1982.

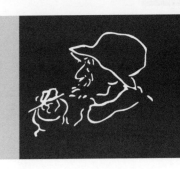

第99章

骨关节炎的临床特征

原著 Amanda E. Nelson • Joanne M. Jordan

李 萍 译 毕黎琦 校

关键点

骨关节炎是最常见的关节炎，典型病变累及手、髋、膝、脊柱和足。

骨关节炎可以根据影像学、临床或症状学进行诊断。

随着影像学和分子生物学标志物等检测骨关节炎损伤的更敏感指标的出现，其概念可能会有变化。

疼痛和功能受限可能逐渐导致骨关节炎残疾。

骨关节炎患者的死亡率比普通人群高。

骨关节炎（OA）是最常见的关节炎，遍及全球，与人口老龄化明显相关。2005 年在美国成年人中患者数达 2700 万 [1]。膝和髋 OA 会出现明显功能障碍，原因是影响患者行走且活动受限，而且明显增加医疗费用 [2]。2012 年在美国行膝关节置换术者有 671 374 例，行髋关节置换术者有 452 615 例，估计总费用分别超过 360 亿美元和 260 亿美元 [3]。相比之下，10 年前行膝关节置换术者为 386 265 例，行髋关节置换术者有 332 164 例 总收费在 100 亿美元左右（图 99-1）[3]。由于老龄化和肥胖，预计 OA 所致的负担将在未来 20 年日益增加 [3]。

OA 对关节及其周围的所有结构均有影响，并会导致全关节功能障碍。OA 在组织学方面研究的侧重点曾为软骨退变，而近期的研究已经将其扩展为病变进程中所累及的软骨下骨、滑膜、韧带/肌腱、半月板、肌肉和神经组织 [4-5]。临床 OA 是指晚期或终末期关节改变，其可能代表了包括遗传、环境和生物力学等多种不同因素导致的最终共同通路。

骨关节炎的流行病学

OA 可以根据病理学、影像学或临床进行分类。美国风湿病学会（ACR）手、髋、膝 OA 的分类标准见表 99-1[46]。手 OA 仅有临床标准，其敏感性为 92%，特异性为 98%。ACR 髋关节 OA 分类标准的敏感性和特异性分别为 91% 和 89%，而膝 OA 分类标准的敏感性和特异性分别为 91% 和 86%。由于该标准的特异性较高，所以该标准对于鉴别 OA 与炎性关节病是很实用的，但对于早期 OA 与健康对照相鉴别意义较小。与影像学标准相比，ACR 分类标准容易低估 OA 的患病率 [7-8]。

尽管基于磁共振成像（MRI）的 OA 分类标准正在探讨中，但影像学上 OA 诊断通常要求 X 线平片上有骨赘形成或关节间隙变窄 [9]。临床 OA 的定义是 OA 所致体格检查的异常所见，例如手的结节改变、髋关节内旋受限和疼痛，或膝关节活动弹响。症状学 OA 的定义是具有影像学 OA 改变的关节出现疼痛、发酸或僵硬等表现。这些定义可以根据关节部位、症状的频率及强度和所评估症状的时间间隔来改变。

影像学骨关节炎患病率

由于 OA 有多种不同的分类标准，所以发病率也不尽相同。Lawrence 及同事对几个人群研究进行了综述，评估了影像学膝 OA 的发病率 [1]。不考虑影像学技术和研究对象年龄的变化，这些研究显示美国成年人影像学膝 OA 的患病率为 14% ~ 37%，且女性高发 [10-12]。根据研究人群得出的结果显示：影像学髋 OA 的患病率差异更大，从小于 1% 到 27%

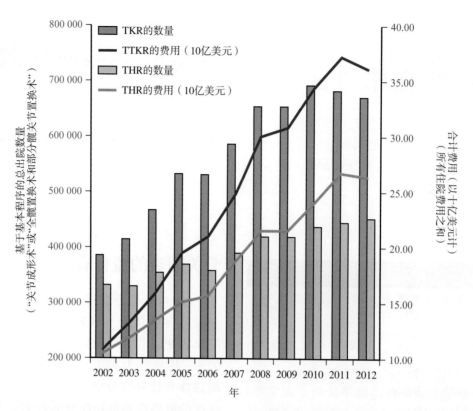

图 99-1 2002—2012 年美国全膝关节置换术（TKR）和全髋 / 髋关节置换术（THR）出院数据趋势。蓝色条表示国家住院患者医疗成本利用项目中，从 2002 年至 2012 年行膝关节置换术（深蓝色）和髋关节置换术（浅蓝色）的患者出院次数，红色条显示行膝关节置换术（深红色）和髋关节置换术（浅红色）的总费用（来源于每个手术的所有住院费用总和或"国家法案"）（Generated from data on hcupnet.ahrq.gov on August 13, 2014.）

不等[13]。影像学手 OA 很常见，特别是老年人，但患者可能无症状或功能受限。一项大规模研究发现在 55 岁及以上人群中至少一个关节有影像学 OA 的女性患病率为 67%，男性为 55%，在手的 3 个关节区（远端指间关节、近端指间关节或掌指关节）中至少有 2 个关节有影像学 OA 者为 28%[14]。近期一份有关影像学足 OA 的综述报告了第一跖趾关节 OA 的患病率为 12% ~ 35%[15]，而另一项来自 30 例观察性和病例对照研究的综述报告，影像学示中足和前掌 OA 的患病率为 0.1% ~ 61%。踝关节 OA 通常被认为是罕见的，并且大多是创伤所致，在膝关节 OA 患者中踝关节 OA 相对常见，尽管报告损伤或手术频率较低（约 4%），但 15% 的踝关节 OA 有放射学证据[17]。脊柱小关节 OA 的患病率也很高；据报道，在 Framingham 心脏病研究人群中，通过计算机断层扫描（CT），60% 的男性和 67% 的女性有影像学 OA，而在 Johnston County OA 项目中，超过 58% 患者有影像学 OA[19]。椎间盘狭窄和腰椎骨赘也经常在

X 线片上被发现[19]。

症状学骨关节炎的患病率

手、膝、髋症状学 OA（指既存在影像学 OA 也伴有临床症状）的患病率估测总结见表 99-2[1]。基于这些研究，Lawrence 及其同事[1] 估测美国有 900 万成人患有症状学膝 OA，超过 1300 万人患有症状学手 OA。Nguyen 及其同事[20] 根据全国营养和健康调查（NHANES）和 Framingham 研究的数据探讨症状学膝 OA 的发病率趋势，发现在大约 20 年内自我报告的膝关节疼痛显著增加，但放射学膝 OA 没有显著变化，导致症状学膝 OA 的总体患病率随着时间的推移而增加。

骨关节炎患病率的种族差异

已经有报告显示，在身体的不同部位 OA 患病率

表 99-1　美国风湿病学会骨关节炎放射学和临床分类标准

手[5]

1. 近 1 个月大多数时间有手关节疼痛、发酸和发僵
2. 10 个选定的关节中，有骨性膨大的关节 ≥ 2 个 *
3. 掌指关节肿胀 ≤ 3 个
4. 远端指间关节骨性膨大 ≥ 2 个
5. 10 个选定的关节中，畸形关节 ≥ 2 个 *

满足条目 1 ～ 3 和 4 或 5 可诊断手骨关节炎

膝：临床标准 [6]

1. 近 1 个月大多数时间有膝关节痛
2. 关节活动时有骨擦音
3. 晨僵持续时间 ≤ 30 min
4. 查体发现膝关节有骨性膨大
5. 年龄 ≥ 38 岁

满足 1+2+4 条，或 1+2+3+5 条，或 1+4+5 条者可诊断膝骨关节炎

膝：临床 + 影像学标准

1. 近 1 个月大多数时间有膝关节痛
2. X 线片示关节边缘有骨赘形成
3. 关节液检查符合骨关节炎
4. 年龄 ≥ 40 岁
5. 晨僵持续时间 ≤ 30 min
6. 关节活动时有骨擦音

满足 1+2 条，或 1+3+5+6 条，或 1+4+5+6 条者可诊断膝骨关节炎

髋：临床 + 影像学标准 [7]

1. 近 1 个月大多数时间有髋痛
2. 红细胞沉降率 ≤ 20 mm/hr
3. X 线片示股骨和（或）髋臼有骨赘
4. X 线片示髋关节间隙变窄

满足 1+2+3 条，或 1+2+4 条，或 1+3+4 条者可诊断髋骨关节炎

*10 个选定的关节为双侧第 2、第 3 远端及近端指间关节，双侧第 1 腕掌关节

CMC，腕掌关节；DIP，远端指间关节；ESR，红细胞沉降率；MCP，掌指关节；PIP，近端指间关节（From Altman R, Asch E, Bloch D, et al: Development of criteria for the classifi cation and reporting of osteoarthritis. Classifi cation of osteoarthritis of the knee. Diagnostic and Therapeutic Criteria Committee of the American Rheumatism Association. Arthritis Rheum 29:1039–1049, 1986; Altman R, Alarcon G, Appelrouth D, et al: The American College of Rheumatology criteria for the classifi cation and reporting of osteoarthritis of the hip. Arthritis Rheum 34:505-514, 1991; and Altman R, Alarcon G, Appelrouth D, et al: The American College of Rheumatology criteria for the classifi cation and reporting of osteoarthritis of the hand. Arthritis Rheum 33:1601-1610, 1990.）

表 99-2　症状学骨关节炎（OA）的患病率

部位（年龄，岁）	来源	症状学 OA（%）		
		男	女	总体
手（≥ 26）	Framingham[127]	3.8	9.2	6.8
膝				
≥ 26	Framingham[11]	4.6	4.9	4.9
≥ 45	Framingham[11]	5.9	7.2	6.7
≥ 45	Johnston County[12]	13.5	18.7	16.7
≥ 60	NHANES Ⅲ [10]	10.0	13.6	12.1
髋（≥ 45）	Johnston County[24]	8.7	9.3	9.2

NHANESI，全国健康和营养调查；OA，骨关节炎（From Lawrence RC, Felson DT, Helmick CG, et al: Estimates of the prevalence of arthritis and other rheumatic conditions in the United States. Part II. Arthritis Rheum 58:26-35, 2008）

存在种族差异[21]。与白人相比，非裔美国人的影像学和症状学膝 OA 更常见[10,12]。在 Johnston County OA 项目中，非裔美国人放射学膝 OA 的患病率为 32%，白人的患病率为 27%，非裔美国人症状学膝 OA 的患病率为 19%，白人的患病率为 16%[12]。与白人女性相比，中国女性放射学膝 OA、双侧放射学膝 OA 及症状学膝 OA 的患病率较高，而这些疾病在中国男性和白人男性的患病率则相近[22]。尽管非洲人群髋 OA 的患病率明显较低[25-26]，但非裔美国人[23]放射学和症状学髋 OA 的患病率略高于白人[24]。与白人相比，中国人髋 OA 发病率总体较低[27]。尽管无症状学手 OA 在白人中更为常见，但在白人、非洲裔美国人和墨西哥裔美国人参加的 NHANES Ⅲ 研究中，症状性手 OA 的发病率相似[21]。在 Johnston County OA 项目的亚组研究中，非洲裔美国人很少有放射学或症状学手 OA[28-29]。与白人相比，中国人也很少有放射学或症状学手 OA[30]。虽然尚无比较放射学足 OA 发病率的人种学差异的文献，但在 Johnston County OA 项目的非肥胖参与者中，非裔美国人更有可能患有蹋外翻和槌状趾[31]，而白人更可能有足部症状[32]。与白人相比，非裔美国人很少有椎间盘狭窄，脊柱骨赘或小关节 OA[19]。

原发性与继发性骨关节炎

组织学上"原发性"OA 是指无损伤史或无其他

关节疾病的 OA,"继发性"OA 则指有原发病存在的情况(表 99-3)。然而,近年的研究确认了越来越多的局部风险因素与 OA 相关(例如股骨髋臼撞击综合征和膝关节对线不良),并发现了更广泛与 OA 相关的因素(遗传、生物力学和环境因素),所以原发性 OA 和继发性 OA 的区别日渐模糊。伴有或不伴有诱因的情况下很多人都可能会发展为继发性 OA;另外一些人具有与继发性 OA 相关的潜在疾病,但可能不

表 99-3 继发性骨关节炎的病因

代谢性疾病

晶体相关性关节炎

焦磷酸钙沉积症或羟磷灰石沉积症

肢端肥大症

褐黄病

血色病

Wilson 病

甲状旁腺功能亢进

Ehlers-Danlos 综合征

Gaucher 病

糖尿病

机械性 / 局部因素

股骨头骨骺滑脱

骨骺发育不良

Legg-Calvé-Perthes 病

先天性髋关节脱位

股骨髋臼撞击综合征

先天性髋关节发育不良

下肢不等长

过度活动综合征

缺血性坏死 / 骨坏死

创伤性疾病

关节创伤(如 ACL 撕裂)

关节骨折

既往关节手术(如半月板切除术,ACL)

Charcot 关节(神经性关节病)

炎症性疾病

类风湿关节炎或其他炎性关节病

晶体性关节炎(痛风)

既往化脓性关节炎

ACL,前交叉韧带(Modified from Altman R, Asch E, Bloch D, et al: Development of criteria for the classification and reporting of osteoarthritis. Classification of osteoarthritis of the knee. Diagnostic and Therapeutic Criteria Committee of the American Rheumatism Association. Arthritis Rheum 29:1039-1049, 1986.)

会发展为临床 OA。因此可以将 OA 视为由遗传、外伤史或其他关节损伤、机械因素和社会心理学环境共同作用于关节,在某些情况下导致其达到"终末期"或"致残"关节。

临床特征

一般症状和体征

OA 最常累及膝、手、足、髋和脊柱关节。这些关节可有症状或仅有影像学改变。OA 患者多有活动后加重的关节疼痛,伴轻度晨僵(< 30 min),且疼痛与僵硬感于休息时出现。与其他系统性炎性关节病相比,本病的晨僵一般较轻、持续时间较短,但这种静止后的僵硬或"胶着"现象常常是患者主诉。骨关节炎患者的受累关节查体时常有骨性膨大和摩擦音,伴活动受限。可有软组织肿胀或积液,但显著少于炎症性关节炎。疼痛的症状可能高于或低于基于结构损伤的预期值[33-34]。抑郁症、睡眠障碍和其他心理因素对骨关节炎疼痛的影响正在被逐步认识[35-37]。中枢致敏(即增强的神经信号导致的超敏反应)在 OA 慢性疼痛中的作用也逐渐受到医学界的重视,这一机制可导致远离受影响关节的身体其他部位出现疼痛和疼痛抑制机制丧失。需要进行持续的研究以鉴别并治疗这种疾病状态[38]。

特殊关节的症状和体征:膝关节

膝 OA 的特点是隐匿出现的疼痛,伴僵硬和活动范围受限。膝 OA 患者常有疼痛和行走、移动(从坐到站立)、特别是爬楼梯受限。这些症状一般和膝关节不稳定或"失去控制"有关。膝关节"绞锁"感可能是僵硬、关节间隙游离体或半月板损伤造成的,可通过回旋挤压试验测试关节病变的存在。膝 OA 常有明显的摩擦音(这种症状可能对髌股病变较胫股病变更具有提示作用[39])和骨性膨大。关节内侧和外侧可有触痛。出现关节积液时一般不伴有皮肤发红及皮温升高。如关节肿胀明显,常与腘窝囊肿(Baker 囊肿)增大有关。膝 OA 出现鹅足囊甚至大转子疼痛与生物力学改变有关[40]。评估软组织症状后可通过注射糖皮质激素缓解疼痛。

最常见的畸形是内翻,常见于严重病例,但在轻

度 / 疾病早期也可以出现。临床上明显的内翻可能是疾病进展的一个危险因素[41]。其他严重症状包括屈曲畸形或关节不稳。股四头肌无力是膝 OA 疾病进展的早期可改变危险因素，尤其是妇女[42-43]，疾病晚期阶段可出现肌肉萎缩[44-45]。本体感觉与振动感觉的变化已证实与膝 OA 有关，但这些因素与病变进展和关节疼痛的关系尚不清楚[46-47]。髌股 OA 可能比胫股 OA 更常见[48]，可以引起膝关节剧烈疼痛和功能障碍，但却常被忽视[49]。髌股 OA 的特点是上或下楼梯膝关节前方疼痛，它可单独存在或与胫股 OA 并发[48]。年轻人髌股 OA 和常见的髌股关节疼痛之间的关系尚不清楚。

特殊关节的症状和体征：髋关节

髋 OA 可以出现十分具体的腹股沟疼痛[51]，也可能被描述为更模糊的大腿或臀部疼痛，下腰痛，甚至是同侧膝关节疼痛。因此重要的是评估导致"髋部"疼痛的其他原因，包括脊椎疼痛（腰椎间盘退变、椎管狭窄、椎小关节 OA，骶髂关节疼痛）、转子滑囊炎、膝关节病理性步态改变、感觉异常性股痛（压迫股外侧皮神经）、大腿血管性跛行、甚至骨盆内的原因。其他引起髋部和腹股沟疼痛的病因如隐匿性股骨颈骨折和股骨头缺血性坏死同样重要。髋 OA 的患者有行走、弯腰、移动以及爬楼梯受限。受累髋关节常有内收受限，并且疼痛剧烈，甚至在疾病早期即出现，一般是患者穿袜子、系鞋带或修趾甲十分费力。髋关节屈曲挛缩畸形，或活动范围受限提示疾病更为严重，这与股骨头向上移位导致受累肢体缩短有关。年轻患者坐位时腹股沟疼痛加重，屈曲位时髋关节内旋和内收出现疼痛与活动受限，应考虑股骨髋臼撞击症[52]。

特殊关节的症状和体征：手关节

手经常为 OA 诊断提供第一条线索。远端指间关节（distal interphalangeal，DIP）明显的骨性膨大称为赫伯登结节，近端指间关节（proximal interphalangeal，PIP）者称为布夏尔结节（图 99-2）。这些结节既可以是有皮温高和压痛的急性炎症，也可是缓和的硬性膨大，优势手往往症状更明显。少数患者，通常是老年女性，表现以发作性炎症、疼

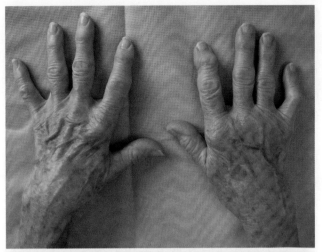

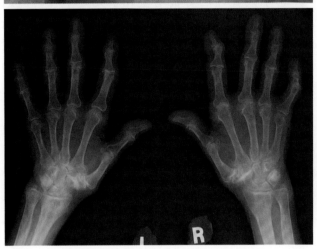

图 99-2 79 岁女性患者手 OA 的临床特征（上图）和影像学特征（下图）。患者多个手指有赫伯登（Heberden）和布夏尔（Bouchard）结节；放射线片示骨关节炎典型的骨赘、关节间隙狭窄和囊变。除"鸥翼（gull-wing）"畸形外，第三近端指间关节示侵蚀性 OA

痛、肿胀为特点的侵蚀性骨关节炎。这一类型骨关节炎是疾病连续的一部分或是一种完全独立的疾病尚存争论[53-54]。OA 累及第 1 腕掌关节（carpometacarpal，CMC）症状较明显，可以导致明显的疼痛，关节功能受限和握力下降[55-56]。检体可发现由于骨赘形成和关节间隙变窄导致第 1CMC 呈方形关节畸形。双侧受累的多关节 OA 常见，包括仅累及多个 PIP 组和 DIP、PIP 交叉受累组。掌指关节受累较先前所知更为常见[57]，这些关节显著受累要考虑炎性关节病或继发性骨关节炎如血色病[58]。此外，软组织病变如 De Quervain 腱鞘炎与手 OA 有关并可保守治疗。

1870 第 15 篇 | 软骨、骨和遗传性结缔组织病

特殊关节的症状和体征：脊柱关节

椎小关节 OA 在老年人中很普遍。在一项研究中，发现颈椎小关节 OA 和腰椎小关节 OA 在社区 65 岁以上成年人的发病率分别为 57% 和 89%[59]。尽管最近一项使用 CT 评估腰椎小关节 OA 的研究确定了严重椎小关节 OA 与背痛之间的关联优势比（OR）大于 2，但是椎小关节 OA 与背痛之间的关联一直存在争议。多个小关节出现问题的个体也更容易出现背痛[60]。椎小关节 OA 常伴发其他关节部位的 OA，这些部位包括膝关节和手关节[19]。

老年人脊柱的骨赘增生几乎无处不在，但通常是无症状的[61]。腰椎间盘退变（lumbar disk degenerarion，LDD）是因椎间盘间隙缩小、终板硬化并形成疝，常与放射学骨赘增生有关[62]。但 LDD 和其他部位 OA 之间的关系仍然存在争议[19,63]。

症状上，这些发现可能与神经根病有关，神经根的病理改变在老年患者中最常见，其原因是关节突起或椎骨关节肥大，椎间盘突出，椎体骨赘，或这些特征的组合[64-65]。颈椎神经根病最常累及第七颈神经根，这是由 C6-C7 水平的退行性病变引起的[64]。患者可能出现肩部、肱三头肌区、前臂和背侧掌指及三头肌的疼痛或麻木感[64]。腰骶神经根病变通常是由于椎间盘退变（特别是在较低的腰椎位置），伴有放射性背部疼痛，通常因前倾、久坐或牵拉而使疼痛加剧，转为卧位疼痛可缓解[65]。具体的临床表现因神经根位置而异，较低的位置更易出现病变。L4 神经根病变可导致内侧小腿感觉改变、膝关节伸直和髋关节内收减弱，并可能导致膝反射减弱[65]。L5 神经根病变时，可能会出现足下垂以及前腿外侧和足背的感觉异常，而 S1 神经根病变的特点是踝关节跖屈无力、膝关节屈曲无力、髋关节伸直无力和踝反射减弱[65]。马尾神经综合征是一种急症，是由于中央椎间盘突出导致下腰椎和骶神经根受压，通常发生在在 L4-L5。该综合征会导致肠和膀胱功能障碍、马鞍式感觉丧失和腿部无力[65]。

弥漫性特发性骨肥厚（diffuse idiopathic skeletal hyperostosis，DISH）存在大量骨赘形成及脊柱韧带和肌腱端钙化，导致脊柱表面看上去像流动的蜡[66]。DISH 患者可无症状仅有影像学改变，或勉强类似骨关节炎或 LDD。大的颈椎前骨赘，在 DISH 中更常见，但在 LDD 中也可能出现，可导致食管压迫产生吞咽困难[67]。

特殊关节的症状和体征：肩关节

骨关节炎患者肩部疼痛常见，症状来源于肩锁关节和（或）胸锁关节的骨赘与狭窄，而盂肱关节本身病变引起症状少见。应评估老年人常见的其他疾病如肩峰下滑囊炎、肩袖病变和粘连性关节囊炎。特别是肩袖损伤，易诱发盂肱 OA。颈椎病变可表现为肩部疼痛，所以肩部的鉴别应包括颈椎的评估。密尔沃基（Milwaukee）肩综合征[68]是一种罕见的与盂肱关节大量积液相关的破坏性关节病，60% 的病例是双侧受累，50% 可累及膝关节[69]。在放射学上，可以看到关节周围钙化和袖带破裂，并且滑液检查通常显示高红细胞内容物和碱性钙晶体（尤其是使用茜素红染色）[69]。

特殊关节的症状和体征：其他关节

迄今为止的文献显示足部 OA 被严重忽视。OA 最常累及的足关节包括距骨关节、距舟骨关节、跟腱关节、跖楔关节和第一跖趾关节（metatarsophalangeal，MTP）；侵蚀性 OA 也可累及这些关节[70]。第一 MTP OA 表现为关节疼痛、蹈外翻畸形（囊肿）和影像学特征（关节间隙变窄、骨赘），这与其他关节 OA 类似。在第一跖趾关节强直（拇趾僵化）后功能丧失可导致步态改变。踝关节 OA 比以前想象的更常见，病因除了与创伤或损伤相关外，可能是由于其他关节 OA 而产生的生物力学改变[17]。肘 OA 罕见，可能是创伤、振动损伤，或其他病因如假性痛风所致。整形外科学和风湿病学文献常忽略颞颌关节 OA，但在牙科文献中该病得到了很好的报道。颞颌关节 OA 导致颞颌关节疼痛，咔哒声，"绞锁"感，运动范围减小和关节痉挛，就像其他受 OA 影响的关节病变一样。

多关节骨关节炎

100 多年以来，人们已经认识到 OA 可同时发生在多个部位[72]。尽管广义的 OA（generalized OA，

GOA）已经被用来描述这一类疾病，但是对于 GOA 的构成并没有被广泛理解或接受（图 99-3）。1952 年 Kellgren 和 Moore 最先描述了 GOA 的临床类型，主要表现为赫伯登结节（Heberden's node），并累及第 1 腕掌关节，其他关节如脊柱关节、膝关节、髋关节和足受累依次下降[74]。后续的研究把 GOA 定义为受累部位数超过 3 个或者 5 个[75]、受累关节计数[76-77]、多个手关节受累[78]、结节性手骨关节炎并发其他关节受累[57]、或骨关节炎积分总计超过多关节[79-80]。目前仍不清楚哪些关节应该包含在这样的定义中，特别是腰椎间盘变性和髋骨 OA 能否作为其他关节属于相同疾病单元的部分。临床上，重要的是要认识和考虑到一个关节存在 OA 的患者可能有其他部位受累，评估个体的功能状态应考虑关节炎对整体负荷的影响，而不是局限于单个关节。

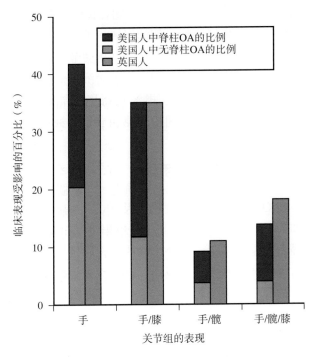

图 99-3　在全身骨关节炎的遗传学研究中存在放射学 OA 的多关节受累的频率。蓝色显示了美国不同部位联合发生放射学骨关节炎的频率。绿色显示了英国 1963 名符合手放射学 OA 标准的患者的上述情况。代表的各组是相互排斥的。红色栏显示的是脊柱 OA（仅通过美国地区评价）联合这些表型的发生频率（Modified from Kraus VB, Jordan JM, Doherty M, et al: The Genetics of Generalized Osteoarthritis [GOGO] study: study design and evaluation of osteoarthritis phenotypes. Osteoarthritis Cartilage 15:120-127, 2007）

诊断性检查

诊断方法

骨关节炎的诊断是一种临床诊断，很少需要实验室检查。同样，如果基于病史和临床表现诊断即很明确，放射学检查通常也不是必需的。在 OA 中进行其他诊断性检查的目的主要是除外可能潜在的病症。根据患者的症状，可以直接诊断，或者需与炎性关节病，例如类风湿关节炎、结晶性关节病（特别是焦磷酸钙晶体沉积病）、脊柱关节炎或各种其他炎性病症进行鉴别诊断。特别是在侵袭性 / 炎性 OA 的情况下，因与银屑病关节炎可能存在显著的临床和影像学重叠，需要进一步评估。如果表现为单关节炎，则应进行感染因素评估。最后，创伤和其他机械性病症（例如肌腱或韧带损伤和半月板撕裂）可以出现在特定关节 OA 发生前、发展过程中，或继发于 OA 之后。

实验室检查

对于临床可疑骨关节炎者，类风湿因子、抗核抗体或其他血清学检查很少作为常规检查。这些检查应该保留给提示有炎性关节病表现的患者。全血细胞计数及包括血糖、血肌酐和肝功能在内的化学检测应该在药物治疗骨关节炎开始之前进行，尤其在有伴存疾病的老年人，这是由于该群体有不良事件增加的风险。在掌指关节显著受累的病例中，必须保证评估过甲状腺功能减退症和血色素沉积症这两种疾病。

滑液

骨关节炎的滑液是正常的或轻度炎性的，外观澄清无色至轻微浅黄色。白细胞计数一般 $\leq$ 2000 cells/mm^3（每 10 个高倍镜视野小于 2 个细胞）[89]。虽然在渗出的情况下可以进行诊断性抽吸，但滑液通常还是在有症状关节中获取。虽然其他的钙结晶或者羟磷灰石在常规标本中未见，但并发的焦磷酸钙结晶疾病应该予以鉴别。

分子生物学标志物

软骨和骨代谢产物的定量测定为 OA 的病理生理学研究提供了一些可能的生物学标志物。例如，尿 II

型胶原 C 端肽片段（u-CTX Ⅱ），就是这样一种生物学标志物，它伴随着放射学 OA 的发生和发展，不依赖其他的危险因素[80]。虽然目前这些生物学标志物主要用于研究，但从血清、尿液或滑液中获得的这些生物学标志物最终能提供一种早期诊断和监测治疗反应的方法。感兴趣的读者可参考一篇从 2010 年文献开始追踪的综述[90]，以及 2014 年一篇概述了 12 种支持 OA 诊断生物学标志物的综述，这也是迄今为止描述支持 OA 相关证据最多的综述[91]，还有本书第98 章中其他有关的详细信息。

影像学：常规影像学方法及一般注意事项

常规 X 线摄影术是广泛适用且相对廉价的，主要当诊断存在临床不确定性、或受累关节不典型、或存在其他诊断，例如炎性关节炎、骨折、Paget 病、骨坏死、感染或恶性肿瘤的证据的时候，这项检查可以用于确定诊断和除外其他疾病。骨关节炎受累关节的典型放射学表现是骨赘、关节间隙变窄、硬化和软骨下骨的囊肿，这些可在临床 X 线片上定性描述。

出于研究目的，通常采用半定量和定量评估。半定量的 Kellgren-Lawrence（KL）分级系统仍然是最常用于以研究为目的的检查手段[92]。KL 分级范围从 0 级（没有骨赘或者关节间隙变窄）到 4 级（严重的关节间隙变窄合并软骨下硬化）。2 级普遍被认为可以诊断骨关节炎。KL 系统有几个局限性，包括文献中的变量定义[93]、所有程度的关节间隙缩小均定义为 3 级。因此，虽然已经提出修改意见以解决这些问题，但是这些问题的存在降低了 KL 系统对病情变化的敏感性[94]。另外，放射线提示的关节间隙缩小，不仅是软骨损伤的特定表现，也可以反映半月板疾病。其他分级系统，例如国际骨关节炎研究学会（OARSI）分级系统[95]，分别观察骨赘和关节间隙变窄，指定单独的评分（图 99-4）。分级系统的选择依赖于研究目的和感兴趣关节的位置。另一方面，定量关节间隙宽度是一种以手动、半自动或全自动方式直接测量股骨和胫骨之间间隙的方法。定量关节间隙宽度通常是指测量最小关节间隙宽度，但也有时在固定位置进行测量；后一种方法已被证明在检测 OA 进展方面与 MRI 相当[96]。

影像：特殊关节的常规放射学检查方法

膝关节的放射学检查应该采取两侧负重位，若基于临床目的，普遍采取前后位（AP）。固定屈曲的前后位摄片通常用于研究，在某些情况下可能还需要采取侧位摄片[97]。为全面评估髌股关节需要拍摄髌骨轴位片。虽然完整肢体放射学检查对于评估关节对线情况是最好的检查手段，但也可以根据常规膝关节片进行评价[98]。评价髋骨关节炎应该行前后位骨盆摄片，也可以采取旋后位或负重位。另外的图像，例如蛙腿或侧位像，可以用来表明特异性髋病理学或者评价股骨髋臼受累或先天性畸形。以关节间隙变窄合并轻度或无骨赘形成为特征的髋骨关节炎的萎缩亚型已经被描述[99]，髋骨关节炎的选择性放射学定义（除KL 分级之外）已经提出并应用于确定这个问题的研究中[100]。对于手骨关节炎，包括腕关节的双手后前位像将显示骨关节炎的独有特点。如果有侵蚀性手骨关节炎，放射学可能提示指间关节的中央侵蚀和鸥翼畸形（图 99-2）。远端指间关节明显的毁坏性改变可能表明另外的炎性疾病，例如银屑病关节炎或极少见的多中心网状组织细胞增多症。掌指关节的显著受累可能表明一种代谢过程，例如血色素沉积症或者焦磷酸钙沉积病。侧腰椎的常规 X 线摄影术能够显示小关节面的骨关节炎、椎间盘间隙变窄和骨赘形成。

影像学：先进的检查手段

在 OA 研究中已经使用了几种先进的成像模式，例如 MRI、超声、CT 和正电子发射断层扫描（PET）扫描。但是除了超声之外，这些特殊并且昂贵的检查在常规临床实践中很少应用。这些检查手段在 OA 诊疗中的应用在下面内容中给予了简要的概述。

磁共振成像

MRI 是 OA 中研究最多的先进成像模式。尽管关节镜检查仍然是关节组织评估的金标准，但 MRI 与放射学成像不同，它可以同时显示所有关节组织，包括软骨、半月板、韧带 / 肌腱、滑膜、积液和骨髓[94]。已经提出基于 MRI 的胫股 OA 的定义：同时存在明确的骨赘和全层软骨损失，或者满足上述其中一种，且具有下列特征之一：软骨下骨髓病变或囊

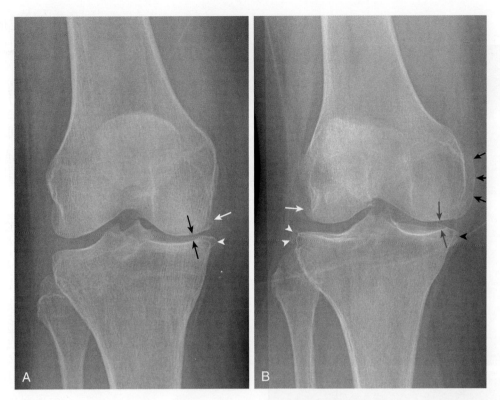

图 99-4 利用 Kellgren-Lawrence 和国际骨关节炎研究学会（OARSI）分级方案进行半定量放射学评价的实例。**A**．Kellgren-Lawrence 3 级。股骨、胫骨外侧缘无骨赘形成（OARSI 0 级）。内侧的股骨骨赘：OARSI 1 级（白色箭头）；内侧的胫骨骨赘：OARSI 2 级（白色向前箭头）；外侧的胫骨股骨关节间隙增宽：OARSI0 级；内侧的胫骨股骨关节间隙变窄：OARSI 2 级（黑色箭头）。**B**．Kellgren-Lawrence 2 级。外侧的股骨骨赘：OARSI 2 级（白色箭头）；外侧的胫骨骨赘：OARSI 2 级（白色向前箭头）；内侧的股骨骨赘：OARSI 3 级（短黑色箭头）；内侧的胫骨骨赘：OARSI 2 级（黑色向前箭头）；正常的外侧胫骨股骨关节间隙增宽：OARSI 0 级；内侧胫骨股骨关节间隙增宽：OARSI 1 级（长黑色箭头）（From Guermazi A, Hunter DJ, Roemer FW: Plain radiography and magnetic resonance imaging diagnostics in osteoarthritis: validated staging and scoring. J Bone Joint Surg Am 91[Suppl 1]:54-62, 2009.）

肿，半月板疾病（半脱位，浸渍或撕裂），部分软骨缺失或骨质减少[9]。

半定量评分可以通过常规技术获得，它经常用于评估多种 OA 特征，例如关节软骨、半月板、韧带、骨髓、滑膜炎和关节积液（图 99-5）[101]。这些评分系统是公开的。全器官磁共振成像评分（WORMS）是 OA 中最古老和使用最广泛的 MRI 半定量评分系统，利用分区域方法对 OA 特征进行评分，包括软骨、骨髓病变（bone marrow lesions，BMLs）、软骨下囊肿、骨质减少、积液、滑膜炎、骨赘、半月板撕裂、交叉韧带和侧副韧带[101]。膝骨关节炎评分系统（KOSS）与之类似，但计算更多的病变，包括尺寸评估。波士顿利兹膝骨关节炎评分（BLOKS）在分区域方法上略有不同，并且单独对 BMLs 评分。MRI

膝骨关节炎评分（MOAKS）[102] 是最近开发的对其他评分系统缺点的弥补，它改善了 BMLs 和半月板疾病的评分[101]。半定量评分也可仅关注一个特征，例如软骨或滑膜炎。

总的来说，膝 OA 的半定量评分方法能对病变做出充分可靠的评价。在膝关节中，半定量评分评估 BMLs、关节积液和滑膜炎与疼痛相关，膝关节疼痛的发展与 BMLs 评分增加有关[101]。进行性软骨损伤与半定量评估的半月板损伤 / 错位、软骨损伤、BMLs 和积液相关[101]。最近一项使用 MOAKS 和骨关节炎倡议数据的研究发现，在 849 例基线期没有膝 OA 影像学证据的个体中（双侧 KL 分级 =0；其中 1/3 在基线期有频繁的膝关节症状），大多数患者通过 MRI 确定有软骨损伤（76%）和骨髓病变（61%），

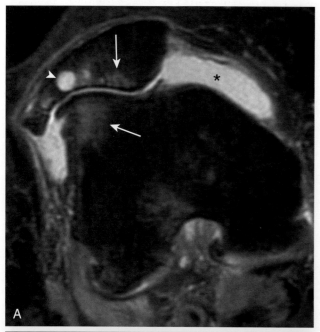

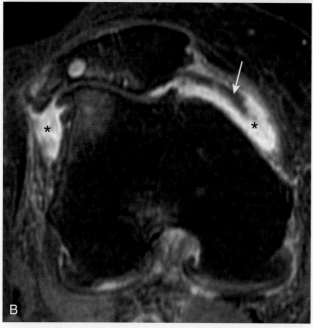

图 99-5 骨关节炎软骨下骨髓损伤（BML）。**A.** 矢状位质子密度脂肪抑制（FS）相显示关节腔内有明显的高信号，表明有关节积液（星号）。此外，在髌骨外侧面（箭头）存在一个巨大的软骨下囊肿，并且在髌骨外侧和滑车（箭头）中有弥漫性骨髓水肿。**B.** 静脉注射钆二乙烯三胺五溴乙酸后 T1 加权 FS 相，可以清楚显示严重的滑膜增厚，表现为对比度增强（星号），箭头指向为真正的渗出液，仅是散在的并在关节腔内呈线性低信号（From Roemer FW, Eckstein F, Hayashi D, et al: The role of imaging in osteoarthritis. Best Pract Clin Rheumatol 28:31-60, 2014.）

这些病变与膝关节症状有关[103]。半定量 MRI 评分也被用于髋关节、手部、肩部和脊柱，但应用率远少于膝 OA[101]。

MRI 的定量评估包括特定组织的特征量化，例如软骨的厚度和体积或 BMLs 的大小和体积。与半定量评分相比，这些技术更耗费时间和人力，但它比半定量方法对病情变化的敏感性更高[101]。软骨厚度和软骨下骨裸露区域的定量评估可用于预测临床结局，如是否需要行关节置换[94]。

可以显示解剖结构和生化特性的成分成像技术可以用于检测在明显的结构改变之前的极早期病变。此项技术包括延迟钆增强的软骨 MRI（dGEMRIC）和 T1 rho 成像，可以显示糖胺聚糖浓度的变化，以及 T2 成像，从而反映胶原蛋白定向和软骨水合状态的变化[94]。据报道，在运动 / 关节负荷和体重变化方面 MRI 的改变[94]，可能提示与疾病进展有关[104]。

超声

超声是一种点对点的医疗模式，可以由接受过培训的人（例如风湿病学专家、放射科医师和整形外科医生）直接使用，以评估患者的关节疾病。其成本相对较低、安全（因为不需要使用辐射或造影剂）、检查时间短、方便（可在检查者办公室完成）和非侵入性的特点使其成为具有吸引力的 OA 评估方法。与传统的放射线检查相比，它具有如下优点，包括无放射线、能够得到被检查关节的多个视图以及能够评估软组织和炎症。超声的局限性包括由于超声检查无法穿透骨皮质，从而无法评估 BMLs 或关节的深部病变。最近一项来自 311 名年龄 61 ～ 63 岁的社区居民参与纽卡斯尔千户家庭调查的数据显示，DIP（70%）、PIP（23%）、MCP（10%）、腕掌关节（41%）、膝关节（30%）和髋关节（41%）通过超声所示骨赘确定的发病率更高，而仅有 20% ～ 24% 的被调查者出现膝关节积液[105]。

对于膝 OA，超声检查比临床检查更敏感，并且在检测与疼痛相关的滑膜炎方面与 MRI 相当[106]。超声对膝 OA 的各种特征（例如半月板挤压、髌下滑囊炎、积液、腘窝囊肿和软骨厚度）的评估可靠性为中等至良好（κ 值为 0.5 ～ 0.8），但有关滑膜增生的诊断一致性较差[107]。与直接解剖学测量相比，超声测量关节软骨厚度是精准且可重复的[108-109]。超声引导的关节内注射也有益于临床诊疗的实施；对 23 篇出版物进行的系统评价发现，超声引导下行髌骨上髁、内侧、髌上和髌骨外侧部位的注射更为准确[110]。超声引导可以直接对腘窝囊肿进行抽液或注射以缓解其症状。

超声在检测手指关节骨侵蚀、骨赘和关节间隙变窄等方面比放射线更敏感，超声检测的软骨厚度与放射线检测结果相关[111]。一般来说，超声和 MRI 在检测结构特征和炎症方面存在良好的一致性[111]。

CT 检查

CT 是评估骨皮质和软组织钙化的最佳方式。它也是评估小关节 OA 的主要技术手段[112]。尽管 CT 的费用、侵入性和辐射限制了它的使用，但由于使用造影剂后软骨和骨骼之间在 CT 上表现出高对比度，因此 CT 关节造影是评估关节软骨表面损伤的最准确方法[112]。

核医学

骨扫描（^{99m}锝羟甲烷二膦酸盐闪烁显像）可以在一次检测中得到全身图像，可以在具有复杂症状的患者身体中定位炎症部位。骨扫描已被用作生物标志物以评估全身 OA 病情[113]。PET 通常使用[18]F-氟脱氧葡萄糖（FDG）显影，可以检测滑膜炎、BMLs 以及在老年人和 OA 中代谢活动增加的其他病因，这些均与疼痛有关[114-115]。PET 的局限性主要是成本高、可用性有限、解剖分辨率差、使用电离辐射和有创性（因需注射放射性药剂）。目前小关节扫描仪正在开发中，可能会提高肌肉骨骼成像的可行性[94]。

转归

疼痛和功能状态的评价

许多用于评价 OA 功能状态的工具已被验证，并广泛应用于科学研究中。随着对护理质量的关注度增加，这些工具可能会更频繁地应用于临床实践。

疼痛和功能状态测量的自我评估

基于问卷调查的疼痛和功能状态的评估提供了以患者为基础的快速且可重复的评价方法，这些方法可以对患者进行长期病情监测并可对治疗反应作出评价。目前已有许多经过充分研究、验证、可靠的评估手段用以实现对患者病情长期监测和对治疗反应作出评价。在对机体的整体功能评价方面，尽管斯坦福健康评估问卷（Stanfrod Health Assessment Questionnaire，HAQ）残疾指数不是疾病特异性的评价手段，但是 HAQ 残疾指数仍然经常被用来评价患者机体的整体功能。虽然关节特异性评价方法如髋关节残疾和骨关节炎结果评分（HOOS）、膝关节损伤和骨关节炎结果评分（KOOS）也经过验证并经常用于研究，但是西安大略和麦克马斯特大学关节炎指数（WOMAC；表 99-4）仍是评价 OA 特异性下肢疼痛和功能状态最常用的工具。其他关节部位也有行之有效的评估方法，例如澳大利亚/加拿大手部骨关节炎指数（AUSCAN）和手骨关节炎功能指数（FIHOA）用于评估手部特定功能；上肢、肩和手部残疾问卷（DASH）用于评估上肢功能；罗兰-莫里斯残疾问卷（Roland-Morris Disability Questionnaire）和 Oswestry 功能障碍指数用于评估腰背部疾病。各种评估方法的临床重要特征（例如反应性和最小的临床重要差异）已经确定，且有相关的综述报道[116]。

功能评估体系

标准化的功能测试结果，例如步行速度和无任何辅助措施从椅子上起立 5 次，已被证明与 OA 中受影响关节的严重程度和数量相关[117-118]。国际骨关节炎研究学会最近发布了适用于髋关节或膝关节 OA 的功能评估指南，包括 30 秒连续座椅站立、40 米快步走、上下楼梯、起立-行走测试和 6 分钟步行试验，前三者为最小的核心评估方法[119]。

生活质量

骨关节炎是一种慢性、进行性导致患者走向衰退的疾病，因此评价患者生活质量是对 OA 进行病情监测和治疗的重要结局。对患者生活质量的一般评估，如医疗结果研究简表（SF-36、SF-12 和 SF-6D）和生活质量评估（AQoL），是临床常用评估方法[116]。之前讨论过的 HOOS 和 KOOS 包括特异性对膝关节 OA 和髋关节 OA 患者生活质量的评估部分[116]。膝 OA 和髋 OA 生活质量评估体系（OAKHQOL）已明确可满足对这类患者生活质量评估的目的[120]。

表 99-4 西安大略和麦克司马特大学关节炎指数（WOMAC）

疼痛量表

你感觉有多痛，当……

  在平地上行走？

  上下楼梯？

  夜晚躺在床上时？

  坐着或躺着？

  直立站着？

僵硬量表

你的僵硬情况有多严重，当……

  早晨第一次醒来时？

  在一天中坐着、躺下、或休息之后？

功能量表

你感觉有多困难，当……

  下楼梯？

  上楼梯？

  从坐姿站起？

  站立？

  腰部前屈至地板？

  在平地上走？

  上下轿车？

  购物？

  穿短袜或长袜？

  起床？

  脱短袜或长袜？

  躺在床上？

  进出浴盆？

  坐着？

  从马桶上蹲下或站起？

  进行重度家务劳动？

  进行轻度家务劳动？

Modified from Bellamy N, Buchanan WW, Goldsmith CH, et al: Validation study of WOMAC: a health status instrument for measuring clinically important patient relevant outcomes to anti-rheumatic drug therapy in patients with osteoarthritis of the hip or knee. J Rheumatol 15:1833-1840, 1988.

全关节置换的时机

全关节置换是一个 OA 的"硬"终点，但是由于评估时间过长，需要大量的患者和病例，以及其他诸多因素使得它无法作为判断 OA 转归的指标，这些因素包括保险覆盖范围、治疗方法的有效性、共患病情况、关节修复的能力和患者的选择偏好等[121]。迄今为止，尚未成功确定一个综合考虑疼痛、功能障碍和结构退化的评价指标；这一指标应能够明确"需要全关节置换"的时机；且可以作为疗效评价指标[122]。

治疗应答者标准

在某些情况下，特别是在临床试验中，由于仅根据放射学或患者自我报告结果评价治疗效果存在局限性，因此将患者分为治疗有应答者或无应答者是更为有效的评价方法。风湿病结果测量（OMERACT）-OARSI 有应答标准，提供了一个综合评估体系，包括有应答者疼痛和功能改善百分比的阈值水平，以及在各种体系中定义有应答和无应答的绝对变化阈值[123]。

骨关节炎死亡率

中等证据表明，OA 患者的死亡率较正常人群升高[124]。一篇纳入 9 项研究的综述认为，OA 死亡风险明显增加可能主要是由于心血管和胃肠道疾病所致。一项研究显示受累关节数量进行性增加的 OA 患者死亡风险增加，同时手、双膝、或颈椎受累的 OA 患者生存率下降，但这种情况并不发生在髋、足或腰椎受累的 OA 患者中[125]。死亡风险增加还与一些合并存在的情况有关，包括 OA 患者的运动减少、共患病情况、和（或）药物的副作用，如对乙酰氨基酚和非甾体抗炎药的常见副作用[124]。最近一项针对 55 岁及以上患有中重度症状学髋或膝 OA 的加拿大人群研究发现，较低的 WOMAC 功能评分和行走障碍与该人群中全因死亡率较高相关[126]。

小结

OA 是一种非常普遍的机体衰老状态，其发病率随着社会老龄化和肥胖发病率的增加而增加。尽管在某些情况下需要进一步的诊断检查和影像学检测以评价主要的临床症状是否可以治疗，但该病在临床上很容易诊断。疼痛是 OA 患者就诊的最常见原因，而且体格检查通常显示关节功能的丧失。在缺少治疗药物的情况下，必须对患者的疼痛和关节功能受限情况进行评估，并针对治疗目标为患者制定合适的护理计划。目前对 OA 的研究除了继续努力开发治疗药物和

非药物治疗方法外，还集中在完善易患因素、明确促
进因素以及深入了解 OA 患者的全身负担。

本章的参考文献也可以在 ExpertConsult.com 上找到。

参考文献

1. Lawrence RC, Felson DT, Helmick CG, et al: Estimates of the prevalence of arthritis and other rheumatic conditions in the United States. Part II. *Arthritis Rheum* 58:26–35, 2008.
2. United States Bone and Joint Initiative: *The burden of musculoskeletal diseases in the United States*, ed 2, Rosemont, IL, 2011, American Academy of Orthopaedic Surgeons. Available at <http://www.boneandjointburden.org>. Accessed November 19, 2015.
3. Agency for Healthcare Research: *Welcome to HCUPnet*. Available at <http://hcupnet.ahrq.gov/HCUPnet.jsp>. Accessed November 19, 2015.
4. Altman R, Alarcon G, Appelrouth D, et al: The American College of Rheumatology criteria for the classification and reporting of osteoarthritis of the hip. *Arthritis Rheum* 34:505–514, 1991.
5. Altman R, Alarcon G, Appelrouth D, et al: The American College of Rheumatology criteria for the classification and reporting of osteoarthritis of the hand. *Arthritis Rheum* 33:1601–1610, 1990.
6. Altman R, Asch E, Bloch D, et al: Development of criteria for the classification and reporting of osteoarthritis. Classification of osteoarthritis of the knee. Diagnostic and Therapeutic Criteria Committee of the American Rheumatism Association. *Arthritis Rheum* 29:1039–1049, 1986.
7. McAlindon T, Dieppe P: Osteoarthritis: definitions and criteria. *Ann Rheum Dis* 48:531–532, 1989.
8. Croft P, Cooper C, Coggon D: Case definition of hip osteoarthritis in epidemiologic studies. *J Rheumatol* 21:591–592, 1994.
9. Hunter DJ, Arden N, Conaghan PG, et al: Definition of osteoarthritis on MRI: results of a Delphi exercise. *Osteoarthritis Cartilage* 19:963–969, 2011.
10. Dillon CF, Rasch EK, Gu Q, et al: Prevalence of knee osteoarthritis in the United States: arthritis data from the Third National Health and Nutrition Examination Survey 1991-94. *J Rheumatol* 33:2271–2279, 2006.
11. Felson DT, Naimark A, Anderson J, et al: The prevalence of knee osteoarthritis in the elderly. The Framingham Osteoarthritis Study. *Arthritis Rheum* 30:914–918, 1987.
12. Jordan JM, Helmick CG, Renner JB, et al: Prevalence of knee symptoms and radiographic and symptomatic knee osteoarthritis in African Americans and Caucasians: the Johnston County Osteoarthritis Project. *J Rheumatol* 34:172–180, 2007.
13. Dagenais S, Garbedian S, Wai EK: Systematic review of the prevalence of radiographic primary hip osteoarthritis. *Clin Orthop Relat Res* 467:623–637, 2009.
14. Dahaghin S, Bierma-Zeinstra SM, Ginai AZ, et al: Prevalence and pattern of radiographic hand osteoarthritis and association with pain and disability (the Rotterdam study). *Ann Rheum Dis* 64:682–687, 2005.
15. Trivedi B, Marshall M, Belcher J, et al: A systematic review of radiographic definitions of foot osteoarthritis in population-based studies. *Osteoarthritis Cartilage* 18:1027–1035, 2010.
16. Kalichman L, Hernandez-Molina G: Midfoot and forefoot osteoarthritis. *Foot (Edinb)* 24:128–134, 2014.
17. Kraus VB, Worrell TW, Renner JB, et al: High prevalence of contralateral ankle abnormalities in association with knee osteoarthritis and malalignment. *Osteoarthritis Cartilage* 21:1693–1699, 2013.
18. Kalichman L, Li L, Kim DH, et al: Facet joint osteoarthritis and low back pain in the community-based population. *Spine (Phila Pa 1976)* 33:2560–2565, 2008.
19. Goode AP, Marshall SW, Renner JB, et al: Lumbar spine radiographic features and demographic, clinical, and radiographic knee, hip and hand osteoarthritis. *Arthritis Care Res (Hoboken)* 64:1536–1544, 2012.
20. Nguyen US, Zhang Y, Zhu Y, et al: Increasing prevalence of knee pain and symptomatic knee osteoarthritis: survey and cohort data. *Ann Intern Med* 155:725–732, 2011.
21. Allen KD: Racial and ethnic disparities in osteoarthritis phenotypes. *Curr Opin Rheumatol* 22:528–532, 2010.
22. Zhang Y, Xu L, Nevitt MC, et al: Comparison of the prevalence of knee osteoarthritis between the elderly Chinese population in Beijing and whites in the United States: the Beijing Osteoarthritis Study. *Arthritis Rheum* 44:2065–2071, 2001.
23. Tepper S, Hochberg MC: Factors associated with hip osteoarthritis: data from the First National Health and Nutrition Examination Survey (NHANES-I). *Am J Epidemiol* 137:1081–1088, 1993.
24. Jordan JM, Helmick CG, Renner JB, et al: Prevalence of hip symptoms and radiographic and symptomatic hip osteoarthritis in African Americans and Caucasians: the Johnston County Osteoarthritis Project. *J Rheumatol* 36:809–815, 2009.
25. Ali-Gombe A, Croft PR, Silman AJ: Osteoarthritis of the hip and acetabular dysplasia in Nigerian men. *J Rheumatol* 23:512–515, 1996.
26. Solomon L, Beighton P, Lawrence JS: Rheumatic disorders in the South African Negro. Part II. Osteo-arthrosis. *S Afr Med J* 49:1737–1740, 1975.
27. Nevitt MC, Xu L, Zhang Y, et al: Very low prevalence of hip osteoarthritis among Chinese elderly in Beijing, China, compared with whites in the United States: the Beijing osteoarthritis study. *Arthritis Rheum* 46:1773–1779, 2002.
28. Nelson AE, Renner JB, Schwartz TA, et al: Differences in multijoint radiographic osteoarthritis phenotypes among African Americans and Caucasians: the Johnston County Osteoarthritis project. *Arthritis Rheum* 63:3843–3852, 2011.
29. Nelson AE, Golightly YM, Renner JB, et al: Brief report: differences in multijoint symptomatic osteoarthritis phenotypes by race and sex: the Johnston County Osteoarthritis Project. *Arthritis Rheum* 65:373–377, 2013.
30. Zhang Y, Xu L, Nevitt MC, et al: Lower prevalence of hand osteoarthritis among Chinese subjects in Beijing compared with white subjects in the United States: the Beijing Osteoarthritis Study. *Arthritis Rheum* 48:1034–1040, 2003.
31. Golightly YM, Hannan MT, Dufour AB, et al: Racial differences in foot disorders and foot type. *Arthritis Care Res (Hoboken)* 64:1756–1759, 2012.
32. Golightly YM, Hannan MT, Shi XA, et al: Association of foot symptoms with self-reported and performance-based measures of physical function: the Johnston County osteoarthritis project. *Arthritis Care Res (Hoboken)* 63:654–659, 2011.
33. Hannan MT, Felson DT, Pincus T: Analysis of the discordance between radiographic changes and knee pain in osteoarthritis of the knee. *J Rheumatol* 27:1513–1517, 2000.
34. Neogi T, Felson D, Niu J, et al: Association between radiographic features of knee osteoarthritis and pain: results from two cohort studies. *BMJ* 339:b2844, 2009.
35. Hawker GA, Gignac MA, Badley E, et al: A longitudinal study to explain the pain-depression link in older adults with osteoarthritis. *Arthritis Care Res (Hoboken)* 63:1382–1390, 2011.
36. Allen KD, Renner JB, Devellis B, et al: Osteoarthritis and sleep: the Johnston County Osteoarthritis Project. *J Rheumatol* 35:1102–1107, 2008.
37. Keefe FJ, Somers TJ: Psychological approaches to understanding and treating arthritis pain. *Nat Rev Rheumatol* 6:210–216, 2010.
38. Lluch E, Torres R, Nijs J, et al: Evidence for central sensitization in patients with osteoarthritis pain: a systematic literature review. *Eur J Pain* 18:1367–1375, 2014.
39. Schiphof D, van Middelkoop M, de Klerk BM, et al: Crepitus is a first indication of patellofemoral osteoarthritis (and not of tibiofemoral osteoarthritis). *Osteoarthritis Cartilage* 22:631–638, 2014.
40. Segal NA, Felson DT, Torner JC, et al: Greater trochanteric pain syndrome: epidemiology and associated factors. *Arch Phys Med Rehabil* 88:988–992, 2007.
41. Chang A, Hochberg M, Song J, et al: Frequency of varus and valgus thrust and factors associated with thrust presence in persons with or at higher risk of developing knee osteoarthritis. *Arthritis Rheum* 62:1403–1411, 2010.
42. Segal NA, Glass NA, Torner J, et al: Quadriceps weakness predicts risk for knee joint space narrowing in women in the MOST cohort. *Osteoarthritis Cartilage* 18:769–775, 2010.

43. Baker KR, Xu L, Zhang Y, et al: Quadriceps weakness and its relationship to tibiofemoral and patellofemoral knee osteoarthritis in Chinese: the Beijing osteoarthritis study. *Arthritis Rheum* 50:1815–1821, 2004.

44. Slemenda C, Brandt KD, Heilman DK, et al: Quadriceps weakness and osteoarthritis of the knee. *Ann Intern Med* 127:97–104, 1997.

45. Ikeda S, Tsumura H, Torisu T: Age-related quadriceps-dominant muscle atrophy and incident radiographic knee osteoarthritis. *J Orthop Sci* 10:121–126, 2005.

46. Shakoor N, Lee KJ, Fogg LF, et al: The relationship of vibratory perception to dynamic joint loading, radiographic severity, and pain in knee osteoarthritis. *Arthritis Rheum* 64:181–186, 2012.

47. Felson DT, Gross KD, Nevitt MC, et al: The effects of impaired joint position sense on the development and progression of pain and structural damage in knee osteoarthritis. *Arthritis Rheum* 61:1070–1076, 2009.

48. Hinman RS, Lentzos J, Vicenzino B, et al: Patellofemoral osteoarthritis is common in middle-aged people with chronic patellofemoral pain. *Arthritis Care Res (Hoboken)* 66:1252–1257, 2014.

49. Duncan R, Peat G, Thomas E, et al: Does isolated patellofemoral osteoarthritis matter? *Osteoarthritis Cartilage* 17:1151–1155, 2009.

50. Thomas MJ, Wood L, Selfe J, et al: Anterior knee pain in younger adults as a precursor to subsequent patellofemoral osteoarthritis: a systematic review. *BMC Musculoskelet Disord* 11:201, 2010.

51. Khan AM, McLoughlin E, Giannakas K, et al: Hip osteoarthritis: where is the pain? *Ann R Coll Surg Engl* 86:119–121, 2004.

52. Reid GD, Reid CG, Widmer N, et al: Femoroacetabular impingement syndrome: an underrecognized cause of hip pain and premature osteoarthritis? *J Rheumatol* 37:1395–1404, 2010.

53. Bijsterbosch J, Watt I, Meulenbelt I, et al: Clinical burden of erosive hand osteoarthritis and its relationship to nodes. *Ann Rheum Dis* 69:1784–1788, 2010.

54. Bijsterbosch J, Watt I, Meulenbelt I, et al: Clinical and radiographic disease course of hand osteoarthritis and determinants of outcome after 6 years. *Ann Rheum Dis* 70:68–73, 2011.

55. Bijsterbosch J, Visser W, Kroon HM, et al: Thumb base involvement in symptomatic hand osteoarthritis is associated with more pain and functional disability. *Ann Rheum Dis* 69:585–587, 2010.

56. Dominick KL, Jordan JM, Renner JB, et al: Relationship of radiographic and clinical variables to pinch and grip strength among individuals with osteoarthritis. *Arthritis Rheum* 52:1424–1430, 2005.

57. Kraus VB, Jordan JM, Doherty M, et al: The Genetics of Generalized Osteoarthritis (GOGO) study: study design and evaluation of osteoarthritis phenotypes. *Osteoarthritis Cartilage* 15:120–127, 2007.

58. Hirsch JH, Killien FC, Troupin RH: The arthropathy of hemochromatosis. *Radiology* 118:591–596, 1976.

59. Gellhorn AC, Katz JN, Suri P: Osteoarthritis of the spine: the facet joints. *Nat Rev Rheumatol* 9:216–224, 2013.

60. Suri P, Hunter DJ, Rainville J, et al: Presence and extent of severe facet joint osteoarthritis are associated with back pain in older adults. *Osteoarthritis Cartilage* 21:1199–1206, 2013.

61. Sarzi-Puttini P, Atzeni F, Fumagalli M, et al: Osteoarthritis of the spine. *Semin Arthritis Rheum* 34(6 Suppl 2):38–43, 2005.

62. Battie MC, Videman T: Lumbar disc degeneration: epidemiology and genetics. *J Bone Joint Surg Am* 88(Suppl 2):3–9, 2006.

63. Pye SR, Reid DM, Lunt M, et al: Lumbar disc degeneration: association between osteophytes, end-plate sclerosis and disc space narrowing. *Ann Rheum Dis* 66:330–333, 2007.

64. Abbed KM, Coumans JV: Cervical radiculopathy: pathophysiology, presentation, and clinical evaluation. *Neurosurgery* 60(1 Suppl 1):S28–S34, 2007.

65. Tarulli AW, Raynor EM: Lumbosacral radiculopathy. *Neurol Clin* 25:387–405, 2007.

66. Cammisa M, De Serio A, Guglielmi G: Diffuse idiopathic skeletal hyperostosis. *Eur J Radiol* 27(Suppl 1):S7–S11, 1998.

67. Kos MP, van Royen BJ, David EF, et al: Anterior cervical osteophytes resulting in severe dysphagia and aspiration: two case reports and literature review. *J Laryngol Otol* 123:1169–1173, 2009.

68. McCarty DJ, Halverson PB, Carrera GF, et al: "Milwaukee shoulder"—association of microspheroids containing hydroxyapatite crystals, active collagenase, and neutral protease with rotator cuff defects. I. Clinical aspects. *Arthritis Rheum* 24:464–473, 1981.

69. Rood MJ, van Laar JM, de Schepper AM, et al: The Milwaukee shoulder/knee syndrome. *J Clin Rheumatol* 14:249–250, 2008.

70. Iagnocco A, Rizzo C, Gattamelata A, et al: Osteoarthritis of the foot: a review of the current state of knowledge. *Med Ultrason* 15:35–40, 2013.

71. Liu F, Steinkeler A: Epidemiology, diagnosis, and treatment of temporomandibular disorders. *Dent Clin North Am* 57:465–479, 2013.

72. Adams R: *A treatise on rheumatic gout, or chronic rheumatic arthritis of all the joints*, London, 1857, John Churchill and Sons.

73. Nelson AE, Smith MW, Golightly YM, et al: "Generalized osteoarthritis": a systematic review. *Semin Arthritis Rheum* 43:713–720, 2014.

74. Kellgren JH, Moore R: Generalized osteoarthritis and Heberden's nodes. *Br Med J* 1:181–187, 1952.

75. Lawrence JS: Generalized osteoarthrosis in a population sample. *Am J Epidemiol* 90:381–389, 1969.

76. Felson DT, Couropmitree NN, Chaisson CE, et al: Evidence for a Mendelian gene in a segregation analysis of generalized radiographic osteoarthritis: the Framingham Study. *Arthritis Rheum* 41:1064–1071, 1998.

77. Hirsch R, Lethbridge-Cejku M, Scott WW Jr, et al: Association of hand and knee osteoarthritis: evidence for a polyarticular disease subset. *Ann Rheum Dis* 55:25–29, 1996.

78. Doherty M, Watt I, Dieppe P: Influence of primary generalised osteoarthritis on development of secondary osteoarthritis. *Lancet* 2:8–11, 1983.

79. Kraus VB, Kepler TB, Stabler T, et al: First qualification study of serum biomarkers as indicators of total body burden of osteoarthritis. *PLoS One* 5:e9739, 2010.

80. Meulenbelt I, Kloppenburg M, Kroon HM, et al: Urinary CTX-II levels are associated with radiographic subtypes of osteoarthritis in hip, knee, hand, and facet joints in subject with familial osteoarthritis at multiple sites: the GARP study. *Ann Rheum Dis* 65:360–365, 2006.

81. Dillon CF, Hirsch R, Rasch EK, et al: Symptomatic hand osteoarthritis in the United States: prevalence and functional impairment estimates from the third U.S. National Health and Nutrition Examination Survey, 1991-1994. *Am J Phys Med Rehabil* 86:12–21, 2007.

82. Stecher RM: Heberden's nodes; a clinical description of osteoarthritis of the finger joints. *Ann Rheum Dis* 14:1–10, 1955.

83. Irlenbusch U, Schaller T: Investigations in generalized osteoarthritis. Part 1: genetic study of Heberden's nodes. *Osteoarthritis Cartilage* 14:423–427, 2006.

84. Spector TD, Cicuttini F, Baker J, et al: Genetic influences on osteoarthritis in women: a twin study. *BMJ* 312:940–943, 1996.

85. Wright GD, Hughes AE, Regan M, et al: Association of two loci on chromosome 2q with nodal osteoarthritis. *Ann Rheum Dis* 55:317–319, 1996.

86. Wright GD, Regan M, Deighton CM, et al: Evidence for genetic anticipation in nodal osteoarthritis. *Ann Rheum Dis* 57:524–526, 1998.

87. Greig C, Spreckley K, Aspinwall R, et al: Linkage to nodal osteoarthritis: quantitative and qualitative analyses of data from a whole-genome screen identify trait-dependent susceptibility loci. *Ann Rheum Dis* 65:1131–1138, 2006.

88. Valdes AM, McWilliams D, Arden NK, et al: Involvement of different risk factors in clinically severe large joint osteoarthritis according to the presence of hand interphalangeal nodes. *Arthritis Rheum* 62:2688–2695, 2010.

89. Clayburne G, Baker DG, Schumacher HR Jr: Estimated synovial fluid leukocyte numbers on wet drop preparations as a potential substitute for actual leukocyte counts. *J Rheumatol* 19:60–62, 1992.

90. van Spil WE, DeGroot J, Lems WF, et al: Serum and urinary biochemical markers for knee and hip-osteoarthritis: a systematic review applying the consensus BIPED criteria. *Osteoarthritis Cartilage* 18:605–612, 2010.

91. Hunter DJ, Nevitt M, Losina E, et al: Biomarkers for osteoarthritis: current position and steps towards further validation. *Best Pract Res Clin Rheumatol* 28:61–71, 2014.

92. Kellgren JH, Lawrence JS: Radiological assessment of osteo-arthrosis. *Ann Rheum Dis* 16:494–502, 1957.

93. Schiphof D, de Klerk BM, Kerkhof HJ, et al: Impact of different descriptions of the Kellgren and Lawrence classification criteria on the diagnosis of knee osteoarthritis. *Ann Rheum Dis* 70:1422–1427, 2011.

94. Guermazi A, Hayashi D, Roemer FW, et al: Osteoarthritis: a review of strengths and weaknesses of different imaging options. *Rheum Dis Clin North Am* 39:567–591, 2013.

95. Altman RD, Gold GE: Atlas of individual radiographic features in osteoarthritis, revised. *Osteoarthritis Cartilage* 15(Suppl A):A1–A56, 2007.

96. Duryea J, Neumann G, Niu J, et al: Comparison of radiographic joint space width with magnetic resonance imaging cartilage morphometry: analysis of longitudinal data from the Osteoarthritis Initiative. *Arthritis Care Res (Hoboken)* 62:932–937, 2010.

97. Felson DT, Nevitt MC, Yang M, et al: A new approach yields high rates of radiographic progression in knee osteoarthritis. *J Rheumatol* 35:2047–2054, 2008.

98. Kraus VB, Vail TP, Worrell T, et al: A comparative assessment of alignment angle of the knee by radiographic and physical examination methods. *Arthritis Rheum* 52:1730–1735, 2005.

99. Conrozier T, Merle-Vincent F, Mathieu P, et al: Epidemiological, clinical, biological and radiological differences between atrophic and hypertrophic patterns of hip osteoarthritis: a case-control study. *Clin Exp Rheumatol* 22:403–408, 2004.

100. Arden NK, Lane NE, Parimi N, et al: Defining incident radiographic hip osteoarthritis for epidemiologic studies in women. *Arthritis Rheum* 60:1052–1059, 2009.

101. Guermazi A, Roemer FW, Haugen IK, et al: MRI-based semiquantitative scoring of joint pathology in osteoarthritis. *Nat Rev Rheumatol* 9:236–251, 2013.

102. Hunter DJ, Guermazi A, Lo GH, et al: Evolution of semi-quantitative whole joint assessment of knee OA: MOAKS (MRI Osteoarthritis Knee Score). *Osteoarthritis Cartilage* 19:990–1002, 2011.

103. Sharma L, Chmiel JS, Almagor O, et al: Significance of preradiographic magnetic resonance imaging lesions in persons at increased risk of knee osteoarthritis. *Arthritis Rheumatol* 66:1811–1819, 2014.

104. Urish KL, Keffalas MG, Durkin JR, et al: T2 texture index of cartilage can predict early symptomatic OA progression: data from the Osteoarthritis Initiative. *Osteoarthritis Cartilage* 21:1550–1557, 2013.

105. Abraham AM, Pearce MS, Mann KD, et al: Population prevalence of ultrasound features of osteoarthritis in the hand, knee and hip at age 63 years: the Newcastle thousand families birth cohort. *BMC Musculoskelet Disord* 15:162, 2014.

106. Moller I, Bong D, Naredo E, et al: Ultrasound in the study and monitoring of osteoarthritis. *Osteoarthritis Cartilage* 16(Suppl 3):S4–S7, 2008.

107. Bevers K, Zweers MC, van den Ende CH, et al: Ultrasonographic analysis in knee osteoarthritis: evaluation of inter-observer reliability. *Clin Exp Rheumatol* 30:673–678, 2012.

108. Naredo E, Acebes C, Moller I, et al: Ultrasound validity in the measurement of knee cartilage thickness. *Ann Rheum Dis* 68:1322–1327, 2009.

109. Saarakkala S, Waris P, Waris V, et al: Diagnostic performance of knee ultrasonography for detecting degenerative changes of articular cartilage. *Osteoarthritis Cartilage* 20:376–381, 2012.

110. Maricar N, Parkes MJ, Callaghan MJ, et al: Where and how to inject the knee—a systematic review. *Semin Arthritis Rheum* 43:195–203, 2013.

111. Haugen IK, Hammer HB: Role of modern imaging techniques in hand osteoarthritis research and clinical practice. *Curr Rheumatol Rep* 16:399, 2014.

112. Roemer FW, Eckstein F, Hayashi D, et al: The role of imaging in osteoarthritis. *Best Pract Res Clin Rheumatol* 28:31–60, 2014.

113. Addison S, Coleman RE, Feng S, et al: Whole-body bone scintigraphy provides a measure of the total-body burden of osteoarthritis for the purpose of systemic biomarker validation. *Arthritis Rheum* 60:3366–3373, 2009.

114. Hong YH, Kong EJ: (18F)Fluoro-deoxy-D-glucose uptake of knee joints in the aspect of age-related osteoarthritis: a case-control study. *BMC Musculoskelet Disord* 14:141, 2013.

115. Kobayashi N, Inaba Y, Tateishi U, et al: New application of 18F-fluoride PET for the detection of bone remodeling in early-stage osteoarthritis of the hip. *Clin Nucl Med* 38:e379–e383, 2013.

116. Patient outcomes in rheumatology: a review of measures. *Arthritis Care Res* 63(Suppl):S1–S490, 2011.

117. Purser JL, Golightly YM, Feng Q, et al: Association of slower walking speed with incident knee osteoarthritis-related outcomes. *Arthritis Care Res (Hoboken)* 64:1028–1035, 2012.

118. Elliott AL, Kraus VB, Fang F, et al: Joint-specific hand symptoms and self-reported and performance-based functional status in African Americans and Caucasians: the Johnston County Osteoarthritis Project. *Ann Rheum Dis* 66:1622–1626, 2007.

119. Dobson F, Hinman RS, Roos EM, et al: OARSI recommended performance-based tests to assess physical function in people diagnosed with hip or knee osteoarthritis. *Osteoarthritis Cartilage* 21:1042–1052, 2013.

120. Goetz C, Ecosse E, Rat AC, et al: Measurement properties of the osteoarthritis of knee and hip quality of life OAKHQOL questionnaire: an item response theory analysis. *Rheumatology (Oxford)* 50:500–505, 2011.

121. Mota RE, Tarricone R, Ciani O, et al: Determinants of demand for total hip and knee arthroplasty: a systematic literature review. *BMC Health Serv Res* 12:225, 2012.

122. Gossec L, Paternotte S, Bingham CO 3rd, et al: OARSI/OMERACT initiative to define states of severity and indication for joint replacement in hip and knee osteoarthritis. An OMERACT 10 Special Interest Group. *J Rheumatol* 38:1765–1769, 2011.

123. Pham T, van der Heijde D, Altman RD, et al: OMERACT-OARSI initiative: Osteoarthritis Research Society International set of responder criteria for osteoarthritis clinical trials revisited. *Osteoarthritis Cartilage* 12:389–399, 2004.

124. Hochberg MC: Mortality in osteoarthritis. *Clin Exp Rheumatol* 26(5 Suppl 51):S120–S124, 2008.

125. Cerhan JR, Wallace RB, el-Khoury GY, et al: Decreased survival with increasing prevalence of full-body, radiographically defined osteoarthritis in women. *Am J Epidemiol* 141:225–234, 1995.

126. Hawker GA, Croxford R, Bierman AS, et al: All-cause mortality and serious cardiovascular events in people with hip and knee osteoarthritis: a population based cohort study. *PLoS One* 9:e91286, 2014.

127. Zhang Y, Niu J, Kelly-Hayes M, et al: Prevalence of symptomatic hand osteoarthritis and its impact on functional status among the elderly: The Framingham Study. *Am J Epidemiol* 156(11):1021–1027, 2002.

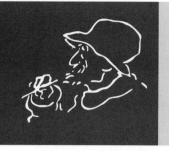

第100章

骨关节炎的治疗

原著 David T. Felson
章 璐译 马 丽校

关键点

在痛性骨关节炎（OA）的治疗策略上应考虑到疼痛的原因、频率和严重程度。

非药物治疗，如活动调控、教育和锻炼，应该是每个OA患者治疗的一部分。

多种类型的运动对膝和髋OA都是有效的，患者坚持锻炼是最重要的。

非甾体抗炎药在OA治疗中比对乙酰氨基酚更有效，可按需给药。

关节腔内注射类固醇是非常有效的，特别是在注射后几周内。

证据不支持氨基葡萄糖、软骨素或两者合用治疗OA有效，透明质酸有效的证据也不充分。

患者会使用许多未经证实的治疗方法。

膝和髋关节置换术非常有效，可用于治疗那些夜间关节疼痛或休息时仍疼痛的晚期OA患者，或那些因疼痛导致工作和功能障碍的患者。

骨关节炎（osteoarthritis，OA）是美国及全球最常见的关节炎类型，与其他疾病相比它更容易导致活动障碍。在美国，至少有2700万人有膝、髋或手OA症状。症状性骨关节炎是指最近一个月内大多数日子里有关节疼痛症状和受累关节有骨关节炎放射学改变[1]。OA患者的数量随着人口老龄化、肥胖率（疾病的一个主要危险因素）的增加而增加，那些频发的关节运动损伤，尤其是膝关节，也是导致关节晚期病变的祸源。在经历了多年的疼痛和功能丧失之后，超过50%的膝或髋OA患者最终接受关节置换术[2]。

骨关节炎的主要症状是关节痛，减轻疼痛是治疗的主要目标。在OA中，疼痛主要与所进行的活动相关，例如，上下楼梯或从椅子上站起来常会引发膝骨关节炎患者的膝关节疼痛。烹饪或其他手工活动会导致手OA患者的手部疼痛。

骨关节炎关节疼痛的原因很复杂。关节周围的多层组织结构保护关节免受损伤，其中包括肌肉、韧带和关节囊限制关节过度运动；包括平滑肌与协调肌的收缩受控于肌肉和神经两个系统介导的脊髓反射；当关节周围肌肉张力和关节位置瞬间变化时反射会发出输入信号。当这些活动过程中传递的负荷超出了关节的生理承受能力，活动就会引起关节疼痛。在骨关节炎时，因关节已损坏，无法承受过多的负荷，所以出现疼痛，但在正常的情况下关节是可以承受一定量负荷的。除了影响负荷的因素外，还有那些降低疼痛阈值的因素，包括关节滑膜炎，也是OA的常见表现。滑膜炎本身可能是由关节软骨和其他结构的微损伤所引起，滑膜内衬细胞吞噬释放到滑膜液中的组织碎片，引发继发性炎症反应。此外，OA的炎症环境可引起周围甚至中枢神经系统的变化，从而导致对慢性疼痛的敏感性增高。其他因素，包括心理和社会文化因素，加大了疼痛的存在和严重程度。因此，许多因素（图100-1）包括运动负荷、关节结构异常导致局部负荷（如力线异常）增加、滑膜炎、肌肉功能和协调障碍、本体感觉缺失和神经系统敏化均会导致疼痛症状。理论上，即使是心理因素也可增加OA痛性症状。疼痛明显影响了患者的功能性活动，包括工作、家庭生活、购物、洗衣和娱乐。

痛性骨关节炎患者在初次采集病史和查体时，医生常发现其他症状，包括关节突然无力，这可能是治疗的重点。关节突然无力或双腿发软往往在关节不稳定的患者中发生，这是膝关节疼痛和髋 OA 的常见特征。导致关节突然无力风险增加的因素包括肌肉无力和同时多个下肢关节疼痛。医生需要了解患者是否有膝或髋关节不稳定，或关节突然发软等症状，因为这些症状可能会增加他们跌倒的风险，而且对某些患者来说，致残比疼痛更严重。

　　OA 的管理可分为非药物干预、药物干预和外科手术。轻度或间歇性疼痛患者只需要非药物治疗，而症状严重的患者需要非药物和药物联合治疗（图 100-2）。

非药物治疗
心理干预

　　与其他关节炎一样，患者教育是骨关节炎治疗中最重要的第一步。患者本人应该是治疗决策者中必不可少的一部分，为了更有效地治疗，患者应该了解骨关节炎的本质，包括自然病程和治疗方案，应该让患者意识到骨关节炎是一种常见的、进展较缓慢的疾病，不像炎性关节炎那样易发生残疾或畸变。许多患

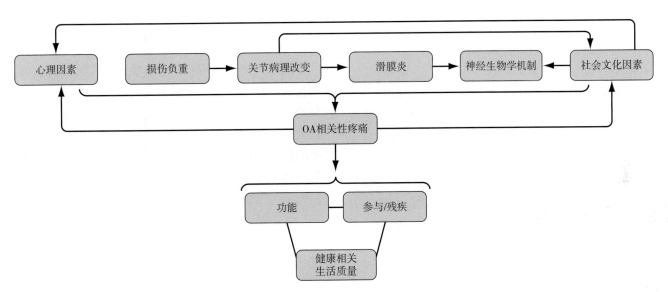

图 100-1 骨关节炎（OA）相关疼痛的病理生理学及其预后（Modified from Neogi T: The epidemiology and impact of pain in osteoarthritis. Osteoarthritis Cartilage 21[9]:1145-1153, 2013.）

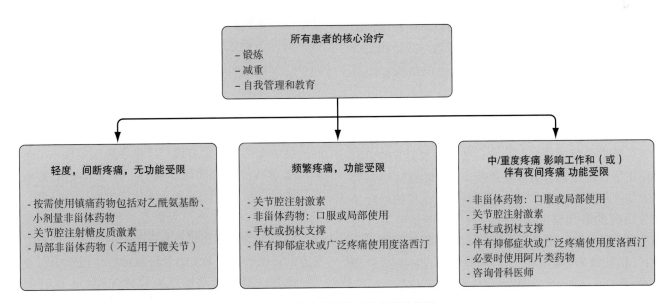

图 100-2 治疗膝和髋骨关节炎的流程

者在就诊之前已经试过非处方药治疗或营养药物，他们愿意同医师谈论这些。医师应强调，治疗不仅包括药物治疗，还包括非药物治疗。关节炎协会等组织能够为患者提供有益的信息，比如一些阅读材料。

因 OA 所致的疼痛和活动受限，使得一些患者可能会出现情绪障碍，包括情感障碍，如抑郁或睡眠紊乱等。

避免关节负重

骨关节炎的疼痛是与活动相关的，对于大多数患者，某些活动能反复引起关节疼痛。疼痛性活动可能通过增加关节受损部分的局部负荷而引起疼痛。以下任何一种策略都可能成功缓解疼痛：

- 避免导致关节疼痛的活动
- 改善关节周围肌肉力量和状态，优化其功能
- 减轻关节负荷，可通过使用支撑或夹板减轻关节内的负荷，或通过使用手杖或拐杖减轻体重对关节的负荷。

对许多患者来说，最简单有效的治疗方法是避免引起疼痛的活动。例如，对于一位中年患者跑步引发的膝关节疼痛，可选择轻负荷活动以减轻症状。对于一个老年人每天上坡下坡锻炼身体而引起膝关节疼痛，健步走取代爬坡可消除症状。

体重每增加一磅通过膝关节的负荷可增加 3 ~ 6 倍。对于减轻膝和髋关节负荷，体重减轻可以得到相同的倍数效应。肥胖患者在接受减肥手术后，伴随体重大幅度下降，疼痛明显减轻 [3]。一项适度减重（5 ~ 10 kg）的试验证实适度减重可以不同程度地减轻膝关节疼痛 [4]，另一项试验证实运动与减肥相结合在减轻疼痛和减轻膝关节负荷方面比单独减肥更有效 [5]。

累及手关节的骨关节炎，通过夹板固定限制该关节的活动，往往可以减少疼痛，特别是手拇指底部疼痛。负重关节如膝和髋关节，通过受累关节的对侧手使用手杖能减轻部分体重负荷。物理治疗师可以教患者如何最佳地使用手杖，包括确定什么样的高度是减少负荷的最佳高度（手杖的最佳高度是肘关节成 20° 角的弯曲位，或者手杖顶部大约与股骨大转子水平）。拐杖或步行器都可以提供类似的有益的减负荷功能。

锻炼

当膝或髋关节负重时，可出现骨关节炎所致的疼痛，结果导致活动减少和活动强度减弱，因在 OA 很常见，所以由于活动少而增加了肥胖和心血管疾病的风险，已经造成公共卫生问题。大多数有症状的膝骨关节炎老年人有氧运动减少，甚至比同龄老年人还要少。

从病因角度看，OA 患者肌力减弱是多因素的。第一，力量随着年龄的增长而下降。第二，由于活动受限，出现了肌肉废用性萎缩。第三，由于膝或髋关节疼痛，患者改变步态，以减少作用于受损关节的负荷，从而进一步减少肌肉的使用。第四，可能发生"关节源性抑制"，即关节囊肿胀和牵拉使支配肌肉的神经传入反馈环障碍，导致关节周围的肌肉收缩受到抑制；这样就限制了最大量的主动运动 [6]。由于良好的肌肉力量和协调性对关节保护至关重要，因此患病关节周围的肌肉力量减弱，使关节更容易受到进一步的损伤和疼痛。肌力减弱程度与关节疼痛严重程度和身体限制程度密切相关。治疗 OA 的基本要素之一是改善关节周围肌肉的功能。

关于膝和髋骨关节炎，试验已表明运动可以减轻疼痛，并改善机体功能 [7]。最有效的锻炼方式包括有氧运动和（或）阻力训练，后者侧重于强化关节周围的肌肉力量和功能。锻炼可能是有效的，特别是每个人每天进行的个体化肌肉运动训练。应避免进行增加关节疼痛的活动，锻炼方案需要个体化才能达到好的效果。如果不加强肌肉本身的运动范围，不通过运动范围加强肌肉的等长运动，这样的锻炼不太可能有效。低冲击锻炼，包括水上有氧运动和水阻力训练，通常比冲击负荷的运动（如跑步或跑步机运动）令患者更容易接受。运动试验的荟萃分析表明，不论有氧运动、阻力训练还是技巧性运动，对减轻膝 OA 疼痛都是有效的，事实上，单一类型的锻炼方案比多种不同类型运动的方案更有效 [8]。患者应该参加一个运动班，或请一位治疗师帮助制订一个个体化的锻炼方案，然后再精心设计一个个体化的家庭运动计划。除了常见的锻炼方法外，太极拳可能对膝骨关节炎有效。尽管运动对膝和髋 OA 有明确的疗效，但没有强有力的证据表明手 OA 患者可从治疗性运动中获益。

此外，虽然运动可以减轻膝和髋 OA 患者的疼

痛，但物理治疗在缓解疼痛方面没有什么效果，至少在髋 OA 是如此[9]。物理治疗效果令人失望的原因尚不清楚。物理治疗师通常对每个患者给予联合治疗，其中只有部分是有效的，而且患者在治疗疗程结束后很难继续进行规律的锻炼。

运动疗法的主要挑战是长期坚持。在膝 OA 患者的运动试验中，1/3 到 1/2 以上的患者在 6 个月内停止运动，低于 50% 的患者在 1 年时继续常规运动。患者坚持运动的最强预测因素是以往有个人成功运动史。医师应在每次随诊时增加运动疗法的处方，帮助患者认识到坚持运动过程中的障碍，并确定规律运动的合适时间（改善运动依从性的策略见表 100-1）。运动与热量限制和减肥相结合对减轻疼痛特别有效。

调整关节力线的策略

特别是膝 OA，关节力线异常可增加局部负荷，当关节负重时，如行走或其他负重时，过度负荷会转化为疼痛。最常见的是膝 OA 时表现为内翻畸形，其中内侧关节间室比外侧关节间室窄得多。在正常的非病变膝关节中，内侧间室在行走过程中承担大约 60% 的负荷，但当内侧膝 OA 和内翻畸形存在时，

表 100-1 促进骨关节炎患者长期坚持锻炼和体育活动的策略

教育患者有关疾病的知识和运动的好处

与患者一起制定锻炼或体育活动计划，并进行各种活动以保持兴趣和热情

使用分级渐进运动或体育活动计划，并确保在运动期间或之后不会过度疼痛和不适

在专家指导下开始练习，并在可能的情况下监督练习

用其他材料（如书面讲义、视频或 DVD）和在线演示补充面对面教学

通过多种行为技巧，提高患者的自我管理，如目标设定、积极强化、使用锻炼合同和使用日记或计步器进行自我监控

将患者的伴侣和家人纳入锻炼计划，并获得家人和朋友的支持

长期监测患者，由健康专家定期重新评估

使用活动监视器（例如，跟踪活动的腕带）和目标设定来补充练习说明

Modified from Bennell KL, Hunter DJ, Hinman RS: Management of osteoarthritis of the knee. BMJ 345:e4934, 2012.

负荷增加到承重负荷的 80% ～ 100%。关节损伤随着负荷的增加而越来越重；膝关节内侧间室的骨髓损伤证明已出现了骨损伤，滑膜炎随着软骨碎片的释放而发展。滑膜炎和骨髓损伤都是疼痛的来源，通过调整患者膝关节力线异常来减轻内侧间室负荷，这样可以缓解疼痛和减缓疾病的进展。

当行走迈步时，膝关节是自躯干至足落地间长力臂的支点。当膝关节额状面或冠状面出现异常内翻力线时（罗圈腿），两膝间距与足间距的差值进一步加大，此时，膝的内侧较外侧更易患病。仅有少部分膝 OA 患者（10% ～ 20%）发生在对侧——外翻畸形，双膝关节靠近而两足分离。一般来说，这种情况是外侧间室出了问题，比内侧间室要窄。当膝关节力线异常时，负重过程中过大负荷会通过狭窄的间室传递，通常会在该区域造成损坏。重新调整关节力线可能提供有益的治疗效果。人们可以把注意力集中在改变杠杆臂底端膝关节以下的脚的位置，或者改变杠杆臂顶端躯干的位置。前一种策略包括使用各种鞋矫形器，尤其是外侧面楔形鞋垫，可用于治疗内侧间室病变。外侧较内侧厚的楔形鞋垫放入鞋内。在行走时，这些楔形鞋垫使膝关节靠近穿过身体中心的垂直线，这样做可以降低膝关节内翻力矩，是减轻内侧负荷的一种方法。然而，尽管这种方法可以减少行走过程中的内侧负荷，但临床试验证实[10]与中性嵌入物相比，楔形嵌入物并不能缓解膝关节疼痛，对膝关节内侧负荷没有影响。这种有前景的卸荷治疗失败提出了一个问题，即膝内翻力线异常的卸荷是否有效。楔形嵌入物失败的原因包括：在所有接受治疗的患者中，楔形嵌入物不能减少内翻膝关节的力矩；楔形嵌入物对内侧负荷的影响很小，可能不足以缓解疼痛；患者可能无法将楔形嵌入物始终放在鞋内。

另一种矫正膝关节力线异常和卸荷的方法是使用支撑。在肢体侧面使用金属支柱和使用迫使膝关节中位立线的束带，外翻支架可以拉直膝关节内翻畸形（图 100-3）。对膝骨关节炎患者使用外翻支撑进行了三次随机试验，其中两次报告，与中性支具或袖套相比，该支具在减轻膝关节疼痛方面具有中等疗效[11-12]。不幸的是，使用这些大而笨重支具的依从性不好，而且大多数患者都不愿意长时间佩戴它们。因此，尽管外翻矫正是有效的，但并不是一种非常可行的治疗 OA 的方法。鉴于其实用性和有效性，内翻或外翻膝关节明显力线异常的患者应选择使用膝关节撑具。应

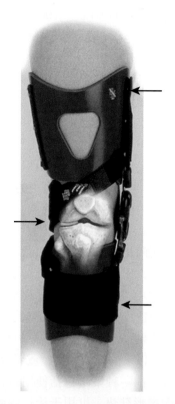

图 100-3 使膝关节恢复力线的膝外翻支撑

该给患者看束带的照片，以便能够预测穿束带会是什么样子。对于少数患者，这可能是一种可接受的长期有效治疗。

膝骨关节炎患者的髌股关节间室经常受累，是疼痛的主要来源。因髌骨病变往往累积一个前间室，所以髌骨经常在滑车槽中出现错位；髌骨支撑可将位置异常的髌骨推回到股骨滑车槽中，增加接触面积，减少患病髌骨间室的焦点负荷。最近的临床试验[16]研究表明，髌骨支撑至少能在短期内缓解髌股关节炎患者的膝关节疼痛。髌骨支撑比更大的胫骨股外翻支撑更容易佩戴，而且通常很容易安装在裤子内侧。还有一个选择是髌骨胶带，可能有类似的作用机制，已经证明可减轻膝关节疼痛[13-14]。

另一种重新调整膝关节的方法是在行走过程中改变躯干的位置，即杠杆臂的顶部。在这种情况下，需要教患者如何在行走过程中定位躯干，以减少膝关节的力线异常，这种策略被称为"步态再训练"。虽然有希望，但这种方法尚未得到全面评估，患者对长期步态再训练策略的坚持尚不清楚。

药物治疗

对乙酰氨基酚

多个指南建议，对乙酰氨基酚可以作为 OA 治疗的首选镇痛药，可按需给药，也可以连续给药。剂量可高达每日 3 次，每次 1 g。但是即使是高剂量给药，对乙酰氨基酚单独给药在治疗 OA 方面疗效有限。荟萃分析显示，对乙酰氨基酚与安慰剂的疗效差异仅为0.2 标准差，治疗效果非常小[15]。此外，对乙酰氨基酚是一种弱环氧化酶（COX）抑制剂，抑制 COX-2 的效应大于 COX-1。但强有力的证据表明，规律应用对乙酰氨基酚可引起胃肠道出血，总的来说副作用也很严重[16]。尽管建议可以临时应用它治疗轻的 OA 一过性疼痛，但它缺乏实质性疗效，这也表明它不是治疗中重度 OA 的主要药物[17]。

非甾体抗炎药，包括口服和外用药物和 COX-2 抑制剂

非甾体抗炎药（nonsteroidal anti-inflammatory drugs，NSAIDs）是治疗骨关节炎最常用的处方药。它们具有镇痛和抗炎作用。荟萃分析表明，当规律服用时，NSAIDs 比大剂量对乙酰氨基酚更有效（NSAIDs 和对乙酰氨基酚对疼痛的效应量近0.30，有显著差异）[17]。偶尔，接受 NSAIDs 治疗的患者可得到显著和完全的疼痛缓解，但这并不普遍。NSAIDs，特别是口服时，会出现许多副作用（见第59 章）。为了降低副作用的风险，初期治疗时可偶尔给药，或使用外用药物，尤其是对手指和膝关节等浅表关节。如果局部或偶尔口服药物不足以控制症状，可考虑每天规律给药治疗。

NSAIDs 引起 30% ~ 40% 的患者出现上消化道不良反应，包括胃部不适、消化不良、恶心和呕吐，并可引起上消化道出血。这些症状部分是上消化道前列腺素被抑制的结果。前列腺素是保护胃黏膜所必需的，抑制它们会使胃黏膜脆弱。此外，前列腺素的抑制可能会损害上消化道浅层的血液灌注，使胃黏膜更容易受伤。NSAIDs 引起的胃肠道症状和并发症的危险因素包括更高剂量的 NSAIDs；此外，某些特殊的 NSAIDs 增加了胃肠道症状和出血的风险。基于荟萃

分析和大量的观察研究[18-19]，从上消化道毒性的角度来看，最危险的 NSAIDs 是吲哚美辛、酮咯酸、吡罗昔康和酮洛芬。最安全的 NSAIDs 是非乙酰水杨酸盐和纳布美酮。前一组药物价格低廉和应用的不多。非乙酰水杨酸盐不抑制胃前列腺素，因此比传统的 NSAIDs 具有更少的胃肠道副作用。纳布美酮是一种前药，口服给药时无局部前列腺素抑制作用。

除了药物相关因素外，还有其他已知的 NSAIDs 相关胃肠道并发症的危险因素（表 100-2）。那些需要口服 NSAIDs 但风险较高的人应该服用胃保护药以降低风险。根据内镜研究，可预防胃和十二指肠溃疡的药物包括米索前列醇、前列腺素类似物和质子泵抑制剂。组胺 2 阻滞剂在预防胃十二指肠并发症方面不如其他两类药物有效。

除了上消化道的副作用外，口服 NSAIDs 还会增加下消化道出血和穿孔的风险。下消化道症状包括腹泻或便秘，有时伴有吸收障碍或肠道炎症[20]。非肠道感染引起的下消化道出血死亡率可能接近上消化道出血相关死亡率[21]。

研发 COX-2 抑制剂是为了减少 NSAIDs 的胃肠道副作用，这类药物是通过抑制前列环素而发挥作用，当前列环素被抑制时可以增强血小板活性。此外，COX-2 抑制剂可导致血管收缩。因此 COX-2 抑制剂有增加血栓形成的风险，特别是心肌梗死。当研究证实罗非昔布增加了这一风险时，该药已经退市，但市场上仍有一些 NSAIDs 具有优先抑制 COX-2 的作用。大规模的观察研究和临床试验表明[22]，例如口服双氯芬酸会显著增加心肌梗死的风险。其他广泛使用的 NSAIDs 如布洛芬适度增加心肌梗死风险（相

对风险，~ 1.2）。NSAIDs 中主要例外是萘普生，它不会增加血栓事件的风险。塞来昔布是市场上仅存的 COX-2 抑制剂，只有服用高剂量的药物（如每天 400 mg）才能增加风险。

除了对血栓形成的影响外，NSAIDs 还可以在易感患者中诱发充血性心力衰竭，因为它们会导致钠水滞留，并且由于对肾的影响，它们可以升高血压，尽管对血压的影响通常很小，仅增加 1 ~ 2 mmHg。

钠潴留在服用 NSAIDs 的患者中很常见，甚至会导致血清肌酐的升高。NSAIDs 的其他肾脏并发症不常见，包括肾功能不全、乳头坏死和间质性肾炎。口服 NSAIDs 不应用于 4 期或 5 期肾病患者，且应谨慎用于 3 期肾病患者。

NSAIDs 可引起头脑不清或头晕，尤其是老年人。此外，一些 NSAIDs 使用者中可发生一种被称为"过敏反应"的综合征。这不是免疫球蛋白（IgE）介导的现象，而是前列腺素抑制的结果。尤其发生在对阿司匹林敏感的患者，他们经常有哮喘和鼻腔或鼻窦息肉综合征。对 NSAIDs 产生过敏反应的患者对这类药物都很敏感，但非乙酰水杨酸盐除外，因为它对环氧化酶的抑制作用最小。

把增强皮肤屏障渗透的化学成分混合在局部溶液中，制成局部使用的 NSAIDs。局部使用的 NSAIDs 的血浆药物浓度远低于口服相同剂量的药物。但是，如果药物涂抹在局部关节表面（如膝或手），只能在关节组织中检测到低浓度的药物。局部使用 NSAIDs 进行疗效比较的随机试验表明，它们比安慰剂更有效，比口服药物的效果稍差[23]。但是比口服 NSAIDs 安全得多，局部 NSAIDs 相关的唯一主要副作用是皮肤发红、灼伤或瘙痒。这种副作用在很大比例的患者身上发生。在 OA 患者中使用 NSAIDs 可用以下策略，如果患者膝或手 OA 疼痛时，首选局部 NSAIDs。另一种选择是对不具有高副作用风险的患者给予低剂量、口服、间歇性 NSAIDs。如果能耐受，药物剂量可以增加。

糖皮质激素治疗骨关节炎

由于滑膜炎症在 OA 疼痛中起主要作用，糖皮质激素有强大的抗炎作用可以有效缓解疼痛。事实上，关节腔内注射糖皮质激素可明显减轻滑膜炎[24]，可能是部分减少滑膜内的血管生成，从而减少滑膜炎

表 100-2 非甾体抗炎药相关性胃十二指肠溃疡发生的危险因素

已确定的危险因素	高龄（风险线性增加）
	溃疡史
	同时使用皮质类固醇
	更高剂量的 NSAIDs 和使用多种 NSAID
	同时使用抗凝剂
	伴发幽门螺杆菌感染
可能的危险因素	吸烟
	饮酒

症。在膝 OA 关节腔内糖皮质激素与安慰剂注射的随机试验中，糖皮质激素在 1 周或 2 周内缓解疼痛方面比安慰剂更有效。然而，膝骨关节炎的长期试验数据是有限的，对于一些患者，疗效可能持续更长时间。在髋骨关节炎中，关节腔内注射糖皮质激素至少在 8 周内比安慰剂更有效[25-26]。

有证据表明，抽出滑液可能会提高糖皮质激素注射的疗效，因糖皮质激素浓度高往往有更长效的作用。

关节腔内注射糖皮质激素治疗膝和髋关节骨关节炎的效果是很明显的，关节腔内注射糖皮质激素应是最有效的非手术治疗，至少对于减轻疼痛是如此。它们对于治疗关节炎急性发作和晶体性（如双水焦磷酸钙晶体）关节炎尤其有效。尽管一些病例报告显示大剂量的关节腔内糖皮质激素可能增加治疗后关节缺血性坏死的风险，但没有证据表明反复注射糖皮质激素对关节是危险的。

使用全身性糖皮质激素治疗骨关节炎，无论是口服还是肌内注射，尚未得到证实，目前不建议使用，评价局部和全身性糖皮质激素治疗骨关节炎收益的研究正在进行中。

阿片类药物

由于关节疼痛是 OA 的主要症状，阿片类镇痛药在治疗中能发挥作用。阿片类药物通常通过与其类受体结合在中枢和周围神经系统起作用。它们有许多副作用，包括镇静、便秘、心理作用和依赖性，如果停止使用阿片类药物，可出现令人不快的戒断症状。荟萃分析表明[27]，阿片类药物和曲马朵（一种阿片样药物）都有治疗 OA 疼痛的疗效，与安慰剂相比，其疗效是很好的（效应量与安慰剂比较约为 0.2 ~ 0.3）。例如，曲马多的荟萃分析表明，与安慰剂相比，曲马朵的疗效略低于口服 NSAIDs 治疗 OA 的疗效。另一方面，同一项荟萃分析表明，OA 患者应用阿片类药物的不良反应是很大的，与安慰剂比较，在服用阿片类药物的患者中更多地出现副作用，包括那些主要副作用在内。由于利弊比值很低，建议限制阿片类药物在 OA 中的使用。同在其他疾病中使用一样，人们担忧类阿片药物的耐受性，目前没有证据表明阿片类药物的疗效随着长期使用而减弱。

度洛西汀

选择性血清素和去甲肾上腺素再摄取抑制剂（selective serotonin and norepinephrine reuptake inhibitors，SNRIs）可缓解慢性疼痛综合征患者的疼痛，包括纤维肌痛综合征。度洛西汀（duloxetine）是一种 SNRIs，被批准用于治疗纤维肌痛综合征、慢性肌肉骨骼疼痛和 OA。在 OA 患者的临床试验中，每日递增剂量至最高达 120 mg，度洛西汀在减轻疼痛方面优于安慰剂，治疗 2 周后出现差异[28-29]。然而，在度洛西汀治疗中，由于副作用而停药患者很常见。尽管这些试验可以证明度洛西汀的疗效（并提示其他 SNRIs 也可能对治疗 OA 疼痛有效），慢性广泛性疼痛通常伴随痛性膝 OA。此外，OA 慢性疼痛常伴神经系统异常，导致痛觉超敏和中枢致敏，所以也是应用度洛西汀的适应证。这样验证了度洛西汀对痛觉敏感或慢性广泛性疼痛患者有效的可能性。然而，这方面的研究并不充分。

有争议的疗法

氨基葡萄糖和软骨素

OA 的标志性病理改变是关节的透明软骨丢失。氨基葡萄糖和软骨素都是软骨中一种大分子糖胺聚糖的成分，被称为软骨糖胺聚糖。这些糖胺聚糖具有很高的负电荷，在软骨压缩过程中，负电荷分子被迫靠近，增加了它们之间的静电排斥力。随着负重压缩的结束，静电力占主导地位，它们排斥移动，使得软骨重新恢复其通常的厚度。因此，软骨素和氨基葡萄糖有助于软骨的压缩刚度。想象一个人能摄入一种分子，然后将其嵌入软骨以改善其功能，这是很有吸引力的。然而，糖胺聚糖不是由完整的软骨素或氨基葡萄糖分子合成的，并且摄取的氨基葡萄糖或软骨素不太可能完整地嵌入软骨中。当作为氨基葡萄糖盐（盐酸盐、硫酸盐）摄入时，氨基葡萄糖盐至少在胃中与氨基葡萄糖及其盐完全解离。因此，伴随氨基葡萄糖的阴离子与氨基葡萄糖的治疗作用无关[30]。对氨基葡萄糖和软骨素的动物研究表明，它们可能具有抗炎作用[30]。其他假定的作用包括将化合物嵌入软骨，作用于骨，以及通过其对肝的直接影响而间接作用于关节。

关于氨基葡萄糖和软骨素对人体疗效的临床试验的解释存在争议。尽管已经进行了大量的、很好的研究来支持这些化合物的疗效，但所有非企业资助的研究都是阴性的，包括一项由美国国立卫生研究院（NIH）资助的大型多中心研究[31-32]。来自美国、欧洲和加拿大的其他公共资助研究都没有发现任何结果。一项大型荟萃分析表明，对于每一种氨基葡萄糖和软骨素，95% 置信区间限制在其疗效估计值周围，尽管不包括 0 的无效效应，但不足以说明具有临床重要作用[33]。所有氨基葡萄糖的阳性试验结果都来自于一家生产氨基葡萄糖硫酸盐化合物的公司，而不是通常在美国销售的制剂：盐酸氨基葡萄糖。如前文所述，氨基葡萄糖盐溶于胃中，因此盐酸盐和硫酸盐制剂最终产生相同的分子：氨基葡萄糖。根据公共资助研究和荟萃分析的结果，总结了有关氨基葡萄糖和软骨素疗效的所有试验数据，国际骨关节炎研究学会和美国风湿病学会等主要组织已将氨基葡萄糖和软骨素从推荐的 OA 治疗名单中删除[34-35]。一些氨基葡萄糖和软骨素试验也表明，这些营养药物可以延缓关节间隙的丧失，但是 NIH 资助的步态研究没有发现这样的证据[36]。

透明质酸注射液

当关节如膝关节前后移动时，一个软骨表面接触另一个软骨表面的运动几乎没有摩擦。关节滑液起着润滑作用，滑液由多种不同的分子构成，透明质酸（HA）是其中很重要的一种分子。OA 患者关节滑液中的透明质酸浓度降低，这样就降低了滑液的黏度。透明质酸能直接影响到滑液功能。为了提高滑液黏度，一系列透明质酸化合物被研发出来并注入关节腔内，以达到治疗效果。HA 以前被用于兽医医学，通过静脉注射或关节腔内注射给药。

注射到关节腔中的透明质酸制剂，通常几个小时，最多一天就被清除。纯化或合成的大分子量透明质酸产品能保持较长时间，在关节腔内的半衰期从 17 小时到 1.5 天不等[37-38]。有两种基本类型的透明质酸钠。第一个是 HA 本身，它是一个长而不含硫的可变长链，具有重复的双糖单元。第二个是交联的透明质酸链，它是不溶于水的凝胶。在 OA 中，不仅滑液中的 HA 浓度降低，而且单个 HA 分子的大小也变小[39]。

由于透明质酸在关节腔很快被清除，但出现了相对长的临床效果，因此有人提出了其他的疗效解释，包括注射部位的滑膜受刺激后产生透明质酸，尽管支持这种解释的证据不多[38]。透明质酸还被认为具有抗炎和抗感染作用[40]，因为它们在关节腔内短暂存在，所以很难想象注射透明质酸会如何产生长期效应。

HA 注射已经被管理机构批准用于治疗 OA。根据产品制备情况，注射疗程从 1 周到 5 周不等，通常每周注射一次。大量的荟萃分析评估试验中 HA 与安慰剂关节腔内注射的疗效。值得注意的是，大量未发表的试验被揭露，这些试验的结果通常都是无效的[41]。在 18 个双盲大型试验中，与安慰剂相比，HA 在减轻疼痛方面的效应值为 0.11；具有统计学意义，但与临床无关。注射透明质酸会增加不良反应的风险，包括疼痛的发作。不同的荟萃分析得出结论，HA 的试验要么无有效性的证据，要么证据表明疗效很低。这些荟萃分析的重点是膝骨关节炎，这是研究的优势所在。两项髋 OA 随机试验，比较关节腔内注射透明质酸和安慰剂，结果表明无治疗效果。最近骨关节炎研究协会关于 OA 的国际指南评价透明质酸对膝 OA 的疗效不确定，也不适用于其他类型关节的 OA。美国风湿病学会关于 OA 治疗指南没有对膝或髋关节腔注射透明质酸提出建议。美国国家健康与护理卓越研究所（NICE）的指南建议不要进行关节腔内透明质酸注射。根据 OA 药物治疗的荟萃分析结果[42]，关节腔内注射（包括关节腔内安慰剂）总的来说比口服药物更有效，所以患者对 HA 有良好反应，可以被解释为部分是由于给药途径所致。

四环素类药物

尽管四环素可以抑制降解软骨的酶，在一项大型 OA 试验中测试多西环素疗效，结果未证实它能持续地保护关节避免进展为 OA 或减轻疼痛[43]。

羟氯喹

考虑到关节疼痛和关节破坏时有关节炎症反应存在，曾假设一种能消除炎症过程的药物，不仅对类风湿关节炎有效，而且对骨关节炎也有效，特别是手 OA，因为手关节的炎症临床上很明显。然而，没有证据表明羟氯喹治疗 OA 的有效性，因此在治疗指南中不推荐使用羟氯喹。

未经证实的骨关节炎治疗方法

OA 是一种痛苦的慢性疾病，影响着全世界数百万人。此外，本章所述的经批准和有效的药物治疗，通常不能很有效地缓解疾病的所有疼痛和不适。这为公司和企业家提供了一个巨大的机会，可以将未经证实的药物作为治疗 OA 的有效方法推向市场。从铜手镯到生姜，再到保健食品补充剂，许多治疗方法都被宣传为治疗 OA 疼痛的有效方法，许多方法都缺乏科学依据。这些未经证实的治疗方法市场很大。在任何一家保健食品店、许多药店和关注关节炎的网站都有自制广告和有机会购买这些所谓的有效疗法。患者会问是否有证据表明他们有效，许多人会相信他们或一个亲密的朋友或亲戚已经通过使用这些疗法中的一种或多种得到了帮助。

区分未经证实的治疗和公认的治疗界限窄而模糊。要成为一种被证实的治疗，需要有一个令人信服的生物学原理或可以被证实的作用机制。此外，随机临床试验必须证明治疗的有效性。如上所述，氨基葡萄糖是这条模糊线上一个很好的例子。对于许多未经证实的治疗方法，没有像氨基葡萄糖那样多的证据。在某些情况下，有一个行业赞助的试验报告有疗效，可能来自发展中国家，在发展中国家试验经常被报告为阳性。可能有使用这种疗法治疗 OA 的历史，也可能有特定群体对其使用的文化支持。可能有一些提示性的证据，表明保健食品或维生素中含有一种可能具有治疗作用的化合物，而且一项由行业赞助的试验据称证明了其有效性。生姜就是这样，它有一些轻微的抗炎作用。

对于许多未经证实的药物，其生物学原理或作用机制尚不清楚，而且也没有一项随机、安慰剂对照试验表明其疗效。对于那些销售 OA 潜在治疗药物的人来说市场是如此庞大和潜在利润丰厚，因此制造商和生产商提出不可思议的治疗理由，并进行随机试验，其结果不可信，这并不奇怪。

在评估患者是否应给予未经证实的药物时，出现了几种不同的考虑。首先，OA 中的安慰剂治疗通常在缓解疼痛方面效果良好[44]，与完全不治疗相比，其对疼痛的影响有时比有效治疗的效果还好。关节腔内注射尤其可能有效[42]。一些作者建议，如果未经证实的药物是良性的，那么临床医师应该向患者推荐，即使它不如安慰剂。考虑到这些因素，当面对一位患者坚持要用某种特定的未经证实的药物，并认为对他们或他们周围的人有价值时，临床医师应该考虑不要强烈去纠正患者，并且应该设法利用这种治疗的效果，无论是真的还是基于安慰剂的。

骨关节炎手术治疗

许多受 OA 影响的膝关节同时也有半月板撕裂。这些膝关节经常疼痛，有时会出现机械症状，如嵌顿或绞锁，这可能与半月板撕裂有关。几项随机试验比较手术与非手术的效果，结果表明关节镜联合半月板手术对这些患者无效。此外，关节镜下灌洗和清创手术不比非手术更有效[45-46]。甚至与半月板撕裂有关的机械症状，通常对关节镜手术没有反应。

除了全膝关节置换术，OA 患者还有哪些手术选择？如果膝关节只有单骨间室受累，如胫股内侧病变，骨科医师可能会选择进行截骨术，这样可以折断胫骨并重新调整膝关节以纠正力线异常。也可以进行单髁关节置换来恢复力线异常。这两种手术都可能延迟全膝关节置换的时间，甚至可能避免全膝关节置换。在这两种方法中，截骨术越来越不受欢迎，因为很少有医生愿意做这种手术。

全关节置换术

对于严重疼痛的晚期骨关节炎患者，膝关节和髋关节置换是有效的。外科医师、从业者，甚至是患者之间对于哪些患者应该接受膝关节或髋关节置换的确切时机尚没有一致意见[47]。适应证不仅在外科医师之间有所不同，而且在各国也有所不同。然而，不同国家的一些研究者已经提出，特定的患者是膝关节或髋关节置换的良好候选者。根据最近对患者和骨科医师的调查，推荐的适应证如表 100-3 所示。尽管这些指南侧重于疼痛和功能障碍，有些患者的症状对非手术治疗无效，如运动和抗炎药，这些患者仍需要手术治疗。手术的主要决定因素是疼痛，不一定是影像学的严重程度或关节破坏的程度。一些患者已出现了严重的关节结构破坏，但这些患者可能几乎没有疼痛感，而另一些患者的 X 线片没有显示出关节严重破坏，但却由于疼痛而引起了功能障碍。在这两个对比

表 100-3 膝关节或髋关节置换术良好候选患者的特征

患者主诉关节炎症状对他们的整体生活质量有负面影响
患者准备手术的关节有关节炎的证据（临床和放射学检查）
患者已充分接受过非手术性治疗的所有方法
患者对关节置换手术的期望是可行的
患者在身体和精神上都做好接受手术治疗准备
患者和外科医师一致认为，关节置换手术对患者的潜在益处大于潜在的手术风险

From Hawker G, Bohm ER, Conner-Spady B, et al: Perspectives of Canadian stakeholders on criteria for appropriateness for total joint arthroplasty in patients with hip and knee osteoarthritis. Arthritis Rheumatol 67（7）:1806-1815, 2015.

组中，那些有功能障碍性疼痛的患者可能更适合膝关节置换术，尽管最近的数据[48]表明，那些膝关节置换术最有可能失败的患者往往是那些在手术前放射学改变极其轻微的患者。这可能是因为这些患者经历的膝关节疼痛实际上不是 OA 的所致，而是弥漫性疼痛综合征，如纤维肌痛综合征。

膝关节和髋关节置换术的适应证不一定相同。平均而言，髋关节置换术是一种更成功的手术，其康复时间比膝关节置换术快。这表明寻求髋关节置换术的门槛可能低于膝关节置换术。对于接受膝关节置换术的患者，20% ~ 30% 的患者有持续性疼痛和功能障碍，甚至在手术后 2 年或更长时间，膝关节置换术后的康复通常需要几个月，部分是为了恢复全方位的活动范围。膝关节置换术后不良结果的危险因素包括对侧膝关节或其他关节疼痛[49]，以及较多的伴随疾病。尽管疼痛和功能障碍程度较重的患者在关节置换术后疼痛和功能评分有较大程度的改善，但他们仍比那些功能受限程度较轻的患者有更多的功能受限。

尽管肥胖个体也在膝关节和髋关节置换中收益，但这些患者的假体失败率更高。年轻患者（60 岁以下）要求膝关节和髋关节置换的越来越多。尤其是在美国，这些人的膝关节和髋关节置换率明显增加，尽管假体可以使用很多年，但尚不清楚在年轻人接受手术后假体的耐久性是否相同，这在很大程度上是因为他们比老年患者活跃得多。符合膝关节或髋关节置换

临床标准，且年龄在 60 岁及以上的患者，可以从手术中获益，而不存在松动或其他关节损伤的高风险。越来越多的人认为 55 岁及以上的患者具有相似的受益风险比，但尚不清楚 55 岁以下的患者是否同样受益而不增加风险。

尽管影响手拇指根部的 OA 患者［第一个腕掌关节（CMC）关节]手术后疼痛减轻，手功能改善，但手术方法各不相同，目前尚不清楚哪一种手术效果更好[50]。手术种类的选择包括斜方腱膜切开术和肌腱还纳 / 或韧带重建术，CMC 融合，甚至全关节置换术。

其他受 OA 影响的关节可从关节置换中获益。尽管肩关节 OA 不常见，但有证据表明[51]，行肩关节置换术的患者疼痛明显减轻。踝关节 OA，通常是踝关节创伤所致，可以通过踝关节置换或踝关节融合来治疗。

关节牵引成形术

一种新的、仍处于试验阶段的治疗 OA 的方法是关节牵引成形术，其中一个连接关节的外固定架用关节两侧的两个骨钉固定，框架逐渐伸长，使关节分离，达到关节的一侧并与另一侧分开。牵拉的管子大约要用 2 个月，然后取出。这种牵拉的一个效果是骨关节炎的关节卸荷。这种方法最常用于踝关节骨关节炎，手术和其他治疗效果有限时。许多患者在牵引关节成形术后，尤其是踝关节，踝关节间隙或骨到骨的距离增加，尽管尚不清楚这是否是透明关节软骨，但更全面的研究表明软骨在关节内重新发育。骨髓损伤似乎也在缩小，甚至消失。最近的报告表明，牵引关节成形术可能对膝 OA 的治疗更为成功，至少随访 24 个月[52]。虽然承诺是一种治疗方法，但牵引关节成形术要求患者在受影响的关节周围佩戴固定装置数月，在此期间活动限制，并且 2 年以上的长期效果没有很好的记录。

本章的参考文献也可以在 ExpertConsult.com 上找到。

参考文献

1. Lawrence RC, Felson DT, Helmick CG, et al: Estimates of the prevalence of arthritis and other rheumatic conditions in the United States. Part II. *Arthritis Rheum* 58(1):26–35, 2008.

2. Weinstein AM, Rome BN, Reichmann WM, et al: Estimating the burden of total knee replacement in the United States. *J Bone Joint Surg Am* 95(5):385–392, 2013.

3. Peltonen M, Lindroos AK, Torgerson JS: Musculoskeletal pain in the obese: a comparison with a general population and long-term changes after conventional and surgical obesity treatment. *Pain* 104(3):549–557, 2003.

4. Bliddal H, Leeds AR, Stigsgaard L, et al: Weight loss as treatment for knee osteoarthritis symptoms in obese patients: 1-year results from a randomised controlled trial. *Ann Rheum Dis* 70(10):1798–1803, 2011.

5. Messier SP, Mihalko SL, Legault C, et al: Effects of intensive diet and exercise on knee joint loads, inflammation, and clinical outcomes among overweight and obese adults with knee osteoarthritis: the IDEA randomized clinical trial. *JAMA* 310(12):1263–1273, 2013.

6. Callaghan MJ, Parkes MJ, Hutchinson CE, et al: Factors associated with arthrogenous muscle inhibition in patellofemoral osteoarthritis. *Osteoarthritis Cartilage* 22(6):742–746, 2014.

7. Fransen M, McConnell S: Land-based exercise for osteoarthritis of the knee: a metaanalysis of randomized controlled trials. *J Rheumatol* 36(6):1109–1117, 2009.

8. Juhl C, Christensen R, Roos EM, et al: Impact of exercise type and dose on pain and disability in knee osteoarthritis: a systematic review and meta-regression analysis of randomized controlled trials. *Arthritis Rheumatol* 66(3):622–636, 2014.

9. Bennell KL, Egerton T, Martin J, et al: Effect of physical therapy on pain and function in patients with hip osteoarthritis: a randomized clinical trial. *JAMA* 311(19):1987–1997, 2014.

10. Parkes MJ, Maricar N, Lunt M, et al: Lateral wedge insoles as a conservative treatment for pain in patients with medial knee osteoarthritis: a meta-analysis. *JAMA* 310(7):722–730, 2013.

11. Hunter D, Gross KD, McCree P, et al: Realignment treatment for medial tibiofemoral osteoarthritis: randomised trial. *Ann Rheum Dis* 71(10):1658–1665, 2012.

12. Kirkley A, Webster-Bogaert S, Litchfield R, et al: The effect of bracing on varus gonarthrosis. *J Bone Joint Surg Am* 81(4):539–548, 1999.

13. Quilty B, Tucker M, Campbell R, et al: Physiotherapy, including quadriceps exercises and patellar taping, for knee osteoarthritis with predominant patello-femoral joint involvement: randomized controlled trial. *J Rheumatol* 30(6):1311–1317, 2003.

14. Felson DT, Parkes MJ, Gait AD, et al: A randomised trial of a brace for patellofemoral osteoarthritis targeting knee pain and bone marrow lesions. *Arthritis Rheum* 65:S717, 2013.

15. Zhang W, Jones A, Doherty M: Does paracetamol (acetaminophen) reduce the pain of osteoarthritis? A meta-analysis of randomised controlled trials. *Ann Rheum Dis* 63(8):901–907, 2004.

16. Doherty M, Hawkey C, Goulder M, et al: A randomised controlled trial of ibuprofen, paracetamol or a combination tablet of ibuprofen/paracetamol in community-derived people with knee pain. *Ann Rheum Dis* 70(9):1534–1541, 2011.

17. Verkleij SP, Luijsterburg PA, Bohnen AM, et al: NSAIDs vs acetaminophen in knee and hip osteoarthritis: a systematic review regarding heterogeneity influencing the outcomes. *Osteoarthritis Cartilage* 19(8):921–929, 2011.

18. Hernandez-Diaz S, Rodriguez LA: Association between nonsteroidal anti-inflammatory drugs and upper gastrointestinal tract bleeding/perforation: an overview of epidemiologic studies published in the 1990s. *Arch Intern Med* 160(14):2093–2099, 2000.

19. Fries JF, Williams CA, Bloch DA: The relative toxicity of nonsteroidal antiinflammatory drugs. *Arthritis Rheum* 34(11):1353–1360, 1991.

20. Lanas A, Sopena F: Nonsteroidal anti-inflammatory drugs and lower gastrointestinal complications. *Gastroenterol Clin North Am* 38(2):333–352, 2009.

21. Lanas A, Perez-Aisa MA, Feu F, et al: A nationwide study of mortality associated with hospital admission due to severe gastrointestinal events and those associated with nonsteroidal antiinflammatory drug use. *Am J Gastroenterol* 100(8):1685–1693, 2005.

22. Antman EM, Bennett JS, Daugherty A, et al: Use of nonsteroidal antiinflammatory drugs: an update for clinicians: a scientific statement from the American Heart Association. *Circulation* 115(12):1634–1642, 2007.

23. Lin J, Zhang W, Jones A, et al: Efficacy of topical non-steroidal anti-inflammatory drugs in the treatment of osteoarthritis: meta-analysis of randomised controlled trials. *BMJ* 329(7461):324, 2004.

24. Micu MC, Bogdan GD, Fodor D: Steroid injection for hip osteoarthritis: efficacy under ultrasound guidance. *Rheumatology (Oxford)* 49(8):1490–1494, 2010.

25. Atchia I, Kane D, Reed MR, et al: Efficacy of a single ultrasound-guided injection for the treatment of hip osteoarthritis. *Ann Rheum Dis* 70(1):110–116, 2011.

26. Lambert RG, Hutchings EJ, Grace MG, et al: Steroid injection for osteoarthritis of the hip: a randomized, double-blind, placebo-controlled trial. *Arthritis Rheum* 56(7):2278–2287, 2007.

27. Nuesch E, Rutjes AW, Husni E, et al: Oral or transdermal opioids for osteoarthritis of the knee or hip. *Cochrane Database Syst Rev* 4:1–50, 2010.

28. Chappell AS, Ossanna MJ, Liu-Seifert H, et al: Duloxetine, a centrally acting analgesic, in the treatment of patients with osteoarthritis knee pain: a 13-week, randomized, placebo-controlled trial. *Pain* 146(3):253–260, 2009.

29. Chappell AS, Desaiah D, Liu-Seifert H, et al: A double-blind, randomized, placebo-controlled study of the efficacy and safety of duloxetine for the treatment of chronic pain due to osteoarthritis of the knee. *Pain Pract* 11(1):33–41, 2011.

30. Block JA, Oegema TR, Sandy JD, et al: The effects of oral glucosamine on joint health: is a change in research approach needed? *Osteoarthritis Cartilage* 18(1):5–11, 2010.

31. Clegg DO, Reda DJ, Harris CL, et al: Glucosamine, chondroitin sulfate, and the two in combination for painful knee osteoarthritis. *N Engl J Med* 354(8):795–808, 2006.

32. Vlad SC, Lavalley MP, McAlindon TE, et al: Glucosamine for pain in osteoarthritis: why do trial results differ? *Arthritis Rheum* 56(7):2267–2277, 2007.

33. Juni P, Rutjes AW, da Costa BR, et al: Viscosupplementation for osteoarthritis of the knee. *Ann Intern Med* 158(1):75, 2013.

34. McAlindon TE, Bannuru RR, Sullivan MC, et al: OARSI guidelines for the non-surgical management of knee osteoarthritis. *Osteoarthritis Cartilage* 22(3):363–388, 2014.

35. Hochberg MC, Altman RD, April KT, et al: American College of Rheumatology 2012 recommendations for the use of nonpharmacologic and pharmacologic therapies in osteoarthritis of the hand, hip, and knee. *Arthritis Care Res (Hoboken)* 64(4):465–474, 2012.

36. Sawitzke AD, Shi H, Finco MF, et al: The effect of glucosamine and/or chondroitin sulfate on the progression of knee osteoarthritis: a report from the glucosamine/chondroitin arthritis intervention trial. *Arthritis Rheum* 58(10):3183–3191, 2008.

37. Felson DT, Anderson JJ: Hyaluronate sodium injections for osteoarthritis: hope, hype, and hard truths. *Arch Intern Med* 162(3):245–247, 2002.

38. Brandt KD, Smith GN Jr, Simon LS: Intraarticular injection of hyaluronan as treatment for knee osteoarthritis: what is the evidence? *Arthritis Rheum* 43(6):1192–1203, 2000.

39. Moreland LW: Intra-articular hyaluronan (hyaluronic acid) and hylans for the treatment of osteoarthritis: mechanisms of action. *Arthritis Res Ther* 5(2):54–67, 2003.

40. Marshall KW: Intra-articular hyaluronan therapy. *Curr Opin Rheumatol* 12(5):468–474, 2000.

41. Rutjes AW, Juni P, da Costa BR, et al: Viscosupplementation for osteoarthritis of the knee: a systematic review and meta-analysis. *Ann Intern Med* 157(3):180–191, 2012.

42. Bannuru RR, Schmid CH, Kent DM, et al: Comparative effectiveness of pharmacologic interventions for knee osteoarthritis: a systematic review and network meta-analysis. *Ann Intern Med* 162(1):46–54, 2015.

43. Brandt KD, Mazzuca SA: Lessons learned from nine clinical trials of disease-modifying osteoarthritis drugs. *Arthritis Rheum* 52(11):3349–3359, 2005.

44. Doherty M, Dieppe P: The "placebo" response in osteoarthritis and its implications for clinical practice. *Osteoarthritis Cartilage* 17(10):1255–1262, 2009.

45. Katz JN, Losina E: Surgery versus physical therapy for meniscal tear and osteoarthritis. *N Engl J Med* 369(7):677–678, 2013.

46. Sihvonen R, Paavola M, Malmivaara A, et al: Arthroscopic partial meniscectomy versus sham surgery for a degenerative meniscal tear. *N Engl J Med* 369(26):2515–2524, 2013.

47. Fraenkel L, Suter L, Weis L, et al: Variability in recommendations for total knee arthroplasty among rheumatologists and orthopedic surgeons. *J Rheumatol* 41(1):47–52, 2014.

48. Dieppe P, Lim K, Lohmander S: Who should have knee joint replacement surgery for osteoarthritis? *Int J Rheum Dis* 14(2):175–180, 2011.

49. Maxwell J, Niu J, Singh JA, et al: The influence of the contralateral knee prior to knee arthroplasty on post-arthroplasty function: the multicenter osteoarthritis study. *J Bone Joint Surg Am* 95(11):989–993, 2013.

50. Vermeulen GM, Slijper H, Feitz R, et al: Surgical management of primary thumb carpometacarpal osteoarthritis: a systematic review. *J Hand Surg [Am]* 36(1):157–169, 2011.

51. Carter MJ, Mikuls TR, Nayak S, et al: Impact of total shoulder arthroplasty on generic and shoulder-specific health-related quality-of-life measures: a systematic literature review and meta-analysis. *J Bone Joint Surg Am* 94(17):e127, 2012.

52. Wiegant K, van Roermund PM, Intema F, et al: Sustained clinical and structural benefit after joint distraction in the treatment of severe knee osteoarthritis. *Osteoarthritis Cartilage* 21(11):1660–1667, 2013.

第 101 章

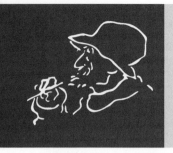

代谢性骨病

原著 Nancy E. Lane
徐玥彤 译·郑 毅 校

关键点

骨质疏松是一种以骨密度降低和骨组织微结构破坏为表现的疾病，可导致骨强度降低和骨折危险性增加。

骨质疏松性骨折的主要临床危险因素包括：高龄、低体重、髋骨骨折家族史、50 岁后发生的骨折、应用糖皮质激素和无帮助下不能从椅子上起来。50% 以上的男性骨质疏松为继发性。

绝经后和年龄相关的骨丢失是骨质重建失衡的结果，如骨吸收大于骨形成导致了骨的净丢失。

使用骨折风险评估指数（Fracture Assessment Index，FRAX）来评估绝经后女性和男性的骨质疏松性骨折的 10 年风险（髋和重要骨质疏松性骨折部位）对于保证治疗效果是至关重要的。

使用抗骨吸收药物〔如雌激素、雷洛昔芬和双膦酸盐（阿仑膦酸钠、利塞膦酸钠、唑来膦酸、伊班膦酸盐和狄迪诺塞麦）〕和合成代谢剂（重组人甲状旁腺素 1-34）治疗雌激素缺乏引起的高代谢骨质疏松，可以减少脊柱骨折的发生。

双膦酸盐治疗骨质疏松症应持续 3～5 年，之后如果骨密度 T 评分大于 -2，受试者未发生骨折，骨折的总体风险较低，可以停止治疗，观察患者情况。

甲状旁腺激素（parathyroid hormone，PTH）可促进成骨细胞的成熟和寿命延长，增加骨松质和骨皮质的厚度，改善骨强度，降低骨折的发生。为了维持新生成的骨量，在足疗程的 PTH 治疗后，需要抗骨吸收治疗。

糖皮质激素导致的骨丢失是因破骨细胞活性增强和成骨细胞活性减低所致，在使用激素的最开始 6 个月最严重。双膦酸盐治疗可预防骨折。人甲状旁腺素（1-34）治疗可以逆转糖皮质激素引起的骨质疏松症，减少骨折发生率。

芳香酶抑制剂作为乳腺癌的辅助用药，可降低血清雌激素水平，导致绝经后乳腺癌女性患者骨质迅速丢失。

促性腺激素释放激素抑制剂作为前列腺癌的治疗用药，可降低雌激素和睾酮水平，导致骨质疏松。

　　骨质疏松症（osteoporosis）是一种骨密度降低和骨微结构破坏，导致骨强度下降、骨折风险增高为特征的疾病。骨质疏松的标志是骨矿物质和骨基质的丢失。骨质是由有机成分（胶原和非胶原蛋白）和无机矿物质成分（羟基磷灰石晶体中的钙和磷酸盐，见第四章）组成。通常骨转换与破骨细胞介导的骨吸收及成骨细胞介导的骨形成紧密相联。在骨重建过程中，这种微妙的平衡维持着骨量的恒定。成骨细胞合成骨基质前体并通过矿化形成骨基质。骨骼包含大约 80% 的皮质骨，集中在附属骨和股骨颈，20% 的代谢活跃的小梁骨，位于脊柱，骨骺和骨盆。骨质疏松的特征是：骨强度下降，通常伴有骨量减少。骨软化则是骨基质矿化程度降低的疾病。Paget 病的特征是骨转换率增高，形成紊乱的网状骨。

骨质疏松症

流行病学和临床症状

　　骨质疏松症是最常见的骨代谢性疾病，影响全球2亿人的健康。美国约2800万人有骨质疏松症或有患病的危险。骨质疏松症或"疏松性骨病"是一种以骨量减少和骨结构破坏、导致骨脆性和骨折风险增加为特征的疾病，骨折常见于髋骨、椎骨和腕骨[1]。骨质疏松症常无症状，但也可导致身高变矮、疼痛、驼背及骨折的危险性增加。50岁以后，骨折的发生率成指数增加，约40%的女性和13%的男性在一生中会发生一次或多次骨质疏松性骨折。仅在美国，每年就有超过150万人发生骨质疏松性骨折，包括25万人发生髋骨骨折、25万人发生腕骨骨折及50万人发生椎骨骨折。髋骨骨折发生的第一年内，女性死亡率为12%～24%，男性死亡率为30%，50%的患者不能独立行走，需要长期家庭护理[2]。这些数据将随着工业化国家的老年人口增加而呈指数增长。

　　骨生长发生在青春期，此期骨量大量增加。骨密度峰值通常在青春期后达到，并持续到生命的第三个十年。然而，大多数在22岁骨量达到峰值。绝经后5～8年骨丢失加速，每年丢失2%～3%的松质骨和1%～2%的皮质骨。随着年龄的增长，男性和女性的骨质均有流失。人一生中，女性的骨松质丢失约50%，骨皮质丢失约30%，男性丢失量是女性的2/3[3]。曾经认为骨质疏松症是一种正常的退行性疾病。但采用骨密度测定法可对具有骨质疏松症高危因素的患者进行精确而重复的监测，并可采取预防和治疗策略减少骨折的发生。美国每年有138亿美元用于骨质疏松性骨折相关的医疗保健支出，今后40年，此项费用还将成倍增长。因此，制订有效的预防和治疗措施来减少骨折的发生十分必要[1,4]。

绝经后和老年性骨质丢失的病理生理学

　　骨骼始终在重塑，破骨细胞活跃导致的骨质吸收，被成骨细胞再建新骨所替代。骨质吸收和形成的平衡紊乱导致骨质疏松。对骨修复的启动仍有争议。目前认为，位于骨基质和骨表面的彼此紧密连接的骨细胞或终末分化的成骨细胞可以释放化学介质，诱导破骨细胞聚集于骨表面（图101-1）。粒-单

核细胞集落形成单位来源的破骨细胞聚集于骨表面并附着于骨基质，吸收骨组织。一般来说，骨质吸收快速，在10～14天内可形成吸收灶。骨质吸收完全后，由骨髓间充质基质细胞分化而来的成骨细胞附着于吸收灶表面、形成类骨质，随后矿化，形成新骨。骨质形成期为3～4个月。因此，正常成人骨质重建周期至少为4～6个月（图101-1A）。大量代谢因素的改变可引起破骨细胞的数量及活性增加，如雌激素缺乏、卧床、代谢性酸中毒、甲状旁腺功能亢进、全身性和局部性炎症性疾病。这些可促使骨丢失多于骨形成，导致骨组织丢失。最新研究表明，一系列内源性因子影响骨形成和骨吸收并调节两者间的平衡。这些因子包括胰岛素样生长因子（insulin-like growth factors，IGFs）、白介素（interleukins，IL-1、IL-6和IL-11）、肿瘤坏死因子（tumor necrosis factor，TNF）、核因子κB配体的受体激动剂（receptor activator of nuclear factor κB ligand，RANKL）及转化生长因子-β（transforming growth factor-β，TGF-β）[5]。动物模型研究表明，IL-1、IL-6和TNF敲除的大鼠在雌激素缺乏的情况下无骨质丢失[6]。此外，炎性关节炎动物模型的研究证实，TNF、IL-1及IL-6均是破骨细胞骨吸收的强效刺激因子。免疫系统与骨量维持的关系是目前研究的热点，但仍需完善相关研究以明确两者的关联。

　　原发性骨质疏松有多种发病机制，包括青年时骨量峰值降低和绝经期骨质快速丢失。老年性骨质疏松症（age-related bone loss）的原因包括：老年性钙离子吸收障碍，甲状旁腺素（parathyroid hormone，PTH）水平代偿性升高，骨吸收大于骨形成。雌激素缺乏与细胞因子如（RANKL）、IL-1、IL-6和TNF的释放相关，可导致骨髓中破骨细胞聚集及活化和骨吸收刺激因子增多，也许正是这种机制导致绝经后骨质丢失[5]。雌激素治疗可抑制IL-1释放。在卵巢切除的大鼠和小鼠模型中，应用IL-1抑制剂（IL-1受体拮抗剂）可抑制骨丢失[6]。在人类骨髓和外周单核细胞中，IL-6水平随年龄增长而升高[7]。IL-1和TNF可诱导成骨细胞和间充质细胞生成IL-6。卵巢切除术后，IL-6敲除的转基因小鼠无骨质丢失，进一步证实了IL-6在骨质循环中的作用。

　　已经证实由成骨细胞生成的两种蛋白也可影响破骨细胞的活化：骨保护素（osteoprotegerin，OPG）和RANKL，均由成骨细胞生成[8]。雌激素缺乏可

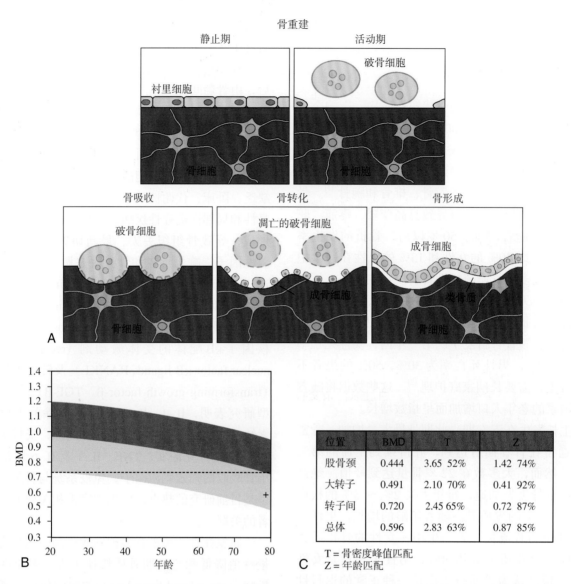

图 101-1 A. 骨重建循环。骨细胞很可能释放某种化学物质，诱导破骨细胞聚集于骨骼表面。破骨细胞附着于骨基质，形成紧密的连接环，并释放酸性物质，降低 pH，从而溶解骨基质中的矿物质。矿物质去除后，暴露出无矿化的骨基质。破骨细胞离开骨骼表面，成骨细胞附着于骨质吸收后的区域。骨质吸收期约为 10 ～ 14 天。成骨细胞生成新骨或类骨质，填充于骨吸收灶内。同时骨基质内一些成骨细胞留在骨基质，转化为成熟成骨细胞。类骨质的矿化大约需要 3 个月，此时骨重建循环完成；**B 和 C**. 绝经后女性骨密度与年轻、正常对照组以及年龄、性别匹配对照组 3 组间的骨密度对比表。横纵坐标表示患者的年龄和骨密度（BMD）；蓝色和紫色区域表示患者年龄相对于制造商参考范围的 BMD（相当于 z 分数）。T- 评分和 Z- 评分分别代表年轻、正常对照组以及年龄、性别匹配对照组的标准差。提示 BMD 与骨折的危险性正相关，因此为了预防骨质疏松症和骨折风险增加，应及早治疗

促进成骨细胞产生的 RANKL 增多，后者通过附着于幼稚和成熟的破骨细胞表面，刺激破骨细胞的成熟和活化。与此同时，OPG 可作用于相应受体减少 RANKL 的生成和活化，雌激素缺乏可抑制成骨细胞生成 OPG。在卵巢切除后的骨质疏松症小鼠模型中已证实，腺病毒承载的 OPG 可改善骨丢失[8]。临床前期动物研究和低骨量女性的临床试验均证实用抗 RANKL 单克隆抗体抑制 RANKL 可预防雌激素缺乏性骨丢失[9]。除此之外，骨质疏松的发生、发展与遗传、营养和生活方式相关。白种人和亚洲人有低骨密度和骨质疏松的风险，而非裔美国人的骨密度高，易骨折人数是前者的 1/3 至 1/2[1,8-9]。有研究表

明，非裔美国人维生素 D 和尿钙水平低，PTH 水平高，且 PTH 影响骨骼的韧性[10-12]。对双胞胎及其家族的研究表明，80% 以上的骨量差异由遗传因素决定[13]。例如，母亲有髋骨骨折病史，则子女发生髋骨骨折的危险性增加 2 倍[14]。来自 Uitterlinden 等的研究数据表明，编码 IA1 型胶原（collagen type IA1，COLIA1）的基因与伴随年龄增长的骨密度降低和骨折危险性增加相关[15]。与 COLIA1SS 等位基因组相比，ss 等位基因组的股骨颈骨密度降低 12%，腰椎骨密度降低 20%，显示了基因在年龄增长过程中的作用。但是，COLIA1 与骨密度的基线值降低相关，与骨质丢失的增加无关。而且，遗传因素决定骨骼的结构特征，如较长的髋骨轴可能增加髋骨骨折的风险；相反，较短的髋骨轴具有保护性作用[16]。近期有报道，一个家族的成员具有极高的骨量，基因表型方面正常，但这个家族的低密度脂蛋白受体相关蛋白 5（low-density lipoprotein receptor-related protein 5，LRP5）有突变（一个氨基酸改变）。通过原位杂交技术，在鼠胫骨骨重建部位检测到 LRP5 表达信号。深入的研究已经证实，LRP5 突变可促进 Wnt 信号传导，而这可能通过骨形成过程中原发性缺陷而改变骨量。有 LRP5 突变的个体骨吸收水平正常，但骨形成显著增多。LRP5 在成骨细胞中高表达同样提示其在这个区域的作用。目前需要进一步的研究来确定：在普通人群中含有 LRP5 片段染色体的其他部位的突变是否与骨密度变化有关[17-18]。

最近，一系列队列研究中，全基因组扫描显示单核苷酸多态性（single nucleotide polymorphisms，SNPs）与骨质疏松（骨折或骨密度相关）有关。包括 VDR、ESR1、ESR2、LRP5、LRP4、SOST、GRP177、OPG、RNAK、RNAKL、COL1A、SPP1、ITGAI、SP7 及 SOX6，这些基因都可以被合理地指定为已确认或复制的，另外还有 30 多个基因是有希望的候选基因。值得注意的是，已证实有前景的基因集中在三条生物通路上：雌激素内分泌通路、Wnt/β-catenin 信号通路和 RANKL/RANK/OPG 通路。新的生物通路会随着更多的骨质疏松相关基因被证实而发现[19]。骨质疏松症的其他危险因素如表 101-1 所示，包括低体重和性激素减少[13]。一些报道显示，与骨质疏松症发展有关的生活方式包括吸烟、过量饮酒、体力活动减少和钙摄入量不足。与正常人相比，吸烟者的身体状况较差，钙质吸收受阻、雌激素水平

表 101-1 骨质疏松的危险因素

原发性
30 岁后的骨折病史
髋骨骨折家族史
吸烟
体重 < 127 磅（约 57.6 kg）
低骨密度

继发性
不可变因素
白种人
年龄的增长
健康状况低下
痴呆
可变因素
钙摄入不足
饮食不当
低睾酮水平（男性）
绝经前雌激素缺乏（闭经 > 1 年或 < 45 岁绝经）
过量饮酒
缺乏运动
视力障碍
神经系统疾病
缺乏日照

降低、绝经提前、缺乏运动更易发生骨折；戒烟可逆转发生骨质疏松症的危险性。

一项纳入 9516 名 65 岁以上女性的大型前瞻性研究表明，以下生活方式可明显增加髋骨骨折发生的风险：无步行锻炼、每天摄入 2 杯以上咖啡、目前使用长效苯二氮䓬类和抗惊厥药、目前体重低于 25 岁时水平、身高高于 5 英尺 7 英寸（1.7 m）、年龄大于 80 岁、50 岁后发生过骨折、未借助外力不能从椅子上站起来、深感觉减退及健康自我评估较低[14]。骨密度降低的个体在摔倒或外伤后易发生骨折。健康状况低下和肌肉骨骼协调能力低下均增加发生骨质疏松症和摔倒的风险[14]。值得关注的是，老年白人女性若有低骨量和两个以上的危险因素，其发生骨折的风险是正常人的 20 倍。

继发性骨质丢失可见于任何年龄及种族的男性和女性，引起继发性骨丢失的原因具体见表 101-2。引起继发性骨丢失最常见的原因是应用糖皮质激素治疗。30% ～ 50% 的糖皮质激素治疗者发生骨质疏松

表 101-2 与骨丢失和骨质疏松有关的疾病和药物

原发性骨质疏松

- 青少年骨质疏松症
- 绝经后骨质疏松症
- 老年性骨质疏松症

内分泌功能紊乱

- 糖皮质激素过多
- 甲状腺激素过多（超生理状态）
- 性腺功能减退（由泌乳素瘤或神经性厌食症导致）
- 甲状旁腺功能亢进
- 高钙血症

累及骨髓的疾病

- 多发性骨髓瘤
- 白血病
- Gaucher 病
- 系统性肥大细胞增多症

制动

- 太空飞行

胃肠道疾病

- 胃切除
- 原发性胆汁性肝硬化
- 乳糜泻

肾功能不全

慢性呼吸系统疾病

结缔组织病

- 成骨不全
- 高半胱氨酸尿
- Ehlers-Danlos 综合征

风湿病

- 强直性脊柱炎
- 类风湿关节炎
- 系统性红斑狼疮

药物性

- 抗惊厥药物
- 肝素
- 甲氨蝶呤
- 环磷酰胺和促性腺激素释放激素拮抗剂（性腺功能减退症）
- 锂剂
- 环孢素
- 铝剂
- 饮酒过量
- 绝经前应用他莫昔芬
- 芳香酶抑制剂

Modified from LeBoff MS: Calcium and metabolic bone disease. In Medical knowledge self-assessment program, Philadelphia, 1995, American College of Physicians.

性骨折[20]。糖皮质激素治疗引起的骨丢失是多种不同机制共同作用的结果，如通过阻止肠道钙吸收导致钙平衡紊乱、促进尿钙排泄、减少骨形成、通过巨噬细胞集落刺激因子（macrophage colony-stimulating factor，M-CSF）刺激破骨细胞活化来增加骨吸收、抑制内源性性腺激素产生[21]。糖皮质激素治疗可导致早期骨小梁的大量丢失，在某些情况下对皮质骨的影响较小。在甲状腺功能亢进（Graves 病或毒性结节性甲状腺肿）或甲状腺激素治疗应用过量中，当促甲状腺激素水平被抑制时，即使甲状腺激素水平在正常范围内，随之而来的骨转换加速也可能导致骨量减少[22]。导致骨量丢失的因素还有：运动性闭经、神经性厌食症及可导致性腺功能减退症的其他因素，包括应用促性腺激素释放激素拮抗剂[23-24]。此外，神经性厌食女性体内 IGF-1 和肾上腺雄激素水平降低，同样可能导致骨质疏松症[25]。

男性骨质疏松症

20 年前，男性骨质疏松还未引起重视，但是目前认为这是一种影响男性寿命的主要公共健康问题。男性骨质疏松患者的流行病学数据正在统计中。青少年及年轻人均有发生骨折的风险，而 70 岁以后骨折发生的风险增加。在年轻男性中，发生长骨骨折更常见；而髋骨骨折和椎骨骨折多发生于 70 岁以上的男性，与女性患者相同，老年男性骨折发生率明显增加，在生命的最后 10 年中，男性髋骨骨折发生率是女性的 1/3 至 1/2[26]。与女性患者相比，髋骨骨折的老年男性的死亡和永久性残疾危险性增加[26]。最近来自男性骨质疏松性骨折研究（MrOS）的数据表明，经过 15 年的随访，高龄（> 75 岁）伴有股骨颈低骨密度、既往骨折病史、离婚状态、更高身高、使用三环类抗抑郁药及甲亢（Graves 病）病史是髋部骨折伴低股骨颈骨密度的独立危险因素。此外，骨密度低的男性（范围从 -1 到 -2.5），髋部骨折发生率的风险从 4/1000 例增加到 40.2/1000 例[27]。

男性继发性骨质疏松症的病因很多：例如，性腺功能减退引起骨代谢加速和老年性腺功能减退后的快速骨丢失。与此同时，用抗雄激素治疗前列腺癌所致的严重性功能减退在老年男性中很常见。雌激素和雄激素在男性骨骼健康中所起的作用尚不清楚。男性骨骼需要雌激素，血清雌激素水平与骨重建、骨密度及老年男性中的骨密度降低都高度相关，而且雌激素的这种关联比睾酮更强。而血清睾酮水平与骨吸收和骨形成指数密切相关。雌激素和雄激素在男性骨骼健康中的作用有待进一步研究[28]。一些在女性中不常见的病因在男性骨质疏松中却很常见，如酗酒及包括肝病和吸收不良在内的胃肠道疾病[26]。

风湿性疾病和其他情况导致的骨质疏松症

近期报道提示，系统性炎性疾病如类风湿关节炎（rheumatoid arthritis，RA）、系统性红斑狼疮（systemic lupus erythematosus，SLE）和强直性脊柱炎（ankylosing spondylitis，AS）均可伴有严重的骨质丢失。与正常人群相比，类风湿关节炎患者可见关节局部和全身的广泛骨质丢失，骨折发生率增加[29]。T淋巴细胞、组织巨噬细胞、滑膜样成纤维细胞（synovial-like fibroblasts，FLS）释放炎症细胞因子（IL-1、TNF、IL-6）及抑制wnt信号转导蛋白，如dkk-1、RANKL（可刺激骨髓和滑膜中的破骨细胞前体细胞活化、吸收骨骼）；此外，成骨细胞的成熟也被改变[30-31]。在胶原诱导的炎症性关节炎动物模型中，通过OPG预处理后，关节周围无骨质丢失和关节破坏[32]。

其他可能导致风湿性疾病患者骨质疏松的因素包括活动能力下降、糖皮质激素治疗和全身性炎症[33]。然而一些资料表明，女性类风湿关节炎患者应用小剂量糖皮质激素治疗对骨骼系统无副作用，这可能是由于小剂量糖皮质激素抑制了炎症因子表达，从而降低了疾病活动性，关节的活动能力和功能得到改善[34-35]。强直性脊柱炎甚至是在疾病早期与股骨近端和脊柱骨折、骨密度降低也有关[36]。低骨量至骨量正常的SLE患者极易发生骨质疏松性骨折，提示系统性炎症改变了骨骼代谢过程。血清中TNF水平增高可导致成骨细胞成熟障碍并促进破骨细胞成熟和活化；此外，其他炎症因子，如氧化型低密度脂蛋白和炎症高密度脂蛋白，可直接作用于间充质干细胞（mesenchymal stem cells，MSC），导致其分化为储脂细胞（而非成骨细胞），从而减少骨量[37]。累及骨髓的疾病也可能发生骨质疏松症，如多发性骨髓瘤（multiple myeloma，MM）、肥大细胞增生症和Gaucher病。Gaucher病由于脾、肝和骨髓中巨噬细胞内葡糖脑苷脂聚积，进而引起肝脾大、贫血、血小板减少、骨梗死和感染、骨折和骨无菌性坏死[38]。

免疫抑制剂环磷酰胺（cyclophosphamide，

Cytoxan）可引起闭经和性腺功能减退，从而增加骨丢失风险。环磷酰胺治疗可导致女性过早闭经，在30岁就可以出现雌激素缺乏导致的骨质丢失。出于保护卵巢功能的考虑，接受环磷酰胺治疗年轻女性SLE患者同时服用促性腺激素释放激素拮抗剂，也会出现雌激素缺乏导致的骨质丢失。在鼠动物模型中，免疫抑制剂环孢素（cyclosporine）导致的骨丢失具有时间和剂量依赖性[39]；相比之下，硫唑嘌呤（azathioprine，AZA）和雷帕霉素（rapamycin）（西罗莫司）无骨骼系统副作用[40]。接受环孢素和泼尼松治疗的移植患者治疗初期可能出现骨质丢失加速，长期用药后可能发生骨质疏松症和骨折[41]。

维生素D缺乏也可导致骨量减少和骨折发生，但这种情况可以预防和治愈[42]。维生素D缺乏通常出现于老年患者和那些缺乏光照或使用强效防晒剂的系统性红斑狼疮患者。同样，吸收障碍综合征和肝病患者也可出现维生素D缺乏。与骨质疏松症不同，维生素D极低水平多出现在骨矿化障碍和骨软化症患者中。根据目前的报道，发生髋骨骨折的女性中50%以上缺乏维生素D[42]。

骨密度的测定和骨质疏松症的危险因素

影像学检查可诊断骨质疏松，表现为骨质脱矿化和椎骨压缩性骨折。由于在X线检查中骨丢失达到25%～50%才可显现，因此传统影像学检查诊断骨质疏松症的敏感度低。X线检查可显示继发性骨质疏松症的特征性表现，如甲状旁腺功能亢进的骨膜下骨吸收、Gaucher病的特征性溶骨改变和骨坏死、恶性肿瘤的局灶性骨质破坏及骨软化症的假性骨折。骨密度检查可测量骨折好发部位的骨量，如椎骨、前臂、股骨近端的骨量，同样可以用于检测全身骨骼。

测量骨量的方法有双能X线吸收法（dual-energy x-ray absorptiometry，DEXA）和椎骨定量计算机断层扫描（quantitative computed tomography，CT）[1-2]。应用DEXA，结合X线片中的骨和软组织的衰减率，可计算出骨密度。DEXA既精确又安全，且放射线暴露极少。重复检测误差为0.6%～1.5%，可检测出随时间延长而出现的微小改变[2,43-44]。最新的DEXA检查可在0.5～2.5分钟内完成骨密度测定。与DEXA检查相比，定量CT可检查椎骨中央部位的骨松质的骨密度，但所受放射线量较多，时间较长且精细误差也较高。

图 101-1B 和 C 显示了以年轻健康者为对照的绝经患者的 BMD，判断与峰值相比（T- 评分表示年轻、正常对照组的百分比）是否下降；与年龄匹配的对照组比较，测定 BMD 是否下降（Z- 评分表示年龄匹配对照组的百分比）。骨密度与骨折危险性呈负相关[45]。回顾性研究显示骨密度异常的患者骨折风险增加。在 8134 名骨质疏松女性中，与年龄匹配组相比，椎骨和股骨颈的骨密度每减少一个标准差，其骨折发生率分别增加了 1.6 倍和 2.6 倍[46]。与其他部位相比，髋骨骨密度的测定对预测其是否发生髋骨骨折更有意义。研究证实，对于 65 岁以上女性，髋部骨密度测量对椎骨和髋骨骨折有预测作用，但用单一髋部骨密度评估骨折风险时，传统的脊椎骨密度不能增加其诊断作用。

骨密度测定提供了骨量的定量数据，体外超声检查有助于了解骨骼的力学性能，包括骨密度和弹性，两者能较好地预测骨强度。超声检查包括声速和宽幅超声衰减两种方法：声速反映骨骼密度和弹性，宽幅超声衰减反映骨骼密度、结构及组成。美国食品与药物管理局（FDA）已批准超声检查用于诊断骨质疏松症和正常人骨折风险的预测[47]。超声检查中的 T- 评分与 DEXA T- 评分无一致性。虽然超声是一种无放射性的检测，可提供骨折风险和骨骼质量的信息，但由于该技术的可重复性差和仅适用于皮质骨或低承重骨的检测，故并不适用于监测骨骼的微小改变。因此应用超声监测骨质疏松患者的疗效并不可靠。临床应用超声检查的有效性有待进一步研究。

根据国际骨质疏松基金科学咨询委员会的指南，骨密度测定对于骨骼的治疗和保护有益，监测对象包括性激素缺乏患者（65 岁以下有一个以上危险因素或 65 岁以上女性无论有无危险因素）、绝经后骨折、放射线检查显示骨量减少或椎骨病变者、甲状旁腺功能亢进及应用糖皮质激素的患者（表 101-3）。骨密度测定也应用于决定抗骨质疏松治疗的时间和疗效监测[40]，但对绝经前正常女性进行骨密度筛选是不经济的。

世界卫生组织（World Health Organization，WHO）公布的骨质疏松症骨密度标准如下[1,48]：

1. 正常骨密度：T 评分大于 -1
2. 骨量减少（低骨量）：低于年轻人骨密度平均值的 1 ~ 2.5 个标准差（T- 评分在 -1 ~ -2.5）。

表 101-3 骨密度测定的适应证

所有 < 65 岁伴有一个或一个以上其他骨质疏松危险因素的女性（除绝经外）
所有 > 65 岁的女性，无需考虑其他危险因素
放射线检查提示椎骨病变或骨量减少的患者
对于具有低骨量危险因素的雌激素缺乏女性，根据骨密度情况，决定是否应用雌激素或其他替代治疗
已经应用雌激素替代治疗经期延长或骨质疏松症的女性或监测疗效时
对于糖皮质激素治疗患者，用于诊断是否存在低骨量
对于无症状的原发性或继发性甲状旁腺功能亢进患者检测是否存在骨密度降低

3. 骨质疏松症：低于年轻人骨密度平均值的 2.5 个标准差以上（T- 评分 < -2.5）。

美国国家骨质疏松症基金会建议所有腰椎、髋部或者股骨颈 T 评分 ≤ -2.5 的患者均应治疗。对于 T 评分在 -1 ~ -2.5 的患者，美国国家骨质疏松症基金会建议使用计算机程序进行骨折风险评估（FRAX），该程序包含有和没有股骨颈骨密度的骨质疏松症的临床风险因素。FRAX 可提供未来 10 年发生髋关节及其他任何重要部位（髋骨肱骨近端和腕）的骨质疏松性骨折的危险性。FRAX 中的临床危险因素包括：年龄、体重、身高、成年后的骨折史、髋部骨折家族史、目前使用糖皮质激素、继发骨质疏松的因素、每天超过 2 次的酒精摄入以及目前的吸烟情况[48-49]。这些 FRAX 中的临床危险因素都被列入股骨颈的 T 评分来评估 10 年的骨折风险。在美国，髋骨骨折的 10 年骨折概率超过 3% 或其他主要部位的骨折发生概率超过 20%，则推荐接受治疗。然而，骨折治疗的风险阈值因国家而异，根据各国不同情况制定医疗策略是非常重要的。FRAX 优势包括有简单明确的危险因素、全球适用，有针对特定区域或国家的版本，评分与性别有关。然而也有应用限制，包括对于一些人群可能会低估或高估骨折风险，因为 FRAX 未包括所有已知的危险因素，还有一些危险因素不详细（如糖皮质激素未评估使用剂量）。还有一些与骨折有关已知或者可疑的危险因素不详细未加入 FRAX 运算，如卧床、癫痫、慢性阻塞性肺疾病、糖尿病、抑郁症。最后该工具仅适用于初治患者，而不适用于已经使用药物治疗的患者[48-49]。

骨代谢标志物

敏感的骨代谢生物学标志物有助于分析骨形成和骨吸收过程，为有骨质丢失和骨折风险的患者提供更多的信息。目前仅发现三种有意义的骨形成标志物。骨钙素（osteocalcin）是骨骼中一种由成骨细胞产生且与骨骼形态相关的非胶原基质蛋白。多数情况下，骨吸收和骨形成是一个连续过程，骨钙素水平可反映骨代谢。其他骨形成标志物有骨特异碱性磷酸酶（bone-specific alkaline phosphatase，BSAP）、I 型前胶原氨基末端肽（amino-terminal propeptide of type I procollagen，PINP），前者在成骨细胞成熟时可过度激活，后者在成熟成骨细胞中呈高表达[50]。

敏感的骨吸收标志物是成熟胶原的分解产物，包括 I 型胶原交联氨基末端肽（N telopeptides，N 端肽或 NTX）或 I 型胶原交联羧基末端肽（C telopeptides，C 端肽或 CTX）。尿吡啶啉交联、NTX 和 CTX 水平与骨吸收过程相关，这些生化标志物在绝经后随着雌激素缺乏而增加，在各种骨代谢加快的疾病患者中含量很高，如 Paget 病、骨质疏松症和类风湿关节炎[51-52]。尿中 N 端肽的释放与髋骨、椎骨骨密度呈负相关，比尿总吡啶酮更可靠[53]。一些小型前瞻性研究已经发现骨高代谢标志物，与低骨密度和骨折风险有关，但目前还没有被大型研究所重复验证[54-55]。在临床研究中，雌激素、双膦酸盐、RANKL 抑制剂等抗吸收药物在治疗后 3 ~ 6 个月首先可引起骨吸收指标的下降（30% ~ 80%），其次是骨形成指标的降低。骨吸收抑制早于骨形成，与骨密度的增加或维持相关。抗骨吸收治疗的数月内，在骨密度发生变化前，可以观察到骨标志物的显著变化[55]。已经证实，6 ~ 12 个月内骨形成和骨吸收标志物变化可预示未来的骨折风险。在一项应用双膦酸盐治疗骨质疏松性骨折的研究发现，骨碱性磷酸酶降低大于 30% 时大大减少了椎骨和非椎骨骨折的发生率。值得注意的是，已经证实，骨代谢标志物，无论是骨吸收还是骨形成标志物的减少都与骨折风险降低相关。然而，需要大规模女性患者的长期前瞻性研究以明确骨代谢的选择性生化标志物的变化是否可以预示 BMD 变化或骨折风险，并明确这些标志物是否可以应用于临床实践。

大多数骨代谢标志物的数据来源于大量抗骨吸收药物的研究。然而，促骨重建的激素类药物 PTH 已被推荐用于骨质疏松症的治疗。PTH 的作用是通过刺激成骨细胞活化，在治疗几周内迅速增加骨钙素和其他骨形成生化标志物的生成。但是，活化一段时间后的成骨细胞可产生 RANKL，后者可以刺激破骨细胞活化。长期 PTH 治疗后，破骨细胞活性增加，其产生的破骨标志物可以达到与成骨标志物相同的水平。由于最终结果是骨量增加，在 PTH 治疗期间，骨代谢标志物的水平反映了骨松质和骨皮质的重建。少数小规模研究已经证实，骨形成和骨吸收生化标志物增加预示 PTH 治疗过程中骨量增加[56-58]。

继发性骨丢失的评估

骨质疏松症的诊断需除外继发性因素导致的骨丢失，检查血钙、磷、超敏促甲状腺激素水平、25- 羟基维生素 D（25-hydroxyvitamin D，25-OH-D）、内源性 PTH、尿钙及肌酐水平。此外，需检查全血细胞计数、碱性磷酸酶、肝功能、红细胞沉降率（部分患者），50 岁以上患者需检查血、尿蛋白电泳（表 101-4）。针对男性患者，需追加血睾酮和促黄体生成素水平检查。

对于进行性骨丢失且不考虑原发性骨质疏松症的患者，应进一步检查除外神经系统和内分泌系统疾病，另外应当考虑骨活检（用两种不同荧光标记的双重四环素标记后进行脱钙，获得骨标本）。当存在导致骨质疏松的潜在因素时，有必要进行鉴别和适当的治疗。例如，维生素 D 缺乏性骨质疏松症的最佳治疗是补充维生素 D。甲状旁腺功能亢进的典型表现

表 101-4 原发性骨质疏松症的排除诊断

所有患者

实验室检查，包括 SMA，CBC，超敏 TSH；± PTH，碱性磷酸酶、25- 羟基维生素 D、24 小时尿钙；± 血、尿蛋白电泳和 ESR

特殊患者*

排除内分泌、神经系统和胃肠道疾病

骨活检（双重四环素标记并脱钙的骨标本）

部分患者，检测骨代谢生物学标志物，以鉴别其他骨丢失增加的危险因素

* 儿童、绝经前女性、60 岁以下男性、非洲裔美国人、快速进展的骨丢失性疾病

CBC，全血细胞分析；ESR，红细胞沉降率；PTH，甲状旁腺素；SMA，连续多因素分析；TSH，促甲状腺激素（Modified from Primer on the metabolic bone diseases and disorders of mineral metabolism, ed 6, Washington, DC, 2006, American Society of Bone and Mineral Research.）

为高血钙、高尿钙、肾石症、发病年龄 < 50 岁、骨皮质降低（Z- 评分 ≤ 2），患者应进行甲状旁腺切除术，骨密度可在 4 年内明显提高（4% ~ 12.8%）[59]。轻度甲状旁腺功能亢进患者治疗后，骨密度可在 6 年内稳定升高[60]。此外，针对甲状腺功能亢进、皮质醇增多症和其他各种疾病导致的继发性骨质疏松症的原发病治疗，均可增加骨量。减轻风湿性疾病的全身炎症，如类风湿关节炎或强直性脊柱炎患者应用 TNF 拮抗剂，SLE 患者应用慢作用药治疗（如硫唑嘌呤、霉酚酸酯），均可增加骨量[61]。

治疗

钙剂

骨质疏松症的治疗目的是尽可能减少骨吸收、增加骨形成。当每天钙（calcium）的摄入和吸收量不足以补充钙的丢失量时，就会出现骨丢失。前瞻性研究显示，钙是维持骨骼坚固的物质基础[62]。

表 101-5 示美国国立科学院的医疗机构在 1997 年的报告中推荐的男性和女性最佳钙摄入量[63]。若无肾结石和钙代谢紊乱疾病，这种钙摄入量是安全

表 101-5 美国国家科学院推荐的钙摄入量

年龄组	每日最佳钙摄入量（mg/d）	每日最佳钙摄入量（IU/d）
1 ~ 8 岁儿童	1000	600
青春期 9 ~ 18 岁	1300	600
妊娠期和哺乳期女性		
14 ~ 18 岁	1300	600
19 ~ 50 岁	1000	600
男性和女性		
19 ~ 50 岁	1000	600
女性	1200	
51 ~ 70 岁	1200	800
男性		
51 ~ 70 岁	1000	600
> 70 岁	1200	800

Modified from the Institute of Medicine: Brief report dietary reference intakes for calcium and vitamin D , Washington, DC, 2010, National Academy Press, pp 1-4.

的。为了维持钙量平衡，钙元素的总需求量在绝经前女性和绝经后女性分别为 1000 mg/d 和 1200 mg/d[64]。青春期的钙需求量明显增加，数据显示青春期前和青春期随着钙摄入量增加，骨骼生长亦增加。碳酸钙含 40% 的元素钙，在空腹情况下由于胃酸缺乏影响其吸收，故建议在餐中服用。枸橼酸钙含 24% 的元素钙，具有较好的生物利用度且较易吸收[65]，即使是胃酸缺乏的空腹患者亦可吸收良好。最近研究强调的是，每日推荐剂量的钙和维生素 D 对绝经后女性和老年男性的骨骼健康有益，而超过每日推荐剂量的钙剂补充可增加心血管疾病的发生率[66-68]。

雌激素

雌激素替代治疗（hormone replacement therapy，HRT）曾经是骨质疏松症的主要治疗方法。回顾性研究显示，雌激素（estrogen）可抑制骨吸收、轻度增加骨密度，且可减少约 50% 的骨折发生率。绝经后女性的主要死亡原因是心血管疾病。早期纵向研究证实，雌激素替代治疗可减少绝经后女性原发性和继发性心血管事件的发生。然而，在 1998 年公布的一项为期 4 年的心脏疾病与雌激素 / 黄体酮替代治疗研究[69]中，有心脏病病史的绝经后女性，随机接受雌激素（0.625 mg）联合黄体酮（2.5 mg）治疗或安慰剂治疗，结果显示，治疗组患者的冠心病和心脏事件的发生率并没有降低；其实，早期心血管事件增加很有可能与血液高凝状态相关[70]。

此外，一项由女性健康协会（Women's Health Initiative，WHI）组织的多中心的大型纵向研究，入组 162 000 例 50 ~ 79 岁的女性，随机分为安慰剂组、雌激素替代治疗（HRT 组）（有子宫）或单用雌激素组（无子宫）；该研究由于乳腺病变和心血管事件危险增加而提前结束。WHI 研究目的是：评估 HRT、合理饮食、补充钙剂及维生素 D 对心血管疾病、骨质疏松症和结直肠癌症风险的作用。该研究历时 8.5 年，平均随访时间 5.3 年。随访发现，HRT 组患者发生心脏事件等不良事件的概率增加，每 10 000 例中增加 7 例发生心脏事件，发生乳腺癌增加 8 例，发生脑卒中增加 8 例，发生肺血栓栓塞增加 8 例，发生结直肠癌减少 6 例，发生髋骨骨折减少 5 例[71]。

目前，通常推荐 HRT 用于治疗伴有血管舒缩症

状的绝经期患者。一旦症状缓解，建议停用雌激素替代治疗（在子宫完整的患者中应用雌激素联合黄体酮治疗）。因为该治疗方法对心血管的保护性未得到证实，并且有发生心血管疾病和乳腺癌的风险，大多数女性不能接受该治疗方法的利益与风险比值。值得关注的是，在 WHI 研究中，无子宫的女性接受雌激素治疗后并没有出现心脏事件或乳腺癌。

如果患者和其医师决定应用 HRT 或单用雌激素控制血管舒缩症状，对于有血液高凝风险者，建议选用雌激素皮肤贴剂。

选择性雌激素受体调节剂

这种理想的雌激素替代疗法既可发挥雌激素在骨骼和心血管疾病中的有益疗效，又可避免乳腺或子宫恶性肿瘤的危险增加。选择性雌激素受体调节剂（selective estrogen receptor modulators，SERM）是一种非激素类药，可以与雌激素受体结合，根据靶组织的不同，既可发挥雌激素激动剂的作用，又可发挥雌激素拮抗剂的作用。他莫昔芬（Tamoxifen）作为第一个有效的 SERM，与雌激素受体结合后，既发挥拮抗剂作用，亦可在骨骼、脂类、凝血因子和子宫内膜发挥雌激素激动剂作用。在乳腺癌女性中，应用他莫昔芬治疗 2 年后可轻度增加椎骨骨密度，同时降低低密度脂蛋白和总胆固醇的含量[72]。一项乳腺癌预防试验研究了 13 388 例有乳腺癌高危因素的女性，随访 5 年，对他莫昔芬治疗组（20 mg/d）和安慰剂对照组进行了比较[73]。结果显示，他莫昔芬可使浸润性和非浸润性乳腺癌的危险性降低 50%，且可明显降低骨折危险性：髋骨骨折降低 45%，椎骨骨折降低 29%。可增加低分化子宫内膜癌的发生率，但心脏缺血性疾病的危险性无变化[73]。

雷洛昔芬[74]，目前已被 FDA 批准用于预防和治疗骨质疏松症，是一种在骨骼发挥雌激素激动剂作用、在乳腺和子宫发挥雌激素拮抗剂作用的SREM[75]。雷洛昔芬（60 mg/d，为期 2 年的临床研究）可使腰椎骨密度增加 2.4%，全髋骨密度增加 2.4%，全身骨密度增加 2%，治疗 2 年后骨折危险性降低，可达到与雌激素或双膦酸盐（5 mg）治疗相同的疗效。在 2 年的研究期间内，雷洛昔芬可明显减低椎骨骨折的发生：雷洛昔芬治疗组骨折发生率为 1.6%，安慰剂组为 2.9%；再发骨折的发生率治疗组为 7.6%，安慰剂组为 14.3%[76]。雷洛昔芬组患者的

子宫内膜无增厚，但绝经期症状加重。雷洛昔芬可降低低密度脂蛋白水平（12%），但未增加高密度脂蛋白水平；它不像雌激素那样降低 C 反应蛋白，心血管的保护性作用也尚未被证实[77-80]。一项以乳腺癌的发生率作为次要研究目的的骨质疏松症的临床研究证实，雷洛昔芬可使乳腺癌的发生率降低 76%[74,80]。有一项研究比较了他莫昔芬与雷洛昔芬在预防乳腺癌中的作用。而第二项研究发现两者均可降低绝经后女性乳腺癌的危险性，另一项研究比较了雷洛昔芬与安慰剂在预防乳腺癌中的作用，发现与安慰剂比较，雷洛昔芬可降低发生雌激素受体阳性乳腺癌的危险性[81-82]。雷洛昔芬在男性中应用的资料极少，因此暂不推荐用于男性患者。

雄激素

患有性腺功能减退及性欲下降骨质疏松症的男性，应用雄激素（testosterone）替代治疗也许有益。给药方法：环戊丙酸睾酮（50 ~ 400 mg，肌注，每 2 ~ 4 周 1 次）；或阴囊局部皮肤应用雄激素贴剂（睾酮透皮吸收贴剂，4 ~ 6 mg/d）；或其他部位应用雄激素透皮吸收贴剂（Androderm，2.5 mg/d 或 5 mg/d）[83]。大多数研究证实，当体内雄激素水平低时，应用雄激素替代治疗早期可增加骨量。

降钙素

降钙素（calcitonin）是由甲状腺 C 细胞合成的 32 个氨基酸多肽，具有抑制破骨细胞骨吸收的作用。虽然市场上可获得人源和鲑鱼的降钙素，但由于鲑鱼降钙素的性价比更高，使其成为目前最常见的降钙素。数据显示使用降钙素后体内总钙量可增加，1984 年 FDA 批准降钙素作为骨质疏松症的治疗用药，1995 年批准降钙素鼻喷剂用于绝经后骨质疏松症的治疗。降钙素（100 IU 皮下注射或肌内注射，3 次/周或 1 次/日）可以维持骨密度或使椎骨骨量轻度增加；在一些病例中，可见前臂骨骼骨量增加，尤其是骨高代谢型患者[84]。降钙素鼻喷剂通过鼻黏膜可吸收近 40%，与注射给药一样有效（如降钙素注射 50 ~ 100 IU 相当于鼻喷剂 200 IU）[85]。在绝经 5 年以上的患有骨质疏松症的女性患者，与安慰剂对比，应用降钙素鼻喷剂（200 IU/d）可增加椎骨骨

密度 2% ～ 3%，而对股骨的骨量无作用；在绝经早期需要更高剂量的降钙素[85-86]。接受降钙素鼻喷剂治疗的骨质疏松症患者 5 年内发生椎骨骨折的风险降低 36%[86]。

注射降钙素的不良反应有恶心、面色潮红及注射局部的皮肤反应。降钙素鼻喷剂较易接受，但有鼻炎、鼻内干燥及结痂等不良反应。无论是降钙素注射剂还是鼻喷剂，对于发生骨质疏松性骨折的患者均具有一定的止痛效果。最近，因为担心降钙素鼻喷剂可能增加男性患前列腺癌的风险，目前降钙素鼻喷剂在欧洲已被停用，但目前在美国仍可使用。

抗吸收药物

双膦酸盐

双膦酸盐（bisphosphonates）是焦磷酸盐的类似物，为 P-C-P 核心，而非 P-O-P 核心；它可被骨骼羟基磷灰石吸收而抑制骨吸收。随着对其侧链的不断修饰完善，不断产生一系列不同抑制骨吸收能力的复合物（表 101-6）。由于药物的半衰期和对骨骼的作用时间延长，部分药物为间歇给药。由于药物的肠道吸收率不足 10%，故必须空腹服用。

双膦酸盐已用于 Paget 病、恶性肿瘤高钙血症和骨质疏松症的治疗，以及糖皮质激素性骨质疏松症的预防和治疗。

阿仑膦酸钠经 FDA 批准可用于预防和治疗骨

图 101-6 双膦酸盐抑制体内干骺端骨吸收的能力

化学修饰	代表药物	抗骨吸收能力
第一代：短烷基或卤侧链	依替膦酸二钠	1
	氯屈膦酸二钠	10
第二代：NH2- 末端基因	替鲁膦酸钠*	10
	帕米膦酸钠	100
	阿仑膦酸钠	100 ～ 1000
第三代：环形侧链	利塞膦酸钠	1000 ～ 10 000
	伊班膦酸钠	1000 ～ 10 000
	唑来膦酸盐	100 000

* 替鲁膦酸钠有一个环形侧链，而非 NH2- 末端基因，但根据其研制时间和药效，普遍将其归入第二代（Modified from Watts NB: Treatment of osteoporosis with bisphosphonates [review], Endocrinol Metab Clin North Am 27:419-439, 1998.）

质疏松症。统计数据显示，对于骨密度峰值在 2.5 SD 以下的绝经后女性，与安慰剂相比，阿仑膦酸钠（10 mg/d）可提高骨密度（椎骨、股骨转子分别为 8.8% 和 7.8%），治疗 3 年后股骨颈骨密度增加 5.9%[87]；绝经后 0.5 ～ 3 年的女性，椎骨和股骨骨密度亦有轻度增加（2.3% ～ 4.4%）。阿仑膦酸钠（Fosamax）治疗 T 评分小于 -2.5 的女性骨质疏松症患者相对于安慰剂对照组而言，显著降低了椎骨和髋骨骨折的发生率[88]。对于骨量低但无骨质疏松的女性，阿仑膦酸钠并不能减少骨折的发生率[89-90]。阿仑膦酸钠用于治疗男性骨质疏松症可增加椎骨、髋骨及全身总骨量，有助于预防椎骨骨折的发生和身高的下降[91]。

双膦酸盐的不良反应包括：胃肠道症状如胃痛和食管炎（对于既往有溃疡病史和活动性症状的患者用药需谨慎），肌肉痛和关节痛；极少患者发生下颌骨坏死和长期使用发生转子下骨折[92-96]。阿仑膦酸钠治疗骨质疏松症最常用的剂量为 70 mg 每周 1 次[93]。一项为期 2 年的研究表明，此剂量对增加椎骨、髋骨量的效果与阿仑膦酸钠 10 mg/d 的疗效相当。

另一种双膦酸盐口服药为利塞膦酸钠，用量为 5 mg/d，与安慰剂相比，可增加骨量并减少 50% 的椎骨骨折危险性[94-97]。另一项评估利塞膦酸钠治疗髋骨骨折的研究证实，在骨质疏松的女性（以股骨颈 T- 评分 ≤ -4.0 为定义标准），治疗后髋骨骨折的危险性明显降低[90]。利塞膦酸钠预防和治疗骨质疏松症（35 mg/w）[91] 及 Paget 病（30 mg/d，治疗 2 个月，若 2 个月后再发则重复治疗）[98-99]的疗效已得到认可。研究证实，即使对有轻度胃肠道不适的患者，利塞膦酸钠仍有良好的耐受性。双膦酸盐还能缓解骨痛。

另一种氨基双膦酸钠，依班膦酸钠（Ibandronate）已用于绝经后骨质疏松症的治疗和预防。依班膦酸钠（2.5 mg/d）治疗绝经后骨质疏松症的 Ⅲ 期临床研究证实，该药可降低 50% 的椎骨骨折发生率。一项评估依班膦酸钠两种不同给药方法 150 mg/m 与 2.5 mg/d 疗效的研究证实，在增加腰椎和髋骨 BMD 方面，两者疗效相似。FDA 已批准依班膦酸钠 150 mg/m 作为骨质疏松症治疗用药[100]。最近，推出的静脉输注依班膦酸钠（每次 3mg，每 3 个月 1 次）在增加腰椎和髋骨 BMD 方面与 2.5mg/d 给药方法疗效相似。FDA 已批准静脉输注依班膦酸钠的适应证。但尚无治疗髋骨骨折疗效的相关数据[101]。

唑来膦酸（zoledronic acid）已被批准用于预防和治疗绝经后骨质疏松症[102]。用于绝经后骨质疏松症的Ⅲ期临床研究显示，相对于安慰剂对照组，每年1次静脉输注唑来膦酸 5mg 使椎骨骨折的风险降低68%，髋骨骨折的风险降低 40%，其他骨折风险下降20%[102]。另一项Ⅲ期临床研究显示，有髋骨骨折史的患者随机分配到唑来膦酸组和安慰剂组，每年输注1 次 5 mg 唑来膦酸组的患者骨质疏松性骨折的发生率明显低于安慰剂组，且死亡率也相对降低[103]。唑来膦酸的副作用包括关节痛和肌肉痛；然而随着后续治疗，这些副作用越来越少见。用唑来膦酸治疗的患者需要监测血钙和 25- 羟基维生素 D 水平，治疗前需将上述指标调整到正常范围。唑来膦酸已被批准用于绝经后女性骨质疏松的治疗和预防（每年 5 mg）、男性骨质疏松症患者（每年 5 mg）、糖皮质激素引起的骨质疏松症（每年 5 mg）以及 Paget 病的防治。目前唑来膦酸 4 mg 每 4 周 1 次静脉输注已被用于乳腺癌患者和多发性骨髓瘤患者的骨转移治疗。

RANK 配体抑制剂

狄诺塞麦（denosumab）是一种直接拮抗 RANKL 的单克隆抗体，被批准治疗绝经后骨质疏松症。在一项Ⅲ期临床研究中，应用狄诺塞麦（60 mg sc 每 6 个月 1 次）治疗绝经后骨质疏松症的患者，为期 3 年，椎骨骨折降低了 68%，髋骨骨折降低了 40%，其他重要部位骨质疏松性骨折降低了 20%[104]。此药物耐受性好，但伴随不良事件：需住院的皮肤感染发生率比安慰剂对照组高。目前认为狄诺塞麦是一种有效的抑制破骨细胞活性的骨吸收抑制剂。

在每次注射后数周，CTX-1 被抑制近 90%，然而，这种骨代谢抑制是暂时的，如果中断狄诺塞麦治疗，骨代谢和骨密度会很快恢复到基线水平。绝经后低骨量女性应用阿仑膦酸钠 70 mg qw 之后换为狄诺塞麦（60 mg，每 6 个月 1 次）相对于继续使用阿仑膦酸钠的对照组骨密度显著增高[105]。在使用狄诺塞麦治疗前，应检测血清钙和和 25- 羟基维生素 D，并需将其调整到正常范围。

与强效抗吸收剂相关的不良事件

所有有效的抗吸收剂（双磷酸盐和 RANKL 抑制剂）都与颌骨骨坏死有关，这是一种表现为一小部分颌骨坏死的罕见疾病，这种情况与骨骼暴露、黏膜覆盖的丢失有关。据报道，颌骨骨坏死是所有双磷酸盐和 RANKL 抑制剂的副作用，发病率很低（接受骨质疏松药物剂量的人可能在 1/10 000 至 1/100 000 之间）；这在接受高剂量高频率治疗的癌症患者中更为常见。尽管机制尚不清楚，美国牙科协会建议在开始双膦酸盐或其他抗再吸收药物治疗之前对牙齿进行检查，如果可能，服用这些药物的患者应避免牙科治疗，但如果是必须要采取牙科治疗的情况下没有必要停止服用这些药物。此外，美国牙科协会更倾向于使用"抗再吸收相关的颌骨骨坏死"这一术语[92,106]。

强效抗吸收剂（即双膦酸盐和 RANKL 抑制剂）也与非典型转子下骨折有关。这种骨折有些不寻常，因为它发生在股骨小转子下方，发病率约为 5/10 000，可为双侧性，可能与双膦酸盐治疗时间有关。如果一个接受强力抗吸收剂治疗的患者表现为大腿中部疼痛，就应该对应力性骨折进行评估，因为这些药物最初表现为疼痛的应力性骨折，最终演变为移位性骨折。随着强效抗吸收药物的停用，转子下骨折的风险降到几乎为零[107-108]。

服用强力抗吸收药物的患者发生转子下骨折的情况，使得 FDA 对使用这些药物治疗骨质疏松症的时间提出了建议。FDA 解释说，双膦酸盐（阿仑膦酸盐、利塞膦酸盐和唑来膦酸盐）的注册试验持续时间为 3 ～ 4 年，而对阿仑膦酸盐（FLEX）、唑来膦酸盐（Horizon）和利塞膦酸盐（VERT-MN）的扩展试验持续时间为 3 ～ 10 年，因此，从服用药物和停止服用药物的患者中有足够的长期数据来确定双膦酸盐治疗骨质疏松症的最佳持续时间。三项扩展研究的结果发现，无论是在活动组还是安慰剂组，骨折率和 BMD 的维持都是一致的。基于这些数据，FDA 建议，关于停用双膦酸盐的决定应根据患者的具体情况而定。年轻患者在接受双膦酸盐治疗 3 ～ 5 年后，骨密度（髋关节的 t 值大于 -1.5）正常，可以考虑停止治疗。然而，骨折风险增加的患者［例如，老年患者、多处骨折、骨质疏松范围内的 BMD（小于 -2.0）］可能受益于继续使用双膦酸盐[109-112]。阿仑膦酸钠（FLEX）的另一分析调查，评估使用阿仑膦酸盐治疗的受试者骨折的风险的研究提示，阿仑膦酸钠口服 10 mg/d 治疗 9 年，相较于阿仑膦酸钠同剂量治疗 4.5 年及用安慰剂治疗 5 年相比，结论是股骨颈 BMD 大于 -2 的受试者在 4 年后可能并不会从双膦酸盐的额外治疗中获益。然而，股骨颈骨密度小于 -2 伴有骨折或小于 -2.5 不合并骨折的受试者可继续接受双膦酸盐治疗[113]。

甲状旁腺激素

小规模随机研究已证实，PTH 蛋白的 1-34 片段可明显增加椎骨骨量，而骨皮质丰富的骨骼骨量少量丢失或无增加[114-115]。2001 年，带氨基末端 34 个氨基酸的重组人 PT（recombinant human PTH，rhPTH，称 Fortéo），批准用于绝经后骨质疏松症的治疗。一项针对有骨折史的骨质疏松症女性进行的国际多中心研究将研究对象随机分组，分别给予 rhPTH 20 μg/d、40 μg/d 及安慰剂，治疗 21 个月。结果发现，与安慰剂组相比，rhPTH 治疗组的腰椎骨量增加了 9%～13%，髋骨骨量亦轻度增加。最重要的是，与安慰剂组相比，两个 rhPTH 治疗组的新发椎骨骨折危险性降低了近 70%，无椎骨骨折史的患者降低了近 50%[116]。该研究原计划进行 3 年，但由于临床前期研究的动物模型中出现了恶性骨肿瘤，故该研究在进行到大约 21 个月时提前终止。应用 rhPTH 1-34 治疗男性骨质疏松症的研究证实骨量可明显增加[107]。Fortéo 每天注射给药。该药的不良反应有头痛、恶心、治疗初期面色潮红，但这些不良反应在治疗几周后常自行缓解。

近期一些研究比较了 rhPTH 1-34 或 rhPTH 1-84 联合抗骨吸收药（双膦酸盐或雷洛昔芬）与单用 rhPTH 在增加 BMD 和减少骨折发生的疗效，以确定是否联合用药更好[117-118]。有趣的是，结果发现 PTH 联合阿仑膦酸钠治疗男性和女性骨质疏松患者 1～1.5 年，其刺激腰椎骨形成的药效减弱[108-109]。然而，在最近的一项对于绝经后女性骨质疏松症的研究中，患者单独用甲状旁腺素或狄诺塞麦，或甲状旁腺素联合狄诺塞麦治疗 1 年，发现联合治疗组腰椎骨密度增加 9.1%，全髋关节骨密度增加 4.9%，明显大于单独治疗组[119]。

继续使用 PTH 联合狄诺塞麦治疗 12 个月后，腰椎骨密度进一步增加到 12%，全髋关节骨密度增加到 6%，经过一年的治疗，腰椎和全髋关节的骨量保持稳定[120]。

PTH 可刺激新骨形成、增加骨量、减少椎骨和非椎骨骨折的发生；一旦停药，增加的骨质将迅速丢失。Black 及其同事进行了一项研究，参与者接受 PTH 治疗 1 年、随后接受阿仑膦酸钠治疗 1 年[121]。有趣的是，PTH 治疗 1 年后 BMD 增加 6%；随后阿仑膦酸钠治疗 1 年后，椎骨 BMD 增加 6%。以上研究说明：PTH 单独治疗可增加骨量，尤其是增加椎骨骨量，之后应维持抗骨吸收药治疗数年以稳定增加的 BMD。近期 Deal 及其同事的研究证实，PTH 治疗可增加腰椎 BMD，雷洛昔芬可维持疗效[122]。

PTH 是第一个批准用于骨质疏松症治疗的骨骼同化激素类药。患者每天可自行皮下注射药物，治疗 18～24 个月。其他给药途径正在研究中，包括鼻腔内和经皮肤给药。

临床开发中的新药物

奥当卡替

组织蛋白酶 K 是从破骨细胞中释放的一种酶，它可降解骨基质中的胶原蛋白 I。低骨量或骨质疏松症患者的 II 期和 III 期临床试验已经完成。一项 II 期研究表明，奥当卡替（Odanacatib）治疗，每周 50 mg[123]，两年内可使腰椎骨量增加 5.5%，髋关节骨密度增加 3.2%，骨代谢率的生化指标显示出剂量相关的变化。停药导致骨代谢迅速加快，12 个月后，骨量恢复到基线值[124]。最近一项奥当卡替的 III 期研究（LOFT）显示，与安慰剂相比，每天应用 50 mg 奥当卡替，5 年后，发生新的椎体骨折或椎体骨折加重的相对风险降低 54%，临床髋部骨折的相对风险降低 47%，临床非椎体骨折的相对风险降低 23%，临床椎体骨折（表现为疼痛）的相对风险降低 72%[125]。此外，使用奥当卡替治疗可使腰椎和全髋关节骨密度在 5 年内逐渐增加，与安慰剂组相比，治疗 5 年后，腰椎骨密度较基线升高 11.2%，全髋关节骨密度较基线升高 9.5%。LOFT 试验的总体不良事件发生率在接受奥当卡替和安慰剂治疗的患者之间持平。然而，与安慰剂组相比，奥当卡替组更容易出现局限性硬皮病样改变和非典型股骨骨折[125]。奥当卡替治疗骨质疏松症目前正在接受 FDA 的审查。

罗莫珠单抗

罗莫珠单抗是一种抑制 Wnt 信号拮抗剂硬化蛋白（sclerostin）的单克隆抗体，目前正在临床开发用于治疗骨质疏松症。硬化蛋白主要由骨内的骨细胞产生，然后通过骨细胞小管网络运输到骨表面，抑制成骨细胞的成熟。在雌激素缺乏性骨丢失的临床前研究中，罗莫珠单抗治疗后发现骨量恢复到基线水平[126]。近期一项 II 期临床试验报道，在绝经后骨量较低的妇女中，每个月一次罗莫珠单抗治疗，持续 12 个月，腰椎骨量增加 12%，股骨颈骨量增加 4%，髋关节总骨量增加 4%；这种增加比使用 rhPTH（1-34）或阿仑膦酸盐治疗更明显[127]。目前正在进行 III 期临床研究，以确定罗莫珠单抗治疗是否可以减少绝经后骨质疏松妇女髋部骨折的发生率。

维生素 D

生理剂量的维生素 D（vitamin D）是维持骨骼正常矿化的重要元素。50 岁及 50 岁以上年龄的人群每天需要摄入至少含有 600 ～ 1000 IU 维生素 D 的复合维生素或钙剂复合物。在老年人群中，维生素 D 缺乏普遍存在。一项调查显示，57% 的普通住院患者缺乏维生素 D[128]。维生素 D 缺乏会增加发生骨丢失和骨折的危险性。LeBoff 及其同事[42]发现，在急性股骨骨折的患者中，50% 缺乏维生素 D（25-OH-D 水平 < 12 ng/ml），36.7% 的患者有继发性甲状旁腺功能亢进。资料显示，维生素 D 的水平随季节而变化，冬季和春季低水平 25-OH-D 与骨密度减少相关。与安慰剂相比，敬老院的女性应用维生素 D 800 IU/d，连续 18 个月，髋骨骨折发生率可下降 40%；该研究证实了维生素 D 对骨骼健康的重要性[129]。纠正维生素 D 缺乏在老年人群可出现骨折发生率的急剧改变，该研究证实补充维生素 D 可明显减低老年人骨折的发生。钙和 25- 羟维生素 D 缺乏在门诊患者中很常见，应在抗骨吸收或其他骨质疏松症治疗药物应用开始前确定和治疗。

200 IU 的维生素 D 可预防椎骨骨丢失，而数据显示，更高剂量的维生素 D（800 IU/d）对于减少冬季、春季的髋骨骨丢失是必要的。每天服用 700 IU 维生素 D_3 和 500 mg 碳酸钙可明显减少股骨颈、椎骨和全身骨骼的骨丢失，同时可降低 50% 的非椎骨骨折发生率[130]。因此，为了确保骨骼健康，患者需摄入维生素 D 以确保血浆 25-OH-D 水平不少于 30ng/ml。不经常日照的患者需要摄入更高剂量的维生素 D 以达到此水平。不推荐用 1, 25- 二羟维生素 D [1, 25-dihydroxyvitaminD，1, 25-$(OH)_2$D] 替代治疗，因易

导致高血钙和高尿钙，需定期密切监测。

预防措施

由于目前的治疗措施不能完全逆转骨丢失，故确保骨健康的最佳措施是预防。措施包括：直接增加骨峰值量，减少骨丢失危险因素（如性腺功能减退、体内脂肪减少、吸烟、缺乏运动及酗酒），逆转继发性骨质疏松症的因素，针对原疾病的治疗也可减少骨丢失。应当建议患者摄入充足的维生素 D 和钙剂，并且进行适量的负重运动。负重运动可增强肌力，稳定适度地增加骨密度。研究证实，青春期增加摄入钙量和适当运动可促进骨生长，老年患者应用维生素 D 和钙剂可降低骨折发生率。因此，鉴于骨折的风险随年龄呈指数级增长，强烈建议在任何年龄都采取预防策略或治疗方案以减少骨折的风险。

糖皮质激素性骨质疏松症

骨丢失是糖皮质激素的常见并发症[131]，糖皮质激素增加风湿性疾病患者的骨折风险[20]。糖皮质激素性骨丢失的严重程度差别较大，1 ～ 2 年内可降低骨密度的 3% ～ 20%。糖皮质激素治疗与肋骨、椎骨（主要由小梁骨组成）骨折发生率增加相关；予糖皮质激素治疗 5 ～ 10 年后，1/3 的患者髋骨骨折危险性增加 3 倍[132-133]。成年人隔日应用糖皮质激素治疗并不能避免骨丢失。在风湿性疾病患者中，对糖皮质激素引起的骨质疏松症的担忧常常限制糖皮质激素治疗的剂量和时间。

应尽可能减少糖皮质激素的剂量，同时应采取预防性措施，如适量的负重运动、充足的钙剂和维生素 D 摄入，减少可导致骨质疏松症的其他危险因素。然而有数据显示，与安慰组相比，即使应用泼尼松 5mg/d 的患者亦出现骨量丢失。常用的预防糖皮质激素诱导的骨质疏松症（glucocorticoid-induced osteoporosis）的措施如表 101-7 所示。应用糖皮质激素治疗的患者肠道吸收的钙量受影响。早期研究表明，应用维生素 D（40 ～ 100 μg/d，2 ～ 3 次 / 周）或 25-OH-D 辅助治疗可抵消肠道吸收钙功能受损的影响，并增加前臂骨骼骨密度。然而，对于骨丢失高危人群（尿钙水平正常且既往无肾结石病史），应用超生理剂量的维生素 D 需要密切检测血钙和尿钙

表 101-7　糖皮质激素性骨质疏松症的防治建议

预防

疗程 ≥ 3 个月、剂量相当于泼尼松 ≥ 5 mg/d 者：

- 纠正骨质疏松性骨折的危险因素（戒烟，减少过量的酒精摄入）
- 进行适量的负重运动
- 摄入钙剂（总量 1500 mg/d）和维生素 D（400 ~ 800 IU/d）
- 考虑行 BMD 检查，以便监测骨折和骨丢失情况
- 双膦酸盐治疗（阿仑膦酸钠 5 mg/d 或 35 mg/w；或利塞膦酸钠 5 mg/d 或 35 mg/w）

治疗

长期用 GC 治疗者应行 BMD 检查，检查骨质疏松的情况。若 T- 评分 < -1，考虑：

- 减少危险因素，包括减少导致骨丢失的危险因素
- 进行适当的负重运动
- 补充钙剂和维生素 D
- 若缺乏性激素，则补充治疗
- 双膦酸盐的治疗（阿仑膦酸钠 10 mg/d 或 70 mg/w，或利塞膦酸钠 5 mg/d 或 35 mg/w）；若存在口服双膦酸盐的禁忌证或不耐受，考虑用降钙素（二线用药），或静点双膦酸盐（帕米膦酸钠或唑来膦酸），或 PTH1-34
- 监测 BMD 变化，每半年到 1 年进行一次

BMD，骨密度；GC，糖皮质激素；PTH，甲状旁腺激素（Modified from Recommendations for the prevention and treatment of glucocorticoid-induced osteoporosis: 2001 update, Arthritis Rheum 44:1496-1503, 2001.）

水平。对于长期应用糖皮质激素治疗的骨质疏松症高危人群，另一种可选择的治疗方式，即通过提高 25-OH-D 用量至超出正常水平（> 30 ng/ml），以确保肠道内充足的钙量吸收。这种情况下通常的给药方式是维生素 D 1000 ~ 2000 IU/d。

由于应用糖皮质激素的患者骨吸收增强，故已有研究进一步验证了抑制骨吸收治疗的效果。在长期接受糖皮质激素治疗的患者中，双膦酸盐治疗可有效预防和治疗骨质疏松症。接受糖皮质激素的患者应用阿仑膦酸钠 5 mg/d 或 10 mg/d，可分别增加 2.1% 和 2.9% 的腰椎 BMD，1.2% 和 1% 的股骨颈 BMD（$P < 0.001$）[134]。在治疗 1 年后，新的椎体骨折发生率无显著降低，但治疗 2 年后，新的椎体骨折发生率降低近 40%。利塞膦酸钠 5 mg/d 预防和治疗糖皮质激素性骨丢失亦有效[134]。最近研究显示，唑来膦酸（每天 5 mg IV）与利塞膦酸钠 5 mg/d 比较，特立帕肽（20 µg/d）与阿仑膦酸钠（10 mg/d）比较，为期 18 个月的治疗后，结果显示唑来膦酸和特立帕肽

与对照组相比均有骨量的增加，而且对于糖皮质激素性骨质疏松患者，特立帕肽治疗组显示出明显的降低椎骨骨折风险的优势[135-136]。研究显示，联合应用 rhPTH 1-34 与 HRT 比单独用 HRT 治疗糖皮质激素性骨质疏松症更有效[137]。腰椎 CT 可观察到，为期 12 个月的治疗后，相对于雌激素治疗组，虽然骨折方面的数据没有明显差别，但是 PTH 治疗组的患者增加了近 35% 的松质骨[138]。

糖皮质激素可导致男性体内睾酮水平降低[139]，一般情况下患者无症状，但是如果糖皮质激素治疗的男性出现血睾酮水平下降和性欲减退的症状，则需要给予适量的雄激素补充治疗。对于糖皮质激素治疗后雄激素降低的男性，给予补充治疗后，骨量可增加[140]。然而，考虑到雄激素治疗可能带来的相关风险，对这些男性患者用双膦酸盐治疗需更加谨慎。

为了预防糖皮质激素治疗的肺病患者的骨质丢失，已有关于应用吸入性糖皮质激素治疗的研究[141]。吸入性糖皮质激素可致骨丢失加速，然而，这种作用是呈剂量依赖性的。吸入低于 800 µg/d 布地奈德二丙酸盐并不增加发生骨质疏松症的危险，但高于 800 µg/d 则增加发生骨质疏松症的危险。新型吸入性糖皮质激素的疗效更强，例如，沙美特罗吸入剂 200 µg/d 相当于约 5 mg/d 泼尼松的疗效[142]。因此，长期吸入糖皮质激素应该监测骨丢失。由于接受糖皮质激素治疗的患者可能出现严重的骨质丢失，因此应进行有效的辅助治疗、进一步评估有无合并其他导致骨丢失的因素是很必要的。如果预防骨丢失和骨折的辅助治疗无效，应考虑更换治疗方案。对于骨折高危人群，强烈推荐应用强效双膦酸盐或每日注射 PTH 治疗，以减少骨丢失和新发骨折的发生[143-145]。

关于糖皮质激素引起的骨丢失的治疗和预防的一个尚未解决的问题是，停用糖皮质激素治疗后多久才能开始使用骨活性药物治疗。一般建议在停用慢性糖皮质激素 3 ~ 6 个月后进行 BMD 测量，并根据 BMD 测量结果和近期脆性骨折病史决定是否需要额外治疗。

骨软化症

骨软化症（osteomalacia）是一种以骨基质矿化障碍为特征的疾病。钙、磷酸盐和维生素 D 是骨骼矿化的必需物质。一般情况下，血钙与 PTH 水平呈

显著负相关。血钙浓度轻度降低可导致 PTH 释放增加；PTH 可促进远端肾小管重吸收钙和近端小管释放磷，并可促进骨骼中钙溶解。维生素 D 可由皮肤在紫外线照射下合成，也可经食物或补充剂自胃肠道吸收。维生素 D 在肝内活化成 25-OH-D，在肾近曲小管活化成 1, 25-(OH)₂D。PTH、低血钙和低血磷可活化肾 1- 羟化酶，将 25-OH-D 转化为 1, 25-(OH)₂D。从而间接促进肠道钙的吸收[146]。

骨软化症是由钙、磷酸盐合成的羟基磷灰石减少，以及维生素 D 吸收不足或活化减少造成的[147]。佝偻病是由于生长过程中儿童的骨和骨骺的矿化缺

陷所致。如表 101-8 所示，骨软化症或佝偻病的病因有：缺乏紫外线照射导致的维生素 D 活性降低、维生素 D 摄入不足、胃肠道或胆道疾病导致的吸收不良。严重的肝病可导致 25-OH-D 减少，肾病综合征可导致肾排泄维生素 D 增加，抗惊厥药物可引起 25-OH-D 分解加速，肾功能不全可导致磷酸盐水平增加、1, 25-(OH)₂D 活化减少，离子钙水平降低可导致继发性甲状旁腺功能亢进或三发性甲状旁腺功能亢进。

详细询问病史对于诊断骨软化症或维生素 D 缺乏是十分重要的。例如，胃、肠道切除术，慢性腹泻，原发性胆汁性肝硬化，或胰腺切除术病史，这些病史有助于诊断维生素 D 缺乏和骨软化症[147]。骨软化症表现为骨盆、肋骨及脊柱的广泛疼痛，下肢或骨骼的畸形，如长骨的弓形弯曲、脊柱侧弯或骨盆形态异常。成人骨软化症患者可出现近端肌无力症状，导致步态无力、蹒跚步态或长期卧床。

胫骨、肋骨或耻骨深触压，患者可能感到疼痛[147]。骨软化症的影像学特征是假性骨折，或存在 Looser 区，表现为骨皮质内模糊的横行骨折线，同时伴有肋骨、肩胛骨、长骨或耻骨的不完全愈合（图 101-2）。然而，假性骨折也许无法与成骨不全或 Paget 病鉴别。骨软化症的其他影像学检查特征有椎骨骨折或髋臼突出。维生素 D 缺乏可能导致不可逆的骨皮质丢失[147]。部分骨软化症患者需取骨活检，应用双重四环素标记；组织病理特征是类骨质增加和骨矿化延迟。

表 101-8 骨软化症和佝偻病的病因

维生素 D 缺乏或功能异常

获取减少
营养不良
缺乏紫外线照射
吸收不良（胃肠道或胆道疾病，手术切除术后）
代谢异常
肝或胃肠道疾病、肾病综合征及抗惊厥药物导致的 25- 羟基维生素 D 减少
肾病、Ⅰ 型维生素 D 依赖性佝偻病导致的 1, 25- 二羟维生素 D₃ 缺乏
靶组织活化异常
Ⅱ 型维生素 D 依赖性佝偻病

磷酸盐缺乏

原料减少：摄入不足，结合磷的抗酸剂
肾小管磷酸盐重吸收减少
先天性：X 染色体相关性低磷酸盐血症性佝偻病，维生素 D 抵抗性成年骨软化症
后天性：低磷酸盐血症性骨软化症（磷酸盐性多尿症），肿瘤性骨软化症
肾小管疾病

酸中毒

肾小管性酸中毒
输尿管乙状结肠吻合术
碳酸酐酶抑制剂（乙酰唑胺）

多因素的矿化障碍疾病

矿化抑制剂：氟化物、双膦酸盐（如依替膦酸二钠），慢性肾功能不全（铝）
磷酸酶缺乏症

Modified from LeBoff MS, Brown EM: Metabolic bone disease. In Hare JW, editor: Signs and symptoms in endocrine and metabolic disorders, Philadelphia, 1986, JB Lippincott, pp 239-260.

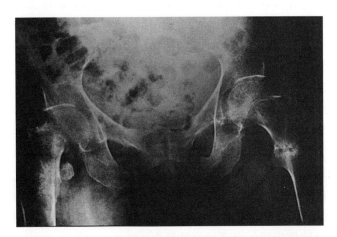

图 101-2 一位 65 岁的胃肠吸收不良女性的骨软化症和骨折。显示左侧股骨小转子的假性骨折和右侧小转子的撕脱伤。该患者既往有耻骨骨折病史

佝偻病是由骨骺生长盘异常引起的，其临床表现为行动困难、生长迟缓、长骨弯曲及身材矮小。颅骨和肋骨的畸形是不断进展的，可有颅缝增宽（颅骨软化）、肋胸关节增宽（串珠肋）或肋骨边缘凹陷（鸡胸）表现。

骨软化症患者的生化指标反映了机体的病理生理过程和代偿性生化反应。维生素 D 缺乏时，一般血钙水平是正常或轻度降低的，这是因为 PTH 代偿性升高，导致钙吸收减少[148]。肾功能不全时，磷酸盐潴留、肾内生成 1, 25 (OH)$_2$D 障碍、低钙血症及 PTH 抵抗均可导致甲状旁腺功能亢进、肾性骨营养不良、混合性骨软化症及纤维性骨炎[149]。此外，铝中毒可导致单纯性骨软化症或无动力性骨病[148-150]。长期维生素 D 缺乏可促进甲状旁腺分泌功能，导致继发性甲状旁腺功能亢进，或三发性甲状旁腺功能亢进。无肝胆疾病的骨软化症患者碱性磷酸酶水平常升高[151]。

骨软化症也许与缺乏磷酸盐相关，主要是磷酸盐在肾小管重吸收减少。在儿童家族性低磷性维生素 D 抵抗性佝偻病和骨软化症成人常存在肾源性磷酸盐丢失、低磷酸盐血症、佝偻病或骨软化症的改变及与低磷血症在相平行的水平或低水平的 1, 25 (OH)$_2$D。这种 X 染色体显性遗传病在青少年时期可发生行走困难，逐渐进展为驼背和骨骼畸形，但无近端肌病的表现。这种低磷酸盐血症性佝偻病的基因位于 Xp22.1 位点，命名为 X 染色体的磷酸盐调节基因（phosphate-regulating gene with homology to endopeptidases on the X chromosome，PHEX）[151]。

肿瘤性骨软化症或佝偻病是与肿瘤相关的维生素 D 抵抗性疾病，主要见于小的良性间充质细胞瘤或内胚层细胞瘤，罕见于恶性肿瘤（如多发性骨髓瘤、前列腺癌、燕麦细胞癌及乳腺癌）[152-153]。此类患者的典型表现为：肾小管磷酸盐重吸收减少、低磷酸盐血症、肌无力、1, 25 (OH)$_2$D 减少及血钙正常。由于良性肿瘤体积较小，很难通过查体和影像学检查鉴别。外科手术切除这些肿瘤可增加血碱性磷酸盐和 1, 25 (OH)$_2$D 水平，逆转骨骼破坏的进程。骨软化症也可能与全身性肾小管疾病、使用含骨矿化抑制剂的药物（如氟化物、依替膦酸二钠及铝剂）等相关。骨软化症疑似患者的评估见表 101-9。

骨软化症是一种可治愈的、但易漏诊的疾病。维生素 D 缺乏可外源性补充生理需要量的维生素 D，

表 101-9 骨软化症的评估

钙、磷、碱性磷酸酶、尿钙水平；25- 羟基维生素 D 及全甲状旁腺素水平

必要时检查：

· 1, 25- 二羟维生素 D 水平（如肾功能不全、维生素 D 抵抗性骨软化症或佝偻病患者）
· 维生素 D 吸收试验：监测 0、4、8 小时的 25- 羟基维生素 D 水平（如吸收不良患者）
· 肾小管磷酸盐重吸收，（如维生素 D 抵抗性骨软化症或佝偻病）
· 双重四环素标记的骨骼活检

更大剂量（1000～2000 IU/d）也许可加速骨的恢复。对于胃肠道吸收不良的患者，在吸收不良纠正前，需要给予大剂量的维生素 D（每次 50 000 IU，每周 1～3 次或更多）。为了预防维生素 D 毒性出现，必须密切监测血钙、尿钙水平和 25-OH-D 含量。对于 25-OH-D 抵抗或患有严重肝病自身无法活化 25-OH-D 的患者，也许有必要临时应用 25-OH-D 的活性产物。与其前体复合物相比，25-OH-D 的潜在优点是生物利用度更稳定、半衰期更短、效价更大[148]，但价格昂贵。

对于低磷酸盐血症和肾小管磷酸盐重吸收紊乱的患者，应用磷酸盐治疗促进骨矿化，治疗后期加用 1, 25-(OH)$_2$D 是必要的，可预防磷酸盐治疗导致的继发性甲状旁腺功能亢进。对于肾功能不全或肾衰竭患者，应该餐后服用磷酸盐螯合剂（醋酸钙或碳酸钙），可减少胃肠道对磷酸盐的吸收。由于枸橼酸钙可促进铝的吸收，故不建议使用。对于肾衰竭患者，口服 1, 25-(OH)$_2$D 治疗（在部分透析患者中可静脉输注用药）可抑制甲状旁腺细胞的增殖和分泌功能[148,154]。一些研究者认为，PTH 水平应提高 3 倍，以预防运动性骨病的发生[149]。目前已有 1, 25-(OH)$_2$D 的类似物，具有降低 PTH 水平同时不产生高钙血症的优点，也许适用于肾功能不全患者。

Paget 骨病

Paget 病在 50 岁以上人群中的发病率为 2%～3%，40 岁以下的患者少见[155]。Paget 骨病（Paget's disease of bone）是一种通过巨核细胞、多核破骨细

胞增加骨吸收、随后成骨细胞形成紊乱的网状骨为特征的疾病。最终导致骨骼扩展化、软化及血管化，所以受累骨骼可增宽和变形，局部皮温升高[156]。

病因

Paget 病病因不明，有资料表明，Paget 病患者的破骨细胞内存在病毒包涵体，提示病毒感染是可能的病因，如麻疹、呼吸合胞体病毒或狂犬病病毒。Paget 病的发病具有家族聚集倾向，是常染色体显性遗传，40% 的患者有一个以上家庭成员受累[157]。近期在一个幼年性 Paget 病家族中发现，该病与 OPG 等位基因的多态性相关[158]。对带有该突变基因家族的深入研究也许有助于对 Paget 病病因的研究。

临床特征

大多数 Paget 病患者无症状，常因偶然检查碱性磷酸酶水平升高或影像学特征性改变才发现。部分患者存在一些症状，包括骨痛、骨骼畸形（长骨弯曲、颅骨增宽、骨盆变形）、病理性骨折、心输出量增加和神经压迫。典型的 Paget 病由溶解期、溶骨和成骨组成的混合期及疾病后期的硬化期（或衰竭期）组成。

Paget 病的三个阶段的影像学特征可出现在同一患者的不同部位[157]。Paget 病的骨侵袭常累及颅骨（图 101-3）、椎骨、骨盆、骶骨及下肢骨。退行性骨关节病亦可累及骨骼的周围关节，引起疼痛，有时掩盖了 Paget 病[157]。10% ~ 30% 的 Paget 病患者有骨折病史，初期表现为无症状或疼痛性皮质骨的短细骨折线（图 101-4）。同样也有完全性骨折的发生，如"粉笔"样骨折；长骨骨折是一种严重并发症。由于 Paget 病的骨骼血管增多，若骨折，可导致大量失血。尽管有骨折不愈合的报道，一般情况下，Paget 病的骨折多可正常愈合。骨肉瘤是 Paget 的少见并发症，仅见于 1% 的患者（骨肉瘤、纤维肉瘤或软骨肉瘤罕见），这些患者预后不佳。软组织肿块、局部疼痛及碱性磷酸酶升高也许提示肉瘤的发生。

神经系统症状是由 Paget 病的骨骼压迫神经所致。常见听觉丧失，是由 Paget 病累及内耳骨骼所致。Paget 病累及颅骨也可造成视神经和其他颅神经麻痹，颅骨压迫可出现颅底塌陷症、小脑功能失常、梗阻性脑积水及恶心、共济失调、尿失禁、步态异常、痴呆等症状。胸廓和腰椎间的赘生物可造成脊髓压迫，后期可出现马尾综合征。

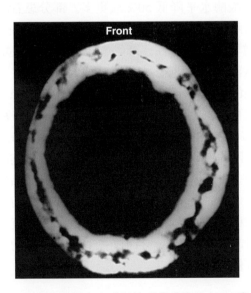

图 101-3 头颅体积增大和进行性听觉丧失的 Paget 病女性患者的颅骨。该患者碱性磷酸酶水平为 2100 U/L。计算机断层显像示颅骨的皮质骨明显增厚，有成骨样 Paget 病样改变。该患者听力检查提示双侧听力丧失

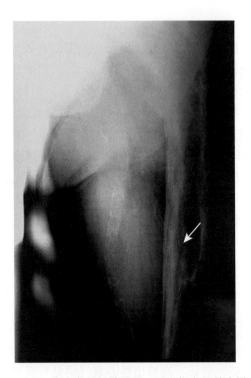

图 101-4 Paget 病患者的近端股骨。可见粗大的骨小梁、骨皮质增厚、侧面细小骨折线及弥漫性骨溶解及"割草样"特征性改变（箭头）

实验室检查

尽管，长期制动的患者可能因骨吸收与骨形成解偶联出现高钙血症，Paget 病的生化指标常显示正常的血钙及血磷。若 Paget 病同时合并原发性甲状旁腺功能亢进，可出现高血钙，后者可进一步加重骨重建，使疾病恶化。可能是由于钙剂摄入不足而难以满足骨骼高代谢水平的需要，10% ~ 15% 的 Paget 病患者出现继发性甲状旁腺功能亢进[157]。

由于 Paget 病骨骼病变过程中成骨细胞活性增加，骨源碱性磷酸酶（alkaline phosphatase of bone origin，BSAP）的升高常见于 Paget 病。如无肝病，碱性磷酸酶水平主要与 Paget 病的骨骼受累相关，在 Paget 病颅骨受累患者中升高更明显（图 101-3）。

出乎意料的是，降钙素水平并不像骨碱性磷酸酶一样，能很好地反映 Paget 病的活动性。Paget 病骨吸收的标志物同样升高，如尿液中的 I 型胶原交联 N 端肽和 C 端肽。其他实验室检查异常包括：高尿钙、尿尿酸升高、高尿酸血症，这些可能与破骨细胞代谢增加相关。由于 Paget 病与痛风性关节炎有相关性，需要定期检测血尿酸水平。

诊断

骨扫描是评估 Paget 病病变范围的有效方法，因此作为初期评估检查的一部分[155,157]。然而作为诊断的辅助检查，全身骨扫描的敏感性高，但特异性低。影像学特征表现为横向性透亮区、弥漫性骨质疏松、骨骼增宽、弥漫性溶骨改变及"割草样"溶骨破坏（图 101-4）、骨皮质增厚、骨小梁紊乱或硬化性改变。

出现颅骨病变和精神异常时，进行颅骨 X 线片、磁共振影像学（MRI）或 CT 检查有助于诊断颅底扁平、颅骨扁平、颅底陷入症或罕见并发症脑水肿。听力检查可证实是否存在 Paget 病累及颅骨导致的听力下降。

治疗

Paget 病治疗的适应证（表 101-10）包括疼痛、高钙血症、骨折、高输出性心衰（罕见）及神经系统并发症。当 Paget 病累及颅骨、椎骨的椎体、承重骨（股骨）及重要关节时，治疗可阻止骨畸形的进展并

表 101-10　骨 Paget 病的治疗适应证

| 疼痛 |
| 高钙血症 |
| 骨折 |
| 高输出量性心功能衰竭（罕见） |
| 颅骨受累 |
| 神经系统并发症 |
| 关节周围疾病 |
| 预防 Paget 病进展 |

降低发生神经压迫的危险。

有症状的 Paget 病的常用治疗包括：钙剂或双膦酸盐，抑制骨吸收和骨代谢[148,150]。治疗目的是缓解症状和维持碱性磷酸酶在正常水平，一旦碱性磷酸酶高于正常的 25%，则需重复治疗。

降钙素

Paget 病的破骨细胞处于活化状态，而鲑鱼降钙素和人降钙素有抑制破骨细胞的功能。FDA 已批准这两种降钙素注射剂用于 Paget 病患者的治疗[159]。为确保患者耐受，通常早期应用小剂量的鲑鱼降钙素治疗，随后增加剂量至 100 U（肌内注射或皮下注射）。治疗 6 个月后，患者也许仍需每天应用 50 ~ 100 U 剂量[139]。近 2/3 的患者在 2 ~ 6 个月内碱性磷酸酶水平降低 50% 或更多。部分患者对鲑鱼降钙素耐药，而通过将其换为人降钙素，在一定程度上可逆转这种耐药性。降钙素也与癌症风险增加有关。欧洲人类用药委员会（CHMP）发现，"与服用安慰剂的患者相比，长期服用降钙素的患者患各种癌症的比例更高"。癌症发病率的增长范围从口服制剂的 0.7% 到鼻腔制剂的 2.4% 不等。CHMP 将这种鼻制剂从欧洲市场上撤下，因为骨质疏松症是它的唯一适应证。由于增加了患癌症的风险，欧洲药品局建议降钙素（注射）仅在短期使用，适应证为之前在欧盟被批准的 Paget 病，因突然制动引起的骨质流失，和癌症引起的高钙血症。目前，美国对降钙素的使用期限没有任何限制。

双膦酸盐

目前 FDA 已批准若干种双膦酸盐（bisphos-phonates）用于 Paget 病的治疗：依替膦酸二钠

（etidronate，Didronel）、帕米膦酸钠（pamidronate，Aredia）、阿仑膦酸钠（alendronate，Fosamax）、替鲁膦酸钠、利塞膦酸钠及唑来膦酸。

- 依替膦酸二钠片剂的剂型为 200 ~ 400 mg。FDA 推荐方案为每日一次，治疗 6 个月；较高的剂量（400 mg）更常用。服用本品前后 2 小时内不得进食、饮用或服用药物。疗程不应超过 6 个月，但可在停药一段时间后再进行下一个治疗周期，最好间隔时间为 3 ~ 6 个月[160]。

- 帕米膦酸二钠可静脉注射。FDA 推荐方案包括帕米膦酸二钠 30 mg/d，必须连续 3 天连续 4 小时以上给药，或连续 2 天或以上连续 2 ~ 4 小时以上给药 60 mg/d[161]。

- 阿仑膦酸钠为 40 mg/d，连续服用 6 个月；服用此药后，患者应至少等待 30 分钟，然后再进食、饮用饮品（自来水除外）、服用药物或躺下（但患者可坐下）[162]。

- 利塞膦酸钠为 30 mg/d，连续服用 2 个月；服用此药后，患者应至少等待 30 分钟，然后再进食、饮用饮品（自来水除外）、服用药物或躺下（但患者可坐下）[163]。

- 唑来膦酸治疗剂量为 5 mg/d 静脉输注治疗。15 分钟内输注 5 mg 的单次剂量足以维持 2 年。不良反应可能包括疲劳、贫血、肌肉疼痛、足部肿胀以及第一次注射后的流感样症状[164]。

除以上抗骨吸收药物外，非甾体抗炎药（nonsteroidal anti-inflammatory drugs，NSAIDs）及阿司匹林对于缓解关节痛和退行性骨关节病导致的其他症状有效。最后，Paget 病患者必要时可考虑外科手术治疗，如骨骼畸形、病理性骨折、神经压迫及退行性关节病时。如果在手术前至少 6 周内对患者进行药物治疗（例如降钙素或其他双膦酸盐）以减少疾病活动性或血管形成，则可减少全髋关节置换和截骨等矫形手术等术中出血或其他并发症的风险。

其他药物诱发的骨质疏松

治疗乳腺癌的芳香酶抑制剂（aromatase inhibitors）与骨丢失相关。绝经后的女性由于循环中雌激素水平减低，组织内（如脂肪组织和肌细胞）的雄激素可在细胞色素 P450 的作用下芳香化而转化为雌激素。而目前乳腺癌绝经后女性仍应用芳香化酶抑制。芳香酶抑制剂有两种：非甾体可逆性抑制剂（阿那曲唑和来曲唑）和甾体可逆性抑制剂（依西美坦）。这些药物可抑制雄激素向雌激素转化，而导致血雌激素水平降低和骨重建增加。临床研究证实，与他莫昔芬或安慰剂相比，芳香酶抑制剂治疗组的骨折发生率为 3% ~ 7%[165]。一项为期 2 年的研究证实，与他莫昔芬相比，阿那曲唑治疗导致骨代谢标志物明显升高，同时椎骨骨丢失和骨折率增加近 2 倍。虽然关于芳香化酶抑制剂治疗乳腺癌的妇女骨骼健康的情况才开始受到关注，但收集总结此类患者骨质疏松症的临床危险因素和测量髋骨、椎骨的 BMD 是非常重要的。对骨量正常或减少、无骨折病史的女性应进行预防性治疗。低骨量（T 评分 ≤ –2）的女性应进行抗骨吸收药物的治疗，同时每 2 年至少检查一次 BMD。最近有研究显示唑来膦酸和狄诺塞麦对这类人群很有效[166-167]。正在使用芳香酶抑制剂治疗的女性，如应用抗骨吸收药物后仍有进行性骨质丢失，以及乳腺瘤未进行放射治疗的患者，应该应用 rhPTH1-34 治疗以增加骨量。

促性腺激素释放激素拮抗剂用于女性子宫内膜异位症和男性前列腺癌的治疗。该药物可通过减少雌激素诱导骨丢失，导致骨代谢加速。一项至少有 5 万例前列腺癌男性患者参与的研究证实，去势治疗（包括应用促性腺激素释放激素拮抗剂和睾丸切除术）与骨折的发生和骨折导致的住院次数增加有关。尽管骨折危险性与去势治疗仅在一定程度上相关，但骨折危险性与促性腺激素释放激素拮抗剂的剂量显著相关。

其他一些研究表明，去势治疗可增加所有骨骼的骨丢失，每年腰椎骨丢失 2% ~ 8%，治疗 1 年后髋骨骨丢失 2% ~ 6%[168]。由于前列腺癌的高发和去势治疗的增加，检测骨量和预防骨丢失十分必要。目前肿瘤学家建议，去势治疗初期，应检测 BMD 并评估骨质疏松的临床危险因素，包括 30 岁后的骨折病史、髋骨骨折家族史、吸烟史、糖皮质激素应用史、低睾酮水平及类风湿关节炎病史。如果患者 BMD 减低（T- 评分 < -2.5）或 T- 评分在 -1 至 -2.5、伴有其他危险因素，应进行钙剂和维生素 D 补充治疗和联合双膦酸盐（唑来膦酸、阿仑膦酸、利塞膦酸钠或狄诺塞麦）治疗。去势治疗的患者应每年至少进行一次腰椎和髋骨的 BMD 检测[169-172]。

参考文献

1. Osteoporosis: review of the evidence for prevention, diagnosis and treatment and cost-effectiveness analysis. Introduction. *Osteoporos Int* 8(Suppl 4):S7–S80, 1998.
2. Riggs BL, Melton LJI: The prevention and treatment of osteoporosis. *N Engl J Med* 327:620–627, 1992.
3. Riggs BL, Wahner HW, Dunn WL, et al: Differential changes in bone mineral density of the appendicular and axial skeleton with aging: relationship to spinal osteoporosis. *J Clin Invest* 67:328, 1981.
4. National Osteoporosis Foundation: *Physician's guide to prevention and treatment of osteoporosis*, Belle Mead, NJ, 1998, Excerpta Medica.
5. Manolagas SC, Jilka RL: Bone marrow, cytokines, and bone remodeling. *N Engl J Med* 332:305–311, 1995.
6. Kimble RB, Kitazawa R, Vannice JL, et al: Persistent bone-sparing effect of interleukin-1 receptor antagonist: a hypothesis on the role of IL-1 in ovariectomy-induced bone loss. *Calcif Tissue Int* 55:260–265, 1996.
7. Cheleuitte D, Mizuno S, Glowacki J: In vitro secretion of cytokines by human bone marrow: effects of age and estrogen status. *J Clin Endocrinol Metab* 83:2043–2051, 1998.
8. Boyce BF, Hughes RD, Wright KR: Recent advances in bone biology provide insights in the pathogenesis of bone disease. *Lab Invest* 79:83–94, 1999.
9. McClung MR, Lewiecki EM, Cohen SB, et al: Denosumab in postmenopausal women with low bone mineral density. *N Engl J Med* 354:821–831, 2006.
10. Nevitt MC: Epidemiology of osteoporosis. *Osteoporosis* 20:535–554, 1994.
11. El-Hajj Fuleihan G, Gundberg CM, Gleason R, et al: Racial differences in parathyroid hormone dynamics. *J Clin Endocrinol Metab* 79:1642–1647, 1994.
12. Bell NH, Shary J, Stevens J: Demonstration that bone mass is greater in black than in white children. *J Bone Miner Res* 6:719–723, 1991.
13. Sambrook PN, Kelly PJ, Morrison NA, et al: Scientific review: genetics of osteoporosis. *Br J Rheumatol* 33:1007–1011, 1994.
14. Cummings SR, Nevitt MC, Browner WS, et al: Risk factors for hip fracture in white women. *N Engl J Med* 332:767–773, 1995.
15. Uitterlinden AG, Burger H, Huang Q, et al: Relation of alleles of the collagen type 1α1 gene to bone density and the risk of osteoporotic fractures in postmenopausal women. *N Engl J Med* 338:1016–1021, 1998.
16. Faulkner KG, Cummings SR, Black D, et al: Simple measurement of femoral geometry predicts hip fracture: the study of osteoporotic fractures. *J Bone Miner Res* 8:1211–1217, 1993.
17. Little RD, Carulli JP, Del Mastro RG, et al: A mutation in the LDL receptor-related protein 5 gene results in the autosomal dominant high-bone mass trait. *Am J Hum Genet* 70:11–19, 2002.
18. Boyden LM, Mao J, Belsky J, et al: High bone density due to a mutation in LDL-receptor protein 5. *N Engl J Med* 346:1513–1521, 2002.
19. Li W-F, Hou S-X, Yu B, et al: Genetics of osteoporosis: accelerating the pace in gene identification and validation. *Hum Genet* 127:249–285, 2010.
20. Lane NE, Lukert BP: The science and therapy of glucocorticoid-induced osteoporosis. *Endocrinol Metab Clin North Am* 27:465–483, 1998.
21. Weinstein RS: Glucocorticoid-induced osteoporosis and osteonecrosis. *Endocrinol Metab Clin North Am* 14:595–611, 2012.
22. Ross DS, Neer RM, Ridgway EC: Subclinical hyperthyroidism and reduced bone density as a possible result of prolonged suppression of the pituitary-thyroid axis with L-thyroxine. *Am J Med* 82:1167–1170, 1987.
23. Biller BMK, Saxe V, Herzog DB, et al: Mechanisms of osteoporosis in adult and adolescent women with anorexia nervosa. *J Clin Endocrinol Metab* 68:548–551, 1989.
24. Friedman AJ, Daly M, Juneau-Norcross M, et al: A prospective, randomized trial of gonadotropin-releasing hormone agonist plus estrogen-progestin add-back regimens for women with leiomyomata uteri. *J Clin Endocrinol Metab* 76:1439–1445, 1993.
25. Gordon CM, Grace E, Emans SJ, et al: Changes in bone turnover markers and menstrual function after short-term oral DHEA in young women with anorexia nervosa. *J Bone Miner Res* 14:136–145, 1999.
26. Orwoll ES: *Osteoporosis in men: primer on the metabolic bone diseases*

and disorders of mineral metabolism, ed 6, 2006, American Society of Bone and Mineral Research, pp 290–292.
27. Cauley JA, Cawthon PM, Peters KW, et al: Risk factors for hip fracture in older men: the Osteoporotic Fractures in Men Study (MrOS). *J Bone Miner Res* Suppl 1, #1075, 2014.
28. Leder BZ, LeBlanc A, Schoenfeld DA, et al: Differential effects of androgens and estrogens on bone turnover in normal men. *J Clin Endocrinol Metab* 88:204–210, 2003.
29. Amin S, Gabriel SE, Achenbach SJ, et al: Are young women with rheumatoid arthritis at risk for fragility fractures? A population-based study. *J Rheumatol* 40:1669–1676, 2013.
30. Rehman Q, Lane NE: Therapeutic approaches for preventing bone loss in inflammatory arthritis. *Arthritis Res* 3:221–227, 2001.
31. Gravallese EM, Goldring SR: Cellular mechanisms and the role of cytokines in bone erosions in rheumatoid arthritis. *Arthritis Rheum* 43:2143–2151, 2000.
32. Kong YY, Yoshida H, Sarosi I, et al: OPGL is a key regulator of osteoclastogenesis, lymphocyte development and lymph-node organogenesis. *Nature* 397:316–323, 1999.
33. American College of Rheumatologists Task Force on Osteoporosis Guidelines: recommendations for the prevention and treatment of glucocorticoid-induced osteoporosis: 2001 update. *Arthritis Rheum* 44:1496–1503, 2001.
34. Hansen M, Florescu A, Stoltenberg M, et al: Bone loss in rheumatoid arthritis: influence of disease activity, duration of the disease, functional capacity, and corticosteroid treatment. *Scand J Rheumatol* 25:367–376, 1996.
35. LeBoff MS, Wade JP, Mackowiak S, et al: Low dose prednisone does not affect calcium homeostasis or bone density in postmenopausal women with rheumatoid arthritis. *J Rheumatol* 18:339–344, 1991.
36. Hunter T, Dubo HI: Spinal fractures complicating ankylosing spondylitis: a long-term followup study. *Arthritis Rheum* 26:751–759, 1983.
37. Lane NE: Osteoporosis and osteonecrosis in systemic lupus erythematous. *Nat Clin Pract Rheumatol* 2:562–569, 2006.
38. Stowens DW, Teitelbaum SL, Kahn AJ, et al: Skeletal complications of Gaucher disease. *Medicine* 64:310–322, 1985.
39. Movsowitz C, Epstein S, Fallon M, et al: Cyclosporin-A in vivo produces severe osteopenia in the rat: effect of dose and duration of administration. *Endocrinology* 123:2571–2577, 1988.
40. Bryer HP, Isserow JA, Armstrong EC, et al: Azathioprine alone is bone sparing and does not alter cyclosporin A-induced osteopenia in the rat. *J Bone Miner Res* 10:132–138, 1995.
41. Rich GM, Mudge GH, Laffel GL, et al: Cyclosporine A and prednisone-associated osteoporosis in heart transplant recipients. *J Heart Lung Transplant* 11:950–958, 1992.
42. LeBoff MS, Kohlmeier L, Hurwitz S, et al: Occult vitamin D deficiency in postmenopausal US women with acute hip fracture. *JAMA* 281:1505–1511, 1999.
43. Johnston CC, Jr, Slemenda CW, Melton LJ, III: Clinical use of bone densitometry. *N Engl J Med* 324:1105–1109, 1991.
44. El-Hajj Fuleihan G, Testa MA, Angell JE, et al: Reproducibility of DXA absorptiometry: a model for bone loss estimates. *J Bone Miner Res* 10:1004–1014, 1995.
45. Melton LJ, Atkinson EJ, O'Fallon WM, et al: Long-term fracture prediction by bone mineral assessed at different skeletal sites. *J Bone Miner Res* 8:1227–1233, 1993.
46. Cummings SR, Black DM, Nevitt MC, et al: Bone density at various sites for prediction of hip fractures: the Study of Osteoporotic Fractures Research Group. *Lancet* 341:72–75, 1993.
47. Stewart A, Reid DM, Porter RW: Broadband ultrasound attenuation and dual energy x-ray absorptiometry in patients with hip fractures: which technique discriminates fracture risk? *Calcif Tissue Int* 54:466, 1994.
48. Kanis JA, Melton LJ, III, Christiansen C, et al: Perspective: the diagnosis of osteoporosis. *J Bone Miner Res* 9:1137–1141, 1994.
49. Kanis JA, Borgstrom F, De Laet C, et al: Assessment of fracture risk. *Osteoporos Int* 16:581–589, 2005.
50. Hannon RA, Eastell R: Bone markers and current laboratory assays. *Cancer Treat Rev* 32(Suppl 1):7, 2004.
51. Uebelhart D, Schlemmer A, Johansen JS, et al: Effect of menopause and hormone replacement therapy on the urinary excretion of pyridinium cross-links. *J Clin Endocrinol Metab* 72:367–373, 1991.

52. Delmas PD, Schlemmer A, Gineyts E, et al: Rapid publication: urinary excretion of pyridinoline crosslinks correlates with bone turnover measured on iliac crest biopsy in patients with vertebral osteoporosis. *J Bone Miner Res* 6:639–644, 1991.

53. Rosen HN, Dresner-Pollak R, Moses AC, et al: Specificity of urinary excretion of cross-linked N-telopeptides of type I collagen as a marker of bone turnover. *Calcif Tissue Int* 54:26–29, 1994.

54. Garnero P, Hausherr E, Chapuy MC, et al: Markers of bone resorption predict hip fracture risk in elderly women: the EPIDOS Prospective Study. *J Bone Miner Res* 11:1531–1538, 1996.

55. Seibel MJ, Naganathan V, Barton I, et al: Relationship between pretreatment bone resorption and vertebral fracture incidence in postmenopausal osteoporotic women treated with risedronate. *J Bone Miner Res* 19:323–329, 2004.

56. Lane NE, Sanchez S, Genant HK, et al: Short-term increases in bone turnover markers predict parathyroid hormone-induced spinal bone mineral density gains in postmenopausal women with glucocorticoid-induced osteoporosis. *Osteoporos Int* 11:434–442, 2000.

57. Buxton EC, Yao W, Lane N: Changes in serum receptor activator of nuclear factor-kappaB ligand, osteoprotegerin, and interleukin-6 levels in patients with glucocorticoid-induced osteoporosis treated with human parathyroid hormone (1-34). *J Clin Endocrinol Metab* 89:3332–3336, 2004.

58. Cosman F, Nieves J, Woeflert I: Alendronate does not block the anabolic effect of PTH in postmenopausal osteoporotic women. *J Bone Miner Res* 13:1051–1055, 1998.

59. Silverberg SJ, Gartenberg F, Jacobs TP, et al: Increased bone mineral density after parathyroidectomy in primary hyperparathyroidism. *J Clin Endocrinol Metab* 80:729–734, 1995.

60. Silverberg SJ, Gartenberg F, Jacobs TP, et al: Longitudinal measurements of bone density and biochemical indices in untreated primary hyperparathyroidism. *J Clin Endocrinol Metab* 80:723–728, 1995.

61. Marotte H, Pallot-Prades B, Grange L, et al: A 1-year case-control study in patients with rheumatoid arthritis indicates prevention of loss of bone mineral density in both responders and nonresponders to infliximab. *Arthritis Res Ther* 9:R61, 2007.

62. Dawson-Hughes B, Dallal GE, Krall EA, et al: A controlled trial of the effect of calcium supplementation on bone density in postmenopausal women. *N Engl J Med* 323:878–883, 1990.

63. Atkinson SA, Abrams SA, Dawson-Hughes B, et al: Calcium. In Young V, editor: *Dietary reference intake for calcium, phosphorus, magnesium, vitamin D and fluoride*, Washington, DC, 1997, National Academy Press, pp 91–143.

64. Optimal calcium intake: NIH Consensus Conference. *JAMA* 272:1942–1947, 1994.

65. Nicar MJ, Pak CYC: Calcium bioavailability from calcium carbonate and calcium citrate. *J Clin Endocrinol Metab* 61:391–393, 1985.

66. Doughty RN, Mason B, Horne A, et al: Vascular events in healthy older women receiving calcium supplementation: randomised controlled trial. *BMJ* 336(7638):262–266, 2008.

67. Reid IR, Bolland MJ, Grey A: Does calcium supplementation increase cardiovascular risk? *Clin Endocrinol (Oxf)* 73(6):689–695, 2010.

68. Reid IR, Bristow SM, Bolland MJ: Calcium supplements: benefits and risks. *J Intern Med* 278(4):354–368, 2015.

69. Hulley S, Grady D, Bush T, et al: Randomized trial of estrogen plus progestin for secondary prevention of coronary heart disease in postmenopausal women. *JAMA* 280:605–613, 1998.

70. Grady D, Herrington D, Bittner V, et al: Cardiovascular disease outcomes during 6.8 years of hormone therapy: Heart and Estrogen/Progestin Replacement Study follow-up (HERS II). *JAMA* 288:58–66, 2002.

71. Writing Group for the Women's Health Initiative Investigators: Risk and benefits of estrogen plus progestin in healthy postmenopausal women: principal results from the Women's Health Initiative randomized controlled trial. *JAMA* 288:321–333, 2002.

72. Love RR, Mazess RB, Barden HS, et al: Effects of tamoxifen on bone mineral density in postmenopausal women with breast cancer. *N Engl J Med* 326:852–856, 1992.

73. Fisher B, Costantino JP, Wicherham DL, et al: Tamoxifen for prevention of breast cancer: report of the National Surgical Adjuvant Breast and Bowel Project P-1 Study. *J Natl Cancer Inst* 90:1371–1388, 1998.

74. Cummings SR, Eckert S, Krueger KA, et al: The effect of raloxifene on risk of breast cancer in postmenopausal women: results from the MORE randomized trial. Multiple Outcomes of Raloxifene Evaluation. *JAMA* 281:2189–2197, 1999.

75. Delmas P, Bjarnason NH, Mitlak B, et al: Effects of raloxifene on bone mineral density, serum cholesterol concentrations, and uterine endometrium in postmenopausal women. *N Engl J Med* 337:1641–1647, 1997.

76. Ettinger B, Black D, Mitlak B, et al: Reduction of vertebral fracture risk in postmenopausal women with osteoporosis treated with raloxifene: results from 3 year randomized clinical trial (MORE). *JAMA* 282:637–645, 1999.

77. Walsh BW, Kuller LH, Wild RA, et al: Effects of raloxifene on serum lipids and coagulation factors in healthy postmenopausal women. *JAMA* 279:1445–1451, 1998.

78. Walsh BW, Paul S, Wild RA, et al: The effects of hormone replacement therapy and raloxifene on C-reactive protein and homocystein in healthy postmenopausal women: a randomized controlled trial. *J Clin Endocrinol Metab* 85:214–218, 2000.

79. Ridker PM, Buring JE, Shin J, et al: Prospective study of C-reactive protein and the risk of future cardiovascular events among apparently healthy women. *Circulation* 98:731–733, 1998.

80. Barrett-Connor E, Mosca L, Collins P, et al: Raloxifene Use for the Heart (RUTH) Trial Investigators. Effects of raloxifene on cardiovascular events and breast cancer in postmenopausal women. *N Engl J Med* 355:125–137, 2006.

81. Vogel VG, Costantino JP, Wickerham DL, et al: National Surgical Adjuvant Breast and Bowel Project (NSABP). Effects of tamoxifen vs raloxifene on the risk of developing invasive breast cancer and other disease outcomes: the NSABP Study of Tamoxifen and Raloxifene (STAR) P-2 trial. *JAMA* 295:2727–2741, 2006.

82. Bradbury J: CORE breast-cancer prevention trial. *Lancet Oncol* 6:8, 2005.

83. Tenover JL: Male hormone replacement therapy including "Andropause". *Endocrinol Metab Clin North Am* 27:969–988, 1998.

84. Gennari C, Chierichetti SM, Bigazzi S, et al: Comparative effects on bone mineral content of calcium and calcium plus salmon calcitonin given in two different regimens in postmenopausal osteoporosis. *Curr Ther Res* 38:455–464, 1985.

85. Overgaard K, Riis BJ, Christiansen C, et al: Nasal calcitonin for treatment of established osteoporosis. *Clin Endocrinol* 30:435–442, 1989.

86. Chesnut C, Silverman S, Andriono K, et al: A randomized trial of nasal spray salmon calcitonin in postmenopausal women with established osteoporosis: the Prevent Recurrence of Osteoporotic Fractures Study. PROOF Study Group. *Am J Med* 109:267–276, 2000.

87. Liberman UA, Weiss SR, Broll J, et al: Effect of oral alendronate on bone mineral density and the incidence of fractures in postmenopausal osteoporosis. *N Engl J Med* 333:1437–1443, 1995.

88. Black DM, Cummings SR, Karpt DB, et al: Randomized trial of effect of alendronate on risk of fracture in women with existing vertebral fractures. *Lancet* 348:1535–1541, 1996.

89. Hosking D, Chilvers CE, Christiansen C, et al: Prevention of bone loss with alendronate in postmenopausal women under 60 years of age. *N Engl J Med* 338:485–492, 1998.

90. Cummings SR, Black DM, Thompson DE, et al: Effect of alendronate on risk of fracture in women with low bone density but without vertebral fractures. *JAMA* 280:2077–2082, 1998.

91. Orwoll E, Ettinger M, Weiss S, et al: Alendronate for the treatment of osteoporosis in men. *N Engl J Med* 343:604–610, 2000.

92. Khosla S, Burr D, Cauley J, et al: Bisphosphonate-associated osteonecrosis of the jaw: report of a task force of the American Society for Bone and Mineral Research. *J Bone Miner Res* 22:1479–1491, 2007.

93. Schnitzer T, Bone HG, Crepaldi G, et al: Therapeutic equivalence of alendronate 70 mg once-weekly and alendronate 10 mg daily in the treatment of osteoporosis. *Aging* 12:1–12, 2000.

94. Harris ST, Watts NB, Genant HK, et al: Effects of risedronate treatment on vertebral and nonvertebral fractures in women with postmenopausal osteoporosis: a randomized controlled trial. Vertebral Efficacy with Risedronate Therapy (VERT) Study Group. *JAMA* 282:1344, 1999.

95. Heaney RP, Zizic TM, Fogelman I, et al: Risedronate reduces the risk of first vertebral fracture in osteoporotic women. *Osteoporos Int* 13:501–505, 2002.

96. Reginster J-Y, Minne HW, Sorensen O, et al: Randomized trial of the effects of risedronate on vertebral fractures in women with postmenopausal osteoporosis. *Osteoporos Int* 11:83–91, 2000.

97. McClung MR, Geusens P, Miller PD, et al: Effect of risedronate on the risk of hip fracture in elderly women. *N Engl J Med* 344:333–340,

2001.

98. Delaney M, Harwitz S, Shaw J, et al: Bone density changes with once weekly risedronate in postmenopausal women. *J Clin Densitom* 6:45–50, 2003.

99. Miller PD, Brown JP, Siris ES: A randomized double-blind trial of risedronate and etidronate in the treatment of Paget's disease of bone. *Am J Med* 106:513–520, 1999.

100. Reginster JY, Adami S, Lakatos P, et al: Efficacy and tolerability of once-monthly oral ibandronate in postmenopausal osteoporosis: 2 year results from the MOBILE study. *Ann Rheum Dis* 65:654–661, 2006.

101. Delmas PD, Adami S, Strugala C, et al: Intravenous ibandronate injections in postmenopausal women with osteoporosis: one-year results from the dosing intravenous administration study. *Arthritis Rheum* 54:1838–1846, 2006.

102. Black DM, Delmas PD, Eastell R, et al: Once-yearly zoledronic acid for treatment of postmenopausal osteoporosis. *N Engl J Med* 356:1809–1822, 2007.

103. Lyles KW, Colon-Emeric CS, Magaziner JS: Zoledronic acid in reducing clinical fracture and mortality after hip fracture. *N Engl J Med* 357:nihpa40967, 2007.

104. Cummings SR, San Martin J, McClung MR, et al: Denosumab for prevention of fractures in postmenopausal women with osteoporosis. *N Engl J Med* 361:756–765, 2009.

105. Kendler DL, Roux C, Benham CL, et al: Effect of bone mineral density and bone turnover in postmenopausal women transitioning from alendronate therapy. *J Bone Miner Res* 25:72–81, 2010.

106. Hellstein JW, Adler RA, Edwards B, et al: Managing the care of patients receiving antiresorptive therapy for prevention and treatment of osteoporosis: executive summary of recommendations from the American Dental Association Council on Scientific Affairs. *J Am Dent Assoc* 142:1243–1251, 2011.

107. Shane E, Burr D, Ebeling PR, et al: Atypical subtrochanteric and diaphyseal femoral fractures: report of a task force of the American Society for Bone and Mineral Research. *J Bone Miner Res* 25:2267–2294, 2010.

108. Schilcher J, Michaëlsson K, Aspenberg P: Bisphosphonate use and atypical fractures of the femoral shaft. *N Engl J Med* 364:1728–1737, 2011.

109. Black DM, Schwartz AV, Ensrud KE, et al: Effects of continuing or stopping alendronate after 5 years of treatment: the Fracture Intervention Trial Long-term Extension (FLEX): a randomized trial. *JAMA* 296:2927–2938, 2006.

110. Black DM, Reid IR, Boonen S, et al: The effect of 3 versus 6 years of zoledronic acid treatment of osteoporosis: a randomized extension to the HORIZON-Pivotal Fracture Trial (PFT). *J Bone Miner Res* 27:243–254, 2012.

111. Mellstrom DD, Sorensen OH, Goemaere S, et al: Seven years of treatment with risedronate in women with postmenopausal osteoporosis. *Calcif Tissue Int* 75:462–468, 2004.

112. Whitaker M, Guo J, Kehoe T, et al: Bisphosphonates for osteoporosis—where do we go from here? *N Engl J Med* 366:2048–2051, 2012.

113. Black DM, Bauer DC, Schwartz AV, et al: Continuing bisphosphonate treatment for osteoporosis—for whom and for how long? *N Engl J Med* 366:2051–2053, 2012.

114. Finkelstein JS, Klibanski A, Arnold A, et al: Prevention of estrogen deficiency-related bone loss with human parathyroid hormone (1-34). *JAMA* 280:1067–1073, 1998.

115. Lindsay R, Nieves J, Formica C, et al: Randomized 108. controlled study of effect of parathyroid hormone on vertebral-bone mass and fracture incidence among postmenopausal women on oestrogen with osteoporosis. *Lancet* 350:550–555, 1997.

116. Neer RM, Arnaud CD, Zanchetta JR, et al: Effect of parathyroid hormone (1-34) on fractures and bone mineral density in postmenopausal women with osteoporosis. *N Engl J Med* 344:1434–1441, 2001.

117. Black DM, Greenspan SL, Ensrud KE, et al: The effects of parathyroid hormone and alendronate alone or in combination in postmenopausal osteoporosis. *N Engl J Med* 349:1207–1215, 2003.

118. Finkelstein JS, Hayes A, Hunzelman JL, et al: The effects of parathyroid hormone, alendronate, or both in men with osteoporosis. *N Engl J Med* 349:1216–1226, 2003.

119. Tsai JN, Uihlein AV, Lee H, et al: Teriparatide and denosumab, alone or combined, in women with postmenopausal osteoporosis: the DATA study randomised trial. *Lancet* 382:50–56, 2013.

120. Leder BZ, Tsai JN, Uihlein AV, et al: Two years of Denosumab and teriparatide administration in postmenopausal women with osteoporosis (The DATA Extension Study): a randomized controlled trial. *J Clin Endocrinol Metab* 99:1694–1700, 2014.

第 102 章

增生性骨病

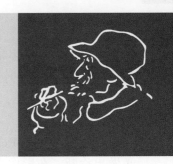

原著 Reuven Mader

徐立勤译　林　进校

关键点

弥漫性特发性骨肥厚（diffuse idiopathic skeletal hyperostosis，DISH）通常定义为连接 4 个以上椎体的大波浪形骨赘，典型部位为胸椎，但也常累及颈椎、腰椎和外周关节，特别是肌腱端。

DISH 的病因尚不明确，但与多种代谢异常相关，部分见于 2 型糖尿病。

针对脊柱 DISH 的治疗大多为对症治疗，这类患者关节手术后异位骨形成的风险增高。

DISH 可能与心血管疾病危险因素的增加相关，生长因子是导致绝大多数肥大性骨关节病（HOA）的常见原因。

针对原发病的有效治疗，例如肺癌手术切除，对 HOA 有显著疗效。

SAPHO 综合征（即滑膜炎、痤疮、脓疱疹、骨肥厚和骨髓炎，Synovitis, Acne, Pustulosis, Hyperostosis and Osteitis Syndrome）是一种慢性复发性炎症性疾病，病因尚不明确。最常见的受累部位是前胸壁。

尽管 SAPHO 综合征病因尚不明确，但是基于从胸骨骨硬化病灶中分离出痤疮短棒菌苗，而提出了感染性病因。

非甾体抗炎药（nonsteroidal anti-inflammatory drug，NSAIDs）通常是治疗 SAPHO 综合征的一线药物，可以改善症状。此外，其他方式的治疗常常也是需要的。

增生性骨病包括以骨质过度增生和肌腱端骨化及钙化为特征的一系列疾病。新骨形成是弥漫性特发

性骨肥厚（DISH）和肥大性骨关节病（hypertrophic osteoanthopathy，HOA）的主要特征，也是骨关节炎的常见表现。新骨形成也常伴随血清阴性脊柱关节炎，如强直性脊柱炎、银屑病关节炎和胸锁综合征，也称为 SAPHO 综合征（即滑膜炎、痤疮、脓疱疹、骨肥厚和骨髓炎）。新骨形成也可伴发内分泌疾病，如甲状腺疾病、肢端肥大症和甲状旁腺功能减退（表 102-1）[1-3]。骨关节炎、脊柱关节炎和内分泌疾病将在本书其他章节讨论。

弥漫性特发性骨肥厚

DISH 是一种以软组织尤其是韧带和肌腱端钙化和骨化为特征的疾病。1950 年，Forestier 和 Rotes-Querol 首先描述了本病[4]，并将其称为老年强直性脊柱骨增殖症。本病好发于中轴骨骼，尤其是胸椎。后来逐渐认识到本病不仅累及脊柱，还可累及外周关节，因而提出以 DISH 来命名，目前已被广泛使用[5]。

表 102-1　增生性骨病

弥漫性特发性骨肥厚
肥大性骨关节病
甲状腺疾病
肢端肥大症
甲状旁腺功能减退症
血清阴性脊柱关节炎（例如，银屑病关节炎，强直性脊柱炎）
SAPHO
骨关节炎

SAPHO，滑膜炎、痤疮、脓疱疹、骨肥厚和骨髓炎

1915

DISH 是以粗糙、波浪形的骨赘形成——尤其是在胸椎右侧缘并不影响椎间隙——以及前纵韧带钙化为特征。后纵韧带的钙化和骨化也常见于 DISH。其他肌腱端区也可受累，如髋周韧带、跟腱附着端、跖腱膜和鹰嘴等[6-8]。

本病通常根据 Resnick 和 Niwayama[5] 提出的定义做出诊断。在影像学方面，有至少 4 个邻近的胸椎椎体右缘波浪形、粗糙的骨赘形成或前纵韧带骨化，受累区段椎间盘高度不变，同时无椎间关节强直和骶髂关节受累（表 102-2）[8]。Utsinger[7] 基于流行病学提出了另一诊断标准，这些标准均考虑了外周肌腱端炎。明确的 DISH 诊断标准建立在 Resnick 和 Niwayama 提出的观点上。当出现两个以上邻近椎体前外侧和皮质完好的足跟、鹰嘴、膝盖两侧的连续性骨化和（或）钙化时，需考虑可能的 DISH 诊断。外周肌腱端炎可提示早期 DISH，并可逐渐进展出典型的影像学表现。

流行病学

DISH 通常男性多于女性。在一项尸检的研究中发现，75 例脊柱标本中有 28% 患有 DISH[9]。在现有的报道中，DISH 的患病率随年龄、种族、地理分布和临床研究背景设定（即基于医院的研究或基于人群的研究）等因素而不同。一项针对北美城市医院人群的研究发现，50 岁以上男性和女性的 DISH 的患病率分别为 25% 和 15%，70 岁以上者分别为 35% 和 26%[10]。来自布达佩斯的研究数据与此相似[11]。耶路撒冷犹太人中 DISH 的患病率更高，80 岁以上男性患病率可达 46%[12]。韩国报道的患病率较低，在老年组仅为 9%[13]。南非土著居民中 70 岁以上人群患病率为 13.6%，男女之间无差别[14]。与基于医院的研究不同，在基于人群的研究中，70 岁以上人群的患病率略高于 10%[15]。轻度 DISH 在人类历史中可

表 102-2　弥漫性特发性骨肥厚的推荐诊断标准

沿着至少 4 个以上连续椎体前侧面的波浪形钙化和骨化

受累区段椎间盘高度不变，并不存在明显的退行性椎间盘病变的影像学改变

无椎间关节的骨性强直和骶髂关节的侵蚀、硬化或关节内骨性融合

追溯至 4000 年前。在 6—8 世纪，男性 DISH 患病率达 3.7%，高于女性。尽管这些研究是针对不同的人群和相对年轻的人群，但 DISH 的患病率似乎正在增加[16-17]。

病因和发病机制

DISH 的病因和发病机制尚不明确。有报道认为，遗传、代谢和体质因素以及其他促进骨形成的肽类与之有关，后者可能有助于骨和肌腱端新骨形成。

遗传因素

遗传因素可能在 DISH 发病机制中起一定作用。目前已知犬类 DISH 的患病率为 3.8%，而在拳师犬中 DISH 的患病率高达 40%，这表明犬类 DISH 的发病风险具有遗传基础[18]。DISH 的家族性聚集或有早期 DISH 表现的家族提示该病具有遗传背景[19-20]。后纵韧带的骨化与 DISH 密切相关，且两者可同时并存。COL6A1 是后纵韧带骨化的候选基因，有研究发现在日本人中该基因与 DISH 显著相关，但与捷克患者无显著相关性[21-22]。虽然 COL6A1 的作用尚未完全阐明，但它可能与后纵韧带骨化（OPLL）及 DISH 中的异位骨形成有关。这一发现提示，其他因素也在 DISH 发病的遗传倾向中起重要作用。

代谢因素

DISH 与多种代谢和体质因素有关，包括肥胖、腰围增大、高血压、2 型糖尿病（DM）、高胰岛素血症、血脂异常、生长激素水平增高、高尿酸血症和使用维 A 酸等（表 102-3）[23-31]。

Forestier 和其他学者对 DISH 的早期描述认为，DISH 与超重相关[9,32]。这在一项比较 DISH 患者和健康人及有脊柱关节强直患者的研究中得到证实[33]。多个研究也报道 DISH 与 2 型 DM 相关[28,30-31]，推测 2 型糖尿病患者血清胰岛素水平升高可能与 DISH 形成有关。但目前尚无 1 型糖尿病或外源性胰岛素对新骨形成影响的研究。新近一项研究指出，糖尿病患者的 DISH 患病率并没有比非糖尿病患者高，提示糖尿病作为 DISH 发病的危险因素需进行重新评价[34]。更多的研究认为，DISH 与更为复杂的代谢和内分泌紊乱有关，包括糖耐量异常、高胰岛素血症、血脂异常、高尿酸血症以及生长因子和胰岛素样生长因

表 102-3　与弥漫性特发性骨肥厚相关的疾病

非胰岛素依赖性糖尿病
肥胖
腰围比例高
血脂异常
高血压
高尿酸血症
高胰岛素血症
胰岛素样生长因子 -1 升高
生长激素升高
维 A 酸的应用
遗传易感性

子（IGF）- Ⅰ 水平升高，伴或不伴显性的 2 型糖尿病 [24,27,30]。由于这些代谢异常，DISH 患者更易罹患代谢综合征和冠状动脉疾病 [35]。

高胰岛素血症对韧带和肌腱端有重要影响，这种影响与年龄和肥胖无关。胰岛素可促进韧带内的间充质细胞分化为软骨细胞以及随后软骨的骨化 [28,36]。在儿童期，肌腱端可为肌腱和韧带提供生长板，并且可持续至成年。这个特有结构是由胶原纤维、成纤维细胞、软骨细胞和钙化的基质组成，可能由胰岛素促进其形成骨化 [23]。

其他促进骨形成的途径

骨形态蛋白（BMP）-2 是一种强有力的成骨因子，可促进间充质干细胞分化为成骨细胞和成软骨细胞。它可促进细胞增殖、碱性磷酸酶（alkaline phosphatase，ALP）活化和胶原合成 [37-38]。骨和软骨中高度表达的基质 Gla 蛋白可抑制其促进矿化的作用。基质 Gla 蛋白缺乏或羧基化修饰可升高 BMP - 2 活性水平，导致骨肥厚 [31,39]。另一种可能的解释是，OPLL 患者的韧带拉伸应激后，可上调 BMP-2 和 BMP-4 信使 RNA 的表达 [40]。

肌腱端也可能受其他促生长肽类的影响。有报道 DISH 患者中生长激素水平升高。生长激素可诱导成骨细胞增殖，可促进局部 IGF-I 产生，介导生长激素作用，进而刺激成骨细胞中 ALP 激活 [24,31,41-42]。ALP 可促进骨形成中的钙化过程，是预示成骨细胞成熟的标志之一 [43]。新骨形成主要发生在韧带和肌腱端

部位的原因迄今尚未得到解释。与 OA 患者相比，男性 DISH 患者血清生长激素水平并未升高，而在关节滑液生长激素水平却明显升高 [24,43]。椎体血供可能是 DISH 发病或进展的一个因素 [44]。红细胞内生长激素水平可能超过血清中生长激素水平，并被转运至椎体部位 [45]。

与细胞分化和生长有关的各种基因表达是由调节多能细胞分化的核因子 κB（nuclear factor-κB，NFκB）所调控。环境因素的活化，如韧带细胞中的血小板衍生生长因子（platelet-derived growth factor，PDGF）-BB 和转化生长因子（TGF）-β1，可激活 NFκB 活化，从而影响间充质细胞向成骨细胞分化。伴随此过程的是 DISH 患者细胞中 ALP 活性增加，是预示成骨细胞成熟的标志 [46]。炎性细胞因子如 PDGF-BB、TGF-β1 及其他因子可能与非胰岛素依赖性糖尿病的发病有关，也可能是关联该病与 DISH 发生的纽带 [47-48]。

Wnt–β- 连接蛋白通路可能诱导骨形成。Wnt 信号可被内源性分泌蛋白 dickkopf 相关蛋白 1（the endogenous secreted protein dickkopf-related protein 1，DKK1，又称 dickkopf-1）所抑制。低水平 DKK1 降低了对 Wnt 通路的抑制，这可能在 DISH 患者的广泛骨桥形成中起作用 [49-51]。维生素 A 及其衍生物因能促进新骨形成，而被认为与 DISH 发病有关。有研究报道，DISH 患者维生素 A 水平较对照组高，另有部分研究报道使用维生素 A 及其衍生物治疗的年轻患者中出现了 DISH 样表现 [25,52]。维生素 A 在 DISH 发病机制和临床表现中的作用尚有争议 [53]。维生素 A 在 DISH 发病中的作用尚需大规模的前瞻性研究来阐明。

前列腺素 I2（PGI2）是一种有效的骨吸收抑制剂，内皮素 -1 可能调节血管异位钙化，也对成骨细胞和破骨细胞增殖起调节作用。体外研究表明，内皮素 -1 和 PGI2 可能通过多种机制诱导脊髓韧带细胞中 ALP 活性和成骨分化而参与 DISH 发病 [54-56]。

骨肥厚多累及胸椎前纵韧带的原因尚无确切解释。胸椎活动度较小可能是其更易发生病变的原因之一，但无法解释活动度较大的颈椎和腰椎受累。胸椎左侧较少受累归因于主动脉搏动。几例右位主动脉患者发生左侧骨桥的报道是这个假设的基础，提示主动脉搏动阻止了骨赘形成 [57]。韧带和关节囊钙化、骨化和随之产生的僵硬是重要的发病机制之一。近期研究表明，DISH 患者发生主动脉瓣硬化的风险显著增

高[58]。这一发现是发病机制之一还是常见的危险因素，目前尚未定论（图 102-1）。

骨关节炎可能与 DISH 外周关节表现有共同的发病特征。有研究认为，骨关节炎中非承重小关节的发病过程与关节内压力增高及随后产生的挤压力有关[59]。此发展过程与这些关节的侧副韧带增厚导致的制动作用相关，而与原发的软骨损害无关；这导致 DISH 受累关节可能出现类似的作用于骨关节炎小关节的"挤压力"。这个机制可以解释不常受骨关节炎影响的"不典型的"关节的受累以及经常受累关节出现的肥大性骨关节炎改变。

临床表现

DISH 缺乏特异的症状体征和放射学诊断标准，这增加了其作为一个独立疾病存在的疑问[60]。虽然该病可以是无症状，但是大多数患者仍可有晨僵、腰背痛和活动范围受限[7-8]。DISH 患者可以表现为肢体

末端疼痛，包括外周大小关节和肌腱端，如足跟、跟腱、肩关节、髌骨和鹰嘴。

脊柱受累

中轴骨的疼痛可累及包括脊柱、胸肋关节和胸锁关节三个部分。与健康人群相比，DISH 患者的疼痛和活动障碍程度明显增高，但与脊椎病患者并无差别[33]。部分研究显示，有多达 2/3 的 DISH 患者可出现晨僵和脊椎疼痛，近一半患者活动受限[7,61]。疼痛主诉通常与胸椎相关且伴有胸廓活动受限。然而也有一些研究提示，脊柱 DISH 与疼痛增加无关，有时患者主诉的疼痛比非 DISH 患者更少[62-63]。

尽管 DISH 在某些方面与骨关节炎脊柱受累相似，但它作为一个独立存在的疾病具有不同的特征[64]。骨关节炎患者脊柱受累的典型部位为颈椎下段和腰椎。在骨关节炎中，胸椎受累较少见或在疾病晚期发生，而 DISH 患者的胸椎累及较为常见。后者往往因椎间盘高度不受影响，而脊柱骨关节炎患者则通常出现椎

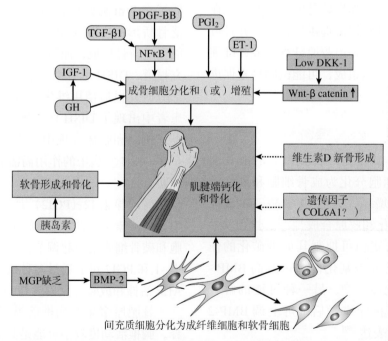

图 102-1 促进弥漫性特发性骨肥厚（DISH）中肌腱端钙化和骨化的因素。生长激素（GH）通过促进胰岛素样生长因子 -1（IGF-1）的产生，直接或间接促进成骨细胞分化和（或）增殖。血小板衍生生长因子（platelet-derived growth factor, PDGF）-BB 和转化生长因子 -1（TGF-1），可刺激核因子 κB（NFκB）的活化，促进软组织骨化。内皮素 -1（ET-1）和前列腺素 I2（PGI2）可促进成骨细胞的分化。低水平的内源性分泌蛋白 dickkopf 相关蛋白 1（DKK1）提高了 Wnt–β- 连接蛋白通路的活性，诱导成骨细胞分化和（或）增殖。基质 GLA 蛋白（MGP）缺乏增加了骨形态发生蛋白 -2（BMP-2）的活性，导致间充质细胞分化为软骨细胞和成纤维细胞，并可能钙化。胰岛素诱导软骨形成和骨化（From Mader R, Verlaan JJ, Buskila D: Diffuse idiopathic skeletal hyperostosis: clinical manifestations and pathogenic mechanisms. Nat Rev Rheumatol 9:741-750, 2013.）

间盘间隙变窄。影像学表现和脊柱解剖分布的差异可能与两者不同的发病机制有关。可以推断，骨关节炎的首要靶向软骨为椎间盘和关节面软骨。

脊柱活动度较大的颈椎下段和腰椎其摩擦力也较大，这可解释骨关节炎好发于这些部位，而胸椎是脊柱活动度最小的部位。DISH 最主要累及脊柱的韧带和肌腱端（图 102-2）[5,65]。这些异常不仅局限于胸椎，也可累及腰椎和颈椎（图 102-3）。腰椎所形成大的骨桥并不都局限于同一侧 [66]。这些部位的骨化以及随之形成的骨赘可导致椎管狭窄 [67]。DISH 患者可发生多种严重并发症，尤其当累及颈椎时，包括吞咽困难、声嘶、喘鸣、后纵韧带骨化、脊髓病变、吸入性肺炎、睡眠呼吸暂停、寰枢椎并发症、胸腔出口综合征、食管梗阻、内镜及气管插管困难和骨折（表102-4）[68]。年轻 DISH 患者椎间盘损害发生率高，提示 DISH 是这类患者发生脊柱强直的重要原因 [69]。有时 DISH 患者具有晚期强直性脊柱炎的典型症状，表现为脊柱后凸和活动度降低。这两种疾病有时可同时存在，通常以发病年龄、临床表现、脊柱和骶髂关节的影像表现，及 HLA-B27 检测进行鉴别 [70-71]。

脊柱外受累

DISH 患者外周关节病变的突出特征是其临床表现与骨关节炎很相似或一致，但外周关节的表现仍有

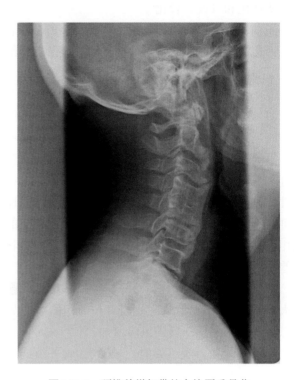

图 102-3 颈椎前纵韧带的大块严重骨化

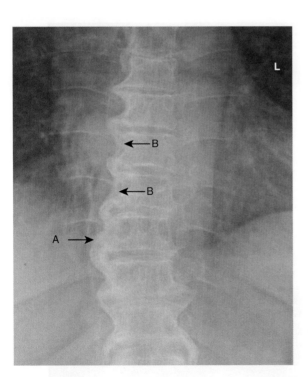

图 102-2 胸椎右侧巨大波浪形骨赘形成（A）。注意椎体与骨化的韧带组织之间的半透明区域（B）

表 102-4 颈椎弥漫性特发性骨肥厚的临床表现

自发性
吞咽困难
声嘶
喘鸣
后纵韧带骨化
脊髓病
吸入性肺炎
睡眠呼吸暂停
寰枢椎并发症（假关节、半脱位）
胸腔出口综合征
继发性
内镜检查困难
气管插管困难
骨折

From Mader R: Clinical manifestations of diffuse idiopathic skeletal hyperostosis of the cervical spine. Semin Arthritis Rheum 32:130-135, 2002.

别于原发性骨关节炎。首先，DISH 常累及的关节在骨关节炎中并非经常受累，如掌指关节、肘和肩关节（图 102-4）[61,72-74]。另一重要区别是，本病是一种更为严重的骨肥大性疾病，可导致受累关节活动受限和肌腱端钙化和（或）骨化 [74-76]。

如前所述，DISH 最初病变是韧带和肌腱端增厚、钙化或骨化。肌腱端炎影响外周关节已有详细描述 [77]。DISH 所致关节周围软组织僵硬，是髋周、交叉韧带止点和关节囊周骨性肌腱端炎的影像学改变原因（图 102-5）[78]。除关节之外，DISH 患者其他肌腱端如足跟、肋骨和骨盆发生骨化也较常见。这些外周受累的临床意义并不清楚，甚至还有争议。肌腱端炎可能引起受累部位疼痛和肿胀。髂腰和骶结节韧带的骨化以及髋臼缘下方骨质增生提示，脊柱 DISH 存在可能性较大 [77,79]。近期研究显示，与无 DISH 的患者相比，DISH 患者软组织压痛程度更高，功能状态更差 [80]。

DISH 患者通常存在超重、体重指数增加、腰围增大和收缩压增高 [33]。这些因素和前述的代谢异常使患者发生心血管疾病的风险增加 [30,81-82]。对于有不典型部位的骨关节炎（如肘）、肥大性骨关节病以及

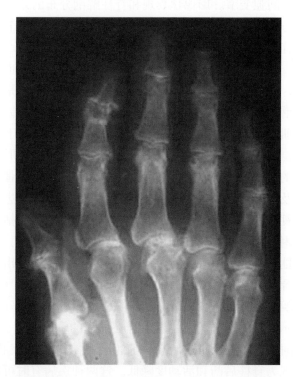

图 102-4 肥大性骨关节病近端和远端指间关节的严重病变。尤其值得注意的是：掌指关节病变伴有掌骨头部增大、骨赘形成、关节腔变窄和软骨下硬化

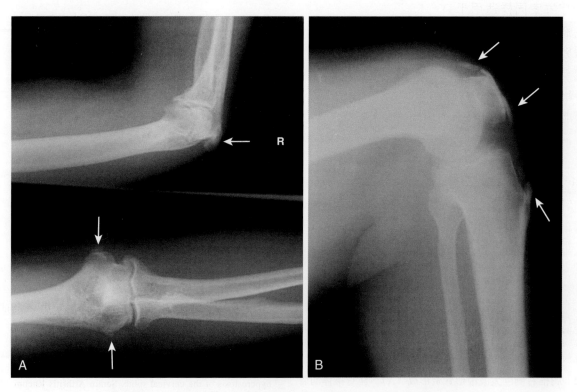

图 102-5 **A** 和 **B** 髋周、鹰嘴和肱骨上髁（箭头所示）骨化的肌腱端病

有大肌腱端病和不明原因神经卡压病变的患者，均需怀疑 DISH。对于有前述相关疾病和代谢异常的患者，更要考虑本病。胸部影像学检查可以作为 DISH 筛查工具，其敏感性为 77%，特异性为 97%[83]。

骨折风险和异位骨化

骨化以及大型骨赘的形成可能导致椎管狭窄[67]和脊柱硬化。这种情况下，整个脊柱就像一根长骨，受力不能分散，增加骨折的风险[84]。这些骨折可能不易被发现，不稳定，治疗常常不及时，可引起永久性神经功能缺陷[85]。

新骨形成倾向使患者在关节手术后有发生异位骨化的风险，并可能危及预后。尽管目前尚不清楚是什么原因导致这些骨化，但对于有风险的患者，建议使用放射治疗或预防性非甾体抗炎药（NSAIDs）治疗。

治疗

DISH 的治疗应着重于多方面。治疗目的是缓解疼痛和僵硬，预防、延缓或阻止疾病进展，纠正相关代谢异常，预防自发或继发的并发症（表 102-5）。

针对 DISH 的干预治疗方案尚在研究中，DISH 通常被包含在骨关节炎范围内，推测针对骨关节炎的干预治疗方案同样适用于 DISH。近来有研究认为，血清生长激素水平和 IGF-I 水平可能是评估 DISH 进展和缓解的一个有效标志[38]。据估计，其完整的病程演变至少需要 10 年[87]。最近一项计算机断层扫描（CT）研究证实了这一观点[88]。这意味着，干预治疗措施能否预防疾病发生、阻止疾病进展甚至逆转已

表 102-5　弥漫性特发性骨肥厚的治疗目标

疼痛和僵硬症状的缓解
预防、延缓或阻止疾病进展
相关代谢性疾病的治疗
预防自发性并发症
预防创伤性并发症
预防诊疗操作中可能出现的并发症

From Mader R: Current therapeutic options in the management of diffuse idiopathic skeletal hyperostosis. Expert Opin Pharmacother 6:1313-1316, 2005.

有病变需要较长的观察期才能证实。

目前能缓解本病症状的治疗方案很少，但有研究者报道了低强度运动、热疗、镇痛药和 NSAIDs 可能有效[89]。运动疗法可改善腰骶关节屈曲，但并不能显著改善脊柱活动度[90]。近来有研究证实，局部外用 NSAIDs 与口服 NSAIDs 对骨关节炎有效，局部外用 NSAIDs 同样可缓解 DISH 患者外周关节疼痛和僵硬症状[91]。对于有症状的肌腱端炎，需进行治疗以缓解局部疼痛和肿胀。局部使用软性保护措施可能有效，如足底骨刺鞋垫或其他部位使用保护性绷带。症状严重患者，局部注射麻醉药物和长效激素至少可获得暂时的症状缓解。当多部位受累时，可采用前述的骨关节炎治疗方案。

DISH 患者应进行心血管危险因素的筛查，并适时进行治疗。一般治疗，如减轻体重、充足的体育运动和低饱和脂肪酸、低碳水化合物饮食，对于预防和阻止 DISH 的进展可能有效。部分因素可能与发病机制相关，并有望成为治疗靶点。基于目前的认识，治疗干预应着眼于减少胰岛素分泌和胰岛素抵抗。非胰岛素依赖性糖尿病患者，减少胰岛素抵抗的双胍类药物优于增加胰岛素分泌的磺脲类药物。当合并高血压时，应首选能改善胰岛素抵抗的药物，如血管紧张素转换酶抑制剂、钙通道阻滞剂和 α- 受体阻滞剂，同时应避免使用可能加重胰岛素抵抗的药物，如噻嗪类利尿剂和 β- 受体阻滞剂等[92]。某些在 DISH 发病中可能起重要作用的生长因子，如 NFκB、PDGF-BB、TGF-β1、生长激素和 IGF-I，将来有望成为针对性治疗干预的靶点。

仔细评估患者病情可避免并发症的发生。指导患者正确吞咽和餐后保持直立姿势可避免部分吸入性肺炎。对于那些需要特定诊断或治疗干预的患者，如使用上消化道内镜或气管插管，熟悉 DISH 损害的医生可将其对其颈椎或软组织的伤害降至最小或避免其发生。尤其是针对老年人应采取常规措施预防跌倒和外伤。DISH 患者手术后异位骨化很常见，尤其是髋关节成形术。有研究报道 NSAIDs、抗维生素 K 和放射治疗对于阻止异位骨化有不同程度的疗效[93-94]。易发生该并发症的高危人群，如 DISH 患者，应考虑以上治疗。图 102-6 总结了 DISH 治疗方案[95]。该病还有更多的目标需要实现，包括更准确的疾病定义、更明确的发病机制和更有效的干预措施（表 102-6）。

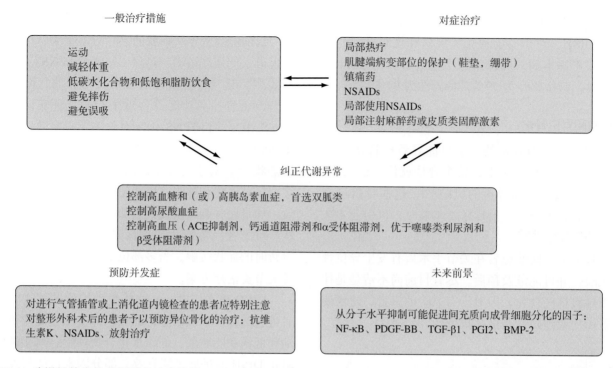

图 102-6 弥漫性特发性骨肥厚的治疗选择。ACE（angiotensin-converting enzyme），血管紧张素转换酶；BMP-2，骨形态发生蛋白 -2；NFκB，核因子 κB；NSAIDs，非甾体抗炎药；PDGF-BB，血小板衍生生长因子 -BB；PGI2，前列腺素 I2；TGF-β1，转化生长因子 -β1（From Mader R: Current therapeutic options in the management of diffuse idiopathic skeletal hyperostosis. Expert Opin Pharmacother 6:1313-1316, 2005.）

表 102-6 弥漫性特发性骨肥厚未来面对的问题

建立和验证同时考虑到疾病外周表现的诊断标准
明确自然病程和预后
研究疾病系统化的特性及其对生活质量和生存期的影响
寻求对疾病发病机制更好的理解
提供缓解病情的治疗方法

肥大性骨关节病

众所周知，肥大性骨关节病（hypertrophic osteoarthropathy，HOA）是一种以皮肤骨骼增生及大关节积液为特征的疾病。其标志性的、视觉上的主要特征为指趾远端的球状畸形，也称为杵状指或鼓槌指。骨膜骨赘形成是一个不断进展的过程，好发于长骨，尤其是胫骨和腓骨。骨膜骨赘形成是双侧、对称的，但不累及骨髓腔、中轴骨和颅骨。本病的患病率尚不清楚，但是在几千年前的人类骨骼上就已被发现[96]。它可能为原发性的，也可能继发于其他疾病。

病因

原发性肥大性骨关节病

原发性 HOA 是一种常染色体显性遗传病，以骨膜骨赘形成、杵状指、颜面及头皮皮肤变厚、皮肤溢脂和多汗为特征。也被称为厚皮性骨膜病。本病好发于男性，男女发病比例为 9：1，发病高峰多为出生后 1 年和青春期[97]。原发性 HOA 的发生与 *HPGD* 基因突变有关，该基因编码了参与前列腺素代谢的酶类[98]。

继发性肥大性骨关节病

继发性 HOA 可仅有杵状指表现，也可有本病的所有表现。杵状指可以为单侧或双侧，在许多疾病中出现，包括肺（主要是肺癌）、心脏、消化道、神经、感染和血管等疾病（表 102-7）[99-105]。

发病机制

HOA 是一种以胶原过度沉积、内皮增生肿胀、

表 102-7 肥大性骨关节病的病因

单侧

偏瘫

动脉导管未闭

动脉瘤

双侧

肺部疾病

囊性纤维化

肺纤维化

原发性或继发性肺部肿瘤

肺部或胸膜感染

胸膜肿瘤

心脏疾病

发绀型心脏病

感染性心内膜炎

消化道疾病

肝硬化

肝癌

小肠和食管恶性肿瘤

炎性肠病

小肠息肉

其他疾病

多种恶性肿瘤

POEMS 综合征

风湿病

胸腺瘤

适应性免疫缺陷综合征

珠蛋白生成障碍性贫血

POEMS，多发性神经病（P）、脏器肿大（O）、内分泌疾病（E）、M 蛋白血症（M）和皮肤改变（S）

水肿和新骨形成为特征的疾病，主要累及肢体远端，最后逐渐向近端进展。目前已有多种假设试图解释 HOA 发病机制。大多数继发性 HOA 病例伴有严重的肺部疾病或发绀性心脏疾病。有研究提示，巨核细胞在通过肺毛细血管时分化产生血小板。严重肺部疾病或右向左分流心脏病患者中，巨核细胞或血小板聚集体绕开了肺毛细血管床，沉积于肢体末端外周血管。

HOA 患者的指（趾）组织中，局部释放的生长因子显著增高，如血管内皮生长因子（vascular endothelial growth factor，VEGF）和 PDGF[106]。这些物质可能与肢体远端胶原和骨过度增生有关。在一名 HOA 患者中发现，VEGF 是由肺部肿瘤产生。该患者的血清 VEGF 水平很高，而切除肿瘤后，血清 VEGF 水平降低且杵状指好转[107]。循环中血管假性血友病因子抗原的增高促进了血小板和内皮细胞活化[108]。其他生长因子也与杵状指有关，如血清肝细胞生长因子水平在合并 HOA 的肺癌患者比不合并 HOA 者升高[109]。

临床表现

HOA 通常无症状，有时患者会注意到自己手指变形。有症状的患者通常主诉下肢和长骨深部疼痛，触碰时疼痛加重。大关节积液较常见，关节滑液稠厚几乎无白细胞[110]。皮肤肥厚可局限于甲床，也可累及颜面或管状骨和关节上方的较大区域。

杵状指是最常见的和最显著的症状。指尖的球状畸形常伴随指甲上凸（镜面甲）。甲床周围皮肤变薄，更有光泽，且皱褶消失（图 102-7）。甲床基底部可触及软组织中指甲的"浮动感"，很容易发现明显的杵状指改变。已有多种方法用于该病的早期诊断，其中，指（趾）指数和指（趾）深度比应用最为广泛[111-112]。指（趾）指数测量 10 个手指甲床与远端指间关节周长的比值。该比值若大于 10，则提示为杵状指。指（趾）深度比测量食指末节指骨深度与远端指间关节深度的比值，该比值大于 1 则为异常。

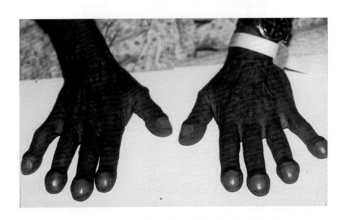

图 102-7 一名晚期肺癌患者的严重杵状指改变

HOA 的诊断缺乏特异性实验室检查。指（趾）的影像学检查显示肢端骨质溶解，以长骨皮质增厚为表现的骨膜炎也很常见。这种病变可累及很少部位或多个部位，可表现为有规律或无规律，关节间隙通常无狭窄或破坏。放射性骨扫描有益于诊断和评价病变程度，骨赘形成时长骨骨皮质可有放射性浓聚（图102-8）。

治疗

无症状的患者通常无需治疗。有症状的患者使用 NSAIDs 有时有效，奥曲肽或双膦酸盐可显著缓解疼痛症状[113-114]。继发性 HOA 患者，成功治疗原发疾病后，如矫正心脏畸形、切除肿瘤、治疗感染性心内膜炎或炎症性肠病后，所有症状可迅速缓解。VEGF 在 HOA 发病机制中的作用提示 VEGF 抑制剂可能改善疾病症状[115]。

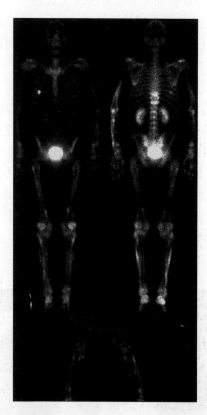

图 102-8 一名支气管肺癌患者的非结节状骨皮质摄取增加（From Vandemergel X, Blocket D, Decaux G: Periostitis and hypertrophic osteoarthropathy: etiologies and bone scan patterns in 115 cases. Eur J Intern Med 15:375-380, 2004. Reprinted with permission from the European Federation of Internal Medicine.）

SAPHO 综合征

SAPHO 综合征是一种慢性复发性炎症性疾病，病因尚不明确。SAPHO 是指几个临床相关表现的缩写，即滑膜炎（synovitis）、痤疮（acne）、脓疱疹（pustulosis）、骨肥厚（hyperostosis）和骨髓炎（osteitis）[116]。该病最常见的受累部位是前胸壁，最常累及锁骨、胸骨和胸锁关节[117]。常伴多种皮肤损害，如聚合性痤疮、暴发性痤疮、掌跖脓疱病和银屑病。本病较少见，患病率约为 1/10 000，因为没有明确的诊断和分类标准，所以具体的患病率未知。此外，在仅有轻度或缺乏皮肤表现时，SAPHO 综合征的患病率往往被低估[118]。

病因和发病机制

SAPHO 综合征病因尚不明确。从胸骨骨硬化病变中可分离出痤疮短棒菌苗提示感染起重要作用[119]，痤疮短棒菌苗是痤疮中常见的一种缓慢生长的厌氧性细菌。据推测，痤疮短棒菌苗可直接诱导慢性无痛性炎症导致骨侵蚀。此外，痤疮短棒菌苗还可触发补体激活和白细胞介素（IL）-1、IL-8 和肿瘤坏死因子（TNF）释放，诱导体液免疫和细胞免疫。促炎和抗炎介质的失衡也导致炎症反应及进一步损害[120-121]。

本病并未发现有遗传易感性。HLA-B27，银屑病关节炎相关基因，或其他候选基因已被确定与该病无关[117,122-123]。

据报道，SAPHO 综合征患者中常见自身抗体阳性率为 22%。自身抗体的出现并没有特异性，但提示了 SAPHO 可能与自身免疫有关[124]。有人认为 SAPHO 综合征与炎症性肠病的关系，增强了 SAPHO 综合征与血清阴性脊柱关节炎的关联，但这种观点尚未得到证实[117,125]。

临床表现与影像学表现

SAPHO 综合征以皮肤和骨关节症状为主要表现。皮肤表现包括掌跖脓疱病、严重的痤疮、化脓性汗腺炎，有时为银屑病。皮肤表现可提前出现或伴随骨关节症状多年[117,126-127]。

SAPHO 综合征的骨关节症状包括骨肥厚，偶尔累及邻近关节的无菌性骨炎，滑膜炎。骨侵蚀的早期组织学表现与骨髓炎伴骨膜骨形成类似。随后发生的进一步损害为单核细胞浸润为主要表现的慢性炎症，一般只在晚期出现骨髓纤维化、硬化和骨小梁间空隙加大[128]。

SAPHO 综合征最具特征性的临床表现是由于锁骨、胸骨和胸锁关节受累导致的前胸壁疼痛[117,127]。其他常受累的中轴骨包括椎体、骶髂关节以及耻骨联合。其中椎体常见病变为椎体硬化、骨肥厚、椎间盘炎、非边缘性韧带骨赘和前骨桥[125,129]。脊柱外受累少见，但可见累及胫骨、股骨或下颌骨的骨炎和累及膝、臀部、踝或手及足小关节的关节炎[117,125,130]。以下情况需高度怀疑该病，无菌性、多灶性、复发性骨髓炎，伴或不伴皮肤损害；伴有掌跖脓疱病，脓疱型银屑病，或严重的痤疮相关的关节炎；伴有严重的痤疮、掌跖脓疱病或脓疱型银屑病相关性骨炎[127]。

实验室检查可见红细胞沉降率（erythrocyte sedimentation rate，ESR）或急性期反应物如 CRP、C3 和 C4 中度升高。这些指标可能反映了病情的炎症反应，但并不如在其他炎性风湿性疾病中可靠[117,125]。

SAPHO 综合征的诊断通常是根据临床表现和影像学检查。骨闪烁显像检查对前胸壁受累较为敏感，表现为特征性的"牛头征"[131]。X 线平片可发现晚期病变，但 CT 扫描对扁骨病变的检测更为敏感。前胸部病变的影像学表现为，以均匀纤维状骨硬化为主要表现的骨炎，骨膜反应为表现的骨肥厚，及骨皮质增厚导致的骨性肥大。这些病变最终导致了侵蚀性关节炎（不论是原发性关节炎或相邻的扩展性骨炎），一般累及胸锁关节，上部胸肋关节及胸骨柄联合。约 1/3 患者可出现脊柱受累，X 线平片上表现为椎体硬化、骨肥厚、椎间盘炎，非边缘性韧带骨赘，以脊柱前骨桥形成为表现的骨肥厚[126]。最近的磁共振成像（MRI）研究中发现，脊椎角侵蚀呈连续性，常伴椎体终板受累，偶有相邻椎骨受累[132]。这些研究结果的意义尚未完全阐明，有必要开展进一步研究。长骨肌腱端骨化、骨炎、骨硬化和骨膜新骨形成均有报道，出现频率不一。

治疗

NSAIDs 通常是治疗 SAPHO 综合征的一线药物，并且可以改善症状。但它们往往无法控制病情，

需要配合使用糖皮质激素和其他治疗[117,133]。已报道的几个治疗 SAPHO 综合征的经验性治疗方法包括 NSAIDs、糖皮质激素、双膦酸盐、柳氮磺胺吡啶、甲氨蝶呤、环孢素、来氟米特、抗生素和肿瘤坏死因子（TNF）拮抗剂[133]，治疗效果不一[125,133-134]。有报道称抗生素治疗，通常是阿奇霉素，对 SAPHO 综合征患者有益。但许多患者也同时使用改变病情的抗风湿药物，疗效在停用抗生素后逐渐消退。目前尚不清楚这种抗生素的短暂反应是由于抗菌抑或抗炎作用[135]。近年来有报道，双膦酸盐（特别是帕米膦酸）对 SAPHO 综合征患者具明显或部分作用[136]。双膦酸盐除能抑制骨吸收，还可通过抑制促炎细胞因子如 IL-1、TNF 和 IL-6 的释放发挥作用[137]。有报道肿瘤坏死因子拮抗剂治疗 SAPHO 综合征有效。或许因为皮肤症状的复发，疗效较其在其他血清阴性脊柱关节炎中的表现稍显逊色[138-139]。近年来，阿那白滞素（IL-1 受体拮抗剂）和其他生物制剂也被用于治疗该病[140-141]。

 本章的**参考文献**也可以在 ExpertConsult.com 上找到。

参考文献

1. Lambert RG, Becker EJ: Diffuse skeletal hyperostosis in idiopathic hypoparathyroidism. *Clin Radiol* 40:212–215, 1989.
2. Fatourechi V, Ahmed DDF, Schwartz KM: Thyroid acropachy: report of 40 patients treated at a single institution in a 26 years period. *J Clin Endocrinol Metab* 87:5435–5441, 2002.
3. Scarpan R, De Brasi D, Pivonello R, et al: Acromegalic axial arthropathy: a clinical case control study. *J Clin Endocrinol Metab* 89:598–603, 2004.
4. Forestier J, Rotes-Querol J: Senile ankylosing hyperostosis of the spine. *Ann Rheum Dis* 9:321–330, 1950.
5. Resnick D, Niwayama G: Radiographic and pathologic features of spinal involvement in diffuse idiopathic skeletal hyperostosis (DISH). *Radiology* 119:559–568, 1976.
6. Resnick D, Guerra J, Jr, Robinson CA, et al: Association of diffuse idiopathic skeletal hyperostosis (DISH) and calcification and ossification of the posterior longitudinal ligament. *AJR Am J Roentgenol* 131:1049–1053, 1978.
7. Utsinger PD: Diffuse idiopathic skeletal hyperostosis. *Clin Rheum Dis* 11:325–351, 1985.
8. Resnick D, Niwayama G: *Diagnosis of bone and joint disorders*, ed 2, Philadelphia, 1988, WB Saunders, pp 1563–1615.
9. Boachie-Adjei O, Bullough PG: Incidence of ankylosing hyperostosis of the spine (Forestier's disease) at autopsy. *Spine* 12:739–743, 1987.
10. Weinfeld RM, Olson PN, Maki DD, et al: The prevalence of diffuse idiopathic skeletal hyperostosis (DISH) in two large American Midwest metropolitan hospital populations. *Skeletal Radiol* 26:222–225, 1997.
11. Kiss C, O'Neill TW, Mituszova M, et al: Prevalence of diffuse idiopathic skeletal hyperostosis in Budapest, Hungary. *Rheumatology (Oxford)* 41:1335–1336, 2002.
12. Bloom RA: The prevalence of ankylosing hyperostosis in a Jerusalem

population—with description of a method of grading the extent of the disease. *Scand J Rheumatol* 13:181–189, 1984.

13. Kim SK, Choi BR, Kim CG, et al: The prevalence of diffuse idiopathic skeletal hyperostosis in Korea. *J Rheumatol* 31:2032–2035, 2004.

14. Cassim B, Mody GM, Rubin DL: The prevalence of diffuse idiopathic skeletal hyperostosis in African Blacks. *Br J Rheumatol* 29:131–132, 1990.

15. Julkunen H, Heinonen OP, Knekt P, et al: The epidemiology of hyperostosis of the spine together with its symptoms and related mortality in a general population. *Scand J Rheumatol* 4:23–27, 1975.

16. Arriaza BT: Seronegative spondyloarthropathies and diffuse idiopathic skeletal hyperostosis in ancient northern Chile. *Am J Phys Anthropol* 91:263–278, 1993.

17. Vidal P: A paleoepidemiologic study of diffuse idiopathic skeletal hyperostosis. *Joint Bone Spine* 67:210–214, 2000.

18. Kranenburg HC, Westerweld LA, Verlaan JJ, et al: The dog as an animal model for DISH? *Eur Spine J* 19:1325–1329, 2010.

19. Gorman C, Jawad ASM, Chikanza I: A family with diffuse idiopathic hyperostosis. *Ann Rheum Dis* 64:1794–1795, 2005.

20. Bruges-Armas J, Couto AM, Timms A, et al: Ectopic calcification among families in the Azores: clinical and radiologic manifestations in families with diffuse idiopathic skeletal hyperostosis and chondrocalcinosis. *Arthritis Rheum* 54:1340–1349, 2006.

21. Havelka S, Vesela M, Pavelkova A, et al: Are DISH and OPLL genetically related? *Ann Rheum Dis* 60:902–903, 2001.

22. Tsukahara S, Miyazawa N, Akagawa H, et al: COL6A1, the candidate gene for ossification of the posterior longitudinal ligament, is associated with diffuse idiopathic skeletal hyperostosis in Japanese. *Spine* 30:2321–2324, 2005.

23. Littlejohn GO: Insulin and new bone formation in diffuse idiopathic skeletal hyperostosis. *Clin Rheumatol* 4:294–300, 1985.

24. Denko CW, Boja B, Moskowitz RW: Growth promoting peptides in osteoarthritis and diffuse idiopathic skeletal hyperostosis—insulin, insulin-like growth factor-I, growth hormone. *J Rheumatol* 21:1725–1730, 1994.

25. Nesher G, Zuckner J: Rheumatologic complications of vitamin A and retinoids. *Semin Arthritis Rheum* 24:291–296, 1995.

26. Van Dooren-Greebe RJ, Lemmens JAM, De Boo T, et al: Prolonged treatment of oral retinoids in adults: no influence on the frequency and severity of spinal abnormalities. *Br J Dermatol* 134:71–76, 1996.

27. Vezyroglou G, Mitropoulos A, Kyriazis N, et al: A metabolic syndrome in diffuse idiopathic skeletal hyperostosis: a controlled study. *J Rheumatol* 23:672–676, 1996.

28. Akune T, Ogata N, Seichi A, et al: Insulin secretory response is positively associated with the extent of ossification of the posterior longitudinal ligament of the spine. *J Bone Joint Surg Am* 83:1537–1544, 2001.

29. Ling TC, Parkin G, Islam J, et al: What is the cumulative effect of long term, low dose isotretinoin on the development of DISH? *Br J Dermatol* 144:628–650, 2001.

30. Kiss C, Szilagyi M, Paksy A, et al: Risk factors for diffuse idiopathic skeletal hyperostosis: a case control study. *Rheumatology (Oxford)* 41:27–30, 2002.

31. Sarzi-Puttini P, Atzeni F: New developments in our understanding of DISH (diffuse idiopathic skeletal hyperostosis). *Curr Opin Rheumatol* 16:287–292, 2004.

32. Forestier J, Lagier R: Ankylosing hyperostosis of the spine. *Clin Orthop* 74:65–83, 1971.

33. Mata S, Fortin PR, Fitzcharles MA, et al: A controlled study of diffuse idiopathic skeletal hyperostosis: clinical features and functional status. *Medicine* 76:104–117, 1997.

34. Sencan D, Elden H, Nacitarhan V, et al: The prevalence of diffuse idiopathic skeletal hyperostosis in patients with diabetes mellitus. *Rheumatol Int* 25:518–521, 2005.

35. Mader R, Novofestovsky I, Adawi M, et al: Metabolic syndrome and cardiovascular risk in patients with diffuse idiopathic skeletal hyperostosis. *Semin Arthritis Rheum* 38:361–365, 2009.

36. Mueller MB, Bernhard Appel TB, Maschke A, et al: Insulin is essential for in vitro chondrogenesis of mesenchymal progenitor cells and influences chondrogenesis in a dose-dependent manner. *Int Orthop* 37:153–158, 2013.

37. Tanaka H, Nagai E, Murata H, et al: Involvement of bone morphogenic protein-2 (BMP-2) in the pathological ossification process of the spinal ligament. *Rheumatology* 40:1163–1168, 2001.

38. Kobacz K, Ullrich R, Amoyo L, et al: Stimulatory effects of distinct members of the bone morphogenetic protein family on ligament fibroblasts. *Ann Rheum Dis* 65:169–177, 2006.

39. Zebboudj AF, Imura M, Bostrom K: Matrix GLA protein, a regulatory protein for bone morphogenetic protein-2. *J Biol Chem* 8:4388–4394, 2002.

40. Tanno M, Furukawa KI, Ueyama K, et al: Uniaxial cyclic stretch induces osteogenic differentiation and synthesis of bone morphogenetic proteins of spinal ligament cells derived from patients with ossification of the posterior longitudinal ligaments. *Bone* 33:475–484, 2003.

41. Denko CW, Malemud CJ: Role of growth hormone/insulin-like growth factor-1 paracrine axis in rheumatic diseases. *Semin Arthritis Rheum* 35:24–34, 2005.

42. Denko CW, Malemud CJ: Body mass index and blood glucose: correlations with serum insulin, growth hormone, and insulin-like growth factor-1 levels in patients with diffuse idiopathic skeletal hyperostosis (DISH). *Rheumatol Int* 26:292–297, 2006.

43. Denko CW, Boja B, Moskowitz RW: Growth factors, insulin-like growth factor-1 and growth hormone, in synovial fluid and serum of patients with rheumatic disorders. *Osteoarthritis Cartilage* 4:245–249, 1996.

44. el Miedany YM, Wassif G, el Baddini M: Diffuse idiopathic skeletal hyperostosis (DISH): is it of vascular etiology? *Clin Exp Rheumatol* 18:193–200, 2000.

45. Denko CW, Boja B, Malemud CJ: Intra-erythrocyte deposition of growth hormone in rheumatic diseases. *Rheumatol Int* 23:11–14, 2003.

46. Kosaka T, Imakiire A, Mizuno F, et al: Activation of nuclear factor κB at the onset of ossification of the spinal ligaments. *J Orthop Sci* 5:572–578, 2000.

47. Inaba T, Ishibashi S, Gotoda T, et al: Enhanced expression of platelet-derived growth factor-beta receptor by high glucose: involvement of platelet-derived growth factor in diabetic angiopathy. *Diabetes* 45:507–512, 1996.

48. Pfeiffer A, Middelberg-Bisping K, Drewes C, et al: Elevated plasma levels of transforming growth factor-beta 1 in NIDDM. *Diabetes Care* 19:1113–1117, 1996.

49. Daoussis D, Andonopoulos AP: The emerging role of Dickkopf-1 in bone biology: is it the main switch controlling bone and joint remodeling? *Semin Arthritis Rheum* 41:170–177, 2011.

50. Senolt L, Hulejova H, Krystufkova O, et al: Low circulating Dickkopf-1 and its link with severity of spinal involvement in diffuse idiopathic skeletal hyperostosis. *Ann Rheum Dis* 71:71–74, 2012.

51. Mader R, Verlaan JJ: Bone. Exploring factors responsible for bone formation in DISH. *Nat Rev Rheumatol* 8:10–12, 2011.

52. Abiteboul M, Arlet J, Sarrabay MA, et al: Etude du metabolisme de la vitamine A au cours de la maladie hyperostosique de Forestier et Rote's-Querol. *Rev Rhum Ed Fr* 53:143–145, 1986.

53. Ling TC, Parkin G, Islam J, et al: What is the cumulative effect of long-term, low dose isotretinoin on the development of DISH? *Br J Dermatol* 144:630–632, 2001.

54. Ohishi H, Furukawa KI, Iwasaki K, et al: Role of prostaglandin I_2 in the gene expression induced by mechanical stress in spinal ligament cells derived from patients with ossification of the posterior longitudinal ligament. *J Pharmacol Exp Ther* 305:818–824, 2003.

55. Iwasawa T, Iwasaki K, Sawada T, et al: Pathophysiological role of endothelin in ectopic ossification of human spinal ligaments induced by mechanical stress. *Calcif Tissue Int* 79:422–430, 2006.

56. Kasperk CH, Borcsok I, Scairer HU, et al: Endothelin-1 is a potent regulator of human bone cell metabolism. *Calcif Tissue Int* 60:368–374, 1997.

57. Carile L, Verdone F, Aiello A, et al: Diffuse idiopathic skeletal hyperostosis and situs viscerum inversus. *J Rheumatol* 16:1120–1122, 1989.

58. Ordeni AO, David JM, Diaz RP, et al: Association of diffuse idiopathic skeletal hyperostosis and aortic valve sclerosis. *Medicina (B Aires)* 74:205–209, 2014.

59. Smythe HA: The mechanical pathogenesis of generalized osteoarthritis. *J Rheumatol* 10(Suppl 9):11–12, 1983.

60. Hutton C: DISH ... a state not a disease? *Br J Rheumatol* 28:277–280, 1989.

61. Resnick D, Shapiro RF, Weisner KB, et al: Diffuse idiopathic skeletal hyperostosis (DISH): ankylosing hyperostosis of Forestier and Rotes-Querol. *Semin Arthritis Rheum* 7:153–187, 1978.

62. Schlapbach P, Beyeler C, Gerber NJ, et al: Diffuse idiopathic skeletal

hyperostosis (DISH) of the spine: a cause of back pain? A controlled study. Br J Rheumatol 28:299–303, 1989.

63. Holton KF, Denard PJ, Yoo JU, et al: Diffuse idiopathic skeletal hyperostosis and its relation to back pain among older men: the MrOS study. Semin Arthritis Rheum 41:131–138, 2011.

64. Mader R: Diffuse idiopathic skeletal hyperostosis: a distinct clinical entity. Isr Med Assoc J 5:506–508, 2003.

65. Fornasier VL, Littlejohn GO, Urowitz MB, et al: Spinal entheseal new bone formation: the early changes of spinal diffuse idiopathic skeletal hyperostosis. J Rheumatol 10:934–947, 1983.

66. Belanger TA, Rowe DE: Diffuse idiopathic skeletal hyperostosis: musculoskeletal manifestations. J Am Acad Orthop Surg 9:258–267, 2001.

67. Laroche M, Moulinier L, Arlet J, et al: Lumbar and cervical stenosis: frequency of the association, role of the ankylosing hyperostosis. Clin Rheumatol 11:533–535, 1992.

68. Mader R: Clinical manifestations of diffuse idiopathic skeletal hyperostosis of the cervical spine. Semin Arthritis Rheum 32:130–135, 2002.

69. Di Girolamo C, Pappone N, Rengo C, et al: Intervertebral disc lesions in diffuse idiopathic skeletal hyperostosis (DISH). Clin Exp Rheumatol 19:310–312, 2001.

70. Olivieri I, D'Angelo S, Cutro MS, et al: Diffuse idiopathic skeletal hyperostosis may give the typical postural abnormalities of advanced ankylosing spondylitis. Rheumatology (Oxford) 46:1709–1711, 2007.

71. Olivieri I, D'Angelo S, Palazzi C, et al: Diffuse idiopathic skeletal hyperostosis: differentiation from ankylosing spondylitis. Curr Rheumatol Rep 11:321–328, 2009.

72. Littlejohn JO, Urowitz MB, Smythe HA, et al: Radiographic features of the hand in diffuse idiopathic skeletal hyperostosis (DISH). Diagn Radiol 140:623–629, 1981.

73. Beyeler C, Schlapbach P, Gerber NJ, et al: Diffuse idiopathic skeletal hyperostosis (DISH) of the shoulder: a cause of shoulder pain? Br J Rheumatol 29:349–353, 1990.

74. Utsinger PD, Resnick D, Shapiro R: Diffuse skeletal abnormalities in Forestier's disease. Arch Intern Med 136:763–768, 1976.

75. Schlapbach P, Beyeler C, Gerber NJ, et al: The prevalence of palpable finger joints nodules in diffuse idiopathic skeletal hyperostosis (DISH): a controlled study. Br J Rheumatol 31:531–534, 1992.

76. Mader R, Sarzi-Puttini P, Atzeni F, et al: Exstraspinal manifestations of diffuse idiopathic skeletal hyperostosis. Rheumatology 48:1478–1481, 2009.

77. Littlejohn JO, Urowitz MB: Peripheral enthesopathy in diffuse idiopathic skeletal hyperostosis (DISH): a radiologic study. J Rheumatol 9:568–572, 1982.

78. Resnick D, Shaul SR, Robins JM: Diffuse idiopathic skeletal hyperostosis (DISH): Forestier's disease with extraspinal manifestations. Radiology 115:513–524, 1975.

79. Haller J, Resnick D, Miller GW, et al: Diffuse idiopathic skeletal hyperostosis: diagnostic significance of radiographic abnormalities of the pelvis. Radiology 172:835–839, 1989.

80. Mader R, Novofastovski I, Rosner E, et al: Non articular tenderness and functional status in patients with diffuse idiopathic skeletal hyperostosis. J Rheumatol 37:1911–1916, 2010.

81. Mader R, Dubenski N, Lavi I: Morbidity and mortality of hospitalized patients with diffuse idiopathic skeletal hyperostosis. Rheumatol Int 26:132–136, 2005.

82. Miyazawa N, Akiyama I: Diffuse idiopathic skeletal hyperostosis associated with risk factors for stroke. Spine 31:E225–E229, 2006.

83. Mata S, Hill RO, Joseph L, et al: Chest radiographs as a screening tool for diffuse idiopathic skeletal hyperostosis. J Rheumatol 20:1905–1910, 1993.

84. Le Hir PX, Sautet A, Le Gars L, et al: Hyperextension vertebral body fractures in diffuse idiopathic skeletal hyperostosis: a cause of intravertebral fluid-like collections on MR imaging. AJR Am J Roentgenol 173:1679–1683, 1999.

85. Westerveld LA, Verlaan JJ, Oner FC: Spinal fractures in patients with ankylosing spinal disorders: a systematic review of the literature on treatment, neurological status and complications. Eur Spine J 18:145–156, 2009.

86. Belanger TA, Rowe DE: Diffuse idiopathic skeletal hyperostosis: musculoskeletal manifestations. J Am Acad Orthop Surg 9:258–267, 2001.

87. Mader R: Diffuse idiopathic skeletal hyperostosis: isolated involvement of cervical spine in a young patient. J Rheumatol 31:620–621, 2004.

88. Yaniv G, Bader S, Lidar M, et al: The natural course of bridging

osteophyte formation in diffuse idiopathic skeletal hyperostosis: retrospective analysis of consecutive CT examinations over 10 years. Rheumatology (Oxford) 53:1951–1957, 2014.

89. El Garf A, Khater R: Diffuse idiopathic skeletal hyperostosis (DISH): a clinicopathological study of the disease pattern in Middle Eastern populations. J Rheumatol 11:804–807, 1984.

90. Al-Herz A, Snip JP, Clark B, et al: Exercise therapy for patients with diffuse idiopathic skeletal hyperostosis. Clin Rheumatol 27:207–210, 2008.

91. Roth SH, Shainhouse JZ: Efficacy and safety of a topical diclofenac solution (Pennsaid) in the treatment of primary osteoarthritis of the knee: a randomized, double-blind, vehicle-controlled clinical trial. Arch Intern Med 164:2017–2023, 2004.

92. Lithell HOL: Effect of antihypertensive drugs on insulin, glucose, and lipid metabolism. Diabetes Care 14:203–209, 1991.

93. Guillemin F, Mainard D, Rolland H, et al: Antivitamin K prevents heterotopic ossification after hip arthroplasty in diffuse idiopathic skeletal hyperostosis: a retrospective study in 67 patients. Acta Orthop Scand 66:123–126, 1995.

94. Knelles D, Barthel T, Karrer A, et al: Prevention of heterotopic ossification after total hip replacement: a prospective, randomized study using acetylsalicylic acid, indomethacin and fractional or single-dose irradiation. J Bone Joint Surg Br 79:596–602, 1997.

95. Mader R: Current therapeutic options in the management of diffuse idiopathic skeletal hyperostosis. Expert Opin Pharmacother 6:1313–1316, 2005.

96. Martinez-Lavin M, Mansilla J, Pineda C, et al: Evidence of hypertrophic osteoarthropathy in human skeletal remains from PreHispanic era in Mesoamerica. Ann Intern Med 12:238–241, 1994.

97. Martinez-Lavin M, Pineda C, Valdez T, et al: Primary hypertrophic osteoarthropathy. Semin Arthritis Rheum 17:156–162, 1988.

98. Uppal S, Diggle CP, Carr IM, et al: Mutations in 15-hydroxyprostaglandin dehydrogenase cause primary hypertrophic osteoarthropathy. Nat Genet 40:789–793, 2008.

99. Spicknall KE, Zirwas MJ, English JC: Clubbing: an update on diagnosis, differential diagnosis, pathophysiology, and clinical relevance. J Am Acad Dermatol 52:1020–1028, 2005.

100. Martinez-Lavin M: Hypertrophic osteoarthropathy. Curr Opin Rheumatol 9:83–86, 1997.

101. Stridhar KS, Lobo CF, Altman RD: Digital clubbing and lung cancer. Chest 114:1535–1537, 1998.

102. Vongpatanasin W, Brickner ME, Hillis LD, et al: The Eisenmenger syndrome in adults. Ann Intern Med 128:745–755, 1998.

103. Botton E, Saraux A, Laselve H, et al: Musculoskeletal manifestations in cystic fibrosis. Joint Bone Spine 70:327–335, 2003.

104. Dever LL, Matta JS: Digital clubbing in HIV-infected patients: an observational study. AIDS Patient Care STDS 23:19–22, 2009.

105. McGuire MM, Demehri S, Kim HB, et al: Hypertrophic osteoarthropathy in intestinal transplant recipients. J Pediatr Surg 45:e19–e22, 2010.

106. Atkinson S, Fox SB: Vascular endothelial growth factor (VEGF)-A and platelet-derived growth factor (PDGF) play a central role in the pathogenesis of digital clubbing. J Pathol 203:721–728, 2004.

107. Olan F, Portela M, Navarro C, et al: Circulating vascular endothelial growth factor concentrations in a case of pulmonary hypertrophic osteoarthropathy: correlation with disease activity. J Rheumatol 31:614–616, 2004.

108. Matucci-Cerinic M, Martinez-Lavin M, Rojo F, et al: Von Willebrand factor antigen in hypertrophic osteoarthropathy. J Rheumatol 19:765–767, 1992.

109. Hojo S, Fujita J, Yamadori I, et al: Hepatocyte growth factor and digital clubbing. Intern Med 36:44–46, 1997.

110. Schumacher HR, Jr: Hypertrophic osteoarthropathy: rheumatologic manifestations. Clin Exp Rheumatol 10(Suppl 7):35–40, 1992.

111. Vazquez-Abad D, Pineda C, Martinez-Lavin M: Digital clubbing: a numerical assessment of the deformity. J Rheumatol 16:518–520, 1989.

112. Myers KA, Farquhar DRE: Does this patient have clubbing? JAMA 286:341–347, 2001.

113. Garske LA, Bell SC: Pamidronate results in symptom control of hypertrophic pulmonary osteoarthropathy in cystic fibrosis. Chest 121:1363–1364, 2002.

114. Angel-Moreno Maroto A, Martinez-Quintana E, Suarez-Castellano L, et al: Painful hypertrophic osteoarthropathy successfully treated

with octreotide: the pathogenetic role of vascular endothelial growth factor (VEGF). *Rheumatology (Oxford)* 44:1326–1327, 2005.

115. Martinez-Lavin M, Vargas A, Rivera-Vinas M: Hypertrophic osteo-arthropathy: a palindrome with pathogenic connotations. *Curr Opin Rheumatol* 20:88–91, 2008.

116. Chamot AM, Benhamo CL, Khan MF, et al: Acne-pustulosis-hyperostosis-osteitis syndrome. Results of a national survey. 85 cases. *Rev Rhum Mal Osteoartic* 54:187–196, 1987.

117. Colina M, Govoni M, Orzincolo C, et al: Clinical and radiologic evolution of synovitis, acne, pustulosis, hyperostosis, and osteitis syndrome: a single center study of a cohort of 71 subjects. *Arthritis Rheum* 61:813–821, 2009.

118. Van Doornum S, Barraclough D, McColl G, et al: SAPHO: rare or just not recognized? *Semin Arthritis Rheum* 30:70–77, 2000.

119. Govoni M, Colina M, Massara A, et al: SAPHO syndrome and infections. *Autoimmun Rev* 8:256–259, 2009.

120. Hurtado-Nedelec M, Chollet-Martin S, Nicaise-Roland P, et al: Characterization of the immune response in the synovitis, acne, pustulosis, hyperostosis, osteitis (SAPHO) syndrome. *Rheumatology (Oxford)* 47:1160–1167, 2008.

第103章

骨坏死

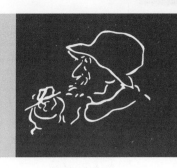

原著 Christopher Chang • Adam Greenspan • Javier Beltran • M. Eric Gershwin

周　瀛 译　李志军 校

关键点

骨坏死较骨关节炎更易累及年轻患者，且其远期并发症发生率较高。

导致非创伤性骨坏死的最常见原因是糖皮质激素。

股骨头是骨坏死最常见的发生部位。

极少数情况，下颌骨坏死与双膦酸盐的使用有关。这种现象在反复静脉输注双膦酸盐时更为常见。

已经有个案报道下颌骨坏死可能与其他药物如地诺单抗等有关。

骨坏死发病机制的最终共同路径是某一段骨骼的血液供应中断。

脂质代谢异常、骨内稳态失衡、细胞凋亡失调、凝血障碍以及氧化应激状态可能在骨坏死的发病机制中起一定作用。

表观遗传学可能影响发生骨坏死的倾向。

磁共振成像是目前早期诊断和评估骨坏死程度的最佳手段。

非手术方法治疗骨坏死不会改变该病的自然病程。

尽管外科治疗股骨头坏死的方式多种多样，但是大多数患者最终需要行全髋关节置换术。

了解骨坏死的危险因素和早期发现疾病对于该病的成功治疗至关重要。

由于缺乏成功的治疗途径，新的治疗模式专注于骨坏死的预防。

骨坏死的字面意思是"骨死亡"[ossis（拉丁语），意同骨骼；necrosis 意同杀戮或引起死亡]。其他同义词包括无血管性坏死、缺血性骨坏死、无菌性骨坏死和软骨下缺血性坏死。虽然，严格意义上说，分离性肱骨小头骨坏死是由于骨折或骨裂性骨缺血所致骨坏死的结果，但是有时该术语与骨坏死是同一含义。希波克拉底首次描述了骨死亡的概念[1]。但是，临床骨坏死的首次描述是 Russell 于 1794 年在描述一个败血症导致骨死亡的病例中提出的[2]。大约一个世纪后，发生于非感染的骨坏死才被报道[3]。1936年出现首例深海潜水员发生骨坏死的报道[4]。骨坏死的发病机制很复杂，骨平衡的免疫调节可能扮演了重要的角色。但无论如何，骨死亡最终发生于完全或部分中断对骨骼及其周围组织的氧和（或）营养的供应。很可能有多个分子机制对骨坏死的发生同时起作用[5-7]。

流行病学

骨坏死的患病率尚不清楚，但据估计在美国每年有 10 000 ~ 20 000 例新诊断的骨坏死患者。股骨颈骨折的患者中 15% ~ 80% 发生骨坏死[6]。美国每年有 500 000 例行髋关节置换术，其中 10% 被认为是因为骨坏死所致[8]。该病主要累及男性，但在系统性红斑狼疮（SLE）患者中则更易累及女性。骨坏死主要发生于 30 ~ 50 岁[9]，这种年龄分布使得大多数患者髋关节置换后有一段生存期，因此关注远期并发症就变得意义重大。

近年来，由于双膦酸盐的应用，下颌骨坏死（ONJ）的报道越来越多。其他药物及操作过程，包括牙科置入物都可能与颌骨坏死有关。在西班牙一项覆盖 110 万人口的研究中，有 70 例患者被确诊为下颌骨坏死，其中 25% 和 75% 的患者分别接受了口服和静脉注射双膦酸盐的治疗[10]。

表 103-1 与骨坏死相关的因素

饮食、药物和环境因素

皮质类固醇 [190-192]

双膦酸盐 [159,193-194]

酗酒 [22,195]

吸烟 [22]

减压性骨坏死 [4,196]

铅中毒 [197-198]

电击 [199-200]

骨骼肌肉状况：结构完整性受损

外部创伤 [201]

Legg-Calvé-Perthes 病 [32,34-35,202]

先天性髋关节脱位 [203-204]

股骨头骨骺滑脱症 [205-206]

代谢性疾病：脂类或其他代谢异常

脂肪栓 [207-208]

胰腺炎 [70,72,209,210]

慢性肝病 [211]

妊娠 [43,212]

Fabry 病 [213-214]

Gaucher 病 [44,215]

痛风 [216]

甲状旁腺功能亢进 [217]

高脂血症 [207-208]

血胆固醇过高 [216]

糖尿病 [218]

血液系统状况：血液成分异常

镰状细胞贫血 [44,219]

血友病 [47-49]

血红蛋白病

地中海贫血 [200]

弥散性血管内凝血 [115,221-223]

血栓形成倾向 [224]

低纤溶 [225-226]

骨髓浸润性疾病

血栓性静脉炎 [226]

风湿性疾病

抗磷脂综合征 [227]

类风湿关节炎 [228]

炎症性肠病 [229-230]

坏死性动脉炎 [231]

黏膜皮肤淋巴结综合征 [232]

多发性肌炎 [233]

肉状瘤病 [71]

混合性结缔组织病

传染病

艾滋病 [234-235]

骨髓炎 [236]

脑膜炎球菌血症 [237-238]

重症急性呼吸综合征（SARS）[117-118]

肿瘤性疾病、器官移植及其治疗

器官移植（含或不含皮质类固醇治疗）[239-244]

放射疗法 [245-250]

深部区域热疗 [251]

急性淋巴细胞白血病 [252-253]

病因学

骨坏死与众多因素相关（表 103-1），而研究这些因素与骨坏死关系的证据力度变化很大，某些情况下只有案例报告。糖皮质激素的应用是无菌性骨坏死最常见的原因。该种情况在 1957 年被首次报道 [11]。虽然其他副作用可能更被人们熟知，但是股骨头的骨坏死是糖皮质激素较严重的并发症之一。由于存在不可预测的个体易感差异性，因此强调糖皮质激素使用的强适应证和适宜用药时限至关重要。正如下文将要讨论的，尽管部分患者长期使用剂量大的激素很安全，但是仍然有部分患者在短期内使用较小剂量的糖皮质激素时发生了缺血性坏死。

在 1998 年的一项研究中，研究人员回顾了近 3000 例无菌性骨坏死病例，34.7% 的患者使用了糖皮质激素，21.7% 的患者酗酒，其余是特发性的。使用糖皮质激素导致骨坏死的风险虽然小，但是考虑到可能与之相关不良事件的严重性及高发病率，给予患者应用糖皮质激素时必须考虑到骨坏死这一重要的并发症。已有多项研究试图确定造成骨坏死所需糖皮质激素的使用时间与剂量。因为研究中使用的不同皮质类固醇存在各异的效能、半衰期，其使用剂量和时间也变化不一，所以任何关于糖皮质激素"安全"剂量的结论都不可靠。在一项研究中，20 位患者由 MRI 诊断为 1 期骨坏死，从开始使用类固醇到确诊的时间间隔在 1 ~ 16 个月不等 [12]。该项研究中类固醇的累积剂量为 1800 ~ 15 505 mg（平均 5928 mg）泼尼松龙或等效剂量。在其他研究中，与骨坏死有关的类固醇的累积剂量为 480[13] ~ 4320 mg[14] 地塞米松或等效剂量。2010 年 Powell 与其同事[15]发表的一篇论文综述了现有文献、以确定安全使用皮质类固醇的最长时间、最大每日剂量和每日平均剂量。该研究确认许多其他混杂变量会影响骨坏死的发展，从而使对单一变量的剂量反应风险进行研究十分困难。尽管如此，仍然认为皮质类固醇诱发的骨坏死与用量有关，长期使用或肠外使用风险更高。

此外，在易感性方面个体遗传的危险因素同样也起一定的作用。在一组因原发或继发肾上腺功能不全而采用糖皮质激素补充疗法的患者中，骨坏死的发生率为 2.4%。在一项关于肾移植的研究中，与另外 28 例未发生骨坏死的患者相比，26 例出现骨坏死的患者在术后 1～3 个月内口服了累积剂量更高的泼尼松[16]。另有一项独立的研究认为肾移植患者骨坏死的发病率约为 5%[17]。目前并无一致的证据表明局部使用、吸入式或鼻腔喷入式使用的皮质类固醇与骨坏死存在联系。有关肌肉或关节内注射皮质类固醇导致骨坏死的证据仅局限在个案报道[18]。由于药物较快的吸收和较长的半衰期，非肠道用药存在更高的危险系数。双膦酸盐导致骨坏死的情况特别值得关注，因为原本被认为对骨疾病预期有益的药物反而导致了严重的骨并发症[19-21]。

吸烟与骨坏死同样存在联系，排除其他危险因素的影响，吸烟者发生骨坏死的相对风险是常人的 3 倍多[22-23]。1922 年首次报道了骨坏死与酗酒有关[24]。一项关于特发性骨坏死患者的研究揭示随每日酒精的摄入量的增加，骨坏死的风险也增加[23]，患者依照酒精摄入量被分为 < 400 ml/w、400～1000 ml/w、> 1000 ml/w 三组，排除皮质类固醇和吸烟影响后，发生骨坏死的相对风险分别是住院对照组的 3 倍、10 倍、18 倍。研究同时发现，尽管饮酒患者的肝酶可能会升高，但肝损伤并不是导致骨坏死的必要条件[25]。在因酗酒接受治疗的患者中，骨坏死的发病率为 5.3%。股骨头是骨坏死最常见的发病部位（92 例患者中有 82 例），另外 10 例涉及肱骨头[26]。

在儿童中，骨骼肌肉疾病也会导致骨坏死。1910 年首次报道了 3～12 岁儿童患 Legg-Calvé-Perthes 病[27-29]。股骨头坏死是该病的特征之一，并与创伤[30-31]、先天性髋关节脱位[31]和一过性滑膜炎[32]有联系。双侧受累很常见，相关临床表现包括生长和身高异常[34-35]、骨骼成熟延缓[36]、骨骼生长比例失调[35]、先天性畸形[37]和激素水平异常[38-39]。患急性淋巴细胞白血病的儿童同样会发生骨坏死[40-41]，可能是使用皮质类固醇所致，高体重指数是这类患者的另一危险因素[42]。

骨坏死与代谢紊乱和妊娠亦有关系，诊断通常延误至分娩后数月，妊娠妇女的骨坏死好发于身材瘦小且体重大量增加者[42]。

血液系统疾病同样与骨坏死有相关性。镰状细胞性贫血患者骨坏死的远期发病率较高[44]。该病常见的骨骼系统损伤包括活动度降低，步态异常和下肢长短不一[45]。血友病患者也有发生骨坏死的报道，但其因果联系尚无统计学意义[46-51]。

首次报道的减压性骨坏死发生在 Elhe 隧道高压环境下工作的建筑工人中[52]。减压性骨坏死在潜水员中的发病率为 4.2%，在压缩空气下工作的工人中为 17%[53]。患减压性骨坏死的患者可能存在多处损伤，除股骨头外常见的受累部位还包括胫骨、肱骨头和肱骨干。减压性骨坏死与减压病并无关系，虽然适当的减压操作可以减轻减压病，但并不会影响骨坏死的病程，骨坏死可能出现在最后一次接触高压环境后数月至数年。

骨坏死同样与多种传染性疾病相关，包括重症急性呼吸综合征（SARS）等。在 21 世纪初，许多 SARS 患者接受了皮质类固醇治疗，一部分患者随后出现了骨坏死症状[54]。相较其他同样使用皮质类固醇的疾病的患者，使用激素的 SARS 患者骨坏死发生率更高[55]。Chan 和他的同事[56]曾报道 5 例接受皮质类固醇治疗的儿童 SARS 患者发生了骨坏死。

临床表现

骨坏死

骨坏死的主要症状是疼痛，但很多患者在早期并没有任何临床症状。股骨头坏死疼痛集中在髋关节，但也会辐射至腹股沟、股前部和膝部。疼痛的程度随梗死的范围大小和发病的急缓而有不同。当创伤骤发导致严重血流中断的情况或 Gaucher 病、减压病、血红蛋白病等疾病导致大范围梗死时，患者会出现突然且剧烈的疼痛。其他情况下骨坏死发病隐袭，疼痛缓慢发展，逐渐加重。骨坏死疼痛通常随着关节活动而加重，但在患病晚期即使静息状态疼痛也会持续。不伴疼痛的活动范围受限是病情发展至晚期的表现。当一侧髋关节发生骨坏死时，另一侧发生病变的风险为 31%～55%。

除股骨头坏死外，骨坏死也可累及其他部位如肱骨头[57-60]、股骨髁[61-64]、胫骨近端[62,65-67]、腕部和踝部[68]、手足部位骨骼[69]、椎骨[70-72]、下颌[73-76] 和面部骨性结构[77]。肱骨头是骨坏死第二好发部位，疼痛通常发生在肩部，并伴随活动受限和无力。踝部疼痛是距骨非创伤性骨坏死的主要症状，在某些情况下，疼痛出现时疾病已发展到 Ficat 和 Arlet 3 期[67]。Kienböck 病涉及月状骨的坏死。患者桡关节出现疼痛并伴有无力和活动受限。Kienböck 病可能与体力劳动有关。曾有足球运动员罹患足部骨坏死的报道[78]，而橄榄球运动员可能易患髋关节骨坏死[79]。

骨坏死分期

Ficat 和 Arlet 分期法将骨坏死分为 4 期。1、2 期是可逆的，3 期（软骨塌陷）和 4 期（关节间隙狭窄和软骨破坏）不可逆。Marcus 分期法将骨坏死分为 6 期。前两期可逆，后四期不可逆。修订的 Steinberg 分期法基于 Marcus 法，同样分为 6 期。每期根据股骨头受累程度又分为 3 个亚型：A 型 ≤ 25%，B 型为 26%～50%，C 型 > 50%。

表 103-2 是修正的 Steinberg 骨坏死分期标准。骨循环研究协会（Association of Research Circulation Osseous，ARCO）提出了 Ficat 和 Arlet 修正标准，将影像学呈阴性但存在发生骨坏死风险的患者列入 0 期。此外，根据损伤范围、损伤部位和骨塌陷程度将 1、3 期进一步分层[80]。2001 年日本厚生劳动省提出

表 103-2 修正的 Steinberg 骨坏死分期标准

分期	影像学表现	病情是否可逆
I	X 线放射学正常，但骨扫描和 MRI 成像异常	是
II	发生透光和硬化改变	是
III	软骨下非压缩性骨折	否
IV	软骨下压缩性骨折或股骨头节段性塌陷	否
V	关节间隙狭窄或髋臼变形	否
VI	退化性病变	否

了股骨头骨坏死诊断和分期的修正标准[81]。诊断标准包括：①股骨头塌陷，X 线成像无关节间隙狭窄或髋臼异常；②股骨头硬化，无关节间隙狭窄或髋臼异常；③骨扫描出现"热中有冷"表现；④ MRI 成像 T1 加权相出现低强度信号带；⑤组织学出现骨小梁和骨髓坏死。若患者满足以上 5 条中的 2 条，即可确诊为骨坏死。工作小组也依据病变范围提出了四种损伤类型，并根据影像学诊断确定疾病的分期。

骨髓水肿

骨髓水肿是骨坏死常见的现象，并常伴有血管充血。骨髓水肿并非骨坏死独有，也出现在多种肌肉和骨骼疾病中，如骨髓炎、骨关节炎、隐匿性骨折、应力性骨折、骨质疏松和镰状细胞危象。

骨髓水肿综合征曾被认为是骨坏死的前驱表现之一，但现在认为它是一种完全独立的病变。骨髓水肿是一种典型的一过性自限性病态，在中年男性和妊娠晚期的妇女中较常见。患者主诉有疼痛，活动受限或步态异常。骨髓水肿在传统 X 线片中表现为骨量减少，MRI 显示 T1 加权相出现低信号，T2 加权相出现高信号。骨髓水肿综合征分为三个阶段，初始期持续约 1 个月，平台期持续 1～2 个月，最后为消退期，持续 4～6 个月[82]。该病不会发生软骨下骨折。初始期的活检标本显示骨髓组织弥漫性水肿，骨髓内脂肪细胞破碎及新骨生成增加[83]。

一项对 24 例膝关节骨髓水肿综合征的研究表明，虽然在 5 年随访时间内有 1/3 的患者发生迁移性骨髓水肿，但患者无明显临床症状，且 MRI 信号改变亦得到改善。由关节镜手术和髓心减压术获得的病变骨骼活检样本和组织学检查探明骨髓水肿区域和活的骨小梁部位覆有成骨细胞和类骨质沉积。该项研究中无一例患者进展为骨坏死[84]。

双膦酸盐、地诺单抗及下颌骨坏死

双膦酸盐是一类治疗骨质疏松症和成骨不全疾病的药物。双膦酸盐有两种形式，发生骨坏死可能与含氮双膦酸盐有关。双膦酸盐诱发下颌骨坏死的作用机制可能与糖皮质激素相似，伴有类脂化合物代谢紊乱、骨内稳态失衡和骨细胞凋亡失常。有趣的是，下颌骨似乎最易受双膦酸盐诱发骨坏死，而大多数其他

因素则最易导致股骨头骨坏死。可能的原因是下颌有高的骨转换率，抑或因为双膦酸盐不仅作用于骨骼，而且也作用于包括成纤维细胞和血管在内的关节周围组织。

下颌骨坏死（ONJ）作为一种重要的疾病现在越来越被人们所认识，除了双膦酸盐的使用，其他原因导致 ONJ 的报道也日益增多。这些研究多来自于个案报道，但是相关的流行病学研究已经开始展开。例如，一项研究报道了使用雷洛昔芬后出现骨坏死的情况。雷洛昔芬是一种具备非甾体苯并噻吩结构的雌激素受体调节剂，主要用于治疗绝经后女性的骨质疏松症，并用于降低乳腺癌发病风险[85]。地诺单抗，是一种治疗骨质疏松症的针对抗核因子 κB 配体（RANKL）受体激活剂的单克隆抗体，也被发现可以导致 ONJ。除个案报道外[86-88]，动物实验也发现抗 RANKL 治疗干扰了牙外伤后破骨细胞的正常骨吸收功能，这可能在 ONJ 的发病机制中起到作用[89,90]。

德国科学家研究了 2004—2012 年 1229 例 ONJ 患者的发病危险因素，双膦酸盐的主要用药指征是原发性肿瘤，结果发现 ONJ 在男性患者中发病较女性患者更早。大多数患者（81%）发生 ONJ 的时候在使用唑来膦酸[91]。

发病机制

创伤相关骨坏死解剖学

股骨头是最常见的骨坏死部位。对股骨头解剖结构的了解有助于解释这一现象。股骨头和股骨颈由三个动脉网络供血。关节囊动脉环由源自股深动脉的旋股外侧动脉和旋股内侧动脉组成。股骨头和股骨颈大部分区域的血液由旋股内侧动脉及其分支供应。旋股外侧动脉旋缠绕股骨颈前外侧，旋股内侧动脉旋缠绕股骨颈后内侧，最终在股骨头的外侧方吻合。旋股外侧动脉和旋股内侧动脉进一步与髂内动脉的臀上和臀下分支吻合，在股动脉和髂内动脉之间产生侧支循环。关节囊外动脉环的上行股骨颈分支小血管韧带动脉很有名，它在关节软骨的水平处形成关节内动脉环。髋动脉分支由此环发出并渗透到股骨头和股骨颈，包括骨骺本身。股骨头的韧带动脉是闭孔动脉的分支之一，它可能是股骨头近中央端的唯一供血者。

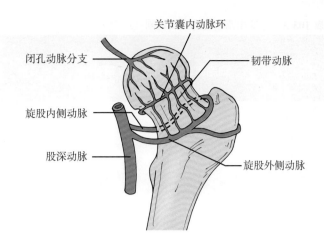

图 103-1 股骨头供血示意图

上述解剖学特点可能使股骨头极易发生局部缺血。韧带动脉向股骨骨骺提供 80% 的血液。这一重要血管系统的损伤可能导致股骨头前上部的骨坏死，正如对早期骨坏死的血管造影研究所表明的那样，这些动脉不显影。股骨头供血的示意图如图 103-1 所示。

组织学上，发生梗死后，在梗死区域边缘形成增厚或硬化的骨质环。如果坏死性病变发生在股骨头承重区内，会导致软骨下骨折。同时反复微骨折和持续承重使原始骨折部位无法完全愈合，新的骨折不断出现。二次骨折沿软骨下骨和坏死部位的连接处延伸。随着时间的延长，股骨头变扁并最终塌陷。股骨头呈非球型并与髋臼产生摩擦和侵蚀，导致关节软骨丢失。这样的循环重复发生，关节结构恶化，退化并最终导致关节破坏[92-94]。

非创伤性骨坏死

许多种机制可导致股骨头血液供给的中断。对于创伤导致的股骨头坏死，血供中断通常被视为是机械性的。但非创伤骨坏死（在下文中将讨论）可能还存在与免疫性和炎症性病变相关的血供中断，这些病变发生于受损骨组织和其周围的软组织。

在非创伤性骨坏死中免疫学环境的变化可能有助于解释为什么皮质类固醇对股骨髓部血液供应完整性特别危险。一些学者将骨坏死比作髋关节的"冠心病"[95-96]，并提出股骨头缺血的机制可能与心肌缺血相同（图 103-3）。

表 103-3　与骨坏死相关的致病机制

相关因素	骨坏死机制							
	细胞凋亡	成骨细胞/破骨细胞失衡	脂类异常	凝血异常	氧化压力	甲状旁腺素/钙失衡	血管梗死	血管活性物质
皮质类固醇	×		×	×	×			×
双膦酸盐	×	×	×					
滥用酒精	×	×	×	×	×			
外部创伤	×	×						×
肾移植	×	×			×	×		
透析						×		
镰状红细胞病							×	

机械与血管因素

在 Legg-Calvé-Perthes 病中，静脉回流障碍导致骨内压升高，随之导致关节内压力升高。在一项针对 Legg-Calvé-Perthes 病的研究中，^{99m}锝亚甲基双膦酸盐骨闪烁显像术（^{99m}Tc MDP）被用于测量病变髋关节的动静脉血流量。研究结果表明尽管动脉血流正常，但静脉回流明显中断[97]。这种情况可通过对狗注射硅树脂阻断髋关节远侧的静脉流来重现[98]。静脉回流受阻导致局部缺血，使软骨内骨骺和生长的骨板骨化停止。关节间隙变宽后可出现骨骺血管再生和新生的未成熟骨沉积。股骨骺板薄弱或不稳定，软骨下骨易于出现节段性塌陷或骨折[99]。

减压性骨坏死的病理学机制尚不清楚。最直观的解释是气泡的形成导致动脉闭塞和局部缺血。但真正的机制可能不是如此简单。多种因素可能导致减压性骨坏死，如血小板聚集、红细胞凝集、脂质凝结、血管外气泡使血管受压、纤维蛋白栓塞形成、气泡引起膜肌层增厚导致的动脉腔狭窄等。气体和血液的相互作用也会导致血管堵塞物的形成。上述情况都会导致血流的重新分布。

受压失调后骨易损性增加可能与以下因素有关，包括骨相对强度变化、骨无法吸收增加的气压、骨组织本身的血管形成能力欠佳和脂髓气体过饱和等[100]。对减压性骨坏死的绵羊模型研究表明，在 2.6 ~ 2.9 个大气压下暴露超过 24 小时会导致大范围的骨和骨髓坏死。该文作者认为最初的髓内压力升高导致氮气泡在长骨脂髓内形成。X 线片显示骨髓密度增高和骨内膜增厚。随后，先前脂髓缺血发生部位生成新生血管，而后新骨形成。软骨下骨皮质出现骨坏死，并伴有骨髓纤维化和成骨细胞减少[101]。

由损伤或其他疾病诱发的炎症导致的血管变化可能进一步导致血流的减少，如小动脉壁的结构损伤、中膜退化、平滑肌细胞坏死和内弹性膜受损。一项对 24 例股骨头坏死组织的核心活检标本观察得出结论，这些变化最终会导致出血性梗死，而 11 例骨关节炎的股骨头并未出现上述变化[102]。

骨免疫学

虽然骨髓是免疫系统的主要组成部分，但是骨基质通常仅仅被认为是支撑肌肉骨骼系统的静态支架。事实上，骨基质是一个不断自我更新的动态组织。据估计人体内的骨骼每年大约更新 10%。骨硬化病和骨质疏松症是骨沉积和骨吸收平衡失调的结果。调节该平衡的因子有骨基质细胞、免疫细胞、信号分子、细胞因子、趋化因子和维生素等。这些调节因子会在骨细胞和免疫细胞中同时出现，通常起不同的作用，从而在骨骼和免疫细胞中建立联系。其实骨坏死可能与骨内稳态失衡有关。免疫因子可能会影响到骨周围的软组织，助长骨坏死的发展。对骨坏死中免疫系统调节的研究可能涵盖了许多先前提出的骨坏死机制，如细胞凋亡、氧化应激和遗传素质。

影响骨内稳态的免疫因子包括 NF-κB 受体激活

剂（RANK）及其配体（RANKL）、白细胞介素 1（IL-1）、白细胞介素 6（IL-6）、白细胞介素 10（IL-10）、TFG-β、TNF、CD80、CD86、CD40、巨噬细胞集落刺激因子（M-CSF）、胞浆活化 T 细胞核因子（NFATc）和维生素 D（其作用和功能见表 103-4）。

根据这些因子的总体影响可以分为诱导破骨细胞生成因子和抑制破骨细胞生成因子两类。此外，影响细胞生存和凋亡的因子如 Blimp-1 和 Bcl-6 对骨内稳态也有一定作用。RANKL 在成骨细胞中表达，对破骨细胞的分化和增殖至关重要。转录因子也参与到骨内稳

表 103-4 免疫因子在骨骼免疫学中的作用与功能

免疫因子	配体	细胞来源	骨稳态中的作用	骨钙素	免疫功能
RANK	RANKL	破骨细胞，树突状细胞	与 RANKL 结合，分化成破骨细胞的信号	↑	RANKL-RANK 结合激活树突状细胞
RANKL	RANK	破骨细胞，辅助性 T 细胞	激活破骨细胞，生成过度导致会导致 RA 或 PA	↑	促进树突状细胞成熟
OPG	RANKL		RANKL 的诱骗受体	↓	
M-CSF	CSF-1 受体	成骨细胞，巨噬细胞，骨成纤维细胞，骨髓基质细胞	刺激破骨细胞生成	↑	影响造血干细胞分化成巨噬细胞
TNF	TNF 受体	巨噬细胞，淋巴细胞，肥大细胞及许多其他细胞	刺激破骨细胞生成	↑	影响多重信号通路，包括 NF-κB、死亡信号和 MAP 激酶通路
TGF-β	TGF-β 受体	多个细胞系	诱导细胞凋亡	↑	调控作用，阻碍淋巴细胞和单核诱导吞噬作用
Blimp-1	Bcl6 启动子	浆母细胞，浆细胞	与 Bcl6 启动子结合抑制表达	↑	抑制 Tfh 细胞在老鼠体内分化[254]
Bcl-6	?	生发中心 B 细胞	抑制破骨细胞生成	↓	刺激 Tfh 细胞在老鼠体内分化
IL-1	IL-1R	巨噬细胞，单核细胞，成纤维细胞，树突状细胞	直接激活 RANK 信号来促进破骨细胞生成[255]	↑	促炎细胞因子，内源性致热原
IL-6	IL-6R	成骨细胞	激活破骨细胞生成	↑	促炎细胞因子
IL-10	IL-10Rα	单核细胞，淋巴细胞	抑制骨吸收	↓	抗炎细胞因子，阻碍 NF-κB 作用，调节细胞因子
维生素 D	VDR	成骨细胞，单核细胞/巨噬细胞	促进破骨细胞前体附着在成骨细胞上[256]	↑	细胞增殖和分化
雌激素	雌激素受体	卵巢滤泡细胞	降低破骨细胞对 IL-1 的反应性和细胞存活能力[257]，刺激骨保护素生成	↓	血管再生，内皮细胞修复
IL-17	IL-17R	T 细胞	可能对骨保护和骨流失起相反作用[258]	↑↓	促炎细胞因子
IL-18	IL-18R	巨噬细胞	以非依赖 T 细胞的方式抑制 TNF 介导的破骨细胞生成	↓	促炎细胞因子，与 IL-12 协同作用

上列因素中有些举例涉及骨代谢。除列举出的因素外，还有许多其他因素对骨坏死也起作用，各因素会既独立产生作用，也会相互作用。所举因素可能有其他方面的功能，表中只列举了部分重要功能

Bcl-6，B 淋巴细胞瘤 6 蛋白；Blimp，B 淋巴细胞诱导成熟蛋白 1；CSF-1，集落刺激因子 1；OC，破骨细胞生成基因；OPG，骨保护素；PA，银屑病性关节炎；RA，类风湿关节炎；RANK，NFκB 受体激活剂；RANKL，NFκB 受体激活剂配体；Tfh，辅助性滤泡 T 细胞；TGF-β，转化生长因子 β；TNF，肿瘤坏死因子；VDR，维生素 D 受体

态的调节中，且受糖皮质激素影响。这可以初步解释类固醇和骨坏死之间存在的联系。固有免疫系统最近也被认为在骨内稳态中扮演了一定的角色，研究人员发现，在骨坏死动物模型中 toll 样受体 4 信号通路的上调导致破骨细胞的活化 [103-104]。

糖皮质激素的作用由糖皮质激素受体介导，该受体存在于破骨细胞、成骨细胞、骨细胞和软骨细胞等多种细胞内。糖皮质激素与其受体结合将发挥人们熟知的类固醇抗炎功能。这种抗炎作用的机制之一是抑制炎症介质合成基因的转录。

成骨细胞 / 破骨细胞平衡

骨沉积和骨吸收之间正常稳态的任何干扰都会导致骨骼疾病。此外，新骨以异常形式形成，有缺陷的骨沉积和骨吸收过程也会致病。酒精能影响间充质干细胞分化为成骨细胞的能力。从 33 例股骨颈骨折或酒精诱发骨坏死的髋关节置换手术中、分离出的近股骨头部骨髓研究发现。来自酒精诱发骨坏死患者的股骨处，骨髓细胞分化成成骨细胞的能力降低 [105]。随后的研究比较了髋部骨关节炎、先天性骨坏死、类固醇或酒精所致非创伤性骨坏死患者的间充质干细胞，研究表明，先天性和酒精诱发的骨坏死间充质干细胞的分化能力减弱，而类固醇诱发的骨坏死，干细胞的分化能力增强。尽管差异未达到统计学意义在所有 4 组骨坏死的脂肪分化能力相似 [106]。

喂食酒精和葡萄糖的大鼠与对照组相比，骨矿物质含量和密度均减低。仓鼠实验同样表明，酒精能导致股骨远部的骨小梁变薄。细胞学影响包括成骨细胞和骨细胞内线粒体肿胀。股骨头的局部骨坏死也在注射了乙醇的麦兰奴种绵羊中被发现。对人类而言，酒精会导致体内血钙水平增加，骨钙蛋白和循环甲状旁腺素水平减低，血清内骨化三醇水平降低，骨体积变小，破骨细胞数量增加。

成骨细胞功能的改变同样是骨坏死发病机制之一。在一项研究中，从 13 位骨坏死患者和 8 位髋骨关节炎患者的活检标本内提取成骨细胞，样本取自股骨粗隆和髂嵴区域。测量了细胞的子代培养增殖速率，同时测量了碱性磷酸酶活性水平、胶原合成水平和 1, 25- 二羟维生素 D_3 的敏感度。测量结果表明尽管细胞分化不受影响，但是骨坏死患者成骨细胞的增殖速率与髋关节骨关节炎患者相比显著降低 [107]。

细胞凋亡与骨坏死

糖皮质激素同样可通过影响免疫细胞和骨细胞的凋亡对骨坏死产生作用。当大鼠给予泼尼松龙 27 天后，在干骺端的成骨细胞和破骨细胞的凋亡速度明显加快 [108]，骨代谢降低，骨密度降低，骨形成减少；松质骨形成增加，骨小梁变细。骨代谢降低是由于存活的破骨细胞数量减少，而骨小梁变细是由于成骨细胞数量的减少。对于糖皮质激素治疗诱发的股骨头坏死患者，凋亡物质通常在"骨折新月"区域积聚。此外，糖皮质激素还会增加破骨细胞的存活时间，导致骨质疏松的加重。显然，破骨细胞的存活对骨骼疾病的影响比我们初始印象要复杂得多，它还涉及破骨细胞和成骨细胞之间的相互作用。因为在适当的环境下成骨细胞也负责破骨细胞的分化，在那里存在着一个重要的反馈系统以维持骨内稳态。

骨细胞的死亡也是骨坏死的特征之一。在大鼠模型中，局部缺血可诱导应激蛋白、氧调节蛋白（ORP150）和血氧酶 1（HO1）的表达。并出现缺血引起 DNA 断裂，染色体凋亡小体形成，软骨细胞、骨髓细胞和骨细胞凋亡 [109]。酒精和皮质类固醇都可诱发骨细胞的凋亡，可能与脂质异常有关。

脂类与骨坏死

喂食酒精的兔类可见肝内脂肪浸润，并且骨髓内有脂肪浸润，脂肪细胞增生肥大以及股骨头下软骨造血功能下降。骨细胞内甘油三脂沉积，空的骨细胞陷窝数量增加。酒精也会促使骨髓基质干细胞分化为脂肪细胞，该过程具有剂量依赖性。细胞内的脂质沉积会导致骨细胞死亡。

皮质类固醇诱导的骨坏死中其脂质代谢的改变与酒精诱导相似。两种情况均可能出现骨细胞的脂肪浸润 [110-112]。表 103-5 列出了皮质类固醇和酒精对脂质改变影响。此外，骨间静脉淤滞影响骨间的微循环，可以导致股骨头血流动力学或结构的改变。相应的血流减少导致骨坏死。对鸡喂食类固醇 1 周后，肝内出现脂肪浸润，股骨头内脂肪细胞也出现增生肥大。像酒精诱导的骨坏死一样，脂肪细胞内含有甘油三酯囊泡。喂食类固醇的兔子，骨间压力上升且骨髓脂肪细胞体积比对照组大 [113]。对髋臼和股骨近端骨坏死的病理学研究表明皮质类固醇诱发的骨坏死比酒精诱发

表 103-5　类固醇和酒精的脂类改变作用

脂肪肝
脂肪细胞的肿胀和坏死
骨细胞充满脂质
高脂血症
骨髓基质细胞脂肪形成
骨髓脂肪浸润
脂肪栓

的或自发性骨坏死的范围更广[114]，但原因尚不清楚。

在 ONJ 中，双膦酸盐通过抑制法尼基二膦酸合成酶生成导致蛋白质无法异戊二烯化。双膦酸盐发挥它预期作用的机制之一是中断调节细胞骨架完整性和破骨细胞生成的正常脂骨代谢途径，如 Rho、Rac 和 Ras 信号途径。但这也会破坏正常骨代谢，导致骨坏死。

凝血与骨坏死

高血脂患者血清内游离脂肪酸浓度增加，以及酒精性骨坏死患者增高的前列腺素浓度，均可导致血管炎症和血液凝固的发生。血管内凝血的其他诱发因素还包括动脉粥样硬化和小动脉纤维瘤变性等。Jones 指出 1A 至 1B 期骨坏死与人体清除血液和组织内促凝血因子的能力丧失有关[115]。他认为对促凝血因子的清除能力降低，导致组织促凝血酶原激酶持续存在，进而导致小动脉血栓形成，血管淤滞，游离脂肪酸诱发内皮细胞损伤和高凝状态。多项研究表明，与正常对照组相比，骨坏死患者出现至少 1 种或 2 种促凝物异常的发生率要高得多。有 82% 的骨坏死至少有 1 种促凝物水平异常，47% 的患者有 2 种或以上促凝物水平异常，而正常对照组分别只有 30% 和 2.5%。所检测的促凝物包括游离蛋白 S、蛋白 C、脂蛋白 A、同型半胱氨酸、纤溶酶原激活物抑制因子、活化的组织纤溶酶原激活物、抗心磷脂抗体（IgG 和 IgM）以及活化蛋白 C 抵抗[116]。

此外，血栓形成倾向和低纤溶状态也与骨坏死有关。低纤溶状态导致血块形成可能性增加，血栓形成倾向引起血块溶解能力下降。这是皮质类固醇引发骨坏死的另一作用机制，高剂量的类固醇导致纤溶酶原激活物抑制剂浓度增加，组织型纤维蛋白溶解原活性降低，溶解纤维蛋白的通路受阻，进而导致血块形成的风险更高。一项早期研究表明凝血功能异常可能是 SARS 患者发生皮质类固醇诱导性骨坏死的重要因素之一[117-118]。

氧化应激与骨坏死

饮酒与超氧化物歧化酶活性减弱有关。酒精对肌肉的毒性作用体现在氧自由基相关的损伤增加，心肌收缩功能不全，线粒体功能缺陷和组织酶增加[107]。当给兔注射甲泼尼龙时，观察到 DNA 氧化损伤的标志物 8- 羟基 -2'- 脱氧鸟苷水平上升[120-123]，与此同时伴随骨坏死的发展。一氧化氮合酶多态性同样与骨坏死发展相关，下文将详细阐述。根据骨坏死和氧化损伤的关系，有人想通过同时或预先服用抗氧化剂来预防或减轻皮质类固醇诱导的骨坏死。

辐射与骨坏死

早在 1950 年就有报道称辐射暴露与骨坏死有关[124]。最早的报告包括原发性 ONJ。辐射导致骨坏死的大多数证据来自个案报道。最近最大的相关研究是一项寻找 ONJ 高危因素的病例对照研究，研究纳入了 119 个牙科诊所的 119 名 ONJ 患者及 573 名对照组患者。辐射暴露的优势比为 24.1（4.9 ～ 118.4），但是排除肿瘤患者后，辐射无法作为 ONJ 的独立危险因素[125]。

暴露在辐射下可能导致骨血管受损，所造成的骨坏死呈剂量依赖性。特别是肿瘤放射治疗后的骨坏死被很好的记录，发现尤其影响股骨头和下颌骨。同时给予化疗可增加接受放疗的患者，尤其是老年妇女的骨坏死风险。

有趣的是，一个高强度聚焦超声（high-intensity focused ultrasound，HIFU）诱导的骨坏死动物模型被开发以便在动物研究中确定 HIFU 是否可能导致骨坏死。在该模型中，高达 1000 W/cm² 高功率声能直接聚焦于骨质，通过产生热损伤的方式在犬模型中诱导股骨头坏死。典型的诊断超声传感器的强度一般在 0.1 ～ 100 W/cm² 之间。而已经被用于癌症治疗的 HIFU 强度可以达到 100 ～ 10000 W/cm²。这一发现强调了在现实临床环境中超声诱导骨坏死的可能性增加，尽管这还需要进一步证实[126]。超声诱导骨坏死的机制可能是通过热损伤导致骨细胞损伤和血管血栓形成。

一氧化氮合酶与骨坏死

糖皮质激素会导致血管对血管活性物质如一氧化氮反应紊乱。内皮型一氧化氮合酶（eNOS）刺激氮氧化合物合成。一氧化氮通过血管扩张、抑制单核细胞黏附在内核细胞上和阻止血小板凝聚等作用调节血管张力。但其缺点是会导致血管阻力增加，中断下游血流，从而导致骨坏死[127]。

多重打击学说

其他骨坏死形成机制包括内皮细胞损伤[128]、血管生成和修复异常[129]、血管活性物质的影响[130]、肝内细胞色素 P4503A4 活跃[131] 以及髓内出血[132]。多种机制可能同时起作用。Kenzora 首次提出积累应力的概念[133]。皮质类固醇诱导的骨坏死好发于有重要的基础疾病如系统性红斑狼疮[134]，或器官移植患者，而无慢性病史的患者即使因颅脑损伤等急性疾病服用类固醇，患上骨坏死的概率很低或从不发生。最近对服用皮质类固醇致骨坏死的 SARS 患者的观察进一步支持上述观点，骨骼及其周围组织的多处损伤可能是促成骨坏死的必要条件。对已知骨坏死的关联性分析表明不同类型的骨坏死的主要发生机制也有不同，如脂类异常和成骨细胞凋亡可能引发类固醇诱导的骨坏死，骨内压上升和凝血异常是导致减压性骨坏死的主要因素。此外，还有其他可能促成骨坏死的因素。积累细胞压力理论认为当多重损伤的效果叠加时[135-136]，受累的骨骼无法从慢性压力中恢复，骨坏死接踵而来。

骨坏死中的微生物和微生物群：环境因素

目前推测感染是 ONJ 发展的主要危险因素之一。目前有多项研究试图确定微生物在骨坏死中的作用以及宿主对感染的反应是否为骨坏死发生发展的潜在机制。Pushalkar 和他的同事[137] 在一个小样本量研究中比较了服用双膦酸盐后出现或没有出现骨坏死的患者

以及正常对照受试者的微生物多样性，发现双膦酸盐相关的 ONJ 患者细菌多样性较低，且以厚壁菌门为主。这部分患者的髓过氧化物酶水平较低，但促炎细胞因子 IL-6 和 TNF 水平较高。此外，聚合酶链反应分析还显示，核苷酸结合寡聚化结构域 2（nucleotide-binding oligomerization domain–containing protein 2，NOD-2）和组织蛋白酶 G 下调，分泌性白细胞蛋白酶抑制剂、蛋白酶 3 和保守螺旋环螺旋普遍激酶上调。微生物环境本身与宿主对这种环境的固有免疫反应的各自作用仍有待阐明[137]。

在另一项双膦酸盐相关骨坏死（BRONJ）患者微生物环境的研究中，Wei 和同事[138] 发现与对照组相比，双膦酸盐相关骨坏死患者体内的优势菌种包括链球菌属（29%）、真细菌属（9%）和假支杆菌（8%），而正常人优势菌种其中最常见的种类是小孢子菌属（17%）、链球菌属（15%）和梭杆菌属（15%）。Wei 和同事[138] 还发现，在双膦酸盐相关骨坏死患者中，苏木精 - 伊红染色显示细菌分层堆积在患者骨的扇形边缘，提示细菌生物膜是 BRONJ 的潜在危险因素[138]。

扫描电子显微镜图像在 BRONJ 的损伤部分发现了细菌生物膜的存在[139]。还应注意，细菌不是 BRONJ 唯一的病原体，真菌，尤其是念珠菌和放线菌也在 ONJ 患者的损伤中被发现[140]。

遗传和表观遗传因素

遗传学因素和环境因素在骨坏死发病中起作用的程度仍在研究中。可以确定，单核苷酸多态性与骨坏死有关，可能涉及多个基因的作用。内皮型一氧化氮合酶在骨坏死发展过程中的重要作用仍有争议。一氧化氮对骨坏死发生所涉及的三个系统，即骨骼，血管和血栓可能都存在有益的影响。以上三个系统可能都是骨坏死发病机制中的关键点。有人对特发性骨坏死，类固醇诱导骨坏死，酒精诱导骨坏死患者和正常人对照组内皮细胞一氧化氮合酶基因内含子 4 中 26 对碱基对的重复多态性和外显子 7 中 Glu298Asp 多态性进行了对比分析[141]。结果发现特发性骨坏死患者的纯合子 4a 等位基因频率比对照组要高。所有类型的骨坏死患者的 4a/b 基因频率均高于对照组。4a 等位基因与内皮一氧化氮合酶合成减少有关，说明一

氧化氮对骨坏死病情发展起保护作用。

41% 的骨坏死患者出现纤溶酶原激活抑制因子 -1 基因纯合子 4G/4G 突变，而对照组仅有 20%[142]。突变导致纤溶酶原激活抑制因子活性增强，而纤溶酶原激活因子活性相应下降。这项观察同样支持促凝血物质在骨坏死发病中起重要作用。有报道在急性淋巴细胞白血病的儿童，纤溶酶原激活物抑制因子 -1（PAI-1）基因的多态性是骨坏死的预测因素[143]。

脂蛋白 A 水平和基因变异同样与骨坏死有关。脂蛋白（A）[Apo（A）] 参与脂类代谢和凝血系统相关机制，低分子型 Apo（A）表现型与骨坏死风险增加有关[144-146]。据研究，血管内皮生长因子（VEGF）和 IL-23 受体启动子的多态性与韩国人患骨坏死相关[147-149]。说明血管性疾病和自身免疫性疾病均与骨坏死有密切联系。

最近有观点认为，基因表达的表观遗传调控影响了超过一半的人类基因。表观遗传转化有几种途径，包括 DNA 甲基化和去甲基化，组蛋白修饰，如乙酰化和去乙酰化，以及微小 RNA 等。微小 RNA 是短的 21 ~ 23 个核苷酸 RNA 分子，与基因启动子区域的信使 RNA 结合并起调节作用。因此，某些微小 RNA 的过度表达可能影响编码各种疾病介质的基因的表达，如细胞因子或生长因子。2012 年，Yamasaki 和他的同事[150]证实了 microRNA-210 在骨坏死骨周围的细胞中被上调。此外，已知 microRNA-210 在血管生成中起作用，与骨关节炎患者相比，骨坏死患者 microRNA-210 的上调也增加了血管内皮生长因子和基质金属蛋白酶（MMP）-2 和 -7 的表达[150]。

其他微小 RNA 如微小 RNA-29a 和微小 RNA-548d-5p 也被证明在骨吸收和成骨过程中起到调节作用[151-152]。一个已知在癌细胞增殖和侵袭过程中起作用的微小 RNA-17-5p 被研究、评估它是否也在成骨细胞分化中起作用。研究发现相较骨关节炎的患者，骨坏死的微小 RNA-17-5p 的表达水平较低。此外还发现了 HMSC bm 对细胞分化的促进作用，研究认为这是由 microRNA-17-5p 对 β- 连环蛋白表达的作用及随后 COL1A1 的增加所介导的[153]。MicroRNA 序列测定发现了有 27 个 MicroRNA 在股骨头坏死患者较正常人或系统性红斑狼疮患者有差异性，其中 15 个过度表达，另外 12 个表达降低[154]。MicroRNA 序列测定可能作为一种疾病生物标志物在未来发挥作用。

小干扰 RNA（siRNA）已经被证明在疾病管控中有潜在的作用，众所周知，糖皮质激素可通过诱导过氧化物酶体增殖物激活受体 γ（PPARγ）基因的过度表达，导致脂肪生成而在骨坏死中起作用，这已经被认为是骨坏死的潜在机制。在类固醇诱导骨坏死的家兔模型中，与单纯使用地塞米松的家兔相比，地塞米松联合携带 siRNA 靶向 PPARγ 的重组腺病毒穿梭载体治疗能够降低家兔的 PPARγ 的表达水平，增加 Runx2 和骨钙素水平。地塞米松联合重组腺病毒穿梭载体治疗可改善骨髓坏死、脂肪细胞肥大和增殖、造血功能减退、骨小梁变细和稀疏。只接受地塞米松或联合无关穿梭载体的兔子股骨头空骨细胞腔隙数量增加[155]。骨坏死发生危险因素涉及病原学和生理以及细胞紊乱，这些研究虽然处于早期阶段，但为基于上述骨坏死危险因素的新治疗带来了希望。

诊断

病史和体格检查

对骨坏死的诊断主要是根据病史，因为多数患者直到发生髋关节疼痛时才出现病态。当患者出现临床症状时，病情可能已相当严重。因此对所有口服或胃肠外应用类固醇激素者均需高度警觉，一个好的病史资料应当包括患者的创伤史，基础疾病史，饮酒史，吸烟史，目前的用药情况，既往用药情况，关节异常史，疼痛和活动受限情况，参与运动情况，特别是高强度运动史；工作经历，生育史以及是否有肝疾病或血脂异常史。

一个完善的体检包括对臀部的轻柔触诊，检查有无跛行与局部包块，双下肢长度有无差异，局部包块的表现，步态有无异常，肌肉强度与活动范围。Harris 髋关节评分通常用来评估髋关节的功能，也可用于疗效判定，见图 103-2[156-158]。Harris 髋关节评分参考多维度的观察，共分为八项，主要涉及疼痛、行走功能、日常活动及活动范围。分数从 0（功能完全丧失）到 100（无功能障碍）。

髋关节评价体系				
评估时间：	姓名：		病历号：	出生日期
疼痛	**行走距离**	**活动—穿鞋袜**	**公共交通**	**跛行**
○ 完全丧失活动能力，残疾，卧床不起 ○ 显著疼痛，严重的活动受限 ○ 中度疼痛，疼痛感在忍受范围内。日常活动或工作部分受限，可能需要比阿司匹林更强的镇痛药物。 ○ 轻度疼痛，对日常活动没有影响，过量运动偶发中度疼痛，可能需服用阿司匹林 ○ 轻微疼痛，偶然性的，对活动无影响 ○ 无疼痛感	○ 卧床或使用轮椅 ○ 2～3 个街区 ○ 6 个街区 ○ 无限制	○ 无法穿上或系紧 ○ 有困难 ○ 不费力	○ 无法使用 ○ 可以使用	○ 严重或无法行走 ○ 中度症状 ○ 轻度症状 ○ 无症状
支撑	**上下楼梯**	**就座**	**下肢长度差异**	
○ 双拐或无法行走 ○ 两个手杖 ○ 单拐 ○ 大部分时间使用手杖 ○ 行走较长时使用手杖 ○ 无	○ 无法上下楼梯 ○ 需要使用扶手 ○ 无需使用扶手	○ 无法在任何椅子上舒适就座 ○ 可在高脚椅子上就座 30 分钟 ○ 可在普通椅子上舒适就座 1 小时	_____cm	注释：
医师姓名：_____ 评估员姓名：_____	关节活动			
	髋关节弯曲： _____ 髋关节伸展： _____	外展： _____ 内收： _____	内旋转： _____ 外旋转： _____	

图 103-2 Harris 髋关节积分

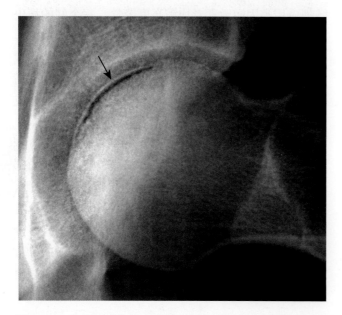

图 103-3 左股骨头软骨下区域的新月形透光区（箭头处）是早期骨坏死的影像学标志

影像学诊断

当临床拟诊骨坏死时，可利用放射影像学检查确诊。在骨坏死的早期传统 X 线片可能完全正常，骨坏死的最早的放射影像学标志是沿着股骨头轮廓线有透光的新月形显现（新月征）（图 103-3）。这种征象的出现是软骨下骨小梁的坏死部分塌陷的结果。到了这个阶段，病变已无法逆转。此后，X 线片将开始表现出硬度改变（图 103-4）。放射学影像中"密度"的变化显示死骨骨小梁微骨折后经历二次压缩，碎屑化的骨髓钙质沉积和坏死区域新骨沉积，即所谓的爬行替代。关节面变平是骨塌陷进一步进展的标志（图 103-5）。为更好地显示髋关节骨坏死的放射学影像并更清晰地显现坏死区域的程度，应采用前后位和蛙式侧位拍片。

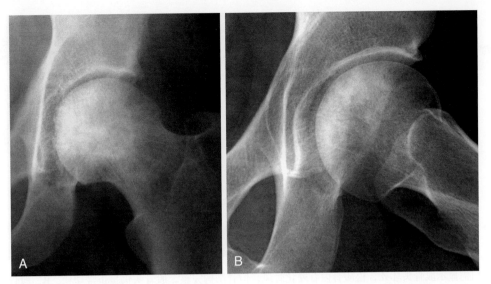

图 103-4　左髋前后位（**A**）和蛙状侧位（**B**）影像，显示骨坏死晚期股骨头典型硬化改变

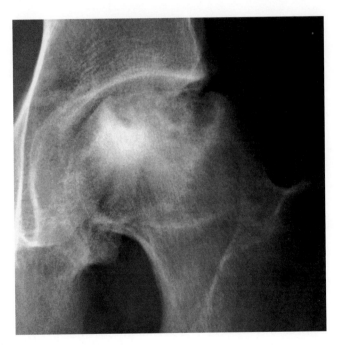

图 103-5　股骨头密度增加，正常环状形态丧失，股骨前端变平是骨坏死的影像学特征

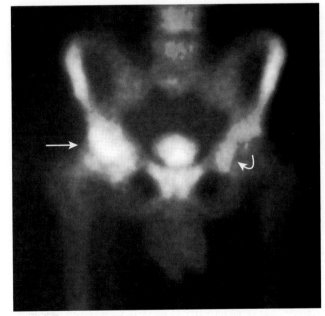

图 103-6　对双侧股骨头采用 Tc99 二磷酸盐骨闪烁呈像，右侧股骨头坏死部位对放射性物质中等摄取，骨修复部位放射物质摄取明显增加（直线箭头），左股骨头（曲线箭头）显示股骨头早期病变

采用放射性锝（Tc）标记双膦酸盐的骨闪烁照相法（放射性骨扫描）已用于诊断骨坏死。这种技术在早期骨坏死诊断中的应用是基于在骨坏死的早期成骨细胞的活性增强和局部血流加快。在骨坏死晚期，由于围绕着坏死区反应界面成骨细胞活动，其表现之一可能是在软骨下成骨细胞活动增强。然而，骨坏死受损中心区域可表现为放射性摄取较低（图 103-6），甚至完全无放射性活动征象，反映由于血液供给中断坏死中心新陈代谢减弱[7]。

除了骨闪烁显像，应用单光子发射计算机断层扫描（SPECT）可最大限度提高诊断敏感性。有一项

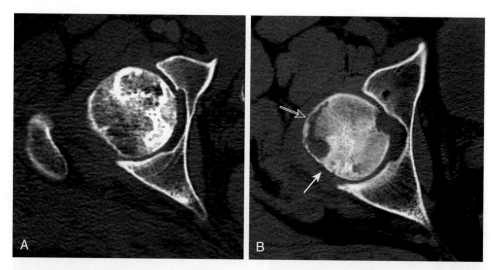

图 103-7 **A**. CT 扫描显示股骨头坏死，松质骨内有硬化骨斑，但骨结构完整，股骨头仍呈正常球状。**B**. 股骨头坏死晚期，坏死骨后方（实心箭头）硬化增强，前外侧软骨下塌陷（空心箭头）

研究对传统 X 线片、MRI、CT 和 ^{99m}Tc MDP 三相骨扫描在诊断双膦酸盐相关的颌骨骨坏死中的作用进行了比较，结果表明 CT 和 MRI 在评估病变程度时效果最好，但骨扫描最适合于疾病的早期诊断。在利用 CT 和 MRI 了解病变的特征前，骨扫描可能是骨坏死极好的筛查工具 [159]。

CT 可以为股骨头提供更详细的检查。由承重骨小梁形成的星形结构在 CT 扫描中呈星状外观（星形征） [160-162]。这种星状结构在缺血性股骨头坏死中会发生特征性改变，这种改变对骨坏死的早期诊断是相当重要的。在该病的后期，坏死骨的塌陷可能清楚地显现出来（图 103-7）。

目前，MRI 是骨坏死影像学诊断的"金标准"。大多数对骨坏死分期的标准都依据 MRI 成像（表 103-6）。骨坏死的 MRI 诊断比传统 X 线片和 CT 能更早显现出病变。同时也可发现骨髓水肿，骨髓水肿亦常被看作早期骨坏死的特征之一，而传统 X 线片和 CT 则不可显示骨髓水肿。

骨坏死在 MRI 中的典型图像是 T1 加权相表现为中低信号，在 T2 加权相表现为高信号（图 103-8）。随着病情的进展，软骨下坏死区域在 T1 加权像上有低信号带围绕，在 T2 加权相上可见高信号带外围绕低信号带，即"双线"征（图 103-9）。晚期骨坏死，T1 加权相和 T2 加权相上均为低信号（图 103-10）。MRI 可在矢状面、冠状面和轴状面上成像，包含加权 T1 相和加权 T2 相两个序列。组织学表现和 MRI 成像有极佳的对应关系（表 103-6）。在大多数情况下，坏死区域由多种组织组成，包括纤维化和坏死区域，混合有血液和水肿区域，这取决于梗死的时间。因此，坏死区域的 MRI 信号往往非常不均匀（图 103-8），导致这个分类标准缺乏临床意义。骨坏死区周围的低信号带与放射学和 CT 上看到的硬化带

表 103-6 骨坏死磁共振成像变化与组织学的关系

表现类型	观察类别	组织学	MRI 表现
A	脂样	股骨颈或转子间区域脂髓早熟	正常的脂类信号；硬化区边缘可能会出现特定病变
B	血样	骨吸收；血管肉芽组织被代替	骨内部呈高信号，周围边缘呈低信号
C	水样	骨髓水肿	T1 加权信号弥漫性降低；T2 加权相呈高信号
D	纤维化	活骨边缘（修复组织交界面）存在骨小梁加固导致硬化	T1 和 T2 加权信号减弱

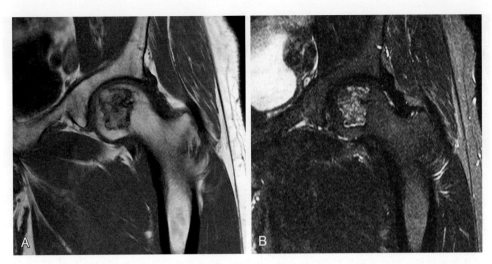

图 103-8　**A**. 左髋关节 T1 加权冠状面成像显示股骨头软骨下的骨坏死部分呈低信号。**B**. T2 加权冠状面成像显示，坏死骨呈高信号，边缘由低信号的硬化外缘环绕

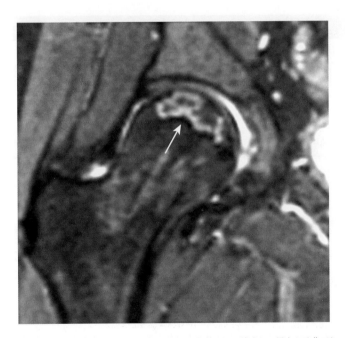

图 103-9　右髋关节 T2 加权冠状面成像呈双线征，骨坏死典型特征：低信号线在损伤边缘，高信号更靠近中心区域

相关，通常具有丝状外观。当骨坏死累及长骨时，这条丝状带或线被称为"烟囱里冒烟"。

　　MRI 是评估股骨头坏死程度的重要工具。以下三种方法可评估股骨头的损害程度，首先是评估股骨头损害范围，这种方法由 Steinberg 和其同事在

1984 年率先提出[163]，通过 T1 加权相影像的异常信号来判断，将股骨头的受损范围分为少于 15%，15%～30%，多于 30% 三个层次。第二种方法常用损伤程度指数进行评估，这是通过测量软骨下受损区域角度值来确定。"坏死弧角度"是指以股骨头中心为圆心坏死部分弧的角度，常用于评估股骨头损伤的大小。要获得两个角度："A"表示正中冠状面成像上坏死弧的角度，"B"表示正中矢状面成像上坏死弧的角度。损伤指数是上述两种角度的综合。第三种方法是第二种方法的演化，角度的定义不是由正中冠状面和正中矢状面坏死弧角度确定，而是由矢状面和冠状面的最大坏死弧角度确定的。有认为该方法可以修正方法二中可能出现的低估现象。

　　表 103-7 比较了不同成像方法在骨坏死诊断和分期上的应用。髋关节镜同样也可用于骨坏死分期。在一项关于 X 线成像、MRI 和关节镜的比较研究中，只发现三者有中等的相关度。关节镜可以发现软骨退化，但其中有 36% 患者的股骨头塌陷用 X 线片或 MRI 无法观测到。图 103-11 是骨坏死诊断流程示意图。尽管股骨头是最常见的受累部位，但其实任何部位的骨骼都可以出现骨坏死。图 103-12 和 103-13 分别说明了 Kienböck 病和膝骨坏死的 MRI 成像的其他示例。

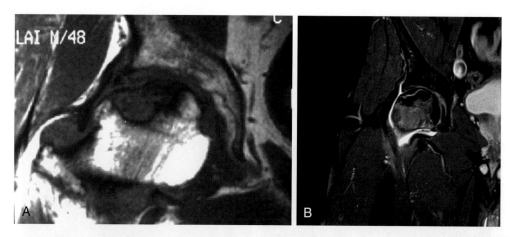

图 103-10　两名不同患者股骨头晚期坏死。**A．**冠状 T2 加权 MRI 扫描显示股骨头坏死，伴有软骨下骨折，呈高信号强度起伏的软骨下线，注意股骨头的血流量，股骨颈和关节有骨髓水肿。**B．**另一位患者的冠状 T1 加权 MRI 扫描显示股骨头信号弧度低，部分塌陷，注意股骨头边缘有小的骨赘，软骨丢失，上唇撕裂等早期退行性改变

表 103-7　不同影像学手段在骨坏死诊断中的敏感性和特异性比较

影像学	早期特征性表现	组织学相关性	分期	特异度
传统 X 线	新月状信号	反应性骨硬化边缘	2	高
CT	星形征	围绕着骨质溶解斑点区出现硬化边缘	2	高
MRI	T1 加权相呈低信号，T2 加权相呈高信号	骨髓水肿	1	高
骨闪烁扫描术	软骨下分布摄取减少，"冷"斑点	骨坏死	1	低
	软骨下分布摄取增加，"热"斑点	"爬行替代"	2	低

疾病的标志

为了诊断、确定病情的程度，人们都希望发现能够预测患病风险的稳定可靠的诊断标志物。血清和尿液内羧基端 I 型胶原交联肽（CTX-1）是骨吸收的标志之一，尽管对其浓度测定在临床上不常用，但该项检测是评估双膦酸盐应用继发 ONJ 风险的方法之一。血清内骨钙蛋白较前者更易获得，是另一个与双膦酸盐相关 ONJ 的标志物，研究发现骨坏死患者的骨钙蛋白浓度水平较对照组是显著降低的[164]，因此可以作为双膦酸盐相关 ONJ 高风险的预测指标。

结局

骨坏死的自然进程取决于梗死范围的大小，发生区域和疾病临床及放射学分期。在患病初期，关节的活动范围可能保持较好，但随时间推移逐渐恶化。骨坏死的早期阶段是可逆的，但患者可能无症状。因此许多患者直到骨坏死晚期才有表现。虽然股骨头坏死可自发恢复，但这很罕见且仅适用于受损范围较小时。一项关于骨坏死预后的研究将症状（疼痛）和放射学表现作为股骨头坏死的预后指标，发现无症状且放射学表现正常的患者疾病发展缓慢且 23 例受累髋关节仅有 1 例在 5 年后出现疼痛和放射学变化。当放射学变化已经发生，5 年后 19 例患者中有 14 例出现疼痛。另一项研究中，对 40 位经 MRI 诊断的 1 期股骨头坏死的患者进行了平均 11 年随访，所有患者均在对侧出现 1 期骨坏死症状。总的来说，40 例 1 期髋关节病变中有 35 例出现临床症状，29 例髋关节出现塌陷。从确诊到出现塌陷的平均时间间隔是 92 个月，而从出现症状到确诊的平均时间间隔为 80 个月。大多数 1 期髋关节病变患者最终病变会进一步发展至

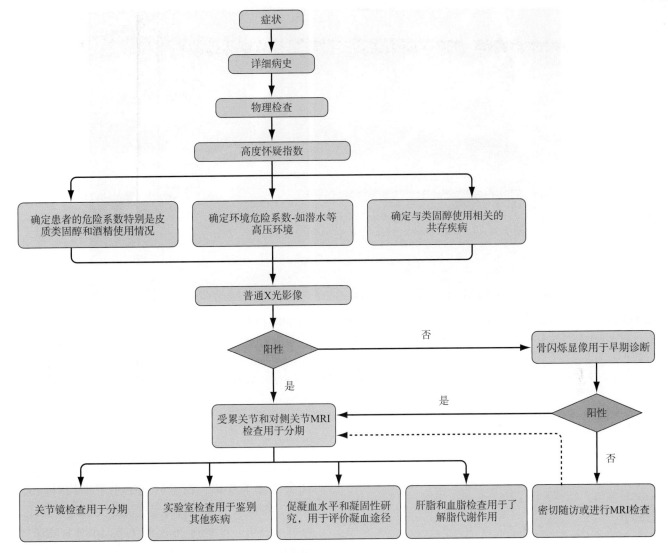

图 103-11　骨坏死诊断流程

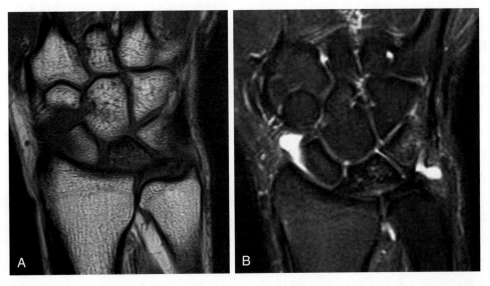

图 103-12　"Kienböck"病的患者腕关节冠状 T1 加权（**A**）和冠状 T2 加权（**B**）MRI 扫描。注意两个脉冲序列中的月骨的低强度信号，没有骨塌陷，表明月骨处于骨坏死的中间阶段

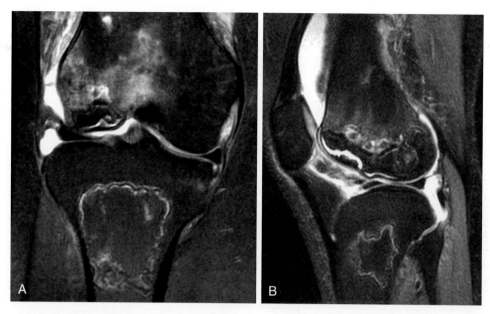

图 103-13 长期使用皮质类固醇患者的冠状（**A**）和症状（**B**）T2 加权 MRI 扫描显示股骨近端和胫骨近端有多处骨坏死。注意胫骨近端病变的特征性双线征象。还应注意，股骨内侧髁的部分塌陷，是由于软骨下骨折（**A** 和 **B** 软骨下骨的高信号强度线）造成的

较晚期，需要进行手术治疗，所以应当密切监测这些髋关节。

治疗

手术

　　大多数骨坏死患者最终需要外科手术治疗，有时手术治疗可以结合非手术治疗方法，下文中将讨论。病情越晚，手术范围越大。

　　股骨头坏死的手术治疗包括髓心减压术、结构性骨移植、带血管蒂的游离腓骨移植、截骨术、关节修复成形术、半关节成形术和全髋关节置换术。表103-8 介绍了每种手术的平均成功率。

　　关节镜也是治疗骨坏死的有用工具，它已用于确定髓心减压通道的位置以及用于明确股骨头坏死区域的部位 [165]。关节镜清创术已用于青少年肱骨小头坏死、Kienböck 病和舟状骨坏死的治疗。

　　髓心减压术需从股骨颈和股骨头内取出髓心，适用于中早期骨坏死的治疗，以减轻骨内压和髓内压，改善局部缺血并减轻症状（表 103-14）。髓心减压术亦有益于刺激血管生成，在修复过程中促进血管生成。有学者对 34 例非创伤性股骨头坏死患者髓心减压术的疗效进行了调查，患者的平均年龄 38 岁，共54 个髋关节受累。在术后观察患者平均时间为 120个月，将症状消失、病情无进展和无需进一步手术视为手术成功。观察到 26 例髋关节（48%）临床成功，20 例（37%）影像学成功。

　　计算机辅助髓心减压术已用于从核心区到缺血区更精确的定位，以减少患者暴露于放射线的时间 [166]。因为早期诊断将提高疗效，且对侧髋关节骨坏死的发病率较高，髓心减压术可在双侧同时进行。该方法相对于单侧髓心减压术只增加很少的风险，且早期对对侧髋关节进行外科干预会有更好的效果 [167]。

　　结构性骨移植，或嵌入式骨移植，通过髓心减压通道将移植骨植入坏死区域。移植骨类似于一个支架，为软骨下骨提供支撑。目的是防止骨塌陷。该手术常用来治疗 1 或 2 期股骨头坏死。采用同种异体骨或自体骨，大多数取自胫骨或腓骨。然而该方法试用于治疗 3 和 4 期骨坏死患者时，疗效一般较差（2 ～ 4 年后 100% 失败），随着骨塌陷的恶化，需要进一步的外科治疗 [168]。另一项研究调查了 31 名处于疾病 1 期和 2 期的患者（共 33 个髋关节）在用自体骨移植进行结构增强后的效果；所有患者疼痛都显

表 103-8　骨坏死手术治疗方法

手术方法	基本原理	骨坏死的分期	疗效	评论
髓心减压术	降低骨内和髓内压力	早期	37% 影像学成功，48% 临床成功	成功率与疾病分期有关
结构性骨移植	对覆盖上面的软骨下骨提供支撑	1、2 期	疾病晚期疗效较差	3，4 期 100% 失败
带血管蒂腓骨移植	为移植骨增加供血	2 ~ 4 期	2 期成功率 96%，3 期 90%，4 期 57%	
截骨术	将骨坏死部分移出受压区域	2、3 期	无效	
关节修复成形术	在股骨头上安置金属或陶瓷壳保护骨骼和骨关节	中后期	平均 7 年成功率 90%	在疾病晚期可变为全髋关节关节镜治疗
半关节成形术	替换股骨头，保留髋臼	中后期	单侧置换 3 年失败率在 50% ~ 60%；双侧为 44%	多种手术手段可用，效果因手段而异
全髋关节置换术	完全替换髋关节	晚期	10 年后 17.4% 需修复	几乎大多数患者最终需要多髋关节置换

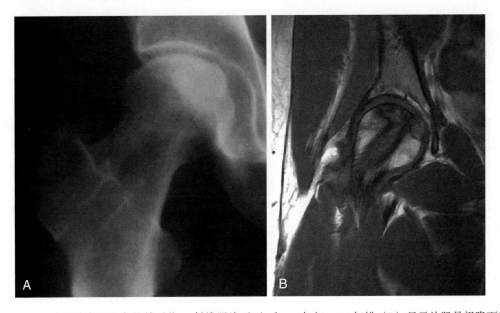

图 103-14　一位接受核心减压治疗的患者的前后位 X 射线照片（**A**）和 T1 加权 MRI 扫描（**B**）显示从股骨粗隆下延伸到股骨头坏死区的减压通道

著减轻，Harris 髋关节评分从术前 76 分提高到术后 91 分 [169]。

　　带血供结构的骨移植同样通过髓心减压通道将带血管蒂的皮质骨植入到股骨颈和股骨头内。血管蒂与周边的血管吻合，以增加移植骨的血供。对带血供腓骨移植治疗髋关节骨坏死 5 年随访中，髋关节移植物的存活率为 61%，42% 的患者中位数达 8 年 [170]。在

另一项研究中，197 名患者的 226 个髋关节骨坏死采用了自体松质骨嵌入和带蒂骨瓣联合治疗。利用旋股外侧动脉循环上升支来吻合。14 例髋关节由于骨塌陷或疼痛剧烈，或者两者兼有需进行全髋关节成形术。在剩下的 212 个髋关节中，92% 被认为是临床成功，76% 有影像学改善。成功率从 2 期到 4 期逐渐降低（2 期 96%，3 期 90%，4 期 57%）[171]。无血

供腓骨移植与其他类型治疗相比有更多的优势 [172]。

股骨截骨术通过切割股骨近端改变股骨坏死的位置，使坏死部分旋转或屈曲，离开髋臼承重区，并利用有活力的骨代替，这就使得坏死骨可以在不负重环境下进行修复。对 2、3 期骨坏死可采用几种不同类型的截骨术对髋关节进行修复。

关节修复成形术应用金属或陶瓷壳覆盖已经坏死变形的股骨头上。该方法的优势包括：保护关节力学结构，保留骨质 [173]，骨生理负荷更多，较低的围术期并发症发生率，且手术失败后易于改行全髋关节置换术 [174]。这一手术的并发症包括：股骨颈骨折、其他原因进行手术时继发骨坏死 [175]，以及金属离子水平升高 [176]。关节修复成形术适合骨坏死晚期患者，包括有股骨头塌陷的患者 [177]。一项回顾性研究比较了处于 Steinberg 3 期或 4 期连贯治疗的 30 例患者的治疗结果，分别采用有限的股骨头表面重修和全髋关节置换术。股骨头重修术组术后 7 年存活率 90%，而全髋关节置换术随访 8 年存活率 93% [178]。最近的 3 期治疗研究表明对 25 岁以下骨坏死患者髋关节表面置换与全髋关节置换术 5 年的成功率相似 [179]。

半关节成形术只对部分髋关节进行置换。保留原关节的髋臼，但股骨头用假体替代。有单极假体和双极假体可供选用。单极假体是人工股骨头与髋臼衔接，双极假体是目前最常用的假体，关节在假体内衔接。在骨坏死治疗中单极假体半关节成形术 3 年失败率为 50% ～ 60%，而双极假体为 44%。另一项研究评估了 Charnley/Bicentric 半关节成形术治疗 Ficat 和 Arlet 3 期股骨头坏死的成功率。失败病例中 3 例需实施全髋关节置换，2 例 X 线成像有假体松动和损坏改变，1 例关节间隙进行性狭窄并继发退行性改变。术后 56 个月平均成功率 84.2%。

全髋关节置换术采用假体完全置换病变髋关节，包括股骨头和髋臼。一项对 55 个连续人工全髋关节置换术和无骨水泥全髋关节置换术治疗的患者研究表明该手术对股骨头坏死晚期有较好的治疗效果。虽然在 5 年内随访的 48 个髋关节有 10 个需要进行修复，但这些患者病程均处于 Ficat 和 Arlet 分期 3 期或 4 期。对 41 名采用加固全髋置换患者的 10 年随访显示，接受置换的 53 个髋关节中 17.4% 需要进行修复维护。相比之下，因为其他情况采用加固全髋置换术，髋臼发生骨坏死和股骨部分松动的危险性

更大。对于患有股骨头坏死的肾移植患者采用加固全髋关节置换术的生存分析表明 10 年后存活率极佳（98.8%），但 20 年存活率下降到 63.8%。

坏死骨切除术是治疗 ONJ 的最常用手术治疗手段 [180]。可以采用保守治疗，但患者复发率较高。手术切除的范围越大和手术清创的次数越多，相应的复发率越低。其他治疗下颌骨坏死的手术方法还包括骨外形整修，荧光引导骨外形整修 [181]，局部截骨术，但通常都只针对较重的患者。非手术治疗手段包括高压氧治疗法 [182]，和低强度激光治疗，已用于 ONJ 的治疗，但仍有争议。

非手术治疗

早期诊断是成功治疗骨坏死的关键。因为许多骨坏死患者相对年轻，而且晚期骨坏死的治疗失败率极高，发现疾病的时间越早，保存髋关节的机会更大。根据该病的临床表现和病理学分期选择保守治疗或手术治疗。图 103-15 是骨坏死治疗的流程图。

股骨头骨坏死的非手术治疗包括控制受累关节的承重压力、服用止痛剂和抗炎药物以及物理疗法。保守药物治疗只能在骨坏死的早期才能有效缓解疾病的症状，非手术疗法并不能改变病情的自然进程。电击疗法常与髓心减压术联合治疗骨坏死。电击刺激可以增强新骨生成并促进血管再生，也能改善成骨细胞和破骨细胞活动平衡，导致骨沉积增加，骨流失减少。电击疗法可采用直流电（DC），电磁脉冲和电容耦合。电击疗法治疗骨坏死的成功率很一般。有人研究了 8 位处于 Ficat 分期 2 期的骨坏死患者，共 11 例髋关节接受髓心减压术并在股骨头上前方放置了电刺激线圈 [183]。接受治疗 13 个月后，5 例髋关节需要重新手术，6 例病情出现恶化。此外，几乎没有发现线圈周围有新骨生成的组织学证据，这个治疗方法的效果仍然尚不明确。

另一项研究比较了保守的非手术疗法与髓心减压术联合或不联合直流电击疗法的疗效 [184]。在临床症状积分改善和进展至关节置换术的速率上髓心减压术配合直流电击疗法的临床治疗效果最佳，非手术治疗组效果最差。电容耦合治疗对实施或未实施髓心减压术和骨移植的患者同样适用。40 例 1 ～ 3 期骨坏死患者，采用了髓心减压术和骨移植治疗，半数患者在

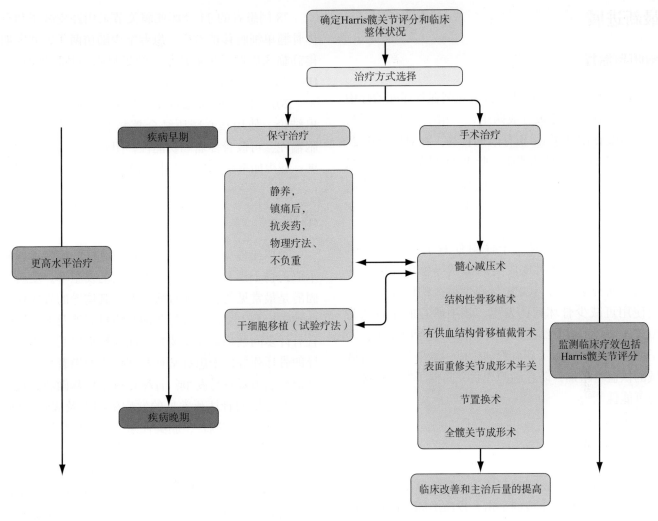

图 103-15 骨坏死治疗流程

股骨头表面安装了附带电极的电容耦合达 6 个月。与 55 例采用保守治疗的骨坏死患者对照，随访 2 ～ 4 年表明，无论采用电容耦合治疗与否，髓心减压术和骨移植术的治疗效果的临床表现和影像学改善均优于保守疗法。电容耦合刺激并没有进一步改善髓心减压术和骨移植术的疗效。

体外冲击波疗法亦已用于股骨头坏死治疗。一项研究对 48 例患者的 57 个髋关节采用体外冲击波治疗与髓心减压及骨移植的疗效进行了比较。23 例患者的 29 个受累髋关节采用体外冲击波治疗，其余患者的受累髋关节采用外科手术治疗。冲击波组的患者受累髋关节采用 28 kV 6000 脉冲冲击波治疗。应用 X 线片和患者自己报告的症状（疼痛）、Harris 髋关节评分、生活质量（日常工作活动评分）评估病情。冲击波疗法比非供血骨移植疗效要好，病情进展更缓慢[185]。35 例患者的 47 个坏死髋关节通过冲击波疗法改善了血清一氧化氮水平，血管生成因子如 VEGF，成骨因子如骨形态生成蛋白（BMP-2）和骨钙蛋白浓度提高，炎症标志物水平降低。值得注意的是尽管这些变化仅持续数月，但在治疗 12 个月后，83% 的受累髋关节在临床和影像学上均有好转[186]。

对距骨骨坏死的保守治疗效果不理想，受累的踝关节病情会继续恶化，需要实施髓心减压术或关节融合术。双膦酸盐诱导的下颌骨坏死保守治疗包括停止双膦酸盐类药物使用和外科清创，良好的口腔卫生，定期的牙科检查，并在双膦酸盐相关药物使用期间避免牙科手术可以预防骨坏死的发生。

最新进展

预防与治疗

最近的一项研究评估了抗氧化剂在骨坏死治疗中的作用。日本白兔被分成两组，一组喂食正常食物，另一组喂食添加了 α- 生育酚的食物。在对照组中 20 只兔子有 14 只患骨坏死而实验组 21 只兔子仅有 5 只患病。该实验说明氧化压力可能在骨坏死的发病机制中起一定作用，而抗氧化剂如维生素 E 可能有潜在的抗氧化作用[187]。

一组研究人员对兔子注射促肾上腺皮质激素（ACTH），研究其对皮质类固醇诱导骨坏死的预防作用，研究表明若 ACTH 与药性持久的甲泼尼龙一同使用可减少骨坏死的发生。该项研究的作者认为 ACTH 增强了成骨细胞活性并刺激了血管内皮生长因子增殖，进而刺激了新血管的生成。结果是受损骨区域的供血量增加，防止细胞死亡并降低了发生骨坏死的可能性[188]。

间充质干细胞

皮质类固醇干扰了间充质干细胞的分化过程，影响了脂肪生成和骨生成的平衡。皮质类固醇使骨髓内未分化的骨原细胞更多的分化为脂肪细胞，导致成骨细胞的生成减少，同样也减少了血管内皮生长因子的数量，导致新血管生成减少引发骨坏死。酒精对祖细胞的分化起到相似的作用。

脂肪生成和骨生成间的平衡是治疗骨坏死的潜在目标。股骨坏死附近骨髓多能间质干细胞能表达 mRNA 聚集蛋白聚糖和 II 型胶原质，两者都沉积到骨基质中。以上特征表明间充质干细胞可向软骨分化，并可在体外分化为骨细胞系。

一项小规模研究试验初步评估了通过髓心减压术将自体骨髓干细胞植入股骨头坏死区域的疗效。患者被分成两组，一组仅接受髓心减压术治疗（对照组），另一组接受髓心减压术联合自体骨髓干细胞移植治疗（实验组）。患者随访 24 个月，对照组内 8 个中的 5 个髋关节发展到了骨坏死 3 期，而实验组 10 例中仅有 1 例。此外，实验组的患者在疼痛和关节症状上也好于对照组，且治疗方法似乎很安全。因为参与实验的样本数较少，需要进一步的研究验证其结论。

28 例患者的 44 个坏死髋关节采用经皮减压和自体骨髓单细胞移植治疗。患者至少随访两年，并定期得到临床影像学进展评估。结果显示病情进展减缓，Harris 评分从 58 提高到 86。

2014 年 Houdek 及同事[189]综述了相关文献后得出结论，使用核心减压结合骨髓形式的间充质干细胞输注、可改善疼痛和功能性，阻止股骨头坏死的进展，减少如全髋关节置换术等侵入性治疗的需求[189]。

结论

骨坏死是一种可能使患者体质衰弱的疾病，即使采取药物干预和手术，仍然有较高的发生率。皮质类固醇是最常见的骨坏死致病因素，其诱导的骨坏死可在动物模型上复制。骨坏死的发病机制涉及多个层面且有许多问题仍未完全清楚。如为什么皮质类固醇诱导的骨坏死好发于患有某种基础疾病的患者身上而在其他疾病患者不易发生？骨坏死有遗传基础和家族倾向吗？已知的骨坏死常见的发病机制涉及成骨细胞 / 破骨细胞存活与凋亡、脂类代谢、凝血异常等，然而各机制间的相互联系尚不明确。为了更好地评估骨坏死的危险因素，需要对骨坏死的发病机制有更全面的了解。当已知的危险因素存在时，特别是患者使用皮质类固醇和酗酒时，医生应当对发生骨坏死保持高度的警觉。

 本章的参考文献也可以在 *ExpertConsult.com* 上找到。

主要参考文献

5. Assouline-Dayan Y, Chang C, Greenspan A, et al: Pathogenesis and natural history of osteonecrosis. *Semin Arthritis Rheum* 32:94–124, 2002.

7. Chang CC, Greenspan A, Gershwin ME: Osteonecrosis: current perspectives on pathogenesis and treatment. *Semin Arthritis Rheum* 23:47–69, 1993.

8. Mankin HJ: Nontraumatic necrosis of bone (osteonecrosis). *N Engl J Med* 326:1473–1479, 1992.

10. Pelaz A, et al: Epidemiology, pharmacology and clinical characterization of bisphosphonate-related osteonecrosis of the jaw. A retrospective study of 70 cases. *Acta Otorrinolaringol Esp* 66:139–147, 2015.

12. Koo KH, et al: Risk period for developing osteonecrosis of the femoral head in patients on steroid treatment. *Clin Rheumatol* 21:299–303, 2002.

14. Gogas H, Fennelly D: Avascular necrosis following extensive chemotherapy and dexamethasone treatment in a patient with advanced ovarian cancer: case report and review of the literature. *Gynecol Oncol* 63:379–381, 1996.

15. Powell C, Chang C, Naguwa SM, et al: Steroid induced osteonecrosis: an analysis of steroid dosing risk. *Autoimmun Rev* 9:721–743, 2010.
16. Vreden SG, et al: Aseptic bone necrosis in patients on glucocorticoid replacement therapy. *Netherlands J Med* 39:153–157, 1991.
17. Haajanen J, et al: Steroid treatment and aseptic necrosis of the femoral head in renal transplant recipients. *Transplant Proc* 16:1316–1319, 1984.
18. Chandler GN, Jones DT, Wright V, et al: Charcot's arthropathy following intra-articular hydrocortisone. *Br Med J* 1:952–953, 1959.
19. Otto S, et al: Osteoporosis and bisphosphonates-related osteonecrosis of the jaw: not just a sporadic coincidence—a multi-centre study. *J Craniomaxillofac Surg* 39:272–277, 2011.
20. Otto S, et al: Osteonecrosis of the jaw: effect of bisphosphonate type, local concentration, and acidic milieu on the pathomechanism. *J Oral Maxillofac Surg* 68:2837–2845, 2010.
22. Hirota Y, et al: Association of alcohol intake, cigarette smoking, and occupational status with the risk of idiopathic osteonecrosis of the femoral head. *Am J Epidemiol* 137:530–538, 1993.
23. Matsuo K, Hirohata T, Sugioka Y, et al: Influence of alcohol intake, cigarette smoking, and occupational status on idiopathic osteonecrosis of the femoral head. *Clin Orthop Relat Res* 115–123, 1988.
26. Orlic D, Jovanovic S, Anticevic D, et al: Frequency of idiopathic aseptic necrosis in medically treated alcoholics. *Int Orthop* 14:383–386, 1990.
33. Landin LA, Danielsson LG, Wattsgard C: Transient synovitis of the hip. Its incidence, epidemiology and relation to Perthes' disease. *J Bone Joint Surg Br* 69:238–242, 1987.
40. Barr RD, Sala A: Osteonecrosis in children and adolescents with cancer. *Pediatr Blood Cancer* 50:483–485; discussion 486, 2008.
41. Karimova EJ, et al: Femoral head osteonecrosis in pediatric and young adult patients with leukemia or lymphoma. *J Clin Oncol* 25:1525–1531, 2007.
42. Niinimaki RA, et al: High body mass index increases the risk for osteonecrosis in children with acute lymphoblastic leukemia. *J Clin Oncol* 25:1498–1504, 2007.
43. Montella BJ, Nunley JA, Urbaniak JR: Osteonecrosis of the femoral head associated with pregnancy. A preliminary report. *J Bone Joint Surg Am* 81:790–798, 1999.
44. Hernigou P, Allain J, Bachir D, et al: Abnormalities of the adult shoulder due to sickle cell osteonecrosis during childhood. *Rev Rhum Engl Ed* 65:27–32, 1998.
45. Hernigou P, Galacteros F, Bachir D, et al: Deformities of the hip in adults who have sickle-cell disease and had avascular necrosis in childhood. A natural history of fifty-two patients. *J Bone Joint Surg Am* 73:81–92, 1991.
47. Kemnitz S, Moens P, Peerlinck K, et al: Avascular necrosis of the talus in children with haemophilia. *J Pediatr Orthop B* 11:73–78, 2002.
48. Kilcoyne RF, Nuss R: Femoral head osteonecrosis in a child with hemophilia. *Arthritis Rheum* 42:1550–1551, 1999.
50. Paton RW, Evans DI: Silent avascular necrosis of the femoral head in haemophilia. *J Bone Joint Surg Br* 70:737–739, 1988.
53. Davidson JK: Dysbaric disorders: aseptic bone necrosis in tunnel workers and divers. *Baillieres Clin Rheumatol* 3:1–23, 1989.
54. Chan MH, et al: Steroid-induced osteonecrosis in severe acute respiratory syndrome: a retrospective analysis of biochemical markers of bone metabolism and corticosteroid therapy. *Pathology* 38:229–235, 2006.
55. Lv H, et al: Avascular osteonecrosis after treatment of SARS: a 3-year longitudinal study. *Trop Med Int Health* 14(Suppl 1):79–84, 2009.
56. Chan CW, et al: Osteonecrosis in children with severe acute respiratory syndrome. *Pediatr Infect Dis J* 23:888–890, 2004.
58. Hasan SS, Romeo AA: Nontraumatic osteonecrosis of the humeral head. *J Shoulder Elbow Surg* 11:281–298, 2002.
59. Hattrup SJ, Cofield RH: Osteonecrosis of the humeral head: relationship of disease stage, extent, and cause to natural history. *J Shoulder Elbow Sur* 8:559–564, 1999.
61. Baumgarten KM, Mont MA, Rifai A, et al: Atraumatic osteonecrosis of the patella. *Clin Orthop Relat Res* 191–196, 2001.
62. Berger CE, et al: Spontaneous osteonecrosis of the knee: biochemical markers of bone turnover and pathohistology. *Osteoarthritis Cartilage* 13:716–721, 2005.
65. Barnes R, Brown JT, Garden RS, et al: Subcapital fractures of the femur. A prospective review. *J Bone Joint Surg Br* 58:2–24, 1976.
67. Radke S, Wollmerstedt N, Bischoff A, et al: Knee arthroplasty for spontaneous osteonecrosis of the knee: unicompartmental vs bicompartmental knee arthroplasty. *Knee Surg Sports Traumatol Arthrosc* 13:158–162, 2005.
69. Hirohata S, Ito K: Aseptic necrosis of unilateral scaphoid bone in systemic lupus erythematosus. *Intern Med* 31:794–797, 1992.
70. Allen BL Jr, Jinkins WJ 3rd: Vertebral osteonecrosis associated with pancreatitis in a child. A case report. *J Bone Joint Surg Am* 60:985–987, 1978.
71. Ito M, et al: Vertebral osteonecrosis associated with sarcoidosis. Case report. *J Neurosurg Spine* 2:222–225, 2005.
72. Sigmundsson FG, Andersen PB, Schroeder HD, et al: Vertebral osteonecrosis associated with pancreatitis in a woman with pancreas divisum. A case report. *J Bone Joint Surg Am* 86-A:2504–2508, 2004.
74. Van Poznak C: The phenomenon of osteonecrosis of the jaw in patients with metastatic breast cancer. *Cancer Invest* 24:110–112, 2006.
75. Van Poznak C: Osteonecrosis of the jaw. *J Oncol Pract* 2:3–4, 2006.
76. Van Poznak C, Estilo C: Osteonecrosis of the jaw in cancer patients receiving IV bisphosphonates. *Oncology* 20:1053–1062; discussion 1065-1066, 2006.
78. Stavinoha RR, Scott W: Osteonecrosis of the tarsal navicular in two adolescent soccer players. *Clin J Sport Med* 8:136–138, 1998.
80. Gardeniers J: ARCO international classification of osteonecrosis. *ARCO Newsletter* 5:79, 1993.
81. Sugano N, et al: The 2001 revised criteria for diagnosis, classification, and staging of idiopathic osteonecrosis of the femoral head. *J Orthop Sci* 7:601–605, 2002.
83. Plenk H Jr, et al: Histomorphology and bone morphometry of the bone marrow edema syndrome of the hip. *Clin Orthop Relat Res* 73–84, 1997.
86. Niibe K, Ouchi T, Iwasaki R, et al: Osteonecrosis of the jaw in patients with dental prostheses being treated with bisphosphonates or denosumab. *J Prosthodont Res* 59:3–5, 2015.
87. O'Halloran M, Boyd N, Smith A: Denosumab and osteonecrosis of the jaws—the pharmacology, pathogenesis and a report of two cases. *Aust Dent J* 59:516–519, 2014.
89. Aghaloo TL, et al: RANKL inhibitors induce osteonecrosis of the jaw in mice with periapical disease. *J Bone Mineral Res* 29:843–854, 2014.
90. Williams DW, et al: Impaired bone resorption and woven bone formation are associated with development of osteonecrosis of the jaw-like lesions by bisphosphonate and anti-receptor activator of NF-kappaB ligand antibody in mice. *Am J Pathol* 184:3084–3093, 2014.
91. Gabbert TI, Hoffmeister B, Felsenberg D: Risk factors influencing the duration of treatment with bisphosphonates until occurrence of an osteonecrosis of the jaw in 963 cancer patients. *J Cancer Res Clin Oncol* 141:749–758, 2015.
92. Glimcher MJ, Kenzora JE: The biology of osteonecrosis of the human femoral head and its clinical implications. III. Discussion of the etiology and genesis of the pathological sequelae; comments on treatment. *Clin Orthop Relat Res* 273–312, 1979.
93. Glimcher MJ, Kenzora JE: The biology of osteonecrosis of the human femoral head and its clinical implications: II. The pathological changes in the femoral head as an organ and in the hip joint. *Clin Orthop Relat Res* 283–312, 1979.
94. Glimcher MJ, Kenzora JE: Nicolas Andry award. The biology of osteonecrosis of the human femoral head and its clinical implications: I. Tissue biology. *Clin Orthop Relat Res* 284–309, 1979.
98. Liu SL, Ho TC: The role of venous hypertension in the pathogenesis of Legg-Perthes disease. A clinical and experimental study. *J Bone Joint Surg Am* 73:194–200, 1991.
100. Chryssanthou CP: Dysbaric osteonecrosis. Etiological and pathogenetic concepts. *Clin Orthop Relat Res* 94–106, 1978.
101. Lehner CE, Adams WM, Dubielzig RR, et al: Dysbaric osteonecrosis in divers and caisson workers. An animal model. *Clin Orthop Relat Res* 320–332, 1997.
103. Tian L, Wen Q, Dang X, et al: Immune response associated with Toll-like receptor 4 signaling pathway leads to steroid-induced femoral head osteonecrosis. *BMC Musculoskelet Disord* 15:18, 2014.
104. Tian L, et al: Association of toll-like receptor 4 signaling pathway with steroid-induced femoral head osteonecrosis in rats. *J Huazhong Univ Sci Technolog Med Sci* 34:679–686, 2014.

105. Suh KT, Kim SW, Roh HL, et al: Decreased osteogenic differentiation of mesenchymal stem cells in alcohol-induced osteonecrosis. *Clin Orthop Relat Res* 220–225, 2005.

106. Lee JS, et al: Alterations in the differentiation ability of mesenchymal stem cells in patients with nontraumatic osteonecrosis of the femoral head: comparative analysis according to the risk factor. *J Orthop Res* 24:604–609, 2006.

107. Gangji V, et al: Abnormalities in the replicative capacity of osteoblastic cells in the proximal femur of patients with osteonecrosis of the femoral head. *J Rheumatol* 30:348–351, 2003.

108. Weinstein RS, Nicholas RW, Manolagas SC: Apoptosis of osteocytes in glucocorticoid-induced osteonecrosis of the hip. *J Clin Endocrinol Metab* 85:2907–2912, 2000.

109. Sato M, et al: Apoptosis and expression of stress protein (ORP150, HO1) during development of ischaemic osteonecrosis in the rat. *J Bone Joint Surg Br* 83:751–759, 2001.

110. Cui Q, Wang GJ, Balian G: Steroid-induced adipogenesis in a pluripotential cell line from bone marrow. *J Bone Joint Surg Am* 79:1054–1063, 1997.

111. Wang GJ, Cui Q, Balian G: The Nicolas Andry award. The pathogenesis and prevention of steroid-induced osteonecrosis. *Clin Orthop Relat Res* 295–310, 2000.

113. Miyanishi K, et al: Bone marrow fat cell enlargement and a rise in intraosseous pressure in steroid-treated rabbits with osteonecrosis. *Bone* 30:185–190, 2002.

115. Jones JP Jr: Intravascular coagulation and osteonecrosis. *Clin Orthop Relat Res* 41–53, 1992.

117. Sun W, Li ZR, Shi ZC, et al: Changes in coagulation and fibrinolysis of post-SARS osteonecrosis in a Chinese population. *Int Orthop* 30:143–146, 2006.

118. Sun W, et al: Osteonecrosis in patients after severe acute respiratory syndrome (SARS): possible role of anticardiolipin antibodies. *J Clin Rheumatol* 16:61–63, 2010.

120. Ichiseki T, et al: DNA oxidation injury in bone early after steroid administration is involved in the pathogenesis of steroid-induced osteonecrosis. *Rheumatology* 44:456–460, 2005.

121. Ichiseki T, Kaneuji A, Kitamura K, et al: Does oxidative stress play a role in steroid-induced osteonecrosis models? *Med Hypoth* 66:1048, 2006.

123. Ichiseki T, et al: Oxidative stress by glutathione depletion induces osteonecrosis in rats. *Rheumatology* 45:287–290, 2006.

126. Long T, Xu J, McClure SR, et al: Potential femoral head osteonecrosis model induced by high-intensity focused ultrasound. *Ultrasound Med Biol* 39:1056–1065, 2013.

127. Kerachian MA, Seguin C, Harvey EJ: Glucocorticoids in osteonecrosis of the femoral head: a new understanding of the mechanisms of action. *J Steroid Biochem Mol Biol* 114:121–128, 2009.

129. Feng Y, et al: Decreased in the number and function of circulation endothelial progenitor cells in patients with avascular necrosis of the femoral head. *Bone* 46:32–40, 2010.

130. Jones JP Jr, Ramirez S, Doty SB: The pathophysiologic role of fat in dysbaric osteonecrosis. *Clin Orthop Relat Res* 256–264, 1993.

131. Tokuhara Y, et al: Low levels of steroid-metabolizing hepatic enzyme (cytochrome P450 3A) activity may elevate responsiveness to steroids and may increase risk of steroid-induced osteonecrosis even with low glucocorticoid dose. *J Orthop Sci* 14:794–800, 2009.

132. Saito S, Ohzono K, Ono K: Early arteriopathy and postulated pathogenesis of osteonecrosis of the femoral head. The intracapital arterioles. *Clin Orthop Relat Res* 98–110, 1992.

133. Kenzora JE, Glimcher MJ: Accumulative cell stress: the multifactorial etiology of idiopathic osteonecrosis. *Orthop Clin North Am* 16:669–679, 1985.

134. Zizic TM, Marcoux C, Hungerford DS, et al: Corticosteroid therapy associated with ischemic necrosis of bone in systemic lupus erythematosus. *Am J Med* 79:596–604, 1985.

135. Perneger TV: The Swiss cheese model of safety incidents: are there holes in the metaphor? *BMC Health Serv Res* 5:71, 2005.

136. Weetman AP: The immunopathogenesis of chronic autoimmune thyroiditis one century after Hashimoto. *Eur Thyroid J* 1:243–250, 2013.

137. Pushalkar S, et al: Oral microbiota and host innate immune response in bisphosphonate-related osteonecrosis of the jaw. *Int J Oral Sci* 2014.

138. Wei X, et al: Molecular profiling of oral microbiota in jawbone samples of bisphosphonate-related osteonecrosis of the jaw. *Oral Dis* 18:602–612, 2012.

139. Sedghizadeh PP, et al: Identification of microbial biofilms in osteonecrosis of the jaws secondary to bisphosphonate therapy. *J Oral Maxillofac Surg* 66:767–775, 2008.

141. Koo KH, et al: Endothelial nitric oxide synthase gene polymorphisms in patients with nontraumatic femoral head osteonecrosis. *J Orthop Res* 24:1722–1728, 2006.

142. Glueck CJ, et al: The plasminogen activator inhibitor-1 gene, hypofibrinolysis, and osteonecrosis. *Clin Orthop Relat Res* 133–146, 1999.

144. Hirata T, et al: ApoB C7623T polymorphism predicts risk for steroid-induced osteonecrosis of the femoral head after renal transplantation. *J Orthop Sci* 12:199–206, 2007.

145. Hirata T, et al: Low molecular weight phenotype of Apo(a) is a risk factor of corticosteroid-induced osteonecrosis of the femoral head after renal transplant. *J Rheumatol* 34:516–522, 2007.

148. Kim TH, et al: Association of polymorphisms in the Interleukin 23 receptor gene with osteonecrosis of femoral head in Korean population. *Exp Mol Med* 40:418–426, 2008.

149. Kim TH, et al: Genetic association study of polymorphisms in the catalase gene with the risk of osteonecrosis of the femoral head in the Korean population. *Osteoarthritis Cartilage* 16:1060–1066, 2008.

150. Yamasaki K, et al: Angiogenic microRNA-210 is present in cells surrounding osteonecrosis. *J Orthop Res* 30:1263–1270, 2012.

151. Sun J, Wang Y, Li Y, et al: Downregulation of PPARgamma by miR-548d-5p suppresses the adipogenic differentiation of human bone marrow mesenchymal stem cells and enhances their osteogenic potential. *J Translat Med* 12:168, 2014.

152. Wang FS, et al: MicroRNA-29a protects against glucocorticoid-induced bone loss and fragility in rats by orchestrating bone acquisition and resorption. *Arthritis Rheumatism* 65:1530–1540, 2013.

153. Jia J, et al: MiR-17-5p modulates osteoblastic differentiation and cell proliferation by targeting SMAD7 in non-traumatic osteonecrosis. *Exp Mol Med* 46:e107, 2014.

156. Mahomed NN, Arndt DC, McGrory BJ, et al: The Harris hip score: comparison of patient self-report with surgeon assessment. *J Arthroplasty* 16:575–580, 2001.

159. Chiandussi S, et al: Clinical and diagnostic imaging of bisphosphonate-associated osteonecrosis of the jaws. *Dentomaxillofac Radiol* 35:236–243, 2006.

160. Dihlmann W: CT analysis of the upper end of the femur: the asterisk sign and ischaemic bone necrosis of the femoral head. *Skeletal Radiol* 8:251–258, 1982.

163. Steinberg ME, Hayken GD, Steinberg DR: A new method for evaluation and staging of avascular necrosis of the femoral head. In Arlet J, Ficat RP, Hungerford DS, editors: *Bone circulation*, Baltimore, 1984, Williams and Wilkins, pp 398–403.

164. Kwon YD, Ohe JY, Kim DY, et al: Retrospective study of two biochemical markers for the risk assessment of oral bisphosphonate-related osteonecrosis of the jaws: can they be utilized as risk markers? *Clin Oral Implants Res* 22:100–105, 2011.

165. Dines JS, Strauss EJ, Fealy S, et al: Arthroscopic-assisted core decompression of the humeral head. *Arthroscopy* 23:103.e101–103.e104, 2007.

166. Beckmann J, et al: Precision of computer-assisted core decompression drilling of the femoral head. *Arch Orthop Trauma Surg* 126:374–379, 2006.

167. Israelite C, et al: Bilateral core decompression for osteonecrosis of the femoral head. *Clin Orthop Relat Res* 441:285–290, 2005.

168. Marcus ND, Enneking WF, Massam RA: The silent hip in idiopathic aseptic necrosis. Treatment by bone-grafting. *J Bone Joint Surg Am* 55:1351–1366, 1973.

169. Yang SH, et al: Clinical result of structural augmentation with cannulated bone screws for the treatment of osteonecrosis of the femoral head. *Orthop Surg* 1:42–46, 2009.

170. Marciniak D, Furey C, Shaffer JW: Osteonecrosis of the femoral head. A study of 101 hips treated with vascularized fibular grafting. *J Bone Joint Surg Am* 87:742–747, 2005.

171. Zhao D, Xu D, Wang W, et al: Iliac graft vascularization for femoral head osteonecrosis. *Clin Orthop Relat Res* 442:171–179, 2006.

173. Vendittoli PA, Lavigne M, Girard J, et al: A randomised study comparing resection of acetabular bone at resurfacing and total hip replacement. *J Bone Joint Surg Br* 88:997–1002, 2006.

174. Grecula MJ: Resurfacing arthroplasty in osteonecrosis of the hip. *Orthop Clin North Am* 36:231–242, x, 2005.

176. Shimmin AJ, Bare J, Back DL: Complications associated with hip resurfacing arthroplasty. *Orthop Clin North Am* 36:187–193, ix, 2005.

179. Sayeed SA, Johnson AJ, Stroh DA, et al: Hip resurfacing in patients who have osteonecrosis and are 25 years or under. *Clin Orthop Relat Res* 469:1582–1588, 2011.

180. Carlson ER, Basile JD: The role of surgical resection in the management of bisphosphonate-related osteonecrosis of the jaws. *J Oral Maxillofac Surg* 67:85–95, 2009.

181. Pautke C, et al: Fluorescence-guided bone resection in bisphosphonate-associated osteonecrosis of the jaws. *J Oral Maxillofac Surg* 67:471–476, 2009.

182. Freiberger JJ, et al: Hyperbaric oxygen treatment and bisphosphonate-induced osteonecrosis of the jaw: a case series. *J Oral Maxillofac Surg* 65:1321–1327, 2007.

184. Steinberg ME, et al: Osteonecrosis of the femoral head. Results of core decompression and grafting with and without electrical stimulation. *Clin Orthop Relat Res* 199–208, 1989.

185. Wang CJ, et al: Treatment for osteonecrosis of the femoral head: comparison of extracorporeal shock waves with core decompression and bone-grafting. *J Bone Joint Surg Am* 87:2380–2387, 2005.

186. Wang CJ, Yang YJ, Huang CC: The effects of shockwave on systemic concentrations of nitric oxide level, angiogenesis and osteogenesis factors in hip necrosis. *Rheumatol Int* 31:871–877, 2011.

187. Kuribayashi M, et al: Vitamin E prevents steroid-induced osteonecrosis in rabbits. *Acta Orthop* 81:154–160, 2010.

188. Zaidi M, et al: ACTH protects against glucocorticoid-induced osteonecrosis of bone. *Proc Natl Acad Sci U S A* 107:8782–8787, 2010.

189. Houdek MT, Wyles CC, Martin JR, et al: Stem cell treatment for avascular necrosis of the femoral head: current perspectives. *Stem Cells Cloning* 7:65–70, 2014.

第 104 章

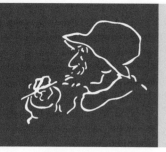

复发性多软骨炎

原著 Gaye Cunnane
周云杉 译　周云杉 校

关键点

复发性多软骨炎（RPC）是一种少见的，以发作性软骨炎症为主要表现的系统性自身免疫病。

经典的临床表现包括"菜花耳"及"鞍鼻"畸形。

该病可以引起上气道、眼、内耳、肾及血管的显著病理改变，甚至可以危及生命。

该病可以原发，也可以与骨髓增殖性疾病、血管炎或其他自身免疫/结缔组织病伴发。

尽管 RPC 没有特异的实验室指标，其诊断可以根据典型的临床症状和受累部位的病理特征确定。

鉴于该病多系统受累的特征，诊断与治疗需要多种方式结合。

由于疾病临床表现的异质性及缺乏对照研究，目前治疗以经验治疗为主。免疫抑制是治疗的核心。

复发性多软骨炎（relapsing polychondritis，RPC）是一种少见的、病因不明的自身免疫病，其特征是全身软骨结构（如耳、鼻、上呼吸道、胸壁、关节）反复发作性炎症[1]。非软骨结构也可受累，包括眼、内耳、心脏、血管及肾。高达 1/3 的本病与血管炎或骨髓增生异常综合征伴发。炎症的程度决定其经常需要使用免疫抑制剂治疗。正如病名提示那样，RPC 经常表现为间断发作的剧烈炎症。预后差别较大，5 年生存率 45% ～ 95%，主要取决于器官受累情况及治疗的并发症[2]。

该病最早在 1923 年由内科医师 Rudolf Jaksch von Wartenhorst 提出。他描述了一例具有典型症状的青年男性患者，并将之命名为多软骨病[1,3]。1960 年，

Pearson 等人对该病进行更详细的描述，并将之重新命名为复发性多软骨炎[4]。

流行病学

RPC 的全球发病率不详，根据美国明尼苏达州罗彻斯特的数据，该社区的年发病率为 3.5/100 万[4]。各个人种均可发病，无性别差异。发病高峰年龄为 40 ～ 50 岁，但该病在儿童[5]至 80 岁以上老年[6]中均有报道。目前未发现明显的家族遗传倾向[7]。

病理

正常软骨

根据细胞外基质的结构不同，软骨组织可分为透明软骨、弹性软骨及纤维软骨三种类型。软骨的细胞结构包括软骨细胞及由 II 型胶原、其他胶原、亲水蛋白聚糖和一系列基质蛋白组成的细胞外基质[8]。其中基质蛋白 matrilin-1，仅见于成人的呼吸道、耳、剑突及骨骼成熟前的关节软骨[9]。软骨是一种无血管结构，其营养源于邻近组织。软骨结构的弹性受到外部压力的影响。在正常成年人中，软骨更替缓慢，伴随不完全的修复功能[10]。随着年龄的增长，胶原纤维逐渐降解，这主要是由蛋白水解酶和其抑制剂失衡导致的[11]。

复发性多软骨炎软骨

关于组织微观结构如何受到 RPC 影响，目前数

据并不多，部分由于该病发病率不高，同时也由于该病的诊断多基于临床背景。在疾病的初期，HE 染色可见炎症细胞浸润软骨膜，包括淋巴细胞（CD4$^+$T 细胞）、巨噬细胞、中性粒细胞、嗜酸性粒细胞，而软骨结构尚未受影响[12-13]。免疫荧光下可见免疫球蛋白及软骨成分在软骨 - 软骨膜交界处的沉积[14]。随后，炎症细胞侵蚀软骨，释放蛋白水解酶如基质金属蛋白酶及组织蛋白酶[13,15]。随着软骨被破坏，其正常的嗜碱性染色结构消失，弹性及胶原纤维断裂[13]。

可观察到软骨结构缺失或坏死。软骨被纤维组织取代，部分区域伴有钙化。受累区域还可以见到肉芽肿及凝胶状囊肿[13]。

发病机制

虽然 RPC 的病因不明，但有证据支持自身免疫过程在其发病中的作用。受累软骨中出现炎细胞及免疫复合物、软骨成分自身抗体的表达、与人类白细胞抗原（human leukocyte antigen，HLA）-DR 的相关性、经常与其他自身免疫病并发以及免疫抑制治疗有效，均证实了上述假说。有研究在 RPC 患者中发现 II 型、IX 型及 XI 型胶原的自身抗体[9,16-18]，并且在呼吸道受累的患者中检测到 matrilin-1 和软骨寡聚蛋白（cartilage oligomeric protein，COMP）的自身抗体[19-22]。疾病活动期患者尿中可检测到 II 型胶原的新表位[23]。最近，表达于髓样细胞 -1 的可溶性触发受体的血清水平被视为与 RPC 疾病活动度相关的潜在生物学标志物[24]。促炎趋化因子参与募集单核细胞及调节巨噬细胞功能，如单核细胞趋化蛋白 -1、巨噬细胞炎性蛋白 -1β 及白介素（interleukin，IL）-8[25]，其在活动性 RPC 患者中的水平明显高于正常对照。RPC 患者肿瘤坏死因子表达也升高[25]。此外，II 型 HLA 也和 RPC 相关。RPC 患者 HLA-DR4 是正常人的两倍，但还未发现其特异性亚型[26]。HLA-DR6 与 RPC 患者的脏器受累情况呈负相关[27]。

几种动物模型有助于阐释 RPC 的发病机制。某些种系的小鼠或大鼠注射 II 型胶原后可诱导软骨炎的发病[28-29]。此外，HLA-DQ6ab8ab 转基因小鼠出现自发性多软骨炎，主要累及耳、鼻及关节[30]。一些利用 matrilin-1 诱导 RPC 啮齿动物模型的实验显示，T 细胞、B 细胞及补体在该病的发病机制中发挥重要作用[31]。该动物模型敲除 IL-10 后疾病严重程度增加，

提示这一内源性细胞因子有抑制炎症发作的作用。该病的始发因素、炎症反应的放大过程以及之后的软骨破坏过程目前均不明确。正常人体内，软骨属于免疫隔离部位[9]。然而，在 RPC 患者中，软骨成分暴露于免疫攻击之下，成为对免疫攻击易感的部位，导致持续性的系统性炎症和局部组织损伤。在遗传易感人群中，软骨微损伤，或感染 / 刺激因子与软骨结构存在分子模拟现象，可能触发一系列类似其他自身免疫病的炎症反应[13,33]。

临床特征

RPC 的诊断主要根据特征性的临床表现作出。RPC 的诊断标准见表 104-1。由于疾病反复发作的特性及少见性，其诊断有时会延迟。在一项研究中，从出现症状到确诊的平均延迟诊断时间为 2.9 年[34]。表 104-2 中列出各种临床表现的发生率。

耳鼻病变

RPC 最常见的临床表现为耳软骨炎。患者出现外耳上 2/3 软骨急性疼痛、红肿，而不累及耳垂[35]（补充图 104-1，见：ExpertConsult.com）。可单侧或双侧受累，在数周内自发缓解。反复发作导致耳部外观畸形、塌陷（图 104-1A 和 104-2）。尽管耳软骨

Table 104-1 Diagnostic Criteria

Major Criteria
Proven inflammatory episodes of ear cartilage
Proven inflammatory episodes of nose cartilage
Proven inflammatory episodes of laryngotracheal cartilage
Minor Criteria
Eye inflammation
Hearing loss
Vestibular dysfunction
Seronegative inflammatory arthritis

- Diagnosis is made by two major criteria or one major plus two minor criteria.
- Histologic examination of affected cartilage is not required.

Modified from Michet CJ Jr, McKenna CH, Luthra HS, et al: Relapsing polychondritis: survival and predictive role of early disease manifestations. Ann Intern Med 104:74-78, 1986.

表 104-2　复发性多软骨炎的临床表现

临床表现	发生率（%）	
	发病时	总体
耳软骨炎	39	85
鼻软骨炎	24	54
关节炎	36	52
眼部疾病	19	51
喉气管疾病	26	48
听力下降	9	30
皮疹	7	28
系统性血管炎	3	10
瓣膜功能异常	0	6
肋软骨炎	2	2

Modified from Michet CJ, McKenna CH, Luthra HS, et al: Relapsing polychondritis: survival and predictive role of early disease manifestations. Ann Intern Med 104:74-78, 1986; and Gergely P, Poór G: Relapsing polychondritis. Best Pract Res Clin Rheumatol 18:723-738, 2004.

炎是 RPC 最经典的表现，高达 85% 的患者在病程中出现耳软骨炎，但首发时即有耳软骨受累的患者仅占 40%[6]。耳软骨炎导致的外耳道肿胀可引起短暂的传导性耳聋。如并发内听动脉或其分支血管炎，则可出现感音神经性耳聋，有些患者还可伴随眩晕[34-35]。鼻软骨炎在约 10% 的患者发病时出现，在高达 70% 的患者全病程中出现[6,35]。反复炎症发作可导致鼻梁塌陷及面容改变——"鞍鼻畸形"（图 104-1B）。

呼吸道病变

上呼吸道病变可危及生命，因此应在发病初期就进行相关评估。约 50% 的 RPC 患者会出现呼吸道病变，其预后较差[36]。声音嘶哑、构音困难、持续性干咳或颈前触痛提示可能存在喉或气道受累。气管支气管树的炎症可导致气道塌陷、动力性梗阻以及急性呼吸衰竭，而反复炎症发作可引起声门下狭窄、慢性呼吸困难及容易感染[37,22]。试图进行气管插管或气管镜可能导致气道梗阻[34]。图 104-1C 和 D 展示了一名 RPC 患者的 CT 和气管镜表现。肋软骨炎可导致胸痛，从而进一步加重呼吸道症状。

心血管病变

RPC 患者中约 10% 可在病程中出现大小血管病变[38]。这种病变常见于长病程患者，即使在应用免疫抑制剂过程中也可出现[38-41]。主动脉炎症，最常见在主动脉弓或主动脉根水平，可导致动脉瘤形成及动脉壁不完整，且可进展迅速而无明显临床表现[34,40]。瓣膜受累更常见于男性患者[41]。主动脉瓣病变经常是由主动脉瓣环（而非主动脉本身）进行性扩张引起的[34]。二尖瓣炎症或乳突肌受累可引起二尖瓣反流[34]，而心肌炎可导致心功能衰竭和传导功能障碍[34,38]。亦有小血管受累的报道，可以累及皮肤、肾、睾丸、巩膜、内耳等系统[34,38,42]。也有报道称 RPC 与动脉及静脉血栓形成相关[34]。

眼部病变

约 65% 的 RPC 患者会出现眼部病变，最常见巩膜外层炎和巩膜炎[2]。反复炎症发作可导致巩膜变薄，导致眼呈蓝色[1]。合并干燥综合征的患者可出现干燥性角膜结膜炎。少见合并症还包括葡萄膜炎、视网膜血管炎和视神经炎。眼外肌麻痹、球旁水肿和眼球突出也可作为 RPC 症候群[2]。

肾病变

约 10%RPC 患者可出现蛋白尿或血尿[43]。肾病理改变包括系膜增生及节段坏死性新月体性肾小球肾炎[43]。电镜可见免疫球蛋白和补体沉积。在合并系统性红斑狼疮或其他风湿病时，也可出现相应的肾病变。有肾受累的 RPC 患者合并血管炎的比例更高，且预后更差[43]。

神经病变

中枢和外周神经系统受累较为少见，仅见于不到 10% 的患者[27]。颅神经病变是神经系统受累最常见的表现。其他症候如头痛、共济失调、偏瘫、横贯性脊髓炎、多发性单神经炎、无菌性脑膜炎及脑病等也均有报道。这些病变可能与血管炎或自身免疫性炎症有关[35,42,44]。

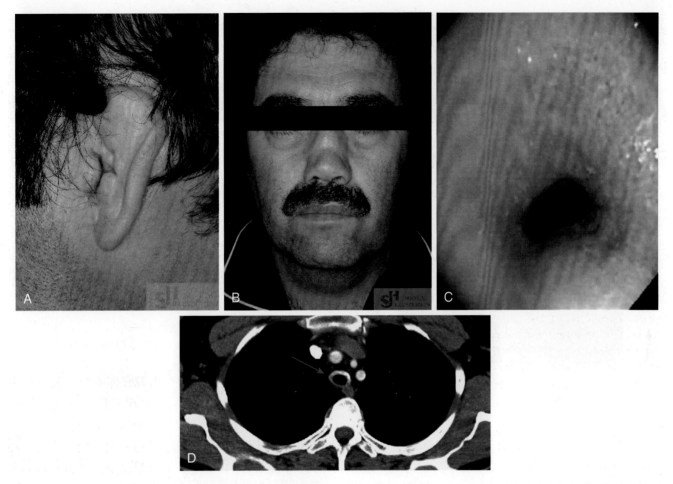

图 104-1 **A**．复发性多软骨炎（RPC）所致耳软骨上 2/3 处反复炎症发作后的慢性损伤。**B**．反复鼻软骨炎发作导致的鞍鼻畸形。**C**．支气管镜下见黏膜充血、水肿，气管软骨环正常结构缺失，气管变扁。**D**．RPC 患者的胸部 CT，箭头所指为气管变扁及钙化（A and B, Courtesy Mr. Anthony Edwards, Clinical Photographer, St. James's Hospital, Dublin, Ireland. C and D, Courtesy Dr. Finbarr O'Connell, Consultant Pulmonologist, St. James's Hospital, Dublin, Ireland.）

皮肤病变

皮肤和黏膜改变可见于约 50% 的 RPC 患者。35% 的 RPC 患者发病时可出现皮疹，而 90% 合并骨髓增生异常的患者可出现皮肤黏膜受累[45]。口腔阿弗他溃疡是最常见的症状。类似结节性红斑的外周结节可见于约 15% 的患者[45]。少见的皮肤病变包括肢体溃疡、网状青斑、脂膜炎、血栓性浅静脉炎、荨麻疹和血管神经性水肿。皮肤活检病理可表现为白细胞碎裂性血管炎、皮肤血管血栓形成或间隔性脂膜炎。

关节病变

肌肉骨骼表现较为常见，75% 的患者在病程中均可出现[35]。关节受累可为寡关节型或多关节型，最常见累及踝、腕、手、足关节。胸锁关节、肋软骨关节、胸骨柄关节等反复疼痛也有报道[1]。其他关节如骶髂关节也可出现炎症表现，但经常与合并血清阴性脊柱关节炎有关[46]。RPC 相关的关节炎多为非对称性、发作性、非侵袭性，且与 RPC 的活动性无关[35]。

并发疾病

RPC 常与血液系统、风湿性或血管性疾病并发。RPC 合并白塞病被称为 MAGIC 综合征：口腔和外生殖器溃疡伴有软骨炎症（mouth and genital ulcers with inflamed cartilage）[47]。在老年患者中，RPC 可与骨髓增生异常并发，预后更差[48-49]（表 104-3）。

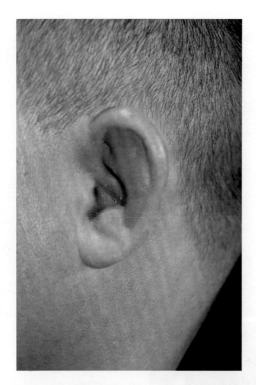

图 104-2 复发性多软骨炎（RPC）在耳上 2/3 处软骨慢性损伤基础上的急性病变（Courtesy Professor Iain McInnes, Glasgow, United Kingdom.）

鉴别诊断

不累及耳垂的耳软骨炎是 RPC 特有的表现。外伤或极端温度损伤可引起整耳（含耳垂）的红肿，需要和 RPC 相鉴别。绿脓假单胞菌和金黄色葡萄球菌可以引起单侧外耳道炎症，尤其在免疫抑制的患者中[50]。其他和软骨有关的感染包括麻风和梅毒。引起鼻软骨损伤的疾病包括外伤、局部感染或肉芽肿性病损，如 ANCA 相关性肉芽肿性血管炎或致死性中线肉芽肿。还需考虑是否应用鼻内可卡因。此外，多种炎症、风湿病、感染性疾病均可出现类似 RPC 的表现，尤其是多系统受累时。柯根综合征（Cogen's syndrome）是以角膜炎和听觉、前庭症状为主要表现的自身免疫炎性疾病，可以出现血管炎症，但与软骨炎无关[51]。系统性血管炎，如 ANCA 相关小血管炎、结节性多动脉炎、白塞病、类风湿关节炎或其他结缔组织病相关血管炎也需与 RPC 相鉴别，尤其临床表现不典型时。心脏瓣膜疾病，尤其是主动脉瓣关闭不全和主动脉根扩张，可见于马方综合征、梅毒及特发性囊性中层坏死，也可见于与 RPC 并发的疾病

表 104-3 和复发性多软骨炎相关的疾病

风湿病

类风湿关节炎

血清阴性脊柱关节炎

结缔组织病

血管炎

白塞病

血液系统疾病

骨髓增生异常综合征

淋巴瘤

恶性贫血

急性淋巴细胞性白血病

内分泌疾病

1 型糖尿病

甲状腺疾病：桥本病 /Graves 病 / 甲状腺功能减退

皮肤疾病

白细胞碎裂性血管炎

脂膜炎

白癜风

银屑病

扁平苔藓

其他疾病

炎性肠病

原发性胆汁性肝硬化

腹膜后纤维化

重症肌无力

Modified from Trentham DE, Le CH: Relapsing polychondritis. Ann Intern Med 129:114-122, 1998; and Francès C, el Rassi R, Laporte JL, et al: Dermatologic manifestations of relapsing polychondritis. A study of 200 cases at a single center. Medicine (Baltimore) 80:173-179, 2001.

（如强直性脊柱炎）。

辅助检查

常规实验室检查

常规实验室检查可发现非特异改变，如贫血或轻度血小板减少。炎症发作时常有急性期反应物升高。

尿液检查应常规进行，可发现亚临床肾受累或感染。自身免疫性检查多无特异性改变，除非合并其他自身免疫病。

组织活检 / 病理

典型表现的 RPC 诊断不需要做活检。然而，当诊断不明确时，软骨活检可见到如前所述的软骨周围炎表现（图 104-3）[9,34]。皮疹活检可能见到白细胞破碎性血管炎，其他常见表现包括脂膜炎、嗜中性皮病或皮肤血管闭塞[45]。

呼吸系统检查

所有怀疑 RPC 的病例（包括发病时无呼吸道症状的患者）均应进行肺功能检查。在新出现呼吸道症状时需要重复该检查（包括肺功能检查、肺容量和吸气 / 呼气流量 - 体积环）。如有异常，推荐进行胸部计算机断层扫描（computed tomography，CT）以发现气管或支气管狭窄或动力性气道塌陷，后者可能只能见于呼吸循环的呼气相[52-54]。肋软骨炎引起的肺外疾病可导致限制性通气功能障碍。正电子发射断层显像 /CT（Positron emission tomography/CT，PET/CT）扫描可有额外的获益，因为可以发现其他方法难以察觉的炎症病灶。PET/CT 也可以进行疗效评估，

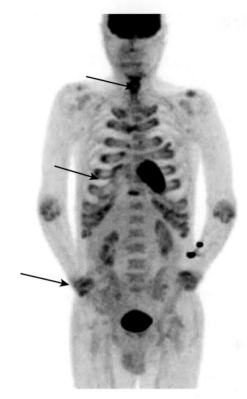

图 104-4　一例复发性多软骨炎患者的正电子发射断层显像 / 计算机断层扫描（PET/CT）。可见气管、肋软骨及上肢关节的氟脱氧葡萄糖摄取（箭头所示）（From Czepczyński R, Guzikowska-Ruszkowska I, Wyszomirska A: Relapsing polychondritis detected by PET/CT. Eur J Nucl Med Mol Imaging 39:1366-1367, 2012. Courtesy of Springer.）

在治疗干预后可见炎症减少[55-57]（图 104-4）。

除非有特殊需求，否则不推荐气管镜，以避免上气道损伤等意外，进而加速诱发呼吸衰竭。然而，间接喉镜有助于监测气道受累程度。超声气管镜也可用于疾病监测[58]。

心血管检查

超声心动图是检查心瓣膜和主动脉根部的必要检查。此外，许多系统性炎症疾病都和粥样硬化相关。尽管病例报道不多，RPC 患者同样也可以出现。其他心血管危险因素也需要筛查。

眼部检查

诊断时就应进行常规眼底检查。如果发现异常和（或）症状进展建议前往专科就诊。

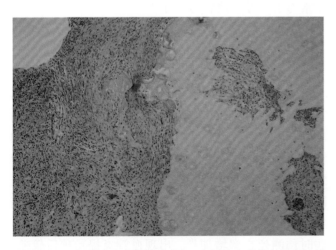

图 104-3　一例表现为声带麻痹的 75 岁男性患者的气管活检病理。HE 染色可见明显的侵蚀软骨的炎症反应（Courtesy Drs. Mary Toner and Mairin McMenamin, Department of Pathology, and Mr. John Kinsella, Department of Ear, Nose, and Throat, St. James's Hospital, Dublin, Ireland.）

影像学检查

受累关节的普通放射线检查可见关节间隙变窄或关节周围骨量减少。除非合并其他风湿病，否则骨侵蚀很少见。双能 X 线骨密度可发现骨含量减少，这主要是由于潜在炎症或全身一般情况较差引起的。

其他检查

目前基因检查对诊断的意义不大。血清中软骨生物标志物如 COMP 或反映软骨自身免疫现象的指标（如 II、IX、XI 型胶原或 matrilyin-1 的自身抗体）并不常见，且其在监测疾病活动方面的意义也不明确 [20,22,59]。一项近期的报道发现一例伴随边缘系统脑炎的 RPC 患者血清和脑脊液中存在抗谷氨酸受体抗体 GluR ε2 [60]。文献也提到其他生物学标志物，如尿 II 型胶原分解产物有潜在应用价值 [23]。近期制订的 RPC 疾病活动指数可能有助于这种罕见疾病患者的临床评估 [61]。

治疗

非甾体抗炎药和小剂量糖皮质激素可以有效控制鼻、耳或胸廓较轻的炎症。氨苯砜可用于非致命性软骨炎症 [1,62]，也有报道应用秋水仙碱治疗耳软骨炎 [63]。然而有潜在致命风险或重度软骨炎的患者需要大剂量激素治疗，通常剂量为 1 mg/kg，当炎症消退后缓慢减量 [1,62]。尽管 RPC 通常对激素敏感，但完全停药有复发的风险，许多患者需要长期应用维持剂量糖皮质激素或考虑其他免疫抑制剂。在激素减药困难或临床表现较重，如存在血管炎或气道累的患者中，可考虑应用缓解病情的药物。

由于该病较为罕见，目前没有治疗干预 RPC 的对照研究。然而，甲氨蝶呤、环磷酰胺、霉酚酸酯、硫唑嘌呤、苯丁酸氮芥和环孢素均有成功治疗某些 RPC 患者的报道 [34,63-70]。来氟米特治疗 RPC 的疗效存在争议 [71-72]。血浆置换可用于顽固病例 [34,73]。此外，也有静脉免疫球蛋白成功治疗顽固性 RPC 的报道 [74]。有一些病例报告及小样本病例分析描述生物制剂治疗本病。然而，与肿瘤坏死因子抑制剂相关的治疗结果存在差异。在那些治疗有效的患者中，可以在用药过程中观察到急性期反应物的进行性下降 [75-80]。

抗 B 细胞治疗无效的报道要多于有效的报道 [75,81-82]。少数的病例报道提示 IL-1 受体拮抗剂有效 [83-84]。IL-6 抑制剂托珠单抗对本病也有治疗作用，包括合并难治性炎症及血管炎的病例 [85-90]。然而，另外一项研究发现该药对本病疗效不佳，并提示该药可能仅应用于 IL-6 升高的患者，这可能有助于预测疗效 [91]。阿巴西普，一种细胞毒性 T 淋巴细胞相关蛋白 4（CTLA4）- 免疫球蛋白 1（IgG1）的融合蛋白，也对 RPC 有效，尤其是关节和软骨的炎症，但是内脏器官受累的患者应用获益不大 [92-93]。另有对自体干细胞移植成功治疗难治性 RPC 的报道 [94]。但是，尚不清楚这些治疗能否改变本病的自然病程。

对 RPC 的治疗应该从多个角度入手。对疾病并发症的认识及早期识别病理改变可能挽救生命。需重点关注上气道受累，任何手术前都应向麻醉团队重点警示此病。有症状的气道阻塞可能需要气管切开、气管支架或夜间正压通气，以预防患者睡眠时气道塌陷。喉气管重建在本病患者中应用的经验较少，这一干预措施仅应在疾病静止期进行 [95]。治疗主动脉根部扩张、主动脉瘤或瓣膜疾病的心脏手术一般预后较好，但 12% 的患者会出现术后开裂的并发症 [40,96-97]。大多数病例术后需要免疫抑制治疗。对于感音神经性耳聋的患者，耳蜗移植通常有效，且能明显恢复听力 [98]。有报道骨移植可成功纠正鞍鼻畸形 [99-100]。尚未发现激素水平变化或妊娠与 RPC 病情活动有关 [101]。但是有几篇文章报道了妊娠期间病情活动的治疗，通常以激素为主，母婴预后均良好 [102-103]。

预后

RPC 是一种发作性、进展性疾病，可导致靶器官的组织损伤。有些患者病情较轻，仅以反复发作的软骨炎为主要表现，另外一些患者可出现危及生命的情况。最常见的死因是由疾病本身或免疫抑制治疗导致的肺部感染 [34]。年轻患者中，发病时的预后不良因素包括贫血、血尿、上气道受累、关节炎和鞍鼻畸形。而年长患者（大于 51 岁）中，只有贫血可在发病时预测死亡率增加 [6]。出现血管炎提示预后较差，5 年生存率 45% [36]。1986 年，Michet 和其同事报告的 10 年生存率为 55%，而在 1998 年，Trentham 和他的同事报告的 10 年生存率为 94% [6,34]，这可能和疾病监测、治疗方面的进展有关。

结论

　　RPC 是一种以软骨结构（如耳上部、近端气道、眼、肾、心脏瓣膜和血管）的发作性炎症为典型表现的系统性自身免疫病。本病可以独立存在，或与其他炎症性疾病伴发。气管或心血管受累可导致危及生命的情况。免疫抑制治疗，包括生物制剂，对改善临床表现有效。推荐对 RPC 进行全方位的治疗，以改善这一罕见病的发病率及死亡率。

 本章的参考文献也可以在 ExpertConsult.com 上找到。

参考文献

1. Chopra R, Chaudhary N, Kay J: Relapsing polychondritis. *Rheum Dis Clin North Am* 39:263–276, 2013.
2. Yoo JH, Chodosh J, Dana R: Relapsing polychondritis: systemic and ocular manifestations, differential diagnosis, management and prognosis. *Semin Ophthalmol* 26:261–269, 2011.
3. Jaksch-Wartenhorst R: Polychondropathia. *Wien Arch Inn Med* 6:93–100, 1923.
4. Pearson CM, Kline HM, Newcomer VD: Relapsing polychondritis. *N Engl J Med* 263:51–58, 1960.
5. Fonseca AR, de Oliveira SK, Rodrigues MC, et al: Relapsing polychondritis in childhood: three case reports, comparison with adulthood disease and literature review. *Rheumatol Int* 33:1873–1878, 2013.
6. Michet CJ, McKenna CH, Luthra HS, et al: Relapsing polychondritis: survival and predictive role of early disease manifestations. *Ann Intern Med* 104:74–78, 1986.
7. Papo T, Wechsler B, Bletry O, et al: Pregnancy in relapsing polychondritis: 25 pregnancies in 11 patients. *Arthritis Rheum* 40:1245–1249, 1997.
8. Golding MB: Cartilage and chondrocytes. In Firestein GS, Budd RC, Gabriel SE, et al, editors: *Kelley's textbook of rheumatology*, ed 9, Philadelphia, 2013, Elsevier Saunders, pp 1712–1718.
9. Hansson AS, Holmdahl R: Cartilage-specific autoimmunity in animal models and clinical aspects in patients—focus on relapsing polychondritis. *Arthritis Res* 4:296–301, 2002.
10. Goldring MB: Articular cartilage. In Klippel JH, editor: *Primer on the rheumatic diseases*, ed 12, Atlanta, 2001, Arthritis Foundation, pp 10–16.
11. Burrage PS, Brinckerhoff CE: Molecular targets in osteoarthritis: metalloproteinases and their inhibitors. *Curr Drug Targets* 8:293–303, 2007.
12. Kumakiri K, Sakamoto T, Karahashi T, et al: A case of relapsing polychondritis preceded by inner ear involvement. *Auris Nasus Larynx* 32:71–76, 2005.
13. Arnaud L, Mathian A, Haroche J, et al: Pathogenesis of relapsing polychondritis: a 2013 update. *Autoimmun Rev* 13:90–95, 2014.
14. Valenzuela R, Cooperrider PA, Gogate P, et al: Relapsing polychondritis. Immuno-microscopic findings in cartilage of ear biopsy specimens. *Hum Pathol* 11:19–22, 1980.
15. Ouchi N, Uzuki M, Kamataki A, et al: Cartilage destruction is partly induced by the internal proteolytic enzymes and apoptotic phenomenon of chondrocytes in relapsing polychondritis. *J Rheumatol* 38:730–737, 2011.
16. Foidart JM, Abe S, Martin GR, et al: Antibodies to type II collagen in relapsing polychondritis. *N Engl J Med* 299:1203–1207, 1978.
17. Yang CL, Brinckmann J, Rui HF, et al: Autoantibodies to cartilage collagens in relapsing polychondritis. *Arch Dermatol Res* 285:245–249, 1993.
18. Alsalameh S, Mollenhauer J, Scheuplein F, et al: Preferential cellular and humoral immune reactivities to native and denatured collagen types IX and XI in a patient with fatal relapsing polychondritis. *J Rheumatol* 20:1419–1424, 1993.
19. Hansson AS, Heinegård D, Piette JC, et al: The occurrence of autoantibodies to matrilin 1 reflects a tissue-specific response to cartilage of the respiratory tract in patients with relapsing polychondritis. *Arthritis Rheum* 44:2402–2412, 2001.
20. Buckner JH, Wu JJ, Reife RA, et al: Autoreactivity against matrilyn-1 in a patient with relapsing polychondritis. *Arthritis Rheum* 43:939–943, 2000.
21. Saxne T, Heinegård D: Involvement of nonarticular cartilage, as demonstrated by release of a cartilage-specific protein, in rheumatoid arthritis. *Arthritis Rheum* 32:1080–1086, 1989.
22. Kempta Lekpa F, Piette JC, Bastuji-Garin S, et al: Serum cartilage oligomeric matrix protein (COMP) level is a marker of disease activity in relapsing polychondritis. *Clin Exp Rheumatol* 28:553–555, 2010.
23. Kraus VB, Stabler T, Le ET, et al: Urinary type II collagen neoepitope as an outcome measure for relapsing polychondritis. *Arthritis Rheum* 48:2942–2948, 2003.
24. Sato T, Yamano Y, Tomaru U, et al: Serum level of soluble triggering receptor expressed on myeloid cells-1 as a biomarker of disease activity in relapsing polychondritis. *Mod Rheumatol* 24:129–136, 2014.
25. Stabler T, Piette JC, Chevalier X, et al: Serum cytokine profiles in relapsing polychondritis suggest monocyte/macrophage activation. *Arthritis Rheum* 50:3663–3667, 2004.
26. Lang B, Rothenfusser A, Lanchbury JS, et al: Susceptibility to relapsing polychondritis is associated with HLA-DR4. *Arthritis Rheum* 36:660–664, 1993.
27. Zeuner M, Straub RH, Rauh G, et al: Relapsing polychondritis: clinical and immunogenetic analysis of 62 patients. *J Rheumatol* 24:96–101, 1997.
28. Cremer MA, Pitcock JA, Stuart JM, et al: Auricular chondritis in rats: an experimental model of relapsing polychondritis induced with type II collagen. *J Exp Med* 154:535–540, 1981.
29. McCune WJ, Schiller AL, Dynesius-Trentham RA, et al: Type II collagen induced auricular chondritis. *Arthritis Rheum* 25:266–273, 1982.
30. Bradley DS, Das P, Griffiths MM, et al: HLA-DQ6/8 double transgenic mice develop auricular chondritis following type II collagen immunization: a model for human relapsing polychondritis. *J Immunol* 161:5046–5053, 1998.
31. Hansson AS, Heinegård D, Holmdahl R: A new animal model for relapsing polychondritis induced by cartilage matrix protein (matrilin 1). *J Clin Invest* 104:589–598, 1999.
32. Hansson AS, Johansson AC, Holmdahl R: Critical role of the major histocompatibility complex and IL-10 in matrilin-1-induced relapsing polychondritis in mice. *Arthritis Res Ther* 6:R484–R491, 2004.
33. Alissa H, Kadanoff R, Adams E: Does mechanical insult to cartilage trigger relapsing polychondritis? *Scand J Rheumatol* 30:311, 2001.
34. Trentham DE, Le CH: Relapsing polychondritis. *Ann Intern Med* 129:114–122, 1998.
35. McAdam LP, O'Hanlan MA, Bluestone R, et al: Relapsing polychondritis: prospective study of 23 patients and a review of the literature. *Medicine* 55:193–215, 1976.
36. Letko E, Zafirakis P, Baltatzis S, et al: Relapsing polychondritis: a clinical review. *Semin Arthritis Rheum* 31:384–395, 2002.
37. Gergely P, Poór G: Relapsing polychondritis. *Best Pract Res Clin Rheumatol* 18:723–738, 2004.
38. Del Rosso A, Petix NR, Pratesi M, et al: Cardiovascular involvement in relapsing polychondritis. *Semin Arthritis Rheum* 26:840–844, 1997.
39. Barretto SN, Oliveira GH, Michet CJ, et al: Multiple cardiovascular complications in a patient with relapsing polychondritis. *Mayo Clin Proc* 77:971–974, 2002.
40. McCarthy EM, Cunnane G: Treatment of relapsing polychondritis in the era of biologic agents. *Rheumatol Int* 30:827–828, 2010.
41. Lang-Lazdunski L, Hvass U, Paillole C, et al: Cardiac valve replacement in relapsing polychondritis. A review. *J Heart Valve Dis* 4:227–235, 1995.
42. Michet CJ: Vasculitis and relapsing polychondritis. *Rheum Dis Clin North Am* 16:441–444, 1990.
43. Chang-Miller A, Okamura M, Torres VE, et al: Renal involvement in relapsing polychondritis. *Medicine* 66:202–217, 1987.
44. Willis J, Atack EA, Kraag G: Relapsing polychondritis with multi-

focal neurological abnormalities. *Can J Neurol Sci* 11:402–404, 1984.

45. Francès C, el Rassi R, Laporte JL, et al: Dermatologic manifestations of relapsing polychondritis. A study of 200 cases at a single center. *Medicine (Baltimore)* 80:173–179, 2001.

46. Pazirandeh M, Ziran BH, Khandelwal BK, et al: Relapsing polychondritis and spondyloarthropathies. *J Rheumatol* 15:630–632, 1988.

47. Firestein GS, Gruber HE, Weisman MH, et al: Mouth and genital ulcers with inflamed cartilage: MAGIC syndrome. *Am J Med* 79:65–72, 1985.

48. Hebbar M, Brouillard M, Wattel E, et al: Association of myelodysplastic syndrome and relapsing polychondritis: further evidence. *Leukemia* 9:731–733, 1995.

49. Myers B, Gould J, Dolan G: Relapsing polychondritis and myelodysplasia: a report of 2 cases and review of the current literature. *Clin Lab Haematol* 22:45–48, 2000.

50. Ninkovic G, Dullo V, Saunders NC: Microbiology of otitis externa in secondary care in United Kingdom and anti-microbial sensitivity. *Auris Nasus Larynx* 35:480–484, 2008.

51. Mazlumzadeh M, Matteson EL: Cogan's syndrome: an audiovestibular, ocular and systemic auto-immune disease. *Rheum Dis Clin North Am* 33:855–874, 2007.

52. Lee KS, Ernst A, Trentham DE, et al: Relapsing polychondritis: prevalence of expiratory CT airway abnormalities. *Radiology* 240:565–573, 2006.

53. Lin ZQ, Xu JR, Chen JJ, et al: Pulmonary CT findings in relapsing polychondritis. *Acta Radiol* 51:522–526, 2010.

54. Yasutake T, Nakamoto K, Ohta A, et al: Assessment of airway lesions using 'virtual bronchoscopy' in a patient with relapsing polychondritis. *Nihon Kokyuki Gakkai Zasshi* 48:86–91, 2010.

55. De Geeter F, Vandecasteele SJ: Fluorodeoxyglucose PET in relapsing polychondritis. *N Engl J Med* 358:536–537, 2008.

56. Yamashita H, Takahashi H, Kubota K, et al: Utility of fluorodeoxyglucose positron emission tomography/computed tomography for early diagnosis and evaluation of disease activity of relapsing polychondritis: a case series and literature review. *Rheumatology (Oxford)* 53:1482–1490, 2014.

57. Czepczyński R, Guzikowska-Ruszkowska I, Wyszomirska A: Relapsing polychondritis detected by PET/CT. *Eur J Nucl Med Mol Imaging* 39:1366–1367, 2012.

58. Miyazu Y, Miyazawa T, Kurimoto N, et al: Endobronchial ultrasonography in the diagnosis and treatment of relapsing polychondritis with tracheobronchial malacia. *Chest* 124:2393–2395, 2003.

59. Tani N, Ogoshi M, Kawakubo C, et al: Case of relapsing polychondritis showing elevation of anti-type II collagen antibody titer. *J Dermatol* 40:767–768, 2013.

60. Kashihara K, Kawada S, Takahashi Y: Autoantibodies to glutamate receptor GluRε2 in a patient with limbic encephalitis associated with relapsing polychondritis. *J Neurol Sci* 287:275–277, 2009.

61. Arnaud L, Devilliers H, Peng SL, et al: The Relapsing Polychondritis Disease Activity Index: development of a disease activity score for relapsing polychondritis. *Autoimmun Rev* 12(2):204–209, 2012.

62. Sharma A, Gnanapandithan K, Sharma K, et al: Relapsing polychondritis: a review. *Clin Rheumatol* 32:1575–1583, 2013.

63. Lahmer T, Treiber M, von Werder A, et al: Relapsing polychondritis: an autoimmune disease with many faces. *Autoimmun Rev* 9:540–546, 2010.

64. Park J, Gowin KM, Schumacher HR Jr: Steroid sparing effect of methotrexate in relapsing polychondritis. *J Rheumatol* 23:937–938, 1996.

65. Stewart KA, Mazanec DJ: Pulse intravenous cyclophosphamide for kidney disease in relapsing polychondritis. *J Rheumatol* 19:498–500, 1992.

66. Ruhlen JL, Huston KA, Wood WG: Relapsing polychondritis with glomerulonephritis. Improvement with prednisone and cyclophosphamide. *JAMA* 245:847–848, 1981.

67. Goldenberg G, Sangueza OP, Jorizzo JL: Successful treatment of relapsing polychondritis with mycophenolate mofetil. *J Dermatolog Treat* 17:158–159, 2006.

68. Michelson JB: Melting corneas with collapsing nose. *Surv Ophthalmol* 29:148–154, 1984.

69. Svenson KL, Holmdahl R, Klareskog L, et al: Cyclosporin A treatment in a case of relapsing polychondritis. *Scand J Rheumatol* 13:329–333, 1984.

70. Priori R, Paroli MP, Luan FL, et al: Cyclosporin A in the treatment of relapsing polychondritis with severe recurrent eye involvement. *Br J Rheumatol* 32:352, 1993.

71. Koenig AS, Abruzzo JL: Leflunomide induced fevers, thrombocytosis and leukocytosis in a patient with relapsing polychondritis. *J Rheumatol* 29:192–194, 2002.

72. Handler RP: Leflunomide for relapsing polychondritis: successful long-term treatment. *J Rheumatol* 33:1916, 2006.

73. Botey A, Navasa M, del Olmo A, et al: Relapsing polychondritis with segmental necrotizing glomerulonephritis. *Am J Nephrol* 4:375–378, 1984.

74. Terrier B, Aouba A, Bienvenu B, et al: Complete remission in refractory relapsing polychondritis with intravenous immunoglobulins. *Clin Exp Rheumatol* 26:136–138, 2008.

75. Kemta Lekpa F, Kraus VB, Chevalier X: Biologics in relapsing polychondritis: a literature review. *Semin Arthritis Rheum* 41:712–719, 2012.

76. Carter JD: Treatment of relapsing polychondritis with a TNF antagonist. *J Rheumatol* 32:1413, 2005.

77. Mpofu S, Estrach C, Curtis J, et al: Treatment of respiratory complications in recalcitrant relapsing polychondritis with infliximab. *Rheumatology (Oxford)* 42:1117–1118, 2003.

78. Cazabon S, Over K, Butcher J: The successful use of infliximab in resistant relapsing polychondritis and associated scleritis. *Eye* 19:222–224, 2005.

79. Saadoun D, Deslandre CJ, Allanore Y, et al: Sustained response to infliximab in 2 patients with refractory relapsing polychondritis. *J Rheumatol* 30:1394–1395, 2003.

80. Lahmer T, Knopf A, Treiber M, et al: Treatment of relapsing polychondritis with the TNF alpha antagonist adalimumab. *Clin Rheumatol* 29:1331–1334, 2010.

81. Leroux G, Costedoat-Chalumeau N, Brihaye B, et al: Treatment of relapsing polychondritis with rituximab: a retrospective study of 9 patients. *Arthritis Rheum* 61:577–582, 2009.

82. Ratzinger G, Kuen-Speigl M, Sepp N: Successful treatment of recalcitrant relapsing polychondritis with monoclonal antibodies. *J Eur Acad Dermatol Venereol* 23:474–475, 2009.

83. Wendling D, Govindaraju S, Prati C, et al: Efficacy of anakinra in a patient with refractory relapsing polychondritis. *Joint Bone Spine* 75:622–624, 2008.

84. Vounotrypidis P, Sakellariou GT, Zisopoulos D, et al: Refractory relapsing polychondritis: rapid and sustained response in the treatment with an IL-1 receptor antagonist (anakinra). *Rheumatology* 45:491–492, 2006.

85. Kawai M, Hagihara K, Hirano T, et al: Sustained response to tocilizumab, anti-interleukin-6 receptor antibody, in two patients with refractory relapsing polychondritis. *Rheumatology* 48:318–319, 2009.

86. Wallace ZS, Stone JH: Refractory relapsing polychondritis treated with serial success with interleukin 6 receptor blockade. *J Rheumatol* 40:100–101, 2013.

87. Stael R, Smith V, Wittoek R, et al: Sustained response to tocilizumab in a patient with relapsing polychondritis with aortic involvement: a case-based review. *Clin Rheumatol* 34:189–193, 2015.

88. Narshi CB, Allard SA: Sustained response to tocilizumab, anti-IL-6 antibody, following anti-TNF-alpha failure in a patient with relapsing polychondritis complicated by aortitis. *Rheumatology* 51:952–953, 2012.

89. Loricera J, Blanco R, Castañeda S, et al: Tocilizumab in refractory aortitis: study on 16 patients and literature review. *Clin Exp Rheumatol* 32(S82):79–89, 2014.

90. Moulis G, Sailler L, Pugnet G, et al: Biologics in relapsing polychondritis: a case series. *Clin Exp Rheumatol* 31:937–939, 2013.

91. Wendling D, Godfrin-Valnet M, Prati C: Treatment of relapsing polychondritis with tocilizumab. *J Rheumatol* 40:1232, 2013.

92. Peng SL, Rodriguez D: Abatacept in relapsing polychondritis. *Ann Rheum Dis* 72:1427–1429, 2013.

93. Moulis G, Pugnet G, Sailler L, et al: Abatacept in relapsing polychondritis. *Ann Rheum Dis* 72:e27, 2013.

94. Kötter I, Daikeler T, Amberger C, et al: Autologous stem cell transplantation of treatment-resistant systemic vasculitis. *Clin Nephrol* 64:485–489, 2005.

95. Xie C, Shah N, Shah PL, et al: Laryngotracheal reconstruction for relapsing polychondritis: case report and review of the literature. *J Larnygol Otol* 127:932–935, 2013.

96. Dib C, Moustafa SE, Mookadam M, et al: Surgical treatment of the cardiac manifestations of relapsing polychondritis. *Mayo Clin Proc* 81:772–776, 2006.

97. Jacobs CE, March RJ, Hunt PJ, et al: Repair of a complex thoracic aneurysm from relapsing polychondritis. *Vasc Endovascular Surg* 47:387–389, 2013.

98. Seo YJ, Choi JY, Kim SH, et al: Cochlear implantation in a bilateral sensorineural hearing loss patient with relapsing polychondritis. *Rheumatol Int* 32:479–482, 2012.

99. Haug MD, Witt P, Kalbermatten FD, et al: Severe respiratory dysfunction in a patient with relapsing polychondritis: should we treat the saddle nose deformity? *J Plast Reconstr Aesthet Surg* 62:e7–e10, 2009.

100. Tobisawa Y, Shibata M: A case of saddle nose deformity caused by relapsing polychondritis: a long-term follow-up report after iliac bone grafting. *J Plast Reconstr Aesthet Surg* 66(11):1621–1622, 2013.

101. Krakow D, Greenspoon JS, Firestein GS: Relapsing polychondritis and pregnancy—normal fetal outcomes despite maternal flares. *J Clin Rheumatol* 2:118, 1996.

102. Bellamy N, Dewar CL: Relapsing polychondritis in pregnancy. *J Rheumatol* 17:1525–1526, 1990.

103. Tsanadis GD, Chouliara ST, Voulgari PV, et al: Outcome of pregnancy in a patient with relapsing polychondritis and pyoderma gangrenosum. *Clin Rheumatol* 21:538, 2002.

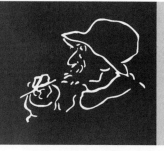

第 105 章

遗传性结缔组织病

原著 Deborah Krakow

李懿莎 译 左晓霞 校

关键点

遗传性结缔组织病是一组遗传多样性疾病的总称，往往表现为身高的极度变异，有的患者非常矮小（侏儒），而有的患者身材高大。

骨软骨发育不良或骨骼发育不良是一组多达 450 余种的异质性疾病，常伴有身材矮小及矫形外科并发症。

这类疾病主要依靠影像学、临床以及分子标准进行诊断。

其中许多疾病的分子机制研究取得巨大进展，可为临床诊断和患者及其家属的生育选择提供依据。

在成骨不全、代谢性贮积病和马方综合征中，已有多种治疗方案推荐使用，这可能有助于改善患者的生活质量，延长寿命。

遗传性结缔组织病是一组以骨骼组织异常为特征的异质性疾病，主要累及软骨、骨、肌腱、韧带和肌肉。这类结缔组织病依靠临床表现以及分子标准进行分类诊断，可进一步分为以下亚型：①主要影响软骨和骨的疾病（骨骼发育不良）；②主要影响结缔组织的疾病，包括 Ehlers-Danlos 综合征（Ehlers-Danlos syndrome，EDS）、马方综合征（Marfan syndrome）以及其他表现为细胞外基质分子异常的疾病，如编码腓骨蛋白 5 的基因突变导致的皮肤松弛综合征 [1]。骨骼发育不良可以造成附肢骨骼和中轴骨的大小和形态异常，常导致不成比例的身材矮小。直至 20 世纪 60 年代初，大多数身材矮小的患者被认为患有垂体性侏儒症、软骨发育不全（短肢侏儒症）或 Morquio 病（短躯干侏儒症）。目前，根据临床、影像学和分子标准，遗传性结缔组织病可分为 450 多种疾病。这类疾病由基因突变所致，突变基因包括编码细胞外基质蛋白、转录因子、肿瘤抑制因子、信号传导蛋白、酶、分子伴侣、细胞内结合蛋白、RNA 加工分子、纤毛蛋白的基因以及一些功能未知的基因 [2]。

骨骼发育不良

骨骼发育不良，或骨软骨发育不良，是一类以全身骨骼异常为特征的疾病。虽然每种骨骼发育不良相对少见，但这类疾病在出生时的总体发病率约为 1/5000[3]。这类疾病的严重程度不一，轻者表现为早发性关节病，重者可因肺功能不全导致围产期死亡。这类患者可存在严重的骨科、神经科以及心理方面的并发症。许多患者因为持续性疼痛、累及大关节的关节炎以及骨、软骨、肌腱、韧带异常所致的背痛等骨科症状而就诊。

胚胎学

人类骨骼（来源于希腊语 skeletos，"枯竭"）由 206 块骨组成（126 块附肢骨骼、74 块中轴骨和 6 块听小骨）。骨骼系统除了骨和软骨外，还包括肌腱、韧带和肌肉，它有着复杂的胚胎学起源，在人的一生中发挥着许多重要功能，包括线性生长、运动的机械支持、储存血液和矿物质、保护重要器官等。

在胎儿发育期，骨架结构已经形成。在这一时期，复杂的遗传基因调控决定了未来骨骼的数目、大小和形状 [4]。不凝结的间充质在骨形成部位进行细胞凝集（软骨原基），两种机制参与了这一过程 [5]。在软骨内成骨过程中，间充质首先分化出一个软骨原型（原基），然后原基中心降解、矿化，最后被破骨样细胞清除。这个过程向骨两端延伸，同时伴有血管的进入和骨原细胞的涌入。在骨干中间区域的骨膜产生成骨细胞，成骨细胞可以合成皮质，即初级骨化中心。在软骨原基的两端，发生类似的软骨清除过程（次级骨化中心），残留的部分软骨原型"陷落"在初级和次级骨化中心之间。这一区域称为软骨生长板或骨骺。在生长板有四种类型的软骨细胞：储备、静止、增殖和肥大软骨细胞。生长板的这些软骨细胞经过增殖、肥大、降解这一系列严密的调控过程，最终被骨骼取代，形成初级骨松质。这是骨发生的主要机制，也是骨骼增长、关节面增大的机制。与之相反，颅顶扁平骨、部分锁骨及耻骨则是以膜内成骨的方式形成，来源于间充质细胞的纤维组织直接分化为成骨细胞，直接成骨。这些过程受特定遗传基因的直接调控，编码这些过程的基因异常往往导致骨骼发育不良 [5]。

软骨结构

胶原占成人关节软骨重量的 2/3，对机体的结构起支持作用。胶原是一种由单一分子（单体）组成的蛋白质家族，这些单体组成三条多肽链，形成三螺旋结构。在三螺旋结构中，第三个氨基酸均为甘氨酸残基，全链结构为 Gly-X-Y，其中 X 和 Y 通常为脯氨酸和羟脯氨酸。胶原螺旋可以由相同的链组成（同型三聚体），如 II 型胶原；也可以由不同的链组成（异三聚体），如 I 型胶原 [6]。

胶原广泛分布于全身，以组织特异的方式表达 33 种胶原基因产物，产生 19 种三螺旋胶原。胶原依据在细胞外基质中形成的结构可进一步细分。最丰富的胶原为纤维类胶原（I、II、III、V 和 XI 型），它们之间的广泛交联可为高应力组织提供必需的机械应力，如软骨、骨和皮肤 [7]。另一种是三螺旋结构中断的纤维相关胶原（fibril-associated collagens with interrupted triple helices，FACIT），包括 IX、XII、XIV 和 XVI 型胶原。这些胶原与纤维类胶原及其他细胞外分子（包括聚集蛋白聚糖、软骨寡聚基质蛋白以及其他硫酸化蛋白聚糖）相互作用 [8]。VIII 型和 X 型胶原是非纤维类短链胶原，X 型胶原是肥大软骨细胞在软骨内成骨过程中表达最多的细胞外基质分子 [8]。关节软骨中的主要胶原类型为 II、IX、XI 和 X 型等纤维类胶原。在发育的软骨中，核心纤维网是由 II、IX 和 XI 型胶原交联的共聚物 [9]，形成骨干复合物以供其他结构蛋白结合。编码这些胶原的基因突变将导致多种骨骼发育不良（表 105-1），这也说明了这些分子在骨骼发育过程中的重要性。

分类和命名

早在 20 世纪 70 年代，人们就已开始认识到遗传性结缔组织病的遗传和临床异质性，并对这些疾病的复杂性有了新的认识。因此人们多次尝试对这些疾病进行分类，以便临床医生能够有效地诊断，并确定病因（骨骼结构疾病的国际命名，1970、1977、1983、1992、2001、2005 和 2010 年）[2]。最初的分类以单纯的临床描述为基础。近年来随着对这些疾病遗传学基础的深入了解，疾病分类沿用了既往使用的临床描述（包括人名名词和希腊术语），并且将相同分子及通路异常的疾病归入同一疾病家族。表 105-1 列出了部分软骨发育不良的疾病分类。目前最常用的鉴别骨骼疾病的方法是通过 X 线检查发现骨骼的影像学异常。影像学根据长骨异常的部位（骨骺、干骺端和骨干）来进行分类（图 105-1）。这些骨骺、干骺端和骨干的异常又可根据是否累及脊柱进一步分类（脊柱 - 骨骺、脊柱 - 干骺端、脊柱 - 骨干）。其中每个类别的疾病又可以根据其临床和影像学表现进一步划分成为不同的疾病。

临床评估和特征

骨骼发育不良是一类以全身骨骼异常为特征的疾病，常导致不成比例的身材矮小。患者常以不成比例的身材矮小为主诉，如有可能应在特定的性别种族生长曲线中做好标记。大多数不成比例的身材矮小的患者患有骨骼发育不良，而成比例的身材矮小的患者则存在内分泌、营养、出生前生长缺陷或其他非骨骼发育不良性的遗传性疾病。但也有例外，如先天性甲状腺功能低下常表现为不成比例的身材矮小，而轻型成骨不全和低磷酸酯酶症患者的身材比例正常。

常规的体格检查不一定能立即发现不成比例的体型异常。因此，考虑患者可能存在骨骼发育不良时，应进行一些必要的人体测量，如上下身长之比（upper-to-lower segment，U/L）、坐高、两臂伸展距

表 105-1　软骨发育不良的分类

发育不良	遗传方式	基因
软骨发育不全组		
软骨发育不全	AD	*FGFR3*
Ⅰ 型致死性发育不良	AD	*FGFR3*
Ⅱ 型致死性发育不良	AD	*FGFR3*
软骨发育不全	AD	*FGFR3*
软骨发育不良	AD	*FGFR3*
SADDAN	AD	*FGFR3*
Osteogleophonic 发育不良	AD	*FGFR1*
严重脊柱发育不良		
ⅠA 型软骨发生不全	AR	*TRIP11*
Opsismodysplasia	AR	*INPPL1*
变形性骨发育不良组		
纤维软骨增生	AR	*COL11A1*，*COL11A2*
Schneckenbecken 发育不良	AR	*SLC35D1*，*INNPI1*
变形性骨发育不良	AD	*TRPV4*
短肋发育不良（多指）组		
短肋多指综合征（包括窒息性胸廓发育不良）	AR	*DYNC2H1*，*NEK1*，*WDR60*，*WDR35*，*IFT80*，*WDR34*，*IFT172*，*TCTEXD1*，*DYNC2LI1*
软骨外胚层发育不全	AR	*EVC1*，*EVC2*
胸廓 - 喉 - 盆骨发育不良	AD	未知
Omodysplasia 组		
Ⅰ 型 Omodysplasia	AD	未知
Ⅱ 型 Omodysplasia	AR	*GPC6*
细丝蛋白相关疾病		
Ⅰ 型骨发育不全	AD	*FLNB*
Ⅲ 型骨发育不全	AD	*FLNB*
Larsen 综合征	AD	*FLNB*
Ⅱ 型耳腭指综合征	XLR	*FLNA*
Melnick-Needles 骨发育不良	XLD	*FLNA*
畸形性骨发育不良组		
ⅠB 型软骨发生不全	AR	*DTDST*
Ⅱ 型软骨发生不全	AR	*DTDST*
畸形性骨发育不良	AR	*DTDST*
隐性遗传性多发性骨骺发育不良	AR	*DTDST*
Dys-segmental 发育不良组		
Silverman-Handmaker 型 Dys-segmental 发育不良	AR	*HSPG2*

续表

发育不良	遗传方式	基因
Rolland-Desbuquois 型 Dyssegmental 发育不良	AR	HSPG2
Ⅱ型胶原病		
Ⅱ型软骨发生不全	AD	COL2A1
Kniest 发育不良	AD	COL2A1
先天性脊柱骨骺发育不良	AD	COL2A1
Strudwick 型脊柱骨骺发育不良	AD	COL2A1
脊柱外周发育不良	AD	COL2A1
关节眼病（Stickler 综合征）	AD	COL2A1
XI型胶原病		
Stickler 发育不良	AD	COL11A1
耳 - 脊柱 - 骨骺发育不良	AR	COL11A2
Weissenbacher-Zweymuller 综合征	AD	COL11A2
其他脊柱骨骺发育不良		
Pakistan Ⅰ型脊柱干骺端发育不良	AR	ATPSK2
迟发性脊柱骨骺发育不良	XLR	SEDL
进行性假性类风湿性发育不良	AR	WISP3
Dyggve-Melchior-Clausen 发育不良	AR	Dymeclin
Wolcott-Rallison 发育不良	AR	EIF2AK3
尖头股骨发育不良	AR	IHH
Schimke 免疫 - 骨发育不良	AR	SMARCAL1
Sponastrime 发育不良	AR	未知
脊柱骨骺干骺端发育不良伴关节松弛	AR	B3GALT6
	AD	KIF22
多发性骨骺发育不良和假性软骨发育不良		
Fairbanks 和 Ribbing 型多发性骨骺发育不良	AD	COL9A1，COL9A2，COL9A3，MATN3，COMP
假性软骨发育不全	AD	COMP
点状软骨发育不良		
肢根型点状软骨发育不良	AR	PEX7，DHAPAT，AGPS
Conradi-Hunermann 型点状软骨发育不良	XLD	EBP
积水 - 异位钙化 - 虫蚀样骨	AR	LBR
Brachytelephalangic 型点状软骨发育不良	XLR	ARSE
干骺端发育不良		
Jansen 型干骺端软骨发育不良	AD	PTHrP
Eiken 发育不良	AR	PTHrP
Bloomstrand 发育不良	AR	PTHrP
Schmidt 型干骺端软骨发育不良	AD	COL10A1
McKusick 型干骺端软骨发育不良	AR	RMRP

续表

发育不良	遗传方式	基因
胰腺功能不全并周期性粒细胞减少的干骺端软骨发育不良	AR	*SBDS*
腺苷脱氨酶缺乏症	AR	*ADA*
脊柱干骺端发育不良		
Koslowsk Ⅰ 型脊柱干骺端发育不良	AD	*TRPV4*
Corner fracture 型脊柱干骺端发育不良	AD	未知
短躯干脊柱发育不良		
短躯干症（Hobaek 型）（Toledo 型）	AR	未知
短躯干症（Maroteaux 型）	AR	*TRPV4*
短躯干症（AD）	AD	*TRPV4*
肢中部发育不良		
软骨骨生成障碍	XLD	*SHOX*
Lange 型肢中部发育不良	XLR	*SHOX*
Robinow 型肢中部发育不良	AD	
	AR	*ROR2*
肢端和肢端肢中段发育不良		
Acromicric 发育不良	AD	*FBNI*
Geleophysic 发育不良	AR	*ADAMTSL2*
	AD	*FBNI*
Ⅰ 型毛发 - 鼻 - 指（趾）综合征	AD	*TRPS1*
Ⅱ 型毛发 - 鼻 - 指（趾）综合征	AD	*TRPS2*
肢端骨发育不全	AD	*PDE4D*，*PRKAR1A*
Grebe 发育不良	AR	*CDMP1*
Hunter-Thompson 肢端肢中段发育不良	AR	*CDMP1*
Maroteaux 型肢中段发育不良	AR	*NPRB*
膜成骨受累明显的发育不良		
锁骨颅骨发育不良	AD	*CBFA1*
弯曲骨发育不全		
躯干发育异常	AD	*SOX9*
Stüve-Wiedemann 发育不良	AR	*LIFR*
伴多发性脱位的发育不良		
Desbuquois 综合征	AR	*CANT1*，*XYLT1*
假性畸形发育不良	AR	未知
伴关节松弛的脊柱骨骺干骺端发育不良	AR	*B3GALT6*

AD，常染色体显性遗传；AR，常染色体隐性遗传；SADDAN，伴有发育延迟及黑棘皮症的严重软骨发育不良；SP，散发；XLR，X 连锁隐性遗传；XLD，X 连锁显性遗传

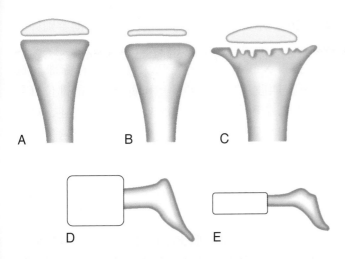

图 105-1 A ～ E 为软骨发育不良的放射学分类，其中 A ～ C 为长骨，D ～ E 为椎骨。**A** 和 **D**. 正常；**B**. 骨骺异常；**C**. 干骺端异常；**E**. 脊柱异常

离，测量值应精确到 cm。坐高能准确测量头与躯干的长度，需要采用特定的仪器才能得到精确的测量值。U/L 比值易于测量，能得到准确的结果。下身长为耻骨联合到足跟内侧地面的距离。上身长为身高减去下身长。高加索人在 8 ～ 10 岁儿童阶段的 U/L 值约为 1.0，成人的 U/L 比值约为 0.95。对于不成比例身材矮小的患者，其 U/L 值的变化取决于他们是否存在短肢和（或）短躯干。短肢、躯干正常者，其 U/L 值增大；短躯干、四肢正常者，其 U/L 值减小

（图 105-2）。另外，还可以通过测量两臂伸展距离来判断是否存在身材比例不协调。正常人的两臂伸展距离与身高基本一致（1∶1）。短肢患者的两臂伸展距离远远小于身高。

正如所有遗传性疾病，获取准确的家族史非常重要。家族史应包括所有以前受影响的儿童和近亲婚配者。骨骼发育不良具有遗传异质性，可为常染色体显性遗传、常染色体隐性遗传、X 染色体隐性遗传、X 染色体显性遗传，或以罕见的遗传机制遗传给下一代，如种系嵌合、单亲源二体、染色体重排等。准确的诊断和复发风险的评估对患者及家属的生育决策有很大影响。对身材矮小患者的另一个担忧是非随机婚配行为增多，将导致生育结果难以预测[10]。例如，纯合子的软骨发育不良是致死性的，许多遗传两个显性突变（复合杂合子）的新生儿因严重的骨骼畸形而早期死亡[11]。准确获取身材矮小出现时间也非常重要，应了解症状是否在患者出生后即出现，或是在患者 2 ～ 3 岁时才出现。在 450 例骨骼发育不良的患者中，约有 100 例在产前起病，许多患者直到幼年才出现比例不协调的身材矮小及关节症状[2]。

详细的体格检查有助于做出正确诊断和鉴别类似疾病。当发现患者身材矮小、比例不协调、肢体受累时，确定患者躯体受累的部分十分重要：近端部分（肢根；肱骨、股骨）、中段部分（肢中部；桡骨、尺骨、胫骨、腓骨）、远端部分（肢端；手、足）。

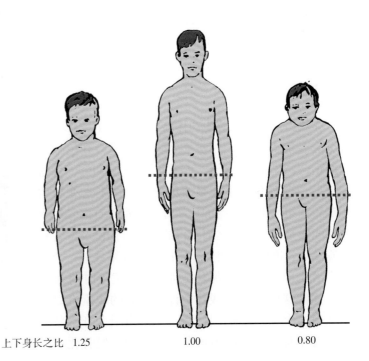

图 105-2 8 ～ 10 岁短肢和短躯干侏儒症患儿的上下身长之比（U/L）。左边为短肢侏儒症患儿，U/L 增大；右边为短躯干侏儒症患儿，U/L 减小

上下身长之比　1.25　　　　　1.00　　　　　0.80

骨骼疾病中可见许多头面部先天性畸形。患病个体常有不成比例的巨大或相对较大的头部。额部隆起和鼻梁平坦是软骨发育不良的特征[12]，该病为最常见的骨骼发育不良之一。腭裂、小颌症常见于 II 型胶原异常，朝天鼻伴面中部异常扁平常见于点状软骨发育不良[13]，耳郭异常肿胀见于畸形性骨发育不良[14]。由于骨骼发育不良常合并眼部异常和听力丧失，这些患者应该完善眼科及听力相关筛查。

对患者手和足的深入评估有助于进一步鉴别这类疾病。轴后性多指症特征性见于软骨外胚层发育不良和短肋多指综合征（表 105-1）。短小、过度活动、径向移位的拇指见于畸形性骨发育不良。在软骨外胚层发育不良中，指甲常发育异常；在软骨毛发发育不全中，指甲常短而宽。畸形足可见于许多疾病，如 Kneist 发育不良、先天性脊柱骨骺发育不良、Larsen 综合征以及更为严重的成骨不全和畸形性骨发育不良。骨折最常见于两种类型的疾病：骨低矿化导致的疾病（成骨不全、低磷酸酯酶症、IA 型软骨发生不全），或骨过度矿化导致的疾病（骨硬化综合征和骨硬化性发育不全）。

虽然不常见，但骨骼外的其他器官、系统也可受累。先天性心脏缺陷可见于软骨外胚层发育不良（房间隔缺损），短肋多指综合征（复合出口缺陷，包括单独的室间隔缺损）和 Larsen 综合征（室间隔缺损）。胃肠道异常在骨骼疾病中罕见，但先天性巨结肠可见于软骨毛发发育不全，吸收不良综合征可见于 Schwachmann-Diamond 综合征，脐膨出可见于耳腭指综合征和 I 型骨发育不全。

诊断和检查

在获得详细的家族史和体格检查后，下一步是获得全套骨骼 X 线片。一整套的骨骼 X 线检查包括颅骨的正位、侧位和汤氏位，全脊柱的正、侧位，骨盆和四肢的前后位，手和足的单独位，特别是在新生儿期后。绝大部分重要的诊断骨骼发育不良的骨骼 X 线的线索是在青春期之前获得的。当骨骺已经融合到干骺端后，准确诊断将会非常困难。如果评估一个成年患者，应尽力尝试获取任何可用的童年时期 X 线片。凭借这些骨骼 X 线片中许多细微的线索可以做出准确的诊断。例如在骨骺区的点状钙化见于点状软骨发育不良，成年时不可见；跟骨的多发骨化中心

见于 20 多种疾病[15]；手缩短的类型能帮助鉴别许多疾病。

获得 X 线片后，要密切关注骨骼的特殊区域（脊柱、四肢、骨盆、颅骨）和病变累及的部位（骨骺、干骺端和椎骨）（图 105-3）。如前面所述，这些影像学异常可随年龄改变，尽可能获取跨越多个年龄阶段的 X 线片有助于诊断。骨折可见于成骨不全（所有类型；见表 105-1）和重型低磷酸酯酶症。在年龄偏大的患者中，骨折可见于矿化增加的疾病如骨硬化综合征。

软骨、骨组织的形态学研究已揭示许多骨骼发育不良中的具体异常表现[16]。在这些疾病中，软骨、骨形态的组织学评估有助于做出准确诊断，缺乏组织病理学改变依据则可以排除诊断（图 105-4）。这些研究需要在软骨生长板上完成，虽然可在围产期致死性骨骼疾病尸体解剖上进行，但是在非致命性疾病个体中获得软骨生长板组织学依据十分困难。如果患病个体（儿童）正进行手术，则髂峰活检标本可以用于评估病情，但随着对分子机制理解的深入，该操作较过去已明显减少。对这些疾病进行组织形态学研究，已让我们对其发病机制有了更深的了解。根据形态学依据，软骨发育不良可大致分为：①软骨内骨化质量异常；②细胞形态学异常；③基质形态学异常；④软

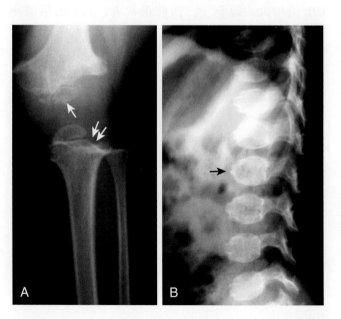

图 105-3　X 线片显示异常表现。**A.** 股骨远端、胫骨和腓骨近端显示不规则的小骨骺（单箭头）和不规则的干骺端（双箭头）。**B.** 脊柱侧位片显示椎体呈异常圆形，椎体前端中央呈鸟嘴状（箭头所示）

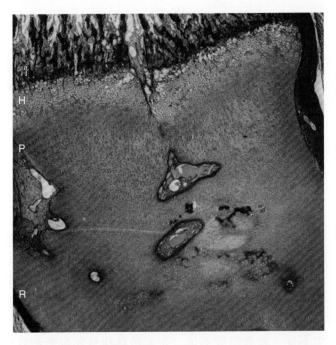

图 105-4 组织学分析天狼星红染色的 17 周人类胎儿生长板形态。图中已标出生长板的各个区域：H 代表肥大，P 代表增殖，R 代表静息

骨 - 骨转化区异常。例如，在致死性发育不良中，有一种软骨内骨化缺陷，主要表现为肥大区异常缩短，增殖带缩短，骨膜过度生长。在假性软骨发育不良中，软骨细胞的粗面内质网有一个明显的层状结构（高电子密度和低电子密度交替）；在畸形性骨发育不良中，大量异常基质沉积在软骨细胞周围产生特征性的环状结构。所有这些发现都具有特征性，有助于诊断这些疾病，并解释为何形态学研究是研究这些疾病的一部分。而且，表型谱中的疾病基于相似的软骨生长板形态学异常而归于骨骼疾病家族。

基因鉴定在这些疾病中取得很大进展，这对患者非常重要。如表 105-1 所示，对于已鉴定出致病基因的疾病，可以进行分子诊断测试。分子诊断可以用来证实临床和影像学诊断，预测家族中隐性遗传疾病的携带风险，在某些个体中，还可以对有风险的胎儿进行产前诊断。随着全外显子序列分析的商业化，许多高骨量和低骨量平行测序组以及罕见病的全外显子测序分析均得到应用。如果诊断明确，可以直接查询疾病基因。GeneTests 网站（www.genetests.org）是一个公共资助开发的医学遗传学网站，为医生提供有关疾病的信息和基因测试。

治疗

为了优化这组多样性疾病的治疗方案，需要充分了解这些疾病对医疗、骨骼和心理等方面的影响。这些工作最好在具有多学科团队合作的中心完成，包括成人内科医生、儿科医生、遗传学家以及骨科、风湿科、耳鼻喉科、神经内科、神经外科和眼科医生。

这些疾病导致的并发症大多为骨科并发症，且取决于具体的疾病类型。例如，与齿状突发育不全显著相关的疾病，如 Morquio 病、Ⅱ 型胶原病、变形性骨发育不良和 Larsen 综合征，应定期进行复查屈伸位片以评估 C1-C2 半脱位。如有半脱位证据，即有指征进行 C1-C2 固定手术。因为很多疾病都有颈椎异常，许多遗传学家建议进行屈曲位和伸展位影像学评估，包括所有此类病例的颈部 MRI[17]。膝内翻 - 下肢侧弯常见于引起腓骨过度生长的骨骼疾病。这会导致患者膝、踝疼痛，特别是儿童，应考虑行截骨矫正术。骨骼发育不良患儿和成年患者应定期检查视力及听力，因为他们依病情而异存在着潜在的近视、视网膜变性、青光眼、听力丧失的风险。

通常这些疾病的患者有明显的关节疼痛，在某些情况下可以出现关节活动受限。这些疾病大多数是由调控软骨功能的重要基因突变造成的，导致关节面的软骨难以提供足够的支撑和缓冲功能。许多患者因关节疼痛而就诊。评估疾病应进行 X 线片和 MRI 检查，适时寻找疼痛原因。在某些疾病中，如 Ⅱ 型胶原病、假性软骨发育不全、多发性骨骺发育不良和软骨毛发发育不全，到了成年期，膝关节或髋关节仅存留少量软骨，需要关节置换以缓解疼痛。最后，身材矮小的成年人超重是一个持续进展的问题，将导致长期不活动、失去功能、成人发病型糖尿病、高血压和冠心病[18]。

软骨发育不全是最常见的非致死性骨骼发育不良（约 1/20 000），以此为例说明如何处理这些疾病。这些患者大部分智力正常，有正常寿命，并能独立、高效生活。软骨发育不全患者的最终平均身高为男性 130 cm 和女性 125 cm，已有特定生长图表记录和追踪这些个体的线性增长、头围以及体重[19-20]。

在婴儿早期，枕骨大孔狭窄和（或）颈椎管狭窄有可能导致严重的脊髓压迫。在临床上，这些婴儿可有中枢性呼吸暂停、睡眠呼吸暂停、严重肌张力低下、运动发育迟缓以及多汗。需要进行 MRI 流动检查以检测梗阻；如果存在梗阻，需要减压手术。其他并发症仅在少数人中出现，包括鼻塞、胸腰椎后凸畸形和脑积水[21]。从儿童早期起，随着这些患儿开始走路，他们出现一些畸形，其中包括由于腓骨过度生长导致的腿部渐进性弯曲、腰椎前凸和髋关节屈曲挛缩。复发性耳部感染可导致慢性浆液性中耳炎和耳聋。很多这样的患者需要进行鼓膜置管术。颅面部异常会导致牙齿咬合不正，需要进行适当的治疗。在成人中，主要潜在的医疗并发症是脊髓根管受累，表现为下肢感觉异常、跛行、阵挛或膀胱直肠功能障碍。如若出现，需高度重视，如果没有进行适当的减压手术，可能导致脊髓瘫痪[21]。

对这些患者，生长激素在增高方面没有效果[22]。肢体延长手术已经能成功地增加肢体长度 12 英寸（≈ 30.5 cm）[23]，但这种技术需要在青少年时期进行且为期超过 2 年时间，且伴有并发症。于 1994 年发现了该病基因[24]，阐明了成纤维细胞生长因子受体 3 基因（FGFR3）突变的分子机制。尽管突变对受体激酶信号通路有许多影响，但丝裂原活化蛋白激酶（ERK）的活化增加是软骨发育不全症中生长板增殖缺陷的主要原因[25]。已发现该通路的抑制剂可作为该病的潜在治疗药物[26]。

终其一生，患有软骨发育不全和其他骨骼发育不良的患者和他们的家庭经历各种社会心理挑战[27]。这些挑战可以通过专门的医疗和社会保障系统加以解决。可以与宣传团体如美国侏儒组织（LPA；www.lpaonline.org）相互交流，他们会提供情感支持和医疗信息。

生化和分子异常

基于临床、放射学和组织形态学的相似性，骨骼发育不良分类被分类为多个骨发育不良家族[28]，这些家族有着共同的病理生理或通路机制。近年来，对这些疾病的基础生物学理解进展迅速。这源于成功的人类基因组计划，它改善了多种方法以鉴定致病基因，包括候选基因法、连锁分析、定位克隆、人 / 鼠同线性、全外显子组和全基因组分析（见表 105-1）。在这些骨软骨发育不良疾病中，已鉴定出超过 350 种致病基因，这些基因可被划分为以下几类，以了解其发病机制：①细胞外蛋白质缺陷；②代谢途径缺陷（酶，离子通道和转运蛋白缺陷）；③折叠和降解大

分子缺陷；④激素和信号转导缺陷；⑤核蛋白缺陷；⑤致癌基因和肿瘤抑制基因缺陷；⑦ RNA 和 DNA 加工分子缺陷；⑧细胞内结构蛋白缺陷；⑨分子伴侣缺陷；⑩纤毛成分缺陷；⑪ 未知功能的基因。仍有一些骨骼发育不良的疾病基因和发病机制尚不清楚，下文中描述了一些涉及骨骼发育不良的分子机制。

细胞外结构蛋白缺陷

Ⅱ型胶原和Ⅺ型胶原

因为Ⅱ型胶原主要存在于软骨、髓核和眼玻璃体里，人们推测伴有显著脊柱和眼部异常的骨骼疾病可能由Ⅱ型胶原缺陷引起。已在一系列从致死性到轻微的关节疾病中鉴定出Ⅱ型胶原缺陷，包括Ⅱ型软骨发生不良、软骨形成不足、先天性脊柱骨骺发育不良、脊柱外周发育不良、Strudwick 型脊柱骨骺发育不良、Kniest 发育不良、Stickler 综合征和"早发性"家族关节病。这些疾病被称为Ⅱ型胶原病，它们都由编码Ⅱ型胶原的 COL2A1 基因杂合突变所致[29-30]。来源于这些患者的软骨的生化分析显示，电泳检测出异常的Ⅱ型胶原。正常情况下Ⅰ型胶原不存在于软骨中，但在异常Ⅱ型胶原存在时，生长板的Ⅰ型胶原会增加。

最常见的突变类型是三螺旋中甘氨酸残基的替代突变[31-33]。在突变位点和疾病表型之间存在着一定相关性。在先天性脊柱骨骺发育不良中，甘氨酸替代物分散在整个分子中；然而，在 Kniest 发育不良中，突变则发生在分子的氨基末端[34-36]。Stickler 综合征具有遗传异质性，由 COL2A1 和 COL11A1 突变所致，非眼型由 COL11A2 突变导致[37-38]。在 Stickler 综合征中，COL2A1 和 COL11A1 突变往往是无义突变，导致产生提前翻译终止密码子；与 COL2A1 突变患者相比，COL11A1 突变患者倾向于出现更严重的眼部表型和听力丧失。

多种 COL11A2 突变的杂合子个体表现为非眼型 Stickler 综合征，这与眼玻璃体液中 COL11A2 的表达缺失相符。耳 - 脊柱 - 骨骺发育不良是由 COL11A2 失去功能的突变所致的一种罕见的常染色体隐性遗传疾病。这种疾病的影像学表现与 Kniest 发育不良有相似之处，但有严重的感觉神经性听力损害，却无眼睛受累。在Ⅺ型胶原突变疾病谱中，纤维软骨增生是

一种严重的骨骼发育不良，由 *COL11A1* 和 *COL11A2* 显性遗传突变和隐性遗传突变所致 [40-41]。

软骨寡聚基质蛋白

软骨寡聚基质蛋白基因杂合突变可导致假性软骨发育不全和多发性骨骺发育不良 [42]。软骨寡聚基质蛋白是血小板反应蛋白家族的成员，包括表皮生长因子结构域和钙结合钙调蛋白结构域 [43]。在假性软骨发育不全和多发性骨骺发育不良中，疾病产生的突变发生在钙调蛋白结构域，少数位于球状羧基末端的结构域。这两种疾病都与早发骨关节炎相关，特别是髋关节和膝关节，导致很多患者在成年早期接受关节置换术 [44]。

小结

虽然这些骨软骨发育不良是罕见疾病，但患者终身受到骨骼异常的困扰，起初是结构缺陷，然后线性生长受到影响，最后在以后的生活中失去作为缓冲垫的正常软骨结构。分子缺陷研究进展显示了软骨作为组织的复杂性和对正常骨骼的重要性。

成骨不全

成骨不全（osteogenesis imperfecta，OI）是一种遗传性骨骼疾病，是最早被认为是胶原缺陷的遗传疾病之一 [45]。尽管 OI 也是一种骨软骨发育不良，但是 OI 将与前文所述的软骨发育不良分开讨论。OI 是一种主要影响骨骼系统的全身性结缔组织疾病 [67]，发病率达 1/20 000。

最初，在 Sillence 临床分类中将 OI 分为 4 型 [46]。现在，在扩大遗传异质性的基础上有更多类型的 OI，但仍常将 OI 分为轻、中、重和致死性四类。由于这些类型有较大的临床变异性，各亚类将被分别讨论（表 105-2）。这些疾病都有着骨骼矿质过少的相同表型特点 [47]。

轻度成骨不全（Ⅰ型 OI）

Ⅰ型 OI 患者在临床病程、骨骼畸形程度、骨骼的放射学表现等方面程度较轻（表 105-2）。此型患者占 OI 比例最大。与同龄人或未受影响的家庭成员相比，患者身材相对矮小，但并没有其他类型严重。其中很多患者经历多次骨折，尤其是在童年。Ⅰ型 OI 患儿到 5 岁时可能已有 20 次骨折。

该病为常染色体显性遗传，在许多情况下，患者是家族中的首发病例。在成人期，巩膜逐渐从蓝色变成灰蓝至淡蓝色。有一些患者可能发生与血脂异常无关的老年环。其他报道的眼部缺陷包括巩膜软化、圆锥角膜和视网膜脱落 [48]。由于突变对牙本质的影响，牙齿经常表现出牙本质生成不全 [49]。乳牙和恒牙呈乳白色和半透明外观，常随年龄增加而变黑。牙釉质通常正常，但牙本质发育不良；牙釉质出现碎片脱落，并且牙齿容易受到侵蚀和损坏。患者的牙齿出现变色或灰色。这种表现在疾病中差异较大，但在 OI 家族中存在共分离现象。牙本质生成不全可以在各种类型的 OI 中出现。

在 10 ~ 30 岁期间，患者可能出现典型的高频感觉神经性或混合性听力丧失 [50]。与一般人群相比，这些患者的二尖瓣脱垂发生率并未增加，但也有报道显示个别家族出现主动脉根直径增加，部分患者主动脉瓣反流 [51]。许多患者诉有容易淤青，这可能是由于皮肤及其下血管突变所致。

轻度受累的患者可能在出生时没有骨折，偶有在分娩时发生锁骨骨折或肢体骨折。在影像学方面，受累的新生儿在颅骨侧位片上能看到沃姆骨，以及明显的骨质疏松，尤其是脊柱。出生后，骨折的频率取决于孩子的活动情况、下肢骨折后的制动需求和家庭对独立活动的态度。一般来说，这些患者在青春期前可能经历 5 ~ 15 次大骨折以及手指和足部小骨的数次骨折。典型情况下，青春期后骨折发生率大大下降，仅在晚年有所增加。接近 20° 的轻度脊柱侧凸较为常见。在椎体和外周骨骼可观察到骨质疏松，并随年龄增长而进展。在Ⅰ型 OI 中，长骨愈合通常不遗留明显畸形。与更严重的表型相比，Ⅰ型 OI 患儿只是偶尔需要置入髓内杆，并且几乎不常出现骨折部位的不愈合。

尽管影像学上能观察到伴有骨髓腔疏松和骨皮质变薄的骨质疏松，但许多Ⅰ型 OI 病例在常规的放射检查中被漏诊。通过双能 X 线吸光测定法对不同年龄的骨密度进行测量，均显示骨量显著减少。腰椎或股骨近端的 T 值（年轻成年人平均骨密度的标准差）常波动于 -2.5 ~ -4.0，与世界卫生组织规定的骨质疏

表 105-2 成骨不全的分类和分子基础

Sillence 分类*	OI 表型分类	遗传方式	生化异常	基因	机制
I	轻度	AD	I 型胶原合成减少 50%	COL1A1	结构缺陷
				COL1A2	单倍体不足
IV	中度	AD	I 型胶原链结构变化；	COL1A1	结构缺陷
		AR	过度修饰	COL1A2	
				TMEM38B	
				SP7	
III	重度进展性畸形	AD	I 型胶原链结构变化；	COL1A1	结构缺陷
		AR	过度修饰	COL1A2	3- 羟基化缺陷
			I 型胶原链结构变化；	CRTAP	分子伴侣
			过度修饰	P3H1	成骨细胞成熟
			I 型前胶原延迟加工	PPIB	
			I 型胶原生化分析正常	BMP1	
			骨骼组织学改变	FKBP10	
				SERPINH1	
				WNT1	
				SERPINF1	
				WNT1	
				SERPINF1	
				PEDF	
II	围产期致死	AD	I 型胶原链结构变化；	COL1A1	结构缺陷
		AR	过度修饰	COL1A2	3- 羟基化缺陷
				CATAP	
				P3H1	
				PPIB	
V	增生性骨痂形成	AD		IFITM5	
	关节挛缩（Bruck 综合征）	AR		PLOD2	
				FKBP10	
	产前骨皮质增生症（Caffey 病）	AD		COL1A1	

*Sillence 分类：最初的成骨不全分类

AD，常染色体显性遗传；AR，常染色体隐性遗传

松诊断相符。儿童骨密度低伴有反复骨折可能有助于识别 OI 患儿。

分子病理学

I 型 OI 是由于突变影响 I 型胶原的 COL1A1（I）和 COL1A2（I）多肽链所致。从轻度 OI 患者体内提取培养的成纤维细胞合成 I 型胶原的量较预期减少 1/2。除少数病例外，大部分已经报道的 I 型 OI 的突变是无义突变和移码突变，导致产生提前终止密码子[52-53]。

致死性成骨不全（II 型 OI）

约 10% 的 OI 患者有严重的新生儿时期的成骨不全，即致死性 OI。大多数病例由散发突变造成；然而，最近也有该病的隐性遗传报道[54-56]。这些婴儿有严重的骨脆性增加、不同愈合阶段的多发性宫内骨折、四肢畸形和偶发的胎儿水肿。影像学特征包括沃姆骨、多发性骨折、碎裂骨以及愈合骨痂形成所致的特征性串珠肋。

分子病理学

大多数病例为新生突变，例如新的显性突变；然而，也已发现常染色体隐性遗传形式[57]。致死性 OI 的生化异常是无法合成和分泌正常的 I 型胶原[57]。因此 I 型胶原在骨骼中的含量很低，大部分分泌出的胶原被异常地过度修饰，III 型和 V 型胶原量相对较高。骨胶原纤维比正常更细，在细胞内水平，I 型胶原被滞留在扩张的内质网里。

类似于其他形式的 OI，COL1A1 和 COL1A2A 编码基因的突变会导致显性型或新生型致死性 OI[58]。COL1A1 或 COL1A2 中任何一个甘氨酸 -X-Y 三联体中单个甘氨酸替换都会导致这种形式的 OI，因为一些小缺失将对三螺旋结构产生严重影响。隐性遗传形式在这些病例中占少数，相关基因如表 105-2 所示。其中一些隐性遗传形式是由 CRTAP（软骨相关蛋白）、P3H1（脯氨酰 -3- 羟化酶 1）和 PPBI（亲环素 B）的编码基因突变所造成。这些分子形成一个复合体，该复合体在脯氨酸 986（Pro986）第三位残基形成羟化（加一个—OH 基团）。这种单个残基的修饰能稳定胶原螺旋，但疾病的产生机制可能更为复杂，这种复合物可能作为伴侣分子起作用。

严重致畸性成骨不全（III 型 OI）

致畸性 OI 是临床最典型的 OI 类型，多为常染色体显性遗传（或新生突变），这与致命性 OI（II 型 OI）类似。最近研究发现了一些常染色体隐性遗传的病例（表 105-2）。这类 OI 患者表现为四肢严重畸形、明显的脊柱后侧凸、胸廓畸形及明显的身材矮小。生长发育迟缓程度严重，许多成年患者身高不超过 3 英尺（90 ~ 100 cm）。颅骨塑形异常发生在宫内和婴儿期，表现为额部隆起和特征性的三角形面容。在十岁以前，通过放射学检查可发现沃姆骨和囟门闭合延迟。

由于脊柱及胸廓的病变可使肺功能降低，因此，随病程延长，可导致限制性通气障碍和睡眠呼吸暂停。由于肺活量减低，肺功能不全是 III 型 OI 致死的原因之一。脊柱侧弯大于 60°的患者易发生呼吸系统损伤，需要进行肺部相关检查，许多患者需要辅助供氧。

颅底扁平症继发于颅底骨软化，当颅底陷入颈椎时，可能导致外耳道向上倾斜，这可引起交通性或阻塞性脑积水、颅神经瘫痪及上下神经元病变。头痛、复视、眼球震颤、颅神经痛、运动功能下降、泌尿功能障碍、呼吸损伤均是颅底凹陷症的并发症[59]。与 I 型 OI 不同，大多数 III 型 OI 成年患者为白巩膜。约 25% 的 III 型 OI 患者有牙本质发生不全，因此儿童期需要持续的牙科治疗。轻度的听力障碍较为常见，10% 的患者出现重度听力障碍。

这些患者存在显著的骨质疏松，易导致上下肢和椎体发生多处骨折，尤其是在青春期之前。I 型 OI 骨折愈合后正常不致畸，而 III 型 OI 的骨折常常导致骨骼畸形。骨骼 X 线片显示明显的骨质疏松，皮质变薄，骨干变窄，干骺端膨大并融入充满部分钙化软骨螺纹的骨骺发育不良区（即爆米花畸形）[60]。骨质疏松可导致椎体终板塌陷，致使脊柱后侧凸更加恶化。漏斗胸或鸡胸加重胸廓畸形[61]。此外，重量负荷缺乏会增加骨质疏松的严重程度，并增加骨折的风险。许多患者早期即需要依靠轮椅，或行走时需要器械辅助。

分子病理学

III 型 OI 的分子基础与 II 型 OI 类似，多为 COL1A1 和 COL1A2 杂合突变所致。突变包括散布于三螺旋结构内的甘氨酸替代或框内缺失。与 II 型 OI 一样，表 105-2 中所列多个基因隐性遗传突变可导致家族性复发。

中度成骨不全（IV 型 OI）

临床上，中度 OI（IV 型 OI）的表型介于轻度 I 型和 III 型 OI 之间，这一诊断有些主观。大多数情况下，这种类型为常染色体显性遗传。刚出生时很少发生骨折，部分患者直到快 10 岁时才发生初次骨折。骨折常累及脊柱、胸廓和四肢的骨骼，程度介于 I 型和 III 型 OI 之间，这些患者身材矮小，常有脊柱侧凸。患者可能有轻度面部畸形，但较 III 型 OI 轻。听力损伤较 I 型和 III 型 OI 轻。

大多数骨折发生于儿童时期，绝经期后女性或 50 岁以上男性可再次发生骨折[61]。骨折后常出现长骨畸形，这可导致行走困难。长骨和椎体的 X 线片显示明显的骨质疏松伴椎体塌陷。尽管有明显的皮质变薄、弯曲和粗化的小梁，但骨的总体结构正常。

分子病理学

Ⅳ型 OI 的分子机制与其他类型相似。突变出现在 COL1A1 和 COL1A2，包括甘氨酸替代和框内缺失。目前尚无证据显示存在Ⅳ型 OI 相关的常染色体隐性遗传形式。

Ⅴ型成骨不全

Ⅴ型 OI 在 2000 年时作为Ⅳ型 OI 的一类变异亚型被报道[62]。在最初报道的 7 例患者中，典型表现包括：中度骨折病史，增生性骨痂形成，由于关节中膜内骨形成而导致前臂旋前旋后受限，巩膜正常，无牙本质发生不全。骨活检标本示骨板间距不规则，形成网状外观，这不同于Ⅱ、Ⅲ、Ⅳ型 OI 中所见的编织骨。这种罕见类型的病因已经确定是 IFITM5 的杂合突变引起[63]。

成骨不全的骨组织病理学

与临床表型一样，成骨不全的骨组织病理学表现不一。矿化不全和矿化过度可出现同一标本中[47]。Ⅰ型 OI 的骨组织形态学相对正常，但骨板变薄、皮质宽度缩小所致的骨质疏松仍很明显。在更加严重的 OI 表型中，未成熟的编织骨和骨板层排列紊乱是其特征性表现[47]。

治疗

长期以来，维生素、激素及其他药物均尝试用于治疗 OI，但均未取得成功，包括补充矿物质、氟化物、雄激素类固醇、维生素 C 和维生素 D。在过去 15 年中，患儿接受肠外双膦酸盐治疗已取得较好疗效。重型 OI 患儿通过静脉使用帕米膦酸盐，可使骨量增加，缓解骨骼疼痛，降低骨折发生率[64]。在不同报道中成人与儿童剂量为 1 ~ 3 mg/kg，静脉用药间隔 2 ~ 4 个月，小剂量治疗方案亦有报道[64]。一般来说，儿童患者骨量明显增加，骨折发生率降低。改善最明显的部位是脊柱，椎体重塑可能有助于增加椎体高度。代谢研究发现血清钙离子浓度降低，甲状旁腺激素（PTH）水平升高。少数患者在静脉用双膦酸盐后发生副反应，包括急性期反应（输注后 24 小时）、耳炎及前庭失衡。目前推荐的治疗方案是使用双膦酸盐的同时补充足够的钙剂和维生素 D，以避免发生高钙尿症，维持血清正常维生素 D 水平。最近，特立帕肽试用于治疗成年 OI 患者，研究显示，轻度 OI 患者能从治疗中获益，但重型 OI 患者无效[65]。

数篇综述探讨了通过手术治疗纠正畸形、改善负重[66]。对于严重骨骼弯曲变形的患者可选择多处截骨术联合畸形骨髓内杆植入术[67]。适应证包括弯曲顶点多次骨折，站立困难，以及由于弯曲畸形导致肢体长度不等[68]。生长期的患儿首选扩展性（伸缩性）支撑杆，其优势在于所需调整次数较少。脊柱畸形较为常见，常呈进行性发展。当患者可以耐受复杂的重建手术时，在青少年期或成年早期行手术固定是较为理想的选择[69]。早期的颅底凹陷症可通过预防性枕 - 颈交界区后路融合并钢板固定阻止其进展[70]。脑干受压的重症患者可能需要接受经口前路减压术及后路器械融合术治疗。各型 OI 患者均存在发生早发性骨关节炎的风险，病因尚不明确。此类患者实施全关节成形术成功率较高，如符合手术指征，可适时安排治疗[71]。

所有 OI 患儿接受适当的康复治疗后病情均有改善[72]。在孩子开始走路时，使用轻质塑料作为支撑可以最大限度地减少微骨折和股骨上段弯曲。作为基础治疗及骨折制动后恢复，肌肉强化锻炼非常必要。游泳可能是最佳的运动方式，尤其是在温水泳池，现已作为持续康复治疗的一部分。

Ehlers-Danlos 综合征

Ehlers-Danlos 综合征（Ehlers-Danlos syndrome, EDS）是一组遗传和临床差异性较大的遗传性结缔组织病。此类疾病以关节过度活动为主要临床特征，伴有皮肤弹性和脆性增加。现已鉴定的 EDS 类型超过 10 种，1997 年提出了一种简化分类法，将 EDS 分为 6 种主要临床类型，包括经典型、过度活动型、血管型、脊柱后侧凸型、关节松弛型和皮肤脆裂型，一些罕见的 EDS 类型则被归为"其他类型"[73]。由于临床表现有较多的重叠，所以 EDS 在临床上有时很难分类。

Ehlers-Danlos 综合征（经典型）

临床特点

在报道的 EDS 患者中，经典型约占 80%[74]。经典型 EDS 遗传方式为常染色体显性遗传。最初 EDS 分为 Ⅰ、Ⅱ 两型，现在这两型均划分为经典型，但仍有部分医生沿用这种分类方法。既往，以关节松弛和皮肤脆性程度为基础区分 Ⅰ 型和 Ⅱ 型，Ⅰ 型较 Ⅱ 型轻。大多数原型 EDS 以不同程度的大小关节的过度伸展为特征表现，因此"过度伸展"的定义极为关键，但轻度"正常"松弛和过度伸展两者难以区分。Beighton 提出了临床实用的关节松弛分级评估方案[74]，具体如下：

1. 第 5 指被动背屈超过 90° = 每手计 1 分；
2. 拇指被动并置于桡骨屈肌表面 = 每手计 1 分；
3. 肘关节过伸超过 10° = 每侧计 1 分；
4. 膝关节过伸超过 10° = 每侧计 1 分；
5. 躯干屈曲向前，手掌平放于地面 =1 分；

总分 5 分或以上即可定义为关节过度活动。

经典型 EDS 患者可见到不同程度的大关节过伸，随年龄增长而减轻。患者常出现复发性关节脱位、与外伤相关的周期性关节积液和骨关节炎。在 EDS 可见双侧滑膜增厚，伴小块结晶物质沉积于滑膜绒毛中。在儿科关节炎门诊患者中，EDS 占 5% 左右[75]。患病孕妇发生胎膜早破是否引起患病婴儿早产一直存在争议[76]。EDS 患者具有宽鼻根、内眦赘皮的特征性面容，耳朵大而松弛，牵拉耳朵或肘部可见皮肤过度伸展。另一个过度活动的表现是舌尖可触及鼻尖（Gorlin 征）[77-78]。此外，舌系带缺失也是本病的特征之一[77]。

对于 EDS 患者，抚摸前臂皮肤可感受到特征性柔软感或"天鹅绒"触感。在部分患者的额部、颏下及下肢可见萎缩起皱、色素沉着的细小瘢痕（被称为卷烟纸样或纸样瘢痕）。通常情况下，外伤或手术造成的皮损愈合较慢。在前臂和下肢受压点可触及软疣状假瘤（皮下紫红色肿块，直径 0.5 ~ 3 cm），在 X 线片上亦可见。尽管许多患者自诉容易淤青，但仅在重型病例可见四肢瘀斑。严重的双下肢静脉曲张十分常见。

EDS 相关的肺部并发症包括自发性气胸、纵隔气肿和胸膜下大泡[79]。经典型 EDS 可并发二尖瓣脱垂、三尖瓣关闭不全，主动脉根扩张亦有报道[80-81]。

骨骼异常包括胸腰段脊柱后侧凸；颈长，类长颈鹿颈；胸部肋骨下斜；以及颈曲、胸曲、腰曲反向。偶尔可见胸椎椎体向前楔入。

Ehlers-Danlos 综合征（过度活动型）

过度活动型 EDS 是显性遗传疾病，表现为关节和脊柱显著的过度活动，复发性关节脱位，不同于过伸或天鹅绒触感的特征性皮肤软化。Ⅲ 型 EDS 患者可能皮肤正常。由于大小关节均有不同程度的关节松弛，多数患者有多发性脱位，可能需要手术修复。肩关节、髌骨及颞下颌关节是常见脱位部位。肌肉骨骼疼痛类似于纤维肌痛综合征综合征，患者常因慢性疼痛就诊。

良性过度活动综合征与本亚型鉴别较为困难。良性过度活动综合征表现为患者全身关节松弛，伴有肌肉骨骼症状，但皮肤正常[82]。此类患者没有 EDS 或马方综合征患者的典型病变。许多患者在 20 多岁至 30 多岁时出现风湿性症状，此类患者的诊断和治疗尚不清楚。

经典型和过度活动型 Ehlers-Danlos 综合征的结构和分子病理学

通过电子显微镜观察经典型和过度活动型 EDS 患者的病变组织，可见到异常大小或边缘粗糙的真皮胶原纤维，以及无序的弹性纤维[83]。

Ⅴ 型胶原是一种异三聚体组成的胶原蛋白，可通过与 Ⅰ 型胶原共同装配而稳定 Ⅰ 型胶原。约 50% 的经典型或过度活动型 EDS 患者存在 *COL5A1*（Ⅴ）或 *COL5A2*（Ⅴ）突变[84]。此外，部分经典型 EDS 患者为 *COL1A1* 的杂合突变[85]。

Ehlers-Danlos 综合征（血管型）

血管型 EDS 是重型 EDS 的一种，属于常染色体显性遗传病，曾被称为 Ⅳ 型 EDS。此型患者可出现动脉破裂，通常累及髂动脉、脾动脉、肾动脉及主动脉，可引起大出血及死亡[86]。动脉破裂可导致卒中或肢体筋膜室内出血。血管型 EDS 易发生内脏破裂，以及大肠系膜游离侧憩室反复破裂。虽然多数孕妇能顺利分娩，但仍可能发生早产、子宫或血管破裂[87-88]。

EDS 家族中典型的死亡原因是胃肠道破裂，围产期子宫破裂，肝动脉及其他血管破裂。

与其他类型的 EDS 相比，虽然Ⅳ型 EDS 可有小关节的轻度过度活动，但不累及大关节。由于患者皮肤具有薄、柔软、透明的特点，所以可见到明显的静脉走行，在胸壁尤为明显。此型患者皮肤不同于经典型天鹅绒触感，可能出现严重淤青。有一类亚型的血管型 EDS 患者具有特征性瘦脸、突眼和皮下脂肪缺乏的四肢，从而使患者呈现早衰外貌。外周关节挛缩和指端骨质溶解亦有报道[89]。咯血及二尖瓣脱垂伴发自发性血气胸十分常见[90]。因为组织易碎，所以外科修复破裂血管或内脏十分困难。麻醉与手术难点包括气管插管、术中自发性动脉出血、压力下撕裂血管的结扎等。对于此类患者，动脉造影也非常危险。患者病情难以预测，可能在影像学检查提示"正常"之后发生外观正常的主动脉或其他大血管破裂。

分子病理学

由于Ⅳ型 EDS 患者组织中缺乏Ⅲ型胶原，其在临床上被认为是与其他类型 EDS 截然不同的一种疾病，是 EDS 的一种单独类型。在皮肤、血管、空腔内脏壁上，Ⅲ型胶原以同源三聚体 [1（Ⅲ）3] 的形式存在。因编码 COL3A1 的基因杂合突变导致血管型 EDS，并影响Ⅲ型胶原的合成和分泌[90-92]。目前已发现多种类型的突变，如错义、无义及缺失，临床表型与Ⅲ型胶原突变之间未发现明显的对应关系。在这类疾病中，生化异常包括Ⅲ型胶原减少，或生成滞留在内质网中的异常同源三聚体，该三聚体被分泌后将形成异常的细胞外基质。目前已有针对该疾病的生化与突变分析，但对于这些患者仍无明确的最佳监测方案，尤其是血管事件。

经典型、过度活动型和血管型 Ehlers-Danlos 综合征的治疗

对于经典型、过度活动型、血管型 EDS 目前没有特效治疗。但是支持治疗十分必要，可以维持正常的关节功能，减轻关节疼痛。有计划的锻炼和肌力训练是有效的，并且有助于患者保持积极的态度。过度运动或慢性创伤可损害关节稳定性和关节面，致使患者预后不良。大关节过度活动的患儿和青年患者会喜欢体操或舞蹈等活动，但这些活动可以加重关节的过度活动和关节损伤。出现多发瘀斑时应考虑是否为出血性体质，特别是在进行择期手术时。经典型和过度活动型 EDS 是否存在出血倾向目前尚无一致意见，但该类患者在手术时失血比预期多。血管型 EDS 患者怀孕会增加死亡率，因此在我们中心不鼓励该类患者怀孕。

Ehlers-Danlos 综合征（关节松弛型）

关节松弛型 EDS 以前被称为ⅦA 及ⅦB 型 EDS，是另一种常染色体显性遗传疾病，因基因突变导致Ⅰ型胶原 N 末端错误加工所致[93-94]。关节松弛型 EDS 的特征是显著的全身关节过度活动，中度皮肤弹性，中度易瘀青，典型的圆脸伴面中部发育不全，以及身材矮小。患者皮肤柔软，脆性与弹性大。脊柱后侧凸和肌张力低下是常见的表现。这些患者常有多关节脱位，尤其是髋、膝、踝等大关节。这些关节脱位在新生儿期即可出现，特别是髋、踝关节脱位。患者经常因关节脱位需要行矫形手术，由于组织脆性大，使得矫形手术更为复杂。

分子病理学

ⅦA 型和ⅦB 型 EDS 现命名为关节松弛型 EDS，由影响Ⅰ型胶原 N 末端前肽切割位点的突变所致。关节松弛型 EDS 使人们对正常Ⅰ型胶原的形成过程有了新的认识。最先观察到的是未经加工的前胶原在患者真皮内沉积[95]，随后发现前胶原存在 N 末端和 C 末端伸展前肽，并由单独的酶将其移除，该综合征更清楚的定义为保留 N 末端肽的前胶原的沉积（pN 胶原）[96]。在导致前胶原沉积的两种截然不同的基因异常中，更常见的形式是突变导致 N 末端前胶原肽酶不能作用于前胶原切割位点。这是因 proCOL1A1（ⅦA 型 EDS）或 pro2COL2A1（ⅦB 型 EDS）链中氨基酸替代或缺失所致，导致一部分胶原链包含异常的 N 末端延伸区。COL1A1 或 COL1A2 分子中的 6 号外显子突变，改变了蛋白酶的切割位点。COL1A1 6 号外显子的突变对个体的影响比 COL1A2 的相似突变更为严重。

Ehlers-Danlos 综合征（皮肤脆裂型）

皮肤脆裂型 EDS 以前被称为 ⅦC 型 EDS，为常染色体隐性遗传。这种类型的患者皮肤极脆、柔软、易瘀青。其表型包括蓝巩膜、显著的关节过度活动、小颌畸形、大的脐疝、骨骺延迟、轻度多毛症[93]。与关节松弛型相比，皮肤脆裂型是因缺乏前胶原 N 前肽酶，影响酶的切割位点，且已发现该类患者的基因突变是纯合型。这种缺陷与牛羊皮肤脆裂症同源[97]。

Ehlers-Danlos 综合征（脊柱后侧凸型）

脊柱后侧凸型 EDS 以前被称为 Ⅵ 型 EDS，是一种常染色体隐性遗传病。该型表现包括严重的脊柱后侧凸、出生即开始出现的反复关节脱位、皮肤和关节过度伸展、构音不良、肌萎缩[98]。患者皮肤异常，呈苍白、透明、丝绒样；受伤后，伤口开裂，难以愈合。脊柱后侧凸型 EDS 的一个不同点为显著的眼部受累。患者有小角膜、视网膜脱落，部分患者因青光眼而失明。另外，严重的脊柱后侧凸者可能累及肺部和心脏，最终导致心肺衰竭。

分子病理学

脊柱后侧凸型 EDS 因赖氨酸羟化酶缺乏所致[99]。已发现多种赖氨酸羟化酶基因突变，包括提前终止密码子、氨基酸替代、内部缺失及复合杂合突变[99]。赖氨酸羟化酶缺陷影响前胶原肽中赖氨酰残基向羟基赖氨酸的转换。胶原中羟基赖氨酸含量缺乏的结果是其对交联的影响，交联有助于稳定成熟的胶原分子。

其他类型的 Ehlers-Danlos 综合征

多种少见类型的 EDS 与其他疾病存在重叠或者仅在少数人中报道，本章不进行讨论。

马方综合征

马方综合征是最常见的遗传性结缔组织病之一，为常染色体显性遗传，发病率为 1/10 000 ～ 20 000[100]，临床表现从严重的幼儿型到仅有轻微病变不等。尽管马方综合征给人印象最深的是与肌肉骨骼、心脏及眼部相关的病变，但患者也存在肺、神经系统及心理的并发症。马方综合征也是少数提倡用治疗延缓疾病进展的遗传性疾病之一，医生需认识其表型，因为很多患者可以出现危及生命的急症。

临床特点

马方综合征在一些患者和家族中的诊断困难，有时该病被过度诊断。关于该病严格的诊断标准于1996 年提出，并且在 2010 年修订[100]。1996 年的诊断主要依赖于骨骼、心血管、硬脑膜及眼的主要和次要临床表现。主要诊断标准包括 8 种典型骨骼表现中的 4 种，晶状体异位，累及主动脉窦的主动脉根扩张或主动脉夹层，CT 或 MRI 证实的腰骶部硬脊膜扩张。对家族成员进行诊断的主要标准包括父母、子女或兄弟姐妹中有人单独达到一项主要诊断标准，并且存在 *FBN1* 突变。在没有家族史的情况下诊断马方综合征需要存在累及两个系统的主要表现和第三个系统的受累。如果存在可导致马方综合征的突变，诊断需要满足一个主要诊断标准和第二个器官的受累。原因在于该病在家族内变异很大，有些个体存在杂合突变，目前未达到马方综合征的诊断标准，且可能有不同的预后[101]。与其他结缔组织病相似，马方综合征在表型上差别很大。

主动脉疾病导致动脉瘤样扩张和夹层形成是马方综合征的主要表现及主要死因[101]。50% 的患儿可出现主动脉扩张，且逐渐进展。超声心动图显示60% ～ 80% 的成人患者存在主动脉根扩张，并且可能累及主动脉其他部位如胸主动脉、腹主动脉，甚至颈动脉和颅内动脉。夹层通常从冠状动脉开口处上方开始，并延伸至主动脉全长。在马方综合征的患者中 60% ～ 70% 存在二尖瓣脱垂并反流。心力衰竭和心肌梗死可能是马方综合征病程中的并发症。孕妇发生主动脉夹层的风险更高，尤其是已经存在主动脉根扩张的妇女，这点在治疗育龄期女性患者时应予以考虑[102]。

蜘蛛指发生于 90% 的患者。以下是帮助判断蜘蛛指的方法：

- 拇指：拇指包裹在紧握的拳头内，当其长度超过小鱼际边缘时，Steinberg 试验阳性。
- 手腕：抓握对侧手腕，当拇指与第 5 指重叠时，

Walker-Murdoch 征阳性。

● 掌骨：掌骨指数通过 X 线检查测定，其长度的平均值除以第 2、3、4 掌骨中点的宽度。正常人掌骨指数为 5.4 ~ 7.9，马方综合征患者为 8.4 ~ 10.4。

胸椎后凸可能引起肺容量及残气量减少，并可致肺功能不全。40% 患者可能出现硬脑膜扩张，这是由硬脑膜、神经孔渐进性扩张及椎体骨质侵蚀致椎管扩大所致，通常累及脊柱下段[103]。在个别马方综合征患者中骨密度降低已有报道[104]。50% ~ 80% 的马方综合征患者可发生晶状体异位。晶体半脱位常为双侧，且多在 5 岁前发生。晶体通常向上移位，但也可向任何象限移位。在很多患者中因晶状体半脱位或继发急性青光眼而致视力下降。继发性近视、视网膜脱离、虹膜炎伴视力下降是主要的眼部表现[105]。

马方综合征患者在腰部和颈部可发生大的硬膜外静脉丛，这是诊断该综合征的一个主要标准。MRI 脊髓造影可发现充血的静脉丛，其与该综合征自发性颅内低压相关，而颅内低压也与硬脊膜撕裂相关。该类患者临床表现为剧烈的头痛、背痛及腿痛、神经根病及继发于脑移位的失禁。马方综合征的脊柱受累包括不转位椎体的椎弓根间距增加，椎体反转（背部正常后凸的扁平化和腰椎生理前凸的消失或后凸），椎体发育不良（长脊椎，凹度增大的长椎体）。脊柱侧弯是马方综合征治疗的主要问题之一。在一个研究队列中，脊柱侧弯平均发病年龄为 10.5 岁（3 ~ 15 岁之间），在青春期快速进展。如果机械支撑或物理治疗无法阻止其进展，应该考虑脊柱融合术，尤其是当曲度超过 45°~ 50° 时[106-107]。

鉴别诊断

高胱氨酸尿症

高胱氨酸尿症与马方综合征在骨骼与眼部症状方面有部分相似，是主要需鉴别诊断的疾病[108]。高胱氨酸尿症是一种常染色体隐性疾病。这种与硫代谢相关的代谢性疾病表现出马方样表现，包括关节松弛、脊柱侧弯、晶状体脱位、早发性骨质疏松、累及动脉和静脉的血管栓塞及轻度智力低下，其血管栓塞是由于凝血活性增加和高胱氨酸对血管内皮细胞的细胞毒性所致[108]。

胱硫醚 β 合酶缺乏是高胱氨酸尿症最常见的原因[108]。患者存在高胱氨酸和蛋氨酸水平升高，但血胱硫醚和胱氨酸水平降低。该病与马方综合征的不同点在于晶状体异位的方向不同，并且没有进行性主动脉根扩张。

马方综合征的分子生物学

原纤蛋白 1（FBN1）蛋白是全身弹性和非弹性结缔组织的重要成分[109]。它是一组结缔组织微纤维的主要蛋白质，这种微纤维对正常弹性纤维形成十分重要。在非弹性组织，含 FBN1 的微纤维作为锚固纤维。*FBN1* 是一个大基因（65 个外显子）。

FBN1 突变发生于与经典型马方综合征表型重叠的较轻表型疾病中，包括显性遗传性晶状体异位、Shprintzen-Goldberg 综合征、肢端发育不良、Weill-Marchesani 综合征、家族性或孤立性主动脉瘤[110-115]。其中大部分为独有突变（在遗传上独立发生，其分子上无"热点"）。罕见的婴儿马方综合征是一个例外，突变主要位于 24 ~ 26 号外显子之间和 32 号外显子[116]。可以发生多种类型的突变，包括杂合错义、移码、缺失和插入、剪切位点的改变及无义突变[117]。由 *FBN1* 基因突变引起的微纤维蛋白病可表现为单独的晶状体异位，也可表现为肢端发育不良所致的身材矮小，甚至是严重的新生儿马方综合征，患儿一般在 2 岁内死亡。

治疗

1972 年，未治疗的典型的马方综合征患者生存期大约为 32 年。马方综合征的早期死因多为主动脉扩张的并发症。主动脉窦对称性扩张在婴儿期便可出现，并逐渐进展。在 20 世纪 70 年代早期，人们认为也许治疗和监测可以减少马方综合征患者主动脉夹层的发生。当时有很多关于 β 受体阻滞剂的研究，与对照组相比，治疗后的患者主动脉根扩张的速度显著减慢，生存率提高，更少的治疗患者达到临床终点（死亡、充血性心力衰竭、主动脉瓣反流、主动脉夹层或心血管手术）[118-119]。

近期从马方综合征小鼠模型得到的数据提示转化生长因子 TGF-β 家族细胞因子信号表达增强[120]。一项随机对照试验显示，降压药氯沙坦（阻断血管紧张素 II）较 β 受体阻滞剂治疗效果更好，因为它能抑制 TGF-β 信号通路。一项随机对照试验表明，阿替洛尔和氯沙坦在马方综合征患者的治疗中无明显差异[121]。

超声心动图是检测马方综合征主动脉根部并发症的主要方法。在主动脉根病变小于 4.5 cm 之前择期修复，而在主动脉根严重扩张或夹层时对病变紧急修复[122]，通常在手术中也同时完成二尖瓣置换。试验表明，择期修复比紧急修复手术效果更好。

脊柱侧弯的矫正可以尝试使用支架，但是当曲度超过 40° 时需要考虑手术修复。马方综合征逐渐进展的脊柱侧凸可能需要用支撑杆固定，关节松弛的并发症可能需要矫形手术矫正。与关节过度活动相关的关节病变可能需要矫形外科治疗。晶状体脱位不应手术摘除，除非常规的矫正视力方法无效。

LOEYS-DIETZ 综合征

2005 年，首次报道一种常染色体显性遗传的主动脉瘤综合征[123]。这种疾病现在被称为 Loeys-Dietz 综合征。它的特点为眼距过宽，悬雍垂裂和（或）腭裂，全身动脉迂曲伴升主动脉瘤和夹层。其他异常表现包括颅缝早闭、脑结构异常、智力低下、先天性心脏病，以及遍及所有动脉的动脉瘤和夹层。

部分 Loeys-Dietz 综合征患者的临床表型与马方综合征重叠，但都不满足以前制订的诊断标准。尽管马方综合征可出现进展性动脉病变，但 Loeys-Dietz 综合征患者动脉瘤进展更快，在更早期即发生动脉瘤破裂[123]。研究发现 *TGFBR1*、*TGFBR2*、*TGFB2* 和 *SMAD3* 存在杂合突变[123-125]。在治疗方面，识别该类患者至关重要，因为他们需要比马方综合征患者更积极的治疗[126]。主动脉瘤在较小时（4 cm）可以矫正，当患者诉腹痛及头痛时需要进行全面检查，因为可能与动脉瘤有关。Loeys-Dietz 综合征与马方综合征的鉴别非常重要，因为 Loeys-Dietz 综合征需要更加积极的治疗。

先天性挛缩蜘蛛指

先天性挛缩蜘蛛指是一种常染色体显性遗传疾病，表现为身材高、蜘蛛指、细长指、多发性大关节挛缩[127]。患者可出现特征性"皱扭耳"畸形，由耳轮变平伴外耳部分闭塞所致。患者也可发生明显的

胸廓畸形，以及进行性、重度脊柱侧弯。随着年龄的增加挛缩会逐渐减轻。X 线片可见骨量减少。该类患者缺乏马方综合征典型的眼部和心脏受累。该病是由 *FBN2* 杂合突变所致[127]。

小结

遗传性结缔组织病是一组以骨骼组织异常为特征的异质性疾病，可累及软骨、骨、肌腱、韧带、肌肉和皮肤。临床表现从身材极矮到极高，改变的基因类型涉及多个基因家族与通路。患者需要终生治疗，且表现出无法掩饰的异常外观。理解和研究每种疾病独特的医疗问题将有望提高这类患者的生活质量，延长其寿命。

 本章的参考文献也可以在 ExpertConsult.com 上找到。

参考文献

1. Loeys B, van Maldergem L, Mortier G, et al: Homozygosity for a missense mutation in fibulin-5 (FBLN5) results in a severe form of cutis laxa. *Hum Mol Genet* 11(18):2113–2118, 2002.
2. Warman ML, Cormier-Daire V, Hall C, et al: Nosology and classification of genetic skeletal disorders: 2010 revision. *Am J Med Genet A* 155(5):943–968, 2011.
3. Orioli IM, Castilla EE, Barbosa-Neto JG: The birth prevalence rates for the skeletal dysplasias. *J Med Genet* 23(4):328–332, 1986.
4. Kornak U, Mundlos S: Genetic disorders of the skeleton: a developmental approach. *Am J Hum Genet* 73(3):447–474, 2003.
5. Zelzer E, Olsen BR: The genetic basis for skeletal diseases. *Nature* 423(6937):343–348, 2003.
6. Kadler KE, Baldock C, Bella J, et al: Collagens at a glance. *J Cell Sci* 120(12):1955–1958, 2007.
7. Eyre DR: Collagen: molecular diversity in the body's protein scaffold. *Science* 207(4437):1315–1322, 1980.
8. Tsang KY, Cheung MC, Chan D, et al: The developmental roles of the extracellular matrix: beyond structure to regulation. *Cell Tissue Res* 339(1):93–110, 2010.
9. Eyre D: The collagens of articular cartilage. In *Seminars in arthritis and rheumatism*, 1991, Elsevier.
10. Unger S, Korkko J, Krakow D, et al: Double heterozygosity for pseudoachondroplasia and spondyloepiphyseal dysplasia congenita. *Am J Med Genet* 104(2):140–146, 2001.
11. Pauli RM, Conroy MM, Langer LO Jr, et al: Homozygous achondroplasia with survival beyond infancy. *Am J Med Genet* 16(4):459–473, 1983.
12. Carter EM, Davis JG, Raggio CL: Advances in understanding etiology of achondroplasia and review of management. *Curr Opin Pediatr* 19(1):32–37, 2007.
13. Sheffield LJ, Danks DM, Mayne V, et al: Chondrodysplasia punctata—23 cases of a mild and relatively common variety. *J Pediatr* 89(6):916–923, 1976.
14. Karniski LP: Mutations in the diastrophic dysplasia sulfate transporter (DTDST) gene: correlation between sulfate transport activity and chondrodysplasia phenotype. *Hum Mol Genet* 10(14):1485–1490, 2001.

15. Cormier-Daire V, Savarirayan R, Unger S, et al: "Duplicate calcaneus": a rare developmental defect observed in several skeletal dysplasias. *Pediatr Radiol* 31(1):38–42, 2001.

16. Rimoin D, Sillence D: Chondro-osseous morphology and biochemistry in the skeletal dysplasias. *Birth Defects Orig Artic Ser* 17(1):249, 1981.

17. Mukherjee D, Pressman BD, Krakow D, et al: Dynamic cervicomedullary cord compression and alterations in cerebrospinal fluid dynamics in children with achondroplasia: review of an 11-year surgical case series: Clinical article. *J Neurosurg Pediatr* 14(3):238–244, 2014.

18. Hecht JT, Hood OH, Schwartz RJ, et al: Obesity in achondroplasia. *Am J Med Genet* 31(3):597–602, 1988.

19. Hoover-Fong J, et al: Weight for age charts for children with achondroplasia. *Am J Med Genet A* 143(19):2227–2235, 2007.

20. Hoover-Fong JE, McGready J, Schulze KJ, et al: Age-appropriate body mass index in children with achondroplasia: interpretation in relation to indexes of height. *Am J Clin Nutr* 88(2):364–371, 2008.

21. Gordon N: The neurological complications of achondroplasia. *Brain Dev* 22(1):3–7, 2000.

22. Kanaka-Gantenbein C: Present status of the use of growth hormone in short children with bone diseases (diseases of the skeleton). *J Pediatr Endocrinol Metab* 14(1):17–26, 2001.

23. Yasui N, Kawabata H, Kojimoto H, et al: Lengthening of the lower limbs in patients with achondroplasia and hypochondroplasia. *Clin Orthop Relat Res* 344:298–306, 1997.

24. Shiang R, Thompson LM, Zhu YZ, et al: Mutations in the transmembrane domain of FGFR3 cause the most common genetic form of dwarfism, achondroplasia. *Cell* 78(2):335–342, 1994.

25. Foldynova-Trantirkova S, Wilcox WR, Krejci P: Sixteen years and counting: the current understanding of fibroblast growth factor receptor 3 (FGFR3) signaling in skeletal dysplasias. *Hum Mutat* 33(1):29–41, 2012.

26. Yasoda A, Komatsu Y, Chusho H, et al: Overexpression of CNP in chondrocytes rescues achondroplasia through a MAPK-dependent pathway. *Nat Med* 10(1):80–86, 2004.

27. Hill V, Sahhar M, Aitken M, et al: Experiences at the time of diagnosis of parents who have a child with a bone dysplasia resulting in short stature. *Am J Med Genet A* 122(2):100–107, 2003.

28. Spranger J: Bone dysplasia 'families'. *Pathol Immunopathol Res* 7(1–2):76–80, 1988.

29. Horton WA: Molecular genetic basis of the human chondrodysplasias. *Endocrinol Metab Clin North Am* 25(3):683–697, 1996.

30. Francomano CA, McIntosh I, Wilkin DJ: Bone dysplasias in man: molecular insights. *Curr Opin Genet Dev* 6(3):301–308, 1996.

31. Körkkö J, Cohn DH, Ala-Kokko L, et al: Widely distributed mutations in the COL2A1 gene produce achondrogenesis type II/hypochondrogenesis. *Am J Med Genet* 92(2):95–100, 2000.

32. Lee B, Vissing H, Ramirez F, et al: Identification of the molecular defect in a family with spondyloepiphyseal dysplasia. *Science* 244(4907):978–980, 1989.

33. Nishimura G, Haga N, Kitoh H, et al: The phenotypic spectrum of COL2A1 mutations. *Hum Mutat* 26(1):36, 2005.

34. Wilkin DJ, Artz AS, South S, et al: Small deletions in the type II collagen triple helix produce Kniest dysplasia. *Am J Med Genet* 85(2):105–112, 1999.

35. WIlkln DJ, Bogaert R, Lachman RS, et al: A single amino acid substitution (G103D) in the type II collagen triple helix produces Kniest dysplasia. *Hum Mol Genet* 3(11):1999–2003, 1994.

36. Winterpacht A, Hilbert M, Schwarze U, et al: Kniest and Stickler dysplasia phenotypes caused by collagen type II gene (COL2A1) defect. *Nat Genet* 3(4):323–326, 1993.

37. Williams C, et al: A– 2→ G transition at the 3' acceptor splice site of IVS17 characterizes the COL2A1 gene mutation in the original stickler syndrome kindred. *Am J Med Genet* 63(3):461–467, 1996.

38. Annunen S, et al: Splicing mutations of 54-bp exons in the COL11A1 gene cause Marshall syndrome, but other mutations cause overlapping Marshall/Stickler phenotypes. *Am J Hum Genet* 65(4):974–983, 1999.

39. Vikkula M, Mariman EC, Lui VC, et al: Autosomal dominant and recessive osteochondrodysplasias associated with the COL11A2 locus. *Cell* 80(3):431–437, 1995.

40. Tompson SW, Bacino CA, Safina NP, et al: Fibrochondrogenesis results from mutations in the COL11A1 type XI collagen gene. *Am J Hum Genet* 87(5):708–712, 2010.

41. Tompson SW, Faqeih EA, Ala-Kokko L, et al: Dominant and recessive forms of fibrochondrogenesis resulting from mutations at a second locus, COL11A2. *Am J Med Genet A* 158(2):309–314, 2012.

42. Briggs MD, Hoffman SM, King LM, et al: Pseudoachondroplasia and multiple epiphyseal dysplasia due to mutations in the cartilage oligomeric matrix protein gene. *Nat Genet* 10(3):330–336, 1995.

43. Newton G, Weremowicz S, Morton CC, et al: Characterization of human and mouse cartilage oligomeric matrix protein. *Genomics* 24(3):435–439, 1994.

44. McKeand J, Rotta J, Hecht JT: Natural history study of pseudoachondroplasia. *Am J Med Genet* 63(2):406–410, 1996.

45. Penttinen RP, Lichtenstein JR, Martin GR, et al: Abnormal collagen metabolism in cultured cells in osteogenesis imperfecta. *Proc Natl Acad Sci U S A* 72(2):586–589, 1975.

46. Sillence DO, Senn A, Danks D: Genetic heterogeneity in osteogenesis imperfecta. *J Med Genet* 16(2):101–116, 1979.

47. Traub W, Arad T, Vetter U, et al: Ultrastructural studies of bones from patients with osteogenesis imperfecta. *Matrix Biol* 14(4):337–345, 1994.

48. Ganesh A, Jenny C, Gver C, et al: Retinal hemorrhages in type I osteogenesis imperfecta after minor trauma. *Ophthalmology* 111(7):1428–1431, 2004.

49. O'Connell A, Marini J: Evaluation of oral problems in an osteogenesis imperfecta population. *Oral Surg Oral Med Oral Pathol Oral Radiol Endod* 87(2):189–196, 1999.

50. Moran-Hansen J, Esposito P, Sewell RK: Osteogenesis imperfecta and hearing loss. *Otolaryngol Head Neck Surg* 147(Suppl 2):P233–P234, 2012.

51. Hortop J, Tsipouras P, Hanley JA, et al: Cardiovascular involvement in osteogenesis imperfecta. *Circulation* 73(1):54–61, 1986.

52. Willing MC, Cohn DH, Byers PH: Frameshift mutation near the 3'end of the COL1A1 gene of type I collagen predicts an elongated Pro alpha 1 (I) chain and results in osteogenesis imperfecta type I. *J Clin Invest* 85(1):282, 1990.

53. Mundlos S, Chan D, Weng YM, et al: Multiexon deletions in the type I collagen COL1A2 Gene in osteogenesis imperfecta type IB molecules containing the shortened α2 (I) chains show differential incorporation into the bone and skin extracellular matrix. *J Biol Chem* 271(35):21068–21074, 1996.

54. Cabral WA, Chang W, Barnes AM, et al: Prolyl 3-hydroxylase 1 deficiency causes a recessive metabolic bone disorder resembling lethal/severe osteogenesis imperfecta. *Nat Genet* 39(3):359–365, 2007.

55. Barnes AM, Chang W, Morellow R, et al: Deficiency of cartilage-associated protein in recessive lethal osteogenesis imperfecta. *N Engl J Med* 355(26):2757–2764, 2006.

56. Morello R, Bertin TK, Chen Y, et al: CRTAP is required for prolyl 3-hydroxylation and mutations cause recessive osteogenesis imperfecta. *Cell* 127(2):291–304, 2006.

57. Edwards MJ, Wenstrup RJ, Byers PH, et al: Recurrence of lethal osteogenesis imperfecta due to parental mosaicism for a mutation in the COL1A2 gene of type I collagen. The mosaic parent exhibits phenotypic features of a mild form of the disease. *Hum Mutat* 1(1):47–54, 1992.

58. arcOGEN Consortium: Identification of new susceptibility loci for osteoarthritis (arcOGEN): a genome-wide association study. *Lancet* 380(9844):815–823, 2012.

59. Charnas LR, Marini JC: Communicating hydrocephalus, basilar invagination, and other neurologic features in osteogenesis imperfecta. *Neurology* 43(12):2603–2608, 1993.

60. Goldman AB, et al: "Popcorn" calcifications: a prognostic sign in osteogenesis imperfecta. *Radiology* 136(2):351–358, 1980.

61. Byers PH, Cole WG: Osteogenesis imperfecta. In Byers PH, Cole WG, editors: *Connective tissue and its heritable disorders: molecular, genetic and medical aspects*, New York, 2002, Wiley-Liss, pp 385–430.

62. Glorieux FH, et al: Type V osteogenesis imperfecta: a new form of brittle bone disease. *J Bone Miner Res* 15(9):1650–1658, 2000.

63. Cho T-J, et al: A single recurrent mutation in the 5'-UTR of IFITM5 causes osteogenesis imperfecta type V. *Am J Hum Genet* 91(2):343–348, 2012.

64. Glorieux FH: Experience with bisphosphonates in osteogenesis imperfecta. *Pediatrics* 119(Suppl 2):S163–S165, 2007.

65. Orwoll ES, et al: Evaluation of teriparatide treatment in adults with osteogenesis imperfecta. *J Clin Invest* 124(2):491, 2014.

66. Wilkinson J, et al: Surgical stabilisation of the lower limb in osteogenesis imperfecta using the Sheffield Telescopic Intramedullary Rod System. *J Bone Joint Surg Br* 80(6):999–1004, 1998.

67. Zeitlin L, Fassier F, Glorieux FH: Modern approach to children with osteogenesis imperfecta. *J Pediatr Orthop B* 12(2):77–87, 2003.

68. Naudie D, et al: Complications of limb-lengthening in children who have an underlying bone disorder. *J Bone Joint Surg* 80(1):18–24, 1998.

69. Widmann RF, et al: Spinal deformity, pulmonary compromise, and quality of life in osteogenesis imperfecta. *Spine* 24(16):1673, 1999.

70. Sawin PD, Menezes AH: Basilar invagination in osteogenesis imperfecta and related osteochondrodysplasias: medical and surgical management. *J Neurosurg* 86(6):950–960, 1997.

71. Marafioti RL, Westin GW: Elongating intramedullary rods in the treatment of osteogenesis imperfecta. *J Bone Joint Surg* 59(4):467–472, 1977.

72. Rauch F, Glorieux FH: Osteogenesis imperfecta. *Lancet* 363(9418): 1377–1385, 2004.

73. Beighton P, et al: Ehlers-Danlos syndromes: revised nosology. *Am J Med Genet* 77:31–37, 1998.

74. Hollister D: Heritable disorders of connective tissue: Ehlers-Danlos syndrome. *Pediatr Clin North Am* 25(3):575–591, 1978.

75. Osborn T, et al: Ehlers-Danlos syndrome presenting as rheumatic manifestations in the child. *J Rheumatol* 8(1):79–85, 1980.

76. Lind J, Wallenburg H: Pregnancy and the Ehlers–Danlos syndrome: a retrospective study in a Dutch population. *Acta Obstet Gynecol Scand* 81(4):293–300, 2002.

77. Steinmann B, Royce PM, Superti-Furga A: The Ehlers-Danlos syndrome. In Byers PH, Cole WG, editors: *Connective tissue and its heritable disorders: molecular, genetic and medical aspects*, New York, 2002, Wiley-Liss, pp 431–524.

78. De Felice C, et al: Absence of the inferior labial and lingual frenula in Ehlers-Danlos syndrome. *Lancet* 357(9267):1500–1502, 2001.

79. Ayres J, et al: Abnormalities of the lungs and thoracic cage in the Ehlers-Danlos syndrome. *Thorax* 40(4):300–305, 1985.

80. Leier CV, et al: The spectrum of cardiac defects in the Ehlers-Danlos syndrome, types I and III. *Ann Intern Med* 92(2 Part 1):171–178, 1980.

81. Wenstrup RJ, et al: Prevalence of aortic root dilation in the Ehlers-Danlos syndrome. *Genet Med* 4(3):112–117, 2002.

82. Kirk J, Ansell B, Bywaters E: The hypermobility syndrome. Musculoskeletal complaints associated with generalized joint hypermobility. *Ann Rheum Dis* 26(5):419–425, 1967.

83. Holbrook KA, Byers PH: Structural abnormalities in the dermal collagen and elastic matrix from the skin of patients with inherited connective tissue disorders. *J Invest Dermatol* 79:7–16, 1982.

84. Schwarze U, et al: Null alleles of the COL5A1 gene of type V collagen are a cause of the classical forms of Ehlers-Danlos syndrome (types I and II). *Am J Hum Genet* 66(6):1757–1765, 2000.

85. Nuytinck L, et al: Classical Ehlers-Danlos syndrome caused by a mutation in type I collagen. *Am J Hum Genet* 66(4):1398–1402, 2000.

86. Hamel B, et al: Ehlers-Danlos syndrome. *Neth J Med* 62(5):2004.

87. Pepin M, et al: Clinical and genetic features of Ehlers–Danlos syndrome type IV, the vascular type. *N Engl J Med* 342(10):673–680, 2000.

88. Gilchrist D, et al: Large kindred with Ehlers-Danlos syndrome type IV due to a point mutation (G571S) in the COL3A1 gene of type III procollagen: low risk of pregnancy complications and unexpected longevity in some affected relatives. *Am J Med Genet* 82(4):305–311, 1999.

89. Beighton P, Horan F: Orthopaedic aspects of the Ehlers-Danlos syndrome. *J Bone Joint Surg Br* 51(3):444–453, 1969.

90. Dowton SB, Pincott S, Demmer L: Respiratory complications of Ehlers-Danlos syndrome type IV. *Clin Genet* 50(6):510–514, 1996.

91. Germain DP: Ehlers-Danlos syndrome type IV. *Orphanet J Rare Dis* 2(1):32, 2007.

92. Oderich GS, et al: The spectrum, management and clinical outcome of Ehlers-Danlos syndrome type IV: a 30-year experience. *J Vasc Surg* 42(1):98–106, 2005.

93. Colige A, et al: Human Ehlers-Danlos syndrome type VII C and bovine dermatosparaxis are caused by mutations in the procollagen I N-proteinase gene. *Am J Hum Genet* 65(2):308–317, 1999.

94. Vasan NS, et al: A mutation in the pro alpha 2 (I) gene (COL1A2) for type I procollagen in Ehlers-Danlos syndrome type VII: evidence suggesting that skipping of exon 6 in RNA splicing may be a common cause of the phenotype. *Am J Hum Genet* 48(2):305, 1991.

95. Lichtenstein JR, et al: Defect in conversion of procollagen to collagen in a form of Ehlers-Danlos syndrome. *Science* 182(4109):298–300, 1973.

96. Byers PH, et al: Ehlers-Danlos syndrome type VIIA and VIIB result from splice-junction mutations or genomic deletions that involve exon 6 in the COL1A1 and COL1A2 genes of type I collagen. *Am J Med Genet* 72(1):94–105, 1997.

97. Nusgens B, et al: Evidence for a relationship between Ehlers-Danlos type VII C in humans and bovine dermatosparaxis. *Nat Genet* 1(3):214–217, 1992.

98. Heim P, et al: Ehlers-Danlos syndrome type VI (EDS VI): problems of diagnosis and management. *Acta Paediatr* 87(6):708–710, 1998.

99. Yeowell HN, Walker LC: Mutations in the lysyl hydroxylase 1 gene that result in enzyme deficiency and the clinical phenotype of Ehlers–Danlos syndrome type VI. *Mol Genet Metab* 71(1):212–224, 2000.

100. Loeys BL, et al: The revised Ghent nosology for the Marfan syndrome. *J Med Genet* 47(7):476–485, 2010.

101. Montgomery RA, et al: Multiple molecular mechanisms underlying subdiagnostic variants of Marfan syndrome. *Am J Hum Genet* 63(6): 1703–1711, 1998.

102. Meijboom LJ, et al: Pregnancy and aortic root growth in the Marfan syndrome: a prospective study. *Eur Heart J* 26(9):914–920, 2005.

103. Ahn NU, et al: Dural ectasia in the Marfan syndrome: MR and CT findings and criteria. *Genet Med* 2(3):173–179, 2000.

104. Moura B, et al: Bone mineral density in Marfan syndrome. A large case-control study. *Joint Bone Spine* 73(6):733–735, 2006.

105. Maumenee IH: The eye in the Marfan syndrome. *Trans Am Ophthalmol Soc* 79:684, 1981.

106. Sponseller PD, et al: Results of brace treatment of scoliosis in Marfan syndrome. *Spine* 25(18):2350–2354, 2000.

107. Lipton GE, Guille JT, Kumar SJ: Surgical treatment of scoliosis in Marfan syndrome: guidelines for a successful outcome. *J Pediatr Orthop* 22(3):302–307, 2002.

108. Mudd SH, et al: The natural history of homocystinuria due to cystathionine β-synthase deficiency. *Am J Hum Genet* 37(1):1, 1985.

109. Sakai LY, Keene DR, Engvall E: Fibrillin, a new 350-kD glycoprotein, is a component of extracellular microfibrils. *J Cell Biol* 103(6):2499–2509, 1986.

110. Dietz HC, et al: Marfan syndrome caused by a recurrent de novo missense mutation in the fibrillin gene. *Nature* 25;352(6333):337–339, 1991.

111. Lonnqvist L, et al: A novel mutation of the fibrillin gene causing ectopia lentis. *Genomics* 19(3):573–576, 1994.

112. Le Goff C, et al: Mutations in the TGFβ binding-protein-like domain 5 of FBN1 are responsible for acromicric and geleophysic dysplasias. *Am J Hum Genet* 89(1):7–14, 2011.

113. Cain SA, et al: Fibrillin-1 mutations causing Weill-Marchesani syndrome and acromicric and geleophysic dysplasias disrupt heparan sulfate interactions. *PLoS One* 7(11):e48634, 2012.

114. Sood S, et al: Mutation in fibrillin-1 and the Marfanoid-craniosynostosis (Shprintzen-Goldberg) syndrome. *Nat Genet* 12(2): 209–211, 1996.

115. Milewicz DM, et al: Fibrillin-1 (FBN1) mutations in patients with thoracic aortic aneurysms. *Circulation* 94(11):2708–2711, 1996.

116. Booms P, et al: Novel exon skipping mutation in the fibrillin-1 gene: Two 'hot spots' for the neonatal Marfan syndrome. *Clin Genet* 55(2):110–117, 1999.

117. Ramirez F: Fibrillin mutations in Marfan syndrome and related phenotypes. *Curr Opin Genet Dev* 6(3):309–315, 1996.

118. Rossi-Foulkes R, et al: Phenotypic features and impact of beta blocker or calcium antagonist therapy on aortic lumen size in the Marfan syndrome. *Am J Cardiol* 83(9):1364–1368, 1999.

119. Lacro RV, et al: Rationale and design of a randomized clinical trial of β-blocker therapy (atenolol) versus angiotensin II receptor blocker therapy (losartan) in individuals with Marfan syndrome. *Am Heart J* 154(4):624–631, 2007.

120. Habashi JP, et al: Losartan, an AT1 antagonist, prevents aortic aneurysm in a mouse model of Marfan syndrome. *Science* 312(5770):117–121, 2006.

121. Lacro RV, et al: Atenolol versus losartan in children and young adults with Marfan's syndrome. *N Engl J Med* 371(22):2061–2071, 2014.

122. Treasure T: Cardiovascular surgery for Marfan syndrome. *Heart* 84(6):674–678, 2000.

123. Loeys BL, Dietz HC: Loeys-Dietz syndrome. Seattle, 2013, GeneReviews.

124. van de Laar IM, et al: Phenotypic spectrum of the SMAD3-related aneurysms–osteoarthritis syndrome. *J Med Genet* 49(1):47–57, 2012.

125. Lindsay ME, et al: Loss-of-function mutations in TGFB2 cause a syndromic presentation of thoracic aortic aneurysm. *Nat Genet* 44(8):922–927, 2012.

126. Williams JA, et al: Early surgical experience with Loeys-Dietz: a new syndrome of aggressive thoracic aortic aneurysm disease. *Ann Thorac Surg* 83(2):S757–S763, 2007.

127. Tunçbilek E, Alanay Y: Congenital contractural arachnodactyly (Beals syndrome). *Orphanet J Rare Dis* 1(1):20, 2006.

第106章

幼年特发性关节炎的病因和发病机制

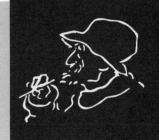

原著 Kiran Nistala · Lucy R. Wedderburn
朱　佳 译　吴凤岐 校

关键点

幼年特发性关节炎（juvenile idiopathic arthritis，JIA）是一组异质性的疾病，包含有多种亚型。各种亚型的临床表现和发病机制存在差异。

JIA 在病理学和免疫学上的异质性对理解各亚型提供有益信息。

人们发现越来越多的主要组织相容性复合体（major histocom patibility complex，MHC）外的基因位点与 JIA 相关。非编码 DNA 区域的多态性是 JIA 发病的主要已明确遗传因素，多数多态性位点位于增强子区域。

JIA 相关研究发现存在固有免疫系统及适应性免疫系统的异常的证据。成功的治疗可能需要靶向阻断同一患者中多种细胞因子通路。

MHC 基因位点与信号传导通路以及 JIA 患者发炎的关节中炎症性 T 细胞浸润强烈的相关性均提示 T 细胞在 JIA 发病机制中起到重要作用。

全身型 JIA 在免疫状态异常方面有别于其他类型 JIA。固有免疫系统中的炎症介质如 IL-1β（Interleukin-1β，IL-1β）、IL-6（Interleukin-6，IL-6）和髓样相关蛋白在疾病病理过程中起到重要作用。

幼年特发性关节炎（juvenile idiopathic arthritis，JIA）是一组异质性疾病，但是都有一个共同的通路，即关节衬里（或滑膜）增厚和炎症性的改变。病变关节浸润的炎性细胞之间相互作用并且与局部的滑膜成纤维细胞相互作用，从而促进局部滑膜的慢性炎症反应和滑液产生（图 106-1）。这一章我们将讨论 JIA 的易感遗传因素以及滑膜局部和全身炎症反应的异常。除外 MHC 基因位点与 JIA 发病的明确关系，近年越来越多的研究发现一些调节细胞活化、信号通路以及细胞因子的基因与 JIA 相关[1-2]。JIA 易感基因中大部分都是免疫相关基因这一事实可以充分说明 JIA 是一种免疫调节障碍的疾病。

高度活化的 T 细胞、单核细胞、中性粒细胞向病变关节迁移并分泌炎症介质，这些炎症介质可维持炎症反应持续发生并减弱免疫调节功能。不同 JIA 亚型起主导作用的细胞因子不同。临床治疗实验结果证实肿瘤坏死因子（TNF）在多关节型 JIA 患者病理中起主导作用，IL-1β 和 IL-6 在全身型 JIA（systemic JIA，sJIA）患者和部分多关节型 JIA 患者病理中起主导作用（表 106-1）。在过去的十年间，JIA 的治疗效果得到改善。为进一步巩固这一成果，需要研究人员对 JIA 领域相关的生物学数据进行甄别，并将之转化为新的治疗方法和对患者而言更加个体化的治疗方案。

JIA 是一组异质性疾病的统称，根据国际风湿病联盟（the International League of Association for Rheumatology，ILAR）的分类，JIA 的共同临床特征是 16 岁以前起病，持续 6 周或 6 周以上的单关节炎或多关节炎[3]。尽管这种分类方法在临床和基础研

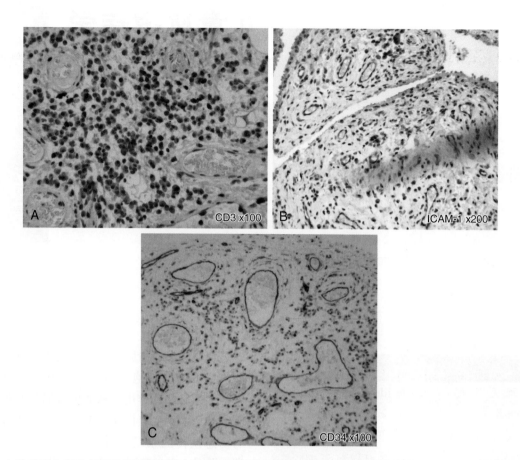

图 106-1 JIA 少关节型儿童患者膝关节滑膜切片，可见广泛的炎性细胞浸润和组织血管高度增生。**A**. CD3 染色（T 淋巴细胞表达的表面蛋白）（放大倍数为 100 倍）。**B**. 细胞内黏附分子 1 染色，该分子表达于内皮细胞和一部分浸润的淋巴细胞内（放大倍数为 200 倍）。**C**. CD34 染色，该分子表达于血管内皮（和造血干细胞）（放大倍数为 100 倍）

究中都非常实用，也使 JIA 更准确分型以及不同研究和实验数据进行比较成为了可能，但是并没有涵盖儿童关节炎的所有类型。如果严格按照排除标准进行分类的话将有 30% 的儿童被划分为"未定类的幼年特发性关节炎"。另外，多种亚型可出现一些共同的临床特征。如 JIA 自身免疫性虹膜睫状体炎危险程度因素包括抗核抗体（antinuclear antibody，ANA）阳性，起病年龄早和女性。女孩，发病年龄小，ANA 阳性的一组患者同源性相对较高，但是按照 ILAR 的分类标准，上述患儿可能归属于不同亚型 [4]。此外，影响轻微少关节型 JIA 关节炎恶化的基因和免疫学过程可能与多关节型 JIA 的发病因素相互重叠 [5-6]。而且，随着对全身型 JIA 发病机制的深入认识，发现它非常类似自身炎症性疾病，并且这个亚型可能需要被独立分类 [7]。因此，随着对儿童关节炎分子水平和基因水平异质性的进一步了解，目前分类方法有待进一步的

完善，并根据发病机制不同制订分类方法，使人们通过分类即可了解疾病的发病过程、并发症、对治疗的反应等。

基因和环境因素以及它们通过炎症和免疫机制的相互作用均在 JIA 发病机制中发挥作用。随着最近对某些临床亚型，尤其是全身型 JIA 的了解，人们开始关注某些特殊和独特的临床特征以及新的治疗方法。同时这也使人们愈发地认识到一些潜在的易感基因和免疫系统的异常可能参与多种儿童关节炎亚型以及多种自身免疫性疾病的发病。

JIA 滑膜的组织学特征

JIA 的病理学特征是滑膜炎。JIA 滑膜的组织学表现为滑膜增厚，增厚的滑膜组织中血管增生及滑膜内层细胞异常增生，伴炎性细胞浸润，包括 T 细胞、

表 106-1 JIA 相关细胞因子和炎性介质

细胞因子 / 介质	细胞	病理过程
TNF	单核细胞、T 细胞、B 细胞、多形核中性粒细胞、肥大细胞、成纤维细胞	活化单核细胞、中性粒细胞 软骨损伤 ↑内皮细胞黏附分子 抑制调节性 T 细胞
IL-1β	单核细胞、B 细胞、成纤维细胞	活化破骨细胞（骨损伤） 成纤维细胞细胞因子、趋化因子释放 ↑内皮细胞黏附分子
IL-17	T 细胞（Th17）、肥大细胞	趋化因子释放（招募多形核中性粒细胞） 软骨损伤 活化破骨细胞 协同 TNF 和 IL-1β
IL-6	单核细胞、成纤维细胞、B 细胞	B 细胞活化 抑制调节性 T 细胞 生长迟缓 急性期反应和贫血
IFN-γ	T 细胞（CD4$^+$Th1、CD8$^+$、自然杀伤细胞）	活化单核细胞 ↑内皮细胞黏附分子 可能协助招募 Th17 细胞
MRP 8/14	单核细胞、多形核中性粒细胞	活化单核细胞 激活病理性 CD8$^+$T 细胞 分泌 IL-1β ↑内皮细胞黏附分子

IFN-γ，干扰素 -γ；IL，白介素；MRP，髓样相关蛋白；PMN，多形核中性粒细胞；TNF，肿瘤坏死因子

巨噬细胞，有时还有 B 细胞和自然杀伤细胞（natural killer，NK 细胞）（图 106-1）[5-6]。增生的滑膜层血管丰富，血管增生与促血管生成因子如血管内皮生长因子（vascular endothelial growth factor，VEGF）、骨调素（osteopontin，OPN）、血管生成趋化因子的产生增加有关[10-12]。CCL5、CXCL10、CCL20、IL-8 及膜辅助蛋白 1（membrane cofactor protein 1，MCP-1）[13-14] 等多种趋化因子增加，可能介导了 JIA 患者炎症细胞的聚集。在滑膜层，蛋白水解酶、基质金属蛋白酶 1（matrix metalloproteinases 1，MMP-1）和 MMP-3 表达量显著增加，其表达量与炎性细胞浸润程度相关，尤其是髓系 CD68$^+$ 细胞[14]。炎性滑膜组织中的 T 细胞和过量滑液中的 T 细胞一样，是 CD4 和 CD8 两个亚群[17]T 细胞中的高度活化的记忆细胞[15-16]。

JIA 的遗传学

关键点

许多证据表明，遗传因素在 JIA 发病中发挥作用。

MHC 基因与 JIA 有强关联。

特定的 MHC- Ⅰ 类位点与附着点炎相关的关节炎相关。

多个 MHC- Ⅱ 类位点与少关节型 JIA 和多关节型 JIA 相关。

能改变免疫细胞激活以及信号传导的阈值或与细胞因子及其受体相关的多个基因均可能导致 JIA。

最近研究表明：JIA 相关的基因差异常位于影响基因表达的增强子区域而非编码序列。

有力证据表明，遗传因素在 JIA 发病中发挥作用。研究表明，同卵双胎的疾病发生一致率在 20% ～ 40% 之间[18]。一项纳入 164 对患 JIA 双胞胎的研究发现，70% 性别一致，73% 起病形式一致，66% 病程相同[19]。据估计，亲属患 JIA 的儿童发生 JIA 概率为正常对照组的 15-30 倍，该数据与胰岛素依赖型糖尿病和多发性硬化持平[20]。另外，JIA 患儿的一级亲属患自身免疫性疾病的概率远高于正常对照组[21]。即便如此，一个家庭中同一代成员多个患病的情况仍然比较少见。在对早期的研究数据进行比较需注意，有些早期研究是按照美国风湿病学会（American College of Rheumatology，ACR）制订的分类标准分类诊断（当时命名为幼年类风湿关节炎（juvenile rheumatoid arthritis，JRA）），所以不能与按照 ILAR 制定的分类标准分类诊断的研究直接进行比较。

JIA 的遗传易感性及表型是由多基因决定的，即 JIA 被认为是一种复杂的多基因病[2,20]。一些研究综合分析了所有 JIA 亚型，儿童关节炎的异质性使易感基因预测疾病亚型成为可能，近来的强有力地证据充分证实了这种可能性。与 JIA 有强关联的基因位于主要组织相容性复合体（MHC）或者称为人类白细胞抗原（hunman leukocyte antigen，HLA）基因，这些基因是最先被报道与儿童关节炎相关的基因[22]。MHC 区域位于人类 6 号染色体上，包含 200 多个基因，大部分都是免疫系统功能相关。在各种不同的人群中，有很多与 JIA 相关的 HLA 基因已经被报道[2,23]。与 JIA 发病明确相关的基因是的 MHC- Ⅰ 和 MHC- Ⅱ 位点基因，上述基因编码向 T 细胞特异性抗原受体（TCR）提呈肽类抗原的异源二聚体蛋白质呈递。

在 MHC- Ⅰ 类位点包括 HLA-A、HLA-B、HLA-C，其中最早被证实的是 HLA-B27 与附着点炎相关关节炎（enthesitis-related arthritis，ERA）的相关性，ERA 包括儿童患者及与之相对应的成人强直性脊柱炎（见第 74、75 章）。HLA-A2 等位基因 HLA-A*0201 的频率在 JIA 多种亚型中显著增加，特别是少关节型和早发型[24-25]。

多项研究表明，JIA 中 MHC- Ⅱ 位点（包括 HLA-DR、HLA-DP、HLA-DQ）与 JIA 发病相关，其中 DRB1*0801 和 DRB1*1101 与少关节型 JIA 发病相关性最强，此外 DRB1*1301 也与少关节型 JIA

发病相关，在 ANA 阳性患者中尤为明显[25]。由于遗传的连锁不平衡性，MHC 区域的基因在单倍型中共同遗传，因此观察到的相关性实际上可能是单倍型基因的结果，与最初涉及的位点不同。跨 MHC 的几个单倍型增加了所有亚型 JIA 的患病风险，如 DRB1*08-DQA1*0401-DQB1*0402，这两个单倍型对持续型少关节型和扩展型少关节型的似然比分别为 6.1 和 10.3。持续型和扩展型少关节炎中 DRB1*1301-DQA1*01-DQB1*06 单体型出现的频率不同，而 DRB1*0801 和 DRB1*1401 与多关节型 JIA 相关[25]。一些等位基因与疾病的相关性和成人相应的疾病有高度的一致性，如 HLA-B27 与脊柱关节炎以及 HLA-DRB1*0401 等位基因与类风湿因子阳性的多关节型 JIA。sJIA 与 HLA 等位基因的相关性较弱，但即使在 sJIA 中，特殊的单体型如 DRB1*11-DQA1*05-DQB1*03 明显高于对照组。一项大样本队列研究对 8 个 HLA 基因位点进行了精细等位基因特异性分型和单倍型分析，该研究证实与 JIA 具有驱动型关联的 Ⅱ 型 HLA 基因位点是 HLA-DR，而非 HLA-DP[26]。某些等位基因和疾病亚型的关联性具有年龄特异性，即这些等位基因只在特定的年龄范围影响疾病发生的风险[24]。最近另外一项研究也进一步证实了等位基因和疾病亚型的关联性具有年龄和性别的特异性[26]。例如，HLA-DRB1*0801 增加发病年龄大于 6 岁多关节型 JIA 的危险性，而发病年龄小于 6 岁的多关节型 JIA 患儿的危险基因则是 HLAB1*1103/1104，该基因也是少关节型 JIA 的风险基因。一些 HLA 等位基因如 DRB1 * 0401、DRB1 * 0701、DRB1 * 1501，在 JIA 中出现的频率低于对照组，提示这些基因对于部分甚至是所有 JIA 亚型具有保护作用这些相关基因编码的蛋白参与抗原向 T 细胞呈递的过程，这一点也说明 T 细胞介导的免疫过程在 JIA 的发病机制中发挥一定的作用。

除了编码 MHC 蛋白的基因外，大量其他候选基因（目前已超过 100 个）也成为 JIA 研究的焦点[2,27]。一直以来，炎性细胞因子是 JIA 药物研制的重要靶点，细胞因子的基因多态性是深入研究的重要领域。已研究与 JIA 相关的非 MHC 基因有：细胞因子和趋化因子如 IL-1、IL-6、TNF、巨噬细胞抑制因子（macrophage inhibitory factor，MIF）、IL-10 和这些细胞因子的受体如 IL-1R、IL-2RA、CCR5，关键信号分子如 CTLA4、PTPN22。然而，只有少数位点在候选基因研究中得到了独立的验证。这些基因位点包括 PTPN22、MIF、SLC11A6、WISP3、TNF，最近一个 meta 分析证实了 CCR5 与 JIA 的关系[28]。

鉴于 TNF 基因位于 MHC 基因内部，所以 TNF 基因的遗传相关性研究比较复杂。但有数据表明，几种特异性的 TNF 单倍型与 JIA 有显著的相关性，尽管这些等位基因的功能尚不清楚[29]。早些年曾有人提出 sJIA 与 IL-6 相关性的假说，因为全身型 JIA 的许多临床特征与 IL-6 的过表达表型类似（如发热、生长发育迟缓和贫血）[30-31]。IL-6 基因调控区的多态性（-174G/C）改变了 IL-6 对 IL-1 和脂多糖应答时的转录；sJIA 患者的保护性 CC 基因型频率显著降低[34]，IL-6-174G 等位基因被证实为是 sJIA 的易感等位基因[32-33]。

对候选基因位点的一些相互矛盾的研究结论反映了阻碍进展的两个问题：JIA 的多态性，如果一个研究中的研究对象包含各种亚型的 JIA，那么将会失去找到特定亚型的相关基因；相反，如果只将某一亚型 JIA 纳入研究则很难收集到到足够的病例数量。一些来自于几个大型基因学研究提供了新的观点。值得信赖的维康基金会病例对照委员会对 7 种常见病进行了全基因组扫描，其中包括类风湿关节炎（RA）[34]，依照 RA 易感基因外推 JIA 易感基因的方法富有成效，已经证实 IL-2/IL-21 和 IL-2RA（即 IL-2 受体 α链，即：CD25）基因位点与 JIA 相关[35-36]。最近，一项试验重点研究 JIA 某一特定亚型，并与相应的成人型相比较。该研究证实 IL-23R 和内质网氨肽酶1（endoplasmic reticulum aminopeptidace 1，ERAP1）基因位点频率增加会增加成人强直性脊柱炎和成人银屑病性关节炎的风险性[37]。一个大规模的 JIA 病例群检测这些基因的基因类型发现这些基因与 JIA 的附着点炎关节炎亚型相关，而与整个 JIA 群无相关性，这一点也进一步说明 JIA 各亚型特异性的遗传特征和发病机制[38]。已有明确证据证实有 HLA-B27 风险基因（HLA-B * 2705 和 HLA-B * 2702）的患者存在 MHC-Ⅰ类分子折叠异常，因此 ERAP1 因为其在内质网上剪切和提呈抗原肽以及折叠 MHC-Ⅰ类分子[39]的功能而备受关注。ERAP1 也被人有具有在细胞表面可以剪切细胞因子受体的功能。Th17 细胞在 JIA 和成人强直性脊柱炎及银屑病性关节炎都发挥着作用，而 IL-23 又在 TH17 细胞通路中起核心作用，因此 IL-23 备受关注。

通过使用免疫芯片（Illumina，San Diego）平台对大约 3000 例少关节型 JIA 和 RF 阳性的多关节型 JIA 病例进行了迄今为止最大型的遗传学研究，该研究对儿童关节炎的发病机制提供了重要的见解。该平台提供了 186 种已知自身免疫病相关的单核核苷酸多态性（single nucleotide polymorphism，SNP）。该研究证实了共 16 个非 HLA 基因位点在全基因组水平与 JIA 相关[40]。新的分析建模发现了最有可能的致病 SNP，并通过将遗传和表观遗传数据联系起来，发现在 JIA 和其他自身免疫性疾病中真正的致病 SNP 经常落在调控基因表达的增强子或超增强子区域[41]。

适应性免疫

关键点

JIA 患者关节滑膜和滑液中效应 T 细胞分泌的促炎性细胞因子分泌增加。

调节性 T 细胞存在于 JIA 关节内，并且在持续型少关节型 JIA 关节内含量较高，而在关节滑液中可表现为非典型的细胞亚型。

免疫调节受损可能是由于细胞因子诱导的效应 T 细胞对抑制的抵抗。

起病年龄早的 JIA 患者外周血中发现了 B 细胞基因表达特征。

T 细胞

许多 JIA 的亚型与 HLA 位点上基因变异紧密相关，此外，HLA 蛋白将抗原肽呈递给 T 细胞使 T 细胞识别抗原的过程是 T 细胞功能的核心，这促使人们积极研究 T 细胞在 JIA 病理过程中的作用。JIA 患者关节中，高度活化的记忆 T 细胞在炎性浸润的细胞中占相当大的比例，这些 T 细胞表达"寡克隆"或限制性的 TCRs[17,42]。一些特异性 T 细胞克隆群生存时间长，在各种炎症性的关节中都可以检测到。然而，目前还不清楚这些 T 细胞克隆是否代表针对"致关节炎"自身表位的自反应性 T 细胞。尽管免疫激活导致了 JIA 患者的组织损伤，但是自身抗原的识别在这个过程中的作用尚不明确。最近对关节炎小鼠模型中自身反应性 T 细胞的研究发现一种普遍表达核糖体蛋白 RPL23A，该蛋白是一种自身抗原，类风湿关节炎患者 T 细胞的抗体也可以对其发生反应[43]。到目前为止，在 JIA 中尚未发现明确的自身抗原。JIA 与影响 T 细胞活化阈值的基因（如 PTPN22[44]）、T 细胞相关的细胞因子受体（如 IL-2RA、IL-2RB）和 T 细胞抗原识别过程中起核心作用的基因（如 HLA）相关，这均说明 JIA 是一种适应性免疫系统功能紊乱的疾病。

早期关节炎动物模型的研究表明分泌 IFN-γ 的 1 型辅助性 T 细胞（Th1）在 JIA 的发病机制中发挥核心作用。Th1 细胞在趋化因子 CCL5、巨噬细胞炎性蛋白（MIP）-1α 和 IP-10 的趋化下聚集在炎症性关节内[45]，并成为 JIA 关节腔中主要浸润的 T 细胞[15]。然而，早期的鼠实验和成人类风湿关节炎的临床实验发现 IFN-γ 的拮抗剂在临床上收效甚微，这说明其他介质而可能在 JIA 的发病机制中发挥更重要的作用。肿瘤坏死因子（TNF）是关节炎的一种典型的炎性细胞因子，由关节内的 T 细胞和巨噬细胞分泌，主要存在于炎症性的滑膜组织中[46]，滑液中的含量则较低[47]。在多关节型和扩展型少关节型 JIA 中，TNF 拮抗剂治疗有效，也进一步印证了 TNF 参与 JIA 的发病，但具体机制仍不明确。有证据显示：肿瘤坏死因子抑制剂可以改善效应 T 细胞对调节 T 细胞抑制的反应，这说明 TNF 可能是致病性的，因为它能够破坏炎症部位的调节。但是仍有约 30% 的患者对 TNF 拮抗剂治疗没有充分的反应，或者治疗期间出现复发。Th17 细胞分泌 IL-17 和 IL-22，可能部分解释这种顽固的疾病[49]。IL-17 可引起严重的骨和软骨损伤。其机制是借助 IL-8 招募中性粒细胞，促进 IL-1β 和 TNF 分泌继而诱导 MMP 的分泌和破骨细胞的活化。JIA 患者关节内富含 Th17 细胞。Th17 细胞的数量与少关节型 JIA 的疾病严重程度相关[14]。JIA 关节内的 Th17 细胞也可以上调粒细胞单核细胞集落刺激因子（GM-CSF）[50]。IL-17 和 GM-CSF 均为潜在的炎症细胞因子且在自身炎症小鼠模型中具有致病作用[51]，这使 Th17 或 GM-CSF 抑制剂成为治疗 JIA 某些亚型的可能。

除促炎症反应外，有证据说明 JIA 发病机制中存在持续进行的免疫调节。编码 CD25 的 IL3RA 基因和 FOXP3 协同转录因子 RUNX1 基因与调节性 T 细胞的生物学功能密切相关，而调节性 T 细胞参与 JIA 发病[40]。持续性少关节型 JIA 儿童患者的关节内表达 CD25、FOXP3 的调节性 T 细胞的数量增高，并且调节性 T 细胞的数量明显高于严重的扩展型 JIA[52-53]。另外，对自身抗原热休克蛋白特异性的 CD30⁺T 细胞似乎在疾病中起调节作用[54]。

在体外，滑膜内调节性 T 细胞可以抑制效应 T 细胞的功能。但是，在体内，炎症性关节内的炎性细胞因子 IL-6 和 TNF 可削弱调节性 T 细胞的功能[48,55]。另外，滑液中的调节性 T 细胞可表现为一种少见的亚型，这种亚型低表达或者不表达 FOXP3，这可能是调控 FOXP3 表达的信号通路发生缺陷所致[56]。此外，部分表达固有淋巴细胞标志 CD161 的调节性 T 细胞可以分泌炎性细胞因子，这提示 JIA 患者可能存在 Treg 细胞功能紊乱[57]。通过增加调节性 T 细胞的数量和增强其功能的治疗方法目前正在研究当中[58-59]，该研究主要需要考虑到调节性 T 细胞的稳定性和潜在的促炎亚型。

抗原呈递细胞

树突状细胞是一种特殊的抗原呈递细胞（antigen-presenting cells，APC），可活化 T 细胞，促进效应 T 细胞的分化。但其在 JIA 中作用还知之甚少。在炎症性关节中，髓样树突状细胞（myeloid dendritic cells，mDCs）主要位于滑膜层，而分泌 IFN-γ 的浆细胞样树突状细胞（plasmacytoid dendritic cells，pDCs）则主要位于 T 细胞和 B 细胞聚集的区域[47]。两种类型的树突状细胞在滑液中的含量明显高于外周血中。滑液中 mDCs 高表达一些协同刺激分子如 CD80、CD86 和 RANK[60-61]，这些协同刺激分子可促进 T 细胞的活化并导致大量促炎细胞因子和趋化因子的分泌。一些研究发现，与 mDCs 不同的是，滑膜层的 pDCs 可能发挥调节功能。关节内的 pDCs 的确表达活化性的标志物[62]，但是可以分泌大量的颗粒酶 B，从而限制 T 细胞的增殖[63]。

B 细胞

在抗 CD20 药物利妥昔单抗可用于治疗类风湿关节炎后，人们再次对 B 细胞效应在炎性关节炎中的作用产生了兴趣。在 JIA 中，B 细胞发挥效应性或调节性作用目前还不清楚。B 细胞来源的自身抗体、抗核抗体（antinuclear antibodies，ANAs）、类风湿因子（RF）、抗环瓜氨酸化蛋白抗体（anticitrullinated protein antibodies，ACPAs）在 JIA 部分亚型中比较常见，但这些都不是直接致病性的（见第 107 章）。有趣的是，ANA 阳性的 JIA 患者滑膜中形成 T-B 细胞聚集概率较大，这说明淋巴结增生和自身抗体的产生具有一定的关联[64]。尽管在 JIA 滑膜中可见淋巴细胞聚集，但是成熟生发中心的形成较类风湿关节炎少见。在滑液中，B 细胞仅是单个核细胞中的一小部分，但倾向于表现为表达共刺激分子 CD80 和 CD86 的记忆 B 细胞表型[65]。在体外与 T 细胞共培养时，滑膜 B 细胞比外周血 B 细胞更容易激活 T 细胞向 Th1 分化[66]。JIA 患者体内总 B 细胞数目与正常对照没有明显差异。但是在少关节型 JIA 的外周血和滑液中过渡期 B 细胞（CD38^{high}，CD24^{high}）的数量明显多于正常对照[65]。用甲氨蝶呤治疗 JIA 可减少这些不成熟细胞数量，但依那西普不影响 B 细胞亚群[67]。起病早的患者外周血中也发现了 B 细胞和免疫球蛋白相关的基因的表达[68]。B 细胞的特征，以及在少关节型炎患者中经常出现 ANA 阳性，使得一些学者认为 B 细胞在这一亚型的发病机制中发挥了重要作用。

固有免疫

> **关键点**
>
> 固有免疫系统的缺陷与 sJIA 密切相关。
>
> 中性粒细胞和单核细胞分泌的 MPR8/14、IL-6、IL-1β、TNF 诱导全身性炎症。

炎症关节内的许多细胞因子都是固有免疫系统的产物。针对 IL-1β 和 IL-6 靶向治疗的生物制剂有效，这一点强有力的证明了固有免疫系统参与 JIA 的发病过程，尤其是 sJIA。

单核 / 巨噬细胞系统

血液中单核细胞及组织中巨噬细胞是固有免疫系统的主要效应细胞。很多年前已经证实单核 / 巨噬细胞与自身免疫性关节炎有关[69]。JIA 基因谱检测发现可能发展为扩展型的早期少关节型 JIA 中存在、活化巨噬细胞基因表达谱特征[70]，在发病晚的少关节型 JIA[68] 和 RF 阳性多关节型 JIA[71] 外周血中存在单核

细胞基因表达谱特征。单核细胞在滑液和外周血单个核细胞中的比例相同（约为 10%）。但在关节内的单核细胞处于高度活化的状态[70]，可分泌大量的 IL-6、IL-1β 和 TNF[72]。滑膜单核细胞还可分泌 VEGF、OPN 和趋化因子 CCL20。VEGF 和 OPN 参与炎症性血管翳的形成[73]。CCL20 可招募 Th17 细胞在关节内聚集[14]。

中性粒细胞

JIA 滑膜中浸润最多的可能就是中性粒细胞，而对其的研究并不多。sJIA 患者活化的中性粒细胞和单核细胞分泌大量的髓样蛋白（myeloid related protein，MPR）8/14 异源二聚体，即 S-100A8/9[74-75]。Roth 及其同事已经证实固有免疫系统的细胞分泌的 MPR8/14 可以活化自身反应性 CD8$^+$T 细胞，即固有免疫系统和适应性免疫系统可以交叉作用共同诱导慢性炎症反应[76]。

对 JIA 中性粒细胞的检测发现，在患者和正常对照之间有 700 多个差异表达的基因[77]。其中与 IL-8 和 IFN-γ 相关的基因表达差异最为显著，而且在疾病缓解期这些基因的表达量也不能恢复正常。但是疾病的缓解与一些调节性基因的表达上调相关，这些基因包括 TGF-β 和维 A 酸。也就是说缓解期是炎症反应和调节反应处于一种平衡状态，并不是真正意义上的免疫重置。

基质细胞

固有组织间质细胞是固有免疫系统和适应性免疫系统的重要靶细胞，可能在系统免疫失调后炎症的解剖定位中发挥重要作用。JIA 患者滑膜成纤维细胞在局部促炎细胞因子的刺激下可分泌大量的基质金属蛋白水解酶和趋化因子[78]，可能是未来一个很重要的治疗靶点。

疾病亚型特异性发病机制

> **关键点**
>
> 过度分泌的 IL-1β 和 IL-6 可导致 sJIA 患者的多种临床症状。

炎症性 T 细胞亚群和调节性 T 细胞亚群之间的平衡可能决定少关节型 JIA 病程的严重程度，特别是在调节性 T 细胞功能异常或不稳定时。

RF 阴性多关节炎与少关节炎亚型具有相同的免疫病理学特征，RF 阳性多关节炎与 RA 具有相同的免疫病理学特征。

ERA 中，HLA-B27 蛋白容易发生错误折叠，在细胞内产生未折叠蛋白反应，导致炎症反应和关节炎的发生。

银屑病和银屑病性关节炎与分泌 IL-22 和 IL-17 的致病 T 细胞密切相关。

全身型幼年特发性关节炎

由于存在固有免疫系统细胞因子 IL-1β、IL-6 和 IL-18，以及缺乏自身抗体和与 MHC 的相关性，导致许多人认为全身型幼年特发性关节炎（systemic juvenile idiopathic arthritis，sJIA）是一种自身炎症性疾病。细胞因子与 sJIA 特征性发热之间的相关性，活动期 sJIA 患者血清中浓度升高的 IL-6 和 IL-18 [79-80]，以及血液中活化后可分泌大量 IL-1β 的单核细胞的聚集 [81] 均支持上述假说。早期曾有报道称活动 sJIA 患者血清中 IL-1 受体拮抗剂（IL-1 receptor antagonist，IL-Ara）与 IL-1 的比例明显升高 [79,82]。但是这一结论很难解释，因为血清中的 IL-1α 和 IL-1β 极易降解。阿那白滞素，一种可溶性 IL-1ra，成功治疗了部分 sJIA 患者，这说明 IL-1 在 sJIA 中发挥一定作用 [83]。有趣的是，sJIA 中 IL-1β 的分泌可能由 MRP8/14 介导。一旦去除 JIA 血清中的 MRP8/14，其诱导分泌 IL-1β 的能力几乎完全丧失 [75]。这项研究还发现，活动期 sJIA 血清中 MRP8/14 浓度也是升高的，该方法在区分 sJIA 与其他重要诊断如感染或造血系统恶性肿瘤方面敏感性和特异性均很高。

巨噬细胞来源的促炎性细胞因子 IL-18 具有与 IL-1β 相似的信号传导途径。在 sJIA 血清中 IL-18 也明显升高且与疾病严重程度相关。在 sJIA 中，血清中高水平的 IL-18 可能导致 NK 细胞细胞毒性作用缺陷 [84]。对阿那白滞素的后续研究使人们开始怀疑 IL-1β 是否在 sJIA 中起主导作用，因为超过 50% 的患者治疗后无效或在治疗期间复发。即使在治疗有效

的患者中，也有可能是其他炎症介质在发挥作用，因为阿那白滞素的治疗效果与治疗前 IL-1β 和 IL-18 的分泌水平和 IL-1β 通路上基因的表达变化程度并无关联 [85]。一种 IL-1β 的特异性抗体，即卡那奴单抗（canakinumab），治疗 sJIA 非常有效，且对阿那白滞素无效的患者也有效 [86]。

单核细胞等多种细胞来源的细胞因子 IL-6 是 sJIA 发病过程中另一重要的细胞因子。IL-6 水平在 sJIA 患者血浆、滑液中都升高且与疾病活动度相关 [30,79]。sJIA 的许多临床症状都可以用高水平的 IL-6 来解释，如生长障碍、骨质疏松等 [87]。这些证据促使开展了使用可溶性 IL-6 受体的单克隆抗体（托珠单抗）阻断 IL-6 的临床试验。早期临床试验证明，托珠单抗用于治疗 sJIA 效果显著 [88]。近期一项多中心随机安慰剂对照双盲的临床试验表明，托珠单抗治疗 sJIA 疗效明确（TENDER 研究）[89]。

sJIA 的基因表达谱研究发现 IL-1 和 IL-6 信号通路基因表达发生了改变且可以用来区分活动性和非活动性 sJIA [90]。除了单核细胞外，现在人们开始认识到 NK 细胞功能缺陷尤其是穿孔素功能受损在 sJIA 发病机制的作用 [91]。活动性 sJIA 在成功进行自体干细胞移植术后穿孔素功能可以恢复 [92]。

巨噬细胞活化综合征

巨噬细胞活化综合征（macrophage activation syndrome，MAS）是 sJIA 一个潜在的致命并发症，有时也可以发生在其他风湿性疾病，如幼年系统性红斑狼疮。MAS 是由于病理性 T 细胞和噬血性巨噬细胞的免疫性活化 [93]。活化的巨噬细胞表达一种清道夫受体 CD163，后者可识别结合珠蛋白 - 血红蛋白（HP-HB）复合体。巨噬细胞对上述复合体的摄入增加导致铁蛋白的产生增加，这也就解释了 MAS 患者会出现高铁蛋白血症的原因。可溶性 CD25（T 细胞表达的 IL-2 受体的 α 链）和 CD163 是诊断 JIA 患者合并 MAS 非常有用的生物标记 [94]。

MAS 与一种叫做噬血性淋巴细胞组织增多症（hemophagocytic lymphocytic histiocytosis，HLH）的遗传性疾病有许多相似之处。引起 HLH 的原因是穿孔素基因及其胞质内分泌途径相关基因（如 MUNC13-4、Rab27a、SH2D1A）的缺陷。在一些研究中发现 MUNC13-4 和穿孔蛋白的基因多态性与

sJIA 患者合并 MAS 有关，但其他研究则没有发现上述现象[95-96]。关于细胞毒性功能的缺陷引起 MAS 的机制仍不清楚，有假说认为微生物抗原以及活化巨噬细胞的清除障碍导致了慢性的免疫刺激。近期的一个关于活动期 sJIA 的 PBMC 基因表达谱的检测发现活动期 sJIA，尤其是伴发有 MAS 的患者，会出现与 HLH 患者相似的 PBMC 基因谱特征以及有典型的未成熟红细胞生成[97]。

少关节型 JIA

许多证据表明炎症反应和调节反应的失衡与少关节型 JIA（oligoarthritis）患者的各种临床表型密不可分[98]。持续型少关节型 JIA 关节内调节性细胞的优势可能解释了该亚群相对良性的预后，而扩展型少关节型 JIA 关节内 Treg/Th17 的比例则比较低。预后较好组患者关节内表达 CD25 或 Foxp3 的 Treg 细胞[14,52] 以及自身抗原热休克蛋白（HSP）60 特异性的 Treg 细胞[54] 数量较多。

尽管所有少关节型 JIA 患者仅有少数关节受累，但是有证据表明在病情始终较稳定的患者和发展为扩展型的患者在疾病早期即存在一定的潜在差异。持续型少关节型 JIA 和扩展型少关节型 JIA 在基因上的差异体现在 MHC- Ⅰ 等位基因[25] 和 IL-10 基因上[99]。一项基因表达谱和细胞因子以及趋化因子谱的研究显示，会发展为扩展型 JIA 儿童的滑膜细胞具有明显的 IFN-γ 驱动基因标志以及活化的巨噬细胞基因标志，同时趋化因子 RANTES（CCL5）水平也有差异，且这些差异在疾病起始甚至疾病发展成扩展型之前就已存在[70]。相似的，会发展为扩展型 JIA 儿童在疾病很早起就表现出蛋白质谱的不同[100]。因此人们提出一种假设，即把有可能发展为扩展型的少关节型 JIA 单独归为一类。有证据认为 Th17 细胞和自身免疫性的虹膜睫状体炎具有相关性，因此针对 IL-17/IL-13 信号传导通路的靶向药物（目前处于 RA 患者临床实验阶段）不仅可以改善关节症状也可以改善其眼部症状（特别是在 ANA 阳性的少关节型 JIA 中）。

RF 阳性多关节型 JIA

RF 阳性伴严重的侵蚀性的病变过程的多关节型 JIA（rheumatoid factor-positive polyarthritis） 是成人早发型 RA 的早期表现。此类型 JIA 与成人 RA 有相同的易感基因，尤其是在 HLA-DRB1 位点，如 HLA-DRB1*0401[25]。但是目前关于两者在免疫学方面上差异的比较的研究还是比较少。对 CCP 阳性的 JIA 患者研究发现 CCP 与 RF 阳性的多关节型 JIA 相关[101]。另外，有证据支持 RF 和抗瓜氨酸肽自身抗体通过在滑膜内皮细胞上固定补体而起致病作用。RF 阳性多关节型 JIA 淋巴滤泡和生发中心明显丰富于 RF 阴性多关节型 JIA，这一特征与成人 RA 的组织学改变相似[64,102]。

RF 阴性多关节型 JIA

RF 阴性多关节型 JIA（rheumatoid factor-negative polyarthritis）的异质性强于 RF 阳性多关节型 JIA。在基因表达分析显示，多关节型 JIA 具有三个特点[71]：①具有单核细胞相关基因表达谱特征；② RF 阳性患者比例最高；③ RF 阴性患者 CD8+T 细胞减少，pDC 增多。有趣的是，在一个患者身上，不会同时出现特点①和特点③，也就是说两者具有不同的免疫病理学机制。值得注意的是，此型中有相当比例患者（24/61）早期发病且 ANA 阳性率较高，这样的亚型不能明确划分到任何一组。进一步的基因表达研究发现该组患者可能会与 ANA 阳性少关节型 JIA 发生重叠。这种情况下，发病年龄比累及关节数目更适合作为鉴别因素[68]。就像前面讨论的一样，RF 阴性多关节型 JIA 与少关节型 JIA 有相似的免疫通路，疾病总体的基因表达情况取决于免疫调节反应和炎症反应之间的平衡。

附着点炎相关关节炎

很多年前就已经证实 HLA-B27 分子结构的改变可引起自身免疫性关节炎。HLA-B27 蛋白重链 α1 螺旋第 67 位上的半胱氨酸残基，可促使两个 B27 单链借助二硫键形成同源二聚体[103]。这种同源二聚体在抗原肽缺乏的情况下也可以形成，并可诱导内质网应激。该二聚体具有促炎作用，也是 NK 细胞受体 KIR3DL1 和 KIR3DL2 的配体[104]。分泌异常折叠 HLA-B27 蛋白的细胞在微生物抗原肽的刺激下，诱导 IL-23 的分泌明显增加，进而促进 Th17 细胞的分化[106]，而在附着点炎相关关节炎（enthesitis-related arthritis，ERA）患儿关节滑液中 Th17 细胞大量聚集。这或许可以解释 ERA 与炎症性肠病之间的关联。因为 Th17 细胞也参与炎症性肠病的发生，并且致病性的炎症细胞很容易从肠道再循环至关节。ERA 患者特别易患细菌性病原体引起的疾病，因为 ERA 来源的细胞病原识别分子 Toll 样受体（Toll-like receptor，TLR）2 和 TLR4 的表达明显高于正常对照组[107]。相关研究发现 ERAP1 不仅和成人强直性脊柱炎强相关，也与儿童期发病的 ERA 存在关联[38]。ERAP1 可通过在内质网种剪切抗原肽前体 N 端氨基酸进而影响可与 MHC-Ⅰ类分子结合的抗原肽谱[39]。

银屑病性关节炎

银屑病性关节炎（psoriatic arthritis，PsA）的病因与 ERA 有许多共通之处：与 MHC-Ⅰ类分子基因位点相关，炎症关节内 CD8$^+$T 细胞克隆性扩增[108]，Th17 细胞可能参与发病。有力证据显示成人银屑病和银屑病性关节炎中 Th17 细胞来源的细胞因子 IL-22 和 IL-17 参与疾病进展（见第 77 章）。IL-23 是诱导 Th17 细胞的重要细胞因子，其受体与幼年型银屑病性关节炎相关联。IL-23 抑制剂在成人型银屑病性关节炎皮肤和关节疾病的临床试验中显示出良好的应用前景[109]。一些自身炎症基因也参与幼年型银屑病性关节炎，也说明固有免疫系统也参与幼年型银屑病性关节炎的发病过程[110]。

小结

儿童关节炎的异质性是复杂的，但是通过新技术的应用（基因表达谱分析、蛋白组学分析和其他高通量的遗传学分析）和我们对相关免疫过程理解的进展，儿童关节的炎异质性逐渐被定性和利用。在这一章中，在 JIA 中起作用的细胞过程被单独考虑。免疫系统协同作用，形成了一个复杂的网络。我们仍然面临的挑战是弄清这些网络的功能层次，寻找出经得起检验的治疗靶点。

新的治疗方法、合适的生物学标志物也是 JIA 临床应用所需要的。我们未来几年的任务是整合大量的相关数据，应用最新的方法，制定出更加精确的分类标准、更先进的预测工具来帮助患者选择最优的治疗方案。

 本章的参考文献也可以在 ExpertConsult.com 上找到。

参考文献

1. Prahalad S: Genetics of juvenile idiopathic arthritis: an update. *Curr Opin Rheumatol* 16:588–594, 2004.
2. Cobb JE, Hinks A, Thomson W: The genetics of juvenile idiopathic arthritis: current understanding and future prospects. *Rheumatology* 53:592–599, 2014.
3. Petty RE, Southwood TR, Manners P, et al: International League of Associations for Rheumatology classification of juvenile idiopathic arthritis: second revision, Edmonton, 2001. *J Rheumatol* 31:390–392, 2004.
4. Ravelli A, Varnier GC, Oliveira S, et al: Antinuclear antibody-positive patients should be grouped as a separate category in the classification of juvenile idiopathic arthritis. *Arthritis Rheum* 63:267–275, 2011.
5. Hunter PJ, Wedderburn LR: Pediatric rheumatic disease: can molecular profiling predict the future in JIA? *Nat Rev Rheumatol* 5:593–594, 2009.
6. Barnes MG, Grom AA, Thompson SD, et al: Subtype-specific peripheral blood gene expression profiles in recent-onset juvenile idiopathic arthritis. *Arthritis Rheum* 60:2102–2112, 2009.
7. Vastert SJ, Kuis W, Grom AA: Systemic JIA: new developments in the understanding of the pathophysiology and therapy. *Best Pract Res Clin Rheumatol* 23:655–664, 2009.
8. Bywaters EG: Pathologic aspects of juvenile chronic polyarthritis. *Arthritis Rheum* 20:271–276, 1977.
9. Murray KJ, Luyrink L, Grom AA, et al: Immunohistological characteristics of T cell infiltrates in different forms of childhood onset chronic arthritis. *J Rheumatol* 23:2116–2124, 1996.
10. Vignola S, Picco P, Falcini F, et al: Serum and synovial fluid concentration of vascular endothelial growth factor in juvenile idiopathic arthritides. *Rheumatology (Oxford)* 41:691–696, 2002.
11. Gattorno M, Gregorio A, Ferlito F, et al: Synovial expression of osteopontin correlates with angiogenesis in juvenile idiopathic arthritis. *Rheumatology (Oxford)* 43:1091–1096, 2004.
12. Barnes MG, Aronow BJ, Luyrink LK, et al: Gene expression in juvenile arthritis and spondyloarthropathy: pro-angiogenic ELR+ chemokine genes relate to course of arthritis. *Rheumatology (Oxford)* 43:973–979, 2004.
13. de Jager W, Hoppenreijs EP, Wulffraat NM, et al: Blood and synovial fluid cytokine signatures in patients with juvenile idiopathic arthritis: a cross-sectional study. *Ann Rheum Dis* 66:589–598, 2007.
14. Nistala K, Moncrieffe H, Newton KR, et al: Interleukin-17-producing T cells are enriched in the joints of children with arthritis, but have a reciprocal relationship to regulatory T cell numbers. *Arthritis Rheum* 58:875–887, 2008.
15. Wedderburn LR, Robinson N, Patel A, et al: Selective recruitment of polarized T cells expressing CCR5 and CXCR3 to the inflamed joints of children with juvenile idiopathic arthritis. *Arthritis Rheum* 43:765–774, 2000.
16. Gattorno M, Prigione I, Morandi F, et al: Phenotypic and functional characterisation of CCR7+ and CCR7– CD4+ memory T cells homing to the joints in juvenile idiopathic arthritis. *Arthritis Res Ther* 7:R256–R267, 2005.
17. Wedderburn LR, Patel A, Varsani H, et al: Divergence in the degree of clonal expansions in inflammatory T cell subpopulations mirrors HLA-associated risk alleles in genetically and clinically distinct subtypes of childhood arthritis. *Int Immunol* 13:1541–1550, 2001.
18. Prahalad S, Ryan MH, Shear ES, et al: Twins concordant for juvenile rheumatoid arthritis. *Arthritis Rheum* 43:2611–2612, 2000.
19. Moroldo MB, Chaudhari M, Shear E, et al: Juvenile rheumatoid

arthritis affected sibpairs: extent of clinical phenotype concordance. *Arthritis Rheum* 50:1928–1934, 2004.

20. Glass DN, Giannini EH: Juvenile rheumatoid arthritis as a complex genetic trait. *Arthritis Rheum* 42:2261–2268, 1999.

21. Prahalad S, Shear ES, Thompson SD, et al: Increased prevalence of familial autoimmunity in simplex and multiplex families with juvenile rheumatoid arthritis. *Arthritis Rheum* 46:1851–1856, 2002.

22. Edmonds J, Metzger A, Terasaki P, et al: Proceedings: HL-A antigen W27 in juvenile chronic polyarthritis. *Ann Rheum Dis* 33:576, 1974.

23. Prahalad S, Glass DN: A comprehensive review of the genetics of juvenile idiopathic arthritis. *Pediatr Rheumatol Online J* 6:11, 2008.

24. Murray KJ, Moroldo MB, Donnelly P, et al: Age specific (susceptibilty and protection) for JRA-associated HLA alleles. *Arthritis Rheum* 42:1843–1853, 1999.

25. Thomson W, Barrett JH, Donn R, et al: Juvenile idiopathic arthritis classified by the ILAR criteria: HLA associations in UK patients. *Rheumatology (Oxford)* 41:1183–1189, 2002.

26. Hollenbach JA, Thompson SD, Bugawan TL, et al: Juvenile idiopathic arthritis and HLA class I and class II interactions and age-at-onset effects. *Arthritis Rheum* 62:1781–1791, 2010.

27. Phelan JD, Thompson SD, Glass DN: Susceptibility to JRA/JIA: complementing general autoimmune and arthritis traits. *Genes Immun* 7:1–10, 2006.

28. Hinks A, Martin P, Flynn E, et al: Association of the CCR5 gene with juvenile idiopathic arthritis. *Genes Immun* 11:584–589, 2010.

29. Zeggini E, Thomson W, Kwiatkowski D, et al: Linkage and association studies of single-nucleotide polymorphism-tagged tumor necrosis factor haplotypes in juvenile oligoarthritis. *Arthritis Rheum* 46:3304–3311, 2002.

30. de Benedetti F, Massa M, Robbioni P, et al: Correlation of serum interleukin-6 levels with joint involvement and thrombocytosis in systemic juvenile rheumatoid arthritis. *Arthritis Rheum* 34:1158–1163, 1991.

31. Woo P: Cytokines and juvenile idiopathic arthritis. *Curr Rheumatol Rep* 4:452–457, 2002.

32. Fishman D, Faulds G, Jeffery R, et al: The effect of novel polymorphisms in the interleukin-6 (IL-6) gene on IL-6 transcription and plasma IL-6 levels, and an association with systemic-onset juvenile chronic arthritis. *J Clin Invest* 102:1369–1376, 1998.

33. Ogilvie EM, Fife MS, Thompson SD, et al: The -174G allele of the interleukin-6 gene confers susceptibility to systemic arthritis in children: a multicenter study using simplex and multiplex juvenile idiopathic arthritis families. *Arthritis Rheum* 48:3202–3206, 2003.

34. Craddock N, Hurles ME, Cardin N, et al: Genome-wide association study of CNVs in 16,000 cases of eight common diseases and 3,000 shared controls. *Nature* 464:713–720, 2010.

35. Hinks A, Eyre S, Ke X, et al: Association of the AFF3 gene and IL2/IL21 gene region with juvenile idiopathic arthritis. *Genes Immun* 11:194–198, 2010.

36. Hinks A, Ke X, Barton A, et al: Association of the IL2RA/CD25 gene with juvenile idiopathic arthritis. *Arthritis Rheum* 60:251–257, 2009.

37. Brown MA: Genetics of ankylosing spondylitis. *Curr Opin Rheumatol* 22:126–132, 2010.

38. Hinks A, Martin P, Flynn E, et al: Subtype specific genetic associations for juvenile idiopathic arthritis: ERAP1 with the enthesitis related arthritis subtype and IL23R with juvenile psoriatic arthritis. *Arthritis Res Ther* 13:R12, 2011.

39. Hearn A, York IA, Rock KL: The specificity of trimming of MHC class I-presented peptides in the endoplasmic reticulum. *J Immunol* 183:5526–5536, 2009.

40. Hinks A, Cobb J, Marion MC, et al: Dense genotyping of immune-related disease regions identifies 14 new susceptibility loci for juvenile idiopathic arthritis. *Nat Genet* 45:664–669, 2013.

41. Farh KK, Marson A, Zhu J, et al: Genetic and epigenetic fine mapping of causal autoimmune disease variants. *Nature* 518:337–343, 2015.

42. Wedderburn LR, Maini MK, Patel A, et al: Molecular fingerprinting reveals non-overlapping T cell oligoclonality between an inflamed site and peripheral blood. *Int Immunol* 11:535–543, 1999.

43. Ito Y, Hashimoto M, Hirota K, et al: Detection of T cell responses to a ubiquitous cellular protein in autoimmune disease. *Science* 346:363–368, 2014.

44. Hinks A, Barton A, John S, et al: Association between the PTPN22 gene and rheumatoid arthritis and juvenile idiopathic arthritis in a UK population: further support that PTPN22 is an autoimmunity gene. *Arthritis Rheum* 52:1694–1699, 2005.

45. Pharoah DS, Varsani H, Tatham RW, et al: Expression of the inflammatory chemokines CCL5, CCL3 and CXCL10 in juvenile idiopathic arthritis, and demonstration of CCL5 production by an atypical subset of CD8+ T cells. *Arthritis Res Ther* 8:R50–R60, 2006.

46. Grom AA, Murray KJ, Luyrink L, et al: Patterns of expression of tumor necrosis factor alpha, tumor necrosis factor beta, and their receptors in synovia of patients with juvenile rheumatoid arthritis and juvenile spondylarthropathy. *Arthritis Rheum* 39:1703–1710, 1996.

47. Gattorno M, Chicha L, Gregorio A, et al: Distinct expression pattern of IFN-alpha and TNF-alpha in juvenile idiopathic arthritis synovial tissue. *Rheumatology (Oxford)* 46:657–665, 2007.

48. Wehrens EJ, Vastert SJ, Mijnheer G, et al: Anti-tumor necrosis factor alpha targets protein kinase B/c-Akt-induced resistance of effector cells to suppression in juvenile idiopathic arthritis. *Arthritis Rheum* 65:3279–3284, 2013.

49. Miossec P, Korn T, Kuchroo VK: Interleukin-17 and type 17 helper T cells. *N Engl J Med* 361:888–898, 2009.

50. Piper C, Pesenacker AM, Bending D, et al: T cell expression of granulocyte-macrophage colony-stimulating factor in juvenile arthritis is contingent upon Th17 plasticity. *Arthritis Rheumatol* 66:1955–1960, 2014.

51. El-Behi M, Ciric B, Dai H, et al: The encephalitogenicity of T(H)17 cells is dependent on IL-1- and IL-23-induced production of the cytokine GM-CSF. *Nat Immunol* 12:568–575, 2011.

52. de Kleer IM, Wedderburn LR, Taams LS, et al: CD4+CD25(bright) regulatory T cells actively regulate inflammation in the joints of patients with the remitting form of juvenile idiopathic arthritis. *J Immunol* 172:6435–6443, 2004.

53. Ruprecht CR, Gattorno M, Ferlito F, et al: Coexpression of CD25 and CD27 identifies FoxP3+ regulatory T cells in inflamed synovia. *J Exp Med* 201:1793–1803, 2005.

54. de Kleer I, Vercoulen Y, Klein M, et al: CD30 discriminates heat shock protein 60-induced FOXP3+ CD4+ T cells with a regulatory phenotype. *J Immunol* 185:2071–2079, 2010.

55. Wehrens EJ, Mijnheer G, Duurland CL, et al: Functional human regulatory T cells fail to control autoimmune inflammation due to PKB/c-akt hyperactivation in effector cells. *Blood* 118:3538–3548, 2011.

56. Bending D, Pesenacker AM, Ursu S, et al: Hypomethylation at the regulatory T cell-specific demethylated region in CD25hi T cells is decoupled from FOXP3 expression at the inflamed site in childhood arthritis. *J Immunol* 193:2699–2708, 2014.

57. Pesenacker AM, Bending D, Ursu S, et al: CD161 defines the subset of FoxP3+ T cells capable of producing proinflammatory cytokines. *Blood* 121:2647–2658, 2013.

58. Pahwa R, Jaggaiahgari S, Pahwa S, et al: Isolation and expansion of human natural T regulatory cells for cellular therapy. *J Immunol Methods* 363:67–79, 2010.

59. Rossetti M, Spreafico R, Saidin S, et al: Ex vivo-expanded but not in vitro-induced human regulatory T cells are candidates for cell therapy in autoimmune diseases thanks to stable demethylation of the foxp3 regulatory T cell-specific demethylated region. *J Immunol* 194:113–124, 2015.

60. Smolewska E, Stanczyk J, Brozik H, et al: Distribution and clinical significance of blood dendritic cells in children with juvenile idiopathic arthritis. *Ann Rheum Dis* 67:762–768, 2008.

61. Varsani H, Patel A, van Kooyk Y, et al: Synovial dendritic cells in juvenile idiopathic arthritis (JIA) express receptor activator of NF-kappaB (RANK). *Rheumatology (Oxford)* 42:583–590, 2003.

62. Gattorno M, Chicha L, Gregorio A, et al: Enrichment of plasmacytoid dendritic cells in synovial fluid of juvenile idiopathic arthritis. *Arthitis Rheum* 48:S101, 2003.

63. Jahrsdorfer B, Vollmer A, Blackwell SE, et al: Granzyme B produced by human plasmacytoid dendritic cells suppresses T-cell expansion. *Blood* 115:1156–1165, 2010.

64. Gregorio A, Gambini C, Gerloni V, et al: Lymphoid neogenesis in juvenile idiopathic arthritis correlates with ANA positivity and plasma cells infiltration. *Rheumatology (Oxford)* 46:308–313, 2007.

65. Corcione A, Ferlito F, Gattorno M, et al: Phenotypic and functional characterization of switch memory B cells from patients with oligo-

articular juvenile idiopathic arthritis. *Arthritis Res Ther* 11:R150, 2009.

66. Morbach H, Wiegering V, Richl P, et al: Activated memory B cells may function as antigen-presenting cells in the joints of children with juvenile idiopathic arthritis. *Arthritis Rheum* 63:3458–3466, 2011.

67. Glaesener S, Quach TD, Onken N, et al: Distinct effects of methotrexate and etanercept on the B cell compartment in patients with juvenile idiopathic arthritis. *Arthritis Rheumatol* 66:2590–2600, 2014.

68. Barnes MG, Grom AA, Thompson SD, et al: Biological similarities based on age at onset in oligoarticular and polyarticular subtypes of juvenile idiopathic arthritis. *Arthritis Rheum* 62:3249–3258, 2010.

69. Saklatvala J: Tumour necrosis factor alpha stimulates resorption and inhibits synthesis of proteoglycan in cartilage. *Nature* 322:547–549, 1986.

70. Hunter PJ, Nistala K, Jina N, et al: Biologic predictors of extension of oligoarticular juvenile idiopathic arthritis as determined from synovial fluid cellular composition and gene expression. *Arthritis Rheum* 62:896–907, 2010.

71. Griffin TA, Barnes MG, Ilowite NT, et al: Gene expression signatures in polyarticular juvenile idiopathic arthritis demonstrate disease heterogeneity and offer a molecular classification of disease subsets. *Arthritis Rheum* 60:2113–2123, 2009.

72. Saxena N, Aggarwal A, Misra R: Elevated concentrations of monocyte derived cytokines in synovial fluid of children with enthesitis related arthritis and polyarticular types of juvenile idiopathic arthritis. *J Rheumatol Suppl* 32:1349–1353, 2005.

73. Bosco MC, Delfino S, Ferlito F, et al: The hypoxic synovial environment regulates expression of vascular endothelial growth factor and osteopontin in juvenile idiopathic arthritis. *J Rheumatol Suppl* 36:1318–1329, 2009.

74. Frosch M, Metze D, Foell D, et al: Early activation of cutaneous vessels and epithelial cells is characteristic of acute systemic onset juvenile idiopathic arthritis. *Exp Dermatol* 14:259–265, 2005.

75. Frosch M, Ahlmann M, Vogl T, et al: The myeloid-related proteins 8 and 14 complex, a novel ligand of Toll-like receptor 4, and interleukin-1beta form a positive feedback mechanism in systemic-onset juvenile idiopathic arthritis. *Arthritis Rheum* 60:883–891, 2009.

76. Loser K, Vogl T, Voskort M, et al: The Toll-like receptor 4 ligands Mrp8 and Mrp14 are crucial in the development of autoreactive CD8+ T cells. *Nat Med* 16:713–717, 2010.

77. Jarvis JN, Petty HR, Tang Y, et al: Evidence for chronic, peripheral activation of neutrophils in polyarticular juvenile rheumatoid arthritis. *Arthritis Res Ther* 8:R154, 2006.

78. Agarwal S, Misra R, Aggarwal A: Interleukin 17 levels are increased in juvenile idiopathic arthritis synovial fluid and induce synovial fibroblasts to produce proinflammatory cytokines and matrix metalloproteinases. *J Rheumatol Suppl* 35:515–519, 2008.

79. Rooney M, David J, Symons J, et al: Inflammatory cytokine responses in juvenile chronic arthritis. *Br J Rheumatol* 34:454–460, 1995.

80. De Benedetti F, Martini A: Is systemic juvenile rheumatoid arthritis an interleukin 6 mediated disease? *J Rheumatol* 25:203–207, 1998.

81. Macaubas C, Nguyen K, Deshpande C, et al: Distribution of circulating cells in systemic juvenile idiopathic arthritis across disease activity states. *Clin Immunol* 134:206–216, 2010.

82. De Benedetti F, Pignatti P, Massa M, et al: Circulating levels of interleukin 1 beta and of interleukin 1 receptor antagonist in systemic juvenile chronic arthritis. *Clin Exp Rheumatol* 13:779–784, 1995.

83. Quartier P, Allantaz F, Cimaz R, et al: A multicentre, randomised, double-blind, placebo-controlled trial with the interleukin-1 receptor antagonist anakinra in patients with systemic-onset juvenile idiopathic arthritis (ANAJIS trial). *Ann Rheum Dis* 70:747–754, 2011.

84. de Jager W, Vastert SJ, Beekman JM, et al: Defective phosphorylation of interleukin-18 receptor beta causes impaired natural killer cell function in systemic-onset juvenile idiopathic arthritis. *Arthritis Rheum* 60:2782–2793, 2009.

85. Allantaz F, Chaussabel D, Stichweh D, et al: Blood leukocyte microarrays to diagnose systemic onset juvenile idiopathic arthritis and follow the response to IL-1 blockade. *J Exp Med* 204:2131–2144, 2007.

86. Ruperto N, Brunner HI, Quartier P, et al: Two randomized trials of canakinumab in systemic juvenile idiopathic arthritis. *N Engl J Med* 367:2396–2406, 2012.

87. De Benedetti F, Alonzi T, Moretta A, et al: Interleukin 6 causes growth impairment in transgenic mice through a decrease in insulin-like growth factor-I. A model for stunted growth in children with chronic inflammation. *J Clin Invest* 99:643–650, 1997.

88. Woo P, Wilkinson N, Prieur AM, et al: Open label phase II trial of single, ascending doses of MRA in Caucasian children with severe systemic juvenile idiopathic arthritis: proof of principle of the efficacy of IL-6 receptor blockade in this type of arthritis and demonstration of prolonged clinical improvement. *Arthritis Res Ther* 7:R1281–R1288, 2005.

89. De Benedetti F, Brunner HI, Ruperto N, et al: Randomized trial of tocilizumab in systemic juvenile idiopathic arthritis. *N Engl J Med* 367:2385–2395, 2012.

90. Ogilvie EM, Khan A, Hubank M, et al: Specific gene expression profiles in systemic juvenile idiopathic arthritis. *Arthritis Rheum* 56:1954–1965, 2007.

91. Grom AA, Villanueva J, Lee S, et al: Natural killer cell dysfunction in patients with systemic-onset juvenile rheumatoid arthritis and macrophage activation syndrome. *J Pediatr* 142:292–296, 2003.

92. Wulffraat NM, Rijkers GT, Elst E, et al: Reduced perforin expression in systemic juvenile idiopathic arthritis is restored by autologous stem-cell transplantation. *Rheumatology (Oxford)* 42:375–379, 2003.

93. Grom AA, Mellins ED: Macrophage activation syndrome: advances towards understanding pathogenesis. *Curr Opin Rheumatol* 22:561–566, 2010.

94. Bleesing J, Prada A, Siegel DM, et al: The diagnostic significance of soluble CD163 and soluble interleukin-2 receptor alpha-chain in macrophage activation syndrome and untreated new-onset systemic juvenile idiopathic arthritis. *Arthritis Rheum* 56:965–971, 2007.

95. Zhang K, Biroschak J, Glass DN, et al: Macrophage activation syndrome in patients with systemic juvenile idiopathic arthritis is associated with MUNC13-4 polymorphisms. *Arthritis Rheum* 58:2892–2896, 2008.

96. Donn R, Ellison S, Lamb R, et al: Genetic loci contributing to hemophagocytic lymphohistiocytosis do not confer susceptibility to systemic-onset juvenile idiopathic arthritis. *Arthritis Rheum* 58:869–874, 2008.

97. Hinze CH, Fall N, Thornton S, et al: Immature cell populations and an erythropoiesis gene-expression signature in systemic juvenile idiopathic arthritis: implications for pathogenesis. *Arthritis Res Ther* 12:R123, 2010.

98. Nistala K, Wedderburn LR: Th17 and regulatory T cells: rebalancing pro- and anti-inflammatory forces in autoimmune arthritis. *Rheumatology* 48:602–606, 2009.

99. Crawley E, Kay R, Sillibourne J, et al: Polymorphic haplotypes of the interleukin-10 5' flanking region determine variable interleukin-10 transcription and are associated with particular phenotypes of juvenile rheumatoid arthritis. *Arthritis Rheum* 42:1101–1118, 1999.

100. Gibson DS, Blelock S, Brockbank S, et al: Proteomic analysis of recurrent joint inflammation in juvenile idiopathic arthritis. *J Proteome Res* 5:1988–1995, 2006.

101. Kasapcopur O, Altun S, Aslan M, et al: Diagnostic accuracy of anti-cyclic citrullinated peptide antibodies in juvenile idiopathic arthritis. *Ann Rheum Dis* 63:1687–1689, 2004.

102. Randen I, Mellbye OJ, Forre O, et al: The identification of germinal centres and follicular dendritic cell networks in rheumatoid synovial tissue. *Scand J Immunol* 41:481–486, 1995.

103. Allen RL, O'Callaghan CA, McMichael AJ, et al: Cutting edge: HLA-B27 can form a novel beta 2-microglobulin-free heavy chain homodimer structure. *J Immunol* 162:5045–5048, 1999.

104. Kollnberger S, Chan A, Sun MY, et al: Interaction of HLA-B27 homodimers with KIR3DL1 and KIR3DL2, unlike HLA-B27 heterotrimers, is independent of the sequence of bound peptide. *Eur J Immunol* 37:1313–1322, 2007.

105. Goodall JC, Wu C, Zhang Y, et al: Endoplasmic reticulum stress-induced transcription factor, CHOP, is crucial for dendritic cell IL-23 expression. *Proc Natl Acad Sci U S A* 107:17698–17703, 2010.

106. Mahendra A, Misra R, Aggarwal A: Th1 and Th17 predominance in the enthesitis-related arthritis form of juvenile idiopathic arthritis. *J Rheumatol Suppl* 36:1730–1736, 2009.

107. Myles A, Aggarwal A: Expression of Toll-like receptors 2 and 4 is increased in peripheral blood and synovial fluid monocytes of patients with enthesitis-related arthritis subtype of juvenile idiopathic arthri-

tis. *Rheumatology* 50:481–488, 2011.

108. Costello PJ, Winchester RJ, Curran SA, et al: Psoriatic arthritis joint fluids are characterized by CD8 and CD4 T cell clonal expansions appear antigen driven. *J Immunol* 166:2878–2886, 2001.

109. Gottlieb A, Menter A, Mendelsohn A, et al: Ustekinumab, a human interleukin 12/23 monoclonal antibody, for psoriatic arthritis: ran-domised, double-blind, placebo-controlled, crossover trial. *Lancet* 373:633–640, 2009.

110. Day TG, Ramanan AV, Hinks A, et al: Autoinflammatory genes and susceptibility to psoriatic juvenile idiopathic arthritis. *Arthritis Rheum* 58:2142–2146, 2008.

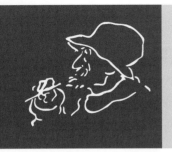

第107章

幼年特发性关节炎的临床特点和治疗

原著 Joyce J. Hsu · Tzielan C. Lee · Christy I. Sandborg

张俊梅 李 妍 译 李彩凤 校

关键点

幼年特发性关节炎（juvenile idiopathic arthritis，JIA）是一大类儿童时期原因不明的具有异质性关节炎的统称。

JIA 在儿童中的发病率至少是 1/1000。JIA 的治疗目标是通过应用药物完全抑制炎症反应，尽可能地达到疾病的缓解。

少关节型 JIA 仅发生于儿童，起病年龄小，以女孩多见，抗核抗体（antinuclear antibody，ANA）阳性，同时常伴有亚急性前葡萄膜炎。

全身型 JIA 与其他亚型 JIA 不同，其男女发病率大致相同，缺乏特异性自身抗体和人类白细胞相关抗原，与肿瘤坏死因子（TNF）抑制剂相比，对 IL-1 和 IL-6 抑制剂会反应性更高。

与附着点炎相关关节炎多发生于 6 岁以上的儿童，但是骶髂关节炎可能在青春期才出现。

因为普通 X 线上所见到骨侵蚀为疾病的晚期表现，早期需要应用不同的影像学手段以发现关节损伤。

随着对 JIA 基因及发病机制认识的不断加深，揭示了某些亚型特异性的关联因素，有助于研究出更有效的靶向治疗方案。

幼年特发性关节炎（juvenile idiopathic arthritis，JIA）是儿童最常见的风湿性疾病，但实际数据显示，不同地区其患病率及发病率有着明显的差别，儿童 JIA 的发病率为 7 ~ 400/100 000，反映了该病在病例报告、疾病分类、种族、环境因素中所存在的差异[1]。通过合理统计分析估计，JIA 在儿童的发病率为 150/100 000，可见 JIA 是儿童最常见的慢性疾病

之一。儿童 JIA 的临床表现与成人有着显著的不同，一些类型的 JIA 只在儿童出现。本章主要介绍 JIA 各种不同类型的主要临床表现、诊断、治疗方法、预后和转归。目前对于 JIA 生物学基础的认识逐渐加深，风湿性疾病的靶向治疗也有较大提高，必然都会对上述各方面的发展大有裨益。在现代治疗时代，有关 JIA 患儿长期病程和预后的数据仍然有限，目前国际上针对儿童关节炎的前瞻性队列研究，就是为了弥补这些知识上的差距[2-3]。

幼年特发性关节炎的分类标准和鉴别诊断

过去对于有持续性关节炎的儿童，不同的人群应用不同的命名方式，包括"幼年类风湿关节炎"（美国风湿病学会，American College of Rheumatology，ACR）、"幼年慢性关节炎"（欧洲抗风湿病联盟，European League Against Rheumatism，EULAR），这种命名上的差异给疾病的研究及预后的分析方面带来了很多困难。国际风湿病联盟（the International League of Associations for Rheumatology，ILAR）的目标就是确定 JIA 的分型，而这种分型有助于研究同类疾病不同类型的独特特点。JIA 的分类如表 107-1 所列，目前根据主要临床表现、实验室检查，以及起病时受累关节数目[4]。但是分类标准仍在改进，以期每个亚型具有更为相似的生物学及遗传学基础，特别是在其病因及发病机制方面[5-6]。

患有风湿性疾病的儿童通常可能合并恶性肿瘤、感染及创伤（特别是非意外创伤）。因此，在确诊 JIA 前，鉴别这些诊断的可能是非常重要的。ILAR 的分类趋于简化，可以用于具有疾病典型临床表现的

表 107-1 国际风湿病联盟对于幼年特发性关节炎（JIA）的分类标准

JIA 的定义		
病因不明的关节炎，16 岁以前起病，持续至少 6 周，并且排除其他疾病		
亚型	**定义**	**除外内容**
少关节型 JIA 1. 持续型少关节炎型 JIA：病程中受累关节 ≤ 4 个 2. 扩展型少关节炎型 JIA：在起病 6 个月以后受累关节总数 > 4 个	在病初 6 个月内受累关节 1-4 个	a. 有银屑病或一级亲属有银屑病病史 b. 在 6 岁以后起病的男性且 HLA-B27 阳性的关节炎患者 c. 有强直性脊柱炎、ERA、炎性肠病中有骶髂关节炎表现、反应性关节炎、急性前葡萄膜炎，或者一级亲属中有上述病史 d. 间隔 3 个月查 IgM RF 至少有 2 次阳性 e. 全身型 JIA 的表现
RF 阴性多关节型 JIA	1. 在病初 6 个月内受累关节数目 ≥ 5 个 2. RF 阴性	a、b、c、d、e
RF 阳性多关节型 JIA	1. 在病初 6 个月内受累关节数目 ≥ 5 个 2. 在病初 6 个月内至少间隔 3 个月行 RF 实检查，≥ 2 次 RF 阳性（在可靠的实验室进行的常规实验）	a、b、c、e
银屑病性关节炎	1. 关节炎及银屑病 2. 关节炎同时满足以下内容至少 2 条： （1）指 / 趾炎 （2）指甲凹陷（任何时间至少在一个或更多指甲上有 2 个凹面）或甲脱离 （3）一级亲属有银屑病	b、c、d、e
附着点炎相关关节炎	1. 关节炎及附着点炎，或 2. 关节炎或者附着点炎，同时满足以下至少 2 项内容 （1）骶髂关节疼痛病史和（或）腰骶部的炎症性疼痛 （2）HLA-B27 阳性 （3）男性大于 6 岁出现关节炎 （4）急性（有临床症状的）前葡萄膜炎 （5）一级亲属有强直性脊柱炎、ERA、炎性肠病中出现骶髂关节炎、反应性关节炎、急性前葡萄膜炎病史	a、d、e
全身型 JIA	一个至多个关节受累，或者伴有至少持续 2 周的发热，至少有 3 天每天均出现发热（热峰 ≥ 39℃ 每天 1 次，可降至 ≤ 37℃），同时满足以下一项或以上内容： （1）可消退的（不固定的）红色充血性皮疹 （2）全身性淋巴结肿大 （3）肝和（或）脾大 （4）浆膜炎	a、b、c、d
未分化关节炎	关节炎不满足上述任何分类的诊断标准或者满足 ≥ 2 个诊断标准	

ERA，与附着点炎相关关节炎；ILAR，国际风湿病联盟；RF，类风湿因子

From Petty RE, Southwood TR, Manners P, et al: International League of Associations for Rheumatology classifi cation of juvenile idiopathic arthritis: second revision, Edmonton, 2001. J Rheumatol 31（2）:390-392, 2004.

患者。但是如果患者与 ILAR 的分类标准不符，临床医师必须认真考虑有无其他疾病可能，包括风湿性疾病及非风湿性疾病。例如，在患有急性淋巴细胞白血病（ALL）的患者中，15% ~ 30% 有肌肉骨骼症状，而外周涂片中没有肿瘤细胞，可能被误诊为 JIA。此外，ANA 结果、皮疹、影像学的异常表现及关节炎的体征，这些对于鉴别 ALL 及 JIA 无太大的帮助 [7]。

少关节型幼年特发性关节炎

一般来说，少关节型 JIA 在所有新诊断的儿童风湿性疾病中占 20%[8]，并且在所有 JIA 亚型中是最常见的一种类型，在北美和欧洲占所有 JIA 患儿的 30% ~ 60%[9]。成年人中无少关节型 JIA 相对应的类型。在美国和欧洲白种人中其发病的高发年龄为 2 ~ 4 岁，女孩较男孩常见，其发病比例为 3 : 1[10]。在非裔美洲人，美洲原住民和南亚人中很少见。少关节型 JIA 分为两种类型：一种是持续性少关节型 JIA，患儿在病程中受累关节始终少于 5 个；另一种是扩展性少关节型 JIA，患儿在起病 6 个月后受累关节数量将会有所增加。进展为扩展型少关节炎型 JIA 的患儿 30% ~ 50% 发生在发病 4 ~ 6 年后 [13-15]。在病初 6 个月，出现踝关节和（或）腕关节受累，并且为对称性受累，红细胞沉降率（ESR）升高，可能预示着此类为扩展型少关节型关节炎 [13,15-16]。

少关节型 JIA 通常表现为非对称性关节炎，常累及一或两个大关节，尤其下肢关节。膝关节是最常受累的部位，其次是踝关节、腕关节和足趾关节。儿童的髋关节和背部受累不常见，应注意排除如感染或者肿瘤等其他疾病。显著的全身性症状在少关节型 JIA 中很少见，如果存在应怀疑最初诊断的准确性。与化脓性关节炎相比，JIA 患者的关节疼痛症状往往无明显，有达 25% 的病例可能与家长只注意到关节肿胀和跛行有关。当长时间无运动时如清晨或午睡后，幼儿患者会出现不愿意走路和负重，更愿意爬行。少关节型 JIA 的患儿存在无症状性慢性虹膜睫状体炎的高危因素，尤其在 ANA 阳性的患儿中，需要规律的眼科检查来发现早期改变（见葡萄膜炎部分）。

约 75% ~ 85% 的少关节型 JIA 患儿 ANA 检测可呈阳性（持续性少关节型 JIA 70% ~ 80%，扩展性少关节型 JIA：80% ~ 95%），滴度为低到中等（1 : 40-1 : 320）[10]。在幼年发病的女孩中 ANA 阳性出现的概率更高 [17]。典型的少关节型 JIA 患儿的白细胞计数多是正常的，急性期反应物正常或轻度升高，少数病例可有轻度的贫血。

少关节型 JIA 的鉴别诊断主要包括一些其他 JIA 亚型，特别是与幼年脊柱关节炎（JSpA）和银屑病性幼年特发性关节炎（JPsA），以及其他儿童风湿性疾病，或其他炎症性疾病，如炎症性肠病（IBD）。也应排除引起关节肿痛的非风湿性疾病，如化脓性关节炎、良性或恶性肿瘤、反应性关节炎、异物性滑膜炎、色素沉着绒毛结节性滑膜炎，动静脉畸形，出血性疾病（如血友病），以及包括非意外性伤害的骨折等。幼儿关节肿胀很少是轻微外伤所致，因为严重的扭伤或半月板撕裂或韧带损伤等矫形问题极为罕见。一般而言，儿童的韧带和肌腱比正在生长的骨骼要更加强劲，而最薄弱处则是骨韧带或骨肌腱的连接点。因此，骨折在儿童中较成年人更为常见。少年儿童在过量体育运动后关节可能发生短暂性积液 [18]。莱姆病（在流行区域内）可引起周期性单关节炎（典型表现累及膝关节并出现腘窝囊肿），病程多不超过 6 周。

类风湿因子阴性多关节型幼年特发性关节炎

类风湿因子（RF）阴性多关节型 JIA 占所有 JIA 的 10% ~ 30%，有 2 个发病高峰，第 1 个高峰在 1 ~ 4 岁，第 2 个高峰在 10 ~ 12 岁。患儿中女孩较男孩多见，女 : 男 =3.2 : 1，有 4% ~ 25% 的患儿发生亚急性前葡萄膜炎 [10]。多关节型 JIA 是非洲裔美洲人和美洲原住民中最常见的 JIA 亚型，他们的病情最严重，预后最差 [11-12]。类风湿因子阴性（RF）多关节型 JIA 患儿的髋关节、肩关节、颈椎和远端指间关节的受累程度高于成人。一些学者根据 ANA 的结果将该病分为 2 种临床亚型：① ANA 阳性者类似于少关节型 JIA，两者均易累及小女孩（年龄小于 6 岁），非对称性关节炎起病，多易患葡萄膜炎；② ANA 阴性类似于成人 RF 阴性的类风湿关节炎（RA），其特征为年龄较大的患者，大小关节对称性滑膜炎，受累关节数较多，葡萄膜炎较少。ANA+、RF 多关节型 JIA 及少关节型 JIA 有诸多的相似之处，推测这两种起病可能属于同一种疾病谱 [6]。RF 阴性多关节炎的患者中约有 40% 出现低热、疲劳、发育不良、体重减轻、急性期反应物升高、轻度贫血和 ANA 阳性。通过高敏感性低特异性的检测方法[19]发现 50% ~ 80% 的 RF 阴性患者会有 ACPA 阳性[10]。

RF 阴性多关节型 JIA 的鉴别诊断包括其他 JIA 亚型，如 JSpA，多发生于大于 6 岁的男童，因为直到青春期骶髂关节受累才会出现。需要鉴别的其他疾病包括其他风湿性疾病；恶性肿瘤，如淋巴瘤和白血病；以及感染，如淋病奈瑟菌感染、风疹、细小病毒和莱姆病。

类风湿因子阳性多关节型幼年特发性关节炎

RF 阳性多关节型幼年特发性关节炎是 JIA 的一种典型的亚型，部分与成人 RF 阳性的 RA 的免疫学和血清学表现相同[20]。此类型的关节炎占 JIA 患儿的 5% ~ 10%[10]，女男比例为（5.7 ~ 12.8）：1.0[8,21]。发病年龄多见于童年晚期或者青春期 10 ~ 13 岁，其典型表现为进行性、对称性累及众多大小关节。髋关节受累常见并且可能会有功能障碍。关节炎症状可能会非常严重，经常会导致骨质侵蚀和关节破坏。早期即可出现影像学改变[22]，尤其在双手和双足关节影像学改变。疾病活动期时，患儿可能会出现轻微的全身症状和体征。类风湿结节可见于 10% 的患儿中，多见于肘关节周围。其他关于关节外表现的报道较成人少见。本型少见虹膜睫状体炎，仅见于少于 2% 的患儿[10]。

多关节型关节炎会有轻至中度的炎症反应，可以有表现在急性期反应产物升高和正细胞正色素性贫血。通过定义可知，所有患儿 RF 均为阳性。约 55% 患儿的 ANA 阳性[10]，并且 57% ~ 73% 的患儿 ACPAs 阳性[23-24]。ACPAs 的阳性率在多关节型 JIA 中有所不同，但通常与 RF 状态一致[25]。

幼年脊柱关节炎 / 附着点炎相关关节炎

目前幼年脊柱关节炎（JSpA）的分类标准将其分为两种形式：未分化型和分化型。未分化型由脊柱附着点炎和关节炎（SEA）和附着点炎相关关节炎（ERA，ILAR 分类中的 JIA 亚型）组成，而分化型包括幼年强直性脊柱炎（AS），银屑病关节炎，反应

性关节炎和与 IBD 相关性关节炎。遗憾的是，由于其临床特征与成人脊柱关节炎不同，按照成人标准对儿童进行分类是不准确的。由于该疾病表型的显著异质性，因此很难制定分类标准[26]。JSpA 约占 JIA 的 20%，通常在 6 岁后发病，男孩患病率较高（男：女比例为 7：1），尽管女孩可能因为疾病较轻和中轴骨骼受累少而被漏诊[27]。在许多情况下，JSpA 最初被诊断为少关节型 JIA[8]。这些患者在青春期之前很少患有骶髂关节炎，而通常表现为下肢关节炎和附着点炎[4]。JSpA 的关节表现包括髋关节和外周关节炎，以及最常见于下肢的不对称性少关节炎。多达 1/3 的 JSpA 患儿将会明确发现跗骨炎，即距下关节和周围肌腱鞘的炎症。大约 25% 的 JSpA 患者在发病时出现多关节炎[26]。

有 60% ~ 80% 的 JSpA 患者中可出现附着点炎（肌腱连接部位的炎症），附着点炎是早期临床症状，与成人的强直性脊柱炎（AS）相比儿童更常见[28]。最常见的位置包括髌骨的下极（50%）、足底筋膜与跟骨（38%）或跖骨（22%）连接处，以及跟腱与跟骨连接处（22%）[29]。此外，在髌骨的 2 点钟和 10 点钟位置、股骨大转子、胫骨结节以及第五跖骨基底等处可以发现附着点炎。儿童可能存在定位模糊的臀部疼痛，腹股沟疼痛或足跟痛。以脊柱症状起病者少见，但儿童 ERA 的一个亚型可在青春期进展为典型的成人 AS 的骶髂关节和脊柱炎症。这个进展在 HLA-B27 阳性且在确诊的 1 年内有脊柱或骶髂关节疼痛的男孩更多见[30]。改良 Schober 试验可用于评估下腰椎的柔韧性，变化幅度小于 6 cm 即为异常[31]。因为胸廓扩张度随着孩子的成长变化较大，只有连续的监测是有用的。在青春期，胸廓扩张度 5 cm 都应被视为异常[28]。

6% ~ 27% 的 JSpA 患者可发生急性前葡萄膜炎（acute anterior uveitis，AAU），其典型表现是急性发红的疼痛性眼病，为避免失明需立即就医[28,32-33]。在 HLA-B27⁺ 的男孩中更常见。心血管疾病虽然不常见，但在已经发展为 JSpA 的患者中可以很严重，据报道患者炎性主动脉瓣反流高达 10%[34]。已知亚临床肠道炎症与 JSpA 有关，多达 2/3 的患者的肠道表现与克罗恩病患者的病变相似[35]。儿童 IBD（克罗恩病或溃疡性结肠炎）相关性关节炎，可见两种不同的类型：①外周关节炎；②骶髂关节炎和脊柱炎，前者较后者多见。IBD 相关的关节炎特殊的临床表现包

括杵状指、骨膜炎、结节性红斑、坏疽性脓皮病、骨质疏松症，以及比较少见的肥大性骨关节病。已证实外周关节炎活动与肠道疾病活动相关，而骶髂关节炎活动与后者不相关[31]。

反应性关节炎属于 JSpA，继发于胃肠道（如沙门菌、志贺菌、耶尔森菌、弯曲杆菌、艰难梭菌属）或泌尿生殖道（如衣原体或尿素原体）感染，而不是关节组织的急性感染。关节炎多为自限性，也可持续并转变为慢性的关节病[36]。除了关节炎，典型的反应性关节炎三联症还包括尿道炎和葡萄膜炎。前驱感染常在关节炎、附着点炎、关节外症状出现前 1 ～ 4 周发生。

成人骶髂关节炎的影像学证据是强直性脊柱炎的诊断标志，而儿童 JSpA 骶髂关节炎少见，其影像学证据很少。有趣的是，JSpA 患儿髋部疾病的存在使骶髂关节炎的发病可能性增加了 11 倍，而指趾炎的患者则降低了这种可能性。增强 MRI 正越来越多地用于寻找无慢性病的儿童急性骶髂关节炎病变证据。MRI 也用于评估附着点炎[38]。

HLA-B27 阳性率为 60% ～ 80%，因种族不同而异[26]。血沉可轻度或显著增高，可有轻度贫血，但同时应该警惕患儿亚临床型 IBD 可能。RF 阴性，而 ANA 可为阳性。

JSpA 的鉴别诊断包括真正的感染性或感染后关节炎（病毒性，风湿热，链球菌感染后，莱姆病）。很多良性病变如毒性滑膜炎，儿童良性肢体疼痛（生长痛）以及恶性肿瘤，实体瘤均应考虑。骨科疾病如 Legg-Calvé-Perthes 病，下滑股骨头骨骺疾病，Osgood-Schlatter 病和不常见的风湿性疾病，如 SAPHO[滑膜炎（Synovitis），痤疮（Acne），脓疱病（Pustulosis），骨肥厚（hyperostosis）和骨髓炎（Osteomyelitis）] 综合征、川崎病和血管炎可有与 JSpA 类似的关节和关节外临床表现。白塞病和家族性地中海热都有骶髂关节炎的特征，因此可能被误认为是 JSpA[39]。最后，儿童严重的全身肌肉骨骼疼痛可能有肌腱端点痛而被误诊为附着点炎。

幼年银屑病性关节炎

幼年银屑病性关节炎（Juvenile psoriatic arthritis, JPsA,）最初定义为幼年起病，与银屑病相关且发生在银屑病病程中的关节炎。在没有特定排除的情况

下，该定义已被扩大到不仅包括有明显银屑病皮疹的关节炎患者，而且包括指（趾）甲病变者或一级亲属患银屑病的关节炎患者[4,39-40]。JPsA 患者占 JIA 患者的 2% ～ 15%，女性发病率稍高，好发年龄呈双峰型（2 ～ 4 岁和 7 ～ 10 岁）[35,39,41-42]。这两个发病组存在显著差异，年幼组可能的特点包括 ANA 阳性、女童、伴有慢性虹睫炎，而年长组则更可能是 HLA-B27 阳性、伴有中轴关节疾病和附着点炎[35]。

银屑病通常在关节炎起病的 2 年内发生，对于大多数儿童来说，皮肤症状常紧随关节症状[28]。多达 80% 的患儿有典型的寻常型银屑病或斑块状银屑病特征：界限清楚的红斑伴鳞屑样皮损，好发于关节伸侧（肘、膝），头皮和躯干[28,43-44]。然而，小于 2 岁的幼儿，最常见的是银屑病性尿布疹[44]。此外，应评估的其他区域包括耳后发际、肚脐、腹股沟区和臀裂上部[28]。

因为 JPsA 的临床表现与幼年性关节炎的多种亚型相似，没有一种特异的关节症状。关节受累可以是少关节型或多关节型，其中 55% ～ 70% 以少关节型起病（< 5 个关节），而其中 52% 可能会进展为多关节型[45-46]。在一项研究中，多达 1/3 的患者在诊断为 JPsA 的平均 4.2 年之前，曾被诊断为其他 JIA 亚型[45]。JIA 少关节型与起病时受累关节少于 5 个的 JPsA 在 ANA、HLA-B27 阳性率及眼葡萄膜炎发病率方面并无差异。起病时受累关节少于 5 个的 JPsA 较 JIA 少关节型的指（趾）甲炎的发病率更高，同时较多累及小关节，而较少累及大关节[39,47-49]。银屑病性关节炎的患儿急性期反应物可轻度增高，并可有轻度慢性病性贫血。然而，多达 1/3 的患儿并没有炎症相关的实验室证据。

全身型幼年特发性关节炎

全身型幼年特发性关节炎（sJIA）占全部 JIA 的 10%，特征性临床表现包括：发热，特征性皮疹，关节炎，显著增高的炎症因子。最近的研究确定了 sJIA 和其他亚型的生物学差异包括固有免疫系统成分（特别是炎症因子 IL-1、IL-6、IL-18、中性粒细胞和单核细胞 / 巨核细胞），表明 sJIA 可能属于自身炎症性疾病谱[50]。

sJIA 可发生在任何年龄，小于 5 岁多见，2 岁为发病高峰[51-52]。少数情况下，可以发生在成人，称

为成人 Still 病，无明显性别倾向。本病具有明显的系统性症状，且常在起病时出现，多为主要的临床症状。关节炎可能不是临床首发症状，但关节痛和肌痛是起病时几乎都存在的 [28]。典型的发热为高热，热峰 39.0℃ 以上，每天一次或每天两次，体温在发热间歇可降至正常体温以下。患儿发热时常烦躁不适，发热间歇恢复。80% 的患者发热时伴随一过性、位置不定、橙红色皮疹，有时为荨麻疹样斑疹（图 107-1）[51]。皮疹形态位置多变，可发生在除面部以外的躯干、四肢等任何部位，可以是轻微的、分散的、或弥漫性的，可融合成片。一个有用的诊断特征是皮疹可通过 Koebner 现象引出。

其他系统性特征包括淋巴结肿大、肝脾大、浆膜炎（胸腔 / 心包受累 / 腹痛）、头痛和咽痛。心包炎和心包积液是最常见的全身系统器官受累临床表现，高达 10% 的发生率 [51]。一个严重的可危及生命的系统症状称为巨噬细胞活化综合征（macrophage activation syndrome，MAS），后面会更详细地讨论。sJIA 的关节炎可从最轻微的病变到少关节到多关节病变 [51]，可有腱鞘炎和滑膜囊肿，通常与全身症状的严重程度无相关性 [53]。尽管全身表现最初可能是最严重的，远期预后取决于关节病和药物的不良反应，特别是长期应用糖皮质激素。

sJIA 没有诊断性的检查，典型的实验室指标异常包括：炎症指标显著增高，白细胞、中性粒细胞增多，核左移，血小板增多，贫血。病情严重时肝转氨酶、醛缩酶、铁蛋白、纤维蛋白原和凝血系统可异常，是巨噬细胞活化综合征（MAS）的早期表现。

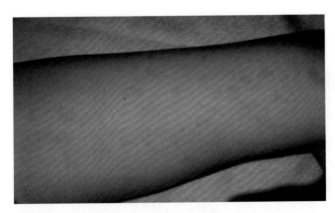

图 107-1　全身型幼年特发性关节炎的典型皮疹，直径 1 ～ 5 mm 扁平或轻微突起皮面的橙红色皮疹

ANA 或其他自身抗体很少存在。炎症因子基因表达谱已显示将 sJIA 区别于其他儿童发热性炎性疾病，与 IL-1 抑制剂治疗的反应性相关，未来可能有更多特异性的检测 [54-55]。

由于 sJIA 临床特点无特异性，诊断困难，所以应该做排除性诊断。感染、川崎病、恶性肿瘤及其他自身免疫性疾病均可有类似症状；因此，有必要筛查感染和肿瘤，特别是通过适当的检查包括培养、骨髓穿刺和活检、尿香草扁桃酸（VMA）除外白血病和神经母细胞瘤。周期性发热综合征常误诊为 sJIA，但临床医生应对伴随的发热特点和固定皮疹进行鉴别。

特殊并发症：巨噬细胞活化综合征

约 10% 的 sJIA 患者会进展为危及生命的 MAS，30% 的患者症状较轻，如果治疗不当则可由轻型进展为 MAS [54,56]。MAS 是见于风湿性疾病的继发性或获得性噬血细胞性淋巴组织细胞增生症（hemophagocytic lymphohistiocytosis，HLH）[57]。MAS 为 JIA 患者死亡的最主要原因，占 JIA 死亡率的 20% ～ 30% [58]。主要临床表现包括：持续高热、肝脾大、淋巴结肿大、严重的血细胞减少、肝功能异常、中枢神经系统（central nervous system，CNS）受累（抽搐 / 昏迷）以及凝血功能障碍。血清铁蛋白常 > 10 000 ng/ml，凝血功能异常：凝血酶原和部分凝血酶时间延长，低纤维蛋白原血症，瘀斑、黏膜出血、鼻出血和呕血。MAS 的先兆常为白细胞、血小板减少，ESR 下降，肝功能异常，高血清铁蛋白血症和 D- 二聚体升高 [56]。组织学上，绝大多数 MAS 患者可在骨髓、淋巴结及其他组织如肝、肺中见到高分化巨噬细胞噬血现象。sJIA 并发的 MAS 无性别、年龄、种族倾向。半数 MAS 的发生与疾病活动相关，1/3 患者为感染诱发（细菌、真菌和寄生虫感染；EB 病毒、水痘病毒、柯萨奇病毒、细小病毒 B19、甲型肝炎、沙门菌、肺孢子菌感染），4% 患者为药物因素 [阿司匹林，NSAID 类药物、柳氮磺吡啶（SSZ）、甲氨蝶呤（MTX）、依那西普、阿那白滞素和金制剂]，以及其他未知因素 [56]。由于许多接受这些药物治疗的患者都处于疾病活动期，因此很难确定药物治疗是 MAS 的诱发因素，而与疾病活动无关 [59-60]。目前病理生理学方面原因包括炎症因子瀑布、T 细胞和巨噬细胞活化、自然杀伤因子和 CD8 细胞活性减低以及穿孔素低水平表达 [54,61]。可溶性 IL-2Rα 受体和可溶性 CD163 在 MAS 可成倍增加 [62-63]。最近，在 18.5% 的 sJIA 患者中发现了 MEFV 基因突变（通常出现在家族性地中海热），而这些患者耐药性高 [64]。

治疗

　　随着目前关节炎生物制剂的疗效增强，儿科风湿病学家对于关节炎的治疗目标是期望实现疾病完全缓解。数项研究结果表明在病程中通过积极治疗尽快达到疾病非活动期，可达到较好预后，如改善生活质量、缩短疾病活动期以及减少长期关节损伤 [65]。基于 ACR 发布的 JIA 治疗指南 [66-67]，对每例患者的临床特征、JIA 亚型、疾病活动性和预后因素的综合分析可指导更佳治疗。目前按照严格共识方法制定共识治疗方案，并基于这些方案进行了有关全身型和多关节型 JIA 的疗效比较研究。本章节中的治疗建议包含了已发表的 ACR 指南、治疗共识和随机对照试验（RCT）。现在已明确的核心概念、疾病活动、疾病非临床活动（CID）、疾病严重程度、改善和缓解的定义，均可用于个人试验和研究试验，以明确治疗效果 [71-72]。下面的章节总结了儿童使用的不同治疗方法的一般信息，以及针对不同亚型 JIA 的具体治疗方法。表 107-2 展示了药物、剂量、给药频率和安全监测建议。

表 107-2　幼年特发性关节炎常用药物 [66-67,234-236]

药物	标准剂量及用法	标准应用频率
阿巴西普 *FDA 批准应用于 > 6 岁的多关节炎型 JIA 患者	10 mg/kg（最大剂量 1000 mg）IV	0、2、4 周给予负荷量，后每 4 周应用 1 次
阿达木单抗 *FDA 批准应用于 ≥ 2 岁的多关节炎型 JIA 患者	24 mg/m^2 SQ < 30 kg：20 mg SQ ≥ 30 kg：40 mg SQ	每 2 周 1 次（关节炎） 每周 1 次（葡萄膜炎）
阿那白滞素	1 ~ 4 mg/kg（最大剂量 100 mg）SQ	每天
卡那奴单抗 *FDA 批准应用于 ≥ 2 岁的全身型 JIA 患者	4 mg/kg（最大剂量 300 mg）SQ	每 4 周 1 次
赛妥珠单抗	成人类风湿关节炎起始剂量：400 mg SQ 0、2、4 周给予负荷量，后维持剂量每次： a．200 mg SQ b．400 mg SQ	每 2 周 1 次或每 4 周 1 次
环孢素	6 mg（kg·d）口服	每天 2 次
双氯芬酸	2 ~ 3 mg/（kg·d）（最大剂量 200 mg/d）口服	每天 2 ~ 4 次
依那西普 *FDA 批准应用于 ≥ 2 岁的多关节型 JIA 患者	0.8 mg/（kg·w）（最大剂量 50 mg）SQ 或每剂 0.4 mg/kg（最大剂量 25 mg）SQ	每周 1 次 每周 2 次
戈利木单抗	30 mg/m^2（最大剂量 50 mg）SQ	每 4 周 1 次
布洛芬	≥ 6 月龄：30 ~ 40 mg/（kg·d）	每天 3 ~ 4 次
吲哚美辛	> 1 月龄：1 ~ 4 mg/（kg·d）	每天 2 ~ 4 次
英夫利昔单抗	5 ~ 10 mg/kg IV	0、2、6 周给予负荷量，后每 4 周 1 次

续表

药物	标准剂量及用法	标准应用频率
丙种球蛋白	每次 2 g/kg IV	每 2 周 1 次
来氟米特	< 40 kg：10 mg 口服 > 40 kg：20 mg 口服	每天
美洛昔康	0.125 ~ 0.25 mg/kg（最大剂量 15 mg/d）	每天
甲氨蝶呤 *FDA 批准使用于 JIA	每次 15 mg/m^2 或 SQ（0.6 mg/kg，最大剂量 25 mg）	每周
萘普生	> 2 岁：20 mg/（kg·d）（最大剂量 1 g/d）	每天 2 次
吡罗昔康	每次 0.2 ~ 0.4 mg/kg（最大剂量 20 mg/d）	每天
利纳西普	负荷量 4.4 mg/kg（最大剂量 320 mg），后 2.2 mg/kg（最大剂量 160 mg）SQ	每周 1 次
利妥昔单抗	375 mg/m^2 IV 750 mg/m^2（最大剂量 1000 mg）IV	每 4 周 1 剂，或每 2 周 2 剂
柳氮磺吡啶	50 mg/（kg·d）（最大剂量 2 g/d）口服	每天 2 次
舒林酸	4 ~ 6 mg/（kg·d）（最大剂量 400 mg/d）口服	每周 2 次
沙利度胺	每次 5 mg/kg 口服	每天
托珠单抗 *FDA 批准应用于全身型 JIA 患者及 ≥ 2 岁的多关节型 JIA 患者	全身型 JIA：< 30 kg：12 mg/kg 静点 ≥ 30 mg：8 mg/kg IV（最大剂量 800 mg） 多关节型 JIA/葡萄膜炎：< 30 kg：10 mg/kg IV ≥ 30 mg：8mg/ kg IV（最大剂量 800 mg）	全身型 JIA：每 2 周 1 次 多关节型 JIA/葡萄膜炎：每 4 周 1 次

药物安全监测推荐建议 *

非甾体抗炎药

全血细胞、肝酶、血肌酐以及尿常规
初次应用药物前或用药不久
持续每天规律用药者每年复查约 2 次
常规用药（3 ~ 4 天 / 周）可每年复查约 1 次

甲氨蝶呤

全血细胞、肝酶、血肌酐
初始用药前
初始用药后约 1 个月
增加剂量后约 1 ~ 2 个月
如果上述结果正常且剂量维持不变可以每 3 ~ 4 个月复查 1 次

肿瘤坏死因子抑制剂

全血细胞、肝酶、血肌酐
初始用药前
每 3 ~ 6 个月复查 1 次
结核监测
初始治疗前
约每年复查 1 次（存在争议）

*ACR 尚未建立除 TNF 抑制剂以外的生物制剂的药物使用监测指南。需参考药物使用说明书的监测推荐建议
ACR，美国风湿病学会；FDA，美国食品和药物管理局；IV，静脉注射；poly，多关节；RA，类风湿关节炎；sJIA，全身型 JIA；SQ，皮下注射；SR，持续释放

非甾体抗炎药在儿童中的应用

NSAIDs 可以控制患者疼痛及关节僵硬的症状，但是不能改变 JIA 的自然病程。NSAIDs 常作为辅助治疗被用于控制症状。在生物制剂治疗时代，NSAIDs 的总体使用正在下降 [73]。通常，NSAIDs 仅作为低疾病活动度时初始治疗的单一疗法。如果疾病在 1 ~ 2 个月尚未得到控制，需要加用其他治疗 [66]。

关节内激素注射

关节内注射己曲安奈德（triamcinolone hexacetonide，THA），大关节如膝关节予 1 mg/kg，小关节如踝关节予 0.5 mg/kg，随机对照研究显示，己曲安奈德作用效果优于曲安奈德（TA）[74]、倍他米松、醋酸甲泼尼龙 [75-80]。早期治疗预后较好 [81]，通过关节内激素注射（intra-articular steroids，IASs）以期使关节炎达到至少 4 个月的临床改善。因此如果关节炎复发，关节注射可以在 12 个月中重复应用 3 次。髋关节、骶髂关节（sacroiliac，SI）、颞颌关节（temporomandibular joint，TMJ）及距跟关节因关节较深，直接药物注射很难达到相应位置，可在超声及 X 线引导下进行注射。膝关节、踝关节以及腕关节多次进行 IAS 后不会改变平均软骨厚度 [82]。对于年龄较小的儿童，IASs 需要在镇静或者全身麻醉下进行。ACR 的指南中推荐无论是否同时应用其他治疗、JIA 亚型、疾病活动度、预后因素或者是否存在关节的挛缩，均可应用 IASs 治疗活动性关节炎。如果临床缓解时间短于 4 个月，提示应进行系统治疗（如 MTX）[66]。

皮质类固醇激素在 JIA 患儿中的应用

通常来说，任何亚型的 JIA 全身应用皮质类固醇激素时都应十分慎重，因为长期应用皮质类固醇激素，就算是小剂量应用也可以导致严重不良反应的发生。新的治疗方法如生物制剂减少了对于激素的依赖，和（或）减少了应用的剂量。对于是否应用激素治疗 JIA 的滑膜炎目前尚存在争议。ACR 未就除具有严重全身表现的全身型 JIA（systemic juvenile idiopathic arthritis，sJIA）外的 JIA 滑膜炎中全身使用糖皮质激素提出具体的建议 [66]。然而，对于有些患者来说，小剂量糖皮质激素 [泼尼松

＜ 0.1 mg/（kg·d）] 或者短时间大剂量的给药（静点甲泼尼龙 30 mg/（kg·d），最大剂量 1000 mg/d，共应用 1 ~ 3 天）可以应用于多关节型 JIA 的患儿，目的是在 DMARDs 或者生物制剂治疗起效前缓解疼痛及乏力症状。

甲氨蝶呤

甲氨蝶呤（MTX）是一种安全有效的药物，是治疗 JIA 过程中最常应用的 DMARDs 药物 [83-84]。一项包含所有亚型 JIA 的回顾性队列分析显示，评价使用 MTX 治疗 6 个月时预后的预测因素，其中最佳的预测因素是确诊 JIA 后加用 MTX 的时间，结果提示越早加用 MTX 预后越佳 [85]。ACR 指南建议 MTX 应用最大剂量为 0.6mg/kg，每周 1 次（相当于 15mg/（m²·w），最大剂量 25 mg/w）[66]。对于病情较轻的患者，低剂量（8 ~ 12.5 mg/m² 口服或静脉注射）可能有效，且这些剂量的安全性相似 [86]。多数儿童风湿病专家会给予叶酸 1 mg/d 口服，但是对于每天予叶酸补充治疗仍存在争议。肝组织检查是非常规性检查。对于 MTX 不耐受的患儿，可以使用来氟米特作为替代治疗 [87-88]。MTX 和来氟米特均有致畸作用。

生物制剂

肿瘤坏死因子抑制剂

TNF 抑制剂对任何亚型 JIA 患儿的多关节炎均有效，但是其在 sJIA 中效果较差 [89]。一项随机对照试验结果显示，依那西普和阿达木单抗对存在多关节受累的 JIA 患者具有较高的疗效和安全性 [90-98]。MTX 联合依那西普或阿达木单抗似乎比 TNF 抑制剂单一治疗更有效 [91,97]。

随机对照试验提示，英夫利昔单抗对存在多关节炎的 JIA 患者治疗效果无统计学差异 [99]；然而，在成人中，较高剂量的英夫利昔单抗即 6 mg/kg 治疗效果优于 3 mg/kg。随着时间推移，由于抗英夫利昔单抗的抗体产生导致药物的有效性降低，可以予更高剂量的英夫利昔单抗治疗 [100]。在成人治疗中显示，使用英夫利昔单抗联合低剂量 MTX 治疗，可降低其抗体产生的风险。

2009 年 8 月，美国食品和药物管理局发布了一个警告，指出儿童和青少年因关节炎或 IBD 而接受

TNF 抑制剂治疗会增加癌症患病风险，尤其增加淋巴瘤的患病风险[101]。在儿童患者报道的使用 TNF 抑制剂所涉及的不良反应与成人的研究相似，包括严重感染、脱髓鞘疾病、视神经炎、注射部位反应或输液反应，以及自身免疫性疾病的进展。最近的一项队列研究显示，没有服用 MTX 或 TNF 抑制剂的 JIA 患儿仍有两倍患严重细菌感染的风险，需要进一步住院治疗。JIA 患儿使用 MTX 或 TNF 抑制剂的感染率没有增加，但使用高大剂量类固醇（≥ 10 mg/d 泼尼松或同等剂量的类固醇）的感染率增加了 3 倍[102]。在最近大多数（但不是所有）近似恶性肿瘤风险的流行病学研究中，JIA 患儿患恶性肿瘤风险较非 JIA 的儿童增加了 2 ~ 4 倍，而这与包括 TNF 抑制剂在内的治疗方案无明显相关性[103-104]。美国和欧洲致力于所有生物制剂可能出现的严重不良事件的研究，为此而建立了一个多中心的研究网络[105-106]。

阿巴西普

阿巴西普是一种自然产生共刺激抑制分子细胞毒性 T 淋巴细胞相关蛋白 4（CTLA-4）和 IgG 的 Fc 部分融合蛋白，是目前唯一用于炎症性关节病的 T 细胞共刺激因子抑制剂。一项对多关节炎型 JIA 患者的随机对照研究表明，在既往对 DMARD 或 TNF 抑制剂反应较差或耐受不良的患者中，阿巴西普是安全有效的[107]。在为期 3 年的开放性研究中，阿巴西普治疗持续有效。与 TNF 抑制剂相比，部分使用阿巴西普的患者需要更长的时间达到最佳反应（> 3 个月至 4 个月）[108]。

IL-1 抑制剂

阿那白滞素是由内源性 IL-1 受体拮抗剂（IL-1Ra）衍生的第一个 IL-1 抑制剂。尽管阿那白滞素尚未被批准用于 JIA，但一系列研究表明其对 sJIA 有效[109-111]，提示可广泛应用于这种难治性 JIA。另外两种 IL-1 抑制剂卡那奴单抗和利纳西普已上市，已有随机对照试验中证实以上药物为 sJIA 高效及安全的药物[112-114]。卡那奴单抗是一个全人源的抗 IL-1B 单克隆抗体，每月应用一次。利纳西普是 IL-1 受体分子和 IgG 免疫球蛋白 Fc 段的融合蛋白，可以结合至 IL-1α、IL-1B、IL-1Ra，每 2 周给药一次。由于参与 III 期临床试验的患者数量较少，而且总体上 sJIA 患者数量较少，因此与其他生物制剂相比，IL-1

抑制剂的安全性更加不确定。此外，sJIA 患者可有严重的疾病并发症，因此很难将治疗中主要严重不良事件归因于特定的治疗方案，而非基础疾病。目前尚未发现明确的结核、机会性感染、脱髓鞘疾病或恶性肿瘤，但仍需要更多的长期研究和更大样本量来评估实际的安全性问题。

IL-6 抑制剂

托珠单抗是一种针对 IL-6 受体的全人源单克隆抗体，在 sJIA 和多关节型 JIA 患者中具有很好的疗效[115-117]。与卡那奴单抗和利纳西普相似，托珠单抗对 sJIA 具有显著的疗效。在多关节型 JIA 患者的随机对照研究中，托珠单抗与依那西普及阿达木单抗相似，对未经生物制剂治疗的患者及生物制剂难治性患者中均安全有效[90-118]。多关节受累患者使用 MTX 联合托珠单抗治疗比单独使用托珠单抗的治疗效果更佳。曾使用生物制剂治疗的患者较未经生物制剂治疗的患者，经托珠单抗治疗后的 ACR 治疗效果差，表现出更强的药物抵抗。与其他新的生物制剂相似，经治疗的患者数量很少，因此很难评估其安全性。在已有研究中，接受托珠单抗治疗的多关节型 JIA 患者，可出现感染、中性粒细胞减少及可逆性转氨酶升高，且存在低密度脂蛋白和胆固醇水平轻至中度的升高。

其他抗病风湿药和生物制剂

基于成人 RA 患者的研究，及儿童患者有限的观察研究和病例报告，利妥昔单抗对于其他治疗反应不佳且具有持续难治性或高疾病活动度患者是一种可选择的治疗方案[66,119]。在一项开放的、多中心 RCT 中比较了确诊多关节型 JIA 的患者三种治疗方案的疗效，包括早期联合 DMARDs（甲氨蝶呤、柳氮磺吡啶和羟氯喹）治疗、MTX 联合英夫利昔单抗治疗、单独使用甲氨蝶呤治疗，结果显示，MTX 联合英夫利昔单抗治疗的治疗效果最佳[120]。下面的段落将讨论特定的 JIA 亚型及其推荐的治疗方法。

幼年特发性关节炎各亚型的治疗

少关节型 JIA 患者的治疗

对于有 4 个或更少关节受累的关节炎患者，通常

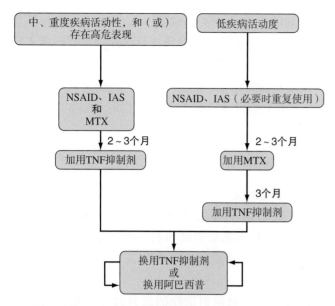

图 107-2 少关节型 JIA，或受累关节小于等于四个的关节炎的治疗流程图。IAS，关节内注射类固醇；MTX，甲氨蝶呤

采用阶梯式治疗的方法（图 107-2）[66,121]。预后不良的特征包括髋关节或颈椎受累；踝关节或腕关节受累伴有高炎性指标；或影像学改变，如骨侵蚀和关节间隙狭窄[66]。

多关节型 JIA 患者的治疗

对于存在 5 个或 5 个以上关节受累的 JIA 患者，除了 sJIA 亚型外（见 sJIA 节治疗）治疗方法是相似的。多关节型 JIA 患者，如果为较高疾病活动度，或者中度疾病活动度合并存在预后不良因素，一经确诊即应尽快进行 DMARD 如 MTX 等治疗。提示预后不良的因素包括髋关节或颈椎关节炎、RF 或 ACPAs 阳性以及放射学损害。如果最初使用 NSAIDs 作为单一治疗，无论是否同时合并使用 IAS，若存在超过 1 ~ 2 个月的高疾病活动度，均应升级治疗，如图 107-3 所示[66]。根据 ACR 指南，MTX 是首选的 DMARD，如果持续使用 MTX 治疗 3 个月，疾病对 MTX 治疗反应不佳，仍具有中度或高度的疾病活动性，则应根据共识治疗指南的"升级"方案，增加 TNF 抑制剂治疗[66,86,90]。不同种类的 TNF 抑制剂治疗效果尚未经直接比较，因此不能确定哪种治疗方案对于特定患者而言是更加高效而安全的。在经 TNF 抑制治疗 4 个月后，如果疾

病仍为中度或高度活动，ACR 指南建议改用另一种 TNF 抑制剂或另一种生物制剂，如阿巴西普[66,121]。然而，连续使用生物制剂，对疾病的治疗效果将减弱[122]。利妥昔单抗、托珠单抗、阿巴西普或各种类型 DMARDs 和生物制剂的不同组合均在 TNF 抑制剂反应治疗欠佳后被使用，并取得了不同程度的疗效[66,121]。

由于 RF 阳性的多关节型 JIA 患者与其他类型的 JIA 患者相比，慢性关节破坏的风险更高，因此这类患儿应该被认为属于更严重的疾病类别，即使持续低疾病活动度仍应尽早升级治疗[66]。

在疾病较轻时，可优先选择柳氮磺吡啶和来氟米特而非 TNF 抑制剂治疗，尽管有证据表明，来氟米特的有效性可能略低于 MTX[123]。柳氮磺吡啶更常用于 HLA-B27 相关性关节炎和 JSpA。

2012 年，一项名为"早期强化治疗试验"（Trial of Early Aggressive Therapy，TREAT）的随机对照研究中比较了两种强化治疗手段（MTX、皮质类固醇和依那西普联合使用，单独使用 MTX）对确诊后 1 年内患有活动性多关节型 JIA 患者的疗效。MTX、依那西普和泼尼松治疗组患者有改善的趋势，此研究还表明早期使用这两种强效治疗方案后，均可在治疗 5 个月时达到 CID[124]。本研究还提出了一个治疗机会窗：患病后越早加用治疗，在治疗 6 个月时达到 CID 的可能性越高 [优势比（OR）/ 月，1.3，$P < 0.011$][125-126]。然而，65% 的患儿无法维持 CID 超过 6 个月至 12 个月，尤其是在药物减量的情况下[127]，这表明更长时间的治疗可能是有益的。

幼年脊柱关节炎的治疗

迄今为止，关于 JSpA 的研究及试验相对较少。一项研究表明柳氮磺吡啶对 JSpA 无明显治疗作用，而另一项研究表明其对少关节型 JIA 患者及多关节型 JIA 患者有较好的疗效[128-129]。小样本量儿童和成人的研究表明，对于存在严重症状或潜在关节损伤证据的患者（如骶髂关节破坏），TNF 抑制剂治疗是有效的[130-131,26,132]。之前提到的 2011 年 ACR 对 JIA 的治疗建议可应用于 JSpA，特别需要注意的是，活动性骶髂关节炎为预后不良因素，可能导致疾病的快速进展，因此应尽早使用生物制剂治疗[66]。

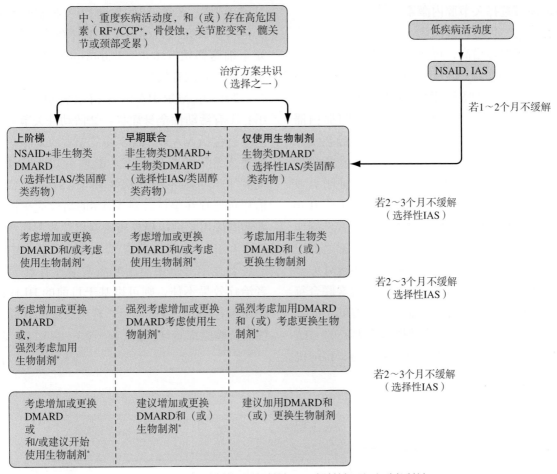

*生物类 DMARD：任一TNF抑制剂、T细胞共刺激因子抑制剂、IL-6抑制剂以及B细胞抑制剂

图 107-3　多关节型 JIA，或受累关节大于等于四个的关节炎的治疗流程。ACPA，抗瓜氨酸化蛋白抗体；CCP，环瓜氨酸肽；DMARD，改善病情抗风湿药；IAS，关节内注射激素；IL，白介素；MTX，甲氨蝶呤；RF，类风湿因子

幼年银屑病性关节炎的治疗

目前只有两项非双盲前瞻性研究验证了生物制剂对 JPsA 的功效，两者均显示 3 个月内的反应有所改善[96,133]。一项研究比较了 JPsA 患者与 JIA 少关节型患者和 JIA 多关节型患者的治疗方案，发现三者在 NSAIDs，MTX 和 TNF 抑制剂的使用上没有差异[48]。一般而言，JPsA 的治疗应遵循少关节炎或多关节炎患者的治疗方案。MTX 在儿童中对皮肤银屑病和关节炎都有益[43]。在患有更具侵袭性或中轴疾病的儿童中，TNF 抑制剂（其也已成功治疗银屑病）表明可显著减少骨质破坏[44,134-135]。

全身型幼年特发性关节炎的治疗

随着对自身免疫生物学的深入了解和对靶向生物制剂的潜在治疗作用的研究，sJIA 一直是研究的热点领域。与其他 JIA 亚型相比，MTX 和 TNF 抑制剂等对 sJIA 疗效欠佳[52,136-138]。sJIA 的治疗方法见表 107-4，根据严重程度和临床表现进行区分。这与 2013 年 ACR 最近发布的 sJIA 指南[67]，sJIA 治疗计划的共识[68]以及已发布的 RCT[114-115]一致。轻度 sJIA，定义为轻度全身症状，无器官受累，无滑膜炎，可以用抗炎剂量的 NSAID 成功治疗。某些 NSAIDs 对疾病的不同方面有效（如吲哚美辛可用于控制发热，缓解浆膜炎症状）。此外，如果只累及少数大关节，还可选择关节腔内激素注射。

病情更重时常伴有持续高热、心肺症状、中重度贫血和炎症因子明显增高，可使用糖皮质激素，通常连续 3 天每天甲泼尼龙 [30 mg/（kg·d）冲击，最大剂量 1g/d]，然后口服类固醇激素并逐渐减量[139]。IL-6 抑制剂（托珠单抗）和 IL-1 抑制剂（阿那白滞素，卡纳单抗和利那西普）等较新生物制剂已在临床试验中显示出对治疗 sJIA 非常有效[112-115]。在活动性 sJIA 中发现 IL-1 和随后对 IL-1 抑制的反应证明 IL-1 在 sJIA 发病机制中起重要作用[54-55,111]。IL-1 或 IL-6 抑制剂越来越多在早期应用以减少糖皮质激素毒副作用，并且在一些最近的研究中，在糖皮质激素之前用作初始治疗[140-141]。MTX 和 TNF 抑制剂可能对关节病变严重的患者更有作用[67,89]。已证实环孢素联合每月静脉用免疫球蛋白能改善全身症状，并有助于激素减量[142]。阿巴西普已用于治疗常规治疗无效的 sJIA 患者。在一项阿巴西普治疗多关节型 JIA 的非盲随机

对照试验中，65% 初始诊断 sJIA 亚型的患者的治疗反应与该研究中其他 JIA 亚型存在差异[107]。已有研究干细胞移植（stem cell transplantation，SCT），用于难治性病例有效[143]。

2013 年 ACR JIA 治疗指南将 sJIA 患者分为两组：①有活动性全身症状；②活动性关节炎，但该指南没有包括 MAS，MAS 高危患者或是存在危及生命的并发症（如心包填塞）的患者[67]。图 107-4 中也提到了严重的系统性疾病和 MAS。对 MAS 的最佳治疗仍然存在争议。对 MAS 的治疗应积极，通常在起病时应用大剂量糖皮质激素以及改善病情药物如环孢素和 IL-1 抑制剂[57,144-145]。在一项研究中，近 50% 的患者显示对单用类固醇激素治疗有效[60]。如果患者治疗效果不佳，则可以基于目前的 HLH 治疗方案使用依托泊苷[146,147]。为了避免严重的骨髓抑制，可使用抗胸腺细胞球蛋白。

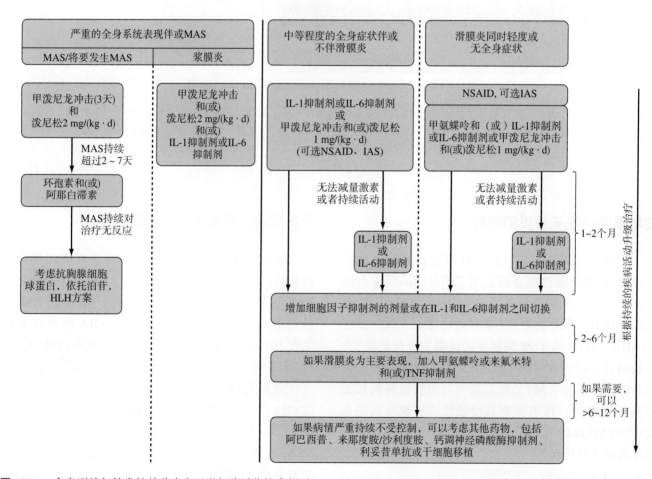

图 107-4 全身型幼年特发性关节炎和巨噬细胞活化综合征（macrophage activation syndrome，MAS）的治疗流程。HLH，噬血细胞性淋巴组织细胞增多症；IAS，关节内类固醇；IL，白细胞介素；MP，甲泼尼龙；Pred，泼尼松

Table 107-3　Recommended Ophthalmologic Screening Frequency for Asymptomatic Uveitis in Juvenile Idiopathic Arthritis Patients[*]

JIA Subgroup, According to ILAR Criteria	Anti-nuclear Antibody Status	Age of JIA Onset (yr)	JIA Duration (yr)	Eye Examination Frequency (mo)
Oligoarticular JIA, RF⁻ polyarticular JIA, PsA, other arthritis	+	≤ 6	≤ 4	3
	+	≤ 6	> 4	6
	+	≤ 6	> 7	12
	+	> 6	≤ 4	6
	+	> 6	> 4	12
	-	≤ 6	≤ 4	6
	-	≤ 6	> 4	12
	-	> 6	NA	12
Enthesitis-related arthritis	NA	NA	NA	12
RF⁺ polyarticular JIA, systemic JIA	NA	NA	NA	12

[*] Patients with uveitis should have ophthalmologic screenings according to their uveitis course. ILAR, International League of Associations for Rheumatology; JIA, juvenile idiopathic arthritis; mo, months; NA, not applicable; PsA, psoriatic arthritis; RF, rheumatoid factor.

From Heiligenhaus A, Niewerth M, Ganser G, et al: German uveitis in childhood study group: prevalence and complications of uveitis in juvenile idiopathic arthritis in a population-based nation-wide study in Germany: suggested modification of the current screening guidelines. Rheumatology46(6):1015-1019, 2007.

葡萄膜炎

慢性前葡萄膜炎，定义为前葡萄膜包括虹膜和睫状体的炎症，是 JIA 最常见的关节外表现。葡萄膜炎最常见于少关节型（17%～26%），RF 阴性多关节型 JIA（4%～25%）和 JPsA 患者（10%）。很少见于 RF 阳性多关节型 JIA 和 sJIA[10,149]。整体来看，30%ANA 阳性的 JIA 患者会发生葡萄膜炎[150]。葡萄膜炎的高危因素包括 ANA 阳性，6 岁前发病，病程 4 年以内，女童，少关节型 JIA 亚型和 JpsA 亚型[151]。与男孩相比，ANA 阳性和 JIA 发病年龄是女孩更大的危险因素[152-153]。

慢性前葡萄膜炎是典型的非肉芽肿性炎症，起病时多无症状，若未能早期诊断，会造成严重的视力减退。由于其起病隐匿，根据特定指南（Heiligenhaus 指南）为了早期诊断和治疗，定期由经验丰富的眼科医师用裂隙灯进行筛查就显得尤为必要，如表 107-3 所示[154]。新诊断的患者理论上应该进行 6 周的观察监测[155]，这是由于在 JIA 诊断之初大约 30% 的病例已存在葡萄膜炎[156]，5%～10% 的葡萄膜炎发生于 JIA 诊断之前[157]。90% 的葡萄膜炎病例在确诊 JIA 后的前 4 年内诊断[150]，成年后也有葡萄膜炎的报道[150,158]。对于患有急性前葡萄膜炎的儿童，如在

JSpA 中可以看到的，葡萄膜炎通常症状明显，因此仅需要每年进行一次筛查。葡萄膜炎和关节炎的临床进程是不平行的。

鉴别诊断包括感染性原因，例如结核、弓形虫病、巨细胞病毒感染、单纯疱疹病毒感染、梅毒、人类免疫缺陷病毒感染、莱姆病、猫抓病和真菌感染。葡萄膜炎可以继发于系统性疾病，如白塞病、结节病、自身炎症综合征、多发性硬化症、肾小管间质性肾炎和葡萄膜炎综合征（tubulointerstitial nephritis and uveitis syndrome，TINU）以及 Vogt-Koyanagi-Harada 综合征。同样重要的是不要忽略淋巴瘤或视网膜母细胞瘤等恶性肿瘤的可能[151]。

葡萄膜炎治疗的目标是控制急性炎症和并发症，治疗基础的系统性疾病，使药物副作用降至最低，预防复发和保持视力。炎症应控制在每侧眼低于 0.5+ 细胞[154]。最初采用局部高应用糖皮质激素及散瞳剂来扩张瞳孔，防止虹膜粘连[159]。如果即将出现视力丧失，严重的炎症，眼低压或黄斑水肿，可以使用眼部注射糖皮质激素或全身应用糖皮质激素。在大约 40% 的活动性葡萄膜炎患者，若局部或全身糖皮质激素难以停用，则需要考虑替代方案以预防白内障和青光眼以及持续的炎症损伤[154,160-161]。虽然目前没有关于患儿应用免疫抑制药物治疗葡萄膜炎疗效的随机

对照研究，但一些观察性研究证实有效[154,162]。通常首选 MTX[163-165]，MTX 的治疗有效率约为 74%[166]。其他免疫抑制剂包括硫唑嘌呤[154,167]和霉酚酸酯（MMF）有效[168-169]。环孢素也有一定的作用[170]。若 MTX 治疗 3 ~ 4 个月后炎症仍难以控制的情况下，TNF 抑制剂有效[171]。英夫利昔单抗和阿达木单抗疗效几乎相当，而依那西普效果较差[171-180]。阿达木单抗目前优于英夫利昔单抗，因为持续缓解的可能性较高[175,181]。有一些报道研究了 50 mg/ 月戈利木单抗皮下注射用于治疗葡萄膜炎[182-185]。对于用 TNF 抑制剂难治的病例，已有阿巴西普[186-188]，托珠单抗[189-190]和利妥昔单抗[191]的病例研究。葡萄膜炎的专家建议在疾病缓解 12 ~ 24 个月后逐渐减药[162-192]。葡萄膜炎的治疗需要风湿科医生和眼科医生密切合作。2012年，Heiligenhaus 及其同事根据目前的证据和共识，出版了 JIA 伴葡萄膜炎的治疗指南[154]。

报道显示 JIA 相关的葡萄膜炎所导致失明的比率有所下降，从 1990 年前的 22% ~ 66% 下降到新研究中的 3% ~ 25%，这说明增加筛查和更新、更积极的治疗方法包括生物制剂和眼科手术都是有效的[2]。导致视力不佳的危险因素包括虹膜后粘连（图107-5），带状角膜病和青光眼，口服激素，活动性葡萄膜炎、特别是 1+ 或更高级别的前房细胞，以及曾经做过眼内手术。

影像学

影像是 JIA 重要的诊断依据—有助于除外其他疾病，如感染、恶性肿瘤、骨样骨瘤或缺血性坏死，可用于监测疗效，并监测疾病活动度。正常发育中关节解剖位置会确定软骨缺损和侵蚀非常复杂。因为儿童的关节中有大量软骨，在平片显示骨侵蚀之前可能已经发生软骨的大量缺损。可能由于慢性充血，儿童可见局部生长障碍，包括骨的过度生长，特别是在手和脚的小关节和膝关节。相反，骨骺融合过早可导致某些关节缩短，特别需注意的是 TMJs，可导致小下颌畸形[195-197]。有趣的是，已证儿童的关节软骨可再生，研究表明 JIA 患儿可以改善他们 X 线所示的关节损害[197]。

JIA 患者的 X 线平片显示软组织肿胀为早期症状，但非特异性。JIA 最常见的放射影像改变为关节间隙变窄，包括关节软骨的侵蚀，变薄和缺失[193,195]。

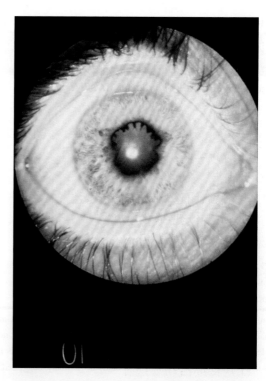

图 107-5 慢性前葡萄膜炎表现为虹膜后粘连，但却无明显的巩膜炎症

常见因关节炎充血引起的关节周围骨质疏松。晚期影像学表现可出现侵蚀和关节强直[195]。对于儿科患者，关节保护很重要，JIA 患者双侧髋关节损伤的风险更高，损伤可能与成人 RA 患者一样常见和严重[198]。对疾病的早期积极治疗需舍弃 X 线平片，转用对早期疾病活动更加敏感的其他成像方式[196]，例如 MRI 和超声。

超声可靠、安全且相对便宜，但与成人相比儿童没有很好的标准。已证实超声在检测积液、滑膜厚度以及滑膜囊肿方面比平片更敏感。经验丰富的医生，还可看出软骨变薄和骨侵蚀。与健康对照组相比，所有 JIA 患者即使检查时没有活动性关节炎的迹象，也可以发现膝关节和腕关节的软骨厚度变薄。多关节型 JIA 或 sJIA 患者似乎比少关节型 JIA 患者的软骨更薄[82]。炎症性髋、肩和肘受累用超声比用其他临床检查更能准确检测[199-200]。彩色多普勒超声能更方便地评估受累关节和肌腱的充血和缺血情况[201]。

MRI 是目前用于检测滑膜炎最敏感的影像学检查方法；然而，因其费用及幼儿需要麻醉而受到一定限制。通过造影剂，有活力和坏死部分能精确区分。

很容易地看出滑膜强化和增厚[202]，可跟踪测量血管翳的体积[203]。MRI 被认为是评估 JIA 患者手腕受累者骨侵蚀最敏感的影像学方法，阳性率较平片和 US 高出两倍以上[204]。

预后

通过更早、更积极、靶向治疗和以 CID 为目标，JIA 的总体预后明显改善。然而，即使采用这些新方法，JIA 仍可持续到成年，并导致显著的合并症、功能障碍、关节损伤和生长障碍。尽管患者自身和患者之间存在广泛的差异，但早期发病的患儿和活动受限关节数更多的儿童，发展为长期功能性身体残疾的风险最高[233]。

总体来说，使用 MTX 和生物制剂可以改善预后。使用生物制剂前的队列研究表明，34% 到 60% 的患者疾病持续活动[205-206]。5 岁以下的儿童在达到临床缓解的预后更差，且与 ILAR 分类无关[207]。生物时代的最新报告显示，2 年内实现 CID 的可能性总体上有所提高，但是 1/3 的患者成年后仍然需要持续使用平均 4.2 年的生物制剂[208-209]。生长迟缓是多关节型 JIA 和 sJIA 患儿的一个主要问题，TNF 抑制剂可改善其生长迟缓[210]。以下段落详细介绍了主要 JIA 亚型的预后。

少关节型幼年特发性关节炎

一般而言，少关节炎的患者具有比多关节炎的患者更好的总体预后。持续型少关节型 JIA 患者通常预后最好，68% ~ 80% 的患者达到临床缓解[13,206,211]。扩展型少关节型 JIA 患者通常遵循与 RF 阴性多关节型 JIA 相似的慢性病程，活动性关节炎的持续时间更长[211]、侵袭性更强、发展为慢性残疾的风险更高[13]。MTX 可在 60% ~ 70% 的扩展型少关节型 JIA 患儿中诱导部分或完全缓解[86,212-213]，其中 31% ~ 50% 停止用药后能达到完全缓解[206,211]。达临床缓解期的患者停药后 2 年内 45% ~ 47% 的持续性少关节炎及 56% ~ 67% 的扩展型少关节型 JIA 患者出现复发[207,211]。

预后不良和影像学损伤与疾病活动的持续性和受累关节的蔓延有关[214]，因此着重于对疾病活动的控制至关重要。长期慢性炎症可导致生长问题，如肢体不等长伴有膝关节炎、肌肉萎缩、骨生长过度和关节挛缩及小颌畸形。

类风湿因子阴性的多关节型幼年特发性关节炎

类风湿因子阴性的多关节型 JIA 预后差别很大[9]，但整体预后似乎有所改善[22]。早期治疗效果是预示长期预后的一个重要标志[215-216]。对称性关节炎及早期有手部受累预示着残疾和整体健康情况较差[216-217]。30% ~ 52% 的儿童将达到完全缓解，特别是在前 5 年[206,211,218]。然而临床缓解后 2 年有 52% ~ 69% 复发[207,211]。

类风湿因子阳性的多关节型幼年特发性关节炎

患有类风湿因子阳性的多关节型 JIA 的儿童具有关节预后最差，尤其是在生物治疗之前的时代[22,219-220]。84% 的疾病活动期患儿很难达到非活动期，并且只有 5% ~ 17% 的患儿能够达到临床缓解[206,211]。尽管使用非生物 DMARD 治疗，但放射学研究显示，疾病发作 9 年后，类风湿因子阳性的多关节型 JIA 患者相对于类风湿因子阴性多关节型 JIA（39%）、sJIA（63%）和少关节型 JIA（25%）更容易出现关节间隙变窄和骨侵蚀（75%）[214]。

幼年脊柱关节炎

JSpA 的远期预后尚未充分研究，但多达 40% 的患儿似乎进展为成人 AS。HLA-B27 阳性，DPB1*02 缺失，起病 6 月内髋关节受累和 8 岁后起病的很可能发展为骶髂关节炎[221]。与 AS 相比，幼年起病的 AS 中轴严重受累的少，但髋关节受累的更严重，功能障碍更严重[222-223]。对于严重 JSpA 和 AS 患者中，使用有效的 TNF 抑制剂之前，缓解的可能性很低。根据一项研究，如果关节炎持续 5 年以上，缓解率仅有 17%[219]。最近的研究还表明，JSpA 患者报告结局包括疼痛强度、身体功能和健康状况方面相对较差。

幼年银屑病性关节炎

因为 JPsA 亚型的异质性，预后与受累关节类型相关。在一项研究中，JPsA 的关节侵袭较多关节型

JIA 少见（分别为 23% 和 46%）[40]。较早的报告指出，JPsA 疾病持续活动，关节活动受限多持续进展到成年。然而，在最近的队列研究中，预后似乎有所改善，多达 88% 的患者在治疗中达到疾病非活动期，50% 的患者在停止治疗后达到非活动期[40,226,25,35]。这可能是最近积极使用免疫调节治疗的结果，因为多达 74% 的患者至少接受过一次 DMARD 或生物制剂的治疗[39]。

全身型幼年特发性关节炎

sJIA 的严重程度、病程和预后不一。生物疗法之前的 sJIA 的自然病程研究表明：①该病可以是单向性，2 ~ 4 年内缓解；②复发，其特点是全身症状爆发而关节症状轻微；③或是全身症状好转后出现更明显的持续性关节破坏[52,227]。病情较重的患者可在任和时候出现关节外症状爆发，尽管经标准治疗仍可能有活动性关节炎持续到成年[227]。现在的证据表明在不用或只用小剂量皮质激素情况下，IL-1 和 IL-6 抑制剂可以显著控制疾病。

sJIA 患者关节预后不良的因素包括起病 6 个月后全身症状、血小板增多症、多发性关节炎伴髋关节受累[53,228-229]。sJIA 的死亡率仍被认为高于其他亚型[230]。IL-6 和 IL-1 抑制剂治疗可以明显改善严重生长迟缓患者的症状[231]。

淀粉样变曾是 sJIA 死亡的一个重要原因，但目前并不常见，主要是由于更积极的治疗使炎症得到更好的控制。有系列病例报道肺动脉高压和间质性肺病[232]。

对儿童患者应考虑的特殊因素

物理治疗（PT）和职业治疗（OT）在 JIA 患儿中起到至关重要的作用，包括运动范围、强化、保护关节和耐力。手部运动的患儿需要进行 OT 评估并提供有关书写和学校住宿的意见。患儿的疾病后期可能已经存在肢体屈曲痉挛，需要夹板固定和石膏固定。一些有明显双腿不等长的儿童（因为受累膝盖过度生长导致）可能需要一只鞋略抬起 / 升起。不鼓励严格限制学校体育活动和运动，因为体力活动对康复和治疗有重要作用。然而，如果存在关节积液或关节不稳（例如，C1/C2 寰枢椎半脱位），应限制碰撞性的运动。建议针对患者自身耐受性调整体育课和活动。受教育是孩子的主要工作，努力让孩子上学对社会和情感的成长至关重要。儿童对疼痛程度的描述可能不准确，因此，体格检查对于了解疾病的真实程度非常重要。慢性炎症也会影响儿童的生长；因此，将患儿生长迟缓作为疾病活动的一项标志，必须保持警惕。青少年开始独立思考，但严重依赖同伴的影响，这是一个非常危险的关键时刻，会有一些冲动的决定，如停药或拒绝治疗。

结论

现代 JIA 治疗已经显著减少了疾病的长期负担，但需要早期识别、诊断和积极治疗以消除疾病活动。儿童有巨大的成长和发展空间来修复和恢复身体功能，这对儿童风湿病学家有利。新的生物疗法的出现、基础研究向治疗策略的快速转化以及多中心研究网络的协作应该继续，以改善关节炎患儿的预后。

 本章的参考文献也可以在 ExpertConsult.com 上找到。

主要参考文献

1. Helmick CG, Felson DT, Lawrence RC, et al: Estimates of the prevalence of arthritis and other rheumatic conditions in the United States: part I. *Arthritis Rheum* 58(1):15–25, 2008.
4. Petty RE, Southwood TR, Manners P, et al: International League of Associations for Rheumatology classification of juvenile idiopathic arthritis: second revision, Edmonton, 2001. *J Rheumatol* 31(2):390–392, 2004.
9. Ravelli A, Martini A: Juvenile idiopathic arthritis. *Lancet* 369 (9563):767–778, 2007.
10. Macaubas C, Nguyen K, Milojevic D, et al: Oligoarticular and poly-articular JIA: epidemiology and pathogenesis. *Nat Rev Rheumatol* 5(11):616–626, 2009.
13. Guillaume S, Prieur A-M, Coste J, et al: Long-term outcome and prognosis in oligoarticular-onset juvenile idiopathic arthritis. *Arthritis Rheum* 43(8):1858–1865, 2000.
16. Al-Matar MJ, Petty RE, Tucker LB, et al: The early pattern of joint involvement predicts disease progression in children with oligoarticular (pauciarticular) juvenile rheumatoid arthritis. *Arthritis Rheum* 46(10):2708–2715, 2002.
20. Martini A, Lovell DJ: Juvenile idiopathic arthritis: state of the art and future perspectives. *Ann Rheum Dis* 69(7):1260–1263, 2010.
21. Symmons DP, Jones M, Osborne J, et al: Pediatric rheumatology in the United Kingdom: data from the British Pediatric Rheumatology Group National Diagnostic Register. *J Rheumatol* 23(11):1975–1980, 1996.
22. Ringold S, Seidel KD, Koepsell TD, et al: Inactive disease in poly-articular juvenile idiopathic arthritis: current patterns and associations. *Rheumatology (Oxford)* 48(8):972–977, 2009.
26. Tse SML, Laxer RM: New advances in juvenile spondyloarthritis. *Nat*

Rev Rheumatol 8(5):269–279, 2012.

27. Burgos-Vargas R, Pacheco-Tena C, Vázquez-Mellado J: Juvenile-onset spondyloarthropathies. *Rheum Dis Clin North Am* 23(3):569–598, 1997.

28. Cassidy JT, Petty RE, et al: *Textbook of pediatric rheumatology*, ed 5, Philadelphia, 2005, Elsevier Saunders.

29. Weiss PF, Klink AJ, Behrens EM, et al: Enthesitis in an inception cohort of enthesitis-related arthritis. *Arthritis Care Res* 63(9):1307–1312, 2011.

30. Burgos-Vargas R, Vázquez-Mellado J, Cassis N, et al: Genuine ankylosing spondylitis in children: a case-control study of patients with early definite disease according to adult onset criteria. *J Rheumatol* 23(12):2140–2147, 1996.

35. Stoll ML, Punaro M: Psoriatic juvenile idiopathic arthritis: a tale of two subgroups. *Curr Opin Rheumatol* 23(5):437–443, 2011.

39. Stoll ML, Zurakowski D, Nigrovic LE, et al: Patients with juvenile psoriatic arthritis comprise two distinct populations. *Arthritis Rheum* 54(11):3564–3572, 2006.

40. Flatø B, Lien G, Smerdel-Ramoya A, et al: Juvenile psoriatic arthritis: longterm outcome and differentiation from other subtypes of juvenile idiopathic arthritis. *J Rheumatol* 36(3):642–650, 2009.

46. Southwood TR, Petty RE, Malleson PN, et al: Psoriatic arthritis in children. *Arthritis Rheum* 32(8):1007–1013, 1989.

47. Huemer C, Malleson PN, Cabral DA, et al: Patterns of joint involvement at onset differentiate oligoarticular juvenile psoriatic arthritis from pauciarticular juvenile rheumatoid arthritis. *J Rheumatol* 29(7):1531–1535, 2002.

49. Stoll ML, Nigrovic PA, Gotte AC, et al: Clinical comparison of early-onset psoriatic and non-psoriatic oligoarticular juvenile idiopathic arthritis. *Clin Exp Rheumatol* 29(3):582–588, 2011.

50. Thompson SD, Barnes MG, Griffin TA, et al: Heterogeneity in juvenile idiopathic arthritis: impact of molecular profiling based on DNA polymorphism and gene expression patterns. *Arthritis Rheum* 62(9):2611–2615, 2010.

51. Behrens EM, Beukelman T, Gallo L, et al: Evaluation of the presentation of systemic onset juvenile rheumatoid arthritis: data from the Pennsylvania Systemic Onset Juvenile Arthritis Registry (PASOJAR). *J Rheumatol* 35(2):343–348, 2008.

52. Woo P: Systemic juvenile idiopathic arthritis: diagnosis, management, and outcome. *Nat Clin Pract Rheumatol* 2(1):28–34, 2006.

53. Sandborg C, Holmes TH, Lee T, et al: Candidate early predictors for progression to joint damage in systemic juvenile idiopathic arthritis. *J Rheumatol* 33(11):2322–2329, 2006.

55. Pascual V, Allantaz F, Arce E, et al: Role of interleukin-1 (IL-1) in the pathogenesis of systemic onset juvenile idiopathic arthritis and clinical response to IL-1 blockade. *J Exp Med* 201(9):1479–1486, 2005.

56. Minoia F, Davì S, Horne A, et al: Clinical features, treatment, and outcome of macrophage activation syndrome complicating systemic juvenile idiopathic arthritis: a multinational, multicenter study of 362 patients. *Arthritis Rheumatol (Hoboken)* 66(11):3160–3169, 2014.

57. Schulert GS, Grom AA: Pathogenesis of macrophage activation syndrome and potential for cytokine-directed therapies. *Annu Rev Med* 66:145–159, 2015.

62. Grom AA, Mellins ED: Macrophage activation syndrome: advances towards understanding pathogenesis. *Curr Opin Rheumatol* 22(5):561–566, 2010.

63. Bleesing J, Prada A, Siegel DM, et al: The diagnostic significance of soluble CD163 and soluble interleukin-2 receptor alpha-chain in macrophage activation syndrome and untreated new-onset systemic juvenile idiopathic arthritis. *Arthritis Rheum* 56(3):965–971, 2007.

65. Albers HM, Brinkman DMC, Kamphuis SSM, et al: Clinical course and prognostic value of disease activity in the first two years in different subtypes of juvenile idiopathic arthritis. *Arthritis Care Res* 62(2):204–212, 2010.

66. Beukelman T, Patkar NM, Saag KG, et al: 2011 American College of Rheumatology recommendations for the treatment of juvenile idiopathic arthritis: initiation and safety monitoring of therapeutic agents for the treatment of arthritis and systemic features. *Arthritis Care Res* 63(4):465–482, 2011.

67. Ringold S, Weiss PF, Beukelman T, et al: 2013 update of the 2011 American College of Rheumatology recommendations for the treatment of juvenile idiopathic arthritis: recommendations for the medical therapy of children with systemic juvenile idiopathic arthri-

tis and tuberculosis screening among children receiving biologic medications. *Arthritis Rheum* 65(10):2499–2512, 2013.

68. DeWitt EM, Kimura Y, Beukelman T, et al: Consensus treatment plans for new-onset systemic juvenile idiopathic arthritis. *Arthritis Care Res* 64(7):1001–1010, 2012.

70. Ringold S, Weiss PF, Colbert RA, et al: Childhood Arthritis and Rheumatology Research Alliance consensus treatment plans for new-onset polyarticular juvenile idiopathic arthritis. *Arthritis Care Res* 66(7):1063–1072, 2014.

71. Giannini EH, Ruperto N, Ravelli A, et al: Preliminary definition of improvement in juvenile arthritis. *Arthritis Rheum* 40(7):1202–1209, 1997.

72. Wallace CA, Giannini EH, Huang B, et al; Childhood Arthritis Rheumatology Research Alliance, et al: American College of Rheumatology provisional criteria for defining clinical inactive disease in select categories of juvenile idiopathic arthritis. *Arthritis Care Res* 63(7):929–936, 2011.

84. Giannini EH, Brewer EJ, Kuzmina N, et al: Methotrexate in resistant juvenile rheumatoid arthritis. Results of the U.S.A.-U.S.S.R. double-blind, placebo-controlled trial. The Pediatric Rheumatology Collaborative Study Group and The Cooperative Children's Study Group. *N Engl J Med* 326(16):1043–1049, 1992.

85. Albers HM, Wessels JAM, van der Straaten RJHM, et al: Time to treatment as an important factor for the response to methotrexate in juvenile idiopathic arthritis. *Arthritis Rheum* 61(1):46–51, 2009.

86. Ruperto N, Murray KJ, Gerloni V, et al: A randomized trial of parenteral methotrexate comparing an intermediate dose with a higher dose in children with juvenile idiopathic arthritis who failed to respond to standard doses of methotrexate. *Arthritis Rheum* 50(7):2191–2201, 2004.

89. Kimura Y, Pinho P, Walco G, et al: Etanercept treatment in patients with refractory systemic onset juvenile rheumatoid arthritis. *J Rheumatol* 32(5):935–942, 2005.

90. Lovell D, Giannini EH, Reiff A, et al: Etanercept in children with polyarticular juvenile rheumatoid arthritis. *N Engl J Med* 342(11):763–769, 2000.

92. Lovell DJ, Reiff A, Ilowite NT, et al: Safety and efficacy of up to eight years of continuous etanercept therapy in patients with juvenile rheumatoid arthritis. *Arthritis Rheum* 58(5):1496–1504, 2008.

93. Giannini EH, Ilowite NT, Lovell DJ, et al: Long-term safety and effectiveness of etanercept in children with selected categories of juvenile idiopathic arthritis. *Arthritis Rheum* 60(9):2794–2804, 2009.

94. Southwood TR, Foster HE, Davidson JE, et al: Duration of etanercept treatment and reasons for discontinuation in a cohort of juvenile idiopathic arthritis patients. *Rheumatology (Oxford)* 50(1):189–195, 2011.

97. Lovell DJ, Ruperto N, Goodman S, et al: Adalimumab with or without methotrexate in juvenile rheumatoid arthritis. *N Engl J Med* 359(8):810–820, 2008.

98. Schmeling H, Minden K, Foeldvari I, et al: Efficacy and Safety of adalimumab as the first and second biologic agent in juvenile idiopathic arthritis: the German Biologics JIA Registry. *Arthritis Rheumatol (Hoboken)* 66(9):2580–2589, 2014.

99. Ruperto N, Lovell DJ, Cuttica R, et al: A randomized, placebo-controlled trial of infliximab plus methotrexate for the treatment of polyarticular-course juvenile rheumatoid arthritis. *Arthritis Rheum* 56(9):3096–3106, 2007.

101. U.S. Food and Drug Administration: *Cancer warnings required for TNF blockers [Internet]*. [cited 2009 Aug 4]. Available at: http://www.fda.gov/NewsEvents/Newsroom/PressAnnouncements/ucm175803.htm.

102. Beukelman T, Xie F, Chen L, et al: Rates of hospitalized bacterial infection associated with juvenile idiopathic arthritis and its treatment. *Arthritis Rheum* 64(8):2773–2780, 2012.

103. Beukelman T, Haynes K, Curtis JR, et al: Rates of malignancy associated with juvenile idiopathic arthritis and its treatment. *Arthritis Rheum* 64(4):1263–1271, 2012.

105. Lionetti G, Kimura Y, Schanberg LE, et al: Using registries to identify adverse events in rheumatic diseases. *Pediatrics* 132(5):e1384–e1394, 2013.

106. Ringold S, Hendrickson A, Abramson L, et al: A novel method to collect medication adverse events in juvenile arthritis: results from the Childhood Arthritis and rheumatology research alliance enhanced drug safety surveillance project (EDSSP). *Arthritis Care Res* 67:529–537, 2015.

107. Ruperto N, Lovell DJ, Quartier P, et al: Abatacept in children with juvenile idiopathic arthritis: a randomised, double-blind, placebo-controlled withdrawal trial. *Lancet* 372(9636):383–391, 2008.

108. Ruperto N, Lovell DJ, Quartier P, et al: Long-term safety and efficacy of abatacept in children with juvenile idiopathic arthritis. *Arthritis Rheum* 62(6):1792–1802, 2010.

110. Woo P: Anakinra treatment for systemic juvenile idiopathic arthritis and adult onset Still disease. *Ann Rheum Dis* 67(3):281–282, 2008.

111. Quartier P, Allantaz F, Cimaz R, et al: A multicentre, randomised, double-blind, placebo-controlled trial with the interleukin-1 receptor antagonist anakinra in patients with systemic-onset juvenile idiopathic arthritis (ANAJIS trial). *Ann Rheum Dis* 70(5):747–754, 2011.

113. Ruperto N, Brunner HI, Quartier P, et al: Two randomized trials of canakinumab in systemic juvenile idiopathic arthritis. *N Engl J Med* 367(25):2396–2406, 2012.

114. Ilowite NT, Prather K, Lokhnygina Y, et al: Randomized, double-blind, placebo-controlled trial of the efficacy and safety of rilonacept in the treatment of systemic juvenile idiopathic arthritis. *Arthritis Rheumatol (Hoboken)* 66(9):2570–2579, 2014.

115. De Benedetti F, Brunner HI, Ruperto N, et al: Randomized trial of tocilizumab in systemic juvenile idiopathic arthritis. *N Engl J Med* 367(25):2385–2395, 2012.

117. Brunner HI, Ruperto N, Zuber Z, et al: Efficacy and safety of tocilizumab in patients with polyarticular-course juvenile idiopathic arthritis: results from a phase 3, randomised, double-blind withdrawal trial. *Ann Rheum Dis* 74:110–117, 2015.

118. Lovell DJ, Ruperto N, Goodman S, et al: Adalimumab with or without methotrexate in juvenile rheumatoid arthritis. *N Engl J Med* 359(8):810–820, 2008.

119. Alexeeva EI, Valieva SI, Bzarova TM, et al: Efficacy and safety of repeat courses of rituximab treatment in patients with severe refractory juvenile idiopathic arthritis. *Clin Rheumatol* 30(9):1163–1172, 2011.

121. Zhao Y, Wallace C: Judicious use of biologicals in juvenile idiopathic arthritis. *Curr Rheumatol Rep* 16(11):454, 2014.

123. Silverman E, Mouy R, Spiegel L, et al: Leflunomide or methotrexate for juvenile rheumatoid arthritis. *N Engl J Med* 352:1655–1666, 2005.

124. Wallace CA, Ruperto N, Giannini E, et al: Preliminary criteria for clinical remission for select categories of juvenile idiopathic arthritis. *J Rheumatol* 31(11):2290–2294, 2004.

125. Wallace CA, Giannini EH, Spalding SJ, et al: Trial of early aggressive therapy in polyarticular juvenile idiopathic arthritis. *Arthritis Rheum* 64(6):2012–2021, 2012.

128. Burgos-Vargas R, Vázquez-Mellado J, Pacheco-Tena C, et al: A 26 week randomised, double blind, placebo controlled exploratory study of sulfasalazine in juvenile onset spondyloarthropathies. *Ann Rheum Dis* 61(10):941–942, 2002.

129. Van Rossum MA, Fiselier TJ, Franssen MJ, et al: Sulfasalazine in the treatment of juvenile chronic arthritis: a randomized, double-blind, placebo-controlled, multicenter study. Dutch Juvenile Chronic Arthritis Study Group. *Arthritis Rheum* 41(5):808–816, 1998.

131. Tse SML, Burgos-Vargas R, Laxer RM: Anti-tumor necrosis factor alpha blockade in the treatment of juvenile spondylarthropathy. *Arthritis Rheum* 52(7):2103–2108, 2005.

133. Otten MH, Prince FHM, Ten Cate R, et al: Tumour necrosis factor (TNF)-blocking agents in juvenile psoriatic arthritis: are they effective? *Ann Rheum Dis* 70(2):337–340, 2011.

137. Kimura Y, Pinho P, Walco G, et al: Etanercept treatment in patients with refractory systemic onset juvenile rheumatoid arthritis. *J Rheumatol* 32(5):935–942, 2005.

138. Ruperto N, Ravelli A, Castell E, et al: Cyclosporine A in juvenile idiopathic arthritis. Results of the PRCSG/PRINTO phase IV post marketing surveillance study. *Clin Exp Rheumatol* 24(5):599–605, 2006.

139. Adebajo AO, Hall MA: The use of intravenous pulsed methylprednisolone in the treatment of systemic-onset juvenile chronic arthritis. *Br J Rheumatol* 37(11):1240–1242, 1998.

140. Vastert SJ, de Jager W, Noordman BJ, et al: Effectiveness of first-line treatment with recombinant interleukin-1 receptor antagonist in steroid-naive patients with new-onset systemic juvenile idiopathic arthritis: results of a prospective cohort study: first-line treatment with recombinant IL-1ra in new-onset systemic JIA. *Arthritis Rheumatol* 66(4):1034–1043, 2014.

141. Nigrovic PA, Mannion M, Prince FHM, et al: Anakinra as first-line disease-modifying therapy in systemic juvenile idiopathic arthritis: report of forty-six patients from an international multicenter series. *Arthritis Rheum* 63(2):545–555, 2011.

143. Wulffraat NM, van Rooijen EM, Tewarie R, et al: Current perspectives of autologous stem cell transplantation for severe juvenile idiopathic arthritis. *Autoimmunity* 41(8):632–638, 2008.

146. Henter J-I, Samuelsson-Horne A, Aricò M, et al: Treatment of hemophagocytic lymphohistiocytosis with HLH-94 immunochemotherapy and bone marrow transplantation. *Blood* 100(7):2367–2373, 2002.

147. Filipovich A: Hemophagocytic lymphohistiocytosis and related disorders. *Curr Opin Allergy Clin Immunol* 6:410–415, 2006.

148. Coca A, Bundy KW, Marston B, et al: Macrophage activation syndrome: serological markers and treatment with anti-thymocyte globulin. *Clin Immunol* 132(1):10–18, 2009.

149. Saurenmann RK, Levin AV, Feldman BM, et al: Prevalence, risk factors, and outcome of uveitis in juvenile idiopathic arthritis: a long-term followup study. *Arthritis Rheum* 56(2):647–657, 2007.

150. Heiligenhaus A, Niewerth M, Ganser G, et al; German Uveitis in Childhood Study Group: Prevalence and complications of uveitis in juvenile idiopathic arthritis in a population-based nation-wide study in Germany: suggested modification of the current screening guidelines. *Rheumatology* 46(6):1015–1019, 2007.

151. Wright T, Cron RQ: Pediatric rheumatology for the adult rheumatologist II: uveitis in juvenile idiopathic arthritis. *J Clin Rheumatol* 13(4):205–210, 2007.

154. Heiligenhaus A, Michels H, Schumacher C, et al: Evidence-based, interdisciplinary guidelines for anti-inflammatory treatment of uveitis associated with juvenile idiopathic arthritis. *Rheumatol Int* 32(5):1121–1133, 2012.

155. Davies K, Cleary G, Foster H, et al: BSPAR Standards of Care for children and young people with juvenile idiopathic arthritis. *Rheumatology* 49(7):1406–1408, 2010.

159. Bou R, Iglesias E, Antón J: Treatment of uveitis associated with juvenile idiopathic arthritis. *Curr Rheumatol Rep* 16(8):437, 2014.

161. Tse SML, Laxer RM: New advances in juvenile spondyloarthritis. *Nat Rev Rheumatol* 8(5):269–279, 2012.

180. Simonini G, Druce K, Cimaz R, et al: Current evidence of anti-tumor necrosis factor α treatment efficacy in childhood chronic uveitis: a systematic review and meta-analysis approach of individual drugs. *Arthritis Care Res* 66(7):1073–1084, 2014.

181. Simonini G, Taddio A, Cattalini M, et al: Prevention of flare recurrences in childhood-refractory chronic uveitis: an open-label comparative study of adalimumab versus infliximab. *Arthritis Care Res* 63(4):612–618, 2011.

192. Qian Y, Acharya NR: Juvenile idiopathic arthritis-associated uveitis. *Curr Opin Ophthalmol* 21(6):468–472, 2010.

193. Gregory AC, Kempen JH, Daniel E, et al: Risk factors for loss of visual acuity among patients with uveitis associated with juvenile idiopathic arthritis: the Systemic Immunosuppressive Therapy for Eye Diseases Study. *Ophthalmology* 120(1):186–192, 2013.

194. Thorne JE, Woreta F, Kedhar SR, et al: Juvenile idiopathic arthritis-associated uveitis: incidence of ocular complications and visual acuity loss. *Am J Ophthalmol* 143(5):840–846, 2007.

195. Azouz EM: Juvenile idiopathic arthritis: how can the radiologist help the clinician? *Pediatr Radiol* 38(Suppl 3):S403–S408, 2008.

196. Damasio MB, Malattia C, Martini A, et al: Synovial and inflammatory diseases in childhood: role of new imaging modalities in the assessment of patients with juvenile idiopathic arthritis. *Pediatr Radiol* 40(6):985–998, 2010.

200. Magni-Manzoni S, Epis O, Ravelli A, et al: Comparison of clinical versus ultrasound-determined synovitis in juvenile idiopathic arthritis. *Arthritis Rheum* 61(11):1497–1504, 2009.

204. Malattia C, Damasio MB, Magnaguagno F, et al: Magnetic resonance imaging, ultrasonography, and conventional radiography in the assessment of bone erosions in juvenile idiopathic arthritis. *Arthritis Rheum* 59(12):1764–1772, 2008.

205. Bertilsson L, Andersson-Gäre B, Fasth A, et al: Disease course, outcome, and predictors of outcome in a population-based juvenile chronic arthritis cohort followed for 17 years. *J Rheumatol* 40(5):715–724, 2013.

206. Selvaag AM, Aulie HA, Lilleby V, et al: Disease progression into

adulthood and predictors of long-term active disease in juvenile idiopathic arthritis. *Ann Rheum Dis* 75:190–195, 2014.

207. Nordal E, Zak M, Aalto K, et al: Ongoing disease activity and changing categories in a long-term nordic cohort study of juvenile idiopathic arthritis. *Arthritis Rheum* 63(9):2809–2818, 2011.

208. Vidqvist K-L, Malin M, Varjolahti-Lehtinen T, et al: Disease activity of idiopathic juvenile arthritis continues through adolescence despite the use of biologic therapies. *Rheumatology (Oxford)* 52(11):1999–2003, 2013.

209. Guzman J, Oen K, Tucker LB, et al: The outcomes of juvenile idiopathic arthritis in children managed with contemporary treatments: results from the ReACCh-Out cohort. *Ann Rheum Dis* 74:1854–1860, 2015.

211. Wallace CA, Huang B, Bandeira M, et al: Patterns of clinical remission in select categories of juvenile idiopathic arthritis. *Arthritis Rheum* 52(11):3554–3562, 2005.

215. Bartoli M, Tarò M, Magni-Manzoni S, et al: The magnitude of early response to methotrexate therapy predicts long-term outcome of patients with juvenile idiopathic arthritis. *Ann Rheum Dis* 67(3):370–374, 2008.

216. Magnani A, Pistorio A, Magni-Manzoni S, et al: Achievement of a state of inactive disease at least once in the first 5 years predicts better outcome of patients with polyarticular juvenile idiopathic arthritis. *J Rheumatol* 36(3):628–634, 2009.

219. Minden K, Kiessling U, Listing J, et al: Prognosis of patients with juvenile chronic arthritis and juvenile spondyloarthropathy. *J Rheumatol* 27(9):2256–2263, 2000.

222. Stone M, Warren RW, Bruckel J: Juvenile-onset ankylosing spondylitis is associated with worse functional outcomes than adult-onset ankylosing spondylitis. *Arthritis Rheum* 53(3):445–451, 2005.

224. Weiss PF, Beukelman T: CARRA Registry Investigators. Enthesitis-related arthritis is associated with higher pain intensity and poorer health status in comparison with other categories of juvenile idiopathic arthritis: the Childhood Arthritis and Rheumatology Research Alliance Registry. *J Rheumatol* 39(12):2341–2351, 2012.

227. Lomater C, Gerloni V, Gattinara M: Systemic onset juvenile idiopathic arthritis: a retrospective study of 80 consecutive patients followed for 10 years. *J Rheumatol* 27(2):491–496, 2000.

229. Spiegel LR, Schneider R, Lang BA, et al: Early predictors of poor functional outcome in systemic-onset juvenile rheumatoid arthritis: a multicenter cohort study. *Arthritis Rheum* 43(11):2402–2409, 2000.

230. Hashkes PJ, Wright BM, Lauer MS, et al: Mortality outcomes in pediatric rheumatology in the US. *Arthritis Rheum* 62(2):599–608, 2010.

232. Kimura Y, Weiss JE, Haroldson KL, et al: Pulmonary hypertension and other potentially fatal pulmonary complications in systemic juvenile idiopathic arthritis. *Arthritis Care Res* 65(5):745–752, 2013.

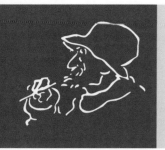

第 108 章

儿童系统性红斑狼疮、皮肌炎、硬皮病和血管炎

原著 Stacy P. Ardoin · Angela B. Robinson · Kathryn S. Torok · Heather Van Meter · Ann M. Reed
陈同辛 译　陈同辛 校

儿童系统性红斑狼疮

> **关键点**
>
> 与成人期发病的系统性红斑狼疮（systemic lupus erythematosus，SLE）相比，儿童期起病的 SLE 病情更严重，伴有更多器官的受累，死亡率也更高。
>
> SLE 患儿如果发生肾和中枢神经系统受累，会使发病率和死亡率增高，因此需要更加积极的治疗。
>
> 随着 SLE 患儿生存率的提高，识别和预防疾病本身以及与治疗相关的长期并发症，包括骨质疏松、感染、心血管疾病和恶性肿瘤等变得非常重要。
>
> 新生儿狼疮是一种被动的自身免疫状态，不同于一般意义上的 SLE。孕母抗 Ro/SSA 和抗 La/SSB 抗体阳性的婴儿存在出现特征性的皮疹、肝炎、全血细胞减少、心脏传导疾病以及心肌病的风险。
>
> 药物诱导的狼疮可发生在儿童和青少年时期，治疗为停止相关药物的服用，如果需要，可应用免疫抑制剂。

定义和分类

儿童 SLE 是一种慢性、不可治愈的多系统性自身免疫性疾病，可累及全身各个脏器，最常见的是皮肤、关节、肾、肺、心血管系统、血液系统、肌肉组织、中枢及外周神经系统。成人及儿童 SLE 患者的临床表现都是多样的，疾病表现可以从轻微病变到危及生命。该病具有阶段性缓解和复发的特点。大约 20% 的 SLE 患者在 18 岁以前被诊断，与成人期起病的 SLE 相比，儿童 SLE 有更广泛和更严重的脏器受累，死亡率也更高[1]。

儿童 SLE 通常是指在 18 岁以前起病的 SLE[2]。目前没有专门针对儿童 SLE 的诊断标准。现有的 SLE 分类标准是为成人参与临床试验而制定的，尽管其有局限性，但在临床实践中依然会经常应用。美国风湿病协会（ACR）的 SLE 分类标准（表 108-1）和最近制定的系统性狼疮国际协作组（SLICC）分类标准（表 108-1）[2-3] 都已在儿童 SLE 患者中得到验证[4-6]。神经精神性 SLE 的 ACR 命名法（NPSLE；见第 80 章）主要来源于成人 SLE 的数据，在儿童中应用有局限性。

流行病学

儿童 SLE 可以发生在全世界范围内，其患病率为 2/10 万 ~ 26/10 万，低于成人 SLE 的患病率（20/10 万 ~ 150/10 万）[7-8]。每年的发病率为 0.4/10 万 ~ 0.9/10 万[9]。与成人 SLE 相似，儿童 SLE 在西班牙裔和非高加索人群中更常见[7-8]。女性比男性更容易患 SLE，不同年龄组女性与男性的发病率也不同。在青春期和绝经期之间的这段时期，女性和男性发病率之比是最高的，为（5 ~ 10）∶1。然而在青春期前或绝经期后，女性和男性发病率之比相对偏低，据估计在（3 ~ 4）∶1[10]。5 岁以下的儿童诊断 SLE 不常见，而在青春期（12 ~ 16 岁）诊断 SLE 最常见[10]。

遗传学和发病机制

成人和儿童期起病的 SLE 有共同的复杂的病理生理过程（见第 79 章），是遗传因素、表观遗传因素、性别和环境因素的相互作用引起广泛的免疫功能紊乱。成人和儿童 SLE 免疫功能异常主要包括细

表 108-1　SLE 分类诊断标准

美国风湿病学会（ACR）1997 年修订的分类标准*
颊部红斑
盘状红斑
光敏感
口腔溃疡（口腔或鼻部无痛性口腔溃疡）
关节炎（非侵蚀性，≥ 2 个关节受累）
浆膜炎（胸膜炎、心包炎或腹膜炎）
肾病变
抽搐或者精神病
血液学表现（溶血性贫血、白细胞减少（< 4000/mm³）、淋巴细胞减少（< 1500/mm³）、血小板减少（< 100 000/mm³）
免疫学异常（抗双链 DNA 抗体或者抗 Sm 抗体阳性）狼疮抗凝物阳性，梅毒血清试验假阳性，抗磷脂抗体阳性
抗核抗体阳性

*ACR 的诊断标准要求 11 条标准中至少符合 4 条

系统性狼疮国际协作组（SLICC）分类诊断标准†
临床标准
急性皮肤狼疮
慢性皮肤狼疮
口腔或者鼻部溃疡
非瘢痕性脱发
滑膜炎（≥ 2 个关节）
浆膜炎
肾小球肾炎
神经系统障碍（癫痫发作、精神病、多发性单神经炎、脊髓炎、外周神经病变或颅神经病变、急性意识障碍）
溶血性贫血
白细胞减少（< 4000/mm³）或淋巴细胞减少（< 1000/mm³）
血小板减少（< 100 000/mm³）
免疫学标准
抗核抗体阳性
抗双链 DNA 抗体阳性
抗 Sm 抗体阳性
抗磷脂抗体阳性（RPR 试验假阳性、抗心磷脂抗体（IgA、IgG 或 IgM）中等或高滴度阳性、抗 β2- 糖蛋白 1（IgG、IgA 或 IgM）抗体阳性
低补体（C3、C4 和 CH50）
直接 Coombs 试验阳性且排除溶血性贫血

† SLICC 诊断标准中，需满足至少 4 条诊断标准，其中至少包含 1 条临床标准和 1 条免疫学标准，或肾病理证实为狼疮性肾炎，并伴有抗核抗体或者抗双链 DNA 抗体阳性

胞凋亡和细胞核碎片的清除失调、机体对免疫复合物的清除能力降低、Toll 样受体的功能异常、IFN-α 和 NF-κB 信号通路的异常激活、中性粒细胞数量和功能的异常、B 细胞和 T 细胞功能紊乱以及自身抗体的产生[7]。目前认为，成人和儿童 SLE 都是多基因异常的疾病。然而，罕见的单基因缺陷可以导致 SLE 或者狼疮样疾病，通常发生在儿童时期。在这些单基因缺陷中，C1q 基因缺陷是最罕见的，但是与 SLE 密切相关。C1s、C2 和 C4 基因缺陷也会增加罹患 SLE 的风险[11]。此外，患有 Klinfelter 综合征的男性（XXY）罹患 SLE 的风险也明显增加[12]。表 108-2 列出了多个与成人和儿童 SLE 相关的基因（见第 79 章节）[13]。SLE 早期发病提示遗传基因的易感性。其中，STAT4 和 ETS1 基因突变与 SLE 发病早有关[13]。除了某些特定的基因变异之外，某些基因的拷贝数或"剂量"也可能影响疾病的易感性与严重程度[14]。

因为只有一小部分（24% 左右）的单卵孪生双胞胎同时罹患 SLE[10]，所以单纯的基因遗传特性并不足以引起 SLE。表观遗传、激素水平以及环境因素等在 SLE 的发病中都起着重要作用。在成人和儿童 SLE 中，表观遗传的改变，如组蛋白修饰、DNA 甲基化、microRNA 模式等调节着基因的转录和表达[15]。

临床表现

儿童期起病的 SLE 可以表现出一系列临床症状。肾损害可以是隐匿性的，有时症状很少或没有症状。表 108-3 总结了儿童 SLE 常见的临床表现。图 108-1 和图 108-2 则列出了常见的皮肤黏膜表现。尽管不同年龄段的 SLE 病理生理学和遗传学相似，但儿童和成人 SLE 的临床表现差异很大。儿童和青少年 SLE 易发生更广泛和更严重的脏器受累。需要特别指出的是，与成人 SLE 相比，儿童 SLE 出现肾、神经系统和血液系统的受累更为常见[16-18]。80% 的儿童 SLE 患者会出现狼疮性肾炎，其病理类型分布与成人狼疮性肾炎患者相同[10]。目前 NPSLE 尚缺乏明确的定义，特别是在儿童和青少年 SLE 患者。据报道儿童和青少年 SLE 中罹患 NPSLE 的比例在 22% ~ 95% 之间，不低于成人 SLE 患者中发生 NPSLE 的比例[19]。儿童 SLE 患者最常见的表现有发热、颊部红斑、关节炎、肾小球肾炎、神经精神症状以及血液系统的异常[10]。

表 108-2 SLE 免疫系统信号通路相关基因

免疫系统信号通路	相关基因
凋亡、DNA 断裂、碎片清除	*FCGR2B, ACP5, TREX1, DNASE1, DNASE1L3, ATG5*
Ⅰ型干扰素和 Toll 样受体信号通路	*TLR7, IRF5, IRF7/PHRF1, IRF8, IRAK1, IFIH1, TYK2, PRDM1, STAT4, TREX1, ACP5*
NF-κB 信号通路	*IRAK1, TNFA1P3, TNIP1, UBE2L3, SLC15A4, PRKCB*
免疫复合物形成过程	*C1Q, C1R/C1S, C2, C4A/B, FCGR2A/B, FCGR3A/B*
B 细胞功能	*FCGR2B, BLK, LYN, BANK1, PRDM1, ETS1, IKZF1, AFF1, RASGRP3, IL10, IL21, NCF2, PRKCB, HLA-DR2, HLA-DR3, MSH5, IRF8*
T 细胞功能	*PTPN22, TNFS4, CD44, ETS1, IL10, IL21, TYK2, STAT4, PRDM1, AFF1, IZKF1, HLA-DR2, HLA-DR3*
中性粒细胞 / 单核细胞功能	*ITGAM, ICAMS, FCGR2B, FCGR3A/B, IL20, IRF8*

Modified from Rullo OJ, Tsao BP: Recent insights into the genetic basis of systemic lupus erythematosus. Ann Rheum Dis 72S:56-61, 2013.

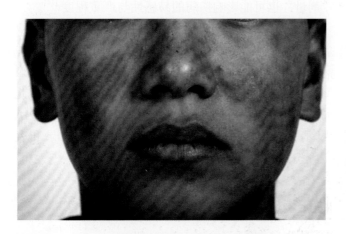

图 108-1 一名 14 岁系统性红斑狼疮患儿的颊部红斑。该疾病特有的蝶形或颊部红斑是位于颊部的红斑样皮疹，其范围包括脸颊和鼻梁处，但不累及鼻唇沟

与成人 SLE 相比，儿童 SLE 患者的总体疾病活动度更高，更常使用中等剂量至大剂量的糖皮质激素以及环磷酰胺[10,20-21]。

诊断和诊断方法

儿童时期起病的 SLE 临床表现具有异质性和全身性，因此需要鉴别诊断的范围很广，通常包括多种感染（EB 病毒感染、巨细胞病毒感染、组织胞浆菌病、球霉菌症和结核病），全身型幼年特发性关节炎，血管炎，巨噬细胞活化综合征，恶性肿瘤（特别是白血病、淋巴瘤），以及其他可以引起肾小球肾炎的系统性疾病、神经系统疾病、心肺疾病以及药物诱导性狼疮。

儿童 SLE 的诊断是基于临床的判断，根据详细的病史、细致的体格检查、实验室检查和必要时的组织活检进行诊断[22]。儿童 SLE 的诊断方法与成人相似（见第 80 章），通常需要评估外周全血细胞计数、肝肾功能、直接 Coombs 试验、有无溶血和低补体血症，检测抗核抗体、抗双链 DNA 抗体、抗可提取核抗原抗体（抗 Ro/SSA 抗体、抗 La/SSB 抗体、抗 Smith 抗体、抗 RNP 抗体）和抗磷脂抗体。与成人 SLE 相比，抗核抗体、抗心磷脂 IgG 和 IgM 抗体、抗组蛋白抗体和抗核糖体 P 抗体等自身抗体在儿童 SLE 中的检出率更高[10]。与成人 SLE 一样，抗核抗体阴性的 SLE 在儿童和青少年中也是十分罕见的。

如果 SLE 患者出现尿液检查异常（蛋白尿或细胞管型）或肾功能减退，建议立即进行肾活检。有皮肤表现的 SLE 患者，皮肤活检经常可见异常的免疫荧光。考虑到青少年正常的发育变化和情绪障碍的风险增加，儿童和青少年 NPSLE 的诊断具有挑战性。和成人 SLE 相同，儿童 SLE 的神经系统影像学检查包括标准与功能性 MRI 以及钆标记的正电子发射断层扫描（PET）成像。脑脊液检查可显示非特异性的鞘内炎症表现，包括蛋白水平增高或者白细胞数目增多。没有血清或脑脊液的检查可以诊断 NPSLE。与发育相关的合适的神经认知方面的系列检查，包括自

表 108-3 儿童系统性红斑狼疮的临床表现

全身症状	发热、疲乏、体重减轻、淋巴结肿大、生长缓慢
皮肤黏膜	脱发 急性皮肤红斑狼疮（颊部或者弥漫性皮疹） 亚急性皮肤狼疮 慢性皮肤红斑狼疮（盘状红斑、角化过度性狼疮、肿胀性狼疮、深部狼疮、冻疮样狼疮） 皮肤血管炎 网状青斑 掌红斑 瘀点 鼻部和口腔溃疡（通常为无痛性）
肌肉骨骼	关节痛、关节炎、肌腱炎、肌炎、峰值骨量丢失或降低、缺血性坏死
心血管	雷诺现象、皮肤和全身性血管炎、心肌炎、心包炎、非细菌性瓣膜赘生物（Libman-Sacks 心内膜炎）、血栓和栓塞
肺部	胸膜炎、胸腔积液、间质性肺病、肺泡出血、肺萎缩综合征、肺栓塞、肺高压
胃肠道	肝脾大、肠炎、蛋白丢失性肠病、肝炎
肾	肾小球肾炎、肾静脉血塞、肾微血栓、水肿、高血压
神经精神	癫痫、精神病、情绪障碍、脑炎、卒中、横贯性脊髓炎、认知障碍、头痛、假瘤、外周或颅神经病变、舞蹈症、视神经炎
眼部	视网膜炎、视神经炎、巩膜炎、巩膜外层炎
血液系统	免疫介导的溶血性贫血、血小板减少、白细胞减少、高凝状态、血小板减少性血栓性微血管病、慢性炎症引起的贫血
其他	青春期延迟、月经周期紊乱、血脂异常

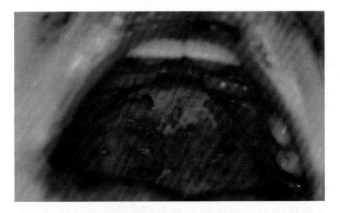

图 108-2 一名处于疾病活动状态的 16 岁系统性红斑狼疮女孩的口腔溃疡。狼疮患儿的特征性口腔溃疡和充血可在硬腭上发现，这些溃疡通常是无痛的

动化儿童神经心理评估（peds ANAM）被用于发现和随访儿童神经心理的异常[19,23-24]。

治疗

儿童 SLE 的治疗方案与成人 SLE 类似，取决于特定临床表现的严重程度（见第 81 章）。每个患者都建议做好防晒工作，包括常规使用防晒霜，并且避免阳光照射。羟氯喹在减少疾病复发、降低血脂水平、减少疾病死亡率等方面有明确的效果[25]，因此对该药物耐受的 SLE 患儿都应该常规应用羟氯喹 [5～7 mg/（kg·d）] 治疗。糖皮质激素是早期治疗严重器官受累的主要药物，然而，长期使用激素会带来严重副作用，因此激素的使用必须十分谨慎。在儿童和青少年中，激素使用引起的生长发育迟缓、痤疮、皮肤条纹以及情绪波动可能是大问题。在儿童 SLE 中，非甾体抗炎药（NSAIDs）主要用于治疗肌肉骨骼系统的症状。目前尚不清楚成人使用 NSAIDs 相关的心血管毒性是否在儿科人群也同样存在。当需要减量激素时，可选用的方案包括甲氨蝶呤、来氟米特、硫唑嘌呤、霉酚酸酯（MMF）、环孢素、贝利木单抗和环磷酰胺。尽管利妥昔单抗在成人 SLE 的随机临床试验中并未显示有效，但有时仍用于严重的或者难治性儿童 SLE。血浆置换与静脉注射免疫球蛋白有时也用于治疗严重的儿童 SLE 患者。目前为止，美国食品和药物管理局（FDA）还没有批准专门用于治疗儿童 SLE 的药物。儿童 SLE 的治疗方案通常是根据成人 SLE 临床试验的结果推定的。由于其潜在的药物毒性，环磷酰胺用于治疗严重的或难治性儿童 SLE。幸运的是，在儿童与青少年中，环磷酰胺导致的性腺功能衰竭的风险要低于成人。然而，很多儿童风湿病专家还是通常会给女性患儿使用促性腺激素释放激素激动剂，例如亮丙瑞林以减少这种风险[26,22]。

目前几乎没有儿童 SLE 患者的随机对照试验，因此儿童 SLE 的治疗方案往往是依据成人 SLE 临床试验的结果推定的。儿童关节炎和风湿病研究联盟（The Childhood Arthritis and Rheumatology Research Alliance，CARRA）是一个由北美儿童风湿专科医师组成的机构，该组织对新诊断的增殖型狼疮性肾炎的治疗方案达成了共识。正如图 108-3 所示，上述共识中的治疗方案包括口服和（或）静脉使用激素、霉

选择一种诱导免疫抑制剂	
环磷酰胺 IV 使用6个月	霉酚酸酯每次600 mg/m² po bid（最大量3000 mg/d） 或者霉酚酸酯每次400 mg/m² po bid （最大量2160 mg/d）使用6个月

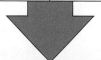

选择一种激素方案									
起始口服*			**起始 IV**				**口服联合IV**		
周	每天剂量		周	#激素 冲击†	每天剂量		周	#激素 冲击†	每天剂量
	>30 kg	≤30 kg			>30 kg	≤30 kg			>30 kg	≤30 kg
1 ~ 4	60 ~ 80 mg	2 mg/kg	1	3/wk	20 mg	10 mg	1	3/wk	60 mg	1.5 mg/kg
5 ~ 6	60 mg		2	1 ~ 3/wk	20 mg	10 mg	2	1/mo	60 mg	1.5 mg/kg
7 ~ 10	50 mg	减量5 ~ 10 mg	3	1 ~ 3/wk	20 mg	10 mg	3	1/mo	50 mg	1.2 mg/kg
11 ~ 12	40 mg	减量5 mg	4	1 ~ 3/wk	20 mg	10 mg	4	1/mo	40 mg	1 mg/kg
13 ~ 14	40 mg	减量5 mg	5 ~ 7	1 ~ 3/wk	20 mg	10 mg	5 ~ 8	1/mo	35 mg	0.9 mg/kg
							9 ~ 12	1/mo	30 mg	0.8 mg/kg
15 ~ 18	30 mg	减量5 mg	8 ~ 11	1/mo	20 mg	10 mg	13 ~ 16	1/mo	25 mg	0.7 mg/kg
19 ~ 22	25 mg	减量2.5 ~ 5 mg	12 ~ 18	1/mo	15 mg	7.5 mg	17 ~ 20	1/mo	20 mg	0.6 mg/kg
23 ~ 24	20 mg	减量2.5 ~ 5 mg	19 ~ 24	1/mo	10 mg	5 mg	21 ~ 24	1/mo	15 mg	0.5 mg/kg

图 108-3 儿童关节炎和风湿病研究联盟（CARRA）对新诊断为增生性型狼疮性肾炎的诱导治疗共识。* 在第一周可以选择三种剂量糖皮质激素冲击治疗。† 糖皮质激素冲击，每次 30 mg/kg 甲泼尼龙（最大剂量为每次 1000 mg）。bid，2 次 / 天；IV，静脉注射；po，口服 （From Mina R, von Scheven E, Ardoin SP, et al: Consensus treatment plans for induction therapy of newly diagnosed proliferative lupus nephritis in juvenile systemic lupus erythematosus. Arthritis Care Res 64:375-383, 2012.）

酚酸酯或环磷酰胺的应用[27]。对于增殖性狼疮性肾炎的维持治疗、膜性狼疮性肾炎的治疗、严重中枢神经系统异常及其他 SLE 症状的治疗方案，尚未发表共识性的治疗建议。当 SLE 患者出现肾衰竭时，需要肾替代治疗——透析或者肾移植。不幸的是，因 SLE 进入终末期肾病进行血液透析的患儿死亡的风险是其他原因导致的终末期肾病的 2 倍[28]。当 SLE 患儿并发抗磷脂综合征时，则建议终身接受抗凝治疗。

在儿童 SLE 中，并发症如糖皮质激素引起的骨质疏松（GIOP）以及未能达到峰值骨量令人担忧。为此，常规推荐摄入充足的维生素 D 和钙、咨询有关负重运动以及避免包括吸烟在内的危险因素。因为双膦酸盐对骨骼发育和未来胎儿发育的潜在影响尚未明确，因此并不作为使用激素治疗的 SLE 儿童和青少年的常规用药[9]。

SLE 患者的动脉粥样硬化始于儿童期，是导致 SLE 长期高病残率和死亡率的主要原因。为了降低心血管疾病相关风险，在儿童早期就应开展相关咨询和筛查。建议通过饮食和药物干预来控制血压和血脂水平。儿童红斑狼疮的动脉粥样硬化预防（The Atherosclerosis Prevention in Pediatric Lupus Erythematosus，APPLE）试验结果并不表明他汀类药物应常规应用于所有患有 SLE 的儿童和青少年，但事后分析表明，他汀类药物对心血管事件高危组可能是有益的[29-30]。

SLE 患者服用的某些药物对胚胎可能有致畸作用，而且 SLE 患者妊娠可能会引起疾病复发和血栓形成。因此青少年 SLE 患者需要向专业人士咨询有关妊娠风险和避孕措施方面的问题。此外，鉴于雌激素可能引起狼疮复发和血栓形成，患者需要避免使用雌激素含量很高的避孕药物。有关红斑狼疮患者使用外源性雌激素安全性的国家评估（Safety of

Exogenous Estrogens in Lupus Erythematosus National Assessment，SELENA）试验包括了低疾病活动度的成年 SLE 女性患者，排除了狼疮抗凝物阳性、中高滴度抗磷脂抗体阳性的 SLE 患者。试验结果表明，在上述的特定人群中，口服含小剂量雌激素的避孕药增加了血栓和狼疮复发的风险 [31]。

由于感染是导致儿童 SLE 发病和死亡的重要原因，因此通过疫苗接种预防感染显得尤为重要。除了对于长期大剂量 [定义为：泼尼松剂量 > 2 mg/（kg·d）；或者当患儿体重 > 10 kg 时，泼尼松剂量 > 20 mg/d）] 使用泼尼松的儿童，美国儿科学会建议禁止接种减毒活疫苗，而对于其他所有的 SLE 儿童和青少年，建议进行常规疫苗接种。尽管在 SLE 患者缺乏支持应用的数据，很多儿童风湿科医生还是会预防性使用甲氧苄啶 / 磺胺甲噁唑、氨苯砜、潘他米丁等药物来防止免疫抑制患者发生肺孢子菌肺炎 [22]。

预后

幸运的是，人们对系统性红斑狼疮发病机制、诊断、治疗和支持疗的认识得到提高，从而延长了患者的生存期。20 世纪 60 年代，SLE 患者的 5 年及 10 年生存率均不到 40%。到 20 世纪 90 年代则均升高到 80% ~ 90%。尽管还没有治愈 SLE 的方法，但大多数患有 SLE 的儿童和青少年现在都有望活到成年。然而儿童期起病的 SLE 患者的死亡率还是高于成人期起病的 SLE 患者。在不同的 SLE 年龄组别，病程早期中出现死亡的主要原因通常是因为感染或严重的脏器受累（特别是肾和中枢神经系统受累）。在长期病程中，SLE 患者死亡的原因则转变为感染、动脉粥样硬化或恶性肿瘤 [9,10,22]。

根据系统性红斑狼疮国际协作组 / 美国风湿病学会（SLICC/ACR）的损伤指数评分，由于长期暴露于疾病和治疗中，儿童期起病的 SLE 与更多的累积损伤相关。儿童期起病的 SLE 患者尤其容易发生白内障、缺血性坏死和肾损害 [16,18]。SLE 相关的脏器损伤风险与起病年龄呈负相关。其中，青春期前起病的 SLE 患儿发生脏器损伤的风险高于青春期或青春期以后起病的患儿 [32]。早期的动脉粥样硬化与 SLE 明确相关，甚至在儿童和青少年 SLE 患者中，就会出现颈动脉内膜中层厚度的明显增加 [30]。生长迟缓和青春期延迟是儿童和青少年特有的与 SLE 相关的并

发症。青少年时期尤其容易出现情绪障碍和药物依从性差等问题，这些都会影响疾病的预后。从以儿童为中心的护理到以成人为中心的护理之间的转变是一段不稳定的时期。在此期间，患有 SLE 的青少年和青年成人面临着护理上的差距和较高发病率的风险，因此需要努力改善这种过渡。一般来说，儿童 SLE 预后不良的因素包括男性、发病年龄小、西班牙裔或非白种人、社会经济地位较低，以及有肾或者中枢神经系统受累 [9,10,22]。

药物性狼疮

药物性狼疮是指在服用特定药物后出现的一系列 SLE 的临床表现，具体药物已列在表 108-4 中。药物性狼疮的具体分类标准尚未发表。此外，也没有发表的数据对比儿童和成人 SLE 患者在这方面的差异。因此，目前的观点认为药物性狼疮在不同年龄组别中不存在差异。在成人中（见第 80 章），药物性狼疮对男性和女性的影响是相同的，而且一般不会导致严重的肾或者神经系统的损害。在药物性狼疮中，肝损害是十分常见的。实验室检查异常包括循环中出现抗组蛋白抗体等，尽管这些抗体也可存在于非药物性狼疮的患者。而抗 dsDNA 抗体则很少会出现在药物性狼疮患者。表观遗传学异常在药物性狼疮的发生中很重要。例如肼屈嗪和普鲁卡因胺可以引起 DNA 低甲基化。药物性狼疮的治疗包括停止相关的药物，必要时还需要使用免疫抑制剂。临床表现的缓解可能需要数月至数年不等 [33]。

表 108-4　药物性狼疮的相关药物 *

明确的药物	疑似的药物	
肼屈嗪	苯妥英	氢氯噻嗪
普鲁卡因胺	乙琥胺	柳氮磺胺吡啶
米诺环素	卡马西平	胺碘酮
异烟肼	磺胺类药物	盐酸噻氯匹啶
奎尼丁	利福平	肼
甲基多巴	锂	多烯紫杉醇
TNF 拮抗剂	卡托普利	他汀类药物

* 该列表并未列详尽

新生儿狼疮

定义和分类

新生儿狼疮（NLE）是不同于 SLE 的一种独立疾病，也是少数发生于新生儿时期和婴儿早期的一种风湿性疾病。NLE 是由于母体中的自身抗体传输到胎儿循环系统中而引起的一种被动自身免疫状态。目前还没有 NLE 的诊断标准。

遗传学和发病机制

与绝大多数 NLE 病例相关的母体自身抗体是抗 Ro/SS-A（或抗 SSA）和抗 La/SS-B（或抗 SSB）；然而，在 NLE 中也有检测到抗 UI-RNP 抗体阳性。在这些自身抗体阳性的母亲所分娩出的胎儿中，NLE 的发生率也只有 1%～2%，因此，这些自身抗体并不足以导致 NLE 的发生。尽管 NLE 的具体发病机制仍不十分明确，目前基于体内实验的一个较为流行的假说认为，在胎儿心脏发育过程中，Ro 和 La 抗原暴露于有炎症的心肌表面，从而成为母体自身抗体攻击的对象。随后的炎症级联反应可损害心脏的传导系统，在某些情况下，还会导致心肌病[34-35]。

当婴儿循环中母体来源的自身抗体被清除后，通常在 6 个月内，与 NLE 相关的炎症反应会逐步缓解。NLE 的非心脏表现是可逆的，通常不需要任何治疗。局部的激素外用有时可用于治疗皮疹。由于先天性心脏传导阻滞和心肌病可导致患儿死亡和相关并发症，防止或延缓心脏受累的相关治疗是目前研究的热点。鉴于在罕见的胎儿疾病进行安慰剂治疗是不适合的或不符合伦理的，因此很难开展临床试验。一项对 30 例妊娠和 31 例胎儿的开放性多中心的研究显示地塞米松并不能逆转先天性心脏传导阻滞。在另一项多中心、前瞻性、开放研究中，纳入了 56 例孕妇，她们的 70 个胎儿中有 6 例发生了 I 度心脏传导阻滞。这 6 例胎儿接受了地塞米松治疗，他们的房室传导异常都得到了缓解[36-37]。两个多中心的前瞻性研究结果表明，针对抗 Ro/SS-A 或者抗 La/SS-B 阳性的孕母以及既往分娩过 NLE/先天性心脏传导阻滞婴儿的孕母，静脉使用免疫球蛋白并不能防止本次妊娠中的婴儿发生先天性心脏传导阻滞。

临床表现

NLE 的临床表现包括颜面部、头皮或者躯干部位的非瘢痕性颊部或者环状皮疹（图 108-4）。皮疹通常出现在光照后的 6 周以内，并可以因紫外线的照射触发，其皮肤的组织学表现与亚急性皮肤狼疮相似。其他表现包括免疫介导的血细胞减少和肝炎（转氨酶升高和肝大）。NLE 最严重的并发症是心脏受累。心脏传导异常可出现在宫内（从妊娠 16 周开始，母亲体内的免疫球蛋白就可以通过胎盘），也可在出生后不久出现，包括 PR 间期的延长和完全性心脏传导阻滞。此外，NLE 还可以发生心脏内纤维弹性组织增生和进行性心肌病[34]。

治疗

新近的回顾性研究表明孕母妊娠期服用羟氯喹可以降低婴儿发生 NLE/先天性心脏传导阻滞的风险[40-41]。由于抗 Ro/SS-A 或抗 La/SS-B 的孕母分娩出的婴儿可能有罹患 NLE 的风险，因此建议上述孕母在妊娠

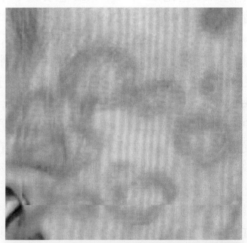

图 108-4 新生儿狼疮中的非瘢痕性颊部或环状皮疹，通常位于颜面部、头皮和躯干

16 周起开始对宫内胎儿进行 PR 间期和心脏功能的检测。心脏起搏器可应用于完全性心脏传导阻滞的患儿。先天性完全性心脏传导阻滞患儿的总体死亡率在 17% ～ 19% 之间。未来再次妊娠 NLE 先天性心脏传导阻滞的发生率预计在 17% 左右。患有先天性心脏传导阻滞的儿童和成人有运动受限和发生心力衰竭的风险。结合家族史，有 NLE 病史的儿童存在发生自身免疫性疾病的风险 [34]。

结论

尽管儿童 SLE 的病理生理学可能与成人 SLE 相似，但两者的临床表现、预后以及某些方面的处理并不相同。与成人 SLE 相比，儿童和青少年 SLE 患者发病时的疾病活动度更高，包括肾和中枢神经系统等在内的各脏器受累的风险更大，总体死亡率更高。由于儿童和青少年 SLE 患者终身都受疾病和治疗的影响，早期的干预可以降低心血管疾病和骨质疏松等一系列长期并发症的风险。目前由于缺乏儿童 SLE 的随机对照临床试验，儿童 SLE 的治疗方法都是参照成人 SLE 的相关研究。然而，儿童和青少年 SLE 患者需要社会特别的关注，特别是在治疗对生长及外形的影响、医嘱依从性、社会心理与转型需求等方面。

幼年型皮肌炎

关键点
幼年型皮肌炎（DM）是一种主要影响皮肤与肌肉的炎症性、免疫介导的血管病变。
儿童皮肌炎患者更易发生血管病变、钙质沉着症和溃疡，但其长期预后较好、生存率也较高。
成人皮肌炎患者更易出现肌炎特异性抗体，发生间质性肺病，并且与恶性肿瘤紧密相关。
尽管儿童和成人皮肌炎在发病机制和病理学方面存在稍许差异，但两者在肌肉活检和干扰素基因标记具有相似的特点。
目前有关幼年型皮肌炎的分类、筛选评估疾病活动度的标志物以及预测预后的能力等工作已经开展，并在进一步完善中。

定义和分类

Bohan 与 Peter 提出的皮肌炎诊断标准包括 [42] 典型的皮肌炎皮疹（皮疹包括眶周皮疹、Gottron 征以及 Gottron 丘疹）并加上以下列出的三项（具备下列的两项则幼年型皮肌炎的可能性较大，具备下列的一项则幼年型皮肌炎有一定的可能性）。

- 体格检查确认对称性近端肌肉无力。
- 血清骨骼肌酶（特别是肌酸激酶和醛缩酶）、谷草转氨酶、丙酮酸转氨酶与乳酸脱氢酶升高。
- 肌电图可表现为典型的三联症：①时限短的小型多相运动电位。②纤颤电位、正弦波和插入性激惹；③异常的高频重复放电。
- 肌肉活检可见肌纤维变性、再生、坏死、细胞吞噬和间质中单核细胞浸润。

Bohan 与 Peter 标准可追溯到 1975 年，在 MRI 常规应用之前。因此 MRI 检查结果并未包含在最早的皮肌炎诊断标准中。使用 T2 加权像与脂肪抑制技术的 MRI 检查可以定位疾病活动的部位，以用于组织活检，从而提高疾病的诊断率。肌肉活检常常可以明确疾病的活动度与慢性程度，而上述仅仅通过血清中相关酶水平的检测是无法知晓的。此外，肌肉活检还有助于对疾病分级、预测疾病的严重程度或者难治性 [43]。国际肌炎分类诊断协作组（IMCCP）是一个国际多学科的协作组，目前正在为更新幼年型皮肌炎在内的多种肌炎亚型的分类诊断标准而不懈努力。新的诊断标准涉及分类的概率建模，但是目前尚未出版发表 [44]。

流行病学

幼年型皮肌炎是一种自身免疫性血管病变，其临床特征为近端肌肉无力、肌肉炎性病变、特征性皮疹，且经常出现自身抗体阳性。目前幼年型皮肌炎是在儿童和青少年中最为常见的一类特发性、炎症性肌肉病变，因此，其他类型的儿童期肌炎并未在本章节中介绍。虽然皮肌炎与幼年型皮肌炎存在某些重叠的部分，但两者是单独的疾病，具有各自不同的特点。在糖皮质激素使用前，幼年型皮肌炎的死亡率接近 33%。目前，幼年型皮肌炎五年的生存率在 95% 以上，而皮肌炎五年的生存率则在 75% ～ 90% 之间 [45-47]。青少年皮肌炎的发生率为 3.2/ 百万人年 [48-50]。其中，女性较男性更容易罹患皮肌炎，两者发病率之比为2∶1[51-52]。幼年型皮肌炎的平均发病年龄为7岁，而皮肌炎的平均发病年龄在40～60岁之间[53-56]。

遗传学

白种人中皮肌炎与幼年型皮肌炎主要的免疫遗传危险因子是人白细胞抗原（HLA）8.1祖传单倍型（HLA-B*08/DRB1*03/DQA1*05/DQB1*02）[57-59]。HLA-DQA1*0501等位基因的表达不仅在白种人中有所增加，而且在其他人种及儿童临床疾病亚型中也有所增加[60]。一项大型的基因相关性研究已经明确了与成人和幼年型皮肌炎有关的保护性等位基因。人群中干扰素调节因子5（IRF5）的基因序列存在差异，其可能与幼年型皮肌炎中干扰素调节基因的高表达有关[61]。在幼年型皮肌炎患者中，TNF基因（TNF-308A位点）的多态性与更严重的疾病相关[62]。成人和幼年型皮肌炎中TNF-308A等位基因均可能增加。然而，调整HLA-B而非HLA-DB后，这种显著性在皮肌炎中就没有了[63]。在白种人中，IL-1α基因多态性也是幼年型皮肌炎的危险因素[64]。PTPN22基因中R620W的变异与幼年型特发性炎性肌病可能存在弱相关性[65]。

病因与发病机制

母体微嵌合

幼年型皮肌炎与慢性移植物抗宿主病（GVHD）类似。与兄弟姐妹或者正常健康个体相比，幼年型皮肌炎患者体内更容易发现母体来源的嵌合细胞[66-69]。这些嵌合细胞可存在于幼年型皮肌炎患者肌肉组织的淋巴聚集处，在他们的外周血中则可以看到嵌合干细胞[43,66]。目前，尚缺乏有关成人皮肌炎的研究。有趣的是，进行造血干细胞移植的病例中，8%的患者会发生多发性肌炎，而在这些多发性皮肌炎患者中，33%～64%会发生慢性移植物抗宿主病[70]。

感染与环境因素

在幼年型皮肌炎发病之前，大部分儿童都会有类似感染的症状。然而，儿童时期发生病毒感染是十分常见的，而对罹患幼年型皮肌炎患者作既往感染的回顾性分析则可能会存在回忆偏倚。多项回顾性研究已表明，幼年型皮肌炎患者在发病前几个月内出现感染症状的概率很高。但是在局部组织或者血清中病原学的检测却是阴性的[71-72]。在西班牙裔人群中，幼年型皮肌炎还与出生季节性存在关联，但是这一相关性在同一队列的其他种族人群中并不存在[73]。成人和幼年型皮肌炎中共同拥有一些特异性的环境触发因素，这些因素暂时与肌炎的发病时间相关，比如过量紫外线的照射、某些特定的药物（D-青霉胺）和感染。2009年一项回顾性的多中心横断面研究表明，较其他炎症性肌病而言，紫外线（UV）的照射强度与成人皮肌炎的患病风险呈正相关 [比值比（OR），2.3；95%置信区间（CI），0.9～5.8]，与抗Mi-2抗体的阳性率也呈正相关（OR，6.0；95% CI，1.1～34.1），这种相关性在女性中更强[74]。2013年一份简短报告指出，发病症状出现前一个月所接受的最高紫外照射指数与幼年型皮肌炎的发生和出现抗p155/140抗体相关，与多发性肌炎不相关[75]。此外，某些证据也表明，孕母在胎儿发育期间所吸入的污染物和摄入的烟草成分与幼年型皮肌炎的发生也可能存在相关性[76]。

临床特征

皮肌炎患儿通常表现为皮疹、近端肌无力或者两者兼有。

特征性皮疹

典型的皮疹包括广泛的光敏感性红斑、Gottron丘疹（位于关节伸侧面，图108-5A所示）和眼眶周围的向阳疹（图108-5B所示）。在成人和幼年型皮肌炎中可以出现多种多样的皮疹，但是向阳疹和Gottron丘疹是皮肌炎所特有的。成人皮肌炎患者可出现"技工手"，即手指指尖及两侧出现增厚的、红斑样的鳞状皮疹，这种情况儿童患者十分罕见。甲襞、眼睑、牙龈等部位可以看到以毛细血管襻微血管扩张为表现的小血管炎性病变（图108-5C）。手指末端的甲襞毛细血管襻可以被量化，幼年型皮肌炎患者毛细血管襻数量正常与早期诊断和皮肤损害较轻相关（表108-5）[77]。相反，异常的甲襞提示病情好转较慢[78]。儿童中，持续的毛细血管异常与6月龄时出现的Gottron疹也提示疾病的缓解时间更长[79]。严重的血管病变可能引起网状青斑和皮肤溃疡，可能是病

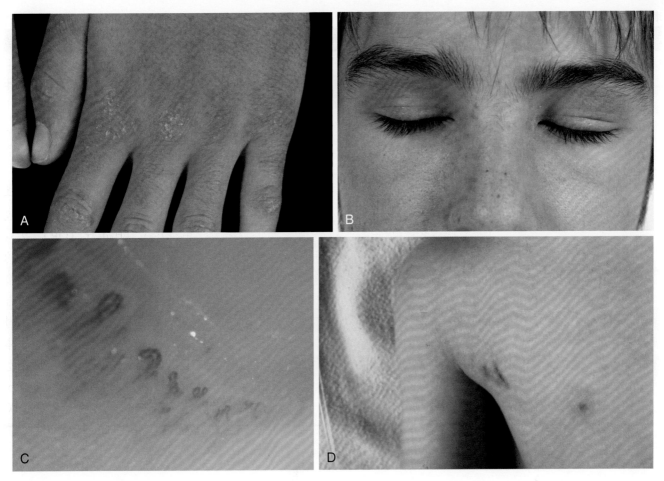

图 108-5　一名 15 岁新近确诊的皮肌炎男孩，表现为 Gottron 丘疹，位于掌指关节与近端指间关节（A），伴有眼眶肿胀的向阳疹（B），甲襞毛细血管的脱落、扩张和迂曲（C）。D. 一名 4 岁的皮肌炎男孩，靠近右侧腋窝处可见皮肤溃疡，该男孩在出现症状 3 个月后死亡

情加重和预后不良的一个指标。成人患者中出现溃疡的比例为 4%，低于儿童患者（24%）[80]。溃疡性病变在伸肌表面和眼内眦处较常见（图 108-5D）。

近端肌无力

　　肌无力在发病初是十分隐匿的，很难被觉察到。肌肉无力通常是对称性的，最常累及近端的肌肉。家长通常发现的症状并不是肌无力，而是患儿容易疲乏，爬楼梯、梳头或起床困难。儿童和蹒跚学步的幼儿常常表现为需要家长抱在怀中。体检时，肌无力在学龄期儿童常表现为坐 - 起困难；在婴儿期之后常常表现为抬头滞后；也可表现为 Gower 征（从坐位起立时常需用手支撑大腿而后缓慢站立），或者很难将手臂举过头顶。在严重病例，食管和呼吸系统的肌肉也可受到影响。呼吸肌无力时可导致急性呼吸衰竭，

此时往往出现高碳酸血症，而非低氧血症。

全身表现

　　脂肪代谢不良和钙质沉着症与幼年型皮肌炎的长期病程或治疗不足有关，在成人皮肌炎中并不常见（表 108-5）。40% 左右的幼年型皮肌炎患者可发生钙质沉着。钙质沉着偶尔在皮肌炎诊断时就存在，但通常认为是病程过长或疾病严重所导致[81]。撒哈拉沙漠以南地区的非洲幼年型皮肌炎患者中，如果不考虑患者病程或激素应用的影响，发生钙质沉着症的比例高达 71%[82]。此外，已有报道提示，非洲裔美国人幼年型皮肌炎患者钙质沉着症症的患病率更高[83]。在长期的随访中，钙质沉着症的出现可能预示更高的疾病活动度[84]。钙质沉着症有多种形式，比如说表面斑块与结节、肿瘤样钙质沉着、筋膜平面部位

表 108-5　幼年型皮肌炎和成人皮肌炎的临床特点

	儿童皮肌炎	成人皮肌炎
起病高峰年龄	7 岁 [48,55,54,51,56]	30 ~ 50 岁
特发性炎性肌病的比例	80% ~ 95% [52,157]	35% ~ 50% [157]
近端肌无力	85% ~ 95% [52,54,56]	88% [158]
特征性皮疹		
Gottron 疹	73% ~ 91% [49,139]	54% [158,159]
向阳疹	62% ~ 83%	74%
颊部红斑	42% ~ 57%	N/A
甲襞毛细血管异常	80%	43%
钙质沉着症或溃疡	26% ~ 70% [80,82,139,160]	2% ~ 16% [139]
难治性或慢性疾病	59% ~ 63% [54,161]	63% [160]
死亡率	< 5% [54,80,160]	21% [160]
恶性肿瘤	1% [54,160]	15% ~ 24% [160,162]
肌炎特异性抗体	2% ~ 70% [90]	40% ~ 80% [101,163]
间质性肺病	7% ~ 19% [90]	35% ~ 40% [91]
胃肠道疾病	2% ~ 3% [80]	1% [80]
雷诺现象	10% [164]	11% [165]

N/A，无数据

的钙质沉着，或者是罕见的钙质沉积的外骨骼（图 108-6）[85-86]。钙质沉着症也可以以上述形式混合出现。这些病变可以是无症状的，或者出现类似蜂窝织炎的表现，即伴有疼痛的硬结和红斑，导致皮肤破溃，或者钙质渗出到皮肤外面。大的沉积物会破坏组织功能，导致挛缩，或者成为感染的病灶。这些病变通常与疾病的持续活动有关，需要积极的治疗。

据报道，多达 40% 的患者患有脂肪营养不良，可以是局灶性的、部分的或者全身性的。亚临床脂肪营养不良和代谢异常可能被低估。脂肪营养不良在临床上导致了皮下组织和内脏器官中脂肪进行性减少，可能与多囊卵巢综合征相似的代谢综合征以及胰岛素抵抗、皮肤棘层肥厚、高甘油三脂血症和糖耐量异常相关 [87-88]。文献仅报道了少数成人肌炎和脂肪营养不良的病例（表 108-5）[89]。

发热、吞咽困难或发声困难、关节炎、肌肉压痛和疲乏也是诊断时常见的症状。此外，在极少数情况下，某些皮肌炎患者还会出现胃肠道血管炎引起的腹部绞痛、胰腺炎、胃肠道出血、肠道穿孔或梗死。

肺部疾病

幼年型皮肌炎患者很少出现致命性的肺部并发症。7% ~ 19% 的幼年型皮肌炎患者会发生间质性肺病（ILD）（表 108-5）[90]。在成人肌炎患者中，间质性肺部是导致伤残和死亡的主要原因，在整个病程中，35% ~ 40% 的成人肌炎患者会发生间质性肺病，与抗合成酶抗体（如抗 -Jo-1）有关 [91]。快速进展的间质性肺病与临床无肌病性皮肌炎和抗 CADM-140 自身抗体密切相关 [92]。肺功能试验显示一氧化碳弥散功能障碍呈限制性，应使用高分辨率胸部 CT（HRCT）进行确认，因为肺功能试验异常可能仅仅是由于呼吸无力。影像学异常包括结节、条索状阴影、不规则的磨玻璃影和纤维化。

心脏疾病

心肌受累，如心包炎、心肌炎、传导缺陷或者传导阻滞在皮肌炎患者中均有报道。幼年型皮肌炎患者中，心血管并发症罕见（表 108-5）。在一项病例对照研究中，与健康对照组相比，幼年型皮肌炎患者有

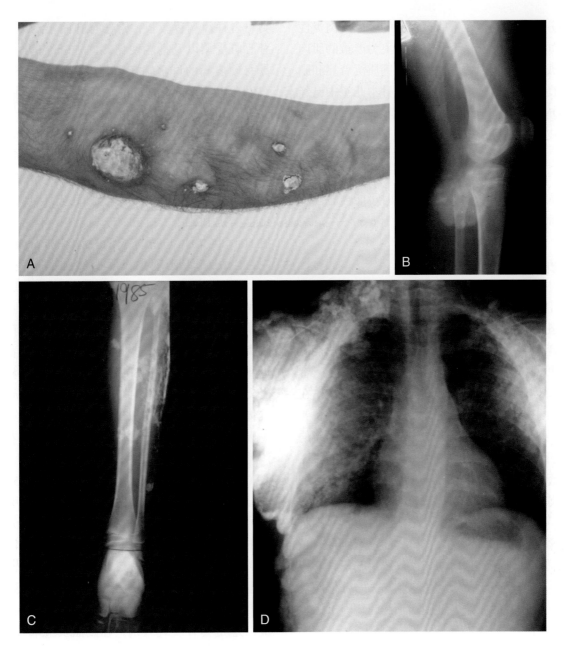

图 108-6 **A**. 一名 14 岁的慢性持续性皮肌炎女孩，其肘部及前臂出现多处瘤样钙质沉着。其中某些部位，特别是压力作用的部位，已经出现溃烂，挤压出粉笔样物质。**B**. 膝关节后方的单个瘤样钙质沉着物导致运动范围受限。**C**. 累及下肢关节的筋膜样和瘤样钙质沉着物。**D**. 图 A 中的患者有明显的钙化症状，在胸壁上形成一个外骨骼样的表现

更多的心脏舒张功能障碍、心肌炎和高血压问题，虽然大部分处于亚临床状态[93]。越来越多最近的研究表明慢性炎症与心血管疾病的发病机制有关：成人皮肌炎患者发生急性心肌梗死及缺血性卒中的风险可能增加[94]。鉴于青少年皮肌炎患者存在慢性炎症以及亚临床血脂异常和脂肪营养不良等问题，理论上推测其发生心血管事件的风险会有所增高。然而，目前这方面相关的研究并不是很多。一项研究结果表明了青少年皮肌炎患者在接受治疗数年后血管内皮功能紊乱和心血管疾病风险增加的证据，虽然其体重指数下降、整体年龄也较小[95]。

无肌病性皮肌炎

某些患者会出现皮肌炎的典型皮疹，但没有肌肉无力或者炎症。这种情况在临床上称为无肌病性皮肌炎（amyotrophic dermatomyositis，ADM）。在儿童

中，这部分患者是否存在未能被诊断的轻微肌肉炎性病变，或如果不治疗，是否会进展为更为严重的肌肉病变和（或）发生长期的后遗症，如钙质沉着症和脂肪营养不良等，仍有争议。目前，在日本儿童中已经有与 CADM 相关的进行性肺间质病变的病例报道，可能与硬皮病有部分重叠[96-99]。

恶性肿瘤

在成人患者观察到，皮肌炎起病时可能与恶性肿瘤相关，而这在儿童患者则罕见（表 108-5）[100]。

诊断与诊断方法

血清中肌肉来源的酶（肌酸激酶、醛缩酶、谷草转氨酶和乳酸脱氢酶）的增高反映了肌肉的炎症或损害。在幼年型皮肌炎，以肌酸激酶的增高来评估疾病的慢性程度不敏感。70% 以上的幼年型皮肌炎患者出现抗核抗体阳性[101-102]。然而，肌炎特异性抗体在成人皮肌炎患者中更为普遍，提示成人皮肌炎亚型要多于幼年型皮肌炎。最近报道幼年型皮肌炎中的新的自身抗体可用于预测疾病的分型。对于幼年型皮肌炎或皮肌炎患者而言，可以通过流式细胞仪进行淋巴细胞计数，以确定 CD19+ B 细胞的比例是升高还是下降[103-104]。研究发现，在有活动性炎症的幼年型皮肌炎或者血管炎患者新蝶呤和血管性血友病因子 vWF 的水平是增高的，但是这对幼年型皮肌炎并不具有特异性[105-106]。由于现有的实验室检查方法的敏感性较低，故正在开展基因表达、细胞因子和趋化因子标志物的进一步研究。

多项研究表明成人和幼年型皮肌炎患者外周血中过度表达 I 型干扰素调控基因、细胞因子（IL-6 和 IL-1）、趋化因子（IP-10、MCP-1 和 MRP-2），它们似乎可以作为评估疾病活动度的敏感指标，而且在皮肌炎和幼年型皮肌炎患者中可能有所差异[107-109]。

自身抗体谱

肌炎相关抗体（MAAs）：ANA 在幼年型皮肌炎患者中普遍存在，然而抗 SSA、抗 SSB、抗 Sm、抗 RNP 和抗 DNA 抗体通常是阴性的。临床表现符合皮肌炎的成人患者中，肌炎相关抗体（特别是抗 SSA 抗体）经常检出是阳性的。临床上有一小部分肌病患者的类型相对特别，其抗 PM-Scl 抗体阳性。这

类患者往往病程较长，常伴有肺间质纤维化和（或）者心脏受累以及指端硬化。这种亚型的幼年型 DM，具有硬皮病的许多临床特征，例如严重的雷诺现象（Raynaud's phenomenon，RP）。在成人中，抗 PM-Scl 阳性与硬皮病肌病和心脏受累有关。

肌炎特异性抗体（MSA）：肌炎特异性抗体主要分为三类：抗合成酶抗体、抗信号识别颗粒（SRP）自身抗体和抗 Mi-2 自身抗体。每一类都有特征性的临床表现及预后。抗合成酶抗体（抗 ARS、抗 Jo-1、抗 PL-12、抗 PL-7、抗 Ej、抗 Oj、抗 KS、抗 Ha、抗 Za）与抗合成酶抗体综合征相关，包括"技工手"、雷诺现象、间质性肺病、关节炎和发热[110]。抗合成酶抗体阳性在幼年型皮肌炎中相对罕见（2% ~ 4%）。抗 Mi-2 自身抗体阳性在幼年型皮肌炎患者中的比例很低，他们通常具有典型的皮肌炎皮疹、病情轻，但是肌酸激酶水平升高[111]。最近研究发现，20% ~ 30% 的幼年型皮肌炎患者的抗 p155/140 和抗 p140 自身抗体阳性[112]。抗 p155/150 抗体可能与广泛的光敏感皮疹、毛细血管改变、溃疡以及慢性病程中的脂肪营养不良相关。抗 p140 抗体可能与发生钙质沉着症的风险增加相关 [OR, 7.0（3.0-16.1）] [113]。在成人患者，抗 p155/140 和抗 p155 自身抗体可能与恶性肿瘤相关[114]。另一种自身抗体，抗 MJ 抗体，可以识别分子量大小为 140 kDa 的蛋白，在阿根廷儿童中与严重疾病肌肉挛缩和萎缩相关[115]。还有一种抗 -CADM-140 自身抗体，已在日本的 ADM 患者中报告，这些患者发生了快速进展的 ILD[92]。目前尚不清楚这些自身抗体是针对相似的蛋白还是具有表观区别。在皮肌炎患者中可检测到抗 SRP 抗体，但其更常见于难治的重症获得性坏死性肌病。与成人比较，肌炎特异性抗体在儿童中相对罕见。抗 Jo-1、抗 Mi-2 和其他肌炎特异性抗体阳性可能预示疾病更严重。随着人们对新的自身抗体的认识逐步加深，目前 40% 的儿童皮肌炎患者和 70% 的成人皮肌炎患者可以检出肌炎特异性或相关性抗体阳性[116]。

肌肉病理

肌肉活检特别适用于临床表现不典型或者诊断不明确的患者。尽管临床表现和肌肉组织活检的结果可能是矛盾的，最近的研究提示，肌肉活检有助于评估疾病程度和对潜在的长期严重程度进行分级[117-118]。

成人和幼年型皮肌炎病理特征是不同程度的肌肉纤维束旁萎缩、血管病变、血管周围炎症（主要是由浆细胞样树突状细胞、B 淋巴细胞、CD4+ T 淋巴细胞和巨噬细胞组成）、肌纤维局灶的坏死和吞噬、肌纤维再生、炎症细胞浸润和血管炎以及内皮细胞中的小管网状包涵体。血管病变的证据包括肌肉毛细血管血栓形成、补体沉积、肌毛细血管壁上的攻膜复合物沉积、肌内毛细血管数量的减少和体积的增大（毛细血管脱落）。肌肉纤维束旁萎缩部位常可见毛细血管脱落，内皮细胞脱落部位也可见脱落后剩余的毛细血管[119]。中等大小的血管也可受累。一项中国的研究比较了成人皮肌炎和儿童皮肌炎患者的肌肉组织活检，发现儿童患者中存在更多的血管病变，这与 1975 年和 1977 年的 Bohan 与 Peter 的研究结果一致[120-121]。在幼年型皮肌炎患者的肌肉组织中，可见新的淋巴结构形成，在这些部位可见未发育成熟和发育成熟的 CD4+T 细胞、B 细胞以及浆细胞样树突状细胞（pDC），在成人皮肌炎患者的肌肉组织中，CD4+T 细胞被 B 细胞围绕提示了 T 细胞结构的局部发育成熟[122]。成人和幼年型皮肌炎患者的肌肉组织均可出现组织相容性复合体（MHC）Ⅰ类分子的表达上调。这在幼年型皮肌炎中普遍存在，但在成人皮肌炎相对较少见。虽然目前尚不清楚肌肉组织中 MHC Ⅰ类分子的上调是否是肌炎的诱发因素之一，但是动物实验已经表明其在未折叠蛋白反应中发挥一定的作用，也与 IFN-β 的上调相关[124]。

在幼年型和成人皮肌炎中，发挥作用的 CD4+ 的细胞并不仅仅是 CD3+ 细胞（即传统意义上的 CD4+ 细胞）。其中有一个亚群还表达 CD123 和 CD83（成熟的 pDC 的标记），其 IL-17 染色也是阳性的，提示是 Th17 细胞[125-128]。据报道，成人皮肌炎患者外周血单核细胞中 Th17 细胞的比例有所增高[129]。

Ⅰ型干扰素（IFN-α 和 IFN-β）在幼年型和成人皮肌炎的发病机制中起着重要作用。干扰素不仅可以上调免疫调控相关基因和 MHC Ⅰ类分子的表达，还能激活自然杀伤细胞，促进树突状细胞成熟，促进 T 细胞的活化和生存。皮肌炎患者的肌肉和皮肤活检组织中，可见 pDCs 增多和 IFN 信号的上调[130]。皮肌炎患者肌纤维中的 IFN-α 可以上调 MHC Ⅰ类分子的表达，进而可能激活内质网应激反应，从而导致肌肉组织受损和肌炎的发生[131]。已有研究表明，在儿童皮肌炎患者中，抗核酸抗体例如抗 Ro/La 和抗 Sm/

RNP 抗体可以诱导 IFN-α 的生成[132]。Ⅰ型干扰素可以上调一系列细胞因子的表达，包括 CXC 趋化因子（IP-10、MIG、I-TAC）等，从而导致组织受损。Sifalimumab 是一种抗 IFN-α 抗体，可以阻断成人皮肌炎和多肌炎患者中干扰素的表达，但是目前还没有大规模研究对其疗效进行评估[133]。皮肌炎和儿童皮肌炎患者中可见到小管网状包涵体，而其他肌炎类型中却很少见到此种结构。在用 IFN-α 治疗的患者外周循环血液细胞中，以及用 Ⅰ型干扰素处理后的上皮细胞中，可见到这种小管网状包涵体[134-136]。这种包涵体很有可能代表病毒的感染或者 IFN 信号的增强。

幼年型和成人皮肌炎的外周血表型

外周血免疫细胞的表型虽然不具有诊断性，但是其在一部分幼年型皮肌炎患者中是紊乱的，可以反映疾病的活动度。未治疗的、疾病早期（< 3 个月）的成人和幼年型皮肌炎患者中，其外周血 B 细胞（CD20）数量是减少的。然而，有关 B 细胞是否会恢复正常的研究尚不足，也几乎没有数据提示其对监测疾病活动性的用处[137-138]。相比之下，对成人皮肌炎患者的研究已经显示，接受治疗前，总淋巴细胞（CD3）的数目减少（CD19、CD4、CD8），而这些细胞数量在患者治疗不久后可恢复正常。然而还有一些研究发现，在皮肌炎患者外周血中可见 CD19+ 细胞和 CD19+CD23+ 细胞数目的增加，以及 CD4+CD45RO+ 细胞数目的减少[125]。

鉴别诊断

对于临床表现为皮疹和肌无力的患者而言，最重要的鉴别诊断是 SLE，特别是对有明显关节炎症状和颊部皮疹的患者来说。SLE 特征性的自身抗体、外周血细胞减少、肾疾病和低补体血症有助于两者的鉴别。有系统性硬化症和明显肌炎表现的患者很难与幼年型皮肌炎鉴别。混合型结缔组织疾病以及其他重叠综合征的患者，除了有其他自身免疫性结缔组织病的表现，还可有幼年型皮肌炎的表现。

其他特发性炎症性肌病在儿童中十分罕见，包括包涵体肌炎、肉芽肿性肌炎和巨噬细胞肌筋膜炎。

对于没有皮疹或轻微皮疹，而以肌无力为主要表现的患者，需要与原发性肌病加以鉴别，而肌组织活检有助于鉴别。肌营养不良患者通常有阳性家族史和伴有特定肌群受累的隐匿起病表现。先天性肌病通常是在婴儿时期,伴有肌张力减退的表现。代谢性肌病通常伴随着发育延迟。运动后肌肉痉挛和无力常常提示代谢性肌病的可能。

各种各样的感染均可导致急性肌炎的发生。最常见的是乙型流感病毒感染引起的急性肌炎,可表现为小腿疼痛、无力和肌酶水平的增高。旋毛虫感染与眼眶水肿和外周血嗜酸性细胞增多有关。其他的许多细菌、病毒和寄生虫也可引起肌炎的发生,在相应的临床情况下,需要警惕以上原因。

治疗

传统治疗

表 108-6 列出了幼年型皮肌炎的标准治疗药物。然而,目前还没有关于幼年型皮肌炎应用免疫抑制剂的前瞻性双盲病例对照研究。自从使用糖皮质激素治疗后,幼年型皮肌炎患者的死亡率较前明显下降。然而长期糖皮质激素治疗会产生明显的药物副作用,包括儿童身高增长速度减慢、体重增加、骨质疏松、免疫抑制、缺血性坏死、肾上腺抑制、白内障以及糖尿病等。随着甲氨蝶呤在幼年型皮肌炎中的应用,糖皮

表 108-6　幼年型皮肌炎的治疗

一线治疗	糖皮质激素(2 mg/kg 口服;对于病情较严重的,30 mg/kg 静脉冲击治疗)
	甲氨蝶呤(口服或者皮下)
	对于难治性患者或病情严重者,可每个月使用一次静脉免疫球蛋白,剂量为 2 g/kg
二线治疗	静脉免疫球蛋白
	利妥昔单抗
	环孢素 A
	硫唑嘌呤
	他克莫司
	霉酚酸酯
三线治疗	骨髓或者干细胞移植
	环磷酰胺
	其他生物制剂(TNF 拮抗剂、阿那白滞素、阿仑单抗、sifalimumab)
辅助治疗	防晒霜、避免光照
	羟氯喹
	钙和维生素 D,以预防骨质疏松

质激素的治疗时长由之前的平均 27 个月缩短至目前的平均 10 个月[139]。一项对北美儿童风湿科医生的调查显示,尽管在给药方案之间存在很大差异,大多数医生还是会应用糖皮质激素和甲氨蝶呤治疗典型的幼年型皮肌炎患者。辅助性治疗和治疗难治性皮肌炎的方法也是多种多样,主要包括羟氯喹、静脉免疫球蛋白、利妥昔单抗、环磷酰胺、环孢素 A、硫唑嘌呤、他克莫司和霉酚酸酯[140]。北美登记注册的幼年型皮肌炎患者中,几乎所有患者都会在某段时间使用甲氨蝶呤(7.5 ~ 15 mg/m^2 或者 1 mg/kg,最大剂量每周不超过 40 mg)和糖皮质激素,大约 50% 的患者接受过羟氯喹和静脉免疫球蛋白治疗[51]。在一个欧洲和南美幼年型皮肌炎的大型队列中,欧洲患儿更可能接受环磷酰胺、环孢素和硫唑嘌呤治疗,这表明在药物的应用中存在一些文化或国家的差异。

糖皮质激素和多种免疫抑制剂已用于成人皮肌炎和多肌炎的治疗中。很多回顾性研究表明,甲氨蝶呤可以有效地减少糖皮质激素的用量,然而与其他免疫抑制剂相比,甲氨蝶呤并不具有优势。一项成人皮肌炎的随机对照试验表明,硫唑嘌呤和甲氨蝶呤在疗效方面并无差异[141]。另一项随机对照试验也表明,环孢素 A 和甲氨蝶呤在疗效和毒性方面也不存在差异[142]。也有联合应用甲氨蝶呤与硫唑嘌呤治疗皮肌炎的报道[143]。尽管目前尚无证据表明甲氨蝶呤与成人皮肌炎中的间质性肺病有关,但这可能是较幼年型皮肌炎而言,成人皮肌炎患者更常使用硫唑嘌呤的原因。

难治性皮肌炎的治疗

开放性研究表明,静脉免疫球蛋白的使用对难治性皮肌炎是有帮助的,并且有可能减少糖皮质激素的副作用,改善皮肤和肌肉的症状。但在儿童患者尚无相关的安慰剂对照试验[144]。一项成人皮肌炎的双盲、安慰剂对照试验表明,静脉注射免疫球蛋白(IVIG)治疗在缓解皮肤和肌肉症状的同时,患者的组织活检结果也较前减轻[145]。IVIG 对有严重吞咽困难和食管无力的成人患者可能有一定作用[146]。静脉应用免疫球蛋白在幼年型皮肌炎中的副反应与其中含有的 IgA 成分有关[147]。回顾性研究显示,霉酚酸酯可以减少激素的用量,对伴有难治性皮肤和肌肉病变的患者可能是有益的[148-149]。同样的,来自一些小样本的研究显示,环孢素的使用对幼年型皮肌炎是有益

的[150-151]。一项有关依那西普在难治性幼年型皮肌炎中的初步研究表明，其并不具有显著疗效[152]。虽然已有多种关于钙质沉着症治疗方法的病例报告，但尚无具体的医学依据，目前认为控制疾病活动对于控制钙质沉着症很重要。抗 TNF 药物、双膦酸盐以及钙通道阻断剂已应用于钙质沉着症。因钙质沉着引起了反复感染、慢性疼痛或者相关组织功能的障碍时，可能需要行外科切除。对于顽固性皮肤病变的治疗有一定的争议，局部的糖皮质激素和吡美莫司可能有助于缓解症状性瘙痒或皮肤发红，但是顽固性皮肤病变反映了全身疾病的进展，应增加免疫抑制治疗。

生物制剂开始用于肌炎的治疗。由于皮肌炎患者血清 CD19+ B 细胞数量增加，而且活检肌组织中可见淋巴滤泡，因此利妥昔单抗被认为是一种可能的治疗方法。在一些病例观察到，皮肌炎患者的皮肤和肌肉症状的改善与 B 细胞的清除相平行[153]。在一项有关利妥昔单抗治疗难治性幼年型皮肌炎和成人皮肌炎 / 多肌炎的大样本随机对照交叉试验中，所有的患者都接受利妥昔单抗治疗，观察的指标是出现疗效的时间。该临床试验中，接受利妥昔单抗治疗后，83%的难治性成人和儿童肌炎患者症状得到改善，但是和其他药物相比，出现疗效的时间并无差异[154]。对该人群中各亚型进行具体分析发现，利妥昔单抗对儿童皮肌炎患者可能有更好的疗效[155]。

共识方案

对于中重度幼年型皮肌炎患者，CARRA 在治疗方面达成了共识，包括联合应用口服激素、静脉激素冲击治疗、甲氨蝶呤和静脉免疫球蛋白等[156]。在 CARRA 系统注册登记的患者中，几乎所有患者都使用过糖皮质激素，近一半的患者使用过静脉激素冲击疗法或者静脉免疫球蛋白[51]。随着时间的推移，该共识方案的应用将有望为今后治疗方案的制定提供更多的循证医学证据。

预后

儿童皮肌炎患者的预后一般良好，尽管减少药物的毒副作用和治疗疾病的长期并发症（钙质沉着症、脂肪营养不良、心脏以及肺部并发症）方面还有待提高。患者的病程分为三种：单周期、多周期（不治疗时疾病复发）和慢性持续性。诊断延误或者治疗不足均会导致病程的延长。目前，两项大样本研究表明 40% 的患者病程为单周期的，其余的患者则表现为多周期或者慢性持续性病程[84,156]。

结论

尽管儿童皮肌炎的病因目前仍未明确，新近的研究表明，在皮肌炎的发病机制中有干扰素与淋巴滤泡的参与。各国间和各国内正开展各项合作，制订评估和治疗幼年型皮肌炎的标准方案。病程初期就积极应用糖皮质激素联合改善病情的抗风湿药（DMARDs）如甲氨蝶呤等治疗，可改善患者的长期预后，减少钙质沉着和糖皮质激素的毒性。从干扰素及细胞因子信号通路中筛选合适的分子作为生物学标志物，并解析皮肌炎的发病机制为治疗方法提供合理依据，将会是皮肌炎研究者未来面临的挑战。

儿童硬皮病：系统性和局灶性硬皮病

关键点

儿童硬皮病有两种不同的临床表型：系统性硬化症（SSc）和局灶性硬皮病（LS）。尽管两者临床表现存在差异，但有共同的病理生理学特征。最初的炎症反应阶段与内皮细胞活化有关；随后进入纤维化阶段，表现为组织的胶原化以及皮肤的明显增厚。

幼年型系统性硬化症（jSSc）的亚型以及各个脏器的受累表现与成人系统性硬化症相似。唯一不同的是，jSSc 中重叠综合征、相关抗体以及关节炎和肌炎等特征性临床表现的比例均相对偏高。

尽管儿童和成人系统性硬化症的受累脏器和临床表现相似，jSSc 患者的存活率明显高于成人患者。

虽然局限性硬皮病通常只累及皮肤和皮下结缔组织，但是至少有 1/4 的患者存在皮肤之外的临床表现，特别是那些有四肢或者头部线状硬皮病的患者。

如果在可以在早期炎症性阶段就确诊系统性硬化症和局限性硬皮病，组织疾病进展，进行系统性治疗是最好的。然而仍需改善抗纤维化治疗方法来帮助逆转疾病损害。

儿童硬皮病包括系统性硬化症（SSc）和局灶性硬皮病（LS，也称为硬斑病）。在儿童期起病的硬皮病，系统性硬化症比局灶性硬皮病更少见，其在所有系统性硬化症中的比例不足 10%[166-167]。SSc 和 LS 有共同的特点。两者发病早期均为炎症性阶段，继而出现胶原沉积和萎缩。两者的皮肤活检组织难以区分，而且有着相同的病理生理特点。然而两者的临床表现完全不同，其疾病状态和预后也不同。LS 通常只局限于皮肤和皮下组织，尽管没有 SSc 那样的致命风险，但多达四分之一的 LS 患者可出现皮肤外的表现，比如关节挛缩和葡萄膜炎[168]。虽然 SSc 可以累及任何器官，但是血管（雷诺现象）、皮肤组织（皮肤增厚）、胃肠道、肺和肌肉骨骼组织是儿童 SSc 最常受累的部位。SSc 和 LS 又可以分为许多亚型（表 108-7 和表 108-11）。

流行病学

儿童中 SSc 和 LS 均不常见。儿童中 LS 的年发病率为 1 ~ 3.4/10 万儿童[169-170]，SSc 的年发病率则为 0.27 ~ 1/100 万儿童[169,171]。这两种儿童硬皮病的发病年龄在 7 ~ 9 岁之间。不幸的是，两者均存在明显的延误诊断。SSc 的诊断延误时间为 0.7 ~ 2.8 年[166-167,169,172]，LS 的诊断延误时间则为 0.9 ~ 1.6 年[168,172-173]。对于少数先天性 LS 患者，获得诊断的平均时间则更长，为 3.3 ~ 3.9 年[173-174]。儿童 SSc 的女孩和男孩的比例约为 4：1[166-167]，儿童 LS 的女孩和男孩的比例约为 2：1。目前尚无证据表明这两种类型的儿童硬皮病存在种族差异。

表 108-7 系统性硬化症（SSc）的临床亚型

亚型	器官系统	器官系统特征	相关抗体
弥漫性皮肤型（dc）	皮肤	肘关节和膝关节皮肤增厚 快速进展的皮肤增厚	拓扑异构酶（Scl-70）
	心脏	充血性心力衰竭 传导异常	
	肾	硬皮病肾危象	
	肺	间质性肺病	
局限性皮肤型（lc）	皮肤	四肢远端（及颜面部）皮肤的增厚 局限性、非进行性皮肤增厚	着丝粒
	胃肠道	食管运动障碍 胃肠道狭窄 吸收障碍	
	肺	肺动脉高压	
重叠综合征	皮肤	弥漫性或局限性 其他 CTD 的皮肤症状，例如 Gottron 疹（DM）、颊部皮疹（SLE）	PM-Scl 或 U1-RNP
	肌肉骨骼系统	关节炎、肌炎	
	心脏 肾 肺 胃肠道	可以出现上述弥漫性或局限性皮肤型的任一表现，或可表现为其他 CTD 的脏器受累，例如狼疮性肾炎	

主要临床特征 一栏包含"器官系统"和"器官系统特征"两列。

CTD，结缔组织疾病；DM，皮肌炎；PM-Scl，多肌炎 - 硬皮病抗体；SLE，系统性红斑狼疮；U1-RNP，U1 核糖核蛋白抗体

表108-8　成人和儿童系统性硬化症各亚型及抗体分布的比较

	儿童 SSc	成人 SSc
临床亚型（%）		
弥漫性皮肤型	30 ～ 45	35 ～ 45
局限性皮肤型	30 ～ 50	40 ～ 55
重叠综合征	10 ～ 39*	9 ～ 18
抗体阳性率（%）		
ANA	90 ～ 97	90 ～ 99
Scl-70	20 ～ 40	20 ～ 40
着丝点	2 ～ 8†	20 ～ 30
U1-RNP	15 ～ 20*	5
PM-Scl	15*	5
RNA 聚合酶 III	2 ～ 4†	10 ～ 30

加粗项表明儿童和成人 SSc 存在差异之处

* 儿童 SSc 显著高于成人 SSc

† 儿童 SSc 显著低于成人 SSc

ANA，抗核抗体；dc，弥漫性皮肤型；lc，局限性皮肤型；PM-Scl，多肌炎 - 硬皮病抗体；Scl-70，拓扑异构酶抗体；SSc，系统性硬化症；U1-RNP，U1 核糖核蛋白抗体。

以上数据来自参考文献 166、198 和 199

遗传学

尽管目前正在进行一些 HLA 研究，但对于儿童起病的 SSC 和 LS 仍缺乏遗传学研究。与其他结缔组织疾病一样，自身免疫性疾病的家族史在 LS 或 SSC 中并不罕见，一级亲属的阳性家族史一般为 10% ～ 25%，其中包括银屑病、RA、SLE、干燥综合征、甲状腺炎以及较少见的 SSc 和 LS 等疾病[167-168,173,175]。

发病机制（LS 和 SSc 共同的发病机制）

SSc 和 LS 皮肤组织的病理表现很难区分。SSc 和 LS 患者皮肤组织中的单个核细胞主要为 T 细胞，包括 CD4（Th）细胞和 CD8+ 细胞[176-177]。LS 和 SSc 患者的血浆和外周血单个核细胞（PBMC）中均存在 Th 细胞相关的细胞因子和趋化因子，例如 IL-2、IL-4、IL-6、IL-8、IL-13 和 TNF[178-183]。其他的趋化因子，例如与 IFN-γ 信号通路相关的 Th1 型因子谱——CXCL-10 和 MCP-1，均与 LS 和 SSc 有关[184-185]。上述 T 细胞相关的趋化因子和细胞因子可以进一步刺激成纤维细胞和

内皮细胞分泌 TGF-β 和结缔组织生长因子（CTGF）。而 CTGF 不仅可以促进胶原生成而刺激组织发生纤维化，其也可影响黏附分子 ICAM-1（细胞内黏附分子 1）和 VCAM-1（血管细胞黏附分子 1）而导致内皮细胞受损[186-189]。

最近 Reiff 及其同事[190]报道了 jSSc 中 Th 细胞和调节性 T 细胞即 Treg 的免疫表型，并发现其与成人 SSc 的异同。随着病程的进展，SSc 和 jSSc 患者均表现出 Treg 细胞的减少。虽然只有 jSSc 患者 T 淋巴细胞上趋化因子 CCR7 的表达量增高[190]，CCR7 在 SSc 及 jSSc 中 Treg 细胞中的 RNA 表达量均是增高的[192]。jSSc 患者中，表达 CD45RA 的效应记忆性 T 细胞亚群的比例是增加的[190]，但是在 SSc 患者的研究中并未得出上述结论[193]。这些差异可能是由于 jSSc 患者胸腺功能的下降以及胸腺发育不良[194]。

关于 LS 和 SSc 共同的发病机制，微嵌合体是另一个值得研究的领域。无论是临床方面还是组织类型方面，LS 与 SSc 都与慢性移植物抗宿主反应类似，因此其又被称为"硬皮病型移植物抗宿主病"，其中微嵌合体在疾病的发生发展中发挥了一定的作用。通过实时定量聚合酶链反应，可以在 LS 和 SSc 患者中检出嵌合细胞[195-196]。

系统性硬化症

分类

SSc 主要有 3 种亚型—弥漫性皮肤型（dc）、局限性皮肤型（lc）与重叠综合征。上述见于成人期起病的 SSc 的三种亚型，同样也可发生在儿童期起病的 SSc，儿童患者可出现相似的脏器受累表现和相关亚型的自身抗体。（表 108-7）。然而，成人及儿童 SSc 在亚型分布和相关抗体方面存在差异（表 108-8）。目前关于儿童 SSc 的大样本队列研究并不多[166-167,197-199]，其中重叠综合征占了相当的比例（约 1/3）[198]。与重叠综合征相关的抗体，PM-Scl 和 U1-RNP 抗体，和他们相关的肌炎和关节炎临床症状在儿童 SSc 中更常见[166]。另一个主要区别是，儿童 SSc 很少出现抗着丝点抗体阳性（≤ 5%）[166,198-199]，特别是在青春期前起病的患者（起病年龄 < 10 岁）[199]。尽管 30% ～ 50% 的 jSSc 患者被归类为 lcSSc，但情况确实如此（表 108-8）。由于 jSSc 起病缓慢且其各亚型之间存在差异，应用 jSSc 的临时分类诊断标准

有助于早期识别疾病，其包括了抗核抗体阳性、雷诺现象以及毛细血管镜下甲襞的变化。该诊断标准的制定是 PRES（欧洲儿童风湿病学会）、EULAR（欧洲抗风湿病联盟）以及 ACR（美国风湿病学会）等各个组织通过德尔菲调查和名义小组技术协助共同完成的 [200]，表 108-9 列出了该诊断标准。某些未分化或者混合性结缔组织病患者手指远端皮肤发亮甚至完全显现，其除了符合两个次要标准之外，必须符合主要的诊断标准，即"掌指或跖趾近端皮肤的硬化"，才能被诊断为儿童 SSc（表 108-9）[200]。

临床表现

SSc 各脏器受累的表现详见第 84 章。在此，我们着重强调儿童 SSc 和 SSc 的异同点。

总体来说，多项大样本研究已对儿童时期发病的 SSc 患者随访至成人，并与同一地区的成年发病的 SSc 患者在病程、脏器并发症与预后等方面做了相关比较。表 108-10 列出了四项最大的研究，研究结果显示，SSc 的主要受累脏器受累情况相似，例如间质性肺病（ILD）和肺动脉高压（PAH），然而儿童起病的 SSc 中，肌肉骨骼系统受累所占比例较高（由于儿童 SSc 中重叠综合征占比相当高），而硬皮病肾危象则较少发生 [166-167,198-199]。尽管如此，在这些队列研究中发现，与成人期起病的 SSc 相比，儿童期起病的 SSc 生存率显著提高。

血管表现

儿童 SSc 起病时的主要临床特征为 RP 即雷诺现象（70%）和手部皮肤的变化（60%），包括水肿、指端硬化与掌指近端硬化等（图 108-7）[167]。在一项有关儿童 SSc 的最大样本的队列研究（153 例）中，53% 的患者同时出现手部皮肤的硬化和雷诺现象；在出现雷诺现象的患者中，10% 出现了指端的梗死 [167]；在整个病程中，几乎所有患者都出现了雷诺现象（97%）和手部皮肤的变化（96%），约 1/3 的患者出现了指尖溃疡（图 108-8；表 108-10）[166-167,198-199]。和成人 SSc 一样，儿童 SSc 患者可出现毛细血管镜下甲襞的变化，包括扩张、扭曲、出血、脱落（无血管）以及随后出现的毛细血管树枝状等改变 [201]。如果上述表现同时伴有雷诺现象，则需高度警惕儿童 SSc 这一疾病。儿童 SSc 中，50% 的患者可出现甲襞

表 108-9 儿童系统性硬化症（SSc）的临时分类标准*

主要标准（必备）
近端皮肤硬化 / 皮肤硬结

次要标准（至少需要 2 项）
皮肤组织
　指端硬化

外周血管
　雷诺现象
　甲襞毛细血管异常
　指尖溃疡

胃肠道系统
　吞咽困难
　胃食管反流

心脏
　心律失常
　心力衰竭

肾
　肾危象
　新发的高血压

呼吸系统
　肺纤维化（HRCT/X 线）
　DLCO 降低
　肺动脉高压

神经系统
　神经病变
　腕管综合征

肌肉骨骼系统
　肌腱摩擦音
　关节炎
　肌炎

血清学
　抗核抗体
　SSc 特异性抗体 [抗着丝粒、抗拓扑异构酶 I 即抗（Scl-70）、抗纤维蛋白、抗 PM-Scl、抗纤维蛋白原、抗 RNA 聚合酶 I 或 III]

*儿童系统性硬化症的诊断必须符合一个主要诊断和至少两个次要诊断，且年龄为 16 岁以下。该诊断标准的敏感性为 90%，特异性为 96%

DLCO，一氧化碳弥散能力；HRCT，高分辨 CT

From Zulian F, Woo P, Athreya BH, et al: The Pediatric Rheumatology European Society/American College of Rheumatology/European League Against Rheumatism provisional classification criteria for juvenile systemic sclerosis. Arthritis Rheum 57:203-212, 2007.

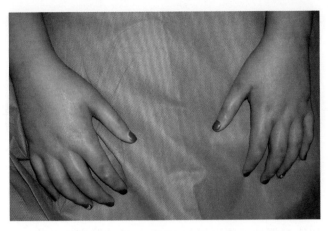

图 108-7　一名系统性硬化症患儿的皮肤早期变化，包括水肿、指端硬化和皮肤硬结，表现为皮肤发亮，手部肿胀。她的手指已经开始变细

毛细血管的改变 [166-167]，但是当使用标准化显微镜检查时，上述比例可能会更高。

皮肤表现

儿童 SSc 的皮肤组织表现与成人 SSc 类似，即水肿、指端硬化期会出现皮肤的增厚（图 108-7），之后则为萎缩性阶段。在萎缩性阶段会出现手指末梢变细。部分儿童 SSc 手指逐渐变细，出现中间及远端指骨变短，并在成年后指垫消失 [166]。儿童 SSc 患者中，由于皮肤组织的叠加、深部肌腱胶原的沉积及紧缩，关节挛缩特别是手部的关节挛缩是十分常见的（图 108-9、表 108-10）。典型的硬皮病面容是由于紧缩的皮肤导致，主要表现为短鼻、薄唇、小嘴，儿童 SSc 患者还可出现龅牙，但可能不太引人注目。修订的 Rodnan 皮肤评分（mRSS）可以评估皮肤组织的厚度 [202]，与成人 SSc 患者相似（表 108-10）[199]。儿童 SSc 患者也可出现在成人 SSc 中的皮肤表现，如皮下钙质沉着（皮肤钙质沉着症）和毛细血管血管扩张。

儿童 SSc 其他脏器的表现（按照其所占比例的降序排列）依次为：胃肠道、肺、肌肉骨骼、心脏、肾和神经系统的症状（表 108-10）。

胃肠道症状

约一半的患儿会出现胃肠道系统的症状，然而更详尽的研究往往显示出现胃肠道异常的比例更高 [166]。食管运动功能障碍和胃食管反流常常会引起吞咽困难

表 108-10　儿童和成人 SSc 患者相应临床特征发生率的比较——四项队列研究的总结

临床特征	儿童 SSc（%，在病程中的百分比）	成人 SSc（%，在病程中的百分比）
血管		
雷诺现象	84 ~ 100	91 ~ 100
手指溃疡	29 ~ 35	22 ~ 41
肺		
任何的肺部受累	42 ~ 55	44 ~ 64
肺动脉高压	2 ~ 13	14
肺纤维化	9 ~ 23	22 ~ 36
心血管		
高血压	3 ~ 8	11 ~ 17
心脏异常	2 ~ 17	3 ~ 20
肾		
肾危象	0 ~ 4	2 ~ 13
蛋白尿	3 ~ 5	6
胃肠道		
任何的胃肠道受累	74	78
食管	24 ~ 60	65
胃	16 ~ 30	26
肠道	10 ~ 15	10 ~ 22
肌肉骨骼系统		
滑膜炎	10 ~ 27	15 ~ 17
关节挛缩	30	37
肌无力	20 ~ 32	15 ~ 27
肌腱摩擦音	8 ~ 11	12 ~ 23
皮肤组织		
改良的 Rodnan 皮肤评分	9 ~ 19	9 ~ 26

以上数据来自参考文献 166、167、198 和 199

和食管炎，也增加了吸入性肺炎的风险。除了食管功能障碍，伴有胃排空延迟的胃轻瘫也可导致反流症状的增加。采用压力测量法和 24 小时食管内 pH 监测法评估胃肠道是食管张力降低和反流的敏感指标 [203]。然而，上述检测方法在儿童中并不常见。在儿童中，通常采用语言辅助下的吞咽过程与影像学检查，评估是否存在吸入与有无动力障碍，随后采用包括小肠

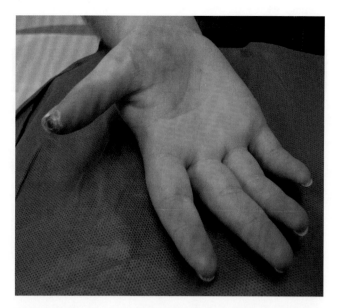

图 108-8 图示为一名患重叠综合征的系统性硬化症（抗 PM-Scl 抗体阳性）患者，其出现雷诺现象已有数年。她的大拇指上出现了未能愈合的溃疡且远端手指出现了继发于中重度雷诺现象的浅蓝色褪色现象

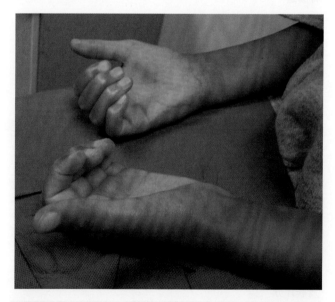

图 108-9 图示为一名表现为弥漫性皮肤病变的系统性硬化症（抗 Scl-70 抗体阳性）患者的手指最大弯曲度。覆盖皮肤增厚以及肌腱深层胶原的浸润使得手指关节发生挛缩，表现为手指屈曲及伸展均受限

钡剂造影术（SBFT）的上消化系统检查随访。如果小肠受累，则肠蠕动功能障碍可能导致痉挛、腹泻和便秘。由于功能性肠梗阻，患者会出现假性肠梗阻发作，表现为进食后腹胀、腹痛、恶心等。患者还可出现肠道内细菌过度增殖、脂肪泻、体重下降、肠扭转，甚至发生肠穿孔。

肺部受累

儿童 SSc 中肺部受累的比例为 30% ~ 70%，包括间质性肺病（ILD）、肺动脉高压（PAH）和肺功能试验异常（PFTs）。肺功能试验异常中最重要的指标为用力肺活量（FVC）和一氧化碳弥散量（DLCO）的降低[204]。成人和儿童 SSc 患者中，伴有缓慢进展的劳力性呼吸困难（DOE）的间质性肺病和伴有更加迅速进展的 DOE 的肺动脉高压的临床表现相似。由进行性肺纤维化导致中重度肺部病变在儿童中似乎不太常见，在两个大型的队列研究中，用力肺活量不足 50% 的儿童 SSc 的比例分别为 9% 和 13%[166,198]。

肌肉骨骼受累

与成人 SSc 相比，儿童 SSc 患者中肌肉骨骼的受累更常见。约 1/3 儿童 SSc 患者除了炎性关节炎（关节积液）外，还可出现硬皮病特征性的干性滑膜炎即全关节肌腱的纤维化，导致相应活动范围受限[166-167]。在疾病的早期，特别是弥漫性皮肤型 SSc 患者中，关节伸展及屈曲时会出现明显的肌腱摩擦音（皮革样捻发音）[205]，儿童 SSc 中大概 10% 的患者会出现上述表现[167,199]。肌病通常表现为对称性的近端肢体无力和肌萎缩。据报道，肌肉无力出现在 20% ~ 32% 的儿童 SSc 队列中（表 108-10）[166-167,199]，并且在其中一项研究中明显高于成人的对照队列[166]。SSc 患者也可出现肌炎，更常见于 SSc 中重叠综合征亚型，与幼年型皮肌炎的临床表现相似。dsSSc 和伴有肌炎的儿童 SSc 患者，容易出现心肌灌注不足和扩张性心肌病等严重心脏受累的表现[206]。

心脏受累

虽然心脏受累在儿童硬皮病中并不常见（表 108-10），但却是引起儿童硬皮病患者死亡的主要原因，Martini 及其同事的研究队列中 15 个死亡的患者有 10 个是因为心脏受累的缘故[167]，Scalapino 和其同事的研究队列则显示，32 个死亡病例中有 5 个是因为心脏受累所致[166]。心脏受累的临床表现是心肌纤维化、血管功能不全和炎症性病变共同作用的结果，其包括心脏传导阻滞、心律失常、充血性心力衰竭、心肌病和心包炎。成人硬皮病与儿童 SSc 不同，其死亡的主要原因是肺部受累，包括间质性肺病以及肺动脉高压[207]。

肾功能不全

SSc 患者中，轻度的肾功能不全并不少见，肾功能不全是继发于血管病变而不是继发于肾小球肾炎出现的，在儿童 SSc 和 SSc 中比例大致相同。相反的是，硬皮病肾危象（SRC）是更加严重和病态的一种肾病变，15% 左右的成人 SSc 可出现硬皮病肾危象，在儿童 SSc 患者中却罕见，（比例 < 5%，4 项研究中仅 5 个患儿发生了硬皮病肾危象）[166-167,198-199]。硬皮病肾危象的特征是动脉血压增高、肾功能不全、微血管病性溶血性贫血和血小板减少。硬皮病肾危象最常见于抗 RNA 聚合酶 Ⅲ 抗体阳性的 dcSSc 患者的病程早期，在儿童 SSc 患者中很少检测到这个抗体（表108-8），这也可能是儿童 SSc 中硬皮病肾危象罕见的原因。

神经系统受累

儿童 SSc 患者神经系统受累较罕见（在所有研究中比例 < 5%），包括中枢神经系统的变化，例如惊厥、头颅 MRI 检查结果异常和外周神经病变[167]。

诊断和诊断方法

儿童 SSc 的诊断主要依靠特征性的临床表现（表 108-9），且依据皮肤组织增厚的分布以及血浆中硬皮病相关的自身抗体谱可进一步分为多个亚型，这些抗体也可以预测成人和儿童发病的脏器受累情况（表 108-7）[166-167,197,208-209]。表 108-7 和表 108-8 列出了抗体与临床特征及疾病亚型之间的关系。虽然成人 SSc 患者中存在许多硬皮病相关的自身抗体，很大一部分（20% ~ 23%）的儿童 SSc 患者的抗核抗体阳性，但并不存在特异性的自身抗体[166,197]。

对儿童 SSc 患者的评估与疾病监测

对于大多数确诊 SSc 或者疑似 SSc 的儿童，需要进行初始的心肺系统评估，特别是评估是否合并间质性肺病和肺动脉高压，相关的检查包括胸片、包含一氧化碳弥散量（DLCO）的肺功能检测（PFTs）、心电图和心彩超。对于儿童患者来说，是要根据患儿体重、身高、年龄、性别与种族的儿童特异性 DLCO平均值来计算 DLCO。因此可以不用担心出现由于标准不合适而得出较实际偏低的 DLCO 值的情况。如果上述检查中有异常情况，或者由于患者年龄太小无法完成某些检查（例如，PFTs），则还需要进一步完善其他的心肺检查项目。当发现肺功能检测异常，则需要及时进行高分辨 CT（HRCT）检查，如果治疗前需要肺部炎症（肺泡炎）或感染的证据时则可能还需要支气管肺泡灌洗检查[204,210]。心脏彩超可以提示有无肺动脉高压，成人中常常采用右心导管术以明确右心压力有无增高。六分钟步行试验也是一种评价的方法，但是在儿童中其标准值尚未确定，其与种族、体重、身高和年龄有关，且非肺源性因素如肌肉骨骼系统受累时，六分钟步行距离也会出现下降[211-212]。经过初始评估后，大部分儿童风湿科医生都建议患儿在病程中应进行心肺系统的随访和评估，至少在病初的几年中，每年进行 1 次心脏彩超检查，2 ~ 4 次包含 DLCO 的 PFT[210]。目前尚缺乏有关儿童 SSc 进行胃肠道系统筛查的共识。大部分临床医生会在某个时间点对患者进行吞咽功能检查和上消化道小肠钡剂造影检查，以明确是否存在不为人知的误吸以及动力障碍。是否需要完善其他影像学检查，则主要取决于患者的症状（见上文"胃肠道症状"部分的讨论）。

目前肺纤维化的诊断尚无统一的生物学标志物，但研究表明，血浆中 KL-6，一种 Ⅱ 型肺泡壁细胞中高表达的黏液素样蛋白，其水平可以作为诊断儿童SSc 患者肺纤维化的一个有潜力的非创伤性检测指标[213]。

治疗

SSc 的治疗取决于脏器的受累程度，但目前推荐的常规治疗方法包括抑酸治疗保护胃肠道、促动力药物治疗胃肠动力障碍、吸收不良时调整抗生素、血管扩张剂治疗雷诺现象（可能缓解肺动脉高压）、关节炎或者腱鞘炎时使用非甾体抗炎药物或者理疗。因为糖皮质激素可以诱发硬皮病肾危象（SRC），因此当治疗肌炎、关节炎或者其他以炎症为表现的临床症状时，必须谨慎使用糖皮质激素。针对不同脏器的临床症状，国际硬皮病专家共识会议已经提出了更为具体的治疗建议，所有 SSc 患者的治疗均应参照上述方案[214]。第 84 章对 SSc 的治疗进行了更深入的讨论。

成人 SSc 患者中，自体干细胞移植也是治疗手段之一，而对于某些严重的 SSc 患者而言，自体干细胞移植也为其提供了最佳的生存机会，目前已有 SSc 患者自体干细胞移植成功的报道[215]。

预后

虽然儿童 SSc 中各个脏器均可受累，与成人 SSc 相比，其 5 年、10 年及 15 年的预后都相对较好，发生严重的脏器受累的概率也相对小。Foeldevari 及其同事[198]报道，儿童 SSc 患者的 K-M 生存率在第十年为 98%，而成人 SSc 患者只有 75%[198]。儿童 SSc 患者中，最主要的死亡原因是心力衰竭（包括肺动脉高压）和呼吸衰竭[166-167,197]。有两项儿童 SSc 的队列研究对发病后几年内（≤5 年）死亡的病例进行了相关报道[167]。Martini 及其同事[216]提出了预测儿童 SSc 预后不良的因素，包括胸片上纤维化、肌酐水平增高与心包炎。

最近，Padua 大学的研究团队通过合作成功开发出了儿童 SSc 的疾病严重程度评分系统（J4S），该评分可以在日常生活中对儿童 SSc 的严重程度进行客观评估[217]。该系统并不是用来预测患者的死亡率的，而是纵向地对患者的整个病程进行追踪与监测。因此，该系统不仅能够对不同观察队列患者进行比较，并且有助于临床试验中的患者分层。该评分系统也是借鉴于 Medsger 严重程度评分[218]。该系统中，无论是对各个脏器症状还是对总体健康参数进行评估，均分为正常、轻度、中度和重度受累四个级别。J4S 评分系统可能是一项有前景的方法，并需要在前瞻性研究中进一步加以验证。

局灶性硬皮病

分类

局灶性硬皮病（LS）的皮肤受累模式与系统性硬化症（SSc）并不相同，根据皮肤受损的深度和分布可分为几个亚型。LS 以纤维化和萎缩为特征，主要累及皮肤和皮下组织。当 LS 影响深部组织时，筋膜、肌肉、肌腱与关节囊均可受累。LS 的某些亚型可出现皮肤组织以外（ECMs）的特征性变化。最近，LS 的分型已经采用了"Padua 标准"，其包含了"混合性硬斑病"这个亚型，这个亚型在儿

童 LS 患者中的比例为 15%（表 108-11）[219]。jLS 中最常见的类型为线性硬皮病（LiScl），其比例为 50%~60%，其特征是线形的条纹或带状累及真皮、皮下组织，通常累及皮下的肌肉、肌腱和骨骼。LiScl 通常表现为四肢、躯干或头部单发的、线条状的、单侧的条带[168,173]。关节部位的线性皮损可以引起关节挛缩和肢体功能障碍（图 108-10A）。儿童 LiScl 患者中，需要警惕的是深部组织的累及，包括肌肉、骨骼、生长板和各个脏器等，可能会导致永久性肢体缩短或萎缩（图 108-10B）。LiScl 患者的肢体中，30%~50% 可出现骨科并发症，造成轻度至中度伤残[170,173,220-221]。

儿童 LS 中，25% 的患者会出现头部的线性皮损[168]。其他更加严重的皮肤损害可表现为出现在头皮或者前额的异常色素沉着线性斑块以及凹陷，因该皮损类似军刀损伤引起的瘢痕（图 108-11），其又被称为"军刀状头面伤"（ECDS）。Parry-Romberg 综合征（PRS）常常伴有皮下组织的萎缩以及一侧面部的下颚、上颌、舌部与肌组织的萎缩。以上症状可以同时出现，可在脸部的同一侧，也可为对侧（图 108-12）[222]。PRS 与 ECDS 与神经系统、眼部与口腔症状相关。PRS 与 ECDS 中，8%~20% 的患者可出现神经系统受累的表现，包括癫痫、慢性头痛、视神经炎等中枢神经系统受累；其次为神经精神改变或缺血性脑卒中[222-223]。口腔异常（咬合不正）和眼部异常（葡萄膜炎）均会发生在 PRS 和 ECDS 中，且发病率并无差别[223]。

jLS 中较少见的类型为表层和深部组织的局限性 LS、广泛性硬斑病和全硬化性硬斑病。大部分局限于表层的皮损（累及表皮与上皮组织）集中在躯干部位，且在成人患者中更为常见，治疗多为局部性处理（一般不被风湿科医生所重视）。发生于深部组织的局部硬斑不仅可累及表皮和皮下组织，也可不同程度地渗入到筋膜与肌肉组织中。一般情况下只会出现微小的皮肤变化，例如轻微的红斑与表皮的增厚，然而当深部组织受到累及时，皮下组织会出现凹陷性外形。广泛性硬斑病（GM）更常见于成人 LS 患者中，儿童 LS 患者发生 GM 的比例不足 10%[168,173]，常常与肌痛、关节痛及疲乏等全身性症状有关[173,175]。其皮损往往累及整个躯干并发生融合。此外，这个亚型与一些自身现象相关，包括自身抗体阳性、伴随自身免疫性疾病的症状和家族史[175]。虽然全硬化性硬斑

表 108-11 儿童局灶性硬皮病拟定亚型：Padua 初步分类标准*

局限性硬斑病	椭圆形或圆形的皮损 （a）浅表皮损（斑块性硬斑病）——局限于表皮和真皮 （b）深部皮损（深部硬斑病）——累及皮下组织
线性硬皮病	线性皮损可累及真皮、皮下组织、肌肉和骨骼 （a）躯干 / 四肢 （b）"军刀状头面伤"（ECDS）、Parry-Romberg 综合征（PRS）
广泛性硬斑病	以下 7 各部位（头部 / 颈部、右上肢、LUE、RLE、LLE、前躯干、后躯干）中至少 2 处以上有大斑块（＞3 cm），且斑块数量≥ 4
全硬化性硬斑病	肢体周围受累（不包括手指及脚趾） 累及全部的深部皮肤 / 皮下组织 / 肌肉 / 骨骼
混合性硬斑病	以上二种或多种类型的组合

* Modified from Laxer RM, Zulian F: Localized scleroderma. Curr Opin Rheumatol 18:606-613, 2006.

LLE，左下肢；LUE，左上肢；RLE，右下肢

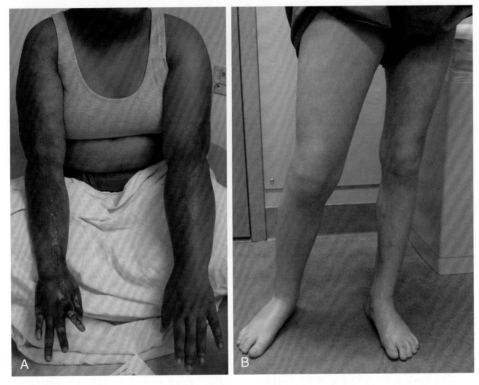

图 108-10 **A**. 图示为累及双上肢的线性硬皮病（LiScl）。其中，右侧受累更为严重，导致了中重度的手指及腕关节活动障碍。**B**. 图示为累及整个左下肢的线性硬皮病。图中可见，患者双腿的长度不一致，且双侧肢体的周长也存在差异

病属于 LS 中一种罕见的类型，只占所有 LS 患者的 1% ～ 2%，然而其致残性最强。其病初主要是四肢受累，渐而波及躯干，只有颜面部及手指及脚趾的远端不发生病变（图 108-13）。全硬化性硬斑病患者的深部真皮组织、皮下组织、筋膜与肌肉组织均会出现急进性纤维化病变。有时候也可影响到骨骼系统，导

致严重的关节挛缩、肌肉萎缩和皮肤溃疡，如果累及躯干还会出现限制性的呼吸功能不全。全硬化性硬斑病患者还可发生皮肤鳞状细胞癌，尤其是慢性伤口部位。

嗜酸性粒细胞性筋膜炎（EF）曾被 Peterson 诊断标准认为是一种深部硬斑病，尽管其具有深部硬

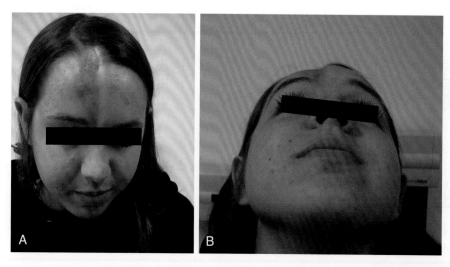

图 108-11 图示为具有典型的 "军刀状头面伤" 即 ECDS 面容的局灶性硬皮病患儿。上图可见患者前额及头皮受累，伴有颅骨凹陷

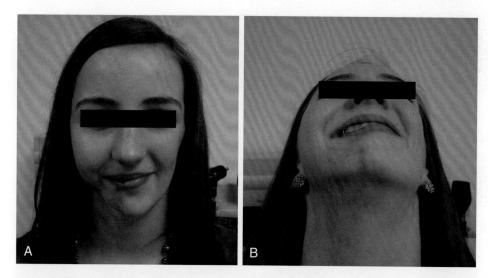

图 108-12 图示为一名已有很长病程的儿童局灶性硬皮病患者。她同时存在头部的线性硬皮病、ECDS 变异型（累及颜面下半部分）和 PRS 亚型（左侧脸部萎缩）。她还有一侧舌萎缩，上腭偏斜，存在咬合不正和其他口腔畸形

斑病和线性硬皮病混合的特点，并可导致深部组织受累与关节挛缩，而且治疗方法也与 LS 相同，但依据 Padua 诊断标准，其不属于儿童局灶性硬皮病的亚型[224]。

临床特征

皮肤表现

疾病活动度与损伤特征：临床与组织学发现。跟 SSc 的临床和病理学表现类似，LS 表现早期高活动度期和晚期高纤维化期。LS 早期的活动性病变的特征为紫色的炎性边界或者 "丁香花环" 状，整个病变部位的皮肤硬化并且可能呈蜡状或白色（图 108-14）。在这个疾病活动阶段，皮损范围可以逐渐扩大且新的病变可以累及[225]。疾病早期的皮肤组织学表现为以淋巴细胞为主的血管周围和神经周围浸润，深部网状真皮层与皮下组织中罕见有混合有混合浆细胞与嗜酸性粒细胞，并伴有胶原束的增厚、弹性纤维的减少以及内皮细胞的肿胀等变化[226-228]。随着时间的推移，疾病的损害累积并表现为皮肤厚度的增加，特别是在病变的中心，伴有真皮及皮下组织的萎缩，从而分别出现静脉显露、真皮的 "悬崖样外观" 以及扁平或凹陷的皮下组织。在这一阶段的皮肤组织学评估显

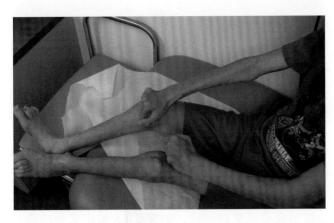

图 108-13　图示为一名全硬化性硬斑病患者。其双侧上下肢及躯干都有受累，而只有颜面部及指趾远端皮肤未受累。该患者不仅皮下组织和肌肉萎缩明显，而且还存在弥漫性关节挛缩

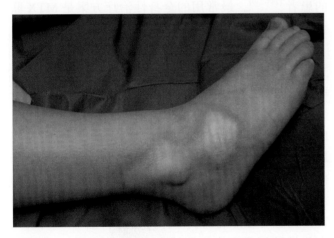

图 108-14　典型的活动性炎症性局限性硬皮病皮肤病变伴白色、蜡状中心和外周紫罗兰色晕（"丁香环"）

示增厚的细胞增生低下的（均质的）胶原取代了之前的皮肤附属物周围的炎性浸润，仅留下萎缩的汗腺与毛囊。此外，毛细血管数量减少，同时伴有管壁纤维化以及管腔狭窄[226-227]。皮肤炎症后的色素沉着或者色素减退，往往是医务人员注意到相关皮肤病变的原因。

皮肤组织以外的表现

LS 患者出现皮肤外表现（extracutaneous manifestations，ECMs）并不少见，近 1/4 的患者在整个病程中可出现 ECMs[229]。一项纳入 750 例 LS 患儿的国际大样本研究表明，ECMs 在 LiScl 患者中更为常见，主要包括骨科并发症（占整组的 19%，占具有肢端 LiScl 患者的 50%）以及神经或眼部的症状（共 24 例患者，占整组的 5%，占具有头部 LiScl 患者的

60%）[229]。不常见的 ECMs 包括胃肠道（GI）、呼吸系统和肾，上述情况发生的比例在受检的 750 例 LS 患儿中，比例不足 2%[229]。因为该研究只将有症状的患者纳入了分析，这些评估可能低于真实的 ECMs 比例。有趣的是，在具有 ECMs 的 168 例患者中，25% 的患者出现与皮肤病变部位无关的关节、神经系统和眼部的症状，进一步支持 LS 更多是一个全身性过程的假设[229]。

诊断和诊断试验

诊断

LS 仍然是根据体格检查特点做出的临床诊断，当诊断不能明确时，皮肤组织活检（表现已在前文描述）可提供支持。目前尚无 LS 的实验室诊断试验，但是自身抗体的高阳性率，包括 ANA、抗组蛋白抗体（antihistone antibody，AHA）、抗单链 DNA 抗体（anti-single-stranded DNA antibody，ssDNA Ab），可以支持诊断[230]。其中，42% ~ 73% 的患者可出现抗核抗体阳性，其出现皮肤之外的其他组织受累的风险也相应增高[229,231]。LS 患者中，ssDNA 抗体与 AHA 阳性的比例为 50% 左右[180,232]，两者均与疾病的严重症状相关，例如深部肌组织受累、关节挛缩和皮损数目的增加[221,230-231]。此外，1/3 的患者会出现 RF 阳性，特别是广泛性硬斑病（GM）患者中较常见，同时也跟疾病的严重性（皮损的数目）相关[168]。ssDNA 抗体、AHA 与 RF 有助于在病程早期进行分层筛选，对于阳性患者可能需要启动更加积极的治疗和更为频繁的监测。

一般的炎症指标如红细胞沉降率（erythrocyte sedimentation rate，ESR）以及血浆免疫球蛋白水平（IgG 和 IgE）可能是评估某些 LS 患者疾病活动度的有用指标，特别是对有深部或嗜酸性粒细胞样变异体的患者来说尤为适用。然而大部分存在活动性 LS 病变患者上述炎症指标并未增高。最近一项对 259 例 jLS 患者的 CARRA 注册数据回顾分析表明，肌酸磷酸激酶（creatine phosphokinase，CPK）或醛缩酶水平升高与新皮损的数量相关，可以反映疾病的活动程度。此外，CPK 的增高也跟肌肉萎缩和肢体短缩相关，并且可预测肌肉受累[233]。

需要与 LS 进行鉴别的疾病并不多，其包括硬化萎缩性苔藓和特发性皮肤萎缩；被一些人认为是一种轻型 LS 的表皮的炎性症状，皮肤 T 细胞淋巴瘤，特

别是有较深的皮肤紫色变；）胶原瘤通常表现为（皮肤及皮下结节而不伴有色素改变。其他可能的疾病与某些暴露有关，通常有更广泛的损害，如 GVHD（状态，移植后），肾源性纤维性皮肤病（肾损害状态下使用钆），和迟发性皮肤卟啉病（太阳照射）。

诊断试验

一些工具已经被用于评估 LS 的皮肤和皮下受累，例如临床皮肤评分、测量工具和影像学。临床皮肤评分法通常被医生采用，包括修订的 Rodnan 皮肤评分[202] 和局限性硬皮病皮肤测量工具（Localized Scleroderma Cutaneous Assessment Tool，LoSCAT）。这些工具结合了疾病活动度和损伤参数的评估[225,234]。计算机化的皮肤评分（computerized skin score，CSS）可以客观地确定病变的大小[235]。测量工具包括测量皮肤硬度的硬度计[236] 与测量皮肤弹性的皮肤弹性测定仪[237]，也被认为是有用的。此外，几种类型的成像可用于诊断或评估目的例如热像图[238-239]、激光多普勒血流测量[240]、超声[241-242] 与 MRI[243]。其中的一些检测工具包括 LoSCAT、CSS、高频超声（10 ～ 25 MHz）与 MRI 已经在 LS 中被验证。然而，目前标准的测量方法未被广泛应用，疾病评估仍依赖于研究者经验的中心特定模式。近期通过 CARRA 的努力，利用专家意见起草了评估 LS 疾病活动度、损害和严重程度的临床标准，其中包括皮肤、实验室及影像学特征，对患者进行分层并在他们进入共识治疗计划时（consensus treatment plan，CTP）监测疾病状态[244]。

一般情况下，对于 LS 患者没有任何推荐的内部器官筛查，因为 LS 患者没有 SSc 的典型特征；然而，对于头部的 LiScl 是一个例外。该领域的专家认为头颅 MRI、眼部和口腔检查均是标准检查[212]。由于头部 LiScl 牙齿口腔学异常的比例很高，因此最近的一项研究表明锥束 CT 是评估和监测硬组织及软组织改变的一项有效技术[245]。

治疗

LS 的初始治疗取决于疾病的严重程度，特点是 LS 的亚型、深部组织与结构（如关节）的潜在累及、LS 的部位以及疾病的活动状态。如果诊断明显延误且只保留有疾病损伤参数时，那么单纯监测病变也是可以接受的。然而，如果有任何疾病活动的征象，例如红斑或者受累皮肤范围扩大时，风湿科及皮肤科医生均认为此种情况需要进行治疗。对于单个的、表浅的、局部的皮损，且位于不影响美容的部位，局部应用 CSs、钙调磷酸酶抑制剂、咪喹莫特、维生素 D 涂抹或者反复的紫外线光疗都是可行的。在病例系列或非对照试验中，所有治疗方法都取得了临床成功，表现为色素沉着减轻和皮肤厚度减少。UVA-1 在两项随机对照试验中获得成功，特别对早期的炎性病变以及浅表的皮肤损害方面[246-247]。目前，风湿科医生和皮肤科医生对于中重度 LS 患者需要进行全身用药治疗的意见越来越一致，中重度 LS 被定义为：跨关节的深部组织（皮下组织、筋膜和肌肉）受累，并可能导致功能受损，或影响颜面部 / 头皮、呈快速进展或广泛的活动性疾病，以及局部治疗或 UV 治疗无效的患者[248-249]。最常用的全身性治疗方案是 MTX 联合 CSs 的应用[249]。

Zulian 和其同事进行了具有客观评估的最早的有关 jLS 的双盲随机对照试验。此试验比较了"MTX 联合口服 CS"与"安慰剂联合口服 CS"的疗效。研究结果发现 MTX 安全有效，明确了 MTX 可以用于 LS 的治疗。此外，较"单独 CS"组而言，这些使用 MTX 治疗的患者改善更加明显且复发也明显降低[250]。一项开放期延续试验（平均随访时间为 40 个月）支持了 MTX 的持续疗效。74% 的应答者和 73% 的患者在停药后仍旧保持缓解[251]。该纵向研究中复发被记录下来。持续应用 MTX 至少 24 个月以上是有益的，这样可以保证一个长期而持续的疾病缓解状态[251]。一项回顾性研究也支持这一观点，在 MTX 治疗的时间较短的患者中复发率也就相对较高[252]。

对于中重度的 jLS 患者，CARRA 的一个下属委员会为头 12 个月的诱导治疗制订了四份 CTPs。前三种治疗方案均涉及应用 MTX 皮下注射（1 mg/kg，最大剂量为 25 mg/w）。第四种方案制定用于对 MTX 无效或者不能耐受的患者。具体的治疗方案分为"单独 MTX"组、"MTX 联合口服 CS，并减剂量"组、"MTX 联合静脉 CS"组、"MMF 联合口服或静脉 CS"组[244]。MMF 被纳入作为一种替代选择，是因为其对于 MTX 抵抗且病情严重的 jLS 患者（全硬化性、GM、LiSCL 等亚型）有一定的疗效[253]。患者已经被纳入儿童 LS CTP 和数据收集项目，目前数据的分析正在进行。

其他治疗方法

对于肢体受累的线性或深部硬皮病患者，建议全身应用免疫抑制剂，并进行强化的理疗和作业治疗，以助于减少关节挛缩。此外，对于合并 ECDS 和（或）PRS 的患者，在疾病缓解后无任何临床疾病活动的迹象时，进行整形手术干预是合理的。将腹部皮下组织的脂肪微粒填充到其脸部萎缩的皮下组织中，以产生更对称的面部轮廓。对于更为严重的疾病，筋膜皮瓣和面部骨骼重建术也可以选用，但一般适用于骨骼已经发育成熟的青少年晚期[254]。

预后

目前影响 LS 良好预后最大的障碍是初级保健医师对该疾病的认知程度、能否在疾病仍处于活动期时及时将患者转诊至皮肤或风湿专科，以便于进行正确的诊断和治疗。一旦数月或数年之后，纤维化及萎缩占了主导地位，这时针对炎症的治疗方法就没有什么用处了。最近来自欧洲的两项研究表明，从发病到正确诊断 LS 的平均延误时间为 11 ～ 13 个月[172,255]。其中一项研究发现，初诊时，所有 50 个病例均被误诊或者未明确诊断[255]。一项来自北美的有关皮肤硬斑病的纵向队列研究证实，发病到确诊时间延长会对最终的结局产生不利的影响[172,256]。

对于中重度 LS 患者一旦启用系统性免疫抑制治疗后，疾病的活动性症状一般在数月内消失，一些皮肤损害的症状也会得到轻到中度改善[250,252,257-260]。当疾病初步缓解时，对于亚临床疾病的监测则变得尤为重要，以避免过早停用免疫抑制剂导致疾病复发[250,257,260]。一般来说，在停止全身用药治疗前，建议用满 MTX 治疗 2 ～ 3 年，并保持疾病的持续缓解。在这一初始疗程之后，患者复发并不罕见，尽管先前认为经过这一疗程后 LS 已经停止了，但仍有 1/3 左右的患者会复发，需要重新进行全身治疗。作者认为这些复发位于相同区域或原皮损部位，且大部分患者对重新开始的全身治疗有疗。

结论：LS 与 SSc

虽然目前对 jLS 和 SSc 的潜在发病机制仍然有待研究，且大部分是参考成人 SSc 的研究，然而新近的研究数据表明，儿童和成人患者之间，以及 LS 患者和 SSc 患者之间具有共同的免疫表型和相关的细胞因子谱。在 jLS 和 jSSc 患者的活动性炎症期治疗是最有效的，因此提高广大医务工作者的相关认知是十分必要的，以做到及时转诊、诊断和管理。CARRA 目前正在实施"治疗共识计划"项目，来促进 LS 患者疾病活动度、损伤指数及治疗疗效的评估，为 LS 的治疗管理提供更明确的指南，并应用于将来的 LS 临床试验。在 jSSc 中为了类似的目的，J4S 是一个很有前景的工具。

儿童血管炎

> **关键点**
>
> 过敏性紫癜和川崎病是儿童血管炎的主要类型。当疾病得以及时诊断与治疗时，疾病往往呈自限性病程且大多数患儿具有极好的结局。
>
> 已经确定了在成人中更为常见的几种血管炎的具体儿科诊断标准。
>
> 与成人相比，儿童期原发性 CNS 血管炎的诊断标准已进行了修改，有其独特的疾病类别。
>
> 及时识别和开始治疗是必要的，可以明显导致疾病的恢复。

儿童血管炎包含的疾病谱很广，从主要的自限性疾病到慢性、进展性疾病，并伴有破坏性的终末器官损害。儿童血管炎与成年人血管炎的定义类似，其分类主要根据所累及血管的大小和范围，以及组织学类型。它们可能与感染、药物应用和其他全身性疾病相关。尽管血管炎各亚型的发病率在不同的儿童群体和种族中有所不同，儿童血管炎总的发病率为 23/10万，其中过敏性紫癜性（Henoch-Schönlein，HSP）和川崎病（Kawasaki's disease，KD）占据了大部分的病例[261]。尽管其他类型的血管炎很少见，但它们往往更为慢性，具有更大的潜在病残率。

儿童血管炎的分类系统主要考虑了常见于儿童的血管炎疾病，并反映了儿童患者特有的临床特征[262]。这一节我们将重点介绍在儿童年龄范围内最常见的血管炎类型，并强调儿童起病血管炎的独特特征。

小血管炎：过敏性紫癜

定义和分类

HSP 是儿童型血管炎最常见的类型，其特征是

IgA 介导的白细胞碎裂性血管炎[263]。大部分患者具有自限性，仅一小部分 HSP 患者可出现严重病情，表现为持续性肾损害和终末期肾病。

流行病学

HSP 在儿童中的发病率为 10 ～ 20/10 万，并且男孩比女孩更为常见[261,264-266]。HSP 在年幼的儿童中发病率最高，一项人群研究表明，4 ～ 6 岁龄儿童中 HSP 发生率可高达 70/10 万[261]。虽然 HSP 在成人中较少见，但往往与更加进展性的疾病相关[267-268]。

病因学和发病机制

人们早就认识到感染是 HSP 的触发因素，半数以上的 HSP 患儿都有前期上呼吸道感染病史[269]。随着发现 IgA₁ 可以与 IgG 相结合，沉积在肾，IgA 被认为在 HSP 的发病机制中起着关键作用。已经在 HSP 患儿的皮肤和肾组织中发现与 IgA 结合链球菌 M 蛋白的沉积物，在感染和血管炎之间起到联系作用[271]。

临床特征

非血小板减少性紫癜样皮肤病变是 HSP 的标志，其出现是诊断 HSP 的必备条件[265-266,272]。可触及的紫癜和瘀点主要位于下肢部位。皮疹最初可表现为斑丘疹样或荨麻疹样，然后演变为典型的紫癜，甚至进展为区域性坏死。在病程中可出现各个阶段和大小各异的皮肤损害损，通常以波浪形式出现，皮肤表现可持续 4 ～ 8 周[266,272]。

关节炎和关节痛十分常见，据报道可发生于 60% ～ 75% 的 HSP 患者[265-266,272]。关节炎通常表现为疼痛、非侵蚀性和非迁移性。仅仅表现为关节周围组织肿胀，而并无明显的关节炎症状的也有描述。膝关节和踝关节最常受累，虽然腕关节和手部其他小关节也被累及。此外，阴囊和手足肿胀的表现也很常见，特别在年龄小于 2 岁的患儿[272]。

50% ～ 75% 的 HSP 患儿可出现 GI 症状，主要表现为腹部疼痛[265-266,272]。可能在典型的皮疹出现之前就可发生严重的腹痛。这使诊断变得复杂困难，这些患儿最初可能会接受阑尾炎或其他胃肠道疾病的评估。隐匿的 GI 出血也可能出现；尽管大出血和肠套叠很罕见，但会造成严重的发病。

40% ～ 50% 的 HSP 患儿可出现肾疾病[265-266,272-273]。

虽然大部分较轻微且呈自限性，但仍是导致严重病情的主要原因，并且需要小心随访。大多数病例在病程的最初 6 周内会出现镜下血尿或轻度蛋白尿，仅有 2% 的病例在确诊 2 个月后有进展为肾炎的风险[273-276]。一些患儿会出现肾病范围的蛋白尿或者肾炎，年长儿罹患肾炎的概率相对更高[275]。对于有明显肾受累的 HSP 患儿进行肾活检，往往提示为 IgA 肾病。肾活检中肾损害程度高、尿蛋白水平高往往提示患儿预后不良[277]。HSP 中有 1% ～ 3% 的患儿会进展至终末期肾病[272,278-279]。

诊断和诊断方法

HSP 没有特异性诊断学指标，其诊断主要依靠临床特征[263]。ESR 升高（57%）、血清 IgA 增高（37%）、蛋白尿（42%）是最常见的实验室异常[265-266,272-273]。随着时间延长，一部分患儿可能会逐渐发展为肾炎，所以需要定期进行尿液检测。皮肤活检有助于确诊，但其在大多数病例中并不是必要的。皮肤活检表现为伴 IgA 沉积的白细胞碎裂性血管炎[277]。对以腹部症状为主诉的患儿应进行粪便隐血与影像学检查，以评估是否存在 GI 出血和肠套叠。

治疗

疾病的严重程度不同，推荐的治疗方案也不尽相同。大多数 HSP 患儿疾病呈自限性，只需要支持治疗，包括水化、NSAIDs 药物（对 GI 明显不适的患者需要谨慎使用）以及疼痛管理等[280]。对于病情严重的患儿，并没有明确的推荐治疗方案。泼尼松能够减轻腹痛和关节炎症状，但是目前并没有证据表明其能减少紫癜或预防肾炎的进展[274,281-283]。使用 CSs 最大的益处是预防 GI 的并发症，减少腹部手术和内镜检查[282]。对于病情更加严重的患儿，特别是合并肾炎时，虽然目前尚无免疫抑制剂治疗的推荐方案，临床上通常会应用大剂量静脉甲泼尼龙冲击、硫唑嘌呤和环磷酰胺等药物[284]。

预后

总的来说，大多数 HSP 患儿疾病呈自限性，通常在 4 ～ 6 周内逐步缓解，只有 1% ～ 3% 会进展至终末期肾病[277]。对于病程中发展为肾炎的 HSP 患儿，30% 会出现不同程度的肾功能损害。疾病复发在 HSP 中很常见，其在患儿中发生的比例为 1/3，特别是对于 8 岁以上以及合并肾炎的患儿 [265,274,276,278-279]。某些 HSP 患儿的病程会相对持久，这时往往需要长期应用 DMARD 药物来控制疾病。

中等血管血管炎：川崎病

川崎病（Kawasaki's disease，KD）是儿童血管炎中第二常见的类型。它经常由感染或者环境暴露所触发 [261,285-286]。根据组织学发现，KD 最初被描述为婴儿结节性多动脉炎，现在人们已认识到 KD 是有着特异的临床表现与实验室特征的独特的疾病 [287]。虽然 KD 是单相、自限性的炎性疾病，但是在西方国家中，KD 引起的心脏并发症仍是导致儿童获得性心脏病的主要原因 [288-290]。

分类

KD 的诊断主要基于临床特征，辅以实验室和影像学检查支持（表 108-12）。从首次报道 KD 以来，对于不足四条诊断标准（无论是否有心血管的累及）的疾病谱，被称为"不完全性"或"不典型性" KD [288,291]。2004 年，美国心脏学会制订了相关的诊断流程，以助于不完全性 KD 的诊断（图 108-15），这一流程的建立使得更多 KD 得以诊断 [292-294]。

流行病学

KD 主要发生在年幼的儿童，大部分（80%）的病例在 1 ~ 5 岁。男童的患病率高于女童，男女比例为（1.4 ~ 1.9）：1 [285,288]。不完全性 KD 在小于 1 岁或大于 9 岁的患儿中更常见，占该年龄段 KD 总数的 1/3。此外，不同种族发病率存在很大差别。亚洲儿童发病率最高。日本 5 岁以下儿童 KD 的发病率为 218/10 万，韩国为 113/10 万，在西方国家，这一比例仅为 5 ~ 13/10 万 [285,288,295-296]。促炎基因的遗传差异和基质金属蛋白酶水平被认为在 KD 的易感性和疾病严重性中起作用 [297-298]。

临床特征

KD 的病程分为以下三个阶段：急性期（长达 14 天）、亚急性期（2 ~ 4 周）和恢复期（长达数月）。急性期主要表现为高热、眼部症状及皮疹。持续性的高热是 KD 的标志，但在小于 1 岁和大于 9 岁的儿童中相对少见。根据相关定义，发热应该至少持续 5

天，而且退热药物治疗的效果微乎其微 [292]。眼部表现包括不累及眼角的非化脓性结膜炎（超过 90% 的病例）和无症状性葡萄膜炎。90% 以上的 KD 患者可出现皮疹，虽然为非特异性的，但在在急性阶段通常会累及会阴部和腋下皮肤。在 KD 中描述的特征性的片状脱屑从指尖开始，主要见于 KD 亚急性期以及 IVIG 的最大收益期之后。皮肤粘膜的改变包括明显的红斑、唇部肿胀皲裂、草莓舌和相对少见的口腔溃疡。手足则主要表现为肿胀。颈部淋巴结病变是五项分类标准中最少见的症状，表现为不对称的单侧淋巴结肿大，肿大淋巴结直径一般大于 1.5 cm [285,288,292,299]。虽然神经系统表现并未纳入 KD 的诊断标准，但是神经系统表现十分常见，包括易激惹、嗜睡、头痛和无菌性脑膜炎。非破坏性的多关节炎或单关节炎、排尿困难、无菌性脓尿、阴囊痛、腹痛、胆囊积液和腹泻在 KD 患儿中也很常见。KD 可以并发巨噬细胞活化综合征 [300]。

心脏病变可表现为心肌炎、心包炎和（或）心内膜炎。KD 最值得关注的特征是冠状动脉病变，其是导致大多数病残和死亡的原因。尽管冠脉病变在急性期也可以出现，但主要发生在亚急性期和恢复期，冠状动脉病变包括冠脉增宽、扩张和明显的动脉瘤 [285,288,292,299,301]。

诊断和诊断方法

特征性的实验室检查包括 ESR 和 CRP 等炎症指标明显增高（表 108-13）。全血细胞计数可见白细胞和血小板数目增高。血小板通常显著上升，一般高于 $10^6/mm^3$。也可见到血小板数目较低的情况，这往往提示发生冠心病风险较大 [302]。即便在疾病的初期血红蛋白含量通常也较低。尿常规检查可能发现由尿道炎引起的无菌性脓尿。谷丙转氨酶（alanine aminotransferase，ALT）的轻度升高和低蛋白血症也非常常见 [285,288,292,299,301]。临床上需要高度警惕不完全性 KD 患者的存在，并且应根据目前的推荐对其进行评估（图 108-15）。考虑到与感染触发的相关性，因此需要完善相关病原学检查。但重要的是要认识到 KD 在感染的情况下可能发展，同时感染并不排除用 IVIG 和其他推荐的疗法治疗符合 KD 临床和实验室标准的患者，同时也治疗活动性感染 [286]。

在确诊 KD 时、病程 2 周后以及第 6 周，患儿应进行心脏超声检查。在 KD 病初就需进行心电图检

表 108-12　儿童血管炎的分类诊断

	必要标准	附加标准
小血管炎		
过敏性紫癜	必须有主要位于下肢的皮肤紫癜或者瘀点；加上一项附加标准	1. 关节炎 / 关节痛 2. 腹痛 3. 组织学表现为 IgA 沉积 4. 肾受累（血尿或蛋白尿）
ANCA 相关血管炎		
肉芽肿性多血管炎	没有必要标准，6 项标准中需要 3 项	1. 组织病理证实为肉芽肿性炎症 2. 上气道受累 3. 喉部气管或支气管受累 4. 肺部受累（胸片或 CT 证实） 5. ANCA 阳性 6. 肾受累（蛋白尿、血尿、免疫介导的坏死性肾小球肾炎）
中等血管炎		
川崎病	发热 ≥ 5 天加上 4 项附加标准	1. 双侧结膜炎（非化脓性） 2. 唇部或口腔的变化 3. 颈部淋巴结病 4. 多形性皮疹 5. 外周肢端及会阴部的改变
结节性多动脉炎	全身炎性症状及病理证实为坏死性血管炎或者中动脉血管造影异常加至少一项附加标准。	1. 皮肤受累（网状青斑、结节、梗死） 2. 肌痛 / 肌肉压痛 3. 高血压（＞第 95 百分位数） 4. 周围神经病变 5. 肾累及（蛋白尿、血尿、肾功能受损）
大动脉炎		
大动脉炎	主动脉或其主要分支及肺动脉特征性的血管造影异常加一项附加标准。	1. 未及外周动脉搏动或跛行 2. 任何肢体的血压差异 3. 杂音 4. 高血压（＞第 95 百分位数） 5. 急性时相反应物水平增高（ESR ＞ 20，CRP 增高）

ANCA，抗中性粒细胞胞浆抗体；CT，计算机断层扫描；CRP，C 反应蛋白；ESR，红细胞沉降率；Ig，免疫球蛋白

Modifi ed from Ozen S, et al: EULAR/PRINTO/PRES criteria for Henoch-Schönlein purpura, childhood polyarteritis nodosa, childhood Wegener granulomatosis and childhood Takayasu arteritis: Ankara 2008. Part II: Final classifi cation criteria. Ann Rheum Dis 69:798-806, 2010.

查。对于有腹痛和胆囊积水的患者，应考虑腹部超声检查。临床医生可参照美国心脏协会相关指南，对患者是否为不完全性 KD 和预后相关因素进行评估[292]。鉴于部分 KD 患儿会发生巨噬细胞活化综合征，在病情相对严重的患儿中，应考虑铁蛋白、甘油三酯、纤维蛋白原和 D- 二聚体等其他检查[303]。

治疗

IVIG 和阿司匹林是 KD 的一线治疗方案[288,290,292]。

研究表明 IVIG 对 KD 的疗效具有剂量依赖效应，12 小时之内予以 2 mg/kg 的 IVIG 与较低剂量和分次用药相比具有更好的疗效[304]。在 KD 患者热退前，推荐使用大剂量的阿司匹林（80 ～ 100 mg/kg）。患儿体温正常后，需继续应用小剂量的阿司匹林（3 ～ 5 mg/kg），直至病程 6 周复查心脏彩超以及血小板数目均正常[292]。然而，应该指出的是，使用阿司匹林的证据是有限的[305-306]。

对 IVIG 不完全应答的患者可出现持续或者反复

表 108-13 急性川崎病的实验室检查

白细胞增多，且多伴有不成熟中性粒细胞增多

红细胞沉降率及 C 反应蛋白升高

7 天后出现血小板增多

贫血

血脂增高

低白蛋白血症

低钠血症

无菌性脓尿

血清转氨酶及 γ- 谷氨酰转肽酶的增高

脑脊液细胞增多

若合并关节炎，则滑液中白细胞增多

TNF 水平增高，目前认为 TNF 是参与 KD 发生的一项重要介质。虽然目前尚无数据支持英夫利昔单抗作为一线治疗方案，但是对于病情持续的难治性 KD 患儿，英夫利昔单抗的疗效比多次静脉应用免疫球蛋白的疗效更为显著[309,312,314]。

预后

虽然每 20 个 KD 患儿中有 1 个会出现诸如动脉瘤和动脉狭窄等冠状动脉损害，但总的来说 KD 的 5 年生存率为 99%[315-316]。此外，虽然目前短暂冠脉扩张对 KD 患儿的长期影响尚不清楚，但其仍有引起内皮细胞功能紊乱和早期动脉粥样硬化的潜在风险，因此这些患儿需要进行长时间的随访观察[317-321]。

的发热或者持续高水平的 CRP，在这种情况下，应予以第二个疗程的 IVIG[307-310]。对于持续的难治性 KD 患者，可予以激素或者英夫利昔单抗治疗[311-312]。一项新近的研究表明，初次应用 IVIG 的同时，联合甲强龙治疗并不能增加疗效[313]。KD 患者血浆中

抗中性粒细胞胞浆抗体相关小血管炎、结节性多动脉炎、大动脉炎

定义和分类

儿童血管炎的其他类型相对少见，其临床表现与成人期起病的血管炎类似[262,322-326]。由于这些类型的

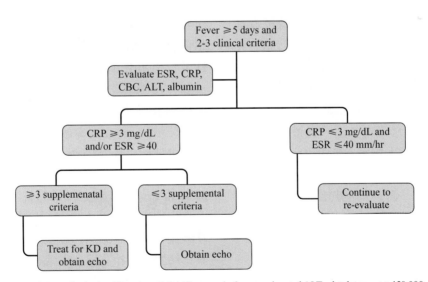

Supplemental criteria: Albumin ≤3.0 g/dL, anemia for age, elevated ALT, platelet count >450,000 after 7 days of illness, WBC count >15,000, urine with >10 WBC/high-powered field.

图 108-15 Evaluation of incomplete Kawasaki's disease (KD). Supplemental criteria: albumin 3.0 g/dL or less, anemia for age, elevated alanine aminotransferase (ALT), platelet count 450,000 or higher after 7 days of illness, white blood cell (WBC) count 15,000 or higher, urine with higher than 10 WBC/high-powered fi eld. CBC, Complete blood cell count; CRP, C-reactive protein; echo, echocardiogram; ESR, erythrocyte sedimentation rate. (Modifi ed from Newburger JW, et al: Diagnosis, treatment, and long-term management of Kawasaki disease: a statement for health professionals from the Committee on Rheumatic Fever, Endocarditis, and Kawasaki Disease, Council on Cardiovascular Disease in the Young, American Heart Association. Pediatrics 114:1708-1733, 2004.)

儿童血管炎相对少见，其有关的生理病理学、临床表现和治疗方面的多数信息都是参照成人血管炎相应的研究。这一部分将重点阐述成人血管炎和儿童血管炎的差异。请参照各类疾病所在的各自章节的内容，以作更深入的研究。

抗中性粒细胞胞浆抗体相关性血管炎

流行病学

抗中性粒细胞胞浆抗体（anti-neutrophil cytoplasm antibody，ANCA）相关小血管炎是一种小血管坏死性血管炎，包括肉芽肿性多血管炎（granulomatosis with polyangitis，GPA）、显微镜下多血管炎（microscopic polyangiitis，MPA）和嗜酸性肉芽肿性多血管炎（既往称之为 Churg-Strauss 综合征）。总体而言，以上这些疾病在儿科人群中都非常罕见，GPA 相对较常见些[262,322-327]。表108-6中具体列出了 EULAR/PRES 认可的标准。因为 MPA 和嗜酸性肉芽肿性多血管炎在儿童中罕见，所以目前并没有专门针对儿童特定的分类标准。

临床特征

不同类型的 ANCA 相关血管炎的临床特征有显著重叠，主要累及的脏器包括肾、肺及上呼吸道。在儿童，从症状出现到确诊的间隔时间平均为 2 个月左右。绝大多数的患儿全身症状表现为发热、乏力以及体重下降，超过 80% 的患儿出现肾和肺的受累[262,322-329]。相比成人 ANCA 相关小血管炎，上呼吸道疾病，包括鼻窦炎、乳突炎、声门下狭窄、鼻中隔穿孔在儿童 ANCA 相关小血管炎中很常见，并且这些病变可能较较成人患者更为突出，而且儿童患者血栓形成的风险也高于成人[323,330-331]。

诊断和诊断方法

实验室检查与成人相似。大多数患儿 ANCA 呈阳性，其中 66% 表现为胞浆型（cytoplasmic，c）ANCA 阳性，22% 表现为核周型（perinuclear，p）ANCA 阳性（表108-14）[323,330]。蛋白酶 3（proteinase 3，PR3）抗体阳性和 cANCA 阳性主要见于活动性肉芽肿性多血管炎患儿。MPO 抗体和 pANCA 抗体阳性主要见于 MPA 患儿，但也可出现于肾小球肾炎、

表108-14 ANCA 抗体与疾病分类

	具有 cANCA 和 PR3 的患者	具有 pANCA 和 MPO 的患者
肉芽肿性多血管炎	90% 非活动性疾病，60%～70% 非活动性疾病	不足 10%
显微镜下多血管炎	30%	60%
嗜酸性肉芽肿性多血管炎	罕见	50%～80%

ANCA，抗中性粒细胞胞浆抗体；cANCA，胞浆型 ANCA；MPO，髓过氧化物酶；pANCA，核周型 ANCA；PR3，蛋白酶 3

嗜酸性肉芽肿性多发血管炎和 Goodpasture 综合征患者。此外，干燥综合征、系统性红斑狼疮和类风湿关节炎等其他自身免疫病以及某些非风湿性疾病（罕见）中，也可出现 MPO 和 pANCA 阳性。

治疗

儿童起病的 ANCA 相关小血管炎的治疗主要依据成人患者的相关研究，其治疗药物包括环磷酰胺、B 细胞清除剂和大剂量 CSs。某些情况下则可能需要血浆置换，对于维持期或者相对较轻的 ANCA 相关小血管炎，则可以使用 MTX 和硫唑嘌呤。对于难治性及反复发作的 ANCA 相关小血管炎患者，B 细胞清除疗法为其带来了希望，最近越来越多的研究建议使用 B 细胞清除剂作为系统性疾病的一线治疗方案[322,332-334]。与成人类似，儿童 ANCA 相关小血管炎表现出慢性、复发 - 缓解交替出现的特征。

结节性多动脉炎

分类

结节性多动脉炎（polyarteritis nodosa，PAN）是儿童血管炎中的第三位常见类型，尽管仅占全部血管炎患儿的 3%～6%[335-337]。

EULAR/PRES 协作组对儿童系统性 PAN 的诊断标准进行了修订，规定其诊断必须要有活检病理证实为坏死性血管炎或者血管造影显示异常（表108-12）[262]。总的来说，皮肤型 PAN 更常见些，其特征为周期性复发，往往与链球菌感染相关[335,338]。

临床特征

临床特征和成人期起病的 PAN 的相似，有全身炎症的表现，包括发热、体重减轻、乏力和不适，以及典型的沿血管分布的痛性皮下结节，此外还可出现腹痛、神经病变和高血压等表现[335-337,339-342]。

诊断试验和治疗

儿童 PAN 的诊断评估和治疗方法也均与成人患者相似，包括应用 CSs、硫唑嘌呤、MTX、生物制剂（抗 TNF 和 B 细胞清除治疗）和环磷酰胺均有报道[334-335,342-343]。若链球菌是触发因素，则应预防性使用抗生素。目前关于 PAN 患儿长期存活率的数据不多，据报道，5 年存活率在 60% ～ 90% 之间[340,342,344-345]。

大动脉炎

分类和流行病学

大动脉炎（Takayasu's arteritis，TA）是儿童中最常见的累及大血管的血管炎[346]。儿童诊断标准需要符合表 108-12 中列出的血管造影的异常[262,338,347-351]。虽然儿童 TA 的发病率很低，在儿童中的具体的患病率也未知，但是非洲、亚洲和拉丁美洲的儿童罹患 TA 的风险相对增加。结核分枝杆菌感染可能与不同人群中 TA 的患病率不同有关[347-349,352-356]。

临床表现

与其他类型的系统性血管炎类似，TA 患儿可出现全身症状，同时还有脏器缺血的表现。头痛、卒中、胸痛和腹痛、跛行是患者常见的主诉[354,357-358]。心血管系统评估可发现高血压、无脉和血管杂音。动脉壁病变可表现为血管壁增厚、管腔狭窄、闭塞，甚至动脉瘤的形成。传统的血管造影术能提供受累血管的分布、灌注、侧枝形成以及狭窄的信息。在许多儿童中，多普勒超声与血管造影有很好的相关性，可能是一种有用的检查方式，尤其是对患儿的随访[359-362]。相对成人患者而言，儿童 TA 患者更容易出现动脉瘤（41% vs. 11%），尽管动脉瘤常常因为血管壁的纤维化而愈合导致发生破裂的风险较低[363]。

治疗和预后

治疗方法和成人患者类似，治疗药物有很多种类，包括大剂量 GCs、环磷酰胺、MTX、TNF 抑制剂和 IL-6 抑制剂[355,356,364-366]。虽然 TA 总的存活率在 70% ～ 93%，但儿童缓解率低于成人患者（24% vs. 56%）并且有显著的治疗局限性和致残率[315,363,367-368]。

中枢神经系统性血管炎

CNS 血管炎可侵犯小血管和中等血管并且可能是原发或继发性疾病。儿童原发性 CNS 血管炎的分类与成人不同，根据血管造影和侵犯血管的分布情况，可分为以下三类：①血管造影阳性的非进展性疾病；②血管造影阳性的进展性疾病；③血管造影阴性的疾病[322,369-374]。

定义和分类

原发性 CNS 血管炎的诊断是参照 Calabrese 的初步诊断标准，包括新出现的局灶或弥漫性神经功能缺损、血管造影和（或）组织学有中枢神经系统性血管炎的证据，并且需排除其他系统性疾病（系统性血管炎、感染、肿瘤性疾病），补充的儿科诊断标准是 18 岁及 18 岁以下的儿童出现新发的精神方面的表现[373,375-376]。

流行病学

因为对原发性 CNS 血管炎这种疾病及其不同的表型仍然有待进一步的认识，所以其关于发病率目前尚不得知。

临床表现

初发病例的神经或精神症状可表现为急性卒中甚至孤立性的精神病。血管造影阳性的病例典型可见头痛和局灶性功能障碍，诸如急性偏瘫、运动和感觉障碍、失语和癫痫发作。进展性血管造影阳性和血管造影阴性的患儿则更多地表现为弥漫性功能障碍，包括头痛、癫痫发作、记忆损伤和一系列诸如精神错乱、性格和行为改变等精神症状。疾病初期，神经功能障碍可能是轻微或间断的，但随着时间的推移，它会变得更加突出和致残[372,376-377]。

血管造影阴性者则更多表现出全身炎性症状，包括发热、乏力并伴有认知能力减退、行为改变和难治性的癫痫发作。患儿可出现局灶性功能障碍、视神经炎和脊髓炎。疾病可在数天内迅速进展，或进展隐匿，在数周至数月才逐渐出现神经和（或）精神症状

的进展 [370,372,376-377]。

诊断和诊断方法

对疑似患有 CNS 血管炎的患儿的评估推荐已提出（图 108-16）。所有具有炎症性脑病体征和症状的患儿均需要进行影像学检查。含或不含钆的 MRI 可以识别缺血区、弥散限制性损害、脑实质损害以及软脑膜病变 [378-381]。磁共振血管造影和血管造影可显示典型的血管炎征象，如狭窄、串珠状表现和侧支循环形成。传统的血管造影检查仍是诊断的金标准 [382]。

明确 CNS 血管炎的诊断，需要进行一系列实验室检查，并同时排除其他系统性疾病，例如系统性血管炎、感染、代谢性疾病、肿瘤及其他神经系统病变。血管造影阴性或者进展性血管造影阳性的 CNS 性血管炎患者通常伴有炎症指标的增高。而非进展者的炎症指标多在正常水平。在一些患者中，血管假性血友病因子（vWF）抗原和疾病活动度相关，可能是 CNS 血管炎的一个标志。此外，脑脊液检查可发现脑脊液中淋巴细胞轻度增多、蛋白含量增多、出现寡克隆条带以及脑脊液压力增高 [322,369-370,372,374,376-377,380,383-385]。虽然不同类型的 CNS 血管炎可存在广泛性病变，但其炎症指标也可正常或接近正常。

对于血管造影阴性的 CNS 血管炎患者，需进行脑组织活检以明确诊断，但对血管造影异常且有相应临床表现的患儿，脑组织活检测不是必须的。如有可能，应尽量进行受损部位的活检，但由于血管造影阴性患者的病灶是弥漫性的，因此非病变半球的非病灶处活检也是可接受的。儿童患者中脑活检的阳性率是 90%，其中，经活检而仍不能明确诊断的常见原因是标本量不足 [369,371,386]。

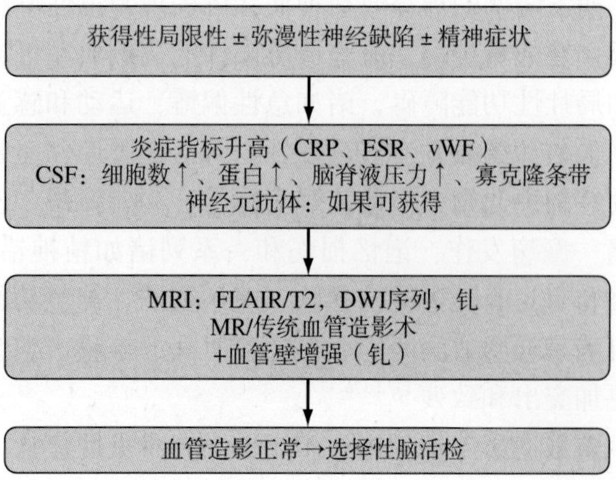

治疗

原发性 CNS 血管炎的治疗取决于疾病的亚型。针对儿童原发性 CNS 血管炎，目前尚无随机对照研究，但是一项前瞻性队列研究表明，对于血管造影阴性的患者，环磷酰胺联合大剂量糖皮质激素治疗 6 个月，随后采用 MMF 或者硫唑嘌呤治疗方案维持，是有效且安全的 [387-388]。对于进展性血管造影阳性的患儿，也可考虑采取类似的治疗方案。而对于非进展性病变患儿，CSs 和抗凝治疗可以有效控制病情 [369,370,380,389]。

预后

目前关于患儿长期结局的数据不多。虽然 2/3 的非进展性血管造影阳性的患儿病程呈单相性，但是由于其常合并卒中，通常会遗留更多的功能障碍。病变进展性患者和血管造影阴性的患者，其弥漫性炎性病变相对偏多，如果能早期发现并积极治疗，病灶往往可以逆转，大部分患儿具有好的结局。CNS 血管炎的复发很常见，并且患儿的长期结局目前尚不清楚 [369-370,380,389]。

 本章的参考文献也可以在 ExpertConsult.com 上找到。

获得性局限性 ± 弥漫性神经缺陷 ± 精神症状

↓

炎症指标升高（CRP、ESR、vWF）
CSF：细胞数↑、蛋白↑、脑脊液压力↑、寡克隆条带
神经元抗体：如果可获得

↓

MRI：FLAIR/T2, DWI序列，钆
MR/传统血管造影术
+血管壁增强（钆）

↓

血管造影正常→选择性脑活检

图 108-16 疑似中枢神经系统性血管炎患儿的诊断流程。CRP，C- 反应蛋白；CSF，脑脊液；DWI，弥散加权成像；ESR，红细胞沉降率；FLAIR，液体衰减反转恢复序列；OP，初始压力；vWF，血管假性血友病因子

参考文献

1. Amaral B, Murphy G, Ioannou Y, et al: A comparison of the outcome of adolescent and adult-onset systemic lupus erythematosus. *Rheumatology* 53:1130–1135, 2014.
2. Silva CA, Avcin T, Brunner HI: Taxonomy for systemic lupus erythematosus with onset before adulthood. *Arthritis Care Res* 64:1787–1793, 2012.
3. Hochberg MC: Updating the American College of Rheumatology revised criteria for the classification of systemic lupus erythematosus. *Arthritis Rheum* 40:1725, 1997.
4. Fonseca AR, Gaspar-Elsas MI, Land MG, et al: Comparison between three systems of classification criteria in juvenile systemic lupus erythematous. *Rheumatology* 54:241–247, 2015.
5. Sag E, Tartaglione A, Batu ED, et al: Performance of the new SLICC classification criteria in childhood systemic lupus erythematosus: a multicentre study. *Clin Exp Rheumatol* 32:440–444, 2014.
6. Petri M, Orbai AM, Alarcon GS, et al: Derivation and validation of the Systemic Lupus International Collaborating Clinics classification criteria for systemic lupus erythematosus. *Arthritis Rheum* 64:2677–2686, 2012.

7. Tsokos GC: Systemic lupus erythematosus. *N Engl J Med* 365:2110–2121, 2011.
8. Pineles D, Valente A, Warren B, et al: Worldwide incidence and prevalence of pediatric onset systemic lupus erythematosus. *Lupus* 20:1187–1192, 2011.
9. Kamphuis S, Silverman ED: Prevalence and burden of pediatric-onset systemic lupus erythematosus. *Nature Rev Rheumatol* 6:538–546, 2010.
10. Malattia C, Martini A: Paediatric-onset systemic lupus erythematosus. *Best Pract Res Clin Rheumatol* 27:351–362, 2013.
11. Magni-Manzoni S, Malattia C, Lanni S, et al: Advances and challenges in imaging in juvenile idiopathic arthritis. *Nature Rev Rheumatol* 8:329–336, 2012.
12. Lahita RG: Sex hormones and systemic lupus erythematosus. *Rheum Dis Clin North Am* 26:951–968, 2000.
13. Rullo OJ, Tsao BP: Recent insights into the genetic basis of systemic lupus erythematosus. *Ann Rheum Dis* 72(Suppl 2):ii56–ii61, 2013.
14. Ptacek T, Li X, Kelley JM, et al: Copy number variants in genetic susceptibility and severity of systemic lupus erythematosus. *Cytogenet Genome Res* 123:142–147, 2008.
15. Altorok N, Sawalha AH: Epigenetics in the pathogenesis of systemic lupus erythematosus. *Curr Opin Rheumatol* 25:569–576, 2013.
16. Brunner HI, Gladman DD, Ibanez D, et al: Difference in disease features between childhood-onset and adult-onset systemic lupus erythematosus. *Arthritis Rheum* 58:556–562, 2008.
17. Tucker LB, Menon S, Isenberg DA: Systemic lupus in children: daughter of the Hydra? *Lupus* 4:83–85, 1995.
18. Tucker LB, Uribe AG, Fernandez M, et al: Adolescent onset of lupus results in more aggressive disease and worse outcomes: results of a nested matched case-control study within LUMINA, a multiethnic US cohort (LUMINA LVII). *Lupus* 17:314–322, 2008.
19. Muscal E, Brey RL: Neurologic manifestations of systemic lupus erythematosus in children and adults. *Neurol Clin* 28:61–73, 2010.
20. Hui-Yuen JS, Imundo LF, Avitabile C, et al: Early versus later onset childhood-onset systemic lupus erythematosus: clinical features, treatment and outcome. *Lupus* 20:952–959, 2011.
21. Mina R, Brunner HI: Pediatric lupus–are there differences in presentation, genetics, response to therapy, and damage accrual compared with adult lupus? *Rheum Dis Clin North Am* 36:53–80, vii–viii, 2010.
22. Ardoin SP, Schanberg LE: The management of pediatric systemic lupus erythematosus. *Nat Clin Pract Rheumatol* 1:82–92, 2005.
23. Brunner HI, Klein-Gitelman MS, Zelko F, et al: Validation of the Pediatric Automated Neuropsychological Assessment Metrics in childhood-onset systemic lupus erythematosus. *Arthritis Care Res* 65:372–381, 2013.
24. Ross GS, Zelko F, Klein-Gitelman M, et al: A proposed framework to standardize the neurocognitive assessment of patients with pediatric systemic lupus erythematosus. *Arthritis Care Res* 62:1029–1033, 2010.
25. Tsakonas E, Joseph L, Esdaile JM, et al: A long-term study of hydroxychloroquine withdrawal on exacerbations in systemic lupus erythematosus. The Canadian Hydroxychloroquine Study Group. *Lupus* 7:80–85, 1998.
26. Somers EC, Marder W, Christman GM, et al: Use of a gonadotropin-releasing hormone analog for protection against premature ovarian failure during cyclophosphamide therapy in women with severe lupus. *Arthritis Rheum* 52:2761–2767, 2005.
27. Mina R, Klein-Gitelman MS, Ravelli A, et al: Inactive disease and remission in childhood-onset systemic lupus erythematosus. *Arthritis Care Res* 64:683–693, 2012.
28. Sule S, Fivush B, Neu A, et al: Increased risk of death in pediatric and adult patients with ESRD secondary to lupus. *Pediatr Nephrol* 26:93–98, 2011.
29. Ardoin SP, Schanberg LE, Sandborg CI, et al: Secondary analysis of APPLE study suggests atorvastatin may reduce atherosclerosis progression in pubertal lupus patients with higher C reactive protein. *Ann Rheum Dis* 73:557–566, 2014.
30. Schanberg LE, Sandborg C, Barnhart HX, et al: Use of atorvastatin in systemic lupus erythematosus in children and adolescents. *Arthritis Rheum* 64:285–296, 2012.
31. Petri M, Kim MY, Kalunian KC, et al: Combined oral contraceptives in women with systemic lupus erythematosus. *N Engl J Med* 353:2550–2558, 2005.
32. Descloux E, Durieu I, Cochat P, et al: Influence of age at disease onset in the outcome of paediatric systemic lupus erythematosus. *Rheumatology* 48:779–784, 2009.
33. Vasoo S: Drug-induced lupus: an update. *Lupus* 15:757–761, 2006.
34. Izmirly PM, Buyon JP, Saxena A: Neonatal lupus: advances in understanding pathogenesis and identifying treatments of cardiac disease. *Curr Opin Rheumatol* 24:466–472, 2012.
35. Izmirly PM, Rivera TL, Buyon JP: Neonatal lupus syndromes. *Rheum Dis Clin North Am* 33:267–285, vi, 2007.
36. Friedman DM, Kim MY, Copel JA, et al: Prospective evaluation of fetuses with autoimmune-associated congenital heart block followed in the PR Interval and Dexamethasone Evaluation (PRIDE) Study. *Am J Cardiol* 103:1102–1106, 2009.
37. Mevorach D, Elchalal U, Rein AJ: Prevention of complete heart block in children of mothers with anti-SSA/Ro and anti-SSB/La autoantibodies: detection and treatment of first-degree atrioventricular block. *Curr Opin Rheumatol* 21:478–482, 2009.
38. Friedman DM, Llanos C, Izmirly PM, et al: Evaluation of fetuses in a study of intravenous immunoglobulin as preventive therapy for congenital heart block: results of a multicenter, prospective, open-label clinical trial. *Arthritis Rheum* 62:1138–1146, 2010.
39. Pisoni CN, Brucato A, Ruffatti A, et al: Failure of intravenous immunoglobulin to prevent congenital heart block: findings of a multicenter, prospective, observational study. *Arthritis Rheum* 62:1147–1152, 2010.
40. Izmirly PM, Costedoat-Chalumeau N, Pisoni CN, et al: Maternal use of hydroxychloroquine is associated with a reduced risk of recurrent anti-SSA/Ro-antibody-associated cardiac manifestations of neonatal lupus. *Circulation* 126:76–82, 2012.
41. Izmirly PM, Llanos C, Lee LA, et al: Cutaneous manifestations of neonatal lupus and risk of subsequent congenital heart block. *Arthritis Rheum* 62:1153–1157, 2010.
42. Bohan A, Peter JB: Polymyositis and dermatomyositis (second of two parts). *N Engl J Med* 292:403–407, 1975.
43. Lopez De Padilla CM, Vallejo AN, Lacomis D, et al: Extranodal lymphoid microstructures in inflamed muscle and disease severity of new-onset juvenile dermatomyositis. *Arthritis Rheum* 60:1160–1172, 2009.
44. Pilkington C, Tjarnlund A, Bottai M, et al: Progress report on the development of new classification criteria for adult and juvenile idiopathic inflammatory myopathies. *Arthritis Rheumatol* 66:S70–S71, 2014.
45. Bitnum S, Daeschner CW Jr, Travis LB, et al: Dermatomyositis. *J Pediatr* 64:101–131, 1964.
46. Ravelli A, Trail L, Ferrari C, et al: Long-term outcome and prognostic factors of juvenile dermatomyositis: a multinational, multicenter study of 490 patients. *Arthritis Care Res* 62:63–72, 2010.
47. Danko K, Ponyi A, Constantin T, et al: Long-term survival of patients with idiopathic inflammatory myopathies according to clinical features: a longitudinal study of 162 cases. *Medicine* 83:35–42, 2004.
48. Mendez EP, Lipton R, Ramsey-Goldman R, et al: US incidence of juvenile dermatomyositis, 1995-1998: results from the National Institute of Arthritis and Musculoskeletal and Skin Diseases Registry. *Arthritis Rheum* 49:300–305, 2003.
49. Oddis CV, Conte CG, Steen VD, et al: Incidence of polymyositis-dermatomyositis: a 20-year study of hospital diagnosed cases in Allegheny County, PA 1963-1982. *J Rheumatol* 17:1329–1334, 1990.
50. Vargas-Leguas H, Selva-O'Callaghan A, Campins-Marti M, et al: [Polymyositis-dermatomyositis: incidence in Spain (1997-2004)]. *Med Clin (Barc)* 129:721–724, 2007.
51. Robinson AB, Hoeltzel MF, Wahezi DM, et al: Clinical characteristics of children with juvenile dermatomyositis: the Childhood Arthritis and Rheumatology Research Alliance Registry. *Arthritis Care Res* 66:404–410, 2014.
52. Martin N, Krol P, Smith S, et al: A national registry for juvenile dermatomyositis and other paediatric idiopathic inflammatory myopathies: 10 years' experience; the Juvenile Dermatomyositis National (UK and Ireland) Cohort Biomarker Study and Repository for Idiopathic Inflammatory Myopathies. *Rheumatology* 50:137–145, 2011.
53. Rider LG, Miller FW: Deciphering the clinical presentations, pathogenesis, and treatment of the idiopathic inflammatory myopathies.

JAMA 305:183–190, 2011.

54. Sato JO, Sallum AM, Ferriani VP, et al: A Brazilian registry of juvenile dermatomyositis: onset features and classification of 189 cases. *Clin Exp Rheumatol* 27:1031–1038, 2009.

55. Mathiesen PR, Zak M, Herlin T, et al: Clinical features and outcome in a Danish cohort of juvenile dermatomyositis patients. *Clin Exp Rheumatol* 28:782–789, 2010.

56. Guseinova D, Consolaro A, Trail L, et al: Comparison of clinical features and drug therapies among European and Latin American patients with juvenile dermatomyositis. *Clin Exp Rheumatol* 29:117–214, 2011.

57. Pachman LM, Jonasson O, Cannon RA, et al: Increased frequency of HLA-B8 in juvenile dermatomyositis. *Lancet* 2:1238, 1977.

58. Reed AM, Pachman L, Ober C: Molecular genetic studies of major histocompatibility complex genes in children with juvenile dermatomyositis: increased risk associated with HLA-DQA1 *0501. *Hum Immunol* 32:235–2340, 1991.

59. Mamyrova G, O'Hanlon TP, Monroe JB, et al: Immunogenetic risk and protective factors for juvenile dermatomyositis in Caucasians. *Arthritis Rheum* 54:3979–3987, 2006.

60. Reed AM, Stirling JD: Association of the HLA-DQA1*0501 allele in multiple racial groups with juvenile dermatomyositis. *Hum Immunol* 44:131–135, 1995.

61. Wagner MS, McNallan KT, Crowson CS, et al: Discriminating functional variants in the IFN-inducible pathway in JDM and JIA. *Arthritis Rheum* 58(Suppl):S499–S500, 2008.

62. Pachman LM, Liotta-Davis MR, Hong DK, et al: TNFalpha-308A allele in juvenile dermatomyositis: association with increased production of tumor necrosis factor alpha, disease duration, and pathologic calcifications. *Arthritis Rheum* 43:2368–2377, 2000.

63. Chinoy H, Salway F, John S, et al: Tumour necrosis factor-alpha single nucleotide polymorphisms are not independent of HLA class I in UK Caucasians with adult onset idiopathic inflammatory myopathies. *Rheumatology* 46:1411–1416, 2007.

64. Mamyrova G, O'Hanlon TP, Sillers L, et al: Cytokine gene polymorphisms as risk and severity factors for juvenile dermatomyositis. *Arthritis Rheum* 58:3941–3950, 2008.

65. Chinoy H, Platt H, Lamb JA, et al: The protein tyrosine phosphatase N22 gene is associated with juvenile and adult idiopathic inflammatory myopathy independent of the HLA 8.1 haplotype in British Caucasian patients. *Arthritis Rheum* 58:3247–3254, 2008.

66. Ye Y, van Zyl B, Varsani H, et al: Maternal microchimerism in muscle biopsies from children with juvenile dermatomyositis. *Rheumatology* 51:987–991, 2012.

67. Reed AM, Picornell YJ, Harwood A, et al: Chimerism in children with juvenile dermatomyositis. *Lancet* 356:2156–2157, 2000.

68. Reed AM, McNallan K, Wettstein P, et al: Does HLA-dependent chimerism underlie the pathogenesis of juvenile dermatomyositis? *J Immunol* 172:5041–5046, 2004.

69. Artlett CM, Ramos R, Jiminez SA, et al: Chimeric cells of maternal origin in juvenile idiopathic inflammatory myopathies. Childhood Myositis Heterogeneity Collaborative Group. *Lancet* 356:2155–2156, 2000.

70. Stevens AM: Foreign cells in polymyositis: could stem cell transplantation and pregnancy-derived chimerism lead to the same disease? *Curr Rheumatol Rep* 5:437–444, 2003.

71. Manlhiot C, Liang L, Tran D, et al: Assessment of an infectious disease history preceding juvenile dermatomyositis symptom onset. *Rheumatology* 47:526–529, 2008.

72. Pachman LM, Lipton R, Ramsey-Goldman R, et al: History of infection before the onset of juvenile dermatomyositis: results from the National Institute of Arthritis and Musculoskeletal and Skin Diseases Research Registry. *Arthritis Rheum* 53:166–172, 2005.

73. Vegosen LJ, Weinberg CR, O'Hanlon TP, et al: Seasonal birth patterns in myositis subgroups suggest an etiologic role of early environmental exposures. *Arthritis Rheum* 56:2719–2728, 2007.

74. Love LA, Weinberg CR, McConnaughey DR, et al: Ultraviolet radiation intensity predicts the relative distribution of dermatomyositis and anti-Mi-2 autoantibodies in women. *Arthritis Rheum* 60:2499–2504, 2009.

75. Shah M, Targoff IN, Rice MM, et al: Brief report: ultraviolet radiation exposure is associated with clinical and autoantibody phenotypes in juvenile myositis. *Arthritis Rheum* 65:1934–1941, 2013.

76. Orione MA, Silva CA, Sallum AM, et al: Risk factors for juvenile dermatomyositis: exposure to tobacco and air pollutants during pregnancy. *Arthritis Care Res* 66:1571–1575, 2014.

77. Ostrowski RA, Sullivan CL, Seshadri R, et al: Association of normal nailfold end row loop numbers with a shorter duration of untreated disease in children with juvenile dermatomyositis. *Arthritis Rheum* 62:1533–1538, 2010.

78. Hoon Lim LS, Pullenayegum E, Gladman DD, et al: Longitudinal disease trajectory of juvenile dermatomyositis. *Arthritis Rheum* 66:S41, 2014.

79. Stringer E, Singh-Grewal D, Feldman BM: Predicting the course of juvenile dermatomyositis: significance of early clinical and laboratory features. *Arthritis Rheum* 58:3585–3592, 2008.

80. Rider LG, Lachenbruch PA, Monroe JB, et al: Damage extent and predictors in adult and juvenile dermatomyositis and polymyositis as determined with the myositis damage index. *Arthritis Rheum* 60:3425–3435, 2009.

81. Lowry CA, Pilkington CA: Juvenile dermatomyositis: extramuscular manifestations and their management. *Curr Opin Rheumatol* 21:575–580, 2009.

82. Faller G, Mistry BJ, Tikly M: Juvenile dermatomyositis in South African children is characterised by frequent dystropic calcification: a cross sectional study. *Pediatr Rheumatol Online J* 12:2, 2014.

83. Hoeltzel MF, Becker M, Robinson AB, et al: Race is a risk factor for calcinosis in patients with JDM early results from the CARRAnet registry study. *Pediatr Rheumatol Online J* 10:A65, 2012.

84. Sanner H, Sjaastad I, Flato B: Disease activity and prognostic factors in juvenile dermatomyositis: a long-term follow-up study applying the Paediatric Rheumatology International Trials Organization criteria for inactive disease and the myositis disease activity assessment tool. *Rheumatology* 53:1578–1585, 2014.

85. Oliveri MB, Palermo R, Mautalen C, et al: Regression of calcinosis during diltiazem treatment in juvenile dermatomyositis. *J Rheumatol* 23:2152–2155, 1996.

86. Bowyer SL, Blane CE, Sullivan DB, et al: Childhood dermatomyositis: factors predicting functional outcome and development of dystrophic calcification. *J Pediatr* 103:882–888, 1983.

87. Bingham A, Mamyrova G, Rother KI, et al: Predictors of acquired lipodystrophy in juvenile-onset dermatomyositis and a gradient of severity. *Medicine* 87:70–86, 2008.

88. Kozu KT, Silva CA, Bonfa E, et al: Dyslipidaemia in juvenile dermatomyositis: the role of disease activity. *Clin Exp Rheumatol* 31:638–644, 2013.

89. Lee LA, Hobbs KF: Lipodystrophy and metabolic abnormalities in a case of adult dermatomyositis. *J Am Acad Dermatol* 57:S85–S87, 2007.

90. Sanner H, Aalokken TM, Gran JT, et al: Pulmonary outcome in juvenile dermatomyositis: a case-control study. *Ann Rheum Dis* 70:86–91, 2011.

91. Connors GR, Christopher-Stine L, Oddis CV, et al: Interstitial lung disease associated with the idiopathic inflammatory myopathies: what progress has been made in the past 35 years? *Chest* 138:1464–1474, 2010.

92. Sato S, Hirakata M, Kuwana M, et al: Autoantibodies to a 140-kd polypeptide, CADM-140, in Japanese patients with clinically amyopathic dermatomyositis. *Arthritis Rheum* 52:1571–1576, 2005.

93. Schwartz T, Sanner H, Husebye T, et al: Cardiac dysfunction in juvenile dermatomyositis: a case-control study. *Ann Rheum Dis* 70:766–771, 2011.

94. Lai YT, Dai YS, Yen MF, et al: Dermatomyositis is associated with an increased risk of cardiovascular and cerebrovascular events: a Taiwanese population-based longitudinal follow-up study. *Br J Dermatol* 168:1054–1059, 2013.

95. Eimer MJ, Brickman WJ, Seshadri R, et al: Clinical status and cardiovascular risk profile of adults with a history of juvenile dermatomyositis. *J Pediatr* 159:795–801, 2011.

96. Nagai Y, Mizuno T, Yoshizawa C, et al: Fatal interstitial pneumonia in juvenile dermatomyositis. *Eur J Dermatol* 20:208–210, 2010.

97. Sato S, Kuwana M: Clinically amyopathic dermatomyositis. *Curr Opin Rheumatol* 22:639–643, 2010.

98. Abe Y, Koyasu Y, Watanabe S, et al: Juvenile amyopathic dermatomyositis complicated by progressive interstitial pneumonia. *Pediatr Int* 52:149–153, 2010.

99. Azuma K, Yamada H, Ohkubo M, et al: Incidence and predictive factors for malignancies in 136 Japanese patients with dermatomyositis, polymyositis and clinically amyopathic dermatomyositis. *Mod*

Rheumatol 21:178–183, 2011.

100. Morris P, Dare J: Juvenile dermatomyositis as a paraneoplastic phenomenon: an update. *J Pediatr Hematol Oncol* 32:189–191, 2010.

101. Vancsa A, Gergely L, Ponyi A, et al: Myositis-specific and myositis-associated antibodies in overlap myositis in comparison to primary dermatopolymyositis: relevance for clinical classification: retrospective study of 169 patients. *Joint Bone Spine* 77:125–130, 2010.

102. Wedderburn LR, McHugh NJ, Chinoy H, et al: HLA class II haplotype and autoantibody associations in children with juvenile dermatomyositis and juvenile dermatomyositis-scleroderma overlap. *Rheumatology* 46:1786–1791, 2007.

103. Viguier M, Fouere S, de la Salmoniere P, et al: Peripheral blood lymphocyte subset counts in patients with dermatomyositis: clinical correlations and changes following therapy. *Medicine* 82:82–86, 2003.

104. O'Gorman MR, Bianchi L, Zaas D, et al: Decreased levels of CD54 (ICAM-1)-positive lymphocytes in the peripheral blood in untreated patients with active juvenile dermatomyositis. *Clin Diagn Lab Immunol* 7:693–697, 2000.

105. Rider LG, Schiffenbauer AS, Zito M, et al: Neopterin and quinolinic acid are surrogate measures of disease activity in the juvenile idiopathic inflammatory myopathies. *Clin Chem* 48:1681–1688, 2002.

106. DeBenedetti F, De Amici M, Aramini L, et al: Correlation of serum neopterin concentrations with disease activity in juvenile dermatomyositis. *Arch Dis Child* 69:232–235, 1993.

107. Bilgic H, Ytterberg SR, Amin S, et al: Interleukin-6 and type I interferon-regulated genes and chemokines mark disease activity in dermatomyositis. *Arthritis Rheum* 60:3436–3446, 2009.

108. Reed AM, Peterson E, Bilgic H, et al: Changes in novel biomarkers of disease activity in juvenile and adult dermatomyositis are sensitive biomarkers of disease course. *Arthritis Rheum* 64:4078–4086, 2012.

109. Schwartz T, Sjaastad I, Flato B, et al: In active juvenile dermatomyositis, elevated eotaxin and MCP-1 and cholesterol levels in the upper normal range are associated with cardiac dysfunction. *Rheumatology* 53:2214–2222, 2014.

110. Imbert-Masseau A, Hamidou M, Agard C, et al: Antisynthetase syndrome. *Joint Bone Spine* 70:161–168, 2003.

111. Rider LG, Katz JD, Jones OY: Developments in the classification and treatment of the juvenile idiopathic inflammatory myopathies. *Rheum Dis Clin North Am* 39:877–904, 2013.

112. Gunawardena H, Wedderburn LR, North J, et al: Clinical associations of autoantibodies to a p155/140 kDa doublet protein in juvenile dermatomyositis. *Rheumatology* 47:324–328, 2008.

113. Gunawardena H, Wedderburn LR, Chinoy H, et al: Autoantibodies to a 140-kd protein in juvenile dermatomyositis are associated with calcinosis. *Arthritis Rheum* 60:1807–1814, 2009.

114. Kaji K, Fujimoto M, Hasegawa M, et al: Identification of a novel autoantibody reactive with 155 and 140 kDa nuclear proteins in patients with dermatomyositis: an association with malignancy. *Rheumatology* 46:25–28, 2007.

115. Espada G, Maldonado Cocco JA, Fertig N, et al: Clinical and serologic characterization of an Argentine pediatric myositis cohort: identification of a novel autoantibody (anti-MJ) to a 142-kDa protein. *J Rheumatol* 36:2547–2551, 2009.

116. Khanna S, Reed AM: Immunopathogenesis of juvenile dermatomyositis. *Muscle Nerve* 41:581–592, 2010.

117. Varsani H, Charman SC, Li CK, et al: Validation of a score tool for measurement of histological severity in juvenile dermatomyositis and association with clinical severity of disease. *Ann Rheum Dis* 74:204–210, 2013.

118. Miles L, Bove KE, Lovell D, et al: Predictability of the clinical course of juvenile dermatomyositis based on initial muscle biopsy: a retrospective study of 72 patients. *Arthritis Rheum* 57:1183–1191, 2007.

119. Pestronk A, Schmidt RE, Choksi R: Vascular pathology in dermatomyositis and anatomic relations to myopathology. *Muscle Nerve* 42:53–61, 2010.

120. Bohan A, Peter JB, Bowman RL, et al: Computer-assisted analysis of 153 patients with polymyositis and dermatomyositis. *Medicine* 56:255–286, 1977.

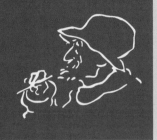

第17篇 感染和关节炎

第109章

细菌性关节炎

原著 Paul P. Cook · Dawd S. Siraj

徐京京 译 王晓非 校

关键点

急性细菌性关节炎是一种发展快速的医学急症，需要在相关专家的合理会诊下准确诊断和立即治疗。

大多数自体关节感染都是菌血症播散的结果。

金黄色葡萄球菌是引起成人非淋球菌化脓性关节炎最常见的微生物。

在细菌培养及药敏结果未明确时，初始抗生素治疗的选择应全面考虑到宿主因素、临床特征、最可能的致病微生物以及区域性的抗生素药敏数据。

必须充分引流感染的关节，制订一个足够长的、能治愈感染的抗感染疗程。外科引流的实施仅在针吸抽液不成功或不能实行时考虑。

细菌性关节炎预后不良因素包括老年、合并类风湿关节炎、假体关节的感染。

对于早期假体关节感染的入选患者，应选择清创术、抗生素和种植体固位（DAIR）。

晚期假体关节感染需要针对分离出的病原微生物进行抗生素治疗，以及在一期或二期手术治疗中新假体再植入前完全清除受感染的假体。

减少假体关节感染风险的方法包括：术前的整体评估，围术期抗生素的使用，以及对短暂暴露于菌血症的假体植入患者的预防性抗生素治疗。在大多数的牙科操作过程中，临床证据尚不支持预防性使用抗生素。

流行病学

细菌性关节炎经过治疗通常可以完全治愈，但其发病率和病死率在类风湿关节炎（rheumatoid arthritis，RA）患者、人工关节置换者、老年患者以及有多种严重合并症的患者中仍居高不下。但是对两大常见微生物——奈瑟淋球菌和金黄色葡萄球菌——所致的化脓性关节炎的发病机制的深入研究，以及对假体装置的病理学的理解，可能为细菌性关节炎带来治疗和预防的革新。

由于宿主的局部和全身系统具有防御能力，正常可动关节对细菌感染具有抵抗力。但是，细菌仍然能通过血行途径到达滑膜内衬的关节并引起化脓性关节炎。大关节较小关节更易受累，主要为单关节感染，在少于20%的病例中可出现多关节感染（一个以上关节受累）。荷兰的一项以社区人群为基础的前瞻性调查颇具代表性地反映了受累关节的分布情况：膝关节占55%，踝关节占10%，腕关节占9%，肩关节占7%，髋关节占5%，肘关节占5%，胸锁关节占5%，骶髂关节占2%，足部关节占2%[1]。

化脓性关节炎在普通人群中的发生率约为每年4～10/10万，在儿童中的发病率为每年5.5～12/10万，在类风湿关节炎患者中的发病率为每年28～38/10万，在人工关节置换者中的发病率高达每年40～68/10万[2-3]。发病率的逐渐升高可能与畸形矫正术、人口老龄化和应用免疫抑制剂增多有关[4]。引起细菌性关节炎的微生物种类取决于当地的流行病学环境（表 109-1）。例如，老年人关节置换术后的单关节炎多由葡萄球菌引起，而在有皮肤病变的性生活活跃的年轻女性，游走性关节炎多由播散性淋球菌感染引起。耐甲氧西林金黄色葡萄球菌引起的化脓性关节炎多见于老年人、静脉毒品使用者和有假体关节者[5]。

病因

当患者出现急性关节炎时，需要考虑的三个主要原因包括：创伤、感染和晶体诱发的滑膜炎症，如痛风或假性痛风。急性细菌性关节炎是最常见的单关节炎。大多数化脓性关节炎由细菌血行播散至关节滑膜引起。滑膜的血供丰富及缺乏限制细菌通过的基底膜使微生物在菌血症期间易经血液到达靶关节。导致化脓性关节炎的少见原因包括：关节内抽液或注入糖皮质激素药物后细菌直接进入关节腔；被动物或人咬伤；被钉子或植物刺伤；关节手术，尤其是髋关节和膝关节成形术；邻近骨髓炎、蜂窝织炎、化脓性滑囊炎的播散。

表 109-1 根据患者的年龄和关节是否为假体罗列了常见的导致关节感染的病原微生物[4]。总体来看，在各年龄阶段的儿童中，金黄色葡萄球菌是最常见的致病因素，其次是 A 组链球菌和肺炎链球菌[6-7]。新生儿和小于两个月的婴儿对 B 组链球菌和革兰氏阴性杆菌的易感性比年长的儿童更高。在极少情况下，假单胞菌、淋病奈瑟球菌和白念珠菌可能与低龄儿童患病相关。自从 B 型流感嗜血杆菌

表 109-1 引起不同宿主关节感染的病原微生物

成人	儿童 < 5 岁	儿童 > 5 岁	新生儿	人工关节
常见	**常见**	**常见**	**常见**	**常见**
金黄色葡萄球菌	金黄色葡萄球菌	金黄色葡萄球菌	金黄色葡萄球菌	凝固酶阴性链球菌
肺炎链球菌	流感嗜血感菌 *	A 组链球菌	B 组链球菌	金黄色葡萄球菌
β- 溶血性链球菌（主要是 A、G 和 B 分型）	A 组链球菌 肺炎链球菌		肠道杆菌	
淋病奈瑟球菌（成人和性生活活跃的青少年）				
肠道杆菌（年龄 > 60 岁或有诱发条件）				
沙门杆菌				
少见	**少见**	**少见**	**少见**	**较少见**
假单胞菌	沙门杆菌	脑膜炎奈瑟球菌	假单胞菌	隐球菌
结核分枝杆菌	流感嗜血感菌	淋病奈瑟球菌	流感嗜血感菌	肠道球菌和链球菌
流感嗜血感菌	脑膜炎奈瑟菌	金格杆菌	淋病奈瑟菌	
脑膜炎奈瑟球菌	淋病奈瑟菌	结核分枝杆菌		铜绿假单胞菌
巴斯德菌	金格杆菌	伯氏疏螺旋体		肠道杆菌
厌氧菌	结核分枝杆菌			丙酸菌属
支原体 / 脲原体	伯氏疏螺旋体			其他厌氧菌
真菌（孢子丝菌、双相兴真菌、隐球菌）				念珠菌属 结核分枝杆菌
伯氏疏螺旋体				

* 在经过流感嗜血杆菌免疫的儿童中少见

Modified from Atkins BL, Bowler IC: The diagnosis of large joint sepsis. J Hosp Infect 40:263-274, 1998.

(haemophilusinfluenzae type b，Hib) 疫苗投入使用后，由流感嗜血杆菌引起的化脓性关节炎的发病率急剧下降[8]。在性生活活跃的青少年中，需要考虑淋病奈瑟菌感染。在滥用静脉药物的青少年中，铜绿假单胞菌和念珠菌属是潜在的病原体。镰状细胞贫血的患者易发生沙门菌关节炎，而免疫缺陷的儿童感染革兰氏阴性杆菌的风险很高。引起儿童关节感染的其他少见致病菌还有奈瑟脑膜炎球菌、厌氧菌、布氏杆菌和金格杆菌。

成人中引起非淋病性化脓性关节炎的微生物中，75% ~ 80% 为革兰氏阳性球菌，15% ~ 20% 为革兰氏阴性杆菌[9]。在自体关节和假体关节的感染中，金黄色葡萄球菌是最常见的致病菌。表皮葡萄球菌在假体感染中常见，但在自体感染中少见。路邓葡萄球菌（Staphylococcus lugdunensis）是一种独特的凝固酶阴性葡萄球菌，可引起假体和天然关节的感染（特别是在关节镜检查后）。与其他凝固酶阴性葡萄球菌不同，路邓葡萄球菌经常引起严重的全身性感染，类似于金黄色葡萄球菌感染所见。链球菌属包括肺炎性链球菌，是第二常见的革兰氏阳性需氧菌。化脓性链球菌的发生率在 B、G、C、F 组之后。非 A 组链球菌疾病的患者常并发合并症，如免疫抑制、糖尿病、恶性肿瘤以及严重泌尿生殖道和胃肠道感染[10]。在成人中 B 组链球菌关节炎并不常见，但在成人糖尿病患者和髋部假体关节感染晚期患者中可发展为严重感染[11]。B 组链球菌引起的侵袭性多关节炎可能导致严重的功能性破坏和永久性残疾。易感革兰氏阴性菌的人群包括有滥用静脉毒品史的患者、年龄过小或过大的患者和免疫缺陷的患者[12]。最常见的革兰氏阴性病原体为大肠埃希氏菌和铜绿假单胞菌。

厌氧菌可造成 5% ~ 7% 的化脓性关节炎[1-2,13]。常见的厌氧菌包括拟杆菌属、痤疮短棒菌苗和多种厌氧型革兰氏阳性杆菌。厌氧菌的易感因素包括：伤口感染、关节成形术和宿主免疫力低下。关节间隙内有恶臭液体或气体时，应警惕厌氧菌感染，并应进行必要的培养，培养时间至少达 2 周以上。厌氧菌和凝固酶阴性的葡萄球菌在假体关节感染中更为常见。

多关节（两个或两个以上关节）化脓性关节炎较单关节感染少见[14]。此类患者通常患有全身性炎症性疾病，如脊柱关节炎、类风湿关节炎、系统性红斑狼疮和其他结缔组织疾病或患有严重脓毒症的患者[14-15]。多关节化脓性关节炎在 RA 患者中的发病率很高，约占 1/4[16]。静脉注射吸毒者的多关节化脓性关节炎患病率也很高。尽管金黄色葡萄球菌是最常见的致病菌，但 G 组链球菌、流感嗜血杆菌、肺炎链球菌以及需氧菌和厌氧菌混合感染也是多关节感染的常见致病菌。多关节感染也常发生在特定的患者人群中，如新生儿和镰状细胞性贫血患者，或有奈瑟淋球菌、脑膜炎奈瑟球菌、沙门杆菌等微生物感染的患者[17]。

多种微生物感染（两种或两种以上细菌）的多关节炎在临床上很少见[18]。大关节较常受累。在报道的 5 例病例中，4 例有膝关节受累（双侧为 2 例），3 例有肘关节和腕关节受累，2 例有肩关节受累。受感染关节的平均数为 3 个。4 例病例（80%）出现菌血症，且都是由滑液中的同一病原菌引起。分离出的细菌大部分是化脓性关节炎的常见微生物。革兰氏阳性需氧菌和厌氧菌的混合感染较为常见。大多数病例（80%）的特征是：感染从受累关节向邻近局部蔓延，导致破坏性病变扩散，如骨髓炎、骨筋膜室综合征、脓肿或窦道形成。全身并发症包括感染性休克、多器官功能衰竭、中毒性休克综合征。在这个小型病例研究中，多细菌感染的多关节化脓性关节炎的死亡率达 60%[18]。

关节穿刺术联合关节内注射糖皮质激素类药物是治疗各种关节疾病的常用方法。关节内抽液和注药导致化脓性关节炎的病例较为少见，每 10 000 例注射仅发生 4 例[3]。关节镜手术是另一种治疗关节病的常用方法，并发化脓性关节炎的概率很低（<关节镜手术患者总数的 0.5%）[19]。凝固酶阳性和阴性葡萄球菌占到这些感染的 87% 以上。在极少数病例中，膝关节化脓性感染与前交叉韧带修复有关，组织异体移植物是感染的来源[20]。培养出的革兰氏阴性菌有：铜绿假单胞菌、柠檬酸菌属、产酸克雷白菌，以及金黄色葡萄球菌、粪肠球菌和铜绿假单胞菌杆菌的混合感染。

发病机制

急性细菌性关节炎常由淋球菌或非淋球菌引起。在淋球菌关节炎中，淋病奈瑟球菌细胞表面具有多种致病因子。淋病奈瑟球菌是通过丝状外膜附属器或菌毛附着于细胞表面。另一种外膜蛋白——蛋白 I——分为 IA 和 IB 两型。蛋白 IA 与宿主因子 H 结合，可灭活补体成分 C3b，阻止宿主补体系统激活[21]。蛋白 IA 还能阻止中性粒细胞内吞噬溶酶体的溶解，使吞噬细胞内的微生物存活。脂寡糖是一种与其他革兰氏阴性菌的脂多糖相似的淋球菌分子，具有内毒素活性，可导致淋球菌关节炎的关节破坏[22]。

金黄色葡萄球菌是引起非淋球菌关节炎的最常见细菌。金黄色葡萄球菌的致病力与其附着于关节内宿主组织、逃避宿主防御、引起关节破坏的能力有关。金黄色葡萄球菌的一些致病因子及作用机制如表 109-2 所示。微生物表面成分可识别黏附基质分子（microbial surface components recognizing adhesive matrix molecules，MSCRAMMs）使金黄色葡萄球菌更易进入关节内组织。MSCRAMs 包埋在金黄色葡萄球菌细胞壁的肽聚糖中（图 109-1）[23]。它们可以与宿主的胶原蛋白、纤维蛋白原、弹性蛋白、玻璃体结合蛋白、层粘连蛋白和纤维连接蛋白等基质蛋白结合。基因敲除的动物模型实验证明，与胶原结合蛋白的编码基因是金黄色葡萄球菌导致关节感染的一个重要致病因素[24]。许多金黄色葡萄球菌分离株也可表达纤维连接蛋白结合蛋白：FnbpA 和 FnbpB。如用基因敲除实验中断 FnbpA 和 FnbpB 的基因表达，则金黄色葡萄球菌完全不能黏附到纤维连接蛋白包被的表面上（例如人工关节）[25]。

几种金黄色葡萄球菌细胞表面蛋白的基因（如蛋白 A、纤维连接蛋白、凝固酶）以及外毒素 [如中毒性休克综合征毒素 -1（TSST-1）、肠毒素 B、蛋白酶和溶血素] 都由附属基因调节子（the accessory gene regulator，agr）调控[26]。当感染之初细胞数较少时，agr 基因能促使细胞产生黏附于宿主组织的细胞表面蛋白。一旦细菌进入到组织或矫形外科装置并从生长

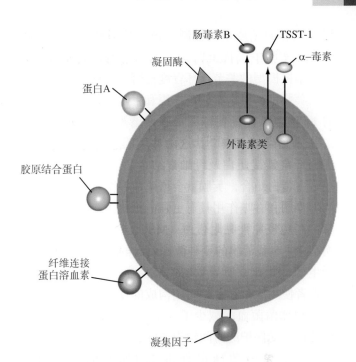

图 109-1　金黄色葡萄球菌的图解。agr 基因位点调控多种细胞表面蛋白（见正文）。当细胞浓度低时，agr 促进细胞表面蛋白的生成，而有利于黏附到组织。当细胞浓度高时，如感染已经确定时，agr 下调细胞表面蛋白的产生并激活外毒素的编码基因

的增殖期进入静止期时，agr 基因便会抑制细胞表面蛋白编码基因的表达，同时激活外毒素和破坏组织的胞外酶的编码基因。由于在不同感染时期的复杂效应，agr 基因抑制物或许减轻了组织破坏，但促进了更多的组织感染。这种效应可能与慢性感染有关，如发生于人工关节的感染。

黏附受体使金黄色葡萄球菌能够在宿主细胞（如成骨细胞、内皮细胞和中性粒细胞）内活动[27]。其从正常菌落表型转变为生长缓慢，具有耐药性，部分菌落具有表型变异的菌落，这一过程从一定程度解释了为什么机体会持续感染和复发[28]。细菌一旦进入细胞内，就可免于遭受宿主免疫系统和抗菌药物的破坏。黏附到关节组织后，细菌可激活宿主的免疫应答。调理作用和吞噬作用是清除病原菌的重要防御机制。金黄色葡萄球菌的两种致病因子——蛋白 A 和荚膜多糖——能干扰这些防御机制。蛋白 A 通过与 IgG 的 Fc 段结合干扰补体结合。蛋白 A 被称为 B 细胞的超抗原，因为人类 30% 的 B 细胞表达 Fab 介导的蛋白 A 的结合分子[29]。蛋白 A 可与 B 细胞结合而激活 B 细胞，随后 B 细胞因凋亡而耗竭[30]。这一过

表 109-2　金黄色葡萄球菌的致病因子和其作用机制

致病因子	作用机制
胶原结合蛋白	与胶原结合
凝集因子 A 和 B	与纤维蛋白原结合
纤连蛋白结合蛋白 A 和 B	与纤连蛋白结合
荚膜多糖	抗吞噬
蛋白 A	与 IgG 可结晶部分碎片结合
中毒性休克综合征毒素 -1	超抗原
肠毒素	超抗原

程可能影响免疫系统控制金黄色葡萄球菌感染的能力。在实验中干扰蛋白 A 的编码基因，变种菌株引起的小鼠模型的关节破坏程度比野生菌株轻[31]。

荚膜多糖可干扰调理作用和吞噬作用。在已报道的 11 种金黄色葡萄球菌荚膜血清型中，5 型和 8 型占临床感染的 85%[32]。这两型荚膜较薄，更易与宿主的纤维连接蛋白及纤维素结合[33]。一旦它们与这些宿主蛋白结合，荚膜就会增殖成厚荚膜，使细菌对调理作用和吞噬作用具有更强的抵抗力。厚荚膜还可隐藏高免疫原性黏附蛋白（MSCRAMMs）[34]。在鼠模型中，5 型荚膜的变种菌株引起的感染率较低，与野生菌株相比，所导致的关节炎症也较轻微[35]。血透患者使用 5 型和 8 型多糖构成的疫苗其结果是金黄色葡萄球菌菌血症减少了一半以上[36]。单次疫苗接种使宿主受保护的时间约为 40 周。

金黄色葡萄球菌外毒素（如 TSST-1 和肠毒素）作为超抗原，可与宿主主要组织相容性复合体（major histocompatibility complex，MHC）II 类分子及 T 细胞受体（T cell receptor，TCR）结合，使某些 T 细胞克隆扩增和活化。这种活化可激发多种细胞因子释放，包括白介素 -2（interleukin-2，IL-2）和肿瘤坏死因子 -α（tumor necrosis factor-α，TNF-α）[37]。这些细胞因子的产生可导致全身的中毒症状和关节破坏。激活的 T 细胞先增殖，然后可能通过细胞凋亡而消失，从而导致免疫抑制[38]。细胞内未被炎症反应杀伤的细菌就可能导致爆发性或持续性感染。向小鼠体内注入没有 TSST-1 和肠毒素的金黄色葡萄球菌，很少引起关节炎，即使引起关节炎，也比注入野生株金黄色葡萄球菌引起的轻[37]。用没有超抗原性功能的变异重组型肠毒素 A 免疫小鼠，可使死亡率明显下降[39]。

当关节腔内细菌感染时，宿主会释放多种细胞因子和炎症介质。最先释放到关节间隙内的是 IL-1β 和 IL-6，使炎症细胞聚集。中性粒细胞和巨噬细胞可吞噬大量侵入的细菌，同时释放其他细胞因子，包括 TNF-α、IL-1、IL-6 和 IL-8。在金黄色葡萄球菌引起关节炎的兔模型中，用单克隆抗体可阻断 TNF-α，用 IL-1 受体拮抗体可阻断 IL-1，同时给予细胞因子抑制剂和金黄色葡萄球菌，能阻止 80% 的白细胞关节内浸润[40]。但如果在感染发生 24 小时后给予相同抑制剂，则无法阻止白细胞浸润，这提示 TNF-α 和 IL-1 在金黄色葡萄球菌导致的关节炎早期发挥着重

要作用。在感染发生后的几天，IFN-γ 的释放与 T 细胞聚集有关。在金黄色葡萄球菌化脓性关节炎的小鼠模型中，IFN-γ 与关节炎加重有关，另一方面，它也能保护机体免于发生败血症[41]。宿主早期的细胞因子反应可能有利于清除病原微生物、控制感染，但晚期的细胞因子反应可能会加重感染所致的破坏。

临床特征

非淋菌性化脓性关节炎的典型急性发作表现是疼痛，肿胀和活动受限。大关节最易受累。在成人中，膝关节受累占 50% 以上；髋关节，踝关节和肩关节受累不太常见[41]。在婴儿和儿童中，髋关节更易受累[42]。化脓性关节炎患者常有潜在的基础疾病和感染倾向，比如免疫缺陷状态、静脉注射药物、假体关节，或合并肿瘤、肾衰竭和 RA 等疾病的患者。表 109-3 列出了易患化脓性关节炎的危险因素[2,4,43]。

细菌性关节炎患者多出现发热，但少有寒战。老年患者可不出现发热。儿童化脓性关节炎常伴有发热、不适、食欲下降、易激惹和进行性不愿活动患

表 109-3 化脓性关节炎发展的危险因素

年龄 > 80 岁[2]
糖尿病[2]
膝部或髋部假体关节[2]
近期进行过关节手术[2]
皮肤感染[2]
既往化脓性关节炎[15]
近期关节内感染[5]
HIV 或 AIDS
静脉药物滥用
肾疾病末期血液透析
肝疾病晚期
血友病伴或不伴 AIDS
镰状细胞疾病
潜在恶性肿瘤
低 γ 球蛋白血症（易患支原体感染）[46]
晚期补体成分缺陷（易患奈瑟菌属感染）[45]
社会地位低且伴随疾病患病率高[15]

AIDS，适应性免疫缺陷综合征；HIV，人类免疫缺陷病毒

肢。体格检查主要表现为受累关节皮温升高、压痛、关节积液，主动活动和被动活动受限。对临床医生来说，RA 患者合并化脓性关节炎是一个很大的挑战，因为在许多病例，受累关节是化脓性关节炎还是 RA 病情恶化难以鉴别。RA 患者合并化脓性关节炎预后不良且死亡率高[44]。当怀疑为化脓性关节炎时，关节穿刺及滑液检查是最重要的诊断步骤。如果关节位置较深或抽吸滑液困难，可行 B 超或透视引导下针刺抽吸。

1%～3% 的淋病奈瑟球菌感染者可发生播散性淋球菌感染。女性播散性淋球菌感染是男性的 3 倍。女性更易感染的原因可能与她们更可能患有无症状或未经治疗的原发感染灶有关。细菌播散与宫内避孕器的使用有关，易发生在月经期、孕期和盆腔手术期[45]。淋病奈瑟球菌感染的患者中有 42%～85% 发生淋球菌性关节炎[46]。

淋球菌性关节炎是性生活活跃年轻成人发生急性单关节炎的最常见原因。在 20 世纪 70 年代，它占北美所有化脓性关节炎和腱鞘炎病例的近 2/3。淋球菌感染的清除依赖于有效的补体介导的免疫应答。终末补体（C5-C8）缺乏的个体感染风险更高[47].

典型的淋球菌关节炎通常以两种方式之一的形式表现。一种表现为发热、寒战、水疱脓疱样皮肤病变、腱鞘滑膜炎和多关节痛。血培养通常为阳性，而滑液培养却很少呈阳性。淋病奈瑟球菌可以在生殖器、肛门、咽部培养出。腕、指、踝、趾多发性腱鞘炎是此种播散性淋球菌感染的特征性表现，可与其他形式的感染性关节炎相鉴别。淋球菌关节炎的另一种典型表现是局部关节炎，缺乏淋球菌感染的全身症状，临床表现与非淋球菌关节炎相似。患者有化脓性关节炎，通常累及膝关节、腕关节、踝关节，多个关节可同时感染，关节滑液培养一般呈阳性[46]。

诊断和诊断试验

每当怀疑细菌性关节炎时，最重要的诊断手段是关节穿刺和滑液检查。不能够立即明确诊断的炎性关节炎都应行关节穿刺和滑液分析。而具有痛风病史或 RA 反复发作证据的患者可能不需要立即行关节穿刺术。但是，如果决定对感染以外的诊断进行治疗，临床医生应该仔细跟进并重新评估感染过程。如果关节位置较深或抽吸滑液困难，可行 B 超或 X 线透视引导下针刺抽吸。

正常关节内有少量滑液，清亮、黏稠，含极少量的白细胞。滑液中蛋白浓度约为血浆中蛋白浓度的 1/3，滑液中葡萄糖浓度与血浆中接近。感染性滑液常为脓性，白细胞计数升高，一般高于 $5 \times 10^4/mm^3$，且常超过 $1 \times 10^5/mm^3$，主要是多形核细胞。滑液中葡萄糖、乳酸脱氢酶以及总蛋白水平对诊断化脓性关节炎的价值有限。尽管滑液中葡萄糖浓度降低（低于 40mg/dl，或低于血浆中葡萄糖浓度的一半）和乳酸脱氢酶升高提示细菌感染，但都不足以作为诊断化脓性关节炎的敏感性或特异性指标[48]。图 109-2 列出了滑液分析的步骤，表 109-4 列出了化脓性关节炎的鉴别诊断和假性化脓性关节炎的已知病因[49]。

只有从关节穿刺液的革兰氏染色涂片上找到细菌或从滑液中培养出细菌才能确诊细菌性关节炎。未经抗生素治疗的非淋球菌关节炎其滑液培养的阳性率为 70%～90%[4,50]。化脓性关节炎血培养的阳性率为 40%～50%，约 10% 的病例血培养是确定病原菌的唯一方法[51-52]。关节外的感染部位有时能为寻找关节感染的病原微生物提供线索。例如，化脓性关节炎与肺炎链球菌性肺炎、大肠埃希杆菌引起的尿路感染、葡萄球菌或链球菌引起的蜂窝织炎有关。滑液涂片革兰染色能识别出 50%～75% 的革兰氏阳性球菌，但革兰氏阴性菌的识别率在经培养证实的病例中不到 50%[50]。

炎性标志物如红细胞沉降率、C 反应蛋白和白细胞通常会升高，但敏感性低，且阴性不能排除化脓性关节炎的诊断[43,53]。将降钙素原即降钙素肽前体作为化脓性关节炎的生物学标志物目前被广泛研究[54]。细菌感染后降钙素原水平升高，一旦细菌感染得到控制，其水平就会快速恢复，直至正常。与 ESR 和 CRP 不同，降钙素原水平在许多其他炎症条件下不会升高，如痛风、系统性红斑狼疮或成人 Still 病[55]。此外，此指标水平不受 NSAIDs 药物或糖皮质激素的影响。据推测，从细菌释放的细胞因子和内毒素能够抑制降钙素原向降钙素的转化。病毒感染与降钙素原升高无关，因为病毒会刺激 IFN 的释放，从而阻断人体细胞中降钙素原的产生。大部分降钙素原是在非甲状腺组织中产生的。因此，在患有细菌感染的甲状腺切除术后患者中可能发生降钙素原升高。在健康个体中，血清降钙素原水平低于 1 ng/ml。一项荟萃分析提示降钙素原大于 0.5 ng/ml 对于诊断化脓性关节炎

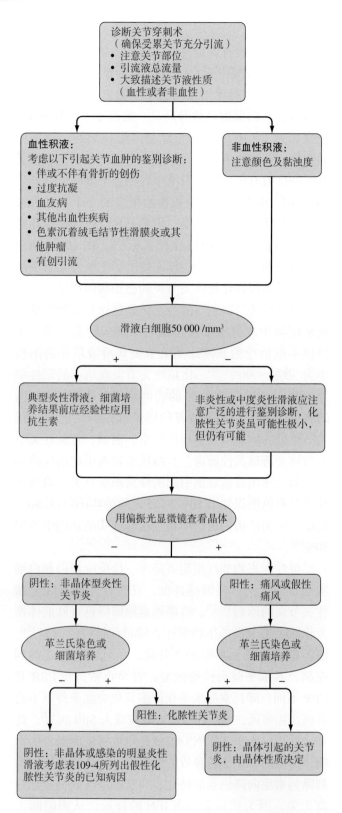

图 109-2 化脓性关节炎滑液分析流程。WBC，白细胞

表 109-4 化脓性关节炎的鉴别诊断和假性化脓性关节炎的已知病因[*]

未完全治疗的化脓性关节炎
类风湿关节炎
幼年型类风湿关节炎
痛风
假性痛风
磷灰石相关关节病
反应性关节炎
银屑病关节炎
系统性红斑狼疮
镰状细胞疾病
透析相关性淀粉样变
暂时性髋关节滑膜炎
植物刺伤性滑膜炎
转移癌
色素沉着绒毛结节性滑膜炎
关节积血
神经病性关节病
海兰注射后滑膜炎

[*] 培养阴性的炎性滑膜炎称为假性化脓性关节炎。典型感染性滑液分析显示白细胞（WBCs）$\geqslant 5 \times 10^4/mm^3$，且常超过 $1 \times 10^5/mm^3$（Data from Dubost JJ, Soubrier M, De Champs C, et al: No changes in the distribution of organisms responsible for septic arthritis over a 20 year period. Ann Rheum Dis 61:267-269, 2002; Weston VC, Jones AC, Bradbury N, et al: Clinical features and outcome of septic arthritis in a single UK health district 1982-1991. Ann Rheum Dis 58:214-219, 1999; and Coakley G, Mathews C, Field M, et al; British Society for Rheumatology Standards, Guidelines and Audit Working Group: BSR & BHPR, BOA, RCGP and BSAC guidelines for management of the hot swollen joint in adults. Rheumatology (Oxford) 45:1039-1041, 2006.）

关节炎。

皮肤病变处的淋病奈瑟球菌培养通常为阴性，滑液培养的阳性率不到50%，血培养的阳性率低于1/3，这可能与淋病奈瑟球菌的培养条件要求较高有关。但是其他部位如尿道、宫颈、直肠、咽部的标本，如泌尿生殖器的淋病奈瑟球菌却通常容易培养阳性。在滑液培养阴性的疑似淋球菌关节炎的病例中，聚合酶链反应（polymerase chain reaction，PCR）技术能探查出滑液中淋球菌的 DNA，但遗憾的是这种技术尚未标准化和广泛应用[57]。

有阳性提示，而小于 0.3 ng/ml 则可基本排除，其特异性和敏感性为90%[56]。在这项荟萃分析中，降钙素原比 CRP 更敏感和特异的用于诊断或排除化脓性滑液培养时，滑液应直接送入实验室，可置于常规肉汤固体培养基上，也可接种于需氧或厌氧的血培养瓶中。与标准技术相比，接种 5 ～ 10 ml 至培养瓶中或更少量的滑液至分离管中，可以提高培养的阳性率[58-59]。与普通琼脂培养相比，使用专门的收集及检验系统能明显提高培养的阳性率，且污染更少[60]。

在感染早期，化脓性关节炎的 X 线平片表现一般正常，但为了寻找其他疾病或邻近骨髓炎的证据，应摄片以获取基础数据。X 线片通常显示一些炎性关节炎的非特异性改变，包括关节周围的骨量减少、关节积液、软组织肿胀以及关节间隙消失。随着感染的进一步发展，将出现骨膜反应、关节中间或边缘侵蚀和软骨下骨的破坏。骨性强直是化脓性关节炎的晚期后遗症。股骨头脱位及半脱位是新生儿髋关节感染的独特表现[61]。

超声检查是一种发现髋关节等深部关节积液、引导关节穿刺的首选方法，这种方法同样也适用于其他关节，如膝关节的腘窝囊肿、肩关节、肩锁关节（acromioclavicular，AC）、胸锁关节（sternoclavicular，SC）等。^{99m} 锝三相骨扫描常用于诊断儿童干骺端骨髓炎和股骨头缺血性坏死。全身骨扫描在幼儿中更常用，因为除了局灶症状，在这个年龄阶段，化脓性关节炎和骨髓炎可能是多灶性的[62]。在各年龄段的化脓性关节炎中，关节早期的"血池"相及延迟相中都可看到关节周围摄取增多。但是骨扫描仅能提供非特异性信息，而不能区分化脓性关节炎和其他非感染因素引起的关节炎。在关节炎的诊断中，骨扫描比 X 线平片更加敏感，因为放射性核素摄取异常先于 X 线平片上骨形态改变出现。因此，解释骨扫描的结果必须考虑相关的临床背景并得到明确关节或骨感染的微生物诊断资料的支持。

在难以估计关节的其他情况或关节解剖结构复杂时，CT 和 MRI 能有效地显示感染的范围[63]。MRI 早期检测关节液的敏感度很高，并且对软组织结构和软组织脓肿的显影优于 CT。这两种成像技术都能在早期显示骨侵蚀、软组织的范围，而且都有助于进行肩关节、髋关节、肩锁关节[64]、胸锁关节、骶髂关节以及椎小关节平面的关节穿刺。MRI 的表现如骨髓反应，提示继发性骨髓炎的存在，它能使化脓性关节炎恶化。当怀疑多个关节受累时，三相骨扫描为首选的检查方法。

治疗

临床上完善化脓性关节炎的相关检查且进行适当的细菌培养后，应该马上采取治疗措施。在培养结果出来之前，对临床上高度怀疑关节感染而暂未确诊的患者应开始抗生素治疗。如果延迟治疗，关节内的感染就会更加难以控制，将造成关节软骨的永久性破坏。如果不治疗，关节内的感染就有机会通过血行途径扩散到身体的其他部位而影响广泛，治疗会更为困难。

无论感染关节是自身关节还是人工假体关节，治疗都应遵循体腔感染的治疗原则：必须使用抗生素治疗并充分引流感染的密闭腔隙。临床背景与之前的实验室资料有助于抗生素的选择。宿主因素、关节外其他部位感染、滑液的革兰氏染色涂片都是早期选用抗生素的最佳指导。表 109-5 和表 109-6 分别列出了成人[53]及儿童[65]可选用的抗生素。

如果在患者滑液中发现革兰氏阳性球菌，或者医生怀疑有来自皮肤的葡萄球菌感染，则是窄谱抗生素的应用指征。如果患者可能对甲氧西林耐药，则选用耐青霉素酶的青霉素或万古霉素。如果滑液提示革兰氏阴性菌感染或患者有肾感染，则选用针对大肠杆菌和其他普通尿路感染病原体的特异性抗生素（如氨苄西林、头孢类抗生素）。当健康年轻的性生活活跃个体发生社区获得性化脓性关节炎且关节液涂片革兰氏染色没有发现细菌时，能覆盖淋球菌的头孢曲松是合理的选择。如果滑液中发现革兰氏阳性球菌，万古霉素应作为经验治疗选择，因为现在大部分社区获得性金黄色葡萄球菌感染为甲氧西林耐药性[66]。在培养结果出来前，合理的经验性抗感染治疗是：选择能覆盖淋球菌、金黄色葡萄球菌和链球菌的头孢曲松加万古霉素。对年老体弱患者或性传播疾病低危人群，如果其滑液涂片革兰氏染色为阴性，应首先选用抗多种病原菌（包括金黄色葡萄球菌，链球菌和革兰氏阴性杆菌）的广谱抗生素。经典的治疗方案是：联合使用抗葡萄球菌类抗生素（如万古霉素）加三代头孢类（如头孢曲松）。

一旦细菌培养和药敏结果出来，应根据结果及时改用最有效、最安全、最窄谱的抗生素治疗。早期治疗首选胃肠外途径给药，如果口服药物能够达到并维持有效的血药浓度，那么之后可以改为口服给药。由于抗生素可以从血液自由扩散至滑液，所以没有证据

表 109-5 成人抗生素的选择和使用

滑液革兰氏染色	微生物	抗生素	剂量
革兰氏阳性球菌（簇）	金黄色葡萄球菌（甲氧西林敏感型）	萘夫西林 / 苯唑西林	2 g IV q4h 或者 12 g qd 持续输注
		或	
		头孢唑林	1 ～ 2 g IV q8 h
	金黄色葡萄球菌（甲氧西林耐药型）	万古霉素	15 mg/kg IV q12 h*（血药谷浓度为 15 ～ 20 μg/ml）
		或	
		达托霉素	6 ～ 8 mg/kg q24 h
		或	
		利奈唑胺	600 mg IV q12 h
革兰氏阳性球菌（链状）	链球菌	青霉素	200 万～ 400 万单位 IV q4 h 或 1800 ～ 2400 万单位 qd 持续静点
		或	
		头孢唑林	1 ～ 2g IV q8 h
革兰氏阴性双球菌	淋病奈瑟球菌	头孢曲松	2 g IV q24 h
		或	
		头孢噻肟	1 g IV q8 h
		或	
		环丙沙星	400 mg IV q12 h
革兰氏阴性杆菌	肠杆菌属（大肠杆菌、变形杆菌属，沙雷菌属）	头孢曲松	2 g IV q24 h
		或	
		头孢噻肟	2 g IV q8h
		或	
		厄他培南	1 g IV qd
	假单胞菌	头孢吡肟	2 g IV q12 h
		或	
		哌拉西林他唑巴坦	3.375 g IV q6 h 或 3.375 g IV q8 h 输注超过 4 h 或 14 g qd 连续输注
		或	
		亚胺培南	500 mg IV q6 h
		加	
		美罗培南	1 ～ 2 g IV q8 h
		加	
		庆大霉素 / 妥布霉素	7 mg/kg IV qd
多重感染	金黄色葡萄球菌，链球菌，革兰氏阴性杆菌	萘夫西林 / 苯唑西林*	2 g IV q4h 或者 12g qd 持续输注
		加	
		头孢曲松	2 g IV q24h
		或	
		头孢噻肟	2 g IV q24h
		或	
		环丙沙星	400 mg IV q12h

* 若青霉素过敏，则采用万古霉素 + 三代头孢类或环丙沙星

IV，静脉注射；qd，每天；q4h，每 4 小时；q6h，每 6 小时；q8h，每 8 小时；q12h，每 12 小时；q24h，每 24 小时

支持关节内给药是治疗化脓性关节炎的必须或首选方法。在不能确定疗效的病例中，可通过测定血清或滑液中抗生素水平了解药物浓度是否达到治疗水平。

大多数青霉素，头孢菌素（不包括头孢曲松）和碳青霉烯类（不包括厄他培南）的半衰期短，需要频繁给药（即每 4 ～ 8 小时）。延长或连续输注治疗使

表 109-6　儿童抗生素的选择和使用

年龄	可能的病原体	抗生素	用量［mg/（kg·d）］	剂量/天
新生儿	金黄色葡萄球菌，B 组链球菌，革兰氏阴性杆菌	萘夫西林加	100	4
		头孢噻肟或	150	3
		庆大霉素	5～7.5	3
儿童（＜5 岁）	金黄色葡萄球菌；流感嗜血杆菌*；A 组链球菌；肺炎链球菌	萘夫西林†加	150	4
		头孢噻肟或	100～150	3～4
		头孢曲松或	50	1～2
		头孢呋辛	150～200	3～4
儿童（＞5 岁）	金黄色葡萄球菌，A 组链球菌	萘夫西林†或	150	4
		头孢唑林	50	3～4
青少年（性生活活跃）	潜伏病原体，淋病奈瑟球菌	头孢曲松	50	1～2

* 用 Hib 疫苗完全免疫后，儿童中的发病率降低
† 如果患者对青霉素过敏，可选用的药物包括万古霉素［40 mg/（kg·d），分 4 次使用］或克林霉素［20～40 mg/（kg·d），分 4 次使用］（Modified from Gutierrez KM: Infectious and inflammatory arthritis. In Long SS, Pickering LK, Prober CG, editors: Principles and practice of pediatric infectious diseases, ed 2, New York, 2002, Churchill Livingstone, pp 475-481.）

药物的水平维持在最小抑制浓度（MIC）以上更长的时间，从而改善临床结果并为患者和护理人员提供更多便利，特别是在门诊或家庭健康环境中。选择性的延长和连续输注剂量如图 109-3 所示。门诊治疗化脓性关节炎越来越多地选择使用每日一次的药物，例如头孢曲松和厄他培南。由于蛋白结合率高，这些药物可能不适合病态肥胖患者。

在初期进行关节腔穿刺行滑液分析后，绝大多数化脓性关节炎对恰当的抗生素治疗反应良好。在感染性关节炎的实验中，早期使用抗生素治疗能减少胶原的丢失和关节表面的破坏，而将开放性外科引流需求减小到最低[67]。目前一致认为，对感染关节及时充分的引流对降低关节功能丧失的风险至关重要，但是对何为最好的关节引流方法仍有争议[68]。

回顾性研究显示，与开放性外科引流相比，每天对感染关节进行针刺抽吸能更好地保存关节功能，尽管后者的总体死亡率更高[69-70]。对针刺抽吸死亡率高这一现象的一种解释是：选择每日抽吸的患者比适合进行外科开放引流患者的合并症多[69]。如果在连续抽吸的过程中，滑液细胞计数和多形核细胞比例不断下降，那么抗感染治疗可能已经起效[13,71]。如果出现以下几种情况，则应马上选择外科引流：穿刺抽液存在技术上的困难（如在髋关节或肩关节）或关节无法得到彻底的引流，关节积液不能及时消除，关节液的杀菌治疗延误，感染的关节之前已被类风湿疾病破坏，感染的滑膜组织或骨骼需行清创术[13,50,72]。关节镜的出现，凭借其降低外科死亡率的优势已替代了关节切开术，且其伤口愈合更快，康复时间缩短[73]。近期，一例来自英国的回顾性分析表明，大多数患者可通过反复抽液痊愈，而不需要外科引流（关节镜或关节切开术）[74]。虽然统计学差异不明显，但药物治疗确实能给住院期间的患者带来更完全的治愈和更少的功能状态恶化。另一项针对 20 例患有自体髋关节化脓性关节炎患者的研究表明，对于有临床症状，尤

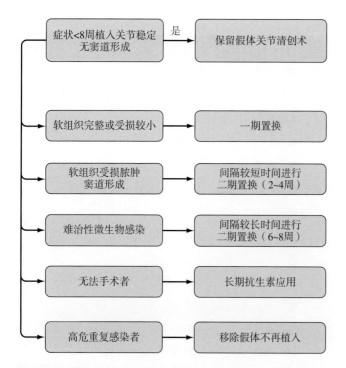

图 109-3 假体关节感染的治疗流程（Modified from Trampuz A, Zimmerli W: Prosthetic joint infections: update in diagnosis and treatment. Swiss Med Wkly 135:243-251, 2005.）

其是持续时间大于 3 周的患者，预示需行关节切除成形术[75]。这些结果强调了对外科介入治疗要谨慎选择。

抗生素治疗化脓性关节炎的最佳疗程尚无前瞻性研究。对于淋病奈瑟球菌引起的自体关节感染，头孢曲松治疗时间为 1 周。对于非淋球菌引起的化脓性关节炎，根据类型、微生物敏感性和是否存在骨髓炎，疗程为 2 ～ 6 周。若使用长效抗生素（4 ～ 6 周疗程），在临床症状改善、炎性标志物下降、口服抗生素对敏感微生物有效时，肠外抗生素治疗需在 2 周后改为口服抗生素治疗[52]。对于由敏感微生物引起的、无并发症的自身关节感染，抗生素治疗时间较短，约 2 周；而对于自身关节感染严重且免疫力低下的患者，治疗时间需延长至 4 ～ 6 周。对于流感嗜血杆菌、链球菌和革兰氏阴性球菌引起的化脓性关节炎，抗生素治疗时间通常是 2 周；葡萄球菌所致的化脓性关节炎的疗程需 3 ～ 4 周；肺炎球菌或革兰氏阴性杆菌感染的疗程至少要持续 4 周[76-77]。

在治疗疾病的最初几天，通过外固定制动受累关节及有效的止痛剂能减轻患者的痛苦。一旦患者能够耐受感染关节运动，应尽快进行物理治疗。开始为被动活动，然后逐渐过渡到主动活动。因为早期积极的

活动度训练有益于关节功能的最终恢复。矫形外科医生和物理治疗师早期参与治疗有利于选择最佳的引流方法并使关节功能得到最大限度的恢复[78]。

人工假体关节感染

全关节置换是 20 世纪医学界的重大进步之一，在 21 世纪仍在蓬勃发展。假体关节感染虽不常见，但却是关节置换术的严重并发症。2010 年在美国完成了超过 700 000 例膝关节置换术（TKA）和 33.2 万例全髋关节置换术（THA）[79]。关节成形术不断完成，预计到 2030 年，美国每年将进行近 400 万例关节成形术（350 万例 TKA 和 572 000 例 THA）。除髋关节和膝关节置换术外，肩部，肘部和踝关节置换术也越来越常见，尤其是 RA 患者。关节成形术的感染率在工业化国家之间差异很大。来自美国的数据显示，关节成形术感染率为 2% ～ 2.2%[80]，而欧洲国家报告膝关节和髋关节的感染率分别为 0.8% 和 1.2%[81]。在美国，与髋关节和膝关节成形术相比，肘部感染率较高（3.3%），肩关节（1.3%）的关节感染率较低（1.3%）[82-83]。与初始关节成形术相比，关节修复成形术的患者感染率更高（髋关节为 3%，膝关节为 6%）[84]。与骨关节炎患者相比，RA 患者的感染风险大约高出 2 倍。

人工假体关节感染（PJI）的风险与多种因素有关。在一项纳入 56216 例全膝关节置换术的回顾性研究中，最重要的感染危险因素包括：①骨坏死 [风险比（HR），3.65]；②创伤后关节炎（HR，3.23）；③男性（HR，1.89）；④美国麻醉医师协会（ASA）评分为 3 分或以上（HR，1.65）；⑤体重指数为 35 或以上（HR，1.47）；⑥糖尿病（HR，1.28）。手术风险因素包括股四头肌释放暴露（HR，4.76）和使用含抗生素的水泥（HR，1.53）[85]。由于存在合并症（如糖尿病和 RA），某些患者群体的感染风险明显增加。其他危险因素包括手术时间长、使用改善病情抗风湿药和吸烟[85-87]。

矫形置换术可以损伤宿主的防御能力。人工假体装置可削弱调理素活性并降低中性粒细胞的杀菌能力。多形核白细胞可将溶酶体酶和过氧化物释放到人工假体周围，导致组织损伤和局部血流阻断。吞噬细胞聚集到植入的假体周围可导致能抵抗感染的细胞更少。最后，聚甲基丙烯酸甲酯骨水泥能抑制中性粒细

胞和补体的功能，而且聚甲基丙烯酸甲酯聚合时所产生的热能可损伤邻近的皮质骨，造成无血管的坏死区域，而这是细菌生长的有利条件。置换术后，人工假体迅速被宿主蛋白所覆盖，这些蛋白包括白蛋白、纤维蛋白原和纤维连接蛋白。金黄色葡萄球菌带有大量宿主蛋白结合受体（MSCRAMMs），毋容置疑成为人工假体关节感染最常见的致病菌。有人工关节的患者发生金黄色葡萄球菌菌血症时，有近 1/3 的人会发生假体感染[88-89]。

影响感染发生的另一关键机制是：细菌具有形成覆盖假体表面的生物被膜的能力。生物被膜的定义是"紧密附着于表面的微生物细胞集合体，并被主要由多糖物质构成的基质所包绕"[90]。生物被膜的形成是一个自然过程。微生物可在内置的医疗设备、饮用水系统管道和活体组织内生长。表皮葡萄球菌尤其擅长于附着在人工假体关节等异物上并形成生物被膜。这些细菌少数来自患者的皮肤或黏膜，或者来自手术医生和医务人员的手，在植入假体时污染并转移到矫形外科装置上。葡萄球菌表面蛋白（staphylococcal surface protein，SSP）SSP-1 和 SSP-2 是一种伞状聚合物，便于表皮葡萄球菌黏附到聚苯乙烯上。表皮葡萄球菌能产生一种叫多糖/黏附素的物质，后者对于形成黏液这种细胞外基质非常重要。在兔的心内膜炎模型中发现，多糖/黏附素变异株比其野生株的毒力要弱[91]。

PJI 可分为早期感染（置换术后 3 个月内）、延迟感染（术后 3 ～ 24 个月）和晚期感染（置换术后 24 个月以后）。早期感染和延迟感染常与置换术时手术污染有关，而晚期感染常常是由细菌经血行播散至关节所致。大部分感染发生在关节置换的 2 年内。由于金黄色葡萄球菌的高致病力，它是绝大多数早期和晚期感染的致病菌（表 109-1）。金黄色葡萄球菌小集落突变株可能为人工假体植入后持久、反复感染的原因[92]。这些金葡菌亚种感染很难治愈，因为它们生长缓慢，且相对耐细胞壁活跃抗菌药物，抗叶酸药物（甲氧苄啶和磺胺甲恶唑）和氨基糖苷类药物。有人担心使用庆大霉素浸渍的聚甲基丙烯酸甲酯珠治疗假体关节感染的做法实际上可能选择性的使小菌落变异[92]。延迟感染通常是由毒力较弱的微生物引起的，如凝固酶阴性的链球菌和短棒菌苗属。然而这些低毒力的微生物也是最常见的皮肤污染菌，所以谨慎解释培养结果很重要。

临床上，假体关节感染的最常见症状是感染关节的疼痛。鉴别疼痛来自于关节假体机械性松动还是假体感染很困难。一般来说，假体松动而没有感染所致的疼痛发生在活动时，关节感染所致的疼痛在休息和活动时均出现。早期和晚期关节感染时，常出现发热和假体部位的皮温升高、红肿和积液，而这些在延迟假体感染时并不明显。临床表现的不同很可能代表着与这三类感染相关的最常见的微生物的毒力不同。当出现有脓性分泌物排出的窦道时，说明感染已累及植入物，是取出假体的指征。美国传染病学会（IDSA）发布了关于假体关节感染患者诊断和治疗的指南[93]。表 109-7 给出了 PJI 的分类标准。

在假体感染的诊断中，炎性标记物有不同的敏感性和特异性。在一项荟萃分析中，IL-6 和 CRP（分别为 97% 和 88%）比白细胞计数（WBC count）升高或 ESR（分别为 45% 和 75%）的敏感性更高[94]。和 WBC（87%）、CRP（74%）和 ESR（70%）的升高相比，IL-6 升高（91%）的特异性最高。关节成形术后炎性标志物升高，而它们恢复至正常水平的时间并不相同。IL-6 在手术后几天内恢复正常，CRP 水平可持续升高达 3 周，ESR 可持续几个月[94]。因此在可疑假体感染的患者中，较低或正常水平的 CRP 或 IL-6 有很好的阴性预测价值。目前 IDSA 指南推荐使用 CRP 和 ESR 监测已证实或疑似 PJI 的患者[93]。IL-6、TNF 和降钙素原检测前景可观，但尚未纳入现有指南[95]。因为血清降钙素原水平易于从当地医院或检验实验室获得，获得降钙素原结果可能更实际。连续 X 线可能有所帮助，出现骨膜反应和连接皮质的窦道对诊断有特异性。^{99m} 锝标记的亚甲基二膦酸盐骨扫描对诊断假体感染非常敏感，但缺乏特异性，因为在关节假体植入后最初 6 ～ 12 个月行骨扫描者都呈阳性。如果怀疑为晚期假体关节感染，骨扫描可能是有

表 109-7 假体关节感染的分类标准（PJI）

与假体相通的窦道存在是确切证据（B-Ⅲ）
在手术清创或假体移除时对假体周围组织的组织病理学检查证实急性炎症存在是高度可疑性证据（B-Ⅱ）
脓性感染存在但已除外其他可能的原因是确切证据（B-Ⅲ）
2 次或 2 次以上术中培养或联合术前抽吸术中培养标本，培养出相同致病菌是确切证据。单次组织活检或滑液分析证实致病菌存在（例如，金黄色葡萄球菌）也可证实（B-Ⅲ）

用的检查方法。因为金属植入物能使 CT 影像产生伪影，所以具有局限性。MRI 只能用于钛或钽材质的假体患者。IDSA 指南不建议对 PJI 的常规管理进行骨扫描，MRI，CT 扫描或正电子发射断层扫描[93]。

关节针刺抽吸有助于鉴别关节疼痛是感染所致还是非感染因素所致，对非 RA 患者尤其有用[93]。在一项研究中，滑液白细胞计数超过 1700/mm^3 诊断的敏感性为 94%，中性粒细胞分类超过 65% 诊断的敏感性则达 97%[96]。如果没有炎症性基础疾病如 RA，这两个指标的特异性分别为 88% 和 98%。滑液涂片革兰氏染色敏感性低（< 20%），但特异性高（> 97%）[93]。窦道分泌物培养无意义，除非培养出了金黄色葡萄球菌[97]。

外科手术时，通常至少留取三块组织标本，包括关节囊壁、滑膜衬里层、骨水泥界面、脓性分泌物或死骨片[93,98-99]，关节拭子敏感性低，应避免留取。如果患者无败血症或其他系统性疾病，抗生素治疗在外科修复手术前至少应中断 2 周。在留取组织标本培养前，应避免围术期的抗生素治疗[93]。采用这种方法培养出特定病原微生物的组织标本数目与感染概率呈正相关。如果所有标本培养均呈阴性，那么感染的概率小于 5%。如果三块或更多标本培养为阳性，感染的可能性超过 94%[99]。最后，假体关节的部位有助于对阳性培养结果进行解释。如从膝关节假体单一标本中分离出金黄色葡萄球菌比从肩关节假体获得同一微生物更有可能是污染。

对于近期接受过抗生素治疗的患者，在假体移出时可进行超声处理[100]。在过去 14 天接受过抗生素治疗的患者中，经超声处理清除细菌的移出假体的敏感性（75%）比假体周围组织（45%）的更高[101]。

假体关节感染的药物治疗一直都充满挑战性。存在生物被膜的微生物对抗生素有更强的抵抗力，其原因主要有几个方面。大多数抗生素充分渗透至生物膜层但却不抑制生物膜基质内细菌的生长。有生物被膜的微生物，包括金黄色葡萄球菌的菌群变异比普通悬浮微生物生长得更慢（即处于静止期生长），所以作用于快速分裂细菌的抗生素不能有效地治疗与医疗器械有关的感染，如万古霉素、青霉素、头孢菌素类[102]。利福平和氟喹诺酮类药物（特别是莫西沙星）可能更有效地作用于静止期的微生物[102]，所以 IDSA 指南推荐利福平与另一种药物联合治疗利福平敏感的金黄色葡萄球菌菌株[93]。尽管这一推荐基于

回顾性分析，但有证据表明接受利福平治疗的患者的临床结局有所改善[103-104]。目前尚不清楚新型抗葡萄球菌抗生素如利奈唑胺、达托霉素、特拉万星、头孢洛林、达巴万星、奥利万星和替加环素的作用[105]。有证据表明奥利万星可能具有抗金黄色葡萄球菌的菌群变异生物膜活性[106]。

晚期假体关节感染的治疗是综合性的。对于大多数患者来说，有效的治疗要求移除矫形装置，并联合使用抗生素。不将感染的人工假体移除可导致复发率增高，这可能与植入物的生物被膜形成有关。手术同时移除关节假体、清除感染骨并植入新假体与感染高复发率有关。研究表明，一期修复术或保留假体的清创术在某些情况下可能是有效的[107]。对于关节疼痛肿胀的症状少于 8 天[107] 或 3 周[108] 的患者和关节假体稳定、几乎不伴有软组织破坏及窦道的患者来说，如果手术前滑液培养为阴性，或培养出容易治疗的微生物（图 109-3），则适合进行保留关节假体的清创术[93,107,109]。多数患者的治疗分为两个阶段，先移除感染假体、清除感染骨，用抗生素浸渍的甲基丙烯酸甲酯隔离物固定关节并静滴抗生素 6 周（第 1 阶段），然后再植入新的假体（第 2 阶段）。这种方法的成功率约为 72% ～ 95%；髋关节及膝关节置换的成功率较高。导致治疗失败的危险因素包括前次关节修复，淋巴水肿与感染的存在，RA，窦道的存在以及 MRSA 感染[110]。在少数情况下，当去除感染人工装置风险太大、人工装置没有松动或口服抗生素可控制感染时，抗生素不一定需要持续应用[111]。

假体关节细菌感染的发病机制非常复杂。解剖、毒力和宿主因素均影响疾病的预后和治疗方法的选择。只有理解其中的相互作用，才可以找到更新的治疗方法和预防措施，如对择期关节置换术患者使用针对荚膜抗原或表面黏附素的疫苗。

假体关节感染的预防

术前评价患者是否存在牙周疾病等隐性感染及在关节置换前彻底清除所有感染已经成为共识。在围术期预防性使用抗生素能明显减少术后早期感染这一观点上也已达成共识并已成为常规。直到最近，在能引起短暂菌血症的诊疗操作（尤其是牙病）前预防性使用抗生素是否能防止晚期假体关节感染却很有争议。两项病例对照研究结果提示在低风险或高风险牙科手

术后，假体关节感染的风险没有增加 [112-113]。美国牙科协会和美国矫形外科医师学会于 2013 年发文指出：在牙病治疗期间预防性使用抗生素无可信根据 [114]。

与操作相关的菌血症所引起的晚期假体关节感染率极低，在每年每 10 万例全关节置换患者中仅有 10 ~ 100 例。但是，在进行所有可致短暂性菌血症的操作之前为所有关节置换患者提供抗生素治疗的费用却十分昂贵。这种预防性抗菌治疗的效果也尚不明确，而且成本 - 效果分析的结果也不一致 [115]。这些差异源于缺乏可靠数据的支持和计算中所用的假设不同。在感染风险最高的患者中，导致菌血症的侵入性操作有时能引起全关节置换的感染。因此有必要将预防性使用抗生素的利弊与患者协商，以便做出医患双方都满意的治疗方案。

大量研究显示，矫形手术前使用 TNF 抑制剂和 IL-6 抑制剂会增加感染风险。对 10 例术后感染患者的回顾性分析显示，TNF 抑制剂的使用与严重感染的发生显著相关（比值比为 4.4）[116]。一项对 2005 年有关 TNF 抑制剂的荟萃分析显示，应用 TNF 抑制剂发生严重感染的风险增加 [117]，所以美国风湿病学会和英国风湿病学会的指南建议在选择性关节成形术手术期间停用 TNF 抑制剂 [118-119]。应用 TNF 抑制剂时必须仔细权衡风险和益处，必须根据个体情况充分告知患者如何使用该药物。

结论

在 21 世纪，化脓性关节炎患者的患病年龄越来越大，易感因素与合并症也越来越多。随着人类寿命的延长和老年患者的增多，人工假体关节患者也逐渐增多，因此全关节置换发生感染的病例也逐渐增多。然而导致感染的病原菌并没有显著变化，葡萄球菌（44% ~ 66%）仍是最常见的致病菌，其次是链球菌（18% ~ 28%）和革兰氏阴性杆菌（9% ~ 19%）[5]。治疗化脓性关节炎的新挑战主要是如何改善预后，如何治疗耐药菌感染以及怎样改善预后不佳患者的宿主因素。

化脓性关节炎的治疗效果可通过死亡率、感染关节的功能改善程度或长期和短期疗效进行评价。在关节感染幸存者中，关节软骨丧失、丧失活动性或受累关节疼痛加剧都是功能预后不良的表现。患肢切除、需要手术融合关节或重建关节功能也表明预后不佳。

表 109-8　化脓性关节炎预后不良的相关因素

年老
之前存在关节炎，特别是类风湿关节炎，但也有骨关节炎和痛风性关节炎
存在合成材料（如全关节置换）
延误诊断或病程较长而未接受药物治疗
多关节感染，特别是受损关节 > 3 个，且手部小关节有受累
存在菌血症
高毒力或难治疗微生物引起的感染（如金黄色葡萄球菌、铜绿假单胞菌或一些革兰氏阴性杆菌）
正在接受免疫抑制治疗的患者
严重基础合并症（如肝、肾或心脏疾病）
存在外周白细胞增多症
肾功能恶化

Data from Christodoulou C, Gordon P, Coakley G: Polyarticular septic arthritis. BMJ 333:1107-1108, 2006; Shinefield H, Black S, Fattom A, et al: Use of a Staphylococcus aureus conjugate vaccine in patients receiving hemodialysis. N Engl J Med 346:491–496, 2002; and Shmerling RH, Delbanco TL, Tosteson ANA, et al: Synovial fluid tests: what should be ordered? JAMA 264:1009-1014, 1990.

大多数研究报道的是化脓性关节炎成年患者出院时的病情，但缺少长期随访资料。受累关节退行性病变的发生率、感染的复发和再发率、关节功能受损随时间的进展率都无详细研究。

许多回顾性研究描述了影响患者出院时预后不佳的典型特征（表 109-8）[14,43,120]。一项以社区调查为基础的前瞻性研究发现，在 154 名成人和儿童细菌性关节炎中，33% 的幸存者预后不佳。单变量因素分析显示，年老、已有其他关节疾病、假体关节感染都是预后不佳的因素 [120]。但患病年龄小、存在合并症、使用免疫抑制剂、功能等级、多关节感染、病原菌种类以及治疗延迟等因素与预后不佳没有相关性。英国一项大型的回顾性研究显示，在 243 例患者中 11.5% 死于化脓性关节炎，死于其他原因的占 31.6%。多因素分析显示，预测死亡的重要因素包括：就诊时临床表现复杂、年龄超过 65 岁、多关节感染和肘关节受累。预测的发病易感因素包括年龄大于 65 岁、糖尿病、开放性外科引流、除金黄色葡萄球菌外的革兰氏阳性菌感染 [51]。

本章的参考文献也可以在 ExpertConsult.com 上找到。

参考文献

1. Kaandorp CJE, Dinant HJ, van de Laar MAFJ, et al: Incidence and sources of native and prosthetic joint infection: a community based prospective survey. *Ann Rheum Dis* 56:470–475, 1997.
2. Kaandorp CJ, Van Schaardenburg D, Krijnen P, et al: Risk factors for septic arthritis in patients with joint disease: a prospective study. *Arthritis Rheum* 38:1819–1825, 1995.
3. Geirsson AJ, Statkevicius S, Vikingsson A: Septic arthritis in Iceland 1990–2002: increasing incidence due to iatrogenic infections. *Ann Rheum Dis* 67:638–643, 2008.
4. Mathews CJ, Weston VC, Jones A, et al: Bacterial septic arthritis in adults. *Lancet* 375:846–855, 2010.
5. Dubost JJ, Soubrier M, De Champs C, et al: No changes in the distribution of organisms responsible for septic arthritis over a 20 year period. *Ann Rheum Dis* 61:267–269, 2002.
6. Al Saadi MM, Al Zamil FA, Bokhary NA, et al: Acute septic arthritis in children. *Pediatr Int* 51:377–380, 2009.
7. Young TP, Mass L, Thorp AW, et al: Etiology of septic arthritis in children: an update for the new millennium. *Am J Emerg Med* 29: 899–902, 2011.
8. Adams WG, Deaver KA, Cochi SL, et al: Decline of childhood *Haemophilus influenzae* type b Hib disease in the Hib vaccine era. *JAMA* 269:221–226, 1993.
9. Goldenberg DL, Cohen AS: Acute infectious arthritis. *Am J Med* 60:369–377, 1976.
10. Schattner A, Vosti KL: Bacterial arthritis due to beta-hemolytic streptococci of serogroups A, B, C, F, and G: analysis of 23 cases and review of the literature. *Medicine* 77:122–139, 1998.
11. Duggan JM, Georgiadis G, VanGorp C, et al: Group B streptococcal prosthetic joint infections. *J South Orthop Assoc* 10:209–214, 2001.
12. Goldenberg DL, Brandt K, Cathcart E, et al: Acute arthritis caused by gram-negative bacilli: a clinical characterization. *Medicine* 53: 197–208, 1974.
13. Pioro MH, Mandell BF: Septic arthritis. *Rheum Dis Clin North Am* 23:239–258, 1997.
14. Dubost J, Fis I, Denis P, et al: Polyarticular septic arthritis. *Medicine* 72:296–310, 1993.
15. Christodoulou C, Gordon P, Coakley G: Polyarticular septic arthritis. *BMJ* 333:1107–1108, 2006.
16. Ho G Jr: Bacterial arthritis. In McCarty DJ, Koopman WJ, editors: *Arthritis and allied conditions*, ed 12, Philadelphia, 1993, Lea & Febiger, pp 2003–2023.
17. Gutierrez KM: Infectious and inflammatory arthritis. In Long SS, Pickering LK, Prober CG, editors: *Principles and practice of pediatric infectious diseases*, ed 2, New York, 2002, Churchill Livingstone, pp 475–481.
18. Gilad J, Borer A, Riesenberg K, et al: Polymicrobial polyarticular septic arthritis: a rare clinical entity. *Scand J Infect Dis* 33:381–383, 2001.
19. Armstrong RW, Bolding F, Joseph R: Septic arthritis following arthroscopy: clinical syndromes and analysis of risk factors. *Arthroscopy* 8:213–223, 1992.
20. Centers for Disease Control and Prevention: Septic arthritis following anterior cruciate ligament reconstruction using tendon allografts—Florida and Louisiana, 2000. *MMWR Morb Mortal Wkly Rep* 50:1081–1083, 2001.
21. Ram S, Mackinnon FG, Gulati S, et al: The contrasting mechanisms of serum resistance of *Neisseria gonorrhoeae* and group B *Neisseria meningitidis. Mol Immunol* 36:915–928, 1999.
22. Goldenberg DL, Reed JI, Rice PA: Arthritis in rabbits induced by killed *Neisseria gonorrhoeae* and gonococcal lipopolysaccharide. *J Rheumatol* 11:3–8, 1984.
23. Patti JM, Allen BL, McGavin MJ, et al: MSCRAMM-mediated adherence of microorganisms to host tissues. *Annu Rev Microbiol* 48:585–617, 1994.
24. Patti JM, Bremell T, Krajewska-Pietrasik D, et al: The *Staphylococcus aureus* collagen adhesin is a virulence determinant in experimental septic arthritis. *Infect Immun* 62:152–161, 1994.
25. Greene C, McDevitt D, Francois P, et al: Adhesion properties of mutants of *Staphylococcus aureus* defective in fibronectin-binding proteins and studies on the expression of fnb genes. *Mol Microbiol* 17:1143–1152, 1995.
26. Winzer K, Williams P: Quorum sensing and the regulation of virulence gene expression in pathogenic bacteria. *Int J Med Microbiol* 291:131–143, 2001.
27. Hudson MC, Ramp WK, Nicholson NC, et al: Internalization of *Staphylococcus aureus* by cultured osteoblasts. *Microb Pathog* 19:409–419, 1995.
28. Edwards AM: Phenotype switching is a natural consequence of *Staphylococcus aureus* replication. *J Bacteriol* 194:5404–5412, 2012.
29. Silverman GJ, Sasano M, Wormsley SB: Age-associated changes in binding of human B lymphocytes to a VH3-restricted unconventional bacterial antigen. *J Immunol* 151:5840–5855, 1993.
30. Palmqvist N, Silverman GJ, Josefsson E, et al: Bacterial cell wall-expressed protein A triggers supraclonal B-cell responses upon in vivo infection with *Staphylococcus aureus. Microbes Infect* 7:1501–1511, 2005.
31. Gemmell CG, Goutcher SC, Reid R, et al: Role of certain virulence factors in a murine model of *Staphylococcus aureus* arthritis. *J Med Microbiol* 46:208–213, 1997.
32. Albus A, Arbeit RD, Lee JC: Virulence of *Staphylococcus aureus* mutants altered in type 5 capsule production. *Infect Immun* 59:1008–1014, 1991.
33. Buxton TB, Rissing JP, Horner JA, et al: Binding of a *Staphylococcus aureus* bone pathogen to type I collagen. *Microb Pathog* 8:441–448, 1990.
34. Vandenesch F, Projan SJ, Kreiswirth B, et al: Agr-related sequences in *Staphylococcus lugdunensis. FEMS Microbiol Lett* 111:115–122, 1993.
35. Nilsson IM, Lee JC, Bremell T, et al: The role of staphylococcal polysaccharide microcapsule expression in septicemia and septic arthritis. *Infect Immun* 65:4216–4221, 1997.
36. Shinefield H, Black S, Fattom A, et al: Use of a *Staphylococcus aureus* conjugate vaccine in patients receiving hemodialysis. *N Engl J Med* 346:491–496, 2002.
37. Bremell T, Tarkowski A: Preferential induction of septic arthritis and mortality by superantigen-producing staphylococci. *Infect Immun* 63:4185–4187, 1995.
38. Renno T, Hahne M, MacDonald HR: Proliferation is a prerequisite for bacterial superantigen-induced T cell apoptosis in vivo. *J Exp Med* 181:2283–2287, 1995.
39. Nilsson IM, Verdrengh M, Ulrich RG, et al: Protection against *Staphylococcus aureus* sepsis by vaccination with recombinant staphylococcal enterotoxin A devoid of superantigenicity. *J Infect Dis* 180:1370–1373, 1999.
40. Kimura M, Matsukawa A, Ohkawara S, et al: Blocking of TNF-alpha and IL-1 inhibits leukocyte infiltration at early, but not at late stage of *S. aureus*-induced arthritis and the concomitant cartilage destruction in rabbits. *Clin Immunol Immunopathol* 82:18–25, 1997.
41. Zhao YX, Nilsson IM, Tarkowski A: The dual role of interferon-gamma in experimental *Staphylococcus aureus* septicemia versus arthritis. *Immunology* 93:80–85, 1998.
42. Goldenberg DL: Septic arthritis and other infections of rheumatologic significance. *Rheum Dis Clin North Am* 17:149–156, 1991.
43. Gupta MN, Sturrock RD, Field M: A prospective 2-year study of 75 patients with adult-onset septic arthritis. *Rheumatology (Oxford)* 40:24–30, 2001.
44. Nolla JM, Gomez-Vaquero C, Fiter J, et al: Pyarthrosis in patients with rheumatoid arthritis: a detailed analysis of 10 cases and literature review. *Semin Arthritis Rheum* 30:121–126, 2000.
45. Cucurull E, Espinoza LR: Gonococcal arthritis. *Rheum Dis Clin North Am* 24:305–322, 1998.
46. O'Brien JP, Goldenberg DL, Rice PA: Disseminated gonococcal infection: a prospective analysis of 49 patients and a review of pathophysiology and immune mechanisms. *Medicine (Baltimore)* 62:395–406, 1983.
47. Petersen BH, Lee TJ, Snyderman R, et al: *Neisseria* meningitis and *Neisseria gonorrhoeae* bacteriemia associated with C6, C7 and C8 deficiences. *Ann Intern Med* 90:917–920, 1979.
48. Shmerling RH, Delbanco TL, Tosteson ANA, et al: Synovial fluid

tests: what should be ordered? *JAMA* 264:1009–1014, 1990.

49. Perez-Ruiz F, Testillano M, Gastaca MA, et al: Pseudoseptic pseudogout associated with hypomagnesemia in liver transplant patients. *Transplantation* 71:696–698, 2001.

50. Goldenberg DL: Septic arthritis. *Lancet* 351:197–202, 1998.

51. Weston VC, Jones AC, Bradbury N, et al: Clinical features and outcome of septic arthritis in a single UK health district 1982–1991. *Ann Rheum Dis* 58:214–219, 1999.

52. Coakley G, Mathews C, Field M, et al: on behalf of the British Society for Rheumatology Standards, Guidelines and Audit Working Group: BSR & BHPR, BOA, RCGP and BSAC guidelines for management of the hot swollen joint in adults. *Rheumatology (Oxford)* 45:1039–1041, 2006.

53. Li SF, Henderson J, Dickman E, et al: Laboratory tests in adults with monoarticular arthritis: can they rule out a septic joint? *Acad Emerg Med* 11:276–280, 2004.

54. Foushee JA, Hope NH, Grace EE: Applying biomarkers to clinical practice: a guide for utilizing procalcitonin assays. *J Antimicrob Chemother* 67:2560–2569, 2012.

55. Hugle T, Schuetz P, Mueller B, et al: Serum procalcitonin for discrimination between septic and non-septic arthritis. *Clin Exp Rheumatol* 26:453–456, 2008.

56. Shen CJ, Wu MS, Lin KH, et al: The use of procalcitonin in the diagnosis of bone and joint infection: a systemic review and meta-analysis. *Eur J Clin Microbiol Infect Dis* 32:807–814, 2013.

57. Muralidhar B, Rumore PM, Steinman CR: Use of the polymerase chain reaction to study arthritis due to *Neisseria gonorrhoeae*. *Arthritis Rheum* 37:710–717, 1994.

58. von Essen R: Culture of joint specimens in bacterial arthritis: impact of blood culture bottle utilization. *Scand J Rheumatol* 26:293–300, 1997.

59. Yagupsky P, Press J: Use of the isolator 1.5 microbial tube for culture of synovial fluid from patients with septic arthritis. *J Clin Microbiol* 35:2410–2412, 1997.

60. Hughes JG, Vetter EA, Patel R, et al: Culture with BACTEC Peds Plus/F bottle compared with conventional methods for detection of bacteria in synovial fluid. *J Clin Microbiol* 39:4468–4471, 2001.

61. Bennett OM, Namnyak SS: Acute septic arthritis of the hip joint in infancy and childhood. *Clin Orthop* 281:123–132, 1992.

62. Mandell GA: Imaging in the diagnosis of musculoskeletal infections in children. *Curr Probl Pediatr* 26:218–237, 1996.

63. Sanchez RB, Quinn SF: MRI of inflammatory synovial processes. *Magn Reson Imaging* 7:529–540, 1989.

64. Widman DS, Craig JG, Van Holsbeeck MT: Sonographic detection, evaluation and aspiration of infected acromioclavicular joints. *Skeletal Radiol* 30:388–392, 2001.

65. Gutierrez KM: Infectious and inflammatory arthritis. In Long SS, Pickering LK, Prober CG, editors: *Principles and practice of pediatric infectious diseases*, ed 2, New York, 2002, Churchill Livingstone, pp 475–481.

66. Fridkin SK, Hageman JC, Morrison M, et al: Methicillin-resistant *Staphylococcus aureus* disease in three communities. *N Engl J Med* 352:1436–1444, 2005.

67. Smith RL, Schurman DJ, Kajiyama G, et al: The effect of antibiotics on the destruction of cartilage in experimental infectious arthritis. *J Bone Joint Surg Am* 69:1063–1068, 1987.

68. Manadan AM, Block JA: Daily needle aspiration versus surgical lavage for the treatment of bacterial septic arthritis in adults. *Am J Ther* 11:412–415, 2004.

69. Goldenberg D, Brandt K, Cohen A, et al: Treatment of septic arthritis: Comparison of needle aspiration and surgery as initial modes of joint drainage. *Arthritis Rheum* 18:83–90, 1975.

70. Broy S, Schmid F: A comparison of medical drainage (needle aspiration) and surgical drainage in the initial treatment of infected joints. *Clin Rheum Dis* 12:501–521, 1986.

71. Goldenberg DL, Reed JI: Bacterial arthritis. *N Engl J Med* 312:764–771, 1985.

72. Garcia-Arias M, Balsa A, Mola EM: Septic arthritis. *Best Pract Res Clin Rheumatol* 25:407–421, 2011.

73. Parisien JS, Shafer B: Arthroscopic management of pyoarthrosis. *Clin Orthop* 275:243–247, 1992.

74. Ravindran V, Logan I, Bourke BE: Medical vs surgical treatment for the native joint in septic arthritis: a 6-year, single UK academic centre experience. *Rheumatology (Oxford)* 48:1320–1322, 2009.

75. Matthews PC, Dean BJF, Medagoda K, et al: Native hip joint septic arthritis in 20 adults: delayed presentation beyond three weeks predicts need for excision arthroplasty. *J Infect* 57:185–190, 2008.

76. Ross JJ, Saltzman CL, Carling P, et al: Pneumococcal septic arthritis: review of 190 cases. *Clin Infect Dis* 36:319–327, 2003.

77. Smith JW, Chalupa P, Shabaz HM: Infectious arthritis: clinical features, laboratory findings and treatment. *Clin Microbiol Infect* 12:309–314, 2006.

78. Ho G Jr: How best to drain an infected joint: will we ever know for certain? *J Rheumatol* 20:2001–2003, 1993.

79. Centers for Disease Control and Prevention: *National Hospital Discharge Survey: 2010.* (Procedures by selected patient characteristics—number by procedure category and age.) <http://www.cdc.gov/nchs/fastats/inpatient-surgery.htm>. Accessed November 2014.

80. Kurtz SM, Lau E, Watson H, et al: Economic burden of periprosthetic joint infection in the United States. *J Arthroplasty* 27(Suppl 8):61–65, 2012.

81. European Centre for Disease Prevention and Control: *Surveillance of surgical site infections in Europe, 2008–2009.* Available at http://ecdc.europa.eu/en/publications/Publications/120215_SUR_SSI_2008-2009.

82. Voloshin I, Schippert DW, Kakar S, et al: Complications of total elbow replacement: a systematic review. *J Shoulder Elbow Surg* 20:158–168, 2011.

83. Singh JA, Sperling JW, Schleck C, et al: Periprosthetic infections after shoulder hemiarthroplasty. *J Shoulder Elbow Surg* 21:1304–1309, 2012.

84. Lidgren L, Knutson K, Stefansdottir A: Infection and arthritis: infection of prosthetic joints. *Best Pract Res Clin Rheumatol* 17:209–218, 2003.

85. Namba RS, Inacio MC, Paxton EW: Risk factors associated with deep surgical site infections after primary total knee arthroplasty: an analysis of 56,216 knees. *J Bone Joint Surg Am* 95:775–782, 2013.

86. Lamagni T: Epidemiology and burden of prosthetic joint infections. *J Antimicrob Chemother* 69(Suppl 1):i5–i10, 2014.

87. Tande AJ, Patel R: Prosthetic joint infection. *Clin Microbiol Rev* 27(2):302–345, 2014.

88. Murdoch DR, Roberts SA, Fowler VG, et al: Infection of orthopedic prostheses after *Staphylococcus aureus* bacteremia. *Clin Infect Dis* 32:647–649, 2001.

89. Sendi P, Banderet F, Graber P, et al: Periprosthetic joint infection following *Staphylococcus aureus* bacteremia. *J Infect* 63:17–22, 2011.

90. Donlan RM: Biofilms: microbial life on surfaces. *Emerg Infect Dis* 8:881–890, 2002.

91. Shiro H, Muller E, Gutierrez N, et al: Transposon mutants of *Staphylococcus epidermidis* deficient in elaboration of capsular polysaccharide/adhesin and slime are avirulent in a rabbit model of endocarditis. *J Infect Dis* 169:1042–1049, 1994.

92. Sendi P, Rohrbach M, Graber P, et al: *Staphylococcus aureus* small colony variants in prosthetic joint infection. *Clin Infect Dis* 43:961–967, 2006.

93. Osmon DR, Berbari EF, Berendt AR, et al: Diagnosis and management of prosthetic joint infection: clinical practice guidelines by the Infectious Diseases Society of America. *Clin Infect Dis* 56:e1–e25, 2013.

94. Berbari E, Mabry T, Tsaras G, et al: Inflammatory blood laboratory levels as markers of prosthetic joint infection: a systematic review and meta-analysis. *J Bone Joint Surg Am* 92:2102–2109, 2010.

95. Bottner F, Wegner A, Winkelmann W, et al: Interleukin-6, procalcitonin and TNF-alpha: markers of periprosthetic infection following total joint replacement. *J Bone Joint Surg Br* 89:94–99, 2007.

96. Trampuz A, Hanssen AD, Osmon DR, et al: Synovial fluid leukocyte count and differential for the diagnosis of prosthetic knee infection. *Am J Med* 117:556–562, 2004.

97. Mackowiak PA, Jones SR, Smith JW: Diagnostic value of sinus-tract cultures in chronic osteomyelitis. *JAMA* 239:2772–2775, 1978.

98. Del Pozo JL, Patel R: Infection associated with prosthetic joints. *N Engl J Med* 361:787–794, 2009.

99. Atkins BL, Athanasou N, Deeks JJ, et al: Prospective evaluation of criteria for microbiological diagnosis of prosthetic-joint infection at revision arthroplasty. The OSIRIS Collaborative Study Group. *J Clin Microbiol* 36:2932–2939, 1998.

100. Gomez E, Cazanave C, Cunningham SA, et al: Prosthetic joint infection diagnosis using broad-range PCR of biofilms dislodged from knee

and hip arthroplasty surfaces using sonication. *J Clin Microbiol* 50: 3501–3508, 2012.

101. Trampuz A, Piper KE, Jacobson MJ, et al: Sonication of removed hip and knee prostheses for diagnosis of infection. *N Engl J Med* 357:654–663, 2007.

102. Rose WE, Poppens PT: Impact of biofilm on the in vitro activity of vancomycin alone and in combination with tigecycline and rifampicin against *Staphylococcus aureus*. *J Antimicrob Chemother* 63:485–488, 2009.

103. Lora-Tamayo J, Murillo O, Iribarren JA, et al: A large multicenter study of methicillin-susceptible and methicillin-resistant *Staphylococcus aureus* prosthetic joint infections managed with implant retention. *Clin Infect Dis* 56:182–194, 2013.

104. Senneville E, Joulie D, Legout L, et al: Outcome and predictors of treatment failure in total hip/knee prosthetic joint infections due to *Staphylococcus aureus*. *Clin Infect Dis* 53:334–340, 2011.

105. Nguyen S, Pasquet A, Legout L, et al: Efficacy and tolerance of rifampicin-linezolid compared with rifampicin-cotrimoxazole combinations in prolonged oral therapy for bone and joint infections. *Clin Microbiol Infect* 15:1163–1169, 2009.

106. Garcia LG, Lemaire S, Kahl BC, et al: Pharmacodynamic evaluation of the activity of antibiotics against hemin- and menadione-dependent small-colony variants of *Staphylococcus aureus* in models of extracellular (broth) and intracellular (THP-1 monocytes) infections. *Antimicrob Agents Chemother* 56:3700–3711, 2012.

107. Marculescu CE, Berberi EF, Hanssen AD, et al: Outcome of prosthetic joint infections treated with debridement and retention of components. *Clin Infect Dis* 42:471–478, 2006.

108. Trampuz A, Zimmerli W: Prosthetic joint infections: update in diagnosis and treatment. *Swiss Med Wkly* 135:243–251, 2005.

109. Byren I, Bejon P, Atkins BL, et al: One hundred and twelve infected arthroplasties treated with 'DAIR' (debridement, antibiotics and implant retention): antibiotic duration and outcome. *J Antimicrob Chemother* 63:1264–1271, 2009.

110. Mortazavi SM, Vegari D, Ho A, et al: Two stage exchange arthro-plasty for infected total knee arthroplasty: predictors of failure. *Clin Orthop Relat Res* 469:3049–3054, 2011.

111. Stein A, Bataille JF, Drancourt M, et al: Ambulatory treatment of multi-drug resistant *Staphylococcus*-infected orthopedic implants with high-dose oral co-trimoxazole. *Antimicrob Agents Chemother* 42:3086–3091, 1998.

112. Berbari EF, Osmon DR, Carr A, et al: Dental procedures as risk factors for prosthetic hip or knee infection: a hospital-based prospective case-control study. *Clin Infect Dis* 50:8–16, 2010.

113. Skaar DD, O'Connor H, Hodges JS, et al: Dental procedures and subsequent prosthetic joint infections: findings from the Medicare Current Beneficiary Survey. *J Am Dent Assoc* 142:1343–1351, 2011.

114. Watters W, 3rd, Rethman MP, Hanson NB, et al: Prevention of orthopaedic implant infection in patients undergoing dental procedures. *J Am Acad Orthop Surg* 21:180, 2013.

115. Krijnen P, Kaandorp CJE, Steyerberg EW, et al: Antibiotic prophylaxis for haematogenous bacterial arthritis in patients with joint disease: a cost effective analysis. *Ann Rheum Dis* 60:359–366, 2001.

116. Giles JT, Bartlett SJ, Gelber AC, et al: Tumor necrosis factor inhibitor therapy and risk of serious postoperative orthopedic infection in rheumatoid arthritis. *Arthritis Care Res* 55:333–337, 2006.

117. Bongartz T, Sutton AJ, Sweeting MJ, et al: Anti-TNF antibody therapy in rheumatoid arthritis and the risk of serious infections and malignancies: systematic review and meta-analysis of rare harmful effects in randomized controlled trials. *JAMA* 295:2275–2285, 2006.

118. Ding T, Ledingham J, Luqmani R, et al: BSR and BHPR rheumatoid arthritis guidelines on safety of anti-TNF therapies. *Rheumatology* 49:2217–2219, 2010.

119. Saag KG, Teng GG, Patkar NM, et al: American College of Rheumatology 2008 recommendations for the use of non-biologic and biologic diseases-modifying antirheumatic drugs in rheumatoid arthritis. *Arthritis Rheum* 59:762–784, 2008.

120. Kaandorp CJE, Krijnen P, Moens HJB, et al: The outcome of bacterial arthritis: a prospective community-based study. *Arthritis Rheum* 40:884–892, 1997.

第 110 章

莱姆病

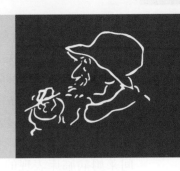

原著 Linda K. Bockenstedt

苏亚双 译　张凤肖 校

关键点

> 莱姆病经蜱传播，由伯氏疏螺旋体感染所致。
>
> 莱姆病具有一系列特征性的症状和体征，通常以皮肤损害移行性红斑起病。
>
> 早期诊断和治疗可以降低心脏炎、急性神经系统疾病和晚期疾病表现的发生率。
>
> 50% 以上的患者有肌肉关节症状，并且可出现于感染的各个时期，但是典型的关节炎是一种晚期征象。
>
> 在流行区生活、工作或到过流行区的患者出现伯氏疏螺旋体感染的症状和体征时，应考虑莱姆病的诊断。
>
> 在感染早期，双重（酶联免疫吸附测定和免疫印迹）血清学检测均可能呈阴性，但 1 个月后大多数患者转为阳性。
>
> 大多数患者经过 2 ~ 4 周的抗生素治疗可以痊愈，但疾病的消退时间可能会超出治疗期，且可能会发生不可逆的组织损伤。
>
> 在继发于莱姆病的关节炎患者中，不足 10% 的患者对抗生素不敏感，但改善病情抗风湿药治疗有效，通常关节炎在 5 年内缓解。
>
> 少数患者经抗生素治疗后出现莱姆病后综合征，在这些患者体内检测不到伯氏疏螺旋体。对照试验表明与安慰剂相比，延长抗生素治疗并无益处。

莱姆病（Lyme disease，LD）是经蜱传播由伯氏疏螺旋体（spirochete Borreliaurgdorferi）感染引起的多系统受累性疾病[1]。20 世纪 70 年代后期，在美国康涅狄格州莱姆镇进行的一项幼年型关节炎群体病例的研究使该病首次受到医学界的关注[2]。特征性的皮疹表现为单一或多发的移行性红色斑点，常预示关节炎的发生。这种被称为移行性红斑（erythema migrans，EM）的皮疹在欧洲与硬蜱的叮咬及后续发生的神经病变有关[3]。进一步研究发现，关节炎是累及皮肤、心脏、关节和神经系统的多系统疾病的临床表现之一。1982 年，Burgdorfer 从硬蜱中分离出病原体，即伯氏疏螺旋体[4]。莱姆病患者可产生针对该病原体的抗体，且皮肤和脑脊液（cerebrospinal fluid，CSF）的培养证据证实了该病是一种感染性疾病[5]。它是目前美国最常见的虫媒传播性疾病[1]。

莱姆病的生态学和流行病学

莱姆病呈全球性分布，报道的病例大多数来自于北美洲、欧洲和亚洲[6-7]。硬蜱属家族的硬壳蜱是上述地区唯一已知的莱姆病带菌者。其他节肢动物和吸血昆虫例如蚊子，则不能传播该疾病。莱姆病的发病率随地域的差异而不同，这与感染伯氏疏螺旋体蜱的流行情况有关。在美国的 50 个州和哥伦比亚地区，均有莱姆病的病例报道，但是大多数病例聚集在东北和大西洋中部地区、中西部的上游和加利福尼亚北部。上述地区之外的莱姆病患者主要是在至流行区旅行后患病的。2014 年，美国疾病预防控制中心（Centers for Disease Control and Prevention，CDC）收到 25 359 例确诊病例及 8102 例疑似病例报告，其中 96% 的确诊病例来自以下 14 个州：康涅狄格州、特拉华州、缅因州、马里兰州、马萨诸塞州、明尼苏达州、新罕布什尔州、新泽西州、纽约州、宾夕法尼亚州、罗德岛州、佛蒙特州、弗吉尼亚州和威斯康星州[8]。报告的病例数大约比实际病例发生率低 10 倍，实际病例发生率估计每年约为 30 万例 [9]。

与莱姆病有关的螺旋体属于 *B. burgdorferi sensulato* (*sl*)，绝大部分由 *B. burgdorferi sensu stricto* (*ss*)、*Borrelia garinii* 和 *Borrelia afzelii* 引起 [6-7]。这三个基因型在欧洲均有发现，而北美洲主要是 *B. burgdorferi ss*。基因型的差异可以解释在两个大陆之间莱姆病临床表现的不同：*B. garinii* 与神经病变有关，*B. afzelii* 与晚期皮肤损害有关，*B. burgdorferi ss* 与关节炎有关 [1,6]。基于 *B. burgdorferi ss* 感染突出的肌肉关节表现，本章节着重介绍北美洲的莱姆病。

蜱和莱姆病

莱姆病主要发生于温带地区，这些地区适宜 *B. burgdorferi* 经硬蜱传播造成流行 [6-7]。硬蜱生存期为 2 年，其中经过三个发育阶段——幼虫、若虫、成虫，每一阶段仅需进食一次 [10]。伯氏疏螺旋体的延续不是以排卵的方式进行，而是以寄生于宿主和蜱之间传递的方式得以延续。小型啮齿类动物是 *B. burgdorferiss* 和 *B.afzelii* 的主要贮存宿主，而 *B. garinii* 的主要贮存宿主是鸟类 [6]。

在初春，幼虫叮咬一个受感染的贮存宿主后，获得伯氏疏螺旋体，然后蜕变成若虫，并保持休眠状态至晚春和夏天。莱姆病的发病高峰是在夏季的几个月间，这时人们开始与觅食的若虫接触 [11]。饱食的若虫蜕变为成虫蜱，后者主要依靠鹿生存。鹿供给蜱群生存和繁殖，但伯氏疏螺旋体不能在鹿体内存活。

发病机制

伯氏疏螺旋体对哺乳动物宿主的侵入

在蜱叮咬过程中，伯氏疏螺旋体从蜱的中肠移行到唾液腺，之后随唾液进入被叮咬的宿主 [12-13]。虽然螺旋体在蜱虫中肠大量繁殖，然而也有一少部分螺旋体（约数百只）沉积在叮咬处，这一过程至少需要 24 小时 [14]。螺旋体一旦感染皮肤，便能够通过血流播散感染其他器官。疾病的严重程度取决于螺旋体的毒力，允许其在特定部位持续生存的条件，以及宿主调节炎症反应等各种因素。

伯氏疏螺旋体不具有其他细菌性病原体常见的致病因子，因此无法解释莱姆病的发病机制 [15-16]。其

基因组富含编码假生脂蛋白的基因，目前仅对其中的一小部分进行过详尽的研究。外在表面蛋白（outer surface protein，Osp）A 是螺旋体感染蜱所必需的一种中肠植物血凝素 [17]。Osp C 是初发感染哺乳动物所必需的，但是在螺旋体播散并定植在其他组织后则非必需 [18]。伯氏疏螺旋体可抑制宿主的纤维蛋白溶酶，以便于其在组织间移动 [19-20]；同时表达细胞表面配基，包括核心蛋白多糖结合蛋白 A 和 B、BBK32 和 p66，以便于伯氏疏螺旋体与细胞外基质蛋白（extracellular matrix proteins，ECM）和整合素结合 [21]。伯氏疏螺旋体可表达具有聚蛋白多糖酶活性的酶，并诱导宿主表达基质金属蛋白酶降解 ECMs [22]。螺旋体可表达抗原变异的外在表面蛋白 vlsE，使其能在宿主体内持续感染 [23-24]。

莱姆病的病理学

在组织标本中很少看到完整的螺旋体，并且螺旋体不分泌已知毒素，因此认为莱姆病病理学的基础是机体对伯氏疏螺旋体成分的炎症反应。适应性免疫反应与莱姆病（EM）最早期的临床症状有关 [25-26]。对 EM 损害、心脏组织、滑膜活检标本和神经系统组织（脑脊膜、脊髓和神经根）的组织病理学研究显示，有不同程度的单核细胞和淋巴样浆细胞浸润，特别是在血管周围，这些细胞对巨噬细胞、T 细胞和 B 细胞细胞表面标记染色呈阳性 [27-28]。在 EM、脑脊液和关节液中的参与应答反应的免疫细胞比例不同，提示机体对伯氏疏螺旋体感染的免疫反应具有组织特异性。特别是中枢神经系统受累的患者，其关节液白细胞计数升高，而脑脊液中可见淋巴细胞增多。莱姆病关节炎患者滑膜与类风湿关节炎相似，表现为由单个核细胞浸润介导的慢性炎症和由 T 细胞、B 细胞和浆细胞形成的假性淋巴滤泡。在滑膜和少数神经弓突区域，血管周浸润可能与闭塞性动脉内膜炎有关。

对伯氏疏螺旋体的免疫反应

固有免疫细胞是通过模式识别受体的 Toll 样受体（Toll-like receptor，TLR）家族的衔接来识别伯氏疏螺旋体，尤其是 TLR2/TLR1（二聚体脂蛋白）、TLR5（鞭毛蛋白）、TLR7 和 TLR8（RNA）以及 TLR9（螺旋体 DNA）[29-33]。结果导致促炎因子包括

IL-1β、TNF-α 和 I 型干扰素生成，募集炎症细胞聚集到感染部位 [33]。伯氏疏螺旋体也能够通过 TLR 依赖性和非 TLR 依赖性途径诱导组织基质金属蛋白酶表达而致病 [34]。伯氏疏螺旋体经过吞噬细胞的消化后还能作用于其他模式识别受体，包括细胞内 NOD2 受体，可以识别肽聚糖，并在体外强化炎症反应 [35]。

体液免疫是宿主抵抗伯氏疏螺旋体感染的主要防御因素。伯氏疏螺旋体脂蛋白是 B 细胞分裂素，是在无 T 细胞辅助下产生的抗体，足以消除炎症并预防莱姆病小鼠模型的继发性感染 [36-37]。随着适应性免疫的产生，含有免疫球蛋白（immunoglobulin，Ig）G 的免疫复合物出现于莱姆病患者的血清中，而且浓集于莱姆病关节炎患者的关节中 [38]。在神经莱姆疏螺旋体病患者的脑脊液中能够发现招募 B 细胞的趋化因子 CXCL13 [39]；B 细胞数量约占有核细胞数的 15%，远高于其他感染性和炎性神经疾病 [40]。鞘内可产生伯氏疏螺旋体特异性抗体，其中一部分抗体能够结合神经抗原 [41-45]。

伯氏疏螺旋体感染可激活 CD4 $^+$ 和 CD8 $^+$ T 细胞，并且 Th1 细胞免疫应答优势与更严重的关节炎和神经疏螺旋体病有关 [46-47]。Th17 细胞同样参与其中。在脑脊液中，T 细胞约占应答细胞的 60% 以上，其中 CD4 $^+$ Th1 细胞占多数；约半数神经受累患者的 IL-17 水平升高 [48]。关节液中含有丰富的伯氏疏螺旋体中性粒细胞激活蛋白 A（neutrophil-activing protein A，NapA），能够在体外诱导滑液 T 细胞分泌 IL-17 [49]。关节液中也含有其他 T 细胞亚群，包括 CD25 $^+$ Foxp3 $^+$ T 细胞、γδ T 细胞和自然杀伤（NK）T 细胞，这些细胞能够调节炎症反应 [28,50-52]。

螺旋体持续存在的机制

在机体内，伯氏疏螺旋体主要存在于结缔组织的细胞外基质中 [27,53]。尽管在细胞内偶尔可见到螺旋体 [54]，但尚未发现伯氏疏螺旋体的生活周期有细胞内阶段。伯氏疏螺旋体利用细胞外病原体的免疫逃避，可直接抑制吞噬细胞的摄取和由抗体、补体所介导的溶解作用 [1]。伯氏疏螺旋体表达 Erp 和补体调控因子，能够通过获取表面蛋白与宿主 H 因子结合，抵抗补体介导的裂解作用 [55-57]。在感染进程中，伯氏疏螺旋体通过抗原变异 [23-24] 和减少脂蛋白的表达 [58] 来防止抗体介导的清除作用。通过对 vlsE 基因表达位点的随机重排产生抗原性不同的 vlsE 变异体 [23]。在小鼠伯氏疏螺旋体感染的慢性期，结缔组织（尤其在皮肤）的细胞外基质内可以见到螺旋体，而不伴有相关的炎症反应 [59]。

临床特征

当螺旋体在皮肤和后续播散到的远处器官定植后，莱姆病就随着机体对螺旋体免疫应答的发生分阶段出现（表 110-1）。临床表现的特征取决于患者首次就诊时疾病所处的时期。莱姆病的典型特征是：临床表现未经特殊治疗可以自行消退，患者也可以不出现疾病早期的症状，而直接表现出疾病晚期的临床特征。

早期的局部感染

EM 是莱姆病的特征性皮肤损害，可在 80% 的患者中出现（图 110-1）[60]。在蜱叮咬后 1 个月内（平均 7 ～ 10 天）局部出现皮损，尤其易出现于成人的皮肤皱褶或衣服束绑部位以及儿童的发际周围。EM 起初像一个红色的斑点，之后以每天 2 ～ 3 cm 的速度扩展，直径可以扩大到 70 cm 以上。有明确的流行病学史及直径超过 5 cm 的特征性皮损有助于确立莱姆病的诊断 [61]。EM 最常表现为均一性的红斑，但是在较大皮损的中心区域，红斑可以消退，而呈现典型的"牛眼"征（图 110-1B）。中心区域很少出现水泡或坏死（图 110-1D）。然而即使这种程度的皮损，除麻刺感或烧灼感外也很少出现其他症状。剧烈的瘙痒感或疼痛感的出现也很不寻常，出现时应该考虑其他的诊断。

EM 可以伴有流感样全身症状，包括低热、不适、颈痛或僵硬、关节痛和肌痛 [62-63]。如果出现特别严重的全身症状，医生应该警惕是否合并了另一种经蜱传播的病原体感染，例如果氏巴贝虫或嗜吞噬细胞无形体（人粒细胞边虫病的病原体，曾称为人粒细胞埃立克体）。莱姆病也可以只表现为全身症状 [64-65]。莱姆病缺乏上呼吸道或胃肠道症状，故有助于和普通病毒感染鉴别。与莱姆病有关的骨骼肌肉症状以及虚弱疲乏应该与纤维肌痛综合征综合征和慢性疲劳综合征鉴别，通常后两种病起病更隐匿，并且无客观的体征和实验室指标异常。

表 110-1 莱姆病的临床表现

早期的局部感染

发生于蜱叮咬后 3 ~ 30 天

80% ~ 90% 患者出现 EM；单一病灶，偶尔伴有发热、不适、颈痛或僵硬、关节痛和肌痛

在夏季出现上述全身症状，而不伴有 EM

Borrelial 淋巴细胞瘤（罕见，主要见于欧洲）

早期播散性感染

发生于蜱叮咬后数周至数月内

常见极度虚弱和疲乏的表现

多发性 EM 皮损，伴有早期局部感染类似的全身症状

骨骼肌肉症状

游走性多关节痛和肌痛

心脏

　　心脏炎（＜ 3% 未经治疗的患者）

　　不同程度的房室传导阻滞

　　轻微的心肌心包炎

神经系统（＜ 10% 的未经治疗患者）

　　颅神经病（特别是面神经麻痹）

　　淋巴细胞脑膜炎

　　神经根病

　　脑脊髓炎

晚期病变

发生于蜱叮咬后数月到数年

关节炎（＜ 10% 的患者）

　　急性单关节炎或迁移性寡关节炎，常累及膝关节

　　慢性抗生素难治性关节炎（＜ 10% 关节炎患者）

神经病变（罕见）

　　周围神经病变

　　轻微脑病

　　脑脊髓炎（主要见于欧洲）

皮肤

　　慢性萎缩性肢端皮炎（主要出现于欧洲）

EM，移行性红斑

南方蜱有关的发疹性疾病（Southern tick-associated rash illness，STARI）可以出现与 EM 的"牛眼"征相似的皮肤损害[66]。这种皮疹与美洲钝眼蜱（amblyomma americanum）的叮咬有关，它为美国东南和中南部州所特有，但是在更靠北的缅因州或更靠西的得克萨斯州和俄克拉荷马州的中部也有发现。STARI 的全身症状可以伴随皮疹出现，但是无皮肤外的其他器官病变。STARI 的病因不清，研究表明其并非由伯氏疏螺旋体引起。抗生素对 EM 和 STARI 均有效，但是 STARI 患者的全身症状消退比 EM 患者更快。

早期播散性感染

播散性伯氏疏螺旋体感染发生于蜱虫叮咬后数周内。在该阶段皮肤、心脏或神经系统通常有明显的临床表现。播散感染的患者有虚弱疲乏和不适的表现。典型的局部体征和症状可轻可重，但患者通常主诉极度疲乏。

皮肤病变

50% 的未经治疗的莱姆病患者会出现多发性 EM 皮损，这是播散性感染的一种表现（图 110-1C）[60]。典型的继发性皮损较小，可以出现于身体的任何部位，但在躯干部最为显著。这种皮损通常呈扁平的斑疹，可发展成中央局部皮疹消退。EM 可以伴有持续数小时至数天的游走性肌肉、关节以及关节周围疼痛，但明确的关节炎在最初感染数月后才会出现。

心脏病变

在莱姆病患者中，具有明显心脏受累的患者不足 1%[1]。心脏病变最常发生于感染的最初 2 个月，表现为不同程度的房室传导阻滞，偶尔伴有轻微的心肌心包炎[67-68]，也可能发生猝死[69-71]。虽然可能存在多个水平的累及，但电生理学研究发现，传导阻滞主要发生于希氏束以上的部位，并且可累及房室结。重度的充血性心力衰竭罕见，欧洲报道的慢性心肌病在美国尚未见报道[72]。出现莱姆病心脏损害的患者常有 EM 病史，并可同时伴有关节痛和肌痛，无瓣膜病变有助于莱姆病心脏炎与风湿热的鉴别，严重的心肌功能异常或心包受累则提示存在其他感染性疾病的可能。

神经系统受累

急性神经性莱姆病的发生率低于 10%，其中最常见的表现是颅神经麻痹或脑膜炎，偶尔也可见到神

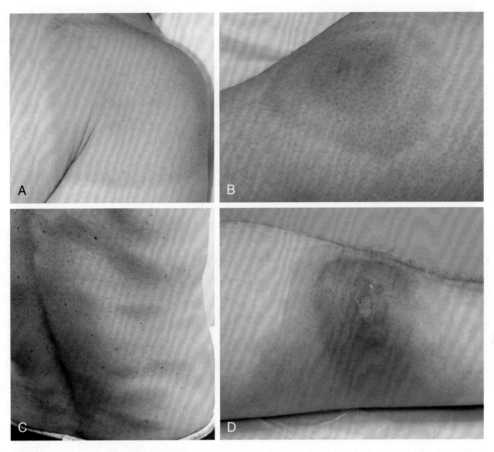

图 110-1 莱姆病移行性红斑。**A.** 左肩部典型斑疹；**B.** 大腿外侧"牛眼"征合并中心斑点；**C.** 背部的多发性皮损；**D.** 大腿后方皮损合并中心区域水泡（Courtesy Juan Salazar, MD, University of Connecticut Health Center.）

经根病和脑脊髓炎[73-77]。8% 的患者出现颅神经麻痹，通常累及第Ⅶ对脑神经，导致单侧或双侧面瘫。然而，即使在流行区发生于非冬季月份的面神经麻痹，也仅有 25% 的患者是由于伯氏疏螺旋体感染引起的[78]。双侧面瘫仅见于少数其他疾病——吉兰 - 巴雷综合征（Guillain-Barré syndrome，GBS）、人类免疫缺陷病毒（HIV）感染、结节病和其他原因导致的慢性脑膜炎——所有这些疾病较容易与莱姆病鉴别。其他颅神经（Ⅲ、Ⅳ、Ⅴ、Ⅵ或Ⅷ）很少受累。与病毒性脑膜炎相似，莱姆病脑膜炎表现有发热、头痛和颈强直，同时伴有 CSF 淋巴细胞增多和蛋白升高[76]。在儿童，脑膜炎可伴有 EM、颅神经受累和颅内压增高（视盘水肿），这些表现在成年患者罕见[75,79]。典型的莱姆病神经根病症状类似于机械性神经根病，表现为受累区域的疼痛、虚弱、麻木和反射消失[74]。未经治疗的莱姆病神经根病可发展为双侧性，这也有助于与机械性病变鉴别。当躯干受累引起单侧胸痛或腹痛时，莱姆病神经根病常常被误诊为内脏疾病或尚未

出现水泡性皮损的早期带状疱疹。

其他器官系统受累

由于播散性伯氏疏螺旋体的感染，其他多个器官也可以出现病变，包括眼（角膜炎）、耳（感觉神经性耳聋）、肝（肝炎）、脾（坏死）、骨骼肌（肌炎）以及皮下组织（脂膜炎）[80]。一般而言，当与莱姆病其他典型的表现同时存在或不久前刚出现过时，则提示莱姆病的诊断。

晚期病变

感染发生数月后，未经治疗的患者可以出现莱姆病的晚期表现，常常累及关节（随后单独详述）、神经系统和皮肤。在这一阶段，伯氏疏螺旋体双重 [酶联免疫吸附测定（ELISA）和 IgG 免疫印迹] 血清学检测常呈阳性。

晚期神经病变

目前晚期神经性莱姆病已经罕见，患者可表现为脑脊髓炎、周围神经病变或脑病[81-82]。脑脊髓炎主要见于欧洲的 B. garinii 感染，是一种缓慢进展的单病灶或多病灶的中枢神经系统的炎症性疾病，在 MRI 呈现脑白质的 T2 高信号。CSF 检查通常显示淋巴细胞增多、蛋白升高和葡萄糖正常，并且可以发现血清抗伯氏疏螺旋体 IgG 和鞘内抗体阳性。这些发现有助于莱姆病脑脊髓炎与多发性硬化症的鉴别，后者血清和 CSF 标本中罕见针对伯氏疏螺旋体的阳性反应的 IgG，且无鞘内抗体产生[82-83]。伴有莱姆病血清学阳性的多发性硬化症患者对用于神经莱姆病病变的抗生素治疗无反应。

晚期周围神经系统受累表现为"袜套和手套"样分布的轻度感觉运动神经病变。电生理学研究显示，有轻度融合性多发性单神经炎的证据[74]。患者可出现间断的肢体感觉异常，以及偶发的神经根痛。查体最常见的异常是下肢振动感觉减退。血清存在抗伯氏疏螺旋体 IgG，但是 CSF 检查正常。对伴有这种形式的神经病变的患者，应该考虑其他感染性疾病（梅毒、人类免疫缺陷病毒感染和丙型肝炎病毒感染）、代谢性疾病（尤其是维生素 B_{12} 缺乏、糖尿病和甲状腺疾病）和自身免疫性疾病。

莱姆病脑病（lyme encephalopathy）患者有记忆力减退和认知功能障碍，规范的神经心理学测验有助于诊断[81,84-85]。偶尔，患者可以出现 CSF 异常，如蛋白升高、淋巴细胞增多和鞘内抗伯氏疏螺旋体抗体阳性，但 CSF 也可以正常。但考虑莱姆脑病的诊断时，血清抗伯氏疏螺旋体 IgG 应该存在。在莱姆病脑病出现轻微认知功能障碍时，必须与继发于慢性应激、失眠、纤维肌痛综合征、慢性疲劳综合征或年龄因素等引起的认知缺陷鉴别。也应该排除任何慢性脑病、代谢性中毒方面的原因。脑部的影像学检查通常显示正常或非特异性改变，对莱姆病相关脑病的诊断并无帮助。

晚期皮肤病变

晚期皮肤损害表现为慢性萎缩性肢端皮炎（acrodermatitis chronica atrophicans，ACA），主要出现于欧洲，与 B. afzelii 感染有关，不过任何种类的伯氏疏螺旋体感染均可引起这种皮损[86]。慢性萎缩性肢端皮炎可隐袭性进展数年，最常出现于手或足的背部。它最初表现为单侧的蓝红色肿胀性病变，然后进展为皮肤萎缩及玻璃纸样改变，伴有明显的血管显露。痛觉过敏是皮肤病变的一种特征性症状。大约 60% 的患者同时伴有受累肢体的周围感觉神经病变。皮肤活检标本显示，有大量的淋巴浆细胞浸润。抗生素能够改善疼痛和肿胀，但对皮肤萎缩无效。

莱姆病关节炎和莱姆病的其他骨骼肌肉表现

各期莱姆病都常伴有骨骼肌肉症状，包括关节、肌腱、滑囊和肌肉的游走性疼痛[1,87]。典型的肌肉骨骼疼痛每次累及一或两个部位，任何部位的受累仅持续数小时至数天，伴有极度疲劳。近年的研究显示，明确的关节炎发生率由早年报道的 50% 下降到不足 10%[28]。当有关节炎存在时，尽管培养结果通常呈阴性，但是 ELISA 和 IgG 免疫印迹法均可检测出伯氏疏螺旋体阳性，滑膜和滑液中通过聚合酶链反应（polymerasechain reaction，PCR）也能检测到伯氏疏螺旋体 DNA。虽然莱姆病关节炎可类似于寡关节幼年型关节炎或反应性关节炎，但通常患者 ANA、类风湿因子和抗环瓜氨酸肽抗体呈阴性，且 HLA-B27 等位基因的频率并未增加。关节液分析和滑膜组织病理学不能区分这些疾病。中轴和骶髂关节受累并非莱姆病的特征，但是可以见到附着点炎。

关节炎通常在感染伯氏疏螺旋体后数月或数年才出现（平均 6 个月），半数的患者先有游走性关节痛[87]。最具特征性的表现为单关节或寡关节炎，累及一个或数个大关节（≤ 5 个），80% 的患者有膝关节受累。受累关节皮温高，伴有大量渗出液，在膝关节通常超过 100 ml，而疼痛相对轻微。关节液呈炎症性，白细胞计数在 500 ～ 100 000/mm³ 之间（平均约为 25 000/mm³），分类以中性粒细胞为主。儿童莱姆病关节炎患者表现更为严重，如发热以及类似化脓性关节炎的关节疼痛与肿胀[88-89]。大量的渗出液可导致 Baker 囊肿形成和破裂[87]。颞颌关节也常受累。其他常见的受累关节包括肩关节、踝关节、肘关节、腕关节和髋关节。莱姆病关节炎通常为间歇性，发作期持续数周至数月。复发性关节炎突出表现为少量渗出液、进展性滑膜肥厚、骨侵蚀和软骨破坏。少部分患者（＜ 10%）的间歇性关节炎可进展为慢性关节炎，通常仅累及一个关节。莱姆病关节炎很少出现持续 12 个月以上的单关节炎，也很少出现小关节受累。

　　莱姆病关节炎的自然病程提示其为自限性疾病。20 世纪 70 年代后期，在应用抗生素治疗莱姆病之前，21 例先有 EM 后出现莱姆病关节炎，且未用抗生素治疗的患者被随访观察了 1 ～ 8 年不等[87]。6 例患者仅有单次关节炎发作，余 15 例出现反复发作的关节炎，但在随访期间发作频率逐渐减少。持续反复发作的关节炎患者数以平均每年 10% ～ 20% 的幅度递减。类似的结果也见于那些被延误 4 年才开始应用抗生素治疗的儿童患者[90]。

抗生素不敏感的莱姆病关节炎

　　约 10% 莱姆病关节炎患者在接受标准抗生素治疗后仍有持续性关节炎和增生性滑膜炎，并对进一步抗生素治疗无反应[28]。"抗生素难治性"莱姆病关节炎的发生机制尚不明确，可能是由于螺旋体或其抗原持续存在、感染所诱导的自身免疫或炎症反应失调所致[1]。倾向于通过血液传播的螺旋体菌株在"抗生素难治性"莱姆病关节炎患者中检出率更高[91-93]。在抗生素治疗后几个月，滑液中仍可检测到螺旋体DNA，但它的存在并不能预测关节炎复发率和持续时间[94]。莱姆病小鼠模型的实验表明在抗生素杀死感染性螺旋体后，特别是在病原体原始负荷高的情况下，螺旋体的残骸，包括伯氏疏螺旋体 DNA，可持续存在于软骨和肌腱起始点[53]。遗传多态性可能有助于加快螺旋体被清除后炎症消退的速度。研究发现在抗生素不敏感的莱姆病关节炎患者中普遍存在TLR1 的单核苷酸多态性（TLR1 1805 GG）[95]。最近发现溶酶体酶 -β 葡萄糖醛酸酶（GusB）缺乏是 C3H小鼠发生严重莱姆病关节炎遗传易感性的基础；在血清转移性炎症性关节炎的模型中，GusB 缺乏也会加重关节炎[96]。GusB 功能是降解在炎症反应过程中大量产生的糖胺聚糖（GAGs）。GAGs 直接激活 TLRs，其积聚可增强和延长炎症反应。

　　早期研究表明抗生素不敏感的莱姆病关节炎的遗传易感性与类风湿关节炎相关的等位基因 HLA-DRB1*0401、HLA-DRB1*0101 和 HLA-RB1*0404 有关[97]。对能够被 HLA 分子提呈并可通过分子模拟增强炎症反应的伯氏疏螺旋体抗原的寻找最初集中在Osp A 上，因为在抗生素难治性关节炎患者中，存在着大量对伯氏疏螺旋体 Osp A 特异性应答的 B 细胞和 T 细胞[28,97-98]。虽然 Osp A 肽与黏附分子人类白细胞功能相关抗原 1（LFA-1）具有同源性[99]，但是相应的 LFA-1 肽并不能诱导 Th1 细胞因子 γ- 干扰素，后者通常在抗生素难治性关节炎中出现[100]。最近发现约 50% 的抗生素难治性莱姆关节炎患者的表皮细胞生长因子肽与 T 和 B 细胞反应有关[101]。内皮细胞生长因子（ECGF）抗体与闭塞性血管病变的存在相关[102]。免疫调节反应的缺陷已被报道，抗生素难治性莱姆病关节炎患者关节滑液中 CD25⁺FoxP3⁺ 调节T 细胞数量减少[50,103]。有研究发现具有免疫调节功能的固有 NK T 细胞是显著缺乏的[52]。如果自身免疫导致了抗生素难治性莱姆病关节炎的发生，其最终必定受控于免疫调节，因为这种形式的莱姆病关节炎通常也在 4 ～ 5 年内痊愈[87,104]。

诊断

　　对于有相应临床表现、且有伯氏疏螺旋体感染的蜱暴露风险的患者，应该考虑莱姆病的诊断（图110-2）[41]。阳性的血清学证据是诊断各期感染所必需的，但早期仅凭 EM 也可确诊[61]。常规实验室检查是非特异性的，一些患者表现为外周血白细胞（中性粒细胞）计数、红细胞沉降率和肝酶的轻度升高。临床标本的螺旋体培养或显微镜观察敏感性低，不能作为诊断的常规检查。取 EM 皮损最边缘的皮肤活检标本培养是一个例外，超过 40% 的标本可检测到伯氏疏螺旋体。一种新的在血液样本中检测伯氏疏螺旋体的血清培养法有效性被质疑，故不推荐使用[105-106]。

血清学检查

　　莱姆病的实验室诊断主要依靠检测抗伯氏疏螺旋体抗体[41]。然而，抗伯氏疏螺旋体抗体的存在最多表明先前曾经感染过该病原体，不应视为活动性感染的证据。在非流行区，大约 5% 的正常人可以出现莱姆病血清学阳性；在流行区，大约 7% 的人群出现无症状性抗伯氏疏螺旋体 IgG 抗体[107]。

　　推荐应用 2 种方法检测伯氏疏螺旋体特异性抗体[108-109]，初筛时应用 ELISA 或间接免疫荧光法检测伯氏疏螺旋体反应性 IgM 和 IgG，然后应用免疫印迹法（Western blot）来验证其阳性或可疑的结果是由结合伯氏疏螺旋体抗原的抗体所致。ELISA 和免

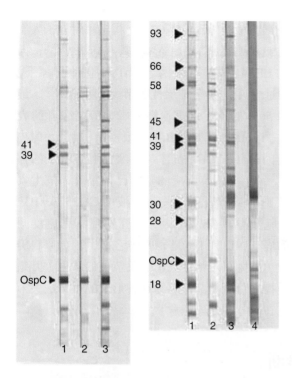

图 110-2 左侧，选择性 IgM 免疫印迹反应。泳道 1，血清带定位器对照显示数个条带，包括主要的 41 kDa 蛋白、39 kDa 蛋白和 OspC（箭头）。泳道 2，伴有 EM 的早期莱姆疏螺旋体病患者的血清标本。泳道 3，伴有多发性 EM 损害的早期播散性莱姆疏螺旋体病患者的血清标本。注意在早期播散性莱姆疏螺旋体病患者的血清标本见到更多数量的条带。右侧，选择性 IgG 免疫印迹反应。泳道 1，血清带定位器对照显示数条免疫反应带，包括那些在 IgG 免疫印迹反应标准中认为是重要的（箭头）。泳道 2，伴有神经系统受累的早期播散性莱姆疏螺旋体病患者的血清标本。泳道 3，莱姆病关节炎患者的血清标本。泳道 4，接受三剂 OspA 疫苗个体的血清标本；注意与 OspA（31kDa）和 OspC 之下的其他抗原有很强的反应（From Aguero-Rosenfeld ME, Wang G, Schwartz I, et al: Diagnosis of Lyme borreliosis. Clin Microbiol Rev 18:484-509, 2005.）

疫荧光检测法敏感性高，但缺乏特异性，因为伯氏疏螺旋体抗原与其他细菌性病原体存在交叉反应[41]。对 ELISA 和免疫荧光检测的阳性结果应进一步用伯氏疏螺旋体蛋白的免疫印迹分析来验证（表 110-2）。早期感染的显带特征包括抗 41 千道尔顿（kDa）鞭毛蛋白和 Osp C（其分子量范围在 21 ～ 24 kDa，取决于所用的伯氏疏螺旋体株）的抗体（图 110-2）。在播散感染期，尤其是莱姆病晚期，可见到与大量伯氏疏螺旋体蛋白反应的 IgG（图 110-2）。

一种基于肽段的 ELISA 已代替基于细菌细胞溶解物质的 ELISA，该方法选取名为 C6（IR6）的

VlsE 蛋白的高度保守恒定区[110-111]。这种 C6 肽 ELISA 检测方法有高度敏感性，但在感染早期较全细胞裂解物 ELISA 而言，其特异性略减低[111]。阳性或可疑阳性的结果，应该通过 IgM 和 IgG 免疫印迹确认。

对于疑诊莱姆病、而症状与体征均不足 1 个月的患者，应该做 IgG 和 IgM 的双重检测，但长病程时仅出现 IgG 阳性结果[108]。如果患病后 1 个月，血清 IgM 单独阳性，则很可能是假阳性，这种情况见于其他感染性疾病（尤其是传染性单核细胞增多症以及其他螺旋体和蜱传播的感染）、类风湿关节炎（有或无类风湿因子）和 ANA 阳性相关性疾病（系统性红斑狼疮）[112]。如果 ELISA 或免疫荧光检测结果是阴性，则不需再做进一步的检测。总之，双重检测对 EM 的敏感性在急性期为 29% ～ 40%，在恢复期为 29% ～ 78%；在神经、关节炎和其他晚期的莱姆病患者，则大于 95%[41]。

一些商业实验室应用重组抗原建立了检测方法，应用尚未验证的标准来解释免疫印迹的结果[113]。因此，疾病预防控制中心建议，对于莱姆病的血清学诊断只应用由美国食品和药物管理局（the Food and Drug Administration，FDA）核准的验证试验。

在使用抗生素治疗之后，由全细胞 ELISA 或 C6 肽 ELISA（仅 IgG）检测到的抗伯氏疏螺旋体 IgM 和 IgG 通常缓慢下降，但其阳性可持续数年[114-115]，故不推荐把重复血清学检测作为评估治疗效果的方法。

脑脊液中抗伯氏疏螺旋体抗体的检测

在疑诊的神经疏螺旋体病患者，常常要通过检测 CSF 和血清中抗伯氏疏螺旋体 IgG 的比例来评估鞘内抗体的产生[41,116]。在欧洲神经疏螺旋体病鞘内抗体的产生通常比北美莱姆病更常见，这可能是由于在中枢神经系统感染中，*B. garinii* 比 *B. burgdorferi ss* 更多见。在莱姆病治疗后，抗伯氏疏螺旋体抗体可持续存在于 CSF 中，因此不适合用于疗效的评估。

聚合酶链反应

PCR 已被用于检测多种临床标本中伯氏疏螺旋体 DNA[41,117]。临床上 PCR 最常用于莱姆病关节炎的诊断，PCR 检测伯氏疏螺旋体 DNA 的敏感性为

表 110-2　莱姆病血清确证检测中的免疫印迹标准

病程	测定型	阳性试验标准
感染后第 1 个月	IgM	出现下列 3 条带中的 2 条：23 kDa（OspC）、39 kDa（BmpA）和 41 kDa（Fla）
感染 1 个月之后	IgG	出现下列 10 条带中的 5 条： 18 kDa、21 kDa、28 kDa、30 kDa、39 kDa、41 kDa、45 kDa、58 kDa（除 GroEL）、66 kDa 和 93 kDa

Modified from Centers for Disease Control and Prevention: Recommendations for test performance and interpretation from the Second National Conference on Serologic Diagnosis of Lyme Disease. MMWR Morb Mortal Wkly Rep 44:590-591, 1995.

85%[118]。相反，PCR 检测 CSF 伯氏疏螺旋体 DNA 的敏感性较低，患者更常见的阳性指标是脑脊液细胞增多。尿液标本不推荐做 PCR，因为存在非伯氏疏螺旋体 DNA 靶点的非特异性放大[41,113]。最近报道了一种两步扩增伯氏疏螺旋体 DNA 的新方法，该方法可以检测出 2/3 伴有 EM 患者血液样本中的病原体[119]；但仍需进行更多的研究来验证其有效性。PCR 检测对确定是否存在伯氏疏螺旋体暴露是有用的，但阳性结果不一定反映活动性感染，因为在用抗生素杀死螺旋体后，伯氏疏螺旋体的 DNA 可以在体外和体内持续数月[53,94]。FDA 尚未批准用 PCR 技术检测患者标本中的伯氏疏螺旋体 DNA。

莱姆病的其他检测

为了协助莱姆病的诊断，一些商业实验室提供了尿抗原检测、细胞壁缺陷型伯氏疏螺旋体的免疫荧光染色检测和淋巴细胞转化检测。这些实验的准确性和临床应用价值尚未得到充分的肯定，因此不应用于临床[113]。

影像学诊断

影像学对诊断莱姆病所起的作用有限，因为缺乏确定诊断的特征性表现。有炎症的关节拍摄普通 X 线片所显示的变化与炎性关节病一致，包括关节积液、滑膜肥厚、关节周围骨质疏松、软骨缺损、骨侵蚀和附着点钙化[120]。有炎症的关节做 MRI 检查，可以证实 X 线片的发现，并且显示伴发的肌炎和腺体病变，这可能有助于鉴别儿童患者中的莱姆病关节炎与化脓性关节炎[121]。

神经疏螺旋体病患者的头颅和脊柱的 MRI 在 T2 加权像能够显示与炎症性或脱髓鞘进程一致的局部结节性病灶或斑片状白质病灶[122-124]。这些病灶通常在莱姆病治疗后即可消退[124]，只有某些患者数年后消退[125]。莱姆病后综合征患者的脑 MRI 和更敏感的液压转向复原技术检查显示，大约有 50% 的患者正常或显示非特异性小白质损害[126]。正电子发射断层扫描术和单光子发射型计算机断层成像术通常是正常的，或仅显示皮质下或皮质血流灌注不足的非特异性改变[127-128]。

治疗和预后

莱姆病临床评估（图 110-3）和治疗（表 110-3）的指南已经公布[129]。因为许多莱姆病的临床表现未经治疗即可自行消退，抗生素治疗的目的是加快症状和体征的消退，以及预防后期临床表现的发生。对于 EM、播散性 EM、单纯的面神经麻痹、轻度心肌炎（I° 房室传导阻滞）和关节炎，通常口服抗生素治疗已经足够。播散性感染和晚期莱姆病则需要较长疗程的抗生素治疗，与早期莱姆病相比，其症状消失的滞后时间通常更长。在非妊娠的成人和 8 岁及以上的儿童患者，抗生素应选多西环素，因为其对有可能与早期莱姆病一起发生的嗜吞噬细胞无形体亦有效[129]。阿莫西林和头孢呋辛酯也可用于治疗莱姆病的 EM、面神经麻痹和其他非神经表现。大环内酯类抗生素比其他抗生素效果差，仅适用于对多西环素、阿莫西林或头孢呋辛酯不能耐受的患者。第一代头孢菌素类对莱姆病的治疗无效。

明确的神经系统受累（不包括单纯的面神经麻痹）和有症状的心脏受累是静脉注射抗生素的两个主要指征[129]。静脉应用 2～4 周的头孢曲松是首选的抗菌治疗方案，备选的抗生素是头孢噻肟或青霉素 G。然而越来越多的证据表明口服多西环素吸收好，中枢神经系统穿透性高，对脑膜炎和神经根病有

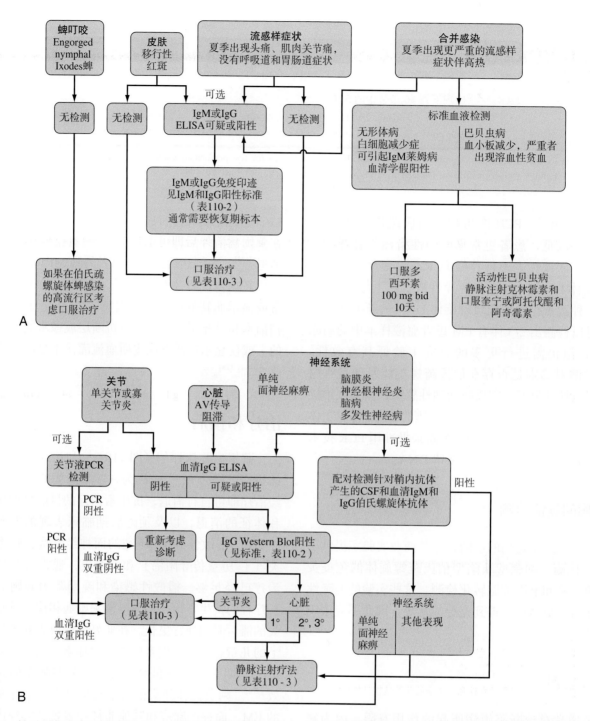

图 110-3 针对居住在疫区或近期（≤ 1 个月）到疫区旅行过的人，莱姆病的诊断和治疗处理流程。**A**．早期莱姆病的处置规则。**B**．莱姆病晚期器官受累的处置规则。AV，房室；ELISA，酶联免疫吸附试验；GI，胃肠道；PCR，聚合酶链反应（From Steere AC, Coburn J, Glickstein L. The emergence of Lyme disease. J Clin Invest 113:1093-1101, 2014.）

效 [130-132]。对有脑膜刺激征的颅神经麻痹患者建议做腰椎穿刺，因为 CSF 淋巴细胞增多是静脉用药治疗的一个指征。无症状性 CSF 淋巴细胞增多可出现于面神经麻痹，不是静脉用药治疗的指征。对于慢性神经病变不推荐重复治疗，除非存在复发的客观征象。

伴有心脏受累症状（胸痛、气短、晕厥）的患者或有明显传导系统病变（Ⅰ° 房室传导阻滞伴 P-R 间期 ≥ 0.3 ms、Ⅱ° 房室传导阻滞或Ⅲ° 房室传导阻滞）的患者，应该住院行心脏监护和静脉抗生素治疗。建议咨询心内科医生，必要时安装临时心脏起搏器。出

表 110-3 莱姆病的推荐治疗方案 *

临床表现	药物	成人剂量	儿童剂量	疗程（范围）
移行性红斑（推荐）	多西环素†	100 mg PO bid	< 8 岁：不推荐 ≥ 8 岁：4 mg/（kg·d）分 2 次（最大每次 100 mg）	14 天（10 ~ 21 天）
	阿莫西林	500 mg PO tid	50 mg/（kg·d）分 3 次（最大剂量每次 500 mg）	14 天（14 ~ 21 天）
	头孢呋辛酯	500 mg PO bid	30 mg/（kg·d）分 2 次（最大剂量每次 500 mg）	14 天（14 ~ 21 天）
移行性红斑（备选）‡	阿奇霉素	500 mg PO qd	10 mg/kg qd（最大剂量 500 mg/d）	7 ~ 10 天
	克拉霉素	500 mg PO bid（非妊娠患者）	7.5 mg/kg bid（最大每次 500 mg）	14 ~ 21 天
	红霉素	500 mg PO qid	12.5 mg/kg qid（最大每次 500 mg）	14 ~ 21 天
急性神经病变				
颅神经麻痹§	与移行性红斑的口服方案相同			14 天（14 ~ 21 天）
脑膜炎或神经根病‖	头孢曲松	2g IV qd	50 ~ 75 mg/kg IV qd 单次（最大剂量 2 g/d）	14 天（10 ~ 28 天）
（Alternative IV）（备选 IV）	头孢噻肟	2g IV q8h	150 ~ 200 mg/kg IV qd 分 3 ~ 4 次（最大剂量 6 g/d）	14 天（10 ~ 28 天）
	青霉素 G	1800 万 ~ 2400 万 U/d q4h	20 万 ~ 40 万 U/（kg·d）分次 q4h（最大剂量 1800 万 ~ 2400 万 U/d）	14 天（10 ~ 28 天）
心脏病变¶	与移行性红斑相同或			14 天（14 ~ 21 天）
	与神经病变的 IV 方案相同			14 天（14 ~ 21 天）
晚期病变				
无神经受累的关节炎	与移行性红斑相同			28 天（28 天）
口服治疗后再发关节炎	重复神经病变的口服方案或与神经病变的 IV 方案相同			14 天（14 ~ 28 天）
中枢或周围神经系统病变	与急性神经病变的 IV 方案相同			14 天（14 ~ 28 天）

* 尽管临床表现和复发可能再次出现，完全的治疗反应可能在治疗期之后出现。出现复发的客观体征的患者可能需要第二个疗程的治疗

† 四环素类对于妊娠或哺乳的女性和 < 8 岁的儿童是相对禁忌的

‡ 由于大环内酯类的有效性较低，它们仅被用于不能服用或对四环素类、青霉素类和头孢菌素类不能耐受的患者

§ 无脑膜炎临床证据的患者可用口服方案治疗，推荐方案是基于对第Ⅷ颅神经麻痹的治疗经验，口服治疗是否对其他颅神经病变同样有效尚不清楚；口服和非胃肠道治疗方法的选择应该做到个体化

‖ β- 内酰胺酶的非妊娠成年患者，多西环素 200 ~ 400 mg/d（或如果不能服用口服药物采用 IV）分两次口服可能就足够了。对 ≥ 8 岁的儿童，多西环素治疗该适应证的剂量为 4 ~ 8 mg/（kg·d）分两次服用（每日最大剂量 200 ~ 400 mg）

¶ 对因心脏监测而住院的患者初始治疗推荐胃肠外的抗生素治疗；为了完成一疗程的治疗或治疗门诊者应启用口服治疗方案。伴有进展性心脏传导阻滞的患者可能需要安装临时起搏器

院时可将静脉注射抗生素改为口服抗生素以完成抗生素的疗程[129]。

对于关节炎，推荐应用多西环素或阿莫西林口服 1 个月，如果炎症未消退可再重复一疗程[129]。对于口服 1 个月抗生素治疗后，仍有中重度关节肿胀的患者，可用头孢曲松静脉注射 2 ~ 4 周[133]。对于仍未缓解的关节炎延长抗生素疗程并不会有更多益处[104]。在这种情况下，推荐应用非甾体抗炎药和羟氯喹治疗

对抗生素不敏感的莱姆病关节炎。对极少数仍无反应的患者，应用甲氨蝶呤和TNF抑制剂取得了成功。关节镜滑膜切除术对2/3经药物治疗无效的患者有效[134]。在抗生素治疗前，关节内注射糖皮质激素可能与较高比例的抗生素治疗无效有关。一旦抗生素治疗开始，关节内注射糖皮质激素可以加快炎症的消退，减少儿童抗生素难治性关节炎的发生率[135]。

妊娠和莱姆病

对于妊娠和哺乳期的女性莱姆病患者，除多西环素以外，其他推荐给非妊娠期患者的治疗方案都可以使用[129]。伯氏疏螺旋体的确可以母婴传播[136]，但是与妊娠期的梅毒不同，无证据表明该病原体可引起先天性综合征[137-138]。只要确保妊娠期患者应用推荐的莱姆病治疗方案，母亲的莱姆病感染就不会对胎儿造成伤害[138]。

预后

大多数莱姆病患者的病情经过推荐疗程的抗生素治疗可以得到缓解[139-140]。一些经过治疗的莱姆病患者出现Jarisch-Herxheimer反应，即在抗生素治疗开始24～48小时内出现自限性的症状加重[141]。在治疗的第一周内，极少数患者会出现疾病进展，例如出现新的EM或面神经麻痹，但这些表现会随治疗进行逐渐改善。大多数莱姆病关节炎患者在经过1个月的抗生素治疗后关节炎症消退，少于10%的患者发展为抗生素不敏感的关节炎[104]。最近来自欧洲的两份报告评估了儿童神经莱姆病患者的短期（6个月）和长期（中位数，5年）预后[142-143]。总的来说，绝大多数患儿经过长期治疗可获得完全临床缓解，但也有一些患者留有轻微的后遗症（未完全好转的面神经麻痹或轻度运动或感觉障碍）。重要的是与年龄匹配的对照组相比，有神经疏螺旋体病病史的患儿并不表现出更多的非特异性症状，如疲劳、头痛和认知问题，并且后遗症并不影响其学习成绩。

莱姆病患者治疗后的疲乏和肌肉骨骼疼痛的主观症状可持续数月[144]。客观的非进展性表现可能是由不可逆组织损伤的结果，进一步的抗生素治疗似乎是无益的[145-148]。当患者诉有持续性疼痛和疲乏时，应该评估是否合并果氏巴贝虫或嗜吞噬细胞无形体的感

染[149]。有合并感染的患者，往往就诊时有更多的症状，与单纯的莱姆病相比，症状消退的更迟缓。合并感染和新发硬蜱属传播的回归热对莱姆病的影响尚不清楚[150-151]。

慢性莱姆病和莱姆病后综合征

莱姆病患者是否会出现影响生活的慢性并发症尚存在较大的争议。如前所述，在推荐的抗生素方案治疗后，患者很少会有客观的体征，一旦这种体征（如莱姆病关节炎）存在，进一步的抗生素治疗则无法改变预后[139]。早期莱姆病治疗后EM复发是由再感染引起的，而不是原感染的复发[152]。即使客观体征存在，它们通常也是非进展性的（例如面神经麻痹后残留的面肌无力），或是随时间消退的（如莱姆病关节炎）。曾用慢性莱姆病来描述莱姆病后无症状和体征的持续性感染，现已不再使用。

不管是常规的还是长疗程的抗生素治疗，都会有少数莱姆病患者在治疗后出现疲乏、肌肉骨骼痛和记忆力减退，这种状态被称为莱姆病后综合征[145,153]。几个采用标准化转归测量量表（如SF-36表）的队列研究发现，与对照组相比，莱姆病患者出现关节痛、记忆力损害更多，功能状态更差[154-156]。这些主诉缺乏体格检查异常或认知测验的证据，然而一项随访研究显示其生活质量随时间延长而改善[157]。在莱姆病患者中，心理因素和精神疾病状态与治疗后功能恢复欠佳相关[158]。最近，一项对欧洲人的调查研究显示，在早期莱姆病治疗后的6个月和12个月，非特异性症状出现的频率与对照组相比并无差异，这其中包括没有莱姆病病史的家庭成员[159-160]。与成人相比，儿童莱姆病治疗后较少出现持续性的不适[156]。

有两项针对莱姆病治疗后伴有慢性症状（＞6个月）的血清阳性和血清阴性患者进行的随机、双盲、安慰剂对照的抗生素治疗试验[146]。患者被随机分配到接受静脉注射头孢曲松1个月，随后口服多西环素2个月，或对应的静脉注射而随后口服安慰剂组。中期分析结果导致该研究被终止，因为接受抗生素组与安慰剂组之间的结果无差异，而且也未发现正在感染的证据。另一项针对治疗后莱姆病症状的抗生素试验发现，接受静脉注射头孢曲松组的疲劳症状得到改善，但是认知功能障碍无改善[147]。莱姆病IgG免疫印迹阳性和先前未接受过静脉抗生素治疗的患者更有

可能出现疲乏的改善。另外一项针对莱姆病治疗后记忆缺陷的随机、安慰剂对照试验发现，接受 10 周的头孢曲松静脉注射并没有获得认知功能的持续改善[148]。一项开放性的前瞻性研究提供了一个有关加巴喷丁对莱姆病后慢性疼痛综合征治疗可能有效的证据[161]。

越来越多主诉存在类似的主观症状的患者因怀疑有伯氏疏螺旋体感染而正在接受数月或数年的抗生素治疗[162-164]。尽管这些诊断为慢性莱姆病的患者有数年的感觉不适，但通常无伯氏疏螺旋体感染的血清学证据，或者基于 IgM 免疫印迹测试阳性。抗生素治疗只能使这些患者的症状达到部分缓解。偶尔，患者可能伴有其他疾病，例如类风湿关节炎或纤维肌痛综合征，由于被误诊为莱姆病而延误治疗[164]。肌肉骨骼疼痛在普通人群中较为常见；20% ～ 30% 的成人主诉慢性疲劳[165]。在缺乏临床病史的情况下，仅靠莱姆病的客观表现或双重血清学检测阳性，不能肯定地把这些症状归因于伯氏疏螺旋体的感染。因为头孢曲松和其他 β- 内酰胺类抗生素能够调节神经递质的活性[166]，四环素类能抑制基质金属蛋白酶，当把症状的改善归因于抗生素的抗菌效果时应当小心谨慎[167-168]。延长抗生素的使用是有风险的，轻微的副作用常见，严重的不良事件，如头孢曲松治疗的胆系并发症或体内插管相关并发症发生率高，足以提醒应慎重使用抗生素[146,148,162]。

预防

莱姆病最有效的预防方法是通过个人防护措施和环境控制，减少对伯氏疏螺旋体受染蜱的暴露风险[169]。这些措施包括远离蜱栖息地，如树木繁茂的地区、石栅栏、木柴堆和高草区，穿戴防护服，以及实行每天监测和及时除蜱（在被咬的 24 小时内）。其他有效的措施包括：使用含有 DEET（避蚊胺）的杀虫喷雾剂，每年应用杀螨剂对各种物品进行杀蜱，建立喂食站并在喂鹿时涂抹杀蜱剂，用高篱笆限制携带蜱的鹿的活动以防播散。

已证实被蜱叮咬者，给予单剂 200 mg（或 4 mg/kg，对 8 岁及以上的儿童最大 200 mg）的多西环素可以减少莱姆病的发生率[170]，但这不作为常规推荐，因为感染率并不高[129]。FDA 曾批准的一种重组 Osp A 的预防莱姆病疫苗，后因市场需求量低，且担心有潜在的疫苗相关副作用而退市[171-172]。

结论

莱姆病是一种局部或系统性的感染性疾病，通常表现为皮肤和肌肉骨骼症状和体征，但也可累及其他器官系统，尤其是心脏和神经系统。其诊断依靠与莱姆病相符的客观临床体征以及阳性的血清学实验。大多数患者经 2 ～ 4 周抗生素治疗而痊愈，不过疾病消退的时间可能会延长，尤其是在延误治疗的患者；也可能发生不可逆的组织损伤。对抗生素治疗反应差者，应该考虑其他的诊断或伴有其他蜱传病原体的合并感染。不足 10% 的患者发生抗生素不敏感的莱姆病关节炎。应用非甾体抗炎药或羟氯喹治疗，关节炎通常在 4 ～ 5 年内缓解。一些莱姆病患者在经治疗后出现一系列莱姆病后综合征，包括疲乏、头痛、轻微的记忆损害和肌肉骨骼疼痛。此时并无持续感染的证据，且对照治疗试验表明，与安慰剂相比延长抗生素治疗并无益处。当患者未出现预期的治疗反应时，应该转诊到对莱姆病诊断和治疗有经验的学术医疗中心进行治疗。

 本章的参考文献也可以在 ExpertConsult.com 上找到。

参考文献

1. Bockenstedt LK, Wormser GP: Review: unraveling Lyme disease. *Arthritis Rheum* 66(9):2313–2323, 2014.
2. Steere AC, Malawista SE, Snydman DR, et al: Lyme arthritis: an epidemic of oligoarticular arthritis in children and adults in three Connecticut communities. *Arthritis Rheum* 20(1):7–17, 1977.
3. Weber K, Pfister HW: History of Lyme borreliosis in Europe. In Weber K, Burgdorfer W, editors: *Aspects of Lyme borreliosis*, Berlin, 1993, Springer-Verlag, pp 1–20.
4. Burgdorfer W, Barbour AG, Hayes SF, et al: Lyme disease-a tick-borne spirochetosis? *Science* 216(4552):1317–1319, 1982.
5. Steere AC, Grodzicki RL, Kornblatt AN, et al: The spirochetal etiology of Lyme disease. *N Engl J Med* 308(13):733–740, 1983.
6. Piesman J, Gern L: Lyme borreliosis in Europe and North America. *Parasitology* 129(Suppl):S191–S220, 2004.
7. Kurtenbach K, Hanincova K, Tsao JI, et al: Fundamental processes in the evolutionary ecology of Lyme borreliosis. *Nat Rev Microbiol* 4(9):660–669, 2006.
8. Centers for Disease Control and Prevention: *Reported cases of Lyme disease by state or locality, 2005-2014*. Available at http://www.cdc.gov/lyme/stats/chartstables/reportedcases_statelocality.html. Accessed 2016.
9. Centers for Disease Control and Prevention: *How many people get Lyme disease?* Available at http://www.cdc.gov/lyme/stats/human Cases.html. Accessed 2014.
10. Radolf JD, Caimano MJ, Stevenson B, et al: Of ticks, mice and men: understanding the dual-host lifestyle of Lyme disease spirochaetes. *Nat Rev Microbiol* 10(2):87–99, 2012.

11. Centers for Disease Control and Prevention: *Confirmed Lyme disease cases by month of disease onset–United States, 2001–2010.* Available at http://www.cdc.gov/lyme/stats/graphs.html. Accessed 2016.

13. Iyer R, Caimano MJ, Luthra A, et al: Stage-specific global alterations in the transcriptomes of Lyme disease spirochetes during tick feeding and following mammalian host-adaptation. *Mol Microbiol* 95(3):509–538, 2015.

14. Ohnishi J, Piesman J, de Silva AM: Antigenic and genetic heterogeneity of *Borrelia burgdorferi* populations transmitted by ticks. *Proc Natl Acad Sci U S A* 98(2):670–675, 2001.

15. Fraser CM, Casjens S, Huang WM, et al: Genomic sequence of a Lyme disease spirochaete, *Borrelia burgdorferi. Nature* 390(6660):580–586, 1997.

16. Schutzer SE, Fraser-Liggett CM, Casjens SR, et al: Whole-genome sequences of thirteen isolates of *Borrelia burgdorferi. J Bacteriol* 193(4):1018–1020, 2011.

18. Tilly K, Bestor A, Rosa PA: Lipoprotein succession in *Borrelia burgdorferi:* similar but distinct roles for OspC and VlsE at different stages of mammalian infection. *Mol Microbiol* 89(2):216–227, 2013.

21. Coburn J, Leong J, Chaconas G: Illuminating the roles of the *Borrelia burgdorferi* adhesins. *Trends Microbiol* 21(8):372–379, 2013.

22. Russell TM, Johnson BJ: Lyme disease spirochaetes possess an aggrecan-binding protease with aggrecanase activity. *Mol Microbiol* 90(2):228–240, 2013.

23. Norris SJ: Antigenic variation with a twist–the *Borrelia* story. *Mol NNICrobiol* 60(6):1319–1322, 2006.

25. Salazar JC, Pope CD, Sellati TJ, et al: Coevolution of markers of innate and adaptive immunity in skin and peripheral blood of patients with erythema migrans. *J Immunol* 171(5):2660–2670, 2003.

26. Soloski MJ, Crowder LA, Lahey LJ, et al: Serum inflammatory mediators as markers of human Lyme disease activity. *PLoS One* 9(4): e93243, 2014.

27. Duray PH: Histopathology of clinical phases of human Lyme disease. *Rheum Dis Clin North Am* 15(4):691–710, 1989.

28. Steere AC, Glickstein L: Elucidation of Lyme arthritis. *Nat Rev Immunol* 4(2):143–152, 2004.

29. Hirschfeld M, Kirschning CJ, Schwandner R, et al: Cutting edge: inflammatory signaling by *Borrelia burgdorferi* lipoproteins is mediated by toll-like receptor 2. *J Immunol* 163(5):2382–2386, 1999.

31. Petzke MM, Brooks A, Krupna MA, et al: Recognition of *Borrelia burgdorferi,* the Lyme disease spirochete, by TLR7 and TLR9 induces a type I IFN response by human immune cells. *J Immunol* 183(8):5279–5292, 2009.

33. Cervantes JL, Hawley KL, Benjamin SJ, et al: Phagosomal TLR signaling upon *Borrelia burgdorferi* infection. *Front Cell Infect Microbiol* 4:55, 2014.

35. Oosting M, Berende A, Sturm P, et al: Recognition of *Borrelia burgdorferi* by NOD2 is central for the induction of an inflammatory reaction. *J Infect Dis* 201(12):1849–1858, 2010.

36. Fikrig E, Barthold SW, Chen M, et al: Protective antibodies in murine Lyme disease arise independently of CD40 ligand. *J Immunol* 157(1):1–3, 1996.

37. McKisic MD, Barthold SW: T-cell-independent responses to *Borrelia burgdorferi* are critical for protective immunity and resolution of Lyme disease. *Infect Immun* 68(9):5190–5197, 2000.

39. Senel M, Rupprecht TA, Tumani H, et al: The chemokine CXCL13 in acute neuroborreliosis. *J Neurol Neurosurg Psychiatr* 81(8):929–933, 2010.

40. Kowarik MC, Grummel V, Wemlinger S, et al: Immune cell subtyping in the cerebrospinal fluid of patients with neurological diseases. *J Neurol* 261(1):130–143, 2014.

41. Aguero-Rosenfeld ME, Wang G, Schwartz I, et al: Diagnosis of Lyme borreliosis. *Clin Microbiol Rev* 18(3):484–509, 2005.

44. Alaedini A, Latov N: Antibodies against OspA epitopes of *Borrelia burgdorferi* cross-react with neural tissue. *J Neuroimmunol* 159(1–2):192–195, 2005.

45. Chandra A, Wormser GP, Klempner MS, et al: Anti-neural antibody reactivity in patients with a history of Lyme borreliosis and persistent symptoms. *Brain Behav Immun* 24(6):1018–1024, 2010.

46. Gross DM, Steere AC, Huber BT: T helper 1 response is dominant and localized to the synovial fluid in patients with Lyme arthritis. *J Immunol* 160(2):1022–1028, 1998.

47. Widhe M, Jarefors S, Ekerfelt C, et al: *Borrelia*-specific interferon-gamma and interleukin-4 secretion in cerebrospinal fluid and blood during Lyme borreliosis in humans: association with clinical outcome. *J Infect Dis* 189(10):1881–1891, 2004.

48. Henningsson AJ, Tjernberg I, Malmvall BE, et al: Indications of Th1 and Th17 responses in cerebrospinal fluid from patients with Lyme neuroborreliosis: a large retrospective study. *J Neuroinflammation* 8:36, 2011.

49. Codolo G, Amedei A, Steere AC, et al: *Borrelia burgdorferi* NapA-driven Th17 cell inflammation in Lyme arthritis. *Arthritis Rheum* 58(11):3609–3617, 2008.

50. Vudattu NK, Strle K, Steere AC, et al: Dysregulation of CD4+CD25(high) T cells in the synovial fluid of patients with antibiotic-refractory Lyme arthritis. *Arthritis Rheum* 65(6):1643–1653, 2013.

51. Vincent MS, Roessner K, Lynch D, et al: Apoptosis of Fashigh CD4+ synovial T cells by *Borrelia*-reactive Fas-ligand(high) gamma delta T cells in Lyme arthritis. *J Exp Med* 184(6):2109–2117, 1996.

52. Katchar K, Drouin EE, Steere AC: Natural killer cells and natural killer T cells in Lyme arthritis. *Arthritis Res Ther* 15(6):R183, 2013.

53. Bockenstedt LK, Gonzalez DG, Haberman AM, et al: Spirochete antigens persist near cartilage after murine Lyme borreliosis therapy. *J Clin Invest* 122(7):2652–2660, 2012.

58. Liang FT, Nelson FK, Fikrig E: Molecular adaptation of *Borrelia burgdorferi* in the murine host. *J Exp Med* 196(2):275–280, 2002.

60. Edlow JA: Erythema migrans. *Med Clin North Am* 86(2):239–260, 2002.

61. Centers for Disease Control and Prevention: *Lyme disease (Borrelia burgdorferi) 2011 case definition.* Available at http://wwwn.cdc.gov/NNDSS/script/casedef.aspx?CondYrID=752&DatePub=1/1/2011. Accessed 2014.

62. Smith RP, Schoen RT, Rahn DW, et al: Clinical characteristics and treatment outcome of early Lyme disease in patients with microbiologically confirmed erythema migrans. *Ann Intern Med* 136(6):421–428, 2002.

63. Steere AC, Sikand VK: The presenting manifestations of Lyme disease and the outcomes of treatment. *N Engl J Med* 348(24):2472–2474, 2003.

65. Steere AC, Dhar A, Hernandez J, et al: Systemic symptoms without erythema migrans as the presenting picture of early Lyme disease. *Am J Med* 114(1):58–62, 2003.

66. Centers for Disease Control and Prevention: *Southern tick-associated rash illness.* Available at http://www.cdc.gov/stari/. Accessed 2014.

67. Steere AC, Batsford WP, Weinberg M, et al: Lyme carditis: cardiac abnormalities of Lyme disease. *Ann Intern Med* 93(1):8–16, 1980.

70. Forrester JD, Mead P: Third-degree heart block associated with Lyme carditis: review of published cases. *Clin Infect Dis* 59(7):996–1000, 2014.

71. Forrester JD, Meiman J, Mullins J, et al: Notes from the field: update on Lyme carditis, groups at high risk, and frequency of associated sudden cardiac death—United States. *MMWR Morb Mortal Wkly Rep* 63(43):982–983, 2014.

72. Sangha O, Phillips CB, Fleischmann KE, et al: Lack of cardiac manifestations among patients with previously treated Lyme disease. *Ann Intern Med* 128(5):346–353, 1998.

74. Halperin JJ: Lyme disease and the peripheral nervous system. *Muscle Nerve* 28(2):133–143, 2003.

75. Nachman SA, Pontrelli L: Central nervous system Lyme disease. *Semin Pediatr Infect Dis* 14(2):123–130, 2003.

76. Halperin JJ: Nervous system Lyme disease. *Infect Dis Clin North Am* 22(2):261–274, 2008.

77. Halperin JJ: Neurologic manifestations of Lyme disease. *Curr Infect Dis Rep* 13(4):360–366, 2011.

78. Halperin JJ, Golightly M: Lyme borreliosis in Bell's palsy. Long Island Neuroborreliosis Collaborative Study Group. *Neurology* 42(7):1268–1270, 1992.

81. Logigian EL, Kaplan RF, Steere AC: Chronic neurologic manifestations of Lyme disease. *N Engl J Med* 323(21):1438–1444, 1990.

82. Halperin JJ: Central nervous system Lyme disease. *Curr Neurol Neurosci Rep* 5(6):446–452, 2005.

83. Coyle PK, Krupp LB, Doscher C: Significance of reactive Lyme serology in multiple sclerosis. *Ann Neurol* 34(5):745–747, 1993.

85. Logigian EL, Kaplan RF, Steere AC: Successful treatment of Lyme encephalopathy with intravenous ceftriaxone. *J Infect Dis* 180(2):377–383, 1999.

86. Mullegger RR, Glatz M: Skin manifestations of Lyme borreliosis: diagnosis and management. *Am J Clin Dermatol* 9(6):355–368, 2008.

87. Steere AC, Schoen RT, Taylor E: The clinical evolution of Lyme arthritis. *Ann Intern Med* 107(5):725–731, 1987.

88. Smith BG, Cruz AI Jr, Milewski MD, et al: Lyme disease and the orthopaedic implications of Lyme arthritis. *J Am Acad Orthop Surg* 19(2):91–100, 2011.

89. Daikh BE, Emerson FE, Smith RP, et al: Lyme arthritis: a comparison of presentation, synovial fluid analysis, and treatment course in children and adults. *Arthritis Care Res* 65(12):1986–1990, 2013.

92. Wormser GP, Brisson D, Liveris D, et al: *Borrelia burgdorferi* genotype predicts the capacity for hematogenous dissemination during early Lyme disease. *J Infect Dis* 198(9):1358–1364, 2008.

93. Strle K, Jones KL, Drouin EE, et al: *Borrelia burgdorferi* RST1 (OspC type A) genotype is associated with greater inflammation and more severe Lyme disease. *Am J Pathol* 178(6):2726–2739, 2011.

94. Li X, McHugh GA, Damle N, et al: Burden and viability of *Borrelia burgdorferi* in skin and joints of patients with erythema migrans or Lyme arthritis. *Arthritis Rheum* 63(8):2238–2247, 2011.

95. Strle K, Shin JJ, Glickstein LJ, et al: Association of a Toll-like receptor 1 polymorphism with heightened Th1 inflammatory responses and antibiotic-refractory Lyme arthritis. *Arthritis Rheum* 64(5):1497–1507, 2012.

96. Bramwell KK, Ma Y, Weis JH, et al: Lysosomal beta-glucuronidase regulates Lyme and rheumatoid arthritis severity. *J Clin Invest* 124(1):311–320, 2014.

97. Steere AC, Klitz W, Drouin EE, et al: Antibiotic-refractory Lyme arthritis is associated with HLA-DR molecules that bind a *Borrelia burgdorferi* peptide. *J Exp Med* 203(4):961–971, 2006.

98. Kalish RA, Leong JM, Steere AC: Association of treatment-resistant chronic Lyme arthritis with HLA-DR4 and antibody reactivity to OspA and OspB of *Borrelia burgdorferi*. *Infect Immun* 61(7):2774–2779, 1993.

99. Gross DM, Forsthuber T, Tary-Lehmann M, et al: Identification of LFA-1 as a candidate autoantigen in treatment-resistant Lyme arthritis. *Science* 281(5377):703–706, 1998.

100. Trollmo C, Meyer AL, Steere AC, et al: Molecular mimicry in Lyme arthritis demonstrated at the single cell level: LFA-1 alpha L is a partial agonist for outer surface protein A-reactive T cells. *J Immunol* 166(8):5286–5291, 2001.

101. Drouin EE, Seward RJ, Strle K, et al: A novel human autoantigen, endothelial cell growth factor, is a target of T and B cell responses in patients with Lyme disease. *Arthritis Rheum* 65(1):186–196, 2013.

102. Londono D, Cadavid D, Drouin EE, et al: Antibodies to endothelial cell growth factor and obliterative microvascular lesions in the synovium of patients with antibiotic-refractory Lyme arthritis. *Arthritis Rheum* 66(8):2124–2133, 2014.

103. Shen S, Shin JJ, Strle K, et al: Treg cell numbers and function in patients with antibiotic-refractory or antibiotic-responsive Lyme arthritis. *Arthritis Rheum* 62(7):2127–2137, 2010.

104. Steere AC, Angelis SM: Therapy for Lyme arthritis: strategies for the treatment of antibiotic-refractory arthritis. *Arthritis Rheum* 54(10):3079–3086, 2006.

106. Johnson BJ, Pilgard MA, Russell TM: Assessment of new culture method for detection of *Borrelia* species from serum of Lyme disease patients. *J Clin Microbiol* 52(3):721–724, 2014.

107. Steere AC, Sikand VK, Schoen RT, et al: Asymptomatic infection with *Borrelia burgdorferi*. *Clin Infect Dis* 37(4):528–532, 2003.

108. Centers for Disease Control and Prevention: *Lyme disease. Two-step laboratory testing process.* Available at http://www.cdc.gov/lyme/diagnosistesting/LabTest/TwoStep/. Accessed 2014.

109. Centers for Disease Control and Prevention: Recommendations for test performance and interpretation from the Second National Conference on Serologic Diagnosis of Lyme Disease. *MMWR Morb Mortal Wkly Rep* 44:590–591, 1995.

111. Wormser GP, Schriefer M, Aguero-Rosenfeld ME, et al: Single-tier testing with the C6 peptide ELISA kit compared with two-tier testing for Lyme disease. *Diagn Microbiol Infect Dis* 75(1):9–15, 2013.

112. Aguero-Rosenfeld ME, Nowakowski J, Bittker S, et al: Evolution of the serologic response to *Borrelia burgdorferi* in treated patients with culture-confirmed erythema migrans. *J Clin Microbiol* 34(1):1–9, 1996.

113. Centers for Disease Control and Prevention: Notice to readers: caution regarding testing for Lyme disease. *MMWR Morb Mortal Wkly Rep* 54(05):125, 2005.

116. Wilske B, Schierz G, Preac-Mursic V, et al: Intrathecal production of specific antibodies against *Borrelia burgdorferi* in patients with lymphocytic meningoradiculitis (Bannwarth's syndrome). *J Infect Dis* 153(2):304–314, 1986.

117. Schmidt BL: PCR in laboratory diagnosis of human *Borrelia burgdorferi* infections. *Clin Microbiol Rev* 10(1):185–201, 1997.

118. Nocton JJ, Dressler F, Rutledge BJ, et al: Detection of *Borrelia burgdorferi* DNA by polymerase chain reaction in synovial fluid from patients with Lyme arthritis. *N Engl J Med* 330(4):229–234, 1994.

119. Eshoo MW, Crowder CC, Rebman AW, et al: Direct molecular detection and genotyping of *Borrelia burgdorferi* from whole blood of patients with early Lyme disease. *PLoS One* 7(5):e36825, 2012.

120. Lawson JP, Steere AC: Lyme arthritis: radiologic findings. *Radiology* 154(1):37–43, 1985.

121. Ecklund K, Vargas S, Zurakowski D, et al: MRI features of Lyme arthritis in children. *AJR Am J Roentgenol* 184(6):1904–1909, 2005.

122. Agarwal R, Sze G: Neuro-Lyme disease: MR imaging findings. *Radiology* 253(1):167–173, 2009.

125. Steinbach JP, Melms A, Skalej M, et al: Delayed resolution of white matter changes following therapy of *Borrelia burgdorferi* encephalitis. *Neurology* 64(4):758–759, 2005.

126. Morgen K, Martin R, Stone RD, et al: FLAIR and magnetization transfer imaging of patients with post-treatment Lyme disease syndrome. *Neurology* 57(11):1980–1985, 2001.

129. Wormser GP, Dattwyler RJ, Shapiro ED, et al: The clinical assessment, treatment, and prevention of Lyme disease, human granulocytic anaplasmosis, and babesiosis: clinical practice guidelines by the Infectious Diseases Society of America. *Clin Infect Dis* 43(9):1089–1134, 2006.

130. Borg R, Dotevall L, Hagberg L, et al: Intravenous ceftriaxone compared with oral doxycycline for the treatment of Lyme neuroborreliosis. *Scand J Infect Dis* 37(6–7):449–454, 2005.

131. Dotevall L, Hagberg L: Successful oral doxycycline treatment of Lyme disease-associated facial palsy and meningitis. *Clin Infect Dis* 28(3):569–574, 1999.

133. Dattwyler RJ, Wormser GP, Rush TJ, et al: A comparison of two treatment regimens of ceftriaxone in late Lyme disease. *Wien Klin Wochenschr* 117(11–12):393–397, 2005.

134. Schoen RT, Aversa JM, Rahn DW, et al: Treatment of refractory chronic Lyme arthritis with arthroscopic synovectomy. *Arthritis Rheum* 34(8):1056–1060, 1991.

135. Nimmrich S, Becker I, Horneff G: Intraarticular corticosteroids in refractory childhood Lyme arthritis. *Rheumatol Int* 34(7):987–994, 2014.

138. Strobino BA, Williams CL, Abid S, et al: Lyme disease and pregnancy outcome: a prospective study of two thousand prenatal patients. *Am J Obstet Gynecol* 169(2 Pt 1):367–374, 1993.

139. Shapiro ED: Long-term outcomes of persons with Lyme disease. *Vector Borne Zoonotic Dis* 2(4):279–281, 2002.

140. Jares TM, Mathiason MA, Kowalski TJ: Functional outcomes in patients with *Borrelia burgdorferi* reinfection. *Ticks Tick Borne Dis* 5(1):58–62, 2014.

142. Skogman BH, Glimaker K, Nordwall M, et al: Long-term clinical outcome after Lyme neuroborreliosis in childhood. *Pediatrics* 130(2):262–269, 2012.

143. Zotter S, Koch J, Schlachter K, et al: Neuropsychological profile of children after an episode of neuroborreliosis. *Neuropediatrics* 44(6):346–353, 2013.

144. Wormser GP, Ramanathan R, Nowakowski J, et al: Duration of antibiotic therapy for early Lyme disease. A randomized, double-blind, placebo-controlled trial. *Ann Intern Med* 138(9):697–704, 2003.

145. Asch ES, Bujak DI, Weiss M, et al: Lyme disease: an infectious and postinfectious syndrome. *J Rheumatol* 21(3):454–461, 1994.

146. Klempner MS, Hu LT, Evans J, et al: Two controlled trials of antibiotic treatment in patients with persistent symptoms and a history of Lyme disease. *N Engl J Med* 345(2):85–92, 2001.

147. Krupp LB, Hyman LG, Grimson R, et al: Study and treatment of post Lyme disease (STOP-LD): a randomized double masked clinical trial. *Neurology* 60(12):1923–1930, 2003.

148. Fallon BA, Keilp JG, Corbera KM, et al: A randomized, placebo-controlled trial of repeated IV antibiotic therapy for Lyme encephalopathy. *Neurology* 70(13):992–1003, 2008.

149. Krause PJ, McKay K, Thompson CA, et al: Disease-specific diagnosis of coinfecting tickborne zoonoses: babesiosis, human granulocytic ehrlichiosis, and Lyme disease. *Clin Infect Dis* 34(9):1184–1191, 2002.

151. Krause PJ, Narasimhan S, Wormser GP, et al: Human *Borrelia miyamotoi* infection in the United States. *N Engl J Med* 368(3):291–293,

2013.

152. Nadelman RB, Hanincova K, Mukherjee P, et al: Differentiation of reinfection from relapse in recurrent Lyme disease. *N Engl J Med* 367(20):1883–1890, 2012.

158. Hassett AL, Radvanski DC, Buyske S, et al: Role of psychiatric comorbidity in chronic Lyme disease. *Arthritis Rheum* 59(12):1742–1749, 2008.

159. Cerar D, Cerar T, Ruzic-Sabljic E, et al: Subjective symptoms after treatment of early Lyme disease. *Am J Med* 123(1):79–86, 2010.

160. Stupica D, Lusa L, Cerar T, et al: Comparison of post-Lyme borreliosis symptoms in erythema migrans patients with positive and negative *Borrelia burgdorferi* sensu lato skin culture. *Vector Borne Zoonotic Dis* 11(7):883–889, 2011.

161. Weissenbacher S, Ring J, Hofmann H: Gabapentin for the symptomatic treatment of chronic neuropathic pain in patients with late-stage Lyme borreliosis: a pilot study. *Dermatology* 211(2):123–127, 2005.

164. Feder HM Jr, Johnson BJ, O'Connell S, et al: A critical appraisal of "chronic Lyme disease. *N Engl J Med* 357(14):1422–1430, 2007.

169. Hayes EB, Piesman J: How can we prevent Lyme disease? *N Engl J Med* 348(24):2424–2430, 2003.

170. Nadelman RB, Nowakowski J, Fish D, et al: Prophylaxis with single-dose doxycycline for the prevention of Lyme disease after an *Ixodes scapularis* tick bite. *N Engl J Med* 345(2):79–84, 2001.

171. Steere AC, Sikand VK, Meurice F, et al: Vaccination against Lyme disease with recombinant *Borrelia burgdorferi* outer-surface lipoprotein A with adjuvant. Lyme Disease Vaccine Study Group. *N Engl J Med* 339(4):209–215, 1998.

172. Hanson MS, Edelman R: Progress and controversy surrounding vaccines against Lyme disease. *Expert Rev Vaccines* 2(5):683–703, 2003.

第111章

骨与关节的分枝杆菌感染

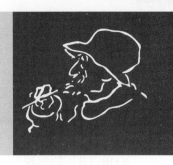

原著 Eric M. Ruderman • John P. Flaherty
杨文浩 译 崔刘福 校

关键点

近年来由于临床检测手段的进步和治疗方法的发展，结核病的全球发病率已经开始下降，但对抗结核药物的耐药使结核分枝杆菌感染仍然是一个威胁。鉴于肿瘤坏死因子（tumor necrosis factor，TNF）抑制剂和其他生物制剂的广泛使用，风湿科医生必须对结核病保持警惕。

肌肉骨骼结核的典型形式为慢性局限性感染，最常见于脊柱，其次为髋关节或膝关节。

结核的诊断非常困难，通常需要组织病理学活检和骨组织或滑膜组织培养。快速诊断试验技术使肺结核的早期诊断发生了革命性的进步，尽管前景良好，但这些技术在骨和关节标本中的应用效果尚未被证实。

在使用抗TNF药物前，结核菌素皮肤试验（TST）有助于明确患者是否存在潜在的结核感染，但其易受假阳性和假阴性的影响；γ干扰素释放试验可能更加敏感，比结核菌素实验更加特异，但价格相对更高，同时也易受到假阳性和假阴性的影响。

需要在药敏试验筛选基础上联合应用多种药物治疗6～9个月，但由于耐药性的存在，结核的治疗已变得越来越复杂。

对于使用生物制剂的风湿病患者，非结核分枝杆菌已成为重要的病原体。

在美国和其他发达国家，识别骨骼肌肉系统的结核（tuberculosis，TB）和其他分枝杆菌的感染已经成为风湿科医生一个重要的挑战。1999年前，大多数风湿科医生平均一年都难以见到一例分枝杆菌感染的病例，即使在学术中心也很少见，往往是临床研讨会上作为一个不寻常的教学病例展现出来。

然而，1999年肿瘤坏死因子（tumor necrosis factor，TNF）抑制剂在美国上市并在临床常规应用后，风湿科医生发现结核病例数出现了意外的增长。幸运的是，结核菌素皮肤试验（tuberculin skin tests，TSTs）和γ干扰素释放试验的常规筛查（interferon gamma release assays，IGRAs）使新发病例的数量明显减少，特别是潜在感染复发相关的病例，然而，必须对这些患者和使用其他生物制剂的患者因接触新的暴露人群而发生初始感染的风险保持警惕。此外，由于对非结核分枝杆菌的感染无可选择的筛查措施，应用免疫抑制治疗时对此保持警惕则更加重要。

另一个导致结核分枝杆菌感染增加的主要原因是人类免疫缺陷病毒（human immunodeficiency virus，HIV）的流行。在高度积极抗转录治疗时代前，美国21%的肺外结核病例与潜在的HIV感染相关，而在发展中国家，HIV流行导致了骨关节结核分枝杆菌感染显著增加[1]。这些病例的特征有：多为提示血行播散的多发病灶，进展迅速，多与肺部感染并存[2-3]。在所有继发性肌肉骨骼结核分枝杆菌感染患者中，HIV检测应作为一个常规项目。值得欣慰的是自从引入有效的抗反转录治疗后，美国HIV患者合并结核和非结核分枝杆菌感染的发病率已经出现了显著下降。

在发达国家中，结核分枝杆菌的感染并不常见，在美国，一般人群的结核分枝杆菌的感染率持续下降。自1990年开始，大部分结核病例均考虑为输入性病例（如，多发生于在外国出生的人群中）。然而在世界范围内，结核病仍是一种全球性致死性感染性疾病[4-5]。在2013年，全世界约有900万新发病例和160万死亡病例[4]。在世界范围内，结核病是仅次于 HIV 的致死性感染性疾病，世界上每一秒钟都会有新发结核分枝杆菌感染的病例。全世界大约 1/3 的人口感染过结核，这就像一个病原体库，使结核病的全球控制复杂化[6]。更令人担忧的是多重耐药结核（multidrug resistant TB，MDR-TB））的不断增加和广泛耐药结核杆菌（extensively drug- resistant TB，XDR-TB）的出现[7]，这些菌株对所有一线和大部分二线抗结核药物都表现出耐药性。世界经济全球化进一步增加了发达国家和发展中国家人民之间的联系，从疫区进入美国的移民组成了一个不断扩大的潜在性结核分枝杆菌感染的病原体库。

然而，诊断肌肉骨骼分枝杆菌感染的挑战性不仅仅在于其少见，这种感染常常难以察觉，可能缺乏疼痛、发热、寒战等骨骼肌肉系统细菌感染的典型症状，另外，除非一开始就考虑到了结核感染，否则常规的培养技术不能分离出病原体，因而诊断容易被遗漏。由于医生对这种类型感染缺乏警惕，骨骼肌肉系统结核分枝杆菌的诊断经常被延误，并且这种现象将持续存在。

基于上述原因，21 世纪的风湿科医生需要了解一组他们经验有限的疾病。

临床分类

在处理结核分枝杆菌感染时，将疾病分为不同类别有助于风湿科医生了解临床问题的全貌。Franco-Paredes[8] 和他的同事提出了一种具有临床价值的分类方法，将分枝杆菌感染分为四类。下列将介绍这一分类方法。

直接累及肌肉骨骼系统

肌肉与骨骼系统分枝杆菌感染的典型表现为：骨骼、脊柱、周围关节局限性慢性无痛性病变，当累及软组织时可产生局部的非特异性疼痛，常不伴有肿胀。由分枝杆菌直接转移引起的组织感染损伤程度往往比较轻微，或者在临床发病后很久才出现。诊断可能被延误数月甚至数年，部分原因是患者早期症状轻微，常常被误认为是非感染性的，直到疾病进展和功能丧失才促使医生采用更积极的诊断措施。

患者的全身症状通常轻微或不存在，实验室炎性指标往往正常，滑液一般很少，即使获得了液体样

本，也只提示非特异性炎性反应。虽然新型影像学技术可以用于发现较早期的病变和分辨结核病灶与其他感染或肿瘤，但影像学异常有可能出现较晚[9-10]。典型的肺内或肺外表现并非总是存在，例如，不到 50% 的骨关节结核患者存在陈旧性和活动性肺部疾病的证据。TSTs 和 IGRA 为病因学提供了线索，但其结果可能存在假阴性，尤其是在衰竭和免疫抑制的患者。大多数病例正确的诊断高度依赖于显微镜检查和受累组织培养证实感染原的存在。

在 HIV 感染的病例中，分枝杆菌感染的诊断往往在确诊 AIDS 之前，有时可以帮助发现 AIDS[11]。不典型的肺结核和肺外结核（多病灶的）很常见，在 AIDS 合并结核感染的病例中，60% ~ 70% 发生肺外结核，而肺外结核仅占所有结核患者的 16%。

肌肉骨骼结核的临床类型包括脊柱炎、骨髓炎、外周关节感染和软组织脓肿。在一组连续入组的 230 例未接受抗生素治疗的结核患者中，5.2% 存在骨骼受累，其中 60% 侵犯脊柱[12]。骨关节结核为血源性播散，最易感染的部位是脊柱和髋关节，其次为膝关节和腕关节，其他关节很少受累。肌肉骨骼结核的全身症状不常见，如果出现，提示其他器官存在结核感染。脊柱结核引起的脊椎塌陷，起初可能被误认为是较常见的骨质疏松导致的脊柱压缩性骨折。结核很少累及骨骼肌，但是对于扩大的肌肉损害，需要注意鉴别诊断[13-17]。累及肌腱、滑囊、阔筋膜的散发病例显示，本病的表现存在多种可能性[18-21]。影像学检查难以有效区分结核与肿瘤，因而诊断需要活检和培养。

在非流行地区，骨结核通常发生于年老体弱的人群，大部分是位于中轴骨的孤立性溶骨病灶，且其与首次感染之间通常相隔很长时间，提示是先前的亚临床感染的再次活动。患者出现 TST 假阴性的原因包括长期应用糖皮质激素或合并其他消耗性疾病，如类风湿关节炎（rheumatoid arthritis，RA）或慢性肾功能不全，从而导致抵抗力下降和 TST 无反应（表 111-1）[22-23]。由于肺结核的现有药物治疗效果较好，非流行区域儿童的脊柱结核绝大多数已被消除。

相反，在感染率高的地区，结核感染更多发生于儿童和中老年人。这些患者中多灶性骨结核的发病率高，常累及肋骨、骨盆、椎骨、足和长骨骨干[24]。骨的感染多来源于血源性播散，有时继发于其他肺外病灶，当发生于肺部时，典型的表现是粟粒型肺结

核。骨的感染也可来自感染的淋巴结，通常为局部直接扩散，或淋巴管引流[25]。

脊柱结核

脊柱是骨结核感染的主要部位，占所有骨结核的 50% ~ 60%[26]。在 HIV 阴性的患者中，48% ~ 67% 的病灶位于脊柱的下胸段和胸腰段，然而 HIV 阳性患者中腰椎最常受累[3]。感染通常先发生于邻近椎间盘椎骨前方的软骨下方（图 111-1 和 111-2）。病变进程需要 2 ~ 5 个月，先扩散到骨松质和骨皮质，而后穿过椎间盘扩散到邻近的椎骨（图 111-3）。骨组织破坏可造成椎体塌陷，多发生于椎体前部，导致驼背畸形，也可发生孤立的神经弓受累和脊柱内脓肿。

椎旁脓肿通常开始于前纵韧带下感染的扩散。在胸椎，可以蔓延至胸膜腔和肺实质；在颈椎，多扩散至颈后三角或咽后间隙；在腰椎，冷脓肿特征性造成腰大肌向外侧移位，沿其长轴分布，表现为腹股沟三角、臀肌或大腿上部内侧的占位性病变。个别病例中

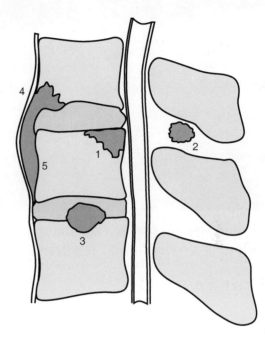

图 111-1 结核性脊柱炎：受累部位。结核病灶局限在椎体内（1），或更罕见的在骨或韧带组织的后方（2）。扩散到椎间盘（3）或椎前组织（4）并不少见。韧带下蔓延（5）可以造成椎体前表面的侵蚀破坏（From Resnick D: Diagnosis of bone and joint disorders , ed 3, Philadelphia, 1995, WB Saunders, p 2464.）

表 111-1 纯蛋白衍生物试验假阴性的原因

高龄（＞ 70 岁）
使用糖皮质激素（泼尼松 ≥ 15 mg/d）
低蛋白血症（＜ 2 g/dl）
氮质血症
细胞免疫功能受损
人类免疫缺陷病毒感染
其他消耗性疾病

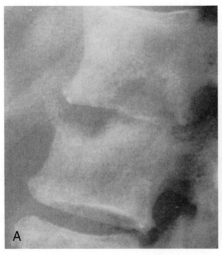 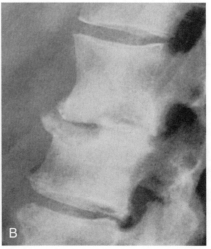

图 111-2 结核性脊柱炎伴椎间盘病变。**A**. 最初的影像学照片显示两个椎体的软骨下破坏，伴有轻微的周围骨质象牙化和椎间盘变薄。这种表现与化脓性脊椎炎相同；**B**. 几个月后，骨反应很明显。硬化增加，出现骨赘和骨缘清晰度增加（From Resnick D: Diagnosis of bone and joint disorders , ed 3, Philadelphia, 1995, WB Saunders, p 2465.）

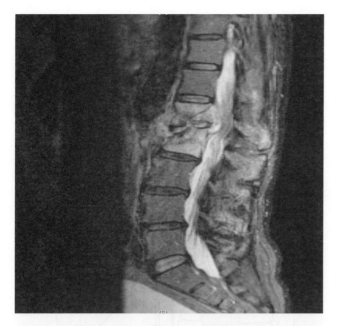

图 111-3 结核性脊柱炎伴脊髓压迫。腰椎 MRI 显示，邻近椎体的骨破坏和一个炎性肿块挤压脊髓，仅通过药物就治愈了这例患者

冷脓肿还可以不伴有明显的骨受累。

这种表现的特殊变异类型是韧带下结核，感染沿着纵韧带下方在脊柱上下蔓延，引起前侧椎体的多发性扇形病灶，而不累及椎间盘，这种类型在颈椎更加常见[27]。

脊柱结核的临床表现通常包括局部疼痛，常伴有低热、体重减轻、寒战和一些非特异性全身症状，不同的研究显示，1% ～ 27% 的患者出现下肢轻瘫或截瘫。与化脓性和布鲁杆菌脊柱骨髓炎相比，脊柱结核患者更多表现为病程长、胸段受累、脊柱畸形、神经缺陷和椎旁或硬膜外肿块，较少出现发热、寒战和系统性症状[27]。结核性脊椎炎患者有时表现为慢性炎性背痛，类似典型的脊柱关节炎[28]。

骨活检标本的分枝杆菌菌落计数相对较低，腰大肌脓肿涂片和培养的阳性率也只有 40%。在一组按照严格的临床和影像学标准诊断的患者中，73% ～ 82% 的活检标本有相对应的组织学特征，其中 80% ～ 95% 的培养结果是阳性[25]。鉴别诊断的范围很广，包括化脓性和真菌性骨髓炎、原发性和转移性肿瘤、结节病、多发性骨髓瘤和嗜酸性肉芽肿。

颈椎结核相对少见，在美国大约占肺外结核的 0.4% ～ 1.2%[29]。最常见的症状是颈部疼痛和僵硬，也可以出现声嘶、吞咽困难、斜颈、发热、厌食和神经系统症状，如果不能早期诊断，脊柱结核可以蔓延至脊髓。X 线片可以发现椎体前部特征性的溶骨现象，而椎体后部无受累，还可发现驼背畸形、椎间盘累及和椎旁部分钙化的肿块，CT 和 MRI 有助于了解椎管内情况。咽后壁感染可以蔓延至颅颈连接处，甚至可能引起寰枢椎脱位和神经系统并发症[30-31]。

骶髂关节结核占骨结核的 10%，往往无其他疾病的证据[32]。所有单侧骶髂关节炎的病例都必须怀疑感染，尤其是结核感染，特别是缺乏脊柱关节炎的其他特点时，来自疫区和既往有结核病史的患者结核感染的可能性更大。患者的主诉多为受累侧臀区疼痛，常伴有患侧的下肢疼痛和神经根痛，体格检查可发现骶髂关节部位的压痛和触痛，影像学显示骶髂关节间隙变宽和侵蚀性病变，ESR 增快和贫血较常见，且典型的患者 TST 阳性，骶髂关节活检显示肉芽肿性组织学特征，或非特异性炎症，大多数病例的组织培养呈阳性。

约 10% 的患者的脊柱病变并不典型，可能导致诊断和治疗的延误。单个椎体累及时不典型的影像学表现包括椎体向心性塌陷、硬化灶和选择性椎弓和肋椎骨横突关节受累，多个椎体受累时可以表现为连续性或跳跃性的病变。不典型的临床表现也可能是椎间盘突出、难治性背痛综合征、脊髓肿瘤或脑膜肉芽肿[26,33]。

结核性骨髓炎

骨损害多开始于病原体在骨髓的血源性种植。受累最多的是干骺端，且感染可穿过生长板累及邻近的关节，通常发生于疾病的晚期。骨损害为典型的破坏性改变，较少见的部位如耻骨联合、骶髂关节和肘关节的溶骨性损害可能被误诊为恶性肿瘤[34]，也可发生于以前受过创伤的骨和关节。

儿童和成人都可发生结核性骨髓炎[35]，虽然任何骨骼都可以受累，但股骨和胫骨最常见，儿童患者也可发生指 / 趾炎。来自流行地区的一个大型病例研究报道，结核性骨髓炎占骨关节结核的 19% 和血源性骨髓炎的 15%[36]。其最常见的表现为骨痛，其次为局部肿痛，形成脓肿和窦道。诊断延误的时间平均为 28 个月。

多灶性骨关节结核是较少见的类型[36-37]，但来自流行地区并具有多灶性骨破坏表现的患者都应该考虑结核感染。

为了明确骨关节结核的诊断，必须对受累部位进行组织活检[19]。在 CT 上，软组织病变可见特征性的边缘强化，且其还有助于进行经皮穿刺活检和脓肿穿刺引流[38]。组织活检一般为肉芽肿性炎症，在一项纳入 121 例病例的研究中，活检组织病原菌培养阳性的占 33%，呈现肉芽肿性组织学特征的占 46%，两者同时存在的占 21%[39]。大约 50% 的病例 X 线可见病变周围有薄层硬化的空腔形成，有时空腔内可见骨碎片，但由于临床表现不明显，骨骼受累的真实程度很难确定。虽然 ^{99m} 锝骨显像较常规 X 线检查敏感，但一些早期病例、无痛病例和严重破坏的病例会出现假阴性结果。且超过 80% 的病例 TST 呈阳性反应[40]。

结核性骨髓炎患者应用抗结核药物通常有效，仅少数病例需要接受外科清创术。在获得培养结果之前，应以组织学检查结果为基础开始治疗，在抗结核治疗前后，窦道分泌物的培养常可发现化脓性细菌，但一般考虑为污染所致。患者病灶边缘硬化则提示治愈。误诊为化脓性骨髓炎的患者会导致不必要的手术和抗结核治疗的延误，引起感染扩散至关节内和慢性残疾。

感染性关节炎

关节感染结核分枝杆菌的典型类型多发生于大中关节的单关节炎，最常见的是髋和膝关节（图 111-4 和图 111-5）[41-42]，其次为骶髂关节、肩关节、肘关节、腕关节和蹠骨关节。感染多开始于滑膜，破坏性病变的进展较化脓性感染性关节炎慢。假体关节的结核分枝杆菌感染已有报道，通常由潜在疾病的局部复发所致[43]。

关节结核常被误诊。在 1970 年至 1984 年，一组连续病例观察研究了关节结核的典型特征[44]。在 23 例肌肉骨骼结核病例中，脊柱受累 9 例，髋关节受累 1 例，其余 13 例均为外周关节受累。大部分患者为 50 岁以上的男性，一般否认结核病病史和接触史，所有病例均存在关节疼痛和肿胀症状。4 例患者有活动性肺结核的证据，2 例患者有无菌性脓尿，尿培养发现结核分枝杆菌生长。接受 TST 筛查的 10 例患者仅 5 例为阳性反应。11 例患者的 X 线检查提示，7 例患者有侵蚀性关节炎改变，其他 4 例未见关节异常。患者的诊断延误时间平均为 8 个月。

获得正确的诊断需要采取积极的措施，通常需要滑膜活检和培养，早期的检查经常引起误导，并可能

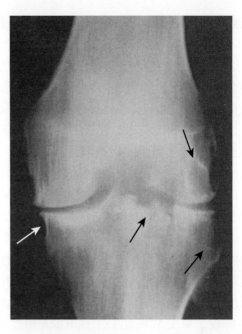

图 111-4　膝关节的结核性关节炎。传统 CT 检查显示，结核性关节炎伴有典型的边缘和中心骨侵蚀（箭头所示）。骨质疏松并不明显（From Resnick D: Diagnosis of bone and joint disorders , ed 3, Philadelphia, 1995, WB Saunders, p 2480.）

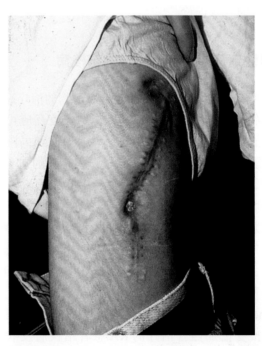

图 111-5　全髋关节置换后的结核性关节炎。未知原因导致的幼年破坏性关节炎而接受了全髋关节成形术，手术后瘢痕部位出现一个窦道。此青年男子原籍越南

导致误诊和漏诊。滑液分析的结果多种多样，不能帮助区分关节结核与其他关节炎[45]。在更多的情况下，细胞计数，即使是中性粒细胞占优势的情况，也仅仅

提示炎症，而不是化脓性关节炎。滑液抗酸染色发现病原体有助于确诊，但阳性率仅有 10% ~ 20%，相比之下，滑液培养更容易获得阳性结果。影像学改变与其他化脓性关节炎相似，初为关节周围骨质丢失，进而发生骨边缘侵蚀和关节软骨破坏（图 111-4）。

采用开放性活检技术，超过 90% 的病例可见肉芽肿性组织学特征和组织培养阳性[43]。在关节结核的诊断中应用直接扩增试验的经验有限但提示该技术具有一定的敏感性和良好的特异性（在一个小样本的研究中分别为 63% 和 100%[46]）。肉芽肿性滑膜炎也可见于非结核分枝杆菌感染、结节病、结节性红斑、布鲁菌病、克罗恩病和异体反应，因而单独的组织学检查不可靠，如前所述，滑液抗酸染色涂片的诊断价值有限。结核性关节炎也可见于儿童，有时见于疾病的早期阶段，单关节炎且 TST 或 IGRA 阳性的儿童病例推荐应用滑液活检和培养[47]。

在 RA 合并化脓性关节炎时，应该考虑到结核的可能性，尽管这种情况在发达国家并不常见[48-49]。相反，类风湿因子阳性可见于结核病，在慢性单关节炎存在时导致误诊[48]。

风湿性疾病治疗期间出现的结核病

风湿性疾病患者接受免疫抑制药物的治疗后，出现了免疫功能失调，且这种受损的免疫反应可诱使潜在的结核复发。TNF 在肉芽肿的形成和局限中具有关键作用，可促进对 M.结核分枝杆菌的包裹。虽然有研究认为结核病在 RA 患者中的发病率高于普通人群[51]，但在抗 TNF 药物广泛使用前，其发生率大约为 6/10 万[50]。在一个大样本调查中，在 2000 至 2001 年，RA 患者中与英夫利昔单抗（infliximab）治疗有关的结核病发病率约超过 1000/10 万人年[52]，在美国同期的比例为 52/10 万人年[50]。依那西普（etanercept）诱发结核再发的风险低于英夫利昔单抗：接受依那西普治疗的 RA 患者结核病发病率为 10/10 万人年，而英夫利昔单抗为 41/10 万人年，该数据来源于美国食品和药物管理局（Food and Drug Administration，FDA）[53]。与之相似，英国和法国注册数据已明确表示使用阿达木单抗（adalimumab）和英夫利昔单抗发生结核感染的风险更高[54-55]。新的 TNF 拮抗剂相关的数据资料较少，而且在同类第

一代药物被批准使用后，广泛进行的治疗前筛查使得药物间的比较变得更加复杂。在结核分枝杆菌肉芽肿扩散方面，TNF 特异性单克隆抗体的作用强于可溶性 TNF 受体。无论如何，对任何一种 TNF 拮抗剂均应保持同样的警惕性，并且对所有的该类药品均应假设会导致新的感染和潜在感染复发的风险增加。

托珠单抗（tocilizumab，抑制 IL-6）、戈里木单抗和赛妥珠单抗应用后已有结核病例的报告，但这些病例均发生于结核病流行国家，且常常发生于治疗期间，因此，这三种药物的说明书均推荐使用前进行结核感染筛查。然而，应用其他生物制剂诱发结核复发的风险相对较低，因为其作用机制与细胞内微生物相关的宿主防御的关系并不密切。动物研究提示，阿巴西普（abatacept）并不减弱小鼠对 M.结核分枝杆菌感染的免疫反应，但该结果尚未在人类中获得确认[56]。几乎没有证据提示 B 细胞在包裹结核分枝杆菌的过程中发挥主要作用，因此利妥昔单抗（rituximab）治疗并未表现出 TB 风险增加[57]。

潜在结核感染的患者应用糖皮质激素也存在较大的风险，原因主要包括细胞免疫应答和单核细胞趋化及功能的受损，如单核细胞产生 TNF 的功能。最近英国的一项大样本病例对照研究发现，糖皮质激素的使用可使结核感染风险增加 5 倍[58]，这种风险具有剂量依赖性，但也可见于应用生理剂量的泼尼松（7.5 mg/d），且与 TNF 抑制剂治疗类似，这种结核发生于治疗早期的风险最大。法国的一项研究发现每天给予 10 mg 或更大剂量的泼尼松与结核病发病风险的增加有关，但剂量较小时则无关[55]。

TNF 抑制剂治疗诱发的结核活动通常发生于治疗的 6 个月之内，多表现为肺外结核。RA 患者潜在结核筛查（latent TB infection，LTB1）记录的设立和使用 TNF 拮抗剂之前治疗潜在的结核，可使结核的发病率降低 78%[59]。LTB1 能有效并安全地降低接受 TNF 抑制剂治疗者发生活动性结核的风险，这提示该情况下发生结核主要归咎于不完整的筛查计划[60]。相反，一项包括 84 例 PPD 阳性且接受依那西普治疗的患者的单中心研究显示，虽然仅有 78 例患者接受预防性治疗且只有 52 例进行了完整的治疗，但在平均 2 年的随访中没有发生结核的报道[61]。虽然 LTB1 已经降低了结核的发病率，但 TSTs 的假阴性和 IGRAs 假阴性或含糊的结果却降低了筛查效果（表 111-1）。

对于需要接受 TNF 抑制剂治疗而又伴有潜在结核感染的患者，其治疗方法尚未制订统一标准的方案。一些学者建议，对于 TSTs 阳性或 IGRA 阳性但 X 线胸片正常且从未接受抗结核治疗的患者，在开始 TNF 抑制剂治疗前，如果没有其他特殊原因，应先接受至少 1 ～ 2 个月的抗结核治疗，以确保他们可以耐受全疗程的抗潜在结核治疗，合适的方案包括 9 个月的异烟肼、4 个月的利福平或 3 个月每周一次异烟肼和利福平联合督导治疗。发现有活动性结核的患者在考虑启动 TNF 抑制剂治疗前，应接受完整疗程的标准抗结核治疗。

虽然 TNF 抑制剂和糖皮质激素的应用是结核的主要危险因素，但所有接受减弱细胞免疫的免疫抑制剂治疗的风湿病患者均应该考虑到这种风险的存在，老年患者、营养不良者和来自结核病高流行率国家的患者应格外考虑到这种风险。

抗结核治疗导致的风湿病

使用抗结核药物后可引起多种多样的风湿病表现，包括异烟肼和利福平引起的药物诱导性狼疮。与其他药物诱导性狼疮病例一样，这种狼疮与抗核抗体阳性和抗组蛋白抗体的存在相关，通常这些患者症状较轻，停止药物治疗后疾病可逆转。

已有应用氟喹诺酮类药物导致关节和肌腱病变的报道，特别是环丙沙星和左氧氟沙星，肌腱断裂（通常是跟腱）在 50 岁以上人群中风险最大，同时应用糖皮质激素可增加这种风险。

吡嗪酰胺干扰肾小管分泌尿酸，与成人的高尿酸血症和痛风的发生相关。

在诊断为结核病且开始治疗后停用英夫利昔单抗的患者中报告了一些矛盾的反应[62]，这种反应既可能是既往存在的结核病变恶化的表现，也可能是发生了新的病变，但在初始治疗获得改善的患者中，这种反应不能归因于疾病的正常病程，尽管机制尚未完全明确，但这种反应已被归于免疫重建炎症综合征的范畴。研究发现这种反应更多见于开始抗反转录治疗的 HIV 感染患者，在英夫利昔单抗治疗中断后，这种抗炎效应可能持续 3 ～ 4 周，这可能解释这种迟发性反应的时限。当发生这种矛盾反应时，需要保持抗结核治疗的稳定性。糖皮质激素能减轻这种反应。

结核病的反应性免疫现象

反应性免疫现象的多样性与结核分枝杆菌感染有关，但在临床实践中并不常见。

Poncet 病是一种无菌性炎性多发性关节炎，见于结核病患者。虽然可涉及任何关节，但最常见于膝关节、踝关节和肘关节[63]。其机制被认为与继发于少见感染的其他形式的反应性关节炎相似。大部分病例在结核得到良好控制后好转。已有报道治疗膀胱癌时使用卡介苗（Bacille Calmette-Guérin，BCG）膀胱灌注后发生反应性关节炎的病例[64]。

其他已报道的与结核分枝杆菌感染有关的少见免疫反应模式包括结节红斑、硬红斑和淀粉样变（AA 型）。

诊断

结核菌素皮肤试验

结核菌素皮肤试验（TST）也被称为纯化蛋白衍生物（Purified Protein Derivative，PPD），已经应用了近 1 个世纪，但仍是使用最广泛的结核分枝杆菌筛查试验，在开始 TNF 抑制剂治疗前，需常规进行该项检测。TST 代表了来自结核分枝杆菌天然抗原的混合，但同时受到假阳性和假阴性的困扰。该试验难以区分潜在感染和活动性感染，且在严重的活动性结核中可能为阴性。糖皮质激素（≥ 15 mg/d 泼尼松）可使 TST 试验检测潜在结核时呈阴性，老年人和营养不良者也可能不表现出阳性的 TST 结果，表 111-1 列出了部分风湿科医生特别感兴趣的导致假阴性 TST 结果的原因。

假阳性结果同样可能发生于非结核分枝杆菌感染和以前接种过 BCG 的患者。在接种过 BCG 的患者中，随着时间的延长，TST 阳性率会以可变速率下降。阳性程度受许多因素影响，包括接种 BCG 的次数和后来接受 TST 试验的次数，一些患者在接种卡介苗 15 年后仍阳性，然而 20 mm 或更大的 TST 结果却很少是由 BCG 接种导致的。另外，在面对高危状况如启动 TNF 抑制剂治疗时，即使硬结的直径在 5 mm 左右，也需要进行 LTBI。

风湿科医生应认识到，TST 是一个重要但不完美的潜在结核分枝杆菌感染筛查工具，敏感性和特异性约为 70%。TST 结果阴性，临床医师也不应降低对正在接受 TNF 抑制剂治疗患者复发或新发结核进行监测的警惕性，特别是高危人群。

γ 干扰素释放试验

传统的 PPD 试验在敏感性和特异性以及明确潜在结核上存在局限性，这促使了以 T 细胞为基础的新型试验方法的发展。这种试验检测被特异性结核分枝杆菌抗原刺激后全血单核细胞的干扰素 γ 的产量。γ- 干扰素释放试验（interferon-γ release assays，IGRAs）包括基于全血的酶联免疫吸附试验（Quanti-FERON Gold in-Tube，布里斯班，澳大利亚，*Cellestis* 公司）和基于外周血单个核细胞的酶联免疫斑点试验（T-SPOT.TB，英国，Oxford Immunotec 公司），已经显示出与 TST 等效的敏感性和特异性[65]，能为鉴别出结核分枝杆菌与其他非分枝杆菌感染以及最近接种 BCG 者提供特别的帮助。IGRAs 还有可能避免 TST 试验中发生的操作失误，并且不需要患者 48 ～ 72 小时后返回以解读试验结果，其在一些中心已经取代 TST 而成为 LTBI 的常规筛查。在 RA 和其他炎症失调疾病中的研究显示 IGRAs 的准确性与 TST 相当，甚至优于 TST[67-69]。

IGRAs 也并非毫无顾虑。1.2% ～ 28.6% 的 IGRAs 结果模棱两可，这提醒医生解读结果时需重视不同中心之间实验结果的差异[80-81]。当 TB 抗原反应接近截断值[82-83]时，则需要考虑结果的个体内差异性。影响 IGRAs 结果变异性的因素包括试剂变异性、血容量、采血的手法温柔或粗暴、标本处理不及时、PPD 诱导的干扰素 γ 升高[85]。IGRAs 阳性结果与 TB 危险因素而不是阳性的 TSTs 相关，IGRAs 阴性与 TST 阳性结果的不一致与之前的 BCG 接种有关，IGRAs 阳性与 TST 阴性结果的不一致则与糖皮质激素的使用有关，提示前者为 TST 假阳性，而后者为 TST 假阴性。无论如何，单独 IGRAs 阳性或 TST 阳性这一不一致的结果并不足以说明此类患者需接受针对可能存在的潜在结核分枝杆菌感染的治疗[86]。当 TST 结果阳性，而 IGRAs 结果阴性时，则需要提供临床证据排除潜在结核分枝杆菌的感染。最新分析发现，在接受 TNF 抑制剂治疗前的筛查中，如果只使用一种检测方法，IGRAs 的应用比 TST 的应用更有价值[87]。

IGRAs 也已被应用于研究帮助在接受 TNF 抑制剂治疗的患者中确定新的获得性结核分枝杆菌感染。一些学者建议接受 TNF 抑制剂治疗的患者进行持续的年度筛查以帮助发现新的结核感染，特别是在结核病的高流行区域。在韩国和中国台湾的研究中心，使用 TNF 抑制剂治疗的患者 TST 结果转变率为 33% 和 37%，对应的 IGRAs 的转变率为 14% 和 11%[88-89]，这些数据与活动性结核的发病风险相关。在正式的指南问世之前，对可能持续暴露于结核分枝杆菌感染风险的地区，常规每年进行检测是明智的，相对于 TSTs 使用 IGRAs 有助于减少需要接受预防性治疗的患者数量。

影像学检查

虽然提示结核的影像学特性得到了一定的讨论，但并没有特异性的骨骼影像学特征能帮助确立诊断。影像学的早期特征可能很少或无，X 线胸片多是正常的或不能显示肺后叶背段空洞浸润的结核特征性表现。

常规 X 线片有助于确定骨破坏、病变范围和邻近的软组织损害[52]。MRI 对于确定早期病变更有用，其有助于区别结核、其他感染和肿瘤，并能帮助评价疾病的程度[10,90]。锝和镓闪烁扫描也能帮助定位骨和软组织的病变，但疾病早期常出现假阴性结果[91]。CT 有助于行细针穿刺活组织检查，在中轴和外周骨骼的骨关节结核中，相对于粗针活检和手术活检，细针活检是一个更可行的方法，其优势在于无需全身麻醉[92,94]。MRI 和 CT 也有助于治疗中的监测[94]。

培养

几乎所有种类的分枝杆菌均生长缓慢，其中结核分枝杆菌生长最慢，如果样本未置于特殊培养基中，其他细菌会先于结核分枝杆菌生长。在临床感染部位能找到的结核分枝杆菌数量很少，这使结核感染的确诊更加困难，同时也导致以抗酸染色法检测滑液和其他体液的阳性率很低（仅为 10% ～ 20%）。

相对于组织培养，滑液和其他体液的培养更少出现阳性结果。如果怀疑一个关节存在结核分枝杆菌感染，应进行滑膜活检，关节镜获取的组织培养阳性率高于针穿刺活组织检查。CT 引导下穿刺活检对脊柱结核的病例不能提供有价值的信息。组织病理学特征包括干酪样变和非干酪样变的肉芽肿及特定染色所见的抗酸杆菌，可以为结核提供早期的假定诊断，比培养结果更有优势，因为培养结果可能需要 4 ～ 6 周才能确定。

聚合酶链反应

利用聚合酶链反应（polymerase chain reaction，PCR）进行的分子诊断技术已被证明对于肺结核的快速诊断有效，表明即使在痰培养阴性的患者的痰液内仍可能存在大量结核杆菌，该技术已被 WHO 批准用于常规检测[95]。分子诊断技术在肺外结核中的地位还未确立，但有限的初步试验结果暗示该技术前景光明。在一组脊柱骨髓炎患者中，骨活检标本结核分枝杆菌感染的多重 PCR 检测达到 90% 的敏感性和 100% 的特异性，表明这项技术具有快速而准确的诊断价值。与之相似的是，多重实时 PCR 成功鉴别了布氏杆菌病所致的脊柱椎骨骨髓炎和结核感染，在 TB 诊断中显示 87% 的敏感性和 100% 的特异性[96]。然而在确定 PCR 技术作为诊断骨关节结核的标准之前，仍需积累更多的经验。

治疗

骨和关节结核感染的治疗是一个复杂的动态过程，选择适当的抗结核药物和疾病进展的监测应当有感染科医师的共同参与，但是风湿病专科医生应熟悉基本的处理原则。

累及肌肉骨骼系统的结核分枝杆菌感染的治疗采用与肺结核相同的联合化疗方案。疗程较肺部和其他肺外结核更长，这种建议是基于药物在骨组织穿透力差和复发率高制定的。

美国疾病控制中心、美国胸科协会和美国感染性疾病协会联合发布的结核治疗指南推荐，除骨（6 ～ 9 个月）和中枢神经系统（9 ～ 12 个月）外，所有部位使用 6 个月疗程的治疗方案[97]，利福平是允许短程治疗方案的关键性药物。

目前美国的结核治疗标准方案（所有肺部和肺外部位）包括四种药物联合（异烟肼、利福平、乙胺丁醇和吡嗪酰胺）的起始治疗，也称为 IREZ 治疗。一旦结核分枝杆菌被确认对异烟肼敏感，可停用乙胺丁醇，吡嗪酰胺需给药 2 个月，而利福平和异烟肼则应在整个治疗过程中持续应用。

对治疗反应较慢的患者应使用长程治疗方案。结核病的影像学特征在治疗超过 6 个月后也难以有变化，因此治疗的反应主要以临床特征为依据，包括疼痛缓解、全身症状消退和活动性改善。复发和耐药菌感染的患者建议使用长程治疗方案。

外科手术很少用于骨关节结核的早期处理，除非是病情严重和进展性或脊柱后凸 40° 及以上的患者。多重耐药结核分枝杆菌（Multi drug resistant tuberculosis，MDR-TB）感染者也是进行外科清创术的相对适应证，对异烟肼和利福平抵抗的 MDR-TB 需要隔离。在足疗程的化疗后，患者仍有严重的关节破坏和活动受限时，也可选择外科手术。

在成功的抗生素治疗后进行髋关节和膝关节的关节成形术，其效果通常较好。如果手术在感染后数年进行且手术中获取的组织培养阴性时，假关节几乎不会出现感染复发，但是对于一个在足疗程的化疗后仍不能行动的患者来说，这是不切实际的。这类患者在手术过程中应持续抗结核治疗，并至少坚持至术后 3 个月。如果假关节出现结核复发，有时仅仅需要抗生素治疗，然而在很多病例中，去除假关节对于完全消除感染是必要的。

逐渐增加的耐药型结核病发病率，使药物的合理选择复杂化[98-99]。在美国，约 8% 的结核病菌株对异烟肼具有原发性单药抗药性，只要能被鉴定，这种耐药菌株就不会对治疗结果产生实质性的影响。过去 10 年间，美国的 MDR-TB 发病率相对稳定，大约 1.2%，但世界范围内约为 5%。2013 年，3.5% 的新患者和 20.5% 曾接受过治疗的患者考虑为 MDR-TB。MDR-TB 的治疗较为复杂，常需要使用多种二线药物（常具有毒性），疗程 18 ～ 24 个月，甚至更长。XDR-TB 指菌株对所有一线药物和至少三种二线药物均耐药，2013 年已有 100 个国家报告了 XDR-TB 的病例，其中哈萨克斯坦、伊朗和南非的发病率相对较高[100]。一般而言，约 9% 的 MDR-TB 患者存在 XDR-TB 感染，治疗 XDR-TB 的选择非常有限，出现治疗失败和死亡的概率很高[101]。

继发耐药一个特别重要的危险因素是未完整坚持治疗，且治疗复发后耐药的风险增加。为了减少感染的扩散和耐药性结核的发生率，应强烈主张直接督导治疗[102]。

非结核分枝杆菌引起的骨关节感染

非结核分枝杆菌（nontuberculous mycobacteria, NTM）在环境中广泛存在，包括在土壤、水和动物宿主，通常不经人 - 人传播，相关的病例报道越来越多[103]。尽管这些病原体感染绝大部分发生于肺部，但在正常宿主也可导致皮肤和软组织感染，儿童可表现为为局灶性淋巴结炎[104]。骨关节的感染通常由病原体直接接种或由邻近组织感染扩散所致[104]，钝伤已被确定为非结核分枝杆菌感染导致脊柱骨髓炎的一个危险因素[105]。存在免疫抑制的宿主可能发生肌肉骨骼系统的非结核分枝杆菌感染，但这些感染的发生率明显低于结核分枝杆菌。与结核分枝杆菌相比，NTM 可能更多地导致腱鞘炎、滑膜炎和骨髓炎，而较少导致脊柱感染。一篇综述报道在 1965 年至 2003 年间仅发现了 31 例 NTM 感染导致脊柱骨髓炎的病例[106]。尽管存在超过 120 种 NTM，但大多数肌肉骨骼系统的感染主要由海分枝杆菌、堪萨斯分枝杆菌和鸟型分枝杆菌（又名鸟分枝杆菌复合体，M.aviumcomplex，MAC）等引起，然而嗜血分枝杆菌、龟分枝杆菌、蟾分枝杆菌的肌肉骨骼系统感染也有报道[107-111]。

NTM 感染后肌肉骨骼系统病变有三种不同类型：腱鞘炎、滑膜炎和骨髓炎[112-113]。腱鞘炎的典型表现为慢性单侧手和腕关节肿胀（图 111-6A-C）[114]，滑膜炎的典型表现为膝、手和腕关节的慢性无痛性非对称性肿胀。已发现有一些种类的分枝杆菌与这些症状相关，而且从接受免疫抑制剂治疗的患者体内分离的分枝杆菌种类越来越多[11]。除免疫抑制和直接接种等易患因素外，还包括环境接触和既往存在关节疾病[115]。

最近，一个纳入 32 例分枝杆菌关节炎和腱鞘炎患者的研究显示，其中 11 例大关节炎患者中仅仅分离出结核杆菌，17 例腱鞘炎患者分离出的病原体以 NTM 占主导，大关节炎患者分离出 NTM 的只有 4 例[116]。非典型分枝杆菌的肌肉骨骼感染必须与结核分枝杆菌感染相鉴别，因此正确的诊断通常需要行组织活检和培养。如果能获得滑液标本，一般呈典型的炎性表现，且只有在符合分枝杆菌的培养要求下培养时结果才有所帮助。从组织活检标本中检出抗酸杆菌和肉芽肿性炎症常可为微生物学的鉴定提供证据，但组织学特征并非总是显示肉芽肿形成。为了证实临床

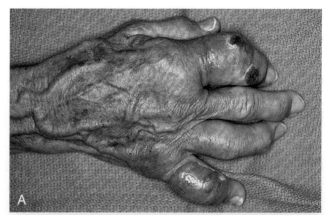

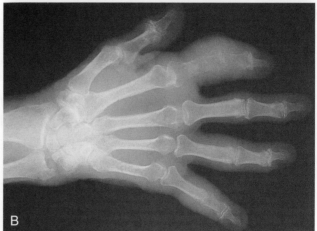

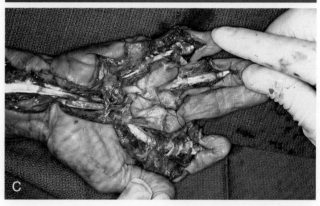

图 111-6 **A**. 继发于海分枝杆菌的手部腱鞘炎和滑膜炎示例；**B**. 图 A 示例中继发于海分枝杆菌的关节破坏的手部 X 线片；**C**. 图 A 和 B 中描述过的手在行滑膜切除术时可见严重的腱鞘炎

表现和组织学发现，有必要做分枝杆菌培养，包括针对海分枝杆菌的特别技术。直接扩增试验对于更快明确组织标本中分枝杆菌的种类可能有所帮助，但来自肌肉骨骼系统病例的数据有限[117]。除分枝杆菌外，可导致肉芽肿性滑膜炎的其他病因包括真菌、布氏杆菌病、结节病、炎性肠病和非金属异物。这些病

例中有相当部分是由海分枝杆菌以外的其他 NTM 引起的[118]。

MAC 已成为 HIV/AIDS 患者合并分枝杆菌感染的最常见病原体，这些患者更容易发生播散性疾病[11]。幸运的是，随着高效抗反转录病毒治疗和 MAC 预防措施的引入，HIV/AIDS 合并 MAC 的发病率已经明显下降。

结核分枝杆菌的分离具有显著的临床意义。相反，面对 NTM 菌株时，临床医师必须判断其是否为污染、无意义的定植或疾病本身的原因。相关的指南已被证实对这方面有帮助[45,115,119-120]。

- 疾病应与一种或多种分枝杆菌感染相当的综合征相一致。
- 应排除其他病因，如结核和真菌。
- 分离出的分枝杆菌与人类疾病有关，最有意义的是这种分枝杆菌一般不出现在周围环境污染中（堪萨斯杆菌、海分枝杆菌、猿猴分枝杆菌、苏加分枝杆菌、溃疡分枝杆菌）。
- 分离病原体的部位应是感染部位，而非污染或定植部位（在骨标本、滑膜组织和滑液标本中获得病原体强烈支持感染，而呼吸道分离的病原体可能是污染或定植）。
- 大量增殖提示感染。
- 重复培养结果阳性提示感染。

由于实验室明确病原体和药物敏感测试可能需历时数周至数月，故最初的治疗应包括可覆盖结核分枝杆菌和其他分枝杆菌的多种药物。一种常见的经验性起始治疗方案是：针对结核分枝杆菌的标准 IREZ 与克拉霉素联合治疗，直到最终培养结果回报。最新的美国胸科协会关于 NTM 治疗的指南出版于 2007 年[121]。在治疗特殊病例时，特别是耐药菌的感染，感染部位的外科清创术可能具有重要作用。目前关于最有效的药物依然存在争议，延长疗程经常是有必要的，且复发并不少见。针对不同患者的个体化治疗，在 NTM 感染的治疗中具有决定性作用，有效治疗的关键在于明确菌株的独特性及其对药物的敏感性。

风湿病治疗中出现的非结核分枝杆菌感染

暂无数据显示接受包括甲氨蝶呤在内的非生物制剂改善病情抗风湿药时发生 NTM 感染的风险。由于

认识到转变治疗方案如糖皮质激素和生物治疗可能带来更大的风险，故中断或继续治疗均应依据个体化原则，并听取感染性疾病专家的意见。

在接受 TNF 抑制剂治疗的患者中，应逐渐将 NTM 考虑为重要的病原体感染。目前在美国，这种感染的发生率是结核感染的 2 倍，原因可能是相关的结核筛查试验的应用[122]。一篇针对 MedWatch 数据库所报道的 239 例 NTM 感染病例的综述表明了这种感染的复杂性，其中有一篇针对 105 例依据已建立的疾病标准确定为疑似或确诊病例[123]。绝大部分已报道的病例发生于患有 RA 的老年女性，这可能是由于 RA 并发 NTM 感染在该组患者中更常见，同时大部分患者接受糖皮质激素和（或）甲氨蝶呤治疗。据报道，在该组患者中存在多种不同病原体的混合感染，伴 MAC 感染是最常见的类型。与结核分枝杆菌感染类似，该组患者的患病风险与所有药物相关而非与某种特定药物相关，但其中以英夫利昔单抗所致的感染报道最多[123]。肺外疾病是常见表现，通常见于所有的病原体。据报道，应用英夫利昔单抗治疗伴 MAC 感染的 RA 患者后，对治疗的反应似乎与结核分枝杆菌感染患者相似[124]。虽然并非所有 NTM 肺病的患者在应用 TNF 抑制剂治疗后均会病情恶化，但仍有一些患者在接受抗 NTM 治疗的情况下出现病情加重[125]。无论如何，发生非典型分枝杆菌感染后强烈建议停止 TNF 抑制剂治疗，但亦有在治疗海分枝杆菌过程中安全地重新开始应用依那西普的报道[125-126]。

对应用 TNF 抑制剂情况下对 NTM 感染风险的管理已经成为挑战。虽然在治疗时进行筛查有助于降低结核分枝杆菌感染的风险，但目前尚无筛查非典型分枝杆菌感染的方法。由于这种感染更多见于患有肺疾病的个体，临床医师应考虑对 RA 合并支气管扩张的患者在应用 TNF 抑制剂治疗前进行更严格的评估。虽然建议对 $CD4^+$ T 细胞数量低于 50 或更低的 HIV^+ 患者进行 MAC 预防，但目前对于 TNF 抑制剂治疗中 MAC 感染的预防无经验和指南可供参考。1 例表现类似于 RA 的海分枝杆菌感染的病例，在应用英夫利昔单抗治疗过程中出现了滑膜炎和皮下结节[127]，进一步表明这些感染的复杂性。

 本章的参考文献也可以在 ExpertConsult.com 上找到。

参考文献

1. Shafer RW, Kim DS, Weiss JP, et al: Extrapulmonary tuberculosis in patients with human immunodeficiency virus infection. *Medicine (Baltimore)* 70(6):384–397, 1991.
2. Havlir DV, Barnes PF: Tuberculosis in patients with human immunodeficiency virus infection. *N Engl J Med* 340(5):367–373, 1999.
3. Jellis JE: Human immunodeficiency virus and osteoarticular tuberculosis. *Clin Orthop Relat Res* 398:27–31, 2002.
4. Centers for Disease Control and Prevention (CDC): Trends in tuberculosis–United States, 2012. *MMWR Morb Mortal Wkly Rep* 62(11):201–205, 2013.
5. World Health Organization: *Drug-resistant TB: surveillance and response: supplement to global tuberculosis report 2014.* (Website). <http://www.who.int/tb/publications/global_report/gtbr14_supplement_web_v3.pdf>.
6. Bloom BR: Tuberculosis–the global view. *N Engl J Med* 346(19):1434–1435, 2002.
7. Gandhi NR, Moll A, Sturm AW, et al: Extensively drug-resistant tuberculosis as a cause of death in patients co-infected with tuberculosis and HIV in a rural area of South Africa. *Lancet* 368(9547):1575–1580, 2006.
8. Franco-Paredes C, Diaz-Borjon A, Senger MA, et al: The ever-expanding association between rheumatologic diseases and tuberculosis. *Am J Med* 119(6):470–477, 2006.
9. Griffith JF, Kumta SM, Leung PC, et al: Imaging of musculoskeletal tuberculosis: a new look at an old disease. *Clin Orthop Relat Res* 398:32–39, 2002.
10. Moore SL, Rafii M: Imaging of musculoskeletal and spinal tuberculosis. *Radiol Clin North Am* 39(2):329–342, 2001.
11. Mycobacterioses and the acquired immunodeficiency syndrome. Joint Position Paper of the American Thoracic Society and the Centers for Disease Control. *Am Rev Respir Dis* 136(2):492–496, 1987.
12. Lafond EM: An analysis of adult skeletal tuberculosis. *J Bone Joint Surg Am* 40-A(2):346–364, 1958.
13. Abdelwahab IF, Kenan S, Hermann G, et al: Tuberculous gluteal abscess without bone involvement. *Skeletal Radiol* 27(1):36–39, 1998.
14. Ashworth MJ, Meadows TH: Isolated tuberculosis of a skeletal muscle. *J Hand Surg [Br]* 17(2):235, 1992.
15. George JC, Buckwalter KA, Braunstein EM: Case report 824: Tuberculosis presenting as a soft tissue forearm mass in a patient with a negative tuberculin skin test. *Skeletal Radiol* 23(1):79–81, 1994.
16. Hasan N, Baithun S, Swash M, et al: Tuberculosis of striated muscle. *Muscle Nerve* 16(9):984–985, 1993.
17. Indudhara R, Singh SK, Minz M, et al: Tuberculous pyomyositis in a renal transplant recipient. *Tuber Lung Dis* 73(4):239–241, 1992.
18. Albornoz MA, Mezgarzadeh M, Neumann CH, et al: Granulomatous tenosynovitis: a rare musculoskeletal manifestation of tuberculosis. *Clin Rheumatol* 17(2):166–169, 1998.
19. Chen WS: Tuberculosis of the fascia lata. *Clin Rheumatol* 17(1):77–78, 1998.
20. King AD, Griffith J, Rushton A, et al: Tuberculosis of the greater trochanter and the trochanteric bursa. *J Rheumatol* 25(2):391–393, 1998.
21. Narang S: Tuberculosis of the entheses. *Int Orthop* 36(11):2373–2378, 2012.
22. Alvarez S, McCabe WR: Extrapulmonary tuberculosis revisited: a review of experience at Boston City and other hospitals. *Medicine (Baltimore)* 63(1):25–55, 1984.
23. el Shahawy MA, Gadallah MF, Campese VM: Tuberculosis of the spine (Pott's disease) in patients with end-stage renal disease. *Am J Nephrol* 14(1):55–59, 1994.
24. Jacobs P: Osteo-articular tuberculosis in coloured immigrants: a radiological study. *Clin Radiol* 15:59–69, 1964.
25. Gorse GJ, Pais MJ, Kusske JA, et al: Tuberculous spondylitis. A report of six cases and a review of the literature. *Medicine (Baltimore)* 62(3):178–193, 1983.
26. Chapman M, Murray RO, Stoker DJ: Tuberculosis of the bones and joints. *Semin Roentgenol* 14(4):266–282, 1979.
27. Colmenero JD, Jimenez-Mejias ME, Sanchez-Lora FJ, et al: Pyogenic, tuberculous, and brucellar vertebral osteomyelitis: a descriptive and comparative study of 219 cases. *Ann Rheum Dis* 56(12):709–715, 1997.
28. Cantini F, Salvarani C, Olivieri I, et al: Tuberculous spondylitis as a cause of inflammatory spinal pain: a report of 4 cases. *Clin Exp Rheumatol* 16(3):305–308, 1998.
29. Slater RR, Jr, Beale RW, Bullitt E: Pott's disease of the cervical spine. *South Med J* 84(4):521–523, 1991.
30. Bhojraj SY, Shetty N, Shah PJ: Tuberculosis of the craniocervical junction. *J Bone Joint Surg Br* 83(2):222–225, 2001.
31. Krishnan A, Patkar D, Patankar T, et al: Craniovertebral junction tuberculosis: a review of 29 cases. *J Comput Assist Tomogr* 25(2):171–176, 2001.
32. Pouchot J, Vinceneux P, Barge J, et al: Tuberculosis of the sacroiliac joint: clinical features, outcome, and evaluation of closed needle biopsy in 11 consecutive cases. *Am J Med* 84(3 Pt 2):622–628, 1988.
33. Pande KC, Babhulkar SS: Atypical spinal tuberculosis. *Clin Orthop Relat Res* 398:67–74, 2002.
34. Tsay MH, Chen MC, Jaung GY, et al: Atypical skeletal tuberculosis mimicking tumor metastases: report of a case. *J Formos Med Assoc* 94(7):428–431, 1995.
35. Shih HN, Hsu RW, Lin TY: Tuberculosis of the long bone in children. *Clin Orthop Relat Res* 335:246–252, 1997.
36. Babhulkar SS, Pande SK: Unusual manifestations of osteoarticular tuberculosis. *Clin Orthop Relat Res* 398:114–120, 2002.
37. Muradali D, Gold WL, Vellend H, et al: Multifocal osteoarticular tuberculosis: report of four cases and review of management. *Clin Infect Dis* 17(2):204–209, 1993.
38. Coppola J, Muller NL, Connell DG: Computed tomography of musculoskeletal tuberculosis. *Can Assoc Radiol J* 38(3):199–203, 1987.
39. Martini M, Adjrad A, Boudjemaa A: Tuberculous osteomyelitis. A review of 125 cases. *Int Orthop* 10(3):201–207, 1986.
40. Ruiz G, Garcia Rodriguez J, Guerri ML, et al: Osteoarticular tuberculosis in a general hospital during the last decade. *Clin Microbiol Infect* 9(9):919–923, 2003.
41. Babhulkar S, Pande S: Tuberculosis of the hip. *Clin Orthop Relat Res* 398:93–99, 2002.
42. Hoffman EB, Allin J, Campbell JA, et al: Tuberculosis of the knee. *Clin Orthop Relat Res* 398:100–106, 2002.
43. Khater FJ, Samnani IQ, Mehta JB, et al: Prosthetic joint infection by Mycobacterium tuberculosis: an unusual case report with literature review. *South Med J* 100(1):66–69, 2007.
44. Evanchick CC, Davis DE, Harrington TM: Tuberculosis of peripheral joints: an often missed diagnosis. *J Rheumatol* 13(1):187–189, 1986.
45. Wallace R, Cohen AS: Tuberculous arthritis: A report of two cases with review of biopsy and synovial fluid findings. *Am J Med* 61(2):277–282, 1976.
46. Aggarwal VK, Nair D, Khanna G, et al: Use of amplified Mycobacterium tuberculosis direct test (Gen-probe Inc., San Diego, CA, USA) in the diagnosis of tubercular synovitis and early arthritis of knee joint. *Indian J orthop* 46(5):531–535, 2012.
47. Jacobs JC, Li SC, Ruzal-Shapiro C, et al: Tuberculous arthritis in children. Diagnosis by needle biopsy of the synovium. *Clin Pediatr (Phila)* 33(6):344–348, 1994.
48. Davidson PT, Horowitz I: Skeletal tuberculosis. A review with patient presentations and discussion. *Am J Med* 48(1):77–84, 1970.
49. Mateo Soria L, Miquel Nolla Sole J, Rozadilla Sacanell A: Infectious arthritis in patients with rheumatoid arthritis. *Ann Rheum Dis* 51(3):402–403, 1992.
50. Wolfe F, Michaud K, Anderson J, et al: Tuberculosis infection in patients with rheumatoid arthritis and the effect of infliximab therapy. *Arthritis Rheum* 50(2):372–379, 2004.
51. Carmona L, Hernandez-Garcia C, Vadillo C, et al: Increased risk of tuberculosis in patients with rheumatoid arthritis. *J Rheumatol* 30(7):1436–1439, 2003.
52. Gomez-Reino JJ, Carmona L, Valverde VR, et al: Treatment of rheumatoid arthritis with tumor necrosis factor inhibitors may predispose to significant increase in tuberculosis risk: a multicenter active-surveillance report. *Arthritis Rheum* 48(8):2122–2127, 2003.
53. Mohan AK, Cote TR, Block JA, et al: Tuberculosis following the use of etanercept, a tumor necrosis factor inhibitor. *Clin Infect Dis* 39(3):295–299, 2004.
54. Dixon WG, Hyrich KL, Watson KD, et al: Drug-specific risk of tuberculosis in patients with rheumatoid arthritis treated with anti-TNF therapy: results from the British Society for Rheumatology Biologics Register (BSRBR). *Ann Rheum Dis* 69(3):522–528, 2010.
55. Tubach F, Salmon D, Ravaud P, et al: Risk of tuberculosis is higher

with anti-tumor necrosis factor monoclonal antibody therapy than with soluble tumor necrosis factor receptor therapy: The three-year prospective French Research Axed on Tolerance of Biotherapies registry. *Arthritis Rheum* 60(7):1884–1894, 2009.

56. Bigbee CL, Gonchoroff DG, Vratsanos G, et al: Abatacept treatment does not exacerbate chronic Mycobacterium tuberculosis infection in mice. *Arthritis Rheum* 56(8):2557–2565, 2007.

57. Cantini F, Niccoli L, Goletti D: Tuberculosis risk in patients treated with non-anti-tumor necrosis factor-alpha (TNF-alpha) targeted biologics and recently licensed TNF-alpha inhibitors: data from clinical trials and national registries. *J Rheumatol Suppl* 91:56–64, 2014.

58. Jick SS, Lieberman ES, Rahman MU, et al: Glucocorticoid use, other associated factors, and the risk of tuberculosis. *Arthritis Rheum* 55(1):19–26, 2006.

59. Carmona L, Gomez-Reino JJ, Rodriguez-Valverde V, et al: Effectiveness of recommendations to prevent reactivation of latent tuberculosis infection in patients treated with tumor necrosis factor antagonists. *Arthritis Rheum* 52(6):1766–1772, 2005.

60. Gomez-Reino JJ, Carmona L, Angel Descalzo M: Risk of tuberculosis in patients treated with tumor necrosis factor antagonists due to incomplete prevention of reactivation of latent infection. *Arthritis Rheum* 57(5):756–761, 2007.

61. Aggarwal R, Manadan AM, Poliyedath A, et al: Safety of etanercept in patients at high risk for mycobacterial tuberculosis infections. *J Rheumatol* 36(5):914–917, 2009.

62. Garcia Vidal C, Rodriguez Fernandez S, Martinez Lacasa J, et al: Paradoxical response to antituberculous therapy in infliximab-treated patients with disseminated tuberculosis. *Clin Infect Dis* 40(5):756–759, 2005.

63. Dall L, Long L, Stanford J: Poncet's disease: tuberculous rheumatism. *Rev Infect Dis* 11(1):105–107, 1989.

64. Pancaldi P, Van Linthoudt D, Alborino D, et al: Reiter's syndrome after intravesical Bacillus Calmette-Guerin treatment for superficial bladder carcinoma. *Br J Rheumatol* 32(12):1096–1098, 1993.

65. Centers for Disease Control and Prevention (CDC): Updated guidelines for using interferon gamma release assays to detect Mycobacterium tuberculosis infection—United States, 2010. *MMWR* 59:1–24, 2010.

66. Menzies D, Pai M, Comstock G: Meta-analysis: new tests for the diagnosis of latent tuberculosis infection: areas of uncertainty and recommendations for research. *Ann Intern Med* 146(5):340–354, 2007.

67. Bocchino M, Matarese A, Bellofiore B, et al: Performance of two commercial blood IFN-gamma release assays for the detection of Mycobacterium tuberculosis infection in patient candidates for anti-TNF-alpha treatment. *Eur J Clin Microbiol Infect Dis* 27(10):907–913, 2008.

68. Dinser R, Fousse M, Sester U, et al: Evaluation of latent tuberculosis infection in patients with inflammatory arthropathies before treatment with TNF-alpha blocking drugs using a novel flow-cytometric interferon-gamma release assay. *Rheumatology (Oxford)* 47(2):212–218, 2008.

69. Greenberg JD, Reddy SM, Schloss SG, et al: Comparison of an in vitro tuberculosis interferon-gamma assay with delayed-type hypersensitivity testing for detection of latent Mycobacterium tuberculosis: a pilot study in rheumatoid arthritis. *J Rheumatol* 35(5):770–775, 2008.

70. Hanta I, Ozbek S, Kuleci S, et al: The evaluation of latent tuberculosis in rheumatologic diseases for anti-TNF therapy: experience with 192 patients. *Clin Rheumatol* 27(9):1083–1086, 2008.

71. Murakami S, Takeno M, Kirino Y, et al: Screening of tuberculosis by interferon-gamma assay before biologic therapy for rheumatoid arthritis. *Tuberculosis (Edinb)* 89(2):136–141, 2009.

72. Ponce de Leon D, Acevedo-Vasquez E, et al: Comparison of an interferon-gamma assay with tuberculin skin testing for detection of tuberculosis (TB) infection in patients with rheumatoid arthritis in a TB-endemic population. *J Rheumatol* 35(5):776–781, 2008.

73. Diel R, Loddenkemper R, Nienhaus A: Predictive value of interferon-gamma release assays and tuberculin skin testing for progression from latent TB infection to disease state: a meta-analysis. *Chest* 142(1):63–75, 2012.

74. Hsia EC, Schluger N, Cush JJ, et al: Interferon-gamma release assay versus tuberculin skin test prior to treatment with golimumab, a human anti-tumor necrosis factor antibody, in patients with rheumatoid arthritis, psoriatic arthritis, or ankylosing spondylitis. *Arthritis Rheum* 64(7):2068–2077, 2012.

75. Munoz L, Casas S, Juanola X, et al: Prevention of anti-tumor necrosis factor-associated tuberculosis: a 10-year longitudinal cohort study. *Clin Infect Dis* 2014.

76. Chang B, Park HY, Jeon K, et al: Interferon-gamma release assay in the diagnosis of latent tuberculosis infection in arthritis patients treated with tumor necrosis factor antagonists in Korea. *Clin Rheumatol* 30(12):1535–1541, 2011.

77. Goletti D, Sanduzzi A, Delogu G: Performance of the tuberculin skin test and interferon-gamma release assays: an update on the accuracy, cutoff stratification, and new potential immune-based approaches. *J Rheumatol Suppl* 91:24–31, 2014.

78. Mariette X, Baron G, Tubach F, et al: Influence of replacing tuberculin skin test with ex vivo interferon gamma release assays on decision to administer prophylactic antituberculosis antibiotics before anti-TNF therapy. *Ann Rheum Dis* 71(11):1783–1790, 2012.

79. Minguez S, Latorre I, Mateo L, et al: Interferon-gamma release assays in the detection of latent tuberculosis infection in patients with inflammatory arthritis scheduled for anti-tumour necrosis factor treatment. *Clin Rheumatol* 31(5):785–794, 2012.

80. Bartalesi F, Vicidomini S, Goletti D, et al: QuantiFERON-TB Gold and the TST are both useful for latent tuberculosis infection screening in autoimmune diseases. *Eur Respir J* 33(3):586–593, 2009.

81. Shovman O, Anouk M, Vinnitsky N, et al: QuantiFERON-TB Gold in the identification of latent tuberculosis infection in rheumatoid arthritis: a pilot study. *Int J Tuberc Lung Dis* 13(11):1427–1432, 2009.

82. Metcalfe JZ, Cattamanchi A, McCulloch CE, et al: Test variability of the QuantiFERON-TB gold in-tube assay in clinical practice. *Am J Respir Crit Care Med* 187(2):206–211, 2013.

83. Whitworth WC, Hamilton LR, Goodwin DJ, et al: Within-subject interlaboratory variability of QuantiFERON-TB gold in-tube tests. *PLoS ONE* 7(9):e43790, 2012.

84. Pai M, Menzies D: The new IGRA and the old TST: making good use of disagreement. *Am J Respir Crit Care Med* 175(6):529–531, 2007.

85. Vassilopoulos D, Tsikrika S, Hatzara C, et al: Comparison of two gamma interferon release assays and tuberculin skin testing for tuberculosis screening in a cohort of patients with rheumatic diseases starting anti-tumor necrosis factor therapy. *Clin Vaccine Immunol* 18(12):2102–2108, 2011.

86. Lalvani A, Millington KA: Screening for tuberculosis infection prior to initiation of anti-TNF therapy. *Autoimmun Rev* 8(2):147–152, 2008.

87. Kowada A: Cost effectiveness of interferon-gamma release assay for tuberculosis screening of rheumatoid arthritis patients prior to initiation of tumor necrosis factor-α Antagonist Therapy. *Mol Diag Ther* 14(6):367–373, 2010.

88. Chen DY, Shen GH, Hsieh TY, et al: Effectiveness of the combination of a whole-blood interferon-gamma assay and the tuberculin skin test in detecting latent tuberculosis infection in rheumatoid arthritis patients receiving adalimumab therapy. *Arthritis Rheum* 59(6):800–806, 2008.

89. Park JH, Seo GY, Lee JS, et al: Positive conversion of tuberculin skin test and performance of interferon release assay to detect hidden tuberculosis infection during anti-tumor necrosis factor agent trial. *J Rheumatol* 36(10):2158–2163, 2009.

90. Gupta RK, Gupta S, Kumar S, et al: MRI in intraspinal tuberculosis. *Neuroradiology* 36(1):39–43, 1994.

91. Lifeso RM, Weaver P, Harder EH: Tuberculous spondylitis in adults. *J Bone Joint Surg Am* 67(9):1405–1413, 1985.

92. Masood S: Diagnosis of tuberculosis of bone and soft tissue by fine-needle aspiration biopsy. *Diagn Cytopathol* 8(5):451–455, 1992.

93. Mondal A: Cytological diagnosis of vertebral tuberculosis with fine-needle aspiration biopsy. *J Bone Joint Surg Am* 76(2):181–184, 1994.

94. Omari B, Robertson JM, Nelson RJ, et al: Pott's disease. A resurgent challenge to the thoracic surgeon. *Chest* 95(1):145–150, 1989.

95. Boehme CC, Nicol MP, Nabeta P, et al: Feasibility, diagnostic accuracy, and effectiveness of decentralised use of the Xpert MTB/RIF test for diagnosis of tuberculosis and multidrug resistance: a multicentre implementation study. *Lancet* 377(9776):1495–1505, 2011.

96. Sanjuan-Jimenez R, Morata P, Bermudez P, et al: Comparative clinical study of different multiplex real time PCR strategies for the simultaneous differential diagnosis between extrapulmonary tuberculosis and focal complications of brucellosis. *PLoS Negl Trop Dis*

7(12):e2593, 2013.

97. American Thoracic Society, CDC, Infectious Diseases Society of America: Recommendations for the treatment of tuberculosis. *MMWR* 52:1–77, 2003.

98. Bradford WZ, Daley CL: Multiple drug-resistant tuberculosis. *Infect Dis Clin North Am* 12(1):157–172, 1998.

99. Parsons LM, Driscoll JR, Taber HW, et al: Drug resistance in tuberculosis. *Infect Dis Clin North Am* 11(4):905–928, 1997.

100. Raviglione MC, Smith IM: XDR tuberculosis–implications for global public health. *N Engl J Med* 356(7):656–659, 2007.

101. Mitnick C, Bayona J, Palacios E, et al: Community-based therapy for multidrug-resistant tuberculosis in Lima, Peru. *N Engl J Med* 348(2):119–128, 2003.

102. Chaulk CP, Kazandjian VA: Directly observed therapy for treatment completion of pulmonary tuberculosis: Consensus Statement of the Public Health Tuberculosis Guidelines Panel. *JAMA* 279(12):943–948, 1998.

103. Lai CC, Tan CK, Chou CH, et al: Increasing incidence of nontuberculous mycobacteria, Taiwan, 2000-2008. *Emerg Infect Dis* 16(2):294–296, 2010.

104. Piersimoni C, Scarparo C: Extrapulmonary infections associated with nontuberculous mycobacteria in immunocompetent persons. *Emerg Infect Dis* 15(9):1351–1358, quiz 544, 2009.

105. Chan ED, Kong PM, Fennelly K, et al: Vertebral osteomyelitis due to infection with nontuberculous Mycobacterium species after blunt trauma to the back: 3 examples of the principle of locus minoris resistentiae. *Clin Infect Dis* 32(10):1506–1510, 2001.

106. Petitjean G, Fluckiger U, Scharen S, et al: Vertebral osteomyelitis caused by non-tuberculous mycobacteria. *Clin Microbiol Infect* 10(11):951–953, 2004.

107. Plemmons RM, McAllister CK, Garces MC, et al: Osteomyelitis due to Mycobacterium haemophilum in a cardiac transplant patient: case report and analysis of interactions among clarithromycin, rifampin, and cyclosporine. *Clin Infect Dis* 24(5):995–997, 1997.

108. Rahman I, Bhatt H, Chillag S, et al: Mycobacterium chelonae vertebral osteomyelitis. *South Med J* 102(11):1167–1169, 2009.

109. Salliot C, Desplaces N, Boisrenoult P, et al: Arthritis due to Mycobacterium xenopi: a retrospective study of 7 cases in France. *Clin Infect Dis* 43(8):987–993, 2006.

110. Wallace RJ, Jr, Brown BA, Onyi GO: Skin, soft tissue, and bone infections due to Mycobacterium chelonae chelonae: importance of prior corticosteroid therapy, frequency of disseminated infections, and resistance to oral antimicrobials other than clarithromycin. *J Infect Dis* 166(2):405–412, 1992.

111. Lee KH, Heo ST, Choi SW, et al: Three cases of postoperative septic arthritis caused by Mycobacterium conceptionense in the shoulder joints of immunocompetent patients. *J Clin Microbiol* 52(3):1013–1015, 2014.

112. Kelly PJ, Karlson AG, Weed LA, et al: Infection of synovial tissues by mycobacteria other than Mycobacterium tuberculosis. *J Bone Joint Surg Am* 49(8):1521–1530, 1967.

113. Marchevsky AM, Damsker B, Green S, et al: The clinicopathological spectrum of non-tuberculous mycobacterial osteoarticular infections. *J Bone Joint Surg Am* 67(6):925–929, 1985.

114. Zenone T, Boibieux A, Tigaud S, et al: Non-tuberculous mycobacterial tenosynovitis: a review. *Scand J Infect Dis* 31(3):221–228, 1999.

115. Glickstein SL, Nashel DJ: Mycobacterium kansasii septic arthritis complicating rheumatic disease: case report and review of the literature. *Semin Arthritis Rheum* 16(3):231–235, 1987.

116. Hsiao CH, Cheng A, Huang YT, et al: Clinical and pathological characteristics of mycobacterial tenosynovitis and arthritis. *Infection* 41(2):457–464, 2013.

117. Weigl JA, Haas WH: Postoperative Mycobacterium avium osteomyelitis confirmed by polymerase chain reaction. *Eur J Pediatr* 159(1–2):64–69, 2000.

118. Sutker WL, Lankford LL, Tompsett R: Granulomatous synovitis: the role of atypical mycobacteria. *Rev Infect Dis* 1(5):729–735, 1979.

119. Ahn CH, McLarty JW, Ahn SS, et al: Diagnostic criteria for pulmonary disease caused by Mycobacterium kansasii and Mycobacterium intracellulare. *Am Rev Respir Dis* 125(4):388–391, 1982.

120. Wolinsky E: When is an infection disease? *Rev Infect Dis* 3(5):1025–1027, 1981.

121. Griffith DE, Aksamit T, Brown-Elliott BA, et al: An official ATS/IDSA statement: diagnosis, treatment, and prevention of nontuberculous mycobacterial diseases. *Am J Respir Crit Care Med* 175(4):367–416, 2007.

122. Winthrop KL, Yamashita S, Beekmann SE, et al: Mycobacterial and other serious infections in patients receiving anti-tumor necrosis factor and other newly approved biologic therapies: case finding through the Emerging Infections Network. *Clin Infect Dis* 46(11):1738–1740, 2008.

123. Winthrop KL, Chang E, Yamashita S, et al: Nontuberculous mycobacteria infections and anti-tumor necrosis factor-alpha therapy. *Emerg Infect Dis* 15(10):1556–1561, 2009.

124. Salvana EM, Cooper GS, Salata RA: Mycobacterium other than tuberculosis (MOTT) infection: an emerging disease in infliximab-treated patients. *J Infect* 55(6):484–487, 2007.

125. Yamakawa H, Takayanagi N, Ishiguro T, et al: Clinical investigation of nontuberculous mycobacterial lung disease in Japanese patients with rheumatoid arthritis receiving biologic therapy. *J Rheumatol* 40(12):1994–2000, 2013.

126. Dare JA, Jahan S, Hiatt K, et al: Reintroduction of etanercept during treatment of cutaneous Mycobacterium marinum infection in a patient with ankylosing spondylitis. *Arthritis Rheum* 61(5):583–586, 2009.

127. Lam A, Toma W, Schlesinger N: Mycobacterium marinum arthritis mimicking rheumatoid arthritis. *J Rheumatol* 33(4):817–819, 2006.

第112章

骨与关节的真菌感染

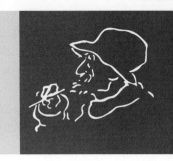

原著 Eric M. Ruderman • John P. Flaherty
常志芳 译　王永福 校

关键点

骨和关节的真菌感染虽然不常见，但却是临床上骨和关节感染的重要原因之一。

真菌感染的早期症状常常不明显并且可以伪装成其他疾病。

旅行和移民已经影响了几种重要真菌感染的地理分布，这些感染可能在非流行病地区见到。

虽然临床表现和血清学检测有助于疾病的诊断，但组织学检查和感染组织培养对诊断更为关键。

新的抗真菌药物给临床提供了更多的选择，为了获得更好的治疗效果应该慎重考虑药物的选择、治疗持续的时间以及与外科清创术的联合治疗。

包括生物制剂在内的抗风湿病药物所致的免疫力低下，会诱发真菌感染，并且常常导致更为严重和更易全身播散的疾病。

对于接受免疫抑制剂的患者，尚未证实筛查和（或）预防性抗真菌治疗有效，因此，这类患者一旦出现急性疾病应高度怀疑真菌感染的可能。

真菌感染是引起骨髓炎和关节炎相对罕见但重要的原因。通常可以引起骨髓炎的真菌病包括：球孢子菌病、芽生菌病、隐球菌病、念珠菌病和孢子丝菌病（表112-1）。真菌性关节炎较少见，常与孢子丝菌病、隐球菌病、球孢子菌病、芽生菌病、念珠菌病相关，偶尔也与其他种类的真菌感染相关。本章中将讲述真菌感染的流行病学特征、肌肉骨骼表现和真菌病的治疗。

在某些病例中，深部真菌感染的流行病学特征和临床特征可能提示诊断，但其惰性表现常与其他非感染性疾病的症状相似，可能会误导诊断。旅行和移民已经模糊了真菌的地域分布。在免疫功能低下的患者，真菌感染可能是非常严重并且很难控制的，对于这些患者来说主要的风险是播散性真菌感染。在某些情况下，针对风湿性疾病的抗细胞因子及其他免疫抑制治疗，尤其是那些肿瘤坏死因子（TNF）靶向治疗，与播散性真菌感染相关[1-2]，就像HIV感染、妊娠以及针对器官移植和恶性肿瘤的治疗一样[3]。在关节内注射受污染的无防腐剂甲强龙后，也报道了真菌性关节炎[4]。对风湿科医生来说，在某些患者需要认真考虑播散性真菌感染的诊断，而且在使用生物制剂之前评价其风险时也要慎重考虑这一点；播散性真菌感染可能会使其他关节炎的临床过程变得更为复杂。在风湿性疾病治疗后真菌感染的出现也将在本章讲述。

通常可以通过组织学检查或受累组织培养来诊断真菌感染。如果考虑有真菌感染的可能性并需要进行适当的研究，改进的分子诊断技术可以辅助诊断。滑液白细胞计数和培养结果因真菌感染和单个病例而

表112-1　骨关节真菌感染的药物治疗

感染	药物推荐	特殊感染的参考文献
球孢子菌病	伊曲康唑	3, 8, 15, 16
芽生菌病	伊曲康唑	20, 31, 133
隐球菌病	氟康唑	38, 40, 133
念珠菌病	氟康唑	50-52, 133, 134
孢子丝菌病	伊曲康唑	56, 63, 64
曲霉菌病	伏立康唑	67, 72, 133
组织胞浆菌病	伊曲康唑	79, 86
赛多孢子菌病	伏立康唑	88, 91, 92

异，有时会误导临床。血清学检测也有助于一些真菌感染的诊断和分期。检测血液、尿液、其他体液和组织中的真菌抗原和 DNA 可能有助于在特定情况下进行诊断[5]。

球孢子菌病

土壤真菌粗球孢子菌（*Coccidioides immitis*）和波萨达斯球孢子菌（*Coccidioides posadasii*），在孢子被吸入后通常会导致原发性呼吸道疾病。也可导致自限性的急性肺炎，常伴随诸如关节痛、结节性红斑（溪谷热）等全身性表现，但其传染性常常不显著，而且罕有病例转化为慢性或播散性疾病[6]。球孢子菌病是美国西南部和美洲中部和南部的地方病，但是因为旅游及陈旧性感染的再活动，在非流行病地区诊断的病例数不断增加。当土壤被扰乱或在刮风的情况下，感染的病例数会增加。人与人之间的直接传染罕见。肺外感染几乎总是肺原发性病灶血源性播散引起的。骨和关节是感染播散的常见部位，尤其是对于免疫功能减弱的宿主。

膝关节感染性关节炎较常见，一般是来自滑膜的直接感染。其他的关节感染是由邻近的骨髓炎（包括椎骨、腕、手、踝、足、骨盆和长骨）播散引起的[7]。以逐渐加重的疼痛和关节僵硬，伴肿胀不明显但有早期的放射学改变为其起病特征。在一项病例系列研究中，57 例患者中的 51 例关节炎为其播散性球孢子菌病的唯一表现，其余 6 名患者则具有更多全身性疾病的表现[8]。

骨关节球孢子菌病误诊很常见，主要是由于首次感染后（数月到数年）才出现迟发性播散以及临床症状不典型。诊断的标准包括相应的临床表现、血清学依据、组织病理学检查和培养。用酶联免疫吸附试验测定 IgM 和 IgG 是最敏感的筛选试验；免疫扩散试验不太敏感，但更具特异性。抗体的定量补体结合水平可用于监测治疗效果。在感染早期和免疫抑制患者，球孢子菌血清学检测可能为阴性。一种特异的针对尿中球孢子菌半乳甘露聚糖抗原的酶联免疫吸附试验（enzyme-linked immunosorbant assay，ELISA）已显示出对重症球孢子菌感染的诊断希望[9-10]。常通过活检样本证实有肉芽肿性滑膜炎和典型的小球体而确诊，通过阳性的培养结果和直接扩增试验来明确诊断。当滑液可以获取时，不必要表现出化脓性白细胞

计数，可能淋巴细胞占优势。滑液培养阳性罕见；滑膜组织的培养或许更有助于诊断。放射性核素骨扫描有助于确定感染部位[11]。

对于早期诊断的渗出性滑膜炎，单纯的抗真菌治疗即可。起始治疗一般为口服唑类抗真菌药物，最常见的是氟康唑和伊曲康唑[12]。泊沙康唑及伏立康唑也可作为替代选择[13-14]。两性霉素 B 为推荐的治疗药物，尤其是损伤可能迅速恶化及特别关键部位的感染，例如椎骨脊髓炎。已经证实脂质体两性霉素 B 与普通的脱氧胆酸两性霉素 B 相比，具有较小的肾毒性以及输注相关不良反应，而且对传统的两性霉素 B 耐药的病例可以给予剂量稍高的脂质体两性霉素 B，但这些尚无正式的临床试验研究。对于更为广泛的播散性感染或关键部位的感染如脊柱，以及对于高风险的患者，抗真菌治疗方案的选择以及疗程比较复杂。支持手术干预的因素包括大的脓肿、脓肿进行性增大或破坏性损害、死骨形成的存在、脊柱的不稳定或关键器官组织的侵犯（例如硬膜外脓肿压迫脊髓）[8,15-16]。新的抗真菌药如伏立康唑和泊沙康唑作为替代治疗显示了其明确的疗效[12,14,17-18]。长期使用氟康唑预防性治疗可以减少免疫抑制患者再复发的风险。

球孢子菌滑膜炎也发生于免疫复合物介导的炎症过程中，典型的是多关节炎，这使原发性肺部病变和播散性疾病更为复杂。其伴有发热、结节红斑或多形红斑、嗜酸性粒细胞增多和肺门淋巴结肿大。通常可在 2 ~ 4 周内消退[6,19]。

芽生菌病

芽生菌病由皮炎芽生菌引起，在美国的中北部和南部地区流行。感染通常导致散发和群发的急性或慢性肺炎病例，通过吸入与腐烂的植被或分解木材相关的分生孢子而获得感染[20]。除了在工作或娱乐期间暴露于微生物有机体外，患者没有任何独特或易感的特征。临床表现包括肺部、皮肤和骨骼的受累。大约一半受感染的患者会出现发热，白细胞增多及红细胞沉降率（ESR）增快很常见[21]。骨痛、局部肿胀、软组织脓肿是骨关节疾病的最常见表现[22]。血源性播散很常见；皮肤病变和骨关节病变更常发生。25% ~ 60% 的播散性病例发生骨病变，3% ~ 5% 出现关节炎[21]。在一项有 45 例骨骼芽生菌病患者的研

究中，41 例有骨髓炎，12 例发生化脓性关节炎[22]。在一个独立机构进行的另一项包括 14 例患者的病例系列研究中，有 12 例表现为骨坏死；该系列中，4 例化脓性关节炎中的 3 例由于骨髓炎的直接蔓延而病情进展[23]。最常累及的骨是长骨、椎骨和肋骨（图 112-1）[23-26]。芽生菌病经常模拟恶性肿瘤，有轻微的全身症状、肺部结节影、溶骨病变。

在芽生菌病中出现的通常是膝、踝和肘关节的单关节炎，也可以是罕见的多关节炎[21,27-28]。仅在一小部分病例中，关节感染仅仅累及骨骼；关节影像学通常表现为穿凿样骨病变（图 112-2A）。滑液一般为化脓性的，与培养一样，显微镜检查可以明显地发现病原体。滑膜组织学检查显示肉芽肿和丰富的中性粒细胞——一种所谓的脓性肉芽肿性组织反应——广基底的出芽酵母形态（图 112-2 B）。常规苏木精和伊红染色很难看到酵母，但特殊染色，如六胺银染色或过碘酸 - 希夫（periodic acid-Schiff，PAS）染色，可能会有所帮助。通常也可以通过受累的非关节部位做出诊断。尿液抗原检测非常敏感，但与其他流行性真菌感染存在抗原交叉反应[29]。对于中重度到重度芽生菌病，推荐应用两性霉素 B 治疗 1 ～ 2 周或直到病情明显改善后口服伊曲康唑至少 12 个月。对于轻度到中度病例，建议口服伊曲康唑 12 个月。在患者治疗至少两周后检测伊曲康唑血药浓度，以确保足够的药物浓度[20,30-32]。

隐球菌病

隐球菌病的病原体是新型隐球菌（*Cryptococcus neoformans*），其在全球普遍存在，可以在被鸽粪污染的土壤中找到；一个相关的物种，加特隐球菌（*Cryptococcus gattii*），与热带气候下的某些种类的桉树有关，另外还与不列颠哥伦比亚省、加拿大以及美国太平洋西北地区持续暴发的疾病有关。它是仅与细胞介导的宿主防御缺陷有关的常见病原体，包括 HIV 感染、器官和干细胞移植、淋巴网状系统恶性肿瘤、接受 TNF 抑制剂[33-34]及糖皮质激素治疗。

隐球菌病临床表现各异，原发形式通常影响肺部，但有时血源性播散到广泛的部位，包括中枢神经系统和皮肤。虽然骨的感染常见，但是造成溶骨病变的仅占 5% ～ 10%，关节累及的报道很罕见[35-36]。如同在芽生菌病中，骨病变可能模拟转移性恶性肿瘤（图 112-3）。

据报道，隐球菌关节炎中 60% 是无痛性单关节炎，其余为多关节炎[37-38]。其中膝关节是最常受累的关节。有腱鞘炎合并腕管综合征的个案报道。在 AIDS 前时代报道的大多数病例也显示了关节周围骨髓炎的影像学证据。这些患者都是青年人，没有消耗

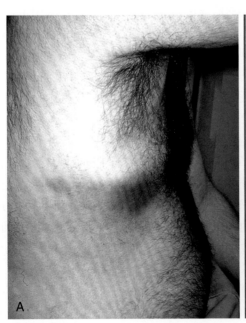
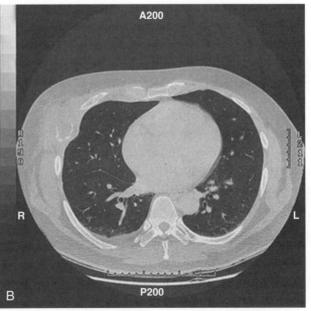

图 112-1　**A**. 肋骨和胸廓的芽生菌病骨髓炎。**B**. CT 表现：原发于血液的感染可以播散至骨骼

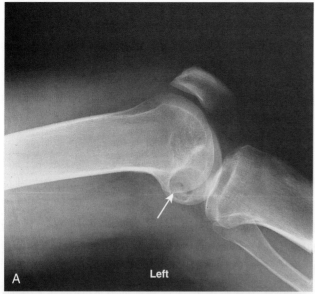

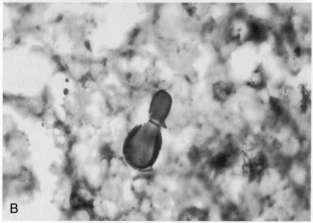

图 112-2　芽生菌病关节感染。**A**. X 线照片通常显示骨的穿凿样改变；**B**. 滑膜病理学检查示上皮样肉芽肿伴有出芽酵母形态

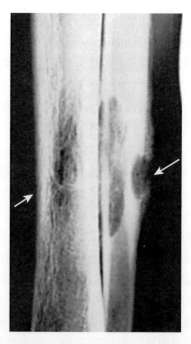

图 112-3　隐球菌病。散在的溶骨灶伴周边硬化，在某些部位，可以见到骨膜反应（箭头）。此病中，骨隆突受累并不罕见，如跟骨。产生的外观类似于其他真菌病，尤其是球孢子菌病和肿瘤（From Resnick D: Diagnosis of bone and joint disorders , ed 3, Philadelphia, 1995, WB Saunders, p 2507.）

念珠菌病

　　假丝酵母菌（念珠菌）属在自然界广泛存在。白假丝酵母菌（白念珠菌）是人类的正常共生菌，其他种类的假丝酵母菌可以在非动物环境中生存，例如土壤。从 20 世纪 40 年代开始应用抗生素起，由于免疫抑制剂和胃肠外营养的普遍应用，皮肤黏膜和深部器官的假丝酵母菌感染发病率正在逐渐增加[42]。骨髓炎虽然不常见，但在儿童和成人中是血源性播散的一个潜在的严重并发症[43-45]。最近的一项综述认为，骨髓炎患者中有一半有过前驱假丝酵母菌血症，而另一半为首发感染部位[46]。假丝酵母菌感染也可发生在外科手术或污染的海洛因注射过程中，通过直接的组织接种也可发生假丝酵母菌感染[47]，在成功治疗其他部位的感染后也可能出现骨的感染。骨的感染通常位于两个相邻的椎体之间或位于单独的长骨。外科手术的接种可能发生胸骨、脊柱和下颌骨。少部分患者可以累及多个部位。全关节置换术后也可发生假关节的假丝酵母菌感染[48]。

　　骨关节假丝酵母菌感染通常在临床上表现为局部

性疾病或者播散的证据，仅 50% 的病例有肺部累及。滑膜组织表现为急性或慢性滑膜炎、多核巨细胞和明显的肉芽肿形成以及特殊染色下大量的出芽隐球菌。最近期报道的病例均与免疫抑制和播散感染相关。有趣的是，骨关节的隐球菌感染已经与结节病关联起来，虽然目前还不清楚这个相关性是结节病的免疫学影响还是应用免疫抑制剂治疗结节病所致[39]。血清隐球菌抗原检测非常敏感，部分原因是因为骨关节感染为血源性播散导致。隐球菌病的治疗方案根据感染的解剖学部位和宿主的免疫状态而定，两性霉素 B 和氟康唑被认为是最有效的[38,40]。在开始的 2 ~ 4 周（诱导治疗），5- 氟胞嘧啶通常联合两性霉素 B 或氟康唑来治疗严重隐球菌感染的病例[41]。

疼痛，其他症状和实验室异常在个体中差别较大。感染症状可以在初次真菌血症后数月出现，临床表现往往比同一部位的细菌感染更温和。这种情况可能会导致较长时间的诊断延迟。有症状部位的影像学检查常可以发现骨髓炎的骨变化。开放性或穿刺针活检可获得病变的骨组织，通过组织培养可以发现各种假丝酵母菌而得到正确的诊断。大多数感染由白念珠菌导致，但近年来非白念珠菌感染逐渐增加[45]。血液的聚合酶链式反应（polymerase chain reaction, PCR）检测可以早期诊断播散性假丝酵母菌感染[49]。用唑类（如氟康唑、伊曲康唑、伏立康唑、泊沙康唑），棘白菌素类（如卡泊芬净、米卡芬净或阿尼芬净）或两性霉素 B 治疗有效[50-51]。菌种鉴定及药物敏感试验有助于抗真菌治疗药物的选择。例如，光滑假丝酵母菌（*Candida glabrata*）通常对唑类抗真菌药及两性霉素敏感性差，但是对棘白菌素类敏感；克柔假丝酵母菌（*Candida krusei*）对唑类抗真菌药耐药，对两性霉素敏感性差，但是对棘白菌素类抗真菌药物敏感；葡萄牙假丝酵母菌（*Candida lusitaniae*）对两性霉素耐药；近平滑假丝酵母菌（*Candida parapsilosis*）对棘白菌素类敏感性差[51]。外科清创术的应用必须个体化。单药治疗椎体受累但无神经合并症的假丝酵母菌感染是有效的。

假丝酵母菌（念珠菌）病不是单关节炎的常见病因[52]。虽然已有由于其他类型的假丝酵母菌感染引起的化脓性关节炎的报道，但白色假丝酵母菌是最常见的病原体[53]。被报道的病例常累及膝关节，发生在多灶性关节外假丝酵母菌感染的情况下，常伴有全身症状。儿童和成人都可以发生。易感因素包括胃肠道和肺部疾患、麻醉剂成瘾、静脉内导管、白细胞减少症、免疫抑制剂治疗（包括 TNF 抑制剂）、应用广谱抗生素和糖皮质激素。部分受累关节曾受关节炎影响，个别病例在关节腔穿刺后发生感染。影像学检查可以发现绝大多数病例同时存在骨髓炎。滑液白细胞计数差别较大；所有患者的滑液中都可以培养出假丝酵母菌属，但涂片检查不一定能够发现。滑膜的组织病理学检查表现为非特异的慢性炎症，而不是肉芽肿。

孢子丝菌病

孢子丝菌病是申克孢子丝菌（*Sporothrix schenckii*）感染引起，它是一种广泛存在于土壤和植物中的腐生菌。通过皮肤接触在人类感染，极少数通过呼吸道吸入感染；它是热带和亚热带地区农业工人的传染源。最常累及皮肤和淋巴管，但也可以由肺部播散到中枢神经系统、眼、骨骼和关节[54]。在具有免疫功能的宿主中，典型的感染是单一部位的感染；而在有免疫缺陷的宿主中包括接受抗细胞因子治疗的患者，可以出现多发性病灶[55]。

与相对常见的皮肤感染相比，关节孢子丝菌病少见[56-57]。在一项病例系列研究中，84% 的病例没有皮肤感染，提示感染途径是通过肺部所致。孢子丝菌病常发生在患有可使宿主抵抗力发生改变的慢性疾患人群中，例如酒精中毒或骨髓增生性疾病。孢子丝菌病关节炎大多是无痛性的，并且单关节和多关节感染的比例相等。常受累的关节有膝、手、腕、肘和肩关节；手、腕关节受累是其与其他真菌性关节炎的不同之处。关节感染有扩散到邻近的软组织形成窦道的倾向。全身症状少见。

放射学改变多种多样，从邻近关节的骨质减少到常见的穿凿样骨病变。当观察到放射学改变时，滑液通常呈炎症性改变。滑膜炎的大体特征是破坏性的血管翳形成，其显微镜下检查为肉芽肿性组织学特征或少数非特异性炎症。在病变的组织中很难发现病原体，常常通过关节液或感染组织的阳性培养结果进行诊断。室温孵育有助于申克孢子丝菌菌丝体相的生长。血清学检查对孢子丝菌病的诊断没有意义。在一小部分病例中，孢子丝菌病播散导致一种潜在的致命性感染，其特征性表现是低热、体重下降、贫血、溶骨病变、关节炎、皮肤病变、眼和中枢神经系统受累[58-61]。这种感染发生在免疫抑制的患者，如 HIV 感染或血液系统恶性肿瘤患者。

1979 年报道的 44 例孢子丝菌病患者中，关节清创术与大剂量静脉注射两性霉素 B 的联合治疗效果是最理想的（11 例患者全部治愈），而单独使用两性霉素疗效稍差（19 例患者中有 14 例治愈）[56]。最近已有研究证实，伊曲康唑对大多数患者初始治疗是有效的[62]，伊曲康唑治疗无效和广泛受累的患者可以选择两性霉素 B。相反，氟康唑对骨关节孢子丝菌病的疗效有限[63-64]。

曲霉菌病

曲霉菌（*Aspergillus*）无处不在，但是免疫功能正常的人很少感染。相反，对于免疫功能低下的儿童和成人，曲霉菌侵袭性感染是一种致命的并发症[65-69]。感染可以从肺部直接播散到邻近的椎体、椎间盘和肋骨（多为儿童），或通过血液播散（图112-4）[70-72]。罕见的伴有相邻骨髓炎的单关节炎也有报道。膝关节是最常受累的关节。在感染的组织中可以发现病原体（图112-4B）。已有研究证实酶联免疫吸附法（ELISA）测定半乳甘露聚糖可以作为侵袭性曲霉菌病的替代标记物，另外（1→3)-β-D-葡聚糖试验同样可以提供侵袭性真菌感染的诊断支持。采用外科清创术和抗真菌药物联合治疗的方案一直存在质疑[66,71,73]。对于侵袭性曲霉菌病，伏立康唑已经证实优于两性霉素，被推荐用于起始治疗[74,69,73]。采用两性霉素 B 脂质体、泊沙康唑、卡泊芬净和米卡芬净对上述治疗无效病例的补救治疗有效[75]。目前尚未有研究证实联合治疗在结局上较单药治疗有明确的改善。2012 年的一次真菌感染暴发，最初认为是由烟曲霉引起的，但后来证实是由罕见病原真菌 *Exserohilum rostratum* 导致，该菌种起源于美国马萨诸塞州一家综合药房生产的受污染注射用甲泼尼龙[4,76]。最早个案在硬膜外注射后出现烟曲霉脑膜炎；后续病例包括脑膜炎、卒中和包括椎骨骨髓炎、椎间盘炎和小关节感染在内的肌肉骨骼感染[77-78]。

组织胞浆菌病

荚膜组织胞浆菌（*Histoplasma capsulatum*）是一种可以导致地方病的土壤寄生菌，流行地区是美国的中西和东南地区[37,79]。组织胞浆菌的骨和关节感染少见，但有膝关节、腕关节和踝关节感染的报道。包括应用 TNF 拮抗剂后处于免疫抑制状态的成人和儿童易患播散性的组织胞浆菌病，临床上可能与结节病、结核和反应性炎性疾病混淆[80-83]。此病的诊断依赖于适当的真菌染色、培养方法、抗原检测[84]。有个案报道强调真菌性人工假体关节炎发生率很低[85]。更常见的组织胞浆菌骨关节炎的表现是一种伴有急性肺部感染的高敏综合征；其特征是自限性多关节炎、结节红斑和多形红斑。伊曲康唑联合脂质体两性霉素 B 是治疗严重感染的首选药物，而伊曲康唑用于治疗一般的病例[79,86-87]。

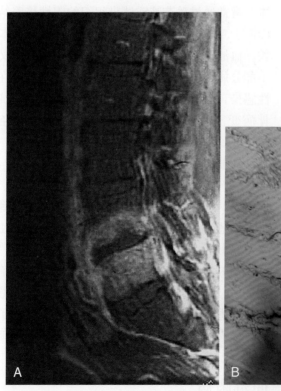
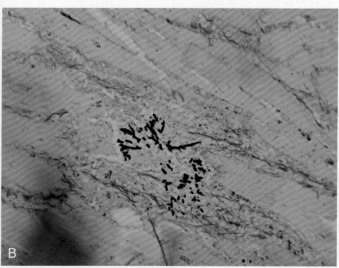

图 112-4 曲霉菌病所致椎体的骨髓炎和椎间盘炎。**A**. 曲霉菌可以从肺直接播散或血源性播散到邻近的椎骨、椎间盘和肋骨（儿童更常见）。**B**. 感染组织中可以发现典型的病原体

赛多孢子菌病

赛多孢子菌（*Scedosporium*）是存在于环境中的真菌，在免疫功能正常和免疫功能不全的宿主中均已被鉴定为真菌致病菌。在皮肤接触后可以导致病灶的侵入性和播散性感染。多育赛多胞菌（*Scedosporium prolificans*）常累及骨和软骨，导致化脓性关节炎和骨髓炎。外科治疗和抗真菌药物治疗很难消除感染，病原体对两性霉素耐药 [88-89]。有病例报道，单用伏立康唑或伏立康唑联合特比萘芬能改善感染控制的效果 [90-92]。

真菌感染的治疗

在过去的几十年里，抗真菌化学药物治疗已经得到了明显改进，最初是两性霉素 B 的引入，后来是包括氟胞嘧啶、酮康唑、氟康唑和伊曲康唑等口服抗真菌药物。近期的研究进展包括比两性霉素 B 毒性小的制剂两性霉素 B 脂质体以及两性霉素 B 脂质体复合物。目前已经证实，广谱抗真菌药伏立康唑和泊沙康唑是广谱唑类抗真菌药，对曲霉菌病和毛霉菌病的治疗效果好。现在有另一类可选择的新的抗真菌药——棘白菌素类（卡泊芬净、米卡芬净和阿尼芬净）可以作为曲霉菌病的替代治疗和假丝酵母菌感染的治疗选择。有些综述报道了详细的治疗指南 [93-103]。在正确选择药物（表 112-2）和疗程方面，临床医生必须考虑到感染的病原体、疾病的临床表现、患者的免疫状态、耐药情况、药物的副作用、治疗的直接和

表 112-2 与肿瘤坏死因子拮抗剂治疗相关播散性真菌感染的报道

病原体	参考文献
曲霉菌	1，55，115
假丝酵母菌（念珠菌）	1
球孢子菌	111，113
隐球菌	33，116
组织胞浆菌	80，83
肺孢子菌	124，135
赛多孢子菌	117
孢子丝菌	55

间接费用。由于感染患者可能同时存在接受抗移植排斥治疗、免疫紊乱、恶性肿瘤或 AIDS 而免疫系统防御能力下降的情况，治疗变得更为复杂 [104]。

伊曲康唑是地方性真菌病——芽生菌病、组织胞浆菌病和孢子丝菌病的首选治疗。推荐的负荷剂量是每次 200 mg，每日 3 次，连用 2 天，之后每日 200 ~ 400 mg。伊曲康唑的吸收是不可预知的，需要测定血液中伊曲康唑的浓度以保证充分的药物暴露。伊曲康唑的吸收需要胃酸，所以给药的同时应避免使用质子泵抑制剂、H_2 受体拮抗剂等可以减少胃内酸度的药物。治疗疗程至少 6 个月，部分病例可能需要治疗 1 年。对于隐球菌病，氟康唑是推荐的唑类抗真菌药物 [38,40]。脑膜受累和威胁生命的感染首选两性霉素 B。若需获得详细的治疗指南和药物副作用，可参阅相关综述 [93-102]、美国传染病学会的指南 [12,32,41,51,75,87] 以及特殊感染的主要参考文献（表 112-2）。外科清创术在毛霉菌病的治疗中至关重要，可能对某些真菌感染有辅助治疗作用，包括特定的侵袭性曲霉菌病和因球孢子菌病引起的脊椎骨髓炎的患者，特别是当有证据表明抗真菌治疗过程中脊髓受侵犯或复查影像学有进展时。在芽生菌病、组织胞浆菌病或耶氏肺孢子菌（*Pneumocystis jiroveci*）感染的治疗中手术不是起主要作用。

抗风湿治疗引发的真菌感染

与骨关节病相关的许多相同的真菌感染可能在使用抗风湿疗法尤其是生物制剂治疗的患者中引起感染。真菌感染的动物模型提示，TNF 在宿主防御这些病原体感染中起着重要的作用，这些病原体包括曲霉菌 [105]、念珠菌 [106]、隐球菌 [107-108]、球孢子菌 [109]、孢子丝菌 [110]。

在美国西南部球孢子菌感染流行地区，已有接受 TNF 拮抗剂治疗后出现球孢子菌感染的病例报道。在一项已经发表的最大的病例系列中，13 例中有 12 例是发生于英夫利昔单抗治疗后，1 例发生与依那西普治疗相关 [111]。这些病例中 2 例为新发感染而不是疾病复发。在同一个医疗中心，英夫利昔单抗治疗与其他抗风湿治疗相比，球孢子菌感染的相对危险度为 5.23。在所有病例中，球孢子菌感染无其他已知的危险因素，包括糖尿病、妊娠、HIV 感染。然而，同一家中心的最新数据表明，在抗真菌治疗期间或治疗结

束后，生物制剂或非生物改善病情抗风湿药仍可以重新使用[112]。也有报道发现球孢子菌感染发生于非流行病地区，推测可能与病原菌暴露有关[113]。

在美国中部俄亥俄州密西西比河谷区域球孢子菌感染流行地区，也有接受 TNF 拮抗剂治疗后发生播散性组织胞浆菌病感染的报道；和球孢子菌感染一样，应用英夫利昔单抗治疗后感染发生率高于其他生物制剂治疗[80]。大量的应用英夫利昔单抗的患者发生感染的原因还不清楚；可能与英夫利昔单抗独有的作用机制、接受该药治疗的患者较多、患者的选择、联合其他免疫抑制剂治疗，或者上述某几种因素的同时存在。在大多数病例中，TNF 拮抗剂治疗后发生的播散性组织胞浆菌病患者同时接受其他的免疫抑制剂治疗。一项有 26 例类风湿关节炎合并组织胞浆菌病感染患者病例系列研究中，证实 TNF 拮抗剂（包括阿达木单抗、依那西普和英夫利昔单抗）、甲氨蝶呤和糖皮质激素治疗均可能为真菌感染潜在促进因素[114]。患者的典型表现为咳嗽、呼吸困难、发热、周身不适，可能会快速变得相当严重。92% 播散性组织胞浆菌病患者的尿液中可检出组织胞浆菌抗原，而且该检测有助于快速诊断[82]。暴露于组织胞浆菌可导致无症状潜伏性感染；然而，这就很难确定应用 TNF 抑制剂治疗之后的症状性感染代表的是疾病复发还是有新发感染。TNF 拮抗剂治疗后隐球菌肺部感染和播散性感染均有报道，也有曲霉菌、念珠菌、赛多孢子菌以及孢子丝菌感染[1,33,55,115-118]。在风湿病中目前尚未有阿巴西普或利妥昔单抗治疗后真菌感染的报道。这一现象是否与使用这些药物风险较低有关，还是与接受这类药物治疗的患者较少有关，还需要进一步观察。

肺孢子菌肺炎（*Pneumocystis jiroveci* pneumonia，PCP）是由一种最初被分类为原虫的真菌（卡氏肺孢子菌）引起。PCP 是一种与 HIV 感染相关的机会性感染，已被报道发生于大量的抗风湿病治疗患者，包括使用环磷酰胺及小剂量甲氨蝶呤者，通常出现于联合糖皮质激素治疗者[119-120]。有意思的是，低剂量甲氨蝶呤治疗导致的 PCP 是日本特别关注的问题，无症状肺孢子菌携带者发生率在老年人中高达 18.8%[121]。该作者提出聚合酶链反应（PCR）检测可以鉴定治疗过程中高风险 PCP 携带者[122]。包括利妥昔单抗[123] 及 TNF 抑制剂[124] 在内的生物制剂的应用与 PCP 的发生有关。PCP 患者表现为发热、干咳以

及呼吸困难。接受免疫抑制剂治疗患者的临床表现比 HIV 相关的病例病情更加典型和急剧。病原体可以在 HIV 患者痰中检出，但在风湿病患者中并不常见。在 PCR 法检测出卡氏肺孢子菌 DNA 的基础上可以做出假定性诊断。血清中升高的 β-D- 葡聚糖，一种常见的真菌细胞壁成分，可能有助于诊断。一项有 21 例患者的病例研究证实，接受英夫利昔单抗治疗的患者中，年龄较大、既往有肺部疾病史、较大剂量糖皮质激素治疗以及血清白蛋白和 IgG 偏低是患 PCP 的潜在危险因素[124]。PCP 胸部 X 线片表现为弥漫性浸润影，CT 扫描表现为磨玻璃影（图 112-5 和图 112-6）；胸部 X 线片表现很难与甲氨蝶呤性肺炎鉴别。治疗方案包括补充供氧，以及甲氧苄啶 / 磺胺甲噁唑（trimethoprim/sulfamethoxazole，TMP/SMX）或喷他脒羟乙磺酸盐治疗。在 HIV[+] 的 PCP 的患者中，大剂量糖皮质激素常常用于辅助治疗，但在服用免疫抑制剂的患者中研究较少。

PCP 感染也与非生物免疫抑制治疗有关。特别是应用环磷酰胺治疗系统性红斑狼疮、血管炎以及其他自身免疫性疾病时，也有发生 PCP 的风险，尽管总体风险似乎较低。在最近的一项回顾性研究中，分析了 76 156 例接受环磷酰胺治疗的 SLE 患者的数据，发生 PCP 的风险为 15.88 每 10 000 例患者，即 0.158%[119]。潜在危险因素包括大剂量糖皮质激素的

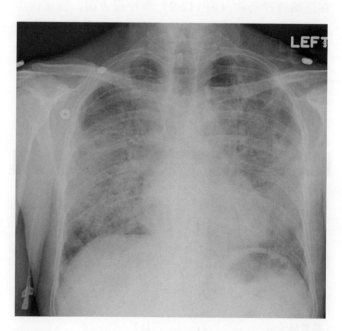

图 112-5　一个肺孢子菌肺炎患者胸部 X 线表现为弥漫间质性浸润影

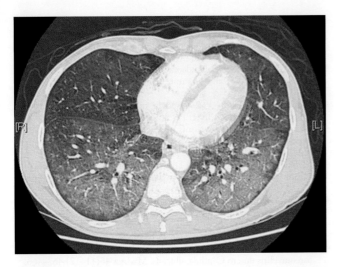

图 112-6 一个肺孢子菌肺炎患者胸部 CT 扫描表现为磨玻璃样模糊影

应用、淋巴细胞减少（特别是 CD4 淋巴细胞计数减少）、肾疾病以及高疾病活动度[119,125]。肺部受累的血管炎患者 PCP 风险是增高的，这类患者以及患有肺部疾病的狼疮患者的诊断可能是比较困难的。遗憾的是，目前还没有关于自身免疫性疾病情况下 PCP 预防的公开指南，也没有对这种情况下的护理标准达成明确的共识。最近关于血管炎的临床研究把 PCP 的预防作为方案的一部分，表明它正在成为治疗的标准[126]。然而，近期针对美国风湿病学家的两项调查，发现常规处方预防性抗生素的比例分别是 50.4% 和 69.5%[119,127]。学术型风湿病学家以及刚毕业的医学生更偏向于开预防性治疗的处方。TMP/SMX 似乎比氨苯砜或雾化吸入喷他脒更有效，尽管该药物能明显增加狼疮患者磺胺类药物过敏的风险[128-129]。除了肺孢子菌，对于真菌感染的预防性治疗目前还没有统一的标准或推荐。

与分枝杆菌感染不同，风湿性疾病的生物治疗并未明确与真菌感染的总体风险增加相关，虽然与这些罕见感染没有显著的统计学意义，但不能除外其可能的相关性[130]。事实上，法国的上市后生物制剂注册研究中已经报道了真菌感染[131]。一般而言，有真菌感染史或者明显暴露于这些病原体患者，只有在没有可供选择的或适当的替代方法时，才考虑应用生物制剂。应告诫患者在治疗期间应尽可能地减少暴露于感染源［例如：避免在老旧的建筑里（拆除、改建、清洁）、鸡舍、鸟巢、木屋或洞穴（洞穴探险）暴露于组织胞浆菌，还应避免暴露于球孢子菌流行区域的户

外灰尘]。迄今为止，筛查潜伏感染或预防性治疗还没有实际的作用[132]。血清学试验和迟发型超敏反应试验不能区分既往感染（已恢复）和潜伏感染，尽管重复球孢子菌血清学已被提出作为方案的一部分，以确定在急性非播散性感染治疗后重新进行生物治疗的潜在安全性[112]。胸部 X 线可以识别出与先前的组织胞浆菌感染相一致的钙化肉芽肿，但这是非特异性表现。在日本，对接受甲氨蝶呤治疗的无症状肺孢子菌携带者，有人建议 TMP/SMX 治疗至 PCR 试验正常，这可能减少发生肺炎的风险，但这些还尚未在美国人群中研究[122]。由于缺乏有效的筛查试验，使得早期识别感染和制订治疗方案至关重要。事实上，美国食品和药物管理局（FDA）要求在 TNF 拮抗剂的产品说明书上标注关于发生真菌感染的风险的"黑框"警告，反映延迟识别这类感染有潜在的致命后果。

 本章的参考文献也可以在 *ExpertConsult.com* 上找到。

参考文献

1. Filler SG, Yeaman MR, Sheppard DC: Tumor necrosis factor inhibition and invasive fungal infections. *Clin Infect Dis* 41(Suppl 3):S208–S212, 2005.
2. Giles JT, Bathon JM: Serious infections associated with anticytokine therapies in the rheumatic diseases. *J Intensive Care Med* 19(6):320–334, 2004.
3. Blair JE, Smilack JD, Caples SM: Coccidioidomycosis in patients with hematologic malignancies. *Arch Intern Med* 165(1):113–117, 2005.
4. Smith RM, Schaefer MK, Kainer MA, et al: Fungal infections associated with contaminated methylprednisolone injections. *N Engl J Med* 369(17):1598–1609, 2013.
5. Bialek R, Gonzalez GM, Begerow D, et al: Coccidioidomycosis and blastomycosis: advances in molecular diagnosis. *FEMS Immunol Med Microbiol* 45(3):355–360, 2005.
6. Chiller TM, Galgiani JN, Stevens DA: Coccidioidomycosis. *Infect Dis Clin North Am* 17(1):41–57, viii, 2003.
7. Holley K, Muldoon M, Tasker S: Coccidioides immitis osteomyelitis: a case series review. *Orthopedics* 25(8):827–831, 831–832, 2002.
8. Bayer AS, Guze LB: Fungal arthritis. II. Coccidioidal synovitis: clinical, diagnostic, therapeutic, and prognostic considerations. *Semin Arthritis Rheum* 8(3):200–211, 1979.
9. Durkin M, Estok L, Hospenthal D, et al: Detection of Coccidioides antigenemia following dissociation of immune complexes. *Clin Vaccine Immunol* 16(10):1453–1456, 2009.
10. Durkin M, Connolly P, Kuberski T, et al: Diagnosis of coccidioidomycosis with use of the Coccidioides antigen enzyme immunoassay. *Clin Infect Dis* 47(8):e69–e73, 2008.
11. Stadalnik RC, Goldstein E, Hoeprich PD, et al: Diagnostic value of gallium and bone scans in evaluation of extrapulmonary coccidioidal lesions. *Am Rev Respir Dis* 121(4):673–676, 1980.
12. Galgiani JN, Ampel NM, Blair JE, et al: Coccidioidomycosis. *Clin Infect Dis* 41(9):1217–1223, 2005.
13. Kim MM, Vikram HR, Kusne S, et al: Treatment of refractory coccidioidomycosis with voriconazole or posaconazole. *Clin Infect Dis* 53(11):1060–1066, 2011.

14. Stevens DA, Rendon A, Gaona-Flores V, et al: Posaconazole therapy for chronic refractory coccidioidomycosis. *Chest* 132(3):952–958, 2007.

15. Bried JM, Galgiani JN: Coccidioides immitis infections in bones and joints. *Clin Orthop Relat Res* 211:235–243, 1986.

16. Galgiani JN, Catanzaro A, Cloud GA, et al: Comparison of oral fluconazole and itraconazole for progressive, nonmeningeal coccidioidomycosis. A randomized, double-blind trial. Mycoses Study Group. *Ann Intern Med* 133(9):676–686, 2000.

17. Catanzaro A, Cloud GA, Stevens DA, et al: Safety, tolerance, and efficacy of posaconazole therapy in patients with nonmeningeal disseminated or chronic pulmonary coccidioidomycosis. *Clin Infect Dis* 45(5):562–568, 2007.

18. Freifeld A, Proia L, Andes D, et al: Voriconazole use for endemic fungal infections. *Antimicrob Agents Chemother* 53(4):1648–1651, 2009.

19. Smith CE: Coccidioidomycosis. *Pediatr Clin North Am* 109–125, 1955.

20. Bradsher RW, Chapman SW, Pappas PG: Blastomycosis. *Infect Dis Clin North Am* 17(1):21–40, vii, 2003.

21. Bayer AS, Scott VJ, Guze LB: Fungal arthritis. IV. Blastomycotic arthritis. *Semin Arthritis Rheum* 9(2):145–151, 1979.

22. Oppenheimer M, Embil JM, Black B, et al: Blastomycosis of bones and joints. *South Med J* 100(6):570–578, 2007.

23. Jain R, Singh K, Lamzabi I, et al: Blastomycosis of bone: a clinicopathologic study. *Am J Clin Pathol* 142(5):609–616, 2014.

24. MacDonald PB, Black GB, MacKenzie R: Orthopaedic manifestations of blastomycosis. *J Bone Joint Surg Am* 72(6):860–864, 1990.

25. Pritchard DJ: Granulomatous infections of bones and joints. *Orthop Clin North Am* 6(4):1029–1047, 1975.

26. Saccente M, Abernathy RS, Pappas PG, et al: Vertebral blastomycosis with paravertebral abscess: report of eight cases and review of the literature. *Clin Infect Dis* 26(2):413–418, 1998.

27. Abril A, Campbell MD, Cotten VR, Jr, et al: Polyarticular blastomycotic arthritis. *J Rheumatol* 25(5):1019–1021, 1998.

28. Johnson RR, Vora SS: Blastomycotic multifocal arthritis and osteomyelitis in the urban setting. *J Rheumatol* 40(9):1627–1629, 2013.

29. Durkin M, Witt J, Lemonte A, et al: Antigen assay with the potential to aid in diagnosis of blastomycosis. *J Clin Microbiol* 42(10):4873–4875, 2004.

30. Bradsher RW: Therapy of blastomycosis. *Semin Respir Infect* 12(3):263–267, 1997.

31. Chapman SW, Bradsher RW, Jr, Campbell GD, Jr, et al: Practice guidelines for the management of patients with blastomycosis. Infectious Diseases Society of America. *Clin Infect Dis* 30(4):679–683, 2000.

32. Chapman SW, Dismukes WE, Proia LA, et al: Clinical practice guidelines for the management of blastomycosis: 2008 update by the Infectious Diseases Society of America. *Clin Infect Dis* 46(12):1801–1812, 2008.

33. Horcajada JP, Pena JL, Martinez-Taboada VM, et al: Invasive Cryptococcosis and adalimumab treatment. *Emerg Infect Dis* 13(6):953–955, 2007.

34. True DG, Penmetcha M, Peckham SJ: Disseminated cryptococcal infection in rheumatoid arthritis treated with methotrexate and infliximab. *J Rheumatol* 29(7):1561–1563, 2002.

35. Behrman RE, Masci JR, Nicholas P: Cryptococcal skeletal infections: case report and review. *Rev Infect Dis* 12(2):181–190, 1990.

36. Ortiz M, Gonzalez E, Munoz MA, et al: Cryptococcal monoarthritis without systemic involvement in a renal transplant patient. *Transplantation* 78(2):301–302, 2004.

37. Bayer AS, Choi C, Tillman DB, et al: Fungal arthritis. V. Cryptococcal and histoplasmal arthritis. *Semin Arthritis Rheum* 9(3):218–227, 1980.

38. Bruno KM, Farhoomand L, Libman BS, et al: Cryptococcal arthritis, tendinitis, tenosynovitis, and carpal tunnel syndrome: report of a case and review of the literature. *Arthritis Rheum* 47(1):104–108, 2002.

39. Geller DS, Pope JB, Thornhill BA, et al: Cryptococcal pyarthrosis and sarcoidosis. *Skeletal Radiol* 38(7):721–727, 2009.

40. Saag MS, Graybill RJ, Larsen RA, et al: Practice guidelines for the management of cryptococcal disease. Infectious Diseases Society of America. *Clin Infect Dis* 30(4):710–718, 2000.

41. Perfect JR, Dismukes WE, Dromer F, et al: Clinical practice guidelines for the management of cryptococcal disease: 2010 update by the infectious diseases society of america. *Clin Infect Dis* 50(3):291–322, 2010.

42. Edwards JEJ: Candida species. In Mandell GL, Bennett JE, Dolin R, editors: *Mandell, Douglas, and Bennett's principles and practice of infectious diseases*, Philadelphia, 2000, Churchill Livingstone, pp 2656–2674.

43. Arias F, Mata-Essayag S, Landaeta ME, et al: Candida albicans osteomyelitis: case report and literature review. *Int J Infect Dis* 8(5):307–314, 2004.

44. McCullers JA, Flynn PM: Candida tropicalis osteomyelitis: case report and review. *Clin Infect Dis* 26(4):1000–1001, 1998.

45. Gamaletsou MN, Kontoyiannis DP, Sipsas NV, et al: Candida osteomyelitis: analysis of 207 pediatric and adult cases (1970-2011). *Clin Infect Dis* 55(10):1338–1351, 2012.

46. Slenker AK, Keith SW, Horn DL: Two hundred and eleven cases of Candida osteomyelitis: 17 case reports and a review of the literature. *Diagn Microbiol Infect Dis* 73(1):89–93, 2012.

47. Lafont A, Olive A, Gelman M, et al: Candida albicans spondylodiscitis and vertebral osteomyelitis in patients with intravenous heroin drug addiction. Report of 3 new cases. *J Rheumatol* 21(5):953–956, 1994.

48. Lerch K, Kalteis T, Schubert T, et al: Prosthetic joint infections with osteomyelitis due to Candida albicans. *Mycoses* 46(11–12):462–466, 2003.

49. Avni T, Leibovici L, Paul M: PCR diagnosis of invasive candidiasis: systematic review and meta-analysis. *J Clin Microbiol* 49(2):665–670, 2011.

50. Martin MV: The use of fluconazole and itraconazole in the treatment of Candida albicans infections: a review. *J Antimicrob Chemother* 44(4):429–437, 1999.

51. Pappas PG, Rex JH, Sobel JD, et al: Guidelines for treatment of candidiasis. *Clin Infect Dis* 38(2):161–189, 2004.

52. Bayer AS, Guze LB: Fungal arthritis. I. Candida arthritis: diagnostic and prognostic implications and therapeutic considerations. *Semin Arthritis Rheum* 8(2):142–150, 1978.

53. Bariola JR, Saccente M: Candida lusitaniae septic arthritis: case report and review of the literature. *Diagn Microbiol Infect Dis* 61(1):61–63, 2008.

54. Morris-Jones R: Sporotrichosis. *Clin Exp Dermatol* 27(6):427–431, 2002.

55. Gottlieb GS, Lesser CF, Holmes KK, et al: Disseminated sporotrichosis associated with treatment with immunosuppressants and tumor necrosis factor-alpha antagonists. *Clin Infect Dis* 37(6):838–840, 2003.

56. Bayer AS, Scott VJ, Guze LB: Fungal arthritis. III. Sporotrichal arthritis. *Semin Arthritis Rheum* 9(1):66–74, 1979.

57. Crout JE, Brewer NS, Tompkins RB: Sporotrichosis arthritis: clinical features in seven patients. *Ann Intern Med* 86(3):294–297, 1977.

58. al-Tawfiq JA, Wools KK: Disseminated sporotrichosis and Sporothrix schenckii fungemia as the initial presentation of human immunodeficiency virus infection. *Clin Infect Dis* 26(6):1403–1406, 1998.

59. Lynch PJ, Voorhees JJ, Harrell ER: Systemic sporotrichosis. *Ann Intern Med* 73(1):23–30, 1970.

60. Oscherwitz SL, Rinaldi MG: Disseminated sporotrichosis in a patient infected with human immunodeficiency virus. *Clin Infect Dis* 15(3):568–569, 1992.

61. Wilson DE, Mann JJ, Bennett JE, et al: Clinical features of extracutaneous sporotrichosis. *Medicine (Baltimore)* 46(3):265–279, 1967.

62. Appenzeller S, Amaral TN, Amstalden EM, et al: Sporothrix schenckii infection presented as monoarthritis: report of two cases and review of the literature. *Clin Rheumatol* 25(6):926–928, 2006.

63. Kauffman CA, Hajjeh R, Chapman SW: Practice guidelines for the management of patients with sporotrichosis. For the Mycoses Study Group. Infectious Diseases Society of America. *Clin Infect Dis* 30(4):684–687, 2000.

64. Sharkey-Mathis PK, Kauffman CA, Graybill JR, et al: Treatment of sporotrichosis with itraconazole. NIAID Mycoses Study Group. *Am J Med* 95(3):279–285, 1993.

65. Cuellar ML, Silveira LH, Espinoza LR: Fungal arthritis. *Ann Rheum Dis* 51(5):690–697, 1992.

66. Dotis J, Roilides E: Osteomyelitis due to Aspergillus spp. in patients with chronic granulomatous disease: comparison of Aspergillus nidulans and Aspergillus fumigatus. *Int J Infect Dis* 8(2):103–110, 2004.

67. Kontoyiannis DP, Bodey GP: Invasive aspergillosis in 2002: an update. *Eur J Clin Microbiol Infect Dis* 21(3):161–172, 2002.

68. Gamaletsou MN, Rammaert B, Bueno MA, et al: Aspergillus osteomyelitis: epidemiology, clinical manifestations, management, and outcome. *J Infect* 68(5):478–493, 2014.

69. Studemeister A, Stevens DA: Aspergillus vertebral osteomyelitis in immunocompetent hosts: role of triazole antifungal therapy. *Clin Infect Dis* 52(1):e1–e6, 2011.

70. Pasic S, Abinun M, Pistignjat B, V, et al: Aspergillus osteomyelitis in chronic granulomatous disease: treatment with recombinant gamma-interferon and itraconazole. *Pediatr Infect Dis J* 15(9):833–834, 1996.

71. Paterson DL: New clinical presentations of invasive aspergillosis in non-conventional hosts. *Clin Microbiol Infect* 10(Suppl 1):24–30, 2004.

72. Vinas FC, King PK, Diaz FG: Spinal aspergillus osteomyelitis. *Clin Infect Dis* 28(6):1223–1229, 1999.

73. Kirby A, Hassan I, Burnie J: Recommendations for managing Aspergillus osteomyelitis and joint infections based on a review of the literature. *J Infect* 52(6):405–414, 2006.

74. Golmia R, Bello I, Marra A, et al: Aspergillus fumigatus joint infection: a review. *Semin Arthritis Rheum* 480:580–584, 2011.

75. Walsh TJ, Anaissie EJ, Denning DW, et al: Treatment of aspergillosis: clinical practice guidelines of the Infectious Diseases Society of America. *Clin Infect Dis* 46(3):327–360, 2008.

76. Kauffman CA, Pappas PG, Patterson TF: Fungal infections associated with contaminated methylprednisolone injections. *N Engl J Med* 368(26):2495–2500, 2013.

77. Chiller TM, Roy M, Nguyen D, et al: Clinical findings for fungal infections caused by methylprednisolone injections. *N Engl J Med* 369(17):1610–1619, 2013.

78. Kainer MA, Reagan DR, Nguyen DB, et al: Fungal infections associated with contaminated methylprednisolone in Tennessee. *N Engl J Med* 367(23):2194–2203, 2012.

79. Wheat J, Sarosi G, McKinsey D, et al: Practice guidelines for the management of patients with histoplasmosis. Infectious Diseases Society of America. *Clin Infect Dis* 30(4):688–695, 2000.

80. Lee JH, Slifman NR, Gershon SK, et al: Life-threatening histoplasmosis complicating immunotherapy with tumor necrosis factor alpha antagonists infliximab and etanercept. *Arthritis Rheum* 46(10):2565–2570, 2002.

81. Weinberg JM, Ali R, Badve S, et al: Musculoskeletal histoplasmosis. A case report and review of the literature. *J Bone Joint Surg Am* 83-A(11):1718–1722, 2001.

82. Wood KL, Hage CA, Knox KS, et al: Histoplasmosis after treatment with anti-tumor necrosis factor-alpha therapy. *Am J Respir Crit Care Med* 167(9):1279–1282, 2003.

83. Hage CA, Bowyer S, Tarvin SE, et al: Recognition, diagnosis, and treatment of histoplasmosis complicating tumor necrosis factor blocker therapy. *Clin Infect Dis* 50(1):85–92, 2010.

84. Wheat LJ: Laboratory diagnosis of histoplasmosis: update 2000. *Semin Respir Infect* 16(2):131–140, 2001.

85. Fowler VG, Jr, Nacinovich FM, Alspaugh JA, et al: Prosthetic joint infection due to Histoplasma capsulatum: case report and review. *Clin Infect Dis* 26(4):1017, 1998.

86. Mocherla S, Wheat LJ: Treatment of histoplasmosis. *Semin Respir Infect* 16(2):141–148, 2001.

87. Wheat LJ, Freifeld AG, Kleiman MB, et al: Clinical practice guidelines for the management of patients with histoplasmosis: 2007 update by the Infectious Diseases Society of America. *Clin Infect Dis* 45(7):807–825, 2007.

88. Levine NB, Kurokawa R, Fichtenbaum CJ, et al: An immunocompetent patient with primary Scedosporium apiospermum vertebral osteomyelitis. *J Spinal Disord Tech* 15(5):425–430, 2002.

89. Wilson CM, O'Rourke EJ, McGinnis MR, et al: Scedosporium inflatum: clinical spectrum of a newly recognized pathogen. *J Infect Dis* 161(1):102–107, 1990.

90. Dalton PA, Munckhof WJ, Walters DW: Scedosporium prolificans: an uncommon cause of septic arthritis. *ANZ J Surg* 76(7):661–663, 2006.

91. Steinbach WJ, Schell WA, Miller JL, et al: Scedosporium prolificans osteomyelitis in an immunocompetent child treated with voriconazole and caspofungin, as well as locally applied polyhexamethylene biguanide. *J Clin Microbiol* 41(8):3981–3985, 2003.

92. Studahl M, Backteman T, Stalhammar F, et al: Bone and joint infection after traumatic implantation of Scedosporium prolificans treated with voriconazole and surgery. *Acta Paediatr* 92(8):980–982, 2003.

93. Alexander BD, Perfect JR: Antifungal resistance trends towards the year 2000. Implications for therapy and new approaches. *Drugs* 54(5):657–678, 1997.

94. Espinel-Ingroff A: Clinical relevance of antifungal resistance. *Infect Dis Clin North Am* 11(4):929–944, 1997.

95. Martino P, Girmenia C: Are we making progress in antifungal therapy? *Curr Opin Oncol* 9(4):314–320, 1997.

96. Meier JL: Mycobacterial and fungal infections of bone and joints. *Curr Opin Rheumatol* 6(4):408–414, 1994.

97. Mora-Duarte J, Betts R, Rotstein C, et al: Comparison of caspofungin and amphotericin B for invasive candidiasis. *N Engl J Med* 347(25):2020–2029, 2002.

98. Perez-Gomez A, Prieto A, Torresano M, et al: Role of the new azoles in the treatment of fungal osteoarticular infections. *Semin Arthritis Rheum* 27(4):226–244, 1998.

99. Rapp RP, Gubbins PO, Evans ME: Amphotericin B lipid complex. *Ann Pharmacother* 31(10):1174–1186, 1997.

100. Sarosi GA, Davies SF: Therapy for fungal infections. *Mayo Clin Proc* 69(11):1111–1117, 1994.

101. Summers KK, Hardin TC, Gore SJ, et al: Therapeutic drug monitoring of systemic antifungal therapy. *J Antimicrob Chemother* 40(6):753–764, 1997.

102. Terrell CL, Hughes CE: Antifungal agents used for deep-seated mycotic infections. *Mayo Clin Proc* 67(1):69–91, 1992.

103. Bariteau JT, Waryasz GR, McDonnell M, et al: Fungal osteomyelitis and septic arthritis. *J Am Acad Orthop Surg* 22(6):390–401, 2014.

104. Currier JS, Williams PL, Koletar SL, et al: Discontinuation of Mycobacterium avium complex prophylaxis in patients with antiretroviral therapy-induced increases in CD4+ cell count. A randomized, double-blind, placebo-controlled trial. AIDS Clinical Trials Group 362 Study Team. *Ann Intern Med* 133(7):493–503, 2000.

105. Cenci E, Mencacci A, Fe d'Ostiani C, et al: Cytokine- and T helper-dependent lung mucosal immunity in mice with invasive pulmonary aspergillosis. *J Infect Dis* 178(6):1750–1760, 1998.

106. Marino MW, Dunn A, Grail D, et al: Characterization of tumor necrosis factor-deficient mice. *Proc Natl Acad Sci U S A* 94(15):8093–8098, 1997.

107. Bauman SK, Huffnagle GB, Murphy JW: Effects of tumor necrosis factor alpha on dendritic cell accumulation in lymph nodes draining the immunization site and the impact on the anticryptococcal cell-mediated immune response. *Infect Immun* 71(1):68–74, 2003.

108. Huffnagle GB, Toews GB, Burdick MD, et al: Afferent phase production of TNF-alpha is required for the development of protective T cell immunity to Cryptococcus neoformans. *J Immunol* 157(10):4529–4536, 1996.

109. Cox RA, Magee DM: Production of tumor necrosis factor alpha, interleukin-1 alpha, and interleukin-6 during murine coccidioidomycosis. *Infect Immun* 63(10):4178–4180, 1995.

110. Tachibana T, Matsuyama T, Mitsuyama M: Involvement of CD4+ T cells and macrophages in acquired protection against infection with Sporothrix schenckii in mice. *Med Mycol* 37(6):397–404, 1999.

111. Bergstrom L, Yocum DE, Ampel NM, et al: Increased risk of coccidioidomycosis in patients treated with tumor necrosis factor alpha antagonists. *Arthritis Rheum* 50(6):1959–1966, 2004.

112. Taroumian S, Knowles SL, Lisse JR, et al: Management of coccidioidomycosis in patients receiving biologic response modifiers or disease-modifying antirheumatic drugs. *Arthritis Care Res (Hoboken)* 64(12):1903–1909, 2012.

113. Dweik M, Baethge BA, Duarte AG: Coccidioidomycosis pneumonia in a nonendemic area associated with infliximab. *South Med J* 100(5):517–518, 2007.

114. Olson TC, Bongartz T, Crowson CS, et al: Histoplasmosis infection in patients with rheumatoid arthritis, 1998-2009. *BMC Infect Dis* 11:145, 2011.

115. De Rosa FG, Shaz D, Campagna AC, et al: Invasive pulmonary aspergillosis soon after therapy with infliximab, a tumor necrosis factor-alpha-neutralizing antibody: a possible healthcare-associated case? *Infect Control Hosp Epidemiol* 24(7):477–482, 2003.

116. Hage CA, Wood KL, Winer-Muram HT, et al: Pulmonary cryptococcosis after initiation of anti-tumor necrosis factor-alpha therapy. *Chest* 124(6):2395–2397, 2003.

117. Ngai JC, Lam R, Ko FW, et al: Pulmonary scedosporium infection as a complication of infliximab therapy for ankylosing spondylitis. *Thorax* 64(2):184, 2009.

118. van der Klooster JM, Bosman RJ, Oudemans-van Straaten HM, et al: Disseminated tuberculosis, pulmonary aspergillosis and cutaneous herpes simplex infection in a patient with infliximab and methotrexate. *Intensive Care Med* 29(12):2327–2329, 2003.

119. Gupta D, Zachariah A, Roppelt H, et al: Prophylactic antibiotic usage for Pneumocystis jirovecii pneumonia in patients with systemic lupus erythematosus on cyclophosphamide: a survey of US rheumatologists and the review of literature. *J Clin Rheumatol* 14(5):267–272, 2008.

120. Kaneko Y, Suwa A, Ikeda Y, et al: Pneumocystis jiroveci pneumonia associated with low-dose methotrexate treatment for rheumatoid arthritis: report of two cases and review of the literature. *Mod Rheumatol* 16(1):36–38, 2006.

第113章

人类免疫缺陷病毒感染的风湿病表现

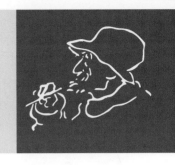

原著 John D. Reveille

夏　源 译　李向培 校

关键点

随着更加有效的治疗方法的出现，人类免疫缺陷病毒（human immunodeficiency virus，HIV）感染患者存活的时间更长，与 HIV 相关的风湿病表现面临的挑战日益增加。

一些疾病是 HIV 感染特有的 [例如 HIV 相关性关节炎、弥漫性浸润性淋巴细胞增多综合征（diffuse infiltrative lymphocytosis syndrome，DILS）、HIV 相关性多发性肌炎]。

其他一些疾病，例如包括类风湿关节炎和系统性红斑狼疮在内的一些涉及 CD4+T 细胞的疾病，随着 HIV 的活动倾向于缓解而在抗反转录病毒治疗后会复发。

有效的抗反转录病毒治疗可降低一些疾病（例如 DILS、晚期机会性感染）的患病率，但也会出现一些副作用（例如骨坏死、肌病、横纹肌溶解症）。

随着抗反转录病毒治疗后的免疫重建，需要特别关注一组新出现的自身免疫和自身炎症性疾病谱。

从 1981 年首次描述获得性免疫缺陷综合征（AIDS）以来，HIV 的大范围流行已经成为首要的全球健康危机之一。2013 年联合国艾滋病规划署（the Joint United Programme on HIV/AIDS，UNAIDS）报告中的最新数据显示 [1]，随着 HIV 感染患者生存期的延长和新发感染的减少，AIDS 的全球流行趋势正在变缓，但仍有一些地区新增病例正以惊人的速度持续增长，例如非洲南部、东欧和亚洲中部和东部地区。据估计，全世界约 3530 万人感染 HIV（图 113-1）。2012 年约有 230 万新增 HIV 感染患者并且有 160 万患者死亡。

近年来，一些国家在控制 HIV 流行中取得的进展，包括在教育和公共健康认识方面取得的进展，无疑降低了年轻人群的新发感染率。随着新型治疗策略的应用和更好地获得卫生保健的机会，AIDS 患者的预期寿命已较前延长，感染将越来越多地作为一种慢性病加以管理，而与其 HIV 感染相关的肌肉骨骼和风湿性疾病等并发症预计将会增加（表 113-1 和表 113-2）。

风湿性疾病中，在持续存在的病毒诱导免疫低下的情况下，临床医生面临着使用免疫抑制剂来治疗潜在致残性炎症性疾病的挑战。在免疫功能低下的患者中诊断感染尤为重要，因为随着患者 HIV 感染病情的进展，机会性感染的可能性也会增加，从而引起肌肉骨骼部位的不适主诉。在疾病早期（CD4+ 细胞数 > 300/μl），虽然机会性感染可能性较小，但仍可发生细菌感染（特别是结核感染）。在这些人群中使用免疫抑制剂应该有严格的规定。

HIV 相关骨和关节疾病

HIV 相关性关节痛

近期研究报道，多达 25% 的 HIV 阳性患者可出现其他原因不能解释的关节痛 [2-3]。关节痛和肌痛也是 HIV 血清转化的全身症状的一部分。目前尚未确定关节痛是由 HIV 感染本身引起的循环病毒和宿主免疫复合物引起，还是由其他感染（例如丙型肝炎）引起的。该病发病机制目前不清楚，但细胞因子和短暂性骨缺血可能参与其中 [4]。然而，单纯表现为关节痛的患者很少发展成炎性关节病。最恰当的治疗措施是非麻醉性止痛药和安慰。

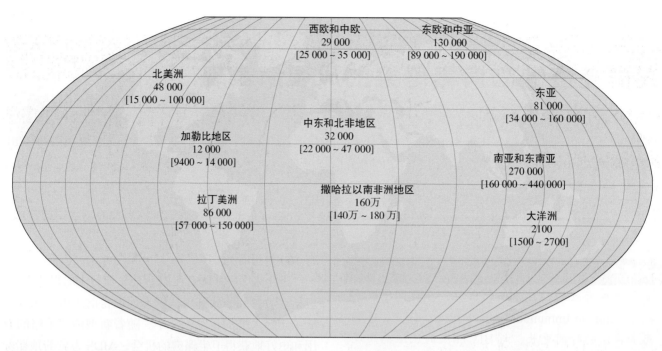

图 113-1　人免疫缺陷病毒（HIV）感染在全球的分布——2012 年共有 3530 万 HIV 感染者（From UNAIDS: 2013 Report on the Global AIDS Epidemic [website]: http://www.unaids.org/en/resources/campaigns/globalreport2013/globalreport/.）

表 113-1　与 HIV 感染相关或发生于 HIV 感染者的风湿性疾病

HIV 感染特有的风湿性疾病

弥漫性浸润性淋巴细胞增多综合征

HIV 相关关节炎

齐多夫定相关肌病

痛性关节综合征

HIV 感染患者伴发的风湿性疾病

HIV 相关反应性关节炎

多发性肌炎

银屑病关节炎

结节性多动脉炎

巨细胞动脉炎

变应性血管炎

肉芽肿性多血管炎

过敏性紫癜

白塞病

感染性关节炎（细菌、真菌）

HIV 感染后缓解，但 IRIS 后加重或复发

类风湿关节炎

系统性红斑狼疮

结节病

IRIS，免疫重建炎症综合征

痛性关节综合征

痛性关节综合征（painful articular syndrome）是一种持续时间不超过 24 h 的自限性综合征，以骨和关节剧烈疼痛为特征，缺少客观临床表现 [2-4]。该病通常发生于 HIV 感染晚期。目前病因不明，患者中未发现滑膜炎的证据。膝关节受累最常见，也可累及肘关节和肩关节。影像学检查无特异性；偶见关节周围骨量减少。治疗上以对症治疗为主。鉴于痛性关节综合征发作时的突发性，这些患者更有可能出现在急诊室而非 HIV 门诊。

HIV 相关关节炎

1988 年首次报道了 HIV 感染相关性血清阴性关节炎，发生率为 12%。在 HIV 广泛流行的撒哈拉沙漠以南非洲地区，HIV 相关关节炎最常见。在 HIV 感染血清阳性率为 7% ~ 8% 的刚果，AIDS 是无菌性关节炎的主要病因（占所有病例的 60%）[5]。该病常表现为少关节炎（表 113-3），主要累及下肢关节，

表 113-2 　不同地区 HIV+ 患者各种风湿性疾病的分布

特征	俄亥俄州，辛辛那提（截至 1993 年）*	得克萨斯州，休斯敦（1994—2002 年）[8]	泰国，曼谷（2005 年）†	中国台湾（1993—2013 年）[3]‡	印度，大吉岭（2010—2011 年）[2]
病例数	1100	4467	178	3623	300
HIV 相关关节痛	0.81%	0.7%	13.4%	NR	26.7%
肌痛	0.7%	0.6%	10.2%	NR	46.7%
PsA/ 反应性关节炎	0.45%	0.6%	NR	0.15%	2.3%
HIV 相关关节炎	0%	0.5%	NR	NR	0%
DILS/ 干燥综合征	NR	3%-4%	NR	0.03%	0%

* 引自 Solinger AM, Hess EV: Rheumatic diseases and AIDS—is the association real? J Rheumatol 20:678-83, 1993.
† 引自 Louthrenoo W: Musculoskeletal manifestations of HIV infection in Thailand: an analysis of 100 cases. J Clin Rheumatol 3:258-68, 1997.
‡ 仅来自医疗记录回顾，未经临床评估证实
DILS，弥漫性浸润性淋巴细胞增多综合征；NA，不可用；NR，未报道；PsA，银屑病关节炎

并具有自限倾向，持续时间不超过 6 周[4,6]。与其他病毒性关节炎相似，病变主要累及下肢的膝（84%）、踝（59%）和跖趾关节（23%），以及上肢的腕（41%）、肘（29%）和掌指及指间关节（25%）。有报道部分患者病程较长，并伴有关节破坏[7-8]。

其病因不明，已证实与 HLA-B27 或其他已知的遗传因素无关。患者关节滑液培养通常是无菌的，虽然有一项报道描述了管网状包涵体的存在，提示病毒性来源，但其可能是来源于 HIV 本身[4]。除有长期症状的罕见病例可出现关节间隙变窄和破坏外，多数患者受累关节的影像学检查通常正常。治疗上可使用

表 113-3 　HIV 相关关节炎与反应性关节炎的特征比较

特征	HIV 相关关节炎	HIV 相关反应性关节炎
关节	不对称性少/多关节炎	不对称性少/多关节炎
皮肤黏膜	无	有
附着点病	无	多见
滑液白细胞计数	500 ～ 2000/µl	2000 ～ 10000/µl
滑液培养	阴性	阴性
滑膜微生物	HIV（?）	衣原体*
HLA-B27 相关性	无	70% ～ 90%†

* 见于非 HIV 相关反应性关节炎。在 HIV 相关反应性关节炎患者中此类感染的报道缺乏
† 在白种人中

NSAIDs，重症患者可给予小剂量激素。也有使用羟氯喹和柳氮磺吡啶的报道[9]。

HIV 感染中发生的反应性关节炎

美国早期的报道提示，反应性关节炎在 HIV 感染的背景下更常发生；然而，后期研究表明，反应性关节炎的发生可能提示 HIV 感染高危人群的性生活活跃本质[10]。该论点在撒哈拉以南非洲地区的研究中未得到证实，该地区 HLA-B27 阳性罕见，在 HIV 流行之前，脊柱关节炎也少有报道。随着 AIDS 的发生，反应性关节炎和未分化脊柱关节炎的患病率急剧上升，较少见的银屑病关节炎也开始出现[8,11]，提示 HIV 感染具有致病作用。

典型表现为血清阴性下肢外周关节炎，常伴有附着点炎（指/趾炎、跟腱炎、足底筋膜炎）。皮肤与黏膜表现较常见，尤其是溢脓性皮肤角化病（图 113-2）和环状龟头炎。也可出现广泛的银屑病样皮疹。临床表现的重叠使 HIV 相关反应性关节炎与银屑病关节炎有时难以鉴别[12]。尿道炎的发生率与 HIV 阴性反应性关节炎相似。中轴关节受累和眼葡萄膜炎较少见，但确有发生。来自非洲的纵向研究结果显示，关节呈侵蚀性改变常提示预后不良[13-14]。

至少在白种人当中，有 80% ～ 90% HIV 相关反应性关节炎患者中可以发现 HLA-B27 阳性[12]。而非洲的研究显示，大多数患者 HLA-B27 阴性[8,11]。已知 HLA-B27 抗原的存在与 AIDS 病情进展缓慢有关

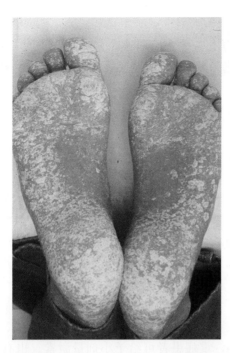

图 113-2 HIV 感染合并反应性关节炎患者的溢脓性皮肤角化病

已有 20 多年的时间[13]。在 HLA-B27 阳性、无症状 HIV 感染者中,细胞毒性 T 淋巴细胞反应主要是识别 gag 编码的 p24 蛋白表位,这一蛋白表位在 HIV+、HLA-B27-患者中缺乏[14-15]。其他之前已知的与银屑病和银屑病关节炎相关的 HLA Ⅰ类抗原,如 HLA-B13 和 HLA-B57,与 HIV 感染良好预后具有相关性[13-14]。在白种人中,大约有一半的长期无进展者有 HLA-B57 或 HLA-B27 阳性[15]。其他与疾病非进展相关的遗传和固有免疫因素包括 δ32 CCR5 等位基因与 HLA-C/KIR 相互作用[15]。在赞比亚人群中,HLA-B*5703 具有预防 HIV 进展的保护性作用,但易发生脊柱关节炎[16]。

治疗

治疗与 HIV 阴性的反应性关节患者相似。NSAIDs 是一线基础药;特别推荐吲哚美辛,不仅因为其疗效显著,而且体外研究发现其还可抑制 HIV 病毒复制,这似乎是该 NSAID 特有的作用[17]。患者常常对 NSAIDs 单药应答不足。一些研究发现柳氮磺吡啶 2 g/d 治疗有效,且另一项研究提示该药可改善 HIV 感染[18]。在以往的观点中,甲氨蝶呤因其免疫抑制作用而被禁用,但最近研究表明在对 HIV 病毒载量、CD4+细胞计数和患者临床状况的密切监测下,

甲氨蝶呤在 HIV 相关反应性关节炎和银屑病关节炎的治疗中可占一席之地[19]。

据报道羟氯喹不仅能有效治疗 HIV 相关反应性关节炎,而且能减少体外 HIV 复制和体内 HIV 病毒载量[20]。阿维 A 酯 0.5 ~ 1 mg/(kg·d)对 HIV 相关反应性关节炎和银屑病关节炎的关节炎症和皮肤损害有效[21],但由于此药副作用较大,应用于对其他治疗无效的患者。TNF 阻断剂也已经应用[22-23],但使用时需高度谨慎,仅在患者 CD4+细胞计数 > 200/μl 且 HIV 病毒载量 < 60 000 拷贝/mm³ 时才可使用[24-25]。一项对 8 名患有脊柱关节炎或类风湿关节炎的 HIV 患者的前瞻性研究发现,在治疗开始时遵循了这些注意事项时 TNF 阻断剂的有效性和安全性可长达 5 年[25]。

银屑病和银屑病关节炎

银屑病皮肤累及程度在 HIV 阳性患者中可十分广泛(图 113-3),尤其是未接受抗反转录病毒治疗的患者。值得注意的是,皮肤 T 细胞淋巴瘤与银屑病表现类似,在 HIV 阳性患者中应注意两者的鉴别诊断[25]。在 HIV 流行前,银屑病和银屑病关节炎在撒哈拉以南非洲地区少有报道,西非的银屑病的发病率(在医院皮肤病科)为 0.05% ~ 0.9%,南非为 2.8% ~ 3.5%[27]。然而,这一数据在 HIV 时代显著增高,超过 5% 的 HIV 阳性患者报道患有银屑病。同样,关于撒哈拉以南非洲地区银屑病关节炎患病率的数据极少。HIV 流行前曾有银屑病关节炎报道(61 例中 41.6% 的银屑病关节炎),很多学者认为随着 HIV 感染率的不断增加,这种报道也会显著增加[26-27]。

通常,HIV 相关的银屑病关节炎的关节症状主要表现为下肢的进展性多关节炎。银屑病常表现为广泛的滴状-斑块混合型皮疹,与关节疾病不同,皮肤病变在 AIDS 发病后不缓解[27-28]。抗反转录病毒治疗对 HIV 相关银屑病和 HIV 相关关节炎均有效[29-30]。光疗可改善皮疹但也可能加速病毒复制,使 HIV 病情恶化,并增加患皮肤癌的风险。也有报道其他一些药物有效,包括环孢素(使用时需严密监测肾功能)和阿维 A 酯。也可使用甲氨蝶呤,但必须谨慎[19]。TNF 阻断剂也可用于难治性患者,可显著改善许多患者的皮肤损害和关节炎症[25,31],尽管采取了通常的

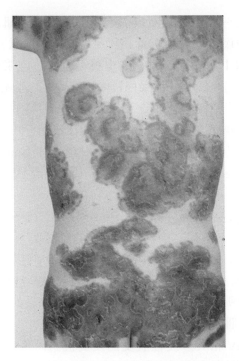

图 113-3 一个 HIV 相关银屑病患者的播散性寻常型银屑病

预防措施（见前文），部分患者在用药过程中因为频繁出现多种微生物感染而导致停药 [31]。

未分化脊柱关节炎

在未完全发病的患者中观察到反应性关节炎或银屑病关节炎的症状，如肌腱端病（足底筋膜炎、跟腱炎）等。治疗主要是对症处理（如，NSAIDs、病变局部注射糖皮质激素），病变广泛的患者应考虑加用柳氮磺吡啶。

缺血性骨坏死

病例对照研究揭示了高效抗反转录病毒治疗（highly active anti-retroviral therapy，HAART）后发生骨坏死的相关性，尤其是接受皮质类固醇治疗的患者 [32-33]。最近一篇荟萃分析指出，暴露于蛋白酶抑制剂可使 HIV 感染患者发生缺血性坏死（avascular necrosis，AVN）的概率增加 2 倍多 [33]。其他影响因素包括血脂异常（与蛋白酶抑制剂的使用有关）、酗酒、使用醋酸甲地孕酮、抗磷脂抗体阳性 [34]、静脉注射吸毒 [35] 以及 HIV 本身 [36]。骨坏死最常见的主诉是负重和活动时疼痛。有些患者可无症状，而是根据影像学检查偶然发现做出诊断。已出现软骨下塌陷时，大多数患者会有疼痛表现。与 HIV 阴性患者一样，X 线片、CT、MRI 和核医学检查已成功用于骨坏死的诊断。

肺性肥大性骨关节病

肺性肥大性骨关节病影响骨、关节和软组织，可发生于伴有肺孢子菌肺炎的 HIV 感染患者。主要特征为下肢的剧烈疼痛、杵状指、关节痛、非凹陷型水肿以及踝、膝和肘关节周围软组织受累。受累部位皮肤发亮、水肿、皮温升高。X 线检查显示，下肢长骨出现广泛的骨膜反应和骨膜下增生改变。骨扫描显示，沿骨皮质表面摄取增加。治疗肺孢子菌肺炎通常可缓解这些表现 [37]。

骨量减少和骨质疏松

无论是否进行抗反转录病毒治疗，HIV 感染患者骨量减少和骨质疏松的发生率都比正常人高 3 倍以上 [38]，并可导致病理性骨折。一篇荟萃分析指出，15% HIV 阳性患者存在骨质疏松，52% 存在骨量减少 [40]。导致骨量减少的危险因素包括蛋白酶抑制剂的使用、HIV 感染晚期、高病毒载量、低体重、低碳酸氢盐水平、高碱性磷酸酶水平，尤其是吸烟和维生素 D 缺乏 [41-42]。临床医生应降低筛查维生素 D 缺乏的门槛，必要时给予足够的补充，并建议戒烟（如果由于很多其他原因还没有这样做的话）。双膦酸盐可用于保持骨密度，有消耗综合征的 HIV 感染者还可使用睾酮 [43]。

HIV 相关肌肉疾病

HIV 感染的肌肉受累程度不一，从单纯的肌痛或无症状的肌酸激酶（creatine kinase，CK）升高到严重的、致残的 HIV 相关多肌炎或化脓性肌炎均可发生（表 113-4）。HIV 的血清转换可与肌红蛋白尿和急性肌痛同时出现，提示 HIV 的嗜肌性可能出现在感染早期。

表 113-4 与 HIV 感染相关的肌病

HIV 相关肌病	继发于抗反转录病毒的肌病	其他
HIV 多肌炎 包涵体肌炎 线状体肌病	齐多夫定肌病 与其他 NRTIs 相关的毒性线粒体肌病	机会性感染累及肌肉（弓形虫病） 骨骼肌的肿瘤浸润
弥漫性浸润性淋巴细胞增多综合征	HIV 相关性脂肪代谢障碍综合征	横纹肌溶解症
HIV 消耗综合征 血管炎	与 HAART 相关的免疫重建综合征	化脓性肌炎
重症肌无力和其他肌无力综合征	雷特格韦（Raltegravir）相关肌病	
慢性疲劳和纤维肌痛综合征		

HAART，高效抗反转录病毒治疗；NRTIs，核苷类反转录酶抑制剂

肌痛和纤维肌痛综合征

1/3 的 HIV 阳性门诊患者报告有肌痛[2,44]，11% 的描述有纤维肌痛综合征[45]。纤维肌痛综合征与病程较长和抑郁病史有关。治疗与非 HIV 情况下的纤维肌痛综合征类似。

非炎症性坏死性肌病和 HIV 相关消耗综合征

由慢性感染、恶性肿瘤、吸收障碍和营养不良导致的严重消耗常往往是引起 AIDS 患者乏力和劳动力丧失的原因[46]。这种消耗可导致瘦体重和肌肉质量减少。HIV 相关的恶病质和肌肉萎缩是非洲"消瘦病"的主要原因。已报道的一种不明原因的非炎性坏死性肌病，占诊断为肌病的患者的 42%[45]。即使没有明显的消耗表现，患者肌活检也显示有弥漫性萎缩、轻度神经源性萎缩或不伴明显炎症的粗肌丝损耗。这些情况是由免疫介导所致[47]，还是由代谢或营养因素导致，目前仍不清楚。有报道称，糖皮质激素可以恢复肌力和肌肉质量[47]。

线状体肌病

线状体肌病是一种罕见病，除作为一种先天性疾病外，也可发生在一些 HIV 阳性患者中。线状体肌病是一种由 Z 线断裂引起的非特异性的肌原纤维改变性疾病[49]。肌肉活检可见明显的、随意分布的、萎缩的 I 型纤维，肌纤维中央可见大量胞浆内杆状小体，与电镜下的纤维杆状体相一致。一般无坏死性纤维和炎症浸润。部分患者可伴有单克隆丙种球蛋白病[48]。虽无炎症表现，但糖皮质激素治疗可能有效。此外，已有 2 例使用静脉注射免疫球蛋白（intravenous immunoglobulin，IVIG）治疗成功的报道[50]。

HIV 相关多发性肌炎

HIV 相关多发性肌炎最常见于 HIV 感染过程中的早期，可能是其呈现的特征。在对德克萨斯州一个县诊所进行的大样本 HIV 阳性门诊患者的研究中，多发性肌炎的患病率为 2.2‰[51]。

HIV 相关多发性肌炎的发病机制尚不明确，一项病理学研究推测可能源于病毒的直接侵入（导致细胞病变，进而肌肉坏死）[52]，另一项研究显示可能由 HIV 宿主自身免疫反应导致[53]。

最常见的表现是亚急性进行性近端肌无力伴 CK 升高。肌痛不是突出的临床表现。皮肤、眼外肌和面部肌肉不常受累。来自非洲的最近一项报告显示，HIV 多发性肌炎患者均为女性，与非 HIV 多发性肌炎患者相比更年轻，血清 CK 水平更低（降低 4 倍）[54]。另一方面，HIV 感染者中患皮肌炎的报道较少，通常发生在免疫缺陷晚期[55]。一些 HIV 相关性多发性肌炎患者的 CK 水平仅轻度升高甚至正常[51,54]。

在 MRI T2 加权相上进行的研究，无论脂肪抑制与否，多发性肌炎都显示无边缘强化的高强度信号，与化脓性肌炎相反，后者可见边缘强化[56]。MRI 还有助于指导肌肉活检——确诊试验。肌电图研究显示，肌源性运动单位动作电位具有早期复极和完全干扰模式，并且纤颤电位、正向棘波和复杂重复放电表明这是一种刺激过程。光学显微镜下，肌肉活检标本中可见不同程度的间质炎性浸润伴肌纤维变性和再生，这些表现与无 HIV 的多发性肌炎中见到的相似（图 113-4）。极少伴有血管炎。来自 HIV⁺ 和 HIV⁻ 多肌炎患者的标本显示，侵入或围绕健康肌纤维表面的主要细胞为 CD8⁺T 细胞和巨噬细胞，这些细胞表面表达主要组织相容性复合体（major histocompatibility complex，MHC）I 类抗原[57]。HIV⁺ 患者肌内膜浸润的 CD4⁺ 细胞显著减少，这是与无 HIV 感染的多发

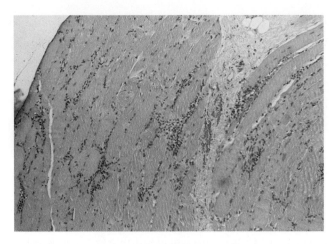

图 113-4　1 例 HIV 相关多发性肌炎患者的肌肉活检标本

性肌炎的唯一区别[53]。

治疗与其他炎性肌病相似。中等剂量糖皮质激素对 CK 升高和肌无力有效[51,54]。难治性病例需要使用免疫抑制剂，如甲氨蝶呤、硫唑嘌呤或霉酚酸酯。部分患者使用 IVIG 有效。然而这些药物需谨慎使用，严密观察患者临床状态、CD4$^+$ 细胞计数和 HIV mRNA 水平。

CK 升高在 HIV 感染的门诊患者很常见，可继发于 HIV 感染本身、HIV 感染的高危行为因素（如可卡因的使用）或 HIV 治疗后[51]。大多数患者 CK 的升高为一过性且无严重后果，但在未行肌电图和肌肉活检的患者需严密随访，以便发现疾病恶化的任何征象。

包涵体肌炎

包涵体肌炎被认为是 HIV 感染的并发症[58]。其与散发性包涵体肌炎在临床表现、组织学和免疫学上均无差异。肌肉活检显示两种同时进行的过程——细胞毒 T 细胞介导的自身免疫过程以及空泡化的肌纤维和淀粉样相关蛋白沉积的变性过程。特别有趣的是，在 HIV 相关性包涵体肌炎患者的与浸润的单核细胞密切接触的肌纤维中 Toll 样受体（Toll-like receptor，TLR）3 mRNA 表达水平升高并有组成性表达，而已知 TLR 3 可介导来自病原体和内源性损伤信号的炎性刺激，并且连接固有免疫和适应性免疫系统[59]。一篇对 4 例 HIV 相关包涵体肌炎病例的回顾研究发现，围绕肌纤维的 CD8$^+$ 细胞具有病毒特异

性，且可能与肌纤维表面的抗原发生交叉反应，这表明 HIV 可能触发病毒特异性的炎症反应，从而导致包涵体肌炎的发生[60]。

治疗相关性肌病

一些患者在接受大剂量齐多夫定治疗后出现可逆的毒性线粒体肌病，表现类似 HIV 多发性肌炎的肌痛、肌肉压痛和近端肌无力[61]。有报道称，在使用齐多夫定或其他核苷酸类反转录酶抑制剂（nucleoside reverse transcriptase inhibitors，NRTIs）（如地达诺新）治疗的 HIV 阳性患者中，线粒体毒性表现为上睑下垂或眼肌麻痹[62-63]。病理特征为出现破碎红纤维，这个术语用来指伴有明显肌原纤维变性的萎缩破碎的红色纤维，包括粗肌丝消失和胞质小体形成[64]，以及轻微的炎性浸润。停药后症状缓解，4 周内 CK 水平降至正常，8 周内肌力恢复。任何 HIV 感染患者出现 CK 水平升高，特别是当肌痛或肌无力症状出现时需停用齐多夫定 4 周，并且在进行肌电图或肌活检之前对患者进行重新评估。然而，随着齐多夫定的使用减少和新药的出现，其他肌病并发症也随之出现。雷特格韦的使用与有症状的骨骼肌毒性的发病率增高相关，后者的发生不依赖血药浓度和用药时间，也与升高的 CK 水平无相关性。近端肌病虽不常见，但确是雷特格韦的显著副作用[65]。

横纹肌溶解症

横纹肌溶解症（rhabdomyolysis）可发生于 HIV 感染的任何阶段，可分为 3 组：① HIV 相关的横纹肌溶解症，包括原发性 HIV 感染横纹肌溶解症、复发性横纹肌溶解症和孤立性横纹肌溶解症；②药物诱导的横纹肌溶解症；③ AIDS 晚期横纹肌溶解症，合并或不合并肌肉机会性感染。与 HIV 患者横纹肌溶解症相关的药物包括地达诺新、拉米夫定、复方磺胺甲恶唑片、利托那韦、茚地那韦和雷特格韦[64,66]。

弥漫性浸润性淋巴细胞增多综合征

弥漫性浸润性淋巴细胞增多综合征（diffuse infiltrative lymphocytosis syndrome，DILS）仅在 HIV 阳性患者中出现，以唾液腺肿大和外周 CD8$^+$ 淋巴细

胞增多为特征，并常伴有干燥症状及其他腺体外表现。自 HAART 使用后 DILS 的患病率不断下降[67]。在德克萨斯州的休斯敦市，以腮腺肿大作为衡量标准，发现在前 HAART 时代 DILS 的患病率为 4%，积极的 HIV 治疗后患病率降至 0.8%[67-68]。希腊的一项研究以干眼症和口干症作为衡量标准（需小唾液腺活检和锝闪烁显像证实）[69]，发现使用 HAART 前该地区 DILS 的患病率为 7.8%，使用后患病率显著降低[2,67,70]。

DILS 的主要免疫遗传学与 HLA-DRB1 等位基因相关（主要是 HLA-DRB1*11：02、DRB1*13：01 和 DRB1*13：02），此基因位于第 3 可变区，表达 ILEDE 氨基酸序列[67,71]。DILS 患者具有更有效的 CD8[+] 淋巴细胞应答，延缓了 HIV 由低进展性的嗜 M 型株向快速复制的嗜 T 型株的进化，进而使发展为 AIDS 的进程延缓[72]。这种反应至少部分归因于与 DILS 相关的 HLA-DRB1 等位基因和嗜 M 型 HIV 株上的 V3 环共有的 6- 氨基酸残基表位的同源性。循环和组织局部浸润的淋巴细胞免疫表型分析以及唾液腺 T 细胞受体序列分析表明，DILS 代表了一种 MHC 限制性、抗原驱动的、寡克隆选择的 CD8[+]CD29[-] 淋巴细胞，这种细胞表达选择性归巢受体，可以浸润唾液腺、肺和其他器官，在局部可能有抑制 HIV 复制的作用[72]。

小唾液腺的活检标本显示灶性唾液腺炎，类似于干燥综合征，但腺体破坏较轻（图 113-5）。与原发性（非 HIV 相关的）干燥综合征不同，炎性浸润细胞大部分为 CD8[+] 淋巴细胞[73-74]。DILS 患者腮腺淋巴上皮囊肿较常见，导致唾液分泌物浓缩，可引起疼痛。

DILS 特征性的表现为无痛性腮腺肿大，并且经常是巨大的（图 113-6）。超过 60% 以上的患者在腮腺肿大的同时伴有干燥症状。尽管腮腺和颌下腺肿大在这种疾病中比较普遍，但是腺体外的一些表现也很明显（表 113-5）。DILS 和干燥综合征的异同点（表 113-6）。

现已提出 DILS 的诊断标准如下：

1. 酶联免疫吸附试验（ELISA）和蛋白印迹试验（Western Blot）证实血清 HIV 阳性；
2. 双侧唾液腺肿大或口干症持续 > 6 个月；
3. 组织学证实唾液腺或泪腺淋巴细胞浸润，无肉芽肿或增大的肿瘤。

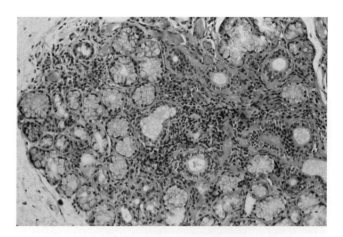

图 113-5 1 例弥漫性浸润性淋巴细胞增多综合征患者的小唾液腺活检。图中可见间质明显炎症浸润，但腺体的结构保留相对完整

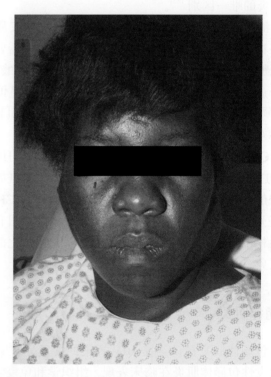

图 113-6 1 例弥漫性浸润性淋巴细胞增多综合征患者的双侧巨大的非对称性唾液腺肿大。这是该患者感染人免疫缺陷病毒后的表现特征。CT 扫描显示为实质性肿块。在这张照片拍摄后 2 年的随访中，腺体的大小无变化

小唾液腺活检标本通常呈现阳性（图 113-5）。当不能进行唇腺活检或活检诊断不明时，可行镓 -67 闪烁成像（图 113-7）。[99m] 锝扫描诊断意义不大。对于应用蛋白酶抑制剂的患者，闪烁成像是最主要的辅助诊断手段，因为使用这些药物的患者小唾液腺活检

表 113-5　弥漫性浸润性淋巴细胞增多综合征的腺体外表现

肺部

淋巴细胞性间质性肺炎（LIP）*

神经系统

第Ⅶ对脑神经麻痹†

无菌性淋巴细胞性脑膜炎

周围神经病变

胃肠道

淋巴细胞性肝炎

肾

肾小管酸中毒

间质性肾炎

肌肉骨骼系统

外周关节炎

多发性肌炎

血液系统

淋巴瘤‡

* 25% ～ 50%，但持续下降

† 由于发炎的腮腺组织机械性压迫导致

‡ 预后不良的指标

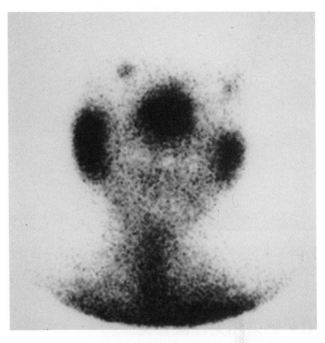

图 113-7　"雪人"征。血友病并发弥漫性浸润性淋巴细胞增多综合征患者腮腺镓 -67 闪烁成像

表 113-6　弥漫性浸润性淋巴细胞增多综合征（DILS）与干燥综合征的异同

特征	DILS	干燥综合征
腮腺肿大	普遍	不常见
干燥症状	常见	很常见
腺体外症状	常见	不常见
自身抗体（抗核抗体，抗 Ro/La 抗体）	少见	常见
HLA-Ⅱ 相似性	DRB1*11：02，DRB1*13：01，DRB1*13：02	DRB1*03：01，DQA1*05：01，DQB1*02：01

表 113-7　弥漫性浸润性淋巴细胞增多综合征的治疗

安慰和教育
规律的口腔护理
对无症状的患者无需特殊治疗
有效的抗反转录病毒治疗
毛果芸香碱或西维美林治疗干燥症状
全身应用糖皮质激素
腮腺淋巴上皮囊肿引流和囊肿内注射糖皮质激素
腮腺囊肿放射治疗

标本少有阳性。CT 也已经被用于确定腺体肿大的程度、评价腮腺囊肿和可能的唾液腺恶性肿瘤。

　　随着时间的推移，可以观察到无症状性腺体肿大和轻度（如果有的话）干燥症状的患者（表 113-7）。抗反转录病毒治疗对 DILS 相关的唾液腺肿大和干燥症状以及其并发症如神经病变有效[67]。我们已经发现中等剂量的糖皮质激素（泼尼松 30 ～ 40 mg/d）

对 DILS 腺体肿大和干燥症状有效，同时不会增加机会性感染及病毒载量以及减少 CD4+ 细胞计数，但疗效短暂。淋巴细胞性间质性肺炎可能需要用更大剂量糖皮质激素治疗（泼尼松 60 mg/d），有时需要延长疗程。应该避免放射治疗。第Ⅶ对脑神经麻痹对任何治疗均反应欠佳。已经有报道联合抗反转录病毒治疗对腮腺上皮囊肿有效，但是当遇到难治性病例时可通过抽吸和囊内注入 1 ml（40 mg）甲泼尼龙或曲安奈德混悬液来治疗（图 113-8）。频繁复发病例需行手术切除。

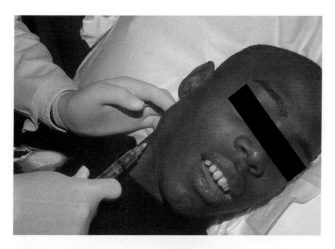

图 113-8　1 例弥漫性浸润性淋巴细胞增多综合征患者进行的腮腺上皮囊肿抽吸

HIV 感染相关性血管炎

HIV 感染患者可以出现多种血管炎[75-76]。发热、不适、乏力、皮疹、头痛和神经症状在 HIV 阳性患者中较常见，从特殊的感染性病原体和药物到其他特发性原因都可能是血管炎的诱发因素。感染因素中，巨细胞病毒和结核分枝杆菌感染可能是最常见的。炎症性血管炎是少见的风湿性疾病，在 HIV 患者中发生率＜ 1%。

一项系列研究发现，148 例有症状的 HIV 阳性患者中 34 例（23%）合并血管炎[77]。在这些患者中 11 例符合美国风湿病学会不同的血管炎分类标准，包括 6 例过敏性血管炎、4 例结节性多动脉炎和 1 例过敏性紫癜。另一项系列研究发现，98 例中国 HIV 患者中有 20% 合并血管炎，其中包括 15 例白塞病样疾病、2 例过敏性紫癜、2 例手指坏疽和 1 例中枢神经系统血管炎[78]。伴有高 CD4+T 细胞计数以及正在进行免疫重建的患者可出现肉芽肿性多血管炎和肺显微镜下多血管炎。嗜酸性肉芽肿性多血管炎（Churg-Strauss 综合征）也可发生[79]。白塞病和复发性多软骨炎也可出现在 HIV 感染患者中[79-80]，且对 HAART 有反应[81]。

在非洲 HIV 感染者中已经有报道快速进展型主动脉和大动脉局灶性坏死性血管炎伴血管闭塞，以及偶发的大动脉瘤形成和破裂。最近的一项研究发现，在 90% 的 HIV 阳性患者而非 HIV 阴性患者中，滋养血管外膜可出现白细胞碎裂性血管炎[82]。也有报道 HIV 感染合并主动脉根部扩张患者可发生巨细胞

动脉炎[83]。已经报道川崎病可发生于 HIV 阳性的儿童和成人[84]。冷球蛋白血症性血管炎伴相关性淋巴细胞性间质性肺炎的发生可伴或不伴有丙型肝炎病毒感染。

孤立性中枢神经系统血管炎患者常表现为器质性脑综合征和神经功能障碍[85]。在儿童以及 1 例成人的病例报告中，HIV 感染相关的脑动脉瘤样动脉病变可以在 Willis 环形成多发的梭形动脉瘤[86]。中枢神经系统血管炎也可以表现为反复发作的脑卒中。虽然影像学检查（MRI，血管造影）对诊断有所帮助，但是脑组织活检对确定诊断可能是必须的。报道称，CD4+ 细胞计数减低患者的坏死性肉芽肿性血管炎病变并不仅仅局限于中枢神经系统，抗反转录病毒治疗有效[75]。最近有 1 例关于使用抗 CD25 抗体治疗白细胞碎裂性脑血管炎的报道[87]。

诊断基于对疾病的高度警觉和特定器官的血管造影和活检。与免疫功能健全的患者相似，核周型抗中性粒细胞胞浆抗体（perinuclear antineutrophil cytoplasmic antibody，pANCA）和胞浆型抗中性粒细胞胞浆抗体（cytoplasmic antineutrophil cytoplasmic antibody，cANCA）可能有助于诊断肉芽肿性血管炎或显微镜下多血管炎。而活组织检查及培养对排除感染模拟性血管炎十分重要。

虽然细胞毒药物如环磷酰胺、IVIG 和血浆置换已用于治疗难治性病例，但糖皮质激素仍是 HIV 相关性血管炎的主要基础用药。与 HIV 相关周围神经病相比，继发于血管炎的痛性神经病变对大剂量糖皮质激素治疗反应良好[87-88]。

原发性肺动脉高压

肺动脉高压是一种严重的致死性疾病，好发于年轻患者。AIDS 合并肺动脉高压患者的肺动脉压力高于非 AIDS 患者[89-90]。组织病理学显示主要为丛性肺动脉病，尽管也有血栓栓塞性病变的报道。一项研究发现，该病可能与 HLA-DRB1*13：01、HLA-DRB1*13：02 和连锁等位基因 HLA-DRB3*03：01 有关[90]。

临床症状表现为进行性气促、足部水肿、干咳、乏力、晕厥或近乎晕厥以及胸痛。肺功能测试显示轻度限制性通气障碍和不同程度的弥散功能减低。一项对 131 例 HIV 感染相关肺动脉高压病例的回顾性

分析发现，从诊断 HIV 感染至诊断肺动脉高压的间隔时间为 33 个月。从诊断到死亡的中位时间为 6 个月[91]。然而，随着肺动脉高压治疗方法的不断改善，该病的预后也显著改善。对血管扩张剂（钙通道阻滞剂、西地那非、静脉和吸入性前列腺素类药物、内皮素拮抗剂）和 HAART 治疗反应各异，且最近研究显示上述治疗可以改善死亡率[92-93]。

HIV 相关肌肉骨骼感染

化脓性肌炎

化脓性肌炎（pyomyositis）是一种骨骼肌原发感染性疾病，感染并非源于邻近组织；可能来源于血液，常伴有脓肿形成。感染性肌炎在发达国家很少见，但是在 HIV 流行地区如非洲和印度，此病仍然是 HIV 感染的重要并发症。其好发生于感染晚期、CD4⁺ 细胞计数 $< 200/\mu l$ 时。金黄色葡萄球菌是最常见的病原体[94]。其他病原体包括化脓性链球菌、新型隐球菌、结核分枝杆菌、鸟胞内分枝杆菌、星形诺卡菌、肠炎沙门菌、大肠埃希菌、弗氏柠檬酸杆菌、摩氏摩根菌、铜绿假单胞菌和 A 群链球菌。

化脓性肌炎的临床过程大致可以分成 3 期：侵袭期、化脓期和晚期。第一期通常持续 1 ~ 3 周，以局部痉挛样疼痛、硬结伴低热为特征。大肌群最常受累，尤其是下肢肌群。进入第二期，疼痛和发热加重，以受累肌肉出现水肿和脓液为特征。若不经治疗，疾病进入第三期；发病 3 周内即可出现败血症和死亡[95]。据估计，化脓性肌炎的病死率为 1% ~ 20%。有时需要白细胞标记扫描，超声和对比增强 MRI 可以有效地定位感染灶。治疗通常需要口服和静脉注射抗生素联合手术引流。

细菌性关节炎和骨髓炎

目前尚无证据表明 HIV 感染患者骨或关节的细菌感染发生率更高[96]。金黄色葡萄球菌（*S.aureus*）是最常见的感染病原体，但胃肠外药物的使用以及非 HIV 感染本身可能造成这一现象。据报道，其他多种病原体可导致 HIV 患者发生骨髓炎，包括结核分枝杆菌、沙门菌、星形诺卡菌、肺炎链球菌、淋病奈瑟球菌、巨细胞病毒、侵袭性曲霉菌、刚地弓形虫、

光滑球拟酵母菌、新型隐球菌和粗球孢子菌。HIV 感染患者中与骨髓炎相关的病死率超过 20%。最常累及腕、胫骨、股骨头和胸廓，但也有累及其他罕见部位的报道如髌骨和下颌骨。

肌肉骨骼结核

1% ~ 5% 的结核患者发现有肌肉骨骼结核，占结核肺外表现的第四位。它可以模拟许多骨骼疾病，并可以在不同部位出现。不足 50% 的被报道的肌肉骨骼结核患者伴有肺结核的影像学证据。急性肺部感染或肺部感染的再燃可导致结核分枝杆菌血行播散。通常，免疫功能正常的患者其骨结核灶为孤立性的，但是 AIDS 患者中约有 30% 的患者表现为多中心分布[95]。椎骨是最常累及的部位，主要是胸椎下段和腰椎上段。结核性脊柱炎的发生率为 50% ~ 66%；外周关节炎为 20% ~ 30%；骨髓炎为 10% ~ 20%；腱鞘炎和滑囊炎为 1% ~ 3%。治疗包括四联抗结核药物疗法，常需手术干预。

非典型分枝杆菌感染

免疫功能正常的人很少发生非典型分枝杆菌引起的肌肉骨骼感染[97]。常导致 HIV 患者化脓性关节炎或骨髓炎的非典型分枝杆菌包括：鸟胞内分枝杆菌复合菌组、堪萨斯分枝杆菌、嗜血分枝杆菌、地分枝杆菌和偶发分枝杆菌。其中嗜血分枝杆菌在骨骼感染中最常见，占一半以上。堪萨斯分枝杆菌次之，占 25%。这些全身性感染可累及多个关节和骨骼部位。约 50% 的患者出现皮肤病变，如结节、溃疡和引流窦道形成[97]。感染好发生于 HIV 感染晚期，通常在 CD4⁺T 细胞计数 $< 100/\mu l$ 的阶段。鸟胞内分枝杆菌复合菌组引起的骨髓炎还与 HAART 治疗开始后的免疫重建炎症综合征有关[98]。除了标准的抗结核治疗外，克拉霉素治疗也有效[97]。

杆菌性血管瘤病骨髓炎

杆菌性血管瘤病是一种多系统感染性疾病，由两种密切相关的微生物：汉氏巴尔通体和五日热巴尔通体感染所致。它似乎是 HIV 感染患者特有的疾病，其他免疫低下的患者偶有发生[99]。HIV 感染患者中

与杆菌性血管瘤病和杆菌性紫癜（bacillary peliosis，BAP）相关的临床特征包括发热（93% 患者体温 > 37.8℃）、皮肤或皮下血管病变、淋巴结肿大、骨髓炎和 CD4 淋巴细胞计数严重减低引起的腹部症状、贫血以及血清碱性磷酸酶水平升高[99-100]。

在合并皮肤病变的患者中，约 1/3 的患者可发生骨髓炎。这些病变通常以皮质骨广泛破坏、骨膜炎、骨髓侵犯和骨面上覆盖的类似于蜂窝织炎的软组织肿块为特征。多西环素或红霉素治疗后杆菌性血管瘤病可以完全缓解，但骨病变需行手术引流。

真菌感染

除细菌感染外，晚期 HIV 感染患者（CD4+T 淋巴细胞计数 < 100/μl）的骨骼肌肉发生真菌感染的风险增高，特别是由白念珠菌[101]和申克孢子丝菌导致的感染[102]。申克孢子丝菌感染表现为少关节甚或多关节受累和腱鞘炎（图 113-9），且难以根治，需要长期抗真菌治疗。HIV 感染患者还可以发生各种播散性真菌感染如组织胞浆菌病、隐球菌病和芽生菌病，这些感染常导致骨髓炎。

寄生虫感染

肌肉弓形虫病可发生于重度免疫抑制的患者，

通常表现为伴有疼痛的亚急性肌病和多脏器弓形虫病[103]。肌肉活检标本的肌纤维中常可发现弓形虫包囊，使用特异性抗体或电子显微镜易于识别包囊。类似于多发性肌炎的肌肉无力症状也可发生于肌肉弓形虫病。治疗以联合具有协同作用的抗刚地弓形虫药物为基础，包括乙胺嘧啶和磺胺嘧啶或三磺嘧啶。

HIV 感染对其他风湿性疾病的影响

早期报道表明，HIV 感染时原有的类风湿关节炎可以缓解。同样 HIV 感染可能会降低系统性红斑狼疮的活动度，尤其在 CD4+T 细胞计数较低时。随着 HAART 的使用和 CD4+ 细胞计数升高，以及免疫重建综合征的出现，大部分自身免疫病也会重现或复发[7,104]。

HAART 相关的免疫重建综合征

启动 HAART 初期可能伴随异常的炎症反应，称为免疫重建炎症综合征（IRIS），在这种情况下，尽管有效地控制了 HIV 病毒的复制，而且没有明显的药物毒性，但患者对 HAART 的反应却出现了矛盾的恶化[105-106]。这种现象起初被认为是感染复发，但最近研究认为是自身炎症和自身免疫现象。一项样本量超过 13 000 例 HAART 治疗 HIV 患者的荟萃分析发

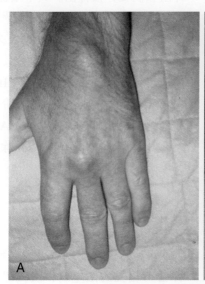
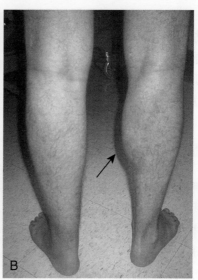

图 113-9 **A**. 第 3 掌指关节滑膜炎和腕关节背侧指长伸肌腱鞘积液；**B**. 同一位感染了播散性申克孢子丝菌的患者的分割性腘窝（Baker）囊肿（箭头）（两个部位的滑液培养均发现病原体）

现，13% 的患者出现 IRIS[107]。从开始接受 HARRT 治疗到 IRIS 发病的平均时间约为 9 个月 [107]。

Shelburne 和其同事[105] 提出了诊断免疫重建炎症综合征所需的四个标准如下：

1. 已确诊 AIDS。
2. 抗 HIV 治疗引起 CD4+ 细胞计数升高，HIV 病毒载量下降。
3. 治疗过程中出现感染和炎症症状。
4. 症状不能用新的病因解释。

提高对 IRIS 免疫学原理的理解有助于阐明服用 HAART 的 HIV 患者如何对已存的或共存的感染发生非典型的、过度增强的炎症宿主反应。HIV 感染导致 CD4+ 记忆细胞和初始细胞持续减少，外周血中活化 T 细胞的增多以及胸腺功能障碍。HAART 可引起 HIV 持续抑制并伴随双期模式的 T 细胞数目的增加[107]。第一期主要为记忆性 CD4+ 细胞释放，持续数周至数月。第二期，大约 6 个月后开始，主要为初始 T 细胞增殖伴辅助性 T 细胞因子产生的变化[108-109]。IRIS 在免疫恢复的两个时期均可发生，这两期也可产生不同的感染和自身免疫现象。

器官特异性自身免疫现象比系统性自身免疫疾病更常见，主要发生在免疫重建的晚期。这些现象可能是初始 T 细胞释放的表现，而非记忆 T 细胞重建的表现。已经报道了大约 17 例应用 HAART 21 个月的患者发生 Graves 甲状腺炎[110]。亦有末端回肠炎、普秃、脑 CD8+ 淋巴细胞增多和吉兰 - 巴雷综合征（Guillain-Barré syndrome）的报道[111]。应用 HAART 后出现新发的多发性肌炎[112]、类风湿关节炎[7]、系统性红斑狼疮[113]、自身免疫性肝炎、成人 Still 病和结节病也有描述[114]。这些疾病与器官特异性自身免疫病相比更倾向发生于免疫重建的早期。此外，据报道停用 TNF 阻断剂后会出现 IRIS，1 例停用阿达木单抗的 HIV+ 患者出现 IRIS 伴隐球菌性肺炎[115]。

如果 IRIS 诊断明确，继续使用 HAART，多数症状在少治疗或不治疗的情况下会消失。如果炎症累及的区域如中枢神经系统或眼出现不可控制的严重损害，需停用 HAART，并考虑谨慎使用糖皮质激素。开始使用 HAART 时若 CD4+ 细胞计数 > 200/μl，则 IRIS 发生的可能性较小[106-107]。IRIS 发生的其他危险因素包括初次 HAART 治疗和在 HAART 起始时存在高抗原负荷伴机会性感染[115-116]。然而，需要持续

进行系统分析，并且建立指南来界定与免疫重建相关的自身免疫。由于强烈的炎症反应可能预示着对 HAART 导致的免疫重建的反应良好，大多数 IRIS 患者的预后良好，生存率也可能提高。

HIV 治疗相关的风湿病并发症

先前已有核苷类转录酶抑制剂如齐多夫定相关的肌病和蛋白酶抑制剂相关的骨坏死和腮腺脂肪瘤的报道。除了这些疾病之外，使用茚地那韦治疗导致的粘连性关节囊炎、Dupuytren 挛缩、腱鞘炎和颞颌关节功能障碍也有报道[116]。

HIV 感染相关的实验室检查异常

体液免疫异常在 HIV 患者中很常见，但很少与严重的临床症状相关。最常见的实验室异常是多克隆高丙种球蛋白血症，发生于 45% 的 HIV 阳性患者[117]。在一些病例系列中已经描述 17% 的 HIV 感染患者有类风湿因子和抗核抗体低滴度阳性[117-118]，虽然抗 dsDNA 抗体和低补体血症罕见。HIV 感染晚期患者可出现抗环瓜氨酸肽抗体（anti-citrullinated protein antibody，ACPA）和类风湿因子（rheumatoid factor，RF）滴度增高。ACPA 虽然较 RF 更具特异性，但在免疫重建之前，其并非是 RA 的可靠诊断标志物，不一定能预测将来进展为 RA。95% 未治疗的 AIDS 患者可出现 IgG 型抗心磷脂抗体，特别是晚期患者，在 HIV 阳性患者中的总体阳性率为 20% ~ 30%[119]。但很少与血栓事件相关。HIV 阳性患者血清中可以出现 cANCA 和 pANCA 及抗肾小球基底膜抗体[120]。自从 HAART 使用以来，该人群的冷球蛋白血症发生率正在降低[121]。事实上，随着 HAART 的出现，多数血清学异常倾向于减少或消失。

结论

HIV 全球流行的影响仍在扩大，风湿病学家应意识到发生于 HIV 阳性患者的广泛的风湿性疾病谱。HAART 的应用已经改变了 HIV 感染的自然病程。其已经改变了一些 HIV 相关临床综合征的发生频率和表现形式，并且与新的临床综合征的发生有直接（毒性作用）或间接相关（免疫重建）。随着生存率的提

高和新型治疗方法的改进，HIV⁺ 患者的风湿性疾病谱在很大程度上应作为风湿病专家关注的新目标，将不断更新变化。

 本章的参考文献也可以在 ExpertConsult.com 上找到。

参考文献

1. UNAIDS: *2013 report on the global AIDS epidemic.* Website. <http://www.unaids.org/en/resources/campaigns/globalreport2013/global report/>.
2. Kole AK, Roy R, Kole DC: Musculoskeletal and rheumatological disorders in HIV infection: Experience in a tertiary referral center. *Indian J Sex Transm Dis* 34:107–112, 2013.
3. Yang JJ, Tsai MS, Sun HY, et al: Autoimmune diseases-related arthritis in HIV-infected patients in the era of highly active antiretroviral therapy. *J Microbiol Immunol Infect* 2013. pii: S1684-1182(13)00147-3. doi: 10.1016/j.jmii.2013.08.002. [Epub ahead of print].
4. Rynes RI, Goldenberg DL, DiGiacomo R, et al: Acquired immunodeficiency syndrome-associated arthritis. *Am J Med* 84:810–816, 1988.
5. Bileckot R, Mouaya A, Makuwa M: Prevalence and clinical presentations of arthritis in HIV-positive patients seen at a rheumatology department in Congo-Brazzaville. *Rev Rhum Engl Ed* 65:549–554, 1998.
6. Berman A, Cahn P, Perez H, et al: Human immunodeficiency virus infection associated arthritis: clinical characteristics. *J Rheumatol* 26:1158–1162, 1999.
7. Nguyen BY, Reveille JD: Rheumatic manifestations associated with HIV in the highly active antiretroviral therapy era. *Curr Opin Rheumatol* 21:404–410, 2009.
8. Mody GM, Parke FA, Reveille JD: Articular manifestations of human immunodeficiency virus infection. *Best Pract Res Clin Rheumatol* 17:265–287, 2003.
9. Ornstein MH, Sperber K: The antiinflammatory and antiviral effects of hydroxychloroquine in two patients with acquired immunodeficiency syndrome and active inflammatory arthritis. *Arthritis Rheum* 39:157–161, 1996.
10. Clark MR, Solinger AM, Hochberg MC: Human immunodeficiency virus infection is not associated with Reiter's syndrome: data from three large cohort studies. *Rheum Dis Clin North Am* 18:267–276, 1992.
11. Njobvu P, McGill P: Human immunodeficiency virus related reactive arthritis in Zambia. *J Rheumatol* 32:1299–1304, 2005.
12. Reveille JD, Conant MA, Duvic M: Human immunodeficiency virus-associated psoriasis, psoriatic arthritis, and Reiter's syndrome: a disease continuum? *Arthritis Rheum* 33:1574–1578, 1990.
13. Kaslow RA, Carrington M, Apple R, et al: Influence of combinations of human major histocompatibility complex genes on the course of HIV-1 infection. *Nat Med* 2:405–411, 1996.
14. Altfeld M, Kalife ET, Qi Y, et al: HLA alleles associated with delayed progression to AIDS contribute strongly to the initial CD8(+) T cell response against HIV-1. *PLoS Med* 3:e403, 2006.
15. Zaunders J, van Bockel D: Innate and adaptive immunity in long-term non-progression in HIV disease. *Front Immunol* 4:95, 2013.
16. Lopez-Larrea C, Njobvu PD, Gonzalez S, et al: The HLA-B*5703 allele confers susceptibility to the development of spondylarthropathies in Zambian human immunodeficiency virus-infected patients with slow progression to acquired immunodeficiency syndrome. *Arthritis Rheum* 52:275–279, 2005.
17. Bourinbaiar AS, Lee-Huang S: The non-steroidal anti-inflammatory drug, indomethacin, as an inhibitor of HIV replication. *FEBS Lett* 360:85–88, 1995.
18. Njobvu PD, McGill PE: Sulphasalazine in the treatment of HIV-related spondyloarthropathy. *Br J Rheumatol* 36:403–404, 1997.
19. Maurer TA, Zackheim HS, Tuffanelli L, et al: The use of methotrex-

20. ate for treatment of psoriasis in patients with HIV infection. *J Am Acad Dermatol* 31:372–375, 1994.
20. Chiang G, Sassaroli M, Louie M, et al: Inhibition of HIV-1 replication by hydroxychloroquine: mechanism of action and comparison with zidovudine. *Clin Ther* 18:1080–1092, 1996.
21. Louthrenoo W: Successful treatment of severe Reiter's syndrome associated with human immunodeficiency virus infection with etretinate: report of 2 cases. *J Rheumatol* 20:1243–1246, 1993.
22. Gill H, Majithia V: Successful use of infliximab in the treatment of Reiter's syndrome: a case report and discussion. *Clin Rheumatol* 27:121–123, 2008.
23. Kim SY, Solomon DH: Tumor necrosis factor blockade and the risk of viral infection. *Nat Rev Rheumatol* 6:165–174, 2010.
24. Filippi J, Roger PM, Schneider SM, et al: Infliximab and human immunodeficiency virus infection: viral load reduction and CD4+ T-cell loss related to apoptosis. *Arch Intern Med* 166:1783–1784, 2006.
25. Cepeda EJ, Williams FM, Ishimori ML, et al: The use of anti-tumor necrosis factor therapy in HIV-positive individuals with rheumatic disease. *Ann Rheum Dis* 67:710–712, 2008.
26. Morar N, Willis-Owen SA, Maurer T, et al: HIV-associated psoriasis: pathogenesis, clinical features and management. *Lancet Infect Dis* 10:470–478, 2010.
27. Ouédraogo DD, Meyer O: Psoriatic arthritis in Sub-Saharan Africa. *Joint Bone Spine* 79:17–19, 2012.
28. Espinoza LR, Berman A, Vasey FB, et al: Psoriatic arthritis and acquired immunodeficiency syndrome. *Arthritis Rheum* 31:1034–1040, 1988.
29. Duvic M, Crane MM, Conant M, et al: Zidovudine improves psoriasis in human immunodeficiency virus-positive males. *Arch Dermatol* 130:447–451, 1994.
30. McGonagle D, Reade S, Marzo-Ortega H, et al: Human immunodeficiency virus associated spondyloarthropathy: pathogenic insights based on imaging findings and response to highly active antiretroviral treatment. *Ann Rheum Dis* 60:696–698, 2001.
31. Bartke U, Venten I, Kreuter A, et al: Human immunodeficiency virus-associated psoriasis and psoriatic arthritis treated with infliximab. *Br J Dermatol* 150:784–786, 2004.
32. Whitlock GG, Herbert S, Copas A, et al: Avascular necrosis in HIV patients: a case-control study. *Int J STD AIDS* 24:799–803, 2013.
33. Permpalung N, Ungprasert P, Summachiwakij S, et al: Protease inhibitors and avascular necrosis: A systematic review and meta-analysis. *Int J Antimicrob Agents* 44:93–95, 2014.
34. Gutierrez F, Padilla S, Masia M, et al: Osteonecrosis in patients infected with HIV: clinical epidemiology and natural history in a large case series from Spain. *J Acquir Immune Defic Syndr* 42:286–292, 2006.
35. Ramos-Casals M, Cervera R, Lagrutta M, et al: Clinical features related to antiphospholipid syndrome in patients with chronic viral infections (hepatitis C virus/HIV infection): description of 82 cases. *Clin Infect Dis* 38:1009–1016, 2004.
36. Gerster JC, Camus JP, Chave JP, et al: Multiple site avascular necrosis in HIV infected patients. *J Rheumatol* 18:300–302, 1991.
37. Gunnarsson G, Karchmer AW: Hypertrophic osteoarthropathy associated with *Pneumocystis carinii* pneumonia and human immunodeficiency virus infection. *Clin Infect Dis* 22:590–591, 1996.
38. Brown TT, Qaqish RB: Antiretroviral therapy and the prevalence of osteopenia and osteoporosis: a meta-analytic review. *AIDS* 20:2165–2174, 2006.
39. Peters BS, Perry M, Wierzbicki AS, et al: A cross-sectional randomised study of fracture risk in people with HIV infection in the PROBONO 1 study. *PLoS ONE* 8:e78048, 2013. doi: 10.1371/journal.pone.0078048.
40. Paccou J, Viget N, Legrout-Gerot I, et al: Bone loss in patients with HIV infection. *Joint Bone Spine* 76:637–641, 2009.
41. Kooij KW, Wit FW, Bisschop PH, et al: Low bone mineral density in patients with well-suppressed HIV infection is largely explained by body weight, smoking and prior advanced HIV disease. *J Infect Dis* 2014 Sep 1: pii: jiu499. [Epub ahead of print].
42. Casado JL, Bañon S, Andrés R, et al: Prevalence of causes of secondary osteoporosis and contribution to lower bone mineral density in HIV-infected patients. *Osteoporos Int* 25:1071–1079, 2014.
43. Lin D, Rieder M: Interventions for the treatment of decreased bone mineral density associated with HIV infection. *Cochrane Database Syst Rev* (2):CD005645, 2007.
44. Buskila D, Gladman D: Musculoskeletal manifestations of infection

with human immunodeficiency virus. *Rev Infect Dis* 12:223–235, 1990.

45. Simms RW, Zerbini CA, Ferrante N, et al: Fibromyalgia syndrome in patients infected with human immunodeficiency virus. The Boston City Hospital Clinical AIDS Team. *Am J Med* 92:368–374, 1992.

46. Miro O, Pedrol E, Cebrian M, et al: Skeletal muscle studies in patients with HIV-related wasting syndrome. *J Neurol Sci* 150:153–159, 1997.

47. Gherardi R, Chariot P, Authier FJ: Muscular involvement in HIV infection. *Rev Neurol (Paris)* 151:603–607, 1995.

48. Simpson DM, Bender AN, Farraye J, et al: Human immunodeficiency virus wasting syndrome may represent a treatable myopathy. *Neurology* 40:535–538, 1990.

49. Miro O, Masanes F, Pedrol E, et al: A comparative study of the clinical and histological characteristics between classic nemaline myopathy and that associated with the human immunodeficiency virus. *Med Clin (Barc)* 105:500–503, 1995.

50. de Sanctis JT, Cumbo-Nacheli G, Dobbie D, et al: HIV-associated nemaline rod myopathy: role of intravenous immunoglobulin therapy in two persons with HIV/AIDS. *AIDS Read* 18:90–94, 2008.

51. Johnson RW, Williams FM, Kazi S, et al: Human immunodeficiency virus-associated polymyositis: a longitudinal study of outcome. *Arthritis Rheum* 49:172–178, 2003.

52. Seidman R, Peress NS, Nuovo GJ: In situ detection of polymerase chain reaction-amplified HIV-1 nucleic acids in skeletal muscle in patients with myopathy. *Mod Pathol* 7:369–375, 1994.

53. Leon-Monzon M, Lamperth L, Dalakas MC: Search for HIV proviral DNA and amplified sequences in the muscle biopsies of patients with HIV polymyositis. *Muscle Nerve* 16:408–413, 1993.

54. Heckmann JM, Pillay K, Hearn AP, et al: Polymyositis in African HIV-infected subjects. *Neuromuscul Disord* 20:735–739, 2010.

55. Carroll MB, Holmes R: Dermatomyositis and HIV infection: case report and review of the literature. *Rheumatol Int* 31:673–679, 2011.

56. Tehranzadeh J, Ter-Oganesyan RR, Steinbach LS: Musculoskeletal disorders associated with HIV infection and AIDS, Part I. Infectious musculoskeletal conditions. *Skeletal Radiol* 33:249–259, 2004.

57. Illa I, Nath A, Dalakas M: Immunocytochemical and virological characteristics of HIV-associated inflammatory myopathies: similarities with seronegative polymyositis. *Ann Neurol* 29:474–481, 1991.

58. Cupler EJ, Leon-Monzon M, Miller J, et al: Inclusion body myositis in HIV-1 and HTLV-1 infected patients. *Brain* 119(Pt 6):1887–1893, 1996.

59. Schreiner B, Voss J, Wischhusen J, et al: Expression of toll-like receptors by human muscle cells in vitro and in vivo: TLR3 is highly expressed in inflammatory and HIV myopathies, mediates IL-8 release and up-regulation of NKG2D-ligands. *FASEB J* 20:118–120, 2006.

60. Dalakas MC, Rakocevic G, Shatunov A, et al: Inclusion body myositis with human immunodeficiency virus infection: four cases with clonal expansion of viral-specific T cells. *Ann Neurol* 61:466–475, 2007.

61. Walsh K, Kaye K, Demaerschalk B, et al: AZT myopathy and HIV-1 polymyositis: one disease or two? *Can J Neurol Sci* 29:390–393, 2002.

62. Zannou DM, Azon-Kouanou A, Bashi BJ, et al: Mitochondrial toxicity: a case of palpebral ptosis in a woman infected by HIV and treated with HAART including zidovudine. *Bull Soc Pathol Exot* 102:97–98, 2009.

63. Pfeffer G, Cote HCF, Montaner JS, et al: Ophthalmoplegia and ptosis: mitochondrial toxicity in patients receiving HIV therapy. *Neurology* 73:71–72, 2009.

64. Dalakas MC, Illa I, Pezeshkpour GH, et al: Mitochondrial myopathy caused by long-term zidovudine therapy. *N Engl J Med* 322:1098–1105, 1990.

65. Lee FJ, Amin J, Bloch M, et al: Skeletal muscle toxicity associated with raltegravir-based combination antiretroviral therapy in HIV-infected adults. *J Acquir Immune Defic Syndr* 62:525–533, 2013.

66. Authier FJ, Gherardi RK: Muscular complications of human immunodeficiency virus (HIV) infection in the era of effective antiretroviral therapy. *Rev Neurol (Paris)* 162:71–81, 2006.

67. Basu D, Williams FM, Ahn CW, et al: Changing spectrum of the diffuse infiltrative lymphocytosis syndrome. *Arthritis Rheum* 55:466–472, 2006.

68. Williams FM, Cohen PR, Jumshyd J, et al: Prevalence of the diffuse

69. Kordossis T, Paikos S, Aroni K, et al: Prevalence of Sjogren's-like syndrome in a cohort of HIV-1-positive patients: descriptive pathology and immunopathology. *Br J Rheumatol* 37:691–695, 1998.

70. Panayiotakopoulos GD, Aroni K, Kyriaki D, et al: Paucity of Sjogren-like syndrome in a cohort of HIV-1-positive patients in the HAART era. Part II. *Rheumatology (Oxford)* 42:1164–1167, 2003.

71. Itescu S, Rose S, Dwyer E, et al: Certain HLA-DR5 and -DR6 major histocompatibility complex class II alleles are associated with a CD8 lymphocytic host response to human immunodeficiency virus type 1 characterized by low lymphocyte viral strain heterogeneity and slow disease progression. *Proc Natl Acad Sci U S A* 91:11472–11476, 1994.

72. Itescu S, Dalton J, Zhang HZ, et al: Tissue infiltration in a CD8 lymphocytosis syndrome associated with human immunodeficiency virus-1 infection has the phenotypic appearance of an antigenically driven response. *J Clin Invest* 91:2216–2225, 1993.

73. Kazi S, Cohen PR, Williams F, et al: The diffuse infiltrative lymphocytosis syndrome: clinical and immunogenetic features in 35 patients. *AIDS* 10:385–391, 1996.

74. Itescu S, Winchester R: Diffuse infiltrative lymphocytosis syndrome: a disorder occurring in human immunodeficiency virus-1 infection that may present as a sicca syndrome. *Rheum Dis Clin North Am* 18:683–697, 1992.

75. Garcia-Garcia JA, Macias J, Castellanos V, et al: Necrotizing granulomatous vasculitis in advanced HIV infection. *J Infect* 47:333–335, 2003.

76. Guillevin L: Vasculitides in the context of HIV infection. *AIDS* 22(Suppl 3):S27–S33, 2008.

77. Gherardi R, Belec L, Mhiri C, et al: The spectrum of vasculitis in human immunodeficiency virus-infected patients: a clinicopathologic evaluation. *Arthritis Rheum* 36:1164–1174, 1993.

78. Zhang X, Li H, Li T, et al: Distinctive rheumatic manifestations in 98 patients with human immunodeficiency virus infection in China. *J Rheumatol* 34:1760–1764, 2007.

79. Nguyen H, Ferentz K, Patel A, et al: Churg-Strauss syndrome associated with HIV infection. *J Am Board Fam Pract* 18:140–142, 2005.

80. Belzunegui J, Cancio J, Pego JM, et al: Relapsing polychondritis and Behcet's syndrome in a patient with HIV infection. *Ann Rheum Dis* 54:780, 1995.

81. Cicalini S, Gigli B, Palmieri F, et al: Remission of Behcet's disease and keratoconjunctivitis sicca in an HIV-infected patient treated with HAART. *Int J STD AIDS* 15:139–140, 2004.

82. Brand M, Woodiwiss AJ, Michel F, et al: Large vessel adventitial vasculitis characterizes patients with critical lower limb ischemia with as compared to without human immunodeficiency virus infection. *PLoS ONE* 9:e106205, 2014. doi:10.1371/journal.pone.0106205.

83. Javed MA, Sheppard MN, Pepper J: Aortic root dilation secondary to giant cell aortitis in a human immunodeficiency virus-positive patient. *Eur J Cardiothorac Surg* 30:400–401, 2006.

84. Stankovic K, Miailhes P, Bessis D, et al: Kawasaki-like syndromes in HIV-infected adults. *J Infect* 55:488–494, 2007.

85. Brannagan TH, III: Retroviral-associated vasculitis of the nervous system. *Neurol Clin* 15:927–944, 1997.

86. Ake JA, Erickson JC, Lowry KJ: Cerebral aneurysmal arteriopathy associated with HIV infection in an adult. *Clin Infect Dis* 43:e46–e50, 2006.

87. Nieuwhof CM, Damoiseaux J, Cohen Tervaert JW: Successful treatment of cerebral vasculitis in an HIV-positive patient with anti-CD25 treatment. *Ann Rheum Dis* 65:1677–1678, 2006.

88. Bradley WG, Verma A: Painful vasculitic neuropathy in HIV-1 infection: relief of pain with prednisone therapy. *Neurology* 47:1446–1451, 1996.

89. Coplan NL, Shimony RY, Ioachim HL, et al: Primary pulmonary hypertension associated with human immunodeficiency viral infection. *Am J Med* 89:96–99, 1990.

90. Morse JH, Barst RJ, Itescu S, et al: Primary pulmonary hypertension in HIV infection: an outcome determined by particular HLA class II alleles. *Am J Respir Crit Care Med* 153:1299–1301, 1996.

91. Mehta NJ, Khan IA, Mehta RN, et al: HIV-related pulmonary hypertension: analytic review of 131 cases. *Chest* 118:1133–1141, 2000.

92. Araújo I, Enjuanes-Grau C, Lopez-Guarch CJ, et al: Pulmonary arterial hypertension related to human immunodeficiency virus infec-

tion: a case series. *World J Cardiol* 6:495–501, 2014.

93. Nunes H, Humbert M, Sitbon O, et al: Prognostic factors for survival in human immunodeficiency virus-associated pulmonary arterial hypertension. *Am J Respir Crit Care Med* 167:1433–1439, 2003.

94. Ansaloni L: Tropical pyomyositis. *World J Surg* 20:613–617, 1996.

95. Scharschmidt TJ, Weiner SD, Myers JP: Bacterial pyomyositis. *Curr Infect Dis Rep* 6:393–396, 2004.

96. Jellis JE: Human immunodeficiency virus and osteoarticular tuberculosis. *Clin Orthop Relat Res* 398:27–31, 2002.

97. Hirsch R, Miller SM, Kazi S, et al: Human immunodeficiency virus-associated atypical mycobacterial skeletal infections. *Semin Arthritis Rheum* 25:347–356, 1996.

98. Kahlon SS, East JW, Sarria JC: *Mycobacterium-avium-intracellulare* complex immune reconstitution inflammatory syndrome in HIV/AIDS presenting as osteomyelitis. *AIDS Read* 18:515–518, 2008.

99. Stoler MH, Bonfiglio TA, Steigbigel RT, et al: An atypical subcutaneous infection associated with acquired immune deficiency syndrome. *Am J Clin Pathol* 80:714–718, 1983.

100. Mohle-Boetani JC, Koehler JE, Berger TG, et al: Bacillary angiomatosis and bacillary peliosis in patients infected with human immunodeficiency virus: clinical characteristics in a case-control study. *Clin Infect Dis* 22:794–800, 1996.

101. Edelstein H, McCabe R: *Candida albicans* septic arthritis and osteomyelitis of the sternoclavicular joint in a patient with human immunodeficiency virus infection. *J Rheumatol* 18:110–111, 1991.

102. Heller HM, Fuhrer J: Disseminated sporotrichosis in patients with AIDS: case report and review of the literature. *AIDS* 5:1243–1246, 1991.

103. Gherardi R, Baudrimont M, Lionnet F, et al: Skeletal muscle toxoplasmosis in patients with acquired immunodeficiency syndrome: a clinical and pathological study. *Ann Neurol* 32:535–542, 1992.

104. Calabrese LH, Kirchner E, Shrestha R: Rheumatic complications of human immunodeficiency virus infection in the era of highly active antiretroviral therapy: emergence of a new syndrome of immune reconstitution and changing patterns of disease. *Semin Arthritis Rheum* 35:166–174, 2005.

105. Shelburne SA, III, Hamill RJ, Rodriguez-Barradas MC, et al: Immune reconstitution inflammatory syndrome: emergence of a unique syndrome during highly active antiretroviral therapy. *Medicine (Baltimore)* 81:213–227, 2002.

106. Wilson EMP, Sereti I: Immune restoration after antiretroviral therapy: the pitfalls of hasty or incomplete repairs. *Immunol Rev* 254:343–354, 2013.

107. Muller M, Wandel S, Colebunders R, et al: Immune reconstitution inflammatory syndrome in patients starting antiretroviral therapy for HIV infection: a systematic review and meta-analysis. *Lancet Infect Dis* 10:251–261, 2010.

108. DeSimone JA, Pomerantz RJ, Babinchak TJ: Inflammatory reactions in HIV-1-infected persons after initiation of highly active antiretroviral therapy. *Ann Intern Med* 133:447–454, 2000.

109. Hardy G, Worrell S, Hayes P, et al: Evidence of thymic reconstitution after highly active antiretroviral therapy in HIV-1 infection. *HIV Med* 5:67–73, 2004.

110. Chen F, Day SL, Metcalfe RA, et al: Characteristics of autoimmune thyroid disease occurring as a late complication of immune reconstitution in patients with advanced human immunodeficiency virus (HIV) disease. *Medicine (Baltimore)* 84:98–106, 2005.

111. Gray F, Bazille C, dle-Biassette H, et al: Central nervous system immune reconstitution disease in acquired immunodeficiency syndrome patients receiving highly active antiretroviral treatment. *J Neurovirol* 11(Suppl 3):16–22, 2005.

112. Calza L, Manfredi R, Colangeli V, et al: Polymyositis associated with HIV infection during immune restoration induced by highly active anti-retroviral therapy. *Clin Exp Rheumatol* 22:651–652, 2004.

113. Schneider J, Zatarain E: IRIS and SLE. *Clin Immunol* 118:152–153, 2006.

114. Ferrand RA, Cartledge JD, Connolly J, et al: Immune reconstitution sarcoidosis presenting with hypercalcaemia and renal failure in HIV infection. *Int J STD AIDS* 18:138–139, 2007.

115. Cadena J, Thompson GR, 3rd, Ho TT, et al: Immune reconstitution inflammatory syndrome after cessation of the tumor necrosis factor alpha blocker adalimumab in cryptococcal pneumonia. *Diagn Microbiol Infect Dis* 64:327–330, 2009.

116. Florence E, Schrooten W, Verdonck K, et al: Rheumatological complications associated with the use of indinavir and other protease inhibitors. *Ann Rheum Dis* 61:82–84, 2002.

117. Kaye BR: Rheumatologic manifestations of infection with human immunodeficiency virus (HIV). *Ann Intern Med* 111:158–167, 1989.

118. du Toit R, Whitelaw D, Taljaard JJ, et al: Lack of specificity of anti-cyclic citrullinated peptide antibodies in advanced human immunodeficiency virus infection. *J Rheumatol* 38:1055–1060, 2011.

119. Petrovas C, Vlachoyiannopoulos PG, Kordossis T, et al: Anti-phospholipid antibodies in HIV infection and SLE with or without anti-phospholipid syndrome: comparisons of phospholipid specificity, avidity and reactivity with beta2-GPI. *J Autoimmun* 13:347–355, 1999.

120. Savige JA, Chang L, Horn S, et al: Anti-nuclear, anti-neutrophil cytoplasmic and anti-glomerular basement membrane antibodies in HIV-infected individuals. *Autoimmunity* 18:205–211, 1994.

121. Bonnet F, Pineau JJ, Taupin JL, et al: Prevalence of cryoglobulinemia and serological markers of autoimmunity in human immunodeficiency virus infected individuals: a cross-sectional study of 97 patients. *J Rheumatol* 30:2005–2010, 2003.

第114章

病毒性关节炎

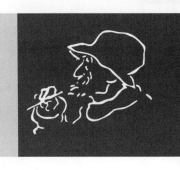

原著 Philippe Gasque
李美玲 译 李 龙 校

关键点

病毒感染可引起慢性关节痛和对称性多关节炎，特别是在老年人。

常有暴露、旅行、职业和疫苗接种史。

细小病毒 B19 是引起病毒性关节炎最常见的病毒之一。

风疹病毒年轻人易感。疫苗接种降低了风疹病毒感染总发生率，但也可引起关节炎。

非洲／亚洲蚊携带 α 病毒可引起关节炎和皮疹。全世界（包括欧洲、加勒比群岛和美国）可能会暴发流行。例如，基孔肯雅热可导致慢性关节痛，继而发展成关节炎，潜伏期数月至数年不等，超过 50% 发生于成年人。

滑膜组织内发现的丙肝病毒，EB 病毒和多种其他病毒可能导致关节炎。

健全的体液和细胞抗病毒反应可能无法限制病毒的存在。病毒能干扰先天免疫反应。

非传统免疫反应引起关节炎症。抗瓜氨酸化抗体少见。

滑膜巨噬细胞和成纤维样滑膜细胞携带病毒残余成分调控炎症反应并与血管再生和细胞增生有关。

应用非甾体抗炎药、甲氨蝶呤和疫苗接种等治疗措施是有效的。

多种病毒与关节炎性疾病和类风湿关节炎（RA）的发病有关，如：旧世界 α 病毒，如基孔肯亚病毒（CHIKV）和罗斯河病毒（RRV）[1-5]，更罕见的是细小病毒 B19、EB 病毒（EBV）、风疹和乙型肝炎／丙型肝炎病毒（HBV/HCV）[6-9]，其他病毒如腺病毒、柯萨奇病毒、艾滋病毒、流感病毒、麻疹病毒、腮腺病毒和水痘 - 带状疱疹病毒，更可能与 1 型糖尿病等自身免疫反应有关，也可能影响关节，导致反应性关节炎 [1,101]。

这些疾病的表型可能在以下三个方面有所不同，包括初始定位的原代细胞和组织，特定且复杂的体液免疫和细胞免疫反应以及占主导地位的炎症效应途径。尽管每种病毒性疾病的性质不同，但它们与 RA 在关节痛（神经末梢的急性疼痛）、巨噬细胞活化和极化、滑膜组织由血管新生维持的成纤维细胞增生和侵蚀方面有相同的致病机制（图 114-1）[11-13]。

早期强大的系统性固有免疫和适应性免疫的抗病毒反应是保护宿主的重要机制，包括上皮细胞的保护作用，是许多这类病毒进入肺部和皮肤的主要屏障 [14]。然而，在与高病毒血症相关的重症感染的环境以及无法产生强效抗病毒反应的情况下，有人提出病毒会逃避免疫监视，在滑膜等组织中找到庇护所 [12]。事实上，急性病毒感染可能在遗传易感或其他易感的宿主中（例如，与人类白细胞抗原 [HLA] 或老年患者的免疫衰老有关）可能再现 RA 和其他自身免疫性疾病中出现的一种两极分化的炎症反应 [15]。病毒还可以使宿主细胞的防御机制如 I 型干扰素（IFN）信号通路、凋亡和自噬向有利于自身处极化 [16-17]。

正如下文所讨论的，越来越多的人认识到滑膜组织是许多引起关节炎的病毒的庇护所，就像在 RA 中发现的那样 [13,18]，这些病毒能在关节中募集反应性 T 细胞、B 细胞（更罕见）进入关节腔，从而驱动慢性炎症，导致血管血管翳组织增生，并促进软骨和骨的破坏。病毒可以通过感染的单核细胞、纤维细胞或淋巴细胞进入滑膜组织，然后转移到滑膜成纤维细胞等驻留细胞中 [12,19-20]。

表114-1 与人类慢性关节痛和关节炎有关的病毒

感染病毒（临床特征）	初次感染（PI）病毒的急性反应			慢性期反应（PI后数月至数年）和可能涉及的因素		关节痛和关节炎的治疗
	主要靶细胞	病毒的体液免疫和细胞免疫反应	庇护所	全身、滑膜组织和关节慢性炎症/损伤	体液/细胞自身免疫和炎症反应	
RNA病毒						
CHIKV（关节痛）（肌痛）（腱鞘炎）	成纤维细胞（皮肤）[16,55,76] 受体介导及进入途径未知	NK细胞的激活 T细胞/B细胞免疫激活 杀灭病毒[107]	在患者[107]，非人灵长类动物体内[57]以及小鼠模型[71]病毒定位（RNA，蛋白）在滑膜血管周围巨噬细胞和少量成纤维细胞[73] 如在RRV患者滑液中的气球样巨噬细胞，NK细胞，T细胞，PMN	高水平的I型干扰素（α） 滑膜高水平凋亡 补体激活和细胞毒性可能参与[141] 滑膜高水平血管形成并辅助成纤维细胞侵袭性表型（增殖和侵袭）[107] CHIKV诱导成纤维细胞产生高水平PGE2[138] 其他分子在疼痛中的作用尚不明确的（NGF，P物质，激肽，过敏毒素）[133]	经典抗瓜氨酸抗体罕见 CHIKV感染的成纤维细胞和成纤维细胞通过RANKL途径促进破骨细胞分化并可能导致关节损伤[146]	镇痛药 NSAIDs 甲氨蝶呤[24] TNF抑制剂 CCL2抑制剂[149]
DNA病毒						
细小病毒B19（贫血）（关节痛）	红细胞前体P糖蛋白及其他共受体（α5β1和ku80核抗原）	抗病毒的适应性免疫激活[8,34] 抗病毒蛋白特异性抗体可能受到抑制导致病毒持续存在[33]	类风湿关节炎患者滑膜组织中检测出病毒DNA[38] 由T细胞诱导和B细胞携带到关节[42]	在体外，B19可使得不明机制导致的成纤维细胞的侵袭表型增加[42]	病毒蛋白和细胞外基质蛋白的分子模拟（如II型胶原）[40] 细胞核、线粒体及平滑肌肌动蛋白自身抗体[39]	甲氨蝶呤 作用机制未知。

CHIKV，基孔肯雅热；IFN，干扰素；NGF，神经生长因子；NK，自然杀伤细胞；PGE，前列腺素；PMN，中性粒细胞；RA，类风湿关节炎；RANKL，核因子受体活化因子配体；RRV，罗斯河病毒

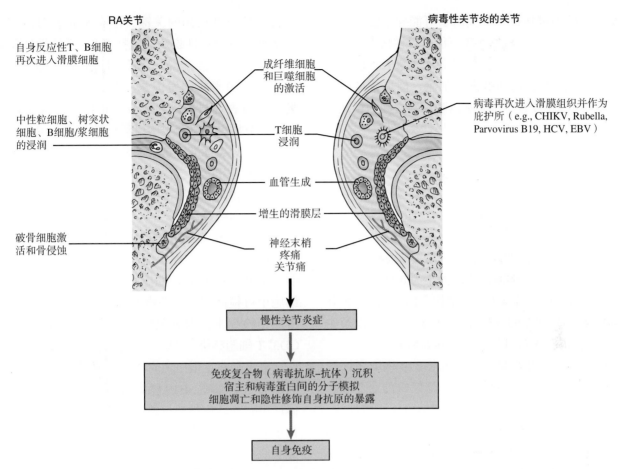

图 114-1 病毒性关节炎和自身免疫性类风湿关节炎的常见和独特的炎症通路。在一种与高病毒血症相关的重大感染以及无法产生强有力的抗病毒反应的情况下，有人提出，几种 DNA 和 RNA 病毒将从系统免疫监视中逃逸，并在滑膜组织等组织中找到保护性的庇护所。受感染的单核细胞、纤维细胞或淋巴细胞可将这些病毒转移到驻留细胞，如滑膜成纤维细胞和血管周围巨噬细胞，但其病理不明确。病毒可能隐藏在凋亡的小泡中，如特洛伊木马一样破坏和感染驻留细胞。尽管每个病毒性疾病的性质不同，可是他们与 RA 中描述的关节痛（急性末梢神经损伤和前列腺素）、巨噬细胞的活化和两极分化（M2 ≫ M1）以及滑膜组织中由主要血管新生维持的成纤维细胞增生和侵袭有共同的发病机制。T 淋巴细胞和 B 淋巴细胞的反应可阻止病毒的长期侵入，但也导致了周围组织的损伤。凋亡的宿主细胞可释放隐蔽和修饰的自身抗原，如核蛋白或细胞外基质（ECM）蛋白（如胶原蛋白、波形蛋白），在某些个体中，这些蛋白可能引发局部自身免疫反应。在 RA 和病毒性关节炎中，中性粒细胞 [释放肽基精氨酸脱亚酶（PAD）]、浆细胞和树突状细胞大量聚集，这些细胞将引起一种更强的自身免疫反应，其特征是针对瓜氨酸化蛋白的抗体。破骨细胞参与骨侵蚀。EBV，Epstein-Barr 病毒；HCV，丙型肝炎病毒

针对自身抗原（受感染的滑膜成纤维细胞表达）的自身免疫性应答可能通过旁观者激活、隐性抗原的表达而较少通过熟知的分子模拟机制来进行[10]。

令人惊讶的是，许多自身抗原是感染死亡细胞释放的核蛋白或线粒体蛋白，它也可作为天然佐剂 [也称为报警素（alarmins）] 对固有免疫和适应性免疫细胞活化起到至关重要的作用[21-22]。

矛盾的是，病毒清除过程将导致持续的慢性炎症，并将引发关节痛，最终导致破坏性关节炎。最近特别重视控制慢性炎症的调节机制，但是对于它们在滑膜组织中的作用以及它们是否有利于病毒的存在和慢性关节炎的研究却知之甚少[23]。

预防措施应包括在流行区域尽可能接种疫苗，特别是对老年人等易感人群。其他治疗方案包括止痛剂和非甾体抗炎药来止痛，以及甲氨蝶呤（MTX）控制急性关节炎，尽管这可能会损害患者的免疫系统，但可防止病毒重新激活[24-25]。

本章介绍了一些与关节炎相关的主要 DNA 和

RNA 病毒的关键病例，并提出了可能导致慢性病毒性关节炎的常见致病机制。这可能是慢性病毒性关节炎的诱因。应该强调的是，其机制可能涉及异常的自身反应性 T 淋巴细胞和 B 淋巴细胞，但更常见的是持续感染的滑膜成纤维细胞和巨噬细胞之间的相互作用，导致在慢性纤维化疾病中的慢性炎症[26]。

以病毒为媒介的主要实例

细小病毒 B19

细小病毒 B19 长期以来被认为与关节炎有关[27-28]。B19 是最小的单链 DNA 病毒，大小为 6 kb，直径为 20 ～ 25 nm。基因组编码两种结构蛋白，VP1（核苷酸 2444-4786）和 VP2（核苷酸 3125-4786），以及主要的非结构蛋白 NS1（核苷酸 436-2451）。

由于对胎儿的影响，细小病毒 B19 感染在怀孕期间可能特别有害。易感时间窗是妊娠的前 20 周，此时胎儿免疫系统发育不成熟，红细胞体积增加快，从而抑制红细胞生成。B19 是引起感染性红斑（也称为第五种疾病）的原因，感染性红斑是常见的儿童皮疹，尤其是成年女性可表现为各种关节并发症，尽管许多 B19 感染仍然是亚临床的。B19 病毒血清阳性率随年龄增长而增加，70% 以上的成人为血清阳性[29]。细小病毒 B19 主要通过急性感染者呼吸气溶胶进行传播。

细小病毒 B19 在人类骨髓的红细胞前体中复制[30]，这会短暂导致红细胞生成停滞。因此，B19 感染可导致暂时性再生障碍性危象，表现为严重贫血。B19 感染还会影响其他造血细胞系，引起各种类型的血细胞减少症。此外，在胎儿的心脏、肝、脾、肾、肺、肌肉和大脑，以及儿童或成人的心脏、肺、肝、肾、睾丸、脑脊液和滑膜中也发现了 B19 DNA 或抗原。B19 的主要细胞受体已被鉴定为 P 血型系统的 P 抗原[31]。P 抗原为红细胞糖苷酯（globoside），存在于成熟红细胞、有核红细胞、巨核细胞、内皮细胞、胎儿肝和心脏骨骼肌细胞上。B19 也有两个共受体，α5β1 整合素和 KU80 核自身抗原[32]。

B19 感染后免疫是由 B 淋巴细胞产生中和抗体的免疫反应产生[33]。T 细胞介导的免疫反应也参与其中，主要针对衣壳蛋白 VP1 和 VP2[34]。

细小病毒 B19 是进一步研究探讨其是否能够引

发自身免疫性疾病的关键。已有研究表明，它可能是多种自身免疫性疾病 [包括 RA、系统性红斑狼疮（SLE）、抗磷脂综合征、系统性硬化症和血管炎] 的主要致病因素或诱发因素。B19 引起的病毒性关节炎的关节表现与类风湿关节炎相似，约 50% 的慢性 B19 关节病患者符合美国风湿病学会（ACR）类风湿关节炎的分类标准，这表明病毒的持续存在可能与该疾病的发生和发展有关[35-36]。受累的关节主要包括腕关节、膝关节和手部的小关节，表现为疼痛、肿胀且通常对称受累。

关节炎的发病与循环中抗病毒结构蛋白的 IgM 和 IgG 抗体一致，提示滑膜中免疫复合物的沉积可能与症状发病有关，如感染性红斑。在滑液和滑膜细胞中可检测到细小病毒 B19 的 DNA，受累关节的滑膜活检标本经双重免疫染色显示 CD20+ B 细胞或 CD3+ T 细胞感染[37-38]。

宿主和病毒蛋白之间的分子模拟可能是诱导自身免疫的主要机制。B19 感染与针对多种自体抗原的抗体产生有关，包括核抗原、类风湿因子（RF）、中性粒细胞、胞浆抗原（CA）、线粒体抗原（MA）、平滑肌肌动蛋白（SMA）、胃壁抗原和磷脂[39]。例如，Lunardi 团队报道 B19 病毒蛋白的抗体与人类角蛋白、Ⅱ型胶原蛋白、单链 DNA 和心磷脂发生特异性反应[40]。更重要的是，对角蛋白和 Ⅱ型胶原的反应性程度与临床特征相关。来源于关节炎患者中的主要特异性自身抗原与 Ⅱ型胶原优先反应，而从皮疹患者中纯化的免疫球蛋白（Igs）亲和力则优先与角蛋白反应。为了证实病毒在诱导自身免疫反应中的作用，对 BALB/c 小鼠进行病毒蛋白免疫，在大多数产生抗病毒反应强烈的小鼠中检测到抗角蛋白、Ⅱ型胶原、心磷脂以及单链 DNA 的自身抗体的产生。

除了 RA，细小病毒 B19 感染还与多种自身免疫性疾病有关，包括幼年特发性关节炎、SLE、进展性系统性硬化症、干燥综合征（SS）、原发性胆汁性肝硬化、多发性肌炎和皮肌炎[8]。在系统性硬化症患者中，大量患者的骨髓和（或）皮肤活检标本中检测到细小病毒 B19。有趣的是，同一作者在硬皮病患者的内皮细胞和成纤维细胞中发现了高水平的 B19 DNA 和 TNF 表达[41]。病毒转录表达的程度与活跃的血管内皮细胞损伤和血管周围炎程度密切相关，这对于疾病的早期诊断方面十分重要。

B19 可在体外诱导正常人滑膜成纤维细胞产生侵

袭性表型，但其与细胞感染和细胞两极分化有关的机制仍不清楚[42]。现已证实，这些实验可以更好地在病毒的极化能力间建立生物学联系，这种极化能力体现在病毒直接促进关节驻留细胞极化为侵袭性表型。

风疹病毒

风疹病毒是风疹病毒属的唯一成员，与 α 病毒属同属于披膜病毒（Togaviridae）家族（见下文）。风疹病毒是一种长度为 9757 个核苷酸的具有包膜单链 RNA 病毒，包含两个长的开放读码框，5' 端编码非结构蛋白，3' 端编码结构蛋白（衣壳、E1 和 E2）。该病毒是球形的，直径为 50 ~ 70 nm，有 30 nm 的致密核心[43]。

风疹病毒通过鼻咽分泌物传播。大多数感染病例会导致轻微的、自限性的、类似麻疹的疾病，但当风疹感染胎儿时，这可能导致流产或先天性风疹综合征（congenital rubella syndrome，CRS），应引起重视。在 CRS 卒中疹病毒能感染胎盘，传播到胎儿，改变许多器官的功能，引起全身炎症[44]。

风疹病毒 E1 蛋白与髓鞘少突胶质细胞糖蛋白（MOG）结合，并且 MOG 在非相容性细胞上的异位表达会导致感染[45]。此外，风疹病毒 E2 蛋白与 MOG 具有高度的同源性，这可以解释风疹病毒抗体能在体外引起脱髓鞘的能力[46]。

关节症状是自然获得性风疹的并发症。据报道，超过 50% 的成年女性有风疹，但在儿童和成年男性中罕见[47]。对称性或游走性关节痛比滑膜炎更常见，晨僵明显，症状通常会在几天到两周内缓解。近端指间关节、掌指关节、腕关节、肘关节、踝关节和膝关节是最常受累部位，可表现为关节周围炎、腱鞘炎和腕管综合征。有些患者的症状可能会持续数月甚至数年。接种疫苗后，关节症状出现的概率较自然获得性风疹更低，且通常较轻，持续时间较短[48]。风疹减毒活疫苗也可导致接种后频繁肌痛和感觉异常，与自然感染的症状相似。从接种后 2 周开始，持续时间不到一周。然而，有些患者的症状可能持续一年以上。目前使用的疫苗株 RA27/3 可能导致 15% 或更多的受试者出现疫苗后关节症状。

如所描述的那样，在关节滑膜组织的细胞培养中可发现持续性风疹病毒感染[49-50]。风疹病毒特异性抗体滴度在一些慢性关节炎患者的滑液中高于血清，提示特异性抗体可在局部合成。以前有研究也表明风疹病毒的持续存在，表明病毒特异性 IgM 在自然感染和疫苗接种后可能持续 4 年之久[48]。患者滑膜组织卒中疹病毒 RNA 的存在可能是反应的结果和老年免疫功能缺陷及低下所致[51]。

风疹关节炎需要与其他病毒性关节炎和免疫性关节炎相鉴别，包括 RA。临床上可能与细小病毒 B19 感染混淆，但血清学可区分这两种感染。非甾体抗炎药有助于控制症状。

基孔肯雅热 α 病毒

CHIKV[11] 是由伊蚊（Ae）传播的，属于披膜病毒家族的一种 12 kb 的包膜单链 RNA α 病毒[52]。白纹伊蚊是传播 CHIKV 的主要媒介，如今已成为世界许多地方的本地物种。α 病毒组包括 29 种病毒，其中 6 种可引起人类关节疾病（关节痛演变为关节炎），即 CHIKV、O'Nyong-Nyong 病毒、Semliki 森林病毒（非洲、亚洲、欧洲）、RRV（澳大利亚和太平洋）、Sindbis 病毒（SINV；世界性）和 Mayaro 病毒（MAYV；南美、法属圭亚那）。

在非洲、东南亚、太平洋西部和东部岛屿、印度洋以及中东，目前已报告了数百万人感染 CHIKV 的病例[53]。自 2013 年 11 月以来，报告了最近的 CHIKV 疫情，并已蔓延到中美洲和拉丁美洲的几个地区[54]。

简单而言，人类感染 CHIKV 可导致通常持续 5 ~ 7 天的病毒血症，主要由 I 型干扰素和抗体控制[55-57]。然而，CHIKV 病往往使人衰弱，并与持续数周至数月的关节痛和关节炎有关[12,58]。许多慢性患者对常用的止痛剂反应不佳，这表明慢性疼痛的性质可能不仅是损伤性的，而且是神经性的[59]。根据简单疼痛量表（BPI）计算出的平均疼痛对生活活动的影响，在慢性疼痛患者中明显高于无慢性疼痛的患者。已报道 CHIKV 感染数月后持续出现的症状主要是关节和肌肉疼痛[60-61]。CHIKV 感染中，长期的 CHIKV 风湿病表现是潜在的后遗病症。不良预测因素包括患者年龄大于 45 岁，严重的初始关节疼痛，以及潜在骨关节炎的存在[61-62]。多达 50% 的成年患者的风湿病典型表现为以四肢（脚踝、手腕、指骨）为主的发热性关节炎[61-67]。典型的关节症状以波动的方式出现（通常被患者认为是感染性复发），但解剖位置没有改变。肌腱及其周围疼痛也是一个常见的特征，并逐渐演变为腱鞘炎。Chopra[68] 等报道了一组 CHIKV 感染后 RA 样疾病的印度患者中存在高水平的 CHIKV-IgM 抗体。这些患者在 CHIKV 感染前明显没有肌肉骨骼疾病。令人惊讶的是，很少有患者出现 RF 或抗瓜氨酸化蛋白抗体（ACPAs）阳性，而且这些发现在最近对感染后 36 个月的慢性关节痛患者调查中得到了证实[61]。一些病例超声显示肌腱炎 / 腱鞘炎而非滑膜炎，这些特别的发现与我们在法国留尼旺（la Réunion）岛 CHIK 后 RA 患者起止点炎的影像学检查结果一致[24]。CHIKV 感染后诊断为 RA 的患者给予了 MTX [0.3 mg/（kg×w）]、柳氮磺吡啶（1.5 ~ 3 g/d）、来氟米特（10 ~ 20 mg/d）或羟氯喹（200 ~ 600 mg/d）等经典的抗风湿药物治疗。在 MTX 效果欠佳的情况下，TNF 抑制剂（依那西普、阿达木单抗）治疗成功[69]。随着慢性疾病的进展，CHIKV 感染报告 1 ~ 2 年后部分患者出现更严重的关节炎，表现为进行性侵蚀性关节炎[63,67,70]。与传统 RA 相比，在 Manimunda 的研究中，RF、ACPA 水平没有升高[67]。在同一项研究中，1/3 的关节疼痛患者符合 ACR 标准，可以将他们分类为 RA。MRI 表现为关节积液、骨侵蚀、骨髓水肿、滑膜增厚、肌腱炎和腱鞘炎。

已报道 CHIKV 感染发生在身体的多个器官，特别是人类和动物模型的滑膜组织[55,57,71-73]。体外研究有助理解 CHIKV 感染的趋势，并对其致病机制提供进一步的了解。20 世纪 70 年代发现 CHIKV 感染和复制的主要靶细胞是成纤维细胞[74]。最近的研究支持这一发现，CHIKV 很容易感染人类胎儿肺成纤维细胞（MRC-5 细胞）以及人类滑膜和皮肤成纤维细胞。不是所有的成纤维细胞都同样容易受到 CHIKV 感染。静止的成纤维细胞，以及滑膜成纤维细胞的一个亚群（CD141+/CD90+），表现出一定的抵抗，但其机制尚不清楚[16,75]。CHIKV 也可感染上皮细胞（如 HeLa、HEK293，但不感染 A549）、内皮细胞、肝细胞（肿瘤 HuH7）、神经元、星形胶质细胞、神经母细胞瘤细胞系（如 SH-SY5Y）和肌卫星细胞[72,75,77-78]。介导病毒进入的受体性质仍有待确定。对受感染患者的活组织检查显示，CHIKV 抗原主要在骨骼肌外膜、关节囊和真皮的细胞中检测到[55]。相反，免疫细胞如单核细胞、淋巴细胞、树突状细胞、自然杀伤细胞（NK）及其转化的细胞系（例如，THP1、U937、

H9）不受 CHIKV 的感染[75,77]。然而，人类单核细胞和巨噬细胞感染仍然存在争议，它们很可能被感染，但复制 CHIKV 的能力较差[73,75]。

有观点认为，α 病毒（如 B19、EBV 或 HCV）会通过产生抗自身抗原的自身抗体而导致慢性 RA 样疾病，然而很少有研究支持这一观点。来自 Sane 及其同事的研究报道，与感染后 3 年的健康芬兰患者相比，感染 SINV 后患有 Pogosta 疾病的芬兰患者对 NA、MA 和 RF 的自身抗体的检测率更高[79]。有趣的是，在 49 例患者中仅有 1 例患者 ACPA 阳性，该患者也为 RF 阳性。与长期关节炎患者相比，这种自身免疫特征在恢复后的 Pogosta 患者中是否更为显著，仍有待确定。

EB 病毒

EBV 已被发现与几种常见的自身免疫性疾病有关，如 RA、SLE 和多发性硬化症[7,80]。EBV 属于淋巴隐病毒属，属于 γ 疱疹病毒亚科的疱疹病毒。它是这个家族的第四个成员。疱疹病毒是一种具有线状双链 DNA 的大型 DNA 病毒，由 20 层被膜衣壳包裹。EBV 基因组长度为 172 kb，具有较强的 B 淋巴细胞组织趋向性。该病毒与多种肿瘤有关，包括淋巴样肿瘤如伯基特（Burkitt）淋巴瘤、霍奇金淋巴瘤、NK T 细胞淋巴瘤，以及上皮性恶性肿瘤，特别是未分化型鼻咽癌、胃癌和唾液腺癌。病毒会进入持续感染的人的唾液中，这些患者将病毒传播给未感染的人。EBV 经口传播时，最初可感染上皮细胞或静止扁桃体 B 淋巴细胞。EBV 通过其病毒包膜糖蛋白 gp350 与主要在 B 细胞上表达的 2 型补体受体（CR2/CD21）结合[81]。这个受体也可以结合到 IFN-α，但这种 IFN-α 介导抗病毒反应的分子相互作用的意义是未知的[82]。B 细胞结合的病毒粒子也可以有效地转移到 CD21- 上皮细胞，CD21- 上皮细胞是协助将病毒转移到其他细胞（可能是成纤维细胞）以及在 B 细胞和其他细胞中确立潜伏期的增强因子[83]。

潜伏和裂解的 EBV 蛋白具有强有力的免疫原性，能引起 B 细胞和 T 细胞的强烈应答。在免疫抑制和免疫缺陷患者中，或在 EBV 特异性 T 细胞功能缺陷的个体中裂解出的 EBV 被定期复制激活，并可在血液中检测到病毒载量增加[7]。增强的裂解复制导致新的感染和 EBV 相关的转化，这可能是恶性转化和自

身免疫性疾病发展的危险因素。可以想象，裂解或潜伏的 EBV 蛋白可以与细胞自身抗原交叉反应，有限的 EBV 蛋白负荷增加或表达改变可以触发病理过程，并使其持续存在而导致关节炎、多发性硬化症和 SLE 的发生。

值得注意的是，有报道称 MTX 用于免疫抑制时，RA 患者会出现 EBV⁺ B 细胞淋巴瘤，而其他免疫调节药物则没有这种情况 [84]。已有研究表明，MTX 可诱导潜伏感染的体外 EBV⁺ 细胞裂解性 EBV 复制。因此，MTX 可能通过其免疫抑制特性，结合潜在 EBV 基因组特异性再激活，促进 RA 和多发性肌炎患者淋巴瘤的发生。

虽然 EBV 在导致恶性肿瘤发生方面的因果作用已经确定，但在导致自身免疫性疾病发生方面的因果作用是间接的。然而，病毒抗原和自身抗原之间的交叉反应，以及通过感染 EBV 使已有的自身反应性 B 细胞活化，从而产生自身抗体，可能是触发自身免疫的可能的机制。RA 的强遗传危险因素是含有与 EBV 糖蛋白 gp110（BALF4）肽序列同源的等位基因 [85]。BALF4 通常是晚期裂解感染最丰富的 EBV 蛋白之一，也作为针对 EBV 感染细胞的抗体依赖细胞介导的细胞毒作用（ADCC）的靶点。BALF4 开放读码框包含序列 QKRAAQRAA，与 RA 易感决定因素的序列高度同源。QKRAA 发现存在某些 II 类 HLA DRβ 链，比如 DR4，携带这种共同表位的吸烟者与不吸烟者相比，患 RA 的风险明显更高，并且会产生针对瓜氨酸化的自身抗原的自身抗体 [86]。

丙型肝炎病毒

HCV[6] 是黄病毒科的一种正链 RNA 病毒。自从有效的细胞培养系统建立以来，对这种病毒的研究取得了巨大的飞跃。全世界有超过 1.3 亿人长期感染 HCV。病毒基因组由一个小于 10 kb 的开放读码框组成。病毒蛋白排列顺序：N 端 - 核心 - 包膜（E1）- E2 - p7- 非结构蛋白 2（NS2）- NS 3 - NS4A - NS4B - NS5A - NS5B - C 端。

HCV 急性感染伴随轻度和全身性症状，因此大多数仍未确诊。然而，超过一半的患者会在数年内引起肝损伤，如纤维化、肝硬化或肝细胞癌。病毒抗原在暴露后第一周内可检测到，血清肝转氨酶升高。一些患者可产生抗体清除丙型肝炎病毒；但在慢性丙型

肝炎病毒感染中，尽管存在体液和细胞免疫反应，病毒抗原血症和丙型肝炎中病毒 RNA 仍然存在。也有一些证据质疑丙型肝炎相关的自身免疫在包括 RA[6] 在内的多种自身免疫性疾病中的作用。尽管这种关联可能是偶发性的或表明自身免疫性疾病患者丙型肝炎感染的发生率是增加的，但是有病例记载了先于自身免疫性疾病发生的急慢性丙肝病毒感染，提示其在可能倾向于产生自身免疫现象的患者中的因果作用。HCV 感染患者的肝活检有助于确定疾病的严重程度，以及排除其他肝炎原因，如酒精中毒或色素沉着症。随着自身抗体（如 ANA 和抗 SMA）的检出，丙型肝炎病毒感染在自身免疫性肝炎中的作用正在显现。

多关节综合征和多关节炎与丙型肝炎病毒感染有关，已从滑膜液中分离出丙型肝炎病毒 RNA[87]。慢性丙型肝炎合并多发性关节炎 / 肌痛的患者，RF 和 ANA 水平会升高，而抗 DNA 抗体则不升高 [87-88]。目前还没有确定 HCV 相关多关节炎的最佳治疗方法，但 MTX 用于治疗该病已获部分成功，且并发症最少 [89]。

HCV 感染涉及多种受体或因子，包括 CD81、清道夫受体 B 类 I 型（SR-BI，也称为 *SCARB1*）和 claudin-1。封闭蛋白也是一个重要的 HCV 细胞侵入因子 [90]。我们目前还不确定表达上述许多受体的滑膜成纤维细胞是否会感染丙型肝炎病毒，也不知道这是否会影响细胞行为。

关节炎病毒利用天然 I 型干扰素反应促进炎症持续

免疫系统（固有和适应性）的作用是在病毒主要入口（皮肤、鼻咽）和传播到其他器官之前迅速控制病毒的感染。为了启动有效的抗病毒免疫反应，所有的细胞都能感应并对病原体作出反应。这种协同反应原则上应动员免疫 T 细胞和 B 细胞来限制病毒的传播和存活。

越来越多的种系模式识别受体（PRRs）已被鉴定出来，并在免疫和非免疫结构细胞上表达。这些受体能够识别大量保守的病原相关分子模式（pathogen-associated molecular patterns，PAMPs），这在宿主正常情况下不会发生 [93]。PRRs 感知特定的病毒结构并诱导 I 型干扰素的产生。存在两种类型的 PRR：广泛表达的胞质 RNA 感应分子和膜结合 Toll 样受体

（TLRs）。TLR 的表达比胞质受体更受限制。

维 A 酸诱导基因（RIG-Ⅰ）样 RNA 解旋酶受体（RLRs），包括 RIG-Ⅰ 和黑色素瘤分化相关基因 5（MDA5），是一组广泛表达的细胞溶质受体，检测病毒 RNA 结构并诱导Ⅰ型 IFN-α 和 -β 的产生[94]。病毒 RNA 的结合使 RLRs 之间以及下游信号分子能够相互作用，如 IPS-1（IFN-β 启动子刺激因子 -1，也称为 MAVS、CARDIF 和 VISA），激活转录因子 [如 IFN 调节因子（IRF）3] 并调节Ⅰ型 IFN 的产生。RLRs 在稳定状态下低表达，而Ⅰ型干扰素诱导下高表达，增强了其识别病毒和传播抗病毒应答的能力。人类中已鉴定出至少 10 种 TLR，其中三种（TLR3、TRL7 和 TLR9）识别核酸病毒成分，刺激Ⅰ型干扰素的产生[95]。有趣的是，TLR 的表达也受 IFNs 的调节。TLR3 由 dsRNA 触发，而 TLR7 识别富含鸟苷和尿苷的 ssRNA，TLR9 识别未甲基化的胞嘧啶 - 磷酸 - 鸟嘌呤（CpG）基序。TLR4 在细胞表面表达，可识别细菌和病毒蛋白中的脂多糖，刺激Ⅰ型干扰素的产生[96]。

感染细胞释放Ⅰ型干扰素导致 IFN-α/β 受体（IFNAR）的自分泌和旁分泌刺激，通过相关的酪氨酸激酶（TYK）和蛋白酪氨酸激酶（JAK）导致信号传导与转录活化因子（signal transducers and activators of transcription，STAT）1 和 2 的磷酸化。STAT1/2 异二聚体与 IRF9 相关，并与存在于 IFN 刺激基因启动子区的 IFN 刺激反应元件（ISREs）结合[97]。

ISG 编码的蛋白代表了抗病毒效应分子，这种效应分子能够直接抑制病毒复制所需的分子和生物活性。值得期待的是，Ⅰ型干扰素对许多关节炎病毒在体内和体外都具有抗病毒活性[55,75,98-99]。然而，据研究报道，许多病毒（包括 CHIKV）几乎全部阻断 IFN 调控通路。这包括干扰 dsRNA 和干扰素受体 / JAK-STAT 信号，抑制 IRF 和核因子 -κB（NF-κB）功能以及靶向特异性 ISG 产物的抗病毒作用的其他机制[100-102]。

IFN 诱导的抗病毒分子包括载脂蛋白 B mRNA 剪切酶催化多肽（APOBEC）家族，使病毒基因发生突变的 MX GTPase（病毒聚合酶抑制剂）以及三聚体基序家族 [包括自身抗原 Ro/SS-A 52 kDa（Ro52，也称为 TRIM21）]，可在生物周期各个阶段抑制病毒复制。其他抗病毒分子如 RNA 活化蛋白激酶（PKR）[103]。

免疫识别在暴露于Ⅰ型 IFN 的细胞表达增强，这种细胞能够控制Ⅰ类主要组织相容性复合体（MHC）表达，并导致病毒及免疫系统识别的自身抗原表达增强。其他变化包括能够增加对细胞死亡诱导刺激易感性的分子诱导（如 p53），从而增强免疫系统对病毒感染细胞的杀伤作用。Ⅰ型 IFNs 调节靶细胞、抗原呈递细胞（如树突状细胞和巨噬细胞）和效应细胞（介导抗病毒作用和组织损伤）中的通路。

通过 TLR7 或 TLR9 识别核酸结构时，浆细胞样树突状细胞（pDCs）具有快速分泌大量Ⅰ型 IFN 的独特能力[104]。这些细胞非常适合在没有 IFN 暴露的情况下对病毒作出快速反应。因此，人们认为 pDCs 通过产生大量Ⅰ型 IFNs，在自身免疫性疾病的自我放大本质中起着核心作用，这介导了多数对靶细胞和免疫细胞的下游功能效应[105]。

令人惊讶的是，最近发现一些细小病毒在正常的人类成纤维细胞、胶质细胞或黑素细胞中没有诱导 IFN 反应[106]。此外，作者发现细小病毒的传染性不受干扰素治疗人类正常细胞或肿瘤细胞的影响。细小病毒的干扰素耐药表型赋予它们一个优势，包括在组织庇护所中持续存活的能力[106]。相比之下，近年来关于清除 CHIKV 的固有免疫反应和适应性免疫反应的研究已取得了大量进展。在急性感染中，循环中 CHIKV 可达到高水平，在感染的最初几天，每毫升血液中有 10^5 ~ 10^{12} 个病毒 RNA 颗粒。CHIKV 在几天内被有效清除，症状通常在几周内消退，这表明一种强而有效的固有免疫反应限制了全身病毒的复制[107]。CHIKV 是一种单链 RNA 病毒；因此，它可能被 TLR7 和（或）TLR8（在小鼠中）检测到。解旋酶 RIG-Ⅰ 和 MDA-5 也可能参与 CHIKV 的识别。此外，CHIKV 在复制周期中有一个双链 RNA 中间体，能被 TLR3 检测到。最近，White 等发现了 CHIKV 感染导致转录因子 IRF3 激活以及随后 IRF3 依赖的抗病毒基因的转录，包括 IFN-β。IRF3 的激活是通过衔接分子——IFN 启动子刺激因子 1（IPS-1）的参与而发生的[108]。最近，M. Alberts 团队表明 CHIKV 不会直接刺激免疫细胞如树突状细胞产生Ⅰ型干扰素。相反，受感染的非造血细胞以 IPS -1 依赖的方式感知病毒 RNA，并通过产生Ⅰ型干扰素参与感染的控制[76]。尽管 IPS-1 信号通路有助于免疫应答，但 MyD88 依赖的 PRR 通路，对预防病毒传播也至关重要[76]。CHIKV 诱导的Ⅰ型 IFN 反应在体外具有保护作用，诱导 IFN 刺激基因（ISGs）和寡腺苷酸合成酶（OAS）等限制性因子的表达[109-110]。OAS 对 HeLa 细胞中 CHIKV 的复制具有抑制作用，其在其他类型细胞中的作用有待进一步研究[109]。

在患者和非人类的灵长类动物（NHP）模型中，IFN-α 的分泌效应非常短暂，在 24 小时内下降到基线水平，而病毒血症时峰值则会持续好几天[110]。这些数据表明 CHIKV 能够控制 IFN 的反应。α 病毒的感染和复制通常会导致宿主正常翻译停止，从而导致哺乳动物细胞发生严重的细胞病变。White 等证实了这一模式，证明细胞（而非病毒）基因的翻译在 CHIKV 感染期间被阻断[108]。已发现 CHIKV 是通过 PKR 依赖通路导致真核起始因子亚基 2α 分子（eukaryotic initiation factor subunit 2α，eiF2α）失活。此外，Fros 等研究表明，一旦 RNA 复制开始，CHIKV 复制就会对 IFN 抑制作用产生抵抗，而 CHIKV 通过抑制 IFN 诱导的基因表达，积极抑制抗病毒 IFN 反应。事实上，CHIKV 感染有效地阻断了由 Ⅰ 型或 Ⅱ 型 IFN 诱导的哺乳动物细胞中 STAT1 磷酸化和（或）核易位。非结构蛋白 2（NSP2）是 IFN 诱导的 JAK-STAT 信号的有效抑制因子[101]。因此，CHIKV 像许多病毒一样，已经进化到可以逃避或抵消抗病毒反应以存活。

据报道，在 CHIKV 感染期间还出现了另一种抗病毒分子反应。大自噬在这里被称为自噬，是一个导致长寿蛋白质和细胞器的降解和再循环的基本稳态过程，会[111-112]。自噬首先是饥饿条件下细胞存活的基本过程，但在对病原体的固有和适应性免疫中均发挥了作用[113]。我们最近探索了自噬机制在 CHIKV 感染中的作用，发现自噬在 CHIKV 感染细胞中受到促进，并有助于 CHIKV 的复制[17]。

在 CHIKV 感染后会产生一种强有力的保护性适应性免疫反应[114]，上面列出的所有关节炎病毒也是如此。感染急性期患者血清中可检测到 CHIKV 的 IgM 抗体，而抗 CHIKV IgG 抗体，特别是中和抗体，可防止病毒再感染[114-115]。有时在感染后最初几天内，IgG 的出现有利于保护性适应性免疫反应的快速发生。在细胞水平上，急性期的主要免疫反应是 CD4+ 和 CD8+ T 细胞的快速动员。令人惊讶的是，与对照组比较，TNF 和 IL-1β 的水平在急性期相对较低，没有明显升高[107,110]。其他辅助性 T（Th）1 细胞因子在急性期升高（IFN-γ 和 IL-12），虽然这种反

应似乎倾向于对 Th2/Th17 反应，正如存在高水平的 IL-4、IL-13、IL-17[110]。另一项研究证明，在 CHIKV 的急性期早期阶段有 IL-4、IL-10 和 IFN-γ 产生，早期会出现 CD8+ T 淋巴细胞反应，晚期则出现 CD4+ T 淋巴细胞反应[116]。值得注意的是[117]，一种特定的 CHIKV IgM 反应可在感染后患有慢性关节痛 / 关节炎的患者中持续存在几个月。这一发现可能与病毒的持久性有关。

关节炎病毒模仿特洛伊木马以避免适应性免疫

许多研究都在滑膜组织或体液样本中寻找病毒的 DNA 或 RNA，其中大部分为关节痛患者。上述许多关节炎病毒可在滑膜组织或滑液中被发现。其诊断意义既取决于特定的微生物，也取决于临床环境，因此应谨慎解释这些诊断。此外，为了确定潜在病毒感染引起的慢性关节病的病因，病原体的浓度和位置（即在滑膜、滑液或滑液细胞中），可能是十分重要的。无论该病原体是通过 PCR 发现的，还是从关节炎关节中培养出来，其致病作用都不容易证实。

滑膜组织细胞被感染并表现出与组织损伤相关的表型改变，这是一种新兴的研究模式。

以 α 病毒为研究重点，研究人员发现，在 CHIKV 或 RRV 感染几个月后，会出现持续性症状，如关节疼痛（关节痛）和关节炎（不一定伴有骨侵蚀）[61,118]。事实上，50% 的成年患者感染后 6～15 个月会出现风湿病的症状[119-120]。有大量证据表明，持续的关节损伤与导致关节炎的 α 病毒的持续存在有关，其机制尚不清楚[1,121-122]。这一假设现在已被用来验证 CHIKV；因为 CHIKV 可能隐藏在免疫豁免环境中，而这些庇护所是直接导致滑膜组织损伤的部位[12]。P. Roques 等研究显示，感染后 3 个月，在关节、肌肉、淋巴器官和肝中发现了病毒抗原和 RNA[71]。值得注意的是，他们发现在淋巴器官中有高水平巨噬细胞 / 单核细胞浸润，脾巨噬细胞存在大量 CHIKV 抗原和病毒 RNA，持续时间较长（长达 3 个月），说明巨噬细胞是 CHIKV 持续存在的细胞储藏库[71]。对人类的研究也得出了同样的结论。事实上，通过对留尼旺岛住院患者的纵向研究发现，在一名感染后 18 个月的慢性患者中，血管周围的滑膜巨噬细胞中存在 CHIKV（RNA 和蛋白质）[107]。Surhbier 等在小鼠急性感染模型中证实了这一点[57]。

的确，风湿性疾病与富含单核细胞、巨噬细胞、NK细胞的浸润以及 MCP-1、TNF 和 IFN-γ 的产生有关。

作为一种可能的细胞病变机制，研究发现 CHIKV 可在体外和滑膜组织诱导细胞凋亡，凋亡过程的完成对病毒的传播具有重要意义。此外，CHIKV 能够隐藏在凋亡的滤泡中，增强病毒向邻近细胞的传播，尤其是吞噬滤泡的巨噬细胞[16]。这种特洛伊木马行为可能发生在组织中，使 CHIKV 逃避免疫反应，并导致慢性疾病，如关节炎。这些被感染的巨噬细胞可能概括了体液和细胞炎症过程，以驱动关节炎（血管生成、组织重塑和损伤）的发生[107]。这种特洛伊木马行为可能是许多病毒（B19、HBV、痘病毒、HIV、牛痘）的免疫逃逸策略[123-126]。

其他有利于病毒在滑膜组织内存活的机制

从历史上看，包括 B19 在内的许多病毒都被认为是通过宿主免疫系统的作用，在感染后的几周或几个月内从体内完全清除的。随着新的敏感检测工具的出现，如 PCR 和原位杂交技术发现，从人体很少能完全根除病毒（如果不是所有病原体）。然而，为了避免对疾病因果关系的错误理解，研究健康对照组也非常重要。

缺陷干扰（DI）颗粒可能在建立或维持持续性感染中发挥作用。DI 颗粒是一种复制缺陷缺失突变体，会干扰同源野生型病毒的生长。DI 颗粒最近也在自然感染中被观察到[97,95]。据推测，在某些条件下，如压力或免疫抑制（MTX 治疗后），潜在的隐性 B19 感染可能被重新激活并引起关节痛症状[48]。B19 可能携带在巨噬细胞内，也可能作为一个完整的病毒粒子附着在滤泡树突状细胞表面。

病毒持续存在的另一个可能的原因是滑膜组织细胞构成了一个躲避宿主免疫防御的良好庇护所。关节内主要的细胞群为滑膜细胞和软骨细胞。滑膜细胞可分为成纤维细胞样滑膜细胞和巨噬细胞样滑膜细胞。与典型的成纤维细胞和组织巨噬细胞相比，这些细胞具有明显不同的表型特征[18]。这些细胞可能具有控制组织损伤的主要免疫调节机制，但也可能在病毒感染时被激活，有利于病毒的持久存活[127]。CD4+CD25+ 调节性 T（Treg）细胞频率与 HCV 慢性感染时患者肝检测出 RNA 滴度增高成正相关[128]。

有研究提出，Tregs 可能通过细胞-细胞接触方式抑制 HCV 特异性 T 细胞反应而在病毒存活中发挥作用。慢性丙型肝炎病毒感染也可能是有利的，因为同时存在病毒特异性的 CCR7-CD8+T 细胞[129]。这些 CD8+ Treg 是抗原特异性的，它们可被 HCV 表位刺激，通过产生大量 IL-10 抑制 T 细胞反应。这些 Treg 是否被其他的关节炎病毒所激活还有待研究。

慢性关节痛的机制

CHIKV 在非洲当地的意思是"弯曲的东西"，可作为人类中许多 α 病毒性关节炎患者关节剧烈疼痛的主要原因。"这些关节痛可以在感染急性期见到，在慢性患者会持续数月甚至数年[61]。关节痛也是慢性 B19 或 HCV 感染的临床特征[130-132]。

关节是一个有密集神经支配的器官，它的感觉神经支配主要针对痛觉，这表明定位感和对潜在损伤运动的警觉对正常关节功能是多么重要[133]。无论是在周围还是在中枢神经系统，慢性疼痛通路的控制和调节都很复杂。在人类中，支配膝关节后囊的胫神经的关节分支含有 70% ~ 80% 的无髓鞘 C 纤维和交感神经，它们也与疼痛有关[134]。关节囊、韧带、骨膜、半月板、软骨下骨和滑膜中含有丰富的痛觉感受器（参与疼痛的神经末梢）。由于软骨是无神经的，它不参与关节的痛觉产生。

痛觉感受器表达广泛的针对配体的受体，这些配体在受体参与并将痛觉传递给大脑时将诱导动作电位的产生[135]。这些配体包括细胞因子、趋化因子、神经肽和前列腺素（PG），它们都在关节炎病毒持续感染的关节中构成生化环境的一部分。由于周围神经过敏，关节在正常范围内运动也会疼痛。

TNF、IL-17 和 IL-6 是许多关节炎病毒感染后大量表达的炎性细胞因子[5,12]。与未感染 CHIKV 健康人相比，感染 CHIKV 的患者血清中 IFN-α、IL-6 和 IP-10 高度表达，提示它们在慢性关节和肌肉疼痛的潜在致病作用[116,136-137]。这些因子可引起长时间痛觉过敏化，使关节痛觉感受器对机械刺激敏感[135]。促炎细胞因子 IL-1β 和 TNF 能直接影响感觉神经元，也可以通过下游的介质例如其他细胞因子、趋化因子、PG、神经营养因子、一氧化氮（NO）、细胞分裂素、脂质、三磷腺苷（ATP）和补体过敏毒素等作用引发疼痛[133]。有趣的是，有报道称，感染 CHIKV 的成纤维细胞产生的 IFN 可导致 PG 表达的升高[138]。丙型肝炎病毒，尤其是 NS3 病毒蛋白，被认为可以调节环氧化酶 2（COX2）的活性，从而合成 PG[139-140]。总而言之，PG 可能参与了痛觉感受器的活化和敏化机制。此外，RRV 感染的关节中补体系统的激活和补体过敏反应素的产生也可能参与导致关节痛的发生[141]。

炎症细胞因子可增强局部神经生长因子（NGF）水平，NGF 是引起周围神经过敏的主要因素[142]。神经生长因子与其高亲和力受体 TrKA 在周围痛觉感受器上的结合，使热敏离子通道——瞬时受体电位阳离子通道（TRPV1、亚家族 V、成员 1）迅速产生动作电位，痛阈降低，引起疼痛过敏。目前，作者还不清楚关节炎病毒是否会影响关节内 NGF 的生物学特性，但已有报道称，像 SINV 这样的 α 病毒可以增加胶质细胞产生 NGF[143]。

据报道，痛觉感受器可表达 TLRs，TLRs 可识别组织损伤过程中释放的多种警报素并产生疼痛。这些警报素的主要功能是促进固有和适应性免疫细胞的抗病毒活性，但也可能导致慢性炎症和关节疼痛[21-22]。

与类风湿关节炎相似的慢性炎症性病毒性关节炎相关的机制

RA 是一种非常广泛的系统性自身免疫性异质性疾病，其特征是抗原驱动的免疫反应，这种针对自身抗原的免疫反应破坏宿主组织，高度致残，在全球患病率约 1%[13]。RA 的一个特点是自我维持和自我放大的特性，即免疫介导的组织损伤和组织修复在一个前馈回路中协同工作，提供维持炎症过程的破坏力和能量。

CD4 和 CD8 T 细胞、NK 细胞和巨噬细胞导致关节的局部慢性炎症。IL-1β、IL-6、TNF 等炎性细胞因子的分泌[13]在疾病过程中发挥致病作用。促炎细胞因子的过度产生被认为主要是由巨噬细胞样滑膜细胞介导的。

成纤维细胞样滑膜细胞侵入软骨，造成关节破坏。常驻的巨噬细胞向破骨细胞的活化和分化是导致骨侵蚀的关键过程。

女性患者是男性的 3 倍，这是因为促炎雌激素、其他激素（如催乳素）以及环境因素（如社会经济地位和生活方式）等方面的作用。吸烟是 RA 最强的环境危险因素，根据吸烟年限的不同，其风险会增加 3 ~ 13 倍。

病毒性关节炎的发病机制可能通过不同的途径介导，但结果非常相似，包括 RA 在内的各种症状都由慢性炎症诱发。已有多项研究表明，巨噬细胞的聚集以及随后促炎细胞因子和趋化因子的分泌在 α 病毒感染关节炎的发生过程中起着重要作用[71,107,144-145]。其他细胞损伤可能是由于受病毒感染细胞直接裂解、产生免疫反应和（或）增强滑膜成纤维细胞（急性或慢性关节炎）侵袭性等间接效应以及免疫复合物的产生所引起[12]。

最近的研究表明，CHIKV 感染的成骨细胞和滑膜成纤维细胞在体外可以促进破骨细胞的形成，而破骨细胞的形成在本质上可能导致关节损伤[146-147]。破骨细胞是由单核细胞/巨噬细胞系分化而来的特殊细胞，它们发育并黏附在骨基质上，然后分泌酸性物质和裂解酶，在特化的细胞外腔室中降解骨基质[148]。NF-κB 信号蛋白、RANK 配体（RANKL）共同调节破骨细胞功能。CHIKV 和 RRV 患者 RANKL 水平高，OPG 水平低，有利于关节内巨噬细胞来源的破骨细胞的出现[5,149]。

Chen 等最近报道了使用 CHIKV 感染小鼠模型，发现血液单核细胞通过趋化因子（如 CCL -2）的作用被招募到感染部位，分化为破骨细胞样细胞，导致骨侵蚀。此外，他们还观察到，用 IL-6 中和抗体治疗可以减少小鼠血清中的骨质流失和 RANKL/OPG 比值[5]。Bindarit 是 CCL-2 作用的抑制剂，也能够控制 CHIKV 的破骨活性[149]。

治疗和预防

止痛药，如非甾体抗炎药，是治疗关节痛和病毒感染性关节炎的主要手段，这些药物能缓解某些症状，但不能明显改变潜在的疾病过程。持续 3 个月以上的慢性关节炎使用 MTX 治疗效果较好，可能与其对侵入性成纤维细胞的抗增殖作用或其对控制 HMGB1 等警报素的促炎活性的作用有关[150-151]。氯喹是否在预防或治疗慢性感染方面有效还需要进一步研究[52]。几种分子正在研究中，并已在动物模型中进行了实验。只有在小鼠感染之前给予 IFN-α 治疗才能够预防关节炎的发生，表明 IFN-α 不能作为一个潜在的治疗手段[57]。人类感染 α 病毒后，体内产生高水平的 CCL-2[107,110]，在 α 病毒感染的多关节痛和多关节炎的小鼠中也会产生这种高水平的 CCL-2[57,153]。Bindarit 是一种 CCL-2 抑制剂，通过减少炎症细胞的聚集，减轻感染小鼠的炎症细胞浸润，从而缓解组织损伤相关的疾病症状[153]。

接种疫苗仍然是预防大多数病媒传播疾病的最佳策略。理想情况下，疫苗应同时兼具低成本、单剂量疗效、快速起效和长程免疫效力以及严重不良反应发生的风险小等特点。例如，利用不同的新技术，在小鼠或猕猴模型中开发重组 CHIKV 疫苗[154-156]。

结论

考虑到涉及多种复杂的体液和细胞通路，我们对病毒感染后发生慢性关节痛和病毒性关节炎的病理机制的了解仍处于起步阶段。仍需要在多种动物模型中进一步验证，以探索在不同免疫状态、免疫衰老或合并存在其他疾病，如慢性全身性炎症疾病（2 型糖尿病）时的因果关系。慢性和暴发性病毒性关节炎动物模型的开发将有助于筛选新的治疗药物和疫苗，并评估这些关节炎的免疫调节治疗的短期和长期效果[3]。这些工作非常重要，我们需要深入研究以改进目前在文献中报道的没有发展成慢性关节炎的动物模型。需要进行基因谱和蛋白质谱分析研究，以解决慢性感染的滑膜细胞（成纤维细胞和巨噬细胞）的表型分化，这种分化将会导致关节的侵袭性破坏。病毒可能控制许多炎症途径，这将使得我们更有兴趣理解 RA 和识别新的治疗途径。

 本章的参考文献也可以在 ExpertConsult.com 上找到。

主要参考文献

1. Tesh RB: Arthritides caused by mosquito-borne viruses. *Annu Rev Med* 33:31–40, 1982.
2. Suhrbier A, Jaffar-Bandjee MC, Gasque P: Arthritogenic alphaviruses—an overview. *Nat Rev Rheumatol* 8:420–429, 2012.
4. Levine B, Hardwick JM, Griffin DE: Persistence of alphaviruses in vertebrate hosts. *Trends Microbiol* 2:25–28, 1994.
5. Chen W, Foo SS, Sims NA, et al: Arthritogenic alphaviruses: new insights into arthritis and bone pathology. *Trends Microbiol* 2014.
7. Niller HH, Wolf H, Minarovits J: Regulation and dysregulation of Epstein-Barr virus latency: implications for the development of autoimmune diseases. *Autoimmunity* 41:298–328, 2008.
8. Soderlund-Venermo M, Hokynar K, Nieminen J, et al: Persistence of human parvovirus B19 in human tissues. *Pathol Biol (Paris)* 50:307–316, 2002.
9. Chantler JK, Ford DK, Tingle AJ: Persistent rubella infection and rubella-associated arthritis. *Lancet* 1:1323–1325, 1982.
10. Munz C, Lunemann JD, Getts MT, et al: Antiviral immune responses: triggers of or triggered by autoimmunity? *Nat Rev Immunol* 9:246–258, 2009.
11. Suhrbier A, La Linn M: Clinical and pathologic aspects of arthritis due to Ross River virus and other alphaviruses. *Curr Opin Rheumatol* 16:374–379, 2004.
12. Jaffar-Bandjee MC, Das T, Hoarau JJ, et al: Chikungunya virus takes centre stage in virally induced arthritis: possible cellular and molecular mechanisms to pathogenesis. *Microbes Infect* 11:1206–1218, 2009.
13. Scott DL, Wolfe F, Huizinga TW: Rheumatoid arthritis. *Lancet* 376:1094–1108, 2010.
14. Missale G, Bertoni R, Lamonaca V, et al: Different clinical behaviors of acute hepatitis C virus infection are associated with different vigor of the anti-viral cell-mediated immune response. *J Clin Invest* 98:706–714, 1996.
16. Krejbich-Trotot P, Denizot M, Hoarau JJ, et al: Chikungunya virus mobilizes the apoptotic machinery to invade host cell defenses. *FASEB J* 25:314–325, 2011.
18. Bottini N, Firestein GS: Duality of fibroblast-like synoviocytes in RA: passive responders and imprinted aggressors. *Nat Rev Rheumatol* 9:24–33, 2011.
19. Chesney J, Bacher M, Bender A, et al: The peripheral blood fibrocyte is a potent antigen-presenting cell capable of priming naive T cells in situ. *Proc Natl Acad Sci U S A* 94:6307–6312, 1997.
21. Green DR, Ferguson T, Zitvogel L, et al: Immunogenic and tolerogenic cell death. *Nat Rev Immunol* 9:353–363, 2009.
22. Yanai H, Ban T, Wang Z, et al: HMGB proteins function as universal sentinels for nucleic-acid-mediated innate immune responses. *Nature* 462:99–103, 2009.
23. Lan RY, Ansari AA, Lian ZX, et al: Regulatory T cells: development, function and role in autoimmunity. *Autoimmun Rev* 4:351–363, 2005.
25. Phillips PE: Viral arthritis. *Curr Opin Rheumatol* 9:337–344, 1997.
26. Meneghin A, Hogaboam CM: Infectious disease, the innate immune response, and fibrosis. *J Clin Invest* 117:530–538, 2007.
27. White DG, Woolf AD, Mortimer PP, et al: Human parvovirus arthropathy. *Lancet* 1:419–421, 1985.
28. Takahashi Y, Murai C, Shibata S, et al: Human parvovirus B19 as a causative agent for rheumatoid arthritis. *Proc Natl Acad Sci U S A* 95:8227–8232, 1998.
29. Kerr JR: Parvovirus B19 infection. *Eur J Clin Microbiol Infect Dis* 15:10–29, 1996.
30. Corcoran A, Doyle S: Advances in the biology, diagnosis and host-pathogen interactions of parvovirus B19. *J Med Microbiol* 53:459–475, 2004.
31. Brown KE, Hibbs JR, Gallinella G, et al: Resistance to parvovirus B19 infection due to lack of virus receptor (erythrocyte P antigen). *N Engl J Med* 330:1192–1196, 1994.
32. Munakata Y, Saito-Ito T, Kumura-Ishii K, et al: Ku80 autoantigen as a cellular coreceptor for human parvovirus B19 infection. *Blood* 106:3449–3456, 2005.
33. Kurtzman GJ, Cohen BJ, Field AM, et al: Immune response to B19 parvovirus and an antibody defect in persistent viral infection. *J Clin Invest* 84:1114–1123, 1989.
34. von Poblotzki A, Gerdes C, Reischl U, et al: Lymphoproliferative responses after infection with human parvovirus B19. *J Virol* 70:7327–7330, 1996.
35. Lehmann HW, von Landenberg P, Modrow S: Parvovirus B19 infection and autoimmune disease. *Autoimmun Rev* 2:218–223, 2003.
38. Saal JG, Steidle M, Einsele H, et al: Persistence of B19 parvovirus in synovial membranes of patients with rheumatoid arthritis. *Rheumatol Int* 12:147–151, 1992.
39. von Landenberg P, Lehmann HW, Modrow S: Human parvovirus B19 infection and antiphospholipid antibodies. *Autoimmun Rev* 6:278–285, 2007.
40. Lunardi C, Tiso M, Borgato L, et al: Chronic parvovirus B19 infection induces the production of anti-virus antibodies with autoantigen binding properties. *Eur J Immunol* 28:936–948, 1998.

44. Lambert N, Strebel P, Orenstein W, et al: Rubella. *Lancet* 385:2297–2307, 2015.

45. Cong H, Jiang Y, Tien P: Identification of the myelin oligodendrocyte glycoprotein as a cellular receptor for rubella virus. *J Virol* 85:11038–11047, 2011.

47. Tingle AJ, Allen M, Petty RE, et al: Rubella-associated arthritis. I. Comparative study of joint manifestations associated with natural rubella infection and RA 27/3 rubella immunisation. *Ann Rheum Dis* 45:110–114, 1986.

48. Banatvala JE, Brown DW: Rubella. *Lancet* 363:1127–1137, 2004.

49. Cunningham AL, Fraser JR: Persistent rubella virus infection of human synovial cells cultured in vitro. *J Infect Dis* 151:638–645, 1985.

50. Grahame R, Armstrong R, Simmons N, et al: Chronic arthritis associated with the presence of intrasynovial rubella virus. *Ann Rheum Dis* 42:2–13, 1983.

51. Bosma TJ, Etherington J, O'Shea S, et al: Rubella virus and chronic joint disease: is there an association? *J Clin Microbiol* 36:3524–3526, 1998.

52. Strauss JH, Strauss EG: The alphaviruses: gene expression, replication, and evolution. *Microbiol Rev* 58:491–562, 1994.

53. Staples JE, Breiman RF, Powers AM: Chikungunya fever: an epidemiological review of a re-emerging infectious disease. *Clin Infect Dis* 49:942–948, 2009.

54. Leparc-Goffart I, Nougairede A, Cassadou S, et al: Chikungunya in the Americas. *Lancet* 383:514, 2014.

55. Couderc T, Chretien F, Schilte C, et al: A mouse model for Chikungunya: young age and inefficient type-I interferon signaling are risk factors for severe disease. *PLoS Pathog* 4:e29, 2008.

57. Gardner J, Anraku I, Le TT, et al: Chikungunya virus arthritis in adult wild-type mice. *J Virol* 84:8021–8032, 2010.

58. Singh SK, Unni SK: Chikungunya virus: host pathogen interaction. *Rev Med Virol* 21:78–88, 2011.

60. Soumahoro MK, Gerardin P, Boelle PY, et al: Impact of Chikungunya virus infection on health status and quality of life: a retrospective cohort study. *PLoS ONE* 4:e7800, 2009.

61. Schilte C, Staikowsky F, Couderc T, et al: Chikungunya virus-associated long-term arthralgia: a 36-month prospective longitudinal study. *PLoS Negl Trop Dis* 7:e2137, 2013.

62. Sissoko D, Malvy D, Ezzedine K, et al: Post-Epidemic Chikungunya Disease on Reunion Island: Course of Rheumatic Manifestations and Associated Factors over a 15-Month Period. *PLoS Negl Trop Dis* 3:e389, 2009.

63. Brighton SW, Simson IW: A destructive arthropathy following Chikungunya virus arthritis—a possible association. *Clin Rheumatol* 3:253–258, 1984.

65. Simon F, Parola P, Grandadam M, et al: Chikungunya infection: an emerging rheumatism among travelers returned from Indian Ocean islands. Report of 47 cases. *Medicine (Baltimore)* 86:123–137, 2007.

66. Borgherini G, Poubeau P, Jossaume A, et al: Persistent arthralgia associated with chikungunya virus: a study of 88 adult patients on reunion island. *Clin Infect Dis* 47:469–475, 2008.

68. Chopra A, Anuradha V, Lagoo-Joshi V, et al: Chikungunya virus aches and pains: An emerging challenge. *Arthritis Rheum* 58:2921–2922, 2008.

69. Bouquillard E, Combe B: Rheumatoid arthritis after Chikungunya fever: a prospective follow-up study of 21 cases. *Ann Rheum Dis* 68:1505–1506, 2009.

70. Malvy D, Ezzedine K, Mamani-Matsuda M, et al: Destructive arthritis in a patient with chikungunya virus infection with persistent specific IgM antibodies. *BMC Infect Dis* 9:200, 2009.

71. Labadie K, Larcher T, Joubert C, et al: Chikungunya disease in non-human primates involves long-term viral persistence in macrophages. *J Clin Invest* 120:894–906, 2010.

72. Ozden S, Huerre M, Riviere JP, et al: Human muscle satellite cells as targets of Chikungunya virus infection. *PLoS ONE* 2:e527, 2007.

73. Her Z, Malleret B, Chan M, et al: Active infection of human blood monocytes by Chikungunya virus triggers an innate immune response. *J Immunol* 184:5903–5913, 2010.

75. Sourisseau M, Schilte C, Casartelli N, et al: Characterization of reemerging chikungunya virus. *PLoS Pathog* 3:e89, 2007.

76. Schilte C, Couderc T, Chretien F, et al: Type I IFN controls chikungunya virus via its action on nonhematopoietic cells. *J Exp Med* 207:429–442, 2010.

78. Das T, Jaffar-Bandjee MC, Hoarau JJ, et al: Chikungunya fever: CNS infection and pathologies of a re-emerging arbovirus. *Prog Neurobiol* 91:121–129, 2010.

79. Sane J, Kurkela S, Lokki ML, et al: Clinical Sindbis alphavirus infection is associated with HLA-DRB1*01 allele and production of autoantibodies. *Clin Infect Dis* 55:358–363, 2012.

80. Pender MP: Infection of autoreactive B lymphocytes with EBV, causing chronic autoimmune diseases. *Trends Immunol* 24:584–588, 2003.

82. Asokan R, Hua J, Young KA, et al: Characterization of human complement receptor type 2 (CR2/CD21) as a receptor for IFN-alpha: a potential role in systemic lupus erythematosus. *J Immunol* 177:383–394, 2006.

84. Feng WH, Cohen JI, Fischer S, et al: Reactivation of latent Epstein-Barr virus by methotrexate: a potential contributor to methotrexate-associated lymphomas. *J Natl Cancer Inst* 96:1691–1702, 2004.

85. Saal JG, Krimmel M, Steidle M, et al: Synovial Epstein-Barr virus infection increases the risk of rheumatoid arthritis in individuals with the shared HLA-DR4 epitope. *Arthritis Rheum* 42:1485–1496, 1999.

86. Klareskog L, Stolt P, Lundberg K, et al: A new model for an etiology of rheumatoid arthritis: smoking may trigger HLA-DR (shared epitope)-restricted immune reactions to autoantigens modified by citrullination. *Arthritis Rheum* 54:38–46, 2006.

88. Sawada T, Hirohata S, Inoue T, et al: Development of rheumatoid arthritis after hepatitis C virus infection. *Arthritis Rheum* 34:1620–1621, 1991.

89. Siegel LB, Cohn L, Nashel D: Rheumatic manifestations of hepatitis C infection. *Semin Arthritis Rheum* 23:149–154, 1993.

90. Ploss A, Evans MJ, Gaysinskaya VA, et al: Human occludin is a hepatitis C virus entry factor required for infection of mouse cells. *Nature* 457:882–886, 2009.

91. Janeway CA, Jr: The immune system evolved to discriminate infectious nonself from noninfectious self. *Immunol Today* 13:11–16, 1992.

92. Ryman KD, Klimstra WB: Host responses to alphavirus infection. *Immunol Rev* 225:27–45, 2008.

93. Kawai T, Akira S: Pathogen recognition with Toll-like receptors. *Curr Opin Immunol* 17:338–344, 2005.

95. Beutler B, Eidenschenk C, Crozat K, et al: Genetic analysis of resistance to viral infection. *Nat Rev Immunol* 7:753–766, 2007.

96. Kurt-Jones EA, Popova L, Kwinn L, et al: Pattern recognition receptors TLR4 and CD14 mediate response to respiratory syncytial virus. *Nat Immunol* 1:398–401, 2000.

97. Hall JC, Rosen A: Type I interferons: crucial participants in disease amplification in autoimmunity. *Nat Rev Rheumatol* 6:40–49, 2010.

99. Bode JG, Ludwig S, Ehrhardt C, et al: IFN-alpha antagonistic activity of HCV core protein involves induction of suppressor of cytokine signaling-3. *FASEB J* 17:488–490, 2003.

100. Goodbourn S, Didcock L, Randall RE: Interferons: cell signalling, immune modulation, antiviral response and virus countermeasures. *J Gen Virol* 81:2341–2364, 2000.

101. Fros JJ, Liu WJ, Prow NA, et al: Chikungunya virus nonstructural protein 2 inhibits type I/II interferon-stimulated JAK-STAT signaling. *J Virol* 84:10877–10887, 2010.

102. Thon-Hon VG, Denizot M, Li-Pat-Yuen G, et al: Deciphering the differential response of two human fibroblast cell lines following Chikungunya virus infection. *Virol J* 9:213, 2012.

104. Diebold SS, Montoya M, Unger H, et al: Viral infection switches non-plasmacytoid dendritic cells into high interferon producers. *Nature* 424:324–328, 2003.

105. Ganguly D, Haak S, Sisirak V, et al: The role of dendritic cells in autoimmunity. *Nat Rev Immunol* 13:566–577, 2013.

106. Paglino JC, Andres W, van den Pol AN: Autonomous parvoviruses neither stimulate nor are inhibited by the type I interferon response in human normal or cancer cells. *J Virol* 88:4932–4942, 2014.

107. Hoarau JJ, Jaffar Bandjee MC, Krejbich Trotot P, et al: Persistent chronic inflammation and infection by Chikungunya arthritogenic alphavirus in spite of a robust host immune response. *J Immunol* 184:5914–5927, 2010.

110. Werneke SW, Schilte C, Rohatgi A, et al: ISG15 Is Critical in the Control of Chikungunya Virus Infection Independent of UbE1L Mediated Conjugation. *PLoS Pathog* 7:e1002322, 2011.

113. Schmid D, Munz C: Innate and adaptive immunity through autophagy. *Immunity* 27:11–21, 2007.

114. Panning M, Grywna K, van Esbroeck M, et al: Chikungunya fever in travelers returning to Europe from the Indian Ocean region, 2006. *Emerg Infect Dis* 14:416–422, 2008.

116. Wauquier N, Becquart P, Nkoghe D, et al: The acute phase of Chikungunya virus infection in humans is associated with strong innate immunity and T CD8 cell activation. *J Infect Dis* 204:115–123, 2011.

117. Chopra A, Anuradha V, Lagoo-Joshi V, et al: Chikungunya virus aches and pains: an emerging challenge. *Arthritis Rheum* 58:2921–2922, 2008.

118. Harley D, Sleigh A, Ritchie S: Ross River virus transmission, infection, and disease: a cross-disciplinary review. *Clin Microbiol Rev* 14:909–932, 2001.

119. Borgherini G, Poubeau P, Jossaume A, et al: Persistent arthralgia associated with chikungunya virus: a study of 88 adult patients on reunion island. *Clin Infect Dis* 47:469–475, 2008.

120. Sissoko D, Malvy D, Ezzedine K, et al: Post-epidemic Chikungunya disease on Reunion Island: course of rheumatic manifestations and associated factors over a 15-month period. *PLoS Negl Trop Dis* 3:e389, 2009.

121. Rulli NE, Melton J, Wilmes A, et al: The molecular and cellular aspects of arthritis due to alphavirus infections: lesson learned from Ross River virus. *Ann N Y Acad Sci* 1102:96–108, 2007.

122. Toivanen A: Alphaviruses: an emerging cause of arthritis? *Curr Opin Rheumatol* 20:486–490, 2008.

123. Vanlandschoot P, Leroux-Roels G: Viral apoptotic mimicry: an immune evasion strategy developed by the hepatitis B virus? *Trends Immunol* 24:144–147, 2003.

124. Mercer J, Helenius A: Vaccinia virus uses macropinocytosis and apoptotic mimicry to enter host cells. *Science* 320:531–535, 2008.

125. Laliberte JP, Moss B: Appraising the apoptotic mimicry model and the role of phospholipids for poxvirus entry. *Proc Natl Acad Sci U S A* 106:17517–17521, 2009.

126. Thammasri K, Rauhamaki S, Wang L, et al: Human parvovirus B19 induced apoptotic bodies contain altered self-antigens that are phagocytosed by antigen presenting cells. *PLoS ONE* 8:e67179, 2013.

127. Griffiths M, Neal JW, Gasque P: Innate immunity and protective neuroinflammation: new emphasis on the role of neuroimmune regulatory proteins. *Int Rev Neurobiol* 82:29–55, 2007.

128. Cabrera R, Tu Z, Xu Y, et al: An immunomodulatory role for CD4(+) CD25(+) regulatory T lymphocytes in hepatitis C virus infection. *Hepatology* 40:1062–1071, 2004.

129. Accapezzato D, Francavilla V, Paroli M, et al: Hepatic expansion of a virus-specific regulatory CD8(+) T cell population in chronic hepatitis C virus infection. *J Clin Invest* 113:963–972, 2004.

133. Malfait AM, Schnitzer TJ: Towards a mechanism-based approach to pain management in osteoarthritis. *Nat Rev Rheumatol* 9:654–664, 2013.

135. Schaible HG, von Banchet GS, Boettger MK, et al: The role of proinflammatory cytokines in the generation and maintenance of joint pain. *Ann N Y Acad Sci* 1193:60–69, 2010.

136. Hoarau JJ, Bandjee MC, Trotot PK, et al: Persistent chronic inflammation and infection by Chikungunya arthritogenic alphavirus in spite of a robust host immune response. *J Immunol* 184:5914–5927, 2010.

137. Ng LF, Chow A, Sun YJ, et al: IL-1beta, IL-6, and RANTES as biomarkers of Chikungunya severity. *PLoS ONE* 4:e4261, 2009.

138. Fitzpatrick FA, Stringfellow DA: Virus and interferon effects on cellular prostaglandin biosynthesis. *J Immunol* 125:431–437, 1980.

139. Waris G, Siddiqui A: Hepatitis C virus stimulates the expression of cyclooxygenase-2 via oxidative stress: role of prostaglandin E2 in RNA replication. *J Virol* 79:9725–9734, 2005.

140. Lu L, Wei L, Peng G, et al: NS3 protein of hepatitis C virus regulates cyclooxygenase-2 expression through multiple signaling pathways. *Virology* 371:61–70, 2008.

141. Morrison TE, Fraser RJ, Smith PN, et al: Complement contributes to inflammatory tissue destruction in a mouse model of Ross River virus-induced disease. *J Virol* 81:5132–5243, 2007.

142. Woolf CJ, Safieh-Garabedian B, Ma QP, et al: Nerve growth factor contributes to the generation of inflammatory sensory hypersensitivity. *Neuroscience* 62:327–331, 1994.

144. Herrero LJ, Nelson M, Srikiatkhachorn A, et al: Critical role for macrophage migration inhibitory factor (MIF) in Ross River virus-induced arthritis and myositis. *Proc Natl Acad Sci U S A* 108:12048–12053, 2011.

145. Lidbury BA, Rulli NE, Suhrbier A, et al: Macrophage-derived proinflammatory factors contribute to the development of arthritis and myositis after infection with an arthrogenic alphavirus. *J Infect Dis* 197:1585–1593, 2008.

146. Noret M, Herrero L, Rulli N, et al: Interleukin 6, RANKL, and osteoprotegerin expression by chikungunya virus-infected human osteoblasts. *J Infect Dis* 206:455–457, 457–459, 2012.

147. Phuklia W, Kasisith J, Modhiran N, et al: Osteoclastogenesis induced by CHIKV-infected fibroblast-like synoviocytes: a possible interplay between synoviocytes and monocytes/macrophages in CHIKV-induced arthralgia/arthritis. *Virus Res* 177:179–188, 2013.

148. Boyle WJ, Simonet WS, Lacey DL: Osteoclast differentiation and activation. *Nature* 423:337–342, 2003.

149. Chen W, Foo SS, Taylor A, et al: Bindarit, an inhibitor of monocyte chemotactic proteins (MCPs) synthesis, protects against bone loss induced by Chikungunya virus infection. *J Virol* 89:581–593, 2014.

153. Rulli NE, Rolph MS, Srikiatkhachorn A, et al: Protection from arthritis and myositis in a mouse model of acute chikungunya virus disease by bindarit, an inhibitor of monocyte chemotactic protein-1 synthesis. *J Infect Dis* 204:1026–1030, 2011.

154. Hallengard D, Kakoulidou M, Lulla A, et al: Novel attenuated Chikungunya vaccine candidates elicit protective immunity in C57BL/6 mice. *J Virol* 88:2858–2866, 2014.

155. Garcia-Arriaza J, Cepeda V, Hallengärd D, et al: A novel poxvirus-based vaccine, MVA-CHIKV, is highly immunogenic and protects mice against chikungunya infection. *J Virol* 88:3527–3547, 2014.

156. Roy CJ, Adams AP, Wang E, et al: Chikungunya vaccine candidate is highly attenuated and protects nonhuman primates against telemetrically monitored disease following a single dose. *J Infect Dis* 209:1891–1899, 2014.

第 115 章

风湿热和链球菌感染后关节炎

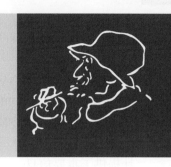

Luiza Guilherme · Pedro Azevedo Ming · Jorge Kalil

霍永宝 译　陶　怡 校

关键点

风湿性心脏病是世界上获得性瓣膜病中最常见的病因，在流行国家中，大约 1/4 心力衰竭事件与此相关。

未经治疗的 A 组链球菌咽喉感染，通过免疫机制介导、基因组成控制，可以发展为急性风湿热（acute rheumatic fever，ARF）。

ARF 很少发生在 3 岁之前和 15 岁以后。大部分病例发生在 4 ～ 9 岁之间。

根据世界卫生组织（WHO）ARF 的标准，主要表现包括：游走性多关节炎、心脏炎、边缘性红斑、舞蹈病和皮下结节；次要表现包括：关节痛、发热、Ⅰ度心脏传导阻滞以及炎症指标升高。

症状在 A 组链球菌感染后大约 2 ～ 3 周开始出现，而舞蹈病是个例外，其症状通常在感染后 4 ～ 6 周出现。

儿童炎症表现更为强烈，常出现严重的虚脱、发热和心脏炎，而在成人关节炎的发病率更高。

自身免疫反应由体液免疫和细胞免疫两者介导。

风湿热（rheumatic fever，RF）和风湿性心脏病（rheumatic heart disease，RHD）发生在 A 组链球菌（group A streptococcus，GAS）感染未接受治疗的年轻易感人群中。在本章中，我们简要描述病原体特点，并介绍炎症和自身免疫病变发展中涉及的几个基因。值得注意的是，人类白细胞抗原（human leukocyte antigen，HLA）Ⅱ类等位基因的作用与疾病及其在 T 细胞受体中的抗原呈递功能有关，可以激活免疫应答中的适应性免疫。本章还将讨论器官特异性病变的机制。细胞和体液免疫应答均参与自身免疫反应，辅助 T 细胞（Th）1 和 Th17 炎性细胞因子是导致风湿性心脏病的介质。另外，还将介绍临床表现和治疗方法，以及有关化脓性链球菌（Streptococcus pyogenes）疫苗的展望。

风湿热和风湿性心脏病

病原体（化脓性链球菌）

A 组链球菌感染后导致风湿热。1941 年，Rebecca Lancefield 对链球菌进行了分类，并发现了细菌细胞壁上的碳水化合物，根据细胞壁多糖类型将链球菌分为 A、B、C、F 和 G 组。

A 组链球菌的特征是细胞壁中存在 N-乙酰基-β-D-葡萄糖胺和鼠李糖，并且与风湿热和风湿性心脏病的发生有关。这组细菌含有 M、T、R 表面蛋白和脂磷壁酸，参与细菌对咽喉部上皮细胞的黏附。

M 蛋白是主要的抗原，由从细胞壁延伸的大约 450 个氨基酸残基组成。该蛋白 N 末端高度可变并决定了 emm 类型，这一类型与细菌的抗原多样性有关。根据美国疾病控制和预防中心的数据，目前全球已有超过 200 种 emm 基因型，不同区域的分布不一样。

化脓性链球菌的多样性也受社会和经济条件的影响。在低收入国家更为突出，可能是由于缺乏治疗，导致细菌传播和基因突变。与非洲和太平洋地区相反，在高收入国家、亚洲、中东和拉丁美洲观察到的 emm 型菌株分布具有相似性[1]。值得注意的是，本研究中鉴定和描述的大部分链球菌菌株与 RF 和 RHD 的发生有关。大多数国家最常见的菌株是 emm1 型，大约占 20%，而在非洲和太平洋地区约为

5%[1]。有趣的是，emm1 型菌株也常与链球菌感染后肾小球肾炎和侵袭性疾病有关[2-3]。

最近，一项对 220 种 M 蛋白变异体的分析显示，可以划分为 48 个 emm 簇，每一簇包括的 M 蛋白密切相近，拥有共同的结合特性和结构特点[4]。这一分类为治疗和预防链球菌感染相关疾病的新药和疫苗设计提供了重要信息。

与 N 末端相比，C 末端含有多个重复区域并且具有约 70% 的高度保守性。此外，C 末端是疫苗研发的靶点所在。

流行病学

咽喉部感染化脓性链球菌后，是否发展为 RF 和 RHD，取决于个体遗传背景，并且主要受低社会经济条件影响，因为较低的社会经济条件促进人群的聚集，使细菌易于传播。在几个低收入国家的贫困地区和发展中国家，由于无法获得或仅得到有限的医疗，RF 和 RHD 造成的社会负担仍然是一个挑战[5]。在未经治疗的 GAS 咽喉炎的易感人群中，发生 RF 的风险为 0.3% ~ 3%[6]。

尽管近期没有相关流行病学资料，但是过去 5 ~ 10 年的数据显示，在一些发展中国家急性 RF（ARF）的儿童发病率超过 50/10 万。全球 RHD 发病率至少每年 1560 万例，是每年大约 233 000 例死亡的主要原因。在几个国家的不同人群中，ARF 的发病率从每年每 10 万儿童 0.7 ~ 508 例不等[6]。在巴西，根据 2008 年 WHO 流行病学模型和巴西地理和统计研究所（IBGE）的数据，每年大约有 1000 万例链球菌咽喉炎感染。这些病例导致了 30 000 例新发 RF，其中约 15 000 例可能发展为心脏病变。RF 复发的一个重要事件是，可能导致瓣膜损伤的恶化。

临床表现

急性风湿热

ARF 的临床表现包括一系列单独存在或任意组合的症状。正如先前报道所言，不同年龄组、个体和地区之间 ARF 表现的发生率在频率和强度上均有所不同[7]。

ARF 很少发生在 3 岁以前和 15 岁以后，大部分病例发生在 4 ~ 9 岁。儿童的炎症反应更为突出，表现为更严重的虚脱、发热和心脏炎，而成人患者更倾向于发生关节炎。症状大约于 GAS 感染后 2 ~ 3 周开始出现（平均时间为 18.6 天），而舞蹈病是个例外，这一症状通常于感染后 4 ~ 6 周出现。然而，部分患者似乎潜伏期短，那是因为在观察到呼吸道疾病前几周他们不存在明显的临床感染。

咽喉炎

大约一半的链球菌咽喉部感染可以没有症状[8]。咽喉部感染后发生 ARF 的比例，很大程度取决于细菌、人群和个体的特性。1949 ~ 1950 年美国军营中爆发 RF 的数据显示，在感染风湿性链球菌菌株的患者中，2.5% 会发生 ARF。在 1987 年的类似情况中，每例链球菌咽喉炎的 ARF 发生率为 1.6%。

关节炎

关节炎是 ARF 最常见和最早出现的主要症状，尽管其中很少一部分人发病前已有心肌炎。表现为多关节炎的 ARF 患者比例以及这种表现的严重程度随年龄而增加[9]。在旧数据中（1962），关节炎发生在接近 100% 的年轻患者，82% 的青少年和 66% 的儿童[10]。触痛程度常与体格检查的发现不成比例。相当一部分患者表现为增加的而非典型的游走性受累模式，这一表现主要发生在成人中。在旧数据中，17% ~ 25% 病例表现为单关节受累[10]，但现在这种表现更为常见，这归因于抗炎治疗的广泛应用。未经治疗的患者常有 6 ~ 16 个受累关节。膝关节（76%）、踝关节（50%）、肘关节和腕关节（12% ~ 15%）是最常累及的部位。肩关节（7% ~ 8%）、趾骨（7% ~ 8%）、腰骶（2%）、颈椎（1%）、胸锁关节（0.5%）、颞颌关节（0.5%）受累相对少见[10]。每个关节的症状会持续几天，但每次 ARF 发作持续时间不超过 1 周[6]。关节症状通常对 NSAIDs 反应良好，如果不是，应考虑其他诊断。

尽管 RF 患者的关节炎不会造成影像学的关节破坏，但 Jaccoud 关节病（慢性风湿热后关节病变）在复发病例中曾有报道。

急性心脏炎

根据患者的选择和是否应用超声心动图来诊断的不同，首次 ARF 发生心脏炎的概率为 15% ~ 91%[10-12]。心脏炎在儿童中更常见且程度更严重，但在成人中也并非可以幸免。炎症可能累及心包、心肌和心内膜

（全心炎），症状可能轻微或者缺如（亚临床），也可以严重致急性充血性心力衰竭和死亡。在急性期，心内膜炎与瓣膜水肿、疣状赘生物（消耗性赘生物）有关，不会产生栓塞。由于炎性细胞主要通过乳头肌迁移，几乎所有的病例均累及二尖瓣。三尖瓣也常受累，但很少出现严重的症状。20% ~ 30% 的病例累及主动脉瓣[13]。瓣膜受累可能出现新的或变化的杂音，可以用于临床诊断心脏炎。二尖瓣关闭不全是最常见的急性瓣膜病变，可以单独发生或者与主动脉瓣关闭不全同时存在。罕见单独发生的主动脉瓣关闭不全。典型的急性期杂音包括高调、吹风样、全收缩期、心尖区二尖瓣关闭不全杂音；低调、心尖区、舒张中期、流动的杂音（Carey-Coombs 杂音）；在主动脉瓣区听到的主动脉瓣关闭不全的高调、渐弱、舒张期杂音。二尖瓣关闭不全可能由于瓣膜炎症、畸形和（或）瓣膜脱垂引起。后者是由瓣膜环状扩张和腱索延长导致的，主要累及最小瓣叶的前叶冗长。也可以发生腱索断裂，常导致急性心力衰竭（heart failure，HF）并需要急诊手术。主动脉瓣或二尖瓣狭窄是非典型的，可能是先前未诊断的 RF 的表现。

充血性 HF（chronic heart failure，CHF）是 ARF 最危及生命的表现，是心脏瓣膜损伤及由心肌炎和心腔扩大引起的心肌功能障碍的结果。它发生在 5% ~ 10% 首次发生 ARF 的患者，在复发的患者中更为常见。如果心肌炎没有发生瓣膜炎，则不应该考虑为风湿来源的。可发生不同程度的心脏传导阻滞，当发生 CHF 时，需要使用临时起搏器。

大约 10% 的患者存在心包炎，临床表现为胸膜炎样胸部不适或者疼痛，以及心包摩擦感。虽然心包积液可能比较突出，但少见心包压塞。

从急性到慢性心脏病变的转变

炎症指标通常在急性期后 3 个月内消退，但部分患者可能会持续更长的时间。持续性炎症的原因或者预后意义尚不清楚。根据传统观点，如果患者得到了适当的预防措施，并且没有进一步的 GAS 感染，那么急性感染后的任何恶化将是由于瓣膜功能不全（急性损伤和瘢痕）或瓣膜狭窄缓慢进展引起的机械性功能障碍的结果。现在人们越来越意识到，一些局部炎症可能持续存在于部分患者心肌和（主要）瓣膜中，这在一定程度上与观察到的恶化有关。在瓣膜置换手术过程中收集的慢性 RHD 患者的瓣膜和乳头

肌标本，常表现出不同程度的单核细胞或淋巴细胞浸润，有时甚至出现 Aschoff 结节，即便是临床上和实验室结果均认为处于缓解期的患者也是如此[14-15]。图 115-1 展示了风湿性瓣膜病变和 T 淋巴细胞浸润。在大多数情况下，愈合过程中涉及的纤维化和新生血管形成作用不会影响瓣膜的功能。但是，瘢痕形成在数年后仍然会进展并影响瓣尖、腱索、心内膜下组织和纤维环，导致瓣膜增厚、僵硬、关闭不全或狭窄。二尖瓣狭窄瘢痕形成和进展的速度因地域而异。在 RF 发病率低的国家，20 ~ 40 年后才会需要手术治疗，而在 RF 发病率高的国家，患者发生二尖瓣狭窄的时间可能提前 5 年以上。同样，与这种行为相关的因素仍然不清楚，但认为与急性损伤程度、复发和炎症持续存在有关。

在 Bland 和 Duckett Jones 的 1951 个典型病例中[11]，17% 风湿性瓣膜病患者的临床症状在 20 年后消失。然而，另外 44% 起初没有临床心脏炎表现的患者出现了杂音。共 70% 的患者最终发展为慢性 RHD[11]。近期，对 258 例 ARF 的巴西儿童进行了前瞻性随访研究，根据超声心动图和临床评估，分别有 72% 和 37% 逐渐进展为慢性瓣膜疾病。16% 的患者发生严重的主动脉瓣和（或）二尖瓣疾病。进展为严重的慢性瓣膜疾病的危险因素有：中或重度急性心脏炎、ARF 复发和母亲受教育水平低下[16]。

惰性心脏炎

惰性心脏炎可以定义为隐匿起病和进展缓慢的心脏炎（急性期侵袭性低和无明显急性进展），尤其是在 RF 发病后数月后诊断的患者[17]。通常疾病的识别会延迟，也没有进行预防措施；因此，反复复发可能导致病情进展。通常通过常规咨询或者出现 RHD 症状时作出诊断。这种情况并非罕见，尤其是在发展中国家，但确切的发病率尚未明确。

亚临床心脏炎

亚临床心脏炎是指超声心动图检测到病理性瓣膜关闭不全，但没有明显的临床症状[18]。在下文"超声心动图"部分会讨论其临床重要性。

风湿性心脏病

RHD 是全球获得性瓣膜疾病的最常见原因，在流行国家中大约 1/4 心力衰竭与此相关[19]。慢性

RHD 在发展为心力衰竭之前通常没有症状。心力衰竭的特征包括第三心音出现、心动过速、呼吸困难、啰音和水肿。如果急性期没有诊断出来，对于很多人来说，在首次出现心力衰竭症状之前，RF 通常不会被发现。在南非，82.5% 受累儿童此前未被诊断出来[20]。60% 在诊断时无症状的患者在 10 年内不会出现任何症状进展。在这些病例中生存率超过 80%。发展为纽约心脏病协会功能（NYHA）分级 Ⅲ 或 Ⅳ 级疾病后，如不进行手术，10 年存活率估计为 0 ~ 15%。在出现严重肺动脉病变的情况下，预计不做手术的生存率不超过 3 年[21]。通常，年轻患者表现为单纯的二尖瓣关闭不全，中年人表现为二尖瓣狭窄，而老年患者则是混合的二尖瓣疾病[13]。一般来说，RHD 在很长一段时间内均无症状，如果没有出现 ARF，通常不会注意到 RHD 的存在。

Sydenham 舞蹈病

Sydenham 舞蹈病，又称圣维特斯舞蹈病（St. Vitus' dance）或小舞蹈病，是一种神经失调性疾病，其特征是情绪不稳定、性格改变、肌无力、精细运动能力下降，以及不协调的、突然的、无节律、无目的的、不平稳的运动。步态困难、头痛、认知障碍、构音障碍和肌张力减退也是常见的表现。入睡后运动症状消失；可能会影响手、手臂、肩、脚、小腿、面部和躯干；并且通常在单侧更为明显。舞蹈病的其他典型表现包括自发性舌震颤（"蠕虫袋"）和复发性不自主手部紧握（"挤奶征"）。虽然运动可以部分被意愿压制，但也可以影响重要的日常活动。情绪变化可能先于运动症状出现，并通过不适当的行为突然表现出来，包括哭泣和烦躁不安。极少数情况下，精神症状会很严重，并导致短暂的精神失常。

与 RF 的其他临床表现不同，舞蹈病通常在链球菌感染后 6 ~ 8 周出现；然而，已有潜伏期长达 8 个月的报道[22]。在 1951 年由 Bland 和 Jones 报告的 1000 名患者系列中[11]，51.8% 患有舞蹈病。最近报道显示，20% ~ 30% ARF 患者发生舞蹈病[22]。女性比男性发生率更高，成人首次发生舞蹈病的情况非常罕见，但这段时期复发较为常见。

舞蹈病可以单独发生，也可以和其他 RF 表现同时发生。近期的一个队列研究显示，69 名患者中分别有 71% 经超声心动图诊断为心脏炎，42% 为临床诊断的心肌炎[23]。在 Bland 和 Jones 的研究中[11]，舞蹈病与轻微的心脏炎相关，因此我们认为这一表现提示了较好的总体预后。大部分舞蹈病患者在 2 ~ 6 个月内自发缓解。但是，也有报道症状持续长达 3 年之久的。

PANDAS

在链球菌感染相关的儿童自身免疫神经精神紊乱（pediatric autoimmune neuropsychiatric disorders associated with streptococcal infections，PANDAS）中，舞蹈病患者血清中的抗体可以与神经元细胞结合并诱导多巴胺释放[24]。一部分患者在初始表现为舞蹈病后会出现行为紊乱，如抽搐和强迫症（obsessive-compulsive disorder，OCD）。新发链球菌感染可能会突然加重症状。因此我们认为这种精神障碍是儿童链球菌感染后的结果。有研究发现 OCD 与 B 细胞表达的 D8/17 抗原具有强相关性[25]。该抗原用于鉴别 RF 患者的临床表现具有较高的特异性[26]。尽管人们普遍认为链球菌感染会加重某些患者的强迫症，但 PANDAS 假说仍然具有争议性。

发热

发热症状可以没有，也可以表现为低热或者高热。与皮下结节、环形红斑和舞蹈病类似，发热在成年发病的 ARF 患者中极为罕见。不适和肌痛常与发热相关，并且可以是程度较为剧烈的。

边缘性红斑

边缘性红斑是一种易于消散、粉红色、无瘙痒、无痛的皮疹，常累及躯干，有时出现在四肢，但不会累及颜面部。这一症状与心脏炎密切相关。由于皮疹边缘常形成环形，病变也称为"环形红斑"。皮疹边缘不规则、锯齿状、外界清晰而内源模糊，当中心逐渐消退时，逐渐向外周扩散。红斑可能在数小时内出现、消失并再发，因此很难在皮肤黝黑者中观察到。热水澡或淋浴可能加重病变。边缘性红斑通常在 ARF 疾病初期出现，但也可以出现在其他时间，偶尔发生在慢性心脏病阶段。

皮下结节

RF 的皮下结节与类风湿关节炎（RA）的结节相似，都是易于发生在骨性表面或者肌腱附近区域（肘、膝、踝、跟腱和枕骨）；但比类风湿结节更小、

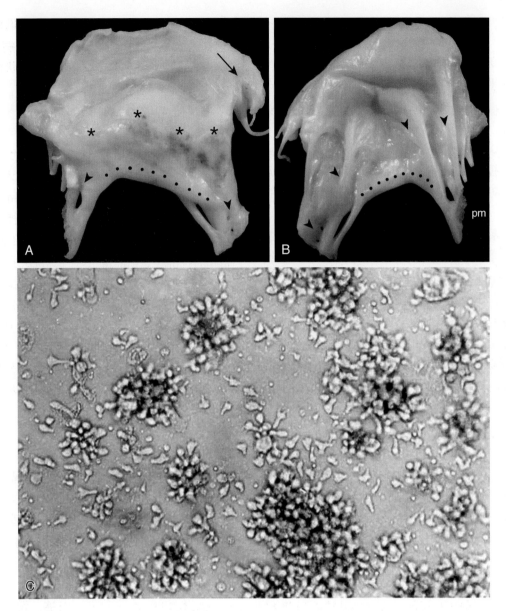

图 115-1　风湿病心脏病患者进行瓣膜矫正手术中获取的二尖瓣标本照片。风湿性二尖瓣关闭不全和狭窄如图所示：心房（**A**）和心室（**B**）角度显示的前二尖瓣尖增厚，钙化和小叶扭曲并粘连（箭头），游离缘的新月形切口（虚线），以及闭合线处的钙化（*）。可见腱索增厚、融合、收缩（箭头）和乳头肌（pm）尖端的纤维化。**C**. 通过瓣膜片段细胞培养获得的 T 细胞（主要是 CD4⁺ 细胞）。白细胞浸润心肌和左心房。这些细胞可能通过乳头肌进入二尖瓣，这是瓣膜损伤的最常见部位；接着到达主动脉瓣和较为少见的三尖瓣。导致风湿性病变的大量自身反应性 T 细胞浸润[65]出现在乳头肌和瓣膜。主要由炎症因子（TNF 和 IFN-γ）和低调节性细胞因子（IL-4 和 IL-10）组成的环境，导致持续性炎症过程[77]（A and B, Courtesy Dr. Demarchi, LMMF, Laboratory of Pathology, Heart Institute [InCor], School of Medicine, University of São Paulo, São Paulo, Brazil. C, Magnification 200× Courtesy L. Guilherme, Laboratory of Immunology, Heart Institute [InCor], School of Medicine, University of São Paulo, São Paulo, Brazil.)）

持续时间更短（通常在 1～2 周内消退，很少持续超过 1 个月）。结节范围从几毫米到 2 cm 不等，质硬、无痛，与临近皮肤无粘连。病变周围皮肤无炎症反应。可单发或多达数十个（平均数量为 4 个）。出现多个结节时，病变常较平，且呈对称分布。事实上，

皮下结节常与慢性活动性心肌炎显著相关，很少发生在疾病早期。Bland 和 Jones 的研究报道有 8.8% 的患者出现皮下结节[11]，但在近期 786 例患者的研究中，该比例仅有 1.5%[27]，说明这一症状在 RF 患者中最不常见。

遗传相关性

在自身免疫性疾病中，可能由于病毒或细菌感染激活固有免疫和适应性免疫应答，从而导致组织损伤。一般来说，对病原体的控制和诱发自身免疫反应涉及一些基因。

RF 和 RHD 的易感性，与某些 HLA Ⅱ类等位基因和一些与免疫反应相关的单核苷酸多态性（SNP）有关，它们最初是针对化脓性链球菌，然后是对抗自身抗原。

固有免疫系统不仅可以发现病原相关性损伤，也可以感知其他类型的身体损伤，并作为免疫防御的第一道防线。免疫细胞和体细胞均表达识别微生物分子的受体，称为病原相关分子模式和组织损伤诱导分子，是损伤相关分子模式的标志[28]。

图 115-2 概述了大部分包含不同种族的 RF/RHD 队列研究和疾病发展中涉及的代表性基因。在这里我们将描述与疾病易感性相关的基因，以及它们在固有免疫和适应性免疫应答中的作用。

固有免疫

Toll 样受体（Toll-like receptor，TLR）在大多数细胞生物体中启动宿主防御反应，因为它们是外来微生物产物的传感器。TLR-2 第 753 位密码子的基因多态性常导致谷氨酰胺替代精氨酸。与对照组相比，753 Arg/Gln 基因型在土耳其 ARF 队列中更常见，并且可能影响对化脓性链球菌的识别和对抗病原的固有免疫应答[29]。

甘露聚糖结合凝集素（mannan-binding lectin，MBL）是一种急性期炎症蛋白，它可以与病原体表面的多种糖结合，促进吞噬作用以及通过凝集素途径激活补体级联反应[30]。已有研究报道，在 RF/RHD 患者中 MBL2 基因启动子和外显子 1 区域的不同变异体，编码甘露聚糖凝集素。这些研究表明，编码高水平 MBL 产生的 A 等位基因与二尖瓣狭窄的发生有关[31]，而编码低水平 MBL 产生的 O 等位基因与主动脉瓣关闭不全相关[32]。纤维凝胶蛋白是与凝集素细胞受体结合的蛋白质，同样可以启动补体凝集素途径。已经发现人类中含有三种凝胶蛋白基因，它们的功能、序列和特异性各异。编码纤维凝胶蛋白 2（L-纤维凝胶蛋白）的纤维凝胶蛋白 2（FCN2）基因启动子区域的 -986 位点、-602 位点和 -4 位点的多态

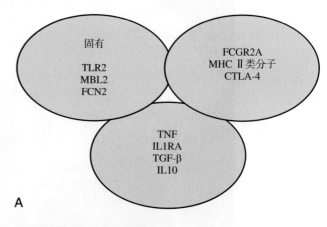

A．涉及RF和RHD进展的基因

固有
TLR2
MBL2
FCN2

FCGR2A
MHC Ⅱ类分子
CTLA-4

TNF
IL1RA
TGF-β
IL10

A

B疾病机制中的易感基因的作用

- 固有免疫
  a. *TLR2*
- 病原体识别
  b. *MBL, FCN2*
- 化脓性链球菌清除不足
  c. *FCGR2A*
  IgG（自身抗体）清除不足
- 适应性免疫反应

HLA Ⅱ类等位基因：T细胞抗原呈递和免疫应答

RF/RHD：易感基因触发组织特异性自身免疫
（关节、心脏、肾、脑）

CTLA-4：负性共刺激免疫应答

细胞因子：TNF、IL-1RA、IL-10、TGF-β 失衡导致炎症反应和纤维化

B

图 115-2 来自不同种族风湿热（RF）/风湿性心脏病（RHD）队列，疾病发展中涉及的基因。CTLA-4，细胞毒 T 淋巴细胞相关抗原 -4；HLA，人类白细胞抗原；MHC，主要组织相容性复合体；TGF，转化生长因子

性，与血清中该蛋白水平相关。在巴西慢性 RHD 患者中，单倍体 G/G/A（-986/-602/-4）出现的频率较对照者更高，并且与该蛋白表达水平低有关，从而导致感染持续时间延长或者反复的链球菌感染[33]。

适应性免疫

FCGR2A 基因控制适应性免疫应答，并在巨噬细胞、中性粒细胞和血小板清除免疫复合物中发挥作用。在 ARF 患者中，典型的基因多态性编码精氨酸（密码子 131）而非组氨酸，并且编码一种对免疫复

合物具有低结合能力的蛋白，这有利于炎症反应的发生 [34]。

主要组织相容性复合体的 *DRB1* 基因，位于人类 6 号染色体的短臂，编码多种 HLA Ⅱ类等位基因 [DR 和（或）DQ]，主要与 RF、舞蹈病或者 RHD 发生的易感性相关。现已报道多种 HLA-DR 和（或）DQ 等位基因与全球疾病的发展有关（表 115-1）。

简而言之，南非 [35] 和马提尼克岛 [36] 的 RF 和 RHD 患者，以及巴西的舞蹈病患者 [37]，均存在 HLA-DR1。HLA-DR2 发现于美国 [38] 和墨西哥 [39] 的黑人群体中，北印度和土耳其的 RF/RHD 患者存在 DR3 和 DR5 [40-42]。HLA-DR4 发现于美国高加索人群 [38,42] 和沙特阿拉伯 [43] 的 RHD 患者，而 HLA-DR6 发现于南非 [35]，HLA-DR7 则存在于巴西的高加索和穆拉托人群 [44-45]、埃及 [46] 和拉脱维亚人 [47]，以及土耳其某些地区的患者 [41,48]。DR9 存在于美洲高加索人群中 [42]。这些数据详见表 115-1。

在埃及和拉脱维亚的 RHD 患者中，HLA-DR7 与

表 115-1　与 RF、RHD 和 SC 相关的 HLA-DRB1 Ⅱ类等位基因

HLA-DRB1 Ⅱ类等位基因	临床表现	国家	参考文献
DR1	RF/RHD	南非	35
	RHD	马提尼克	36
	SC	巴西	37
DR2	RF/RHD	美国	38
	RHD	墨西哥	39
DR3	RF/RHD	印度	40
	RHD	土耳其	41，48
DR4	RF/RHD	美国	38
	RF/RHD	沙特阿拉伯	43
DR5（DR11）	RF/RHD	土耳其	41
DR6	RF/RHD	南非	35
DR7	RF/RHD	巴西	44-45
	RHD	埃及	46
	RF/RHD	拉脱维亚	47
	RHD	土耳其	41，48
DR9	RF/RHD	美国	42

HLA，人类白细胞抗原；RF，风湿热；RHD，风湿性心脏病；SC，Sydenham 舞蹈病

某些 DQ-A 或者 DQ-B 等位基因相关，它们都由 *HLA-DQ* 基因编码，与多发瓣膜病变的发生有关 [46-47]。在日本 RHD 患者中，二尖瓣狭窄的易感性可能部分受控于 *HLA-DQA* 基因或者与 HLA-DQA 和 DQB1 等位基因紧密连锁不平衡相关 [49]。一项包含墨西哥麦士蒂索人群的 RHD 研究显示了 HLA-DR2 和一些 DQA 和 DQB 等位基因的关联 [39]。

CTLA-4 蛋白，作为 T 细胞增殖的负调节因子，在适应性免疫应答中发挥作用。RHD 患者 *CTLA4* 基因外显子 1 的多态性（G/G）具有抑制功能 [50]。

炎症因子和抗炎因子均在固有免疫和适应性免疫应答中发挥作用，参与了 RF 组织病变的形成。

位于 2 号染色体的 *IL1* 基因簇包括表达促炎因子 IL-1a 和 IL-1b，及其抑制剂 IL-1 受体拮抗剂（IL-1ra）的基因。*ILRA* 基因的两个 VNTR 等位基因缺失或错误表达将导致强烈的炎症反应。患有严重心脏炎的 RHD 患者出现这些等位基因的频率较低，说明了患者体内缺乏对炎症的控制 [51-52]。

TNF 基因编码炎症因子 TNF，有助于瓣膜病变的发展。目前已经有四项独立研究显示了 *TNF* 多态性与 RF 和 RHD 的相关性 [53-56]。

抗炎因子 IL-10 和转化生长因子（TGF）-β 由活化的免疫细胞产生，尤其是单核细胞/巨噬细胞和 T 细胞亚群，包括调节性 T 细胞（Tr1 和 Treg）以及 Th1 细胞 [57]。多瓣膜病变的发生与 *IL10* 和 *TGFB1* 基因启动子区域的某些多态性 [51-52]，以及 RHD 病变的严重性相关。

这些基因的作用是驱动针对感染的免疫应答，如前所述，它们也促使了疾病的易感。导致自身免疫反应的主要机制将在下一节中讨论。

病理作用机制与自身免疫

如前所述，ARF 反复发作会导致组织损伤，从而在拥有易感基因的患者中，影响其关节、心脏和大脑。体液免疫和细胞免疫反应都是化脓性链球菌感染后自身免疫反应的效应，并且该疾病的表型受控于基因，也取决于诸如年龄和复发事件等前述因素。

免疫复合物的形成、分子模拟和表位扩展等多种生物学机制参与了 RF 和 RHD 自身免疫反应的发生。为了帮助读者理解这一点，我们简要地概述它们在病理过程中所涉及的机制。

免疫复合物

抗原和特异性抗体结合产生免疫复合物，并促进吞噬细胞清除外来抗原。

分子模拟和表位扩展

分子模拟机制是因为宿主中含有与微生物（病毒、细菌和其他病原体）相似或者相同的抗原。这一机制使微生物能够逃避宿主免疫反应并促进感染后通过交叉反应识别自身抗原。T 淋巴细胞和 B 淋巴细胞都可以通过四种不同类型的分子模拟方式识别病原体和自身抗原。它们可以识别：①相同的氨基酸序列；②同源，但不完全一致的序列；③不同分子之间共同或者相似的氨基酸序列；④微生物或环境物质和宿主之间相似的结构[58]。

针对病原体、人体组织或可溶性蛋白的免疫优势表位的免疫反应具有多样性，可导致其扩增，这一现象称为表位扩展[59]。该过程有利于识别多种自身抗原和促进不同器官中的组织损伤。

疾病的主要表现来源于这些机制之间的相互作用。

关节炎

在关节中，抗链球菌抗体可能针对 A 组糖链、细菌细胞膜成分或者 M 蛋白，从而沉积并形成免疫复合物，激活补体级联反应，导致一过性关节炎[60]。

舞蹈病

Kirvan 等[24,61]描述了舞蹈病的致病机制。这些研究者表明，舞蹈病患者血清中的抗体可以与神经元细胞结合。他们还发现，神经节苷脂是可以与 N- 乙酰 -β–D- 葡萄糖胺（链球菌细胞壁上的主要抗原）发生交叉反应的自身抗原，自身抗体参与由钙 / 钙调蛋白依赖性蛋白激酶 II 介导的信号转导，并触发神经元细胞释放多巴胺。

风湿性心脏病

RF 患者血清中的抗体可以同时识别 N- 乙酰 - 葡糖胺和心肌肌球蛋白的特定区域，以及瓣膜中的原肌球蛋白和层粘连蛋白[62]。这些交叉反应抗体可以与瓣膜内皮和基底膜结合，产生炎症信号使某些黏附分子表达上调，从而促进淋巴细胞外渗到瓣膜中。抗肌球蛋白和 N- 乙酰 - 葡糖胺抗体引起的炎症反应可

激活表达于血管内皮的血管细胞黏附分子（vascular cell adhesion molecule，VCAM）-1。这些分子与晚期活化的另一种表达于 CD4+ T 淋巴细胞的黏附分子——VLA-4 相互作用，促使其浸润至心脏组织[62]。近期我们证实了另一种黏附分子——血管细胞黏附分子 ICAM，以及整合素 P- 选择素和多种趋化因子及其受体的表达均上调。在众多的趋化因子中，CCL3/MIP1α 在心肌中表达上调，而 CCL1/I-309 和 CXCL9/Mig 则在 RHD 患者的瓣膜组织中高表达[63]。体外实验表明，瓣膜病变中浸润的 T 细胞主要向 CXCL9/Mig 梯度迁移，提示特定的趋化因子可以介导 CD4+ 和 CD8+ T 细胞浸润至心脏炎症部位[63]。表 115-2 概述了多种在炎症过程和细胞浸润中发挥作用的炎症因子。

心肌肌球蛋白是心肌的主要抗原。Cunningham 等[64]用亲和纯化的抗肌球蛋白抗体鉴定出 M5 和 M6 蛋白 N 末端的表位由 5 个氨基酸残基（Gln-Lys-Ser-Lys-Gln）组成，可与心肌肌球蛋白交叉反应。

接受瓣膜矫正手术的 RHD 患者，术中在瓣膜组织获取的人体心脏病灶内部 T 细胞，可以体外评价其与心脏组织蛋白[65]和人轻酶解肌球蛋白（LMM）[66]，链球菌 M5 肽段和二尖瓣来源蛋白的反应性。识别 LMM 肽的病灶内 T 细胞克隆，出现的频率为 63.2%。34%T 细胞克隆呈现出不同的交叉反应模式：①肌球蛋白和瓣膜来源的蛋白；②肌球蛋白和链球菌 M5 肽段；③肌球蛋白、瓣膜来源蛋白和 M5 肽段。此外，已经认识到几种 LMM 肽在心脏浸润 T 细胞同时显示出多种反应模式，并且还可对抗 RF/RHD 患者的外周 T 细胞[67]。对心肌肌球蛋白反应性的高比例，更加支持其作为其中一个主要自身抗原参与风湿

表 115-2 进入心脏组织的分子招募和免疫细胞扩增

整合素	黏附分子	趋化因子受体	细胞因子
P- 选择素	VCAM	CCL3/MIP-1α	TNF*
α4/β1	ICAM	CCL1/I-309	IFN-γ*
	VLA-4	CXCL9/Mig	IL-4，IL-10†
			IL-17，IL-23‡

* 炎症因子
† 抗炎因子
‡ 自身免疫相关的促炎因子
CCL，趋化因子（CC 基序）配体；CXCL，趋化因子（CXC 基序）配体；ICAM，血管细胞黏附分子；MIP，巨噬细胞炎症蛋白；VCAM，血管细胞黏附分子；VLA-4，晚期活化抗原 -4

性心脏病变的作用。RHD 患者 T 细胞与肌球蛋白表位的反应性，可能导致具有结构或功能相似性瓣膜蛋白的广泛识别。

瓣膜炎发生在心肌炎后，二尖瓣和主动脉瓣是最主要的受损组织。N- 乙酰 -β-D- 葡糖胺（一种同时出现在链球菌细胞壁和心脏瓣膜组织的多糖）的相似性，可能是发生自身免疫反应的原因，正如观察到的一样，针对 N- 乙酰 -β-D- 葡糖胺的抗体与层粘连蛋白（一种心脏细胞周围的细胞外基质 α 螺旋蛋白，也可出现在瓣膜）有交叉反应性[62]。

波形蛋白是一种具有不同作用的结构蛋白，对结合和稳定胶原信使 RNAs（mRNAs）有重要作用。在体外，已通过增殖实验，在 RHD 患者外周血和心脏组织浸润的 T 细胞中检测到这种蛋白，更加支持其作为自身免疫风湿性病变中潜在靶抗原的作用[65,68]。

近期，一项 RHD 患者瓣膜组织的蛋白谱评估，通过双向电泳和质谱分析显示，患者心脏组织蛋白表达存在不平衡，可能是链球菌感染后自身反应的结果。即，多种蛋白表达升高，包括波形蛋白、光蛋白聚糖和载脂蛋白 A1，而 IV 型胶原、结合珠蛋白相关蛋白、蛋白酶抑制剂、二聚糖和软骨寡聚物基质蛋白表达水平下降[69]。

通过计算机分析同样预测了瓣膜损害中蛋白的相互作用。在这些相互作用中，TNF，作为一种炎性细胞因子，与 TGF-β（抗炎因子）和金属蛋白酶（MMP-25）的潜在作用较为突出[69]。如前所述，MMP-25 参与基质降解[70]，可能也在瓣膜损伤中起重要作用。

表 115-3 总结了本文所述的导致 RF、舞蹈病和 RHD 的主要事件。

细胞因子和炎症反应过程

细胞因子也是 RF 和随后的 RHD 心脏病变的炎症过程中的关键参与者。

这里将描述 Th 细胞的四个亚群（Th1、Th2、Th17 和 Treg）。细胞因子是可溶性物质，可以介导调节细胞增殖、分化和存活。抗原活化 CD4$^+$T 细胞极化为不同亚群，取决于分泌的细胞因子。

Th1 细胞参与细胞免疫应答并产生 IL-2、干扰素（IFN）-γ 和 TNF。Th2 细胞介导体液免疫和过敏免疫反应，并产生 IL-4、IL-10、IL-5 和 IL-13。Th17 细胞对于抵抗细菌和真菌感染，以及自身免疫的形成

表 115-3 引起风湿热，舞蹈病和风湿性心脏病的自身免疫

关节炎

针对 A 组糖链和化脓性链球菌细胞膜抗原的自身免疫抗体（免疫复合物）

Sydenham 舞蹈病

化脓性链球菌——N- 乙酰 -β-D- 葡糖胺与人体神经元神经节苷脂交叉反应，包括自身抗体

交叉反应性自身抗体是钙 / 钙调蛋白依赖性蛋白酶 II 信号转导的介质，可引起多巴胺释放

风湿性心脏病

针对人体心肌 S2 和 LMM 亚片段的心肌炎自身抗体和 T 细胞免疫反应

瓣膜炎——瓣膜组织蛋白表达改变
- 高表达：波形蛋白、光蛋白聚糖和载脂蛋白 -A1
- 低表达：VI 型胶原、结合珠蛋白相关蛋白、蛋白酶抑制剂、二聚糖和软骨寡聚物基质蛋白

有重要作用。该细胞系由 TGF-β、IL-6 和 IL-23 诱导，并分泌 IL-17，介导促炎反应[71]。

Treg 细胞是调节炎症和自身免疫过程的亚群，被鉴定为 CD4$^+$CD25$^+$CD127$^-$CD45RO$^+$FoxP3$^+$T 细胞，具有免疫抑制活性[72]。

目前已经在外周血和心脏组织病变中证实了细胞因子在 RF 和 RHD 中的作用。即，在 ARF 和活动性 RHD 患者中，发现 IL-2 产生增多以及 CD4$^+$CD25$^+$ 细胞数量增加，提示外周血中活化的 CD4$^+$T 细胞扩增[73]，且血浆中 TNF 水平升高[74-76]。

ARF 和慢性 RHD 患者二尖瓣和心肌组织浸润的单核细胞的 Th1/Th2 细胞因子模式，显示了大量分泌 IFN-γ 和 TNF 的单核细胞。心肌组织中也发现了分泌 IL-10 和 IL-4（调节性细胞因子）的单核细胞，而在瓣膜组织中，只有少量细胞分泌 IL-4。这些少量的分泌 IL-4 的细胞可能促进瓣膜性 RHD 病变的进展[77]。最近，我们在瓣膜中发现了大量产生 IL-17 和 IL-23 的细胞。正如前面提到的，这些细胞因子属于 Th17 亚群的细胞因子，常参与自身免疫疾病的发生。同样，近期一项土耳其 RHD 的队列研究报道，外周血 Th17 细胞的增加与血清中 IL-17A 细胞因子水平升高和 Treg 数量下降有关[78]。

诊断性试验

没有任意一项实验室检查可以确诊 ARF。如果

一个患者疑诊为 ARF，检查的目的在于发现近期链球菌感染的证据，记录炎症的存在或者持续存在，以及诊断和随访心肌炎的疾病过程。

咽拭子培养

在扁桃体和咽后部，用人造纤维头的咽拭子取样培养，仍然是目前诊断链球菌咽喉炎的金标准。然而，当出现 ARF 症状时，大约 75% 的患者培养结果阴性[21]。咽培养阳性可能与新发感染或者致风湿菌株携带者的恢复期有关。

快速抗原检测

快速抗原检测（RSAT）特异性高（≥95%），但敏感性中等（65%～90%）[79]。RSAT 阳性有助于诊断 GAS 咽喉炎，但是阴性结果不能排除疾病。在 ARF 高发地区，决策的风险也高，目前不建议进行快速抗原检测试验（RADTs）[80]。如果进行了 RADT 检测，但是结果阴性，则需要额外的花费再进行后续咽拭子检查。

链球菌抗体检测

抗体检测直接针对链球菌的细胞外产物，包括抗链球菌溶血素 O（anti-streptococcal lysine O，ASO）、抗 DNA 酶 B（anti-DNAse B，ADB）、抗透明质酸酶、抗烟酰胺腺嘌呤二核苷酸酶和抗链激酶。ASO 和 ADB 是最常见的检查。ASO 于感染后 1 周开始上升，3～5 周后达到高峰。它在 6～8 周后逐渐降低，在接下来的几个月内以更快的速度下降，6 个月后速度减慢。ADB 于感染后 2 周开始上升，6～8 周达高峰。约在诱发感染 3 个月后开始下降。两个抗体高峰在 ARF 的第 2 或第 3 周重合。当出现 ARF 症状时，分别有 80% 和 85% 的患者 ASO 和 ADB 抗体升高。如果同时进行 ASO 和 ADB 检测，将有 92% 的患者有异常结果[81]。在链球菌感染和 ARF 发生率高的地区，由于人群中普遍存在较高滴度的抗体，抗体结果的解读需要十分谨慎。应在 2 周后再次采集标本，根据抗体滴度显著升高来判断存在近期感染。无症状咽部链球菌携带者的抗体滴度通常仅高于可检测水平，因此高滴度的抗体提示了真正的感染。ASO 的升高不仅发生在 GAS 感染的反应中，也发生在 C 组和 G 组链球菌和其他细菌的感染中，例如杆菌、破伤风梭状芽孢杆菌和李斯特菌。

急性期反应物

急性期反应物，如红细胞沉降率（ESR）和 C-反应蛋白（CRP）水平在 ARF 发作期间上升，舞蹈病或结节红斑除外，这是疾病的一个表现。急性期反应物有助于检测炎症进展，并且是 Jones 标准中的次要表现之一。水杨酸或其他 NSAIDs 可能会掩盖检测结果。炎症后 ESR 升高持续时间长达 2 个月，而 CRP 则在数天内恢复正常。

其他实验室检查

在大部分 ARF 患者中可以发现一过性、无症状性肝功能检查异常、胆红素异常和轻度正细胞正色素性贫血，通常在炎症停止后恢复正常。血培养有助于排除感染性心内膜炎、菌血症和播散性淋球菌感染。

根据临床特征，仍需要进行其他检查来排除可能的诊断，如抗核抗体和头部磁共振检查。

胸片

如心肌扩张和（或）心包积液明显，胸片可以显示心影增大。心力衰竭时可以出现肺水肿。

心电图

心动过速和 PR 间期延长是心脏炎最常见的心电图表现。罕见 Ⅲ 度心脏传导阻滞。心包炎可以引起 ST 段广泛性抬高。大约 21% 患者出现心电图异常，其中 60% 存在心脏传导阻滞。

超声心动图

超声心动图在瓣膜受累的识别方面比单纯听诊灵敏 10 倍[82]，它的应用也使得心脏炎的诊断增加了 16%～47%[83]。超声心动图客观地证实了瓣膜病变的临床表现，显示疾病进展，以及帮助除外非风湿性瓣膜损害。但是，在 2004 年 WHO 关于 RF 的诊断标准中并未包含超声心动图[21]。这一决定主要是因为担心某些地区缺乏超声心动图而影响了诊断，且大部分亚临床心脏炎病例的进展是良性的[84]。

对亚临床心脏炎患者的长期随访发现，既往或现症 ARF 者较无症状者具有更显著特点。在第一组中，30% 患者 5 年后仍然有持续的瓣膜病变，半数 ARF 出现时诊断为亚临床心脏炎者 2 年内出现心脏病变持续或恶化[83]。鉴于此，新西兰（NZ）和澳大利亚（AU）RF 的诊断标准纳入了亚临床心脏炎，作为诊断高风险人群 ARF 的主要标准，并建议所有疑诊或确诊 ARF 的患者进行超声心动图检查 [85-87]。

在没有心脏瓣膜疾病症状和体征的情况下，超声心动图有 RHD 的表现，可以定义为亚临床 RHD。研究指出，超声心动图发现亚临床 RHD 的短期进展表明亚临床 RHD 的严重程度，68% ～ 69% 儿童无进展，4% ～ 9% 恶化，28% ～ 32% 改善 [84]。这种演变类似于单纯听诊筛查项目中所观察到的结果 [86]，表明 30% ～ 40% 通过听诊或者超声心动图疑诊 RHD 的无症状人群可以发生自发缓解。"持续或者进展者"可能需要进行二级预防，但是缺乏发现这部分患者的检测手段。初期研究提示，超声心动图确诊（即具有形态学和功能改变）病例，较边缘或可疑病例（具有轻微形态学或者功能改变）更容易出现持续病变 [86]。如果 RHD 预后得以改善，那么因为进行 RHD 筛查而产生的额外的费用以及更多需要治疗的患者就是必要且合理的；但是，尚未证实青霉素预防是所有亚临床风湿性瓣膜病变儿童临床治疗实践中的最佳选择。这个问题仍然未得到解决；尽管如此，一些专家认为这些筛查项目在流行地区仍然具有成本效益 [88-89]。

世界心脏联合会已经制订了一个标准化的超声心动图诊断 RHD 的循证指南，以提高超声心动图筛查研究的可靠性、可比性和可重复性 [89]。它应该用于对亚临床病变的随访，以评估 RHD 疾病进展和 ARF 的复发。生理性瓣膜反流和先天性瓣膜异常至少发生在 1% 的健康儿童，新的指南除外了这些情况，预计可以降低在筛查研究中 RHD 过度诊断的可能性 [84]。

诊断

ARF 的临床表现和发病率，在不同年龄组、个体和地区，出现的频率和严重程度均不同 [7]。任何标准的敏感性和特异性取决于疾病的发病率，因此会有不同。这种现象是相对的，因为目前并没有针对 ARF 的特异性诊断方法，而且诊断错误可能导致严重的后果。经典的 Jones 标准首次发表于 1944 年，并在 1965 年和 1992 年进行了修订。2004 年，WHO 发布了一个专家咨询报告，其中包括基于先前修订的 Jones 标准的 ARF 标准（表 115-4）。每个标准的修订都会使特异性提高而敏感性降低，这适用于大多数发达国家，但不适用于疾病高发地区。新西兰 [85] 和澳大利亚 [86] 已经制订了属于自己的标准，其主要

特点是使用超声心动图诊断心脏炎，并把无菌性单关节炎作为主要标准（考虑到 NSAIDs 在新西兰广泛应用，仅适用于澳大利亚的高危人群），多关节痛作为高危人群（澳大利亚）的主要标准，单关节痛则作为高危人群（澳大利亚）的次要标准。与美国心脏协会（AHA）1992 的 Jones 标准相比，新西兰关于 ARF 诊

表 115-4　风湿热和风湿性心脏病的 2004 年世界卫生组织诊断标准

诊断性分类	标准
初发 RF[a]	2 项主要表现* 或者 1 项主要表现和 2 项次要表现** 加上前期 A 组链球菌感染的证据***
无 RHD 患者的复发性 RF[b]	2 项主要表现或 1 项主要表现和 2 项次要表现加上前期 A 组链球菌感染的证据
确诊 RHD 患者的复发性风湿热	2 项次要表现加上前期 A 组链球菌感染的证据[c]
风湿性舞蹈病和隐匿起病的风湿性心脏炎[b]	其他主要表现或者无前期 A 组链球菌感染证据
RHD 慢性瓣膜病变（患者首次出现单纯的二尖瓣狭窄或混合性二尖瓣和（或）主动脉瓣病变）[d]	不需要任何其他标准来诊断存在 RHD
* 主要表现	心脏炎，多关节炎，舞蹈病，环形红斑，皮下结节
** 次要表现	临床表现：发热、多关节痛 实验室发现：急性相反应物升高（ESR 或白细胞计数）
*** 支持性证据：心电图	PR 间期延长；前期链球菌感染；升高了的或正在升高的抗链球菌溶血素 O，或者链球菌感染的其他抗体；之前 45 天内曾有感染；咽拭子培养阳性；A 组链球菌的快速抗原检测；近期发生猩红热

[a] P 患者可能表现有多关节炎（或者只有多关节痛或单关节炎）和一些（三项或以上）其他次要表现，同时存在近期 A 组链球菌感染的证据。有些病例后来可能会发展为风湿热。谨慎诊断"可能的风湿热"（排除了其他疾病），并建议常规二级预防。这部分患者需要密切随访和定期检查心脏。这种谨慎的做法尤其适用于高发地区易感年龄的患者
[b] 应除外感染性心内膜炎
[c] 部分反复发作患者可能不能满足这些标准
[d] 应除外先天性心脏病
ESR，红细胞沉降率；RF，风湿热；RHD，风湿性心脏病
数据来源于修订的 Jones 标准 [21]

断指南的应用将确诊 ARF 的比例适度提高（16%）[83]。这些指南可能更适用于高危人群。

治疗

一级预防

对链球菌咽喉炎的充分治疗可以降低后续发展为 ARF 的可能[90]。然而，在临床上链球菌不能与其他咽喉部病原体区分开来，细菌培养需要数天才有结果，快速链球菌抗原检测则缺乏敏感性并产生更多的费用。大部分咽痛的病原体是病毒。预计儿童中 15% ~ 30% 的咽痛与成人 10% 的咽痛与 GAS 相关[83]。是否所有咽喉感染均应使用抗生素经验性治疗，这很大程度取决于相关人群 ARF 的发生率。该方案于 1970 年首先在哥斯达黎加实施，新发 ARF 的病例数从当年的 94 例下降至 1991 年的 4 例[90]。在抗生素应用之前，欧洲和美国的 ARF 发生率也出现了类似的下降，批判者认为，哥斯达黎加的下降，至少部分归因于社会经济的改善，包括住房条件、教育和医疗保健服务。新西兰很久以前针对高危人群引入了一项有效的密切监测和咽炎优化治疗方案，但时至今日，这些措施并未有效地降低 ARF 的发生率[91]。这一结果可能与大约一半的链球菌咽喉感染无症状[8]且仅有一小部分咽痛患者会寻求医疗帮助[8]有关。对于症状轻微的低风险人群，考虑到 GAS 传播的风险较低，新西兰和澳大利亚的指南均未推荐进行咽拭子检查和使用抗生素。对 ARF 高危人群应进行咽拭子培养，如果结果阳性则需要治疗，或者需要给予经验性抗生素治疗并密切随访[82]。

急性风湿热的治疗

根除链球菌

即使在咽拭子培养结果出来之前，尽早根除链球菌是对 ARF 患者进行治疗的标准做法。尽管从未证实 1 年结局的改善，但其目的是尽量减少对触发因素的长期暴露并减少致风湿菌株的传播。家庭接触者也应该进行咽拭子培养，即使没有症状，培养阳性者也需要治疗[85]。

急性心脏炎

心脏受累的程度可能是决定 RF 长期发病率和死亡率的最重要的事件。但是，目前还没有证明有效的能改变疾病自然进程的治疗方法[92]。Illingworth 及其

同事回顾了 170 篇文章并得出结论，阿司匹林对急性心脏炎的治疗没有获益[92]。1955 年一项英国和美国的联合报告也重申了这个发现[92]。糖皮质激素用于治疗 ARF 的研究主要在 20 世纪 50 年代和 60 年代，在超声心动图应用之前。1995 年，一项涉及 130 多个研究的荟萃分析得出结论，糖皮质激素治疗 1 年，在预防病理性杂音方面未显著优于水杨酸，并且停药后炎症可能会复发。然而，鉴于置信区间范围很宽且不同研究结果存在异质性，作者指出这种荟萃分析的精确性不高，因此可能忽视了轻微的改善[93]。已经就这方面发表了三项综述，都得出了相似的结论[94]。此外，参考研究使用的临床参数不能准确判断心脏受损的严重程度。因此，虽然是否有效的疑虑持续存在，糖皮质激素在全球范围仍然广泛应用于急性心脏炎的治疗。目前正在进行一项新的多中心随机临床试验［激素在急性风湿热的应用（STERARF）］。

在新西兰和澳大利亚的指南中，糖皮质激素可作为严重心脏炎病例的治疗选择[84-85]。2004 年 WHO 专家咨询小组推荐对水杨酸无反应，并且病情持续加重，尽管进行了抗炎治疗仍然发生心力衰竭的心包炎（心力衰竭）患者使用糖皮质激素。泼尼松（每天 1 ~ 2 mg/kg 至最大量 80 mg，一次或分次给药）通常是首选药物[21]。治疗 2 ~ 3 周后，剂量可每周减量 20% ~ 25%。研究人员最近进行了另外两项小型随机临床试验[95-96]，研究与口服糖皮质激素治疗瓣膜结果相比，静脉使用甲泼尼龙治疗活动性风湿性心脏炎的效果，得到不一致的结果。但是，WHO 和新西兰 / 澳大利亚指南均建议在危及生命的情况下静脉使用甲泼尼龙。停用糖皮质激素后，可能需要重新使用水杨酸或其他 NSAIDs，以避免关节症状复发或发热。

一项随机临床试验对 IVIG 进行了前瞻性评估，该研究纳入了 59 例 ARF 患者（39 例存在心肌炎），结果显示这种治疗没有改变 ARF 的自然病程。在 12 个月的随访中，没有观察到疾病过程中临床、实验室或者超声心动图指标具有差异[97]。

传统上建议卧床休息，尽管这一建议并非基于临床试验结果。在青霉素出现以前，这与缩短心脏炎的持续时间、反复发作次数和减缓心脏扩大有关[98]。轻度或无心脏炎患者应尽量减少行走以避免关节疼痛。对于严重心脏炎患者则建议休息，特别是在疾病前 4 周或者直到血清 CRP 水平恢复正常，ESR 正常

或者显著降低时[85]。

心力衰竭

虽然慢性心力衰竭在疾病复发期间更为常见，但它也发生在 5% ~ 10% 首次发生 ARF 的患者中。如果卧床休息和糖皮质激素治疗不足以控制心力衰竭，必须及早积极应用利尿剂和限制饮食中钠的摄入。还可以使用血管紧张素转化酶抑制剂和地高辛。很少有研究评估 β 受体阻滞剂在急性心脏炎所致心力衰竭患者中的应用，因此目前不推荐这些治疗方法[85]。Ⅱ 度和 Ⅲ 度心脏阻滞可能需要临时起搏器。

紧急瓣膜手术

手术应该推迟至活动性炎症消失后进行，但瓣叶或者腱索断裂可能导致严重的反流，需要紧急手术。在急性期，与其对脆弱的炎症瓣膜进行修复，通常首选瓣膜置换术[85]。

关节炎和发热

关节炎和发热对 NSAIDs 反应良好，常在数小时内开始缓解，并且几乎总在 3 天内缓解。如果不是，需要怀疑诊断是否正确。传统上持续使用阿司匹林（儿童每天 80 ~ 100 mg/kg，成人每天 4 ~ 8 g），直至所有症状消失和炎症指标正常。大部分患者需要使用 NSAIDs 1 ~ 2 周；但是，也有需要用至 6 周者，大约 5% 的病例需要水杨酸治疗 6 个月以上[85]。还可以使用其他 NSAIDs，据报道萘普生有效性及耐受性良好。NSAIDs 可改变急性时相反应物，因此当诊断尚未确定时，不宜用来治疗 ARF 的表现。在这种情况下，可以使用对乙酰氨基酚。NSAID 停药期间关节症状可能再发，但不代表 ARF 复发，可以开始再一次短期高剂量的 NSAIDs 治疗。

舞蹈病

舞蹈病通常是自限性的，症状轻微，除了休息和安静的环境外不需要特殊治疗。据报道，在长期或者无工作能力的病例中，神经松弛剂、安定和抗惊厥药物是有效的。阿司匹林和糖皮质激素治疗对这种症状无效。一项比较卡马西平、丙戊酸和氟哌啶醇的 18 例舞蹈病患者的前瞻性研究显示，丙戊酸是最为有效的治疗方法[99]。预期治疗 1 ~ 2 周后症状减少，但不会消失。药物应在舞蹈病症状消失后继续使用 2 ~ 4 周。

风湿性心脏病的管理

2014 年，美国心脏病学会（ACC）和美国心脏协会（AHA）发布了他们之前 2008 年瓣膜心脏病（valvular heart disease，VHD）患者管理的指南更新[100]。本指南的重点在于，通过改变生活方式、用药和医疗程序来诊断和管理成人 VHD 患者。

二级预防

新发 GAS 感染后，RF 患者具有高复发和临床表现严重程度进展的风险。由于链球菌咽炎通常无症状，因此需要长期使用抗生素预防，而不是单纯治疗急性 GAS 咽炎发作。持续使用苄星青霉素 G（benzathine penicillin G，BPG）可使 71% ~ 91% 病例的新发链球菌咽炎发生率降低，87% ~ 96% 的病例新发 ARF 减少，减轻 RHD 的严重程度[102]及其相关死亡率[103]。

所有曾患有 ARF、舞蹈病，或者有确切证据支持 RHD 的患者，均需要进行二级预防。

肌内注射青霉素比口服青霉素能够更有效预防疾病复发[101]。体重超过 27 kg（60 磅）者，应肌内注射 120 万单位 BPG，对于体重低于 27kg[21]（新西兰 / 澳大利亚指南为 20 kg）者使用 60 万单位[84-85]。应用 120 万单位 BPG 28 天后，血清青霉素水平可能检测不到或很低[104]。对于高危患者，应考虑每 3 周肌内注射一次 BPG。该方案治疗的患者链球菌感染和 ARF 复发较少[85,102]，长远来说，二尖瓣反流的改善程度也更大[104]。但是，来自新西兰的前瞻性数据显示，完全依靠 4 周间隔使用 BPG 方案的患者复发率也很低（每 100 个患者年发生 0.07 例），这仍然是目前美国推荐的方案。

如果肌内注射途径不可行或者患者拒绝使用，二线治疗方案是口服青霉素 V，250 mg，每天两次。有青霉素过敏记录的患者应口服红霉素治疗，儿童每天 40 mg/kg（最大剂量每天 1 g），分两到四次服用，成人和青少年则每次服用 400 mg，每日两次[21,85-86]。

二级预防应持续至无 ARF 复发风险时，因此停药时间应该个体化。WHO、新西兰和澳大利亚指南都是根据各自的数据制定的，略有不同。在新西兰，缺乏或者仅患有轻度心脏疾病的患者，二级预防维持至 21 岁是安全有效的[85]。在对 1993—1999 年奥克兰（新西兰）急性风湿热登记册的数据进行审查发现，仅有 5 例在 30 岁后复发。澳大利亚北部原住民领土的数据显示，2005—2009 年间 259 例 ARF 病例，大约仅有 1% 在 40 岁后复发。因此，30 和 40 岁分别被认为是新西兰和澳大利亚严重心脏炎患者停止二级预防的最合理的临界值。在这两个国家中，除非是个体情况需要持续性预防者例外（例如，患者希望将复发率降至非常低）。

现在尚不清楚这些预防方案是否应该在只有散发病例的 ARF 发病率低的地区中应用，因为这些方案主要是在 ARF 疾病负荷较高的地区中制定的。现代智利的一项前瞻性研究中，纳入 59 例被认为复发风险较低的 ARF 患者，允许不接受二级预防。在接下来的 3349 个患者月的随访中，仅观察到两例 ARF 发作，作者提出，对复发风险较低并经过仔细的观察监测，可以安全地停止 ARF 二级预防 [105]。

二级预防的有效性完全取决于依从性。一项涉及 1790 例患者的国际性前瞻研究发现，依从性良好的患者仅有 0.45% 新发 ARF，而依从性欠佳者这一比例高达 11.5% [106]。澳大利亚原住民中仅有 1/5 RF 患者接受了 80% 或以上的预防剂量 [107]。依从性不好的原因包括疼痛、注射频率高、治疗时间长，以及患者的社会经济和教育水平低。

感染性心内膜炎的预防

感染性心内膜炎（infective endocarditis，IE）是 RHD 的潜在致命性并发症。尚未证实事件发生前给予抗生素治疗是否能够有效预防 IE，但这个观点在动物模型、经验性观察研究和专家共识中得到支持 [86]。所有 RHD 或者人工瓣膜的患者均应在口腔诊疗或其他可能导致菌血症的操作之前给予 IE 抗生素预防。有 ARF 病史但无瓣膜损害者不需要预防心内膜炎。经食管超声心动图、食管胃十二指肠镜、结肠镜和膀胱镜检查在没有活动性感染的情况下无需预防性治疗 IE。对接受 RF 二级预防的患者，应提供不同的抗生素。指南旨在提供优化 IE 的诊断和管理（包括预防）方法，需要专业机构对其进行持续更新 [101]。

疫苗研发

虽然 RHD 控制计划已在全球实施，该疾病仍然是一些国家的健康问题。落后国家和发展中国家链球菌疾病的流行病学增长，促使多个研究着力于开发预防 GAS 感染的疫苗。

研发针对化脓性链球菌的疫苗将带来很多益处，例如预防链球菌感染及其并发症。在过去的几十年中，已经提出了多项疫苗研究，但没有令人满意的结果。

在引入合成肽和分子生物学技术等新方法后，过去的 20 ~ 25 年间一些项目已经在开发中。

Steer 等 [108] 的综述概括了四种针对 M 蛋白的抗 GAS 候选疫苗，另外八种候选疫苗的靶向针对可选择的链球菌抗原，包括 A 组糖链、C5a 蛋白酶（SCPA）、半胱氨酸蛋白酶（Spe B）、与纤连蛋白相似的结合蛋白、不透明因子、脂蛋白、Spes（超抗原）和链球菌菌毛。

基于重组 M 蛋白 N 末端不同血清型的菌株特异性疫苗，涵盖了美国的主要流行菌株，已进入 I / II 期临床试验，而且目前一种新的 30 价常见血清型的疫苗正在进行 I 期临床试验 [109]。

另外两种有前景的疫苗包含 C 末端保护性表位，两者作用机制有所不同。一种基于最小保护性表位来产生保护性抗体 [110-112]，另外一个是一段称为 StreptInCor 的长肽段（55 个氨基酸）[113]。StreptInCor 疫苗模型的优点是疫苗表位可能由抗原呈递细胞 [单核细胞和（或）巨噬细胞] 呈递，以产生多种诱发 B 和 T 细胞免疫应答的肽段，从而产生安全有效的免疫应答 [114]。实验分析已经证明 StreptInCor 肽段可以诱导远交免疫小鼠产生高滴度的调理、中和以及保护性抗体 [115-116]。使用 HLA II 型转基因小鼠，可以评估 StreptInCor 疫苗表位持续 1 年的免疫原性和安全性。它可以产生特异性和非自身反应性抗体。在心脏或其他器官暂未观察到自身免疫或者病理反应 [117]。

鉴于所有疫苗研发方法都正在进行中，一种安全和具有保护作用的抗化脓性链球菌的疫苗将可能在未来 5 年内得以实现。

链球菌感染后关节炎

根据目前反应性关节炎的定义，只有影响胃肠道或泌尿生殖道的感染与这个诊断相关 [118]。然而，GAS 和肺炎衣原体影响呼吸道，也被认为与反应性免疫介导的无菌性关节炎有关。另外一个争论的问题是，链球菌感染后反应性关节炎（PSRA）是否应被视为 ARF 的非典型和不完全形式，还是一种独立的疾病。少数发表的文章主要是基于小样本量，可能受普遍认为的 PSRA 的定义所影响，这些研究表明两者之间存在显著差异。尽管 ARF 主要发生在 4 ~ 9 岁儿童，但 PSRA 的发病年龄似乎具有双峰分布的特点，8 ~ 14 岁和 21 ~ 37 岁是发病高峰[118-119]。RF 症状在链球菌感染后 2 ~ 3 周开始，而 PSRA，潜伏期只有大约 10 天。PSRA 的关节炎通常是递增和对称的。膝关节和踝关节是常见受累部位，但小关节和中轴关节也可能累及。PSRA 关节炎的平均发作时间大概为 2 个月，但随后的关节痛可能持续 3 年。高达 19% 的患者关节炎在几个月间歇期后复发。与 ARF 有关的关节炎患者对水杨酸和其他 NSAIDs 的治疗反应好，而 PSAR 患者稍差[120]。

一项涉及 26 名患者的回顾性研究表明，多发肌腱炎、腱鞘炎和附着点炎是 PSRA 的常见表现，也可能是唯一的表现[120]。这一发现以及中轴受累的特点引起了大家的疑问，即目前所谓的 PSRA 确实是一组异质性疾病，其中一些特征与脊柱关节炎和其他疾病相同。类风湿关节炎的动物模型有助于我们对这种异质性的认识。在该模型中，链球菌细胞壁片段通过腹腔注射至大鼠体内，这样对生物降解有高度抗性。注射 24 ~ 48 小时内，补体依赖性急性炎症在动物的外周关节出现，同时细胞壁片段在滑膜和软骨下骨髓的血管中播散。其中有些大鼠最初的炎症消退；有的炎症持续，也有的炎症消退后复发。一些大鼠出现慢性 T 细胞依赖性侵蚀性多关节炎，认为是由巨噬细胞促进细胞壁片段降解的炎症过程所引发的。慢性关节炎症只在易感大鼠中发生，与链球菌菌株的特异性无关。值得注意的是，在无菌环境下饲养的大鼠不会发生慢性关节炎，表明链球菌细胞壁片段不会引发特异性自身免疫反应，而只是作为佐剂促进其他细菌的交叉反应性免疫过程，这种反应可能发生在胃肠道或者泌尿生殖道。在 PSRA 中，链球菌感染可能具有类似的佐剂特点，仅促进已经发生的自身免疫反应。在这种情况下，PSRA 临床表现谱将与不同个体的易感性有关。

需要解答的最重要的实际问题是，PSRA 患者患 RHD 的风险是否增加？是否需要进行二级预防？三个对 PSRA 患儿的基于超声心动图证据的研究显示，76 名患者中有 6 例出现了心脏受累。成人 PSRA 患者，在两个研究中超声心动图筛查均未出现瓣膜异常，其中一个是包含 75 例患者的前瞻性研究，他们均没有接受抗生素预防性治疗，并随访了接近 9 年[118]。由于目前关于 PSRA 的研究主要是针对美国

和西欧患者，因此该结论可能不适用于世界其他地区的人群。WHO 的 ARF 指南指出，上呼吸道链球菌感染后的关节炎患者，如果符合 Jone 标准，应该认为其患有 RF。新西兰和澳大利亚的指南则建议，PSRA 的诊断较少，高危人群中应该考虑 PSRA 可能，而对于低风险人群的 PSRA 诊断需要十分谨慎。在这些国家中，诊断为 PSRA 的患者，若发生 ARF 的风险高，应进行至少 5 年二级预防。低危人群需要治疗至少 1 年。停用抗生素前，需要进行超声心动图再次确认没有瓣膜受累。

结论

本文展现的数据表明，某些基因在 RF、RHD 和 PSRA 的发病中发挥作用。这些基因控制固有免疫和适应性免疫应答。自身免疫反应的产生是由于人体蛋白质和化脓性链球菌抗原之间存在分子模拟。M 蛋白包含两个区域，是细菌的主要抗原。N 末端区域的多态性和 A、B 区氨基酸的不同决定了细菌型的多样性。C 末端区域是保守区。N 末端的 B 区某些区域也参与自身免疫反应。感染后出现炎症因子和抗炎因子不平衡，从而导致急性和慢性炎症。此外，低数量的 Treg 细胞促进已经增加的炎症反应性，进而产生慢性疾病。

如前所述，新发 RF 和 RHD 的治疗和预防，依靠作为一级预防的苄星青霉素和其他药物。不久的将来，链球菌疫苗可能成为预防和治疗化脓性链球菌的手段。

 本章的参考文献也可以在 ExpertConsult.com 上找到。

参考文献

1. Steer AC, Law I, Matatolu L, et al: Global emm type distribution of group A streptococci: systematic review and implications for vaccine development. *Lancet Infect Dis* 9:611–616, 2009.
2. Imöhl M, Reinert RR, Ocklenburg C, et al: Epidemiology of invasive *Streptococcus pyogenes* disease in Germany during 2003-2007. *FEMS Immunol Med Microbiol* 58:389–396, 2010.
3. Chang H, Shen X, Huang G, et al: Molecular analysis of *Streptococcus pyogenes* strains isolated from Chinese children with pharyngitis. *Diagn Microbiol Infect Dis* 69:117–122, 2011.
4. Sanderson-Smith M, De Oliveira DM, Guglielmini J, et al: A systematic and functional classification of *Streptococcus pyogenes* that

serves as a new tool for molecular typing and vaccine development. *J Infect Dis* 210:1325–1338, 2014.

5. Wyber R, Graiger Gasser A, Thompson D, et al: *Tools for implementing rheumatic heart disease control programmes: 'Quick TIPS.'* Perth, Australia, 2014, World Heart Federation.

6. Carapetis JR, McDonald M, Wilson NJ: Acute rheumatic fever. *Lancet* 366:155–168, 2005.

7. Seckeler MD, Hoke TR: The worldwide epidemiology of acute rheumatic fever and rheumatic heart disease. *Clin Epidemiol* 3:67–84, 2011.

8. Tandon R: Preventing rheumatic fever: M-protein based vaccine. *Indian Heart J* 66:64–67, 2014.

9. Hermansson M, Sawaji Y, Bolton M, et al: Proteomic analysis of articular cartilage shows increased type II collagen synthesis in osteoarthritis and expression of inhibin betaA (activin A), a regulatory molecule for chondrocytes. *J Biol Chem* 279:43514–43521, 2004.

10. Feinstein AR, Spagnuolo M: The clinical patterns of acute rheumatic fever: a reappraisal. *Medicine (Baltimore)* 41:279–305, 1962.

11. Bland E, Duckett Jones T: Rheumatic fever and rheumatic heart disease; a twenty year report on 1000 patients followed since childhood. *Circulation* 4:836–843, 1951.

12. Bisno AL: The resurgence of acute rheumatic fever in the United States. *Annu Rev Med* 41:319–329, 1990.

13. Sultan FA, Moustafa SE, Tajik J, et al: Rheumatic tricuspid valve disease: an evidence-based systematic overview. *J Heart Valve Dis* 19:374–382, 2010.

14. Agozzino L, Falco A, de Vivo F, et al: Surgical pathology of the mitral valve: gross and histological study of 1288 surgically excised valves. *Int J Cardiol* 37:79–89, 1992.

15. Rashed M, Nagm M, Galal M, et al: Clinical and histopathologic study of surgically excised mitral valves in children. *Internet J Pathol* 5, 2006. Retrieved from: <http://ispub.com/IJPA/5/2/11071>.

16. Meira ZM, Goulart EM, Colosimo EA, et al: Long term follow up of rheumatic fever and predictors of severe rheumatic valvar disease in Brazilian children and adolescents. *Heart* 91:1019–1022, 2005.

17. Ministry of Health: *Communicable disease control manual*, Wellington, New Zealand, 2012, Ministry of Health.

18. Tubridy-Clark M, Carapetis JR: Subclinical carditis in rheumatic fever: a systematic review. *Int J Cardiol* 119:54–58, 2007.

19. Carapetis JR, Steer AC, Mulholland EK, et al: The global burden of group A streptococcal diseases. *Lancet Infect Dis* 5:685–694, 2005.

20. Marijon E, Ou P, Celermajer DS, et al: Echocardiographic screening for rheumatic heart disease. *Bull World Health Organ* 86:84, 2008.

21. Rheumatic fever and rheumatic heart disease: report of a WHO expert consultation. *World Health Organ Tech Rep Ser* 923:1–122, 2004.

22. Eshel G, Lahat E, Azizi E, et al: Chorea as a manifestation of rheumatic fever—a 30-year survey (1960-1990). *Eur J Pediatr* 152:645–646, 1993.

23. Ekici F, Cetin II, Cevik BS, et al: What is the outcome of rheumatic carditis in children with Sydenham's chorea? *Turk J Pediatr* 54:159–167, 2012.

24. Kirvan CA, Swedo SE, Heuser JS, et al: Mimicry and autoantibody-mediated neuronal cell signaling in Sydenham chorea. *Nat Med* 9:914–920, 2003.

25. Sokol MS, Ward PE, Tamiya H, et al: D8/17 expression on B lymphocytes in anorexia nervosa. *Am J Psychiatry* 159:1430–1432, 2002.

26. Khanna AK, Buskirk DR, Williams RC, et al: Presence of a non-HLA B cell antigen in rheumatic fever patients and their families as defined by a monoclonal antibody. *J Clin Invest* 83:1710–1716, 1989.

27. da Silva CH: Rheumatic fever: a multicenter study in the state of São Paulo. Pediatric Committee—São Paulo Pediatric Rheumatology Society. *Rev Hosp Clin Fac Med Sao Paulo* 54:85–90, 1999.

28. Hartmann B, Wagner H: Innate immunity: resistance and disease-promoting principles. In Pahnernik S, editor: *Else Kröner-Fresenius Symposia*, Basel, Switzerland, 2013, S Karger AG, pp 1–3.

29. Berdeli A, Celik HA, Ozyürek R, et al: TLR-2 gene Arg753Gln polymorphism is strongly associated with acute rheumatic fever in children. *J Mol Med (Berl)* 83:535–541, 2005.

30. Jack DL, Klein NJ, Turner MW: Mannose-binding lectin: targeting the microbial world for complement attack and opsonophagocytosis. *Immunol Rev* 180:86–99, 2001.

31. Messias Reason IJ, Schafranski MD, Jensenius JC, et al: The association between mannose-binding lectin gene polymorphism and rheumatic heart disease. *Hum Immunol* 67:991–998, 2006.

32. Ramasawmy R, Spina GS, Fae KC, et al: Association of mannose-binding lectin gene polymorphism but not of mannose-binding serine protease 2 with chronic severe aortic regurgitation of rheumatic etiology. *Clin Vaccine Immunol* 15:932–936, 2008.

33. Messias-Reason IJ, Schafranski MD, Kremsner PG, et al: Ficolin 2 (FCN2) functional polymorphisms and the risk of rheumatic fever and rheumatic heart disease. *Clin Exp Immunol* 157:395–399, 2009.

34. Hirsch E, Irikura VM, Paul SM, et al: Functions of interleukin 1 receptor antagonist in gene knockout and overproducing mice. *Proc Natl Acad Sci U S A* 93:11008–11013, 1996.

35. Maharaj B, Hammond MG, Appadoo B, et al: HLA-A, B, DR, and DQ antigens in black patients with severe chronic rheumatic heart disease. *Circulation* 76:259–261, 1987.

36. Monplaisir N, Valette I, Bach JF: HLA antigens in 88 cases of rheumatic fever observed in Martinique. *Tissue Antigens* 28:209–213, 1986.

37. Donadi EA, Smith AG, Louzada-Júnior P, et al: HLA class I and class II profiles of patients presenting with Sydenham's chorea. *J Neurol* 247:122–128, 2000.

38. Ayoub EM, Barrett DJ, Maclaren NK, et al: Association of class II human histocompatibility leukocyte antigens with rheumatic fever. *J Clin Invest* 77:2019–2026, 1986.

39. Hernández-Pacheco G, Aguilar-García J, Flores-Domínguez C, et al: MHC class II alleles in Mexican patients with rheumatic heart disease. *Int J Cardiol* 92:49–54, 2003.

40. Jhinghan B, Mehra NK, Reddy KS, et al: HLA, blood groups and secretor status in patients with established rheumatic fever and rheumatic heart disease. *Tissue Antigens* 27:172–178, 1986.

41. Ozkan M, Carin M, Sönmez G, et al: HLA antigens in Turkish race with rheumatic heart disease [see comment]. *Circulation* 87:1974–1978, 1993.

42. Anastasiou-Nana MI, Anderson JL, Carlquist JF, et al: HLA-DR typing and lymphocyte subset evaluation in rheumatic heart disease: a search for immune response factors. *Am Heart J* 112:992–997, 1986.

43. Rajapakse CN, Halim K, Al-Orainey I, et al: A genetic marker for rheumatic heart disease. *Br Heart J* 58:659–662, 1987.

44. Guilherme L, Weidebach W, Kiss MH, et al: Association of human-leukocyte class-ii antigens with rheumatic-fever or rheumatic heart-disease in a Brazilian population. *Circulation* 83:1995–1998, 1991.

45. Visentainer JE, Pereira FC, Dalalio MM, et al: Association of HLA-DR7 with rheumatic fever in the Brazilian population. *J Rheumatol* 27:1518–1520, 2000.

46. Guédez Y, Kotby A, El-Demellawy M, et al: HLA class II associations with rheumatic heart disease are more evident and consistent among clinically homogeneous patients. *Circulation* 99:2784–2790, 1999.

47. Stanevicha V, Eglite J, Sochnevs A, et al: HLA class II associations with rheumatic heart disease among clinically homogeneous patients in children in Latvia. *Arthritis Res Ther* 5:R340–R346, 2003.

48. Olmez U, Turgay M, Ozenirler S, et al: Association of HLA class I and class II antigens with rheumatic fever in a Turkish population. *Scand J Rheumatol* 22:49–52, 1993.

49. Koyanagi T, Koga Y, Nishi H, et al: DNA typing of HLA class II genes in Japanese patients with rheumatic heart disease. *J Mol Cell Cardiol* 28:1349–1353, 1996.

50. Düzgün N, Duman T, Haydardedeoğlu FE, et al: Cytotoxic T lymphocyte-associated antigen-4 polymorphism in patients with rheumatic heart disease. *Tissue Antigens* 74:539–542, 2009.

51. Settin A, Abdel-Hady H, El-Baz R, et al: Gene polymorphisms of TNF-alpha(-308), IL-10(-1082), IL-6(-174), and IL-1Ra(VNTR) related to susceptibility and severity of rheumatic heart disease. *Pediatr Cardiol* 28:363–371, 2007.

52. Azevedo PM, Bauer R, Caparbo VeF, et al: Interleukin-1 receptor antagonist gene (IL1RN) polymorphism possibly associated to severity of rheumatic carditis in a Brazilian cohort. *Cytokine* 49:109–113, 2010.

53. Hernández-Pacheco G, Flores-Domínguez C, Rodríguez-Pérez JM, et al: Tumor necrosis factor-alpha promoter polymorphisms in Mexican patients with rheumatic heart disease. *J Autoimmun* 21:59–63, 2003.

54. Sallakci N, Akcurin G, Köksoy S, et al: TNF-alpha G-308A polymorphism is associated with rheumatic fever and correlates with increased TNF-alpha production. *J Autoimmun* 25:150–154, 2005.

55. Ramasawmy R, Faé KC, Spina G, et al: Association of polymorphisms within the promoter region of the tumor necrosis factor-alpha with clinical outcomes of rheumatic fever. *Mol Immunol* 44:1873–1878, 2007.

56. Berdeli A, Tabel Y, Celik HA, et al: Lack of association between TNFalpha gene polymorphism at position -308 and risk of acute rheumatic fever in Turkish patients. *Scand J Rheumatol* 35:44–47, 2006.

57. Sabat R: IL-10 family of cytokines. *Cytokine Growth Factor Rev* 21:315–324, 2010.

58. Peterson L, Fujimani R: Molecular mimicry. In Shoenfeld Y, Gershwin M, Meroni P, editors: *Autoantibodies*, Boston, 2007, Elsevier, pp 13–19.

59. Lehmann PV, Forsthuber T, Miller A, et al: Spreading of T-cell autoimmunity to cryptic determinants of an autoantigen. *Nature* 358: 155–157, 1992.

60. Zabriskie JB, Friedman JE: The role of heart binding antibodies in rheumatic fever. *Adv Exp Med Biol* 161:457–470, 1983.

61. Kirvan CA, Swedo SE, Kurahara D, et al: Streptococcal mimicry and antibody-mediated cell signaling in the pathogenesis of Sydenham's chorea. *Autoimmunity* 39:21–29, 2006.

62. Roberts S, Kosanke S, Terrence Dunn S, et al: Pathogenic mechanisms in rheumatic carditis: focus on valvular endothelium. *J Infect Dis* 183:507–511, 2001.

63. Faé KC, Palacios SA, Nogueira LG, et al: CXCL9/Mig mediates T cells recruitment to valvular tissue lesions of chronic rheumatic heart disease patients. *Inflammation* 36:800–811, 2013.

64. Cunningham MW, McCormack JM, Fenderson PG, et al: Human and murine antibodies cross-reactive with streptococcal M protein and myosin recognize the sequence GLN-LYS-SER-LYS-GLN in M protein. *J Immunol* 143:2677–2683, 1989.

65. Guilherme L, Cunha-Neto E, Coelho V, et al: Human heart-infiltrating T-cell clones from rheumatic heart disease patients recognize both streptococcal and cardiac proteins. *Circulation* 92: 415–420, 1995.

66. Faé KC, da Silva DD, Oshiro SE, et al: Mimicry in recognition of cardiac myosin peptides by heart-intralesional T cell clones from rheumatic heart disease. *J Immunol* 176:5662–5670, 2006.

67. Ellis NM, Li Y, Hildebrand W, et al: T cell mimicry and epitope specificity of cross-reactive T cell clones from rheumatic heart disease. *J Immunol* 175:5448–5456, 2005.

68. Faé KC, Diefenbach da Silva D, Bilate AM, et al: PDIA3, HSPA5 and vimentin, proteins identified by 2-DE in the valvular tissue, are the target antigens of peripheral and heart infiltrating T cells from chronic rheumatic heart disease patients. *J Autoimmun* 31:136–141, 2008.

69. Martins CeO, Santos KS, Ferreira FM, et al: Distinct mitral valve proteomic profiles in rheumatic heart disease and myxomatous degeneration. *Clin Med Insights Cardiol* 8:79–86, 2014.

70. Kojima S, Itoh Y, Matsumoto S, et al: Membrane-type 6 matrix metalloproteinase (MT6-MMP, MMP-25) is the second glycosyl-phosphatidyl inositol (GPI)-anchored MMP. *FEBS Lett* 480:142–146, 2000.

71. Yamane H, Paul WE: Cytokines of the γ(c) family control CD4+ T cell differentiation and function. *Nat Immunol* 13:1037–1044, 2012.

72. Zheng SG: Regulatory T cells vs Th17: differentiation of Th17 versus Treg, are the mutually exclusive? *Am J Clin Exp Immunol* 2:94–106, 2013.

73. Morris K, Mohan C, Wahi PL, et al: Enhancement of IL-1, IL-2 production and IL-2 receptor generation in patients with acute rheumatic fever and active rheumatic heart disease; a prospective study. *Clin Exp Immunol* 91:429–436, 1993.

74. Narin N, Kütükçüler N, Ozyürek R, et al: Lymphocyte subsets and plasma IL-1 alpha, IL-2, and TNF-alpha concentrations in acute rheumatic fever and chronic rheumatic heart disease. *Clin Immunol Immunopathol* 77:172–176, 1995.

75. Yeğin O, Coşkun M, Ertuğ H: Cytokines in acute rheumatic fever. *Eur J Pediatr* 156:25–29, 1997.

76. Samsonov MY, Tilz GP, Pisklakov VP, et al: Serum-soluble receptors for tumor necrosis factor-alpha and interleukin-2, and neopterin in acute rheumatic fever. *Clin Immunol Immunopathol* 74:31–34, 1995.

77. Guilherme L, Cury P, Demarchi LM, et al: Rheumatic heart disease: proinflammatory cytokines play a role in the progression and maintenance of valvular lesions. *Am J Pathol* 165:1583–1591, 2004.

78. Bas HD, Baser K, Yavuz E, et al: A shift in the balance of regulatory T and T helper 17 cells in rheumatic heart disease. *J Investig Med* 62:78–83, 2014.

79. Gerber MA, Shulman ST: Rapid diagnosis of pharyngitis caused by group A streptococci. *Clin Microbiol Rev* 17:571–580, 2004.

80. Heart Foundation of New Zealand: *Group A streptococcal sore throat management guideline: 2014 update*, Auckland, New Zealand, 2014, Heart Foundation of New Zealand.

81. Shet A, Kaplan EL: Clinical use and interpretation of group A streptococcal antibody tests: a practical approach for the pediatrician or primary care physician. *Pediatr Infect Dis J* 21:420–426, quiz 427-430, 2002.

82. Wilson NJ, Voss L, Morreau J, et al: New Zealand guidelines for the diagnosis of acute rheumatic fever: small increase in the incidence of definite cases compared to the American Heart Association Jones criteria. *N Z Med J* 126:50–59, 2013.

83. Zühlke L, Mayosi BM: Echocardiographic screening for subclinical rheumatic heart disease remains a research tool pending studies of impact on prognosis. *Curr Cardiol Rep* 15:343, 2013.

84. Atatoa-Carr P, Lennon D, Wilson N, et al: Rheumatic fever diagnosis, management, and secondary prevention: a New Zealand guideline. *N Z Med J* 121:59–69, 2008.

85. RHDAustralia (ARF/RHD writing group), National Heart Foundation of Australia and the Cardiac Society of Australia and New Zealand: *The Australian guideline for prevention, diagnosis and management of acute rheumatic fever and rheumatic heart disease*, ed 2, Casuarinas NT, Australia, 2012, Menzies School of Health Research, pp 1–136.

86. Cohen M, Pocock WA, Lakier JB, et al: Four year follow-up of black schoolchildren with non-ejection systolic clicks and mitral systolic murmurs. *Am Heart J* 95:697–701, 1978.

87. Saxena A, Ramakrishnan S, Roy A, et al: Prevalence and outcome of subclinical rheumatic heart disease in India: the RHEUMATIC (Rheumatic Heart Echo Utilisation and Monitoring Actuarial Trends in Indian Children) study. *Heart* 97:2018–2022, 2011.

88. Reeves BM, Kado J, Brook M: High prevalence of rheumatic heart disease in Fiji detected by echocardiography screening. *J Paediatr Child Health* 47:473–478, 2011.

89. Reményi B, Wilson N, Steer A, et al: World Heart Federation criteria for echocardiographic diagnosis of rheumatic heart disease—an evidence-based guideline. *Nat Rev Cardiol* 9:297–309, 2012.

90. Arguedas A, Mohs E: Prevention of rheumatic fever in Costa Rica. *J Pediatr* 121:569–572, 1992.

91. Lennon DR: Acute rheumatic fever. In Feigin RD, Cherry JD, editors: *Textbook of pediatric infectious diseases*, ed 2, Philadelphia, 1996, WB Saunders, pp 371–383.

92. Rheumatic Fever Working Party of the Medical Research Council of Great Britain and the Subcommittee of Principal Investigators of the American Council on Rheumatic Fever and Congenital Heart Disease, American Heart Association: The treatment of acute rheumatic fever ill children: a cooperative clinical trial of ACTH, cortisone and aspirin. *Circulation* 11:343–377, 1955.

93. Albert DA, Harel L, Karrison T: The treatment of rheumatic carditis: a review and meta-analysis. *Medicine (Baltimore)* 74:1–12, 1995.

94. Cilliers A, Manyemba J, Adler AJ, et al: Anti-inflammatory treatment for carditis in acute rheumatic fever. *Cochrane Database Syst Rev* 6:CD003176, 2012.

95. Câmara EJ, Braga JC, Alves-Silva LS, et al: Comparison of an intravenous pulse of methylprednisolone versus oral corticosteroid in severe acute rheumatic carditis: a randomized clinical trial. *Cardiol Young* 12:119–124, 2002.

96. Akçoral A, Oran B, Tavli V, et al: Effects of high-dose intravenous methylprednisolone in children with acute rheumatic carditis. *Acta Paediatr Jpn* 38:28–31, 1996.

97. Voss LM, Wilson NJ, Neutze JM, et al: Intravenous immunoglobulin in acute rheumatic fever: a randomized controlled trial. *Circulation* 103:401–406, 2001.

98. Taran LM: Treatment of acute rheumatic fever and acute rheumatic heart disease. *Am J Med* 2:285–295, 1947.

99. Peña J, Mora E, Cardozo J, et al: Comparison of the efficacy of carbamazepine, haloperidol and valproic acid in the treatment of children with Sydenham's chorea: clinical follow-up of 18 patients. *Arq Neuropsiquiatr* 60:374–377, 2002.

100. Nishimura RA, Otto CM, Bonow RO, et al: 2014 AHA/ACC guideline for the management of patients with valvular heart disease: executive summary: a report of the American College of Cardiology/American Heart Association Task Force on Practice Guidelines. *J Am Coll Cardiol* 63:2438–2488, 2014.

101. Manyemba J, Mayosi BM: Penicillin for secondary prevention of rheumatic fever. *Cochrane Database Syst Rev* (3):CD002227, 2002.

102. Lue HC, Tseng WP, Lin GJ, et al: Clinical and epidemiological features of rheumatic fever and rheumatic heart disease in Taiwan and the Far East. *Indian Heart J* 35:139–146, 1983.

103. Kaplan EL, Berrios X, Speth J, et al: Pharmacokinetics of benzathine penicillin G: serum levels during the 28 days after intramuscular injection of 1,200,000 units. *J Pediatr* 115:146–150, 1989.

104. Lue HC, Wu MH, Wang JK, et al: Long-term outcome of patients with rheumatic fever receiving benzathine penicillin G prophylaxis every three weeks versus every four weeks. *J Pediatr* 125(5 Pt 1):812–816, 1994.

105. Berrios X, del Campo E, Guzman B, et al: Discontinuing rheumatic fever prophylaxis in selected adolescents and young adults. A prospective study. *Ann Intern Med* 118:401–406, 1993.

106. International Rheumatic Fever Study Group: Allergic reactions to long-term benzathine penicillin prophylaxis for rheumatic fever. *Lancet* 337:1308–1310, 1991.

107. Maguire GP, Carapetis JR, Walsh WF, et al: The future of acute rheumatic fever and rheumatic heart disease in Australia. *Med J Aust* 197:133–134, 2012.

108. Steer AC, Batzloff MR, Mulholland K, et al: Group A streptococcal vaccines: facts versus fantasy. *Curr Opin Infect Dis* 22:544–552, 2009.

109. McNeil SA, Halperin SA, Langley JM, et al: Safety and immunogenicity of 26-valent group a streptococcus vaccine in healthy adult volunteers. *Clin Infect Dis* 41:1114–1122, 2005.

110. Batzloff MR, Yan H, Davies MR, et al: Toward the development of an antidisease, transmission-blocking intranasal vaccine for group a streptococcus. *J Infect Dis* 192:1450–1455, 2005.

111. Brandt ER, Sriprakash KS, Hobb RI, et al: New multi-determinant strategy for a group A streptococcal vaccine designed for the Australian Aboriginal population. *Nat Med* 6:455–459, 2000.

112. Good MF, Batzloff MR, Pandey M: Strategies in the development of vaccines to prevent infections with group A streptococcus. *Hum Vaccin Immunother* 9:2393–2397, 2013.

113. Guilherme L, Faé KC, Higa F, et al: Towards a vaccine against rheumatic fever. *Clin Dev Immunol* 13:125–132, 2006.

114. Guilherme L, Alba MP, Ferreira FM, et al: Anti-group A streptococcal vaccine epitope: structure, stability, and its ability to interact with HLA class II molecules. *J Biol Chem* 286:6989–6998, 2011.

115. De Amicis KM, Freschi de Barros S, Alencar RE, et al: Analysis of the coverage capacity of the StreptInCor candidate vaccine against *Streptococcus pyogenes*. *Vaccine* 32:4104–4110, 2014.

116. Postol E, Alencar R, Higa FT, et al: StreptInCor: a candidate vaccine epitope against *S. pyogenes* infections induces protection in outbred mice. *PLoS ONE* 8:e60969, 2013.

117. Guerino MT, Postol E, Demarchi LM, et al: HLA class II transgenic mice develop a safe and long lasting immune response against StreptInCor, an anti-group A streptococcus vaccine candidate. *Vaccine* 29:8250–8256, 2011.

118. Mackie SL, Keat A: Poststreptococcal reactive arthritis: what is it and how do we know? *Rheumatology* 43:949–954, 2004.

119. Van der Helm-van Mil AH: Acute rheumatic fever and poststreptococcal reactive arthritis reconsidered. *Curr Opin Rheumatol* 22:437–442, 2010.

120. Sarakbi HA, Hammoudeh M, Kanjar I, et al: Poststreptococcal reactive arthritis and the association with tendonitis, tenosynovitis, and enthesitis. *J Clin Rheumatol* 16:3–6, 2010.

第116章

淀粉样变

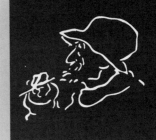

原著 Ralph C. Budd · David C. Seldin†

尚 可译 王友莲 校

关键点

淀粉样变是指聚合蛋白形成细胞外纤维沉积在人体组织中的系统性疾病，若不给予有效治疗，最终将导致器官衰竭乃至死亡。

淀粉样变患者可表现为类似于风湿病的关节症状及软组织蛋白沉积，未及时控制的风湿性疾病或慢性感染会导致继发性淀粉样变。

淀粉样变诊断需行组织活检，经刚果红染色后偏振光显微镜下可观察到绿色双折射的荧光沉积物。

合理的治疗依赖于精确的生化和免疫化学方法鉴定淀粉样物质的类型，并区别是遗传性的还是获得性的。

淀粉样变（amyloidosis）包括那些在器官和组织中出现不可溶性纤维状蛋白胞外沉积的疾病，属于日渐增多的蛋白误折叠性疾病中的一种。蛋白误折叠病包括阿尔茨海默病、其他神经变性疾病、朊病毒病、色平病（serpinopathies）、某些囊性纤维化和其他疾病。淀粉样变的共同特征是：沉积物都具有β折叠片层构象，使其具有独特的染色特性。1854年，病理学家Virchow认为，尸肝组织中发现的能与碘及硫酸发生特殊染色反应的沉积物是纤维素，而将其命名为"淀粉样物质"[1]。直到20世纪，才证实"淀粉样物质"是组织内沉积的蛋白质纤维[2]。临床病例发

现纤维状蛋白的生化特性证明的淀粉样变是一组变化多样的疾病，大多数由于重要脏器的进行性淀粉样纤维沉积而致死。已有越来越多的针对这类异常蛋白的治疗方法，对这类疾病的某些类型能够抑制淀粉样蛋白的误折叠过程。

分类和流行病学

淀粉样蛋白病根据沉积纤维中蛋白的生化特性不同而定义。这些蛋白多种多样，与初级氨基酸序列无关，因此，淀粉样变可分为系统性或局灶性，获得性或遗传性，也可以按照临床类型进行分类（表116-1）[3]。每种淀粉样蛋白病都有一个简称，由代表淀粉样变的字母A和代表蛋白纤维的生化特性的缩写组成，比如AL代表免疫球蛋白轻链来源的淀粉样变。本章仅讨论系统性淀粉样变，因为这类疾病能累及关节，易与风湿病混淆。

获得性系统性淀粉样变包括AL（免疫球蛋白轻链或原发性）、AA（反应性、继发性）以及 $A\beta_2M$（β_2微球蛋白，透析相关性）。尽管流行病学数据有限，但AL型最常见。一项基于美国国家卫生统计数据中心的研究估计，该病的发病率为4.5/10万[4]。AL多于40岁之后发病，进展迅速，多系统受累，存活期短。AA型淀粉样变较少见，在美国和欧洲慢性炎症性疾病患者中的发病率不到1%，而在土耳其和中东地区则较为常见，其发生与家族性地中海热有关[5]。随着慢性炎症和感染治疗方法的进步，AA型淀粉样

表 116-1 淀粉样变的分类

命名	纤维沉积物成分	系统性（S）或局灶性（L）	临床综合征
AL	免疫球蛋白轻链（κ 或 λ）	S, L	原发性；骨髓瘤相关性；系统性或局限于皮肤、淋巴结、膀胱、支气管
AA	淀粉样 A 蛋白	S	继发性；反应性；家族性地中海热
Aβ₂M	β₂- 微球蛋白	S	长期透析或非卧床透析
ATTR	甲状腺素转运蛋白（106 种家族性变异），老年性系统性淀粉样变中的原型 TTR	S	ATTRm：家族性淀粉样多神经病和（或）心肌病；ATTRwt：老年性系统性或年龄相关性淀粉样变
AApoA	载脂蛋白 A-Ⅰ（16 种家族性变异）或载脂蛋白 A-Ⅱ（4 种家族性）	S	家族性多神经病变和肾病
AGel	凝溶胶蛋白（187 位天冬酰胺变异和 187 位酪氨酸变异）	S	家族性多神经病变伴网格状角膜营养不良，脑神经病变，肾病
AFib	纤维蛋白原 Aα（9 种家族性变异）	S	家族性淀粉样变伴肾病
ALys	溶菌酶（5 种家族性变异）	S	家族性淀粉样变伴肾病
Aβ	淀粉样 β 蛋白	L	阿尔茨海默病；Down 综合征；脑血管淀粉样变（荷兰型）
ACys	半胱氨酸蛋白酶抑制剂 C（N 端缺失突变和 68 位谷氨酰胺突变）	S	脑血管淀粉样变（冰岛型）
AIAPP	胰岛淀粉样多肽	L	2 型糖尿病；胰岛素瘤
ACal	降钙素	L	甲状腺髓样癌
AANF	心房利钠因子	L	心房淀粉样变，局灶性

变很少出现遗传性周期性发热症状，或者与促炎因子产生有关的血液疾病如卡斯特莱曼病，诊断检查包括基因检测和成像技术来筛选[6]，该病变化多样，常发生于某种潜在的炎症性疾病发生后 1 年内或多年之后，通常与原发病炎症程度有关。AA 型是唯一一种发生在儿童的淀粉样变，例如患有幼年特发性关节炎的儿童[7]。Aβ₂M 淀粉样变是一种发生于一些长期透析患者的慢性风湿性并发症，与滑膜组织高浓度的 β₂ 微球蛋白有关[8]。

遗传性淀粉样变是罕见的常染色体显性遗传疾病，从中年开始出现变异的血浆蛋白形成的淀粉样沉积物[9]。最常见的类型是由变异的甲状腺素转运蛋白（TTR）所致，其变异体高达 100 种之多[10]。其中，122 位异亮氨酸置换缬氨酸（V122I）的变异体可能见于 4% 的黑种人，且与迟发性心脏淀粉样变有关。在年龄超过 65 岁的非洲裔美国人的大型队列研究中，携带 V122I 基因的人群，其充血性心力衰竭和死亡的发生率要高于年龄、性别和种族配对的对照人群[11]。在淀粉样变性转诊人群中，60 岁以上的非洲裔美国人罹患淀粉样心肌病的概率在由 TRR V122I 突变导致的 TTR 淀粉样变性（ATTR）中是常见的淀粉样变性 AL 型的两倍[12]。即使是野生型的 TTR，也能在老年人中形成纤维物质，主要侵犯心脏[13]。以前称为"老年性系统性淀粉样变"，最近对该术语进行修订，以区分由突变等位基因遗传的家族形式（ATTRm）和由野生型蛋白聚集形成的年龄相关形式（ATTRwt）淀粉样变。

淀粉样纤维形成的病理学和发病机制

病理学特征

淀粉样沉积物在 AL 型淀粉样变中分布广泛，存在于各器官的细胞外间隙和血管中。AA 型淀粉样变的沉积物多分布在肾、肝和脾中，但疾病晚期亦可出现广泛沉积。$A\beta_2M$ 型淀粉样变的蛋白多沉积在滑膜、软骨以及骨组织中，偶尔沉积在内脏组织。ATTR 型淀粉样变常累及神经系统、心脏和甲状腺，少见于其他组织。

所有淀粉样蛋白沉积物经刚果红染色后在偏振光显微镜下可观察到特殊的绿色双折光现象 [14]，常规的苏木精和伊红染色也能够识别淀粉样蛋白沉积物。在电镜下，淀粉样纤维宽 8 ~ 10 nm，长度不等，由宽 2.5 ~ 3.5 nm 的微丝纤维沿长轴缓慢缠绕 [15]。常规的免疫组化染色能够对淀粉样蛋白沉积物进行分型，但是由于血清中存在非淀粉样蛋白，常会出现假阳性 [16]。免疫电镜则能够提供更精确的免疫学鉴定，还可以用质谱蛋白质组学对提取出来的纤维蛋白成分进行分析 [16-17]。

淀粉样纤维形成的机制

纤维物质形成的确切机制尚未阐明，且不同类型的淀粉样变可能存在不同的机制 [18]。但研究提示可能存在某种共同潜在的机制，包括一种局部未折叠的中间态蛋白形成了多聚体，然后再形成更规则的聚合物。促进纤维形成的因素包括：变异的或不稳定的蛋白结构、蛋白前体广泛的 β 折叠构象、前体蛋白的蛋白酶解加工、血清及胞外基质成分（如血清淀粉样蛋白 P 成分、淀粉样物质增强因子、载脂蛋白 E 或氨基葡聚糖）以及组织部位的特殊物理性质，如pH 等。

AL 型淀粉样变是骨髓单克隆浆细胞过度增生所致的浆细胞病，可单独发生或与多发性骨髓瘤并发。已证实这些浆细胞病的细胞遗传学改变相似，提示它们可能具有共同的分子机制 [19-20]。通过双向电泳技术和质谱分析显示，淀粉样纤维沉积物是由一个23 kD 的完整单克隆免疫球蛋白轻链和 C 端片断组成 [16]。虽然在淀粉样纤维中，已经鉴定了所有的 κ和 λ 轻链的亚型，但是 λ 亚型蛋白占主体，且 6 型 λ蛋白似乎具有某些特殊的结构特点，使其更易形成纤维物质 [21]，尤其是在肾中 [22]。AL 型淀粉样变通常是一种快速进展的疾病，伴随多部位淀粉样蛋白沉积。

AA 型淀粉样变是严重的长期性炎症性疾病的并发症之一，如慢性炎症性疾病或感染。AA 型淀粉样蛋白纤维由 76 个氨基酸的氨基末端部分即血清淀粉样蛋白 A（SAA）组成的 8 kD 片段，是 12 kD 血清淀粉样蛋白 A 的前体 [23]。SAA 蛋白是由 SAA 基因家族编码的一类多态性蛋白，属于急性期载体蛋白，在肝合成，由高密度脂蛋白 HDL3 在血浆中运输 [24]。尽管感染能够更快地促进 AA 样蛋白沉积，但引起体内 SAA 升高的炎症性疾病常早于蛋白纤维形成，并已持续数年。能够加快 AA 型淀粉样蛋白纤维的形成的因素包括：脾中高浓度的淀粉样物质增强因子（可能是 SAA 的早期聚集体或沉积物），基底膜硫酸肝素蛋白聚糖，以及 AA 蛋白或异源性蛋白纤维的种植 [25-26]。

与 β_2 微球蛋白纤维形成相关的因素尚在研究当中。长期透析患者中 $A\beta_2M$ 淀粉样变性的高发生率使淀粉样变异的 β_2 微球蛋白分子致病受到了质疑。透析膜的通透性可能与之有关，因为 β_2 微球蛋白分子量为 11.8 kD，高于标准通透膜孔径大小。有假说认为，透析膜可能具有生物不相容性，能够介导炎症介质的产生，从而刺激 β_2 微球蛋白产生，导致纤维物质的形成 [27]。

在 ATTR（也称为家族性淀粉样多神经病）和其他类型的家族性淀粉样变中，某些血清大分子蛋白基因的遗传性突变或多态性能够导致淀粉样蛋白变体的产生。TTR 中蛋白纤维形成过程的研究最为透彻，变异的 TTR 分子较容易从稳定的四聚体结构中分离而形成伸展状态，从而发生错误折叠、多聚化并最终形成蛋白纤维沉积 [28]。年龄的作用让人倍感兴趣，因为具有变异蛋白的患者尽管终身携带这些异常蛋白，但直到中年或之后才会发病 [29]。年龄相关触发因素的进一步证据是老年性淀粉样变，该病由正常的TTR 来源的纤维物质沉积造成，只发生于老年人 [13]。

诊断

组织活检显示淀粉样纤维物质为诊断淀粉样变的必需条件（图 116-1）。创伤性最小的活检方式是腹部脂肪针吸，在 AL 或 ATTR 淀粉样变中阳性率为 80% ~ 90%，在 AA 淀粉样变中阳性率为60% ~ 70% [30-31]。该操作在局麻后简单易行且不易发生感染和出血等并发症（图 116-2）。若针吸结果为阴性而临床又高度可疑，可以实施更具侵袭性的组织活检术。尽管推荐行临床受累器官的组织活检，但对系统性淀粉样变患者来说，任何组织的活检都可能

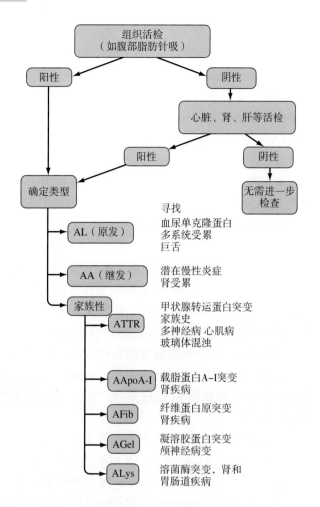

图 116-1 淀粉样变的诊断及分型流程图

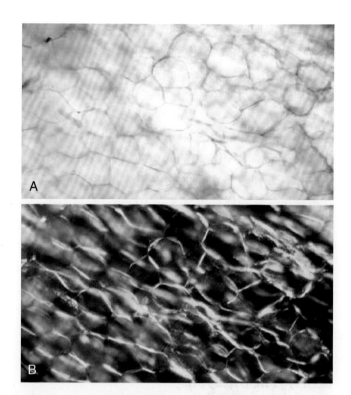

图 116-2 皮下脂肪针吸后刚果红染色光镜下观察（A）和偏振光显微镜观察（B）（×200）。脂肪细胞壁和周边结缔组织染色和双折射现象明显

呈阳性。在一组有 100 名 AL 型淀粉样变患者的研究中，来源于肾、心脏和肝的 249 份组织标本的阳性结果占 85%[32]。一旦确诊为淀粉样变，应对整体病情进行详细评估，临床表现、受累的组织器官、潜在疾病以及家族史均可能提供疾病分型线索。

对异常增殖的浆细胞进行鉴定能够区分 AL 与其他类型淀粉样变（图 116-3）。通过免疫固定电泳法可检测出 90% 以上的患者血清或尿液中含有的单克隆免疫球蛋白及游离型轻链，通过比浊法也可检测出轻链[33-34]。另外，通过免疫组化染色常可发现骨髓中单克隆浆细胞比例增加（图 116-4）[35]。但是单靠血浆中的单克隆蛋白并不能诊断淀粉样变，因为原因不明的单克隆丙种球蛋白病在老年人十分常见。但是对活检证实淀粉样变的患者出现"不明原因的单克隆丙种球蛋白"，应高度怀疑有 AL 型淀粉样变。应由技术成熟且能够进行合适对照的实验室进行免疫组化

染色后在光镜和电镜下观察。最可靠的办法是运用质谱技术对组织提取的小量蛋白纤维沉积物进行微序列测定和组分分析[16-17]。有肾淀粉样变和慢性炎症或感染的患者应怀疑 AA 型淀粉样变。AL 和 ATTR 型淀粉样变应予以排除。必须通过免疫组化染色发现 AA 蛋白以确诊 AA 型淀粉样变。

未发生浆细胞异常增殖或 AA 型淀粉样变的患者需排除家族型淀粉样变。虽然该病为显性遗传，但可能因尚未至发病年龄而无明显的家族史；同样，也有部分患者新发基因突变。可通过等电聚焦电泳的方法检测变异的 TTR 蛋白（图 116-5）[36]。若发现异常，则应行基因检测以确定 TTR 基因突变。当筛查实验不能鉴定纤维蛋白时，应行基因检测。聚合酶链反应（PCR）测序技术能够检测异常纤维蛋白原、载脂蛋白及突变的 TTR 蛋白[37]。

在孤立的肾淀粉样变患者的肾小球、肾血管、肾间质中，发现一种新型的肾淀粉样蛋白 - 白细胞趋化因子 2（LECT2），在其他更常见的淀粉样变中是阴性的患者需要排外这类病变[38]。

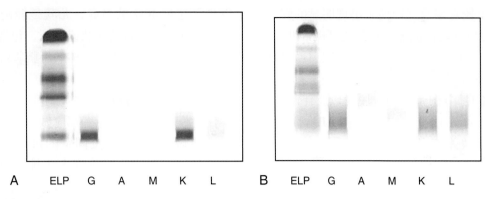

图 116-3 **A**. 治疗前血清固定电泳显示 IgG κ 单克隆蛋白条带。**B**. 治疗后血清固定电泳未显示单克隆蛋白条带。A,IgA；K,κ 链；L，λ 链；M，IgM

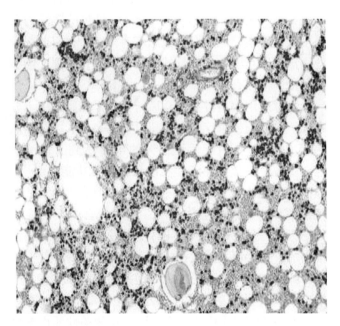

图 116-4 骨髓活检标本用抗 λ 轻链抗体染色后显示浆细胞和血管周围淀粉样沉积物（×400）

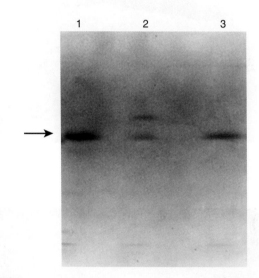

图 116-5 一名 ATTR 患者（第 2 泳道）血清等电聚焦电泳显示变异型 TTR 蛋白和野生型 TTR 蛋白（箭头所指），而正常人（第 1、3 泳道）显示野生型的单个条带

系统性淀粉样变的临床特征和治疗

AL 型淀粉样变

　　AL 型淀粉样变常发生于中老年人，但也有 31 ～ 49 岁起病的患者。常有多个器官系统累及，表现为主要受累器官的临床特征[39-40]。首发表现多为疲乏和体重下降，但特定器官受累症状出现之前极少能够作出诊断。

　　肾最常受累；肾淀粉样变表现为蛋白尿，有时因大量蛋白尿而出现水肿和低白蛋白血症。轻度肾功能不全比较常见，但快速进展的肾衰竭少见。心脏的受累多表现为充血性心力衰竭[41]。心电图可能显示类似心肌梗死的低电压。超声心动图常表现为心室向心性增厚，射血分数正常或轻度下降。神经系统表现包括外周感觉神经病变、腕管综合征和伴有胃肠运动异常（早饱、腹泻、便秘）的自主神经功能障碍和直立性低血压。巨舌症是 AL 型淀粉样变的典型表现，见于 10% 的患者（图 116-6）。肝大常伴有轻度胆管淤积性肝功能异常，但是肝功能衰竭则不常见，即使是

肝大严重时。脾较常累及，即使未出现明显的脾大，也可能出现功能性脾功能减退。皮肤的瘀斑常见，尤其是眼睛周围，表现为"熊猫眼"征，常自行发生或由微小创伤诱发（图 116-7）。其他的临床表现还包括"指甲营养不良"（图 116-8）、脱发以及伴滑膜增厚的淀粉样关节病。我们曾对 200 多例 AL 型淀粉样变患者的软组织和关节症状进行分析总结[42]，结果

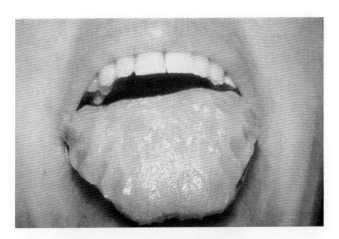

图 116-6　AL 型淀粉样变患者的巨舌

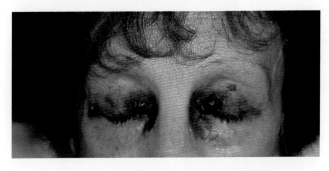

图 116-7　AL 型淀粉样变患者的眶周淤斑

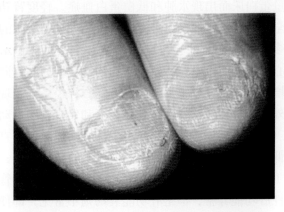

图 116-8　AL 型淀粉样变患者的指甲营养不良

发现，超过 40% 的患者，尤其是轻链蛋白沉积的患者，出现了风湿病的症状或体征，包括关节病、皮下组织沉积、肌假肥大、腺体病、腕管综合征、颌下腺肿大及巨舌。

对 AL 型淀粉样变的及时诊断至关重要。出现上述任何临床综合征的患者都应做淀粉样沉积和浆细胞疾病的筛查。未经免疫固定的血清或尿蛋白电泳的敏感性差，单凭这些检测无法排除或诊断 AL 型淀粉样变。

多系统广泛受累是 AL 型淀粉样变的典型特征，诊断后未经治疗患者的中位生存期仅为 1 年。目前治疗采用多发性骨髓瘤的化疗方法，靶点是骨髓中的单克隆浆细胞（表 116-2）。口服美法仑（melphalan）和泼尼松（prednisone）是治疗 AL 型淀粉样变的第一个尝试方案，但仅有少数患者有效[32,43]。目前很少使用该方案是因为大剂量的地塞米松代替泼尼松能够显著提高治疗有效率[44]。

静脉应用大剂量美法仑后行自体干细胞移植十分有效。在波士顿医疗中心，超过 500 名患者接受了该治疗方案，1 年治疗后评估大约 40% 达到了血液学完全缓解，大部分患者症状改善，器官功能稳定[45]。经治患者的中位生存期超过 4.5 年并且持久存活[46]。其他医疗中心结果类似[47-49]。然而器官受损的淀粉样变患者因过度积极治疗导致了并发症发生率和死亡率增加，死亡相关因素包括：心肌淀粉样变、营养状况、肺功能下降及淀粉样病变相关的出血性疾病。比较口服与静脉注射（IV）美法仑化疗联合干细胞移植的唯一的随机多中心研究因为治疗相关性死亡率太高而无法证实大剂量使用的益处[50]。在有经验的医疗中心，这仍被视为低风险患者的一线治疗，但是年龄[51]和肾衰竭[52]并不是患者接受这种治疗的禁忌，心脏生物学标志物被用于高剂量治疗的风险分层[53]。

在心肌淀粉样变导致心功能严重受损或心律失常的患者，未经治疗的中位生存期仅 6 个月左右，且干细胞动员和高剂量化疗与高死亡率相关。这类患者接受原位心脏移植后，给予静脉美法仑和干细胞抢救性治疗可以阻止心脏或其他器官的纤维沉积[54]。

能够有效降低多发性骨髓瘤浆细胞的新药已正式用于治疗 AL 型淀粉样变，这些药物包括如影响骨髓微环境的免疫调节剂来那度胺———一种沙利度胺的衍生物[55-57]，以及对浆细胞特别敏感的蛋白酶体抑制剂硼替佐米[58-60]，这些药物通常用于烷基化化疗失

表 116-2　淀粉样变的主要治疗决策

AL 淀粉样变

静脉应用美法仑联合自体干细胞急救

- 粒细胞集落刺激因子动员外周血造血干细胞
- 静脉应用美法仑，140 ～ 200 mg/m²
- 自体干细胞再输注

周期性口服美法仑和地塞米松

- 美法仑，0.22 mg/ (kg·d) ×4 天
- 地塞米松，20 ～ 40 mg/d×4 天，或每周一次
- 每 4 周重复

免疫调节剂（例如，包括沙利度胺、来那度胺和波马度胺）

- 口服来那度胺，5 ～ 15 mg/d×21 天
- 地塞米松，20 ～ 40 mg/w
- 每 4 周重复

蛋白酶抑制剂（例如，包括硼替佐米、依沙唑米布和卡非唑米布。）

- 静脉注射硼替佐米，1.6 mg/m² 每周 1 次 ×4
- 地塞米松，20 ～ 40 mg/w×4
- 每 5 周重复

AA 型淀粉样变

积极治疗潜在的炎症性疾病

内科或外科处理潜在感染

秋水仙碱，1.2 ～ 1.8 mg/d 治疗家族性地中海热继发淀粉样变

抗纤维药，eprodisate（尚在研究中）

ATTR 淀粉样变

原位肝移植

转甲状腺素稳定剂：二氟尼柳和塔法米迪

基于 RNA 的治疗：siRNA 和反义 RNA（尚在研究中）

败的患者。目前有临床试验正在验证这些新的药物与烷基化剂联合运用于移植前的诱导治疗和后续的维持治疗。硼替佐米每周 1 次比每周 2 次更能减少外周神经病发生，也更安全。新型治疗方法以淀粉样纤维蛋白或附属结合蛋白为靶点。比如，在模型实验中偶然发现蒽环类衍生物 4'- 碘代 -4'- 脱氧多索鲁比辛（IDOX）能够促进淀粉样蛋白沉积物的重吸收，但临床试验未能显示任何临床获益 [61]。有一种名为 CPHPC{R-1- [6- [R-2-carboxy-pyrrolidin-1-yl] - 6-oxo-hexanoyl] pyrrolidine-2-carboxylic acid} 的药物

能够与动物模型血清淀粉样 P 蛋白结合并加速其从循环和淀粉样蛋白纤维中清除 [62]。添加抗 SAP 抗体似乎进一步加速清除率 [63]，但到目前为止，相关临床试验没有显示出明显的临床效益。针对淀粉样蛋白的抗体本身也在临床前和临床过程中作为潜在有效的染色和治疗药物，正在进行一种人源化单克隆抗体 NEOD001，早期临床试验（爱尔兰都柏林普罗瑟纳公司）专门针对淀粉样变性中积累的淀粉样蛋白。

建议对所有类型淀粉样变的患者进行支持治疗（表 116-3）。有时，支持治疗可以挽救生命（例如心脏或肾移植、肾透析、心脏起搏器和营养支持）。洋地黄、钙通道阻滞剂和 β- 阻滞剂是相对禁忌，因为治疗剂量可导致毒性作用。

AA 型淀粉样变

AA 型淀粉样变可以发生于任何年龄。其主要临床表现是蛋白尿和（或）肾功能不全 [5]。来自芬兰的一项研究表明，AA 型淀粉样变是类风湿关节炎患者发生肾病综合征的最主要原因 [64]。随着该病的进程发展，常常伴有肝脾大及自主性神经病变等症状，但是心肌病变少见。伴有慢性炎症的淀粉样变患者病程进展缓慢，生存期多超过 10 年，尤其是晚期肾病接受治疗的患者。但是，未治疗的感染（比如骨髓炎、结核和麻风）造成的淀粉样变进展迅速，可经有效的内科或外科治疗后缓解。

AA 型淀粉样变的最主要的治疗方法是控制潜在的炎症和感染性疾病。抑制或清除炎症和感染的治疗能够降低血清淀粉样蛋白 A（SAA）。秋水仙碱（1.2 ～ 1.8 mg/d）适用于治疗家族型地中海热，但对于其他病因所引起的 AA 型淀粉样变及其他类型淀粉样变则没有显著效果。一项多中心临床试验结果表明，新的抗淀粉样变药物依罗沙特能够显著减轻 AA 型淀粉样变患者肾功能衰退的程度 [65]，目前正在进行 FDA 要求的第二个多中心临床试验。依罗沙特能够干扰 AA 淀粉样蛋白与氨基葡聚糖之间的相互作用，从而阻止纤维物质的形成和沉积。

Aβ₂M 型淀粉样变

Aβ₂M 型淀粉样变可有数种不同的风湿病表现，包括腕管综合征、持续性关节积液、脊柱关节炎以

表 116-3 各型淀粉样变的支持疗法

器官系统	症状	治疗选择
心脏	充血性心力衰竭	限盐 1 ~ 2 g/d
		利尿剂：呋塞米、螺内酯和美托拉宗
	心律失常	起搏器
		自动植入式心脏除颤器
		抗心律失常药
肾	肾病综合征	限盐 1 ~ 2 g/d
		弹性长袜和腿部抬高
		维持膳食蛋白质
		血管紧张素转换酶抑制剂，如果血压允许的话
	肾衰竭	透析（长期非卧床腹膜透析或血液透析）
自主神经	直立性低血压	米多君
		根据水肿情况增加食盐或添加氟氢可的松
		弹力袜
	胃弛缓或肠梗阻	少量多餐（6 次 / 日），低脂肪
		口服营养补充剂
		肠造瘘营养管支持
		肠外营养
胃肠道	腹泻	低脂肪饮食（≤ 40 g）
		车前子亲水胶浆（Metamucil）
		盐酸洛哌胺（Imodium）
		阿片酊
		肠外营养
	巨舌	软食
		部分舌切除术（很少有效）
外周神经	感觉神经病变	避免外伤
		加巴喷丁（神经肽），100 ~ 300 mg，每日 3 次
		阿米替林，睡前 25 ~ 50 mg
		普瑞巴林，50 ~ 100 mg，每天 3 次
	运动神经病变	足部下垂应用踝足矫形器
		理疗
血液系统	皮内出血	避免外伤，抗血小板药
	凝血因子 X 缺乏	补充凝血因子（重组凝血因子 Ⅶa、浓缩凝血酶原复合物）
		若有脾大，可考虑脾切除

及囊性骨损伤。腕管综合征多为首发症状。透析超过 12 年的患者有 50% 可能发生持续性关节积液并伴有轻度不适。往往累及双侧，且常为大关节（如肩、膝、腕和髋等）受累。关节液为非炎症性，经刚果红染色可见 β_2 微球蛋白形成的淀粉样沉积物。脊柱关节炎可出现椎间盘破坏性损伤和椎旁侵蚀，与 β_2 微球蛋白形成的淀粉样沉积物有关。而囊性骨损伤有时可引起病理性骨折，可发生在股骨头、髋臼、肱骨、胫骨平台、椎体和腕骨。内脏的 β_2 微球蛋白淀粉样沉积虽然比较少见，但有时可发生在胃肠道、心脏、肌腱以及臀部的皮下组织。

Aβ_2M 型淀粉样变的治疗较为困难，因为 11 kD 的 β_2 微球蛋白分子量太大，难以通过透析膜。据研究推测，铜能够促进 Aβ_2M 型纤维物质的形成[66]，与之相符的是无铜透析似乎能够降低该病的发病率。接受持续非卧床腹膜透析的患者其血浆 β_2 微球蛋白水平低于血透患者，且发展慢。透析超过 15 年的患者关节症状很常见，几乎达到 100%。Aβ_2M 型淀粉样变患者接受肾移植后症状可改善。

ATTR 家族性淀粉样变

ATTR 淀粉样变的临床特征与 AL 型淀粉样变的临床特征非常相似，所以单从临床症状上很难进行区分。家族史可提示 ATTR 淀粉样变可能，但很多病例似乎是散发的新型突变。家族性发病者发病年龄大致相同，症状多为神经病变、心肌病变或二者兼有。外周神经病变多始于下肢感觉和运动神经病变，并向上肢发展。自主神经病变表现为胃肠道症状（腹泻伴有体重减轻）和直立性低血压。ATTR 淀粉样变可出现类似 AL 型淀粉样变的心肌病变和传导系统缺陷，但心衰少见，且预后较好[67]。淀粉样沉积物导致的玻璃体浑浊也是 ATTR 淀粉样变的表现。

TTR V122I 突变是非洲裔美国人常见的等位基因类型，似乎与心肌病变相关。群体统计数据表明，患淀粉样变的非洲裔美国人中有 25% 具有该 TTR 突变[11-12]。该病易被漏诊，因为内科医生对该病缺乏了解，且不经心肌心内膜活检术很难将其与高血压性心肌病区分开。

ATTR 淀粉样变未经治疗其生存期为发病后5～15 年。原位肝移植能够去除突变体 TTR 的产生来源，并产生正常的 TTR，是 ATTR 淀粉样变最主要的治疗方法[68-69]。肝移植能够阻止该病的进展，并部分改善自主神经及外周神经病变[70]。但肝移植并不能改善心肌病变，甚至可使某些患者病情恶化[71]。良好的长期预后取决于在病程早期进行移植[72]。

正在进行两个国际多中心随机安慰剂对照临床试验以测试水杨酸衍生物 NSAID 药物二氟尼柳和类似物塔法米迪治疗 ATTRm 多发性神经病的疗效，实验室研究表明，这些药物稳定了正常循环的 TTR 四聚体，预防了 ATTRm 多发性神经病的发生，防止离解成单体、错误折叠和聚集[73]。二氟尼柳已被用于各种 TTR 突变的患者，并进行了 2 年的试验，达到了其主要终点，延缓了神经损伤的进展，并维持了生活质量[74]。塔法米迪，仅在有 V30M ATTRm 的患者身上进行了短期试验，也显示了一些益处[75]。这些药物目前正在测试 ATTR 心肌病患者的疗效，包括由野生型蛋白引起的。ATTRm 也是用小干扰 RNA 疗法与反义寡核苷酸进行研究的第一种疾病，其中前者由马萨诸塞州剑桥市 Alnylam 制药公司赞助，后者由加利福尼亚州卡尔斯巴德市电离制药公司开发。将来，患者可能会使用，既能下调肝脏中 TTR 蛋白的表达，又能稳定血液循环中残留的 TTR 蛋白的复方药物来进行治疗。

结论

及时、准确地诊断淀粉样变至关重要，因为某些类型的淀粉样变是可治疗的，或相关治疗手段正在进行临床试验。淀粉样变的治疗开始于识别临床淀粉样蛋白综合征，然后获取合适的组织活检标本以及脂肪抽取物确定组织纤维类型，接下来的首要任务是确定是否为相关的浆细胞疾病，因为 AL 是进展最快速的进行性系统性的淀粉样变，在心、肾或肝功能衰竭发生之前就要进行治疗，明确鉴定淀粉样前体蛋白对合理的治疗至关重要，淀粉样疾病转诊中心能够提供专业的诊断技术和临床试验。了解淀粉样蛋白的生物物理特性和组织损伤机制必将能够推进更特异而毒性更低的抗淀粉病变药物的发展。

本章的参考文献也可以在 ExpertConsult.com 上找到。

参考文献

1. Virchow VR: Ueber einem Gehirn and Rueckenmark des Menchen auf gefundene Substanz mit chemischen reaction der Cellulose. *Virchows Arch Pathol Anat* 6:135–138, 1854.
2. Cohen AS, Calkins E: Electron microscopic observations on a fibrous component in amyloid of diverse origins. *Nature* 183:1202–1203, 1959.
3. Westermark P, Benson MD, Buxbaum JN, et al: Amyloid: towards terminology clarification. Report from the Nomenclature Committee of the International Society of Amyloidosis. *Amyloid J Protein Folding Disorders* 12:1–4, 2005.
4. Simms RW, Prout MN, Cohen AS: The epidemiology of AL and AA amyloidosis. *Baillieres Clin Rheumatol* 8:627–634, 1994.
5. Livneh A, Langevitz P, Shinar Y, et al: MEFV mutation analysis in patients suffering from amyloidosis of familial Mediterranean fever. *Amyloid* 6:1–6, 1999.
6. Girnius S, Dember L, Doros G, et al: The changing face of AA amyloidosis: a single center experience. *Amyloid* 18(Suppl 1):221–223, 2011.
7. David J, Vouyiouka O, Ansell BM, et al: Amyloidosis in juvenile chronic arthritis: a morbidity and mortality study. *Clin Exp Rheumatol* 11:85–90, 1993.
8. Drueke TB: Beta 2-microglobulin and amyloidosis. *Nephrol Dial Transplant* 15(Suppl 1):17–24, 2000.
9. Benson MD, Kincaid JC: The molecular biology and clinical features of amyloid neuropathy. *Muscle Nerve* 36:411–423, 2007.
10. Connors LH, Lim A, Prokaeva T, et al: Tabulation of human transthyretin (TTR) variants, 2003. *Amyloid J Protein Folding Disorders* 10:160–184, 2003.
11. Connors LH, Prokaeva T, Lim A, et al: Cardiac amyloidosis in African Americans: comparison of clinical and laboratory features of transthyretin V122I amyloidosis and immunoglobulin light chain amyloidosis. *Am Heart J* 158:607–614, 2009.
12. Buxbaum J, Alexander A, Kaziol J, et al: Significance of the amyloidogenic transthyretin Val 122 Ile allele in African Americans in the Arteriosclerosis Risk in Communities (ARIC) and Cardiovascular Health (CHS) studies. *Am Heart J* 159:864–870, 2010.
13. Ng B, Connors LH, Davidoff R, et al: Senile systemic amyloidosis presenting with heart failure: a comparison with light chain-associated amyloidosis. *Arch Intern Med* 165:1425–1429, 2005.
14. Bennhold H: Eine spezifische Amyloidfarbung mit Kongorot. *Munch Med Wochenschr* 69:1537–1538, 1922.
15. Shirahama T, Cohen AS: High-resolution electron microscopic analysis of the amyloid fibril. *J Cell Biol* 33:679–708, 1967.
16. Lavatelli F, Perlman DH, Spencer B, et al: Amyloidogenic and associated proteins in systemic amyloidosis proteome of adipose tissue. *Mol Cell Proteomics* 7:1570–1583, 2008.
17. Vrana JA, Gamez JD, Madden BJ, et al: Classification of amyloidosis by laser microdissection and mass spectrometry-based proteomic analysis in clinical biopsy specimens. *Blood* 114:4957–4959, 2009.
18. Merlini G, Bellotti V: Molecular mechanisms of amyloidosis. *N Engl J Med* 349:583–596, 2003.
19. Hayman SR, Bailey RJ, Jalal SM, et al: Translocations involving the immunoglobulin heavy-chain locus are possibly early genetic events in patients with primary systemic amyloidosis. *Blood* 98:2266–2268, 2001.
20. Perfetti V, Coluccia AM, Intini D, et al: Translocation T(4;14) (p16.3;q32) is a recurrent genetic lesion in primary amyloidosis. *Am J Pathol* 158:1599–1603, 2001.
21. Solomon A, Frangione B, Franklin EC: Bence Jones proteins and light chains of immunoglobulins: preferential association of the V lambda VI subgroup of human light chains with amyloidosis AL (lambda). *J Clin Invest* 70:453–460, 1982.
22. Teng J, Russell WJ, Gu X, et al: Different types of glomerulopathic light chains interact with mesangial cells using a common receptor but exhibit different intracellular trafficking patterns. *Lab Invest* 84:440–451, 2004.
23. Husby G, Marhung G, Dowton B, et al: Serum amyloid A (SAA): biochemistry, genetics, and the pathogenesis of AA amyloidosis. *Amyloid Int J Exp Clin Invest* 1:119–137, 1994.
24. Kluve-Beckerman B, Dwulet FE, Benson MD: Human serum amyloid A. *J Clin Invest* 82:1670–1675, 1988.
25. Johan K, Westermark G, Engstrom U, et al: Acceleration of amyloid protein A amyloidosis by amyloid-like synthetic fibrils. *Proc Natl Acad Sci U S A* 95:2558–2563, 1998.
26. Kluve-Beckerman B, Manaloor J, Liepnieks J: A pulse-chase study tracking the conversion of macrophage-endocytosed serum amyloid A into extracellular amyloid. *Arthritis Rheum* 46:1905–1913, 2002.
27. Zingraff J, Drueke T: Beta2-microglobulin amyloidosis: past and future. *Artif Organs* 22:581–584, 1998.
28. Hammarstrom P, Wiseman RL, Powers ET, et al: Prevention of transthyretin amyloid disease by changing protein misfolding energetics. *Science* 299:713–716, 2003.
29. Suhr OE, Svendsen IH, Ohlsson P, et al: Impact of age and amyloidosis on thiol conjugation of transthyretin in hereditary transthyretin amyloidosis. *Amyloid Int J Exp Clin Invest* 6:187–191, 1999.
30. Libbey CA, Skinner M, Cohen AS: Use of abdominal fat tissue aspirate in the diagnosis of systemic amyloidosis. *Arch Intern Med* 143:1549–1552, 1983.
31. Duston MA, Skinner M, Shirahama T, et al: Diagnosis of amyloidosis by abdominal fat aspiration: analysis of four years' experience. *Am J Med* 82:412–414, 1987.
32. Skinner M, Anderson J, Simms R, et al: Treatment of 100 patients with primary amyloidosis: a randomized trial of melphalan, prednisone, and colchicine versus colchicine only. *Am J Med* 100:290–298, 1996.
33. Abraham RS, Clark RJ, Bryant SC, et al: Correlation of serum immunoglobulin free light chain quantification with urinary Bence Jones protein in light chain myeloma. *Clin Chem* 48:655–657, 2002.
34. Akar H, Seldin DC, Magnani B, et al: Quantitative serum free light-chain assay in the diagnostic evaluation of AL amyloidosis. *Amyloid J Protein Folding Disorders* 12:210–215, 2005.
35. Swan N, Skinner M, O'Hara C: Bone marrow core biopsy specimens in AL (primary) amyloidosis: a morphologic and immunohistochemical study of 100 cases. *Am J Clin Pathol* 120:610–616, 2003.
36. Connors LH, Ericsson T, Skare J, et al: A simple screening test for variant transthyretins associated with familial transthyretin amyloidosis using isoelectric focusing. *Biochim Biophys Acta* 1407:185–192, 1998.
37. Benson MD: Amyloidosis. In Scriver CR, Beaudet AL, Sly WS, et al, editors: *The metabolic and molecular bases of inherited disease*, ed 7, New York, 1999, McGraw-Hill, pp 4159–4191.
38. Benson MD: LECT2 amyloidosis. *Kidney Int* 77:757–759, 2010.
39. Falk RH, Comenzo RL, Skinner M: The systemic amyloidoses. *N Engl J Med* 337:898–909, 1997.
40. Merlini G, Bellotti V: Molecular mechanisms of amyloidosis. *N Engl J Med* 349:583–596, 2003.
41. Dubrey SW, Cha K, Anderson J, et al: The clinical features of immunoglobulin light-chain (AL) amyloidosis with heart involvement. *QJM* 91:141–157, 1998.
42. Prokaeva T, Spencer B, Kaut M, et al: Soft tissue, joint, and bone manifestations of AL amyloidosis: clinical presentation, molecular features, and survival. *Arthritis Rheum* 56:3858–3868, 2007.
43. Kyle RA, Gertz MA, Greipp PR, et al: A trial of three regimens for primary amyloidosis: colchicine alone, melphalan and prednisone, and melphalan, prednisone, and colchicine. *N Engl J Med* 336:1202–1207, 1997.
44. Pallidini G, Perfetti V, Obici L, et al: Association of melphalan and high-dose dexamethasone is effective and well tolerated in patients with AL (primary) amyloidosis who are ineligible for stem cell transplantation. *Blood* 103:2936–2938, 2004.
45. Skinner M, Sanchorawala V, Seldin DC, et al: High-dose melphalan and autologous stem-cell transplantation in patients with AL amyloidosis: an 8-year study. *Ann Intern Med* 140:85–93, 2004.
46. Sanchorawala V, Skinner M, Quillen K, et al: Long-term outcome of patients with AL amyloidosis treated with high-dose melphalan and stem-cell transplantation. *Blood* 110:3561–3563, 2007.
47. Dispenzieri A, Kyle RA, Lacy MQ, et al: Superior survival in primary systemic amyloidosis patients undergoing peripheral blood stem cell transplantation: a case-control study. *Blood* 103:3960–3963, 2004.
48. Schonland SO, Lokhorst H, Buzyn A, et al: Allogeneic and syngeneic hematopoietic cell transplantation in patients with amyloid light-chain amyloidosis: a report from the European Group for Blood and Marrow Transplantation. *Blood* 107:2578–2584, 2006.
49. Perfetti V, Siena S, Palladini G, et al: Long-term results of a risk-

adapted approach to melphalan conditioning in autologous peripheral blood stem cell transplantation for primary (AL) amyloidosis. *Haematologica* 91:1635–1643, 2006.

50. Jaccard A, Moreau P, Leblond V, et al: High-dose melphalan versus melphalan plus dexamethasone for AL amyloidosis. *N Engl J Med* 357:1083–1093, 2007.

51. Seldin DC, Anderson JJ, Skinner M, et al: Successful treatment of AL amyloidosis with high-dose melphalan and autologous stem cell transplantation in patients over age 65. *Blood* 108:3945–3947, 2006.

52. Casserly LF, Fadia A, Sanchorawala V, et al: High-dose intravenous melphalan with autologous stem cell transplantation in AL amyloidosis-associated end-stage renal disease. *Kidney Int* 63:1051–1057, 2003.

53. Dispenzieri A, Gertz MA, Kyle RA, et al: Prognostication of survival using cardiac troponins and N-terminal pro-brain natriuretic peptide in patients with primary systemic amyloidosis undergoing peripheral blood stem cell transplantation. *Blood* 104:1881–1887, 2004.

54. Dey BR, Chung SS, Spitzer TR, et al: Cardiac transplantation followed by dose-intensive melphalan and autologous stem-cell transplantation for light chain amyloidosis and heart failure. *Transplantation* 90:905–911, 2010.

55. Sanchorawala V, Wright DG, Rosenzweig M, et al: Lenalidomide and dexamethasone in the treatment of AL amyloidosis: results of a phase 2 trial. *Blood* 109:492–496, 2007.

56. Dispenzieri A, Lacy MQ, Zeldenrust SR, et al: The activity of lenalidomide with or without dexamethasone in patients with primary systemic amyloidosis. *Blood* 109:465–470, 2007.

57. Dimopoulos MA, Kastritis E, Rajkumar SV: Treatment of plasma cell dyscrasias with lenalidomide. *Leukemia* 22:1343–1353, 2008.

58. Kastritis E, Anagnostopoulos A, Roussou M, et al: Treatment of light chain (AL) amyloidosis with the combination of bortezomib and dexamethasone. *Haematologica* 92:1351–1358, 2007.

59. Wechalekar AD, Lachmann HJ, Offer M, et al: Efficacy of bortezomib in systemic AL amyloidosis with relapsed/refractory clonal disease. *Haematologica* 93:295–298, 2008.

60. Reece DE, Sanchorawala V, Hegenbart U, et al: Weekly and twice-weekly bortezomib in patients with systemic AL amyloidosis: results of a phase 1 dose-escalation study. *Blood* 114:1489–1497, 2009.

61. Gertz MA, Lacy MQ, Dispenzieri A, et al: A multicenter phase II trial of 4′-iodo-4′-deoxydoxorubicin (IDOX) in primary amyloidosis (AL). *Amyloid J Protein Folding Disorders* 9:24–30, 2002.

62. Pepys MB, Herbert J, Hutchinson WL, et al: Targeted pharmacological depletion of serum amyloid P component (SAP) for treatment of human amyloidosis. *Nature* 417:254–259, 2002.

63. Bodin K, Ellmerich S, Kahan MC, et al: Antibodies to human serum amyloid P component eliminate visceral amyloid deposits. *Nature* 468:93–97, 2010.

64. Helin HJ, Korpela MM, Mustonen JT, et al: Renal biopsy findings and clinicopathologic correlations in rheumatoid arthritis. *Arthritis Rheum* 38:242–247, 1995.

65. Dember LM, Hawkins PN, Hazenberg BPC, et al: Eprodisate for the treatment of AA amyloidosis. *N Engl J Med* 356:2349–2360, 2007.

66. Morgan CJ, Gelfand M, Atreya C, et al: Kidney dialysis-associated amyloidosis: a molecular role for copper in fiber formation. *J Mol Biol* 309:339–345, 2001.

67. Rapezzi C, Merlini G, Quarta CC, et al: Systemic cardiac amyloidosis: disease profiles and clinical courses of the 3 main types. *Circulation* 120:1203–1212, 2009.

68. Holmgren G, Steen L, Ekstedt J, et al: Biochemical effect of liver transplantation in two Swedish patients with familial amyloidotic polyneuropathy (FAP-met30). *Clin Genet* 40:242–246, 1991.

69. Lewis WD, Skinner M, Simms RW, et al: Orthotopic liver transplantation for familial amyloidotic polyneuropathy. *Clin Transplant* 8:107–110, 1994.

70. Bergethon P, Sabin T, Lewis D, et al: Improvement in the polyneuropathy associated with familial amyloid polyneuropathy after liver transplantation. *Neurology* 47:944–951, 1996.

71. Dubrey SW, Davidoff R, Skinner M, et al: Progression of ventricular wall thickening after liver transplantation for familial amyloidosis. *Transplantation* 64:74–80, 1997.

72. de Carvalho M, Conceicao I, Bentes C, et al: Long-term quantitative evaluation of liver transplantation in familial amyloid polyneuropathy (Portuguese V30M). *Amyloid J Protein Folding Disorders* 9:126–133, 2002.

73. Sekijima Y, Dendle MA, Kelly JW: Orally administered diflunisal stabilizes transthyretin against dissociation required for amyloidogenesis. *Amyloid J Protein Folding Disorders* 13:236–249, 2006.

74. Berk JL, Suhr OB, Obici L, et al: Repurposing diflunisal for familial amyloid polyneuropathy: a randomized clinical trial. *JAMA* 310:2658–2667, 2013.

75. Coelho TL, Maia A, Martins da Silva M, et al: Tafamidis for transthyretin familial amyloid polyneuropathy: a randomized, controlled trial. *Neurology* 79:785–792, 2012.

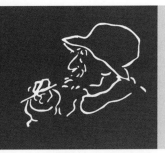

第 117 章

结节病

原著 Nadera J. Sweiss · Peter Korsten · Robert P. Baughman
陈小青 译　林　玲 校

关键点

结节病的病因表明，是一种具有异质性的多系统炎症性疾病，其特征是任何器官均可发生非干酪性肉芽肿。

结节病发生于世界各地，所有种族人群均可患该病，但非洲裔美国人患病率及严重程度较高。

结节病的发病机制涉及易感宿主中不同细胞、细胞因子和其他炎症介质的相互作用。

结节病患者中常可出现风湿病表现，但往往被忽视或误诊。

美国食品和药物监管理局尚未批准任何用于肺外结节病包括结节病关节炎的治疗手段。

目前的治疗方案包括糖皮质激素的一线治疗、甲氨蝶呤等改变病情的抗结节病药物的二线治疗和肿瘤坏死因子抑制剂的三线治疗，可根据病情严重程度和受累的器官类型来选择。

结节病是一种罕见的系统性及临床异质性疾病。其病因尚未明确，但认为环境、遗传和感染因素参与发病。结节病的特点是任何器官均可发生非干酪性肉芽肿。器官系统受累是结节病发病率和死亡率的主要决定因素，难以预测，患者差异大。任何器官系统均可受累，但 90% 以上累及肺部。淋巴结、皮肤及眼部病变也很常见。由于结节病临床表现多样，诊断常常很困难。患者可能无症状或出现一系列非特异性症状，但特异性的症状如咳嗽、呼吸困难、眼灼热或皮疹可能提示诊断 [1]。出现肺外症状时，有时会导致风湿病样表现，包括关节炎、皮肤损害、关节痛和神经病变但不限于这些 [2]。当症状不典型或多器官受累情况下，常需咨询风湿病专家。

分类标准

美国风湿病学会（ACR）或欧洲风湿病联盟（EULAR）尚未制订结节病分类标准。然而，美国胸科学会（ATS）、欧洲呼吸学会（ERS）以及世界结节病和其他肉芽肿疾病协会（WASOG）建议，如果满足以下标准，则应诊断结节病：①临床征象符合；②非干酪性肉芽肿的组织学证据；③排除其他可引起类似临床表现的疾病 [1]。

流行病学

结节病是一种全球性疾病。由于其临床异质性以及不同国家诊断标准不一，世界范围内结节病的患病率和发病率难以统计。在北欧，报道患病率达到 40/10 万以上 [3-4]。而来自于东欧的研究，每 10 万人口中仅 3.68 例结节病 [5]。日本的结节病发病率也很低，一项研究估计每 10 万人口约 3.7 例 [6]。同一个国家内，不同种族间发病率可能不同。在美国，黑人结节病的年发病率（35.5/10 万）是白种人（10.9/10 万）的 3 倍以上 [7]。而且非洲裔美国人病程进展更快，死亡率更高 [8-9]。尽管有大量关于结节病的流行病学调查，许多临床医生和研究人员认为，由于诊断不准确或无症状病例未确诊，造成患病率和发病率的估计值远低于实际情况 [10]。

尽管结节病可发生于所有年龄段和不同种族背景的男性或女性 [4,11]，但对这些人群的影响方面存在差异。世界各地的研究证实女性发病略多于男性，据估计 57% 的结节病患者为女性 [4]。相对于男性，女性患者更多表现为眼部和神经系统表现。任何年龄均可患本病，但发病年龄中位数约为 40 岁 [4]。发病的第二个高峰在 65 岁左右，尤其是女性 [8,12]。

病因

尽管经过多年研究，结节病确切原因仍未明。然而已确定多种病因。疾病的异质性表明多种致病因素可能导致结节病的各种疾病表现。鉴于结节病的免疫致病机制，这种疾病可能是由某种 T 细胞抗原触发，刺激级联事件的发生，导致肉芽肿形成。90% 以上的结节病会影响肺部，因此环境因素（包括可能经肺途径暴露的感染因素）很可能导致了结节病的发生。

具有抗原性的无机和有机环境因素都与结节病的发病有关。早期对结节病病因的研究显示，结节病与农村生活方式相关因素如木材加工和燃烧木材有关 [13-14]。结节病的病例对照病因研究（ACCESS）中发现燃烧农业垃圾和木材与肺结节病尤其相关，但与系统性结节病无关 [15]。在 ACCESS 试验另一个分析显示，辐射、杀虫剂、霉变和真菌是与系统性结节病表型相关的环境因素 [16]。最近报道了参与世贸中心灾难救援的消防部门救援人员的一种结节病样表型 [17]。这些发现表明，不同结节病亚型都可能存在各自的病因。

由于临床和组织学上的相似性，应用许多方法来寻找某种感染原作为结节病的病因，大多数研究集中在结核分枝杆菌或痤疮短棒菌苗。原位杂交的方法发现，近 40% 结节病患者组织标本中存在结核分枝杆菌过氧化氢酶 - 过氧化物酶蛋白（mycobacterium tuberculosis catalase-peroxidase protein，mKatG）。应用重组 mKatG 蛋白进行检测，50% 的结节病患者 mKatG 抗体阳性 [18]。其他的研究者也发现对其他分枝杆菌抗原如 ESAT-6 免疫反应的证据 [19-20]。结节病肉芽肿内更常见痤疮短棒菌苗，但该菌同样可见于无结节病的个体，因此其在结节病发病机制中的主要作用尚不清楚 [21-23]。这些研究提示，结节病可能代表患者过度接触与高反应性免疫反应相关的常见微生物。由于有好几种细菌类型与结节病有关，因此一些临床医生尝试使用抗生素或抗分枝杆菌药物来治疗疾病。尽管皮肤结节病有时对这些治疗有反应 [24-25]，但治疗其他类型的结节病作用微乎其微 [21]。此外，杀死感染原所必需的超免疫 T 辅助（Th）1 细胞反应导致血清淀粉样蛋白 A（SAA）在肉芽肿中积聚 [26]。

这种机制可以解释为什么许多结节病患者会出现持续性慢性肉芽肿性炎症 [27]。此外，血 SAA 水平与疾病分期相关，可以作为生物学标志物和（或）治疗靶点 [28]。

遗传学

关于家族聚集性和不同种族结节病发生率的研究引人注目，这些研究表明结节病的易感性受到基因相互作用的影响。在 ACCESS 研究中，一级亲属患病的风险增加了 5 倍 [17]。已发现在抗原呈递中起重要作用的 I 类和 II 人类白细胞抗原（human leukocyte antigen，HLA）基因产物和结节病的患病风险存在关联。目前认为，像其他自身免疫性疾病和癌症如霍奇金淋巴瘤一样，结节病的易感位点可能存在于 HLA 基因区域。ACCESS 研究中一项有趣的数据分析显示，遗传因素（HLA 等位基因）、环境因素和结节病的表型相关。综合考虑几种假定的结节病病因，一种比较令人信服的说法是遗传因素导致个体的易感，其后环境因素的暴露触发了结节病的发生。具体来说，Rossman 和他的同事发现，HLA-DRB1*1101 及工作中接触杀虫剂与心脏结节病和高钙血症显著相关 [29]。类似的关联也存在于 HLA-DRB1*1101、真菌、发霉的气味与肺结节病之间 [29]。

研究发现，某些 HLA 等位基因具有保护作用，或与易感性增加或不同疾病表型相关。在高加索人群中，HLA-DRB1*01 和 HLA-DRB1*04 对该病具有保护作用，而 HLA-DRB1*03、*11、*12、*14 和 *15 是结节病的危险因素 [30]。有趣的是，发现 HLA-DRB1*11 与分枝杆菌抗原 ESAT-6 和 mKatG（前述）的表达有关，从而提示了将遗传背景与对病原体的应答联系起来的可能机制 [31]。

此外，HLA-DRB1*03 与自发性消退有关，而 HLA-DRB1*14 和 HLA-DRB1*15 则与慢性病程有关 [32]。欧洲 Löfgren 综合征患者，一种结节病的急性型，以双侧肺门淋巴结肿大（bilateral hilar lymphadenopathy，BHL）、发热、结节性红斑（erythema nodosum，EN）、踝关节炎或关节周围炎为特征，HLA-DRB1*03 阳性率是健康人的 4 倍 [33]，并与良好的预后因素相关。一项研究中，大多数 DRB1*03 阳性的 Löfgren 综合征患者在诊断的前 2 年内可获得缓解。相反，缺乏该等位基因的患者将近一半为慢性病程 [34]。疾病进程差异背后的机制尚未明确。在结节病中，HLA-DRB1*03 和干扰素（IFN）-γ 纯合子相关。Wysoczanska 和他的同事报道称，这两个基因并存在增加了 Löfgren 综合征的患病风险，提示复杂的基因 - 基因相互作用可能是这种结节病表型的基础[35]。

非 HLA 基因的遗传研究尚无定论[30]。与结节病最可能相关的两个候选基因是 TNF 和 IL-23 受体（IL-23R）基因。其他候选基因结果相互矛盾。有研究发现 TNF-αG-308A 多态性可预测患者对 TNF 抑制剂的治疗反应[36]，这可能有助于在不远的将来根据药物遗传学定制治疗。

对结核病和结节病基因表达谱的分析揭示两种疾病存在相似性；然而基质金属蛋白酶 14 被确定为结节病最显著的标志物[46]。正在进行的全基因组关联（GWAS）研究致力于寻找与结节病发病和易感性相关的其他基因。迄今为止，这些研究已确立了几个新的候选基因。尤其是 BTNL2、ANXA11、RAB23、OS9、CCDC88B、PRDX5 和 NOTCH4 已被确定为结节病潜在的易感位点[30]。这些基因中的大多数在免疫系统中发挥作用，但其确切的功能尚未知。

最近，在许多疾病如癌症、肾病以及自身免疫性疾病中，影响基因表达而不改变主要核苷酸序列的表观遗传变异（如 DNA 甲基化），被认为是一个重要的机制[38]。在结节病中，已发现了端粒甲基化和特异性 microRNAs（如 miR-144、miR-20a、miR-302c、miR-92b 和 miR-206）。它们的功能作用和临床后果仍有待阐明[39]。

综上所述，可能会根据结节病遗传背景和它们各自的免疫反应进一步分为各种亚类[32]，使我们能够确定个体化的治疗靶点。

发病机制

肉芽肿的形成是结节病的标志。基础的免疫事件包含：①暴露于一种或多种（未知）抗原；②抗原呈递细胞 [巨噬细胞和（或）树突状细胞] 的活化；③清除抗原的 T 细胞反应；④肉芽肿形成。

生理情况下，肉芽肿起到屏障作用，保护组织免受病原体的侵袭，是一种先发制人的炎症反应。肉芽肿的中心是单核吞噬细胞，如上皮样细胞、多核巨细胞和巨噬细胞，其外包绕淋巴细胞，包括 B 细胞、CD4+ T 细胞和 CD8+ T 细胞[12]。免疫反应受遗传背景的影响，遗传背景使个体或多或少地具有发展为"结节病表型"的易感性（在下文中描述）。

肉芽肿的形成分为不同阶段，包括起始阶段、累积阶段、效应阶段和溶解阶段[40]。抗原暴露后，巨噬细胞通过模式识别受体 [如 Toll 样受体（TLRs）] 识别抗原，将这些抗原内化并处理。在结节病中，主要是 TLR2 和 TLR4[41]。通过 HLA 分子将这些抗原呈递给 T 细胞受体。这一步骤需要共刺激分子（如 CD80、CD83 和 CD86）来决定免疫反应（激活或抑制）。其中一种抑制信号可能由嗜乳脂蛋白样 2（BTNL2）基因介导。局部活化的初始 CD4+ Th 细胞在累积阶段分化为活化的 CD4+ Th1 样细胞，引起 Th1 相关的炎症介质升高，如白介素 -2（interleukin-2，IL-2）、干扰素 -α（interferon-α，IFN-α）、IFN-γ、单核细胞趋化蛋白 -1（MCP-1）、巨噬细胞炎性蛋白 -1（MIP-1）和粒细胞巨噬细胞集落刺激因子（GM-CSF）释放。CD4+Th 细胞也与抗原呈递细胞相互作用，启动肉芽肿的形成并维持肉芽肿状态[3]。由此，T 细胞在免疫系统活动的区域发生了寡克隆增殖。在疾病进程的这一阶段，炎症部位的淋巴细胞的水平通常会增加，而外周血淋巴细胞出现了相应的减少。CD4/CD8 T 淋巴细胞比值在肺部和其他受累器官升高。在效应阶段，T 细胞和巨噬细胞释放介质（IL-12、IL-15、IL-18 和 TNF），从而放大 Th1 驱动的炎症反应。

巨噬细胞来源的细胞因子提供了外部信号环境，促使 CD4+ T 细胞向 Th1 细胞分化[42-43]。最终，下游产生的细胞因子级联反应形成了反馈环，诱导巨噬细胞分化为上皮样细胞，获得分泌功能，丧失吞噬能力，并融合形成多核巨细胞[3]。这些上皮样细胞是肉芽肿形成的细胞基础。Th2 细胞也有助于肉芽肿的形成。它们可合成纤维连接蛋白和趋化因子配体 18（CCL18）。在溶解阶段，这些介质的释放，导致 CCL18 激活及巨噬细胞介导的胶原形成的正反馈回路。虽然大多数情况下肉芽肿可自发消退，不造成损伤，但高达 25% 的结节病患者可因反复发生结节，最终会出现纤维化[3]。随着患者纤维化程度越广泛，其预后越差。虽然引起肉芽肿纤维化的机制尚未完全明确，但细胞因子的模式改变（转化生长因子 TGF-β 上调）和 Th2 细胞可能导致 CD8 与 CD4 细胞的比率增加。不到 5% 的患者死于结节病，但纤维化导致呼吸衰竭是许多结节病患者死亡的原因之一。近年来，发现在结节病患者中是其他细胞群，如调节性

T 细胞（Tregs）和释放 IL-17A 的 Th17 细胞（见第 12 章）上调的 [44-46]。有趣的是，尼古丁治疗提高了 TLR 反应性，并使结节病患者 Tregs 的数量正常化 [47]，支持了先前观察到吸烟者结节病的发病率降低这一现象 [48]。

总体而言，在结节病中可能存在两种免疫情况：一种是疾病活跃的患者强烈的免疫反应，最终导致抗原清除；另一种是炎症反应较轻的慢性疾病，无法清除致病因子，随后免疫反应反复慢性刺激，最终导致器官损伤如肺纤维化等 [41]。

临床特征

结节病可以影响每个器官系统，肺最常见。关节症状常见，发生率可高达 25%[2]。眼（葡萄膜炎和视网膜血管炎）、肝（肝功能异常）、淋巴结（肿大）和皮肤 [冻疮样狼疮、丘疹、结节、斑块和瘢痕结节病（文身）] 是最常见的肺外受累（表 117-1）[32]。然而，风湿病专家更可能面对的是系统性、不典型或主要是肌肉骨骼表现或对标准治疗无效的患者。其他症状包括结节病相关的疲劳（50% ～ 70% 的患者）[49]，难以诊断和治疗 [50] 并可造成认知功能障碍 [51] 的小纤维神经病（44%）。肌肉骨骼受累可表现为骨结节病（中轴关节或骶髂关节炎），占 13%[52]，或结节病性肌病，后者高达 75% 且很少有症状 [2]。15% ～ 25% 的患者有关节炎，这是结节病最常见的风湿症状。在结节病患者中，关节炎可以是急性或慢性的；急性形式最常见。慢性关节炎通常与多系统结节病有关 [53]。

急性结节病关节炎

关节皮温升高是结节病中最常见的关节受累形式。尽管任何关节均可受累，但通常为对称性，累及踝关节、膝关节、腕关节和肘关节，并与 BHL 和结节性红斑并存。值得注意的是，踝关节肿胀通常是由关节周围炎或腱鞘炎引起的，而不是由超声或 MRI 评估的真正的滑膜炎所导致 [53a,53b]。急性结节病关节炎患者会感到疼痛和僵硬，关节可有肿胀或触痛（补充图 117-1，见：ExpertConsult.com）。急性结节病关节炎有时数周内可缓解，偶尔症状持续长达数月。一旦缓解，一般不会复发。

Visser [53] 在一项急性结节病关节炎的研究中，对患者进行前瞻性地评估，并以此发表了有助于结节病的诊断标准。579 名参与者中，55 名（9%）患者最终被诊断为结节病关节炎。患者同时有关节炎，以及胸部 X 线检查明确的 BHL，即可确诊。根据研究结果，研究者制订了标准来指导医生鉴别结节病和其他原因引起的关节炎。这个标准敏感性 93%，特异性 99%（表 117-2）。

除了 Visser 的标准以外，结节病关节炎大多数症状因人而异。结节病关节炎的患者常有血沉增高 [53-54]，但其他症状如发热仅见于 66% 的患者 [53-56]。值得注意的是，一小部分急性结节病关节炎患者手或足可出现骨 X 线放射学异常。一些患者结节病指炎可以表现为（图 117-1C 和 E）手指周围软组织肿胀、皮肤红斑或触痛。指炎患者可有指甲异常如甲营养不良。因此，在诊断结节病关节炎时，必须排除其他可影响指甲的疾病如银屑病性关节炎。

结节病还可能影响其他骨骼包括鼻骨、骨盆、肋骨和颅骨。有冻疮样狼疮的患者尤其容易鼻骨受累。由于结节病的鼻骨受累和肉芽肿性多血管炎很相似，因此鉴别诊断尤其重要 [57]。血清学检查可能有助于鉴别诊断，大多数肉芽肿性多血管炎患者 ANCA 阳性，而结节病 ANCA 却是阴性 [58]。另一方面，约 60% 结节病患者血管紧张素转换酶（ACE）水平升高，而血管炎患者不存在此种情况 [57]。骨盆（图 117-1D）或脊柱（图 117-1F）病变常让人首先怀疑癌转移。因此对于骨骼病变的患者，即使存在其他典型的结节病症状，仍然有必要进行全面评估。

慢性结节病关节炎

慢性结节病关节炎较急性型少见，而在美国非裔美国人发病高于白人。它通常见于系统性结节病以及多器官受累的患者，典型表现为少关节炎或多关节炎。结节病关节炎表现形式多样。当炎症持续时出现关节破坏（肉芽肿性糜烂）或 Jaccoud 畸形（非残毁性畸形），平片上可见指骨囊肿或小梁状形态。

部分患者关节症状在疾病早期可出现，而其他患者起病数年后方出现结节病关节炎。冻疮样狼疮和慢性葡萄膜炎常与慢性关节炎并存。

如患者同时有其他器官系统表现，应注意排除类似于结节病关节炎的其他疾病。例如对称性寡关节炎或多关节炎伴类风湿因子升高是结节病关节炎的常见

表 117-1　结节病肺外表现

	患病率	症状	检查
皮肤	~ 15%	丘疹、结节、斑块、瘢痕结节病（文身）、冻疮样狼疮、皮下结节病、结节性红斑	活检（除了冻疮样狼疮和结节性红斑*）
淋巴结	10% ~ 20%	肿大淋巴结主要位于颈部或锁骨上；腹股沟、腋窝、滑车、下颌下部位也可能出现；无痛性，可移动	活检
眼	10% ~ 30%	前、中、后葡萄膜炎、视网膜血管炎、结膜结节、泪腺肿大	系统眼科检查，裂隙灯检查，荧光素血管造影
肝	20% ~ 30%	常无症状，20% ~ 30% 肝功能异常，肝大，罕见肝衰竭，慢性肝内胆汁淤积，门脉高压	肝功能检查，腹部超声或 CT 检查，如果肝功能中度或严重异常或诊断不确定，很少进行活检
脾	~ 10%	脾大，少见疼痛或全血细胞减少，罕见脾破裂	超声和 CT
心脏	2% ~ 5%	房室传导阻滞或束支传导阻滞、室性心动过速或室颤、充血性心力衰竭、心包炎、交感神经活动受损、心源性猝死	心电图、超声心动图、24 小时动态心电图监测、MRI、灌注闪烁扫描、^{18}F-FDG-PET；很少进行活检
神经系统	~ 5%	面神经麻痹、视神经炎、软脑膜炎、尿崩症、垂体功能减退、癫痫发作、认知功能障碍、缺陷、脑积水、精神症状、脊髓疾病、多发性神经病、小纤维神经病	脑脊液检查、MRI、表皮神经纤维密度、SFN 筛查表
关节[†]	15% ~ 25%	急性或慢性关节炎，急性关节炎常有双侧踝关节肿胀，伴有关节周围炎 / 腱鞘炎，很少有指趾炎；慢性关节炎寡关节或多关节炎，最常伴有全身性疾病，可能有 Jaccoud 关节畸形、小梁状改变、指骨囊肿或肉芽肿糜烂	X 线、超声、MRI
肾	0.5% ~ 2%	罕见症状，急性肾损伤，慢性肾功能不全，高钙血症，高钙尿症，肾钙化，肾结石，肉芽肿性间质性肾炎	24 小时尿钙、肌酐、蛋白尿（点尿样）、肾活检、超声检查
腮腺炎	4%	对称性腮腺肿胀，与葡萄膜炎、发热和面神经麻痹相关的 Heerfordt 综合征	
鼻	0.5% ~ 6%	鼻塞、鼻出血、结痂、嗅觉障碍	鼻窦 CT、鼻镜检查、活检
喉	0.5% ~ 1%	声音嘶哑、呼吸困难、喘鸣、吞咽困难	喉镜检查，活检
骨骼肌	1% ~ 2%	近端肌无力、肌萎缩、肌痛、肌内淋巴结	肌酸激酶试验，MRI，^{18}F-FDG-PET，肌电图，活检
泌尿生殖系		所有器官均可受累，包括子宫、附睾和睾丸	活检；适合的成像
胃肠道	1%	最常见无症状性；食管、胃、小肠和结肠均可能受累	内镜检查，活检

* 结节性红斑的活检无肉芽肿

[†] From Sweiss NJ, et al: Rheumatologic manifestations of sarcoidosis. Semin Respir Crit Care Med 31:463-473, 2010.

CSF，脑脊液；CT，计算机断层扫描；^{18}F-FDG PET/CT，^{18}F 氟脱氧葡萄糖正电子发射断层扫描；MRI，磁共振成像；SFN，小纤维神经病

（Modified from Valeyre D, Prasse A, Nunes H, et al: Sarcoidosis. Lancet 383:1155-1167, 2014）

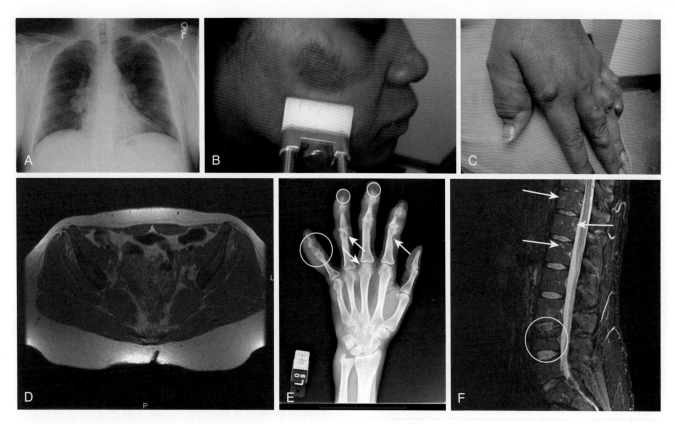

图 117-1　结节病的各种表现。**A．**Scadding 1 期：胸部后前位片可见双侧肺门及右气管旁淋巴结肿大[29]。**B．**与冻疮样狼疮一致的面部皮损[60]。**C．**结节病的手指改变。**D．**非增强 MRI 显像示骨盆骨髓组织被肉芽肿组织取代。**E．**结节病患者指骨囊样改变（箭头所示）。**F．**结节病患者 MRI 钆增强显像示脊柱病变（**B**，Reproduced with permission from the patient.）

表 117-2　有关节炎和双肺门淋巴结病的结节病患者的 Visser 诊断标准

患者必须满足以下四条标准中的三条以上可确诊（敏感性 93%，特异性 99%）：
· 年龄 < 40 岁
· 结节性红斑
· 对称性踝关节炎
· 症状持续时间 < 2 个月

特征，但同样可见于反应性关节炎或类风湿关节炎。而且部分 RA 患者可出现肺损害，也造成 RA 与结节病鉴别诊断上的困难。此外，尽管结节病与其他结缔组织疾病共存很罕见，但据报道有些 RA 患者最终会伴发结节病。因此，对临床医生来说，区分这两种疾病或确定这两种疾病是否在同一患者中共存是至关重要的[59]。

当患者有游走性多关节炎及风湿热时应怀疑结节病，尤其是关节症状发生于其他结节病相关症状之前时更应注意。滑膜或腱鞘的活检病理呈现特征性的肉芽肿有助于诊断。单关节炎的鉴别诊断包括痛风、化脓性关节炎以及双水焦磷酸钙（CPPD）关节炎（假性痛风）（详细的诊断方法见表 117-3、表 117-4）[2]。

诊断和诊断措施

结节病相关的肌肉骨骼疾病的诊断，必须基于两种不同的表现进行检查。第一种是已知结节病的患者出现肌肉骨骼症状。另一种情况是存在骨骼肌肉疾病的患者可能患有结节病。尽管评估可能是相似的，但已知其他部位患有结节病的患者，肌肉骨骼表现与结节病一致时，通常认为该部位有结节病。而对于肌肉骨骼疾病的患者，其他部位没有已知结节病表现时，通常需要活检来确诊。活检标本可取肺部或皮肤，有时来自肌肉。

结节病是一种排他性诊断。在临床实践中，当只

表 117-3 结节病患者评估

建议对所有患者初步评估

病史，包括职业和环境暴露

体格检查

胸部后前位片

肺活量

全血细胞计数

肝功能和血清钙

常规眼科检查

经选患者的评估

胸部计算机断层扫描（CT）

动态心电图监测和（或）心电图

尿液分析

肺一氧化碳弥散量

受累关节 X 线和（或）超声 / 磁共振检查

每 6 ~ 12 个月随访项目

初步评估时发现的任何异常项目

胸片

肝功能检查和血清钙

肺活量

Modified from American Thoracic Society: Statement on sarcoidosis: joint statement of the American Thoracic Society (ATS), the European Respiratory Society (ERS) and the World Association of Sarcoidosis and Other Granulomatous Disorders (WASOG) adopted by the ATS Board of Directors and by the ERS Executive Committee, February 1999. Am J Respir Crit Care Med 160:736-755, 1999.

考虑临床症状时［如霍奇金淋巴瘤或肺结核伴肺表现和（或）全身症状］，通常首先怀疑其他疾病。因此，检查的主要目的是收集足够的临床线索和特征以确诊结节病，并排除其他治疗方法完全不同的疾病。图 117-1 显示了疾病的一些特征[60]。许多情况下，诊断很大程度上依赖于活检发现肉芽肿病变。然而如表 117-5 所归纳的，许多其他情况也可以导致肉芽肿反应。虽然结节病的肉芽肿往往是非干酪性和非坏死性，但有证据显示相当数量的结节病患者肉芽肿内有部分坏死。某些表现通常不需要活检，如 Löfgren 综合征、Heerfordt 综合征（发热、葡萄膜炎、腮腺炎和脑神经麻痹）、BHL 伴葡萄膜炎和无症状 BHL[61]。

疾病的异质性导致了临床表现的多样性，这有可能造成诊断延误。在一项纳入 189 例结节病患者的研究发现，仅有 15.3% 的患者首次就诊即得到确诊[60]。此外，结节病可影响任何器官，这可能会造成患者就

诊于那些并不常处理结节病的专科[60]。有肺部症状的患者经常被误诊为哮喘。有肌肉骨骼表现的患者，结节病的表现可能类似于其他疾病，尤其是自身免疫性疾病[62]。

对于同时具有肌肉骨骼疾病和可能结节病的患者，临床上应保持警惕。对于这类患者，给予全面多系统评估是有益的。例如，约 2/3 的患者胸部正位片显示肺门淋巴结肿大。Scadding 提出了根据胸部 X 线检查进行分期[63]：1 期指的是单纯肺门淋巴结肿大（图 117-1A）；2 期肺门淋巴结肿大，同时有肺部浸润；3 期单纯肺部浸润；4 期肺部纤维化。尽管这种分期很常用，但对于 X 线胸片上的分期问题，即便是结节病专家也可能存在意见分歧[64]。胸部 CT 检查可提供患者疾病证据。表 117-6 列出了一些支持或排除诊断的特征[65]，包括结节性红斑，冻疮样狼疮（图 117-1B），第七脑神经麻痹和高钙血症。

对结节病患者建议进行几项检测（表 117-3）来做一个最简单的评估[66]。这些检测反映了结节病是一种多脏器受累的疾病，需要寻找特定器官受累的证据。由于血清 ACE 水平在结节病患者中可升高或正常，影响诊断的准确性[67]，因此正在评估其他生物标志物和疾病诊断（chitotrisodase[68]）或疾病活动性［可溶性 IL-2 受体（sIL-2R）、新蝶呤、壳三糖苷酶、溶菌酶、KL-6 和淀粉样蛋白 A[32]］是否有关。sIL-2R、新蝶呤与 ^{18}F 氟脱氧葡萄糖正电子发射断层扫描（^{18}F-FDG-PET）摄取相关[69]，但其在临床实践中的应用尚未明确。由于尚未发现对结节病关节炎具有足够敏感性或特异性的生物标记物，因此建议通过常规临床检查（观察炎症、肿胀或放射学改变）和标准炎症标志物（红细胞沉降率和 C 反应蛋白），定期评估关节炎的严重程度 / 进展。

含钆 MRI 可识别脑[70]或心脏的结节病[71]。MRI 也可用于识别骨结节病或结节病关节炎，并可发现无症状病变[71a]。

一些证据表明，^{18}F-FDG-PET 可能对肺外结节病的诊断和评估有用[72]，但通常不建议作为首选的诊断工具。^{18}F-FDG/PET 可以用来确定哪些器官受到影响，包括心脏结节病，尤其是在没有肺部受累证据时[71]。此外，在没有明显的器官系统受累时，^{18}F-FDG/PET 可以帮助研究者选择合适的器官进行活检[73]。对于肺部结节病，支气管超声可帮助支气管镜检查者选择适当的部位进行经支气管针吸活检[74]。

表 117-4　结节病与其他风湿病特征的比较

	结节病	SLE	RA	PsA	系统性血管炎
临床表现	肺部、眼和皮肤最常见，其他任何器官（心脏、大脑、皮肤、骨、循环系统、淋巴结、脾肝等）均可受累	关节、肾（肾炎）、黏膜、循环系统、神经系统、血管	关节（最常见）、多关节、血管	关节（寡关节炎、多关节炎）、皮肤（银屑病皮损）、指甲（营养不良、指炎）	血管（管壁增厚、梗死性溃疡、瘤、癥、动脉瘤）、皮肤（紫癜）、神经系统（头痛、脑膜炎、癫痫发作）、关节（关节炎）、肾（高血压）、心脏、胃肠道
放射学检查	双侧纵隔肺门淋巴结肿大、网状结节阴影	弥漫气腔实变、膈肌上抬（"肺萎缩综合征"）	关节间隙变窄、关节侵蚀、炎症	关节间隙变窄、关节邻近骨化	肉芽肿性病变、双侧多发结节、斑片状实变影
病理	非干酪性肉芽肿	炎症、血管异常如血管炎、免疫复合物沉积	滑膜肿胀、成纤维细胞样滑膜细胞和巨噬细胞、T细胞和B细胞	滑膜血管增加、血管扩张、中性粒细胞浸润	中性粒细胞和单核细胞、ANCA阳性、斑片状坏死、血管壁肉芽肿、纤维组织
实验室检查	ACE水平升高、高钙血症、ANAs、ANCAs以及抗dsDNA抗体阳性	抗dsDNA、抗Sm、ANAs、RNP、抗凝血酶、anti-La/SSB、抗DNA拓扑异构酶、aPL	类风湿因子、ACPA、ANA（常见）、抗Ro/SSA、anti-La/SSB、aPL	ANA（常见）、类风湿因子、RNP（罕见）、抗dsDNA、抗Ro、抗aPL	ANCA、aPL、炎症标志物（CRP）

	MCTD	硬皮病	抗磷脂综合征	干燥综合征	强直性脊柱炎	反应性关节炎
临床表现	雷诺现象、关节、肌肉、肺、心脏、肾和神经系统均可能受累	皮肤（紧绷、增厚、硬化）、关节、胃肠道系统、肺、心脏、肾	血管（动脉/静脉血栓形成、血小板减少、胎儿流产）	眼、口及黏膜干燥（关节炎）、皮肤、肾、神经系统、淋巴系统受累	椎关节炎、腰背痛、关节滑膜炎、外周关节炎、肺部症状、虹膜炎	关节炎、结膜炎、尿道炎、通常发生于泌尿生殖系统或胃肠道感染之后
放射学检查	关节周围弥漫性骨质疏松、关节侵蚀、关节间隙变窄、草丛状吸收和软组织萎缩	肺纤维化、弥漫网格结节状	斑片状浸润	轻度关节间隙变窄	椎体炎症、骶髂关节炎、侵蚀、韧带骨赘	肌腱附着点增生、骶髂关节炎、韧带骨赘
病理	自身抗原修饰、B细胞和T细胞活化	基质过度沉积、纤维化、内皮细胞功能障碍和死亡、小血管破坏		肾小球结构改变、肾小球硬化	B细胞浸润	关节囊纤维化、骨化
实验室检查	ANA、RNP、aPL	ANA（抗拓扑异构酶）、aPL、ACAS	狼疮抗凝物、aPL、抗-蛋白C、抗凝血酶原、抗-蛋白S、抗膜联蛋白	ANA、anti-Ro/SSA、抗-风湿因子	ESR增快、类风湿因子、HLA-B27	细菌感染（志贺菌、沙门菌、弯曲杆菌）、ANCA阳性、白细胞增多、HLA-B27、ANCA阳性、ESR增快、CRP

ACA, 抗心磷脂抗体; ACE, 血管紧张素转化酶; ACPA, 抗瓜氨酸抗体; ANA, 抗核抗体; ANCA, 抗中性粒细胞胞浆抗体; aPL, 抗磷脂抗体; CRP, C-反应蛋白; dsDNA, 双链DNA; ESR, 红细胞沉降率; GI, 胃肠道; HLA, 人类白细胞抗原; MCTD, 混合性结缔组织病; PsA, 前列腺特异性抗原; RA, 类风湿关节炎; RNP, 核糖体蛋白; SLE, 系统性红斑狼疮

表 117-5　结节病以外可导致肉芽肿的主要病因

感染

结核分枝杆菌

真菌

支原体

卡氏肺囊虫

布氏杆菌病

猫抓热

非典型分枝杆菌

弓形体病

环境

铍中毒

硬金属

锆

文身

过敏性肺炎

药物（如甲氨蝶呤）

其他

ANCA 相关血管炎

坏死性结节性肉芽肿

淋巴瘤

癌症

意义不明的肉芽肿病变

克罗恩病

淋巴细胞性间质性肺炎

白塞病

类风湿结节

ANCA，抗中性粒细胞胞浆抗体

Modifi ed from American Thoracic Society: Statement on sarcoidosis: joint statement of the American Thoracic Society (ATS), the European Respiratory Society (ERS) and the World Association of Sarcoidosis and Other Granulomatous Disorders (WASOG) adopted by the ATS Board of Directors and by the ERS Executive Committee, February 1999. Am J Respir Crit Care Med 160:736-755, 1999.

表 117-6　结节病特征

	很可能结节病	不太可能结节病
胸部 X 线片	双侧肺门淋巴结肿大 上叶病变	胸腔积液
胸部计算机断层扫描	胸膜下网状结节浸润 纵隔淋巴结肿大 支气管周围增厚 上叶支气管牵拉性扩张	胸膜下蜂窝样病变
皮肤病变	结节性红斑 冻疮样狼疮 斑丘疹样病变	
眼部疾病	葡萄膜炎 视神经炎	巩膜外层炎
神经系统疾病	第七脑神经麻痹	
肾病	肾钙化 肉芽肿性或非肉芽肿性间质性肾炎 血管紧张素转换酶升高	肾小球肾炎
实验室检查	高血钙 碱性磷酸酶升高 可溶性白细胞介素 2 受体升高	抗中性粒细胞胞浆抗体阳性

镓 -67 骨成像有阳性发现。关节痛是一种可能的结节病性关节炎症状，而对那些非特异性关节炎患者的归类未达成共识。这种分类有局限性，在前瞻性的临床研究中尚未得到验证 [76]。

治疗

一般方法

已批准用于泼尼松和促肾上腺皮质激素治疗肺结节病，但美国食品和药物管理局（FDA）尚未批准治疗肺外结节病，包括结节病关节炎。随着 ¹⁸F-FDG-PET 扫描和其他成像方式的出现，很可能会有更多无症状但病变弥漫的患者被诊断出来。然而，是否

已经提出并更新了已知结节病患者特定器官受累的标准 [75-76]。明确的器官受累可以是显而易见的，或者通过受累组织活检发现肉芽肿病变来确定。例如，没有其他原因的关节炎可归因为潜在的结节病。然而，患者一旦出现指骨囊性改变，几乎可以肯定他们的关节炎是结节病的一种表现 [75]（表 117-4）。

结节病关节炎的典型影像学特征包括小梁状形态、骨溶解、囊肿形成和穿凿样病变。结节病征象可能包括指关节炎、结节性腱鞘炎以及 PET、MRI 或

开始免疫抑制治疗取决于症状（如持续咳嗽或呼吸困难）和器官功能障碍（如异常的肺功能试验）程度，而不仅仅取决于受累器官的数量（有时称为"系统性结节病"）。一般来说，目前的治疗方案分为一线、二线和三线治疗[77]。皮质类固醇是大多数症状的一线治疗（结节病相关疲劳和小纤维神经病变除外）。20～40 mg/d 维持 1～3 个月，然后逐渐减少到 5～10 mg/d 的维持剂量，根据经验，维持时间通常为 1 年[78]。二线治疗包括所谓的"改善病情抗结节病药"（DMASDS），包括甲氨蝶呤、硫唑嘌呤、来氟米特、羟氯喹、氯喹、霉酚酸酯和环孢素。对于难治性病例，TNF 抑制剂可作为三线治疗。这类药物中研究得最好的两种药物是英夫利昔单抗和阿达木单抗。INF 已经在两个安慰剂对照试验中进行了研究，改善了 FVC 和呼吸困难，尤其是长病程和基线时呼吸更困难的患者[78a,78b]。ADA 对肺结节病有一定疗效[79]。依那西普已被证明对肺和眼结节病无效[80-81]。在最近的一项试验中，TNF 抑制剂戈利木单抗和抗 IL-12/IL-23 的尤特科单抗对肺结节病治疗无效[82]。在一项小型临床试验中，利妥昔单抗对难治性结节病患者 B 细胞抑制作用好坏参半[83]，但在个别病例中有效[84]。不能明确推荐利妥昔单抗用于治疗结节病。

此外，应牢记生物制剂可能的不良反应，包括抗核抗体阳性、药物诱导的红斑狼疮、脱髓鞘疾病和结节病样肉芽肿[85-86]。尤特科单抗也有报道结节病样反应[87]，提示除了通过 TNF 抑制上调 IFNα[88]，还可能有其他机制参与。可能有遗传倾向（可能是 TNF 多态性），但目前还无法预测哪些患者会出现这种反应。因此，在使用这类药物时，必须高度警惕。表 117-7 和表 117-8 概述了各种疾病表现的治疗建议。

表 117-7 结节病各种表现的治疗建议

结节病治疗建议		
一线	二线	三线
肺部 皮质类固醇 促肾上腺皮质激素类似物	MTX AZA LEF HCQ	INF ADA
眼 皮质类固醇	MTX AZA LEF	INF ADA

续表

结节病治疗建议		
一线	二线	三线
皮肤 皮质类固醇 Löfgren 综合征相关结节红斑选择非甾体抗炎药	MTX AZA LEF HCQ MMF	INF ADA 阿普斯特（Apremilast） THA
淋巴结 皮质类固醇	MTX AZA LEF	INF ADA
骨骼肌 皮质类固醇 NSAID	MTX HCQ AZA LEF	INF ADA
中枢神经系统结节病 皮质类固醇	MTX LEF AZA MMF	ADA INF RTX CYC
心脏 皮质类固醇	MTX LEF AZA MMF	INF ADA CYC
肾 皮质类固醇	HCQ AZA MMF	INF
肝 皮质类固醇	MTX AZA LEF HCQ MMF	INF ADA
小纤维神经病 可考虑普瑞巴林、阿米替林	INF ADA IVIG	
结节病相关疲劳 哌甲酯 阿莫非尼 CBT 康复	INF	

ACTH，促肾上腺皮质激素；ADA，阿达木单抗；AZA，硫唑嘌呤；CBT，认知行为疗法；CYC，环磷酰胺；HCQ，羟氯喹；INF，英夫利昔单抗；IVIG，静脉注射免疫球蛋白；LEF，来氟米特；MMF，霉酚酸酯；MTX，甲氨蝶呤；RTX，利妥昔单抗；THA，沙利度胺（Data from Valeyre D, Prasse A, Nunes H, et al: Sarcoidosis. Lancet383:1155-1167, 2014; Korsten P, Mirsaeidi M, Sweiss NJ: Nonsteroidal therapy of sarcoidosis. Curr Opin Pulm Med 19:516-523, 2013; Beegle SH, Barba K, Gobunsuy R, et al: Current and emerging pharmacological treatments for sarcoidosis: a review. Drug Des Devel Ther 7:325-338, 2013; Baughman RP, Nunes H, Sweiss NJ, et al: Established and experimental medical therapy of pulmonary sarcoidosis. Eur Respir J 41:1424-1438, 2013.）

表 117-8 结节病治疗药物

药物	推荐剂量	监测	说明
皮质类固醇激素	起始剂量 20 ~ 40 mg/d，减量至 5 ~ 10 mg/d，或更低剂量	体格检查 BP 血糖	
甲氨蝶呤	5 ~ 25 mg/wk	CBC LFT 肾功能	低剂量通常足够 RA 患者过敏性肺炎的风险为 5%；结节病患者可能更低
硫唑嘌呤	1 ~ 2 mg/（kg·d）	CBC LFT	治疗前考虑 TPMT 测试，同时使用别嘌呤醇具有高毒性风险
来氟米特	10 ~ 20 mg/d	CBC LFT	有报道肺毒性 无症状肝纤维化
羟氯喹	200 ~ 400 mg/d ［最高 5 mg/（kg·d）］	眼科每年检查一次（可延长至每 5 年一次）	
霉酚酸酯	500 ~ 3000 mg/d	CBC LFT	
环磷酰胺	每 3 ~ 4 周静脉注射 500 ~ 1000 mg 或 500 mg/m^2	CBC，尤其是 10 ~ 14 天后 血尿 肾功能	少用 通常使用 6 ~ 8 个周期
英夫利昔单抗	第 0、2 和 6 周静脉注射 3 ~ 5 mg/kg，然后每 4 ~ 8 周静脉注射一次。	CBC 肝肾功能 感染	治疗前做肺结核／肝炎检查 心力衰竭 同时使用另一种药物（MTX），以防止抗体形成
阿达木单抗	每 1 ~ 2 周 40 mg	感染 CBC 肝肾功能	治疗前做肺结核／肝炎检查 可首选更高剂量 心力衰竭
利妥昔单抗	第 0、14 天静脉注射 1 g	免疫球蛋白每 3 ~ 6 个月	进行性多灶性脑白质病是一种罕见的并发症 治疗前肝炎检查
沙利度胺	50 ~ 200 mg/d	CBC	出生缺陷 多发性神经病较常见
促肾上腺皮质激素类似物	40 ~ 80 单位 IM 或 SC	血压 电解质	快速撤药所致肾上腺抑制 长期使用所致库欣综合征 胃肠道溃疡／出血

ACTH，促肾上腺皮质激素；BP，血压；CBC，全血细胞计数；GI，胃肠道；IM，肌内注射；IV，静脉注射；LFT，肝功能检测；MTX，甲氨蝶呤；RA，类风湿关节炎；SC，皮下注射；TPMT，硫嘌呤甲基转移酶（Data from Valeyre D, Prasse A, Nunes H, et al: Sarcoidosis. Lancet 383:1155–1167, 2014; Korsten P, Mirsaeidi M, Sweiss NJ: Nonsteroidal therapy of sarcoidosis. Curr Opin Pulm Med 19:516-523, 2013; Beegle SH, Barba K, Gobunsuy R, et al: Current and emerging pharmacological treatments for sarcoidosis: a review. Drug Des Devel Ther 7:325-338, 2013; Baughman RP, Nunes H, Sweiss NJ, et al: Established and experimental medical therapy of pulmonary sarcoidosis. Eur Respir J 41:1424-1438, 2013.）

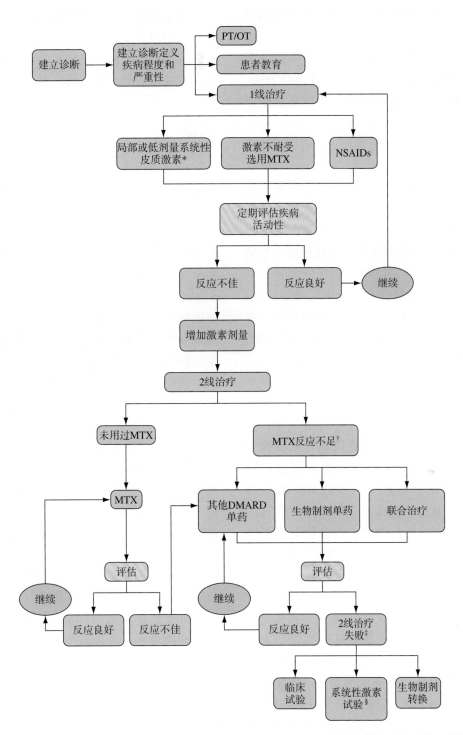

图 117-2 结节病关节炎治疗流程图。*小剂量皮质类固醇激素：泼尼松＜10 mg/d。† 甲氨蝶呤反应不佳：药物不耐受，每周用量高达 25 mg 仍疗效不佳，或药物使用禁忌证。‡ 改变病情的抗风湿药物（DMARD）治疗失败：疾病进展或药物不耐受。§ 如果先前使用泼尼松，甲泼尼龙要优于泼尼松。OT，职业治疗；PT，理疗（From Sweiss NJ, Patterson K, Sawaqed R, et al: Rheumatologic manifestations of sarcoidosis. Semin Respir Crit Care Med 31:463-473, 2010.）

结节病关节炎治疗

目前还没有随机试验指导临床决策。为了帮助指导临床医生进行治疗，我们提出了一个治疗流程，如图 117-2 所示[2]，NSAIDs、甲氨蝶呤和局部或低剂量全身应用皮质类固醇是我们首选的一线治疗方法。也可以使用羟氯喹和其他 DMARDs。根据从诊断评估中获得的信息，临床医生在作出治疗决策前，应充分考虑病情严重程度及放射学进展所提示的可能的疾病进程。

该治疗流程要求患者定期随访，以监测疾病活动、疗效和耐受性。有效者继续服用一线药物，直至病情缓解，或者治疗失败。无应答者接受二线治疗前，根据耐受性和药物的毒副作用，可使用更大剂量的皮质类固醇。对于需要二线药物治疗的患者，有两种选择：①未用过甲氨蝶呤者可予甲氨蝶呤治疗；②对一线甲氨蝶呤应答不充分的患者，可以选择非甲氨蝶呤的改变病情的抗结节病药物（如柳氮磺吡啶、羟氯喹、硫唑嘌呤），单药或联合治疗。

对于这种治疗方法失败的患者，可以考虑三线生物制剂治疗或全身性皮质类固醇的冲击，并仔细监测毒副作用。另外，某些患者可考虑参与临床试验。

与其他风湿病相比，维生素 D 代谢在结节病中是一个更为复杂的问题[89]。结节病患者可能对钙和维生素 D 的替代更为敏感[90]，多达 10% 的患者未接受维生素 D 补充，却存在有高钙血症和高钙尿症的风险。高钙血症的机制通常是肉芽肿上皮细胞（1α- 羟化酶活性）产生 1, 25- 二羟基维生素 D[1, 25-$(OH)_2$D] 增多。这种风险必须与潜在的慢性维生素 D 缺乏症的副作用相平衡，且由于长期使用糖皮质激素，患者经常需要治疗骨质疏松症。单用双膦酸盐可能足以治疗皮质类固醇诱导的骨质疏松症[91]。未接受糖皮质激素治疗的患者，不会由于结节病本身而出现骨密度下降[92]。近来，较高水平的 25- 羟维生素 D (25-OH-D) 与结节病患者较高的骨折发生率有关[93]。作者发现 10 ~ 20 ng/ml 的剂量水平与骨折风险最低相关。由于结节病中 25-OH-D 和 1, 25-$(OH)_2$D 之间的分离，因此合理的方法是同时检测两者的水平，以确定哪些患者应该接受维生素 D 补充剂[89,94-95]。

预后

结节病的总死亡率较低（约 5%）[96]，许多自发性缓解的患者不需要治疗。在需要治疗的患者中，非裔美国人和白人间存在显著差异。非裔美国结节病患者全身性疾病更严重，死亡率是白人的 12 倍[97]。

结论

结节病仍然有很多问题有待了解。其病因不明，FDA 尚未批准任何药物用于该病的治疗。20 世纪 50 年代基于一些病例报告泼尼松和 ACTH 凝胶在治疗结节病方面获得认可。目前正在进行临床试验，以评估 Acthar（一种 ACTH）凝胶对于各种结节病表型的安全性和有效性。尽管肉芽肿形成的潜在机制和病因（包括感染因素）受到越来越多的关注，但结节病具体的免疫发病机制还有待明确。需要建立适合的动物模型和候选基因来增进对该病的认识。有必要进行大型的临床试验来验证。

我们已提出一种治疗流程，可用于治疗已确诊的结节病患者。然而，由于大量关于结节病管理的研究相互矛盾，不同机构不同临床医生治疗方法不同。临床表现的多样性以及缺乏针对各种临床表型的大型的设计良好的随机对照临床试验，使得目前尚无法提供更有针对性的治疗建议。此外，治疗方案的选择，依据个体器官系统受累的类型和程度而不同。由于必须进行专门的评估才能明确，因此诸如结节病相关疲劳或小纤维神经病等症状常被忽略。这种疾病的系统性，加上不同种族间和同一个体内表型的复杂性，使得研究这种复杂疾病变得困难。

对于复发和难治性病例，越来越多的医生选择应用细胞毒性药物和新型生物制剂如 TNF 抑制剂和 B 细胞清除疗法，以减少皮质类固醇的用量。由于 TNF 和其他促炎因子在结节病发病机制中的潜在作用，已有众多结节病相关研究观察 TNF 抑制剂疗效。很多报道提出对于非结节病的患者应用抗 TNF 制剂治疗会出现肉芽肿反应，这限制了该类药物在结节病中的应用。简单地说，TNF 抑制剂可能有助于治疗，也可能会导致结节病[98-101]。考虑到这一点，TNF 抑制剂诱发的结节病（类似于结节病的所有表型）是一个独特的类型，但它确实与其他自身免疫性疾病重叠。而且，据报道 TNF 抑制剂还可诱发结节病以外的其他自身免疫性疾病，包括系统性红斑狼疮、血管炎、间质性肺病和脱髓鞘疾病。因此对这类由 TNF 抑制剂诱发的患者，及时诊断尤为关键。

多中心协作进行个体化医学的转化研究，以最好地服务结节病患者，在提高生活质量的同时，确保治疗安全性，预防长期毒副作用。

 本章的参考文献也可以在 ExpertConsult.com 上找到。

参考文献

1. Statement on sarcoidosis. Joint Statement of the American Thoracic Society (ATS), the European Respiratory Society (ERS) and the World Association of Sarcoidosis and Other Granulomatous Disorders (WASOG) adopted by the ATS Board of Directors and by the ERS Executive Committee, February 1999. *Am J Respir Crit Care Med* 160:736–755, 1999.
2. Sweiss NJ, et al: Rheumatologic manifestations of sarcoidosis. *Semin Respir Crit Care Med* 31:463–473, 2010.
3. Iannuzzi MC, Rybicki BA, Teirstein AS: Sarcoidosis. *N Engl J Med* 357:2153–2165, 2007.
4. Sharma OP: Sarcoidosis around the world. *Clin Chest Med* 29:357–363, vii, 2008.
5. Kolek V: Epidemiological study on sarcoidosis in Moravia and Silesia. *Sarcoidosis* 11:110–112, 1994.
6. Pietinalho A, et al: The frequency of sarcoidosis in Finland and Hokkaido, Japan. A comparative epidemiological study. *Sarcoidosis* 12:61–67, 1995.
7. Rybicki BA, et al: Racial differences in sarcoidosis incidence: a 5-year study in a health maintenance organization. *Am J Epidemiol* 145:234–241, 1997.
8. Baughman RP, et al: Clinical characteristics of patients in a case control study of sarcoidosis. *Am J Respir Crit Care Med* 164(10 Pt 1):1885–1889, 2001.
9. Westney GE, Judson MA: Racial and ethnic disparities in sarcoidosis: from genetics to socioeconomics. *Clin Chest Med* 27:453–462, vi, 2006.
10. Reich JM: A critical analysis of sarcoidosis incidence assessment. *Multidiscip Respir Med* 8:57, 2013.
11. Jones N, Mochizuki M: Sarcoidosis: epidemiology and clinical features. *Ocul Immunol Inflamm* 18:72–79, 2010.
12. Hillerdal G, et al: Sarcoidosis: epidemiology and prognosis. A 15-year European study. *Am Rev Respir Dis* 130:29–32, 1984.
13. Gentry JT, Nitowsky HM, Michael M, Jr: Studies on the epidemiology of sarcoidosis in the United States: the relationship to soil areas and to urban-rural residence. *J Clin Invest* 34:1839–1856, 1955.
14. Kajdasz DK, et al: A current assessment of rurally linked exposures as potential risk factors for sarcoidosis. *Ann Epidemiol* 11:111–117, 2001.
15. Kreider ME, et al: Relationship of environmental exposures to the clinical phenotype of sarcoidosis. *Chest* 128:207–215, 2005.
16. Newman LS, et al: A case control etiologic study of sarcoidosis: environmental and occupational risk factors. *Am J Respir Crit Care Med* 170:1324–1330, 2004.
17. Izbicki G, et al: World Trade Center "sarcoid-like" granulomatous pulmonary disease in New York City Fire Department rescue workers. *Chest* 131:1414–1423, 2007.
18. Song Z, et al: Mycobacterial catalase-peroxidase is a tissue antigen and target of the adaptive immune response in systemic sarcoidosis. *J Exp Med* 201:755–767, 2005.
19. Drake WP, et al: Cellular recognition of Mycobacterium tuberculosis ESAT-6 and KatG peptides in systemic sarcoidosis. *Infect Immun* 75:527–530, 2007.
20. Oswald-Richter KA, et al: Cellular responses to mycobacterial antigens are present in bronchoalveolar lavage fluid used in the diagnosis of sarcoidosis. *Infect Immun* 77:3740–3748, 2009.
21. Chen ES, Moller DR: Etiology of sarcoidosis. *Clin Chest Med* 29:365–377, vii, 2008.
22. Drake WP, Newman LS: Mycobacterial antigens may be important in sarcoidosis pathogenesis. *Curr Opin Pulm Med* 12:359–363, 2006.
23. Ezzie ME, Crouser ED: Considering an infectious etiology of sarcoidosis. *Clin Dermatol* 25:259–266, 2007.
24. Bachelez H, et al: The use of tetracyclines for the treatment of sarcoidosis. *Arch Dermatol* 137:69–73, 2001.
25. Drake WP, et al: Oral antimycobacterial therapy in chronic cutaneous sarcoidosis: a randomized, single-masked, placebo-controlled study. *JAMA Dermatol* 149:1040–1049, 2013.
26. Chen ES, et al: Serum amyloid A regulates granulomatous inflammation in sarcoidosis through Toll-like receptor-2. *Am J Respir Crit Care Med* 181:360–373, 2010.
27. Chen ES, Moller DR: Etiologic role of infectious agents. *Semin Respir Crit Care Med* 35:285–295, 2014.
28. Bargagli E, et al: Analysis of serum amyloid A in sarcoidosis patients. *Respir Med* 105:775–780, 2011.
29. Rossman MD, et al: HLA and environmental interactions in sarcoidosis. *Sarcoidosis Vasc Diffuse Lung Dis* 25:125–132, 2008.
30. Fischer A, et al: Genetics of sarcoidosis. *Semin Respir Crit Care Med* 35:296–306, 2014.
31. Oswald-Richter K, et al: Mycobacterial ESAT-6 and katG are recognized by sarcoidosis CD4+ T cells when presented by the American sarcoidosis susceptibility allele, DRB1*1101. *J Clin Immunol* 30:157–166, 2010.
32. Valeyre D, et al: Sarcoidosis. *Lancet* 383:1155–1167, 2014.
33. Berlin M, et al: HLA-DR predicts the prognosis in Scandinavian patients with pulmonary sarcoidosis. *Am J Respir Crit Care Med* 156:1601–1605, 1997.
34. Grunewald J, Eklund A: Löfgren's syndrome: human leukocyte antigen strongly influences the disease course. *Am J Respir Crit Care Med* 179:307–312, 2009.
35. Wysoczanska B, et al: Combined association between IFN-gamma 3,3 homozygosity and DRB1*03 in Löfgren's syndrome patients. *Immunol Lett* 91:127–131, 2004.
36. Wijnen PA, et al: Association of the TNF-alpha G-308A polymorphism with TNF-inhibitor response in sarcoidosis. *Eur Respir J* 43:1730–1739, 2014.
37. Maertzdorf J, et al: Common patterns and disease-related signatures in tuberculosis and sarcoidosis. *Proc Natl Acad Sci U S A* 109:7853–7858, 2012.
38. Tampe B, Zeisberg M: Evidence for the involvement of epigenetics in the progression of renal fibrogenesis. *Nephrol Dial Transplant* 29(Suppl 1):i1–i8, 2014.
39. Liu Y, et al: Epigenetics in immune-mediated pulmonary diseases. *Clin Rev Allergy Immunol* 45:314–330, 2013.
40. Iannuzzi MC, Fontana JR: Sarcoidosis: clinical presentation, immunopathogenesis, and therapeutics. *JAMA* 305:391–399, 2011.
41. Zissel G: Cellular activation in the immune response of sarcoidosis. *Semin Respir Crit Care Med* 35:307–315, 2014.
42. Gerke AK, Hunninghake G: The immunology of sarcoidosis. *Clin Chest Med* 29:379–390, vii, 2008.
43. Zissel G, Prasse A, Muller-Quernheim J: Sarcoidosis—immunopathogenetic concepts. *Semin Respir Crit Care Med* 28:3–14, 2007.
44. Facco M, et al: Sarcoidosis is a Th1/Th17 multisystem disorder. *Thorax* 66:144–150, 2011.
45. Ten Berge B, et al: Increased IL-17A expression in granulomas and in circulating memory T cells in sarcoidosis. *Rheumatology (Oxford)* 51:37–46, 2012.
46. Mroz RM, et al: Increased levels of Treg cells in bronchoalveolar lavage fluid and induced sputum of patients with active pulmonary sarcoidosis. *Eur J Med Res* 14(Suppl 4):165–169, 2009.
47. Julian MW, et al: Nicotine treatment improves Toll-like receptor 2 and Toll-like receptor 9 responsiveness in active pulmonary sarcoidosis. *Chest* 143:461–470, 2013.
48. Valeyre D, et al: Smoking and pulmonary sarcoidosis: effect of cigarette smoking on prevalence, clinical manifestations, alveolitis, and

evolution of the disease. *Thorax* 43:516–524, 1988.

49. Drent M, Lower EE, De Vries J: Sarcoidosis-associated fatigue. *Eur Respir J* 40:255–263, 2012.
50. Hoitsma E, et al: Small fibre neuropathy in sarcoidosis. *Lancet* 359: 2085–2086, 2002.
51. Elfferich MD, et al: Everyday cognitive failure in sarcoidosis: the prevalence and the effect of anti-TNF-alpha treatment. *Respiration* 80:212–219, 2010.
52. Wilcox A, Bharadwaj P, Sharma OP: Bone sarcoidosis. *Curr Opin Rheumatol* 12:321–330, 2000.
53. Visser H, et al: Sarcoid arthritis: clinical characteristics, diagnostic aspects, and risk factors. *Ann Rheum Dis* 61:499–504, 2002.
53a. Le Bras E, Ehrenstein B, Fleck M, et al: Evaluation of ankle swelling due to Lofgren's syndrome: a pilot study using B-mode and power Doppler ultrasonography. *Arthritis Care Res (Hoboken)* 66(2):318–322, 2014.
53b. Anandacoomarasamy A, Peduto A, Howe G, et al: Magnetic resonance imaging in Löfgren's syndrome: demonstration of periarthritis. *Clin Rheumatol* 26(4):572–575, 2007.
54. Gran JT, Bohmer E: Acute sarcoid arthritis: a favourable outcome? A retrospective survey of 49 patients with review of the literature. *Scand J Rheumatol* 25:70–73, 1996.
55. Spilberg I, Siltzbach LE, McEwen C: The arthritis of sarcoidosis. *Arthritis Rheum* 12:126–137, 1969.
56. Glennas A, et al: Acute sarcoid arthritis: occurrence, seasonal onset, clinical features and outcome. *Br J Rheumatol* 34:45–50, 1995.
57. Baughman RP, Lower EE, Tami T: Upper airway. 4: Sarcoidosis of the upper respiratory tract (SURT). *Thorax* 65:181–186, 2010.
58. Baughman RP, Iannuzzi MC: Diagnosis of sarcoidosis: when is a peek good enough? *Chest* 117:931–932, 2000.
59. Judson MA, et al: Concomitant sarcoidosis and a connective tissue disease: review of the clinical findings and postulations concerning their association. *Respir Med* 107:1453–1459, 2013.
60. Judson MA, et al: The diagnostic pathway to sarcoidosis. *Chest* 123:406–412, 2003.
61. Valeyre D, et al: Clinical presentation of sarcoidosis and diagnostic work-up. *Semin Respir Crit Care Med* 35:336–351, 2014.
62. Kobak S, et al: Sarcoidois: is it only a mimicker of primary rheumatic disease? A single center experience. *Ther Adv Musculoskelet Dis* 6:3–7, 2014.
63. Scadding JG: Prognosis of intrathoracic sarcoidosis in England. A review of 136 cases after five years' observation. *Br Med J* 2:1165–1172, 1961.
64. Baughman RP, et al: Changes in chest roentgenogram of sarcoidosis patients during a clinical trial of infliximab therapy: comparison of different methods of evaluation. *Chest* 136:526–535, 2009.
65. Judson MA: The diagnosis of sarcoidosis. *Clin Chest Med* 29:415–427, viii, 2008.
66. Hunninghake GW, et al: ATS/ERS/WASOG statement on sarcoidosis. American Thoracic Society/European Respiratory Society/World Association of Sarcoidosis and other Granulomatous Disorders. *Sarcoidosis Vasc Diffuse Lung Dis* 16:149–173, 1999.
67. Biller H, et al: Genotype-corrected reference values for serum angiotensin-converting enzyme. *Eur Respir J* 28:1085–1090, 2006.
68. Bargagli E, et al: Human chitotriosidase: a sensitive biomarker of sarcoidosis. *J Clin Immunol* 33:264–270, 2013.
69. Mostard RL, et al: A predictive tool for an effective use of (18)F-FDG PET in assessing activity of sarcoidosis. *BMC Pulm Med* 12:57, 2012.
70. Lower EE, Weiss KL: Neurosarcoidosis. *Clin Chest Med* 29:475–492, ix, 2008.
71. Ohira H, et al: Myocardial imaging with 18F-fluoro-2-deoxyglucose positron emission tomography and magnetic resonance imaging in sarcoidosis. *Eur J Nucl Med Mol Imaging* 35:933–941, 2008.
71a. Moore SL, Teirstein A, Golimbu C: MRI of sarcoidosis patients with musculoskeletal symptoms. *AJR Am J Roentgenol* 185(1):154–159, 2005.
72. Adams H, et al: FDG PET for gauging of sarcoid disease activity. *Semin Respir Crit Care Med* 35:352–361, 2014.
73. Nunes H, et al: Imaging in sarcoidosis. *Semin Respir Crit Care Med* 28:102–120, 2007.
74. Gupta D, et al: Endobronchial ultrasound-guided transbronchial needle aspiration vs conventional transbronchial needle aspiration in the diagnosis of sarcoidosis. *Chest* 146:547–556, 2014.
75. Judson MA, et al: Defining organ involvement in sarcoidosis: the ACCESS proposed instrument. ACCESS Research Group. A Case

Control Etiologic Study of Sarcoidosis. *Sarcoidosis Vasc Diffuse Lung Dis* 16:75–86, 1999.
76. Judson MA, et al: The WASOG Sarcoidosis Organ Assessment Instrument: An update of a previous clinical tool. *Sarcoidosis Vasc Diffuse Lung Dis* 31:19–27, 2014.
77. Korsten P, Mirsaeidi M, Sweiss NJ: Nonsteroidal therapy of sarcoidosis. *Curr Opin Pulm Med* 19:516–523, 2013.
78. Beegle SH, et al: Current and emerging pharmacological treatments for sarcoidosis: a review. *Drug Des Devel Ther* 7:325–338, 2013.
78a. Baughman RP, Drent M, Kavuru M, Sarcoidosis Investigators: Infliximab therapy in patients with chronic sarcoidosis and pulmonary involvement. *Am J Respir Crit Care Med* 174(7):795–802, 2006.
78b. Rossman MD, Newman LS, Baughman RP: A double-blinded, randomized, placebo-controlled trial of infliximab in subjects with active pulmonary sarcoidosis. *Sarcoidosis Vasc Diffuse Lung Dis* 23(3):201–208, 2006.
79. Sweiss NJ, et al: Efficacy results of a 52-week trial of adalimumab in the treatment of refractory sarcoidosis. *Sarcoidosis Vasc Diffuse Lung Dis* 31:46–54, 2014.
80. Baughman RP, et al: Etanercept for refractory ocular sarcoidosis: results of a double-blind randomized trial. *Chest* 128:1062–1047, 2005.
81. Utz JP, et al: Etanercept for the treatment of stage II and III progressive pulmonary sarcoidosis. *Chest* 124:177–185, 2003.
82. Judson MA, et al: Safety and efficacy of ustekinumab or golimumab in patients with chronic sarcoidosis. *Eur Respir J* 44:1296–1307, 2014.
83. Sweiss NJ, et al: Rituximab in the treatment of refractory pulmonary sarcoidosis. *Eur Respir J* 43:1525–1528, 2014.
84. Lower EE, Baughman RP, Kaufman AH: Rituximab for refractory granulomatous eye disease. *Clin Ophthalmol* 6:1613–1618, 2012.
85. Korsten P, et al: Drug-induced granulomatous interstitial nephritis in a patient with ankylosing spondylitis during therapy with adalimumab. *Am J Kidney Dis* 56:e17–e21, 2010.
86. Vigne C, et al: Sarcoidosis: an underestimated and potentially severe side effect of anti-TNF-alpha therapy. *Joint Bone Spine* 80:104–107, 2013.
87. Powell J, et al: Acute systemic sarcoidosis complicating ustekinumab therapy for chronic plaque psoriasis. *Br J Dermatol* 172:834–836, 2015.
88. Mavragani CP, et al: Augmented interferon-alpha pathway activation in patients with Sjogren's syndrome treated with etanercept. *Arthritis Rheum* 56:3995–4004, 2007.
89. Sweiss NJ, et al: Bone health issues in sarcoidosis. *Curr Rheumatol Rep* 13:265–272, 2011.
90. Stern PH, De Olazabal J, Bell NH: Evidence for abnormal regulation of circulating 1 alpha,25-dihydroxyvitamin D in patients with sarcoidosis and normal calcium metabolism. *J Clin Invest* 66:852–855, 1980.
91. Gonnelli S, et al: Prevention of corticosteroid-induced osteoporosis with alendronate in sarcoid patients. *Calcif Tissue Int* 61:382–385, 1997.
92. Bolland MJ, et al: Bone density is normal and does not change over 2 years in sarcoidosis. *Osteoporos Int* 26:611–626, 2015.
93. Saidenberg-Kermanach N, et al: Bone fragility in sarcoidosis and relationships with calcium metabolism disorders: a cross sectional study on 142 patients. *Arthritis Res Ther* 16:R78, 2014.
94. Baughman RP, Lower EE: Medical therapy of sarcoidosis. *Semin Respir Crit Care Med* 35:391–406, 2014.
95. Baughman RP, et al: Calcium and vitamin D metabolism in sarcoidosis. *Sarcoidosis Vasc Diffuse Lung Dis* 30:113–120, 2013.
96. Gerke AK: Morbidity and mortality in sarcoidosis. *Curr Opin Pulm Med* 20:472–478, 2014.
97. Mirsaeidi M, et al: Racial difference in sarcoidosis mortality in the United States. *Chest* 147:438–449, 2015.
98. Sweiss NJ, et al: Tumor necrosis factor inhibition as a novel treatment for refractory sarcoidosis. *Arthritis Rheum* 53:788–791, 2005.
99. Sweiss NJ, Baughman RP: Tumor necrosis factor inhibition in the treatment of refractory sarcoidosis: slaying the dragon? *J Rheumatol* 34:2129–2131, 2007.
100. Sweiss NJ, Curran J, Baughman RP: Sarcoidosis, role of tumor necrosis factor inhibitors and other biologic agents, past, present, and future concepts. *Clin Dermatol* 25:341–346, 2007.
101. Sweiss NJ, Hushaw LL: Biologic agents for rheumatoid arthritis: 2008 and beyond. *J Infus Nurs* 32(1 Suppl):S4–S17, quiz S19-S24, 2009.

第 118 章

遗传性血色病

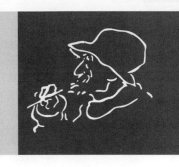

原著 Gaye Cunnane

赵萌萌 译 肖卫国 校

关键点

不明原因的铁蛋白升高（> 200 μg/L）和转铁蛋白饱和度升高（> 45%）有助于筛查遗传性血色病（HHC）。

生化检查异常或有 HHC 阳性家族史者应进行遗传学检查。

疾病表型在具有相似基因型的个体中表达可极不相同。与疾病相关的主要基因包括编码 HFE、铁调素、铁调素调节蛋白转铁蛋白受体 2 及膜铁转运蛋白的基因。

饮食、饮酒以及其他可以引起慢性肝病的危险因素均可影响 HHC 的临床表现。

放血治疗可有效降低铁储存。

部分临床表现（如全身症状、糖尿病、肝酶学异常）可随治疗好转，有些方面（如关节炎、性腺功能减退、肝硬化）并无改善。

不典型骨关节炎或软骨钙蓄积患者应注意其潜在的代谢异常。

早期诊断及治疗可改善预后。

血色病是一种因铁吸收增加致机体组织内铁含量过多的疾病。原发性或称遗传性血色病（hereditary hemochromatosis，HHC）是一种常染色体隐性遗传性疾病。继发性血色病是由于铁利用增加，无效的红细胞生成增多或铁代谢异常引起体内铁负荷增加的疾病。

19 世纪 80 年代，血色病最初在一些病例报告中被描述为"青铜色糖尿病"和"色素性肝硬化"。直到 1889 年，von Recklinghausen 首次以血色病对其命名 [1]。1935 年，Sheldon 描述了 HHC 的家族模型 [2]，并将血色病归因于先天性代谢异常。1955 年，Finch 等发现，HHC 是正常饮食条件下由于铁吸收异常引起的疾病 [3]。由于对于 HHC 认知的匮乏，绝大多数病例是通过尸检诊断的。1972 年，血清铁蛋白成为评价铁储存的指标。3 年后，Simon 及其同事 [4] 发现 HHC 的基因位于 6 号染色体，临近 HLA-A 基因位点。有关引起 HHC 的突变基因—HFE 的研究进行了 21 年之久，并且近十年的研究发现其他基因的突变同样可以引起铁负荷增加 [5]。虽然某些特定变异的表型表达可能存在很大差别，但基因检测已经革新了 HHC 的诊断方法 [6-7]。因此，对高危人群进行相关基因检测能够在临床前期得出诊断，从而明显改善了预后。从分子水平认识 HHC 的发病机制及可能的治疗，可以帮助更多患者获得正常生活。

正常与病态铁代谢

铁在红细胞生成和正常细胞代谢中起重要作用。慢性缺铁常伴随贫血，导致各种其他临床表现，如指甲、舌、食管、肌肉等变化 [8]。正常成人体内总铁含量平均为 3 ~ 4 g，大部分包含于血红蛋白中，除了储存蛋白、铁蛋白和含铁血黄素外，还存在于肌红蛋白和细胞色素中（表 118-1）。经典的西方饮食每日可摄入 10 ~ 20 mg 铁，其中 1 ~ 2 mg 被十二指肠上皮细胞吸收 [9-10]。来自于鱼和肉类等动物性食物的血红素铁较非血红素铁（例如蔬菜）具有更高的生物利用度。膳食中添加维生素 C 可增加非血红素铁的吸收，而鞣酸、麸质和肌醇六磷酸则可抑制铁的吸收 [11-12]。

表 118-1 铁代谢的机制

名称	铁代谢中的作用
铁蛋白	铁储存性疾病及炎症中主要铁储存蛋白 在成人 Still 病中显著增高 反应血浆水平铁储存（例如，1 ng/ml 铁蛋白 = 10 mg 铁）
转铁蛋白	血浆中铁的运载蛋白 在肝中合成 缺铁状态时升高
转铁蛋白饱和度	血清铁（μg/dl）÷ 总铁结合力（TIBC）（μg/dl）× 100 在缺铁性贫血 / 慢性疾病 / 血色病中膜铁转运蛋白突变 / 无效造血 / 铁超载状态 / 重症肝衰竭升高
铁调节蛋白	通过调节转铁蛋白受体 / 铁蛋白 / 十二指肠铁载体合成维持铁稳态
HFE 蛋白	位于十二指肠深部隐窝细胞和 Kupffer 细胞 调节十二指肠隐窝细胞吸收转铁蛋白结合铁 通过与表达铁调素转铁蛋白受体 2 或 JFV 基因的肝细胞相互作用来调节铁吸收
铁输出蛋白	膜铁转运蛋白 / 亚铁氧化酶 / 二价金属转运体 1（DMT1）
铁调素	肝产生的急性期反应物 内源性抗微生物活性 负向调节铁吸收 减少巨噬细胞释放铁 通过抑制膜铁转运蛋白减少铁进入血液而防止铁损耗 某些幼年 HHC 家系中存在基因突变
铁调素调节蛋白	在肝、心脏和骨骼肌肉中表达 膜结合型 HJV 是骨形态发生蛋白的共同受体并激活铁调素 可溶性 HJV 通过缺氧和缺铁中的弗林蛋白酶裂解产生并下调铁调素
含铁血黄素	组织铁染色的组织学鉴定

铁稳态在细胞和分子水平上受到严格调控，受到体内铁需求与肠道铁吸收之间的调节反馈的影响[13]。膳食中的铁以亚铁状态在十二指肠通过二价金属转运体 1（divalent metal transporter 1，DMT1）进入肠细胞中。铁借助血浆铜蓝蛋白同源物亚铁氧化酶（hephaestin）的铁氧化酶活性，可以储存在细胞内最终通过粪便排出，也可以通过铁转运蛋白从肠细胞中被吸收[14]。循环中的铁被使用（主要为红细胞）或储存（在肝和巨噬细胞中）。

铁的摄取、利用和储存部位之间的信号调控受到严格控制。膜铁转运蛋白（ferroportin）促进细胞内铁的释放，并且主要参与由铁调素（hepcidin）调节的铁稳态，而铁调素在该过程中起核心作用[13,15]。铁调素由肝产生，随铁状态而变化并对铁的水平起负调节作用[16]。铁调素通过与膜铁转运蛋白结合并直接作用于它，使其被细胞内化并被破坏[17]。骨形态发生蛋白 -6（bone morphogenetic protein-6，BMP-6）调节铁调素的信号通路是通过与肝细胞上的特异性受体结合而实现的[18]。过量的铁或炎症诱导铁调素的表达，而铁缺乏、无效的红细胞生成或缺氧则下调铁调素表达[19-21]。持续高水平的铁调素与慢性炎症性贫血有关；铁储留在肠细胞和巨噬细胞内，导致转铁蛋白饱和度和红细胞生成铁的可用性降低。相反，不适当的低铁调素表达可使十二指肠吸收铁增加、高转铁蛋白饱和度和组织储存部位的铁超载。

遗传学

已知的四种类型的 HHC 均与基因突变有关（表118-2）。经典型 HHC（1 型）为常染色体隐性遗传

表 118-2　遗传性血色病

名称	基因	基因产物	遗传方式	表型
HFE 相关 HHC				
1 型	*HFE*，6p21.3	HFE	常染色体隐性	可变的临床结果
幼年型 HHC				
2A 型	*HJV*，1q21	铁调素调节蛋白	常染色体隐性	发病较早，↑器官损害
2B 型	*HAMP*，19q13.1	铁调素		
TfR2 相关 HHC				
3 型	*TfR2*，7q22	转铁蛋白受体 2	常染色体隐性	同 1 型
膜铁转运蛋白相关 HHC				
4 型	*SLC40A1*，2q32	膜铁转运蛋白	常染色体显性	肝型
				巨噬细胞型

HHC，遗传性血色素病

病，突变基因为 HFE，定位于 6 号染色体 [6]。最常见的突变，特别是北欧人，是在 282 位点的半胱氨酸被酪氨酸替代（C282Y）。尽管表型表达差异很大，但该变异的纯合体是铁蓄积致器官损伤的危险因素。HFE 基因的其他突变包括 63 位点的组氨酸被门冬氨酸替换（H63D）和 65 位点的丝氨酸被半胱氨酸替代（S65C）。虽然复合杂合体型可能被证明与铁超载相关，但是后两者突变的临床表现不太明显，特别是如果同时合并过量饮酒或脂肪变时 [23-24]。

与 HFE 基因突变所致的中年时期出现症状不同，铁调素调节蛋白（hemojuvelin）（HJV 相关 HHC，2A 型）或铁调素（HAMP 相关 HHC，2B 型）突变导致幼年型 HHC（2 型），在青少年时期出现铁超载。受影响的基因已被定位到 1 号染色体的长臂 [22]。后者较成人 HHC 患者发生铁蓄积的概率大，常引起广泛脏器受累和早期死亡 [25]。在这些患者中，心肌病，糖尿病和性腺功能减退症比重症肝病更常见 [22,26]。与北欧家系 HFE 基因突变的遗传特性不同，幼年型 HHC 的报道最常见于意大利 [27]。转铁蛋白受体（transferrin receptor，TfR）突变（TfR2 相关 HHC，3 型）的临床表现与经典型 HFE 相关 HHC 相似。这些突变非常罕见 [28]。4 型或膜铁转运蛋白相关 HHC 为常染色体显性遗传，在欧洲和澳大利亚均有家系研究 [29-30]。已报道过两种膜铁转运蛋白突变。第一种是膜铁转运蛋白表面定位缺失导致细胞输出能力下降，引起铁在巨噬细胞中大量聚集。第二种是铁调素引起的膜铁转运蛋白功能障碍，导致铁在肝实质细胞及其他组织积聚。由于表型表达的多样性，一些患者表现为与经典型 HHC 类似的铁超载状态，而其他患者则极少有器官损伤的证据 [31]。

其他遗传性铁超载综合征

目前已知有几种其他遗传性铁超载综合征。在非洲后裔中，铁转运蛋白 1 基因的常见多态性与轻度贫血和铁超载倾向有关 [32]。血浆铜蓝蛋白缺乏症（aceruloplasminemia）是由血浆铜蓝蛋白基因的纯合突变引起的，并导致贫血、铁过量、葡萄糖耐受不良和神经症状 [33]。家族性转铁蛋白缺乏症（familial atransferrinemia）是一种常染色体隐性疾病，与组织铁沉积时严重贫血有关 [34]。目前有许多铁蛋白突变导致高铁蛋白血症（hyperferritinemia），其中一部分具有特定器官损伤。遗传性高铁蛋白血症 - 白内障综合征（hyperferritinemia-cataract syndrome）的患者会出现铁蛋白水平升高和双侧先天性白内障 [35]。神经铁蛋白病（neuroferritinopathy）是一种常染色体显性运动障碍，尽管血清铁蛋白水平可变，但铁优先沉积在脑中 [36]。与之相反，报道中存在的良性高铁蛋白血症，其中尽管 L- 铁蛋白的编码区发生突变，但没有出现临床症状 [37]。

先天性铁超载称为新生儿血色病（neonatal hemochromatosis），由于免疫介导的肝损伤引起过量的铁沉积，可以在妊娠期间应用 IVIG 改善病情[38]。

流行病学

之前认为 HHC 是一种罕见疾病，但基因研究显示这是最常见的遗传异常之一。虽然超过 5‰ 的北欧人具有 HFE 突变的纯合子，但其表型表达各异，临床病例数罕见[22]。美国的一项对近 100 000 人进行的流行病学研究发现，C282Y 纯合子的发生率为：白种人 0.44%；美洲印第安人 0.11%；西班牙人 0.027%；美国黑人 0.014%；太平洋岛民 0.012%；亚洲人 0.0004%[39]。经典型 HHC 诊断的高峰年龄为 40 ～ 60 岁。

其他基因与环境的影响

HHC 的临床表现在具有相似突变的个体之间差异很大的事实提示存在其他影响疾病的因素。一项研究表明，在 C282Y 纯合子中，高达 82% 个体存在高铁蛋白血症，而大约只有 28% 的男性和 1% 的女性最终在 65 岁左右出现了 HHC 的临床表现——肝疾病、肝细胞癌和第二、第三掌指关节关节炎[40]。与之相比，C282Y/H63D 突变的复合杂合子较正常对照组具有更高水平的血清铁蛋白和转铁蛋白饱和度，但出现临床 HHC 的风险很低[41]。

这些事实说明其他基因可能在改变铁超载的表型表达中发挥作用。编码十二指肠还原酶 DCYTB 的基因 CYBRD1 就被证明与 C282Y 纯合子中较低血清铁蛋白水平相关[42]。此外，其他铁相关的基因突变，如铁调素、铁调素调节蛋白、结合珠蛋白（haptoglobin）及骨形态发生蛋白可能影响疾病表现[43-47]。此外，促纤维化基因（如转化生长因子 TGF）可以加速易感个体肝硬化的出现[48]。

HHC 疾病的外显率在 C282Y 纯合子男性中比女性更明显，其原因可以通过女性月经失血及随后变缓的铁储存来解释。但也存在由基因决定的铁蛋白水平的性别差异，在临床确诊的 HHC 男性及女性患者中有报道存在不同的 HLA A *03B*07 和 A*03B*14 单倍型[49]。

环境因素，包括饮食、吸烟、饮酒及伴发疾病，也影响 HHC 的临床表现。代谢综合征引起的胰岛素抵抗导致了铁超载，当同时存在 HHC 时，可能在肝

损伤中发生协同效应[16]。合并肝疾病时，由于肝炎或脂肪肝，可能加剧纤维化的过程[50]。除已知酒精对肝细胞的毒性作用外，它还可下调铁调素表达并增加铁吸收，导致先天性铁超载患者的终末器官损伤[51-52]。此外，过量食用肉类和柑橘类水果也会引起铁负荷增加。而非柑橘类水果的摄入可能具有保护作用[53]。

发病机制

HHC 的临床表现可能受多种病理生理机制的影响，包括膳食铁的十二指肠吸收增加、关键调节肽铁调素表达下降、HFE 蛋白的功能改变以及铁沉积在靶器官中的直接和间接毒性作用[19]。近来对铁调素功能有了深入了解，铁调素、铁调素调节蛋白、转铁蛋白受体或 HFE 基因的人类突变和小鼠敲除模型导致铁调素水平降低和十二指肠铁吸收增加[54]。HFE 蛋白与 TfR-1/2 相互作用，作为肝细胞膜的铁传感器，影响铁调素表达[55]。

慢性铁超载可能通过几种机制引起组织损伤，其中包括线粒体功能受损，减弱溶酶体膜稳定性、使溶酶体酶释放到细胞质[56]。增加的自由基形成有助于细胞膜的脂质过氧化，并释放促纤维化细胞因子[19]。铁蓄积的程度和持续时间与纤维化的发展相关，目前认为肝实质细胞和 Kupffer 细胞中的铁蓄积要先于器官损害[16]。在 HHC 中，铁首先蓄积在实质细胞，后期蓄积在网状内皮细胞（reticuloendothelial，RE），相比之下，输血引起的铁超载，RE 细胞是主要靶点。血清铁蛋白值超过 1000 µg/L 时，肝纤维化和肝硬化的风险会显著增加[7,19,57]。

临床特征

关节外表现

HHC 患者男性居多，典型的临床表现出现在中年，通常铁的贮积累计可达 20 ～ 30g[19,40]。经典症状［如肝异常、皮肤色素沉着、关节炎、糖尿病、勃起功能障碍、心脏扩大和（或）传导缺陷］的发现提示疾病晚期[58]。器官受累的顺序不定，且难以预测。肝是铁储存的主要脏器，一般都会受累。通常在常规体检中发现肝酶学异常有助于发现该病[59]。然而，

随着近来基因检测的推出，现在患者的无症状亲属的诊断更为常见。

肝铁沉积最终导致纤维化和肝硬化。值得注意的是，一些患有 HHC 和铁过载的患者即使血清转氨酶水平正常也可能发展为纤维化[60]。放血疗法可改善以上病变，特别是在疾病早期[61]。HHC 患者常合并其他原因的肝疾病，可能导致肝细胞损伤[60]。在已确诊的肝硬化患者中，恶性肝癌风险比一般人群高20 倍，且男性风险高于女性[62-63]。

铁在心脏的沉积可导致心律失常和心力衰竭。几项关于 HHC 与动脉粥样硬化的大样本研究并未发现两者相关。然而，铁蛋白水平升高，尤其是非酒精性脂肪性肝病，可能与通过铁调素上调导致的血管损伤有关[64-66]。HHC 的晚期出现糖耐量异常，主要是由于铁持续在胰腺 β 细胞蓄积导致 C 肽和胰岛素水平下降所致[67]。胰腺 α 细胞的功能通常不受损，并且胰高血糖素水平正常或升高。对于有症状的 HHC 患者，糖尿病的发病率约为 50%。然而，对于具有早期胰岛素抵抗且没有肝硬化的 HHC 患者，放血疗法可以逆转铁沉积诱导的 β 细胞功能障碍[68-69]。未发病的 C282Y 杂合子 HHC 患者发生糖尿病的风险与对照组相比明显增高[70-71]。

HHC 患者铁蓄积导致垂体受累可引起垂体前部分泌激素血清水平下降，导致性欲低下和勃起功能障碍[72-73]。睾丸铁超载引起的原发性性腺功能减退症并不常见[74]。放血疗法可以减轻这些症状，特别是年轻男性[75]。HHC 患者的甲状腺功能减退是由于铁蓄积于甲状腺细胞的直接毒性所致，可导致甲状腺素水平下降，促甲状腺素水平升高[76]。这些内分泌激素的异常可导致 HHC 患者发展为骨质疏松。

皮肤变色与过量的黑色素和铁在上皮细胞的沉着有关。随着铁在组织的长时间蓄积，晚期可发展为"青铜色糖尿病"（bronze diabetes）。

HHC 患者感染风险增加。血清铁高浓度可增加细菌的毒力，而过量的铁蓄积在巨噬细胞降低其吞噬能力[77]。值得关注的是，进食未煮熟的海产品可引起创伤弧菌败血症。此外，小肠结肠炎耶氏菌、单核细胞增多性李氏菌、肠炎沙门杆菌鼠伤寒血清型、肺炎克雷白杆菌、大肠杆菌、无根霉菌和毛霉菌均可成为引起高铁负荷患者感染的致病菌[9]。

在 HFE C282Y 纯合子患者中，除了增加恶性肝细胞癌风险以外，肝硬化还是非肝肿瘤的独立危险因素，尤其是乳腺癌及结直肠肿瘤[78]。携带 MMR 基因突变的 H63D 纯合子患大肠癌风险将增加 3 倍[79]。铁通过多种机制可能成为潜在的致癌物质，这包括铁的免疫抑制特性，作为肿瘤细胞生长的重要辅因子以及催化羟基自由基的作用。此外，随着铁储存的下降，患癌症的风险亦降低[80]。

关节表现

关节痛 / 关节炎是遗传性血色病的常见症状，50% ~ 80% 的患者有关节病变，严重影响生活质量[81-87]。尽管关节炎倾向为晚期表现，但作为 HHC 的就诊症状，仍然提醒医生是否存在潜在的代谢紊乱。关节可以广泛受累，但第二、第三掌指关节的改变最具特征性的[87]（图 118-1A 和 B）。关节炎也可出现在近端指间关节、腕关节、肩关节、髋关节、膝关节及踝关节[86]。受累关节表现为疼痛和僵硬，但是通常没有滑膜炎的证据。约 25% 的 HHC 患者发生髋关节损害。在髋关节置换术后，假体无菌性松动的风险增加[88-89]。HHC 相关性关节炎的鉴别诊断很多，包括严重的骨关节炎、类风湿关节炎、其他炎症性关节炎和晶体性关节炎。类风湿因子通常为阴性，但是在已发表的病例中，影像学也表现出特征性改变，如第二、第三掌指关节间隙的狭窄，掌骨头桡骨面的钩性骨赘，以及软骨钙质沉着，尤其是在毗邻尺骨茎突的三角纤维软骨处。较之其他基因型，HHC 相关的关节炎更常见于男性 C282Y 纯合子中[7]。

导致 HHC 相关性关节炎的病理机制尚不清楚，未发现该病关节痛与体内铁储存相关。局部铁蓄积的毒性作用、软骨破坏的加速和免疫学机制都被认为参与关节炎的发生[83-84,90]。光镜下可见受累的滑膜出现铁蓄积，尤其是在衬里细胞，但炎性细胞浸润并不典型[91-93]。在滑膜里衬层发现中性粒细胞浸润[94]。光镜下也可以观察到磷灰石和二磷酸钙晶体，但是它们在 HHC 明显表达的原因不清。由于 HHC 患者二磷酸钙沉积病发生率增加，也有假说认为，甲状旁腺激素片断（PTH 44-68）发挥了作用[95]。放血疗法后 HHC 引起的关节症状往往不会改善。

鉴别诊断

由于生理机制并不能增加铁的排出，所以增加铁

血色素沉着症关节病

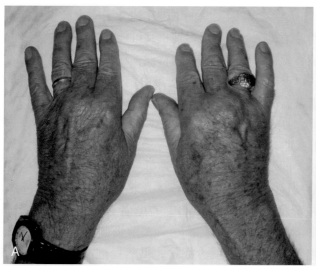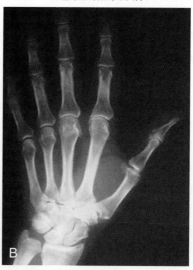

图 118-1 **A** 和 **B** 示第二、第三掌指关节关节炎，是遗传性血色病的特征

摄入必然会导致铁超载，这可能是由于此前所述的铁代谢的遗传缺陷，或继发于其他原因（表 118-3）。应注意采集完整的用药史，包括非处方铁剂以及所有输血史。例如在地中海贫血（thalassemias）或铁粒幼细胞性贫血（sideroblastic anemia）中出现的无效造血也会导致铁储备增多。迟发性皮肤卟啉症（porphyria cutanea tarda，PCT）的患者可表现为高铁蛋白血症、高转铁饱和度及 HFE 基因突变[96]。然而，该病的其他临床表现，尤其是皮肤表现，可以与 HHC 相鉴别。严重的炎症可以引起铁蛋白水平增高。白细胞介素 -6（IL-6）可通过 STAT3 刺激铁调素的产生，减少铁的吸收，提高组织及血清铁蛋白的水平。然而，这些变化都伴随着低水平的转铁饱和度[97]。由肝炎、酒精过量或脂肪浸润导致的慢性肝病与高铁蛋白血症和正常或升高的转铁蛋白饱和度相关[98]。每天摄入超过两种酒精饮料，酒精可不通过肝损害的途径诱导铁蛋白合成和铁超载[63,99]。

表 118-3 铁过载的鉴别诊断

续表

遗传性血色素病
HFE 相关性血色病
C282Y 纯合子 or C282Y/H63D 杂合子（1 型）
非 HFE 相关性血色病
铁调素调节蛋白 / 铁调素突变（2 型）
转铁蛋白受体 2 突变（3 型）
膜铁转运蛋白突变（4 型）
其他
非洲铁超载综合征
血浆铜蓝蛋白缺乏症
家族性转铁蛋白缺乏症
高铁蛋白血症 - 白内障综合征
神经铁蛋白病
继发性铁超载
铁负荷性贫血
红细胞无效性生成
•地中海贫血 / 铁幼粒细胞性贫血 / 骨髓发育不良
红细胞生成增加
•慢性溶血性贫血
肠外铁超载
多次输血
多次注射铁剂
慢性肝病
乙肝和丙肝
酒精性肝病
脂肪肝
迟发性皮肤卟啉病

诊断性检查

当患者表现出关节疼痛和肝酶异常时，应高度怀疑 HHC。虽然鉴别诊断很多，但出现铁蛋白和转铁蛋白饱和度（血清铁 ×100/ 总铁结合力）水平升高非常有意义。血清铁应在患者空腹时测量，因为餐后浓度会升高。铁蛋白水平升高也可能由系统性炎症或恶性肿瘤导致，但这种情况下通常伴有转铁蛋白饱和度的下降。应排除其他导致转铁蛋白饱和度上升的原因包括：继发于肝细胞溶解的血清铁升高，或继发于肝衰竭的转铁蛋白下降。如果铁蛋白大于 200μg/L，而且转铁蛋白饱和度大于 45%，就应该进行进一步的筛查。在纯合子中发现 C282Y 突变或发现 C282Y/H63D 复合杂合突变，可以确定诊断。然而，如果不存在这些突变且存在铁超载的证据，则可以在相关临床特征的背景下考虑更罕见的遗传缺陷，例如编码铁调素调节蛋白、铁调素、TfR2 或铁转运蛋白的基因突变（表 118-2）。

已有的病例资料显示，肝活检可以提示预后。铁蛋白水平高于 1000 μg/L、转氨酶升高和血小板减少症的患者最有可能出现肝硬化 [57,100]。反之，血清铁蛋白水平低于 1000 μg/L 且没有其他肝病危险因素的患者出现肝硬化的可能性小。因此，对于疾病晚期或诊断疑难的患者，尤其是 HFE 阴性同时有铁超载的患者，可考虑进行肝活检。HHC 可以通过组织学与酒精性肝硬化区分。前者可染色铁多分布于肝细胞中，而后者铁多在 Kupffer 细胞中 [101]。腹部 MRI 也可以用来测定内脏铁负荷过重。T2 加权序列显示信号强度降低，与肝铁浓度显著相关 [102-103]。这种检查方法也可用来辨别其他铁蓄积的部位（例如脾、胰、淋巴结和心脏）。由于 HHC 是一种系统性疾病，其他检查应该包括对糖尿病、甲状腺疾病、性腺减退症、骨质疏松和心肌病的检查。还要除外相似的疾病，如迟发性皮肤卟啉病、无效红细胞生成、慢性酒精过量和代谢综合征。

筛查

对疾病的逐步认识以及基因筛查的有效性使 HHC 患者在发生典型的三联症（肝硬化、糖尿病和皮肤色素沉着）之前可被诊断。当然，晚期表现也会出现，尤其是具有铁超载或肝疾病的其他危险因素的患者。对于基因检测已发现 HHC 风险但未发现疾病临床证据的个体，建议每年进行生化筛查，测量血清铁蛋白、转铁蛋白饱和度和肝酶。此类监测有助于早期发现器官损害并及时开始治疗。

人口筛查

由于患病率高，潜在疾病程度严重，治疗的成本效益大，以及早期诊断对患者的发病率和死亡率的影响，所以对 HHC 进行人口学筛查是非常有吸引力的。然而，HHC 的临床外显率很低，并且在没有任何疾病迹象的情况下，在无症状人群中发现相关基因突变的负面后果（例如，保险相关和心理因素）将是相当大的。因此，不建议对 HHC 进行常规筛查 [19,102,104]。

筛查家族史阳性人群

在一级亲属已被诊断患有 HHC 的个体中，应进行 HFE 突变和铁超载的检测 [19]。对于 HHC 患者的子女，建议先筛查其配偶，因为后代只会在父母双方都有相关的突变时受影响。在携带 C282Y 纯合子的一级亲属中，铁超载程度与患者的疾病严重程度相关 [105]。对于发现具有 C282Y 或 H63D 杂合性的人，临床相关铁毒性的风险极低。H63D 纯合子很少与轻度铁过量有关 [24]。

相关疾病患者的筛查

欧洲肝病研究协会建议对原因不明的慢性肝病和转铁蛋白饱和水平升高的患者进行 HFE 检测（图 118-2）。此外，对于患有 PCT、明确诊断的软骨钙质沉着症、肝细胞癌和晚发型 1 型糖尿病的人群，应考虑检测 HFE，因为 C282Y 纯合子在这些疾病中具有较高的阳性率 [102]。HHC 相关基因型是存在合并症的情况下发生肝病的危险因素，特别是慢性传染性肝、PCT 或脂肪肝 [19,106]。

治疗

去除机体中铁的方法有放血疗法、红细胞分离术或使用铁螯合剂。治疗分为"耗尽"阶段以及"维

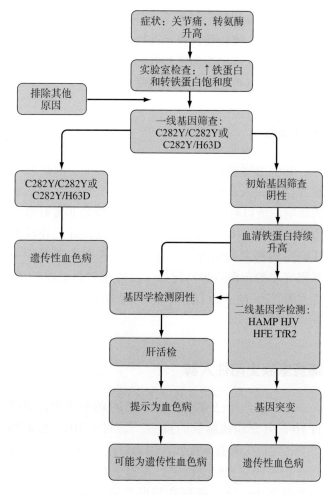

图 118-2 遗传性血色病的诊断流程

持"阶段，前者旨在将铁蛋白水平降低至正常，后者是降低铁的去除频率并监测铁蛋白水平。通过去除铁可以逆转铁沉积的一些（不是全部）症状。大多数患者会注意到身体状况和皮肤色素沉着的改善；此外，除肝纤维化之外，心脏功能和血糖也可得以改善[61,102]。然而，关节炎症状不会改变，并且已确诊的肝硬化是不可逆转的[19]。

放血疗法是治疗 HHC 中铁超载的主要方法。每 500 ml 的全血含有高达 250 mg 的铁，因此，每周一次的放血可能需要超过 1 年的时间才能使铁储存正常化。一般推荐当血清铁蛋白水平持续且逐渐高于正常高值时，可以开始治疗[104]。依据铁蛋白和血红蛋白/血细胞比容水平，一般每周放血 500 ml，在避免贫血发生的情况下，血清铁蛋白控制在 50 μg/L。转铁蛋白饱和度水平并不能准确衡量治疗效果，因为在

C282Y 纯合子中转铁蛋白饱和度与铁储备变化不一致[107]。在维持阶段，根据治疗的反应来调整放血频率。应避免贫血，因为它可能引发铁调素水平进一步降低并促进肠道铁吸收[104]。HHC 的放血疗法通常安全且耐受性良好，但其不良反应包括在铁储存快速动员期间会出现心律失常[108]。维生素 C 补充剂因其可以促进铁离子释放、增加氧化剂和自由基的活性可加剧心律失常的发生[19,108-109]。在许多国家，HHC 患者的治疗性放血有助于献血储备[102,107]。

与放血疗法相比，红细胞去除术每次可去除更多的红细胞，并保留血小板、血浆蛋白和凝血因子[110]。虽然该技术能比放血疗法更快达到正常铁水平的治疗目标，但是治疗花费更高。因需要掌握专业操作技能的要求，导致红细胞分离术不常用于治疗 HHC 患者的铁超载[107]。

铁螯合剂可以口服给药（例如地拉罗司）或肠胃外给药（例如去铁胺）。然而，此类药物较之放血疗法具有更多的副作用，因此可用于不能进行定期放血治疗的患者[107,111]。质子泵抑制剂（PPIs）可能会降低铁吸收，因为胃酸分泌减少会降低无机铁的溶解度，从而减少其吸收。此外，PPIs 可能影响红细胞摄取铁，因这一过程需要质子协同转运[107]。然而，目前没有证据表明长期使用 PPIs 会显著影响 HHC 患者的铁水平。

高剂量的维生素 C 可以促进铁离子释放、增加氧化剂和自由基的活性[19,108-109]。因此，HHC 患者不应服用额外的维生素 C，但可食用含有该维生素的新鲜食物。其他一些饮食上的建议包括减少或避免摄入含高铁的食物，如红肉和动物内脏。生食贝类食物非常危险，因为其可能被污染了创伤弧菌[112]。一些酒精性饮料含有铁，并且所有的酒精性饮料都有肝毒性。在铁超载的情况下，酒精可协同导致肝硬化和肝细胞癌的发生，所以应尽量避免饮酒[113]。维持正常体重非常重要，以避免与脂肪变性相关的肝损害。

HHC 导致关节炎的机制不清，所以对关节炎的治疗并不令人满意。尽管进行了有效的放血疗法，关节症状仍可能持续进展。非甾体抗炎药、秋水仙碱和关节腔内注射激素对部分患者有效。骨质疏松症是一种潜在的并发症，特别是合并性腺功能减退或甲状腺功能低下的患者。腺体功能低下患者应该使用激素替代疗法。一些患者可能需要钙剂和双膦酸盐的治疗。

尽管动物研究提示了铁超载导致癌症发生的总体

风险，但迄今为止鲜有流行病学信息表明 HHC 患者出现这种风险。然而，对于这些患者的整体诊疗中可考虑在适龄时进行恶性肿瘤筛查 [114]。

预后

因为 HHC 的发病率及死亡率与铁过量程度和脏器损伤程度明显相关，所以越早诊断，预后越好。纯合子男性的肝损伤绝对风险约为 5%，女性则为 1% [115]。肝硬化的进展是影响生存期的重要指标。由于 HHC 导致肝衰竭而进行肝移植的患者其生存率要明显低于其他原因进行肝移植者。这些患者的术后死亡原因主要是心脏并发症和感染 [116]。

HHC 患者若没有合并肝硬化及糖尿病，则对生存期没有明显影响 [104]。医生如果能敏锐地意识到这种代谢性疾病的存在，则可显著改善 HHC 患者的预后。所以当风湿病医生遇到不典型的骨关节炎或软骨钙化时，应意识到 HHC 的可能。

结论

针对具有较高临床疾病风险的人群进行经济有效的筛查，并对出现相关症状和体征的可疑病例进行高水平的早期诊断，可减少患者因 HHC 所致不可逆的器官损害。此外，对于临床疾病表型的遗传及环境修饰的深入了解，有助于延缓或减轻易感个体铁超载的后果。在肥胖、代谢综合征和脂肪肝患者日益增多的情况下，合并症与疾病的发生及发展密切相关。虽然多年来放血疗法一直作为主要的治疗手段，仍需要深入研究铁储存和铁蛋白水平的确切靶点。新的螯合剂正在审查中，铁调素肽 / 激动剂的开发也许能够纠正与铁吸收和沉积增加相关的生理缺陷，为未来带来希望，也有助于我们了解具有铁超载遗传易感性患者的临床表型 [104]。同时，相关人群中症状组合的预测价值可能会影响筛查指南的制订，并有助于提升成本效益，降低有 HHC 风险人群的疾病负担 [13]。

 本章的参考文献也可以在 ExpertConsult.com 上找到。

参考文献

1. von Recklinghausen FD: Uber Haemochromatose: Tageblatt Versammlung Dtsche Naturforscher. *Artzte Heidelberg* 62:324–325, 1889.
2. Sheldon JH: *Haemochromatosis*, London, 1935, Oxford University Press.
3. Finch SC, Finch CA: Idiopathic hemochromatosis, an iron storage disease. *Medicine (Baltimore)* 34:381–430, 1955.
4. Simon M, Pawlotsky Y, Bourel M, et al: Hémochromatose idiopathique maladie associée à l'antigene tissulaire HLA-3. *Nouv Presse Med* 4:1432, 1975.
5. Feder JN, Gnirke A, Thomas W, et al: A novel MHC class 1-like gene is mutated in patients with hereditary hemochromatosis. *Nat Genet* 13:399–408, 1996.
6. Olynyk JK, Cullen DJ, Aquilia S, et al: A population based study of the clinical expression of the hemochromatosis gene. *N Engl J Med* 341:718–724, 1999.
7. Gan EK, Ayonrinde OT, Trinder D, et al: Phenotypic expression of hereditary hemochromatosis: what have we learned from the population studies? *Curr Gastroenterol Rep* 12:7–12, 2010.
8. Fung E, Nemeth E: Manipulation of the hepcidin pathway for therapeutic purposes. *Haematologica* 98:1667–1676, 2013.
9. Andrews NC: Disorders of iron metabolism. *N Engl J Med* 341:1986–1995, 1999.
10. Finch CA, Huebers H: Perspectives in iron metabolism. *N Engl J Med* 306:1520–1528, 1982.
11. Hallberg L, Brune M, Rossander L: The role of vitamin C in iron absorption. *Int J Vitam Nutr Res Suppl* 30:103–108, 1989.
12. Hallberg L, Rossander L, Skanberg AB: Phytates and the inhibitory effect of bran on iron absorption in man. *Am J Clin Nutr* 45:988–996, 1987.
13. Fleming RE, Bacon BR: Orchestration of iron homeostasis. *N Engl J Med* 352:1741–1744, 2005.
14. Petrak J, Vyoral D: Hephaestin—a ferroxidase of cellular iron export. *Int J Biochem Cell Biol* 37:1173–1178, 2005.
15. Kautz L, Nemeth E: Molecular liaisons between erythropoiesis and iron metabolism. *Blood* 124:479–482, 2014.
16. Janssen MC, Swinkels DW: Hereditary hemochromatosis. *Best Pract Res Clin Gastroenterol* 23:171–183, 2009.
17. Nemeth E, Tuttle MS, Powelson J, et al: Hepcidin regulates cellular iron efflux by binding to ferroportin and inducing its internalization. *Science* 306:2090–2093, 2004.
18. Andriopoulos B, Jr, Corradini E, Xia Y, et al: BMP6 is a key endogenous regulator of hepcidin expression and iron metabolism. *Nat Genet* 41:482–487, 2009.
19. Bacon BR, Adams PC, Kowdley KV, et al: Diagnosis and management of hemochromatosis: 2011 practice guidelines by the American Association for the study of liver diseases. *Hepatology* 54:328–343, 2011.
20. Nicolas G, Chauvet C, Viatte L, et al: The gene encoding the iron regulatory peptide hepcidin is regulated by anemia, hypoxia and inflammation. *J Clin Invest* 110:1037–1044, 2002.
21. Roy CN: Anemia of inflammation. *Hematology Am Soc Hematol Educ Program* 2010:276–280, 2010.
22. Pietrangelo A: Hereditary hemochromatosis—a new look at an old disease. *N Engl J Med* 350:2383–2397, 2004.
23. Walsh A, Dixon JL, Ramm GA, et al: The clinical relevance of compound heterozygosity for the C282Y and H63D substitutions in hemochromatosis. *Clin Gastroenterol Hepatol* 4:1403–1410, 2006.
24. Gochee PA, Powell LW, Cullen DJ, et al: A population-based study of the biochemical and clinical expression of the H63D hemochromatosis mutation. *Gastroenterol* 122:646–651, 2002.
25. Cazzola M, Cerani P, Rovati A, et al: Juvenile genetic hemochromatosis is clinically and genetically distinct from the classical HLA-related disorder. *Blood* 92:2979–2981, 1998.
26. Pietrangelo A: Non-HFE Hemochromatosis. *Hepatology* 39:21–29, 2004.
27. Lanzara C, Roetto A, Daraio F, et al: Spectrum of hemojuvelin gene mutations in 1q-linked juvenile hemochromatosis. *Blood* 103:4317–4321, 2004.
28. Bardou-Jacquet E, Cunat S, Beaumont-Epinette MP, et al: Variable age of onset and clinical severity in transferrin receptor 2 related haemochromatosis: novel observations. *Br J Haematol* 162:278–281,

29. Njajou OT, Vaessen N, Joosse M, et al: A mutation in *SLC11A3* is associated with autosomal dominant hemochromatosis. *Nat Genet* 28:213–214, 2001.

30. Montosi G, Donovan A, Totaro A, et al: Autosomal dominant hemochromatosis is associated with a mutation in the ferroportin (*SLC11A3*) gene. *J Clin Invest* 108:619–623, 2001.

31. Cremonesi L, Forni GL, Soriani N, et al: Genetic and clinical heterogeneity of ferroportin disease. *Br J Haematol* 131:663–670, 2005.

32. Gordeuk VR, Caleffi A, Corradini E, et al: Iron overload in Africans and African-Americans and a common mutation in the SCL40A1 (ferroportin 1) gene. *Blood Cells Mol Dis* 31:299–304, 2003.

33. Fasano A, Colosimo C, Miyajima H, et al: Aceruloplasminemia: a novel mutation in a family with marked phenotypic variability. *Mov Disord* 23:751–755, 2008.

34. Pietrangelo A, Caleffi A, Corradini E: Non-HFE hepatic iron overload. *Semin Liver Dis* 31:302–318, 2011.

35. Cazzola M: Hereditary hyperferritinemia/cataract syndrome. *Best Pract Res Clin Haematol* 15:385–398, 2002.

36. Levi S, Cozzi A, Arosio P: Neuroferritinopathy: a neurodegenerative disorder associated with L-ferritin mutation. *Best Pract Res Clin Haematol* 18:265–276, 2005.

37. Kannengiesser C, Jouanolle AM, Hetet G, et al: A new missense mutation in the L-ferritin coding sequence associated with elevated levels of glycosylated ferritin in serum and absence of iron overload. *Haematologica* 94:335–339, 2009.

38. Whitington PF: Neonatal hemochromatosis: a congenital alloimmune hepatitis. *Semin Liver Dis* 27:243–250, 2007.

39. Adams PC, Reboussin DM, Barton JC, et al: Hemochromatosis and iron-overload screening in a racially diverse population. *N Engl J Med* 352:1769–1778, 2005.

40. Allen KJ, Gurrin LC, Constantine CC, et al: Iron-overload-related disease in HFE hereditary hemochromatosis. *N Engl J Med* 358:221–230, 2008.

41. Gurrin LC, Bertalli NA, Dalton GW, et al: HFE C282Y/H63D compound heterozygotes are at low risk of hemochromatosis-related morbidity. *Hepatology* 50:94–101, 2009.

42. Constantine CC, Anderson GJ, Vulpe CD, et al: A novel association between a SNP in CYBRD1 and serum ferritin levels in a cohort study of HFE hereditary haemochromatosis. *Br J Haematol* 147:140–149, 2009.

43. Rochette J, Le Gac G, Lassoued K, et al: Factors influencing disease phenotype and penetrance in HFE haemochromatosis. *Hum Genet* 128:233–248, 2010.

44. Jacolot S, Le Gac G, Scotet V, et al: HAMP as a modifier gene that increases the phenotypic expression of the HFE pC282Y homozygous genotype. *Blood* 103:2835–2840, 2004.

45. Le Gac G, Scotet V, Ka C, et al: The recently identified type 2A juvenile haemochromatosis gene (HJV), a second candidate modifier of the C282Y homozygous phenotype. *Hum Mol Genet* 13:1913–1918, 2004.

46. Milet J, Dehais V, Bourgain C, et al: Common variants in the *BMP2*, *BMP4*, and *HJV* genes of the hepcidin regulation pathway modulate HFE hemochromatosis penetrance. *Am J Hum Genet* 81:799–807, 2007.

47. Van Vlierberghe H, Langlois M, Delanghe J, et al: Haptoglobin phenotype 2-2 overrepresentation in Cys282Tyr hemochromatotic patients. *J Hepatol* 35:707–711, 2001.

48. Osterreicher CH, Datz C, Stickel F, et al: TGF-beta1 codon 25 gene polymorphism is associated with cirrhosis in patients with hereditary hemochromatosis. *Cytokine* 31:142–148, 2005.

49. Barton JC, Wiener HW, Acton RT, et al: HLA haplotype A*03-B*07 in hemochromatosis probands with HFE C282Y homozygosity: frequency disparity in men and women and lack of association with severity of iron overload. *Blood Cells Mol Dis* 34:38–47, 2005.

50. Powell EE, Ali A, Clouston AD, et al: Steatosis is a cofactor in liver injury in hemochromatosis. *Gastroenterology* 129:1937–1943, 2005.

51. Heritage ML, Murphy TL, Bridle KR, et al: Hepcidin regulation in wild-type and Hfe knockout mice in response to alcohol consumption: evidence for an alcohol-induced hypoxic response. *Alcohol Clin Exp Res* 33:1391–1400, 2009.

52. Ohtake T, Saito H, Hosoki Y, et al: Hepcidin is down-regulated in alcohol loading. *Alcohol Clin Exp Res* 31(S1):S2–S8, 2007.

53. Milward EA, Baines SK, Knuiman MW, et al: Non-citrus fruits as novel dietary environmental modifiers of iron stores in people with or without HFE gene mutations. *Mayo Clin Proc* 83:543–549, 2008.

54. Nemeth E, Ganz T: The role of hepcidin in iron metabolism. *Acta Haematol* 122:78–86, 2009.

55. Goswami T, Andrews NC: Hereditary hemochromatosis protein, HFE, interaction with transferrin receptor 2 suggests a molecular mechanism for mammalian iron sensing. *J Biol Chem* 281:28494–28498, 2006.

56. Bacon BR, Britton RS: The pathology of hepatic iron overload: a free radical mediated process? *Hepatol* 11:127–137, 1990.

57. Morrison ED, Brandhagen DJ, Phatak PD, et al: Serum ferritin level predicts advanced hepatic fibrosis among US patients with phenotypic hemochromatosis. *Ann Intern Med* 138:627–633, 2003.

58. McDonnell SM, Preston BL, Jewell SA, et al: A survey of 2,851 patients with hemochromatosis: symptoms and response to treatment. *Am J Med* 106:619–624, 1999.

59. Bacon BR, Sadiq SA: Hereditary hemochromatosis: presentation and diagnosis in the 1990s. *Am J Gastroenterol* 92:784–789, 1997.

60. Cherfane CE, Hollenbeck RD, Go J, et al: Hereditary hemochromatosis: missed diagnosis or misdiagnosis? *Am J Med* 126:1010–1015, 2013.

61. Falize L, Guillygomarch A, Perrin M, et al: Reversibility of hepatic fibrosis in treated genetic hemochromatosis: a study of 36 cases. *Hepatology* 44:472–477, 2006.

62. Kew MC: Hepatic iron overload and hepatocellular carcinoma. *Liver Cancer* 3:31–40, 2014.

63. Elmberg M, Hultcrantz R, Ekbom A, et al: Cancer risk in patients with hereditary hemochromatosis and in their first-degree relatives. *Gastroenterology* 125:1733–1741, 2003.

64. Ellervik C, Tybjaerg-Hansen A, Grande P, et al: Hereditary hemochromatosis and risk of ischemic heart disease. *Circulation* 112:185–193, 2005.

65. Engberink MF, Povel CM, Durga J, et al: Hemochromatosis (HFE) genotype and atherosclerosis: increased susceptibility to iron-induced vascular damage in C282Y carriers? *Atherosclerosis* 211:520–525, 2010.

66. Valenti L, Swinkels DW, Burdick L, et al: Serum ferritin levels are associated with vascular damage in patients with non-alcoholic fatty liver disease. *Nutr Metab Cardiovasc Dis* 21:568–575, 2011.

67. Kishimoto M, Endo H, Hagiwara S, et al: Immunohistochemical findings in the pancreatic islets of a patient with transfusional iron overload and diabetes: case report. *J Med Invest* 57:345–349, 2010.

68. Equitani F, Fernandez-Real JM, Menichella G, et al: Bloodletting ameliorates insulin sensitivity and secretion in parallel to reducing liver iron in carriers of HFE gene mutations. *Diabetes Care* 31:3–8, 2008.

69. Utzschneider KM, Kowdley KV: Hereditary hemochromatosis and diabetes mellitus: implications for clinical practice. *Nat Rev Endocrinol* 6:26–33, 2010.

70. Salonen JT, Tuomainen TP, Kontula K: Role of C282Y mutation in haemochromatosis gene in development of type 2 diabetes in healthy men. *BMJ* 320:1706–1707, 2000.

71. Creighton Mitchell T, McClain DA: Diabetes and Hemochromatosis. *Curr Diab Rep* 14:488, 2014.

72. Sondag MJ, Wattamwar AS, Aleppo G, et al: Hereditary hemochromatosis. *Radiology* 262:1037–1041, 2012.

73. Fujisawa I, Morikawa M, Nakano Y, et al: Hemochromatosis of the pituitary gland: MR imaging. *Radiology* 168:213–214, 1988.

74. Kelly TM, Edwards CQ, Meikle AW, et al: Hypogonadism in hemochromatosis: reversal with iron depletion. *Ann Intern Med* 101:629–632, 1984.

75. Cundy T, Butler J, Bomford A, et al: Reversibility of hypogonadotrophic hypogonadism associated with genetic hemochromatosis. *Clin Endocrinol* 38:617–620, 1993.

76. Edwards CQ, Kelly TM, Ellwein G, et al: Thyroid disease in hemochromatosis. *Arch Intern Med* 143:1890–1893, 1983.

77. van Asbeck BS, Verbrugh HA, van Oost BA, et al: *Listeria monocytogenes* meningitis and decreased phagocytosis associated with iron overload. *BMJ* 284:542–544, 1982.

78. Osborne NJ, Gurrin LC, Allen KJ, et al: HFE C282Y homozygotes are at increased risk of breast and colorectal cancer. *Hepatology* 51:1311–1318, 2010.

79. Shi Z, Johnstone D, Talseth-Palmer BA, et al: Haemochromatosis HFE gene polymorphisms as potential modifiers of hereditary non-polyposis colorectal cancer risk and onset age. *Int J Cancer* 125:78–83,

2009.

80. Zacharski LR, Chow BK, Howes PS, et al: Decreased cancer risk after iron reduction in patients with peripheral arterial disease: results from a randomized trial. *J Natl Cancer Inst* 100:996–1002, 2008.

81. Ross JM, Kowalchuk RM, Shaulinsky J, et al: Association of heterozygous hemochromatosis C282Y gene mutation with hand osteoarthritis. *J Rheumatol* 30:121–125, 2003.

82. von Kempis J: Arthropathy in hereditary hemochromatosis. *Curr Opin Rheumatol* 13:80–83, 2001.

83. Schumacher HR: Haemochromatosis. *Baillieres Best Pract Res Clin Rheumatol* 14:277–284, 2000.

84. Ines LS, da Silva JA, Malcata AB, et al: Arthropathy of genetic hemochromatosis: a major and distinctive manifestation of the disease. *Clin Exp Rheumatol* 19:98–102, 2001.

85. Adams PC, Speechley M: The effect of arthritis on the quality of life in hereditary hemochromatosis. *J Rheumatol* 23:707–710, 1996.

86. Sahinbegovic E, Dallos T, Aigner E, et al: Musculoskeletal disease burden of hereditary hemochromatosis. *Arthritis Rheum* 62:3792–3798, 2010.

87. Cunnane G, O'Duffy JD: The iron salute sign of haemochromatosis. *Arthritis Rheum* 38:558, 1995.

88. Axford JS, Bomford A, Revell P, et al: Hip arthropathy in genetic hemochromatosis: radiographic and histologic features. *Arthritis Rheum* 34:357–361, 1991.

89. Lunn JV, Gallagher PM, Hegarty S, et al: The role of hereditary hemochromatosis in aseptic loosening following primary total hip arthroplasty. *J Orthop Res* 23:542–548, 2005.

90. Arosa FA, Oliveira L, Porto G, et al: Anomalies of the CD8+ T cell pool in haemochromatosis. *Clin Exp Immunol* 107:548–554, 1997.

91. Schumacher HR: Ultrastructural characteristics of the synovial membrane in idiopathic haemochromatosis. *Ann Rheum Dis* 31:465–473, 1972.

92. Walker RJ, Dymock IW, Ansell ID, et al: Synovial biopsy in hemochromatosis arthropathy. *Ann Rheum Dis* 31:98–102, 1972.

93. Bomers MK, Terpstra V: Arthritis caused by hereditary hemochromatosis. *Arthritis Rheum* 62:3791, 2010.

94. Heiland GR, Aigner E, Dallos T, et al: Synovial immunopathology in haemochromatosis arthropathy. *Ann Rheum Dis* 69:1214–1219, 2010.

95. Pawlotsky Y, Le Dantec P, Moirand R, et al: Elevated parathyroid hormone 44-68 and osteoarticular changes in patients with genetic hemochromatosis. *Arthritis Rheum* 42:799–806, 1999.

96. Ellervik C, Birgens H, Tybjaerg-Hansen A, et al: Hemochromatosis genotypes and risk of 31 disease endpoints: meta-analyses including 66,000 cases and 226,000 controls. *Hepatology* 46:1071–1080, 2007.

97. Wrighting DM, Andrews NC: Interleukin-6 induces hepcidin expression through STAT3. *Blood* 108:3204–3209, 2006.

98. Brudevold R, Hole T, Hammerstrom J: Hyperferritinemia is associated with insulin resistance and fatty liver in patients without iron overload. *PLoS ONE* 3:e3547, 2008.

99. Lieb M, Palm U, Hock B, et al: Effects of alcohol consumption on iron metabolism. *Am J Drug Alcohol Abuse* 37:68–73, 2011.

100. Beaton M, Guyader D, Deugnier Y, et al: Non-invasive prediction of cirrhosis in C282Y-linked hemochromatosis. *Hepatology* 36:673–678, 2002.

101. Chung RT, Misdraji J, Sahani DV: Case 33-2006. A 43-year-old man with diabetes, hypogonadism, cirrhosis, arthralgias and fatigue. *N Engl J Med* 355:1812–1819, 2006.

102. European Association for the Study of the Liver: EASL clinical practice guidelines for HFE hemochromatosis. *J Hepatol* 53:3–22, 2010.

103. Gandon Y, Olivie D, Guyader D, et al: Non-invasive assessment of hepatic iron stores by MRI. *Lancet* 363:357–362, 2004.

104. Van Bokhoven MA, van Deursen CT, Swinkels DW: Diagnosis and management of hereditary haemochromatosis. *BMJ* 342:218–223, 2011.

105. Jacobs EM, Hendriks JC, van Deursen CT, et al: Severity of iron overload of proband determines serum ferritin levels in families with HFE-related hemochromatosis. *J Hepatol* 50:174–183, 2009.

106. Niederau C, Fischer R, Purschel A, et al: Long-term survival in patients with hereditary hemochromatosis. *Gastroenterology* 110:1107–1119, 1996.

107. Adams PC, Barton JC: How I treat hemochromatosis. *Blood* 116:317–325, 2010.

108. Tavill AS: Diagnosis and management of hemochromatosis. *Hepatology* 33:1321–1328, 2001.

109. Lynch SR, Cook JD: Interaction of vitamin C and iron. *Ann N Y Acad Sci* 355:32–44, 1980.

110. Rombout-Sestrienkova E, Nieman FH, Essers BA, et al: Erythrocytapheresis versus phlebotomy in the initial treatment of HFE hemochromatosis patients: results from a randomized trial. *Transfusion* 52:470–477, 2012.

111. Barton JC: Chelation therapy of iron overload. *Curr Gastroenterol Rep* 9:74–82, 2007.

112. Barton JC, Acton RT: Hemochromatosis and *Vibrio vulnificus* wound infections. *J Clin Gastroenterol* 43:890–893, 2009.

113. Britton RS, Bacon BR: Hereditary hemochromatosis and alcohol: a fibrogenic cocktail. *Gastroenterology* 122:563–565, 2002.

114. Fonseca-Nunes A, Jakszyn P, Agudo A: Iron and cancer risk—a systematic review and meta-analysis of the epidemiological evidence. *Cancer Epidemiol Biomarkers Prev* 23:12–31, 2014.

115. Asberg A, Hveem K, Thorstensen K, et al: Screening for hemochromatosis—high prevalence and low morbidity in an unselected population of 65,238 persons. *Scand J Gastroenterol* 36:1108–1115, 2001.

116. Kowdley KV, Brandhagen DJ, Gish RG, et al: Survival after liver transplantation in patients with hepatic iron overload: the National Hemochromatosis Transplant Registry. *Gastroenterology* 129:494–503, 2005.

第119章

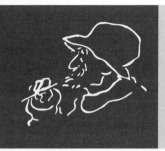

血友病性关节病

原著 Lize FD. van Vulpen · Goris Roosendaal · Roger EG. Schutgens · Floris PJG. Lafeber

孔纯玉 译　齐文成 校

关键点

严重血友病最常见的风湿并发症是血友病性关节病，主要影响肘关节、膝关节和踝关节。

反复关节出血可引起退行性和炎症的级联反应，导致血友病性关节病的发生。

血友病其他肌肉骨骼并发症包括肌肉和软组织出血、炎症过程引发慢性滑膜炎、假瘤及骨质疏松。

治疗的目的是通过预防性输注凝血因子进行替代治疗，以预防血肿复发。

如保守治疗失败，需要进行包括全关节置换在内的骨科手术，预防性凝血因子替代治疗可使手术安全进行。

自发性关节出血是血友病的特征性表现[1]，但其他出血性疾病也可导致自发性关节出血，如 von Willebrand 病[2]，抗凝治疗后并发症[3]，或在创伤[4]接受大关节手术后发生[5]。除这些原因外，关节出血可导致严重的关节组织损伤和并发症。

血友病是凝血因子Ⅷ（血友病 A）或因子Ⅸ（血友病 B）缺乏引起的 X 连锁隐性遗传性凝血障碍性疾病。据估计，男性新生儿的发病率为五千至十万分之一[6-7]，其中80% ～ 85% 为血友病 A 患儿。凝血因子活性的缺乏导致凝血酶生成不足和出血倾向。临床表现与凝血因子的存量密切相关。存量以血液正常凝血因子活性的百分比表示。重度血友病患者凝血因子活性低于1%，而中度和轻度血友病凝血因子活性分别为1% ～ 5% 和5% ～ 40%[8]。自发性出血主要出现在严重血友病患者，中度血友病患者较少发生，轻度血友病患者仅在严重创伤或接受手术后才会发生。

临床表现类型也受其他因素影响，包括遗传因素、关节出血首次发作时的年龄以及伴随的凝血因素等[9-10]。在重度血友病患者中，70% ～ 80% 的出血发生在关节内，也可发生于局部施压或创伤后[11-12]。组织因子是凝血级联瀑布反应的起始因子，与其他组织相比，关节内易发生出血可能由于其局部组织因子的表达相对较低[13-14]，正常关节中存在高水平的组织因子途径抑制剂[15]及血友病关节局部纤维蛋白溶解增加[16]。其他原因还包括富有血管的滑膜组织的机械损伤，尤其在首次关节出血后更易触发[17]。

血友病最重要的并发症是肌肉骨骼出血及治疗相关并发症。20 世纪 80 年代，由于血浆衍生制品的应用，直接抗注射凝血因子的自身抗体（抑制物）的产生很常见，同时血液来源病毒感染的传播导致大量并发症。

临床特征

肌肉骨骼系统出血导致关节、肌肉和骨骼病变出现的临床特征，常见受累关节和肌肉的分布如图119-1 所示。

急性关节血肿

几乎所有重度血友病患者和半数中度血友病患者都曾经出现关节出血。大关节最常受累，尤其是踝关节、膝关节和肘关节[12]。髋部和肩部受影响较少，小关节出血很少。在重度血友病患者中，第一次关节出血平均年龄为 1.8 岁，通常发生在开始行走或跑步时[10]。在这一年龄段，出血的早期症状可能仅仅表现为关节部位易激惹，受累肢体活动减少。年龄大的

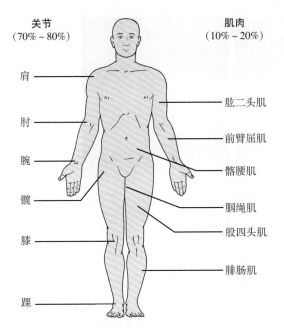

关节
（70%~80%）

肩
肘
腕
髋
膝
踝

肌肉
（10%~20%）

肱二头肌
前臂屈肌
髂腰肌
腘绳肌
股四头肌
腓肠肌

图 119-1　血友病患者发生出血的常见关节和肌肉。除关节和肌肉出血，5%~10% 为其他部位出血（如黏膜和胃肠道），中枢神经系统出血不到 5%

儿童和成人将关节出血描述为关节内的刺痛感和紧绷感，随后关节迅速肿胀、活动范围（ROM）受限、疼痛、关节表面皮温升高[1]。屈曲是最舒服的姿势，长时间关节废用（停止运动以避免疼痛）可导致继发性肌肉挛缩。凝血因子替代治疗后疼痛迅速减轻，关节功能在 8~24 小时内完全恢复。

关节出血通常呈游走性，由一个关节转移到另一个关节[12]。约 25% 的重度血友病患者出现所谓的"靶关节"，与其他关节相比，这种关节更易受出血的影响。"靶关节"定义为在之前 6 个月发生了 3 次或 3 次以上血肿的关节[17-18]。目前在青少年血友病中主要靶关节是踝关节，而非肘关节或膝关节，后者在预防性凝血因子替代疗法引入前最常见。

滑膜炎

关节反复出血可导致恶性循环，滑膜组织不能完全清除血液，继而引发滑膜炎症和增生[19-20]。导致滑膜组织下形成新生脆弱的血管网，致使关节更易（反复）出血[21]。这时关节表现为肿胀但不紧绷，关节无疼痛，有轻微皮温增高。滑膜炎早期阶段，仍保持正常活动范围，但慢性阶段，可出现轻微活动受限和屈曲畸形。治疗上应使用凝血因子，以打破关节出

血 - 关节滑膜炎 - 关节出血这一自身持续循环，防止关节进行性退化。与其对急性关节出血的作用相比，凝血因子替代治疗不能立即改变临床表现，需要长期治疗才行[1]。

血友病性关节病

反复关节出血最终可导致血友病性关节病（图 119-2）。尚不清楚多大量积血可导致关节不可逆损伤，不同患者之间可能存在差异。关节软骨进行性退化、滑膜炎症和骨骼的变化会导致慢性疼痛、关节僵硬和关节活动严重受限。如不进行适当的物理治疗则会出现肌无力和挛缩。最严重的病例可能出现关节畸形、半脱位、关节松弛、对位不良及自发关节融合。血友病关节病严重影响肢体活动和生活质量[22]，后期的滑膜纤维化可能降低晚期患者的关节出血发生率。

肌肉和软组织出血

血友病患者第二常见的出血部位，肌肉占 10%~20%[1]。肌肉出血通常由直接撞击或突然拉伸引起，可发生在任何部位。临床特征取决于涉及的肌肉，总的来说肌肉出血比关节出血更隐蔽，前驱症状不多。肌肉软性肿胀伴随伸展或收缩时剧烈疼痛，迅速痉挛呈保护性屈曲姿势。体格检查显示明显的软血肿，伴随肿胀、局部温度升高及挫伤。深部肌肉出血缺乏明显可见症状所以很难诊断。髂腰肌出血通常表现为下腹、腹股沟和（或）下背部疼痛，伴有髋关节伸展时而非旋转时疼痛[23]。持续出血的严重并发症是筋膜室综合征伴有股神经病变及可能的肌肉坏死。小腿腓肠肌和前臂的屈肌群出血也可引起神经病变。肌肉出血可致永久性挛缩、反复出血和假瘤[24]。

假瘤

假瘤是血友病特有的一种罕见但严重的并发症，主要发生在替代疗法不充分或抑制性抗体出现后。反复未治疗的肌肉出血或活动性骨膜下出血可引起延展性带包膜血肿，可有钙化。其影像学特征类似肿瘤样改变；因此，被称为假瘤（图 119-3）[1,25]。假瘤的进行性增大可致邻近骨的侵蚀、压迫神经血管结构、自发性破裂以及形成瘘管和病理性骨折。假瘤有两种病

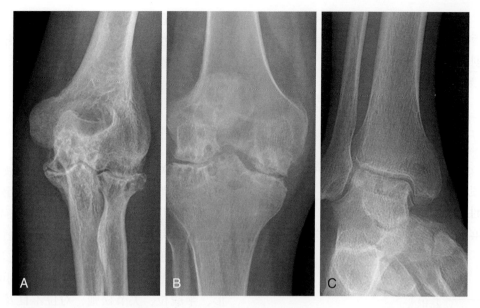

图 119-2　一名 30 岁严重血友病患者血友病性关节病的影像学改变。**A**. 左肘关节；**B**. 右膝关节；**C**. 右踝关节。放射学照片显示关节间隙变窄和软骨下囊肿，在肘关节和膝关节最为明显

理形态。成人假性肿瘤发生在近端（主要在骨盆或股骨），进展缓慢，通常需要外科手术切除。年轻患者的假瘤发生在肘关节或膝关节的远端，往往由直接创伤导致，发展迅速，但可以接受固定和凝血因子替代的保守治疗[26]。

骨质疏松

与同龄对照组相比，血友病患者骨密度明显降低[27]。其发病由多因素所致，常见几种诱发因素为：负重活动减少、关节病、肌肉萎缩、低体重指数、出现抑制性抗体以及合并病毒感染及其治疗的影响[28-29]。为了维持骨量，应促进负重活动，并应对特定的病例补充钙和维生素 D。

诊断

在大多数患者中，"血友病"的诊断是根据其阳性家族史做出的。但约 1/3 的患者无阳性家族史，这可能是一个新的种系基因突变，但也有报道在一方

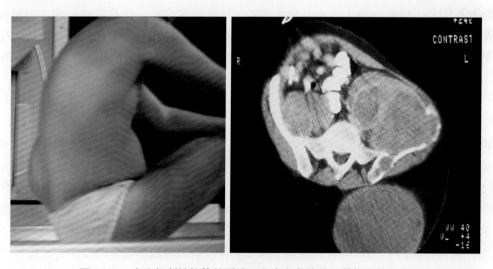

图 119-3　产生抑制性抗体的严重血友病患者髂骨左翼侵蚀伴假瘤

（祖）父母中有体细胞嵌合[30-31]。疑患血友病的临床特征是儿童早期瘀伤、自发性出血（尤其是关节、肌肉和软组织）、创伤或手术后出血过多。这类患者应做包括血小板计数、凝血酶原时间（PT）和活化部分凝血活酶时间（APTT）在内的筛选试验。血友病的特点是血小板计数正常、PT 正常、aPTT 延长，轻度血友病患者的 aPTT 可能接近正常。可通过特异性凝血因子测定确定血友病的类型和严重程度，并与血管性血友病相鉴别，DNA 技术可进一步证实诊断。但鉴于疾病的罕见性和复杂性，应请教血液专科医生。

预防是治疗的一个重要方面，经常监测肌肉骨骼的状况有利于血友病患者早期发现并发症。物理检验评估工具有助于确定早期关节损害的信号，监测关节状况，评估治疗效果。目前已有几种针对血友病专用仪器上市[32-34]。

急性出血时肌肉骨骼临床评估应包括皮肤温度、瘀伤、肿胀、压痛、肌肉张力、疼痛、活动范围、步态和功能的评估[1,35]。

传统放射学检查

传统的放射学检查常用于血友病的诊断，适用于晚期骨软骨病变。血友病性关节病的放射学分类通过 Pettersson 评分（表 119-1）实施[36]。该计分系统基于对膝、踝和肘关节的评估，标准有八项：骨质疏松症、骨骺增大、软骨下表面不规则、关节间隙变窄、软骨下囊肿形成，关节边缘侵蚀，关节骨端不规整，关节畸形。Pettersson 评分与关节功能有良好相关性[37]，由于仅能诊断晚期关节病变，故用于评估关节病变进展以及确定关节融合术或关节置换术的时机。有争论指出数字评分系统是否比 Pettersson 方法更客观或是否观察者间变异性更高。数字化分析膝关节血友病可行[38]，但应使其更适合血友病的临床特点。

放射学检查在不可逆性软骨及骨破坏前对早期关节软组织变化方面的敏感性较差。急性关节血肿仅表现为关节积液和脂肪垫移位，但很难区分积液性质和滑膜增生情况。

磁共振成像

随着预防性治疗的应用和关节损伤的减轻，MRI

表 119-1　Pettersson 评分法

关节：肘 / 膝 / 踝		评分
骨质疏松	无	0
	有	1
骨骺膨大	无	0
	有	1
软骨下表面不规则	无	0
	部分涉及	1
	全部涉及	2
关节间隙变窄	无	0
	关节间隙 > 1 mm	1
	关节间隙 < 1 mm	2
软骨下囊肿形成	无	0
	1 个囊肿	1
	> 1 个囊肿	2
关节边缘侵蚀	无	0
	有	1
关节骨端不规整	无	0
	轻度	1
	显著	2
关节畸形 [成角和（或）脱位]	无	0
	轻度	1
	显著	2
总分（每个关节最高 13 分）		

计数六个关节（双膝、双踝和双肘）放射学表现并分别计分。将评分相加，每个患者最高 78 分，即佩特森（Pettersson）评分

在评价疗效方面较传统放射学检查更敏感。MRI 能够发现微小关节变化，如含铁血黄素沉积、滑膜肥大以及不伴关节间隙变窄的微小软骨损伤[39]。出现微小病变尤其是没有关节出血时的临床意义仍有待确定[40]，但与骨关节炎（OA）一样，这种微小病变有可能预测随后出现的进行性损伤。MRI 还可以对病变进展提供更详细的信息，如骨侵蚀、软骨下囊肿和软骨破坏。对假性肿瘤、滑膜炎的精细评估或者对深部（如腹部和髂腰肌）出血的诊断和随访更有价值。但受到其成本高、可用性及在儿童中需要镇静剂等限制，磁共振成像不能广泛使用。

超声

超声检查在风湿病实践中逐渐标准化，可用于诊断关节积液、滑膜肥厚、骨软骨表面异常、假瘤和急性关节出血[39,41]。超声检查的优点是成本低于 MRI、易操作、幼儿不需要使用镇静剂，并且可以做动态研究，如对假瘤血管的评估。缺点是操作人员间存在差异、图像分析比较复杂、难以识别深层结构变化，以及缺乏对血友病关节病成熟的评分系统等。

生化标志物

对骨关节炎（OA）和类风湿关节炎（RA）来说，研究开发许多针对识别血液和（或）尿液中的生化标志物，有助于临床诊断、评估预后和疗效评价[42]。这些标志物目前在血友病关节病临床试验中较少使用，在临床实践中仍未使用。但这些标志物可能有助于发现并识别关节出血引起的组织破坏[43-44]。

发病机制

尽管关节内血液对关节具有确定的破坏性，但是血友病关节病的确切发病机制还不完全清楚。特别是急性关节出血引起的早期变化。血友病患者晚期关节病的外科病理标本、体外实验和动物模型表明病变分两个过程：滑膜炎症和软骨退化（图 119-4）[20,45]。所以血友病关节病有 RA 和 OA 关节病变的某些特征（图 119-5）[46]。

滑膜炎症和增殖

血友病滑膜组织血管丰富，轻微损伤也能导致出血。关节间隙存在血液使炎性细胞侵入滑膜组织。滑膜细胞和浸润的巨噬细胞在 3 ～ 4 周内可以将关节中的血液清除[17]。血肿发生 4 小时后红细胞被吞噬[47]。血友病患者反复关节出血后滑膜铁调节蛋白表达相应发生适应性变化[48]。持续出血使滑膜承受力增高，血液中的铁以含铁血黄素形式沉积在滑膜组织及软骨中[19]。铁可引起炎症反应并刺激滑膜细胞的增殖（图 119-6）。含铁滑膜细胞可产生促炎细胞因子，例如 IL-1β、IL-6、TNF 等[19,46]。正常的滑膜变得不规则，增生肥大，呈绒毛状，易碎且富含血

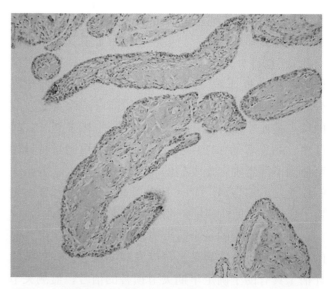

图 119-4　血友病膝关节滑膜炎的滑膜组织，显示纤维增生肥大、血管增厚，浅表滑膜细胞及深层巨噬细胞中可见铁色素沉积。苏木精 - 伊红染色，×1000

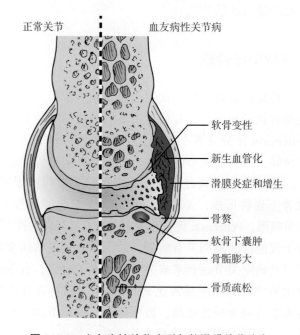

正常关节　　　血友病性关节病

软骨变性
新生血管化
滑膜炎症和增生
骨赘
软骨下囊肿
骨骺膨大
骨质疏松

图 119-5　血友病性关节病引起的滑膜关节改变

管[49-50]。由铁超载诱导的异常基因表达引起滑膜增生[51]。其诱导 c-myc 原癌基因过度表达，c-myc 原癌基因与滑膜细胞增殖有关。p53 肿瘤抑制结合蛋白 mdm2 抑制滑膜细胞凋亡[52-53]。增生滑膜的需氧量增加导致局部缺氧，进一步导致生长因子，如血管源性内皮生长因子的释放，肥厚滑膜下形成丰富脆弱的毛细血管网[21,54]。这是一种恶性循环，这些脆弱的血管

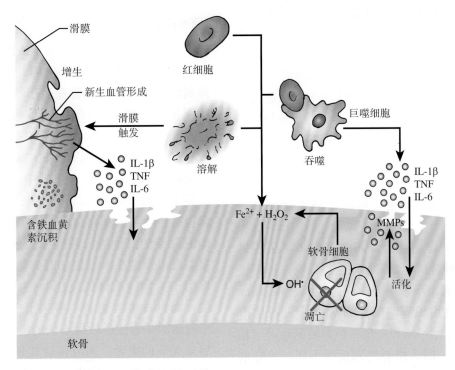

图 119-6 血液导致关节损伤的可能机制。MMPs，基质金属蛋白酶

更易反复出血。随着时间的推移，血管翳侵入并侵蚀边缘软骨逐渐发展为慢性滑膜炎[55]，最终滑膜组织纤维化。这些病变与类风湿关节炎有相似之处。

软骨退变

软骨破坏既有滑膜因素也有其本身因素。滑膜血管翳侵入炎性关节周围的软骨。炎性含铁血黄素的滑膜产生破坏软骨的促炎细胞因子以及软骨基质降解蛋白酶[19,50]。关节出血后 24 ～ 48 小时，软骨上滑膜组织的这种破坏性已经存在，并可造成长期损害[56-57]。

关节积血直接对软骨产生有害影响（图 119-6）。软骨外植体对全血或联合红细胞及单核细胞的暴露严重影响了软骨基质的转换，并导致了软骨细胞凋亡[58-59]。短暂暴露于血液直接产生的促炎介质 IL-1β 和 TNF 可降低蛋白聚糖的转换。这种细胞因子激活软骨细胞致 H_2O_2 产生增加，H_2O_2 与红细胞的铁结合，引起氧化应激反应[60-61]。铁与 H_2O_2 通过 Fenton 反应形成羟基自由基，致软骨细胞凋亡[62]。因软骨细胞几乎不增殖，软骨细胞凋亡将导致基质转化长期受

损。与成熟软骨相比，这些病理变化在未成熟关节软骨表现更为明显[63]，受损软骨与健康软骨同样容易受到血液诱导的关节损伤[64]。这表明，不仅要防止儿童关节出血，而且对于已经受损关节的患者也是如此。这些导致软骨细胞死亡的病理变化也是 OA 的特征。

血友病的治疗

血友病的治疗包括输注凝血因子。这种替代治疗通过输全血和使用血浆成分完成。20 世纪 60 年代，血浆衍生因子的临床应用显著地改善了血友病患者疗效和生活质量。凝血因子替代疗法将严重病例变为轻症病例[65]，同时减少了因血源性感染所致的出血风险。高纯度、安全的浓缩物和重组产品显著降低了病毒传播的风险。

传统上，在临床出现明显出血的时候进行治疗（间歇性治疗或按需治疗）。目前在发达国家，大多数严重血友病患者都是预防性治疗，即定期静脉输注以防止出血[1]。这种治疗称为一级预防，分别在第

二次明显大关节出血之前和 3 岁之前开始。二级预防则是在两次或以上的大关节出血后，但在"关节疾病"发生前（通过体检和常规放射检查）开始的常规治疗。三级预防是指明显的"关节病"发作后开始的预防性因子替代治疗。尚不清楚开始预防的最佳时间、最佳剂量、注射频率以及是否应无限期地进行预防[66-68]。这些问题很重要，因为预防性治疗十分昂贵。

预防性因子Ⅷ替代治疗需要每周输注 2～3 次，由于因子Ⅸ半衰期较长，使用频率较低。幼儿不能经常性静脉穿刺，可使用中心静脉通路插管装置，如 Port-a-Cath 和 Hickman 导管，可以长期维持静脉通路[69]。

轻度血友病 A 患者或血友病 A 携带者可用脱氨加压素，这是一种合成的血管加压素类似物，可促进从内皮贮存部位或血小板中释放内源性因子Ⅷ、von Willebrand 因子及组织纤溶酶原激活物[70]。每次应用平均可使Ⅷ因子水平增加三倍，但需要剩余因子超过 10% 的Ⅷ活性。因为患者之间反应不同，治疗前应测去氨加压素的反应性。

抗纤维蛋白溶解治疗用于治疗或预防纤维蛋白溶解导致的出血，如皮肤和黏膜表面（鼻出血、月经过多或口腔出血）[71]。通过抑制纤维蛋白凝块中的纤溶酶原活化来增加血液凝块的稳定性。氨甲环酸最常用，其可逆地与纤维蛋白溶酶原结合阻止其活化并转化为纤维蛋白。ε- 氨基己酸与氨甲环酸相似，但由于其半衰期短、药效低、毒性大，因此使用不太广泛[72]。

为了改善血友病的治疗现状，目前的研究主要集中在修饰因子以延长其半衰期，同时开发基因治疗[73-74]。通过将凝血因子聚乙二醇化、唾液酸化，及与白蛋白或免疫球蛋白的片段相融合，可以提高其生物利用度。甚至可将Ⅸ因子的半衰期延长至 100 小时，达到间隔 1～2 周替代治疗一次。由于Ⅸ因子基因比Ⅷ因子基因小得多，基因治疗对 B 型血友病治疗前景广泛。而抗Ⅷ因子免疫产生的频率更高。在血友病 B 的一项试验中，观察到以腺病毒（AAV）为载体介导的基因转移到肝后，Ⅸ因子的表达水平增加到足以维持改善出血表型[75]。该方法主要问题是免疫介导的 AAV 转染肝细胞的清除问题。由于部分患者体内存在针对 AAV 的抗体，约 40% 男性严重血友病 B 不能用这种治疗[76]。目前该项研究研究仍有一些困难有待克服。

治疗的并发症

抑制性抗体

抑制性抗体是输注Ⅷ因子或Ⅸ因子后体内产生的中和凝血因子活性的同种抗体，主要属于 IgG_4 亚类。抑制性抗体产生的风险在治疗的第一阶段是最高的，特别是在最初治疗后 50～75 天。20%～30% 严重血友病 A 的患者可能终生存在抑制性抗体，而中度或轻度疾病的患者则有 5%～10% 存在抑制性抗体的风险[77-78]。血友病 B 患者中出现抑制性抗体风险的频率要低得多，大约不到 5%[79]。其他相关危险因素包括年龄和输注凝血因子的次数、是否有抑制性抗体的家族史、种族、致病Ⅷ因子基因型、免疫系统多态性以及在手术或创伤时强化因子替代治疗等[78]。Ⅸ因子抑制性抗体的发生与使用因子的过敏反应有关；而血友病 A 患者一般未出现过这些反应[80]。对于凝血因子输注后效果不佳的患者，尤其是以前有效后来无效的患者，则可怀疑其是否出现抑制性抗体。在轻度或中度血友病患者中，因为生成的抑制性抗体可中和内源合成的凝血因子，可导致出血加重。

产生抑制性抗体的患者根据抗体的滴度分类，以贝塞斯达（Bethesda）为单位表示。任何时候滴度超过 5 个贝塞斯达单位的患者认为是高反应者，并且每次输注凝血因子后抗体滴度都会增加。抗体滴度低于 5 个贝塞斯达单位为低反应者，输注凝血因子后抗体滴度不再增加。这些患者抑制性抗体可能是暂时性的，可以根据病情继续进行小剂量替代治疗。

也可以通过频繁使用凝血因子诱导免疫耐受（ITI）消除抑制性抗体，成功率在血友病 A 患者约 70%，血友病 B 患者约 30%[81-82]。对血友病 B 患者，ITI 面临过敏反应风险，此外可能在肾内形成复合物及沉积而引起肾病综合征。对难治性血友病 A 患者，利妥昔单抗可能有效[83-84]。其他治疗包括大剂量泼尼松龙、环磷酰胺或硫唑嘌呤[85]。

存在低滴度抑制性抗体的患者通过输注大剂量的因子浓缩物可以控制出血，高滴度抑制性抗体的患者中通过使用凝血旁路途径药物，如重组ⅦA 因子和（活化）凝血酶原复合物浓缩物[86-87]。其通过促进凝血酶的生成而发挥止血作用，而不依赖于凝血因子Ⅷ。

病毒感染

曾经使用非病毒灭活血浆、冷沉淀物和多人类捐献血液的血浆源性因子浓缩物导致血液传播病毒感染的发病率和死亡率非常高。在 1985—1987 年之前接受这些制剂治疗的血友病患者中，90% 以上感染了丙型肝炎[88-90]，多数患者进展为慢性丙肝病毒感染，20% ~ 30% 发展为肝硬化。在高峰年份，美国 78% 的Ⅷ因子输注者和 37% 的Ⅸ因子输注者发生艾滋病病毒感染[91]。其他还包括甲型肝炎病毒、乙型肝炎病毒、庚型肝炎病毒以及巨细胞病毒。

为确保血浆源性因子浓缩物的安全性，目前已采取各种预防措施，包括选择健康供体、筛选无相关血源性感染病毒捐献者、用血清学和核酸检测筛选病毒标记物。此外，实施各种病毒灭活手段，例如巴氏灭菌、溶剂清洁剂、干热、硫氰酸钠化学灭毒或超滤法以保证血液制品的安全性[92]。

通过引进重组制品以及实施上述措施几乎完全消除了艾滋病毒和丙型肝炎病毒通过浓缩因子的传播[93-94]。但甲肝病毒和乙肝病毒仍然有低感染风险[95]。

肌肉骨骼并发症处理

综合治疗

鼓励进行身体活动以保持肌肉骨骼健康、预防并发症，以及促进身体及神经肌肉正常发育。治疗肌肉骨骼并发症常需要多学科合作。由于预防是维持肌肉骨骼健康的基础，应由血友病专家提供治疗护理指导建议以使患者充分认识预防和治疗早期肌肉骨骼出血相关知识。对血友病性关节病患者，理疗有益于肌肉骨骼出血的治疗并帮助维持肌肉力量。理疗师还可以提供患者教育、预防致残、出血期间的护理、远期康复训练及如何适应矫形鞋具[96]。对于晚期关节病患者，可以通过实施矫形手术纠正。

急性关节出血

急性关节出血主要治疗目的是通过输注凝血因子浓缩物尽快止血。尚不清楚同时进行关节腔抽吸和适时的凝血因子置换的效果。理论上，缩短软骨与血液接触时间可能会减轻血液对软骨造成的损伤[97]。但

抽吸血液可能有引发感染或反复出血的风险，即使进行关节清洗，仍会有少量血液留在关节中。目前缺乏抽吸血液长期效益的数据。虽然有最新体外实验数据表明，限制血液暴露于软骨可防止以后的组织损伤[97]，但这些数据必须通过临床研究来证实，目前还很难实现。如果高度怀疑感染，则必须进行关节腔穿刺术以明确诊断，一般来说应该避免穿刺。根据世界血友病联合会的指南，在保守治疗 24 小时后，若出血仍无明显好转，在排除抑制性抗体生成影响基础上，可以对出血、紧张和疼痛的关节进行穿刺[1]。但关节腔穿刺只能在凝血因子替代治疗后进行，必须严格遵守无菌条件。对于输注凝血因子替代治疗无反应且反复或大量出血的患者，可考虑采用栓塞治疗。

止痛药可缓解疼痛，但是推荐 RICE（休息、冰敷、压迫、抬高）用来减轻疼痛、炎症和出血。在活动性出血期间，制动固定并避免或尽量减少受累关节负重是十分重要的，这样做可有助于预防软骨损伤[98]。肿胀疼痛消退后，应立即进行主动康复训练，以减少肌肉萎缩，防止挛缩，尽快恢复功能。

慢性滑膜炎

关节慢性滑膜炎容易反复出血，治疗的目的是减轻滑膜的敏感性。通常采用（更密集的）预防性凝血因子浓缩物治疗 6 ~ 8 周，同时积极物理治疗及冷敷。环氧化酶（COX-2）抑制剂可减少炎症[99]。应避免使用其他非甾体抗炎药，以减轻血小板功能受损。如保守治疗失败，慢性滑膜炎持续存在并经常复发出血，可通过手术、关节镜检查或关节内注射放射或化学药物实施滑膜切除。放射性同位素滑膜切除，首选采用纯 β 发射物（钇 -90 或磷 -32），因其具有微创、更易复原和康复的优势。这种手术对减少关节出血方面非常有效，多数患者减少 60% ~ 100% 出血[100]。必要时可在 6 个月后重复治疗。但应注意长期治疗对软骨的潜在不利影响[101]。用利福平或金霉素进行化学滑膜切除术对患者而言很痛苦，且需要每周一次，直到滑膜炎得到控制，如果没有放射性同位素，也是一种适合的替代方法[102]。由于存在放射性物质扩散到关节间隙外的风险，因此手术应选择在 MRI 显示存在滑膜明显肥厚或骨囊肿情况下进行。血友病患者进行骨科手术时需要足量的凝血因子和强

化康复保障[103]。

血友病性关节病

对于已确诊的血友病性关节病患者，治疗的目标是改善关节功能，减轻疼痛，协助继续恢复正常生活。保守治疗如果有效，可推迟手术干预。为减轻疼痛，需要适当止痛治疗、关节人工牵引，在某些情况下可进行经皮电刺激神经[104]。理疗对肌肉强化和伸展、关节稳定性和功能训练至关重要。对多关节受累的患者，因水中负重小，可用水疗进行功能训练。矫形器和鞋具可帮助固定、支持、提供稳定性、畸形补偿和减重[105]。对晚期踝关节病患者，石膏固定可以帮助起到关节融合术的效果。

晚期关节病患者通常需要行骨科手术治疗。根据需矫正关节的特定情况采取不同的手术选择。最常用的手术是膝关节和髋关节的关节置换术，其次是肘关节、肩关节和踝关节融合术。关节置换治疗对缓解疼痛、增加功能活动方面非常有效。髋关节置换可改善关节活动度。膝关节置换治疗后，由于关节活动度受限可能会影响关节功能恢复[106]。踝关节融合术对减少疼痛及预防反复关节出血非常有效。关节融合术的缺点是可能使关节活动性丧失以及下肢/足部其他关节负荷增大，可能需要手术修复其他关节[107-108]。全踝关节置换术可保留运动功能，但长期随访的数据很少，令人担忧的是由于骨质量差和假体骨交界面处微出血风险增加，继而发生无菌性松动和深部感染的可能性增高[109-110]。这需要一种新的踝关节牵伸术治疗，近年来关节牵伸术治疗 OA 得到越来越多的关注[111]。尽管还需要更多的前瞻性研究，这项技术似乎也非常有助于治疗血友病性踝关节病[112]。

对终末期关节病或严重挛缩可行其他治疗，包括软组织挛缩松解术、关节内粘连和损害关节镜清理、肌腱重建、截骨术以纠正成角畸形、对因桡骨头增生或侵蚀导致前臂旋转功能不良的患者实施桡骨头切除及滑膜切除等。

即使对产生抑制性抗体的患者，也可安全成功地实施上述的骨科手术[113]。但手术干预应始终在综合性血友病治疗中心进行，或咨询综合性血友病治疗中心[114]。中心应提供足够量的凝血因子浓缩物，具备血库和用于可靠监测凝血因子水平和抑制性抗体测试

的实验室支持。对下肢多关节病变的患者，在住院期间，可以在一个疗程中或分阶段进行多项手术[115]。这种方法可以减少凝血因子浓缩物的需要量，并能更快康复。多学科团队合作和详尽的评估可以确保治疗过程顺利完成。

结论

尽管从很早就开始预防性地输注凝血因子，也不可能完全预防关节出血和随后的关节损伤。严重血友病患者即使接受中等剂量预防治疗，每年仍可有0.8 ～ 2.7 次关节出血[116]。这些患者多为没有进行凝血因子治疗、或产生抑制性抗体、或未配合其预防性凝血因子治疗、或存在未诊断未经治疗的关节出血、创伤后出血以及接受按需治疗者，都有可能存在关节损伤风险。需要定期检测患者关节内的早期变化，定期评估关节损伤进展；关节组织损伤的生化标志物在这方面非常有前景。

基因治疗"治愈"血友病目前面临着有效性和安全性等方面挑战。但是针对抗炎细胞因子[117-118]或减少滑膜铁沉积[119]以及减轻滑膜炎和软骨损伤的特殊疗法，及针对明显关节损伤的软骨修复[112,120]手术可能成为有效的新方法，尽管这些新策略应用于临床仍存在挑战。同时，应重视凝血因子替代治疗、健康教育、适当止痛、理疗和维持适当活动预防血肿等辅助措施，以减少晚期关节病的发生。

 本章的参考文献也可以在 ExpertConsult.com 上找到。

参考文献

1. Srivastava A, Brewer AK, Mauser-Bunschoten EP, et al: Guidelines for the management of hemophilia. *Haemophilia* 19:e1–e47, 2013.
2. van Galen KP, Mauser-Bunschoten EP, Leebeek FW: Hemophilic arthropathy in patients with von Willebrand disease. *Blood Rev* 26:261–266, 2012.
3. Andes WA, Edmunds JO: Hemarthroses and warfarin: joint destruction with anticoagulation. *Thromb Haemost* 49:187–189, 1983.
4. Shaerf D, Banerjee A: Assessment and management of posttraumatic haemarthrosis of the knee. *Br J Hosp Med (Lond)* 69:459–460, 62-63, 2008.
5. Saksena J, Platts AD, Dowd GS: Recurrent haemarthrosis following total knee replacement. *Knee* 17:7–14, 2010.
6. Stonebraker JS, Bolton-Maggs PH, Michael Soucie J, et al: A study of variations in the reported haemophilia B prevalence around the world. *Haemophilia* 18:e91–e94, 2012.

7. Stonebraker JS, Bolton-Maggs PH, Soucie JM, et al: A study of variations in the reported haemophilia A prevalence around the world. *Haemophilia* 16:20–32, 2010.

8. Peyvandi F, Di Michele D, Bolton-Maggs PH, et al: Classification of rare bleeding disorders (RBDs) based on the association between coagulant factor activity and clinical bleeding severity. *J Thromb Haemost* 10:1938–1943, 2012.

9. Jayandharan GR, Srivastava A, Srivastava A: Role of molecular genetics in hemophilia: from diagnosis to therapy. *Semin Thromb Hemost* 38:64–78, 2012.

10. van Dijk K, Fischer K, van der Bom JG, et al: Variability in clinical phenotype of severe haemophilia: the role of the first joint bleed. *Haemophilia* 11:438–443, 2005.

11. Fischer K, Collins P, Bjorkman S, et al: Trends in bleeding patterns during prophylaxis for severe haemophilia: observations from a series of prospective clinical trials. *Haemophilia* 17:433–438, 2011.

12. Stephensen D, Tait RC, Brodie N, et al: Changing patterns of bleeding in patients with severe haemophilia A. *Haemophilia* 15:1210–1214, 2009.

13. Bach RR: Initiation of coagulation by tissue factor. *CRC Crit Rev Biochem* 23:339–368, 1988.

14. Drake TA, Morrissey JH, Edgington TS: Selective cellular expression of tissue factor in human tissues. Implications for disorders of hemostasis and thrombosis. *Am J Pathol* 134:1087–1097, 1989.

15. Brinkmann T, Kahnert H, Prohaska W, et al: Synthesis of tissue factor pathway inhibitor in human synovial cells and chondrocytes makes joints the predilected site of bleeding in haemophiliacs. *Eur J Clin Chem Clin Biochem* 32:313–317, 1994.

16. Nieuwenhuizen L, Roosendaal G, Coeleveld K, et al: Haemarthrosis stimulates the synovial fibrinolytic system in haemophilic mice. *Thromb Haemost* 110:173–183, 2013.

17. Mulder K, Llinas A: The target joint. *Haemophilia* 10(Suppl 4):152–156, 2004.

18. Donadel-Claeyssens S: Current co-ordinated activities of the PEDNET (European Paediatric Network for Haemophilia Management). *Haemophilia* 12:124–127, 2006.

19. Roosendaal G, Vianen ME, Wenting MJ, et al: Iron deposits and catabolic properties of synovial tissue from patients with haemophilia. *J Bone Joint Surg Br* 80:540–545, 1998.

20. Lafeber FP, Miossec P, Valentino LA: Physiopathology of haemophilic arthropathy. *Haemophilia* 14(Suppl 4):3–9, 2008.

21. Acharya SS, Kaplan RN, Macdonald D, et al: Neoangiogenesis contributes to the development of hemophilic synovitis. *Blood* 117:2484–2493, 2011.

22. Fischer K, Bom JG, Mauser-Bunschoten EP, et al: Effects of haemophilic arthropathy on health-related quality of life and socioeconomic parameters. *Haemophilia* 11:43–48, 2005.

23. Balkan C, Kavakli K, Karapinar D: Iliopsoas haemorrhage in patients with haemophilia: results from one centre. *Haemophilia* 11:463–467, 2005.

24. Sorensen B, Benson GM, Bladen M, et al: Management of muscle haematomas in patients with severe haemophilia in an evidence-poor world. *Haemophilia* 18:598–606, 2012.

25. Rodriguez-Merchan EC: The haemophilic pseudotumour. *Haemophilia* 8:12–16, 2002.

26. Alcalay M, Deplas A: Rheumatological management of patients with hemophilia. Part II: muscle hematomas and pseudotumors. *Joint Bone Spine* 69:556–559, 2002.

27. Iorio A, Fabbriciani G, Marcucci M, et al: Bone mineral density in haemophilia patients. A meta-analysis. *Thromb Haemost* 103:596–603, 2010.

28. Gerstner G, Damiano ML, Tom A, et al: Prevalence and risk factors associated with decreased bone mineral density in patients with haemophilia. *Haemophilia* 15:559–565, 2009.

29. Barnes C, Wong P, Egan B, et al: Reduced bone density among children with severe hemophilia. *Pediatrics* 114:e177–e181, 2004.

30. Costa C, Frances AM, Letourneau S, et al: Mosaicism in men in hemophilia: is it exceptional? Impact on genetic counselling. *J Thromb Haemost* 7:367–369, 2009.

31. Lawn RM: The molecular genetics of hemophilia: blood clotting factors VIII and IX. *Cell* 42:405–406, 1985.

32. De Kleijn P, Heijnen L, Van Meeteren NL: Clinimetric instruments to assess functional health status in patients with haemophilia: a literature review. *Haemophilia* 8:419–427, 2002.

33. Beeton K, de Kleijn P, Hilliard P, et al: Recent developments in clinimetric instruments. *Haemophilia* 12(Suppl 3):102–107, 2006.

34. World Federation of Hemophilia: *Compendium of assessment tools.* <http://www.wfh.org/en/page.aspx?pid=882>. Updated April 2014. Accessed January 15, 2016.

35. Blanchette VS, Key NS, Ljung LR, et al: Definitions in hemophilia: communication from the SSC of the ISTH. *J Thromb Haemost* 24:12672, 2014.

36. Pettersson H, Ahlberg A, Nilsson IM: A radiologic classification of hemophilic arthropathy. *Clin Orthop Relat Res* 153–159, 1980.

37. Hassan TH, Badr MA, El-Gerby KM: Correlation between musculoskeletal function and radiological joint scores in haemophilia A adolescents. *Haemophilia* 17:920–925, 2011.

38. Jansen NW, Vincken KL, Marijnissen AC, et al: Digital scoring of haemophilic arthropathy using radiographs is feasible. *Haemophilia* 14:999–1006, 2008.

39. Doria AS: State-of-the-art imaging techniques for the evaluation of haemophilic arthropathy: present and future. *Haemophilia* 16(Suppl 5):107–114, 2010.

40. Olivieri M, Kurnik K, Pfluger T, et al: Identification and long-term observation of early joint damage by magnetic resonance imaging in clinically asymptomatic joints in patients with haemophilia A or B despite prophylaxis. *Haemophilia* 18:369–374, 2012.

41. Querol F, Rodriguez-Merchan EC: The role of ultrasonography in the diagnosis of the musculo-skeletal problems of haemophilia. *Haemophilia* 18:e215–e226, 2012.

42. van Spil WE, DeGroot J, Lems WF, et al: Serum and urinary biochemical markers for knee and hip-osteoarthritis: a systematic review applying the consensus BIPED criteria. *Osteoarthritis Cartilage* 18:605–612, 2010.

43. Jansen NW, Roosendaal G, Lundin B, et al: The combination of the biomarkers urinary C-terminal telopeptide of type II collagen, serum cartilage oligomeric matrix protein, and serum chondroitin sulfate 846 reflects cartilage damage in hemophilic arthropathy. *Arthritis Rheum* 60:290–298, 2009.

44. van Vulpen LFD, van Meegeren MER, Roosendaal G, et al: Biochemical markers of joint tissue damage increase shortly after a joint bleed; an explorative human and canine in vivo study. *Osteoarthritis Cartilage* 23:63–69, 2015.

45. Valentino LA, Hakobyan N, Enockson C, et al: Exploring the biological basis of haemophilic joint disease: experimental studies. *Haemophilia* 18:310–318, 2012.

46. Roosendaal G, van Rinsum AC, Vianen ME, et al: Haemophilic arthropathy resembles degenerative rather than inflammatory joint disease. *Histopathology* 34:144–153, 1999.

47. Roy S, Ghadially FN: Pathology of experimental haemarthrosis. *Ann Rheum Dis* 25:402–415, 1966.

48. Nieuwenhuizen L, Schutgens RE, van Asbeck BS, et al: Identification and expression of iron regulators in human synovium: evidence for upregulation in haemophilic arthropathy compared to rheumatoid arthritis, osteoarthritis, and healthy controls. *Haemophilia* 19:e218–e227, 2013.

49. Ovlisen K, Kristensen AT, Jensen AL, et al: IL-1 beta, IL-6, KC and MCP-1 are elevated in synovial fluid from haemophilic mice with experimentally induced haemarthrosis. *Haemophilia* 15:802–810, 2009.

50. Hakobyan N, Kazarian T, Valentino LA: Synovitis in a murine model of human factor VIII deficiency. *Haemophilia* 11:227–232, 2005.

51. Nishiya K: Stimulation of human synovial cell DNA synthesis by iron. *J Rheumatol* 21:1802–1807, 1994.

52. Wen FQ, Jabbar AA, Chen YX, et al: c-myc proto-oncogene expression in hemophilic synovitis: in vitro studies of the effects of iron and ceramide. *Blood* 100:912–916, 2002.

53. Hakobyan N, Kazarian T, Jabbar AA, et al: Pathobiology of hemophilic synovitis I: overexpression of mdm2 oncogene. *Blood* 104:2060–2064, 2004.

54. Zetterberg E, Palmblad J, Wallensten R, et al: Angiogenesis is increased in advanced haemophilic joint disease and characterized by normal pericyte coverage. *Eur J Haematol* 92:256–262, 2014.

55. Rippey JJ, Hill RR, Lurie A, et al: Articular cartilage degradation and the pathology of haemophilic arthropathy. *S Afr Med J* 54:345–351, 1978.

56. Jansen NW, Roosendaal G, Wenting MJ, et al: Very rapid clearance after a joint bleed in the canine knee cannot prevent adverse effects on cartilage and synovial tissue. *Osteoarthritis Cartilage* 17:433–440, 2009.

57. Roosendaal G, TeKoppele JM, Vianen ME, et al: Blood-induced joint damage: a canine in vivo study. *Arthritis Rheum* 42:1033–1039, 1999.

58. Roosendaal G, Vianen ME, van den Berg HM, et al: Cartilage damage as a result of hemarthrosis in a human in vitro model. *J Rheumatol* 24:1350–1354, 1997.
59. Roosendaal G, Vianen ME, Marx JJ, et al: Blood-induced joint damage: a human in vitro study. *Arthritis Rheum* 42:1025–1032, 1999.
60. Hooiveld M, Roosendaal G, Vianen M, et al: Blood-induced joint damage: long term effects in vitro and in vivo. *J Rheumatol* 30:339–344, 2003.
61. Hooiveld MJ, Roosendaal G, van den Berg HM, et al: Haemoglobin-derived iron-dependent hydroxyl radical formation in blood-induced joint damage: an in vitro study. *Rheumatology (Oxford)* 42:784–790, 2003.
62. Winterbourn CC: Toxicity of iron and hydrogen peroxide: the Fenton reaction. *Toxicol Lett* 82-83:969–974, 1995.
63. Hooiveld MJ, Roosendaal G, Vianen ME, et al: Immature articular cartilage is more susceptible to blood-induced damage than mature articular cartilage: an in vivo animal study. *Arthritis Rheum* 48:396–403, 2003.
64. Jansen NW, Roosendaal G, Bijlsma JW, et al: Degenerated and healthy cartilage are equally vulnerable to blood-induced damage. *Ann Rheum Dis* 67:1468–1473, 2008.
65. Nilsson IM, Berntorp E, Lofqvist T, et al: Twenty-five years' experience of prophylactic treatment in severe haemophilia A and B. *J Intern Med* 232:25–32, 1992.
66. Fischer K, van der Bom JG, Mauser-Bunschoten EP, et al: The effects of postponing prophylactic treatment on long-term outcome in patients with severe hemophilia. *Blood* 99:2337–2341, 2002.
67. Fischer K, Van Der Bom JG, Prejs R, et al: Discontinuation of prophylactic therapy in severe haemophilia: incidence and effects on outcome. *Haemophilia* 7:544–550, 2001.
68. Fischer K, van der Bom JG, Mauser-Bunschoten EP, et al: Changes in treatment strategies for severe haemophilia over the last 3 decades: effects on clotting factor consumption and arthropathy. *Haemophilia* 7:446–452, 2001.
69. Valentino LA, Kawji M, Grygotis M: Venous access in the management of hemophilia. *Blood Rev* 25:11–15, 2011.
70. Svensson PJ, Bergqvist PB, Juul KV, et al: Desmopressin in treatment of haematological disorders and in prevention of surgical bleeding. *Blood Rev* 28:95–102, 2014.
71. Villar A, Jimenez-Yuste V, Quintana M, et al: The use of haemostatic drugs in haemophilia: desmopressin and antifibrinolytic agents. *Haemophilia* 8:189–193, 2002.
72. Mannucci PM: Hemostatic drugs. *N Engl J Med* 339:245–253, 1998.
73. Oldenburg J, Albert T: Novel products for haemostasis—current status. *Haemophilia* 20(Suppl 4):23–28, 2014.
74. Chuah MK, Evens H, VandenDriessche T: Gene therapy for hemophilia. *J Thromb Haemost* 11(Suppl 1):99–110, 2013.
75. Nathwani AC, Tuddenham EG, Rangarajan S, et al: Adenovirus-associated virus vector-mediated gene transfer in hemophilia B. *N Engl J Med* 365:2357–2365, 2011.
76. High KH, Nathwani A, Spencer T, et al: Current status of haemophilia gene therapy. *Haemophilia* 20(Suppl 4):43–49, 2014.
77. Astermark J, Altisent C, Batorova A, et al: Non-genetic risk factors and the development of inhibitors in haemophilia: a comprehensive review and consensus report. *Haemophilia* 16:747–766, 2010.
78. Wight J, Paisley S: The epidemiology of inhibitors in haemophilia A: a systematic review. *Haemophilia* 9:418–435, 2003.
79. DiMichele D: Inhibitor development in haemophilia B: an orphan disease in need of attention. *Br J Haematol* 138:305–315, 2007.
80. Chitlur M, Warrier I, Rajpurkar M, et al: Inhibitors in factor IX deficiency a report of the ISTH-SSC international FIX inhibitor registry (1997-2006). *Haemophilia* 15:1027–1031, 2009.
81. Hay CR, DiMichele DM: The principal results of the International Immune Tolerance Study: a randomized dose comparison. *Blood* 119:1335–1344, 2012.
82. DiMichele DM, Kroner BL: The North American Immune Tolerance Registry: practices, outcomes, outcome predictors. *Thromb Haemost* 87:52–57, 2002.
83. Kempton CL, Allen G, Hord J, et al: Eradication of factor VIII inhibitors in patients with mild and moderate hemophilia A. *Am J Hematol* 87:933–936, 2012.
84. Collins PW, Mathias M, Hanley J, et al: Rituximab and immune tolerance in severe hemophilia A: a consecutive national cohort. *J Thromb Haemost* 7:787–794, 2009.
85. Laros-van Gorkom BA, Falaise C, Astermark J: Immunosuppressive agents in the treatment of inhibitors in congenital haemophilia A

and B—a systematic literature review. *Eur J Haematol Suppl* 76:26–38, 2014.
86. Franchini M, Coppola A, Tagliaferri A, et al: FEIBA versus NovoSeven in hemophilia patients with inhibitors. *Semin Thromb Hemost* 39:772–778, 2013.
87. Hoffman M, Dargaud Y: Mechanisms and monitoring of bypassing agent therapy. *J Thromb Haemost* 10:1478–1485, 2012.
88. Franchini M: Hepatitis C in haemophiliacs. *Thromb Haemost* 92:1259–1268, 2004.
89. Franchini M, Mannucci PM: Co-morbidities and quality of life in elderly persons with haemophilia. *Br J Haematol* 148:522–533, 2010.
90. Rumi MG, De Filippi F, Santagostino E, et al: Hepatitis C in haemophilia: lights and shadows. *Haemophilia* 10(Suppl 4):211–215, 2004.
91. Goedert JJ, Brown DL, Hoots K, et al: Human immunodeficiency and hepatitis virus infections and their associated conditions and treatments among people with haemophilia. *Haemophilia* 10(Suppl 4):205–210, 2004.
92. Klamroth R, Groner A, Simon TL: Pathogen inactivation and removal methods for plasma-derived clotting factor concentrates. *Transfusion* 54:1406–1417, 2014.
93. Farrugia A, Evers T, Falcou PF, et al: Plasma fractionation issues. *Biologicals* 37:88–93, 2009.
94. Mauser-Bunschoten EP, Posthouwer D, Fischer K, et al: Safety and efficacy of a plasma-derived monoclonal purified factor VIII concentrate during 10 years of follow-up. *Haemophilia* 13:697–700, 2007.
95. Steele M, Cochrane A, Wakefield C, et al: Hepatitis A and B immunization for individuals with inherited bleeding disorders. *Haemophilia* 15:437–447, 2009.
96. Heijnen L, Dirat G, Chen L, et al: The role of the physiatrist in the haemophilia comprehensive care team in different parts of the world. *Haemophilia* 14(Suppl 3):153–161, 2008.
97. Van Meegeren MER, Roosendaal G, Van Veghel K, et al: A short time window to profit from protection of blood-induced cartilage damage by IL-4 plus IL-10. *Rheumatology (Oxford)* 52:1563–1571, 2013.
98. Hooiveld MJ, Roosendaal G, Jacobs KM, et al: Initiation of degenerative joint damage by experimental bleeding combined with loading of the joint: a possible mechanism of hemophilic arthropathy. *Arthritis Rheum* 50:2024–2031, 2004.
99. Rattray B, Nugent DJ, Young G: Celecoxib in the treatment of haemophilic synovitis, target joints, and pain in adults and children with haemophilia. *Haemophilia* 12:514–517, 2006.
100. Rampersad AG, Shapiro AD, Rodriguez-Merchan EC, et al: Radiosynovectomy: review of the literature and report from two haemophilia treatment centers. *Blood Coagul Fibrinolysis* 24:465–470, 2013.
101. Jahangier ZN, Jacobs KM, Bijlsma JW, et al: Radiation synovectomy with yttrium-90 for persisting arthritis has direct harmful effects on human cartilage that cannot be prevented by co-administration of glucocorticoids: an in vitro study. *Ann Rheum Dis* 65:1384–1389, 2006.
102. Van den Berg HM, Dunn A, Fischer K, et al: Prevention and treatment of musculoskeletal disease in the haemophilia population: role of prophylaxis and synovectomy. *Haemophilia* 12(Suppl 3):159–168, 2006.
103. Dunn AL, Busch MT, Wyly JB, et al: Arthroscopic synovectomy for hemophilic joint disease in a pediatric population. *J Pediatr Orthop* 24:414–426, 2004.
104. Roche PA, Gijsbers K, Belch JJ, et al: Modification of haemophiliac haemorrhage pain by transcutaneous electrical nerve stimulation. *Pain* 21:43–48, 1985.
105. Querol F, Aznar JA, Haya S, et al: Orthoses in haemophilia. *Haemophilia* 8:407–412, 2002.
106. Atilla B, Caglar O, Pekmezci M, et al: Pre-operative flexion contracture determines the functional outcome of haemophilic arthropathy treated with total knee arthroplasty. *Haemophilia* 18:358–363, 2012.
107. Tsailas PG, Wiedel JD: Arthrodesis of the ankle and subtalar joints in patients with haemophilic arthropathy. *Haemophilia* 16:822–831, 2010.
108. Pasta G, Forsyth A, Merchan CR, et al: Orthopaedic management of haemophilia arthropathy of the ankle. *Haemophilia* 14(Suppl 3):170–176, 2008.
109. Barg A, Elsner A, Hefti D, et al: Haemophilic arthropathy of the ankle treated by total ankle replacement: a case series. *Haemophilia* 16:647–655, 2010.
110. Bossard D, Carrillon Y, Stieltjes N, et al: Management of haemo-

philic arthropathy. *Haemophilia* 14(Suppl 4):11–19, 2008.

111. Mastbergen SC, Saris DB, Lafeber FP: Functional articular cartilage repair: here, near, or is the best approach not yet clear? *Nat Rev Rheumatol.* 9:277–290, 2013.

112. Van Meegeren ME, Van VK, De Kleijn P, et al: Joint distraction results in clinical and structural improvement of haemophilic ankle arthropathy: a series of three cases. *Haemophilia* 18:810–817, 2012.

113. Rodriguez-Merchan EC: Orthopedic surgery is possible in hemophilic patients with inhibitors. *Am J Orthop (Belle Mead NJ)* 41:570–574, 2012.

114. Hermans C, Altisent C, Batorova A, et al: Replacement therapy for invasive procedures in patients with haemophilia: literature review, European survey and recommendations. *Haemophilia* 15:639–658, 2009.

115. De Kleijn P, Sluiter D, Vogely H, et al: Long-term outcome of multiple joint procedures in haemophilia. *Haemophilia* 20:276–281, 2014.

116. Fischer K, Steen Carlsson K, Petrini P, et al: Intermediate-dose versus high-dose prophylaxis for severe hemophilia: comparing outcome and costs since the 1970s. *Blood* 122:1129–1136, 2013.

117. Narkbunnam N, Sun J, Hu G, et al: IL-6 receptor antagonist as adjunctive therapy with clotting factor replacement to protect against bleeding-induced arthropathy in hemophilia. *J Thromb Haemost* 11:881–893, 2013.

118. van Meegeren ME, Roosendaal G, Jansen NW, et al: IL-4 alone and in combination with IL-10 protects against blood-induced cartilage damage. *Osteoarthritis Cartilage* 20:764–772, 2012.

119. Nieuwenhuizen L, Roosendaal G, Coeleveld K, et al: Deferasirox prevents cartilage destruction following hemarthrosis in hemophilic mice. *Thromb Haemost* 112:237–245, 2014.

120. Liras A, Gaban AS, Rodriguez-Merchan EC: Cartilage restoration in haemophilia: advanced therapies. *Haemophilia* 18:672–679, 2012.

第120章

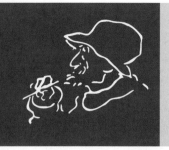

血红蛋白病的风湿病表现

原著 Carlos J. Lozada・Elaine C. Tozman

李　洁译　李兴福校

关键点

血红蛋白病是由球蛋白基因突变引起的**遗传性疾病**。

珠蛋白生成障碍性贫血是遗传性球蛋白链合成缺陷所致的小细胞低色素性贫血。

珠蛋白生成障碍性贫血可导致骨皮质变薄、骨质疏松症和椎体压缩性骨折。

镰状细胞病是镰状细胞血红蛋白纯合子遗传引起的单基因疾病。

骨血管闭塞危象发生于镰状细胞病患者，导致骨梗死部位剧烈疼痛，典型部位在长骨。

出现发热和关节疼痛的镰状细胞病患者中，疑似化脓性关节炎的指标会很高。

高尿酸血症可见于镰状细胞病和珠蛋白生成障碍性贫血患者，但痛风并不常见。

血红蛋白（Hb）为四聚体结构，由两对 α- 球蛋白和两对非 α- 球蛋白多肽链组成，每个链与一个血红素相连。这些链相互作用维持 Hb 分子的四级结构及正常功能。Hb 的基本作用是运输氧气。

血红蛋白病是由球蛋白基因突变导致的遗传性疾病。Hb 的异常可以改变红细胞的形状、变形性和黏度。目前，已经发现约 1000 个突变[1]；然而，其中绝大多数与临床疾病无关。本章将讨论导致镰状细胞病和珠蛋白生成障碍性贫血综合征并经常涉及肌肉骨骼系统的基因突变。

珠蛋白生成障碍性贫血（地中海贫血）

地中海贫血一词源于希腊的一个术语，大致意思

为血液中的"海洋"（地中海），用于描述意大利和希腊人的贫血。此术语现在被用于指球蛋白链生物合成遗传缺陷。个体综合征根据受负性影响的球蛋白链命名。例如，α- 珠蛋白生成障碍贫血患者 α- 球蛋白链缺乏或减少；β- 珠蛋白生成障碍性贫血患者 β- 球蛋白链缺乏或减少；δβ- 珠蛋白生成障碍性贫血患者 δ 和 β- 球蛋白链缺乏或减少等。珠蛋白生成障碍性贫血是由于 11 号和 16 号染色体上一个或多个球蛋白基因的病理性等位基因遗传，范围从位点完全缺失或重排到点突变，损害球蛋白信使 RNA 的转录、处理或翻译。

由于球蛋白链的产生减少，Hb 四聚体功能下降。小细胞低色素性贫血见于全部的珠蛋白生成障碍性贫血患者。在这种疾病较轻的类型中，这些改变几乎难以被发现。球蛋白合成受损导致单个 α- 和 β- 亚基不平衡。游离或"未配对"的 α-、β- 和 γ 球蛋白链或高度不可溶，或形成同型四聚体（Hb H 和 Hb Bart's）不能正常释放氧气或相对不稳定，随细胞老化而沉淀。例如，过量的 α- 球蛋白链持续在 β- 珠蛋白生成障碍性贫血患者体内中积累和沉淀。未配对的亚基是导致发病和死亡的主要原因（表 120-1 和 120-2）。

珠蛋白生成障碍性贫血几乎见于各个种族群体和地理位置，但在地中海盆地和亚洲和非洲的热带和亚热带地区最常见。"珠蛋白生成障碍性贫血带"从地中海横跨阿拉伯半岛，通过土耳其、伊朗和印度延伸到东南亚和南部中国。这些地区珠蛋白生成障碍性贫血的患病率为 2.5% ~ 15%。与镰状细胞性贫血一样，珠蛋白生成障碍性贫血在地方性疟疾流行的地区最常见。珠蛋白生成障碍性贫血杂合子患者疟疾感染发病较轻，并在生殖健康方面具有选择性优势。多个世纪以来，珠蛋白生成障碍性贫血的基因频率已趋于固定，在暴露于疟疾感染的人群中高发。

表 120-1　α- 珠蛋白生成障碍性贫血

α 基因缺失数目		临床表现
1	静止型携带者	无明显表现
2	珠蛋白生成障碍性贫血特性	轻度小细胞低色素性贫血
3	血红蛋白 H 病	小细胞低色素溶血性贫血，肝脾大，黄疸
4	胎儿水肿综合征（Bart's 血红蛋白）	严重贫血，腹水，水肿，肝脾大，心血管和骨骼畸形；宫内死亡

表 120-2　β- 珠蛋白生成障碍性贫血

受累基因数目		临床表现
1	轻型 β- 珠蛋白生成障碍性贫血	杂合子，无症状，静止型携带者
2	β 珠蛋白生成障碍性贫血特点	轻度贫血
3	中间型 β 珠蛋白生成障碍性贫血	轻度贫血，通常在儿童期晚期被诊断
4	重型 β 珠蛋白生成障碍性贫血	纯合子，严重贫血，髓外造血，肝脾大，颅骨改变，输血导致铁过剩

镰状细胞贫血和相关疾病

镰状细胞贫血是纯合子镰状 Hb（HbS）遗传导致的单基因疾病。除了谷氨酸（β- 球蛋白第六位氨基酸）被缬氨酸替代，HbS 与正常 Hb（HbA）相同。HbS 可以运输氧，一旦释放出氧，Hb 即与其他 HbS 分子结合形成刚性棒状结构，使通常灵活的圆盘状红细胞弯曲成扭曲的窄月牙形。当这些镰状细胞黏附在血管壁和其他血细胞上时会阻碍血液流动。大约 10% 的美国黑人是杂合子——也就是说，他们从父母一方继承了镰状球蛋白基因，从另一方继承正常基因，从而具有镰状细胞性状。除非出现明显的脱水或缺氧症状，他们没有明显的临床症状 [3]。极少数会在剧烈的体育活动后出现脾梗死、卒中或猝死，特别是在高海拔的地方。具有镰状细胞性状的人可能出现浓缩尿的能力下降（低渗尿），少数由于髓质梗死导致无痛性血尿发作。其他内脏损伤极为罕见，杂合子的预期寿命正常。

镰状细胞病父母的孩子中，1/4 是纯合子，红细胞主要含有 HbS，没有 HbA。这些个体患有严重的溶血性贫血和血管闭塞，导致疼痛急性发作和进行性器官损害。在复合杂合子个体中也会遇到类似的临床表型——即那些从父母一方继承镰状基因，从父母另一方继承 β- 珠蛋白生成障碍性贫血基因或编码 HbC（另一种 β- 球蛋白结构突变基因）的个体。患 S/β[0] 珠蛋白生成障碍性贫血 [1] 的患者不能产生任何 HbA，

与 Hb SS 病患者一样受到严重影响。相反，HbS/β+ 珠蛋白生成障碍性贫血或 HbSC 病患者死亡率较低，生存期较长。

镰状细胞病的显著特点是血管闭塞性疼痛危象 [4]，这是最常见的临床表现，但在不同个体中发生频率不同。它是由镰状红细胞、中性粒细胞、内皮细胞和血浆因子之间复杂的相互作用引起的。其结果是组织缺氧，导致组织死亡和相关疼痛。虽然在一半的病例中未发现促成因素，但是发作可能是由脱水、感染、寒冷天气诱发的。童年反复脾梗死导致大约一半患者在 6 ~ 8 岁时经历"自体脾切除术"和脾功能丧失 [5]。

血红蛋白病的诊断

每 12 名非洲裔美国人中有 1 人具有镰状细胞特征，每 40 人中有 1 人携带 HbC，每 40 人中就有 1 人具有 β 珠蛋白生成障碍性贫血性状 [6]。拉丁美洲人受镰状细胞病影响被低估 [7]。例如，据估计巴西有 30 000 人患镰状细胞病。非洲人和非洲裔美国人患者携带 HbS 和罹患其他血红蛋白病的风险增加，应进行孕前或产前筛查。HbS 在地中海、中东和印度人后裔中也更为常见。美国妇产科学会推荐，对有生育血红蛋白病风险孩子的患者提供产前遗传咨询和各种测试，以记录 Hb 异常 [8]。英国皇家妇产科学会为镰状细胞病患者妊娠的处理提供临床指南，以及针对血

液学和镰状细胞方面的护理标准[9]。围生期诊断可以通过绒毛取样或羊膜穿刺术进行。

由于 α- 珠蛋白生成障碍性贫血或 α- 珠蛋白生成障碍性贫血性状的检测是基于分子遗传学检验，无法实现 Hb 电泳，因此常规对携带者进行筛查。如果在没有铁缺乏的情况下出现小细胞性贫血，而 Hb 电泳正常，则应考虑检测 α- 珠蛋白生成障碍性贫血，特别是东南亚血统的个体。镰状细胞贫血可以通过高效液相色谱和等电聚焦准确诊断。快速方法如可溶性检测和使用亚硫酸钠检测红细胞镰状化可靠性较低。这些检验适用于大量样本筛查研究，因为只需要一滴血和稳定的试剂，但这样做不能区分纯合子和杂合子。在美国大部分地区新生儿筛查是强制性的；在英国，尽管非强制性，也已建立了镰状细胞病和珠蛋白生成障碍性贫血的筛查体系。该筛查检测在世界其他地区各不相同，也可能由于技术水平无法实施[7]。聚合酶链反应是产前诊断的首选方法。

治疗

羟基脲是美国食品和药物管理局唯一批准用于治疗镰状细胞病的药物。它可以减少疼痛发作和住院的次数，但只有约 2/3 的成年患者使用这种药物有效[10]。

骨髓移植可以治愈镰状细胞病，因为把产生镰状细胞的造血干细胞替换成产生健康红细胞的干细胞[11]。然而移植费用高，并不普遍可行，且可能发生感染和危及生命的免疫系统反应的风险。

基因治疗是另一种潜在可能治疗镰状细胞病的方法[12]。传统基因治疗，也称为基因补充，典型方法即插入新的基因。通常会修饰一个插入基因的无害病毒，在体外将"病毒载体"和患者细胞融合。病毒搜索细胞后将基因插入细胞的 DNA，此后将细胞移植到患者体内。当错误的 DNA 序列被删除，插入实验室制造的 DNA 片段后基因编辑将更加特异。这两种方法中，被修饰的 DNA 指导正常、有效的蛋白质生成。Alan Flake 领导的费城儿童医院胎儿研究中心的一个研究小组成功地治疗了小鼠和狗子宫中的镰状细胞病，猴的试验正在进行中[13]。收集母亲的干细胞并注射到胎儿的血液中，无需破坏胎儿的免疫系统，因为胎儿和母体的免疫系统天然耐受。

肌肉骨骼受累：镰状细胞病

骨的血管闭塞危象

镰状细胞病患者骨受累是该疾病最常见的临床表现，既可呈急性过程，也是慢性症状[14]（表 120-3）。痛性骨关节危象是非洲人群中镰状细胞病患儿急诊就诊的最常见的原因（58.6%）[15]。所有患者都会经历疼痛性血管闭塞性危象，往往从婴儿期后期开始，一直持续终生。典型患者出现胸部、下背部和四肢疼痛。腹痛可能与其他原因所致的急腹症表现类似。即使没有感染，患者也往往出现发热。虽然微血管闭塞可发生于任何器官，但它常见于血液流速低的部位如骨髓，脱氧和聚合的 HbS 导致骨血栓形成、梗死、坏死以及脊髓梗死[16]。骨髓腔或骨骺因此受到累及。患者出现骨骼的一个或多个区域剧烈疼痛以及压痛、红斑和梗死性骨肿胀。一般症状如发热和白细胞增多也会出现，绝大多数患者康复后无后遗症（图120-1）。

当梗死累及椎体，会导致椎体塌陷和鱼嘴畸形[17]。骨梗死可发生于任何骨的任何部位，但更易发生于长

表 120-3 镰状细胞病骨关节受累

骨血管闭塞危象
指（趾）炎
骨髓炎
急性滑膜炎
化脓性关节炎
生长障碍
骨量减少，骨质疏松
骨坏死
应力性骨折
眼眶压缩
牙齿并发症
椎体塌陷
镰状细胞关节病
弥漫性软骨关节炎
痛风性关节炎

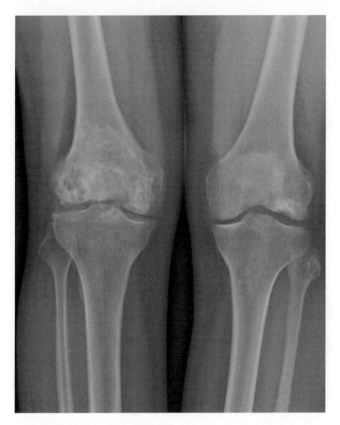

图 120-1　镰状细胞病患者股骨的骨梗死（From The Radiology Assistant.）

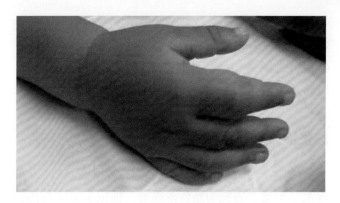

图 120-2　镰状细胞病患儿的手（Courtesy Larry B. Mellick. From https://www.youtube.com/watch?v=AChPlzPEA7Y.）

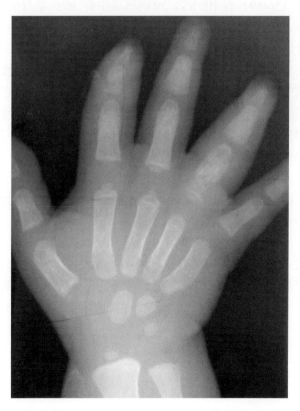

图 120-3　镰状细胞病患儿手部的放射学检查。（From Medscape. Available at http://img.medscape.com/pi/emed/ckb/radiology/336139-413542-8885tn.jpg .）

骨。最常见的部位依次是胫骨 / 腓骨（30%）、股骨（25%）、桡骨、尺骨和肱骨（21%）[18]。MRI 对检测骨髓梗死更为敏感，但无法区分急性骨髓梗死和骨髓炎[19]。

指（趾）炎

　　1 ～ 2 岁和 7 岁以下的幼儿手足脚小骨骨髓的血管阻塞表现为和指（趾）炎[20]。指（趾）炎也被称为手 - 足综合征（hand-foot syndrome）。当广泛的骨髓、髓质小梁，和皮质骨的内层梗死发生时，患者出现一个或多个指（趾）的痛性肿胀（图 120-2）。随后骨膜下新骨形成，发作在 2 周内结束，放射学显示受累的指（趾）出现"虫蚀"表现（图 120-3）。罕见情况下，骨骺受累导致过早融合和指（趾）缩短。

骨髓炎

　　镰状细胞病患者感染的风险增加，包括骨髓炎[21]，特别是可能继发于功能性脾组织缺失导致的荚膜生物感染。骨髓炎最常见的原因是沙门氏菌感染，其次是金黄色葡萄球菌和革兰氏阴性肠道细菌感染[22]。肠道生物感染频繁发作原因之一是血管内镰状化 导致肠道微梗死[2]。镰状细胞病患者骨髓炎的诊断非常重要，因为疼痛、肿胀、压痛和发热的临床症状与骨血管闭塞性危象相似。这两种情况下都会出现炎症标记物上升。没有任何单一的实验室或影像学检查能可靠地区分骨髓炎和骨髓梗死。在作出明确的诊断之前，应给予抗微生物治疗。[24]

急性滑膜炎和化脓性关节炎

当镰状细胞危象梗死范围累及骨骺时，可能会出现关节积液，表现为急性滑膜炎，临床上无法与化脓性关节炎区分[25]。应进行滑液检查和培养以明确诊断。在对 2000 名成人镰状细胞病患者的回顾性分析中，3% 的人患化脓性关节炎[26]。这些患者中的大多数（56/59）有 Hb SS。59 例感染中有 36 例累及髋关节，表现为髋关节疼痛、肿胀和高热，外周血白细胞计数为 15 000/mm³，红细胞沉降率大于 24 mm/h，C反应蛋白大于 20 mg/L。96% 的关节液培养呈阳性，其中葡萄球菌和革兰氏阴性菌感染最为常见。化脓性关节炎与早期诊断骨坏死、骨髓炎，合并糖尿病、使用皮质类固醇及羟基脲有关。对出现发热和关节疼痛的镰状细胞病患者要高度怀疑化脓性关节炎可能。与临近的骨髓炎相比，远端骨髓炎是关节感染更常见的来源。如果怀疑关节感染，应进行关节腔穿刺和滑液培养。

镰状细胞病患者另一种关节受累表现形式是多关节（80%）、对称性（60%）关节炎，大多数患者累及下肢的大关节[27]。症状持续不超过 1 周，影像学改变表现为关节周围的骨量减少、骨侵蚀和关节间隙缩小。

生长障碍

与正常同龄人相比，大多数患有 SS 疾病的儿童生长发育迟缓[28]。青春期平均推迟 12 ～ 24 个月，骨龄也是如此。可以通过改变营养状况和不活动来减少对生长的影响。也可能发生儿童骨骼成熟延迟。[29]

骨量减少和骨质疏松

Hb SS 疾病中普遍存在骨量减少和骨质疏松，特别是本病患儿普遍年龄较小。腰椎最常受累。低体重指数与骨密度下降相关，维生素 D 水平低也是如此[30]。

骨坏死

血管闭塞导致长骨关节表面梗死最常见于股骨，其次是肱骨[31]。此前认为，与 Hb SS 病相比 HbSC 疾病更常见。然而，由于 Hb SS 患者寿命较长，其在 Hb SS 患病率最高[32]。到 33 岁时，50% 的患者将出现股骨头缺血性坏死。合并缺陷型 α- 珠蛋白生成障碍性贫血和频繁的血管闭塞性危象史是股骨缺血性坏死的经典危险因素。慢性关节疼痛的患者受累关节的运动范围进行性缩小，常累及多个关节。绝大多数未治疗的缺血性坏死患者将在 5 年内进展为股骨头塌陷。

症状常在髋关节塌陷之前出现。晚期阶段才发现症状的话，发展至关节塌陷的时间会更短，大多数患者会进展为需要干预的症状性缺血性坏死[33]。

已有多种方式治疗缺血性坏死，包括髓芯减压、骨切开术、骨移植、表面关节成形术和关节置换[34]。关于缺血性坏死治疗的唯一的随机试验是比较髓芯减压和物理治疗与单纯物理治疗的差异，两组之间结果未显示差异；但是该试验随访时间短，且包括了大量的三期髋关节。髓芯减压是缺血性坏死早期阶段治疗的一个有效选择。数项研究发现镰状细胞病患者的全髋关节置换术骨科和医疗并发症发生率较高[35-36]。然而，其他研究显示骨科并发症的发生率较低[37]。镰状细胞病患者的结构性骨疾病使关节置换术颇具挑战性（见第 103 章）。

铁代谢

红细胞输注是治疗急性和慢性镰状细胞病并发症的主要手段[38]。大多数患者一生中至少输过一次血，通常是用于治疗急性并发症。输血增加动脉氧压和 Hb 氧亲和力，从而减少红细胞镰状化，也可改善微血管灌注。此外，定期输血方案抑制内源性红细胞生成，从而抑制含有镰状 Hb 的红细胞的产生。镰状细胞病和珠蛋白生成障碍性贫血的铁代谢及铁负荷模式不同[39]。

镰状细胞病的红细胞生成有不同程度的增加，但并非无效红细胞生成。与珠蛋白生成障碍性贫血患者不同，非输血镰状细胞病患者不会由于铁吸收增加而出现全身铁过剩，事实上反而出现铁不足，这可能与血管内溶血导致尿中铁丢失过多有关。炎症是镰状细胞病病理生理的一部分，它增加铁调素合成，从而降低铁吸收，增强网状内皮系统铁的保留。因此，在镰状细胞病和珠蛋白生成障碍性贫血中，铁过剩影响的组织和器官不同。铁诱发的心脏和内分泌功能障碍在镰状细胞疾病中并不常见。25% ~ 50% 的患者发生铁过剩的肌肉骨骼表现包括对称性多关节病，骨性肿大和轻微的炎症反应。它显著影响第二和第三掌指关节，但是也影响近端指间关节、腕、肘、肩和髋关节。骨质疏松可影响多达 25% 的患者。

肌肉骨骼受累：珠蛋白生成障碍性贫血

骨密度降低，骨质疏松

未治疗的珠蛋白生成障碍性贫血患者的骨骼变化与骨髓增生、皮质吸收、松质骨稀疏与骨小梁粗糙，骨密度普遍下降有关[40]。严重的珠蛋白生成障碍性贫血患者，在出生后的第一年开始出现影像学改变。及脊柱、颅骨、面部骨骼、肋骨和长骨干骺端是典型受累（图 120-4）。

骨质疏松和皮质变薄与脊柱的椎体压缩性骨折相关（表 120-4）。初期椎体的高 - 宽比增加，此后由于多处压缩性骨折，软骨下的骨板变薄，椎骨成为双凹和楔形。患者可能会出现脊柱侧弯和后凸[41]。脊柱的侧位平片可能显示"骨中骨"外观，可见明显的终板凹陷（图 120-5）。MRI 研究显示，椎体中以红骨髓为主，下胸椎和腰椎的椎间盘出现早期退化[42]。也可以见到脊柱内异常铁沉积。

髓外造血

髓外造血被认为是红骨髓的骨外延伸，红骨髓在椎体旁和前间隙扩展，呈对称性分叶状融合的肿物。这些软组织肿物显示中间 T1 信号、T2 加权序列可变强度和轻度钆增强。锝标记的硫胶体进行放射性核素成像，可能有助于确定肿物的造血性质[43]。由于硬膜外骨髓扩展偶发脊髓压迫。在头骨中，骨髓扩张导致外板变薄和内板变厚，头骨重塑扩大（塔形颅骨；图 120-6）。

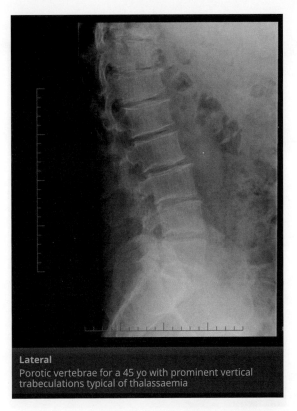

Lateral
Porotic vertebrae for a 45 yo with prominent vertical trabeculations typical of thalassaemia

图 120-4　珠蛋白生成障碍性贫血患者脊柱受累出现垂直小梁（Case courtesy Dr. Chris O'Donnell, Radiopaedia.org, rID: 16592.）

表 120-4　珠蛋白生成障碍性贫血骨关节受累

骨量减少，骨质疏松
骨痛
骨折
铁螯合剂关节病
椎间盘疾病
脊柱畸形

铁代谢

重症珠蛋白生成障碍性贫血在 6 个月至 2 岁之间出现症状，需要定期输血。由于持续性贫血，红细胞生成尽管无效，但可能十分活跃；骨髓出现巨大扩张，导致面部特征扭曲，血浆容积增加。此外，患者可出现肝脾肿大。维持最低 Hb 浓度 9.5 ~ 10.5 g/dl 的方案可预防上述所有并发症，并促进正常生长至少

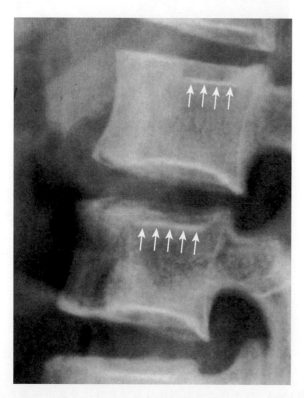

图 120-5 椎体终板在珠蛋白生成障碍性贫血中的变化。箭头处为椎体终板凹陷（From Cockshot P, Middlemiss H: Clinical radiology in the tropics, Edinburgh, 1979, Churchill Livingstone.）

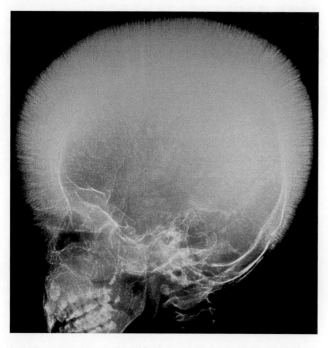

图 120-6 珠蛋白生成障碍性贫血儿童的头骨（From Azam M, Bhatti N: Hair-on-end appearance. Arch Dis Child 91:735, 2006.）

到青春期。输血治疗导致各种组织中的铁过剩，铁螯合治疗可防止铁的累积，促进正常生长，并防止死亡[44]。脱氧胺螯合治疗有效，但由于其成本和不便于延长皮下输注，其使用受到挑战。去铁酮是一种口服铁螯合剂，可改善治疗依从性以及获得铁螯合治疗的机会。然而，使用时会出现严重的并发症，包括粒细胞缺乏症。38% 的患者可能会出现轻度关节痛和（或）关节炎[45]，应用非甾体抗炎药后通常可缓解。然而，一些患者发生与去铁酮相关的严重关节病，需要停止铁螯合治疗。此外，有症状的儿童手长骨的放射片上可见侵蚀性骨骺、骺板和干骺端改变[46]

合并风湿病

自身免疫疾病

血红蛋白病患者中，偶尔会出现系统性自身免疫疾病，包括类风湿关节炎和系统性红斑狼疮[47]。一些作者认为这种关联风险增加[48]。已有报道数例珠蛋白生成障碍性贫血患者出现的轻度复发性关节炎。镰状细胞病患者很少出现类风湿关节炎表现[49]。珠蛋白生成障碍性贫血患者的类风湿关节炎的患病率和临床特点尚未明确。希腊有一篇关于珠蛋白生成障碍性贫血或镰状细胞病患者超过十年的随访综述对此进行了阐述[50]。90 例患者中 23% 检测到类风湿因子，仅 2% 检测到抗瓜氨酸化蛋白抗体。近半数患者存在低滴度阳性的抗核抗体（ANA），一名患者发现抗双链 DNA 抗体。4% 的重型珠蛋白生成障碍性贫血患者符合美国风湿病学会类风湿关节炎的分类标准，并接受低剂量皮质类固醇治疗滑膜炎。一名患者接受了甲氨蝶呤治疗。类风湿关节炎患者没有区别于其他血液病患者的特异性表现。类风湿关节炎的程度通常较轻，关节外的表现不常见。

镰状细胞病患者可能出现免疫系统异常。有结果显示，这些患者免疫缺陷和自身抗体阳性的发生率高于非洲人和白种人的对照组，高达 20% 的患者 ANAs 阳性[51]。出现这些自身抗体可能与遗传因素和（或）环境影响有关。虽然有人认为镰状细胞病患者的补体旁路途径缺陷是免疫复合物疾病发展的诱发因素，但这一机制尚未得到证实[52]。

镰状细胞病的成年患者的自身免疫性疾病可能无法确诊，或由于共同的临床表现而延误诊断。自身免疫性疾病或镰状细胞疾病可能累及骨骼、关节、肺、心脏、肾和中枢神经系统。鉴别镰状细胞病患者中的自身免疫性疾病可能需要改变治疗方法，但使用免疫抑制剂可能导致镰状细胞病加重[53]。

痛风

高尿酸血症和痛风在原发性红细胞疾病患者中并不常见，但在镰状细胞病、Hb SC 和 CC 病以及珠蛋白生成障碍性贫血患者中已有报道[54]。镰状细胞病患者红细胞转换增加可导致高尿酸血症，肾小管受累和尿酸排泄减少也会导致高尿酸血症。已报告两例存在痛风石和镰状细胞病的患者[55]。适当的治疗是处理潜在的血液病和急性痛风的经典疗法。20 世纪 70 年代的研究报道了高尿酸血症为镰状细胞病的常见特征，可见于于高达 41% 的患者[56]。为了评估成人镰状细胞病患者高尿酸血症和痛风的流行情况，法国一个中心对 65 名镰状细胞病患者进行了持续两年的研究[57]。在队列中，观察到仅 9.2% 的患者有高尿酸血症，没有人患有痛风。

结论

血红蛋白病，特别是镰状细胞病和珠蛋白生成障碍性贫血，往往出现显著和多样性的肌肉骨骼表现，包括骨坏死、关节病和椎体骨折。认识与这些症状相关的临床表现必不可少的，医生需要识别出这些表现，并制定有效的治疗策略。

 本章的参考文献也可以在 ExpertConsult.com 上找到。

参考文献

1. Natarajan K, Townes TM, Kutlar A: Disorders of hemoglobin structure: sickle cell anemia and related abnormalities. In Kaushansky K, Lichtman MA, Beutler E, et al, editors: *Williams hematology*, ed 8, Chicago, 2010, McGraw-Hill, pp 709–742.
2. Giardina PJ, Rivella S: Thalassemia syndromes. In Hoffman R, Benz EJ, Jr, Silberstein LE, et al, editors: *Hematology: basic principles and practice*, ed 6, Philadelphia, 2013, Elsevier Saunders.
3. Al-Rimawi H, Jallad S: Sport participation in adolescents with sickle cell disease. *Pediatr Endocrinol Rev* 1:214–216, 2008.
4. Brousse V, Makani J, Rees DC: Management of sickle cell disease in the community. *BMJ* 348:g1765, 2014.
5. Brousse V, Buffet P, Rees D: The spleen and sickle cell disease: the sick (led) spleen. *Br J Haematol* 166:165–176, 2014.
6. Siddiqi A, Jordan LB, Parker CS: Sickle cell disease: the American saga. *Ethn Dis* 23:245–248, 2013.
7. Huttle A, Maestre GE, Lantiqua R, et al: Sickle cell in sickle cell disease in Latin American and the United States. *Pediatr Blood Cancer* 62:1131–1136, 2015.
8. ACOG Committee on Obstetrics: ACOG Practice Bulletin No.= 78: hemoglobinopathies in pregnancy. *Obstet Gynecol* 109:229–237, 2007.
9. Koh M, Lao ZT, Rhodes E: Managing haematological disorders during pregnancy. *Best Pract Res Clin Obstet Gynaecol* 27:855–865, 2013.
10. Stettler N, McKiernan CM, Melin CQ, et al: Porportion of adults with sickle cell anemia and painful crises receiving hydroxyurea. *JAMA* 313:1671–1672, 2015.
11. Walters MC: Update of hematopoietic cell transplantation for sickle cell disease. *Curr Opin Hematol* 22:227–233, 2015.
12. Field JJ, Nathan DG: Advances in sickle cell therapies in the hydroxyurea era. *Mol Med* 20(Suppl 1):S37–S42, 2014.
13. Loukogeorgakis SP, Flake AW: In utero stem cell and gene therapy: current status and future perspectives. *Eur J Pediatr Surg* 24:237–245, 2014.
14. da Silva Junior GB, Daher Ede F, da Rocha FA: Osteoarticular involvement in sickle cell disease. *Rev Bras Hematol Hemoter* 34:156–164, 2012.
15. Babela JR, Nzingoula S, Senga P: Sickle-cell crisis in the child and teenager in Brazzaville, Congo. A retrospective study of 587 cases. [in French]. *Bull Soc Pathol Exot* 98:365–370, 2005.
16. Edwards A, Clay EL, Jewells V, et al: A 19-year-old man with sickle cell disease presenting with spinal infarction: a case report. *J Med Case Rep* 7:210–216, 2013.
17. Ganguly A, Boswell W, Aniq H: Musculoskeletal manifestations of sickle cell anaemia: a pictorial review. *Anemia* 2011:794273, 2011.
18. Powars DR, Chan LS, Hiti A, et al: Outcome of sickle cell anemia. A 4-decade observational study of 1056 patients. *Medicine* 84:363–376, 2005.
19. Noble J, Schendel S, Weizblit N, et al: Orbital wall infarction in sickle cell disease. *Can J Ophthalmol* 43:603–604, 2008.
20. Ambe JP, Mava Y, Chama R, et al: Clinical features of sickle cell anaemia in northern Nigerian children. *West Afr J Med* 31:81–85, 2012.
21. Isenberg DA, Shoenfeld Y: The rheumatologic complications of hematologic disorders. *Semin Arthritis Rheum* 12:348–358, 1983.
22. Burnett MW, Bass JW, Cook BA: Etiology of osteomyelitis complicating sickle cell disease. *Pediatrics* 101:296–297, 1997.
23. Anand AJ, Glatt AE: Salmonella osteomyelitis and arthritis in sickle cell disease. *Semin Arthritis Rheum* 24:211–221, 1994.
24. Bennett OM, Namnyak SS: Bone and joint manifestations of sickle cell anaemia. *J Bone Joint Surg* 72:494–499, 1990.
25. Ebong WW: Septic arthritis in patients with sickle-cell disease. *Br J Rheumatol* 26:99–102, 1987.
26. Hernigou P, Daltro G, Flouzat-Lachaniette C, et al: Septic arthritis in adults with sickle cell disease often is associated with osteomyelitis or osteonecrosis. *Clin Orthop Relat Res* 468:1676–1681, 2010.
27. Diggs LW: Bone and joint lesions in sickle cell disease. *Clin Orthop* 52:119–143, 1967.
28. Leonard MB, Zemel DS, Kawchak DA, et al: Plasma zinc status, growth, and maturation in children with sickle cell disease. *J Pediatr* 132:467–471, 1998.
29. Barden EM, Kawchak DA, Ohene-Frempong K, et al: Body composition in children with sickle cell disease. *Am J Clin Nutr* 76:218–225, 2002.
30. Arlet JB, Courbebaisse M, Chatellier G, et al: Relationship between vitamin D deficiency and bone fragility in sickle cell disease: a cohort study of 56 adults. *Bone* 52:206–211, 2013.
31. Almeida A, Roberts I: Bone involvement in sickle cell disease. *Br J Hematol* 129:482–490, 2005.
32. Mahadeo KM, Oyeku S, Taragin B, et al: Increased prevalence of osteonecrosis of the femoral head in children and adolescents with sickle-cell disease. *Am J Hematol* 86:806–808, 2011.
33. Rajpura A, Wright AC, Board TN: Medical management of osteonecrosis of the hip: a review. *Hip Int* 21:385–392, 2011.
34. Marti-Carvajal AJ, Agreda-Perez LH: Treatment for avascular necrosis of bone in people with sickle cell disease. *Cochrane Database Syst Rev* (10):CD004344, 2014.

35. Mukisi-Mukaza M, Saint Martin C, Etienne-Julan M, et al: Risk factors and impact of orthopaedic monitoring on the outcome of avascular necrosis of the femoral head in adults with sickle cell disease: 215 patients case study with control group. *Orthop Traumatol Surg Res* 97:814–820, 2011.

36. Enayatollahi MA, Novack TA, Maltenfort MG, et al: In-hospital morbidity and mortality following total joint arthroplasty in patients with hemoglobinopathies. *J Arthroplasty* 30:1308–1312, 2015.

37. Issa K, Naziri Q, Maheshwari AV, et al: Excellent results and minimal complications of total hip arthroplasty in sickle cell hemoglobinopathy at mid-term follow-up using cementless prosthetic components. *J Arthroplasty* 28:1693–1698, 2013.

38. Beverung LM, Strouse JJ, Hulbert ML, et al: Health-related quality of life in children with sickle cell anemia: impact of blood transfusion therapy. *Am J Hematol* 90:139–143, 2015.

39. Mariani R, Trombini P, Pozzi M, et al: Iron metabolism in thalassemia and sickle cell disease. *Mediterr J Hematol Infect Dis* 1:e2009006, 2009.

40. Bedair EM, Helmy AN, Yakout K, et al: Review of radiologic skeletal changes in thalassemia. *Pediatr Endocrinol Rev* 1:123–126, 2008.

41. Haidar R, Musallam KM, Taher AT: Bone disease and skeletal complications in patients with β thalassemia major. *Bone* 48:425–432, 2011.

42. Haidar R, Mhaidli H, Musallam KM, et al: The spine in β-thalassemia syndromes. *Spine* 37:334–339, 2012.

43. Tsitouridis J, Stamos S, Hassapopoulou E, et al: Extramedullary paraspinal hematopoiesis in thalassemia: CT and MRI evaluation. *Eur J Radiol* 30:33–38, 1999.

44. Vichinsky E, Neumayr L, Trimble S, et al: Transfusion complications in thalassemia patients: a report from the centers for disease control and prevention. *Transfusion* 54:972-981, quiz 971; 2014.

45. Meerpohl JJ, Schell LK, Rücker G, et al: Deferasirox for managing transfusional iron overload in people with sickle cell disease. *Cochrane Database Syst Rev* (5):CD007477, 2014.

46. Martinoli C, Bacigalupo L, Forni GL, et al: Musculoskeletal manifestations of chronic anemias. *Semin Musculoskelet Radiol* 15:269–280, 2011.

47. Cherner M, Isenberg D: The overlap of systemic lupus erythematosus and sickle cell disease: report of two cases and a review of the literature. *Lupus* 19:875–883, 2010.

48. Castellino G, Govoni M, Trotta F: Rheumatoid arthritis in beta-thalassemia trait. *Rheumatology (Oxford)* 39:286–287, 2000.

49. Nistala K, Murray KJ: Co-existent sickle cell disease and juvenile rheumatoid arthritis. Two cases with delayed diagnosis and severe destructive arthropathy. *J Rheumatol* 28:2125–2128, 2001.

50. Pliakou XI, Koutsouka FP, Damigos D, et al: Rheumatoid arthritis in patients with hemoglobinopathies. *Rheumatol Int* 32:2889–2892, 2012.

51. Toly-Ndour C, Rouquette A-M, Obadia S, et al: High titers of auto-antibodies in patients with sickle cell disease. *J Rheumatol* 38:302–309, 2011.

52. Eissa MM, Lawrence JM, III, McKenzie L, et al: Systemic lupus erythematosus in a child with sickle cell disease. *South Med J* 88:1176–1178, 1995.

53. Michel M, Habibi A, Godeau B, et al: Characteristics and outcome of connective tissue diseases in patients with sickle-cell disease: report of 30 cases. *Semin Arthritis Rheum* 38:228–240, 2008.

54. Ballou SP: Gout in haemoglobinopathies. *Ann Rheum Dis* 40:210–211, 1981.

55. Umesh S, Ajit NE, Shobha V, et al: Musculoskeletal disorders in sickle cell anaemia—unusual associations. *J Assoc Physicians India* 62:52–53, 2014.

56. Reynolds MD: Gout and hyperuricemia associated with sickle-cell anemia. *Semin Arthritis Rheum* 12:404–413, 1983.

57. Arlet JB, Ribeil JA, Chatellier G, et al: Hyperuricemia in sickle cell disease in France. [in French]. *Rev Med Interne* 33:13–17, 2012.

第 121 章

IgG4 相关疾病

原著 John H. Stone · Shiv Pillai

王振帆 译　刘燕鹰 校

关键点

免疫球蛋白 G4 相关疾病（immunoglobulin G4-related disease，IgG4-RD）是一种免疫介导、可累及几乎全身所有器官的疾病。该病最常见的受累组织包括大唾液腺、胰腺、眶周、淋巴结及腹膜后组织等。

该病大部分患者血清 IgG4 浓度均有升高，且常达到极高的水平，但仍有相当一部分患者的血清 IgG4 水平是正常的。

IgG4-RD 的典型病理特点为淋巴浆细胞浸润（其中 IgG4 阳性浆细胞占有很高比例）、席纹状纤维化、闭塞性静脉炎及轻中度的组织嗜酸性粒细胞增多。该病的诊断主要基于临床与病理学特征。

对于 IgG4-RD 的患者，无论其血清 IgG4 浓度升高与否，其外周血中均特征性地含有大量浆母细胞，且这些细胞似乎与该病的疾病活动度具有相关性。

几乎所有的 IgG4-RD 患者都对糖皮质激素有良好的反应，但大多数患者最终需要长期维持治疗或间歇性再治疗。

B 细胞清除用于治疗 IgG4-RD 似乎是有效的，部分原因可能是其干扰了 B 细胞向 T 细胞呈递抗原；该通路在该病病理过程中的重要性越来越明确。

表 121-1　已知的 IgG4 相关疾病的部分疾病谱

米库利兹病（Mikulicz's disease）（累及唾液腺和泪腺）
Küttner 瘤（累及颌下腺）
Riedel 甲状腺炎
嗜酸细胞性血管中心性纤维化（累及眶周和上呼吸道）
1 级淋巴瘤样肉芽肿病（常累及肺）
多灶性纤维硬化（常累及眶周、甲状腺、腹膜后、纵隔及其他组织或器官）
淋巴浆细胞性硬化性胰腺炎 / 自身免疫性胰腺炎
炎性假瘤（累及眶周、肺、肾及其他器官）
纵隔纤维化
腹膜后纤维化
硬化性肠系膜炎
主动脉周炎 / 动脉周炎
炎性主动脉动脉瘤
伴广泛肾小管间质沉积物的特发性低补体血症性肾小管间质性病变

From Stone JH, Zen Y, Deshpande V: IgG4-related disease. N Engl J Med 366:539-551, 2012. Modifi ed with permission from the Massachusetts Medical Society.

IgG4 相关疾病（IgG4-related disease，IgG4-RD）是一种免疫介导的多器官受累的疾病，常与一些恶性、感染性及炎症性疾病有着相似的表现[1-4]。既往认为的一些不可归类为任何已知的潜在系统性疾病的、独立的、单器官受累的疾病，目前来看均归属于 IgG4-RD 的疾病谱（表 121-1）。IgG4-RD 与结节病和一些特定类型的系统性血管炎有着许多相似的表现。IgG4-RD 的临床表现多种多样，但各个受累器官的组织病理学表现是一致的。

通常 IgG4-RD 对治疗的反应好，且该病和与其表现相似的疾病在治疗上是完全不同的，所以加强对该病的认识非常重要。无论是何种器官受累，IgG4-RD 都倾向于形成肿块样病变，并因此常被误诊为肿瘤。此外，某些自身免疫性疾病如干燥综合征、肉芽肿性多血管炎以及特发性膜性肾病等都较难与 IgG4-RD 相鉴别。明确 IgG4-RD 中免疫失调的机制，可能有助于更加深刻地理解该病纤维化过程，B、T 细胞间的相互作用以及其他重要的病理过程。

流行病学

对于 IgG4-RD 这种相对新认识疾病认知的局限性使得我们难以统计该病的流行病学特征。该病于 2003 年才首次出现于医学文献中[5-6]。其确诊通常需要组织学活检、对病理特征的深入解释以及严格的临床病理相关性。人们对 IgG4-RD 的认识始于胰腺的累及，尽管据估计 1 型（IgG4 相关性）自身免疫性胰腺炎（autoimmune pancreatitis，AIP）在日本的总患病率约 10 万分之 2.2[7]，但这一数据肯定低估了该病的真实流行情况，因为这项研究是在 IgG4-RD 首次报道后不久进行的。

此外，胰腺仅是该病可累及的众多器官中的一个。在不同的受累器官中，AIP、涎腺炎［尤其是颌下腺炎（图 121-1）］、各种眼眶和眶周病变（如泪腺炎）、淋巴结病及 IgG4 相关性腹膜后纤维化（retroperitoneal fibrosis，RPF）（图 121-2）是最常见的病变。累及肺（图 121-3）、肾（图 121-4）和主动脉（图 121-5）的病变也常有报道。

中老年男性是该病典型的患病人群[7-8]。AIP 患者确诊时的平均年龄为 67 岁，男女比例约为 3∶1[7]。而考虑到该病所有器官受累的情况，其男女比例可

能更接近于 3∶2[9]。与其他经典的自身免疫性疾病相比，男性 IgG4-RD 更常见，但这一性别倾向与疾病活动度无关，事实上，女性患者的疾病严重程度并不亚于男性[9]。IgG4-RD 的 HLA 相关性及是否有其他潜在基因，迄今为止尚不明确。目前尚未在大样本人群中进行全面详尽的遗传学方面的研究，但家族聚集性病例似乎非常罕见。IgG4-RD 流行病学特征的完善需要我们对该病有更深刻的认识。

病因及发病机制

目前 IgG4-RD 病理生理学方面的大部分认识仍然是理论上的，但该领域研究的发展日新月异。在首次发现"硬化性胰腺炎"患者血清 IgG4 浓度升高后，IgG4 本身是导致该病的关键因素——这一理论在很长时间内占据了主导地位，而后这一理论迅速衰败。图 121-6 概述了目前对导致该病的许多不同通路的思考。

IgG4 分子：是关键角色吗？

许多 IgG4-RD 患者血清 IgG4 浓度显著升高。此外，除了以纤维化病变为主要特征的晚期病例外，在该病受累组织中几乎均有大量的 IgG4$^+$ 浆细胞。浆母细胞的增加也有报道，并且这些细胞能反映该病的疾病活动度[10-11]。因此，迄今为止的研究表明，IgG4 抗体及体液免疫在该病病理生理学中发挥的作用最为突出。

IgG4 本身不太可能导致 IgG4-RD 的发生。根据 IgG 重链恒定区的不同序列，IgG 可分为不同的亚类，他们在许多重要方面存在差异。IgG4 通常是 IgG 所有亚类中含量最少的，在健康个体中约占 IgG 的 4%。IgG4 分子具有独特的化学性质，决定了其不可能在炎症反应中起到核心作用。IgG4 CH$_2$ 结构域中某些氨基酸的差异导致其与 C1q 及 Fcγ 受体的结合能力较弱[12-13]。因此，与其他类型的 IgG，例如 IgG1 相比，IgG4 激活经典补体途径及参与抗体依赖的细胞介导的细胞毒效应的能力显著减弱[13]。

IgG4 的另一个特征是它能够通过 Fab 臂交换过程形成"半抗体"。Fab 臂的交换会导致具有两种不同结合特异性的 IgG 分子的形成[13]。IgG4 铰链区氨基酸的变异可使连接 IgG4 分子两部分的二硫键减少，这使得 Fab 臂交换更容易进行，分离臂的重组导致随

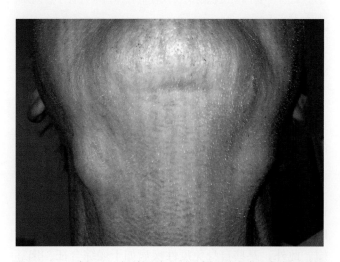

图 121-1 一例 IgG4 相关涎腺炎累及颌下腺患者双侧颌下腺无痛性肿大。该患者先前曾接受改良的 Whipple 手术（部分胰腺切除术），后来被证实是 1 型（IgG4 相关）自身免疫性胰腺炎

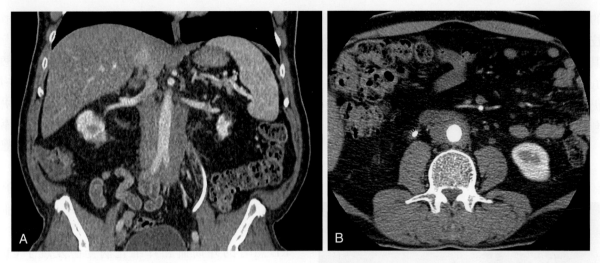

图 121-2 腹膜后纤维化和主动脉周围炎。**A**．CTA 示肾下腹主动脉向下延伸直至髂动脉均被腹膜后纤维化组织包裹。**B**．同一患者，纤维炎症压迫致右输尿管梗阻从而造成右肾积水。该图的左侧可见其右侧尿管支架

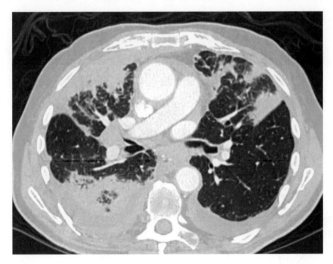

图 121-3 IgG4 相关肺病。肺 CT 示支气管管壁增厚，前后胸膜广泛纤维化及肺间质改变

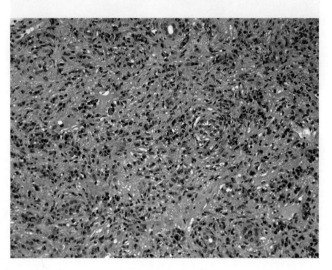

图 121-4 IgG4 相关肾小管间质性肾炎。肾活检示肾间质小管数量减少，广泛淋巴浆细胞浸润，大量嗜酸性粒细胞和弥漫的席纹状纤维化

机形成由针对不同抗原的半抗体片段组成的"不对称抗体"[12-13]。最终的结果是 IgG4 分子与抗原的交叉反应性以及形成免疫复合物的能力降低。

总之，IgG4 分子似乎发挥一种抗炎作用。事实上，已有证据表明，慢性抗原暴露后，IgG4 分子可参与机体的部分免疫耐受过程[12-13]。因此，IgG4 可能起到非炎症"抗原库"的作用，其目的是在一个趋于下调炎症反应的过程中，通过其单价结合的作用来"清除"抗原。

B 细胞系

从患者对利妥昔单抗的反应来看，B 细胞及其谱系的细胞可能在 IgG4-RD 中起着重要作用[14-15]。B 细胞清除后血清 IgG4 浓度迅速下降，这一现象表明，分泌大部分血清 IgG4 的细胞是短寿命的浆母细胞和浆细胞。无论血清中的 IgG4 浓度如何，IgG4-RD 患者体内均有高浓度的浆母细胞[9-11]。总浆母细胞和 IgG4+浆母细胞似乎都是监测 IgG4-RD 疾病活度的良好生物标志物，其检测也有助于本病的诊断。尽管

全血的转录分析证明在其他疾病中有用,但流式细胞门控技术对上述细胞的检测目前尚未普遍应用。B 细胞及其谱系可能在 IgG4-RD 中发挥多种作用,包括产生 IgG4(尽管对于 IgG4 是否占据发病机制的中心地位仍存在争议)。我们推测 B 细胞和浆母细胞在向 T 细胞呈递抗原的过程中发挥重要作用。

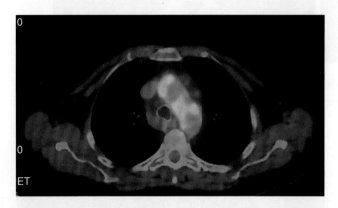

图 121-5 PET 显示主动脉弓处 ^{18}F-FDG 摄取增加。此外,还可见声门下肿块和包绕左肺动脉的炎性病变。声门下肿块组织活检表现见图 121-9A 和 B

T 细胞

最近的证据表明,T 细胞在 IgG4-RD 的发病中起着关键且直接的作用。CD$_4$T 细胞通常遍布于 IgG4-RD 的局部受累组织中,并且是受累组织中最丰富的细胞。IgG4-RD 的循环浆母细胞具有明显的体细胞高频突变,这是其在淋巴结生发中心与 T 细胞相互作用的标志[16]。对于辅助性 T(T helper, Th)细胞 Th1、Th2 在 IgG4-RD 病理生理过程中所发挥的作用,目前尚存在争议[17-18]。最近研究表明,Th2 细胞仅在伴发过敏表现患者的血液中聚集[19-20]。最近在 IgG4-RD 患者的外周血和纤维化病变中发现了 CD4$^+$ 细胞毒性 T 淋巴细胞（CD4$^+$ cytotoxic T lymphocytes, CD4$^+$ CTL）克隆扩增的现象,这一现象表明这些细胞可能是该病发生的中心环节[16]。而这些 CD4$^+$ CTL 能分泌与 CD8$^+$ T 淋巴细胞更为相关的产物,例如颗粒酶 B 和穿孔素。此外,由 CD4$^+$ SLAMF7$^+$ 细胞加工修饰的白细胞介素（interleukin, IL）-1 可能是纤维化过程中重要的调节因子。

B 细胞持续呈递抗原致使 CD4$^+$ T 细胞介导了此病的发生,这一学说还是很有根据的。与 CD4$^+$ CTL

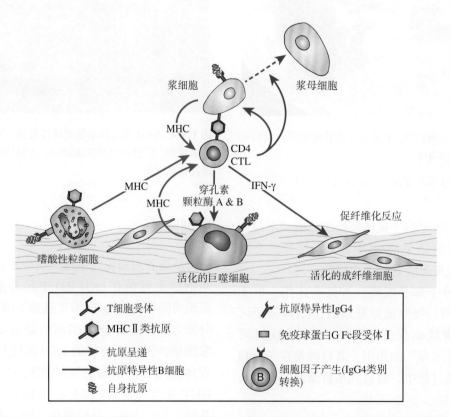

图 121-6 病理生理机制简图。CTL,细胞毒性 T 淋巴细胞;MHC,主要组织相容性复合体

不同，滤泡辅助性 T 细胞（T follicular helper cell，Tfh）可能介导了淋巴结（和受累器官）内生发中心的形成。理论上，这种 Tfh 产生的细胞因子（例如，IL-4）可以导致 IgG4 的血清学类别转换，最终导致分泌 IgG4 的浆母细胞及长寿命浆细胞的形成。B 细胞清除并不能使血清 IgG4 浓度降至完全正常，这一事实提示，能持续产生这种免疫球蛋白的长寿命浆细胞确实存在 [14]。

血清 IgG4 浓度

血清 IgG4 浓度的检测在 IgG4-RD 的诊断与治疗中将持续起到重要作用，但是我们需从多角度来认识 IgG4 所代表的意义。

少数患者血清 IgG4 显著升高

当疑诊 IgG4-RD 时，血清 IgG4 水平测定通常是首个进行的诊断性检查。血清 IgG4 浓度明显升高，例如，血清 IgG4 浓度升高至正常范围上限的 6～8 倍时，强烈提示本病的诊断。多器官受累患者的血清 IgG4 浓度会显著升高，有时甚至超过 4 mg/dl[21]。IgG4-RD 患者的其他 IgG 亚类（尤其是 IgG1、IgG2 和 IgG3）也常升高，但通常 IgG4 升高的幅度非常大 [9]。

诊断的矛盾

尽管本病患者血清 IgG4 水平常显著升高，但在诊断方面，仍存在一个重要的矛盾。在根据组织病理学而非血清 IgG4 浓度升高确诊的活动期患者中，仅一半以上的患者在治疗前血清 IgG4 浓度是升高的 [9]。然而，当通过医院实验室数据库查询有血清 IgG4 水平异常升高且确诊本病的患者的相关数据时，发现血清 IgG4 升高的敏感性为 90%[22]。从这些研究中可得出两个要点。第一，经活检证实及临床确诊的 IgG4-RD 患者，即使在开始治疗前，有相当一部分患者的血清 IgG4 浓度是正常的。因此，依赖血清 IgG4 浓度升高进行诊断，必然会导致很大程度的漏诊。第二，在血清 IgG4 水平升高的患者中，IgG4 的数值变化范围非常广泛，而导致这种可变性的因素仍不明确。

IgG4– 疾病活动度的生物学标志物

类似的问题涉及血清 IgG4 浓度升高是否可预测疾病的复发。在日本，一项纳入 17 个中心对 1 型自身免疫性胰腺炎进行的大型回顾性研究中发现 [23]，经糖皮质激素治疗的所有患者血清 IgG4 水平均下降，但是尽管临床反应很好，63% 的患者血清 IgG4 水平仍高于正常上限。30% 的复发患者在疾病复发时其血清 IgG4 水平正常。因此，不应仅依赖血清 IgG4 浓度作为疾病活动度的指标。

其他疾病中的血清 IgG4

在临床上许多与 IgG4-RD 相似的疾病中，IgG4 轻度升高是很常见的。对于某些血管炎，例如肉芽肿性多血管炎和嗜酸性肉芽肿性多血管炎（以往称为 Churg-Strauss 综合征），支气管扩张症，胆道疾病如原发性硬化性胆管炎，胰腺癌和许多其他疾病的患者，尽管其血清 IgG4 浓度很少达到某些 IgG4-RD 患者所达到的高水平，但其血清 IgG4 浓度确实是升高的 [24]。这种现象给血清 IgG4 水平升高用于本病的诊断增加了额外的困难。

总之，血清 IgG4 水平的显著升高有助于提示 IgG4-RD，但 IgG4 本身并不是诊断性的。少数（约 40%）经组织病理学证实的 IgG4-RD 患者血清 IgG4 浓度正常。最后，IgG4 浓度仅与疾病活动度大致相关，也使其不能作为判断是否需额外治疗的理想的预测指标。

临床表现

IgG4-RD 通常亚急性起病。器官功能障碍的症状和体征通常在确诊前几个月甚至几年就已出现。患者数月内体重可下降 5～14 kg，但发热及兴奋等症状并不常见。患者通常有乏力的表现，尤其是多器官受累时。许多患者有关节痛及其他肌肉骨骼症状，特别是肌腱附着部位痛。但典型的关节炎表现并不常见，当其出现时应首先考虑其他诊断。

眶部

泪腺肿大 [泪腺炎（图 121-7）] 是 IgG4-RD 累及眼部的最常见的特征 [25]。眼眶病变（如不影响泪腺的炎性假瘤）及眼外肌炎症、增粗等综合作用可导致眼球突出。巩膜炎和鼻泪管病变（如阻塞）也可见于 IgG4-RD，类似肉芽肿性多血管炎。

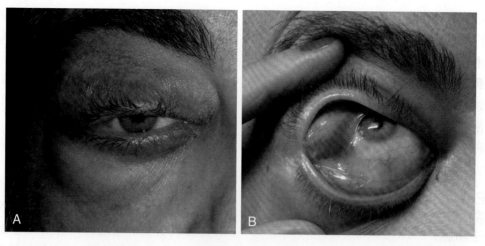

图 121-7 泪腺炎。**A**. 因泪腺和眼外肌肿大导致右眼外上侧隆起；**B**. 上睑外翻后，可见肿大的泪腺

神经系统疾病

IgG4-RD 很少累及脑实质，但却是"特发性"肥厚性硬脑膜炎最常见的病因之一。IgG4-RD 也是垂体炎的一个确定病因 [26]。IgG4 相关垂体炎可导致垂体前叶和后叶的激素缺乏。MRI 示鞍区增大，垂体柄增厚。MRI 下也常见眶区周围神经炎，特别是三叉神经和眶下神经 [27]。周围神经病变通常由神经周围肿块组成，直径通常可达 3 cm。这些肿块常无明显的临床表现，通常在 MRI 检查时发现，引起人们对恶性肿瘤可能性的担忧。

唾液腺

泪腺炎、腮腺和颌下腺肿大三联症是 IgG4-RD 的一种经典的表现，100 多年来一直被称作 Mikulicz 病 [28-29]。单纯颌下腺肿大（图 121-1）也是 IgG4-RD 患者的常见表现，但腮腺、舌下腺受累也很常见。口干是本病常见表现，但这一症状会随着免疫抑制剂的应用而改善（与干燥综合征不同）。小唾液腺活检可提示该病的诊断，但其敏感性低于大唾液腺（如颌下腺）。大唾液腺的细针穿刺抽吸活检可用于排除恶性肿瘤，但通常需要手术切除活检以确认诊断。

耳鼻喉

过敏性鼻炎、鼻息肉、慢性鼻窦炎、鼻塞和流涕在 IgG4-RD 患者中常见。该病患者常有轻中度的

外周血嗜酸性粒细胞增多及血清 IgE 浓度升高，有时超过正常上限的 10 倍。IgG4-RD 患者过敏性疾病患病率与普通人群相似，但是一部分无过敏性疾病病史的患者却有外周血嗜酸性粒细胞增多及 IgE 水平升高 [19]，这表明嗜酸性粒细胞增多及 IgE 升高是由 IgG4-RD 固有的疾病过程而非过敏性疾病导致的。只在有过敏性疾病病史的 IgG4-RD 患者中发现了循环 Th2 记忆细胞 [20]。

IgG4-RD 患者鼻窦可出现占位性病变，中耳和面部骨骼等的破坏性病变也均有报道 [30-31]。IgG4-RD 也可导致咽部、下咽部和韦氏环的弥漫性炎症，这通常与其占位效应有关 [32]。气管炎和声带受累的病例也有报道。

甲状腺

Riedel 甲状腺炎与 IgG4-RD 有着确凿的联系 [33]。桥本甲状腺炎可能也属于 IgG4-RD 疾病的范畴，但尚需进一步的研究 [34]。更具争议的是，桥本甲状腺炎患者中有相当一部分人也患有 IgG4-RD。据称，一种与桥本甲状腺炎不同的被称为"IgG4 相关性甲状腺炎"的甲状腺疾病是确实存在的 [35]，但这一观点需要进一步的研究证实。

淋巴结病

与 IgG4-RD 相关的淋巴结病通常是全身性淋巴结病或是局限在受累器官附近的淋巴结病变 [36]。受

累的淋巴结直径一般为 1 ～ 3 cm，且无触痛。颈部、锁骨上、下颌下、腋窝、肺门、纵隔、主动脉旁、腹膜后和腹股沟淋巴结均可受累。由于淋巴结纤维化的程度很难达到其他器官受累时纤维化的水平，所以通常很难通过淋巴结活检来确诊 IgG4 RD 至少有 5 种 IgG4 相关淋巴结病的组织病理学表现曾经被描述 [37]，其中一种与 Castleman 病非常相似。

胸主动脉、主动脉分支和冠状动脉

IgG4 相关主动脉炎，通常在影像学检查时偶尔发现，有时是在手术中意外发现。IgG4 相关主动脉炎可导致胸主动脉的动脉瘤或夹层 [38-40]。与巨细胞动脉炎和 Takayasu 动脉炎相比，后两者更倾向于累及一级主动脉分支，尤其是锁骨下动脉，而在临床上，IgG4 相关主动脉炎并不累及这些血管。有小样本的病例研究证实 IgG4-RD 也可影响中等大小血管。IgG4-RD 显微镜下闭塞性动脉炎和闭塞性静脉炎（见下文"病理特点"部分）与大血管疾病之间的关系仍不清楚。目前尚未有针对受累一级主动脉分支血管的明确的组织病理学研究 [41]。有文献报道，IgG4-RD 冠状动脉病变有时与动脉瘤形成有关 [42]。

慢性主动脉周围炎、腹膜后纤维化

现在认为，"特发性"腹膜后纤维化属于一个更大的疾病谱，即慢性主动脉周围炎。慢性主动脉周围炎的三个主要组成部分是 IgG4 相关腹膜后纤维化（图 121-2）、IgG4 相关腹主动脉炎和 IgG4 相关动脉瘤周围纤维化 [43]。高达 2/3 的"特发性"腹膜后纤维化是由 IgG4-RD 所致 [43-44]。一些不属于 IgG4-RD 疾病谱的特发性腹膜后纤维化病例可以有相似的临床表现，通过全面细致的组织病理学和免疫染色，可以将两者区分开来。

IgG4 相关腹膜后纤维化和慢性主动脉周围炎的常见临床表现是背部、侧腹部、下腹部或大腿的非局限性疼痛、下肢水肿以及输尿管受累引起的肾积水。通常呈亚急性起病，早期表现通常很轻微且不特异，易延误诊断。该病主要累及三个部位：①主动脉/动脉周围区域，涉及腹主动脉或其一级分支周围的结缔组织；②输尿管周围区域，导致输尿管梗阻和肾积水；③腹膜后广泛区域，形成斑块状肿块。

在长病程患者中，典型的淋巴浆细胞浸润可能不甚明显，但席纹状纤维化和闭塞性静脉炎还可以见到。在晚期纤维化患者中，组织中 IgG4+ 浆细胞与总浆细胞的比值可能比每高倍镜视野（hpf）IgG4+ 浆细胞总数更有助于该病的诊断。

肺

肺部受累在临床和影像学上表现多样 [45]。支气管血管束增粗在 CT 上表现最明显，强调了 IgG4-RD 肺部病变同时沿着支气管和血管走行的趋势 [46]。IgG4-RD 的其他放射学特征包括肺结节、磨玻璃结节、胸膜增厚和间质性肺病。IgG4-RD 肺受累时的间质性肺病的表现与非特异性间质性肺炎和其他形式的肺间质纤维化表现非常相似（图 121-3）。

肾

肾小管间质性肾炎（TIN）是 IgG4 相关肾病中最典型的表现形式（图 121-4）。IgG4 相关肾小管间质性肾炎与其他器官受累时的组织病理学表现相似 [47]。常可依据其明显的低补体血症而与 IgG4-RD 累及其他器官时的临床表现相区别。这种低补体血症的机制尚不清楚，但似乎不太可能由 IgG4 本身解释，因为 IgG4 不能有效结合补体。IgG1 或 IgG3 等 IgG 亚类能更有效地结合补体，且在 IgG4-RD 中轻度升高，故低补体血症可能是由于形成了含有上述 IgG 亚类的免疫复合物所致。

IgG4 相关性肾小管间质性肾炎的 CT 扫描可见明显的肾增大及肾实质内的低密度病灶，最终可导致晚期肾功能不全甚至终末期肾病。病程中可出现蛋白尿，但通常表现为亚肾病性蛋白尿。IgG4-RD 肾受累可发生肾萎缩，即使对治疗有良好临床反应的情况下也是如此 [48]。

IgG4-RD 累及肾也可表现为膜性肾小球疾病，但后者的病理生理过程似乎具有不同于 IgG4 相关性肾小球间质性肾炎的特点 [49]。目前已知的可引起"特发性"膜性肾小球疾病的抗磷脂酶 A2（PLA2）受体抗体与 IgG4 相关性膜性肾小球疾病并无关联 [50]。然而，有趣的是，抗 PLA2 受体抗体主要属于 IgG4 亚类 [51]。

胰腺

胰腺是第一个被发现与血清 IgG4 升高有关的器官 [5-6,52]。自身免疫性胰腺炎（AIP）有两种亚型，仅其中一型（1 型）与 IgG4-RD 相关。1 型 AIP 有典型的淋巴浆细胞硬化性胰腺炎的组织病理学表现。与 1 型 AIP 相比，2 型更为少见，其组织学特征为中性粒细胞浸润胰腺导管上皮 [53-55]。

1 型 AIP 最常见的临床表现是阻塞性黄疸，由合并存在的 IgG4 相关性硬化性胆管炎所致。且约有一半的 1 型 AIP 患者会继发糖尿病。AIP 近乎具有诊断意义的 CT 特点包括弥漫性胰腺肿大伴延迟强化和包膜样低密度带（图 121-8）[55]。经内镜逆行性胰胆管造影和磁共振胰胆管造影显示主胰管弥漫、不规则狭窄，这一表现也对 AIP 的诊断具有高度特异性。内镜超声引导下细针穿刺是排除胰腺癌的一种有效的诊断方法，且应在任何经验性应用糖皮质激素前进行 [56]。1 型 AIP 患者出现胰腺结石的概率也较常人有所增加。

IgG4 相关性硬化性胆管炎和胆囊炎

IgG4 相关性硬化性胆管炎常与 1 型 AIP 合并存在 [57]。IgG4 相关性硬化性胆管炎的组织学特点包括闭塞性静脉炎和透壁纤维化，伴有 IgG4+ 浆细胞和 T 细胞的浸润。IgG4 相关性硬化性胆管炎必须与原发

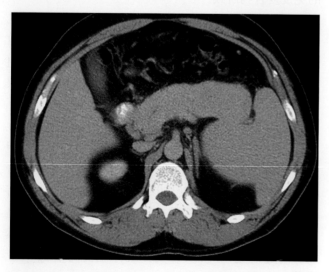

图 121-8 1 型（IgG4 相关性）自身免疫性胰腺炎。CT 示失去正常形态的肿大的腊肠样胰腺

性硬化性胆管炎和肝门部胆管癌相鉴别。但无论是血清 IgG4 浓度，还是胆道造影或胆道镜均不能给出明确诊断 [58-61]，故需行内镜下经十二指肠乳头活检以利于疾病的鉴别诊断。尽管内镜下活检可排除胆管癌，但内镜活检的浅表性限制了其诊断 IgG4 相关性硬化性胆管炎的效能 [61]。IgG4 相关性胆囊炎有时与 IgG4 相关性硬化性胆管炎同时发生，其在影像学上表现为胆囊壁增厚，但通常无症状。

其他

肠系膜和纵隔的硬化性病变也均有报道 [62-63]。硬化性肠系膜炎似乎常起源于肠系膜根部，随后的过程往往与 RPF 同时悄然进行，并以破坏性的方式发展，从而包裹重要器官，以致失去手术切除的可能。通过侵袭性纤维组织增生，纤维性纵隔炎可致重要纵隔结构受压。对 15 例纤维性纵隔炎患者的回顾研究表明，有相当一部分病例属于 IgG4-RD 疾病谱 [63]。这些病例与前期组织胞浆菌病感染（如果有的话）之间的关系尚不清楚。

IgG4 相关性皮肤病的一些临床表现已被报道。最常见的是出现斑丘疹。这些病变通常累及头颈部皮肤，但累及躯干和四肢者也有报道 [64]。在深肤色的个体中也曾观察到色素过度沉着的表现。

活检证实的 IgG4 相关性前列腺疾病致前列腺增生的病例也有报道 [65]。当开始治疗 IgG4-RD 其他器官病变时，如果"良性前列腺增生"的症状迅速缓解，那么通常会推断出 IgG4 相关性前列腺疾病的诊断。

病理特点

组织学特点

IgG4-RD 的一个明确的特征是无论何种器官受累，它们的组织学表现都具有相似性 [4]。其典型的形态学特点包括富含 IgG4+ 浆细胞的大量淋巴浆细胞浸润（图 121-9A 和 B）。这种浸润的淋巴浆细胞处于一种不规则的漩涡状纤维化过程中，这一过程被称为"席纹状"纤维化（图 121-9C）[66-67]。闭塞性静脉炎是大多数病例中可观察到的另一个特征性病变，可导致静脉腔的破坏（图 121-10）[66]。在一些器官，尤

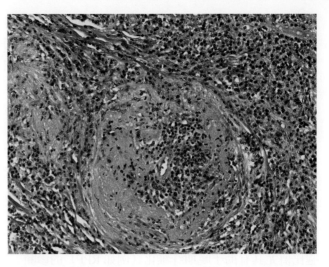

图 121-10　闭塞性静脉炎。IgG4-RD 患者的肺组织活检标本中可见闭塞性静脉炎的表现。浸润的淋巴浆细胞完全阻塞了静脉的管腔

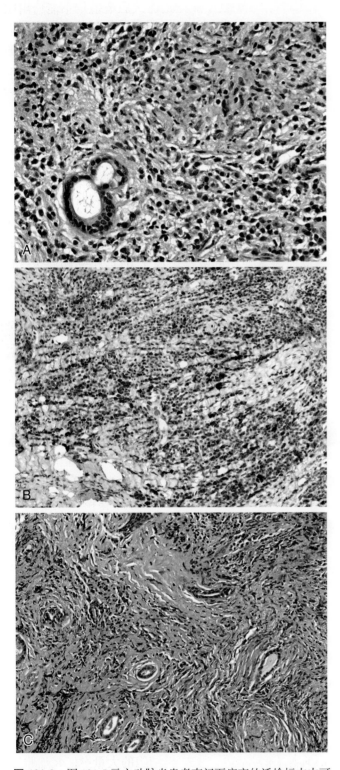

图 121-9　图 121-5 示主动脉炎患者声门下病变的活检标本中可见大量的淋巴浆细胞浸润（A）、IgG4+ 浆细胞的广泛浸润（B）和席纹状纤维化（C）。纤维化的组织呈漩涡状，是 IgG4-RD 典型的纤维化表现

其是肺脏组织中也可见闭塞性动脉炎。无论何种器官受累，约有 50% 的病例可见嗜酸性粒细胞浸润[66]。

免疫染色

病变组织染色可见大量 IgG4+ 浆细胞。因此，每高倍镜视野下 IgG4+ 浆细胞数目增加和 IgG4+/IgG+ 浆细胞比值增加均支持 IgG4-RD 的诊断，但在诊断 IgG4-RD 时，必须进行全面的临床病理相关性分析和合理的临床判断。一个重要的问题是，评价活检是否具有诊断价值，必须有 IgG4+ 浆细胞计数。事实上，在活检中，系统足够数量的 IgG4+ 浆细胞计数本身不足以支持 IgG4-RD 的诊断。对于诊断 IgG4-RD 来说，每高倍镜视野下 IgG4+ 浆细胞数量和 IgG4+/IgG+ 浆细胞比值都不具有特异性。相反，在正确的临床背景下发现特征性的组织病理表现，可以使病理学家和临床医生能够协同进行诊断。"阳性"的 IgG4 免疫染色可以辅助诊断 IgG4-RD，但其本身并不能单独用于诊断。

一些具有纤维化病变（如 RPF）的患者，由于大多数患者在活检时疾病具有显著的纤维化特点，其活检标本中的 IgG4+ 浆细胞一般会相对较少。在这些患者中，特别是其他的临床和病理特征与诊断相符的情况下，每高倍镜视野只要有 10 个 IgG4+ 浆细胞即可被视为支持 IgG4-RD 的诊断。相比之下，在大唾液腺、泪腺、胰腺、肺、肾等其他器官的活检标

本中，每高倍镜视野下 IgG4+ 浆细胞数目通常要高得多。因此，目前已经提出了针对不同受累部位的不同截断值[66-68]。每高倍镜视野 30 个以上的 IgG4+ 浆细胞对 1 型 AIP 具有很好的特异性，而每高倍镜视野 10 个以上的 IgG4+ 浆细胞对 IgG4 相关性肾小管间质性肾炎具有特异性[68-69]。

IgG4+/IgG+ 浆细胞比值也可以作为一个有用的指标用以协助诊断。大多数确诊的 IgG4-RD 患者 IgG4+/IgG+ 浆细胞比值大于 40%。该值已被提出作为该病所有器官受累时的诊断标准[68]。当细胞数目缺乏导致没有大量 IgG4+ 浆细胞出现时，IgG4+/IgG+ 浆细胞比值尤其有助于晚期纤维化（例如 RPF）的诊断。

受累器官的形态学改变

受累器官会发生肉眼可见的改变。胰腺和肾出现弥漫性增大。与此相反，具有管状结构的器官（如胆管和支气管）呈现管腔阻塞、弥漫性管壁增厚[57]。

鉴别诊断

IgG4-RD 的鉴别诊断因器官受累部位不同而异。表 121-2 显示了根据该病受累器官不同而进行的全面的鉴别诊断。

治疗

目前尚无随机临床试验来评价不同治疗方案的疗效，针对 IgG4-RD 的最佳治疗方法尚不明确。目前的治疗方法是基于观察性病例研究而制订的。治疗方案取决于患者的症状及其所受累的器官。糖皮质激素是目前治疗 IgG4-RD 的一线药物，大多数有关糖皮质激素使用的数据来源于 IgG4 相关胰腺炎（1 型 AIP）的治疗，并已外推到治疗胰腺外的 IgG4-RD 中。糖皮质激素治疗 IgG4 相关胰腺炎通常在 2 周内症状改善，大多数在 2 ～ 3 个月内症状缓解[21]。

然而，在糖皮质激素减量或停用时，许多患者

表 121-2 根据受累器官进行鉴别诊断

器官	鉴别诊断
眼眶及眶周组织	淋巴瘤、Graves 病、肉芽肿性多血管炎、结节病
耳、鼻及窦	过敏性疾病、嗜酸性肉芽肿性多血管炎（Churg-Strauss 综合征）、肉芽肿性多血管炎、肉瘤
唾液腺	淋巴瘤、干燥综合征、结节病、涎管石病
脑膜	特发性肥厚性硬脑膜炎、炎性肌纤维母细胞瘤、肉芽肿性多血管炎、巨细胞动脉炎、朗格汉斯细胞组织细胞增多症、结节病
垂体	新生物、组织细胞增多症；垂体炎：原发性垂体炎、继发性垂体炎（结节病，易普利单抗诱导的）
淋巴结	Castleman 病、淋巴瘤
甲状腺	甲状腺淋巴瘤、分化型甲状腺癌（乳突状变异）、其他恶性疾病
肺	恶变（腺癌或支气管肺癌）、炎性肌纤维母细胞瘤、结节病、Castleman 病、淋巴瘤样肉芽肿病、特发性间质性肺炎、Erdheim-Chester 病、肉芽肿性多血管炎
主动脉	原发性大血管血管炎（巨细胞或 Takayasu 动脉炎）、结节病、Erdheim-Chester 病、组织细胞增多症、淋巴瘤
腹膜后	淋巴瘤、肉瘤、Erdheim-Chester 病
肾	淋巴瘤，肾细胞癌，药物诱导的肾小管间质性肾炎，寡免疫复合物沉积坏死性、新月体性肾小球肾炎，结节病，干燥综合征，系统性红斑狼疮，混合性冷球蛋白血症
胰腺	胰腺癌、2 型自身免疫性胰腺炎
胆系	胰腺癌、胆管癌、原发性硬化性胆管炎
肝	胆管癌、肝细胞癌、原发性硬化性胆管炎

From Stone JH, Zen Y, Deshpande V: IgG 4 -related disease. N Engl J Med 366:539–551, 2012. Modified with permission from the Massachusetts Medical Society.

会出现复发，目前关于维持治疗的最佳方法仍不清楚[21]。在一个 IgG4 相关胰腺炎的大型队列研究中，34% 的患者在糖皮质激素减量后出现复发。但这一数字可能低估了复发的真实数量，因为患者常在最初发病的多年以后才出现复发[70]。

IgG4-RD 通常累及中老年人群，因其出现骨质疏松、糖尿病及感染的风险更大，所以延长糖皮质激素治疗的问题尤为突出。因此，协助激素减量的药物得到了人们的关注，特别是对于那些难治性或复发性的 IgG4-RD 患者。没有数据表明，传统的"协助激素减量"药物，如硫唑嘌呤和霉酚酸酯，在没有应用糖皮质激素的情况下是有效的[53]。

用利妥昔单抗诱导 B 细胞清除治疗已经取得了很好的结果[14,71]。最近一项关于利妥昔单抗的小样本前瞻性试验证实了 B 细胞清除是治疗 IgG4-RD 的有效方法[15]。确定利妥昔单抗在 IgG4-RD 中的最佳应用方法及其临床反应的监测需要我们对该病做进一步研究。

 本章的参考文献也可以在 ExpertConsult.com 上找到。

参考文献

1. Mahajan VS, Mattoo H, Deshpande V, et al: IgG4-related disease. *Annu Rev Pathol* 9:315–347, 2014.
2. Umehara H, Okazaki K, Masaki Y, et al: A novel clinical entity, IgG4-related disease (IgG4RD): general concept and details. *Mod Rheumatol* 22:1–14, 2012.
3. Stone JH, Khosroshahi A, Deshpande V, et al: Recommendations for the nomenclature of IgG4-related disease and its individual organ system manifestations. *Arthritis Rheum* 64:3061–3067, 2012.
4. Stone JH, Zen Y, Deshpande V: IgG4-related disease. *N Engl J Med* 366:539–551, 2012.
5. Kamisawa T, Egawa N, Nakajima H: Autoimmune pancreatitis is a systemic autoimmune disease. *Am J Gastroenterol* 98:2811–2812, 2003.
6. Kamisawa T, Funata N, Hayashi Y, et al: A new clinicopathological entity of IgG4-related autoimmune disease. *J Gastroenterol* 38:982–984, 2003.
7. Kanno A, Nishimori I, Masamune A, et al: Nationwide epidemiological survey of autoimmune pancreatitis in Japan. *Pancreas* 41:835–839, 2012.
8. Kamisawa T, Zen Y, Pillai S, et al: IgG4-related disease. *Lancet* 385:1460–1471, 2015.
9. Wallace ZS, Deshpande V, Mattoo H, et al: IgG4-Related Disease: Baseline clinical and laboratory features in 125 patients with biopsy-proven disease. *Arthritis Rheumatol* 67:2466–2475, 2015.
10. Mattoo H, Mahajan VS, Della Torre E, et al: De novo oligoclonal expansions of circulating plasmablasts in active and relapsing IgG4-related disease. *J Allergy Clin Immunol* 134:679–687, 2014.
11. Wallace ZS, Mattoo H, Carruthers MN, et al: Plasmablasts as a bio-marker for IgG4-related disease, independent of serum IgG4 concentrations. *Ann Rheum Dis* 74:190–195, 2015.
12. Nirula A, Glaser SM, Kalled SL, et al: What is IgG4? A review of the biology of a unique immunoglobulin subtype. *Curr Opin Rheumatol* 23:119–124, 2011.
13. Aalberse RC, Stapel SO, Schuurman J, et al: Immunoglobulin G4: an odd antibody. *Clin Exp Allergy* 39:469–477, 2009.
14. Khosroshahi A, Carruthers MN, Deshpande V, et al: Rituximab for the treatment of IgG4-related disease: lessons from 10 consecutive patients. *Medicine (Baltimore)* 91:57–66, 2012.
15. Carruthers MN, Topazian MD, Khosroshahi A, et al: Rituximab for IgG4-related disease: a prospective, open-label trial. *Ann Rheum Dis* 74:1171–1177, 2015.
16. Mattoo H, Mahajan V, Deshpande V, et al: *Clonal expansion of IL1-β producing CD4+SLAMF7+ cytotoxic T lymphocytes in a human fibrotic disease.* Submitted for publication.
17. Zen Y, et al: Th2 and regulatory immune reactions are increased in immunoglobin G4-related sclerosing pancreatitis and cholangitis. *Hepatology* 45:1538–1546, 2007.
18. Okazaki K, et al: Autoimmune-related pancreatitis is associated with autoantibodies and a Th1/Th2-type cellular immune response. *Gastroenterology* 118:573–581, 2000.
19. Della Torre E, Mattoo H, Mahajan VS, et al: Prevalence of atopy, eosinophilia, and IgE elevation in IgG4-related disease. *Allergy* 69:269–272, 2014.
20. Mattoo H, Della-Torre E, Mahajan VS, et al: Circulating Th2 memory cells in IgG4-related disease are restricted to a defined subset of subjects with atopy. *Allergy* 69:399–402, 2014.
21. Khosroshahi A, Cheryk LA, Carruthers MN, et al: Brief report: spuriously low serum IgG4 concentrations caused by the prozone phenomenon in patients with IgG4-related disease. *Arthritis Rheum* 66:213–217, 2014.
22. Carruthers MN, Khosroshahi A, Augustin T, et al: The diagnostic utility of serum IgG4 concentrations in patients with potential IgG4-related disease. *Ann Rheum Dis* 74:14–18, 2014.
23. Kamisawa T, et al: Standard steroid treatment for autoimmune pancreatitis. *Gut* 58:1504–1507, 2009.
24. Ryu JH, Horie R, Sekiguchi H, et al: Spectrum of disorders associated with elevated serum IgG4 levels encountered in clinical practice. *Int J Rheumatol* 2012:232960, 2012.
25. Wallace ZS, Deshpande V, Stone JH: Ophthalmic manifestations of IgG4-related disease: single-center experience and literature review. *Semin Arthritis Rheum* 43:806–817, 2013.
26. Leporati P, Landek-Salgado MA, Lupi I, et al: IgG4-related hypophysitis: a new addition to the hypophysitis spectrum. *J Clin Endocrinol Metab* 96:1971–1980, 2011.
27. Inoue D, Zen Y, Sato Y, et al: IgG4-related perineural disease. *Int J Rheumatol* 29:212–218, 2012.
28. Yao Q, Wu G, Hoschar A: IgG4-related Mikulicz's disease is a multi-organ lymphoproliferative disease distinct from Sjögren's syndrome: a Caucasian patient and literature review. *Clin Exp Rheumatol* 31:289–294, 2013.
29. Himi T, Takano K, Yamamoto M, et al: A novel concept of Mikulicz's disease as IgG4-related disease. *Auris Nasus Larynx* 39:9–17, 2012.
30. Hu EK, Parrish C, Wrobel B, et al: Immunoglobulin G4-related disease presenting as an ethmoid and maxillary mass. *Ann Allergy Asthma Immunol* 111:75–77, 2013.
31. Schiffenbauer AI, Gahl WA, Pittaluga S, et al: IgG4-related disease presenting as recurrent mastoiditis. *Laryngoscope* 122:681–684, 2012.
32. Fatemi G, Fang MA: IgG4-related pharyngitis-an addition to the nomenclature of IgG4-related disease: comment on the article by Stone et al. *Arthritis Rheum* 65:2217, 2013.
33. Dahlgren M, Khosroshahi A, Nielsen GP, et al: Riedel's thyroiditis and multifocal fibrosclerosis are part of the IgG4-related systemic disease spectrum. *Arthritis Care Res (Hoboken)* 62:1312–1318, 2010.
34. Deshpande V, Huck A, Ooi E, et al: Fibrosing variant of Hashimoto thyroiditis is an IgG4 related disease. *J Clin Pathol* 65:725–728, 2012.
35. Watanabe T, Maruyama M, Ito T, et al: Clinical features of a new disease concept, IgG4-related thyroiditis. *Scand J Rheumatol* 42:325–330, 2013.
36. Cheuk W, Chan JK: Lymphadenopathy of IgG4-related disease: an underdiagnosed and overdiagnosed entity. *Semin Diagn Pathol* 29:226–234, 2012.
37. Sato Y, Kojima M, Takata K, et al: Systemic IgG4-related lymphadenopathy: a clinical and pathologic comparison to multicentric Castleman's disease. *Mod Pathol* 22:589–599, 2009.
38. Kasashima S, Zen Y, Kawashima A, et al: A clinicopathologic study of immunoglobulin G4-related sclerosing disease of the thoracic aorta.

J Vasc Surg 52:1587–1595, 2010.

39. Stone JH, Patel VI, Oliveira GR, et al: Case records of the Massachusetts General Hospital: case 38-2012, a 60-year-old man with abdominal pain and aortic aneurysms. *N Engl J Med* 367:2335–2346, 2012.

40. Zen Y, Kasashima S, Inoue D: Retroperitoneal and aortic manifestations of immunoglobulin G4-related disease. *Semin Diagn Pathol* 29: 212–218, 2012.

41. Inoue D, Zen Y, Abo H, et al: Immunoglobulin G4-related periaortitis and periarteritis: CT findings in 17 patients. *Radiology* 261:625–633, 2011.

42. Inokuchi G, Hayakawa M, Kishimoto T, et al: A suspected case of coronary periarteritis due to IgG4-related disease as a cause of ischemic heart disease. *Forensic Sci Med Pathol* 10:103–108, 2014.

43. Zen Y, Onodera M, Inoue D, et al: Retroperitoneal fibrosis: a clinicopathologic study with respect to immunoglobulin G4. *Am J Surg Pathol* 33:1833–1839, 2009.

44. Khosroshahi A, Carruthers MN, Stone JH, et al: Rethinking Ormond's disease: "idiopathic" retroperitoneal fibrosis in the era of IgG4-related disease. *Medicine (Baltimore)* 92:82–91, 2013.

45. Inoue D, Zen Y, Abo H, et al: Immunoglobulin G4-related lung disease: CT findings with pathologic correlations. *Radiology* 251:260–270, 2009.

46. Zen Y, Inoue D, Kitao A, et al: IgG4-related lung and pleural disease: a clinicopathologic study of 21 cases. *Am J Surg Pathol* 33:1886–1893, 2009.

47. Saeki T, Nishi S, Imai N, et al: Clinicopathological characteristics of patients with IgG4-related tubulointerstitial nephritis. *Kidney Int* 78: 1016–1023, 2010.

48. Saeki T, Kawano M, Mizushima I, et al: The clinical course of patients with IgG4-related kidney disease. *Kidney Int* 84:826–833, 2013.

49. Alexander MP, Larsen CP, Gibson IW, et al: Membranous glomerulonephritis is a manifestation of IgG4-related disease. *Kidney Int* 83:455–462, 2013.

50. Khosroshahi A, Ayalon R, Beck LH, Jr, et al: IgG4-related disease is not associated with antibody to the phospholipase A2 receptor. *Int J Rheumatol* 2012:139409, 2012.

51. Beck LH, Jr, Bonegio RG, Lambeau G, et al: M-type phospholipase A2 receptor as target antigen in idiopathic membranous nephropathy. *N Engl J Med* 361:11–21, 2009.

52. Hamano H, Kawa S, Horiuchi A, et al: High serum IgG4 concentrations in patients with sclerosing pancreatitis. *N Engl J Med* 344:732–738, 2001.

53. Hart PA, Kamisawa T, Brugge WR, et al: Long-term outcomes of autoimmune pancreatitis: a multicentre, international analysis. *Gut* 62:1771–1776, 2013.

54. Kamisawa T, Chari ST, Lerch MM, et al: Recent advances in autoimmune pancreatitis: type 1 and Type 2. *Gut* 62:1373–1380, 2013.

55. Kamisawa T, Takuma K, Egawa N, et al: Autoimmune pancreatitis and IgG4-related sclerosing disease. *Nat Rev Gastroenterol Hepatol* 7:401–409, 2010.

56. Sugumar A, Levy MJ, Kamisawa T, et al: Endoscopic retrograde pancreatography criteria to diagnose autoimmune pancreatitis: an international multicentre study. *Gut* 60:666–670, 2011.

57. Zen Y, Harada K, Sasaki M, et al: IgG4-related sclerosing cholangitis with and without hepatic inflammatory pseudotumor, and sclerosing pancreatitis-associated sclerosing cholangitis: do they belong to a spectrum of sclerosing pancreatitis? *Am J Surg Pathol* 28:1193–1203, 2004.

58. Oseini AM, Chaiteerakij R, Shire AM, et al: Utility of serum immunoglobulin G4 in distinguishing immunoglobulin G4-associated cholangitis from cholangiocarcinoma. *Hepatology* 54:940–948, 2011.

59. Kalaitzakis E, Levy M, Kamisawa T, et al: Endoscopic retrograde cholangiography does not reliably distinguish IgG4-associated cholangitis from primary sclerosing cholangitis or cholangiocarcinoma. *Clin Gastroenterol Hepatol* 9:800–803, e2, 2011.

60. Itoi T, Kamisawa T, Igarashi Y, et al: The role of peroral video cholangioscopy in patients with IgG4-related sclerosing cholangitis. *J Gastroenterol* 48:504–514, 2013.

61. Nakazawa T, Ando T, Hayashi K, et al: Diagnostic procedures for IgG4-related sclerosing cholangitis. *J Hepatobiliary Pancreat Sci* 18: 127–136, 2011.

62. Peikert T, Shrestha B, Aubry MC, et al: Histopathologic overlap between fibrosing mediastinitis and IgG4-related disease. *Int J Rheumatol* 2012:207056, 2012.

63. Salvarani C, Valli R, Boiardi L, et al: IgG4-associated sclerosing mesenteritis. *Clin Exp Rheumatol* 29(Suppl 64):S79–S80, 2011.

64. Ikeda T, Oka M, Shimizu H, et al: IgG4-related skin manifestations in patients with IgG4-related disease. *Eur J Dermatol* 23:241–245, 2013.

65. Hart PA, Smyrk TC, Chari ST: IgG4-related prostatitis: a rare cause of steroid-responsive obstructive urinary symptoms. *Int J Urol* 20:132–134, 2013.

66. Zen Y, Nakanuma Y: IgG4-related disease: a cross-sectional study of 114 cases. *Am J Surg Pathol* 34:1812–1819, 2010.

67. Cheuk W, Chan JK: IgG4-related sclerosing disease: a critical appraisal of an evolving clinicopathologic entity. *Adv Anat Pathol* 17:303–332, 2010.

68. Deshpande V, Zen Y, et al: Consensus statement on the pathology of IgG4-related disease. *Mod Pathol* 25:1181–1192, 2012.

69. Raissian Y, et al: Diagnosis of IgG4-related tubulointerstitial nephritis. *J Am Soc Nephrol* 22:1343–1352, 2011.

70. Khosroshahi A, Stone JH: Treatment approaches to IgG4-related systemic disease. *Curr Opin Rheumatol* 23:67–71, 2011.

71. Khosroshahi A, Bloch DB, Deshpande V, et al: Rituximab therapy leads to swift decline of serum IgG4 levels and prompt clinical improvement in IgG4-related disease. *Arthritis Rheumatol* 62:1755–1762, 2010.

第 122 章

内分泌和代谢性疾病相关关节炎

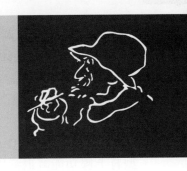

原著 Soumya D. Chakravarty • Joseph A. Markenson
任 倩译 纪立农校

关键点

内分泌疾病起病初期可表现为多种肌肉骨骼症状和体征。另外，以内分泌为主要表现的潜在性自身免疫性疾病也很常见，应及时甄别。

Cushing 病是由垂体腺瘤分泌过量促肾上腺皮质激素（ACTH）的引起的。而外源性 Cushing 综合征则由于长期糖皮质激素治疗。需要临床上仔细检查和及时诊治。

糖尿病患者许多骨骼肌肉并发症是由于结缔组织病变造成的，导致纤维化和肌腱病变。潜在的糖尿病神经病变可导致毁坏性、不可逆性骨关节病。

对骨骼肌肉症状患者，及时、全面地评估潜在的甲状腺疾病至关重要。因为在大多数情况下，适当的治疗能够缓解相关症状。

原发性甲状旁腺疾病常导致双水焦磷酸钙晶体沉积性关节病。

系统性疾病常以风湿病症状为首发表现。每种内分泌疾病都有其独特的关节症状，类似于或表现为特定的风湿病，需要高度警惕并全面评估这些不同临床症状的患者。风湿病专家和大内科医生都应熟练地判断内分泌疾病影响肌肉骨骼系统的方式。并且，应认识到在风湿病的治疗过程中如应用糖皮质激素可能会出现内分泌疾病，这对减少或逆转潜在的不良事件至关重要。本章节主要介绍临床上内分泌疾病一些常见的肌肉骨骼表现。

肾上腺疾病

1932 年，Harvey Cushing 描述了几种风湿病的表现，包括骨质疏松、缺血性骨坏死、肌病和滑膜炎，后来作为一部分共同被命名为 Cushing 综合征。从此以后，对于这个综合征的认识逐渐深入，将其分为两种类型。第一种类型，叫做原发性 Cushing 病，由良性垂体腺瘤过量分泌促肾上腺皮质激素（ACTH）[1-2] 导致的。第二种类型，也是更为常见的类型，是外源性 Cushing 综合征（也叫做皮质醇增多症 / 肾上腺功能亢进），继发于长期糖皮质激素的应用，对肌肉骨骼系统产生多种不良影响 [3]。缺血性骨坏死常继发于长期大剂量糖皮质激素的使用，也可发生于糖皮质激素治疗停止后数月或数年 [4-5]。虽然不太常见，但是缺血性骨坏死也和短期或间断大剂量静脉糖皮质激素治疗相关。因此，临床医师在鉴别诊断时必须警惕骨坏死的可能 [5-7]。

类固醇肌病可发生在糖皮质激素治疗的患者中，可表现为严重肌无力和疼痛，尤其是骨盆带肌。肌无力和肌痛可逐渐起病，亦可突然发病 [8-10]。肌活检提示 2 型肌纤维萎缩，肌电图提示肌病。肌酶通常并不升高，而且上述症状在糖皮质激素逐渐减量或完全停用后逐渐好转 [11]。类似表现在 Cushing 病中也有报道 [12]。除此之外，骨量减少，甚至进展为骨质疏松都和糖皮质激素剂量及病程相关，常见于泼尼松大于 7.5 mg/d 或等效剂量 [13-15]；有效的治疗方法包括钙剂、维生素 D_3、双膦酸盐以及特立帕肽 [重组甲状旁腺素（PTH）] [16-17]。有趣的是，近期研究并未发现，与骨量减少相关的维生素 D 受体（VDR）基因变异和 Cushing 病患者骨密度（BMD）之间的有关联 [18]。最后时易与原发性肌肉骨骼疾病相混淆，例如他汀相关性肌病、风湿性多肌痛或多发性肌炎[19]。

根据下丘脑 - 垂体 - 肾上腺（HPA）轴病变部位的不同，肾上腺功能减退症可以分为三种亚型[19]。原发性肾上腺功能减退症，也叫 Addison 病，是由于肾上腺疾病所致。第二型肾上腺功能减退症是由垂体前叶促肾上腺激素（ACTH）分泌不足所致的。第三型肾上腺功能减退症则是由下丘脑促肾上腺皮质激素释放激素（CRH）分泌不足所致。急性肾上腺功能不全，也称于肾上腺危象，可危及生命，其特征表现为休克。原发性肾上腺功能减退症（Addison 病）几乎主要是自身免疫性的，患者可表现为低血压、恶心、腹痛、体重下降、全身乏力以及色素沉着[20]。第二型肾上腺功能减退症由于腺垂体前叶破坏或 ACTH 分泌不足所致，出现垂体出血、血栓形成或肉芽肿性疾病，如结节病。长期糖皮质激素治疗的患者撤药后会导致第二型或第三型肾上腺功能减退[21]。糖皮质激素可以通过多种机制导致肾上腺功能减退，包括减少下丘脑 CRH 的合成，以及尤其长期 ACTH 分泌不足导致肾上腺萎缩。Addison 危象，可危及生命，其至可出现在接受生理剂量或替代剂量的糖皮质激素治疗中的患者。因为 HPA 轴抑制以及对医学或手术应激反应不佳，应用 5 mg/d 以上的泼尼松或等效剂量糖皮质激素的患者在重度应激时，应该考虑增加糖皮质激素用量[22-24]。

肢端肥大症

肢端肥大症是由分泌生长激素（GH）的垂体肿瘤造成的，肿瘤过度分泌生长激素，继而过度产生胰岛素样生长因子 I（IGF-I）。其他的原因例如下丘脑肿瘤所致的生长激素释放激素（GHRH）增多，异位的 GHRH 分泌以及来源于非内分泌组织的 GH 分泌等都比较罕见。肢端肥大症最常见于中年男性和女性。其患病率为 4.6/100 万，其发病率为 116.9/ 百万病人年[25]。GH 分泌增多影响全身所有器官，导致结构、内分泌功能和代谢的异常。GH 分泌入血液循环，刺激 IGF-I 的生成，后者是 GH 最主要的介导物，刺激软组织和成纤维细胞增生，导致结缔组织的增厚。垂体腺瘤生长压迫周围组织也会出现局部表现，导致神经系统症状[26-27]。

肢端肥大症的骨骼肌肉表现是大关节的关节痛（例如膝关节、髋关节和肩关节）。患者可出现近端

肌肉无力，而肌酶通常在正常范围，肌活检显示肌纤维粗细的变化而无炎症表现。据报道，在 50% 的患者中可看到滑膜纤维性增厚和（或）近端指间关节和远端指间关节骨性增生[28]。影像学改变包括蝶鞍扩大，额窦的增厚和扩张，下颌长，软组织增厚，掌骨和指骨变粗，尤其是远端更为明显，关节间隙增大（由软骨肥大造成），足根部增厚，肋骨胸骨端增宽，驼背，以及椎体增大。

晨僵和关节肿胀较为罕见，并且关节肌肉症状的严重程度似乎和疾病的严重程度相关。大约 60% 的肢端肥大症患者可合并腕管综合征（CTS），并且多为双侧[29-30]。垂体前叶分泌的 GH 作用于肝细胞，进一步分泌生长调节素，刺激骨骼和软骨，包括软骨细胞增殖、蛋白聚糖和胶原合成、成骨细胞增殖、骨胶原增多（导致骨量增多）[31]。生长调节素对肌肉和脂肪有胰岛素样作用。肢端肥大症的治疗目的在于缩小腺瘤（手术、超声或激光），但可能改变不了肌肉骨骼的临床表现和症状。

在 1886 年，Pierre Marie 最早描述了关节痛是肢端肥大症患者最常见的一个症状，见于 75% 的患者。主要影响大的外周关节（例如，肩关节、膝关节和髋关节），60% ~ 70% 的患者都会出现。后背疼痛也可能是肢端肥大症患者最困扰的主诉。大约 50% 的患者有中轴关节受累，主要影响腰椎。患者主诉腰部弥漫性钝痛[32]。其他症状包括活动受限、关节不灵活以及关节变形。椎体前缘骨化很常见，重症病例可跨越椎间盘的骨桥，类似于特发性弥漫性骨肥厚综合征。Biermasz 及其研究团队报道：即便在长期成功治疗的肢端肥大症患者中，也有很高的比例主诉关节症状持续存在。这些关节的问题是影响生活质量的重要因素之一[33]。

肢端肥大症患者的骨量和生活质量

因为骨转换的增高，既往报道将肢端肥大症列为和骨质疏松相关的内分泌疾病，但是，一些研究者们却发现部分患者骨量正常或者增多[34]。在儿童期，GH 的分泌通过作用于 IGF-I 刺激长骨的生长。但是在成人，肢端肥大症患者分泌的 GH 对于骨量和骨代谢的作用却有争议。GH 和 IGF-I 都对成骨细胞的功能有刺激的作用，并且一些研究提示至少在皮质骨，GH 有潜在的合成代谢的效应。和对照组相比，肢端

肥大症患者骨钙素的水平显著升高。骨质疏松在肢端肥大症患者中不常见，如果出现，则往往预示着性腺功能的减退。肢端肥大症可同时导致骨形成和骨吸收的增加，并且正因如此，骨量的变化存在争议，主要是因为既往研究的骨骼部位不同，测定所使用的仪器不同，而且未考虑性别和性腺功能状态。对于骨皮质的研究数据常提示正常或升高的 BMD（不管性腺功能如何），而松质骨的测定数据结果则大不相同。但是，肢端肥大症患者椎体骨折的风险确实是增高的，可能和疾病的活动性以及病程相关，但也可在疾病生化指标控制之后持续存在 [35]。可惜的是，尤其是在绝经后女性，这些骨质疏松性椎体骨折可能无症状，因此容易被漏诊 [35-36]。

下丘脑 - 性腺轴

　　女性和男性患结缔组织病的比例不同。除了青少年和老年人群，其余年龄段人群类风湿关节炎（RA）的女性和男性比例是 3∶1。系统性红斑狼疮（SLE）女性和男性比例是 9∶1。在 RA 中，绝经后女性的发病率高于绝经期前的女性 [37]。成年男性起病较晚。Masi 和 Kaslow[38] 以及 Petri[39] 认为上述表现可能是由于年轻男性的性腺激素（雄激素的作用）能够保护他们不患 RA，而女性的性腺激素（雌激素）则让她们更容易罹患 SLE。在一项纵向队列研究中，随访 41 例早发 RA [在入组时未使用改善病情抗风湿性药物（DMARDs）] 的男性患者 2 年 [40]，测定总睾酮的水平，性激素结合球蛋白以及黄体生成素（LH），结果发现和对照组相比，50 岁以内的患者基线睾酮水平更低。当使用改善病情抗风湿药物（DMARDs）治疗后，疾病活动性（通过疾病活动性评分 -28 和健康评估问卷得出）得到缓解的男性患者睾酮水平明显升高。50 岁以上的患者在 DMARDs 治疗后，睾酮水平的变化只是稍有好转。两组患者 LH 的水平治疗前后都没有变化（50 岁以上的患者更低一些）。研究结果是，下丘脑－垂体－性腺轴（HPG）得到改善，但是 HPA 轴并未发生变化。既往研究提示在 RA 患者中，HPG 轴和 HPA 轴对于炎症和应激的反应都是异常的。是否炎症会降低 HPA 轴的反应（增加 RA 风险）以及是否治疗对此有益，这些重要的问题目前尚不明确。Masi 等 [40] 指出，需要测定发病前上述激素的基线水平，才能回答这些问题。

　　在 ACTH 刺激下分泌的肾上腺糖皮质激素，被认为是调节免疫应答的关键因素之一。因此，先天或获得性下调所致的 HPA 轴的功能障碍可能会为自身免疫的发生创造有利的环境 [41]。特定的基因变异与 HPA 轴的一些变化有关，从而导致皮质醇水平下降 [42]。除了遗传易感性外，一些早期生活经历可能在成年时会影响 HPA 的功能。因此导致不同的疾病，包括 RA，如关节炎动物模型所见到的 [43-44]。

类风湿关节炎中的肾上腺雄激素

　　糖皮质激素在调节促皮质激素释放激素神经元中编码 ACTH 肽类的基因表达中发挥重要作用，对 HPA 轴有负反馈的作用 [45]。但是，肾上腺水平还需要考虑促分泌因素（细胞数目 / 分泌能力）对激素分泌量的影响 [46]。绝经前起病的 RA 患者肾上腺可能有相对的内分泌功能储备不足，尤其是在分泌雄激素的肾上腺网状带，导致糖皮质激素和肾上腺雄激素的分离 [47]。这种现象会导致肾上腺网状带功能和结构的改变。对 RA 患者雄激素水平的测定提示，在绝经期前女性患者硫酸脱氢表雄酮（DHEAS）降低，而在男性患者睾酮水平降低 [48]。在人类白细胞抗原相同、绝经后、50 个不一致性 RA 姊妹对中，DHEAS 水平显著降低，与疾病严重程度、病程相关 [49]。一项前瞻性研究提示 35 例女性患者在发病前就出现了 DHEAS 的降低 [48]。另外一项研究则认为 166 例患者和 329 例对照无统计学差异 [50]。除此之外，未使用糖皮质激素治疗的患者 DHEA 和 DHEAS 的激素合成是有变化的。低水平的 DHEAS 和低水平的皮质醇合在一起提示肾上腺皮质功能不全。在既往的一项研究中，40% 患 RA 的绝经前女性基础皮质醇水平和 DHEAS 水平相对偏低 [51]。这些研究结果提示肾上腺储备功能的降低，及其对免疫系统的后续影响。

糖尿病

　　在糖尿病人群中，发生风湿病的频率高于健康对照 [52-53]。在长病程的糖尿病患者中，结缔组织易出现各种改变，从蛋白糖基化，到损伤血管和神经的微血管病变，到皮肤和关节周围细胞外基质蛋白的沉积。这些变化日积月累，形成一系列广泛的肌肉骨骼的症候群和并发症 [52-53]。

肩

糖尿病最常累及的肩部病变是肩部的粘连性关节囊炎，也叫做冰冻肩，约占糖尿病患者 20%[54]。最近的一项队列研究显示糖尿病组和非糖尿病组相比，粘连性关节囊炎发生的 OR 值为 1.333（95% 置信区间为 1.24 ~ 1.44，$P < 0.0001$）[55]。患者主诉肩部僵硬，同时伴有活动受限。另外一个糖尿病患者出现的临床表现是钙化性肩关节周围炎，其发生率是非糖尿病的人群的 3 倍，表现为关节囊内钙羟磷灰石沉积，尤其见于肩袖[56]。

手

超过 30% 的糖尿病患者会出现糖尿病性手关节病变，表现多种多样，包括弹响指、屈肌腱鞘炎、杜氏挛缩和（或）"僵手"综合征[57-60]。其实，这些症状的出现通常能够预示患者肾、眼以及其他糖尿病并发症的存在。弹响指的出现是因为屈肌腱鞘炎导致肌腱纤维组织增生，尤其是在肌腱穿过纤维环或滑轮关节的地方更易出现。De Quervain 腱鞘炎的发生机制和上述类似，表现为桡骨茎突拇短伸肌或拇长肌腱的增厚，占糖尿病患者的 17% ~ 23%[61]。杜氏挛缩（屈肌腱掌侧增厚）最初报道占糖尿病患者的 15% ~ 21%[62]。手指的屈曲挛缩常见于第四指，但有时也可累及第二到第五指。值得注意的是，有一项研究显示注射溶组织梭菌胶原酶有助于治疗杜氏挛缩[63]。最后，糖尿病"僵手"综合征（也称为糖尿病手关节病变）是一种纤维化综合征，表现为皮肤增厚、发紧、蜡样皮肤，与硬皮病的表现相似，可造成掌指关节（MCP）和 PIP 关节的挛缩[57,64]。在疾病晚期造成手指关节弯曲受限，典型表现被称作"祈祷征"，患者双手掌心不能紧密相对，掌心和手指之间留有空隙。

另一个常见的糖尿病并发症是腕管综合征（CTS），占糖尿病患者的 20%。正如上述，糖尿病可造成结缔组织的改变，进而引起正中神经卡压，从而造成 CTS[65]。在临床上应注意评估正中神经嵌压导致的运动受限。可以通过肌电图 / 神经传导速度（EMG/NCV）的检查以协助诊断 CTS[66]。近年来，超声也逐渐成为诊断 CTS 的有用工具[67-68]。超声能够检测到正中神经的形态改变，协助除外解剖上的变异，并能够发现是否存在占位性病变，例如腱鞘囊肿或腱鞘炎[67-68]。

足

糖尿病患者常出现糖尿病神经病变及其相关的关节病变，也叫做糖尿病性骨关节病或 Charcot 关节病[69-70]。糖尿病骨关节病较为罕见，可见于长病程 1 型和 2 型糖尿病患者[69-70]。病因多考虑是神经血管的因素而不是神经创伤（神经末梢敏感性的降低）或由于小血管动脉硬化血流减少所致[71]。因为神经病变涉及交感神经系统，糖尿病患者软骨下骨的血流增加，从而导致破骨细胞活性增加和骨吸收增加。这个现象甚至可以出现在没有外周血管疾病的患者中，导致骨疲劳和结构改变。从影像学上可以看到软骨下骨从局部的骨量减少发展到骨质溶解、骨和软骨的碎裂（部分可着床入滑膜组织）以及骨硬化[72]。除了 X 线平片，磁共振成像（MRI）和骨闪烁照相术有助于评估此类疾病严重程度。关节按照受累的概率依次是踝关节、跖趾和跗趾关节。正因如此，糖尿病关节病变有别于膝关节常受累的脊髓痨。糖尿病患者中导致组织损伤的致病机制多种多样。其中之一是和软骨细胞相关，包括晚期糖基化终末产物的受体（糖尿病患者中受体数目增加，能够介导炎症并增加动脉粥样硬化），由此上调参与炎症反应的基质金属蛋白酶[73-75]。

肌肉

糖尿病肌梗死是罕见病，表现为在没有外伤的情况下，肌肉组织自发性梗死，在"脆性糖尿病"患者中更为常见[76]。其特征为患者由于血糖控制不佳，导致多发性微血管病变。临床表现为受累肌群突发的疼痛和肿胀，常累及大腿或腓肠肌，肌酸激酶正常或升高[76]。MRI 的 T2 加权相有助于诊断，确诊需要肌肉活检，在活检可发现肌肉水肿和坏死。

弥漫性特发性骨肥厚

弥漫性特发性骨肥厚（DISH）表现为脊柱前纵韧带钙化，也可累及许多脊柱以外的其他韧带。并且通常合并骨赘（图 122-1）。但是，椎间盘和骶髂关节只是散在受累。在临床和亚临床糖尿病患者队列研

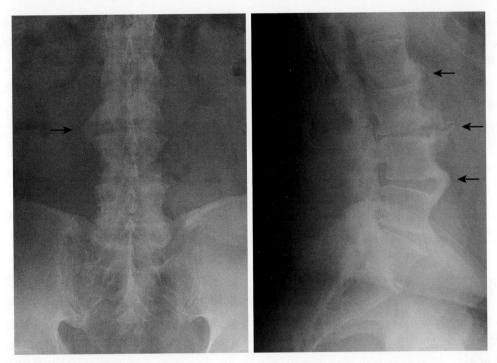

图 122-1 一例弥漫性特发性骨肥厚的患者，左图为前后位，右图为侧位。可见脊柱前纵韧带钙化（箭头）。随着病情的加重，这些钙化通常会发展形成延伸至多个椎体的骨赘

究中（包括 1 型和 2 型糖尿病），可以观察到和肥胖患者类似的 DISH 高发生率[77]。最近的一项研究发现，如果一级亲属有糖尿病或高血压，出现腰椎和胸椎疼痛，并同时合并肌腱端病或肌腱炎的肥胖人群在 50 多岁时更容易患 DISH[78]。合并上述三种或三种以上临床症状的相对年轻的患者，其 DISH 的发生率是年龄，性别匹配的对照组的 6 倍（P=0.004）[78]。

甲状腺功能减退症

在美国，原发性甲状腺功能减退症最常见的原因是自身免疫病（桥本甲状腺炎，也称为慢性自身免疫性甲状腺炎）。在女性和男性患者中发病率分别为 3.6/100 病人年和 0.8/1000 病人年[79-81]。甲状腺功能减退症的其他原因还包括垂体腺瘤或席汉综合征、手术切除、碘缺乏、碘甲状腺原氨酸合成酶途径缺陷或使用某些特定的药物（锂或胺碘酮）。甲状腺功能减退症临床表现为对称性关节病，造成手和膝关节的僵硬。触诊时，关节呈"胶状"感觉，穿刺关节液表现为非炎性和黏液状，透明质酸含量高。常可见双水焦磷酸钙（CPP）晶体。在关节穿刺液中出现 CPP

晶体的患者需要鉴别是否存在甲状腺功能减退症[82]。CPP 晶体沉积的疾病包括：

- 甲状旁腺功能亢进症
- 家族性低尿钙性高钾血症
- 血色病
- 含铁血黄素沉着症
- 低磷酸酯酶症
- 低镁血症
- 甲状腺功能减退症
- 痛风
- 神经性关节
- 年龄增加
- 淀粉样变
- 创伤，包括手术

在甲状腺功能减退症的患者中，已报道的肌病表现有疼痛、痛性痉挛、僵硬、近端无力、疲劳、CPK 水平升高、活检显示异常的肌病（Ⅱ 型纤维萎缩和 Ⅰ 型肌纤维增加）以及高胆固醇血症[83-84]。Hoffman 综合征是一种罕见的甲减性肌病，表现为肌肉的肥大（假性肥大，同时伴有上述临床表现）。Kocher-Debre-Semelaigne 综合征是一种发生于新生儿的疾

病（呆小病），患儿母亲如缺碘，患儿可表现为类似的假性肌肥大[85]。大多数肌病的症状在甲状腺激素治疗后缓解。甲状腺激素对于肌肉的作用机制包括延缓收缩和舒张（和快肌肉纤维向慢肌肉纤维的转变相关），改变肌球蛋白重链基因类型，以及干扰糖原贮积[86]。像 CTS 这样的神经病变也会是甲状腺功能减退的初发表现。卡压的机制目前认为是周围组织葡萄糖胺聚糖的堆积。一项系统综述回顾了 4908 例 CTS 的患者，比较了这些患者甲状腺功能减退症的患病率和对照人群的差别，结果发现 OR 值为 1.4（95%CI 为 1.0 ～ 2.0）[87]。

甲状腺疾病

因 Graves 病导致的甲亢患者，可出现胫前黏液水肿和眼病。黏液水肿表现为胫前皮肤的结节样改变（通常 1 cm 或更大）。这些结节是由透明质酸组成，看起来粉色到紫色不等，无痛[88-89]。Graves 病的患者也可能出现近端肌无力，受累肩关节出现粘连性关节囊炎，肌量减少，体重下降。这些临床表现大部分都能够随着治疗而缓解[90]。指甲的改变，甲床剥离以及杵状指（甲状腺性杵状指）可能和掌关节周围的炎症相关，也有可能和手指或足趾软组织肿胀相关。遗憾的是，这些症状并不会随着治疗而恢复正常[91-92]。

一个常见而严重的甲状腺功能亢进症的表现是骨量减少和骨质疏松。其治疗的根本是使用甲状腺激素来维持正常的促甲状腺激素（TSH）水平，以及调整甲状腺功能减退患者甲状腺激素的替代治疗剂量。在甲状腺疾病患者中改善 BMD（通过测定骨密度获得）至关重要[93-94]。

风湿病患者的甲状腺疾病

最近的一项前瞻性研究纳入了 201 例风湿病患者，以及 122 例年龄匹配的正常对照，平均 TSH 水平在风湿病患者和对照组中分别为 3.1 ± 2.7 mIU/L 和 1.9 ± 0.8 mIU/L（P=0.004）[95]。平均 fT4 水平在风湿病患者和对照组中分别为 1.43 ± 0.67 ng/dl 和 1.58 ± 0.68 ng/dl（P < 0.001）。甲状腺相关抗体水平在风湿病患者中显著高于对照组（P < 0.001）[95]。Mayo 诊所的研究团队建立了一个由合并或不合并 RA 患者组成的研究队列。然而，并未看到 RA 患者

和非 RA 患者甲状腺功能减退症发生率的差别。但需要指出，在调整了其他风险因素的情况下，RA 患者合并甲状腺功能减退症与 RA 患者的心血管疾病风险升高呈正相关[96]。在甲状腺功能正常的 HT 以及未分化的结缔组织病患者中，关节痛占 98%，纤维肌痛综合征占 59%，20% 合并雷诺病，26% 合并干燥综合征[97]。这些患者中，88% 影像学上有关节炎表现（其中，脊柱关节炎占 45%）。TSH 水平和抗甲状腺过氧化物酶（抗 TPO）抗体相关，但是和血沉或抗甲状腺球蛋白（抗 TG）抗体水平无关。研究者的结论是在不合并甲状腺异常的 CTL 患者卒中病表现很常见[97]。

在普通人群中，慢性 HT 以及甲状腺功能减退症都很常见。因此，在结缔组织病患者中，这两者的发病率是否增加很难确定[81]。有两个疾病例外，一个是硬皮病，该病患者甲状腺功能减退症的病因是纤维化。另一个是儿童先天性心脏传导阻滞，患儿母亲甲状腺功能减退且存在抗 Ro/SS-A。治疗各种结缔组织病的药物以及疾病本身都会影响甲状腺功能。例如，糖皮质激素抑制 TSH 分泌，因此会轻度降低血清甲状腺激素的浓度。阿司匹林和 NSAIDs 药物通过干扰甲状腺激素与其转运蛋白结合而降低血清甲状腺激素的水平。

系统性红斑狼疮

SLE 患者抗甲状腺抗体阳性率为 15% ～ 20%[98]。并甲状腺功能减退者约 5.7%（比预期高 5 倍）。而相反，甲状腺功能亢进症的比例占 1.7%（类似于普通人群）。这种关联可能与遗传有关。因为在一个 SLE 大家系的研究中发现，35 例同时合并自身免疫性甲状腺疾病的患者存在 5q14.3-15 的连锁关系（自身免疫性甲状腺疾病中存在最常见的 SLE 易感位点）。该研究提示 5q14.3-15 存在一个 SLE 和自身免疫性甲状腺疾病共有的易感基因[99]。

内科医生将年轻的关节痛的女性患者转诊给风湿病专科医生最常见的原因是血清检测中发现抗核抗体（ANA）。对 Graves 病和慢性自身免疫性甲状腺炎患者的研究发现 ANA 阳性率达到 26%，而抗单链 DNA 抗体阳性率达到 34%。而在这些患者中，均未发现抗双链 DNA 抗体或可溶性抗原（抗 -Ro/SS-A、抗 -La/SS-B、抗 -SM 或抗 -RNP）[100]。在此领域，

关于风湿性多肌痛和巨细胞动脉炎的研究较少，部分研究提示存在关联[101]，但大部分未发现相关性[102-103]。但是，在自身免疫性甲状腺疾病患者中，风湿性多肌痛和巨细胞动脉炎更为常见[104]。据报道在纤维肌痛综合征的患者中，TSH 对促甲状腺激素释放激素的反应减弱，并且这些患者中抗甲状腺抗体阳性率高于对照人群（临床意义不详）[105-106]。

类风湿关节炎和银屑病关节炎

在 RA 和银屑病关节炎，和对照相比，亚临床和临床甲状腺疾病及抗甲状腺抗体的阳性率均有所增加[107-109]。尽管已证实抗 TPO 和抗 TG 抗体升高以及 TSH 水平的异常变化，但并未发现激素水平的变化，也没有看到和任何特定 RA 基因型之间的关系[110]。

干燥综合征

干燥综合征中甲状腺疾病的患病率从低的 10% 到高达 70% 不等，这可能和其人群分布特征相关，因为该病主要累及老年女性。在一项研究中，甲状腺功能减退症的发生率是 14%，甲状腺毒症的发生率是 1.8%[111]。干燥综合征的症状，例如干燥性结膜炎和口腔干燥，据报道在自身免疫性甲状腺疾病中高达 32%[112]。在一项纳入了 479 例干燥综合征患者的大型临床研究中发现，HT 的发生频率（6.26%）高于普通人群（1% ~ 2%）。但是，这种增高的发生频率在 Graves 病中未发现。Graves 病和 HT 可以发生在干燥综合征之前或者之后，因此，很难判断原发性干燥综合征是否是自身免疫性甲状腺炎的诱发因素[113]。

硬皮病和混合性结缔组织病

如前述一样，甲状腺纤维化会导致甲状腺功能减退症，在这些患者中仅 50% 抗甲状腺抗体阳性[114]。可惜的是，关于混合结缔组织病的资料较少，抗甲状腺抗体的阳性率大约为 25%，而临床甲状腺功能减退症的比例不足 20%[109]。

幼年特发性关节炎

一小样本研究比较了幼年特发性关节炎（JIA）患者和对照的抗甲状腺抗体（抗 TG 和抗 TPO 抗体）的发生率以及甲状腺功能。发现 JIA 儿童的甲状腺抗体的阳性率以及亚临床甲状腺功能减退症的发生率高于正常儿童。抗体阳性的儿童都是寡关节型 JIA[115]。

脊柱关节炎

一项研究通过测定血清 TSH、游离三碘甲状腺原氨酸、游离甲状腺素以及抗 TG 抗体、抗 TPO 抗体的水平，比较了患脊柱关节炎（SpA）患者（$n=357$）和年龄匹配的正常对照（$n=318$）HT 的患病率[116]。甲状腺自身免疫相关指标在 SpA 组显著高于对照组（24.1% vs. 10.7%，$P < 0.05$）。在 SpA 组，疾病活动度高的患者和疾病低到中度活动性的患者相比，合并 HT 的比例更高。同样，在 SpA 组，病程超过 2 年和病程 2 年以内的患者相比，具有较高的 HT 和抗 TPO 抗体发生率。所有患者都进行了甲状腺超声检查，并且评估了疾病的活动度。与对照相比，SpA 患者中甲状腺结节以及低回声信号的发生率显著性增高。SpA 组患者中，HT 和抗 TPO 抗体比例在外周受累的患者（68.6%）中明显高于中轴受累的患者（31.4%）（$P < 0.05$）。该研究提示 SpA 患者中甲状腺自身免疫疾病的比例显著高于对照。甲状腺炎在长病程以及病情活动患者更常见。研究者建议在 SpA 患者的临床评估中涵盖甲状腺功能的检测[116]。

桥本甲状腺炎

HT 常和自身免疫疾病存在重叠。一项研究纳入了 80 例 SLE 和 RA 患者和 34 例对照，通过测定血清 FT3 和 FT4、TSH、抗甲状腺球蛋白抗体和抗甲状腺过氧化物酶抗体，以及甲状腺的超声，评估了在 HT 患者中，评估了 HT 患者各种器官非特异性自身抗体的阳性率[117]。HT 患者 ANAs 的阳性率显著高于对照人群（45% vs. 14.7%，$P < 0.001$）。其他抗体的阳性率在两组之间没有差别。ANA 抗体阳性的患者比 ANA 抗体阴性的患者更年轻，且抗 TG 抗体的滴度更高（$P < 0.05$）。在 RA 和 SLE 的患者中，HT 的患病率显著高于对照人群（24% 和 8%，$P < 0.05$）。在 SLE 和 RA 的患者之间，并未发现 HT 患病率的差别。研究者总结认为 ANA 是和 HT 相关的最常见的器官非特异性抗体，而其他自身抗体

很少见。在 SLE 和 RA 患者中 HT 的患病率为 24%。这些研究结果提示在 SLE 和 RA 患者中筛查可能合并存在的甲状腺自身免疫病均有重要的临床意义[117]。

甲状旁腺功能减退症

甲状旁腺功能减退症通常继发于甲状旁腺的自身免疫损伤（孤立性内分泌缺乏综合征或其他内分泌腺体的功能减退）或颈部手术切除了甲状旁腺组织。另外两个较为少见的原因是先天性第三或第四咽囊发育障碍（DiGeorge 综合征）和细胞内信号转导异常或钙离子感受器受体突变。骨骼结构和骨转换异于正常，并且可造成肌腱端病，脊柱旁或皮下钙沉积[118]。临床表现主要是低钙血症引起的，不过不太常见（口周麻木，感觉异常，手腕和足部肌肉痉挛，喉痉挛，手足抽搐和（或）癫痫）。

Albright 遗传性骨营养不良或假性甲状旁腺功能减退症（假性 HoPT）是由于靶器官（骨和肾）对甲状旁腺激素抵抗导致的。患者表现为低钙血症和高磷血症，而甲状旁腺激素水平持续升高。Ia 型假性甲状旁腺功能减退（常染色体显性遗传）是母系遗传，表现为脊旁韧带钙化，身材矮小，且通常伴随智力发育迟滞。患者表现为第四掌骨和跖骨短小，编码细胞膜相关鸟嘌呤核苷酸刺激单位的腺苷酸环化酶 α 亚基的基因存在缺陷[119]。Ib 型假性甲状旁腺功能减退症也表现为甲状旁腺激素抵抗，但是表型正常，且是父系遗传[120-121]。软组织钙化并不具有临床相关性（发生在基底节区、晶状体、肩关节或手部的皮下组织），在 HoPT 中有报道，但在假性 HoPT 中不常见[122]。手术导致的 HoPT 也可以表现为肌肉无力，并且通常和低钙血症的程度相关，在给予维生素 D 和钙剂治疗后好转。

因肾小球滤过减少和继发性甲状旁腺功能亢进症引起的高磷血症，导致晶体沉积性疾病（尿酸钠、双水焦磷酸钙或碱性磷酸钙）。尿酸钠沉积引起的急性痛风常见于肾功能不全的患者。痛风在透析的患者中很少见，但能见于肾移植术后肌酐清除率下降的患者和使用神经钙调蛋白抑制剂如环孢素的患者。肾疾病中，CPP 沉积比痛风或碱性磷酸钙更少见，并且在透析患者中罕见。碱性磷酸钙沉积能导致急性滑膜炎和关节周围炎症，也可表现为痛性皮下结节或慢性无症状结节（尿毒症性体液钙化）。通过限磷、透析、口服磷结合剂可预防。

肾性骨营养不良是由骨软化、纤维囊性骨炎、骨硬化、铝中毒、骨质疏松和 β₂ 微球蛋白淀粉样沉积所致，表现为骨痛、肌肉萎缩、肌痛和骨折[124]。为界定骨骼显微结构异常和建立 PTH 替代治疗甲状旁腺功能减退症的潜在疗效标准，对甲状旁腺功能减退症患者的髂嵴骨活检进行了组织形态计量学和显微 CT 分析。参与者接受了 2 年异丙替丁的治疗并与年龄、性别相匹配的无甲状旁腺功能异常的人群相对照。最初，骨密度增加，骨骼特征反映了低周转率状态，与对照组相比，骨体积 / 骨小梁体积、小梁宽度、皮质宽度、矿化面及骨形成率均受抑制。随着特立帕肽的治疗，腰椎骨转换和骨密度增加。对钙和维生素 D 的需求下降，而血清和尿钙浓度没有变化。研究人员提示甲状旁腺功能减退症骨骼的异常显微结构反映了甲状旁腺激素的缺乏。PTH 的替代疗法有可能纠正这些异常并降低对钙和维生素 D 的需求[126]。

和其他风湿病的相似性

甲状旁腺功能减退症的骨骼异常是钙化造成的，类似强直性脊柱炎的临床体征，包括晨僵，步态和姿势的改变[126]。尽管是强直性脊柱炎最早的表现，骶髂关节炎不常见。甲状旁腺功能减退症患者的韧带骨赘和强直性脊柱炎类似，见于椎体边缘和残存的椎间盘腔，但是更多见于后脊柱旁韧带。也有报道发现甲状旁腺功能减退症的脊柱改变类似于 DISH，可表现为脊柱前纵韧带和各种脊柱旁韧带的骨化，但很少在 50 岁之前起病。该病引起的疼痛对骨化三醇治疗有效，而免疫抑制剂和 NSAIDs 无效[127]。临床上炎性后背痛的患者应该常规查血清钙的水平，尤其患者出现上述非典型的表现。鉴别甲状旁腺功能减退症相关性脊柱关节炎和强直性脊柱炎至关重要，因为两者的治疗方案不同。事实上，有一些治疗强直性脊柱炎的药物，例如双膦酸盐，反而会加重低钙血症。甲状旁腺功能减退症患者骨骼改变的机制目前尚不清楚。有研究认为 1，25 二羟维生素 D 作用缺陷导致的小肠钙吸收降低可能是影响脊柱旁韧带骨化的一个因素[128]。Okazaki[129] 等的研究团队认为甲状旁腺功能减退症可能是 DISH 早期症状脊柱旁韧带骨化的诱发或加重因素。

系统性红斑狼疮

SLE 对各个身体器官可能都有潜在影响，甲状旁腺功能减退症在 SLE 患者中的患病率波动在 4.0% ~ 5.7%，而普通人群中仅有 1.0%[130]。甲状旁腺功能减退症被低估，因为临床表现少，可能会由于某些加重因素如糖皮质激素或维生素 D 缺乏而显现出来。尽管急性的低钙血症可出现肌肉骨骼易激惹的典型临床症状和体征，但慢性低钙血症症状轻微，甚至可以无症状。虽没有外在的表现，低钙血症是 QT 间期有意义的延长健康风险因素和猝死的结果性风险因素。因此，在 SLE 的患者中是否应该周期性的测定血钙和血磷是值得探讨[131]。

甲状旁腺功能亢进症

PTH，维生素 D 和降钙素调控着钙的稳态。这些激素调节着骨代谢和骨重建，同时将血钙的水平维持在一个很窄的范围内。在原发性甲状旁腺功能亢进症（HPT）患者中，甲状旁腺的病变打破了这个平衡。而机体其他器官病变引起的钙流失或维生素 D 缺乏伴 PTH 分泌增多称为继发性甲状旁腺功能亢进症[132]。

1% ~ 2% 的人群存在高钙血症，这其中，10% ~ 20% 患 HPT[133]。大部分 HPT 的患者是单个腺瘤，癌很罕见，而且在继发性 HPT 中，可以看到和低钙血症或 PTH 抵抗相关的弥漫性甲状旁腺增生。继发性 HPT 最常见于骨软化症，维生素 D 缺乏和肾衰竭[123]。HPT 骨骼症状包括关节痛，以及影像学检查观察到的纤维囊性骨炎和沿着指骨桡侧的皮质下骨吸收。除此之外，指骨远端也可以出现皮质下骨吸收。

和 HPT 相关的关节炎多影响手部的小关节（有可能发展为侵蚀性），损伤近端指间关节（PIP）。此表现类似类风关节炎（RA），但是 HPT 有一个特异性表现，就是皮质下骨吸收。而且不同于 RA，HPT 患者的血沉不快，类风湿因子和抗环瓜氨酸化蛋白阴性，且实验室数据支持 HPT[134]。和 RA 相比，HPT 多影响腕关节、桡尺骨下端以及掌指关节。在骨骼中 HPT 造成的溶骨性损害（棕色瘤）局限于是纤维组织，是由于破骨细胞活性增强、巨细胞增多以及供血减少[135]。CPPD（双水焦磷酸钙晶体沉积症、假性痛风或软骨钙质沉着病）也和 HPT 相关[136]。HPT

患者中也可见痛风发作，并且在急性炎症的关节腔穿刺出的滑液中能够看到尿酸盐和 CPP 结晶共存。除了 CPPD 的急性发作，慢性 CPPD 可导致侵蚀性疾病[137]。HPT 患者也可累及肌肉，出现近端肌无力。肌酶不高，EMG 检测和肌活检都显示去神经化的表现。

 本章的参考文献也可以在 ExpertConsult.com 上找到。

参考文献

1. Bertagna X, Guignat L, Groussin L, et al: Cushing's disease. *Best Pract Res Clin Endocrinol Metab* 23:607–623, 2009.
2. Dias RP, Kumaran A, Chan LF, et al: Diagnosis, management and therapeutic outcome in prepubertal Cushing's disease. *Eur J Endocrinol* 162:603–609, 2010.
3. Hopkins RL, Leinung MC: Exogenous Cushing's syndrome and glucocorticoid withdrawal. *Endocrinol Metab Clin North Am* 34:371–384, ix, 2005.
4. Kerachian MA, Seguin C, Harvey EJ: Glucocorticoids in osteonecrosis of the femoral head: a new understanding of the mechanisms of action. *J Steroid Biochem Mol Biol* 114:121–128, 2009.
5. van der Goes MC, Jacobs JW, Bijlsma JW: The value of glucocorticoid co-therapy in different rheumatic diseases—positive and adverse effects. *Arthritis Res Ther* 16(Suppl 2):S2, 2014.
6. Da Silva JA, Jacobs JW, Kirwan JR, et al: Safety of low dose glucocorticoid treatment in rheumatoid arthritis: published evidence and prospective trial data. *Ann Rheum Dis* 65:285–293, 2006.
7. van der Goes MC, Jacobs JW, Boers M, et al: Monitoring adverse events of low-dose glucocorticoid therapy: EULAR recommendations for clinical trials and daily practice. *Ann Rheum Dis* 69:1913–1919, 2010.
8. Decramer M, de Bock V, Dom R: Functional and histologic picture of steroid-induced myopathy in chronic obstructive pulmonary disease. *Am J Respir Crit Care Med* 153(6 Pt 1):1958–1964, 1996.
9. Hoad NA: Steroid-induced myopathy. *Respir Med* 84:510–511, 1990.
10. Lee HJ, Oran B, Saliba RM, et al: Steroid myopathy in patients with acute graft-versus-host disease treated with high-dose steroid therapy. *Bone Marrow Transplant* 38:299–303, 2006.
11. Lane R, Mastaglia FL: Drug-induced myopathies in man. *Lancet* 2:562–566, 1987.
12. Muller R, Kugelberg E: Myopathy in Cushing's syndrome. *J Neurol Neurosurg Psychiatry* 22:314–319, 1959.
13. Chiodini I, Francucci CM, Scillitani A: Densitometry in glucocorticoid-induced osteoporosis. *J Endocrinol Invest* 31(7 Suppl):33–37, 2008.
14. Lodish MB, Hsiao HP, Serbis A, et al: Effects of Cushing disease on bone mineral density in a pediatric population. *J Pediatr* 156:1001–1005, 2010.
15. Maricic M, Gluck O: Densitometry in glucocorticoid-induced osteoporosis. *J Clin Densitom* 7:359–363, 2004.
16. Saag KG, Shane E, Boonen S, et al: Teriparatide or alendronate in glucocorticoid-induced osteoporosis. *N Engl J Med* 357:2028–2039, 2007.
17. Silverman SL, Lane NE: Glucocorticoid-induced osteoporosis. *Curr Osteoporos Rep* 7:23–26, 2009.
18. Lodish MB, Mastroyannis SA, Sinaii N, et al: Known VDR polymorphisms are not associated with bone mineral density measures in pediatric Cushing disease. *J Pediatr Endocrinol Metab* 25:221–223, 2012.
19. Ormseth MJ, Sergent JS: Adrenal disorders in rheumatology. *Rheum Dis Clin North Am* 36:701–712, 2010.
20. Erichsen MM, Lovas K, Skinningsrud B, et al: Clinical, immunological, and genetic features of autoimmune primary adrenal insufficiency: observations from a Norwegian registry. *J Clin Endocrinol Metab* 94:4882–4890, 2009.

21. Goichot B: Is corticosteroid-induced adrenal insufficiency predictable? [in French.] *Rev Med Interne* 31:329–331, 2010.

22. Cronin CC, Callaghan N, Kearney PJ, et al: Addison disease in patients treated with glucocorticoid therapy. *Arch Intern Med* 157:456–458, 1997.

23. Marik PE, Varon J: Requirement of perioperative stress doses of corticosteroids: a systematic review of the literature. *Arch Surg* 143:1222–1226, 2008.

24. Wakin J, Sledge KC: Anesthetic implications for patients receiving exogenous corticosteroids. *AANA J* 74:133–139, 2006.

25. Biermasz NR, Pereira AM, Smit JW, et al: Morbidity after long-term remission for acromegaly: persisting joint-related complaints cause reduced quality of life. *J Clin Endocrinol Metab* 90:2731–2739, 2005.

26. Fathalla H, Cusimano MD, Alsharif OM, et al: Endoscopic transphenoidal surgery for acromegaly improves quality of life. *Can J Neurol Sci* 41:735–741, 2014.

27. Schwyzer L, Starke RM, Jane JA, Jr, et al: Percent reduction of growth hormone levels correlates closely with percent resected tumor volume in acromegaly. *J Neurosurg* 122:798–802, 2015.

28. Kellgren J, Ball J, Tutton GK: The articular and other limb changes in acromegaly. *J Med* 21:405–424, 1953.

29. Baum H, Ludecke DK, Herrmann HD: Carpal tunnel syndrome and acromegaly. *Acta Neurochir (Wien)* 83:54–55, 1986.

30. Kameyama S, Tanaka R, Hasegawa A, et al: Subclinical carpal tunnel syndrome in acromegaly. *Neurol Med Chir (Tokyo)* 33:547–551, 1993.

31. Phillips L, Vassilopoulou-Sellin R: Somatomedins. *N Engl J Med* 302:371–380, 1980.

32. Podgorski M, Robinson B, Weissberger A, et al: Articular manifestations of acromegaly. *Aust N Z J Med* 18:28–35, 1988.

33. Biermasz NR, van Thiel SW, Pereira AM, et al: Decreased quality of life in patients with acromegaly despite long-term cure of growth hormone excess. *J Clin Endocrinol Metab* 89:5369–5376, 2004.

34. Giustina A, Mazziotti G, Canalis E: Growth hormone, insulin-like growth factors, and the skeleton. *Endocr Rev* 29:535–559, 2008.

35. Anthony JR, Ioachimescu AG: Acromegaly and bone disease. *Curr Opin Endocrinol Diabetes Obes* 21:476–482, 2014.

36. Bonadonna S, Mazziotti G, Nuzzo M, et al: Increased prevalence of radiological spinal deformities in active acromegaly: a cross-sectional study in postmenopausal women. *J Bone Miner Res* 20:1837–1844, 2005.

37. Masi AT: Incidence of rheumatoid arthritis: do the observed age-sex interaction patterns support a role of androgenic-anabolic steroid deficiency in its pathogenesis? *Br J Rheumatol* 33:697–699, 1994.

38. Masi AT, Kaslow RA: Sex effects in systemic lupus erythematosus: a clue to pathogenesis. *Arthritis Rheum* 21:480–484, 1978.

39. Petri M: Epidemiology of systemic lupus erythematosus. *Best Pract Res Clin Rheumatol* 16:847–858, 2002.

40. Masi AT, Chatterton RT, Aldag JC: Hypothalamic-pituitary-gonadal axis hormones and male rheumatoid arthritis: novel perspectives. *J Rheumatol* 36:859–862, 2009.

41. Masi AT, Aldag JC: Integrated neuroendocrine immune risk factors in relation to rheumatoid arthritis: should rheumatologists now adopt a model of a multiyear, presymptomatic phase? *Scand J Rheumatol* 34:342–352, 2005.

42. Derijk RH: Single nucleotide polymorphisms related to HPA axis reactivity. *Neuroimmunomodulation* 16:340–352, 2009.

43. Levitt NS, Lambert EV, Woods D, et al: Impaired glucose tolerance and elevated blood pressure in low birth weight, nonobese, young South African adults: early programming of cortisol axis. *J Clin Endocrinol Metab* 85:4611–4618, 2000.

44. Lightman SL, Windle RJ, Ma XM, et al: Hypothalamic-pituitary-adrenal function. *Arch Physiol Biochem* 110:90–93, 2002.

45. Watts AG: Glucocorticoid regulation of peptide genes in neuroendocrine CRH neurons: a complexity beyond negative feedback. *Front Neuroendocrinol* 26:109–130, 2005.

46. Masi AT, Da Silva JA, Cutolo M: Perturbations of hypothalamic-pituitary-gonadal (HPG) axis and adrenal androgen (AA) functions in rheumatoid arthritis. *Baillieres Clin Rheumatol* 10:295–332, 1996.

47. Imrich R, Vlcek M, Aldag JC, et al: An endocrinologist's view on relative adrenocortical insufficiency in rheumatoid arthritis. *Ann N Y Acad Sci* 1193:134–138, 2010.

48. Masi AT: Sex hormones and rheumatoid arthritis: cause or effect relationships in a complex pathophysiology? *Clin Exp Rheumatol* 13:227–240, 1995.

49. Deighton CM, Watson MJ, Walker DJ: Sex hormones in postmeno-pausal HLA-identical rheumatoid arthritis discordant sibling pairs. *J Rheumatol* 19:1663–1667, 1992.

50. Heikkila R, Aho K, Heliovaara M, et al: Serum androgen-anabolic hormones and the risk of rheumatoid arthritis. *Ann Rheum Dis* 57:281–285, 1998.

51. Imrich R, Vigas M, Rovensky J, et al: Adrenal plasma steroid relations in glucocorticoid-naive premenopausal rheumatoid arthritis patients during insulin-induced hypoglycemia test compared to matched normal control females. *Endocr Regul* 43:65–73, 2009.

52. Al-Homood IA: Rheumatic conditions in patients with diabetes mellitus. *Clin Rheumatol* 32:527–533, 2013.

53. Lebiedz-Odrobina D, Kay J: Rheumatic manifestations of diabetes mellitus. *Rheum Dis Clin North Am* 36:681–699, 2010.

54. Balci N, Balci MK, Tuzuner S: Shoulder adhesive capsulitis and shoulder range of motion in type II diabetes mellitus: association with diabetic complications. *J Diabetes Complications* 13:135–140, 1999.

55. Huang YP, Fann CY, Chiu YH, et al: Association of diabetes mellitus with the risk of developing adhesive capsulitis of the shoulder: a longitudinal population-based followup study. *Arthritis Care Res (Hoboken)* 65:1197–1202, 2013.

56. Mavrikakis ME, Drimis S, Kontoyannis DA, et al: Calcific shoulder periarthritis (tendinitis) in adult onset diabetes mellitus: a controlled study. *Ann Rheum Dis* 48:211–214, 1989.

57. Kapoor A, Sibbitt WL, Jr: Contractures in diabetes mellitus: the syndrome of limited joint mobility. *Semin Arthritis Rheum* 18:168–180, 1989.

58. Leden I, Jonsson G, Larsen S, et al: Flexor tenosynovitis (FTS): a risk indicator of abnormal glucose tolerance. *Scand J Rheumatol* 14:293–297, 1985.

59. Ryzewicz M, Wolf JM: Trigger digits: principles, management, and complications. *J Hand Surg [Am]* 31:135–146, 2006.

60. Sturfelt G, Leden E, Nived O: Hand symptoms associated with diabetes mellitus. An investigation of 765 patients based on a questionnaire. *Acta Med Scand* 210:35–38, 1981.

61. Renard E, Jacques D, Chammas M, et al: Increased prevalence of soft tissue hand lesions in type 1 and type 2 diabetes mellitus: various entities and associated significance. *Diabetes Metab* 20:513–521, 1994.

62. Spring M, Fleck H, Cohen BD: Dupuytren's contracture. Warning of diabetes? *N Y State J Med* 70:1037–1041, 1970.

63. Hurst LC, Badalamente MA, Hentz VR, et al: Injectable collagenase clostridium histolyticum for Dupuytren's contracture. *N Engl J Med* 361:968–979, 2009.

64. Iwasaki T, Kohama T, Houjou S, et al: Diabetic scleredema and scleroderma-like changes in a patient with maturity onset type diabetes of young people. *Dermatology* 188:228–231, 1994.

65. Perkins BA, Olaleye D, Bril V: Carpal tunnel syndrome in patients with diabetic polyneuropathy. *Diabetes Care* 25:565–569, 2002.

66. Gazioglu S, Boz C, Cakmak VA: Electrodiagnosis of carpal tunnel syndrome in patients with diabetic polyneuropathy. *Clin Neurophysiol* 122:1463–1469, 2011.

67. El Miedany Y, El Gaafary M, Youssef S, et al: Ultrasound assessment of the median nerve: a biomarker that can help in setting a treat to target approach tailored for carpal tunnel syndrome patients. *Springerplus* 4:13, 2015.

68. Roll SC, Case-Smith J, Evans KD: Diagnostic accuracy of ultrasonography vs. electromyography in carpal tunnel syndrome: a systematic review of literature. *Ultrasound Med Biol* 37:1539–1553, 2011.

69. Ertugrul BM, Lipsky BA, Savk O: Osteomyelitis or Charcot neuro-osteoarthropathy? Differentiating these disorders in diabetic patients with a foot problem. *Diabet Foot Ankle* 4:2013.

70. Petrova NL, Edmonds ME: Charcot neuro-osteoarthropathy-current standards. *Diabetes Metab Res Rev* 24(Suppl 1):S58–S61, 2008.

71. Brower AC, Allman RM: Pathogenesis of the neurotrophic joint: neurotraumatic vs. neurovascular. *Radiology* 139:349–354, 1981.

72. Sinha S, Munichoodappa CS, Kozak GP: Neuro-arthropathy (Charcot joints) in diabetes mellitus (clinical study of 101 cases). *Medicine* 51:191–210, 1972.

73. Alikhani M, Alikhani Z, Boyd C, et al: Advanced glycation end products stimulate osteoblast apoptosis via the MAP kinase and cytosolic apoptotic pathways. *Bone* 40:345–353, 2007.

74. Kim HA, Cho M-L, Choi HY, et al: The catabolic pathway mediated by Toll-like receptors in human osteoarthritic chondrocytes. *Arthritis Rheum* 54:2152–2163, 2006.

75. Nah S-S, Choi I-Y, Yoo B, et al: Advanced glycation end products

increases matrix metalloproteinase-1, -3, and -13, and TNF-alpha in human osteoarthritic chondrocytes. *FEBS Lett* 581:1928–1932, 2007.

76. Trujillo-Santos AJ: Diabetic muscle infarction: an underdiagnosed complication of long-standing diabetes. *Diabetes Care* 26:211–215, 2003.

77. Coaccioli S, Fatati G, Di Cato L, et al: Diffuse idiopathic skeletal hyperostosis in diabetes mellitus, impaired glucose tolerance and obesity. *Panminerva Med* 42:247–251, 2000.

78. Mader R, Lavi I: Diabetes mellitus and hypertension as risk factors for early diffuse idiopathic skeletal hyperostosis (DISH). *Osteoarthritis Cartilage* 17:825–828, 2009.

79. Aoki Y, Belin RM, Clickner R, et al: Serum TSH and total T4 in the United States population and their association with participant characteristics: National Health and Nutrition Examination Survey (NHANES 1999-2002). *Thyroid* 17:1211–1223, 2007.

80. Tunbridge WM, Evered DC, Hall R, et al: The spectrum of thyroid disease in a community: the Whickham survey. *Clin Endocrinol (Oxf)* 7:481–493, 1977.

81. Vanderpump M, Tunbridge WMG: The epidemiology of thyroid disease. In Braverman L, Utiger RD, editors: *The thyroid: a fundamental and clinical text*, ed 7, Philadelphia, 1996, Lippincott-Raven, p 474.

82. Dorwart BB, Schumacher HR: Joint effusions, chondrocalcinosis and other rheumatic manifestations in hypothyroidism. A clinicopathologic study. *Am J Med* 59:780–790, 1975.

83. Hartl E, Finsterer J, Grossegger C, et al: Relationship between thyroid function and skeletal muscle in subclinical and overt hypothyroidism. *Endocrinologist* 11:217–221, 2001.

84. Mastaglia FL, Ojeda VJ, Sarnat HB, et al: Myopathies associated with hypothyroidism: a review based upon 13 cases. *Aust N Z J Med* 18:799–806, 1988.

85. Salaria M, Parmar VR: Kocher Debré Semelaigne syndrome—a case report and review of literature. *J Indian Med Assoc* 102:645–646, 2004.

86. Caiozzo VJ, Baker MJ, Baldwin KM: Novel transitions in MHC isoforms: separate and combined effects of thyroid hormone and mechanical unloading. *J Appl Physiol* 85:2237–2248, 1998.

87. Atroshi I, Gummesson C, Johnsson R, et al: Prevalence of carpal tunnel syndrome in a general population. *JAMA* 282:153–158, 1999.

88. Fatourechi V, Pajouhi M, Fransway AF: Dermopathy of Graves disease (pretibial myxedema). Review of 150 cases. *Medicine (Baltimore)* 73:1–7, 1994.

89. Kriss JP: Pathogenesis and treatment of pretibial myxedema. *Endocrinol Metab Clin North Am* 16:409–415, 1987.

90. Ramsey I: Muscle dysfunction in hyperthyroidism. *Lancet* 2:931–935, 1966.

91. Nixon DW, Samols E: Acral changes associated with thyroid diseases. *JAMA* 212:1175–1181, 1970.

92. Nixon DW, Samols E: Acral changes in thyroid disorders. *N Engl J Med* 284:1158–1159, 1971.

93. Jódar E, Muñoz-Torres M, Escobar-Jimenez F, et al: Bone loss in hyperthyroid patients and in former hyperthyroid patients controlled on medical therapy: influence of etiology and menopause. *Clin Endocrinol (Oxf)* 47:279–285, 1978.

94. Rosen CJ, Adler RA: Longitudinal changes in lumbar bone density among thyrotoxic patients after attainment of euthyroidism. *J Clin Endocrinol Metab* 75:1531–1534, 1992.

95. Acay A, Ulu MS, Ahsen A, et al: Assessment of thyroid disorders and autoimmunity in patients with rheumatic diseases. *Endocr Metab Immune Disord Drug Targets* 14:182–186, 2014.

96. McCoy SS, Crowson CS, Gabriel SE, et al: Hypothyroidism as a risk factor for development of cardiovascular disease in patients with rheumatoid arthritis. *J Rheumatol* 39:954–958, 2012.

97. Tagoe CE, Zezon A, Khattri S, et al: Rheumatic manifestations of euthyroid, anti-thyroid antibody-positive patients. *Rheumatol Int* 33:1745–1752, 2013.

98. Pyne D, Isenberg DA: Autoimmune thyroid disease in systemic lupus erythematosus. *Ann Rheum Dis* 61:70–72, 2002.

99. Namjou B, Kelly JA, Kilpatrick J, et al: Linkage at 5q14.3-15 in multiplex systemic lupus erythematosus pedigrees stratified by autoimmune thyroid disease. *Arthritis Rheum* 52:3646–3650, 2005.

100. Morita S, Arima T, Matsuda M: Prevalence of nonthyroid specific autoantibodies in autoimmune thyroid diseases. *J Clin Endocrinol Metab* 80:1203–1206, 1995.

101. Bowness P, Shotliff K, Middlemiss A, et al: Prevalence of hypothyroidism in patients with polymyalgia rheumatica and giant cell arteritis. *Br J Rheumatol* 30:349–351, 1991.

102. Barrier JH, Abram M, Brisseau JM, et al: Autoimmune thyroid disease, thyroid antibodies and giant cell arteritis: the supposed correlation appears fortuitous. *J Rheumatol* 19:1733–1734, 1992.

103. Dasgupta B, Grundy E, Stainer E: Hypothyroidism in polymyalgia rheumatica and giant cell arteritis: lack of any association. *BMJ* 301:96–97, 1990.

104. Dent RG, Edwards OM: Autoimmune thyroid disease and the polymyalgia rheumatica-giant cell arteritis syndrome. *Clin Endocrinol (Oxf)* 9:215–219, 1978.

105. Neeck G, Riedel W: Thyroid function in patients with fibromyalgia syndrome. *J Rheumatol* 19:1120–1122, 1992.

106. Pamuk ON, Cakir N: The frequency of thyroid antibodies in fibromyalgia patients and their relationship with symptoms. *Clin Rheumatol* 26:55–59, 2007.

107. Antonelli A, Delle Sedie A, Fallahi P, et al: High prevalence of thyroid autoimmunity and hypothyroidism in patients with psoriatic arthritis. *J Rheumatol* 33:2026–2028, 2006.

108. Magnus JH, Birketvedt T, Haga HJ: A prospective evaluation of antithyroid antibody prevalence in 100 patients with rheumatoid arthritis. *Scand J Rheumatol* 24:180–182, 1995.

109. Shiroky JB, Cohen M, Ballachey ML, et al: Thyroid dysfunction in rheumatoid arthritis: a controlled prospective survey. *Ann Rheum Dis* 52:454–456, 1993.

110. Atzeni F, Doria A, Ghirardello A, et al: Anti-thyroid antibodies and thyroid dysfunction in rheumatoid arthritis: prevalence and clinical value. *Autoimmunity* 41:111–115, 2008.

111. Lazarus MN, Isenberg DA: Development of additional autoimmune diseases in a population of patients with primary Sjogren's syndrome. *Ann Rheum Dis* 64:1062–1064, 2005.

112. Hansen BU, Ericsson UB, Henricsson V, et al: Autoimmune thyroiditis and primary Sjogren's syndrome: clinical and laboratory evidence of the coexistence of the two diseases. *Clin Exp Rheumatol* 9:137–141, 1991.

113. Zeher M, Horvath IF, Szanto A, et al: Autoimmune thyroid diseases in a large group of Hungarian patients with primary Sjogren's syndrome. *Thyroid* 19:39–45, 2009.

114. Gordon MB, Klein I, Dekker A, et al: Thyroid disease in progressive systemic sclerosis: increased frequency of glandular fibrosis and hypothyroidism. *Ann Intern Med* 95:431–435, 1981.

115. Harel L, Prais D, Uziel Y, et al: Increased prevalence of antithyroid antibodies and subclinical hypothyroidism in children with juvenile idiopathic arthritis. *J Rheumatol* 33:164–166, 2006.

116. Peluso R, Lupoli GA, Del Puente A, et al: Prevalence of thyroid autoimmunity in patients with spondyloarthropathies. *J Rheumatol* 38:1371–1377, 2011.

117. Lazurova I, Benhatchi K, Rovensky J, et al: Autoimmune thyroid disease and autoimmune rheumatic disorders: a two-sided analysis. *Ann N Y Acad Sci* 1173:211–216, 2009.

118. Walton K, Swinson DR: Acute calcific periarthritis associated with transient hypocalcaemia secondary to hypoparathyroidism. *Br J Rheumatol* 22:179–180, 1983.

119. Ringel MD, Schwindinger WF, Levine MA: Clinical implications of genetic defects in G proteins. The molecular basis of McCune-Albright syndrome and Albright hereditary osteodystrophy. *Medicine (Baltimore)* 75:171–184, 1996.

120. Hayward BE, Kamiya M, Strain L, et al: The human GNAS1 gene is imprinted and encodes distinct paternally and biallelically expressed G proteins. *Proc Natl Acad Sci U S A* 95:10038–10043, 1998.

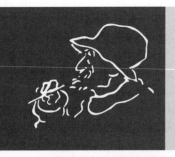

第 123 章

恶性肿瘤的肌肉骨骼症状

原著 Samera Vaseer · Eliza F. Chakravarty

王润词 译　王　轶 校

潜在的恶性肿瘤可以肌肉骨骼风湿病症状为首发表现。高龄起病、全身症状明显、不典型的风湿病表现以及糖皮质激素或其他传统疗法疗效不佳等可能提示某种副肿瘤综合征。

许多队列研究资料证实，皮肌炎患者包括临床无肌病性皮肌炎，其恶性肿瘤的发生率是正常人群的 3 倍，而多发性肌炎发生肿瘤的风险则相对较低。风险因素包括年龄大于 45 岁、男性、急性起病、体重骤降、皮肤坏死、红细胞沉降率 /C- 反应蛋白增高、吞咽困难、抗 p155-140（抗转录中介因子 1γ）抗体及抗 NXP2（抗 MJ）抗体阳性。

慢性自身免疫病患者，包括干燥综合征、类风湿关节炎及系统性红斑狼疮，其淋巴瘤的患病风险高于一般人群。目前认为这种高风险至少部分来自于慢性炎症及免疫刺激。

系统性硬化症患者罹患实体器官肿瘤的风险升高，主要累及易受纤维化影响的器官。在系统性硬化症初始起病的 36 个月内，与抗 RNA 多聚酶 III 抗体阴性的患者比，抗体阳性患者肿瘤风险更高。

尽管在许多情况下难以证明二者间明确的因果关系，恶性肿瘤可能出现多种肌肉骨骼症状。某些慢性风湿病与恶性肿瘤发生风险升高有关，例如原发性干燥综合征患者淋巴瘤的发生。反之，某些风湿病，如皮肌炎（DM），也常见于潜在的恶性肿瘤。结缔组织病与肿瘤相关的机制目前所知甚少。其他因素也参与了肌肉骨骼症状与恶性肿瘤的关联，例如许多治疗风湿病的药物能够调控免疫系统并直接或间接导致恶性肿瘤发生风险增加。罕见的情况是，副肿瘤综合征

的肌肉骨骼系统受累，不是直接由肿瘤或转移侵及引起，可能与恶性肿瘤相关的激素、神经、血液、生物化学紊乱相关 [1]。

副肿瘤综合征

肌肉骨骼症状作为副肿瘤综合征的一种临床表现，偶尔甚至为潜在性恶性肿瘤的首发表现。血液系统恶性肿瘤、淋巴增生性疾病及实体肿瘤，均与多种风湿性副肿瘤综合征相关。高龄起病、风湿病表现不典型及糖皮质激素或其他传统疗法不佳可提示副肿瘤综合征的可能。认识到风湿症状与潜在恶性肿瘤的相关性，对诊治此类病人非常关键。在第 95、102、116 章分别对继发性痛风、增生性骨病和淀粉样变分别进行了综述。表 123-1 列出了常见的副肿瘤综合征相关疾病。

肿瘤相关的多关节炎

肿瘤相关的多关节炎这一名称指恶性肿瘤相关的关节炎，但并非肿瘤转移或肿瘤直接浸润相关的关节炎。表 123-2 列出了肿瘤相关多关节炎的常见表现。多见于 50 岁以上、爆发式起病，并常见于发现肿瘤前后不久。尽管其临床表现多变，可能类似类风湿关节炎（RA）[2] 或无症状性游走性多关节炎 [3]，肿瘤相关多关节炎更常表现出血清学阴性、非对称、主要累及下肢而不常累及双手小关节的临床特征。不存在肿瘤直接侵犯或转移的证据，没有组织学或影像学上的特异性表现。肿瘤相关多关节炎可与多种恶性肿瘤相关，但据报道多见于乳腺、结肠、肺部、卵巢的肿瘤及淋巴增生性疾病 [4]。潜在的发病机制尚不明确，但

表 123-1 副肿瘤综合征

结缔组织病	恶性肿瘤	临床情形	临床提示
肿瘤性多关节炎	多种类型的实体肿瘤，包括乳腺癌；淋巴增生性疾病	见表 123-2	见表 123-2
血管炎	淋巴及造血系统恶性肿瘤	皮肤血管炎最常见，系统性血管炎罕见	与感染、药物及自身免疫病不相关的血管炎
混合冷球蛋白血症	非霍奇金淋巴瘤	免疫复合物介导的伴皮肤血管炎、肾病、疲劳及内脏器官受累的疾病	常见于确诊冷球蛋白血症的 5 ～ 10 年后
脂膜炎	血液系统恶性病变；胰腺、乳腺及前列腺癌	皮肤及深部组织的硬化；常伴嗜酸性粒细胞增多	往往泼尼松治疗效果不佳
筋膜炎	卵巢、乳腺、胃及胰腺癌	掌筋膜炎伴炎性多关节炎；类似反射性交感神经营养不良的临床表现	双侧起病；严重的纤维化及挛缩；病程发展迅速
反射性交感神经营养不良综合征	多种肿瘤类型；肺上沟瘤	肿瘤可侵袭患侧的星状神经节及交感神经臂丛	不存在典型的预警因素；传统治疗失败
红斑性肢痛症	骨髓增生性疾病	常见于血小板增多	—
不典型风湿性多肌痛	肾、肺及结肠癌；多发性骨髓瘤	—	年龄 < 50 岁；不对称受累；对泼尼松反应不佳
指端坏死	消化道及肺部肿瘤	严重雷诺现象且 50 岁后起病	不对称特征；指端坏死
缓解性血清阴性对称性滑膜炎伴凹陷性水肿综合征	多种肿瘤	迅速发作的关节炎及腕和手小关节周围水肿	存在发热，体重减轻；对泼尼松反应不佳
多中心性网状组织细胞增生症	肺、胃、乳腺、宫颈、结肠及卵巢癌	—	—
狼疮样综合征	多种实体肿瘤及淋巴增生性疾病	—	罕见与恶性肿瘤有关；仅限于个案报道
抗磷脂抗体	多种肿瘤	抗体、肿瘤与血栓风险之间关系不明	恶性肿瘤患者出现抗体阳性率较高
成骨性骨软化	实体肿瘤及间充质来源的肿瘤	骨痛及肌肉乏力	所有迟发性特发性骨软化患者均应积极筛查
结节病	宫颈、膀胱、胃、肺、乳腺、肾及皮肤和肺的鳞状细胞癌	在检出肉芽肿的头 4 年内"恶性肿瘤"发生率最高	恶性肿瘤可造成结节样组织反应并在发现恶性肿瘤前被误诊为结节病
淋巴瘤样肉芽肿	淋巴瘤	异常肉芽肿形成伴血管炎及多器官的血管破坏性浸润	—

关节症状可能会随着恶性肿瘤的成功治疗而好转 [5]。

血管炎

　　血管炎不常与恶性肿瘤相关，据报道仅有 8% 的恶性肿瘤患者有血管炎表现 [6]。比起实体肿瘤，淋巴增生性疾病及骨髓增生性疾病与血管炎有着更显著的相关性，且血管炎常出现于恶性肿瘤之前。血管炎病程常累及小血管，仅限于皮肤表浅而罕见于重要器官。多达 5% 的皮肤血管炎患者存在潜在的肿瘤 [7-8]。治疗上，除针对潜在的恶性肿瘤之外，往往还需使用糖皮质激素。表 123-1 列出了与血管炎相关的恶性肿

表 123-2 肿瘤性多关节炎的临床特征

关节炎与发现恶性肿瘤存在密切时间关系
起病晚
不对称关节受累
暴发式起病
下肢受累显著而不累及腕及双手小关节
无类风湿结节
类风湿因子阴性
无风湿病家族史
滑膜的非特异组织病理学改变
无骨膜反应

瘤。在恶性肿瘤存在的情况下，认为持续的肿瘤抗原刺激可导致 T 细胞激活或免疫复合物形成和沉积。

小血管血管炎发生于淋巴增生性疾病和骨髓增生性疾病的之前或之后。有研究人员对 421 例成人皮肤血管炎患者进行的回顾性研究发现其中 16 例发生了相关的恶性肿瘤 [8]。在这 16 名患者中，9 人患血液肿瘤，7 人患恶性实体瘤。其他研究者也发现了类似的情况，192 例皮肤血管炎患者中，有 8 例发现了潜在的恶性肿瘤。多数恶性肿瘤（8 例中的 6 例）为血液系统肿瘤，且 8 例中有 5 例的血管炎症状早于肿瘤诊断 [9]。在一项纳入 23 名皮肤血管炎及血液肿瘤患者的回顾研究中，研究者将 61% 的病例中的血管炎的出现归因于恶性肿瘤 [10]。

与恶性肿瘤相关的系统性血管炎更为罕见。在个案报道及小规模案例系列报道中，抗中性粒细胞胞浆抗体（ANCA）阴性及 ANCA 阳性血管炎与血液系统恶性肿瘤有关 [11-13]。肉芽肿性多血管炎也同样与多种恶性肿瘤相关，包括淋巴增生性疾病、膀胱癌及肾细胞癌 [14-15]。在部分病案中恶性肿瘤的诊断常出现在肉芽肿性多血管炎诊断的数月之内 [14]，而在其他报道中肿瘤发生于血管炎诊治的数年之后 [15]，因此难以明确恶性肿瘤究竟是血管炎引起的还是由血管炎治疗导致的。来自克利夫兰诊所的研究人员发表了一项针对血管炎与肿瘤的时间关系的回顾性研究 [16]。在 18 年的研究期间，研究者仅发现了 12 例患者在 12 个月之内既诊断血管炎又诊断了肿瘤，其中 6 名患者患有淋巴增生性疾病，6 名患有实体瘤。在大部

分案例中，血管炎应用免疫抑制剂治疗有一定效果，但研究者观察发现随着对潜在恶性肿瘤的有效治疗后血管炎的改善更为显著。在一项最近的研究中，研究者在 200 例 ANCA⁺ 血管炎患者中发现了 20 例恶性肿瘤患者，其中 6 例的诊断恶性肿瘤同时诊断了血管炎，14 例患者在诊断恶性肿瘤的中位时间 96 个月后诊断出血管炎 [17]。20 例患者中仅有 4 例为淋巴增生性疾病；其余为实体器官肿瘤。

与恶性疾病相关的血管炎往往对针对血管炎的传统治疗反应不佳。在一项纳入 13 例皮肤表浅血管炎合并淋巴增生性或骨髓增生性肿瘤患者的系列案例中，其血管炎症状对于非甾体抗炎药 NSIADs、糖皮质激素、抗组胺药物及抗血清素治疗的疗效均不佳。尽管研究者提出血管炎的严重程度在恶性肿瘤化疗后略有减轻，但化疗对血管炎普遍无明显效果。在这 13 例患者中，有 10 例最终直接死于其恶性肿瘤 [18]。与此类似，Hutson 及 Hoffman[16] 发现血管炎症状常在其相关恶性肿瘤治愈的同时得到缓解。最近，在一项涉及实体肿瘤（主要包括肺、乳腺及前列腺）相关小血管炎的研究中，研究者发现尽管针对相关恶性肿瘤的治疗也在同步进行，但针对血管炎的免疫抑制疗法明显有效 [19]。

冷球蛋白血症

冷球蛋白是指在低温下出现沉淀的球蛋白。冷球蛋白血症以高凝状态或血管炎起病。患者常出现疲劳、关节痛或关节炎、皮肤血管炎或紫癜、神经系统疾病、指端缺血及内脏器官（肾或肺）的受累 [20]。目前已发现以下三种冷球蛋白：

- Ⅰ 型：单克隆免疫球蛋白（Ig），IgG 或 IgM，此类常与淋巴增生性疾病有关。
- Ⅱ 型：针对多克隆 IgG 的单克隆 IgM；最初认为 Ⅱ 型冷球蛋白是特发性的，原来称为混合型原发性冷球蛋白血症。随着丙型肝炎病毒的鉴定，现已明确大部分此类患者均存在 HCV 感染并且是直接参与冷球蛋白（血症）的发病机制。免疫复合物的 IgG 部分能够识别特定的 HCV 抗原表型，而冷沉淀中也存在病毒颗粒 [21]。在一项研究中，研究者发现患有 Ⅱ 型冷球蛋白血症的 HCV⁺ 人群有 48% 的患者外周血中存在克隆性 B 细胞亚群 [22]。总体而言，据估计有 5% ~ 8% 的

混合型冷球蛋白血症患者可能合并非霍奇金淋巴瘤，常出现在冷球蛋白血症诊断的 5 ～ 10 年后[23-24]。HCV+ 冷球蛋白血症患者发生非霍奇金淋巴瘤的风险约比一般人群高 35 倍[25]。其他数据提示 HCV 感染还可能与其他血液系统恶性肿瘤相关[26-27]。目前，还无法预判哪些罹患混合型冷球蛋白血症的患者亚群会患上淋巴瘤。

- Ⅲ型：混合型多克隆 IgG 及 IgM；Ⅲ型冷球蛋白血症常见于多种疾病，包括结缔组织病 [系统性红斑狼疮（SLE）及 RA] 及感染。在一项纳入了 607 名混合型冷球蛋白血症患者的研究中，27 例存在血液系统恶性肿瘤。其中，56% 的非霍奇金淋巴瘤患者合并有系统性自身免疫病[27]。

脂膜炎

筋膜炎 - 脂膜炎综合征包括嗜酸性筋膜炎，以皮肤和深部皮下组织肿胀和硬化为特征，与纤维化和慢性炎症有关。患者可出现关节炎及类似结节红斑的皮下结节。关节症状可能是关节周围脂肪组织坏死而继发，可表现为单关节炎或多关节炎[28]，或类似 RA。本综合征可为特发性、良性病程，也可继发于多种感染、血管性或创伤性病因。皮下脂膜炎样 T 细胞淋巴瘤，源自 α/β T 细胞，可看做一种原发性皮肤 T 细胞淋巴瘤，需依赖活检与自身免疫性脂膜炎鉴别[29]。在部分患者中，筋膜炎 - 脂膜炎综合征可与恶性肿瘤相关。最常与本综合征相关的是血液系统恶性肿瘤，常在本病诊断后一年内同时诊断[30-31]。胰腺癌和胰腺炎也可能与本综合征并发[28]。肿瘤相关筋膜炎 - 脂膜炎综合征患者大多为女性，往往对泼尼松治疗效果不佳[30]。

掌筋膜炎

掌筋膜炎及关节炎是一类以渐进性双侧掌指挛缩，掌筋膜纤维化及炎性多关节炎为特点的综合征[32-34]。掌指关节及近端指间关节最常受累，也可累及肘、腕、膝、踝、足等关节。在掌筋膜炎的疾病谱中也可见硬化性网状掌部红斑[35]。掌筋膜炎几乎总是与某种潜在的恶性肿瘤相关，最常见于卵巢、乳腺、消化道及胰腺肿瘤[33-34,36-37]。尽管最初被看做是一种非典型反射性交感神经营养不良，但其临床表现的严重程度，双侧受累，及与隐匿恶性肿瘤的强烈相关性均提示在这些案例中，掌筋膜炎是一种与副肿瘤综合征截然不同的病症（图 123-1）。糖皮质激素或化疗均效果不佳，但筋膜炎偶尔会随着恶性肿瘤的治疗而缓解[32]。

反射性交感神经营养不良

反射性交感神经营养不良（复杂区域疼痛综合征）又被称为肩 - 手综合征，特征为某一受累肢体局部疼痛、肿胀、血管舒缩不稳定及局部骨质疏松。此病被认为是交感神经功能异常导致的。若无相关的卒中、心肌缺血或创伤等潜在因素，并对传统治疗反应不佳时，有必要寻找潜在的恶性肿瘤。多种恶性肿瘤与反射性交感神经营养不良及其变异症候群有关[38-39]。部分反射性交感神经营养不良患者可并发有肺尖肿瘤或有其他恶性肿瘤，后者可以浸润星状神经节或交感神经臂丛[40-42]。针对潜在恶性肿瘤的治疗可能有助于症状缓解。

红斑性肢痛症

红斑性肢痛症是一种以阵发剧烈灼痛、红斑、四肢发热为特征的疑难病症，多累及足部[43-44]。症状

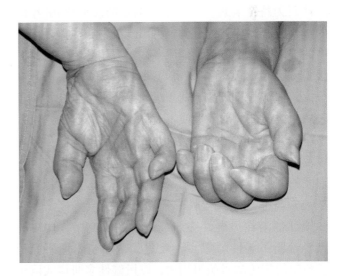

图 123-1　一例罹患输卵管癌的 73 岁女性患者伴发以掌筋膜炎及多关节炎为表现的副肿瘤综合征（From Denschlag D, Riener E, Vaith P, et al：Palmar fasciitis and polyarthritis as a paraneoplastic syndrome associated with tubal carcinoma：a case report. *Ann Rheum Dis* 63：1177-1178，2004.)

多在肢体承重姿势、活动时或暴露于高温下时加剧。抬高患肢或降温能部分缓解。此病可特发（60%）或继发于其他疾病（40%）[43,45]。骨髓增生性疾病，包括真性红细胞增多症及原发性血小板增多症是红斑性肢痛症的常见病因并可早于红斑性肢痛症诊断的数年[7,44,46]。尚未明确红斑性肢痛症的病理生理学改变，但常与血小板增多有关。目前已发表的最大规模回顾性队列研究中，梅奥诊所研究了在 1970 年至 1994 年间诊断此病的患者 168 名[47]。研究发现平均随访 8.7 年后，31.9% 的患者病情加重，26.6% 的患者并无改变，30.9% 的患者病情有改善，而 10.6% 的患者症状完全缓解。Kaplan-Meier 生存曲线显示患者的生存率显著低于对照组。168 名患者中 15 人有骨髓增生性疾病病史。该病发生的具体原因尚不明确，但目前猜想是由于微血管动静脉瘘所致[48]。在继发性红斑性肢痛症中，血小板降解产物及血小板微栓塞可能参与发病[7]。每日服用阿司匹林似乎是目前最有效的治疗手段。能够显著缓解症状，其他多种疗法疗效不一[49]。由于其与骨髓增生性疾病相关，应定期密切监测血常规。

风湿性多肌痛

风湿性多肌痛，是一种累及老年人的疾病，以肩部及髋周不适及僵硬感，疲乏，慢性病性贫血及血沉升高为特征表现。应用中等剂量的泼尼松 48 小时内常改善。多种其他疾病也可出现类似于风湿性多肌痛的临床表现，包括其他风湿病、系统感染及恶性肿瘤[50]。尽管风湿性多肌痛与恶性肿瘤的关联仍存在争议，风湿性多肌痛的非典型特征，包括 50 岁以下起病、典型部位局限性或不对称性受累、红细胞沉降率小于 40 mm/h 或大于 100 mm/h、严重贫血、蛋白尿及每日 20 mg 泼尼松疗效不佳或延迟，可提示存在隐匿的恶性肿瘤。肾、肺及结肠肿瘤及多发性骨髓瘤是最常与非典型风湿性多肌痛相关的疾病[51-53]。在一项评估潜在风湿性多肌痛患者的研究中，10% 的患者诊断了恶性肿瘤[54]。反之，数项前瞻性研究提示与年龄相仿的对照组相比，以风湿性多肌痛或巨细胞动脉炎（又称颞动脉炎）起病的患者并不面临更高的恶变风险[55-59]。

雷诺综合征及指端坏死

指端坏死或明显的雷诺现象可提示存在感染、炎性肌病或潜在的恶性肿瘤。50 岁以上患者发生雷诺现象，特别是非对称性发作或伴发指端坏死时应注意是否存在副肿瘤综合征的可能。一项研究中发现，15% 指端缺血的患者存在指端溃疡相关性恶性肿瘤[60]。这些特征常出现在诊断恶性肿瘤前的平均 7 ~ 9 个月[1,62]。多种实体肿瘤及淋巴增生性疾病与此综合征有关[61-67]。可以肯定的是，存在指端坏死的皮肌炎患者极有可能潜在某种恶性肿瘤。推测的发病机制包括冷球蛋白血症、免疫复合物诱导的血管痉挛、非细菌性血栓性心内膜炎及坏死性血管炎[67]。据报道，干扰素 -α 治疗与雷诺现象及指端坏死的发生有关[68-70]。

缓解性血清阴性对称性滑膜炎伴凹陷性水肿

缓解性血清阴性对称性滑膜炎伴凹陷性水肿是一种主要累及掌指关节及腕关节的罕见疾病。尽管病因不明，但据报道，淋巴瘤、骨髓异常增生综合征及以腺癌为主的数种实体肿瘤可与此病相关[71-75]。在一项美国的单中心回顾性研究中，14 名缓解性血清阴性对称性滑膜炎伴凹陷性水肿患者中有 3 人患者合并肿瘤[76]。提示潜在恶性肿瘤的临床特征包括存在系统症状，如发热或体重减轻，以及糖皮质激素疗效不佳等[73-74]。

多中心网状组织细胞增多症

多中心网状组织细胞增多症是一种以皮肤丘疹为特征的罕见疾病。常伴有手部指间关节的损毁性关节炎。丘疹为肉色或棕黄色，常见于甲周、手部伸侧及面部。损毁性关节炎可见于 50% 的患者中。典型的病理组织学表现为组织细胞及多核巨细胞浸润于受累的皮肤、关节，偶有内脏器官受累[77]。据报道，多中心网状组织细胞增多症可与高脂血症、恶性肿瘤及自身免疫病相关。该病有 25% ~ 31% 合并恶性肿瘤，尽管多数文献来自于个案报道[78-79]。最常见的恶性肿瘤包括肺癌、胃癌、乳腺癌、子宫颈癌、结肠癌和卵巢癌[78]。

狼疮样综合征

狼疮样综合征很少与恶性肿瘤相关。偶有狼疮样综合征与卵巢鳞癌[80-81]及毛细胞白血病[82]相关的个案报道；曾有一例乳腺鳞癌患者伴发了亚急性皮肤狼疮的报道[83]。对肿瘤患者抗核抗体（ANAs）的研究结果并不一致。其中两项研究并未发现实体瘤或淋巴瘤患者 ANA 阳性率比健康对照人群更高[84-85]。反之，一项规模较小的研究发现非霍奇金淋巴瘤患者 ANA 阳性率比对照组更高 21% vs. 0)[86]，而另一项研究发现 274 名各类肿瘤患者 ANA 阳性率为 27.7%，而 140 名健康对照阳性率仅有 6.45%[87]。在狼疮样综合征或 ANA 阳性患者中目前并未发现能够提示隐匿恶性肿瘤的预兆特征。

抗磷脂抗体综合征

抗磷脂抗体（aPLs）及其相关栓塞可看做一种原发综合征或继发于以 SLE 为主的自身免疫病。最近，aPLs 被发现与多种恶性肿瘤相关。肿瘤患者的 aPLs 与栓塞的相关性尚不明确。

许多研究揭示实体瘤及淋巴增殖性肿瘤患者的 aPLs 阳性率比普通人群高出 1% ~ 5%[88-89]。在一项陆续纳入了 216 名肿瘤患者的早期研究中，22% 的患者抗心磷脂抗体阳性，而对照仅 3.4% 阳性。这项研究发现抗体阳性患者发生血栓的概率比血清学阴性者高出 2 倍；研究结果也表明大多数血栓栓塞事件发生于抗体效价较高的患者[90]。其他研究证实了恶性肿瘤与 aPLs（12.5% ~ 68%）之间的关联，但未能明确其与血栓的联系[86,88,91-95]。部分研究揭示了抗体滴度与疾病活动度的关联[83,85]，其他研究则提示此类患者生存率降低[95]。在最近一项纳入了 95 名入住重症监护病房的肿瘤患者的研究中，aPL 血清学阳性率为 74%；然而，未发现自身抗体情况与死亡率相关[96]。文献回顾总结认为约 1/3 的肿瘤患者在接受了抗癌治疗后其 aPLs 转阴[97]。

通过对不经筛选的患者人群分析发现，aPLs 阳性率与潜在的恶性肿瘤相关。一项法国的前瞻性研究陆续纳入 1014 名住院患者，发现 7% 存在 aPLs[98]。在这些抗体阳性的患者中，肿瘤是最常见的相关疾病。在最近的另一项研究中，以首次发生缺血性卒中起病的患者中，抗心磷脂抗体阳性的患者在 12 个月内发现肿瘤的风险高于抗体阴性者（19% vs. 5%）[99]。

骨软化

骨软化是由于肾功能不全或维生素 D 缺乏引起骨骼钙化不全所致。骨软化与一些良性或恶性的实体组织及间质肿瘤相关[100]。引起肿瘤性骨软化的肿瘤能够过量分泌成纤维细胞生长因子 23（FGF-23），而此类副肿瘤综合征患者的血清中能够检出高水平的 FGF-23[101-102]。奥曲肽显像骨扫描可作为一种鉴定隐匿肿瘤的有效工具[103-104]。在去除肿瘤后，骨软化症常得到缓解及血清 FGF-23 水平也会恢复[102]。

结节病

非干酪样肉芽肿可见于多种情况，并非结节病的特征性表现。类似结节病的肉芽肿可能出现于肿瘤转移区域的淋巴结。这些肿瘤相关组织反应引起的肉芽肿可见于多种恶性肿瘤，包括实体肿瘤和淋巴瘤[105-106]。由于结节病在临床和影像学表现上可能与肿瘤无法区分，对结节病患者积极开展评估检查十分重要[107-108]。

已确诊结节病的患者发生恶性肿瘤的风险尚不明确。部分研究发现其肺癌及淋巴瘤的风险增高[109-111]，而其他研究并未发现其肿瘤风险高于普通人群[107,112-113]。

淋巴瘤样肉芽肿病

淋巴瘤样肉芽肿病是一种罕见的以血管破坏、淋巴增生为特点的病变，多累及肺部，较少累及皮肤及中枢神经系统。尽管淋巴细胞浸润血管是本病的特征，淋巴瘤样肉芽肿病现已归属于淋巴增殖性病变的疾病谱[114]。尽管炎性浸润以 T 细胞为主，研究提示 EBV 病毒相关 B 细胞增生可能是此病的病因[115-116]。尽管最近研究提示部分患者能够使用利妥昔单抗治疗有效[118-119]。此病预后往往较差，中位生存期为 14 个月[117]，25% 的病例[120]发现 Frank 淋巴瘤（译者注：特指器官移植后免疫抑制患者的 B 细胞淋巴瘤）。

炎性肌病

成人的炎性肌病包含一组以特发性免疫介导的骨骼肌损伤所致肌肉乏力为特点的疾病。早在 1916 年肌炎与肿瘤的相关性即被提出。成人患者炎性肌病与肿瘤的相关性已被详尽描述，尽管潜在的病理生理机制尚不完全明确。许多流行病学研究证实了这种关联，尤其是皮肌炎与肿瘤的关联比其他亚型更为显著。现在多发性肌炎（PM）与包涵体肌炎得到了更多关注。关于肌肉组织与肿瘤的病理变化的数据不断涌现。Zampieri 等[121] 提出假设认为在一部分遗传易感患者中，肿瘤常与亚临床肿瘤诱导性的肌病伴发，后者可逐渐进展为完全的自身免疫性肌炎。有研究者比较了 13 名肌炎患者的活检样本，其中 3 人患有肿瘤相关性肌炎，14 人患有与肌炎不相关的结直肠癌，以及 19 名健康对照。该研究发现在肌炎及结直肠癌的患者中存在一种代表着肌肉损伤的征象，即中心核肌纤维数增加，而健康对照组则无此改变[121]。研究者认为，新生的肌肉纤维表达肌炎特异性抗原并以正反馈的方式诱发了异常的自身免疫反应。这些引人关注的发现有待进一步研究阐释[122]。

平均有 15%～25% 的炎性肌病与恶性肿瘤相关，这一数据在各研究群体中相似。然而，皮肌炎患者伴发肿瘤的概率介于 6%～60% 之间，对于多发性肌炎患者此概率为 0～28%[123-124]。另有估计炎性肌病患者发生肿瘤的概率是普通人群的 5～7 倍[123]。

现有最早的大规模人群研究来自瑞典国家注册数据库纳入的 788 名多发性肌炎／皮肌炎病例。在男女多发性肌炎患者中肿瘤风险中等程度增加但具有显著意义。皮肌炎患者中合并肿瘤的人数明显偏高，特别是女性患者。在患皮肌炎的前五年内发现肿瘤的风险较高，这有力地说明了它与肿瘤的相关性。卵巢肿瘤的风险增加了近 17 倍[125]。Hill 及其同事研究分析来自瑞典、丹麦及芬兰的队列，发现 618 名皮肌炎患者中有 198 例合并肿瘤。皮肌炎罹患肿瘤的标准化患病率（SIR）为 3。一项纳入 286 名皮肌炎患者的苏格兰注册研究的结果类似[127]。这些患者中，77 例存在潜在的恶性肿瘤，其 SIR 介于 3.3～7.7。澳大利亚国家注册数据的 537 名肌炎病例中，多种亚型的肿瘤风险升高。这些病例仅包括活检证实的肌炎。在发现的多种肿瘤中，最常见的是乳腺癌和肺癌（图 123-2A 及 B）[128]。

皮肌炎与多种恶性肿瘤相关；有意思的是，最常与肿瘤相关肌炎合并的是实体肿瘤而非淋巴系统恶性肿瘤。在欧洲人群中最常见的是卵巢、肺及消化道肿瘤，而亚洲人群中最常见的是鼻咽部肿瘤。以上所有研究均提示肿瘤最常在发生皮肌炎的 1～2 年内确诊。在一项涉及全台湾的研究中，1012 名皮肌炎患者有 9.4% 存在潜在的恶性肿瘤，其中最常见的是鼻咽癌，肺癌次之[129-130]。在一项规模较小的研究中，15 名来自新加坡的皮肌炎患者中有 66.6% 存在恶性肿瘤，多为鼻咽鳞癌[131]。来自突尼斯的 8 名患者在确诊皮肌炎的一年内发现了鼻咽鳞癌[132]。一项类似的日本研究发现 24% 的皮肌炎患者确诊患有肿瘤；大多数为胃癌，为日本人群的常见肿瘤[133]。

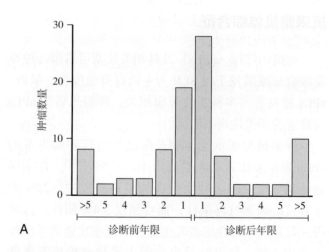

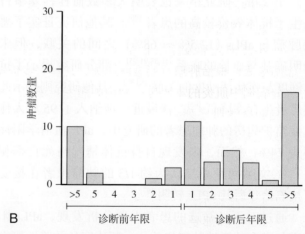

图 123-2 **A**. 皮肌炎与肿瘤诊断的时间关系。**B**. 多发性肌炎与肿瘤诊断的时间关系（From Sigurgeirsson B, Lindelöf B, Edhag O, Allander E: Risk of cancer in patients with dermatomyositis or polymyositis: a population-based study. *N Engl J Med* 326: 363-367, 1992.）

比起皮肌炎患者，多发性肌炎患者发生恶性肿瘤的相对风险较低，但仍明显高于普通人群。多发性肌炎患者的肿瘤发生率介于 14% ~ 30% 之间，其 SIRs 略高，介于 1.2 ~ 2.1[126-129]。一项涉及中国台湾的研究发现 643 名多发性肌炎患者中 4.4% 患有肿瘤，与普通人群相比其 SIR 为 2.15[130]。这些研究发现了少量的各类肿瘤。与此前研究恶性肿瘤与肌炎的瑞典及芬兰人群大规模研究及一项于 1994 年纳入了所有已发表的病例对照及队列研究的荟萃分析结果相似，相关恶性肿瘤在皮肌炎和多发性肌炎中的比值比分别为 4.4 和 2.1[134]。

无肌病性皮肌炎是皮肌炎的一个变种，以皮肤表现起病而仅有亚临床或无肌肉受累，其与潜在的恶性肿瘤的关系正逐渐明晰。尽管早期研究仅报道了少量此类患者[131,135-137]，在最近对无肌病性肌炎的队列研究及相关文献的系统回顾验证了无肌病性肌炎与内在恶性肿瘤的相似关联[133,138-139]。

目前对包涵体肌炎与潜在恶性肿瘤的关联所知甚少。Buchbinder 的研究纳入了 52 名包涵体肌炎患者[128]。其中 12 名患有内在恶性肿瘤，其 SIR 为 2.4。

并非所有研究都认同炎性肌病与恶性肿瘤之间的关联[140-141]。一项在梅奥诊所进行的研究发现，肌炎患者并无统计学上显著的肿瘤风险。患或不患肿瘤的患者之间临床并无差异[141]。尽管部分研究并不支持两者相关，但大多数研究支持皮肌炎及多发性肌炎与恶性肿瘤之间存在的关联。

与炎性肌病相关的恶性肿瘤类型多变，包括乳腺、卵巢及胃的腺鳞癌。大多数皮肌炎及其合并的肿瘤在一年之内先后发生，且肌炎诊断早于肿瘤[123]。肿瘤确诊后，根治肿瘤可能缓解肌炎，这进一步佐证了部分病例中肌炎的本质是一种副肿瘤综合征[142]。

在部分注册序列中恶性肿瘤的风险较高，包括 50 岁以上诊断的患者[143]，存在远端肢体无力者[144]，以及咽部及膈肌受累显著者[145]。存在肌炎相关自身抗体的患者发生恶性肿瘤的风险较低[122,144-145]。多数最近的研究提示白细胞破坏性血管炎[146]、表皮溃疡[145] 及缺乏肺部受累[143] 进一步增加了潜在恶性肿瘤的可能性。Lu 等开展的荟萃分析有类似的发现[147]，该研究发现在多发性肌炎 / 皮肌炎患者中大于 45 岁，男性，吞咽困难，皮肤坏死，皮肤血管炎，肌炎起病急（< 4 周），肌酐激酶水平升高，ESR 升高（> 35），C 反应蛋白水平高（高于正常值上限），及抗

P155 抗体阳性是恶性肿瘤风险增加的预测因素。与低风险相关的因素包括存在间质性肺疾病，关节炎 / 关节痛，雷诺综合征，或抗 Jo-1 抗体及抗 ENA 抗体谱阳性（表 123-3）。

2006 年间，Targoff 等在一系列大样本肌炎患者中发现了一种抗 155 kD 蛋白的新自身抗体[147]。这一蛋白之后被鉴定为人转录介导因子 1-γ（TIF-1γ），属于 TIF1 基因家族一员。最近有项研究提出，TIF-1γ 参与了转化生长因子（TGF-β）信号通路，而后者在部分恶性肿瘤中失活。TIF-1γ 作用于 TGF-β，对该通路发挥正向（激活）或负向（拮抗）的调控从而与肿瘤发生相关，对于染色质介导的转录调控不可或缺[148]。其他研究者也证实了肿瘤与抗 p115 的关联，进一步强化了其相关性[149-150]。据报道抗核基质蛋白 2（NXP-2；抗 MJ）与男性患者的肿瘤密切相关[151]。

在确诊的炎性肌病患者中，应开展恶性肿瘤筛查。筛查的范围尚无定论，因为不定向的广泛筛查往往成功率很低。在多发性肌炎和皮肌炎患者中进行不定向的筛查很少发现恶性肿瘤[152]；任何筛查都应针对患者的年龄，症状及体征进行定制。研究认为胸部、腹部及盆腔的影像学检查有助于提高发现潜在恶性肿瘤的概率[153-154]。其他研究者建议利用血清肿瘤标志物（CA125 及 CA19-9）来协助检测肿瘤高危的皮肌炎或多发性肌炎患者[155]。最近一项用全身 PET/

表 123-3

肌炎中预示恶性肿瘤的因素	与降低的恶性肿瘤风险有关的因素
年龄 > 45 岁	肺间质病变
男性	关节炎
吞咽困难	雷诺现象
皮肤坏死	抗 Jo-1
皮肤血管炎	抗 ENA
迅速发作的肌炎（< 4 周）	其他肌炎特异抗体
披肩征	
ESR/CRP 升高	
抗 p155-140（TIF-1γ）及抗 NXP2（抗 MJ）抗体	
反复复发	

数据来自参考文献 147 ~ 151

CRP，C 反应蛋白；ESR，红细胞沉降率；TIF-1，转录介导因子 1

CT 开展的前瞻性研究发现其检出率与传统筛查手段（包括胸、腹、盆腔 CT 扫描在内的各种检查）相似[156]。与炎性肌病相关的恶性肿瘤可以在肌病诊断后的数年内发生，因此有必要持续保持警惕并反复筛查恶性肿瘤。

临床上建议进行详尽的病史搜集，查体，全面的实验室筛查，重复三次粪便隐血，男性前列腺检查 / 前列腺特异抗原检测，及女性的巴氏涂片（Pap）、乳腺扫描、妇科检查、经阴道超声及 CA-125 检测。

系统性自身免疫病的恶性肿瘤风险

淋巴增生性疾病

自 1960 年起，风湿病与肿瘤相关性的报道，特别是淋巴增生性疾病的研究报道逐渐增加。表 123-4 列出了与恶性肿瘤相关的肿瘤之前已存在的结缔组织病。有关风湿病与恶性肿瘤相关性的知识多来自于回顾性及前瞻性的队列研究、登记关联研究、小的系列研究及个案报道。人们认为这种相关性至少在部分程度上由慢性免疫刺激及引起恶性转化的过度活动所介导[157]。此外，在评估发生恶性肿瘤风险时，应当考虑到某些混杂因素，包括某些治疗风湿病的免疫抑制剂及细胞毒性药物潜在的致癌性。淋巴增生性疾病可见于风湿病患者及使用免疫抑制剂的实体器官移植患者。EBV 可与免疫抑制患者淋巴系肿瘤的发生有关。下文主要围绕一些风湿病及其治疗进行讨论。

干燥综合征

干燥综合征是一种自身免疫性外分泌病，其特征是唾液腺及泪腺的良性淋巴细胞浸润，进而导致眼干口干症（角结膜炎及口腔干燥）[158]。干燥综合征患者发生淋巴增生性疾病是慢性自身免疫病恶性肿瘤增加的典型例子。1964 年，有研究者首先报道了 58 例干燥综合征患者中有 4 例发生了淋巴增生性疾病[159]。1978 年，136 名干燥综合征患者中的 7 人出现了非霍奇金淋巴瘤。与同龄女性的预期肿瘤发生率相比，该病受累女性发生非霍奇金淋巴瘤的风险高出 44 倍[160]。许多其他队列也重复了这些发现。在原发性干燥综合征病例中有 4% ~ 10% 合并有淋巴增生性疾病[161-169]。原发性干燥综合征发生淋巴增生性疾

病的相对比值介于 6 ~ 44[160,169-175]，对队列研究的荟萃分析发现总体 SIRs 介于 13.8[176] ~ 18.8[172]。多数淋巴增生性疾病为非霍奇金淋巴瘤，特别是弥漫性大 B 细胞淋巴瘤，黏膜相关淋巴组织淋巴瘤，及其他边缘区淋巴瘤[157,166-167]。华氏巨球蛋白血症、慢性淋巴细胞白血病及多发性骨髓瘤则较少出现[160,164-165,171]。

一般来说，淋巴瘤是干燥综合征的一种晚期表现；常发生在本病出现的 6.5 年以后[162-163,177]。许多临床及实验室特征似乎与淋巴增生性疾病的发生有关联或有预测性，包括触碰后的紫癜[159,164-165,175]、皮肤溃疡[161]、冷球蛋白血症[165-166]、低补体水平[164-166-178]、单克隆病变[179-180]、血细胞减少[159,166,175]、脾增大[159,166]、淋巴结增大等[161]。更新的研究提示升高的血清 Fms 样酪氨酸肌酶 3 配体（Flt-3-L）[181]及在小唾液腺活检样本中可寻的生发中心样结构[182]与后续进展的淋巴瘤强烈相关。进展至恶性淋巴瘤意味着不良的预后[136,138-139,156,163-165,175]。与之相反，除了甲状腺癌 [SIR，2.6；95% 置信区间（CI），1.1 ~ 4.0][176]，干燥综合征患者患其他恶性肿瘤的发生率或全因死亡率与普通人群相似[171,175,177,183]。目前认为慢性 B 细胞刺激可导致干燥综合征特征性的克隆系发生恶性肿瘤转化[158]。病毒是解释恶性肿瘤转化的理论之一。包括 EBV 在内的其他病毒是可能的诱因，但目前尚无研究成功在干燥综合征相关的淋巴瘤中发现 EBV 或其他病毒颗粒[184]。

据报道，发生淋巴瘤的干燥综合征患者发生染色体转位的概率较高。一组研究者使用多聚酶链式反应技术在 7 名干燥综合征合并淋巴瘤的患者中发现 5 名存在原癌基因 Bcl-2 的转位[185]。另一项研究在未经筛选的且无淋巴瘤证据的干燥综合征患者外周血或骨髓中发现 5% 此类转位[186]。反之，在 50 例无淋巴瘤合并证据的干燥综合征患者的唾液腺活检中并无 Bcl-2 转位的存在[187]。上文提到的 7 例患者在发生淋巴瘤之间取样的活检样本并未发现 Bcl-2 转位。至少在部分干燥综合征患者中转位现象与淋巴瘤的发生相关，而采用聚合酶链式反应技术可能有助于早期检出恶性肿瘤转化的发生[186-188]。

类风湿关节炎

自 1970 年代起，人们就认识到 RA 发生淋巴增生性病变的风险高出常人 2 ~ 3 倍，且这种升高的风

表 123-4　先于恶性肿瘤出现并与之相关的系统性自身免疫性疾病

系统性自身免疫病	恶性肿瘤	相关因素	临床警示
干燥综合征	淋巴增生性疾病	腺体样特征：淋巴结、腮腺或唾液腺增大	提示从假性淋巴瘤进展至淋巴瘤的线索包括临床表现恶化，类风湿因子消失，及 IgM 降低
		腺体外特征：紫癜，血管炎，脾大，淋巴细胞减少，低 C4 冷球蛋白	
类风湿关节炎	淋巴增生性疾病	出现副蛋白血症、病情严重程度较高、病程较长、免疫抑制及 Felty 综合征	在长期的风湿病病程中，快速进展的难治性"复发"现象可能预示着潜在的恶性肿瘤
SLE	淋巴增生性疾病	—	出现淋巴结病或肿物的 SLE 患者应考虑非霍奇金淋巴瘤的可能性；SLE 出现脾大应考虑是否出现脾淋巴瘤
盘状红斑狼疮	鳞状上皮细胞癌	可见于最久的斑块，盘状皮损起病 ≥ 20 年，多见于 30 ~ 60 岁的男性	盘状斑块处愈合不良的皮损应予评估
系统性硬化症（硬皮病）	肺泡细胞癌	肺纤维化，间质性肺疾病	发现纤维化后每年进行胸部影像学检查
	非黑色素瘤皮肤癌	硬皮病及皮肤纤维化累及区域	应对皮肤特征改变或不愈合的皮损进行评估
	食管腺癌	Barrett 异生	如有需要，对食管远端缩窄性病变进行食管镜检查及活检
骨 Paget 病	成骨性肉瘤	发生剧烈疼痛；患病率随年龄增长而增加	前驱 Paget 病出现的肿胀及骨破坏可能为骨肉瘤；诊断可能需要活检
皮肌炎	西方人中的卵巢、肺及胃癌；亚洲人中的鼻咽癌	年龄大，存在皮肤血管炎；存在肌炎特异抗体或肺间质病变可能性较低	针对患者个体的年龄、症状及体征定制对恶性病变的评估

SLE，系统性红斑狼疮

险并未随着治疗手段的突飞猛进而改变。许多因素，包括慢性炎症及免疫失调，以及 RA 治疗所用免疫抑制剂的潜在致癌性，应在评估血液系统恶性肿瘤的风险时将纳入考量。药物本身的影响与需药物治疗的重度炎症带来的影响之间往往难以区分，这一概念被称为指示性混杂[189]。

在 1978 年，一项研究纳入 46 101 例芬兰 RA 患者报道的提示，与普通人群相比，RA 患者淋巴瘤的 SIR 为 2.7[190]。后来在 20699 例丹麦患者中的研究发现 RA 淋巴瘤的风险高达 2.4[191]，而在一项纳入了 76 527 例瑞典患者的更大规模研究中 SIR 介于 1.9 ~ 2 之间[192-193]。在美国，一个纳入了 18 527 例患者的注册研究发现其淋巴瘤风险是一般人群的 1.9 倍[194]，而另一个纳入了 8458 名大于 65 岁的患者队列研究发现其 SIR 为 2.2[195]。一项英国研究比较了

2015 名炎性关节炎患者与普通人群的风险差异，发现其合并淋巴瘤的 SIR 为 2 ~ 2.4[196]，而另一项苏格兰研究发现 26 623 名 RA 患者合并非霍奇金淋巴瘤的 SIR 为 2.04 ~ 2.39[197]。在一项对 9 组 RA 患者队列研究的荟萃分析中，随机效应模型分析得出的淋巴瘤综合 SIR 为 3.9[173]。加拿大研究者发现与普通人群相比，RA 患者患白血病的风险增高（SIR，2.47），但未能明确其存在更高的淋巴瘤风险[198]。对非霍奇金淋巴瘤的病例对照研究数据分析发现了相似的结果：其存在 RA 的比值比为 1.3 ~ 1.5[172,174]。这种相关性在许多其他人群中都得到了证实，包括日本[199]、中国台湾[200]、加利福尼亚州[201]及西班牙[202]。一项最近的研究从 2002—2009 年间在英国随访了未经生物制剂治疗的 RA 患者罹患淋巴瘤的风险，其非霍奇金淋巴瘤的 SIR 为 3.12 而霍奇金淋巴瘤的 SIR 为

12.82 [203]；这比率与 20 世纪 70 年代的数据并无显著不同。总而言之，RA 患者的淋巴瘤大多为弥漫性大 B 细胞淋巴瘤且多见非生发中心亚型 [204]。

多数研究提示淋巴瘤风险与炎症程度相关。一个瑞典研究组发现高炎症活动度（指 ESR，肿痛关节数，及医生对疾病的全面评估）是一个显著的危险因素，与低疾病活动度组相比其患病比值比为 25.8 [205]。目前尚未发现任何药物与淋巴瘤的发生有关，但相关队列研究取自 1965—1983 年间，其中接受免疫抑制剂治疗的患者很少。在 2006 年对瑞典一组 RA 患者中 378 例淋巴瘤患者的随访病例对照研究，发现高疾病活动度组患者合并淋巴瘤的风险比低疾病活动度组高出 71 倍 [203]。这项研究并未发现免疫抑制剂对淋巴瘤风险的影响。患者在发病前不存在更高的淋巴瘤风险 [206]。一项退伍老兵研究纳入了 906 名男性，患有 Felty 综合征的患者（RA 的一个变种，伴随中性粒细胞减少及脾增大）罹患肿瘤风险为 2 倍，其罹患非霍奇金淋巴瘤的风险则高达 12 倍 [207]。

改善病情抗风湿药

许多研究调查了改善病情抗风湿药（DMARD）是否增加了 RA 患者的肿瘤风险。一组加拿大研究者对应用 DMARD 治疗的 RA 患者开展了一项前瞻性观察研究 [208]。尽管研究者发现患者比加拿大普通人群罹患淋巴增生性疾病的风险升高（SIR，8.05），但患或不患恶性肿瘤的患者在 DMARD 的使用上无显著差别。另一组加拿大研究者也发现与对照组相比，RA 患者总体上的淋巴瘤和骨髓瘤患病风险增加 [209]。该研究中，当不基于是否使用 DMARD 进行分析时，RA 患者罹患淋巴瘤和骨髓瘤的风险是 4 倍，而当研究者对使用 DMARD 情况进行对照分析后该风险为 3.4 倍。尽管这群患者使用 DMARD 不多，但使用 DMARD 并未造成显著影响。

一项对瑞典 RA 合并淋巴瘤的患者的研究就使用 DMARD 的影响得出的结果类似：与未使用 DMARD 的 RA 患者相比，使用任意 DMARD（比值比，0.9）或单用甲氨蝶呤（比值比，0.8）进行治疗者淋巴瘤风险并不增加；然而，研究中没有人接受过 TNF 抑制治疗 [192]。与之相反，一项欧洲研究对 DMARD 注册序列中的 RA 患者队列进行了其罹患恶性肿瘤情况的纵向研究 [210]。研究者发现与仅使用 1 年以内者相比使用 DMARDs 累计剂量最高的患者淋巴增生性

疾病风险更高（SIR，4.82）。

尽管尚无定论，这些研究数据共同提示了经 DMARDs 治疗的 RA 患者可能淋巴增生性疾病风险可能增加。但是，更多最近的研究提示这种较高的风险可能是源自本病的患病时长及严重程度，而非是来自特定的药物。由于对肿瘤监视的减弱，TNF 抑制剂的引入及广泛应用在理论上可能增加恶性肿瘤的风险。使用至今近 20 年后的现在，TNF 抑制剂类药物并未增加 RA 患者淋巴瘤发生的风险 [211]。第 61 章和 62 章对自身免疫病的特定免疫抑制疗法与恶性肿瘤的关联进行了进一步探讨。

实体肿瘤风险

尽管存在有说服力的证据支持 RA 淋巴增生性疾病风险增高，但其全身总体恶性肿瘤的风险与普通人群相比并无明显增加 [190-192,197-198,212-213]。总体恶性肿瘤风险无差别可能是淋巴增生性疾病风险增高与结直肠恶性肿瘤风险降低相互中和抵消的结果 [190-192,197,198,214]。较低的结直肠癌风险可能是由于 RA 患者长期应用 NSAIDs 所致。除了淋巴增生性疾病，仅有少数几种实体肿瘤与 RA 相关，包括肺癌和皮肤癌。

许多研究发现 RA 患者肺癌风险较高 [190-192,197-203,212-214]。在一项对三个 RA 患者队列分别进行评估的研究中（包括一项纳入了 53 067 名普通 RA 的住院患者注册研究，一项纳入了 3703 名 RA 患者的起始队列，及一项纳入了 4160 名经 TNF 抑制剂治疗的 RA 患者注册队列），与普通人群相比，三个队列中存在一致增高的肺癌风险（SIR，1.48 ~ 2.4）[84,214]。这种相关性可能与吸烟有关，后者不仅是肺癌的公认相关因素，也是罹患 RA 的常见危险因素 [215]，尽管肺癌与吸烟的 RA 患者之间特定的关联性尚不明确。与之相似，一项对 8768 名患有 RA 的美国退伍士兵（92% 为男性）的研究发现在校对了年龄、性别及是否吸烟在内的共变因素后，其肺癌风险偏高（比值比，1.43；95% CI，1.23 ~ 1.65）[216]。

多项研究发现非黑色素瘤皮肤癌（多为基底细胞癌和鳞状细胞癌）的患病风险略有增加 [190-191,214,217-218]，尽管这些肿瘤的重要性尚不明确，其转移的可能性较低。国家肿瘤注册数据极少纳入非黑色素瘤皮肤癌，因此其在一般人群包括 RA 患者在内的亚群中的发病率较难定量或比较。此外，包括紫外线暴露等非黑色

素瘤皮肤癌的重要危险因素几乎难以在观察性研究中做到定量分析。更值得关注的是，更新的研究数据提示 RA 患者黑色素瘤发病率有所增加[195,200,218-220]。一项最近的荟萃分析提示，接受 TNF 抑制剂者黑色素瘤及非黑色素瘤皮肤癌风险更高[211]。由于皮肤癌风险增加，不论其是源于本病还是免疫抑制剂疗法，都应对 RA 患者定期进行合理的皮肤检查，特别是并存有其他危险因素如吸烟，较多紫外线暴露，接受 TNF 抑制剂治疗等。当然，所有可疑的皮损均应请皮肤专科医师评估，并应尽量考虑活检。

系统性红斑狼疮

基于大规模多中心跨国 SLE 研究队列越来越多地关注到各种合并症的相关性，近年来与 SLE 相关的恶性肿瘤风险逐渐明晰[221]。各自研究的 SIR 介于 1.1 ~ 2.6 间[222]。对 6 项临床研究队列的荟萃分析发现 SLE 患者罹患各类肿瘤的风险稍高，其 SIR 为 1.58[223]。这项分析显示这些队列中的患者淋巴瘤风险较高，其非霍奇金淋巴瘤的 SIR 为 3.57，而霍奇金病为 2.35。另一项关于 SLE 患者的淋巴瘤发病率的荟萃分析发现其 SIR 为 7.4[173]。对单医院出院数据库的研究发现 SLE 患者非霍奇金淋巴瘤风险（SIR，3.72 ~ 6.7）普遍较高，但这些研究仅考察了住院 SLE 患者[222]。

基于跨国患者队列的一系列研究对近 9500 名狼疮患者（观察共约 77000 人 - 年）进行了分析，帮助更好地鉴定了潜在的恶性肿瘤关联性[224-225]。研究作者发现恶性肿瘤的总体风险略有增加（SIR，1.15），其血液恶性肿瘤的风险较高（SIR，2.75），特别是非霍奇金淋巴瘤（SIR，3.64）[224]。研究发现 42 例非霍奇金淋巴瘤，多为侵袭性[226]。此项研究中淋巴瘤多见于 SLE 病程的早期，而非见于慢性病活跃的数年之后或有着多种免疫抑制剂药物使用史[225,227]。非霍奇金淋巴瘤的风险似乎与研究队列中的种族或民族无关，尽管与其他民族相比白人患者总体恶性肿瘤率似乎更高[228]。这一多国队列的肿瘤风险于 2013 年进行了更新[229]，在纳入 16 409 名 SLE 患者的研究中发现了 644 例恶性肿瘤。新数据中的预估风险与早期研究中的风险率相似，但预估值更准确。全血液系统恶性肿瘤的 SIR 为 3.20，而非霍奇金淋巴瘤则高达 4.39。在一项国际 SLE 研究队列内的病案队列研究中，年龄，疾病相关损伤及吸烟与恶性肿瘤的高风险

有关；使用免疫抑制剂（特别是延迟 5 年以上）可能增加了血液恶性肿瘤的风险[230]。

尽管这种关联的的确切原因尚不清楚，但人们提出许多理论来解释 SLE 与恶性肿瘤之间可能的联系，特别是 B 细胞淋巴瘤。部分研究者推测某些免疫缺陷令人易患 SLE 及 B 细胞淋巴瘤，包括凋亡异常，抗原慢性持续刺激，及 Bcl-2 原癌基因过表达[221,231]。推测病毒，特别是 EBV，也与 SLE 及淋巴瘤的发生有关[221,231]。但目前尚无研究明确地证实以上理论。最近，罹患非霍奇金淋巴瘤的 SLE 患者的血清及肿瘤样本中的 APRIL（增殖诱导配体）水平有所升高[232]。这一细胞因子与 SLE 的关联已早被阐述，可能提示着 SLE 与淋巴瘤中共存某一通路[221]。

由于国家肿瘤注册数据库中往往不对局部恶性肿瘤做记录，难以估计 SLE 患者中宫颈癌的相对患病率。宫颈癌是女性 SLE 患者的重要问题，其风险增高可能有多种原因，包括：①作为多数宫颈癌的诱因的人乳头瘤病毒的清除减少；②免疫抑制剂相关的宫颈癌风险增加；③慢性病患者人群的常规宫颈涂片及其他筛查率降低。在最近一项大规模多国研究中，浸润性宫颈癌的 SIR 1.26 稍高，尽管其置信区间包含零值[224,229]。其他研究也证实了 SLE 女性患者宫颈涂片异常及宫颈异生的风险较高[233-239]。最近一项对已发表研究的荟萃分析发现，与对照组相比其宫颈的高度鳞状上皮病损的总体 SIR 为 8.66[237]。不同研究提示存在人乳头瘤病毒感染及其他性传播疾病的患病率增高[235,238-240]，且可能与免疫抑制[234,238,240,241] 有关。与乳腺扫描类似，与普通人群相比女性 SLE 患者较少进行常规宫颈涂片筛查[242-243]。有意思的是，有数据支持 SLE 患者患激素敏感性肿瘤的风险较低，包括乳腺肿瘤、子宫内膜肿瘤及可能的卵巢及前列腺肿瘤[221,229]，原因尚不明确。

数项研究中发现 SLE 与肺癌相关[227]。的确，目前最大的多国 SLE 患者队列发现与普通人群相比其肺癌患病率有所增加（SIR，1.30；95% CI，1.04 ~ 1.60）[229]。对队列中的肺癌患者进一步分析发现肿瘤类型多样，包括腺癌、支气管肺泡癌、鳞状细胞癌、小细胞肺癌、大细胞肺癌及类癌[244]。多数病例（71%）是吸烟者，25% 是男性，有免疫抑制剂用药史者少（20%）[244]。

总体而言，SLE 意味着罹患肿瘤的风险，特别是非霍奇金淋巴瘤、肺癌及宫颈癌。这种相关性的潜在

原因不明，但似乎不仅限于免疫抑制剂或细胞毒性药物的使用[221,230,245-248]。数据还提示狼疮患者较少接受推荐的常规肿瘤筛查。

系统性硬化症

尽管资料存在矛盾，大多数证据提示系统性硬化症（SSc）患者恶性肿瘤风险更高[249-250]。硬皮病患者的肿瘤患病率介于 3.6% ~ 10.7%[250-251]。然而，13% 的 SSc 患者死于肿瘤[252]。所涉及的肿瘤多见于受到炎症及纤维化影响的器官，包括肺、乳腺、食管及皮肤。与普通人群相比，硬皮病人群的恶性肿瘤 SIR 为 1.5 ~ 5.1[253-258]。观察到的病例中肺纤维化存在时肺癌明显增加并与吸烟无关[257,259]。在另一项对 632 名澳大利亚硬皮病患者中的 20 名肺癌患者的研究发现，吸烟与肺癌风险升高有关，肺纤维化与之无关[260]。硬皮病与乳腺癌风险增高是否有关以及时间关系目前结果不一[250,253,261]。

一项纳入 7000 名以上硬皮病患者的荟萃分析提示与一般人群相比，硬皮病患者发生各类浸润式肿瘤的总体相对比（RR）为 1.75（95% CI，1.41 ~ 2.18）。分析提示其与肺癌强烈相关（RR，4.35；95% CI，2.08 ~ 9.09）并有血液系统肿瘤风险较高（RR，2.24；95% CI，1.53 ~ 3.29）。此前部分流行病学研究提示与乳腺癌的关系并未在本研究中得到验证（RR，1.05；95% CI，0.86 ~ 1.29）。Zhang 等进行了另一项对 7183 名硬皮病患者的荟萃分析中报道了类似结果[262]，其 SIR 为 3.14[262]。

有关 SSc 特异自身抗体与肿瘤关联的数据结论不一。部分研究认为两者存在关联[256,263]，其他研究则否认此关联[257,264]。Shah 等[265]报道了抗 RNA 多聚酶 I / III 抗体阳性的硬皮病患者可在硬皮病诊断后 1 ~ 2 年内发生肿瘤。有趣的是，患者的肿瘤中检出了 RNA 多聚酶 I 及 RNA 多聚酶 III 的表达[265]。一项对 2177 名英国硬皮病患者的大规模单中心回顾性队列研究报道了类似发现[266]：7.1% 存在肿瘤病史、26% 抗着丝点抗体（ACA）阳性、18.2% 抗 scl-70 抗体阳性、26.6% 抗 RNA 多聚酶 III（anti-RNAP）抗体阳性。主要肿瘤类型为乳腺（42.2%）、血液系统（12.3%）、消化道（11.0%）及女性生殖系统（11.0%）肿瘤。抗 RNAP 抗体阳性患者的肿瘤发生率（14.2%）明显高于抗 Scl-70 抗体阳性者（6.3%）

及 ACA 阳性者（6.8%；分别为 P < 0.0001 及 P < 0.001）。在 SSc 临床起病的 36 个月内诊断肿瘤的患者中，抗 RNAP 抗体阳性者（55.3%）多于其他特异自身抗体阳性者（ACA 23.5%，P < 0.008；抗 Scl-70 抗体 =13.6%，P < 0.002）。乳腺癌与抗 RNAP 阳性的 SSC 患者的发病时间存在相关性。

肿瘤患者体内诱发并维持自身免疫反应的确切致病机制尚未完全阐明。肿瘤中的自身免疫可能源自异常的自身抗原表达及（或）抗原突变，也可能源自肿瘤来源的生物学产物。此外，慢性炎症及纤维化进程可能造成组织、细胞及 DNA 的损伤，进而引起免疫反应改变及恶性转化的发生。约翰·霍普金斯的研究者最近在 8 名抗 RNA 多聚酶 III 抗体阳性患者中发现有 6 名患者存在 POLR3A 位点的基因改变，该变化不存在于其他特异自身抗体的硬皮病患者中。对外周血淋巴细胞及血清的分析提示 POLR3A 突变能够诱发细胞免疫反应及交叉反应的体液免疫反应[267]。

尽管恶性肿瘤总体的 SIR 为 1.5 ~ 2.4，肺癌及非霍奇金淋巴瘤的患病率可分别高达 7.8% 及 9.6%。非霍奇金淋巴瘤更有可能在诊断 SSc 的第一年内发生[255]。某些特定肿瘤的患病率均高于普通人群，包括非黑色素瘤皮肤癌（4.2），原发性肝癌（3.3），及血液系统肿瘤（2.3）。受纤维化累及的区域风险最高，特别是肺和皮肤。常见于局限性或系统性 SSc 的食管受累可能是 Barrett 食管（12.7%）[268] 及食管癌（SIR，9.6）患病率较高的原因[269]。与上述数据相反，有一项研究发现 SSc 患者总体或特定恶性肿瘤患病率并未升高（总体 SIR，0.91）[264]。局限性硬皮病，包括硬斑病或线性硬皮病，似乎并不增加恶性肿瘤风险[270]。

乳腺、卵巢、肺及消化道的癌症中均有硬皮病样皮肤改变的报道。多项研究描述了乳腺癌患者放疗后发生皮肤硬化[271]。

原发肿瘤与转移肿瘤

原发性肌肉骨骼肿瘤

与其就肌肉骨骼系统的原发肿瘤进行深入阐述，不如说本节内容将对最常见的原发肌肉骨骼系统肿瘤及与之相关的症状进行概述。第 124 章将详细探讨骨的原发肿瘤，包括良性及恶性肿瘤。

原发骨恶性肿瘤是指任何在骨内组织或细胞中发生并可转移的肿瘤。该肿瘤可从骨内的任何细胞类型发生发展而来——破骨细胞、软骨细胞、脂肪及纤维组织、血管细胞、造血细胞及神经组织[272]。由上述组织发展而来的肿瘤成为肉瘤，代表着来源于其间充质组织。骨肉瘤以其主要的分化组织类型命名，如骨肉瘤、软骨肉瘤、脂肪肉瘤及血管肉瘤[272]。

这些肿瘤最常见的临床表现为病损区域的疼痛，可伴有邻近关节的交感性积液或僵硬。这种不适与活动无关并常在夜间加重。然而，这些肿瘤也可表现为无痛性肿块或病理性骨折。除了尤因肉瘤外，全身特征如疲劳、消瘦、减重减轻、发热及盗汗等少见[272]。原发性恶性骨肿瘤不多见，特别是与其他类型的肿瘤相比。儿童及青少年患病率最高，占 15 岁以下儿童恶性肿瘤的 3.2%。该年龄段的患病率为每100 000 人中 3 例[237]。这些肿瘤常见于快速生长的部位，其中原发骨肉瘤最常见于生长板附近的长骨干骺端[273]。

表 123-5 列出了最常见的原发恶性骨肿瘤。骨肉瘤作为最常见的肿瘤多见于十多岁或更年长的人[274]。骨肉瘤也可由其他恶性肿瘤的放疗引起。罕见情况下骨的 Paget 病（＜ 1% 的案例中）可向恶性肿瘤转化[275]。Paget 病出现剧烈疼痛可能意味着向骨肉瘤的转化。肿瘤最常累及股骨、肱骨、颅骨及骨盆，并可引起病理性骨折。生存时间常小于一年。自 Paget 病分化而来的恶性肿瘤需活检鉴别[276-277]。

据报道软骨肉瘤是第二常见的恶性骨肿瘤。该肿瘤可为原发或由软骨瘤或骨软骨瘤等良性病变恶变而来[278]。纤维肉瘤比上述肿瘤要罕见得多，约占原发骨恶性肿瘤的 4% 以下[279]。

小圆细胞肿瘤作为一大类，囊括了骨的原发淋巴瘤，尤因肉瘤及转移性神经母细胞瘤。尤因肉瘤是儿童最常见的原发骨肿瘤。巨细胞肿瘤占骨肿瘤的4.5%。它们多源自长骨的干骺端或骨骺，常见于膝关节周围。虽多为良性病变，经过放疗的良性巨细胞

瘤少数可发生恶变[272]。

除了骨的原发恶性肿瘤，间充质结缔组织可发生一系列恶性肿瘤；这些肿瘤也称之为肉瘤[279-280]。他们十分罕见，可引起关节症状但更常引起软组织症状。横纹肌肉瘤是肌肉来源的恶性肿瘤。作为儿童第四常见的实体肿瘤，它占儿童软组织肉瘤的半数以上，成人极少见。它可见于任何部位，其症状多取决于受累部位。横纹肌肉瘤最常见可累及眼眶、生殖泌尿系统、四肢、头颈部及脑膜外区域。它最常转移至淋巴结、肺部及骨[273,281]。

转移肿瘤

当发现骨病变时，应考虑原发肿瘤的可能性，尽管骨的恶性肿瘤多为转移癌。转移癌极少累及肌肉，关节或邻近的结缔组织；而多累及骨。最常见的转移部位是脊柱与骨盆。肘部以远的部位转移少见，而尽管罕见，但足部转移略多于手[282]。远端或肢端转移更常见于肺癌[283]。常见骨转移的原发肿瘤包括前列腺癌、肺癌、乳腺癌及肾癌[284]。尽管大多数骨转移不造成疼痛，但肿瘤相关疼痛最常见的原因之一便是骨的浸润。疼痛可为剧烈的刺痛或钝痛。疼痛常持续发作而非间歇发作，夜间、负重或运动时加重[285]。风湿病或关节炎症状可在明确的影像学病变前出现。转移癌相关性关节炎多为单关节炎且多累及膝部。曾有报道髋、踝、腕、手及足的转移，但较为少见。多数患者为乳腺及肺的鳞癌[286]。肢体转移可类似痛风、骨髓炎、腱鞘炎或肢端骨降解等表现。关节受累可与直接的滑膜种植或关节旁或软骨下骨受累有关[287]。表 123-6 列出了提示潜在转移病变的临床特征。

表 123-5 原发骨肿瘤

非骨性肿瘤
多发性骨髓瘤、小圆细胞瘤
骨性肿瘤
骨肉瘤、软骨肉瘤、巨细胞瘤、纤维肉瘤

表 123-6 转移癌引起的关节炎的常见表现

存在全身症状
恶性肿瘤病史
迁延的临床病程
病菌培养阴性，晶体检测阴性
药物治疗失败
快速复发的血性非炎性积液
影像学可见的骨破坏证据

当考虑到病程及恶性肿瘤的类型时，骨肿瘤的影像学特征可非常明显。病变可表现为破骨性或成骨性，而破坏的表征往往能够反映肿瘤的侵袭程度。边界清晰的病损更可能意味着生长缓慢，而"蚕食"样征象伴皮质骨破坏一般意味着生长迅速。渗透性征象意味着破坏速度快并常与骨外软组织肿物相关[272]。CT、MRI 及核素扫描能为诊断、分级、预后及治疗提供重要信息。

化疗后风湿症

许多入院进行恶性肿瘤化疗的患者可出现多种风湿或肌肉骨骼症状。化疗后风湿症最多见于接受乳腺癌治疗的患者，但也可见于其他恶性肿瘤，包括卵巢癌及非霍奇金淋巴瘤[288-290]。表现为非炎性、自限性、游走性的关节病。症状一般出现于化疗后的数周至数月内，包括肌痛、僵硬、关节痛及累及手部小关节、踝关节及膝关节的关节炎[289]。化疗后风湿症可因其症状被误诊为 RA。但大多数患者不存在滑膜增厚及提示 RA 的影像学或血清学证据。此病病因不明，但为自限性，往往持续不超过一年，对传统疗法反应佳。出现相应症状时，评估是否对肿瘤复发或合并了其他炎性疾病。与化疗后风湿症最相关的药物为环磷酰胺、5- 氟尿嘧啶、甲氨蝶呤及他莫昔芬[290-292]。

其他免疫调节剂也可导致与肌肉骨骼受累。他莫昔芬可引起类似 RA 的急性炎性关节炎发作[292]；然而，一项在 7145 名乳腺癌高风险（但未确诊肿瘤）女性中进行的比较他莫昔芬与安慰剂的随机对照试验并未发现他莫昔芬组关节痛或关节炎症状发生率升高[293]。最近，芳香酶抑制剂常广泛应用于激素受体阳性的乳腺癌治疗，其相关关节痛或关节炎的报道有所增加。一项对阿纳托唑他莫昔芬单药或联合用药（ATAC）的回顾性研究将 5433 名早期乳腺癌女性随机分为两组，接受阿纳托唑单药治疗或他莫昔芬单药治疗[294]。仅对随机分组时无关节症状的女性进行分析时，服用阿纳托唑者 35.2% 出现了关节症状而服用他莫昔芬者 30.3% 出现了关节症状（$P < 0.0001$）。然而，两组间的症状强度并无差别。一项前瞻性非随机对照研究对从阿纳托唑转为服用来曲唑的女性的肌骨症状发生率进行了评估[295]。多数（61%）能继续服用来曲唑，而 28.5% 由于严重的肌

骨症状停用了第二种芳香酶抑制剂。因此，当由于关节痛或关节炎不能耐受初始药物时，换用芳香酶抑制剂可作为一种有效手段；然而，许多妇女仍然不能耐受一种以上药物。

用于慢性病毒或多种恶性肿瘤治疗的生物制剂可同样引起自身免疫表现。使用 IL-2 能够引起脊柱关节炎或炎性关节炎。干扰素 α 可引起血清学阳性结节样 RA 及肌痛、关节痛[296-297]。使用干扰素也可诱导自身抗体产生，SLE 样症状及自身免疫性甲状腺病样症状[297-299]。

淋巴增生性及骨髓增生性疾病

白血病

白血病可引起肌肉骨骼症状。骨痛最常见，可见于 50% 白血病的成人患者[300]。长骨疼痛在儿童中更为常见，而成人中轴骨疼痛更多见。一般来说，下肢骨痛多于上肢[301]。急性及慢性白血病可发生隐匿滑膜炎并引起单关节或多关节[302]。其病因似乎是白血病浸润滑膜及骨膜周围组织，也可出现关节出血。与白血病相关的关节炎儿童最常见（14% ~ 50%，成人为 4% ~ 16.5%）[303-305]。

在一系列成人白血病患者随访达 10 年的研究发现，5.8%（139 人中的 8 人）存在风湿样表现。关节症状多平均早于白血病诊断 3.25 个月[306]。最常见临床表现是非对称的大关节受累伴下腰背痛，其次是类似早期 RA 的对称性多关节炎。风湿样表现包括晨僵，下腰背痛，非关节性骨痛，与查体不符的严重疼痛、低热、ESR 升高。NSAIDs、糖皮质激素及传统抗风湿药的疗效一般较差，但针对肿瘤的化疗能显著改善风湿样表现。患者也更有可能出现早期骨质疏松或溶骨性病变。最终，不论是否存在风湿样表现，患者的预后与死亡率无显著差别[306]。

与之相反，在一项白血病儿童的大型回顾性研究中，21.4% 的急性淋巴增生性白血病（168 人中的 36 人）及 10.5% 的急性非淋巴增生性白血病（57 人中的 6 人）存在相关的骨骼和关节症状。其中 13 例急性淋巴增生性白血病患者，影像学可见骨病变征象[307]。

确诊白血病之前，这些患者中有许多被误诊为儿童 RA 或骨髓炎进行治疗。存在骨病变的患者情况较

好，往往属于白血病儿童中预后较好的一群 [302,307]。一项最近的研究发现细微的血常规改变及夜间疼痛可能有助于鉴别白血病和少年 RA [305]。

多发性骨髓瘤

多发性骨髓瘤是一种浆细胞的肿瘤性增生—源自骨髓的非骨性恶性肿瘤。与多见于儿童及青少年的骨原发肿瘤相反，骨髓瘤是成人的肿瘤，最常在五六十岁发生。此病最常见的肌骨表现是骨痛。其他典型表现包括弥漫性疼痛及僵硬。典型的患者出现骨质疏松，影像学可见溶骨性病变。溶骨性病变可见于骨骼的任何部位，是由局部浆细胞堆积造成的。骨硬化性病变也有报道 [308]。真正的关节炎较为罕见，但多发性骨髓瘤及华氏巨球蛋白血症患者可见关节炎表现，其原因是由于肿瘤细胞浸润关节或关节周围组织 [309]。高尿酸血症及继发痛风是此病的第二特征，常引起更多肌骨症状。多发性骨髓瘤可出现干燥综合征及其他自身免疫表现 [310]。

淋巴瘤

据报道 25% 的非霍奇金淋巴瘤存在肌骨症状 [311]。最常见与淋巴瘤相关的肌肉骨骼症状为骨内转移瘤或淋巴瘤相关性骨痛。据报道，超过 50% 的患者尸检发现骨病变征象；而仅少数患者实际出现关节炎或骨痛表现 [302,312]。尽管如此，据报道，非霍奇金淋巴瘤常可表现为血清阴性关节炎，可伴或不伴有淋巴结病及肝大等其他表现。可出现单关节或多关节受累。非霍奇金淋巴瘤可出现类似 RA 的多关节炎 [313]。滑膜的直接受累虽不常见，但也曾报道。曾有研究报道了非霍奇金淋巴瘤性关节病相关骨破坏的影像学改变 [314]。对于那些有系统性症状严重与关节炎程度不相符的患者，特别是类风湿因子阴性的患者，应警惕淋巴瘤。

血管免疫母细胞性淋巴结病

血管免疫母细胞性淋巴结病是一种罕见的淋巴增生性疾病，以淋巴结病，肝脾大，皮疹，高球蛋白血症等临床表现为特点。患者可以非侵蚀性对称性血清阴性多关节炎伴其他临床表现起病 [315-317]。类似的临床表现也可见于血管内淋巴瘤，曾有一例病例报道患者以对称性多关节炎伴发热起病 [318]。表 123-7 列出了血液系统恶性肿瘤中可见的肌骨症状。

表 123-7　血液系统恶性病变的肌肉骨骼表现

恶性肿瘤	病因
白血病	滑膜浸润
淋巴瘤	转移或侵袭至骨，关节受累罕见
血管母细胞性淋巴结病	血管炎，冷球蛋白血症
多发性骨髓瘤	转移或侵袭至骨，高尿酸血症

移植物抗宿主病

移植物抗宿主病是一种骨髓移植的并发症，是移植人群最主要的合并症及死因。肌骨症状可见于急性移植物抗宿主病（0 ~ 3 个月内）及慢性移植物抗宿主病（移植后 > 3 个月）。临床表现最常累及皮肤，在很多病例中可进展为类似 SSc 的改变。嗜酸性筋膜炎样皮肤改变也有报道 [301]。移植物抗宿主病可造成类似干燥综合征的角结膜炎及口干症。其他报道过的临床表现包括关节痛、关节炎、肌炎、雷诺现象及浆膜炎 [301]。

结论

一系列因素参与了自身免疫病及恶性肿瘤中肌骨症状的发生。现有的多种自身免疫病中，仍有许多未明确的诱因与病因。正是这种多样性，使得理解相关症状间的关系往往十分困难。要将自身免疫病与后续发生的恶性肿瘤间的关系推而广之，需要在格外长的时间里对相当多的患者进行长期研究。其他混杂因素的存在使情况愈加复杂。例如，许多用于治疗结缔组织病及自身免疫病的药物能够调节免疫系统。有些药物可能直接致癌，而另一些药物则可能影响免疫系统进而削弱肿瘤监控并最终肿瘤。其中又牵涉到免疫系统的个体差异，这种差异不仅存在于健康人中，也诱发见于其免疫系统已受到潜在自身免疫病影响的个体。尽管不常见，但几乎任何一种自身免疫病及其药物都可能在某种情况下与恶性肿瘤相关。最重要的是，当出现肌骨症状，特别是当患者出现自身免疫病的不典型表现或常规治疗疗效不佳时。鉴别诊断时应考虑恶性肿瘤或副肿瘤综合征，此外，使用任何潜在可能引起恶性肿瘤的药物前均应权衡利弊。

参考文献

1. *Stedman's medical dictionary*, ed 26, Baltimore, 1995, Williams & Wilkins.

2. Caldwell DS: Carcinoma polyarthritis: manifestations and differential diagnosis. *Med Grand Rounds* 1:378, 1982.

3. Zupanicic M, Annamalai A, Brenneman J, et al: Migratory polyarthritis as a paraneoplastic syndrome. *J Gen Intern Med* 23:2136–2139, 2008.

4. Chan MK, Hendrickson CS, Taylor KE: Polyarthritis associated with breast carcinoma. *West J Med* 137:132, 1982.

5. Stummvoll GH, Aringer M, Machold KP, et al: Cancer polyarthritis resembling rheumatoid arthritis as a first sign of hidden neoplasms. *Scand J Rheumatol* 30:40, 2001.

6. Gonzalez-Gay MA, Garcia-Porrua C, Salvarani C, et al: Cutaneous vasculitis and cancer: a clinical approach. *Clin Exp Rheumatol* 18:305, 2000.

7. Buggaini G, Krysenka A, Grazzini M, et al: Paraneoplastic vasculitis and paraneoplastic vascular syndromes. *Dermatol Ther* 23:597–605, 2010.

8. Loricera J, Calvo-Rio V, Ortiz-Sanjuan F, et al: The spectrum of paraneoplastic cutaneous vasculitis in a defined population: incidence and clinical features. *Medicine (Baltimore)* 92:331–343, 2013.

9. Garcia-Porrua C, Gonzalez-Gay MA: Cutaneous vasculitis as a paraneoplastic syndrome in adults. *Arthritis Rheum* 41:1133, 1998.

10. Bachmeyer C, Wetterwald E, Aractingi S: Cutaneous vasculitis in the course of hematologic malignancies. *Dermatology* 210:8, 2005.

11. Hamidou MA, Derenne S, Audrain MAP, et al: Prevalence of rheumatic manifestations and antineutrophil cytoplasmic antibodies in haematological malignancies: a prospective study. *Rheumatology* 39:417, 2000.

12. Hamidou MA, Boumalassa A, Larroche C, et al: Systemic medium-sized vessel vasculitis associated with chronic myelomonocytic leukemia. *Semin Arthritis Rheum* 31:119, 2001.

13. Hamidou MA, El Kouri D, Audrain M, et al: Systemic antineutrophil cytoplasmic antibody vasculitis associated with lymphoid neoplasia. *Ann Rheum Dis* 60:295, 2001.

14. Tatsis E, Reinhold-Keller E, Steindorf K, et al: Wegener's granulomatosis associated with renal cell carcinoma. *Arthritis Rheum* 42:751, 1999.

15. Knight AM, Ekbom A, Askling J: Cancer risk in a population based cohort of patients with Wegener's granulomatosis (abstract 1677). *Arthritis Rheum* 44:S332, 2001.

16. Hutson TE, Hoffman GS: Temporal concurrence of vasculitis and cancer: a report of 12 cases. *Arthritis Care Res* 13:417, 2000.

17. Pankhurst T, Savage COS, Gordon C, et al: Malignancy is increased in ANCA-associated vasculitis. *Rheumatology (Oxf)* 43:1532, 2004.

18. Greer JM, Longley S, Edwards NL, et al: Vasculitis associated with malignancy: experience with 13 patients and literature review. *Medicine (Baltimore)* 67:220, 1988.

19. Podjasek JO, Wetter DA, Pittelkow MR, et al: Cutaneous small-vessel vasculitis associated with solid organ malignancies: the Mayo Clinic experience, 1996-2009. *J Am Acad Dermatol* 66:e55–e65, 2012.

20. Ramos-Casals M, Stone JH, Cid MC, et al: The cryoglobulinaemias. *Lancet* 379:348–360, 2012.

21. Dammacco F, Sansonno D, Piccoli C, et al: The cryoglobulins: an overview. *Eur J Clin Invest* 31:628, 2001.

22. Vallat L, Benhamou Y, Gutierrez M, et al: Clonal B cell populations in the blood and liver of patients with chronic hepatitis C virus infection. *Arthritis Rheum* 50:3668, 2004.

23. La Civita L, Zignego AL, Monti M, et al: Mixed cryoglobulinemia as a possible preneoplastic disorder. *Arthritis Rheum* 38:1995, 1859.

24. Ramos-Casals M, Garcia-Carrasco M, Trejo O, et al: Lymphoproliferative diseases in patients with cryoglobulinemia: clinical description of 27 cases. *Arthritis Rheum* 44:S58, 2001.

25. Monti G, Pioltelli P, Saccardo F, et al: Incidence and characteristics of non-Hodgkin lymphomas in a multicenter case file of patients with hepatitis C virus-related symptomatic mixed cryoglobulinemias. *Arch Intern Med* 165:101, 2005.

26. Bianco E, Marcucci F, Mele A, et al: Prevalence of hepatitis C virus infection in lymphoproliferative diseases other than B-cell non-Hodgkin's lymphoma, and in myeloproliferative diseases: an Italian multi-center case-control study. *Haematologica* 89:70, 2004.

27. Trejo O, Ramos-Casals M, Lopez-Guillermo A, et al: Hematologic malignancies in patients with cryoglobulinemia: association with autoimmune and chronic viral diseases. *Semin Arthritis Rheum* 33:19, 2003.

28. Virshup AM, Sliwinski AJ: Polyarthritis and subcutaneous nodules associated with carcinoma of the pancreas. *Arthritis Rheum* 16:388, 1973.

29. Tomasini D, Berti E: Subcutaneous panniculitis-like T-cell lymphoma. *G Ital Dermatol Venereol* 148:395–411, 2013.

30. Naschitz JE, Yeshurun D, Zucherman E, et al: Cancer-associated fasciitis panniculitis. *Cancer* 73:231, 1994.

31. Masuoka H, Kikuchi K, Takahashi S, et al: Eosinophilic fasciitis associated with low-grade T-cell lymphoma. *Br J Dermatol* 139:928, 1998.

32. Pfinsgraff J, Buckingham RB, Killian PJ, et al: Palmar fasciitis and arthritis with malignant neoplasms: a paraneoplastic syndrome. *Semin Arthritis Rheum* 16:118, 1986.

33. Enomoto M, Takemura H, Suzuki M, et al: Palmar fasciitis and polyarthritis associated with gastric carcinoma: complete resolution after total gastrectomy. *Intern Med* 39:754, 2000.

34. Manger B, Schett G: Palmar fasciitis and polyarthritis syndrome—systematic literature review of 100 cases. *Semin Arthritis Rheum* 44:105–111, 2014.

35. Preda VA, Frederiksen P, Kossard S: Indurated reticulate palmar erythema as a sign of paraneoplastic palmar fasciitis and polyarthritis syndrome. *Australas J Dermatol* 50:189–201, 2009.

36. Saxman SB, Seitz D: Breast cancer associated with palmar fasciitis and arthritis. *J Clin Oncol* 15:3515, 1997.

37. Martorell EA, Murray PM, Peterson JJ, et al: Palmar fasciitis and arthritis syndrome associated with metastatic ovarian carcinoma: a report of 4 cases. *J Hand Surg* 29A:4, 2004.

38. Mekhail N, Kapural L: Complex regional pain syndrome type I in cancer patients. *Curr Rev Pain* 4:227, 2000.

39. Michaels RM, Sorber JA: Reflex sympathetic dystrophy as a probable paraneoplastic syndrome: case report and literature review. *Arthritis Rheum* 27:1183, 1984.

40. Olson WL: Reflex sympathetic dystrophy associated with tumour infiltration of the stellate ganglion. *J R Soc Med* 86:482, 1993.

41. Derbekyan V, Novales-Diaz J, Lisbona R: Pancoast tumor as a cause of reflex sympathetic dystrophy. *J Nucl Med* 34:1993, 1992.

42. Ku A, Lachmann E, Tunkel R, et al: Upper limb reflex sympathetic dystrophy associated with occult malignancy. *Arch Phys Med Rehabil* 77:726, 1996.

43. Kalgaard OM, Seem E, Kvernebo K: Erythromelalgia: A clinical study of 87 cases. *J Intern Med* 242:191, 1997.

44. Kurzrock R, Cohen PR: Erythromelalgia and myeloproliferative disorders. *Arch Intern Med* 149:105, 1989.

45. Kraus A, Alarcon-Segovia D: Erythermalgia, erythromelalgia, or both? Conditions neglected by rheumatologists. *J Rheumatol* 20:1, 1993.

46. Babb RR, Alarcon-Segovia D, Fairbairn JF, II.: Erythermalgia. *Circulation* 19:136, 1964.

47. Davis MD, O'Fallon WM, Rogers RS, III., et al: Natural history of erythromelalgia: presentation and outcome in 168 patients. *Arch Dermatol* 136:330, 2000.

48. Mork C, Asker CL, Salerud EG, et al: Microvascular arteriovenous shunting is a probable pathogenic mechanism in erythromelalgia. *J Invest Dermatol* 43:841, 2000.

49. Cohen JS: Erythromelalgia: new theories and new therapies. *J Am Acad Dermatol* 43(5 Pt 1):841, 2000.

50. Gonzalez-Gay MA, Garcia-Porrua C, Salvarani C, et al: Polymyalgia manifestations in different conditions mimicking polymyalgia rheumatica. *Clin Exp Rheum* 18:755, 2000.

51. Kohli M, Bennett RM: An association of polymyalgia rheumatica with myelodysplastic syndromes. *J Rheumatol* 21:1357, 1994.

52. Naschitz JE, Slobodin G, Yeshurun D, et al: Atypical polymyalgia rheumatica as a presentation of metastatic cancer. *Arch Intern Med* 157:2381, 1997.

53. Gonzalez-Gay MA, Garcia-Porrua C, Calvarani C, et al: The spectrum of conditions mimicking polymyalgia rheumatica in northwestern Spain. *J Rheumatol* 27:2179, 2000.

54. Haugeberg G, Dovland H, Johnsen V: Increased frequency of malignancy found in patients presenting with new-onset polymyalgic symptoms suggested to have polymyalgia rheumatica. *Arthritis Rheum*

47:346, 2002.

55. Myklebust G, Wilsgaard T, Jacobsen BK, et al: No increased frequency of malignancy neoplasms in polymyalgia rheumatica and temporal arteritis: a prospective longitudinal study of 398 cases and matched population controls. *J Rheumatol* 29:2143, 2002.

56. Liozon E, Loustaud V, Fauchais AL, et al: Concurrent temporal (giant cell) arteritis and malignancy: report of 20 patients with review of the literature. *J Rheumatol* 33:1606, 2006.

57. Haga HJ, Eide GE, Brun J, et al: Cancer in association with polymyalgia rheumatica and temporal arteritis. *J Rheumatol* 20:1335, 1993.

58. Gonzalez-Gay MA, Lopez-Diaz MJ, Martinez-Lado L, et al: Cancer in biopsy-proven giant cell arteritis: a population based study. *Semin Arthritis Rheum* 37:156–163, 2007.

59. Kermani TA, Schafer VS, Crowson CS, et al: Malignancy risk in patients with giant cell arteritis: a population-based cohort study. *Arthritis Care Res* 62:149–154, 2010.

60. Le Besnerais M, Miranda S, Cailleux N, et al: Digital ischemia associated with cancer: results from a cohort study. *Medicine (Baltimore)* 93:e47, 2014.

61. DeCross AJ, Sahasrabudhe DM: Paraneoplastic Raynaud's phenomenon. *Am J Med* 92:571, 1992.

62. Chow SF, McKenna CH: Ovarian cancer and gangrene of the digits: case report and review of the literature. *Mayo Clin Proc* 71:253, 1996.

63. Petri M, Fye KH: Digital necrosis: a paraneoplastic syndrome. *J Rheumatol* 12:800, 1985.

64. Ohtsuka T, Yamakage A, Yamazaki S: Digital ulcers and necroses: novel manifestations of angiocentric lymphoma. *Br J Dermatol* 142:1013, 2000.

65. D'Hondt L, Guillaume T, Humblet Y, et al: Digital necrosis associated with chronic myeloid leukemia: a rare paraneoplastic phenomenon … and not a toxicity of recombinant interferon. *Acta Clin Belg* 52:49, 1997.

66. Courtney PA, Sandhu S, Gardiner PV, et al: Resolution of digital necrosis following treatment of multiple myeloma. *Rheumatology (Oxf)* 39:1163, 2000.

67. Hebbar S, Thomas GAO: Digital ischemia associated with squamous cell carcinoma of the esophagus. *Dig Dis Sci* 50:691, 2005.

68. Bachmeyer C, Farge D, Gluckman E, et al: Raynaud's phenomenon and digital necrosis induced by interferon-alpha. *Br J Dermatol* 135:481, 1996.

69. Reid TJ, III, Lombardo FA, Redmond JIII, et al: Digital vasculitis associated with interferon therapy. *Am J Med* 92:702, 1992.

70. Al-Zahrani H, Gupta V, Minded MD, et al: Vascular events associated with alpha interferon therapy. *Leuk Lymphoma* 44:471, 2003.

71. Sibilia J, Friess S, Schaeverbeke T, et al: Remitting seronegative symmetrical synovitis with pitting edema (RS3PE): a form of paraneoplastic polyarthritis? *J Rheumatol* 26:115, 1999.

72. Cantini F, Salvarani C, Olivieri I: Paraneoplastic remitting seronegative symmetrical synovitis with pitting edema. *Clin Exp Rheumatol* 17:741, 1999.

73. Olivieri I, Salvarani C, Cantini F: RS3PE syndrome: an overview. *Clin Exp Rheumatol* 18(4 Suppl 20):S53, 2000.

74. Paira S, Graf C, Roverano S, et al: Remitting seronegative symmetrical synovitis with pitting oedema: a study of 12 cases. *Clin Rheumatol* 21:146, 2002.

75. Russell EB: Remitting seronegative symmetrical synovitis with pitting edema syndrome: followup for neoplasia. *J Rheumatol* 32:1760, 2005.

76. Bucaloiu ID, Olenginski TP, Harrington TM: Remitting seronegative symmetrical synovitis with pitting edema syndrome in a rural tertiary care practice: a retrospective analysis. *Mayo Clin Proc* 82:1510–1515, 2007.

77. Trotta F, Castellino G, Lo Monaco A: Multicentric reticulohistiocytosis. *Best Pract Res Clin Rheumatol* 18:759, 2004.

78. Snow JL, Muller SA: Malignancy-associated multicentric reticulohistiocytosis: a clinical, histological, and immunophenotypic study. *Br J Dermatol* 133:71, 1995.

79. Tan BH, Barry CI, Wick MR, et al: Multicentric reticulohistiocytosis and urologic carcinomas: a possible paraneoplastic association. *J Cutan Pathol* 38:43–48, 2011.

80. Freundlich B, Makover D, Maul GG: A novel antinuclear antibody associated with a lupus-like paraneoplastic syndrome. *Ann Intern Med* 109:295, 1988.

81. Chtourou M, Aubin F, Savariault I, et al: Digital necrosis and lupus-like syndrome preceding ovarian carcinoma. *Dermatology* 196:348, 1998.

82. Strickland RW, Limmani A, Wall JG, et al: Hairy cell leukemia presenting as a lupus-like syndrome. *Arthritis Rheum* 31:566, 1988.

83. Schewach-Millet M, Shapiro D, Ziv R, et al: Subacute cutaneous lupus erythematosus associated with breast carcinoma. *J Am Acad Dermatol* 19:406, 1988.

84. Swissa M, Amital-Teplizki H, Haim N, et al: Autoantibodies in neoplasia: an unresolved enigma. *Cancer* 65:2554, 1990.

85. Armas JB, Dantas J, Mendonca D, et al: Anticardiolipin and antinuclear antibodies in cancer patients: a case control study. *Clin Exp Rheumatol* 18:227, 2000.

86. Timuragaoglu A, Duman A, Ongut G, et al: The significance of autoantibodies in non-Hodgkin's lymphoma. *Leuk Lymphoma* 40:119, 2000.

87. Solans-Laque R, Perez-Bocanegra C, Salud-Salvia A, et al: Clinical significance of antinuclear antibodies in malignant diseases: association with rheumatic and connective tissue paraneoplastic syndromes. *Lupus* 13:159, 2004.

88. Petri M: Epidemiology of the antiphospholipid antibody syndrome. *J Autoimmun* 15:145, 2000.

89. Asherson RA: Antiphospholipid antibodies, malignancy and paraproteinemias. *J Autoimmun* 15:117, 2000.

90. Zuckerman E, Toubi E, Dov Golan T, et al: Increased thromboembolic incidence in anti-cardiolipin-positive patients with malignancy. *Br J Cancer* 72:447, 1995.

91. Ozguroglu M, Arun B, Erzin Y, et al: Serum cardiolipin antibodies in cancer patients with thromboembolic events. *Clin Appl Thromb Hemost* 5:181, 1999.

92. Stasi R, Stipa E, Masi M, et al: Antiphospholipid antibodies: prevalence, clinical significance and correlation to cytokine levels in acute myeloid leukemia and non-Hodgkin's lymphoma. *Thromb Haemost* 70:568, 1993.

93. Lossos IS, Bogomolski-Yahalom V, Matzner Y: Anticardiolipin antibodies in acute myeloid leukemia: prevalence and clinical significance. *Am J Hematol* 57:139, 1998.

94. Genvresse I, Luftner D, Spath-Schwalbe E, et al: Prevalence and clinical significance of anticardiolipin and anti-β2-glycoprotein-I antibodies in patients with non-Hodgkin's lymphoma. *Br J Haematol* 68:84, 2002.

95. de Meis E, Monteiro RQ, Levy RA: Lung adenocarcinoma and antiphospholipid antibodies. *Autoimmun Rev* 8:529–532, 2009.

96. Vassalo J, Spector N, de Meis E, et al: Antiphospholipid antibodies in critically ill patients with cancer. A prospective cohort study. *J Crit Care* 29:533–538, 2014.

97. Gomez-Puerta JA, Cervera R, Espinosa G, et al: Antiphospholipid antibodies associated with malignancies: clinical and pathological characteristics of 120 patients. *Semin Arthritis Rheum* 35:322, 2006.

98. Schved JF, Dupuy-Fons C, Biron C, et al: A prospective epidemiological study on the occurrence of antiphospholipid antibody: the Montpellier antiphospholipid (MAP) study. *Haemostasis* 24:175, 1994.

99. Tanne D, D'Olhaberriague L, Trivedi AM, et al: Anticardiolipin antibodies and mortality in patients with ischemic stroke: a perspective follow-up study. *Neuroepidemiology* 21:93, 2002.

100. Jan de Beur SM: Tumor-induced osteomalacia. *JAMA* 294:1260, 2005.

101. Ito N, Shimizu Y, Suzuki H, et al: Clinical utility of systemic venous sampling of FGF23 for identifying tumours responsible for tumour-induced osteomalacia. *J Intern Med* 268:390, 2010.

102. Jonsson KB, Zahradruk R, Larsson T, et al: Fibroblast growth factor 23 in oncogenic osteomalacia and X-linked hypophosphatemia. *N Engl J Med* 348:1656, 2003.

103. Seufert J, Ebert K, Muller J, et al: Octreotide therapy for tumor induced osteomalacia. *N Engl J Med* 345:1883, 2001.

104. Jadhav S, Kasaliwal R, Lele V, et al: Functional imaging in primary tumour-induced osteomalacia: relative performance of FDG RET/CT vs somatostatin receptor-based functional scans: a series of nine patients. *Clin Endocrinol (Oxf)* 81:31–37, 2014.

105. Moder KG, Litin SC, Gaffey TA: Renal cell carcinoma associated with sarcoid-like tissue reaction. *Mayo Clin Proc* 65:1498, 1990.

106. Rawlings DJ, Bernstein B, Rowland JM, et al: Prolonged course of illness in a child with malignant lymphoma mimicking sarcoidosis. *J Rheumatol* 20:1583, 1993.

107. Bouros D, Hatzakis K, Labrakis H, et al: Association of malignancy

with diseases causing interstitial pulmonary changes. *Chest* 121:1278, 2002.

108. Papanikolaou IC, Sharma OP: The relationship between sarcoidosis and lymphoma. *Eur Respir J* 36:1207–1219, 2010.
109. Reich JM, Mullooly JP, Johnson RE: Linkage analysis of malignancy-associated sarcoidosis. *Chest* 107:605, 1995.
110. Caras WE, Dillard T, Baker T, et al: Coexistence of sarcoidosis and malignancy. *South Med J* 96:918, 2003.
111. Ji J, Shu X, Li X, et al: Cancer risk in hospitalized sarcoidosis patients: a follow-up study in Sweden. *Ann Oncol* 20:1121–1126, 2009.
112. Seersholm N, Vestbo J, Viskum K: Risk of malignant neoplasms in patients with pulmonary sarcoidosis. *Thorax* 52:892, 1997.
113. Boffetta P, Rabkin CS, Gridley G: A cohort study of cancer among sarcoidosis patients. *Int J Cancer* 124:2697–2700, 2009.
114. Katznenstein ALA, Doxtader E, Narendra S: Lymphomatoid granulomatosis: insights gained over 4 decades. *Am J Surg Pathol* 34:e35–e48, 2010.
115. Nicholson AG, Wotherspoon AC, Diss TC, et al: Lymphomatoid granulomatosis: evidence that some cases represent EBV-associated B-cell lymphoma. *Histopathology* 29:317, 1996.
116. Jaffe ES, Wilson WH: Lymphomatoid granulomatosis: pathogenesis, pathology and clinical implications. *Cancer Surv* 30:233, 1997.
117. Katzenstein AA, Carrington CB, Liebow AA: Lymphomatoid granulomatosis: a clinicopathologic study of 152 cases. *Cancer* 43:360, 1979.
118. Zaidi A, Kampalath B, Peltier WL, et al: Successful treatments of systemic and central nervous system lymphomatoid granulomatosis with rituximab. *Leuk Lymphoma* 45:777, 2004.
119. Jordan K, Grothey A, Grothe W, et al: Successful treatment of mediastinal lymphomatoid granulomatosis with rituximab monotherapy. *Eur J Haematol* 74:263, 2005.
120. Carson S: The association of malignancy with rheumatic and connective tissue diseases. *Semin Oncol* 24:360, 1997.

第124章

关节及相关结构的肿瘤和肿瘤样病变

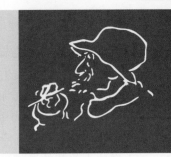

原著 Darcy A. Kerr · Andrew E. Rosenberg

李欣艺 译　刘湘源 校

关键点

累及关节和滑膜衬里层结构的实体病变多数为良性病变，其中以滑膜囊肿最为常见。由于缺乏上皮层，滑膜囊肿并非是真正的囊肿。滑膜囊肿可发生于关节（如 Baker 囊肿）或腱鞘。当滑膜衬里层不明显时，可被称为腱鞘囊肿。根据症状选择治疗方案；很多情况下，仅随诊观察即可。

滑膜软骨瘤病是一种少见的良性关节病，其特征为滑膜下结缔组织内、有透明软骨结节，常有骨化，最常累及膝关节。这些结节可与软骨游离体相混淆。治疗包括结节切除。

关节和腱鞘的鞘膜巨细胞瘤是滑膜衬里样结构最常见的肿瘤。通常以单关节病变为主，80% 发生于膝关节。由于染色体易位导致肿瘤细胞过表达巨噬细胞集落刺激因子。虽然是良性肿瘤，但可以造成局部破坏。治疗包括切除肿瘤、新的靶向药物治疗。

滑膜肉瘤是最常见的原发性关节恶性肿瘤，好发于儿童和青年人。该病进展迅速，长期生存率约为 50%。

淋巴增殖性疾病可累及关节，尤其是急性白血病。关节受累最常见于儿童，据报道其发生率为 12% ~ 65%。因白血病浸润滑膜所致的关节炎可发生于病程中的任一时期，可作为淋巴增殖性疾病的临床表现。

滑膜关节和关节周围结构常发生实体病变。关节病、关节炎、创伤和结构异常导致包括腱鞘囊肿、滑膜囊肿和游离体在内的最常见的非肿瘤性病变。相反，在关节和关节周围发生良性或恶性肿瘤并不常见。

关节肿瘤可以分为原发于滑膜内的原发性肿瘤和从邻近骨骼和软组织浸入或通过血运从远处播散来的继发性肿瘤。原发性关节肿瘤更为多见，可以发生于组成关节和肌腱的各种结构如，滑膜、脂肪、血管、纤维组织及软骨。在原发性关节肿瘤中，不管组织学类型如何，良性肿瘤远多于恶性肿瘤，且多发生于滑膜，而非其他关节周围结构。

关节和关节周围结构的肿瘤和肿瘤样病变在生物学和形态学上是多样的，因此给诊断和治疗带来了极大的挑战，其临床病理特征是本章的重点。

非肿瘤性疾病

滑膜囊肿和腱鞘囊肿

囊肿是由上皮组织衬里的密闭腔室，多充满液体。由于滑膜囊肿和腱鞘囊肿均缺乏上皮层，故两者都不是真正的囊肿。

滑膜囊肿（synovial cysts）常见，起源于滑膜衬里的关节、肌腱或滑囊。为非肿瘤病变，滑膜疝穿过关节囊或腱鞘进入邻近组织，或是由已有的滑囊膨胀形成。在成人患者中，滑膜囊肿与多种关节疾病有关，包括创伤、骨关节炎、晶体性关节病、感染和类风湿关节炎或者其他。滑膜囊肿好发于关节附近，大多数发生在膝关节后方，称为腘窝囊肿或 Baker 囊肿。

从解剖学上看，膝关节后内侧区域容易发生滑膜囊肿，因为此部位关节囊无足够的结构支撑并且这个年龄段的人经常存在关节病[1-2]。2.4% 的儿童膝关节后方可出现滑膜囊肿，与成人相比，常无症状，且膝关节结构基本正常[3]。其他好发滑膜囊肿的关节部位依次是肩关节、髋关节和脊柱。在脊柱关节中其多起源于关节面，通常发生于下腰椎部位。

由于滑液不断增加，滑膜囊肿可逐渐增大[1,3-5]，因而可表现为关节周围肿块，引起进行性关节疼痛、肿胀和活动受限，并压迫邻近的神经血管结构。发生于脊柱小关节的滑膜囊肿可压迫或沿脊神经延伸，引起神经根痛[6-8]。可导致严重临床症状的其他滑膜囊肿并发症是囊肿急性破裂和继发感染。

许多影像学技术已应用于滑膜囊肿成像。最能提供诊断信息的方法包括关节造影、超声、CT 和 MRI[1,3-5]。所有这些检查显示，滑膜囊肿单一或有分隔的薄层结构，内部充满液体，密度与水相似（图 124-1）。

肉眼观察，滑膜囊肿多为 1～10 cm 大小。内壁光滑、有光泽、半透明，但附壁凝血块、炎性碎片、或继发于既往感染或出血的肉芽肿组织可使其形态变化。囊肿壁内面由一层或数层扁平或柱状滑膜细胞构成，外被纤维组织鞘（图 124-2）。有时，滑膜衬里层细胞增生，形成不同大小乳头状分叶，其他发现为滑膜下因既往出血而产生的散在聚集的含铁血黄素巨噬细胞、单核细胞聚集以及慢性炎性引起的反应性纤维化。脊柱小关节囊肿通常含有大量巨噬细胞包被的不规则的碎片，并且与黄韧带及其弹性纤维和纤维环

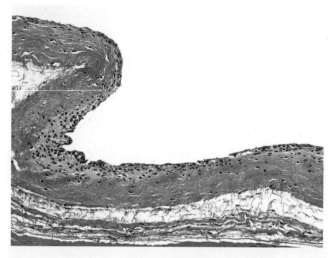

图 124-2 滑膜囊肿壁，内为滑膜细胞形成的衬里层，外为一层致密的纤维组织

的严重退行性变化相关。

滑膜囊肿的治疗方法多样，取决于囊肿的部位和相关症状。大部分囊肿可通过保守治疗获得疗效，但在某些情况下需要手术切除[1,3-8]。

腱鞘囊肿已被认识有多个世纪，希波克拉底曾将其描述为由"黏液样肉"构成[9]。腱鞘囊肿来源于腱鞘、韧带、半月板、关节囊和滑囊，比滑膜囊肿更常见[9]。腱鞘囊肿偶尔形成于骨的软骨下区，罕见起源于神经或骨骼肌，且不与关节相通。神经腱鞘囊肿是由于关节液分流到关节的神经支分开而形成[10]。与滑膜囊肿不同，腱鞘囊肿缺乏滑膜衬里细胞[11]。腱鞘囊肿发病机制的假说有很多，但没有一种被证实[9]。最被接受的理论是腱鞘囊肿由关节周围结构的黏液囊性变性发展而来，而且衬里层分布有成纤维细胞和肌成纤维细胞样细胞。通常与重复性运动活动、炎性关节炎和创伤有关。

多数腱鞘囊肿发生于腕、手指的背侧和掌侧，以及足背[9,12]。一般无症状，特征性表现为缓慢生长、可动的、随起源结构活动而移动的、坚硬肿块（图 124-3）。腱鞘囊肿在受到创伤后可出现疼痛，可压迫周围神经血管产生多种症状。其影像学特征与滑膜囊肿类似，表现为充满液体的小囊性结构[1,12]。然而，在超声下，腱鞘囊肿通常比滑膜囊肿更难以挤压，因为其腔壁更厚、内含液体更黏稠和囊的密度更大。超声医师可通过声压特征来区分滑膜囊肿与腱鞘囊肿[2]。

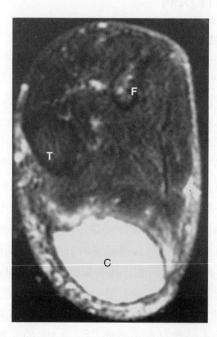

图 124-1 MRI 显示 T2 高信号高密度影的大椭圆形滑膜囊肿，自膝关节突向小腿后方。C，滑膜囊肿；F，腓骨；T，胫骨

肉眼观察，大多数腱鞘囊肿为圆形，若顺着腱鞘生长，也可形成细长的圆柱形结构。可为单腔或多腔、外有壁薄、内充满半透明富含透明质酸和粘多糖的黏液状液体（图 124-4）。囊壁缺少特征性内衬细胞层，囊壁主体由致密的纤维组织构成，外被蜂窝组织（图 124-5）。大多数情况下，由于细小破裂和囊液外渗，生成多少不等的反应性黏液样组织和黏液吞噬细胞，可致囊壁变形。

一旦腱鞘囊肿形成，可多年稳定不变，也可自愈。囊肿消失后可再形成。因为它们对人体无害，所

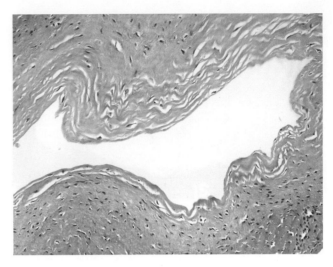

图 124-5　腱鞘囊肿壁，腔面由散在的扁平成纤维细胞和完整的纤维组织层构成

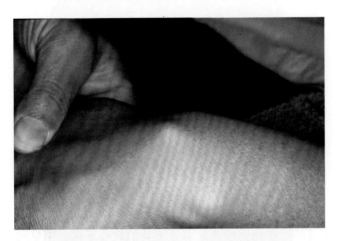

图 124-3　手背有硬的圆形腱鞘囊肿凸起

以经常采用保守治疗。偶尔需要穿刺抽吸或手术切除，特别是对有症状者。

游离体

关节腔内可自由浮动的结构在学术上被称为游离体（loose bodies）或关节鼠（joint mice）。游离体是最常见的关节肿瘤样病变，可以是外源性的，如子弹弹片；也可以是内源性的，如关节软骨、骨赘、半月板、韧带或骨的碎片[13-15]。若无特别说明，游离体是游离在关节内或包埋在滑膜内的关节软骨或软骨下碎片、或两者兼而有之。游离体可导致疼痛、骨擦音、绞锁和关节活动受限。

骨关节游离体是多种疾病如创伤、分离性骨软骨炎、各种原因所致的关节炎等导致的继发性并发症。脱落的关节软骨能从滑液中获得营养而存活，但软骨下骨只能由血管供应营养，脱落后会发生坏死。随着游离体在关节内不断滚动，其边缘变得圆滑，最终可包埋于滑膜中。当滑膜包绕游离体后，游离体可被滑膜消化吸收，刺激邻近的滑膜下结缔组织细胞增殖并产生反应。这些细胞新生多层纤维软骨和透明软骨，可发生软骨内骨化，沉积在游离体表面（图 124-6）。如同树的年轮，这些新生组织层包绕着居中的游离体，使其逐渐增大，明显大于最初形成游离体的软骨缺损（图 124-7 和 124-8）。随着游离体不断增大，滑液无法渗入，深部的关节软骨得不到营养而出现坏

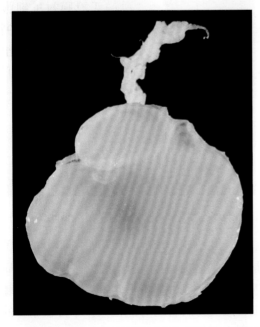

图 124-4　完整的腱鞘囊肿，其线状蒂部与关节周围结构相连

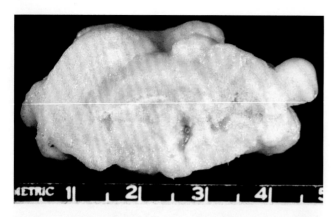

图 124-6 新生软骨包绕半月形关节软骨碎片，形成大的结节状游离体

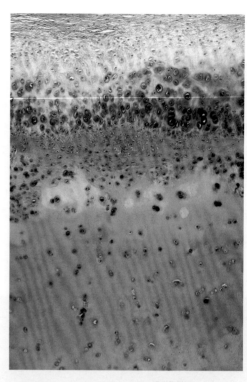

图 124-8 脱落的关节透明软骨构成的游离体（底部），被覆多层新生化生透明软骨和骨

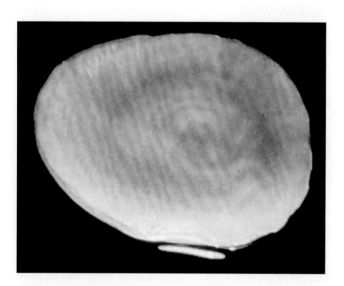

图 124-7 新生组织层的游离体

死和钙化。在 X 线片上可表现为致密的斑点状和环状钙化（图 124-9）。在 X 线片和组织学上应注意与滑膜软骨瘤相鉴别。游离体可在关节镜下行单纯切除治疗 [14-15]。

关节内小骨

正常情况下，某些啮齿类动物和哺乳动物的膝关节内可出现小的骨性结节 [16]，而在人类则罕见 [17-19]。在啮齿类动物中，小骨结节一般位于关节前部，也可见于后部。在人类，小骨结节则源于膝关节内邻近胫骨的半月板。

出现关节内小骨结节的确切原因尚不清楚，它们

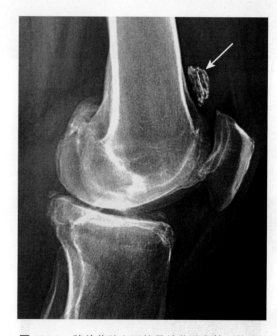

图 124-9 膝关节髌上区的骨关节游离体（箭头）

可能是真正的籽骨（啮齿类动物），也可能是局部外伤后继发骨化所致。据报道，许多患者既往有膝关节外伤史，故支持后者的可能性大。半月板小骨的主要症状是用力（如行走或长时间站立）后疼痛，休息时

疼痛缓解。关节 X 线片显示关节内钙化，易与游离体混淆。MRI 显示，关节内小骨是一种含骨髓的皮质骨结构，T1 加权相信号增强，而 T2 加权相信号减弱 [17-19]。小骨位于内侧或外侧半月板中，是一种可触及的小（直径约 1 cm）骨性结节（图 124-10）[18]。若小骨导致临床症状，可行切除术；但如果仅偶然发现且无症状，可保守治疗 [17,19]。

肿瘤

滑膜脂肪病变

尽管可动关节的滑膜下结缔组织富含脂肪，但真正的滑膜脂肪瘤非常少见。一旦发生滑膜脂肪瘤，常累及膝关节和手、踝及足部的腱鞘，伸肌腱鞘多于屈肌腱鞘 [20-21]。滑膜脂肪瘤可有蒂也可无蒂，有蒂的脂肪瘤可因蒂颈部扭转而出现疼痛及继发缺血。与皮下脂肪瘤一样，滑膜脂肪瘤由成熟白色脂肪细胞形成的小叶组成，外有薄层纤维包膜而分隔。

树枝状脂肪瘤（lipoma arborescens）也称为滑膜绒毛状脂肪瘤性增生和脂肪瘤样变 [22-23]，是一种常见但又不寻常的关节脂肪病变。该病的特征性表现为滑膜下脂肪弥漫性增多，凸入滑膜衬里层，产生绒毛状结构。目前尚不能确定这种增生的脂肪是肿瘤（多发性脂肪瘤），还是过度增生或反应性病变。大多数病例发生在退行性或炎性关节炎的背景下，这种现象进一步支持脂肪细胞的增生是继发性改变 [24]。患者多为成人，青年人也可发病，儿童期发病罕见 [25]。在较年轻的患者中，树枝状脂肪瘤可能在没有可识别的病原体的情况下发生，并影响膝关节以外的关节，从而增加子该病的独特原发形式的可能性 [24]。树枝状脂肪瘤可导致慢性渗出、疼痛、肿胀及关节活动受限 [23]。症状持续时间长，有的长达 30 年，但也有急性起病的报道。

树枝状脂肪瘤最常累及膝关节（图 124-11），尤其是髌上区，也可见于髋、踝和腕关节。一项研究发现，近 1/3 的病例可有非典型的表现，如膝关节以外或多灶性病变 [24]。尽管病变多局限于单关节，但也有双侧膝关节受累的报道 [21]。实验室检查无特殊改变，关节渗出液呈清亮黄色 [23]。平片可见，关节饱满，以及骨关节炎表现。关节造影可见多个小叶状充盈缺损，CT 上表现为低密度绒毛结节样肿块，而在 MRI 上显示其密度与脂肪相同（图 124-12）[26]。手术可见受累滑膜有突起的绒毛或绒毛结节样结构，呈黄褐色（图 124-13）。组织学检查可见病变由成熟的脂肪细胞构成，含有营养血管并被纤维隔膜分隔，由数层滑膜细胞覆盖关节内表面（图 124-14）。滑膜切除可缓解症状、减少渗出，但相关的骨关节炎仍会继续发展 [23]。

树枝状脂肪瘤在临床病理上应与弥漫性腱鞘滑膜巨细胞瘤、滑膜软骨瘤和滑膜血管瘤相鉴别。这些疾

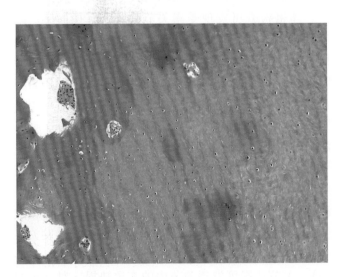

图 124-10　半月板纤维软骨内的关节内小骨

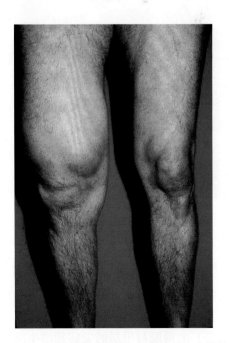

图 124-11　树枝状脂肪瘤，表现为髌上方肿块

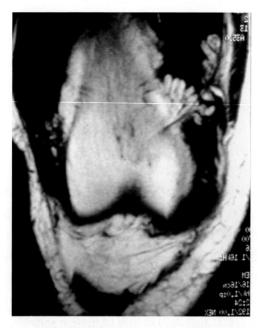

图 124-12 树枝状脂肪瘤，MRI 上表现为膝关节绒毛结节样肿块

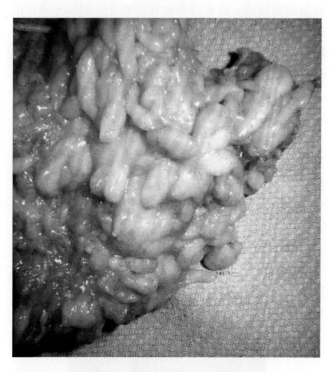

图 124-13 树枝状脂肪瘤，由绒毛结节样脂肪组织块组成，外覆滑膜

病有其独特的组织学特征，易于鉴别。另一种需鉴别的疾病是霍法病——由脂肪正常存在部位（如邻近髌骨或髌韧带）的滑膜衬里层的炎症和增生所导致[27]。

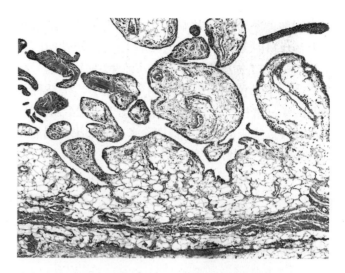

图 124-14 树枝状脂肪瘤，其滑膜下腔充满成熟脂肪细胞，被覆滑膜细胞

滑膜血管病变

滑膜的良性血管瘤罕见。其生长方式可为局限或弥漫性。多见于青少年和青年人，但是症状常可追溯至儿童时期[28]。膝关节是最常受累的关节，也有肘、踝、跗跖、颞颌关节以及腕和踝关节的腱鞘发生血管瘤的报道[29-30]。滑膜血管瘤（synovial hemangioma）少见的并发症包括继发性破坏性关节炎和卡-梅综合征（Kasabach-Merritt syndrome）。

滑膜血管瘤可产生多种症状，包括单侧间歇性关节疼痛和肿胀，可导致活动受限、关节绞锁、扣锁和关节积血，尤其是在轻微外伤后[29]。若将受累关节充分抬高，使血液自病灶流向其他部位，关节可缩小。体格检查可发现受累关节肿胀，有揉面感，附近可见明显的皮下血管瘤。关节穿刺可抽出血性液体。局限性滑膜血管瘤的术前诊断较为困难，应与局限性腱鞘滑膜巨细胞瘤鉴别。发生在膝关节时还需与盘状半月板、半月板撕裂、囊肿及关节内小骨相鉴别[23]。弥漫性血管瘤较易确诊，但易与弥漫性腱鞘滑膜巨细胞瘤和血友病性关节病相混淆。

放射学检查可能仅有模糊的软组织影，提示滑膜肿胀和关节囊增大。或病史较长的患者因关节反复积血而成形局部骨质疏松。偶尔可发现清晰的钙化静脉石，但后者多与软组织动静脉畸形引起的继发关节受累有关，而非单纯的关节内血管瘤所致（图124-15）。关节造影可发现关节内的充盈缺损。对于小的

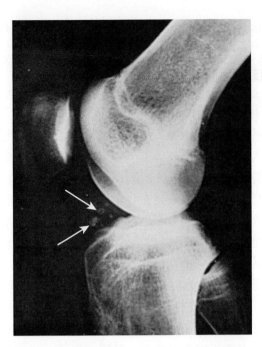

图 124-15　局限性滑膜血管瘤，关节内静脉石清晰可见（箭头）。患者 16 岁，有多年病史，站立时膝关节疼痛肿胀，屈曲时疼痛缓解

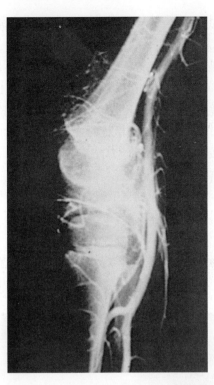

图 124-16　血管造影显示下肢软组织内的动静脉畸形，累及膝关节。膝关节内血管广泛充血，提示滑膜和关节囊血管畸形

局限性毛细血管瘤，动脉造影可为阴性，但对于含有海绵状或扩张血管区的弥漫性病变，局部有造影剂聚积（图 124-16）。CT 可发现分叶状软组织肿块，注射造影剂后轻度强化 [30]。MRI 显示，肿瘤在 T1 加权像中为低或等密度信号，而在 T2 加权像中为高密度信号 [31]。

肉眼观察，局限性血管瘤一般较小，但据报道也有较大的病变（8 cm）[31]。血管瘤有蒂或无蒂，边界清楚或不清楚，颜色从红色到深蓝紫色。显微镜下，血管瘤呈海绵或静脉类型，有较粗的充满血液的血管，内衬良性内皮细胞。动静脉血管瘤呈弥漫性生长，整个滑膜组织水肿，呈牛肉红色，或因含铁血黄素而成棕褐色，其内部血管迂曲、充血，可穿透关节囊，延伸到邻近软组织。组织学上，血管中含有异常的动脉、静脉和毛细血管，相互异常连接，排列紊乱无序。

局限性血管瘤可行边缘切除治疗，常可治愈。弥漫性血管瘤因侵及范围广，多不易根除，不完全切除或减瘤术可能是唯一的手术选择。不推荐放射治疗。

腱鞘纤维瘤

腱鞘纤维瘤（fibroma of tendon sheath）是一种少见的良性病变，临床上易与腱鞘巨细胞瘤混淆，但两者在形态学上有明显差别。自 1936 年首次确认腱鞘纤维瘤为独立的临床病理学病种以来，已有数百例的病例报道 [32-33]。已经明确该肿瘤的 2 号染色体和 11 号染色体存在易位（2；11）(q31-32；q12)，可能是其发病的分子机制之一。9 号和 11 号染色体易位（涉及 11q 替代易位）（9；11）(p24；q13-14) 也被认为是腱鞘纤维瘤发生的原因之一。因此，不同分子的突变与此肿瘤发生相关 [34]。

腱鞘纤维瘤多发生于四肢远端屈侧的肌腱和腱鞘，约 70% 的病例累及手指或手，其中大拇指最常受累，其次为食指和中指 [32]。较少发生于大的可动关节如膝关节，而肘和踝关节更罕见 [32-33,35]。婴儿至老年人均可发病，但平均发病年龄为 40 岁左右 [32-33]。大部分研究认为，男性多发。一项对 138 例患者进行的研究表明，男女比例为 3：1 [32]。表现为缓慢生长的无痛性肿块，常在数月至 1 年后才发现 [33]。6% ~ 10% 的患者既往有外伤史。大关节出现的肿瘤可出现疼痛、活动受限，且可触及肿块 [36]。

X 线片显示软组织饱满，罕有骨质破坏 [32]。CT 或 MRI 可见边界清楚的实性软组织密度肿块，T1 加权相为低密度信号，而 T2 加权像呈不同密度的信号。手术可见肿瘤常与肌腱或腱鞘直接相连，呈橡胶样、椭圆形，边界清楚，部分有包膜包裹，最大尺寸平均 1.5 ～ 1.8 cm，切面为褐白色（图 124-17）[32-33]。

显微镜下，腱鞘纤维瘤为多叶形的，相邻小叶间有裂缝。小叶由梭状和星状的成纤维细胞组成，细胞周围有胶原基质、有时为黏液样基质（图 124-18）。可有与结节性筋膜炎表现类似的细胞密集区。免疫组化可见，肿瘤细胞有肌纤维母细胞的染色特性。超微结构下，肿瘤细胞有成纤维细胞和肌纤维母细胞的特征[37]。

腱鞘纤维瘤自然生长缓慢，最终可停止生长。治

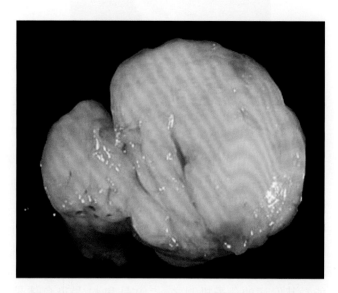

图 124-17　腱鞘纤维瘤，表现为边界清楚的褐白色肿块

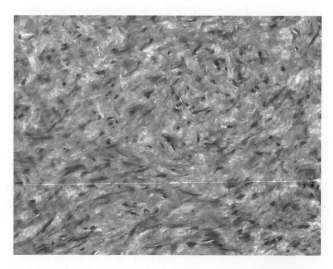

图 124-18　腱鞘纤维瘤，由细胞较少的胶原性肿块组成

疗的选择为手术切除，术后复发率为 24%[32]。

滑膜软骨瘤病

滑膜软骨瘤（synovial chondromatosis）是一种少见的疾病，以滑膜下结缔组织内形成多个透明软骨结节为特征。如果软骨结节发生软骨内骨化，则称为滑膜骨软骨瘤（synovial osteochondromatosis）。尚不清楚增生软骨是肿瘤还是化生样病变。但最近研究发现，病灶中软骨的 6 号染色体有细胞遗传学异常，提示可能属肿瘤病变[38]。尽管如此，滑膜软骨瘤不向远处转移。是一种良性病变。

滑膜软骨瘤病好发于中年男性，平均年龄为 41 ～ 50 岁[39]。中年女性患病更易累及颞颌关节。而手部和足部的男女发病率相当，且多发生在 51 ～ 60 岁。

患者常诉有关节疼痛、肿胀、僵硬、弹响和活动受限，活动时出现关节交锁或摩擦感[39]。症状常持续、反复发作和进行性加重。

滑膜软骨瘤病多见于大的可动关节。50% 以上的患者有膝关节受累，多为单关节病变[39]。其他好发部位包括髋、肘、肩和踝关节，而手、足部的小关节和颞颌关节较少受累[40]。当软骨结节发生于滑囊、肌腱、韧带的滑膜衬里层时，称为关节外滑膜软骨瘤[36]。这种关节外病变多见于手指，其次为足趾、手、腕、足和踝，可累及多个滑膜鞘[36]。

X 线片表现主要取决于软骨结节是否钙化或骨化，以及是否侵犯邻近的骨结构。5% ～ 33% 的患者无钙化影，但多数患者的关节内可见多个椭圆形放射影，大小数毫米到数厘米不等（图 124-19）[41]。矿化形式多种多样，有的表现为不规则斑点（提示软骨钙化），有的出现骨小梁结构（提示软骨内骨化）。对于无矿化病变的关节造影可见多个充盈缺损。约11% 的患者软骨结节侵蚀邻近骨骼，特别是股骨远端前部。

CT 检查可见滑膜内有与骨骼肌密度相似的肿块样结节。CT 早于 X 线片前发现小钙化和侵蚀性病灶。MRI 显示，软骨结节在 T1 加权相上呈低密度信号，在 T2 加权相上呈高密度信号，这提示透明软骨含水较多[37]。钙化或矿化骨区在 T1 加权相、T2 加权相上均为低密度信号。CT 和 MRI 检查均有助于确定病变的关节内来源及其解剖范围。对于病程较长者，受累关节邻近的骨还可表现出骨质疏松及继发性骨关节

炎改变。

　　关节外滑膜软骨瘤病的软骨有类似的放射影像学改变[37]。软骨结节矿化较多见，可表现为小钙化影，沿滑膜鞘呈线性排列，并可跨越多个关节（图 124-20）。

　　影像学上滑膜软骨瘤病应与以下疾病相鉴别：剥脱性骨软骨炎、伴游离体的骨关节炎、结核、血液病性关节病、滑膜广泛钙化的假性痛风和滑膜肿瘤。根

据临床表现和影像学特征，多数病例可得到正确诊断，但仍有相当一部分病例因 X 线片及临床情况不明确，需依靠活检明确诊断。

　　滑膜软骨瘤病的特征为：增厚的滑膜内含有大量坚硬的乳白色软骨结节，突出表面，如同鹅卵石（图 124-21）。结节常小于 5 cm，可与滑膜分离，形成游离体，有时可达数百个。钙化软骨为白色，骨化区表现为砂石样黄褐色小梁，其内含有脂肪髓。软骨附近的滑膜呈反应性改变，如水肿、充血、增生和绒毛形成。

　　在滑膜下结缔组织内可形成软骨结界（图 124-22）。肿瘤性软骨细胞可产生透明基质，最后形成单个结节，与周围组织混在一起（图 124-23）。软骨在

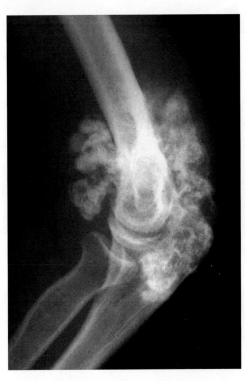

图 124-19　肘关节滑膜软骨瘤病，关节间隙内有多发的钙化大结节，与骨毗邻

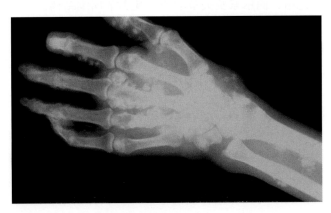

图 124-20　手和前臂的滑膜软骨瘤病。手、腕及前臂软组织内可见多个大小不等的钙化结节

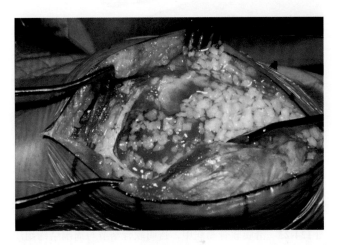

图 124-21　术中所见的滑膜软骨瘤病，关节内充满大量软骨结节

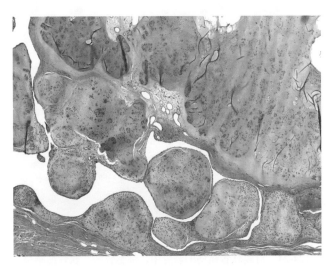

图 124-22　滑膜软骨瘤病，滑膜中有透明软骨结节

细胞构成上存在差异。软骨细胞大小不一；一些软骨细胞为双核、深染，类似于骨内软骨肉瘤的软骨细胞（图 124-24）。尽管有值得关注的组织学表现，但非典型性软骨细胞异常增殖一般呈良性。该病偶尔可表现为软骨单一结节，可以很大，也可出现部分软骨内骨化，这种关节内骨软骨瘤可严重影响关节活动，临床上易与其他肿瘤相混淆[42]。

随着时间的推移，血管可侵入到与滑膜相连的软骨结节中，导致软骨内骨化，生成编织骨和板层骨，进而形成内含脂肪髓的骨髓腔（图 124-25）。如果结节与滑膜分离，因软骨能从滑液中汲取营养，其体积

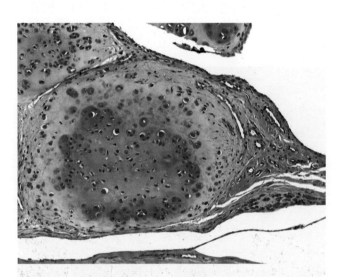

图 124-23　滑膜软骨瘤病中，透明软骨结节与周围结缔组织融合

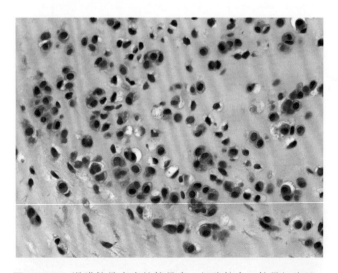

图 124-24　滑膜软骨瘤病的软骨中，细胞较多，软骨细胞呈一定的异型性

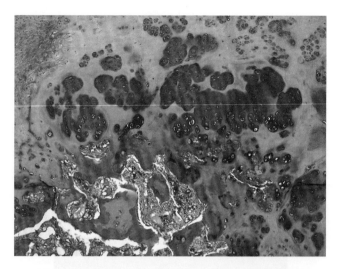

图 124-25　滑膜软骨瘤病的软骨结节发生软骨内骨化

仍会持续增长，但骨化部分和骨髓将死亡。

滑膜软骨瘤病的治疗方法包括手术切除受累滑膜，清除所有游离体。若切除不完全，可能会复发，但整体预后良好。大部分复发发生于滑膜弥漫性受累的情况下。

尽管有一项研究报道 6.4% 的滑膜软骨瘤可恶变成软骨肉瘤，但此恶变的发生率很低[43]。不过，在为数不多的滑膜软骨肉瘤病例报道中，仍有相当大比例的患者可能由滑膜软骨瘤恶变而来[44]。软骨肉瘤有致密的细胞增殖、明显的细胞非典型性改变及有丝分裂活性，基质常为黏液样。

腱鞘和关节周围结构的软骨瘤

单发的软组织软骨瘤是一种良性肿瘤，通常来源于腱鞘，偶尔累及关节囊或其他关节周围结构。

腱鞘软骨瘤常起源于四肢远端的屈肌腱鞘，手部的发生率是足部的 4 倍[47-49]。男女发病率相当，中年起病，常表现为缓慢生长的无痛性硬块。影像学上，腱鞘软骨瘤表现为边缘清楚的骨外软组织肿块，33% ～ 70% 的病例可出现点状或环状钙化区[50-51]。肉眼下，肿瘤为椭圆形、质硬、蓝白色的边界清晰的透明软骨肿块，大小为 1 ～ 2 cm。与滑膜软骨瘤病不同，其多为单发病灶。组织学上，透明软骨结构完整，偶尔可见黏液样变的小病灶。软骨由细胞组成，软骨细胞可呈异型性，易与软骨肉瘤混淆[52]。治疗首选单纯切除，偶有局部复发[48-49,52]。

关节囊内和关节周围的软组织软骨瘤较少见，通常起源于膝关节髌下区前方（图 124-26）[53]。这个部位的软骨瘤可以较大（8 cm），对膝关节的活动产生机械性影响。其形态学和生物学表现与其他部位的软组织软骨瘤相似。在一个家族性骨骺发育异常半肢畸形的家庭中，3 名家庭成员发生了膝关节囊内软骨瘤[50]。另外 2 例病例在手、足的近端和远端指（趾）间关节的掌板处有软骨错构瘤，伴有手部异常肥厚的皮肤病变和肢体偏侧肥大。

腱鞘滑膜巨细胞瘤

腱鞘滑膜巨细胞瘤（tenosynovial giant cell tumor）是一组累及关节滑膜衬里层、腱鞘和滑囊的良性肿瘤[51]。既往也称为腱鞘巨细胞瘤、局部结节性滑膜炎和色素绒毛结节性滑膜炎。腱鞘巨细胞瘤分为局限性、弥漫性和关节内、关节外型，有局部侵袭性，侵犯骨、关节囊、肌腱和邻近软组织。尽管该病有潜在的破坏性，但通常无远处转移。

其共同组织学特征是：滑膜样细胞瘤性增生，形成局限性肿块，或沿着滑膜表面扩散，向下侵及滑膜下结缔组织。增生的细胞侵入滑膜下间隔，产生指

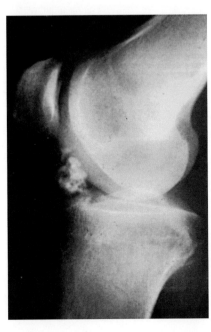

图 124-26　膝关节髌下区的关节内单个软骨瘤，表现为边界清晰的肿块，内有形状不一的致密钙化，提示软骨矿化（Courtesy Dr. C. Campbell.）

状突起、绒毛和过多的皱襞。这些突出物常常相互融合成结节，形成混有绒毛的复杂分叶状肿块。此过程可只累及部分滑膜衬里层，也可延伸累及整个滑膜表面。

目前腱鞘滑膜巨细胞瘤的病因仍不清楚。过去认为可能是对反复出血的反应性过程。最近的研究发现，很多腱鞘滑膜巨细胞瘤是由 1 号染色体（1p13）和 2 号染色体（2q35）易位所致，编码巨噬细胞集落刺激因子 -1 的基因（M-CSF；又被称为集落刺激因子 1，CSF1）与编码 VI 型胶原 α-3（COL6A3）的基因相互融合[51,54-55]。有 2% ~ 16% 的肿瘤细胞过度表达集落刺激因子 -1[54]。其余的细胞多为非肿瘤炎性细胞，因为能够表达集落刺激因子的受体（MCSFR1），因此被募集至肿瘤中[54-55]。这一现象称为景观效应（landscape effect），也可见于某些类型的淋巴瘤和肉瘤。在没有 1p13 易位的情况下，一部分肿瘤亚型表现出高 M-CSF 表达，表明在一定比例的病例中存在 M-CSF 升高的替代机制[56]。实际上，目前已发现由易位 t（1；1）（q21；p11）引起的新型 M-CSF 转录物和 CSF1-S100A10 融合基因，这一发现有助于阐明 M-CSF 过度表达在该疾病中的其他机制[57]。

关节和肌腱弥漫性腱鞘滑膜巨细胞瘤——弥漫型（别名：色素绒毛结节性滑膜炎）

关节的弥漫性腱鞘滑膜巨细胞瘤（diffuse tenosynovial giant cell tumor）广泛累及滑膜衬里，其发病率约为 1.8/100 万人口。可见于从儿童至老年的所有年龄组的人，多见于 21 ~ 40 岁的青壮年[58]。虽然有些研究认为男性或女性占优势，但基本上无明显的性别差异[58-60]。关节的弥漫性腱鞘滑膜巨细胞瘤常表现为单关节炎。累及双侧关节或多处不同部位者较少报道。一些多关节病变的患者同时有明显的先天畸形。主要表现为疼痛、间歇性或反复性发作的轻度肿胀，起病隐匿，发展缓慢，病程达数月至数年[58,60]。受累区域僵硬、肿胀、发热，有时可扪及肿块。约 50% 的患者有局限性压痛。受累关节的解剖结构不稳定少见。

膝关节最常受累，见于约 80% 的病例中[58,60]，其次为髋、踝、跟骨、肘、手指或足趾腱鞘。偶尔手掌、足底、颞颌关节和脊柱后方受累。滑囊受累罕见，一旦发生，则多见于腘窝、髂耻滑囊和鹅足囊。

本病偶尔可影响踝关节和腕关节近端的大腱鞘，在关节周围形成软组织肿块[61-62]。有观点认为，病变可穿过关节囊或腱鞘，沿着筋膜平面扩张形成软组织肿块[61]。

关节内、滑囊和腱鞘受累时，可侵犯关节两端的骨骼。多发生于较"牢固"的关节，如髋、肘、腕和足，或当腱鞘与邻近骨骼紧密相对时（图 124-27）[63-64]。关节内病变很少只侵犯单一骨骼，此时难与原发性骨肿瘤鉴别（图 124-28）[65]。

关节穿刺常发现微带血性的棕色液体，缺乏诊断意义[60]。关节液分析可含有少量葡萄糖，蛋白水平轻度升高，黏蛋白凝集尚好。炎性细胞计数常较低，但也可升高。类似表现也可见于创伤、夏科（Charcot）关节、出血性疾病、镰状细胞贫血和埃勒斯 - 当洛综合征（Ehlers-Danlos syndrome）。

至少 2/3 的患者在 X 线平片上可见软组织密度影，由肿块和（或）渗出物所致[67-70]。关节间隙变窄或钙化不常见。关节造影可见大量结节状充盈缺损，向变宽的关节间隙内延伸。由于肿瘤血管丰富，所以动脉造影照片明显异常。血管分布程度与病变内的纤维或瘢痕组织数量呈负相关。

CT 和 MRI 检查有助于确定疾病的范围，同时能发现病灶内脂质和含铁血黄素沉积的情况，具有重要的诊断意义[67-69]。肿瘤在 T1 加权相上呈低密度信号（与骨骼肌相等），而在 T2 加权相上呈异质性。侵入骨质的病变在 X 线片上表现为多个边界清楚的软骨下囊样透光区，或近皮质处的椭圆形受压侵蚀病灶（图 124-27 和 124-28）[64-65]。在膝关节，因肿瘤沿着交叉韧带附着处生长，邻近髁间的股骨区是最常受累的部位。因关节间隙到疾病晚期才会发生改变[68-69]，所以关节周围骨质减少，骨膜反应和关节破坏的情况少见。影像学鉴别诊断包括：①结核，骨质减少和关节破坏更明显；②血友病，关节破坏更广泛；③滑膜软骨瘤病，常有不透 X 线的钙化体；④类风湿关节炎，骨质减少和关节狭窄更严重。

肉眼看来，弥漫性腱鞘滑膜巨细胞瘤的滑膜呈红棕色，有橙黄色斑点，类似安哥拉羊毛毯（图 124-29）。可见大量缠绕的绒毛突起和滑膜皱襞，混杂着一些无蒂或有蒂、质地从橡胶样至柔软的结节（直径 0.5 ~ 2 cm）。滑膜厚且饱满，常常覆盖着一层纤维性渗出物。红棕色或金棕色的组织可深入滑膜下结构，或侵入关节囊。若病变累及腱鞘，增生的肿瘤使腱鞘扩张，形成腊肠样肿块。关节囊受累时，邻近软组织结构（包括神经、血管）可被纤细的红棕色组织覆盖。若软组织广泛受侵，病变表现为质地从橡胶样至柔软的红棕色肿块，内有出血性囊肿。类似组织可

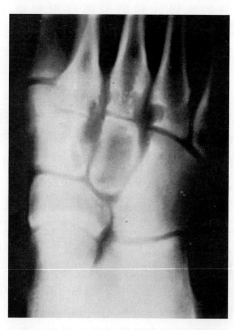

图 124-27 色素绒毛结节性滑膜炎累及足部小关节，可见多处骨糜烂，病变中无钙化

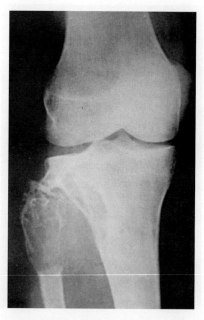

图 124-28 色素绒毛结节性滑膜炎累及胫腓关节，邻近有广泛的软组织肿块，胫腓骨偏心性侵蚀，类似于原发性骨肿瘤，膝关节正常

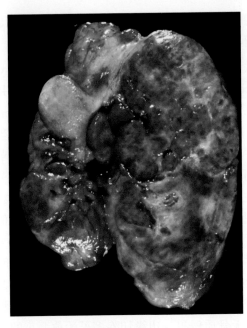

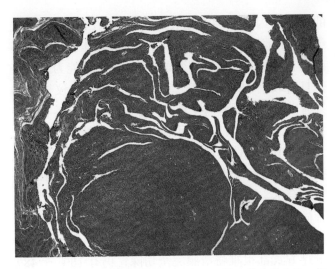

图 **124-30** 弥漫性腱鞘滑膜巨细胞瘤，呈绒毛结节状生长，侵袭性细胞形成结节状结构

图 **124-29** 弥漫性腱鞘滑膜巨细胞瘤，由棕、黄、红色绒毛结节状肿块组成

出现在骨与软骨交界处，或缠绕在骨表面的血管和韧带附着处，这些部位是病变侵入骨内的起始点。尽管其他疾病也可将滑膜染成棕色，如血红蛋白沉着和含铁血黄素沉着，但多无结节表现；此外，镜下特征可明确区分这些实体（见下文）。

显微镜下可见滑膜细胞明显增生，伴表面增厚，甚至大量有丝分裂活跃的多角细胞和圆形细胞侵及滑膜下，这些细胞具有中等量的嗜酸性胞浆和圆形胞核（图 124-30 和 124-31）。侵及滑膜的细胞包括散在的淋巴细胞、多核巨细胞（破骨细胞、Tuoton 或异体型巨细胞）、含铁血黄素的巨噬细胞和成纤维细胞。含铁血黄素通常存在于间质或滑膜衬里细胞、巨噬细胞、肿瘤细胞胞浆中。在常见出血性病灶，周围可见巨细胞和巨噬细胞包绕（图 123-32）。散发聚集的充满脂质的泡沫细胞（黄瘤细胞）也较为常见。这些不同的细胞类群填充和扩张着滑膜绒毛，导致它们与相邻的绒毛融合，形成结节。一些结节中，大量的胶原沉积，并出现透明样变，易与骨肿瘤混淆。肿瘤极少包含局部钙化软骨基质[71]。

免疫组化结果支持是滑膜细胞或纤维组织细胞的表型为肿瘤细胞特性[37,70]。肿瘤细胞表达簇连蛋白及D2-40，少量大细胞抗结蛋白抗体染色阳性[72]。重要

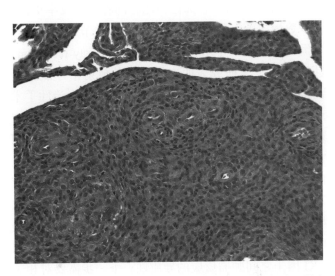

图 **124-31** 滑膜衬里层细胞，被覆大量增生的多角细胞，混有多核巨细胞

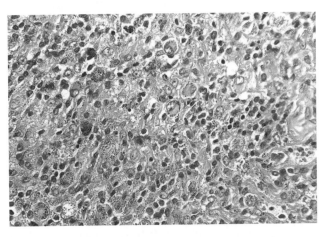

图 **124-32** 巨噬细胞内可见大量的含铁血黄素

的是，基因易位的细胞表达集落刺激因子-1。流式细胞仪检测显示，其中一些肿瘤为异倍体，特别是那些含有大量关节外软组织成分的肿瘤，可能为非整倍体且有较高的增殖指数[61]。尽管流式细胞仪检测结果有助于预测哪些病变具有局部侵袭性，但具有这些特征的弥漫性腱鞘滑膜巨细胞瘤并无远处转移[62]。

关节弥漫性腱鞘巨细胞瘤的治疗尚未标准化，包括放射治疗、全滑膜切除术、同位素滑膜切除术、关节融合术、骨移植术和原发性关节成形术[58,60,73]。尽管尚无一种治疗能在所有的患者中都取得理想疗效，目前仍广泛推荐滑膜切除术治疗[58,60,74]。但不管哪种治疗方式都很难将滑膜完全切除，仍有 16% ~ 48% 的病例因残存的受累滑膜出现局部复发[75-76]。与完全切除相比，不完全的肿瘤切除的肿瘤复发风险增加超过两倍[74]。与其它部位相比膝部肿瘤复发率更高。极少数情况下，复发病变或含有较多关节外成分的肿瘤需要更彻底的手术，如射线切除术（ray resection）甚至截肢[62]。研究表明中等剂量的放射治疗能控制甚至治愈这种广泛病变，从而有可能避免根治性手术或截肢[77]。最后，针对 CSF1 致病途径的药物正在研发中，以确定它们在临床上对难治病例治疗的确切疗效[78]。甲磺酸伊马替尼是一种具有抗 CSFR1 活性的酪氨酸激酶抑制剂（TKI），早期研究已成功治疗进展性或复发性的关节弥漫性腱鞘巨细胞瘤[79]。尼罗替尼，一种具有与 CSF1R 相似活性的 TKI 的 II 期临床试验目前正在进行中[79]。目前已经发现了不同 TKI 因子之间肿瘤反应的异质性，下一步需要对相关的分子和遗传机制进行研究[80]。其他的靶向治疗方法如单克隆抗体正在进行中。例如 MCS110（一种针对 CSF1 的人源化单克隆抗体）和 RG7115（一种抑制 CSFR1 二聚化的单克隆抗体）。两者目前正在相应的临床试验中[74]。

恶性弥漫性鞘膜巨细胞瘤

恶性弥漫性鞘膜巨细胞瘤（malignant diffuse tenosynovial giant cell tumor）十分罕见，仅有少数病例报道[81-83]。最常累及膝关节，多数患者同时有看似良性的弥漫性鞘膜巨细胞瘤。在恶性病变中，肿瘤细胞呈梭形或多角形并且在细胞学特性上呈恶性表现。这些肿瘤具有侵袭性，50% 的患者死于转移性疾病[81]。目前已经报道了染色体 5 和 7 的三体性与该疾病相关[84]。

关节的局灶性鞘膜巨细胞瘤（良性巨细胞滑膜瘤、良性滑膜瘤、局灶性结节性滑膜炎）

关节的局灶性鞘膜巨细胞瘤（localized tenosynovial giant cell tumor）为边界清晰的单个病灶。常是无蒂或有蒂的肿块，有时呈分叶状，直径 1 ~ 8 cm（图 124-33）。最常见于单侧膝关节，男女发病率相当[85]。

症状与弥漫性鞘膜巨细胞瘤相似，但在关节的局灶性鞘膜巨细胞瘤中，因肿块会影响活动，关节绞锁的发生频率更高[85]。因肿瘤扭转、梗死，少数患者可表现出急剧的关节疼痛。关节渗出液多见，但与弥漫性病变相比，关节液含血少，甚至可呈清亮外观。

影像学检查显示为异质性结节肿块，内含脂质和含铁血黄素的沉积物（图 124-34）。在膝关节，肿瘤常见于髌上切迹、股骨切迹以及半月板和关节囊之间[85]。多无骨质侵犯，边缘切除多可治愈。小的病变可行关节镜下切除[85]。

组织学上，关节的局灶性腱鞘膜巨细胞瘤与弥漫型的结节基本相同，主要不同之处在于：前者缺乏弥漫性突起的滑膜绒毛，或是滑膜绒毛较为稀疏。

腱鞘的局灶性腱鞘膜巨细胞瘤（腱鞘巨细胞瘤、腱鞘纤维黄瘤）

腱鞘的局限性腱鞘膜巨细胞瘤多见于手或腕部，足或踝相对少见[59]，是手最常见的软组织肿瘤。常起源于手指的屈肌腱鞘，示指最常受累，依次为中指、无名指、小指和拇指。

手指肿瘤多见于女性，男女比例至少为 1:2[59,86]，但足趾肿瘤无性别差异[59]。本病好发于 21 ~ 50 岁，表现为无痛性、可触及的、坚硬活动性肿块。

临床上，肿块多为单发，位于屈侧，但可向手指伸侧或外侧隆起（图 124-35）。肿瘤生长缓慢，发现肿块到手术治疗的间隔时间从数周到十余年不等，平均为 2 年[59,86]。

影像学上，肿瘤表现为边界清楚的软组织肿块，25% 患者在病变附近的骨皮质外可有凹陷表现，边缘硬化（图 124-36）[59,86]。MRI 显示，病变在 T1 加权相上呈低密度信号，在 T2 加权相上呈高密度或低密度信号，有助于鉴别腱鞘巨细胞瘤与其他软组织肿瘤[87]。

肉眼上，肿瘤表现为边界清晰、多结节、圆形、有弹性、红 - 褐 - 黄褐 - 黄色肿块，直径小于 5 cm，与腱鞘紧密相连，但容易剥离（图 124-37）。术中有时可见肿块自切口弹出。肿块切面呈黄色或橙棕色，其颜色取决于脂质和血色素的多少。常见白色的纤维组织带或纤维组织隔分隔肿瘤。肿瘤细胞的形态学和免疫表型与弥漫性病变相同（图 124-38）[72,88]。超微结构下，增殖的细胞与 A 型和 B 型滑膜衬里细胞均

有相似之处 [86-89]。使用流式细胞仪检查少数患者后发现，所有病变细胞均为二倍体 [62]。细胞遗传学研究发现，肿瘤细胞多有 1p13 和 2q35 的易位 [54-55,90]。

　　肿瘤常为良性，无转移。恶性腱鞘巨细胞瘤罕有报道 [81,91]。保守的手术切除通常可治愈。若肿瘤切除不完全，可出现局部复发 [59,86]。

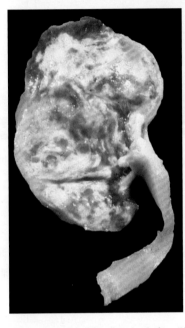

图 124-33　带蒂的局灶性关节鞘膜巨细胞瘤，肿块呈棕黄色，边界清楚

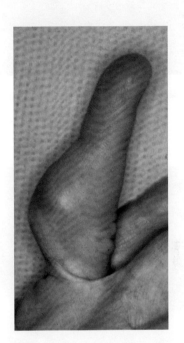

图 124-35　腱鞘滑膜巨细胞瘤，表现为实性坚硬的活动性肿块

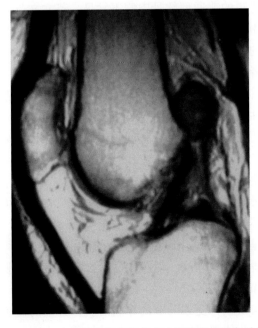

图 124-34　MRI 示膝关节后方有边界清晰的黑色肿块

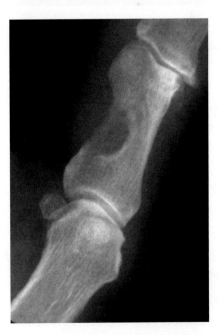

图 124-36　腱鞘滑膜巨细胞瘤，侵蚀指骨皮质

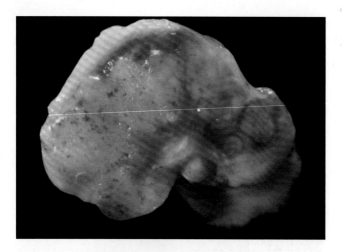

图 124-37 腱鞘滑膜巨细胞瘤，边界清晰，呈黄白色，局部为棕色

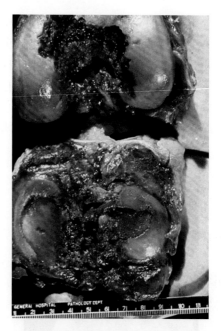

图 124-39 膝关节滑膜血管肉瘤，出血性肿瘤侵蚀到股骨远端和胫骨近端

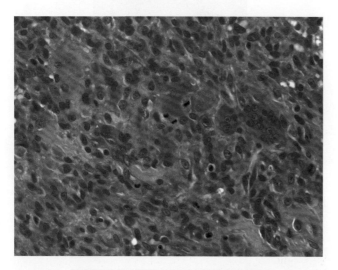

图 124-38 腱鞘巨细胞瘤中的有丝分裂活性多角细胞和散在的破骨细胞型巨细胞

关节恶性肿瘤

关节恶性肿瘤少见，可分为原发性和继发性。原发性恶性肿瘤几乎均为肉瘤，常起源于大关节滑膜，尤其是膝关节。患者多为成年人，表现为疼痛、肿胀和积液等慢性症状。绝大多数为软骨肉瘤或滑膜肉瘤。累及单关节的其他类型肉瘤罕见。但笔者曾见过关节内黏液样炎性纤维母细胞肉瘤、多形纤维瘤、骨外黏液样软骨肉瘤、普通型软骨肉瘤、恶性腱鞘滑膜巨细胞瘤和血管肉瘤（图 124-39）。上皮样肉瘤是另一种原发性肉瘤，据报道这种关节异常极为罕见 [92]。根据定义，继发性关节恶性肿瘤源于关节外，

多为肉瘤，由邻近骨或周围软组织扩散而来。尽管滑膜组织血管丰富，但癌症、淋巴瘤或白血病转移至滑膜或累及滑膜少见。

原发性关节肉瘤

普通型软骨肉瘤

滑膜的普通型软骨肉瘤不常见，英文文献报道不超过 100 例 [43-46,82,93]。约 50% 的患者中，软骨肉瘤与已有的滑膜软骨瘤病相关，研究大量滑膜软骨瘤病的研究者报告约 6.4% 的病例恶变为软骨肉瘤 [43,45-47,93-94]。患者多为 41 ~ 70 岁，无性别差异 [93]。典型表现为进行性增大的关节肿块，可引起机械性功能障碍、疼痛和僵硬。对于已患滑膜软骨瘤病者，症状持续时间常较长，有的可长达 25 年 [43,93]。大多数软骨肉瘤位于膝关节，其次为髋和肘关节。

影像学检查常发现关节周围软组织肿块，可有致密的不规则或环形钙化。偶尔侵入邻近骨的骨髓腔。根据是否存在钙化，影像学上的鉴别诊断有所不同，包括滑膜软骨瘤病、滑膜肉瘤、弥漫性腱鞘滑膜巨细胞瘤和慢性滑膜炎 [93]。

肉眼上，受累关节内充满滑膜，大量的蓝乳白色软骨结节使滑膜明显增厚。软骨结节大小不一，可漂

浮于关节腔内。少数患者的肿瘤可侵及邻近骨骼及软组织。

显微镜下，肿瘤常由恶性透明黏液样软骨组成。在极少数情况下，基质完全为黏液样，有骨外黏液样软骨肉瘤特点[94]。瘤性软骨内有细胞成分，含不典型软骨细胞，软骨小叶周围组织中细胞最多，该部位的某些肿瘤细胞呈梭形。除此之外，还可发现受累骨骼坏死和侵蚀[93]。如出现形态完整、含细胞较少的透明软骨结节（细胞形态大致正常，基质多有矿化），提示同时存在滑膜软骨瘤。

治疗通常为手术切除，对于病变严重或已有远处转移者，可考虑化疗。手术切除不完全可致局部复发，需另行根治性切除。有报道，约 1/3 的患者出现转移，肺转移最常见[43,93]。

滑膜肉瘤

滑膜肉瘤（synovial sarcoma）是一种常见肉瘤，占软组织肉瘤的 6% ～ 10%。它常起源于深部软组织，很少起源于关节内（图 124-40），但可从临近软组织继发性侵及关节滑膜。早期的命名源于其形态的多样性，直到 1936 年正式命名为滑膜肉瘤后，其他名称如腺肉瘤和滑膜纤维肉瘤才终止使用。滑膜肉瘤形态类似于关节早期发育阶段，有裂缝样间隙和梭形细胞丛包绕的大多角（上皮样）细胞构成的腺体。这些裂缝和腺体类似于显微镜下由滑膜衬里细胞围绕、滑膜下间充质细胞支撑的"关节间隙"。因上皮细胞或梭形细胞所占比例不同，滑膜肉瘤又可分为单相梭形细胞型、单相上皮样细胞型和双相型亚型，单相型很少见。

滑膜肉瘤好发于青少年或青年。一项 121 例患者的研究显示，发病年龄 9 ～ 74 岁，平均年龄 34 岁。不过，滑膜肉瘤在儿童仍多见[95-96]。

尽管"滑膜肉瘤"的名称提示肿瘤起源于滑膜，但不足 10% 的患者是关节内肿瘤或与滑膜衬里层相连[97-98]。此恶性肿瘤的起源细胞被认为是一种未成熟的间充质祖细胞，因此迄今尚未能完全描述其特征[99]。

60% ～ 70% 的滑膜肉瘤见于四肢，特别是下肢大关节附近，尤其是膝部腘窝和足部[87-88]。大腿、手、小腿和指（趾）均可受累，四肢远侧的肿瘤常与关节囊和（或）腱鞘相邻。肿瘤也可发生于颈、躯干、颅面部、腹膜后腔、精索、眼眶、舌、纵隔、软

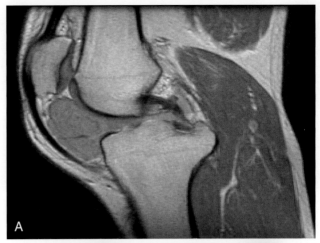

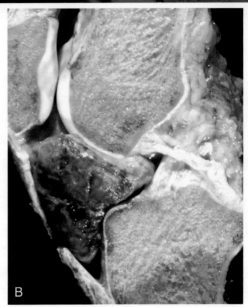

图 124-40 **A**. 罕见的关节内滑膜肉瘤 MRI 像，髌骨下肿瘤边界清楚，局部质地不均。**B**. 大体标本示肿瘤呈黄褐色，内有出血，突向关节，被覆滑膜

腭、心、肾、肺、胸膜和前列腺。

没有特定于滑膜肉瘤的临床特征将其与其他肉瘤区分开。其最常见的症状是缓慢增大、深在的可扪及的肿块，约 50% 的患者有疼痛感[96,101]。就诊前，症状可能已出现了相当长的时间，从数月到 25 年不等，平均 6 个月到 2.5 年[96,101]。位置较深的肿瘤易延误诊断，而位于表浅部位或临床上易关注部位的肿瘤则易于发现。某些累及膝部的病例，在发现肿块前数月内可有隐痛，如果肿瘤增大到一定程度，可使关节活动受限。颈部和头部肿瘤可出现一些特殊症状，如声嘶、呼吸或吞咽困难。偶尔可因肺部转移出现症状，如咯血[101]。

典型的X线平片显示，滑膜肉瘤为一边界清楚、位置较深的软组织肿块。滑膜肉瘤是少数常发生钙化的原发性软组织肿瘤之一。30%~50%在X线片上可发现钙化影，表现为细小的点状高密度影（图124-41）[102]。钙化影可呈局灶或弥漫性分布[103]。约20%的患者可出现邻近骨的骨膜反应，但肿瘤极少发生骨侵蚀。

与X线平片相比，CT发现钙化灶或骨膜反应的敏感性更高。MRI对于确定肿瘤范围很重要，并常见较大的非均质性肿块伴出血影。影像学上应与下列疾病鉴别：血管瘤、脂肪瘤、滑膜软骨瘤病、软组织软骨肉瘤或骨肉瘤、骨化性肌炎、动脉瘤及其他肉瘤。

滑膜肉瘤的大体病理学表现为一边界清楚的粉红色或棕褐色的肉质肿块，易从瘤床中剥离或"弹出"（图124-40B）。切面常均匀一致，灰黄色，有弹性。钙化区坚硬有砂砾感。较大的肿瘤中可见出血和（或）坏死，伴组织囊性变和凝胶样变。有时肿块在肌腱、肌肉和筋膜层间生长，或包绕神经血管束生长。

根据显微镜下细胞所占比例的不同，滑膜肉瘤可分三种亚型：单相梭形细胞型、单相上皮样细胞型和双相型。因该肿瘤的组织学多种多样，故该分类法有一定主观性。鉴别诊断上，滑膜肉瘤一般不出现明显的多形性及不典型性细胞。若出现，则倾向于其他类型的肿瘤，如多形性纤维肉瘤或未分化的多形性肉瘤。

显微镜下，最常见的双相滑膜肉瘤主要特征是由两种不同类型的肿瘤细胞群组成，即上皮细胞和梭形细胞（图124-42）。上皮细胞呈立方形或圆柱形，类似于真正的上皮，胞浆边缘清晰。这些细胞可形成腺样空隙、线性乳头或裂缝样空隙，也可聚合成群（图124-42）。上皮细胞常被均匀一致、小而饱满的梭形细胞束包绕。梭形细胞束中的细胞密集，呈"人"字形排列。在大多数双相滑膜肉瘤中，梭形细胞占优势，梭形细胞区常有玻璃样基质的钙化。有的肿瘤可有骨形成，出现在梭形细胞区或上皮细胞区。而单相型滑膜肉瘤以梭形细胞为主或以上皮样细胞为主（图124-42和124-43）。

免疫组化分析显示，上皮细胞和梭形细胞成分常能被抗角蛋白抗体和抗上皮细胞膜抗原抗体染色，这通常表明与上皮细胞肿瘤有关[104-106]，这有助于滑膜肉瘤与形态上相似的其他肿瘤如纤维肉瘤、恶性周围神经鞘瘤相鉴别[106]，这也证明滑膜肉瘤并非起源于滑膜，因正常滑膜细胞不会被这些抗体染色[107]。

滑膜肉瘤的细胞遗传学研究发现，肿瘤不论是双相型还是单相型，几乎所有的患者都有一致的染色体易位——t（X；18）（p11.2；q11.2）[100,108]，这有助于滑膜肉瘤发病机制的深入研究。染色体易位可能与基因转录失调相关，也可作为诊断依据。这种特征性易位导致SWI/SNF染色质重塑复合亚基SS18融合到SSX1或SSX2的C末端抑制结构域，破坏表观遗传控制并充当该肿瘤的中心遗传"驱动因子"[99]。目前已经辨别出易位断点的位置与预后之间没有相关性。

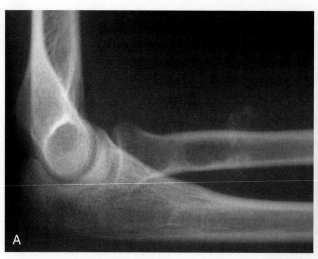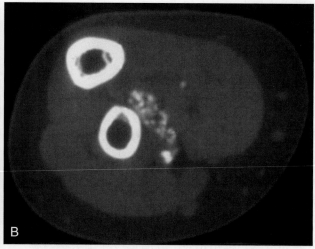

图 124-41 **A.** 滑膜肉瘤，位于肘关节附近的深部软组织内，可见局部矿化。**B.** 轴位CT扫描示肿瘤内钙化

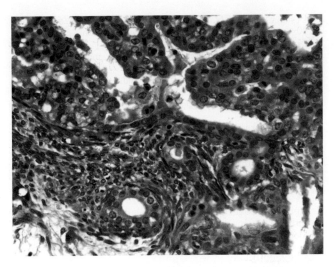

图 124-42　双相滑膜肉瘤，其上皮样细胞形成腺状和乳头状结构，梭形细胞包绕在腺状结构周围

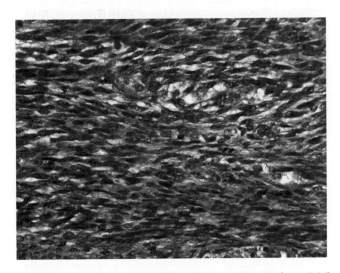

图 124-43　单相梭形细胞型滑膜肉瘤，肿瘤细胞束呈"人"字形排列

滑膜肉瘤的预后不良。一项对 150 例未转移患者的研究发现，5 年、10 年和 15 年的无病生存率分别为 59%、52% 和 52%[103]。许多因素可影响预后，肿瘤小（＜ 5 cm）、发病年龄小于 25 岁、无低分化区的患者的治愈率较高；相反，肿瘤较大（≥ 5 cm）、发病年龄在 25 岁以上、含有低分化区者预后较差[96]。但组织学亚型对预后的影响仍有争议。

滑膜肉瘤的自然病程常表现为局部反复发作，多在初次治疗 2 年内复发，但也有 10 年后才复发者。最终，大部分患者出现远处转移，以肺部转移最常见；部分患者出现局部淋巴结受累[109]。约 10% 的患者在转移确诊后 1 年内死亡，其中 90% 的患者有明显的肺转移。

治疗须以局部和全身治疗相结合。保肢手术联合放疗可成功控制局部疾病[109-110]。因局部淋巴结可能受累，应对其仔细评估，若有增大，应行治疗。全身治疗包括多种化疗方案，虽然常建议瘤体直径大于 5 cm 的高风险患者应行辅助化疗，但其疗效仍存在争议[111]。

继发性关节恶性肿瘤

肉瘤

由于完整的关节软骨常作为屏障阻挡肿瘤的直接侵袭，原发性骨肉瘤（如骨肉瘤和软骨肉瘤）很少累及关节。然而据已有观察，肿瘤常通过关节骨折形成的路径、沿腱鞘韧带结构生长或穿过关节囊附着点而侵袭关节，故难以单从组织学上把部分类型的滑膜软骨瘤病与继发性侵及关节的低分化骨内软骨肉瘤相鉴别。

同样，原发性软组织肉瘤可沿着已有的血管结构或韧带和肌腱，穿过关节囊，进入关节内。这种并发症可能会对治疗带来极大挑战，因为治疗可能需要切除整个关节。

转移癌

与其他血管丰富的组织不同，滑膜较少发生转移癌，这可能说明只有关节症状明显的临床病例才被报道，因为关节并非尸检的常规检查部位。大部分转移至滑膜的肿瘤来源于肺部，其次为胃肠道和乳腺[112-114]。老年人多见，受累关节多为膝关节。在许多报道的病例中，下方骨骼也有转移病灶。

恶性淋巴组织增殖性疾病

各种类型的恶性淋巴增殖性疾病包括白血病、淋巴瘤和骨髓瘤，均可累及滑膜，产生骨关节症状[115-117]。该情况最常见于急性或慢性白血病[117]。12% ～ 65% 的白血病患儿和 4% ～ 13% 的白血病成人患者可出现关节症状[117]，病程的任何阶段都可出现关节炎，甚至成为主要症状。大关节较小关节更易受累，多为少关节性、非对称性、游走性严重关节炎。症状可能因白血病浸润滑膜或刺激邻近骨膜所致。当关节炎成为主要症状时，易与化脓性关节炎、风湿热、亚急性细菌性心内膜炎或类风湿关节炎混淆。

 本章的参考文献也可以在 ExpertConsult.com 上找到。

参考文献

1. Fritschy D, Fasel J, Imbert JC, et al: The popliteal cyst. *Knee Surg Sports Traumatol Arthrosc* 14:623, 2006.
2. Giard MC, Pineda C: Ganglion cyst versus synovial cyst? Ultrasound characteristics through a review of the literature. *Rheumatol Int* 35:597, 2015.
3. Seil R, Rupp S, Jochum P, et al: Prevalence of popliteal cysts in children: a sonographic study and review of the literature. *Arch Orthop Trauma Surg* 119:73, 1999.
4. Labropoulos N, Shifrin DA, Paxinos O: New insights into the development of popliteal cysts. *Br J Surg* 91:1313, 2004.
5. Beaman FD, Peterson JJ: MR imaging of cysts, ganglia, and bursae about the knee. *Magn Reson Imaging Clin N Am* 15:39, 2007.
6. Choudhri HF, Perling LH: Diagnosis and management of juxtafacet cysts. *Neurosurg Focus* 20:E1, 2006.
7. Boviatsis EJ, Staurinou LC, Kouyialis AT, et al: Spinal synovial cysts: pathogenesis, diagnosis and surgical treatment in a series of seven cases and literature review. *Eur Spine J* 17:831, 2008.
8. Spinner RJ, Hébert-Blouin MN, Maus TP, et al: Evidence that atypical juxtafacet cysts are joint derived. *J Neurosurg Spine* 12:96, 2010.
9. McEvedy BV: Simple ganglia. *Br J Surg* 49:40, 1962.
10. Spinner RJ, Scheithauer BW, Amrami KK: The unifying articular (synovial) origin of intraneural ganglia: evolution-revelation-revolution. *Neurosurgery* 65(4 Suppl):A115, 2009.
11. O'Valle F, Hernández-Cortés P, Aneiros-Fernández J, et al: Morphological and immunohistochemical evaluation of ganglion cysts. Cross-sectional study of 354 cases. *Histol Histopathol* 29:601, 2014.
12. Nahra ME, Bucchieri JS: Ganglion cysts and other tumor related conditions of the hand and wrist. *Hand Clin* 20:249, 2004.
13. Milgram JW: The classification of loose bodies in human joints. *Clin Orthop Relat Res* 124:282, 1977.
14. Clarke HD, Scott WN: The role of debridement: through small portals. *J Arthroplasty* 18:10, 2003.
15. Adelani MA, Wupperman RM, Holt GE: Benign synovial disorders. *J Am Acad Orthop Surg* 16:268, 2008.
16. Cooper G, Schiller AL: *Anatomy of the guinea pig*, Cambridge, 1975, Harvard University Press.
17. Kato Y, Oshida M, Saito A, et al: Meniscal ossicles. *J Orthop Sci* 12:375, 2007.
18. Van Breuseghem I, Geusens E, Pans S, et al: The meniscal ossicle revisited. *JBR-BTR* 86:276, 2003.
19. Rohilla S, Yadav RK, Singh R, et al: Meniscal ossicle. *J Orthop Traumatol* 10:143, 2009.
20. Hirano K, Deguchi M, Kanamono T: Intra-articular synovial lipoma of the knee joint (located in the lateral recess): a case report and review of the literature. *Knee* 14:63, 2007.
21. Sonoda H, Takasita M, Taira H, et al: Carpal tunnel syndrome and trigger wrist caused by a lipoma arising from flexor tenosynovium: a case report. *J Hand Surg [Am]* 27:1056, 2002.
22. Allen PW: Lipoma arborescens. In *Tumors and proliferations of adipose tissue*, Chicago, 1981, Year Book Medical Publishers, p 129.
23. Kloen P, Keel SB, Chandler HP, et al: Lipoma arborescens of the knee. *J Bone Joint Surg Br* 80:298, 1998.
24. Howe BM, Wenger DE: Lipoma arborescens: comparison of typical and atypical disease presentations. *Clin Radiol* 68:1220, 2013.
25. Bansal M, Changulani M, Shukla R, et al: Synovial lipomatosis of the knee in an adolescent girl. *Orthopedics* 31:185, 2008.
26. Davies AP, Blewitt N: Lipoma arborescens of the knee. *Knee* 12:394, 2005.
27. Hoffa A: The influence of the adipose tissue with regard to the pathology of the knee joint. *JAMA* 43:795, 1904.
28. Devaney K, Vinh TN, Sweet DE: Synovial hemangioma: a report of 20 cases with differential diagnostic considerations. *Hum Pathol* 24:737, 1993.
29. Lichtenstein L: Tumors of synovial joints, bursae, and tendon sheaths. *Cancer* 8:816, 1955.
30. Greenspan A, Azouz EM, Matthews J, 2nd, et al: Synovial hemangioma: imaging features in eight histologically proven cases, review of the literature, and differential diagnosis. *Skeletal Radiol* 24:583, 1995.
31. Sasho T, Nakagawa K, Matsuki K, et al: Two cases of synovial haemangioma of the knee joint: Gd-enhanced image features on MRI and arthroscopic excision. *Knee* 18:509, 2011.
32. Chung EB, Enzinger FM: Fibroma of tendon sheath. *Cancer* 44:1979, 1945.
33. Pulitzer DR, Martin PC, Reed RJ: Fibroma of tendon sheath: a clinicopathologic study of 32 cases. *Am J Surg Pathol* 13:472, 1989.
34. Nishio J, Iwasaki H, Nagatomo M, et al: Fibroma of tendon sheath with 11q rearrangements. *Anticancer Res* 34:5159, 2014.
35. Moretti VM, de la Cruz M, Lackman RD, et al: Fibroma of tendon sheath in the knee: a report of three cases and literature review. *Knee* 17:306, 2010.
36. Sim FH, Dahlin DC, Ivins JC: Extra-articular synovial chondromatosis. *J Bone Joint Surg Am* 59:492, 1977.
37. Maluf HM, DeYoung BR, Swanson PE, et al: Fibroma and giant cell tumor of tendon sheath: a comparative histological and immunohistological study. *Mod Pathol* 8:155, 1995.
38. Buddingh EP, Naumann S, Nelson M, et al: Cytogenetic findings in benign cartilaginous neoplasms. *Cancer Genet Cytogenet* 141:164, 2003.
39. Davis RI, Hamilton A, Biggart JD: Primary synovial chondromatosis: a clinicopathologic review and assessment of malignant potential. *Hum Pathol* 29:683, 1998.
40. Guarda-Nardini L, Piccotti F, Ferronato G, et al: Synovial chondromatosis of the temporomandibular joint: a case description with systematic literature review. *Int J Oral Maxillofac Surg* 39:745, 2010.
41. Fetsch JF, Vinh TN, Remotti F, et al: Tenosynovial (extraarticular) chondromatosis: an analysis of 37 cases of an underrecognized clinicopathologic entity with a strong predilection for the hands and feet and a high local recurrence rate. *Am J Surg Pathol* 27:1260, 2003.
42. Veras E, Abadeer R, Khurana H, et al: Solitary synovial osteochondroma. *Ann Diagn Pathol* 14:94, 2010.
43. Evans S, Boffano M, Chaudhry S, et al: Synovial chondrosarcoma arising in synovial chondromatosis. *Sarcoma* 2014:647939, 2014.
44. Sah AP, Geller DS, Mankin HJ, et al: Malignant transformation of synovial chondromatosis of the shoulder to chondrosarcoma: a case report. *J Bone Joint Surg Am* 89:1321, 2007.
45. Rybak LD, Khaldi L, Wittig J, et al: Primary synovial chondrosarcoma of the hip joint in a 45-year-old male: case report and literature review. *Skeletal Radiol* 40:1375, 2011.
46. Zamora EE, Mansor A, Vanel D, et al: Synovial chondrosarcoma: report of two cases and literature review. *Eur J Radiol* 72:38, 2009.
47. Dahlin DC, Salvador AH: Cartilaginous tumors of the soft tissues of the hands and feet. *Mayo Clin Proc* 49:721, 1974.
48. Chung EB, Enzinger FM: Chondroma of soft parts. *Cancer* 41:1414, 1978.
49. Lichtenstein L, Goldman RL: Cartilage tumors in soft tissues, particularly in the hand and foot. *Cancer* 17:1203, 1964.
50. Hensinger RN, Cowell HR, Ramsey PL, et al: Familial dysplasia epiphysealis hemimelica, associated with chondromas and osteochondromas: report of a kindred with variable presentations. *J Bone Joint Surg Am* 56:1513, 1974.
51. Rubin BP: Tenosynovial giant cell tumor and pigmented villonodular synovitis: a proposal for unification of these clinically distinct but histologically and genetically identical lesions. *Skeletal Radiol* 36:267, 2007.
52. Jones WA, Ghorbal MS: Benign tendon sheath chondroma. *J Hand Surg [Br]* 11:276, 1986.
53. Gonzalez-Lois C, Garcia-de-la-Torre P, SantosBriz-Terron A, et al: Intracapsular and para-articular chondroma adjacent to large joints: report of three cases and review of the literature. *Skeletal Radiol* 30:672, 2001.
54. West RB, Rubin BP, Miller MA, et al: A landscape effect in tenosynovial giant-cell tumor from activation of CSF1 expression by a translocation in a minority of tumor cells. *Proc Natl Acad Sci U S A* 103:690, 2006.

55. Möller E, Mandahl N, Mertens F, et al: Molecular identification of COL6A3-CSF1 fusion transcripts in tenosynovial giant cell tumors. *Genes Chromosomes Cancer* 47:21, 2008.

56. Cupp JS, Miller MA, Montgomery KD, et al: Translocation and expression of CSF1 in pigmented villonodular synovitis, tenosynovial giant cell tumor, rheumatoid arthritis and other reactive synovitides. *Am J Surg Pathol* 31:970, 2007.

57. Panagopoulos I, Brandal P, Gorunova L, et al: Novel CSF1-S100A10 fusion gene and CSF1 transcript identified by RNA sequencing in tenosynovial giant cell tumors. *Int J Oncol* 44:1425, 2014.

58. Tyler WK, Vidal AF, Williams RJ, et al: Pigmented villonodular synovitis. *J Am Acad Orthop Surg* 14:376, 2006.

59. Ravi V, Wang WL, Lewis VO: Treatment of tenosynovial giant cell tumor and pigmented villonodular synovitis. *Curr Opin Oncol* 23:361, 2011.

60. Mendenhall WM, Mendenhall CM, Reith JD, et al: Pigmented villonodular synovitis. *Am J Clin Oncol* 29:548, 2006.

61. Somerhausen NS, Fletcher CD: Diffuse-type giant cell tumor: clinicopathologic and immunohistochemical analysis of 50 cases with extraarticular disease. *Am J Surg Pathol* 24:479, 2000.

62. Abdul-Karim FW, el-Naggar AK, Joyce MJ, et al: Diffuse and localized tenosynovial giant cell tumor and pigmented villonodular synovitis: a clinicopathologic and flow cytometric DNA analysis. *Hum Pathol* 23:729, 1992.

63. Carpintero P, Gascon E, Mesa M, et al: Clinical and radiologic features of pigmented villonodular synovitis of the foot: report of eight cases. *J Am Podiatr Med Assoc* 97:415, 2007.

64. De Schepper AM, Hogendoorn PC, Bloem JL: Giant cell tumors of the tendon sheath may present radiologically as intrinsic osseous lesions. *Eur Radiol* 17:499, 2007.

65. Jergesen HE, Mankin HJ, Schiller AL: Diffuse pigmented villonodular synovitis of the knee mimicking primary bone neoplasms: a report of two cases. *J Bone Joint Surg Am* 60:825, 1978.

66. Myers BW, Masi AT: Pigmented villonodular synovitis and tenosynovitis: a clinical epidemiologic study of 166 cases and literature review. *Medicine (Baltimore)* 59:223, 1980.

67. Lin J, Jacobson JA, Jamadar DA, et al: Pigmented villonodular synovitis and related lesions: the spectrum of imaging findings. *AJR Am J Roentgenol* 172:191, 1999.

68. Murphey MD, Rhee JH, Lewis RB, et al: Pigmented villonodular synovitis: radiologic-pathologic correlation. *Radiographics* 28:1493, 2008.

69. Masih S, Antebi A: Imaging of pigmented villonodular synovitis. *Semin Musculoskel Radiol* 7:205, 2003.

70. O'Connell JX, Fanburg JC, Rosenberg AE: Giant cell tumor of tendon sheath and pigmented villonodular synovitis: immunophenotype suggests a synovial cell origin. *Hum Pathol* 26:771, 1995.

71. Hoch BL, Garcia RA, Smalberger GJ: Chondroid tenosynovial giant cell tumor: a clinicopathological and immunohistochemical analysis of 5 new cases. *Int J Surg Pathol* 19:180, 2011.

72. Boland JM, Folpe AL, Hornick JL, et al: Clusterin is expressed in normal synoviocytes and in tenosynovial giant cell tumors of localized and diffuse types: diagnostic and histogenetic implications. *Am J Surg Pathol* 33:1225, 2009.

73. Ottaviani S, Ayral X, Dougados M, et al: Pigmented villonodular synovitis: a retrospective single-center study of 122 cases and review of the literature. *Semin Arthritis Rheum* 40:539, 2011.

74. Palmerini E, Stalls EL, Maki RG, et al: Tenosynovial giant cell tumor/pigmented villonodular synovitis: outcome of 294 patients before the era of kinase inhibitors. *Eur J Cancer* 51:210, 2015.

75. Sharma H, Rana B, Mahendra A, et al: Outcome of 17 pigmented villonodular synovitis (PVNS) of the knee at 6 years mean follow-up. *Knee* 14:390, 2007.

76. Chiari C, Pirich C, Brannath W, et al: What affects the recurrence and clinical outcome of pigmented villonodular synovitis? *Clin Orthop Relat Res* 450:172, 2006.

77. Griffin AM, Ferguson PC, Catton CN, et al: Long-term outcome of the treatment of high-risk tenosynovial giant cell tumor/pigmented villonodular synovitis with radiotherapy and surgery. *Cancer* 118:4901, 2012.

78. Nielsen TO: Discovery research to clinical trial: a ten year journey. *Clin Invest Med* 33:E342, 2010.

79. Cassier PA, Gelderblom H, Stacchiotti S, et al: Efficacy of imatinib mesylate for the treatment for locally advanced and/or metastatic tenosynovial giant cell tumor/pigmented villonodular synovitis. *Cancer* 118:1649, 2012.

80. Stacchiotti S, Crippa F, Messina A, et al: Response to imatinib in villonodular pigmented synovitis (PVNS) resistant to nilotinib. *Clin Sarcoma Res* 3:123, 2013.

81. Bertoni F, Unni KK, Beabout JW, et al: Malignant giant cell tumor of the tendon sheaths and joints (malignant pigmented villonodular synovitis). *Am J Surg Pathol* 21:153, 1997.

82. Bhadra AK, Pollock R, Tirabosco RP, et al: Primary tumours of the synovium: a report of four cases of malignant tumour. *J Bone Joint Surg Br* 89:1504, 2007.

83. Li CF, Wang JW, Huang WW, et al: Malignant diffuse-type tenosynovial giant cell tumors: a series of 7 cases comparing with 24 benign lesions with review of the literature. *Am J Surg Pathol* 32:587, 2008.

84. Layfield LJ, Meloni-Ehrig A, Lius K, et al: Malignant giant cell tumor of synovium (malignant pigmented villonodular synovitis): a histopathologic and fluorescence in situ hybridization analysis of two cases with review of the literature. *Arch Pathol Lab Med* 124:1636, 2000.

85. Dines JS, DeBerardino TM, Wells JL, et al: Long-term follow-up of surgically treated localized pigmented villonodular synovitis of the knee. *Arthroscopy* 23:930, 2007.

86. Ushijima M, Hashimoto H, Tsuneyoshi M, et al: Giant cell tumor of the tendon sheath (nodular tenosynovitis): a study of 207 cases to compare the large joint group with the common digit group. *Cancer* 57:875, 1986.

87. Kitagawa Y, Ito H, Amano Y, et al: MR imaging for preoperative diagnosis and assessment of local tumor extent on localized giant cell tumor of tendon sheath. *Skeletal Radiol* 32:633, 2003.

88. Monaghan H, Salter DM, Al-Nafussi A: Giant cell tumour of tendon sheath (localised nodular tenosynovitis): clinicopathological features of 71 cases. *J Clin Pathol* 54:404, 2001.

89. Alguacil-Garcia A, Unni KK, Goellner JR: Giant cell tumor of tendon sheath and pigmented villonodular synovitis: an ultrastructural study. *Am J Clin Pathol* 69:6, 1978.

90. Nilsson M, Hoglund M, Panagopoulos I, et al: Molecular cytogenetic mapping of recurrent chromosomal breakpoints in tenosynovial giant cell tumors. *Virchows Arch* 441:475, 2002.

91. Wu NL, Hsiao PF, Chen BF, et al: Malignant giant cell tumor of the tendon sheath. *Int J Dermatol* 4:543, 2004.

92. Chow LTC: Primary synovial epithelioid sarcoma of the knee: distinctly unusual location leading to its confusion with pigmented villonodular synovitis. *APMIS* 123:350, 2015.

93. Bertoni F, Unni KK, Beabout JW, et al: Chondrosarcomas of the synovium. *Cancer* 67:155, 1991.

94. Gebhardt MC, Parekh SG, Rosenberg AE, et al: Extraskeletal myxoid chondrosarcoma of the knee. *Skeletal Radiol* 28:354, 1999.

95. Okcu MF, Munsell M, Treuner J, et al: Synovial sarcoma of childhood and adolescence: a multicenter, multivariate analysis of outcome. *J Clin Oncol* 21:1602, 2003.

96. Bergh P, Meis-Kindblom JM, Gherlinzoni F, et al: Synovial sarcoma: identification of low and high risk groups. *Cancer* 85:2596, 1999.

97. Dardick I, O'Brien PK, Jeans MT, et al: Synovial sarcoma arising in an anatomical bursa. *Virchows Arch A Pathol Anat Histol* 397:93, 1982.

98. McKinney CD, Mills SE, Fechner RE: Intraarticular synovial sarcoma. *Am J Surg Pathol* 16:1017, 1992.

99. Nielsen TO, Poulin NM, Ladanyi M: Synovial sarcoma: recent discoveries as a roadmap for new avenues of therapy. *Cancer Discov* 5:124, 2015.

100. Haldar M, Randall RL, Capecchi MR: Synovial sarcoma: from genetics to genetic-based animal modeling. *Clin Orthop Relat Res* 466:2156, 2008.

101. Cadman NL, Soule EH, Kelly PJ: Synovial sarcoma: an analysis of 134 tumors. *Cancer* 18:613, 1965.

102. Milchgrub S, Ghandur-Mnaymneh L, Dorfman HD, et al: Synovial sarcoma with extensive osteoid and bone formation. *Am J Surg Pathol* 17:357, 1993.

103. Varela-Duran J, Enzinger FM: Calcifying synovial sarcoma. *Cancer* 50:345, 1982.

104. Corson JM, Weiss LM, Banks-Schlegel SP, et al: Keratin proteins and carcinoembryonic antigen in synovial sarcomas: an immunohistochemical study of 24 cases. *Hum Pathol* 15:615, 1984.

105. Fisher C: Synovial sarcoma. *Diagn Pathol* 1:13, 1994.

106. Olsen SH, Thomas DG, Lucas DR: Cluster analysis of immunohistochemical profiles in synovial sarcoma, malignant peripheral nerve

sheath tumor, and Ewing sarcoma. *Mod Pathol* 19:659, 2006.

107. Miettinen M, Virtanen I: Synovial sarcoma—a misnomer. *Am J Pathol* 117:18, 1984.

108. Amary MF, Berisha F, Bernardi F, et al: Detection of SS18-SSX fusion transcripts in formalin-fixed paraffin-embedded neoplasms: analysis of conventional RT-PCR, qRT-PCR and dual color FISH as diagnostic tools for synovial sarcoma. *Mod Pathol* 20:482, 2007.

109. Guadagnolo BA, Zagars GK, Ballo MT, et al: Long-term outcomes for synovial sarcoma treated with conservation surgery and radiotherapy. *Int J Radiat Oncol Biol Phys* 69:1173, 2007.

110. Brecht IB, Ferrari A, Int-Veen C, et al: Grossly-resected synovial sarcoma treated by the German and Italian Pediatric Soft Tissue Sarcoma Cooperative Groups: discussion on the role of adjuvant therapies. *Pediatr Blood Cancer* 46:11, 2006.

111. Al-Hussaini H, Hogg D, Blackstein ME, et al: Clinical features, treatment, and outcome in 102 adult and pediatric patients with localized high-grade synovial sarcoma. *Sarcoma* 2011:231789, 2011.

112. Younes M, Hayem G, Brissaud P, et al: Monoarthritis secondary to joint metastasis: two case reports and literature review. *Joint Bone Spine* 69:495, 2002.

113. Capovilla M, Durlach A, Fourati E, et al: Chronic monoarthritis and previous history of cancer: think about synovial metastasis. *Clin Rheumatol* 26:60, 2007.

114. Vandecandelaere P, Sciot R, Westhovens R, et al: Malignant involvement of the knee synovium in a patient with metastatic oesophageal adenocarcinoma. *Acta Clin Belg* 65:48, 2010.

115. Ehrenfeld M, Gur H, Shoenfeld Y: Rheumatologic features of hematologic disorders. *Curr Opin Rheumatol* 11:62, 1999.

116. Acree SC, Pullarkat ST, Quismorio FP, Jr, et al: Adult leukemic synovitis is associated with leukemia of monocytic differentiation. *J Clin Rheumatol* 17:130, 2011.

117. Evans TI, Nercessian BM, Sanders KM: Leukemic arthritis. *Semin Arthritis Rheum* 24:48, 1994.

第 125 章

反应性关节炎

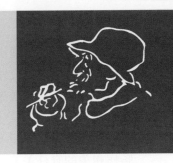

原著 J.S. Hill Gaston

刘媛媛 译　沈海丽 校

定义和术语

反应性关节炎

反应性关节炎这一术语通常很宽泛且无实用意义，定义为"某种感染后出现的任何关节炎"，也是一种对感染的反应。用这种定义方法，很多疾病诸如莱姆病和风湿热，以及病毒感染后的关节炎，有时也可被称为"反应性的"。这种定义并不明确，最好能对反应性关节炎有一个概括性的定义，保留反应性关节炎这一术语，将其定义为感染后出现的关节炎同时具备其他形式脊柱关节炎的共同特征[1-2]。这些共同的临床特征包括常见的附着点炎，关节炎关节外表现（尤其是累及眼和皮肤），脊柱关节炎家族史，以及与 HLA-B27[3] 明显相关。使用上述定义，一组相对小范围的细菌（不包括病毒）可作为反应性关节炎的常见触发因素（表 125-1），偶尔一个更长的感染"史"也被报道为始发因素。这些病原体主要感染胃肠道和泌尿生殖道，但肺炎衣原体因会引起呼吸道感染作为例外[4-6]。

另一个不实用的术语是赖特综合征（Reiter syndrome），也称赖特三联症（Reiter's triad）——由尿道炎、结膜炎和关节炎组成。促使这个术语退出历史舞台的原因主要有以下四个：首先，汉斯·赖特并非是第一个描述反应性关节炎的人——基于此，反应性关节炎应该被称作 Leroy-Fiessinger-Reiter 综合征，但这个术语显然缺乏实用性；其次，赖特错误地将其描述的由痢疾诱发的病例而归因于螺旋体感染。再者，赖特与"德意志第三帝国"有关联[7-8]；最后，赖特三联症中包含尿道炎会导致人们错误地认为，有尿道炎的反应性关节炎病例可能是由性病感染引起的[9]。事实并非如此，因为尿道炎在由肠道感染导致的反应性关节炎患者中并不常见，尤其在 HLA-

表 125-1　与反应性关节炎有关的病原体

常见的
消化道病原体
沙门菌属
空肠弯曲杆菌和大肠弯曲杆菌
小肠结肠炎耶尔森菌和假结核耶尔森菌
弗氏志贺菌；较少见的，宋氏志贺菌或者志贺痢疾杆菌
艰难梭菌
泌尿生殖道病原体
沙眼衣原体
支原体属？
呼吸道病原体
肺炎衣原体
有报道的
卡介苗中牛结核分枝杆菌
产肠毒素性大肠埃希菌和其他少量报道需被考虑的病原体

B27 阳性的患者[10]，而且赖特在第一次世界大战时期描述的病例是与痢疾相关的关节炎，因此，赖特综合征充其量只是反应性关节炎的同义词，意义不大且不实用，并且"三联症"并不能区分出反应性关节炎重要的临床亚组。

继发于胃肠道感染的反应性关节炎有时与炎性肠病相关的脊柱关节炎一同被归为肠病性关节炎[11]。然而，虽然肠道与关节炎，特别是脊柱关节炎，在病理学上有非常重要的联系，但肠病性关节炎实际上是一个定义不清晰的重叠术语，它通常指的是缺乏脊柱关节炎的典型特征但与胃肠道疾病相关的其他形式的关节炎，如 Whipple 病和乳糜泻。

反应性关节炎的分类标准

对于反应性关节炎，目前还没有完全令人满意的疾病定义[12]。但表 125-2 提出了一组具有实用性的建议。在食物中毒暴发期间，当随诊所有已知感染沙门菌或弯曲杆菌的患者，所有出现新的关节症状的患者均可被视为患有反应性关节炎，但不可避免地，一些仅有关节痛的患者也被纳入进来[13-14]。虽然社区人群中关节症状患病率很高，但很难确定患者感染后

表 125-2 反应性关节炎诊断的推荐定义

如果患者满足以下条件，可确诊为反应性关节炎：

1．典型的临床表现：

下肢为主的非对称性寡关节炎

附着点炎

关节外体征

以及

经证实有沙门菌，弯曲杆菌，耶尔森菌，志贺菌，或衣原体感染（无论是否有相关症状）

或者

经证实被已有报道的与反应性关节炎有关的其他病原体感染（如，艰难梭菌、卡介苗中牛结核分枝杆菌）

2．任何急性炎症性关节炎，包括单关节炎和（或）中轴炎症

和

经证实与反应性关节炎相关的细菌感染

3．典型的临床表现（1 中所列）

和

发病前 6 周内有腹泻或尿道炎 / 宫颈炎，但感染未被证实

出现的关节症状确实与感染有关，而不是与先前存在的症状在感染的影响下出现新的变化或与问卷调查者报告有关。

因此，在实际工作中，最好将有新发明确的关节肿胀，附着点炎或炎性腰背痛的患者诊断为反应性关节炎 - 这其中大多数症状符合 ASAS 外周型脊柱关节炎分类标准（参见第 75 章）。与社区调查相比，风湿病学专科医生发现反应性关节炎患者具有更明确的关节炎症和常见附着点炎的证据。但对于触发感染的病原菌通常不太确定，确定的程度来源于从病原体培养证实被已知可引起反应性关节炎的病原体感染的患者和那些仅有前驱感染史或血清学感染证据但无临床病史的患者。反应性关节炎的"金标准"，即有脊柱关节炎病史且病原体培养 [或聚合酶链反应（PCR）]证实有前驱感染，只有少数病例符合。但更宽松的分类标准又不可避免地会使反应性关节炎与未分化脊柱关节炎的分类标准重叠。一些针对未分化脊柱关节炎患者的研究提出了免疫学证据，特别是检测到滑液 T 细胞对与反应性关节炎相关的病原体产生应答时，表明相当一部分比例的未分化脊柱关节炎的患者（高达 50%）可能患有反应性关节炎[15]。

反应性关节炎的发病率

在 HLA-B27 阳性率很高的斯堪的纳维亚，已经有一些社区研究在调查反应性关节炎。奥斯的一项研究表明，衣原体诱发或肠道感染相关疾病的发病率为 4/10 万至 5/10 万[16]，芬兰也报道了类似的结果[17]。Leirisalo-Repo 及其同事对胃肠炎引起的反应性关节炎进行了系统调查，他们研究了已知被沙门菌、弯曲杆菌、耶尔森菌和志贺菌感染的人群，并通过问卷调查和临床检查的方法随访以确定关节和背部新发炎性症状以及临床反应性关节炎的发病率[13-14,18-19]。最终这些研究表明，7% ~ 12% 的感染者会进展为反应性关节炎，还有一些研究也支持这一结论[20-22]。芬兰人群研究报告显示，弯曲杆菌和志贺菌感染的发病率分别为 4.3/10 万和 0.13/10 万；志贺菌的低发病率反映了这种微生物感染总是发生在在芬兰以外地区。在其他关于胃肠炎暴发的报告中，反应性关节炎的发病率差异很大，从 0 到 55%[23]。其原因尚不清楚，可能与特定的血清型，暴露的细菌数量，以及胃肠炎的严重程度有关。在衣原体感染率总体大幅度上升的背

景下，有一个奇怪的现象是由衣原体感染引起的反应性关节炎的发病率却在下降，其原因尚不明确，这可能与年轻感染者缺乏相关病原体的暴露史有关[24]。

一项符合了所有 ESSG 分类标准，且排除了脊柱关节炎确定亚型（≈ 60%）的研究估算了未分化脊柱关节炎的患病率约为 0.7%[25]。这是因为未分化脊柱关节炎中约有 60% 最终会进展成强直性脊柱炎，持续为未分化关节炎的发生率约为 0.3%；其中未知比例（可能为 50%）可能患有未诊断的反应性关节炎。

反应性关节炎的临床特征及诊断

病史

反应性关节炎通常急性起病，寡关节受累，好发于下肢承重关节。人口学调查提示感染暴发后出现的轻型病例通常为多关节炎或多关节痛，但表现为有大量积液的滑膜炎，应与感染性关节炎或晶体诱发的关节炎相鉴别。反应性关节炎的确诊在很大程度上依靠两方面：关节外特征和前驱感染。结膜炎通常短暂、无痛，因此只能通过详细询问病史发现，有时红眼症状只能被家属注意到。炎性腰背痛或附着点炎症（足跟或足底筋膜疼痛）与关节表现相比容易被忽视，但这些临床特征的病史需仔细追溯。前驱感染病史的采集需要特别询问，因为虽然关节症状极少在感染 4 周后出现，但患者不一定会自行将感染和随后出现的关节炎联系在一起，尤其是两者间相隔数周时。一些病例中可能被忽略胃肠道不适（尤其是耶尔森菌感染[26]），并且患者也极少自愿提及性生活史。

体征

- 关节：仔细检查轻度受累的关节比检查明显受累的关节更重要，特别是在明显的单关节炎中；除膝关节严重肿胀之外，发现近端指间关节（PIP）或腕关节的轻度滑膜炎，就能大幅度降低感染性关节炎的可能性。
- 附着点：应检查主要的附着点的炎症体征（图 125-1）；由于踝关节或膝关节炎导致承重能力降低使患者并没有意识到明显的跟腱炎或足底筋膜炎症。马斯特里赫特强直性脊柱炎附着点炎评分（Maastricht Ankylosing Spondylitis Enthesitis

Score，MASES）提供的实用性表格列出了 13 个应该检查的主要的附着点：第一和第四肋软骨关节，左和右；髂前棘和髂后棘，左和右；髂嵴，左和右；第五腰椎棘突；和跟腱附着点，左和右[27]。足底筋膜附着点虽容易检查但这个列表中未提及。另外，还可以使用曼德指数（Mander index）检查附着点炎[28]。跟腱炎与关节炎可同时在手指或脚趾产生特征性的指（趾）炎（图 125-2）。

- 关节外表现：反应性关节炎的特征性皮损，溢脓性皮肤角化病（图 125-3）可出现在足底或手掌，前者患者表现可能不明显。组织学上，皮疹与银屑病相同，但是很少通过皮肤活检来确定皮疹的性质。其他典型的相关皮疹是阴茎头上的漩涡状龟头炎（图 125-4）；这也需要仔细寻找，特别是对未行包皮环切的男性。结节性红斑常见于

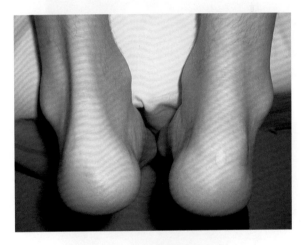

图 125-1 右侧跟腱附着点炎

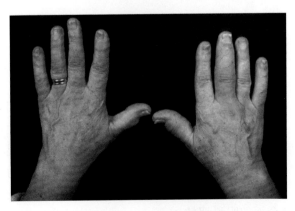

图 125-2 右手第三指指炎

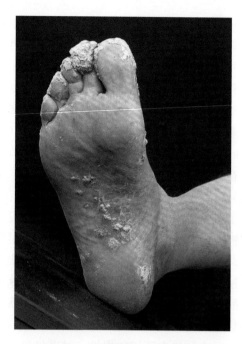

图 125-3　溢脓性皮肤角化病

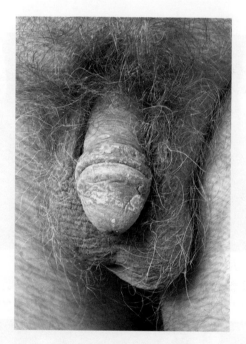

图 125-4　漩涡状龟头炎

耶尔森菌感染，极少在与其他反应性关节炎相关的感染中出现。口腔或上颚溃疡通常为无痛性且患者可能不会提及。当患者第一次就诊于风湿科医师时，结膜炎症状可能仍然存在，但持续的疼痛或视觉障碍会增加葡萄膜炎的风险，需要进行全面的眼科评估。

检验和检查

血液测定

炎性标志物［红细胞沉降率（ESR），C-反应蛋白（CRP）］通常会升高，CRP 甚至可高达 100 mg/L；白细胞计数及分类通常显示中性粒细胞增多；血尿酸可用于鉴别诊断，应测定血糖以为滑液葡萄糖水平作参考。

滑液测定

因为反应性关节炎的鉴别诊断通常包括感染性关节炎或晶体诱发性关节炎，所以应尽可能抽取滑液进行检测。细胞计数、细菌培养、葡萄糖水平以及偏光显微镜下晶体检查可排除感染性和晶体性关节炎。

在研究中，检测滑膜 T 细胞识别触发病原体或特异性细菌抗原如增殖（通常摄取 ^{3}H-胸腺嘧啶）或细胞因子的产生可提供一定的信息。也可以利用流式细胞仪[29-32]检测滑液中细胞的表面表型和胞内细胞因子染色。最近，有研究提出在反应性关节炎滑液中发现白介素（IL）-17，是由于 CD4$^+$ T 淋巴细胞数目增加所致[33]。然而，目前这些研究结果都不能用于诊断。由于炎性细胞因子前体（如 IL-17 或干扰素 -γ）的产生在不同类型的炎性关节炎中均较常见，所以特异性不高。此外，记忆 T 细胞向炎性关节聚集，例如活动性类风湿关节炎患者合并衣原体感染时，滑液和组织中会产生衣原体特异性 T 细胞。因此，尽管高度怀疑反应性关节炎（即患者具有诊断意义的体征和症状），反应性关节炎特异病原体的标志应答对诊断仍意义重大，并且通过其他方法来确定触发感染的病原体类型。

微生物学

培养和其他检测细菌的方法　目的是收集可能与反应性关节炎相关病原体的证据。对于胃肠道感染，应进行大便培养；胃肠炎控制后，沙门菌和耶尔森菌等病原体可能会在肠道内持续数周。耶尔森菌具有在 4℃ 环境中生长的特性，在细菌培养前将大便样品保存于 4℃ 环境中 24 ～ 48 小时，可以提高病原体检出率；若考虑耶尔森菌感染，微生物实验室可采取上述培养方法。耶尔森菌的大便培养同样适用于无胃肠道症状的患者，因为该病原体感染的症状通常较轻。对于泌尿生殖系感染，需要尿道、阴道甚至咽部、直肠的拭子进行沙眼衣原体的培养。然而，考虑到培养衣原体的难度，通常是首选核酸扩增技术 [连接酶链反应（ligase chain reaction，LCR），PCR]，可使用尿液样本或自体拭子，均易被患者接受。利用 PCR 技术识别滑液中衣原体的技术仍不成熟 [34]。当关节炎与呼吸道感染相关时，PCR 有助于明确肺炎衣原体感染的诊断。利用酶联免疫吸附法（enzyme-linked immunosorbent assay，ELISA）检测衣原体脂多糖（chlamydial lipopolysaccharide，LPS）可以检测出尿液或痰液中的衣原体。

血清学　尽管首选病原体培养或直接观察病原体感染，血清学在某些情况下也能提供可靠的前驱感染证据。其有效性在很大程度上取决于社区中感染的频率，以及体内已有抗体的受试者比例。对沙门菌属和弯曲杆菌属而言，由于社区暴露率高，抗体通常可在健康人群中检测到。因此在上述情况下，诊断依赖于急性期或恢复期血清中病原体特异性抗体滴度的升高。由于患者可能在恢复期才前往风湿科就诊，就触发感染而言，这很大程度上降低血清学在诊断感染中的有效性。相比之下，西方社会中耶尔森菌和志贺菌的感染并不普遍，因此即使免疫球蛋白（Ig）M 抗体或滴度未增加 4 倍，特异性抗体的检测有很大意义。暂未证实衣原体感染的血清学检测中的可靠性。采用稀释血清法对含病原体的多孔载玻片进行微量免疫荧光试验，被认为是衣原体血清学检测的"金标准"。然而，人群中抗体的阳性率仍较高，尤其是老年受试人群中肺炎衣原体。已设计个别的重组衣原体抗用于血清学检测，但是未广泛应用。

HLA-B27 检测

通常 HLA-B27 的检测对于反应性关节炎的诊断并非必须。更严重的病例如在二级卫生保健中看到的病例，与 HLA-B27 密切相关（70% 到 80% 的病例呈阳性），但在较轻的病例中阳性率要低得多，并且阳性率在不同的研究中是有差异的。然而，HLA-B27 检测仍有价值，因为其可以识别出有疾病持续可能的患者，这类患者需要早期给予改善病情抗风湿药（disease-modifying antirheumatic drugs，DMARDs）治疗（见下文）。

影像学

当出现反应性关节炎时，受累关节的影像学检查对诊断作用不大，但基线图像对以后的疾病监测有用。需要能够鉴别出受累关节或肌腱端炎症的影像学技术；可供选择的有超声（尤其是能量多普勒超声）、核素显像和 MRI。如前所述，MRI 可显示骶髂关节炎或中轴受累的证据，但是不用于临床表现中有明显滑膜炎（反应性关节炎的常见表现）的关节。能量多普勒超声在诊断附着点炎方面有一定的应用前景，但是较难判读 [35-37]。该技术同样可提示类风湿关节炎的附着点炎，因此为 ASAS 分类标准制造了困难，但是类风湿关节炎中观察到的附着点炎通常伴有附近的滑膜炎，而不是主要的炎性损伤。同样，在慢性腰背痛人群中，核素显像在检测骶髂关节炎方面无突出优势 [38]；但在反应性关节炎导致的骶髂关节炎的年轻患者中可能有更好的用途，因为健康年轻人群的背景患病率会更低。

反应性关节炎的治疗

控制症状

大多数患者（80% ~ 90%）病程呈自限性，不需要使用改善病情抗风湿药。治疗症状的措施包括使用足量的非甾体抗炎药（nonsteroidal anti-inflammatory drugs，NSAIDs），最好是长效制剂，根据患者胃肠道出血和心血管疾病的风险评估来决定使用选择性或非选择性药物；年轻患者中，前者为主要风险，因此多选用诸如 COX-2 抑制剂依托考昔（etoricoxib）等药物，虽然美国没有批准这种药物，但已有几个国家获批 [39]。有时还需要加用其他止痛药控制症状。当完全排除感染时，关节腔内注射皮质类激素非常有效，考虑到跟腱有断裂风险，需避开跟腱附着点进行附着点炎的注射治疗。对于有严重疾病和全身症状的患者，可使用注射或短期口服类固醇激素。患者还需要物理疗法来维持肌肉容积和活动范围。非正式的心理支持通常至关重要，因为尽管这种疾病呈自限性，但通常需要 6 ~ 12 个月才能缓解。对于既往体健的年轻患者而言，这无疑是一个重大的医疗事件，不仅限制了许多体育运动和休闲娱乐活动，甚至有时还会影响就业。

改善病情抗风湿药

几个对照试验研究了 DMARDs 在反应性关节

炎中的应用。试验包括了使用柳氮磺吡啶治疗脊柱关节炎以及反应性关节炎 [40]，疾病可自行缓解的特性使得研究者很难进行试验来确定 DMARDs 的有效性，但是柳氮磺吡啶在反应性关节炎患者中的有效率为 62%，而安慰剂组为 48%。何时应该开始使用 DMARDs 对于病情严重、持续或疾病复发的患者，特别是 HLA-B27 阳性时，可早期使用 DMARDs。然而，即使是非常严重的患者，也可以通过 NSAIDs 和关节腔内注射类固醇激素迅速缓解病情，因此，只有那些反应慢或首次缓解后又明显加重的患者才有理由在疾病的前 3 个月内使用 DMARDs 治疗。那些对上述药物反应良好后又复发的患者也可能需要使用 DMARDs。柳氮磺胺吡啶的风险 - 效益比对治疗有利，并且也是肠道感染诱发病例的合理选择。柳氮磺胺吡啶治疗失败的患者可改用甲氨蝶呤或来氟米特，或二者联用。但请注意，这些关于 DMARDs 使用的推荐均未得到对照试验验证。考虑到大多数患者转归良好，一般不以类风湿关节炎 (RA) 中的常规早期使用甲氨蝶呤类药物进行试验。

生物制剂

尽管生物制剂非常有效，只有极少数反应性关节炎病例使用生制剂如肿瘤坏死因子 (TNF) 抑制剂 [42-44] 或妥珠单抗 [45]。迄今未有与感染复发有关的报道，有证据表明，触发病原体（如衣原体 [46-47] 或耶尔森菌 [48]）长期存在的情况下，感染复发是使用生物制剂最大的顾虑。有报道指出，反应性关节炎中 T 辅助 (Th) 17 细胞数量的增加，遗传学证据也揭示了脊柱关节炎的 IL-17 轴，因此，IL-23 抑制剂 - 乌司奴单抗 (ustekinumab) 将来可以作为生物制剂来使用。其可识别共享的 IL-12/23 p40 亚基，对银屑病 [49-50] 有效；还可识别目前正在试验中的针对 p19 亚基的 IL-23 特异性抗体；还能识别 IL-17 本身。IL-6 和 IL-1 也参与 Th17 细胞的生成 [51]，妥珠单抗的有效性（个例报道）可能反映了对 Th17 细胞生成的影响，尽管 IL-6 抑制剂在脊柱关节炎中明显无效。

抗生素

根据定义，反应性关节炎中的关节是无菌的，因此没有用抗生素治疗关节炎的证据。显然，特别针对

女性患者衣原体感染需要常规治疗以避免泌尿生殖道损伤和瘢痕形成，特别是对女性患者；肺炎衣原体呼吸道感染也需要治疗。一般来说，尽管环丙沙星常可以缩短食物中毒症状的持续时间，但食物中毒常规不需要应用抗生素 [52]。

在关节炎方面，越来越多的证据表明，尽管对原发性感染进行了充分的抗生素治疗，但关节内和其他地方的病原体仍然存在，鉴于此，提倡延长抗生素使用疗程；尤其是在衣原体感染时。几项安慰剂对照试验明确了延长抗生素（四环素、环丙沙星和阿奇霉素）使用疗程（3 ~ 6 个月）对反应性关节炎相关细菌的疗效，并能改善反应性关节炎的预后 [53-57]。在肠道感染诱发的疾病中，结果均为阴性。在一项早期试验中，特设的亚组分析表明延长赖甲环素治疗疗程对衣原体诱导的疾病是有益的 [53]；尽管有些研究中没有足够的衣原体诱发病例，延长抗生素对衣原体诱发关节炎治疗疗程的影响也未在后续试验中得到证实 [57-58]。最近的一项研究采用了利福平、多西环素和阿奇霉素三大抗生素的联合使用，这些药物被认为对持续缓慢生长的病原体有效；研究人员报告了上述方法在衣原体诱导的反应性关节炎的有效性，包括对长期患病的患者（平均病程 10 ~ 14 年）[59-60]。27 名接受抗生素治疗的患者中有 17 人达到试验终点，15 名接受安慰剂治疗的患者中有 3 人达到试验终点，治疗与衣原体的清除（通过 PCR 检测）有关。该试验涉及的病例数相对较少，因此其结果需要后续研究来验证。

反应性关节炎的预后

尽管严重病例症状完全缓解可能需要 12 ~ 18 个月，但绝大多数患者可以达到没有慢性关节损伤的完全康复。其余的患者为进展性的脊柱关节炎，即存在病情复发或出现新的关节和附着点的炎症，无再感染的证据，这些患者往往出现更加突出的中轴症状和强直性脊柱炎放射学改变 [61]。HLA-B27 是反应性关节炎产生慢性化和复发倾向的主要易感因素，因此值得检测。其他基因的多态性 [62]，包括那些影响 AS 易感性的基因 [63]，可能也会影响反应性关节炎的预后，但这仍有待证实。当然，也有人认为 HLA-B27 阳性患者易患反应性关节炎和脊柱关节炎其他亚型，因此可能发展为两种疾病，而不是反应性关节炎进展成强

直性脊柱炎，但是临床经验更倾向于疾病进展而非发生另一种疾病。严重的关节炎（大量积液、多关节受累、高水平的 CRP 和 ESR）不一定与持续性疾病相关，但与轻型疾病例相比，完全缓解通常需要更长的时间（6～12 个月）。年轻的活动期患者需要为此进行心理咨询。

未解决问题和研究前景

1. 目前有多少反应性关节炎患者被归为未分化的脊柱关节炎？

　　回答这个问题需要更好的诊断技术。对于衣原体诱导的反应性关节炎，已有报道可以对细菌特异性 mRNA 进行检测，即使在疾病后期也可以检测到。然而，在避免污染的同时使用高水平 PCR 的问题尚未完全解决。考虑到衣原体可能会播散至任何炎性关节，因此可以通过 PCR 在关节（如 RA 关节）中识别病原体；一个特殊的转录或转录组可能与细菌持续存在于关节中，并导致反应性关节炎有关。同样，可能存在一个滑膜组织或滑液的基因表达能"标记"反应性关节炎的特征（最好是外周血标记），可用于诊断。这对于肠道病原体引发的反应性关节炎尤其有用，因为这些患者关节中的细菌特异性 mRNA 偶有报道。

2. 抗生素在治疗反应性关节炎中有无作用？

　　这一问题重新被提出，最近的数据显示，至少对衣原体诱发的关节炎，阿奇霉素或四环素以及利福平三大抗生素联合治疗取得了成功。这些观察结果有待重复和扩大试验。阳性结果将有助于该联合方案推广于其他类型的反应性关节炎。

3. HLA-B27 在反应性关节炎易感性中扮演什么角色？还有其他哪些基因影响易感性？

　　这些问题与我们对脊柱关节炎发病机制的理解是共通的。最初在强直性脊柱炎中被提出，其 HLA-B27 阳性率非常高，对于脊柱关节炎的确诊很有意义。从这些研究中得出的 HLA-B27 作用的模式机制，可以在反应性关节炎中再次验证，是其与细胞内

感染相互作用的后果。尽管这最初是根据 HLA-B27 在反应性关节炎相关细菌中表现出"致脊柱关节炎"的肽链，但其他涉及同源二聚体 B27 重链或未折叠蛋白反应应答的机制可能提供了与细菌相互作用的机会。随着与强直性脊柱炎相关的其他基因被识别，需要在反应性关节炎中进行检测这些基因。因此，有必要建立已确诊反应性关节炎患者的队列，以便能够开展精确的遗传学研究。

 本章的参考文献也可以在 ExpertConsult.com 上找到。

参考文献

1. Ahvonen P, Sievers K, Aho K: Arthritis associated with *Yersinia enterocolitica* infection. *Acta Rheumatol Scand* 15:232–253, 1969.
2. Keat A: Reiter's syndrome and reactive arthritis in perspective. *N Engl J Med* 309:1606–1615, 1983.
3. Aho K, Ahvonen P, Lassus A, et al: HL-A antigen 27 and reactive arthritis. *Lancet* ii:157–159, 1973.
4. Saario R, Toivanen A: *Chlamydia pneumoniae* as a cause of reactive arthritis. *Br J Rheumatol* 32:1112, 1993.
5. Braun J, Laitko S, Treharne J, et al: *Chlamydia pneumoniae*—a new causative agent of reactive arthritis and undifferentiated oligoarthritis. *Ann Rheum Dis* 53:100–105, 1994.
6. Hannu T, Puolakkainen M, Leirisalo-Repo M: *Chlamydia pneumoniae* as a triggering infection in reactive arthritis. *Rheumatology (Oxford)* 38:411–414, 1999.
7. Wallace D, Weisman M: Should a war criminal be rewarded with eponymous distinction? The double life of Hans Reiter. *J Clin Rheumatol* 6:49–54, 2000.
8. Keynan Y, Rimar D: Reactive arthritis—the appropriate name. *Isr Med Assoc J* 10:256–258, 2008.
9. Ford D: Prevention of a false diagnosis of sexually acquired reactive arthritis by synovial lymphocyte responses. *J Rheumatol* 17:1335–1336, 1990.
10. Laitinen O, Leirisalo M, Skylv G: Relation between HLA-B27 and clinical features in patients with yersinia arthritis. *Arthritis Rheum* 20:1121–1124, 1977.
11. Gaston JSH, Lillicrap MS: Arthritis associated with enteric infection. *Best Pract Res Clin Rheumatol* 17:219–239, 2003.
12. Pachecotena C, Burgosvargas R, Vazquezmellado J, et al: A proposal for the classification of patients for clinical and experimental studies on reactive arthritis. *J Rheumatol* 26:1338–1346, 1999.
13. Hannu T, Mattila L, Rautelin H, et al: *Campylobacter*-triggered reactive arthritis: a population-based study. *Rheumatology (Oxford)* 41:312–318, 2002.
14. Hannu T, Mattila L, Siitonen A, et al: Reactive arthritis attributable to *Shigella* infection: a clinical and epidemiological nationwide study. *Ann Rheum Dis* 64:594–598, 2005.
15. Fendler C, Laitko S, Sorensen H, et al: Frequency of triggering bacteria in patients with reactive arthritis and undifferentiated oligoarthritis and the relative importance of the tests used for diagnosis. *Ann Rheum Dis* 60:337–343, 2001.
16. Kvien TK, Glennas A, Melby K, et al: Reactive arthritis: incidence, triggering agents and clinical presentation. *J Rheumatol* 21:115–122, 1994.
17. Savolainen E, Kaipiainen-Seppanen O, Kroger L, et al: Total incidence and distribution of inflammatory joint diseases in a defined population: results from the Kuopio 2000 arthritis survey. *J Rheumatol* 30:2460–2468, 2003.
18. Hannu T, Mattila L, Siitonen A, et al: Reactive arthritis following an outbreak of *Salmonella typhimurium* phage type 193 infection. *Ann*

Rheum Dis 61:264–266, 2002.

19. Hannu T, Mattila L, Nuorti JP, et al: Reactive arthritis after an outbreak of *Yersinia pseudotuberculosis* serotype O:3 infection. *Ann Rheum Dis* 62:866–869, 2003.

20. Inman RD, Johnston ME, Hodge M, et al: Postdysenteric reactive arthritis: a clinical and immunogenetic study following an outbreak of salmonellosis. *Arthritis Rheum* 31:1377–1383, 1988.

21. Pope JE, Krizova A, Garg AX, et al: *Campylobacter* reactive arthritis: a systematic review. *Semin Arthritis Rheum* 37:48–55, 2007.

22. Townes JM, Deodhar AA, Laine ES, et al: Reactive arthritis following culture-confirmed infections with bacterial enteric pathogens in Minnesota and Oregon: a population-based study. *Ann Rheum Dis* 67:1689–1696, 2008.

23. Toivanen A, Toivanen P: *Reactive arthritis*, Boca Raton, Fla, 1988, CRC Press, Inc.

24. Telyatnikova N, Gaston JSH: Prior exposure to infection with *Chlamydia pneumoniae* can influence the T-cell-mediated response to *Chlamydia trachomatis*. *FEMS Immunol Med Microbiol* 47:190–198, 2006.

25. Braun J, Bollow M, Remlinger G, et al: Prevalence of spondylarthropathies in HLA-B27 positive and negative blood donors. *Arthritis Rheum* 41:58–67, 1998.

26. Kihlstrom E, Foberg U, Bengtsson A, et al: Intestinal symptoms and serological response in patients with complicated and uncomplicated *Yersinia enterocolitica* infections. *Scand J Infect Dis* 24:57–63, 1992.

27. Heuft-Dorenbosch L, Spoorenberg A, van Tubergen A, et al: Assessment of enthesitis in ankylosing spondylitis. *Ann Rheum Dis* 62:127–132, 2003.

28. Mander M, Simpson JM, McLellan A, et al: Studies with an enthesis index as a method of clinical assessment in ankylosing spondylitis. *Ann Rheum Dis* 46:197–202, 1987.

29. Gaston JSH, Life PF, Merilahti Palo R, et al: Synovial T lymphocyte recognition of organisms that trigger reactive arthritis. *Clin Exp Immunol* 76:348–353, 1989.

30. Life PF, Bassey EOE, Gaston JSH: T-cell recognition of bacterial heat-shock proteins in inflammatory arthritis. *Immunol Rev* 121:113–135, 1991.

31. Thiel A, Wu PH, Lauster R, et al: Analysis of the antigen-specific T cell response in reactive arthritis by flow cytometry. *Arthritis Rheum* 43:2834–2842, 2000.

32. Thiel A, Wu P, Lanowska M, et al: Identification of immunodominant CD4⁺ T cell epitopes in patients with *Yersinia*-induced reactive arthritis by cytometric cytokine secretion assay. *Arthritis Rheum* 54:3583–3590, 2006.

33. Shen H, Goodall JC, Gaston JS: Frequency and phenotype of T helper 17 cells in peripheral blood and synovial fluid of patients with reactive arthritis. *J Rheumatol* 37:2096–2099, 2010.

34. Kuipers JG, Sibilia J, Bas S, et al: Reactive and undifferentiated arthritis in North Africa: use of PCR for detection of *Chlamydia trachomatis*. *Clin Rheumatol* 28:11–16, 2009.

35. Kiris A, Kaya A, Ozgocmen S, et al: Assessment of enthesitis in ankylosing spondylitis by power Doppler ultrasonography. *Skeletal Radiol* 35:522–528, 2006.

36. D'Agostino MA, Aegerter P, Jousse-Joulin S, et al: How to evaluate and improve the reliability of power Doppler ultrasonography for assessing enthesitis in spondylarthritis. *Arthritis Rheum* 61:61–69, 2009.

37. D'Agostino MA, Said-Nahal R, Hacquard-Bouder C, et al: Assessment of peripheral enthesitis in the spondyloarthropathies by ultrasonography combined with power Doppler: a cross-sectional study. *Arthritis Rheum* 48:523–533, 2003.

38. Song IH, Brandt H, Rudwaleit M, et al: Limited diagnostic value of unilateral sacroiliitis in scintigraphy in assessing axial spondyloarthritis. *J Rheumatol* 37:1200–1202, 2010.

39. van der Heijde D, Baraf HSB, Ramos-Remus C, et al: Evaluation of the efficacy of etoricoxib in ankylosing spondylitis: results of a fifty-two-week, randomized, controlled study. *Arthritis Rheum* 52:1205–1215, 2005.

40. Dougados M, Vanderlinden S, Leirisalo-Repo M, et al: Sulfasalazine in the treatment of spondylarthropathy: a randomized, multicenter, double-blind, placebo-controlled study. *Arthritis Rheum* 38:618–627, 1995.

41. Clegg DO, Reda DJ, Weisman MH, et al: Comparison of sulfasalazine and placebo in the treatment of reactive arthritis (Reiter's syndrome): a Department of Veterans Affairs Cooperative Study. *Arthritis Rheum* 39:2021–2027, 1996.

42. Meador R, Hsia E, Kitumnuaypong T, et al: TNF involvement and anti-TNF therapy of reactive and unclassified arthritis. *Clin Exp Rheumatol* 20(6 Suppl 28):S130–S134, 2002.

43. Schafranski MD: Infliximab for reactive arthritis secondary to *Chlamydia trachomatis* infection. *Rheumatol Int* 30:679–680, 2010.

44. Wechalekar MD, Rischmueller M, Whittle S, et al: Prolonged remission of chronic reactive arthritis treated with three infusions of infliximab. *J Clin Rheumatol* 16:79–80, 2010.

45. Tanaka T, Kuwahara Y, Shima Y, et al: Successful treatment of reactive arthritis with a humanized anti-interleukin-6 receptor antibody, tocilizumab. *Arthritis Rheum* 61:1762–1764, 2009.

46. Schumacher H, Arayssi T, Branigan P, et al: Surveying for evidence of synovial *Chlamydia trachomatis* by polymerase chain reaction (PCR): a study of 411 synovial biopsies and synovial fluids. *Arthritis Rheum* 40:S270, 1997.

47. Carter JD, Hudson AP: Reactive arthritis: clinical aspects and medical management. *Rheum Dis Clin North Am* 35:21–44, 2009.

48. Gaston JSH, Cox C, Granfors K: Clinical and experimental evidence for persistent *Yersinia* infection in reactive arthritis. *Arthritis Rheum* 42:2239–2242, 1999.

49. Papp KA, Langley RG, Lebwohl M, et al: Efficacy and safety of ustekinumab, a human interleukin-12/23 monoclonal antibody, in patients with psoriasis: 52-week results from a randomised, double-blind, placebo-controlled trial (PHOENIX 2). *Lancet* 371:1675–1684, 2008.

50. Leonardi CL, Kimball AB, Papp KA, et al: Efficacy and safety of ustekinumab, a human interleukin-12/23 monoclonal antibody, in patients with psoriasis: 76-week results from a randomised, double-blind, placebo-controlled trial (PHOENIX 1). *Lancet* 371:1665–1674, 2008.

51. Ghoreschi K, Laurence A, Yang XP, et al: Generation of pathogenic T(H)17 cells in the absence of TGF-beta signalling. *Nature* 467:967–971, 2010.

52. Pichler HE, Diridl G, Stickler K, et al: Clinical efficacy of ciprofloxacin compared with placebo in bacterial diarrhea. *Am J Med* 82:329–332, 1987.

53. Lauhio A, Leirisalo Repo M, Lahdevirta J, et al: Double-blind, placebo-controlled study of three-month treatment with lymecycline in reactive arthritis with special reference to *Chlamydia* arthritis. *Arthritis Rheum* 34:6–14, 1991.

54. Toivanen A, Yli-Kertulla J, Luukainen R, et al: Effect of antimicrobial treatment on chronic reactive arthritis. *Clin Exp Rheumatol* 11:301–307, 1993.

55. Sieper J, Fendler C, Laitko S, et al: No benefit of long-term ciprofloxacin treatment in patients with reactive arthritis and undifferentiated oligoarthritis: a three-month, multicenter, double-blind, randomized, placebo-controlled study. *Arthritis Rheum* 42:1386–1396, 1999.

56. Yli-Kertula T, Luukkainen R, Yli-Kertula U, et al: Effect of a three month course of ciprofloxacin on the outcome of reactive arthritis. *Ann Rheum Dis* 59:565–570, 2000.

57. Kvien TK, Gaston JS, Bardin T, et al: Three month treatment of reactive arthritis with azithromycin: a EULAR double blind, placebo controlled study. *Ann Rheum Dis* 63:1113–1119, 2004.

58. Putschky N, Pott HG, Kuipers JG, et al: Comparing 10-day and 4-month doxycycline courses for treatment of *Chlamydia trachomatis*-reactive arthritis: a prospective, double-blind trial. *Ann Rheum Dis* 65:1521–1524, 2006.

59. Carter JD, Hudson AP: The evolving story of *Chlamydia*-induced reactive arthritis. *Curr Opin Rheumatol* 22:424–430, 2010.

60. Carter JD, Espinoza LR, Inman RD, et al: Combination antibiotics as a treatment for chronic *Chlamydia*-induced reactive arthritis: a double-blind, placebo-controlled, prospective trial. *Arthritis Rheum* 62:1298–1307, 2010.

61. Kaarela K, Jantti JK, Kotaniemi KM: Similarity between chronic reactive arthritis and ankylosing spondylitis: a 32-35-year follow-up study. *Clin Exp Rheumatol* 27:325–328, 2009.

62. Tsui FW, Xi N, Rohekar S, et al: Toll-like receptor 2 variants are associated with acute reactive arthritis. *Arthritis Rheum* 58:3436–3438, 2008.

63. Reveille JD, Sims AM, Danoy P, et al: Genome-wide association study of ankylosing spondylitis identifies non-MHC susceptibility loci. *Nat Genet* 42:123–127, 2010.

索　引

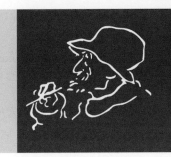